科技进步奖
证书

为表彰在促进科学技术进步工作中做出重大贡献者，特颁发国家科技进步奖证书，以资鼓励。

获奖项目：中医方剂大辞典

获奖单位：南京中医药大学

奖励等级：三等奖

奖励时间：一九九九年十二月

证书号：33-3-002

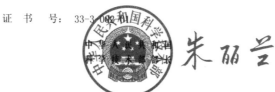

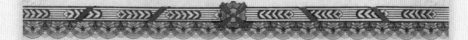

朱丽兰

—

『十二五』国家重点图书

中医方剂大辞典

第2版

第五册

主编单位／南京中医药大学

主编／彭怀仁 王旭东 吴承艳 孙世发

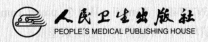

人民卫生出版社

PEOPLE'S MEDICAL PUBLISHING HOUSE

图书在版编目(CIP)数据

中医方剂大辞典. 第 5 册/彭怀仁等主编.—2 版.—北京:人民卫生出版社,2015

ISBN 978-7-117-21352-3

Ⅰ.①中… Ⅱ.①彭… Ⅲ.①方剂-词典 Ⅳ.①R289.2-61

中国版本图书馆 CIP 数据核字(2015)第 221054 号

| 人卫智网 | www.ipmph.com | 医学教育、学术、考试、健康, 购书智慧智能综合服务平台 |
| 人卫官网 | www.pmph.com | 人卫官方资讯发布平台 |

ISBN 978-7-117-21352-3

中医方剂大辞典(第 2 版)
第五册

主　　编:彭怀仁　王旭东　吴承艳　孙世发
出版发行:人民卫生出版社 (中继线 010-59780011)
地　　址:北京市朝阳区潘家园南里 19 号
邮　　编:100021
E - mail:pmph @ pmph.com
购书热线:010-59787592　010-59787584　010-65264830
印　　刷:三河市宏达印刷有限公司(胜利)
经　　销:新华书店
开　　本:889×1194　1/16　印张:64
字　　数:2662 千字
版　　次:1996 年 3 月第 1 版　　2016 年 9 月第 2 版
　　　　　2023 年 4 月第 2 版第 4 次印刷(总第 8 次印刷)
标准书号:ISBN 978-7-117-21352-3
定　　价:259.00 元

打击盗版举报电话:010-59787491　E-mail:WQ @ pmph.com
(凡属印装质量问题请与本社市场营销中心联系退换)

中医方剂大辞典（第2版）编委会

3

《中医方剂大辞典》（第1版）
顾问委员会

（以姓氏笔画为序）

万友生　王绵之　白永波　吴考槃
何　任　张瑞祥　欧阳琦　周仲瑛
施奠邦　钱伯文　徐国仟　董建华

编写单位

主编单位：南京中医学院
协编单位：山东中医学院
　　　　　上海中医学院
　　　　　江西中医学院
　　　　　湖南中医学院
　　　　　江西省中医药研究所
　　　　　湖南省中医药研究院

《中医方剂大辞典》（第1版）
编委会及编写人员

（以姓氏笔画为序）

主　　编：彭怀仁

副 主 编：万少菊　王　立　王旭东　王锦鸿　石历闻　田代华　史欣德　史慕山
　　　　　朱华德　孙世发　孙光荣　李　飞　吴承艳　沙凤桐　张民庆　张浩良
　　　　　陈　伟　陈子德　陈德兴　赵国平　洪广祥　顾保群　傅瑞卿　谭兴贵

常务编委：王旭东　石历闻　史欣德　史慕山　成德水　孙世发　李　飞　吴承艳
　　　　　张民庆　赵国平　彭怀仁

编　　委：万少菊　马永华　王　立　王旭东　王鱼门　王锦鸿　石历闻　田代华
　　　　　史欣德　史慕山　成德水　朱华德　孙世发　孙光荣　孙美珍　李　飞
　　　　　杨　进　肖德发　吴永贵　吴承艳　吴跃进　沙凤桐　张民庆　张炳填
　　　　　张浩良　陈　伟　陈子德　陈涤平　陈德兴　赵文业　赵国平　柳长华
　　　　　施　诚　洪广祥　顾保群　郭君双　郭国华　巢因慈　彭怀仁　惠纪元
　　　　　傅幼荣　傅瑞卿　谢文光　虞胜清　路振平　蔡铁如　谭兴贵　樊巧玲

撰 稿 人：万少菊　马　健　马永华　王　力　王　立　王龙章　王旭东　王鱼门
　　　　　王锦鸿　毛　平　文乐兮　石历闻　田代华　史欣德　史慕山　包明蕙
　　　　　冯海燕　匡奕璜　成德水　朱华德　华中健　华浩明　刘　涛　刘光宪
　　　　　刘更生　刘学华　江平安　汤希孟　孙世发　孙光荣　孙迎节　孙美珍
　　　　　阳　立　李　飞　李金华　李春英　杨　进　杨　虎　杨俊杰　肖德发
　　　　　吴永贵　吴承艳　吴跃进　何清湖　辛增平　沙凤桐　宋经中　张　昱
　　　　　张工或　张为群　张民庆　张炳填　张浩良　杭爱武　欧阳剑虹　赵文业
　　　　　赵国平　柳长华　姜静娴　洪广祥　顾保群　倪志祥　徐春波　郭兰忠
　　　　　郭君双　郭国华　郭建生　郭瑞华　唐承安　陶晓华　龚志南　阎宝珠
　　　　　巢因慈　彭怀仁　彭晓梅　蒋玉珍　韩育明　惠纪元　程淑娟　傅幼荣
　　　　　傅瑞卿　谢凤英　谢文光　虞胜清　路振平　蔡铁如　廖云龙　谭兴贵
　　　　　樊巧玲　薛建国　戴　慎　魏飞跃　瞿　融

5

2 版前言

　　《中医方剂大辞典》是继宋代《太平圣惠方》《圣济总录》、明代《普济方》之后，又一次由政府组织编纂、汇集历代方剂成果的医方巨著，具有划时代的历史意义，是发展中医药事业，弘扬中国优秀传统文化，促进中外文化交流的一项浩大的系统工程。该书的出版发行，成为有史以来非常完整和权威的方剂学典籍，受到学术界的肯定和推崇，在海内外产生了巨大影响。先后获得了江苏省中医药科技进步一等奖，国家中医药管理局基础研究一等奖，国家科技进步三等奖等奖励，得到了至高的荣誉，成为中医学史上里程碑式的学术典籍。

　　自 1992 年出版以来，《中医方剂大辞典》成书已二十余年，由于当时参加编纂的人员众多，所收资料文献浩繁，考证难度极大，撰审任务非常艰巨，加之种种客观条件所限，错误缺点在所难免。成书后，编纂人员仍未间断研究工作，寻找不足，发现疏漏，更新资料，拾遗补阙。主编彭怀仁教授自 1995 年退休至 2009 年仙逝，一直致力于方剂文献的探讨和发掘，对该书进行了多次全面而系统的审阅与研究，积累了大量校订、修改、补遗的成果，为本书的进一步完善不懈努力，至死未休。近年来，中医药事业迅猛发展，方剂研究的新成果不断涌现，为适应学术发展与读者需求，人民卫生出版社、南京中医药大学决定修订再版。

　　本次重修，在《中医方剂大辞典》原有基础上，对该书中的脱、衍、倒、讹进行全面考校订正；增添 1987 年至今正式出版的方书及有价值的中医药著作中确实值得收录研究的方剂；补充 1987 年以后的方剂研究新成果。对书中存在的疑问，从目录学、版本学、训诂学、校勘学等多种角度，分别进行考证、校勘、辑佚、辨伪研究。淘汰了原版中不切实用的资料以及一些冷僻的方剂。所有订正删补内容仍按原来格式归类整理，使之更系统化、工具化、实用化、现代化，对原书进一步整理提高，使这部中国历史上非常全面的方剂专书更臻完善。

　　我们希望通过本次重修，更多地反映方剂学科的研究进展，全面反映每首方剂的文献价值和使用价值，体现中医方剂在理论研究、临床研究、实验研究等方面的历史成就和现代成就。

　　修订后的《中医方剂大辞典》有以下变化：

　　1. 收方更多　收录了上自秦汉，下迄 2010 年底 1800 余种中医药及有关文献中有方名的方剂。全书方剂数目在《中医方剂大辞典》原版基础上增加了 2400 余首。这些方剂均来源于权威资料，如 1987 年以后卫生部、国家中医药管理局评定的《首批国家级名老中医效验秘方精选》、原卫生部颁发的《药品标准·中药成方制剂》《国家药品标准·新药转正标准》《中华人民共和国药典》(简称《中国药典》) 2010 年版等。

　　2. 资料更全　《中医方剂大辞典》正辞目设方源出处、异名、组成、用法、功用、主治、宜忌、加减、方论选录、临床报道、现代研究、备考十二项。此次修订，对各项内容均做了认真考核，资料较原版更为详实全面。不仅补充了原版中遗漏的资料，而且补充了 1987 年以后研究成果，新增临床报道 600 余则，新增现代研究成果 500 余项。

　　3. 内容更准　方源、方剂药物组成、用量、炮制方法、制剂、服用方法、功效主治等核心内容，在原版的基础上力求更加正确可靠、客观规范。本次重修，将彭怀仁教授退休后对全书所做的勘误全部加以改正，在此基础上，课题组对原版《中医方剂大辞典》中的脱、衍、倒、讹进行了大面积的考证，改错 440 处，删除方剂 40 首，删除资料 94 处，合并重复方 33 首，新增副词目 446 条。所有改动部分要求言必有据，无征不信。

4. 检索方便　修订本分 9 册。1～8 册为正编,书前均设该册"方名目录",按方名笔画顺序编排。第 9 册为附编,设有全书方名总目录(包括正辞目、副辞目)、病证名称索引、参考书目索引、古今度量衡对照表等。本次修订重点对原版本中的同名异方、异名同方的重复方、漏挂方进行删补,对原版病证索引中难查、漏标、错引的古今病名进一步加以规范标引,新增病名搜检频次达 20 多万处,以汉语拼音为病名检索方式,读者查找将更为方便、快速。

本次修订,力求每首方剂所包含的古今研究信息更加完整,方剂文献考证的内容更加准确,编排和检索系统更加科学。在注重实用性、科学性、先进性的前提下,努力反映出求全、求新、求实、求准的特色,以全面反映古今方剂文献研究的成果。

《中医方剂大辞典》第 2 版编委会

2015 年 3 月

1 版前言

　　中医方剂，是历代医家临床经验的结晶，是运用中医辨证论治理论指导临床防病治病的主要手段。纵观周、秦以来，新方创制不断增加，载方文献汗牛充栋，组方理论渐趋完善，为炎黄子孙的健康和中华民族的繁衍昌盛，作出了巨大的贡献。在方书的编撰方面，唐以前的方书多出私人之手。如被尊为"方书之祖"的《伤寒论》与《金匮要略》；集简、便、验方而成书的《肘后备急方》；采集群经，删繁就简的《备急千金要方》《千金翼方》；上自神农，下迄唐世，无不采摭的《外台秘要》等，均为私人所编著。由于医药学之发展，与民族之强弱、国家之兴衰有着密切的关系，故自宋代以后，方书编撰受到了官方的关注，如宋·王怀隐主编的《太平圣惠方》、陈承等主编的《太平惠民和剂局方》、赵佶主编的《圣济总录》、明·朱橚主编的《普济方》、清·吴谦主编的《医宗金鉴》、陈梦雷主编的《古今图书集成·医部全录》等，均为国家级的载方名著，其中《太平惠民和剂局方》是我国官方颁布的第一部成药制剂规范，而《普济方》收载明初以前之方剂达 61 739 首之多，《四库全书提要》称为"集方书之大全者"。由于历代王朝关心医药，重视方书，亦促进了民间医药之发展。据不完全统计，自宋至清末的一千余年间民间名医所著的各种方书多达 1400 余种。民国迄今，医药科学突飞猛进，中医方剂学亦随着时代的步伐而不断前进。尤其是在中华人民共和国成立以后，党和政府重视中医中药，中医的古籍与新著不断出版，方剂的实验研究相继开展，中医方剂学已成为全国各中医院校主要课程之一。《中华人民共和国药典》收录的名方验方和复方新制剂，对于中医方剂的推广运用，起到了积极的作用。

　　在制方理论方面，在宋以前多有方而无论，制方之义不明，后人难以掌握，用之稍有不当，不免影响疗效。金·成无己著《伤寒明理论》，对《伤寒论》中 20 首方剂分析主治之证情，阐述配伍之奥义，开创了方论之先河。自此以后，有自创新方，自释方义者，如金·李杲《脾胃论》《兰室秘藏》，元·罗谦甫《卫生宝鉴》等；有为前人成方撰写方义者，如明·许宏《金镜内台方议》、洪九有《摄生秘剖》；清·罗美《古今名医方论》、汪昂《医方集解》、吴仪洛《成方切用》、王晋三《古方选注》、张秉成《成方便读》等。尤其值得一提的是，清·吴谦《医宗金鉴·删补名医方论》，是我国第一部由官方修订刊行的方论专著。目前全国各中医院校教材《方剂学》《中国医学百科全书·方剂学》等著作中的古今名方验方，均由当代名医撰写了方论，对研究方剂配伍原理及临床运用有一定参考价值。

　　在我国对外文化交往中，中医方书是其内容之一。在日本，成书于公元 984 年的《医心方》，收载了我国唐以前方书中的方剂。在朝鲜，成书于公元 1445 年的《医方类聚》、成书于公元 1610 年的《东医宝鉴》，均引载了我国明代以前方书中的方剂，足见中医方剂在我近邻各国中有着深远的影响。

　　据近 2000 种中医药文献的不完全统计，中医各科有名称和无名称的方剂已达 13 万首以上，虽然历经王怀隐、赵佶、朱橚等整理，但存在的问题仍然很多。例如古籍所载之方，均据病证分类，方随病证而列，多无方名目录，欲检一方，殊非易事；同一方剂的出处，众说纷纭，令人莫衷一是，无所适从；同一方剂的名称，因载方文献或版本不同而命名各异，孰先孰后，仓卒难别；有相当一部分方剂的内容，由于辗转传抄刻印，脱、衍、倒、讹比比皆是，以讹传讹，影响疗效；有些常用的名方与验方的不同功效、主治、方论、临证验案、实验研究等资料，分散于各种文献中，汇集不易，难窥全貌；诸如此类，不胜枚举。综上所述，对中医方剂进行一次划时代的、全面的、系统的整理，是一项具有历史意义而又刻不容缓的工作。

　　《中医方剂大辞典》对我国上自秦、汉，下迄现代（1986 年）的所有有方名的方剂进行了一次系统的整理，力求使上述各种问题得到合理的解决。以方剂检索而言，本书汇集古今有方名的医方，按照辞书形式编纂，既有目录，又有索引，从而解决检方的困难。以方源而言，本书参考古今各种中医药文献，对每一首方剂的方源进行认真的考证，而注明其原始出处，这对研究方剂的历史，澄清方剂的源流，是十分必要的。以一方多名而言，凡属同方异名，经过反复考证，依据载方文献成书年代之先后，确定正名与异名，并将二者相互挂钩，查正名即可知道异名，查异名即可知道正名，这对了解一方多名和准确地统计方数，有着极大的裨益。以方剂的质量而言，本书尽可能地进行仔细的校勘，使脱者补之，衍者删之，倒、讹者正之，使方剂的内容经过这次整理而准确无误。以方剂容纳的资料而言，本书对所有方剂分散在各种文献中的不同主治、方论、验案以及现代实验研究资料分别设项进行整理筛选，汇集于各方之下，为读者全面了解方剂提供了极大的便利。

早在 1958 年，南京中医学院即开始组织人力，筹备编撰本书，并得到当时的中华人民共和国卫生部的大力支持。到 1961 年底，已从 1700 余种中医药文献中，收集了大量的方剂，并进行了初步的筛选整理，此后因故而停顿。1983 年原卫生部中医古籍办公室又将编撰本书的任务下达给南京中医学院，1985 年本书的筹备工作开始恢复，1986 年成立课题协作组。1988 年国家中医药管理局成立以后，又将本书列为局级课题。在编撰过程中，得到了有关各级主管部门的热情关怀，在此表示衷心的感谢！

我们的主观愿望是将本书编撰成载方最多、资料最全、考证最精的划时代的方剂大典。但由于本书所收资料涉及文献甚多，考证难度极大，撰审任务非常艰巨，加之我们的水平不够和种种客观条件所限制，错误缺点在所难免，敬请读者指正，以便再版时修改。

编 者

2 版凡例

一、本辞典共收载上自秦汉，下迄 2010 年底 1800 余种中医药及有关文献中有方名的方剂 9 万余首。其中以 1911 年以前的方剂为收集重点，1911 年以后的方剂择优选录。本次重修新增资料的来源主要以原卫生部和国家中医药管理局评定的《首批国家级名老中医效验秘方精选》、原卫生部颁发的《药品标准·中药成方制剂》《国家药品标准·新药转正标准》《中国药典》2010 年版等公认权威书籍为主。

二、本辞典以方剂名称作为辞目。辞目又分为正辞目与副辞目。同一方剂而有不同名称者，以最早出现的方名为正辞目，其余为副辞目。但在有些文献中，先见的方名仅有主治，而无组成、用法，后见的方名有组成、用法、主治者，则以后见的方名作正辞目，先见的方名作副辞目。

三、正、副辞目按方名首字笔画、笔顺排列；方名首字相同的辞目，先按方名字数归类，字数少者排前，多者排后；方名首字、字数均同者，再按第二字之笔画、笔顺排列，依次类推；同名方则按各方方源的成书年代或创方者生卒年代先后排列。

四、凡经增补的文献，因其原著的方剂与增补的方剂年代不同，故均区别开来确定年代，并尽可能在出处中注明。

五、凡正辞目方名有误者，根据始载书的不同版本及有关转载书径予订正，并在备考中加以说明。副辞目方名有误者，径删不录。本次选收正辞目新方，凡单味药一般不收，特别常用者才极少收录。

六、正辞目设有方源出处、异名、组成、用法、功用、主治、宜忌、加减、方论选录、临床报道、现代研究、备考十二项。原版的方源项，本次修订为了紧缩版面，移至正辞目方名后，去掉方源字样。

1. 方源出处　本版设于正辞目方名后，以标注正辞目的原始出处。如始载书存在者，注始载书的书名和卷次；始载书已佚者，标注现存最早转载书引始载书。若系转引的人名，经追考创方者的著作中有此方者，改从原著收录；原著已佚或创方人无著作传世者，标注转载书引某某人方。始载书无方名，后世文献补立方名者，标注"方出始载书卷某，名见转载书卷某"。

2. 异名　收录各方异名的名称及其出处。如一方有多种异名者，则按所载异名的文献年代先后排列。若仅有始载书的异名者，不注出处。

3. 组成　收录始载书中各方的具体成分，包括药物名称、炮制、用量等内容。方中药物计量单位，1979 年前的方剂概用旧制，1979 年后新创方均用公制。方中诸药原无用量者，不予增补；后世转载文献已补用量者，则收录于"备考"中。如组成中个别药物无用量，则在备考项说明："方中某药用量原缺。"如上述某药原无用量，转载书中有用量者，则根据转载文献补入，亦在备考项说明。

4. 用法　收录方剂的制剂、剂型、服用方法与用量等内容。如原书无用法，转载文献已补用法者，则收录于备考项。本次新增方剂凡汤剂改成胶囊剂、口服液剂、合剂、散剂，均不另作副辞目，但均在备考中说明。新增方剂如制法复杂，文字描述较多的，统一改为"上制成×××剂"。用法中所有的"g""ml""L"等用量单位统一改为汉字"克""毫升""升"等。现代研究中的药物计量单位按照原文献。

5. 功用、主治、宜忌　分别设项收录、叙述各方的功效、主治病证、组方用方的注意事项。凡收录两种以内不同文献的引文资料，均直接摘收引文；凡收录三种以上不同文献的资料，先由编者根据引文内容归纳成主文，然后下列引文。

宜忌项归纳主文，须有三种以上关于疾病、体质、妊娠宜忌和毒副反应的文献资料。药物配伍宜忌、炮制与煎煮药物器皿宜忌、服药时的饮食宜忌等，均只用引文，不写主文。

6. 加减　仅收录始载书的资料。加减药物占原方用药比例过多者不录；现代方剂加减不严谨者不录；后世转载书的加减一概不录。

7. 方论选录　择用古今名医对各方组成结构、配伍原理、综合功效、辨证运用、方名释义、类方比较等论述，而有独到见解者。原文精简者，录其全文；文字冗长者，择要摘录。

8. 临床报道　选录古今医家运用各方治疗疾病的实际案例。文字简短者全文照录，文字较长者择要摘录。案例的选择以历代名医验案为主，非名医验案为辅。个案选择以清以前为主，1987 年以后的个案统一不收。现代临床报道尽量选用例数较多（一般在 30 例以上）者。某些方剂疗效肯定，有推广价值，但案例较少者，则据收载文献的权威性酌情收录。

9. 现代研究　收录用现代方法与手段对方剂进行实验研究和剂型改革的资料，包括复方药理作用和主要成分的研究，将传统的成方剂型改造成现代剂型等内容，均以摘要或综述方式撰写。对实验资料，摘录其实验结果，不详述实验方法与操作步骤；对剂型改革，不详述制剂的工艺流程。

10. 备考　凡古今医方中的资料，有不宜收入前述各项而确具参考价值又必须收录者，均在本项叙述。有些方剂经编者研究考证，有必要加以说明者，亦在本项说明之。

11. 自功用以下各项，其内容出处与正辞目方源出处一致者，所录引文不注出处；其他文献引文者，均分别注明出处。凡两条以上引文均根据文献年代排列，并编有顺序号。

以上各项，以方源出处、组成、功用或主治为必备项，其余各项有资料则设，无资料则从缺。

七、引文筛选与整理。所有引文资料，均经过编者去同存异，精心筛选。相同的引文，一般从最早的文献中收录；若后世文献论述精辟者，择用后世文献的资料。凡引文中的封建迷信内容一概不录。引文文义不顺或重复者，在不违背原意的前提下，由编者做适当的加工整理。

八、副辞目。凡属副辞目，仅写副辞目的名称与出处，及与相关正辞目的关系，并在相关正辞目的有关项目中与之挂钩呼应：如写作"为某某方之异名"的副辞目，与正辞目异名项挂钩；写作"即某某方加（减）某某药"的副辞目，与正辞目加减项挂钩；其余副辞目，均与正辞目的备考项挂钩。

九、出处标注。正辞目除正名、异名二项标明书名和卷次外，其余诸项均只注书名，不注卷次。副辞目的出处亦标明书名和卷次。

期刊注法统一采用：《刊名》[年，（卷）期：起页]。

十、药名统一。1911 年以前的方剂，凡首字不同的中药异名仍保持原貌，如"瓜蒌"不改"栝楼"，"薯蓣"不改"山药"，"玄胡索""元胡索"不改"延胡索"。凡辞目中含有药名者，处理方法同此。原版方剂中有些名贵药及国家禁用药，如人参、犀角等，现代临床常用党参、水牛角等替代，凡此在不改变原方组成的情况下，本次修订在具体方剂的备考中均不作说明。

十一、书名统一。为了压缩篇幅，我们根据历代文献的引用情况，对某些常用方名的书名进行了简化。如《备急千金要方》简称《千金》，《太平圣惠方》简称《圣惠》。未经简化者仍用全称。一书多名者，选用一种常用名，如《人己良方》又名《寿世良方》，则统一用《人己良方》。

十二、文字统一。本辞典所用简化字，以中国文字改革委员会《简化字总表》（1964 年第 2 版）为主要依据。根据中医药学名词术语的要求，少数繁体字如癥瘕之"癥"等，仍予保留。根据汉字规范要求，"粘"改为"黏"，"痠"改为"酸"。

十三、文献版本。凡一书有多种版本者，选用善本、足本；无善本者，选用最佳的通行本；其他不同的版本作为校勘、补充。若同一方剂在不同的版本中方名有差异者，以善本、最佳通行本或较早版本之方名作正辞目，其他版本的方名作副辞目。

十四、本辞典分 9 册出版。1～8 册为正编，书前均设该册方名目录，按方名笔画顺序编排。第 9 册为附编，设有全书方名总目录、病证名称索引、参考书目索引、古今度量衡对照表等，以利读者检索。

检字

目 录

目
录

25

目录

目录

37

目 录

64

目录

99

目 录

100

目 录

109

目录

112

目录

113

目 录

114

八　画

玩

48918　玩月散《幼幼新书》卷八引《凤髓经》

【组成】独角仙一个（用利刀对中切作二片，轻粉拌和，炙令干）　大全蝎一个（酒浸软，利刀对中切为二片，轻粉拌和，炙令干）

【用法】上右边蝎共右边角仙同为细末，入细辛末匕半钱，麝一豆大，研匀成药，左边蝎、角仙同前法。上书左右二字，记认男左女右用起。此药搐鼻，目睛便下，搐搦便定。才搐鼻如嚏喷可治，不尔死。

【主治】小儿惊风搐搦，眼目上视。

环

48919　环心丹《成方制剂》16 册

【组成】冰片　蟾酥　丹参　地锦草　琥珀　九节菖蒲　苦参　鹿角胶　牛黄　人参　三七　麝香　苏合香　香附　延胡索　淫羊藿　珍珠粉

【用法】上制成丹剂，每 10 粒重 0.25 克。饭后温开水送服，一次 2 粒，一日 2～3 次；急性发作时嚼碎含化，每次 3～4 粒。

【功用】活血化瘀，通络止痛。

【主治】气滞血瘀型心绞痛。

【宜忌】发热、哮喘发作、出血期间及孕妇禁用。

玫

48920　玫瑰丸《圣济总录》卷一二三

【组成】五倍子　红雪（研）各一两　马勃　升麻　矾蝴蝶（研）　硼砂（研）各半两　丹砂（研）　麝香（研）　龙脑（研）各一分　甘草（生用）三分

【用法】上为细末，糯米饭为丸，如鸡头子大。每服一丸，含化，不拘时候。

【功用】化涎，生津，去毒。

【主治】上焦有热，咽喉生疮，赤根白头，痰唾稠浊，口中腥臭。

48921　玫瑰膏《饲鹤亭集方》

【组成】玫瑰花蕊三百朵（初开者，去心蒂）

【用法】新汲水砂铫内煎取浓汁，滤去滓，再煎白冰糖一斤收膏，瓷瓶密收，切勿泄气。早、晚开水冲服。如专调经，可用红糖收膏。

【主治】肝郁吐血，月汛不调。

48922　玫瑰蜜《经验良方》

【组成】玫瑰花八十钱　蜜四百钱　沸汤六百钱

【用法】玫瑰花沸汤浸六小时，罐上文火煮减半，绞取汁，加蜜再煮，蒸散水气。含漱。加硼砂或海盐精用之则最有效。

【主治】口舌赤烂，鹅口疮。

青

48923　青丸《千金翼》卷十七

【组成】乌头一两（炮，去皮）　附子三两（炮，去皮）　麻黄四两（去节）

【用法】上为末，炼蜜为丸，如梧桐子大。每服五丸，酒送下，一日三次。

【主治】脚风；皮肉身体诸风。

【宜忌】《外台》：忌猪肉、冷水。

【备考】《外台》引本方有枳实四两（炙）。

48924　青药《包氏喉证家宝》

【组成】制矾三分　百草霜五厘　灯草灰五厘　粉草末二分　薄荷二分　冰片五厘

【用法】每制矾三分，先配百草霜五厘研细，入灯草灰五厘再研，配成瓦灰色，后加粉草末二分，薄荷二分再研细，入冰片五厘。此药须用时配合，多日则无效，阴雨只可用一日。

【功用】消痰清热，解毒祛风。

【主治】一切喉舌蛾痹。

【加减】如吹喉证，欲其出痰，加僵蚕、皂角末各三四厘。

【备考】制矾法：生明矾研极细末，入倾银罐内，先放大半罐且止，将罐入炉火内，用桴炭火煅熔，以铜箸搅无矾块为度，乃将枪消研细，投入矾内约十分之五，次将白硼砂研，投入矾内亦十分之五。少倾再投矾末，逐渐投下，候矾尽化，照前投消、硼少许，如此逐层渐渐投尽，直待矾凉，启罐口如馒头样，方架起炭火烧至矾枯，用新瓦一片盖罐上一点钟，取起，将牛黄少许研末，用水五六匙调和，匀洒矾上，将罐仍入火内烘干，取起，连罐覆净。地上，先用纸衬地，方合罐，罐上覆以碗，过七日夜取起，收贮听用。须轻松无竖纹者佳。煅时火候宜初起缓，亦不可太缓，恐矾僵则不熔化矣，化后用文武火。如矾未化尽即下消、硼，必不能熔，而坚实有竖纹矣。其罐择未倾银者用，必先放水上烘热，亦不可放炭火上使温气入罐。取百草霜法：须取其近锅底者，若锅底心及锅口者，俱不用。先轻轻刮去上面一层，轻取中一层用之，着底者亦不用。

48925 青散(《千金》卷九)

【组成】苦参 厚朴 石膏各三十铢 大黄 细辛各二两 麻黄五两 乌头五枚

【用法】上药治下筛。觉伤寒头痛发热,以白汤半升,和药方寸匕投汤中,熟讫去滓,尽服。覆取汗,汗出,温粉粉之。良久一服。不除,宜重服之。或当微下利者,有大黄故也。

【主治】春伤寒,头痛发热。

【方论选录】《千金方衍义》:青散专治西北伤寒,内外热邪交结。故首取苦参以治心腹结气,佐厚朴、石膏、大黄开泄于内;细辛、麻黄开发于外,苦参得乌头共解心腹寒热互结之邪也。

48926 青散

《中国医学大辞典》。即《准绳·疡医》卷二"青散子"。见该条。

48927 青膏(《千金》卷九)

【组成】当归 芎䓖 蜀椒 白芷 吴茱萸 附子 乌头 莽草各三两

【用法】上㕮咀。以醇苦酒渍之再宿,以猪脂四斤煎令药色黄,绞去滓。每服枣核大三枚,温酒送下,一日三次。取汗,不知,稍增。可服可摩。如初得伤寒一日,苦头痛背强,宜摩之佳。

【主治】伤寒头痛项强,四肢烦痛。

【宜忌】《外台》:忌猪肉。

48928 青膏

《普济方》卷三一五。为《千金》卷七"卫候青膏"之异名。见该条。

48929 青膏

《青囊秘传》。即《疡科心得集·家用膏丹丸散方》"紫霞膏"。见该条。

48930 青丸子

《普济方》卷三九一引《保婴方》。为原书同卷"真方五色丸"内容之一。见该条。

48931 青丸子(《普济方》卷三八四引《鲍氏方》)

【组成】干葛 柴胡各一两 天竺黄半两 辰砂二两 甘草 薄荷二分半 全蝎七个 青黛半两

【用法】上为末,面糊为丸,青黛为衣。薄荷汤送下。

【主治】发热风壅。

【备考】方中甘草用量原缺。

48932 青丸子(《普济方》卷三八四)

【组成】石膏一两 青黛一钱

【用法】上为末,糊糊为丸,如龙眼核大。每服一丸,灯心汤化下。

【主治】小儿身热不除。

48933 青丸子

《片玉心书》卷四。为原书同卷"五色丸"内容之一。见该条。

48934 青云散(《幼幼新书》卷七引丁时发方)

【组成】石莲心一分 天南星(炮) 僵蚕(取直者) 蝎 郁金(皂角煮)各一钱半 雄黄一钱 粉霜半钱

【用法】上为细末。每服一字或半钱,看大小蜜汤调下。

【主治】❶《幼幼新书》引丁时发方:小儿惊啼。❷《中国医学大辞典》:中风,口面㖞斜。

48935 青云散(《喉科紫珍集》卷上)

【组成】百草霜 食盐各等分。

【用法】上为末。水调,敷舌上。未破者用之。

【主治】舌硬肿痛。

48936 青天膏(《济阳纲目》卷一○一)

【组成】铜绿 黄丹(水飞) 官粉各等分

【用法】上为末,炼蜜入水少许,调药令匀,于碗内,艾叶烟熏黄为度。临用以香油少许调匀,贴眼角。

【主治】风热时眼暴赤。

48937 青牛散(《杨氏家藏方》卷十八)

【组成】蜗牛一枚(大者,烧存性) 青黛半钱 麝香一字(别研)

【用法】上为细末。先以盐水洗患处,搵干,用药少许敷之。

【主治】小儿走马牙疳,齿龈溃烂。

【备考】《普济方》引《傅氏家藏方》有黄柏一钱。

48938 青凤散(《喉症指南》卷四)

【组成】青果炭三钱(烧存性) 川贝 黄柏 儿茶 薄荷叶各一钱 冰片八分 凤凰衣五分

【用法】上药各为极细末,再入乳钵内研匀,收贮瓷瓶封固。用时取少许吹患处。

【主治】白喉及喉风,一切热证。

48939 青六丸

《医学纲目》卷二十三。为《丹溪心法》卷二"清六丸"之异名。见该条。

48940 青六散

《金鉴》卷四十二。即《丹溪心法》卷二"清六丸"改为散剂。见该条。

48941 青玉散(《永乐大典》卷一一四一二引《卫生十全方》)

【组成】龙骨一钱 白土一钱 铜青半钱 轻粉一字 脑子一字

【用法】上为细末。每用一字,白汤泡洗。

【功用】退翳除昏,消瘀肉,止眵泪,疗隐涩。

【主治】❶《永乐大典》:目生肤翳。❷《普济方》:青盲。

48942 青甘散

《仙拈集》卷三。为《金鉴》卷四十九"青皮甘草散"之异名。见该条。

48943 青布熏(方出《证类本草》卷七引《本草拾遗》,名见《串雅外编》卷二)

【组成】青布 蜡

【用法】于器中烧令烟出,以器口熏之。

【主治】恶疮。

48944 青龙丸(《圣济总录》卷八)

【组成】附子(炮裂,去皮脐) 芎䓖 白术(米泔浸三日,每日换泔,取出焙干) 独活(去芦头) 蒲黄(用纸衬炒过)各一两 藁本(去苗土)一分 麻黄(去根节,百沸汤中急煮过,焙)三分 丹砂(研) 牛黄(研) 龙脑(研)各一分 麝香(研)半钱 熊胆一分(滴水一二点,令化入药内)

【用法】上为细末,别用水银三两,以蒸枣五十枚(去皮核)同研至水银星尽为度,次入诸药,炼蜜为丸,如鸡头子大。每服半丸或一丸,临卧以熟水化下。其患甚者,每夜研二丸。如小儿惊涎,每丸分作三服,用薄荷汤化下。

【主治】中风手足不随,涎涕胶黏。

48945 青龙丸(《圣济总录》卷八十六)

【组成】龙骨(研) 羌活(去芦头) 秦艽(去苗土)各一两 茯神(去木) 羚羊角(镑) 青葙子 甘菊花 白附子(炮) 丹砂(研如粉)各三分

【用法】上为末,炼蜜为丸,如梧桐子大。每服三十丸,食后人参汤送下。

【主治】肝伤健忘,目视不明,面色青白,常多恐惧。

48946 青龙丸(《幼幼新书》卷八引《谭氏殊圣》)

【组成】青黛 轻粉各一钱 蝎梢三个 麝香少许 巴豆二七粒(去皮膜油)

【用法】上先将巴豆于乳钵内细研令如面泥,后入诸药研令极细,用朱砂为衣,如粟壳大小。看小儿肥瘦,加减五三丸,薄荷汤送下。

【主治】小儿惊积。

48947 青龙丸(《鸡峰》卷十八)

【组成】消石四两 滑石 白矾各三两 赤粉脚 青黛各一两 铅白霜二分

【用法】上药各为末,合和匀,用汤浸蒸饼为丸,如梧桐子大。每服十丸,生姜汤送下。

【主治】痰涎壅盛,咽喉作声,胸膈不利,头痛恶心。

48948 青龙丸(《普济方》卷七十五引《余居士选奇方》)

【组成】当归(去芦头,洗去尘土,微炙,切,焙干)四两 黄芩三两(生用) 木贼(去节)三两 木鳖子三两 琥珀半两(研) 麻黄(去节)一两 枸杞子二两 防风(去芦头)二两 荆芥穗一两半 甘草一两(生用,剉) 橘皮(去瓤)一两半 乌鱼骨一两半 龙脑薄荷(阴干者,只用叶)二两

【用法】上为末,炼蜜为丸,如弹子大。每服一丸,食后、夜卧细嚼,腊茶送下,一日三次。

【主治】风毒热气,上攻眼目,赤痛翳膜,冷热虚实,一切眼疾。

【宜忌】忌食鱼、面。

48949 青龙丸(《证治要诀类方》卷四引《济生》)

【组成】川山甲十五片(石灰炒) 全蝎(去毒)二十一个 蜈蚣七条(生用) 斑蝥七个(糯米炒,去头足) 麝香一字(另研) 地龙(去土)一两 草乌一两 松香五钱 没药三钱 僵蚕(姜汁炒)五钱 五灵脂(去沙土) 乳香各三钱

【用法】上为末,酒糊为丸,如绿豆大,青黛为衣。每服二十丸,温酒送下,不拘时候。

【主治】痛风,筋骨疼;走注风,痛而游走无定。

48950 青龙丸(《直指小儿》卷二)

【组成】青黛 茯神 芦荟 南星(炮)各一钱 麝少许 轻粉 巴霜各一字 全蝎三个(焙)

【用法】先将巴霜研如泥,次入诸药,研令极细,丸如粟米大,朱砂为衣。每服一丸,薄荷汤送下。

【主治】惊积有热。

48951 青龙丸(《医统》卷八十八)

【异名】青金丸(《准绳·幼科》卷一)。

【组成】人参 天麻 茯神 白附子(炮)各一两 甘草(炙)一钱半 青黛一钱 朱砂(水飞)半

钱 麝香一钱

【用法】上为细末,炼蜜为丸,如梧桐子大。用钩藤、皂荚子煎汤研化,不拘时候服。

【功用】化痰镇惊。

【主治】小儿胎热。

48952 青龙丸(《集验良方拔萃》卷一)

【异名】金龙丸。

【组成】马前子(即番木鳖,制法照小金丹式)四两 山甲片(炒黄色为度)一两二钱 白僵蚕(炒断丝,研末)一两二钱

【用法】上为末,黄米饭为丸,如梧桐子大。每服五分,量人虚实酌减,老年觉气血衰者,此丸只服四分,妇人新产半月以内者只服四分,如过满月者服五分。男妇瘰疬痰毒,夏枯草汤送下,或酒亦可。小儿周岁以内者服九丸,周岁以外者服十一丸,三岁者服十五丸,四五岁者服十九丸,五六岁者服二十一丸,八九岁者服二十三丸,十岁以上者服三分,十五岁以上者服四分,二十岁者照大人服法。如小儿不能吞送,以开水或甜酒调化送下。临睡时按部位用引经药煎汤送下。盖暖睡,勿冒风。如若冒风,觉周身麻木抽掣,甚则发抖,不必惊慌,过片刻即安。毒初起者,一二服即消散,已成脓者,服此自能出毒,不必咬头开刀,诚外科家一妙方也。外加煎引:头面,羌活、川芎各五分;肩背,角刺尖五分;两臂,桂枝五分;胸腹,枳壳五分;两肋,柴胡五分;腰间,杜仲五分;两足膝,牛膝、木瓜各五分;咽颈,桔梗、甘草各五分;跌仆挛筋,当归、红花各五分酒煎。

【主治】一切疔疮肿毒,并跌仆闪肭,伤筋挛痛,贴骨痈疽;兼治男妇大小颈项瘰疬,及乳串结核,痰气凝滞,硬块成毒,小儿痘后发痈。

48953 青龙丹(《鸡峰》卷十九)

【组成】青黛 硼砂各一钱 白丁香 轻粉各二分

【用法】上为末,滴水作块子,用蒸饼剂裹一重,桑柴灰内煨,候熟,再裹一重,又煨熟放冷,剥去面,用水煮面糊为丸,如梧桐子大。茴香汤送下。前件药,先勘七日内合吃的确丸数,依样大小服之。第一日三丸,二日四丸,三日五丸,四日七丸,五日六丸,九丸,每日三次。自第一日至七日,水未尽,中间不可断续也。第四日第五日,其蓄水随小便约一二斗,候肚皮塌是效,如有余证即服向后准备药。

【主治】水气,其势甚危者。

48954 青龙丹(《卫生总微》卷十五)

【组成】甘草 贯众 茯苓 干葛 龙脑 薄荷叶 藿香各一两 缩砂五两(去皮) 山茵陈叶 寒水石各六两

【用法】上为细末,面糊为丸,如樱桃大,别研青黛为衣。

【主治】小儿热盛,一切血妄行。

48955 青龙丹(《杨氏家藏方》卷一)

【组成】草乌头四两(生,去皮尖) 香附子(炒)二两 半夏(汤洗七次) 麻黄(去根节) 香白芷 白附子(生用) 血竭(别研) 天南星(生用) 川乌头(生,去皮脐尖) 赤芍药 薄荷叶(去土) 山药 螺青各一两 白僵蚕(炒去丝嘴) 藿香叶(去土) 甘松(去土,焙) 零陵香 细松烟墨(烧,醋淬)各半两

【用法】上为细末,醋煮面糊为丸,每一两作二十丸。

每服一丸,生姜、薄荷同嚼,热酒送下,不拘时候。

【主治】男子、妇人左瘫右痪,手足拳缩,口面眼㖞斜,遍身瘾疹,及伤风鼻塞脑痛,四肢顽麻,牙关紧急。

48956 青龙丹(《名家方选》)

【组成】薄荷一两六钱　桔梗五钱　川芎三钱　皂荚五分　甘草四分　细辛四分　龙脑五分　麝香五厘

【用法】上为末,炼蜜为丸。白汤送下。

【主治】咳嗽痰喘不得卧。

48957 青龙丹(《全国中药成药处方集》沙市方)

【组成】熟石膏二十两　轻粉四两　水粉(煅)一两二钱　正梅片四钱　水银　铅(同水银煅)各五钱

【用法】上为细末。用新棉花蘸药撒患处。

【功用】去腐拔毒生肌。

【宜忌】白疽忌用。

48958 青龙汤(《医心方》卷十引张仲景方)

【组成】麻黄半斤(去节,去沫)　细辛二两　干姜二两　半夏二两(洗)

【用法】上切。以水八升,煮得二升,一服止。

【主治】四肢疼痛,面目胕肿。

48959 青龙汤(《医心方》卷十八引《范汪方》)

【组成】升麻二两　龙胆一两　葼蕤一两　大青一两

【用法】上咬咀,以水四升,煮取二升,分作再服。

【主治】中溪毒,寒热。

【加减】不静复作,加小附子一枚,四破之,分作三服。

48960 青龙汤(《外台》卷十四引《古今录验》)

【组成】甘草一两(炙)　麻黄二两(去节)　桂心七寸　大枣二十枚(擘)　生姜　芍药各二两

【用法】上切。以水六升,煮取二升半,分为再服。初服覆取汗,后即止。

【主治】中风发三春,脉浮短,或大长。

【宜忌】忌海藻、菘菜、生葱等物。

48961 青龙汤

《外台》卷八引《千金》。为《伤寒论》"小青龙汤"之异名。见该条。

48962 青龙汤

《外科发挥》卷四。为《圣惠》卷九"小青龙汤"之异名。见该条。

48963 青龙汤

《校注妇人良方》卷二十四。为《玉机微义》卷十四"小青龙汤"之异名。见该条。

48964 青龙汤(《女科旨要》卷三)

【组成】白茯苓　白芍　杏仁　半夏各二钱　当归　桔梗各二钱五分　桂枝　川芎　五味　干姜　陈皮各二钱　麻黄一钱　细辛七分　甘草一钱

【用法】分四帖,加灯心一团,空心服。

【功用】消风祛痰。

【主治】产后失于调理,胎腹虚损,肺经欠安,感受风寒而致咳嗽气急,痰涎多者。

【加减】如虚肿,加大腹皮、瞿麦各一钱;嗽,加苏叶、枳壳各三钱;四肢怕冷,加川芎、南星、木香各一钱;气急,加苏叶、枳壳各二钱。

48965 青龙饮(《证治宝鉴》卷十二)

【异名】青龙散(《嵩崖尊生》卷十一)。

【组成】首乌　威灵仙　地黄　防风　荆芥穗　仙灵脾

【用法】水煎。食后服。

【主治】阳明经风气自盛,循经而发之目黄。

48966 青龙胆(《瘟仙活人方》)

【异名】吹喉散(《增补内经拾遗》卷四)。

【组成】好鸭嘴胆矾　青鱼胆

【用法】用好鸭嘴胆矾盛于青鱼胆内,阴干为末。吹入喉中。

【主治】咽喉闭塞肿痛,双单乳蛾。

48967 青龙散(《宣明论》卷十引《济众》)

【组成】逼毒散加麻黄各等分(去节)

【主治】伤寒。

48968 青龙散(《圣济总录》卷十三)

【组成】仙灵脾　生干地黄(焙)　防风(去叉)　何首乌(去黑皮,米泔浸一宿,竹刀切,焙)各一分　荆芥穗一两

【用法】上为细散。每服一钱至二钱匕,食后沸汤调下。

【主治】❶《圣济总录》:风邪传化,腹内瘀结生热。

❷《宣明论》:目黄,风气不得泄,为热中烦渴引饮。

48969 青龙散(《御药院方》卷五)

【异名】橘皮五味子汤(《普济方》卷一六一)。

【组成】人参(去芦头)　陈皮(去白)　五味子　紫苏叶各一两

【用法】上为粗末。每服三钱,水一盏,加生姜三片,煎至七分,去滓温服,不拘时候。

【主治】咳嗽上气不得卧。

48970 青龙散(《御药院方》卷九)

【组成】石膏八两　朴消　甘草(生)各一两　青黛半两

【用法】上为细末。每服二三钱,煎薄荷汤调匀,热嗽冷吐,不拘时候。误咽不妨。

【主治】咽喉肿痛妨闷。

48971 青龙散(《御药院方》卷九)

【组成】青黛三钱　薄荷叶二钱　细辛　盆消　川芎　香白芷各半两

【用法】上为细末。以指蘸药擦齿肿处,吐津,不拘时候。误咽不妨。

【主治】阳明经风热,齿龈肿痛。

48972 青龙散(《医学六要·治法汇》卷八)

【组成】大黄　香附

【用法】各烧存性,入青盐搅匀。擦牙。

【主治】厚味炙煿,酒面过度,积毒上攻,或过服补味暖药致牙痛。

48973 青龙散(《回春》卷二)

【组成】川乌　南星　定粉　半夏　僵蚕　川芎　熟地黄　草乌各四钱　蚯蚓　白芷各二钱　白附子二钱五分

【用法】上俱生用,火上隔纸微炒,为细末。每服二钱或六厘,小儿二厘,临卧黄酒调下。初服有汗,再服无汗。如前症候,先服乌药顺气散。

【主治】男子诸风,口眼㖞斜,左瘫右痪,半身不遂,语

言謇涩,口流涎水,及妇人产后诸风,小儿急慢惊风。

【宜忌】不可见风,戒色欲、厚味一月。

48974 青龙散

《嵩崖尊生》卷十一。为《证治宝鉴》卷十二"青龙饮"之异名。见该条。

48975 青龙散(《青囊秘传》)

【组成】月石五钱 冰片三分 青黛五分

【用法】上为末。外敷。

【主治】无名肿毒。

48976 青龙散(《喉科种福》卷三)

【组成】青黛 伏龙肝(即灶心土)

【用法】上为末。泉水调涂孕妇肚脐、关元穴,以胎气清爽安稳为度。

【主治】孕妇瘟疫白喉危急者。

48977 青龙膏(《鬼遗》卷四)

【组成】白矾二两(火炼,末之) 熟梅二升(去核) 盐三合 大钱二十七枚

【用法】上药于铜器中,猛火投之,磨灭成末,乃和猪脂捣一千杵。以涂疮上。痛甚勿怪,此膏蚀恶肉尽。复着敷蛇衔膏涂之,令善肉复生。

【功用】蚀恶肉。

【主治】痈疽。

48978 青龙膏(《幼幼新书》卷八引丘松年方)

【组成】全蝎七枚(微炒) 白附子(炮裂) 人参 白茯苓 水银砂子各一钱 防风 天麻 独活 螺青各二钱

【用法】上除螺青、水银砂子外为细末,次研入一处令匀,炼蜜为丸,如梧桐子大。每服一丸,煎金银、薄荷汤化下。

【主治】惊风潮热,昏困,涎盛。

【备考】本方方名,据剂型,当作"青龙丸"。

48979 青龙膏(《朱氏集验方》卷一引《鸡峰》)

【组成】白花蛇(不蛀者六两,好酒煮,去皮骨,新瓦上焙干,取肉)一两 狗脊 天麻各二两

【用法】上为细末,银盂子盛无灰酒一升,入此三药,重汤煮稠如膏,银匙搅,细磨生姜半两,取汁同熬匀,埠罐内收。每服半匙头,食前好酒半盏搅匀服,或汤亦可,一日二次。

【主治】荣卫不和,阳少阴多,手脚举动不快。

48980 青龙膏

《普济方》卷三七一引《全婴方》。为《幼幼新书》卷九引张涣方"青金膏"之异名。见该条。

48981 青龙膏(《医方类聚》卷六十九引《居家必用》)

【组成】冬青子(于冬初浓霜后采,去梗蒂,杵烂,入腊水熬至三分之一,去滓,于一分汁内再熬至一半)

【用法】上用熟绢帛,以绵衬,滤净,于铜器内,慢火熬为膏子,净瓷器收贮封闭。如无腊水,只用山泉水亦可。如时月不对,急速要用,子未成熟结实,只采嫩叶杵碎,依上熬为膏子亦妙,终不及子者好。

【主治】赤眼暴发,疼痛不可忍。

48982 青龙膏(《异授眼科》)

【组成】上好羊脑炉甘石八两(打如莲子大,一分重为则。用新铜罐盛入童便,浸四十九日,滤去宿童便,更入新

童便煮一柱香久,咬咸酸味,不必再煮,又不可煮老,研为细末,用缸片一大块,将药放在上,用硬炭火煅一柱香久,甘石渐渐转如松花色,细心谨慎取起,总称匀分作四份。取一份,用晚蚕沙三升,炒为灰,滚水淋灰汁大半钟,亦煮三次,候干)

【用法】上为细末,另用瓷罐收贮。点眼。

【主治】胬肉攀睛,赤白翳膜烂眩;或年久云翳遮睛,不能行路,但见人影,如白衣人行,有血根攀睛者。

【备考】原书用本方治内障、胬肉攀睛、赤白翳膜烂眩者,须兑虎液、羊脑玉,冰片合用;治年久云翳遮睛,有血根攀睛者,先用本方兑羊脑玉点眼,直点至翳开之后,再用本方兑虎液,羊脑玉、凤麟、冰片、珍珠、琥珀合用。

48983 青白丹(《直指》卷二十四)

【组成】灶中黄土一分 豉半分

【用法】上为末。麻油调敷。

【主治】丹毒。

48984 青白散(《圣济总录》卷二十一)

【组成】石膏半斤(为末) 干姜(炮) 乌头(捶碎) 草乌头(捶碎)各一两(以上四味,先用铁器盛石膏,烧通赤,次入三味,用碗合定不透气,候冷,同众药捣研) 麻黄(去根节) 藿香(去梗)各一两 皂荚灰 自然铜(烧通赤,醋淬七遍)各半两

【用法】上为细散。每服一钱匕,空心、食前温酒调下。如痃气伤寒,艾茶煎汤调下。

【主治】阴盛伤寒,身体疼痛。

48985 青白散(《摄生众妙方》卷九)

【组成】青盐二两 白盐四两 川椒四两(煎汁)

【用法】上以椒汁拌二盐,炒干为末。擦牙。以漱出水洗目,亦无目疾。

【功用】《医统》:固齿。

【主治】一切牙痛。

48986 青白散(《医统》卷二十七)

【组成】青黛 白矾 乌梅肉(焙)各等分

【用法】上为末。每服二钱,齑汤调服,先饮齑汤一杯,次服药探吐。

【主治】吐,咳逆不已。

48987 青白散(《外科百效》卷二)

【组成】胆矾 白矾(生研) 青黛 冰片各一钱

【用法】上药入猪胆内阴干,临时取用。但先以醋浸霜梅洗之,洗后以药擦上,含口中,痰涌出后用煎硼砂散。

【主治】斗底风,咽喉下生红黄疮。

48988 青白散(《惠直堂方》卷二)

【组成】人中白(在露天者,不拘多少,炭火煅过)

【用法】用布包放青靛缸内浸七日,取起晒干为末。每服三钱,蜜汤送下。

【主治】痰火及童子痨。

48989 青白散(《朱仁康临床经验集》)

【组成】青黛30克 海螵蛸末90克 煅石膏末370克 冰片3克

【用法】先将青黛研细,次加海螵蛸末研和,后加煅石膏末研和;冰片入研钵内轻轻研细,加入上药少许研和,再加全部药末研和。渗水多时,将药末掺上;渗水不多,用麻

油调敷。

【功用】收湿止痒,消炎退肿。

【主治】湿疹,过敏性皮炎。

48990 青白膏(《解围元薮》卷四)

【组成】白松香 青葙子各等分

【用法】以葱头同打为饼。塞入烂潭。

【功用】生肌。

【主治】痈疡烂潭。

48991 青丝散(《医学纲目》卷二十九引东垣方)

【组成】香白芷 白茯苓各五钱 母丁香 细辛 当归 川芎 甘草 甘松各三钱 升麻 旱莲草 地骨皮 生地 熟地 青盐 破故纸各二钱 寒水石七钱(煅) 香附米一两(生姜汁浸一宿,炒) 何首乌一两 麝香五分 高茶末

【用法】上为细末。擦牙,刷毕咽药,余津润髭,一月白者顿黑。

【功用】补虚牢牙,黑髭须。

【宜忌】忌食萝卜。

【备考】方中高茶末用量原缺,《医统》作细茶末二钱。

48992 青丝散(《经验秘方》引董仲祥方,见《医方类聚》卷七十三)

【组成】白芷 白茯苓(去皮) 当归(去土) 川芎 甘草各三钱 细辛(去叶土,华州者佳) 何首乌 寒水石(烧作粉)各五钱 升麻 生地黄 地骨皮各二钱 丁香三钱

【用法】上为极细末。早、晚二次刷牙。余有药津,休去漱,从自然咽之,百日大效。

【功用】乌发,养心神。

【主治】发白及小肠气。

48993 青丝散(《医方类聚》卷七十三引《经验秘方》)

【组成】胆矾三钱 金丝矾 石丝矾 五倍子 缩砂各二钱 川芎 细辛各一钱半

【用法】上为细末,入麝香少许。用温水将软때牙,然后点药,刷毕,温浆水漱之,每日二次。将余津染髭,令黑润大效。

【功用】牢牙祛风祛疼,乌髭。

48994 青皮丸(《幼幼新书》卷二十二引《庄氏家传》)

【组成】青皮不拘多少(去白,干用)

【用法】上为细末,猪胆汁为丸,如绿豆大。每服五丸、七丸,汤送下,一日三次。

【主治】小儿奶癖,疳瘦尽。

48995 青皮丸(《普济方》四库本卷三九七)

【异名】青橘丹(《准绳·幼科》卷七)。

【组成】青橘皮(去白,焙) 当归(净) 黄连(去须) 干姜(炮)各一两 厚朴(姜制) 肉豆蔻各半两

【用法】上为细末,曲糊为丸,如黍米大。每服十丸,乳食前米饮送下。一方化蒸饼为丸。

【主治】婴孩赤白痢,脓血相杂,肚疼。

48996 青皮丸(《杂病源流犀烛》卷六)

【组成】青皮 山楂 神曲 麦芽 草果

【主治】由食生冷,或食物过多而食必饱闷,噫败卵气之食痛。

【备考】《中国医学大辞典》本方用法:上为细末,水泛为丸。熟汤送下。

48997 青皮汤(《普济方》卷一九九引《医方集成》))

【组成】青皮(去白) 厚朴(姜制,炒) 白术 草果仁 柴胡(去芦) 茯苓(去皮) 半夏(汤泡七次) 黄芩 甘草(炙)各等分(一方加人参)

【用法】上咬咀。每服四钱,水一盏,加生姜五片,大枣一枚,水煎至七分,去滓温服,不拘时候。

【主治】瘅疟,脉来弦数,但热不寒,或热多寒少,膈满能食,口苦舌干,心烦渴饮,小便黄赤,大肠结燥。

【宜忌】忌生冷油腻。

48998 青皮汤(方出《格致余论》,名见《医学正传》卷六)

【组成】青皮

【主治】乳硬。

【备考】《医学正传》本方用青皮四钱,细切,以水一盏半,煎至一盏,每日二次。与十六味流气饮间服,至核消住药。

48999 青皮汤(《医学纲目》卷十九引东垣方)

【组成】青皮 防风 当归身 甘草梢(生)各等分

【用法】上咬咀,分作四服。水一小碗,煎至八分,去滓,空心大温服,每日三次。

【功用】《准绳·疡医》:流气活血。

【主治】便毒。

49000 青皮汤(《医学纲目》卷三十九)

【组成】白术 茯苓 厚朴 青皮 陈皮 半夏 大腹皮 槟榔 三棱 蓬术 木通 甘草各等分

【用法】上咬咀。每服三钱,加生姜,水煎服。

【主治】小儿疟疾作浮肿,兼寒热不退,饮食不进。

49001 青皮汤(《医学入门》卷八)

【组成】青皮一钱 莪术 三棱各七分 陈皮 神曲各五分 玄胡索三分

【用法】加生姜,水煎,温服。

【功用】进食利脾,消积化聚。

【加减】痞满,加炒黄连三分;有郁,加山栀仁;少食,加山楂、麦芽;妇人,加香附一钱半,川芎八分,红花、木香各一分。

49002 青皮饮(方出《百一》卷十一,名见《普济方》卷一九七)

【组成】常山(如鸡骨者) 青皮(去瓤) 乌梅(去核) 槟榔(如鸡心者) 草果(去皮) 甘草(炙)各等分

【用法】上为粗末。每服二大钱,用水、酒各七分,同煎至七分,去滓,当发日五更初温服了,睡片时。

【主治】远近疟疾。

【宜忌】忌热物半日。

【加减】寒多,加酒浸水;热多,退酒加水。

49003 青皮饮(《医贯》卷六)

【组成】青皮 厚朴 白术 柴胡 草果仁 茯苓 黄芩 半夏 甘草

【主治】秋时正疟。

【加减】寒多者,可加肉桂;热多者,可加黄连。

【方论选录】此方以柴胡为主,大抵寒热往来,属少阳经证,故用以为君;草果、厚朴所以化食;青皮、半夏所以祛痰。

49004 青皮饮（《症因脉治》卷三）

【组成】青皮　大腹皮　木通　枳壳　陈皮　白芍药　甘草

【主治】肠痹，气窒小腹，病在下。

49005 青皮饮（《嵩崖尊生》卷九）

【组成】青皮一钱　白术二钱半　木通五分　甘草二分

【主治】怒气致噎。

49006 青皮饮（《幼科直言》卷四）

【组成】青皮　知母　山楂　枳实　熟半夏　当归　柴胡　陈皮　甘草

【用法】生姜二片为引。乳孩兼服和中丸、六一散。

【主治】疟在五七次上，体壮有食，面赤唇红，寒热相等，来后汗多。

49007 青皮饮（《痢疟纂要》卷十二）

【组成】人参　半夏　白术　青皮　乌梅　草果　生姜　大枣

【用法】水煎。未发前服。

【主治】肥甘过度，生冷受伤，食积不消所致之食疟，其症寒热相并，或热多寒少，或寒已复热，热已复寒，饥不能食，心胸饱闷，肚膨腹胀，呕吐涎沫。

49008 青皮散

《普济方》卷一八三。即《圣济总录》卷六十七"降气散"。见该条。

49009 青皮散（《普济方》卷二七七）

【组成】冬瓜青皮（阴干）

【用法】上为末。贴疮上，或挑疮口敷之。

【主治】驴涎马汗入疮。

49010 青皮散（《普济方》卷三九四）

【组成】青皮　滑石　硫黄（研）各一钱

【用法】上为末。每服半钱，藿香汤调下。

【主治】小儿呃奶。

49011 青皮散（《疡科选粹》卷四）

【组成】青皮（去瓤）　穿山甲（炒）　白芷　甘草　贝母各八分

【用法】上为细末。温酒调服。

【主治】乳痈初起。

49012 青皮散（《济阴纲目》卷十四）

【组成】青皮　甘草

【用法】上为末。用人参煎汤，入生姜汁调，细细呷之，一日夜五六次。至消乃已。年少妇人，只用白汤调下。

【主治】乳癌初起，如鳖棋子，不痛不痒。

49013 青皮散（《症因脉治》卷三）

【组成】青皮　大腹皮

【用法】水煎服。

【主治】气结小腹胀急。

49014 青芝丹（《顾氏医径》卷六）

【组成】飞青黛三两　滑石一两五钱　黄柏一两

【用法】上为细末。以鸡子白、菊汁和入调匀，涂敷伤处。

【主治】烫火伤。

49015 青芝散（《御药院方》卷十一）

【组成】青黛三钱（别研）　蓝实三两　白芝麻九两（生用）

【用法】上为末，入青黛令匀。每服三钱，食后沸汤点下，一日二次。乳母服之，常服甚效。

【主治】小孩诸痫。

49016 青芝散（《集验良方·续补》）

【组成】上川连八分　广青黛一钱二分　梅花冰片二分　白硼砂一钱二分　西瓜霜二钱　橄榄核三钱　丝瓜叶二钱

【用法】上药照法制度，各研净末，称准分量，和匀同研极细无声为度，瓷瓶收贮。临用时约半匙许吹上。慎勿吹多。

【功用】提出痰涎。

【主治】咽喉风火，时邪急症，并双单乳蛾。

49017 青灰散（《三因》卷十六）

【组成】青布（烧灰）

【用法】上为细末。以猪脂调，夜敷，睡。

【主治】唇紧，燥裂生疮，面无颜色。

49018 青血丸（《产后篇》卷下）

【组成】香连丸（为末）　莲肉粉各一两半

【用法】和匀为丸。每服四钱，酒送下。

【主治】噤口痢。

49019 青冰散（《玉钥》卷上）

【组成】胆矾二钱　硼砂二钱

【用法】上为末，取青鱼胆一个，将药末入胆内，阴干去皮，再研极细，加冰片二分，收固。每遇喉闭、双单蛾等症，以男左女右吹入鼻中。

【主治】喉闭，双单蛾。

49020 青阳丸（《产论》）

【组成】黄柏六两（熬二两，烧二两，生二两）

【用法】面糊为丸。每服一钱匕，一昼夜数服。以大便利黑为度。

【主治】妊娠大便下利。

49021 青阳汤（《医醇剩义》卷四）

【组成】青皮一钱五分（醋炒）　柴胡一钱（醋炒）　蒺藜四钱　乌药一钱　炮姜五分　广皮一钱　延胡一钱（酒炒）　木香五分　郁金二钱　花椒子二十四粒（打碎）

【功用】疏肝化浊。

【主治】肝胀。肝寒气滞，胁下满而痛引小腹。

49022 青红汤

《普济方》卷三〇一。为《兰室秘藏》卷下"清魂汤"之异名。见该条。

49023 青麦汁（《圣济总录》卷一七四）

【组成】青麦自然汁

【用法】一二岁儿取半鸡子壳，分二服；三四岁儿，取一鸡子壳，分二服，早晨、午后各一服。

【主治】小儿黄病。

49024 青豆饮（《医学入门》卷三）

【组成】青豆

【用法】煮烂。饥则食豆，渴则饮汁。或煮粥食。

【主治】消渴。热中，饮水无度，常若不足。

49025 青苇散（方出《圣惠》卷六十一，名见《普济方》卷二八六）

【组成】青苇二茎（剉）　薏苡仁二合　甜瓜子二合　桃仁五十枚（汤浸，去皮尖）

【用法】上药捣碎。先以水三大盏，煎苇至一大盏，去滓，入薏苡仁等三味，同煎至七分，分温二服，不拘时候。

【主治】肺痈咳，其声破嘎，体有微热，烦满，胸前皮甲错。

49026 青苋膏

《外科大成》卷二。为《得效》卷十九"青黛散"之异名。见该条。

49027 青花丹（《圣惠》卷九十五）

【组成】空青　定粉　白石脂　朱砂　桃花石各一两　盐花四两

【用法】上为极细末，入瓷瓶子中，以盐盖之，固济候干了，以一斤二斤火，于瓶子四面逼之，候热，四面着一秤火，渐渐断，一食久，任火自消。候冷，开取捣碎，水飞去盐味，晒干，更入麝香一分，同细研令匀，以烂饭和为丸，如麻子大。每服五丸，空心以温酒送下。

【主治】霍乱肚胀，冷气心痛，肠风，血气虚冷病，小儿疳瘤。

【宜忌】忌羊血。

49028 青吹散（《朱仁康临床经验集》）

【组成】青黛3克　薄荷叶末1克　黄柏末2克　川连末1.5克　煅石膏9克　煅月石18克　冰片3克

【用法】先将头四味药研和，逐次加入煅石膏、煅月石，研细，最后加冰片研细，装瓶，勿泄气。用药管吹于患处。

【主治】口疮，舌糜，咽喉病。

49029 青龟丸（《辨证录》卷十三）

【组成】乌龟一个　茯苓五两　薏仁六钱　羊蹄后爪四付　穿山甲五钱（俱用土炒）　人参二两　青苔（干者）一两　黄耆一两　当归三两　瓦松二条（阴干，不可火焙）　白芷一两　槐米一两

【用法】上药各为细末，将龟用石臼捣死，以药末拌之，饭锅内蒸熟，将龟肉用火焙干为末，同前药炼蜜为丸。每日服三钱，服至一月而漏疮干，服至二月漏疮满，服完全愈不再发。

【功用】祛湿败毒。

【主治】痔漏。

【宜忌】服药时，务必独宿，戒酒色三月。倘服药时，不断酒色，不能奏功，不可不慎。

【方论选录】此方治漏，实有神效，非世上大概之方。况虽去湿而复不散气，虽败毒又不损血，补破于无形，填隙于有孔。

49030 青灵丸（《圣济总录》卷一七六）

【组成】粉霜　丹砂（研）　腻粉各一钱　水银二钱（用铅少许，结沙子）　麝香（研）半钱　青黛二钱　巴豆三十粒（去皮心膜，出油尽，研）

【用法】上药各为细末，再同和匀，用面糊为丸，如黄米大。每服五丸至七丸，薄荷汤送下，新水亦得。

【主治】小儿乳癖。

49031 青灵丸（《普济方》卷一六五引《如宜方》）

【组成】灵砂　青州白丸子各等分

【用法】上为末，姜汁糊为丸。姜汤送下。

【主治】老人元气衰弱，痰气上攻，睡卧不安。

49032 青灵丹（《外科证治全书》卷二）

【组成】牛黄　冰片各一分　胆矾三分　雄精　硼砂　儿茶　山豆根各八分

【用法】上为细末，用白梅三枚去核，共捣作十丸。分十日噙服。

【主治】虚火上炎之喉癣，喉间生红丝，如戈窑纹，又如秋海棠叶背，不闭不肿，气出如常，干燥而痒，饮食不遂。

【宜忌】宜清心戒欲，忌盐、酱及助火之物。

49033 青灵丹（《囊秘喉书》卷下）

【组成】川柏一钱　青黛　儿茶各六分

【用法】上为细末，加入柳仙散内吹之。

【主治】口碎。

49034 青灵散（《经验各种秘方辑要》）

【组成】硫黄一钱　白火一钱　青黛三分　上玉桂五分　当门子五分

【用法】上为细末。掺于万应膏上贴之。

【主治】阴疽不红之症。

49035 青灵膏（《杂病源流犀烛》卷二十四）

【组成】薄荷三钱　贝母一钱　百草霜　甘草各六分　冰片三分　玉丹二钱　元丹八分

【用法】上为细末，炼蜜为丸。噙化。

【主治】喉癣。

49036 青陈串（《串雅补》卷二）

【组成】青皮五钱　陈皮五钱　木香五钱　甘遂五钱　芫花一两（醋炒）　大戟一两（盐水炒）　大黄二两　黑白丑四两

【用法】上为细末，水为丸，如梧桐子大。每服五六十丸，白汤送下。

【主治】积聚，潮热，胃不和，身肿，蛊气腹胀，足肿，大便不通。

【加减】有虫，加芜荑三钱。

49037 青盂汤（《衷中参西》上册）

【组成】荷叶一个（用周遭边浮水者良，鲜者尤佳）　生石膏（捣细）一两　真羚羊角二钱（另煎，兑服）　知母六钱　蝉蜕（去足土）三钱　僵蚕二钱　金线重楼（切片）二钱　粉甘草一钱半

【用法】水煎，温服。

【主治】温疫表里俱热，头面肿疼，其肿或连项及胸；亦治阳毒发斑疹。

【方论选录】荷生水中，其叶边平兜，茎在中央，更有震卦仰盂之象，故能禀初阳上升之气，为诸药之舟楫，能载清火解毒之药上至头面，且其气清郁，更能解毒逐秽。金线重楼，一名蚤休，味甘而淡，其解毒之功，可仿甘草。然甘草性温，此药性凉，以解一切热毒，尤胜于甘草。羚羊角善清肝胆之火，兼清胃腑之热。其角中天生木胎，性本条达，清凉之中，大具发表之力，与石膏之辛凉，荷叶、连翘之清轻升浮者并用，大能透发温疫斑疹之毒火郁热，而头面肿处之毒火郁热，亦莫不透发清除也。僵蚕乃蚕将脱皮时病风而僵，故能为表散药之向导，而兼具表散之力。是以痘疹不出者，僵蚕能表出之。不但此也，僵蚕僵而不腐，凡人有肿痛之处，恐其变为腐烂，僵蚕又能治之，此气化相感之妙也。

【临床报道】❶大头瘟:一妇人,年40许,得大头瘟证。头面肿大疼痛,两目肿不能开,上焦烦热,心中怔忡。彼家误为疮毒,竟延疡医治疗。医者自出药末,敷头面,疼稍愈。求其出方治烦热怔忡。彼言专习外科,不管心中病。时愚应他家延请,适至其村,求为诊治。其脉洪滑有力,关前益甚。投以青盂汤,将方中石膏改用二两,煎汁两茶钟,分二次温饮下,尽剂而愈。❷瓜瓤瘟:一人,年20余,得温疫。三四日间头面悉肿,其肿处皮肤内含黄水,破后且溃烂,身上间有斑点,闻人言,此证名大头瘟。其溃烂之状,又似瓜瓤瘟,最不易治。惧甚,求为诊视。其脉洪滑而长,舌苔白而微黄。问其心中,惟觉烦热,嗜食凉物。遂晓之曰:此证不难治。头面之肿烂,周身之斑点,无非热毒入胃而随胃气外现之象。能放胆服生石膏,可保痊愈。遂投以青盂汤,方中石膏改用三两,知母改用八钱,煎汁一大碗,分数次温饮下。一剂病愈强半。翌日,于方中减去荷叶、蝉蜕,又服一剂痊愈。

49038 青苔散(《永乐大典》卷一〇三三引《全婴方》)

【组成】船底青苔

【用法】晒干为末。三岁一钱,藕节汁入蜜少许调下;淋沥,木通汤调下。

【主治】小儿鼻衄,吐血;亦治淋沥,小便不通。

49039 青苔散(《洞天奥旨》卷十五)

【组成】青苔三钱　羊后爪壳三付　人参一两　白术三两　茯苓三两　白芷二两　槐米一两

【用法】米饭为丸。每日服一钱。二月即消管。

【主治】湿热成痔作漏。

49040 青苔散(《洞天奥旨》卷十六)

【组成】地上青苔

【用法】以手抓之,按于犬咬处。

【功用】止痛。

【主治】犬咬。

49041 青枣散(《朱氏集验方》卷四)

【组成】陈皮　甘草　干姜　良姜(各炒)各等分

【用法】上为细末。每服一钱,空心盐汤点下。加生姜、大枣,水煎服亦得。

【主治】脾胃泄泻,心腹膨胀疼痛,不纳饮食,或作吐逆翻胃,脾痛气不升降,兼脾胃积冷。

【宜忌】忌生冷、鱼腥、酒、猪肉动气物。只可吃鸠子、雀儿、猪肝、肺等物。

49042 青矾散(《圣惠》卷三十四)

【组成】青矾　黄矾　石胆　干地龙(烧灰)各一分

【用法】上为末。以绵裹纳在蛀孔中,每日一度换。得恶血及碎骨出尽为度。

【主治】急疳,虫蚀牙齿彻骨碎。

49043 青矾散

《圣济总录》卷一七二。为《圣惠》卷三十四"青黛散"之异名。见该条。

49044 青矾散(《魏氏家藏方》卷九)

【组成】白僵蚕　白矾　铜绿(螺青亦得)各半两　甘草一钱(炙)

【用法】上件同于铁铫内煎,令白矾枯为末。每服一钱,生姜汁调下。涎出立愈。如口不开即灌之。

【主治】喉闭。

49045 青矾散(《普济方》卷二九九)

【组成】生白矾　铜青各等分

【用法】上为细末。用倒流水调药一字,口内噙;一盏茶时即吐。

【主治】口疮。

49046 青矾散(《疡科选粹》卷三)

【组成】枯矾一钱　龙骨二分　黄丹二分　麝香三厘

【用法】上为末。干掺。

【主治】脓耳及小儿断脐不干。

49047 青矾散(《卫生鸿宝》卷一)

【组成】真青黛(水飞,去灰净)一分　明矾五分六厘

【用法】上为细末,分七服包开。每日空心,用鸡子清一个,调送一服。药完病愈。至重者,两料除根。

【主治】湿热黄疸,面目遍体、指甲皆黄,体倦,胸腹饱闷,食下即胀。

49048 青矾膏(《圣济总录》卷一二一)

【组成】青矾(研)半两　绿矾(研)半两　白矾(研)半两　马牙消(研)一两　丹砂(研)一两一分　防风(去叉)一两　蜡二两　猪脂一斤　黄耆(剉)一两　细辛(去苗叶)一两　当归(切,焙)　麻油各三两　松脂一两

【用法】上为末,先煎脂化去滓,次下油、蜡,然后下诸药,更煎令凝,膏成,于瓷器盒内盛。每用如樱桃大,涂患处。如腊日合,可久停。

【功用】坚齿牢牙。

【主治】齿风动摇,嚼物不稳。

49049 青果丸(《中国药典》2010版)

【组成】青果100克　金银花100克　黄芩100克　北豆根100克　麦冬100克　玄参100克　白芍100克　桔梗100克

【用法】上制成丸剂,水密丸每10丸重1克,大蜜丸每丸重6克。口服,水蜜丸一次8克,大蜜丸一次2丸,一日2次。

【功用】清热利咽,消肿止痛。

【主治】肺胃蕴热所致的咽部红肿,咽痛,失音声哑,口干舌燥,干咳少痰。

【宜忌】忌食辛辣食物。

49050 青果豉

《成方制剂》9册。为原书同册"药制橄榄盐"之异名。见该条。

49051 青果膏(《北京市中药成方选集》)

【组成】鲜青果一百六十两　胖大海四两　锦灯笼二两　山豆根一两　天花粉四两　麦冬四两　诃子肉四两

【用法】上切。水煎三次,分次过滤后去滓,滤液合并,用文火熬煎,浓缩至膏状,以不渗纸为度,每两膏汁兑蜜一两。每服三至五钱,温开水调化送下,一日二次。

【功用】清咽止渴。

【主治】咽喉肿痛,失音声哑,口燥舌干。

【宜忌】忌辛辣动火之物。

49052 青果膏(《全国中药成药处方集》上海方)

【异名】橄榄膏。

【组成】鲜橄榄一千六百两

【用法】将鲜橄榄煎汁一次,去核,再煎一次榨净。将两次所煎药汁澄清过滤,蒸发成浓汁,加冰糖二十五斤收膏,成膏四百八十两。每次半羹匙,开水化服。

【功用】《中药制剂手册》:清咽,止渴,化痰。

【主治】❶《全国中药成药处方集》(上海方):咽喉痛。❷《中药制剂手册》:口燥舌干,咳嗽有痰,心烦胸满。

49053 青金丸

《圣惠》卷八十六。即原书同卷"金粟丸"加青黛。见该条。

49054 青金丸(《圣惠》卷八十六)

【组成】蛤蟆三分(涂酥,炙黄焦) 鹤虱半两 黄连(去须) 腽肭脐(酒刷,炙微黄) 麝香(细研) 夜明砂(微炒) 砒霜(以熟绢裹,取生猪肉半斤重裹,炙猪肉熟,取出) 芦荟各一分

【用法】上为末,研入麝香令匀,煮枣肉为丸,如梧桐子大。三岁以下,以粥饮研破一丸服,三岁以上,相度加丸服之。

【主治】小儿一切疳。

49055 青金丸(《圣惠》卷八十六)

【组成】巴豆一两(去皮心) 硫黄一两 苦楝根皮二两 酸石榴根皮二两(剉)

【用法】上件药于铁鼎子内,满着水,煮七昼夜,如水耗,即旋添热水,日满即去楝根、石榴根,取巴豆并硫黄同研,更入桂心、槟榔、木香、细辛末各一分,马牙消、橘皮、干姜、蓝花末各半分,同为末,用饭为丸,如麻子大。每日服二丸,空心以温水送下。当得溏利为效。三岁以下日服一丸。

【主治】小儿无辜疳已经针烙者。

49056 青金丸(《圣济总录》卷六)

【异名】青金丹(《御药院方》卷一)。

【组成】半夏(生姜水洗七遍,焙干,取末)三钱 滑石三钱(研) 腻粉一分(研) 水银(铅结作沙子,皂荚子大,研) 续随子一百粒(去壳,研) 青黛二钱(研) 龙脑一钱(研) 麝香一钱(研)

【用法】上为末,水为丸,如豌豆大。每服五丸至七丸,煎葱白汤化下。

【主治】卒中风涎潮,精神昏塞。

【备考】《御药院方》有粉霜。

49057 青金丸(《圣济总录》卷六十三)

【组成】硫黄 水银各一两(同结成沙子,研) 滑石(研)半两 半夏(汤洗去滑,捣取末)半两

【用法】上为末,水为丸,如梧桐子大。每服二十丸,食后温生姜汤送下。

【主治】支饮不消,喘咳不止。

49058 青金丸

《圣济总录》卷一一一。为《博济》卷三"青金丹"之异名。见该条。

49059 青金丸(《圣济总录》卷一五三)

【组成】五灵脂(二两,取细末)一两 消石一分(与五灵脂末同研) 斑蝥(不蛀者,去翅足,与糯米同炒过,为末)一分

【用法】三味同和匀,水为丸,如豌豆大。每服七丸,煎生姜、醋汤送下,不嚼,不拘时候,甚者再服。

【主治】妇人血积气攻冲,心腹疠痛,吐逆不下食,发作神思昏闷,四肢逆冷。

49060 青金丸(《圣济总录》卷一六九)

【组成】龙脑 腻粉 青黛 乳香 天南星各一钱 铅白霜 粉霜 定粉各半钱 蝎梢(微炒) 天浆子各七枚

【用法】上为末,石脑油和成剂,旋丸如黑豆大。每服一丸至二丸,薄荷水化下。

【主治】小儿急惊搐搦。

49061 青金丸

《圣济总录》卷一七○。为《博济》卷四"如圣青金丸"之异名。见该条。

49062 青金丸(《百一》卷十九)

【异名】二神丹(《续易简》卷五)。

【组成】青州白丸子 金液丹各等分

【用法】上为细末,面糊为丸,如黍米大。每服二十丸至三十丸,姜汤送下。

【主治】小儿慢惊。

49063 青金丸(《魏氏家藏方》卷二)

【组成】南硼砂(黄色者)半两 川甜消(并别研) 天南星(炮) 真郁金各一分 片脑(别研) 麝香(别研)各少许

【用法】上为细末,炼蜜为丸,如梧桐子大。每服一丸,含化,以人参汤漱下。

【主治】痰涎潮盛,咳嗽,及小儿急惊风。

49064 青金丸(《直指小儿》卷一)

【组成】巴霜(巴豆去油净尽为霜者)一字 青黛 南星(炮)各一钱 轻粉半钱 滑石二钱 全蝎一钱(焙)

【用法】上为末,面糊为丸,如麻子大。每服一丸,薄荷汤点茶清送下。

【功用】《活幼口议》:去痰退热。

【主治】小儿风痰壅盛,惊重。

49065 青金丸(《永乐大典》卷九七六引《经验普济加减方》)

【组成】腻粉 滑石各一两 天南星八钱(炮) 巴豆五十个(取霜) 青黛二钱半

【用法】上为细末,白面糊丸,如麻子大。每服三五丸,薄荷汤送下;至十丸桃心汤送下,微宣取效;恶证,每服十五丸,水送下。

【主治】小儿惊风体热,喘大涎嗽,心忪颊赤,大小便不利,夜卧不宁。

49066 青金丸

《医学纲目》卷二十六。即《丹溪心法》卷二"清金丸"。见该条。

49067 青金丸(《普济方》卷三七○)

【组成】当归(去芦头) 川芎 山栀子仁 川大黄(纸裹,煨)各等分 (一方加附子)

【用法】上为末,面糊为丸,如麻子大。每一岁五丸,二岁七丸,三岁九丸,大小加减,薄荷茶清送下。以通为度。

【功用】去痰退热。

【主治】婴孩儿急惊风,痰涎壅盛。

49068 青金丸

《校注妇人良方》卷七。为《活幼口议》卷十九"青金丹"之异名。见该条。

49069 青金丸（《幼科类萃》卷四）

【组成】青黛 使君子 芦荟 牛胆南星 川京墨各二钱 腻粉 麝半钱 脑一字

【用法】上为末，面糊为丸，如梧桐子大。每服一丸，薄荷汤调下。

【主治】痰热惊积。

【备考】方中腻粉用量原缺。

49070 青金丸（《丹溪心法附余》卷二十四）

【组成】黄芩（半枯半实，炒黑色）

【用法】天门冬膏为丸服。

【功用】降痰。

【主治】肺火。

49071 青金丸

《回春》卷二。为《本草纲目》卷二十六引《医学集成》"清金丸"之异名。见该条。

49072 青金丸

《准绳·类方》卷二。即《三因》卷十二"青金丹"。见该条。

49073 青金丸

《准绳·幼科》卷一。为《医统》卷八十八"青龙丸"之异名。见该条。

【功用】❶《准绳·幼科》：解散胎热，化痰涎，镇惊邪。❷《寿世保元》：解散风邪，利惊，顺气。

【主治】胎惊。

49074 青金丸

《济阳纲目》卷二十八。为《丹溪心法》卷二"清金丸"之异名。见该条。

49075 青金丹（《圣惠》卷八十六）

【异名】还命保生丹（原书同卷）、夺命保生丹（《普济方》卷三七九）。

【组成】雌蟾三枚（仍以端午日午时取之，用绳子系双脚稍宽得所，勿令损伤，以胡黄连一寸许，当心以线系一半，令入蟾口中，须系令定倒悬之，以生铜器盛取蟾涎，至黄昏却解放，勿伤损，只取其涎。其蟾肚下有斑点者是雄，不堪用，白净者是雌蟾也。） 芦荟 人粪 蝉壳 猪牙皂荚 雄黄 青黛各一分

【用法】上件药用瓷瓶一个，纳药入瓶中，密盖瓶口，黄泥固济，候干。以炭火烧之令通赤，去火候冷，打破瓶，取药细研为末，用蟾涎并麝香一分，和研令匀，丸如绿豆大，用生铜盒子盛之。如有小儿患一切疳，先令暖浆水浴，以软帛子拭干后，便以温水下五丸，量儿大小加减服之。若药干，便以乳汁浸，化破与服，须臾似醉勿怪，此是药力。如蟾涎较少和药较硬，即更添入乳汁相和，同研为妙。

【主治】小儿一切疳。

【备考】方中青黛原脱，据《幼幼新书》补。

49076 青金丹（《圣惠》卷九十五）

【组成】水银 朱砂 硫黄 黄丹 铅粉各一两

【用法】上件药于铫子内，先下硫黄，消成汁，即下朱砂、水银，结为沙子，候冷，下黄丹、铅粉同细研，入一瓷葫芦中，密固济，以小火养，从旦至午加火，四斤一断，候火三分减二，放冷，取出，其药已青紫色，细研，以纸衬，摊于润地，

一复时，出火毒后，用赤箭脂汁，调面糊为丸，如豌豆大。每服十丸，空心以酸枣仁煎酒送下。初服须要出汗，即加薄荷汁、生姜汁、白蜜各半匙同服，厚盖取汗。

【主治】一切风冷血气。

49077 青金丹（《博济》卷三）

【异名】青金丸（《圣济总录》卷一一一）。

【组成】真铜青 蕤仁（以水浸，去皮尖，与铜青一处浸二宿，去水，烂研） 生犀（净水磨，纸上飞过） 真珠母（以水磨，控干）各一两 生龙脑（细研）半钱 海螵蛸（水飞过）半钱 白丁香（以水研，飞过，去滓，控干）半钱

【用法】上药各为末，将铜青与蕤仁同杀研如糊，次入白丁香研，次入下三味，后又杀研令匀细，用细香墨浓研汁，于净器中相度和熟为度，丸如绿豆大。每用儿孩子乳汁化点之，余者且以纸盖，如点时干，再入乳汁化之。未用者，常以生脑子养在瓷器中存贮。

【主治】丈夫、女人一切风毒上攻，眼目赤肿昏涩，时发痒疼；或缘眶赤烂，冷泪频多；及气毒上攻，外障翳膜，赤筋瘀肉，小可暴赤眼肿痛。

49078 青金丹（《博济》卷五）

【组成】巴豆二两（先去心膜皮，用头醋煮之，干，更用硫黄煮一伏时，取出不用硫黄，杵二三百杵，研如膏） 木香 青橘皮（去瓤） 吴茱萸 附子（一半生，一半熟）各半两

【用法】上为细末，入巴豆膏，炼蜜三两，入青黛半两，研细为丸，如绿豆大。每服三五丸至十丸。服饵如后：丈夫远年气疼，醋汤送下；丈夫背气痛，橘皮汤送下；五般疟疾，艾汤送下；咳嗽，杏仁汤送下；一切风冷，柳枝汤送下；痢疾，乌梅汤送下；大便不通，大麻子汤送下；心痛，胡椒汤送下；妇人血气不通，当归汤送下；赤白痢，黄连汤送下；赤眼，栀子汤送下；血汗，葱汤送下；中毒，桔梗汤送下；赤白带，芍药汤送下；霍乱，木瓜汤送下；水泻不止，米饮送下；宣转，生姜汤送下。

【主治】男子气痛，背痛，五种疟疾，咳嗽，一切风冷，痢疾，大便不通，妇人血气痛，赤眼，血汗，中毒，赤白带下，霍乱，腹泻。

49079 青金丹

《苏沈良方》卷十。为《博济》卷四"至圣青金丹"之异名。见该条。

49080 青金丹（《圣济总录》卷七）

【组成】丹砂 水银 胡粉 雌黄 曾青 白矾 铅丹 硫黄各等分

【用法】上药各为细末，用固济瓶子一个，先入丹砂，次入硫黄，次入水银，次入曾青，次入铅丹，次入胡粉，次入雌黄，次入白矾，递相盖之如法，固济瓶口，候干入炉，渐渐以四两火养一复时，即以半斤火煅之，令通赤，渐渐退火，以湿黄泥罨之，待冷取出药，于地上出火毒，更以白僵蚕末、干蝎末、铅霜等分，研和令匀，粟米饭为丸，如绿豆大。每服五丸，空心薄荷汤送下；或温酒亦得。

【主治】中风瘫痪，口眼㖞斜。

49081 青金丹（《圣济总录》卷一六九）

【组成】青黛四两 甘草（生，取末）二两 蝉蜕（取末）一两 麝香（研）一分 牛黄（研） 龙脑（研）各一钱半 丹

砂(研)一分　龙齿(为末)　天竺黄(为末)各半两

【用法】上为细末,用胶饴为丸,如鸡头子大。每一丸分作四服,小儿惊啼,薄荷汤研服,兼涂顶及手足心;大人烦躁,每服一丸,新汲水化下。

【功用】安和脏腑,镇心祛毒,安魂定魄,调畅三焦,解除烦热。

【主治】小儿惊热不安;大人烦躁。

49082　青金丹(《小儿药证直诀》卷下)

【组成】芦荟　牙消　青黛各一钱　使君子三枚　硼砂　轻粉各五分　蝎梢十四个

【用法】上为末,磨香墨为丸,如麻子大。每服三丸,薄荷汤送下。

【功用】疏风利痰。

【方论选录】《小儿药证直诀类证释义》:此方为清热涤痰而设。青黛、蝎梢入肝祛风退热;芦荟、牙消、硼砂清热化痰;使君子、轻粉杀虫消癖;丸以缓之。热痰食积者宜之。

49083　青金丹(《全生指迷方》卷四)

【组成】硫黄　水银　木香(末)

【用法】上将硫黄、水银二味同研,令不见水银星为度,合木香再研,用生姜汁煮糊为丸,如梧桐子大。每服三丸,食后米饮送下。

【主治】反胃,心下牢大如杯,朝食则暮吐,暮食则朝吐,关脉弦紧。

49084　青金丹(《幼幼新书》卷九引《聚宝方》)

【组成】使君子二枚(白面一匙,和作饼子,通裹,烧面熟,去面取之)　芦荟一分(研)　青黛　麝香各一钱　腻粉　白面各三钱　蝎梢十四个

【用法】上为末,香墨水为丸,作三十丸。每服一丸,薄荷汤化下。

【主治】小儿急、慢惊风。

49085　青金丹(《幼幼新书》卷二十二引茅先生方)

【组成】滑石(末)　白丁香(罗过)　天南星各二钱匕　青黛(罗过,平钱满挑)二钱　轻粉　水银二钱(先以锡二钱于铜铫内煮熔,便以水银拌和,泻出于地,冷用)　川巴豆(去皮心膜)七十二片(无缺损者,井花水浸一宿,悬当风处吹干,烂研)

【用法】上药同拌合,用软饭为此○大。巴豆不出油。依形证用汤使下项:伤寒后取积痰,煎葱汤送下;取疳虫,用牛肉炙汁送下;惊风,肚中紧硬,面青黑,金银薄荷、葱汤送下;因伤着肚中及腹皮上,微热肚胀,夜间作热,似疳又不是疳,面青黄色,眼微黄,此肚中有积,用皂角子二七粒,灰内煨过,用水一盏,煎至半盏送下;有积作泻,鱼酢汤送下;积气,炒茴香汤送下。凡下此药,周岁十四丸;三岁十八丸;七岁二十四丸。须是四更初下,至天明通下积来。尽时,可依形证候下药补之。临吃此药,恐先吐下些涎来,亦不妨。

【主治】❶《幼幼新书》引茅先生方:小儿诸积。❷《奇效良方》:小儿疳疾病后,余毒未清。

49086　青金丹(《幼幼新书》卷三十一引《谭氏殊圣》)

【组成】珍珠(末)二分　石燕(末)　自然铜(末)　青黛　滑石各三钱　续随子二百粒(去皮,研末用)　蜗牛二十七个(去壳用)

【用法】上为末,以胶清为丸,如黍米大。每服三丸,冷茴香汤送下,一日二次。

【主治】小儿疝气,肾疳,遍身瘦弱。

49087　青金丹(《本事》卷四)

【异名】的奇丹(《杨氏家藏方》卷六)。

【组成】硫黄一两(研)　水银八钱

【用法】上二味铫子内炒,柳木篦子不住搅匀,更以柳枝蘸冷醋频频洒,候如铁色,法如青金块方成,刮下再研如粉,留少半为散,余以棕子尖三个,醋约半盏,研稀稠得所成膏为丸,如鸡头子大,朱砂为衣。每服一丸,煎丁香汤磨化下,热服。如服散子,丁香汤调下一钱。伤寒阴阳乘伏,用龙脑冷水磨下,一日二三次。

【主治】❶《本事》:霍乱吐泻不止,及转筋诸药不效者。❷《医方类聚》引《济生续方》:一切吐逆。

【方论选录】《本事方释义》:硫黄气味辛大热,入右肾命门;水银气味辛寒,能行九窍,能伏五金为泥;丁香汤送,以热为引也;龙脑汤送,以凉为引也。此治霍乱转筋,阴阳乘伏,二炁欲离,诸药不能效者,乃急救之方,司是术者当留心斟酌焉。

【备考】本方方名,《医学纲目》引作"一粒青金丹"。《医方类聚》引《济生续方》本方用法:生姜、橘皮煎汤送下,不拘时候。《简明医彀》本方用水银一两,硫黄五钱。用法:上同研至不见星。每服一钱,浓生姜、陈皮汤调下,未止再服。属寒者二钱,姜汁酒垫调服,厚被盖出汗。

49088　青金丹

《本事》卷十。为原书同卷"睡惊丸"之异名。见该条。

49089　青金丹(《卫生总微》卷五)

【组成】雄黄(末)一钱　朱砂(末)一钱　铁粉二钱　乳香(末)一钱　南星(末)二钱　蝎(微炒)二钱　轻粉　青黛各三钱　麝香一字　花头蛇一条(酒浸一宿,取肉,焙)

【用法】上为末,以梨汁和剂,分三等丸之:如黍米、麻子、绿豆大。量儿大小与之一丸,薄荷水送下,煎金银汤亦得,无梨汁用薄荷汁,不拘时候。

【主治】小儿急慢惊风。

49090　青金丹(《三因》卷十二)

【异名】黑神丹(《普济方》卷一六三)、清金丹(《证治要诀类方》卷四)。

【组成】杏仁(去皮尖,牡蛎煅取粉,入杏仁同炒黄色,去牡蛎粉不用)一两　青黛一两

【用法】上为末,入黄蜡一两熔为丸,如弹子大,压扁如饼。每用中日柿一个,去核入药在内,湿纸裹煨,约药溶方取出,去火毒,细嚼,糯米饮送下。

【主治】肺虚壅,咳嗽喘满,咯痰带血。

【备考】本方方名,《准绳·类方》引作"青金丸"。

49091　青金丹

《普济方》卷三七三引《全婴方》。为《博济》卷四"如圣青金丸"之异名。见该条。

49092　青金丹(《杨氏家藏方》卷八)

【组成】晋矾(生)　半夏(生)各三两　焰消二两　天南星(生用)一两

【用法】上为细末,生姜自然汁煮面糊为丸,如梧桐子大,青黛为衣。每服二十丸,食后生姜汤送下。

【主治】风痰壅嗽,咽膈不利。

49093　青金丹

《御药院方》卷一。为《圣济总录》卷六"青金丸"之异名。见该条。

49094　青金丹（《活幼口议》卷十九）

【异名】阴阳丸（《永类钤方》卷二十一）、青金丸（《校注妇人良方》卷七）。

【组成】水银一钱　硫黄半两

【用法】上和研,令水银不见星,只作墨色,取生姜汁作糊为丸,如麻子大。每服十丸至二十丸,淡生姜汤送下。

【主治】❶《活幼口议》:小儿阴阳二气不均,霍乱吐逆。
❷《永类钤方》:伏热吐泻,并诸般吐逆不定。

【备考】方中硫黄用量原缺,据《永类钤方》补。

49095　青金丹（《普济方》卷三七四引《傅氏活婴方》）

【组成】轻粉　天南星　滑石　青黛各一字　巴豆十粒（去心皮油膜）　全蝎十个　辰砂一字　蝉蜕七个（炒）夜明砂半钱（炒）　天浆子一钱（炒）　白附子一钱　麝香少许

【用法】上为细末,面糊为丸,如麻子大。每服二十丸。如不利,更加金银薄荷汤下;疰腮或痰甚,葱白汤下;肺壅,杏仁汤下。如不语,急与服之,风痰退愈。

【主治】婴孩惊风身热,手足搐搦,喉中涎鸣,心中不快,睡卧不安,面赤咳嗽,口眼㖞斜,不省人事,或天吊角弓反张。

49096　青金丹（《普济方》卷一一九）

【组成】天门冬（去心）　麦门冬各一两　天麻一分全蝎（大者）五个　牙消二钱　天竹黄二分　硼砂一钱　雄黄一钱　白附子二钱　紫粉四钱　辰砂一钱　片脑子半钱生麝香半钱　金银箔各十片　水粉一两

【用法】上另研脑、麝、辰砂、水粉、金银箔,同前药末入白面二两,水为丸,以靛花为衣,如箸头大。每丸用麦门冬、生地黄、灯心、薄荷煎汤磨化服。合时加甘草、人参尤妙。

【功用】清心解热,阴潮。

【主治】大人、小儿谵语,舌生白苔,痰盛气壅,烦渴引饮;及时行热极生风,并时行热疫,发热如火,连日不愈者。

49097　青金丹（《普济方》卷一六三）

【组成】五灵脂　豆豉各半两　生杏仁　生半夏各四枚　生巴豆二枚　生白矾各一钱半

【用法】上为细末,炼蜜为丸,如豌豆大,青黛为衣。每服一丸,菜叶裹,食后、临卧以温齑汁送下。

【主治】涎喘嗽,胸胁刺痛,久积痰饮,痞塞噎闷。

49098　青金丹（《普济方》卷一六三）

【组成】天南星一两　人参二钱半　半夏一两半　款冬花三钱　杏仁二两（去皮尖）　螺青半两　百药煎二两五味子五钱　僵蚕二个　白矾半钱　诃子五钱　皂角一两

【用法】上为细末,姜汁糊为丸,如梧桐子大。每服二十丸,临卧清茶送下,一日三次。

【主治】哮喘。

49099　青金丹

《普济方》卷一六三。为原书卷一五九"定喘宁肺丸"之异名。见该条。

49100　青金丹（《普济方》卷二五六）

【组成】川乌头（炮）　草乌头（炮）　巴豆（去皮油）干姜（炮）各等分

【用法】上为末,酢糊为丸,如梧桐子大,青黛为衣。每服二丸。若痔疮,黄连汤送下;一切膈气,木瓜汤送下;口吐酸水,生姜汤送下;诸风气,防风汤送下;疥癣,姜汤送下;胸膈内痛,杏仁汤送下;一切砂淋,瞿麦汤送下;大小便血,大黄汤送下;阳毒伤寒,麻黄汤送下;阴毒伤寒,葱白汤送下;夜多小便,吴茱萸汤送下;心热胀,金银花汤送下;肺气喘息,紫苏汤送下;胃气不和,盐汤送下;溺血块,豉汤送下;舌上疮,柳枝汤送下;肠风发痛,五灵脂汤送下;宿食不消,米汤送下;咽喉痛,薄荷汤送下;疟疾,桃心汤送下;雀目,夜明砂汤送下;暑气,井花水送下;眼疾,米泔水送下。

【主治】痔疮,膈气,口吐酸水,诸风气,疥癣,胸膈内痛,砂淋,大小便血,阳毒、阴毒伤寒,夜尿多,心热胀,肺气喘息,胃气不和,溺血块,舌疮,肠风,宿食,咽喉痛,疟疾,雀目,暑气,眼疾等一切诸病。

49101　青金丹（《普济方》卷三七五）

【组成】黄连半钱　黄柏二钱（生）　青黛二钱　巴豆十四粒（去皮心油膜,别研）　全蝎二枚

【用法】上为细末,面糊为丸,如黍米大,作饼子。金银、薄荷汤化服。

【主治】小儿急慢惊风。

49102　青金丹（《普济方》卷三八〇）

【组成】定粉　龙脑　白丁香（加麝香用之佳）

【主治】乳癣。

49103　青金丹（《活人心统》卷一）

【组成】半夏二分　南星二分　牙消八分　青黛一分白矾一分半

【用法】上为末,姜汁为丸,如绿豆大。每服五丸,淡姜汤送下。

【主治】喘急。

49104　青金丹（《幼科指掌》卷四）

【组成】人中白五钱　青黛　枯矾三钱　冰片三分

【用法】上为末,马鞭草捣汁拌药末晒干,重研。先以盐水洗出血,拭净搽之。

【主治】走马牙疳。

【备考】方中青黛用量原缺。

49105　青金汤（《杨氏家藏方》卷二十）

【组成】缩砂仁一两　白豆蔻仁一两　薄荷叶（去土）二两　甘草半两（微炙）

【用法】上为细末。每服一钱,沸汤点下。

【主治】酒食所伤,及呕逆恶心,头目昏晕,神志不爽。

49106　青金汤

《普济方》卷一六一。为《袖珍》卷一引《圣惠》"清金汤"之异名。见该条。

49107　青金饼（《普济方》卷三八四）

【组成】大黄（炒）　钩藤　防风　木通　甘草　秦艽赤芍药各等分

【用法】上为末,炼蜜为丸,如梧桐子大,捏作饼。淡竹汤下,先化开,晨服之,或黄昏亦可。

【主治】初生婴儿,一切积热,热毒积惊。

【加减】如热甚惊重者,加黄耆一钱,煎汤下。

49108 青金散（《普济方》卷一八八引《肘后方》）

【组成】干莲叶（即经霜败荷叶最佳）

【用法】烧存性。每服二钱，食后及临卧，饭饮或井花水调下。一方焙干为末。

【主治】吐血，咯血。

49109 青金散（《圣惠》卷九十三）

【组成】定粉二两　黄丹半两　白术一分　白矾灰一两　白龙骨半两　诃黎勒一分

【用法】上为末，用枣一升，去核，共药都溶作丸，入瓷罐内盛，烧令通赤，取出细研为散。每服半钱，以粥饮调下，一日三四次。

【主治】小儿一切痢久不愈。

49110 青金散（《袖珍》卷三引《圣惠》）

【组成】寒水石（飞）　铜绿　轻粉　人中白　枯矾各二钱　蟾酥一钱　麝香少许（一方无人中白）

【用法】上为末。每用不以多少，先以竹针刺破疮口边，用药贴之。

【主治】痈疽疮疖。

49111 青金散（《普济方》卷七十四引《旅舍方》）

【组成】黄连（去须）　艾叶（烧黑灰）各二两

【用法】上为细末。每用五钱，汤浸澄清，用新绵滤过，乘热洗眼。

【主治】暴赤眼，涩痛难开，兼治目始赤，涩痛热肿，热泪不止。

【宜忌】目中有疮，即不可用。

49112 青金散（《圣济总录》卷三十八）

【组成】硫黄一两（盏子内熔作汁）　水银一两（二味结作砂子）

【用法】上为细散。每服一钱匕，冷木瓜汤调下，冷米饮亦得。

【主治】霍乱吐逆不定，手足厥冷，面青不乐。

49113 青金散（《圣济总录》卷一〇四）

【异名】清金散（《普济方》卷七十四）。

【组成】仙灵脾（取叶用）　恶实（略炒）　木通（剉）黄芩（去黑心）　藁本（去土）　晚蚕砂　甘草（炙）各一两

【用法】上为散。每服二钱匕，食前用砂糖水调下。

【主治】暴赤眼，隐涩疼痛，眵泪不止。

49114 青金散（《圣济总录》卷一〇七）

【异名】青蒿散（《普济方》卷七十二引《十便良方》）。

【组成】青蒿花（三月三日采，阴干）

【用法】上为散。每服三钱匕，空心井花水调下。

【功用】久服长生明目。

【主治】五脏积热，眼干涩难开。

49115 青金散（《圣济总录》卷一一六）

【组成】铜青　白矾（生研）各等分

【用法】上为散。每用少许敷疮上，小儿亦可用。

【主治】疳虫蚀鼻生疮，及鼻涕淹渍。

49116 青金散（《圣济总录》卷一四五）

【组成】生龙脑（别研）　麝香（别研）各一钱匕　丁香（炒，为末）　虎胫骨（白者，烧灰）各一两　鲮鲤甲（烧灰）二两

【用法】上五味，将虎骨并鲮鲤甲灰、丁香末同研极细，次下龙脑、麝香和研令匀，用瓷盒盛。每服半钱匕，用小黄米一合煮粥，入醋少许，搅匀下药。又取药随所伤多少，用帛子摊裹之，经宿一换。

【主治】腕伤骨折。

49117 青金散（《圣济总录》卷一七三）

【异名】清金散（《普济方》卷三九八）。

【组成】铅丹　莨菪子　胡粉各半两　大枣二十枚

【用法】上四味，一处杵作团，烧令通赤，取出候冷研细。每服半钱匕，空腹米饮调下，晚后再服。

【主治】小儿一切疳痢。

49118 青金散（《幼幼新书》卷三十引《王氏手集》）

【组成】白及　青黛各等分

【用法】上为末。每服半钱，糯米饮调下。

【主治】肺嗽喘息有音，及热搏上焦，血溢妄行，咳唾血出，咽嗌疼痛，烦渴呕吐，寒热休歇，减食羸瘦。

49119 青金散（《卫生总微》卷八）

【组成】白蒺藜半两　山栀子半两　青黛半两（研）腻粉一钱（研）

【用法】上为末。每用少许，生麻油调涂瘢上。

【主治】疮疹愈而瘢不消。

49120 青金散

《产宝诸方》。为《妇人良方》卷十九引华佗方"愈风散"之异名。见该条。

49121 青金散（《杨氏家藏方》卷三）

【组成】生硫黄　寒水石（火煅）　玄精石　焰消　青黛各等分

【用法】上为细末。每服一钱，新汲水调下，不拘时候。

【主治】中暑烦躁，大渴，吐泻不止。

49122 青金散（《儒门事亲》卷十二）

【组成】芒消半钱　青黛半钱　乳香　没药各少许

【用法】上为细末。鼻内搐之。

【主治】❶《儒门事亲》：目暴赤肿痛不能开者。❷《普济方》：鼻息肉，闭塞疼痛。

49123 青金散（《济生》卷五引王一郎方）

【异名】清金散（《丹溪心法附余》卷十二引《竭效方》）。

【组成】五倍子（去土垢）四两　青黛四钱

【用法】上为细末。好油调，鸦羽扫口向咽喉，流入咽喉中，疮烂，次日便下。

【主治】小儿白口疮，急恶，状似木耳；兼治痔疮。

49124 青金散（《朱氏集验方》卷九）

【组成】羌活　甘草　荆芥　生熟地黄　川芎　郁金　地骨皮　桑白皮各一两

【用法】上㕮咀。每服三钱，水一盏，煎八分，食后热服。

【主治】眼目病，四季发动。

49125 青金散（《御药院方》卷九）

【组成】南硼砂一两（另研）　薄荷二两　甘草七钱半（炒）　百药煎三钱　马牙消（枯，另研）　青黛（另研）各半两　紫河车二钱半　白僵蚕（直者，去头，微炒，取末）一钱半　脑子半钱（另研）

【用法】上除研药外，同为细末，入研药再研匀细。每用少许，时时干掺舌上，细细咽津。

【主治】心肺客热上攻，咽喉肿痛生疮，舌本强硬，妨闷

不利。

49126 青金散（《御药院方》卷十）

【组成】龙脑 青黛各一钱 薄荷叶 盆消各一钱 乳香一字

【用法】上为细末。每用半字，鼻内搐。

【功用】清脑明目。

【主治】眼目风热。

49127 青金散（《保婴集》）

【组成】白胶香二两（研） 蛤粉半两 青黛二钱半

【用法】上为细末。干掺疮上。

【主治】小儿湿癣，浸淫疮。

【备考】方中蛤粉，《医学纲目》引作轻粉。

49128 青金散（《普济方》卷六十七）

【组成】信砒 铜绿各一分

【用法】上为细末。摊纸上，涂疮蚀处。

【主治】走马恶疳，牙疳蚀损，唇舌肉腐，牙落臭烂。

49129 青金散（《普济方》卷七十三）

【组成】铜青 滑石 蚌粉各等分 轻粉少许

【用法】上为末。桑叶煎，少加青盐，泡洗。

【主治】烂眩风眼，赤肿热痒。

【加减】去翳肉瞖膜，少加真白矾。

49130 青金散

《普济方》卷一八八。为《圣惠》卷八十四"青黛散"之异名。见该条。

49131 青金散

《普济方》卷二三九。为《圣济总录》卷九十九"黑铅散"之异名。见该条。

49132 青金散（《普济方》卷二七二）

【组成】稻穰一两 胡椒半钱 麝香少许

【用法】上为细末。每日一次，干掺在疮口内。

【主治】痔疮。

49133 青金散（《普济方》卷二七三）

【组成】黄柏 人言 黄丹各等分

【用法】上为细末。针开破贴上。黄水出立效。

【主治】疔。

49134 青金散（《普济方》卷二七四）

【组成】青黛一两 寒水石一两（煅过，酥为度）

【用法】上为细末。用香油调搽。

【主治】一切热毒，脓窝疮。

49135 青金散（《普济方》卷三四六）

【组成】当归一两（焙） 甘草半两（炒） 没药 自然铜三两（醋淬）

【用法】上为末。每服一钱，食前热醋调下。

【主治】妇人产后恶露不快，腰腹疼痛。

【备考】方中没药用量原缺。

49136 青金散（《保婴撮要》卷十二）

【组成】松香二两 真蛤粉五钱 青黛二钱五分

【用法】上为末。用猪油调搽，或干掺之。

【主治】小儿疥癣眉炼，或延及遍身瘙痒，或浓水淋漓，经年不愈。

【加减】加轻粉、枯矾各三钱以治前证及胎毒疥癣尤效。

49137 青金锭（《遵生八笺》卷十八）

【组成】玄胡索三钱 麝香一分 青黛六厘 牙皂十四枚（火煨）

【用法】上为极细末，清水调做锭，重五分，阴干听用。将此药一锭，取井花水凉水磨化，用棉纸蘸药汁滴入鼻孔进喉内。痰响，取出风痰，一刻得生。

【主治】男女中风痰厥，牙关紧闭，不得开口，难以进药，并双鹅喉闭，不能言，及小儿惊风，痰迷不省。

49138 青金锭（《丸散膏丹集成》引郭氏方）

【组成】铜绿三钱 青矾 胆矾 轻粉 砒霜 白丁香 苦葶苈各一钱 脑子 麝香各少许

【用法】将葶苈研细，次下各药，同为极细末，打稠糊为锭，或炼蜜加白及末一钱为锭，如麻黄粗细，约二三寸长。视伤口深浅纴入，疼者可治，不痛难治。

【主治】痈疽疮疡。

49139 青金煎（《圣济总录》卷一七一）

【组成】天南星（牛胆内渍者）半两 马牙消（研） 天竺黄（研）各一分 青黛（研）一两 龙齿（研） 蝉蜕（去土，为末）各半两 铅白霜（研） 硼砂（研）各一分 甘草（生，末）三分 麝香（研）一钱 龙脑（研） 牛黄（研）各半钱

【用法】上为细末，炼蜜和为膏，瓷盒内收。每服一小鸡头子大，薄荷水化下。

【主治】小儿惊痫积热，痰涎咳嗽。

49140 青金膏（《幼幼新书》卷九引张涣方）

【异名】青龙膏（《普济方》卷三七一引《全婴方》）。

【组成】白附子 乌蛇梢肉（酒浸一宿，焙干） 干蝎梢 天麻 青黛（研）各一分 川附子一枚（炮，去皮脐） 麝香 天竺黄各（研）一钱

【用法】上先将乌蛇梢肉等五味为细末，次入青黛、麝香、天竺黄三味拌匀，炼蜜成膏，如皂子大。煎人参、薄荷汤化下。

【主治】❶《幼幼新书》引张涣方：吐利生风，变成慢惊。❷《普济方》引《全婴方》：急慢惊风，身体强，涎潮昏塞。

49141 青金膏（《幼幼新书》卷八引《吉氏家传》）

【组成】水银 青黛各一钱 蝎四个（全者） 轻粉 麝香各少许 巴豆七粒（去油） 枣子十个（去皮核，同水银入钵内研如泥）

【用法】上将枣肉、水银一处为膏，丸如绿豆大。一岁一丸，金银薄荷汤下。

【主治】惊积。

49142 青金膏（《宣明论》卷七引《信香十方》）

【组成】信砒 乳香 轻粉 粉霜 巴豆各一两（同研） 龙脑半字 麝香半字 青黛二钱（同研） 黄蜡三钱

【用法】上为细末，熔蜡入蜜半钱为丸，如绿豆至小豆大。先服小丸一丸，净器盛水送下。病在上，食后服；病在下，食前服；病在中，不拘时候。

【功用】行荣卫，调饮食。

【主治】周身中外阴阳不调，气血壅滞，变生百病，乃至虚羸困倦，酒食内伤，心腹满塞急痛，或酒积，食积，癥瘕积聚，痃癖坚积，中满膈气，食臭酸醋，呕吐翻胃，或膈瘅消中，善食而瘦，或消渴多饮而数小便，或肠风下血，痔瘘痒痛，或胃脘疼痰，或遍身痈疽恶疮，或疮毒已入于里，腹满呕吐，或成

泻痢,或出恶疮息肉,或下痢腹痛;或一切风气,肢体疼痛;及中风偏枯,或痰逆生风痰涎嗽;兼产后腹疼及小儿疳疾,诸风潮搐。

【备考】本方方名,据剂型,当作"青金丸"。

49143　青金膏

《济生》卷八。即原书同卷"红膏药"加青黛。见该条。

49144　青金膏(《普济方》卷六十七)

【组成】青黛二钱　砒一钱　粉霜　轻粉各半钱　麝少许

【用法】上为细末,旋入小油,研如稀糊,涂之于夹纸上,重迭研之。每用量患大小剪贴之,仍以白纸封护。

【主治】走马牙疳,蚀损腐烂。

49145　青金膏(《疮疡经验全书》卷四)

【组成】乳香　信　轻粉各一钱　青黛二钱

【用法】上为末。油调,新笔付纸上阴干,每用少许放患上,以白纸封之。

【主治】走马牙疳,蚀损腐烂。

49146　青金膏(《准绳·幼科》卷八)

【组成】青黛　朱砂　芦荟　蟾酥各一钱　麝香半钱　蜣螂一枚　蛇皮(项后)四寸

【用法】上为末,水化酥丸,如粟米大。每服二丸,倒流水送下。

【主治】疳积。

49147　青鱼散(《疡科遗编》卷下)

【组成】胆矾二钱　明矾二钱　冰片五分　雄精一钱半　山豆根三钱

【用法】先将二矾研细,装入青鱼胆中,悬檐下阴干,取出与诸药同研细,收贮瓷瓶,勿令出气。以此药吹之。

【主治】风火喉痛。

49148　青盲散(《仙拈集》卷二)

【组成】雄鼠胆　鲤鱼胆各二枚

【用法】和匀。滴之。

【主治】青盲眼。

49149　青宝丹(《青囊秘传》)

【异名】青敷药。

【组成】大黄一斤　姜黄八两　黄柏八两　白芷六两　青黛四两　白及四两　花粉二两　陈皮四两　甘草二两

【用法】上为细末。如毒红肿者,野菊花捣汁,或淡茶叶泡汤候冷,或加蜜水或甜菜汁,或丝瓜叶汁,或甘露根汁,或鲜芙蓉叶汁,或夏枯草泡汤,皆可调敷,随症选用。

【功用】箍毒托脓。

【主治】一切热毒红肿者。

49150　青空汤(《普济方》卷一七二引《集验方》)

【组成】青橘皮一两(汤浸,去瓤)

【用法】入盐四铢炒,为末。每服二钱,熟汤下。

【主治】伤酒食饱满。

49151　青空膏

《医学入门》卷七。为《兰室秘藏》卷中"清空膏"之异名。见该条。

49152　青春丸

《普济方》卷二二六引《如宜方》。为方出《续本事》卷一,名见《普济方》卷二二六"人参丸"之异名。见该条。

49153　青砂散(《圣惠》卷九十)

【组成】水银一分(以少枣肉研令星尽)　硫黄一分　狗头骨半两(烧灰)　川椒一分(去目)　腻粉一分　缩砂一分(去皮)　竹叶半两(烧灰)

【用法】上为细散。研入水银令匀,以生油调涂之。

【主治】小儿头疮久不愈。

49154　青砂散(《幼幼新书》卷三十七引张涣方)

【组成】青黛(研)　朱砂(细研)各一两　硫黄(研)水银(以枣瓤研令星尽)各半两　胡粉(研)　赤小豆各一两

【用法】上为细散。每用少许,用生油、腻粉调涂患处。

【主治】小儿身体头面热毒疮。

49155　青挺子(《圣济总录》卷一七二)

【组成】信砒(瓷瓦上炒半熟)　粉霜(瓷瓦上炒半熟)胆矾(瓷瓦上炒半熟)各一分　铜绿(生)　胡粉　麝香(研)雌黄(研)各一钱

【用法】上为细末,盐水先漱口,次以米饭掌内搓药成挺子,如针头大。置齿缝中。

【主治】漏疳,口齿破烂生疮。

49156　青胃散(《疡科遗编》卷上)

【组成】姜黄　白芷　细辛　川芎各等分

【用法】上为细末。先将盐汤漱口,然后蘸药擦牙。

【主治】骨槽风,坚硬酸木,体虚而寒者。

49157　青香丸(《幼幼新书》卷二十六引张涣《遗方》)

【组成】胡黄连　青黛　朱砂　鹤虱各等分

【用法】上为末,獭猪胆汁为丸,如绿豆大。每服三丸,米饮送下。

【主治】小儿疳渴,引饮不休,肌体羸劣。

49158　青香散(《杨氏家藏方》卷十三)

【组成】密陀僧(别研)　黄连(去须,取末)　沥青(别研)各等分

【用法】上件和匀,用纸捻子以津唾蘸药末纴入疮内。觉微痒即止。

【主治】漏疮内黑肉。

49159　青香散(《石室秘录》卷三)

【组成】青蒿六钱　香薷三钱　白术五钱　陈皮一钱甘草一钱　茯苓三钱　(有参加一钱,无亦可)

【用法】水煎服。一剂即愈。

【主治】初病伤暑,头晕口渴恶热,身热痰多气喘。

49160　青狮丹(《喉科指掌》卷一)

【组成】黄芩一钱五分　黄连一钱五分　黑栀子一钱五分　青黛二钱五分　鸡内金五分(焙,存性)　硼砂一钱五分　人中白一钱五分(煅)　雄黄一钱五分　冰片五分乌梅一钱(煅)　枯矾一钱　瓜消一钱五分　胆南星一钱(焙)　熊胆一钱(竹箬炙)　龙骨一钱(煅)　金果榄一钱

【用法】上为细末。吹之。

【主治】一切口舌咽喉等症。

49161　青饼子

《妇人良方》卷七。为《中藏经·附录》"圣饼子"之异名。见该条。

49162　青饼子(《普济方》卷三七〇)

【组成】棘刚子十四枚(去壳,取虫子,微炒)　青黛(另研)　滑石(研)　荆芥穗各五分

【用法】上为细末,水和令匀,丸如梧桐子大,捏作饼子,青黛为衣。每服一饼子,煎薄荷汤化下,不拘候候。

【主治】小儿内积实热,外冒风邪,遂作急惊,遍身壮热,筋脉抽掣,涎潮壅盛,目睛上视,牙关紧急,大小便秘。

49163 青衿散《儒门事亲》卷十二)

【组成】益元散加薄荷 青黛

【用法】生蜜为丸,如弹子大。嚼化。

【主治】咽喉肿痛。

【备考】本方方名,据剂型,当作"青衿丸"。

49164 青珠丸《丹溪心法附余》卷二十二)

【组成】天麻 半夏 南星 白附子 川乌各一钱 干蝎(头尾全)七枚 僵蚕七枚 青黛一钱 羌活二钱 朱砂一钱(为衣)

【用法】上用研入巴豆七粒,去油,研匀,面糊为丸,如黍米大。每服五丸,金钱薄荷汤送下。

【主治】急慢惊风,痰热往来。

49165 青桃丸《疡医大全》卷三十五)

【组成】油核桃 猪板油各三钱 白薇二钱 轻粉防风 苏叶各一钱

【用法】上为末,为丸如弹子大。擦之。

【主治】疥疮。

49166 青真汤《普济方》卷二一六)

【组成】桑叶汁 车前子汁

【用法】上二汁相和,为二服。食前饮下。

【主治】小便不通,腹胀,气急烦闷。

49167 青壶丸《本草纲目》卷十七引《叶氏录验方》)

【组成】半夏一斤 天南星半两

【用法】各汤泡,晒干,为末,姜汁和作饼,焙干,入神曲半两,白术末二两,枳实末二两,姜汁、面糊为丸,如梧桐子大。每服五十丸,姜汤送下。

【主治】风痰湿痰。

49168 青莲散《经验方》卷下)

【组成】薄荷 天虫(炒) 火消 青黛 黄连 硼砂净朴消 白矾各五钱

【用法】上为细末。于腊月取雄猪胆七个,将胆汁入碗内和药拌匀,再灌入胆壳中,以线扎胆口,外用纸包,再掘地坑,深、阔一尺,用竹竿横放药胆间,悬于竹竿上,地坑四面悬空,上铺板,盖泥,不可漏气,至立春日取出,挂通风处阴干,去纸,研细。每药一两,加入大梅片三分,和匀。

【主治】喉风、乳蛾、咽喉诸症,及口内诸火。

49169 青莲散《经目屡验良方》)

【组成】山豆根 儿茶 胡连各一钱 川黄连三分冰片一分 青鱼胆二钱

【用法】上为极细末。收固听用,吹之。

【主治】一切喉风,生蛾等症。

49170 青莲膏《圣惠》卷四十一)

【组成】莲子草汁三升 生巨蓝油一升 牛乳一升 甘草二两(细剉)

【用法】上件药,相和,于铛内以慢火煎之,才似鱼眼沸便搅,勿住手,直至沫尽为熟,澄清,滤去滓,盛不津器中。每用候夜卧时,低枕仰卧,内每鼻孔内点三五点,如小豆大,至六七遍止,良久乃起,有唾须唾,却勿得咽之,即啜少汤饮。

如此点半年,白者变黑,落者重生。

【主治】血虚眉发须不生。

【宜忌】忌生蒜、萝卜、辛辣物。

49171 青莲膏《圣济总录》卷一〇六)

【组成】莲子草(七月七日拣,剉,捣绞,取汁一斗煎取一升) 生麻油一升 胡桐泪一两(绵裹)

【用法】上药,以火煎取一升二合,去胡桐泪,瓷器盛七日后用。以铜箸点鼻中,每孔三点,去枕,仰头卧良久。如此一月,目日明,发生,脑凉。

【功用】明目,生发,凉脑。

49172 青莲膏《外科大成》卷三)

【组成】白砒一分 轻粉一钱 青黛二钱 乳香一钱麝香五分

【用法】上为细末,用香油调薄摊纸上,用槌捶实,阴干收之。每于卧时漱净口,拭干,随疮大小,剪药封之,至晓去药,漱净吐之。三上效。

【主治】走马牙疳。

49173 青盐丸《圣济总录》卷一八五)

【组成】青盐(细研)一两 蜀椒(去目并闭口者)一两半 肉苁蓉(酒浸一宿,切,焙) 牛膝(酒浸一宿,焙) 巴戟天(去心)各二两

【用法】上为末,用貒猪肾一对,去脂膜,细切研烂,以浸药酒熬为膏,丸如梧桐子大,焙干。每服五十丸,空心、食前温酒或盐汤送下。

【功用】固丹田,壮筋骨。

49174 青盐丸《圣济总录》卷一八七)

【组成】青盐(研)一两 牡蛎(研)三两(上二味同研入小瓷盒内,以盐泥固济,令干,火煅通赤,取出候冷,再研匀) 天雄(炮裂,去皮脐) 茴香子(炒) 青橘皮(汤浸,去白,炒) 附子(炮裂,去皮脐)各一两

【用法】上除前二味外,为末,再同研匀,酒糊为丸,如梧桐子大。每服二十丸,温酒或盐汤送下,不拘时候。

【主治】下元积冷伤惫,筋骨无力,及小肠气疼痛,并肾脏风毒,腰膝乏力沉重。

49175 青盐丸《本事》卷二)

【组成】茴香三两(炒香) 菟丝子四两 干山药二两青盐一两

【用法】上将菟丝子洗淘,无灰酒浸,日中煎七日,冬天近火煨之,晒干别末,将余药末和匀,酒糊为丸,如梧桐子大。每服三五十丸,盐酒、盐汤任下。

【功用】壮力进食。

【主治】❶《本事》:肾虚及足膝无力。❷《校注妇人良方》:肝肾虚损,腰膝无力,颤振弹曳。

【方论选录】《本事方释义》:大茴香气味辛温,入肾;菟丝子气味甘平,入脾;干山药气味甘平,入脾;青盐气味咸、微寒,入足少阴。下焦肾虚致足膝行走无力,其始必因肾家气弱不能运水,故必补脾之药,佐以酒浸引药入肾,以驱湿邪而本脏自安也。

【临床报道】足弹曳:一妇人素患足弹曳,久服此药,履地如故。

49176 青盐丸《魏氏家藏方》卷五引王克明方)

【组成】破故纸(炒) 茴香(淘去沙,炒) 石菖蒲 肉

桂(去粗皮,不见火) 川椒(去目合口者,炒出汗) 牡蛎(煅) 木香(不见火) 陈皮(去瓤) 缩砂仁 当归(去芦,酒浸) 川楝子(去核,炒)各半两 厚朴(去粗皮,姜制,炙) 鹿角霜 吴茱萸(炒)各一两 桃仁(去皮尖,炒) 苍术(米泔浸一宿,炒)各四两 草乌头二两(盐煮) 青盐四两半(炒干)

【用法】上为细末,酒糊为丸,如梧桐子大。每服六十丸,食前盐汤送下;妇人醋汤送下。

【功用】调理脾胃。

49177 青盐丸《卫生宝鉴》卷十四

【组成】青盐 硇砂各一钱 细曲末三钱 盐豉四十个 大椒三十粒 巴豆三十个(去皮心膜,出油)

【用法】上入拣枣三十个,同末,入巴豆和匀,醋糊为丸,如梧桐子大。每服三十丸,温姜汤送下。积在上,食后服。

【主治】一切冷积,作痛无时,宿食不消,及一切酒食所伤。

49178 青盐丸《得效》卷八

【组成】黑牵牛二两(炒,别研,取头末) 山药(去皮) 杜仲(炒断丝) 川乌(炮,去皮脐) 川楝子(去核) 茴香(炒) 红椒皮(炒) 青盐(别入) 破故纸(炒) 陈皮(去白) 苍术(切,炒黄色) 附子(炮,去皮脐)各等分

【用法】上为末,入青盐同酒糊为丸,如梧桐子大。每服三十丸,空腹盐汤送下。

【功用】补虚益肾气,明目。

【主治】腰疼,及精滑溺多,四体困乏。

49179 青盐散《圣惠》卷二十四

【组成】青盐一斤 禹余粮二斤 白矾一斤

【用法】上为细散,更研令匀,入瓷罐子内盛,瓦子盖头,固济,初用炭火二斤烧,渐渐添火至一秤已来,从早晨烧至夜,常须添炭至一秤火尽为度,隔宿候冷,取之细研如粉,用夹熟帛包裹,取一生净土,水拌令渑渑,中心培药,二日出火毒,又别取胡麻子六斤(拣簸净洁,称之)九蒸、九晒毕,炒令香熟,捣罗为末,每三两胡麻末管一两烧者药末相和令匀。每服二钱,空心及晚食前荆芥茶调下。

【主治】大风疾,眉鬓坠落,遍身结肿,皮肉顽痹。

49180 青盐散《圣济总录》卷一○二

【异名】青盐煎(《医统》卷八十七)。

【组成】青盐(研) 苍术(米泔浸三日,切,焙) 木贼(童便浸三日,焙干)各一两

【用法】上为散。每服一钱匕,空心熟水调下。如不见物者,不过十服。

【主治】肾脏虚冷,肝膈浮热上冲,两目生翳黑花。

49181 青盐散《圣济总录》卷一一九

【组成】青盐(研) 乌头(粗剉)各二两

【用法】上二味,一处入铫子内,文武火炒,候皆紫色即住火,待冷却,入臼中捣罗为散,瓷器中盛。临睡如常揩齿,温水漱口,久患者不过五七遍。

【主治】牙齿疼风肿,时复发歇。

49182 青盐散《魏氏家藏方》卷九

【组成】蝎梢 胡椒各一钱 干姜二钱 青盐一钱(别研)

【用法】上为细末,入瓷盒内。旋旋揩揩齿间,良久,盐汤漱之。

【主治】牙齿疼痛,时时浮动。

49183 青盐散《普济方》卷二四九

【组成】青皮(去白) 肉桂(去皮) 干姜(炮)各一钱半 茴香(炒) 南木香 益智仁 川乌(炮)各半钱 甘草(炙)少许

【用法】上咬咀。每服四钱,水一大盏,盐一捻,煎七分,空心服。

【主治】小肠久积寒气,筑痛。

49184 青盐散《青囊立效秘方》

【组成】青盐一钱 细辛五分 苏薄荷叶六分 川椒三分 洋庄六分 干姜三分 明矾六分 元明粉一钱五分 月石一钱五分 牙皂五分 白芷五分 青黛四分 荜茇三分 川黄柏一钱

【用法】上为极细末,擦之。

【主治】风火牙疼。

49185 青盐煎《医统》卷六十四

【组成】嫩槐枝一斤 瓦松一斤 青盐一斤

【用法】上以槐枝、瓦松二味切片,用清水煮半桶至三四碗许,去滓,纳青盐煮干。取起研末,以瓷瓶收置暖处,每日擦牙最效。

【主治】肾不足,齿动欲坠。

49186 青盐煎

《医统》卷八十七。为《圣济总录》卷一○二"青盐散"之异名。见该条。

49187 青盐膏《圣惠》卷三十三

【组成】青盐一分 轻粉半两 蕤仁三分(汤浸,去赤皮) 硼砂一分(以浆水化净,拭青铜照子,涂硼砂水在上,却穿地作坑子,可容照子悬面向下,上以物盖,如此七日满,取出之,当有青绿,刮取细研) 雄鸡粪一分 乌贼鱼骨半分 贝齿一分(烧灰) 龙脑一分

【用法】上为极细末,以牛酥调如硬膏。每用丸如黍米大,点安翳上,合目便卧,候药化尽,以盐汤洗之。

【主治】眼生肤翳,及赤脉胬肉。

【备考】方中硼砂,《普济方》卷八十作硇砂。

49188 青原汤《普济方》卷二十九

【组成】茯苓 黄芩 菖蒲各五两 玄参 细辛各四两 大黄(水浸一宿) 甘草(炙)各二两 磁石八两(煅,醋淬)

【用法】上为散,水一盏,煎至七分。每服四钱,去滓热服。

【主治】肾实热,小腹胀满,四肢正黑,耳聋骨热,小便赤黄,腰脊离解。

49189 青鸭羹《饮膳正要》卷二

【组成】青头鸭一只(退净) 草果五个

【用法】上件用赤小豆半升,入鸭腹内煮熟,五味调,空心食。

【主治】十种水病不愈。

49190 青钱方《普济方》卷六十六引《海上方》

【组成】晋矾四两 生姜一斤

【用法】以银器、石器熬黄色,勿令焦,入升麻(一方华阴细辛)半两,同为末,擦之。

【主治】牙疼。

49191 青钱汤（《圣惠》卷三十二）

【组成】青钱三十文　盐半合

【用法】上件药相合，以纸裹，又着盐泥裹，于猛火中烧一复时，取出，剥去泥，以汤二大盏，搅滤去滓，取热淋洗，冷即重暖用之。

【主治】目眦烂作疮。

49192 青钱散

《幼幼新书》卷三十三引《婴孺》。为《医心方》卷二十五引《产经》"青铜散"之异名。见该条。

49193 青铅饮（《顾氏医径》卷四）

【组成】青铅一斤（化烊，即须倾水盆中，捞起，再烊再倾三五次。而即以此水煎药方）　生地　羚羊各一钱　天冬三钱　石斛三钱　菖蒲　甘草各一钱

【主治】子痫之甚者。

49194 青凉膏（《中医皮肤病学简编》）

【组成】煅石膏250克　青黛9克　冰片3克

【用法】上为细末，油调外用。

【主治】烫火伤。

49195 青消散（《青囊秘传》）

【组成】洋樟一两　青黛三钱

【用法】上为末。搽牙。

【主治】牙痛。

49196 青粉散（《千金珍秘方选》）

【组成】大黑枣（去核）一枚　糠青（炭上炙，以烟尽为度）一钱　延胡五钱

【用法】上为极细末。以人乳拌敷。

【主治】眼癣、烂眼弦。

【加减】倘远年者，不能即效，再加胆矾五分，同研，楮树汁同人乳调敷。

49197 青冢丸（《普济方》卷二二二）

【组成】广木香二两（青者佳）　全蝎六个（焙）　狐肾五个（去筋肉净，酥炙）　犬肾十个（去筋肉净，酥炙）　菟丝子六两（酒浸，取头末三两）　小茴香三两（盐炒）　白茯苓二两（白者佳）　破故纸五两（酒浸，取头末）二两　山茱萸一两（去心）　川山甲一两二钱（酥炙）　胡桃仁六两（汤洗，去黄皮，另研）

【用法】上为细末，用炼过白沙蜜同胡桃膏子和前药，入石臼杵千余下，干物压之，丸如梧桐子大。每服三丸，空心温酒送下。

【功用】添精髓，壮筋骨，美饮食；后服令人有子。

【主治】男子下元虚冷，肾囊阴湿，行步艰辛，饮食不进。

【宜忌】忌饮酒及房室等事。

49198 青娥丸（《局方》卷五宝庆新增方）

【异名】青蛾丸（《普济方》卷一五四引《如宜方》）、青娥不老丸（《明医指掌》卷九）、青娥不老丹（《嵩崖尊生》卷十三）。

【组成】胡桃（去皮、膜）二十个　蒜（熬膏）四两　破故纸（酒浸，炒）八两　杜仲（去皮，姜汁浸，炒）十六两

【用法】上为细末，蒜膏为丸。每服三十丸，空心温酒送下，妇人淡醋汤送下。

【功用】温肾暖腰，益精养血。

❶《局方》（宝庆新增方）：壮筋骨，活血脉，乌髭须，益颜色。❷《景岳全书》：益精助阳，壮脚力。❸《鳞爪集》：滋补下元，益肾固本，养血滋阴，齿落再生，反老还童。❹《中药制剂手册》：温肾暖腰。

【主治】肾虚为风寒温邪所伤，或坠堕伤损，气滞不散所引起的腰痛，头晕耳鸣，溺有余沥，妇女白带。

❶《局方》（宝庆新增方）：肾气虚弱，风冷乘之，或血气相搏，腰疼如折，起坐艰难。俯仰不利，转侧不能，或因劳役过度，伤于肾经，或处卑湿地气伤腰，或堕坠伤损，或风寒客搏，或气滞不散，皆令腰痛，或腰间似有物重坠，起坐艰辛者。❷《傅青主女科》：产后腰痛。❸《竹林女科》：妊娠腰痛。❹《全国中药成药处方集》（上海方）：腰腿酸软，头晕耳鸣，溺有余沥。❺《中药制剂手册》：妇女白带。

【备考】《傅青主女科》本方无蒜，以炼蜜为丸。

49199 青娥丸（《三因》卷十三）

【组成】杜仲一斤（炒）　生姜十两（炒）　破故纸一斤（炒）

【用法】上为末，用胡桃肉一百二十个（浸，去皮）研成膏，入少熟蜜为丸，如梧桐子大。每服五十丸，食前盐酒、盐汤任下。

【功用】壮筋补虚，填精益髓。

【主治】肝肾虚，腰腿重痛，并风湿脚气。

49200 青娥丸

《直指》卷十八。为《圣济总录》卷一八六"杜仲丸"之异名。见该条。

49201 青娥丸（《朱氏集验方》卷八）

【组成】菟丝子半斤（酒浸）　木瓜　牛膝（酒浸）　五味子各二两　青盐　天麻各一两　附子一两（用柳木火炮，去皮脐，埋三宿，姜汁浸，焙）

【用法】上件除青盐、附子，诸药俱用酒浸，洗，却用浸药酒煮糊为丸，如梧桐子大。每服五十丸，空心酒送下。

【主治】虚损。

49202 青娥丸（《普济方》卷二二〇引《风科集验方》）

【组成】破故纸六两（淘洗净者，焙干，隔纸炒香，为末）　胡桃瓤四两（浸去膜，研如泥）

【用法】炼蜜为丸，如梧桐子大。每服三十丸，渐加至五十丸，空心、临卧温酒、盐汤任下。食猪、羊腰子以助药力，似觉水甜食美有效。或研如泥，和蜜瓷器内，以熟水或酒调服，便以饭压之为妙。

【功用】温精髓，补劳伤，补五脏，去百病，益肌肤，壮筋骨，活血驻颜，黑髭乌发，秘精益阳，老者服之还童，少者服之行步如飞。

【主治】❶《普济方》引《风科集验方》：夜自泄，腹冷洞泻，饮食少味，行步无力，肾虚腰疼。❷《普济方》引《德生堂方》：肝肾虚，腰腿重痛，风湿脚气。

【宜忌】禁食芸薹菜、羊血，恶甘草。

【临床报道】阳道痿绝：《普济方》引《风科集验方》予年过八十，出宦南海，忽忽不乐，况粤俗卑湿，寒燠不常，痛伤内外，阳道痿绝，钟乳、硫黄一二十方皆不效。有舟人李摩诃来，授予此方，服之七日，强气壮，阳道微动，半月以来，意充力足，目明心悦，神效不可具述。

49203 青娥丸（《摄生众妙方》卷二）

【组成】补骨脂（即破故纸，四川合州者，洗净，酒浸少顷，纸炒香为度）四两 草薢四两（真正者，切片分作四份用，一两盐水，一两童便，一两米泔水，一两无灰好酒各浸一宿，晒干） 杜仲（姜汁炒去丝）四两 胡桃肉（汤泡，去皮）八两 黄柏（蜜炒）四两 知母（蜜炒）三两 牛膝（酒洗，去芦）四两

【用法】上为细末，春夏用糊，秋冬用蜜，其糊用糯米一碗煮粥，将胡桃仁捣烂为膏，和匀，石臼捣为丸，如梧桐子大。每服五十丸至八十丸，空心盐汤或盐酒送下。以干物压之。

【功用】补肾壮阳，强筋止痛，乌须。

❶《摄生众妙方》：滋肾水，壮阳，益筋骨。❷《寿世保元》：乌须。❸《全国中药成药处方集》（沈阳方）：强筋壮骨，止痛。

【主治】肾虚腰膝疼痛无力，不孕，耳聋，眩晕。

❶《摄生众妙方》：腰膝足疼痛。❷《医学正印》：肾虚腰痛，不能成育。❸《全国中药成药处方集》（沈阳方）：足膝无力，耳聋耳鸣，头晕目眩。

【宜忌】《全国中药成药处方集》（沈阳方）：禁房事。

【方论选录】《医方考》：肾，坎象也，水火并焉。水衰，则阳光独治，而令肾热；火衰，则阴翳袭之，而令肾寒；水火俱衰，则土气乘之，而邪实于肾，均之令人腰痛也。是方也，破故纸、杜仲、胡桃味厚而温，黄柏、知母、牛膝味厚而寒，温者可使养阳，寒者可使养阴，均之味厚，则均之能走下部矣；若草薢者，苦燥之品，足以利水土之邪而平其气也。曰青娥者，涵阳之坎也，假之以名方，明其全夫水火之真尔！

【临床报道】不孕症：《医学正印》董廉宪五十无子，服此一年，连举二子。

49204 青娥丸（《慎斋遗书》卷九）

【组成】补骨脂四两（炒） 生姜二两半（炒干） 核桃肉三十枚（研）

【用法】炼蜜为丸。盐汤送下。

【主治】腰痛。

49205 青娥丸（《回春》卷五）

【组成】大茴香 杜仲（酒炒） 破故纸（酒炒）各一两 熟地黄二两（酒洗） 胡桃（去壳，取肉，汤泡，去皮，纸包，捶去油）四两

【用法】上为末，炼蜜为丸，如梧桐子大。每服五十丸，空心酒送下；或木香汤送下亦可。

【主治】肾虚腰痛。

49206 青娥丸（《寿世保元》卷五引马伏所方）

【组成】仙茅（酒浸，洗，勿犯铁器）四两 白茯神（去皮）四两 破故纸四两（酒浸一日） 怀生地黄（酒浸，砂锅内蒸黑）四两 甘枸杞子四两 小茴香（盐酒炒）二两 黄精（酒蒸）四两 川杜仲（去皮，姜汁炒）四两 天门冬（去心）四两 菟丝子（酒炒，捣饼）四两 当归（酒洗）四两 肉苁蓉（酒洗，去鳞）三两 怀熟地黄（酒洗）四两 巴戟（盐水泡，去心）四两 青盐四两（水洗去泥，打碎，炒） 牛膝（去芦，酒洗）四两 拣参二两 琐阳三两 鹿茸一两（炙） 川草薢四两（童便浸七日，流水洗净，去臭气） 核桃肉（去壳，捣如泥）一百五十个

【用法】上为细末，好酒打糊为丸，如梧桐子大。每服一百丸，空心好酒、盐汤任下。

【主治】诸虚百病，素患腰痛者。

49207 青娥丸（《济阳纲目》卷六十四）

【组成】破故纸（隔纸炒香）四两 草薢（真正者），四两分作四份，一份盐水，一份童便，一份米泔，一份酒，各浸一宿，晒干） 山茱萸（去核）各二两 菟丝子（酒浸，蒸熟）肉苁蓉（去角心，酒浸，炙） 牛膝（酒浸一宿） 枸杞子 骨碎补（蒸） 杜仲（酒浸，炒去丝） 五味子 虎胫骨（酥炙）黄者（蜜炙） 山药 陈皮（去白） 白茯苓 人参各一两（黑瘦者，减半）

【用法】上为细末，炼蜜为丸，如梧桐子大。每服八十丸或百丸，盐汤、酒任下。

【功用】滋肾水，壮元阳，益筋骨。

【主治】腰膝足痛。

49208 青娥丸（《玉案》卷五）

【组成】草薢四两（分作四份，盐水、童便、米泔水、酒各浸一日，焙干，炒） 杜仲（姜汁炒） 胡桃肉（去膜，另研）各八钱 补骨脂四两（酒浸）

【用法】上为末，炼蜜为丸。每服三钱，空心青盐二分，酒送下。

【主治】一切腰痛，肾虚血少，痛时腰冷，寒邪凝滞，气血不和等症。

49209 青娥丸（《症因脉治》卷一）

【组成】补骨脂四两（炒，研） 杜仲四两（姜水炒）

【用法】煮烂河车一具，打为丸服。

【主治】内伤腰痛，真阳不足者。

【加减】痛甚，加独活、秦艽。

49210 青娥丸（《仙拈集》卷二）

【组成】破故纸 巴戟 大茴各四两 杜仲八两 胡桃肉十两

【用法】上为末，酒糊为丸，如梧桐子大。每服三五十丸，空心温酒送下，随症用引煎送更妙。

【主治】肾虚腰痛。

49211 青娥丸（《北京市中药成方选集》）

【组成】补骨脂（炒）二百两 杜仲炭二百两 苁蓉（炙）一百两 巴戟（炙）一百两 乳香（炙）三十两 没药（炙）三十两 胡桃肉一百三十三两

【用法】补骨脂等六味为细末，核桃仁另研成泥，串入上列细粉混合均匀，炼蜜为丸，重三钱。每服一丸，温开水送下，一日二次。

【功用】滋补腰肾，益气强筋。

【主治】肾亏虚寒，腰痛耳鸣，筋骨无力，步履艰难。

49212 青桑膏（《三因》卷十八）

【组成】嫩桑叶

【用法】上为细末。米饮调，摊纸花，贴病处。

【主治】乳硬作痛。

49213 青梅丸（《喉舌备要》）

【组成】天南星十二个 半夏二两 白矾一两 甘草一两半 桔梗一两半 陈皮五钱 朴消二两（提过） 青梅子一百个 生盐四两

【用法】先将朴消研末，腌梅两日，等梅汁出后，方将前

药末掺匀、晒干,以瓷瓶收贮。遇有鹅喉,及牙痛、喉痛,取梅一个含之。

【主治】鹅喉,及牙痛、喉痛。

49214 青梅散（《纲目拾遗》卷七引《衣德堂稀痘良方》）

【组成】生青果核七个(打碎,去仁,晒干,研极细末,不宜火焙,又不宜沾生水) 玉蝶梅花二十一朵(去蒂)

【用法】共白蜜两茶匙,捣浓。恰交春分时与小儿服。永不出痘,即出亦不过三粒。

【功用】稀痘。

49215 青梅散（《中医皮肤病学简编》）

【组成】青梅31克 明矾6克 冰片1克

【用法】将青梅与明矾一齐放入铁锅内,微火炒,待明矾化为液体,并渐渐被青梅吸收,将青梅炒焦存性,去核,研极细末,过筛,加入冰片,瓷瓶收贮。外涂。

【主治】鹅口疮。

49216 青梅煎（《圣惠》卷三十二）

【组成】青梅二十枚(洗令净,拍碎,三月三日取上好者) 古文钱四十九文 白盐花一两 川朴消二两 马牙消半两

【用法】以浆水二大盏,纳入新瓷瓶中盛,密密封头,埋净地。一月后取出可用。每点少许,一日三五度。

【主治】眼风赤痛。

49217 青梅煎（《医统》卷六十五引《经验方》）

【组成】青梅二十个(五月初一用盐十两腌至初五,取梅汁和药) 白芷 羌活 防风 桔梗各二两 明矾三两 猪牙皂角三十条

【用法】上为细末,以梅汁拌和匀,用瓷罐收贮。用时以薄绵裹之,噙在口内,咽津液徐徐下,痰出为愈。

【主治】喉痹。

49218 青梅膏（《圣济总录》卷一〇四）

【组成】青梅七枚(擘碎) 古字钱七文 盐花一分 黄连(去须)一两

【用法】上为粗末,以水三升,煎取一升,滤去滓,如稀膏。入新瓶子内一处盛,系勿令泄气,埋七日取出,每日三次点目眦。

【主治】暴赤眼,涩痛。

49219 青萍汤

《四圣悬枢》卷四。为原书卷二"浮萍汤"之异名。见该条。

49220 青黄汤（《普济方》卷七十三引《海上方》）

【组成】冬青叶 黄连各少许

【用法】上煎浓汤。又入朴消少许,洗眼。甚妙。

【主治】眼赤痛。

49221 青黄散（《产宝诸方》）

【异名】青黛散(《普济方》卷三〇七),久疟饮(《仙拈集》卷三)。

【组成】青黛 雄黄各等分

【用法】上为细末。每服二钱,新水调下。

【主治】❶《产宝诸方》:毒虫咬,及痈疽才作。❷《赤水玄珠》:疟母。

【备考】《普济方》本方用法:调匀,点在所伤处,并细服其汁。《赤水玄珠》本方用法:每一岁用一分,空心及夜淡醋

汤调下,块消即止。屡验屡效。

49222 青黄散（《遵生八笺》卷十八引舒伯明方）

【组成】血竭一钱 雄黄一钱 铜青四厘 胆矾四厘

【用法】上为末。掺上。五六日即愈。

【功用】收水。

【主治】下疳疮症。

49223 青黄散（《仙拈集》卷三）

【组成】黄柏(蜜炙赤)五钱 青黛一分

【用法】上为末。频擦患处。

【主治】口疮。

49224 青黄散（《杂病源流犀烛》卷十七）

【组成】青黛 蒲黄各一钱

【用法】新汲水服之。

【主治】衄血。

49225 青黄散（《梅氏验方新编》卷一）

【组成】青鱼胆一钱 黄瓜霜一钱 梅花冰片一分

【用法】上为极细末。用瓷瓶收贮,勿令泄气。吹时俟喉中流吐痰涎即愈。

【主治】喉风,喉闭,一切喉疮、喉毒。

【备考】制青鱼胆法:冬月取大青鱼胆,每个入糯米数粒在内,勿将胆中苦水倾出,挂在背阴处风干,听用。制黄瓜霜法:拣老黄瓜,用竹刀将瓜蒂切下,挖去瓜子、瓜瓤,用皮消贮满瓜内,仍将瓜蒂盖上拴好,挂在有风无日处,待霜结瓜外,扫下听用。倘瓜烂无霜,将消倒出,仍可换瓜重制,每制必须多备几条,恐防瓜烂。

49226 青雪丹

《玉钥》卷上。即原书同卷"回生丹"去麝香,提牙消,加青黛。见该条。

49227 青雪散（《御药院方》卷九）

【组成】盆消二两 白僵蚕(去头,炒黄色,取末)一钱半 牙消三钱 甘草(生,取末)一钱半 青黛二钱

【用法】上为细末。每用二钱,用井花水半盏调药,细细呷服;或少许频干掺,咽津亦得。

【主治】鱼骨鲠咽喉内不出,并急慢喉痹。

49228 青虚丸（《幼幼新书》卷十九引《仙人水鉴》）

【组成】没药 青黛 铅白霜 连珠紫甘遂(微炒) 腻粉各三钱 生龙脑二钱 水银(半两,黑铅半两,如常法结成砂子,每用三皂子大)

【用法】上为末,水煮薄荷为丸,如梧桐子大。每服一丸至二丸,热极,以麦门冬、龙脑冷热水化下;大燥,生揉薄荷自然汁,入龙脑化下;伏一切暑毒,新汲水入龙脑化下;小儿惊风,金银薄荷冷汤入龙脑化下。

【功用】伏一切暑毒,镇心祛邪,定恍惚。

【主治】小儿阳实,惊风涎盛,膈不利,暑毒。

49229 青铜散（《医心方》卷二十五引《产经》）

【异名】青钱散(《幼幼新书》卷三十三引《婴孺方》)。

【组成】大铜钱一百文

【用法】以好酒三升煎钱,令干爆,刮取屑,下筛。稍以纳眼眦。

【主治】小儿伤风,眦间赤烂痒,经年不愈。

49230 青铜散（方出《直指》卷二十一,名见《普济方》卷二九九）

【组成】黄柏四钱 青黛二钱 铜绿一钱

【用法】上为末。敷之。

【主治】口疮。

49231 青麻汤（《普济方》卷二一四）

【组成】青麻根（一寸,洗去土）七根

【用法】以水五升,煮取三升。冷服,分六服。

【主治】淋瘀血,及下血不止。

49232 青液散（《幼幼新书》卷三十四引《家宝》）

【组成】青黛一钱　脑子少许

【用法】上为末。每用少许敷舌上。

【主治】小儿,婴孺鹅口、重舌及口疮。

【备考】《婴童百问》多"朴消一钱"。

49233 青绿丸

《杂病源流犀烛》卷十六。为《串雅内编》卷三"青绿顶"之异名。见该条。

49234 青绿顶（《串雅内编》卷三）

【异名】青绿丸（《杂病源流犀烛》卷十六）。

【组成】石青一两　石绿五钱

【用法】水飞为末,面糊为丸,如绿豆大。每服十丸,温水送下。吐出痰二三盏,不损人。

【主治】顽痰不化。

49235 青散子（《鸡峰》卷二十一）

【组成】青黛　黄连各等分

【用法】上为末。揩漱牙齿。

【主治】服青龙丹,动口齿。

49236 青散子（《准绳·疡医》卷二）

【组成】槿花叶四两（盛时收,阴干,为末）　青赤小豆白及各二两

【用法】上为末。临时用槿花末三钱匕,白及、小豆末各一钱匕,相和,新汲水调,摊纸上贴四畔,中心疮口不用贴。

【功用】紧疮口,生肌。

【主治】发背痈疽。

【备考】本方方名,《中国医学大辞典》引作"青散"。

49237 青葙丸（《金鉴》卷七十八）

【组成】菟丝子一两　芜蔚子一两　生地黄二两　青葙子二两　防风一两　五味子三钱　黑参一两　柴胡一两　泽泻一两　细辛三钱　车前子一两　茯苓一两

【用法】上为细末,炼蜜为丸,如梧桐子大。每服三钱,空心茶清送下。

【主治】肝虚积热,时发时歇,初则红肿疼痛,涩泪难开,久则渐重,遂生翳膜,视物昏暗。

49238 青葙散

《千金》卷十八。为《外台》卷二引《小品方》"青葙子散"之异名。见该条。

49239 青硫丸（《圣惠》卷九十八）

【组成】木香　硫黄（细研）　青橘皮（汤浸,去白瓤,焙）　肉豆蔻（去壳）　槟榔各一两

【用法】上为末,炼蜜为丸,如梧桐子大。每服十丸,空心温酒送下。

【主治】一切气,脾肾久冷,心腹虚胀,脐腹多疼。

49240 青硫丸（《圣济总录》卷一八五）

【组成】硫黄一斤（酒、甘草、水研三日）　附子（炮裂,去皮脐）　山茱萸各四两　牛膝（酒浸,切,焙）三两　白豆蔻（去皮）　肉豆蔻（去壳）　木香各二两　艾叶（焙干）一两

【用法】上为末,拌匀,蒸木瓜肉捣为丸,如梧桐子大。每服十丸至十五丸,空心盐汤送下。如腰脚疼痛,用木瓜汤送下。

【功用】峻补元脏。

【主治】久冷。

49241 青紫饮（《洞天奥旨》卷六引彭真君方）

【组成】牛膝三钱　青蒿三钱　紫花地丁一两　玄参五钱　蔷薇根五钱　当归五钱　炙甘草二钱　茯苓二钱

【用法】水三碗,煎一碗。空腹连服数剂必消。此方初起已溃俱效。

【主治】足背生痈疽,疼痛高突。

49242 青蛙丸（《直指》卷二十三）

【组成】青色蛙一个（长脚者,烧存性）

【用法】上为末,雪糕为丸,如梧桐子大。每服十五丸,先空心吃饭二匙,次以胡桃肉切细煎汤,调枳壳散送下。若产妇发痔,里急作痛,用黑豆一百粒,陈米一合,夹煎汤送下,亦先吃饭二匙。

【主治】诸痔。

49243 青蛤丸（方出《种福堂方》卷二,名见《卫生鸿宝》卷一）

【组成】青黛（水飞净）　蛤粉（新瓦煅）各三钱

【用法】蜜为丸,如指头大,临卧噙化三丸。

【主治】咳嗽吐痰,面鼻发红者。

49244 青蛤散（《外科大成》卷三）

【组成】蛤粉（煅）一两　石膏（煅）一两　轻粉五钱　黄柏（生）五钱　青黛三钱

【用法】上为末。先用香油调成块,次加凉水调稀,将疮洗净,薄涂患处。

【功用】《成方制剂》:清热解毒,燥湿杀虫。

【主治】❶《外科大成》:黄水湿热等疮。❷《金鉴》:小儿鼻蟨疮。

49245 青榄膏（《不知医必要》卷二）

【组成】青榄子十斤

【用法】入石臼内捣烂,用砂锅煎至无味,去滓,熬成膏。加入白矾末八钱,搅匀,每服一小酒杯,早、晚滚开水下。或用铜锅煮熬俱可。

【主治】癫痫。

49246 青蓝汁（方出《外台》卷三十六引《广济方》,名见《圣济总录》卷一八二）

【组成】青蓝汁五合　竹沥七合

【用法】上二味相和。分为二三服,大小量之,每服一合至三合。

【主治】小儿丹毒。

49247 青蒿丸（《圣惠》卷三十一）

【组成】青蒿一斤（取叶,晒干,捣罗为末）　桃仁一斤（酒浸,去皮尖,麸炒令黄,研烂）　甘草半两（捣罗为末）

【用法】以童便三斗,于瓷瓮中盛,于糠火上煎令如稀饧,却倾于铜器中,下诸药,又于糠火上煎,以柳木篦搅之,看稀稠得所,候丸,即丸如梧桐子大。以粗疏布袋盛,每服三十丸,空心温童便送下,日晚再服。

【主治】骨蒸劳体瘦,发渴寒热。

49248 青蒿丸（《圣惠》卷七十）

【组成】青蒿一两半 天门冬一两（去心，焙） 柴胡一两（去心） 地骨皮一两 旋覆花一两 紫菀一两（洗去苗土） 贝母一两 人参一两（去芦头） 杏仁一两半（汤浸，去皮尖双仁，麸炒微黄） 秦艽一两（去芦头） 龙胆半两 天灵盖一两半（涂酥炙令赤） 鳖甲一两半（涂酥炙令黄，去裙襴） 葳蕤一两 黄耆一两（剉） 川大黄一两（剉碎，微炒） 枳壳一两（麸炒微黄，去瓤） 甘草三分（炙微赤，剉） 朱砂一两（细研，水飞过） 麝香半两（细研）

【用法】上为细末，入研了药令匀，炼蜜为丸，如梧桐子大。每服二十丸，麦门冬汤送下，不拘时候。

【主治】妇人热劳，咳嗽，肌体消瘦，心膈烦热，夜多盗汗，四肢酸痛，食少无力。

49249 青蒿丸（《圣济总录》卷九十三）

【异名】杏仁丸、木香丸、犀角丸、龙脑丸、万病丸、丹砂丸（原书同卷）、加减青蒿丸（《普济方》卷二三六）。

【组成】青蒿心三枚（细切） 童便三大斗 生地黄三梃（竹刀切，捣） 东引桃枝（半握，细捣碎）一二两 甘草四两（炙）

上五味，以新瓮子一口，以小便浸一七日，和小便并前件药煮三五百沸，滤出药，晒干为末，然后将小便清入釜中，以桑柴火炼之，以笰搅勿住手，炼三斗小便至三升，用不津器盛，将和后药。

杏仁 桃仁（并去双仁及皮尖，炒令黄） 桔梗（炒） 葳蕤 枳壳（麸炒，去瓤） 大黄（焙） 升麻 苍术（炒，一方用白术） 白茯苓（去黑皮） 地骨皮 天灵盖（酥炙，无，以虎骨代）一两 甘草（炙） 贝母（去心） 芜荑（炒） 当归（切，焙） 黄耆（剉） 桂（去粗皮） 陈橘皮（去白，焙） 厚朴（去粗皮，姜汁炙） 防风（去叉） 槟榔（不得近铁器） 吴茱萸（汤浸，炒） 丹砂（别研） 麝香（别研）各一两 木香二两半 犀角屑一两半 羚羊角屑二两一分

【用法】上为细末，用前小便煎，都和了，入臼捣五百下，如未黏，可炼蜜为丸，如梧桐子大。每服三十丸，食后温水送下，疾重日再服，上气咳嗽，无问涕唾并干嗽，嗽后有血，此名肺热，热毒气壅，转成鼻塞声破，胸中结痛，若不速除，当成肺痿劳瘦，服此药五两，其疾乃平；手足热如火，口生疮舌烂，夜梦惊恐，口中䘌齿，牙痛咽痹，服五两，瘵子根本从大肠出，如朽筋烂肉，又如蛤蟆衣、樱桃结，异腥臭者；若瘵病当发，不治根本，必攻五脏，状如藤萝绕木，荣枯不相舍，令项颈破损必死，服此五两当效；若患时气头痛欲死，身热大小便秘涩，复不识人，不下食，每服五十丸，新汲水送下即愈。丈夫妇人曾服热药过度，近虽药尽，气力犹有，往往发来冲人头面，致眼痛昏热，心胃躁烦，口臭生疮，每服三丸，不过一二两，温水送下。婴孩无辜病，与大人劳并同，为在胎中伤精血，致令唇口焦干，或泻或痢，腹中渐结，眼中生膜，服之可愈。若孩子渐大，准大人例服之。女人月经不匀，或前或后，多少不定，青黑杂色，或凝或散，渐成劳瘦，服一二两当愈。若被毒蛇恶物所伤，烂嚼一丸，敷之立效。

【功用】通三焦，安五脏。

【主治】一切劳疾骨蒸，风气，虚伤；九种心痛，虫咬心痛；时行热疾，温疫，瘴疟，头痛欲死，身热大小便秘涩，复不识人，不下食；肺热，上气咳嗽，无问涕唾并干咳，嗽后有血，热毒气壅，转成鼻塞声破，胸中结痛，肺痿劳瘦，手足热如火，口生疮，舌烂，夜梦惊恐，口中䘌齿，牙痛咽痹；丈夫妇人曾服热药过度，近虽药尽，气力犹有，往往发来冲人头面，致眼痛昏热，心胃躁烦，口臭生疮；瘵病，状如藤萝绕木，荣枯不相舍，令项颈破；小儿无辜疳痢，或泻或痢，腹中渐结，眼中生膜；女人月经不匀，或前或后，多少不定，青黑杂色，或凝或散，渐成劳瘦；毒邪疬癖气，尸注鬼气，毒蛇恶物所伤。

【加减】春，加龙胆、龙骨、柴胡（去苗）、黄连（去须，略炒）各一分；夏，加知母、石菖蒲、麦门冬（去心）、白茯苓（去黑皮）各一两；秋，加诃黎勒皮、秦艽、旋覆花各一两；冬，加紫菀（去土）、芍药、五味子、黄芩（去黑心）各一两。

49250 青蒿丸（《圣济总录》卷九十三）

【组成】青蒿四两（童便浸七日，晒干） 龙胆 秦艽（去苗土） 黄芩（去黑心） 杏仁（汤浸，去皮尖双仁，炒黄） 木香 麻子仁（研） 车前子 菟丝子（酒浸，别捣末）各五两 独活（去芦头） 柏子仁（研） 山茱萸各三两

【用法】上为末，炼蜜为丸，如梧桐子大。每服三十丸，食前温汤送下。

【主治】骨蒸劳，体瘦，咳嗽气急，日渐枯瘁。

49251 青蒿丸（《幼幼新书》卷二十六引《赵氏家传》）

【组成】白槟榔一个 白芜荑四十九个 黄连（去须）十四茎 夜明砂一分（以上为末） 太阴玄精石 麝香 小葱子（炒） 朱砂各半钱 芦荟 天竺黄 青黛各一钱

【用法】上为极细末，取青蒿自然汁半升，慢火熬汁，仍用獖猪胆一个取汁为丸，如粟米大。每服五丸至七丸，米饮送下；酽醋汤亦得。取疳虫，煎酸石榴汤送下，二十服取尽虫。

【功用】取疳虫，退诸脏积热。

【主治】小儿久积疳气，日渐羸瘦，面黄，头发作穗，好食土，咬指甲，捻鼻；骨蒸劳热。

49252 青蒿丸（方出《本草纲目》卷四十一引《保婴集》，名见《怡堂散记》）

【组成】青蒿虫（捣）十条 朱砂 汞粉各五分

【用法】上为丸，如粟粒大。一岁服一丸，乳汁送下。

【主治】❶《本草纲目》：急慢惊风。❷《怡堂散记》：心胞肝胆痰热生惊。

【宜忌】《怡堂散记》：邪未入脏，不可轻投。

【方论选录】《怡堂散记》：青蒿节内虫能入脏而清热；朱砂、汞粉入心胞，坠痰。病从心胞肝胆者，用之效。

【备考】方中青蒿虫用量原缺，据《怡堂散记》补。方中"汞粉"，《怡堂散记》作"铅粉"。

49253 青蒿丸（《鸡峰》卷九）

【组成】青蒿（细剉，嫩者）一升

【用法】以水三升，童便五升，同煎成膏，丸如梧桐子大。每服十丸，温酒送下，不拘时候。

【主治】一切劳瘦。

【备考】本方原名"青蒿煎"，与剂型不符，据《普济方》改。

49254 青蒿丸

《普济方》卷二二九。为《博济》卷一"青蒿煎丸"之异名。见该条。

49255 青蒿丸（《普济方》卷二三六）

【组成】青蒿（剉）四两 甘草（剉）一两 桃仁 杏仁（去皮尖双仁）各二两（以上用童便五升，瓷瓶盛入药于内，砖支其底，以糠头火烧一夜取出，桃、杏仁别研如泥，别入） 芍药 知母 天灵盖（炙） 车前子 紫菀（去土）各一分 葳蕤 当归（切，焙） 枳壳（去瓤，麸炒） 生地黄（焙） 槟榔（剉） 黄连（去须） 秦艽（去苗土） 京三棱（煨，剉） 柴胡（去苗） 续断各一分 獭肝（炙）半两 麝香 犀角（生用，屑）一两

【用法】上除前四味外，为末，和桃、杏仁同捣一二十下，旋入所煎小便，湿捣一二千杵，如硬，入熟蜜一两半更捣，众手为丸，如梧桐子大。每日三十丸，熟水送下，不拘时候。初患未传诸脏，酒送下，四服即愈。

【主治】童子室女骨蒸热成痨，不思饮食，食即无味，身体苦疼；阳热传盛，面色多赤。及腹中有块，疰癖，恶寒头痛，面黄色，毛发焦枯。

【加减】咳嗽，加贝母半两，妇人月候不通，加牡丹、延胡索各一分；五心烦躁，加地骨皮、茯神、羚羊角。

【备考】方中麝香用量原缺。

49256 青蒿丸（《普济方》卷二三六）

【组成】青蒿（切细）一斤 阿魏（别研）一两 天灵盖（涂醋炙黄，为末）一两 桃仁一升（汤浸，去皮尖双仁，炒黄，研细末）

【用法】上四味，先以小便一斗煮青蒿至五升，绞去滓，即下余药，候成膏为丸，如梧桐子大。每服十五丸，空心温酒送下，日晚再服，渐加至三十丸。

【主治】骨蒸羸瘦。

49257 青蒿丸

《穷乡便方》。为《丹溪心法》卷二"截疟青蒿丸"之异名。见该条。

49258 青蒿丸

《不居集》下集卷四。为《医学纲目》卷五"草还丹"之异名。见该条。

49259 青蒿汤（《圣济总录》卷三十六）

【组成】青蒿 附子（炮裂，去皮脐） 桂（去粗皮） 厚朴（去粗皮，姜汁炙） 甘草（炙） 陈橘皮（汤浸，去白，焙） 半夏（为末，姜汁和作饼，晒干） 麻黄（去根节） 草豆蔻（去皮） 白术各半两 藿香叶一两

【用法】上剉，如麻豆大。每服三钱匕，水一盏，加生姜三片，大枣一个（擘破），煎七分，去滓温服，一日三次，不拘时候。

【主治】脾疟，寒热善呕，多汗。

49260 青蒿汤（《圣济总录》卷七十一）

【组成】青蒿（自然汁）一合 生姜（自然汁）半合 童便半合 常山（剉）三分 柴胡（去苗）三分 鳖甲（去裙襕，醋炙黄） 乌梅肉（焙）各半两 甘草（炙，剉）一分

【用法】上除汁外，为粗末，每服五钱匕，水一盏半，煎至八分，入前三味汁各少许，同煎至一大盏，去滓，食后、临卧温服。

【主治】久积肥气，寒热痎疟。

49261 青蒿汤（《圣济总录》卷一六八）

【组成】青蒿（焙） 知母（焙） 甘草（炙）各二两 半夏（汤洗七遍，姜汁制）一分 常山（剉，焙）二两 鳖甲（醋炙黄，去裙襕） 桂（去粗皮） 枳壳（去瓤，麸炒） 秦艽（去苗土）各四两

【用法】上为粗末，每服半钱匕，水半盏，加生姜一片，乌梅肉少许，同煎三五沸，去滓温服。

【主治】小儿潮热。

49262 青蒿饮

《普济方》卷二三五引《圣惠》。为原书同卷"万全饮"之异名。见该条。

49263 青蒿饮（《圣济总录》卷八十七）

【组成】青蒿 甘草（炙） 柴胡（去苗） 知母（焙） 龙骨 麦门冬（去心）各一两 桃枝 柳枝各一握

【用法】上剉如麻豆大，每服四钱匕，以童便一盏半浸经宿，入葱白、薤白各三寸（切），同煎至八分，去滓，食后温服。

【功用】退热。

【主治】暴急热劳，四肢烦疼，手脚心热，咽干虚渴，饮食减少。

49264 青蒿饮（《圣济总录》卷八十七）

【组成】青蒿（干者）三两 地骨皮一两 嫩柳枝一两半 嫩桃枝二两 甘草（炙，剉）各半两

【用法】上剉，如麻豆大，每服三钱匕，水一盏，加乌梅一枚，同煎至八分，去滓，食后、临卧温服。

【主治】急劳，烦躁壮热，四肢无力，酸痛。

49265 青蒿饮（《急救仙方》卷十一引《上清紫庭追痨仙方》）

【组成】青蒿（赤根者，取子一升，叶五两阴干） 桃枝三两（嫩者） 柴胡 甘草各一两 柳枝（嫩者）三两 地骨皮二两 栀子仁一两（量患人虚实用）

【用法】上㕮咀，每服三钱，水一盏，加乌梅二个，煎至七分，温服，不拘时候。

【主治】痨疾。

49266 青蒿饮

《普济方》卷二三○引《十便良方》。为《圣惠》卷二十七"青蒿饮子"之异名。见该条。

49267 青蒿饮（《洞天奥旨》卷十三）

【组成】青蒿一两

【用法】捣碎，以冷水冲之，取汁饮之。将滓敷疮上数日即愈，如不愈，另用柏代散敷之。

【主治】日晒疮。

49268 青蒿酒（《本草纲目》卷二十五）

【组成】青蒿

【用法】捣汁煎过，如常酿酒饮之。

【主治】虚劳久疟。

49269 青蒿散（《圣惠》卷七十）

【组成】青蒿二两 龙胆三分半（去芦头） 栀子仁三分 知母三分 黄连一两（去须） 鳖甲二两（涂醋炙令黄，去裙襕） 黄耆一两（剉） 桑根白皮一两（剉） 地骨皮半两 白术一两 甘草半两（炙微赤，剉） 柴胡一两半（去苗）

【用法】上为散。每服四钱，以水一中盏，加生姜半分，煎至六分，去滓温服，不拘时候。

【主治】妇人骨蒸劳热，四肢烦疼，日渐羸瘦。

【方论选录】《济阴纲目》：栀、连、龙胆所以清水火之热，桑、地、知母所以泻肺金之热，柴胡、鳖甲、青蒿解骨蒸劳热，然肺泻则气伤于上，火去则土无以生，故用黄耆、白术、甘草者，所以发巨桥之粟，以保赤子于干戈之地也。

49270 青蒿散（《妇人良方》卷五引《灵苑方》）

【组成】青蒿（八九月间成实时采，去枝梗，以蒿用童便浸三日，晒干）

【用法】上为末。每服二钱，加乌梅一个，煎至七分，温服。

【主治】❶《妇人良方》引《灵苑方》：男子妇人肢体倦疼，虚劳寒热。❷《普济方》：阴阳二毒伤寒。

49271 青蒿散（《杨氏家藏方》卷十）

【组成】天仙藤　鳖甲（醋炙）　香附子（炒，去毛）　桔梗（去芦头）　柴胡（去苗）　秦艽　青蒿各一两　乌药半两　甘草（炙）一两半　川芎二钱半

【用法】上为细末。每服二钱，水一盏，加生姜三片，同煎至七分，温服，不拘时候。小儿骨蒸劳热，肌瘦减食者，每服一钱，水半盏，加小麦三十粒，同煎至三分，温服。

【主治】虚劳骨蒸，咳嗽胸满，皮毛干枯，四肢懈惰，骨节疼痛，心中惊悸，咽燥唇焦，颊赤烦躁，涕唾腥臭，困倦少力，夜多盗汗，肌体潮热，饮食减少，日渐瘦弱。

【备考】方中柴胡，《普济方》卷二三六作"前胡"。

49272 青蒿散

《普济方》卷七十二引《十便良方》。为《圣济总录》卷一〇七"青金散"之异名。见该条。

49273 青蒿散（《朱氏集验方》卷二）

【组成】甘草　秦艽　柴胡　草果子　青皮　常山　槟榔　青蒿子各等分　桃柳枝各七寸

【用法】上以常山、秦艽、柴胡、草果子、青皮、甘草为末。每服用水一盏半，入桃柳枝、青蒿子，加乌梅一枚，煎八分，放冷一服，半夜一服，只是预先一夜一服。

【主治】疟疾。

49274 青蒿散（《得效》卷九）

【组成】青蒿（春、夏用叶，秋、冬用子，用子不用叶，用根不用茎，四者相用而反以为痼疾，必用童便浸过，使有功无毒）一握　大鳖甲（炙黄，醋淬五七次，去腥）　白术（湿纸裹，煨熟）　地骨皮　白茯苓　粉草（炙）　拣参（去头）　栝楼根　北柴胡（去芦）　桑白皮（蜜炙）各半两

【用法】上为散。每服三钱，水一盏半煎，温服，不拘时候。

【主治】男子妇人骨蒸劳，憎寒壮热。

49275 青蒿散（《普济方》卷一五一引《鲍氏方》）

【组成】青蒿　石膏各等分

【用法】上为散。食前服。

【主治】时气疫疠。

49276 青蒿散（《普济方》卷二二九）

【组成】青蒿一握　甘草二寸　童便三大盏　东南桃枝一握　杏仁三枚（去皮尖，捶碎）　槟榔三枚（为末）

【用法】上以童便纳瓶子中，初夜浸至五更，用慢火煎至一大盏半。去滓，空心分温三服。当泻出恶物，自止后吃薤粥补之。

【主治】热劳久不愈，寒热赢瘦。

49277 青蒿散（《袖珍小儿》卷四）

【组成】青蒿三钱　甘草一钱　乌梅一个　小麦五十粒

【用法】上剉散。水一碗，煎至三分，去滓，分三次服。

【主治】小儿肌瘦潮热。

49278 青蒿散（《医级》卷九）

【组成】青蒿（九月采）　芥穗各等分

【用法】童便浸三日，晒燥，乌梅汤为丸。每日服二钱，酒送下。

【主治】肝虚劳热，体倦食减，或夜自汗。

【备考】本方方名，据剂型，当作"青蒿丸"。

49279 青蒿煎（《圣惠》卷三十一）

【组成】青蒿（切）一斗　童便一斗　麝香一钱（细研）　阿魏一两（面裹煨，令面熟为度，细研）　桃仁五两（汤浸，去皮尖双仁，麸炒微黄，细研）　天灵盖二两（涂酥炙微黄，捣末）

【用法】上件药，先将青蒿于小便中煮取五升，研绞去滓，即下诸药末熬成膏，瓷盒中收。每服半匙，食前以清粥饮调下。

【主治】骨蒸劳气，四肢赢瘦疼痛。

49280 青蒿煎（《全生指迷方》卷四）

【组成】青蒿汁一升　人参　麦门冬（去心）各一两

【用法】上为末，用青蒿汁同熬成膏，丸如梧桐子大。每服二十丸，食后送下。

【主治】颧骨赤大如钱，日晡发热，潮热有时，五心烦热，脉促涩者。

【备考】本方方名，据剂型，当作"青蒿丸"。

49281 青蒿膏

《医学入门》卷七。为方出《丹溪心法》卷二，名见《医学正传》卷三"青蒿饮子"之异名。见该条。

49282 青蒿露（《中药成方配本》）

【组成】干青蒿一斤

【用法】用蒸气蒸馏法，每斤吊成露六斤。每用四两，隔水炖温服，小儿酌减。

【功用】清暑解热。

【主治】内外蒸热。

49283 青蒲散（《卫生鸿宝》卷二）

【组成】硼砂　蒲黄　黄柏　人中白（煅白如盐）　青黛（水飞净）　儿茶各一钱　薄荷（龙脑者）　玄明粉　僵蚕　马勃各一分　麝香　冰片各二分

【用法】上为极细末。芦管吹数次愈。

【主治】❶《卫生鸿宝》：走马牙疳，烂嘴，咽喉疼痛，舌胀龈臭，牙床溃烂。❷《顾氏医径》：咽疮热毒。

49284 青解丸（《医统》卷九十）

【组成】寒水石　石膏各四两　青黛一两

【用法】上为末，蒸饼为丸，如芡实大。每服一丸，新汲水磨下。

【主治】小儿五脏积热，毒气上攻，胸肿咽喉痛，头面发热，唇口干燥，两颊生疮，惊风潮热，痰壅。

49285 青碧散（《效验秘方》关幼波方）

【组成】青黛10克（包）　明矾3克　草决明15克　生山楂15克　醋柴胡10克　郁金10克　丹参12克　泽兰

12克　六一散15克(包)

【用法】水煎服,日一剂;或共研细末,装一号胶囊,每次饭后服一粒,每日2～3次。

【功用】祛湿化痰,舒肝利胆,活血化瘀。

【主治】肝炎后肝脂肪性变。肝炎恢复期由于过度强调营养所致短期内体重迅速增加,食欲亢进,仍极度疲乏,不耐劳作,大便不调(次数多、不成形、不畅通),舌质暗,苔白,脉沉滑。

【加减】若见有肝热,头晕目眩(血压常波动或一直偏高者),属于实证者加苦丁茶、生槐米;血压显著升高并伴有头痛者,加生石膏;若属大肠湿热,大便黏滞不畅者,加川军、瓜蒌、白头翁、秦皮、焦四仙;若见明显乏力,动则气短汗出,面肢浮肿,证属脾虚气弱者,加葛根、党参、苍术、玉米须、泽泻;若见失眠,腰膝酸软,劳累后肝区疼痛加重,证属阴虚血亏者,加何首乌、黄精、枸杞子等。

【方论选录】本病证属湿热凝痰,痰阻血络,从"痰湿"论治。方中青黛、明矾除湿、清肝、退黄;青黛配六一散专治暑热痰湿。明矾配郁金即"白金丸",擅祛风痰,又明矾味酸入肝,燥湿祛痰,早在汉代仲景就创"硝石矾石散"方治黑疸,取其消瘀痰除湿浊的作用。青黛入肝清热凉血,配合郁金、柴胡疏肝,更能加强利胆之功。草决明清肝热,生山楂祛瘀消积化脂。丹参与泽兰相配调肝脾化瘀血,寓养血于活血之中。诸药合用,共收化痰、活血、清利肝胆之效。

49286 青榴丸(《幼幼新书》卷二十二引《吉氏家传》)

【组成】轻粉(炒)一钱匕　青黛(炒)三钱匕　脑　麝各半字　巴豆(去心油,春、冬三十五粒,秋、夏二十四粒)

【用法】上为末,面糊为丸,如○此大。每服五丸,米饮化下。

【功用】取积。

【主治】积聚。

49287 青敷药

《青囊秘传》。为原书"青宝丹"之异名。见该条。

49288 青镇丸(《保命集》卷中)

【组成】柴胡二两(去苗)　黄芩七钱半　甘草半两　半夏(汤洗)半两　青黛二钱半　人参半两

【用法】上为细末,姜汁浸,蒸饼为丸,如梧桐子大。每服五十丸,食后生姜汤送下。

【主治】❶《保命集》:上焦吐,头发痛有汗,脉弦。❷《普济方》:热嗽。

49289 青橘丸(《圣济总录》卷十七)

【组成】青橘皮(去白,焙)　槟榔(剉)　郁李仁(麸炒,去皮)各一两　木香　羌活(去芦头)　半夏(汤洗七遍)各半两　牵牛子半斤(捣取粉四两)　陈橘皮(汤浸,去白,焙)四两

【用法】上为末,炼蜜为丸,如梧桐子大。每服二十丸,临卧生姜汤送下。

【主治】风气壅滞,大便秘涩。

49290 青橘丸(《圣济总录》卷九十九)

【组成】青橘皮(汤浸,去白,焙)　芫荑(微炒)　贯众　雷丸(炮)各等分

【用法】上为末,炼蜜为丸,如梧桐子大。每服二十丸,食前橘皮汤送下,加至三十丸。虫下为度。

【主治】诸虫发动,上连心痛。

49291 青橘丸(《圣济总录》卷一七八)

【组成】青橘皮(去白,焙)　黄连(去须)各等分

【用法】上为末,用獖猪胆汁和,却入胆内,以米泔煮熟,取出,入麝香少许研匀,丸如黍米大。每服十五丸,米饮送下。

【主治】小儿热痢不愈,血脉妄行,变成血痢。

49292 青橘丹

《准绳·幼科》卷七。为《普济方》(四库本)卷三九七"青皮丸"之异名。见该条。

49293 青橘饮(《玉案》卷六)

【组成】青皮五钱(醋炒)　橘叶三十片

【用法】水煎。食远服。

【主治】妇人百不如意,久积忧忿,乳内有核,不痒不痛,将成乳癌。

49294 青橘散(《圣济总录》卷六十三)

【组成】青橘皮(汤浸,去白)　甘草(剉)各一两　木香半两　白芷一分　枳壳(去瓤,麸炒)　桂(去粗皮)各半两

【用法】上先将甘草炒微黄色,后入药同炒褐色,为末。每服二钱匕,入盐沸汤点下。

【功用】和胃气。

【主治】干呕。

49295 青霜散(《喉科紫珍集》卷下)

【组成】鸡内金(炙)一钱　胆矾一钱　白矾一钱　山豆根一钱　朴消一钱　辰砂一钱　片脑三分

【用法】上为细末。吹之。

【主治】咽喉诸症,舌肿痛。

49296 青霜散(《青囊立效秘方》卷一)

【组成】川柏一钱五分　山豆根一钱　青黛六分　射干一钱　芦荟一钱　真川连一钱(晒,研)　元明粉二钱　月石二钱　苏薄荷叶二钱　僵蚕一钱五分　细辛一钱　鸡内金一钱　白芷一钱　冰片五分

【用法】上为细末,乳至无声。吹之,亦可掺膏药上贴之。

【主治】一切喉症,口舌诸疮,并因风热而起的颈项浮肿、时毒等病。

49297 青霞散(《幼幼新书》卷二十五引《吴氏家传》)

【组成】蛤蟆一两(烧灰)　甘草(炙)　青黛各一分

【用法】上为细末,更入真麝少许。或儿满口有疮臭烂,落下牙齿者,以鸡翎扫上。凡用,先以盐汤漱口了,干拭用。

【主治】小儿口齿疳。

49298 青霞散(《灵兰要览》卷下)

【组成】飞青黛二钱　乳香一钱五分　没药一钱五分　韶粉一钱　海螵蛸一钱　枯矾一钱　白蔹一钱　寒水石一钱　冰片三分　红粉霜(另研极细,和匀后,再研入)一钱　杏仁(去皮尖)二十四个

【用法】先用猪蹄汤洗过,以此药敷之。

【主治】痈疽溃烂,脓多不敛者。

【加减】有死肉,加白丁香五分;大痈疽烂甚腐多,加铜绿一钱五分。

49299 青螺散(《外科方外奇方》卷四)

【组成】真铜青 六一散各等分

【用法】上为细末。掺。

【主治】脚痔、脚疮。

49300 **青黛丸**（《圣惠》卷八十五）

【异名】疏膈丸（《小儿病源》卷三）。

【组成】青黛一分（细研） 蛤蟆一个（炙令黄色） 木香一分 槟榔一颗（大者） 麝香一分（细研） 续随子二分

【用法】上为末，入研了药令匀，用糯米饭为丸，如绿豆大。每服一丸，以温水化破服之，其水于银铫子内煎。

【主治】小儿惊热，喘粗腹胀，有食壅滞不消。

【宜忌】不得犯铁器。

49301 **青黛丸**（《圣惠》卷八十五）

【组成】青黛一分（细研） 牛黄一分（细研） 朱砂半两（细研，水飞过） 蜗牛一分（炒令黄） 乌蛇一两（酒浸，去皮骨，炙令黄） 干蝎二七枚（微炒） 胡黄连一分 白僵蚕一分（微炒） 白附子一分（炮裂） 麝香一钱（细研） 狗胆二枚（取汁） 蟾酥二片（如柳叶大，铁上焙焦）

【用法】上为末，入狗胆汁，与糯米饭为丸，如黄米粒大。一二岁儿，每服三丸，以薄荷汤送下，一日三次。三四岁儿服五丸。

【主治】小儿慢惊风，体热多涎，发歇搐搦。

49302 **青黛丸**（《圣惠》卷八十五）

【组成】青黛一分 甘遂末一钱 腻粉一钱 龙脑一钱 蟾酥一分 麝香一钱 半夏一分（汤洗七遍，焙干，麸炒黄色，为末）

【用法】上为细末，用汤化蟾酥为丸，如粟米大。每服二丸，以薄荷汤送下。微泻是效，未泻再服。

【功用】化痰涎，定搐搦，利脏腑。

【主治】小儿急惊风。

49303 **青黛丸**（《圣惠》卷八十五）

【组成】青黛一分（细研） 蛇头一枚（涂酥炙令黄） 半夏（汤洗七遍去滑） 白僵蚕一两（微炒） 蟾酥三片（如柳叶大，铁器上焙）

【用法】上为末，以酒糊为丸，如绿豆大。每服三丸，以薄荷汤化下，不拘时候。

【主治】小儿急惊风。

49304 **青黛丸**（《圣惠》卷八十六）

【组成】青黛三分（细研） 麝香一分（细研） 诃黎勒皮三分 芦荟一分 熊胆一分（细研） 朱砂一分（细研）

【用法】上为末，都研令匀，以粳米饭为丸，如绿豆大。每服三丸，以砂糖水送下，一日三次。三岁儿以上，加丸服之。

【主治】小儿五疳，烦热羸瘦，不欲乳食。

49305 **青黛丸**（《圣惠》卷八十六）

【组成】青黛一分 龙脑 麝香 腻粉 蟾酥各半钱

【用法】上为细末，用水浸蒸饼为丸，如绿豆大。每服三丸，以温水送下。

【主治】小儿一切疳。

49306 **青黛丸**（《圣惠》卷八十六）

【组成】青黛半两（细研） 干蝎五枚（微炒） 白附子（炮裂） 天竺黄（细研） 胡黄连 芦荟（细研） 牛黄（细研） 地龙（微炒） 麝香（细研）各一分

【用法】上为末，用夜明砂半两糯米中炒，米熟为度，去米，入汤细研夜明砂为糊，入诸药末，同研令匀，丸如绿豆大。三岁以下，每服三丸，以淡生姜汤送下；三岁以上，加五丸，不得多服。

【主治】小儿热过惊痫。

49307 **青黛丸**（《圣惠》卷八十六）

【组成】青黛（细研） 牛黄（细研） 麝香（细研） 芦荟（细研） 朱砂（细研） 雄黄（细研） 犀角屑 真珠末 琥珀末 胡黄连各一分 蟾酥一杏仁大（研入） 夜明砂半分（微炒） 瓜蒂半分 龙脑半分（细研） 干蟾一枚（烧灰） 蝉壳七枚（微炒） 虎睛一对（酒浸一宿，微炙） 母丁香十枚 蜣螂二枚（用大麦面作饼子裹，烧灰）

【用法】上为末，都研令匀，以猪胆汁为丸，如黍米大。每服三丸，用奶汁化破，一丸滴儿鼻中，二丸灌入口内。

【主治】小儿惊痫，肌肤羸瘦，心神烦热，口鼻疳蜃。

49308 **青黛丸**（《圣惠》卷八十六）

【组成】青黛半两 龙脑 腻粉 麝香 蟾酥 晚蚕蛾（微炒）各半分 白僵蚕一分（末）

【用法】上为细末，炼蜜为丸，如黍米大。每服二丸，以薄荷汤调腻粉半字，化破送下。得吐泻出涎黏恶物为度。

【主治】小儿惊痫，遍身壮热，痰涎不利。

49309 **青黛丸**（《圣惠》卷八十七）

【组成】青黛三分（细研） 牛黄（细研） 芦荟（细研） 胡黄连 朱砂（细研） 麝香（细研） 蛇蜕皮灰 龙胆（去芦头） 蟾一枚（涂酥炙微黄） 雄黄（细研） 蝉壳（微炒）各一分

【用法】上为末，都研令匀，面糊为丸，如黍米大。每服三丸，以粥饮送下，一日三次。

【主治】小儿干疳，肌体羸瘦，皮毛干焦，发歇寒热，昏昏多睡。

49310 **青黛丸**（《圣惠》卷八十七）

【异名】升麻丸（《圣济总录》卷一七二）。

【组成】青黛半两（细研） 龙胆半两（去芦头） 川升麻半两 赤茯神半两 黄连半两（去须） 蓝子一分 蜀漆一分 川大黄半两（剉碎，微炒） 甘草一分（炙微赤，剉）

【用法】上为末，炼蜜为丸，如绿豆大。每服五丸，以温水送下，一日三次。

【主治】小儿脑疳，是胎热所为，其疾在头皮光急，头发作穗，或鬓有疮痍，或时腮虚肿。

49311 **青黛丸**（《圣惠》卷八十七）

【组成】青黛一分（细研） 定粉一分 蟾酥半分（研入） 夜明砂一分（微炒） 黄连半两（去须） 麝香一分（细研） 熊胆半分（细研） 羚羊角屑半分 朱砂一分（细研） 犀角屑半分

【用法】上为末，用软饭为丸，如绿豆大。每一岁服二丸，以粥饮送下。

【主治】小儿脊疳，四肢瘦弱，腹胁壮热，头发干疏，时烦渴，脊骨如锯。

49312 **青黛丸**（《圣惠》卷八十七）

【组成】青黛一分（细研） 胡黄连半两 鹤虱一分 芦荟一分（细研） 朱砂一分（细研） 熊胆一分（研入） 麝香一分（细研）

【用法】上为末,同研令匀,炼蜜为丸,如绿豆大。每服三丸,用温水送下,一日三次。

【主治】小儿脊疳,体热瘦瘁,心烦多渴,不欲饮食。

49313 青黛丸（《圣惠》卷八十七）

【组成】青黛一分（细研） 朱砂一分（细研） 牛黄一分（细研） 麝香半分（细研） 龙脑半分（细研） 熊胆一分（细研） 胡黄连一分 人中白半分 鸡舌香半分 蝉壳半分（微炒,去足） 芦荟一分（细研） 夜明砂半两（微炒） 瓜蒂一分 蜣蜋灰半分 蟾酥半分（研入）

【用法】上为末,都研令匀,用口脂为丸,如绿豆大。以乳汁研破一丸,涂于口内,及滴在鼻中;以桃柳汤洗儿,其疳虫自出。

【主治】小儿口齿疳,生疮臭烂。

49314 青黛丸（《圣惠》卷八十七）

【组成】青黛一分（细研） 胡黄连一分 鹤虱一分 芦荟一分（细研） 朱砂一分（细研）

【用法】上为末,都研令匀,以猪胆汁为丸,如绿豆大。每服三丸,空心以热水送下。当有虫出。

【主治】小儿蛔疳,一切诸疾。

49315 青黛丸（《圣惠》卷八十七）

【组成】青黛半两（细研） 芦荟半两（细研） 蝉壳半分（微炒） 人中白半两 麝香一分（细研） 胡黄连三分 蟾涎少许 人乳汁少许 猪牙皂荚半两（生用）

【用法】上为末,取五月五日午时修合,以粽子纳枣肉,及蟾涎、乳汁为丸,如黍米大。先以桃柳汤浴儿,后以粥饮送下三丸。

【主治】小儿五疳,体热干瘦,发竖鼻痒,不欲乳食。

49316 青黛丸（《圣惠》卷九十三）

【组成】青黛一分 熊胆一钱 麝香 定粉各一钱（微炒黄） 蟾酥半钱 寒食蒸饼（末）一钱

【用法】上为末,用貒猪胆汁为丸,如黄米大。每服五丸,以粥饮送下,一日三次。

【主治】小儿疳痢不止,体热口干,心烦瘦弱。

49317 青黛丸（《博济》卷四）

【组成】青黛一分 木香 豆蔻 槟榔各一分 麝香一钱 续随子一两（去皮） 蛤蟆三个（烧存性）

【用法】上为细末,炼蜜为丸,如绿豆大。每服五丸,薄荷汤送下。

【主治】小儿惊食哽气。

49318 青黛丸（《伤寒总病论》卷三）

【组成】青黛 丁香 黄连各等分

【用法】上为细末,甘淀粉为丸,如枣核大。口中有疮,含之咽汁。日含化五六十丸愈;若下部有疮,绵裹纳下部。

【主治】䘌疮。

49319 青黛丸（《圣济总录》卷一六九）

【组成】青黛一钱（研） 大戟（半两,米泔水浸一宿,用栝楼根末一处炒黄色,不用栝楼末,取大戟末）一钱 石燕子（煅,醋淬七遍,取末）一钱 棘刚子（生,去壳）十四枚 续随子（去皮,研） 天南星（炮） 木香（捣末） 麝香（研） 乳香（研） 粉霜（研）各一钱

【用法】上为末,水浸蒸饼心为丸,如梧桐子大。二三岁儿,每服一二丸,金银薄荷汤送下。

【主治】小儿惊积,涎潮发搐。

49320 青黛丸（《圣济总录》卷一七二）

【组成】青黛（研） 天竺黄（研） 干蛤蟆一枚（黄泥裹,烧赤,去泥,研） 干蜗牛壳（洗,炒,研） 黄连（去须） 地龙（炒） 人参 钩藤（炙） 龙胆各一分 芦荟（研） 熊胆（研）各半两 牛黄（研） 麝香（研） 雄黄（研） 丹砂（研）各一钱 夜明砂 胡黄连各三分

【用法】上七味为末,与十味研者和匀,以烧饭为丸,如麻子大。一岁每服一丸至二丸,粥饮送下。一岁以上,以意加减。

【主治】小儿天钓客忤,五疳八痢,十二惊痫。

49321 青黛丸（《圣济总录》卷一七三）

【组成】青黛（研） 芦荟（研） 干浮萍草 蛤蟆（烧灰） 蝉蜕（去土） 绿豆 故皮子巾（烧灰,研） 豉（炒） 白矾（洗,研） 丹砂（研） 麝香（研）各一分

【用法】上为末,和匀,用粟米饭为丸,如麻子大。一岁儿每服一丸,用温水送下,先以桃柳汤浴儿,后与药服。

【主治】小儿诸疳。

【备考】方中故皮子巾,《普济方》作故破手巾。

49322 青黛丸（《圣济总录》卷一七三）

【组成】青黛（别研,留一半为衣） 使君子（肉） 槟榔（剉） 夜明砂 白芜荑（醋炒令紫）各半两 蛇蜕一条（炙） 肉豆蔻（面裹煨,去壳）一分 巴豆半分（用麸炒令紫,去壳,别研） 麝香一钱（研） 黄连（去须,炒）一分半 蛤蟆一枚（酒浸,炙令黄紫色,去骨）

【用法】上先研巴豆为细末,次用猪胆一枚取汁同研令匀,旋入其余药末为丸,如未就,更用少软饭再研得所,丸如麻子大。三岁以下者,每服一丸,五岁二丸,十岁三丸,食后用熟水送下,一日三次。如风热大便涩,用葱汤送下五丸至七丸,以通利为度。

【功用】杀虫,化食,长肌肉,退风热。

【主治】五疳。

49323 青黛丸（《幼幼新书》卷十引《谭氏殊圣》）

【组成】青黛一钱 巴豆五粒（去皮心,纸内去尽油） 龙脑三钱 水银一豆大 硫黄半钱（细研）

【用法】上为末,粟米饭为丸,如黍米大。三岁以上,每服五丸,三岁以下三丸,金银、薄荷汤送下。

【功用】化涎。

【主治】小儿惊风。

【备考】《永乐大典》引《谭氏殊圣》有黑铅少许,朱砂、腻粉各一分。

49324 青黛丸（《幼幼新书》卷二十六引《庄氏家传》）

【组成】青黛一两 胡黄连 天竺黄 宣连各半两 朱砂（飞）一分 麝一钱 肉豆蔻二个 牛黄半钱 蟾一个（端午酥炙,酒浸,去肠肚）

【用法】上为末,绿豆粉煮糊为丸,如芥子大。每服三丸,空心,夜卧以汤送下。

【主治】小儿疳热。

49325 青黛丸

《得效》卷十一。为《局方》卷十"五福化毒丹"之异名。见该条。

49326 青黛丸（《普济方》卷三七○）

【组成】青黛一分(细研)　蛇头一枚(涂酥,炙令黄)　半夏半两(汤洗七次去滑)　白僵蚕一两(微炒)　巴豆三枚(去皮心,研,纸裹去油)

【用法】上为末,酒糊为丸,如绿豆大。每服三丸,以薄荷汤化下,不拘时候。

【主治】小儿急惊风。

49327　青黛丸(《普济方》卷三八二)

【组成】青黛一分　槟榔一枚　木香一分　麝香半分(细研)　黄连一两(去须)　肉豆蔻一枚(去壳)　巴豆半两　大黄半两(剉,微炒)　鳖半两(涂醋炙令黄,去裙襕)

【用法】上先取黄连、巴豆二味,以淡浆水三碗煮令水尽,候干取出巴豆,去皮心,研如膏,纸裹去油,其黄连晒干,然后与诸药都捣研为末,用猪胆汁为丸,如麻子大。三岁每服二丸,空心以粥送下;三四岁每服三丸至四丸,每隔三日一次。取下恶物为效。次宜服诃黎勒补之。

【主治】小儿气痛,腹内有积恶滞结之物。

49328　青黛丸(《万氏家抄方》卷五)

【组成】胆星五钱　茯神五钱　天竺黄三钱　柴胡二钱　明天麻三钱　防风二钱半　全蝎(洗,炙)二钱　青皮二钱　朱砂(水飞)二钱　金箔十片　麝香一钱

【用法】上为细末,炼蜜为丸,如芡实大,青黛为衣,金箔裹之。薄荷汤送下。

【主治】小儿惊风发热。

49329　青黛丸(《医统》卷四十三引丹溪方)

【组成】青黛　瓜蒌仁　黄芩　香附子　贝母各一两　橘红二两

【用法】上为末,汤浸蒸饼为丸,如梧桐子大。每服五十丸,白汤送下。

【主治】热痰咳咯不出。

49330　青黛丸(《古今医鉴》卷十三引郭师傅方)

【组成】青黛(水飞)二钱　黄连(猪胆汁炒)二钱　石膏(火煅)二钱　连翘(去瓤)三钱　桔梗一钱半　升麻一钱半　黄芩(酒炒)二钱　薄荷二钱　防风二钱半　半夏(姜制)二钱　牛胆南星二钱　贝母二钱　枳实(麸炒)一钱半　莪术(醋炒)一钱半　木香二钱　槟榔二钱　香附(童便浸)三钱　山楂肉二钱　砂仁一钱半　人参(去芦)一钱半　白术(麸炒)三钱　茯苓(去皮)三钱　甘草(炙)一钱　紫苏二钱　麻黄二钱

【用法】上为细末,稀糊为丸,如绿豆大。每服五七分或一钱,身热,薄荷汤送下;咳嗽,五味子、桑白皮汤送下;头痛身热,川芎汤送下;痘疹,酒送下;伤风身热,麻黄、紫苏汤送下。又治大人伤酒、伤食、伤气、伤风、头痛,每服五丸,姜汤送下。

【主治】小儿癖疾发热,上攻牙龈,腮颔肿痛生疮;诸热痰嗽,伤风身热,并痘疹出不快,身极热眼黄;大人伤酒、伤食、伤风、伤气、头痛。

49331　青黛丸(《慈幼新书》卷九)

【组成】橘红　杏仁　枳实　黄芩　茯苓　白附子各二钱　栝楼霜　半夏　胆星各三钱　大黄(蒸)　礞石　百部　麻黄各一钱　皂角一条

【用法】姜汁为丸,如芡实大,青黛为衣。滚水化服。

【主治】小儿惊痫,寒热痘疹。

49332　青黛丸(《医部全录》卷四三二引《幼幼近编》)

【组成】白附子五钱　南星　天麻　天竺黄各一两半　巴霜一钱半　青黛二两

【用法】炼蜜为丸服。

【主治】小儿惊痫。

49333　青黛丸(《杂病源流犀烛》卷十四)

【组成】千金子三十枚　腻粉二钱　青黛(炒)一钱

【用法】糯米饭为丸,如芡子大。每服一丸,打破,以大枣一枚(蒸熟,去皮核)同嚼,冷茶送下。半夜后取下积聚恶物为效。

【主治】久患涎沫,遂成积块。

49334　青黛汤(《治疫全书》卷五)

【异名】青黛饮(《松峰说疫》卷二)。

【组成】青黛五分　生甘草二钱　金银(净)五分　瓜蒌半个

【用法】酒一钟,和水煎服,自愈。

【主治】❶《治疫全书》:流注,瘟疫余邪未尽,头项身体生发疙瘩。❷《松峰说疫》:两腮肿,发颐。

49335　青黛饮

《松峰说疫》卷二。为《治疫全书》卷五"青黛汤"之异名。见该条。

49336　青黛散(《幼幼新书》卷二十四引《婴孺》)

【组成】青黛二两　麝香　雄黄　朱砂　石盐　蚺蛇胆　盐绿　细辛　黄矾(烧汁尽)　薰陆香　黄连　黄柏　苦参　杏仁(去皮尖)　桂心　干姜各一两　藜芦(烧灰)　莨菪子(炒)　附子(炮)半两

【用法】上为散,垱盒收之。量病传药,若痔在内,以井花水调下,三服止,且将息,不减,再一杏仁许,三岁半钱;若口中有疮,用酥少许每夜安唇内,须臾,直至疮所;若鼻中疮及鼻赤烂,以酥和绿豆大两丸纳鼻中,日三二度;若头上疮,以散敷之;下部外赤烂,以散敷之;若脊膂空虚,准前与服,仍以酥和散摩脊膂上;亦治野鸡痔病,绵裹纳之,外有头者,掐破,以散敷之;又治有疮无名,诸癣疥,用猪脂和涂之;大人口中有疮,绵裹含之;小儿白秃疮,以泔清洗去痂,拭干,先涂油,后敷散愈。

【主治】小儿五种痔:内痔,眼涩,腹胀,痢色无常定,或如泔淀,日渐羸瘦;头痔,鼻下赤烂,自揉其鼻,头上有疮,疮不着痂,渐流利达;耳生疮,有时目赤,头发渐稀,头皮光紧,渐渐羸瘦,头大项细;口疮,唇口被蚀,齿龈作五色,或尽峭黑,舌下白疮,上腭有孔子,口中见臭气,齿龈被蚀,口唇败烂;脊痔,痔蚀脊膂,十指皆痒,自咬甲,头发焦干,两膂虚空,脊梁如锯,有时腹胀,有时下痢;急痔,下部开张,痢下脓血,有时赤烂,痒不可忍,痢无其度,臭不可堪。并野鸡痔病,无名疮癣,及大人口中有疮,小儿白秃疮。

【宜忌】忌浆水、热面、猪、鱼、鸡、蓇、蒜、滑腻、一切动风物。

【备考】方中藜芦、莨菪子用量原缺。

49337　青黛散(《颅囟经》卷上)

【异名】吹鼻问命散(《圣惠》卷八十七)。

【组成】青黛一钱　芦荟　地龙各半钱　朱砂一字匕　瓜蒂半钱　细辛一钱　宣连半钱

【用法】上为细末。入麝香少许,吹鼻中。

【主治】小儿疳,鼻流清涕,或鼻下赤痒。

【备考】《圣惠》无朱砂。

49338　青黛散《圣惠》卷三十四)

【组成】青黛　柑子皮各一两　干蛤蟆一枚(五月五日者,烧灰)

【用法】上为细散。以生地黄汁调,贴龈上,一日换二次。

【主治】齿䘌,日夜疼痛不止。

49339　青黛散《圣惠》卷三十四)

【组成】青黛　细辛　棘针(微炒)　当归　香附子　木香　青葙子各半两　菖蒲　干姜(炮裂,剉)　胡桐律　麝香(细研)各一分

【用法】上为细散。每服半钱,以绵裹合,日四五度,夜二度。此无毒,兼宜以温水调一钱服之。

【主治】牙齿风疳,及齿龈朽烂欲尽,根出有虫,疼痛不可忍。

49340　青黛散《圣惠》卷三十四)

【异名】青矾散(《圣济总录》卷一七二)。

【组成】青黛二两(细研)　雄黄(细研)　青矾　黄矾　白矾　莨菪子(炒令黑色)　附子(生,去皮脐)　苦参(剉)　甘草(剉)　细辛　藜芦(去芦头)各一两　麝香一分(细研)

【用法】上为末。每取一小豆许,点于齿疳上,有汁勿咽。

【主治】❶《圣惠》:牙齿急疳,蚀颊骨,疼痛不可忍。❷《普济方》:下部有痔。

【备考】《普济方》本方用法:若痔病,绵裹纳下部中;若下部有虫,浸甘草、苦参各一两,煎汤,和散半钱,灌之便止。

49341　青黛散(方出《圣惠》卷三十六,名见《普济方》卷二九九)

【组成】青黛一钱　细辛一分　黄柏一分(剉)　地骨皮一分　密陀僧一分

【用法】上为细散。每取少许贴于疮上,有涎即吐之。

【主治】口舌生疮。

49342　青黛散《圣惠》卷三十八)

【组成】青黛半两　蛤蟆一枚(烧灰)　胡桐泪半两　麝香一分　胡黄连半两　芦荟半两

【用法】上为散。每用半钱,敷于患处。

【主治】齿漏疳,出脓水不止。

49343　青黛散《圣惠》卷六十六)

【组成】青黛一分(细研)　麝香一钱(细研)　莨菪子一分　萹茹一分

【用法】上为末。用一捻纳疮孔中,更以后雄黄膏贴之。

【主治】多年冷瘘疮。

49344　青黛散《圣惠》卷八十四)

【异名】青黛一物汤(《伤寒图歌活人指掌》卷五、青雪散(《普活方》卷一八八)。

【组成】青黛半两

【用法】上为细散。每服半钱,磨刀水调下,每日三次。

【主治】❶《圣惠》:小儿斑疮,及疹豆疮,心神烦躁,睡卧不安。❷《本草纲目》:内热吐血。

【备考】《本草纲目》引《圣惠》本方用法:青黛二钱,新汲水下。

49345　青黛散《圣惠》卷八十六)

【组成】青黛(细研)　雄黄(细研)　朱砂(细研,水飞过)　石盐(细研)　白矾(烧令汁尽)　薰陆香(研入)各一两　麝香(细研)　蚺蛇胆(研入)　细辛　黄连(去须)　青矾(烧令通赤)　黄矾(烧令通赤)　盐绿　黄柏(剉)　苦参(剉)　桂心　杏仁(汤浸,去皮尖双仁,麸炒微黄)　干姜(炮裂,剉)　藜芦(去芦头)各半分　附子(炮裂,去皮脐)　莨菪子(水淘去浮者,水浸令芽出,焙干,炒令黑黄色)　熊胆(研入)　石胆(细研)各一分　蛤蟆一枚(涂酥炙微黄)

【用法】上为细散。如疳在内,三岁每服半钱,以井花水一合调下,一岁一字,三岁以上,临时加之;若口内疳疮,以蒜一片研和少许散,每夜涂之,须臾,自然流引涎出;若鼻内有疮,用蒜如皂荚子大研和少许散,纳于鼻中;若外有疳疮,以猪脂和散涂之。立愈。

【主治】小儿一切疳。腹肚胀满,手脚枯细,眼目口鼻生疮,身体壮热,痢下泔淀,日渐羸瘦,面无光泽。

49346　青黛散《圣惠》卷八十七)

【组成】青黛一分　麝香二分　芦荟一分　朱砂一分　地龙一分(微炒)　夜明砂一分(微炒)　干蛤蟆灰一分　熊胆一分

【用法】上为细散。每服半钱,空心以粥饮调下。更用少许药吹入鼻中,后以桃枝看冷热浴儿,衣盖,有虫子出为效也。

【主治】小儿干疳,日久不愈,骨立形枯,诸治无效者。

49347　青黛散《圣惠》卷八十七)

【组成】青黛一分　甘草半两(炙微赤,剉)　地榆半两　蜗牛子一两(炒令黄)　兰香根一分　麝香一分(细研)　人粪灰一分　蚺蛇胆(研入)　龙脑一分(细研)

【用法】上为细散。每服半钱,以粥饮调下,一日三次,亦可用少许吹于鼻中。

【主治】小儿脑疳,烦热,皮干瘦悴。

49348　青黛散《圣惠》卷九十)

【组成】青黛一分　人粪半两(烧灰)　蜗牛半两(烧灰)　麝香一分

【用法】上为细散。量疮大小敷之。若鼻内有疮,以散少许吹在鼻内,每日三次。

【主治】小儿疳疮,或生口面,或生身上。

49349　青黛散《圣惠》卷九十二)

【组成】青黛一分　苦楝根一两(微炙,剉)　鹤虱一分　槟榔一枚

【用法】上为细散。每服半钱,先吃淡肉脯少许,后以粥饮调下,一日二三次。

【主治】小儿寸白虫,连年不除,面无颜色,体瘦少力。

49350　青黛散《圣惠》卷九十三)

【组成】青黛(细研)　朱砂(细研)　雄黄(细研)　附子(炮裂,去皮脐)　藜芦(去芦头)　胡黄连　细辛　麝香(细研)　白矾灰　黄矾灰　莨菪子(水淘去浮者,水煮令芽出,晒干,炒令微焦)各一分

【用法】上为细散。每服半钱,以粥饮调下,早晨、晚后各一服。

【主治】小儿疳痢,脊膂如锯,眼口鼻痒,自咬指甲,头发干焦,下部急痛。

49351 青黛散（《圣惠》卷九十三）

【组成】青黛一分 蟾灰一分 赤石脂半两 诃黎勒皮一两（微煨） 胡粉一分（微炒） 黄连一分（去须，微炒） 麝香一分（细研）

【用法】上为散。每服半钱，以乳汁调下，一日三四次。

【主治】小儿疳痢不止，下部痒。

49352 青黛散（《圣惠》卷九十三）

【组成】青黛一两（细研） 麝香半两（细研） 雄黄半两（细研） 朱砂半两（细研） 蚺蛇胆半两 黄柏半两（涂蜜微炙，剉） 苦参半两（剉） 桂心半两 杏仁半两（汤浸，去皮尖双仁，麸炒微黄） 干姜一分（炮裂，剉） 白矾半两（烧令汁尽） 细辛一分 黄连半两（微炒，去须） 藜芦一分（去芦头） 附子半两（炮裂，去皮脐） 莨菪子半两（水淘去浮者，水煮令芽出，候干，炒令黄黑色）

【用法】上为细散。每服半钱，以井花水调下，一日三次；一岁儿服一字，三岁儿服半钱。若口有疮及鼻痒，酥和绿豆大，安鼻中；若头上疮疮，及下部有疮赤烂，并用散敷之。

【主治】小儿疳痢久不愈，日渐羸瘦。

49353 青黛散（《博济》卷四）

【组成】青黛（好者，细研）半两 宣连一钱半（为末） 苦楝根三两（细切，炮干，为末） 雄黄一分（另研） 朱砂一分（好者，另研） 夜明砂半两（另研） 川大黄半两（细剉，蒸三度，焙干，为末） 麝香一钱（另研） 芜荑（另研）半两

【用法】上为细末。每服一钱或半钱，蜜水调下，米饮调下亦可，一日二次，此宜常服。

【功用】杀虫。

【主治】小儿疳热。

49354 青黛散（《圣济总录》卷一二一）

【组成】青黛（研） 桦皮（烧灰） 蛤蟆（取五月五日者，烧灰，研）各一两

【用法】上为细末。每用少许敷齿宣露处，有津吐之。

【主治】齿龈宣露。

49355 青黛散（《圣济总录》卷一二一）

【组成】青黛（研） 苦参（剉） 甘草（炙）各一两 雄黄（研） 丹砂（研） 莨菪子（炒） 矾石（烧灰） 藜芦（去芦头） 细辛（去苗叶） 附子（炮裂，去皮脐） 麝香（研）各半两

【用法】上为散。每用半钱匕，以绵裹贴齿痛处，有涎即吐；疳湿蜃者，每服半钱匕，空腹以井花水调下。

【主治】❶《圣济总录》：牙齿根挺出及脱落，疳湿攻唇穿破，侵蚀蜃齿。❷《普济方》：口臭。

【备考】方中麝香，《普济方》作射干。

49356 青黛散（《幼幼新书》卷三十四引《刘氏家传》）

【组成】青黛 甘草（生用） 黄连 香白芷 密陀僧（醋烧，别研）各等分

【用法】上为末。每用掺口内。

【主治】小儿口疮。

49357 青黛散（《卫生总微》卷十一引时举方）

【组成】青黛一分 干藕节一两 密陀僧半两 汉罗（乃旱螺）一分

【用法】上为末。每服半钱，米饮调下，不拘时候。

【主治】下利发渴不止。

49358 青黛散（《儒门事亲》卷十二）

【组成】猪牙皂荚二个 玄胡索一个 青黛少许

【用法】上为细末。鼻内灌之，其涎自出。

【功用】涌吐。

【主治】❶《东医宝鉴》引《得效》：风痰壅塞。❷《医学纲目》：头风。

49359 青黛散（《医方类聚》卷八十五引《王氏集验方》）

【组成】青黛 枯白矾各等分

【用法】上为末。吹鼻中。

【主治】吐血、衄血。

49360 青黛散（《瑞竹堂方》卷三）

【组成】猬刺 束棘针（枣树上黄直棘针） 香白芷 青黛（研）各等分

【用法】上为细末。左眼倒睫，口噙水左鼻内搐之；右眼倒睫，右鼻搐之。

【主治】眼倒睫。

49361 青黛散

《得效》卷十七。为《苏沈良方》卷七"绿云散"之异名。见该条。

49362 青黛散（《得效》卷十九）

【异名】青苋膏（《外科大成》卷二）。

【组成】马齿苋四两（研烂） 青黛一两

【用法】上为末。外涂，仍服八正散，每日三次。

【主治】❶《得效》：多食鱼虾，发风热，以致下部生湿疮，热痒而痛，寒热，大小便涩，食亦减，身面微肿。❷《外科大成》：由中下二焦风热所致的肾囊风，疙瘩作痒，搔之作痛，及妇人脐下连二阴生疮，状如马刀，痛出黄汁，食减身浮，二便涩滞。

49363 青黛散

《普济方》卷三〇七。为《产宝诸方》"青黄散"之异名。见该条。

49364 青黛散（《袖珍小儿》卷七）

【组成】黄连 黄柏各三钱 青黛二钱 牙消一钱 辰砂一钱 雄黄 牛黄 硼砂各五分 脑子一分

【用法】上为细末。每用二分半，先以薄荷汁拭口，却掺药口内。

【主治】小儿鹅口疮，重腭不能吮乳，及咽喉肿塞。

49365 青黛散（《疡科选粹》卷三）

【组成】青黛（淘净）五钱 硼砂五分 冰片少许

【用法】上为末。干掺。

【主治】口舌生疮。

49366 青黛散（《疡科选粹》卷四）

【组成】炉甘石（黄连水煅） 青黛 血竭各一钱 冰片一分五厘

【用法】上为末。洗净，掺之。

【主治】下疳。

【宜忌】忌鸡、鱼。

49367 青黛散（《济阳纲目》卷一〇七）

【组成】青黛三钱 铜绿 黄矾 黄柏 黄连 藜芦 枯矾 芒消各二钱 人言二钱（用红枣一枚去核，各分入内，以火煅作灰用） 麝香半钱 轻粉四十九贴

【用法】上为细末,后入轻粉、麝香研匀。每用少许,擦患处。

【主治】牙疳。

49368 青黛散(《疡医大全》卷三十)

【组成】青黛 黄柏 枯矾 雄黄 百药煎 硫黄各等分

【用法】上为细末。湿则干掺,干用香油调搽。以愈为度。

【主治】奶癣疮。

49369 青黛散(《外科集腋》卷二)

【组成】青黛 薄荷 木鳖子(煅,去皮) 冰片

【用法】上为末。掺入耳中。

【主治】脓耳肿痛初起。

【备考】《外科传薪集》本方用量各等分。

49370 青黛散(《类证治裁》卷六)

【组成】黄连 黄柏 牙消 青黛 朱砂 雄黄 牛黄 硼砂 冰片

【用法】上为末。掺患处。

【主治】重舌。

49371 青黛散(《理瀹》)

【组成】黄连三钱 黄柏(蜜炙) 蒲黄各二钱 青黛 芒消 元明粉 寒水石 儿茶 雄黄 硼砂 五倍子各一钱 漂朱砂 枯矾 铜绿 绿矾(煅) 薄荷 生甘草各五分 牛黄 冰片各三分 麝香一分

【用法】上为末。临用以薄荷汤同姜汁、白蜜调敷颈上。

【主治】口舌、牙齿、咽喉诸症。

【加减】加人中白(人乳煅过)五钱,名"人中白散"。

49372 青黛散(《中药成方配本》)

【组成】飞青黛五钱 冰片二钱 生西月石二钱 人中黄四钱 人中白三钱 儿茶四钱 西瓜霜三钱 薄荷五钱

【用法】上为极细末。吹喉,搽口。

【功用】消火消肿。

【主治】咽喉红肿,口舌碎痛。

49373 青黛散(《中医外科学讲义》)

【组成】青黛二两 石膏四两 滑石四两 黄柏二两

【用法】上为细末。干掺或麻油调敷患处。

【功用】收湿止痒,清热解毒。

【主治】一般湿疹,焮肿痒痛出水。

49374 青黛散

《全国中药成药处方集》(上海方)。为《外科正宗》卷四"人中白散"之异名。见该条。

49375 青黛散(《赵炳南临床经验集》)

【组成】青黛粉五钱 黄柏面五钱 滑石粉二两

【用法】直接撒扑外用。

【功用】收干止痒,清热定痛。

【主治】脓疱疮,急性湿疹,接触性皮炎,或脂溢性皮炎,痱子。

49376 青黛散(《成方制剂》1册)

【组成】冰片 薄荷 儿茶 甘草 黄连 硼砂 青黛 人中白

【用法】上制成散剂。先用凉开水或淡盐水洗净口腔,将药少许吹撒患处,一日2～3次。

【功用】清热解毒,消肿止痛。

【主治】口疮,咽喉肿痛,牙龈出血等。

49377 青黛膏(《普济方》卷三六七)

【组成】天麻半两 白附子三钱 蝎梢半两 麝香一钱 花蛇肉(酒炙) 天竺黄二钱 青黛二钱 朱砂三钱

【用法】上为末,炼蜜为丸,如皂角子大。薄荷汤送下。

【主治】中风,昏闷呵欠,手足微冷。

【备考】本方方名,据剂型,当作"青黛丸"。

49378 青黛膏(《中医皮肤病学简编》)

【组成】青黛31克 蛤壳粉9克 石决明粉6克 冰片1克

【用法】上为细末。油调外用。

【主治】下腿溃疡。

49379 青膻汤

《普济方》卷二十九。为《三因》卷八"清膻汤"之异名。见该条。

49380 青藤膏(《医统》卷八引《易简》)

【组成】青藤(出太平府之荻港,二三月间采)不拘多少

【用法】刮入釜内,用微火熬七日夜,成膏,收于瓷器内。若用治病,先备梳三四枚,量病虚实加减服一茶匙,温酒调下,不拘时候。服毕,将患人身上拍一掌,其后发痒遍身,以梳梳之,要止,饮冷水一口解之,痒止病愈。

【主治】❶《医统》引《易简》:诸风证。❷《串雅内编》:风湿流注,历节鹤膝,麻痹瘙痒,损伤疮肿等症。

【宜忌】《本草纲目》引《濒湖集简方》:宜避风数日。

49381 青露散(《瑞竹堂方》卷五)

【组成】白及 白蔹 白薇 白芷 白鲜皮 朴消 青黛 黄柏 大黄 天花粉 青露叶(即芙蓉叶) 老龙皮(即老松树皮)各等分

【用法】上为细末。用生姜自然汁调,围敷。如干时,再用姜汁调润。

【主治】发背疽,一切恶疮。

49382 青露散

《喉科指掌》卷一。为原书同卷"金箍散"之异名。见该条。

49383 青露散(《青囊立效秘方》卷一)

【组成】生军一斤 芙蓉叶八两 川柏一斤 白薇八两 花粉一斤 青黛四两 陈皮四两 白及四两 生石膏一斤

【用法】晒脆,为末。野菊花叶汁、丝瓜叶汁、蜜、菜油皆可调敷。

【主治】一切红肿之症。

49384 青露散

《青囊秘传》。为《本草纲目》卷二十六引《鸿飞集》"清凉膏"之异名。见该条。

49385 青囊丸(《韩氏医通》卷下引邵应节方)

【组成】香附子(为主,略炒)不拘多少 乌药(略炮,减附三分之一)。

【用法】上为细末,水醋煮为丸,如梧桐子大。随证用引,如头痛,茶送下;痰,姜汤之类,多用酒下为妙。

【主治】❶《韩氏医通》：妇人头痛。❷《中国医学大辞典》：胃脘痛及气郁诸病。

49386　青麟丸（《中医内科学》引《邵氏经验良方》）

【组成】大黄二十斤

【用法】用鲜侧柏叶、绿豆芽、黄豆芽、槐枝、桑叶、桃叶、柳叶、车前、鲜茴香、陈皮、荷叶、银花、苏叶、冬术、艾叶、半夏、厚朴、黄芩、香附、砂仁、甘草、泽泻、猪苓煎汤蒸制大黄，为末，牛乳、苏叶、梨汁、姜汁、童便、陈酒为丸服。

【功用】清腑缓下。

【主治】热秘。

49387　青麟丸（《续名医类案》）

【异名】秘制清宁丸（《全国中药成药处方集》吉林方）。

【组成】绵纹大黄十斤（先以淘米泔浸半日，切片晒干，再入无灰酒浸三日，取出，晒大半干，第一次用侧柏叶垫甑底，将大黄铺上，蒸一炷香久，取起晒干，以后每次俱用侧柏叶垫底，起甑走气不用；第二次用绿豆熬浓汁，将大黄拌透，蒸一炷香，取出晒干；第三次用大麦熬浓汁拌透，照前蒸晒；第四次用黑料豆熬浓汁拌透；第五次用槐条叶熬浓汁拌透；第六次用桑叶；第七次用桃叶；第八次用车前草；第九次用厚朴；第十次用陈皮；十一次用半夏；十二次用白术，十三次用香附；十四次用黄芩；以上俱如前煎汤浸透蒸晒，第十五次用无灰酒拌透，蒸三炷香，取出晒透）。

【用法】上为极细末，每大黄一斤，入黄牛乳二两，藕汁二两，梨汁二两，童便二两，如无童便，以炼蜜二两代之，外加炼蜜六两，为丸，如梧桐子大。每服二钱。

【功用】《全国中药成药处方集》（吉林方）：利便利尿，消火解毒。

【主治】❶《续名医类案》：一切热症。❷《全国中药成药处方集》（吉林方）：肝火便秘，小便不利，肠风便血等症。

【宜忌】《全国中药成药处方集》（吉林方）：忌食辛辣。

49388　青麟丸（《中国医学大辞典》）

【异名】二十四制青麟丸（《丸散膏丹集成》）。

【组成】绵纹大黄二十斤

【用法】先用嫩藕汁蒸透，晒干，后用牡丹皮、地骨皮、甘蔗汁、泽泻、薄荷、韭菜、赤茯苓、石斛、黄柏、侧柏、玄参、连翘、木通、当归、知母、车前、猪苓、广皮、生地、贝母、甘草、薏苡仁、青盐，逐味照前法煎汤制，九蒸九晒，晒干，研为细末，再用陈酒泛丸。每服二三钱，熟汤送下。如火毒甚者，俱从小便出，或色深黄，不必疑忌。舌麻（一作糜）口碎，目赤鼻疮，唇肿喉闭，齿痛耳聋头痛，时疫暑热，火郁呛咳，甘桔汤送下，灯芯汤亦可；吐血、齿血、溺血、便血、遗精、淋浊，灯芯汤送下；肺痈、肠痈、痰火昏狂，如醉如痴者，灯芯汤送下；胸闷脘胀，气阻噎膈，肝胃气痛，大小便闭者，香附汤送下；湿热黄疸；瘴气疟疾，水肿臌胀，食积腹痛，大腹皮汤送下；痢疾初起，里急后重不爽，赤痢，焦槐米汤送下，白痢，淡姜汤送下；从高坠下，损伤蓄血于内，不思饮食者，童便送下，苏木汤亦可；妇女经痛，经事不调，产后恶露不尽，瘀血作痛，痰扰头晕，气闷呕恶，发热腹痛便秘者，益母汤送下；妇女赤白带下，骨蒸发热，地骨皮汤送下；小儿惊风，疳臌食积，形瘦内热，薄荷、麦芽（炒）煎汤送下。

【功用】去五脏湿热秽毒。

【主治】舌麻（一作糜）口碎，目赤鼻疮，唇肿喉闭，齿痛耳聋头痛，时疫暑热，火郁呛咳，吐血、齿血、溺血、便血、遗精、淋浊，肺痈、肠痈、痰火昏狂，如醉如痴者；胸闷脘胀，气阻噎膈，肝胃气痛，大小便闭者；湿热黄疸，瘴气疟疾，水肿臌胀，食积腹痛，痢疾初起，里急后重不爽，从高坠下，损伤蓄血于内，不思饮食者，妇女经痛，经事不调，产后恶露不尽，瘀血作痛，痰扰头晕，气闷呕恶，发热腹痛便秘者；妇女赤白带下，骨蒸发热；小儿惊风，疳臌食积，形瘦内热。

【宜忌】《全国中药成药处方集》（上海方）：忌刺激性食物。

【备考】方中贝母，《全国中药成药处方集》（上海方）作"川草薢"。

49389　青麟丸（《中药成方配本》）

【组成】大黄二十斤　黄柏八两　黄芩八两　猪苓八两　赤苓八两　泽泻八两　木通八两　车前子八两　米仁八两　粉草薢八两　生侧柏八两　玄参八两　广皮八两　薄荷八两　制香附八两

【用法】先将十四味药（大黄除外）煎汁去滓，将汁拌大黄蒸黑，晒干，将蒸余之汁和加黄酒五斤，再拌大黄蒸三小时，晒干；将锅内余汁拌大黄，再晒干，研末，每斤净粉用白蜜四两炼熟化水泛丸，如椒目大，约成丸十九斤。每次一钱，开水送下，一日二次。

【功用】清热利湿。

【主治】湿毒疮疡，目赤口碎，头痛齿痛，二便不利。

【宜忌】孕妇忌服。

49390　青麟丸

《全国中药成药处方集》（济南方）。为原书（南昌方）"清宁丸"之异名。见该条。

49391　青小豆方（《医方类聚》卷一三三引《食医心鉴》）

【组成】青小豆半升　冬麻子一升（微炒）　生姜一分（切）　白米半升

【用法】以水二升，研滤麻子，取汁，并投生姜、豆煮粥。空心食之。

【主治】小便不通，淋沥闭痛。

49392　青小豆方（《圣惠》卷九十六）

【组成】青小豆半升　冬麻子三合（捣碎，以水二升淘，绞取汁）　陈橘皮一合（末）

【用法】以冬麻子汁煮橘皮及豆，令熟。食之。

【主治】小便不通，淋沥。

49393　青小豆粥（《医方类聚》卷一三三引《食医心鉴》）

【组成】青小豆一升　通草四两（剉）　小麦一升

【用法】以水四升，煎通草取汁二升，去滓，煮麦、豆作粥食之。

【功用】通淋。

【主治】小便涩少，淋沥疼痛。

49394　青木香丸（《续传信方》引张仲景见《证类本草》卷六引《本草图经》）

【组成】昆仑青木香　六路诃子皮各二十两

【用法】上为末，砂糖为丸，或加羚羊角十二两，炼蜜丸，如梧桐子大。每服三十丸，一日二次，空腹煎酒送下，其效甚速。

【主治】阳衰诸不足。

49395　青木香丸（《外台》卷七引《必效方》）

【组成】青木香六分　槟榔六分　大黄十二分　芍药五分　诃黎勒五分　枳实五分（炙）　桂心四分

【用法】上药治下筛，炼蜜为丸，如梧桐子大。饮服十五丸。渐渐常加，以利为度，不限丸多少；不利者，乃至五十、六十丸亦得。

【主治】气满腹胀不调，不消食，兼冷。

【宜忌】忌生葱。

49396　青木香丸（《局方》卷三）

【组成】补骨脂（炒香）　荜澄茄　槟榔（酸粟米饭裹，湿纸包，火中煨令纸焦，去饭）各四十两　黑牵牛（二百四十两，炒香，别捣末）一百二十两　木香二十两

【用法】上为细末，入牵牛末令匀，渐入清水和令得所，丸如绿豆大。每服二十丸，食后茶、汤、熟水任下。酒食后可每服五丸至七丸，小儿一岁服一丸。

【功用】宽中利膈，行滞气，消饮食。

【主治】胸腹痞满胀痛，呕逆不食，膀胱疝气，湿着腰痛。

❶《局方》：胸膈噎塞，腹胁胀痛，心下坚痞，肠中水声，呕哕痰逆，不思饮食。❷《直指》：膀胱疝气。❸《杏苑》：浴出身上未干，忽尔熟睡，致肾经肿痛，腰背挛曲。

【宜忌】怀妊妇人不得服之。

【备考】❶方中黑牵牛，《医统》作黑豆。❷本方《直指》治膀胱疝气用法：每服五十丸，以醇酒入葱白，煎五苓散送下。

49397　青木香丸（《圣济总录》卷四十五）

【组成】木香一两半　厚朴（去粗皮，生姜汁炙）二两半　人参　附子（炮裂，去皮脐）　芎䓖　羌活（去芦头）　桂（去粗皮）　白术　枳壳（去瓤，麸炒）　槟榔（剉）　甘草（炙，剉）　陈橘皮（汤浸，去白，焙）　吴茱萸（汤洗，焙干，炒）各一两　黄耆（剉）　熟干地黄（焙）各二两

【用法】上为末，炼蜜为丸，如梧桐子大。每服二十丸，空心温酒送下。

【主治】脾胃风劳冷气。

49398　青木香丸（《丹溪心法附余》卷十七）

【组成】吴茱萸一两（分作二份，酒、醋浸一宿，焙干）　香附子一两　荜澄茄　青木香各半两

【用法】上为末，米糊为丸，如梧桐子大。每服七十丸，空心盐汤或乳香、葱白汤送下。

【主治】肾冷，疝气胀痛。

49399　青木香丸（《金鉴》卷四十二）

【组成】青木香五钱　吴茱萸（酒、醋浸，炒）一两　香附（醋炒）一两　荜澄茄五钱　乌药五钱　小茴香五钱　川楝肉五钱（巴豆仁二十一粒，研碎，拌炒）

【用法】上为末，合均，葱涎为小丸。每服三钱，酒、盐任下。

【主治】一切疝痛。

49400　青木香丸（《续名家方选》）

【组成】香附三钱　黄柏二钱（黑霜）　胡黄连一钱　青木香五分

【用法】上为丸服。

【主治】诸虫属热者。

49401　青木香汤（《医心方》卷十五引《深师方》）

【组成】青木香一两　芍药一两　白蔹一两　芎䓖一两

【用法】上药以水四升，煮取二升，去滓，温洗疮，每日三次，明日以膏纳疮中，每日三次。

【主治】痈疽，疮臭烂。

49402　青木香汤（《外台》卷三引《古今录验》）

【组成】青木香二两　黄连一两（去毛）　白头翁二两

【用法】上切。以水五升，煮取一升半。分温三服。小儿若服之，一服一合。

【主治】春夏忽喉咽痛而肿，兼下痢。

【宜忌】忌猪肉、冷水。

49403　青木香汤（《千金》卷五）

【组成】青木香四两　麻子仁一升　虎骨五两　白芷三两　竹叶一升

【用法】上㕮咀。以水二斗，煮取一斗，稍稍浴儿。

【功用】《千金方衍义》：荡邪热，逐毒气。

【主治】小儿壮热羸瘠。

【备考】本方方名，《千金方衍义》引作"青木香浴汤"。

49404　青木香汤（《千金翼》卷二十二）

【组成】青木香　麻黄（去节）各二两　升麻三两

【用法】上㕮咀。以水六升，煮取二升，去滓，分三服，一日令尽。暖卧取微汗，避风，以粉粉身。

【主治】发背，肿如杏核、鸡子。

49405　青木香汤（《活幼心书》卷下）

【组成】青木香（去芦）　枳壳（水浸润，去壳，剉片，麦麸炒微黄）各半两　甘草二钱半

【用法】上㕮咀。每服二钱，水一盏，煎七分，温服，不拘时候。

【主治】小儿阴茎无故而肿或痛缩；及咳嗽，痰喘，气促。

49406　青木香散（《医心方》卷四引《范汪方》）

【组成】青木香二两　附子一两　白灰一两　矾石半两

【用法】上为散。粉之

【主治】腋臭。

49407　青木香散（《颅囟经》卷下）

【组成】狐阴一只（炙）　蒺藜（炒）　地肤皮　昆布　枳壳（炒）　槐子（炒）一分

【用法】上为末。一岁二岁，每服一钱，空心米饮送下。

【主治】孩子阴囊或如疝肿胀。

49408　青木香散（方出《本草纲目》卷十四引《圣惠》，名见《普济方》卷三六九）

【组成】木香六分　白檀香三分

【用法】上为末，清水和服。仍温水调涂囟顶上取愈。

【主治】小儿天行，壮热头痛。

49409　青木香散

《普济方》卷九十三。为原书同卷引《卫生家宝》"木香汤"之异名。见该条。

49410　青木香散（《普济方》卷二七八）

【组成】青木香　紫葛　紫檀　朴消各二两　赤小豆二合　蜀升麻（剉）　白蔹　生矾石各一两

【用法】上药治下筛。以水和如稀面糊，又以榆皮汁和

之亦妙。以布剪可肿大小,仍每片剪三二个小孔子,涂药贴肿上,干即易之。

【主治】一切热毒肿痛,并痈肿,乳痛。

49411 青木香散(《普济方》卷二八七)

【组成】青木香 滑石 龙骨各三两 胡粉一两 米粉一斤

【用法】上为末。以粉病上,每日三次。

【主治】瘭疽着手中、肩背,累累如米起色白,刮之汁出,愈后复发。

49412 青木香煎

《松峰说疫》卷二。为方出《外台》卷三,名见《伤寒图歌活人指掌》卷五"青木香一物汤"之异名。见该条。

49413 青火金针(《奇效良方》卷二十四)

【组成】焰消一两 青黛 川芎 薄荷各一钱

【用法】上为细末。口噙水,用此药些少搐鼻。

【主治】头风牙痛,赤眼,脑泻,耳鸣。

49414 青头鸭羹(《医方类聚》卷一三三引《食医心鉴》)

【组成】青头鸭一只(治如食) 萝卜根 冬瓜 葱白各四两

【用法】上如常法羹煮,盐、醋调和,空心食,白煮亦佳。

【主治】小便涩少疼痛。

49415 青竹茹汤

《活人书》卷十七引《百问方》。为《伤寒总病论》卷三"瓜蒌汤"之异名。见该条。

49416 青竹茹汤

《圣济总录》卷三十九。为《圣惠》卷十"竹茹饮子"之异名。见该条。

49417 青竹茹汤(《普济方》卷二〇六)

【组成】生芦根(切)一升 青竹茹一升 粟米三合 生姜二两

【用法】上咬咀。以水五升,煮取二升。分三服。不止,服三剂。

【主治】伤寒后,哕干呕,不下食。

49418 青竹茹汤

《摄生众妙方》卷十一。为方出《外台》卷三十三引《集验方》,名见《医心方》卷二十二引《产经》"竹茹汤"之异名。见该条。

49419 青竹茹散(《普济方》卷三一一)

【组成】刮青竹皮二升 乱发(如鸡子大)四枚(烧灰) 延胡索二两(一方无延胡索)

【用法】上为散。以水合酒一升,煎三沸,顿服,一日三四次。

【主治】折伤,举身尽瘀血。

49420 青羊肝散(《圣惠》卷三十三)

【组成】青羊肝一具(去胆膜,切) 决明子二两(微炒) 蓼子二两(微炒)

【用法】先将羊肝于新瓦盆中,慢火上焙干,纳诸药,捣细为散。每服二钱,食前以粥饮调下,夜临卧再服。

【主治】眼视物眈眈。

49421 青羊角散(《圣惠》卷二十一)

【组成】青羊角屑半两 黄芩半两 川升麻半两 栝楼根半两 石膏一两 川大黄一两(剉碎,微炒) 玄参半

两 甘草半两(炙微黄,剉)

【用法】上为粗散。每服三钱,以水一中盏,煎至六分,去滓温服,不拘时候。

【主治】热毒风攻头面,烦热,口干。

【宜忌】忌炙博物。

49422 青羊脂粉(《外台》卷二十三引《古今录验》)

【组成】胡粉 铜青各等分

【用法】先以盐汤洗两腋下,及着药,且淋洗,又以青羊脂和敷。数日愈。

【主治】狐臭。

49423 青羊脂膏(《千金》卷二十二)

【组成】青羊脂四两 甘草 芍药各三两 白芷 寒水石 防风 黄芩 白及 黄耆 升麻各四分 石膏一升 竹叶(切)一升

【用法】上咬咀。先以水八升煮石膏、竹叶,取四升,去滓,浸诸药,以不中水猪脂二升合煮。膏成敷病上良。

【主治】风热赤疹,搔之逐手作疮。

【备考】方中黄芩,《普济方》作"黄柏"。

49424 青吹口散(《中医外科学讲义》)

【组成】煅石膏三钱 煅人中白三钱 青黛一钱 薄荷五分 黄柏七分 川连五分 煅月石六钱 三梅一钱

【用法】将煅石膏、煅人中白、青黛各研细末,和匀,再用水飞三四次,研至无声为度,晒干,再研细后,再将其余五味各研细后和匀,用瓶装,封固不出气。洗漱净口腔,用药管吹敷患处。

【功用】消炎止痛,清热解毒。

【主治】❶《中医外科学讲义》:口、舌、咽喉碎痛之疳疮。❷《中医喉科学讲义》:唇风。

【备考】本方加凡士林改为油膏剂,名"青吹口散油膏"(见原书)、"吹口散油膏"(见《中医喉科学讲义》)。

49425 青附金丹(《重庆堂医学随笔》卷上引薛氏方)

【组成】青皮(切,用消石五钱化水浸) 香附(捶碎,童便浸)四两 郁金(敲碎,用生矾五钱化水浸)二两 丹参(切,姜汁浸)二两 人参 当归 川芎各一两 白术 茯苓 制半夏各二两 陈皮 炙草各五钱

【用法】上前四味为细末,醋糊为丸,如麻子大,晒干,洒上阿胶水,摇令光泽。再用后八味研细末,以米饮泛在光泽小丸上作外廓,晒干。每服三钱,开水送下。

【主治】妇女癥瘕。

【方论选录】此薛氏法,方制甚奇。缘虚弱人而患癥瘕疾癖有形之病,不可遽施攻下,故用此为缓消之计。其妙在以六君、归、芎为外廓,使药入胃时不知有攻消之味,而胃气不伤,迨其渐化,则对证之药已至病所,俾病去而正不伤,诚女科之要方也。

49426 青松药酒(《卫生鸿宝》卷一引《丛桂堂方》)

【组成】青松毛(晒)二斤 陈海蜇 白蜜各一斤 细黑豆 桑枝(切,炒) 胡桃肉各八两 甘菊瓣二两 火酒十六斤(黄酒亦可)

【用法】隔汤煮一炷香,坛贮,随量饮。

【主治】风湿气。

49427 青金煮散(《圣济总录》卷九十一)

【组成】青橘皮(汤浸,去白,炒) 白术 木香 姜黄

槟榔(剉) 郁李仁(汤浸,去皮尖) 楝实(剉,炒) 茴香子(炒) 人参 益智(去皮,炒) 赤茯苓(去黑皮) 白牵牛(微炒)各半两

【用法】上为散。每服二钱匕,水一盏,加生姜二片,盐一字,煎至七分,去滓,稍热空心服。

【主治】虚劳积聚不消,心腹妨闷,脾胃气滞,不思饮食。

49428 青金锭子(《外科精义》卷下)

【组成】白丁香 铜青 硇砂 粉霜 轻粉各五分 麝香 龙脑各一字

【用法】上为细末,面糊为丸,捻作锭子。每用纴入疮口中,脓水出快。

【主治】诸恶疮脓出不快,及多年痔瘘,愈而复发。

【备考】《普济方》有白矾。

49429 青金锭子(《医方类聚》卷一九〇引《修月鲁般经后录》)

【组成】铜青一两 轻粉一钱 硇一钱 蟾半钱 麝少许

【用法】蜡一两,好酒煮十数沸,取蜡;再用香油半两,煮十数沸,取出和药作锭子。

【功用】取脓。

49430 青金锭子(《普济方》卷二七四)

【组成】铜绿三钱 青矾(真者) 轻粉 白丁香(真者) 苦葶苈(净洗)各一钱(研细) 片脑 麝香各半钱

【用法】上药先将葶苈研细,次下余药,用细白面加白及末一钱,调糊为度,捻如麻黄粗,约入疮口深浅纴入,疼者可治,不疼者难治。

【主治】疮肿。

【加减】闭疮口,加砒一钱(生用),名"碧云锭子";去死肉,加砒一钱(煅炼过),名"碧霞锭子";生肌肉,加枯矾一钱,名"碧玉锭子"。

49431 青鱼胆方(《奇效良方》卷五十七)

【组成】青鱼胆汁

【用法】滴目中。

【主治】目暗。

49432 青盐点方(《圣济总录》卷一八三)

【组成】青盐(研)一两 杏仁(去皮尖)二两(微炒,研烂,以少汤同研匀,帛裹,压油出,用拌鸡子壳)

【用法】上二味,用铜盆一只,面阔一尺者,纳油、盐,取青柳枝如箸大者一握,紧束之,截头令齐,用研之,候如稠墨,即先剜地作坑,置瓦于坑底上,取熟艾一鹅卵大,安瓦上,烧之,即安前药盆合在坑口上,以烟熏之,火尽药成,收于不津器中,每夜点目大眦即卧,频点取愈。

【主治】乳石发,久风目赤。

49433 青桑枝饮(《得效》卷九)

【异名】青桑枝散(《奇效良方》卷二十二)。

【组成】青桑枝 柳枝 石榴皮 桃枝 梅枝各七茎并长四寸许 鬼臼五钱 青蒿一小握 赤箭五钱(一方不用鬼臼、赤箭)

【用法】用童便一升半,葱白七茎,去头叶,煎及一半去滓,别入安息香、阿魏各一分,再煎至一盏,去滓,调辰砂末半钱,槟榔末一分,麝香一字,分作二服调下,五更初一服,五更三点时一服。至巳时必取下虫,红者可救,青黑不治,青黑者死。

见有所下,须进软粥饭,温暖将息。

【功用】取虫。

【主治】劳瘵。

【宜忌】不可用性,及食生冷、毒物。

49434 青桑枝散

《奇效良方》卷二十二。为《得效》卷九"青桑枝饮"之异名。见该条。

49435 青麻饮子(《医方类聚》卷二二八引《王岳产书》)

【组成】青麻苗枝(和叶剉)一斗(以中元节所有收用最佳,不然,秋间收者亦得,着土处头一尺弃之,旧方云,未沤麻亦同其效) 小荷叶三片(亦是中元节收,晒干) 当归半两 甘草(炮) 陈橘皮 生姜(拍破)各三分

【用法】上剉,作饮子,分作四剂。每剂以好无灰酒一盏,小便一盏,煎取一盏。才产了得少时,便吃此饮子一服;若胞衣不下,服之立下;但分娩了无事,亦服此二服,保无运绝,诸患恶滞皆下也,未入所投月,宜预收贮药料。

【功用】下诸恶滞。

【主治】诸患恶滞,胞衣不下。

49436 青葙子丸(《外台》卷二引《集验方》)

【组成】青葙子五两 龙胆三两 黄芩一两 栀子仁一两 苦参一两 黄柏二两 栝楼一两 黄连二两

【用法】上为末,炼蜜为丸,如梧桐子大。每服七丸,食前饮送下,一日三次。不知稍增。

【主治】伤寒后,结热在内,烦渴。

【宜忌】忌猪肉,冷水。

【方论选录】《千金方衍义》:青葙子专走厥阴肝经,《本经》治唇口青,是热伏至阴而见假象,非阴寒药也;草龙胆《本经》治骨间寒热,大泻肝经湿热,苦参《本经》治心腹结气,与黄柏同为泻肾之品;兼芩、连、栀子一派苦寒,暗伏黄连解毒于中;更加栝楼根通津液,除烦渴。相率以迅扫留泊之余邪,咸非驯良之品,病人稍涉虚者,难以概施。

49437 青葙子丸(《外台》卷二十一引《必效方》)

【组成】青葙子 槐子 覆盆子 地肤子 蒺藜子 车前子各五分

【用法】上药治下筛,炼蜜为丸,如梧桐子大。每日服十五丸。

【主治】眼风暗有花。

【宜忌】忌五辛,猪、鸡、牛、羊肉,鱼、蒜、面、酢。

49438 青葙子丸(《圣惠》卷十)

【组成】青葙子 川大黄(剉碎,微炒) 黄连(去须) 黄芩 川升麻 栀子仁各一两 兔肝三分(微炙) 川朴消二两 苦参三分(剉)

【用法】上为末,炼蜜为丸,如梧桐子大。每服三十丸,以温浆水送下,不拘时候。

【主治】伤寒热毒攻眼,赤痛,兼白翳晕。

49439 青葙子丸(《圣惠》卷十八)

【组成】青葙子一两 枸杞子一两半 泽泻一两半 麦门冬一两半(去心,焙) 生干地黄一两半 防风一两(去芦头) 细辛三分 枳壳一两(麸炒微黄,去瓤) 石决明一两半 车前子二两 黄连三分(去须) 茺蔚子三分

【用法】上为末,炼蜜为丸,如梧桐子大。每服三十丸,以清粥饮送下,不拘时候。

【主治】热病,热毒攻眼,生翳膜。

49440　青葙子丸《圣惠》卷三十二)

【组成】青葙子一两　决明子一两　黄连一两(去须)　人参一两(去芦头)　苦参一两(剉)　防风三两(去芦头)　地骨皮一两　白鲜皮一两　川升麻一两　玄参一两　车前子一两　川大黄一两(剉碎,微炒)　枳壳一两(麸炒微黄,去瓤)　栀子仁一两　秦艽一两(去苗)　茯神一两　龙胆三分(去芦头)　黄芩一两

【用法】上为末,炼蜜为丸,如梧桐子大。每服二十丸,食后以温浆水送下。

【主治】眼风赤,昏暗,泪出。

49441　青葙子丸《圣惠》卷三十三)

【组成】青葙子　决明子　甜葶苈(隔纸炒令紫色)　车前子　细辛　五味子各半两　麦门冬(去心,焙)一两　生干地黄　枸杞子　茺蔚子　防风(去芦头)　泽泻　地肤子　桂心　菟丝子(酒浸三日,晒干,别捣为末)各半两　兔肝一具(炙干)

【用法】上为末,炼蜜为丸,如梧桐子大。每服二十丸,食后以粥饮送下。

【主治】风热壅滞,眼不得见日,泪出,昽昽不见物。

49442　青葙子丸《圣惠》卷三十三)

【组成】青葙子　甜瓜子仁　菟丝子(酒浸三日,晒干,别杵为末)　白蒺藜(微炒去刺)　面曲(炒令微黄)　乌梅肉(微炒)　桂心　蔓菁子　决明子　牡荆子　茺蔚子　枸杞子　萤火虫(微炒,去翅足)　地肤子　柏子仁各一两　川大黄一两(剉碎,微炒)　蕤仁二两(汤浸,去赤皮)　细辛二两

【用法】上为末,炼蜜为丸,如梧桐子大。每服二十丸,以温酒送下,不拘时候。

【主治】肝风多泪,眼目昏暗。

49443　青葙子丸《圣惠》卷八十九)

【组成】青葙子　蚺蛇胆　熊胆　马牙消各半两　龙脑半分

【用法】上为末,炼蜜为丸,如绿豆大。每服五丸,以温水研化服之,一日三次。

【主治】小儿眼有翳膜遮睛。

【备考】方中龙脑,《幼幼新书》作"龙胆"。

49444　青葙子丸《圣济总录》卷一〇二)

【组成】青葙子二两　车前子　细辛(去苗叶)　生干地黄(焙)　泽泻　菟丝子(酒浸,别捣)各一两半　防风(去叉)　赤茯苓(去黑皮)　茺蔚子　五味子　人参各一两

【用法】上为末,炼蜜为丸,如梧桐子大。每服十五丸,空心茶汤送下,加至二十丸。

【主治】肝虚眼昏涩,泪出翳生,或散或聚,初时即轻。

49445　青葙子丸《圣济总录》卷一〇二)

【组成】青葙子　桂(去粗皮)　葶苈(隔纸炒)　熟干地黄(焙)　细辛(去苗叶)　茺蔚子　枸杞子　决明子　五味子　白茯苓(去黑皮)　黄芩(去黑心)　防风(去叉)　地肤子各一两　泽泻　麦门冬(去心,焙)各一两半　车前子　菟丝子(酒浸一宿,别捣为末)各半两　兔肝(慢火炙令干)一具

【用法】上为末,炼蜜为丸,如梧桐子大。每服三十丸,食后米饮送下,临卧再服。

【主治】肾肝风虚,目昏暗,视物不明。

49446　青葙子丸《圣济总录》卷一〇三)

【组成】青葙子　五味子　菟丝子(酒浸,别捣为末)　地骨皮　生干地黄(焙)　决明子(炒)　葶苈子(隔纸炒)各三两　车前子　麦门冬(去心,焙)　地肤子　菟蔚　赤茯苓(去黑皮)　子芩　泽泻　防风(去叉)各二两半　兔肝一具(炙干)　杏仁(去皮尖双仁,炒,研)　细辛(去苗叶)　桂(去粗皮)各一两

【用法】上为末,炼蜜为丸,如梧桐子大。每服二十丸,食后米饮送下,一日三次。

【主治】目赤热痛,羞明泪出,或生翳障。

49447　青葙子丸《圣济总录》卷一〇六)

【组成】青葙子　蕤仁　人参　地骨皮　麦门冬(去心,焙)　赤茯苓(去黑皮)各半两　泽泻　前胡(去芦头)　枳壳(去瓤,麸炒)　甘草(炙,剉)　菊花　防风(去叉)各一两半　黄连(去须)二两

【用法】上为末,炼蜜为丸,如梧桐子大。每服三十丸,食后温汤送下。

【主治】目赤涩痛。

49448　青葙子丸《圣济总录》卷一〇八)

【组成】青葙子半两　牡丹皮(去心)　地骨皮　杜仲(蜜炙焦黄)各半两　赤芍药一两　黄连(去须)一两　地龙(去土)一分　芎劳半两

【用法】上为末,炼蜜为丸,如弹子大。每服一丸,食后细嚼茶清送下。

【主治】气毒攻注,目昏涩疼。

49449　青葙子丸《圣济总录》卷一一〇)

【组成】青葙子二两半　犀角(镑)　白茯苓(去黑皮)　羌活(去芦头)　槐子　桑根　白皮(剉)各一两半　麻黄(去根节)一两一分　羚羊角(镑)三两　大黄(炒)一两

【用法】上为末,炼蜜为丸,如梧桐子大。每服三十丸,食前粥饮送下,一日三次。

【主治】目睑生风粟。

49450　青葙子丸《圣济总录》卷一一一)

【组成】青葙子　蓝实　枳壳(去瓤,麸炒)　大黄(剉,炒)　菊花　甘草(炙)各二两　草决明　黄连(去须)　茺蔚子　细辛(去苗叶)　麻黄(去根节)　车前子各一两半　鲤鱼胆　鸡胆各一枚(阴干)　羚羊角(镑)三两

【用法】上为末,炼蜜为丸,如梧桐子大。每服二十五丸,食后温水送下,一日三次。

【主治】肝心毒热,丁翳入黑睛,及内、外障,一切眼病。

49451　青葙子汤《圣济总录》卷一一一)

【组成】青葙子　蕤仁　白茯苓(去黑皮)　车前子　菟蔚　黄连(去须)各一两半　秦皮二分　山栀子仁　秦艽(去苗土)　甘菊花(择)　黄芩(去黑心)　甘草(炙)各一两

【用法】上为粗末。每服三钱匕,水二盏,煎至八分,去滓,食后服。

【主治】肉翳,风邪丁翳。

49452　青葙子散《外台》卷二引《小品方》)

【异名】青葙散《圣惠》卷十三)。

【组成】青葙一两　藋芦四两　狼牙三分　橘皮二分

篇蓄二分(切之)

【用法】上药治下筛。每服二钱匕，粥饮调下。一日三次。

【主治】热病有䘌，下部生疮。

【备考】《外台》引《甲乙经》有苦参。《千金》组成有甘草。

49453 **青葙子散**(《圣惠》卷九十二)

【组成】青葙子 苦参(剉) 黄连 藛竹 狼牙草各三两 雷丸一两 雄黄半两(细研) 桃仁一两(汤浸，去皮尖双仁，麸炒微黄)

【用法】上为细散。一二岁儿，每服半钱，以稀粥饮调下，不拘时候；儿稍大，以意加之。若下部痒，绵裹少许纳之，每日二次；如不痒，即勿用。

【主治】小儿蛔虫发作，心痛，多吐。

49454 **青葙子散**(《圣济总录》卷七十八)

【组成】青葙子 苦参 甘草(生，剉)各一两

【用法】上为散。每服一钱匕，食前暖生地黄汁调下。

【主治】疳湿䘌，蚀口齿及下部。

49455 **青葙子散**(《圣济总录》卷七十八)

【组成】青葙子 雄黄(研) 硫黄(研) 芜荑仁 雷丸各半两 苦参(剉) 狼牙各三分 藜芦(去芦头)一分

【用法】上为散。以绵裹一钱匕，纳下部中，日再易之。

【功用】杀虫。

【主治】疳湿䘌。

49456 **青葙子散**(《圣济总录》卷一〇二)

【组成】青葙子一两 黄连(去须) 郁金 栀子仁 射干 苦劳 防风(去叉) 地骨皮各三分 甘草(炙)一两

【用法】上为散。每服一钱匕，食后、临卧煎防风汤调下，一日三次。

【主治】眼胎赤烂，日夜涩痛，畏日怕风，久医不愈。

49457 **青葙子散**(《圣济总录》卷一〇三)

【组成】青葙子 决明子(炒) 黄连(去须) 秦艽(去苗土) 前胡(去芦头) 大黄(剉，炒)各一两 黄芩(去黑心) 升麻 栀子仁 秦皮(去粗皮) 枳壳(去瓤，麸炒) 地骨皮 玄参 赤芍药各半两 羚羊角 车前子各三分 菊花 甘草(炙)各半两

【用法】上为散。每服二钱匕，食后温熟水调下，临卧再服。

【主治】目赤痛。

【加减】春、夏，加白芷一两；秋、冬，加防风一两。

49458 **青葙子散**(《圣济总录》卷一〇八)

【组成】青葙子二两 羌活(去芦头)一两 防风(去叉)一两 石决明二两半 甘草(炙)一两 乌贼鱼骨二两 蚕蜕 蝉蜕 蛇蜕皮各半两(入盒子，实填赤石脂，固济盒子口，勿令烟出，灰火烧之，令通红) 荆芥穗一两半 苍术(米泔浸，去皮，焙)三两半

【用法】上为散。每服一钱匕，食后、临卧茶、酒调下。

【主治】年深日近，目视昏暗。

49459 **青葙子散**(《普济方》卷七十二引《余居士选奇方》)

【组成】青葙子一两 玄参一两 人参一两 白术一两 干地黄一两 地骨皮一两 白茯苓一两 川芎一两 川羌活一两 珍珠子一两 防风一两 甘草一两

【用法】上为散。每服三钱，食后麦门冬汤调下，一日三次。

【功用】清澄水轮。

【主治】肝胆风热，上攻眼目，始则昏暗，久视无力。

【宜忌】切忌鸡、猪、鱼、兔、酒、醋、热面及炙煿等物。

49460 **青蒿饮子**(《圣惠》卷二十七)

【异名】青蒿饮(《普济方》卷二三〇引《十便良方》)。

【组成】青蒿一握(细研) 猪胆一枚(取汁) 杏仁二七粒(大者，汤浸，去皮尖双仁，麸炒微黄)

【用法】上药一处，以童便一大盏，煎至五分，去滓，空心温服。

【主治】急劳，骨蒸烦热。

49461 **青蒿饮子**(《圣惠》卷三十一)

【组成】青蒿二两 柳嫩枝一两 栀子仁三分 乌梅肉半两(微炒) 甘草三分 木香半两 桃嫩枝一握

【用法】上剉细，相和令匀，分作五服，每服以水一大盏半，煎至八分，去滓，分温二服，不拘时候。

【主治】热劳烦闷，四肢无力。

49462 **青蒿饮子**(方出《丹溪心法》卷二，名见《医学正传》卷三)

【异名】青蒿膏(《医学入门》卷七)。

【组成】青蒿一斗五升 童便三斗

【用法】文武火熬，约童便减至二斗，去蒿，再熬至一斗，入猪胆汁七枚，再煎数沸，甘草末收之。每用一匙，白汤调服。

【主治】劳瘵。

49463 **青蒿点汤**(方出《续医说》卷十引俞冕云，名见《增补内经拾遗》卷三)

【组成】苦蒿头

【用法】每岁以三伏日清晨采取苦蒿头一束，阴干，冬至日捣罗为细末，至除夕夜用蜜水调和，从少至老，每人服一匕。

【功用】避瘟疫、瘴气。

49464 **青蒿涂方**(《圣济总录》卷一四九)

【组成】青蒿(生者，细切)一两

【用法】上一味捣研，厚涂螫处。

【主治】蜂螫。

49465 **青蒿煎丸**(《圣惠》卷三十一)

【组成】青蒿汁 薄荷汁 生地黄汁各二升 童便五升 朱砂一两(细研，水飞过) 麝香半两(细研) 桃仁五两(汤浸，去皮尖双仁，研令细) 柴胡三两(去苗，为末) 鳖甲五两(涂醋，炙令黄，去裙襕，为末)

【用法】上件药，取青蒿汁等及小便，相和一处，先煎令稠，然后下桃仁以下诸药，更熬令稀稠得所，候可丸，即丸如梧桐子大。每服二十丸，以麦门冬汤送下，不拘时候。

【主治】❶《圣惠》：热劳烦心，口干，皮肤枯燥，渐渐羸瘦。❷《圣济总录》：急劳，心肺积热，鼻口焦干，食欲无味，神昏欲睡，心胸胀满，两目多涩，四肢无力，足胫酸疼，腰脚拘急。

【备考】《圣济总录》有地骨皮。

49466 **青蒿煎丸**(《博济》卷一)

【异名】青蒿丸(《普济方》卷二二九)。

【组成】青蒿一斤(切，净洗，去土) 甘草一两(炙黄

色,为末） 杏仁一两（汤浸,去皮尖,另研） 柴胡一两（去芦,为末,银州者） 鳖甲一两（去裙,醋浸,炙令黄赤色,为末） 蜜二合

【用法】先用童便五升,煎青蒿,取一升,去蒿滓,入小净锅子内,再煎如饧,入酥少许,及蜜、药末等,熬成膏,可丸如梧桐子大。每服二十丸,渐加至三十丸,空心温酒送下。

【主治】骨蒸劳。

【宜忌】忌猪肉、面、毒物。

49467 青硼砂散《御药院方》卷九）

【组成】防风（去芦头） 白茯苓（去皮） 五倍子（去瓤） 牙消各四钱 甘草二两半 薄荷叶四两 白矾 紫河车各四钱

【用法】上为细末。每用半钱,掺于患处。如咽喉疼痛,用蜜水调半钱,温服。

【主治】咽喉赤肿,疼痛不消,有妨饮食。

【备考】本方名"青硼砂散",但方中无"硼砂",待考。

49468 青解毒丸《局方》卷八吴直阁增诸家名方）

【组成】寒水石（研） 石膏（研）各十六两 青黛八两

【用法】上为细末,入青黛和匀,蒸饼七个为丸,如鸡头子大。每服一丸,食后新汲水化下;或细嚼生姜水下亦得。三岁儿可服半粒。

【主治】五脏积热,毒气上攻,胸膈烦闷,咽喉肿痛,赤眼痛肿,头面发热,唇口干燥,两颊生疮,精神恍惚,心忪闷乱,坐卧不宁,及伤暑毒,面赤身热,心躁烦渴,饮食不下。并治小儿惊风潮热,痰涎壅塞。

49469 青橘皮丸《圣惠》卷四十二）

【组成】青橘皮一两（酒浸） 桂心一两 当归三分 诃黎勒皮一两 吴茱萸半两（汤浸七遍,焙干,微炒） 细辛半两 白术三分 枳壳半两（麸炒微黄,去瓤） 萝卜子半两（微炒） 木香三分 蓬莪术三分 槟榔三分

【用法】上为末,炼蜜为丸,如梧桐子大。每服三十丸,以温酒送下,一日三四次。

【主治】心气虚损,邪冷所乘,胸膈痞塞,心中痹痛,食饮不得。

49470 青橘皮丸《圣惠》卷四十八）

【组成】青橘皮二两（汤浸,去白瓤,焙） 当归一两（剉,微炒） 枳壳一两（麸炒微黄,去瓤） 干漆一两（捣碎,炒令烟出） 附子一两（炮裂,去皮脐） 木香一两 白术一两 桃仁二两（汤浸,去皮尖双仁,麸炒微黄） 桂心一两 川椒三分（去目及闭口者,微炒去汗） 川大黄一两（剉碎,微炒） 厚朴二两（去粗皮,涂生姜汁,炙令香熟）

【用法】上为末,炼蜜为丸,如梧桐子大。每服三十丸,食前以温酒送下。

【主治】积聚,心腹痛疼,全不欲食。

49471 青橘皮丸《圣济总录》卷八十四）

【组成】青橘皮（汤浸,去白,焙） 木香各一两 牵牛子四两（生）

【用法】上为末,炼蜜为丸,如梧桐子大。每服二十丸至三十丸,温盐汤送下,不拘时候。

【主治】脚气,两胫疼痛肿满,时发寒热,或大小便不利,毒气上攻。

49472 青橘皮丸

《宣明论》卷二。为《圣济总录》卷四十七"立通丸"之异名。见该条。

49473 青橘皮散《圣惠》卷四十二）

【组成】青橘皮一两（汤浸,去白瓤,焙） 甘草半两（炙微赤,剉） 诃黎勒皮一两 紫苏茎叶二两 枇杷叶半两（拭去毛,炙微黄）

【用法】上为散。每服五钱,以水一大盏,加生姜半分,煎至五分,去滓温服,不拘时候。

【主治】卒上气,胸中不利,痰逆。

49474 青橘皮散《圣惠》卷四十二）

【组成】青橘皮一两（汤浸,去白瓤,焙） 半夏一两（汤洗七遍去滑） 紫苏一两（微炒） 五味子一两 杏仁一两（汤浸去皮尖双仁,麸炒微黄） 槟榔半两 枳壳半两（麸炒微黄,去瓤） 甘草半两（炙微赤,剉）

【用法】上为散。每服三钱,以水一中盏,加生姜半分,煎至六分,去滓温服,不拘时候。

【主治】上气,肺壅胸满,喘息不利。

49475 青橘皮散《圣惠》卷四十三）

【组成】青橘皮一两（汤浸,去白瓤,焙） 蓬莪术三分 附子一两（炮裂,去皮脐） 桂心一两 高良姜一两（剉） 当归一两（剉,微炒）

【用法】上为细散。每服一钱,以热酒调下,不拘时候。

【主治】腹痛不可忍,汗出,不能食。

49476 青橘皮散《圣惠》卷八十一）

【组成】青橘皮三分（汤浸,去白瓤,焙） 木香三分 蓬莪术三分 桂心一两 干姜半两（炮裂,剉） 当归一两（剉,微炒） 乌药三分 紫苏子三分（微炒） 桃仁三分（汤浸,去皮尖双仁,麸炒微黄）

【用法】上为细散。每服二钱,以熟酒调下。

【主治】产后血气攻心痛。

49477 青橘皮散《圣惠》卷八十三）

【组成】青橘皮（汤浸,去白瓤,焙） 桔梗（去芦头） 赤芍药各半两

【用法】上为粗散。每服一钱,以水一小盏,煎至五分,去滓温服,不拘时候。

【主治】小儿伤冷腹痛。

49478 青橘皮散《圣济总录》卷一五三）

【组成】青橘皮（去白,炒） 大戟（去皮） 白茯苓（去黑皮） 枳壳（去瓤,麸炒） 当归（切,焙） 黄耆（剉）各一两 甘遂（炒） 桂（去粗皮）各半两 人参三分 牛膝（去苗,酒浸,切,焙）一两

【用法】上为散。每服二钱匕,浓煎桑根白皮调下,一日二次。

【主治】妇人经水才断,后辄病水,四肢浮肿。

49479 青橘皮散《赤水玄珠》卷十三）

【组成】青橘皮（去白,炒） 葛根一两 砂仁五钱

【用法】上为末。浓茶调服。

【功用】消食,化气,醒酒。

【主治】食过饱,痞闷。

49480 青橘煮散《圣济总录》卷五十七）

【组成】青橘皮（汤浸,去白,焙） 益智（去皮,炒） 乌头（炮裂,去皮脐） 槟榔（生） 威灵仙（去土） 蓬莪术

（炮，剉）　桂（去粗皮）各一两

【用法】上为散。每服二钱匕，水一盏，加生姜三片，同煎至七分，温服，一日三次。

【主治】冷气不散，腹内结强。

49481　青礞石丸《杨氏家藏方》卷十九）

【组成】青礞石　木香　干姜各一两　京三棱（煨，切）　枳壳（麸炒，去瓤）　皂角（去皮，酥炙黄，去子）　丁香各半两　巴豆二钱半（去壳，出尽油，取霜）

【用法】上为细末，煮神曲面糊为丸，如黍米大。周晬儿，每服十丸，乳食后温生姜汤送下。

【主治】小儿脏腑积聚，胁肋胀硬，肌肉消瘦，不能饮食，应奶癖，食积。

49482　青礞石丸《卫生宝鉴》卷十九）

【组成】硫黄三钱　青礞石　五灵脂　锅底墨各一钱半　白丁香一钱（去土）

【用法】上为末，米饭为丸，如绿豆大，捻作饼子。每服三十饼子，食前温水送下。

【主治】小儿奶癖。

49483　青礞石丸《丹溪心法》卷二）

【组成】南星二两（切作片，用白矾末五钱，水浸一二日，晒干）　半夏一两（汤泡，切作片，以皂角水浸一日，晒干）　黄芩（姜汁炒）　茯苓　枳实（炒）各一两　法制消（用莱菔水煮化，去莱菔，绵滤，令结入腊月牛胆内风化）五钱（或只风化消亦可）　礞石二两（搥碎，焰消二两，同入小砂罐内，瓦片盖之，铁线缚定，盐泥固济，晒干，火煅红，候冷取出）（一本礞石、南星各一两，无枳实）

【用法】上为末，神曲糊为丸，如梧桐子大。每服三五十丸，白汤送下。一方加苍术半两，滑石一两，看病冷热虚实作汤使。

【功用】❶《丹溪心法》：解食积，去湿痰。❷《医统》：清热化痰燥湿。

【备考】方中枳实，《医统》作"枳壳"。

49484　青礞石丸《医学纲目》卷二十六）

【组成】青礞石（消煅）五钱　半夏二两　风化消二钱　陈皮七钱半　白术一两　茯苓七钱半　黄芩半两

【用法】上炒神曲，生姜糊为丸服。

【功用】去痰。

【主治】瘄痛，经络中有痰。

【方论选录】《医略六书》：老痰滞膈，抑遏清阳，经络之气不能通畅，故眩晕而四肢不举焉。青礞石专坠顽痰，风化消善涤热痰，半夏化湿痰，橘红利气痰，白术健脾元，黄芩清里热，茯苓渗湿热以清治节也。丸以神曲，下以姜汤，使痰化滞行，则经络清和，而清阳自泰，眩晕肢废无不并瘳矣。此消化老痰之剂，为顽痰、眩晕、肢废之专方。

49485　青礞石散

《种福堂方》卷四。为《医方大成》卷十引汤氏方"夺命散"之异名。见该条。

49486　青囊药酒《回春》卷五）

【组成】苍术（米泔浸，炒）　乌药　牛膝（去芦）　杜仲（姜汁炒）各二两　陈皮　厚朴（姜汁炒）　当归　枳壳（去瓤，麸炒）　独活　槟榔　木瓜各一两　川芎　白芍　桔梗（去芦）　白芷　茯苓（去皮）　半夏（姜汁炒）　麻黄　肉桂

防己　甘草各一两

【用法】上剉，以麻布袋盛之，用酒三斗，将药悬坛内，密封坛口，锅内煮一时久，然后取出，过三日后，去药，随量饮之，滓晒干为末，酒糊为丸，如梧桐子大。每服七八十丸，空心酒送下。

【主治】男妇风湿相搏，腰膝疼痛，或因坐卧湿地，雨露所袭，遍身骨节疼痛，寒湿气。

49487　青云生肌膏《济众新编》卷五）

【组成】水银　桂皮（烧存性）各一钱　朱砂三分　黄蜡　松香各一两　真油一合半

【用法】上同煎成膏。

【功用】去恶疮。

49488　青云独步丹《寿世保元》卷六）

【组成】赤白何首乌共一斤（黑豆三升半，煮，拌，浸何首乌一昼夜，去汁后，将豆拌首乌木甑蒸，浸五次）　当归身（酒洗）三两　赤茯苓半斤（用牛乳浸过，煮干）　白茯苓半斤（用人乳浸过，煮干）　补骨脂（盐、酒炒）四两　甘杞子（酒浸，焙）三两　菟丝子半斤（酒浸，蒸，捣饼，焙干）　怀牛膝（甘草水泡）四两　怀生地黄（酒浸，入砂仁三钱，同蒸干，为末）　真没药一两五钱（去砂）

【用法】晒干，为末，炼蜜为丸，如梧桐子大。每服三十丸，空心酒送下；午间，生姜汤送下；临卧，盐汤送下。

【功用】乌须黑发，延年益寿。

【宜忌】忌铁器。

49489　青木香浴汤

《千金方衍义》卷五。即《千金》卷五"青木香汤"。见该条。

49490　青风还睛散《金鉴》卷七十七）

【组成】茯苓　人参　防风　地骨皮　车前子　羌活　川芎　细辛各等分

【用法】上为粗末。以水二盏，煎至一盏，去滓，食后温服。

【主治】目内障久，变青风不足。

49491　青风羚羊汤《金鉴》卷七十七）

【组成】羚羊角一钱　元参一钱　地骨皮一钱　车前子一钱五分　川芎一钱　羌活一钱　细辛五分

【用法】上为粗末。以水二盏，煎至一盏，食远温服。

【主治】目内障久，变青风有余。

49492　青龙五生膏《隐居效验方》见《肘后方》卷八）

【组成】丹砂　雄黄　芎䓖　椒　防己各五分　龙胆　梧桐皮　柏皮　青竹茹　桑白皮　蜂房　猬皮各四两　蛇蜕皮一具

【用法】上切，以苦酒浸半月，微火煎少时，乃纳腊月猪脂三斤，煎三上三下，去滓。以敷疮上，并服如枣核大，神良。

【主治】杂疮。

49493　青龙五生膏《千金》卷二十二）

【组成】生梧桐皮　生龙胆　生桑白皮　生青竹茹　生柏白皮各五两　蜂房　猬皮　蛇蜕皮各一具　雄黄　雌黄各一两　蜀椒　附子　芎䓖各五分

【用法】上㕮咀。以三年苦酒二斗，浸药一宿，于炭火上炙干，捣，下细筛，以猪脂二升半，于微火上煎令，搅令相得

如饴,着新未中水白瓷器中盛。稍稍随病深浅敷之,并以清酒服如枣核,每日一次。

【主治】痈疽,痔漏,恶疮脓血出背。

49494 青龙五生膏

《普济方》卷二十七。为《外台》卷二十六引《删繁方》"猪悬蹄青龙五生膏"之异名。见该条。

49495 青龙白虎汤（《王氏医案》卷二）

【组成】橄榄　生芦藮

【用法】水煎服。

【功用】消经络留滞之痰,解膏粱鱼面之毒,杜春季喉恙。

【方论选录】此予自制方也。橄榄色青,清足厥阴内寄之火风,而靖其上腾之焰;芦藮色白,化手太阴外来之燥热,而肃其下行之气,合而为剂,消经络留滞之痰,解膏粱鱼面之毒,用以代茶,则龙驯虎伏,脏腑清和,岂但喉病之可免耶!且二味处处皆有,人人可服,物异功优,任久无弊,实能弥未形之患,勿以平淡而忽诸。

49496 青龙白虎汤

《疫喉浅论·新补会厌论》卷上。为原书同卷"竹茹石膏汤"之异名。见该条。

49497 青龙妙应丸（《医方类聚》卷二十一引《济生》）

【异名】妙应丸（《得效》卷十三）。

【组成】穿山甲十五片（石灰炒）　全蝎（去毒）三七个　地龙（去土）一两　蜈蚣七条（生用）　麝香一字（别研）　草乌（生,去皮）一两　没药三钱（别研）　乳香三钱（别研）　松香半两　斑蝥七个（糯米炒,去头足）　白僵蚕（姜汁炒）半两　五灵脂三钱（去砂石）

【用法】上为细末,酒糊为丸,如绿豆大,以青黛为衣。每服二十丸,温酒送下,不拘时候。

【主治】诸风挛急,遍体疼痛,游走无定,百药之所不效者。

49498 青龙银杏酒（《鲁府禁方》卷二）

【组成】天棚草（即瓦松嫩者,去根、尖）三钱　银杏（即白果,去壳）七个

【用法】上二味,共一处,顺研极烂,滚黄酒调饮。一服即愈。

【主治】五淋白浊,疼痛苦楚。

49499 青皮甘草散（《金鉴》卷四十九）

【异名】青甘散（《仙拈集》卷三）。

【组成】青皮　甘草各一钱

【用法】上为末。浓煎生姜汤调服。

【主治】乳岩。

49500 青皮白芍汤（《杂病源流犀烛》卷十二）

【组成】青皮　白芍　柴胡　山栀　人参　白术　茯苓　甘草

【功用】泻肝安脾。

【主治】中风。风木太过,凌虐中州,脾土受攻,求助于食,善饥消食。

【备考】《中国医学大辞典》本方用法:清水煎服。

49501 青皮安胎饮（《良朋汇集》卷四）

【组成】柴胡　青皮　草果　白术　黄芩　茯苓　厚朴　甘草各八分

【用法】水二钟,加生姜三片,大枣二个,煎八分服。

【主治】胎前疟疾。

49502 青竹大豆油（《金鉴》卷七十一）

【组成】青竹筒三尺长（径一寸半）　黑豆一升

【用法】黑豆装入竹筒内,以谷糠、马粪二物烧火,当竹筒中炙之,以瓷碗两头接取油汁,先以清米泔水和盐热洗患处,拭干即涂豆油。不过三度极效。

【主治】风疽瘙痒。

49503 青州白丸子（《局方》卷一）

【异名】白丸子（《直指》卷十八）、青州白露丸（《全国中药成药处方集》南昌方）。

【组成】半夏（生用,白好者,水浸洗过）七两　川乌头（去皮脐,生用）半两　南星（生）三两　白附子（生）二两

【用法】上为细末,以生绢袋盛,用井花水摆,未出者,更以手揉令出,如有滓,更研,再入绢袋摆尽为度,放瓷盆中,日中晒,夜露至晓,弃水,别用井花水搅,又晒,至来日早,再换新水搅,如此春五日、夏三日、秋七日、冬十日,去水,晒干,候如玉片,碎研,以糯米粉煎粥清为丸,如绿豆大。初服五丸,加至十五丸,生姜汤送下,不拘时候。如瘫痪风,以温酒送下二十丸,每日三次。至三日后浴,当有汗,便能舒展,服经三、五日,呵欠是应。常服十九以来,永无风痰膈壅之患;小儿惊风,薄荷汤送下二三丸。

【主治】风痰所致的半身不遂,口眼㖞斜,肢体麻木,痰涎壅盛,遗精,眉棱骨痛。❶《局方》:男子、妇人半身不遂,手足顽麻,口眼㖞斜,痰涎壅塞,及一切风,他药所不能疗者,小儿惊风,大人头风,洗头风,妇人血风。❷《证治宝鉴》:遗精。❸《杂病源流犀烛》:因痰火而致眉心并眉梁骨痛者。

【方论选录】❶《医方考》:痰之生也,由于湿,故用半夏、南星之燥;痰之滞也,本于寒,故用乌头、白附之温,浸以数日,杀其毒也。❷《中风斠诠》:喻嘉言曰,此方治风痰之上药,然虽经制炼,温性犹存,热痰迷窍,非所宜施。寿颐按,此方本用青州范公泉之水澄粉,故方以地名,如阿胶之类。取水性之沉重者,以开破降浊,乌、附、星、夏,皆用其生,而澄浸去毒,又是制炼之一法,然本性犹存,诚如嘉言之论,要知制方之意,必为阴霾猝乘,真阳欲亡者,立法犹之三生饮,而其毒稍减,其性较和。虽曰专治风痰,须知风非外风,而痰是寒痰,本非通治热痰之剂,用生姜汤下者,仍是为星、夏、乌、附解毒之计,初非欲以疏泄外感风寒;若曰瘫痪,酒下,则苟是肝阳,温以济温,殊非良法;而小儿惊风,尤多热痰上壅,已非所宜,乃用薄荷汤下,是又以为外感之风,而欲其疏泄,甚非立方之旨,惟中风虚寒之慢脾风,其痰上塞,自可用之,然更取薄荷泄散,以为导引,亦是未妥。凡用古方,皆宜细心探讨,自有权衡,不可人云亦云,囫囵吞枣。

49504 青州白丸子

《王氏集验方》引陈书林方（见《医方类聚》卷二十三）。为《直指小儿》卷四"青州谢家白丸子"之异名。见该条。

49505 青州白丸子（《医学纲目》卷二十七）

【组成】半夏半两　枳壳（炒）四钱　桔梗　陈皮　木通　黄芩各二钱　麻黄一钱半　紫苏　防风各一钱　甘草（炙）五分

【用法】上分作五帖,加生姜三片,水煎,去滓,入竹沥

二蚶壳许,热饮。

【主治】老年妇人,自来无汗、多痰,今得喘病,眠不得。

49506　青州白露丸

《全国中药成药处方集》(南昌方)。为《局方》卷一"青州白丸子"之异名。见该条。

49507　青羊补肝汤《眼科临症笔记》

【组成】大熟地一两　菟丝子三钱　沙苑子三钱　枸杞三钱　苍术三钱　云苓三钱　楮实子三钱　柴胡二钱　冬虫草一钱　羊肝一具

【用法】水煎服。

【主治】视神经萎缩。

49508　青花龙骨汤《杂病源流犀烛》卷十八

【组成】龟版(去墙,削光)一两　桑螵蛸壳　青花龙骨(飞)各三钱　抱木茯神三钱二分　人参　当归各一钱

【主治】阴精走泄,阳不内依,欲寐即醒,心动震悸,气因精夺。

49509　青松叶浸酒《圣济总录》卷六

【组成】青松叶一斤(细剉,如大豆)

【用法】于木石臼中捣令汁出,用生绢囊贮,以清酒一斗,浸二宿,近火煨一宿。初服半升,渐加至一升。头面汗出即止。

【主治】中风,口面㖞斜。

49510　青果止嗽丸《全国中药成药处方集》(禹县方)

【组成】青果　枇杷叶　冬花　百合　川贝母　黄芩各一两　知母一两五钱　杏仁一两　麻黄五钱　法半夏一两

【用法】上为细末,炼蜜为丸,每丸重二钱。每服一丸,小儿一次服半丸,开水送下。

【主治】风寒咳嗽,痰涎壅盛,肺经燥热。

【宜忌】虚弱忌用。

49511　青果止嗽丸《成方制剂》3册

【组成】白果仁　百合　川贝母　甘草　黄芩　姜半夏　苦杏仁　款冬花　麻黄　马兜铃　麦冬　桑白皮　石膏　西青果

【用法】上制成丸剂,每丸重9克。口服,一次1丸,一日2次。

【功用】清肺化痰,止咳平喘。

【主治】肺经有热,咳嗽痰喘。

49512　青金九龙膏《丹溪心法附余》卷十六

【组成】香白芷(如枣大者)　巴豆(去壳)　蓖麻仁(去壳)　木鳖子(去壳)各一百二十个　槐条　柳条各一百二十寸　乳香　没药各三钱　白矾五钱　黄丹二十两　香油三斤

【用法】上将香油同前药煎,以槐、柳条不住手搅,滴水中成珠,方滤去滓,再煎,却下黄丹搅匀,将白矾逐时入内,后下乳香、没药,搅匀,务要煎熬得法,然后收贮。摊贴。

【主治】痈疽,疮毒。

49513　青金木香丸《鸡峰》卷十八

【组成】硫黄　水银各半两(二味同研,不见水银为度)　木香　吴茱萸各一分

【用法】上为末,生姜汁煮面糊为丸,如梧桐子大。每服十丸,生姜汤送下。

【主治】呕吐,日渐赢瘦,气上促急,此由阴阳痞隔不下降,内无阳以温之,水谷津液反出,其脉浮之即有,按之全无,上部有,下部无。

49514　青金泻白散《症因脉治》卷一

【组成】桑皮　地骨皮　甘草　黄芩　山栀

【主治】燥火伤肺金之血所致的腋痛。

【加减】肝火刑金,加白芍药;胃火旺,加干葛、石膏。

49515　青金定命丸《圣济总录》卷一七三

【组成】胡黄连末一两　芦荟(研)　青黛(研)各三分　白槟榔一枚(为末)　肉豆蔻(去壳)一枚(为末)　诃黎勒五枚(去核,为末)　木香(为末)　麝香(研)　丹砂(研)　密陀僧(捣,研)　丁香(为末)各半两　红雪(研)　鹤虱(为末)各一分

【用法】上为末,用酒煎獖猪胆膏为丸,如绿豆大。每服五丸至七丸。奶疳,腊茶送下;气疳,丁香汤送下;脑疳,黄连汤送下;肺疳,橘皮汤送下;急疳,干笋汤送下;食疳,生姜汤送下;脾疳,大枣汤送下;肝疳,盐汤送下。

【主治】小儿宿有疳气,又因肠虚下痢,寒湿相乘,虫因虚动,侵食脏腑,或口齿生疮,或肛门伤烂,病名疳䘌。

49516　青金定命丹《卫生总微》卷六

【组成】水银(研膏)　辰砂(水飞)　全蝎(小者)　天南星(生)　犀角屑各八分　天麻　白附子(烧存性)　白僵蚕(去丝嘴,直者)各一两　青黛半两　麝香二钱

【用法】上为细末,先煮熟枣肉,与水银研膏,至无星为度,然后和药末,如硬,更入枣肉,候得所,即为丸,如鸡头子大。每服一丸,薄荷温汤送下,不拘时候。

【主治】诸惊痫,抽搐,瘛疭。

49517　青草苍柏汤《医学入门》卷八

【组成】苍术　黄柏各三钱　青皮一钱半　甘草五分

【用法】水煎,入生姜汁少许,调服。

【主治】❶《医学入门》:环跳穴痛不已。❷《杂病源流犀烛》:附骨疽。

【加减】虚者,加牛膝一钱;夏,加黄芩八分;冬,加桂枝五分;痛甚无汗,加麻黄二分。

49518　青要结肠丸《医心方》卷十一引《古今录验》

【组成】苦参　橘皮　阿胶(炙)　独活　芍药　黄连　蓝青(一方干姜四分代)　鬼臼　黄柏　甘草各四分

【用法】上药治下筛,蜜烊胶和之,捻作丸,如梧桐子大。每服十丸,以饮送下,一日三次,不知稍增。

【主治】热毒下痢不绝,不问新久。

49519　青莲摩顶膏《圣惠》卷二十二

【组成】生油一升　真酥三两　莲子草汁一升　吴蓝一两　大青一两　葳蕤一两　槐子仁一两(微炒)　山栀子仁一两　淡竹叶一握(以上六味细剉,绵裹)　长理石一两　盐花二两　曾青一两　川朴消二两

【用法】上件药,先取油、酥、莲子草汁三味,放铜锅中,以慢火熬令如鱼眼沸,即入绵袋,纳药煎之半日,去药,别用绵滤过,又净拭铛,却入药、油,煎令微沸,即下长理石等四味,以柳木篦轻搅十余沸,膏成,收于不津器中。每用涂顶及无发处,匀涂,以铁匙摩之,令膏入脑即止,亦不得频,每二三夜一度摩之,摩膏后,头稍垢腻,任依寻常洗之,用桑柴炭洗头,更益眼矣。

【功用】生发,明目,去诸疾。

【主治】头风目眩,风毒冲脑户留热,及脑中诸疾,或脑脂流入目中,致令昏暗,往往头痛旋闷,脑痛兼眼诸疾,及发生白屑,目中风泪。

49520 青盐下气丸《普济方》卷五十四引《仁存方》

【组成】茴香(炒) 木香 荜澄茄各等分

【用法】上为末,外以青盐为末,加糯米糊为丸,如梧桐子大。每服三四十丸,盐汤送下。

【主治】肾气虚,气上冲,耳鸣耳聋。

49521 青盐椒附丸《杨氏家藏方》卷九

【组成】青盐(研) 香附子(炒) 川椒(拣去闭口并黑仁,炒黄) 附子(炮,去皮脐) 茴香(炒) 陈橘皮(不去白) 延胡索 苍术(米泔浸一宿,剉,碎,炒)各等分

【用法】上为细末,面糊为丸,如梧桐子大。每服五十丸,空心、食前温酒或米饮送下。

【主治】元脏气虚,脐腹刺痛,饮食减少,脏气不调,倦怠嗜卧,及妇人血海久冷,带下赤白,崩漏不止。

49522 青铅六味饮《证治宝鉴》卷五

【组成】熟地 黄肉 茯苓 山药 丹皮 泽泻 青铅

【功用】《类证治裁》:壮水镇阳。

【主治】由纵欲而竭其肾真,或阳元阴腾或阴伤阳越所致的吐血。

49523 青娥不老丸

《明医指掌》卷九。为《局方》卷五(宝庆新增方)"青娥丸"之异名。见该条。

49524 青娥不老丹

《嵩崖尊生》卷十三。为《局方》卷九(宝庆新增方)"青娥丸"之异名。见该条。

49525 青萍石膏汤

《四圣悬枢》卷四。为原书卷二"浮萍石膏汤"之异名。见该条。

49526 青萍地黄汤

《四圣悬枢》卷四。为原书卷二"浮萍地黄汤"之异名。见该条。

49527 青萍当归汤

《四圣悬枢》卷四。为原书卷二"浮萍当归汤"之异名。见该条。

49528 青黄消毒散《准绳·疡医》卷二

【组成】雄黄(研) 大小青各一两 八角茴香五钱

【用法】上为末。陈酒调服,一日三次。又以醋和米泔,涂患处。

【主治】疔疮、瘴气,服凉药过剂,沉而不发、不退者。

49529 青蒿乌鸡丸《济阴纲目》卷六

【组成】青蒿(即野蒿,五月采)一斤 香附子(童便、盐水、酒、醋各浸四两,炒)共一斤 蕲艾(醋煮) 秦当归(酒浸一宿,炒) 牡丹皮 地骨皮 白芍药(酒浸,炒) 黄耆(蜜炙) 茯苓 人参 白术 川芎各二两 鳖甲(醋煮)一两五钱

【用法】上为细末,取白毛乌骨雄鸡一只,初发声者,绞杀,干去毛,不用水烫,亦不用水洗,惟用水去脚上粗皮,用好酒入瓷器内,同熟地黄二两,煮鸡熟,去骨,合前药捣烂,作饼,复晒干,为末,仍用煮鸡酒,调糯米粉为糊为丸,如梧桐子大,每服七八十丸,酒送下,一日二三次,不拘时候。一月见效。

【功用】妇人服,能令多子。

【宜忌】造药忌铁器。

【方论选录】《医略六书》:气虚不能鼓运其血,致热遏经中,而潮热食少,天癸衍期,故不能生子焉。人参扶元补气,黄耆实卫补中,白术健脾土以鼓运乎血,当归养血脉以营运乎经,川芎行血中之气,白芍敛经脉之阴,香附调气解郁,鳖甲散结滋阴,牡丹皮凉血以平相火,地骨皮清肌以退潮热,茯苓渗湿兼清子室,艾叶理血而专暖子宫,青蒿解郁热而直清肝胆也。熟地煮鸡,得水木同气,引领诸药,扶阴益血,鼓运营气,即以煮鸡酒丸,仍用好酒送下,使气壮血行,则冲任融和而营卫调适,其潮热无不退,饮食无不增,何患天癸不调,不能生子耶?

49530 青蒿防痿汤《辨证录》卷一

【组成】人参一两 青蒿五钱 半夏一钱 陈皮五分 干葛一钱

【用法】连服二剂。

【主治】冬月伤寒,吐、下、汗后,虚烦,脉微,八九日心下痞硬,胁痛,气上冲咽喉,眩冒,经脉动惕者,必成痿症,由邪火未退,而土先受伤。

【方论选录】盖此症不独胃火沸腾,而肾、肝之火亦翕然而共起,青蒿能去胃火,而更能散肾、肝之火也,一用而三得之,然非用人参之多,则青蒿之力微,不能分治于脏腑,尤妙在佐之半夏、陈皮,否则痰未能全消,而气不能遽下,痞硬、胁痛之症乌能尽除哉!然而青蒿泻胃火,尚恐势单力薄,复佐之干葛,以共泻阳明之火,则青蒿更能奏功,况干葛散邪,而不十分散气,得人参以辅相,青蒿尤有同心之庆也。

49531 青蒿芩芍汤《医方简义》卷二

【组成】青蒿一钱 白芍 黄芩各一钱半 知母 贝母各一钱 生地三钱 杏仁(光)三钱 稆豆皮一钱五分 神曲二钱 竹叶二十片

【用法】水煎服。

【主治】伏暑。

49532 青蒿滑石汤《温热经解》

【组成】青蒿三钱 滑石三钱 川朴一钱 建曲二钱 扁豆衣一钱半 银花露五钱(冲) 甘草一钱 知母二钱 杏泥二钱 酒芩八分 通草八分 荷叶边一圈

【主治】暑湿化疟,但热不寒者。

【加减】但头汗出,身无汗者,加豆豉三钱,葱头一枚。

49533 青蒿截疟丸方出《回生集》卷上引杨庚起方。名见《卫生鸿宝》卷一

【组成】青蒿八两 青皮二两 真川贝母一两五钱 槟榔二两 厚朴二两 神曲二两 半夏二两 甘草五钱

【用法】上为末,姜汁为丸,如绿豆大,朱砂为衣。每服三钱,于未发前三个时辰以姜汤送下。

【主治】疟疾。

【宜忌】忌即用饮食。

49534 青蒿鳖甲片

《成方制剂》7册。即《温病条辨》卷三"青蒿鳖甲汤"改为片剂。见该条。

49535 青蒿鳖甲汤（方出《临证指南医案》卷六，名见《温病条辨》卷二）

【组成】青蒿　桑叶　丹皮　花粉　鳖甲　知母

【主治】脉左弦，暮热早凉，汗解渴饮，少阳疟偏于热重者。

【方论选录】《温病条辨》：青蒿鳖甲汤，用小柴胡法而小变之，却不用小柴胡之药者，小柴胡原为伤寒立方，疟缘于暑湿，其受邪之源，本自不同，故必变通其药味，以同在少阳一经，故不能离其法。青蒿鳖甲汤，以青蒿领邪，青蒿较柴胡力软，且芳香逐秽开络之功，则较柴胡有独胜。寒邪伤阳，柴胡汤中之人参、甘草、生姜皆护阳者也，胃热伤阴，故改用鳖甲护阴，鳖甲乃蠕动之物，且能入阴络搜邪。柴胡汤以胁痛、干呕为饮所致，故以姜、半通阳降阴而清饮邪。青蒿鳖甲汤则以邪热伤阴，则用知母，花粉以清热邪而止渴，丹皮清少阳血分，桑叶清少阳络中气分。宗古法而变古方者，以邪之偏寒偏热不同也，此叶氏之读古书，善用古方，岂他人之死于句下者，所可同日语哉。

【备考】《温病条辨》本方用青蒿三钱，知母二钱，桑叶二钱，鳖甲五钱，丹皮二钱，花粉二钱，水五杯，煮取二杯，疟来前，分二次温服。

49536 青蒿鳖甲汤（《温病条辨》卷三）

【异名】青蒿鳖甲煎（《湿温时疫治疗法》）。

【组成】青蒿二钱　鳖甲五钱　细生地四钱　知母二钱　丹皮三钱

【用法】水五杯，煮取二杯，每日服二次。

【功用】养阴清热。

【主治】夜热早凉，热退无汗，热自阴来者。

【方论选录】夜行阴分而热，日行阳分而凉，邪气深伏阴分可知，热退无汗，邪不出表，而仍归阴分，更可知矣，故曰热自阴分而来，非上、中焦之阳热也。邪气深伏阴分，混处气血之中，不能纯用养阴，又非壮火，更不得任用苦燥。故以鳖甲蠕动之物，入肝经至阴之分，既能养阴，又能入络搜邪；以青蒿芳香透络，从少阳领邪外出；细生地清阴络之热；丹皮泻血中之伏火；知母者，知病之母也，佐鳖甲、青蒿而成搜剔之功焉。再此方有先入后出之妙，青蒿不能直入阴分，有鳖甲领之入也，鳖甲不能独出阳分，有青蒿领之出也。

【备考】本方改为片剂，名"青蒿鳖甲片"（见《成方制剂》7册）。

49537 青蒿鳖甲散（《活人方》卷七）

【组成】人参一两五钱　黄耆一两五钱　白术一两　生地黄四两　鳖甲二两　龟版胶二两　青蒿穗二两　地骨皮二两　秦艽一两五钱　知母一两五钱　川芎一两　牡丹皮一两　黄柏一两

【用法】炼蜜为丸。每服三五钱，早、晚空心以百沸汤送下。是药宜早服，常服。

【功用】清补相兼。

【主治】五阴虚耗，则六阳偏盛，血热精枯，则骨蒸内热，或寒热似疟，或朝凉暮热，渐至痰红烦嗽，肌消骨痿，郁热生虫，夜多异梦，而成痨瘵。

【备考】本方方名，据剂型，当作"青蒿鳖甲丸"。

49538 青蒿鳖甲煎

《湿温时疫治疗法》。为《温病条辨》卷三"青蒿鳖甲汤"之异名。见该条。

49539 青粱子米粥（《医为类聚》卷一三三引《食医心鉴》）

【组成】青粱米　葱白（切）各一升

【用法】上于豆豉中煮作粥，食之。

【主治】小便涩少，尿引茎中痛。

49540 青橘连翘饮（《冯氏锦囊·外科》卷十九）

【组成】青皮　瓜蒌　橘叶　连翘　桃仁　皂角刺　柴胡　甘草

【用法】水煎，入酒服。

【主治】乳痈。

【加减】如破，多加参、耆。

49541 青黛一物汤

《伤寒图歌活人指掌》卷五。为《圣惠》卷八十六"青黛散"之异名。见该条。

49542 青黛三圣丸（《普济方》卷三九二）

【组成】青黛一分　牵牛末二分　腻粉一钱

【用法】上为末，面糊为丸。米饮下。

【主治】小儿痰涎隔实奶癖。

49543 青黛木香丸（《袖珍小儿》卷五）

【组成】木香　青黛　槟榔　肉豆蔻各一分　麝香一钱半（另研）　续随子一两（去油）　蛤蟆二个（烧存性）

【用法】上为末，炼蜜为丸，如绿豆大。每服三五丸至二十丸，食前薄荷汤送下。

【主治】小儿冷疳，及疳在内。

49544 青黛石膏汤（《重订通俗伤寒论》）

【组成】青黛一钱半　鲜生地二两　生石膏八钱　升麻六分　黄芩二钱　焦栀子三钱　葱头三枚

【用法】水煎，去滓，温服。

【主治】妊娠伤寒，热郁阳明，热极而发紫黑斑，脉洪数者。

【方论选录】《医略六书》：妊娠伤寒，热郁阳明，热极而斑发紫黑，若不即治，胎殒即在，而命亦倾危。生地滋九地之阴以护胎，黄芩清九天之热以安胎，青黛清解郁热，石膏直清阳明，栀子清利三焦，升麻升散火热，葱白以通阳气而泄亢热也。水煎，温服，使极热顿解，则营阴暗滋，而斑黑自化，何胎孕之有不完哉。

49545 青黛冰硼散（《全国中药成药处方集》福州方）

【组成】老片　青黛　硼砂（煅）　川连各五分　中白一钱　甘草一钱　煅石膏三钱

【用法】上为散。

【主治】小儿胎火过盛，口中生疮，及大人喉痛。

49546 青黛豆豉汤（《竹林女科》卷二）

【组成】青黛五分　山栀仁（炒）　黄芩　升麻各七分　生地黄一钱　豆豉二十四粒　石膏八钱　杏仁五粒（去皮尖，杵）　葱白三茎　（一方无石膏、豆豉、地黄）

【用法】水煎服。

【主治】妊娠病热，熏灼其胎，烦躁不安，发斑变黑，小便如血，胎动不安。

49547 青黛胆星汤（《症因脉治》卷二）

【组成】胆星汤加青黛

【主治】痰饮眩晕，左关滑数，肝胆有痰。

49548　青黛海石丸《症因脉治》卷二）

【组成】青黛　海石　瓜蒌仁　川贝母

【主治】肺经咳嗽，肺有热痰。

49549　青黛雄黄散《三因》卷十）

【组成】上好青黛　雄黄各等分

【用法】上为细末。每服二钱，新汲水调下。

【功用】令毒气不聚。

【主治】始觉中毒，及蛇虫咬，痈疽才作。

49550　青黛蛤粉丸《医学从众录》卷二）

【组成】青黛（水飞极细，晒干，再研）三四钱　蛤粉三钱

【用法】炼蜜为丸，如指头大。临卧噙化三丸。

【主治】咳嗽吐痰，面鼻发红者。

49551　青藤风湿酒《成方制剂》17册）

【组成】大风艾　红杜仲　红鱼眼　九层风　两面针　三叶青藤

【用法】上制成酒剂。口服，一次 15～25 毫升，一日 3次；外用，擦患处。

【功用】祛风渗湿，散寒止痛。

【主治】风寒湿痹，关节疼痛。

49552　青囊虎潜酒《同寿录》卷一）

【异名】虎潜酒（《喻选古方试验》卷三）。

【组成】虎胫骨一对（羊酥炙）　龟版（去墙，醋炙）三两　破故纸　牛膝　生地　骨碎补　枸杞子各一两五钱　当归三两　川羌活　独活　川续断　桑寄生　海风藤　红花　白茯苓（人乳拌）　杜仲各一两　川芎　丹参各七钱　滴乳香　没药　赤何首乌　小茴香　狗脊（去毛）各六钱

【用法】上为粗片，入绢袋内，浸陈年好酒二十斤，封固罐口，隔水煮三炷香，埋土内，二周时开饮随量。如热天先合半料，将完再合，其药滓第二次只放酒十二斤，如前煮埋，饮完再用新药，另制亦可。

【功用】舒筋壮步，止痛荣血。

【主治】风气，三十六种风症。

【加减】如人弱者，加人参，不拘多少。

49553　青囊神授散

《医钞类编》卷十三。为《三因》卷十"神授散"之异名。见该条。

49554　青囊斑龙丸

《伺鹤亭集方》。为《医学正传》卷三引《青囊集方》"斑龙丸"之异名。见该条。

49555　青丸子返童散《圣济总录》卷一九九）

【组成】天门冬（去心，焙）　人参　白茯苓（去黑皮）　麦门冬（去心，焙）　白菊花各六两

【用法】上为散。每服三钱匕，温酒或饮调下，不拘时候。三年自觉轻身。

【功用】轻身延年，除百病，去三尸。

49556　青木香一物汤（方出《外台》卷三，名见《伤寒图歌活人指掌》卷五）

【异名】青木香煎（《松峰说疫》卷二）。

【组成】青木香二两

【用法】水三升，煮取一升，顿服。

【主治】天行发斑，疮色赤黑，发如疥大。

49557　青吹口散油膏

《中医外科学讲义》。即原书"青吹口散"改为油膏剂。见该条。

49558　青蒿鳖甲煎丸

《永类钤方》卷十六。为《普济方》卷二三六引《博济》"鳖甲煎丸"之异名。见该条。

49559　青州谢家白丸子《直指小儿》卷四）

【异名】白丸子（原书同卷）、青州白丸子（《王氏集验方》引陈书林方，见《医方类聚》卷二十三）。

【组成】圆白大半夏（汤浸七次）　真川乌（略炒，去皮尖）　白附子（洗，略炮）　圆白天南星（洗，略炮）　天麻各半两　全蝎一分

【用法】上为末，生姜汁煮面糊为丸，如麻子大。每服十丸，热水送下。诸痫，白丸子研入朱砂、雄黄、雌黄少许，薄荷汤入生姜汁送下；伤风咳嗽，白丸子末、紫苏、乌梅煎汤，入生姜汁送下；寒疟，白丸子、金液丹等分为末，米饮送下。

【主治】小儿诸痫、伤风咳嗽、寒疟。

49560　青萍葛根半夏汤

《医学金针》卷八。为《四圣悬枢》卷二"浮萍葛根半夏汤"之异名。见该条。

49561　青萍葛根芍药汤

《医学金针》卷八。为《四圣悬枢》卷四"浮萍葛根芍药汤"之异名。见该条。

49562　青城山葛真人秋乳丹《普济方》卷一二〇引《卫生家宝》）

【组成】秋石四两　钟乳粉二两（真者）　云母粉二两　牡蛎（左顾者，用黄泥固一指厚，于文武火煨干后，以炭火煅通红，不以多少，去外黑者，用粉，研细）四两　寒水石半斤（生研为粉，纳信砒一两，以一沙盒纳，盛得恰好，上下以粉紧填信砒一两，外用纸筋、黄泥固一重约半指厚，阴干，以上十斤，火一煅，去尽砒烟，取出，放冷，用白矾三两，纳一两，飞过）

【用法】上为极细末，用圆正半夏十两为末，水熟煮成稀糊为丸，如梧桐子大。候极干，空心服一丸，盐汤送下，妇人醋汤送下。一法用冷水滴为丸，只要研细，阴干，复以坩锅盛，瓦片子盖头，大火一煅，功力尤大，半夏稀糊丸者，平稳，功力虽少，久服见效。

【主治】男子脾肾久弱，下部一切痼冷之疾，遗泄不禁，小便滑数，囊外湿痒；及脾元不固，饮食无味，久而脾泄变为寒热，似疟而多寒，滑泻白脓；及妇人子宫久冷，胎胞不固，赤白带下。

49563　青娥丸加黄柏知母方《医方考》卷五）

【组成】破故纸（酒浸少时，略炒）　川萆薢（童便浸一宿）　杜仲（姜汁炒断丝）　黄柏（盐水炒）　知母（酒炒）　牛膝（去芦）各四两　胡桃肉（去皮，炮）八两

【用法】炼蜜为丸服。

【主治】肾虚腰痛。

【方论选录】肾，坎象也，水火并焉，水衰则阳光独治，而令肾热；火衰则阴翳袭之，而令肾寒；水火俱衰，则土气乘之，而邪实于肾，均令人腰痛也。是方也，破故纸、杜仲、胡桃肉味厚而温，黄柏、知母、牛膝味厚而寒，温者可使养阳，

寒者可使养阴,均是味厚,则均是能走下部矣;若草薢者,苦燥之品,足以利水土之邪而平其气也。曰青娥者,涵阳之坎也,假之以名方,明其全夫水火之真尔。

责

49564　责毒汤《普济方》卷一四三)

【组成】罂粟壳　地榆　白术　诃子　青皮　甘草　当归　紫橘叶各一两(乃旱莲叶,是照堂红者)

【用法】水五升,煮取二升,去滓,温服七合。

【主治】太阴病,下痢赤白,痛,下重,此凉折热,或水谷寒热所致。

【加减】若但下血,有寒湿者,加干姜一两。

表

49565　表里汤《普济方》卷一三六)

【组成】桂枝　麻黄(去节)　大黄(酒浸)　甘草(炙)各一两

【用法】水煮,热服。

【主治】太阳、阳明合病,中风,皆大热,头痛目疼,身重,烦躁,不便,小便少者。

49566　表解散《普济方》卷三六八)

【组成】桔梗　干葛　石膏　麻黄(去节)　升麻　赤芍药　甘草各等分

【用法】上为散。每用一钱,葱白、薄荷同煎服。

【主治】伤寒初作,壮热。

49567　表解散《普济方》卷四〇三)

【组成】白附子　防风　川芎　全蝎　麻黄(去节)　荆芥　红花　当归　蝉蜕　薄荷　羌活　茯苓　甘草　升麻各一分　朱砂(研)半钱　麝香少许

【用法】上为末。每服半钱,金银薄荷汤调下。

【主治】天行水疹,腥臊未出,潮热,麻子。

49568　表邪降火汤《点点经》卷三)

【组成】薄荷　陈皮　苍术　麻黄(夏、秋不用)　桂枝　杏仁　腹皮　苏叶　甘草　生姜(引)

【主治】肺寒发喘,身热骨酸,畏寒头痛,脉浮洪。

49569　表里分消汤《衷中参西》中册)

【组成】麻黄三钱　生石膏　滑石各六钱　阿斯匹林一瓦

【用法】将前三味煎汤,送服阿斯匹林。若服药一点钟后不出汗者,再服阿斯匹林一瓦;若服后仍不出汗者,还可再服,当以汗出为目的。

【主治】水臌,气臌。

【方论选录】麻黄之性,不但善于发汗,徐灵胎谓能深入积痰、凝血之中,凡药力所不到之处,此能无微不至,是以服之外透肌表,内利小便,水病可由汗、便而解矣,惟其性偏于热,似与水病之有热者不宜,故用生石膏以解其热,又其力虽云无微不至,究竟偏于上升,故又用滑石引之以下达膀胱,即其利水之效愈捷也。至用西药阿斯匹林者,因患此证者,其肌肤为水锢闭,汗原不易发透,多用麻黄又恐其性热耗阴,阿斯匹林善发汗,又善清热,故可用为麻黄之佐使,且其原质存于杨柳皮液中,原与中药并用无碍也。

49570　表里双清汤《医学探骊集》卷三)

【组成】薄荷三钱　延胡索三钱　五灵脂四钱　麻黄三钱　桂枝三钱　广木香三钱　厚朴四钱(姜汁炒)　枳实三钱　通草一钱

【用法】水煎服。

【主治】伤寒一二日,胸胁即痛者。此系先有怒气,愤满于中,以致五内不和,元阳失守,其外卫之元阳,因之不密,遂致外感寒邪所致。

【方论选录】此方以薄荷、麻黄、桂枝散其表邪;以木香、元胡、灵脂、厚朴、枳实散其中宫结滞之寒气;通草能引热下行;薄荷与通草虽系寒凉之品,薄荷其性清扬,专行头部,通草其性滑利,直达下焦,却不碍中宫之陈寒结气。故伤寒胸胁痛者,服之最宜。

49571　表里双解汤《张皆春眼科证治》)

【组成】薄荷6克　荆芥3克　桑皮9克　银花18克　酒黄芩　石膏各12克　酒大黄6克　赤芍9克　牡丹皮6克

【功用】内清外解。

【主治】风热并重,白睛红赤肿胀,高出风轮,胞肿如桃,痛痒间作者。

【方论选录】方中薄荷、荆芥驱散在表之邪;桑皮、银花、酒黄芩、石膏清泻肺中之实热;用酒大黄,意在通泻大肠,导热下行;赤芍、牡丹皮凉血活血以治眼目中之赤肿。

49572　表里兼顾汤《辨证录》卷一)

【组成】大黄二钱　人参五钱　柴胡三分　甘草一钱　丹皮二钱

【用法】水煎服。

【主治】冬月伤寒,谵语,发潮热,以承气汤下之,不应,脉反微涩者,里虚表邪盛之证。

49573　表实六合汤《元戎》)

【组成】四物汤四两　麻黄　细辛各五钱

【主治】妊娠伤寒,头痛,身热无汗,脉浮紧,太阳经病。

【方论选录】《医方集解》:此足太阳药也。凡妇人伤寒,六经治例皆同,有怀妊者,则以安胎为主,药中有犯胎者,则不可用也。海藏皆以四物为君,养血安胎,余同伤寒例分证而治,麻黄、细辛发汗解表,故加用之,治表实无汗者。

49574　表虚六合汤《元戎》)

【组成】四物汤四两　桂枝　地骨皮各七钱

【主治】妊娠伤寒,中风表虚,自汗,头痛项强,身热恶寒,脉浮而弱大者。

49575　表实感冒颗粒《成方制剂》16册)

【组成】白芷　陈皮　防风　甘草　葛根　桂枝　桔梗　苦杏仁　麻黄　生姜　紫苏叶

【用法】上制成颗粒剂,每袋装10克。开水冲服,一次10～20克,一日2～3次,儿童酌减。

【功用】发汗解表,祛风散寒。

【主治】感冒风寒表实证,症见恶寒重,发热轻,无汗,头项强痛,鼻流清涕,咳嗽,痰白稀。

【宜忌】汗出勿令太过,忌油腻。高血压、心脏病患者慎用。

49576　表虚感冒颗粒《中国药典》2010版)

【组成】白芍　大枣　葛根　桂枝　苦杏仁　生姜

【用法】上制成颗粒剂，每袋装 10 克。开水冲服，一次 10～20 克，一日 2～3 次。

【功用】散风解肌，和营退热。

【主治】感冒属外感风寒表虚证，症见发热恶风，有汗，头痛项强，咳嗽痰白，鼻鸣干呕，苔薄白，脉缓。

【宜忌】服药后多饮热开水或热粥，覆被保暖，取微汗，不可发大汗，慎防重感。忌食生冷、油腻。

奉

49577 奉贤丸《全国中药成药处方集》武汉方

【组成】仙鹤草 荷叶炭 陈棕炭各二两 川贝母 化橘红 茅根炭 当归炭 旱三七 白及 连蓬炭各一两 驴皮胶 生地炭各二两 侧柏炭 槐花炭 茜草炭 陈蜜 蒲黄炭 山栀炭 甘草炭各一两

【用法】取上药进行干燥，混合碾细，照净粉量加炼蜜 150%～160%，和成大丸，每丸重四钱，蜡壳封固。每服半丸至一丸，一日二次。

【主治】咳嗽吐血，便血，血崩。

武

49578 武威丸

《千金翼》卷十。为原书"务成子荧火丸"之异名。见该条。

49579 武八将丹《良方汇录》

【组成】大穿山甲七个（炙） 五倍子一两六钱（炙） 蝉衣六个 镜面雄黄四钱（水飞） 当门子一钱 全蝎六个 白益母草一两（炙灰存性） 大蜈蚣七条（炙） 冰片八分

【用法】上为极细末。装入瓷瓶听用。

【功用】拔毒去腐。

【主治】痈疽，腐肉不化。

49580 武红灵丹《北京市中药成方选集》

【组成】朱砂十二两 火消十二两 硼砂（炒珠）十二两 雄黄十二两 金礞石（煅）八两 麝香二两 冰片二两 赤金一百四十张

【用法】上为极细末，另加蟾酥（酒化）二两四钱，混合均匀，装瓶重四分（注意：火消、雄黄须加净水少许，以防爆炸）。闻鼻中少许，取嚏。每服二分，温开水送下。

【功用】开窍避秽，去暑解毒。

【主治】关窍不开，暑湿郁闷，中暑昏迷，四肢厥冷。

【宜忌】孕妇忌服。

【备考】本方少"赤金"名"武红灵散"，"开窍暑疫散"（见《成方制剂》3 册）。

49581 武红灵散

《成方制剂》3 册。即《北京市中药成方选集》"武红灵丹"去赤金。见该条。

49582 武力拔寒散《成方制剂》9 册

【组成】白花菜子 花椒

【用法】上制成散剂，每袋装 17 克。取药粉适量，用鸡蛋清略加温开水调成糊状，分摊于蜡纸上，贴于穴位或患处。

【功用】祛风散寒，活血通络。

【主治】感受风寒，筋骨麻木，肩背酸痛，腰痛腿寒，饮食失调，胃寒作痛，肾寒精冷，子宫寒冷，行经腹痛，寒湿带下。

【宜忌】忌食生冷。肚脐及脚心部位不可贴用。周身感受风寒者，先贴较重处。每次贴 2～3 小时后揭去，如贴之痛甚者，可提前揭下。十五岁以下儿童忌用。

49583 武当救世丸《惠直堂方》卷一

【组成】生何首乌（赤色） 川芎 羌活 川乌 草乌 细辛 生甘 全蝎 荆芥 防风 天麻 当归 石斛 麻黄各一两 茅山苍术八两

【用法】上各依古法炮制，为末，炼蜜为丸，再用朱砂、雄黄各五钱为衣，每丸重一钱五分。大人二丸，小儿一丸或半丸，姜二片，葱白五根，煎汤送服，被盖取汗。

【主治】天时不正，伤风伤寒，初起瘟疫时气，头痛身热，咳嗽骨痛，并恶毒生发，身上寒热。

49584 武侯行军散《良朋汇集》卷五

【异名】行军散（《行军方便便方》卷中）。

【组成】麻黄九两 川芎 白芷 苏叶 石膏 甘草各一两 绿豆粉二两

【用法】上为细末。每服一钱，用无根水调下。

【主治】感冒伤寒未过三日者。

【宜忌】孕妇勿服。

49585 武侯行军散

《感证辑要》卷四。为《霍乱论》卷下"行军散"之异名。见该条。

坯

49586 坯莲丸《卫生总微》卷十

【组成】半夏一两（汤浸洗七次，捶碎） 胡椒一分（上同炒紫黑色） 丁香四十九个 莲子心一百个

【用法】上为末，姜糊为丸，如菜子大。每服三二十丸，煎坯子（即坯子胭脂）、石莲汤送下，不拘时候。

【主治】小儿一切冷热吐逆不止。

49587 坯莲散《卫生总微》卷十

【组成】枇杷叶大者五片（洗，刷去毛尽，涂蜜，炙焦黄色） 麦门冬（去心）一分 紫苏叶四十九片 丁香一百粒 石莲心一百个 藿香叶（去土）半两 甘草一分（炙）

【用法】上为末。每服半钱，煎坯子胭脂、石莲汤调下，不拘时候。

【主治】小儿一切吐逆及烦渴。

49588 坯煎散《幼幼新书》卷十四引《玉诀》

【组成】全蝎 川乌（炮，去皮尖） 甘草（炙） 朱砂 大黄（炮） 羌活 川芎 麻黄（去节） 天麻（酒浸） 白僵蚕（去丝） 脑 麝各少许

【用法】上为末。每服一钱或半钱，入坯子五粒，葱白半寸，煎三四沸，通口服。并服二三次出汗。

【功用】解惊发汗。

【主治】小儿夹惊伤寒。

【备考】方中全蝎以下十味药用量原缺。

49589 坯煎散《幼幼新书》卷十四引《凤髓经》

【组成】川乌头半两（炮裂，去皮尖） 大黄（蒸熟）三钱 雄黄 白附子 甘草（炮） 川芎 天麻 僵蚕（去足）各一钱 麝香少许 麻黄（去节）四钱

【用法】上为末。每服半钱或一钱,大者一钱半,水半盏,坏子三粒,葱白半寸,同煎数沸,温服。如出汗,并服三次。

【主治】小儿夹惊伤寒,浑身壮热,睡中惊搐,咳嗽烦躁,下泄多。

49590 坏煎散《卫生总微》卷七

【组成】麻黄(去根节)半两 人参(去芦) 茯苓 白僵蚕(去丝嘴) 全蝎 天麻 白附子 甘草(炙)各一分 朱砂二钱(研) 川乌(炮,去皮尖)一钱半

【用法】上为末。每服半钱至一钱,水五分,入坏子胭脂一豆大,薄荷二叶,葱白一寸,同煎至四分,放温服,不拘时候。

【主治】小儿伤风寒,夹惊潮发,头痛体热,咳嗽,手足冷。

坤

49591 坤膏

《全国中药成药处方集》(吉林方)。为原书"益母草膏"之异名。见该条。

49592 坤宁散《医方易简》卷三

【组成】乌药 厚朴 麦芽面 山楂肉 广木香 蓬莪术 京三棱

【用法】上为极细末,重罗再筛。每岁服一钱,姜汤调下。

【主治】小儿恣食肥腻,过啖生冷,腹坚胀痛。

49593 坤草膏

《全国中药成药处方集》(吉林方)。为原书"益母草膏"之异名。见该条。

49594 坤顺丸《全国中药成药处方集》南京方

【异名】参茸济阴坤顺丸。

【组成】鹿茸四两 五灵脂四两 石柱参二两 紫丹参三两 龟版胶三两 延胡索三两 鹿角胶三两 淡黄芩三两 阿胶四两(炒珠) 川断三两 潞党参五两 川芎四两 炙黄耆五两 醋制香附三两 西当归六两 炙甘草三两 大熟地十两 广郁金二两 川贝母六两 春砂仁二两 菟丝子六两 白芍三两 枸杞子五两 大黄炭三两 白茯苓五两 陈皮四两 白术五两 上肉桂一两五钱

【用法】将熟地煮烂,和蜜为大丸,每粒三钱,蜡壳封固。每服一丸,开水和下。

【功用】益气,调经。

【主治】妇女血气不足,腹冷腹痛,形寒,头晕,带下,腰酸,经水不调。

49595 坤顺丸

《成方制剂》12册。为《痘疹一贯》卷六"坤顺丹"之异名。见该条。

49596 坤顺丹《痘疹一贯》卷六

【异名】八宝坤顺丹(《北京市中药成方选集》)、坤顺丸(《成方制剂》12册)。

【组成】益母草三两(连花、子,忌铁) 全当归五钱(酒炒,忌铁) 南白芍五钱(酒炒) 条芩五钱(酒炒) 白术五钱(土炒) 白茯苓五钱(生用) 大生地五钱(姜炒) 大熟地五钱(姜炒) 香附五钱(童便、盐水浸,晒,微炒) 广木香一钱五分(生) 川芎五钱 砂仁二钱五分(炒) 广橘红五钱(盐水拌) 甘草二钱五分(生) 乌药五钱(生) 人参三钱(加倍更妙) 真阿胶二钱五分(蛤粉炒成珠) 全紫苏二钱五分(去根,生用) 川牛膝二钱 琥珀二钱五分(加倍炒,柏子并煮干,去柏子) 沉香五钱

【用法】上药各为细末,兑匀分两,和一处,炼白蜜为丸,重二钱,真飞金为衣。大病服半料全愈,小恙三五丸愈;常堕胎者,更宜修合此丸,保全无恙。服者照后引:喘嗽,杏仁、桑皮汤送下;咳嗽,款冬花、川贝母煎汤送下;呕吐,生姜汤送下;气急,苏子汤送下;泄泻,米汤送下;遍身虚肿,赤小豆汤送下;黄肿,灯心、木通汤送下;心虚,麦冬、当归汤送下;遍身酸疼,米汤送下;乳疼,蒲公英、金银花汤送下;经水不调,当归、地黄汤送下;便后带红,川连、生地汤送下;气抢,木香汤送下;赤白痢,诃子、肉豆蔻、莲肉汤送下;大便秘结,陈皮汤送下;小便不利,木通、灯心汤送下;赤白带,阿胶、艾叶汤送下;经闭结,桃仁、红花、连翘汤送下;行经身腰疼痛,防风、羌活汤送下;胎动不安、下血,阿胶汤送下;求嗣,归身、白术、白芍汤送下;横逆难产,冬葵子汤送下;胎前脐腹刺痛,胎动不安、下血,糯米汤送下;临产五六日前,每日服一丸,或滚白水、或糯米酒送下,胎前诸病不生;产后不进饮食,南山楂、麦芽汤送下;产后大便秘结,郁李仁汤送下;产后败血上冲心腹,发寒热,或自汗,薄荷、苏叶汤和童便、糯米酒送下;产后中风,牙关紧闭,半身不遂、失音不语,童便、糯米酒送下;产后血崩轻者,用糯米汤送下,如涌不止,荆芥、蒲黄汤送下;产后除引子外,一切恶症,童便、糯米酒送下,京师老酒亦可;胎前及养身常服,滚白水送下。凡引子内药味,有一味用六分,二味各三分,三味各二分,水一钟,煎六分,化丸药服。

【功用】《成方制剂》:补气养血,理气调经。

【主治】❶《痘疹一贯》:妇人胎前、产后,诸虚百损、时疾。❷《成方制剂》:气血不足,肝郁阴虚引起的经期不准,行经腹痛,月经量少,手足心热。

【宜忌】忌大荤、生冷、油腻等物。

49597 坤顺汤《医醇賸义》卷四

【组成】党参四钱 茯苓二钱 白术一钱 甘草四分 山药三钱 花粉三钱 石斛三钱 料豆三钱 川断二钱 牛膝二钱 红枣五枚 莲子十粒(去心)

【主治】肉痿,胃干而渴,肌肉不仁。

49598 坤髓膏《医学碎金录》

【组成】黄牛骨髓(去筋膜,捣烂)八两 山药(蒸,研细)八两 炼白蜜八两

【用法】上捣匀,入瓷器内。隔汤煮一炷香,每服鸡子大一块,空心白汤调下。

【功能】❶《医学碎金录》:滋养脾胃。❷《何氏虚劳心传》:补中填骨髓,润肺泽肌肤,安脏平三焦,续绝阳,益气力,除消渴,宁咳嗽;久服增年。

【主治】《何氏虚劳心传》:虚损。

49599 坤元是保丹《肯堂医论》卷下

【组成】飞青黛五钱 伏龙肝二两

【用法】上为末。用井底泥调匀,涂脐上当孕处二寸许,干则再涂。

【主治】孕妇伤寒将欲堕胎。

【宜忌】此丹只可施于伤寒,极热之症不可概施也。

49600　坤月安颗粒(《新药转正》32册)

【组成】白芍　酸枣仁(炒)　桑寄生　续断　麦冬　石斛　菊花　蒺藜　黄芩(炒)　栀子(炒)　龙胆(炒)　青皮　郁金　合欢皮　丝瓜络

【用法】上制成颗粒剂,每袋装10克。口服,出现症状时或月经来潮前10天服药。一次10克,一日3次。连服7天。3个月经周期为一疗程。

【功用】滋阴养血,疏肝解郁。

【主治】血虚肝郁、阴虚肝旺引起的经行眩晕、头痛、乳胀、身痛、心烦易怒等症,以及经前期紧张综合征见上述诸症者。

【宜忌】经期停药。孕妇忌服。

49601　坤厚资生丸(《大生要旨》卷一)

【组成】九制熟地　当归(酒蒸)各四两　白芍(酒炒)三两　川芎(酒蒸)一两五钱　白术(陈土炒)四两　茺蔚子(酒蒸)四两　香附四两(醋、酒、生姜汁、盐水各炒一两)　丹参三两(酒蒸)

【用法】上为末,以益母草八两,酒、水各半,熬膏炼蜜为丸。每早服四钱,开水送下。

【主治】妇女经事不调,临期腹痛,不能受孕。

【加减】月经先期而至,脉数有热,属血热,加生地、丹皮;后期而至,脉迟厥冷,属血寒,加肉桂;将行而腹痛,是气滞,加乌药、木香;食少气虚,面色㿠白,四肢无力,是为气血两亏,减附子一半,加人参、黄耆、河车、茯神、枣仁、远志之类。

林

49602　林钟丸(《家塾方》)

【异名】甘连大黄丸。

【组成】大黄六两　甘草　黄连各二两

【用法】上为末,面糊为丸,如梧桐子大。每服三十丸,白汤送下。

【主治】心烦,不大便者。

49603　林檎散(《局方》卷二)

【组成】麻黄(去节)　肉桂(去粗皮)　苍术(去皮)　川大黄　干葛　石膏　山栀子(去皮)各一两半　木通　瞿麦　甘草(炙)　前胡　川芎各一两　藿香(用叶)　川乌头(炮,去皮脐)各半两

【用法】上为粗末。每服二钱,水一盏,入林檎糁十数片,新者亦得,煎至七分,去滓稍热服,不拘时候。相次再服,衣被盖覆,汗出为度。

【主治】伤寒及时行疫疠,头痛项强,壮热恶寒,腰背四肢拘急烦疼,面赤咽干,呕逆烦渴。

【备考】《鸡峰》有桔梗、白术,无苍术、前胡、川芎。

枇

49604　枇杷饮

《圣济总录》卷十二。为《传家秘宝》"枇杷叶前胡散"之异名。见该条。

49605　枇杷散

《医学纲目》卷二十二。即《本事》卷四引庞老方"枇杷叶散"。见该条。

49606　枇杷散(《古今医鉴》卷五)

【组成】枇杷叶(去毛)　橘红各一两　半夏(汤泡)　赤茯苓(去皮)　人参各五钱　麦门冬(去心)　青竹茹各一两二钱　甘草四钱

【用法】上剉。加生姜三片,水二盏,煎一盏,空心服。

【主治】胃虚,呕哕不止。

49607　枇杷散(《经验广集》卷四)

【组成】枇杷叶一斤四两(去毛梗净,焙燥,为末)　白糖一斤

【用法】上药拌匀。开水送下,不拘时候。

【主治】瘰疬。

49608　枇杷散

《兰台轨范》卷四。即《局方》卷二"枇杷叶散"。见该条。

49609　枇杷膏(《验方新编》卷三)

【组成】枇杷叶五十六片(新鲜者更佳,洗净毛)　大梨二个(深脐者佳,去皮心,切片)　白蜜半钟(先熬,滴水成珠,大便干燥者多加;大便溏泻者不用,以白糖代之)　大枣半斤(或黑枣、徽枣皆可)　建莲肉四两(不去皮)

【用法】先将枇杷叶放铜锅内(砂锅亦可),以河水煎出浓汁,用绸沥清汁,去叶与滓不用,后将梨、枣、莲、蜜和入煎熬,以莲肉融烂为止,用瓷瓶收贮,随意温热食之。轻者二三料全愈,重者四五料除根,不必另服别药,免致误用害事;即无病常服,可保身强神旺。

【主治】劳伤虚损,吐血咳嗽,发烧,身体瘦弱,四肢酸软,精神疲倦,腰背疼痛,饮食不进,以及一切不足弱症。

【加减】如虚弱并不咳嗽者,枇杷叶不用,只用河水同煮;咳嗽多痰者,加川贝母一两(研极细末),俟煮熟时,入内煮一二滚,取起;若吐血,用藕节二十一个捣汁同煮,冬用多制,久收不坏,夏月随食随制。

49610　枇杷膏

《北京市中药成方选集》。为《中药成方配本》"枇杷叶膏"之异名。见该条。

49611　枇杷膏

《全国中药成药处方集》(南京方)。为《中国医学大辞典》"枇杷叶膏"之异名。见该条。

49612　枇杷膏

《全国中药成药处方集》(天津方)。为原书"枇杷叶膏"之异名。见该条。

49613　枇清饮(《效验秘方·续集》刘复兴方)

【组成】生枇杷叶15克　生桑皮15克　生地15克　黄芩10克　黄连10克　丹皮10克

【用法】每日1剂,水煎2次,早晚分服。并配合使用外洗方:藿香15克,苍耳子15克,千里光15克,茵陈15克。痒剧者加苦参15克,川椒10克。用法:上方诸药,加水200毫升,浸泡30分钟,煎煮10分钟,取汁50毫升,置冷,消毒纱布浸渍湿敷面部,每次10～20分钟,依上法日用3次。

【功用】疏风清热宣肺。

【主治】面部痤疮属肺经风热者。

【方论选录】方中枇杷叶、桑皮清肺经风热,载诸药上达头面;黄芩、黄连清上、中二焦,性味苦寒并能坚阴;生地、

丹皮凉血化瘀,清血中伏热。

【加减】丘疹性痤疮加忍冬藤 20 克,土茯苓 15 克,银花 10 克;脓疱性加紫花地丁 15 克,白花蛇舌草 10 克,皂刺 9 克,蜈蚣 2 条;囊肿性加连翘 15 克,夏枯草 15 克,重楼 20 克,蜈蚣 2 条;继发感染者选加紫花地丁 15 克,白花蛇舌草 10 克;结节性加三棱 10 克,莪术 10 克,海藻 10 克,穿山甲 10 克,蜈蚣 2 条;萎缩性加莪术 10 克,白芷 10 克,明玉竹 25 克,蜈蚣 2 条。久病疗效不著者,从瘀血、痰凝入手,选加三棱、莪术、郁金、凌霄花、煅瓦楞子、白芥子、海藻、牡蛎等活血化瘀,祛痰散结。

49614 枇杷叶丸《圣济总录》卷五十）

【组成】枇杷叶(去毛,炙) 杏仁(浆水浸一宿,去皮尖双仁,炒) 半夏(浆水浸一宿,炒)各一两半 丁香大者木香各一分 皂荚肥长一尺者一挺(去皮,酥炙)

【用法】上为末,炼蜜为丸,如梧桐子大。每服七丸或十丸,食后取杏仁膏(别用杏仁半升去皮尖,麸炒,研膏)一匙,水一盏,同煎一二沸,送下。

【主治】肺风面上生疮。

49615 枇杷叶丸

《普济方》卷一五九。为方出《本草衍义》卷十八,名见《得效》卷五"紫菀膏"之异名。见该条。

49616 枇杷叶丸《扶寿精方》）

【组成】枇杷叶二斤(蜜炙) 山药一斤 枸杞子 山茱萸(去核)半斤 吴茱萸一两

【用法】上为细末,炼蜜为丸,如梧桐子大。每服七八十丸,清米汤送下。

【主治】妇人血崩,经事失期,或前或后,不育。

【备考】方中枸杞子用量原缺。

49617 枇杷叶丸《外科正宗》卷四）

【组成】枇杷叶(去毛刺)八两 黄芩(酒炒)四两 甘草一两 天花粉四两

【用法】上为末,新安酒跌丸,如梧桐子大。每服一钱五分,食后并临睡白滚汤、茶汤俱可送下。

【主治】肺风粉刺、鼻渣,初起红色,久则肉匏发肿者。

【宜忌】忌火酒、煎炒。

49618 枇杷叶汁《卫生总微》卷十）

【组成】枇杷叶(拭去毛,净)

【用法】煮汁。饮之。

【主治】干呕烦热,亦治咳嗽。

49619 枇杷叶汤

《圣济总录》卷十七。为《圣惠》卷二"枇杷叶散"之异名。见该条。

49620 枇杷叶汤

《圣济总录》卷二十五。为《圣惠》卷十一"枇杷叶散"之异名。见该条。

49621 枇杷叶汤《圣济总录》卷四十五）

【组成】枇杷叶(拭去毛,微炒) 厚朴(去粗皮,生姜汁炙透) 前胡(去芦头) 白术 人参 茯神(去木) 陈橘皮(汤浸,去白,焙) 半夏(汤洗七遍去滑,炒)各半两

【用法】上为粗末。每服三钱匕,水一盏,加生姜五片,煎至六分,去滓,食后温服。

【功用】止逆进食。

【主治】脾胃气虚弱,呕吐不食。

49622 枇杷叶汤《圣济总录》卷四十七）

【组成】枇杷叶(炙,拭去毛)四两 陈橘皮(汤浸,去白,焙)五两 甘草三两(炙,剉)

【用法】上为粗末。每服三钱匕,水一盏,加生姜一枣大,切,同煎至七分,去滓稍热服,不拘时候。

【主治】哕逆不止,饮食不入。

【备考】本方方名,《普济方》引作"枇杷叶散"。

49623 枇杷叶汤

《圣济总录》卷八十八。为《传家秘宝》"枇杷叶前胡散"之异名。见该条。

49624 枇杷叶汤《圣济总录》卷一五六）

【组成】枇杷叶(拭去毛,炙黄) 半夏(汤洗十遍,姜汁炒) 陈橘皮(汤浸,去白,焙) 高良姜 丁香 甘草(炙) 槟榔(剉)各一两

【用法】上为粗末。每服三钱匕,水一盏,加生姜五片,煎至六分,去滓稍热服。

【主治】妊娠呕逆,不下食,心腹满闷,胁肋疼痛。

49625 枇杷叶汤

《圣济总录》卷一六八。为《圣惠》卷八十三"枇杷叶散"之异名。见该条。

49626 枇杷叶汤《卫生总微》卷十）

【异名】枇杷叶散(《普济方》卷三九四)。

【组成】枇杷叶一两(拭去毛尽,炙微黄) 丁香半两人参(去芦)半两 甘草(炙) 白茯苓各半两

【用法】上为细末。每服半钱,煎紫苏汤调下,不拘时候。

【主治】小儿一切吐逆、烦渴。

49627 枇杷叶汤《杂病源流犀烛》卷二十七）

【组成】苏子 贝母 桑叶 花粉 沙参 百合 薄荷 射干 前胡 枇杷叶

【功用】降气消痰。

【主治】小儿龟胸肺实,胀满有痰。

49628 枇杷叶饮《圣济总录》卷四十）

【组成】枇杷叶(拭去毛)一分 芦根(洗,焙)三分 人参一分

【用法】上为粗末。每服五钱匕,水一盏,入薤白五寸,煎至一盏,去滓温服;有顷再服。

【主治】霍乱,心烦懊不得安卧。

49629 枇杷叶饮

《准绳·类方》卷三。即《本事》卷四引庞老方"枇杷叶散"。见该条。

49630 枇杷叶散《圣惠》卷五）

【组成】枇杷叶一两(拭去毛,炙微黄) 木通半两(剉)前胡半两(去芦头) 人参一两(去芦头) 麦门冬一两(去心) 麻仁半两 陈橘皮半两(汤浸,去白瓤) 犀角屑半两 赤茯苓三分

【用法】上为散。每服四钱,以水一中盏,加生姜半分,煎至六分,去滓温服,不拘时候。

【主治】脾胃气壅痰滞,呕哕,见食即吐。

49631 枇杷叶散《圣惠》卷十一）

【组成】枇杷叶三两(拭去毛,炙微黄) 前胡二两半

（去芦头）　赤茯苓二两　桂心三分　犀角屑一两　槟榔一两　桑根白皮三分（剉）　赤芍药一两半　芦根三分（剉）

【用法】上为散。每服四钱，以水一中盏，加生姜半分，煎至六分，去滓温服，不拘时候。

【主治】伤寒往来寒热，胸胁气满，干呕。

49632　枇杷叶散《圣惠》卷十一）

【异名】枇杷叶汤（《圣济总录》卷二十五）。

【组成】枇杷叶三分（拭去毛，炙微黄）　麦门冬三分（去心）　葛根三分（剉）　人参三分（去芦头）　赤茯苓半两　甘草一分（炙微赤，剉）

【用法】上为散。每服三钱，以水一中盏，加生姜半分，煎至五分，去滓温服，不拘时候。

【主治】伤寒干呕，烦渴不止。

【备考】方中赤茯苓，《圣济总录》作"白茯苓"。

49633　枇杷叶散《圣惠》卷十二）

【组成】枇杷叶半两（拭去毛，炙微黄）　白术一两　陈橘皮一两（汤浸，去白瓤，焙）　木香半两　大腹皮一两（剉）　半夏一两（去芦头）　赤茯苓一两　人参一两（去芦头）　厚朴一两（去粗皮，涂生姜汁，炙令香熟）　甘草半两（炙微赤，剉）　附子半两（炮裂，去皮脐）　枳壳三分（麸炒微黄，去瓤）

【用法】上为散。每服三钱，以水一中盏，加生姜半分，大枣三个，煎至六分，去滓温服，不拘时候。

【主治】伤寒已解，犹有风冷，痰滞胸膈，噎塞食饮，妨闷。

49634　枇杷叶散《圣惠》卷十三）

【组成】枇杷叶三分（拭去毛，炙微黄）　前胡一两（去芦头）　槟榔一两　草豆蔻一两（去皮）　人参一两（去芦头）　厚朴一两（去粗皮，涂生姜汁，炙令香熟）

【用法】上为散。每服四钱，以水一中盏，加生姜半分，煎至五分，去滓稍热服，不拘时候。

【主治】伤寒后脾胃气虚，食不消化，食即欲呕。

49635　枇杷叶散《圣惠》卷十五）

【组成】枇杷叶半两（拭去毛，炙微黄）　人参半两（去芦头）　陈橘皮半两（汤浸，去白瓤，焙）　黄芩半两　栀子仁半两　石膏一两

【用法】上为散。每服五钱，以水一大盏，加生姜半分，大枣三个，煎至五分，去滓温服，不拘时候。

【主治】时气头痛壮热，食即呕逆。

49636　枇杷叶散《圣惠》卷二十）

【异名】枇杷叶汤（《圣济总录》卷十七）。

【组成】枇杷叶一两（拭去毛，炙微黄）　枳壳一两（麸炒微黄，去瓤）　人参三分（去芦头）　桂心三分　半夏半两（汤洗七遍去滑）　诃黎勒皮半两　甘草半两（炙微赤，剉）　赤茯苓二两

【用法】上为散。每服三钱，以水一中盏，加生姜半分，煎至六分，去滓温服，不拘时候。

【主治】❶《圣惠》：风痰气逆，不能食。❷《圣济总录》：风痰气逆，呕吐不止，心腹刺痛，不思饮食。

49637　枇杷叶散《圣惠》卷二十八）

【组成】枇杷叶半两（拭去毛，炙微黄）　前胡一两（去芦头）　半夏三分（汤洗七遍去滑）　人参三分（去芦头）

大腹皮半两（剉）　桂心半两　白茯苓一两　白术一两　陈橘皮三分（汤浸，去白瓤，焙）　木香半两　甘草半两（炙微赤，剉）

【用法】上为粗散。每服三钱，以水一中盏，加生姜半分，煎至六分，去滓稍热服，不拘时候。

【功用】消痰饮，顺气思食。

【主治】虚劳。

49638　枇杷叶散《圣惠》卷四十二）

【组成】枇杷叶一两（拭去毛，炙微黄）　槟榔一两　赤茯苓一两　高良姜半两　陈橘皮一两（汤浸，去白瓤，焙）　前胡一两（去芦头）　细辛三分　甘草半两（炙微赤，剉）

【用法】上为散。每服五钱，以水一大盏，加生姜半分，去滓温服，不拘时候。

【主治】上气呕吐，心胸满闷，痰滞，不能饮食。

49639　枇杷叶散（方出《圣惠》卷四十七，名见《普济方》卷三十六）

【组成】枇杷叶一两（拭去毛，炙微黄）　前胡一两（去芦头）　桂心半两　槟榔一两　陈橘皮一两（汤浸，去白瓤，焙）　人参二分（去芦头）

【用法】上为散。每服三钱，以水一中盏，加生姜半分，煎至五分，去滓温服，不拘时候。

【主治】反胃呕哕不止，胸膈闷。

49640　枇杷叶散《圣惠》卷五十）

【组成】枇杷叶一两（拭去毛，炙微黄）　人参一两（去芦头）　槟榔一两　半夏一两（汤洗七遍去滑）　桔梗一两（去芦头）　陈橘皮二两（汤浸，去白瓤，焙）

【用法】上为散。每服三钱，以水一中盏，加生姜半分，煎至六分，去滓温服，不拘时候。

【主治】气膈吐涎痰，食不消化，心腹痞满雷鸣。

49641　枇杷叶散《圣惠》卷五十一）

【组成】枇杷叶一两（拭去毛，炙微黄）　人参一两（去芦头）　半夏一两（汤洗七遍去滑）　陈橘皮一两（汤浸，去白瓤，焙）　白术一两

【用法】上为散。每服三钱，以水一中盏，加生姜半分，煎至六分，去滓温服，不拘时候。

【主治】痰饮，发即烦闷不安，兼吐痰水。

49642　枇杷叶散《圣惠》卷五十一）

【组成】枇杷叶一两（拭去毛，炙微黄）　半夏一两（汤洗七遍去滑）　前胡一两（去芦头）　赤茯苓一两　草豆蔻半两（去皮）　人参一两（去芦头）　青橘皮（汤浸，去白瓤，焙）　大腹皮半两（剉）　白术一两　厚朴一两（去粗皮，涂生姜汁，炙令香熟）

【用法】上为散。每服四钱，以水一中盏，加生姜半分，煎至六分，去滓热服，不拘时候。

【功用】温胃。

【主治】痰逆，不思饮食。

49643　枇杷叶散《圣惠》卷七十五）

【组成】枇杷叶半两（拭去毛，炙微黄）　藿香一两　陈橘皮三分（汤浸，去白瓤，焙）　半夏半两（汤洗七遍去滑）　麦门冬半两（去心）　诃黎勒一两（煨，用皮）　枳实三分（麸炒微黄）　赤茯苓三分　甘草半两（炙微赤，剉）　人参半两（去芦头）

【用法】上为散。每服三钱,以水一中盏,加生姜半分,大枣三个,煎至六分,去滓温服,不拘时候。

【主治】妊娠心膈气滞,呕逆不下饮食,心神虚烦,四肢少力。

49644 枇杷叶散(《圣惠》卷七十八)

【组成】枇杷叶半两(去毛,微炙) 麦门冬三分(去心) 厚朴半两(去皱皮,涂生姜汁,炙令香熟) 干葛根三分(剉) 陈橘皮半两(汤浸,去白瓤) 人参三分(去芦头) 甘草半两(炙微赤,剉)

【用法】上为粗散。每服四钱,以水一中盏,加生姜半分,煎至六分,去滓温服,不拘时候。

【主治】产后伤寒,呕哕不止,虚烦渴躁。

49645 枇杷叶散(《圣惠》卷七十八)

【组成】枇杷叶半两(拭去毛,炙微黄) 红兰花一两 桂心半两 当归三分(剉,微炒) 赤芍药一分 人参三分(去芦头) 芦根三分(剉) 白术一两 枳壳半两(麸炒微黄,去瓤)

【用法】上为粗散。每服四钱,以水一中盏,加生姜半分,煎至六分,去滓温服,不拘时候。

【主治】产后血气壅滞,心烦呕逆,不下饮食。

49646 枇杷叶散(《圣惠》卷八十二)

【组成】枇杷叶一分(拭去毛,微炙黄) 母丁香一分

【用法】上为细散。如吐者,乳头上涂一字,令儿咂便止。

【主治】小儿吐乳不定。

49647 枇杷叶散(《圣惠》卷八十三)

【异名】枇杷叶汤(《圣济总录》卷一六八)、香葛散(《普济方》三八六)。

【组成】枇杷叶(拭去毛,炙令黄) 葛根(剉) 胡黄连 甘草(炙微赤,剉) 玄参各一分 麦门冬半两(去心,焙)

【用法】上为粗散。每服一钱,以水一小盏,加生姜半分,煎至五分,去滓,入蜜半两,更煎一二沸,放温,时时与儿呷之。

【主治】❶《圣惠》:小儿气壅烦热,渴不止,少欲乳食。❷《圣济总录》:小儿上焦虚热,饮水不止。

49648 枇杷叶散(《圣惠》卷八十四)

【组成】枇杷叶一分(拭去毛,炙微黄) 川升麻半两 人参半两(去芦头) 茅根一两(剉) 竹茹三分 贝母半两(煨微黄)

【用法】上为粗散。每服一钱,以水一小盏,加大枣一个(擘),生姜少许,煎至五分,去滓温服,不拘时候。

【主治】小儿伤寒壮热,咳嗽呕吐。

49649 枇杷叶散(《养老奉亲》)

【组成】枇杷叶(炙去毛) 人参 茯苓 白术 羌活 黄耆各一两 甘草(炙) 半夏(汤洗去滑,切破,焙干)各半两

【用法】上为末。每服二钱,水一盏,加生姜、薄荷,煎至七分,食后、临卧温服。

【功用】凉心润肺,消壅。

【主治】老人脾肺客热,上焦滞痰。

49650 枇杷叶散(《局方》卷二)

【组成】枇杷叶(去毛,炙) 陈皮(汤浸,去瓤,焙) 丁香各半两 厚朴(去皮,涂姜汁炙)四两 白茅根 麦门冬(去心,焙) 干木瓜 甘草(炙)各一两 香薷三分

【用法】上为末。每服二钱,水一盏,加生姜二片,煎至七分,去滓温服;温水调下亦得。如烦躁,用新汲水调下,不拘时候。小儿三岁以下,可服半钱。

【主治】❶《局方》:冒暑伏热,引饮过多,脾胃伤冷,饮食不化,胸膈痞闷,呕哕恶心,头目昏眩,口干烦渴,肢体困倦,全不思食,或阴阳不和,致成霍乱,吐利转筋,烦躁引饮。❷《校注妇人良方》:暑毒攻心,呕吐鲜血。

【备考】本方方名,《兰台规范》引作"枇杷散"。

49651 枇杷叶散(《圣济总录》卷一七六)

【组成】枇杷叶(炙,去毛) 丁香各一钱 白茅根 人参各一分

【用法】上为细散。每服半钱或一钱匕,煎马齿苋汤调下,不拘时候。

【主治】小儿胃气虚冷,哕逆不止。

49652 枇杷叶散(《鸡峰》卷十三)

【组成】人参 枇杷叶(去毛,以枣汁炙令黄) 白术 陈皮 前胡 藿香叶 白茯苓各半两 桔梗 甘草各一分 白豆蔻 半夏曲各半两

【用法】上为细末,每服二钱,水一盏,加生姜三片,大枣一个,同煎至六分,去滓,食前温服。

【功用】调适阴阳,和养脾胃。

【主治】食饮易伤,腹胁痞满,口干多渴,常欲饮冷,四肢倦息,大便不利。

49653 枇杷叶散(《本事》卷四引庞老方)

【组成】枇杷叶(去毛) 人参(去芦)各一钱 茯苓(去皮)半两 茅根二分 半夏三分(汤浸七次)

【用法】上剉细。每服四钱,水一盏半,加生姜七片,慢火煎至七分,去滓,入槟榔末半钱,和匀服之。

【功用】定呕吐,利膈。

【主治】翻胃呕吐,霍乱。

【方论选录】《本事方释义》:枇杷叶气味苦辛,入手太阴、足阳明,最能下气,冬夏不凋,得天地四时之气;人参气味甘温,入足阳明;茯苓气味甘平淡渗,入足阳明;茅根气味甘寒,入手太阴、足阳明,能除伏郁之热;半夏气味辛温,入足阳明;使以生姜、槟榔末,取其辛通而能下行也。此呕吐,中脘如痞,膈间之气不利,苦辛之药以下其气,急以甘温补中之品护持中土,则土旺而浊不侵犯矣。

【备考】本方方名,《医学纲目》引作"枇杷散"、《准绳·类方》引作"枇杷叶饮"。

49654 枇杷叶散(《朱氏集验方》卷四)

【组成】丁香 干姜 半夏(汤浸,洗) 沉香 枇杷叶(姜汁涂,炙) 肉豆蔻各三钱(面包煨) 甘草五钱半(炙) 白豆蔻仁(炒) 陈皮 缩砂仁(炒)各六钱 茯神(去木) 白术各一两 槟榔二钱半(煨) 青皮四钱半 木香四钱

【用法】上㕮咀。每服三钱,水一盏半,加生姜三片,枣子一个,煎至七分,不拘时候服。

【功用】调理脾胃,清膈下气,去积滞,舒气除痰,推陈纳新。

49655 枇杷叶散(《御药院方》卷四)

【异名】枇杷叶煎(《医统》卷二十七)。

【组成】枇杷叶（去毛）　陈皮（去白）各等分

【用法】上为粗末。每服五钱，一日三次，水一盏半，加生姜半分（擘碎），同煎至一盏，去滓温服，不拘时候。

【主治】❶《御药院方》：脾胃气虚，呕逆吐食。❷《医统》：五噎。

49656　枇杷叶散《普济方》卷一一七引鲍氏方）

【组成】枇杷叶（去毛）　生姜　罂粟壳（去瓤蒂）各三钱

【用法】上剉细。用水二大盏，蜜一合，粟米百余粒，酒半合，同煎至一盏以下，温服。

【主治】伏暑暴泻。暑天有初感便泻，或赤或白，小便不利，烦躁而呕，用五苓散、六和汤未止；兼治暑毒。

49657　枇杷叶散

《普济方》卷二〇六。即《圣济总录》卷四十七"枇杷叶汤"。见该条。

49658　枇杷叶散《普济方》卷三四一）

【组成】枇杷叶　半夏　麦门冬　人参　甘草各半两　诃子目　藿香各一两　枳壳　陈皮各三分（一方无大枣、诃子）

【用法】上㕮咀。每服三钱，水一盏，加生姜三片，大枣一个，煎至七分，去滓温服。

【主治】妊娠心膈气滞，呕吐，不下饮食，神虚烦，四肢少力。

49659　枇杷叶散

《普济方》卷三九四。为《卫生总微》卷十"枇杷叶汤"之异名。见该条。

49660　枇杷叶散《增补内经拾遗》卷四引《集验方》）

【组成】枇杷叶（去筋膜丝及毛衣）一两　山栀子五钱

【用法】上为极细末。每服二钱或三钱，食后好酒调下。

【主治】肺风并糟鼻。

49661　枇杷叶散《准绳·幼科》卷八）

【组成】枇杷叶（去毛，阴干）一两　山栀子半两　百部　槟榔各二钱半

【用法】上为细末。每服三钱，小儿者二钱，更小一钱，白汤调下。

【主治】鼻疳赤烂。

49662　枇杷叶散《不居集》上集卷十五）

【组成】枇杷叶　苡仁　麦冬　橘红各等分

【功用】降肺气。

【主治】劳嗽。

49663　枇杷叶粥《药粥疗法》引《老老恒言》）

【组成】枇杷叶 10～15 克（鲜者 30～60 克）　粳米 30～60 克　冰糖少许

【用法】先将枇杷叶用布包入煎，取浓汁后去滓，或将新鲜枇杷叶刷尽背面的绒毛，切细后，煎汁去滓，入粳米煮粥，粥成后入冰糖少许，煮成稀薄粥，不宜稠厚，每日分二次服，以 3～5 天为一疗程。

【功用】清肺化痰，止咳降气。

【主治】肺热咳嗽，咳吐黄色脓性痰，或咳血、衄血，以及胃热呕吐、呃逆。

【宜忌】对感受寒凉引起的咳嗽、呕吐患者，不宜选用。

49664　枇杷叶煎

《医统》卷二十七。为《御药院方》卷四"枇杷叶散"之异名。见该条。

49665　枇杷叶膏《中国医学大辞典》）

【异名】枇杷膏《全国中药成药处方集》（南京方）。

【组成】鲜枇杷叶不拘多少（刷去毛）

【用法】清水煎浓汁，去滓滤清，加冰糖收成膏。

【功用】❶《中国医学大辞典》：止咳，润肺。❷《全国中药成药处方集》（南京方）：清热。

【主治】❶《中国医学大辞典》：肺热久嗽，顿嗽。❷《全国中药成药处方集》（南京方）：干呕气逆，咽痛声哑，及痰中带血。

【备考】本方改为糖浆剂，名"枇杷叶糖浆"（见《成方制剂》14 册）。

49666　枇杷叶膏《中药成方配本》）

【异名】枇杷膏《北京市中药成方选集》）。

【组成】枇杷叶一百斤

【用法】将枇杷叶洗净入锅，加水十倍，煮八小时，去叶取汁，滤清去脚，以丝棉筛滤入锅内，加白蜜四十斤，炼熟滤过，收膏，约成膏三十八斤。每次五钱，一日二次，开水冲服，小儿减半。

【功用】润肺止咳。

【主治】新久咳嗽，痰黏气逆。

49667　枇杷叶膏《全国中药成药处方集》天津方）

【异名】枇杷膏。

【组成】鲜枇杷叶（去毛）五斤　川贝五两　莲子（去心）十两　麦冬　红枣各十两　天冬五两　生地　玄参（去节）各十两

【用法】熬汁去滓，将汁炼至滴毛头纸上，背面不阴为标准，收清膏，每清膏一斤兑蜜二斤，收膏装瓶。每服一两，开水冲下。

【功用】清热，化痰，止嗽。

【主治】虚热咳嗽，气逆喘促，咽肿声哑，口燥舌干，痰中带血。

49668　枇杷叶露《中国医学大辞典》）

【组成】鲜枇杷叶

【用法】制成露剂服。

【功用】清肺和胃，下气降火，消痰止嗽。

【主治】肺有伏热，久嗽不止，呕逆口渴。

49669　枇杷蜜汤《医学从众录》卷二）

【组成】枇杷五十叶（去毛）

【用法】水五十杯，煎至五六杯，再重汤炖至三四杯，每药三茶匙，冬蜜一茶匙调下。

【主治】痰火咳嗽。

49670　枇杷叶饮子《外台》卷四引《古今录验》）

【异名】枇杷茅根汤《伤寒总病论》卷五）、枇杷茅根煎《松峰说疫》卷二）。

【组成】枇杷叶（拭去毛）　茅根各半升

【用法】上切。以水四升，煮取二升，稍稍饮之，哕止则停。

【主治】温病有热，饮水暴冷哕。

49671　枇杷地榆液《中医皮肤病学简编》）

【组成】枇杷叶 31 克　地榆 31 克
【用法】水煎,热渍患部,罨包外用。
【主治】急性渗出性湿疹、皮炎。

49672　枇杷茅根汤
《伤寒总病论》卷五。为《外台》卷四引《古今录验》"枇杷叶饮子"之异名。见该条。

49673　枇杷茅根煎
《松峰说疫》卷二。为《外台》卷四引《古今录验》"枇杷叶饮子"之异名。见该条。

49674　枇杷前胡汤
《圣济总录》卷一八七。为《传家秘宝》"枇杷叶前胡散"之异名。见该条。

49675　枇杷清肺饮(《外科大成》卷三)
【组成】枇杷叶　桑白皮(鲜者更佳)各二钱　黄连　黄柏各一钱　人参　甘草各三分
【用法】用水一钟半,煎七分,食远服。
【主治】肺风酒刺。

49676　枇杷止咳颗粒(《成方制剂》16 册)
【组成】白前　百部　薄荷脑　桔梗　枇杷叶　桑白皮　罂粟壳
【用法】上制成颗粒剂,每袋装 3 克。开水冲服,一次 3 克,一日 3 次;小儿酌减。
【功用】止嗽化痰。
【主治】咳嗽,支气管炎。
【备考】本方改为胶囊剂,名"枇杷止咳胶囊"(见原书 17 册)。

49677　枇杷叶前胡散(《传家秘宝》)
【异名】枇杷饮(《圣济总录》卷十二)、枇杷叶汤(《圣济总录》卷八十八)、枇杷前胡汤(《圣济总录》卷一八七)。
【组成】枇杷叶(去毛,生姜汁浸,炙)　前胡(去芦头)各三分　人参三分(去芦头)　茯苓三分　五味子二分　桔梗三分　白术五分　厚朴二分(去皮,生姜汁浸,炙)　白芷(炒)　防风各二分　当归　芍药各一分　牡丹皮一分　鳖甲二分(醋炙)　甘草(炙)二分　枳壳一分(去瓤,炙)　半夏一两(汤浸十遍)　知母一分　藿香五分　泽泻三分　木香　大腹皮三分(炙)　木通二分　荆三棱二分　诃子皮三分
【用法】上为末,用马尾罗子过罗。每服五钱匕,加生姜二分(拍碎),大枣五枚,用水两汤碗半,同煎至五分,带热五更初服一次,申时一次。
【功用】❶《传家秘宝》:益五脏,大补肺脏,去风疼,补肾虚,正元气。❷《圣济总录》:通心肺,健脾胃,止逆进食。
【主治】❶《传家秘宝》:劳气及上逆痰涎。❷《圣济总录》:三焦风壅,五脏虚弱,遍身风气劳闷,手脚风毒气,寒热烦躁。

杵

49678　杵糠丸(《圣济总录》卷一二四)
【组成】碓杵头细糠二合
【用法】上为末,炼蜜为丸,如弹子大。空腹含化一丸,微微咽津。
【主治】咽喉中如有炙脔,食即噎塞。

49679　杵糠丸
《医学入门》卷七。为《医学正传》卷三"大力夺命丸"之异名。见该条。

怅

49680　怅汤(《传信适用方》卷四)
【组成】怅曲四两　甘草一两　檀香一分　白盐一两
【用法】上为末。点服,入龙脑少许尤奇。
【功用】解毒。

板

49681　板蓝根片
《成方制剂》3 册。即《中药制剂手册》"板蓝根干糖浆"改为片剂。见该条。

49682　板蓝根汤(《中医皮肤病学简编》)
【组成】板蓝根 12 克　银花 12 克　连翘 12 克　蒲公英 15 克　车前子 12 克　泽泻 6 克　黄芩 3 克　夏枯草 9 克　薄荷 4 克　茯苓 9 克　冬瓜皮 12 克
【用法】水煎服。
【主治】藜日光皮炎。

49683　板蓝根茶
《中国药典》2010 年版。即《中药制剂手册》"板蓝根干糖浆"改为茶剂。见该条。

49684　板蓝根复方(《中医皮肤病学简编》)
【组成】板蓝根 15 克　蒲公英 15 克　连翘 15 克　黄芩 9 克　朱茯神 9 克　柏子仁 9 克　茯苓 9 克　甘草 9 克
【用法】水煎服。
【主治】带状疱疹。
【加减】发热,加银花、黄连;表热,加牛蒡子、桑叶;头痛,加菊花、白芷;热盛,加大青叶、马勃;渗出湿盛,加茯苓、苡仁、白术、木通、竹叶、通草;便秘,加大黄、厚朴;身虚,用瓜蒌仁;痛,加乳香、没药、茯神;睡眠不好,加枣仁、柏仁。

49685　板蓝根颗粒
《中国药典》1995 年版。即《中药制剂手册》"板蓝根干糖浆"改为颗粒剂。见该条。

49686　板蓝大青颗粒(《成方制剂》17 册)
【组成】板蓝根　大青叶
【用法】上制成颗粒剂,每袋装 3 克。开水冲服或吞服,一次 3 克,一日 3 次。预防流感、乙脑,一日 3 克,连服 5 日。
【功用】清热解毒,凉血消肿。
【主治】流行性乙型脑炎、流感、流行性腮腺炎、传染性肝炎及麻疹等病毒性疾病见热毒内盛者。

49687　板蓝根干糖浆(《中药制剂手册》)
【组成】板蓝根一百六十两　淀粉三十五两二钱　糖粉三十八两四钱　菠萝香精油四钱七分
【用法】上将板蓝根粉碎,用热浸法提取二次,浓缩为稠膏。取淀粉置搅拌机内,加入放冷后的板蓝根稠膏,随加随搅,将糖分三次加入,再将菠萝香精油用适量酒精稀释,喷洒入内,拌匀,然后制粒,塑料袋封装。每袋装十克,成人每服半包,儿童减半,温开水冲下,每四小时服一次。
【功用】清热解毒,凉血消肿,预防麻疹。

【主治】扁桃体炎，流行性腮腺炎。

【备考】本方改为颗粒剂，名"板蓝根颗粒"（见《中国药典》1995 年版）；改为茶剂，名"板蓝根茶"（见《中国药典》2010 年版）；改为片剂，名"板蓝根片"（见《成方制剂》3 册）。

松

49688 松膏（方出《千金》卷八，名见《千金方衍义》卷八）

【组成】松脂三十斤

【用法】炼五十遍，酒煮十遍，不能五十遍，二十遍亦可；炼酥三升，温和松脂三升，熟搅令极调匀。每服方寸匕，平旦空腹以酒送下，一日三次。数数食面粥为佳。百日以后愈。

【功用】《千金方衍义》：治风逐湿，坚骨强筋。

【主治】历节诸风，百节酸痛不可忍。

【宜忌】慎血腥生冷物、酢果子。

【方论选录】《千金方衍义》：松质坚劲，岁寒不凋，故能治风逐湿、坚骨强筋；但松脂性燥，必极力炼煮，方可服食。

49689 松子丸（《千金翼》卷十三）

【组成】松子 菊花各等分

【用法】以松脂若蜜和为丸，如梧桐子大。每服十丸，一日三次，可至二十丸。亦可为散，每服方寸匕，一日三次。

【功用】益精补脑，久服延年不老，百岁以上颜色更少，令人身轻悦泽。

49690 松子丸（《圣惠》卷二十七）

【组成】松子（去皮） 白茯苓 麦门冬（去心，焙） 柏子仁 薯蓣 枸杞子 五味子 菌桂 山茱萸 覆盆子 熟干地黄 泽泻 女贞实 石南 黄耆（剉） 远志（去心）各一两 肉苁蓉二两（酒浸一宿，括去皴皮，炙令干） 石斛一两半（去根，剉） 杜仲一两半（去皴皮，炙令黄） 甘草半两（炙微赤，剉）

【用法】上为末，炼蜜为丸，如梧桐子大。每服三十丸，空心及晚食前温酒送下。

【功用】久服强筋骨，长肌肉，悦泽颜色，延年不老。

【主治】虚劳百病，绝伤羸瘦。

49691 松子粥（《寿世青编》卷下）

【异名】松子仁粥（《中国医学大辞典》）。

【组成】松子

【用法】同米煮粥食。炒面入粥同食，止白痢；烧碱入粥同食，止血痢。

【功用】润心肺，和大肠，止白痢、血痢。

49692 松云散（《青囊秘传》）

【组成】松皮炭二两 檀香二两 轻粉六钱 黄丹六钱 铜绿六钱 枯矾六钱 黄柏六钱 密陀僧六钱

【用法】上为末。香油调搽。

【主治】肥疮，水疮。

49693 松毛酒（《松峰说疫》卷五）

【组成】松毛（细切，为末）

【用法】每服二钱，一日三次，以酒送下。

【功用】可避五年瘟。

49694 松节汤（《普济方》卷六十六引《肘后方》）

【组成】松节（细剉如麻豆）一合

【用法】以水三盏，煎药二盏许，去滓，漱牙。

【主治】牙齿疼。

49695 松节汤（《圣济总录》卷八十二）

【组成】松节（剉碎，炒黄） 桑根白皮（剉） 紫苏叶各一两 甘草（炙，剉）半两 槟榔（煨，剉）三分

【用法】上为粗末。每服三钱匕，水一盏，入灯心二十茎，生姜三片，童便三分，同煎至七次，去滓，食前温服，一日三次。

【主治】脚气入腹，心腹胀急，躁烦肿痛。

49696 松节汤

《圣济总录》卷一二一。为《圣惠》卷三十四"松节散"之异名。见该条。

49697 松节酒（《肘后方》卷三）

【组成】松节二十斤

【用法】酒五斗，渍二七日。每服一合，一日五六次。

【主治】历节风，四肢疼痛如解落。

49698 松节酒（《千金》卷八）

【组成】松节三十斤（细剉，水四石，煮取一石） 猪椒叶三十斤（剉，煮如松节法）上澄清，合渍干曲五斤，候发，以糯米四石五斗酿之，依家酿法肆酘，勿令伤冷热，第一酘时下后诸药：

柏子仁 天雄 萆薢 芎䓖各五两 防风十两 人参四两 独活十五两 秦艽六两 茵芋四两 磁石十二两（末）

【用法】上咬咀，纳饭中炊之，如常酘法，酘足讫，封头四七日，押取清。适性服之，勿至醉吐。

【主治】历节风，四肢疼痛犹如解落。

【方论选录】《千金方衍义》：松质坚劲，岁寒不凋，故能治风逐湿、坚骨强筋。松节和猪椒叶酿酒，后下柏子仁等除风湿药，所谓虽有汤药，不及松膏、松节酒也。

49699 松节酒（《圣惠》卷四十五）

【组成】松节一斤 生干地黄五两 桂心二两 秦艽五两（去苗） 防风二两（去芦头） 牛蒡根一斤（去皮） 丹参三两 萆薢三两 苍耳子三两 独活三两 大麻仁一升 牛膝五两（去苗）

【用法】上剉，用绢袋盛，以酒三斗，浸六七日后，每于食前，随性暖服。

【主治】脚气，筋挛拘急，四肢掣痛，或至软脚。

49700 松节酒（《圣惠》卷九十五）

【组成】松节十斤（捶碎，以水一硕，煮取汁五斗，去滓） 糯米五斗（炊熟） 细曲五斤（捣碎）

【用法】上药拌和，入瓮密封，三七日开，取酒。每次温饮一盏，一日三次。

【主治】百节风虚，脚痹疼痛。

49701 松节散（《圣惠》卷三十四）

【异名】松节汤（《圣济总录》卷一二一）。

【组成】肥松节一两（剉） 细辛半两 胡桐泪一两 蜀椒一分（去目及闭口者，微炒去汗）

【用法】上为末。分为五次用，每次以酒二盏，煎十余沸，去滓，热含冷吐；余者再煎，含之。

【主治】齿龈疼痛，肿痒宣露。

49702 松节散（《圣惠》卷六十七）

【组成】黄松木节五两（细剉）

【用法】上用童便五合,醋五合,于砂盆内以慢火炒,旋滴小便并醋,以尽为度,炒令干,为细散。每服二钱,以热童便调下,一日三四次。

【主治】从高坠损,恶血攻心,胸膈烦闷。

49703 松节散《《脚气治法总要》卷下》

【异名】松节黄散(《同寿录》卷二)。

【组成】松节(取茯神中根心子,剉如米)一两 乳香一钱(捶碎)

【用法】用银石器中炒令焦,只留一二分性,出火毒,为细末。每服一钱至二钱,热木瓜酒调下。

【主治】❶《脚气治法总要》:脚气冷搏于筋,转筋挛痛。❷《同寿录》:偏风㖞斜,心掣健忘。

49704 松节散《《鸡峰》卷四》

【组成】松节 槟榔 紫苏 桑白皮 川芎各一两 甘草一分

【用法】上为末。每服三钱,水七分,童便三分,同煎取六分,去滓服,不拘时候。

【主治】脚气。

49705 松节散《《御药院方》卷八》

【组成】松节 桑白皮 蚕砂 香附子 朴消各等分

【用法】上为粗末。每用药一两,水一碗半,煎至一碗,热渫痛处。

【主治】闪扑筋骨肿痛。

49706 松节散《《普济方》卷三〇一》

【组成】松节 殺羊尿 白矾

【用法】上药一处烧沥油,搽疮上。

【主治】肾风疮。

49707 松节煎《《卫生鸿宝》卷一引杨圣方》

【组成】油松节三钱(炒黑,重者五钱) 绿豆(每岁一粒) 胡椒七粒

【用法】水煎服。

【主治】阴风。因色欲之后,误饮冷酒、冷水、生冷之物,致寒邪直入少阴肾经,其交接时扇风入腹,致小腹连阴疼痛之极,面、唇、爪甲俱青黑,或吐或泻,四肢厥冷。

49708 松叶汤《《圣济总录》卷一三四》

【组成】松叶一斤

【用法】上烂捣,以水五升,煮至三升,和滓温洗。

【主治】寒冻手足破裂。

49709 松叶酒《《千金》卷七》

【组成】松叶六十斤

【用法】上㕮咀。以水四石,煮取四斗九升,以酿五斗米如常法,别煮松叶汁,以渍米并馈饭,泥酿封头,七日发,澄。饮之取醉。

【主治】脚弱,十二风痹,不能行,服更生散数剂及众治不得力者。

【方论选录】《千金方衍义》:松质坚劲,叶擅祛风,用以酿酒,专治脚弱,乃强筋骨之应也。

49710 松叶酒《方出《千金》卷八,名见《普济方》卷一一二》

【组成】松叶三十斤

【用法】上药以酒二石五斗,渍三七日。每服一合,一日五六次。

【主治】历节风。

【方论选录】《千金方衍义》:松质坚劲,岁寒不凋,故能治风逐湿,坚骨强筋;松叶历风挺劲,渍酒亦能治风。

49711 松叶酒《《名家方选》》

【组成】松叶三钱 乌头 羌活各一钱

【用法】以好酒一升,渍之七宿。每日饮一合。

【主治】脚气,手足不仁或挛急,及风湿身体疼痛不已者。

49712 松叶散《《圣济总录》卷一五九》

【组成】松叶(炙) 墨(细研) 紫葛各半两

【用法】上为散。每服二钱匕,温水调下,不拘时候。

【主治】产妇胞衣不下,气血冲心,迷闷欲死。

49713 松叶膏《《外台》卷三十二引《延年秘录》》

【异名】松脂膏(原书同卷引《崔氏方》)。

【组成】松叶(切)一升 天雄(去皮) 松脂 杏仁(去皮) 白芷各四两 莽草 甘松香 零陵香 甘菊花各一两 秦艽 独活 辛夷仁 香附子 藿香各二两 乌头(去皮) 蜀椒(汗) 芎藭 沉香 青木香 牛膝各三两 踯躅花一两半(并剉)

【用法】上药以苦酒三升浸一宿,生麻油一斗,微火煎三上三下,苦酒乞尽,膏成,滤去滓,盛贮。以涂发根,日三度摩之。

【主治】头风鼻塞,头旋发落,白屑风痒。

49714 松叶膏《《圣惠》卷四十一》

【组成】松叶半斤 莲子草半斤 马鬐膏半斤(炼成膏者) 韭根半斤 蔓荆子二两 防风一两(去芦头) 白芷一两 辛夷半两 川升麻半两 吴蓝半两 芎藭半两 独活半两 桑寄生半两 藿香半两 沉香半两 零陵香半两

【用法】上剉细,先以桑根白皮二斤,以水八升,煮取五升,去滓;又以竹沥一升相加,浸润诸药;一宿后,以猪脂二升,煎候白芷色黄,成膏,滤去滓,于瓷器中盛。每用涂之,一日三五次。

【主治】血气风热所致,眉发髭不生。

49715 松皮汤《《圣济总录》卷一〇五》

【组成】老松白皮(去粗皮) 白鲜皮 甘菊花(择) 荆芥穗 细辛(去苗叶) 蔓荆实 防风(去叉) 荷叶蒂 玄参 苦参 桑根白皮各一两 雄黑豆二升

【用法】上药除豆并荆实外,剉细,同以水三斗,煎至一斗五升,去滓,投朴消一两半,搅,热洗头,余滓重煎,亦入朴消,如此洗三次。

【主治】风热久目赤,脑中积热。

49716 松皮散《方出《千金》卷十五,名见《杨氏家藏方》卷十三》

【组成】赤松皮(去上苍皮,切)一斗

【用法】上为散。每服一升,面粥和服之,一日三次。愈即止,不过服一斗,永愈。三十年痢服之,百日愈。

【主治】❶《千金》:积久三十年,常下痢。❷《杨氏家藏方》:肠风下血过多。

【宜忌】《千金方衍义》:苍瘦之人,津血不充而多火者,切禁。

【方论选录】《千金方衍义》:松皮燥涩,善辟湿热,除胀满,而方书罕用。《千金》独取以治久痢,以痢久诸药罔效,故别出手眼,乃以医所不用、病所未尝之品以疗之。而前论中又云暴痢服之,何有不愈?以其燥而能通,涩而不滞,故

久痢、暴痢无不宜之。然须用根去外粗皮,方有健脾之功。

49717 松皮散(《得效》卷十八)

【组成】老龙皮二分(末) 生石灰二停(矿者,用瓦盛上,用瓦盖炭火四畔,上下炼一夜,至晓取,研细)

【用法】上为末。敷疮口。

【功用】止血,收疮口,兼生肉。

【主治】金刃箭镞伤。

49718 松皮膏(《纲目拾遗》卷六)

【组成】松皮(厚者)

【用法】熬为膏。每服三钱,空心白水调下。

【主治】一切虚怯劳瘵,妇女血枯、血闭诸症。

49719 松花酒(《元和纪用经》)

【组成】松树始抽花心(状如鼠尾者佳,蒸细,切)二升

【用法】上用绢囊裹,入酒五升,浸五日。每服三合,空腹饮;再服尤妙。

【主治】风眩头旋,肿痹,皮肤痛急。

49720 松花散(方出《圣惠》卷三十六,名见《卫生宝鉴》卷十)

【异名】白矾散(《普济方》卷五十五)。

【组成】白矾半两(烧灰) 麻勃一分 木香一分 松脂一分 花胭脂一分

【用法】上为末。每用时,先以绵子净拭脓后,满耳填药。

【主治】聤耳脓水不绝。

【备考】本方去麻勃,名"矾脂散"。见《圣济总录》卷一一八一。

49721 松花散(《圣惠》卷三十七)

【组成】松花一两半 甘草半两(炙微赤,剉) 紫菀半两(去苗) 百合半两 薯蓣一两 人参半两(去芦头) 鹿角胶一两(捣碎,炒令黄燥) 生干地黄一两 白茯苓半两 茜草根半两(剉) 刺蓟半两 艾叶一分

【用法】上为细散。每服二钱,以粥饮调下,不拘时候。

【主治】吐血久不止。

49722 松花散(《痘疹传心录》卷十四)

【组成】松花 荞麦粉各半升

【用法】和匀。凡痘破者,以此敷之;溃烂者,以此衬卧尤佳。

【主治】痘疮。

49723 松花散(《医林纂要》卷九)

【组成】松花粉(微炒,退冷,然后用)

【用法】敷席上,使儿安卧。

【主治】小儿痘疮,成片作烂,脓水不干者。

49724 松花散(《松峰说疫》卷二)

【组成】松花二三钱

【用法】煎薄荷滚汤,入蜜调服。以愈为度。

【主治】瘟疫热痢。

【备考】取松花法:于四月初,看松梢所抽黄穗如麦穗者,趁硬摘取,摊在布被单上,晒干即有面落下如蒲黄,瓷器收贮,伏天必晒,否则穿发。取黄穗不可早,早则嫩而少黄面;又不可迟,迟则花蕊飞而穗成空壳矣。看其穗硬而带黄色,大如稻粒则取之。

49725 松花膏(《宣明论》卷九)

【组成】防风 干生姜 野菊花 芫花 枸杞子 甘草 苍术 黄精

【用法】上为末,取黄精根,熬成膏子,和药末为丸,如弹子大。每服细嚼一丸,冷水化下,临卧不吃夜饭,服药一粒。预九月间服。

【功效】宣利一切痰涎。

【主治】劳嗽经久,一切痰涎肺积喘嗽。

【备考】本方方名,据剂型,当作"松花丸"。

49726 松沥煎(《千金》卷十三)

【组成】松沥七合 丹砂 雄黄 水银(研)各二两 矾石一两 黄连三两

【用法】上药治下筛,纳沥中搅研令匀。调以涂之,先以泔清洗发及疮,令无痂,然后敷药,二日一敷,三敷后当便作脓,脓讫,更洗之;凡经三次,脓出讫,以甘草汤洗去药毒,前后洗十次许,即愈。

【主治】头疮及白秃。

49727 松枝酒(《医学心悟》卷三)

【组成】松节 桑枝 桑寄生 钩藤 续断 天麻 金毛狗脊 虎骨 秦艽 青木香 海风藤 菊花 五加皮各一两 当归三两

【用法】每药一两,用生酒二斤煮,退火七日。饮。

【主治】白虎历节风,走注疼痛,或如虫行,诸般风气。

【加减】痛专在下,加牛膝。

【方论选录】《证因方论集要》:松节、桑枝,以治风湿;钩藤、菊花,以熄内风;当归、秦艽,所谓治风先治血,血行风自灭;虎骨追风;天麻定风;狗脊益肝强机关;续断补肝理筋骨;五加皮祛风而胜湿;海风藤、桑寄生和血脉而除痹痛;用木香所以调气也。

49728 松油膏(《外科大成》卷二)

【组成】枯矾十两 矾红二两 麝香三分 冰片五分 熊胆一钱 轻粉三钱 乳香 没药 黄丹 甘草 黄柏 大风子肉 天麻子肉(四味俱炒黑色)各五钱 雄黄 苍术 厚朴 苦参各一两

【用法】上为末,先用槐枝、葱、艾、川椒煎水洗过,次用松油调敷,纸盖布扎,二日一换,敷洗如前。

【主治】血风等疮,诸药罔效者。

49729 松实丸(方出《圣惠》卷九十四,名见《圣济总录》卷一九八)

【异名】松柏实丸(《医学入门》卷七)。

【组成】炼松脂十斤 松实三斤(取仁) 柏实三斤(取仁) 甘菊花三斤

【用法】上为末,炼蜜为丸,如梧桐子大。每日服五十丸,空心以温酒送下。服一百日以上,不复饥;服之一年,百岁人如三十者。

【功用】❶《圣惠》:还年复命,久服长寿。❷《圣济总录》:延年益寿,光润颜色。

49730 松实丸(《圣济总录》卷九十一)

【组成】松实(去皮) 白茯苓(去黑皮) 麦门冬(去心,焙) 柏子仁(微炒,别研) 甘草(炙,剉) 山芋 枸杞子 肉苁蓉(酒浸,去皱皮,炙干) 五味子(去茎叶) 桂(去粗皮) 熟干地黄(焙) 陈橘皮(汤浸,去白,焙) 干姜(炮) 泽泻 远志(去心) 石斛(去根黑者) 女贞实 络石 杜仲(去粗皮,涂酥炙)各等分

【用法】上为细末,炼蜜为丸,如梧桐子大。每服十丸,食前温酒送下,食后再服。不知,稍增之,可至二十九。

【功用】久服强筋骨、长肌肉,令人肥盛,光泽颜色,除解百病,安精神,少梦寐,强气血,倍力留年,益气长神。

【主治】虚劳脱营,血气伤惫,羸瘦少气,畏恐多惊。

49731 松药丹

《幼幼新书》(人卫本)卷六引张涣方。即原书(古籍本)"松蕊丹"。见该条。

49732 松炭散《仙拈集》卷四)

【组成】老松香(熬六七次,每次入冷水去毒) 木炭(烧红,闷熄)各等分

【用法】上为末。厚敷疮上,一日一换。二三日愈。

【主治】血风臁疮,并刀斧狗咬。

49733 松香油《绛囊撮要》)

【组成】松香(研细)

【用法】裁尺余青布条裹之,以线扎条子,蘸香油烧旺,其滴下之油,以碗接之。搽疮。

【主治】小儿秃疮。

49734 松香油《外科真诠》卷上)

【组成】松香五钱 明雄一钱 苍术二钱

【用法】上为末,和匀,用绵纸卷捻二个,香油浸透,火烧滴油,去火毒。搽患处。

【主治】坐板疮,毒盛痒痛不止者。

49735 松香散《圣济总录》十七)

【组成】松实(去壳) 白芷 当归(切,焙) 芎䓖 甘草(炙)各三两 甜瓜子(洗)一升

【用法】上为细散。每服二钱匕,食后以荆芥、薄荷、茶清调下。

【主治】风头旋,肩背拘急,肢节疼痛,鼻塞耳鸣,面赤咽干,心忪痰逆,眼见黑花,当风泪出。

49736 松香散《慈幼心传》)

【组成】松香 五倍 黄连 海螵蛸 黄丹 轻粉 雄黄各等分

【用法】上为末。掺之;如干,腊猪油调涂。

【主治】黄水疮,即浸淫疮,皆由湿热与气血相搏,而其疮初生甚碎小,后有脓汁,浸淫渐大,脓汁著处便湿烂成疮。

49737 松香散《格物堂经验良方》)

【组成】松香一倍 鹿角减半

【用法】上为末。每日服三钱。

【主治】慢性痛风无热者。

49738 松香散《易简方便》卷五)

【组成】老松香二两(炒) 黄丹一两(微炒) 铅粉五钱(炒,净,勿留铅气) 真青黛一两 白矾二两(入头发少许,同烧,以拈为度)

【用法】上为细末。湿则干敷;干则用麻油调搽。

【主治】小儿胎毒,并鬎鬁头疮,及男妇一切湿疮。

【宜忌】《经验奇方》:忌水洗,及食发气诸物。

49739 松香膏《惠直堂方》卷四)

【组成】松香末一两 蓖麻仁四十九粒(研细)

【用法】上药用重汤煮化,搅匀。随意摊贴。如破痈,用乌金纸摊。

【主治】黄水疮,臁疮。

49740 松香膏《绛囊撮要》)

【组成】白嫩松香(熔化,置生布内,绞去滓,入水杓内,顿滚,扯拔至松脆为度,净末)一两 蓖麻子肉五钱(研烂) 铜绿一钱 麝香一分

【用法】杵和。摊贴;内服犀黄丸。

【主治】瘰疬,结核,已穿未穿者。

49741 松香膏《北京市中药成方选集》)

【组成】松香十六两 樟脑一两 冰片二钱 硇砂五钱

【用法】将松香、潮脑、硇砂放入瓷罐内,熟化成膏,候温再兑冰片粉,和匀。摊贴患处。

【功能】化瘀生肌,消肿止痛。

【主治】疖子、疮疡,红肿坚硬无头,或溃后流血无脓,久不生肌。

49742 松香膏《中医皮肤病学简编》)

【组成】松香500克 乳香62克 没药62克 黄丹62克 葱白根(捣汁过滤)2千克 凡士林适量

【用法】先将乳香捣细后,与葱汁置铁勺中,用文火加热同煎,使药溶化后,加入黄丹搅匀,再加入适量凡士林,乘其膏未冻结之前,作成各块如饼状,备用。用时视病灶大小,取膏温热软化贴敷,纱布外敷,二三日换药一次。

【主治】疖肿,化脓性皮肤病。

49743 松脂丸《圣惠》卷二十四)

【组成】炼成松脂(白色者)不拘多少

【用法】上药捣熟研,炼蜜为丸,如梧桐子大。每服二十丸,食前以蜜汤送下。服一日后有效。

【主治】中大风癫疾。

49744 松脂丸《圣惠》卷二十六)

【组成】松脂一两 肉豆蔻一两(去壳) 诃黎勒二两(煨,用皮) 荜茇二两 缩砂一两(去皮) 人参一两(去芦头) 干姜一两(炮裂,剉) 白茯苓一两 木香一两 白术一两 麦蘖一两(炒令微黄) 陈橘皮半两(汤浸,去白瓤,微炒)

【用法】上为末,用白蜡熔和,丸如梧桐子大。每服三十丸,食前以粥饮送下。

【主治】脾劳。胃气不和,时有泄泻,食少无力。

49745 松脂丸《圣惠》卷九十八)

【组成】松脂三两(炼成者) 松花三两 白茯苓一两 菖蒲一两 桂心一两 生干地黄二两 薯蓣一两 远志一两(去心) 鹿角胶一两(捣碎,炒令黄燥) 牛膝一两(去苗) 甘草一两(炙微赤,剉) 槟榔一两 肉苁蓉一两(酒浸一缩,刮去皴皮,炙干) 菟丝子一两(酒浸三日,晒干,别捣为末) 鹿茸一两(去毛,涂酥,炙微黄)

【用法】上为末,炼蜜为丸,如梧桐子大。每日服三十丸,空心以温酒送下。渐加至四十丸。

【功用】强筋骨,补五脏,除风湿,久服轻身耐老延年,益气,补诸不足。

【主治】风冷。

49746 松脂丸《圣济总录》卷九十三)

【组成】松脂二十斤(以桑柴灰汁炼去苦汁,倾入水盆中凝取之) 白茯苓(去黑皮)一斤 白术 续断各半斤白蜜 牛酥 麦门冬(去心,焙) 生干地黄(焙)各二两

【用法】上八味,捣罗五味为细末;先以慢火炼蜜烊去沫,次下牛酥,次下松脂,候烊讫,即下药末,以竹箆搅勿住手,可丸即丸,如梧桐子大。每服二十丸,以温酒或米饮送下,渐加至五十丸,一日二次。

【主治】传尸骨蒸,积癖冷气,及腰脚衰弱,身体风痒,并诸疮癞疾、恶疮疥癣等。

49747　松脂丸《医学入门》卷七）

【组成】松脂一斤　白茯苓半斤

【用法】上为末,炼蜜为丸服。

【功用】长生辟谷。

49748　松脂丸《名家方选》）

【组成】松脂七钱　大黄三钱

【用法】上为末,面糊为丸。白汤送下。

【主治】心下痞硬,大便秘结。

49749　松脂汤

《圣济总录》卷一二一。为《圣惠》卷三十四"松脂散"之异名。见该条。

49750　松脂条《仙拈集》卷二）

【组成】巴豆　菖蒲　松脂　黄蜡

【用法】上为末,和调。纳耳中,抽之。

【主治】耳聋。

49751　松脂贴《鬼遗》卷四）

【组成】黄柏　芎䓖　白芷　白蔹　黄耆　黄芩　防风　芍药　莽草　白蜡　当归　大黄各一两　细辛二分　胭脂三两　松脂二斤

【用法】上切,晒干极燥,微火煎三上下,手不得离,布绵绞去滓。贴之。

【主治】痈疽肿。

49752　松脂贴《鬼遗》卷四）

【组成】当归　黄耆　黄连　芍药　黄芩　大黄　腊蜜　芎䓖各一两　松脂一斤半(陈)　胭脂一合半

【用法】上细切,合煎,微火三上下,膏成,绵布绞去滓。向火涂纸上,贴之。

【主治】痈疽肿。

49753　松脂贴《医心方》卷十五引《鬼遗》）

【组成】松脂二斤　黄连一两　附子一两　黄芩一两　芍药一两　细辛一两　石膏二两

【主治】痈肿赤痛及已溃。

49754　松脂贴《医心方》卷十五引《古今录验》）

【组成】陈炼松脂一斤　蜡蜜半斤　猪脂四斤　当归二两　黄连一两　黄柏一两

【用法】上六味,㕮咀三味,尽合煎三沸三下,候贴色变微紫色者药成,绞去滓。若初起肿未有脓者,涂纸贴肿上,日三易,夜再;若已溃有口者,穿纸出疮口贴四边,令脓聚。

【主治】痈肿赤痛及已溃。

49755　松脂贴《医心方》卷十五引《效验方》）

【组成】杏仁一两　蜡蜜一两　松脂一两　厚朴一两

【主治】痈肿赤痛及已溃。

49756　松脂酒《圣惠》卷九十五）

【组成】松脂三斤(炼成者,为末)　糯米二斗　曲末三斤

【用法】炊米熟,放冷,以炊米汤三斗温二物拌和,入不津瓮中,封盖候熟。即量性饮之。

【主治】大风。

49757　松脂散(方出《千金》卷七,名见《外台》卷十九）

【组成】松脂三十斤

【用法】以棕皮袋盛,系头,铛底布竹木,置袋于上,以石三五颗压之,下水于铛中令满,煮之,膏浮出得尽以后量,更二十沸,接置于冷水中,易袋洗铛,更煮,如此九遍药成,为粗散。每服方寸匕,一日二次,初和药以冷酒,药入腹后饮热酒。行药以知为度,如觉热即减;不减,令人大小便秘涩。若涩,宜食葱羹,仍自不通,宜服生地黄汁,令取泄痢。服松脂三十日后,即觉有验,两脚如似水流下是效。如恐秘涩,和一斤松脂,茯苓与大枣,栗许大酥,即不涩。服经一百日后,脚气当愈。

【主治】一切风,及大风、脚弱风痹。

【宜忌】除忌大麻子以外,无所禁。

49758　松脂散《圣惠》卷二十三）

【组成】松脂五两(桑柴灰汁一斗,煮至三升已来,倾入冷水内放凝;别用浆水一斗,再煮至三升已来,又倾入冷水内放凝,又用清水一斗,煮至五升已来,又倾入冷水内放凝,取出,干即同入药用)　虎胫骨三两(涂酥,炙令黄)　天雄三两(炮裂,去皮脐)　牛膝三两(去苗)　酸枣仁二两(微炒)　薏苡仁三两　羌活三两　白附子二两(炮裂)　桂心一两　当归一两(剉,微炒)　没药二两　麝香一分(细研)

【用法】上为细散,研令匀。每服二钱,食前以温酒调下。

【主治】历节风,筋骨肢节疼痛久不愈。

49759　松脂散《圣惠》卷三十四）

【异名】松脂汤(《圣济总录》卷一二一)。

【组成】松脂　颗盐各一两　皂荚一条(不蛀者,去皮子,炙令黄色)

【用法】上为散。每用三钱,以水一大盏,煎五七沸,去滓,热含冷吐。

【主治】齿疼及风痛。

49760　松脂散

《得效》卷十九。为《百一》卷十六引赵百中方"神效方"之异名。见该条。

49761　松脂散《医统》卷六十三）

【组成】松脂半两　大黄　白蔹　赤小豆　胡粉各一分

【用法】上为极细末。以鸡子清调涂唇上。

【主治】唇生肿核。

49762　松脂煎《圣惠》卷六十六）

【组成】松脂一两(细研)　硫黄一两(细研)　狼毒半两　白蔹一两　猪脑一具

【用法】先用水二升,煮猪脑取汁半斤;又以水三升,煎狼毒、白蔹取汁半升,滤去滓,与猪脑汁一处,煎令稠;次下松脂、硫黄末,搅令匀。每用以绵裹大豆大,纳疮中。七日愈,至三七日,病本悉除。

【主治】风瘰。

49763　松脂膏(方出《千金》卷十三,名见《圣惠》卷四十）

【组成】松脂　石盐　杏仁　蜜　蜡各一两　薰陆香二两　蓖麻仁三两

【用法】上熟捣作饼。剃净百会上发,贴膏,膏上安纸,三日一易。若痒,刺药上,不久风定。

【主治】❶《千金》:头面上风。❷《圣惠》:面上风疮,黄水流出,或痒或成痛。

【备考】《圣惠》本方用法:上洗细研松脂、石盐、薰陆香等,次入杏仁、蓖麻,研令匀,用蜜、蜡煎成膏。摊于帛上,贴之,一日换二次。

49764 松脂膏(《千金》卷十三)

【异名】杜衡膏(《圣济总录》卷一〇一)。

【组成】松脂六两 矾石 杜衡(一作牡荆) 雄黄 附子 大黄 石南 秦艽 真珠 苦参 水银 木兰各一两

【用法】上咬咀,以酢渍一宿,猪膏一斤半煎之,以附子色黄,去滓,乃纳矾石、雄黄、水银,更着火三沸;安湿地待凝。以敷上,每日三次。

【主治】白秃及痈疽百疮。

49765 松脂膏(《千金》卷二十二)

【组成】黄芩 当归 黄耆 黄连 芍药 大黄 蜡 芎劳各一两

【用法】上咬咀,合松脂一斤半、猪脂一合半,微火煎之,三上三下,绵布绞去滓,火炙,敷纸上。随肿大小贴之,一日易三次,即愈。

【主治】痈肿。

49766 松脂膏

《外台》卷三十二引《崔氏方》。为原书同卷引《延年秘录》"松叶膏"之异名。见该条。

49767 松脂膏

《圣惠》卷三十六。为《肘后方》卷五"甘家松脂膏"之异名。见该条。

49768 松脂膏(方出《圣惠》卷三十六,名见《普济方》卷五十三)

【组成】松脂三分 巴豆一分(去皮心) 大麻子仁三分 熏陆香三分 食盐三分

【用法】上药和捣如膏,丸如枣核大。纳于耳中,一日换一次。

【主治】耳聋。

【备考】《普济方》有蜡。

49769 松脂膏(《圣惠》卷四十)

【组成】松脂三分 黄连三分(去须) 川大黄半两 水银一两半 黄芩一两 苦参一两(剉) 蛇床子一分 白矾半两(烧令汁尽) 胡粉半两(合水银,入少许水,同研令星尽)

【用法】上为细末,用腊月炼了猪脂,调令稀稠得所。每日敷疮上。

【主治】❶《圣惠》:头疮经年不愈。❷《中医皮肤病学简编》:疖肿,酒渣鼻。

49770 松脂膏

《圣惠》卷四十一。为《外台》卷三十二引《千金翼》"附子松脂膏"之异名。见该条。

49771 松脂膏(《圣惠》卷六十五)

【组成】松脂一两半 熏陆香一两半 白羊脂三分 乱发灰半两(细研) 生地黄汁五合 石盐半两(细研)

【用法】上药先煎羊脂、松脂、熏陆香等烊,次下地黄汁煎令稠,即入发灰并盐,和令匀,成膏。每日涂二次。

【主治】久恶疮,黄水出流。

49772 松脂膏(方出《圣惠》卷六十八,名见《普济方》卷三〇〇)

【组成】柏树上白胶一两 松脂一两 黄蜡半两

【用法】上药合于火上,炼成膏。将贴之,用物系定,明日自挺出落地。

【主治】肉刺。

49773 松脂膏(《圣惠》卷九十一)

【组成】松脂半两 天南星一分 川乌头一分(去皮脐) 腻粉一分 杏仁一两(汤浸,去皮,别研如膏) 清油二两 黄蜡一两

【用法】上为末,先取油、蜡,入于瓷器内,以慢火熔之,后下诸药末,和搅令匀,熬三五沸,膏成候冷。涂疮上,日再用之。

【主治】小儿白秃疮及诸癣。

49774 松脂膏(《鸡峰》卷二十二)

【组成】郁金 黄柏 黄连各半两 巴豆十五个 沥青六两 清油一两

【用法】上为粗末,后炼油香熟,细细入沥青,散尽,细细入前件药末熬,以杨柳枝搅不住手,候滴在水中成珠子方成膏,用棕片滤药。

【主治】诸般肿疼疮疖。

【宜忌】灸疮不宜用。

49775 松脂膏

《普济方》卷五十三。即《圣惠》卷三十六"塞耳丸"。见该条。

49776 松脂膏(《普济方》卷二八五)

【组成】松脂一斤(炼煮) 䐀脂三合(生) 椒叶一两 白蜡三两 蛇含 黄耆 芎劳 白芷 当归 细辛 芍药各一两

【用法】上切,以水先煎脂、蜡烊尽,纳诸药,三上三下,白芷色黄,膏成。用剪故帛,量疮大小,涂膏贴之,日夜各一次。

【主治】痈肿脓溃。

49777 松脂膏(《普济方》卷三一三)

【组成】松脂一斤 猪脂半斤 大黄一两 白蜡四两 细辛 防风 黄芩 芎劳 白蔹 当归 芍药 莽草 黄柏 白芷 黄连各半两 麻油半两(一方有黄耆一两,一方无麻油)

【用法】上咬咀,先煎二脂、白蜡令烊,次纳诸药,三上三下,以绵绞着水中为饼。取少许火炙之,敷油纸上,贴疮处。

【主治】一切痈疽发背,溃后日夜疼叫口不合。

49778 松烟散(《圣济总录》卷九十五)

【组成】墨(水浓研汁)半盏 酒(半盏) 葱白三茎(拍破) 腻粉(研)半钱匕

【用法】上同煎至七分,放温,去葱白,顿服即通。

【主治】小便不通。

49779 松梅丸(《本草纲目》卷三十四引《方外奇方》)

【组成】松脂一斤(炼熟者) 九蒸地黄末十两 乌梅末六两(净肉)

【用法】炼蜜为丸,如梧桐子大。每服七十丸,空心米

饮、盐汤任下。

【功用】健阳补中,强筋润肤,大能益人。

【备考】炼松脂法:松脂,以长流水,桑柴火煮拔三次,再以桑灰汁仍煮七次,扯拔,更以好酒煮二次,仍以长流水煮二次,色白不苦为度。

49780　松豉散(《普济方》卷三六一引《经验良方》)

【组成】松皮(古老松树上自脱薄皮)　豆豉少许(瓦器中同炒存性)

【用法】上为末。入轻粉,油调涂。

【主治】小儿胎风,头疮烂。

49781　松萝丸(《圣惠》卷三十五)

【组成】松萝　昆布(洗去咸味)　木通(剉)　柳根须(逆水生者,洗,焙干)各二两

【用法】上为末,炼蜜为丸,如小弹子大。常含一丸,细细咽津,令药味在喉中相接为妙。

【主治】瘿气结核,瘤癗肿硬。

49782　松萝丸(《圣惠》卷五十二)

【组成】松萝半两　恒山半两(剉)　阿魏一分　蜀漆一分　大青一分　朱砂三分(细研)　麝香一分(细研)

【用法】上为末,都研令匀,取端午日粽子尖和为丸,如梧桐子大。如发时,以温醋汤送下五丸。

【主治】痰实疟,发歇不止。

49783　松萝丸(《圣济总录》卷五十四)

【组成】松萝(生)半两　山豆根(生)　防风(去叉)　海藻(洗去咸,炒)　连翘　木通(剉)　槟榔(剉)　青竹茹各一两　昆布(洗去咸,炒)二两

【用法】上为末,炼蜜为丸,如梧桐子大。每服三十丸,食后温酒送下,一日三次。

【主治】上焦热结攻注,咽颈赤肿,饮食不下,欲成瘿气。

49784　松萝汤(《千金》卷十八)

【组成】松萝二两　乌梅　栀子各十四枚　恒山三两　甘草一两

【用法】上咬咀,以酒三升,浸药一宿,平旦以水三升,煮取一升半,去滓顿服。亦可分二服,一服得快吐,即止。

【主治】胸中痰积热。

【方论选录】《千金方衍义》:松萝汤中不用瓜蒂,而用栀子,以吐肺胃热痰,即用乌梅以收敛津液,与吐后用半夏汤一意。

49785　松萝汤(《圣惠》卷五十二)

【组成】松萝半两　人参芦头半两　恒山半两　川升麻半两　竹叶一百片

【用法】上剉细,以水二大盏,煎取一盏,去滓,分为二服,平旦时服。如人行五里,当吐;未吐更一服,良久得吐即愈。

【主治】痰实疟,每发不定时节,或朝或夜,渐不能食。

49786　松萝汤(《圣济总录》卷三十四)

【组成】松萝半两　乌梅肉(炒)　栀子(去皮)　鳖甲(去裙襕,醋浸,炙黄)各半两　升麻三分

【用法】上为粗末,每服三钱匕,水一盏,入茶末半钱匕,煎至七分,去滓,未发前空腹温服。

【主治】温疟热渴,体痛。

49787　松萝饮(《圣济总录》卷三十五)

【组成】松萝三分　甘草(生)半两　常山(细剉)半两　鳖甲(去裙襕,醋浸,炙令黄色)三分　竹叶(切)半两

【用法】上为粗末,每服五钱匕,以水一盏半,煎至一盏,去滓,未发前空心温服。以吐为愈。

【主治】疟久不愈,发无歇时,渐至黄黑,枯悴成劳。

49788　松萝散(《圣惠》卷九)

【组成】松萝半两　川升麻一两　甘草一两(生用)　恒山半两

【用法】上为散。每服五钱,以水一大盏,煎取七分,入粗茶末二钱,更煎一二沸,去滓,空腹温服。如未吐,相去如人行三四里再服,以吐为度。

【主治】伤寒四日,毒气在胸中,寒热不退,头痛,百节烦疼。

49789　松萝散(《圣惠》卷十四)

【组成】松萝三分　乌梅肉一两(微炒)　恒山一两　栀子仁半两　川升麻一两半　鳖甲二两(涂醋,炙微黄,去裙襕)

【用法】上为散。每服四钱,以水一中盏,煎至七分,去滓,空腹温服。如人行五里再服,以吐痰毒为度。

【主治】伤寒后发疟,或时寒热。

49790　松萝散(《圣惠》卷七十四)

【组成】松萝半两　鳖甲半两(涂醋,炙令黄,去裙襕)　恒山半两　乌梅肉七枚(微炒)　朱砂一分(细研)　汉防己一两　泽泻半两　麦门冬一两(去心,焙)　知母半两　连翘半两　黄丹半两　石韦一两(去毛)　虎杖一分　生干地黄一两

【用法】上为细散。每服二钱,以温酒调下,不拘时候。

【主治】妊娠患疟,发时憎寒壮热,口干多吃冷水,腹内疞刺疼痛不止。

【备考】方中生干地黄,《普济方》作"生干姜"。

49791　松萝散(《圣惠》卷八十四)

【组成】松萝三分　恒山一两　甘草三分(炙微赤,剉)

【用法】上为粗散。每服一钱,以水一小盏,煎至五分,去滓温服。以吐为效,不吐更服。

【主治】小儿疟,胸膈间痰涎,发歇寒热。

49792　松黄汤(《饮膳正要》卷一)

【组成】羊肉一脚子(卸成事件)　草果五个　回回豆子半升(捣碎,去皮)

【用法】上同熬成汤,滤净,熟羊胸子一个,切作色数大,松黄汁二合,生姜汁半合,一同下炒葱、盐、醋、芫荽叶,调和匀食之。

【功用】补中益气,壮筋骨。

49793　松黄散(《洞天奥旨》卷十)

【组成】松香五钱(研细)　雄黄一钱(研细)

【用法】上药各为末。绵纸撚成条,腊、猪油浸透,烧取油,搽患处。

【主治】坐板疮。

【加减】湿痒,加苍术二钱。

49794　松黄散(《饲鹤亭集方》)

【异名】桃花散。

【组成】松香(葱制)　漳丹　官粉　枯矾各等分

【用法】上为末。敷之。

【主治】黄水疮。

49795 松黄散《《外科方外奇方》卷三）

【组成】雄黄六钱 川柏一两五钱 炒蛇床子一两 炒川椒 轻粉 水银各二钱（共为末） 密陀僧四两 硫黄三钱 明矾一钱二分 烟胶九钱 松香一两三钱（研末，法用葱三两捣汁拌，熬烊，入阴水内，取起再拌，入水，取起，三次为度）

【用法】上为极细末。湿疮，用桐油调敷；诸疮，用木鳖子煎菜油调搽。

【主治】腿上湿疮，红紫流水，奇痒，久不得愈，并治一切疥癣诸疮。

【加减】如脓窠疮，去水银。

49796 松液酒《《本草纲目》卷二十五）

【组成】松液一斤 糯米五斗

【用法】于大松下掘坑，置瓮承取其津液，一斤酿糯米五斗，取酒饮之。

【主治】一切风痹脚气。

49797 松葱膏《《准绳·疡医》卷六）

【组成】松香 葱连根叶（炒熟）

【用法】上杵捣成膏。炙热，缚伤处，先以葱、生姜砍烂炒热，罨少时，次以此膏贴之。

【功用】退肿住痛。

【主治】伤损。

49798 松葱膏《《经验各种秘方辑要》引汪光焱方）

【组成】明净松香一二斤 明雄黄七钱 飞东丹五钱 炒黄柏二钱 洋青黛二钱（水飞） 无名异（即漆匠所用之无名子灰）二钱（炒，研极细，筛之，粗者不用） 大梅片五分（另研后和匀） 人中白三钱（煅） 上官粉一钱五分（炒） 净轻粉五分（炒） 制铜绿五分 枯白矾一钱 孩儿茶二钱 绿豆粉五钱（晒干，和匀）

【用法】先将松香放入大铜锅清水内煮炸，俟一齐融化，滚浮水面时，用竹签缓缓闭去热水，速倾冷水盆中，少倾即趁热扯拔，如作米糖式，倘嫌烧手，入冷水一冰即取出，不可太冷，恐凝定扯拔不动，须多手助力，各执一团扯拔，否则易冷；冷定后，复入清水内，如前再煮，再倾再扯，若是者少则五次，多则七次，如不厌烦，扯多愈妙，末用新鲜连须全葱白三四个洗净，稍干水气，捣烂取自然汁，去滓不用，即以葱汁缓缓将松香煮干，仍用冷水一倾，随意做成饼式，愈陈愈妙，新者亦可用。每料另称二两，配下各药，余则存留可也；上为极细末，瓷瓶紧塞，勿令泄气。用时先将烂疮洗净流水；湿烂者，将棉蘸药干扑之，不必再洗。二三日即结痂收水而愈；干烂者，用女人搽头陈香油搽；若白秃疮，先将头发剃去，洗净疮痂，再搽；亦用香油调数次亦愈。

【主治】小儿头面口鼻一切干湿疮疮，及白秃疮。

49799 松硫丸《《女科辑要》卷上）

【组成】松香 硫黄

【用法】铁铫内溶化，将醋频频洒上，俟药如饴，移铫置冷处，用冷水濡手，丸如豆大，必须人众方可，否则凝硬难丸。每服一钱。

【主治】赤白浊、赤白带日久不愈，无热症者。

【宜忌】《女科辑要》王士雄按：此方究宜慎用。

【方论选录】《沈氏女科辑要笺疏》：此必下焦无火，而虚不能固之浊带，方是对病。然此证极少，如其有之，则硫能温养肾火，而性滑利，非蛮钝封锁之比。

49800 松蜡丸《《圣济总录》卷一九八）

【组成】松脂（炼）一斤十二两 白蜡一斤四两 酥半斤 蜜一斤四两 白茯苓（去黑皮，捣末）十两

【用法】先取松脂、白蜡、酥、蜜四味，入瓷器内盛，密封，坐于二斗黍米甑内同蒸，候米熟取出，纳茯苓末，以杖搅和之，再密封如前，经五日即开，捣和为丸，如梧桐子大。每服五丸，早晨、近晚酒送下。服十日后，即服一丸；若饥，加至二三丸。服尽即不食。

【功用】辟谷、延年。

【宜忌】服此药时，不得食一切物。

49801 松膏酒

《千金》卷十一。为原书同卷"补肝酒"之异名。见该条。

49802 松漆丸《《外科大成》卷四）

【组成】漆树头（瓦焙）四两 松节（醋炒九次）一两五钱 皂角刺（烧酒炒九次）一两

【用法】上药各为末，和匀，酒糊为丸，如胡椒大。每服一钱许，茶清送下，早、晚各一次。七日见效，药尽自愈。

【主治】癫风，麻风，紫云风。

49803 松精散《《医级》卷八）

【组成】松香（明净者）一块不拘多少

【用法】去滓，取溪河淡水，或天落水，用净锅将松香煮化，不住手搅，视水色如米泔，尝之极苦，即倾冷水内，乘热扯拔，冷定坚硬，换水再煮、再拔，如此几十次，以松香体质松脆洁白，所煮之水，澄清不苦为度，阴干，为极细末。凡服此者，每料二斤，日将白米煮粥，候温，量投药末，和匀，任意食之，不可多嚼，饥则再食，日进数餐，但可常食干淡，只以菜干、笋干之类，少许过口，每日服数钱，以渐而进，不可太多。服至旬日，或作呕，或嘈杂，或便下诸毒物，此药力盛行也，必须日服，不可中止。远年痼疾，尽料全愈；轻浅者，只需半料。

【主治】疠风恶症，手足麻木，毛落眉脱，遍身隐疹成疮，有血无脓，肌肉溃烂，鼻梁损坏，面如虫行，甚则声哑指堕足穿，秽臭不堪。

【宜忌】忌油、盐、酱、醋、荤腥、酒、果、糖、面等物，渴时不可吃茶，以白滚水候温饮之。并忌食猪首、鹅、菌及湿毒发物，终身忌食。

49804 松蕊丹《《幼幼新书》古籍本，卷六引张涣方）

【组成】松花（洗，焙干） 枳壳（麸炒，去瓤） 防风（去芦头） 独活各一两 麻黄（去根节） 川大黄（炮） 前胡 桂各半两

【用法】上为细末，炼蜜为丸，如黍米大。每服十丸，粥饮送下。

【主治】小儿龟背。

【备考】本方方名，原书（人卫本）作"松药丹"。

49805 松子仁粥

《中国医学大辞典》。为《寿世青编》卷下"松子粥"之异名。见该条。

49806 松子油方

《圣济总录》卷一四九。为原书同卷"松油灌方"之异名。见该条。

49807　松节浸酒（《圣惠》卷四十五）

【组成】肥松节一斤　生干地黄三两　桂心一两　丹参二两　草薢二两　大麻仁一升（别捣）　牛膝三两（去苗）　生牛蒡根三两（剉，去皮土）

【用法】上剉细，以生绢袋盛，用好酒二斗，于瓷瓶中渍，密封。候五日后，每于食前暖中盏服。

【主治】风毒脚气，痹挛挈痛。

49808　松节浸酒（《普济方》卷一一二引《家藏经验方》）

【组成】当归一两　熟地黄一两　松节一两　列节一两　牛膝一两

【用法】上为粗末，以绢袋盛药，用无灰酒二百盏，浸三日方可吃。如药酒一盏，服时即以生酒一盏添入。

【主治】历节风。

49809　松节黄散

《同寿录》卷二。为《脚气治法总要》卷下"松节散"之异名。见该条。

49810　松叶浸酒（《圣惠》卷二十四）

【组成】猪鬃松叶二斤（切）　麻黄五两（去根节）

【用法】上剉细，以生绢袋盛，以清酒二斗浸，秋、冬七日，春、夏五日，日满开取。每服一小盏，温服。常令醺醺，以效为度。

【主治】大风疾。

49811　松叶浸酒（《圣惠》卷九十五）

【组成】松叶十斤　独活十两　麻黄十两（去节）

【用法】上剉细，入生绢袋盛，以酒五斗，入瓮密封渍之，春、秋七日，冬十日，夏五日，候日足，每服一小盏，一日三次，温饮。

【主治】一切风挛跛躄疼闷，手不上头，腰背强直，两脚酸疼，顽痹不能久立，半身不随，头风，耳聋目暗，见风泪出，鼻不闻香臭，唇口生疮，恶疰流转如锥刀所刺。

49812　松叶浸酒（《圣惠》卷九十五）

【组成】五粒松叶二十斤（剉碎，净洗漉干）　清酒一硕

【用法】上药都入于不津瓮中，密封七七日熟。量力饮之。

【功用】去大风。

【主治】骨节疼痛。

49813　松花浸酒（《奇效良方》卷二十五）

【组成】松花并台（春三月取五六寸如鼠尾者）不拘多少

【用法】蒸，细切一升，用生绢囊贮，以酒三升浸五日。每日服五合，空心暖饮，晚食前再服。

【主治】风头旋，脑皮肿痹。

49814　松油灌方（《圣济总录》卷一四九）

【异名】松子油方。

【组成】松子油一盏

【用法】灌入口中。即活。

【主治】溺死、自缢。

49815　松柏实丸

《医学入门》卷七。为方出《圣惠》卷九十四，名见《圣济总录》卷一九八"松实丸"之异名。见该条。

49816　松香合剂（《中医皮肤病学简编》）

【组成】肉桂50克　松香粉100克　樟脑25克　95％酒精500毫升

【用法】先将肉桂浸于酒精内，历三至五日后，再加其余二味药。外用。

【主治】冻疮。

【宜忌】溃烂者不用。

49817　松脂贴散（方出《百一》卷十六引赵百中方，名见《东医宝鉴·杂病篇》卷八）

【组成】水银　甘草　黄柏　黄连　松脂　腻粉　土蜂窠（着壁上者，南方多有之，或云蠮螉窠，可自取用）

【用法】取水银放掌中，以唾杀为泥，入瓷器中，以生麻油和研，生绢滤如稀饧，和药末再研如稠饧。先以温水洗疮，帛拭干，涂之。一切无名疮，涂一次即愈，有黄水者，涂之随手便干，痒不堪忍者，涂之立止，痛甚者，涂之立定，治疥尤佳，抓破敷药，合时细心不可蔑裂也。

【主治】一切恶疮医所不识者。

49818　松脂饼子（《圣惠》卷九十）

【组成】松脂一两　熏陆香一两

【用法】上药合捣，纳少许盐为饼子。贴于疮上。汁出尽即愈。

【主治】小儿疽疮久不愈。

49819　松脂酝酒（《圣济总录》卷十八）

【组成】松脂二斗五升（大山川谷者，六月采）　黍米二斗五升　细曲十五斤半　糯米五斗〔又一方加杏仁五升（去皮及双仁者，随料均分，汤退去皮，捣破，研如膏）〕

【用法】以水一石煎，松脂浮上，掠取入冷水中，却又入汤，如此四五十次，每煮五次，即须换汤，晒干，捣研作粉，得一斗一升二合半。初酝法用水四斗，浸曲，曲发黍米一斗五升，以松脂粉拌饭，一如常酝法，相次成料，每曲随常酝法，入更炊一斗黍米，拌松粉下第一料，又相次更炊糯米三斗，入松粉和酝，又相次更炊糯米二斗，同松粉拌和匀，取其松脂粉，并须和饭用尽，每一斗米入松脂粉一升五合相伴，入酝后，压去滓，取清酒。每服五合，细饮，日夜可服四五次。渐渐加至一升，温任性饮之，常令醺醺，酒势相接。

【功用】安腑脏，去胃中伏热，解咽干舌涩，除风痹虚羸；久服轻身，延年不老。

【主治】大风癞，皮肤瘙痒，搔之落如麸片，眉须堕落。

49820　松烟饼子（《瑞竹堂方》卷一）

【组成】细墨五分（烧，研）　陈皮五钱（去白）　牵牛（别研，取头末）五钱　神曲（炒）　三棱（火煨）　密陀僧（研）　五灵脂（研）　硇砂（研）　牡蛎（火煨，煅）　麦蘖（炒）各五钱　大黄一两　北枣十四个（烧存性）　斑蝥一两（去翅足，糯米同炒）　芫花（醋浸一宿，炒）　干漆（炒去烟）　白丁香（研）　大戟（去芦）　青礞石（研）　蓬莪术（煨）各一钱　巴豆一两（去皮，湿纸裹烧，黄色为度）

【用法】上为细末，水打面糊为丸，如皂角子大，捻为饼子。临用为粗末，记以所伤，煎汤送下，或面汤亦可，小儿三饼，大人看虚实禀气加四五饼。其积块渐渐近下，再进一服，又觉近下。

【功用】消食快气。

【主治】积气瘀血痞塞，大人、小儿久痢或休息痢，并男

子、妇人年深不伏水土，及暑月变成恶痢，米汤不消，五癥块逆，隔胃吐食，心胸闷闭，酒疸食黄，劳嗽上喘，呕逆涎沫，心闭惊恐，口苦恶心，小便淋涩，大便不通，伤寒余毒，妇人胎前产后，败血结成积块，饮食平常，遍身疼痛，腰股腿硬，手足眩厥，九种心疼，十般积热，九般水气，霍乱吐泻，久病瘦弱。

49821 松寄生散《名家方选》

【组成】松寄生 益智 黄柏 芍药 生地黄 茴香 甘草 续断 山药 莲肉各等分

【用法】水煎，顿服。

【主治】白带。

49822 松焙饼子《幼幼新书》卷二十九引《保生信效》

【组成】细墨半两（焙） 芫花（醋浸，炒焦赤） 青礞石 大戟 干漆（炒） 五灵脂 荆三棱 蓬莪术 密陀僧 陈皮（去白） 牡蛎（烧）各半两 巴豆一两（去皮，用湿纸三层裹烧） 大干枣十四个（去核，烧存性） 白丁香 硇砂（研） 虻虫（去翅足） 斑蝥（去翅足）各一分

【用法】上为细末，醋煮面糊为丸，如皂子大，捻作饼子。每服一丸，记以所伤物煎汤，或面汤送下，须以齿啮咽之。其积渐渐移下，再服，再觉移下，更一丸，积自下。若寻常要宜转，只以面汤送下。

【主治】一切块癖积滞，气血瘕聚等一二十年者；大人、小儿久痢脓血、休息痢。

49823 松石猪肚丸

《全国中药成药处方集》（杭州方）。为《御药院方》卷六"猪肚丸"之异名。见该条。

49824 松肉葱白膏《种福堂方》卷四

【异名】葱白膏（《卫生鸿宝》卷六）。

【组成】猪肉二斤（不精不肥，去皮骨） 葱白一斤半 明松香三两（研极细末，以筛筛过）

【用法】松香末连葱放在肉内，斩为极细。摊敷患处，以布脚带裹扎紧，不可宽。至周时皮肉还原，与不打无异。若脓血水，任其流放总不妨。

【主治】跌打损伤青肿，不拘破不破。

【宜忌】床上、房内最忌放毡皮等物。

49825 松肌透表汤《幼科直言》卷二

【组成】羌活 干葛 红花 荆芥 连翘 山楂肉 牛蒡子 蝉蜕 陈皮 甘草

【用法】加荸荠，水煎服。

【主治】痘疹见点一二天者。

49826 松肌通圣散《痘疹金镜录·备用良方》

【组成】羌活 荆芥 紫草 红花 牛蒡子 木通 赤芍 地丁 青皮 山楂 蜂房 当归 防风各等分

【用法】加芦笋、胡荽，水煎服。

【主治】痘疮腠理阻塞，血凝气滞，颗粒隐隐于肌肉之间，痘色干红晦滞，神情闷闷者。

49827 松黄通幽汤《顾氏医径》卷四

【组成】松子仁 柏子仁 瓜蒌仁 生地 归身 枳壳

【主治】受孕后，脾阴不足以养胎，致脾阳亢盛，脐气化燥，大便秘塞，胎因不安，每至五月而半产者。

49828 松黄颐寿丹《遵生八笺》卷十七

【组成】松香一斤（嫩白莹净者，碾为末，筛过去滓，用新汲水十余碗，砂锅内桑柴火煮一炷香，不住手搅，冷定倾出苦水，仍换新水，更煮更搅，如此十四五次，直待水煮不苦为度，再用白酒四五碗，亦煮一炷香，冷定，取出晒干，碾为细末） 熟地黄半斤（淮庆肥大者，拣去不黄不用，浸，蒸烂，捣成膏） 乌梅肉六两（安吉者佳，焙干，碾为末）

【用法】上为末，如干散难丸，加酒打面糊少许，和之易丸为度，如梧桐子大。每服三五十丸，食前茶汤、白酒任下。

【功用】益寿。

【宜忌】忌豆腐，制药时不可犯铁器。

49829 松龄血脉康胶囊《中国药典》2010版

【组成】鲜松叶 葛根 珍珠层粉

【用法】上为胶囊剂，每粒装 0.5 克。口服，一次 3 粒，一日 3 次，或遵医嘱。

【功用】平肝潜阳，镇心安神。

【主治】肝阳上亢所致的头痛，眩晕，急躁易怒，心悸，失眠；高血压病及原发性高脂血症见上述证候者。

枫

49830 枫膏《东医宝鉴·外形篇》卷一

【组成】枫叶

【用法】多取浓煎汁，去滓，熬成膏。取以点眼。

【主治】烂弦赤肿流泪。

49831 枫子膏《内外科百病验方大全》

【组成】大风子（去壳取仁）

【用法】放铜锅内，炒至三分红色、七分黑色为恰好，太过无力，不及伤眼，炒后研成细膏，如红砂糖一样，用铜锅器盛，向火上熬四五滚，倒在纸上，放地上面，以物盖之，听用；如上面霉变，拭去，仍照常用。

【主治】疠风。

【宜忌】一年内切忌房事、食盐，并忌酱、醋、酒及一切鸡、鱼发气动风等物。

49832 枫实膏《玉机微义》卷十五

【组成】大风子肉半两 轻粉 枯矾各些少

【用法】上捣为膏。搽疮上。

【主治】风疮燥痒，癣疥。

49833 枫香丸《圣惠》卷二十四

【组成】枫香一两 川乌头半两（炮裂，去皮脐） 藁本半两 白蒺藜一两（微炒去刺） 仙灵脾半两 小荆子半两 莽草半两（微炙） 赤箭半两 白鲜皮一两 景天花半两 蛇床子一两 羚羊角屑一两

【用法】上为末，炼蜜为丸，如梧桐子大。每服三十丸，于食后以温浆水送下。

【主治】风隐疹不可忍。

49834 枫香丸

《普济方》卷五十四。即《圣惠》卷三十六"塞耳枫香丸"。见该条。

49835 枫香汤《千金翼》卷十七

【组成】枫香一斤 芎䓖 大黄 黄芩 当归 人参 射干 甘草（炙）各三两 升麻四两 蛇床仁二两

【用法】上切，以水二斗，煮取七升，适冷暖分以洗病上，白日三次，夜晚二次。

【主治】隐疹。

49836 枫香散（《圣惠》卷六）

【组成】枫香　景天花　茺蔚　贝母（煨令微黄）　甘草（炙微赤，剉）　天麻　防风（去芦头）　细辛　蔓荆子　甘菊花　羌活　川升麻　藁本　白鲜皮　荷叶　紫菀（洗去苗土）　石膏（细研）　枳实（麸炒，炙微黄）各半两

【用法】上为细散。每服一钱，温浆水调下，不拘时候。

【主治】肺脏风毒壅滞，皮肤及面上皱疱，或如麻豆，苦痒，搔之即赤痛，或破为疮。

49837 枫香散

《圣济总录》卷一三二。为《养老奉亲》"白香散"之异名。见该条。

49838 枫香散（《御药院方》卷八）

【组成】枫香脂　大黄　轻粉各等分

【用法】上为细末。生油调稀，搽患处。

【主治】诸风毒疮，发痒，白屑起。

49839 枫香洗汤（《圣惠》卷二十四）

【组成】枫香半斤　芎䓖二两　川大黄二两　黄芩二两　苦参三两　当归二两　川升麻二两　甘草二两　射干二两　蛇床子一两

【用法】上药并生用，为粗散，每用五两，以水一斗，煮取五升，去滓，看冷热洗病上，每日用二次。

【主治】风隐疹。

49840 枫香脂丸（《圣济总录》卷一一四）

【组成】枫香脂半钱　巴豆七粒（去皮心）

【用法】上同研相入，撚为丸，如枣核大。绵裹塞耳中。

【主治】耳聋。

49841 枫香脂膏（方出《圣惠》卷六十八，名见《普济方》卷三〇〇）

【组成】猪胰一两　白胶香一分

【用法】上药研如膏。先挑剔刺处令净，后以此药敷之。

【主治】肉刺。

【备考】方中猪胰，《普济方》作"猪脂"。

49842 枫蓼颗粒（《新药转正》6册）

【组成】辣蓼　牛耳枫

【用法】上制成颗粒剂，每袋装8克。开水冲服，一次8克，一日3次。浅表性胃炎十五日为一个疗程。

【功用】清热除湿化滞。

【主治】急性胃肠炎属伤食泄泻型及湿热泄泻型者。症见腹痛腹满，泄泻臭秽，恶心呕腐或有发热恶寒，苔黄，脉数等。亦可用于食滞胃痛，症见胃脘痛拒按，恶食欲吐，嗳腐吞酸，舌苔厚腻或黄腻，脉滑数者。

【备考】本方改为片剂，名"枫蓼肠胃康片"（见《成方制剂》17册）。

49843 枫蓼肠胃康片

《成方制剂》17册。即《新药转正》6册"枫蓼颗粒"改为片剂。见该条。

构

49844 构皮汤（《圣济总录》卷一七四）

【组成】构木白皮（切）五合　赤小豆四合　赤茯苓（去

黑皮）一两半

【用法】上㕮咀，如麻豆大。五六岁儿每服一钱匕，水七分，煎至四分，去滓温服，一日二次。

【主治】小儿肿满。

枕

49845 枕中丸

《全国中药成药处方集》（南京方）。即《医心方》卷二十六引《葛氏方》"孔子枕中神效方"改为丸剂。见该条。

49846 枕中丹

《证治宝鉴》卷六。为《医心方》卷二十六引《葛氏方》"孔子枕中神效方"之异名。见该条。

耵

49847 耵耳膏（《杏苑》卷六）

【组成】生猪脂（去膜）　生地黄　釜下墨各等分

【用法】上为细末。以葱汁和捏如枣核，薄绵裹塞耳。

【主治】风气闭之，津液结聚成核所致的耵耳。

49848 耵耳通气散（《医学六要·治法汇》卷八）

【组成】郁李仁　芍药　人参　大黄　山萸　官桂　槟榔三枚　牡丹皮　细辛　木香　炙甘草

【用法】上为末。每服一钱，空心温酒下。

【主治】耳聋。

【备考】方中除槟榔外，余药用量原缺。

取

49849 取吐散（《圣惠》卷十七）

【组成】人参芦头半两　柴胡一分（去苗）　川大黄一分（剉碎，微炒）　茵陈一分　恒山半两　鳖甲半两（涂醋，炙令黄，去裙襕）

【用法】上为散。每服四钱，用水一中盏，入豉五十粒，煎至五分，去滓顿服，不拘时候。取吐为度。

【主治】热病头痛，四肢烦疼。

49850 取虫丸（《医统》卷七十八引《集成》）

【组成】牵牛末三钱　槟榔　锡灰各半两　大黄六钱

【用法】上为末，水为丸，如梧桐子大。每服五丸，楝根、使君子汤送下。以下虫为度。

【主治】小儿肚大青筋，有虫。

49851 取虫丸（《医学六要·治法汇》卷五）

【组成】胡黄连　芜荑　雷丸　鹤虱　大黄　使君子　锡灰　三棱　莪术　木香　槟榔　青皮

【用法】上为细末，丸如梧桐子大。每晨空腹服十丸，开水送下。

【主治】虫积，脘腹痛，时作时止，面上白斑，唇红能食，或偏嗜一物，脉乍大乍小者。

49852 取虫膏（《眼科阐微》卷三）

【组成】覆盆子叶不拘多少

【用法】上为末。水调成膏，摊纱绢上，贴眼。片时其虫即出。

【主治】烂眼有虫，其痒不可当。

49853 取汗汤（《普济方》卷三六八）

【组成】麻黄三分（去节）　射干　甘草（炙）　升麻

芍药 贝母 石膏(碎)各二分 桂心一分 杏仁(去皮)二十个

【用法】上切。以水三升,煮至一升二合。儿强者三合,弱者二合。便令卧取汗,如人行十五里再服之。

【主治】小儿伤寒。

49854 取疔散(《医学正传》卷六引《疮疡集验》)

【组成】雄黄 硇砂 蟾酥 信石各一钱 巴豆十粒 轻粉十录

【用法】上将疔四畔用针刺破,醋调涂敷。疔落后用长肉拔毒膏药贴之。

【主治】疔疮。

49855 取疔膏(方出《柳州救死三方》引贾方伯方,见《证类本草》卷二十二,名见《医方类聚》卷一七九引《吴氏集验方》)

【组成】蜣螂心

【用法】贴疮半日许,可再易。血尽根出遂愈。

【主治】疔疮。

【宜忌】禁食羊肉。

【临床报道】疔疮:元和十一年得疔疮,凡十四日益笃,善药敷之皆莫能知。长乐贾方伯教用蜣螂心,一夕而百苦皆已。明年正月食羊肉又大作,再用亦如神验。

49856 取疔膏(《串雅内编》卷二)

【组成】乳香一粒 麝香米大一粒 黄连(研末) 连翘(研末) 桃仁二个(去皮)

【用法】同蛤蟆肝、肠、肺三味入乳钵内捣烂如泥。用白皮纸摊贴患处。三四日连疔揭去。

【主治】疔疮。

【备考】方中黄连、连翘用量原缺。

49857 取齿丹

《外科全生集》卷四。为《外科百效》卷二"取牙神方"之异名。见该条。

49858 取经丸

《宋氏女科》。为《回春》卷六"反经丸"之异名。见该条。

49859 取毒膏(《医方类聚》卷一九○引《修月鲁般经》)

【组成】金脚信如小豆大一块

【用法】上为细末,加面、黄丹各少许,用蜜磨好墨调膏。点初起病疮头上,不可令着好肉,数日后必退出毒根矣。此药颇作疼,必当忍耐一日许,次日无事矣。

【主治】瘰疬。

49860 取涎丸(《圣济总录》卷五)

【组成】天南星(大者)一枚(去浮皮,剜中作坑,入醋令八分满,四面用火逼醋干,黄色,剉) 藜芦一分

【用法】上为末,用面糊为丸,如梧桐子大。每服三丸,温酒送下。良久吐出涎为效,吐不止,用冷葱汤呷即止。

【主治】中风不语,喉中如拽锯,口中沫出。

49861 取积丸

《普济方》卷一六九。为《袖珍》卷三引《圣惠》"取积丹"之异名。见该条。

49862 取积丸(《普济方》卷一七○)

【组成】朱砂 雄黄 轻粉各三钱 硼砂 川乌九钱 巴豆一两五钱(去油) 白面一两五钱

【用法】上为末,醋糊为丸,如梧桐子大。姜汤送下。

【主治】积聚。

【备考】方中硼砂用量原缺。

49863 取积丹(《袖珍》卷三引《圣惠》)

【异名】取积丸(《普济方》卷六十九)。

【组成】好大黄不拘多少

【用法】上为末,用好酽醋熬膏子为丸,如梧桐子大。每服一百丸,休吃晚饭,用好墨研浓,好酒送下,次日见脓血。

【主治】积聚。

49864 取渊汤(《辨证录》卷三)

【组成】辛夷二钱 当归一两 柴胡一钱 炒栀子三钱 玄参一两 贝母一钱

【用法】水煎服。一剂涕减,再剂涕又减,三剂病痊愈。

【主治】鼻渊。

【方论选录】辛夷最能入胆,引当归以补脑之气,引玄参以解脑之火;加柴胡、栀子以舒胆中之郁热,则胆不来助火,而自受补气之益也。然不去止鼻中之涕者,清脑中之火、益脑中之气,正所以止之也。盖鼻中原无涕,遏抑上游出涕之源,何必截下流之水乎!

49865 取痣饼(《医学纲目》卷二十)

【组成】糯米百粒 石灰拇指大 巴豆三粒(去壳,研)

【用法】上为末,入瓷瓶,同窨三日。每以竹签挑粟许点上,自然蚀落。

【功用】取痣。

49866 取填饮(《古方汇精》卷一)

【组成】夏枯草五钱 红花二分

【用法】白水煎浓汤,入真砂糖一钱调和,空心服。三服愈。

【主治】血痢如注,并初起作痢腹痛,下如土朱,猪肝色者。

49867 取癖丸(《直指小儿》卷三)

【组成】甘遂(微炒) 芫花(炒) 牵牛(半炒半生,碾,筛,取肉) 辣桂 蓬术 青皮(去白) 木香 桃仁(浸,去皮,炒) 五灵脂各二钱

【用法】上为细末,入去油巴豆一钱,研和十分细,飞面糊为丸,如麻子大,风干。每服一二丸,姜、蜜煎汤灌下。泄后冷粥补,仍和胃。

【主治】癖气。

49868 取癖丹(《医方类聚》卷二五五引《新效方》)

【组成】定粉 舶硫黄 密陀僧(煅,醋淬七次)各一两 木香 雷丸(不用红者) 黑牵牛(头末,半生半炒)各半两 轻粉半钱 使君子三钱 大黄四两(醋煮黑,焙干)

【用法】上为末。一岁儿服一钱,三岁儿二钱,临卧米饮调下。或隔日汤泡炊饼为丸,如粟米大,米饮送下。天明取下恶物为验,以粥补之。如下恶物未尽,病未全除者,七日后依前再服,病重者不过三次服。

【主治】小儿疳癖,时发寒热,虚汗焦渴,面色黄瘦,肚大青筋,头面四肢浮肿,生疮口臭,牙疳鼻衄。

【宜忌】忌荤腥一日,忌牛、马、驴、兔等肉并血一百日。

49869 取牙神方(《外科百效》卷二)

【异名】取齿丹(《外科全生集》卷四)、取牙鲫鱼霜(《串雅内编》卷三)。

【组成】鲫鱼四五两重者(去肠屎)

【用法】将赤脚信末入鱼腹内,置净处阴干,候起霜刷下听用。每点牙,一咳即出。

【功用】取牙。

49870 取虫积丸(《普济方》卷二三九)

【组成】槟榔半斤 牵牛半斤 雷丸一两半 三棱二两 蓬术二两(另剉,同醋煮) 苦楝皮一两 大黄四两 皂角半斤(随意加木香)

【用法】上为末,煎皂角膏子打面糊为丸,如香黍大。四更时分服二钱,冷茶清送下。小儿一钱。下虫,白粥补,大效。

【主治】诸虫。

49871 取牙鲫鱼霜

《串雅内编》卷三。为《外科百效》卷二"取牙神方"之异名。见该条。

49872 取虫立效丸(《普济方》卷三九八)

【组成】使君子肉三钱 槟榔半钱 轻粉二字

【用法】上为末,入煎鸡子饼少可,烂饭数粒为丸,轻粉为衣。每服四五十丸,五更初以肉汤送下,后进宣药。

【功用】取虫。

49873 取汗流气饮(《疮疡经验全书》卷二)

【组成】川芎 白芷 升麻 甘草 当归 羌活 独活 乌药 木香 苏梗 防风 荆芥 苍术 厚朴 肉桂 麻黄 黄芩 桔梗 大柴胡 白芍

【用法】水二钟,加生姜五片,葱白三根煎,热服。以衣覆身,出汗为妙。如无汗,再服次钟,有汗不必服。只要一剂,次服千金内托散。

【功用】发汗,解风湿。

【主治】由乘虚感风,湿热相结所致的气毒流注,初生一二,渐至于多,及有二十三五者,遍体皆生。

49874 取积妙应丸(《普济方》卷一六八)

【组成】槟榔一斤 大黄一斤 牵牛末半斤 杜仲半斤 芜荑仁半斤(另研) 雷丸半斤 鹤虱四两 锡灰四两 阿魏二两(另酒化开揉)

【用法】上为细末,用皂角(去皮弦子,净)一斤半,热水泡浸搓,橘水汁滤去滓,与药末、皂角水再入糊为丸,如梧桐子大。每服四钱,五更用葱白七根,熬汤送下,仍以枣儿三个,食之压药。次早天明,脏腑一行后,取下恶积之物。如有积者,尽去数行。如只见稀水无积物,即用温薄米粥补住。

【主治】男子、女人、小儿诸般积滞气多,因茶、酒、生果、肉、面所伤,又为悲忧喜怒之气,郁结心怀,积成癖脾癥瘕,大如杯碗不消;诸种虫积;及治黄疸水蛊,遍身浮肿,翻胃吐食,九种心痛,一切风症;妇人血瘕淋滞,经脉不通,腹内如怀胎孕,及成鬼胎;小儿脾疳积滞。

【备考】方中杜仲,《奇效良方》作"贯众"。

49875 取靥五灰膏(《医方类聚》卷八十一引《必用全书》)

【组成】桑柴灰 柳柴灰 小灰 石灰 陈草灰

【用法】上用水煎浓汁,入酽醋点之,凝定不散,收贮。

【功用】取靥。

49876 取积一块气丸(《普济方》卷一七三)

【组成】牵牛末二两 槟榔末一两 杏仁末一两 羌活末一两 神曲半两 麦蘖半两 雷丸肉半两 江子一两(去油皮,净)四钱 黄芩一两

【用法】上为细末,汤浸蒸饼为丸,如梧桐子大,朱砂为衣。三岁服三丸,五岁服五丸,大人服十丸,快利为度,临卧温水送下。

【主治】男子妇人气积。

刺

49877 刺蓟汤(《圣惠》卷三十八)

【组成】刺蓟一两 青竹茹一两 生麦门冬汁一两(去心) 茜根半两(剉) 当归半两 鸡苏二两 生姜半两 生地黄二两

【用法】上剉细,每服半两,以水一中盏,煎至六分,去滓温服,不拘时候。

【主治】乳石发动,头痛壮热,衄血,四肢烦疼。

49878 刺蓟汤(《圣济总录》卷二十九)

【组成】刺蓟 生麦门冬(去心) 生干地黄(焙)各一两 鸡苏 赤茯苓(去黑皮) 青竹茹各半两

【用法】上㕮咀,如麻豆大。每服三钱匕,水一盏,生姜一枣大(拍碎),煎至七分,去滓,食后温服。

【主治】伤寒鼻衄及吐血,心中坚硬,遍身疼痛,四肢烦闷。

49879 刺蓟汤

《圣济总录》卷七十。为《苏沈良方》卷七"刺蓟散"之异名。见该条。

49880 刺蓟汤(《圣济总录》卷七十)

【组成】刺蓟 黄芩(去黑心) 大黄(剉,炒) 赤芍药各三两 蒲黄二两 侧柏叶四两 生干地黄(焙) 甘草(炙,剉)各五两

【用法】上为粗末。每服三钱匕,水一盏,煎至七分,去滓温服。逐急以新汲水调下。

【主治】鼻衄不止。

49881 刺蓟汤(《圣济总录》卷七十)

【组成】刺蓟 鸡苏叶各二两 黄连(去须) 犀角(镑) 生干地黄各一两

【用法】上为粗末。每服五钱匕,水一盏半,煎至八分,去滓温服,不拘时候。

【主治】热气上行,衄血,汗血。

49882 刺蓟汤

《普济方》卷一八九。即《圣惠》卷三十七"刺蓟散"。见该条。

49883 刺蓟饮

《圣济总录》卷七十。为方出《证类本草》卷九引《简要济众》,名见《圣济总录》卷六十九"清心散"之异名。见该条。

49884 刺蓟散(《圣惠》卷六)

【组成】刺蓟半两 川升麻半两 鹿角胶半两(捣碎,炒令黄燥) 羚羊角屑半两 青竹茹半两 当归半两(剉,微炒) 生干地黄一两 甘草一分(生用)

【用法】上为散。以水二大盏半,煎至一盏半,去滓,分温五服,不拘时候。

【主治】肺壅热,吐血不止。

49885　刺蓟散(《圣惠》卷十)

【组成】刺蓟一两　黄连二分(去须)　黄芩一两　栀子仁三两　乱发灰一分　紫苏茎叶半两　阿胶二两(杵碎,炒令黄燥)　甘草三分(炙微赤,剉)　羚羊角屑三分

【用法】上为粗散。每服五钱,以水一大盏,煎至五分,去滓,下生地黄汁、生姜汁各半合,和令匀,不拘时候服之。以愈为度。

【主治】伤寒鼻衄不止,兼唾血。

49886　刺蓟散(《圣惠》卷十)

【组成】刺蓟半两　土瓜根半两　子芩半两　蜡面茶一分　麝香半钱(研)

【用法】上为粗散,入麝香研令匀。每服二钱,以冷蜜水调下,不拘时候。以愈为度。

【主治】伤寒,气毒热盛,鼻衄不止。

49887　刺蓟散(《圣惠》卷十一)

【组成】刺蓟一两　赤芍药一两半　茅根二两　麦门冬三两(去心,焙)　犀角屑一两半　甘草半两(生用)

【用法】上为粗散。每服半两,以水一大盏,煎至六分,去滓,入藕汁、生地黄汁各半合,更煎一两沸,分为二服,不拘时候。

【主治】伤寒烦热,吐血不止,心胸痛。

49888　刺蓟散(《圣惠》卷十八)

【组成】刺蓟一两　川升麻一两　大青六分　紫苏茎叶一两　赤芍药一两半　犀角屑三分　川朴消一两　生干地黄一两　甘草三分(炙微赤,剉)　子芩一两半

【用法】上为散。每服四钱,以水一中盏,煎至六分,去滓温服,不拘时候。

【主治】热病吐血,并衄血不止,头面俱热。

49889　刺蓟散(《圣惠》卷三十七)

【组成】刺蓟　苦参　黄连(去须)　栀子仁　生干地黄　川大黄(剉碎,微炒)　侧柏叶各一两

【用法】上为散。每服五钱,以水一大盏,入青竹茹半鸡子大,煎至五分,去滓,频频温服。

【主治】鼻衄出血,经日不止。

【备考】本方方名,《普济方》引作"刺蓟汤"。

49890　刺蓟散(《圣惠》卷三十七)

【组成】刺蓟二两　竹茹二两　蒲黄一两　艾叶一两　乱发灰一两　白药一两

【用法】上为散。每服三钱,以水一中盏,煎至六分,去滓,入地黄汁一合,搅令匀,不拘时候。

【主治】鼻久衄不止。

49891　刺蓟散(《圣惠》卷三十七)

【组成】刺蓟　白芍药　白术　人参(去芦头)　生干地黄　鹿角胶(捣碎,炒令黄燥)各一两　芎劳　桂心　黄芩各半两

【用法】上为散。每服二钱,以生地黄汁调下,不拘时候。

【主治】吐血、衄血及大小便下血不止。

49892　刺蓟散

《圣惠》卷三十七。为原书卷十八"刺蓟饮子"之异名。见该条。

49893　刺蓟散(《圣惠》卷七十)

【组成】刺蓟三两　鸡苏叶二两　赤芍药一两　麦门冬二两(去心)　赤茯苓一两　石膏三两　黄芩一两　茜根一两(剉)　甘草一两(炙微赤,剉)　生干地黄二两

【用法】上为粗散。每服四钱,以水一中盏,入生姜半分,青竹茹一分,煎至六分,去滓温服,不拘时候。

【主治】妇人头痛壮热,心中烦闷,吐血。

49894　刺蓟散(《圣惠》卷七十)

【组成】刺蓟二两　桑耳一两　艾叶一两(微炒)　生干地黄二两　蒲黄一两半　乱发灰一两

【用法】上为粗散。每服三钱,以水一中盏,入淡竹茹一分,煎至六分,去滓温服,不拘时候。

【主治】妇人鼻衄,流血不止。

49895　刺蓟散(《苏沈良方》卷七)

【异名】刺蓟汤(《圣济总录》卷七十)。

【组成】大蓟根一两　相思子半两

【用法】每服一钱,水一盏,煎七分,去滓,放冷服。

【主治】鼻衄。

【临床报道】鼻衄:王朝散女子,大衄一日,已昏不识人,举家发哭,用药皆无效。人有传此方,一服乃止。

49896　刺蓟散(《圣济总录》卷一七九)

【组成】刺蓟(焙)　蒲黄各半两　乱发(烧灰)一分

【用法】上为细散。每服半钱匕,以新汲水调下,不拘时候。

【主治】小儿鼻衄不止。

49897　刺蓟散

《幼幼新书》引《王氏手集》(见《永乐大典》卷一〇三三)。为方出《证类本草》卷九引《简要济众》,名见《圣济总录》卷六十九"清心散"之异名。见该条。

49898　刺五加片

《中国药典》2000版。即《成方制剂》6册"刺五加胶囊"改为片剂。见该条。

49899　刺猬皮丸(《医钞类编》卷十四)

【组成】猬皮一两(炙)　槐花(炒)　艾叶(炒黄)　枳壳　地榆　白芍　川芎　当归　白矾(枯)　黄耆(盐水炒)　贯众各五钱　头发三钱(烧存性)　猪后悬蹄甲十枚(炙焦)　盈尺皂角一挺(去弦核,醋炙黄)

【用法】上为末,炼蜜为丸。空心米饮送下。

【主治】脉痔。

49900　刺猬皮散(方出《本草纲目》卷五十一引《寿域方》,名见《医林改错》卷下)

【组成】猬皮(烧灰)

【用法】每服二钱,酒下。

【主治】❶《本草纲目》引《寿域方》:五色痢疾。❷《医林改错》:有梦或无梦遗精,无问虚实。

49901　刺蓟饮子(《圣惠》卷十八)

【异名】刺蓟散(原书卷三十七)。

【组成】刺蓟一两　生地黄一两　鸡苏半两　生姜半两　赤茯苓半两　青竹茹一分　生麦门冬一两(去心)

【用法】上剉细。以水二大盏,煎至一盏半,去滓,分温三服,不拘时候。

【主治】热病,头痛壮热,鼻衄吐血,心中紧硬,遍身疼痛,四肢烦闷。

49902　刺蓟饮子（《圣惠》卷三十七）

【组成】刺蓟汁　生地黄汁　生藕汁　童子小便各二合　赤马通汁一合

【用法】上和令匀。每服一小盏，频频温服。

【主治】吐血不止。

49903　刺五加胶囊（《成方制剂》6册）

【组成】刺五加

【用法】口服，一次2～3粒，一日3次。

【功用】益气健脾，补肾安神。

【主治】脾肾阳虚，体虚乏力，食欲不振，腰膝酸痛，失眠多梦。

【备考】本方改为颗粒剂，名"刺五加颗粒"（见《成方制剂》15册）；改为片剂，名"刺五加片"（见《中国药典》）。

49904　刺五加颗粒

《成方制剂》15册。即《成方制剂》6册"刺五加胶囊"改为片剂。见该条。

画

49905　画眉膏（《袖珍小儿》卷七）

【异名】断乳画眉膏（《寿世保元》卷七）。断乳画眉散（《经验各种秘方辑要》）。

【组成】栀子三个（炒存性）　雄黄　辰砂各少许

【用法】上为末，入香油、轻粉少许，调匀。候儿睡着，浓抹于两眉中。醒来自然不吃奶。未效，再用即效。

【功用】断乳。

【备考】方中雄黄，《冯氏锦囊》作"雌黄"。

直

49906　直达透肌散（《救偏琐言》卷八）

【组成】蝉蜕　山楂　陈皮　前胡　葛根

【用法】加生姜一片，嫩苎头一个，水煎服。

【主治】痘将出未出，无甚外感，亦不至内伤，但身热呕吐，眸子眊焉者。

苦

49907　苦散（《幼幼新书》卷二十六引《养生必用》）

【异名】戊己丸（原书同卷）、吴茱萸丸、三味黄连丸（《鸡峰》卷十四）、和痢丸（《医方类聚》卷二五一引《简易方》）、三神丸（《医部全录》卷四三六）。

【组成】吴茱萸　黄连　白芍药（俱剉如豆，同炒赤）各五两

【用法】上为末，煮糊为丸，如梧桐子大。每服二十丸，空心浓米饮送下，一日三次。未知加。或散二钱，水一盏，煎七分，和滓温服。

【主治】小儿脾受湿，泄痢不止，米谷不化；亦治疳气下痢。

【宜忌】忌生冷、油腻。

49908　苦龙汤（《辨证录》卷六）

【组成】地龙二十条　苦参五钱

【用法】水煎服。一剂即止狂，不必再服。

【主治】阳明火起发狂，腹满不得卧，面赤而热，妄见妄言。

49909　苦瓜膏（《疡医大全》卷十九引陈伯迪方）

【组成】苦瓜（即癞葡萄）不拘多少

【用法】捣烂，以盐卤浸收，不可太稀，愈久愈好。凡遇蛇头毒，取一匙敷患上，外以绢缚过一夜，痛止即愈。

【主治】蛇头毒。

49910　苦瓜霜（《喉舌备要》）

【组成】火消二钱半　青黛五钱　槟榔衣一两（煅黑）

【用法】上为末。先将大苦瓜一个，蒂旁切落一片，纳药于内，挂当风处，俟皮上取白霜取贮听用。

【主治】牙疼。

49911　苦杖散（《杨氏家藏方》卷十六）

【组成】牡丹皮　当归（洗，焙）　白芍药　延胡索　干漆（炒令烟尽）　羌活（去芦头）　独活　香附子（炒）　红花　苦杖（一名虎杖）　干姜（炒）　蒲黄　肉桂（去粗皮）　川芎　甘草（炙）　鬼箭各等分

【用法】上为细末。每服二钱，水、酒各半盏，煎至七分，食前温服。

【主治】产后血运，及儿枕疼痛，恶露不行，脐腹疞痛。

【备考】本方方名，《普济方》引作"虎杖散"。

49912　苦杖散（《保命集》卷下）

【组成】苦杖不拘多少

【用法】上为细末。热酒调下。

【主治】从高处坠下，涩潮昏冒；产后瘀血不散，或聚血。

49913　苦杖散

《得效》卷八。为《本事》卷十"虎杖散"之异名。见该条。

49914　苦杖散

《景岳全书》卷五十四。为方出《证类本草》卷六引《肘后方》，名见《普济方》卷二一四"地髓汤"之异名。见该条。

49915　苦豆汤（《饮膳正要》卷一）

【组成】羊肉一脚子（卸成事件）　草果五个　苦豆一两（系葫芦巴）

【用法】上同熬成汤，滤净，下河西兀麻食，或米心馎子，哈昔泥半钱，盐少许，调和。

【功用】补下元，理腰膝，温中，顺气。

49916　苦连丸

《普济方》卷三八〇。即《百一》卷十九"苦楝丸"。见该条。

49917　苦皂丸

《医学入门》卷七。为方出《本草衍义》卷九，名见《圣济总录》卷十一"苦参丸"之异名。见该条。

49918　苦茄散（《圣济总录》卷一三一）

【组成】苦茄种　甘草（炙）各一两

【用法】上为细散。每服二钱匕，甘草汤调下。

【主治】发背未溃，身体寒热。

49919　苦参丸（方出《肘后方》卷四，名见《圣济总录》卷六十）

【组成】苦参三两　龙胆一合

【用法】上为末，牛胆汁为丸，如梧桐子大。每服五丸，以生麦汁送下，一日三次。

【主治】由失饥大食，胃气冲熏所致的谷疸，食毕头旋，心怫郁不安而发黄。

49920 苦参丸（《外台》卷四引《删繁方》）

【组成】苦参三两 龙胆草二两 栀子仁三七枚

【用法】上为散，若病甚，取猪胆为丸，如梧桐子大。每服五丸，以饮汁送下，一日三四次。

【主治】劳疸、谷疸。

49921 苦参丸（方出《千金》卷十四，名见《普济方》卷一○一）

【组成】苦参五斤

【用法】上为末，炼蜜为丸，如酸枣大。每服十丸。

【主治】狂邪发无常，披头大唤，欲杀人，不避水火。

【方论选录】《医方考》：上证皆神明内乱也，故古人病狂谓之失心。苦参主心腹结气，故足以治时热狂言。

49922 苦参丸（《圣惠》卷十五）

【组成】苦参半两（剉） 黄连一两（去芦头） 黄芩一两 栀子仁半两 川大黄一两（剉碎，微炒）

【用法】上为末，炼蜜为丸，如梧桐子大。每服二十丸，以竹叶汤送下，不拘时候。

【主治】时气结胸，热毒在内。

49923 苦参丸（《圣惠》卷二十四）

【组成】苦参五两（剉） 生干地黄四两 朱砂二两（细研，水飞过） 熏黄半两 甘草一两（炙微赤，剉）

【用法】上为末，研入朱砂令匀，炼蜜为丸，如梧桐子大。每服三十丸，以温水送下，不拘时候。

【主治】大风，遍身结聚如桃李核，作疮。

49924 苦参丸（《圣惠》卷二十四）

【组成】苦参半斤（剉细，为末） 生干地黄五两 朱砂二两（细研，水飞过） 熏陆香二两

【用法】上为末，炼蜜为丸，如梧桐子大。每服三十丸，空心及晚食前以温水送下。

【主治】大风癞，遍身隐疹，如半覆，烂如桃杏大作疮，连年转甚者。

49925 苦参丸（《圣惠》卷二十四）

【组成】苦参二两（剉） 川芒消二两 牛蒡子二两（微炒）

【用法】上为末，炼蜜为丸，如梧桐子大。每服三十丸，食后以温酒送下。

【主治】风热，皮肤生瘖瘟。

49926 苦参丸（《圣惠》卷六十五）

【异名】乌蛇苦参丸（《东医宝鉴·杂病篇》卷八引《医方集成》）。

【组成】苦参一斤半（水浸一宿，细切，煨干） 菖蒲四两 乌蛇八两（酒浸，去皮骨，炙微黄）

【用法】上为末，炼蜜为丸，如梧桐子大。每服三十丸，以熟水送下，不拘时候。

【主治】❶《圣惠》：一切癣。❷《东医宝鉴·杂病篇》引《医方集成》：癞风。

49927 苦参丸（《圣惠》卷六十五）

【异名】散风苦参丸（《医宗金鉴》卷七十四）。

【组成】苦参四两（剉） 玄参二两 栀子仁二两 枳壳二两（麸炒微黄，去瓤） 黄连二两（去须） 黄芩一两 独活二两 川大黄二两（剉碎，微炒） 防风二两（去芦头） 甘菊花一两

【用法】上为末，炼蜜为丸，如梧桐子大。每服三十丸，食后以温浆水送下。

【主治】❶《圣惠》：一切疥。❷《金鉴》：风湿癣疮，痒兼肿痛。

49928 苦参丸（《治痘全书》卷十四引钱氏方）

【组成】苦参一两 白蒺藜 何首乌 牛蒡 荆芥穗各五钱

【用法】上为末，酒糊为丸。竹叶汤送下。

【主治】痘后溃烂，疮毒疥癞。

49929 苦参丸（方出《本草衍义》卷九，名见《圣济总录》卷十一）

【异名】苦皂丸（《医学入门》卷七）。

【组成】苦参末一两

【用法】以皂角二两，水一升，揉滤取汁，银石器熬成膏，和苦参末为丸，如梧桐子大。每服二十至三十丸，食后以温水送下。

【主治】遍身风热细疹，痒痛不可忍，连胸颈脐腹及近隐处皆然，涎痰亦多，夜不得睡。

49930 苦参丸

《圣济总录》卷五。为《外台》卷十四引许仁则方"苦参十二味丸"之异名。见该条。

49931 苦参丸（《圣济总录》卷九）

【组成】苦参二两（剉，捣取粉） 丹参（去土，微炙） 沙参（去尘土） 人参一两 五加皮（剉） 防风（去叉，剉） 蒺藜子（炒角微黄） 乌蛇（酒炙，用肉） 蔓荆实（去白皮） 败龟（涂酥，炙令黄） 虎骨（涂酥，炙令黄） 玄参（坚者）各一两

【用法】上为末。别以不蚛皂荚一斤，以水三升，接取汁，去滓，于无油铁器内煎成膏，炼蜜为丸，如梧桐子大。每食后良久及夜卧服十五丸至二十丸，共三服，各用荆芥、薄荷、酒送下。

【主治】肉苛，荣虚卫实，肌肉不仁。

49932 苦参丸（《圣济总录》卷十一）

【组成】苦参三两 防风（去叉） 枳壳（麸炒，去瓤） 乌蛇（酒浸，去皮骨，炙）各二两 漏芦（去芦头）一两半 大黄（剉，炒）二两半

【用法】上为末，炼蜜为丸，如梧桐子大。每服二十丸，食后温浆水送下，一日二次。

【主治】风瘙隐疹，皮肤痛痒。

49933 苦参丸

《圣济总录》卷十八。为《圣惠》卷六十五"枳壳丸"之异名。见该条。

49934 苦参丸（《圣济总录》卷五十九）

【组成】苦参二两 黄连（去须） 栝楼根 知母（焙） 麦门冬（去心，焙） 人参 牡蛎（煅） 黄耆（剉） 生干地黄（焙）各一两

【用法】上为末，以牛乳汁为丸，如梧桐子大。每服三十丸，浆水送下，不拘时候。

【主治】久消渴，饮水不绝。

49935 苦参丸

《圣济总录》卷七十五。为《千金》卷十五"苦参橘皮丸"之异名。见该条。

49936 苦参丸（《圣济总录》卷九十三）

【组成】苦参五两 黄连（去须） 知母（剉，焙） 栝楼

根　牡蛎粉　麦门冬(去心,焙)各三两

【用法】上为末,以生牛乳为丸,如梧桐子大,晒干。每服十五丸或二十丸,食后浆水送下。

【主治】骨蒸渴渴、消中,热中渴利,心热,风虚热,传尸劳。

49937　苦参丸(《圣济总录》卷一〇二)

【组成】苦参(洗)　车前子(洗)　枳壳(去瓤,麸炒)各二两

【用法】上为末,炼蜜为丸,如梧桐子大。每服三十丸,空心米饮送下。

【主治】肝实热,多食壅物,毒气伤眼昏暗。

49938　苦参丸(《圣济总录》卷一二四)

【组成】苦参一分　白矾(烧枯)半两　山栀仁一两　木通(剉)　杏仁(汤浸,去皮尖双仁,炒)各半两　甘菊花三分　大黄(生,剉)一两　防风(去叉)半两　射干　玄参　甘草(炙,剉)　恶实(炒)　白药各一分　马勃二分

【用法】上为末,炼蜜为丸,如酸枣大。每服绵裹一丸,夜后含化,咽津。

【主治】咽喉肿痛,语声不出,痰唾稠浊。

【加减】如喉不闭者,去白矾。

49939　苦参丸(《圣济总录》卷一三七)

【组成】苦参(用皂荚十挺,捶碎,同以水煮皂荚烂为度,拣出苦参,切,晒干,将皂荚汁滤去滓,再熬成膏)　威灵仙(洗泽,晒干)各三两

【用法】上为末,以皂荚膏为丸,如梧桐子大。每服二十丸至三十丸,空心温酒送下。

【主治】一切癣。

49940　苦参丸(《圣济总录》卷一五一)

【组成】苦参(洗,剉碎)　牡丹(去心)　赤茯苓(去黑皮)　赤芍药　当归(微炒)　大黄(剉碎,微炒)各一两　食茱萸　延胡索　五味子　荷叶(微炙)各半两　槟榔五枚(生用,剉)　桂(去粗皮)三分

【用法】上为末,炼蜜为丸,如梧桐子大。每服三十丸,加至四十丸,空心以酒送下。以愈为度。

【主治】月事欲下,腹疼痛。

49941　苦参丸(《圣济总录》卷一七三)

【组成】苦参　雌黄(研)　雄黄(研)　白矾(烧)各半两　藜芦(去芦头)一分　麝香少许(研)

【用法】上为末,以一小枣许大,纳下部中,一日两三次。

【主治】小儿疳虫蚀下部,久痢脓血,举体疼痛,面色虚肿。

49942　苦参丸(《圣济总录》卷一八二)

【组成】苦参末四两(以酒三升熬成膏)　胡黄连二分　黄连(去须)一两　楝实(去皮,炒)　芜荑(炒)　蛸螂(去皮翅,炙)　木香各二两

【用法】上为末,入苦参膏内和捣千杵,如硬入蜜少许为丸,如麻子大。一二岁儿服五丸,食后温水送下。

【主治】小儿风热肺疳,皮肤生疮,鼻内疮痒。

49943　苦参丸(《普济方》卷一一〇引《海上名方》)

【组成】苦参

【用法】上为末,稀糊为丸,如梧桐子大。每服三十丸,食后苦参汤送下。去滓,又煎汤沐浴尤良。

【主治】诸癞大风。

49944　苦参丸

《三因》卷十七。为《金匮》卷下"当归贝母苦参丸"之异名。见该条。

49945　苦参丸(《御药院方》卷八)

【组成】苦参

【用法】上为细末,粟米饭为丸,如梧桐子大。每服五十丸,空心温米饮送下。

【主治】❶《御药院方》:肺毒邪热,头面疮,疥癣。❷《本草纲目》引《孙氏仁存堂方》:血痢不止。

49946　苦参丸(《局方》卷一续添诸局经验秘方)

【组成】苦参三十二两　荆芥(去梗)十六两

【用法】上为细末,水糊为丸,如梧桐子大。每服三十丸,食后好茶送下,或荆芥汤送下。

【主治】心肺积热,肾脏风毒攻于皮肤,时生疥癞,瘙痒难忍,时出黄水;及大风手足烂坏,眉毛脱落;一切风疾。

【备考】本方名,《普济方》引作"二味苦参丸"。

49947　苦参丸(《普济方》卷一一〇引《澹寮》)

【组成】苦参　香白芷　荆芥　苍耳子(无则以茎叶代之)　蔓荆子　香附子　抚芎各三两

【用法】上咬咀,于甑内蒸过,三蒸三晒,为细末,用猪脂十五两,略熬令成油,入宿蒸饼五七个同捣成膏,可丸即丸,如不可,则添入白糖一处为膏,丸如梧桐子大。每服二三十丸,荆芥汤送下。

【主治】肺肾先受风邪,腠理发作,遍身成疮片片,皮肤涩燥,痒痛不已;大风癞发,眉发不存。

49948　苦参丸

《得效》卷三。为《三因》卷十"谷疸丸"之异名。见该条。

49949　苦参丸(《急救仙方》卷五)

【异名】大苦参丸(《医学入门》卷八)。

【组成】苦参四两　防风　荆芥　白芷　川乌(生,去皮)　赤芍　何首乌　川芎　独活　栀子　牙皂　蔓荆子　茯苓　山药　蒺藜　黄耆　羌活　白附子各一两　草乌三钱

【用法】上为细末,水糊为丸,如梧桐子大。每服三五十丸,空心以酒送下,一日二三次。

【功用】补肾水。

【主治】人面疮久不愈者。

49950　苦参丸

《普济方》卷一〇八。为原书卷一一五"加味苦参丸"之异名。见该条。

49951　苦参丸(《普济方》卷一一五)

【组成】荆芥　防风　何首乌　蔓荆子　威灵仙　菖蒲各等分　苦参加倍

【用法】上咬咀,为细末,酒糊为丸,如梧桐子大。每服三四十丸,临卧盐汤送下,茶清汤亦可。常服诸疮不生。

【主治】一切诸风。

49952　苦参丸(《普济方》卷二七九)

【组成】苦参　荆芥　何首乌　威灵仙　胡麻子　蔓荆子各等分

【用法】上为细末，水糊为丸，如梧桐子大。每服三十丸，食后茶汤送下。

【主治】疥癣。

49953 **苦参丸**（《外科发挥》卷二）

【异名】一味苦参丸（《景岳全书》卷六十四）。

【组成】苦参不拘多少

【用法】上为末，水糊为丸，如梧桐子大。每服二三钱，温酒送下。

【主治】一切痈疽疮毒，焮痛作渴，或烦躁。

49954 **苦参丸**（《准绳·幼科》卷六）

【组成】苦参一两 白蒺藜 胡麻 牛蒡子各半两 甘草二钱半

【用法】上为末，酒调面为丸。竹叶汤送下。

【主治】痘癞。

49955 **苦参丸**（《解围元薮》卷四）

【组成】苦参三斤（剉片，童便浸七日，以长流水漂净，晒干） 甘草 黄连 山栀各三两

【用法】上为末，水为丸。每服百丸，酒送下，一日三次。

【主治】风症服脱胎丹后身发痒。

49956 **苦参丸**（《疮疡经验全书》卷三）

【组成】苦参四两（酒拌炒） 羌活 独活 蔓荆子 茯苓 赤芍 川芎 何首乌 当归 荆芥 甘草 白芷 防风 白蒺藜 山药 黄耆 山栀 牙皂 川乌（生，去皮，再火炮）各三钱

【用法】酒糊为丸。每服二钱，或酒，或盐汤送下，茶清亦可。

【主治】脚背脱疽。

49957 **苦参丸**（《慎斋遗书》卷七）

【组成】苦参一斤 防风 荆芥 苍耳子 胡麻各八两 川乌 白芷各一两半 黑蛇一条

【用法】上为末，酒糊为丸。茶、酒任下。

【主治】疠风，皮肉溃肿；并赤白癜风。

49958 **苦参丸**（《医学入门》卷七）

【组成】苦参半斤 槐角六两 女贞实四两 归尾二两

【用法】上为末，用大猪肠三尺，入药在内，两头扎住，炒烂，同枯矾末四两，捣丸，如梧桐子大。每服三十丸，米饮送下。

【主治】肠风下血，及久年痔漏。

【宜忌】忌椒、醋。

49959 **苦参丸**（《寿世保元》卷九）

【组成】苦参一斤 防风 荆芥 羌活 当归 川芎 赤芍 金银花 独活 连翘 黄芩 黄连 栀子 滑石 白术 甘草各一两

【用法】上为末，面糊为丸，如梧桐子大。每服百丸，苦参酒送下。

【主治】疠风，手足麻木，毛落眉脱，满身癞疹，瘙痒成疮。

49960 **苦参丸**（《外科正宗》卷四）

【组成】苦参一斤 大风子肉六两 荆芥十六两 防风 白芷各六两 全蝎 何首乌 白附子 枸杞子 威灵仙 当归 大胡麻 川芎 蒺藜 大皂角 川牛膝 牛蒡子 独活各五两 蔓荆子 风藤 羌活 连翘 苍术 天麻 杜仲 草乌（泡，去皮尖） 甘草各三两 人参一两 砂仁二两 白花蛇二两（切片，炙黄）

【用法】上为细末，醋打老米糊为丸，如梧桐子大。每服三四十丸，温酒食前、后任下。

【主治】大麻风，毋分新久，穿破溃烂。

【宜忌】避风、忌口。

49961 **苦参丸**（方出《奇方类编》卷上，名见《仙拈集》卷一）

【组成】苦参

【用法】上为末，好醋打面糊为丸，如梧桐子大。临发之日早晨用桃、柳枝各七寸泡水一茶钟送下。不拘老少，一服即愈。

【主治】疟疾。

49962 **苦参丸**

《疡医大全》卷二十八。为原书同卷"奇数丸"之异名。见该条。

49963 **苦参丸**（《马培之医案》）

【组成】苦参二钱 川牛膝四两 苍术四两 荆芥六两 当归四两 甘草二两 浮萍四两 豨莶草 风子肉二两

【用法】炒黑，浆为丸服。

【主治】麻风发于腿足，云斑麻木，或红或白。

【备考】方中豨莶草用量原缺。

49964 **苦参水**（《中医皮肤病学简编》）

【组成】苦参93克 野菊花15克 白鲜皮9克

【用法】水煎沸，去滓，用药液趁热洗头。

【主治】脂溢性皮炎。

49965 **苦参汤**（《金匮》卷上）

【组成】苦参

【主治】❶《金匮》：狐惑病，蚀于下部，咽干。❷《金匮要略方义》：阴肿、阴痒、疥癞。

【方论选录】❶《金匮要略论注》：下部毒盛，所伤在血而咽干，喉属阳，咽属阴也，药用苦参熏洗，以去风热而杀虫也。❷《金匮要略释义》：用苦参汤熏洗前阴病处，除湿热以治其本，则咽干自愈。

【备考】《兰台规范》本方用苦参一升，水一斗，煎取七升，去滓，熏洗，一日三次。

49966 **苦参汤**（方出《肘后方》卷一，名见《外台》卷七）

【组成】苦参 龙胆各二两 升麻 栀子各三两

【用法】苦酒五升，煮取二升，分二服。当大吐乃愈。

【主治】暴得心腹痛如刺。

49967 **苦参汤**（方出《肘后方》卷二，名见《千金》卷十）

【组成】苦参二两 黄芩二两 生地黄半斤

【用法】水八升，煮取一升，分再服，或吐下毒则愈。

【主治】伤寒时气温病五六日以上者。

【宜忌】《外台》：忌芜荑。

【方论选录】《千金方衍义》：伤寒、温病截然两途，凡医但见壮热、头疼，概行发散，信手杀人，曷知温病是久伏少阴之邪，得春时温暖之气蕴化，湿从内发外，故用苦参搜逐肾家久伏之邪，取其苦燥湿寒除热，若五六日后，热交营分，彻外壮热，即加生地以清血脉之邪，黄芩以泄肌肤之热，较之

初发,浅深不同,又非一味苦参可治也。

49968 苦参汤《千金》卷五）

【组成】苦参八两　地榆　黄连　王不留行　独活　艾叶各三两　竹叶二升

【用法】上㕮咀。以水三斗,煮取一斗。以浴儿疮上,浴讫敷黄连散。

【主治】小儿周身上下百疮不愈。

49969 苦参汤

《圣惠》卷十三。为《外台》卷二引《删繁方》"苦参吐毒热汤"之异名。见该条。

49970 苦参汤《圣惠》卷六十）

【组成】苦参一两　桃白皮三分　槐白皮三分

【用法】上剉细。以水三大盏,煎至二盏,去滓,食前分三次温服。

【主治】疳䘌,上唇内生疮如粟,口中懊涩,面色枯白,好睡体重,虫蚀五脏。

49971 苦参汤

《圣济总录》卷二十二。为《肘后方》卷二"破棺千金煮汤"之异名。见该条。

49972 苦参汤《圣济总录》卷三十三）

【组成】苦参一两　槐白皮(剉)二两　熊胆半两(研)

【用法】上除熊胆外为粗末。每服五钱匕,水一盏半,煎至八分,去滓,入熊胆末半钱匕,搅匀,空心温服。下部有疮者更灌下部。

【主治】伤寒后䘌疮。

49973 苦参汤《圣济总录》卷七十）

【组成】苦参(剉)　黄连(去须)各一两　大黄(炒)一两　栀子(去皮)七枚

【用法】上为粗末。每服三钱匕,水一盏,入生地黄汁一合,煎至七分,去滓温服。

【主治】大衄,口耳皆血出不止。

【宜忌】《普济方》:忌芜荑、猪肉、冷水。

49974 苦参汤《圣济总录》卷七十八）

【组成】苦参　青葙子各一两　甘草(炙,剉)　熊胆(研)各半两

【用法】上除熊胆外为粗末。每服四钱匕,水一盏半,煎至八分,去滓,入胆半分,搅和,空心顿服,日午再煎服之。

【主治】疳䘌蚀下部。

49975 苦参汤《杨氏家藏方》卷十九）

【组成】大黄　苦参　赤芍药各一两　黄柏二两　蛇床子二两　菝葜四两

【用法】上㕮咀。每用一两,水三升,煎十余沸,去滓,通手洗之。

【主治】小儿遍体生疮。

49976 苦参汤《济生》卷八）

【组成】苦参　蛇床子　白矾　荆芥穗各等分

【用法】上煎汤。放温洗。

【主治】疥疮。

49977 苦参汤

《普济方》卷二八九。为《圣惠》卷六十一"淋洗苦参汤"之异名。见该条。

49978 苦参汤《普济方》卷三○一）

【组成】槐皮　苦参　黄柏　香薷

【用法】煮汁洗之。

【主治】阴囊下湿痒疮。

49979 苦参汤

《普济方》卷三六三。即《千金》卷五"苦参洗汤"。见该条。

49980 苦参汤

《普济方》卷四○七。为《圣惠》卷九十"洗浴苦参汤"之异名。见该条。

49981 苦参汤《婴童百问》卷八）

【异名】苦参散(《保婴撮要》卷十四)。

【组成】枳壳　黄连　大黄　甘草　荆芥　苦参　赤芍药　黄芩各等分

【用法】上剉散。每用五钱,以车前子、茅草同煎熏洗。

【主治】小儿脱肛并痔。

49982 苦参汤《眼科龙木集》卷七）

【组成】苦参　地骨皮各半两　丹参三钱　乳香三钱(另研)

【用法】上㕮咀。每服五钱,水一钟半,煎至一钟,去滓温服,不拘时候。

【主治】眼常见黑花如绳牵者。

49983 苦参汤《准绳·疡医》卷五）

【组成】地榆　桃皮　苦参各五两

【用法】上剉细。以水二斗煮,滤去滓,稍温,每日一度洗之。

【主治】瘑疮。

49984 苦参汤《外科正宗》卷四）

【组成】苦参四两　大菖蒲二两

【用法】河水五瓢,同煮数滚,添水二瓢,盖片时,临洗和入公猪胆汁四五枚,淋洗患上。不二三次全愈。

【主治】痤痱疮作痒,抓之又疼,坐如糠稳,难以安睡。

【宜忌】愈后避风,忌食发物。

49985 苦参汤《医学心悟》卷三）

【组成】苦参一钱五分　生地二钱　黄柏五分　当归　秦艽　蒡子　赤芍　白蒺藜　丹参　丹皮　银花　贝母各一钱　甘菊三钱

【用法】水煎服。

【功用】清湿热,祛风邪。

【主治】疠风,肌肉生虫,白屑重迭,瘙痒顽麻,甚则眉毛脱落,鼻柱崩坏。

49986 苦参汤《麻科活人》卷四）

【组成】苦参　大风子(去壳)　荆芥　防风　白芷　独活　何首乌(乌豆水煮干)　白附子(乌豆水煮干)　威灵仙　胡麻仁　北全蝎(糯米炒)　僵蚕(姜汁蒸)　白蒺藜(炒,去刺)　牛蒡子(炒)　生姜(一方无独活,又一方有甘草)

【主治】麻后疮。

49987 苦参汤《疡科心得集·补遗》引《大全》）

【组成】苦参二两　蛇床子　白芷　金银花　野菊花　黄柏　地肤子　大菖蒲

【用法】用河水煎汤,临洗入猪胆汁四五枚,洗二三次全愈。

【主治】一切疥癞风癣。

【宜忌】宜避风,忌发物。

【备考】方中除苦参外,余药用量原缺。

49988 苦参汤(《治疹全书》卷下)

【组成】苦参 荆芥 黄柏 赤芍 归尾 银花 石菖蒲 何首乌各等分

【用法】煎汤洗之。

【主治】疹出不能敛,血死肌表,色变青黑,久则身热发肿,其青黑之色,从外溃烂,脓水淋漓,痛痒不常者。

49989 苦参汤(《家庭治病新书》)

【组成】苦参五钱 蜀椒 川柏各一钱五分 地肤子三钱

【用法】水煎服。

【主治】风湿浸淫血脉,致生疮疥,瘙痒不绝者。

49990 苦参饮(方出《肘后方》卷一,名见《治疫全书》卷五)

【组成】苦参三两

【用法】苦酒升半,煮取八合,分再服。亦可用水,无煮者,生亦可用。

【主治】结胸,卒心腹痛。❶《肘后方》:卒心痛。❷《证类本草》引《子母秘录》:小腹疼,青黑或赤,不能喘。❸《治疫全书》:瘟疫结胸,满痛壮热。

49991 苦参饮(《普济方》卷一一一引《圣惠》)

【组成】苦参根白皮五斤

【用法】上剉细,如麻豆,生绢袋贮。以好酒三斗,冬浸七日,夏浸四日。每次温饮二合至三合,渐加至五七合,日二次,夜一次。

【主治】乌癞,疮疥。

49992 苦参饮

《圣济总录》(文瑞楼本)卷二十八。为《圣惠》卷十七"苦参散"之异名。见该条。

49993 苦参酒(方出《肘后方》卷五,名见《景岳全书》卷六十四)

【组成】苦参五斤

【用法】以酒三斗渍,服勿绝,并取皮根为末服。

【主治】❶《肘后方》:白癞。❷《景岳全书》:癞风及疮疹疥癣。

49994 苦参酒(方出《肘后方》卷五,名见《圣济总录》卷十八)

【组成】苦参二斤 露蜂房二两 曲二斤

【用法】以水三斗,渍药二宿,去滓,黍米二升,酿熟,稍饮,一日三次。

【主治】白癞,鼠瘘恶疮。

49995 苦参酒

《圣济总录》卷十八。为方出《肘后方》卷五,名见《外台》卷三十引《范汪方》"白癞方"之异名。见该条。

49996 苦参酒

《卫生总微》卷七。为《肘后方》卷二"破棺千金煮汤"之异名。见该条。

49997 苦参酒(《朱仁康临床经验集》)

【组成】苦参310克 百部90克 野菊花90克 凤眼草90克 樟脑125克

【用法】将前四种药装入大口瓶内,加入75%酒精(或白酒)5升,泡七天后去滓,加樟脑溶化后备用。用毛笔刷外涂,每日一二次。

【功用】灭菌止痒。

【主治】脂溢性皮炎,皮肤瘙痒症,单纯糠疹,玫瑰糠疹等。

49998 苦参散(《外台》卷四引《小品方》)

【组成】苦参一两 黄连一两 葶苈子(熬) 瓜蒂 黄芩 黄柏 大黄各一两

【用法】上为散。每服方寸匕,饮送下,当大吐者,一日一次,不吐,一日二次,亦得下。服药五日,知可消息,不知更服。

【主治】凡人无故,忽然振寒便发黄,皮肤黄曲尘出,小便赤少,大便时闭,气力无异,食饮不妨,已服诸汤,余热不除,久黄者。

【宜忌】忌猪肉、冷水。

【方论选录】《千金方衍义》:病起忽振寒,知为少阳火气郁发,夺其春升之令,津液不能灌充,所以色黄枯悴,有如曲尘出现于皮肤,洵为胆热无疑。更审二便闭涩,饮食如故,胃气尚堪克任苦寒,故用苦参、三黄峻攻湿热;兼瓜蒂佐苦参,取吐于上;葶苈佐大黄,降泄于下,上下开泄,急通少阳之枢,则津液方得灌充,是皆病起于暴之至治也。若因病而渐次成疸,正气本虚之证,又非本方可拟也。

49999 苦参散(方出《本草纲目》卷五十二引《箧中方》,名见《普济方》卷三〇八)

【组成】头垢 苦参末

【用法】酒调,敷之。

【主治】蜈蚣螫人。

50000 苦参散(方出《外台》卷十五注文,引《张文仲方》,名见《圣惠》卷二十四)

【组成】苦参三斤 露蜂房(炙) 松脂 附子(炮) 防风各三两 栀子仁五两 乌蛇脯六两(炙) 木兰皮二两

【用法】上为散。每服一钱匕,以酒送下。

【主治】白癜风。

【宜忌】❶《外台》引《张文仲方》:宜常吃萝卜菜,忌食鸡肉、猪肉、冷水、热面、生菜。❷《圣惠》:勿食雀肉,忌鱼、大蒜、湿面。

【备考】方中木兰皮用量原缺,据《圣惠》补。

50001 苦参散(方出《圣惠》卷九,名见《圣济总录》卷二十一)

【组成】苦参末

【用法】上以温酒五合调服之。得吐即愈。

【主治】❶《圣惠》:伤寒四五日,已呕吐,更宜吐者。❷《松峰说疫》:瘟疫狂躁并结胸。

50002 苦参散(《圣惠》卷十)

【组成】苦参三两(剉) 黄连二两(去须) 栀子仁二七枚 川大黄一两(剉碎,微炒) 生干地黄一两 石榴花半两(微炒)

【用法】上为散。每服五钱,以水一中盏,煎至五分,去滓温服,不拘时候,以愈为度。

【主治】伤寒鼻衄。

50003 苦参散(《圣惠》卷十六)

【组成】苦参二两(剉) 黄芩一两 川升麻二两

【用法】上为散。每服五钱,以水一大盏,煎至五分,去滓温服,不拘时候。频服,当吐为效。

【主治】时气壮热不解,心神烦闷。

50004 苦参散《圣惠》卷十七）

【异名】苦参饮（《圣济总录》文瑞楼本卷二十八）

【组成】苦参一两（剉） 黄芩二两 甘草半两（炙微赤，剉）

【用法】上为粗散。每服五钱，以水一大盏，煎至六分，去滓，入生地黄汁一合，搅令匀，分温二服，不拘时候。

【功用】解毒气。

【主治】❶《圣惠》：热病三日。❷《圣济总录》：伤寒欲发狂。

50005 苦参散《圣惠》卷十七）

【组成】苦参半两（剉） 恒山半两

【用法】上为散。以水二中盏，煎至一盏，去滓，尽饮之，不拘时候。当吐即愈，未吐再服。

【主治】热病四日，结胸满痛壮热，身体疼痛。

50006 苦参散《圣惠》卷二十四）

【组成】苦参一两（剉） 苍耳苗一两 蔓荆子一两 牡荆子一两 晚蚕沙一两 白蒺藜一两（微炒，去刺） 晚蚕蛾半两 玄参一两 胡麻子一两 蛇床子一两 天麻一两 乳香半两

【用法】上为细散。每服二钱，以紫笋茶调下，不拘时候。

【主治】遍身风瘙痒不止。

50007 苦参散《圣惠》卷三十七）

【组成】苦参一两 黄连一两（去须） 川大黄半两（剉碎，微炒） 栀子仁半两 柏叶半两 桑耳一两

【用法】上为散。每服三钱，以水一中盏，煎至五分，去滓，入生地黄汁一合，搅令匀，温服，不拘时候。

【主治】大衄，口耳皆血出不止。

50008 苦参散《圣惠》卷六十四）

【组成】苦参一两（剉） 人参一两（去芦头） 丹参一两 黄连三分（去须） 沙参一两（去芦头） 玄参一两 秦艽三分（去苗） 白鲜皮一两 川升麻一两 枳壳一两（麸炒微黄，去瓤） 栀子仁三分 犀角屑一两 黄芩一两 赤芍药一两 当归一两 白蒺藜一两（微炒，去刺） 防风一两（去芦头） 白花蛇二两（酒浸，炙令黄，去皮骨）

【用法】上为细散。每服二钱，食后以温酒调下。

【主治】身体生风毒疮，或痒痛不止。

50009 苦参散《圣惠》卷六十五）

【组成】苦参四两（剉） 丹参四两（剉） 蛇床子半斤

【用法】上为细散。先以温水洗疮，拭干后敷之。

【主治】一切疥及风瘙痒，搔之成疮。

50010 苦参散《圣济总录》卷十一）

【组成】苦参一两 羚羊角（镑）二两 蒺藜子（炒去角） 石南叶（酒、醋微炙） 芎䓖 细辛（去苗叶） 白术 秦艽（去苗土） 白蔹 防己 芍药 甘草（炙） 远志（去心） 沙参 白茯苓（去黑皮） 人参 石膏（捣研如粉） 前胡（去芦头） 当归（切，焙） 独活（去芦头） 黄耆（剉） 干姜（炮） 山茱萸各一两 附子（炮裂，去皮脐） 防风（去叉）各二两 蜀椒（去目并闭口，炒出汗）半两

【用法】上药各研后拌和再罗为散。每服一钱半至二钱匕，渐加至三钱匕，空腹酒调下，须臾以食压之，一日二次，以知为度。

【功用】补诸不足。

【主治】皮肤顽痹不仁，积年疥癣。

50011 苦参散《圣济总录》卷七十八）

【组成】苦参 矾石（熬令汁尽） 青葙子各半两 藜芦一分

【用法】上为散。每用二钱匕，小儿只用一钱匕，置竹筒中吹下部。

【主治】疳𧏾蚀人下部，通见五脏，痢下脓血，举体不安，遍身疼痛，面无颜色，手足虚肿。

50012 苦参散《圣济总录》卷一三二）

【组成】苦参 蓝叶（阴干） 威灵仙（去土） 蔓荆实（去皮） 何首乌 荆芥穗 胡麻子 乌药（剉） 天麻各等分

【用法】上为散。每服二钱匕，食后温酒调下，日三次，夜二次。

【主治】肺风上攻眉额生疮。

50013 苦参散《圣济总录》卷一三三）

【组成】苦参 白花蛇（酒浸，去皮骨，炙） 白芷 蒺藜子（炒去角）各一两

【用法】上为散。每服一钱匕，加至二钱匕，温酒调下。

【主治】下注热毒疮。

50014 苦参散《圣济总录》卷一三四）

【异名】参末散（《青囊秘传》）

【组成】苦参不拘多少

【用法】上为散。新汲水调如膏涂之。

【主治】汤火烧疮。

【备考】《青囊秘传》用法：上为末，酒调敷。

50015 苦参散《圣济总录》卷一三六）

【组成】苦参 白花蛇（酒浸，去皮骨，炙）各一两 黄连（去须） 当归（切，焙）各三分 人参 玄参 丹参 沙参 芍药 蒺藜子（炒去角） 防风（去叉）各半两

【用法】上为细散。每服二钱匕，温酒调下，一日二次，不拘早晚。

【主治】遍身疮疥风毒，瘙痒。

50016 苦参散《鸡峰》卷二十五）

【组成】苦参 漏芦根 蒺藜 楮茎叶各一两 枳实三钱

【用法】上为粗末。以浆水二盏，煎至一盏，以绵沾洗，一日八九次，以粉拭。

【主治】疮疡。

50017 苦参散《普济方》卷二八〇引《卫生家宝》）

【组成】苦参 蔓荆子 何首乌 荆芥穗 威灵仙各等分

【用法】上为细末。每服二钱，食前酒调下，一日三次。

【主治】遍身疮疥，经年不效。

【宜忌】忌发风物。

50018 苦参散《儒门事亲》卷十五）

【组成】苦参（取头末）二两 猪肚一个

【用法】上以苦参末掺猪肚内，用线缝合，隔宿煮软，取出洗去原药，先不吃饭五顿，至第二日先饮新水一盏，后将猪肚食之，如吐了，再食之，食罢，待一二时，用肉汤调无忧散五七钱，取出小虫一二万为效。后用皂角一斤（不蛀者，

去皮弦及子，捶碎），水四碗，煮至一碗，用生绢滤去滓，再入苦参末搅，熟稀面糊膏子，取出放冷，后入：何首乌二两，防风一两半，芍药五钱，人参三钱，当归一两（焙），为细末，与皂角膏子为丸，如梧桐子大，每服三五十丸，温酒或茶清送下，不拘时候，一日三次；后用苦参、荆芥、麻黄煎汤冷洗。

【主治】疠风。

50019 苦参散（《普济方》卷三九七）

【组成】好肥白枣　山栀子各二十个　苦参一分

【用法】上用箬叶包，再用纸裹，以盐水洗净，黄泥固济，用火煅令通赤，取出，地上过一宿，却取出，为末，陈米饮下。

【主治】血痢。

50020 苦参散

《保婴撮要》卷十四。为《婴童百问》卷八"苦参汤"之异名。见该条。

50021 苦参散（《医统》卷八十一）

【组成】苦参（为细末）　槟榔（末）各等分

【用法】湿疮干搽，干疥柏子油搽上。

【主治】一切脓疥湿热疮疡。

50022 苦参散（《片玉痘疹》卷八）

【组成】羌活　防风　牛蒡子（炒）　桔梗　连翘　人中黄　酒芩　荆芥穗　苦参

【用法】水煎，入竹沥、姜汁，细细咽之。

【主治】痘疹将起发，便先头目肿者，此天行疫疠之气，名大头瘟。

【备考】方中苦参原脱，据《幼幼集成》补。

50023 苦参散（《鲁府禁方》卷四）

【组成】石菖蒲（九节者）一两　威灵仙一两　胡麻（炒）一两　川芎一两　苦参四两　荆芥　甘草各一两

【用法】上为细末。每服三钱，好黄酒调下。

【主治】风癣疥疮。

50024 苦参煎（《仙拈集》卷四）

【组成】苦参　荆芥　防风　白矾　花椒　野菊　马鞭草各等分

【用法】水煎，洗浴数次效。

【主治】疥疮。

50025 苦参煎（《产科发蒙·附录》引周新定方）

【组成】苦参五钱　防风　鼠曲草　荆芥　野菊花　蛇床子各二钱半

【用法】以水二升，煮取一升六合，熏洗即愈。

【主治】妇人阴中生疮，脓汁淋沥疼痛者。

50026 苦参膏（《圣济总录》卷十八）

【组成】苦参　盐各一分

【用法】上为末，先以酒一升，煎至四合，入药二味搅匀，慢火再煎成膏，每用先以生布揩患处令赤，涂之。

【主治】白癜风。

50027 苦参膏（《圣济总录》卷一七三）

【组成】苦参五两　艾叶二两　青葙子　甘草（炙，剉）各三两

【用法】上先以青葙、甘草为细末，次用水五升，煎苦参、艾叶成膏，量多少去滓，入二味药末，和作梃子，长一寸，如箸许大，晒干。涂猪脂纳下部，一日二次。虫出尽为度。

【主治】小儿疳蠹蚀下部。

50028 苦参膏（《解围元薮》卷四）

【组成】新鲜苦参十斤（剉片）

【用法】老酒一坛浸之，春五、夏三、秋七、冬九日，取出，晒干为末，加紫浮萍五两，用苍耳草自然汁十碗煎熟，加白蜜五六斤，同炼成膏，入参、萍末和匀，瓷瓶收贮。每用一匙，以白汤或酒化下。

【主治】大麻风，隐疹，挛痪。

50029 苦柚饮（方出《准绳·女科》卷四，名见《卫生鸿宝》卷五）

【组成】苦柚皮

【用法】浓煎汤，饮数盏而愈。

【主治】妊妇恶阻，呕吐不食，头晕不敢行步。

【加减】呕甚者，加姜汁。

50030 苦茶散（方出《千金》卷十八，名见《普济方》卷四十四引《指南方》）

【组成】茗

【用法】煮茗作饮二三升许，适冷暖饮二升，须臾即吐，吐毕又饮，如此数过，剧者须吐胆乃止。不损人而渴则愈。

【主治】非中冷，又非中风，由胸膈中痰厥气上冲所致的卒头痛如破。

【方论选录】《千金方衍义》：茗味苦，能达清净之府，多饮数吐则呕胆汁亦不损人。

50031 苦药散（《圣济总录》卷二十九）

【组成】苦药一两

【用法】上为细散。每服一钱匕，食后新汲水调下。

【主治】伤寒鼻衄，一二斗不止。

50032 苦胆丸（《成方制剂》13册）

【组成】大黄　胆汁膏　黄柏　苦参　六神曲　龙胆　茵陈　郁金

【用法】上制成丸剂，每丸重5克。空腹温开水送下，一次1～2丸，一日2～3次。

【功用】解热消炎，舒肝利胆。

【主治】黄疸型肝炎，无黄疸型及急、慢性肝炎。

【备考】本方改为片剂，名"苦胆片"（见原书同册）。

50033 苦胆片

《成方制剂》13册。即原书同册"苦胆丸"改为片剂。见该条。

50034 苦胆蛋（《仙拈集》卷一）

【组成】鸡蛋　猪胆各一个

【用法】调匀服，不拘时候。如心烦不下，以干糕咽之，三次即愈。

【主治】黄疸。

50035 苦酒方（《喉科枕秘》卷二）

【组成】黄耆三两　白芍药二两　桂枝一两六钱

【用法】上为末。每服三钱，醋三合煎，频服。

【主治】阴毒喉风，自汗咽疼，脉沉细，属少阴证者。

50036 苦酒汤（《伤寒论》）

【异名】鸡子汤（《外台》卷二十三引《古今录验》）、鸡子法（《圣济总录》卷一二三）、鸡壳苦酒汤（《医学入门》卷四）、半夏苦酒汤（《类聚方》）。

【组成】半夏（洗，破如枣核）十四枚　鸡子一枚（去黄，纳上苦酒着鸡子壳中）

【用法】上二味,纳半夏着苦酒中,以鸡子壳置刀环中,安火上,令三沸,去滓,少少含咽之,不愈,更作三剂。

【主治】少阴病,咽中伤生疮,不能语言,声不出者。

【方论选录】❶《注解伤寒论》:辛以散之,半夏之辛,以发声音;甘以缓之,鸡子之甘,以缓咽痛,酸以收之,苦酒之酸,以敛咽疮。❷《金镜内台方议》:少阴客热所暴,则伤于经络干涩,使咽中生疮,不能言,声不出。故用苦酒为君,酸以敛疮;半夏为臣,辛以散结;鸡子为使,以缓咽痛而润其燥也。❸《古方选注》:治少阴水亏,不能上济君火,而咽生疮声不出者。疮者,疳也。半夏之辛滑,佐以鸡子清之甘润,有利窍通声之功,无燥津涸液之虑。然半夏之功能,全赖苦酒摄入阴分,劫涎敛疮,即阴火沸腾,亦可因苦酒而降矣,故以名其汤。

50037 苦酒汤

《全生指迷方》卷三。为《金匮》卷中"黄耆桂枝苦酒汤"之异名。见该条。

50038 苦梗散(方出《圣惠》卷七十七,名见《女科秘旨》卷三)

【组成】桔梗一两

【用法】上剉细。以水一中盏,加生姜半分,煎至六分,去滓温服,不拘时候。

【主治】妊娠中恶,心腹疼痛。

50039 苦梗散(《准绳·女科》卷四)

【组成】桔梗 紫苏 人参 桑白皮 贝母 甘草各半两 天门冬(去心) 赤茯苓各一两 麻黄七钱半

【用法】每服四钱,水二钟,生姜三片,煎至一钟,不拘时候服。

【主治】妊娠肺壅,咳嗽喘急。

50040 苦瓠丸(《千金》卷二十一)

【组成】苦瓠白瓤实(须好者,无厌翳,细理研净者,不尔有毒,不堪用)

【用法】捻如大豆,以面裹煮一沸,空腹吞七枚。至午当出水一升,三四日水自出不止,大瘦乃愈。

【主治】❶《千金》:大水。❷《医方考》:石水。

【宜忌】❶《千金》:三年内慎口味。❷《千金方衍义》:瓠最苦寒,大伤胃气,惟藜藿之人,病气俱实,方可应用。

【方论选录】《医方考》:经曰,苦能涌泄。故用之在上,则令人涌;用之在下,则令人泄。今以熟面裹之,空腹而吞,盖用之于下也,宜乎水自泄矣。

50041 苦瓠丸(方出《千金》卷二十一,名见《增补内经拾遗》卷三)

【组成】大枣肉七枚 苦瓠膜如枣核大

【用法】捣为丸。一服三丸,如人行十五里又服三丸,水出,更服一丸即止。

【主治】❶《千金》:通身水肿。❷《增补内经拾遗》:石水,少腹独肿。

50042 苦瓠汤(方出《肘后方》卷七,名见《圣济总录》卷一四七)

【组成】苦瓠一枚

【用法】水二升,煮取一升,服。立即吐愈。

【主治】中蛊毒,吐血,或下血,皆如烂肝。

50043 苦瓠散(《千金》卷二十二注文,引《古今录验》)

【组成】苦瓠一两 蛇蜕皮 蜂房各半两 梁上尘一合

【用法】上药治下筛,以粉为粥和,敷纸上贴之三日。

【主治】❶《千金》引《古今录验》:浸淫疮。❷《圣惠》:金疮中风水,肿痛不止。

【方论选录】《千金方衍义》:《金匮》云,浸淫疮从口流向四肢者可治,从四肢流来入口者不可治,黄连粉主之,《千金》用苦瓠散亦取苦寒以解湿热之邪,佐以蜂房、蛇蜕解毒杀虫,大豆、梁尘泻热收湿,通治上下浸淫也。

【备考】《千金》卷二十二多大豆半合。

50044 苦散子

《续易简》卷四。为《外台》卷五引《集验方》"黄连散"之异名。见该条。

50045 苦楝丸(《普济方》卷一七一引《圣济总录》)

【组成】苦楝 茴香各一两 黑附子(炮,去皮脐)

【用法】用酒二升,煮苦楝尽为度,晒时或阴干,捣为细末。每一两药末,入全蝎十八个,玄胡五钱,丁香十五个,共为末,酒糊为丸,如梧桐子大。每服百丸,空心酒送下;如痛甚、煎当归入酒。大效。

【主治】奔豚,及小腹痛不可忍者。

50046 苦楝丸

《小儿药证直诀》卷下。为原书同卷"安虫丸"之异名。见该条。

50047 苦楝丸(《幼幼新书》卷二十四引张道人方)

【组成】苦楝根 鹤虱 朱砂各一两 槟榔三个 麝香一钱

【用法】上为末,面糊为丸,如小豆大。每服三丸,白汤送下,一日三次。

【主治】蛔疳,小儿合地,面无颜色,啼声乍高,状似心痛,往往口干,发动有时,医人不识,妄呼见祟。

50048 苦楝丸(《鸡峰》卷十七)

【组成】防风 干漆盖(生) 人参 苦楝根皮各一钱 荆芥穗 海金沙各半钱 何首乌一钱

【用法】上为细末,醋面糊为丸,如麻子大。每服七丸,空心煎樗白皮汤送下。

【主治】肠风下血,不以新久。

50049 苦楝丸(《三因》卷七)

【组成】川楝十一个(剉碎,分三去一,用巴豆十粒,去皮,同炒焦黑色,去巴豆不用;又用斑蝥七个,同炒焦,去斑蝥;又用海金沙七钱重,同炒,去海金沙不用) 茴香(炒) 破故纸(炒) 葫芦巴(炒) 木香(炮)各一两 乌药二两

【用法】上为末,酒糊为丸,如梧桐子大。每服三五丸,汤、酒任下。

【功用】养肾活血,驻颜轻身耐老,进美饮食。

【主治】肝肾气虚,风冷相搏,心腹绞痛,攻刺腰背,不能禁受,下注阴器,肿疼痛痛。

50050 苦楝丸(《保命集》卷下)

【组成】苦楝(碎,酒浸) 茴香(炒) 当归各等分

【用法】上为细末,酒糊为丸,如梧桐子大。每服三五十丸,空心酒送下。

【主治】妇人赤白带下。

【加减】如腰腿疼痛,加四物四两,羌活、防风各一两

【方论选录】《医略六书》:寒湿伤于带脉,而收引无权,不能约束一身,故带下淫溢不已。苦楝子泻湿热以清带脉;

小茴香温经气以祛寒湿;当归养血活血以荣经脉也。酒以丸之,酒以下之,使寒湿顿化,则经脉清和,而带脉完固,带下无不止矣。

50051 苦楝丸(《百一》卷十九)

【组成】芜荑三两 川黄连一两半 苦楝子三两(去尖皮并核)

【用法】上为细末,箬叶裹粟米煨成饭为丸,如黄米大。每服十五至二十丸,空心、食前米饮送下,一日三次。

【主治】小儿疳。

【备考】本方方名,《普济方》引作"苦连丸"。

50052 苦楝汤(方出《外台》卷二十六引《肘后方》,名见《景岳全书》卷五十五)

【组成】有子楝木根(剉)

【用法】以水煮取浓赤黑汁,用米煮作糜,宿勿食,且先吃肥香脯一片,令虫闻香举头,稍从一口为度,始少进,渐加服一匕,服至半升,便下蛔虫。

【主治】蛔虫,或攻心痛如刺,口中吐清水。

50053 苦楝汤(方出《本草纲目》卷三十五引《夷志坚》,名见《医部全录》卷二八一)

【组成】苦楝根白皮(切,焙)一握 麝香少许

【用法】以水二碗,煎至一碗,空心饮之,虽困顿不妨。自后下虫三四条,类蛔虫而色红,其渴自止。

【主治】消渴有虫。

50054 苦楝散(《圣济总录》卷一四一)

【组成】苦楝子二十枚 白矾一两

【用法】上二味,炒焦为散,入麝香研匀。临卧贴痔。空心吃嫩猪肥肉一顿。

【主治】痔疮。

50055 苦楝散

《直指》卷二十四。为方出《千金》卷二十二,名见《圣济总录》卷一三三"苦楝敷方"之异名。见该条。

50056 苦楝散(《普济方》卷二九九)

【组成】苦楝子十四枚 杏仁十枚

【用法】上都烧令烟尽,捣为末,入腻粉半钱,更研令匀。以生油调涂。三五次愈。

【主治】头疮。

50057 苦楝散(《普济方》卷三〇六)

【组成】苦楝花 柏子 菖蒲各一两

【用法】上为散,慢火烧,闻气自去矣。

【功用】避蚊虫及诸虫。

50058 苦楝膏

《普济方》卷四十八。为方出《千金》卷二十二,名见《圣济总录》卷一三三"苦楝敷方"之异名。见该条。

50059 苦薏水(《眼科锦囊》卷四)

【组成】苦薏二十钱 片脑十二钱

【用法】以蒸露罐取露,封纳壶内,听用。

【主治】外障疼痛甚者。

50060 苦甘冲剂(《成方制剂》10册)

【组成】麻黄6克 薄荷5克 蝉蜕5克 金银花15克 黄芩12克 苦杏仁9克 桔梗6克 浙贝母6克 甘草5克

【用法】上制成冲剂,每袋装4克。开水冲服,一次8克,一日3次。小儿酌减或遵医嘱。

【功用】疏风清热,宣肺化痰,止咳平喘。

【主治】风热感冒及风湿肺热引起的恶风、发热、头痛、咽痛、咳嗽、咳痰、气喘等症。

50061 苦竹叶散(《圣惠》卷八十九)

【组成】苦竹叶半两 知母 川升麻 川大黄(剉,微炒) 甘草(炙微赤,剉) 栀子仁各一分

【用法】上为细散。儿三五岁者每服半钱,食后以温淡浆水调下。

【主治】小儿眼生翳膜下垂。

50062 苦竹叶粥(《圣惠》卷九十)

【组成】苦竹叶二握 粟米二合

【用法】先以水二大盏半,煮苦竹叶,取汁一盏五分,去滓,用米煮作粥,空腹食之。

【主治】风邪癫痫,心烦惊悸。

50063 苦竹叶粥

《圣济总录》卷一九〇。为《圣惠》卷九十七"竹叶粥"之异名。见该条。

50064 苦竹沥方(《证类本草》卷十三引《梅师方》)

【异名】退热膏(《普济方》卷七十三引《十便良方》)。

【组成】苦竹沥五合 黄连二分

【用法】绵裹黄连,入竹沥内浸一宿,以点目中数度,令热泪出。

【主治】肝实热所致目赤眦痛如刺不得开,或生翳障。

50065 苦参大丸(《杨氏家藏方》卷一)

【组成】胡麻子二斤(炒至三分熟,旋滴水炒令黑色) 防风(去芦头) 苦参 苍耳子 何首乌 石菖蒲 桑白皮 白蒺藜(去刺) 细辛(去叶土) 黄荆子 蔓荆子 枸杞子 牛蒡子各一两(并剉碎,炒) 禹余粮一两(生用)

【用法】上为细末,炼蜜为丸,每一两作十丸。每服一丸,细嚼,荆芥茶送下,不拘时候。

【主治】大风癞疾,肌肉疡溃,鼻柱蚀烂。

【宜忌】忌食鱼、肉、面、油、盐等物,切忌房室。

50066 苦参子膏(《中医外科学》)

【组成】苦参子仁90克(研细) 凡士林210克

【用法】上调匀成膏。按病变大小,敷贴患处。

【功用】轻度腐蚀。

【主治】肉疣瘤。

50067 苦参洗汤(《千金》卷五)

【组成】苦参 黄芩 黄连 黄柏 甘草 大黄 芎䓖各一两 蒺藜子三合

【用法】上㕮咀。以水六升,煮取三升,渍布揾疮上,日数过。

【主治】小儿头疮。

【方论选录】《千金方衍义》:芩、连、大黄、黄柏、苦参等一派苦寒药中但得芎䓖一味和血,蒺藜一味透风,甘草一味解毒,煎汤渍布,频揾疮上自愈。

【备考】本方方名,《普济方》引作"苦参汤"。

50068 苦参洗剂(《中医皮肤病学简编》)

【组成】苦参62克 银花31克 黄柏31克 蛇床子15克

【用法】水煎洗。

【主治】瘙痒性及炎症性皮肤病。

50069　苦参洗剂（《中医皮肤病学简编》）

【组成】苦参 31 克　蛇床子 31 克　苏叶 31 克　薄荷 15 克　苍耳草 31 克　枯矾 15 克

【用法】水煎,外洗。

【功用】除湿止痒。

【主治】赤肿性皮肤病。

50070　苦参酝酒（《圣惠》卷二十四）

【组成】苦参五斤　露蜂房五两　猬皮一具

【用法】上剉细。以水三斗,煮取一斗,去滓,浸细面五斤,炊秫米三斗,拌如常酝法,酒熟,压去滓糟。每于食前暖饮一小盏。

【主治】白癞,周身白点,如脂如榆荚,搔之白屑落,或痒或痛,色白渐展。

50071　苦参酿酒

《圣惠》卷二十四。为方出《肘后方》卷五,名见《外台》卷三十引《范汪方》"白癞方"之异名。见该条。

50072　苦药子散（《圣济总录》卷一八一）

【组成】苦药子　白僵蚕各等分

【用法】上为细散。每服半钱匕,白矾水调下。

【主治】小儿咽喉肿痛。

50073　苦酒白丸（《外台》卷二十五引《范汪方》）

【组成】女萎　半夏（洗）各二两　附子（炮）　藜芦（炙,去头）各一两

【用法】上为末,和以十年苦酒为丸,如梧桐子大。每服三丸,饮送下,一日三次。不知稍稍增之。

【主治】赤白滞下,肠已滑,日数十行者。

50074　苦瓠浸方（《圣济总录》卷一四〇）

【组成】苦瓠一枝

【用法】上开口,纳童便煮二三沸,浸患处。

【主治】恶刺。

50075　苦蛇洗剂（《效验秘方·续集》宋涌方）

【组成】苦参 90 克　蛇床子 90 克　龙胆草 50 克　黄柏 50 克　枯矾 30 克

【用法】将诸药加水 5000 毫升煎煮,取药液 2000 毫升,每晚先用药液热气熏 3～4 分钟后,洗浴 20 分钟左右,半个月为 1 疗程。轻者 1 个疗程,重者 2～3 个疗程可以痊愈。

【主治】阴痒肿痛,白带量多,赤白带下,阴囊湿疹,疥癣瘙痒等。

【方论选录】阴痒是妇女常见病之一,此病多因湿热、虫蚀或肝肾阴虚所致,发病时瘙痒难忍,伴有烧灼似刺痛。而枯矾中含有硫酸钾铝,对蛋白质有凝固作用;黄柏中主要成分之一的黄柏碱,有广泛的抗菌作用;苦参中的苦参碱、金雀花碱及酮类对结核杆菌及多种皮肤真菌有抑制作用。

50076　苦葶苈丸（《圣济总录》卷八十）

【组成】苦葶苈（纸上炒）一两三分　杏仁（汤浸,去皮尖双仁,炒,研）三钱　陈橘皮（汤浸,去白,焙）四钱　防己一两　赤茯苓（去黑皮）　紫苏叶　郁李仁（汤浸,去皮尖,炒,研）各半两

【用法】上五味为末,与二味研者和匀,炼蜜为丸,如梧桐子大。每服二十丸,食后煎橘皮汤送下,一日二次。

【主治】水气喘满,小便赤涩,腰腿浮肿,不得眠睡。

50077　苦葶苈丸（《宣明论》卷八）

【组成】人参二两　苦葶苈四两（于锅内纸上炒黄色为度）

【用法】上为细末,用枣肉为丸,如梧桐子大。每服十五丸,空心、食前煎桑白皮汤送下,一日三次。

【主治】一切水湿气,通身肿满不可当者。

【备考】本方方名,《医学纲目》引作"葶苈丸"。

50078　苦葶苈汤（《伤寒总病论》卷三）

【组成】苦酒一升半　苦葶苈一合　生艾汁半升

【用法】上同煎至七合,作二服。

【主治】伤寒七八日,热盛不解。

50079　苦楝子丸（《普济方》卷二五〇）

【组成】马蔺花（以瓷器内炒令微黄）　芫花（醋淬,微炒）各一两　葫芦巴　苦楝子各半两

【用法】上为末,醋糊为丸,如梧桐子大。每服十丸,以热酒送下,不拘时候。

【主治】盲肠气。

50080　苦楝子汤（《赤水玄珠》卷二十七）

【组成】苦楝子不拘多少

【用法】煎汤浴儿。

【主治】痘疮不出,出亦稀少。

50081　苦楝子膏（《中医外科学讲义》）

【组成】川楝子 40%　猪油（板油）60%

【用法】先将川楝子炕黄（不要炕得过老,以能研末为准）,研成细末,与猪板油拌成糊状药膏。先将患者头部残发剪光,后以明矾水将患者头部血脓痂洗净,再将川楝子药膏敷在溃伤面上,用力摩敷,每天或间日换药一次,每次换药时需用明矾水洗头,彻底除去旧油垢。

【功用】《朱仁康临床经验集》:杀虫灭菌。

【主治】头癣奇痒,结血或脓痂。

【宜忌】涂药后不要用绷带或戴帽子,以免影响新肌肉组织的生长。

50082　苦楝子膏（《中医皮肤病学简编》）

【组成】苦楝子粉 50 克　糠油 50 克

【用法】外用。

【主治】头癣。

50083　苦楝根汤（《医学入门》卷七）

【组成】苦楝根（去外苦皮）　黑豆二十粒

【用法】水煎,临熟入砂糖二钱调服。晚饭不可食,待药气行。

【主治】寸白虫。

50084　苦楝根散（《圣惠》卷九十二）

【组成】苦楝根　鹤虱　薏苡根一两（剉）　槟榔一两　糯米一分（微炒）　牵牛子一两（微炒）

【用法】上为细散。三岁儿每服半钱,以粥饮调下,一日三次。

【主治】小儿蛔虫。

【备考】方中苦楝根、鹤虱用量原缺。

50085　苦楝根粥（《圣济总录》（人卫本）卷一九〇）

【组成】苦楝根（洗去土,取皮,细剉）半升

【用法】以水二升半,慢火煎至八合,绞去滓,以粟米三

合净淘,量水多少,并楝根汁同煮为稠粥,隔宿不食,平旦顿食之,即蛔虫尽下。

【功用】《药粥疗法》:杀虫驱蛔。

【主治】蛔虫心痛。

【宜忌】《药粥疗法》:根据群众经验,经常栓牛的苦楝树根皮不宜选用。

【备考】本方方名,原书文瑞楼本作"楝根粥"。

50086 苦楝敷方(方出《千金》卷二十二,名见《圣济总录》卷一三三)

【异名】苦楝散(《直指》卷二十四)、苦楝膏(《普济方》卷四十八)。

【组成】苦楝皮若枝

【用法】烧作灰,敷。干者猪膏和涂。

【主治】浸淫疮,并小儿秃疮,诸恶疮。

【方论选录】《千金方衍义》:苦楝皮烧灰,兼走肝脾,专治湿化生虫,与《金匮》黄连粉异治同功。

50087 苦蒿梨丸(《普济方》卷一九四)

【组成】苦蒿梨 木香 萝卜子各等分

【用法】上为细末,酒糊为丸,如梧桐子大。每服三二十丸,空心温酒送下。

【主治】水蛊气。

50088 苦参子仁酊(《中医皮肤病学简编》)

【组成】苦参子仁 31 克

【用法】以 75%乙醇 100 毫升浸。外用。

【主治】青年扁平疣。

50089 苦参甘草汤(方出《千金》卷十五,名见《普济方》卷二一三)

【组成】苦参 甘草 熏黄各三两 豉一升半 葱白五茎 蜀椒三十粒

【用法】以苦参等三物各捣下筛,以水五升煮葱白、豉、椒,取三升,以三指撮苦参末等各一撮,纳汁中,冷暖如人体,先饮少许豉汁,食一口饭,乃侧卧,徐徐灌之讫,多时卧不出为佳;大急,乃出之于净地,当有疳湿虫如白马尾状,头黑,是其效也。其重者,肛大难愈。当取桃枝,绵裹头,用前件汁,适寒温烙之,近脊których之,一上三十度,烙乃愈。

【主治】疳痢不止。

50090 苦参石膏汤(《伤寒总病论》卷五)

【组成】苦参 生葛各二两 石膏 湿地黄各四两 栀子仁 茵陈 芒消各一两半 香豉 葱白各半斤

【用法】上㕮咀。以水八升,煎至三升半,去滓,下芒消烊化匀,温饮一盏,一日三四次。

【主治】黑骨温证。

50091 苦参地黄丸(《外科大成》卷二)

【组成】苦参(切片,酒浸湿,蒸晒九次为度,炒黄,为末)一斤 地黄四两(酒浸一宿,蒸熟,捣烂)

【用法】加蜂蜜为丸。每服二钱,白滚汤或酒送下,一日二次。

【主治】痔漏出血,肠风下血,酒毒下血。

50092 苦参栀子丸(《圣济总录》卷六十)

【组成】苦参一两 山栀子仁半两 龙胆 黄芩(去黑心)各一两

【用法】上为细末,以猪胆汁为丸,如梧桐子大。每服

二十丸,食后米饮送下,一日三次。

【主治】谷疸。

50093 苦参消石酒(《千金翼》卷二十一)

【组成】苦参 消石 好清酒

【用法】先以清酒下消石,浸之二七日或三七日,然后与苦参同入酒瓮中,盛浸之七日。渐渐服之。饮法:每服初七日,如半鸡子许,七日后可饮一升,任情饮之,空腹服之,一日三次。多则为善,患去则速,风动亦多,勿使醉吐,宁渐少饮,不用多饮,赤白二风,此药至日无有不愈,余非难治。

【主治】赤白癞风。

【宜忌】忌房室,大瞋怒,大热;禁黏食、五辛、生冷、大醋、酪、白酒、猪、鱼、鸡、犬、驴、马、牛、羊等肉,皆为大忌,自余不禁。

50094 苦参橘皮丸(《千金》卷十五)

【异名】苦参丸(《圣济总录》卷七十五)。

【组成】苦参 橘皮 独活 阿胶 蓝青 黄连 鬼白(一作鬼箭羽) 黄柏 甘草各等分

【用法】上为末,以蜜烊胶为丸,如梧桐子大,干之。每服十丸,饮送下,一日三次。稍加之。

【主治】热毒痢。

【方论选录】《千金方衍义》:苦参治心腹结气,黄连治肠澼腹痛,黄柏治五脏肠胃结热,鬼白避恶气不祥,蓝青解诸毒蛊,独活治风寒所击,橘皮除胸中痰热逆气,利水谷,下气,阿胶止五脏内崩,甘草治五脏六腑寒热邪气,合本经诸治,则此方辟除毒热最迅,而丸服之法最缓不过,藉以为应敌之需,非但不可峻用,而久服尤为不宜,所以先哲有久服黄连、苦参反从火化之说,以苦先入心,久而增胜,逮所必至。至于痢久,胃气侵衰,饮食艰进,慎勿误投,以取虚虚之咎。

50095 苦降辛开汤(《效验秘方》刘弼臣方)

【组成】黄连 1 克(或用马尾连 3 克) 黄芩 10 克 半夏 3 克 枳壳 5 克 川郁金 5 克 莱菔子 3 克

【用法】每日一剂,水煎三次分服。

【功用】苦辛开降,豁痰宣闭。

【主治】小儿肺炎,症见高热,喉中痰鸣,咳逆喘急,胸满腹胀,痰壅泛吐,舌苔白腻,脉象弦滑等,属于痰热内羁者。

【宜忌】当小儿肺炎出现喘咳痰鸣,面色青紫,泛吐痰沫,脉象沉细,则属寒痰上泛,法专温振胃阳,化痰除饮,就非本方适应证了。临床运用时,还要注意不宜过量,因为大苦沉寒能使脾胃受伤,辛温大热,有导致口燥咽干之弊。

【加减】使用本方时若能同时根据临床不同证情,分别酌加杏仁、山栀、淡豆豉、炙杷叶、南沙参、地骨皮、桑白皮、黛蛤散、生姜等药,灵活配伍,辨证论治,往往可获更佳疗效。

【方论选录】本方以芩连之苦降,治疗肺胃郁热,解除内闭之邪;姜复之辛开,祛除胸中痞满,宣通内郁痰浊;枳壳、郁金,莱菔子逐痰水,破结实,直导胸中之滞,使里结客邪无所依附而自解。每收开中焦痰实,通宣肺气之闭的功效。

50096 苦酒鸡子汤(《伤寒全生集》卷三)

【组成】猪胆半酒盏 米醋一盏 鸡子黄一个

【用法】上同煎至八分,作四次服。汗出乃愈。

【主治】热毒发斑,咽痛,声音不出,心烦不眠。

50097　苦酒煮豆方(方出《千金》卷二十五,名见《圣济总录》卷一三九)

【组成】赤小豆一升

【用法】以苦酒渍之,熬之燥,复渍满三日,令色黑。每服方寸匕,一日三次。

【主治】金疮烦闷。

50098　苦参十二味丸(《外台》卷十四引许仁则方)

【异名】苦参丸(《圣济总录》卷五)。

【组成】苦参　干姜　芎䓖各六两　玄参　丹参　人参　沙参　白术各五两　地骨白皮　独活各四两　薏苡仁二升　蜀升麻二升

【用法】上为末,炼蜜为丸,如梧桐子大。初服十五丸,稍加至三十丸,薏苡仁饮送下,一日二次。

【主治】风热未退,频服汤饮,力不能及。

【宜忌】忌桃、李、生葱、生菜、芜荑。

【加减】若觉冷,即去玄参、沙参,加桂心四两,细辛三两;若觉热,别加十两生地黄;若觉有痛处,去沙参,加当归六两;若觉有气,去玄参,加橘皮四两;若大便涩,加大槟榔仁二十枚。

50099　苦参吐毒热汤(《外台》卷二引《删繁方》)

【异名】苦参汤(《圣惠》卷十三)。

【组成】苦参八分　乌梅七枚　鸡子三枚(取白)

【用法】以苦酒三升煮二物,取一升,去滓澄清,下鸡子白搅调,去沫,分二次服。当吐毒热气出愈。

【主治】天行五日不歇,未至七日,皮肉毒热,四肢疼痛。

50100　苦参苡米洗剂(《中医皮肤病学简编》)

【组成】苦参15克　苡米12克　甘草12克

【用法】水煎后冲洗。

【主治】黄水疮。

50101　苦酒絮裹足方(方出《肘后方》卷二,名见《普济方》卷二〇三)

【组成】苦酒

【用法】以苦酒煮衣絮,絮中令温,从转筋处裹之。

【主治】霍乱转筋。

若

50102　若玉散

《准绳·类方》卷一。为《宣明论》卷十“益元散”加青黛。见该条。

英

50103　英花汤(《洞天奥旨》卷十四)

【组成】金银花一斤　蒲公英八两　绵黄耆六两　生甘草一两　川贝母三钱

【用法】水煎,作三次服完。

【主治】痈疽未溃。

50104　英苍散(《简明医彀》卷八)

【组成】蒲公英(田畔开黄花如菊)　苍耳草

【用法】上为末。酒服。更以米醋浓煎,浸之效。或蒲公英同金银花藤煎,酒服。

【主治】手指结毒及天蛇头。

50105　英诃散

《嵩崖尊生》(三瀼堂本)卷九。即原书(锦章书局本)“诃皮散”。见该条。

50106　英粉散(《圣济总录》卷一三七)

【组成】英粉(炒黑,细研)二两　藜芦(去芦头,为末)　马肠根(为末)各一分

【用法】上为末。用生香油调如粉,涂癣上,一日三次。

【主治】湿癣。

50107　英雄丸(《跌损妙方》)

【组成】乳香　没药　蜜陀僧　自然铜　地龙　地鳖虫(去壳)　花椒各等分

【用法】上为细末,炼蜜为丸。每噙一丸,以酒服,或临刑时方服。

【功用】临打时不觉痛,血不侵心。

【主治】杖疮。

【备考】方中地鳖虫,《回春》作“木鳖子”。

50108　英藤汤(《洞天奥旨》卷十五)

【组成】蒲公英一两　忍冬藤二两　生甘草三钱

【用法】水二钟,煎一钟,食前服。二剂全消。

【主治】乳痈初起。

50109　英人戒烟丸

《青囊秘传》。为《外科传薪集》“英夷戒烟丸”之异名。见该条。

50110　英夷戒烟丸(《外科传薪集》)

【异名】英人戒烟丸(《青囊秘传》)。

【组成】高丽参　西洋参　东洋参　北沙参　党参　韭菜子　淮牛膝　粉草各五钱

【用法】用陈酒四斤,浸服,瘾到时服三四杯,即不知所苦。

【功用】戒烟。

【宜忌】初服七日忌猪肉,后忌醋、鸭子、虾、蟹、生冷、面食,断瘾方可食。

【备考】本方方名,据剂型,当作“英夷戒烟酒”。

50111　英明普救丸(《全国中药成药处方集》沈阳方)

【异名】普救丸(原书沈阳方)、英神普救丸(原书天津方)。

【组成】明雄黄　郁金各五钱　巴豆霜四钱　乳香　没药　陈皮　木香　皂角各一钱五分　胆南星　白豆蔻各二钱　牛黄　麝香　琥珀各三分

【用法】上为细末,江米醋糊为丸,三厘重,朱砂为衣。每服四小丸,小儿减半。

【功用】❶《全国中药成药处方集》(沈阳方):化积开郁,解毒避疫。❷《全国中药成药处方集》(天津方):调胃通便,清热镇惊化痰。

【主治】❶《全国中药成药处方集》(沈阳方):胃脘疼痛,胀满结滞,食物不消,时行疫者。❷《全国中药成药处方集》(天津方):停食停水,积聚痞块,腹大青筋,面黄肌瘦,作冷作烧,内热痰盛。

【宜忌】孕妇忌服。

50112　英神普救丸

《全国中药成药处方集》（天津方）。为原书（沈阳方）"英明普救丸"之异名。见该条。

苘

50113 苘实散（《苏沈良方》卷七）

【组成】苘麻子（以柳木制，砲子磨之，马尾筛筛过，取黄肉，其乌壳弃之不用，每十两可得四两精肉，非柳木砲不能去壳）

【用法】上为末，取獭猪肝，薄切裹药中，令相着，缓火炙肝熟，为末。每服二钱，临卧陈米饮调下。一法煎酽醋为丸，每服二十丸；一法取苘实内囊，蒸一炊，晒干为末，或为散，或炼蜜为丸，温水送下。

【主治】内障青盲翳晕。

苓

50114 苓术丸（《圣济总录》卷一〇八）

【组成】苍术（米泔浸，秋冬七日，春夏三日，去皮，切作片子，焙干，为末）三斤　白茯苓（去黑皮，为末）二斤　蜀椒（去目并闭口，炒出汗，为末）一斤

【用法】上药拌和匀，用蜜煮面糊为丸，如梧桐子大。每服三十至五十丸，温熟水送下，一日三次，不拘时候。

【主治】肝肾久虚，眼目昏暗，视物不明，变成内障。

50115 苓术汤（方出《千金》卷二，名见《女科指掌》卷三）

【组成】茯苓　白术各四两　黄芩三两　旋覆花二两　杏仁三两

【用法】上咬咀。以水六升，煮取二升半，分三服。

【主治】妊娠体肿有水气，心腹急满。

【方论选录】《千金方衍义》：此方专主肺气不降而喘胀逆满，故用杏仁、旋覆利膈上之痰气，茯苓、白术专利腹中之水气，黄芩一味专清胎息之热气也。

50116 苓术汤（《三因》卷二）

【组成】附子（炮，去皮脐）　茯苓　白术　干姜（炮）　泽泻　桂心各等分

【用法】上为散。每服四钱，水一盏半，煎至七分，去滓，食前服。

【主治】冒暑遭雨，暑湿郁发，四肢不仁，半身不遂，骨节离解，缓弱不收，或入浴晕倒，口眼喝斜，手足弹曳，皆湿温类也。

50117 苓术汤（《三因》卷五）

【组成】白茯苓　厚朴（姜汁制，炒）　白术　青皮　干姜（炮）　半夏（汤泡去滑）　草果（去皮）　甘草（炙）各等分

【用法】上为散。每服四钱，水一盏半，加生姜三片，大枣二个，煎七分，去滓，食前服之。

【主治】脾胃感风，飧泄注下，肠鸣腹满，四肢重滞，忽忽善怒，眩晕，或左胁偏疼。

50118 苓术饮（《玉案》卷三）

【组成】白茯苓　云术　人参各二钱　白芍　山药　芡实　甘草各一钱

【用法】加黑枣二个，食远服。

【主治】口淡。

50119 苓术饮（《玉案》卷五）

【组成】白术　白茯苓　香附各六分　黄连（酒炒）

泽泻　陈皮各一钱　五味子　砂仁（炒）　人参　山药各八分

【用法】加黑枣二个，水煎，空心服。

【主治】妊娠泄泻不止，久则伤胎。

50120 苓术散（《会约》卷八）

【组成】人参随便　白术二两　茯苓一两半　苡仁（炒）　芡实（炒）　白扁豆（炒）各一两　淮药（炒）一两　陈皮五钱　砂仁（炒）七钱　桔梗六钱　神曲（炒）七钱　甘草（炙）　谷虫各四钱　白莲肉（去心，炒）一两　陈米（微火炒黄，用水淬，去水再炒）一两三钱

【用法】上为细末。加白糖少许，不时用开水调服。

【主治】饮食过伤，腹胀有积，或起青筋，身体消瘦。

【加减】如有虫，加使君子肉八钱，川椒皮（微炒）三四钱。

50121 苓术散（《慈航集》卷上）

【组成】焦白术三钱　云苓五钱　炒苡仁三钱　橘红一钱五分　炒冬瓜子二钱　炒五谷虫一钱五分　炒峡曲一钱五分　车前子二钱　老姜皮三分

【用法】水煎服。久服方见功效。

【主治】脾虚湿不行，头面足肿，腹胀。

【加减】如脉迟濡，加官桂八分；腹胀，加砂仁壳一钱五分；舌赤，加麦冬二钱。

50122 苓连汤（《辨证录》卷六）

【组成】茯苓二两　黄连一钱

【用法】水煎服。

【功用】利小肠，利水以分消其火气。

【主治】小肠热极，止在心头上一块出汗，不啻如雨，四肢他处无汗。

50123 苓珀丸（《玉案》卷五）

【组成】当归　白茯苓　白芍　川芎　生地各二两　琥珀一两　鹿茸一对（酥炙）　木通六两（煎汤）

【用法】上为末，以木通汤为丸。每服二钱五分，空心滚汤送下。

【主治】劳淋，遇劳即发，痛坠及尻。

50124 苓砂散

《卫生总微》卷七。为《局方》卷二（宝庆新增方）"辰砂五苓散"之异名。见该条。

50125 苓砂膏（《卫生总微》卷七）

【组成】泽泻二两五钱　桂（去皮）一两　猪苓（去皮）　赤茯苓（去皮）　白术（去芦）各一两半

【用法】上为末，炼蜜和膏，如鸡子大。每服一丸，生姜自然汁化破与服；瘀热在里发黄，茵陈蒿汤调下。

【主治】伤寒脉数，热入胃呕吐；亦治发热，烦渴饮水，水入即吐，或小便不利；瘀热在里发黄。

【备考】本方方名，据剂型，当作"苓砂丸"。

50126 苓香丸（《续刊经验集》）

【组成】茯苓四两　小茴香四两

【用法】上为末，水泛为丸。每服三钱，开水送下。服尽自愈。

【主治】肾之积，奔豚上气疼痛。

50127 苓姜饮（《仙拈集》卷四）

【组成】土茯苓一斤　生姜四两

【用法】水煎数碗服。不十日愈;其溃处以药汁调面糊之。

【主治】结毒及玉茎烂完者。

50128 苓桂汤

《杏苑》卷四。为《伤寒论》"茯苓桂枝白术甘草汤"之异名。见该条。

50129 苓麻饮(《卫生鸿宝》卷五)

【组成】茯苓(赤白)各二钱 升麻一钱五分 当归二钱 川芎一钱 苎根三钱

【用法】流水煎服。或调琥珀末二钱服,更妙。

【主治】妊娠转胞,小便不通。

50130 苓术二陈煎(《景岳全书》卷五十一)

【组成】猪苓一钱半 白术一二钱 泽泻一钱半 陈皮一钱 半夏二三钱 茯苓一钱半 炙甘草八分 干姜(炒黄)一二钱

【用法】水一钟半,煎服。

【功用】《重订通俗伤寒论》:温中利湿。

【主治】痰饮水气停蓄心下,呕吐吞酸。

【方论选录】《重订通俗伤寒论》:脾气虚寒者,最易停湿,往往腹泻溺少,脉缓苔白,肢懈神倦,胃钝气滞。故君以苓、术、姜、半温中化湿;臣以二苓、泽泻,化气利溺;佐以橘皮疏滞;使以甘草和药。此为温脾健胃,运气利湿之良方。

50131 苓术羌附汤(《疡瘤积聚编》)

【组成】茯苓 白术 羌活 附子 甘草 大枣

【用法】水煎服。

【主治】寒疝,小腹疼痛,泄泻不止。

50132 苓术补脾饮(《慈航集》卷下)

【组成】冬白术五钱(土炒) 云苓五钱 白芍五钱(酒炒) 炙甘草三分 车前子三钱 陈皮一钱五分 枳壳一钱五分(麦麸炒) 煨姜二钱 大元枣三枚

【用法】水煎服。

【主治】瘟疫愈后,脾虚,食物作泻,人瘦脉弱者。

【加减】如有虚热,加青蒿三钱;如腹痛,加煨广木香一钱;如泻下热者,火泻也,加酒炒川连三分。

50133 苓术茵陈汤(《医学集成》卷三)

【组成】茯苓 焦术 苡仁各五钱 茵陈三钱 知母一钱 前仁四钱

【主治】阳疸,目珠尽黄,颜色光亮。

【加减】便闭,加大黄。

50134 苓术健脾散(《会约》卷十五)

【组成】白术一两半 茯苓 扁豆(炒) 苡仁(炒) 山药(炒)各一两 白豆蔻(去壳,炒,研)五钱 肉豆蔻(煨) 炙草各六钱 陈皮四钱 神曲(炒)二钱 (或加广木香,湿纸包煨,三钱;或加米四钱,炒黄同研)

【用法】上为末。每服二三钱,生姜、大枣汤调下。小儿少加白糖为引。

【主治】男妇大小脾胃虚寒,一切泄泻。

【加减】如腹痛喜热,加干姜(炒)五钱,或附子六钱。

50135 苓术菟丝丸(《景岳全书》卷五十一)

【组成】白茯苓 白术(米泔洗,炒) 莲肉(去心)各四两 五味二两(酒蒸) 山药(炒)二两 杜仲(酒炒)三两 炙甘草五钱 菟丝子(用好水淘净,入陈酒浸一日,文火煮极烂,捣为饼,焙干,为末)十两

【用法】上用山药末,以陈酒煮糊为丸,如梧桐子大。每服百余丸,空心滚白汤或酒送下。

【主治】脾肾虚损,不能收摄,以致梦遗、精滑、困倦。

【加减】如气虚神倦,不能收摄者,加人参三四两。

50136 苓泽石膏汤(《四圣心源》卷八)

【组成】茯苓三钱 泽泻三钱 栀子三钱 甘草二钱 半夏三钱 石膏

【用法】水煎大半杯,热服。

【主治】湿热熏蒸,目珠黄赤者。

【备考】方中石膏用量原缺。

50137 苓泽芍药汤(《四圣心源》卷八)

【组成】茯苓三钱 泽泻三钱 半夏三钱 杏仁三钱 柴胡三钱 芍药三钱

【用法】水煎半杯,热服。

【主治】耳流黄水。

50138 苓泽姜苏汤(《四圣心源》卷八)

【组成】茯苓三钱 泽泻三钱 生姜三钱 杏仁三钱 甘草二钱 橘皮三钱 紫苏三钱

【用法】水煎半杯,热服。

【主治】鼻渊。

50139 苓参椒附汤

《医学摘粹》。为《医学金针》卷八"苓桂参甘椒附汤"之异名。见该条。

50140 苓姜术甘汤

《类聚方》。为《金匮》卷中"甘草干姜茯苓白术汤"之异名。见该条。

50141 苓姜术桂汤(《温病条辨》卷二)

【组成】茯苓块五钱 生姜三钱 炒白术三钱 桂枝三钱

【用法】水五杯,煮取四杯,分温再服。

【功用】运脾胃,宣通阳气。

【主治】寒湿伤脾胃两阳,寒热,不饥,吞酸,形寒,或脘中痞闷,或酒客湿聚。

50142 苓桂丹参汤(《四圣心源》卷十)

【组成】丹皮三钱 甘草三钱 干姜三钱 茯苓三钱 桂枝三钱 丹参三钱

【用法】水煎大半杯,温服。

【主治】结瘀紫黑,经前腹痛。

50143 苓桂术甘汤

《金匮》卷中。为《伤寒论》"茯苓桂枝白术甘草汤"之异名。见该条。

50144 苓桂甘枣汤

《类聚方》。为《伤寒论》"茯苓桂枝甘草大枣汤"之异名。见该条。

50145 苓桂半夏汤(《四圣心源》卷五)

【组成】茯苓三钱 泽泻三钱 甘草二钱 桂枝三钱 半夏三钱 干姜三钱 生姜三钱 芍药三钱

【用法】水煎大半钟,温服。

【主治】噎膈。

50146 苓桂阿胶汤(《四圣心源》卷五)

【组成】茯苓三钱 泽泻三钱 甘草二钱 桂枝三钱

83

阿胶三钱

【用法】水煎大半杯,热服。

【主治】水胀。

【加减】小便不清,加西瓜浆;热,加栀子;中虚,加人参;寒,加干姜。

50147 苓桂味甘汤

《普济方》卷一四〇。为《金匮》卷中"桂苓五味甘草汤"之异名。见该条。

50148 苓桂柴胡汤（《四圣心源》卷十）

【组成】茯苓三钱 甘草二钱 丹皮三钱 桂枝三钱 芍药三钱 柴胡三钱 半夏三钱

【用法】水煎大半杯,温服。

【主治】骨蒸。

【加减】热蒸不减,加生地、黄芩;蒸退即用干姜、附子以温水土。

50149 苓桂浮萍汤（《四圣心源》卷五）

【组成】茯苓三钱 泽泻三钱 半夏三钱 杏仁三钱 甘草三钱 桂枝三钱 浮萍三钱

【用法】水煎大半杯,热服。覆衣取汗。

【主治】水胀。

【加减】中气虚,加人参;寒,加干姜;肺热,加麦冬、贝母。

50150 苓桂理中汤（《金鉴》卷四十二）

【组成】理中汤加肉桂 茯苓

【功用】降阳利水。

【主治】火虚上乏,口糜,泄泻。

50151 苓夏补中汤（《医级》卷八）

【组成】补中益气汤加茯苓 半夏

【主治】中虚挟饮,胸膨嗳气。

50152 苓蔻人参汤（《四圣心源》卷六）

【组成】人参二钱 甘草二钱 白术三钱 干姜三钱 茯苓三钱 肉蔻一钱（煨,炒） 桂枝三钱

【用法】水煎大半杯,温服。

【主治】泄利。

【加减】大便滑溏不收,小便热涩不利,加石脂以固大肠,粳米以通水道。

【方论选录】泄利缘肠胃寒滑,法以仲景理中为主,而加茯苓燥土,肉蔻敛阳,桂枝疏木,泄利自止。

50153 苓甘味姜辛

《普济方》一四〇。为《金匮》卷中"苓甘五味姜辛汤"之异名。见该条。

50154 苓桂术甘草汤

《景岳全书》卷五十四。为《伤寒论》"茯苓桂枝白术甘草汤"之异名。见该条。

50155 苓甘五味姜辛汤（《金匮》卷中）

【异名】五味细辛汤（《鸡峰》卷十一）、苓甘味姜辛汤（《普济方》卷一四〇）、桂枝五味甘草去桂加姜辛汤（《张氏医通》卷十三）。

【组成】茯苓四两 甘草 干姜 细辛各三两 五味半升

【用法】上五味,以水八升,煮取三升,去滓,温服半升,每日三次。

【主治】❶《金匮》支饮,气逆上冲,服茯苓桂枝五味甘草汤后,冲气即低,而反更咳胸满者。❷《鸡峰》:肺经感寒,咳嗽不已。

【方论选录】《金匮要略心典》:服前汤已,冲气即低,而反更咳胸满者,下焦冲逆之气即伏,而肺中伏匿之寒饮续出也。故去桂枝之辛而导气,加干姜、细辛之辛而入肺者,合茯苓、五味、甘草消饮驱寒,以泄满止咳也。

50156 苓甘味姜辛夏汤

《普济方》卷一四〇。为《金匮》卷中"桂苓五味甘草去桂加干姜细辛半夏汤"之异名。见该条。

50157 苓甘栀子茵陈汤（《医学金针》卷二）

【组成】茵陈蒿 茯苓各三钱 栀子 甘草各二钱

【用法】水煎,热服。

【主治】湿证,便涩,腹中胀满。

【加减】若湿热在脾,当加大黄、芒消;如湿热但在肝家,而兼脾肾寒湿,当加干姜、附子;若膀胱无热,但用猪苓,利其小便可也。

50158 苓甘姜附龙骨汤（《四圣心源》卷五）

【组成】半夏三钱 甘草二钱 干姜三钱 附子三钱 茯苓三钱 麦冬二钱（去心） 龙骨三钱 牡蛎三钱

【用法】水煎大半杯,温服。

【主治】癫狂。

【加减】有痰者,加蜀漆。

50159 苓甘姜味辛夏汤

《类聚方》。为《金匮》卷中"桂苓五味甘草去桂加干姜细辛半夏汤"之异名。见该条。

50160 苓桂五味甘草汤

《类聚方》。为《金匮》卷中"桂苓五味甘草汤"之异名。见该条。

50161 苓桂参甘归附汤（《四圣悬枢》卷三）

【组成】人参一钱 炙草一钱 茯苓三钱 桂枝二钱 附子二钱 当归二钱

【用法】流水煎半杯,温服。

【主治】厥逆不止,吐泄。

50162 苓桂参甘厚朴汤

《医学摘粹》卷一。为《四圣悬枢》卷三"茯苓参甘厚朴汤"之异名。见该条。

50163 苓桂参甘黄耆汤（《四圣悬枢》卷三）

【组成】人参一钱 甘草一钱 茯苓三钱 桂枝一钱 黄耆三钱

【用法】流水煎半杯,温服。

【主治】痘疮溃烂无痂者。

50164 苓桂参甘椒附汤（《医学金针》卷八）

【异名】苓参椒附汤（《医学摘粹》）。

【组成】人参 甘草 桂枝 蜀椒 芍药各一钱 茯苓三钱 附子二钱 粳米半杯

【用法】流水煎服。

【主治】太阴腹痛。

50165 苓桂咳喘宁胶囊（《新药转正》27册）

【组成】茯苓 法半夏 桂枝 陈皮 龙骨 牡蛎 白术（麸炒） 甘草（蜜炙） 苦杏仁 桔梗 生姜 大枣

【用法】上制成胶囊剂,每粒装0.34克。口服,一次5

粒,一日 3 次。10 天为一疗程。

【功用】温肺化饮,止咳平喘。

【主治】外感风寒,痰湿阻肺,症见咳嗽痰多,喘息胸闷气短等。适用于急慢性支气管炎见上述证候者。

【宜忌】偶有口干及胃脘部不适,胃脘不适者宜饭后服。不宜久服多用。咽喉肿痛,五心烦热者禁用。服药期间忌食生冷食物,孕妇慎用。

50166　苓甘姜辛夏仁汤

《普济方》一四〇。为《金匮》卷中"苓甘五味加姜辛半夏杏仁汤"之异名。见该条。

50167　苓甘五味姜辛半夏汤

《金匮要略心典》卷中。为《金匮》卷中"桂苓五味甘草去桂加干姜细辛半夏汤"之异名。见该条。

50168　苓甘味姜辛夏仁黄汤

《普济方》卷一四〇。为《金匮》卷中"苓甘五味加姜辛半杏大黄汤"之异名。见该条。

50169　苓桂参甘芍药附子汤（《四圣悬枢》卷三）

【组成】人参一钱　甘草一钱　茯苓三钱　桂枝二钱　附子二钱　芍药二钱

【用法】流水煎半杯,温服。

【主治】腰痛、腹痛。

50170　苓甘五味加姜辛半杏大黄汤（《金匮》卷中）

【异名】苓甘味姜辛夏仁黄汤（《普济方》卷一四〇）、茯甘姜味辛夏仁黄汤（《医门法律》）。

【组成】茯苓四两　甘草三两　五味半升　干姜三两　细辛三两　半夏半升　杏仁半升　大黄二两

【用法】以水一斗,煮取三升,去滓,温服半升,一日三次。

【主治】咳逆倚息不得卧。若面热如醉,此为胃热上冲熏其面。

【临床报道】支饮:《橘窗书影》京桥叠街,和泉屋清兵卫之母,年五十余,曾下血过多,以后面色青惨,唇色淡白,四肢浮肿,胸中动悸,短气不能步行,时下血,余与六君子汤加香附子,厚朴,木香,兼用铁沙丸。(铁沙、干漆、莎草、苍术、厚朴、橘皮、甘草)下血止,水气亦减,然血泽不能复常。秋、冬之交,咳嗽胸满甚,遍身洪肿,倚息不得卧,一医以为水肿,与利水之剂,无效。余诊之曰:恐有支饮,先制其饮,则咳嗽浮肿,自得其道;因与苓甘姜味辛夏仁黄汤加葶苈,服之二三日,咳嗽胸满减,洪肿忽消散,余持此案治水肿数人,故记以示后学。

50171　苓甘五味加姜辛半夏杏仁汤（《金匮》卷中）

【异名】苓甘味姜辛夏仁汤（《普济方》卷一四〇）、茯苓甘草五味姜辛夏汤（《医门法律》）、茯苓甘草五味辛夏仁汤（《方剂辞典》）。

【组成】茯苓四两　甘草三两　五味半升　干姜三两　细辛三两　半夏半升　杏仁半升（去皮尖）

【用法】以水一斗,煮取三升,去滓。温服半升,每日三次。

【主治】支饮,水去呕止,其人形肿。

【临床报道】痰饮:《经方实验录》叶瑞初君,咳延四月,时吐浊沫,脉右三部弦,当降其冲气。茯苓三钱,生甘草一钱,五味子一钱,干姜一钱半,细辛一钱,制半夏四钱,杏仁

四钱。两进苓甘五味姜辛半夏杏仁汤,咳已略平,惟涎沫尚多,咳时不易出,原方加桔梗,服后竟告霍然。

莴

50172　莴苣散（《普济方》卷三〇六）

【组成】莴苣

【用法】取汁涂之。

【主治】蛇咬伤。

【备考】本方方名,据剂型,当作"莴苣汁"。

范

50173　范志神曲（《卫生鸿宝》卷一）

【组成】香附　槟榔　乌药　白芷　茯苓　桔梗　玄胡　枳壳　五灵脂　苏子　山楂　郁金　车前　黄芩　甘菊花　木通　莱菔子　赤苓　泽泻　陈皮　柴胡　白扁豆　砂仁　枳实　大麦芽　防风　干葛　苍术（米泔浸）　木香　薄荷　白术　栀子　赤小豆各二两　丁香二钱　肉豆蔻四钱　羌活　沉香各六钱　小麦一斤（盦芽,晒干）

【用法】上为细末,用干面一斤做成曲糊,将药拌入作方块,放食盒内,用桃叶衬盖,庵黄起毛,即取出晒干。大人每服三钱,小儿钱半。

【功用】搜风解表,开胸快膈,调胃健脾,消积进食和中,解酒止泻,利水,痘疹初发用托邪毒外出。

【主治】四时不正之气,感冒发热,头眩,咳嗽,及伤食腹痛,痞满,呕吐,泄泻,不服水土,瘴气,疟,痢,痘疹初发。

【加减】外感发热,头眩,咳嗽,疟,痢,呕吐,俱加生姜同煎;泄泻加乌梅同煎;痢疾加倍将陈武夷茶同煎。

苊

50174　苊楂汤（《辨证录》卷十）

【组成】荠苊汁三大碗　山楂肉三钱　神曲三钱　麦芽　生甘草各三钱

【用法】水一碗,连汁同煎,取二碗,顿服之。吐泻止即愈。

【主治】人有食漏脯充饥,致胸膈饱满,上吐下泻,大肠如刀割疼痛,泻不可止而死者。

茄

50175　茄子酒（《圣济总录》卷一四三）

【组成】茄子种大者三枚

【用法】上一味,先将一枚湿纸裹,于煻火内煨熟取出,入瓷罐子,乘热以无灰酒一升半沃之,便以蜡纸封闭,经三宿去茄子。暖酒空心分服。如是更作,不过三次愈。

【主治】久患肠风泻血。

50176　茄子散（方出《证类本草》卷二十九引《胜金方》,名见《玉尺》卷一）

【组成】茄子（留花作种,通黄、极大者）

【用法】切作片,如一指厚,新瓦上焙干,为末。每服二钱匕,欲卧酒调服,一夜消尽无痕迹也。

【主治】❶《证类本草》引《胜金方》:磕扑损肌肤青肿;
❷《本草纲目》引《摘玄方》:妇人血黄。

50177　茄和散（《摄生众妙方》卷五）

【组成】枇杷叶(去毛,姜汁炙) 白茯苓(去皮) 砂仁(去皮) 薏苡仁(炒) 丁香 白豆蔻(去皮) 人参(去芦)各一两 白术(炒)二两 桑白皮(炒) 沉香 五味子各五钱 槟榔(炒) 青皮(去白) 谷芽(炒) 藿香 杜仲(去皮,姜、酒涂炙) 随风子 石斛(酒炒) 大腹子 陈皮(去白) 神曲(炒)各二钱半 木香七分半 甘草(炙)一两五钱

【用法】上㕮咀。每服三钱,水一钟,加生姜三片,大枣一个,煎至七分,去滓温服。

【主治】脾胃不和,胸膈痞闷,气逆生痰,不进饮食,五噎五膈。

【加减】五噎,加干柿饼一枚;隔气吐逆,加韭白三寸,大枣五枚。

50178 茄柯汤(《医统》卷七十四引《心统》)

【组成】茄柯 槐花(各用陈者尤佳) 冬瓜皮 枳壳各等分

【用法】上煎汤,先熏后洗。却以清水调熊胆抹之。

【主治】痔疾。

50179 茄树散(《济阳纲目》卷九十一)

【组成】茄树根

【用法】上剉。用童便煎汁,服之。

【主治】放尿有血,带血线。

50180 茄根散(《鸡峰》卷十七)

【组成】茄子根 菴䕡子 连须葱 槐枝 柳枝 桃枝 荆芥枝梗 枸杞根各等分

【用法】上剉。用药一两,以水三两碗,煎十余沸,去滓。淋漯。

【主治】痔疮,并风毒疼痛。

50181 茄根散(《普济方》卷一一二)

【组成】茄根 雄黄

【用法】和涂之。

【主治】赤白癜风。

50182 茄症丸(《全国中药成药处方集》哈尔滨方)

【组成】枯矾六两 桃仁一两 铜绿 雄黄 五味各五钱 梅片一钱

【用法】上为极细末,炼蜜为一钱四分重之橄榄形丸,雄黄为衣,瓷坛存贮。将橄榄形丸,轻轻纳入阴道深处,约二日间,药丸渐次烊化,用净水洗净,再纳入一丸,以愈为度。

【主治】阴挺。房事违理,意淫不遂,阴户之中,有物挺出,形如茄状,障碍交合。阴菌。阴中挺出,形如菌状,四围肿痛,痛痒无定,其色红紫,流下黄水,小便重坠,溲数晡热。

50183 茄蒂汤(方出《广笔记》卷三,名见《古方选注》卷下)

【组成】鲜茄蒂七个 鲜何首乌轻重等分

【用法】水二钟,煎八分,一服出脓,再服收口。

【主治】对口疮。

【方论选录】《古方选注》:鲜茄蒂味甘寒,缓火毒,散恶血,能收束头颈之疮口;鲜何首乌味苦涩,疡科名红内消,亦取其收敛精气,仲淳力赞是方,深得消毒收口之秘。

50184 茄子角方(《圣济总录》一三三)

【组成】生茄子一枚

【用法】生茄子一枚,割去二分,令口小,去瓤三分,似

一罐子,将合于肿上角即消。如已出脓,再用,取愈为度。

【主治】热疮。

50185 茄蒂灰散(《普济方》卷三十八引《肘后方》)

【组成】茄蒂(烧存性)一两

【用法】上为末。每服三钱,食前米饮调下。

【主治】❶《普济方》引《肘后方》:肠风下血,久不止。❷《本草纲目》引吴瑞方:血痔。

【备考】方中茄蒂用量原缺,据《圣济总录》补。

50186 茄子根浸酒(《圣惠》卷二十五)

【组成】干茄子根二斤(未着霜者,细剉,饭上蒸一炊时) 苍耳子一升(微炒,捣碎) 牛膝一斤(去苗) 鼠黏子一升(微炒,捣碎) 大麻子一升(微炒,捣碎) 牛蒡根一斤(切,酥炒黄) 防风 草薢各二两 晚蚕砂半斤(微炒) 枸杞子 败龟二两(涂酥,炙微黄,捣为末) 虎胫骨二两(涂酥,炙微黄,捣为末) 桔梗一两(去芦头) 羌活二两 秦艽二两(去苗) 附子二两(炮裂,去皮脐)

【用法】上剉细,以生绢袋盛,用好酒三斗浸,以瓷瓶盛,密封,经二七日开之,开时不得面对瓶口。每日空心、日午、初夜量力温服一盏。候重者不过一剂愈。

【功用】利关节,除疼痛,去挛缩,强腰膝。

【主治】风证顽麻。

【宜忌】忌毒滑、鱼肉等。

50187 茄子根浸酒(《圣惠》卷二十五)

【组成】茄子根三斤(洗令净,晒干) 苍耳子一升(微炒,捣碎) 鼠黏子一升(微炒,捣碎) 牛膝一斤(去苗) 牛蒡根一斤 防风三两(去芦头) 草薢一两 桂心二两 羌活三两 秦艽二两(去苗) 附子一两(炮裂,去皮脐) 晚蚕砂半斤 败龟二两 大麻子一升 虎胫骨(涂酥,炙微黄) 枸杞子一升半(半蒸,半微炒)

【用法】上剉细,用生绢袋盛,以无灰酒五斗浸之,封闭勿令透气,经十日后开取,开时不得面向瓶口。每日空腹、午时、近夜各温饮一盏,常令醺醺为妙。

【主治】风毒攻注,腰脚骨髓疼痛,皮肤冷痹,筋脉拘挛,屈伸不得。

【禁忌】忌毒滑、鱼肉、动风物。

苔

50188 苔罗散(《喉科指掌》卷一)

【组成】蔗渣五分 黄柏三分 乳香(去油) 没药(去油)各三分 硼砂三分 大红绒五分 绿罗五分 青苔三分(井口者佳) 人中白一钱 青黛三分 龙骨三分 松萝茶三分 薄荷叶五分 冰片三分

【用法】共研极细末。吹之。

【主治】烟筒误伤咽喉,以至肿痛溃烂。

【加减】生肌,加赤石脂、白蜡。

茅

50189 茅花汤(《外台》卷二引《小品方》)

【异名】茅根汤(《伤寒大白》卷二)、茅花散(《不居集》上集卷十四)。

【组成】茅花一大把(若无茅花,取茅根代之)

【用法】以水八升,煮取三升,分三服。即愈。

【主治】鼻衄,吐血,血痢。

❶《外台》引《小品方》:伤寒鼻衄不止。❷《普济方》引《圣惠》:热毒吐血。❸《医统》:血痢、黑痢。

【方论选录】《伤寒大白》:茅性清凉,根能凉血止烦,花苗专凉上焦之血,故治衄。

50190　茅花汤《痘疹全书》卷下)

【组成】当归　茅花　生地　栀子仁　黄芩

【用法】水煎,调百草霜服。

【主治】疹发热衄者。

【备考】《杂病源流犀烛》有玄参。

50191　茅花汤《赤水玄珠》卷二十八)

【组成】茅花　归头　丹皮　生地　甘草各等分

【用法】水煎服。

【主治】麻痘鼻衄。

50192　茅花汤《准绳·幼科》卷六)

【组成】茅花　真郁金　生地黄　栀子仁　黄芩

【用法】水煎,调百草霜服。

【主治】小儿麻疹失血。

50193　茅花汤《嵩崖尊生》卷六)

【组成】茅花一钱　辛夷五分　当归　生地各三钱　白芍二钱　木通六分　荆穗(酒炒黑存性)一钱

【用法】服后仰卧。立止。

【主治】鼻出血不止。

50194　茅花汤《种痘新书》卷十一)

【组成】茅花　归尾　丹皮　生地　甘草　玄参　百草霜

【用法】水煎服。

【主治】衄血。

【备考】原书卷十二有竹茹,无玄参。

50195　茅花汤《中国医学大辞典》引《沈氏尊生书》)

【组成】茅花　防风　荆芥　甘草　牛蒡子(炒)　生姜

【用法】水煎服。

【主治】衄血。

50196　茅花散《普济方》卷三三一)

【组成】茅花一握(炒)　棕树皮三寸　嫩荷叶三张　甘草节二两

【用法】上为细末。每服半匙,空心酒调下。

【主治】血崩不止,赤白带下。

50197　茅花散

《不居集》上集卷十四。为《外台》卷二引《小品方》"茅花汤"之异名。见该条。

50198　茅苏汤《直指》卷二十六)

【组成】茅花三钱　紫苏茎叶二钱

【用法】上为散。新汲水一碗,煎七分,乘热调生蒲黄二钱,旋服。仍以大蒜二颗,煨熟捶扁,贴敷二脚心,少倾自觉胸中有蒜气,其血立止。若下部出血,可以煨蒜敷手心。

【主治】吐血、衄血。

50199　茅君散《走马急疳真方》)

【组成】偷蜜珊瑚(即甘草)三两　赤伯淡(即厚朴)三两　茅君宝筵(即苍术)五两　陈贵老(即陈皮)三两

【用法】上为极细末。外用。

【主治】湿毒疳疮。

50200　茅香散《圣惠》卷五)

【组成】茅香花一分　芦根一两　麦门冬三分(去心)　赤茯苓三分　甘草半两(炙微赤,剉)　枇杷叶三分(拭去毛,炙微黄)

【用法】上为散。每服三钱,以水一中盏,加生姜半分,竹茹一分,粳米五十粒,煎至六分,去滓温服,不拘时候。

【主治】脾胃壅热呕哕,烦渴不止。

50201　茅胆膏《圣惠》卷六十四)

【组成】茅胆一两(茅针里面瓤是也)　栀子仁一两　苦参一两(剉)　黄蜡二两　清麻油七斤　腻粉半两

【用法】茅胆等三味,捣为末,先以油、蜡慢火熬令蜡消,入前药末并腻粉,不住手搅令匀,瓷盒内盛。每取少许涂疮,一日四五次。

【主治】身体生风毒疮。

50202　茅姜煎《仙拈集》卷二)

【异名】茅根汤《杂病源流犀烛》卷十七)。

【组成】茅根　干姜(炒)各三钱

【用法】加蜜一匙,水煎服。

【主治】劳伤溺血。

【备考】方中"炒干姜",《杂病源流犀烛》作"姜炭"。

50203　茅根汤《外台》卷四引《小品方》)

【异名】茅根葛根汤《伤寒总病论》卷五)、茅葛汤《杂病源流犀烛》卷十七)。

【组成】茅根　葛根(各切)各半升

【用法】以水四升,煮取二升,稍温饮之。哕止则停。

【主治】温病有热,饮水暴冷哕者。

50204　茅根汤《千金》卷三)

【组成】白茅根一斤　瞿麦四两　地脉二两　桃胶　甘草各一两　鲤鱼齿一百枚　人参二两　茯苓四两　生姜三两

【用法】上㕮咀。以水一斗,煮取二升半,分三服。

【主治】产后淋。

【方论选录】《千金方衍义》:白茅根之甘寒,兼人参之甘温,以温肺胃气化;瞿麦、桃胶、地脉,乃茅根之佐使,茯苓、甘草、生姜,则人参之匡辅,鲤鱼齿散坚利水,并助桃胶以磨宿积之瘕。

50205　茅根汤(方出《圣惠》卷五十八,名见《圣济总录》卷九十八)

【组成】白茅根三两(剉)　露蜂房一两(微炙)　葛花一两

【用法】上捣碎,以水二大盏,煮取一盏半,去滓,食前分为三服。当下石出。

【主治】石淋,脐下妨痛。

50206　茅根汤《伤寒总病论》卷三)

【组成】茅根半升　麦门冬二合半　半夏一两　人参半两　茯苓半两　生姜二两

【用法】上㕮咀。水五升,煎一升半,去滓,温温分减服。

【主治】呕吐发热,脉滑数或洪。

50207　茅根汤《圣济总录》卷二十八)

【组成】茅根(洗,剉)　栀子仁　茵陈蒿　地骨皮　甘草(炙)各半两

【用法】上为粗末。每服五钱匕,用水一盏半,加生姜三片,豉三七粒,同煎至一盏,去滓,早、晚食后温服。

【主治】伤寒发黄,通身如金色者。

50208 **茅根汤**(《圣济总录》卷五十六)

【组成】茅根(剉) 芦根(剉) 菝葜(细剉)各二两 石膏(碎)一两半 乌梅(去核,炒)半两 淡竹叶根(剉)一两

【用法】上为粗末。每服四钱匕,水一盏半,煎取一盏,去滓温服,不拘时候。

【主治】消渴口干,小便数。

50209 **茅根汤**(《圣济总录》卷六十一)

【组成】生茅根(剉)一握 生地黄(拍碎)一两 刺蓟(剉)半两

【用法】以水三盏,煎至一盏半,去滓,食后分二次温服。

【主治】血黄头闷,心中痛结块,心烦吐逆。

50210 **茅根汤**(《圣济总录》卷一五七)

【组成】茅根(剉碎) 滑石 车前子(微炒) 大黄(剉碎,微炒)各一两半

【用法】上为粗末。每服四钱匕,水一盏半,煎至八分,去滓,食前温服。

【主治】妊娠大小便不通,结闷气急,胀满欲死。

50211 **茅根汤**

《圣济总录》卷一八四。为原书卷九十八"白茅根汤"之异名。见该条。

50212 **茅根汤**(《普济方》卷三八四引《医方妙选》)

【组成】茅根一两 人参(去芦头) 生干地黄各一两 麦门冬半两 甘草半两(炙)

【用法】上㕮咀。每服一钱,水一小盏,入薄荷三叶,煎至五分,去滓热服。

【主治】小儿热病。

50213 **茅根汤**(《活幼口议》卷十八)

【组成】生地黄汁 生蜜 酒各一小盏 茅根一握(捣,煎汁如稠糖)

【用法】上药煎取一盏相和,温服小小半盏。立效。

【主治】小儿伤寒后鼻中出血,五七岁以上至大人为红汗。

50214 **茅根汤**(《普济方》卷二一五)

【组成】白茅根三两 黄芩一两半 秦艽 茵陈蒿 犀角(镑) 朴消(研) 赤芍药各三两 麦门冬(去心,生用)一两半

【用法】上为末。每服三钱,以水一盏半,煎一盏,去滓,空心服,日二次,夜一次。

【主治】心脾热壅,小便赤涩,皮肉发黄,目黄色。

50215 **茅根汤**

《普济方》卷三五四。为《三因》卷十八"茅根散"之异名。见该条。

50216 **茅根汤**(《片玉心书》卷五)

【组成】陈皮(去白) 半夏(炒) 茯苓 甘草 天冬(去心) 杏仁泥 片芩 栀子 贝母 知母 石膏 瓜蒌霜 生地 桔梗

【用法】水煎,取茅根自然汁和服。

【主治】咳久连声不已,口鼻出血者。

50217 **茅根汤**(《明医指掌》卷九)

【组成】白茅根二钱 瞿麦一钱半 葵子二钱半 白茯苓一钱半 人参(去芦)一钱 蒲黄(生用)一钱 桃胶一钱 滑石一钱半(研细,水飞) 半夏(姜制)三分 紫贝一个(烧) 石膏一钱(煅过)

【用法】加生姜、灯心,水煎服。

【主治】产后诸淋,无问冷、热、膏、石、气、血等淋。

50218 **茅根汤**

《伤寒大白》卷二。为《外台》卷二引《小品方》"茅花汤"之异名。见该条。

50219 **茅根汤**(《傅青主女科》卷下)

【组成】石膏一两 白茅根一两 瞿麦 白茯苓各五钱 葵子 人参 桃胶 滑石各一钱 石首鱼头四个

【用法】加灯心,水煎,入齿末,空心服。

【主治】产后冷热淋。

50220 **茅根汤**(《胎产心法》卷下)

【组成】茅根一两 滑石一钱(煅) 甘草五分 紫贝一个(煅) 石首鱼脑砂一个(焙干,研为末,一方用二个,煅) 阙字姜一块

【用法】加灯心三十寸,煎,入鱼头末,空心温服。

【主治】赤、白、沙、石诸淋。

50221 **茅根汤**(《麻科活人》卷三)

【组成】茅根 当归 生地黄 山栀仁 枯黄芩

【用法】水煎,加百草霜入药中服。

【主治】衄血。

50222 **茅根汤**(《盘珠集》卷下)

【组成】白茅根 瞿麦 车前子 通草 滑石 煨甘草 鲤鱼 石首鱼石(研末)

【用法】水煎服。

【主治】产后小便不通,热气客于脬中。

50223 **茅根汤**

《杂病源流犀烛》卷十七。为《仙拈集》卷二"茅姜煎"之异名。见该条。

50224 **茅根汤**(《名家方选》)

【组成】茅根四钱 丁子 肉桂各一钱

【用法】水煎,频熏前阴。

【主治】带下,诸药不效者。

50225 **茅根汤**(《不知医必要》卷二)

【组成】白茅根一两 侧柏(炒成炭)二钱

【用法】水煎服。

【主治】鼻血。

50226 **茅根饮**(《圣济总录》卷五十八)

【组成】白茅根(剉)一两半 桑根白皮(剉)二两 麦门冬(去心,焙)一两半 白茯苓(去黑皮)三两 露蜂房(炙黑)一两

【用法】上捣筛,如黍米粒大。每服四钱匕,水一盏半,加竹叶十余片(细剉),大枣二个(擘),同煎至八分,去滓,食后服。

【主治】丹石发,关节毒气不宣,心肺躁热,烦渴不止,饮水旋作小便,久为痈疽发背。

50227 **茅根饮**(《圣济总录》卷九十八)

【组成】茅根(剉) 木通(剉)各三两 石韦(拭去毛)

黄芩(去黑心)　当归(洗,切,焙)　芍药　冬葵子(打碎)　滑石(碎)各二两　乱发(鸡子大)二枚(烧灰)

【用法】上为粗末。每服三钱匕,水一盏,煎七分,去滓温服,不拘时候。

【主治】卒淋,结涩不通利。

50228　茅根饮《圣济总录》卷九十八)

【组成】茅根　菝葜　箽竹叶　五味子各一两半　乌梅(去核,焙)十五枚　石膏五两　人参二两

【用法】上剉,如麻豆大。每服五钱匕,水一盏半,煎至一盏,去滓温服,不拘时候。

【主治】冷淋,寒颤,小便涩痛。

50229　茅根饮《圣济总录》卷一七九)

【组成】茅根　龙骨　白茯苓(去黑皮)各三分　人参半两　厚朴(去粗皮,生姜汁炙)一分　麦门冬(去心,焙)三分

【用法】上为粗末。每服一钱匕,水一盏,煎至七分,去滓,分作二服,令温,徐徐服。

【主治】小儿热痢烦渴。

50230　茅根散《圣惠》卷二十九)

【组成】茅根一两半(剉)　赤茯苓一两　瞿麦一两　生干地黄一两　滑石一两　黄芩一两

【用法】上为粗散。每服三钱,以水一中盏,煎至六分,去滓,食前温服。

【主治】虚劳小肠热,小便出血,水道中不利。

50231　茅根散(方出《圣惠》卷四十六,名见《普济方》卷一六二)

【组成】茅根二两　生地黄二两　生姜一分

【用法】上剉细和匀。每服半两,以水一中盏,煎至五分,去滓温服,不拘时候。

【主治】咳嗽伤肺,唾血。

50232　茅根散《圣惠》卷五十一)

【组成】茅根二两(剉)　子芩一两　枇杷叶三分(拭去毛,炙微黄)　赤茯苓一两　陈橘皮半两(汤浸,去白瓤,焙)　甘草(炙微赤,剉)　麦门冬一两(去心)　鸡苏一两　人参半两(去芦头)　半夏半两(汤洗七遍去滑)

【用法】上为散。每服五钱,以水一大盏,加生姜半分,竹叶二七片,煎至五分,去滓,食后良久温服。

【主治】心肺壅热,胸膈烦闷,痰逆,不能下食。

50233　茅根散《圣惠》卷五十五)

【组成】茅根二两(剉)　秦艽一两(去苗)　犀角屑三分　麦门冬二两(去心)　川大黄一两半(剉碎,微炒)　黄芩一两　赤芍药三分　川朴消一两

【用法】上为粗散。每服四钱,以水一中盏,煎至六分,去滓温服,如人行十里再服。以利为度。

【主治】心脾热壅,皮肉面目悉黄,烦躁,小便赤涩。

50234　茅根散《圣惠》卷五十五)

【组成】茅根一两(剉)　甘草一分(炙微赤,剉)　川大黄一两(剉碎,微炒)

【用法】上为散,分为五服。每服以水一大盏,煎至五分,去滓温服,如人行五七里再服。以利为度。

【主治】食黄,腹中结燥。

50235　茅根散《圣惠》卷五十八)

【组成】白茅根三两(剉)　赤芍药一两　滑石二两

木通二两(剉)　子芩一两半　葵子二两　乱发灰一两半

【用法】上为粗散。每服四钱,以水一中盏,煎至六分,去滓,每于食前温服。

【主治】尿血,水道中痛不可忍。

50236　茅根散《圣惠》卷七十五)

【组成】茅根三分(剉)　人参一两(去芦头)　半夏半两(汤洗七遍去滑)　葛根半两(剉)　陈橘皮三分(汤浸,去白瓤,焙)　赤茯苓一两　藿香半两　甘草半两(炙微赤,剉)

【用法】上为散。每服三钱,以水一中盏,加生姜半分,大枣二个,煎至六分,去滓温服,不拘时候。

【主治】妊娠呕逆不食,心烦微渴。

50237　茅根散《三因》卷十八)

【异名】茅根汤(《普济方》卷三五四)。

【组成】白茅根八两(生)　瞿麦穗　白茯苓各四两　蒲黄　桃胶　滑石　甘草(炙)各一两　紫贝十个(烧)　葵子　人参各二两　石首鱼脑骨二十个(烧)

【用法】上剉散。每服四大钱,水一盏半,加生姜三片,灯心二十茎,煎至七分,去滓温服。亦可为末,煎木通汤调下二钱,如气壅闭,木通、橘皮煎汤调下。

【主治】产后诸淋,无问冷、热、膏、石、结气。

50238　茅根散《杨氏家藏方》卷三)

【组成】白茅根　人参(去芦头)各一分　厚朴(去粗皮,姜制)半两　香薷一两(去土)

【用法】上为细末。每服二钱,水一盏,加酒半盏,同煎至一盏,水中沉冷服,不拘时候。

【主治】伏热伤冷,心神烦躁,大渴不止,肠鸣腹痛,不思饮食。

50239　茅根散《普济方》卷一八八引《经验良方》)

【组成】鸡冠花　马蔺菜根　柳枝　枫枝　白茅根　生姜　甘草各等分

【用法】上咬咀。以酒一升半,童便一盏,瓦器济固,煮至一升,去滓温服。

【主治】吐血。

50240　茅根散《证因方论集要》卷二)

【组成】人参　茯神　生地　茅根　车前子　发灰

【主治】惊气动心,溲赤如血。

【方论选录】人参、茯神定心,治病之本;生地泻心之火,茅根、车前泻小肠之火,发灰止血,治其标也。

50241　茅葛汤《嵩崖尊生》卷八)

【组成】茅花三钱　干葛三钱

【主治】鼻血,饮酒多者。

50242　茅葛汤

《杂病源流犀烛》卷十七。为《外台》卷四引《小品方》"茅根汤"之异名。见该条。

50243　茅煎汤《卫生总微》卷十五)

【组成】柴胡(去苗,净洗,焙干)一两　甘草一分

【用法】上咬咀。每服二钱,水一盏,白茅根少许,同煎至五分,去滓温服,不拘时候。

【主治】小儿黄疸病。

50244　茅灰涂方《圣济总录》卷一八二)

【组成】茅草(屋四角者,取烧灰,研)　鸡子白

【用法】上二味和调如糊,涂之。以愈为度。

【主治】小儿尿灶丹,从踝及髀起。

50245 **茅香花丸**(《圣惠》卷二十八)

【组成】茅香花 艾叶各一两(并烧为灰)

【用法】上为细末,以粟米饭为丸,如梧桐子大。初以蛇床子汤下二丸至三十丸,微吐不妨吐,吐却用枣汤下。立有大效。

【主治】冷劳久不愈。

50246 **茅香花散**(《圣惠》卷三十八)

【组成】茅香花半两 芎𬘬三分 桂心半两 槟榔三分 赤芍药二分 麦门冬一两半(去心,焙)

【用法】上为粗散。每服四钱,以水一中盏,加生姜半分,煎至六分,去滓稍热服,不拘时候。

【主治】乳石发动,心腹痛㽲,吐逆不下食。

50247 **茅香花散**(《圣惠》卷七十)

【组成】茅香花一两 厚朴一两(去粗皮,涂生姜汁,炙令香熟) 木香半两 高良姜半两(剉) 藿香三分 陈橘皮一两(汤浸,去白瓤,焙) 诃黎勒皮半两 附子半两(炮裂,去皮脐) 当归半两 人参半两(去芦头) 白术一两 桂心半两 甘草半两(炙微赤,剉)

【用法】上为粗散。每服三钱,以水一中盏,加生姜半分,大枣三个,煎至六分,去滓稍热服,不拘时候。

【主治】妇人脾胃气逆,或时呕吐,不思饮食,四肢乏力。

50248 **茅根饮子**(《外台》卷二十七引《延年秘录》)

【组成】茅根一升 茯苓三两 人参 干地黄各二两

【用法】上切。以水五升,煮取一升五合,去滓,分温五六服,一日食尽。

【主治】胞络中虚热,时小便如血色。

50249 **茅根饮子**(《圣惠》卷十一)

【组成】茅根三两 犀角屑一两 黄芩一两 桑根白皮二两 竹茹一两 刺蓟一两半 紫菀二两(洗去苗土)

【用法】上剉细。每服半两,以水一大盏,煎至六分,去滓,加生地黄汁一合,更煎一二沸,分温二服,不拘时候。

【主治】伤寒,心肺热,因嗽吐血或唾血。

50250 **茅根饮子**(《圣惠》卷五十八)

【组成】白茅根二两 赤茯苓一两 人参一两(去芦头) 生干地黄二两 木通二两(剉) 葵子一两

【用法】上剉细和匀。每服半两,以水一大盏,煎至五分,去滓,每于食前温服。

【主治】小便赤色,涩痛。

50251 **茅术地榆汤**(《清代名医医案大全》二册)

【组成】茅术 地榆皮 槐花炭 郁金

【主治】脾虚不能化湿统血,血杂于水湿之中,大便下注不止。

50252 **茅术夏陈汤**(《镐京直指医方》)

【组成】制茅术三钱 姜夏二钱 白蛤壳五钱(煅) 川朴一钱 橘红一钱 生苡仁六钱 通草一钱半 白茯苓三钱 杏仁二钱 老姜三片

【主治】湿伤脾阳,咳嗽痰稀,舌白灰滑,脘闷呕恶。

50253 **茅花四苓汤**(《嵩崖尊生》卷八)

【组成】茅花三钱 猪苓 泽泻 苍术 茯苓各一钱五分

【主治】冒暑致鼻血者。

50254 **茅根干葛汤**(《伤寒全生集》卷二)

【组成】茅根 干葛 半夏 姜汁

【用法】水姜煎服。

【主治】温病有热,饮冷变哕者。

50255 **茅根葛根汤**

《伤寒总病论》卷五。为《外台》卷四引《小品方》"茅根汤"之异名。见该条。

50256 **茅根橘皮汤**(《外台》卷二引《小品方》)

【组成】白茅根(切)一升 橘皮三两 桂心二两(切)(一方有葛根二两)

【用法】上切。以水六升,煮取三升,去滓,分温三服,数数服之,尽,复合之,哕止乃停。取微汗。

【主治】春、夏天行伤寒,胃冷变哕。

【加减】有热,减桂心一两。

【宜忌】忌生葱。

杰

50257 **杰圣丸**(《丹溪心法附余》卷二十二)

【组成】芦荟 五灵脂 好夜明砂 砂仁 陈皮 青皮 莪术(煨) 木香 使君子(煨)各二钱 虾蟆(炙焦) 黄连各三分

【用法】上为末,用雄猪胆二枚,取汁和药,入糊糊丸,如麻子大。每服十五丸,米饮送下。

【主治】小儿疳病。

枣

50258 **枣汤**(《局方》卷十续添诸局经验秘方)

【异名】枣姜汤(《饮膳正要》卷二)。

【组成】枣(去核)一斤 生姜(洗,切)五斤 甘草(炙,剉)三斤

【用法】上药一处拌匀,用盆器盛贮,以布盖罨一宿,焙干,捣为末。每服一钱,入盐少许,沸汤点下。

【功用】常服健脾胃,顺气进食。

【主治】脾胃不和,干呕恶心,腹胁胀满,不美饮食。

50259 **枣煎**(《养老奉亲》)

【组成】青州枣三十枚(大者,去核) 土苏三两 饧二合

【用法】上相和,微火温令消,即下枣搅之相和,以微火煎令苏、饧泣尽即止,每食上即嚼一二枚,渐渐咽汁为佳。

【主治】老人气急,胸胁逆满,食饮不下。

【宜忌】忌咸热炙肉。

50260 **枣子酒**(《朱氏集验方》卷三)

【组成】斑蝥一个(去头足翅)

【用法】用好肥枣一个,掰开,去核,安斑蝥在内,用湿纸包,文武火中煨熟,去斑蝥不用,将枣子细嚼,空心热酒下。

【主治】奔豚气。

50261 **枣仁汤**(《千金》卷十九)

【异名】人参汤(《圣济总录》卷九十一)。

【组成】枣核仁二合 人参二两 芍药 桂心各一两

茅杰枣

90

(总3654)

黄耆 甘草 茯苓 白龙骨 牡蛎各二两 生姜二斤 半夏一升 泽泻一两

【用法】上㕮咀。以水九升，煮取四升，每服七合，一日三次。

【主治】❶《千金》：虚劳，梦泄精，茎核微弱，血气枯竭，或醉饱伤于房室，惊惕悸悸，小腹里急。❷《圣济总录》：虚劳失精，便溺白浊，形体枯瘦，腰脚疼重。

【加减】若不能食，小腹急，加桂心六两。

【方论选录】《千金方衍义》：肾司闭藏，肝司疏泄，今以过劳伤肝，不能司闭藏之令，故首取枣仁通肝气而愈惊，龙骨、牡蛎秘精气而固肾脱，参、耆、甘草保元气而补大虚，茯苓、泽泻利水道而除水气，生姜、半夏逐滞气而通清阳，桂心、芍药和荣气而除里急也。

50262 枣仁汤

《治痘全书》卷十四。为《外台》卷十二引《深师方》"酸枣汤"之异名。见该条。

50263 枣仁汤（《医学集成》卷三）

【组成】枣仁 生地 当归 丹参 人参 茯神 黄连 甘草 竹心

【主治】血不养心。

50264 枣仁汤（《嵩崖尊生》卷八）

【组成】枣仁 远志 黄耆 茯苓 莲肉 当归 人参 茯神各一钱 陈皮 炙草各五分

【用法】水煎，每日服二次。

【主治】虚弱怔忡，卧不安。

50265 枣仁汤（《嵩崖尊生》卷九）

【组成】当归 白芍 茯神 枣仁 麦冬各一钱 生地 川芎 陈皮 炒栀 炙草各五分 人参一钱二分 五味子十五粒

【主治】思忧太过，懒于饮食。

50266 枣仁散（《三因》卷十四）

【组成】枣仁 赤茯苓 桂心各等分

【用法】上为末。每服二钱，米饮调下。

【主治】水气浮肿，无问久新老少。

【宜忌】禁盐。

50267 枣仁粥

《医钞类编》卷十四。即《圣惠》卷九十七"酸枣仁粥"。见该条。

50268 枣术丸（《圣济总录》卷一九八）

【组成】术一斛（净括去皮，控令浥浥、剉细） 白蜜六斤四两 炼成松脂粉二斤半 枣膏二斤半

【用法】将术捣碎，以水一石五斗，纳釜中煮之，稍益水至三石，煮至三斗，绞去滓，却纳铜器中，入白蜜、松脂粉、枣膏，文火煎之，搅和令匀，候凝如膏，丸如弹子大，放干，盛不津器中。每服三丸，含化咽之，一日三次。

【功用】辟谷。

50269 枣叶汤（《普济方》卷三六九）

【组成】枣叶一两（去细，焙干） 黄芩 柴胡（去苗） 人参（去芦头） 甘草（炙）各一两

【用法】上为细末。每服一钱，水一小盏，加生姜二片，煎至五分，温服。

【主治】小儿伤风，疮疹。

50270 枣叶散（《普济方》卷三○八）

【组成】枣叶 柏叶（各五月五日采，阴干） 生铁衣 晚蚕沙各等分

【用法】上为散。生麻油和如泥，先灸咬处，涂之，愈。

【主治】蜘蛛作疮。

50271 枣半汤（《杂病源流犀烛》卷六）

【组成】枣仁二两 半夏二合 地黄汁一合

【用法】将枣仁研极细，入水二杯，取汁，半夏煮烂，入地黄汁更煮。时时呷之。

【主治】虚劳烦热不寐。

50272 枣肉丸（《鸡峰》卷十二）

【组成】苍术（米泔浸一昼夜，剉碎） 生姜（去皮，切碎） 枣（去核，切碎） 川芎（酒浸一宿，剉碎） 桂（去皮，剉碎，酒浸一宿）各四两

【用法】上五味相间一重重铺，蒸软熟，同捣烂，用坩盒子盛，用时旋丸如梧桐子大。每服二十丸，空心白汤送下。

【主治】脾胃不和，饮食减。

50273 枣肉丸（《幼幼新书》卷三十二引《吉氏家传》）

【组成】石燕子一枚 大枣肉七个（去核） 巴豆七粒（霜）

【用法】上二味入枣肉内，烧存性，细研，以蟾酥为丸，如麻子大。以所伤物汁送下。

【主治】遍身虚肿。

50274 枣肉丸（《朱氏集验方》卷六）

【异名】木香三神丸（《瑞竹堂方》卷八）、二神加木香丸（《准绳·类方》卷六）、三神丸（《东医宝鉴·内景篇》卷四）。

【组成】破故纸四两 木香一两 肉豆蔻二两（煨）

【用法】上为细末，灯心煮淮枣（去皮核）为丸，如梧桐子大。每服三五十丸，食稍空或午前以人参、生姜汤送下，或盐酒、盐汤送下。

【主治】泄泻，兼治肾泄。

50275 枣肉丸

《普济方》卷二○六引《永类钤方》。为《杨氏家藏方》卷六"枣合丸"之异名。见该条。

50276 枣肉丸（《普济方》卷三八○引《鲍氏方》）

【组成】枣肉二枚（去核，入青矾如核大在内，以火煅存性为末） 麝香少许

【用法】油调涂。

【主治】小儿因疳加疮，侵口鼻。

【备考】本方方名，据剂型，当作"枣肉散"。

50277 枣肉丸

《陈素庵妇科补解》卷一。为原书同卷"二术丸"之异名。见该条。

50278 枣合丸（《杨氏家藏方》卷六）

【异名】枣肉丸（《普济方》卷二○六引《永类钤方》）。

【组成】丁香半两 半夏曲一两 胡椒二钱 干姜二钱 木香二钱

【用法】上为细末，生姜汁浸蒸饼为丸，每两作十五丸。每服一丸，用大枣一枚（去核），入药在内，湿纸裹枣，煨令香熟，去纸，细嚼，食前温生姜汤送下。

【主治】脾胃虚冷，干呕恶心，呕吐涎沫，全不思食，十膈五噎。

50279 枣豆膏(《仙拈集》卷二)

【组成】巴豆三粒　红枣一枚

【用法】捣烂,夹缚脐上。

【主治】腰胁痛。

50280 枣杏丸

《朱氏集验方》卷五。为《外台》卷九引许仁则方"大干枣三味丸"之异名。见该条。

50281 枣连膏(《普济方》卷七十三)

【组成】枣五个　黄连　白矾少许　甘草　乳香少许(一方无乳香)

【用法】上药煎成膏子。滴在眼中。

【主治】赤眼,日夜疼痛不可忍者。

50282 枣灵丹(《解围元薮》卷三)

【组成】丢子一斤半　防风　荆芥　牛蒡子　苦参　首乌　风藤各三两　桔梗　枳壳　川乌　草乌　香附　大黄　黄芩　木贼草　白附子　角刺　两头尖　白芷　槟榔　乌药　石膏　薄荷　滑石　山栀　芒消　荸荠　木通　木香　没药　胡黄连　车前子　黄柏各一两　甘草　蒺藜　羌活　天麻　白术　柴胡　菖蒲　藿香　蔓荆子　天花粉　僵蚕　厚朴　陈皮　藁本　威灵仙　远志　麻黄　枸杞　甘菊　蝉壳　血竭　乳香各二两　胡麻四两　梧桐皮泪　黄连　花蕊石　辛夷　麝香　青皮各五钱　牛黄一钱　冰片五分

【用法】上为末,枣肉为丸,如绿豆大。每服五七十丸,春白汤、夏茶、秋盐汤、冬酒送下。

【主治】核桃、壁泥、载蛎、白癜、鼓槌等风。

【宜忌】忌油腻生冷。

50283 枣灵丹(《解围元薮》卷四)

【组成】败龟版灰　马蔺草　地骨皮各一两　槐实　川椒　油胡桃各一两

【用法】上为末,北红枣为丸,如梧桐子大。每服三十丸,茶送下。七日愈。

【主治】疬风初起。

【加减】如疮面大,加桦皮末一两。

50284 枣灵丹(《疡医大全》卷二十八)

【组成】大风肉　胡麻仁各四两　苦参　荆芥　防风　海风藤　何首乌　牛蒡子各二两　桔梗　槟榔　两头尖　乌药　白蒺藜　石膏　白僵蚕　滑石　石菖蒲　甘草　明天麻　木通　甘枸杞　山栀　甘菊花　薄荷　天花粉　芒消　威灵仙　荸荠　广木香　黄柏　车前子　羌活　陈皮　白术　厚朴　柴胡　藁本　远志　麻黄　蝉蜕　血竭　乳香　没药　青皮　胡黄连各一两　川黄连　辛夷　花蕊石　麝香　梧桐泪　冰片各五钱　牛黄一钱

【用法】上为末,枣肉为丸,如绿豆大。每服六七十丸,春用滚汤,夏用茶,秋用盐汤,冬用酒送下。

【主治】鼓槌、白癜、热风。

50285 枣附丸(《普济方》卷二二六引《局方》)

【组成】大附子三个　晋枣一百个

【用法】上用晋枣五十个,煮附子至五分软,去皮脐,别用晋枣五十个,再煮附子软,切片,焙干,捣为细末,以枣肉为丸,如梧桐子大。每服二三十丸,空心米饮送下。

【功用】❶《普济方》引《局方》:资血气,进饮食。❷《普济方》引《十便良方》:益脾壮气。

【主治】❶《普济方》引《局方》:诸虚不足,脏腑不调。❷《普济方》引《十便良方》:脾气虚弱,大肠冷滑,脏腑泄泻,米谷不化,饮食短气。

50286 枣附汤(《医学入门》卷七)

【组成】附子半枚(盐水浸泡七次)　枣子七枚　生姜七片

【用法】水煎服,当发日旦温服,仍吃枣子三五枚。

【主治】五脏气虚发疟,不问寒热先后,及独作、叠作、间作。

50287 枣矾丸(《卫生宝鉴》卷十四)

【组成】皂矾不拘多少(砂锅子木炭烧通赤,用米醋内点之赤红)

【用法】上为末,枣肉为丸,如梧桐子大。每服二三十丸,食后生姜汤送下。

【主治】食劳黄,目黄,身黄者。

50288 枣矾丸(《医统》卷十八)

【组成】皂矾五两(煅)　枣肉三两　干蒸饼三两(即寒日面)

【用法】上为末,用生姜自然汁为丸,如梧桐子大。每服二十丸,食前米饮送下,一日二次。

【主治】黄胖。

【方论选录】矾味酸,以泻肝,枣味甘,以补脾也。

50289 枣矾丸(《摄生秘剖》卷二)

【组成】绿矾半斤(火煅通红)　枣肉二斤(煮,去皮核,捣烂)　平胃散四两(为末)

【用法】上用枣肉和绿矾末为丸,平胃散为衣,如椒目大。每服三钱,空心姜汤送下。

【主治】谷疸身目俱黄,及黄胖。

【方论选录】水谷癖积于中,抑遏肝肾之火,久久郁热,故身目俱黄。是丸也,绿矾咸寒,能软痰癖而胜湿热,枣肉甘温,能益脾胃而补中宫,平胃散者,苍术、厚朴、陈皮、甘草也。苍术、厚朴所以平胃家敦阜之气,而除积饮,陈皮、甘草一以利气,一以和中,乃调胃之意。

50290 枣矾丸(《医门八法》卷三)

【组成】生白矾一两(研极细)

【用法】枣肉为丸,开水送下,后饮酒数杯,食生葱数根,覆被发汗。

【主治】红丝白疔。

50291 枣矾散(《仙拈集》卷三)

【组成】大枣一个　胆矾一片

【用法】将矾入枣肉内,湿纸包裹,烧存性,研为末。吹患处。

【主治】走马牙疳。

50292 枣矾膏(《医林纂要》卷十)

【组成】大红枣一枚(去核,用红者,欲其入心行血分)　胆矾三分(嵌枣肉中)

【用法】小蚌壳盛,饭上蒸熟,捣烂为膏。用绢袱包,带汁,时时揩目。

【主治】目昏多泪。

50293 枣参丸(《纲目拾遗》卷七引《醒园录》)

【组成】大南枣十枚(蒸软,去皮核)　人参一钱

【用法】布包,藏饭锅内,蒸烂捣匀为丸,如弹子大,收贮。服之。

【主治】补气。

50294　枣柏膏《方出《圣惠》卷五十七。名见《普济方》卷三〇八》

【组成】枣叶　柏叶　晚蚕沙各等分

【用法】上为末。以生油和如泥,先灸咬处,复用叶涂之。

【主治】蜘蛛咬生疮,诸治不愈。

50295　枣砒丹《青囊秘传》

【组成】大黑枣　白砒

【用法】用白砒嵌入枣内,火煅,研细。搽患处。立刻见功。

【主治】走马牙疳。

50296　枣信丹

《全国中药成药处方集》(南京方)。为《外科全生集》卷四"赤霜散"之异名,见该条。

50297　枣信丹《全国中药成药处方集》(武汉方)

【异名】加味信枣丹、信枣丹。

【组成】信石(煅)五分　黄柏(末)五钱　芦荟一钱　红枣肉五钱

【用法】混合碾细,成净粉 80％～85％即得。先用米泔水漱净疳毒,后涂此药于坚硬或腐烂处,用药多少视患处大小而决定。

【主治】牙疳腐烂,色紫牙摇,腮硬、腮穿。

【宜忌】切勿咽下。

50298　枣姜汤

《饮膳正要》卷二。为《局方》卷十(续添诸局经验秘方)"枣汤"之异名。见该条。

50299　枣蚕丸《外科证治全书》卷四

【组成】白僵蚕　红枣各四两

【用法】先用水煮红枣一二滚,取汤洗蚕弃汤,以枣去皮核捣烂,将蚕晒干为末二两,同枣捣和为丸。每服三钱,早、中、晚仍用红枣汤送下。服完全愈。

【主治】疮鼓。患疮误用攻劫之药,致毒气入内,腹大胀满。

50300　枣根汤《圣惠》卷九十一

【异名】枣根浴汤《永乐大典》卷一〇三七引《医方妙选》)。

【组成】枣树根四两　丹参三两　菊花一两半

【用法】上剉细和匀。每用二两,以水五升,煎至三升,去滓,看冷热,避风洗浴。极效。

【主治】❶《圣惠》:小儿五色丹遍身。❷《永乐大典》引《医方妙选》:赤流,变改无常。

50301　枣膏丸《本事》卷二

【组成】葶苈(去芦,隔纸炒香)　陈橘皮(去白)　桔梗(炒)各等分

【用法】先以后二味为末,入葶苈研匀,煮肥枣肉为丸,如梧桐子大。每服五七丸,米饮送下。

【主治】息贲,在右胁下,大如杯,令人洒淅寒热,喘嗽,发痈疽。

【方论选录】《本事方释义》:甜葶苈气味苦寒,入手太阴,性能行水下气;陈橘皮气味苦辛温,入手、足太阴,桔梗

气味苦辛平,入手太阴,息贲令人洒淅寒热,喘逆而咳者,此肺家欲发痈疽之象,以泻肺之药,佐以枣之甘缓,不使药之下行他经,欲其专走肺也。

【临床报道】息贲:予常患停饮,久积肺经,食已必嚏,渐觉肺系急,服此良验。

50302　枣叶饮子《圣惠》卷八十四

【组成】枣叶一握(切)　麻黄一两(去根节)　葱白一握(切)　香豉一分

【用法】以童便一大盏,煎至五分,去滓,三四岁儿温服二合,一日三四次。

【主治】小儿时气五日以后,热气不歇。

50303　枣白皮散《圣济总录》卷一四一

【组成】枣白皮二两(细切)　酥半两

【用法】上二味,同炒候酥干,捣为散。每服二钱匕,早、晚食前温酒调下。

【主治】牡痔有头者,或出似鸡头状,渐作疮,有恶物不化。

50304　枣肉灵砂《普济方》卷十八引《澹寮》

【组成】灵砂二钱(研)　人参半钱　酸枣仁肉一钱

【用法】上为末,枣肉为丸。每服五七丸,临卧时枣汤送下。

【主治】虚人夜不得睡,梦中惊魇,自汗怔忡。

50305　枣根浴汤

《永乐大典》卷一〇三七引《医方妙选》。为《圣惠》卷九十"枣根汤"之异名。见该条。

50306　枣子绿矾丸《回春》卷三

【组成】针砂　绿矾(炒)　苍术(米泔制)　厚朴(姜炒)　陈皮　神曲(炒)各一两　甘草五钱

【用法】上为细末,枣肉为丸,或醋糊为丸,如梧桐子大。每服五十丸,食后米汤送下。

【主治】黄疸胖病。

【宜忌】忌荞麦、羊肉、母猪肉。

50307　枣仁地黄汤《会约》卷七

【组成】枣仁一两　熟地五钱　米二合

【用法】煮粥食之。

【主治】心虚少血,烦躁少寐。

50308　枣仁安神液

《成方制剂》18 册。即原书 11 册"枣仁安神颗粒"改为口服液。见该条。

50309　枣仁远志汤《症因脉治》卷三

【组成】枣仁　远志　当归　白茯神　白芍药　麦冬　龙眼肉

【主治】虚烦不得卧,真阳不足,心神失守者。

50310　枣仁温胆汤《陈素庵妇科补解》卷五

【组成】枣仁(炒)二钱　茯神一钱五分　半夏一钱二分　丹皮一钱五分　丹参二钱　远志一钱二分　当归二钱　川芎一钱　延胡索一钱　石菖蒲八分　辰砂

【功用】安神定惊,祛瘀豁痰。

【主治】产后发狂因惊者。

【备考】方中辰砂用量原缺。

50311　枣甲生肌散《古方汇精》卷二

【组成】指甲五钱(红枣去核,逐个包甲,长发五钱扎

枣）象皮薄片五钱

【用法】上药瓦上炙,溶成团,存性,为末,加麝香一钱,冰片三分,固贮。

【主治】骨槽风。

50312 枣包内灵丹《活人心统》卷下）

【组成】良姜 官桂 川椒 青皮 陈皮 甘草 草乌各二钱 茴香 白术 川归 半夏 杏仁 川芎 蓬术 三棱 丁香 沉香各五钱 木香 巴豆各三钱

【用法】上为末,醋为丸,如鸡头子大。每服一丸,大枣一个(去核),将药入内,外用纸包,水湿,煨熟去纸,温酒送下。

【主治】胸膈胁肋疼痛,腹胀如鼓,不思饮食,宿食不消,五噎十膈。

50313 枣肉平胃散《局方》卷三新添诸局经验秘方）

【组成】陈橘皮(去白) 厚朴(去粗皮,姜制,炒香)各三斤二两 甘草(剉,炒) 生姜 红枣各二斤 苍术(去粗皮,米泔浸二日,炒)五斤

【用法】上剉碎,拌匀,以水浸过面上半寸许,煮令水干,取出焙燥,碾为细末。每服二钱,空心、食前盐汤点下。

【功用】常服调气暖胃,化宿食,消痰饮,辟风、寒、冷、湿四时非节之气。

【主治】脾胃不和,不思饮食,心腹胁肋胀满刺痛,口苦无味,胸满短气,呕哕恶心,噫气吞酸,面色萎黄,肌体瘦弱,怠惰嗜卧,体重节痛,常多自利,或发霍乱,及五噎八痞,膈气反胃。

50314 枣肉豆蔻丸《魏氏家藏方》卷五）

【组成】钟乳粉四钱(旋入) 丁香(不见火) 人参(去芦) 肉豆蔻(面裹煨) 白茯苓(去皮)各二两

【用法】上为细末,煮枣肉为丸,如梧桐子大。每服三十丸,沸汤送下,不拘时候。

【功用】补脾虚,止泄泻。

50315 枣肉浸洗方《圣济总录》卷一三三）

【组成】枣肉二斤

【用法】以水五升,煮取三升,浸之洗疮。以愈为度。

【主治】诸冷疮久不愈。

50316 枣麦甘草汤

《会约》卷十四。为《金匮》卷下"甘草小麦大枣汤"之异名。见该条。

50317 枣麦四物汤《麻疹备要》）

【组成】四物汤加麦冬 枣仁 黄连 石菖蒲 淡竹叶 龙胆草 茯神 甘草

【用法】加灯心,水煎服。

【主治】麻疹发搐而见多痰者。

50318 枣变百祥丸《保命集》卷下）

【异名】百祥丸(《张氏医通》卷十五)、金枣仙方(《串雅外编》卷三)。

【组成】大戟(去骨)一两 枣三个(去核)

【用法】用水一碗,煎至水尽为度,去大戟不用,将枣焙干,和剂旋丸。每服从少至多,以利为度。

【主治】❶《保命集》:斑疹大便秘结。❷《张氏医通》:痘疮黑陷,喘胀便秘。

【方论选录】《东医宝鉴·杂病篇》:大戟性峻,以枣变

者,缓其性也。

50319 枣仁安神胶囊

《中国药典》2010版。即《成方制剂》11册"枣仁安神颗粒"改为胶囊剂。见该条。

50320 枣仁安神颗粒《成方制剂》11册）

【组成】丹参 酸枣仁 五味子

【用法】上制成颗粒剂,每袋装5克。开水冲服,一次5克,临睡前服。

【功用】补心养肝,安神益智。

【主治】心肝血虚,神经衰弱引起的失眠健忘,头晕,头痛。

【备考】本方改为口服液,名"枣仁安神液"(见原书18册);改为胶囊剂,名"枣仁安神胶囊"(见《中国药典》2010版)。本方组成,《中国药典》2010版有用量,分别是炒酸枣仁1425克,丹参285克,醋五味子285克。

50321 枣肉黄连点方《圣济总录》卷一八三）

【组成】枣七枚(去核) 黄连(去须,碎,绵裹)一两 淡竹叶(切)一握

【用法】先以水二盏,煎竹叶至一盏半,去竹叶澄清,纳枣、黄连煎至三合,滤去滓。每日临卧点目大眦。即愈。

【主治】乳石发,目生赤脉,息肉,磣痛不开。

50322 枣花翳还睛散《金鉴》卷七十七）

【组成】车前子 知母 茺蔚子 人参 防风 黑参各二钱 黄芩一钱半 茯苓二钱

【用法】上为粗末。以水二盏,煎至一盏,去滓温服。

【主治】枣花内障。怒伤肝胆,脑邪热冲入目中,风轮旁边,白睛之内,映出白翳,如枣花锯齿之状。

雨

50323 雨益汤《医学集成》卷二）

【组成】熟地二两 人参 麦冬各一两 山漆三钱

【主治】肺肾火盛,皮毛出血。

50324 雨霖丹《解围元薮》卷四）

【组成】当归 川芎 沉香 甘松 木香各一两五钱 乳香 没药各五钱 槐实 紫萍 白花蛇一条(去皮头足,炙) 麻黄十斤(去节根,水煎膏)

【用法】上为末,麻黄膏为丸,如弹子大。每服一丸,麻黄酒磨下。

【主治】风癞。

【宜忌】卧半日,避风。

矾

50325 矾丹《三因》卷九）

【异名】矾丹丸(《医学纲目》卷十一)。

【组成】虢丹 晋矾各一两

【用法】用砖凿一窠,可容二两许,先安丹在下,次安矾在上,以白炭五斤,煅令炭尽,取出细研,以不经水猪心血为丸,如绿豆大。每服十九至二十丸,橘皮汤送下。

【主治】五癫百痫,无问阴阳冷热。

【备考】本方方名,《普济方》引作"驱风丸"。改为散剂,名"驱风散",温酒调下(见《普济方》)。

50326 矾汤《嵩崖尊生》卷七）

【组成】白矾　皂矾各四两　儿茶五钱　柏叶半斤

【用法】水煎。先用桐油搽患处,以桐油蘸纸燃着,以烟向患处熏之,方将前汤乘滚注盆内,用布盖手入汤内熏之,勿令泄气,候温洗之良久。一次愈。轻者不宜,重者有效。

【主治】手足生紫斑白点,枯厚破裂。

【宜忌】忌下汤水七日。

50327　矾飞散(《普济方》卷五十九引《海上方》)

【组成】白矾(飞)　百草霜各等分

【用法】上为末。捻糟茄自熟水调,若口噤,挑灌之。

【主治】木舌渐肿大满口,若不急治即塞杀人。

50328　矾丹丸(《圣济总录》卷四十七)

【组成】白矾二两　铅丹二两　石亭脂半两(生为末,在后入)

【用法】上三味,先将前二味和研,入坩埚内,以炭半秤,渐煅令通赤为度,驻少火更养一夜取出,细研,出毒两日,乃入石亭脂同研细,以粟米饭为丸,如绿豆大。每日十五丸,米饮送下。

【主治】胃虚气逆,食已反出。

【备考】本方方名,《普济方》引作"矾石丸"。

50329　矾丹丸

《医学纲目》卷十一。为《三因》卷九"矾丹"之异名。见该条。

50330　矾丹散(《疡科选粹》卷三)

【组成】枯矾　黄丹(炒)　白梅(烧存性)各一钱　人中白一钱五分　麝香少许(另研)

【用法】上药各为极细末,和匀再研。干掺疮上。

【主治】口疮。

【加减】甚者,加硼砂五分,片脑一分。

50331　矾艾煎(《仙拈集》卷四)

【组成】明矾四两　蕲艾　楝树皮　大椿皮各半斤

【用法】煎汤浸浴。数次愈。

【主治】大麻风。

50332　矾石丸(《金匮》卷下)

【异名】矾石兑丸(《三因》卷十八)。

【组成】矾石三分(烧)　杏仁一分

【用法】上为末,炼蜜为丸,如枣核大。纳脏中,剧者再纳之。

【主治】妇人经水闭不利,脏坚癖不止,中有干血,下白物。

【方论选录】《金匮要略心典》:脏坚癖不止者,子脏干血,坚凝成癖而不去也;干血不去,则新血不荣,而经闭不利矣;由是蓄泄不时,胞宫生湿,湿复生热,所积之血,转为湿热所腐,而成白物,时时自下。是宜先去其脏之湿热,矾石却水除热,合杏仁破结润干血也。

【临床报道】带下:《山东中医杂志》[1994,13(2):69]用矾石丸治疗带下病208例。结果:痊愈181例,好转15例,无效12例,总有效率为94%。

50333　矾石丸(《千金翼》卷十一)

【组成】马齿矾石一斤(烧半日)

【用法】上为末,枣膏为丸,如梧桐子大。大人每服二丸,一日三次,小儿减之。以腹中温暖为度。

【主治】小儿胎寒,偃啼惊痫,胪胀满,不嗜食,大便青黄。并治大人虚冷内冷,或有实不可吐下。

50334　矾石丸(《圣济总录》卷四十七)

【组成】白矾三两(烧令汁尽)

【用法】上为细末,以研饭为丸,如梧桐子大。每服十五丸,空心米饮送下。

【主治】胃虚胀,其气上逆,食已反出。

50335　矾石丸(《圣济总录》卷六十四)

【组成】白矾(枯,研)　芎䓖　干姜(炮)　半夏(剉碎,生姜汁浸透,同炒)各一两

【用法】上为细末,煮枣肉为丸,如梧桐子大。每服十五丸或二十丸,生姜汤送下,不拘时候。

【功用】温胃利膈。

【主治】冷痰,不思食。

50336　矾石丸(《圣济总录》卷六十四)

【组成】白矾(煮令汁枯)一两　丹砂(研,水飞过)半两

【用法】上为末,薄面糊为丸,如梧桐子大。每服五丸,烂嚼枣干咽下,不拘时候。

【主治】热痰壅滞。

50337　矾石丸(《圣济总录》卷六十九)

【组成】矾石(熬令汁枯)　生干地黄(焙)　干姜(炮裂)　桂(去粗皮)　皂荚(炙,剉去皮并子)　桔梗(剉,炒)　附子(炮裂,去皮脐)各一两

【用法】上为末,炼蜜为丸,如梧桐子大。每服二十丸,温水送下,一日三次。

【主治】忧恚气逆,肝气不足,唾血不止。

50338　矾石丸(《圣济总录》卷七十一)

【组成】矾石(烧令汁枯)　诃黎勒(煨,去核)各二两　黄连(去须)三两　木香一两

【用法】上为末,水浸蒸饼,滤如糊为丸,如梧桐子大。每服三十丸,空心、食前陈米饮送下。以泄为度。

【主治】脾积痞气泄泻,日夜下痢白脓。

50339　矾石丸(《圣济总录》卷七十六)

【组成】白矾四两　消石一两半

【用法】上为末,米醋拌和,入罐子内,砖头搁起罐底,将瓦片盖口,慢火烧熟,置冷地上出火毒一夜,研细,用米醋浸炊饼心为丸,如梧桐子大。每服十丸,空心米饮送下,夜起频,盐、酒送下。

【主治】赤白痢。

50340　矾石丸(《圣济总录》卷七十九)

【组成】白矾半两　雄黄(研)　丹砂(研)各一分

【用法】上为末,粟米饭为丸,如绿豆大,丹砂为衣。每服五丸至九丸,食前姜汤送下。一日二次。

【主治】水病。

50341　矾石丸(《圣济总录》卷一一六)

【组成】矾石(熬令汁枯)四两　木通(剉)　细辛(去苗叶)各半两　丹砂(研)一分

【用法】上为末,面糊为丸,如小豆大。每用一丸,绵裹纳鼻中,一日一易,取下息肉则止。

【主治】鼻生息肉。

50342　矾石丸(《圣济总录》卷一四三)

【组成】白矾二两(飞过,存一分性)　皂荚二梃(去皮,

涂酥,炙令焦黄) 附子(三度炮,不去皮脐,每度炮入水蘸杀) 干姜(炮)各一两

【用法】上为末,用河水煮面糊为丸,如梧桐子大。每服十丸,空心、食前盐汤送下。

【主治】肠风下血,久不止,下部肿痛。

50343 矾石丸(《续易简》卷一)

【组成】矾石(煅一宿)二两 旋覆花 桂(去粗皮) 枳实(浸,去瓤,麸炒) 人参各五分 干姜 芍药 白术各一两半 茯苓 乌头(炮,去皮) 细辛(去苗) 大黄(湿纸裹煨) 厚朴(去皮,姜制) 吴茱萸(炒) 芫花(炒) 橘皮各一两 甘遂(炒)一分

【用法】上为末,炼蜜为丸,如梧桐子大。每服五丸,饮送下。未知渐加。

【主治】外寒客搏,内冷相合,气收液聚,化而成饮,因服热药,自腰以上,复增客热,散而为汗,亡阳内虚,睡中惊悸者。

50344 矾石丸

《普济方》卷三十六。即《圣济总录》卷四十七"矾丹丸"。见该条。

50345 矾石丸(《慈幼心传》卷上)

【组成】枯矾五钱 滑石五钱

【用法】上为末,神曲糊为丸,如芥子大。每服六丸,白汤送下。

【主治】洞泻。

50346 矾石汤(《金匮》卷上)。

【异名】浸脚矾石汤(《普济方》卷二四四)。

【组成】矾石二两

【用法】以浆水一斗五升,煎三五沸,浸脚。

【主治】脚气冲心。

【方论选录】❶《成方切用》:矾石收湿解毒,故以之为外治,然冲心,亦能治之,盖脚气而至冲心,皆由肾水夹脚气以凌心,得矾石之却水,而势自不能相凌,所以有护心之功也。❷《医学金针》:矾石酸涩燥烈,最收湿气,土燥气达,则病愈矣,此方百试百验。

50347 矾石汤(方出《外台》卷二十二引《必效方》,名见《圣济总录》卷一一六)

【组成】矾石一两 生地黄三两 苦参一两

【用法】上切。以水八合,煮取三合,以绵滤之。微微点鼻中,每日三五度,愈止。

【主治】鼻内热气生疮,有脓臭,并有虫。

50348 矾石汤(《圣济总录》卷一二一)

【组成】白矾(烧灰) 藜芦(去芦头) 干姜(炮) 白术 蜀椒(去目并闭口者,炒出汗) 附子(去皮脐,生用) 甘草(炙,剉)各半两 防风(去叉) 细辛(去苗叶)各三分 蛇床子一分

【用法】上为粗末。每用三钱匕,清酒一升,煎三五沸,热漱冷吐,一日二三次。

【主治】牙齿风龋疼痛,虫蚀挺出。

50349 矾石汤

《兰台轨范》卷四。为《肘后方》卷四"粉隔汤"之异名。见该条。

50350 矾石沥(《千金翼》卷二十四)

【组成】矾石 硫黄 芒消 大盐各三分 松脂六合 白糖八两

【用法】上切诸药令如指大,先取甑蔽仰铜器上,纳甑中以药安蔽上,以松脂、白糖布药上都讫,重以大蔽覆之,炊五升米,药汁流入器中,其汁密覆之。临用小温涂疮上,每日二次。

【主治】干湿痒及恶疮白秃。

50351 矾石散(方出《肘后方》卷五,名见《外台》卷三十四引《古今录验》)

【组成】矾石二分(熬) 甘草半分(炙) 大黄一分

【用法】上药治下筛。取枣大,绵缠,导阴中。二十日即愈。

【主治】妇人阴肿坚痛。

50352 矾石散(方出《肘后方》卷六,名见《普济方》卷五十四引《千金》)

【组成】矾石(烧)

【用法】上为细末。每以苇管吹少许入耳中,每日三四次;或以绵裹如枣核大,塞耳中。

【主治】❶《肘后方》:耳卒肿,出脓水。❷《普济方》引《千金》:耳聋不愈,有积虫。

50353 矾石散(方出《千金》卷六。名见《普济方》卷五十六)

【异名】矾石藜芦散(《张氏医通》卷十五)。

【组成】矾石六铢 藜芦六铢 瓜蒂二七枚 附子十一铢

【用法】上药各为末,合和。以小竹管吹药如小豆许于鼻孔中,以绵絮塞鼻中,每日二次。以愈为度。

【主治】衄鼻。鼻中息肉不得息。

50354 矾石散(方出《千金》卷六,名见《普济方》卷五十五)

【组成】矾石 乌贼骨 黄连 赤石脂各等分

【用法】上为末。以绵裹如枣核,纳耳中,每日三次。

【主治】聤耳出脓汁。

50355 矾石散(方出《千金》卷六,名见《杨氏家藏方》卷二十)

【组成】白矾 石硫黄 白附子各六铢

【用法】上为末。以酢一盏,渍之三日,夜净洗面,敷之。

【主治】面䵟黯。

【宜忌】莫见风日三七日。

50356 矾石散(方出《千金》卷十,名见《外台》卷五)

【异名】矾石滑石散(《三因》卷十)。

【组成】矾石五两 滑石五两

【用法】上为散。每服方寸匕,食前大麦粥汁下,一日三次。便利如血者,当汗出愈。

【主治】湿疸之病,始得之,一身尽疼,发热,面色黑黄,七八日后壮热,热在里,有血当下,去之如豚肝状,其小腹满者,亦一身尽黄,目黄,腹胀满,小便不利。

50357 矾石散(《千金翼》卷十一)

【组成】矾石(上上白者)

【用法】上为末。每用如黍米大,纳于翳上及胬肉上,即令泪出,以绵拭之,令得恶汁尽,一日一次。其病逐恶汁出尽,日日渐自薄,便愈。

【主治】目翳及胬肉。

50358 矾石散(方出《海上方》,名见《圣济总录》卷一一八)

【组成】明矾五钱　麝香一分

【用法】上药相和,搽齿上。

【主治】❶《海上方》:口气臭。❷《圣济总录》:䘌齿。

50359　矾石散《普济方》卷三〇一引《海上方》)

【组成】白矾不拘多少

【用法】上为末。入冷水内洗疮,即愈。

【主治】阴囊上生湿疮,黄水流注,有妨行步。

50360　矾石散《外台》卷二十二引《必效方》)

【组成】矾石(烧令汁尽)　藜芦(炙)　防风　细辛　干姜　白术　椒(汗)　甘草(炙)　蛇床子　附子(炮)各八分

【用法】上为散。每服方寸匕,温酒半升,搅调含之,漱吐勿咽之,一日三次。更以空酒漱去药气,然后吃食,百日齿已落者还生。

【主治】牙齿疼痛,风龋虫食,挺根出,齿已落者。

50361　矾石散《外台》卷二十二引《广济方》)

【组成】吴白矾八分(烧汁尽)　麻勃一分　青木香二分　松脂四分

【用法】上为末。先消松脂,后入药末。每用取如枣核大,净拭以塞耳。

【功用】通耳。

【主治】耳出脓水。

50362　矾石散《医心方》卷七引《令李方》)

【组成】矾石一分(烧)　细辛一分　白芷一分

【用法】上为末。以温水洗创,乃粉之。

【主治】阴劳创,生息肉,烂破痛。

50363　矾石散《圣济总录》卷一〇一)

【组成】矾石(烧令汁尽)　白石脂各一分　白蔹三分　杏仁(汤浸,去皮,研)半两

【用法】上为散。以鸡子白调令匀,入瓷盒中盛,临卧时,先用浆水洗面,后涂药,明旦以井花水洗之。

【主治】面皯𪒠,令光白。

50364　矾石散(方出《圣济总录》卷一一四,名见《普济方》卷五十五)

【组成】矾石(熬令汁枯)一两　铅丹(炒)一钱

【用法】上为末。每用半字,掺入耳中。

【主治】耳聋,有脓水不止。

50365　矾石散《圣济总录》卷一一五)

【组成】矾石(烧令汁尽,研)　食盐(研)各一分

【用法】上各为细散。先以纸撚子拭去脓汁令干,次以盐掺之,次又以矾石掺之,一日二次。

【主治】聤耳出脓汁。

50366　矾石散

《圣济总录》卷一一九。为方出《肘后方》卷三,名见《圣惠》卷三十六“白矾散”之异名,见该条。

50367　矾石散《圣济总录》卷一二七)

【组成】白矾(烧令汁枯)半两　李白皮　桃白皮　独活(去芦头)　知母(焙)　生干地黄　雌黄(研)各一分　猬皮(炙焦)　白术各三分　蜀椒(去目并合口,炒出汗)一百枚　青黛(研)　斑蝥(去足翅,糯米炒)　白芷　柏枝　芍药　海苔　当归(焙)各一分

【用法】上为散。每服一钱匕,空心温水调下,每日三次。

【主治】蚍蜉瘘,始发在项,如患伤寒。此因吃食中有蚍蜉,其根在肾。

50368　矾石散《圣济总录》卷一八一)

【组成】白矾(熬令汁枯)　龙骨　铅丹(炒)各半两　麝香　竹蛑(末)各一分

【用法】上为细末。先用绵杖子拭干耳内,以药少许掺之。

【主治】小儿聤耳,汁出不止。

50369　矾石散

《鸡峰》卷九。为《金匮》卷中“消石矾石散”之异名。见该条。

50370　矾石散《杨氏家藏方》卷四)

【组成】白矾不拘多少

【用法】上为细末。用水和面条,作圈子,围脐高一寸许,纳安矾末,以冷水逐旋滴矾末上,令湿透,更以水滴,觉内冷透,即小便通。

【主治】小便不通,脐腹急胀。

50371　矾石散《普济方》卷二一六引《余居士选奇方》)

【异名】矾蛎散(《医略六书》卷二十八)。

【组成】矾石(烧令汁尽)　牡蛎(熬)各等分

【用法】上为末。以粟米粥饮服,每日三次。

【主治】丈夫、妇人遗尿不知出时。

50372　矾石散《普济方》卷二五四)

【异名】吹鼻散、仓公散。

【组成】生矾石一分(以水和赤土裹之,炭火三斤,烧两炊久,取出去赤土)

【用法】上为散。以竹筒吹大豆许入鼻中。得嚏则气通,气通则活,未嚏者复吹之。

【主治】鬼气排击,心腹刺痛,吐下血,死不知,及卧魇唔踕不觉者,诸恶毒病。

50373　矾石散《普济方》卷二九六)

【组成】白矾二两　硼砂二钱　辰砂半钱　麝香五十文　绿矾半两

【用法】上为细末。每用少许,点在痔上,即化作水出。上药五七日了,便使后药:土朱五文,牡蛎五文,白及五文,为细末,敷在痔上,自然干,脱落即愈。

【主治】痔。

50374　矾石散《眼科锦囊》)

【组成】独头蒜　明矾

【用法】先取独头蒜生者,捣烂,去滓,纳明矾,阴干为末。每用自三分至五分,白汤送下。其效缓和,能得快吐。

【主治】眼目昏花,风眼疫眼,偏正头痛,其余病毒结于胸中者。

50375　矾石煎《圣济总录》卷一一六)

【组成】矾石一两(熬枯)　苦参　生地黄(洗令净,研,绞取汁)三合

【用法】上三味,粗捣二味为末,以生地汁并水二盏,煎至三合,绵滤去滓。少少滴鼻中,三五度愈。

【主治】鼻中热气生疮,有脓臭,兼有虫。

【备考】方中苦参用量原缺。

50376　矾石膏(方出《千金》卷六,名见《普济方》卷五十三)

【组成】矾石 甘草 菖蒲 当归 细辛 防风 芎
劳 白芷 乌贼骨 附子 皂荚各半两 巴豆十四枚

【用法】上切。三升酢渍一宿,以不中水鸡膏九合,煎
三上三下,以巴豆黄,膏成去滓,纳雄黄末。搅调取枣核大,
沥于耳内,绵塞之,一日换三次。

【主治】耳聋。

50377 矾石膏(《圣济总录》卷一一五)

【组成】矾石(熬令汁尽)三分 附子(炮裂,去皮脐)一
两 菖蒲半两 杏仁(汤浸,去皮尖双仁,炒黄)三两(别研)
蓖麻仁二两半(别研) 松脂 烟脂各三分

【用法】上药捣研令匀,和如膏,以绵裹枣核大,塞耳
中,常令相续。以愈为度。

【主治】聍耵。

50378 矾龙散(《寿世保元》卷八)

【组成】枯矾 龙骨(煅)各五分

【用法】上为细末。每用少许,干掺脐上。

【主治】小儿因剪脐,外伤于风邪,以致脐疮不干。

50379 矾灰散(《圣济总录》卷一二四)

【组成】白矾灰 乌贼鱼骨(去甲) 桂(去粗皮) 陈
橘皮(汤浸,去白,焙) 浆水脚(多年者,晒干,炒紫色)各
一分

【用法】上捣研,同炒黑色,候冷,为细散。每服一钱
匕,温酒调下,仍益酒令醉;又以绵裹一钱匕,含咽,盖覆纳
鼻,嚏喷即出。

【主治】骨鲠在喉中不出。

50380 矾灰散

《三因》卷十。为《博济》卷三“归魂散”之异名。见该
条。

50381 矾朱散

《不知医必要》卷二。为《杂病源流犀烛》卷七:“郁金
丸”之异名。见该条。

50382 矾红丸(《急救痧症全集》卷下)

【组成】白明矾三钱 矾红一两

【用法】上为细末,以浓米泔为丸,如芡实大。每服一
丸,薄荷汤温调下。

【主治】一切痧气攻痛。

50383 矾皂散(《医级》卷八)

【组成】白矾 牙皂各等分

【用法】水煎,灌之取痰,得吐痰涎,可商投剂。

【主治】卒中痰噤,壅闭会厌,汤饮不得入口。

50384 矾附丸(《圣济总录》卷九十二)

【组成】附子(炮裂,去皮脐,重七钱者)一枚 矾石(熬
令汁枯)半两

【用法】上为末。水煮面糊为丸,如梧桐子大。每服十
丸至二十丸,空心、夜卧茶清送下。

【主治】白淫过甚。

50385 矾附丸(《圣济总录》卷一二二)

【组成】白矾(熬令汁枯) 附子(炮裂,去皮脐)各一两

【用法】上为末,炼蜜为丸,如梧桐子大。每服五丸,温
酒送下,稍增至十丸,一日三次,数日永愈。

【主治】肠痔,每大便常有血。

50386 矾附丸(《圣济总录》卷一四三)

【异名】矾附丹(《医学入门》卷七)。

【组成】绿矾四两(用瓶子盛,盖之,火煅食倾,候冷取
出,入盐一合,硫黄一两,同矾研,依前入瓶子内烧食倾,候
冷取出细研) 附子一两(炮去皮脐,杵为末)

【用法】上为末,粟米粥为丸,如梧桐子大。每服三十
丸,空心以生地黄汁送下。当日止,一月除根。

【功用】助下元,除风气,补益脏腑。

【主治】肠风泻血。

50387 矾附丹

《医学入门》卷七。为《圣济总录》卷一四三“矾附丸”之
异名。见该条。

50388 矾郁丸

《金鉴》卷四十一。为《医方考》卷五引“本事”“白金丸”
之异名。见该条。

50389 矾茧散(《医学入门》卷六)

【组成】白矾 蚕茧

【用法】白矾为末,塞入蚕茧内令满,以炭火烧令矾汁
尽,取出,为末。干掺。

【主治】痘后身上及肢节上生疳蚀疮,脓水不绝。

50390 矾茶散

《卫生总微》卷十七。为《博济》卷三“归魂散”之异名。
见该条。

50391 矾砒丸(《颅后方》)

【组成】明矾半斤 白砒四两

【用法】上为细末,火煅过,烟尽为度,为末,滴水为丸。
痢疾,冷水送下七丸;水泄,木瓜汤送下七丸;胃脘痛,炒栀
子汤送下;久患足上顽疮,擂末搽之;笔圈癣,皮略擦破,用
末搽之;九种心痛,牡蛎粉冷水调服七丸;疥疮、坐板及黄水
疮,用腊猪油调搽。

【主治】痢疾,水泄,胃脘痛,癣疥,坐板及黄水疮等。

【宜忌】忌搽头上疮,及服热物。

50392 矾香油(《卫生鸿宝》卷二)

【组成】明矾末(取绵纸作长条,打成结子,放入菜油内
浸透,取铁筛放细结子,用火烧结内油仍滴于所烧油内,烧
至枯毕,以结磨粉) 松香(用胡葱煎汤,去葱,入香煮温在
汤内,手扯去油,冷凝磨粉,并与白矾研匀)

【用法】共调油内,早、晚敷疮,五六日愈。

【主治】头面肥疮。

50393 矾香散(《卫生总微》卷十八)

【组成】白矾一两(烧灰) 蛇床子一分(为末)

【用法】上药相和,入麝香末五分,同研细。每用一字,
掺入病耳。

【主治】小儿聤耳内生疮,或有脓汁。

50394 矾香膏(《圣济总录》卷一四一)

【异名】白矾散(《圣济总录》卷一四三)。

【组成】白矾灰半两 木香(炮,捣末)一分

【用法】用鸡子白调成膏。敷之。

【主治】牝痔出脓血,疼痛不可忍。

50395 矾夏散(《普济方》卷三〇七)

【组成】白矾 半夏各等分

【用法】上为末。酸醋调,贴痛上,毒出。

【主治】蝎螫痛不可忍。

50396 矾倍丹(《医级》卷八)

【组成】白矾　五倍子各等分

【用法】上为末,米糊为丸。或填贴脐中,或吞服亦可。

【主治】汗多不止,并脐淋之候。

50397 矾倍霜(《效验秘方·续集》蒋庆芳方)

【组成】枯矾　五倍子各25克

【用法】共研细末,用100克愈裂霜做基质配成软膏装瓶备用。每晚用PP(1/5000)坐浴或中药熏洗后,外阴涂擦矾倍霜,每日1～2次,7～10天为1疗程,月经期停用。

【主治】外阴瘙痒。

【临床报道】外阴瘙痒:用本方共治疗54例。结果:治愈(症状和体症消失)25例,显效(症状和体症明显减轻)22例,有效(症状和体症有所好转)6例,无效2例。总有效率96%。

50398 矾脂散(《圣济总录》卷一八一)

《圣济总录》卷一八一。即方出《圣惠》卷三十六,名见《卫生宝鉴》卷十"松花散"去麻勃。见该条。

50399 矾消散(《普济方》卷二九六引《卫生家宝》)

【组成】朴消　白矾　五倍子各等分

【用法】上为细末。以朴消先煎汤熏,候温即洗,用绵帛渗干,却以水调二药末为膏,涂痔上。

【主治】痔疾痛不可忍。

50400 矾消散

《普济方》卷六十。即《朱氏集验方》卷九"白矾散"。见该条。

50401 矾消散

《医学入门》卷七。为《金匮》卷中"消石矾石散"之异名。见该条。

50402 矾黄丸(《备急灸法》)

【异名】神仙黄矾丸(《外科精要》卷上)、蜡矾丸(《直指》卷二十三)、黄矾丸(《医方类聚》卷一八七引《修月鲁般经后录》)、护膜丸(《仙传外科集验方》)、黄蜡丸(《普济方》卷二八四)、神仙蜡矾丸(《奇效良方》卷五十四)、神效黄矾丸(《校注妇人良方》卷二十四)、经验矾蜡丸(《寿世保元》卷六)、矾蜡丸(《医级》卷九)。

【组成】白矾一两(为末)　黄蜡半两(溶开)

【用法】上旋为丸,如绿豆大。每服五十丸,用温酒或些煎熟麻油送下,不拘时候。

【功用】定痛生肌,护膜消毒,托里排脓。

❶《备急灸法》:托毒。❷《外科精要》:止疼痛。❸《增补内经拾遗》引《中流一壶》:定痛生肌,护膜止泻,消毒化脓,排脓托里。

【主治】痈疽诸疮,瘰疬痰核,痔漏便毒,蛇咬伤。

❶《备急灸法》:痈疽发背。❷《外科精要》:痈疽未破或已破,或遍身生疮,状如蛇头,以及蛇咬。❸《直指》:诸痔,诸痈恶疮,便毒。❹《奇效良方》:肠痈。❺《寿世保元》:瘰疬痈疽,便血恶疮,久漏不愈者。

【宜忌】《中国医学大辞典》:忌食鸡肉三月。

【备考】《增补内经拾遗》引《中流一壶》:本方用法:以铁勺盛蜡置炭火上熬化,生布滤过,冷称一两,下勺再熬化,入细矾末一两搅匀,取出为丸,如绿豆大。每服八九十丸,每日一次,食远白汤送下,服三日止。

50403 矾黄散(《圣济总录》卷一一四)

【组成】矾石(晋州者,熬令汁枯)半两　雄黄(好者)一分

【用法】上为极细末。每用手指甲挑半字,先以绵杖子拭耳内令干,却滴生麻油一二点入耳内,仍以绵杖子粘药末在耳内,不拘久近,只一二度愈。

【主治】耳内脓水,疼痛不止。

50404 矾蛎散

《医略六书》卷二十八。为《普济方》卷二一六引《余居士选奇方》"矾石散"之异名。见该条。

50405 矾葛散(《嵩崖尊生》卷八)

【组成】白矾　干葛各四两

【用法】水煎,洗足。五日愈。

【主治】足汗。

50406 矾葱汤(《一盘珠》卷五)

【异名】矾葱酒(《仙拈集》卷四)。

【组成】白矾(末)三钱　葱白七茎

【用法】上药同捣极烂,捣作七块,每块用热酒一杯送下。服毕,用厚被盖,出汗为度。

【主治】疔疮初起。

【宜忌】《仙拈集》:忌酒色荤辣生冷。

50407 矾葱酒

《仙拈集》卷四。为《一盘珠》卷五"矾葱汤"之异名。见该条。

50408 矾硫丸(《通俗伤寒论》卷五)

【组成】绿矾一两　倭硫黄一钱　麦粉三两　黑枣肉二两

【用法】上捣匀炼丸。每服三分至五分,轻者,茵陈蒿汤送下;重者,栀子大黄汤送下。

【主治】阳明病,瘀热在里,热不得越而成阳黄。症见但头汗出,而身无汗,齐颈而还,小便不利,渴饮水浆,腹微满者,身必发黄,黄而鲜明,如橘子色,甚则面目金黄,间或口吐黄汁,甚则心中懊侬,或热痛,溺赤黄浊,舌苔黄腻,糙而起刺,脉右滑数,左弦滞。

50409 矾硫散(《医统》卷六十六)

【组成】枯矾　硫黄各半两

【用法】上为末。入丹染与色同,用津调涂敷。内服防风通圣散。

【主治】风热上攻阳明经,面鼻紫色,风刺隐疹。

50410 矾硫散(《医级》卷八)

【组成】白矾　硫黄　乳香各等分

【用法】上为末。用茄汁调敷。如无茄时,以荔枝壳煎汁代之,或用绵裹末擦之亦可。

【主治】肺风,酒渣鼻。

50411 矾蜡丸

《医级》卷九。为《备急灸法》"矾黄丸"之异名。见该条。

50412 矾蜡丸(《卫生鸿宝》卷一)

【组成】黄丹(水飞)　枯矾　白蜡各一两

【用法】铜勺溶蜡,入丹、矾末调匀,乘热为丸,如黄豆大。每服二丸,开水送下。

【主治】久泻。

50413　矾精散

《金鉴》卷六十六。为原书同卷"清溪秘传矾精散"之异名。见该条。

50414　矾蜜汤（《简明医彀》卷四）

【组成】白矾一钱　蜜小半杯

【用法】水一碗,煮十沸,入蜜温服。未吐,再饮熟水即吐。

【主治】痰饮。

50415　矾蝎散（《普济方》卷二九四）

【组成】白矾一两(生,令细)　全蝎半两

【用法】将矾为末,用耳锅一个,将蝎用麻黄包了、线扎定,将矾分作两处,一半在底,一半在上,全蝎在中心,用瓦片子盖定。再用盐泥固济,候干,用炭火二斤,煅一斤,将取出为细末。每服一钱,入麝香少许,将猯猪膈一个,切,入药内,用湿纸包五七重,火煨熟,取出,临卧时细嚼,津液送下。

【主治】项气,又名瘿气。

50416　矾鳖散（《疡科选粹》卷五）

【组成】土矾(末)二钱　木鳖子七个(取仁,研)

【用法】以水煎,熏洗二三次。如肛门熏热,以朴消末,水调淋之。

【主治】痔疮。

50417　矾石兑丸

《三因》卷十八。为《金匮》卷下"矾石丸"之异名。见该条。

50418　矾石软膏（《中医皮肤病学简编》）

【组成】熟石膏6克　枯矾2克　雄黄7克　冰片1克　凡士林加至200克

【用法】上为细末,配成软膏。外用。

【主治】婴儿湿疹。

50419　矾石消散

《证治宝鉴》卷九。为《金匮》卷中"消石矾石散"之异名。见该条。

50420　矾石涂方（《圣济总录》卷十一）

【组成】矾石(生,捣末)三两　清酒三升

【用法】先煮酒令沸,次入矾石末,同煮如稀糊,涂之。

【主治】诸风赤白癜疹,积年不愈,每发遍身肿,久恐入腹伤人。

50421　矾石涂方（《圣济总录》卷十八）

【组成】矾石　石硫黄各一分

【用法】上为末,用好醋调和如膏,涂之。

【主治】白驳风。

50422　矾石酿酒（《千金翼》卷二十一）

【组成】矾石(烧)　石膏　代赭　恒山　蜀椒(去目及闭口者,汗)　远志(去皮)　狼毒　半夏(洗)　芒消　礜石(炼)　玄参　麻黄(去节)　防风　桔梗　秦艽　石南　石韦(去毛)　黄连　莽草　干地黄　凝水石　菟丝子　甘草(炙)各一两　白石英一两半　杏仁二十枚(去皮尖,熬)

【用法】上药治下筛,盛韦囊中,以时曲三斤,米三斗作酒,酒熟,合药封之,冬十日、春七日、夏三日、秋五日,出药去滓。每服酒如一鸡子,酒势尽,复进之,一日二次,所治无有不愈,十日知,三十日愈。

【功用】服百日面白如桃李色,耳目聪明,邪气荡除,去

魂还复。

【主治】癫病。

【宜忌】服药当斋戒。

50423　矾蝴蝶散（《圣济总录》卷六）

【组成】矾蝴蝶　蜜陀僧各三钱

【用法】上为末。每服半钱匕,温水调灌之;若牙紧不能下药,即鼻中灌之。

【主治】中急风,牙关紧,不能转舌,语涩。

50424　矾石大黄丸（《家塾方》）

【组成】矾石　大黄各等分

【用法】上为末。每服一钱,以温汤下,一日一次。

【主治】无名毒肿及癞风、疥、癣。

50425　矾石四物汤（《普济方》卷二九九引《海上方》）

【组成】四物汤加矾石(末)少许

【用法】煎四物汤,研矾石末少许,搀入同服,再煎滓洗之,甚妙。

【主治】手缝痒。

50426　矾石白术散（《千金》卷二十三）

【组成】矾石　白术　空青　当归各二分　细辛一两　猬皮　斑蝥　枸杞　地胆各一分　干乌脑三大豆许

【用法】上药治下筛。每服方寸匕,以酢浆调下,一日三次。病在上侧轮卧,在下高枕卧,使药流下。

【主治】蛴螬漏,始发于颈下,无头尾,如枣核块,累移在皮中,使人寒热心满。

【方论选录】《千金方衍义》:矾石专除气分之垢腻,佐以白术专理气分之津液,余皆散坚利窍之品,惟干乌脑专于截风,然其病得之喜怒哭泣,则肝与肺未必无预,则不独在心矣。

50427　矾石消石散

《证治宝鉴》卷九。即《金匮》卷中"消石矾石散"。见该条。

50428　矾石消垒散（《辨证录》卷九）

【组成】泽泻　半夏各三钱　茯神　白术各五钱　苡仁一两　附子二分　人参一钱　甘草五分　白矾一钱　黄连三分

【用法】水煎服。十剂自消。

【主治】气之不行,痰生块结,遍身累累不一。

50429　矾石涂敷方（《圣济总录》卷一三三）

【组成】矾石(研)　石硫黄(研)各半两　虾蟆一枚(五月五日自死者,烧作灰)

【用法】上为细末。先以盐汤洗疮,涂敷,每日三五次,以愈为度。

【主治】月蚀疮。

50430　矾石滑石散

《三因》卷十。为方出《千金》卷十,名见《外台》卷五"矾石散"之异名。见该条。

50431　矾石藜芦散

《张氏医通》卷十五。为方出《千金》卷六,名见《普济方》卷五十六"矾石散"之异名。见该条。

郁

50432　郁李丸

《保婴集》。为《小儿药证直诀》卷下"郁李仁丸"之异

名。见该条。

50433 郁李丸（《得效》卷六）

【组成】郁李仁 枳壳 川独活 鳖甲（醋炙黄）各等分

【用法】上为末。木瓜汤调下；酒亦可。

【主治】痢后风，手足不能屈伸；或麻痘证传变，手足筋脉急。

50434 郁李丸

《普济方》卷三八六。为《卫生总微》卷十四"郁李仁丹"之异名。见该条。

50435 郁李酒（《圣济总录》卷一二〇）

【组成】郁李根 细辛（去苗叶）各一两 椒（去闭口及目，炒出汗）半两 槐白皮 柳白皮各一把

【用法】上除椒外剉细。每用药一两，酒一升半，煎三五沸，去滓，热漱冷吐。

【主治】齿风肿痛，呼吸风冷，其痛愈甚，龈槽肿赤。

50436 郁矾丸

《得效》卷八。为《医方考》卷五引《本事》"白金丸"之异名。见该条。

50437 郁矾散

《医略存真》。即《医方考》卷五引《本事》"白金丸"改为散剂。见该条。

50438 郁金丸（《圣惠》卷三十三）

【组成】郁金 栀子仁 黄连（去须） 川大黄（剉碎，微炒）各一两 石决明一两（捣碎，细研，水飞过） 蛇蜕皮灰三钱

【用法】上为末，炼蜜为丸，如绿豆大。每服十丸，以温水送下，不拘时候。

【主治】斑痘疮入眼，疼痛难开。

50439 郁金丸

《普济方》卷十八引《海上方》。为《医方考》卷五引《本事》"白金丸"之异名。见该条。

50440 郁金丸（《瘰症全书》卷下）

【组成】五灵脂（醋炒）一两 延胡索八钱 砂仁（炒） 生明矾各五钱 木香（不见火） 真郁金 雄黄（为衣）各三钱

【用法】神曲糊为丸，如萝卜子大。每服三十五六丸，唾津咽下。

【主治】随常瘰症腹痛者，及九种心疼。

50441 郁金丸（《杂病源流犀烛》卷七）

【异名】矾朱散（《不知医必要》卷二）。

【组成】朱砂 郁金 白矾

【功用】补魄。

【主治】因惊忧得之，痰涎久留心窍，或因喜乐无极而伤魄所致的癫狂。

【备考】《丸散膏丹集成》本方用法：为细末，水为丸，如梧桐子大。每服三四十丸，熟汤送下。

50442 郁金丸（《串雅补》卷二）

【组成】广木香六分 大茴四钱 雄黄四两 沉香六分 郁金一两二钱 乳香 巴霜 五灵脂各一两二钱

【用法】上为末，米醋糊为丸，如梧桐子大。朱砂为衣。

每服壮人七丸，弱人五丸，陈酒送下。

【主治】臌胀。

50443 郁金丸（《北京市中药成方选集》）

【组成】白芥子（炒）二十四两 枳壳（炒）二十四两 青皮（炒）二十四两 黄芩二十四两 白豆蔻二十四两 黄连二十四两 莱菔子（炒）二十四两 厚朴（炙）二十四两 片姜黄二十四两 槟榔二十四两 三棱（炒）二十四两 橘皮二十四两 当归二十四两 黄柏二十四两 木香二十四两 砂仁二十四两 郁李仁二十四两 郁金二十四两 熟大黄一百六十两 生大黄一百六十两 黑丑（炒）八十两 牙皂四十两 香附（炙）四十两 灵脂（炒）四十两 玄胡（炙）四十两 沉香十二两 莪术（炙）四十四两 桔梗四十四两

【用法】上为细末，用冷开水为丸。每服二钱，温开水送下，一日二次。

【功用】舒郁宽中，消食化滞。

【主治】胸膈堵闷，胃口疼痛，积聚痞块，二便不通。

【宜忌】孕妇忌服。

50444 郁金丹（《幼幼新书》卷十三引张焕方）

【组成】郁金末 蝎梢 桔梗 天南星（微炒）各半两（上为细末） 巴豆五枚（以童便浸一宿，去皮心膜，出油，研成膏） 腻粉一钱（研）

【用法】上为末，水为丸，如黍米大。每服五丸，以荆芥汤送下。

【主治】小儿中风，潮发涎盛。

50445 郁金丹（《丹溪心法附余》卷十）

【异名】金矾丸（《赤水玄珠》卷十四）。

【组成】川芎二两 防风 郁金 猪牙皂角 明矾各一两 蜈蚣（黄、赤脚）各一条

【用法】上为末，蒸饼为丸，如梧桐子大。每服十五丸，空心茶清送下。

【主治】痫疾。

50446 郁金丹（《辨证录》卷四）

【组成】白芍 桔梗各三钱 抚芎二钱 白芥子 茯苓 生地各三钱 甘草 款冬花各一钱

【用法】水煎服。

【主治】郁热难通，一遇秋凉即咳嗽不宁，甚至气喘难卧。

50447 郁金汤（《杂病源流犀烛》卷二十四）

【组成】郁金 生地 知母 阿胶 牛蒡子 杏仁 童便 桔梗 沙参 蝉蜕

【主治】寒包热而声哑者。

50448 郁金串（《串雅补》卷二）

【组成】巴霜一钱 郁金五钱 当归一两 官桂五钱 槟榔一两

【用法】上为细末。砂糖调四分五厘服，壮实者五分。

【功用】追虫打积。

50449 郁金串（《串雅补》卷二）

【组成】郁金一钱五分 三棱（酒炒） 莪术（酒炒）各一钱五分 南星 半夏各二钱 雄黄五分 生蒲黄三钱 赤芍（酒炒）一钱五分 五灵脂三钱

【用法】上为末。每服五钱，红花、桃仁煎汤送下。

【主治】经闭久不行。

50450 郁金饮

　　《圣济总录》卷五十六。为《圣惠》卷四十三"郁金饮子"之异名。见该条。

50451 郁金散（《医心方》卷五引《深师方》）

　　【组成】郁金二两　黄连二两　矾石二两

　　【用法】上药治下筛。卧时着目中如黍米大。

　　【主治】目盲。

50452 郁金散（《圣惠》卷四）

　　【组成】郁金一两　白附子三分（炮裂）　羌活一两　甘草半两（炙微赤，剉）　黄连一两（去须）　黄芩三分　川大黄一两（剉，微炒）　麦门冬一两半（去心，焙）　川升麻三分

　　【用法】上为细散。每服一钱，食后以麦门冬汤调下。

　　【主治】小肠实热，心下急痹，口舌生疮。

　　【宜忌】忌炙煿、热面。

50453 郁金散（《圣惠》卷十）

　　【组成】郁金三分　川大黄一两半（剉碎，微炒）　栀子仁三分　柴胡半两（去苗）　甘草一分（炙微赤，剉）　犀角屑半两

　　【用法】上为细散。每服二钱，以葱豉汤调下。如人行十里再服，大便通利为度。

　　【主治】伤寒发狂，谵语，大便不通，心腹胀满欲走。

50454 郁金散（《圣惠》卷三十七）

　　【组成】郁金　木香　飞罗面　黄柏（剉）各一两　甘草一两半（炙微赤，剉）

　　【用法】上为散。以生地黄汁一大盏，旋旋拌药后，焙令干，又拌之，令地黄汁尽为度，再为细散。每服二钱，以青竹茹汤调下，不拘时候。

　　【主治】吐血、衄血不止。

50455 郁金散（方出《圣惠》卷五十五，名见《圣济总录》卷六十）

　　【组成】郁金一两　牛胆一枚（干者）　麝香（研）半钱

　　【用法】上为细散。每服半钱，新汲水调下，不拘时候。

　　【主治】谷疸，唇口先黄，腹胀气急。

50456 郁金散（《圣惠》卷五十八）

　　【组成】郁金一两　瞿麦一两　生干地黄一两　车前叶一两　滑石一两　川芒消一两

　　【用法】上为粗散。每服四钱，以水一中盏，煎至六分，去滓温服，如人行十里再服，以愈为度。

　　【主治】血淋及尿血，水道涩痛。

50457 郁金散（《圣惠》卷六十四）

　　【组成】郁金半两　赤小豆一合　甜葶苈半两　伏龙肝二两　川芒消半两　川大黄半两（生）

　　【用法】上为末。以鸡子白并蜜少许，调令稀稠得所，涂之，干即更涂。

　　【主治】游肿攻头面，燉肿赤热疼痛。

50458 郁金散（《圣惠》卷八十三）

　　【组成】郁金半两　腻粉一钱　巴豆十二颗（以小便浸一宿，去皮出油，研如膏）

　　【用法】上研匀。每服一字，以橘皮汤调下，吐涎出即效。

　　【主治】小儿中风，吐涎。

50459 郁金散（《幼幼新书》卷八引《万全方》）

　　【组成】郁金　天竹黄　马牙消　铅霜各半两　龙脑一分

　　【用法】上为末。每服半钱，以热水调下。

　　【主治】小儿惊热至甚。

50460 郁金散（《幼幼新书》卷十九引《万全方》）

　　【组成】郁金（皂角二梃，挼水一碗，慢火煮干）一两　天竺黄　马牙消　甘草（炙）各半两　朱砂一分　龙脑一钱

　　【用法】上为末。每服半钱，麦门冬汤调下。

　　【功用】镇心压涎。

　　【主治】小儿风热。

50461 郁金散（《伤寒总病论》卷四）

　　【组成】郁金一枚（甘草一分，水半碗，煮干，去甘草，切片，焙干，为细末）　真脑子（炒）半钱

　　【用法】上为末。每服一钱匕，以生猪血五七滴，新汲水调下，不过二服，甚者毒气从手足心出，如痛状乃愈。

　　【主治】斑痘始有白疱，忽搐入腹，渐作紫黑色，无脓，日夜叫，烦乱者。

50462 郁金散（《圣济总录》卷二十八）

　　【组成】郁金　大黄（细剉，微炒）　山栀子仁各三分　桂（去粗皮）半两　甘草（炙，剉）一分

　　【用法】上为细散。每服二钱匕，食后以葱豉汤调下。

　　【主治】伤寒阳盛发狂，大便不通，腹胀满欲走。

50463 郁金散（《圣济总录》卷四十三）

　　【组成】郁金一两　白附子（炮）半两　羌活（去芦头）三分　甘草（炙，剉）半两　黄连（去须）一分　黄芩（去黑心）半两　侧柏半两　大黄（剉，炒）　干蝎（去土，炒）各半两

　　【用法】上为细散。每服二钱匕，食后薄荷熟水调下；生姜蜜汤下亦得。

　　【主治】小肠实热，心下急痹，口舌生疮。

50464 郁金散（《圣济总录》卷六十八）

　　【组成】郁金一两　莲实（去皮）　黄耆（剉）各一分

　　【用法】上为散。每服一钱匕，冷水调下，不拘时候。

　　【主治】吐血不止。

50465 郁金散（《圣济总录》卷六十九）

　　【组成】郁金（剉）　甘草（炙，剉）各一两

　　【用法】上为散。每服二钱匕，井花水调下，不拘时候。

　　【主治】呕血。

50466 郁金散（《圣济总录》卷六十九）

　　【组成】郁金一两　当归（切，焙）半两

　　【用法】上为散。每服一钱匕，以生姜、乌梅汤调下。

　　【主治】心脏积热，血脉壅盛，舌上血出。

50467 郁金散（《圣济总录》卷七十）

　　【异名】金光散（《普济方》卷一八八）。

　　【组成】郁金　甘草（炙）　青黛各半两

　　【用法】上为散。每服二钱匕，以鸡子白调下。

　　【主治】衄血，汗血。

50468 郁金散（《圣济总录》卷八十三）

　　【组成】郁金　大黄　白及　天南星　龙骨　白蔹　黄蜀葵花各一两（并生剉）

　　【用法】上为细散。水调，敷肿痛处。

【主治】风湿脚气,肿痛恶疮。

50469 郁金散(《圣济总录》卷九十八)

【组成】郁金一两 滑石(研)半两 甘草(生)一分

【用法】上为散。每服一钱匕,热汤调下,不拘时候。

【主治】卒小便淋涩不通。

50470 郁金散(《圣济总录》卷一一〇)

【组成】郁金三两 新牛胆一枚 猪胆二枚 蛤粉(研)三两 大黄(剉,炒)半两 黄连(去须)半两 雄黄(研)一分

【用法】上七味,将五味为细散,并猪胆拌和,入牛胆中填满,阴干,为细散。每服一钱匕,小儿半钱匕,食后新汲水调下。

【主治】雀目,赤眼,气眼,疳眼。

50471 郁金散(《圣济总录》卷一一八)

【组成】郁金半两 白矾(生研)一分 铅霜(研)一分 槟榔(剉)半两

【用法】上为散。每服半钱匕,食后冷熟水调下,一日二次。

【主治】口舌疮。

50472 郁金散(《圣济总录》卷一六八)

【组成】郁金半两 蝉蜕四十枚 龙胆 白附子(炮)各半两 大黄(炒) 干蝎(炒) 甘草(炙)各一分

【用法】上为散。每服一字至半钱匕,空心薄荷汤调下。

【主治】小儿风热,胸膈烦闷,目涩多渴。

50473 郁金散(《圣济总录》卷一七五)

【组成】郁金(剉)半两 防风(去叉,切) 半夏(切)各一分 巴豆(去壳)二十一枚 皂荚(剉)一挺

【用法】以水一升,同于银石器内煮令干,去巴豆、皂荚不用。以温汤洗余三味,焙干,为末。每服半钱匕,生姜蜜熟水调下。

【主治】小儿一切咳嗽。

50474 郁金散(《宣明论》卷十四)

【异名】一捻金散(《普济方》卷三七五)。

【组成】郁金一枚(大者) 巴豆七个(去皮,不出油)

【用法】上为细末。每服一字,煎竹叶汤放温下。把药抄盏唇上放,以汤冲下喉咽为妙。

【主治】小儿急慢惊风。

50475 郁金散(《医方类聚》卷二五八引《保童秘要》)

【组成】郁金一两(浆水一升煮,水尽为度) 甘草(猪胆涂,炙) 马牙消 天竹黄各半两 朱砂一分

【用法】上为末。每服半钱,薄荷汤调下。

【功用】去积热。

【主治】小儿惊风。

50476 郁金散

《兰室秘藏》卷中。为原书同卷"白芷散"之异名。见该条。

50477 郁金散(《直指》卷二十一)

【组成】郁金 白芷 细辛各等分

【用法】上为细末。擦牙,仍以竹叶、竹皮浓煎,入盐少许,含咽,或炒盐敷亦可。

【主治】❶《直指》:齿出血。❷《奇效良方》:牙齿疼痛。

50478 郁金散(《朱氏集验方》卷九)

【组成】郁金 猪牙皂角各一两

【用法】上用水同浸一宿,火煮透,郁金烂为度。去皂角,留郁金焙干,次用北细辛半两同为末,入麝香、硇砂各一钱或半钱拌匀,炼蜜为丸,如茶子大。食后以茶送下。

【主治】鼻中息肉。

50479 郁金散(《朱氏集验方》卷九)

【组成】郁金二枚 白僵蚕 鸭舌胆矾各半两 全蝎二个 山豆根二钱半 猪牙皂角五皮 雄黄一钱 巴豆二七粒(七粒同矾火煅用,七粒去油生用)

【用法】上为细末。每服半钱,新汲井花水如茶脚多,调令稀稠得所,时复咽下。如口禁,以巴豆油纸捻成条子,烧烟搐鼻,自然口开。却以酸黄子醋调,用鹅毛拂患处,痰涎出为度。如觉不快,更进无害。

【主治】咽喉至重者。

50480 郁金散(《永类钤方》卷十一)

【组成】大黄 荆芥穗 薄荷叶 郁金 朴消各等分

【用法】上为末,用鸡子清或嫩苎(根白者,打烂)调贴眉眶上及肿处。加生地黄尤好。

【主治】眼目赤肿疼痛。

【加减】痛,加乳香、没药。

50481 郁金散(方出《丹溪心法》卷二,名见《李氏医鉴》卷八)

【组成】郁金末

【用法】加姜汁、童便服。

【主治】呕血,衄血。

50482 郁金散(《普济方》卷六十一)

【组成】郁金 天南星 宣连 蝎各半两 巴豆(别研)二分半

【用法】上除巴豆,余为末,和匀。每服壮者一钱,老少者半钱,生姜、蜜水调下。此药乃微有毒,须量人虚实加减服,凡服此药以泻为度。

【主治】喉闭,腮肿涎结成核,走马缠喉诸风欲死者。

50483 郁金散

《普济方》卷一六六。即《儒门事亲》卷十二"蔚金散"。见该条。

50484 郁金散(《普济方》卷二一一)

【组成】川郁金 槐花 甘草(炒)各一分

【用法】上为细末。每服三钱,食前豆豉汤调下。

【主治】一切热毒痢,下血不止。

50485 郁金散(《普济方》卷二一五)

【组成】生干地黄 郁金 蒲黄各等分

【用法】上为细末。每服一钱,食前以车前子叶汤调下;酒调下亦得。

【主治】血淋。心头烦,水道中涩痛,小肠积热,尿血出者。

50486 郁金散

《普济方》卷二一六。为《圣济总录》卷九十八"胜金散"之异名。见该条。

50487 郁金散(《普济方》卷三六二)

【组成】郁金 南星 白附子 大半夏各半两

【用法】上用生姜二十片,皂角三条,水二盏,煎药同煮,以干为度。去皂角及生姜,以四味焙干,同雄猪胆一枚,

以盏盛定,刺汁,以前药入胆汁内浸,炙干又浸,以胆汁尽为度。再用铁华粉半两,甘草三钱研匀同为末。每服一钱,薄荷蜜汤调下。

【主治】滞颐,不问脾虚惊热。

50488 郁金散(方出《袖珍》卷四引《经验方》,名见《便览》卷四)

【异名】郁金灰散(《杏苑》卷八)。

【组成】郁金(烧灰存性)

【用法】上为末。每服二钱,米醋汤一呷调灌之。

【功用】下胎。

【主治】产后血上心已死。

50489 郁金散(《医统》卷八十三)

【组成】片姜黄一钱 牡丹皮 莪术 红花 当归 赤芍药 川芎 桂心 延胡索各七分

【用法】上咬咀。水一盏半,酒半盏,煎八分,温服,每日三次。

【主治】妇人血气撮痛,月水不通,预先呕吐,痛及腰腹胀。

50490 郁金散(《医学入门》卷六)

【组成】郁金 桔梗 甘草 天花粉 葛根各等分

【用法】上为末。每服五分,薄荷煎汤,入蜜调服。后用兰叶、浮萍、水苔同研绞汁,调朴消、土朱涂赤处。

【主治】小儿初生身如丹涂者。

50491 郁金散(《杏苑》卷六)

【组成】巴豆七粒(三生四熟,火烧存性) 雄黄皂子大 郁金一枚

【用法】上药各为末,和匀。每服半字,茶两呷调下。如口噤,用竹筒纳药在内,吹入喉中,须臾吐利为度。

【主治】缠喉风,喉闭。

50492 郁金散(《治瘵要略》)

【组成】细辛五钱 乌药三钱 降香二钱 沉香 木香 千金子各一钱

【用法】上为细末。每服三分,砂仁汤稍调下。

【主治】过饮寒凉,致瘵毒遏伏者。

50493 郁金散(《杂病源流犀烛》卷十七)

【组成】郁金 槐花各一两

【用法】上为末。每服二钱,淡豉汤送下。

【主治】溺血。

50494 郁金散(《外科集腋》卷八)

【组成】阿胶 蒲黄五钱(同炒) 五灵脂(醋炒) 降香各五钱 郁金三钱

【用法】上为末。每服二分,酒送下。

【主治】跌打瘀血作痛。

【备考】方中阿胶用量原缺。

50495 郁金散(《理瀹》)

【异名】香气散。

【组成】郁金五钱 苍术 香附(生炒各半) 乌药 青皮 陈皮 抚芎各三钱 当归 紫苏 广藿香 制厚朴 细辛 良姜 白胡椒 川椒 菖蒲 杏仁 白芥子 草蔻仁 白芷 半夏(制) 枳壳 延胡(醋炒) 灵脂(生炒各半) 羌活 益智仁 砂仁 木瓜 牙皂 荜茇 甘松 山柰 木香 丁香 檀香 降香 大茴 雄黄 莪术 槟榔 官桂 吴萸 干姜 乳香(去油) 没药(去油) 黑丑头末(生熟各半) 白丑头末(生熟各半)各二钱 巴霜一钱

【用法】上为末。加沉香、麝香掺金仙膏贴;或缝袋装药横扎鼻上嗅之。

【主治】气痛。

50496 郁金散(《理瀹》)

【组成】郁金五钱 苍术 川芎 厚朴 乌药 青皮 莪术 草果 玄胡 槟榔 没药(去油) 香附(生熟各半) 灵脂(生熟各半) 黑丑头末 白丑头末(皆生熟各半)各二钱 丁香 木香 巴霜各一钱 沉香五分(一方有黄连)

【用法】上为末。掺金仙膏贴,或缝袋装药横扎鼻上嗅之。

【主治】气痛。

50497 郁金膏(《回春》卷八)

【组成】生猪脂(熬,去滓,净油)一斤 郁金四两 生地黄(忌犯铁器)

【用法】上咬咀,入猪油内煎枯,去药滓,又入净黄蜡半斤化开,又入好潮脑一两,瓷罐收入。每用一两,加官粉二钱,熔化搅匀,摊油单纸上贴之。

【主治】一切肿毒,杖疮。

50498 郁金膏(《惠直堂方》卷四)

【组成】生地二两 郁金三两 腊猪油一斤二两

【用法】熬枯,去滓,加甘草末一两,黄蜡四两,搅匀摊贴。疮毒未成留头。

【主治】刀伤,火伤,疮疡。

50499 郁莲散(《辨证录》卷八)

【组成】白芍一两 柴胡八分 香附五分 郁金一钱 生枣仁一钱 茯神二钱 巴戟二钱 莲子心三钱 麦冬五钱 丹参三钱

【用法】水煎服。

【主治】痨瘵。

50500 郁李仁丸(《外台》卷七引《广济方》)

【组成】郁李仁八分 牵牛子六分(熬) 甘遂(熬)四分 防葵三分 葶苈子 桑白皮 槟榔各四分 橘皮 泽泻各二分 茯苓 泽漆叶(炙) 杏仁(去皮尖)各三分

【用法】上为末,炼蜜为丸,如梧桐子大。每服五丸,空腹饮送下,一日二次。服到十丸,微利为度。

【主治】心腹胀满,腹中有宿水,连两胁满闷,气急冲心,坐不得。

【宜忌】忌酢物生冷、油腻、热面、炙肉、蒜等。

50501 郁李仁丸(《圣惠》卷二十九)

【组成】郁李仁三两(汤浸,去皮尖,微炒) 诃黎勒皮一两 木香一两 桂心一两 枳实一两(微炒黄) 前胡二两(去芦头) 川大黄二两(剉碎,微炒) 芎藭一两 槟榔一两

【用法】上为末,炼蜜为丸,如梧桐子大。每服三十丸,食前以生姜汤送下。

【主治】虚劳,胸膈气滞,心腹胀满,大便结涩。

50502 郁李仁丸(《圣惠》卷五十)

【组成】郁李仁一两(汤浸,去皮,微炒) 汉椒半两(去目及闭口者,微炒出汗) 人参半两(去芦头) 甘草一分(炙微赤,剉) 桂心半两 干姜半两(炮裂,剉) 细辛半两 赤芍药半两 陈橘皮一两(汤浸,去白瓤,焙) 厚朴一两

（去粗皮，涂生姜汁，炙令香熟）　胡椒半两　附子半两（炮裂，去皮脐）　川大黄二两（剉碎，微炒）　木香一两　诃黎勒皮二两

　　【用法】上为末，炼蜜为丸，如梧桐子大。每服三十丸，以热酒送下，不拘时候。

　　【主治】五膈气，心胸气壅，宿食不消，腹胃胀满，大便秘涩。

50503　郁李仁丸（《圣惠》卷五十一）

　　【组成】郁李仁三两（汤浸，去皮，微炒）　旋覆花一两　半夏一两（汤洗七遍去滑）　川乌头一两（炮裂，去皮脐）　枳壳三分（麸炒微黄，去瓤）　桔梗三分（去芦头）　槟榔三分　桃仁一两（汤浸，去皮尖双仁，麸炒微黄）

　　【用法】上为末，炼蜜为丸，如梧桐子大。每服十五丸，食前以生姜汤送下。

　　【主治】饮癖，腹胁胀满，心胸不利，少思饮食。

50504　郁李仁丸（方出《圣惠》卷五十四，名见《普济方》卷一九三）

　　【组成】郁李仁一两（汤浸，去皮，微炒）　陈橘皮一两（汤浸，去白，焙）　甘遂一两（煨令微黄）　赤茯苓一两　甜葶苈二两（隔纸炒令紫色）　瞿麦一两

　　【用法】上为末，炼蜜为丸，如梧桐子大。每服十丸，空心温水送下。良久当利三二行，不利即加五丸，再服，以利为效。

　　【主治】水气。遍身浮肿，皮肤欲裂，心腹气急胀，大小便不利。

50505　郁李仁丸（《圣惠》卷八十三）

　　【组成】郁李仁三分（汤浸，去皮，微炒，研如膏）　杏仁一分（汤浸，去皮尖双仁，麸炒微黄，研烂如膏）　川大黄一分（剉，微炒）

　　【用法】以大黄一味为细散，同研令匀，入蜜少许为丸，如梧桐子大。每服三丸，以粥饮研破服之，一日三次。

　　【主治】小儿肺脏热多，咳嗽喘急，喉中作呀呷声。

50506　郁李仁丸（《普济方》卷一六一引《圣惠》）

　　【组成】郁李仁（去皮尖，研）一两一分　葶苈子（隔纸炒）三两　杏仁（汤浸，去皮尖双仁，炒，研）三分　防己二两　紫苏叶一两一分　陈橘皮（汤浸，去白瓤）　赤茯苓（去黑皮）各一两（一方各等分）

　　【用法】上为末，炼蜜为丸，如梧桐子大。每服二十丸，食后紫苏汤送下。

　　【主治】喘嗽痰实，身与面微肿，小便不利。

　　【备考】方中紫苏叶，《保命歌括》作"真苏子（炒）"。

50507　郁李仁丸（《圣济总录》卷五十四）

　　【组成】郁李仁（汤浸，去皮，研）　大黄（剉，炒）各一两　赤茯苓（去黑皮）　泽泻（剉）　葶苈（隔纸上炒）各二两　大麻仁一两半（研）　槟榔三两（剉）　杏仁（去皮尖双仁，麸炒，研）半两

　　【用法】上为极细末，炼蜜为丸，如梧桐子大。每服三十丸，空心以甘草汤送下，一日三次；炒盐酒下亦得。

　　【主治】三焦约，少腹肿痛，不得大小便。

50508　郁李仁丸（《圣济总录》卷六十四）

　　【组成】郁李仁（汤浸，去皮尖，炒）半两　半夏六两（去皮脐，浆水五升，生姜半斤，切，甘草并桑根白皮各一两，剉，

银石锅内慢火煮干，再添热浆水二升煮干，去余药只用半夏）　青橘皮（汤浸，去白，焙）　木香　槟榔（剉）各一分

　　【用法】上为末，面糊为丸，如豌豆大。每服十五丸至二十丸，食后、临卧生姜汤送下。

　　【功用】宽胸利膈，进饮食。

　　【主治】留饮，宿食不消。

50509　郁李仁丸（《圣济总录》卷七十三）

　　【组成】郁李仁（去皮）　京三棱（剉）　芫花　蓬莪术（剉）　木香各一两

　　【用法】上为末。用醋一升同煮醋尽，焙干，面糊为丸，如绿豆大。每服三五丸，生姜汤送下，一日三次。

　　【主治】丈夫、妇人腹内癖气。

50510　郁李仁丸（《小儿药证直诀》卷下）

　　【异名】郁李丸（《保婴集》）。

　　【组成】郁李仁（去皮）　川大黄（去粗皮，取实者剉，酒浸半日，控干，炒，为末）各一两　滑石半两（研细）

　　【用法】上先将郁李仁研成膏，和大黄、滑石为丸，如黍米大。量大小与之，食前以乳汁或薄荷汤送下。

　　【主治】襁褓小儿，大小便不通，惊热痰实，欲得溏动者。

　　【方论选录】《小儿药证直诀类证释义》：此方专为实热闭塞通腑之用，故用大黄、郁李仁通下大便之外，又用滑石利小便，使痰热从二便而出，腑气得通而惊搐可定。

50511　郁李仁丸（《卫生总微》卷十六）

　　【组成】郁李二两（汤浸，去皮）　大黄一两　槟榔三两　青皮（去瓤）半两

　　【用法】上为细末，炼蜜为丸，如绿豆大。每服十丸至十五丸，姜汤送下，不拘时候。

　　【主治】大小便秘涩不通。

50512　郁李仁丸（《医方类聚》卷二五二引《医林方》）

　　【组成】郁李仁一两（炒熟）　桃仁一两（炒黄，去皮尖）　杜蒺藜子一两半（炒一半）　官桂半两　牡丹皮一两

　　【用法】上为细末，炼蜜为丸，如梧桐子大。每服一丸，食前温酒送下。

　　【主治】小儿疝。

50513　郁李仁丸（《普济方》卷一七一）

　　【组成】木香一两　郁李仁（去皮，生用）三两　沉香（剉）　槟榔（剉）　桂（去粗皮）　青橘皮（去白，焙）　附子（炮裂，去皮脐）　茴香子（炒）各一两

　　【用法】上为末，炼蜜为丸，如梧桐子大。每服二十丸，茴香子或薄荷酒送下，一日三次。

　　【主治】奔豚气。从小腹奔冲上攻，昏乱呕吐，痛甚。

50514　郁李仁丹（《卫生总微》卷十四）

　　【异名】郁李丸（《普济方》卷三八六）。

　　【组成】郁李仁半两（汤浸，去皮，微炒）　槟榔半两　牵牛子一钱（炒）

　　【用法】上为细末，滴水为丸。每服十丸，空心以葱白汤送下。

　　【主治】❶《卫生总微》：一切诸肿。❷《普济方》：小儿疳食，气急肿满。

50515　郁李仁汤（方出《圣惠》卷五十四，名见《圣济总录》卷八十）

【组成】桑根白皮三两（剉）　赤小豆一升（以水五升煮熟，取汁二升）　郁李仁二两（汤浸，去皮，微炒）　陈橘皮二两（汤浸，去白瓤，焙）　紫苏叶二两　白茅根三两（剉）

【用法】上为散。每服五钱，以小豆汁一大盏，煎至五分，去滓温服，一日三次。

【主治】水气，遍身浮肿，心胸急硬，气满上喘，大小便涩。

50516 郁李仁汤

《圣济总录》卷三十二。为《圣惠》卷三十"郁李仁散"之异名。见该条。

50517 郁李仁汤

《圣济总录》卷五十。为《圣惠》卷六"郁李仁散"之异名。见该条。

50518 郁李仁汤（《圣济总录》卷八十）

【组成】郁李仁（汤浸，去皮，炒干）一两　桑根白皮（炙令黄，剉）半两　泽漆茎叶（微炒，切）半两　葶苈（炒令紫色）二两　杏仁（汤浸，去皮尖双仁，炒熟）一百枚　赤茯苓（去黑皮）一两半

【用法】上为粗末。每服三钱匕，水二盏，加生姜一枣大（拍破），同煎至八分，去滓温服。小便利佳，可服三二料。

【主治】水气，身面肿满，气急喘嗽，小便赤涩。

50519 郁李仁汤（《圣济总录》卷一七四）

【组成】郁李仁（汤浸，去皮尖，炒，捣研）　大黄（煨，剉）　柴胡（去苗）各一两半　芍药　猪苓（去黑心）　泽泻各一两　赤茯苓（去黑皮）　黄芩（去黑皮）各一两一分　麻黄（去根节）一分　升麻　杏仁（汤浸，去皮尖双仁，炒，研）　鳖甲（去裙襕，醋炙）各三分

【用法】上为粗末。五六岁儿每服二钱匕，水一盏，煎至五分，去滓，分温二服，一日二次。以利为度。

【主治】小儿通体肿满，腹胀气喘。

50520 郁李仁汤（《普济方》卷一四四）

【组成】郁李仁（汤浸，去皮尖，微炒）　大黄（剉碎，微炒）各一两　柴胡（去苗）　桑根白皮（剉）三分　山桃仁（汤浸，去皮尖，微炒）一两

【用法】上为末，炼蜜为丸，如梧桐子大。每服三十丸，以生姜、大枣汤送下，一日三次。

【主治】伤寒后身体洪满，腹坚胀，喘急，不能饮食。

50521 郁李仁汤

《医级》卷七。为《兰室秘藏》卷下"当归郁李仁汤"之异名。见该条。

50522 郁李仁饮（《养老奉亲》）

【组成】郁李仁二两（细研，以水滤取汁）　薏苡仁四合（淘研净）

【用法】上药相和煮饮，空心食之。

【主治】老人脚气冲逆，身肿，脚肿，大小便秘涩不通，气息喘急，食饮不下者。

50523 郁李仁饮（《圣济总录》卷一六五）

【组成】郁李仁（去双仁皮尖，研如膏）　朴消（研）各一两　当归（切），焙）　生干地黄（焙）各二两

【用法】上二味为粗末，与别研者二味和匀。每服三钱匕，水一盏，煎至七分，去滓温服，未通更服。

【主治】产后肠胃燥热，大便秘涩。

50524 郁李仁散（《圣惠》卷六）

【异名】郁李仁汤（《圣济总录》卷五十）。

【组成】郁李仁一两（汤浸，去皮尖，微炒）　汉防己一两　赤茯苓一两　贝母一两（煨令微黄）　商陆一两　木香一两　槟榔一两　桑根白皮一两（剉）　杏仁一两（汤浸，去皮尖双仁，麸炒微黄）　紫苏茎叶一两　陈橘皮一两（汤浸，去白瓤，焙）

【用法】上为散。每服四钱，以水一中盏，加生姜半分，大枣三个，煎至六分，去滓温服，不拘时候。

【主治】肺气，面目浮肿，咳嗽烦热，心腹壅滞，胸满气促。

【宜忌】忌生冷、鸡、鱼、大蒜。

50525 郁李仁散（《圣惠》卷十八）

【组成】郁李仁一两（汤浸，去皮尖）　麻黄一两（去根节）　知母一两（煨令微黄）　杏仁一两（汤浸，去皮尖双仁，麸炒微黄）　桑根白皮一两半（剉）　赤茯苓一两　猪苓一两（去黑皮）　汉防己一两　栝楼子仁一两

【用法】上为散。每服五钱，用水一大盏，煎至五分，去滓温服，不拘时候。

【主治】热病，心肺烦热，上气咳嗽，不得睡卧，时时渴欲饮水，遍身浮肿。

50526 郁李仁散（《圣惠》卷三十）

【异名】郁李仁汤（《圣济总录》卷三十二）。

【组成】郁李仁一两（汤浸，去皮尖，微炒）　川大黄一两（剉碎，微炒）　柴胡三分（去苗）　泽泻三分　赤芍药三分　猪苓三分（去黑皮）　桔梗三分（去芦头）　桑根白皮三分（剉）　杏仁半两（汤浸，去皮尖双仁，麸炒微黄）　赤茯苓半两　鳖甲一两（涂醋，炙令微黄，去裙襕）　麻黄三分（去根节）

【用法】上为粗散。每服三钱，以水一中盏，加生姜半分，煎至六分，去滓温服，不拘时候。

【主治】虚劳通体洪满，腹胀喘急，不能饮食。

50527 郁李仁散（《圣惠》卷四十四）

【组成】郁李仁一两（汤浸，去皮，微炒）　槟榔一两　诃黎勒半两（煨，用皮）　木香半两　川朴消一两半

【用法】上为粗散。每服四钱，以水一中盏，加生姜半分，煎至六分，去滓，食前温服。以利为效。

【主治】腰痛强直，连胁妨闷，不能俯仰。

50528 郁李仁散（《圣惠》卷五十四）

【组成】郁李仁一两（汤浸，去皮，微炒）　桑根白皮一两（剉）　赤茯苓一两　泽漆叶一两　汉防己一两　泽泻一两　陈橘皮一两（汤浸，去白瓤，焙）　甘遂一两（煨令微黄）

【用法】上为粗散。每服二钱，用猪肾一对（切去脂膜），大豆半合，先以水二大盏，煮至一盏，去滓，入药又煎至五分，去滓，五更初温服，良久当利三两行。如未利，即再服。

【主治】水气，脚膝浮肿，上攻腹胁，妨闷，上气喘息，小便不利。

50529 郁李仁散（《圣惠》卷六十九）

【组成】郁李仁一两（汤浸，去皮，炒令微黄）　桂心半两　槟榔三分　牵牛子一两（微炒）　木香半两　青橘皮半两（汤浸，去白瓤，焙）

【用法】上为细散。每服一钱,食前以温酒调下。

【主治】妇人血分,气血壅涩,腹胁胀闷,四肢浮肿,坐卧气促。

50530 郁李仁散(《圣惠》卷七十二)

【组成】郁李仁二两(汤浸,去皮,微炒) 牵牛子一两(微炒) 神曲(微炒) 桂心 木香 青橘皮(汤浸去白瓤,焙) 槟榔各半两

【用法】上为细散。每服二钱,空心以生姜茶调下。

【功用】搜风转气。

【主治】妇人大便不通。

50531 郁李仁散(《圣惠》卷七十九)

【组成】郁李仁一两(汤浸,去瓤) 防风三分(去芦头) 羌活三分 赤茯苓一两 商陆一两 泽泻三分 汉防己半两 木香半两 槟榔半两

【用法】上为散。先用赤小豆一升,以水五升,煮小豆烂,取汁二升。每服三钱,取小豆汁一中盏,煎至六分,去滓温服,一日三次。

【主治】产后风虚,头面四肢浮肿,坐卧不稳。

50532 郁李仁散(《圣济总录》卷十七)

【组成】郁李仁(去皮尖,炒) 陈橘皮(去白,酒一盏煮干) 京三棱(炮,剉)各一两

【用法】上为散。每服三钱匕,空心以熟水调下。

【主治】风热气秘。

50533 郁李仁散(《圣济总录》卷二十六)

【组成】郁李仁(去皮尖,炒,研) 桃仁(去皮尖双仁,炒,研) 大黄(剉,炒) 槟榔(剉)各二两 芎䓖一两半 木香半两

【用法】上四味为细散,入二味研者和匀。每服三钱匕,食前温汤调下。以通为度。

【主治】伤寒大便不通。

50534 郁李仁散(《圣济总录》卷四十一)

【组成】郁李仁(汤浸,去皮尖) 大黄(剉,炒)各一两 栀子仁 朴消(研) 干荷叶 甘草(炙,剉) 荆芥穗各半两

【用法】上为细散。每服二钱匕,食后温熟水调下。

【主治】肝脏壅热,三焦不利,胸膈满闷,睡卧不安。

50535 郁李仁散(《鸡峰》卷十六)

【组成】郁李仁 牵牛子各一两 槟榔 干地黄各三分 桂 木香 青橘皮 延胡索各半两

【用法】上为细末。每服二钱,食前温酒调下。

【主治】血分。气血壅涩,腹胁胀闷,四肢浮肿,坐卧气促。

50536 郁李仁散(《得效》卷九)

【组成】陈皮 郁李仁 槟榔 茯苓 白术各一两 甘遂五钱

【用法】上为末。每服二钱,生姜、大枣汤下。

【主治】肿满,小便不利。

50537 郁李仁粥(《医方类聚》卷二四七引《食医心鉴》)

【组成】郁李仁四分

【用法】以水八合,研滤取汁,以白米一合煮粥,空心食之。

【功用】润肠通便,利水消肿。

【主治】❶《医方类聚》引《食医心鉴》:小儿水气,腹肚妨痛胀满,面目肿,小便不利。❷《圣济总录》:大便不通。

50538 郁李仁粥(方出《证类本草》卷十四引《韦宙独行方》,名见《养老奉亲》)

【组成】郁李仁十二分(捣碎,水研取汁) 薏苡仁(捣碎如粟米)三合

【用法】以汁煮米作粥,空腹食之。

【主治】脚气浮肿,心腹满,大小便不通,气急喘息。

50539 郁李仁粥(《圣惠》卷九十七)

【组成】郁李仁一两(汤浸,去皮尖,微炒) 桑根白皮一两(剉) 粟米一合

【用法】上为末,每服半两,以水一大盏,煎至七分,去滓,下米作粥,加少生姜汁,任意食之。

【主治】小儿水气,腹肚虚胀,头面浮肿,小便不利。

50540 郁李仁粥(《圣惠》卷九十七)

【组成】郁李仁半两(去皮,研) 粳米三合 蜜一合 生姜汁一蚬壳

【用法】上先煮粥,临欲熟,入三味搅令匀,更煮令熟,空心食之。

【主治】❶《圣惠》:脚气肿满喘促,大小便涩。❷《圣济总录》:痹气,大便风涩。

50541 郁李仁煎(《圣济总录》卷六十六)

【组成】郁李仁(去皮尖双仁)一两

【用法】用水一升,研如杏酪,去滓,煮令无辛气,次下酥一枣许,同煮熟,放温顿服之。

【主治】积年上气咳嗽,不得卧。

50542 郁李核丸(《外台》卷二十引《范汪方》)

【组成】郁李核仁三分 松萝三分 海藻二分 桂心 大黄五分 葶苈五分(熬) 黄连二分 通草一分 石韦一分(去毛)

【用法】上药治下筛,炼蜜为丸,如梧桐子大。每服七丸,食前以饮送下,一日三次。

【功效】利小便,消水肿。

【备考】方中桂心用量原缺。

50543 郁李根汤(《外台》卷二十二引《广济方》)

【组成】郁李根五两 芎䓖二两 细辛二两 生地黄四两

【用法】以水六升,煮取二升半,去滓。先以盐汤漱口,然后温含之,冷即吐,更含取愈。

【主治】齿牙风,挺出疼痛。

50544 郁李根散(《圣惠》卷三十四)

【组成】郁李根一两 川椒一分 柳枝二两(剉) 槐枝二两(剉) 莨菪子半两 蔷薇根二两(剉)

【用法】上为散。每用四钱,以水一大盏,煎至七分,去滓,热含冷吐。

【主治】齿龈肿痛宣露。

50545 郁金灰散

《杏苑》卷八。为方出《袖珍》卷四引《经验方》,名见《便览》卷四"郁金散"之异名。见该条。

50546 郁金饮子(《圣惠》卷四十三)

【异名】郁金饮(《圣济总录》卷五十六)。

【组成】郁金半两 黄芩一两 赤芍药一两 枳壳一

两（麸炒微黄，去瓤）　生干地黄一两　大腹皮一两（剉）

【用法】上剉细。每服一分，以水一中盏，加生姜半分，煎至六分，去滓稍热服，不拘时候。

【主治】心悬急懊痛。

50547　郁李仁煮散（《圣济总录》卷八十五）

【组成】郁李仁（去皮尖，研）　槟榔（生剉）　朴消（研）各一两　芍药　当归（切，焙）各三分　诃黎勒（炮，去核）木香各半两

【用法】上五味为细散，再入研药和匀。每服三钱匕，水一盏，煎至七分，去滓，空心、日午、临卧温服。

【主治】腰痛强直，不可俯仰。

50548　郁李归芍汤（《辨证录》卷七）

【组成】白芍一两　当归　茯苓各五钱　郁李仁五分　甘草三分　黄连五分　车前子二钱

【用法】水煎服。

【主治】酒疸。

50549　郁李根皮丸（《圣惠》卷三十四）

【组成】郁李根白皮　熟干地黄各二两　防风（去芦头）　独活　青葙子各一两

【用法】上为末，炼蜜为丸，如梧桐子大。每服三十丸，食后以粥饮送下。

【主治】风热所致的齿根宣露挺出。

50550　郁金四物汤（《观聚方要补》卷五引《医汇》）

【组成】当归（酒洗）一钱　生地一钱二分　白芍药八分　川芎六分　韭汁一酒盏　郁金二枚（磨水）　姜汁一酒杯　童便一酒杯

【用法】上药将前四味用水二钟，煎至一钟，入后四味温服。

【主治】吐血、衄血、唾血、大便下血，及一切失血。

50551　郁金酒调散（《银海精微》卷上）

【组成】黄芩　郁金　大黄　防风　栀子　当归　川芎　赤芍药　龙胆草

【用法】上为末。每服三钱，食后温酒调下，一日二次。

【主治】旋螺尖起。积热于肝胆，毒壅于膈门，充攻睛珠疼痛，中央瞳人渐变青白色，忽然凸起血丝缠绕者。

50552　郁金黄连丸（《袖珍》卷二引《秘方》）

【组成】郁金　黄连各一两　黄芩　琥珀（研）　大黄（酒浸）各二两　滑石　白茯苓各四两　黑牵牛（炒，取末）三两

【用法】上为末，水为丸，如梧桐子大。每服五十丸，空心沸汤送下。

【主治】心火炎上，肾水不升，致使水火不得相济，故火独炎上，水流下淋，膀胱受心火所炽而胯囊中积热，或癃闭不通，或遗泄不禁，或白浊如泔水，或膏淋如脓，或如栀子汁，或如沙石米粒，或如粉糊相似者，俱热证。

【加减】如用消导饮食，降心火，可加沉香五钱。

50553　郁金银屑片（《中国药典》2010版）

【组成】秦艽30克　当归30克　石菖蒲30克　关黄柏30克　香附（酒炙）30克　郁金（醋炙）30克　醋莪术30克　雄黄30克　马钱子粉30克　皂角刺30克　桃仁30克　红花30克　乳香（醋炙）30克　硇砂12克　玄明粉18克　大黄18克　土鳖虫36克　青黛24克　木鳖子24克

【用法】上制成片剂，片芯重0.24克。口服，一次3～6片，一日2～3次。

【功用】疏通气血，软坚消积，清热解毒，燥湿杀虫。

【主治】银屑病（牛皮癣）。

50554　郁金舒和散（《辨证录》卷十一）

【组成】白芍一两　当归五钱　郁金　香附　神曲各一钱　枳壳三分　白术三钱　川芎二钱

【用法】水煎服。

【主治】妇人肝气郁结不孕。

50555　郁金石莲子饮（《陈素庵妇科补解》卷五）

【组成】丹皮　生地　郁金　麦冬　延胡　石莲子　蒲黄（半生半炒）　泽兰　茯神心木（名黄松节）

【主治】产后谵语，正气虚，邪气实。

【方论选录】是方石莲、麦冬、丹皮、生地、泽兰清心降火滋阴，延胡、蒲黄、郁金逐瘀祛积，茯神木能治风痰，用之为使。

50556　郁金至宝起危散（《灵药秘方》卷下）

【组成】青礞石　朱砂　雄精　明矾　磁石（醋淬三次）　南铅　北铅　雌黄各二两

【用法】上八味，于五月五日用阳城罐封固，升打五炷香，冷取灵药，袋盛，埋东方净土内，四十九日取起；另配沉香、木香、乳香、没药、郁金、熊胆、牛黄、诃子各一钱，狗宝、冰片各五分，乳细研匀，每灵药七厘、没药三厘，米糊为丸，金箔为衣。用蜜水化开服下。

【主治】五劳七伤，极重极危，一切恶症。

【宜忌】忌铁器。

奔

50557　奔气汤（方出《肘后方》卷三，名见《千金》卷十七）

【异名】茱萸汤（《普济方》卷一七一）。

【组成】甘草二两　人参二两　桂心二两　茱萸一升　生姜一斤　半夏一升

【用法】以水一斗，煮取三升，分三服。

【主治】❶《肘后方》：奔豚病，从卒惊怖忧追得之，气下纵纵，冲心胸脐间，筑筑发动有时，不治杀人。❷《千金》：大气上奔胸膈中，诸病发时，迫满短气不得卧，剧者便悁欲死，腹中冷湿气，肠鸣相逐成结气。

【宜忌】《外台》：忌羊肉、饧、生葱、海藻、菘菜。

【备考】本方方名，《救急选方》引作“奔豚汤”。

50558　奔风汤（《鸡峰》卷二十）

【组成】甘李白皮一两半　干葛半两　半夏四钱　白芍三钱　当归　芎䓖　甘草各二钱

【用法】上为细末。每服二钱，水一盏，煎至七分，去滓，食后温服。

【主治】男子妇人因惊悸忧患气聚，自脐腹动悸，上行或冲咽喉，腹中痛。

50559　奔豚丸（《东垣试效方》卷二）

【组成】厚朴（姜制）七钱　黄连（去须，炒）五钱　白茯苓（去皮，另末）二钱　川乌头（炮）半钱　泽泻二钱　苦楝（酒煮）三钱　玄胡一钱半　全蝎一钱　附子（去皮）一钱　巴豆霜四分　菖蒲二钱　独活一钱　丁香半钱　肉桂（去皮）二分

【用法】上除巴豆霜、茯苓，另为末旋入外，为细末，炼蜜为丸，如梧桐子大。初服二丸，一日加一丸，二日加二丸，渐加至大便溏，再从二丸加服，食前淡盐汤送下。周而复始，病减大半勿服。

【主治】肾之积，发于小腹，上至心下，若豚状，或下或上无时，久不已，令人喘逆、骨痿、少气；及治男子内结七疝，女人瘕聚带下。

【加减】秋、冬，加厚朴半两，通用一两二钱；如积势坚大，光服前药不减，于一料中加烧存性牡蛎三钱，癫疝、带下病勿加。

50560 奔豚丸（方出《准绳·类方》卷六，名见《丸散膏丹集成》）

【组成】穿山甲（麸炒） 破故纸（麸炒） 香附（去毛）各半两 土狗十枚（去头尾，瓦上焙干） 海藻（焙） 茴香 木香各一两 黑牵牛（头末）四两 全蝎十五枚（去毒） 吴茱萸一两半

【用法】上为末。用大萝卜一枚，剜去心肉，装入茱萸，以糯米一碗，同萝卜煮饭，烂为度。出茱萸晒干，同诸药为末，次将萝卜细切入米饭捣丸，如梧桐子大。每服二十丸，加至三十丸，食前盐酒送下。

【主治】奔豚气。

50561 奔豚丸（《简明医彀》卷三）

【组成】干葛 川芎 当归 桑白皮（炙） 黄芩 甘草（炙） 甘李根皮（焙）各一钱五分 半夏（炮）二钱

【用法】上为丸服。

【主治】肾积。

50562 奔豚丸（《医学心悟》卷三）

【组成】川楝子（煨，去肉）一两 茯苓 橘核（盐酒炒）各一两五钱 肉桂三钱 附子（炮） 吴茱萸（汤泡七次）各五钱 荔枝子（煨）八钱 小茴香 木香各七钱

【用法】熬砂糖为丸。每服二钱，淡盐汤送下。

【主治】肾之积，在脐下，发于小腹，上冲心而痛。

【加减】若有热者，去附、桂。

50563 奔豚丸（《活人方》卷四）

【组成】人参一两 茯苓一两 泽泻一两 沉香七钱 牡丹皮七钱 肉桂五钱 椒红五钱 附子二钱五分 吴茱萸二钱五分

【用法】炼蜜为丸。每服三钱，早空心白滚汤送下。

【主治】积聚奔豚。

50564 奔豚汤（《金匮》卷上）

【组成】甘草 川芎 当归各二两 半夏四两 黄芩二两 生葛五两 芍药二两 生姜四两 甘李根白皮一升

【用法】以水二斗，煎取五升，温服一升，日三次，夜一次。

【功用】❶《医学入门》：益元气，泄阴火，破滞气，削其坚。❷《金匮要略浅释》：疏肝清热，降逆止痛。

【主治】由惊恐恼怒，肝气郁结，奔豚气上冲胸；肝胃不和，气逆上攻，胁肋疼痛，嗳气呕呃。

❶《金匮》：奔豚，气上冲胸，腹痛，往来寒热。❷《三因》：肾之积，发于小腹，上至心，如豚奔走之状，上下无时，久久不已，病喘逆、骨痿、少气，其脉沉而滑。❸《金匮要略方义》：肝胃不和，气逆上攻之胁肋痛，胸膈胀闷，嗳逆呕呃，时觉气上攻冲，或往来寒热，或口苦咽干，舌苔白微黄，脉

弦者。

【宜忌】《外台》引《集验方》：忌海藻、菘菜、羊肉、饧。

【方论选录】❶《金匮要略编注》：此因肝胆风邪相引，肾中积风乘脾，故气上冲胸而腹痛。厥阴受风，相应少阳，则往来寒热，是以芎、归、姜、芍疏养厥阴、少阳气血之正，而驱邪外出；以生葛、李根专解表里风热，而清奔豚逆上之邪；黄芩能清风化之热；半夏以和脾胃而化客痰，俾两经邪散，木不临脾而肾失其势，即奔豚自退。❷《古方选注》：君以芍药、甘草奠安中气，臣以生姜、半夏开其结气，当归、芎芎入血以和心气，黄芩、生姜、甘李根白皮性大寒，以折其冲逆之气，杂以生葛者，寓将欲降之，以先升之之理。❸《金匮要略浅释》：奔豚汤为小柴胡之变方。陈逊斋老师认为，方中生葛，系柴胡之误。葛主汲升，水逆上犯，决不宜升提；李根白皮以治热性奔豚；归、芎、芍以和肝镇痛；黄芩清解肝胆之热；姜、夏和胃降水逆。

【临床报道】❶奔豚气：《辽宁中医》[1978,4:36]：潘某某，男，50岁，工人。八天前遇事突然惊恐，遂致阵发性气从少腹上攻心下，剧痛难忍，伴有腹胀，失眠，饮食不下，平均每二小时发作一次，一次持续5～30分钟，发作时有气从少腹上冲心胸，心下闷乱，恶闻人声，时时欲呕，手足厥冷，痛楚欲死，痛甚则大汗出，神志蒙昧，但发作后诸症消失，一如常人。住院经用西药镇痛剂、解痉挛、输液等对症治疗无效。患者面色不华，舌苔白厚有裂纹，脉濡弱无力。诊断为奔豚气。症脉合参，治以疏肝解郁，下气缓急，和血调肝，清热平逆。以奔豚汤加减：葛根20克，半夏15克，生姜10克，当归15克，芍药15克，川芎15克，黄芩15克，甘草10克，牡蛎50克，苍术15克。服药三剂，发作停止，稍有打呃腹胀，遵上方去生姜，加陈皮20克，厚朴20克，继服三剂，诸症悉退而愈。❷神经官能症：《中国中西医结合杂志》[2007,28(7):879]用奔豚汤加郁金、石菖蒲、夜交藤、磁石治疗焦虑性神经官能症26例。结果：痊愈20例（76.9%），好转6例，总有效率100%。

50565 奔豚汤（《外台》卷十二引《小品方》）

【组成】葛根八两（干者） 生李根（切）一升 人参三两 半夏一升（洗） 芍药三两 当归二两 桂心五两 生姜二斤 甘草（炙）二两

【用法】上切。以水二斗，煮得五升，温服八合，每日三次。不知稍增至一升。

【主治】虚劳五脏气乏损，游气归上，上走时若群豚相逐憧憧，时气来便自如坐惊梦，精光竭不泽，阴痿，上引少腹急痛，面乍热赤色。喜怒无常，耳聋，目视无精光。

【宜忌】忌羊肉、饧、生葱、海藻、菘菜等。

50566 奔豚汤（《外台》卷十二引《小品方》）

【组成】甘草四两（炙） 李根白皮一斤（切） 葛根一斤 黄芩三两 桂心二两 栝楼二两 人参二两 芎芎一两

【用法】上切。以水一斗五升，煮取五升，去滓，温服一升，日三次，夜二次。

【主治】奔豚，手足逆冷，胸满气促，从脐左右起，郁冒者。

【宜忌】忌海藻、菘菜、生葱。

50567 奔豚汤（《千金》卷十四引徐嗣伯方）

【组成】吴茱萸一升　桂心　芍药　生姜各四分　石膏　人参　半夏　芎䓖各三分　生葛根　茯苓各六分　当归四两　李根皮一斤

【用法】上咬咀。以水七升，清酒八升，煮取三升，分作三服。

【主治】气奔急欲绝者。

【方论选录】《千金方衍义》：以芎、归、芍药和其瘀积之血，半夏、生姜涤其坚积之痰，葛根以通津液，李根以降逆气，并未尝用少阴之药。设泥奔豚为肾积，而用伐肾之剂，谬之甚矣。嗣伯治风眩气奔欲绝，故以桂、苓祛风，人参壮气，茱萸降逆，石膏开泄旺气为之必需。

50568　奔豚汤《杏苑》卷六

【组成】当归　官桂　白术各一钱　川芎八分　甘草（炙）五分　半夏一钱二分　白茯苓一钱五分　甘李根皮（焙）四分　干姜三分

【用法】上咬咀。水煎熟，空心温服。

【主治】肾积，发于小腹，上至心下，如奔豚走之状，上下无时，久不愈，喘逆，骨痿，少气，脉沉而滑。

50569　奔豚汤

《救急选方》卷上。即方出《肘后方》卷四，名见《千金》卷十七"奔气汤"。见该条。

50570　奔豚饮《证治宝鉴》卷九

【组成】芍药　川芎　茯苓　葛根　半夏　甘草　当归　甘李根皮

【主治】肾积，小腹如江豚跳跃上冲。

50571　奔豚茯苓汤《外台》卷十二引《集验方》

【组成】茯苓四两　生葛八两　甘草二两（炙）　生姜五两　半夏一升（汤洗）　人参三两　当归二两　芎䓖二两　李根白皮（切）一升

【用法】上切。以水一斗二升，煮取五升，服一升，日三次，夜二次。

【主治】短气，五脏不足，寒气厥逆，腹胀满，气奔走冲胸膈，发作气欲绝，不识人，气力羸瘦，少腹起腾踊如豚子，走上走下，驰往驰来，寒热，拘引阴器，手足逆冷，或烦热者。

【宜忌】忌羊肉、饧、海藻、菘菜、酢物。

奇

50572　奇风散《全国中药成药处方集》抚顺方

【组成】僵蚕　全虫　荆芥　桔梗　天麻　清夏　桂枝各四钱　甘草二钱　胆星四钱　钩藤四钱

【用法】上为细末。每服大人三钱，小人一钱半。

【主治】风痰。

50573　奇功散《玉机微义》卷十五

【组成】野粪尖（干）一两　密陀僧　无名异各半两　皂角　乳香　没药各三钱

【用法】上粪用盐泥封固，炭火烧之，去泥取出，同药五味研为末。加麝香少许，用清油调匀，漫敷上，湿即干掺。

【主治】瘰疬马刀，顽恶等疮。

50574　奇圣散《玉案》卷五

【组成】雄鸡肝三个　地榆二钱

【用法】酒一碗，煮熟食之。

【主治】妊娠下血不止。

50575　奇杖散《外科百效》卷五

【组成】白蜡一两

【用法】细切烂，滚酒淬入碗内服之。

【主治】杖疮，打着不痛。

50576　奇补汤《普济方》卷二二九

【组成】麻油一斤　牛酥一斤　葱白一握　胡麻仁一升（研）　蜜一升　豉二升（以水三升煮一宿，取汁）　上酒一升

【用法】先于锅中，入油煎令沸，着葱白令色黄，下酥、蜜、豉汁、麻仁沸，下酒成煎，收不津器中盛之。日服一匙二匙；或和酒服亦妙。

【功用】补髓，令人健。

【主治】风劳虚损。

【加减】冷，即加生姜一斤取汁，干姜末亦可用之。

50577　奇妙丸《玉案》卷五

【组成】当归（酒洗）　白芍（酒炒）　杜仲各二两　广木香　肉桂　玄胡索　牛膝各一两　破故纸（炒）　甘草（炙）　桃仁（去皮尖）　生地　川芎各一两五钱

【用法】上为末，炼蜜为丸。每服三钱，空心白酒送下。

【主治】妇人腰痛，血凝气滞，经水不调，肾经虚极。

50578　奇效丸（方出《本草纲目》卷十六引丹溪方，名见《汉药神效方》）

【组成】牡蛎粉

【用法】醋糊为丸，如梧桐子大。每服三十丸，米饮送下，一日两次。

【主治】梦遗，便溏。

50579　奇效丸《名家方选》

【组成】杨梅皮三钱　胡黄连　莪术各十六钱　丁子　人参　胡椒各五钱　木香十钱　熊胆一钱五分

【用法】上为末，熊胆水和入，面糊为丸，辰砂为衣服。

【主治】癫痫。

50580　奇效汤《圣济总录》卷六十四

【组成】附子（炮裂，去皮脐）二两　木香半两　半夏（汤洗七遍，切，焙）二两

【用法】上剉，如麻豆大。每服三钱匕，水一盏半，加生姜半分（切），大枣二个（擘破），煎至一盏，去滓，空心温服。

【主治】冷痰壅盛，胸膈不利，胃口冷，脾气弱，呕吐痰涎。

50581　奇效膏《回春》卷八

【组成】大黄六两

【用法】以真香油一斤二两，将大黄入油炸浮，滤去滓，慢火下净黄丹半斤，慢火再熬，滴水成珠，下古石灰（炒过）五钱，乳香四钱，没药四钱，黄蜡二两成膏。用油单纸摊膏贴。

【功用】未破内消，已破则合。

【主治】❶《回春》：瘰疬。❷《理瀹》：破伤风。

50582　奇验煎《霉疮新书》

【组成】熟地　杜仲（炒）　人参　黄芩　黄连（炒）　大黄（酒炒）　槟榔　黄耆（酒炒）　木香各二分　甘草（生）三分　土茯苓十钱

【用法】以水五合，煮取二合半，再以滓入水三合，煮取一合半，和前煎汁，一日服尽。

【主治】一切霉疮。

【宜忌】忌茶、葱、萝卜、海腥。

50583 奇犀散《普济方》卷四〇四

【组成】犀角(镑) 薄荷子(如无,以叶代之) 羌活 麻黄(去节) 木贼(去节)各九钱 石决明 赤芍药 甘草 白蒺藜(炒去刺) 瓜蒌根各一分 人参(去芦)九钱 羚羊角(镑)九钱

【用法】上为细末。每服一钱或半钱,小儿蜜汤、大人茶清调下,夜卧食后服。

【功用】清肝膈。

【主治】小儿斑疮痘毒入眼,但不枯破。

50584 奇数丸《疠医大全》卷二十八

【异名】苦参丸。

【组成】苦参 白蒺藜 防风各三两 牛蒡子 胡麻 当归 蕲蛇 蔓荆子各一两

【用法】上为末,大风子肉三两(去油),同饭糊为丸,如梧桐子大。每服三十丸,热汤送下。

【主治】蛇皮风、脱根风、糙饸漏蹄冷风、雁来风。

50585 奇效良丹《解围元薮》卷三

【组成】胡麻 木瓜 山栀 黄芩 牛膝 苍术 五加皮 天麻 苍耳子 风藤 羌活 独活 细辛 黄柏 蒺藜各五两 苦参 当归各十两 麻黄 紫葳蕤 防己 僵蚕 草乌各三两 甘松 蝉壳 紫萍各四两 乳香 没药 香蛇各二钱 代赭 磁石各二两(醋煅) 荆芥八两 川芎一两五钱 丢子十二两 麝香一钱五分

【用法】上为末,炼蜜为丸,如梧桐子大,朱砂为衣。每服五十丸,酒送下。

【主治】雁来漏蹄冷风,壁泥蛇皮,一切大风。

50586 奇应轻脚丸《魏氏家藏方》卷八

【组成】宣木瓜一个(用竹刀切开,顶作盖,剜去瓤,入熟艾实之,甑上蒸熟,薄切,焙干) 肉苁蓉(酒浸一宿,去土) 防风(去叉头芦) 牛膝(酒浸一宿) 金毛狗脊(去毛) 川草薢 青盐(别研) 海桐皮各一两 川乌头四两(生用,去皮脐)

【用法】上为细末,将乌头末酒煮面糊为丸,如梧桐子大。每服十丸至十五丸,空心温酒或盐汤送下。

【主治】缓风湿痹,脚膝顽弱,腰腿疼痛,足胫肿满,或麻木不仁,或生疮不已。

50587 奇良甘草汤《霉疬新书》

【组成】土茯苓三十钱 甘草一钱

【用法】以水一升,煮取五合,再入水一升二合,煮取三合半,前煎汁和匀,一日服尽。不可别用汤水、茶、酒。

【主治】杨梅疮。

【宜忌】忌海腥,炙煿、卤盐,房事等。

50588 奇妙栀子散《普济方》卷二七六

【组成】山栀子(火烧成灰,筛罗为细末) 乳香各半钱 轻粉少许

【用法】上为末,用瓷器盛贮。每用时先将葱白、花椒煎汤洗疮,稍歇,再用浆水又洗一次,候恶水去尽,再将白水煎百沸,候温再洗,但疮口脓水、血丝、清水各尽,又用粉帛拭干,然后敷之。如干者香油调敷;湿者干掺。但恶疮口满实软,绢帛护之。中硬不作脓者,未可用。如肿软有脓者,依前法再洗敷贴之,三二次即愈。

【主治】远年日久,内外臁疮。

50589 奇特六神丹《永乐大典》卷九七八引《小儿保生要方》

【组成】辰砂一钱(研) 蝎梢(去尖)一钱 白僵蚕(直者)一钱(浴净,姜汁浸,微炙) 蜈蚣一条(大者,去头足,刮去腹中物,酒浸,炙香) 真麝一字 甘草 半夏一钱(陈者,刮去脐,滚汤洗七次) 人参(去芦,洗,切,焙)一钱 藿香(去尖)一钱

【用法】上为极细末,炼蜜为丸,如鸡头子大。实及周岁儿,每服一丸,薄荷汤化下;或三、二周,未及周者,可以意加减。若疾势已危者,不可守此例也。

【功用】安神养魄,去风邪,定嗽喘,利膈正气。

【主治】小儿急慢惊风,涎潮气壅。

50590 奇效八宝丹

《春脚集》卷四。为《徐评外科正宗》卷二"珍珠散"之异名。见该条。

50591 奇效人参散

《医灯续焰》卷十。为《圣济总录》卷十九"人参散"之异名。见该条。

50592 奇效四物汤《校注妇人良方》卷一

【组成】当归(酒拌) 熟地黄(自制) 白芍药 川芎 阿胶(炒) 艾叶(炒) 黄芩各等分

【用法】每用四钱,水煎服。

【主治】❶《校注妇人良方》:肝经虚热,血沸腾而崩久不止。❷《玉案》:经后潮热。

50593 奇效芎术汤《医钞类编》卷五

【组成】川芎 附子(生,去皮脐) 白术各三钱 桂心 甘草各一钱

【用法】加生姜、大枣,水煎,食远服。

【主治】寒湿头痛,眩晕痛极者。

50594 奇效香薷丸《痢疟纂要》卷九

【组成】香薷三两 茯苓一两五钱 广橘皮二两 白扁豆(略炒)二两 甘草(炙)五钱 藿香梗二两 厚朴(姜汁炒)一两五钱 宣木瓜二两 苍术(茅山者)二两 山楂肉(净炒)二两 真吴曲(煨)一两五钱 槟榔一两二钱 麦芽(炒)一两二钱 枳壳(炒)一两二钱 前胡一两 光泽泻(盐水炒)一两

【用法】上为细末,炼蜜为丸,如龙眼大,晒干,入新瓦器收贮。临用研碎,滚白水调下。

【主治】暑热及兼疫之痢。又治形寒饮冷,霍乱吐泻,呕哕恶心,吞吐酸水,腹痛膈胀,及小儿呕泄,痰食积热。

50595 奇验金箍散《冯氏锦囊·外科》卷十九

【组成】白芙蓉叶二两(阴干,不经霜者佳) 五倍子 白及 白蔹各四钱 生大黄六钱

【用法】上为末。用蛋白些小同醋调敷;如干,以生葱头酒润之;已有头者,露出头,敷四围为妙。

【主治】痈疽诸毒。

50596 奇授藿香丸《金鉴》卷六十五

【异名】清肝保脑丸、藿胆丸(《中医方剂临床手册》)。

【组成】藿香连枝叶八两

【用法】上为细末,雄猪胆汁为丸,如梧桐子大。每服五钱,食后苍耳子汤送下,或黄酒送下。

【主治】鼻渊，浊涕淋漓。

50597 奇授藿香汤《外科大成》卷三）

【组成】藿香连梗叶九钱

【用法】水一碗，煎七分，加公猪胆汁一枚和匀，食后服。重者不过三服即愈，或以藿香为末，猪胆汁熬膏为丸。每服二钱，食远白汤送下。

【主治】鼻渊致虚，眩晕不已。

50598 奇想补心丸《种福堂方》卷二）

【组成】柏子仁二斤（去油，为末）　白术一斤（炒）　生地一斤（焙）　红枣肉三斤（蒸熟）

【用法】炼蜜为丸，如弹子大。每日服三次。

【功用】补益。

【主治】《集验良方》：怔忡。

50599 奇效神应肥儿丸《麻科活人》卷四）

【组成】人参三钱（如力微者，用一两，或以乳汁蒸北直参一两代之）　大川黄连（酒炒）二钱　臭芜黄（炒，擦去皮，取净者）五钱　君子肉（面粉包煨，去壳，并去内黑皮）四十五粒　夜明砂（水淘去土砂，取净砂，醋炒干）一两　漂白术（陈壁土炒）五钱（不宜白术者，以意苡仁炒代之）　吴神曲（炒）五钱　生麦芽（炒）五钱　天浆子（即五谷虫肉，汤浸，洗净，炒）一两　淮山药（炒）三钱　小青皮（醋炒）三钱　胡黄连（酒炒）三钱　山楂肉（去子，汤洗）三钱　干蛤蟆（火炙，醋淬，极焦）三只　花槟榔三钱

【用法】上为细末。每服二三钱，空心以米饮调下。

【主治】肌瘦面黄，或面青面白，泄泻少食，肚腹胀大，青筋满腹，或伤饮食，常有吐泻，尿如米泔，及一切疳证。

【备考】本方方名，据剂型当作"奇效神应肥儿散"。

50600 奇效加味消积肥儿丸《活幼心法》卷九）

【组成】人参三钱　白术一两（蜜水拌抄）　白茯苓八钱（蒸）　橘红五钱　金樱子五钱（去毛，用肉，略炒）　青皮（去瓤，麸拌炒）五钱　粉草一钱五分（蜜水炙）　使君子七钱（炒）　芡实五钱（蒸过）　莲肉心五钱（隔纸炒干）　门冬一两五钱（去心）　五谷虫一两（水洗净）　山楂肉五钱（蒸过）　鸡肫皮十个（火焙，雄者佳）　麦芽（炒黄色）五钱

【用法】炼蜜为丸，如弹子大，每个重一钱。每日午间服一丸。或将前药为极细末，以炼蜜每次和二三匙服亦可。

【主治】小儿疳积，肚大青筋，骨瘦毛焦，泻痢不止者。

【加减】如身热咳嗽，加地骨皮、百部各五钱；肚腹胀大，便稀水，肠鸣作声，或虫出不和，加槟榔五分，木香一钱。

顶

50601 顶礼散《鸡峰》卷二十一）

【组成】生干地黄一两　五倍子　紫菀　苦参　青黛　青盐　黑锡　桑白皮灰各半两　龙脑少许

【用法】先将上五味为细末，次将黑锡于铫子中慢火熔开，用桑白皮灰同锡就铫中研细，不见锡星为度，后将上件药末，更入龙脑少许，合和了，用新瓦合盛。每于食后、临卧先净漱口，用指捏药揩牙，即漱口，必一日两次；临卧时，更不须漱口。

【功用】乌须发，牢牙齿。

50602 顶礼散《普济方》卷二一○引《卫生宝鉴》）

【组成】草果子一分　白术半两　白茯苓半两　诃子

一分　陈皮一分　木香一分（湿纸裹煨）　白扁豆（生姜自然汁煮，去皮，炒）一分　罂粟壳（蜜醮，慢火炙七次）一钱半

【用法】上为末。每服五钱，浓煎粟米饮一大盏，同药煎七分，空心温服。

【功用】固肠胃。

【主治】阴阳相搏，真气失守，上盛下寒，便痢不禁。

【备考】方中白术用量原缺，据《奇效良方》补。

50603 顶珠丸《直指》卷五）

【组成】木香　丁香　淡豉　硇砂（醋浸半日，并晒干）　朱砂（研细）各一分　巴豆（去油）一钱半

【用法】上为末，陈米饭为丸，如梧桐子大。轻者每服一丸，重者每服二丸，临睡先嚼煨姜如指许咽下，次以冷热水吞药，不得嚼破。

【主治】积气块痛，久年脾积癖痕之疾。

50604 顶风立效散《串雅补》卷一）

【组成】川乌一两（去皮脐，面裹煨）　草乌一两（去尖，姜汁炒）　羌活一两　海风藤二两（醋煮一夜，焙干）

【用法】上为细末。每服五分，陈酒送下。

【主治】一切风症，不拘手足疼痛，不能行动者。

抹

50605 抹唇膏《幼幼新书》卷七引茅先生方）

【组成】蝉壳一个（去足）　灯花二朵　朱砂少许

【用法】上为末。如小儿夜啼，遇夜用鸡冠血调药，抹儿子上下两唇即止。夹朱砂膏与服。

【主治】小儿夜啼。

拓

50606 拓汤《千金》卷五）

【异名】大黄拓汤（《圣济总录》卷一八二）。

【组成】大黄　甘草　当归　芎䓖　白芷　独活　黄芩　芍药　升麻　沉香　青木香　木兰皮各一两　芒消三两

【用法】上㕮咀。以水一斗一升，煮取四升，去滓，纳芒消，以绵搵汤中，适寒温拓之。干则易之，取愈止。

【主治】小儿数十种丹。

【方论选录】《千金方衍义》：拓汤清解表里热毒，药皆纯良无奇。木兰皮近世罕用，考诸《本经》，治大热在皮肤中，去面热、赤疱、酒皶等证，使热从皮腠而散也。

50607 拓汤《千金翼》卷二十三）

【组成】升麻　黄连　大黄　芎䓖　羚羊角　当归　甘草各二两　黄芩三两

【用法】以水一斗，煮取五升，去滓，又还铛中，纳芒消三两，上火令一沸，用帛拓肿上数过，肿热便随手消尽。

【主治】丹毒、痈疽始发焮热。

50608 拓汤

《千金翼》卷二十三。为《千金》卷二十二"拓肿方"之异名。见该条。

50609 拓汤《千金翼》卷二十四）

【组成】黄芩　黄连　大黄　当归　芒消　甘草各一两

【用法】以水六升，煮取三升，去滓，还铛中，纳芒消一

沸,贴布帛中,以拓肿上数百遍。

【主治】瘰疬浸淫,欲作未成,或如桃李核,或如鸡子赤㿀。

50610　拓肿方《《千金》卷二十二》

【异名】拓汤(《千金翼》卷二十三)。

【组成】大黄　黄芩　白蔹　芒消各三分

【用法】上㕮咀,以水六升,煮取三升汁,故帛四重纳汁中,以拓肿上,干即易之,无度数,昼夜为之。

【主治】痈疽,疔肿。

50611　拓瘀丸

《普济方》卷三九三。为《医心方》卷二十五引《产经》"八瘀丸"之异名。见该条。

50612　拓痔大豆帛方(方出《圣惠》卷六十,名见《圣济总录》卷一四二)

【异名】大豆帛方(《普济方》卷二九八)。

【组成】黑豆三升(以水七升,煮取四升)　槐白皮二升(剉)　甘草三两(剉)

【用法】上药入大豆汁内,煮取一升,旋渍故帛,以熨患处,冷即换之。

【功用】《普济方》:拓痔。

【主治】❶《圣惠》:痔下部痒痛,肛边生鼠乳,肿起欲突出。❷《圣济总录》:脉痔出血。

拔

50613　拔生膏(《摄生众妙方》卷八)

【组成】血竭一钱　蟾酥三钱　麝香五分　雄黄五钱　轻粉三钱　乳香　没药各二钱

【用法】上用荞麦秸灰或真炭灰一斗二升,淋灰汤八九碗,用栗柴或桑柴文武火煎作三碗,取一碗收留,将二碗盛于好瓷器内候温,将前七味药碾为极细末,入灰汤内用铁瓢或桑柳枝搅,又用好细石灰一升,入药灰汤搅匀,取出候冷过宿,盛入小白瓷罐内。凡诸疮点在当头,一日二次,次日又一次,疮头蚀破约五分,血水出为妙。恐日久药干,将前次留灰汤和用。

【主治】诸般恶疮,及瘰疬、鼠疮才起。

50614　拔针散(《丁甘仁家传珍方选》)

【组成】灵磁石(研)三钱　巴豆霜(去油)一钱　蓖麻子(去油)五钱　蜣螂虫六个　麝香二分

【用法】上为末。掺膏药上贴之,肉中断针即提出。

【主治】肉中断针。

50615　拔疔丹(方出《千金》卷二十二,名见《天花精言》卷六)

【组成】马齿苋。

【用法】捣烂敷之。

【主治】❶《千金》恶露疮。❷《天花精言》:痘后起疔。

50616　拔疔丹(《痘科金镜赋集解》卷六)

【组成】珍珠一钱　牛黄五分　蟾酥三分　麝香二分　巴豆霜五分　铁甲将军五分

【用法】上为细末。香油调涂。

【主治】痘疔。

50617　拔疔丹(《疡医大全》卷三十三)

【组成】雄黄　朱砂　白芷各等分

【用法】上为细末。油胭脂调,用银针挑破搓之。

【主治】痘疔。

50618　拔疔丹(《疡医大全》卷三十四)

【组成】巴豆霜　乳香(去油)　没药(去油)　真蟾酥(酒化开,乳成膏)　明雄各二钱　樟冰　露蜂房(阴阳瓦焙存性)　劈朱砂各一钱　真轻粉　当门子各五分

【用法】上药各为极细末,和匀,以蟾酥膏和杵为丸,如药珠大,晒干,瓷瓶密贮任用。疔疮肿毒初起磨研;已成已溃,用一粒放疮上,脓血即拔出;如遇阴疽、对口大症,可用十数粒铺疮上。

【主治】一切疔疮、无名肿毒初起,已成已溃,阴疽,对口。

50619　拔疔丹(《经验方》卷上)

【组成】乳香五钱(去净油)　蟾酥五钱　白信五钱　没药五钱(去净油)　丁香五钱　血竭五钱　麝香一分　斑蝥五钱　胆矾二分　雄黄三分　灵磁石五钱　蓖麻仁三十粒

【用法】上各为细末,和匀,再与蓖麻仁同捣如泥,瓷瓶收贮,不可干燥。

【主治】疔疮,发背,一切肿毒。

50620　拔疔丹(《外科方外奇方》卷三)

【组成】蜣螂一个(去头翅)　硇砂五分　白信五分

【用法】上为丸,如椒子大。先以三棱针刺疮,约深几许,将此丹纳入,以顶针捺下,须臾大痛,皆变黄水而出;然后,以野菊花不拘根叶,捣汁一盏,和酒服之,连进三次,尽醉为度;再以人中黄为丸,日日服,以好酒送下。以愈为度。

【主治】疔疮。

50621　拔疔方(《行军方便方》卷中)

【异名】拔疔除根方(《梅氏验方新编》七集)、拔疔饼子(《外科学讲义》)。

【组成】蓖麻子一粒(去油)　乳香一分(去油)

【用法】上研末,软饭或枣肉为小饼。放疗上,将膏药贴之,一二时即愈。

【功用】拔疔。

【主治】疔疮。

50622　拔疔线

《外科全生集》(上卫本)卷四。即原书(二酉山房版)"拔疔散"。见该条。

50623　拔疔散(《疮疡经验全书》卷二)

【组成】面粉　麝香　人耳中膜各等分

【用法】上为末。葱涎搜膏,连纸贴患处。其疮根尽拔出。

【主治】疔疮。

50624　拔疔散(《辨证录》卷十三)

【组成】紫花地丁一两　甘菊花一两

【用法】水煎服。一剂红线除,二剂疔疮散,三剂痊愈,不必四剂,毒尽而肉生也。

【功用】消毒泻火。

【主治】疔疮。

【加减】若已溃烂,加当归二两。

【方论选录】《医林纂要》:此方主血分而兼气分。紫花地丁解毒泻火,以丁治疔;菊花泻火而辛散之意。

50625　拔疔散(《痘学真传》卷七)

【组成】雄黄　朴消一钱　牛黄　铅粉三分

【用法】上为末。痘疗初起,猪胆汁调敷;三日后,甘菊叶捣汁调敷。

【主治】痘疗未腐者。

【备考】方中雄黄、牛黄用量原缺。

50626　拔疗散（《外科全生集》二酉山房版）

【组成】番砂　白丁香　轻粉　乳香　蜈蚣各一钱　血竭　麝香各二钱　金顶砒六分

【用法】上为细末,以蟾酥一钱,酒化和打为丸,作短线形。刺疗出血,插入疗孔。

【主治】一切疗毒。

【备考】本方方名,原书(上卫本)作"拔疗线"。

50627　拔疗散

《种痘新书》卷三。为《活幼心法》卷五"拔毒散"之异名。见该条。

50628　拔疗散（《金鉴》卷六十五）

【组成】硇砂　白矾　朱砂　食盐各等分

【用法】用铁锈刀烧红,将白矾、食盐放于刀上煅之。择丁日午时,共研为细末,收之。治牙疗、黑疗,俱用银簪尖挑破,以见血为度,搽拔疗散,再以蟾酥丸嚼化,徐徐咽之;治痘疗,急用银钩钩破,去净恶血,随以苦茶漱口,搽拔疗散,再以冰片、硼砂、青黛、黄连、薄荷、荆芥、炒僵蚕,共为细末,吹之。

【功用】化硬搜根。

【主治】牙疗,生于两旁牙缝,肿起一粒,形如粟米,痛连腮项;黑疗,兼麻痒,破流血水,疼痛异常;痘疗,色紫黯黑硬如石,诸证蜂起,难灌脓。

50629　拔疗散（《仙拈集》卷四）

【组成】蟾酥　硇砂各二钱　巴豆肉七粒　轻粉一钱　丁香一钱半　蜈蚣一条(火炙)

【用法】上为末。水和为丸,如麦大,银朱为衣。用针点破疗头,入一丸,膏盖之。毒即出。

【功用】拔毒追脓。

【主治】疗疮。

50630　拔疗散（《同寿录》卷四）

【组成】川山甲一钱(炒)　银朱五分　麝香三厘

【用法】上为细末,收贮瓷瓶内,勿令泄气,临症用。一切痘疮不能化浆,将银簪挑破,将药点入,外用膏药贴之。其疗即化为水,毒气不入心矣。

【主治】诸痘疮,其硬如石,或发寒热,及腐肉不化。

50631　拔疗散（《痘麻绀珠》卷十八）

【组成】牛黄一钱　朱砂八分　珍珠二钱

【用法】上为末。油胭脂调搽;如唇裂肿,黄蜡熬膏搽;石膏磨水搽亦可。

【主治】痘疗。

50632　拔疗散（《外科证治全书》卷四）

【组成】硫黄　蟾酥各等分

【用法】上为细末。葱汁和蜜为丸,如小米大,宜带长,以便插入疗疮内。

【主治】疗疮,烦躁闷乱,或憎寒头痛,或呕吐恶心,或肢体拘急。

50633　拔疗散（《疡科捷径》卷上）

【组成】水银三钱　火消三钱　月石三钱　食盐二钱　皂矾二钱　白砒二钱　胆矾三钱　硇砂二钱

【用法】上药倾入阳城罐内,微火结胎,次用粗瓷盆一只,将阳城罐覆于盆上,以盐泥封固,另用木桶一只,倾入凉水,将瓷盆砖衬安好,再用粗瓦钵一个,中底凿一圆孔,套于阳城罐底,以炭火架于钵内,煅炼三炷香为度。

【主治】面部疗疮。

50634　拔疗散（《良方集腋》卷下）

【异名】拔疗黑膏（《外科方外奇方》卷二）。

【组成】白蜡二两(切为粗末)　乳香三两(去油,研极细)　黄蜡十两(刮为粗片)　没药三两(去油,研极细)　铜绿五两(研细,过绢筛,再研至无声为度)　百草霜五两(须先刮净锅底,专烧茅柴、百草,取烟煤用之,如杂以别种柴烟煤则不验;研细,过绢筛,再研至无声为度)　松香二十两(用桑柴灰煎汁,澄清,入松香煮烂,取出纳冷水中,少时,再纳灰水中,煮以色白如玉为度)　麻油六两

【用法】上药先将麻油入锅内煎滚,次下制好松香,稍滚;三下白蜡,稍滚;四下黄蜡,稍滚;五下乳香,稍滚;六下没药,稍滚;七下铜绿,稍滚;八下百草霜,滚过数次;于锅内冷透,搓成条子,丸如桂圆核大,藏瓷器内,勿令泄气。临用以一丸,呵软,捻扁贴患处。顷刻止痛,次日肿消;已走黄者,贴之亦必霍然。

【功用】消肿止痛。

【主治】疗毒,或已走黄者。

【宜忌】忌荤腥辛辣、沸汤、大热、生冷、发物、面食、豆腐、茄子、黄瓜、酒、水洗、恼怒、房事。

50635　拔疗散（《重刊刺疗捷法》）

【组成】磁绿一钱　乳香一钱(去油)　没药一钱(去油)　梅片五分　麝香五分　蟾酥五分　朱砂二分五厘

【用法】上为细末,瓷瓶收贮,听用。又加元枣调敷。

【主治】疗疮内外穿鼻。

50636　拔疗散（《重刊刺疗捷法》）

【组成】蟾酥一钱　牛黄五分　辰砂五分　白及二钱　蜗牛十个　蜣螂十个　蛔虫一条　梅片二分　霜梅一个

【用法】将蛔虫捣糊,敷疮周围,留疮口发出毒气,又将上各药研末,敷之。三日内可医,至三日外不治。

【功用】拔毒。

【主治】疗疮内外穿鼻。

50637　拔疗散（《专治麻痧初编》卷六）

【组成】番硇砂　白丁香　蟾酥(酒化)　轻粉　大蜈蚣　全蝎(酒漂)　朱砂　雄黄各一钱　金顶砒五分　麝香三分　乳香六分

【用法】上为细末。取活川山甲血,或甲中油杵成膏,如麦粒大,针透疗根,插入一粒,候四边裂缝,是疗根动摇,即可拔去。若针刺无血,插药干枯,脓汁不变,终无生理。

【主治】疗疮。

50638　拔疗散（《外科传薪集》）

【组成】月石一钱　雄精二钱　千金霜一钱　巴散二钱　铁锈二钱　活磁石(炒)五钱　麝香三分　梅片二分　朱砂五分　蟾酥三分

【用法】上为极细末,以瓷瓶收贮。临用以膏盖之,未脓即散;或用荔枝肉打烂敷之。

【主治】一切疗疮。

50639 拔疔散

《疡科纲要》卷下。为《中国医学大辞典》引《疫痧草》"异功散"之异名。见该条。

50640 拔疔散（《顾氏医径》卷六）

【组成】壁钉虫六七枚 银朱 磁石各三钱 土贝五钱

【用法】上为末。菊汁调涂。

【主治】疗疮。

50641 拔疔膏（《梅氏验方新编》七集）

【组成】去油乳香 去油没药 血竭 人言 儿茶飞净青黛 蟾酥 象皮（焙燥）各二钱 麝香六分 冰片四分

【用法】上为极细末，用枣肉以石锤打极匀为丸，如芡实大，飞净朱砂为衣。用一丸，加蜜少许调匀，涂于疔顶，以膏盖之，一宿即消；如毒甚，明日再涂一次。

【主治】一切红丝、蛇头疔，及诸疽毒。

50642 拔疔膏（《青囊秘传》）

【组成】银朱 荔枝肉 蜗牛 鲜虾肉

【用法】同捣为膏。贴之。

【主治】疗疮。

50643 拔疔膏（《经目屡验良方》）

【组成】野菊花 山慈菇 升麻（瓦炙） 血竭各一钱五分 天花粉一钱 七叶一枝花 紫花地丁 木耳 皂角刺（各瓦炙） 朱砂（水飞，净）各三钱 川贝母（去心） 知母（瓦炙，或用黄酒煮透，焙干亦可） 蟾酥各三钱（酒化，不见火） 生甘草 麝香各五分 蓖麻子肉一两（去壳衣，捣烂用）

【用法】上药除麝香、蟾酥、血竭、蓖麻子肉、朱砂、生甘草六味，余概用瓦炙存性，同前药为极细末，同蓖麻肉捣烂成膏。如干，加山东胭脂，如无，麻油亦可。用时先将银针刺破疔根，入此膏少许，掩以膏药一对。周时疔自拔出矣。

【主治】疗疮。

50644 拔毒丸（《疮疡经验全书》卷六）

【组成】槐花一两 川椒二两 象牙末一两（酥炙）黄丹 乳香 没药 人中白各二钱 血竭 蜈蚣 川山甲各一钱 金顶砒 生生乳各一钱

【用法】上为末，用神曲末一两五钱，打稠糊，入药捣匀，丸如梧桐子大，另研朱砂为衣。每日早服二十丸，晚服十五丸，土茯苓汤送下。

【主治】生疮时误服轻粉、粉霜，服丁字化毒丸无效者。

【宜忌】百日内忌房劳、恼怒；日宜食猪肉数两。

50645 拔毒丹（《玉案》卷六）

【组成】蚯螂一个（去翅足） 硇砂五分 白砒三分

【用法】上为末，以葱汁为丸，如绿豆大。先以三棱针刺破疮，将此丸以颞簪脚捺入，须臾大痛，变作黄水而出。

【主治】一切疗疮。

50646 拔毒饮（《活幼心书》卷下）

【组成】天花粉（去粗皮）一两 生干地黄（净洗） 白芷 当归尾（酒洗） 桔梗（剉片，蜜水炒过） 甘草各半两

【用法】上㕮咀。每服二钱，水一盏，煎七分，温服，不拘时候。

【主治】风热毒气上攻，头项浮肿作痛，发惊，及发斑。

50647 拔毒散（方出《千金》卷二十三，名见《普济方》卷二八六）

【组成】马蹄灰 鸡子白

【用法】和涂。

【主治】肠痈。其状两耳轮纹理甲错，初患腹中苦痛，或绕脐有疮如粟，皮热，便脓血出，似赤白下。

50648 拔毒散（《圣惠》卷六十二）

【组成】阳起石 寒水石 矾石 白石脂 石膏 麦饭石各一两

【用法】上为末，重研如面。用新汲水调涂疮上。

【主治】发背。

50649 拔毒散（《圣济总录》卷一三五）

【组成】草乌头（去皮脐，生捣为细末）一两 蚌粉半两

【用法】上拌匀。每看多少，临时用新汲水调摊纸上贴之。

【主治】一切热肿，欲结疮疖，焮赤疼痛。

50650 拔毒散（《幼幼新书》卷三十五引张涣方）

【组成】川朴消一两 栀子仁半两

【用法】上为细末。每用半钱，好醋调涂患处，次用山栀膏方。

【主治】殃火丹，发于两胁及腋下。

50651 拔毒散（《杨氏家藏方》卷十二）

【组成】铅白霜 胆矾 粉霜 硇砂 朱砂（上药别研）各一钱 蜈蚣一条（炙）

【用法】上为细末。先用针挑令出血，入药一字在内，用醋煮面糊贴之。一日其根溃出。

【主治】十种疗疮，毒气结硬如石，疼不可忍。

50652 拔毒散（《普济方》卷三〇〇引《卫生家宝方》）

【组成】泥蜂窠（岩壁间采之） 乳香少许（研）

【用法】上为末。用酽米醋调涂之，干即再上醋。痛立止。

【主治】❶《普济方》引《卫生家宝方》：发指，毒疮生于手指，赤肿坚硬，疼痛不可忍者。❷《杂病源流犀烛》：痈疽发于阳，肿痛，发热作渴。

50653 拔毒散（《局方》卷八吴直阁增诸家名方）

【组成】石膏三两 甘草 黄柏各一两 寒水石七两

【用法】上为细末。每用水调，时复以鸡翎刷扫；以芭蕉自然汁调妙。

【功用】拔毒消肿，散热定疼。

【主治】小儿丹毒，肉色变异，或着四肢，或在胸背，游走不定，焮热疼痛。

50654 拔毒散（《儒门事亲》卷十二）

【组成】寒水石不拘多少（烧令赤）

【用法】上为末。以新水调，鸡翎扫痛处。

【主治】小儿丹瘤，浮赤走引或遍身。

50655 拔毒散（《普济方》卷二七八引《外科精要》）

【组成】石膏（生用）四两 寒水石（生用）四两 黄柏甘草各一两

【用法】上为细末。每用新水调扫之，油涂之，或纸花贴，干则以凉水润之亦妙。治肿，水煎服。

【主治】热毒丹肿，游走不定；亦治疗肿。

50656 拔毒散（《直指》卷二十二）

【组成】南星（上等大白者）一两　草乌头　白芷各半两　木鳖子仁一个（研）

【用法】上为细末。分两次泛醋，入蜜调，敷纱贴之。

【主治】痈疽肿结。

50657　**拔毒散**（《活幼心书》卷下）

【组成】斑蝥七枚（去翅足，用屋瓦盛，入糯米同一处匀炒，候米黄为度，以乳钵细杵罗过，不用米）　黑牵牛末二钱半（先晒，研，取末）

【用法】上和匀。用无灰温酒调作一服，空心投。其毒自小便中出，或从大府过，似葡萄肉，或如犬形。其毒出尽，尚觉腹中有痛，取用青黛入乳钵杵匀，仍罗为末，每服三钱，井花水调下二服，不拘时候。

【主治】癫犬、恶犬所伤。

50658　**拔毒散**（《瑞竹堂方》卷五）

【组成】大黄　东墙上土

【用法】上为极细末。用无根井花水调搽，如干再搽。经宿即愈。

【主治】诸恶疮。

50659　**拔毒散**（《医方类聚》卷一九四引《烟霞圣效》）

【组成】新桑皮（烧作灰）

【用法】小油调涂上，变色生肌即敛。

【主治】大人、小儿火烧破皮肉。

50660　**拔毒散**

《医学纲目》卷十三。即《保命集》卷下"宣毒散"。见该条。

50661　**拔毒散**（《普济方》卷二七五）

【组成】天花粉　无名异　黄柏　黄芩　大黄　木鳖子（去壳）　牡蛎各等分

【用法】上为细末。好醋调，敷贴。

【功用】消肿去毒。

【主治】诸恶疮。

50662　**拔毒散**（《普济方》卷二九〇）

【组成】大槟榔一个　红娘子一个　黑狗脊　硫黄　赤石脂　黄连各一两　轻粉一钱

【用法】上为细末。每用药少许，干掺患痛处。

【功用】敛疮。

【主治】痈疽。

50663　**拔毒散**（《普济方》卷二九五）

【组成】大黄　黄柏　白及　石膏　黄芩各五钱　白蔹　黄连　栀子各三钱　朴消五钱

【用法】上为末。用井花水调，涂敷扫痔肿毒处。

【主治】痔肿毒。

50664　**拔毒散**（《袖珍》卷三）

【组成】蒲黄　白芷　半夏　黄丹各一两　赤小豆半两（为末）

【用法】上将白芷、半夏为末，入蒲黄、丹、豆末，和匀。金银藤捣自然汁调敷四围，频频水润。

【功用】消肿定痛。

【主治】痈疽，疔疮。

50665　**拔毒散**（《痈疽神秘验方》卷一）

【异名】秘方拔毒散（《准绳·疡医》卷一）。

【组成】乳香　没药　川山甲（炮）　当归　木鳖子各

一钱　瓜蒌仁八钱　甘草（炙）五分　忍冬藤二钱　牙皂角七分（炒）　大黄（生、熟）各一钱半　连翘一钱　贝母十分

【用法】上作一剂。用酒、水各一钟，煎至一钟，食前服。

【功用】攻毒止痛化脓。

【主治】一切痈疽肿毒。

【加减】若有脓，或已溃者，可不用大黄；如亦有脓虽溃，脉仍洪数，或沉实喜冷者，又所宜用。

50666　**拔毒散**（《保婴撮要》卷十二）

【组成】黄芩　黄连　白矾（俱生用）　雄黄各五钱　铜绿二钱（痒甚加之）　松香

【用法】上药各为末。干掺患处；或用油调搽。

【主治】胎毒，头面生癞，或延及遍身，痒痛不安，浸淫不愈；及眉炼疮，疥癞，疮癣。

【加减】疥疮，宜加枯矾三钱。

【备考】方中松香用量原缺。

50667　**拔毒散**（《疮疡经验全书》卷三）

【组成】乳香　黄柏　黄连　雄黄

【用法】上为末。鸡子清调敷；干，用水润之。

【主治】飞游毒，赤肿走注不定。

50668　**拔毒散**（《保命歌括》卷六）

【组成】生绿豆不拘多少

【用法】上为极细末。醋调敷；干，以醋润之。

【主治】耳前后红肿。

50669　**拔毒散**（《活幼心法》卷五）

【异名】拔疗散（《种痘新书》卷三）。

【组成】明雄黄一钱　绵胭脂

【用法】雄黄为细末，胭脂浓浸水，调点疗头上。

【主治】痘疗，紫黑胀硬，独大而无晕者。

【备考】方中绵胭脂用量原缺。

50670　**拔毒散**（《外科百效》卷二）

【组成】巴豆肉二钱三分　人言一钱三分　生白矾九分　绿矾九分　雄黄三分　蜗牛十个

【用法】上为末。将口涎调搽核上，以万应膏贴之，二日一换；再将玉灵膏贴，一日一换。

【主治】痰核。

50671　**拔毒散**（《明医指掌》卷八）

【组成】陈皮一两　甘遂一两　当归尾一两五钱　川芎一两　红花（酒洗）一两　桃仁（去皮尖）一百个

【用法】水、酒煎服。

【主治】痈疽。

50672　**拔毒散**（《外科全生集》卷四）

【组成】巴霜　雄黄　麝香各一钱　冰片五分

【用法】上为细末。掺膏上贴之，则毒气尽拔，便无后患。

【功用】拔一切毒。

【宜忌】胎前产后之妇忌用。

50673　**拔毒散**（《种福堂方》卷四）

【组成】韶粉一两　大黄五钱（炒）　雄黄三钱（另研）五倍子一两（炒）　乳香五钱（另研）　没药五钱（另研）　黄丹五钱　白及一两（炙）　白蔹一两（炙）　黄柏七钱（炒）白芷一两（焙）

【用法】上为细末。蜜水调搽。

【主治】痘后手足肩背痘毒痈肿。

50674 拔毒散（《仙拈集》卷四）

【组成】生半夏一两　文蛤　贝母各二钱半　朴消一钱

【用法】上为末。醋调敷。

【主治】一切恶疮,初起坚硬如石,焮热如火。

50675 拔毒散（《北京市中药成方选集》）

【组成】芙蓉叶四两　大黄九两　黄柏九两　五倍子九两　赤芍九两　甘草九两　白芷九两　土贝母九两　赤小豆十五两

【用法】上为细末。用醋调敷患处。

【功用】去毒消肿,活血止痛。

【主治】诸毒疮疡,无名肿毒,坚硬无头,焮热疼痛。

50676 拔毒散（《古今名方》引《湖州潘氏外科临证经验》）

【组成】斑蝥18克　巴豆炭　乳香　没药各6克　前胡　玄参各15克　犀黄　麝香各1.5克　冰片0.3克

【用法】先将前六味炒制,各为细末,配时将麝香、冰片、犀黄混合,再入斑蝥、巴豆炭、前胡、玄参研匀,最后加入乳香、没药,研匀即得。用时均匀地掺入疮口上,每日二次,至脓水增多,新腐渐消时停用。

【功用】托里提脓,拔毒去腐,消肿止痛。

【主治】胞疽、发背、搭手疽等局部肿硬难溃者。

50677 拔毒锭（《慈禧光绪医方选义》引《良方集成》）

【组成】白及一两　白蔹一两　南星二两　牙皂一两五钱　花粉一两五钱　射干一两　白芷二两　全蝎三两　雄黄五钱　山甲二两五钱（炙）　蟾酥一两　血竭二两　冰片五分　麝香三分　细辛一两　生军二两　木通一两　川连二两　山栀二两（炒）　二宝花二两　防风一两　泽泻一两　草梢五分　白梅花三两　乳香二两　没药二两　江米四两（另研打糊）

【用法】上为细末,用木瓜酒粘为锭。

【功用】攻毒化脓止痛,清热解毒,提脓生肌。

【主治】一切痈疽肿毒之火郁实证。

【宜忌】若正气已虚,用之当慎。

50678 拔毒膏（《圣济总录》卷一三四）

【异名】拔毒止痛膏（《医方类聚》卷一九四引《备预百要方》）。

【组成】铅丹（炒过）　蛤粉（研）不拘多少

【用法】合研如桃花色为度,以生油调作膏,湿纸压干。摊贴。

【主治】烫火伤。

50679 拔毒膏（《医方类聚》卷一九一引《经验秘方》）

【组成】后阴槐条（作短截,炒胡）　紫花地丁（炒胡）　白矾（飞过）　消（飞过）　粟米粉（炒胡）　盐（飞过）各等分

【用法】上为细末,新水调之。用鸡翎敷于疮上,却用碎纸贴儿封于药上。

【主治】恶疮。

50680 拔毒膏（《永乐大典》卷一〇三七引《保婴集验名方》）

【组成】黄柏一两　寒水石一两　石膏半两　甘草二钱半　黄芩半两

【用法】上为细末,醋调成膏。贴赤肿处;或新水调涂亦可。

【主治】小儿丹毒赤肿,及颊肿疼痛。

50681 拔毒膏（《医方类聚》卷一九〇引《修月鲁般经》）

【组成】鲫鱼一个　信一块

【用法】入信在鱼腹内,盐泥固,煅过,为末,香油调。疮头上,用艾灸三炷,涂药膏于疮上,勿着好肉,数日后退出。

【主治】瘰疬疮。

50682 拔毒膏（《普济方》卷三一四）

【组成】黄丹不拘多少（以苦竹园中地龙泥裹包,火煅令红,取出放冷,去泥）

【用法】上为细末,和以轻粉、麻油,调如膏药厚薄。摊在油单上,贴之。

【主治】臁疮,漏疮,一切恶疮。

50683 拔毒膏（《丹溪心法附余》卷十六）

【组成】南皂角　五倍子各五钱　乳香　没药　雄黄各一钱

【用法】上药生用,各为细末,用好醋熬。贴疮上,留顶。

【主治】肿毒,诸恶疮。

50684 拔毒膏（《痘疹心法》卷二十三）

【异名】必胜膏（《痘疹心法》卷二十三）。

【组成】马齿苋（捣汁）　猪脂　石蜜　赤小豆（末）　绿豆（末）

【用法】和合熬膏。涂肿处;如干,以水润之。

【主治】痘疮。

50685 拔毒膏

《医部全录》卷四九一引《幼科全书》。为原书同卷"必胜膏"之异名。见该条。

50686 拔毒膏（《古今医鉴》卷十四）

【组成】熟地黄一两（以新汲水浸透）

【用法】捣烂。贴两脚心,布裹住。

【主治】婴儿眼肿痛。

50687 拔毒膏（《赤水玄珠》卷二十八）

【组成】雄黄（研）　胭脂

【用法】胭脂重浸水,令浓,调雄黄。点疔头上,立时红活。

【主治】痘疔。

50688 拔毒膏

《准绳·幼科》卷六。为《医学正传》卷八"必胜膏"之异名。见该条。

50689 拔毒膏（《寿世保元》卷八）

【组成】黄连（为末）

【用法】水调。敷脚心、手心;加葱捣烂敷之尤妙。

【主治】小儿未周,两眼痛。

【加减】如肿痛难开,加姜黄、牙皂、朴消为末,同敷太阳穴、手心、足心。

50690 拔毒膏（《疡科选粹》卷三）

【组成】银朱　雄黄　朱砂　钉锈各一钱　血竭　胆矾各七分　麝香一分（共研细末）　荔枝肉（去筋）二钱　蜗牛三个　白梅肉三钱五分　鸡溏屎二钱　嫩松香一两（为细末）

【用法】上药不见火，陈醋搅成膏，瓷器收贮，勿令泄气。用红绫绢贴之。

【功用】拔疔收敛。

【主治】恶毒、疔疮、发背、无名肿毒，外痔初起，脓成已溃者。

50691 拔毒膏（《种痘新书》卷十二）

【组成】雄黄 轻粉

【用法】上为末，用胭脂水调敷。

【主治】痘疔。

50692 拔毒膏（《同寿录》卷四）

【组成】蓖麻子仁一两（产山东，如蚕豆，无刺者佳） 杏仁（去皮尖，敲扁） 乳香 没药各一钱 川三七五钱

【用法】用真菜油半斤，将药熬至枯黑色，去滓，再熬半枝香，入净嫩松香一两，黄占三钱，白占三钱搅匀，老嫩得法，瓷瓶收贮。遇毒摊涂为妙；诸般大毒初起须留头贴上，次日即消，再复贴。

【主治】一切痈疽，发背，疔肿恶毒，诸般大毒。

50693 拔毒膏（《杂病源流犀烛》卷二十六）

【组成】蓖麻子肉 铜青各一两（同研） 大蓟汁一碗 豆油（春、夏三两，秋、冬四两） 松香一斤（水煮滤净）

【用法】先将油煎滚，入松香熔化，下大蓟汁，沸水尽，下水缸内，如绞糖法，入蓖麻、铜青搅匀，以器盛之。如用，重汤煮化，摊贴。

【功用】呼脓长肉。

【主治】肩臑、肘臂、腕手疡。

50694 拔毒膏（《眼科锦囊》卷四）

【组成】辰砂 甘草各一钱 巴豆五分 狼粪一钱（烧存性者）

【用法】上以蓖麻子油调和之。贴鱼尾，小钱大。

【主治】痘疹入目。

50695 拔毒膏（《不知医必要》卷三）

【组成】蒲公英二两

【用法】水煎熬膏，载瓷器内，放水中一日一夜，冷去火气。俟挑破痘疔，吸尽紫血，即以此膏涂之。

【主治】痘疔。

50696 拔毒膏（《北京市中药成方选集》）

【组成】白蔹三两二钱 苍术三两二钱 连翘三两二钱 黄芩三两二钱 白芷三两二钱 木鳖子三两二钱 穿山甲（生）三两二钱 蜈蚣六钱 蓖麻三两二钱 赤芍三两二钱 生栀子三两二钱 大黄三两二钱 金银花三两二钱 生地三两二钱 当归三两二钱 黄柏三两二钱 黄连三两二钱（上药酌予切碎，用香油二百四十两炸枯，过滤去滓，炼至滴水成珠，入黄丹一百两，搅匀成膏，取出，入水中，出火毒后，加热熔化，另入后药） 乳香六钱 没药六钱 血竭六钱 儿茶六钱 轻粉六钱 樟脑六钱 红粉六钱

【用法】后七味为细末，过罗，每二百四十两膏油兑以上药粉，搅匀摊贴，大张油重六分，小张三分。微火化开，贴疮上。

【功用】拔毒消肿，化腐生肌。

【主治】痈毒疮疖，红肿疼痛，已溃未溃，久不生肌。

【宜忌】忌食发物。

50697 拔毒膏（《全国中药成药处方集》济南方）

【组成】白蔹 当归 川芎 玄参 黄芩 赤芍 天麻 黄柏 苍术 生地 栀子 轻粉 红粉 血竭 乳香 没药各四两

【用法】用香油六斤，将前药十一味煎至枯浮，去滓，再煎至滴水成珠，每油一斤，下炒透黄丹八两，再合轻、红二粉、乳香、血竭等面搅匀，出火气。摊贴用。

【主治】疮疖初起，红肿热痛。

【宜忌】忌辛辣等物。

50698 拔毒膏（《全国中药成药处方集》沈阳方）

【组成】山栀八十个 木鳖子二十五个 象皮二两 穿山甲五十片 血竭五钱 巴豆仁二十五个 儿茶 乳香 没药 硼砂各五钱 香油四斤

【用法】将香油炸枯，入木鳖子、象皮、穿山甲、巴豆仁、栀子炸化，滤滓，入适量樟丹收膏，将血竭、儿茶、乳香、没药、硼砂共研细末，熔化入内，搅匀即成。将患处使温沸水洗净，量大小摊膏贴之。

【功用】活血散瘀，消肿止痛排脓。

【主治】发背、对口、搭手、焮赤高肿，疼痛发热，溃后久不收口。

50699 拔毒膏（《中国药典》2010版）

【组成】金银花70克 连翘70克 大黄70克 桔梗70克 地黄70克 栀子70克 黄柏70克 黄芩70克 赤芍70克 当归35克 川芎35克 白芷35克 白蔹35克 木鳖子35克 蓖麻子35克 玄参35克 苍术35克 蜈蚣5克 樟脑28克 穿山甲35克 没药18克 儿茶18克 乳香18克 红粉18克 血竭18克 轻粉18克

【用法】上制成膏剂，每张净重0.5克。加热软化，贴于患处，隔日换药一次，溃脓时每日换药一次。

【功用】清热解毒，活血消肿。

【主治】热毒瘀滞肌肤所致的疮疡。症见肌肤红、肿、热、痛，或已成脓。

【宜忌】溃疡创面不宜外用。

50700 拔毒糕（《简明医彀》卷八）

【组成】土茯苓（去皮，为末）一斤 白蜜一斤 糯米粉一升

【用法】上和匀，蒸糕。食，土茯苓汁送下。

【主治】杨梅疮。

【宜忌】忌饮茶汤。

50701 拔脓净（《上海市药品标准》）

【组成】红升丹 乳香 没药 穿山甲

【用法】上为末。撒患处。

【功用】排脓止痛，祛腐生新。

【主治】窦道、瘘管、慢性骨髓炎窦道、褥疮、手术后伤口感染，以及其他感染创面，脓肿破溃。

50702 拔萃丹（《疡医大全》卷七）

【组成】生铅 水银 火消 白矾 青盐各一两

【用法】同研至水银星不见为度，入阳城罐内，铁盏盖定，以铁梁铁线扎紧，盐泥固济，先文后武火，升三炷香，冷定开看，盏内升药刮下，研细，加冰片乳匀收贮，火候俱同红升丹法则。凡升药罐底药渣铲下，研细，搽癣疥。

【功用】提脓生肌，化管。

【主治】疮疡，癣疥。

50703　拔黄药（《仙传外科集验方》）

【组成】真蟾酥　飞罗面

【用法】上为丸,如梧桐子大。可将一丸放在面前舌下。即时黄出。

【主治】疔疮。

50704　拔痹膏（《兰台轨范》卷二）

【组成】生半夏（为末）　广胶各等分

【用法】先用姜汁将膏煎烊,调入半夏。涂。

【主治】痹证,历节。

50705　拔管丸（《外科方外奇方》卷二）

【组成】炒生地四两　炒槐米二两　炙猬皮二张　象牙屑四两　酒归身二两　炒黄耆二两　广胶二两（土炒成珠）　川山甲一两二钱（土炒）

【用法】上为末,砂糖烊为丸,如梧桐子大。每服三钱,晨起灯芯汤送下。服二料。

【主治】年久疮毒成管者。

【宜忌】服药时善节养;忌饮火酒。

50706　拔管丸（《丁甘仁家传珍方集》）

【组成】蚰蜒一斤（韭菜地上者佳,酒洗净,瓦上炙炭）　蜣螂虫（瓦上炙炭）八个　刺猬皮五钱　象牙屑一两　穿山甲（炙黄）一两

【用法】上为末,炼蜜为丸,如梧桐子大。大人服八分,小儿服五分。

【主治】一切远年疮毒,起管成漏,脓水时流,久不收口。

50707　拔管方（《外科方外奇方》卷二）

【组成】紫硇砂四分　蜣螂五分　红升丹四分　冰片四分

【用法】上为细末。吹入。

【功用】拔疮管。

50708　拔管方（《疡科纲要》）

【组成】壁虎尾尖

【用法】量管之大小,剪取一段插入管中。

【功用】拔脓收口。

【主治】肛疡成管。

50709　拔管方（《疡科纲要》）

【组成】有尾五谷虫

【用法】漂浮,炙焙存性,飞面和为条。插入管中。

【主治】肛疡成管者。

50710　拔疔红膏（《梅氏验方新编》七集）

【组成】银朱三钱（水飞,晒干）　蓖麻仁二钱　嫩松香五钱　黄丹一钱（晒干）　轻粉五分

【用法】上捣为膏。以银针将疔头挑破,用红膏一小团安膏药当中贴之,疔即拔出;或畏痛者不挑破亦可。

【功用】拔疔。

【主治】疔疮、无名肿毒,已成脓或未成脓,已溃或未溃。

50711　拔疔围药（《疮疡经验全书》卷四）

【组成】苍耳子（捣烂）　霜梅肉

【用法】和匀。贴疔上。

【功用】拔疔。

【主治】痈疽,发背。

50712　拔疔毒丸（《增订治疗汇要》卷下）

【组成】雄黄　大黄　巴豆各等分（略去油,去膜心壳）

【用法】上为细末,以飞面、陈醋煮面糊为丸,如凤仙子大。重者二十三丸,轻者十三丸,热水送下,服后待泻四五次,饮新汲水泻即止;若病重不省人事,速将丸用开水融化,从口角灌入,随扶坐片刻,一泻便醒。

【主治】各种疔,重至走黄。

【宜忌】孕妇忌服。

50713　拔疔毒膏（《千金珍秘方选》引郑艺圃方）

【组成】紫地丁二两　当归（酒洗,以盐踏烂）四两　大五倍子十个

【用法】麻油十斤煎枯,滤清,以黄蜡收成膏。取少许涂疔毒上,以膏散盖之,半日即退。

【主治】疔毒初起,并治无名肿毒。

50714　拔疔饼子

《外科学讲义》。为《行军方便方》卷中“拔疔方”之异名。见该条。

50715　拔疔黑膏

《外科方外奇方》卷二。为《良方集腋》卷下“拔疔散”之异名。见该条。

50716　拔毒仙丹（《疡科选粹》卷二）

【组成】冬瓜一个

【用法】切去一头,合疮上,瓜烂切去,仍复合之。

【主治】真实火毒,背发欲死。

50717　拔毒膏药（《医方易简》卷十）

【组成】生金银（晒干）六两　苍耳子四两　九里明叶半斤　米碎茶叶四两　乌孔叶　大蛇泡叶各四两　葱头二两（共捶烂,晒干,为末）　生谐芋仔五斤（去净泥,切片,略晒）　蜂房四大只　老姜二两　大蛇壳五条　头毛仔五斤（米泔水洗净,晒干）　大百足十条　大虾蟆五只（用真茶油半斤,桐油一斤半,下锅煮谐芋、百足各物焦黑色,隔滓,滴水成珠,抽锅离火,下后药）　白松香二两　树蜡四两（熔透,再下后药末）　木鳖仁一两　连翘　赤芍　花粉　锦黄各一两五钱　归尾一两　大风子二两　蛇床子　牛蒡子各一两　江子油二两（净壳）　蓖麻子三两　防风一两五钱　荆芥一两五钱　白及二两（切薄片）　川乌一两　白芷一两五钱　山甲一两　轻粉四钱　赤石脂　乳香　没药各一两　冰片二钱　丁香　木香各五钱　白豆蔻三钱　半夏一两五钱　阿魏一两　樟脑一两二钱　儿茶一两　南星　草乌各一两（共为细末）

【用法】筛下飞丹,搅至合适为度。用时将此药膏开油纸贴之。

【主治】木石伤、刀铁伤成毒,或内受毒气,外起疮疔、疳漏、无名肿毒。

50718　拔管神方（《外科方外奇方》卷二）

【组成】白信一两　鹅管石一两　生明白矾一两　飞净明雄黄一两　薄荷水三钱

【用法】先将雄黄一半铺底,次将四味放中,再用雄黄盖顶,炼如升丹法,炼成后约六七钱,再加冰片三分,薄荷六分,没药三钱（去油）,和匀,临用以猪棕粘白茹果成线,晒干。入纳患处,每日一次。三四次后,自能拔出,再用收功。

【功用】拔疮管。

50719 拔去病根丸（《鲁府禁方》卷二）

【组成】香附　姜炒山栀　川芎　苍术（米泔浸，炒）　神曲　山楂肉　带白陈皮　半夏曲　草豆蔻（要二头尖的方可用；如无，以白豆蔻代之）各一两

【用法】上为细末，姜汁打稀糊为丸，如梧桐子大。每服七十丸，临卧白水送下。终身不愈者，服此一料除根。

【主治】男妇心腹疼痛。

50720 拔疔至宝丹（《类证治裁》卷八）

【组成】硇砂二钱　白矾四钱　朱砂　雄黄各五分　硼砂一钱　绿矾四钱　火消四钱

【用法】上药各为极细末，合研后入水银四钱，放嚼碎茶叶少许，研不见星，将药入瓦罐，文火熬半个时辰，以药饼坚硬为度，取罐放大面盆中，罐上用皮纸封固，盆中实以净灰，留罐顶半寸，灰上以瓦片铺满，上以白炭围满罐顶，慢火煅一炷香，去炭候罐冷，用鹅翎扫下净白者为上，瓷罐收贮，放地下出火气，一半作末子用，一半用厚糊打细条，雄黄为衣，收贮瓶内听用。凡疗疮用碗锋砭破，将血捻净，用丹一丸，研细搽之。若挑破有小孔，以药挑插于孔内，俱用皮纸打湿数层封好，过一二日揭去，疗头自然缓缓脱出，贴膏即愈。

【功用】拔疔。

【主治】疔毒。

50721 拔疔除根方（《梅氏验方新编》七集）

【组成】鲥鱼鳔（用手刮下，不可见水，阴干，收贮）

【用法】用时以银针拨开疔头，将一片贴上，以清凉膏药盖之，过一宿揭开其疔后连根拔出，用生肌散收功。

【主治】疔疮。

50722 拔疔除根方

《梅氏验方新编》七集。为《行军方便方》卷中"拔疔方"之异名。见该条。

50723 拔毒七宝散（《本事》卷六）

【组成】干荷叶心（当中如钱片）不拘多少

【用法】上为粗末。每用三匙，水二碗，慢火煎至一碗半，放温淋洗，揩干，以太白膏敷。

【功用】止痛。

【主治】痈疽。

【方论选录】《本事方释义》：干荷叶心当中如钱者，气味辛、苦、平，入足少阳、厥阴，得震卦仰盂之象。痈疽之毒凝滞不宣，本属阴晦之象，故必以初生阳气之味升之，则窒晦之邪亦因是而却矣。

【备考】本方方名，《准绳·疡医》引作"七宝散"。

50724 拔毒九珠丹（《经验各种秘方辑要》）

【组成】川贝母四钱　冰片一钱　穿山甲七钱（炙）寸香一钱　全蝎七个（炙）　丁香一钱　蜈蚣七条（炙）　辰砂一钱　腰黄三钱（水飞）

【用法】上为细末，瓷瓶密贮。

【功用】拔毒去腐。

【主治】痈疽未成或已成。

50725 拔毒止痛膏

《医方类聚》卷一九四引《备预百要方》。为《圣济总录》卷一三四"拔毒膏"之异名。见该条。

50726 拔毒生肌散（《救伤秘旨》）

【组成】制甘石一两　寒水石三钱　月石三钱　乳香没药（去油）一钱五分　大黄六钱　蓖麻子（去油）八钱　麝香二分　梅冰三分

【用法】上为细末，加红升丹三分，同研匀。敷之。

【功用】拔毒生肌。

【主治】破伤不论新久。

【加减】如伤红肿，去升丹，加小赤豆，研末少许。

50727 拔毒生肌散（《青囊秘传》）

【组成】熟石膏一两　红升三钱　轻粉三钱　蓖麻子（去油）三钱　黄丹二钱　乳香一钱　琥珀一钱

【用法】上为极细末。以掺药笔蘸药少许，掺疮口上，入膏药中贴之。

【功用】拔毒生肌。

50728 拔毒生肌散

《青囊秘传》。为原书"八宝丹"之异名。见该条。

50729 拔毒生肌散（《全国中药成药处方集》武汉方）

【组成】冰片一两　净红升二两四钱　净黄丹二两四钱　净轻粉二两四钱　煅龙骨二两四钱　制甘石二两四钱　煅石膏二两四钱　白蜡末五钱

【用法】上药混合碾细，成净粉90%～95%即得。洗净患处，视患处大小，酌药量薄撒贴膏。

【主治】痈疽已溃，久不生肌，疮口下陷，常流败水。

50730 拔毒生肌膏（《全国中药成药处方集》武汉方）

【组成】当归　生地　黄柏　槐枝各八钱　人发三钱　紫草皮二钱　红升五钱　冰片五分　黄连粉五钱　黄蜡四两

【用法】用前六味加麻油一斤，用火熬枯，去滓，再加红升、冰片、黄连粉、黄蜡搅匀，待冷，成膏十七两八钱，共装八十九盒，每盒重二钱。摊于纱布上，贴患处。

【主治】痈疽疮疖，溃烂久不收口者。

50731 拔毒生肌膏（《全国中药成药处方集》西安方）

【组成】羊蹄甲一只　牛抵角　猪蹄甲　商陆各五钱　闹洋花一两　西大黄一两半　巴豆　白及　白蔹各二钱半　苍耳二两　蓖麻一两半　干蝉一个　当归　漏芦各五钱　山甲一两　两头尖一两半　鲫鱼一个　玄参一两　木鳖　生川乌　生草乌　杭大戟各二钱半　香油十斤　黄丹五斤　没药二钱　乳香一钱　元桂　芒消　轻粉各一钱半

【用法】后五味为面，熬成时兑入，照一般熬膏药法熬制，摊于油纸上。将疮口先以开水洗净，用此膏贴之，一日一换。

【功用】拔毒生肌，护膜防菌。

【主治】已溃之痈毒疮疡。

50732 拔毒定痛膏（《济阳纲目》卷八十六）

【组成】花蕊石一两　羌活　乳香（另研）　没药（另研）　乌头　大黄各五钱　米粉四两　葱白（细切）一两

【用法】上为细末，先将葱、粉同炒黑色，杵为细末，入前药末。每用，看多少，或醋或水，调敷患处，用水频润。

【主治】一切从高坠下，及伤折筋骨，瘀血结痛，痈肿热毒。

50733 拔毒济生散（《疮疡经验全书》卷三）

【组成】牛黄二分　珍珠五分　冰片一分　郁金（如

无,蝉肚姜黄代之)一钱　犀角(镑)二钱　辰砂二钱　绿豆粉二钱　文蛤末五分

【用法】生蜜、粪清调下。或加化毒丹,若加粉草末尤妙。

【主治】小儿赤游丹。

50734　拔毒黄耆散《百一》卷十六

【组成】黄耆　大黄(酒浸,煨)　羌活(去芦)　甘草(炙)　当归(去芦)　芍药　白附子(炮)　黄芩　杏仁(去皮尖)　连翘各等分

【用法】上为细末。每服三钱,先以黑豆半两或二合,水一大盏,煎至七分,去黑豆,入药末再煎至一盏,食后服,一日两次,候逐下恶物即止。如贴疮,敛疮药随宜用。

【主治】一切痈疽发背,疮肿、便毒,大便秘涩者。

50735　拔根提毒丹《内外验方秘传》

【组成】升药一钱　陈降药二钱　银朱五分　生石膏八钱

【用法】擂至无声。或掺患上,或糯米饭捶溶作条,插入患孔,五日一换。四五次除根完。

【主治】一切远年近日破溃疮疡。

50736　拔疔毒新亚散《青囊秘传》

【组成】矿灰

【用法】用浓盐水泡化,涂疔上,变紫黑色。

【功用】拔疔眼。

【主治】干疔。

50737　拔毒疗苍耳散《便览》卷四

【组成】苍耳根茎苗子(烧灰,为末)

【用法】醋泔靛水和泥涂上。数次效。

【主治】诸疮。

拈

50738　拈疼散

《眼科阐微》卷四。为《审视瑶函》卷六"神仙拈痛散"之异名。见该条。

50739　拈痧丸《仙拈集》卷二

【组成】丁香　雄黄　苍术　朱砂　蟾酥(切片,酒浸)各等分

【用法】上为末,为丸如芥子大,晒干密藏。每服七丸,温茶送下。立醒。

【主治】绞肠痧,一切腹痛。

50740　拈痛丸《鸡峰》卷十一

【组成】五灵脂　木香　当归　良姜　蓬莪术各等分

【用法】上为细末,炼蜜为丸,如梧桐子大。每服五七丸至十丸,空心木香汤送下。

【主治】九种心痛。

50741　拈痛丸《杨氏家藏方》卷五

【组成】附子(炮,去皮脐)　川乌头(大者,炮,去皮脐)　胡椒　干姜(炮)　高良姜　肉桂(去粗皮)　荜茇　当归(洗,焙)　吴茱萸(汤洗七遍,焙干,微炒)各等分

【用法】上为细末,酒煮面糊为丸,如梧桐子大。每服五十丸,炒生姜、盐汤送下,不拘时候。

【主治】沉寒积冷,心腹疼痛,胁肋膜胀,吐利自汗,甚者气奔心胸,大痛不止,痛极辄致暴绝,口噤戴目,不能语

言;及伤寒阴症,手足逆冷,脐腹筑痛,吐利不止,脉息沉细。

50742　拈痛丸《魏氏家藏方》卷九

【组成】龙骨　乳香　血竭　生附子尖　蝎梢各等分

【用法】上为细末,水为丸。成块塞蛀孔中。

【主治】牙有蛀孔者。

50743　拈痛丸《直指》卷六

【组成】五灵脂　木香　当归　蓬莪术(煨)各半两　生干姜三分

【用法】上为末,炼蜜为丸,如梧桐子大。每服二十丸,食前橘皮煎汤送下。

【主治】九种心痛。

50744　拈痛丸《仙拈集》卷二

【组成】胡黄连　吴茱萸各一两

【用法】上为末,饭为丸,如梧桐子大。每服一钱,空心淡盐汤送下。

【主治】脊臂气疼,夜间更甚,鸡鸣即止。

50745　拈痛汤

《兰室秘藏》卷中。为《医学启源》卷下"当归拈痛汤"之异名。见该条。

50746　拈痛散《洁古家珍》

【异名】保命拈痛散(《医统》卷六十一)。

【组成】柴胡一两半　炙甘草七钱半　瓜蒌根二两　当归一两　黄芩四两(一半剉,炒火色,一半酒湿过,晒干)　生地黄一两

【用法】上㕮咀。每服三钱,水一盏半,加生姜三片,大枣一个,临卧热服。

【主治】两额角痛,目睛痛,时见黑花,及目赤肿痛,脉弦,欲作内障,得之于饥饱劳役。

【加减】如小便不利,加茯苓、泽泻各半两。

【备考】方中当归用量原缺,据《奇效良方》补。

50747　拈痛散《魏氏家藏方》卷二

【组成】五灵脂(别研)　高良姜(炒)各等分

【用法】上为细末。每服三钱,水一盏,同煎至四分,却入米醋一盏,再煎至六分,乘痛时热服。

【主治】男妇心腹痛疼不可忍者。

50748　拈痛散《御药院方》卷八

【组成】羌活(去芦头)　独活(去芦头)　细辛(去苗叶)　肉桂(去粗皮)　防风(去芦头并叉者)　白术　川乌(生,去皮脐)　良姜(剉)　麻黄(不去节)　天麻(去苗)　吴茱萸(生用)　葛根　乳香(另研)　小椒(去子及闭口者)　全蝎(生用)　当归(去苗)各一两　川姜(生用)半两

【用法】上为粗末,入乳香匀,每抄药十钱,痛甚者加至十五钱,同细盐一升,一处炒令极热,用熟绢袋内贮药。熨烙痛处,不拘早晚,频用为效。如药冷,即再炒一次,用毕,其炒药不用。

【主治】肢节疼痛。

50749　拈痛散《御药院方》卷十

【组成】当归(去芦头)　赤芍药　藁本(去土)　防风(去芦头)　桂(去粗皮)　细辛(去苗土)　黑狗脊(去毛)　骨碎补(去毛)　自然铜(醋淬七遍)　萆薢各一两

【用法】上为粗末。每用二两,用手帕包定,上用热盐包纳,在痛处熨之。

【主治】肢体疼痛。

50750　拈痛散（《普济方》卷三三五）

【组成】玄胡索一两　当归　桂心各半两

【用法】上为末。每服二钱，酒调下，不拘时候。

【主治】妇人血气痛。

50751　拈痛散（《外科百效》卷四）

【组成】防风　荆芥　连翘　皂角　麻黄　生地　熟地　牙消

【用法】上为细末。用土茯苓二两半，每日服二帖；服至七日见效。

【主治】杨梅疮结毒，溃烂见骨，起泡疼痛，行步艰难者。

50752　拈痛散（《仙拈集》卷二）

【组成】樟脑　硼砂　青盐　火消各一钱

【用法】上为末。敷之。

【主治】风火虫牙。

50753　拈痛散（《仙拈集》卷三）

【组成】蒲黄　灵脂（各炒）　官桂　雄黄　甘草各一钱

【用法】上为末。每服一钱，生姜汤下。

【主治】血崩，心腹刺痛。

50754　拈痛散（《医方简义》卷六）

【组成】丹参三钱　赤小豆二钱（杵）　东洋参五分　煨天麻一钱　降香五分　当归三钱　麦芽三钱

【用法】水煎服。

【主治】心腹痛，头痛。

50755　拈痛膏（《仙拈集》卷一）

【组成】广胶三两　生姜　葱白各半斤（捣汁）　乳香　没药各一钱半

【用法】入铜勺内，火上熬化，移在滚汤内顿，以箸搅匀，入花椒末少许，再搅匀。摊贴患处，用鞋底烘热熨之。

【主治】风寒湿气疼痛。

50756　拈痛膏（《梅氏验方新编》七集）

【组成】如意金黄散一两　樟脑末三钱

【用法】用清凉膏调。敷患处，上盖纸包，每日一换。

【主治】杖疮，跌打后肿痛焮紫，已破未破者。

抽

50757　抽刀散（《产乳备要》）

【组成】川乌头（炮，去皮脐）　牡丹皮　芍药　干姜（炮）　桂心　没药　当归各等分

【用法】上为细末。每服二钱，热酒调下。不过三服；轻可一服。产前后亦可用。

【主治】妇人心腹胁肋疼痛不忍。

【加减】产后，加红花。

50758　抽刀散（《直指》卷十九引《究原方》）

【组成】川乌（切片，姜汁浸，晒）　雄黄　蝉蜕（去头足）各半两　川芎　细辛各一两

【用法】上为末。每服半钱，食后、临卧茶清调下。

【主治】头风掣痛。

50759　抽刀散（《儒门事亲》卷十五）

【组成】川楝子一两（破四分，巴豆三个，同炒黄色，去巴豆）　茴香一两（盐炒黄色，去盐）

【用法】上为细末。每服三钱，葱白酒调下，空心服之。

【主治】小肠疝气。

50760　抽刀散（《妇人良方》卷七引陈日华方）

【组成】五灵脂（炒）一两　莪术　桂心　芸薹子（炒）各半两

【用法】上为末。每服二大钱，酒半盏，水半盏，煎至八分，疾作热服。

【主治】妇人血风、血气。

50761　抽刀散（《妇人良方》卷一）

【组成】五灵脂（炒令烟尽）

【用法】上为末。每服三钱，水、酒、童便各半盏，煎至八分，通口服。

【功用】散恶血。

【主治】产后心腹、胁肋、脚痛不可忍者。

50762　抽刀散

《永类钤方》卷十五。为《魏氏家藏方》卷十"灵脂酒"之异名。见该条。

50763　抽刀散（《医方类聚》卷二一八引《经验良方》）

【组成】大川乌一两（炮，去皮脐，炒黄色）　五灵脂　良姜　芸薹子（隔纸炒）各半两

【用法】上为末。酒、醋各半盏，煎至七分，温服。

【主治】妇人一切冷血气。

50764　抽刀散

《医统》卷五十六。即《局方》卷三（宝庆新增方）"夺命抽刀散"。见该条。

50765　抽风汤（《秘传眼科龙木论》卷四）

【组成】防风二两　大黄　细辛　桔梗各一两　黑参　黄芩　芒消　车前子各一两半

【用法】上为末。每服一钱，以水一盏，煎至五分，去滓，食后温服。

【主治】鸡冠蚬肉外障。

【备考】本方方名，《普济方》引作"抽风散"。

50766　抽风汤（《审视瑶函》卷三）

【组成】防风　玄明粉　柴胡　大黄　黄芩　车前子　桔梗　细辛各等分

【用法】上剉。白水二钟，煎至一钟，去滓，食后温服。

【主治】鱼子石榴症。

50767　抽风散（《秘传眼科龙木论》卷四）

【组成】石决明　茯苓　车前子　五味子　人参　细辛　知母各一两半

【用法】上为末。每服一钱七分，食后米饮汤调下。

【主治】鹘眼凝睛外障。

50768　抽风散（《秘传眼科龙木论》卷五）

【组成】黄柏　秦皮　秦艽　防风　细辛各一两　黄连　木香各五钱

【用法】上为末。以水一盏，浸一宿，去滓，入龙脑少许、蜜四两，同煎为膏。点眼。

【主治】暴风客热外障。

【备考】本方方名，据剂型，当作"抽风膏"。

50769　抽风散

《普济方》卷七十九。即《秘传眼科龙木论》卷四"抽风

汤"见该条。

50770　抽抱散（《幼幼新书》卷三十一引《形证论》）

【组成】石燕一个（重二钱，煅，醋淬）　斑蝥（麸炒，净）半钱　淡豉少许　芸薹子半合　川楝子肉一钱　通草少许

【用法】上为末。每服半钱，木通汤下。天明下毒物如涕，后调气，未下再服。

【主治】癫疝。

50771　抽脓散（《杂病源流犀烛》卷二十八）

【组成】黄耆　当归　金银花　白芷　连翘　防风甘草

【主治】痔痈。

50772　抽薪汤（《嵩崖尊生》卷八）

【组成】生地　赤芍　当归　丹皮　荆芥　阿胶　滑石　大黄　玄胡粉　桃仁泥

【用法】水煎服。

【主治】膈热面赤，或胸中痛，或吐血色紫黑。

50773　抽薪汤（《治疹全书》卷上）

【组成】石膏三钱　知母　连翘　山楂　栀子（炒黑）黄连各一钱　牛蒡二钱　杏仁一钱五分

【用法】加笋尖三个，樱桃核三十粒，水煎，温服。

【功用】宣通疏利。

【主治】心火盛而毒内攻，疹不出发斑者。

【方论选录】此宣通疏利之剂，名为火里抽薪，使内热一解，则疹自出，纵不出亦无害。

50774　抽薪饮（《景岳全书》卷五十一）

【组成】黄芩　石斛　木通　栀子（炒）　黄柏各一二钱　枳壳一钱半　泽泻一钱半　细甘草三分

【用法】水一钟半，煎七分，食远温服。内热甚者，冷服更佳。

【主治】火热炽盛，瘟疫发狂，及孕妇外感发热。❶《景岳全书》：火炽盛而不宜补者。❷《竹林女科》：孕妇外感发热。❸《松峰说疫》：瘟疫发狂。❹《医钞类编》：胃火发狂。

【加减】如热在经络、肌肤者，加连翘、天花粉以解之；热在血分、大小肠者，加槐蕊、黄连以清之；热在阳明头面，或躁烦便实者，加生石膏以降之；热在下焦，小水痛涩者，加草龙胆、车前以利之；热在阴分，津液不足者，加门冬、生地、芍药之类以滋之；热在肠胃，实结者，加大黄、芒消以通之。

50775　抽薪散（《古今医鉴》卷十二）

【组成】熟地四钱　当归四钱　干姜（炒黑）一钱

【用法】上剉一剂。水煎服。

【主治】产后血虚发热。

【方论选录】《医钞类编》：此以干姜之苦温为从治，收其浮散之热，使归依于阴分也。

50776　抽薪散（《外科大成》卷三）

【组成】大附子

【用法】上为末。津调，敷足心内，油纸盖之，绢条扎之。

【主治】口舌生疮，并小儿火眼。

50777　抽葫芦酒（《医林改错》卷下）

【组成】抽干葫芦（焙，为末）

【用法】每服三钱，黄酒调下。若葫芦大，以黄酒入内

煮一时，服酒颇效。

【主治】腹大周身肿。

50778　抽刀一字散（《普济方》卷四十五）

【组成】生乌头（去皮，盐水浸一月，取出切片，又以生姜汁浸一宿，炒干；如急用，只炮，去皮尖，不必浸也）　细辛蝉蜕　川芎各半钱（一处炒）

【用法】上为细末。每服一字，茶清调下。

【主治】偏正头痛。

50779　抽胎换骨丹（《玉案》卷四）

【组成】真川椒二斤（拣去合口者并子，新瓦上焙干）牛膝一斤八两（酒浸，焙干）　怀生地　怀熟地各四两

【用法】上为末，不犯铁器，炼蜜为丸，如梧桐子大。每日服三十丸，空心温酒送下；服至五十丸止，不可过多。

【功用】补元气，固精壮肾。

【主治】虚劳梦寐遗精，并虚寒等症。

50780　拖纸膏（《疡医大全》卷二十五引吴丹垣方）

【组成】麻油半斤　广胶一条　黄蜡二两　血丹　玄明粉各二钱五分

【用法】麻油中入广胶熬化，再下黄蜡熔化，倾碗内，入血丹、玄明粉。皮纸摊贴，数次即干。

【主治】湿毒流注。

50781　拖油膏（《华氏医方汇编》卷二）

【组成】炉甘石四两（童便制炼三次后，用三黄汤制三次，飞极细，研之）　密陀僧（飞）　川椒（去核）各二两　黄白蜡各一斤

【用法】麻油一斤，入川椒煎至枯，滤去滓，再煎至滴水成珠，下二蜡化匀，次下甘石、陀僧二末，以搅匀为度，隔水燉烊，用桑皮纸切八寸长，三寸阔，在油内拖起即干。凡患者，先用松毛一把，紫花地丁、银花各一两，生甘草五钱煎极浓汤，候凉洗之，揩干后贴拖膏。

【主治】湿毒烂脚。

50782　抵圣丸（《圣惠》卷九）

【组成】犀角屑半两　麻黄半两（去根节）　川大黄一两（剉碎，微炒）　川朴消一两　黄芩半两　釜下黄土半两梁上尘半两　灶突墨半两

【用法】上为末，炼蜜为丸，如弹子大。每服一丸，以新汲水研下，不拘时候。饮新汲水当有汗出，良久未汗即更服一丸。汗止热退能语。

【主治】伤寒五日，不能言语，热在胸中。

50783　抵圣丸（《圣惠》卷五十九）

【异名】抵黄丸（《普济方》卷二一二）。

【组成】硫黄半两　密陀僧一分（烧通赤）　白矾灰半两　寒水石二两（烧通赤）

【用法】上为末，以面糊为丸，如绿豆大。每服五丸，以冷水送下。

【主治】久患赤白痢。

50784　抵圣丸（《圣惠》卷七十一）

【异名】桓圣丸（《普济方》卷三二四）。

【组成】硇砂半两（细研）　麒麟竭半两　没药半两　桂心半两　斑蝥半两（糯米拌，炒令黄，去翅足）　莽草半两（微炙）　狼毒半两　鬼箭羽半两　没心草半两

【用法】上为末，以醋煮面糊为丸，如梧桐子大。每日服五丸，煎红兰花酒放温，空心送下。

【主治】妇人疝瘕，恶血积聚，并月候不通。

50785　抵圣丸（《圣惠》卷七十一）

【异名】如圣丸（《普济方》卷三二四）。

【组成】硇砂一分　砒霜一分　消石一分（三味同研如粉）　当归一两（剉，捣罗为末）　桂心　干姜（炮裂，剉）　牛李子（酒拌，炒干）各半两（一处为末）　巴豆半两（去皮心，细研，纸裹压去油）

【用法】用无灰酒一升，入当归末及巴豆，于瓷器中慢火熬成膏，下硇砂三味，搅令匀，次下诸药末，拌和为丸，如绿豆大。每服三丸，空心温酒送下，晚食前再服。以利下恶物为度。

【主治】妇人血瘕，积久不散，值天阴即疼痛。

50786　抵圣丸（《圣惠》卷八十三）

【组成】腻粉二钱　羌活　白附子（炮裂）　干蝎（微炒）　天南星（炮裂）各一分

【用法】上为末，入腻粉，都研令匀，炼蜜为丸，如绿豆大。每服三丸，用薄荷水研下，不拘时候。服后吐出风涎，或泻出如葵汁相似即效。

【主治】小儿中风口噤。

50787　抵圣丸（《圣惠》卷八十六）

【组成】麝香（细研）　熊胆（细研）　朱砂（细研）　瓜蒂　蚺蛇胆各一分　蟾头一枚（炙令焦黄）　牛黄半分（细研）　赤小豆半分（炒熟）

【用法】上为末，炼蜜为丸，如绿豆大。每服三丸，以粥饮送下。如儿小，即以乳汁化破与服。

【主治】小儿一切疳。

50788　抵圣丸（《圣惠》卷九十三）

【组成】巴豆五枚（去皮心，研，纸裹压去油）　硫黄一钱　粉霜半钱　朱砂一分　没食子末一分

【用法】上为末，用糯米饭为丸，如黄米大。每服二丸，以冷水送下。

【主治】小儿疳痢不止，渐加瘦弱。

50789　抵圣丸（《博济》卷四）

【异名】紫金丹（《幼幼新书》卷二十二引《张氏家传》）。

【组成】犀角末二钱　蝎梢三七个　银末　朱砂各一两　巴豆二十八枚（去皮膜）　芫花二钱（同巴豆用好醋一盏，煮令醋尽，拣出巴豆，冷水浸洗，控干，再炒令干，捣末，取二分用）

【用法】上为细末，再研如面，将巴豆另研如糊，和匀，以水煮面糊为丸，如小绿豆大。每服一岁以上、三岁以下二丸，小可只一丸，如小儿因惊积聚黏滑，毒物在于脾胃，累曾取下，变成虚积，枣汤送下；体热困闷，眼合不开，黄连、甘草、薄荷、桃仁汤化腻粉一字许送下；大人吃食比逆，心腹胀满，夜有盗汗，日渐羸瘦，用姜、枣汤送下五七丸，妇人血气，米醋汤送下五七丸。更在临时约其虚实，加减用之。

【主治】下虚中积久，曾取转不得者。

50790　抵圣丸（《医方类聚》卷五十三引《神巧万全方》）

【组成】麻黄（去节）二两　黑牵牛子一两（半生，半微炒）　芫花一两（醋炒）　羌活一两　人参一两　肉桂一两（生）

【用法】上为末，用好香豉一升，水二升，煮讫，一半去豆豉，用汁再熬成膏为丸，如弹子大。每服一丸，用葱白、豆豉煎汤一大盏，嚼下。或吐或下即愈。若有燥粪候，难通者，以朴消一钱，腻粉半钱，同一丸研化，用蜜水调一盏服之，立通。

【主治】伤寒、温病、热病、时行病，传入三阴候。

50791　抵圣丸（《圣济总录》卷四十五）

【组成】木香半两　丁香二十枚　乳香（研）　莳萝各一分（炒）　阿魏（汤化，去砂石，干）半分　槟榔（剉）一枚　桂（去粗皮）　荜茇　肉豆蔻（去壳）各半两　巴豆三枚（去皮心膜，出油尽）

【用法】上为末，用粳米饮或饭为丸，如绿豆大。每服三丸至五丸，食后生姜、盐汤送下。如痛，服七丸，内嚼三丸，烧生姜、盐汤送下；温酒送下亦得。

【主治】脾脏冷气，攻心腹疼痛。

50792　抵圣丸（《圣济总录》卷七十七）

【组成】丹砂一钱　硇砂半钱

【用法】上二味，以巴豆二七粒和壳，用黄蜡半两再煎，候黑烟起良久，取出巴豆，就内拣取一七粒好者，去壳，先将丹砂、硇砂于乳钵内同研令细后，方入剥了巴豆，同研令匀，用煎者蜡一小块，更同熬令匀，作一剂，有患者，旋丸如黍米大。先用艾汤送下三丸，取出积聚，溏转一两行，并不搜觉疼痛，后以冷水空心送下三丸即愈。

【主治】诸般痢疾，多年不愈，日夜百十行不止。

50793　抵圣丸（《圣济总录》卷一一二）

【组成】家菊花（去梗蒂，取蕊，焙）四两　附子（炮裂，去皮脐，切如指面大）一两　蒺藜子（炒去角）二两　肉苁蓉（净洗，酒浸一宿，切，焙）　大黄（剉，纸裹煨）各一两

【用法】以无灰酒二升半，同拌和，入银石器内盛贮盖了，于饭甑中蒸，自早及晡，取出焙干，捣罗为末，如有浸药剩酒，煮黄粟为糊，如酒少即添酒为糊，丸如梧桐子大。每服三十丸，日午、夜卧浓煎槐枝汤送下。

【主治】一切眼昏障翳，将至青盲，不问新久。

50794　抵圣丸（《幼幼新书》卷十八引《聚宝方》）

【组成】十二月老鸦左翅不拘多少

【用法】风中令干，辰日烧为灰，用中等猲猪嘴上刺血为丸，如鸡头子大。每服一丸，取猲猪尾上血少许，温水同化下。未效，三二时间更一服。

【主治】斑疹不出反入。

50795　抵圣丸（《三因》卷十四）

【组成】续随子　薏苡仁　郁李仁　茵芋　白牵牛各一钱（略炒）

【用法】上为末，滴水为丸，如梧桐子大。每服五丸，黄昏用《博济方》香姜散送下。五更利下恶物，效。

【主治】膀胱有热，多因天气热而发阴癩，肿满赤痛，大便秘，欲饮水，按之脐腹痛者。

50796　抵圣丸（《普济方》卷一九三引《杨氏家藏方》）

【组成】苦葶苈子不拘多少（于火上隔纸炒过）

【用法】上为细末，枣肉为丸，如小豆大。每服十丸，一

日三次,食前煎麻子汤送下。五七日小便利,肿消为效。如喘嗽,煎桑白皮汤送下。如小儿须另丸小丸与服,看儿大小加减丸数服,煎枣肉汤送下。

【主治】男子妇人头面手足虚肿。

【宜忌】忌生冷、醋、黏滑食物及盐。

50797 抵圣丸

《普济方》卷三七〇。为《圣惠》卷八十五"擅圣丸"之异名。见该条。

50798 抵圣丸

《普济方》卷三七〇。为《圣惠》卷八十五"擅圣丸"之异名。见该条。

50799 抵圣丹《普济方》卷三七二)

【组成】锡怅脂一两(细研,水飞,淘去黑水令尽) 牛黄 铅霜 熊胆各一分(并细研) 麝香 蟾酥一钱(研)

【用法】上为末,粳米饭为丸,如黍米大。每服五丸至七丸,新汲水送下。

【主治】天钓,胸膈不利,乳食不下,急惊风。

50800 抵圣汤《圣济总录》卷六十九)

【组成】阴地蕨 紫河车(剉) 贯众(去毛土) 甘草(炙、剉)各半两

【用法】上为粗末,每服三钱匕,水一盏,煎至七分,去滓,食后温服。

【主治】男子、妇人吐血后膈上虚热。

50801 抵圣汤《圣济总录》卷一七九)

【组成】楝实(大者)二两 白芜荑半两

【用法】上为粗末。每服一钱匕,水一盏,煎取四分,去滓放冷,临发时服。

【功用】定疼痛。

【主治】小儿诸虫。

50802 抵圣汤

《产育宝庆》。为《医学正传》卷七引《局方》"拒胜汤"之异名。见该条。

50803 抵圣汤《陈素庵妇科补解》卷五)

【组成】白芍 半夏 泽兰 陈皮 丹皮 甘草 厚朴 苍术 桔梗 竹茹 熟地 刘寄奴 白芷 官桂

【主治】产后胸腹胀满兼呕吐者,因败血散于脾胃,脾受不能运化水谷而成腹胀,胃受不纳水谷而致呕吐;或产后中气虚,饮食过多,脾虚失健则呕吐;或产后去血过多,阳气独盛,气乖肠胃,肠胃燥涩则气逆而呕吐。

【方论选录】产后呕吐,自是风冷入胃,若兼胀满,非败血,即饮食所伤。白芷、官桂、寄奴佐以泽兰、丹皮能祛恶血,平胃加半夏能消食滞,桔梗载诸药于中焦,芍、熟补产后未生之新血,竹茹平胃止呕逆,自然呕吐胀除。

50804 抵圣汤《陈素庵妇科补解》卷五)

【组成】木香 泽兰 延胡 半夏 苏木 槟榔 蒲黄 川芎 生地 甘草 归尾 赤芍 枳壳 陈皮 桔梗 厚朴 泽泻

【主治】产后两胁胀满气痛者。由膀胱宿有冷水,因产后恶血不尽,水壅与气相搏,积在膀胱,故令胁肋胀满,气与水相搏故作痛也。亦有肝经血瘀致胀满者,有肝经气血虚而致胀满作痛者,有脾土虚不能制水,膀胱凤壅,因致胀满而作痛者。

【方论选录】是方以祛水行气药中仍兼消瘀之剂,泽兰、泽泻以行水,木香、陈皮、厚朴、半夏以运气,延胡、苏木以祛瘀,四物、蒲黄、甘草以补血,桔梗以为引,使直至两胁肋下也。嫌枳壳损至高之气,槟榔伤已亏之阴,虽致祛胀与满,然非产后虚人所用。

50805 抵圣汤《普济方》卷二九七引《家藏经验方》)

【组成】踯躅花十文

【用法】煎汤后一两滚,热入朴消十文,在滚的脚桶内,其上用板一片盖令密,当中穿一穴,坐上熏之。旋将五文荆芥细研,入腊茶二钱,点饮尽之。候汤冷,即起。

【主治】痔漏。

50806 抵圣汤《医略六书》卷三十)

【组成】西赤芍一钱半(醋炒) 江枳壳一钱半(炒) 生人参一钱半 法半夏一钱半 泽兰叶三钱 新会皮一钱半 鲜生姜三片

【用法】水煎,去滓温服。

【主治】腹胀呕吐,脉弦细涩者。

【方论选录】产后瘀血内滞,脾胃不化,致痰湿阻遏其间,而脾不能运,胃不能纳,故腹胀呕吐不止焉。赤芍破瘀泻滞血,泽兰利水通血脉,枳壳泻滞气以宽胸,人参扶元气以助化源,半夏燥湿醒脾胃,陈皮利气和中州,鲜生姜温胃气以散痰湿也。水煎,温服,使瘀化滞行,则痰湿自消而脾胃调和,安有腹胀呕吐之患乎?

50807 抵圣散《幼幼新书》卷三十引《集验方》)

【异名】信效散(《朱氏集验方》卷七)。

【组成】赤芍药一两(生) 槟榔一个(面裹煨黄)

【用法】上为末。每服一钱,水一盏,煎七分,空心服,一日三次。儿小分减服。

【主治】气淋。

50808 抵圣散《圣惠》卷三十三)

【异名】夜明散(《普济方》卷八十三)。

【组成】苍术二两

【用法】上为细散。每服一钱,不计猪、羊子肝一个,用竹刀子批破,掺药在内,却用麻线缠定,用粟米泔一盏,煮熟为度,令患人先熏过眼后,药气绝即洒之,每日未发煎服。

【主治】雀目不计日月。

50809 抵圣散(方出《圣惠》卷三十三,名见《普济方》卷八十)

【组成】乌贼鱼骨 马牙消 定粉各半两 食盐一分 蕤仁一两(去赤皮,别研如膏) 白龙脑一分

【用法】上为细末。每以铜箸头,取如半小豆大,每日三四次点之。

【主治】眼生肤翳,及积年翳不退。

50810 抵圣散《圣惠》卷七十七)

【组成】红兰花(六月六日取) 蜀葵花(五月五日采) 桃花(三月三日采) 凌霄花(七月七日采) 大麦(七月十日采)各一分

【用法】上为细散。每服一钱,以热酒调下。

【功用】催生。

【主治】难产。

50811 抵圣散《圣惠》卷八十六)

【组成】蟾一枚(涂酥,炙微黄) 蜣螂一分(去翅足,微炒) 麦蘖一分(微炒) 神曲一分(炒微黄)

【用法】上为细散。每服半钱,以粥饮调下。

【主治】小儿食疳,不欲乳食,羸瘦。

50812 **抵圣散**(《博济》卷五)

【组成】滴乳香 腻粉 白矾(烧存性)各等分

【用法】上为细末。每遇患时,先用盐酱水洗之,以津唾调之,贴疮上。

【主治】骨疽疮,及冷漏久不合者。

50813 **抵圣散**(《圣济总录》卷十)

【组成】虎胫骨不拘多少(打破,酒浸,醮酒旋炙,令黄脆为度)

【用法】上为散。每服半钱,入薄荷末一钱匕,人参末半钱匕,煎乳香酒调下。

【主治】白虎风,骨髓疼痛,至夜转甚。

50814 **抵圣散**(《圣济总录》卷三十八)

【组成】厚朴(去粗皮,生姜汁涂炙)四两 白术二两 吴茱萸(汤洗,焙干,炒)一两 高良姜半两 人参 白茯苓(去黑皮) 甘草(炙,剉) 木香 枳壳(去瓤,麸炒) 草豆蔻(去皮) 陈橘皮(去白,焙)各一两

【用法】上为散。每服二钱匕,沸汤调下,不拘时候。

【主治】霍乱,宿食不消,心腹疞痛。

50815 **抵圣散**(《圣济总录》卷一〇七)

【组成】荆芥穗二两 芎䓖 羌活(去芦头) 木贼 楮实(麸炒)各一两 甘草(炙)半两

【用法】上为散。每服二钱匕,食后茶清调下。

【主治】目偏,风牵疼痛。

50816 **抵圣散**(《圣济总录》卷一一八)

【组成】铜绿 胆矾各一钱 蟾酥七片 腻粉两筒子 铅丹半钱 砒霜一钱

【用法】上为末。先以热汤漱口,次贴一字,表里拭之,候涎出尽,别用盐汤漱口。

【主治】口臭,齿疳脱落,漏龈,脓出不止。

50817 **抵圣散**(《圣济总录》卷一三七)

【组成】草决明(焙,捣末)半两 腻粉一分

【用法】上为散。先以布揩癣令赤,次以醋调药涂之,当汁出,痛解即愈。

【主治】诸癣。

50818 **抵圣散**(《圣济总录》卷一四〇)

【组成】附子二枚重半两者(炮裂,去皮脐) 槟榔二枚(一生一熟) 大黄(剉) 肉豆蔻(去壳) 木香 当归(剉,焙) 吴茱萸(洗,焙) 黄连(去须) 芎䓖 陈橘皮(汤浸去白,焙) 干姜(炮) 桂(去粗皮) 芜荑 猪牙皂荚(酥炙,去黑皮并子)各一分 巴豆半两(去皮,以浆水煮三二十沸,麸炒黄,研出油) 苍鼠(剉,焙干,研末)一两

【用法】上为细末。每服一字匕,没药酒调下。只三服,箭头立出。

【功用】出箭头。

50819 **抵圣散**(《圣济总录》卷一四三)

【组成】椿根白皮(焙) 蒺藜子(炒) 枳壳(去瓤,麸炒) 防风(去叉)各一两

【用法】上为散。每服一钱匕,白汤点下。

【主治】肠风下血。

50820 **抵圣散**(《圣济总录》卷一七二)

【组成】铜绿一分 蛤粉半两 麝香二钱

【用法】上为散。干贴。口齿臭秽者,用盐水净洗拭干,每日一次贴之,三上必效。贴了药少顷,口角有涎出者,可医;如无涎出者,不可治。

【主治】小儿疳蚀,损口齿,臭秽不可近者。

50821 **抵圣散**(《幼幼新书》卷三十引张涣方)

【组成】盆消(研) 乱头发(烧灰,研) 红兰花(取末)各一分

【用法】上为细末。以绵缠,揾药塞鼻中。

【主治】小儿不以疾病,鼻衄不止。

50822 **抵圣散**(《卫生总微》卷十三)

【组成】苦楝根白皮二两 白芜荑(去扇)半两

【用法】上为末。每服一钱,水一小盏,煎取半盏,放冷,待发时服,不拘时候。

【主治】小儿虫痛不可忍者。

50823 **抵圣散**(《杨氏家藏方》卷七)

【组成】肉豆蔻八枚(面裹煨香) 人参(去芦头) 陈橘皮(去白) 木香 白茯苓(去皮)各半两 肉桂(去粗皮)一两 附子(炮,去皮脐)一两 甘草七钱半(炙) 诃子十六枚(煨,去核)

【用法】上为细末。每服三钱,水一盏半,加生姜三片,枣子一个,煎至一盏,食前空心温服。

【主治】脾胃虚弱,泄泻不止,腹痛肠鸣,水谷不化,不思饮食。

【宜忌】《魏氏家藏方》:忌麸皮汁、豆豉汁。

【备考】《魏氏家藏方》有白术。

50824 **抵圣散**(《魏氏家藏方》卷九)

【组成】雄鹁鸽粪四两(拣紧细者,如小蚌螺者是) 南木香一两(不见火) 腊茶二两(新者)

【用法】上为细末。每服二钱,食后茶清调下。

【主治】瘰疬。

50825 **抵圣散**(《外科精义》卷下)

【组成】白矾灰一两 乌鱼骨三钱 乳香二钱 干胭脂 轻粉各一钱 麝香五分

【用法】上为细末。或掺或纴,以膏贴之,如有耳脓者,用一字纴耳中。

【主治】耳中脓,经年不愈,驴涎马汗攻燉,疮疡,骨疽,疳瘘等疮。

50826 **抵圣散**

《普济方》卷一三一。即《圣惠》卷九"持圣散"。见该条。

50827 **抵圣散**(《普济方》卷二一五)

【组成】多年煮酒瓶头箬叶(惟福建过夏酒有之,三五年至十年者为佳)七个(烧存性) 麝香少许

【用法】上为极细末。空心、临卧陈米饮煮浓汤调下。

【主治】男子妇人血淋便涩,水道疼痛。

50828 **抵圣散**(《普济方》卷二八九)

【组成】栝楼四两(去皮) 何首乌四两 大山慈菇二两 甘草节二两 地榆二两 没药一两 乳香半两 麝香一钱(别研)

【用法】上为细末。每服三钱,温酒调下,一日三次。连进二服便住痛。

【主治】发背痈疽,及一切疮疖肿毒。

50829 抵圣散《普济方》卷三九八)

【组成】五倍子不拘多少

【用法】上为末。炼蜜调入如膏,摊油纸上贴之。一方入茶少许,掺肠头上,绢帛揉入。一方掺患处,以物衬手揉入。

【主治】小儿腹中虚痛,肛门脱出。

【宜忌】切忌吃发风毒物。

50830 抵圣散

《张氏医通》卷十五。为《医学正传》卷七引《局方》"拒胜汤"之异名。见该条。

50831 抵圣膏《圣惠》卷六十三)

【组成】木香一两 细辛一两 续断一两 莽草一两 槐枝一两 木鳖子一两(去壳) 柳枝一两 陈油二斤半(上细剉,入油煎,令烟尽,用绵滤去滓,入后诸药) 黄丹四两 密陀僧一分 蜡一两 松脂一分 野狐胆一分 乳香一分 麒麟竭一分 腽肭脐一分 阿魏一分 没药一分 麝香一钱

【用法】上药除丹、蜡、脂外,为细末,先于银锅内熬油令沸,下丹,以柳木篦搅,候变黑色,即下诸药末搅令匀,于地坑内出火毒一宿,煎时切忌水药中。如有发背,每日服如梧桐子大七粒,只可服三次止。更于故帛上摊贴,一日换二次。

【主治】一切恶毒疮肿。

50832 抵圣膏《圣惠》卷六十七)

【组成】麻油二斤 羊脂四两 野驼脂四两 腊月猪脂十两 当归二两 乌蛇二两 生干地黄二两 连翘二两 续断二两 白芷二两 白蔹一两 白及一两 玄参一两 鲮鲤甲一两 猬皮一两 露蜂房一两 桑木耳一两 木通一两(上细剉,并猪脂等煎半日,去滓,然后下) 杏仁二两(汤浸,去皮尖) 丁香一两 桃仁二两(汤浸,去皮尖) 沉香一两 木香一两 桂心一两 松脂八两 芎藭一两 羌活一两 附子一两(去皮脐) 蜡五两(上细剉,下入前油内,以慢火再养半日,候药焦黄色,以绵滤去滓,即下后药) 黄丹三十四两 乳香二两(末) 麒麟血二两(末)

【用法】先以黄丹纳于锅中,炒令紫色,旋下油,用柳木篦搅,不得住手,待变紫色,即下乳香、麒麟血末,搅令匀,停冷。凡有损折处,用微火熁,摊令绢帛上,封裹。

【功用】伤折接骨,散瘀血,止疼痛。

50833 抵当丸《伤寒论》)

【组成】水蛭二十个(熬) 虻虫二十个(去翅足,熬) 桃仁二十五个(去皮尖) 大黄三两

【用法】捣分四丸。每服一丸,以水一升,煮取七合服之。晬时当下血,若不下者,更服。

【主治】伤寒有热,下焦蓄血,少腹满,小便自利者。

【方论选录】❶《伤寒贯珠集》:此条证治与前条大同,而变汤为丸,未详何谓?尝考其制,抵当丸中水蛭、虻虫减汤方三分之一,而所服之数,又居汤方十分之六,是缓急之分,不特在汤丸之故矣。此其人必有不可不攻,而又有不可峻攻之势,如身不发黄,或脉不沉结之类,仲景特未明言耳。有志之士,当不徒求之语言文字中也。❷《伤寒寻源》:同一抵当而变汤为丸,另有精义。经云:伤寒有热,少腹满,应小

便不利,今反利者,为有血也,当下之,宜抵当丸。盖病从伤寒而得,寒主凝泣,血结必不易散,故煮而连滓服之,俾有形质相着得以逗留血所,并而逐之,以视汤之专取荡涤者,不同也。

【临床报道】❶蓄血证:《普济本事方》有人病伤寒七八日,脉微而沉,身黄发狂,小腹胀满,脐下冷,小便利。予曰,仲景云太阳病身黄,脉沉结,小腹硬,小便不利者,为无血也;小便自利,其人如狂者,血证谛也。投以抵当丸,下黑血数升,狂止,得汗解。经云:血在上则忘,在下则狂。太阳膀胱,随经而蓄于膀胱,故脐下膨胀,由阑门渗入大肠,若大便黑者,此其症也。❷胁痛:《名医类案》虞恒德治一人,年四十余,因骑马跌仆,次年左胁胀痛,医与小柴胡汤,加草龙胆、青皮等药,不效。诊其脉,左手寸、尺皆弦数而涩,关脉芤而急数,右三部唯数而虚。虞曰:明是死血症,脉涩为血少;又云,失血之后,脉必见芤;又曰,关内逢芤则内痈作。论脉固属血病,然断之曰死血,亦因跌仆胁胀痛故耶。用抵当丸一剂,下黑血二升许。后以四物汤加减调理而安。❸经瘀腹痛:《经方实验录》常熟鹿苑钱钦伯之妻,经停九月,腹中有块攻痛,自知非孕。医予三棱、莪术多剂,未应。当延陈葆厚先生诊,先生曰:三棱、莪术仅能治血结之初起者,及其已结,则力不胜矣。吾有药能治之,当予抵当汤丸三钱,开水送下。入夜,病者在床上反复爬行,腹痛不堪;天将旦,随大便下污物甚多,其色黄、白、红夹杂不一,痛乃大除。次日复诊,乃予加味四物汤,调理而愈。

50834 抵当丸《云岐子注脉诀》)

【组成】大黄 水蛭(炒制)各半两 虻虫三钱

【用法】上为细末,炼蜜为丸,如梧桐子大。每服二十丸,食后温水送下。以下利为度;未利,加数服之。

【主治】肠痈,关内芤脉,或吐血。

50835 抵当汤《伤寒论》)

【组成】水蛭(熬) 虻虫各三十个(去翅足,熬) 桃仁二十个(去皮尖) 大黄三两(酒洗)

【用法】以水五升,煮取三升,去滓,温服一升。不下,更服。

【功用】❶《普济方》:下瘀血。❷《中医方剂学》:攻逐蓄血。

【主治】伤寒瘀热在里,血蓄下焦,不结胸而少腹硬满,小便自利,大便硬而色黑易解,身黄有微热,脉沉结,或狂躁,或喜忘,或经水不利者。

❶《伤寒论》:太阳病六七日,表证仍在,脉微而沉,反不结胸,其人发狂者,以热在下焦,少腹当硬满,小便自利者,下血乃愈;太阳病,身黄,脉沉结,少腹硬,小便自利,其人如狂者,血证谛也;阳明病,本有久瘀血,其人喜忘,屎虽硬,大便反易,其色必黑者;病人无表里证,发热七八日,下后脉数不解,合热则消谷善饥,至六七日不大便者。❷《金匮》:妇人经水不利下。❸《医林绳墨》:血结胸,谵语,小腹满,漱水不欲咽。

【方论选录】❶《注解伤寒论》:苦走血,咸胜血,虻虫、水蛭之咸苦以除蓄血;甘缓结,苦泄热,桃仁、大黄之苦以下结热。❷《金镜内台方议》:血在上则忘,血在下则狂。故与水蛭为君,能破结血;虻虫为臣辅之,此咸能胜血也;以桃仁之甘辛,破血散热为佐,以大黄之苦以为使,而下结热也。且

此四味之剂,乃破血之烈驭者也。❸《伤寒附翼》:岐伯曰,血清气涩,疾泻之,则气竭焉;血浊气涩,疾泻之,则经可通也。非得至峻之剂,不足以抵其巢穴,而当此重任矣。水蛭,虫之巧于饮血者也;虻,飞虫之猛于吮血者也;兹取水陆之善取血者攻之,同气相求耳;更佐桃仁之推陈致新,大黄之苦寒,以荡涤邪热。名之曰抵当者,谓直抵其当攻之所也。

【临床报道】❶蓄血证:《续名医类案》张意田治角口焦姓人,七月间患壮热舌赤,少腹闷满,小便自利,目赤发狂,已三十余日,初服解散,继则攻下,但得微汗,而病终不解。诊之,脉至沉微,重按疾急。夫表证仍在,脉反沉微者,邪陷于阴也,重按疾急者,阴不胜真阳,则脉流搏疾,并乃狂矣。此随经瘀血,结于少腹也,宜服抵当汤。乃自制虻虫、水蛭,加桃仁,大黄煎服。服后下血无算。随用熟地一味捣烂煎汁,时时饮之,以救阴液;候其畅通,用人参、附子、炙草,渐渐服之,以固真元。共服熟地二斤余,人参半斤,附子四两,渐得平复。❷脑血栓:《实用中医内科杂志》[1989,3(3):129]用抵当汤加味(水蛭、大黄、山药各15克,虻虫3克,桃仁12克,甘草10克)治疗脑血栓形成68例。结果:治愈14例,显效23例,进步29例,无效2例,总有效率97%。❸闭经:《经方实验录》周姓少女,年约十八九,经事三月未行,面色萎黄,少腹微胀,证似干血劳初起。因嘱其吞服大黄䗪虫丸,每服三钱,日三次,尽月可愈。自是之后,遂不复来,意其愈矣。越三月再诊,面颊以下几瘦不成人,背驼腹胀,两手自按,呻吟不绝。深悔前药之误。然病已奄奄,尤不能不一尽心力。第察其情状,皮骨仅存,少腹胀硬,重按痛益甚。此瘀积内结,不攻其瘀,病焉能除?又虑其元气已伤,恐不胜攻,思先补之,然补能恋邪,尤为不可。于是决以抵当汤予之。虻虫一钱,水蛭一钱,大黄五钱,桃仁五十粒。服药后下黑瘀甚多,胀减痛平。惟脉虚甚,不宜再下,乃以生地、黄耆、当归、潞党、川芎、白芍、陈皮、茺蔚子活血行气,导其瘀积。一剂之后,遂不复来。❹子宫内膜异位症:《中国中医急诊》[2003,12(4):370]用抵当汤加味治疗子宫内膜异位症58例,结果:58例中显效28例,有效24例,无效6例,有效率89.66%。

【现代研究】❶对急性衰老小鼠和老年大鼠的抗衰老作用:《中药药理与临床》[2000,16(4):6]本方灌胃给药可显著改善D2半乳糖亚急性衰老小鼠和老年大鼠的学习记忆能力,提高血清和大脑皮层组织超氧化物歧化酶活力,降低血清和大脑皮质丙二醛含量,抑制亚急性衰老小鼠胸腺指数的下降,改善老年大鼠血液流变学和微循环。❷对血脂异常大鼠内皮素-1信使核糖核酸、血管细胞黏附分子-1信使核糖核酸表达影响:《四川中医》[2007,25(2):21]采用经典喂养法复制大鼠血脂异常的模型,喂高脂饲料,同时每天灌胃抵当汤,连续喂养8周,实验结束后断头取血,测定血清TC、TG、HDL-C、LDL-C,取主动脉采用RT-PCR方法测定组织中ET-lmRNA、VCAM-lmRNA表达,以观察抵当汤不同剂量对血脂异常大鼠血脂、黏附因子及内皮功能影响。结果:血清TC、TG、LDL明显降低,HDL显著升高;主动脉组织ET-lmRNA、VCAM-lmRNA表达显著降低。认为抵当汤具有调节血脂,保护内皮功能的作用,是防治血脂异常的理想药物。

50836 抵当汤(《千金》卷四)

【组成】 虎掌 大黄各二两 桃仁三十枚 水蛭二十枚

【用法】 以水三升,煮取一升,尽服之。当下恶血为度。

【主治】 月经不利,腹中满,时自减;并男子膀胱满急。

50837 抵当汤(《伤寒全生集》卷二)

【组成】 水蛭 大黄 桃仁 虻虫 枳实 当归

【用法】 水煎服。

【主治】 下焦蓄血。

【加减】 有热,加柴胡。

50838 抵住丸(《本草纲目》卷三十五引永类方)

【组成】 皂荚(烧存性)四两 苍耳根茎叶(晒干)四两 密陀僧一两

【用法】 上为末,为丸,如梧桐子大,朱砂为衣。每服三四十丸,一日二次,大枣汤送下。稍退,只服二十丸。

【主治】 风邪痫疾。

50839 抵金丹(《古今医鉴》卷十五)

【组成】 细辛 白芷 麻黄 金银花 桂枝 当归 防风 甘草各一两 牙皂十个 龙骨(火煅)五钱 乳香 没药 孩儿茶 丁香各二钱(为末)

【用法】 前十味药共为粗末,每服不拘多少,以土茯苓煎水,去滓,入粗药末在内,搅匀,再煎一二沸,取出候温,加后四味末于内,再加蜜一箸头,温服。以枣肉为丸,用茯苓汤顿服亦可。

【主治】 一切天泡杨梅,及远年近日顽疮。

50840 抵金丹(《鲁府禁方》卷四)

【组成】 蚕沙 绿豆粉(炒黄)各四两 枯矾二两四钱

【用法】 上为末,酽醋调敷患处,厚纸贴之,绢布缚绑之,换敷三四次。

【主治】 跌扑伤损,闪扭骨窍。

【宜忌】 宜常饮黄酒,通和血脉。忌房事。

50841 抵金散(《外科启玄》卷十一)

【组成】 屎蛒螂(五月五日装入竹筒内阴干,取出为末)不拘多少

【用法】 用瓷罐收贮。凡遇患,将末掺疮上。

【主治】 发背痈疽,溃后开烂作痛。

50842 抵金膏(《杨氏家藏方》卷十三)

【组成】 花蕊石(火煅过,研如粉) 生硫黄(细研) 黄丹(细研) 牡蛎(火煅过,研如粉) 蚌粉(细研)各二两 自然铜一两(火煅,醋淬,研细。上六味同研匀,用清油三十二两,同入银锅内,用炭火熬去油十两,次入后药) 草乌四两 (连皮尖,生用) 骨碎补(去毛) 汉防己 龙骨 乌药 虎骨(如无,用败龟、五味各二两;上六味并为细末,入前油内熬成稠膏,次入后药) 乳香 没药 血竭 白胶香 安息香各二两

【用法】 后五味同为细末,入前膏内,急以杖子搅匀,少时取出,以瓷盒子盛,不得盖,收三日,候火力定。每服一小匙,温酒调下,不拘时候。

【主治】 诸般痔漏,久不愈者。

50843 抵黄丸

《普济方》卷二一二。为《圣惠》卷五十九"抵圣丸"之异名。见该条。

50844 抵痰汤《医学探骊集》卷五）

【组成】天南星三钱（生） 礞石四钱（煅） 海浮石五钱 山甲三钱（炙） 诃子四钱 橘红五钱 龙骨三钱 甘草二钱

【用法】元酒煎服。

【主治】癫病呆呆痴痴，喜怒哀乐，发之皆不中节，或忘前失后，或言语不伦，或无故喜怒，或忽泣忽止，体较弱者。

【方论选录】此方用南星为君能燥湿痰，佐以礞石能坠顽痰，诃子能化郁痰，橘红能导滞痰，以甘草调中，以龙骨收敛，以山甲引药达病所，使其积聚之痰，皆从海浮石由胸部之汗而出，其胸部愈见黏液愈妙。抵者触也，谓触动其痰，从汗而去也。

50845 抵圣大通丹

《普济方》卷一一四。即《圣惠》卷二十五"抵圣大道丸"。见该条。

50846 抵圣大道丸《圣惠》卷二十五）

【组成】硫黄 水银（与硫黄结为砂子） 自然铜 雄黄 朱砂 铅霜 定粉 黄丹 消石各一两

上为细末，入瓷瓶内，以纸筋盐泥固济，盖上钻一窍子，四边泥令合，候极干，用炭火三斤，渐渐逼出阴气令尽，以泥塞窍子令密，用炭火十斤以来，烧令通赤，待稍冷，便以湿砂土三二斗，掩盖瓶子，勿令透气，一复时取出，向好纸上，于湿地摊，以盆盖一宿，出火毒，研令极细。

天麻二两 白僵蚕二两（微炒） 羌活二两 桂心一两 犀角屑一两 阿胶一两（捣碎方炒令黄燥） 芎䓖二两 白附子二两（炮裂） 天南星二两（炮裂） 附子二两（炮裂，去皮脐） 干蝎一两（微炒） 麻黄一两（去根节） 川乌头一两（去皮脐，剉碎，以酒拌炒令黄） 白龙脑半两 麝香半两 牛黄半两

【用法】上为末，入前药末及龙脑等，都研令匀细，炼蜜为丸，如鸡头实大。每服一丸，以温豆淋酒研下。

【主治】一切风。

【宜忌】忌猪、鸡、毒、鱼，黏滑动风物。

【备考】本方方名，《普济方》引作"抵圣大通丹"，见该条。

50847 抵圣太白膏《杨氏家藏方》卷十四）

【组成】白胶香十四两（研为细末） 乳香一两（别研） 定粉二两 白蔹 白芷各六钱（剉碎）

【用法】以麻油四两，炼白蔹、白芷，候焦黄色，漉去二物，次下白胶香，候熔退火，次入乳香、定粉，再搅匀，倾入瓷器内，候凝密封贮。每用慢火炙动，量患处大小，纸上摊贴。

【功用】消肿熷毒，祛邪止痛。

【主治】折伤闪肭，疼痛不已，及痈疽初生，肿痛尤甚，疮疡肿疖，赤熛发热，毒气结搏，肌肤痛急。

50848 抵圣备急丸

《医方类聚》卷一○七引《千金月令》。为《金匮》卷下"三物备急丸"之异名。见该条。

50849 抵圣枳壳丸《圣济总录》卷一四一）

【组成】枳壳（去瓤，麸炒） 威灵仙（去苗土） 陈橘皮（去白，焙） 续断各二两 生干地黄（焙） 连翘 槐实（炒） 附子（炮裂，去皮脐） 当归（切，焙） 干姜（炒） 白矾（煅过） 人参 羌活（去芦头） 地骨皮各一两 何首乌

（用米泔浸一宿，竹刀刮去皮，切）二两

【用法】上为末，炼蜜为丸，如梧桐子大。每服三十丸，空心温陈米饮送下。

【主治】肠风泻血，痔漏。

50850 抵圣雄黄膏《圣惠》卷六十三）

【组成】雄黄一两（细研） 黄丹二两 乳香一分（细研） 没药一分（细研） 麒麟竭一分（细研） 密陀僧半两（细研） 麝香半分（细研） 丁香半分（末） 红芍药一分（剉） 白及一分（剉） 白蔹一分（剉） 白芷一分（剉） 不灰木一分（剉） 槐条 柳条各二十一寸（冬用根，夏用条，并乱发都一处，水浸一日，漉出） 乱发如球子大（净洗） 油半斤 蜡四两

【用法】上药从芍药以下以油煎，令白芷焦赤，滤去滓，入蜡并雄黄以下八味，不住手以柳木篦搅，候色变黑，即倾入瓷盒中。看疮大小，涂于故帛上贴之。

【主治】一切恶毒疮肿。

50851 抵圣碧霞丹《普济方》卷二四九引《卫生家宝》）

【组成】茴香（炒） 川楝子（去皮核） 全蝎（糯米炒，去足梢刺） 北亭（去石） 铜绿（研） 阿魏（研） 青皮 硫黄 延胡索 葫芦巴（炒）各等分

【用法】上为末，煨葱研为丸，如绿豆大。每服七丸，煨葱热酒送下。

【主治】男子小肠疝气，诸药不效者。

50852 抵圣熊胆丸《圣惠》卷六十二）

【组成】熊胆 麝香各等分

【用法】上为末，为丸如黍米大。凡用药，先以温水洗疮令净，安一丸于疮口内，上掺解毒生肌散，后用醋面糊，摊于故帛上盖之。

【主治】发背疮，焮热疼痛，手按不可忍者。

50853 抵当乌头桂枝汤《外台》卷七引《伤寒论》）

【异名】乌头汤（《圣济总录》卷九十四）、乌头桂枝汤（《普济方》卷二四八）。

【组成】秋乌头（实中大者）十枚 白蜜二斤 桂心四两

【用法】先以蜜微火煎乌头减半，去乌头，别一处，以水二升半，煮桂取一升，去滓，以桂汁和前蜜合煎之，得一升许，初服二合。不知，更服至三合；又不复知，更加之五合。其知，如醉状；得吐者，为中病也。

【主治】寒疝腹满逆冷，手足不仁，若一身尽痛，灸刺诸药所不能治者。

【宜忌】忌猪肉、冷水、生葱。

50854 抵当乌头桂枝汤

《金匮》卷上。为原书同卷"乌头桂枝汤"之异名。见该条。

拘

50855 拘肠丸《普济方》卷三二一）

【组成】白矾 绿矾各五钱 诃子一枚 枳壳五钱 白附子十个 天南星五钱 半夏三钱 栝楼三钱 猬皮十个 胡桃仁十个 鸡冠花三钱

【用法】上为末，醋煮面糊为丸。每服二三十丸，空心用酒送下。

【主治】诸般痔疾，肛边肿痒，或生痛脓血，或下血肠出不入。

50856　拘痛饮（《仙拈集》卷三）

【组成】当归　白术　黄耆　牛膝　独活　干姜（炮）僵蚕　官桂　甘草　桑寄生各等分

【用法】上为末，每服四钱，滚水下。

【主治】产后遍身疼痛，手足拘挛。

抱

50857　抱龙丸（《幼幼新书》卷八引《灵苑方》）

【组成】天南星一斤（生）　朱砂（细研，水飞）　紫石英（研，飞）　白石英（研，飞）　犀角（刬末）各一两　牛黄（研）阿胶（刬碎，炒如珠子）　藿香　麝香（研）各半两　金箔五十片　雄黄（水磨通明者）四两（研）

【用法】上为细末，更入乳钵内研如粉，以黄牛胆四十五个，取汁为丸，如樱桃大。每服一丸，以盐一捻，和药细嚼，新水吞下。如牛胆少，以煎水相和，诸疾服之，心膈清凉如冰雪，便觉精神爽快也。

【功用】解一切热，化风痰。

【主治】大人小儿风痫，惊痫，阳毒狂躁；及心热惊悸，夜卧不安，胸膈壅痰，厥头痛，心神恍惚。

50858　抱龙丸（《局方》卷六）

【组成】雄黄（研，飞）四两　白石英（研，飞）　生犀角麝香（研）　朱砂（研，飞）各一两　藿香叶二两　天南星（牛胆制）十六两　牛黄（研）半两　阿胶（碎，炒如珠）三两　金箔（研）　银箔（研）各五十片

【用法】上为细末，入研者药令匀，用温汤为丸，如鸡头子大。每服一丸，用新汲水化破，入盐少许，食后服。

【主治】风痰壅实，头目昏眩，胸膈烦闷，心神不宁，恍惚惊悸，痰涎壅塞；及治中暑烦渴，阳毒狂躁。

50859　抱龙丸（《斑疹备急》）

【异名】牛黄抱龙丸（《明医杂著》卷六）。

【组成】天南星（刬开，里白者，生为末，腊月内取黄牛胆汁和为剂，却入胆内阴干，再为末）半斤　天竺黄二两（别研）　朱砂二钱（研，水飞）　雄黄半两（研，水飞）　麝香一钱（别研）　牛黄一字（别研）

【用法】上为极细末，甘草水为丸，如鸡头子大，窨干。二岁儿每服一丸，竹叶或薄荷汤化下，不拘时候。

【主治】一切风热，中暑惊悸，疮疹欲出，多睡，咳嗽涎盛，面赤，手足冷，发温壮，睡中惊，搐搦不宁，脉洪数，头痛，呕吐，小便赤黄。

【备考】《痘疹世医心法》有"金箔"。

50860　抱龙丸（《小儿药证直诀》卷下）

【异名】小抱龙丸（《局方》卷十淳佑新增方）、加减抱龙丸（《普济方》卷三八七）、保肝丸（《增补内经拾遗》卷四）。

【组成】天竺黄一两　雄黄（水飞）一钱　辰砂　麝香（各别研）各半两　天南星四两（腊月酿牛胆中，阴干百日。如无，只将生者去皮脐，刬，炒干用）

【用法】上为细末，煮甘草水为丸，如皂子大。每服百日小儿一丸分作三四服，五岁一二丸，大人三五丸，温水化下。淋浴后并可服，壮实小儿宜时与服之。伏暑，加盐少许，嚼一二丸，新水送下，腊月中雪水煮甘草和药尤佳。一

法用浆水或新水浸天南星三日，候透软，煮三五沸，取出乘软切去皮，只取白软者，薄切，焙干，炒黄色，取末八两，以甘草二两半，拍破，用水二碗浸一宿，慢火煮至半碗，去滓，旋旋洒入天南星末，慢研之，令甘草水尽，入余药。

【主治】❶《小儿药证直诀》：伤风瘟疫，身热昏睡气粗，风热痰塞壅嗽，惊风潮搐，及蛊毒、中暑；亦治室女白带。❷《寿世保元》：小儿四时感冒，疮疹欲出发搐。

【方论选录】❶《育婴秘诀》：抱者，养也；龙者，纯阳之物，肝主风。小儿病则有热，热则生风，上二虑之，制此方以平肝木，防惊风，此抱龙之名义。❷《小儿药证直诀笺正》：是方胆星、竺黄不过为痰热而设，然方下主治不少，皆为实热痰壅言之，以小儿伤寒温热，每多痰热窒塞，故可通治。方下瘟疫，即今之所谓温病，然麝香开泄太重，此方太多，宜大减之。又谓壮实小儿可以时服，则言之太过，方后谓亦治室女白带，则带下每多湿痰凝滞，停积胞中所致，此能涤痰清热，所以可治。腊雪合药，清温甚佳。❸《小儿药证直诀类证释义》：此方竺黄、胆星清热化痰；雄黄祛痰解毒治惊痫；麝香、辰砂芳香开窍而安心神；故适于小儿痰热内壅而致的急惊实证。

【备考】本方加琥珀，名"琥珀抱龙丸"（见《景岳全书》卷六十二）；以金箔为衣，名"金衣抱龙丸"（见《北京市中药成方选集》）。

50861　抱龙丸（《圣济总录》卷三十四）

【组成】黄芩（去黑心）　大黄（刬，炒）　黄药子　生干地黄（焙）　兰根　甘草（炙，刬）各一两　雄黄（研）半两龙脑（研）　麝香（研）各一钱

【用法】上为细末，牛胆汁为丸，如弹子大。每服一丸，冷盐汤嚼下。

【主治】暑毒。

50862　抱龙丸（《圣济总录》卷一六八）

【组成】腊月黄牛胆一枚　天南星（炮去皮脐，捣为细末，填满胆中，紧系，通风处阴干。去胆皮取药，每一两入后药）　金银箔（小者）各十片　丹砂一钱半　龙脑　麝香各一字

【用法】上为极细末，炼蜜为丸，如鸡头子大。每服一丸，竹叶水化下，岁数小者半丸。

【功用】凉心压惊。

【主治】小儿风热壅毒，关膈滞塞。

【备考】方中黄牛胆，《普济方》作"猪胆"。

50863　抱龙丸（《三因》卷三）

【组成】赤小豆四两（略炒）　五灵脂　白胶香　破故纸（炒）　狗脊（火去毛）　木鳖子（去壳）　海桐皮　威灵仙地龙（炒）　草乌（米泔浸三日，净洗，去皮尖）各一两

【用法】上为末，酒糊为丸，如梧桐子大，辰砂为衣。每服五十丸，空心盐、酒任下。

【主治】肝肾脏虚，风湿进袭，流注腿膝，行步艰难，渐成风湿脚气，足心如火，上气喘急，小腹不仁，全不进食。

50864　抱龙丸（《百一》卷十九）

【异名】人参丸（《普济方》卷三七三）。

【组成】人参　雄黄（飞）各一两　郁金　白茯苓　藿香叶　甘草各二两　山药四两　朱砂二两（一半为衣）　全蝎半两　麝香　脑子各一钱

【用法】上为细末,炼蜜和成剂,每一两分作六丸,朱砂为衣,十丸用金箔一片。小儿一丸分作四服,薄荷汤化下。

【主治】小儿惊。

50865　抱龙丸

《婴童百问》卷三。为《活幼心书》卷下"琥珀抱龙丸"之异名。见该条。

50866　抱龙丸《扶寿精方》

【组成】南星(汤泡,去皮脐,剉片,微炒,为末,入黑黄牛胆中,悬风处阴干,春夏五钱,秋冬六钱)　白茯苓(去皮)　山药各三钱　天竺黄　雄黄(水飞,另研)　琥珀(猪胆浸一宿,火焙,研)各一钱五分　麝香一分　朱砂(水飞,另研,为衣)

【用法】上为细末,腊月取雪,新坛盛,埋土中,合药取一碗,甘草三钱,煎汁为丸;如无雪水,新汲水亦可,和匀如芡实大,阴干。葱头、薄荷汤送下。痰嗽,姜汤送下;痘疹见形,白汤送下;惊不安,灯心汤送下。

【主治】小儿惊悸,痰嗽,痘疹。

50867　抱龙丸《片玉痘疹》卷六

【组成】胆星(腊月取牯牛胆大者一枚,用南星去皮,为末,倾出胆汁相和,再入胆中悬挂天德方上,自阴干收用)四钱　天竺黄五分　牛黄　辰砂各二钱　雄黄五分

【用法】上为末,甘草水煮,蒸饼为丸服。

【主治】小儿痘已收靥,余热不退,慢惊发搐。

【宜忌】不用麝香,以痘疮忌故耳。

50868　抱龙丸《片玉心书》卷五

【组成】牛胆南星五钱(腊月取牛胆一个,将南星去皮脐,研为末,放于牛胆中,阴干备用)　天竺黄　辰砂各一钱　琥珀三分　牛黄二分　麝香半分　珍珠三分　白檀香三分　枳实　枳壳各三分

【用法】上为末,山药打糊为丸,如黄豆大,金箔为衣。潮热,灯心汤化下;惊风,薄荷汤送下;咳嗽,白开水送下。

【主治】形实壮热,昏睡气粗,或痰盛壅嗽,惊风抽搐。

50869　抱龙丸《育婴秘诀》卷二

【组成】水银二两　铅一两五钱(熔化,入水银制死)

【用法】以柳枝烧成珠,又入朱砂末、乳香末各一两在内,乘热用柳木锤匀,为丸如芡实大。每服一丸,空心井花水化下。服后令睡,不可惊动。或作小丸服亦妙。

【功用】安神去痰。

【主治】如见生人、异扮人,或六畜跳跃异者。或鬼神恶状者,或迅雷击鼓,一切大声使儿客忤者;或小儿病根日深成痫,但见闻原忤之例即发。

50870　抱龙丸《治痘全书》卷十三

【组成】天竺黄一两　胆南星五钱　人参二钱　辰砂三钱(水飞七次)　雄黄三钱　珍珠三钱　琥珀三钱　檀香二钱　木香一钱　沉香一钱　麝香二钱五分　金箔二十叶

【用法】上为末,甘草汁为丸,如大豆大。每服一丸,婴儿半丸。

【主治】小儿惊风潮搐,四时瘟疫,身热昏睡,痰涎壅盛,风热喘嗽,烦躁不宁,并痘疹欲出先惊搐,及蛊毒、中暑。

【方论选录】《医方考》:明者可以安神,故用琥珀、珍珠;重者可以去怯,故用辰砂、金箔;气窜可以利窍,故用雄、沉、檀、木、麝;甘温可以固元,故用人参;辛燥可使开痰,故用南星;寒凉可使清热,故用竺黄。

50871　抱龙丸《简明医彀》卷六

【组成】南星(腊月牛胆,制多次佳)四两　天竺黄(另研)一两　朱砂(水飞)　雄黄(飞)各五钱　甘草七钱　麝香五分(未出痘不必加)　牛黄(陕西,千层)　琥珀各五分

【用法】上和匀,取腊雪水或新首汲井水,另煎甘草汁为丸,如芡实大。每服一丸,临睡薄荷汤化下,病急多服。伤风感寒,姜、葱、紫苏汤下,取汗。大人每服三五丸。如风痰,用竹沥入姜汁数匙化服,姜汤亦可。惊后调理,初生至长,微有不快,即宜服。

【主治】小儿伤风、寒、暑发热,变蒸,惊风痰壅,喘急咳嗽;及大人风痰。

50872　抱龙丸《痘后方》

【组成】大南星一个(重一两以上者,更清水浸,剖开作二片,中间剜一小孔,内藏巴豆肉三个,合成,线扎定,外用)　防风　荆芥　薄荷各一两

【用法】以清水煮南星,以南星无白点为度,取出,去豆不用,将南星捣如泥,为丸如鸡头子大,朱砂为衣。每服一丸,用淡姜汤磨下。

【主治】小儿实证惊风。

50873　抱龙丸《玉案》卷六

【组成】胆星　琥珀　雄黄　朱砂各五分　天竺黄　全蝎各六钱　麝香一钱　甘草二两(煎膏)

【用法】上为末,甘草膏为丸,如芡实大。每服一丸,生姜汤化下。

【主治】惊风发搐,或风痰身热。

50874　抱龙丸《诚书》卷八

【组成】远志(去心)　琥珀　牙消各三钱　人参　紫河车(黑豆煮)各五钱　甘草　山药　橘红　天麻(煨)　茯苓各一钱　辰砂六钱　麝香一钱　冰片三分　牛黄五分

【用法】上为末,炼蜜为丸,如龙眼大,金箔为衣。姜汤或灯心汤,或麦门冬汤送下。

【主治】四时感冒,瘟疫邪热,烦躁不宁,痰嗽气急,疮疹欲出,欲搐。

50875　抱龙丸《医部全录》卷四三二引《幼幼近编》

【组成】胆星一两　天竺黄七钱　辰砂　雄黄各五钱　直僵蚕　全蝎(去盐)　钩藤　天麻各五钱半　牛黄　麝香各一钱　珍珠三钱(一方有琥珀)

【用法】甘草膏为丸,如芡实大。每服一丸,薄荷汤送下。

【主治】小儿惊风,伤风,惊骇,惊动,痰热诸疾,风痰,惊痰。

50876　抱龙丸《痘疹一贯》卷二

【组成】琥珀三分　人参六分　白芩一钱　白附一钱　朱砂五分　牛黄三分　全蝎七分(去毒)　僵蚕七分(炒)　胆星一钱　黄连一钱　胡连一钱　甘草五分　黄芩一钱　麝香一分半　紫檀五分　天麻六分

【用法】上为末,金箔十张为衣。薄荷、金银汤送下。

【主治】小儿惊风。

【宜忌】痘症忌麝香。

50877　抱龙丸《幼科直言》卷二

【组成】陈胆星二两　天麻五钱　钩藤五钱　全蝎三

钱(去尾尖及子,洗净) 僵蚕五钱(微炒) 陈皮五钱 川贝母五钱(去心)

【用法】上为细末,炼蜜为丸,每丸重五分,朱砂为衣。每服一丸,白滚汤送下。有表证,伤风咳嗽者,淡姜汤化下。

【主治】痘症前后,咳嗽,有惊有痰。

50878 抱龙丸(《幼科直言》卷三)

【组成】陈胆星四两 钩藤一两 桔梗二两 天麻二两 升麻五钱 陈皮一两 薄荷一两 僵蚕五钱 川贝母一两(去心)

【用法】上为极细末,炼蜜为丸,如弹子大,朱砂为衣。乳孩每服半丸,大者每服一丸,白滚水送下;若外感风邪,用防风五分煎汤调下;若内热,用竹叶汤调下。

【主治】痧症不拘前后,痰多咳嗽,有风有热者。

50879 抱龙丸(《幼科直言》卷四)

【组成】赤芍药三钱 贝母五钱(去心) 僵蚕一两 防风二两 天麻五钱 钩藤一两 薄荷一两 枳壳一两 桔梗一两 胆星二两 陈皮一两

【用法】上为细末,炼蜜为丸,如龙眼核大,朱砂为衣。每服一丸,白滚水化下;有外感,即用姜汤化下。

【主治】小儿着惊吓,伤心肝二经,唇青,四肢摇动。

【备考】《绛囊撮要》有茯神、天竺黄,无僵蚕。

50880 抱龙丸(《古方选注》卷下)

【组成】琥珀五钱 辰砂三钱 雄黄七钱(香麻油煎十二时,再用水萝卜汁煮) 胆星二两一钱 僵蚕四钱(炒,去嘴足) 全蝎三钱(研末,用石榴一枚剜空,以无灰酒调末填入盖定,坐文火上徐徐搅动成膏,取出冷用) 牛黄一钱 麝香五分 天竺黄七钱 赤茯苓一两

【用法】上药各为末,蒸饼为丸,金箔为衣。灯心、薄荷汤送下。

【功用】熄风化痰,镇惊发音,保守肝魂。

【主治】肝惊魂升,搐搦不语。

【方论选录】僵蚕、全蝎、薄荷辛以散肝风,天竺黄、胆星苦辛以泄风痰,辰砂、琥珀安五脏、镇魂魄,雄黄搜肝胆之伏风,麝香利骨髓之伏痰,金箔佐辰砂可镇胎惊,竺黄佐牛黄可发音声,赤苓、灯心可止夜啼。集肝经之药复方,初无深义。一方加人参二钱五分,培植正气以御肝风;草河车三钱五分(即蚤休草,切片,黑稆豆制),能伏牛黄、丹砂之毒,并可治惊祛风,二味却有妙义,当纂入方中。

【备考】按:本方加人参、草河车,名"人参抱龙丸"(见《饲鹤亭集方》)。

50881 抱龙丸(《种痘新书》卷十二)

【组成】胆南星(用南星入乌牛胆内,吊于风处阴干,又换一牛胆,连换七胆,阴干,不可见日)五钱 天竺黄(内中有节者)五钱 雄黄(明红者)三钱 朱砂(大者)四钱 青礞石(用消和匀,入银锅炒过,煅出尽金色者方可用,研作灰尘)六钱 天麻四钱 花粉五钱 僵虫三钱 防风四钱 甘草二钱 琥珀五钱(有此固佳,无此亦可)

【用法】上为末。米糊为丸,如龙眼核大。用灯心汤磨银器化下。

【主治】痘。一切惊风发搐。

50882 抱龙丸(《一盘珠》卷八)

【组成】明雄黄一钱半 辰砂一钱半 胆星五钱 天麻(姜汁炒)三钱 竺黄三钱 麝香五分

【用法】上为末,薄荷汤为丸服。

【主治】小儿发热痰喘。

【加减】冬月,加麻黄、款冬花、甘草各二钱。

50883 抱龙丸(《医略六书》卷二十二)

【组成】银粉三两 朱砂三两 乳香一两半

【用法】上为细末,炼蜜为丸。每服一钱,井花水送下。

【主治】狂妄不止,脉浮者。

【方论选录】虚阳浮越,心气不降,心神失其运用之权,故狂妄不能自安焉。银粉降离归坎,朱砂镇心安神,乳香活血脉以荣心血也。丸以白蜜,益虚润燥;下以井花水,化热归原,使虚阳下蛰,则心气自宁,而神志得安,安有狂妄不退者乎。此镇坠浮越之剂,为虚阳狂妄之专方。

50884 抱龙丸(《集验良方》卷五)

【组成】白附子(炮)一两 胆星(姜炒)一两 羌活一两 僵蚕(炒,去嘴)一两 前胡一两 橘红二两 天竺黄二两 天麻一两(纸包煨) 青皮(醋炒)一两 全蝎(米炒)一两 黄芩(生)一两 花粉二两 生黄连一两 薄荷一两

【用法】炼蜜为丸,辰砂为衣,重五分。

【主治】小儿一切积热惊痫。

50885 抱龙丸(《卫生鸿宝》卷三引计元让方)

【组成】胆星(九套)一两 天竺黄五钱 辰砂(水飞)二钱 雄黄(用水莱菔煮,飞)一钱 麝香一分

【用法】上为细末,另用麻黄、款冬花、甘草各五钱,煎汤去滓,慢火熬成膏,和末药为丸,如芡实大。每服一丸,薄荷汤化下。

【主治】急惊癫痫,痰涎壅盛,胎惊内钓,咳嗽喘急,搐搦惊悸。

【方论选录】蒋仲芳曰:镇惊化痰,安神开窍,制抱龙之义也。然恐病轻药重,朱、雄过于镇坠,麝香引惊入窍。此方之妙,佐之以膏,麝香得麻黄之辛散,窍内之惊尽出;朱、雄得甘草之和缓,镇坠之性和平,咳嗽痰喘,不治悉愈,其方则同,其效远胜矣。

50886 抱龙丸(《良方续录》卷下)

【组成】陈胆星(熔化) 天麻(煨) 白附片(泡) 辰砂(水飞) 僵蚕(炒去嘴) 钩藤各二两五分 薄荷(晒) 防风 天竺黄各三钱 乳香(去油) 全蝎(酒浸,去翅足,腹内物净,再用酒洗,焙)各一钱五分 蝉蜕(去翅足,焙,净末)二钱 西黄 冰片 琥珀各五分 雄黄(水飞)四钱

【用法】上为细末,用六神曲二两为末打糊,先将熔化胆星拌药,酌量加糊为丸,金箔为衣,每重五分,阴干收贮。每服一岁内半丸,一岁外一丸,二岁以上二三丸,开水化下。

【主治】小儿急慢惊风。

50887 抱龙丸(《家庭治病新书》)

【组成】琥珀七钱 枳壳 生甘 怀山药 胆星 茯苓 月石各一两 雄黄 天竺黄 沉香各五钱 辰砂三钱 麝香五分

【用法】上为细末,炼蜜为丸,每重一钱,金箔为衣,蜡护。

【主治】小儿急惊,搐搦,痰嗽口噤者。

50888 抱龙丸(《青囊秘传》)

【组成】西牛黄 明雄 朱砂 远志各二钱 茯神

胆星各一两　天竺黄五钱

【用法】上为末,将胆星酒化为丸,如弹子大服。

【主治】痰迷心窍,不时昏晕,妄见妄闻,痫发,及小儿急慢惊风。

50889　抱龙丸(《中国药典》2010版)

【组成】茯苓 50 克　赤石脂 25 克　广藿香 38 克　法半夏 31 克　陈皮 25 克　厚朴 25 克　薄荷 31 克　紫苏叶 31 克　僵蚕(姜炙)31 克　山药 25 克　天竺黄 38 克　檀香 25 克　白芷 25 克　砂仁 25 克　防风 31 克　荆芥 38 克　白附子 31 克　独活 31 克　白芍 25 克　诃子(去核)25 克　荜茇 25 克　炒白术 38 克　川芎(酒蒸)31 克　木香 25 克　朱砂 47 克　天麻 25 克　香附(四制)25 克

【用法】上为大蜜丸,每丸重 1.56 克。口服,一岁以内一次 1 丸,一岁至二岁一次 2 丸,一日 2～3 次。

【功用】祛风化痰,健脾和胃。

【主治】脾胃不和、风热痰内蕴所致的腹泻。症见食乳不化,恶心呕吐,大便稀,有不消化食物。

50890　抱青丸(《惠直堂方》卷四)

【组成】雄精　辰砂　琥珀屑各二钱　竹沥霜五钱　明天麻七钱(面煨)　胆星一两(九制)　珍珠五分　金箔一百张　麝香五分

【用法】上为细末,甘草熬膏为丸,如芡实大,朱砂为衣。每服一丸,薄荷、灯心汤送下。

【主治】小儿惊风,痰嗽口臭,喉肿,痰涎壅盛,厥逆癫痫,一切风火等症,及大人痰火症。

50891　抱瓮丸

《医学入门》卷八。为《广嗣纪要》卷八"斩鬼丹"之异名。见该条。

50892　抱胆丸(《百一》卷一)

【异名】灵砂观音丹。

【组成】水银二两　朱砂一两(细研)　黑铅一两半　乳香一两(细研)

【用法】将黑铅入铫子内,下水银结成砂子,次下朱砂、滴乳香二味,乘热用柳木锤研匀,丸如鸡头子大。每服一丸,空心用井花水送下。病者得睡,切莫惊动,觉来即安。再进一丸,可绝根本。

【主治】癫痫风狂,或因惊恐怖畏所致;及妇人产后血虚,惊气入心,并室女月脉通行,惊邪蕴结。

【方论选录】《济阴纲目》:人之神,以心为宅;水银之液,以朱砂为宅。朱之色,通乎心;水银之液,通乎神。神以妙应无方,银以圆通不滞,二者皆万劫不衰,故以类从焉。然心火之下,阴精承之则安;水银之流,真铅制之则定。所以者,皆以真水制真火也。本方以乳香通心气,朱砂养心血,铅汞交心肾于倾刻,而引神归舍也。神归则睡安矣。

50893　抱胆丸(《春脚集》卷四)

【组成】川郁金一两　天竺黄一两　雄黄五钱　白矾三钱

【用法】上为细末,用不落水猪心血捣匀为丸,如龙眼肉大,朱砂为衣。每日服一丸,以石菖蒲五分煎汤调下。

【功用】《全国中药成药处方集》(沈阳方):镇静化痰,防止抽搐。

【主治】诸般疯狂癫痫,痰迷心窍。

【宜忌】《全国中药成药处方集》(沈阳方):忌食油腻、五辛、酒类。

50894　抱婆丸(《朱氏集验方》卷九)

【组成】大附子一两一只(炮去皮)　苍术三两(米泔浸一宿)　南木香(不见火)　大川乌(去皮尖,炮)　天麻(酒浸,炙)各半两

【用法】上为细末,酒煮面糊为丸,如梧桐子大。空心温酒、盐汤送下;头风,食后葱、酒送下。

【主治】男女诸虚不足,女人头风,男子气虚弱,吐痰及脚气,腰疼,下元虚冷。

【备考】方中川乌用量原缺,据《普济方》补。

拦

50895　拦风膏(《外科百效》卷一)

【组成】大黄　黄柏　草乌　南星　五倍子　酒曲各一两　黄芩　郁金　白芷各五钱　芙蓉叶花二两

【用法】上为细末,用鸭蛋白调敷。

【主治】背发及各样损风恶毒。

拌

50896　拌肝散(《圣惠》卷二十六)

【组成】茵陈一两　犀角屑半两　石斛半两(去根,刂)　白术三分　赤芍药半两　柴胡三分(去苗)　缩砂半两(去皮)　人参三分(去芦头)　桔梗三分(去芦头)　防风半两(去芦头)　肉桂三分(去皱皮)　白芜黄仁半两　肉豆蔻半两(去壳)

【用法】上为细散。用猪肝一叶,净去筋膜,不洗,薄切作片子,葱白三茎细切,入散五钱,重重掺在肝上,用湿纸五七重裹,以慢火煨令熟,空心食,食后吃暖酒半盏。

【主治】脾劳虚冷,大肠滑泄,不思饮食,口舌生疮,四肢无力,日渐羸弱。

拂

50897　拂手汤(《玉案》卷四)

【组成】大黄(酒蒸)三钱　青皮(醋炒)　石膏(煅)　黄连(酒炒)　甘草　白芍　厚朴(姜汁炒)各二钱

【用法】水煎服,不拘时候。

【主治】湿流入胃经,腹中作痛,时疼时止。

50898　拂毒散(《幼科类萃》卷二十一)

【组成】半夏一两　贝母　大黄　朴消　五倍子各二钱半

【用法】上为末。每用一二钱,用醇醋调涂患处,如干再涂,仍服疏风化毒之剂。

【主治】❶《幼科类萃》:小儿诸风热,阴毒肿核已结,未穿溃或正发者。❷《片玉心书》:小儿惊风后,风从气行,血从气使,毒气蓄于皮肤,流为肿毒,多在腮颊耳根,成痈成疖,谓之毒风。

50899　拂疼饮(《玉案》卷四)

【组成】乌药　南星　僵蚕　川芎　麻黄各一钱　苍术　桂枝　白术　橘红各一钱　竹沥一杯

【用法】水煎,温服。

【主治】湿痰湿火或风寒凝滞不散,手臂肿痛。

拨

50900 拨粥《圣惠》卷九十六）

【组成】薤白一握（去须，细切）　葱白一握（去须，细末）　白面四两

【用法】以上和面，调令匀，临汤，以箸旋拨入锅中，熟煮，空腹食之。

【功用】《药粥疗法》：宽胸止痛，行气止痢。

【主治】❶《圣惠》：赤白痢，休息气痢，久不愈者。❷《药粥疗法》：胸胁刺疼，胸痹心痛，以及冠心病心绞痛。

【宜忌】《药粥疗法》：对发热病人，不宜选用。

【备考】《药粥疗法》本方用法：用于冠心病心绞痛辅助治疗，可以间断温热服用；治疗肠炎痢疾，以 3～5 天为一疗程，每天分 2～3 次温服。

50901 拨刀面《圣济总录》卷一八八）

【组成】生地黄汁五合　生姜汁一合　鸡子五枚（取白）

【用法】上三味，和白面作拨刀，煮熟，入盐、醋、椒、葱等调和，如常食之。

【主治】吐血。

50902 拨云丸《银海指南》卷三）

【组成】当归一两二钱　川芎　地骨皮　白蒺藜　密蒙花　池菊　羌活　荆芥各一两　红花五钱　木贼一两　蔓荆子　薄荷　枳壳　甘草各五钱　蝉蜕　蛇蜕　川连各二钱　川椒七钱半

【用法】上药各为细末，炼蜜为丸，如梧桐子大。每服二钱。

【主治】一切翳膜外障。

50903 拨云丸《异授眼科》）

【组成】白蒺藜（炒去角）　羌活　独活　防风　生地黄　荆芥　当归　蛇蜕　金银花　蝉蜕　赤芍　甘草

【用法】水煎服。

【主治】阳毒之气盛，注于阳道，寒邪克之，眼目日夜疼痛者。

【备考】本方方名，据剂型，当作"拨云汤"。

50904 拨云丸

《全国中药成药处方集》（上海方）。为《原机启微》卷下"拨云退翳丸"之异名。见该条。

50905 拨云丹《普济方》卷七十八）

【组成】川芎　黄连　当归　白蒺藜（微炒）各一两半　羌活　川椒（去子）　柏子各七钱　荆芥穗　密蒙花　甘菊花　蝉壳各一两　栝楼二钱　薄荷叶二两　蔓荆子二钱（微炒）　地骨皮（去土，焙干）　蛇蜕皮（甘草汤煮，焙干）　木贼二两（去节，童便浸一宿，焙干）（一方无羌活、木贼）

【用法】上为细末，炼蜜为丸，如弹子大。细嚼，食后茶清送下。内障气者，木香汤送下；睛暗，当归汤送下，好酒亦可；妇人血晕，当归汤送下；小儿斑痘疮翳疔子，半夏煮谷精草汤送下。

【主治】眼翳。

50906 拨云丹《经验秘方类钞》卷上）

【组成】真珠子八钱（要未经穿眼用过者，敲碎，研细，水飞净）　廉珠一钱（豆腐内熁一次，研极细无声为度）　炉

甘石一两（煅，水飞净）　真西黄一钱（研极细，另入）　片脑五分（研细，另入）　辰砂三钱（研极细，水飞）　麝香五分（研细，另入）　硼砂一钱（研极细，另入）　真熊胆一钱（另入）　水晶三钱（敲碎，研极细，水飞）　真血珀三钱（水飞）　灵玛璃三钱（敲碎，研极细，水飞）　玄明粉二钱（另入）　生石蟹五钱（研极细，水飞）

【用法】上药俱不可见火，凡研总以极细无声为度，其另入者，研细不必水飞，连前之水飞过者，各药一总倾入瓷钵内，共研和匀，再用极细绢筛筛过，盛瓷瓶内。用时将药末少许，以冷滚水调和点之，每日点两次。

【主治】眼中膜障，胬肉，翳星。

50907 拨云丹

《寿世保元》卷八。为《准绳·幼科》卷六"拨云散"之异名。见该条。

50908 拨云丹《杂病源流犀烛》卷二十二）

【组成】蔓荆子　木贼草　密蒙花　川芎各二钱　白蒺藜　当归各二钱半　甘菊二钱　薄荷五分　黄连　蝉蜕　楮实　花粉各六分　地骨皮八分　川椒七分　甘草四分

【用法】上为末。空心水下。

【主治】胬肉。

50909 拨云汤《兰室秘藏》卷上）

【组成】黄耆一分　细辛　生姜　葛根　川芎各五分　柴胡七分　荆芥穗　藁本　生甘草　升麻　当归身　知母各五分　羌活　防风　黄柏各一钱五分

【用法】上㕮咀，如麻豆大，都作一服，水二盏，煎至一盏，去滓，食后热服。

【主治】寒水翳，寒膜遮睛，隐涩难开，两目紧缩而无疼痛，两手寸脉细紧，按之洪大无力，呵欠，善悲健忘，嚏喷眵泪，时自泪下，面赤而白，能食大便，小便数而欠，气上而喘。

50910 拨云散《博济》卷三）

【组成】菊花　防风　白蒺藜（炒令黄）　羌活　柴胡（去芦）　甘草（炙）各等分

【用法】上为末。每服一钱半，水一盏，煎至六分，食后、临卧温服。

【主治】风毒眼目昏暗，翳膜遮障。

50911 拨云散《活人书》卷二十一）

【异名】拨明散（《普济方》卷四○四）。

【组成】桑螵蛸一两（炙令焦，细研）

【用法】上为细末，入麝香少许，令匀。每服二钱，临卧生米泔调下。

【主治】疹痘疮毒入眼，及生翳者。

50912 拨云散《圣济总录》卷一○九）

【组成】蔓荆实三升（煮一遍，炒一遍）　蒟实（炒）　羌活（去芦头）　蒺藜子（炒去角）　青葙子　恶实（炒）各一两　防风（去叉）　菊花　旋覆花　甘草（炙）各二两　谷精草　石决明　地骨皮　蝉壳　木通（剉）　牡砺（烧）各四两　淡竹叶　乌贼鱼骨（去甲）　白花蛇（酒浸，去骨，炙）　木贼　龙胆　细辛（去苗叶）　密蒙花各三两　苍术（去皮，米泔浸一宿，切，焙）半两

【用法】上为散。每服二钱匕，丈夫用生椒汤调下，妇人用茶调下；小儿疳眼雀目，每服一钱匕，生米泔调下。

【主治】一切风毒,眼见黑花,攀睛瞖晕,瘀肉侵暗。

【加减】肾脏风毒眼,加胡桃仁四两。

50913 拨云散（《圣济总录》卷一〇九）

【组成】楮实(微炒)一两 荆芥穗半两 甘草(炙、剉)一分

【用法】上为细散。每服二钱匕,食后、临卧腊茶调下。

【主治】一切眼内外瞖膜遮障,碜涩疼痛,羞明怕日,胬肉攀睛,及冷热泪。

50914 拨云散（《幼幼新书》卷二十三引《谭氏殊圣》）

【组成】大黄 胡黄连 黄芩各一分(末) 马牙消 芦荟各半分(末) 天浆子(炒) 丁香七枚

【用法】上为末,用独头蒜烧熟,并醋饮为丸,如绿豆大。每服三丸,空心粥饮送下。

【主治】小儿肝疳。

【备考】本方方名,据剂型,当作"拨云丸"。

50915 拨云散（《幼幼新书》卷二十五引《吉氏家传》）

【组成】草决明一钱 土瓜 大黄 玄参 砑砑石 宣连各半两

【用法】上为末。每服一钱,水一盏,煎七分,食后温服。

【主治】小儿疳眼。

50916 拨云散（《扁鹊心书·神方》）

【组成】荆芥穗 川芎 防风各二两 枳壳(麸炒) 蝉蜕(去翅足) 薄荷 龙胆草 甘草各五钱

【用法】上为末。每服二钱,食后服。

【主治】上焦壅热,眼目赤肿疼痛,或生瞖障。

50917 拨云散（《局方》卷七绍兴续添方）

【组成】羌活 防风 柴胡 甘草(炒)各一斤

【用法】上为细末。每服二钱,水一盏半,煎至七分,食后、临睡时薄荷汤调下;菊花苗汤下亦得。

【主治】风毒上攻,眼目昏暗,瞖膜遮障,怕日羞明,多生热泪,隐涩难开,眶痒赤痛,睑眦红烂,瘀肉侵睛;并治一切风毒眼疾。

【宜忌】忌醢藏、鲊酱,湿面、炙煿,发风毒物。

50918 拨云散（《卫生宝鉴》卷十）

【组成】川芎 楮实 龙胆草 羌活 薄荷 石决明 苍术 大黄 荆芥穗 甘草 木贼 密蒙花 连翘 川椒 草决明 桔梗 石膏 甘菊花 白芷 地骨皮 白蒺藜 槟榔各半两 石燕一对重半两

【用法】上为末。每服三钱,食后茶清调下,一日三次。

【主治】眼因发湿热不退,而作瞖膜遮睛,昏暗羞明,隐涩难开。

【宜忌】忌杂鱼、猪、马、荞面、辛热之物。

【备考】《普济方》有地肤子、白术,无地骨皮。

50919 拨云散（《医方类聚》卷七十引《医林方》）

【组成】莲花白 贝母各一两 胡椒一字(三味另同研细) 砑砂一字 青盐一字 轻粉一字 麝香少许

【用法】上为极细末。点眼。

【主治】一切眼病。

50920 拨云散（《普济方》卷七十八引《德生堂方》）

【组成】白蒺藜 防风 羌活 川芎 荆芥 甘菊花 蝉蜕各二两

【用法】上为细末。每服二钱,食后桑白皮煎水下。

【功用】散风毒,退瞖障。

【主治】风毒瞖障,及赤烂眩者。

50921 拨云散（《普济方》卷八十六引《经验济世方》）

【组成】黄芩 石膏(别研) 荆芥穗 苍术 甘草 甘菊花(蝉蜕洗) 旋覆花各一两

【用法】将甘菊、旋覆花用好酒拌匀,蒸过熟,晒干,杵为末。每服二钱,茶、酒调下,一日三次。

【主治】一切眼疾。

50922 拨云散（《普济方》卷七十五）

【组成】黄芩八两 大黄一两半 甘草 桔梗 防风 连翘 栀子各二两 川芎一两

【用法】上㕮咀。每服五钱,水一盏半,煎七分,去滓,食后服。

【功用】除瘀热。

【主治】风眼。

50923 拨云散（《普济方》卷八十一）

【组成】白蒺藜四两(去刺角,全净) 甘草(生熟使) 防风 羌活各一两

【用法】以清明日水净洗,于日中晒干,勿令尘土入内,杵罗为末。不时煎汤洗。

【主治】眼一切昏暗浮云,瞖膜侵遮。

50924 拨云散（《程松崖眼科》）

【组成】木贼一两 防风六钱 柴胡六钱 青葙子八钱 蝉蜕一两 黄芩六钱 菊花八钱 车前子八钱

【用法】上为极细末。早晨空心开水调服二钱,晚服一钱。或用猪肝一块割开,放药末二钱填内,用湿棉纸包好,置灰中煨熟食之,亦可煎服之。外点消炉散。

【主治】眼睛黑珠云瞖围满,有瞳仁者。

50925 拨云散（《扶寿精方》）

【组成】当归 生地黄 甘菊花 黄连 山栀子 黄芩 石膏 荆芥 防风 郁金 旋覆花 木贼 青葙子 草决明 白蒺藜 草龙胆 蝉蜕

【用法】上剉散。每服水一钟半,煎七分,食远服。

【主治】内障青蒙。

50926 拨云散（《摄生众妙方》卷九）

【组成】炉甘石五分(云南产者方佳,用煎银砂锅火煨,如煎银样,不用盖,煅令黄色,取出,童便淬之,再煅再淬,以尽童便为度,晒干,研极细末,纸罗二次方用) 片脑一分(同甘石研极细)

【用法】和匀,用银簪点眼角。

【主治】远年近日昏花,赤暴风烂眼疾。

【加减】若加空青二分在内,虽十几年盲瞽,及胎痘瞎眼,皆复明。

50927 拨云散（《银海精微》卷下）

【组成】黄芩 甘草 藁本 栀子 防风 菊花 密蒙花 连翘 桔梗 薄荷 赤芍药 白蒺藜

【用法】水煎,食后服。

【主治】三焦积热,肝膈风热上攻,眼赤涩肿痛,年深有红瞖于乌睛上,浓泪如红霞映日者。

50928 拨云散（《古今医鉴》卷九引金光明方）

【组成】归尾 川芎 赤芍 生地黄 连翘 黄芩

山栀子　黄连　防风　荆芥　羌活　白芷梢　枳壳　桔梗　软石膏　大黄　甘草

【用法】上剉。水煎，食后服。

【主治】一切眼肿疼痛，及暴发赤眼，风热壅实等症。并治杖疮肿痛未破，作憎寒壮热，或打重血气攻心，及打扑伤损内重，瘀血不散。

【加减】如眼生翳障，加白蒺藜；如眼胞红肿如桃，倍大黄，加芒消；眼目被人打伤青肿，倍大黄。

50929　拨云散（《眼科龙木集》）

【组成】川芎　荆芥　薄荷　甘草　决明子　当归　防风　熟地黄　木贼　旋覆花　大黄　石膏各等分

【用法】上为细末。每服二钱，食后用茶清调下；如目赤胬肉侵睛者，用淡竹叶汤调下。

【主治】目痛，热泪流，昏涩肿胀。

50930　拨云散（《准绳·幼科》卷六）

【异名】拨云丹（《寿世保元》卷八）。

【组成】兔粪二斤（如芒芦花色者佳）　蝉蜕　木通　白蒺藜各二两　甘草一两

【用法】上为极细末，炼蜜为丸，如梧桐子大。每服八十丸，食后白汤送下，一日三次。或煎汤服亦可，频频服之，以翳退尽为度。

【主治】小儿疮疹后，眼中生翳膜。

50931　拨云散（《回春》卷五）

【组成】珍珠　胆矾　石燕（醋煅）　宫硼砂（飞过）　琥珀　玛瑙各五分　乳香　血竭各五分　石蟹一钱　辰砂　黄连各一钱　大片脑半分　炉甘石（火煅，童便淬）　五钱

【用法】上为极细末，用瓷器盛贮。先将凉水洗净眼后，用银簪挑药点眼，良久则效。如作膏子，用蜜调和点之。

【主治】一切眼目风热肿痛，昏暗不明，生花障翳，或热极红赤，痛不可忍。

50932　拨云散（《治痘全书》卷十四）

【组成】防风　甘草　羌活　黄芩　黄连　白芷　菊花　龙胆草　荆芥　石膏　川芎　大黄　草决明　石决明

【用法】上为散服。

【主治】目内翳障，及痘后余毒不散，目生翳膜，隐涩多泪。

【加减】如小儿疳眼，加夜明砂。

50933　拨云散（《济阳纲目》卷一○一）

【组成】炉甘石半斤（煅七次，入童便淬如鸡子黄为度，研细末）　硇砂（去尖石，研细末）　硼砂　黄丹（水飞）　青盐　盆消各五钱　轻粉一钱　蕤仁六十个（去皮，用白仁，黄色者不用）

【用法】上为极细末，研无声为度。点眼。

【主治】眼中有翳云遮障。

【宜忌】近日瘀痛眼不可点，忌鸡、鱼、一切辛热之物。

50934　拨云散（《眼科全书》卷三）

【组成】黄连　黄芩　石决明　川芎　白芍　草决明　麦门冬　甘草　菊花

【用法】水煎，食后服。

【主治】三焦不顺，肝风上冲，肺热气盛，脑脂流下，致浮翳内障，不痛不痒，临光无神，翳如银色，瞳睛赤色，阴看略大，阳看略小。

50935　拨云散（《眼科全书》卷五）

【组成】黄连　黄芩　白芍　菊花　石决明　草决明　麦冬　甘草　川芎　连翘　青葙子　藁本

【用法】以灯心、薄荷同煎，食后服。

【主治】玉翳浮满外障。风冲入脑，积热肝膈，发歇疼痛，失于调理，日久累积，血凝不散，结成白翳，遮满瞳仁如玉，五色相似，如此之状，有退有进，有红有泪，发歇不定。

【加减】如痛，加蔓荆子；身热，加龙胆草。

50936　拨云散（《救偏琐言·备用良方》）

【异名】革三（《痧症全书》卷下）、五十一号临象方（《杂病源流犀烛》卷二十一）。

【组成】生地　黄连　木通　荆芥穗　谷精草　甘草　赤芍　羚羊角　大黄一分至三分　木贼　甘菊　金银花　羌活　望月沙

【用法】加灯心、白芙蓉叶煎服。

【主治】痘后热毒在肝，两目通红，甚至起障生翳者。

【备考】《痧胀玉衡》本方用：生地一钱五分，川连三分，木通一钱，荆芥穗一钱，甘草四分，赤芍一钱，大黄一钱（酒炒黑，存性），羚羊角三分（磨汁），谷精草一钱五分，木贼八分（去节），甘菊六分（白者，去蒂用），银花一钱，羌活八分，望月沙三钱。

50937　拨云散（《良朋汇集》卷三）

【组成】羊脑炉甘石八两（拣没石性的，用砂茶吊一个，将炉甘石上火一煅，用水飞去细粉，粗滓不用，晒干听用）　川黄连　羌活　连翘　黄芩各五钱（水三大碗，煎一碗，又水二碗，煎半碗，二次放一处；又将飞过炉甘石烧红，倒在童便内，如次三淬，第四次烧红方淬于煎药内，再勿见火；如有湿，待其自干听用）　硼砂三两（生用）　海螵蛸二两（煮去盐性）　石决明（煅）一两　乳香（去油）　没药（去油）　瓜儿血竭各五钱　熊胆三钱　麝香三分　冰片一钱

【用法】上共乳无声方好，瓷罐内秘收。点时用骨簪蘸凉水，点大眼角。

【主治】老年目昏，攀睛胬肉，拳毛倒睫，迎风流泪。

50938　拨云散（《北京市中药成方选集》）

【异名】明目拨云散（《中药成方制剂》12册）。

【组成】黄连一两　炉甘石四两（将炉甘石用火煅红，水飞三至四次，晒干或低温干燥；再用方内黄连熬汁，熬滤三次，将滤液合并，用文火浓缩，加入煅炉甘石吸完为止，阴干，为极细粉，每四两细粉兑入冰片一钱五分，琥珀一钱五分，珍珠粉一钱）

【用法】上为极细末，混合均匀，装瓶，大瓶重四分，小瓶重二分。蘸凉开水点入眼角。

【功用】明目退翳。

【主治】暴发火眼，红肿疼痛，眼边赤烂，云翳遮睛。

50939　拨云散

《全国中药成药处方集》（济南方）。为原书（禹县方）"拨云退翳散"之异名。见该条。

50940　拨云散（《全国中药成药处方集》天津方）

【组成】甘石一斤（用黄连一两，熬水过滤，浸煅甘石，飞净去滓，晒干，每十两甘石兑）　冰片一两　麝香二分　熊胆（化水）二钱

【用法】上为极细末，三分重装瓶。用玻璃棍蘸药，点

眼角内。

【功用】明目退翳。

【主治】暴发火眼,气蒙昏花,红肿痛痒,流泪怕光,外障云翳,眼边红烂。

50941　拨云散《全国中药成药处方集》吉林方)

【组成】当归尾　防风　胆草　黄连　连翘　黄芩　黄柏　硼粉　石决　蒙花　车前　赤芍　花粉　谷精　柴胡　玄参　川军　菊花　山栀　木通　蝉蜕　荆芥　木贼　蒺藜　生地　羌活　川芎　甘草　薄荷　草决各三钱四分　甘石三斤二两

【用法】将前药熬水煅甘石,研面,用水飞过,再研极细面,按每一两兑梅片四分即成,装眼药瓶内严封。用银簪蘸冷水点药,上于眼内或眼角。

【功用】蠲翳清蒙,收瞳明目,解痒止痛。

【主治】云蒙翳睛,暴发火眼,烂眼边,瞳仁散大,迎风流泪。

50942　拨云膏《圣济总录》卷一八一)

【组成】桃仁　杏仁各四枚(并去皮尖双仁)　蕤仁　郁李仁各五枚(并去皮)

【用法】上为细末,滤入蜜、龙脑、麝香、腻粉各少许,再研极匀。点之。

【主治】小儿风热疳气,攻眼赤痛障翳。

50943　拨云膏《医方类聚》卷七十引《烟霞圣效》)

【组成】蜜十斤(先烧铫热,倾上蜜,用葱五七枝,擘开,滚一两沸,用绵子滤过,瓷器另盛)　黄连一斤(用雪水三四碗,熬成膏,滴水不散,绵子滤过,瓷器粗药另盛)　黄柏一斤　薄荷五两　荆芥三两　马牙消二两　柳皮五七片　槐皮三五片　蛾观石一两　杏子仁一两　红赤石半两　乌鱼骨三两　金晶石二两　银晶石二两　菩萨石二两　夜明砂二两　炉甘石二斤(用桑柴火烧,童便三碗烧醮七遍)　诃子三两　白丁香一两(直)　细药片脑半钱　南硼砂二两　麝香少许　黄丹半斤(水飞)　硇砂半斤　青盐半斤　密陀僧四两　铜绿五两　乳香三两　鸦嘴矾二两　白矾三两　井泉石半斤　绿矾一两

【用法】上将粗药前十七味,用雪水一桶,熬成滴水不散,用生绢滤过,瓷器内澄定,来日去滓,取清,用瓷瓶一个,先下黄连蜜膏子,次下后十五味细药,再下粗药膏子,盛不了不妨,觑稀稠下;次用大锅内甜水煮黑豆七八升,放瓶在内,休溽,自瓶口不住柳枝搅之,豆烂为度,取出,药埋在地,去火毒。使用验,药料减除修合。

【主治】一切昏暗眼疾。

50944　拨云膏《瑞竹堂方》卷三)

【组成】黄丹四两(细研,水飞)　炉甘石四两(用童便煅淬五七次,研细,黄连水飞五七次)　青盐　硇砂　乳香　雄黄　川芎　黄连　枯白矾　轻粉　甘草　密陀僧　麝香　龙脑　当归　白丁香各半钱(研)　朱砂三钱(研)　没药　海螵蛸(研,去甲)各三钱

【用法】上为细末,用白沙蜜十五两慢火熬,初沸下黄丹,二沸下炉甘石,三沸下诸药末,不粘手为度,贮瓷盏内。热水泡开,点眼,不拘时候。

【主治】诸般眼疾,不问远年近日。

50945　拨云膏《普济方》卷七十八)

【组成】斑蝥三个(去头足,面炒过)　青娘子　红娘子各二个(先制)　硼砂一钱　蕤仁五个(去壳,炒)

【用法】上为极细末,一日点五六次。与春雪膏同用。

【主治】眼生翳膜上星者。

50946　拨云膏《袖珍》卷三)

【组成】炉甘石　黄丹各一两　川乌七钱半　犀角　乳香　没药　硇砂　轻粉各一钱　铜绿　鹰条各一钱二分半　青盐　血竭　片脑各半钱　麝香　蕤仁各七钱半　当归二钱半　黄连一两五钱　蜜一斤

【用法】上药各为细末,用白沙蜜十五两,慢熬,初沸下黄丹,二沸下炉甘石,三沸下诸药末,不粘手为度,用瓷盏纳。热水泡开,热点,不拘时候。

【主治】❶《袖珍》:眼生云翳。❷《丹溪心法附余》:攀睛瘀肉。

50947　拨云膏《本草纲目》卷三十六)

【组成】蕤仁(去油)五分　青盐一分　猪胰子五钱

【用法】共捣二千下如泥,罐收。点之。

【功用】取下翳膜。

50948　拨正散《寒温条辨》卷五)

【组成】荜茇　雄黄(精为上)　火消各二钱　冰片　麝香各五厘

【用法】上为细末。男左女右,以筒吹入鼻中即苏。

【主治】杂气为病,阴阳毒,痧胀及一切无名恶证,并食厥、痰厥、气厥。

50949　拨光散《济阳纲目》卷一○一)

【组成】枯白矾五分　铜青三分

【用法】上为末。水和药,瓷器盛,重汤煮三五沸,隔纸醮洗,一日三五次。

【主治】目疾,累服凉药不愈,两目蒸热有如火熏,赤而不痛,红丝血脉满目睛,瞀闷昏暗,羞明畏日;或上下眼皮赤烂;或冒风沙,而内外眦皆破。

50950　拨明散

《普济方》卷四○四。为《活人书》卷二十一"拨云散"之异名。见该条。

50951　拨翳汤《外科集腋》卷二)

【组成】白蒺藜(炒)　花粉(酒蒸)　葛根　薄荷　防风　川芎　羌活　谷精草　密蒙花　甘菊　草决明各七分　山栀　木贼草各五分　生地一钱半　当归一钱　柴胡八分　川连(酒炒)三分　生姜一片

【主治】痘毒攻目生翳,如翳膜遮盖瞳神者。

【加减】便闭,加大黄。

【备考】《外科证治全书》本方用法:水煎,食远服。

50952　拨云锭子《疡医大全》卷十一引刘长随方)

【组成】炉甘石(将炉甘石拣去隔石,选洁白者,先以纸包石,用醋坛头上泥入桶内,以童便浸透炼熟,少少糊在纸外,又以火消末滚在泥球上,外再以厚泥包圆,大约炉甘石一斤可分作四五个球;每一斤炉甘石,用火消一两研细,滚这四五个球为度;球成晒干,如有缝以泥补之,另以砖砌一大炉,架火将球放炭火上炼一天,申刻火将完,可将球取起,翻转入炉,添火加炭,过夜不必守之,随炉中炭火化完为度,一炉可炼炉甘石二三斤,每炉炉甘石四两,用川黄连、龙胆草各五钱,河水五碗浸一夜,煎数沸去滓,滤净清,将炉甘石煅

红,倾入药汁内,取起又煅又淬,以汁尽为度,药水内落下炉甘石,再燉干药水,俱取入炉甘石内为妙,每料只用制炉石三钱,再加) 熊胆五分 冰片二分五厘 白硼砂三分 麝香五厘 朱砂(水飞)三分 活乌鸦翎二寸二分(煅)

【用法】上为细末,用川芎、当归、赤芍药、生地、薄荷、防风、防己、川黄连、甘菊花、龙胆草各五钱,木贼草、黄芩、黄柏、羌活、大黄、白芷各二钱,河水六碗,浸一日夜,炭火熬出汁来,去滓,澄清沥净,再用文火熬成膏,和前药末和匀,搓成条子,重二分,用鹅毛管收藏,黄蜡塞口。凡点眼时,以清水或人乳,或净唾润湿点眼,闭目少刻即效。临卧点之更妙。或用人乳化开,涂眼胞上下,揉入眼内,多涂过夜,即日见效。

【功用】开瞖复明。

【主治】一切眼疾。

50953 拨风云膏(《医学入门》卷七)

【组成】硇砂 硼砂 珍珠 琥珀(火煅) 珊瑚 玛瑙 珒珠各三钱(火煅) 熊胆 石燕(火煅醋淬)三个 自然铜 乳香 没药 当归各二钱 轻粉 青盐 胆矾 铜青 血竭 海螵蛸 麝香 黄连 黄芩 黄柏 白丁香 石蟹 牛黄各二两 炉甘石半斤 黄丹四两

【用法】上药各为末,用蜜一斤绢滤,入水二盏于铜锅内,熬至滴水成珠,方入黄丹搅匀,次入诸药和匀,捏成锭子,油纸摊放地上,盆覆出汗为度,次日用笋箨包裹收之。用时以井水或梨汁化开,银簪点入,将目紧闭仰卧,切不可走泪,使药随泪出无效。但有攀睛云瞖,空心点眼,每日点三次,点三日,歇三日,看障瞖俱尽,方研冰片三厘,和膏半分,再点一次,光即复矣。

【主治】攀睛云瞖,火眼,胬肉攀睛,眼绊红丝。

【加减】如火眼,加冰片;胬肉攀睛,眼绊红丝,加蕤仁、熊胆,与药等分,亦用水化开前药,将冰片等药研加之。

【宜忌】忌牛、羊、鱼、肉、葱、蒜、韭、房事及酒。

【备考】方中熊胆用量原缺。

50954 拨云拨瞖丸(《普济方》卷八十三引《德生堂方》)

【组成】川芎 当归各一两半 楮实子 薄荷各半两 黄连 蝉壳各五钱 瓜蒌根六银 蔓荆子六钱 甘菊花 密蒙花各一两 荆芥穗 蛇蜕皮(甘草汤炙)各三钱 地骨皮一两 白蒺藜一两半(炒) 川椒一两半(去目)

【用法】上为细末,炼蜜为丸,如梧桐子大,每一两作十丸。每服一丸,食后、临卧茶清送下。

【主治】一切眼疾,内障青盲,瘀肉攀睛,视物不明。

50955 拨云复光散(《成方制剂》20册)

【组成】炉甘石(煅)60克 冰片60克 没药(制)3克 麝香6克 硼砂(煅)15克 芒硝3克 玄明粉3克 乳香(制)3克 明矾(煅)10克

【用法】每管装0.3克。含服,一次0.3克,一日3次。外用,取适量,用蒸馏水或冷开水溶散后,点入眼睑内,一日2~4次。

【功用】明目退瞖,解毒散结,消肿止痛。

【主治】暴发火眼,目赤肿痛,瘀眼刺痛,目痒流泪,翼状胬肉;牙龈肿痛,喉舌红肿。

【宜忌】孕妇忌服。

【备考】本方加龙胆浸膏,制成锭剂,名"拨云锭"。本

方加龙胆浸膏,制成膏剂,名"拨云眼膏"。

50956 拨云神应散(年氏《集验良方》卷四)

【组成】黄连二钱 当归三钱 防风三钱 细辛二钱 南薄荷叶三钱 赤芍三钱 黄芩二钱 甘菊花三钱 荆芥穗三钱

【用法】水五碗浸药,春、秋三日,夏二日,青布一方,滤汁听用;再用炉甘石四两,入倾银罐内,炭火烧一炷香,金色为度,将甘石投入药内,用手捻碎,用细绢滤过,澄去浮面清水,晒干收贮。点眼。

【主治】目瞖。

50957 拨云退瞖丸(《东医宝鉴·外形篇》卷一引《医林方》)

【组成】甘菊 川椒 木贼 白蒺藜 密蒙花 蛇蜕 蝉蜕 川芎 蔓荆子 荆芥穗 石燕子(煅) 黄连 薄荷 瓜蒌根 枳实 羌活 当归 地骨皮 甘草各等分

【用法】上为末,炼蜜为丸,如弹子大。每服一丸,茶清嚼下。

【功用】消瞖膜。

【主治】❶《东医宝鉴·外形篇》引《医林方》:瞖膜。❷《中药制剂手册》:由于肝经风热引起的火眼外障,目赤肿痛,视物不清,畏光羞明。

【方论选录】《医方集解》:此足太阳、厥阴药也。羌活、荆芥、蔓荆、薄荷,以升阳散风;当归、川芎以和血养肝;黄连、地骨皮、花粉清火热;枳实破滞气;川椒温下焦;木贼、蛇蜕、蝉蜕以退瞖;密蒙、蒺藜、甘菊,目家专药,以润肝补肾,泻火清金;炙甘草补中,以和诸药也。

【宜忌】《中药制剂手册》:忌食辛辣等刺激性之物。

【备考】《玉机微义》本方用法:瞖者,米泔水送下;睛暗,当归汤送下;内障,木香汤送下。

50958 拨云退瞖丸(《原机启微》卷下)

【异名】拨云丸(《全国中药成药处方集》上海方)、拨云退瞖丹(《全国中药成药处方集》沈阳方)。

【组成】川芎一两五钱 菊花一两 蔓荆子二两 蝉蜕一两 蛇蜕(炙)三钱 密蒙花二两 薄荷叶半两 木贼草(去节)二两 荆芥穗一两 黄连 楮桃仁各半两 地骨皮一两 天花粉六钱 炙草三钱 川椒皮七钱 当归 白蒺藜(去刺,炒)各一两五钱

【用法】上为细末,炼蜜成剂,每两作八丸。每服一丸,食后、临睡细嚼,茶清送下。

【功用】《中国药典》:散风明目,消障退瞖。

【主治】❶《原机启微》:阳跷受邪,内眦即生赤脉缕缕,根生瘀肉,瘀肉生黄赤脂,脂横侵黑睛,渐蚀神水,锐眦亦然。俗名攀睛。❷《中国药典》:目瞖外障,视物不清,隐痛流泪。

【方论选录】《难经》曰:阳跷脉者,起于跟中,循外踝上行入风池,风池者,脑户也。故以川芎治风入脑,以菊花治四肢游风,一疗其上,一平其下为君;蔓荆子除手太阴之邪,蝉蜕、蛇蜕、木贼草、蜜蒙花除郁为臣;薄荷叶、荆芥穗、白蒺藜诸疗风者,清其上也,楮桃仁、地骨皮诸通小便者,利其下也,为佐;黄连除胃中热,天花粉除肠中热,甘草和协百药,川椒皮利五脏明目,诸所病处血亦病,故复以当归和血为使也。

【备考】《全国中药成药处方集》(上海方)有羌活、桃

仁,无楮桃仁。《全国中药成药处方集》(沈阳方)"拨云退翳丹"少楮桃仁、川椒皮。

50959　拨云退翳丸(《普济方》卷八十一)

【组成】楮实　薄荷各半钱　川芎一两半　当归一钱半　黄连　甘菊花　蝉蜕各五钱　栝楼根(生用)六钱　蔓荆子(炒)一两　密蒙花　荆芥穗　蛇蜕(晒干)　甘草　香白芷　木贼草　防风各三钱

【用法】上为细末,炼蜜为丸,如梧桐子大,每两作十丸。每服一丸,一日两次。治眼引子于后:气障眼,煎木香汤送下;眼常昏暗,茶清送下;眼睛青盲,当归汤送下;妇人血晕眼,亦当归汤送下。

【主治】一切眼目不明。

50960　拨云退翳丸(《普济方》卷八十三)

【组成】川芎　当归　白药子　楮实　藁本　羌活各一两半　白蒺藜一两　蛇皮三钱　甘菊花　荆芥　川椒各七钱半　密蒙花　蝉壳　黄连各三两　地骨皮　薄荷各半两

【用法】上为末,炼蜜为丸,每两分作十丸。食后气障,木香汤送下;睛暗青盲,当归汤送下;有翳,清米泔送下;眼昏,好酒送下;或甘草汤送下;妇人血晕,当归薄荷汤送下。

【主治】云翳青盲眼疾。

50961　拨云退翳丸(《济阳纲目》卷一○一)

【组成】当归(酒洗)　川芎各一两半　枳实　川楝　蝉退　甘菊花　薄荷各半两　瓜蒌根六钱　蛇蜕　密蒙花　荆芥穗　地骨皮各三钱　白蒺藜(炒)　羌活各一两　木贼一两五钱(去节,童便浸一宿,焙干)　蔓荆子　炙甘草各五钱　川椒七钱半(炒,去目)

【用法】上为细末,炼蜜为丸,每一两分作十丸。每服一丸,食后米泔汤调下,一日二三次。妇人当归汤送下,有气,木香汤送下。

【主治】内外障翳。

50962　拨云退翳丸(《中国药典》2010版)

【组成】密蒙花80克　蒺藜(盐炙)60克　菊花20克　木贼80克　蛇蜕12克　蝉蜕20克　荆芥穗40克　蔓荆子80克　薄荷20克　当归60克　川芎60克　黄连20克　地骨皮40克　花椒28克　楮实子20克　天花粉24克　甘草12克

【用法】上为大蜜丸,每丸重9克。口服,一次1丸,一日2次。

【功用】散风清热,退翳明目。

【主治】风热上扰所致的目翳外障,视物不清,隐痛流泪。

【宜忌】忌食辛辣食物。

50963　拨云退翳丹(《银海指南》卷三)

【组成】水银一两二钱　青铅二两　硼砂一两六钱　火消一两二钱　明矾一两二钱　皂矾一两　防风　草决明　木贼　威灵仙　龙胆草　荆芥各二钱半　归尾五钱

【用法】前六味中,先将水银熔化,入铅搅匀,倾出研细,然后每味各研和匀;次将后七味,用水五盏,煎至三盏,去滓,再煎至将干,下煎六味末结胎,盐泥固济,以三炷香为度,先文后武,取掇至地上出火气,于上刮取,其色要淡黄色为佳;每升药五分,配上好煅过炉甘石一钱,冰片、朱砂、雄黄、珍珠各二分,白丁香(飞过)、硇砂各一分,元明粉五厘,共研极细,瓷瓶收贮待用。点眼。

【主治】一切星障胬肉,顽翳老膜,诸般实症;并治瞽目。

50964　拨云退翳丹

《全国中药成药处方集》(沈阳方)。为《原机启微》卷下"拨云退翳丸"之异名。见该条。

50965　拨云退翳散(《全国中药成药处方集》禹县方)

【异名】拨云散(原书济南方)。

【组成】硼砂二两　朱砂五分　海螵蛸三钱　炉甘石一两　麝香一分　云胆矾二分　青盐四分　冰片八钱　珍珠一分　玄明粉六分　煅硇砂一两五钱

【用法】上为极细末。点入眼内,轻者每日二次,重者三次。

【主治】气蒙云翳,胬肉攀睛,蓝白雾气,各种云翳。

【宜忌】孕妇忌用。

50966　拨云散眼药(《成方制剂》2册)

【组成】冰片　琥珀　炉甘石　硇砂　牛黄　硼砂　麝香　朱砂

【用法】上制成外用散剂。每用少许,点入眼角,一日2～3次。

【功用】清热消炎,明目退翳。

【主治】暴发火眼,眼边赤烂,云翳遮睛。

50967　拨云散翳汤(《医学集成》卷二)

【组成】生地　当归　荆芥　防风　薄荷　菊花　蒙花　木贼　蒺藜　蝉蜕　紫草茸　甘草　灯心　葱　姜

【主治】暴赤生翳。

【加减】内热,加芩、连;热甚,加大黄;夜间目珠痛,加夏枯草。

50968　拨云遮翳丸(《眼科全书》卷六)

【组成】当归　川芎　羌活　青葙子　车前子　石决明(煅)　地骨皮　黄连　蒺藜　知母　枳壳各一两　蔓荆子　石南藤　谷精草　密蒙花　荆芥　薄荷各七钱　木贼　菊花　瓜蒌子　乌药各六钱　甘草　川椒各四钱　蝉蜕　石燕　石蟹各三钱

【用法】上为末,炼蜜为丸,如梧桐子大。每服四十丸,食后滚汤送下。

【功用】消膜。

50969　拨翳紫金膏(《济阳纲目》卷一○一)

【组成】蕤仁一两(研,去皮油)　石蟹　珍珠　琥珀　麝香　片脑　硼砂　青盐　石燕子　金精石　银精石　白丁香　红珊瑚　乳香各五分(另研)　辰砂二钱(另研)　炉甘石一两(火煅,连汤淬七次)

【用法】上为极细末,和匀,调用。

【主治】诸般赤眼,血膜内障。

50970　拨云退翳还睛丸(《回春》卷五)

【组成】密蒙花　木贼　白蒺藜　蝉蜕　青盐各一两　薄荷　香白芷　防风　生甘草　川芎(雀脑者)　知母　荆芥穗　枸杞子　白芍各五钱　黑脂麻五两　当归(酒洗、晒干)三钱　甘菊花六钱

【用法】上为细末,炼蜜为丸,如弹子大。每服一丸,饭后细嚼,苦茶送下。

【功用】常服终身眼不昏花。

【主治】内障。

抬

50971 抬头草膏（《外科启玄》卷十二）

【组成】五抬头草不拘多少

【用法】清水煮烂,去草,只用汁熬成膏,去火毒。贴上一个,不必再换,其核自出而愈。

【主治】瘰疬已破者。

转

50972 转天汤（《傅青主女科》卷下）

【异名】转胎汤（《中医症状鉴别诊断学》）。

【组成】人参二两 当归二两（酒洗） 川芎一两 川牛膝三钱 升麻四分 附子一分（制）

【用法】水煎服。一剂而儿转身,再二剂自然顺生。

【主治】脚手先下难产。

【方论选录】此方之妙,用人参以补气之亏,用芎、归以补血之亏,人人皆知其义。若用升麻又用牛膝、附子,恐人未识其妙也。盖儿已身斜,非用提挈则头不易转,然转其身非用下行则身不易降。升麻、牛膝并用,而又用附子者,欲其无经不达,使气血迅速以催生也。

50973 转气汤（《傅青主女科》卷下）

【组成】人参三钱 茯苓三钱（去皮） 白术三钱（土炒） 当归五钱（酒洗） 白芍五钱（酒炒） 熟地一两（九蒸） 山萸三钱（蒸） 山药五钱（炒） 芡实三钱（炒） 柴胡五分 故纸一钱（盐水炒）

【用法】水煎服。三剂效,十剂痊。

【功用】补血养肝,补精生血。

【主治】产后气血大亏,肝肾两虚。四肢浮肿,寒热往来,气喘咳嗽,胸膈不利,口吐酸水,两胁疼痛。

【方论选录】此方皆是补血补精之品,何以名为转气耶? 不知气逆由于气虚,乃是肝肾之气虚也,补肝肾之精血,即所以补肝肾之气也。盖虚则逆,旺则顺,是补即转也;气转而各症尽愈,阴出之阳,则阴阳无扞格之虞矣。

50974 转功汤（《洞天奥旨》卷七）

【异名】转攻汤（《青囊秘诀》卷上）。

【组成】黄耆二两 当归二两 生甘草三钱 肉桂二钱 白术一两 远志五钱 紫花地丁五钱 贝母三钱

【用法】水煎服。一剂而疮口反痛,二剂而痛轻,三剂长肉,又用一剂全愈。

【主治】臀痈。

50975 转头丹（《石室秘录》卷四）

【组成】人参一两 当归三两 川芎二两 红花三钱

【用法】水煎,速灌之。

【主治】妊妇气血亏虚,以致胎气不顺,子亦无力,不能转头,手足先出,而为难产者。

50976 转光丸（《准绳·类方》）

【组成】生地黄 白茯苓 川芎 蔓荆子 熟地黄防风 山药 白菊花 细辛各等分

【用法】上为末,炼蜜为丸,如梧桐子大。每服二十丸,空心桑白皮汤送下。

【主治】肝虚雀目、青盲。

50977 转舌丸（《奇效良方》卷二）

【组成】凉膈散加石菖蒲 远志

【用法】上为末,炼蜜为丸,如弹子大,朱砂为衣。每服一丸,薄荷汤化开,食后或临卧服。

【主治】中风瘫痪,舌謇不语。

【方论选录】《医略六书》:积热生风,厥阴受病,故瘫痪便闭,舌塞不语焉,连翘散结清心,黄芩泻热清肺,合竹叶、薄荷以解厥阴之热,消、黄、甘草以除蕴积之热,菖蒲开窍,远志通心,栀子性寒降泄,使上热下行则风火并熄而舌自不塞,语言自便,瘫痪无不宁矣,何便闭之有?

【备考】本方原名"转舌膏",与剂型不符,据《张氏医通》改。

50978 转舌汤（《陈素庵妇科补解》卷五）

【组成】人参一两 苏方木二两 半夏五钱 菖蒲五钱 麦冬一两 杏仁一两 丹参三两 桔梗二两 竹叶五十片

【用法】加竹沥、姜汁,分作四服,浓煎温服。不拘时候。

【主治】产后不语。

【方论选录】人参补心血,血脱补气;苏木行恶血;丹参生新去旧;半夏、杏仁、竹沥、姜汁以行痰;麦冬、竹叶清心降火;菖蒲开心窍;桔、杏疏肺气;皆所以发其声而使之语也。

50979 转舌膏（《寿世保元》卷二）

【组成】连翘一两 栀子五钱 黄芩（酒炒）五钱 薄荷一两 桔梗五钱 大黄（酒蒸）五钱 玄明粉五钱 防风五钱 川芎三钱 远志（甘草汤泡）一两 石菖蒲六钱 甘草五钱 犀角二钱 柿霜一两 牛黄五钱 琥珀一钱 珍珠一钱

【用法】上为细末,炼蜜为丸,如弹子大,朱砂五钱为衣。每服一丸,细嚼,食后、临卧薄荷汤送下。

【主治】中风瘫痪,舌謇不语,并失音不能言语。

【备考】本方方名,据剂型,当作"转舌丸"。

50980 转舌膏（《症因脉治》卷一）

【组成】连翘 石菖蒲 山栀 黄芩 桔梗 防风犀角 玄明粉 甘草 柿霜 酒大黄

【主治】外感表解里热,舌音不清,语言不出。

50981 转舌膏（《证治宝鉴》卷一）

【组成】连翘 芒消 大黄 黄芩 薄荷 甘草 犀角 川芎 石菖蒲 远志 柿霜 防风 桔梗

【主治】❶《证治宝鉴》:风热客心经,致舌喑不语。❷《医碥》:中风内热,失音不语。

【备考】《医碥》有炒栀子。其用量用法为:连翘、远志、薄荷、柿霜各一两,石菖蒲六钱,栀子(炒)、防风、桔梗、黄芩(酒炒)、玄明粉、甘草、酒大黄各五钱,犀角、川芎各三钱。为末,炼蜜为丸,如弹子大,朱砂五钱为衣,食后临卧服一丸,薄荷汤嚼下。

50982 转舌膏（《医方简义》卷二）

【组成】连翘一钱 山栀 薄荷 淡竹叶 黄芩 桔梗各五分 甘草 石菖蒲 远志肉各四分

【用法】上为末,以炼蜜为丸,如弹子大,辰砂为衣。每服一丸,薄荷汤化服。

【功用】开膈通窍,消痰清火。

【主治】中风瘫痪，舌强不语。

50983 转攻汤

《青囊秘诀》卷上。为《洞天奥旨》卷七"转功汤"之异名。见该条。

50984 转呆丹（《辨证录》卷四）

【组成】人参一两　白芍三两　当归一两　半夏一两　柴胡八钱　生枣仁一两　附子一钱　菖蒲一两　神曲五钱　茯神一两　天花粉三钱　柏子仁五钱

【用法】水十碗，煎一碗，使强有力者，抱住其身，另用二人执拿其两手，以一人托住其下颔，一人将羊角去尖，插其口灌之。倘不肯服，不妨以杖击之，使动怒气，而后灌之。服后必然骂詈，少顷必倦而卧，听其自醒，切不可惊动，自醒则全愈，否则止可半愈也。

【功用】大补心肝气血，祛痰开窍。

【主治】呆病。终日闭户独居，口中喃喃，多不可解，将自己衣服用针线密缝，与之饮食，时用时不用，尝数日不食，而不呼饥，见炭最喜食之。

50985 转环丹（《准绳·幼科》卷五）

【组成】鸡一只　人参　黄耆　当归　红花　桂

【用法】加蜜、酒，煮熟食之。

【主治】痘中板黄。

50986 转败丹

《辨证录》卷十三。为《青囊秘诀》卷下"转败汤"之异名。见该条。

50987 转败汤（《青囊秘诀》卷下）

【异名】转败丹（《辨证录》卷十三）、转败散（《外科证治全书》卷三）。

【组成】人参一两　当归一两　土炒白术一两　金银花三两　白芍三两　柴胡二钱　制半夏五钱　甘草三钱

【用法】水煎服。

【功用】解郁消痰，补虚消毒。

【主治】瘰疬日久，两项之间，尽已溃烂，痰块串至胸膈之上，头破而腐，身体发热发寒，肌肉消瘦，饮食少思，自汗盗汗，惊悸恍惚。

50988 转败汤（《辨证录》卷十三）

【组成】人参二两　生黄耆一两　熟地二两　肉桂二钱　白术四两　当归一两　金银花四两　麦冬二两　山茱萸一两　远志三钱　北五味子一钱　茯苓三钱

【用法】水煎服。

【主治】背痈溃烂，洞见肺腑，疮口黑陷，身不能卧，口渴思饮，属阴虚而不能变阳者。

【方论选录】此方补其气血，而更补其肺肾之阴。盖阴生则阳长，阴阳生长，则有根易于接续，而后以金银花解其余毒，则毒散而血生，血生而肉长，肉长而皮合，必至之势也。倘日以解毒为事，绝不去补气血之阴阳，则阴毒不能变阳，有死而已，可胜悲悼哉！

50989 转败汤（《洞天奥旨》卷五）

【组成】麦冬一两　熟地二两　山茱萸一两　人参五钱　肉桂一钱　当归一两　忍冬藤一两　白术五钱

【用法】水煎服。

【主治】背痈溃烂，洞见肺腑，疮口不收者。

50990 转败散

《外科证治全书》卷三。为《青囊秘诀》卷下"转败汤"之异名。见该条。

50991 转治汤（《辨证录》卷三）

【组成】茯苓五钱　人参五钱　附子二钱　五灵脂末二钱　菖蒲一钱　白芥子三钱　白术五钱　良姜一钱

【用法】水煎服。

【主治】肾邪乘心，目痛之余，两目白眦尽变为黑，不痛不疼，仍能视物无恙，毛发直如铁条，痴痴如醉，不言不语。

50992 转毒散

《三因》卷十四。为《圣济总录》卷一三一"去毒散"之异名。见该条。

50993 转胃汤（《辨证录》卷九）

【组成】山药一两　苡仁一两　人参一两　白术五钱　牛膝三钱　附子一分　陈皮五分　苏子二钱　麦冬一两　白芥子三钱

【用法】水煎服。一剂胃气平，二剂胃气转，三剂咳逆、短气之症除，四剂全愈。

【主治】肾虚气冲于胃，胃气上逆，致痰饮上行，入于胸膈之间，咳逆倚息短气，其形如肿，吐痰不已，胸膈饱闷。

50994 转胎方（《新中医》1981，7：26）

【组成】当归10克　川芎6克　白芍10克　熟地10克　党参10克　白术10克　黄耆10克　炙甘草6克　川续断10克　枳壳6克

【用法】水煎服，每日一剂，早、晚各一次。连服三日为一疗程。结束后复查胎位，纠正者追踪至分娩，未转正者，继续服。复发者可重新治疗。

【主治】胎位不正。

【临床报道】胎位不正：应用本方矫正138例，结果成功126例，成功率为91.3％；失败12例，失败率为8.7％。

50995 转胎汤

《中医症状鉴别诊断学》。为《傅青主女科》卷下"转天汤"之异名。见该条。

50996 转神汤（《青囊秘诀》卷下）

【组成】人参五钱　黄耆五钱　当归五钱　麦冬五钱　熟地五钱　天花粉三钱　天冬三钱　车前子三钱　白术四钱　甘草二钱　荆芥一钱　防己五分　附子三分　陈皮三分

【用法】水煎服。一剂知痛痒，二剂大痛，又连服数剂则溃，去附子、防己、车前，加山茱萸四钱，五味子二钱，再服四剂则愈。

【主治】顽疮，经年累月不愈者。

50997 转疰丸

《外台》卷十三引《古今录验》。为原书同卷"五疰丸"之异名。见该条。

50998 转惊丸（《医学入门》卷八）

【组成】人参　防风　白附子　僵蚕　全蝎各一钱　南星　天麻各二钱

【用法】上为末，面糊为丸，如梧桐子大。每服十丸，姜汤送下。

【主治】小儿脾气虚弱，泄泻瘦怯，冷疳洞泄，及吐泻久病，转成慢惊，身冷瘫疾。

50999 转筋丸（《一见知医》卷三）

【组成】木瓜　牛膝　归身　白芍　石斛　续断　甘草　砂仁

【用法】蜜为丸服。

【主治】肝血虚转筋。

51000　**转筋饮**(《仙拈集》卷二)

【组成】木瓜　吴茱萸各二钱　食盐五分

【用法】水煎服。

【主治】腿痛转筋，上冲入腹。

51001　**转脾丸**(《千金翼》卷十五)

【组成】小麦曲四两　蜀椒一两(去目及闭口汗)　干姜　吴茱萸　大黄各三两　附子(炮，去皮)　厚朴(炙)　当归　桂心　甘草(炙)各二两

【用法】上为末，炼蜜为丸，如梧桐子大。每服十五丸，酒送下，每日三次。

【主治】大病后，至虚羸瘦，不能食，食不消化。

51002　**转输汤**(《辨证录》卷十)

【组成】人参三钱　甘草二钱　小麦五钱　大枣十枚　白术五钱　茯神三钱

【用法】水煎服。

【主治】肺虚脏燥，无故自悲，涕泣不止。

【方论选录】此方用参、术、茯、甘补脾土也，土旺而肺金安有再弱之理。惟肺燥善悲，不润肺解燥，反助土生火，不益增其燥乎？不知助土生火，正助金以生气也，气旺而肺之燥自解。小麦成于麦秋，有金秋之气焉，入于参、术、茯、甘之内，全无真火之气，所以相剂而成功也。

51003　**转腰汤**(《辨证录》卷二)

【组成】白术一两　杜仲五钱　巴戟天五钱　防己五分　肉桂一钱　苍术三钱　羌活五分　桃仁五粒

【用法】水煎服。

【主治】露宿于星月之下，感犯寒湿之气，邪入骨髓之内，腰痛不能转侧。

【方论选录】此方以白术为君者，利湿而又通其腰脐之气，得杜仲之相佐，则攻中有补；而肾气无亏，且益之巴戟、肉桂以祛其寒，苍术、防己以消其水；更得羌活、桃仁逐其瘀而行其滞，虽泻肾而实补肾也。至阴之邪既去，而至阴之真无伤，故能止痛如神耳。

51004　**转气救吐汤**(《辨证录》卷一)

【组成】人参一两　旋覆花一钱　赭石末一钱　茯神五钱

【用法】水煎服。

【主治】冬月伤寒汗下后，又加大吐气逆，呕吐饱闷，胸中痞满，时时发厥，昏晕欲死，谵语如见神鬼，且知生人出入者。

51005　**转气救产汤**(《石室秘录》卷六)

【组成】人参三钱　麦冬三两　白术一两　当归一两　川芎三钱　荆芥一钱　桂枝三分

【用法】水煎服。一剂而喘呕吐止，便有生机，否则仍死也。

【主治】产后感太阳风邪，大喘大吐大呕。

【方论选录】人参夺元气于欲绝未绝之间；麦冬安肺气于将亡未亡之候；白术救脾气于将崩未崩之时；当归同参不过止血之已；荆芥仍引血归经，而兼散邪，助桂枝祛风而同

入膀胱，下行而不上逆也。

51006　**转气催生汤**(《辨证录》卷十二)

【组成】人参二两　川芎五钱　当归　黄耆　龟膏各一两　升麻　旋覆花各一钱

【用法】水煎服。一剂儿即转身而生矣。

【主治】妊妇气血甚衰，以致胎气不顺而为难产，胎儿脚手先下。

51007　**转阳化毒汤**(《外科医镜》)

【组成】人参五钱　黄耆五钱(生)　远志三钱　金银花一两　生甘草三钱　肉桂一钱(寒甚倍用)　黄明胶五钱(炒成珠)

【用法】水煎服。

【主治】一切痈毒已溃，误服凉剂，转变阴症者。

【临证举例】痈溃变为阴症　孔连茹妻，年及四旬，背患一毒，脓出反痛，医者不解，凉剂罔效，再加大黄下之，变证蜂起。延予诊视，疮色灰陷，泄泻不止。予曰溃后脏腑已亏，复为误下所伤耳。遂以上方倍用肉桂与服一剂而痛止，十剂诸证悉愈。

51008　**转阳援绝汤**(《石室秘录》卷六)

【组成】人参一两　白术一两(炒)　枣仁一两　茯神五钱　肉桂二钱

【用法】水煎服。

【主治】伤寒少阴病，脉微沉细，但欲卧，汗出，不烦，自欲呕吐，至五六日自利，复烦躁，不能卧寐，明是奔越者。

【方论选录】此方用人参以救绝，用白术、茯神以分消水湿而止下利，又用肉桂以温中而去寒，加枣仁以安心而解躁，用之得宜，自然奏功如响。

51009　**转食至神丹**(《石室秘录》卷一)

【组成】熟地七钱　山茱萸四钱　麦冬三钱　北五味一钱　元参一钱　当归三钱　白芥子一钱　牛膝二钱

【用法】水煎服。

【主治】反胃时久，转成噎膈。

【方论选录】方中用熟地、山茱萸之类，纯是补肾中之水也。肾水足而大肠有水相资，则大肠仍复宽转，可以容物；水路既宽则舟楫无碍，大舸小舶可以顺行，又何惧区区小舟不可以转运粮食哉？此肾中虚而水不足以润大肠者，宜如是治法。

51010　**转逆养肺汤**(《辨证录》卷四)

【组成】白芍五钱　麦冬三钱　茯苓三钱　玄参二钱　熟地五钱　山茱萸五钱　北五味二钱　车前子二钱　地骨皮三钱　丹皮三钱　牛膝一钱　破故纸五分　贝母一钱

【用法】水煎服。连服十剂而气转，再服十剂而痰变为白，再服十剂而泄止血亦不鸣也。

【主治】久病咳嗽，吐痰色红，盗汗淋漓，肠鸣作泄，午后发热。

51011　**转厥安产汤**

《叶氏女科》卷三。为《医方类聚》卷一五〇引《济生续方》"参附汤"之异名。见该条。

斩

51012　**斩龙散**(《玉案》卷五)

【组成】蒲黄(炒黑)　棕皮(煅灰)各五钱　鹿角　乌

梅各一两　当归　赤芍　川芎　生地　地榆各一两五钱

【用法】上为末。每服二钱，空心滚水加童便调下。

【主治】产后下血不止。

51013 斩邪丹《宣明论》卷十三）

【组成】绿豆　小豆三十粒（口退皮再入）　牛砂　信砒各一钱

【用法】上为末，同研细，滴水为丸，匀分作十丸。早晨每服一丸，用新倒流水送下。

【主治】诸般疟疾，无时不止者。

51014 斩邪丹《魏氏家藏方》卷十）

【组成】郁李仁　青黛各三两七钱　蝎梢一两（炒）麝香一钱二分半　巴豆霜二两（去壳皮，研如粉，于新瓦上去尽油）

【用法】上为细末，酒煮面糊为丸，如黍米大。初生儿每服一粒，二岁者五粒，三岁者十粒，用钩藤、桃条煎汤送下。如无钩藤，只用桃条亦得。

【主治】小儿胎惊积在内，时发肚疼，叫啼不出，身体发热，腹内虚鸣，小便不通，冷热腹痛，眠睡不稳，正睡多惊。

【宜忌】忌生冷、油腻等物。

51015 斩邪丹《普济方》卷三六一）

【组成】乳香　没药　舶上茴香（炒）　木香（不见火）钩藤各一钱

【用法】上为末，将乳香、没药二味乳钵中研细，然后匀诸药，切大蒜白三片，研细和前药为丸，如梧桐子大。每服十九至十五丸，钩藤、茴香汤送下，不拘时候。

【主治】小儿惊积内钓，时发肚疼，夜啼惊叫。

51016 斩邪丹

《赤水玄珠》卷二十二。为《广嗣纪要》卷八"斩鬼丹"之异名。见该条。

51017 斩邪饮《活幼心书》卷下）

【组成】青蒿（去梗）二两（五月五日采，晒干用）　桂枝（去粗皮）半两　香薷叶二两　好茶芽半两

【用法】上为末。每服一钱，寒热未发前用凉酒调服，或先隔晚亦以酒调下。

【主治】小儿疟疾，不拘岁月远近。疗暑疟尤胜。

51018 斩关丸《疡科选粹》卷三）

【组成】薄荷　玄参　硼砂　风化消　石膏　山豆根桔梗　甘草各二钱　片脑三分

【用法】上为极细末，和匀，生蜜为丸，如芡实大。每用一丸，舌上嚼化。

【主治】咽喉肿痛，兼治口舌生疮。

51019 斩关丸《齐氏医案》卷二引舒驰远方）

【组成】石硫黄五两（研细末，灌入猪大肠内，线扎煮烂，去肠，滚水淘数次晒干）　紫油桂　白蔻仁　川花椒生白术　生附子　吴茱萸　法夏子　鸡内金各一两

【用法】共为细末，饭碾为丸，如梧桐子大。收贮听用。

【功用】荡涤湿痰。

【主治】吐痰状若破絮，形似痈脓，臭不可闻，一月数发，饮食不进，日夜无宁，右寸关脉浮大滑而弦甚。

【临床报道】痰积：曾治大学士海山周大人，六公郎州官桐峰者。患吐痰三十余年。自云少壮时，一年三五发。将发二三日，左胁内胀，渐大如米瓜即吐，吐出之痰，状若破絮，形似痈脓，臭不可闻，待三五日，痰尽乃平，每发如是，至今年衰，一月数发，饮食不进，日夜无宁，来寓求诊。右寸关浮大滑而弦甚，余脉如常。余曰，足下之恙，乃太阴脾经之患，巢囊之痰如蜂儿宿于房中，莲子嵌于蓬内，生长则易，剥落则难，吐尽又积，积满又吐。桐峰曰：先生明若观火，治之将何如？余曰：补正刬邪。方与理脾涤饮，加南星、草蔻温中散结；芫花、草果大破悬饮；更用斩关丸，以划巢囊，荡涤湿痰，自必有效。彼闻之颜曰：先生良医也。即依其法煎服二剂而痰活，又服二剂。是晚吞斩关丸五钱，次日乘舆来寓，顿首谢曰：妙哉！先生之药，何其神也！我三十余年之疾，昨晚得先生一剂，服之至二鼓，其痰自大便长驱而下，今早自觉右胁下毫无形迹矣。此后不发，皆君赐也。

51020 斩关散《赤水玄珠》卷二十八）

【组成】地黄　丹皮　黄芩各五分　升麻三分　藕节茅根各一钱　绿豆四十九粒

【用法】水煎服。

【主治】痘紫发热，鼻红不止。

51021 斩鬼丹《医部全录》卷二九〇引《发明》）

【组成】人信五钱（用明矾五钱，盖罐内火煅，微有黑烟出，取起放土地上，冷定入雄黄三钱明亮者）

【用法】上为极细末，于五月五日，用五家粽角为丸，如小豆大。未发前每服三丸，面东凉水送下，嚼破吞之。小儿一丸。以吐为度。

【功用】截疟。

【主治】疟疾。

51022 斩鬼丹《万氏家抄方》卷二）

【组成】砒一钱　雄黄三钱　辰砂三钱　甘草二钱绿豆粉一两五钱

【用法】上为末，豆粉糊为丸，如白豆大，辰砂为衣。每服二丸，临发日五更井花水送下。小儿一丸。

【主治】疟疾。

51023 斩鬼丹《丹溪心法附余》卷二十一）

【组成】吴茱萸　川乌　秦艽　柴胡　白僵蚕

【用法】上为末。炼蜜为丸，如梧桐子大。每服七丸，蜜酒送下。取出恶物愈。

【主治】妇人鬼胎，如抱一瓮。

51024 斩鬼丹《广嗣纪要》卷八）

【异名】抱瓮丸（《医学入门》卷八）、斩邪丹（《赤水玄珠》卷二十二）。

【组成】吴茱萸　川乌头　白僵蚕（炒）　秦艽　柴胡巴戟（去心）　巴豆（不去油）　芫花各一两

【用法】上为末，蜜为丸，如梧桐子大。每服七丸，蜜酒送下。取去恶物即愈。

【主治】妇人鬼胎，如抱一瓮。

51025 斩鬼丹《幼科发挥》卷下）

【组成】黄丹（研）　独头蒜（研烂如泥）

【用法】用蒜泥和丹，同杵为丸。随人大小，发日取长流水送下。

【功用】截疟。

【主治】疟疾。

51026 斩鬼丹

《不居集》下集卷十六。为《古今录验》引《胡录》（见《外

台》卷十三)"八毒赤丸"之异名。见该条。

51027 斩鬼丹(《串雅补》卷一)

【组成】生绿豆 马料豆各四十粒(水浸,去皮) 朱砂四分九厘 白信四分九厘(布包,绿豆煮过用)

【用法】上为细末,为丸,作四十九粒。每服一粒,小儿半粒,临期之日清晨清汤送下。

【主治】脾寒疟疾。

51028 斩鬼散(《袖珍》卷一)

【组成】人言一两 面四两(水和作棋子,用香油二钱半炒焦,地下出火毒用) 茶末三两半 白扁豆末一两半

【用法】上同研,每两分四十贴,明日发,今晚朝北斗男左手女右手,放药于手心干舐。

【功用】治疟。

【宜忌】忌热物。

51029 斩烂散(《经验女科》)

【组成】肉桂一钱 白芷二钱 滑石三钱 斑蝥五个

【用法】煎服。

【主治】胎死腹中,面青口舌黑,指甲青者。

【宜忌】面不青黑,指甲如色,不可用。

51030 斩梦丹(《普济方》卷三十三)

【组成】知母一两 黄柏一两(去皮) 滑石三两

【用法】上为末,白水为丸。空心温酒盐汤送下。

【主治】梦泄遗精。

51031 斩痒丹(《赵炳南临床经验集》)

【组成】人参八两 白蒺藜二两 苦参一斤(以酒浆、姜汁各浸泡一日,晾干) 白僵蚕一两五钱 石南枝二两 没药二两 乳香(去油)二两 红花二两 玳瑁四两 甘草五钱

【用法】上为细末,炼蜜为丸,如绿豆大。每次三十粒至六十粒,每日一或二次,黄酒或温开水送下。

【功用】益气活血,除湿止痒。

【主治】皮肤瘙痒症,慢性湿疹。

【宜忌】孕妇慎服。

51032 斩龙剑子手

《普济方》卷一七六引《德生堂方》。为原书同卷"梅花取香汤"之异名。见该条。

51033 斩龙剑子手

《普济方》卷一七九。原书同卷"神仙减水法"之异名。见该条。

51034 斩关夺命丹(《万氏家抄方》卷五)

【组成】胆星 明天麻 白附子(炮)各一钱 腻粉四钱 巴豆(去壳,研)七匙 全蝎(洗,炙) 滑石各一钱 蟾酥三分

【用法】上为细末,米糊为丸,如麻子大。茶汤送下。

【主治】脐风撮口。初生儿痰盛者,亦可用以打痰。

软

51035 软玉膏(《医方类聚》卷一九三引《御医撮要》)

【组成】芎䓖 白芷 苦参 黄丹 松脂 大黄各二两 麝香二目 附子一个 椒一百粒 当归半两 白蜡三两 巴豆三十粒 槟榔一个

【用法】上为末,每用好酒浸药一宿取出,后用猪脂于

铛内煎,然后入小油一两,同煎五七沸;次入松脂,溶尽;次下药末煎二十沸,滤去滓,方下蜡消尽,入淀粉一两,熬为膏,候温,入麝香于湿地上着油单子衬,倾药在上,用盆合一宿,取盛于瓷盒内收。

【功用】理恶疮、风疮。

【主治】恶疮,干湿癣,虫咬,瘰疬,脚疮,痈,发背,头疮,乳痈,一切恶疮。

51036 软朱砂

《普济方》卷十六。为原书同卷"延寿水仙丹"之异名。见该条。

51037 软红丸(《袖珍》卷一引《圣惠》)

【异名】软红膏(《普济方》卷三九四)。

【组成】明信 朱砂(研)各半两 干胭脂二钱 巴豆七个(去油)

【用法】上研匀,熔蜡二钱,入油七点,旋丸,大人绿豆大、小儿麻子大。每服一丸,食前浓煎槐花、甘草汤放冷送下。一服可定。

【主治】大人、小儿冷热不调,吐逆不定,霍乱烦躁,吐泻不止。

【宜忌】《苏沈良方》:忌热食半时久。

51038 软红丸(《圣济总录》卷七十六)

【组成】丹砂(研)半两 粉霜一钱 砒霜(研)半钱 硫黄(研) 硇砂(飞,研) 消石(研)各一钱 轻粉二钱 龙脑(研)半钱

【用法】上为细末,入去皮心膜巴豆半两研匀,用黄蜡半两,熔作汁同和为丸,如绿豆大。每服三丸至五丸,温浆水送下。

【功用】取虚积。

【主治】赤白痢久不愈。

51039 软红丸(《圣济总录》卷一六九)

【组成】丹砂(研) 腻粉各一分(研) 龙脑半钱(研) 蝎梢一钱(捣末) 水银二钱(结沙子) 半夏三七枚(汤洗七遍,焙干,捣末) 硇砂(研) 粉霜各一钱半(研) 巴豆五十粒(去皮心膜,不出油,研)

【用法】上为末,炼黄蜡一两,入熟油少许,同药末研匀为膏,为丸如绿豆大。每服二丸至三丸,量儿大小虚实,龙脑、腻粉水送下。

【主治】小儿急惊,身热涎壅,拘急牵掣,口噤上视。

51040 软红丸(《幼幼新书》卷九引《刘氏家传》)

【组成】朱砂(飞研) 龙脑(别研)各一分 半夏(汤浸,煮洗七遍,焙) 黄蜡各三钱 粉霜二钱 水银一钱(入金箔三片,结沙子) 牛黄 腻粉各半钱 蝎梢四十九个(微炒)

【用法】上为极细末,先炼蜡去滓,入油三五点,离火纳诸药,和搅令匀成剂。有病旋为丸,如黍粒大。半岁儿可服二丸至三丸,荆芥、薄荷汤送下。

【主治】小儿急慢惊风,惊痫涎潮,搐搦直视,牙关紧,项背强,喘咳多睡,发热不时。

【备考】本方方名,《永乐大典》引作"红丸"。

51041 软红丸(《杨氏家藏方》卷七)

【组成】乳香(别研) 硇砂(别研)各一皂子大 续随子四十九个(去皮) 蝎二个(去毒) 巴豆二十个(去皮,不

去油,研成膏）　朱砂一钱（别研,留一半为衣）　粉霜（别研）　腻粉（别研）　黄丹（别研）　黄蜡各半钱

【用法】上为细末,于瓷器内熔蜡成汁,入麻油半茶脚许,后入余药为丸,如绿豆大。每服二丸,乳香汤送下。小儿,如黄米大,每服一丸,食前乳香汤送下。

【功用】消虚积。

【主治】冷热不调,下痢赤白,脓血相杂。

51042　软红丸（《魏氏家藏方》卷九）

【组成】巴豆七粒　黄连三块（如巴豆大）

【用法】上药同煮一沸,去黄连,取出巴豆（去壳,剥去心膜）用纸裹,于瓦上捍去油,十分净成霜,用虢丹一钱,先将巴豆在乳钵内旋入些小虢丹,同巴豆研细,方入尽虢丹再研,须研令极细如粉,不尔药不均,恐服时紧慢无准也。然后以黄蜡如母指大者一块,稍多不妨,先就茶盏内溶开,拨去黑滓令净。方以研了巴豆、虢丹旋入搅和,火上再煮,频搅令均,候黄丹微赤色,取出捻作锭子收起,旋丸如绿豆大。每服一粒至三粒,温陈米饮送下,不拘时候。

【主治】积滞。

51043　软红膏（《普济方》卷三七四引《医方妙选》）

【组成】天南星一两（生用）　朱砂半两　水银一分（用真石蜡油半盏同研化）　干蝎梢四十九个

【用法】上药入龙脑、麝香各一钱,再研令匀,和于石臼中,捣三五百下,硬软得所成膏,如皂子大。每服一粒,煎薄荷汤化下。

【主治】❶《普济方》：小儿潮搐,涎盛者。❷《卫生总微》：急惊潮搐涎盛。

51044　软红膏

《普济方》卷三九四。为《袖珍》卷一引《圣惠》"软红丸"之异名。见该条。

51045　软坚汤（《石室秘录》卷二）

【组成】人参一钱　当归一钱　白芍三钱　青盐一钱　熟地五钱　山茱萸二钱　麦冬三钱　北五味一钱　半夏一钱　附子一片

【用法】水煎服。

【主治】人生块于胸中,积痞于腹内。

51046　软坚汤（《嵩崖尊生》卷九）

【组成】苦桔梗一钱半　海石　香附　瓜蒌　半夏　贝母各七分　黄芩　橘红各一钱　风化消四分

【主治】老痰积久,稠粘咯吐不出。

51047　软坚汤（《临证医案医方》）

【组成】瓦楞子 30 克（醋煅）　海浮石 12 克（醋煅）　白芍 30 克（醋炒）　柴胡 9 克（醋炒）　陈皮 9 克　枳壳 9 克　桔梗 6 克　香附 9 克

【功用】软坚磨积,疏肝理气。

【主治】腹中肿块（癥瘕）,腹中作痛,拒按,摸之有肿块,舌苔白,脉沉弦。

【方论选录】方中瓦楞子、海浮石性平味咸,能软坚磨积散结,为方中主药；白芍能柔肝止痛,柴胡疏肝理气,二药配伍,一疏一柔,可缓解腹中疼痛,消除慢性炎症；陈皮、枳壳、桔梗、香附疏肝理气,通调腹中气机。

51048　软坚散（《同寿录》卷末）

【组成】海石　黑栀（炒）　南星　山药（炒）各一两

昆布（焙）　海藻（焙）各五钱　土贝母一两

【用法】上为细末,以鸡蛋清调敷。

【主治】瘰疬。

【加减】如大人生痰核,可加生香附一两。

51049　软肝汤（《效验秘方》姜春华方）

【组成】生大黄 6～9 克　桃仁 9 克　土元 3～9 克　丹参 9 克　鳖甲 9 克　炮山甲 9 克　黄耆 9～30 克　白术 15～60 克　党参 9～15 克

【用法】日一剂,文火水煎,分两次服。

【功用】活血化瘀,软肝散结,益气健脾。

【主治】癥瘕,积聚,胁痛,臌胀（早期肝硬化,轻度腹水）。

【加减】湿热内蕴者可选加茵陈、山栀、茯苓、黄柏、龙胆草、垂盆草、平地木等；脾虚气滞者可选加砂仁、陈皮、枳壳、藿香、苏梗等；肝气郁滞者可选加柴胡、郁金、枳壳、青皮、木香、绿萼梅等；肝络血瘀者可选加乳香、五灵脂、赤芍、红花、九香虫等；肝经郁热者可选加生山栀、丹皮、连翘、龙胆草等；肝肾阴虚者可选加生地、玄参、麦冬、石斛、女贞子、地骨皮等；阴虚火旺者用上药再加龙胆草、白蒺藜、山栀等；脾肾阳虚者可选加附子、桂枝、干姜、益智仁、砂仁等（凡肝病见阳痿者不可壮阳,壮阳则相火动而伤肝阴,病愈重）；营热络伤症见鼻衄、齿衄、目赤或皮下出血者,可选加广犀角、生地、丹皮、连翘、赤芍、玄参、茅根、山栀、蒲黄、羊蹄根、小蓟草,上药对毛细血管扩张、蜘蛛痣、血小板偏低亦有改善作用；周身浮肿而有轻度腹胀者,可选加防己、将军干、冬瓜皮、玉米须、薏苡、茯苓、黑大豆、泽泻、猪苓等；如出血较多,症状较重,可暂停用活血化瘀法,也可不用止血药,用健脾法加大剂量可止衄；大便次数多而溏薄者,大黄减量或改用制大黄先煎。

【方论选录】本方乃仲景《金匮要略》"下瘀血汤"加味而成。原方主治产后腹痛,腹中有干血著脐下,亦主经水不利。方中大黄荡涤瘀血,桃仁活血化瘀,土元逐瘀破结,三味相和,破血之力颇猛；丹参苦、微寒,入心肝二经血分,有活血祛瘀、凉血消肿之功,现代药理研究证明,可促进肝脏生理功能好转,并能使肝脾肿大缩小变软；炮山甲咸能软坚,性善走窜,鳖甲味咸气寒,入肝脾血分,既能滋阴退热,又可软坚散结,两药均对肝硬化、肝脾肿大有较好治疗效果；脾主运化水谷精微为后天之本,佐以黄耆、白术、党参健脾益气之品,符合仲景"见肝之病,当先实脾"之旨。且根据患者体质虚实调整剂量,此乃扶正祛邪之意。上药共具攻补兼施、活血化瘀、软坚散结之功。

51050　软肝煎（《效验秘方》邓铁涛方）

【组成】太子参　鳖甲（醋炙）各 30 克　白术　茯苓各 15 克　楮实子　菟丝子各 12 克　草薢 18 克　丹参 10 克　甘草 6 克　土鳖虫 3 克

【用法】土鳖虫烘干,研成细末。水三碗,入鳖甲先煎半小时,纳诸药煎至 1 碗,冲服土鳖虫末,渣再煎服。日一剂。

【功用】健脾护肝补肾,活血化癥软坚。

【主治】湿热邪毒或虫蛊、酒毒侵犯肝脏,日久所致的肝硬化。

【方论选录】方中茯苓、白术、甘草健脾益气；太子参补

而不燥,气阴双补,甚为合宜;楮实子擅治水气蛊胀,配菟丝子补肝而益肾,此乃虚则补其母之意;丹参一味,功同四物,养血活血,土鳖虫、鳖甲皆灵动之物,活血软坚化癥;萆薢则助四君以祛湿健脾。诸药合用,共奏健脾养肝补肾;活血化癥软坚之功。

【加减】酒精性肝硬化加葛花;肝炎后肝硬化加黄皮树叶30克;门脉性肝硬化加炒山甲10克;牙龈出血加紫珠草或仙鹤草30克;阴虚无湿者去萆薢,加山药15克,石斛12克。

51051 **软青膏**(《永乐大典》卷九七八引《刘氏家传》)

【组成】青黛二钱 轻粉二大钱匕 天南星(炮,末)一钱 麝香一大钱匕,水银(用银结砂子)二皂子大 乳香三皂角子大 蝎梢十四个(全)

【用法】上为末,用石脑子油和为膏,以油单纸裹。有患服一丸,如绿豆大,薄荷水化下;重者,不过再服,与薏苡散间服。

【主治】小儿急慢惊风,搐搦发病,并一切惊积坠涎。

51052 **软青膏**(《卫生宝鉴》卷十九)

【组成】沥青 黄蜡 芝麻油各十两 巴豆十四个

【用法】上先将沥青、麻油、黄蜡熬成汁,次入巴豆,不住手搅,候巴豆焦黑,去巴豆不用,次入腻粉二钱,再搅极匀,放冷。敷疮上。

【主治】一切风热疮及小儿头疮。

51053 **软金丸**

《圣济总录》卷一六九。为《局方》卷十"软金丹"之异名。见该条。

51054 **软金丸**(《圣济总录》卷一七一)

【组成】白僵蚕(炒,大者)一两(为末) 青黛 牛黄(研)各半两 天麻(为末)一分 金箔十片(别研) 龙脑(研) 麝香(研)各一分 丹砂(光明者)二钱(研,水飞) 腻粉一钱

【用法】上为细末,炼蜜为丸,如鸡头大,别用青黛细末滚为衣。每服三岁一丸,食后、临卧用金银薄荷汤化下。

【主治】小儿一百二十种惊风痫病,潮发瘛疭。

51055 **软金丸**(《圣济总录》卷一七六)

【组成】腻粉二钱 蓬砂(研)皂子大 硇砂(研)半皂子大 黄连(去须)半钱 太阴玄精石(研)半钱 黄鹰屎半钱 巴豆一枚(半生,半烧) 粉霜半钱

【用法】上为末,再同研匀,枣肉和,用面剂裹,文武火中煨,以面熟为度,去面取药,为丸如黄米大。每服一二丸,甘草薄荷汤送下。

【主治】小儿虚积乳癖。

51056 **软金丸**(《宣明论》卷四)

【异名】四生丸(原书目录卷四)、润肠丸(《儒门事亲》卷十二)。

【组成】大黄 牵牛 皂角各三两 朴消半两

【用法】上为末,滴水为丸,如梧桐子大。每服自十丸服至三十丸,食后白汤送下。

【主治】❶《宣明论》:一切热疾。❷《儒门事亲》:诸气愤郁,肠胃干涸,皮肤皱揭,胁痛,寒疝,喘咳,腹中鸣,注泄鹜溏,胁肋暴痛,不可反侧,嗌干面尘,肉脱色恶,及丈夫癞疝,妇人少腹痛,带下赤白,疮疡痤疖,喘咳潮热,大便涩燥,

及马刀挟瘿之疮,肝木为病;老人久病,大便涩滞不通者。

【备考】按《儒门事亲》本方用各等分,为末,水丸,如梧桐子大,每服七八十丸,食后温水送下。

51057 **软金丸**(《宣明论》卷七)

【组成】当归半两 干漆二钱 红花一钱半(用河水煎) 轻粉 硇砂 粉霜各一钱 三棱二钱

【用法】上为末,枣肉为膏和丸,如绿豆大。每服一丸,新水送下。病甚者加,得利后减。

【主治】心胸腰腹急痛,或淋闷,生产后经病,血刺痛。

51058 **软金丸**

《普济方》卷一六九。为《百一》卷二"软黄丸"之异名。见该条。

51059 **软金丸**(《奇效良方》卷四十二)

【组成】当归五钱(焙) 干漆(炒去烟尽) 巴豆(去油)各二钱 斑蝥(去头翅,炒) 硇砂 轻粉 附子各一钱

【用法】上为末,研枣肉膏为丸,如小豆大。每服一丸,空心用新水送下。

【主治】血积食积,及妇人心胸腹脐急痛,或淋秘,产后经病刺痛,干血气劳,往来寒热,夜多盗汗。

51060 **软金丸**

《幼科指掌》卷二。为《小儿药证直诀》卷下"软金丹"之异名。见该条。

51061 **软金丹**(《局方》卷十)

【异名】软金丸(《圣济总录》卷一六九)。

【组成】使君子(炒,为末) 香墨(烧研) 青黛(细研) 麝香(细研) 腻粉(研)各一分 胡黄连(为末)一分 寒食面七钱半 天浆子七个(炒为末)

【用法】上合研匀。以白面糊为丸,如小豆大。每服一丸,煎金银薄荷汤化下。五岁以上可服二丸,更量大小、虚实加减。不拘时候。

【功用】《幼幼新书》引《庄氏家传》:治惊疳,下积聚。

【主治】小儿惊疳积聚,壮热羸瘦,手足抽搐,目睛上视,项背强硬,牙关紧急,多睡昏愦,痰涎壅塞。

❶《局方》:小儿惊风壮热,多睡惊掣,精神昏愦,痰涎壅塞。手足抽搐,目睛上视,项背强硬,牙关紧急。❷《圣济总录》:小儿急惊,手足搐搦,目睛直视。小儿惊疳,壮热羸瘦。❸《幼幼新书》引《庄氏家传》:惊疳积聚。❹《永乐大典》引《庄氏家传》:小儿急慢惊风。

51062 **软金丹**(《小儿药证直诀》卷下)

【异名】软金丸(《幼科指掌》卷二)。

【组成】天竹黄 轻粉各二两 青黛一钱 黑牵牛(取头末) 半夏(用生姜三钱同捣成曲,焙干,再为细末)各三分

【用法】上为末,熟蜜剂为膏。每服半皂子大至一皂子大,食后薄荷水化下。

【主治】惊热痰盛,壅嗽膈实。

【备考】《幼科指掌》本方用天竺黄三钱,轻粉一钱,半夏五钱,青黛一钱,黑牵牛七钱,炼蜜为丸,薄荷汤送下。

51063 **软金丹**(《幼幼新书》卷九引《庄氏家传》)

【组成】胡黄连 青黛 芦荟 香墨各一钱 腻粉半钱 使君子五个 天浆子三个 麝一字

【用法】上为末,炼蜜为丸,如鸡头大。每服一丸,薄荷

汤化下。

【主治】慢惊,有虚积。

51064 软金丹(《幼幼新书·拾遗》)

【组成】白附子(小大)三个 蝎尾七个 金汞沙子豌豆大 朱砂 铝白霜 粉霜 青黛各一钱 枯矾一钱半 腻粉二钱 巴豆二十个(研,新瓦上去油)

【用法】上为末,天南星一个(破),浆水煮烂,和前药为丸,如梧桐子大。每服半丸至一丸,荆芥、龙脑汤磨下,取下惊涎。

【主治】惊风、积。

51065 软金丹(《卫生总微》卷五)

【异名】圣力丹。

【组成】牛黄(别研) 丹砂(研,水飞) 雄黄(研,水飞) 生犀(剉末,研细) 天麻 僵蚕(去丝嘴) 半夏(汤洗七次,为曲) 蝉壳(去土,汤洗净,焙) 南木香 使君子(取肉)各一分 肉豆蔻(面裹煨) 香墨各一分半 天南星(炮裂) 白附子(炮裂)各一钱 腻粉一钱 水银(三钱半,用黑铅三钱半,结沙子用)半两 白花蛇 乌蛇(二蛇取项后粗处肉)各一两(酒浸一宿,去皮骨,晒干,不见火) 螺青一两二钱 麝香一钱(研) 龙脑半钱(研) 附子一枚(炮裂,去皮脐,虚者用之) 蜈蚣(中者)二条(生用,须赤足佳) 全蝎三十个 天浆虫二十五个(去壳) 大槟榔二个 丁香一钱半 蟾酥三皂子大 金箔 银箔各十五片

【用法】上为末,逐件旋入,研之细匀,用不蛀皂荚一梃(刮去皮弦),以好酒半斤,浸一宿,接柔取汁,去滓,入石脑油三钱,银器内文武火煎十数沸放冷,别炼蜜少许投内,和诸药得所。大者丸如枣大,小者丸如皂子大,别以金银箔为衣。每服一丸,金银薄荷汤化下。涎实者用水银丸化下,小儿量大小与,不拘时候。

【主治】小儿急慢惊风,三痫瘛疭,头项动摇,目睛上视,或牵斜偏搐,背脊强直,或反折如弓,口噤牙紧,或屈指如数,或温壮连绵,或服凉药过多,内生虚风,或因伤寒变搐发渴,或吐利生风为痫,一切诸证,乳食不进,昏冒不省,但不喘急者;又治大人卒中风病,涎潮不省。

51066 软金丹(《卫生总微》卷十一)

【组成】砒霜 雄黄(研,水飞) 巴豆(去皮膜)各等分

【用法】上为细末,先以黄腊不拘多少,于石银器内炭火熔化,入药末,竹篦子左右手各搅四十九遍,如此七次数足,取下火,乘软搓成小梃,以油单裹置新瓷器中,要用火烘软,旋丸如粟米大,或如萝卜子大。每服三五粒,量大小病势加减,赤利,乳食前温廪汁送下;白利或赤白杂下,并米饮送下。

【主治】久积成利。

51067 软肺丸(《幼幼新书》卷十六引《吉氏家传》)

【组成】衡砒一钱 豆豉半两(蒸去皮)

【用法】上为细末,蒸饼为丸,如粟米大。每服二三丸,嚼鱼鲊吞下。

【主治】年久骱鮋。

51068 软骨散(《圣济总录》卷一二四)

【组成】赤茯苓(去黑皮) 陈橘皮(汤浸,去白,焙)各半两 甘草(炙,剉) 缩砂仁各一分

【用法】上为散。每用二钱匕,先掺口中,次用新水一盏咽下。

【主治】喉咽诸鲠。

51069 软痊丹(《鸡峰》卷十四)

【组成】硫黄 白矾(枯) 硇砂(精白者,各别研细) 干蝎 茴香 桂 木香 川楝子(麸炒,去皮) 葫芦巴 胡椒 破故纸各半两 黑附子一两

【用法】上为细末,炼蜜为丸,如弹子大,以朱砂为衣。每服一粒,空心时烧绵灰酒化下,温服入口愈。如急者,不拘时候。

【主治】疝癖攻冲心腹,及小肠气、膀胱气痛不可忍,内如刀刺,九种心痛,并妇人血疝、血癖、血冷、血崩、赤白带下。

【宜忌】新产妇人不得服。

51070 软疝丸(《普济方》卷二四九)

【组成】硇砂一两半(飞,研) 白矾三分(飞,研) 硫黄一两(飞,研细) 朱砂一两(飞,研细) 阳起石一两(用冷水浸七日,取出研面细) 当归半两 附子二两(生,去皮脐) 茴香一两 木香三分(煨) 丁香一分

【用法】上为末,酒糊为丸,如绿豆大。每服三五丸,煨生姜温酒送下。

【主治】丈夫小肠气攻刺,及胁肋下成块,坚硬不消,妇人血刺血块,攻注冲心疼痛,不可忍者。

51071 软黄丸(《百一》卷二)

【异名】软金丸(《普济方》卷一六九)。

【组成】粉霜 轻粉 硇砂 密陀僧 砒霜各一钱 雄黄 乌鱼骨 白丁香(即雀粪) 黄鹰条(即鹰粪)各二钱 巴豆仁一两(去膜,细研)

【用法】上为细末,黄蜡一两,熔和为膏,旋丸如小豆大。每服二丸至五丸,食后临卧冷水浸一时辰,却用冷水送下。

【主治】一切虚中积滞,两胁有块,寒热往来不定。

51072 软银丸

《医方类聚》卷二五七引《神巧万全方》。为《圣惠》卷八十五"水银丸"之异名。见该条。

51073 软银丸(《幼幼新书》引《婴童宝鉴》)

【组成】水银(结成砂子) 白丁香末 腻粉各一钱 鹰条末一钱匕 巴豆二十一个(去膜研,略去油) 续随子四十九个(去壳)

【用法】上为末研匀,枣肉为丸,如绿豆大。一岁儿每服一丸,温水送下。

【主治】小儿奶癣。

51074 软猪肚(《古今医统》卷八十七)

【组成】猪肚一具(净洗) 葱白一握 豉五合(绵包)

【用法】上煮烂,下五味和,空心切,渐食之,渴饮汁。

【主治】老人消渴热中,饮水不止,小便无度;亦治劳热。

51075 软脚散(《集验良方拔萃》卷一)

【组成】防风五钱 白芷五钱 川芎二钱五分 细辛二钱五分

【用法】上为细末,瓷瓶收贮。倘行远路者,撒少许于鞋内,步履轻便,不生疹疱,足汗皆香。

【功用】远行健步。

51076　软犀丸（《杨氏家藏方》卷五）

【组成】沉香一分　檀香一分　丁香　木香　肉豆蔻（面裹煨熟）　槟榔各半两（六味同为细末）　巴豆二十一粒（去壳）　杏仁二十一个（去皮尖）　白丁香一字　鹰粪白一字　百草霜一两

【用法】上药除沉香等六味外，将后巴豆等五味，用铁铫子内慢火炒至大烟出，无令太过不及，候得所，用一瓷盏密盖，放冷一宿，研细与前药末相和，再和研匀，用黄蜡一两半，麻油一分，同炼溶，和药成剂，为丸如绿豆大。每服十丸至三十丸，食后、临卧生姜汤送下。

【主治】久虚沉积，心腹撮痛，肠滑下痢，脏腑不固，日渐羸弱。

51077　软石膏丸（方出《丹溪心法》卷三，名见《医学正传》卷三）

【异名】祛痰火丸（《医学入门》卷七）。

【组成】南星　半夏　软石膏　香附　炒栀子各等分

【用法】上为丸服。

【主治】胃中痰火，嘈杂、嗳气。

❶《丹溪心法》：嗳气，胃中有火有痰。❷《医学正传》：嘈杂。❸《医部全录》：痰火气嗳。

【备考】《医学正传》本方用法：上为细末，粥丸，如梧桐子大。每服五十丸，姜汤送下。本方方名，《医统》引作"半星丸"。本方改为汤剂，名"星半汤"（见《回春》）。

51078　软石膏丸（《古今医鉴》卷五）

【组成】软石膏不拘多少（研细）

【用法】上用醋糊为丸，如绿豆大。每服二十丸，滚汤送下。

【功用】泻胃火。

【主治】食积痰火所致的嗳气。

51079　软朱砂法（《百一》卷一引赵从简方）

【异名】软朱砂延寿水仙丹（《普济方》卷二二三引《经效济世方》）。

【组成】颗块墙壁辰砂一两（研为粉）

【用法】上以好清麻油四两，白及二两，木通一两，于油内煎令焦黄，滤去滓，放令油如人体温，于瓷器内和辰砂末令如糍膏，以皂角浆水洗去油，却用新汲水洗去皂角浆，于瓷盒内以新水养之，每日早晨换水，旋丸如梧桐子大。空心以新水送下七丸。若用一匙头许，以温酒化下亦得。

【功用】❶《百一》：补心气，轻健手足。❷《普济方》引《经效济世方》：壮筋骨，延年益寿。

【主治】❶《百一》：废忘。❷《普济方》引《经效济世方》：男子元气虚损，酒色损急，面色黄瘦，多睡少力，精神恍惚，胸膈不利，多倦怠，夜多小便；兼治妇人血气血风等疾，及瘴疾。

51080　软金花丸（《宣明论》卷十一）

【组成】当归半两（焙）　干漆二钱（生）　轻粉　斑蝥（生，全用，为末）　硇砂　粉霜各一钱　巴豆二钱（去油）

【用法】上为末，同研细，枣肉为膏，旋丸如绿豆大。每服一丸，新水送下。病甚者加服。

【主治】心胸腹腰急痛，或淋痛，并产前后，经病刺痛，干呕气劳，往来寒热，四肢困倦，夜多盗汗；兼治血积食积。

51081　软骨涂药（《圣惠》卷六十七）

【组成】海桐皮二两　五加皮一两半　远志一两（去心）　木鳖子二两（去壳）　陈橘皮二两　百合一两

【用法】上为末。每用以米醋调如膏，匀摊于帛上贴之。

【主治】伤折后，多时骨未归白。

51082　软坚口服液（《新药转正》29册）

【组成】白附子（制）　人参　三棱　黄芪　山豆根　重楼　板蓝根　山慈菇　半枝莲　金银花　延胡索（醋制）　益母草

【用法】制成口服液。口服，一次3次，一次20毫升，摇匀后服用，或遵医嘱。30～60天为一疗程。

【功用】化瘀软坚，解毒，益气。

【主治】Ⅱ期原发性肝癌瘀毒气虚的患者。对胁肋疼痛、纳呆、腹胀、神疲乏力等症有改善作用，可作为原发性肝癌的辅助治疗药。

51083　软肝化癥汤（《效验秘方》李昌源方）

【组成】当归10克　泽泻10克　鸡内金10克　白芍20克　淮山药20克　丹参20克　姜黄20克　茵陈20克　板蓝根20克　茯苓15克　三七6克

【用法】水煎，日一剂，分3次服。

【功用】逐水化瘀，补益脾肾，养血疏肝。

【主治】肝硬化腹水。

【加减】脾肾阳虚型加太子参、焦术、河车粉；湿热蕴结型去淮山药、白芍，加焦山栀、碧玉散、田基黄、大黄、金钱草、二丑；肝郁气滞型加柴胡、青皮、枳实、川楝子、延胡；瘀血阻滞型加川芎、甲珠、鳖甲、二丑、猪苓、泽兰；寒湿困脾型加制附片、厚朴、苍白术；肝肾阴虚型加生地、女贞子、麦冬、山楂肉；便血、衄血加地榆炭、丹皮、犀角粉；腹水消后加白术、黄耆；神志错迷加安宫牛黄丸；有黄染者加田基黄、金钱草。

【方论选录】肝硬化属疑难重症，不仅病情重、病程长，且常伴有严重之并发症。本病本虚标实，虚实夹杂，针对其病变多在血分的特点，临床上采用活血化瘀、行气逐水、疏通经络、调理气机之法以改善肝脏代谢。补脾益肾以固其本，养血疏肝以通脉络；攻补兼施以损其有余而补其不足。方中以茯苓、淮山药、鸡内金酌加党参、黄连、白术益气健脾，利水治本；当归、白芍酌加河车粉滋补肝肾，填精补血；佐以三七、丹参活血化瘀；茵陈、板蓝根、泽泻、二丑逐水以治其标。全方扶正祛邪，对纠正蛋白倒置、肝脾肿大以及促使表面抗原转阴均可收到满意的效果。

51084　软肝缩脾方（《效验秘方》赵绍琴方）

【组成】柴胡6克　黄芩10克　蝉衣6克　白僵蚕10克　片姜黄6克　水红花子10克　炙鳖甲20克　生牡蛎20克　生大黄1克　焦三仙各10克

【用法】水煎服，日一剂。或倍量研末蜜丸，重10克，日二次，每次一丸。

【功用】行气开郁，活血化瘀，软肝缩脾。

【主治】早期肝硬化。肝炎晚期，表现为胁痛，腹胀，癥痕，舌质有瘀斑，苔白，脉弦涩等，证属气滞血瘀者。

【加减】肝功异常，舌苔黄腻有湿热征象者加茵陈30克，土茯苓30克；胸胁不适，善叹息，脉沉而滞，气郁明显者加佛手10克，香附10克；脘痞厌食，呕恶，苔白腻，湿阻中焦者加藿香10克，佩兰10克，姜半夏10克；心烦易怒，舌红起刺,火郁证显者加黄连6克,胆草3克,丹皮10克;形体消瘦,神疲乏力,脉弱,气虚明显者加太子参6克,白术10克;血虚者加阿胶10克,当归10克;中阳不足,畏寒肢冷者加干姜3克,吴萸3克;舌质红绛,苔少且干,肝肾阴亏者加生地20克,枸杞子10克,女贞子10克。

【方论选录】方中柴胡疏肝理气开结;黄芩苦寒清热、利胆,与柴胡配伍擅解肝胆郁热;蝉衣、僵蚕、片姜黄、生大黄为清代杨栗山名方"升降散",功擅开通内外,平调升降,燮理阴阳气血;水红花子活血且能利水,除血滞、化水湿;焦三仙消积导滞,开胃增食;鳖甲、牡蛎咸寒软坚以散瘀结、消癥痕。诸药合共用奏行气、开郁、活血、利水、软肝缩脾之功。

51085 软硬皂子丸(《医学入门》卷八)

【组成】皂子一盏(去粗皮黄心) 玄参 连翘各一两

【用法】上用水五盏,煮干,拣皂子软者,食后细嚼津液送下;硬者研末,蜜为丸,如弹子大。每夜含化一丸,半月即效。未破者破,已破者令核易落。不问远年近月,肿硬疼痛皆宜。如体盛硬甚者,皂子用硇砂醋煮令酥,瘰少少服,瘰多多服。

【主治】瘰疬。

51086 软脉灵口服液(《成方制剂》18册)

【组成】白芍 柏子仁 陈皮 川芎 丹参 当归 茯苓 枸杞 怀牛膝 黄耆 人参 熟地黄 五味子 淫羊藿 远志 制何首乌

【用法】上制成口服液剂,每瓶装10毫升。口服,一次10毫升,一日3次,40天为一个疗程。

【功用】滋肝补肾,益气活血。

【主治】肝肾阴虚,气虚血瘀证之早期脑动脉硬化,冠心病,心肌炎,脑卒中后遗症。

51087 软朱砂延寿水仙丹

《普济方》卷二二三引《经效济世方》。为《百一》卷一引赵从简方"软朱砂法"之异名。见该条。

卧

51088 卧龙丹(《重订通俗伤寒论》)

【组成】西黄 金箔各四分 梅冰 荆芥 闹羊花各二钱 麝香 辰砂各五分 牙皂角一钱半 细辛一钱 灯心灰二钱四分

【用法】上为极细末。搐鼻,取嚏。

【功用】通肺窍。

【主治】痰热而闭,脉必滑大,口闭不语如厥者。

【备考】原书治上证,先用本方搐鼻取嚏,以通肺窍,次用导痰开关散,开水调服八分,以吐稠痰。

51089 卧龙丹(《卫生鸿宝》卷一引《绛囊撮要》)

【组成】犀黄 麝香 冰片各一钱 蟾酥一钱半 闹羊花 猪牙皂各三钱 细辛二钱 灯草灰一两(取法:截竹筒将灯心装满捶结,塞口,糠火内煨存性,去竹取灰用) 金箔一百张

【用法】上为细末研匀,瓷瓶收贮。遇急症,吹鼻取嚏。

【主治】一切痰厥气闭,时疫痧胀,诸般急症。

51090 卧龙丹(《同寿录》卷一)

【组成】灯心灰(炼灯心法:用瓦坛一个,将灯心摘去根头一二寸,以净灯心作团塞满坛内,用火焚点,将砖盖定坛口,稍露缝以出烟,听其自烧成灰,时时用火箸挑拨,使火气周匀,须炼不黑不白为度,大约每灯心一斤,炼得好灰五钱几分为准)五钱 闹羊花二钱 荆芥穗 皂荚 冰片各一钱

【用法】上为极细末,收贮瓶内,勿令泄气。遇病将少许入鼻内,得嚏及涕泪并出,立即安泰。

【功用】通窍开关。

【主治】感冒风邪,头痛胀闷;中暑痧气,昏迷不省;痰迷心窍,卒时昏倒;小儿惊风,痰塞晕死;诸凡关窍闭塞,不省人事。

51091 卧龙丹(《霍乱论》卷四)

【组成】西牛黄 飞金箔各四钱 梅花冰片 荆芥 羊踯躅各二钱 麝香当门子五分 朱砂六分 猪牙皂角一钱五分 灯心炭二钱五分

【用法】上为细末,瓷瓶密收,勿使泄气。每用少许搐鼻,取嚏;垂危重证,亦可以凉开水调灌分许;外用酒调涂患处。

【主治】❶《霍乱论》:诸痧中恶,霍乱五绝,诸般卒倒急暴之证,并治痈疽发背,蛇蝎蜈蚣咬伤。❷《疫喉浅论》:疫喉闷痧,闭象未开,疫火已炽。

【宜忌】《中国医学大辞典》:孕妇忌服。

51092 卧龙丹(《霍乱论》卷四)

【异名】卧龙散(《中药制剂手册》)

【组成】西黄六分 梅片 当门子各一钱 北细辛一钱 牙皂 羊踯躅各二钱 灯心炭一两

【用法】上为细末,瓷瓶密收,勿使泄气。每用少许,搐鼻取嚏;垂危重证,亦以凉开水调灌分许;外用酒调,涂患处。

【功用】《全国中药成药处方集》(天津方):通关开窍,排秽避瘟。

【主治】❶《霍乱论》:诸痧中恶,霍乱五绝,诸般卒倒急暴之证。及痈疽发背,蛇蝎、蜈蚣咬伤。❷《全国中药成药处方集》(天津方):中暑中疫,感触秽气,胸满烦躁,外感头痛,肚腹剧痛,关窍不通。

【宜忌】孕妇忌服。

51093 卧龙丹(《中药成方配本》)

【异名】开关散。

【组成】麝香一钱 蟾酥五钱 冰片七钱五分 生闹羊花八钱 生猪牙皂五钱 生荆芥穗五钱 灯草灰三两

【用法】上为末,共研至极细为度,每瓶一分,每料分装约六百瓶。外用,每用少量,吹入鼻中,得嚏为止。

【功用】芳香开窍。

【主治】中暑中恶,关窍猝闭,小儿惊厥等症。

【宜忌】孕妇慎用。

51094 卧龙散

《中药制剂手册》。为《霍乱论》卷四"卧龙丹"之异名。见该条。

到

51095 到圣散(方出《阎氏小儿方论》,名见《普济方》卷三六五)

【组成】大天南星(去皮,只取中心,如龙眼大)

【用法】上为细末。用醋调,涂脚心。

【主治】小儿口疮。

鸢

51096　鸢尾串《《串雅补》卷二》

【组成】干白蝴蝶花根(为末)四钱　生白蝴蝶花根一两二钱(切如米粞状)

【用法】上用老酒并砂糖温服,送二药。下数次,即以白粥补之。此药不肯留存腹内,切碎鸢尾囫囵泻出无存。

【主治】臌胀。

【宜忌】忌盐一百二十日。

51097　鸢都寒痹液《《成方制剂》6册》

【组成】川芎　当归　地枫皮　杜仲　桂枝　红花老鹳草　木瓜　牛膝　千年健　茜草　生草乌　生川乌威灵仙　香加皮

【用法】上制成口服液剂。口服,一次12～13毫升,一日2次。

【功用】祛风散寒,舒筋活络。

【主治】风寒湿痹,腰腿肩背疼痛,手足麻木等症。

【宜忌】一次最大服用量最多不得超过15～16毫升。孕妇、心脏病患者及不满七岁幼童忌服。服药期间忌吃柿子。

【备考】本方改为散剂(每袋重30克。每袋药料用白酒750克,蔗糖60克浸泡七天即可服用,白酒饮完,用黄酒750克浸泡,随泡随饮;若无黄酒可用白酒250克浸泡续服。白酒每日早晚各饮12～13毫升,勿多饮;温服亦可,黄酒每日早晚各温服30毫升),名"鸢都寒痹药酒料"(见原书第八册)。

51098　鸢都感冒颗粒《《成方制剂》6册》

【组成】板蓝根　薄荷脑　甘草　葛根　桔梗　牛蒡子　前胡　忍冬藤

【用法】每袋重15g。开水冲服,一次1～2袋,一日3次;小儿酌减。

【功用】清热解表,宣肺止咳。

【主治】风热感冒,头身疼痛,发热恶寒,咽痛咳嗽。

【宜忌】忌食辛辣食物。

51099　鸢都寒痹药酒料

《成方制剂》8册。即原书"鸢都寒痹液"改为散剂。见该条。

齿

51100　齿发散

《医学入门》卷八。为《直指》卷二十二"人牙散"之异名。见该条。

51101　齿垢散《《洞天奥旨》卷十》

【组成】人齿上垢不拘多少

【用法】先用手将疣子抓破后,以人齿上垢敷之,每日数次,数日自落。

【主治】疣子。

51102　齿痛宁《《成方制剂》2册》

【组成】白芷　荜茇　冰片　川芎　地骨皮　高良姜藁本　乳香　升麻　石膏　细辛　雄黄　皂角刺

【用法】上制成药液剂。每瓶装1克。外用,取本品少许,撒于龋齿或病牙之牙龈上,每隔一小时1次,连用3次。

【功用】清热解毒,消肿止痛,化腐生肌,收敛止血。

【主治】各种牙痛。

【宜忌】忌食辛辣刺激性食物。

51103　齿痛冰硼散《《成方制剂》2册》

【组成】冰片　硼砂　硝石

【用法】上制成散剂。每瓶装3克。吹敷患处,每次少量,一日数次。

【功用】散郁火,止牙痛。

【主治】火热内闭引起的牙龈肿痛,口舌生疮。

【宜忌】不可内服,忌食辛辣食物。

51104　齿痛消炎灵颗粒《《中国药典》2010版》

【组成】石膏200克　荆芥80克　防风80克　青皮100克　牡丹皮100克　地黄150克　青黛100克　细辛60克　白芷50克　甘草60克

【用法】上制成颗粒剂,每袋装20克或10克(无蔗糖)。开水冲服,一次1袋,一日3次,首次加倍。

【功用】疏风清热,凉血止痛。

【主治】脾胃积热,风热上攻所致的头痛身热,口干口臭,便秘燥结,牙龈肿痛;急性齿根尖周炎、智齿冠周炎、急性牙龈(周)炎,急性牙髓炎见上述证候者。

【宜忌】服药期间忌食酒和辛辣之物。

卓

51105　卓氏膏《《外台》卷二十九引《深师方》》

【组成】大附子四枚(生用,去皮)

【用法】上切。苦酒渍三宿,以脂膏一斤煎之。三上三下,膏成敷之。

【主治】折腕及卒中风,口噤,颈项强。

51106　卓肝汤

《圣济总录》卷一一二。为原书卷一一〇"大黄车前子汤"之异名。见该条。

51107　卓肝散

《普济方》卷八十三。为《圣济总录》卷一一〇"大黄车前子汤"之异名。见该条。

51108　卓氏白膏《《外台》卷二十四引《范汪方》》

【异名】当归散(《普济方》卷二八三)。

【组成】当归　附子(炮)　细辛　芎劳　续断　牛膝通草　甘草(炙)　白芷各二两　蜀椒三合　芍药　黄耆各一两

【用法】上㕮咀。以猪膏二升,煎之微火上,以白芷色黄,药成,绞去滓。以敷疮上,每日三次。

【主治】痈疽,发背,金疮已坏及未败火疮,诸病疥患。

【宜忌】忌海藻、松菜、猪肉。

虎

51109　虎液《《眼科阐微》卷四》

【组成】龙砂(制,入阳城罐内封固,桑柴火煅红,一炷香毕,取出,冷成腻粉)二两　紫苏　薄荷　防风　荆芥羌活　连翘　蕲艾

【用法】上药后七味,用水五碗煎浓汁,滤去渣,再用水

二碗,煎至一碗,去渣,共入一处,澄去沙泥,将甘石二两,共入铜锅内,入汁之时,以不见甘石为度,每次煅干,如此数次,汁尽为度;再以生姜汁煮三次,煅干,不必红,恐伤药性;入朱砂五分,听用。饭后点大眼角,不可近黑珠,每日点十余次。

【主治】目赤肿痛疳痒,云膜胬肉,赤白翳障。

【备考】甘石制法:甘石打碎如豆,入铜锅内,用白童便浸出二指,桑柴煮干,取起,再浸再煮,如此七次,尝苦咸味方止。如淡再煮。每次要焙干,取起听用。原书用本方,须兑五烹、龙砂、冰片合用。参阅"五烹"、"龙砂"条。

51110 虎力散《成方制剂》10册）

【组成】制草乌 700 克 三七 100 克 断节参 50 克 白云参 150 克

【用法】上制成散剂。每瓶装 0.9 克。口服,一次 0.3 克,一日 1～2 次,开水或温酒送服。外用,撒于伤口处。

【功用】祛风除湿,舒筋活络,行瘀,消肿定痛。

【主治】风湿麻木,筋骨疼痛,跌打损伤,创伤流血。

【宜忌】孕妇慎用。

51111 虎牙丸《直指》卷九）

【组成】紫河车一具(即男子胎衣。水洗净,酒醋再拆洗,用童尿并好酒煮烂;如无胎衣,以雄猪肚代用,修事同) 麝半钱 大红川椒(去合口并子,以黄秆纸二重托之,就热炉内,频拨去油,顿地上盖一宿) 虎头关骨(酒浸二宿,炙焦)各一两半 黄狗头(取肉)四两(童尿并酒煮烂) 鹿茸七钱半(酒炙) 生鳖甲一枚(去裙,醋浸一宿,又醋一盏,仰盛,慢火炙,令醋尽) 桃仁(水浸,去皮,焙) 秦艽(洗) 木香 明阿胶(炒酥)各半两 雄黄 安息香 生发(纸拈火烧存性)各二钱半

【用法】上为细末,以紫河车、狗肉杵粘为丸,如梧桐子大。每服七十粒,月首五更,空心米汤送下,午时又服。

【功用】杀下痨虫。

【主治】劳瘵瘦悴,咳喘声哑,骨痿。

51112 虎牙散《外台》卷二十四引《范汪方》）

【组成】虎牙(炙) 干姜 附子(炮) 当归 甘草(炙) 防风 桂心 王不留行 茯苓各一两

【用法】上为末。每服方寸匕,每日三次。

【主治】痈肿发背。

【宜忌】忌海藻、菘菜。

51113 虎爪丸《普济方》卷二五四）

【异名】杀鬼丸。

【组成】虎爪(烧)三两 丹砂(细研,一作赤朱) 雄黄(研细) 蟹爪(烧)各一两

【用法】上除研者外,为细末,再入研者拌匀,熔蜡为丸,如梧桐子大。每至正旦,及有狐魅处焚之。

【主治】狂邪鬼魅,妄语狂走,恍惚不识人。

51114 虎目汤《普济方》卷三十八引《仁存方》）

【组成】好樗根

【用法】上㕮咀。每服三钱,水一盏,煎七分,去滓,酒半盏服。或作丸子服亦可。

【主治】便血及脏毒下血,经年瘦者。

【加减】虚极人,加人参等分。

【备考】樗根即大眼桐,一名虎眼树,一名山椿。

51115 虎头丸

《医方类聚》卷五十八引《澹寮》。为《肘后方》卷二"虎头杀鬼方"之异名。见该条。

51116 虎舌丸《圣济总录》卷一四〇）

【组成】干虎舌半两(用石臼杵捣为末) 生草乌头尖(末)三钱 磁石半两(性紧者,石臼杵捣为末) 水银三钱(同磁石末一处研细,令水银星尽) 硫黄(舶上者)一钱 消石二钱(同硫黄研) 楮实(末)二钱 硇砂(透明者)二钱(研) 丹砂一钱(研) 金牙半两(石杵白捣为末)

【用法】上为极细末,石脑油为丸,如黍米大。用两头尖角盒子盛贮。每出箭头一枚,用药一丸,于窍内将铜箸点入箭疮内,即以好酒少许,摩疮四畔。次将红散子摩疮,须臾觉疮极热而痒,其箭头当日内自出。次以生肌金华散掺疮内,以紫金膏封之。

【主治】金疮箭头不出。

51117 虎杖汤《圣济总录》卷三十）

【异名】虎杖散《御药院方》卷八）。

【组成】虎杖(细剉)四两

【用法】上以水一斗,煎至五升,去滓,看冷热以渍手足,即愈。于避风处用。

【主治】伤寒毒气攻手足,虚肿疼痛甚者。

51118 虎杖汤《圣济总录》卷一五一）

【组成】虎杖 木通(剉) 牛膝(酒浸,切,焙)各二两 茅根三两 桃仁(去皮尖双仁,炒)四十九枚 紫葛 大黄二两半(剉,炒) 芒消 牡丹(去心)各一两半

【用法】上为粗末。每服三钱匕,水一盏,煎七分,去滓,空心食前温服。

【主治】月水不通,腹中结块,疼刺疼痛。

51119 虎杖汤《圣济总录》卷一五一）

【组成】虎杖 牡丹皮 京三棱(炒)各一两一分 芎 劳 当归(炒)各一两半 桂(去粗皮) 陈橘皮各三分 大腹并皮五个

【用法】上为粗末。每服三钱匕,水一盏,入生姜一枣大(拍碎),同煎至七分,去滓,下地黄汁一合,芒消一钱匕,更煎一二沸,空心、日午温服。

【主治】室女月水不通。

51120 虎杖饮《圣济总录》卷八十七）

【组成】虎杖 柴胡(去苗) 五味子(炒) 熟干地黄(焙) 白茯苓(去黑皮) 陈橘皮(去白,焙) 麦门冬(去心,焙) 黄芩(去黑心) 甘草(炙,剉)各一两半 人参一两 桂(去粗皮) 黄耆(剉) 芍药 当归(切,焙)各二两

【用法】上为粗末。每服五钱匕,水一盏半,加生姜七片,大枣三枚(劈),同煎至八分,去滓温服,不拘时候。

【主治】男子、妇人冷劳。身体羸瘦,食不化,心腹痞满,呕吐吞酸,面色萎黄,甚则心腹常痛,大肠泄痢,手足逆冷,骨节酸痛。

51121 虎杖饮《普济方》卷二三〇）

【组成】虎杖 柴胡(去苗) 五味子(炒) 熟干地黄(焙) 白茯苓(去黑皮) 陈橘皮(去白,焙) 麦门冬(去心,焙) 黄芩(去黑皮) 甘草(炙,剉)各一两半 人参一两 川大黄(剉碎,微炒) 黄连(去须) 当归 赤茯苓各一两半 黄耆(剉) 生干地黄 赤芍药各三分 栀子仁半两

【用法】上为末,炼蜜为丸,如梧桐子大。每服二十丸,以温水送下,不拘时候。

【主治】男子妇人冷劳,身体羸瘦。

51122　虎杖液(《中医皮肤病学简编》)

【组成】虎杖根 500 克(洗净,切片)

【用法】加水 2 升,煎至 500 毫升。毛笔蘸外涂,或作湿敷。

【主治】烧伤。

51123　虎杖散(《圣惠》卷二十二)

【组成】虎杖一两半　桂心一两　当归一两半　赤芍药一两　天雄一两(炮裂,去皮脐)　桃仁一两(汤浸,去皮尖双仁,麸炒微黄)　芎䓖一两　枳实一两(麸炒微黄)　羌活一两　防风一两(去芦头)　秦艽一两(去苗)　木香一两

【用法】上为粗散。每服三钱,以水一中盏,加生姜半分,煎至六分,去滓,不拘时候,稍热服。

【主治】白虎风。血脉结滞,骨髓疼痛,发作无时。

51124　虎杖散(方出《圣惠》卷七十二,名见《普济方》卷三三四)

【组成】虎杖三两　凌霄花一两　没药一两

【用法】上为细散。每服一钱,以热酒调下,不拘时候。

【主治】妇人月水不利,腹胁妨闷,背膊烦疼。

51125　虎杖散(《圣惠》卷七十九)

【组成】虎杖三分　牛膝三分(去苗)　苏枋半两(剉)　红蓝花半两　莲子心半两　当归三分(剉,微炒)　桂心半两　牡丹半两　干漆半两(捣碎,炒令烟出)　鬼箭羽半两　狗胆二枚(干者)　硇砂半两(研入)　琥珀半两　麝香一分(研入)

【用法】上为细散,研令匀。每服一钱,食前以温酒调下。

【主治】产后多时,月水不通。

51126　虎杖散(《圣济总录》卷一四四)

【组成】虎杖三两　赤芍药二两

【用法】上为散。每服二钱匕,温酒调下,不拘时候。

【主治】❶《圣济总录》:损伤后,瘀血腹中不行。❷《御药院方》:折伤,血瘀不散。

51127　虎杖散(《小儿药证直诀》卷下)

【组成】虎杖(剉)

【用法】水煎服,量多少与之,不拘时候。

【主治】小儿实热盗汗。

51128　虎杖散(《本事》卷十)

【异名】苦杖散、地髓汤(《得效》卷八)。

【组成】苦杖根(俗呼为杜牛膝。净洗,碎)一合

【用法】用水五盏,煎一盏,去滓,用麝香、乳香少许,研调下,温服。

【主治】妇人诸般淋症。

【方论选录】《本事方释义》:苦杖即虎杖,其根气味苦微温,入足厥阴;麝香气味辛温,入手足少阴,能引入经络;乳香气味辛微温,入手足少阴,能逐瘀浊,无论男女淋症,小溲疼痛,此药神效。盖下焦本属至阴之处,此方取通则不痛之意。

【临床报道】砂石淋:鄞县武尉耿梦得其内人患砂石淋者十三年矣,每发痛楚不可忍,溺器中小便下砂石剥剥有声,百方不效,偶得此方,啜之一夕而愈。

51129　虎杖散

《御药院方》卷八。为《圣济总录》卷三十"虎杖汤"之异名。见该条。

51130　虎杖散

《普济方》卷三四八。即《杨氏家藏方》卷十"六苦杖散"。见该条。

51131　虎杖散(《吴鞠通医案》)

【组成】虎杖五钱　丹皮三钱　归横须三钱　降香末三钱　琥珀(同研末)六分　两头尖三钱　桃仁泥三钱　麝香(同研冲)五厘

【用法】水煮三杯,分三次服。

【主治】由房事不遂而成小便淋浊,茎管痛不可忍。

【临床报道】淋痛:普,三十八岁,小便淋浊,茎管痛不可忍,自用五苓、八正、草薢分清饮等淡渗,愈利愈痛,细询病情,由房事不遂而成。余曰:溺管与精管异途,此症当通精管为是。用虎杖散,现无虎杖,以杜牛膝代之。服药后,一帖而痛减,五帖而痛止,七帖浊净,后以补奇经而愈。

51132　虎杖煎(《千金》卷四)

【组成】高地虎杖根(细剉)二斛

【用法】以水二石五斗,煮取一大斗半,去滓,澄滤令净,取好淳酒五升和煎,令如饧。每服一合,消息为度,不知则加之。

【主治】腹内积聚,虚胀雷鸣,四肢沉重,月经不通。亦治丈夫病。

51133　虎杖煎(《千金》卷四)

【组成】虎杖一百斤(去头、土,晒干,切)　土瓜根　牛膝各取汁二斗

【用法】上㕮咀。以水一斛,浸虎杖根一宿,明旦煎取二斗,纳土瓜,牛膝汁搅令调匀,煎令如饴。每以酒服一合,日二夜一,宿血当下。若病去止服。

【主治】月经闭不通,结瘕,腹大如瓮,短气欲死。

51134　虎肚丸(《全国中药成药处方集》沈阳方)

【组成】虎肚(洗净,焙干)　厚朴　制甘草　广皮各一两　苍术二两

【用法】上为极细末,水泛为小丸。每服五分或三分,姜汤送下。

【功用】健胃宽胸利膈,增进消化机能。

【主治】翻胃噎膈,呕吐吞酸,食欲不振,日渐消瘦,或不服水土,胃肠障碍。

【宜忌】忌生冷食物。

51135　虎肚散(《遵生八笺》卷十八)

【组成】厚朴(姜炒三遍)　陈皮各二两　茯苓　甘草(炙)　人参各一两　苍术(米泔水浸炒,换姜汁炒)四两(净)　虎肚(用新瓦两片合肚,固定两头,火不可猛,逼如银色,不可焦了)

【用法】上为散服。

【主治】噎膈症。

51136　虎肚散(年氏《集验良方》卷四)

【组成】蟾酥一两(同葱捣烂,白面包,火内煨热)　厚朴十五两(姜汁炒)　红芽大戟二两五钱(紫色者佳)　赤金二钱(放煎银罐内,用硫黄末将金花碎)

【用法】用虎肚一个,其肚内之物不可倒出,将各药共

为粗末,入虎肚内,放在铁锅内用大火煅炼成灰,研成细末。年少者,每日清晨用无灰热酒冲服三分,十日共服三钱;年大者,每日清晨用无灰热酒冲服五分,十日共服五钱,即愈。其饭食用京米煮饭,熟时每一碗饭,将柿饼切如米粒大,止用半碗拌在饭内,又复蒸烂食之,以大好为度。

【主治】噎食病。

【宜忌】忌汤水并气怒、劳碌、房事,如渴极时,汤水少用些。

51137 虎龟丸(《增补内经拾遗》卷四引《医学原理》)

【组成】虎胫骨一两 败龟板二两 苍术三两 黄柏二两 防己四两 归梢二两 牛膝一两半

【用法】上为末,糊为丸,如梧桐子大。每服五七十丸,或一百丸。空心盐、姜汤送下。

【功用】《杏苑》:清湿热,泄阴火为主;理湿益阴退火,行血壮筋骨为标。

【主治】❶《增补内经拾遗方论》引《医学原理》:足膝痿弱。❷《杏苑》:湿热怫郁,以致阴火上腾,两足痿弱软而痛,或如火焙,从足踝下上冲。

【方论选录】《衡要》:用防己、苍术以理湿,黄柏、龟板益阴以退火,归尾行血,虎胫骨、牛膝壮筋骨。

51138 虎附散

《一盘珠》卷二。为方出《圣惠》卷二十二,名见《普济方》卷一一一"虎骨散"之异名。见该条。

51139 虎兔丸(《玉案》卷五)

【组成】虎骨二两(羊酥炙) 天门冬(去心) 破故纸(炒) 玄胡索各一两五钱 杜仲(盐水炒) 大附子(便制) 菟丝子(酒煮) 香附(醋炒) 广木香各一两

【用法】上为末,入雄猪脊髓一条,同蜜捣丸。每服三钱,空心酒送下。

【主治】骨髓冷痛,背脊酸疼。

51140 虎挣散(《中医外科学讲义》)

【组成】马钱子一斤 穿山甲二两 川附子二两

【用法】马钱子用清水浸十五天,夏季每隔一日换水一次,冬天用温水浸之,换水一次,刮净皮毛,切一分厚细条,投香油锅中,煎至油沫净,再煎数滚,透心黄脆,再放入黄土内炒拌,至土粉有油气,入筛内筛去油土,再换土粉炒,如是三次,油尽,取出马钱子研细。穿山甲砂土炒松脆,研细。川附子用水浸三天,一日换水一次,晒干,再研细。以上三味药同研细末。根据年龄病情和体质不同,给服不同分量。小儿:1～3岁,2～3厘;4～6岁,3～5厘;7～12岁,5厘～1分。成人1～2分。饭后一小时,黄酒送服。

【功用】宣通经络,调和营卫,健脾和胃,消肿止痛,化阴为阳。

【主治】骨关节结核,已溃未溃。

【宜忌】虚弱者,用量酌减。

51141 虎骨丸(《圣惠》卷二十一)

【组成】虎胫骨二两(涂酥,炙令黄) 牛膝一两(去苗) 天麻一两 天雄一两(炮裂,去皮脐) 羌活一两 白附子三分(炮裂) 防风三分(去芦头) 桂心三分(微炒) 酸枣仁三分(微炒) 天南星三分(炮裂) 乌蛇二两(酒浸,去皮骨,炙令微黄) 桑螵蛸半两(微炒) 槐胶一两 桃胶半两 朱砂三分(细研) 麝香一分(细研) 当归一两 川大黄一两(剉,微炒)

【用法】上为散,研令匀,炼蜜为丸,如梧桐子大。每服二十丸,以温酒送下,不拘时候。

【主治】风毒走注,疼痛不定。

51142 虎骨丸(《圣惠》卷二十一)

【组成】虎胫骨一两(涂酥,炙令黄) 沉香半两 白花蛇二两(酒浸,去皮骨,炙令微黄) 干蝎半两(微炒) 天麻三分 防风三分(去芦头) 羌活三分 天南星半两(炮裂) 海桐皮一两 桂心三分 芎䓖半两 白附子半两(炮裂) 麻黄一两(去根节) 赤芍药半两 羚羊角屑三分 硫黄半两(细研) 川乌头半两(炮裂,去皮脐) 牛膝一两(去苗) 白僵蚕半两(微炒)

【用法】上为末,炼蜜为丸,如梧桐子大。每服二十丸,食前以温酒送下。

【主治】肝肾脏风毒流注,腰脚疼痛冷痹,及筋骨拘急,行履不得。

51143 虎骨丸(《圣惠》卷二十三)

【组成】虎胫骨六两 硇砂一两(先以醋一中盏浸化,于虎胫骨上涂,炙尽为度) 桂心一两 当归一两 芎䓖一两 防风一两(去芦头) 芸薹子一两 地龙一两半(微炒) 赤芍药一两 芫花三分(醋拌,炒令干) 海桐皮一两(剉) 牛膝一两(去苗) 干蝎三分(微炒) 侧子一两(炮裂,去皮脐) 羌活一两

【用法】上为末,炼蜜为丸,如梧桐子大。每服二十丸,食前以温酒送下。

【主治】历节风疼痛。

51144 虎骨丸(方出《圣惠》卷五十二,名见《普济方》卷二○○)

【组成】虎头骨二两(涂酥,炙令黄) 鳖甲二两(涂醋,炙令黄,去裙襕) 牡蛎二两(烧为粉) 香豉二合(炒干) 桃仁二两(汤浸,去皮尖,麸炒微黄)

【用法】上为末,炼蜜为丸,如绿豆大。每服二十丸,食前以粥饮送下。

【主治】疟,往来寒热,经年不愈,瘦弱,及劳疟。

51145 虎骨丸(《圣惠》卷七十一)

【组成】虎骨一两(涂酥,炙令黄) 槟榔一两 败龟一两(涂酥,炙令黄) 当归三分 防风半两(去芦头) 附子半两(炮裂,去皮脐) 赤芍药半两 没药半两 麒麟竭半两 川大黄三分(剉碎,微炒) 桂心半两 牛膝一两(去苗) 木香三分 桃仁三分(汤浸,去皮尖双仁,麸炒微黄) 海桐皮二分(剉) 地龙半两(炒令微黄)

【用法】上为末,炼蜜为丸,如梧桐子大。每服二十丸,食前以暖酒送下。

【主治】妇人血气风,流注腰脚,骨节疼痛不可忍。

51146 虎骨丸(《圣济总录》卷七)

【组成】虎胫骨(酥煮)半两 当归(切,焙)一两 安息香(酒研)半两 海桐皮(剉) 独活(去芦头) 牛膝(酒浸,切,焙)各一两 赤箭半两 肉苁蓉(酒浸,切,焙)一两 金毛狗脊(去毛) 续断各半两 萆薢 乌头(炮裂,去皮脐) 芎䓖各一两 甜瓜子 仙灵脾 乳香(研)各半两 防风(去叉) 天麻 石斛(去根)各一两 酸枣仁(去皮,研) 黄松节(剉,酒炒) 细辛(去苗叶)各半两

【用法】上除别研外,捣为细末,酒煮面糊为丸,如梧桐

子大。每服十五丸,温酒或荆芥汤送下,不拘时候。

【主治】摊缓风,手足不遂,口眼㖞斜,头目昏重,腰膝少力,及风气凝滞,筋骨疼痛。

51147 虎骨丸《圣济总录》卷十

【组成】虎胫骨(涂酥,炙黄)六两 乌头(炮裂,去皮脐) 芎劳 海桐皮(剉) 天南星(炮) 天麻各一两 白花蛇(酒浸,去皮骨,炙) 牛膝(去苗,酒浸一宿,焙干) 蒺藜子(炒去角)各二两

【用法】上为细末,炼蜜为丸,如梧桐子大。每服二十丸,温酒送下。

【主治】一切风,遍身疼痛,脚膝少力。

51148 虎骨丸《圣济总录》卷十二

【组成】虎胫骨(酥炙) 松节(剉,酒炒) 天麻 牛膝(酒浸,切,焙) 赤箭 海桐皮(炒) 独活(去芦头) 石斛(去根) 防风(去叉) 乌蛇(酒浸,去皮骨,炙) 酸枣仁 当归(切,焙) 仙灵脾 甜瓜子(洗,焙) 乳香(研) 五加皮各一两

【用法】上先以十五味为细末,入研者乳香,再同研匀,酒煮面糊为丸,如梧桐子大。每服十五丸至二十丸,荆芥汤或茶、酒任下,不拘时候。

【主治】风虚,肌肉瞤动,手足颤掉。

51149 虎骨丸《圣济总录》卷三十四

【组成】虎头骨(酥炙) 乌梅肉(炒) 桂(去粗皮) 甘草(炙,剉) 人参各半两 桃仁(去皮尖双仁,炒,研) 常山 升麻 肉苁蓉(酒浸,切,焙)各三分 附子(炮裂,去皮脐)半两 麝香(研)一钱 豉(炒)一合

【用法】上除桃仁外,为末,和匀,炼蜜为丸;如梧桐子大。每服三十丸,未发前米饮送下。

【主治】寒疟,无问远近。

51150 虎骨丸《圣济总录》卷一三六

【组成】虎胫骨(去筋肉,刷洗净,涂酥,炙黄) 黄耆(剉) 杜仲(去粗皮) 附子(炮裂,去皮脐)各二两 麝香(别研) 乳香(别研) 各半两

【用法】上将四味为细末,入麝香、乳香,再研令匀,酒煮面糊为丸,如梧桐子大。每服二十丸,加至三十丸,空心温酒送下。

【主治】气肿,走注疼痛,不可忍者。

51151 虎骨丸《圣济总录》卷一五○

【组成】虎骨(酥炙) 生干地黄(焙)各三两 防风(去叉) 延胡索 芍药 枳壳(去瓤,麸炒) 丹参 五加皮 桔梗(炒) 薏苡仁 巴戟天(去心)各一两半 桂(去粗皮) 当归(切,焙) 茯神(去木)各一两 槟榔(剉)五枚 大麻仁(研) 羚羊角(镑) 郁李仁(汤浸,去皮)各二两

【用法】上为末,炼蜜为丸,如梧桐子大。每服二十丸,温酒送下。

【主治】妇人血风劳气,四肢拘急,百节疼痛,身体烦热,经水不利。

51152 虎骨丸《圣济总录》卷一五○

【组成】虎胫骨(酥炙) 牛膝(酒浸,切,焙) 当归(去芦头,切,焙) 防风(去叉) 赤箭各二两 威灵仙(去土) 天雄(炮裂,去皮脐) 丹参 五加皮(剉) 杜仲(去粗皮,剉,炒) 桂(去粗皮) 石斛(去根) 仙灵脾 苍耳各一两

【用法】上为末,炼蜜为丸,如梧桐子大。每服二十丸,加至三十丸,空腹食前,温酒送下,每日三次。

【主治】妇人偏枯,半身瘫痪,举动不随,或缓或急。

51153 虎骨丸《普济方》卷一○四引《圣济总录》

【组成】南乳香(另研) 没药(另研) 虎胫骨(酥炙黄) 当归 赤芍药各一两 血竭(另研)一钱半 熟干地黄二两

【用法】上为末,用木瓜一枚(切破去子),入乳香末在内,以麻缕缠定,勿令透气,好酒二升,煮至酒尽,取木瓜(去皮)研如泥,更入熟蜜少许,和为丸,如梧桐子大。每服三十丸至五十丸,病在上食后服,病在下食前服,用温酒送下。

【主治】经络凝滞,骨节疼痛,筋脉挛急,遇阴寒愈痛。

51154 虎骨丸《鸡峰》卷四

【组成】虎骨 当归 海桐皮 参 木香 附子 白花蛇 桂心 败龟 天南星各七钱半 干姜 没药 麝香 地龙 蔓荆子 菊花 僵蚕 干蝎 防风 芎劳各一两 羌活二两 天麻一两

【用法】上为细末,入麝香、没药研匀,炼蜜为丸,如梧桐子大。每服三十丸至五十丸,食前温酒送下。

【功用】去麻痹止风,通利血脉。

【主治】风湿,筋脉缓纵不随,言语謇涩,及中风脚气。

【备考】本方原名虎骨煎,与剂型不符,据《普济方》引《治风验方》改。《普济方》引《治风验方》本方无干姜、地龙,疑脱。

51155 虎骨丸《杨氏家藏方》卷一

【组成】虎胫骨三两(涂酥,炙黄色) 川芎 熟干地黄(洗,焙) 防风(去芦头) 羌活(去芦头) 当归(洗,焙) 附子(炮,去皮脐) 萆薢 金毛狗脊(去毛) 川乌头(炮,去皮脐尖) 羚羊角屑 白蒺藜(炒,去刺) 天麻(去苗) 白术 杜仲(去粗皮,细剉,姜汁制,炒干) 黄耆(蜜炙)各一两半

【用法】上细剉,如麻豆大,酒浸,春五、夏三、秋七、冬十日,取出焙干,为细末,以浸药酒,打面糊为丸,如梧桐子大。每服三十丸,食前温酒送下。

【主治】瘫缓诸风,及风寒湿痹,脚膝缓弱,骨节疼痛。

51156 虎骨丸《直指小儿》卷四

【组成】虎胫骨(酒炙赤) 生干地黄 酸枣仁(酒浸,去皮,炒香) 白茯苓 辣桂 防风 当归 川芎 牛膝各等分

【用法】上为末,炼蜜为丸,如麻子大。每服五丸,酒调下,或煎木瓜汤送下。

【功用】《普济方》:益肝肾。

【主治】❶《直指小儿》:小儿行迟。❷《幼科指掌》:小儿鹤膝行迟。

【备考】《幼科指掌》有人参,无辣桂;《竹林女科》:有熟地黄、黄耆。本方改为散剂,名"虎骨散"(见《准绳·幼科》);改为饮剂,名"虎骨饮"(见《慈幼新书》)。

51157 虎骨丸《朱氏集验方》卷一

【组成】苍术 防风 萆薢(盐水浸,炒干) 木瓜 杜仲各三两 虎骨(薄片,姜汁浸一时,焙干,防有药箭毒) 金毛狗脊二两(去毛)

【用法】上为末,酒煮面糊为丸,如梧桐子大。每服四

五十丸,汤、酒任下。

【主治】脚气,两腿肿,行步艰辛。

51158 虎骨丸《准绳·类方》卷四）

【组成】虎骨四两(醋炙) 五灵脂(炒) 白僵蚕(炒) 地龙(去土,炒) 白胶香(另研) 威灵仙各一两 川乌头二两(炮,去皮脐) 胡桃肉二两半(去内皮,捣研如泥)

【用法】上为细末,同研令匀,以酒煮面糊为丸,如梧桐子大。每服十丸至十五丸,空心温酒送下,日进二服;妇人,当归酒送下;打扑损伤,豆淋酒送下。老幼加减服之。

【主治】❶《准绳·类方》:男子妇人走注疼痛,麻木困弱。❷《杂病源流犀烛》:肢节肿痛,日夜无已时者。

【备考】《杂病源流犀烛》无地龙、胡桃肉。

51159 虎骨丸《奇方类编》卷上）

【组成】苍耳子(炒)五钱 五加皮一两 骨碎补三两 天麻一两 自然铜(醋淬,细研) 防风三两 肉桂三两 龟版(炙)二两 没药(去油)三两(另研) 赤芍三两 当归三两 虎骨三两(炙) 血竭二钱(另研) 白附子三两 槟榔一两 羌活一两 牛膝一两

【用法】上为细末,研极匀,蒸饼为丸,如梧桐子大。每服二钱,白汤送下,不拘时候。

【主治】风毒走注,疼痛不定,少得睡卧。

【备考】方中自然铜用量原缺。

51160 虎骨丸

《医级》卷八。即《简易方》引《全生方》(见《医方类聚》卷二十)"虎骨散"改为丸剂。见该条。

51161 虎骨丹《幼幼新书》卷七引张涣方）

【组成】虎骨头(微炙) 鬼臼(去毛) 草龙胆 鬼箭各一分 琥珀 白胶香各半两

【用法】上为细末,炼蜜为丸,如黍米大。每服十粒,乳香汤送下。

【主治】小儿继病。

51162 虎骨方《幼幼新书》卷六引丁时发方）

【组成】虎骨 败龟版 不灰木 乳香各半两

【用法】上为末,用生猪血于手心内调,涂在头缝开处,以旧绵子包裹七日;第八日以葱汤水洗去前药,再用此药涂之;经年者,已减一分,又歇三日,方再用药涂之。

【主治】小儿解颅。

【备考】原书用本方治上症,内服方用参苓散。

51163 虎骨汤《圣济总录》卷十）

【组成】虎头骨牙齿(炙)三两 天雄(炮裂,去皮脐) 当归(切,焙)各二两 菝葜 代赭(煅,醋淬) 黄耆 桂(去粗皮) 羌活(去芦头)各一两 赤芍药 防风(去叉) 芎藭 桔梗 络石 桑耳 山茱萸各一两半

【用法】上到,如麻豆大。每服五钱匕,水酒共一盏半,加生姜一枣大(切),煎取八分,去滓温服,不拘时候。

【主治】风腰脚疼痛,筋脉拘急。

51164 虎骨汤《圣济总录》卷十三）

【组成】虎骨(酥炙)一两半 桂(去粗皮)半两 生干地黄(洗,切,焙) 羌活(去芦头) 赤芍药各一两

【用法】上为粗末。每服五钱匕,水一盏,酒半盏,同煎至一盏,去滓,空腹温服,有顷再服。

【主治】热毒风,下攻脚膝及筋骨,日夜烦疼不可忍者。

51165 虎骨汤《圣济总录》卷三十一）

【组成】虎头骨(涂酥,炙) 知母(焙)各半两 甘草(炙) 鳖甲(去裙襴,醋浸,炙) 人参 黄耆(到)各一两

【用法】上为粗末。每服三钱匕,水一盏,加童便三分,生姜三片,葱白三寸,煎至七分,去滓温服,不拘时候。

【主治】伤寒后夹劳,寒热,乍进乍退。

51166 虎骨汤《圣济总录》卷三十七）

【组成】虎头骨一两(酒炙为末) 甘草(炙)一分 知母(焙)半两 葱白七茎 鳖甲(去裙襴,醋炙)半两 豉一分

【用法】上药细到如麻豆。用水三盏,煎取二盏,下童便半盏和煎数沸,去滓,食后良久,分三次温服。

【主治】疟病寒热,乍进乍退。

51167 虎骨饮

《慈幼新书》卷二。即《直指小儿》卷四"虎骨丸"改为饮剂。见该条。

51168 虎骨酒《千金》卷七）

【组成】虎骨一具(炭火炙令黄色,捶刮取净,捣碎,得数升)

【用法】清酒六升,浸五宿,随性多少稍饮之。

【主治】❶《千金》:骨髓疼痛,风经五脏。❷《直指》:诸风缓弱及历节风骨节酸痛。

【方论选录】《千金方衍义》:虎骨搜风壮筋,独用一味渍酒,取其专功。风能胜湿,故治风痹脚弱有效。

51169 虎骨酒《千金》卷十一）

【组成】虎骨一升(炙焦碎如雀头) 丹参八两 干地黄七两 地骨皮 干姜 芎藭各四两 猪椒根 白术 五加皮 枳实各五两

【用法】上咬咀,绢袋盛。以酒四斗,浸四日,初服六七合,渐加至一升,一日二次。

【主治】肝虚寒劳损,口苦,关节骨疼痛,筋挛缩,烦闷。

【方论选录】肝主筋,肾主骨,肝劳而至筋挛骨疼,风寒在下;口苦烦闷,风热在上也。虎骨、猪椒、芎藭内搜筋骨之风;干姜、白术、五加下追关节之痛;地黄、地骨上清烦扰之热;枳实、丹参中散瘀滞之血也。

51170 虎骨酒《千金》卷十九）

【组成】虎骨一具(通炙,取黄焦汁尽)

【用法】碎之,如雀头大,酿米三石,曲四斗,水三石,如常酿酒法。酒熟封头五十日开饮之。

【主治】❶《千金》:骨虚,酸疼不安,好倦,主膀胱寒。❷《医方考》:骨极者,腰脊酸削,齿痛,手足烦疼,不欲动行。

【方论选录】❶《千金方衍义》:虎骨追风定痛,强筋壮骨,酿酒以助其势而散膀胱之寒也。❷《医方考》:肾主骨,骨极者,骨内空虚之极也,故令腰脊酸削;齿者,骨之余,故齿亦痛;手足烦疼,不欲行动,皆骨内空虚之征也。以骨治骨,求其类也;以虎骨治骨,取其壮也。酿之以酒者,取酒性善渍,直彻于骨也。

51171 虎骨酒《本草图经》引《兵部手集方》,见《证类本草》卷十七）

【异名】虎胫骨酒(《杂病源流犀烛》卷二十六)。

【组成】虎胫骨二大两(粗捣熬黄) 羚羊角一大两 新芍药二大两(切细)

【用法】上药以无灰酒浸之,春、夏七日,秋、冬倍日,每旦空腹饮一杯,冬中速要服,即以银器物盛,火炉中暖养之,三两日即可服。

【主治】❶《本草图经》引《兵部手集方》:臂胫痛,不计深浅。❷《杂病源流犀烛》:血虚不能养筋,客邪留着,以致臂胫疼痛,年久不愈。

51172 虎骨酒(方出《证类本草》卷八引《经验后方》,名见《普济方》卷一五四)

【组成】芍药二分 虎骨一两(炙为末)

【用法】夹绢袋盛,酒三升,渍五日,每服三合,一日三次。

【主治】❶《证类本草》引《经验后方》:风毒骨髓疼病。❷《普济方》:肾经疼痛,不得屈伸,走注痛苦,不问深浅。

51173 虎骨酒(《圣济总录》卷一八六)

【组成】虎胫骨一两(酥炙) 黄耆(剉) 桔梗(炒) 酸枣仁(炒) 茯神(去木) 羌活(去芦头) 石菖蒲(米泔浸一宿,切,焙) 远志(去心) 芎䓖 牛膝(酒浸一宿,切,焙) 肉苁蓉(酒浸一宿,切,焙) 熟干地黄(焙) 附子(生,去皮脐,以新汲水浸半日,又破作二片,换水浸一日,焙干) 萆薢 石斛(去根)各一两 防风(去叉) 羚羊角(镑)各半两

【用法】上药剉细,以生绢袋盛,入醇酒一斗浸之,密封瓶口,春、夏三日,秋、冬七日。每服温饮一盏,每日二次。如服尽,添酒五升浸之,又服尽,取滓焙干为末,每服一钱匕,酒调下;或以蜜为丸,如梧桐子大,每服三十丸,空心温酒送下。

【功用】温养肝肾,调顺气血,补虚排邪,理腰膝,久服无健忘,益心气,清头目,定神魂。

【主治】风痹,皮肤不仁或下注步履艰难。

51174 虎骨酒(《陈素庵妇科补解》卷五)

【组成】虎骨四两(酥炙,为末用,膝以下胫骨尤妙) 萆薢一两 牛膝一两 杜仲二两 米仁一两 当归四两 白术三两 川芎一两 熟地三两 红花一两 肉桂一两 山药二两 补骨脂(盐水炒)二两 独活一两

【用法】上为末。每药一两,用无灰酒一斤,用绢袋贮药入瓮煮一昼夜,候冷时时服之,令醉可也。

【主治】产后气血俱损,或寒月风冷,下体去衣太早,胎下甚迟,风冷乘虚袭于下部,瘀血流注经络,阻而不行,两膝酸痛麻软,行步艰难,得寒尤甚,延久不愈,便成产瘫。

【方论选录】前症因血虚而风冷乘之也。虎骨辛热,搜风最有力,佐以肉桂、骨脂则沉寒怕冷悉去,加芎、归、熟、药、白术辛苦温平,补血益肾,草、独祛下焦风湿寒一切痿痹瘫痪,红花佐芎,归以活血,仲、膝、米仁引入下部,使两膝及前后腘腠所受风湿诸邪,悉驱除之使出也。

51175 虎骨酒(《本事》卷四)

【组成】虎胫骨(真者,酒浸,酥炙) 萆薢 牛膝(洗净,剉,焙,酒浸一宿,再焙) 仙灵脾 薏苡仁 熟干地黄(酒洒,九蒸九晒,焙干)各二两

【用法】上细剉,绢袋盛,浸酒二斗,饮取一盏,复入酒一盏,可得百日。

【功用】祛风,补血益气,壮筋骨,强脚力。

【主治】《医钞类编》:脚气。

【方论选录】《本事方释义》:虎胫骨气味辛温,入足厥阴;萆薢气味苦辛,入足太阳;仙灵脾气味辛寒,入手足阳明、三焦、命门;薏苡仁气味甘平淡渗,入手足太阴;牛膝气味酸咸平,入足厥阴;熟地黄气味甘苦微寒,入足少阴。此酒祛风补血,益气壮筋强骨,行走有力,乃王道之品,久服自有效验也。

【加减】妇人,去牛膝。

51176 虎骨酒(《本事》卷四)

【组成】虎骨一具 虎胫骨二茎

【用法】用酥涂,炙黄,捶碎,同无灰酒三斗,密封七日。空心、晚食前温之,随意饮。

【主治】腰脚疼痛,挛急,不得屈伸,及腿膝冷麻。

【方论选录】《本事方释义》:虎全骨气味辛温微咸,虎胫骨气味辛温,皆入足厥阴,不用他药,独以之浸酒者,取其大能驱风强筋骨也。

51177 虎骨酒(《杨氏家藏方》卷一)

【组成】虎胫骨(酥炙焦)二两半 附子(炮,去皮脐)一两半 川乌头(炮,去皮脐尖)一两半 当归(洗,焙) 川芎 羌活(去芦头) 赤芍药 独活(去芦头) 杜仲(去粗皮,细剉,炒断丝) 萆薢 白术 防风(去芦头) 肉苁蓉(洗,焙) 牛膝(酒浸一宿,焙) 金毛狗脊(火燎去毛) 黄耆 肉桂(去粗皮) 白茯苓(去皮) 白蒺藜(微炒去刺) 人参(去芦头) 天麻(去苗) 续断各一两

【用法】上剉,如麻豆大,次以生绢袋子盛。用无灰酒二斗浸之,密封瓶口,春五日、夏三日、秋七日、冬十日。每服一盏,汤烫温,空心、食前、临卧饮尽酒。其滓焙干,捣为细末,每服二大钱,热酒调下。

【功用】久服补肝经,养水脏,调畅气血,通行荣卫,补虚排邪,大益真气。

【主治】八风五痹,手足无力,步履艰难,腿膝缓弱,骨节疼痛。

51178 虎骨酒(《魏氏家藏方》卷六)

【组成】虎骨一两(酥炙) 当归(去芦,酒浸) 天雄(炮,去皮脐,作四片,生姜二两切片子,盐少许,水半升同煮,水干为度) 附子(炮,去皮脐,作四片,生姜二两切片子,盐少许,水半升同煮,水干为度) 肉苁蓉(酒浸,去土) 牛膝(去芦,酒浸) 川萆薢 肉桂(去粗皮,不见火) 酸枣仁(炒) 茯神(去木) 绵黄耆(蜜炙) 远志(去心) 金钗石斛各半两

【用法】上为粗末。用酒一斗,浸七日,每服一合,空心服。

【功用】宁神志,去虚风,补五脏,悦神彩,强筋骨,进饮食;久服活血养气,足膝轻健。

51179 虎骨酒(《普济方》卷九十三引《医学切问》)

【组成】茄子根(净洗,蒸过,九月十月者,晒干)五两 鼠黏子(炒) 蔓荆子各一两 火麻子 晚蚕砂各半升 苍耳子 枸杞子(蒸)各半升 秦艽 草萆薢各二两 生牛蒡叶一握 虎骨二两

【用法】上用绢袋盛,于大罐内以酒浸,封闭不令失气,二七日开,不令面向瓶口,恐药触人。每服一盏,一日三次。

【主治】中风瘫痪。

51180 虎骨酒(《普济方》卷一八五引《仁存方》)

【组成】虎胫骨(酥炙)三两半　川附子(炮,去皮脐)　当归(酒浸,焙,去芦)　川芎　川羌活(去芦)　川乌(去皮尖)　赤芍药　独活各二两半　杜仲(炒断丝)二两半　草薢　白术　防风(去芦)　黄耆(去芦)　白茯苓(去皮)　白蒺藜(炒去刺)　人参(去芦)　天麻(去苗)　川续断各一两(净)

【用法】上剉,如麻子大,以生绢袋子盛满,用无灰酒二升浸之,密封,春浸五日,夏浸三日,秋七日,冬十日。每服一盏,温暖空心服之。

【功用】大行血气,通荣卫,补虚排邪,大益真气;久服身体轻健,运动快捷。

【主治】诸般风痹,手足疼痛,行步艰难,腰膝缓弱。

51181　虎骨酒

《普济方》卷三十二。即《圣惠》卷七"虎骨浸酒"。见该条。

51182　虎骨酒(《普济方》卷三〇六)

【组成】虎骨(酥炙)半两　木香三钱

【用法】上为细末,分作二服,酒调服之。

【主治】驴马气伤疮毒。

51183　虎骨酒(《普济方》卷三〇六)

【组成】蚯蚓屎　黄泥各少许

【用法】上药入些虎骨,用酒调,敷疮口上。

【主治】犬咬。

51184　虎骨酒(《增补内经拾遗》卷四)

【组成】虎骨一具(通炙,取黄雀汁浸,碎如雀脑)

【用法】上用糯米三石,入虎骨,倍用曲,如酿酒法,酿之酒熟,封头五十日,开饮之。

【主治】胃中空虚,行阴用力,身体懈惰,不能支持。

51185　虎骨酒(《全国中药成药处方集》北京方)

【组成】虎骨(煎汁)　草薢　淫羊藿　薏苡仁　怀牛膝　熟地各八两　当归　羌活　乌药　五加皮　苍术　防风　青皮　独活　丹皮　川芎　白芷　木瓜　白芍　紫草　枸杞子　红花　补骨脂　川乌　草乌各五钱　橘皮八两　蒺藜八两　红糖九十六两　红曲二十两　蜂蜜一百六十两　乳香面二两　没药面二两　油松节四两　官桂面　木香面　公丁香面　檀香面　紫豆蔻面　佛手面　砂仁面　蕲蛇　人参面　鹿茸面各五钱　麝香二分(研)　杜仲(生)　续断各五钱

【用法】烧酒一千七百六十两,将以上各药共装罐内,煮至二开为度,入缸封固。温热后有酒量者每服五钱,日服二次,无量者酌减。

【功用】祛风活血,壮筋骨,强膝力。

【主治】筋骨疼痛,四肢麻木,腰疼背痛。

【宜忌】孕妇忌服。

51186　虎骨散(《圣惠》卷二十一)

【异名】乳香趁痛散(《局方》卷一吴直阁增诸家名方)、乳香定疼散(《奇效良方》卷二)。

【组成】虎胫骨二两(涂酥,炙令黄)　败龟二两(涂酥,炙令黄)　麒麟竭三分　赤芍药三分　当归三分　没药三分　自然铜三分(细研)　牛膝一两(去苗)　天麻一两　槟榔一两　五加皮一两　羌活一两　防风三分(去芦头)　白附子三分(炮裂)　桂心三分　白芷三分　苍耳子三分(微炒)　骨碎补三分

【用法】上为细散。每服一钱,以温酒调下。不拘时候。

【主治】风毒邪气,乘虚攻注皮肤骨髓之间,血气相搏,往来交击,疼痛不定,少得睡卧,筋脉拘急,不能屈伸,及打坠腰痛。

❶《圣惠》:风毒走注,疼痛不定,少得睡卧。❷《局方》:风毒邪气,乘虚攻注皮肤骨髓之间,与血气相搏,往来交击,痛无常处,游走不定,昼静夜甚,少得睡眠,筋脉拘急,不能屈伸。❸《直指》:打坠腰痛。

【备考】方中白附子,《奇效良方》作"附子"。

51187　虎骨散(《圣惠》卷二十一)

【组成】虎胫骨一两　硇砂半两(醋化,涂虎骨上,慢火炙令黄)　白芷一两　芫花一分(醋拌,炒令黑色)　当归一两　漏芦一两　赤芍药三分　地龙一分(微炒)　紫笋茶一两　桂心半两

【用法】上为细散。每服一钱,以温酒调下,不拘时候。

【主治】风,走注疼痛不可忍。

51188　虎骨散(《圣惠》卷二十一)

【组成】虎胫骨一两(涂酥,炙令黄)　败龟一两(涂酥,炙令黄)　天麻半两　白附子半两(炮裂)　乌蛇肉一两半(酒浸,去皮骨,炙令微黄)　附子一两(炮裂,去皮脐)　海桐皮三分　防风半两(去芦头)　羌活半两　芎藭半两　桂心三分　骨碎补三分(去毛)　干姜半两(炮裂,剉)　牛膝一两(去苗)　草薢半两(剉)　熟干地黄三分　当归三分(剉,微炒)　麝香一两(研入)

【用法】上为细散,研令匀。每服二钱,食前以温酒调下。

【主治】风,腰脚冷痹疼痛,行履不得。

【宜忌】忌生冷、鸡、猪等肉。

51189　虎骨散(《圣惠》卷二十二)

【组成】虎胫骨一两(涂酥,炙令微黄)　白花蛇一两(酒浸,去皮骨,炙令微黄)　龙骨一两　天麻一两　防风一两(去芦头)　干蝎半两(微炒)　桂心一两　当归一两　羌活一两　麝香一两(细研)　白僵蚕一两(微炒)　牛膝一两(去苗)

【用法】上为细散,研令匀。每服二钱,以热豆淋酒调下,不拘时候。

【主治】白虎风,肢节疼痛,发即不可忍。

51190　虎骨散(方出《圣惠》卷二十二,名见《普济方》卷一一一)

【异名】虎附散(《一盘珠》卷二)。

【组成】虎胫骨一两(涂酥,炙令黄)　附子一两(炮裂,去皮脐)

【用法】上为细散。每服一钱,以温酒调下,不拘时候。

【主治】白虎风,走转疼痛,两膝热肿。

51191　虎骨散(《圣惠》卷二十三)

【组成】虎胫骨二两(涂酥,炙令黄)　海桐皮一两(剉)　麻黄一两(去根节)　羌活一两　天麻一两　白蒺藜一两(微炒,去刺)　桂心一两　天雄一两(炮裂,去皮脐)　道人头一两　牛蒡子一两(微炒)　仙灵脾二两　牛膝一两(去苗)

【用法】上为细散。每服二钱,食前以豆淋酒调下。

【主治】历节风,手足抬举不起,顽痹不仁。

51192 虎骨散(《圣惠》卷三十一)

【组成】虎头骨一两(涂酥,炙令黄) 鳖甲一两(涂醋,炙微黄,去裙襕) 川升麻一两 柴胡一分(去苗) 桃仁一两(汤浸,去皮尖双仁,麸炒微黄) 川大黄一两(剉碎,微炒) 甘草一两(炙微赤,剉)

【用法】上为粗散。每服三钱,以水一中盏,煎至六分,去滓温服,不拘时候。

【主治】传尸羸瘦,肢节烦疼,不思饮食。

【宜忌】忌苋菜。

51193 虎骨散(《圣惠》卷四十四)

【组成】虎胫骨一两(涂酥,炙微黄) 桂心一两 败龟一两(涂酥,炙微黄) 当归一两(剉,微炒) 芎劳一两 萆薢二两(剉) 牛膝一两(去苗) 羌活一两(剉)

【用法】上为细散。每服二钱,食前以温酒调下。

【主治】腰胯连脚膝晓夜疼痛不可忍。

51194 虎骨散(《圣惠》卷六十七)

【组成】虎胫骨二两(涂酥,炙令黄) 桂心一两 牛膝一两(去苗) 菴䕡子一两 续断一两 栗子二两(去壳,炒令黄) 泽兰一两 郁李仁一两(汤浸,去皮,微炒)

【用法】上为细散。每服二钱,以温酒调下,不拘时候。

【主治】一切磕损,落马车辗,失坠伤折疼痛。

51195 虎骨散(《圣惠》卷六十七)

【异名】止痛虎骨散(《普济方》卷三一二)。

【组成】虎胫骨三两(涂酥,炙微黄) 败龟二两(涂醋,炙微黄) 当归一两(剉,微炒) 阳起石一两(酒煮半日,细研) 姜黄一两 骨碎补一两 自然铜一两(细研) 赤芍药一两 甜瓜子一两 没药一两

【用法】上为细散。每服二钱,以暖酒调下,每日三四次。

【功用】止痛。

【主治】马坠伤损。

51196 虎骨散(《圣惠》卷六十八)

【组成】虎胫骨一两(涂酥,炙令黄) 黑豆五合 松脂一两 桂心三分 桃仁一两(汤浸,去皮尖双仁,麸炒微黄) 败龟一两(涂酥,炙令黄) 当归一两(剉,微炒) 芎劳一两 干蝎一两(微炒)

【用法】上先将松脂并黑豆炒令熟,后和诸药为细散。每服二钱,以温酒调下,不拘时候。

【主治】金疮中风痉,肢节筋脉拘急。

【备考】方中桂心用量原缺,据《普济方》补。

51197 虎骨散(《圣惠》卷六十九)

【组成】虎胫骨三两(涂酥,炙令黄) 当归一两(剉,微炒) 威灵仙一两 牛膝一两(去苗) 羌活一两 干蝎半两(微炒) 漏芦三分 芎劳三分 琥珀半两(细研) 桂心一两 没药三分

【用法】上为细散。每服一钱,以温酒调下,不拘时候。

【主治】妇人血风走疰,痛无常处。

51198 虎骨散(《圣惠》卷六十九)

【组成】虎胫骨半两(涂醋,炙令黄) 桂心一两 芎劳一两 海桐皮一两 羌活三两 当归一两(剉,微炒) 牛膝一两(去苗) 天麻一两 附子一两(炮裂,去皮脐) 骨

碎补一两 没药一两 琥珀一两 木香半两 麝香一两(细研)

【用法】上为细散,研令匀。每服二钱,以温酒调下,不拘时候。

【主治】妇人血风攻注,身体疼痛。

51199 虎骨散(《养老奉亲》)

【组成】虎骨(为粗末,炒黄)二钱 羚羊角屑二两 芍药二两

【用法】上一处酒浸一宿,焙,为末。每服二钱,食前暖酒调下。

【主治】手臂疼痛,冷重无力。

51200 虎骨散(《传家秘宝》卷三)

【组成】虎骨 败龟各八分(亦酥炙) 何首乌 芍药各五分 羌活四分 当归 川芎 牛膝各六分 白芷四分(炒) 附子四分 威灵仙(取茸) 白槟榔各六分 蚕砂 元胡索四分 皂角八分(酥炙) 生干地黄八分

【用法】上为末。每服三钱,空心温酒调下,每日三次。如不吃酒,用童便五合,薄荷一握,生姜少许同煎三合,去滓调服。

【主治】风毒气走注,体骨疼痛,或手足瘰痹,腰胯沉重,牵拽不遂。

【宜忌】忌生葱、牛肉、豉汁。

【备考】方中蚕沙用量原缺。《圣济总录》卷十组成多秦艽一两半。

51201 虎骨散(《圣济总录》卷十)

【组成】虎骨(酥炙令黄) 乌梅肉 赤茯苓(去黑皮,剉) 肉苁蓉(酒浸,切,焙) 人参 鳖甲(去裙襕,醋浸,炙) 甘草(炙) 芍药各一两 当归(切,焙) 前胡(去芦头)各三分 白术 豉(慢火微炒) 紫菀(去土) 黄耆(剉,焙)各一两 常山(炒) 枳壳(去瓤,麸炒) 犀角(镑) 知母(切,焙)各一分 升麻 柴胡(去苗) 桔梗(炒) 天灵盖(酥炙) 桂(去粗皮) 木香各三分 桃仁(汤浸,去皮尖双仁,炒) 四十九枚

【用法】上为散。每服二钱匕,温酒调下,空心、临卧各一服。若为丸,即炼蜜为丸,如梧桐子大。每服二十九至三十丸,温酒送下。

【主治】白虎风,走注疼痛,发歇不定,积年不效者。

51202 虎骨散(《圣济总录》卷十)

【组成】虎骨(酒炙)二两 地龙(去土,炒) 踯躅花(酒炒)各一两半 牛膝(酒浸,切,焙) 硇砂(汤煮令枯) 没药(研) 芎劳 当归(切,焙) 密陀僧(研)各一两 桂(去粗皮) 延胡索(炒) 乳香(研)各半两

【用法】上为散,拌匀。每服一钱匕,温酒入少童便调下。

【主治】白虎风疼痛,及走注不定。

51203 虎骨散(《圣济总录》卷十)

【组成】虎胫骨(酥炙)二两 羌活(去芦头) 附子(炮裂,去皮脐) 地龙(炒)各一两

【用法】上为散。每服二钱匕,温酒调下,不拘时候。

【主治】白虎风,走注疼痛不定。

51204 虎骨散

《圣济总录》卷十。为《普济方》卷十五引《博济》"天麻

虎骨散"之异名。见该条。

51205 虎骨散《圣济总录》卷二十）

【组成】虎骨（酥炙黄）　败龟（酥炙黄）各一两　何首乌（酒蘸去黑皮）　羌活（去芦头）各半两　当归（细切，焙干）　芎䓖　牛膝（去苗，酒浸，切焙）　秦艽（去苗土）各三分　附子（炮裂，去皮脐）半两　威灵仙（洗焙）　原蚕沙（炒）各三分　延胡索（与糯米同炒米赤为度）半两　皂荚（去黑皮并子炙黄）一两　槟榔（煨）三分　生干地黄（焙）一两

【用法】上为散。每服三钱匕，温酒调下，不拘时候。

【主治】中诸风毒，冷痹偏枯不随，骨节疼痛，手足挛跎。

51206 虎骨散《圣济总录》卷八十九）

【组成】虎骨（醋炙）　猴孙骨（醋炙）　自然铜（烧，醋淬）　骨碎补（去毛）　赤芍药　补骨脂（炒）　金牙（烧，醋淬）　苍术（切，炒）　当归（切，炒）　芎䓖　牛膝（切，酒浸，焙）　桂（去粗皮）　人参　柴胡（去苗）　败龟（醋炙）　沉香各一两

【用法】上为细散。每服二钱匕，温酒调下，空心、日午、近夜服。

【主治】虚劳，荣卫俱伤，遍身疼痛。

51207 虎骨散《圣济总录》卷一二四）

【组成】虎骨

【用法】上为细散。每服一钱匕，水调下。狸骨亦得。

【主治】诸兽骨鲠。

51208 虎骨散《圣济总录》卷一四五）

【组成】虎骨（酥炙，别为末）一两　酒一升，生地黄汁一升

【用法】将地黄汁并酒煎沸，入虎骨末，同煎数沸。每服一盏，温服，不拘时候。

【主治】倒仆蹴损，筋骨疼痛。

51209 虎骨散

《圣济总录》卷一五〇。为《博济》卷五"八效虎骨散"之异名。见该条。

51210 虎骨散《简易方》引《全生方》见《医方类聚》卷二十）

【组成】当归二两　赤芍药　川续断　白术　藁本　虎骨各一两　乌蛇肉半两

【用法】上为细末。每服二钱，食后温酒调下。

【功用】❶《简易方》引《全生方》：润筋去风。❷《十便良方》：祛风邪，通血脉。

【主治】偏枯。由血少气胜，风邪留于脉络，荣卫不得运行。半身不遂，肌肉干燥，渐渐细瘦，时或疼痛。

【宜忌】勿用麻黄汤药发汗，重亡津液，愈耗其血也。

【加减】骨中烦疼，加生地黄一两；脏寒自利，加天雄半两。

【备考】本方改为丸剂，名"虎骨丸"（见《医级》）。

51211 虎骨散《鸡峰》卷十五）

【组成】虎骨头　干地黄各二两　败龟　干蝎　琥珀各半两　当归　威灵仙　牛膝　羌活　肉桂各一两　天麻　川芎　没药各三分

【用法】上为细末。每服二钱，以温酒调下，不拘时候。

【主治】妇人血风走疰，痛无常处。

51212 虎骨散《鸡峰》卷十七）

【组成】虎胫骨一两半　桂心　芎䓖　海桐皮　当归　牛膝　天麻　骨碎补　附子各一两　羌活半两

【用法】上为细末。每服一钱，空心温酒调下。

【主治】妇人血风攻注，身体疼痛。

51213 虎骨散《卫生总微》卷十七）

【组成】虎骨（酥涂，炙黄）一分　金毛狗脊（去毛）一两　穿山甲一两（烧）　骨碎补一两

【用法】上为末。以仓米煮粥，临熟更入米醋煮如糊，摊纸上，然后掺药在上，包裹贴损处。如大段损折，即以杉夹正，不过三上即安。

【主治】小儿扑坠损伤，筋骨损者。亦治大人。

51214 虎骨散《杨氏家藏方》卷十四）

【组成】没药（别研）　血竭（别研）　丁香　虎胫骨（酥炙）各一两　乳香半两（别研）　骨碎补半两　桑白皮二两　赤小豆六两

【用法】上为细末。每服三钱，煎苏木、当归酒调下，空心、临卧乘热服。

【主治】闪肭折伤；及风湿客搏，筋骨疼痛。

51215 虎骨散《魏氏家藏方》卷八）

【组成】虎骨二两（酥炙微赤）　羚羊角一两（镑）　白芍药二两

【用法】上㕮咀，酒五升，春浸五日、夏三日、秋冬七日，候日足。每服七分盏，食前温服。即再用酒七分盏，入药内。如痛未退，再换药浸酒服之。

【主治】一切风湿脚气，疼痛不可忍者。

51216 虎骨散《医方类聚》卷二十一引《济生方》）

【组成】虎骨（酥炙）二两　花蛇（酒浸，取肉）　天麻　防风（去芦）　川牛膝（去芦，酒浸）　白僵蚕（炒，去丝嘴）　川当归（去芦，酒浸）　乳香（别研）　桂心（不见火）各一两　甘草（炙）　全蝎（去毒）各半两　麝香一钱（别研）

【用法】上为细末。每服二钱，温酒调服，或用豆淋酒调服亦可，不拘时候。

【主治】白虎风，肢节疼痛，发则不可忍。

51217 虎骨散《直指》卷四）

【组成】虎胫骨（酒炙黄）一两半　白花蛇（酒浸，取肉，炙黄）　天麻　自然铜（用醋淬七次）　防风　白附子（炮）　槟榔　官桂　当归　羌活　牛膝　白芷　川芎　僵蚕（炒去丝）各一两　全蝎（焙）　地龙（去土）　乳香　没药　雄黄各半两　麝香一分

【用法】上为末。每服二钱，食前以暖豆淋酒调下。

【主治】白虎历节，走注痒痛，不得屈伸。

51218 虎骨散《朱氏集验方》卷十）

【组成】虎骨（为末）

【用法】用麝香酒调服。

【主治】妇人腰上实肉处痛不可忍。

【备考】方中虎骨用量原缺。

51219 虎骨散《医方类聚》卷二十三引《医林方》）

【组成】虎骨（酥炙）　没药各等分

【用法】上为细末。每服五钱，酒煎，食前和淬热服。

【主治】妇人风寒湿三气不调，白虎风，昼静而夜痛。

51220 虎骨散《普济方》卷一五六）

【组成】虎骨二钱　米壳三钱　甘草三钱　陈皮半钱
没药三钱　乳香三钱

【用法】上为细末。每服三钱,看上下,食前后白汤
调下。

【主治】腰膝四肢疼痛。

51221　虎骨散《普济方》卷二九○

【组成】乌鱼骨　龙骨　虎骨(炙)　天灵盖(烧)各
等分

【用法】上为细末。干贴疮上。

【功用】敛疮。

51222　虎骨散《普济方》卷三○六

【组成】虎骨　石灰

【用法】上以腊月猪脂和作饼子,晒干,捣末,以敷之。

【主治】狂犬咬。

51223　虎骨散《普济方》卷三○七

【组成】虎头骨(炙)　板蓝子　荜茇各一分

【用法】上于五月五日午时,捣为细末。用灯心点药少
许于眼大眦,男左女右。如卒暴用,不必重五日合。

【主治】蝎螫卒痛。

51224　虎骨散《奇效良方》卷二

【组成】虎胫骨(酥炙)二两　天麻　木香　羌活　川
芎　黄耆　蒺藜(炒,去刺)　青皮(去白,炒)　大腹皮　桂
心　槟榔　沉香　白茯苓(去皮)　桃仁(去皮尖,炒)　山
芋　葛根　海桐皮　五味子　败龟版(醋浸,炙)　白鲜皮
各一两　甘草(炙)半两　肉苁蓉(酒浸,焙)　附子(炮裂,
去皮脐)各一两半

【用法】上为细末。每服二钱匕,空心、临卧温酒或盐
汤调下。

【主治】风,腰脚疼痛,下注脚膝,行步不得,或肿痒,或
在两膝肿疼痛,久疗不愈,渐致足胫细小少力。

51225　虎骨散《医学入门》卷七

【组成】虎骨四钱　芍药一两六钱　生地八两

【用法】以清酒一升浸,晒干,复入酒中,取酒尽为度,
为末。每服二钱,酒调下,每日三次。

【主治】骨髓中酸疼。

51226　虎骨散

《准绳·幼科》卷九。即《直指小儿》卷四"虎骨丸"改为
散剂。见该条。

51227　虎骨散《证治宝鉴》卷十二

【组成】虎骨二两　沉香　木香　当归　赤芍　骨碎
补　牛膝　羌活　秦艽　桃仁各一两　甘草五钱　石南叶
一握

【用法】每服五钱,入麝少许煎。

【主治】白虎,昼静夜甚。

51228　虎骨散《医略六书》卷二十

【组成】虎骨五两　防风五两　当归十两　乳香五两
僵蚕五两　全蝎二两　天麻五两　桂心五两　白花蛇十两
麝香五分

【用法】上为散。每服三钱,豆淋酒调下。

【主治】肢节痛不可忍,脉弦浮者。

【方论选录】毒风伤营,筋脉失养,故历肢节痛甚不可
忍,谓之历节痛风焉。虎骨追风壮骨,桂心暖血温营,当归

养血以荣经脉,防风散表以逐风邪,天麻祛风胜湿,僵蚕活
络祛风,全蝎攻毒风之伏匿,花蛇窜经络之邪凝,乳香活血
脉以止痛,麝香通毫窍以出邪。为散豆淋酒下,以奏活血祛
除毒风之功也。使血活气行则营卫调和而毒风自解,何历
节疼痛之不除哉! 此追风攻毒之剂,为毒风攻注历节痛之
专方。

51229　虎骨散《伤科补要》卷四

【组成】黄荆子一两　川续断八钱　独活七钱　秦艽
八钱　海桐皮八钱　鸡骨节　虎骨节　龙骨　犬骨节各
等分

【用法】以酒炙为末。陈酒调服。

【主治】跌打损伤,愈后筋不能伸。

51230　虎骨膏《肘后方》卷八引华佗方

【组成】虎骨　野葛各三两　附子十五枚(重九两)
椒三升　杏仁　巴豆(去心皮)　芎劳(切)各一升　甘草
细辛各一两　雄黄二两

【用法】上药苦酒渍周时,猪脂六斤,微煎三上三下完,
附子一枚,视黄为度,绞去滓,乃纳雄黄,搅使稠和,密器贮
之。百病皆摩敷上,若服之,可如枣大,纳一合热酒中,须臾
后,拔白发,以敷处即生。

【主治】乌猪疮毒风肿,马鞍疮,牛领等疾。

【宜忌】不得入眼。

51231　虎骨膏《圣惠》卷六十

【组成】虎头骨一两(炙令黄)　犀角屑一两

【用法】上为细散,以猪脂和如膏。涂痔上,每日三
五次。

【主治】❶《圣惠》:痔疾,肛边生鼠乳,痒痛不可忍。
❷《普济方》:五痔下血。

51232　虎骨膏《圣济总录》卷一四四

【组成】虎头连项锁骨一穿　鲮鲤甲连项锁骨一穿
败龟背骨　乌贼鱼骨(去甲)各二两　狗头骨一枚(以上五
味烧成灰,研为末)　日炙沙二两(雨后地卷皮是也。净者
火煅)　雄雀粪(尖者,炒)一两　花乳石二两(煅令化)

【用法】上为细末。每用一大匙,醋煮粟米粥,入药乘
热搅匀,摊在帛子上,裹痛处,如得痛定,一日一度,洗换
新药。

【主治】伤折。

51233　虎骨膏《北京市中药成方选集》

【组成】虎骨二十四两　川乌(生)一两　川芎一两
熟地一两　五加皮一两　桃枝一两　白术一两　续断一两
桑枝一两　槐枝一两　草乌(生)一两　白芷一两　天麻一
两　何首乌(生)一两　生地一两　香附一两　青风藤一两
白蔹一两　独活一两　僵蚕一两　当归一两　细辛一两
牛膝一两　羌活一两　杜仲(生)一两　威灵仙一两　穿山
甲(生)一两　苍术一两　榆枝一两　川楝子一两　柳枝一
两　大风子一两　蜈蚣一钱

【用法】上药酌予碎断,用香油二百四十两,炸枯过滤
去滓。炼至滴水成珠,入黄丹一百两,搅匀成膏。取出浸于
水中去火毒后加热溶化。另兑以下细粉:肉桂五钱,乳香五
钱,公丁香五钱,血竭五钱,没药五钱,麝香三钱,搅匀摊贴。
大张油重六钱,中张油重四钱五分,布光。微火化开,贴
患处。

【功用】散风止痛,舒筋活络。

【主治】腰腿疼痛,筋脉拘挛,四肢麻木,行步艰难。

51234 **虎骨膏**(《全国中药成药处方集》兰州方)

【组成】生虎骨四两 石斛二两 赤芍一两五钱 白及 川芎各一两 羌活一两五钱 桂枝二两 生杜仲一两五钱 生地四两 生川乌 白蔹 生山甲各一两 独活一两五钱 麻黄一两 透骨草二两 当归四两 生草乌 红花 大黄各一两 防风一两五钱 甘草一两

【用法】以上药料用香油十五斤炸枯,去滓滤净,炼至滴水成珠,再入章丹九十两,搅匀成膏。每膏药油十五斤兑:肉桂面一两五钱,乳香面一两,没药面一两,麝香五分,血竭面一两五钱,广木香面五钱,公丁香面五钱,搅匀。每大张净油一两,小张净油五钱。贴患处。

【功用】祛风散寒,舒筋活血,止痛。

【主治】筋骨疼痛,四肢麻木,跌打损伤,闪腰岔气。

【宜忌】孕妇忌贴腹部。

51235 **虎胫丸**(《医部全录》卷四一六引《幼幼近编》)

【组成】虎胫骨 熟地 山茱萸 牛膝 山药 当归 木瓜 川芎 鹿茸 薏苡仁 五加皮 肉桂

【用法】蜜为丸,如梧桐子大。三岁儿每服一丸,每日三次。

【主治】小儿行迟。

【加减】内热者,去桂。

51236 **虎胫酒**(《嵩崖尊生》卷十)

【组成】石斛 石楠叶 防风 虎胫(酥炙) 当归 杜仲 茵芋叶 川牛膝 川芎 狗脊(去毛) 巴戟各五钱

【用法】渍酒。每服一杯。

【主治】半身不遂,口眼㖞斜。

【备考】原书治上症,先服顺风匀气散,继服本方。

51237 **虎胶丸**(《全国中药成药处方集》广州方)

【组成】黄柏三两 白芍 陈皮各二两 龙骨一两 知母三两 炙龟版四两 牛膝二两 熟地三两 锁阳一两五钱 羊肉四两 虎胶 全归 干姜各一两

【用法】上药蒸透晒干,研为细末,炼蜜糖为小丸。每服四钱,每日早、晚服二次。

【主治】四肢酸软。

51238 **虎眼丸**(《幼幼新书》卷十引《惠眼观证》)

【组成】朱砂 白僵蚕 天南星(生)各一分

【用法】上为末,面糊为丸,如梧桐子大。每服五丸至七丸,薄荷汤送下。

【功用】镇心化涎。

【主治】小儿夜卧不稳,梦中惊叫,或多虚汗。

51239 **虎眼丸**

《普济方》卷三一七。即《圣惠》卷六十九"虎睛丸"。见该条。

51240 **虎液膏**(《异授眼科》)

【组成】上好羊脑炉甘石八两(打如莲子大,一分重为则。用新铜罐盛入童便,浸四十九日,滤去宿便,再入新童便煮一柱香久,咬咸酸味,不必再煮;又不可煮老。研为细末,用缸片一大块,将药放在上,用硬炭火煅,一柱香久,甘石渐渐转如松花色,谨慎取起)。

【用法】上药取一份,用姜汁煮三次,候干,细研筛过,

另用磁罐盛之,不可出气。外用点眼。

【主治】内障迎风冷泪,怕日羞明,昏花;或翳肉攀睛,赤白翳烂弦;及时行火眼,或年久云翳遮睛,不能行路,但见人影,如白衣人行,有血根攀睛者。

【备考】原书用本方,治内障迎风冷泪,怕日羞明,昏花者,须兑羊脑玉、凤麟、冰片合用;治翳肉扳睛,赤白翳膜烂弦者,须兑羊脑玉、青龙、冰片合用;治时行火眼,须兑羊脑玉、朱砂合用;治年久云翳遮睛,有血根扳睛者,先用青龙、羊脑玉点眼,直点至翳开之后,再用本方兑羊脑玉、凤麟、冰片、珍珠、琥珀合用。

51241 **虎掌丸**(方出《千金》卷二十,名见《普济方》卷二〇一)

【组成】虎掌 薇衔各二两 枳实 附子 人参 槟榔 干姜各三两 厚朴六两 皂荚三寸 白术五两

【用法】上为末,炼蜜为丸,如梧桐子大。每服二十丸,以酒送下,每日三次。

【主治】霍乱。

51242 **虎掌丸**(《圣惠》卷二十)

【组成】虎掌一两(汤洗七遍,微炒) 牛黄半两(细研) 天南星一两(炮裂) 板蓝根二两 川乌头一两(炮裂,去皮脐) 白僵蚕一两(微炒) 雄黄一两(细研) 桂心一两 白附子一两(炮裂) 大豆黄卷一两(炒熟) 麝香一分(细研) 龙脑一分(细研)

【用法】上为末,炼蜜为丸,如梧桐子大。每服五丸,热酒研下,不拘时候。

【主治】因沐浴,卒中风不语,喉中如拽锯声。

51243 **虎掌丸**(《圣惠》卷五十六)

【组成】虎掌半两(汤洗七遍,剉,生姜汁拌,炒干) 赤茯苓一两 龙齿一两(细研) 朱砂半两(细研) 当归三分(剉,微炒) 阿魏一两 蓬莪术三分

【用法】上为末,用酒煎阿魏成膏,为丸,如梧桐子大。每服二十丸,煎生姜、乌梅汤送下,不拘时候。

【主治】尸疰,寒热,不思食味,心腹刺痛。

51244 **虎掌汤**(《圣济总录》卷一五一)

【组成】虎掌(剉)半两 大黄(剉,炒)二两 桃仁(汤浸,去皮尖双仁,麸炒黄)三十枚 水蛭(以糯米同炒,米熟去米)二十一枚

【用法】上为粗末。每服二钱匕,水一盏,煎至七分,去滓温服。血快即止。

【主治】妇人月水不利,腹中满痛。

51245 **虎掌饮**(《圣济总录》卷一六一)

【组成】虎掌 当归(切,焙) 艾叶(微炒)各一两 人参半两 地榆三分 生干地黄(焙)一两一分

【用法】上为粗末。每服三钱匕,加生姜三片,水一盏,煎至七分,去滓温服。

【主治】产后恶露过多,心闷气短无力,不能食。

51246 **虎跑泉**(《解围元薮》卷四)

【组成】虎杖草 豨莶草 苍耳草 防风 升麻 荆芥 金银花 紫苏 鹤虱草

【用法】煎汁,洗浴。

【主治】麻风,手指挛曲。

51247 **虎犀丹**(《万氏家抄方》卷二)

【组成】虎睛一对(微炒) 犀角八钱 羚羊角八钱

麦门冬五钱（去心）　生地一两（酒洗）　胆星二两　黄连（姜汁炒）一两　山栀仁（姜汁炒）二两　贝母一两　远志（甘草汁浸，去骨）一两五钱　石菖蒲一两　明天麻一两　枣仁一两（炒）　辰砂（水飞，为衣）一两　麝香二钱　甘草（炙）五钱　金箔十片　当归（酒洗）二两　人参一两五钱　茯神（去木）一两

【用法】上为末，炼蜜为丸，如梧桐子大。每服百丸，灯心、竹叶汤送下，临睡、五更各一服。

【主治】七情所伤，心神惑乱异常，怔忡惊悸及痫证。

【备考】《玉案》有半夏，无贝母、当归。用法为：每服三钱。

51248　虎睛丸（《千金》卷十四）

【组成】虎睛一具（酒浸一宿，炙）　防风　秦艽　防葵　龙齿　黄芩　雄黄　防己　山茱萸　茯苓　铁精　鬼臼　人参　干地黄（一方云干姜）　大黄　银屑　牛黄各四分　独活　远志　细辛　贯众　麝香　白薇（一作白薇）　升麻　白鲜皮各三两　茯神　石膏　天雄各五两　鬼箭羽　露蜂房各二分　寒水石六分　蛇蜕一尺

【用法】上为末，炼蜜为丸，如梧桐子大。每服十五丸，稍加至二十五丸，酒送下，每日二次。

【主治】风痫瘛疭，口眼张大，口中出白沫，或作声，或死不知人。

【方论选录】《千金方衍义》：虎睛、龙齿定魄安魂，牛黄、麝香涤痰利窍，蜂房、蛇蜕攻毒祛风，铁精、银屑辟邪镇惊，雄黄、石膏破恶散结，防葵、天雄出阴入阳，升麻、大黄升清降浊，人参、地黄导气和血，其余风药、毒药总皆匡佐之流耳。如无虎睛，珍珠代用可也。

【备考】按：《圣济总录》有芎䓖、飞鸦头，无雄黄、茯神。

51249　虎睛丸（《外台》卷三十五引刘氏方）

【异名】五味虎睛丸（《圣惠》卷七十六）。

【组成】犀角十二分（屑）　子芩五分　栀子仁　大黄各十分　虎睛一枚（研）

【用法】上为末，炼蜜为丸，如梧桐子大。每服七丸，大小量之，若小儿热风痫，每服三丸，以乳汁或竹沥研下，逐渐增量，以愈为度；小儿百日以下，蓐内壮热，每服四丸，以奶汁研下。

【主治】❶《外台》引刘氏：小儿眠睡不安，惊啼不吃奶。❷《圣惠》：小儿惊啼壮热，颜色萎瘁，腹中坚积，不可哺乳。

【宜忌】❶《外台》引刘氏方：奶母忌热面。❷《颅囟经》：忌毒物。

51250　虎睛丸（《颅囟经》卷上）

【组成】虎睛一只　栀子仁　茯苓各二分　牛黄少许　人参一分　钩藤　大黄各四分　犀角末一分　黄芩一分　蛇蜕七寸（烧灰）

【用法】上为末，炼蜜为丸，如黍米大。随年丸数，轻者一服，重者三服，空心热水送下，奶汁下亦得。

【主治】小儿二十四种惊痫，壮热，手脚抽掣，呕吐，夜啼，眼肿。

【宜忌】乳母忌一切生冷、油腻、毒物。

51251　虎睛丸（《圣惠》卷四）

【组成】虎睛一对（酒浸一宿，微炙，捣）　金箔五十片（细研）　银箔五十片（细研）　光明砂半两（细研）　雄黄半

两（细研）　牛黄半两（细研）　琥珀半两（细研）　真珠半两（细研）　龙齿半两（细研）　麝香半两（细研）　人参二两（去芦头，为末）　茯神二两（末）

【用法】上为极细末，以煮枣肉为丸，如绿豆大。每服七丸，温水送下，不拘时候。

【主治】心脏风虚，惊悸心忪，或夜间狂言，恒常忧怕，或如见鬼神，恍惚不定。

51252　虎睛丸（《圣惠》卷二十二）

【组成】虎睛一对（酒浸，炙微黄）　茯神一两　龙齿一两　石膏一两　防风一两（去芦头）　黄芩一两　秦艽一两（去苗）　川升麻一两　汉防己一两　铁粉一两（细研）　川大黄一两（剉碎，微炒）　人参一两（去芦头）　防葵一两　独活一两　远志三分（去心）　白鲜皮三分　鬼臼三分　细辛三分　银箔五十片（细研）　金箔五十片（细研）　天雄三分（炮裂，去皮脐）　干姜半两（炮裂，剉）　芎䓖三分　麝香半两（细研）　露蜂房半两（微炒）　牛黄半两（细研）　蛇蜕皮十条（烧灰）

【用法】上为末，炼蜜为丸，如梧桐子大。每服二十丸，温酒送下，薄荷汤下亦得，不拘时候。

【主治】风癫，口眼开张，多吐白沫，或作恶声，恍惚虚悸。

51253　虎睛丸（《圣惠》卷二十二）

【组成】虎睛一对（酒浸一宿，微炒黄）　铁粉一两（细研）　黄丹一两　麦门冬一两半（去心，焙）　人参一两（去芦头）　玄参一两　沙参一两（去芦头）　苦参一两（剉）　金箔一百片（细研）　银箔一百片（细研）　牛黄半两（细研）　马牙消二两　黑铅一两　水银一两（与铅二味结为砂子，细研）

【用法】上为末，炼蜜为丸，如梧桐子大。每服三十丸，温水送下，不拘时候。

【主治】风痫，积年不愈，发即昏昏欲睡，良久方醒

51254　虎睛丸（方出《圣惠》卷五十二，名见《普济方》卷一九八）

【组成】虎睛一枚（生，捣细末）　腊月猪血少许　朱砂一分（细研）　阿魏一分（末）

【用法】上为末，取五月五日修合，用粽子尖七枚为丸，如黍米大。如有患者，以绵裹一丸，男左女右，纳鼻中。

【主治】疟疾，发作时节不定，寒热甚者。

【备考】《本草纲目》本方用法：绵包一丸，男左女右塞耳中。

51255　虎睛丸（方出《圣惠》卷五十二，名见《普济方》卷二〇〇）

【组成】虎睛一对（生用）　狗胆汁一枚　天灵盖一分（生用）　麝香半钱（细研）

【用法】上为末，入麝香研匀，以狗胆汁为丸，如梧桐子大。以绯帛裹一丸，男左女右，手中指上系之；如患多时者，生姜汤送下一丸。

【主治】久疟。

51256　虎睛丸（《圣惠》卷六十九）

【组成】虎睛一对（微炙）　秦艽半两（去苗）　龙齿半两　防葵半两　黄芩半两　雄黄半两（细研，水飞过）　汉防己半两　牛黄半两（细研）　羌活一分　川升麻三分　寒水石三分　远志一分（去心）　茯神半两　石膏一两（细研）　天雄半两（炮裂，去皮脐）　鬼箭羽一分　蛇蜕皮五寸（微

炒) 露蜂房一分 白鲜皮一分 白薇一分 贯众一分 麝香一分(细研)

【用法】上为末,炼蜜为丸,如梧桐子大。每服二十丸,温水送下,不拘时候。

【主治】妇人风邪,发癫狂及诸痫。

【备考】本方方名,《普济方》引作"虎眼丸"。

51257 **虎睛丸**《圣惠》卷八十二)

【异名】虎睛牛黄丸(《圣济总录》卷一六八)。

【组成】虎睛一对(酒浸,微炙,取仁) 牛黄一分 麝香一分 雄黄一分 朱砂一分

【用法】上为细末,炼蜜为丸,如绿豆大。每服五丸,乳汁研下,随儿大小,以意加减。

【主治】小儿蓐内及百日以来,壮热多惊。

51258 **虎睛丸**《圣惠》卷八十五)

【组成】虎睛一对(酒浸,炙令干,先捣末) 牛黄一分(细研) 青黛一分(细研) 麝香半分(细研) 腻粉一分 干蝎七枚(微炒)

【用法】上为细末,用蟾酥半钱,以新汲水少许浸化如面糊,搜前药末为丸,如麻子大。初生及月内,每服一丸,以乳汁化下;百日以上儿,每服二丸;足一岁儿,每服三丸,薄荷汤送下。

【主治】❶《圣惠》:小儿急惊风,客忤邪气,发热,搐搦,涎聚上壅。❷《普济方》:胎风。

51259 **虎睛丸**《圣惠》卷八十五)

【组成】虎睛一对(酒浸,炙微黄) 天麻一分 干蝎一分(微炒) 乌蛇肉一分(炙微黄) 羌活一分 独活一分 僵蚕一分(微炒) 麝香一分(细研)

【用法】上为末,面糊为丸,如绿豆大。每服三丸,薄荷汤研下,不拘时候。

【主治】小儿胎风及惊风。

51260 **虎睛丸**《圣惠》卷八十五)

【组成】虎睛一对(微炙,细研) 牛黄半两(细研) 栀子仁半两 白茯苓半两 人参一两(去芦头) 黄芩一两 生犀角屑一分 蛇蜕皮一分(微炙) 钩藤一两 川大黄一两(剉碎,微炒)

【用法】上为末,细研令匀,炼蜜为丸,如梧桐子大。一二岁儿每服一丸;三四岁儿每服二丸,以熟水研破送下,粥饮送下亦可。

【主治】小儿二十四种惊痫,壮热,手足抽掣,呕逆,夜啼,睡卧不安,惊痫。

51261 **虎睛丸**《圣惠》卷八十五)

【组成】虎睛一对(酒浸,炙令黄) 朱砂半两(细研,水飞) 麻黄半两(去根节) 钩藤半两 铁粉三分 防风三分(去芦头) 子芩三分 川大黄三分(剉碎,微炒) 龙齿一两(细研) 银屑三分(细研) 栀子仁三分 羌活三分 柴胡半两(去苗) 白鲜皮半两 牛黄半两(细研) 雷丸两 沙参半两(去芦头) 细辛一分 石膏一两(细研,水飞) 川升麻半两 蚱蝉四枚(微炙,去翅足)

【用法】上为末,炼蜜为丸,如绿豆大。三岁以下,每服三丸,薄荷汤送下,每日三次;三岁以上,以意加丸服之。

【主治】小儿风痫,自三岁以来,至十岁不愈,发时口中白沫,大小便不觉。

51262 **虎睛丸**《圣惠》卷八十五)

【组成】虎睛一对(酒浸,微炙) 牛黄半两(细研) 麝香一分(细研) 钩藤半两 犀角屑三分 茯神半两 人参半两(去芦头) 朱砂一两(细研,水飞过) 川大黄一两(剉碎,微炒)

【用法】上为末,炼蜜为丸,如绿豆大。一岁儿,每服一丸,金银汤化服,每日三次;儿稍大,加丸数服之。

【主治】小儿热痫,摇头吐舌,四肢抽掣,心神惊悸。

51263 **虎睛丸**《圣惠》卷八十五)

【组成】虎睛一对(细研) 牛黄一分 麝香一分(细研) 川升麻半两 钩藤半两 甘草半两(炙微赤,剉) 犀角屑半两 天竹黄二分 栀子仁半两 川大黄一两(剉碎,微炒) 蚱蝉三枚(去翅足,微炒) 蜣螂三枚(去翅足,微炒) 蛇蜕皮五寸(烧灰)

【用法】上为末,炼蜜为丸,如绿豆大。三岁儿每服三丸,粥饮研下,量儿大小,以意加减。

【主治】❶《圣惠》:小儿惊痫邪气,皮肉壮热,呕吐心烦,不得安睡。❷《圣济总录》:小儿下痢五色。

【备考】《圣济总录》有桂,无甘草、天竺黄。

51264 **虎睛丸**《圣惠》卷八十五)

【组成】虎睛一对(微炙,取仁) 牛黄一分(微研) 真珠末一分 朱砂一分(细研) 甘遂一分(煨黄) 赤芍药一分 赤茯苓一分 甘草一分(炙微赤,剉) 牡蛎一分(炒黄) 麝香半分(细研) 犀角屑半两 巴豆半两(去皮心,纸裹压去油) 杏仁一分(汤浸,去皮尖双仁,麸炒微黄)

【用法】上为末,糯米饭为丸,如绿豆大。每服二丸,荆芥汤送下,量儿大小,以意加减。

【主治】小儿食痫,及惊风百病。

【备考】本方甘遂,原作"甘草",据《普济方》改。

51265 **虎睛丸**《圣惠》卷八十五)

【异名】丹砂丸(《圣济总录》卷一七一)。

【组成】虎睛一对(细研) 朱砂两两(细研,水飞) 露蜂房半两(微炙) 麻黄半两(去根节) 子芩半两 钩藤半两 防葵一两 川大黄一两(剉碎,微炒) 龙齿一两(细研) 栀子仁一两 银箔三十片(细研) 麝香一分(细研) 羌活三分 柴胡三分(去苗) 白鲜皮三分 川升麻三分 雷丸三分 沙参三分(去芦头) 石膏一两(细研,水飞过) 牛黄一分(细研) 蚱蝉一两(去翅足,微炒或炙) 蛇蜕皮一分(剉,微炒) 天麻半两 甘草半两(炙微赤,剉)

【用法】上为末,炼蜜为丸,如绿豆大。每服五丸,粥饮送下。

【主治】小儿五岁至七岁,发癫痫,无时发动,口出白沫,遗失大小便不觉。

51266 **虎睛丸**《圣惠》卷八十五)

【组成】虎睛一对(酒浸一宿,微炙,细研) 朱砂一两(细研,水飞) 铁粉一两 露蜂房一两(微炙) 羌活半两 钩藤半两 牛黄半两(细研) 蚱蝉四枚(去翅足,微炙) 防葵半两 麻黄半两(去根节) 龙齿一两(细研) 川升麻半两 细辛一分 石膏一两(细研,水飞)

【用法】上为末,炼蜜为丸,如麻子大。每服五丸,温水送下。

【主治】小儿癫痫,至大不愈,或发即口出白沫,并大小

便出不知。

51267 虎睛丸（《圣惠》卷八十六）

【组成】虎睛一对（酒浸，炙令黄） 犀角屑半两 子芩一两 山栀子半两（去皮） 川大黄一两（剉，微炒） 麝香一分（细研） 天竹黄半两（细研） 龙胆三分（去芦头） 巴豆一分（去皮心，研，纸裹压去油） 黄矾三分（烧令赤） 真珠末一分（研入） 牛黄一分（细研）

【用法】上为末，炼蜜为丸，如麻子大。每服三丸，奶汁送下。

【主治】小儿惊疳或脑疳，眼热涩，多睡，心悸不安，不吃奶食，肌肉黄瘦。

【备考】《普济方》有猪苓，无子芩。

51268 虎睛丸（《圣惠》卷八十八）

【组成】虎睛仁一对（微炙） 牛黄一分（细研） 真珠末一分 犀角屑半两 杏仁一分（汤浸，去皮尖双仁，麸炒微黄） 巴豆霜三分 吴蓝半两 赤芍药半两 桔梗一分（去芦头） 汉防己一分 牵牛子半两（微炒） 牡蛎半两（烧为灰） 鳖甲半两（涂醋，炙令黄，去裙襕）

【用法】上为末，炼蜜为丸，如绿豆大。每服二丸，温水送下。

【主治】小儿百病，寒热，鬼气，癥癖，羸瘦，诸痢，惊痫，腹胀喘促，痰结胸中满闷。

51269 虎睛丸（《局方》卷十）

【组成】茯神（去木） 天麻（去苗） 腻粉（研） 天竺黄（研） 胡黄连各五两 朱砂（研，飞）二两 麝香（研） 白附子（炮） 天南星（炮）各三两 青黛（研）七两 使君子一百个 天浆子（微炒）四十个

【用法】上为细末，面糊为丸，如梧桐子大。一岁儿每服一丸，乳食后薄荷汤化下。

【主治】小儿惊风壮热，痰涎壅滞，精神昏愦，睡多惊啼，或发搐搦，目睛直视。

【备考】本方名虎睛丸，但方中无虎睛，疑脱。

51270 虎睛丸（《圣济总录》卷三十五）

【组成】虎睛一对（酒浸，炙） 丹砂（研） 麝香（研） 雄黄（研） 砒霜（研） 安息香（入胡桃仁和研） 阿魏（研） 天灵盖（酥炙）各一分

【用法】上先捣二味，再入研药为细末，烧饭为丸，如小豆大。每用一丸，未发前男左女右手把之，一丸可疗十人。

【主治】鬼疟。

51271 虎睛丸（《圣济总录》卷一七二）

【组成】虎睛（微炙，研）一对 代赭（捣研） 丹砂（研）各一分 芦荟（研）三分 麝香（研）一分 牛黄（研）三分 桃仁二七枚（汤退去皮尖双仁，麸炒） 当归（切，焙，为末）一分

【用法】上为末，炼蜜为丸，如麻子大。一二岁儿每服三丸，三四岁儿每服五丸，温水送下，每日二次。

【主治】小儿胎风。

51272 虎睛丸（《圣济总录》卷一七二）

【组成】虎睛（研） 牛黄（研）各一字 干蝎（去土，炒）七枚 墨一枣大 青黛（研）一分 使君子十枚（烧存性） 丹砂（研） 龙脑（研） 麝香（研）各半钱 金箔 银箔各十片

【用法】上为末，用水浸炊饼心为丸，如樱桃大。每服半丸，如疾重服一丸，金银薄荷汤磨下。

【主治】小儿胎风。

51273 虎睛丸（《幼幼新书》卷九引《聚宝方》）

【组成】虎睛一只（酒炙，取仁） 青黛三分 棘刚子肉二十个 朱砂（研） 粉霜 轻粉各一钱 牛黄一字 香好墨（烧）一钱 麝香 熊胆各半钱 半夏七枚（汤洗七度，为末）

【用法】上为末，汤浸蟾酥为丸，如梧桐子大。三岁以下每服一丸，五岁至十岁每服二丸，常惊者加半丸，金银薄荷汤研下。

【主治】小儿急慢惊风，搐搦不安，吊上睛。

51274 虎睛丸（《幼幼新书》卷九引《庄氏家传》）

【组成】朱砂一分（别研） 铅白霜 白僵蚕末 真珠末各一钱 轻粉 牛黄 犀角屑 青黛 乳香 胡黄连 白附子 香墨（烧）各一钱 脑 麝各半钱

【用法】上为极细末，糯米饭为丸，如梧桐子大。每服一丸，若急惊，以薄荷汤蜜水化下；若慢惊，用乳香薄荷汤化下；若心神烦躁，膈实喘粗，用轻粉龙脑水化下；若痫，用薄荷自然汁、金银汤化下；若天钓惊，以荆芥薄荷煎汤化下；若常服，一丸分作四丸，薄荷汤化下。

【主治】小儿急慢惊风，涎实壮热。

【备考】本方名虎睛丸，但方中无虎睛，疑脱。

51275 虎睛丸（《幼幼新书》卷二十四引张道人方）

【组成】虎睛一个 牛黄二钱 桔梗 麝香 胡黄连各一钱

【用法】上为末，炼蜜为丸，如麻子大。每服三丸，食前米饮送下，每日二次。

【主治】小儿脾疳，常吃泥土，日久遍身通黄。

51276 虎睛丸（《杨氏家藏方》卷二）

【组成】虎睛一对（微炒） 犀角屑 远志（去心） 栀子仁 大黄各一两

【用法】上为细末，炼蜜为丸，如绿豆大。每服二十丸，食后温酒送下。

【功用】《回春》：化痰清火。

【主治】痫疾潮搐，精神恍惚，烦乱不宁，口干喜水，或时谵语。

51277 虎睛丸（《医方类聚》卷二五八引《保童秘要》）

【组成】虎睛一个（净洗，细剉，慢火焙干） 蝎尾三七个 白花蛇一两（酒浸一宿，去骨皮，焙令黄色，称取半两） 郁金（剉） 大黄 天南星（生）各一分 半夏（生） 白附子 天麻各半分

【用法】上为末，先用好巴豆，去皮壳心膜，以冷水浸，秋冬五日，春夏二日，逐日换水，取出研如糊，称一分，下前药研匀，蜜丸，如小豆大。一岁一丸，冷葱茶清送下。吐泻为妙。

【主治】小儿惊风。

51278 虎睛丸（《直指小儿》卷二）

【组成】虎睛（细研） 远志（姜制，焙） 犀角 大黄（湿纸煨） 石菖蒲 麦门冬各一分 蜣螂（去足翅，炒）三枚

【用法】上为末，粟米糊为丸，如梧桐子大。每服一丸，

竹叶煎汤调下;或金银煎汤调下。

【主治】小儿惊痫,邪气入心。

51279 **虎睛丸**《普济方》卷三六一）

【组成】青黛一钱　全蝎五个　朱砂半钱　麝香　脑子各一字许　白附半钱　水银半钱(炒,研)　僵蚕半字　蝉蜕七个(去大足)　铁华粉少许

【用法】上为末,用半夏末煮糊为丸,如鸡头子大。一岁儿每服半丸,三五日进一服,薄荷汤研化。

【功用】去惊,安魂魄。

【主治】惊啼瘛疭,心神恐悸,中风不语,角弓反张,或惊搐太甚。

【备考】本方名虎睛丸,但方中无虎睛,疑脱。

51280 **虎睛丸**

《普济方》卷三七三。即《幼幼新书》卷九引张涣方"虎睛丹"。见该条。

51281 **虎睛丸**《普济方》卷三七七）

【组成】虎睛一具(酒浸一宿,炙黄)　丹砂　铁精　子芩　大黄　龙齿　栀子仁　银屑各四分　蜂房(炙)　钩藤钩　柴胡　白鲜皮　麻黄(去节)　雷丸(炙)各二分　羌活　沙参　升麻各三分　牛黄半分　蚱蝉四个(去翅足,自死者)　防葵　蛇蜕皮各七分(炙)　细辛一分半　石膏五分

【用法】上为末,炼蜜为丸,如大豆大。四五岁儿每服十九。

【主治】小儿一二岁发痫,至大不愈成癫病,发无时,口出白沫,并大小便不知出。

51282 **虎睛丸**

《普济方》卷三七七。为《颅囟经》卷上"二十二味虎睛丸"之异名。见该条。

51283 **虎睛丸**《普济方》卷三七八）

【组成】丹砂(研)一两　虎睛一对(研)　牛黄(研)麝香(研)　犀角(末)各一两　钩藤四两　白茯苓(去黑皮,剉)　黄芩(去黑心)　人参　栀子仁各一两　大黄(湿纸裹,煨熟,剉)二两

【用法】上为末,炼蜜为丸,如鸡头子大。每服一丸,五岁儿每服二丸,煎金银汤化下,人参汤亦得,量儿大小加减。

【功用】压惊,镇心脏。

【主治】小儿诸惊痫。

51284 **虎睛丸**《万氏家抄方》卷五）

【组成】虎睛一对(炙)　远志肉(姜制)一钱　犀角一钱　石菖蒲一钱半　茯神(去皮木)二钱半　法制半夏二钱　麦门冬(去心)一钱　人参一钱　胆星三钱　琥珀一钱　麝香五分

【用法】上为极细末,甘草膏为丸,如芡实大,朱砂为衣。每服一丸,金银竹叶灯心汤送下。

【主治】痫疾,邪气入心。

51285 **虎睛丹**《幼幼新书》卷九引张涣方）

【组成】虎睛一对(酒浸一宿,微炙,为末)　干蝎　粉霜(细研)　青黛(研)　续随子(研)　真珠(末,研)各一分　麝香一钱(研)

【用法】上为细末,软粳米饭为丸,如黍米大。每服五丸至七丸,薄荷汤送下,更量大小加减。

【主治】小儿急惊,心膈夹痰。

【备考】本方方名,《普济方》引作"虎睛丸",麝香用一分。

51286 **虎睛汤**《千金》卷十四）

【组成】虎睛一具　茯苓　桂心　防风各三两　独活甘草　人参　天雄各一两　露蜂房一具　鸱头一具　石长生十分　枫上寄生五分

【用法】上㕮咀。以水一斗二升,煮取三升,分四服,日三夜一。

【主治】❶《千金》:狂邪发无常,披头大唤,欲杀人,不避水火。❷《圣济总录》:风狂叫笑不时,喜怒无常,登高踰垣,言语不避人。

【方论选录】《千金方衍义》:虎睛、参、苓定魄安神,天雄、桂心、鸱头、蜂房、石长生辟除阴毒,余皆截风之味。

【备考】本方改为散剂,名"虎睛散"(见《圣惠》)。《圣济总录》有当归;鸱头,作"鸱头并肝",用法云:每服时须去食稍远,恐药食相犯也。

51287 **虎睛散**

《圣惠》卷四。即《千金》卷十四"虎睛汤"改为散剂。见该条。

51288 **虎睛散**《圣惠》卷六十九）

【组成】虎睛二对(新者,慢火炙令黄,取仁)　露蜂房一两(微炙)　石长生一两　枫树寄生三两　茯神一两　防风一两(去芦头)　独活一两　天雄三两(炮裂,去皮脐)当归一两(剉,微炒)　桂心一两　鸡头并肝一具(炙令黄)甘草三分(炙微赤,剉)　朱砂半两(细研)　麝香一分(研入)

【用法】上为细散。每服一钱,温酒调下,不拘时候。

【主治】妇人风邪,癫狂,发歇无常,跳踯大叫,张目挥臂,恒欲打人,或时大走,不避水火。

51289 **虎睛散**《圣惠》卷八十五）

【组成】虎睛一对(酒浸,炙令微黄)　芦荟一分(细研)朱砂一分(细研)　黄连一分(去须)　赤石脂一分　铁粉一分　牡蛎粉一分

【用法】上为细散。每服半钱,暖水调下,不拘时候。

【主治】小儿惊热,烦躁不得眠卧。

51290 **虎睛散**《卫生总微》卷十五）

【组成】虎睛

【用法】上为散。竹沥调少许,抹口中。

【主治】小儿惊惕,夜啼。

51291 **虎蝎丸**《直指小儿》卷二）

【组成】虎睛一对(酒炙)　全蝎(炒)　天麻　防风南星(煨)　直僵蚕(炒)　乌蛇肉(酒浸,焙)各一分　麝一钱

【用法】上为末,面糊为丸,如梧桐子大。每服一丸,薄荷汤调下。

【主治】小儿急惊,上视搐搦,胎风涎潮。

51292 **虎潜丸**《丹溪心法》卷三）

【异名】健步虎潜丸(《饲鹤亭集方》)。

【组成】黄柏半斤(酒炒)　龟版四两(酒炙)　知母二两(酒炒)　熟地黄　陈皮　白芍各二两　琐阳一两半　虎骨一两(炙)　干姜半两　(一方加金箔一片,一方用生地黄,一方无干姜)。

【用法】上为末,酒糊为丸或粥为丸。

【功用】❶《医学入门》:壮元阳,滋肾水,养气血。❷《中国药典》(一部):养阴潜阳,强筋壮骨。

【主治】肝肾不足,筋骨痿软;阴虚劳热。

❶《丹溪心法》:痿厥之重者。❷《医学入门》:诸虚不足,腰膝酸痛,行步无力。❸《杏苑》:肾虚精髓衰乏,骨萎足软,行步艰辛。❹《东医宝鉴·杂病篇》:阴虚劳证。❺《杂病源流犀烛》:肾虚多唾。❻《中国药典》(一部):肾阴不足,筋骨痿软,精血亏损,骨蒸劳热。

【备考】《东医宝鉴·杂病篇》有当归。《医学入门》本方用法:上为末,猪脊髓为丸,如梧桐子大。每服五六十丸,空心盐汤送下,干物压之。《杏苑》有"金箔为衣"。

51293 虎潜丸

《医统》卷四十八。为《丹溪心法》卷三"补阴丸"之异名。见该条。

51294 虎潜丸(《周慎斋遗书》卷五)

【组成】虎骨 白术 白茯苓 甘草 归身 川乌头 生地黄 白芍 黄耆 杞子 人参 杜仲 牛膝

【用法】炼蜜为丸服。

【主治】脾胃不足,虚损。

51295 虎潜丸(《回春》卷五)

【组成】人参(去芦) 当归(酒洗) 黄耆(蜜炙) 白术(去芦) 白茯苓(去皮) 熟地黄 山药 杜仲(姜酒炒) 牛膝(酒洗) 破故纸(酒洗) 虎胫骨(酒炒) 知母(酥炙) 龟版(酥炙)各等分

【用法】上为细末,炼蜜为丸,如梧桐子大。每服五十丸,空心好酒送下;清米汤亦可。

【功用】消痰降火。

【主治】痿属虚热者。

【加减】梦遗,加锁阳(酒洗)。

51296 虎潜丸(《症因脉治》卷三)

【组成】龟版胶四两 黄柏四两(炒) 知母四两 川牛膝二两 熟地黄四两 白芍药四两 当归四两 虎骨骱一两(炙)

【用法】上为细末。玄武胶熔化为丸。

【主治】热痹,湿热入血分者。

51297 虎潜丸(《医学心悟》卷三)

【组成】龟版四两 杜仲 熟地各三两 黄柏(炒褐色) 知母各五钱 牛膝 白芍药 虎骨(酒炙酥) 当归各二两 陈皮四钱 干姜二钱

【用法】上为末,酒糊为丸。每服二钱,淡盐水送下。

【主治】❶《医学心悟》:痿。❷《医学集成》:痿证属肝肾虚热者。

【加减】加人参一两尤妙。

51298 虎潜丸(《活人方汇编》卷三)

【组成】滋阴百补丸加虎骨二两五钱 羌、独活各一两

【用法】上为末,炼蜜为丸。早空心服四五钱,晚、空心服二三钱,白汤送下。

【功用】培补气血,壮筋舒筋。

【主治】气血两虚,关节枯涩,筋骨软弱,周身烦痛,或麻痹不仁,肢节屈伸不利而步履艰难。

51299 虎潜丸(《仙拈集》卷三)

【组成】熟地 锁阳各四两 白芍 人参 黄耆 茯苓 黄柏 牛膝 杜仲 菟丝 龟版 虎胫骨 破故纸各二两 知母一两半

【用法】上为末,以猪脊髓为丸,如梧桐子大。每服三钱,空心白汤送下。

【主治】肾水不足,筋骨痿弱,不能步履。

51300 虎潜丸(《疡科心得集·家用膏丹丸散方》)

【组成】硫黄(豆腐煮一炷香) 血竭各等分

【用法】上为末,面糊为丸。每服五分,陈酒送下。

【主治】阴寒鹤膝风。

51301 虎潜酒

《喻选古方试验》卷三。为《同寿录》卷一"青囊虎潜酒"之异名。见该条。

51302 虎翼饮(《产论》卷一)

【组成】半夏八钱 茯苓四钱 青皮一钱 生姜一钱半

【用法】上以伏龙肝汁二合半,煮取一合半,内服。

【主治】妊娠心下逼而呕吐者。

51303 虎头骨丸(《圣惠》卷五十二)

【组成】虎头骨二两(涂酥,炙微黄) 朱砂半两(细研) 恒山一两(剉) 甘草一两(剉,生用) 牡蛎二两(微炒) 桂心一两 知母二两 香豉一合(炒干) 乌梅肉二两(微炒) 附子一两(炮裂,去皮脐) 枳壳半两(麸炒微黄,去瓤) 木香一两 川大黄二两(剉碎,微炒) 桃仁三十枚(汤浸,去皮尖双仁,麸炒微黄)

【用法】上为末,研入朱砂令匀,炼蜜为丸,如梧桐子大。每服十九,发前以桃符汤送下。

【主治】痎疟久不愈。

51304 虎头骨丸(方出《圣惠》卷五十二,名见《普济方》卷一九七)

【组成】虎头骨三两(涂酥,炙黄) 朱砂一两(细研) 恒山半两(剉) 甘草半两(炙微赤,剉) 牡蛎粉一两 桂心一两 知母一两 乳香半两 乌梅肉半两(微炒) 附子半两(炮裂,去皮脐) 木香半两 枳壳半两(麸炒微黄,去瓤) 川大黄一两(剉碎,微炒) 麝香半两(细研) 桃仁三七枚(汤浸,去皮尖双仁,麸炒微黄)

【用法】上为末,炼蜜为丸,如梧桐子大。每服十五丸,食前桃符汤送下。以愈为度。

【主治】一切疟疾。

【备考】《奇效良方》有生姜一块(如鸡子大,半煨半生)。

51305 虎头骨丸(方出《圣惠》卷五十二,名见《普济方》卷一九七)

【组成】虎头骨一两半(涂酥,炙黄) 砒霜一分(细研) 桃心一百二十枚(干者) 桃奴七枚 腊月猪血半合 寒食面半匙 端午日粽子尖九枚

【用法】上先将桃心、虎骨、桃奴研末,再合余药令匀,于五月五日日未出时用粟米饭为丸,如绿豆大。每服二丸,欲发前以新汲水送下。

【主治】一切疟疾。

【宜忌】忌食热物。

51306 虎头骨汤(《外台》卷三十五引《崔氏方》)

【组成】虎头骨五两　苦参四两　白芷三两

【用法】上切。以水一斗煮为汤，纳猪胆汁少许，适寒温浴儿。

【功用】辟除恶气，兼令儿不惊，不患诸疮疥。

51307 虎头骨散《圣惠》卷十八）

【组成】虎头骨一两（涂酥，炙令黄）　白茯苓一两　白术一两　人参三分（去芦头）　麦门冬一两半（去心）　赤芍药半两　桂心半两　黄耆一两　柴胡一两（去苗）　陈橘皮三分（汤浸，去白瓤，焙）　当归半两　沉香一两　五味子半两　甘草半两（炙微赤，剉）　桃仁一两半（汤浸，去皮尖双仁，麸炒微黄）

【用法】上为散。每服五钱，以水一大盏，加生姜半分，煎至五分，去滓温服，不拘时候。

【主治】热病后，虚劳气发，作寒热，乍进乍退，头痛，眼睛疼，口苦，不思食。

51308 虎头骨散《圣惠》卷五十二）

【组成】虎头骨一两（涂酥，炙黄）　牡蛎三分（炒转色）　地骨皮一两　柴胡一两半（去苗）　鳖甲一两（涂酥，炙黄，去裙襴）　知母一两　桂心半两　川朴消一两

【用法】上为散。每服五钱，以水一大盏，煎至五分，去滓，食前温服。取利下痰结为度。

【主治】疟疾。发作无时，寒热不定。

51309 虎肉炙方《养老奉亲》）

【组成】虎肉半斤（切作脔）　葱白半握（细切）

【用法】上以椒酱五味调炙之。空心冷食。

【主治】老人脾胃虚弱，恶心不欲饮食，常呕吐者。

【宜忌】不可热食，否则损齿。

51310 虎骨药酒《实用正骨学》）

【组成】当归二两　川芎一两　熟地三两　白芍一两五钱　羌活八钱　杜仲一两　独活五钱　川续断一两　红花五钱　木瓜一两　虎骨一两　三七一两　黑枣四两　骨碎补二两　淫羊藿八钱　五加皮八钱　破故纸二两　菟丝饼二两　海风藤一两　胡桃肉四两　伸筋草一两　刘寄奴一两

【用法】上为细末，装布袋内。放入好烧酒十五斤中浸泡七天。每日早、晚各服三钱。

【主治】陈旧性跌打损伤，筋骨疼痛。

【方论选录】方中当归、川芎、熟地、白芍、红花、木瓜、三七、伸筋草、刘寄奴活血补血，羌活、独活、海风藤、五加皮祛风除湿止痛，虎骨、骨碎补、淫羊藿、补骨脂、菟丝饼、胡桃肉、黑枣、杜仲、川续断补元阳、壮筋骨、利腰膝，合成活血祛风除湿之剂。

51311 虎骨药酒《北京市中药成方选集》）

【组成】虎骨（煎汁）八两　薏苡仁八两　当归五钱　五加皮五钱　青皮五钱　川芎五钱　白芍五钱　红花五钱　草乌（炙）五钱　红糖九十六两　革薢八两　牛膝八两　羌活五钱　苍术五钱　独活五钱　白芷五钱　紫草五钱　橘皮八两　补骨脂（盐水炒）五钱　红曲二十两　淫羊藿（炙）八两　熟地八两　乌药五钱　防风五钱　丹皮五钱　木瓜五钱　枸杞子五钱　川乌（炙）五钱　姜蚕八两　蜂蜜一百六十两　乳香面二两　官桂面五钱　檀香面五钱　砂仁面五钱　鹿茸面五钱　续断面五钱　没药面二两　木香面五钱　紫豆蔻面五钱　蕲蛇五钱　麝香（研）二分　油松节四两　公丁香面五钱　佛手面五钱　人参面五钱　生杜仲五钱

【用法】上药装入罐内，加烧酒一千七百六十两，煮两沸，入缸封固，俟药滓沉淀后装瓶。有酒量者，每服五钱，每日二次，温热后服；无酒量者酌减。

【功用】祛风活血，壮筋骨，强膝力。

【主治】风寒湿痹，筋骨疼痛，四肢麻木，腰膝乏力。

【宜忌】孕妇忌服。

51312 虎骨胶丸《济阳纲目》卷八十一）

【异名】虎骨膏丸（《医学心悟》卷三）

【组成】虎骨二斤（剉碎，洗净，用嫩桑枝、金毛狗脊去毛、白菊花去蒂各十两，秦艽二两，煎水熬虎骨成胶，收起如蜜样，如不足量，加蜜炼）　大熟地四两　当归三两　牛膝　山药　茯苓　杜仲　枸杞　续断　桑寄生各二两　熟附子七钱　厚肉桂（去皮，不见火）五钱　丹皮　泽泻八钱　人参二两（贫者以黄耆四两代之）

【用法】上为末，虎骨胶为丸。每早服三钱，开水送下。

【主治】鹤膝风及瘫痪诸证。

【备考】方中丹皮用量原缺。

51313 虎骨浸酒《圣惠》卷七）

【组成】虎胫骨二两（涂酥，炙黄）　熟干地黄二两　续断一两　赤箭一两　石斛一两（去根，剉）　防风一两（去芦头）　牛膝一两（去苗）　丹参一两（去芦头）　桂心一两　当归一两（剉，微炒）　草薢一两（剉）　芎䓖一两　酸枣仁一两（微炒）　山茱萸一两　五味子一两　漏芦一两　五加皮一两　附子一两（炮裂，去皮脐）　仙灵脾一两　骨碎补一两　荆芥半两　川椒半两（去目及闭口者，微炒去汗）　海桐皮一两　肉苁蓉一两（酒浸一宿，刮去皱皮，炙令干）　木香一两　乌蛇一条（重五两，用无灰酒浸三宿后取出，去头尾皮骨，炙微黄）

【用法】上剉细，用生绢袋盛。以无灰酒三斗浸七日。每于食前暖饮一小盏。

【主治】肾脏风毒流注，腰脚疼痛，行立无力。

【备考】本方方名，《普济方》引作"虎骨酒"。

51314 虎骨浸酒《圣惠》卷二十五）

【组成】虎胫骨半斤（涂酥，炙微黄）　熟干地黄二两　石斛（去根）　独活　防风（去芦头）　牛膝（去苗）　丹参　桂心　当归　草薢　芎䓖　酸枣仁（微炒）　山茱萸　仙灵脾　五加皮　附子（炮裂，去皮脐）　骨碎补（去毛）　川椒（去目及闭口者，微炒去汗）　白蒺藜（微炒，去刺）各一两　乌蛇二条（重半斤者，酒浸，去皮骨，涂酥，炙微黄）

【用法】上剉细，用生绢袋盛。以好酒二斗，于瓷瓮中浸七日，密封。每日空心、日午、近晚各温饮一盏，常令醺醺，以愈为度。

【主治】风气攻注，腰脚骨髓疼痛。

【宜忌】忌生冷、油腻、猪、鸡、黏滑物。

51315 虎骨浸酒《圣惠》卷二十六）

【组成】虎胫骨五两（涂酥，炙令黄）　羚羊角屑一两　酸枣仁一两（微炒）　猪椒根一两　五加皮二两　枳实一两（麸炒微黄）　丹参一两　芎䓖一两　桂心一两　地骨皮一两　生干地黄一两

【用法】上剉细，用生绢袋盛。以清酒一斗五升浸七日。每于食前暖饮一盏。

【主治】肝劳，肢节疼痛，筋脉挛缩。

51316 虎骨膏丸

《医学心悟》卷三。为《济阳纲目》卷八十一"虎骨胶丸"之异名。见该条。

51317 虎胫骨丸（方出《医学正传》卷四，名见《景岳全书》卷五十七）

【组成】苍术（米泔浸一二宿） 黄柏（酒浸晒干）各四两 牛膝（去芦）二两 龟版（酥炙） 虎胫骨（酥炙） 防己各一两 当归尾二两（一方加炮附子五钱）

【用法】上为细末，面糊为丸，如梧桐子大。每服七十丸或一百丸，空心姜盐汤送下。

【主治】湿热而致两足痿弱软痛，或如火焙，从足踝下上冲腿胯。

51318 虎胫骨丸（《霉疮证治》卷下）

【组成】虎胫骨 熟地黄各五钱 木瓜 牛膝 杜仲 附子各二钱

【用法】上为细末，面糊为丸，如梧桐子大。每服五十丸，早旦、临卧空心温酒送下。

【主治】霉疮，毒结肌肉关节疼痛，或结毒偏枯。

【临床报道】阴疮横痃：一奴年三十，尝患阴疮横痃，五宝、紫金、轻粉之类无所不用，肌肉枯瘦，两臂、两踝生瘿瘤大如拳，时常苦疼不能步履，两臂亦不能举，主人怜养十年于此。余施以家方虎胫骨丸，一月半两，踝瘿瘤溃烂如翻花，脓水淋沥，痛苦顿减，渐能步履，两臂瘿瘤亦随减矣。然溃烂臭秽不可近，教之浴于上野州草津温泉一月余，十年之病全愈。

51319 虎胫骨汤（《圣济总录》卷十）

【组成】虎胫骨（涂酥，炙） 当归（焙） 附子（炮裂，去皮脐） 桔梗（炒）各一两半 赤石脂 酸枣仁（微炒）各二两 白芷 桂（去粗皮） 白术 地榆 木香 黄连（去须） 厚朴（去粗皮，涂生姜汁，炙） 黄芩（去黑心）各半两 肉豆蔻一枚（去壳）

【用法】上剉，如麻豆大。每服五钱匕，水一盏半，煎至八分，去滓温服。

【主治】风毒，脚膝酸疼，履地不得，呕逆吐食，憎寒沉重。

51320 虎胫骨酒（《圣惠》卷二十六）

【组成】虎胫骨一具（涂酥，炙黄）

【用法】上为末，用米曲依常法酿酒，二十日熟。每取一中盏，空心及晚食前暖过服之。

【主治】骨极，膝胫酸疼，肢节多痛。

51321 虎胫骨酒（《医方类聚》卷二十一引《济生》）

【组成】石斛（去根） 石楠叶 防风（去芦） 虎胫骨（酥炙） 当归（去芦） 茵芋叶 杜仲（剉，炒） 川牛膝（去芦） 芎䓖 金毛狗脊（燎去毛） 川续断 川巴戟（去心）各一两

【用法】上剉，如豆大，用绢囊盛药。以酒一斗，渍之十日。每服一盏，烫热服，不拘时候。

【功用】《全国中药成药处方集》：强壮筋骨，驱风散寒，止痛。

【主治】风偏枯半死，行劳得风，若鬼所击，四肢不遂，不能行步，及一切诸风挛急之证。

【宜忌】《全国中药成药处方集》：孕妇忌服。

51322 虎胫骨酒（《赤水玄珠》卷一）

【组成】防风 草薢 当归 松节 龟版 虎骨（酥炙）各二两 晚蚕沙 五加皮 秦艽 羌活各二两 白术三两 枸杞子 苍耳子各四两 牛膝一两 鳖甲一两 干茄根八两（饭上蒸） （一方有石斛、续断、杜仲、巴戟各一两）

【用法】上剉，绢袋盛之。以无灰酒三斗浸坛内，春、秋七日，夏五日，冬十日，密固煮滚，封七日（开取时，不可面向坛口，恐药气冲目）。每日早、午、晚间，病人各自取酒一小杯服之，不可多饮，又不令药力断绝。病瘥酒尽，将滓晒干，再入干浮萍一片半，木香一两，防己、木瓜各二两，麝香少许，研为末，酒糊为丸，如梧桐子大。每服五十丸，酒送下，每日三次。

【主治】中风。

【宜忌】忌食动风之物。

51323 虎胫骨酒

《杂病源流犀烛》卷二十六。为《本草图经》引《兵部手集方》（见《证类本草》卷十七）"虎骨酒"之异名。见该条。

51324 虎力散胶囊（《成方制剂》10册）

【组成】制草乌700克 三七100克 断节参50克 白云参150克

【用法】上制成胶囊剂，每粒装0.3克。口服，一次0.3克，一日1～2次，开水或温酒送服。外用，将内容物撒于伤口处。

【功用】祛风除湿，舒筋活络，行瘀，消肿定痛。

【主治】风湿麻木，筋骨疼痛，跌打损伤，创伤流血。

【宜忌】孕妇慎用。

51325 虎头杀鬼丸

《千金》卷九。为《肘后方》卷二"虎头杀鬼方"之异名。见该条。

51326 虎头杀鬼方（《肘后方》卷二）

【异名】虎头杀鬼丸（《千金》卷九）、杀鬼虎头丸（《圣惠》卷十六）、虎头丸（《医方类聚》卷五十八引《澹寮》）、七物虎头丸（《东医宝鉴·杂病篇》卷七引《宝鉴》）、虎杖头杀鬼丸（《普济方》卷一五一）、辟瘟杀鬼丸（《兰台轨范》卷七）。

【组成】虎头骨五两 朱砂 雄黄 雌黄各一两半 鬼白 皂荚 芜黄各一两 （一方有菖蒲、藜芦，无虎头、鬼白、皂荚）

【用法】上为末，蜡蜜为丸，如弹丸大，绛囊贮之。男左女右系于臂上，并悬屋四角，月朔望夜半中庭烧一丸。一方作散带之。

【功用】❶《千金》：辟瘟。❷《东医宝鉴·杂病篇》引《宝鉴》：除一切疫气。

【备考】《医方类聚》引《澹寮》本方用法：晨起各人吞小豆大一丸，不致传染。

51327 虎杖二金汤（《千家妙方》）

【组成】虎杖30克 郁金15克 金铃子10克

【用法】水煎服，每日一剂。

【功用】清肝利胆。

【主治】急性胆囊炎。

【加减】如无虎杖，可用川大黄代，用量须减半。

51328 虎杖根粉剂《中医外科学》

【组成】虎杖根

【用法】上为散。麻油调搽患处，每日三至四次。

【功用】清凉止痛。

【主治】烧伤。

51329 虎肚回生丹《玉案》卷四

【组成】虎肚一具(泥裹煨) 母丁香三钱 沉香八钱 狗宝二钱五分

【用法】上为末，老生姜取汁为细丸。每服八分，酒送下。

【功用】救急回生。

【主治】一切远年近日翻胃，危笃之极。

51330 虎骨木瓜丸《御药院方》卷一

【组成】虎骨(酥炙) 南乳香(研) 没药各一两 木瓜 天麻 苁蓉 牛膝各二两(以上四味用好酒浸十日，取出焙干)

【用法】上为细末，将原浸酒作糊和丸，如梧桐子大。每服三十至五十丸，空心食前温酒送下，每日二三次。

【主治】饮酒过度，寒湿停驻，经络不和，伤败气血，走注筋骨，疼痛昼静夜甚，或雾所伤，致筋骨走注，并妇人血风疼痛。

51331 虎骨木瓜丸

《重订通俗伤寒论》。为《局方》卷一(绍兴续添方)"四斤丸"之异名。见该条。

51332 虎骨木瓜丸《丸散膏丹集成》

【组成】虎骨(炙) 木瓜 枫树叶 龟版(炙) 当归 自然铜 血竭 桂心 乳香 没药 毛姜 安息香 广木香 甜瓜子 地龙(去土)各一两

【用法】上为末，酒糊为丸。每服二三钱，空腹时熟汤或温酒送下。

【主治】湿伤经络，或房事饮酒无度，以致肝肾虚亏，腰腿疼痛，脚膝拘挛，筋骨无力，步履艰难，或热痛如火，或冷痛如冰。

【宜忌】忌火酒房事。

51333 虎骨木瓜丸《北京市中药成方选集》

【组成】虎骨(油炙)十六两 白芷十六两 海风藤十六两 川乌(炙)八两 木瓜十六两 威灵仙十六两 川芎十六两 草乌(炙)八两 当归十六两 青风藤十六两 牛膝三十二两 人参(去芦)二两

【用法】上为细末，炼蜜为丸，每丸重三钱。每服一丸，一日二次，温开水送下。

【功用】舒筋活血，散风止疼。

【主治】手足麻木，腰膝疼痛，筋骨无力，步履艰难。

【宜忌】《全国中药成药处方集》(济南方)：忌食生冷，孕妇忌服。

51334 虎骨木瓜片《中药制剂汇编》引《天津市中成药规范》

【组成】没药 20 公斤 乳香 20 公斤 当归 20 公斤 肉桂 20 公斤(去粗皮) 甜瓜子 20 公斤 地龙肉 20 公斤 骨碎补 6.25 公斤 怀牛膝 20 公斤 虎骨 10 公斤 木瓜 10 公斤 木香 20 公斤 血竭 25 公斤

【用法】先将前八味按浸渍法制成浸膏；虎骨、木瓜分别按水煮法制成浸膏及胶，虎骨干燥后粉碎作赋形剂；木香按水蒸气蒸馏法提取挥发油(每公斤折合挥发油 4 毫升)，残余液再浓缩成浸膏；血竭制成稠粉作赋形剂用；将上述浸膏及赋形剂用淀粉混匀，按水制颗粒法制成颗粒，待颗粒冷后，加入木香油混匀，制片，每片重 0.6 克。每服 4 片，每日 2 次，温开水送下。

【功用】舒筋活血，散风祛湿。

【主治】筋骨无力，四肢麻木，气血不和，腰背疼痛。

【宜忌】孕妇忌服。

51335 虎骨木瓜酒《丸散膏丹集成》

【组成】虎骨(酥炙)一两 木瓜三两 川芎 川牛膝 当归 天麻 五加皮 红花 川续断 白茄根各一两 玉竹二两 秦艽 防风各五钱 桑枝四两 (一方有羌活、独活、千年健、山栀、陈皮；无天麻、防风、续断、白茄根)

【用法】上为细末，绢袋盛之，浸于高粱酒二十斤内七日，滤清，加冰糖二斤。任量饮之。

【功用】追风定痛，除湿驱寒，壮筋强骨，调和气血。

【主治】❶《丸散膏丹集成》：风寒湿气流入经络，筋脉拘挛，骨节酸痛，四肢麻木，口眼歪斜，山岚瘴气，历节风痛。

❷《中医伤科学》：骨折伤筋后，筋络挛缩酸痛，痿软无力。

51336 虎骨木瓜酒《中药成方配本》

【组成】虎骨胶一两 木瓜四两 红花二两 官桂五钱 独活二两 当归四两 川芎一两 淮牛膝四两 川断一两 天麻一两 玉竹二斤 杞子一两 制乳香五钱 制没药五钱 桑枝四两 桑寄生一两 油松节二两 土烧酒五十斤

【用法】上切，用红曲八两，一并盛入夏布袋内，用五十度土烧酒浸十天，取出药滓，加以压榨，仍入原酒内，再浸十天，然后取出药滓，榨净去滓，将酒滤清；用黄酒五斤，微火炖暖，先将虎骨胶烊入，再将白砂糖一百两，徐徐烊入滤清，和入前酒中，约成酒五十三斤，装瓶封口。随量饮服，但每日至多不得超过四两。

【功用】活血祛风。

【主治】气血不和，风寒湿痹，关节酸痛，手足拘挛。

51337 虎骨木通汤《医学从众录》卷七

【组成】虎骨 木通各等分

【用法】水煎，频频多吃。

【主治】一切麻木痹证，痛风历节。

51338 虎骨四斤丸《医学六要》卷五

【组成】虎胫骨一两(酥炙) 没药(另研) 乳香(另研)各五钱 附子(炮，去皮尖)二两 肉苁蓉(洗净) 川牛膝 木瓜(去瓤) 天麻各一两半

【用法】将木瓜、苁蓉捣如膏，余药为末，加酒糊为丸，如梧桐子大。每服七八十丸，空心盐汤送下。

【主治】肝肾气血不足，又受风湿而致脚气，足膝酸痛，步履不遂。

51339 虎骨四斤丸

《准绳·类方》卷四。即《局方》卷一(绍兴续添方)"四斤丸"。见该条。

51340 虎骨四斤丸《饲鹤亭集方》

【组成】虎骨 附子 木瓜 秦艽 牛膝各二两 当

归　苁蓉各三两　天麻一两五钱

【用法】水为丸。

【主治】酒色所伤，寒湿所袭，肝肾两亏，腰腿疼痛，步履艰难，热痛如火，冷甚如冰，似瘫似痪，常怕风寒。

【备考】《重订通俗伤寒论》本方用法：上为末，炼蜜为丸。每服二三钱，淡盐汤送下。

51341　虎骨追风酒（《全国中药成药处方集》）

【组成】虎胫骨　干石斛　石楠藤　防风　当归　千年健　杜仲（酒炒）　川牛膝（酒炒）　川芎　金毛狗脊（去毛）　续断　巴戟（去心）各一两　羌活六钱

【用法】上药用酒四斤浸泡十天。每服五钱，微温服。

【主治】风寒湿痹，四肢不遂，关节疼痛，筋脉拘挛。

【宜忌】热证忌服；饮酒后忌受风寒；忌食生冷油腻之品。

51342　虎骨常山丸（《外台》卷五引《必效方》）

【组成】虎骨头（炙）　常山　甘草（炙）　鳖甲（炙）　乌梅（熬）　姜蘸　白薇　升麻　茯苓　石膏（研）　知母　麦门冬（去心）　豆豉（熬）　地骨白皮各等分

【用法】上为末，炼蜜为丸，如梧桐子大。未发前，日晚空肚服二十丸；至发日，平旦服四十丸，如人行十里，食白粥一碗；欲发时，亦服三十丸。

【主治】疟疾。

【宜忌】忌海藻、菘菜、大酢、生葱、生菜、苋菜，三日内慎生冷。

51343　虎骨鹿茸丸（《胎产秘书》卷下）

【组成】虎胫骨一对（或十四两，如无，以胶三两代之）鹿茸一对（羊酥蒸炙，如无，以胶四两代之）　枸杞子一两　小茴（酒炒）三两　菟丝子三两　巴戟肉（酒炒）三钱　刺蒺藜（酒炒）二两　破故纸（盐水炒）一两五钱　肉桂一两五钱　陈皮一两　威灵仙一两五钱　防风一两　淫羊藿（羊油炙）三两　杜仲（姜汁炒）三两　全蝎梢（酒洗淡，炒）三钱　归身（酒炒）三两　川草薢一两　龟甲（醋炙）二两

【用法】上为末，各胶熔化，将鹿筋（如无，牛筋代可）一斤炖烂化，捣如泥；再用米仁一斤，炒研末，打稠糊，和饴糖三斤溶化，与前各药和匀为丸。不拘大人、小儿，每服五钱，以绍酒浸红花、蕲艾少许送下。

【主治】产后瘫痪。

【宜忌】忌生冷。

51344　虎骨熊油膏（《全国中药成药处方集》沈阳方）

【组成】乳香　没药　冰片　当归　荆芥　全蝎　杜仲　莪术　藏红花　母丁香　肉桂各二两　虎骨一架　麝香二两　熊油五斤　蜈蚣十条　白花蛇一盘　细辛一两　白芍　天麻　芫花　羌活　牛膝　青风藤　三棱各二两

【用法】上药用香油二十斤熬至滴水成珠，再下黄丹收之，同时下入乳香、没药面，摊时每斤油兑入梅片四分，麝香四分，每贴重量净油大者二钱八分，小者减半。外用摊贴。

【功用】驱风散寒，通窍止痛。

【主治】筋骨疼痛，麻痹不仁，癥瘕腹痛，四肢拘挛，肩背风湿，腰腿寒痛。

51345　虎胫骨浸酒（《医方类聚》卷二十四引《食医心鉴》）

【组成】虎胫骨二斤（炙黄，剉）　牛膝二两　芍药三两　防风四两　桂一两

【用法】上剉，以生绢袋盛。浸于二斗酒内三两宿。随性饮之。

【主治】风毒在骨节，疼痛不可忍。

【宜忌】忌牛肉、生葱。

51346　虎脂平胃丸（《医学入门》卷七）

【组成】平胃散加生姜（入老鸦爪一半，或入虎脂、虎肉及肚内屎尤妙）

【用法】枣肉为丸。

【功用】利膈平胃。

【主治】《济阳纲目》：噎膈翻胃。

51347　虎睛牛黄丸

《圣济总录》卷一六八。为《圣惠》卷八十二"虎睛丸"之异名。见该条。

51348　虎杖头杀鬼丸

《普济方》卷一五一。为《肘后方》卷二"虎头杀鬼方"之异名。见该条。

51349　虎杖红药子膏（《千家妙方》）

【组成】红药子适量　虎杖适量　麻油60毫升　冰片10克

【用法】将红药子研细末，过筛，再炒至浅灰色；虎杖加水久熬成膏，以500克加麻油60毫升，冰片10克调和，后再加入红药子粉搅匀成膏。涂于患处，每日三至四次。

【功用】清热解毒，滋润生肌。

【主治】过敏性皮炎并溃烂感染。

51350　虎驹乙肝胶囊（《新药转正》35册）

【组成】虎杖　蚂蚁　柴胡　茵陈　枸杞子　黄芪　三七　丹参　五味子　大枣

【用法】上制成胶囊剂，每粒装0.2克。饭后温开水送服。每次5粒，一日3次，3个月为一疗程，或遵医嘱。

【功用】疏肝健脾，清热利湿，活血化瘀。

【主治】慢性乙型肝炎肝郁脾虚兼湿热瘀滞证，症见胁肋胀满疼痛、脘痞腹胀、胃纳不佳、小便色黄等。

【宜忌】孕妇慎用。

肾

51351　肾气丸（《金匮》卷下）

【异名】八味肾气丸（原书卷下）、地黄丸（《圣惠》卷九十八）、八仙丸（《养老奉亲》）、补肾八味丸（《圣济总录》卷五十一）、八味地黄丸（《小儿痘疹方论》）、附子八味丸（《证治要诀类方》卷四）、金匮肾气丸（《赤水玄珠》卷七）、桂附八味丸（《简明医彀》卷四）、桂附地黄丸（《简明医彀》卷八）、附桂八味丸（《医方论》）、桂附八味地黄丸（《胎产心法》卷一）

【组成】干地黄八两　薯蓣四两　山茱萸四两　泽泻三两　茯苓三两　牡丹皮三两　桂枝　附子（炮）各一两

【用法】上为末，炼蜜为丸，如梧桐子大。每服十五丸，加至二十五丸，酒送下，每日二次。

【功用】温补肾阳。

❶《圣惠》：暖肾脏，补虚损，益颜色，壮筋骨。❷《养老奉亲》：补老人元脏虚弱，腑气不顺，壮筋骨，益颜容，固精髓。❸《局方》：久服壮元阳，益精髓，活血驻颜，强志轻身。❹《摄生众妙方》：阴阳双补。❺《金鉴》：引火归源。

【主治】肾阳不足，腰痛脚软，下半身常有冷感，少腹拘

急,小便不利或小便反多,舌质淡胖,脉虚弱尺部沉细,以及痰饮咳喘、水肿脚气、消渴、转胞、久泻、阴疽等属肾中阳气虚衰者。

❶《金匮》:虚劳腰痛,少腹拘急,小便不利,或短气有微饮,或男子消渴,小便反多,以饮一斗,小便一斗,及妇人病饮食如故,烦热不得卧,而反倚息者,此名转胞,以胞系了戾,故致此病。❷《崔氏方》引张仲景:脚气上入少腹,少腹不仁。❸《肘后方》:虚劳不足,大伤饮水,腰痛,小腹急,小便不利。❹《局方》:肾气虚乏,下元冷惫,脐腹疼痛,夜多漩溺,脚膝缓弱,肢体倦怠,面色黧黑,不思饮食。❺《圣济总录》:肾气内夺,舌喑足废。❻《直指》:冷证齿痛。❼《明医杂著》:命门火衰,不能生土,以致脾胃虚寒,饮食少思,大便不实。❽《普济方》引《如宜方》:禀气虚,骨弱,七八岁不能行立。❾《普济方》引《仁存方》:肾水不能摄养,多吐痰唾,及脾虚不能克制肾水,多吐痰唾而不咳。❿《摄生众妙方》:两尺脉微弱,阴阳俱虚。⓫《赤水玄珠》:肾虚不能摄水,津液不降,致成痰饮,咳逆,潮热,盗汗。⓬《症因脉治》:真阳不足,脾肾虚寒,土不生金,肺气亏损,肺虚不能摄血,面色萎黄,时或咳嗽见血,脉多空大无力。⓭《证治汇补》:脾肾两败,水溢于外,土困于中而成水肿,或阳虚小便不通。⓮《张氏医通》:肾脏真阳不足,火不归元。⓯《金鉴》:百会疽漫肿平塌,紫暗坚硬,面赤而烦,口干不渴,唇润,属阳虚浮泛者,及颊疡牙关紧急不开或旁肿不消,脓水清稀,因而成漏,复被寒侵疮孔,致生多骨,经年缠绵难愈者。⓰《疡科心得集·方汇》:命门火衰,不能生土,以致脾胃虚寒而患流注、鹤膝等证,不能消溃收敛。

【宜忌】❶《外台》引《崔氏方》忌猪肉、冷水、生葱、醋物、芜荑。❷《中成药研究》(1981;2:46):有咽干口燥,舌红少苔等肾阴不足,肾火上炎表现者,不宜使用本方。

【方论选录】❶《医经溯洄集》:八味丸以地黄为君,而以余药佐之,非止为补血之剂,盖兼补气也。气者,血之母,东垣所谓阳旺则能生阴血者此也。夫其用地黄为君者,大补血虚不足与补肾也;用诸药佐之者,山药之强阴益气;山茱萸之强阴益精而壮元气;白茯苓之补阳长阴而益气;牡丹皮之泻阴火,而治神志不定;泽泻之养五脏,益气力,起阴气,而补虚损五劳,桂、附之补下焦火也。由此观之,则余之所谓兼补气者,非臆说也。❷《医方考》:渴而未消者,此方主之。此为心肾不交,水不足以济火,故令亡液口干,乃是阴无阳而不升,阳无阴而不降,水下火上,不相既济耳!故用肉桂、附子之辛热壮其少火,用六味地黄丸益其真阴。真阴益,则阳可降;少火壮,则阴自生。肾间水火俱虚,小便不调者,此方主之。肾间之水竭则火独治,能合而不能开,令人病小便不出;肾间之火熄则水独治,能开而不能合,令人小便不禁。是方也,以附子、肉桂之温热益其火;以熟地、山萸之濡润壮其水;火欲实,则丹皮、泽泻之酸咸者可以收而泻之;水欲实,则茯苓、山药之甘淡者可以制而渗之。水火既济,则开阖治矣。❸《千金方衍义》:本方为治虚劳不足,水火不交,下元亏损之首方。专用附、桂蒸发津气于上,地黄滋培阴血于下,萸肉涩肝肾之精,山药补黄庭之气,丹皮散不归经之血,茯苓守五脏之气,泽泻通膀胱之气化。❹《金鉴》引柯琴:火少则生气,火壮则食气,故火不可亢,亦不可衰,所云火生土者,即肾家之少火游行其间,以息相吹

耳,若命门火衰,少火几于熄矣。欲暖脾胃之阳,必先温命门之火,此肾气丸纳桂、附于滋阴剂中十倍之一,意不在补火,而在微微生火,即生肾气也。故不曰温肾,而名肾气,斯知肾以气为主,肾得气而土自生也。且形不足者,温之以气,则脾胃因虚寒而致病者固痊,即虚火不归其原者,亦纳之而归封蛰之本矣。❺《古方选注》:肾气丸者,纳气归肾也。地黄、萸肉、山药补足三阴经,泽泻、丹皮、茯苓补足三阳经。脏者,藏经气而不泄,以填塞浊阴为补;腑者,如府库之出入,以通利清阳为补。复以肉桂从少阳纳气归肝,复以附子从太阳纳气归肾。❻《血证论》:肾为水脏,而其中一点真阳便是呼吸之母,水足阳秘,则呼吸细而津液调。如真阳不秘,水泛火逆,则用苓、泽以行水饮,用地、萸以滋水阴,以淮药入脾,以输水于肾,用丹皮入心,以清火安肾,得六味以滋肾,而肾水足矣。然水中一点真阳,又恐其不能生化也,故用附子、肉桂以补之。

【临床报道】❶反胃:《齐氏医案》曾治富商汤名扬,自谓体旺,酒色无度,行年四十,饮食渐减,形神尪羸,或教以每早进牛乳酒,初食似可,久之朝食至暮,酒乳结成羊屎形,一一吐去,其大小便日夜不过数滴,全无渣滓下行,卧床不起,告急请诊。按之两尺脉微如丝,右关弦紧,乍有乍无,两寸与左关洪大而散。余曰:足下之恙,乃本实先拨,先天之阴虚宜补水,先天之阳虚宜补火,水火既济,庶可得生。乃用熟地一两,山萸、山药各四钱,茯苓、泽泻、丹皮、肉桂、附子各三钱,煎服一剂,明早令进牛乳酒,至暮则下行,而不上吐矣,连服十剂,饮食渐进。遂从前方药料为丸,日服二次,嘱戒酒色,半载而康。❷泄泻:《内科摘要》一人坐立久则手足麻木,虽夏月亦足寒如冰,复因醉睡觉而饮水复睡,遂觉右腹痞结,摩之则腹间沥漉有声,得热摩则气泄而止,饮食稍多则作痛泄,此非脾胃病,乃命门火衰不能生土,虚寒使之然也,服八味丸而愈。❸阳虚喘证:《北京中医》[2006,25(6):357]用金匮肾气丸(改汤)随证加味治疗阳虚喘证90例。结果:临床痊愈27例,占30%;显效31例,占34.4%;有效24例,占26.7%;无效8例,占8.9%;总有效率为91.1%。❹阳痿:《国外医学中医中药分册》[1985,7(1):47]用本方(每日5克,早晚2次分服,连服4周)治疗阳痿37例。另以37例健康人作为对照组。结果:阳痿组的总有效率为43.2%,对照组为67.5%。副作用仅在体胖者中见到。❺老年女性夜尿增多症:《湖北中医杂志》[2006,28(8):37]用金匮肾气丸(改汤剂)治疗老年女性夜尿增多症(平均6次)32例。结果:10例治疗3～5日内见效,夜间小便次数变为2～3次;21例治疗1周后效果明显,每晚小便次数只有2～4次,仅1例无效。❻放疗辐射损伤:《实用中医药杂志》[2004,20(7):358]用金匮肾气丸口服防治放疗辐射损伤30例。白细胞>4×10⁹/L或前后减少<1×10⁹/L为无影响,超过此范围为减少。结果:治疗组无影响24例,减少6例,有效率为80%。对照组无影响12例,减少18例,有效率40%。治疗组明显优于对照组(P<0.05)。

【现代研究】❶对受损睾丸功能的影响:《中成药研究》[1993,(11):25]研究结果表明:该方可使人鼠附睾重量、精子数、活动精子百分率及睾丸组织cAMP量、血清睾丸酮量明显增加,对性激素结合球蛋白(SHBG)含量与对照组相比,虽无明显统计学意义,但亦呈下降趋势。组织学结果也

指出对生精障碍有明显的恢复作用。认为该方具有类性激素样作用。❷对肺纤维化大鼠肺组织中肿瘤坏死因子α(TNF-α)表达的影响:《中成药》[2006,28(1):81]研究探讨了金匮肾气丸防治肺纤维化作用及机理。结果:模型组大鼠肺泡炎及纤维化程度、肺组织中TNF-α表达均明显高于正常对照组及用药组(P<0.05)。认为金匮肾气丸能明显减轻平阳霉素所致的大鼠肺泡炎及纤维化程度,抑制肺组织中TNF-α过度表达。❸对大鼠脊髓近距离放射损伤细胞凋亡形态学的影响:《中国中西医结合杂志》[2006,26(7):633]观察金匮肾气丸对¹⁹²I,近距离照射大鼠脊髓后细胞凋亡的影响。结果:近距离照射各组大鼠脊髓后8小时、24小时 HE染色均未观察到明显组织结构上的改变,4周时脊髓白质区出现组织疏松和出血等病理改变。TUNEL染色和电镜显示:与模型组比较,金匮肾气丸组和泼尼松组照射后8小时大鼠脊髓的细胞凋亡指数显著下降(P<0.01),而在照射后24小时、4周时间点则差异无显著性。认为金匮肾气丸具有肾上腺皮质激素样作用,可对抗大鼠近距离放射性损伤早期胶质细胞的凋亡作用。❹对慢性肾衰竭的影响:《时珍国医国药》[2006,17(9):1749]按其是否口服金匮肾气丸(时间不少于3个月)分为治疗组和对照组,共有51例患者入选本研究。结果:治疗组半年后总体肾功能水平平稳并有一定恢复,血肌酐和尿素氮水平有所下降;对照组在纠正可逆因素后残余肾功能仍在下降,血肌酐和尿素氮轻度升高,经统计学处理有显著性差异(P<0.01)。认为长期口服金匮肾气丸有利于延缓慢性肾衰竭的恶化进程。❺对肾阳虚大鼠17α-羟化酶基因表达的影响:《中国中医药信息杂志》[2006,13(10):42]研究结果:与模型组比较,金匮肾气丸能上调肾阳虚大鼠的肾上腺17α-羟化酶的基因表达(P<0.05,P<0.01),随着用药时间的延长,17α-羟化酶基因表达有逐渐增强的趋势。认为金匮肾气丸上调肾阳虚大鼠的肾上腺17α-羟化酶的基因表达是其治疗肾阳虚证的机理之一。❻调控豚鼠耳蜗Corti器细胞凋亡基因表达的研究:《北京中医药大学学报》[2009,32(1):15]研究观察了金匮肾气丸对庆大霉素造成药物性耳聋豚鼠耳蜗细胞凋亡调控基因表达的影响。结果:模型组Bax蛋白表达比正常组、治疗组表达显著增多(P<0.01);治疗组与正常组比较,Bax蛋白表达没有统计学意义。正常组有一定数量的Bcl-2蛋白表达,模型组、治疗组Bcl-2蛋白表达均明显减少(P<0.01,P<0.05);治疗组Bcl-2蛋白表达高于模型组(P<0.05)。认为金匮肾气丸通过抑制蛋白表达,调节Bcl-2蛋白表达而拮抗庆大霉素导致的豚鼠耳蜗细胞的凋亡。

【备考】本方方名,《崔氏方》引作"八味丸"(见《外台》);改为汤剂,名"肾气汤"(见《普济方》)、"八味地黄汤"(见《辨证录》)、"八味饮"(见《西塘感证》)、"加味地黄汤"、"桂附地黄汤"(见《金鉴》)、"八味汤"(见《杂症会心录》)、"阳八味汤"(见《医门补要》)、"桂附八味汤"(见《喉科种福》)。本方改为口服液剂,名"桂附地黄口服液"(见《新药转正》);改为胶囊剂,名"桂附地黄胶囊"(见《新药转正》);改为片剂,名"桂附地黄片"(见《成方制剂》)。

51352 **肾气丸**(《备急》引陶氏,见《外台》卷十七)

【组成】干地黄五分 续断五分 人参五分 萆薢三

分 阿胶三分(炙)

【用法】上为末,蜜和为丸,如梧桐子大。每服十丸,加至二十丸,以酒送下,一日二次。

【功用】调中,补筋脉不足。

【主治】短气,腰痛身重。

【宜忌】忌芜荑、生冷。

51353 **肾气丸**(《外台》卷十七引《古今录验》)

【组成】羊肾二具(炙) 细辛二两 石斛四两 苁蓉四两 干地黄四两 狗脊一两(黑者) 桂心二两 茯苓五两 牡丹皮二两 麦门冬三两(去心) 黄耆四两 人参二两 泽泻二两 干姜二两 山茱萸二两 附子二两(炮) 薯蓣二两 大枣一百枚(取膏)

【用法】上为末,以枣膏合蜜少许为丸,如梧桐子大。每服二十丸,渐加至三十丸,酒送下,每日二次。

【主治】丈夫肾气不足,阳气虚衰,风痹虚损,惙惙诸不足,腰背痛脚疼,耳鸣,小便余沥,风虚劳冷。

【宜忌】忌猪肉、冷水、生葱、生菜、胡荽、芜荑、酢物。

51354 **肾气丸**(《千金》卷十九)

【组成】干地黄八分 苁蓉六分 麦门冬 远志 防风 干姜 牛膝 地骨皮 萎蕤 薯蓣 石斛 细辛 甘草 附子 桂心 茯苓 山茱萸各四分 钟乳粉十分 羖羊肾一具

【用法】上为末,炼蜜为丸,如梧桐子大。每服十五丸,渐加至三十丸,酒送下,每日三次。

【功用】补肾。

【主治】虚劳。肾气不足,腰痛阴寒,小便数,囊冷湿,尿有余沥,精自出,阴痿不起,忽忽悲喜。

【方论选录】《千金方衍义》:肾气丸于八味丸中裁去丹皮、泽泻,取用其六而分两不侔,且importn入远志以通心,防风以通脾,萎蕤、门冬以通肺,牛膝以通肝,惟羊肾、苁蓉专通肾气,其余枸杞根皮通三焦而散虚阳,石斛清胃热而坚筋骨,甘草、干姜温中气而进饮食,细辛搜剔风而利九窍,钟乳助元阳而充百骸,虽云主肾气之劳伤,而实补五脏之不足。

51355 **肾气丸**(《千金》卷十九)

【组成】石斛二两 紫菀 牛膝 白术各五分 麻仁一分 人参 当归 茯苓 芎䓖 大豆卷 黄芩 甘草各六分 杏仁 蜀椒 防风 桂心 干地黄各四分 羊肾一具(一方有苁蓉六分)

【用法】上为末,炼蜜为丸,如梧桐子大。每服十丸,酒送下,逐渐增加,每日二次。

【主治】劳损虚羸,伤寒冷,乏力。

【备考】本方方名,《普济方》引作"石斛丸"。

51356 **肾气丸**(《千金》卷十九)

【异名】十味肾气丸(《千金翼》卷十五)。

【组成】干地黄 茯苓 玄参各五两 山茱萸 薯蓣 桂心 芍药各四两 附子三两 泽泻四两

【用法】上为末,炼蜜为丸,如梧桐子大。每服二十丸,加至三十丸,以知为度,酒送下。

【功用】补肾。

【备考】《千金翼》有丹皮。

51357 **肾气丸**(《千金》卷十九)

【异名】干地黄丸 桂心丸(《普济方》卷二十九)。

【组成】桂心四两　干地黄一斤　泽泻　薯蓣　茯苓各八两　牡丹皮六两　半夏二两

【用法】上为末,蜜为丸,如梧桐子大。每服十丸,酒送下,一日三次。

【主治】肾气不足,羸瘦日剧,吸吸少气,体重耳聋,眼暗百病。

51358 肾气丸《千金翼》卷十五）

【组成】薯蓣　石斛各三分　苁蓉　黄耆各三两　羊肾一具　茯苓　五味子　远志(去心)　当归　泽泻　人参　巴戟天　防风　附子(炮,去皮)　干姜　天雄(炮,去皮)　干地黄　独活　桂心　棘刺　杜仲(炙)　菟丝子各二两

【用法】上为末,炼蜜为丸,如梧桐子大。每服十丸,稍加至二十丸,空腹酒送下,每日三次。

【主治】五劳七伤,脏中虚竭,肾气不足,阴下痒,小便余沥,忽忽喜忘,悲愁不乐,不嗜食饮。

51359 肾气丸《保命集》卷下）

【组成】苍术一斤(米泔水浸)　熟地黄一斤　川姜五钱至一两(冬一两,夏五钱,春、秋七钱)　五味子半斤

【用法】上为细末,枣肉为丸,如梧桐子大。每服一百至二百丸,食前米饮送下或酒送下。

【功用】❶《保命集》:养血益肾。❷《保命歌括》:补肾虚,消水肿。

【主治】阳盛阴虚,脾肾不足,房室虚损,形瘦无力,面多青黄而无常色。

【备考】《脉因证治》有川芎,无干姜。

51360 肾气丸

《御药院方》卷六。为方出《肘后方》卷四,名见《朱氏集验方》卷二"八味丸"之异名。见该条。

51361 肾气丸

《证治要诀类方》卷四。即《济生》卷一"加减肾气丸"。见该条。

51362 肾气丸

《医统》卷六十。即《丹溪心法》卷四"肾气方"。见该条。

51363 肾气丸《洞天奥旨》卷九）

【组成】轻粉三分　生甘草五分　黄柏一钱　铜绿三分　乳香五分　冰片一分　黄丹五分　没药三分

【用法】上药各为极细末。先用苎麻根一把,苦参二钱煎汤一碗洗,疮臭腐后用此药末掺之。

【主治】水流麻根疮。足后跟之下,色赤皮烂,内有肉丝,缕缕状似麻根者。

51364 肾气丸

《仙拈集》卷二。为《直指》卷十八"青娥丸"之异名。见该条。

51365 肾气丸

《杂病源流犀烛》卷八。为《张氏医通》卷十六"都气丸"之异名。见该条。

51366 肾气丸《竹林女科》卷二）

【组成】熟地黄　菟丝子各八两　当归身三两五钱　肉苁蓉五两(酥炙)　山萸肉二两五钱　黄柏(酒炒)　知母(酒炒)各一钱　破故纸(酒炒)五两

【用法】上为末,酒糊为丸。每服五七十丸,空心淡盐汤送下。

【主治】子淋。因房劳内伤而致热积膀胱,小便淋涩,心烦闷乱。

51367 肾气方《丹溪心法》卷四）

【组成】茴香　破故纸　吴茱萸(盐炒)各五钱　胡芦巴七钱半　木香二钱半

【用法】上为末,萝卜捣汁为丸。盐汤送下。

【功用】《医略六书》:温经降逆。

【主治】❶《丹溪心法》:疝痛。❷《医略六书》:寒疝上逆作痛,脉弦涩者。

【方论选录】《医略六书》:寒束厥阴之经,经气凝结不散,乃成寒疝;上攻心腹,故疼胀不止焉。补骨脂补火下气,小茴香化气温经,吴茱萸温肝降逆气,胡芦巴降气止疝痛也。丸以莱菔子汁下气宽胀,更以食盐汤送下,使结散气行,则经脉顺利而无上攻之患,安有心腹疼胀不止者乎。

【备考】本方方名,《医统》引作"肾气丸"。《医统》本方用法:丸如梧桐子大,每服五十丸。

51368 肾气汤

《普济方》卷三四五。即《金匮》卷下"肾气丸"改为汤剂。见该条。

51369 肾气汤《证治宝鉴》卷九）

【组成】橘核　巴豆　川楝　玄胡　青皮　牡丹皮　薯蓣　木通　白芷　芍药　沉香　泽泻　桂　甘草　槟榔

【主治】肾积。

51370 肾气汤

《嵩崖尊生》卷七。为《圣济总录》卷五十三"肾沥汤"之异名。见该条。

51371 肾气汤

《医林纂要》卷十。即《济生》卷四"加味肾气丸"改为汤剂。见该条。

51372 肾六方《效验秘方》张琪方）

【组成】生地50克　山蓟40克　藕节20克　生蒲黄15克　茅根50克　木通15克　滑石20克　蛇舌草50克　黄芩15克　侧柏叶20克　甘草10克

【用法】水煎服,日一剂。

【功用】清热解毒,凉血止血。

【主治】泌尿系感染及急慢性肾炎以血尿为主,热邪迫血妄行者。

【方论选录】方中生地养阴、凉血、止血,并防通利之品损伤阴血;山蓟、藕节、生蒲黄、茅根、侧柏叶凉血、止血;滑石、蛇舌草、甘草、木通清利湿热;黄芩清热燥湿。诸药合用,共奏清热、凉血、止血之功。

51373 肾约汤《证治宝鉴》卷四）

【组成】黄耆　人参　升麻　杞子　山药　益智仁

【用法】水煎服。

【主治】肾水不升,频频渗下,以致消渴。

51374 肾沥汤《外台》卷十六引《删繁方》）

【组成】羊肾一具(猪肾亦得)　芍药　麦门冬(去心)　干地黄　当归各三两　干姜四两　五味子二合　人参　茯苓　甘草(炙)　芎藭　远志(去心)各二两　黄芩一两　桂心六两　大枣二十枚(擘)

【用法】上切。以水一斗五升,煮肾取一斗,除肾纳药,

煮取四升,去滓,分为四服,日三夜一。

【主治】肾病,骨极虚寒,面肿垢黑,腰脊痛不能久立,屈伸不利,梦寐惊悸上气,少腹里急痛引腰,腰脊四肢常苦寒冷,大小便或白。

【宜忌】忌海藻、菘菜、生葱、酢物、芜荑。

【加减】遗尿,加桑螵蛸(炙)二十枚。

51375 肾沥汤《千金》卷八

【组成】羊肾一具 磁石五两 玄参 茯苓 芍药各四两 芎藭 桂心 当归 人参 防风 甘草 五味子 黄耆各三两 地骨皮二升(切) 生姜八两

【用法】上㕮咀。以水一斗五升,煮羊肾取七升,下诸药,取三升,去滓,分三服,可服三剂。

【主治】肾寒虚为厉风所伤,语言謇吃不转,偏枯,胕脚偏跛塞,缓弱不能动,口喎言音混浊,便利仰人,耳偏聋塞,腰背相引痛,虚劳损赢乏,咳逆短气,四肢烦疼,耳鸣面黧黯,骨间热,小便赤黄,心悸目眩。

【备考】原书卷十九有泽泻。

51376 肾沥汤《外台》卷十七引《崔氏方》

【组成】猪肾一具(去脂膜) 附子四分(炮) 芎藭四分 牡丹四分 桂心四分 茯苓八分 干地黄六分 人参四分 桑螵蛸八分(炙) 磁石八分(研如粉) 牡荆子八分 当归四分 黄耆八分 菖蒲八分

【用法】上切。以水一斗七升,煮肾取一斗一升,去肾纳药,煎取四升,分四服。

【功用】补诸不足。

【主治】五劳、六极、八风、十二痹。

【宜忌】忌羊肉饧、冷水、醋、生葱、芜荑、胡荽。

51377 肾沥汤《外台》卷十七引《崔氏方》

【组成】羊肾一具(切) 黄耆二两 干姜四分 当归二两 甘草二两(炙) 黄芩二两 远志二两(去心) 五味子三合 芍药三两 泽泻二两 人参二两 茯苓二两 大枣二十枚(擘) 桂心二两 防风二两 麦门冬四两(去心) 干地黄三两

【用法】上切。以水一斗九升,先煮肾,减四升,即去肾入诸药,煮取三升二合,绞去滓,每服八合,空腹分服,每日三次。

【功用】补益。

【主治】肾脏虚劳。

【宜忌】忌生葱、酢物、海藻、菘菜、芜荑等。

51378 肾沥汤《外台》卷十七引《广济》

【组成】羊肾一具(去脂,切八片) 茯苓三两 五味子二两 肉苁蓉三两 牛膝二两 防风二两 黄耆二两 泽泻二两 五加皮二两 地骨皮二两 磁石六两 桂心二两

【用法】上切。以水一斗五升先煮肾,取一斗,去肾入诸药,煎取三升,去滓,分温服,间隔如人行七八里久。

【主治】虚劳百病。

【宜忌】忌生葱、酢物、油腻、陈臭。

51379 肾沥汤《外台》卷三十一引《近效方》

【组成】黄耆 芎藭 茯苓 五味子 防风 泽泻 独活 玄参 人参 牛膝各六两 麦门冬(去心) 地骨皮各八两 桂心 甘草三两(炙) 丹参五两

【用法】上切,如大豆大。一剂分为二十四贴,每贴加生姜一两(切),杏仁十四枚(去尖,碎),以水三升,煮取一升,去滓澄清,取九合顿服,每日一贴,晚间以气下心胸空为妙。十服以后,身力不可当,常须护惜将养之,以饮食补之,每年春、夏、秋、冬各服一剂,胜服肾气丸二十剂。

【功用】除风下气,强腰脚,明耳目,除痰饮,理荣卫,永不染时气诸风疾。

【备考】本方名肾沥汤,但方中无肾,疑脱。

51380 肾沥汤

《外台》卷十一。即《千金》卷二十一"增损肾沥汤"。见该条。

51381 肾沥汤《外台》卷三十八

【异名】肾沥当归汤(《圣济总录》卷一八四)。

【组成】羊肾一具(去脂膜,切) 五味子三两 当归 甘草(炙) 芎藭 远志(去心) 芍药 麦门冬(去心) 茯苓各一两 干地黄 生姜各四两(切) 黄芩 桂心各一两 大枣二十枚(擘)

【用法】上切。以水一斗煮肾,取八升,纳诸药,煎取三升半,去滓分服。

【主治】❶《外台》:虚劳挟风,以致乳石散发后,虚热赢乏,或脚疼腰痛。❷《圣济总录》:乳石发后,胸膈痞滞,心腹胀满。

51382 肾沥汤《圣惠》卷七

【组成】磁石二两(捣碎,水淘去赤汁,以帛包之) 巴戟一两 附子一两(炮裂,去皮脐) 沉香半两 石斛半两(去根,剉) 人参半两(去芦头) 肉桂一两(去皱皮) 白茯苓半两 牛膝三分(去苗) 黄耆半两(剉) 五味子半两 桑螵蛸半两(微炒) 泽泻半两 防风半两(去芦头) 熟干地黄一两 山茱萸三分

【用法】上为粗散。每服五钱,以水一大盏,用羊肾一对(切去脂膜),加生姜半分,与磁石包子同煎至五分,去滓,空心及晚食前温服。

【主治】肾脏风虚,两耳常鸣。

51383 肾沥汤《圣惠》卷七

【组成】磁石二两(捣碎,水淘去赤汁,以帛包之) 肉苁蓉一两(酒浸,去皱皮,微炙) 人参三分(去芦头) 附子一两(炮裂,去皮脐) 黄耆三分(剉) 熟干地黄一两 桑螵蛸一两(微炒) 桂心三分 石南三分 五味子三分 白龙骨三分 白茯苓三分

【用法】上为粗散。每服五钱,以水一大盏,用羊肾一对(切去脂膜),生姜半分,枣三枚,与磁石包子同煎至五分,去滓,空心及晚食前温服。

【主治】肾脏风虚耳鸣,四肢赢瘦,小便滑数,夜卧多寒,吃食减少。

51384 肾沥汤《圣惠》卷七

【组成】附子一两(炮裂,去皮脐) 桂心三分 熟干地黄三分 人参三分(去芦头) 山茱萸三分 磁石二两(捣碎,水淘去赤汁,以帛包之) 肉苁蓉二两(酒浸一宿,去皱皮,炙令干)

【用法】上为粗散。每服五钱,以水一大盏,用羊肾一对(切去脂膜),加生姜半分,薤白三茎,与磁石包子同煎至五分,去滓,空心及晚食前温服。

【主治】肾脏风虚,两耳常鸣。

51385 **肾沥汤**（《圣惠》卷七）

【组成】肉苁蓉一两（酒浸一宿，刮去皱皮，炙干）汉椒半两（去目及闭口者，微炒去汗）五味子半两　附子一两（炮裂，去皮脐）干姜半两（炮裂，剉）人参三分（去芦头）黄耆三分（剉）泽泻三分　芎䓖三分　牛膝三分（去苗）当归半两（剉，微炒）石斛三分（去根，剉）磁石二两（捣碎，水淘去赤汁，以帛包之）桂心半两

【用法】上为散。每服五钱，以水一大盏，用羊肾一对（切去脂膜），大枣三枚，与磁石包子同煎至五分，去滓，食前温服。

【主治】膀胱及肾脏虚冷，小便色白稠浊，日夜数无常，腰胁疼痛。

51386 **肾沥汤**（《圣惠》卷二十九）

【组成】人参一两（去芦头）石斛一两（去根，剉）麦门冬一两半（去心，焙）泽泻三分　桑寄生半两　远志半两（去心）甘草半两（炙微赤，剉）当归半两　熟干地黄一两半　栝楼一两　桂心三分　五味子三分　黄耆一两（剉）白龙骨一两　磁石二两（捣碎，水淘去赤汁）白茯苓一两　地骨皮一两

【用法】上为粗散。每服用羊肾一对（切去脂膜），先以水一大盏半，煎肾至一盏，去肾，入药末半两，加生姜半分，大枣三枚，煎至七分，去滓，食前分为二服。

【主治】虚劳内不足，便数，四肢瘦，心神烦，不能食。

51387 **肾沥汤**（《圣惠》卷五十三）

【组成】鸡肶胵一两（微炒）远志一两（去心）人参一两（去芦头）黄耆一两（剉）桑螵蛸一两（微炒）泽泻一两　熟干地黄一两　桂心一两　当归一两　龙骨一两　甘草半两（炙微赤，剉）麦门冬二两（去心）五味子半两　磁石三两（捣碎，水淘去赤汁）白茯苓一两　芎䓖二两　玄参半两

【用法】上为散。每服用羊肾一对（切去脂膜），先以水一大盏，煮羊肾至一盏，去水上浮脂及肾，次入药五钱，生姜半分，煎至五分，去滓，空心温服，晚食前再服。

【主治】痟肾。肾气虚损，发渴，小便数，腰膝痛。

【备考】本方原名"肾沥丸"，与剂型不符，据《鸡峰》改。又本方方名，《普济方》引作"肾沥散"。

51388 **肾沥汤**（《圣惠》卷八十一）

【组成】獖猪肾一对（切去脂膜）豉半两　大枣四枚（劈破）生姜一两（切）葱白三小茎（切）（上五药以水一盏半，煎至一盏，去滓，同煎后药）熟干地黄一两　桂心半两　白术半两　麦门冬一两半（去心，焙）当归一两（剉，微炒）黄耆半两

【用法】上为粗散。每服半两，入前药汁中，煎至七分，去滓，食前分二次温服。

【主治】产后蓐劳，心神烦热，头痛口干，身体或寒或热。

51389 **肾沥汤**

《圣济总录》卷二十。为《圣惠》卷七"补肾肾沥汤"之异名。见该条。

51390 **肾沥汤**（《圣济总录》卷五十三）

【异名】肾气汤（《嵩崖尊生》卷七）。

【组成】桑螵蛸十枚（切破，炙令黄）犀角屑　麦门冬（去心，焙）五加皮各一两半（剉）杜仲（去粗皮，炙，剉）木通（剉）桔梗（剉，炒）各一两　赤芍药三分

【用法】上为粗末。每服五钱匕，水一盏半，入羊肾一只（去脂膜，切），竹沥少许，同煎至一盏，去滓，空腹顿服，每日二次。

【功用】《金匮翼》：清凉以化热壅。

【主治】胞痹，少腹急痛，小便赤涩。

【备考】方中桑螵蛸，《医学纲目》作"桑白皮"。

51391 **肾沥汤**（《圣济总录》卷五十八）

【组成】白羊肾一具（去脂膜，切）黄耆（剉）杜仲（剉，炒）五味子　生姜（切）各一两半　生干地黄（焙）一两　人参半两　枣五枚（去核）磁石三两（捶碎，绵裹）

【用法】上除羊肾、磁石外剉碎，分为二剂。先以水四升，煎肾与磁石至二升，去肾下诸药，再煎取八合，去滓，食前分二次服之。

【主治】消渴，小便白浊如脂。

51392 **肾沥汤**（《圣济总录》卷五十九）

【组成】生干地黄（洗，剉，焙）泽泻　远志（去心）桂（去粗皮）当归（切，焙）龙骨　甘草（炙，剉）五味子　赤茯苓（去皮）芎䓖　人参　黄芩（去黑心）麦门冬（去心，焙）各一两

【用法】上为粗末。每服用羊肾一只（去筋膜，切开），先用水一盏半煮羊肾，取一盏，去肾，入药末三钱匕，再煎至七分，去滓温服，不拘时候。

【主治】脏气不足，内燥发渴。

51393 **肾沥汤**（《圣济总录》卷八十五）

【组成】桑根白皮（剉）二两　黄耆（剉）五味子（去梗）肉苁蓉（酒浸，切，焙）防风（去叉）秦艽（去苗土）泽泻　巴戟天（去心）桂（去粗皮）山芋　丹参　茯神（去木）牛膝（酒浸，切，焙）各三分　石斛（去根）磁石（煅，醋淬二七遍）各一两　杜仲（去粗皮，剉，炒）人参各三分

【用法】上为粗末。每服先用水二盏煮羊肾一只，至一盏去肾，入药末三钱匕，加生姜三片，煎至七分，去滓，空心、日午、夜卧温服。

【主治】五种腰痹，肾脏虚冷，脚弱不能行步。

51394 **肾沥汤**（《圣济总录》卷九十二）

【组成】远志（去心）人参　五味子　石斛（去根）泽泻　当归（切，焙）桂（去粗皮）甘草（炙，剉）白茯苓（去黑皮）桑上寄生各一两　麦门冬（去心，焙）三两　熟干地黄（焙）栝楼根　地骨皮各一两半

【用法】上为粗末。每服三钱匕，水一盏半，入羊肾一分（细切），先煎一两沸，次入生姜半分（拍碎），大枣二枚（劈破），煎至七分，去滓，空腹温服，食后再服。

【主治】虚劳不足，小便利数，呼吸短气，烦渴引饮，膀胱满急。

51395 **肾沥汤**

《普济方》卷一八〇。为《圣济总录》卷五十九"磁石汤"之异名。见该条。

51396 **肾沥汤**（《遵生八笺》卷四）

【组成】干地黄六分　黄耆六分　茯苓六分　五味子四分　羚羊角四分　桑螵蛸三两（炙）地骨皮一两　桂心

一两　门冬五分(去心)　磁石一钱二分(打碎,水洗令黑汁出尽为止)

【用法】将羊肾两个(猪肾亦可,去脂膜,切如柳叶),以水四升先煮之,待水去半升即掠去水上肥沫及肾滓,取汁煎诸药,澄清去滓,分为三服,空心平旦服之。三伏日各服一料,亦可随人加减。

【主治】男子虚羸,五劳七伤,风湿脏虚,耳聋目暗。

【宜忌】忌食大蒜、生葱、冷陈滑物。

51397　肾沥汤《医略六书》卷二十八)

【组成】桔梗八分　桑皮一钱半　甘草五分　条芩一钱半　赤苓一钱半　山栀一钱半　麦冬三钱(去心)　紫菀二钱

【用法】水煎,去滓温服。

【主治】孕妇转胞,脉沉数者。

【方论选录】妊娠胎热熏肺,不能通调水道而胞系了戾,故小便不利,谓之转胞。桔梗开提肺气,桑皮清肃肺金,条芩清肺热以安胎,山栀清肺热以降火,麦冬清润肺气,紫菀温润肺气,赤苓利营以渗水道,生草泻火以正胞系也。水煎温服,使热化气行,则胞系自正而水道清长,胎孕无不自安,何转胞之足患哉!

51398　肾沥汤《医略六书》卷三十)

【组成】附子一钱(炮黑)　肉桂一钱(去皮)　草薢一钱半　覆盆子三钱(炒)　山药三钱(炒)　炙草一钱

【用法】水煎,去滓,温服。

【主治】溺沥,脉虚迟者。

【方论选录】产妇真火虚衰,膀胱不能化气而蓄泄不灵,故小腹疼痛,小水淋漓不断,谓之溺沥。附子补火以壮真阳,炮黑兼能燥湿,肉桂暖经以暖水府,生用化气更灵,草薢利水以分清浊,覆盆子涩窍以止遗溺,山药补脾益阴,炙草缓中益胃也。水煎温服,使真火壮旺则真气亦强,而水府蓄泄有权,小便疼痛无不退,小水淋沥无自痊矣。

51399　肾沥散《千金》卷十九)

【组成】羖羊肾一具(阴干)　茯苓一两半　五味子　甘草　桂心　巴戟天　石龙芮　牛膝　山茱萸　防风　干姜　细辛各一两　人参　石斛　丹参　苁蓉　钟乳粉　附子　菟丝子各五分　干地黄二两

【用法】上药治下筛,令钟乳粉和搅,更筛令匀。每服方寸匕,稍加至二匕,平旦清酒送下,每日二次。

【主治】虚劳百病。

【方论选录】《千金方衍义》:汤之与散,主治虽有新久之分,其羊肾、五味、参、苓、甘草、防风、桂心、苁蓉、巴戟、地黄、牛膝、丹参、细辛等味大都与汤相类,惟石龙芮、钟乳、附子之毒烈则散峻于汤,非患久痼疾正气虚惫不轻用此猛剂也。

51400　肾沥散《千金》卷十九)

【组成】羊肾一具(阴干)　厚朴　五味子　女萎　细辛　芍药　石斛　白蔹　茯苓　干漆　矾石　龙胆　桂心　芎䓖　苁蓉　蜀椒　白术　牡荆子　菊花　续断　远志　人参　黄耆　巴戟天　泽泻　草薢　石龙芮　黄芩　山茱萸各一两　干姜　附子　防风　菖蒲　牛膝各一两半　桔梗二两半　薯蓣　秦艽各二两

【用法】上药治下筛。每服方寸匕,酒送下,每日三次。

【主治】男子五劳、七伤、八风、十二痹,无有冬夏,悲忧憔悴。

【宜忌】忌房室。

【备考】本方方名,《普济方》引作"羊肾散"。

51401　肾沥散《千金翼》卷十五)

【组成】防风　黄芩　山茱萸　白蔹　厚朴(炙)　芍药　薯蓣　麦门冬(去心)　天雄(炮,去皮)　甘草(炙)各五分　独活　菊花　秦艽　细辛　白术　枳实(炙)　柏子仁各一两　当归　芎䓖　菟丝子　苁蓉　桂心各七分　石斛　干姜　人参各二两　钟乳(研)　蜀椒(汗,去目及闭口者)　附子(炮,去皮)　白石英各一两　乌头三分(炮,去皮)　羊肾一具　黄耆二两半

【用法】上为散。每服方寸匕,酒送下,每日二次;加至二匕,每日三次。

【主治】五劳,男子百病。

51402　肾沥散

《普济方》卷一七八。即《圣惠》卷五十三"肾沥汤"。见该条。

51403　肾附丸《圣惠》卷九十八)

【组成】羊肾五对　附子五两(炮裂,去皮脐)　钟乳粉二两　桂心二两　诃黎勒皮二两　赤箭二两　山茱萸二两　薯蓣二两　肉苁蓉二两(酒浸一宿,刮去皱皮,炙干)　菟丝子二两(酒浸三日,晒干,别捣为末)

【用法】上为末。羊肾去筋膜,批作片子,每一片上铺药末一层,如此层层相隔,以尽为度;然后用湿纸裹数重,更用盐泥重裹,入煻灰火中煨三炊久,候火气通透,亦不得令焦,出药看作紫黑色即住,如肾未熟,即重封更煨;候得所即捣三五百杵,入少水浸蒸饼为丸,如梧桐子大。每服三十丸,每日空腹及晚食前以温酒送下。三日后已觉水脏温暖。

【功用】耐寒暑,暖腰膝。

【主治】水脏风冷滞气。

51404　肾附丸

《普济方》卷二二○。即《圣惠》卷九十八"肾附子丸"。见该条。

51405　肾炎片《成方制剂》6册)

【组成】白茅根　白前　车前草　葫芦壳　马鞭草　一枝黄花

【用法】上制成片剂。口服,一次6～8片,一日3次。

【功用】清热解毒,利水消肿。

【主治】急、慢性肾炎和泌尿道感染。

51406　肾饼子

《医统》卷四十二。为《中藏经·附录》"圣饼子"之异名。见该条。

51407　肾热汤(方出《千金》卷六,名见《医方考》卷五)

【组成】磁石　白术　牡蛎各五两　甘草一两　生麦门冬六两　生地黄汁一升　芍药四两　葱白一升　大枣十五枚

【用法】上㕮咀。以水九升,煮取三升,分三服。

【功用】《医方论》:清寒重镇,敛阴退火,健脾和胃。

【主治】肾热,背急挛痛,耳出脓血,或生核塞之,不闻人声。

【方论选录】❶《医方考》:耳者,肾之窍,故肾热则令人

病耳,生脓出血,不闻人声也。是方也,磁石能引肺金之气下降于肾,肾得母气,自然清肃,而热日愈;生地汁、麦门冬、白芍药,所以滋肾阴而泻肾热;乃葱白者,所以引肾气上通于耳也;牡蛎咸寒,能软坚而破结气,得葱白引之入耳,则能开听户而消脓血;乃白术、甘草、大枣者,健脾之品也,所以培万物之母,益土气而制肾邪尔!❷《医方集解》:此足少阴药也。磁石体重辛咸,色黑补肾祛热,通耳明目,故以为君;牡蛎咸寒,软痰破结,生地大寒,泻火滋肾,麦冬、甘草补肺清金,白芍酸寒,平肝和血,皆能生水而制火,退热而敛阴;白术、甘草、大枣,补脾之品,益土气正以制肾邪也。数者皆固本之药,使精气充足,邪热自退,耳窍自通。加葱白者,以引肾气上通于耳也。

51408　肾疸汤《兰室秘藏》卷下

【组成】羌活　防风　藁本　独活　柴胡各五分　升麻五钱　白茯苓二分　泽泻三分　猪苓四分　白术五分　苍术一钱　黄柏二分　人参三分　葛根五分　神曲六分　甘草三钱

【用法】上剉,如大豆大。分为二服,每服以水三盏,煎至一盏,去滓,食前热服。

【主治】❶《兰室秘藏》:肾疸目黄,甚至浑身黄,小便赤涩。❷《嵩崖尊生》:女劳疸,日夕热恶寒,额黑出汗,手足热,腹胀如水,大便黑时溏,身目黄,小便不利。

【备考】《脉因证治》有芍药,无葛根;《医学正传》有黄芩,无白茯苓;《金鉴》有黄芩,无藁本。

51409　肾娥丸

《摄生秘剖》卷三。即《医方考》卷五"青娥丸加黄柏知母方"。见该条。

51410　肾着汤

《千金》卷十九。为《金匮》卷中"甘草干姜茯苓白术汤"之异名。见该条。

51411　肾着汤《陈素庵妇科补解》卷三

【组成】香附　陈皮　甘草　川芎　木香　茯苓　白术　黄芩　苏叶　当归　白芍　腹皮　羌活　苍术

【主治】妊娠胎水肿满。

【方论选录】是症虽由脾虚土衰不能制水,亦平日停饮聚湿,清浊不分,以致此也。是方二术、香、苓燥湿利水,温胃健脾以壮土;芎、归、芍、芩养血和荣以安胎;附、陈、紫苏以利气;腹皮行水除满,羌活风能胜湿,使周身关节疏通,水无停蓄之所。盖治病不得已之时,虽羌、苍、腹皮雄悍泄气,亦不得不用耳。

51412　肾着汤《三因》卷十七

【组成】茯苓　白术各四两　干姜(炮)　甘草各二两(炙)　杏仁(去皮尖,炒)三两

【用法】上剉散。每服四钱,水一盏半,煎至七分,去滓,食前温服。

【主治】妊娠腰脚肿痛。

51413　肾着汤《易简方》

【组成】苍术　白术　甘草各一两　干姜三两　茯苓一两

【用法】上咬咀。每服四钱,水一盏半,加生姜三片,大枣一枚,煎至六分,去滓,食前温服。

【主治】腰重而冷疼者。

51414　肾着汤《普济方》卷一〇八引《如宜方》

【组成】人参　干姜　白术　甘草　茯苓各等分

【用法】上咬咀。每服四钱,水煎服。

【主治】中湿,关节一身尽痛,小便自利,脉沉缓而微。

51415　肾着汤《杂病源流犀烛》卷十六

【组成】升麻　防风　苍术　白术　羌活　独活　茯苓　猪苓　柴胡　葛根　甘草　泽泻　人参　神曲　黄柏

【主治】女劳疸,薄暮发热恶寒,额黑微汗,手足热,腹胀如水,小腹满急,大便时溏,身目黄赤,小便不利。

51416　肾着汤《血证论》卷八

【组成】白术　红枣　甘草　附子各等分

【主治】《血证论评释》:腰以下冷痛,腹重如带五千钱。

51417　肾着散《外台》卷十七引《经心录》

【异名】桂心散(《圣惠》卷四十四)、大肾着汤(《圣济总录》卷五十一)。

【组成】桂心三两　白术四两　茯苓四两　甘草二两(炙)　泽泻二两　牛膝二两　干姜二两　杜仲三两

【用法】上为散。每服三方寸匕,以酒一升,煮五六沸,去滓顿服,每日三次。

【主治】❶《外台》引《经心录》:肾着腰痛。❷《圣济总录》:肾着,腰冷如冰,腹重如物所堕。

【宜忌】忌生葱、桃、李、雀肉、海藻、菘菜、酢物。

51418　肾着散

《外台》卷十七引《崔氏方》。为原书同卷"落肾散"之异名。见该条。

51419　肾着散

《普济方》卷一五五。为《圣济总录》卷八十五"泽泻汤"之异名。见该条。

51420　肾喘汤《鸡峰》卷十二

【组成】左顾牡蛎(文片色白者)二两　鲫鱼一个(四两重者)

【用法】将牡蛎杵为粗末,以甘锅子盛,火烧通赤,放冷为细末。每服一钱,浓煎鲫鱼汤(煎时不得动)调下,不拘时候。

【主治】外肾喘。

51421　肾温汤《证因论治集要》卷三引黄锦芳方

【组成】熟地　山药　丹皮　龟版　阿胶　防风　桂枝

【主治】春温,一身灼热,口渴饮冷,因暑热动其内气而致者。

【方论选录】经曰:冬不藏精,春必病温。所以温病两感止在太阳少阴之内,热邪在肾作扰。熟地、龟版入肾以救真阴,丹皮、阿胶以清血分之热,防风、桂枝之撤太阳之标而温邪解矣。

51422　肾痹汤《辨证录》卷二

【组成】白术一两　山茱萸五钱　茯苓五钱　薏仁五钱　杜仲三钱　肉桂一钱　附子五分　防己五分　石斛三钱　地骨皮五钱

【用法】水煎服。二剂而腰轻,四剂而痛止,十剂而两足有力,再十剂而全愈。

【主治】肾痹,因下元虚寒,复感寒湿,以致腰肾重痛,两足无力。

51423 肾附子丸（《圣惠》卷九十八）

【组成】附子二两（醋浸七日，去皮脐，切，阴干）　硫黄一两（细研，水飞过）　槟榔一两　木香一两　青盐半两　羊肾二对（去脂膜）

【用法】上为末，入硫黄研匀，羊肾细剉、研烂，和药末为丸，如梧桐子大。每服二十丸，食前以温生姜酒送下；盐汤下亦得。

【主治】下元虚惫，冷气上攻，心腹疞刺疼痛。

【备考】本方方名，《普济方》引作"肾附丸"。

51424 肾宝合剂（《成方制剂》15册）

【组成】白术　补骨脂　车前子　川芎　当归　茯苓　覆盆子　枸杞　红参　葫芦巴　黄耆　金樱子　肉苁蓉　山药　蛇床子　熟地黄　菟丝子　五味子　小茴香　淫羊藿　制何首乌　炙甘草

【用法】上制成合剂，每支10毫升；每瓶100毫升，200毫升。口服，一次10～20毫升，一日3次。

【功用】调和阴阳，温阳补肾，安神固精，扶正固本。

【主治】阳痿，遗精，腰腿酸痛，精神不振，夜尿频多，畏寒怕冷；妇女月经过多，白带清稀诸症。

【备考】本方改为糖浆剂，名"肾宝糖浆"（见《成方制剂》17册）。

51425 肾炎舒片（《新药转正》3册）

【组成】白茅根　苍术　防己　茯苓　枸杞子　黄精　金银花　蒲公英　生晒参　菟丝子

【用法】上制成片剂，每片重0.25克。口服，一次6片，一日3次；小儿酌减。

【功用】益肾健脾，利水消肿。

【主治】脾肾阳虚型肾炎引起的浮肿，腰痛，头晕，乏力等症。

【备考】本方改为胶囊剂，名"肾炎舒胶囊"。

51426 肾舒颗粒（《成方制剂》9册）

【组成】白花蛇舌草　萹蓄　大青叶　淡竹叶　地黄　茯苓　甘草　海金沙藤　黄柏　瞿麦

【用法】上制成颗粒剂，每袋装15克。开水冲服，一次30克，一日3次；小儿酌减或遵医嘱。

【功用】清热解毒，利水通淋。

【主治】尿道炎，膀胱炎，急、慢性肾盂肾炎。

51427 肾康宁片（《中国药典》2010版）

【组成】黄芪360克　丹参300克　茯苓300克　泽泻180克　益母草450克　淡附片180克　锁阳300克　山药50克

【用法】上制成片剂，薄膜衣片每片重0.31克，薄膜衣片每片重0.33克，糖衣片片芯重0.3克。口服，一次5片，一日3次。

【功用】补脾温肾，渗湿活血。

【主治】脾肾阳虚，血瘀湿阻所致的水肿。症见浮肿，乏力，腰膝冷痛；以及慢性肾炎见上述证候者。

51428 肾风苁蓉丸（《金匮翼》卷一）

【组成】苁蓉　熟地　防风　虎骨　山药　牛膝各一两　黑豆　石斛　当归　独活各七钱半

【用法】炼蜜为丸，如梧桐子大。每服百丸，空腹食前酒送下。

【主治】中风属肾风者。

51429 肾石通颗粒（《成方制剂》2册）

【组成】萹蓄　丹参　海金沙　鸡内金　金钱草　瞿麦　木香　牛膝　王不留行　延胡索

【用法】上制成颗粒剂，每袋装15克。温开水冲服，一次1袋，一日2次。

【功用】清热利湿，活血止痛，化石排石。

【主治】肾结石，肾盂结石，输尿管结石。

51430 肾宁散胶囊（《成方制剂》6册）

【组成】西瓜翠衣　紫皮大蒜

【用法】上制成胶囊剂，每粒装0.5克。用白茅根50克煎水400毫升冲服，一次12～20粒，早（空腹）、晚各一次；小儿酌减或遵医嘱。

【功用】消炎，利尿，消除浮肿及尿蛋白。

【主治】急慢性肾盂肾炎，肾小球肾炎。

【宜忌】三个月为一个疗程，宜连续服用，一次治愈为止，水肿严重者可在医生指导下适当加服利尿剂，但忌用汞制剂等利尿药。治疗期间忌服激素、盐及刺激性食物。服药后大便黑褐色为正常现象。

51431 肾劳七伤散（《传家秘宝》卷下）

【组成】舶上茴香　白术（炒）　人参　茯苓　陈皮（汤浸，去白）　芍药　桔梗　紫菀（去芦头尘土）　香白芷（炒）各一两　干姜　苍术五两（去皮）　柴胡一两半（去苗）

【用法】上为末。每服三钱，用猪腰子一对（去脐脂膜），批作片子，将盐一钱与前药末和匀掺在腰子内，湿纸裹，灰火内烧香熟。细嚼米饮送下。

【功用】补虚健脾。

【主治】男子风虚，五劳七伤。

【宜忌】忌冷水饮。

【备考】方中干姜用量原缺。

51432 肾肝宁胶囊（《成方制剂》17册）

【组成】牛膝粉　育成蛹粉

【用法】上制成胶囊剂，每粒装0.45克。口服，一次3～5粒，一日3次。

【功用】补益肝肾，扶正固本。

【主治】肾小球肾炎，肾病综合征，甲型肝炎，肝硬化等。

51433 肾肝同补汤（《石室秘录》卷三）

【组成】熟地一两　山茱萸五钱　白芍五钱　当归五钱　柴胡二钱　肉桂一钱

【用法】水煎服。

【主治】两胁饱闷，腰脊难于俯仰。

【方论选录】此方熟地、山茱萸补肾之药，而当归、白芍、柴胡、肉桂补肝之品，今补肝之药，反多于补肾者，可见肾为肝之母，肝又为命门之母也。

51434 肾沥当归汤

《圣济总录》卷一八四。为《外台》卷三十八"肾沥汤"之异名。见该条。

51435 肾炎平颗粒（《成方制剂》10册）

【组成】金樱子422克　菟丝子281克　山药615克　墨旱莲253克　女贞子253克　莲须169克　黄耆281克　党参281克　白术169克　茯苓281克　紫苏叶169克

蝉蜕 169 克　益母草 422 克

【用法】上制成颗粒剂。开水冲服,一次 15 克,一日 2 次,1～3 个月为一个疗程。

【功用】疏风活血,补气健脾,补肾益精。

【主治】适用于脾虚湿困及脾肾两虚之轻度浮肿,倦怠无力,头晕耳鸣,纳呆食少,腰膝疲软,夜尿增多等症。

【宜忌】感冒发热、咽喉肿痛者忌服。

51436　肾炎四味片《《中国药典》2010 版》

【组成】细梗胡枝子 2083 克　黄芩 375 克　石韦 500 克　黄芪 500 克

【用法】上制成片剂,每片重 0.36 克或 0.70 克,糖衣片片芯重 0.35 克。口服,小片或糖衣片一次 8 片,大片一次 4 片,一日 3 次。

【功用】清热利尿,补气健脾。

【主治】湿热内蕴兼气虚所致的水肿。症见浮肿,腰痛,乏力,小便不利;慢性肾炎见上述证候者。

51437　肾炎汤Ⅰ号《《临证医案医方》》

【组成】冬瓜子 30 克　冬瓜皮 30 克　车前子 30 克(布包)　茯苓皮 30 克　赤小豆 30 克　薏苡仁 30 克　白茅根 60 克　泽泻 12 克　苏梗　桔梗各 6 克　陈皮 6 克　旱莲草 9 克　蝉蜕 6 克

【功效】利尿消肿。

【主治】急性肾炎。周身浮肿,腰酸痛,小便量少色黄,舌苔薄白,脉浮数。

【方论选录】冬瓜皮、冬瓜子、车前子、茯苓皮、赤小豆、薏苡仁淡渗利水;茅根、泽泻清热利尿,既消肿又消炎;陈皮、苏梗、桔梗理气,加强利尿作用;蝉蜕散风热,善治面部浮肿(风水);旱莲草凉血益肾。

51438　肾炎汤Ⅱ号《《临证医案医方》》

【组成】巴戟天 9 克　仙灵脾 9 克　补骨脂 9 克　制附片 5 克　黄芪 15 克　党参 9 克　茯苓 12 克　薏苡仁 12 克　猪苓 12 克　石韦 15 克　白茅根 30 克　旱莲草 9 克

【功用】健脾益肾,利尿消肿。

【主治】慢性肾炎(脾肾阳虚型)。周身浮肿,腰膝酸软无力,小便量少,形寒肢冷,舌质淡胖嫩,有齿痕,脉沉细无力。

【方论选录】巴戟天、仙灵脾、补骨脂温补肾阳,黄芪、党参健脾补气;茯苓、薏苡仁、猪苓、泽泻、石韦、白茅根利尿消肿,旱莲草益肾止血。

51439　肾炎灵胶囊《《成方制剂》13 册》

【组成】车前子　赤芍　川芎　大蓟　当归　地黄　地榆　茯苓　狗脊　旱莲草　马齿苋　女贞子　茜草　山药　小蓟　栀子　猪苓

【用法】上制成胶囊剂,每粒装 0.25 克。口服,一次 6～7 粒,一日 3 次。

【功用】清热凉血,滋阴养肾。

【主治】慢性肾小球肾炎。

【宜忌】孕妇慎服。

51440　肾炎消肿片《《新药转正》3 册》

【组成】苍术　陈皮　大腹皮　冬瓜皮　茯苓　桂枝　黄柏　姜皮　椒目　香加皮　益母草　泽泻

【用法】上制成片剂,片芯重 0.32 克。口服,一次 4～5

片,一日 3 次。

【功用】健脾渗湿,通阳利水。

【主治】急、慢性肾炎脾虚湿肿证候。临床表现为肢体浮肿,晨起面肿甚,午后腿肿较重,按之凹陷,身体重困,尿少,脘胀食少,舌苔白腻,脉沉缓。

51441　肾炎康复片《《新药转正》13 册》

【组成】西洋参　地黄　杜仲(炒)　山药　白花蛇舌草　黑豆　土茯苓　益母草　丹参　泽泻　白茅根　桔梗

【用法】上制成片剂,每片重 0.3 克。口服,一次 8 片,一日 3 次,小儿酌减或遵医嘱。

【功用】益气养阴,补肾健脾,清除余毒。

【主治】慢性肾小球肾炎,属于气阴两虚,脾肾不足,毒热未清证者,表现为神疲乏力,腰酸腿软,面浮胶肿,头晕耳鸣,蛋白尿,血尿等。

【宜忌】服药期间忌辛、辣、肥甘等刺激性食物,禁房事。

51442　肾炎舒胶囊

《新药转正》37 册。即原书 3 册"肾炎舒片"改为胶囊剂。见该条。

51443　肾炎温阳片《《新药转正》3 册》

【组成】白术　大黄　党参　茯苓　附子　黄芪　木香　人参　肉桂　葶苈子　香加皮

【用法】上制成片剂,每片芯重 0.32 克。口服,一次 4～5 片,一日 3 次。

【功用】温肾健脾,化气行水。

【主治】慢性肾炎,症见脾肾阳虚,全身浮肿,面色苍白,脘腹胀满,纳少便溏,神倦尿少。

51444　肾炎解热片《《中国药典》2010 版》

【组成】白茅根　连翘　荆芥　炒苦杏仁　陈皮　大腹皮　盐泽泻　茯苓　桂枝　车前子(炒)　赤小豆　石膏　蒲公英　蝉蜕

【用法】上制成片剂,❶薄膜衣片每片重 0.34 克,❷薄膜衣片每片重 0.56 克,❸糖衣片片芯重 0.32 克。口服。❶、❸一次 4～5 片,❷一日 3 片,一日 3 次。

【功用】疏风解热,宣肺利水。

【主治】风热犯肺所致的水肿。症见发热恶寒,头面浮肿,咽喉干痛,肢体酸痛,小便短赤,舌苔薄黄,脉浮数;急性肾炎见上述证候者。

51445　肾复康胶囊《《中国药典》2010 版》

【组成】土茯苓 366 克　槐花 93 克　白茅根 366 克　益母草 93 克　广藿香 28 克

【用法】上制成胶囊剂,每粒装 0.3 克。口服,一次 4～6 粒,一日 3 次。

【功用】清热利尿,益肾化浊。

【主治】热淋涩痛,急性肾炎水肿,慢性肾炎急性发作。

51446　肾浊秘精丸《《普济方》卷三十三引《医方集成》》

【异名】附子丸。

【组成】大附子(炮,去皮脐)　龙骨(煅)　苁蓉(酒浸)　巴戟(去心)各一两

【用法】上为末,炼蜜为丸,如梧桐子大。每服三十丸,空心盐汤送下。

【主治】元气不固,遗精梦泄。

51447 肾浊秘精丸(《普济方》卷二一七)

【组成】石莲肉（去皮） 鹿角霜 熟地黄各四两 黄耆二斤（捶碎）

【用法】上前三药为末，将黄耆以水六升浸一宿，次早按洗味淡，去滓，于银石器中熬汁成膏，搅和前药末为丸，如梧桐子大。每服五十至百丸，空心食前以米汤、温酒任下。

【功用】守中安神，禁固精血，益气驻颜色，延年不老。

【主治】元气不固，夜梦遗精梦泄。

51448 肾衰宁胶囊(《中国药典》2010版)

【组成】太子参250克 黄连100克 法半夏250克 陈皮100克 茯苓200克 大黄400克 丹参700克 牛膝200克 红花100克 甘草100克

【用法】上制成胶囊剂，每粒装0.35克。口服，一次4～6粒，一日3～4次，小儿酌减。

【功用】益气健脾，活血化瘀，通腑泄浊。

【主治】脾胃气虚，浊瘀内阻，升降失调所致的面色萎黄，腰痛倦息，恶心呕吐，食欲不振，小便不利，大便黏滞；慢性肾功能不全见上述证候者。

【宜忌】孕妇禁用。

51449 肾病清肺汤(《效验秘方·续集》刘弼臣方)

【组成】玄参10克 板蓝根10克 山豆根5克 鱼腥草15克 车前草15克 倒叩草15克 益母草15克 灯心草1克

【用法】日1剂，水煎2次，可分多次服用，当日服完。

【功用】清肺利咽，利尿消肿。

【主治】小儿肾病，急慢性肾炎等。症见浮肿，少尿，伴有鼻流清涕，咽喉不利，咳嗽喉中痰鸣等。

【加减】兼鼻塞流涕者加辛夷10克，苍耳子10克；兼咽喉肿痛者加锦灯笼10克，青果10克；兼声音嘶哑者加蝉衣3克，钩藤10克；兼咳嗽有痰者加桑白皮10克，地骨皮10克，南沙参10克；兼表卫不固而汗多者加生黄芪15克，防风10克，炒白术10克；水肿较重者加桑白皮10克，茯苓皮10克，生姜皮1克。

【方论选录】方中玄参、板蓝根、山豆根清利咽喉，使肺之门户得清。鱼腥草、车前草清肺利尿消肿。益母草活血利尿消肿。灯心草通利膀胱，利尿清肺，倒叩草清肺利咽，化浊消肿。诸药合用，共奏清肺利咽，利尿消肿之功效。

51450 肾着灵效汤(《千家妙方》)

【组成】白术15克 茯苓24克 甘草9克 制乳香3克 制没药3克 丹参12克 当归12克 土元9克 骨碎补12克 杜仲9克 木瓜9克 怀牛膝12克 续断12克 三七粉4.5克 金钱白花蛇1条 蜈蚣3条 桃仁9克 红花9克

【用法】水煎服。

【功用】补肾壮骨，强筋通络，祛风除湿，活血祛瘀。

【主治】增生性脊椎炎（寒湿瘀阻型）。

51451 肾囊风油膏(《中医皮肤病学简编》)

【组成】吴萸15克 樟脑15克 蛇床子15克 黄柏7克 轻粉3克 寒水石9克 白矾9克 白芷9克 槟榔9克 硫黄6克

【用法】上为细末，配成油膏。外用。

【主治】慢性湿疹。

非

51452 非风汤(《医方简义》卷六)

【组成】桑寄生三钱 当归三钱 赤芍一钱 川芎二钱 生、炙绵黄耆各二钱 桂枝六分 红花六分（酒润） 牛膝二钱 独活一钱 木瓜一钱五分

【用法】水煎，冲入陈酒一盏服。

【主治】产后遍身肢节疼痛。

51453 非疳散(《金鉴》卷七十六)

【组成】冰片四分 人中白（煅去臭气，存性） 五倍子（炒茶褐色，存性）各一两

【用法】上为细末。先用米泔水漱口，后用此药擦患处，内服胃脾汤。

【功用】清热止疼，去臭秽。

【主治】葡萄疫。邪毒攻胃，牙龈腐烂，口臭出血，形类牙疳，而青紫斑点色反淡，久则令人虚羸者。

51454 非时饮子(《鸡峰》卷十三)

【组成】人参 黄耆 赤茯苓 白术 麦门冬 白扁豆 蒺藜 甘草各等分

【用法】上为细末。每服二钱，水一盏，煎至七分，去滓温服，不拘时候。

【主治】初先头痛壮热，继而发热不解，五心烦热，不得睡，发渴，吃汤饮者。

味

51455 味补汤(《不居集·上集》卷十)

【组成】燕窝 海参 淡火肉 鳗鱼

【用法】上煮汁饮，或用鲜紫河车一具，同入煮极烂，饮其汁更妙。

【主治】虚劳日久，脾胃薄弱者。

【加减】遗精，加鱼鳔；泄泻，加莲子肉、山药。

51456 味谏汤(《医方类聚》卷一九八引《吴氏集验方》)

【组成】川百药一两半 丁香二十一粒（不见火） 檀香一钱半（不见火）

【用法】上为末，沸汤少点一二呷。

【功用】止烦渴，生津液。

咀

51457 咀华清喉丹(《衷中参西》上册)

【组成】大生地黄（切片）一两 硼砂（研细）一钱半

【用法】将生地黄一片，裹硼砂少许，徐徐嚼细咽之，半日许宜将药服完。

【主治】咽喉肿疼。

【方论选录】生地黄之性能滋阴清火，无论虚热、实热，服之皆宜；硼砂能润肺，清热化痰，消肿止疼，二药并用，功力甚大。而又必细细嚼服者，因其病在上，煎汤顿服，恐其力下趋，而病转不愈，且细细嚼咽，则药之津液常清润患处也。

呼

51458 呼脓散(《药奁启秘》)

【组成】乳香 没药各五钱 僵蚕四钱 雄黄一钱半

大黄一两

【用法】上为极细末。掺疮口,上盖薄贴。

【功用】祛腐定痛,提毒呼脓。

51459 呼脓膏(《解围元薮》卷四)

【组成】蓖麻子 大风子白肉各一百粒

【用法】上捣千杵,加松香,再捣成膏。加乳香、没药、血竭、车米、麝香各少许贴之。

【主治】风癞。

51460 呼脓长肉膏(《万氏家抄方》卷四)

【组成】麻油三斤 发一团(入油熬化,次入后药) 当归 黄耆 黄连各一两半 黄柏 大黄 黄芩 白芷 杏仁 防风 荆芥 羌活 独活 连翘 山栀各一两 赤芍 地黄 白及 金银花 青藤各八钱 桃柳槐枝各七寸

【用法】通以前药入油熬枯,黑色为度,住火,去滓,用飞过黄丹八两、黄蜡五两、沥青二两同煎,至油滚渐渐加之,滴水软硬得所,不粘手为度,加乳香、没药各六钱,轻粉五钱,血竭三钱,收用摊贴。已破出脓者,用油纸摊贴;如脓多,以绢揩净,火边略烘再贴,第三次不可用矣,另换一个再贴。俟疮势将收口,量疮大小贴之。

【主治】痈疽,发背,疗疖等毒。

51461 呼脓长肉比天膏(《疡科选粹》卷八)

【组成】金银花 合欢皮 荆芥穗 白芷梢 赤芍药 当归尾 怀生地 皂角刺 番木鳖 蓖麻子 山慈姑 金线重楼 乌梅肉 土木鳖 紫苏叶 骨碎补 金钗草 刘寄奴 玄胡索 穿山甲 麻黄 玄参 桃仁 防风 羌活 独活 连翘 黄耆 白及 苏木 红花 川芎 乌药 甘草 苍耳 南星 蝉蜕 蜈蚣 五倍 蒲黄 降香 大黄 石斛 草乌 蓬术 半夏 肉桂 川乌 姜黄 漏芦 象皮 黄连 黄柏 山栀 败龟版 牙皂 川椒 白蔹 苍术 苦参 僵蚕 杏仁 蜂房 血余 蛇蜕 鸡肫皮(以上拣选道地精制者,洗去土,去芦头)各一两 葱汁 千里光汁 姜汁 金灯光汁(以上熬膏听用) 象牙末 血竭 樟脑 木香各一两 麝香二钱(共九味,另研极细末无声者,听用) 上好山东飞丹二斤(水飞过,炒过,筛净,二十两) 上好面粉二斤(炒过,筛净,二十八两) 龙骨(醋煅) 无名异 海螵蛸(去壳,煅) 赤石脂(煅)各四两(共为极细末无声者,听用) 上好黄蜡一斤 白蜡四两 菜油十三斤(麻油更妙) 嫩松香半斤

【用法】将药片入油浸,春五、夏三、秋七、冬十日,取出,入锅内,文、武桑柴火熬至药焦油黑为度,用铁线细眼杓取出滓,冷定,竹笋滤过,用槐枝一尺比大箸者频频搅之;次下四味草膏;次下黄占、白蜡;次下龙骨等四味,搅;次下黄丹,频频搅之;面粉用绢筛筛下,滴水成珠,候冷定,方下乳香等九味,细筛下,频频搅之,候成膏入缸内,埋土一日,水浸一日,方可用。火色太早则药嫩,太迟则老,嫩则油散不成膏,老则药耗而难化。切忌火发,仔细;如遇泛起,用锅盖盖之,切不可浇水,浇水反使火气上冲,最宜慎之。每生药片五两,用生油一斤;每生油一斤,熬熟药油十两;每药油一斤,点丹六两;每飞丹一斤,水飞九两;每粉一斤,可炒至十四两。已破者,先用花椒、葱白、甘草煎猪蹄浓汁洗净,去恶肉,贴之,日洗三四次,换膏一次。

【主治】诸般痈疽,肿毒,痔漏,恶疮,便毒,臁疮,湿毒,下疳,瘰疬,脓窠,血癣,肥疮,结毒。

【备考】方中葱汁、千里光汁、姜汁、金灯光汁用量原缺。又:麝香二钱下云共九味,但象牙末至麝香只有五味,疑脱。

鸣

51462 鸣耳散

《证治要诀类方》卷三。为《济生》卷八"鸣聋散"之异名。见该条。

51463 鸣金汤(《辨证录》卷十)

【组成】黄连三钱 麦冬五钱 玄参五钱 生地五钱 桔梗三钱 甘草二钱 天花粉二钱

【用法】水煎服。一剂声出,二剂声响,不必三剂。

【功用】泻心火之有余,滋肺金之不足。

【主治】失音。心火太旺,销烁肺金,口渴之甚,舌上无津,两唇开裂,喉中干燥,遂至失音。

51464 鸣宝丹(《青囊秘诀》卷上)

【组成】黄耆二两 甘草三钱 白术二两 金银花二两 车前子五钱 蛇床子五钱 柴胡一钱 肉桂一钱 贝母一钱 山茱萸一钱

【用法】水煎服。一剂消,二剂愈。

【主治】虚寒肚痛。

【加减】加人参用之更妙。

51465 鸣聋散(《济生》卷八)

【异名】鸣耳散(《证治要诀类方》卷三)。

【组成】磁石一块如豆大 穿山甲(烧存性,为末)一字

【用法】上用新绵子裹,塞于所患耳内,口中衔小生铁,觉耳内如风声即住。

【主治】❶《济生》:耳中如潮声、蝉声或暴聋。❷《济阳纲目》:耳聋久不闻者。

败

51466 败风膏(《博济》卷五)

【组成】白及半两 白蔹半两 白矾一两 剪草一两半(净洗,细剉) 吴茱萸一分 水银豌豆大 麝香少许

【用法】上为末,先用油半盏以下瓷碗内盛,以慢火熬令沸,更入蜡一分,同煎三五沸,却安冷处,入前药末调和自然成膏。或是疮,用盐汤洗,再以药贴在疮上。

【主治】本脏风毒攻疰生疮,及热毒气流注赤痒。

51467 败花散

《解围元薮》卷四。为原书同卷"生瓜散"之异名。见该条。

51468 败龟丸(《圣济总录》卷七)

【组成】败龟(涂酥,炙)五两

【用法】上为细末,研饭为丸,如梧桐子大。每服二十丸,温酒送下,不拘时候。

【主治】中风,手脚颤掉弹曳。

51469 败龟汤(《圣济总录》卷三十三)

【组成】败龟(酥炙)半两 栀子仁 大青 羚羊角(镑) 芍药 马牙消 前胡(去苗) 紫菀(去苗土)各一分

【用法】上为粗末。每服五钱匕,水一盏半,煎至八分,去滓,食前温服。

【功用】辟时气温疫,令不相传染。

51470 败龟汤

《圣济总录》卷八十七。为《传家秘宝》"败龟散"之异名。见该条。

51471 败龟散（《圣惠》卷六十七）

【组成】败龟一两（涂醋,炙令黄） 虎胫骨一两（涂酥,炙令黄） 当归一两半（剉,微炒） 牡丹一两 赤芍药一两 熟干地黄一两 桂心一两 续断一两

【用法】上为细散。每服二钱,以温酒调下,一日三四次。

【功用】止痛。

【主治】马坠伤折。

51472 败龟散（《圣惠》卷七十一）

【组成】败龟二两（涂酥,炙令黄） 白僵蚕一两（微炒） 没药半两 薏苡仁一两 当归一两（剉,微炒） 桂心三分 乳香三分 虎胫骨二两（涂酥,炙令黄） 地龙三分（微炒） 杜仲一两（去粗皮,炙微黄,剉）

【用法】上为细散。每服二钱,食前以暖薄荷汤调下。

【主治】妇人风毒流注,腰脚疼痛,行立艰难。

51473 败龟散（《传家秘宝》）

【异名】败龟汤（《圣济总录》卷八十七）。

【组成】败龟（醋炙） 虎骨（酒炙）各半两 官桂 木香各一两 海桐皮 防风各半两 酸枣仁 黄耆 大腹（连皮） 麻黄（去根节） 牛膝各一两 当归 芍药 木通各半两 （一方加柴胡、熟地黄各半两）

【用法】上为末。每服三钱,水一盏,入青蒿、乌梅各少许,同煎至七分,去滓温服。

【主治】一切风虚劳气,喘嗽发热。

51474 败龟散（《圣济总录》卷八十一）

【组成】败龟（醋炙） 芸薹子（研） 白芥子（研） 木鳖子（去壳,研） 自然铜（煅,醋淬）各半两 硫黄（研） 地龙（炒）各一两

【用法】上为散。看患处大小,每用药末并白面各一匙头,醋调作饼子贴之。

【主治】脚气及筋骨疼痛。

51475 败龟散（《圣济总录》卷一四四）

【组成】败龟（酥炙,去裙襕）一两 没药（研） 桂（去粗皮） 自然铜（煅,醋淬七遍,研） 骨碎补（去毛,炒） 当归（切,焙） 白芷 防风（去叉）各半两

【用法】上为散。每服二钱匕,温酒调下,不拘时候,一日二次。

【功用】定痛。

【主治】伤折。

51476 败龟散（《普济方》卷八十九）

【组成】龟版不以多少（龟卜师处钻了者,以酥涂,炙）

【用法】上为细末。每服二钱,酒送下,用鸡卵和豆淋酒服之。

【主治】中风、贼风麻痹。

51477 败龟散（《普济方》卷一一○）

【组成】龟

【用法】酿酒饮之。

【主治】大风缓急,四肢拘挛,或久瘫缓不收摄。

【备考】本方方名,据剂型,当作"败龟酒"。

51478 败龟散

《普济方》卷一四四。为《圣济总录》卷三十三"败龟版散"之异名。见该条。

51479 败龟散（《普济方》卷三五七）

【组成】紫浮萍草（阴干）半两 败龟半两（醋炙酥）

【用法】上为末。每服二钱,空心温酒或汤调下,甚者不过数服。

【主治】妇人产后肠出不收。

51480 败龟膏（《圣惠》卷六十三）

【组成】败龟一两 桂心半两 木香一分 木鳖子仁半两 防风三分（去芦头） 白芷一分 当归一分 槐白皮一两 独活一分 川乌头一分（生,去皮脐） 芎䓖一分 藁本一分 黄丹一两 清油十两 松脂一两

【用法】上将败龟、木香、桂心为末,其余细剉,以油浸一宿,同煎令槐白皮黑色为度,绵滤去滓,澄清,都于铛内,以慢火熬,入黄丹,用柳木篦不住手搅,候黄丹色黑,滴入水内,看硬软得所,成膏,便入败龟等末,更搅令匀,倾于不津器内盛。每用时,看疼痛处大小,火畔煨,以纸上匀摊贴,日二三度易之。

【主治】一切风毒气流注骨节筋脉,结聚疼痛。

51481 败龟膏

《圣济总录》卷一四四。为《圣惠》卷六十七"贴熁灵龟膏"之异名。见该条。

51482 败弩散（《鬼遗》卷二）

【组成】干地黄十分 干枣三枚 杜仲二分 当归四分 附子四分（炮） 故败弩筋（烧灰）五分

【用法】上为末。每服方寸匕,温酒送下,日三夜一服。

【主治】金疮弓弩所中,筋急屈伸不得。

51483 败毒丸（《圣惠》卷九）

【组成】干蝎半两（微炒） 麻黄一两（去根节） 踯躅花一分 芫花一分（醋炒,令干） 朱砂一分（细研）

【用法】上为末,以水研豉心和丸,如梧桐子大。每服七丸,阳毒煎姜豉汤送下,阴毒热水送下。不用衣覆,汗当自出。

【主治】伤寒阴阳二毒。

【备考】方中干蝎,《普济方》作"干葛"。

51484 败毒丸（《圣济总录》卷一三八）

【组成】巴豆（去皮心膜）三枚 铅丹少许

【用法】上同研,入生面少许为丸,如麻子大。每以一丸安疮口,外以膏药贴之。脓即出。

【主治】一切痈疮未破者。

51485 败毒汤（《圣济总录》卷一六九）

【组成】紫草 板蓝根各半两

【用法】上为粗末。每服二钱匕,水八分,煎至五分,去滓,分二次温服。

【主治】小儿斑疮,毒气不快。

51486 败毒汤（《圣济总录》卷一八一）

【组成】大黄（剉碎,麸炒） 甜消（别研） 甘草（炙,剉）各二两 陈橘皮（去白,焙）三两

【用法】上为粗末。每服一钱匕,水七分,入薄荷三叶,煎至四分,去滓,食后服。无薄荷,入乳香亦得。

【主治】小儿风热眼赤痛。

51487 败毒汤（《外科全生集》卷四）
【组成】花粉 黄芩 连翘 赤芍 银花 归身各二钱 生甘草节一钱
【用法】水、酒各半煎，送下醒消丸。
【主治】痈初起红肿者。
【宜忌】疔毒忌用酒煎。

51488 败毒汤（《麻症集成》卷三）
【组成】荆芥 生地 川连 净花 连翘 防风 枯芩 桔梗 甘草 栀子 力子 川柏 元参 竹叶
【功用】清火解毒。
【主治】麻疹表里俱实。

51489 败毒汤（《喉痧症治概要》）
【组成】荆芥穗一钱五分 薄荷叶一钱 连翘壳三钱 生蒲黄三钱 熟石膏四钱 炒牛蒡二钱 象贝母三钱 益母草三钱 生甘草六分 京赤芍三钱 炙僵蚕三钱 板蓝根一钱五分
【主治】痧麻未曾透足，项颈结成痧毒，肿硬疼痛，身热无汗。
【加减】肺胃疫毒邪热移于大肠，大便泄泻，去牛蒡、石膏，加葛根、黄芩、黄连；挟食滞，加楂曲之类。

51490 败毒汤（《临证医案医方》）
【组成】金银花30克 连翘30克 蒲公英30克 板蓝根30克 犀牛角6～9克 丹皮9克 生地15克 赤芍9克 川黄连9克 菊花9克 甘草6克
【功用】清热，解毒，凉血。
【主治】局部化脓性感染有全身反应者。寒战，高烧，汗出，头痛，舌质红，苔黄，脉洪数。
【加减】若热毒入脑，加服安宫牛黄丸或紫雪丹，以清热解毒，醒脑开窍。
【方论选录】方中以金银花、连翘、蒲公英、板兰根、川黄连、菊花、甘草解毒清热；犀牛角、丹皮、生地、赤芍解毒凉血。

51491 败毒饮（《麻症集成》卷三）
【组成】酒芩 川连 连翘 川贝 桔梗 栀子 银花 力子 生地 甘草 红花 竹叶
【功用】清火解毒。
【主治】麻疹色白，血分有热。

51492 败毒散（《博济》卷三）
【组成】槐花（炒） 白矾（烧及八分许，存性）各等分（是生时秤）
【用法】上为末。每服一钱，加乌梅一个，水一盏，煎六分，去滓温服。
【主治】脾毒下血，脏腑疼痛，频往圊厕，后重里结。

51493 败毒散
《活人书》卷十七。为《局方》卷二"人参败毒散"之异名。见该条。

51494 败毒散
《鸡峰》卷五。为原书同卷"百解散"之异名。见该条。

51495 败毒散（《卫生总微》卷八）
【组成】白芍药 甘草（炙） 雄黄（醋煮，水飞）各一分
【用法】上为末。每服一字或半钱，蜜水调下，不拘时候。
【主治】小儿疮疹热盛，心神烦躁。

51496 败毒散（《卫济宝书》卷下）
【组成】麻黄一两一分（去节） 白术 苍术 荆芥各一两 甘草三分（炙） 大黄半两 薄荷（生花者）一分 黄芩半两
【用法】上为末。每服二钱，水一盏，葱白三寸，煎至八分，不拘时候。
【功用】去毒浊。
【主治】痈疽已破者。

51497 败毒散（《宣明论》卷十五）
【组成】大黄 黄药子 紫河车 赤芍药 甘草各等分
【用法】上为末。每服一钱，如发热，冷水送下；如发寒，煎生姜、瓜蒌汤同调下。
【主治】男子往来寒热，妇人产后骨蒸血晕。

51498 败毒散
《普济方》卷四〇三。为《圣济总录》卷一六九"冲和散"之异名。见该条。

51499 败毒散
《普济方》卷四〇三。为《幼幼新书》卷十八引《疹痘论》"化毒散"之异名。见该条。

51500 败毒散（《奇效良方》卷六十四）
【组成】桔梗 天花粉 干葛 川升麻 川芎 赤芍药 独活 柴胡 甘草各等分
【用法】上剉。每服四钱，水一盏，加生姜二片，煎至六分，不拘时候服。
【主治】小儿丹毒初发，游走遍体，燥闷腹胀，啼哭。

51501 败毒散（《万氏家抄方》卷六）
【组成】人参 枳壳 前胡 甘草 陈皮 川芎 薄荷 地骨皮 羌活 独活 柴胡 升麻 麻黄 葛根 连翘 防风
【用法】加生姜三片，水煎服。
【主治】瘄疹大行时，发热，咳嗽，气急，在疑似之间者。
【加减】热甚发厥，加胆星、葶苈、天麻、黄芩，化下抱龙丸。

51502 败毒散
《丹溪心法附余》卷十二。为《御药院方》卷九"漱毒散"之异名。见该条。

51503 败毒散（《摄生众妙方》卷八）
【组成】当归尾五钱 白芷一两 防风一两（去芦） 大黄五钱 羌活 甘草 蜂房 连翘 金银花各一两 川山甲二两（生用）
【用法】上为细末。每服三钱，重甚用四钱，以好酒调下。
【主治】一切无名肿毒。
【加减】肿毒痛甚，加乳香、没药、血竭、皂角刺各一钱。

51504 败毒散（《摄生众妙方》卷八）
【组成】黄柏 黄连各一两 川乌二钱
【用法】上为细末。用冷水调成膏，摊在肿处，频以水润之，其肿自消。
【主治】疔疮走动者。

51505　败毒散(《医统》卷九十一)

【组成】人参　桔梗　甘草　柴胡　荆芥　防风　陈皮各等分　牛蒡子加倍

【用法】上为粗末。每服一钱,水一盏,煎四分,去滓,食后温服。

【主治】痘疮壮热,已出未快,咽喉肿痛,胸膈不利。

51506　败毒散(《片玉心书》卷五)

【组成】荆芥　防风　连翘　枳壳　升麻　薄荷叶　羌活　独活　桔梗　干葛　木通　金银花　黄芩　川芎　甘草　山栀子

【用法】上肿,加葱三茎;下肿,加灯心一握、生姜三片为引,水煎服。

【主治】遍身疮疥,因淋洗涂搽,逼毒归内而腹胀轻者。

51507　败毒散(《回春》卷七)

【组成】人参　羌活　独活　柴胡　前胡　茯苓(去皮)　桔梗(去芦)　川芎　枳壳(去瓤,炒)　天麻　全蝎(去毒)　僵蚕(炒)　白附子(煨)　地骨皮各等分　甘草减半

【用法】上剉一剂。加生姜三片,水煎服。

【主治】急惊风初起,发热,手足搐搦,上窜天吊,角弓反张,并一切感冒风寒,头疼发热,咳嗽喘息,鼻塞声重,及疮疹欲出发搐。

51508　败毒散

《遵生八笺》卷十八。为原书同卷"八仙聚会丹"内容之一。见该条。

51509　败毒散(《外科启玄》卷十二)

【异名】败毒散瘰汤(《洞天奥旨》卷十五)。

【组成】人参　当归　厚朴(姜制,炒)　桔梗　白芷　肉桂　防风　黄耆　粉草各等分

【用法】每服五钱,水、酒各半煎服。

【主治】四种瘰病。

51510　败毒散(《明医指掌》卷六)

【组成】羌活一钱(去芦)　独活一钱(去芦)　柴胡一钱(去毛)　前胡一钱(去芦)　枳壳(炒)八分　茯苓八分(去皮)　川芎七分　甘草五分(炙)　桔梗八分(去芦)

【用法】加生姜三片,水二钟,煎一钟服。

【主治】❶《明医指掌》:脏毒协寒便血。❷《医方集解》:伤寒头痛,憎寒壮热,项强睛暗,鼻塞,风痰及时疫,岚瘴鬼疟,或声如蛙鸣,赤眼口疮,湿毒流注,脚气腮肿,喉痹毒痢,诸疮斑疹。

【备考】《医方集解》有薄荷少许;《疫疹一得》以葱为引。

51511　败毒散(《济阳纲目》卷九十五)

【组成】木鳖子　山栀　连翘　当归　芍药　川芎　甘草　熟地黄　防风　金银花　荆芥　陈皮　枳壳　全蝎　穿山甲　僵蚕　蝉蜕　皂角子各一钱　朴消　蜈蚣一条(去头脚)　大黄各三钱

【用法】上剉。水煎,空心服。少刻下泻粪则效。

【主治】痔漏。

51512　败毒散(《症因脉治》卷四)

【组方】人参　羌活　独活　川芎　柴胡　前胡　陈皮　桔梗

【功用】辛温散表。

【主治】风寒湿痢,身痛,发热,脉浮紧。

【加减】无汗,加防风;胸满,去人参,加枳壳。

51513　败毒散(《症因脉治》卷四)

【组成】羌活　独活　川芎　荆芥　防风　前胡　柴胡　桔梗　陈皮　甘草

【功用】发表。

【主治】暑湿腹痛,肠中作响,痛泻交作,寒热脉伏,或寒热脉浮大。

51514　败毒散(《仁端录》卷十四)

【组成】蝉蜕　牛蒡　荆芥　桔梗　葛根　升麻　紫苏　川芎　羌活　薄荷　前胡　枳壳　山楂　青皮　甘草

【主治】心脏热毒所发之夹肤疹,痘疹初出时,肤如汤沸,疱点鲜红成片,现没无定者。

51515　败毒散(《眼科全书》卷四)

【组成】大黄　荆芥　牛蒡子　蔓荆子　甘草

【用法】水煎服。

【主治】积血年久,脾胃壅热,睑生风粟外障。胞睑风粟,如麻如米,甚如杨梅之状,摩擦瞳仁,黑睛有翳,久久渐昏,流泪不止。

【宜忌】忌食动风、动血之物。

51516　败毒散

《医林绳墨大全》卷一。为《医方考》卷一"败毒散加黄芩汤"之异名。见该条。

51517　败毒散(《嵩崖尊生》卷十)

【组成】羌活　独活　前胡　柴胡　枳壳　茯苓　川芎　干葛　甘草　桔梗

【主治】感冒声哑,咳嗽。

51518　败毒散(《痘疹定论》卷四)

【组成】生地黄一钱五分　丹皮七分　柴胡七分　桔梗八分　薄荷五分　连翘八分(去心)　牛蒡子八分(炒,研)　黄柏五分(蜜水炒)　天花粉八分　黄芩七分(酒炒)　黑参八分　赤芍五分　金银花八分　甘草三分(生,去皮)

【用法】引加煅石膏一钱,淡竹叶一钱,灯心五十寸,同煎;再用生犀角磨汁,和药同服。

【功用】《麻科活人》:清胃利咽。

【主治】疹后口臭、口疮、唇烂,兼咽喉疼痛。

【备考】《麻科活人》有射干,赤芍,无白芍。

51519　败毒散(《种痘新书》卷四)

【组成】升麻　干葛　紫苏　川芎　防风　荆芥各四分　前胡　桔梗　枳壳各六分　牛蒡　连翘各二钱　虫退三分　山楂一钱　木香三分　白芷五分　地骨皮五分(又方去干葛,加紫草)

【功用】解毒定痛。

【主治】痘疮毒气壅盛而腹痛者,其痛稍缓,有作有止,频频叫痛,在脐以下痛,或连腰而痛,面赤唇紫,手足不冷。

51520　败毒散(《种痘新书》卷十二)

【组成】升麻六分　干葛五分　川芎　羌活　防风　荆芥各四分　前胡八分　薄荷　桔梗　枳壳各五分　牛蒡八分　蝉蜕三分　山楂六分　甘草三分　地骨皮七分(一方去干葛,加紫草)

【用法】葱、生姜为引,水煎,热服。

【主治】痘初发,壮热毒盛。

【加减】热甚者,加柴胡、木通、连翘;夏加香薷;冬加麻黄;泻,加猪苓、泽泻。

51521 败毒散

《种痘新书》卷十二。为《得效》卷十一"败草散"之异名。见该条。

51522 败毒散《仙拈集》卷二引《全生》

【组成】石膏(煅) 寒水石(煅)各一两 花粉 白芷各五钱 紫河车草三钱

【用法】上为末。每服七钱,老酒服至醉为妙。

【主治】喉以上肿痛,头大如斗,面合眼缝。

51523 败毒散《仙拈集》卷一

【组成】防风 荆芥 羌活 前胡 升麻 干葛 赤芍 桔梗 川芎 白芷 牛蒡子 甘草

【用法】加生姜、葱,水煎,热服。出汗。

【主治】天行时疫,头面肿大,咽喉不利,舌干口燥,憎寒壮热,四时瘟疫。

51524 败毒散《纲目拾遗》卷九引《家宝方》

【组成】琉璃(陈年破损者)一个 楝树子四两 旧发网巾一顶 凤凰衣四十九个 三七一钱 败龟版(炙)五个

【用法】上为细末。每服五分,楝树子汤送下。

【主治】新久肿毒,痈疽,发背,疔疮。

51525 败毒散

《杂病源流犀烛》卷八。为《古今医鉴》卷十五"连翘败毒散"之异名。见该条。

51526 败毒散《痘麻绀珠》卷十六

【组成】人参 茯苓 柴胡 前胡 羌活 甘草 川芎 独活 桔梗 枳壳 陈皮

【用法】加生姜、大枣为引。

【功用】解毒。

【主治】痘疮邪盛,红点未见之前热甚者。

51527 败毒散《痘科辨要》卷十

【组成】前胡 柴胡 独活 天麻 地骨皮 薄荷 甘草

【用法】加生姜,水煎服。

【主治】痘初发,在疑似之间者。

51528 败毒散《外科真诠》卷上

【组成】防风一钱 前胡一钱 元参二钱 公英五钱 生地三钱 银花二钱 甲珠一片 赤芍一钱五分 连翘一钱 甘草七分

【用法】野菊根五钱为引。无菊根,用乌桕根白皮亦可。二者俱无,宜用菊花二钱代之。

【主治】疔疮。

【加减】便实,加大黄二钱。

51529 败毒散《治疹全书》卷上

【组成】麻黄 桔梗 前胡 柴胡 羌活 防风 荆芥 薄荷 天麻 枳壳 川芎 骨皮 葱白

【主治】疹不起。

51530 败毒散《慈航集》卷下

【组成】桔梗三钱 生甘草一钱五分 白僵蚕三钱(炒) 羌活一钱五分 牛蒡子三钱(研) 薄荷八分 片姜黄二钱 蝉蜕二钱 焦楂三钱 枳壳一钱五分(炒) 荆芥

一钱五分 防风一钱五分

【用法】加煨姜二片,连须葱头三个,水煎服。小儿半服。初病一服,盖暖出汗,即松其半,再一服,去其八分。

【主治】热毒积于阳明,风寒客于肌表,虾蟆瘟初起,两腮肿硬,恶寒,耳底抽痛。

【加减】大便结燥,加制军三钱,去羌活。

51531 败毒膏《圣济总录》卷一三○

【组成】巴豆(和壳捶碎)六两 麻油十二两 铅丹(炒令紫)三两

【用法】先将油煮巴豆,慢火养一二日,滴入水中成珠则止,滤去滓,却将其滓在一长瓶内,揭起瓶一头,令高下,以火烧逼,得巴豆内膏油流下,以器盛,并入前药,油内同煎搅匀,入铅丹,更熬令色紫,去火令冷,入瓷盒内密封,地孔藏七日出火毒。以故绢摊贴之。

【主治】一切痈疽,及上攻下注风毒瘘疮,疼痛焮肿。

51532 败毒膏

《普济方》卷三一五。为原书同卷"金疮膏"之异名。见该条。

51533 败草散《得效》卷十一

【异名】败毒散(《种痘新书》卷十二)。

【组成】多年盖屋烂草或盖墙烂草,不以多少。

【用法】晒干为末。干贴,无痕;若浑身疮破,脓水不绝,粘沾衣服,难以坐卧,可用三二升摊于席上,令儿坐卧,少即干贴。

【功用】❶《得效》:解疮蕴。❷《种痘新书》:收湿气。

【主治】痘疮过搔成疮,脓血淋漓。

51534 败铜散《外科正宗》卷四

【组成】化铜旧罐(为末)

【用法】洗净患上,香油调茶。

【功用】❶《外科正宗》:收湿水。❷《金鉴》:渗湿祛痒,敛疮。

【主治】蟮拱头已破后,风袭患口,脓水不干,愈之又发,久不收口。

【宜忌】《金鉴》:忌鱼腥发物。

51535 败蒲汤

《圣济总录》卷一四四。为《圣惠》卷六十七"败蒲散"之异名。见该条。

51536 败蒲散《圣惠》卷六十七

【异名】败蒲汤(《圣济总录》卷一四四)。

【组成】败蒲一两半(烧灰) 牡丹一两 当归一两(剉,微炒) 芎䓖一两 赤芍药一两 豉心一合 蒲黄半两 生干地黄一两 川朴消一两 陈橘皮半两(汤浸,去白瓤,焙) 桃仁一两(汤浸,去皮尖双仁,麸炒微黄)

【用法】上为粗散。每服四钱,以水一中盏,煎至六分,去滓温服,不拘时候。

【主治】❶《圣惠》:伤折内损,瘀血不散。❷《圣济总录》:妇人因血涩内瘀不散,疼痛者。

【备考】《圣济总录》本方用法:每服三钱匕,水一盏,煎至七分,去滓,入地黄汁一合,朴消一钱匕,温服,一日三次。

51537 败蒲散《圣惠》卷六十七

【组成】败蒲一握(细剉) 旧麻甑带一握(细剉) 乱发一鸡子大(烧灰) 当归一两(剉,微炒) 赤芍药 桂心

各半两　桃仁四十九枚(汤浸,去皮尖双仁,微炒)

【用法】上为散。每服四钱,以水一小盏,酒一小盏,煎至一盏,去滓热服,不拘时候。

【主治】马坠伤损,内有瘀血,筋骨疼痛,腹中疗刺不可忍。

51538　败蒲散《圣惠》卷七十六)

【组成】败蒲一两　白术一两　诃黎勒一两(煨,用皮)　阿胶二两(捣碎,炒令黄燥)　白芷半两　赤芍药半两　枳壳一两(麸炒微黄,去瓤)　当归一两(剉,微炒)　艾叶半两(微炒)　厚朴一两(去粗皮,涂生姜汁,炙令香熟)

【用法】上为散。每服四钱,以水一大盏,入生姜半分,煎至五分,去滓温服,不拘时候。

【主治】妊娠五六日,忽患腹内疗刺痛,兼有恶血下,日夜不止。

51539　败蒲散

《痘疹传心录》卷十五。为《小儿药证直诀》卷下"止汗散"之异名。见该条。

51540　败蒲煎

《古方选注》卷下。即方出《金匮》卷下,名见《普济方》卷三一二"大黄汤"。见该条

51541　败酱汤《千金》卷三)

【组成】败酱三两　桂心　芎䓖各一两半　当归一两

【用法】上咬咀,以清酒二升,水四升,微火煮取二升,去滓,食前适寒温服七合,一日三次。

【主治】产后疹痛引腰,腹中如锥刀所刺。

【方论选录】《千金方衍义》:产后疹块引痛如锥,须防瘀结成痈,故借《金匮》薏苡败酱附子散之法,于中除去附子之焕发,进以芎、归之柔和,可无痛成之患矣。

51542　败酱汤《千金翼》卷六)

【组成】败酱三两

【用法】上切。以水四升,酒二升,微水煎取二升,食前适寒温服七合,一日三次。

【主治】产后疾痛引腰腹,如锥刀所刺。

51543　败酱汤《圣济总录》卷一二九)

【组成】败酱二两　大黄(剉,炒)一两　桃仁二两

【用法】上为粗末。每服五钱匕,先取皂荚刺一两,剉碎,以水二盏,煎至一盏半,漉出,下药及朴消一钱,同煎至八分,去滓,空心温服。

【主治】附骨疽。

51544　败酱汤《圣济总录》卷一六〇)

【异名】败酱饮。

【组成】败酱　羌活(去芦头)　当归(微炙,切)　芍药　芎䓖　瞿麦(用穗子)各一两　枳壳(去瓤,麸炒黄)　桂(去粗皮)各三分　桃仁(汤浸,去皮尖双仁,麸炒黄色)三十枚

【用法】上为粗末。每服三钱匕,水一盏,煎至六分,去滓,下马牙消末半钱匕,更煎数沸,空心温服,相次再服。利三二行,恶血下为效。

【主治】产后恶血结聚,血气冲心,晕闷垂死。

51545　败酱汤《圣济总录》卷一六一)

【组成】败酱　桂(去粗皮)　刘寄奴各三分　牡丹皮　木香　芎䓖各半两

【用法】上为粗末。每服三钱匕,以水一盏,入生地黄一分(切),煎取七分,去滓温服,不拘时候。

【主治】产后恶血不除,与气相搏,腹内疗痛。

51546　败酱饮

《圣济总录》卷一六〇。为原书同卷"败酱汤"之异名。见该条。

51547　败酱饮《圣济总录》卷一六一)

【组成】败酱　当归(切,焙)　芍药　芎䓖各半两　竹茹一两　生干地黄(焙干)一两

【用法】上为粗末。每服三钱匕,水一盏,煎至七分,去滓温服,一日三次。

【主治】产后恶露下不绝。

51548　败酱散《圣惠》卷七十九)

【组成】败酱一两　桂心一两　芎䓖一两　当归一两(剉,微炒)　延胡索一两

【用法】上为散。每服四钱,以水一中盏,煎至五分,次入酒二合,更煎三二沸,去滓,食前温服。

【主治】产后血气攻注,腰痛,痛引腹中,如锥刀所刺。

51549　败酱散《圣惠》卷八十)

【组成】败酱三分　牡丹半两　桂心三分　刘寄奴三分　木香半两　芎䓖半两

【用法】上为粗散。每服四钱,以水一中盏,煎至六分,次入酒一小盏,更煎三五沸,去滓,分二次稍热服,不拘时候。

【主治】产后恶血攻心腹,疗痛。

51550　败酱散《圣惠》卷八十)

【组成】败酱三分　琥珀三分　枳壳三分(麸炒微黄,去瓤)　当归三分(剉,微炒)　桂心三分　赤芍药三分　赤鲤鱼鳞二两(烧灰)　乱发二两(烧灰)　釜底墨二两　麝香二两(细研)

【用法】上为细散。每服二钱,炒生姜酒调下,不拘时候。

【主治】产后恶露不尽,血气冲心,闷绝。

51551　败酱散《普济方》卷三五一)

【组成】败酱　当归各八分　川芎　芍药　桂心各六分

【用法】上咬咀。以水二升,煮取八合,空心分二次温服。

【主治】产后虚冷,血气流入腰腿,痛不可转,或痛引腹中,如锥刀所刺。

【宜忌】忌葱。

51552　败酱散

《校注妇人良方》卷二十四。为《金匮》卷中"薏苡附子败酱散"之异名。见该条。

51553　败蹄散《圣济总录》卷一三二)

【组成】驴蹄(削)二十片(烧灰)　胡粉一分(熬)　麝香少许(研)

【用法】上为末。未破,以醋煮面糊,和成膏涂入;已破干掺。

【主治】天柱疮,生脊大椎上,如钱大,赤色,出黄汁不止。

51554　败龟版散《圣济总录》卷三十三)

【异名】败龟散《普济方》卷一四四)。

【组成】败龟(醋浸,炙) 虎骨(涂酥,炙) 补骨脂(微炒) 当归(切,焙) 芍药各一两 薰陆香 桂(去粗皮) 白芷各半两

【用法】上为细散。每服二钱匕,食前热酒调下,一日二次。

【主治】伤寒后腰痛,行履不得。

51555 败弩筋散《圣济总录》卷一三九

【异名】败弩箭散、地黄散(《普济方》卷三〇二)。

【组成】败弩筋(烧作灰) 秦艽(去苗土) 熟干地黄(焙)各半两 附子(炮裂,去皮脐)一两 大枣三个(取肉,焙) 杜仲(去粗皮,炙)半两 当归(切,焙)一两

【用法】上为散。每服二钱匕,空腹温酒调下,日午、夜卧各一服。

【主治】金刃弓弩所中,筋急不得屈伸。

51556 败弩箭散

《普济方》卷三〇二。为《圣济总录》卷一三九"败弩筋散"之异名。见该条。

51557 败毒良方《幼科直言》卷六

【组成】黄芩二钱 当归二钱 广胶二钱 怀生地黄三钱 枳壳二钱 连翘二钱 怀牛膝二钱 穿山甲二钱(酒炒)

【用法】水三碗,煎一碗服之,吃药后随量饮酒,轻者二三服,重者五七服。未成形者,服之即消;已成形者,服之易脓易愈。

【主治】一切大毒,痈疽,发背,疔毒,鱼口,对嘴,无名肿毒。

【宜忌】孕妇忌服。

51558 败猪血散《解围元薮》卷四

【组成】猪血(腊月内取杀猪流血尽时滴出者,贮阴自干)

【用法】上为末,以猪脑调为丸,如梧桐子大。每服三钱,飞盐酒送下。则阳茎一月不举。

【功用】大风疮肿斑黑顿消后,用以戒色。

51559 败鼓皮丸《重订通俗伤寒论》

【组成】破旧铜鼓皮一张(切碎,河砂拌炒松脆,研末)

【用法】上以陈烧酒和糯米粉糊丸。每服一钱,陈酒送下。

【主治】湿滞肿满,峻逐日久,伤残脾阳,更损肾阳之水臌,腹大如箕,手足反瘦,逐渐坚胀,按之如鼓,且食不能暮食,腰酸足软,溺色淡黄而少,甚至小便癃闭。

51560 败鼓皮散《医部全录》卷四二四

【组成】败鼓皮三分(炙黄) 苦参 蘘荷根各一两

【用法】上为粗散。每服一钱,以水一小盏,煎至五分,去滓温服,一日三四次。

【主治】小儿中蛊。

51561 败酱草散《医略六书》卷三十

【组成】败酱草三两(炒黑) 炒生地五两 当归身三两(醋炒) 小川芎一两 白芍药二两(炒) 川续断三两(炒灰) 甜竹茹一两

【用法】上为散。每服五钱,水煎,去滓温服。

【主治】产后冲任脉虚,蓄泄无权,血露日久不止,脉虚数。

【方论选录】生地滋血凉血,炒松能止暗渗之血;当归养血荣经,醋炒能归经络之血;小川芎入血海以升阳,白芍药敛阴血以止漏;败酱草泻热凉血,炒黑亦能止血;川续断补经续绝,炒黑亦能止漏;甜竹茹清肝胆以解阳明之郁热也。为散水煎,使经血内充,则冲任完固而血无妄行之患,安有血露之日久不止乎!

51562 败酱草膏《赵炳南临床经验集》

【组成】鲜败酱草(洗净)十斤

【用法】上用净水八十斤煮,煎至3小时后过滤,再煎煮浓缩成膏五十两,加蜜等量贮存备用。每服二钱,一日二次。

【功用】解毒清热,除湿消肿。

【主治】毛囊炎、疖等化脓性皮肤病。

51563 败乳自退方《医钞类编》卷十七

【组成】瓜蒌一个(半生,半炒) 大粉草一寸(半生,半炙) 生姜一片(半生,半煨)

【用法】上到。用酒一碗,煮取一盏服。其痛一会不可忍,即搜去败乳,临卧再一服,顺所患乳一边侧卧于床上,令其药行故也。

【主治】乳初结胀不消。

51564 败毒牛黄丹《幼幼新书》卷十八引张涣方

【组成】牛黄 川大黄各一两 粉霜 真珠各一分

【用法】上为末,炼蜜为丸,如黍米大。每服十粒,人参汤送下。

【主治】疮疹出定,脓汁不干,大便不通。

51565 败毒平胃散《症因脉治》卷四

【异名】平胃败毒散。

【组成】人参 羌活 独活 川芎 柴胡 前胡 陈皮 桔梗 干葛 苍术 厚朴 广皮 甘草

【主治】风寒湿痢兼阳明胃病,饱闷不食,呕吐恶心。

51566 败毒生肌散《会约》卷二十

【组成】地骨皮 黄连(炒) 黄柏(炒) 五倍子 生甘草各等分

【用法】上为末。干掺之。

【主治】痘收结后,仍作热,臭烂,出脓水。

51567 败毒圣神丹《石室秘录》卷四

【组成】金银花 蒲公英 生甘草 当归 天花粉(其量均须大于常用之量)

【用法】水煎服。一剂消,二剂愈,不必三剂。

【功用】内散痈疽。

【主治】痈疽,或生于背,或生于胸腹之间,或生于头面之上,或生于手足之际,皆是五日之内者。

【方论选录】金银花专能内消疮毒,然非多用则力轻难以成功;生甘草一味,已足解毒,况又用之于金银花内,益足以散邪而卫正;蒲公英阳明经药也,且能散结逐邪;天花粉消痰圣药;当归活血,是其专功,血不活所以生痈,今血活而痈自愈。

51568 败毒圣神丹《石室秘录》卷四

【组成】当归九钱 黄耆五钱 人参一钱 荆芥一钱 金银花九钱 生甘草三钱

【用法】水煎服。二剂可已,不须多服。

【主治】阳症疮疡,成脓奔溃者。

51569 败毒至坚散

《惠直堂方》卷三。为《石室秘录》卷四"救肠败毒至圣丹"之异名。见该条。

51570 败毒和中散（《痘疹传心录》卷十九）

【组成】连翘七分（去心，研碎） 防风七分 荆芥七分 黄连一分（不用酒炒） 牛蒡子七分（拣净，炒香，研碎） 桔梗六分 陈枳壳五分（炒） 前胡一钱 紫草茸五分（酒洗，研末） 小川芎七分 升麻三分 木通七分 蝉蜕十二只，如有闰月十三只（洗净，晒，去头足） 麦门冬一钱（去心） 甘草二分（生，去皮）

【用法】加生姜一片，灯心五十寸，水煎服。

【功用】《痘科类编》：清热解毒疏利。

【主治】发热一日，即见痘苗，极痘稠密，大热蒸蒸，烦躁昏沉，不省人事，唇焦口渴。

【加减】若毒火内盛，大便结燥，二三日不解，小便短涩又黄，加酒炒大黄八分；毒火盛，加酒炒黄芩二分。

51571 败毒和中散（《种痘新书》卷四）

【组成】连翘 牛蒡一钱 黄连 枳壳六分 防风 荆芥 川芎 紫草四分 虫退三分 前胡八分 麦冬八分 玄参 黄芩

【功用】解毒。

【主治】痘症毒郁之甚，其火上炎，喉痛初起。

【备考】方中连翘、黄连、防风、荆芥、川芎、玄参、黄芩用量原缺。

51572 败毒和气散

《疮疡经验全书》卷二。为原书同卷"败毒流气饮"之异名。见该条。

51573 败毒和胎饮（《医钞类编》卷十七）

【组成】羌活 独活 柴胡 前胡 桔梗 枳壳 白苓 甘草 川芎 薄荷 苏叶 条芩 葛根

【用法】加葱白，水煎服。

【主治】妊娠初期，预防天行时气传染。

【加减】虚，加人参。

51574 败毒荆防汤（《麻症集成》卷三）

【组成】力子 连翘 前胡 桔梗 江壳 银花 荆芥 防风 甘草

【功用】发散托毒。

【主治】麻疹见标。

【加减】肺热、疫热，加黄芩、川连。

51575 败毒流气饮（《万氏家抄方》卷四）

【组成】木香 独活 紫苏 白芷 芍药 黄耆各一钱 羌活 当归各二钱 枳壳一钱半 防风 厚朴 茯苓 陈皮各八分 官桂 甘草各五分

【用法】水二钟，煎八分，食后服。

【主治】发背。

51576 败毒流气饮（《疮疡经验全书》卷一）

【组成】人参 干葛 枳壳 桔梗 甘草 柴胡 防风 细辛 薄荷 川芎 羌活 芍药 独活 白芷 紫苏 天花粉

【用法】加生姜三片，大枣一个，水煎，食后服。

【主治】六腑与阴阳不调，气上热壅，而成瘘毒，伤于脑经，发为顶门痈。

51577 败毒流气饮（《疮疡经验全书》卷一）

【组成】紫苏 桔梗 生地 薄荷 青皮 枳壳 甘草 防风 川芎 羌活 前胡 连翘 芍药 小柴胡

【主治】肝经气血上壅，结聚成毒，发为眉风毒。

51578 败毒流气饮（《疮疡经验全书》卷一）

【组成】紫苏 桔梗 枳壳 甘草 白芷 川芎 薄荷 生地 干葛 麦冬 当归 芍药 柴胡 天花粉 鼠黏子

【用法】水煎，食后服。

【主治】脾胃心肺热气结聚成毒，发为鬓疽。

51579 败毒流气饮（《疮疡经验全书》卷二）

【异名】败毒和气散。

【组成】紫苏 桔梗 枳壳 防风 柴胡 甘草 川芎 白芷 芍药 当归 羌活 茯苓 乌药 陈皮

【用法】加生姜三片，大枣一个，水煎服。

【主治】❶《疮疡经验全书》：心肝二经热毒，流滞于膀胱不行，壅在皮肤，而为火腰带毒。❷《医部全录》：发背。

51580 败毒流气饮（《疮疡经验全书》卷三）

【组成】紫苏 厚朴 枳壳 桔梗 陈皮 乌药 白芍 白芷 香附 槟榔 木香 木瓜 牛膝 杜仲 防风 甘草

【用法】加生姜三片，大枣一个，水煎服。

【主治】肾经寒气阻滞而成委中毒。

51581 败毒流气饮

《疮疡经验全书》卷三。为原书卷二"败毒流气散"之异名。见该条。

51582 败毒流气饮（《疮疡经验全书》卷三）

【组成】紫苏 桔梗 枳壳 槟榔 陈皮 羌活 防风 荆芥 木瓜 桂枝 黄柏 独活 乌药 甘草 香附 山栀仁

【用法】水煎，热服。

【主治】小肠、肾经伤于寒热邪气，毒流于腿，发为腿游风。

51583 败毒流气饮（《疮疡经验全书》卷三）

【组成】紫苏 桔梗 枳壳 甘草 香附 防风 川芎 羌活 独活 白芷 白芍 槟榔 茴香 泽泻 玄胡索

【用法】加生姜三片，大枣一个，水煎，空心服。

【主治】心经伏热，结聚成毒，而为小肠流注。

51584 败毒流气饮（《疮疡经验全书》卷三）

【组成】紫苏 人参 桔梗 枳壳 甘草 柴胡 川芎 羌活 白芷 防风 白术 芍药 金银花

【用法】加生姜三片，大枣一个，水煎服。

【主治】肾经虚，热毒伤于大肠之经，并聚成毒，而为坐马痈。

51585 败毒流气饮（《准绳·疡医》卷五）

【组成】羌活 独活 青木香 赤芍药 当归 紫苏 陈皮 香附 白芷 三棱 蓬莪术 枳壳 川芎 桔梗 柴胡 半夏（姜制） 赤茯苓 甘草

【用法】加生姜、生地黄、水煎服。

【功用】疏邪流气。

【主治】流注初发，堆核硬痛，不可忍者。

【加减】热,加大黄、黄芩;虚,加人参、黄耆。

51586 败毒流气散(《直指·附遗》卷二十二)

【组成】人参 桔梗 枳壳 甘草 防风 柴胡 前胡 川芎 羌活 白芷 芍药 紫苏各等分

【用法】上咬咀。水一钟半,加生姜、大枣,水煎服。

【主治】痈疽。

51587 败毒流气散(《疮疡经验全书》卷二)

【异名】败毒流气饮(原书卷三)。

【组成】紫苏 桔梗 枳壳 甘草 芍药 乌药 厚朴 青皮 茯苓 陈皮 柴胡 玄胡

【用法】加生姜三片,大枣一个,水煎服。

【主治】肝经寒热不调,风湿伏于肠胃,结成痈毒,发出皮肤,而生上下肋痈;及肾经虚寒,湿毒结聚成风,发为臀痈。

51588 败毒黄连丸(《外科大成》卷三)

【组成】黄连 连翘 羌活各二两 菊花二两 防风一两五钱 细辛 甘草各一两

【用法】上为末,炼蜜为丸,如梧桐子大。每服五十丸,茶水送下。

【主治】脾胃二经风热所致之上下眼丹初起,眼胞红热肿痛。

51589 败毒黄连丸(《异授眼科》)

【组成】黄连 甘草 连翘 羌活各一两

【用法】上为末,炼蜜为丸,如梧桐子大。每服五十丸,白汤送下。

【主治】眼丹。

51590 败毒清凉饮(《疡医大全》卷三十三)

【组成】防风 白芍 白术 羌活 黄耆 独活 杏仁 甘草 栀子各等分

【用法】水煎服。

【主治】痘疹。

51591 败毒散瘰汤

《洞天奥旨》卷十五。为《外科启玄》卷十二"败毒散"之异名。见该条。

51592 败散瘰疬方(《医学纲目》卷十九)

【组成】白胶香 海螵蛸 降真香(用心,无土气者)各等分

【用法】上为末,掺患处,外以水纸掩之,一夕而退。

【主治】瘰疬、马刀。

51593 败瘀止痛汤(《辨证录》卷二)

【组成】大黄三钱 桃仁十四粒 当归三钱 白芍一两 柴胡一钱 黄连一钱 厚朴二钱 甘草一钱

【用法】水煎服。一剂而瘀血下,二剂而痛除,肿亦尽消。

【功用】通脾中伏热而下其瘀血。

【主治】脾火内伏,瘀血存注,右胁大痛,肿起如覆杯,手不可按,按之痛益甚。

【方论选录】此方大黄、柴胡、黄连同用,能扫瘀去陈,开郁逐火,迅速而无留滞之苦。然非多用白芍则肝气难平,而脾中之热受制于肝,正不易散,是病在脾而治仍在肝也。

51594 败毒加黄芩汤(《医方集解》)

【组成】人参败毒散除人参 加黄芩

【主治】瘟病,不恶风寒而渴。

51595 败毒加黄芩汤

《成方切用》卷三。为《医方考》卷一"败毒散加黄芩汤"之异名。见该条。

51596 败毒散加黄芩汤(《医方考》卷一)

【异名】败毒散(《医林绳墨大全》卷一)、败毒加黄芩汤(《成方切用》卷三)。

【组成】羌活 独活 柴胡 前胡 川芎 黄芩 桔梗 枳壳 人参 茯苓 甘草

【主治】❶《医方考》:瘟病壮热,不恶风寒而渴。❷《医林绳墨大全》:疟疾。

【方论选录】羌活、独活、柴胡、前胡、川芎,皆轻清开发之剂也,故用之以解壮热;用黄芩、枳壳、桔梗者,取其清膈而利气也;用人参、茯苓、甘草者,实其中气,使瘟毒不能深入也。培其正气,败其邪毒,故曰败毒。

【备考】《医林绳墨大全》本方用羌活、独活、柴胡、前胡、川芎、黄芩、枳壳、桔梗、茯苓、人参(不可即用)各七分,甘草三分,生姜三片,水一钟半煎服。

旺

51597 旺土丹(《辨证录》卷九)

【组成】人参六两 白术 黄耆各一斤 巴戟天一斤 茯苓五两 山萸肉半斤 菟丝子八两 肉豆蔻二两 北五味一两 肉桂三两 破故纸四两 杜仲八两 山药八两 芡实八两 神曲三两

【用法】上为末,炼蜜为丸。每服五钱,白滚水送下。服一月,阳事改观,而精亦不薄冷矣。

【功用】补先天命门之火及后天脾胃之土。

【主治】脾胃阳气不旺,命门火衰,精薄,精冷,虽亦能交接,然半途而废,或临门即泄。

51598 旺水汤(《辨证录》卷八)

【组成】熟地一两 沙参五钱 北五味一钱 山药一两 芡实一两 茯苓五钱 地骨皮三钱

【用法】水煎服。连服四剂不遗矣。

【功用】补肾水以制火。

【主治】朝朝纵欲,渔色不厌,遂至梦遗不能止,肾水涸竭,腰足痿弱,骨内酸疼,夜热自汗,终宵不干。

【方论选录】此方纯是补精,绝不入涩精之药,以梦遗愈涩而愈遗也。补其精则水足以制火之动,火不动精自能止,何必涩之。今不特不涩,且用通利之药者,以梦遗之人,精窍大开,由于尿窍之闭也。火闭其尿窍,则水走其精窍也。通其尿窍,正所以闭其精窍也。

51599 旺肾汤(《辨证录》卷十一)

【组成】熟地一两 山茱萸 巴戟天各四钱 白术 人参各五钱 茯苓三钱 砂仁二粒

【用法】水煎服。服一月,自可受孕。

【功用】补肾中水火之气。

【主治】妇人肾气不足,不能受孕,饮食少思,饱闷倦怠,惟思睡眠,一行房事,呻吟不已。

51600 旺胆消酒汤(《辨证录》卷七)

【组成】柞木枝三钱 山栀子三钱 桑白皮三钱 白茯苓三钱 白芍药一两 竹叶一百片 泽泻二钱

【用法】水煎服。二剂而膀胱利,四剂而黄色轻,八剂痊愈。

【功用】解酒毒,壮胆气。

【主治】内伤饥饱劳役,胆气虚衰,湿热蕴蒸,发为酒疸。心中时时懊侬,热不能食,尝欲呕吐,胸腹作满,然清言了了。

【方论选录】夫柞木专能消酒毒于无形,酒毒既消,则拔本塞源矣。至助胆之药,舍白芍、山栀无他味也。其余之药,不过分消湿热之气。

明

51601 明上膏《杨氏家藏方》卷十一)

【异名】光明膏(《普济方》卷七十八)。

【组成】白沙蜜一斤 黄丹四两 硇砂(别研) 脑子(别研) 乳香(别研) 青盐(别研) 轻粉(别研) 硼砂(别研) 各二钱 麝香半钱(别研) 金星石 银星石 井泉石 云母各一两 黄连(去须) 乌贼鱼骨各半两

【用法】上药于净室中用银石器慢火先炒黄丹令紫色;次下蜜,候熬得沫散,其色皆紫;次入腊雪水三升,再熬二十余沸,将其余药碾成末,一处同熬,用箸滴在指甲上,成珠不散为度。以厚皮纸三张铺在箅箕内,倾药在纸上,滤过,用瓶子盛放,在新水内浸三昼夜,浸去火毒,其水日一易之。看病眼轻重,临晚用箸蘸药点大眦头,眼涩时为度。若治内障眼,用生面水和成条,捏作圈子,临睡置眼上,倾药在内。如此用之,一月见效。

【主治】❶《杨氏家藏方》:远年日近不睹光明,内外障眼,攀睛瘀肉,连睑赤烂,隐涩难开,怕日羞明,推眵有泪,视物茫茫,时见黑花,或睑生风粟,或翳膜侵睛,时发痒疼。❷《秘传眼科龙木论》:口疮。

51602 明月丸

《圣济总录》卷八十九。为《苏沈良方》卷五"明月丹"之异名。见该条。

51603 明月丹(《苏沈良方》卷五)

【异名】明月丸(《圣济总录》卷八十九)。

【组成】兔屎四十九枚 硇砂(如兔屎相类大者)四十九枚

【用法】上用生蜜为丸,以生甘草半两(碎),浸一夜,取汁,五更初下七丸。药下后频看,若有虫,急打杀,以桑火油煎使焦,弃恶水中。三日不下,更服,须月三日以后,望前服之。后服治劳补气药取愈。

【功用】《医统》:追尸虫。

【主治】热痨;及伤寒烦躁骨热。

51604 明月丹(《百一》卷四)

【组成】硇砂 硼砂 雄兔粪各等分

【用法】上为末,生蜜为丸,如梧桐子大。每服七丸,生甘草一分捶破,新水半盏,揉甘草浓汁吞下。每服日须初一日以后,十五日以前,五更时令病人起坐,须预戒令不得作声,息气服之。作声即不效。或怕水冷,微温不妨。

【主治】劳瘵。

【宜忌】每合药时必于八月十五日三更前合,如急要服,则就每月十五日以前月明夜合。

51605 明心汤(《医学集成》卷二)

【组成】沙参 黄耆 蔓荆各三钱 炒芍药 黄柏各二钱 升麻一钱半 炙草一钱

【主治】少年耳聋。

51606 明水膏(《圣济总录》卷一〇七)

【组成】乌头(去皮脐,生用) 青盐 白矾各半两 附子一枚(去皮脐,生用,剉) 乳香半分 铜青 硇砂各一分 黄连(去须)一两半

【用法】上剉,如麻豆大。用井花水五盏,入瓷石锅子内,以慢火熬至七分,绵滤去滓,入研了龙脑半钱,临卧点之。

【主治】风毒眼,痒痛赤涩,生瘀肉。

51607 明目丸(《简明医彀》卷五)

【组成】生地(酒浸) 熟地(酒蒸) 黄柏(盐炒) 知母(盐炒) 牛膝(酒浸) 枸杞各二两 蒺藜 羌活 防风 石斛 枳壳 菊花各一两

【用法】上为末,炼蜜为丸。每服一百丸,空心盐酒或盐汤送下,临睡白汤送下。

【功用】生精补阴血,益肾养肝,退翳止泪,除涩明目。

51608 明目丸(《产后方》)

【组成】羊肝(新鲜带血者) 百草霜

【用法】同捣若干,加蜜为丸。每服三四十丸,水酒送下,不拘时候。

【功用】明目。

51609 明目丸(《银海指南》卷三)

【组成】当归 草决明 冬术 蝉退 川芎 大黄 红花 桑白皮 山栀 薄荷 白蒺藜 苍术 木通 连翘 石膏 池菊 荆芥 赤芍 枳壳 生地 黄芩 羌活 独活各一两 黄连五钱

【用法】为丸服。

【主治】五志之火甚者,上攻于目,生翳起障,赤肿疼痛,眵泪羞明,视物昏花。

51610 明目丹(《中藏经》卷下)

【异名】太乙明月丹(《医学纲目》卷五)、大灵明月丹(《普济方》卷三一九)。

【组成】雄黄半两 兔粪二两 轻粉一两 木香半两 天灵盖一两(炙) 鳖甲一个(大者,去裙襕,醋炙焦黄)

【用法】上为末,醇酒一大升,大黄一两,熬膏,入前药末为丸,如弹子大,朱砂为衣。五更初,勿令人知,以童便与醇酒共一盏,化一丸服之。如人行二十里,其上吐出虫,其状若灯心而细,长及寸;或如烂李,又如虾蟆,状各不同。如未效,次日再服,以应为度。

【主治】传尸劳,肌瘦面黄,呕吐血,咳嗽不定者。

【宜忌】先烧安息香,令烟起,吸之,不嗽者非传尸也,不可用此药;若吸烟入口,咳嗽不能禁止者,乃传尸也,宜用此药。仍须初得,血气未尽,精神未乱者,可用之。

51611 明目饮(《活幼心书》卷下)

【组成】山栀仁 净香附各一两 夏枯草(去梗)半两

【用法】上㕮咀。每服二钱,水一盏,蜜一大匙,煎七分,不拘时候温服。

【主治】小儿心脾蕴热,肝受风邪,致两目羞明,经久不愈。

51612 明目枕(《本草纲目》卷二十二引《卫生杂兴》)

【组成】苦荞皮　黑豆皮　绿豆皮　决明子　菊花

【用法】同作枕。

【功用】至老明目。

51613　明目散

《痘疹传心录》卷十五。为《博济》卷三"蝉蜕散"之异名。见该条。

51614　明目散（《回春》卷五）

【组成】薄荷　甘草　天麻　荆芥　防风　甘菊花　当归　连翘　枸杞子　川芎　白芷　密蒙花各等分

【用法】上为细末。每服三钱,茶调下,每日一次。

【功用】明目。

51615　明目散（《仙拈集》卷二）

【组成】归身　川芎　生地　白蒺藜各一钱　菊花　防风　薄荷　荆芥穗　柴胡　枳壳各八分　灯心三根

【用法】水煎,食远服。

【功用】明目。

【主治】一切眼疾。

51616　明目散（《银海指南》卷三）

【组成】当归　草决明　冬术　蝉蜕　川芎　大黄　红花　桑白皮　山栀　薄荷　白蒺藜　苍术　木通　连翘　石膏　池菊　荆芥　赤芍　枳壳　生地　黄芩　羌活　独活各一两

【用法】上为末。每服二钱,随所用汤剂加入亦可。单服酒调,或蜜汤调下俱可。

【主治】五志之火,上攻于目,生翳起障,赤肿疼痛,眵泪羞明,视物昏花。

51617　明目膏（《家庭治病新书》引《医道日用纲目》）

【组成】炉甘石一两　地栗粉一两　硼砂五分　辰砂一钱　龙脑二钱

【用法】上为极细末,黄连膏炼为点药。

【主治】肝风实热,头痛目赤者。

51618　明矾圈（《仙拈集》卷四）

【组成】明矾一两

【用法】白面水和,捏圆圈箍患处,明矾勾内熔化,倾于面圈内,顷刻化为清水,其毒自解。

【主治】虫兽咬伤。

51619　明矾散

《得效》卷十二。为《直指小儿》卷四"龙骨散"之异名。见该条。

51620　明矾散（《仙拈集》卷二）

【组成】明矾三钱

【用法】上为末,滚水调服。

【主治】绞肠痧,霍乱腹痛。

51621　明矾散（《中医皮肤病学简编》）

【组成】明矾 31 克　松香 31 克

【用法】上药放入锅内化开,取出待冷后研粉。调油外搽。

【主治】脓疱疮。

51622　明矾散（《中医耳鼻喉科学》）

【组成】明矾 30 克　甘遂 3 克　白降丹 0.6 克　雄黄 1.5 克

【用法】上为细末。用水或香油调合,放于棉片上,敷于息肉根部或表面,一日一次,7～14次为一疗程;或于息肉摘除后一星期敷药,可减少复发。

【功用】腐蚀收敛。

【主治】鼻息肉。

51623　明砂丸（《卫生总微》卷十五）

【组成】朱砂(通明者)一钱　杏仁十四个(去皮尖,炒黄)　好坯子半钱(即胭脂)

【用法】上为末,软饭和丸,如黍米大。每服三五丸,薄荷汤送下。

【主治】小儿心神不宁,多惊,心腹疼痛,夜啼不止。

51624　明胶散（方出《圣惠》卷六,名见《普济方》卷一八九）

【异名】伏龙肝散(《普济方》卷一九○)。

【组成】黄明胶一合(捣碎,炒令黄燥)　桑叶一两　伏龙肝一两半

【用法】上为细散。每服一钱,以糯米粥饮调下,不拘时候。

【主治】肺壅热极,肺胀喘,吐血不止。

51625　明朗丸（《眼科锦囊》卷四）

【组成】龙骨一两　磁石二两　沉香二钱　木香二钱　天麻二钱　苦参六钱

【用法】面糊为丸。每服五分,米饮送下,一日二次。

【主治】瞳孔阔大,黑花缭乱,一物两形不真,雀目。

51626　明眸膏（《理瀹》）

【组成】苍术　柴胡　龙胆草　苦参　玄参　生地　赤芍　归尾　川芎　荆芥　防风　麻黄　白芷　细辛　薄荷　大黄　芒消　黄连　黄芩　黄柏　黑山栀　茺蔚子　五倍子　决明子　蓖麻子　羌活　连翘　蓉叶　陈胆星　木鳖仁　杏仁　桃仁　蛇蜕　蝉蜕　木贼草　山甲片　菖蒲　红花　乳香　没药各一两　羚羊角八钱　犀角片二钱　丁香一钱

【用法】先用槐、柳、桃、桑枝、枸杞根、竹叶、菊叶各半斤,生姜一两,麻油熬,去滓入药,再熬成膏,黄丹收。石膏、黄蜡、松香各四两,羊胆二个,搅匀,糁冰片,贴太阳。

【主治】风热眼疾。

51627　明麻散（《麻症集成》）

【组成】明麻一钱　甲珠四分　麝香四厘　人中黄八分　白附四分

【用法】上为细末。酒冲服。

【主治】麻疹毒气拂郁于内,麻子淹延不出,色紫,毛孔尽闭,皮肤干燥,身热不出。

51628　明睛散（《局方》卷七吴直阁增诸家名方）

【组成】赤芍药　当归(去芦,洗,焙)　黄连(去须)　滑石(细研)各五两

【用法】上为细末,入研滑石拌匀。每用半钱,沸汤点,澄清去滓,热洗。

【功用】退翳膜。

【主治】外障。风毒上攻,眼疼赤肿,或睑眦痒烂,时多热泪昏涩。

【宜忌】忌一切腌藏、鱼鲊、酒、面等毒物。

51629　明睛膏（《医方类聚》卷六十七引《修月鲁般经》）

【组成】炉甘石一两(火煅,水飞,第一)　熊胆半两(去皮,蜜浸一宿,与蜜同熬,去粗)　好蜜半两(铫内溶,去粗,

共熊胆浸一宿,炉甘石入白丸半钱,飞,同黄丹入,第二)黄连半两(为细末,当归同入,第二) 当归半两(洗净,为末) 青盐一钱(择净别研,与硇砂入,第三) 硇砂一钱(去土,细研,同青盐入,第三) 密陀僧一钱半(生研,滑石同入,第四) 滑石半两(别研) 朴消一钱(去土) 牙消一钱(煅,研细,朴消入,第四) 硼砂一钱半(别研,石决明同入,第四) 石决明半两(火煅) 乳香一钱(用蛤粉为衣,铫内慢火炒,候成块,出火性十分冷,细研,同胆矾入,第五) 胆矾一钱(生用) 麝香半钱(药入,第六) 片脑半钱 轻粉半钱(药完备方入)

【用法】上熬成膏子。点亦得,洗亦得。

【功用】明目。

51630 明镜膏(《东医宝鉴·外形篇》卷一引《医鉴》)

【组成】黄丹(水飞)一两 官粉 乳香 硇砂各五分 硼砂 铜绿各三分 没药二分

【用法】上为末,炼蜜,入水少些,调药令匀,烧艾叶熏之,以香油少许调匀。点眼。

【主治】眼目昏花,胬肉,云翳,肿痛。

51631 明胶饮子(《景岳全书》卷六十四)

【组成】明广胶(蛤粉炒珠) 粉甘草各一两 橘红五钱

【用法】上作三剂。水煎服。

【主治】一切痈疽疔毒。

51632 明硫黄酒

《医统》卷九。为《直指》卷二十四"硫黄酒"之异名。见该条。

51633 明硫黄膏(方出《直指》卷二十一,名见《普济方》卷五十三)

【组成】明硫黄 雄黄(各研细) 远志(去心) 皂角肉各等分

【用法】上为细末,葱白捣粘,入麝香少许,绵包入耳。

【主治】耳聋。

51634 明目二陈汤(《张皆春眼科证治》)

【组成】陈皮9克 清半夏6克 茯苓 车前子各9克 炒枳壳6克 甘草3克

【功用】祛湿化痰,降浊明目。

【主治】痰湿内聚,上扰清窍,幻影色黄,胸闷头重,或咳嗽痰多,苔腻脉滑。

【方论选录】方中二陈汤祛湿化痰;车前子引湿浊之邪下行;炒枳壳宽中理气,祛痰除满。诸药凑效,湿除痰祛,目自明也。

51635 明目人参丸(《圣惠》卷三十三)

【组成】人参一两半(去芦头) 决明子一两半 枳壳一两(麸炒微黄,去瓤) 黄耆二两(剉) 覆盆子二两 菟丝子二两(酒浸三日,晒干,别捣为末)

【用法】上为末,炼蜜为丸,如绿豆大。每服三十丸,空心以温酒送下。

【主治】眼内障,用针后,肝虚眼昏。

【备考】本方方名,《普济方》引作"人参丸"。

51636 明目大补汤(《古今医鉴》卷九)

【组成】十全大补汤加沉香 大附子 制白豆蔻

【功用】镇阳光,壮肾水。

【主治】气血俱损,眼目昏花,神光不足,及久患眼服凉药过多,气血凝滞,双目昏蒙,全不通路。

【备考】《审视瑶函》本方用量:各等分。用法:上剉剂,白水二钟,生姜一片,辉枣二个,煎至八分,不拘时候温服。

51637 明目上清丸(《全国中药成药处方集》北京、济南、承德方)

【异名】清心明目上清丸(《成方制剂》7册)。

【组成】黄连 菊花 玄参 熟大黄 枳壳 橘皮 桔梗 黄芩 薄荷 甘草 当归 赤芍 荆芥 连翘 蒺藜(炒) 栀子 蝉蜕 天花粉 生石膏 车前子 麦冬各五两

【用法】上为细粉,水泛小丸,滑石为衣闯亮。每服二钱,一日二次,温开水送下。

【功用】清热散风,明目止痛。

【主治】暴发火眼,红肿作痛,头晕目眩,云翳遮睛。

【宜忌】忌辛辣食物,孕妇勿服。

【备考】本方改为片剂,名"明目上清片"(见《中国药典》2010版)。该书本方组成有用量,分别为:桔梗70克,熟大黄70克,天花粉41克,石膏44克,麦冬44克,玄参70克,栀子44克,蒺藜44克,蝉蜕44克,甘草44克,陈皮70克,菊花70克,车前子44克,当归44克,黄芩70克,赤芍44克,黄连70克,枳壳70克,薄荷脑0.22克,连翘44克,荆芥油0.11毫升。

51638 明目上清片

《成方制剂》8册。即《全国中药成药处方集》(北京、济南、承德方)"明目上清丸"改为片剂。见该条。

51639 明目川椒丸(《养老奉亲》)

【组成】川椒一斤(每用盐一斤,拌淹一宿,三度换盐,淹三夜取出,晒干去盐用) 黑参半斤(剉)

【用法】上为末,炼蜜为丸,如梧桐子大。每服三十丸,食后、临卧盐汤送下。

【功用】补益疗眼。

【主治】眼有黑花。

51640 明目止痛丸(《北京市中药成方选集》)

【组成】血竭四十八两 大黄二百十四两 芒消一百五十两(化水) 石决明一百五十两 没药(炙)六十四两 赤芍六十四两

【用法】上为细末,用方内芒消开水溶化,泛为小丸。每十六两丸药用滑石细粉四两为衣,闯亮。每服二钱五分,一日二次,温开水送下。

【功用】清肝泻火,明目止痛。

【主治】肝旺血热,二目红赤,血灌瞳仁,胬肉遮睛,撞伤疼痛。

51641 明目化积丸(《鲁府禁方》卷三)

【组成】牛黄 冰片各一分 熊胆二分 麝香七厘

【用法】上为极细末,人乳为丸,如米大。每用二丸,入眼,合久自化。

【主治】小儿痞积热甚,眼矇。

51642 明目化癖丹(《寿世保元》卷八)

【组成】牛黄一分 片脑一分 熊胆一分 麝香三厘 乳香三厘

【用法】上为细末,先将乳汁于铜勺内,炭火上滚黄色,下前药,急取出搅匀,于油单纸上,丸如米粒大。每用一丸,卧时点入大眼角内,合眼自化,男左女右。第一丸头上汗出至胸前,第二丸汗至脐上,第三丸汗至脐下,再点二三丸,腹痛下脓血,自愈。

【主治】小儿癖疾,发热及眼蒙。

51643 明目龙脑膏《圣惠》卷三十三)

【组成】龙脑半分 硇砂一大豆大 蕤仁三颗(汤浸,去赤皮) 出子鸡子壳一枚(以干砂土磨鸡子壳上面斑点,令滑为度,去鸡子膜,膜用文火炙令干熟,研如粉)

【用法】上为细末,用牛酥和,铜箸搅匀,以瓷瓶盛。每取少许点之,日三四次。

【主治】眼生肤翳。

51644 明目四物汤《鲁府禁方》卷三)

【组成】当归(酒洗) 南芎 白芍(酒炒) 熟地黄肉苁蓉(酒洗) 酸枣仁(炒)各一钱 木通五分 石菖蒲七分 甘枸杞子一钱 甘菊花一钱

【用法】上剉。水煎服。

【主治】血虚,目暗生花。

51645 明目四神丸《杂病源流犀烛》卷二十二)

【组成】杞子八两(酒水拌,分四股:一用小茴香三钱炒,去茴;一用川椒三钱,炒出汗,去椒;一用青盐三钱炒;一用黑脂麻三钱炒) 白蒺藜四两 归头(酒炒) 熟地各三两 石决明 甘菊 桑叶 谷精草各二两

【用法】炼蜜为丸。每服三钱,开水送下。

【功用】壮水滋阴。

【主治】目病已久,而成虚候者。

51646 明目地黄丸

《原机启微·附录》。为《传家秘宝》卷中"地黄丸"之异名。见该条。

51647 明目地黄丸《回春》卷五)

【组成】怀生地(酒洗) 熟地各四两 知母(盐水炒)黄柏(酒炒)各二两 菟丝子(酒制) 独活一两 甘枸杞二两 川牛膝(酒洗)三两 沙苑蒺藜三两(炒)

【用法】上为细末,炼蜜为丸,如梧桐子大。每服八十丸,夏月用淡盐汤送下,余月酒送下。

【功用】生精养血,补肾益肝,祛风明目。

【主治】翳膜遮睛,羞涩多泪,并治暴赤热眼。

【备考】方中菟丝子用量原缺。

51648 明目地黄丸

《摄生秘剖》卷三。即《兰室秘藏》卷上"益阴肾气丸"。见该条。

51649 明目地黄丸《医学心悟》卷四)

【组成】生地(酒洗)一斤 牛膝二两 麦冬六两 当归五两 枸杞子三两

【用法】用甘菊花八两熬膏,炼蜜为丸。每服三钱,开水送下。

【主治】内障,隐涩羞明,细小沉陷。

51650 明目地黄丸《医略六书》卷二十一)

【组成】熟地五两 萸肉二两 泽泻一两 丹皮一两半 茯神二两(去木) 山药三两(炒) 当归一两 川芎一两麦冬三两(去心) 石斛三两

【用法】上为末,炼蜜为丸。每服三钱,滚水送下。

【主治】肝肾不足,两目昏暗,脉虚者。

【方论选录】肝肾不足,精血不能上奉,故两目昏暗,视物不明焉。熟地补肾养肝,萸肉涩精秘气,丹皮凉血退阴火,山药补脾益真阴,当归养血以荣肝,川芎活血以养木,泽泻泻湿热,茯神安神志,麦冬清心润燥,石斛平热滋阴也。蜜丸下,使肝肾两滋则精血自足而上奉于目,目暗无不自明矣。此补肾养肝兼清湿热之剂,为肝肾不足,两目昏暗之专方。

51651 明目地黄丸《饲鹤亭集方》)

【组成】六味丸一料 甘菊三两 杞子二两 石决明 白蒺藜

【用法】上蜜丸五分,水法六分。每服三四钱,淡盐汤送下。

【主治】男女肝肾两亏,风邪外乘,热气上攻,畏日羞明,瞳神散大,视物不清,迎风流泪,内生翳障,及时眼之后,久不还元,一切目疾。

【备考】方中石决明、白蒺藜用量原缺。

51652 明目地黄丸《中药成方配本》)

【组成】熟地八两 萸肉四两 淮山药四两 丹皮(酒炒)三两 茯苓三两 泽泻(盐水炒)三两 当归三两 白芍三两 杞子三两 白菊花三两 白蒺藜三两 石决明(水飞)四两

【用法】将熟地、萸肉捣烂,与诸药打和晒干研末,冷开水泛丸,如绿豆大,约成丸三十六两。每次二钱,开水吞服,一日二次。

【功用】平肝滋肾,泄风明目。

【主治】肝肾两亏,目涩羞明,迎风流泪,视物模糊。

51653 明目地黄丸《北京市中药成方选集》)

【组成】生地二百八十八两 熟地二百八十八两 枳壳(炒)七十二两 防风七十二两 牛膝五十四两 杏仁(去皮,炒)三十六两 石斛二十四两 黄柏四十八两 知母四十八两 菊花七十二两 丹皮三十六两

【用法】上为细末,炼蜜为丸,重三钱。每服一丸,一日二次,温开水送下。

【功用】滋阴清热,平肝明目。

【主治】阴虚肝热,风火上攻,目涩多泪,云翳遮睛,昏花不明。

51654 明目地黄汤《伤科补要》卷三)

【组成】生地 泽泻 茯苓 山药 萸肉 枸杞 甘菊 当归 石决明 白蒺藜 丹皮

【用法】水煎服。

【功用】调理伤目。

51655 明目至宝丹《经验各种秘方辑要》)

【组成】上羊脑浮水甘石一斤(打碎,如莲子大,用童便浸四十九日,去童便晒干燥,研极细末,用大缸丬一块,煅一炷香时取起,再用清水飞过,晒干听用) 羌活三钱 防风三钱 白菊花四钱 金银花四钱 谷精珠四钱 川连三钱黄芩三钱 全当归三钱 白蒺藜四钱 蔓荆子二钱 川芎三钱 白芷二钱 生甘草二钱 玄明粉一钱五分(制过)制丹石五分(枯过) 东丹一钱(漂过) 琥珀一钱(绢包豆腐煮过) 犀黄二分 头梅冰片五分

【用法】上将生甘草前十四味煎浓汁滤过,将制过甘石拌湿,铜锅煮燥,研细过筛,约用五钱,再入后药,共为极细

末,用小口瓷瓶收藏,勿令泄气。无论内风外风,用药少许,每日点眼角二三次,数日见效。

【主治】赤眼羞明,迎风流泪,目眵目糊,上障作痛。

51656　明目延龄丸(《慈禧光绪医方选议》)

【组成】霜桑叶二钱　菊花二钱

【用法】上为极细末,炼蜜为丸,如绿豆大。每服二钱,白开水送服。或以水熬透,去滓,再熬浓汁,少兑炼蜜收膏,名明目延龄膏。每服三钱,白开水冲服。

【功用】清热散风,平肝明目。

【主治】风热头痛,目赤;肝阳上亢,两目昏花。

【加减】风热头痛目赤,加白蒺藜;肝阳上亢,两目昏花,加石决明,枸杞子。

51657　明目延龄丸(《慈禧光绪医方选议》)

【组成】霜桑叶二钱　甘菊二钱　羚羊尖一钱五分　生地二钱　女贞子二钱(研)　蒙花一钱五分　生牡蛎二钱　泽泻一钱　生杭芍一钱五分　枳壳一钱五分(炒)

【用法】上为细末,炼蜜为小丸。每服二钱,白开水送下。

【主治】肝火炽盛之目赤。

51658　明目延龄膏

《慈禧光绪医方选议》。即原书"明目延龄丸"改为膏剂。见该条。

51659　明目壮水丸(《古今医鉴》卷九)

【组成】拣人参一两　当归(酒洗)一两　熟地黄(酒蒸)二两　生地黄(酒洗)二两　天门冬(去心)二两　麦门冬(去心)二两　山茱萸(酒蒸,去核)二两　枸杞子(酒洗)一两六钱　五味子一两　菟丝子(酒制)一两　白茯神(去皮木)二两　干山药一两　川牛膝(去芦,酒洗)一两三钱　柏子仁(去壳,炒)一两　泽泻一两　牡丹皮(酒洗)一两　家菊花(去梗)三两　黄柏一两半(乳汁拌匀,炒)　知母二两半(乳汁拌匀,晒干,炒)　白豆蔻(去壳,净)三钱

【用法】上为末,炼蜜为丸,如梧桐子大。每服一百丸,空心淡盐汤送下。

【功用】壮水明目,补肾养肝,生心血。

【主治】肝肾不足,眼目昏暗,常见黑花,多有冷泪。

【宜忌】忌生冷,莱菔。

51660　明目羊肝丸(《景岳全书》卷六十)

【异名】羊肝丸(《眼科全书》卷六)。

【组成】黄连三两　家菊花　龙胆草　石决明(煅)　人参　当归　熟地　枸杞　麦冬　牛膝　青盐　黄柏　柴胡　防风　羌活各八钱　肉桂四钱　羯羊肝一具(焙干为末)

【用法】上为末,炼蜜为丸,如梧桐子大。每服三四十丸,温汤送下。

【主治】肝虚风热,冷泪赤涩,内外障眼。

51661　明目羊肝丸

《同寿录》卷二。为《脉因证治》卷下"羊肝丸"之异名。见该条。

51662　明目羊肝丸(《成方制剂》6册)

【组成】车前子　茺蔚子　地肤子　防风　茯苓　枸杞子　黄芩　决明子　苦杏仁　麦冬　青葙子　肉桂　蕤仁　熟地黄　葶苈子　菟丝子　五味子　细辛　羊肝

泽泻

【用法】上制成丸剂,每丸重9克。口服,一次1丸,一日3次。

【功用】滋阴明目。

【主治】肝肾衰弱,精血不足,发为青盲,视物昏花,瞳孔散大,两目干涩,迎风流泪,目生内障。

【宜忌】忌食辛辣物。

51663　明目防风丸(《圣济总录》卷一一一)

【组成】防风(去叉)　决明子　枳壳(去瓤,麸炒)　黄连(去须)　槐子　赤茯苓(去黑皮)　甘菊花各一两半　细辛(去苗叶)　黄芩(去黑心)各一两　生干地黄(焙)　车前子各二两半

【用法】上为末,炼蜜为丸,如梧桐子大。每服十五丸,食后米饮送下,一日二次。觉愈即止。

【主治】热风上冲头面,及因食酒面炙煿等物,眼生膜者,或努肉昏暗。

51664　明目苍术丸(《圣济总录》卷一○七)

【组成】苍术(去黑皮)　白蒺藜　木贼各二两　旋覆花五两　楮实半升　蔓菁子一升　大豆二合

【用法】上为末,炼蜜为丸,如弹子大。每服一丸,烂嚼,冷熟水送下,不拘时候。

【主治】目风眼寒等疾。

51665　明目还睛丸

《全国中药成药处方集》(杭州方)。为《局方》卷七(续添诸局经验秘方)"还睛丸"之异名。见该条。

51666　明目灵脂丸(《葆光道人眼科龙木论》)

【组成】五灵脂二两　川乌一两半(炮,去皮)　没药二两　乳香二两

【用法】上为细末,滴水为丸,如弹子大。每服一丸,生姜酒磨下。

【主治】血病,目中有翳,往来不定者。

51667　明目拨云散

《成方制剂》12册。为《北京市中药成方选集》"拨云散"之异名。见该条。

51668　明目固本丸(《银海精微》卷上)

【组成】生地黄　熟地黄　天门冬　麦门冬　枸杞子　干菊花

【用法】上为末,炼蜜为丸,如梧桐子大。每服三十丸,空心盐汤送下。

【功用】久服生精清心。

【主治】心热,肾水不足,少睛光。

51669　明目固齿方(《慈禧光绪医方选议》)

【组成】海盐二斤(拣净)

【用法】以百沸汤泡,将盐化开,滤取清汁,入银锅内熬干,研面,装瓷盒内。每早用一钱擦牙,以水漱口,用左右手指互取口内盐津,洗两眼大小眦内,闭目良久,再用水洗面。能洞视千里。

【功用】明目固齿,清火凉血解毒。

【主治】齿龈出血,喉痛,牙痛,目翳。

51670　明目和血饮(《眼科阐微》卷三)

【组成】朱砂　当归　生地　川芎　赤芍　菊花　防风　防己　香附　甘草　龙胆草　草决明各四分

【用法】上水煎,将药倒出,朱砂细末加入。食远温服。

【主治】风火隐于经络中,血虚不能鼓动邪气外散,致眼有云翳遮瞳仁。

【加减】有翳,加密蒙花、木贼。

51671 明目夜光丸(《活人心统》卷下)

【组成】川连 木贼 归身 防风 芍药(炒) 生地 蔓荆 白蒺藜 玄参 谷精草 大力子 龙胆草 家菊花 楮实 草决明 枸杞子各一两 羌活五钱

【用法】上为末,炼蜜为丸,如梧桐子大。每服七十丸,食远,家菊花汤送下。

【主治】眼赤涩,或远近起视无光,或昏花矇眛;上盛下虚,肝风内热,障目。

51672 明目夜光丸(《疡医大全》卷十一引《治眼奇方》)

【组成】生地(酒洗) 钗石斛 当归(酒洗) 菟丝子(酒煮,捣烂) 青葙子 枸杞子各二两 人参 山萸肉(去核) 怀牛膝(酒洗) 粉丹皮 玄参各一两 白茯苓 山药各一两五钱 密蒙花 菊花各五钱 北五味七钱

【用法】炼蜜为丸。每服三钱,空心开水送下。

【主治】目内障。

51673 明目细辛汤(《兰室秘藏》卷上)

【组成】川芎五分 生地黄(酒制) 蔓荆子各六分 当归梢 白茯苓 藁本各一钱 荆芥一钱二分 防风二钱 麻黄根 羌活各三钱 细辛少许 红花少许 椒八个 桃仁二十个

【用法】上㕮咀,分作四服。每服水二盏,煎至一盏,去滓,临卧稍热服之。

【主治】两目发赤微痛,羞明畏日,怯风寒,怕火,眼睑成纽,眵糊多,隐涩难开,眉攒肿闷,鼻塞涕唾稠黏,大便微硬。

【宜忌】忌酒、醋、湿面。

【备考】方中麻黄根,《东垣试效方》作"麻黄"。

51674 明目柏叶丸(《圣惠》卷三十三)

【组成】柏叶一两(微炙) 夜明砂一两(以糯米炒令黄)

【用法】上为末,用牛胆汁拌和为丸,如梧桐子大。每服二十丸,夜临卧时以竹叶汤送下,至五更初再服二十丸,以粥饮送下。

【主治】眼青盲。

51675 明目枸杞丸(《奇方类编》卷上)

【组成】枸杞一斤(以酒润,作四分,一分小茴炒;一分脂麻炒;一分川椒炒;一分枸杞独炒) 熟地一两(捣烂) 白术一两(土炒) 甘草一两 白菊二两

【用法】上为末,炼蜜为丸,如梧桐子大。每服五七十丸,空心盐汤送下。

【功用】明目。

51676 明目退翳汤(《眼科阐微》卷三)

【组成】生地 黄连 木贼 甘菊 胆草 石膏 郁金 旋覆花 青葙子 白蒺藜 蝉退各等分

【用法】水煎,温服。点元灵丹、至宝丹。

【主治】目病已久,带红丝、浮翳、薄雾者。

51677 明目流气饮

《袖珍》卷三。为《局方》卷七(吴直阁增诸家名方)"流气饮"之异名。见该条。

51678 明目流气饮(《扶寿精方》)

【组成】当归(酒浸) 地黄(酒浸) 川芎 芍药 甘菊花 草龙胆(酒浸) 决明子(炒) 防风 防己 香附(童便浸) 甘草

【用法】上剉,水一钟半,煎八分,上半日服。

【主治】❶《扶寿精方》:目疾久者。❷《眼科阐微》:倒睫赤烂,时行暴赤。

【加减】如有翳,加密蒙花、木贼。

51679 明目益水丸(《玉案》卷三)

【组成】北五味 熟地 肉苁蓉(酒浸) 枸杞子 杜仲(盐水拌炒) 沉香各一两 石斛二两 青盐 磁石各四钱 菟丝子三两

【用法】上为末,炼蜜为丸。每服二钱,空心白滚汤送下。

【主治】一切患目,肾水枯竭。

51680 明目益肾丸(《丹溪心法》卷三)

【组成】枸杞一两 当归(酒浸) 生地黄(酒浸)一两 五味五钱 知母七钱(酒炒) 黄柏七钱(酒炒) 山药半两 茯神一两 巴戟(去心)五钱 菟丝子一两(酒浸) 人参五钱 甘菊五钱 天门冬五钱

【用法】上为末,炼蜜为丸,如梧桐子大。每服五十丸,空心盐汤送下。

【功用】补损明目。

【主治】《济阳纲目》:上热而下元虚,目昏。

51681 明目益肾丸

《何氏济生论》卷六。为《墨宝斋集验方》上"明目益肾还睛丸"之异名。见该条。

51682 明目菊花散(《银海精微》卷上)

【组成】菊花 车前子 熟地黄 木贼 密蒙花 薄荷 连翘 白蒺藜 防风 荆芥穗 甘草 川芎各等分

【用法】水煎服。

【主治】玉翳遮睛。肝风攻充入脑,积热在于肝膈之间,久则肾虚,致眼中常发热或赤痛,初则红肿赤脉穿睛,渐渐生白翳膜;初起时如碎米,久则成片遮瞒乌睛,凝结如玉色。

51683 明目清凉饮(《医统》卷六十一)

【异名】明目清凉散(《眼科全书》卷六)。

【组成】当归 川芎 黄连 赤芍药 防风 荆芥 蔓荆子 连翘 生地黄 柴胡 胆草各六分 桔梗 蝉退 薄荷 甘草各三分

【用法】水二盏,煎一盏,食后临卧服。

【主治】一切热眼,痛泪羞明。

51684 明目清凉散

《眼科全书》卷六。为《医统》卷六十一"明目清凉饮"之异名。见该条。

51685 明目椒红丸(《圣济总录》卷一○二)

【组成】椒红四两 巴戟天(去心) 楝实(炒) 茴香子(炒) 附子(炮裂,去脐)各一两

【用法】上为末,别用干山芋三两为末,酒煮面糊为丸,如梧桐子大。每服二十丸,食前盐汤送下。

【功用】补暖水藏。

【主治】肝肾俱虚。

51686 明目紫金膏（《墨宝斋集验方》卷上）

【组成】黄连 黄芩 山栀子 野菊花 黄柏 蔓荆子 薄荷叶 六月雪 九里明 玄参 草决明 当归尾 生地黄 谷精草 连翘 天门冬 熟地黄 女贞实 扁柏枝 防风 荆芥 大黄 芒消 甘草梢 猪胆二个 羊胆一个 青鱼胆二个 熊胆五钱 白硼砂一两 冰片一钱

【用法】上除胆、硼外，咬咀，用大锅井花水一斗，煮一炷香，以净瓷器盆盛汤淬，再入热水，又煮一炷香，倾汤于一处，再入热水煎，共四次，其淬无味去之，用前汤煎熬过三分之二，以密绢滤净，再用净砂锅熬成膏，方入胆汁熬和如饴，用小瓷器罐分收之，或即以硼砂和匀亦可，或临用加硼片亦可。时热火眼、气眼，井水调点三、五次，应手而愈。

【功用】明目。

【主治】时热火眼、气眼。

51687 明目槐子丸（《圣惠》卷三十三）

【组成】槐子 黄连（去须）各二两

【用法】上为末，炼蜜为丸，如梧桐子大。每服二十丸，食后以温浆水送下，夜临卧再服。

【主治】眼热目暗。

51688 明目蒺藜丸（《同寿录》卷二）

【组成】当归二两 丹皮二两 赤芍二两 川芎二两 胆草三两 防风三两 黄芩四两 荆芥三两 山栀四两 连翘四两 甘菊四两 蔓荆四两 黄连一两 蒺藜八两 生地四两 草决明六两

【用法】上为末，水泛为丸。菊花汤送下。

【主治】目疾。

51689 明目蒺藜丸（《伺鹤亭集方》）

【组成】白蒺藜十六两 鸡子清十枚（拌炒）

【用法】谷精草煎汤泛丸。每服三四钱，开水送下。

【主治】内外翳障，视物昏花，迎风流泪，怕日羞明，眼边赤烂，不时举发，天行时眼，久患风疾，或痒或痛。

51690 明目蒺藜丸（《北京市中药成方选集》）

【组成】黄连十二两 薄荷四十八两 连翘四十八两 川芎四十八两 蔓荆子炭九十六两 当归九十六两 白芷四十八两 密蒙花四十八两 生石决明四十八两 菊花一百四十四两 黄柏四十八两 甘草二十四两 生地九十六两 防风四十八两 黄芩九十六两 白蒺藜（炒）一百四十四两 栀子（炒）四十八两 蝉蜕四十八两 荆芥四十八两 赤芍四十八两 木贼草四十八两 旋覆花四十八两 草决明四十八两

【用法】上为细末，水泛为小丸。每服二钱，日服二次，温开水送下。

【功用】清热散风，明目退翳。

【主治】暴发火眼，云蒙障翳，羞明怕日，眼边红肿。

51691 明目蒺藜丸（《眼科临症笔记》）

【组成】蒺藜二两（炒） 川芎二两 木贼二两 蝉蜕二两 旋覆花二两 菊花三两 薄荷一两 防风一两半 草决明一两半 桔梗一两半 胆草一两半 羌活一两 当归一两 白芍一两 生地一两 白芷六钱 黄芩六钱 甘草六钱

【用法】上为细末，水泛为丸服。

【功用】《江苏省中药成药标准暂行规定汇编》：清热散风，明目退翳。

【主治】《江苏省中药成药标准暂行规定汇编》：由风热上攻引起的目生障翳，迎风流泪，怕光羞明，眼边红烂等症。

【备考】《江苏省中药成药标准暂行规定汇编》本方用法：每服三钱，日服二次，温开水送服。

51692 明目硼消水（《衷中参西》上册）

【组成】硼砂五钱 芒消三钱（消中若不明亮，用水化开，澄去其中泥土）

【用法】上药和凉水多半钟，研至融化。用点眼上，一日约点三十次。若陈目病一日点十余次。冬日须将药碗置热水中，候温点之。

【主治】眼疾暴发红肿疼痛，或眦多弩肉，或渐生云翳，及因有火而眼即发干昏花者。

51693 明目解毒汤（《疯门全书》）

【组成】菊花 荆芥 防风 羌活 草决明 蔓荆子 薄荷 柴胡 蒺藜 川连 谷精草 连翘 芍药 车前 土麻仁 甘草

【用法】加生姜二片为引。

【主治】麻风目昏、目赤、目斜。

51694 明目磁石丸

《医方类聚》卷十引《简要济众方》。为《千金》卷六"神曲丸"之异名。见该条。

51695 明目熊胆膏（《全国中药成药处方集》兰州方）

【组成】黄连四两 苦参二两 菊花二两 归尾五钱 红花一两 荷叶一两 熊胆一钱半 冰片一两 白蜂蜜一两五钱

【用法】熬膏，熊胆、冰片另兑。竹箸或骨簪蘸凉水和药少许，点眼角。

【功用】明目去翳。

【主治】新久眼疾，云矇障翳，迎风流泪，红肿痛痒，眼睑肿痛，眼边溃烂。

【宜忌】忌刺激性食物。

51696 明砂止疟丹（《胎产心法》卷上）

【组成】夜明砂三钱

【用法】上为末。空心茶清调服。

【主治】孕妇瘀血积聚成疟，及疟母症。

【宜忌】此药能行血，且下死胎甚速，非瘀血积聚成疟，及久成疟母者，不可轻用。

51697 明珠口服液（《新药转正》42册）

【组成】决明子 制何首乌 珍珠母 菊花 夏枯草 当归 白芍 枸杞 赤芍 红花 益母草 车前子 茯苓 冬瓜子 甘草

【用法】上制成口服液剂，每支装10毫升。口服，一次10毫升，一日3次。一个月为1个疗程。

【功用】滋补肝肾，养血活血，渗湿明目。

【主治】肝肾阴虚引起的视力下降，视瞻有色，视物变形等；中心性浆液性脉络膜视网膜病变见上述证候者。

51698 明眼地黄丸

《得效》卷十六。为《传家秘宝》卷中"地黄丸"之异名。见该条。

51699 明眼金波膏（《博济》卷三）

【异名】金波膏(《圣济总录》卷一〇五)。

【组成】宣连四两　藐仁半两　杏仁四十九粒　金州柏三两(连、柏二味捶碎,以水二碗浸一宿,于器内熬取半碗,滤过)

【用法】上先将杏仁去尖双仁,以藐仁于口内退皮,同杏仁研如粉,入前药汁内同熬,及一大盏,更滤过,入好蜜及药九分,入麝香一钱,白矾一字(飞过),硇砂一字,空青三钱(如无,只以生青代之,略捶碎),龙脑二钱(以绢袋子盛),在药内又熬及一半许,于冷水中滴,直候药在水上不散即成,用小瓶子一个,封闭令密,于饭甑上蒸三度,逐度于井内拔过,及冷为妙,瓷银器内收贮。点之如常法。

【功用】去瘀肉,洗翳膜。

【主治】《圣济总录》:睑眦赤烂,迎风泪出,或痒或痛。

51700　明睛地黄丸

《局方》卷七(续添诸局经验秘方)。为《传家秘宝》卷中"地黄丸"之异名。见该条。

51701　明睛地黄丸(《成方制剂》12册)

【组成】地黄 272 克　熟地黄 272 克　防风 68 克　牛膝 51 克　苦杏仁 68 克　枳壳 68 克　石斛 68 克

【用法】上制成丸剂。口服,一次 1 丸,一日 2~3 次。

【功用】滋肾养肝,明目。

【主治】肝肾阴虚,目涩怕光,迎风流泪。

51702　明目地肤子散(《圣惠》卷三十三)

【组成】地肤子一两　石决明一两半(捣细,研,水飞过)　羚羊角屑一两半　芎䓖　车前子　酸枣仁(微炒)各一两

【用法】上为细散。每服一钱,以黑豆汤调下,不拘时候。

【主治】眼青盲。

51703　明目除湿浴足方(《慈禧光绪医方选议》)

【组成】甘菊三钱　桑叶五钱　木瓜五钱　牛膝五钱　防己四钱　茅术五钱　黄柏三钱　甘草三钱

【用法】水煎,浴足。

【功用】明目,止痒,胜湿。

51704　明目益肾还睛丸(《墨宝斋集验方》)

【异名】明目益肾丸(《何氏济生论》卷六)。

【组成】当归身四两(酒洗)　天门冬二两(去心)　麦门冬二两(去心)　知母八两(盐汤炒)　白芍药一两(醋炒)　生地黄二两(酒洗)　怀山药二两(炒)　陈皮二两(洗)　川杜仲二两(酒炒)　川牛膝二两(酒洗)　甘菊花二两　黄耆三两(酒炒)　百部二两(洗)　川黄柏四两(盐水炒)

【用法】上为末,炼蜜为丸,如梧桐子大。每服一百丸,早、晚白汤吞下。

【功用】明目益肾。

【主治】《奇方类编》:中年肾虚不足,少年酒色过伤,致两目昏花,视物泪下如雨。

51705　明眼生熟地黄丸(《直指》卷二十)

【组成】生地黄　熟地黄各一斤半　净石斛(炒)　枳壳(麸炒)各六两　羌活　防风　牛膝各四两　甘菊(去蒂)一斤　杏仁(去皮,焙)十两

【用法】上为末,炼蜜为丸,如梧桐子大。每服五十丸,空心、食前盐汤送下;或蒺藜煎汤送下。

【主治】❶《直指》:肾气衰弱,肝受虚热,眼生黑花。❷《普济方》:肝虚积热,上攻眼目,翳膜遮睛,羞涩多泪,及暴赤眼。

【宜忌】《普济方》:忌一切动风毒物。

畅

51706　畅中汤(《易氏医按》)

【组成】香附八分　苍术一钱　神曲三钱五分　抚芎七分　黄芩八分　枳壳三分　苏梗五分　甘草三分　生姜一片　大枣二枚

【用法】水煎服。

【主治】神劳气滞之利下。

【方论选录】香附辛温以快肺气;苏梗疏通诸窍;神曲舒脾胃而化脾积;苍术燥湿,引脾气散于四肢;抚芎畅达肝气;黄芩、枳壳荡涤大肠,加甘草以和中,使气升而循环经络,积去而大肠通快,又何腹痛之不减而厥逆之不除哉。

【临床报道】利下:省亭殿下己卯七月,病痢,众以通利之剂,次行和解、又次滋补,月余而病甚,每日行数次,肚腹绞痛,但泄气而便不多,起则腰痛,屈曲难伸,胸膈胀满,若有物碍,嗳气连声,四肢厥逆,喘息不定。诊得两寸俱沉大,右寸肺脉更有力,右关沉紧,左关弦长而洪,两尺沉微,来去一样。以本方进之,服后兀兀欲吐,冷气上升,嗳气数十口,即大便,所去秽污颇多,胸次舒畅,腹中觉饥,自午至酉,只去一次,四肢不厥,肩背轻快,六脉平复。

51707　畅中散(《鸡峰》卷十二)

【组成】人参一两(大者)　五味子(佳者)八铢　白茯苓　白术各一两　藿香叶　黄耆各半两　陈皮六铢　肉豆蔻四个　生姜(切,焙)六铢　甘草半两

【用法】上为细末,埚罐盛,勿透气。每服一钱,水八分,盐少许,煎至六分,热服之,一日二次。

【功用】调荣卫,健脾胃,快胸膈,进饮食,壮筋力,升降阴阳,安和五脏。

51708　畅郁汤(《不居集·上集》卷十)

【组成】丹参　谷芽各一钱　白芍　茯苓　扁豆　钩藤　菊花　连翘各八分　甘草五分　荷叶一钱

【主治】肝脾血少,血虚有火,不能用归术柴胡者。

【加减】胁痛者,加女贞子、鳖甲八分;气逆者,加降香一钱;火盛者,加丹皮、地骨皮八分;咳嗽者,加橘红、贝母五六分;兼外感者,加苏梗三五分;痰多眩晕者,加天麻八分;泄泻者,加莲肉、老米三钱。

51709　畅肺饮(《小儿诸热辨》)

【组成】前胡　桔梗　防风　荆芥　杏仁　枳壳　甘草

【用法】加生姜、葱白,水煎服。

【主治】小儿本有痰热,复感风寒,发热咳嗽,痰鸣喘筑,甚至鼻煽口张,面青目直。

51710　畅卫舒中汤(《易氏医按》)

【组成】香附(醋炒)八分　苏梗五分　苍术(泔浸)五分　贝母八分　连翘(去心)五分　抚芎六分　神曲(炒)一钱　沙参一钱　桔梗四分　南木香半分

【用法】大剂煎,徐徐呷之。

【主治】气膈。

八画

明畅

197

(总3761)

【方论选录】香附、苏梗开窍行气,苍术健中,贝母开郁痰,连翘散六经之火,抚芎提发肝木之困,神曲行脾之郁,南木香逐气流行,桔梗升提肺气,沙参助正气而不助肺火。此方升上焦之火邪,乃火郁发之之义也。

【临床报道】气隔:一人患膈满,胸膈胃脘饱闷,脐下空虚如饥,不可忍,腰腿酸疼,坐立战摇,日夜卧榻,大便燥结,每日虽进清粥一二钟,食下即呕酸,吐水醋心。众作隔治,服药二年许不效。诊得脉左右寸关俱沉大有力,两尺自浮至沉三候俱紧,按之无力摇摆之状。须开导其上,滋补其下,兼而行之,遂以本方投之,每日空心服八味地黄丸百粒,服二日,嗳气连声,后亦出浊气,五日可以坐立,啜饭两碗,服药至二七,动履如常。

51711 畅卫豁痰汤《《易氏医按》》

【组成】苏梗四分 桔梗四分 香附五分 连翘三分 前胡六分 抚芎六分 赤芍六分 贝母五分 苍术四分

【用法】水煎服。

【主治】积血证。

【方论选录】苏、桔开提其气,香附、连翘、苍术、贝母、抚芎、前胡解散其郁,赤芍活动其血。此药一进,则郁者舒,积者散,沉滞者升而上矣,一越而百病除,何必拘泥治血哉。

【临床报道】积血证:大司马谭石吴公甲戌季春卧病两月,发热咳嗽,痰喘气急,胸膈痞满,手足面目俱浮肿,诊其脉左寸浮而无力。左关弦长,推之于外,内见洪大而芤,侵过寸部一分,左尺沉弱无力,右寸沉而带芤,气口脉按之紧而且牢,时一快,右关中和无力,右尺隐隐不动。此积血在肺胃之间,壅滞其气,气滞则血凝。进以本汤,辰时服药,至午未时,气急小便全无,将暮吐紫黑血二三升,臭不可闻,症顿减八九,六脉豁然。

51712 畅肝清痢汤《《慈航集》卷下》

【组成】白芍五钱 当归五钱 枳壳二钱(炒) 槟榔二钱 甘草五分 莱菔子三钱(炒,研) 车前子三钱 煨老姜二钱

【用法】水煎,服。二三服即痊愈。

【主治】春三月人患痢者。

【加减】如初病恶寒发烧,此有表邪,加紫苏一钱五分,淡豆豉三钱;如恶心,加广藿香三钱;如腹痛,加广木香一钱五分;如痢多红,加酒炒地榆三钱,炒黑荆芥穗二钱;如遍数多,加制大黄三五钱。

51713 畅鼻通颗粒《《成方制剂》17册》

【组成】白芍 薄荷 当归 防风 甘草 桂枝 黄芩 荆芥

【用法】上制成颗粒剂,每袋装12克。开水冲服,一次12克,一日3次。

【功用】调和营卫,解表散风。

【主治】风寒感冒,营卫不和之恶风有汗,头痛,喷嚏,鼻塞,以及过敏性鼻炎、荨麻疹等过敏性疾患见上述证候者。

岩

51714 岩电丸《《医统》卷六十一》

【组成】川芎 防风 甘松 细辛 杏仁 香附子 甘菊花 苍术(泔浸) 枸杞子 荆芥 蝉蜕 赤芍药

【用法】上为细末,炼蜜为丸,如梧桐子大。每服三十丸,食后白汤送下。

【主治】男妇肝肾久虚,风热壅目。

51715 岩蜜汤《《千金》卷八引胡洽方》

【组成】甘草 干地黄 细辛 吴茱萸 芍药 干姜 当归各一两

【用法】上㕮咀。以水八升,煮取三升,去滓,分三服,相去如人行十里顷。

【主治】贼风,腹中绞痛,并飞尸遁注,发作无时,发即抢心胀满,胁下如锥刀刺;及少阴伤寒。

【加减】若痛甚者,加羊脂三两,当归、芍药、人参各一两;心腹胀满坚急者,加大黄三两。

昆

51716 昆仑丸《《何氏济生论》卷六》

【组成】橘核(盐炒) 川楝子(盐炒) 香附(童便浸)各二两 小茴香(盐水炒) 玄胡索 吴茱萸(盐酒泡七次,炒)各一两 山楂 枳实 陈皮各一两五钱 苍术(炒) 砂仁 青皮 槟榔各一两 川椒(去目) 木香各五钱 肉桂一钱五分

【用法】醋煮米为丸。每服六七十丸,盐汤送下。

【功用】内消疝气。

【主治】疝气。

51717 昆布丸(方出《外台》卷二十三引《肘后方》,名见《医心方》卷十六引《范汪方》)

【组成】昆布 海藻各等分

【用法】上为末,炼蜜为丸,如杏核大。含,稍稍咽汁,一日四五次。亦可酒浸服。

【主治】颈下卒结,囊渐大欲成瘿者。

【备考】《医心方》卷十六引《陶氏效验方》有"松萝"。

51718 昆布丸《《外台》卷十引《古今录验》》

【组成】大黄 消石 海藻(洗) 水银各一两 昆布三两(洗) 苦瓠瓣四十枚 葶苈半升(熬) 通草二分 桃仁五十枚(熬)

【用法】上为末,炼蜜为丸,如梧桐子大。先食服三丸,一日二次。

【主治】胸满上气。

51719 昆布丸(方出《外台》卷十九引苏恭方,名见《普济方》卷二四五)

【组成】昆布八两 射干四两 茯苓 干姜各二两 羚羊角屑 橘皮各三分 杏仁五分(去皮尖双仁,炒) 荜茇 吴茱萸 大黄各六分(大小便闭涩者,大黄无不须用)

【用法】上为末,蜜和为丸,如梧桐子大。每服十五丸,利多服七丸,以意消息。气发服已前丸得定,如不定,作槟榔皮汤压之。

【功用】下气消胀。

【主治】诸脚气,定时候间满腹胀,不能食者。

【加减】不能食者,加白术六分,曲末十分。

【宜忌】忌酢物、桃李、雀肉。

51720 昆布丸《《外台》卷十九引苏恭方》

【异名】吴茱萸丸。

【组成】吴茱萸 荜茇 茯苓 白术 曲葶苈(熬)

昆布各四两（洗）　杏仁（去皮尖，熬）　枳实（炙）　大黄　干姜各三两　旋覆花一两半　橘皮三两半（一本有半夏六两，以汤洗熬之，射干三两。又一本无旋覆花、干姜、大黄、杏仁、橘皮）

【用法】上为末，蜜和为丸，如梧桐子大。每服十丸，一日二次。利多减之，不利加之，常令微利，觉病退则止，发便服之。

【主治】脚气夏盛秋歇，毒气既谢，风缓犹在，若诸病皆退，但苦食腹胀不安，为气在咽喉，吐不出，咽不入，心闷痰满，食已吐酢水者。

【宜忌】不可常服，令人瘦。忌羊肉、饧、桃、李、雀肉、酢物。

51721　昆布丸《千金》卷三）

【组成】昆布　海藻　芍药　桂心　人参　白石英　款冬花　桑白皮各二两　茯苓　钟乳　柏子仁各二两半　紫菀　甘草各一两　干姜一两六铢　吴茱萸　五味子　细辛各一两半　杏仁一百枚　橘皮　苏子各五合

【用法】上为末，炼蜜为丸，如梧桐子大。每服二十丸，酒送下，一日二次。加至四十丸。

【主治】妇人胸中伏气。

51722　昆布丸《外台》卷二十三引《广济方》）

【异名】通气丸（《圣济总录》卷一二五）。

【组成】昆布二两（洗去咸汁）　通草一两　羊靥二具（炙）　海蛤一两（研）　马尾海藻一两（洗去咸汁）

【用法】上炼蜜为丸，如弹子大。细细含咽汁。

【主治】气瘿，胸膈满塞，咽喉项颈渐粗。

【宜忌】忌生菜，热面，炙肉，蒜，笋。

【备考】方中通草，《圣济总录》作"木通"。

51723　昆布丸《外台》卷二十三引《广济方》）

【组成】昆布八分（洗）　干姜六分　犀角六分（屑）　吴茱萸四分　人参八分　马尾海藻四分（洗）　葶苈子六分（熬）　杏仁八分（去皮尖，熬）

【用法】上为末，炼蜜为丸，如梧桐子大。空腹以饮服。

【主治】冷气筑咽喉，噎塞，兼瘿气。

【宜忌】忌生冷，黏食，陈臭等。

51724　昆布丸《医心方》卷十六）

【组成】昆布八两（炙）　海藻七两（洗，炙）　小麦一升（熬）　海蛤五两　松萝四两　连翘二两　白头翁二两

【用法】上为末，蜜为丸，如梧桐子大。每服十丸，一日三次，稍加至三十丸。

【主治】瘿瘤，诸瘘。

51725　昆布丸《圣惠》卷三十五）

【组成】昆布一两（洗去咸味）　诃黎勒皮一两　槟榔一两　松萝半两　干姜半两（炮裂，锉）　桂心半两　海藻一两（洗去咸味）　木通二两（锉）

【用法】上为末，炼蜜为丸，如梧桐子大。每服二十丸，食后以温酒送下。

【主治】瘿气初结，咽喉中壅闷，不治即渐渐肿大。

51726　昆布丸《圣惠》卷四十二）

【组成】昆布三分（洗去咸味）　赤茯苓三分　枳实半两（麸炒微黄）　甘草一分（炙微赤，锉）　半夏半两（汤洗七遍，去滑）　干姜一分（炮裂，锉）　木香半两　诃黎勒皮一两　槟榔三分

【用法】上为末，炼蜜为丸，如梧桐子大。每服二十丸，不拘时候，以温酒送下。

【主治】胸痹气闷，喉中噎塞。

51727　昆布丸《圣惠》卷五十）

【组成】昆布二两（洗去咸味）　羚羊角屑一两　陈橘皮一两（汤浸，去白瓤，焙）　赤茯苓二两　木香一两　射干一两　旋覆花一两　前胡二两（去芦头）　川升麻一两　郁李仁二两（汤浸，去皮，微炒）　桔梗二两（去芦头）　紫菀一两（去苗土）

【用法】上为末，炼蜜为丸，如梧桐子大。每服二十丸，不拘时候，以温酒送下。

【主治】膈气，咽喉噎塞，全不思食，肩背气壅，四肢烦疼。

51728　昆布丸《圣惠》五十）

【组成】昆布一两半（洗去咸味）　羚羊角屑半两　柴胡三分（去苗）　麦门冬一两半（去心，焙）　杏仁半两（汤浸，去皮尖双仁，麸炒微黄）　天门冬一两半（去心，焙）　木通三分（锉）　槟榔三分　诃黎勒皮一两半　郁李仁一两（汤浸，去皮，微炒）　川大黄一两（锉碎，微炒）　射干半两　川朴消一两　桂心一两　百合一两　紫苏子半两（微炒）　陈橘皮三分（汤浸，去白瓤，焙）

【用法】上为末，炼蜜为丸，如梧桐子大。每服三十丸，不拘时候，以热酒送下；夜饭后，取一丸如弹丸大，绵裹，含化咽津。

【主治】五噎，喉咽妨塞，食饮不下。

51729　昆布丸《圣惠》卷九十二）

【组成】昆布三分（洗去咸味）　茴香子半两（微炒）　木香　甘草（炙微赤，锉）　黄柏（锉）　丁香　烂牡蛎（生用）　铜青各一分

【用法】上为末，用枣肉和丸，如麻子大。一二岁儿，每服三丸，空心以熟甘草煎汤送下。

【主治】小儿骨疳攻注，连肾外囊肿胀，或疼，或偏坠。

51730　昆布丸《圣济总录》卷六十二）

【组成】昆布（洗去咸，焙末）一两　舂杵头细糠一合

【用法】上用老牛涎一合，生百合汁一合，二味慢火煎，入蜜搅成膏，搜前药和丸，如鸡头子大。含化咽津。

【主治】膈气噎塞，食物不下。

51731　昆布丸《圣济总录》卷九十四）

【组成】昆布（洗去咸，炙）　海藻（洗去咸，炙）　蒺藜子（炒，去角）　芜荑仁（炒）　槟榔（锉）各一两半　枳壳（去瓤，麸炒）　大麻仁（研）各二两　木香　黄耆（锉）　诃黎勒（炮，去核）各三分　陈橘皮（去白，炒）　桃仁（去皮尖双仁，炒，研）　菟丝子（酒浸一宿，别捣）各一两

【用法】上为末，炼蜜为丸，如梧桐子大。每服三十丸，空心、食前温酒或盐汤送下。

【主治】阴疝肿大偏坠。

51732　昆布丸《卫生总微》卷十九）

【异名】昆布丹（《普济方》卷四○五）。

【组成】昆布一两（洗去咸味）　海藻一两（洗去咸味）　龙胆草（去芦）一两　槟榔半两　甜葶苈一两（隔纸炒紫色，研细）　牵牛子半两（炒）

【用法】上为细末,面糊为丸,如黍米大。每服十丸,人参汤送下。

【主治】小儿项瘰。

51733 昆布丸(《济生》卷八)

【组成】昆布(洗) 海藻(洗) 小麦各一两(好醋煮干)

【用法】上为细末,炼蜜为丸,如杏核大。每服一丸,食后噙咽。

【主治】一切瘿瘤,不问久新。

51734 昆布丸

《准绳·疡医》卷五。为张文仲引《陶氏效验方》(见《外台》卷二十三)"含丸"之异名。见该条。

51735 昆布丹

《普济方》卷四〇五。为《卫生总微》卷十九"昆布丸"之异名。见该条。

51736 昆布汤(方出《圣惠》卷五十,名见《嵩崖尊生》卷九)

【组成】昆布二两(洗去咸味) 小麦二合

【用法】上药以水三大盏煎,候小麦烂熟,去滓。每服一小盏,不拘时候;仍拣取昆布,不住含三二片子咽津。

【主治】胸中气噎不下食,喉中如有肉块。

【备考】本方方名,《嵩崖尊生》三瀼堂本作"麦昆煎"。

51737 昆布汤(《圣济总录》卷六十一)

【组成】昆布(汤洗去咸,焙) 桔梗(剉) 半夏(汤洗七遍,去滑) 枇杷叶(炙,去毛) 枳壳(去瓤,麸炒) 桂(去粗皮) 人参各三分 赤茯苓(去黑皮) 木香 射干各半两

【用法】上为粗末。每服三钱匕,水一盏,生姜五片,煎至七分,去滓温服,不拘时候。

【主治】心胸噎塞壅闷,食不下。

51738 昆布散(《外台》卷七引《广济方》)

【组成】昆布 海藻 人参 玄参 橘皮 升麻各三两 芎藭 桂心 干姜各二两 小麦一升半(醋一升半,渍之一宿,出,晒醋尽,止)

【用法】上为散,别捣小麦作散,合药散一处,更捣千杵。每服方寸匕,渐加至二匕,酒送下,一日三次。

【主治】腹内诸气胀满。

【宜忌】忌热面、炙肉、生葱、蒜、粘食等物。

51739 昆布散(《圣惠》卷三十五)

【组成】昆布一两(洗去咸味) 海藻一两(洗去咸味) 松萝一两 细辛一两 半夏一两(汤洗七遍,去滑) 海蛤一两(细研) 甘草一两(炙微赤,剉) 白蔹一两 龙胆二两(去芦头) 土瓜根一两 槟榔一两

【用法】上为细散。每服二钱,食后以温酒调下。

【主治】瘿气结肿,胸膈不利。

【宜忌】不得用力劳动。

51740 昆布散(《圣惠》卷八十九)

【异名】昆布黄耆汤(《圣济总录》卷一二五)

【组成】昆布(洗去咸味) 黄耆(剉) 麦门冬(去心,焙) 川大黄(剉,微炒) 陈橘皮(汤浸,去白瓤,焙)各半两 甘草一分(炙微赤,剉) 杏仁一分(汤浸,去皮尖双仁,麸炒微黄)

【用法】上为粗散。每服一钱,以水一小盏,煎至五分,

去滓,量儿大小,不拘时候,加减温服。

【主治】小儿瘿气肿闷。

51741 昆布散(《圣济总录》卷一二五)

【组成】昆布(洗去咸,炙干) 海藻(洗去咸,炙干)各三两 松萝一两 海蛤 木通(剉) 白蔹 桂(去粗皮)各二两

【用法】上为散。每服二钱匕,温酒调下,一日三次,不拘时候。

【主治】气瘿初结。

51742 昆布散(《幼幼新书》卷三十六引《刘氏家传》)

【组成】昆布 蓬莪术 川芎 槟榔 茴香 海藻 荆三棱 甘草(炙)各半两 木香 丁香 青橘皮各一分

【用法】上为细末。每服二钱,水一中盏,先用猪靥三枚,灯焰上用针串在尖上燎熟,入药内同煎至六七分,和滓温服,临卧每夜只进一服。久服日渐消也。

【主治】童男童女风土瘿气,及因气结所成者。

51743 昆布散

《普济方》卷二九二。为《圣惠》卷六十六"内消昆布散"之异名。见该条。

51744 昆布散(方出《奇效良方》卷五十四,名见《医统》卷六十七)

【组成】商陆 昆布(洗)各二两 射干 羚羊角(镑) 木通 海藻(洗) 杏仁(汤浸,去皮尖,麸炒黄)各一两 牛蒡子一两半(微炒)

【用法】上㕮咀。每服三钱,水一中盏,入生姜半分,煎至六分,去滓,不拘时候温服。

【主治】瘿气,胸膈壅塞,颈项渐粗。

51745 昆布散(《准绳·疡医》卷五)

【组成】防风 荆芥 黄连(酒炒) 昆布 海藻 海粉 羌活 升麻 连翘 青皮 胆星 贝母 牛蒡子(炒) 夏枯草 沉香 香附子 抚芎 黄芩(酒炒)

【用法】加薄荷,水煎服。或末或丸俱可。

【功用】祛风火郁滞,散痰气壅结。

【主治】瘿气。

【加减】痰多,加南星、半夏。

【宜忌】宜灸天突穴为妙。

51746 昆布散(《顾氏医径》卷六)

【组成】昆布 香附 夏枯草 川贝 玄参 牡蛎 半夏 白芥子 忍冬 甘草

【主治】马刀。虚痰入络,项侧胀硬,形如长蛤,坚核者。

51747 昆布煎(《鸡峰》卷十五)

【组成】昆布 海藻 芍药 人参 款冬花 白石英 桑白皮 桂各二两 柏子仁 茯苓 钟乳粉各二两半 紫菀 甘草各一两 吴茱萸 五味子 细辛各一两半 杏仁一两 生姜(切片,焙干) 橘皮(黄者) 紫苏子各五分

【用法】上为细末,炼蜜为丸,如梧桐子大。每服二十丸,生姜汤送下,不拘时候。

【主治】妇人胸中伏气。

51748 昆花汤(《洞天奥旨》卷十五)

【组成】南夏枯草三钱 浙贝二钱 山慈菇一钱 玄参一钱 连翘一钱 牛蒡子一钱 橘红一钱 金银花一钱

海藻一钱　川芎一钱　当归一钱　香附一钱　白芷一钱
甘草五分　昆布三钱

【用法】水三碗,煎一碗,空心服。

【主治】项下肿核。乃痰气不清郁结而成,日久破坏,以致气血亏短,卒难收口,且连串不已,又名瘰串。

【加减】如破烂日久不收口者,加黄耆、白术各一钱,茯苓八分,升麻、柴胡各五分。

51749　昆布臛法《外台》卷七引《广济方》

【组成】高丽昆布一斤

【用法】白米泔汁浸一宿,洗去咸味,以水一斗煮令熟,擘长三寸,阔四五分,仍取葱白一握,二寸切断,擘之更合,熟煮令昆布极烂,仍下盐、酢、豉糁调和,一依臛法,不得令咸酸,以生姜、橘皮、椒末等调和。

【功用】下气。

【主治】腹内诸气胀满。

【宜忌】宜食粳米饭、粳米粥、海藻。

51750　昆布黄耆汤

《圣济总录》卷一二五。为《圣惠》卷八十九"昆布散"之异名。见该条。

昌

51751　昌阳泻心汤《霍乱论》卷四

【组成】石菖蒲　黄芩(酒炒)　制半夏各一钱　川连(姜汁炒)五六分　苏叶三四分　制厚朴八分　鲜竹茹　枇杷叶(刷)各二钱　芦根一两

【用法】天雨水急火煎,徐徐温服。

【主治】霍乱后,胸前痞塞,汤水碍下,或渴,或呃。

【加减】小溲秘涩者,加紫菀。

【方论选录】此泻心汤证也,因暑热秽浊之邪所致,与伤寒不同,兹以菖蒲为君,辛香不燥,一名昌阳者,谓能扫涤浊邪,而昌发清阳之气也,合诸药以为剂,其奏蠲痰泄热,展气通津之绩。

易

51752　易生汤《圣济总录》卷一五九

【组成】苍术(净洗,去皮)十二两　桔梗六两　枳壳(去瓤,麸炒)　麻黄(去根节)　附子(炮裂,去皮脐)　陈橘皮(汤浸,去白,焙)各三两　芍药　白芷　芎䓖　当归(切,焙)　甘草(剉)　桂(去粗皮)　半夏(汤洗七次)　赤茯苓(去黑皮)各一两半　厚朴(去粗皮,生姜汁炙)　干姜(炮)各二两

【用法】上为粗末,除桂、枳壳二味外,其余慢火炒令色转,摊冷,次入桂、枳壳末令匀。每服三钱匕,水一盏半,醋一合,入生姜三片,煎至一中盏,去滓,稍热服,不拘时候。

【主治】妇人血气不调,心腹疠痛,或月闭不通,每有妊娠,多难产。

51753　易产汤《胎产秘书》卷上

【组成】当归　川芎　生地　甘草　腹皮　广皮　白术　益母草各等分

【主治】孕妇体肥禀厚临产艰难者。

51754　易容膏《圣惠》卷四十

【组成】麻油半斤　乳香一两(细研)　松节一两(剉)　松脂二两　黄腊二两　白及一两(剉)　川升麻一两　白蔹半两

【用法】上药升麻、白蔹为细末。先以油煎松节并白及令黄赤色,滤去滓,后入松脂、黄腊,又煎令消,即入乳香、升麻等末,熬成膏,倾于瓷器内收。外敷。

【主治】面上疮及黚䵵风刺。

51755　易黄汤《傅青主女科》卷上

【组成】山药一两(炒)　芡实一两(炒)　黄柏二钱(盐水炒)　车前子一钱(酒炒)　白果十枚(碎)

【用法】水煎,连服四剂。

【功用】补任脉之虚,清肾火之炎。

【主治】黄带。带下色黄,宛如黄茶浓汁,其气腥秽。

【方论选录】盖山药、芡实专补任脉之虚,又能利水,加白果引入任脉之中,更为便捷,所以奏功之速也。至于用黄柏,清肾中之火也,肾与任脉相通以相济,解肾中之火,即解任脉之热矣。

51756　易老天麻丸

《景岳全书》卷五十四。为《保命集》卷中"天麻丸"之异名。见该条。

51757　易产滑胎方《妇人良方》卷十六

【异名】苶莒散(《医方类聚》卷二二八引《胎产救急方》)。

【组成】车前子

【用法】上为末。每服方寸匕,酒调下;不能饮者,水调服。

【功用】利小便,滑胎。

51758　易产神效八味散《元和纪用经》

【组成】甘草(炙)二两　黄芩　大豆黄卷各四两　干姜　吴茱萸　麻子仁　大麦(炒)各一两　桂心七钱半(一方以粳米代大麦)

【用法】上为末。每服方寸匕,空心、食前酒下;暖水服亦得。

【功用】易产。

【宜忌】须入月方得服,过三十日,动作宜谨。

罗

51759　罗汉丸《医方类聚》卷一一三引《施圆端效方》

【异名】五香丸(《普济方》卷一六九引李氏方)。

【组成】缩砂仁　乌梅(去核,切,焙)　丁香　胡椒各一百粒　巴豆五十个(取霜)

【用法】上为细末,醋糊为丸,如绿豆大。每服五七丸,茶、酒任下。

【功用】化痰涎,行滞气,消痞痛。

【主治】❶《医方类聚》引《施圆端效方》:一切酒食所伤。❷《普济方》引李氏方:宿食留饮,积聚中脘,噫息吞酸,心腹痛疼;并疗中虚积聚,及脏腑殄泄,赤白痢下。

51760　罗汉散《鸡鸣录》

【组成】生地炭三两　黄芩炭　南楂炭　粟壳炭　棉花仁炭　槐米炭　柿饼炭　地榆炭各二两　莲房炭一两五钱　百草霜　黑驴皮胶(蛤粉炒)各一两　艾绒炭一钱　炙黑甘草　炮姜炭各六钱　枳壳炭　白芍炭各一两二钱(或加胡桃壳炭、瓜子壳炭各三两)

【用法】上为细末。每服一钱,用参三七,或红枣,或稻根须,煎汤调服。

【主治】痔血肠红,便血久治不瘥,面黄皮肿。

51761 罗青散

《瑞竹堂方》卷五。为《御药院方》卷九"咽喉碧玉散"之异名。见该条。

51762 罗面丹(《脉因证治》卷上)

【组成】飞罗面(略炒) 京墨(磨下)二钱

【主治】内损吐血。

51763 罗浮方(《治痘全书》卷十四)

【异名】罗浮散(《痘疹仁端录》卷七)。

【组成】乌蛇 僵蚕 山甲 全蝎 官桂 黄耆

【主治】痘疮灰白陷伏。

51764 罗浮散

《痘疹仁端录》卷七。为《治痘全书》卷十四"罗浮方"之异名。见该条。

51765 罗备金散(《准绳·女科》卷一)

【组成】香附子四两(炒) 当归尾一两二钱 五灵脂一两(炒)

【用法】上为细末。每服五钱,空心醋汤调服。

【功用】行气。

【主治】妇人血崩不止。

51766 罗汉应梦丸

《普济方》卷七十九引《经验良方》。为《医说》卷四引《类说》"羊肝丸"之异名。见该条。

51767 罗黄降压片(《成方制剂》3册)

【组成】冰片 川芎 丹参 当归 地黄 葛根 槐米 菊花 决明子 罗布麻叶 牛黄 牛膝 山楂 熟大黄

【用法】上制成片剂。口服,一次4~6片,一日2次。

【功用】清肝降火,活血化瘀。

【主治】肝火上炎引起头晕目眩,心烦少眠,大便秘结。

【宜忌】孕妇慎服。

51768 罗布麻降压片(《成方制剂》17册)

【组成】钩藤 菊花 罗布麻 牛膝 山楂 夏枯草 泽泻 珍珠母

【用法】上制成片剂。口服,一次4~6片,一日3次。

【功用】平肝潜阳,息风活血,通络止痛。

【主治】肝阳上亢,瘀血阻络,头晕,目眩,头痛,烦躁及高血压、高脂血症,动脉硬化见上述证候者。

51769 罗汉果玉竹颗粒(《成方制剂》2册)

【组成】罗汉果 玉竹

【用法】上制成颗粒剂,每袋(块)重12克。开水冲服,一次12克,一日3次。

【功用】养阴润肺,止咳生津。

【主治】肺燥咳嗽,咽喉干痛。

51770 罗浮山风湿膏药(《成方制剂》20册)

【组成】金钱白花蛇570克 七叶莲114克 过岗龙114克 宽筋藤114克 洋金花 骨碎补 威灵仙 山苍子 蓖麻根 白鲜皮 续断 粉草薢 半枫荷 漆树根 羊角拗 麻黄 三七 两面针 防风 防己 槲寄生 土加皮 五加皮 丁公藤 茜草 六棱菊 生草乌 木瓜 毛麝香 生川乌 小罗伞 益母草 鸡骨草 徐长卿 红花 当归 油松节 独活 荆芥 羌活 牛膝各114克

【用法】上制成膏剂,每张净重10克。外用,加温软化,贴于患处。

【功用】祛风除湿,消肿止痛。

【主治】风湿性关节炎,类风湿性关节炎,坐骨神经痛,外伤肿痛。

51771 罗浮山凉茶颗粒(《成方制剂》14册)

【组成】白茅根 淡竹叶 地胆草 岗梅 葫芦茶 金盏银盘

【用法】上制成颗粒剂,每袋装5克。开水冲服,一次1~2袋,一日2次。

【功用】清热解暑,生津止渴,消食化滞,利尿除湿。

【主治】感冒中暑,烦热口渴,小便短赤,消化不良。

典

51772 典裙丸(《医方类聚》卷一五三引《经验秘方》)

【组成】樟脑二钱 零陵香 甘松 麝香各二钱 白矾三钱 茱萸一钱 母丁香二钱 苁蓉一两 蛇床子五钱 晚蚕蛾一两 官桂二钱 龙骨二钱 黄犬头脑髓并内外肾一付(生用,烧灰)

【用法】上为细末,炼蜜为丸,如梧桐子大。以津唾调下。

【主治】诸虚。

国

51773 国公酒(《中国药典》2010版)

【组成】陈皮 川芎 当归 独活 佛手 怀牛膝 玉竹 羌活 防风 牡丹皮 广藿香 槟榔 麦冬 五加皮 厚朴 红花 天南星 枸杞子 白芷 白芍 紫草 补骨脂 青皮 白术 木瓜 栀子 苍术 枳壳 乌药 红曲 蜂蜜 红糖

【用法】上制成酒剂。口服,一次10毫升,一日2次。

【功用】散风祛湿,舒筋活络。

【主治】经络不和,风寒湿痹引起的手足麻木,半身不遂,口眼喎斜,腰腿酸痛,下肢痿软,行步无力。

【宜忌】孕妇忌服。

51774 国老丸(《卫生总微》卷十四)

【组成】甘草(炙焦黄)

【用法】上为末,炼蜜为丸,如绿豆大。一岁儿每服五丸,一岁以上者每服七八丸,温水送下,一日三次,不拘时候。

【主治】小儿瘦瘠虚羸,怏怏少气。

51775 国老丸(《惠直堂方》卷二)

【组成】生甘草

【用法】上为末,炼蜜为丸,如芡实大。每服七丸,清汤送下。即日愈。

【主治】内热便血,或血痔下血。

51776 国老丸(《医方易简》卷九)

【组成】生甘草 炙甘草各等分

【用法】上为末,以生蜜、熟蜜各等分为丸,如梧桐子大。空心服。

【主治】内热便血,痔下血。

51777 国老汤(《鸡峰》卷十一)

【组成】桔梗三两 甘草二两

【用法】上为粗末。每服二钱,水一盏,煎至六分,去滓,临卧温服。

【主治】肺经积热,外感寒邪,口干喘满,咽燥肿痛,挟寒咳嗽,唾有脓血。

51778 国老汤(《魏氏家藏方》卷七引《李防御五痔方》)

【组成】甘草(生,剉)不拘多少

【用法】上药用水一二碗,入瓶中煎,常常熏洗患处,温热随意。

【功用】❶《魏氏家藏方》引《李防御五痔方》:解砒毒。❷《外科十三方考》:生肌。

【主治】痔疮,以及痔疮经枯痔后已落,疮口将敛,其痒异常。

【临床报道】痔疮:内侍霍承宣久苦内外痔疾,不敢饮酒食面,坐卧痛楚。用此方后全无疼痛,用药之时坐卧饮食并不相妨。

51779 国老汤

《普济方》卷二十七引《十便良方》。为《伤寒论》"桔梗汤"之异名。见该条。

51780 国老汤(《疮疡经验全书》卷三)

【组成】荆芥一两 甘草一两 藿香五钱

【用法】水煎,温洗患处。

【主治】内痔。

【宜忌】外痔不用。

51781 国老汤(《古今医鉴》卷八)

【异名】国老煎(《外科证治全书》卷三)。

【组成】横纹大甘草一两

【用法】上药截长三寸许,取山涧东流水一碗(不用井水、河水),以甘草蘸水,文武火慢炙,须用三时久,水尽为度;劈视草中润透,再以无灰酒二碗,煎煮至一碗,温服,一日一次。半月消尽。

【主治】❶《古今医鉴》:悬痈。❷《医学心悟》:脏毒。

【宜忌】《医学心悟》:忌煎炒、烟、酒、炙煿、辛辣、发气等物。

【备考】本方改为散剂,名"国老散"(见《医学心悟》)。用甘草七段,急流水一碗,浸之,炙干;又浸,又炙,以水尽为度,研细末。每服一钱,空心开水调下。

51782 国老饮

《得效》卷十。为《医方类聚》卷一六七引《经验秘方》"解毒散"之异名。见该条。

51783 国老散(《圣济总录》卷一六七)

【组成】甘草(炙,剉)一分 当归(焙) 铅丹(研)各半分

【用法】上药前二味为散,入铅丹同研匀细。扑脐中,一日三次。

【主治】小儿脐中汁出。

51784 国老散(《幼幼新书》卷二十引《聚宝方》)

【组成】甘草(炙) 银柴胡 秦艽 大乌梅肉(焙干)各二两

【用法】上为末,食后热汤点服。

【功用】去三焦壅滞,退虚热。

【主治】骨蒸热久,不思饮食。

【宜忌】忌炙煿。

51785 国老散(《便览》卷四)

【异名】人中黄散(《痘疹仁端录》卷十三)。

【组成】大甘草不拘多少

【用法】五月初三、四日,预将上药研细末,用大竹一段,两头留节,在一头钻一小孔,装甘草末于内,其孔用木塞固,勿令泄气,用绳缚竹,候至端午日,置粪缸中,并以砖坠竹至底,四十九日后取出,用长流水洗净,候干,取药晒干,再研细,贮瓷器内。小儿出痘见苗,每用一钱,淡砂糖水调服;治诸般恶疮,天行瘟疫毒,加药内服。

【主治】❶《便览》:斑疹,痘疹,疔肿,痈疽,诸般恶疮,及中砒毒、菌毒,伤寒发狂言,天行瘟疫毒。❷《痘疹仁端录》:痘六七日不能肥满,或陷入黑色,不能灌脓,及中恶。

【备考】《痘疹仁端录》本方用法:腊月用大竹筒,两头留节,通一窍,外去青皮,入甘草末于内,用木塞堵其窍,用绳缚紧,浸于粪厕坑中,腊月八日入坑,至清明取起,系长流水中冲过七日,取甘草末晒干,收藏好。每用一二钱,蜜水调下,泻亦无妨。

51786 国老散

《医学心悟》卷四。即《古今医鉴》卷八"国老汤"改为散剂。见该条。

51787 国老散(《惠直堂方》卷二)

【组成】粉甘草(生)三钱

【用法】上为末。以艾叶、乌梅煎汤,缓缓送下。

【主治】心腹疼痛,呕吐不止,以及虫扰作痛。

51788 国老煎

《外科证治全书》卷三。为《古今医鉴》卷八"国老汤"之异名。见该条。

51789 国老膏(《本事》卷六)

【异名】独圣汤(《三因》卷十四)。

【组成】横纹甘草一斤

【用法】上药擘开捶碎,用水一斗,浸二宿(夏浸一宿),接细,夹绢滤去滓,入银石器内慢火熬成膏。上药分作三服,每发以温酒半升调下。

【功用】《普济方》:消肿逐毒,解煿药丹剂之毒。

【主治】❶《本事》:痈疽。❷《金鉴》:素服丹石刚剂,而致丹毒发,生于背,形如汤火所伤,细瘤无数,赤晕延开,发时其渴非常。

【备考】《普济方》本方用法:每服一二匙,卧时一服,五更一服,无灰酒浸化,白汤亦可。药后微利无妨,取下恶物效。

51790 国老膏(《疡科捷径》卷中)

【组成】当归三两 甘草三两

【用法】上药用桑柴文武火煎头、二、三汁,去滓,再煎成膏。每服三四钱,清晨以无灰酒冲下。

【主治】悬痈。

51791 国寿散(《中国接骨图说》)

【组成】百草霜十五钱 飞罗面二十钱 生姜汁五钱

【用法】上药以酒和匀,贴纸上,用火针熨其上。

【主治】跌打损伤。

固

51792 固下丸（《医学纲目》卷二十三）

【组成】苍术 肉豆蔻（煨）各一两 破故纸一两

【用法】上为末，粥为丸，如梧桐子大。每服五十丸。

【主治】肾虚久泄。

51793 固下丸

《李氏医鉴》卷八。为《医学纲目》卷三十四"樗皮丸"之异名。见该条。

51794 固下丸（《医略六书》卷二十八）

【组成】龙骨八两（煅） 蒲黄八两（炒黑）

【用法】上为末，炼蜜为丸。每服三钱，生地汁送下。

【主治】孕妇溺血，久不能止，脉虚涩者。

【方论选录】妊娠脬气虚滑，血液暗渗，故溲溺出血，久不能止焉。白龙骨涩脬气之滑脱，以固经气之下泄；蒲黄灰止溺血之渗漏，以禁经血之妄行。白蜜以丸之，生地以下之，使溺道勿滑，则经气完固，而血无妄渗之患，何溺血之久不止者？胎孕无不自安矣。

51795 固下丸（《会约》卷十四）

【组成】当归二两 鹿角霜四两 茯神 龙骨（煅） 阿胶（蛤粉炒）各一两五钱 川芎七钱 杜仲（盐水炒）二两 香附（醋炒）八钱 甘草（炙）一两 补骨脂（盐水炒）六钱

【用法】上为末，以山药五两研末，开水泡糊为丸。每服七八钱，早晨酒送下。

【主治】妇人血道虚滑，不时下漏。

51796 固元丸（《朱氏集验方》卷八）

【组成】八角茴香（炒） 覆盆子（酒浸） 茴香（炒） 白茯苓（去皮） 川牛膝（酒浸） 磁石（火烧，酒淬七次） 龙齿（煅） 补骨脂各一两（炒） 天雄一两（用青盐一两研入酒一盏内，泡天雄，取酒尽为度） 五味子（酒蒸，研） 菟丝子（净洗，酒蒸，研）各二两 鹿茸（去毛） 苁蓉（酒浸一宿）各二两半 车前子半两（隔纸炒） 麝香半钱（别研） 钟乳粉 川乌（炮） 附子（炮，去皮脐） 肉桂（去皮） 巴戟（去心）各一两半

【用法】上为细末，酒煮鹿角胶为丸，如梧桐子大。每服五十至一百丸，食前温酒送下。

【主治】元气虚弱，肾水不能滋肝木，子母俱虚，而筋脉拘挛。

51797 固元丹（《普济方》卷二二八）

【组成】菟丝子 益智仁（去皮） 牛膝 石斛 黄耆 干地黄 桑寄生 草薢 茯苓 芎䓖 五味子 山茱萸 羌活 木香 虎骨（酥炙黄黑色） 肉豆蔻各一分 厚朴（去皮，姜制） 青橘皮各三铢 鳖甲（醋炙）半两 阿魏三铢 肉苁蓉一分

【用法】上为细末，以好酒少许化阿魏，与蜜合炼为丸，如梧桐子大。每服四十丸，早晨盐汤送下。

【主治】五劳七伤，元气亏弱，血气虚损，一切虚冷，百般劳证。

51798 固元丹

《本草纲目》卷十二。为《普济方》卷二二六引《十便良方》"固真丹"之异名。见该条。

51799 固元汤（《玉案》卷四）

【组成】人参 五味子各五钱 黄耆 甘草 枣仁各二钱

【用法】水煎，温服。

【主治】元气不足，以致血汗。

51800 固元汤（《医宗己任编》卷三）

【组成】人参 黄耆（蜜炙） 归身 甘草 煨姜 大枣 白芍（酒浸洗，炒）

【功用】《重订通俗伤寒论》：补虚，固元，止血。

【主治】❶《医宗己任编》：七情饥饱劳力所伤，吐血恶心。❷《医学金针》：气虚不能摄血之出血。

【备考】《医学金针》本方用人参、炙草、当归各二钱，大枣二枚，炙耆四钱，煨姜一钱。水煎服。

51801 固元饮（《古方汇精》卷三）

【组成】大生地四钱 川芎六分 归身 川续断 云苓各二钱 炒白芍 制杜仲 丹参各一钱五分 焦白术一钱三分 炙草四分

【用法】水煎，加淡酒半小杯和服。

【功用】安胎。

【主治】妊娠三月后，胎动下血，或因倾跌欲坠胎者。

【加减】如胎死腹中，去川断，加败龟版三钱（炙），血余炭五分，芒消六分，投一剂，自然收缩而下。

51802 固元散（《鸡峰》卷十二）

【组成】丁香一钱 木香半钱 芎一两半 桂二分 陈皮一两 削术一两半 藿香 甘草各半两 茴香 乌药各一两

【用法】上为细末。每服二钱，随证改汤事调下。

【主治】脾胃积寒，饮食无味。

51803 固元煎（《医方简义》卷五）

【组成】熟地六钱 归身三钱 白芍（酒炒）一钱 菟丝子（炒）三钱 煅龙骨二钱 鹿角霜三钱 炙鳖甲三钱 杜仲（盐水炒）二钱 潼蒺藜三钱 益母草三钱 炙甘草五分 广木香八分

【用法】水煎服。如素有癥瘕者，当先服神功散，继服本方。

【主治】妇人经漏。

51804 固牙散（《奇效良方》卷六十二）

【组成】仙灵脾不拘多少

【用法】上为粗末。煎汤，漱口。

【主治】牙疼。

51805 固牙散（《经验各种秘方辑要》）

【组成】骨碎补一两 生大黄一两 熟大黄一两 生石膏一两 厚杜仲一两 生明矾五钱 熟枯矾五钱 全当归五钱 食盐一两 青盐一两

【用法】上为细末。每晨用以擦齿及牙根，俟药性到，然后嗽口。久擦固齿，至老不脱。

【功用】固齿。

【主治】风火虫牙诸痛。

51806 固中丸（《医学纲目》卷二十三）

【组成】苍术 肉豆蔻（煨）各一两

【用法】上为末，粥为丸，如梧桐子大。每服五十丸。

【主治】脾久泄。

51807 固气丸（《幼幼新书》卷二十八引《九籥卫生方》）。

【异名】乳香豆蔻丸(《卫生总微》卷十)。

【组成】绝大肉豆蔻一枚　滴乳香一块

【用法】将肉豆蔻劈开,填入乳香,外用酵面裹,慢火煨,候面熟为度,去面不用;将肉豆蔻、乳香同研为细末,面糊为丸,如绿豆大。每服二十丸,乳食前米饮送下。

【主治】小儿脾胃虚怯,泄泻腹痛。

51808　固气丸(《奇效良方》卷三十四)

【组成】天雄　菟丝子　五味子　龙骨各一两半　桑螵蛸　山茱萸　干姜　巴戟各一两　韭子二两(一方有木贼一两半)

【用法】上为细末,炼蜜为丸,如梧桐子大。每服三四十丸,空心温酒送下。

【主治】滑精自下。

【加减】干姜减半亦可。

51809　固气汤(《圣济总录》卷六十七)

【组成】乌药(剉)　沉香　赤茯苓(去黑皮)　麦蘖(炒)　枳壳(去瓤,麸炒)　黄耆(剉)　木香　甘草(炙)各二两半

【用法】上为粗末。每服三钱匕,水一盏,加生姜少许,同煎至七分,去滓温服,不拘时候。

【主治】上气喘满,痞胀气促。

51810　固气汤(《傅青主女科》卷上)

【组成】人参一两　白术五钱(土炒)　大熟地五钱(九蒸)　当归三钱(酒洗)　白茯苓二钱　甘草一钱　杜仲三钱(炒黑)　山萸肉二钱(蒸)　远志一钱(去心)　五味子十粒(炒)

【用法】水煎服。一剂血止,十剂痊愈。

【主治】少妇甫娠三月,行房不慎,致伤元气,血崩胎堕。

51811　固心丹(《朱氏集验方》卷八)

【组成】通明朱砂三两(用生绢袋盛,浸于无灰酒二碗半中七日,入银石器内慢火煮令九分干,再以井水浸一宿,研成膏)　乳香(以人参汤研如粉,入于朱砂内)　茯神　人参各一两半(并入朱砂、乳香膏内,研)

【用法】上药和匀,入猪、羊心血为丸,如小鸡头子大。每服三二丸,食后临卧以人参、炒酸枣仁煎汤送下。

【功用】益心志,壮心肾,除恍惚惊悸。

51812　固本丸(《医方类聚》卷一九七引《经验秘方》)

【组成】牛肉(去净脂膜)五斤(以胡椒、川椒各二两,盐四两,淹浥一宿,蒸熟,晒干,为末,取肉末一斤)　五味子　干山药　枸杞子各四两　生地黄　熟地黄各二两

【用法】后五味为细末,生牛乳作面糊为丸,如梧桐子大。每服五十至一百丸,空心温酒送下,一日二次。

【主治】邪气日久入肾,或将近作劳,不进饮食,精神短少者。

51813　固本丸

《医方类聚》卷七十引《简奇方》。为《简易方》引《叶氏录验方》(见《医方类聚》卷一五○)"人参固本丸"之异名。见该条。

51814　固本丸(《丹溪治法心要》卷四)

【组成】人参　生地　熟地　天冬　麦冬各二两　黄柏　知母　牛膝　杜仲　龟版　五味　茯神　远志各一两

【用法】上为末,酒糊为丸。

【主治】诸虚。

【加减】脾胃怯,加白术;明目,加枸杞子。

51815　固本丸(《审视瑶函》卷四)

【组成】熟地黄　生地　菟丝子各一两　当归　五味子　甘草各八钱　麦门冬(去心)　牛膝　天门冬各七钱　茯神　地骨皮各五钱　远志四钱

【用法】上为细末,炼蜜为丸,如梧桐子大。每服二三十丸,空心淡盐汤送下;每晚茶、酒任下。可以久服。

【功用】补精益目,久服延寿。

【主治】禀受天真虚弱,肝肾二经不足,以致痘后两目清白,瞳神或开大,外无翳障,只艰于视者。

51816　固本丸(《嵩崖尊生》卷十三)

【组成】山药　枸杞　五味　山萸　琐阳　酒柏　酒知母各一两　人参　黄耆　石莲　蛤粉各一两二钱　白术二两

【用法】山药打糊为丸。

【主治】虚损遗精。

51817　固本丸(《嵩崖尊生》卷十三)

【组成】山药　枸杞　黄耆　石莲肉　知母　黄柏(各盐酒炒)　北五味　沙苑蒺藜　酒菟丝　茯苓各二两　蛤粉二两半　人参一两五钱　琐阳(浸洗,酥炙)一两

【用法】白术膏为丸。盐汤送下。

【主治】阴虚盗汗,遗精。

51818　固本丸

《嵩崖尊生》卷十四。为《济生》卷四"秘精丸"之异名。见该条。

51819　固本丸(《灵验良方汇编》卷上)

【组成】菟丝子　蛇床子(炒,去壳)　续断各一两半　鹿茸一对(蜜制)　山药　白茯苓　牛膝(酒洗)　杜仲(姜汁炒)　当归　五味子　苁蓉(酒蒸)　远志(甘草汤浸,去心)　益智仁各一两　熟地　萸肉(酒蒸)　枸杞各三两　巴戟二两(酒浸,去骨)　人参二钱

【用法】上为末,炼蜜为丸。淡盐汤送下。

【主治】男子不育,因禀赋薄弱,或由房劳过度,以致肾水不足,气血清冷而致者。

51820　固本丸(《叶氏女科》卷四)

【组成】菟丝子(酒制)　熟地黄(酒蒸,捣)　干地黄(酒浸,捣)　天门冬(去心,酒浸)　麦门冬(去心,酒浸)　五味子　茯神各四两　淮山药(微炒)三两　莲肉(去皮心)　人参(去芦)　枸杞子各二两

【用法】上为末,炼蜜为丸,如梧桐子大。每服八九十丸,淡盐汤送下。

【主治】男子精少艰嗣。

51821　固本丸

《竹林女科》卷四。为《丹溪心法附余》卷十九"玄菟固本丸"之异名。见该条。

51822　固本丸(《古今名方》引中医研究院西苑医院方)

【组成】黄耆18克　白术　防风　茯苓　陈皮　半夏各6克　党参　补骨脂各9克　紫河车1.5克

【用法】上为细末,水泛为丸。每服9克,一日二次,连服4周,停药10日,再继续服药。

【功用】益气固表,补益脾肾,燥湿化痰。

【主治】老年慢性支气管炎,咳嗽咯痰,气喘等。

51823 固本丹（《杨氏家藏方》卷九）

【组成】牡蛎(白者,生为细末,用好醋和为丸,入火烧令通赤,放冷)四两　白石脂二两　硫黄一两半　阳起石一两

【用法】上为细末,熟汤为丸,如梧桐子大,阴干;入盒子内,以赤石脂封口,外用盐泥固济,候干;煅令火焰绝,埋黄土内,出火毒三时辰取出。每服十五至三十丸,空心温酒或米饮送下。

【主治】男子虚损衰弱,夜梦颠倒,遗精失溺,小便白浊;妇人血海久冷,崩中带下,久无子息。

51824 固本酒（《丹溪心法附余》卷二十四）

【组成】生地黄(怀庆新肥者,竹刀切)　麦门冬各一斤半(用淡酒浸二日,去心膜皮)　熟地黄(怀庆肥者,竹刀切)　天门冬各一斤半(用淡酒浸二日,去心膜皮)　辽人参四两(去芦头)　川牛膝(去芦,酒浸)四两　甘州枸杞二两　川黄柏(去粗皮,剉,酒炒褐色)三两　广木香半两　缩砂仁半两

【用法】上药一料分作十剂,绢袋盛之。每剂用糯米一斗,挤醇酒纳瓦罐坛中,再纳药于内,煮熟,窨久用之。每次冷饮一二杯或三五杯。

【功用】补益,驻容颜。

51825 固本酒（《摄生众妙方》卷二）

【组成】生地黄二两　熟地黄二两　天门冬二两　麦门冬二两　白茯苓二两　人参一两

【用法】用瓷瓶盛好酒十壶,将上药切碎投入瓶内,浸二三日,再用文武火煮一二时辰,以酒色黑为度。空心服三五盏。

【功用】补虚弱,乌须发,美容颜。

【主治】痨疾。

【宜忌】忌食萝卜、葱、蒜、豆饭。

【加减】如上热,减人参用量五钱;下虚或寒,每盏加韭子(炒黄色,为细末)一钱;妇人下虚寒,加核桃连皮,久饮能生子。

51826 固本酒（《医便》卷四）

【组成】人参一两　甘州枸杞子一两　天门冬(去心)一两　麦门冬(去心)一两　怀生地黄一两　怀熟地黄一两

【用法】上用好烧酒十二斤浸,春、秋半月,夏七日,冬二十一日,密封固瓶口,待浸日完,取出绞去滓。每日空心、食远各饮二盏;其滓再用白酒十斤,煮熟,去滓。每日随意用之。老人常服。

【主治】补脾清肺,养心益肾,大补阴血。

51827 固本散（《普济方》卷六十六引《卫生家宝》）

【组成】蝎梢　胡椒各等分

【用法】上为末。擦痛处。

【主治】牙痛。

51828 固本膏（《北京市中药成方选集》）

【组成】羊腰子一对　附子一两二钱　海马三个　鹿角(镑)一两二钱　芙蓉叶二两　石脂一两　雄黄面一两　阳起石五钱　小茴香二两五钱　苁蓉二两五钱　官桂二两五钱　补骨脂二两五钱　大茴香二两五钱　生地二两五钱　熟地二两五钱　天麻二两五钱　紫梢花二两五钱　牛膝二两五钱　续断二两五钱　甘草二两五钱　蛇床子二两五钱　菟丝子二两五钱　冬虫草五钱　杜仲二两五钱

【用法】上药碎断,用香油二百四十两炸枯,过滤去滓,炼至滴水成珠,入黄丹九十两,搅匀成膏,取出入水中出火毒后,加热溶化,再兑鹿茸粉一两三钱,搅匀摊贴,每张油重五钱,布光。外贴肾俞、肚脐。

【功用】滋补散寒,固精止痛。

【主治】男子气虚,梦遗滑精,腰酸腿痛;妇女血寒,腹痛白带。

【宜忌】孕妇忌贴。

51829 固本膏（《全国中药成药处方集》天津方）

【组成】生杜仲　甘草　紫梢花　生茴香　熟地各二两二钱　生附子一两一钱　怀牛膝　大茴香各二两二钱　冬虫草九钱　菟丝子　生地　生故纸各二两二钱　海马一钱　续断　天麻　蛇床子　苁蓉各二两二钱　羊腰子一对

【用法】上药用香油十五斤,炸枯去滓,滤净,炼至滴水成珠,再入漳丹九十两搅匀成膏;每十五斤膏药油兑:雄黄面、乳香面各四钱,母丁香面一两,肉桂面二两二钱,广木香面五钱,生龙骨面六钱,没药面四钱,阳起石面二钱,生赤石脂面四钱,搅匀;所制膏药,每大张净油一两,小张净油半两。外贴,男子贴肾俞穴,妇女贴脐上。

【功用】滋补散寒,固精止痛。

【主治】身体虚弱,梦遗滑精,偏坠疝气,腰酸腿软,妇女经痛带下,腹疼腹胀。

【宜忌】孕妇忌贴。

51830 固血汤（《妇科玉尺》卷四）

【组成】四物汤加黄柏　桑皮　楮白皮

【主治】产后喘急。

51831 固囟药

《诚书》卷六。为《圣济总录》卷一六七"鸡血涂方"之异名。见该条。

51832 固肌汤

《不知医必要》卷三。为《赤水玄珠》卷二十八"人参固肌汤"之异名。见该条。

51833 固冲汤（《衷中参西》上册）

【组成】白术一两(炒)　生黄耆六钱　龙骨八钱(煅,捣细)　牡蛎八钱(煅,捣细)　萸肉八钱(去净核)　生杭芍四钱　海螵蛸四钱(捣细)　茜草三钱　棕边炭二钱　五倍子五分(轧细,药汁送服)

【主治】妇女血崩。

【加减】脉象热者,加大生地一两;凉者,加乌附子三钱;大怒之后,因肝气冲激血崩者,加柴胡二钱;若服药两剂不愈,去棕边炭,加真阿胶五钱(另炖)同服;服药后觉内热者,加生地。

【临床报道】❶血崩:《衷中参西》一妇人年三十余,陡然下血,两日不止。及愚诊视,已昏愦不语,周身皆凉,其脉微弱而迟。知其气血将脱,而元阳亦脱也。遂急用此汤去白芍,加野台参八钱,乌附子三钱。一剂血止,周身皆热,精神亦复。仍将白芍加入,再服一剂,以善其后。❷功能性子宫出血:《北京中医学院学报》[1984,(1):38]以固冲汤为主治疗50例功能性子宫出血,每日一剂,三日为一疗程。其

中劳伤型(30例)加红参、三七、鹿角霜,虚寒型(14例)加附片、炮姜、艾叶,虚热型(4例)加生地、丹皮、旱莲草,血瘀型(2例)加蒲黄、赤芍、当归。结果,服药1~2个疗程后,痊愈34例,显效13例,有效3例。

51834 固阳丸(《证治要诀类方》卷四引《局方》)

【异名】固阳丹(《御药院方》卷六)。

【组成】附子(炮)一两 川乌(炮)七钱 白龙骨(煅) 补骨脂 川楝子 茴香各六钱

【用法】上为末,酒糊为丸,如梧桐子大。每服十丸,空心酒送下。

【功用】《御药院方》:养气守神,固精壮阳,大补真气。

【主治】色欲过度,下元虚惫,滑泄无禁。

51835 固阳丸(《魏氏家藏方》卷七)

【组成】阳起石(煅,别研) 干姜(炮,洗)各等分

【用法】上为细末,糯米饭为丸,如梧桐子大。每服五七十丸,米饮送下。

【功用】祛寒气,固真阳。

【主治】脏腑滑泄。

51836 固阳丸(《古方选注》卷下)

【组成】黄耆(酒炒)三两 当归(酒净)三两 干姜一两六钱 赤石脂一两二钱(泥罐中煅赤,研,水飞) 舶茴香八钱 白龙骨(煅,捶碎,绢袋盛,大豆同蒸干,豆熟取出,焙干,研,水飞)一两二钱 阳起石(用干锅于大火中煅令通红,取出酒淬,置阴地令干,研,水飞)一两二钱 肉桂八钱 韭菜子(酒浸,晒干,微炒)一两三钱 茯苓三两 黄盐(炒)三钱

【用法】上为末,酒糊为丸。每服五十丸,温酒送下。

【主治】妇女带下,由久旷失志,心阳内耗而命门失守,或内劳无度,液脱阳离而命门不禁引起者。

【方论选录】黄耆、茯苓通阳明之气道,引领阳起石升发诸阳;干姜、赤石脂堵截阳明之津液,不使其顺流于前阴;当归、肉桂升少阳之气,以约在下之津液;韭菜子去淫欲之火,白龙骨固心肾之气;约以黄盐,使热药归下,成固摄之功。

51837 固阳丹(《证类本草》卷六引《经验后方》)

【组成】菟丝子二两(酒浸十日,水淘,焙干为末) 杜仲一两(蜜炙,捣)

【用法】上药用薯蓣末酒煮糊为丸,如梧桐子大。每服五十丸,空心酒送下。

【主治】❶《证类本草》引《经验后方》:腰膝积冷,痛或顽麻无力。❷《普济方》:梦泄。

51838 固阳丹(《鸡峰》卷十二)

【组成】肉豆蔻 缩砂 诃黎勒 当归 厚朴 白术各半两 干姜一分

【用法】上为细末,面糊为丸,如梧桐子大。每服三十丸,空心米饮送下。

【主治】脾胃虚弱,脏腑不调,或冷热相杂,下痢赤白。

51839 固阳丹

《御药院方》卷六。为《证治要诀类方》卷四引《局方》"固阳丸"之异名。见该条。

51840 固阳丹(《杏苑》卷五)

【组成】远志 蛇床子(酒浸,微炒) 鹿茸各一钱五分

晚蚕蛾二钱 紫梢花 续断各一钱 海马二对 黑丑(头末)三钱 麝香二钱五分 穿山甲五片 木香 乳香各二钱五分 川茴香三钱

【用法】上为末,酒煮面糊为丸,如梧桐子大。每服五十丸,空心酒送下。

【主治】肾经虚惫,精液衰少,不能上济心火,火亦不能下养,以致阳事不举。

51841 固阳汤

《易简方》。为《伤寒论》"真武汤"之异名。见该条。

51842 固阳汤(《回春》卷三)

【组成】人参 黄耆各二钱 白术(去芦) 茯苓各四钱 干姜八钱 良姜三钱 白姜八钱 厚朴三钱(姜汁炒) 大附子(炮)四钱

【用法】水煎,热服。

【主治】阳症归阴,阴囊缩入,手足厥冷,腹痛胀,冷汗出,脉或洪弦。

【加减】腹痛,倍良姜。

51843 固阳膏(《古今医鉴》卷七)

【组成】生白矾三钱 黄丹二钱 干姜五钱 母丁香十个 胡椒十五粒

【用法】上为末,用醋和为膏。以手(男左女右)握药搭脐上。盖被少顷,汗出即愈。

【主治】房室不节,致成阴症。

51844 固阴煎(《景岳全书》卷五十一)

【组成】人参适量 熟地三五钱 山药(炒)二钱 山茱萸一钱半 远志七分(炒) 炙甘草一二钱 五味十四粒 菟丝子(炒香)二三钱

【用法】水二钟,煎至七分,食远温服。

【主治】肝肾两亏,遗精滑泄,带下崩漏,胎动不安,产后恶露不止,妇人阴挺。

❶《景岳全书》:阴虚滑泄,带浊淋遗,及经水因虚不固,肝肾并亏诸证。❷《竹林女科》:肝肾血虚,胎动不安;产后冲任损伤,恶露不止。❸《会约》:妇人阴挺,属阴虚滑脱,以致下坠者。

【加减】如虚滑遗甚者,加金樱子肉二三钱,或醋炒文蛤二钱,或乌梅肉二个;阴虚微热,而经血不固者,加川续断二钱;下焦阳气不足,而兼腹痛溏泄者,加补骨脂、吴茱萸适量;肝肾血虚,小腹疼痛而血不归经者,加当归二三钱;脾虚多湿,或兼呕恶者,加白术一二钱;气陷不固者,加炒升麻一钱;兼心虚不眠,或多汗者,加枣仁二钱(炒用)。

【方论选录】《证因方论集要》:人参、熟地两补气血,山萸涩精固气,山药理脾固肾,远志交通心肾,炙甘草补卫和阴,菟丝强阴益精,五味酸敛肾气,阴虚精脱者,补以固阴也。

51845 固肠丸(《圣济总录》卷一七八)

【组成】槐鹅半两(炒黄色) 肉豆蔻三枚(面裹烧香) 干姜(炮裂)半两 枯矾一分

【用法】上为细末,面糊为丸,如麻子大。一二岁儿每服十丸,乳香汤送下,一日二次。

【主治】小儿脏腑虚滑,泻血腹痛。

51846 固肠丸(《卫生总微》卷十一)

【组成】黄连(去须)二两 木香二两 半夏二两(汤洗

七次) 干姜二两(炮) 赤石脂二两(火煅五次) 厚朴(去粗皮)二两(生姜制) 白术二两

【用法】上为细末,面糊为丸,如黍米大。每服十丸,乳食前米饮送下。

【主治】小儿赤白下痢,多日不愈,渐成羸瘦。

51847 固肠丸(《杨氏家藏方》卷十八)

【组成】硫黄二两(别研) 牡蛎(煅,别研) 龙骨(煅,别研) 干姜(炮) 木香各一两

【用法】上为细末,面糊为丸,如黍米大。每服三十丸,乳食前温米饮送下。

【主治】小儿脏寒泄泻,色多青白,腹痛不食。

51848 固肠丸

《百一》卷六。为《杨氏家藏方》卷七"茱连丸"之异名。见该条。

51849 固肠丸(《魏氏家藏方》卷七)

【组成】大附子一只(炮,去皮脐) 白姜(炮,洗) 肉豆蔻(面裹煨) 橘红 大诃子(去核) 椒红各一两(去目合口,炒出汗)

【用法】上为细末,糯米粉糊为丸,如梧桐子大。每服百丸,空心、食前盐饭饮送下。

【主治】泻痢。

51850 固肠丸(《魏氏家藏方》卷七)

【组成】真龙骨(煅) 赤石脂(煅,煅)各等分

【用法】上为细末,蒸饼糊为丸,如绿豆大。每服五十丸,食前干木瓜、紫苏汤送下。

【主治】脏腑滑泄。

51851 固肠丸(《朱氏集验方》卷六引曾太医方)

【组成】附子(炮,去皮,切)一两 白茯苓一两 干姜(炮)半两 大黄连(去须,打碎) 木香(切片)各半两

【用法】上药用水二碗煮干,晒,研为末,面糊为丸。每服一百丸,米饮送下。

【主治】泄泻。

51852 固肠丸(《医方类聚》卷一三九引《济生续方》)

【组成】附子一只(炮,去皮脐) 肉豆蔻一两(面裹煨香,去面不用)

【用法】上为细末,醋糊为丸,如梧桐子大。每服七十丸,食前陈米饮送下。

【主治】大肠久冷,滑泄不禁。

51853 固肠丸(《御药院方》卷十一)

【组成】木香 肉豆蔻(麸裹煨,以面熟去面用) 缩砂仁 赤石脂 厚朴(姜制) 川姜各等分

【用法】上为细末,面糊为丸,如黍米大。每服三十丸至五十丸,乳食前煎草节汤送下。

【主治】小儿脾胃不和,肠滑泄泻。

51854 固肠丸(《医方类聚》卷一四一引《瑞竹堂方》)

【组成】肉豆蔻(面裹煨) 龙骨(煅,研,水飞) 阿胶(蛤粉炒) 赤石脂(煅七次,醋淬,研) 附子(炮) 干姜(炮裂) 木香(湿纸裹,煨) 人参(去芦)各一两 沉香半两(镑,不见火) 白术二两(炒) 诃子(去核)二两

【用法】上为细末,粳米糊为丸,如梧桐子大。每服七八十丸,空心米饮汤送下。

【主治】下痢,泄泻。

【加减】服药后觉热,去附子,加茱萸一两,黄连一两。

51855 固肠丸(《丹溪心法》卷五)

【组成】椿根白皮(炒)

【用法】上为末,酒糊为丸服。

【功用】燥湿,祛脾胃陈积。

【主治】湿气下利,大便下血,白带。

【备考】《保命歌括》本方用法:米糊为丸,如梧桐子大。每服三五十丸,陈米饮送下。

51856 固肠丸(《丹溪心法》卷五)

【组成】椿根皮四两 滑石二两

【用法】上为末,粥为丸,如梧桐子大。每服一百丸,空心白汤送下。

【功用】燥湿,去脾胃陈积。

【主治】湿气下利,大便下血,白带。

51857 固肠丸(《万氏家抄方》卷一)

【组成】椿根白皮(炒,为末) 阿胶

【用法】以阿胶烊水为丸,如梧桐子大。每服一百丸,空心米饮送下。

【主治】水泻不止。

51858 固肠丸(《医学入门》卷七)

【组成】龙骨 附子 枯矾 诃子各二两 良姜 赤石脂各一两半 丁香一两 木香五钱 白豆蔻 砂仁各六钱半

【用法】上为末,醋糊为丸,如梧桐子大。每服三十丸,粟米饮送下。

【主治】脾胃虚耗及脏腑停寒,脐腹疼痛,下利滑数,肌肉消瘦,饮食不入,气弱,时发虚热者。

51859 固肠丸(《回春》卷七)

【组成】黄蜡一两 黄丹一两(水飞)

【用法】共化一处为丸,如黄豆大。每次空心服三丸,赤痢,甘草煎汤送下;白痢,干姜煎汤送下;赤白痢,甘草、干姜煎汤送下。

【主治】赤白痢,日久不止。

51860 固肠丸(《准绳·女科》卷三)

【组成】人参(去芦) 苍术(米泔浸一宿) 茯苓 木香(不见火) 诃子肉(煨) 乌梅肉 肉豆蔻(面裹煨) 罂粟壳(去蒂瓤)各等分

【用法】上为末,面糊为丸,如梧桐子大。每服四十丸,米饮送下。

【主治】久泻不止。

51861 固肠丸(《杏苑》卷四)

【组成】诃子 龙骨(另研) 木香各五钱 丁香一两 肉豆蔻 砂仁各六钱七分 赤石脂 白枯矾各三钱四分

【用法】上为细末,粟米饮为丸,如梧桐子大。每服三十丸,食前米汤送下。

【主治】泄泻滑脱不禁。

51862 固肠丸(《痢疟纂要》卷十四)

【组成】川朴 木香各三两 赤石脂 干姜 砂仁

【用法】上为末,面糊为丸。空心米饮送下。

【主治】脏腑频泄。

【备考】方中赤石脂、干姜、砂仁用量原缺。

51863 固肠汤(《三因》卷八)

【组成】酸石榴皮半两　黄连(炒)　地榆各一两　罂粟壳(醋炙)　茯苓各一两半

【用法】上剉散。每服四钱，水一盏半，入生姜五片，乌梅一个，煎至七分，去滓，空心服。

【主治】大肠虚寒，利下青白，肠中雷鸣，大便不节，小便黄赤，气上冲胸，不能久立，身肿，腹急，当脐疼痛。

51864　**固肠汤**(《三因》卷十二)

【组成】罂粟壳三两(醋浸，炙稍黄)　枳壳(麸炒，去瓤)　白芍药各二两　橘红　当归　甘草(炙)各一两　诃子(煨，去核)　木香(煨)　人参　白姜(炮)各半两

【用法】上剉散。每服四钱，以水一盏半，煎至七分，去滓，食前服。

【主治】肠虚下痢，赤白频并，日久无度。

51865　**固肠汤**(《观聚方要补》卷二引叶氏方)

【组成】罂粟壳二两　甘草　干姜(炮)　诃子肉各三钱　木香一钱半　陈皮四钱

【用法】上药入陈米一撮，水煎。

【主治】冷热不调，下痢赤白，及泄泻不止。

51866　**固肠饮**(《魏氏家藏方》卷七)

【组成】诃子(去核取肉，炒)　甘草(炙)　厚朴(姜制，炒)　干姜(炮)　草果(用仁)　陈皮(炒)　良姜(炒)　白茯苓　神曲(炒)　麦糵各等分

【用法】上为末。每服二钱，小儿半钱，以水一盏，煎至七分，入盐少许，食前服；急症则用沸汤入盐调服。

【主治】心腹冷痛，不可忍，及霍乱吐泻。

51867　**固肠饮**(《魏氏家藏方》卷七)

【组成】肉豆蔻(炮)　人参(去芦)　白术(炒)　赤石脂　肉桂(去皮)　当归(洗，切片)　良姜　附子(炮，去皮脐)　厚朴(姜汁制，炒)　甘草(炙，减半)各等分

【用法】上为粗末。每服五钱，水一盏半，入粳米一小撮，煎至七分，去滓，空心食前温服。

【主治】肠胃虚弱，内挟风冷，脐腹撮痛，下痢，以及虚滑，或下脓血。

51868　**固肠饮**(《痘疹传心录》卷十七)

【组成】木香　黄连　当归　白芍　人参　白术　茯苓　甘草　诃子

【用法】水煎服。

【主治】久痢不止。

51869　**固肠散**(《鸡峰》卷十四)

【异名】御米散。

【组成】木香　黄连各半两　御米壳一两半(蜜炙)　象豆(藏白矾烧)　诃子(面裹煨，大者)　石榴皮(酸者，涂蜜炙黄)各半两　柿蒂一分

【用法】上为细末。每服一钱，空心米饮调下。

【主治】血痢，下如鱼脑浆，或似豆汁，腹痛。

51870　**固肠散**(《局方》卷六吴直阁增诸家名方)

【组成】陈皮(炒)二十两　木香一两(不见火)　肉豆蔻(生用)　罂粟壳(去蒂盖，蜜炙)各二两　干姜(炮)　甘草(炙)各二两半

【用法】上为细末。每服二钱，以酒一盏，入生姜二片、大枣一个，同煎至七分，温服，不拘时候；如不饮酒者，水煎亦得。

【主治】脾胃虚弱，内受寒气，泄泻注下，水谷不分；冷热不调，下痢脓血，赤少白多，或如鱼脑；肠滑而泻，遍数频并，心腹胀满而痛，食减少力。

【宜忌】忌酒、面、鱼腥等物。

【备考】方中陈皮，《直指》作"陈米"。

51871　**固肠散**(《医方类聚》卷一三九引《澹寮》)

【组成】肉豆蔻(生用)　木香(不见火)　诃子(炮，去核)　干姜(炮)　阿胶(炒)　陈皮(去白)　罂粟壳(醋炙)各等分

【用法】上为末。入生姜二片、红枣一个，煎至七分，临卧服。

【主治】泻痢日久不止，羸不能食。

51872　**固肠散**(《普济方》卷一六八)

【组成】白术　滑石　甘草　寒水石(煨)　牡丹皮　人参　白茯苓　绿豆粉各五钱

【用法】上为末。每服二钱，空心米饮调下。病虚者三服。

【主治】积聚。

【宜忌】忌生冷硬物半月。

51873　**固肠煎**(《陈素庵妇科补解》卷五)

【组成】附米　牡蛎　黄耆　白蔹　赤芍　当归　川芎　人参　陈皮　甘草　桔梗　白术　矾石　五味子

【主治】妇人产后胃与大肠虚滑，遗粪不知。

【加减】七日外，加茯苓、熟地。

51874　**固顶散**

《普济方》卷三六三。为《圣济总录》卷一六七"鸡血涂方"之异名。见该条。

51875　**固齿丹**(方出《摄生众妙方》卷九，名见《古今医鉴》卷九)

【组成】骨碎补(白水洗净，用铜刀切片，置铜锅内，用槐枝不住手搅炒，住火放冷后，又上火炒微枯黑色，再住火放冷，又上火炒至老黑色，取起)

【用法】上为末。擦牙。

【功用】坚骨固牙，益精髓，祛骨中毒气及止筋骨中疼。

【主治】牙痛齿摇。

51876　**固齿丹**(《回春》卷五)

【组成】生地黄二两　白蒺藜(炒，去刺)二两　香附(炒)四两　青盐一两半　破故纸一两(炒)　没食子(大者)四个

【用法】上为细末。早晨擦牙，津液咽下。

【功用】固齿乌须。

51877　**固齿方**(《医贯》卷五)

【组成】雄鼠骨　当归　没食子　熟地　榆皮　青盐　细辛各等分

【用法】上为细末，绵纸裹成条，抹牙床上。

【功用】固齿。

51878　**固齿方**(《济阳纲目》卷一〇七)

【组成】羊胫骨(烧灰存性)二钱　当归　白芷　牙皂角　青盐各一钱

【用法】上为末。擦牙上。

【功用】固齿。

51879　**固齿方**(《石室秘录》卷一)

【组成】雄鼠脊骨一副　当归一钱　熟地三钱　细辛

一钱 榆树皮三钱 骨碎补三钱 青盐一钱 杜仲二钱

【用法】上为末,用绵纸裹成条,咬在牙床上,以味尽为度。日用一条。

【功用】固齿。

【宜忌】制药不可经铁器,经则不效。

51880 固齿散《回春》卷五)

【组成】鼠骨一副(将鼠一个,不用毒死,只用打死者,面裹炮熟去肉,将面身等骨,放新瓦上焙干,以黄色为度,研末) 花椒(炒)二两 乳香二两(以竹叶焙) 香附一两(炒) 白蒺藜仁(微炒)一两 青盐一两(面包煨)

【用法】上为末。每日擦牙,咽吐任意。

【功用】固牙齿,乌须发。

51881 固齿散《外科全生集》卷四)

【组成】鼠头骨 鼠牙 盐

【用法】上药同煅存性,研细。擦动牙。

【主治】齿牙动摇。

51882 固齿散《金鉴》卷八十八)

【组成】骨碎补 牡鼠骨(煅灰)

【用法】上为细末,瓷罐收贮。时时擦牙。

【主治】齿动。

51883 固齿膏《诚书》卷七)

【组成】何首乌 生地 牛膝各等分 旱莲草(取汁)

【用法】上药煎百沸,将成膏入食盐,每日取用漱口。

【主治】齿根动摇。

51884 固肾丸《嵩崖尊生》卷十三)

【组成】牛膝 萆薢 杜仲 防风 蒺藜 菟丝 肉苁蓉 芦巴 故纸各等分 官桂减半

【用法】上为末,熟腰子捣烂,加炼蜜为丸服。

【主治】腰痛不起。

51885 固肾方《效验秘方·续集》徐嵩年方)

【组成】黄精 30 克 熟地 15 克 细辛 3 克 大蓟 30 克 小石韦 30 克 益母草 30 克 杜仲 15 克 补骨脂 15 克 覆盆子 30 克 核桃肉 15 枚

【用法】日一剂,水煎二次,早晚分服。

【功用】补肾固精。

【主治】本方使用于慢性肾炎后期。因长期尿蛋白流失而出现肾气虚衰证候,如腰酸痛、耳鸣眩晕、性欲减退、遗精带下,两膝萎软,面足轻度浮肿,或形寒怕冷,大便时溏,小溲清利,或咽干痛,失眠烦躁,舌淡胖,脉沉细,或舌质红,脉细数。

【加减】肺脾气虚,少腹胀坠,小便不畅者加升麻 9 克,党参 15 克;体虚怕冷,常易感冒者加黄芪 30 克,白术 15 克,防风 9 克;皮肤感染湿疹者加地肤子 30 克,白鲜皮 30 克;关节酸痛者加徐长卿 30 克,威灵仙 30 克,金雀根 30 克;小便短赤或涩痛者加滋肾通关丸 15 克;尿检有颗粒管型者加扦扦活 30 克。

【方论选录】方中黄精、熟地滋补肾阴;杜仲、细辛、补骨脂、覆盆子、核桃肉补肾固精,兼温肾阳;大蓟、小石韦、益母草清热利尿通淋;全方固肾摄精,阴阳互济,补涩通利并用。

51886 固命丹《解围元薮》卷三)

【异名】飞步丹。

【组成】人参 熟地各四两 枸杞 麦门冬各六两 白茯苓 当归各一斤 仙灵脾(取叶)一斤(去毛,酒拌蒸)

【用法】上为末,炼蜜为丸,如梧桐子大。每服四十丸,米汤或酒任下。

【功用】却病延年。

【主治】风癫过服克伐药,病虽愈而气血亏败,神枯阳痿,憔悴昏倦,腰腿酸软,四肢不畅。

【加减】阳痿不起,加真阳起石、原蚕蛾各四两。

51887 固金汤《幼科直言》卷二)

【组成】阿胶一钱(蛤粉炒) 生黄耆一钱 白芍六分(炒) 甘草六分 净姜炭七分 黄芩七分(炒) 归身五分 白术七分(炒)

【用法】水煎服。

【主治】小儿痘症,长浆或结痂时,因中气不足,肺气不固,毒气流入大肠,忽然下血如注。

51888 固经丸《产育宝庆集》卷上)

【组成】艾叶 赤石脂 补骨脂(炒) 木贼各半两 附子一枚(炮,去皮脐)

【用法】上为末,陈米饮为丸,如梧桐子大。每服二十丸,食前温酒送下;米饮亦得。

【功用】《济阴纲目》:温涩固脱,以暖下元。

【主治】妇人产卧伤耗经络,未得平复,而劳役损动,以致血暴崩下,淋漓不止;或因咸酸不节,伤蠹荣卫,气衰血弱,变为崩中,甚则肝经损坏,小腹满痛。

51889 固经丸《杨氏家藏方》卷十五)

【组成】艾叶(醋炒) 鹿角霜 干姜(炮) 伏龙肝各等分

【用法】上为细末,熔鹿角胶和药,乘热为丸,如梧桐子大。每服五十丸,空心食前淡醋汤送下。

【主治】妇人冲任虚弱,月候不调,来多不断,淋漓不止。

51890 固经丸(方出《丹溪心法》卷五,名见《医方类聚》卷二一○引《新效方》)

【异名】樗白固经丸(《简明医彀》卷七)。

【组成】黄芩(炒) 白芍(炒) 龟版(炙)各一两 黄柏(炒)三钱 椿树根皮七钱半 香附子二钱半

【用法】上为末,酒糊为丸,如梧桐子大。每服五十丸,空心温酒或白汤送下。

【功用】《中国药典》:滋阴清热,固经止带。

【主治】❶《丹溪心法》:妇人经水过多。❷《中国药典》:阴虚血热,月经先期,量多,色紫黑,赤白带下。

【方论选录】《医方集解》:此足少阴、厥阴药也。经多不止者,阴虚不足以制胞络之火,故越其常度也;崩中漏下者,虚而挟热也;紫黑成块者,火极似水也。黄芩清上焦之火,黄柏泻下焦之火;龟版、芍药滋阴而养血,皆壮水以制阳光也;香附辛以散郁,樗皮涩以止脱。

【备考】方中椿根皮,《准绳·女科》作"樗根皮"。

51891 固经丸《便览》卷四)

【组成】黄芩 龟版 白芍各一两 樗根皮七钱半 黄柏三钱(炒) 香附二钱半 生地三钱 白术(炒)五钱

【用药】上为末,酒糊为丸。空心服五七十丸。

【主治】妇人经水过多,淋漓不止。

51892 固经丸《回春》卷六）

【组成】黄柏（酒浸，炒）　香附（炒）各一两　山栀（炒黑）二两　苦参五钱　白术（去芦）　白芍（酒炒）各七钱半　山茱萸（酒蒸，去核）　椿根皮（酒炒）各五钱　贝母（去心）　干姜（炒）各二钱　败龟版（酒炙）二两

【用法】上为末，酒糊为丸，如梧桐子大。每服八十丸，空心白滚水送下。

【主治】湿热带下。

51893 固经丸《医略六书》卷三十）

【组成】附子一两半（盐水炒黑）　艾叶一两半（醋炒黑）　当归三两（醋炒）　血余三两（炙炭）　赤石脂三两（醋煅）

【用法】上为末，炼蜜为丸。每服二三钱，乌梅煎汤送下。

【主治】产后阳虚崩脱，脉细者。

【方论选录】产后阳气虚陷，不能吸血归脏，故暴崩势脱，危迫莫甚。附子补火回阳，石脂涩血固脱，艾炭止血燥湿，当归引血归经，血余止血以定暴崩也。蜜丸以缓之，乌梅以收之，务使火暖阳回，则经气秘密，而血不复下，何有暴崩势脱危迫若斯哉！

51894 固经丸《医级》卷九）

【组成】黄耆三两　当归二两　白芍二两　黄芩二两　黄檗二两　生地四两　龟版（炙）四两　香附二两（童便炒）　樗皮二两

【用法】上为末，酒为丸。每服三钱，白滚汤送下。

【主治】妇人阴虚火动烁阴，经水过多，潮热眩晕，燥渴盗汗。

51895 固经丹《杏苑》卷八）

【组成】香附子（醋浸，炒黑）　蒲黄（炒黑）各一两　枯矾五钱　龙骨　牡蛎各二钱五分

【用法】上为细末，炊饼糊为丸，如梧桐子大。每服五十丸，空心淡醋汤送下。

【主治】妇人崩中不止，经水淋漓。

51896 固经汤《嵩崖尊生》卷十四）

【组成】黄柏　白芍各一钱五分　条芩一钱　龟版（炒珠）二钱　樗白皮　香附各五分　阿胶　地榆　黄耆各八分

【主治】妇人阴虚内热，经水过多不止，或先期，或后期。

【加减】体弱者，减黄柏用量，倍黄耆，加白术。

51897 固经散《魏氏家藏方》卷九）

【组成】夜明螺（亦名蜒蚰，螺壳大扁者，火煅存性，研细末）二钱　降真末半钱

【用法】上药同和，临用时入脑、麝各少许，以纸捻点药入鼻。每次用纸捻一条，每日三次。间服金沸草散。

【主治】鼻渧脓血。

51898 固经散《鲁府禁方》卷三）

【组成】大蓟根不拘多少（烧灰存性）

【用法】上为末。空心以好热黄酒调下。

【主治】妇人血崩。

51899 固经膏《理瀹》）

【组成】全当归三两　丹皮（酒炒）　柴胡　酒芍　生

地　黄芩　知母　麦冬　地骨皮　川芎　贝母　黄连各二两　羌活　防风　连翘　薄荷　蔓荆子　紫苏　独活　藁本　细辛　丹参　党参　黄耆　熟地　元参　白术　天冬　赤芍　白薇　苍术　黄肉　淮山药　枳壳　桔梗　麦芽　郁金　贯众　青皮　陈皮　半夏　胆南星　白芷　升麻　葛根　黄柏　黑山栀　生甘草　熟牛膝　杜仲　续断（炒）　桑白皮　椿白皮　樗白皮　秦皮　醋炒延胡　醋炒蒲黄　醋炒香附　黑荆穗　黑灵脂　地榆炭　瓜蒌皮　五味子　五倍子　诃子肉　乌贼骨　煅龙骨　煅左顾牡蛎　炮山甲　炒黑蚕砂各一两　龟版　鳖甲各二两　炮姜炭五钱　生姜二两　葱白　大蒜　韭白各四两　紫花地丁（即大蓟）　益母草　槐枝（连实）　柳枝　桑枝各八两　茅根　干荷叶　侧柏叶　霜桑叶　薄荷叶各二两　凤仙草半株　苍耳草（全株）　艾　乌梅各一两

【用法】上药以油二十四斤分熬，去滓，再合熬，入丹收之；俟丹收后，搅至温，以一滴试之，不爆，方下后药：陈壁土、枯矾、百草霜、发灰、赤石脂、紫石英（煅）各一两，牛胶四两（酒蒸化）；再搅千余遍，令匀，愈多愈妙。外用，上贴心口，中贴脐眼，下贴丹田，或兼贴对脐两腰。

【功用】举经固经，补阴清火。

【主治】妇人血虚有热，月经先期，或经行过多，先后不定，或经行不止，或崩中，或漏下，或湿热带下，或五旬后经行者。

51900 固荣丹《魏氏家藏方》卷七）

【组成】代赭石（火煅通红，醋淬二十一次，焙净，捣，罗过，再就乳钵内研极细）二两　五倍子（麸炒）　诃子（去核，剉，炒燥）　鹿角胶（剉，麸炒脆为度）　木贼（去节，剉，炒）各一两　当归（剉，洗净，去芦）　川芎（用刷牙子洗，剉，炒）各半两

【用法】上为细末，入代赭石末和水煮，糯米粉厚糊为丸，如梧桐子大，阴干。每服百丸，米汤送下，以止为度，未效再进。

【主治】痔大作，下血不止，或吐血，鼻衄，尿血，横流不摄。

【方论选录】代赭石大治肠风下血痔疾，健脾缩小便，亦治鼻衄、吐血、尿血；诃子治肠风下血；五倍子治五痔下血不止；当归、川芎治肠风下血，血既多，以此滋血不致枯竭也；鹿角胶固血道、补血虚。或下血未已，急进此药，不辍则自然收敛，不渗失也。

51901 固荣散《百一》卷六引王医师方）

【组成】白芷半两　甘草（炒）三钱　真蒲黄（炒）　地榆（去芦）各一两

【用法】上为细末。每服三钱，温汤调下。

【主治】吐血，便血。

【加减】气急，加石膏半两。

51902 固荣散《朱氏集验方》卷七）

【组成】蒲黄　地榆各二两　滑石四两　甘草半两

【用法】上为细末。每服五大钱，温酒调下。次用震灵丹二丸，黑锡丹二十九丸，养正丹十九丸，来复丹三十丸。上药作一处，作一服，用汤随意下。

【主治】吐血。

51903 固胃丸《魏氏家藏方》卷五）

【组成】梓朴(去皮,剉) 生姜各一斤(剉) 枣子半斤(去皮核,以上三味用水二斗,煮枣烂,水干为度) 白术半斤 高良姜 草豆蔻各三两 甘草(炙) 荜澄茄 肉桂(去皮) 白豆蔻仁 橘皮(去瓤)各二两

【用法】上为细末,面糊为丸,如梧桐子大。每服七十丸至百丸,清米饮下,或热水送下,不拘时候。

【功用】补脾胃,进饮食,去宿寒。

51904 固胎丸(《叶氏女科》卷二)

【组成】人参 黄耆(蜜炙) 茯苓 白术(蜜炙) 杜仲(盐水炒) 川续断 山萸肉 白芍 丹参 川芎 山药 当归 生地黄 香附(制) 砂仁 薄荷

【用法】水煎服。

【主治】气血不充之滑胎,妊娠三四月而堕,或六七月而堕,或屡孕屡堕。

【备考】《中国医学大辞典》本方用法:研为细末,水泛为丸。热汤送下。

51905 固胎丸(《医钞类编》卷十七)

【组成】厚杜仲(炒)八两 西砂仁(淡盐汤炒)二两四钱 白术(漂炒)六两 条芩(沉水者,酒炒)四两 归身(酒炒)三两

【用法】淮山药随用,煮糊为丸。空心米饮送下。

【主治】胎动不安。

51906 固胎汤(《效验秘方》刘云鹏方)

【组成】党参30克 炒白术30克 炒扁豆9克 山药15克 熟地30克 山茱萸9克 炒杜仲9克 续断9克 桑寄生15克 炒白芍18克 炙甘草3克 枸杞子9克

【用法】用水浓煎2次,分2~3次温服。每日一剂,连续服用,须超过以往流产天数半月。

【功用】脾肾双补,止痛安胎。

【主治】滑胎(习惯性流产),腰痛,小腹累坠累痛,脉沉弱无力,舌质淡,或有齿痕,苔薄。

【加减】若小腹下坠加升麻9克,柴胡9克以升阳举陷;小腹掣痛或阵发性加剧者,白芍用至30克,甘草15克以缓急止痛;小腹胀痛加枳实9克以理气止痛;胎动下血加阿胶12克,旱莲草15克,棕榈炭9克以固冲止血;口干咽燥,舌红苔黄,去党参加太子参15克;或选用黄芩9克,麦冬12克,石斛12克,玄参12克以养阴清热安胎;胸闷纳差加砂仁9克,陈皮9克以芳香和胃;呕恶选加竹茹9克,陈皮9克,生姜9克以和胃止呕;畏寒肢冷,少腹发凉加肉桂6克,制附片9克以温阳暖胞。

【方论选录】凡滑胎患者,大都因脾肾双亏而致病。本方以党参、白术、扁豆、山药、甘草健脾益气补后天;熟地、山茱萸、杜仲、枸杞养血益精补先天;续断、桑寄生补肾安胎治腹痛;白芍敛阴养血、缓挛急、止腹痛。本方主药量重是其特点,如重用白术、熟地,乃求其力专也。

51907 固胎汤(《效验秘方·续集》曹家辉方)

【组成】当归 黄芩 白术 杜仲 枸杞果 补骨脂 菟丝子各15克 续断 紫石英 党参各20克 黄芪30克 怀山药35克

【用法】每日一剂,早晚水煎服。本方以怀孕之月份起,每月服6剂,连服至妊娠7个月。

【主治】习惯性流产。

【加减】胎漏下血者加艾炭10克,血余炭10克,阿胶(烊化分冲服)35克,生地炭30克;气虚小腹重坠者加黄芪35克,升麻10克,柴胡7.5克;血虚腹痛者加当归20克,黄芪35克,白术25克,肾阳虚腰冷痛者加杜仲、续断、杞果、补骨脂、菟丝子、紫石英,枸杞子加量20~25克;白带增多者加入芡实米30克,海螵蛸20克;恶阻者加陈皮10克,竹茹10克。

【临床报道】习惯性流产:用本方治疗29例,足月正常分娩26例,中断治疗3例,治愈率89.65%。

51908 固胎饮(方出《丹溪心法》卷五,名见《医学正传》卷七)

【组成】地黄半钱 归身 人参 白芍各二钱 白术一钱半 川芎五分 陈皮一钱 黄芩半钱 甘草三分 黄连少许 黄柏少许 桑上羊儿藤七叶(圆者) (一本无黄芩)

【用法】上㕮咀。每二钱入糯米二十四粒,水煎服。

【功用】固胎。

【加减】血虚不安者,加阿胶;痛者,加砂仁止痛安胎行气。

【备考】本方方名,《产孕集·补遗》引作"固胎散"。

51909 固胎饮(《医统》卷八十五)

【组成】人参 黄耆 白术 条芩各二钱 当归一钱 川芎 芍药各七分 熟地黄 陈皮各五分 黄连 升麻 柴胡 糯米八十一粒

【用法】上为细末,晚米粥为丸,如梧桐子大。每服五十丸,清米饮送下。

【主治】妊娠气血俱虚,三个月内惯要坠胎。

【备考】本方方名,据剂型,当作"固胎丸"。方中黄连、升麻、柴胡用量原缺。

51910 固胎饮(《玉案》卷五)

【组成】当归 白芍 川芎 熟地 阿胶各一钱 香附 白术 黄芩 砂仁各八分 糯米百粒

【用法】水二钟煎,不拘时服。

【主治】胎气不固,常欲小产。

51911 固胎饮(《衡要》卷六)

【组成】人参二钱 白术二钱 甘草五分 橘红七分 黄芩八分 砂仁六分 归身一钱半 熟地一钱 白芍 川芎各七分

【用法】水二钟,煎一钟服。

【功用】调理气血。

【主治】妊妇气血不充,胎元不安。

【加减】血虚胎动,加阿胶。

【方论选录】人参、白术、甘草、橘红调气,归身、熟地、芎、芍养血,黄芩清热,砂仁疏郁。

51912 固胎饮(《医林绳墨大全》卷九)

【组成】白术 当归 白芍 熟地各二钱 人参 川芎 条芩 陈皮各五分 甘草 砂仁 紫苏各二分

【用法】加生姜二片,水煎服。

【主治】胎气不安,或腹微痛,或腰作痛,或饮食不喜。

51913 固胎散(《松崖医径》卷下)

【组成】条芩五钱 白术一两 砂仁(炒) 阿胶珠三钱

【用法】上为细末。每服二钱,煎艾汤调下。

【主治】胎漏下血。

【备考】方中砂仁用量原缺。

51914 固胎散

《产孕集·补遗》。即方出《丹溪心法》卷五,名见《医学正传》卷七"固胎饮"。见该条。

51915 固胎煎《景岳全书》卷五十一）

【组成】黄芩二钱　白术一二钱　当归　芍药　阿胶各钱半　陈皮一钱　砂仁五分

【用法】水一钟半,煎服。

【主治】肝脾多火多滞,而屡堕胎者。

51916 固涎散《千家妙方》引孙孝洪方）

【组成】桑螵蛸30克　菖蒲9克　远志9克　五味子9克　山茱萸12克　龟版15克　五倍子9克　当归9克　茯苓9克　人参9克（煎汤）

【用法】上为细末。每服6克,人参汤送下。无人参,可用党参三倍量。亦可煎服。

【功用】健脾安神,收涩止涎。

【主治】小儿多涎症。

【加减】肢冷畏寒者,加炮附子9克,益智仁9克。

51917 固神丸《便览》卷三）

【组成】白术六两（炒）　枳实（去瓤,麸炒）　川芎　当归各三两　陈皮八两　甘草（炙）　麦芽（炒）　人参各一两　白茯苓（去皮）　山楂（去核）　干葛各八两　神曲（炒）二两　木香一两

【用法】上为末。陈米饭为丸,如梧桐子大。每服五七十丸,用温水送下。

【主治】年老胃气虚弱,不能饮食。

51918 固根汤《辨证录》卷三）

【组成】蕤蕤一两　当归五钱　白芍五钱　熟地一两　麦冬五钱　甘菊三钱　菖蒲三分　柴胡五分

【用法】水煎服。连服四剂,即不畏风,再服四剂,见风不流泪矣,再服十剂痊愈。

【主治】少年时斫丧元阳,又加时眼,不守色戒,伤损大眦,眦孔不闭,风寒透入其孔,内气即虚,外邪难杜,以致目痛后迎风流泪,至夜则目暗不明,一见灯光两目干涩。

【方论选录】盖蕤蕤最善止泪,加之当归、白芍以补肝,熟地以滋肾,益之麦冬以补心,佐之甘菊、菖蒲、柴胡以舒其风火,而引诸经之药以塞其泪窍。此固其根本而末症自愈也。

51919 固真丸《杨氏家藏方》卷九）

【组成】川乌头（剉,盐炒黄色,去盐不用）　熟干地黄（洗,焙）　秦椒各二两　肉桂（去粗皮）　茴香（酒浸,炒）　威灵仙（去土）　仙灵脾　山药　五味子（炒）各一两　草薢　附子（炮,去皮脐）　白茯苓（去皮）　当归（浸,焙）　牛膝（酒浸一宿）　石菖蒲各半两

【用法】上为细末,炼蜜为丸,杵千余下,丸如梧桐子大。每服五十丸,空心、食前温酒、盐汤任下。久服不生诸疾。

【功用】补益五脏,接助真阳,滋润肌肤,悦颜色。

【主治】诸虚不足。

51920 固真丸《兰室秘藏》卷中）

【组成】黄柏（酒洗）　白芍药各五分　柴胡　白石脂（火烧赤,水飞,细研,晒干）各一钱　白龙骨（酒煮,晒干,水飞,为末）　当归（酒洗）各二钱　干姜四钱（炮）

【用法】上除龙骨、白石脂水飞研外,同为细末,水煮面糊为丸,如鸡头仁大,晒干。空心白沸汤送下。无令胃中停滞,待少时以早饭压之,是不令热药犯胃也。

【主治】白带久下不止,脐腹冷痛,阴中亦然,目中溜火,视物疏疏然无所见,齿皆恶热饮,痛须得黄连细末擦之乃止,唯喜干食,大恶汤饮。

【宜忌】忌生冷、硬物、酒、湿面。

【方论选录】此病皆寒湿乘其胞内,故喜干而恶湿;肝经阴火上溢,走于标,故上壅而目中溜火;肾水侵肝而上溢,致目疏疏而无所见;齿恶热饮者,是阳明经中伏火也。治法当大泻寒湿,以丸药治之。故曰:寒在下焦,治宜缓,大忌汤散。以酒制白石脂、白龙骨以枯其湿;炮干姜大热辛泻寒水;以黄柏之大寒为因用,又为向导,治法云,古者虽有重罪,不绝人之后,又为之伏其所主,先其所因之意,又泻齿中恶热饮也;以柴胡为本经之使,以芍药五分导之,恐辛热之药太甚,损其肝经,故微泻之;以当归身之辛温大和其血脉,此用药之法备矣。

51921 固真丸《御药院方》卷六）

【异名】鹿角霜丸（《普济方》卷二二四）、固精丸（《万氏家抄方》卷四）。

【组成】鹿角一对（用杀者,去顶骨,截作三寸长短,解作两半,秤见斤两,用河水浸七日,每日一换新水,浸候日数足,每角一斤,入好黄蜡一两,用瓷缸子纳,以河水用桑柴火煮三伏时,不得住火,如水少,渐渐添,浸着角后煮得角软,削去黑皮,只取霜,晒干,将煮角汁再以慢火熬成清胶）。

【用法】每用鹿角霜一斤,入上好者雪白茯苓五两（刮去黑皮）同捣罗为细末,将鹿角胶水搜和为丸,如梧桐子大。每服五十丸,空心用温酒吞下,渐渐加至一百丸亦得。若不吃酒,以清米饮吞下亦得。

【功用】暖丹田,补真气,活血脉,健筋骨,添精固气,延年助阳。

【主治】肾经虚损,真元不足。

51922 固真丸《此事难知》卷下）

【组成】牡蛎不以多少（砂锅子内煅,醋淬七遍）

【用法】上为末,醋糊为丸,如梧桐子大。每服五十丸,空心盐汤送下。

【主治】精滑久不愈。

51923 固真丸《医方类聚》卷一九七引《经验秘方》）

【组成】真川椒四两　青盐二钱

【用法】上为细末,好酒糊丸,如梧桐子大。每服三十丸,加至六十九丸,日进一服,空心温酒送下。

【功用】固真气。

51924 固真丸《医学纲目》卷四）

【组成】龟版（醋炙）二两　虎骨（炙酥）一两　苍耳（酒蒸九次）三两　生地（姜汁制,炒）　柏皮半两　干姜三钱　乌药半两

【用法】上为末,姜汁糊丸服。

【功用】补肾固真。

【备考】方中生地用量原缺。

51925 固真丸

《普济方》卷三十三。即《得效》卷七"仙方固真丹"。见该条。

51926　固真丸（《景岳全书》卷五十一）

【组成】菟丝子一斤（淘洗净，用好酒浸三日，煮极熟，捣膏，晒干，或用净白布包蒸亦佳）　牡蛎（煅）四两　金樱子（去子，蒸熟）四两　茯苓（酒拌，蒸，晒）四两

【用法】蜜丸。每服三钱，空心好酒送下，或盐汤亦可。

【主治】梦遗精滑。

【方论选录】《成方便读》：此方之菟丝子大补肾中精气，蒸腾肾水，使之上升而不下降；牡蛎、金樱涩以固之；茯苓通以利之。以蜜丸者，取其甘缓协和之意，使通塞之剂，各得其平耳。

51927　固真丹（《鸡峰》卷七）

【组成】天雄（长者）一对　鸡头壳五十个　覆盆子半升　龙骨（白者）四两　家韭子半升　莲花蕊（七月七日采者，窨干）四两

【用法】以水七升，煮陕西白蒺藜二升，耗至五升，去蒺藜子，将所煎汁再入银锅内熬如饧状，又入白沙蜜四两，同熬数沸，将此膏子同和上药末，看稀稠得所，丸如梧桐子大。每服三四十丸，空心温酒送下。服至百日，精气固密，神彩倍常。

【功用】固真壮阳气。

【主治】梦遗妄泄，虚损真耗等疾。

【宜忌】忌葵菜、车前子等。

51928　固真丹（《普济方》卷二二六引十便良方）

【异名】神仙补益固真丸（原书同卷）、四炒丹（《医方类聚》卷八十八引《简易方》）、四妙丹、神仙固真丸（《普济方》卷三十三）、四炒固真丹（《医学入门》卷七）、固元丹（《本草纲目》卷十二）。

【组成】苍术（洗去泥土，干，米泔水浸，逐日易泔，春五日，夏三日，秋七日，冬十日，切作片子焙干）一斤（分作四份：四两用小茴香、青盐五分，同炒黄色为度；四两用川乌头切作片子，重五钱，川楝子一两，去皮并核，炒黄色为度；四两用酒半升，醋半斤，煮三十来次；四两用川椒一两，去核，破故纸一两，同炒黄色为度）。

【用法】上为细末，用酒醋打糊为丸，如梧桐子大。每服二十丸，空心盐汤或酒送下；妇人醋汤送下。此药性温无毒，小便频数为效。

【主治】诸虚不足，五劳七伤，元阳气虚，及小肠肾腧膀胱疝气，诸般淋疾，精滑精漏，小便白浊；及妇人赤白带下，漏下血崩，子宫久冷，血海虚冷，面色痿黄，产前后诸般冷病。

51929　固真丹（《魏氏家藏方》卷四）

【组成】韭子四两　舶上茴香（炒）　补骨脂（炒）　益智子　鹿角霜各二两　白龙骨三两（煅，别研细如粉）

【用法】上为细末，以青盐、鹿角胶各一两，同煮，酒糊为丸，如梧桐子大。每服五十丸，空心温酒送下；盐汤亦得。

【主治】肾与膀胱虚冷，真气不固，小便滑数。

51930　固真丹（《魏氏家藏方》卷六）

【异名】缩泉丸（《医方类聚》卷一三五引《济生续方》）、三仙丸（《得效》卷七）。

【组成】天台乌药（细剉）　益智仁（大者，去皮，炒）各等分

【用法】上为末，别用山药炒黄为末，打糊为丸，如梧桐子大，晒干。每服五十丸，嚼茴香数十粒，盐汤或盐酒送下。

【主治】肾经虚寒，小便频数、白浊。

【备考】本方改为胶囊剂，名"缩泉胶囊"（见《新药转正》）。

51931　固真丹

《济生》卷四引袁氏方。为《本事》卷三"猪苓丸"之异名。见该条。

51932　固真丹（《御药院方》卷六）

【组成】南乳香半两　代赭石（丁头者）　拣丁香（去叶）　广木香　没药　桂府滑石　舶上茴香　沉香　木通　甘草　朱砂（为衣）各一两　莲子心三两

【用法】上为细末，醋浸一宿，蒸饼为丸，如鸡头子大，选辰火日合，比午时前要毕，阴干，盛在竹筒子内。选双火日服一丸，假令初一日服一丸，初二日服二丸。一日遇丙丁火日之类是也。

【功用】养真气，补不足，常服令人益精髓。

【主治】下元衰惫，精神减少。

51933　固真丹（《医学纲目》卷二十九引罗天益方）

【组成】晚蚕蛾一两　肉苁蓉　白茯苓　益智各一两　龙骨半两（另研）

【用法】鹿角胶酒浸化开，和上药为丸，如梧桐子大。每服三粒，空心温酒送下，干物压之。

【主治】梦遗。

【备考】方中龙骨用量、炮制原缺，据《准绳·类方》补。

51934　固真丹（《杂类名方》）

【组成】沉香　丁香　木香　茴香（炒）　人参　当归（微炒）　滑石各半两　乳香（另研）五钱　没药（另研）五钱　干胭脂（另研，一半为衣）　琥珀（另研）五钱　川山甲（蛤粉炒）五钱　全蝎（微炒）五钱　代赭石（水飞）五钱　干莲心（微炒）二钱半　木通（头末）五钱　灯草三钱　桑螵蛸（炒，或炙酥）二钱半　麝香（另研）二钱半　血竭（另研）五钱（以上同川山甲捣）　腽肭脐一对（酒浸，炙酥）　蛤蚧一对（去头足，炙酥）　火枕草（酒蜜洒，九蒸九晒）　晚蚕蛾　蜻蜓各五钱

【用法】上为细末，于辰火日合，醋浸蒸饼为丸，如樱桃大。每服二三丸，空心温酒送下，服讫干物压之。

【功用】实骨髓，养精神，永保遐龄。

【主治】《奇效良方》：水火不济，心有所感，白浊遗精，虚败不禁。

【宜忌】忌猪、羊血、蒜、骑马。

【备考】按：方中干胭脂用量原缺。《奇效良方》有山药、破故纸、地龙、茯神，无代赭石、火枕草、晚蚕蛾、蜻蜓。

51935　固真丹（《医方类聚》卷一五三引《经验秘方》）

【组成】茅山苍术一斤（不浸，入药臼，以面杖舂稍滑，筛去粗皮）　破故纸二两（微炒）　龙骨一两（别研如粉）　赤石脂二两（研）　川乌头一两（大者，炮裂，去皮脐）　川楝子三两（去核，微炒）　茴香三两（舶上者，南京者，各一两半，微炒）　远志（去心）　莲肉（去心）　白茯苓各一两　鹿茸　苁蓉　青盐　麝香少许

【用法】上为末，酒煮面糊为丸，如梧桐子大，朱砂为

衣。每服多可百丸,少只三十丸,食前温酒、米饮、盐汤任下。如欲悟药力,冷酒服五十丸,或用苏合香丸,调酒送下尤好。

【主治】诸虚。

【备考】方中鹿茸、苁蓉、青盐用量原缺。

51936　固真丹《医方类聚》卷一五三引《经验秘方》

【组成】沉香　木香　小茴香(盐炒)　桑螵蛸(炒,取末)　当归(去头尾,酒浸)　丁香(去顶)　人参　麝香(另研)　青娘子　红娘子(去头翅,炒过,夹纸裹三五重)各二两　白木通一两半(净,炒,夹纸裹三五重)　蜻蜓(去翅足,净,微炒)二两　川山甲(炒)　全蝎(去毒,炒)　滑石(水飞)　代赭石(水飞)　滴乳(另研)　没药(另研)　琥珀(另研)　血竭　朱砂(水飞,为衣)　干胭脂各五钱　黄柏(代莲子心)一两　腽肭脐一对(为末,银石器内用酒一小碗,重阳煮干为度,后用醋碾开和药)　蛤蚧一对(酒浸,刷洗净,酥炙黄,去嘴爪)

【用法】上为细末,酒浸蒸饼为丸,如樱桃大。每服三二丸,空心温酒送下,干物压之。

【功用】补经脉,起阴阳,定魂魄,开三焦,破积聚,辟毒疫,杀鬼魅,厚肠胃,实骨髓,轻身益寿,活血驻颜,除风去冷。

【主治】男子诸虚百损,五劳七伤,喘嗽盗汗,腰膝麻痹,腹肋胀满,致使阳气衰绝,阴气不行,精骨不固,夜梦鬼交,小便淋涩,阴汗浸润,奔豚疝气;妇人血海久冷,月水不调,崩漏带下,脐腹疼痛。

51937　固真丹《普济方》卷二二六

【组成】木香二钱　母丁香二钱　沉香二钱　麝香半钱　头红花三钱　川楝子三钱　细墨二钱　韭子三钱(酒浸一宿)　菟丝子三钱(酒浸一宿,播细成饼,晒干,为末)　牛膝三钱(酒浸一宿)　破故纸三钱(同前制)　巴戟三钱(同前)　肉苁蓉三钱(同前)　莲肉三钱　青盐三钱　莲心三钱　茴香三钱　川山甲三钱(酥炙黄)　益智三钱　地龙(去土)三钱　川木通三钱　朱砂三钱　胡芦巴三钱

【用法】上青盐、莲心以墨别研,共为末,酒糊为丸,如梧桐子大。每服三十丸,空心温酒送下,服讫干物压之。

【主治】诸虚。

51938　固真丹《直指·附遗》卷九

【组成】人参一两　干山药一两半(炒)　当归(酒浸)　黄耆(炒)　黄柏(炒)　白术各一两　杜仲(酒炙,炒断丝)　补骨脂(炒)各一两　五味子半两(炒)　泽泻半两　白茯苓　牡丹皮　山茱萸肉各一两　熟地黄四两(汤头闻膏于石臼内,捣如泥)

【用法】上为极细末,和地黄膏拌匀,却入炼蜜为丸,如梧桐子大。每服八九十丸,空心淡盐汤送下。

【主治】诸虚百损,五劳七伤,水火不升,下元虚冷,脐腹疼痛。

【加减】腰腿无力,加牛膝一两(酒炒),败龟版一两半(酥炙);夏天服,加桂半两;脉弱食少,再加附子半两(炮)。

【备考】《济阳纲目》有羊肉,无当归。

51939　固真丹

《本草纲目》卷十二。即《瑞竹堂方》卷二"四制苍术丸"。见该条。

51940　固真丹《医级》卷八

【组成】菟丝　茯苓各四两　牡蛎(煅)　龙骨(煅)　桑螵蛸(炙)　白石脂(飞)　金樱(去毛子)　芡实　莲须各一两　五味子一两

【用法】上为末,山药糊作丸。每晨、晚服三钱,开水送下。

【主治】遗精,久浊,精隧不固,或膀胱不约,小水频多。

51941　固真汤《兰室秘藏》卷下

【异名】正元汤。

【组成】升麻　羌活　柴胡各一钱　炙甘草　草龙胆　泽泻各一钱五分　黄柏　知母各二钱

【用法】上锉,如麻豆大,分作二服。水二盏,煎至一盏,去滓,空心稍热服,以早饭压之。

【主治】两丸冷,前阴痿弱,阴汗如水,小便后有余滴,尻臀并前阴冷,恶寒而喜热,膝下亦冷。

【备考】《普济方》有苍术;《证治宝鉴》有汉防己。

51942　固真汤《活幼心书》卷下

【组成】人参(去芦)　附子(汤浸,炮裂去皮)　白茯苓(去皮)　白术各二钱半　山药(去黑皮)　黄耆(蜜泡涂,炙)　肉桂(去粗皮)　甘草(湿纸裹,煨透)各三钱

【用法】上㕮咀。每服二钱,水一盏,加生姜三片,大枣一枚,煎七分,空心温服。

【主治】小儿慢脾风,四肢厥冷者。❶《活幼心书》:小儿吐泻痢后,胃虚脾慢,四肢口鼻寒冷,沉困不省人事。❷《幼科铁镜》:小儿阴痫。身无烧热,手足青冷,口噤惊啼,吐舌摇头,面色黯晦,或从夜发,病在五脏骨髓者。❸《金鉴》:慢脾风,闭目摇头,面唇青黯,额汗昏睡,四肢厥冷,舌短声哑,频呕清水。

【临床报道】慢惊:《幼科铁镜》余幼女于壬寅冬,麻症有失经理,冷泻成慢,眼闭不开约十余日,幸吮乳不辍,面上宝色有存。予用固真汤加附子五分,服三剂,眼一开,顷又闭,揣之药力未及,连服十剂愈。

51943　固真汤《万氏家抄方》卷五

【组成】人参五分　黄柏(炒)　黄芩(炒)　白葵花各一钱　干姜　甘草(炙)各三分　郁李仁八分　柴胡七分　陈皮五分

【用法】水一钟半,煎七分,空心服。

【主治】妇人气滞白带,临行时脐下痛甚。

51944　固真汤《古今医鉴》卷十四

【组成】黄耆　人参　甘草(炙)　陈皮　白术　木香　白芍(炒)　白茯苓　诃子(煨,去核)　肉豆蔻(面裹煨,纸包捶去油)各等分

【用法】上锉。加粳米三十粒,水煎,温服。

【主治】小儿痘疮,虚泻。

51945　固真汤《准绳·幼科》卷四

【组成】绵黄耆二两(蜜炙)　酸枣仁四两　人参　白芍　当归　生地黄　茯苓　甘草　陈皮

【用法】上㕮咀。生姜煎服。

【功用】敛汗补肝。

【主治】小儿身发火热,自汗不止,眼睛昏花,呵欠啼叫,未愈而痘随见。

【备考】方中人参、白芍、当归、生地黄、茯苓、甘草、陈

皮用量原缺。

51946 固真汤（《医宗说约》卷三）

【组成】莲蕊 石莲 芡实 枣仁 远志 茯神 天冬 麦冬 桔梗 车前 龙骨各等分 甘草减半

【用法】上加灯心，水煎，调辰砂末服。

【主治】无梦而遗之滑精。

51947 固真汤（《幼科直言》卷四）

【组成】人参 黄耆 白术（炒） 白芍（炒） 陈皮 甘草 归身 丹皮 五味子少许 山萸肉 补骨脂少许（盐水炒）

【用法】加大枣一个为引，水煎服。

【主治】小儿痢疾日久，面白作渴，津液枯干，肢体瘦弱，粪门不收，兼无股肉。

【备考】方中人参、黄耆、白术、白芍、陈皮、甘草、归身、丹皮、山萸肉用量原缺。

51948 固真饮（《叶氏女科》卷二）

【组成】白术（蜜炙） 条芩 续断（盐水炒） 白莲须 芡实 广陈皮 杜仲（盐水炒断丝） 山药各一钱半 麦冬（去心）二钱 白建莲（不去心，杵）五粒

【用法】天泉水或井华水煎服。

【主治】妊娠四月，内热体倦，腰腿酸痛，白带淋漓，小便频数，不思饮食。

51949 固真散（《普济方》卷二一七引《圣惠》）

【组成】白龙骨一两 韭子一合

【用法】上为末。每服二钱许，酒调，空心服。

【功用】涩精固气，暖下元。

【主治】才卧着即泄精。

51950 固真散（《慎斋遗书》卷七）

【组成】山药 芡实 莲肉 茯苓各等分

【用法】上为末。兼服补阴之剂。

【主治】元阴不足之肾泄，水谷不分，至而即去，去有常度，日夜一次或二次。

51951 固脂鸭（《验方新编》卷十一）

【组成】老鸭一只（去毛与肠杂，洗净） 固脂三钱（黄柏六分，煎水泡固脂一夜，晒干，烘干亦可，再用盐水炒） 核桃肉三钱 陈甜酒一茶碗（陈绍兴酒亦可） 好酱油三酒杯

【用法】共入鸭肚内，以线缝好，放瓦钵内，不用放水，盖好，加纸封口，放锅内蒸极融烂，去药，连汤食。如不见效，即用七制固脂丸蒸鸭食，必有奇验。

【主治】肾虚吐血，咳嗽，气虚喘。一切虚不受补者。

【临床报道】吐血：一人肾虚吐血三年，百药不效，连食此鸭三只断根。

51952 固涩丸（《会约》卷十）

【组成】白术 牡蛎（煅） 附子 干姜 肉蔻（面包煨） 赤石脂各一两 诃子肉 石榴皮（醋炒）各两半 枯矾三钱 五倍子四钱

【用法】上为末，醋糊为丸。每服三钱，米饮送下。或加龙骨一两。

【主治】滑泄，直肠泄，食入即出。

51953 固脬丸（《全生指迷方》卷四）

【异名】大固脬丸（《鸡峰》卷十）。

【组成】茴香（炒）一两 桑螵蛸（炒）半两 菟丝子（拣净，酒浸一宿，乘润捣烂，焙干）二两 戎盐（炒）一分 附子（炮，去皮脐）半两

【用法】上为细末，煮糊为丸，如梧桐子大。饮下三十粒，空心服。

【主治】❶《鸡峰》：作劳过度，肾与膀胱俱虚，不能禁固，小便滑数，日夜十数行，胫酸无力，脉微弱。❷《医统》：遗尿不觉，小便不禁。

51954 固脬丸（《鸡峰》卷十）

【异名】固脬丹（原书卷十八）。

【组成】益智仁二两半 石菖蒲一两 白龙骨三分 川乌头一两（生，去皮脐，剉，用牡蛎粉一两炒） （一方有覆盆子二两）

【用法】上为细末，酒煮面糊和丸，如梧桐子大。每服四十丸，空心煎益智汤送下。

【主治】脬寒，小便频数。

51955 固脬丸（《普济方》卷二一九引《卫生家藏》）

【组成】鹿茸二两半（去毛，酥炙） 当归（洗，焙） 牛膝（焙） 补骨脂（炒）各一两半 附子（炮，去皮脐） 巴戟（去心） 远志（去心） 白茯苓（焙） 柏子仁（研） 鹿角胶（麸炒）各一两 桑螵蛸一两一分（酒蒸一宿，焙） 肉苁蓉（洗，焙） 菟丝子（酒浸一宿，焙）各四两 泽泻半两（炒）

【用法】上为细末，炼蜜为丸，如梧桐子大。每服五十丸，空心用温酒、盐汤任下。

【功用】接真气，益元阳，润肌肤，健筋骨，固脬寒，明目，养心肾。

【主治】元脏气虚弱，荣卫不调，肢体倦怠。

【加减】如要秘精，加龙骨、石莲肉、鸡头肉各一两，取金樱子汁熬膏，同蜜为丸；如梦寐遗精泄气，精寒滑下，虚损气厥晕闷，小便频数，加白茯苓神一两、醋煮韭子一两（炒），钟乳粉七钱，阳起石（煅）半两，好桑薜茄二两。

51956 固脬丹

《鸡峰》卷十八。为原书卷十"固脬丸"之异名。见该条。

51957 固脬方（《千家妙方》引王立泉方）

【组成】黄耆30克 升麻6克 葛根20克 天花粉15克 桑螵蛸15克 煅牡蛎30克 五味子12克 炒白术10克 陈皮6克 甘草6克

【用法】水煎服，每日一剂。

【功用】益气固涩。

【主治】湿浊内蕴，升降失司之尿崩症。

51958 固脬汤

《类证治裁》卷七。即《杂病源流犀烛》卷七"沈氏固胞汤"。见该条。

51959 固脬饮

《医部全录》卷三九三。为《杨氏家藏方》卷十六"固脬散"之异名。见该条。

51960 固脬散（《杨氏家藏方》卷十六）

【异名】固脬饮（《医部全录》卷三九三）、补脬饮（《沈氏经验方》）。

【组成】黄丝绢三尺（以炭灰汁煮极化烂，用清水洗去灰，令净） 黄蜡半两 蜜一两 白茅根末二钱 马勃末

二钱

【用法】上用水一升,煮至一盏,空心顿服。如服时饮气服之,不得作声,如作声即无效。

【主治】产妇临产时伤手胞破,小便不禁。

【方论选录】《济阴纲目》:黄绢煮烂固胯,黄腊护膜生肌,茅根破血止血,马勃塞虚漏之隙。

【备考】黄绢须是真黄丝织成者,若是染者,不中用。

51961　固源汤《简明医彀》卷七)

【组成】条芩钱半　臭椿根皮二钱　灶心土　当归头　熟地黄　白芍药　地榆　川芎各一钱　艾叶　荆芥(炒)各五分

【用法】加乌梅煎服。

【主治】血崩日久不止。

51962　固漏丸《卫生鸿宝》卷二引《敬信录》)

【组成】鱼鳔　黄蜡各四两　明矾　朱砂(飞)各一两　珍珠　象牙各五钱

【用法】先将鱼鳔煮烂,杵膏,入蜡化尽,离火入诸药,和匀为丸,如梧桐子大。每服三十丸,空心酒送下。

【功用】解毒生肌,胶固不漏。

【主治】内外痔漏及诸般顽漏。

51963　固精丸《普济方》卷二一七引《孟氏诜诜方》)

【组成】远志(洗净,去心,焙干)一两　石莲肉一两　晋矾(枯过)一两　桑螵蛸一两(炒)　益智(湘水浸三宿,焙干)一两　真韭子一两(微炒)　菟丝子二两(酒浸三日,干用)　舶上茴香一两(盐炒,去盐不用)

【用法】上为细末,以青盐半两打糊为丸,如梧桐子大。每服五十丸,空心用茯苓汤、黄蜡煎汤或盐汤送下。

【主治】男子精气不固,梦遗白浊,精气自流。

51964　固精丸《魏氏家藏方》卷四)

【组成】牡蛎(煅令熟)

【用法】以獖猪脏近腹头处二三尺,洗净,翻过,恐油太多略去了些小,如不甚多则不须去,亦洗令净,却翻脂在内,旋旋入牡蛎末,候满扎定两头,慢火水煮,令脏烂以指甲掐得软为度,款款取出,莫教取破,候冷批开脏取出药末,将脏切细,于砂盆内研成膏,和药末为丸,如梧桐子大。每服四五十丸至百丸,米饮送下,日进三四服。初服七八日或十余日,小便所出状如凝脂,或如败血,或如细脓条,若曲蟮粪不断,每小便时必出三五次或十数次,切莫疑惑,此是败精出也。服至半月,病势已减七八分,至月余,病已瘥矣,更服至百日,永久不复发动。

【主治】膏淋,小便精自出,多因惊而得。

51965　固精丸《济生》卷四)

【组成】肉苁蓉(酒浸,切薄片)　阳起石(火煅,研极细)　鹿茸(燎去毛,酥炙)　赤石脂(火煅七次)　川巴戟(搥去心)　韭子(炒)　白茯苓(去皮)　鹿角霜　龙骨(生用)　附子(炮,去皮脐)各等分

【用法】上为细末,酒糊为丸,如梧桐子大。每服七十丸,空心盐酒、盐汤任下。

【主治】嗜欲过度,劳伤肾经,精元不固,梦遗白浊。

【方论选录】《古方选注》:夫房劳过度,则精竭阳虚,阳虚则无气以制其精,故寐则阳陷而精道不禁,随触随泄,不必梦而遗也,与走阳不甚相远。治之必须提阳固气,乃克有

济,独用补涩无益也。鹿茸通督脉之气舍,鹿角霜通督脉之精室,阳起石提陷下之真阳,韭菜子去淫欲之邪火,肉苁蓉暖肾中真阳,五味子摄肾中真阴,巴戟入阴,附子走阳,引领真阳运行阳道,不使虚火陷入于阴,白茯苓淡渗经气,使诸药归就肾经,用石脂、龙骨拦截精窍之气而成封固之功。

【备考】《古方选注》有五味子。

51966　固精丸

《得效》卷七。为《济生》卷四"秘精丸"之异名。见该条。

51967　固精丸《万氏家抄方》卷二)

【组成】莲须八两　覆盆子　菟丝子(酒浸,捣成膏)　破故纸(炒)　山茱萸(去核)各四两　芡实五百个　沙苑蒺藜半两(酒浸)　龙骨二两(火煅醋淬七次)

【用法】上为细末,蜜为丸,如梧桐子大。每服百丸,空心盐汤送下。

【主治】遗精梦泄。

51968　固精丸

《万氏家抄方》卷四。为《御药院方》卷六"固真丸"之异名。见该条。

51969　固精丸《丹溪心法附余》卷十一引《经验方》)

【组成】白茯苓(去皮)　秋石各四两　石莲肉(去壳,炒)　水鸡头(粉红花在上结子垂下)各二两

【用法】上为末,以蒸枣肉杵和丸,如梧桐子大。每服三十丸,盐汤送下;温盐酒下亦可。

【主治】思虑色欲过度,损伤心气,遗精盗汗,小便频数。

51970　固精丸《直指·附遗》卷十)

【异名】宁神固精丸(《寿世保元》卷五)。

【组成】知母(炒)　黄柏(酒炒)各一两　牡蛎(煅)　龙骨(煅)　芡实　莲蕊　茯苓　远志(去心)　山茱萸肉各三钱

【用法】上为末,煮山药糊丸,如梧桐子大,朱砂为衣。每服五十丸。

【主治】心神不安,肾虚自泄精。

51971　固精丸《慎斋遗书》卷九)

【组成】鱼胞(炒焦黄色)　归身　沙蒺藜(炒)各一两

【用法】蜜为丸,白滚汤送下。

【主治】遗精白浊。

51972　固精丸《赤水玄珠》卷十)

【组成】莲蕊四两(拣净,用新者)　山茱萸肉四两(用肥者,酒浸,去核)　覆盆子四两(酒浸,蒸,去蒂瓣)　菟丝子一两(酒浸一宿,蒸半日,捣烂,晒干)　芡实五百枚(去壳)　破故纸五钱(炒微香)　白蒺藜五钱(去角刺,微炒)　五味子(拣红润者)五钱

【用法】上为细末,炼蜜春千余下为丸,如梧桐子大。每服五十丸,空心温酒、白汤任下。

【功用】益阴固精,壮阳补肾,常服能生子。

51973　固精丸《回春》卷四)

【组成】当归(酒洗)　熟地黄　山药(炒)　人参(去芦)　白术(去芦)　茯苓(去皮)　锁阳　牡蛎　蛤粉　黄柏(酒炒)　知母(酒炒)　杜仲(酒和姜汁炒)　椿根皮　破故纸(酒炒)各一两

【用法】上为细末,炼蜜为丸,辰砂为衣,如梧桐子大。每服五十丸,空心酒吞下。

【功用】《简明医彀》:扶元益肾秘精。

【主治】阴虚火动而遗精。

【备考】《简明医彀》有金樱子,无当归。

51974 固精丸(《增补内经拾遗》卷四)

【组成】附子一枚(重八钱,脐心作窍,如皂角子大,入朱砂三钱,湿纸包,煨,用一半) 牡蛎一枚(漳、泉二州所出者,童便涂遍厚纸,裹,米醋浸透,盐泥固济,候干以炭五斤服之) 桂心(去皮) 龙齿 当归(酒洗,焙) 乌药(天台者) 益智子(去枝梗) 杜仲(酒炒,去丝) 石菖(燎去毛) 山茱萸(去枝梗) 茯神(去木) 牛膝(川者,酒浸) 秦艽 细辛 桔梗 半夏(姜汤泡七次) 防风 白芍各三钱 干姜一两半(炒半生) 辽参一两 川椒(去子并合口者)

【用法】糯米为丸,取附子内朱砂为衣,如梧桐子大。每服三十丸,加至七十丸,空心淡醋汤或盐汤任下。

【功用】养精调经种子。

【备考】方中川椒用量原缺。

51975 固精丸(《墨宝斋集验方》卷上)

【组成】川黄柏一斤

【用法】上药选肉厚皮薄者,去皮劈成条子,将水酒浸稍透,取起咀成片,用牡蛎半斤,要青色不枯者,火烧,一红取起,为细末,与黄柏各匀作四次,柔火炒茶褐色,不可焦,筛去牡蛎,独用黄柏为末,炼蜜为丸,如梧桐子大。每服三钱,空心用盐滚水服下。服后手摩胸膈,徐行一二百步,即食水煮饭压之。服之先自觉精欲泄,必待其泄去方可服药。

【主治】梦遗。

【宜忌】戒暴怒,少劳顿,忌食椒、蒜辛热之物及房事。

【加减】心有妄想不宁者,加朱砂为衣。

51976 固精丸(《良朋汇集》卷二)

【组成】真龙骨(火煅) 石莲子(去心)各二两 木通 五味子各三钱 石榴皮(炒)一两五钱 蒺藜 韭菜子 防风各五钱 枯矾 莲须各一两

【用法】上为细末,米饭为丸。每服二钱,早、晚白滚水送下。临卧时细带系紧大腿上,早起解去。

【主治】梦遗白浊。

51977 固精丸(《胎产要诀》卷上)

【组成】白术 白芍(酒炒)各七钱半 败龟版二两(酒炙) 黄柏一两(酒炒) 萸肉五钱(酒蒸)

【用法】米糊丸,如梧桐子大。每服七八十丸,空心清汤送下。

【主治】带下属虚热者。

【加减】湿重者,加椿根皮(酒炒)、苦参各五钱,贝母、干姜(炒)各二钱。

51978 固精丸(方出《外科全生集》卷二,名见《仙拈集》卷二)

【组成】六味汤去泽泻加龙骨三钱(研细,水飞) 莲须一两 芡实二两 线胶四两(同牡蛎粉炒成珠)

【用法】上为末,蜜为丸。每日早、晚各服四钱,鹿含草煎汤送下。

【主治】梦遗。

51979 固精丸(《活人方》卷七)

【组成】山萸肉(连核)四两 莲须二两五钱 茯神二

两 山药二两 黄柏一两五钱 远志一两 五味子一两

【用法】金樱子熬膏代蜜为丸。每服三钱,早空心百滚汤送下。

【功用】补心气以安神,益肾气以宁志,培土防水,酸涩固精,苦以泻火。

【主治】心肾不交,火炎水陷,淫梦遗精,日久不固,遂传虚损痿怯之症。

【加减】心气虚者,兼服宁志丸;心血虚者,兼服安神丸,或服坎离丸。

51980 固精丸(《会约》卷十三)

【组成】牡蛎(煅)四两 菟丝子(淘净,酒蒸)六两 韭子(炒)二两 龙骨(煅)四两 北五味(微炒)二两 白茯苓四两 桑螵蛸(酒炙)三两 白石脂(煅)四两 山茱萸四两 杜仲(盐炒)三两

【用法】上为细末,山药研糊为丸。空心盐汤送下。

【主治】下元虚损,精滑将脱者。

51981 固精丸(《引经证医》卷四)

【组成】大熟地 牡蛎块 茯苓 潼沙苑 龙骨 杜仲 文蛤 莲须 金樱子 紫衣胡桃

【主治】下元不足,无梦而遗,不能正卧。

51982 固精丸

《全国中药成药处方集》(哈尔滨方)。为原书"锁阳丸"之异名。见该条。

51983 固精汤(《点点经》卷二)

【组成】淮膝 杜仲 当归 陈皮 黄芩 骨皮 知母 川芎 白芍各一钱半 故纸一钱 红花五分 甘草四分

【用法】棕灰二钱为引。

【主治】血瘀,不拘牙缝,发尖流血。

51984 固精酒

《惠直堂方》卷一。为《墨宝斋集验方》卷上"固精煮酒"之异名。见该条。

51985 固髓丸

《一见知医》卷四。为《济生》卷四"秘精丸"之异名。见该条。

51986 固齿秘方(《慈禧光绪医方选议》)

【组成】生大黄一两 熟大黄一两 生石膏一两 熟石膏一两 骨碎补一两 银杜仲一两 青盐一两 食盐一两 明矾五钱 枯矾五钱 当归身五钱

【用法】上为细末。每早起先以此散擦牙根,然后净脸,净毕用冷水漱吐。

【功用】养血补肾,杀虫解毒,固齿。

【主治】胃火牙痛。

51987 固垒元帅(《得效》卷十九)

【异名】加味十奇散。

【组成】当归(酒浸) 桂心(不见火) 人参 土芎 香白芷 防风(去芦) 桔梗 厚朴(去粗皮,姜汁炒)各等分 甘草五文 乳香(研) 没药(研)

【用法】上为末。每服二钱,酒调,一日三次。不饮酒者,以麦门冬去心煎汤或木香汤调服。病愈而止。

【功用】内护固济,去旧生新,成者速溃,未成者速散。

【主治】痈发已成或未成,服内消药三五日不效,或年

四十以上气血衰弱者。

【备考】方中乳香、没药用量原缺。

51988 固真饮子（《医学入门》卷八）

【组成】人参 山药 当归 黄耆 黄柏各一钱 熟地黄一钱半 白术 泽泻 山茱萸 补骨脂各五分 五味子十粒 陈皮 茯苓各八分 杜仲 甘草各七分

【用法】水煎,温服。

【功用】养气血,理脾胃,充腠理,补五脏。

【主治】阴阳两虚,气血不足,饮食少,五心热,自汗,日晡潮热,精气滑脱,行步无力,腰胯酸痛,泄泻,脉沉弱;嗽少痰多,或干咳,或气血精神不足,体倦,头目昏,食少,脉虚数,潮热,将成痨瘵者;或伤力气虚,脉弱,腰背疼痛,动辄鼻衄者;或便血过多,面黄瘦瘁,食少气促者;或妇人阴虚瘦瘁,食少,虚热,自汗,腹痛,面浮,腰痛,赤白带下者。

【宜忌】中年以上之人,可以常服。

【备考】《便览》:有半夏、生姜,无茯苓。

51989 固精煮酒（《墨宝斋集验方》卷上）

【异名】固精酒（《惠直堂方》卷一）。

【组成】甘枸杞四两 川归二两（酒洗净） 怀地黄六两

【用法】上咬咀,以绢袋盛。入坛内,用好头生酒五六大壶,煮二炷香为度。取起出火性,七日后饮之。每日空心及将晚时饮三五杯。不可多饮。

【功用】助阳坚举,久服多子。

51990 固土车水丸（《点点经》卷三）

【组成】马房粪坑内马脚所常踏之处泥土马溺

【用法】上为丸,如梧桐子大。每服六十四丸,空心沸汤送下,以二十四日为度,晚服养身济阴汤。

【主治】酒伤黄肿,气喘发咳,小腹肿满,臌胀。

【宜忌】白马尤佳。忌一切发物、生盐。

51991 固下人参煎（《重订通俗伤寒论》）

【组成】党参 炒白术 附子 化龙骨 肉果霜各一钱半 诃子 炮姜 木香各一钱

【用法】陈粳米、大枣为引。

【主治】寒凉过剂,伤脾损胃,脾阳下脱,不喜食物,下利清谷,及下脓血,漏底不止,肢体厥冷,面色淡白,动则出汗,独语如见鬼,声颤无力,喜向里卧,似寐非寐,呼之不应,舌色淡红无神,脉沉伏或微弱无力。

51992 固卫御风汤（《朱仁康临床经验集》）

【组成】炙黄耆9克 防风9克 炒白术9克 桂枝9克 赤白芍各9克 生姜3片 大枣7枚

【功用】调营固卫,以御风寒。

【主治】冷激性荨麻疹。

【加减】日久发作不休者,加乌梅、五味子。

【方论选录】本方为玉屏风散合桂枝汤组成。黄耆、白术、防风固表御风,桂枝、白芍、生姜、大枣调和营卫,发散风寒,佐赤芍活血祛风。

51993 固元利关煎（《古方汇精》卷一）

【组成】香附三钱 红花四分 制首乌五钱 炙黄耆一钱五分

【用法】白水煎,露一宿,清晨热服。

【主治】阴阳久疟。

51994 固元解毒汤（《幼科直言》卷二）

【组成】当归 银花 苡仁 白茯苓 丹皮 扁豆（炒） 连翘 桔梗 黄芩 陈皮 山楂肉 甘草

【用法】白水煎。

【功用】结痂收靥。

【主治】痘见十朝,十一二三朝。

51995 固气不二丸（《圣济总录》卷九十一）

【组成】干柿（切,焙） 鸡头舌（焙干,鸡头纂上尖也） 金樱子（焙干,状似黄蔷薇子） 莲花蕊（焙干）各等分

【用法】上为末,以乌鸡子汁和丸,如梧桐子大。每服十丸,温酒送下。

【主治】虚劳,元藏衰弱,精气滑泄,或梦中遗沥。

51996 固气止脱汤（《辨证录》卷十二）

【组成】人参 熟地 山茱萸各一两 白术 麦冬各五钱 甘草一钱 丹皮三钱

【用法】水煎服。

【功用】补气摄血,补精止血。

【主治】妇人因行房癫狂,气脱精泄火炽,遂至小产,血崩不止。

51997 固气生血汤（《辨证录》卷三）

【组成】黄耆一两 当归五钱 荆芥（炒黑）二钱

【用法】水煎服。一剂血止,再剂气旺,四剂各归经,不致再吐。

【功用】固气生血。

【主治】一时狂吐血,血吐出如倾盆,实火变虚,气脱者。

【方论选录】此方即补血汤之变,全在荆芥引血归于气分之中,引气生于血分之内,气血之阴阳既交,则水火之阴阳自济,断不至脏腑经络再有拂逆,使血冲击而再呕也。

51998 固气收涎汤（《辨证录》卷二）

【组成】人参一两 白茯苓 远志 山药各三钱 半夏二钱 麦冬 炒枣仁 巴戟天各五钱 附子三分

【用法】水煎服。

【主治】男子中气,身未猝倒,而右手不仁,言语謇涩,口中流沫。

51999 固气防风汤（《嵩崖尊生》卷七）

【组成】柴胡 升麻 黄耆各一钱 防风 羌活 陈皮 人参 甘草各五分 藁本 青皮各三分 黄柏五分 白蔻二分

【主治】风热肩背痛,小便数少。

【宜忌】气虚人勿服。

52000 固气清宫汤（《效验秘方》姚寓晨方）

【组成】炙黄耆20克 炒黄芩12克 焦白术10克 贯众炭15克 潞党参15克 炒当归12克 怀山药45克 制黄精15克 地榆炭12克 煅花蕊石15克（先煎）

【用法】水煎服,日1剂,早晚各服1次。

【功用】固气清宫。

【主治】年老经水复行。

【方论选录】对老年经水复行之病,若恶病可疑当尽早手术,若系良性病以气虚宫热者居多。故多先从固气清宫立法,复以滋肾养肝之品收功。本方以黄耆配黄芩,益脾肾之气,清血分之热;焦白术配贯众炭,"利腰脐间血",清胞中

之火。黄精《别录》谓能"补中益气,安五脏"。所用"三黄"(黄耆、黄芩、黄精),乃固气清宫法之主药。重用山药,调益脾肾,此味甘液浓,对老妇尤宜。以上药选既无滋腻壅滞,又无辛燥助火,固本澄源而获痊愈。

52001 固气填精汤《《傅青主女科》卷下》

【组成】人参一两　黄耆一两(生用)　白术五钱(土炒)　大熟地一两(九蒸)　当归五钱(酒洗)　三七三钱(研末,冲)　芥穗二钱(炒黑)

【用法】水煎服。服一剂而血止,二剂而身安,四剂则全愈。

【功用】急固其气,大补其精。

【主治】妊妇因行房气脱,水亏火盛,以致小产,血崩不止。

【宜忌】若年逾四十,参、耆宜倍用,熟地宜减半用,以其气虚火衰也。否则,每令气脱不救。

【方论选录】此方之妙,妙在不去清火,而惟补气补精,其奏功独神者,以诸药温润能除大热也。盖热是虚,故补气自能摄血,补精自能止血,意在本也。

52002 固本十补丸《《冯氏锦囊·杂症》卷十一》

【组成】熟地八两(锅刀切块,酒水各半煮烂,捣烂,入药)　山茱萸肉五两(酒拌,蒸,晒干,炒)　怀山药六两(炒黄)　白茯苓四两(人乳拌,晒干,焙)　淮牛膝四两(淡盐酒拌,晒干,炒)　厚杜仲三两(淡盐酒拌,晒干,炒)　鹿茸茸一具(拣饱满紫润者,去毛骨,锯厚片,切小方块,酥拌,炒松黄)　北五味子一两二钱(每个打扁,蜜酒拌,蒸,晒干,炒)　制附子一两五钱(切片,微火焙燥)　上肉桂一两五钱(临磨刮尽粗皮,不见火,不出气)

【用法】上为细末,用熟地捣烂入药,加炼蜜杵好为丸。每服五六钱,早空心淡盐汤送下,随进饮食压之。

【主治】肾元不足,脾胃虚弱者。

【方论选录】熟地重浊味厚,能补阴,且色黄而得土之正气,故走心脾,蒸晒至黑则减寒性,而专温补肝肾;山茱萸益肝,且精欲固而畏脱,萸肉味酸涩更可固精髓,以助肾家闭藏之职;山药甘咸,补脾而入肾,以化源也;茯苓淡渗,搬运下趋,精华可入于肾;牛膝、杜仲坚强筋骨,以为熟地之佐使;肉桂甘辛,补命门之真火,附子之健悍以噓既槁之阳,和使阴从阳长;借鹿茸精血有情之品,助草木而峻补,令无情而变有情;五味子酸以敛之,咸以降之,以防辛温之药乘势僭越于上,且可敛肺金而滋水生津液而强阴,专纳气藏原。

52003 固本止血汤《《效验秘方·续集》薛葵方》

【组成】生地　熟地　旱莲草　白芍　女贞子　黄柏　地骨皮　炙黄芪　炒白术　失笑散(布包)　地榆各10克　续断15克　三七粉(冲服)3克

【用法】上药于经潮第3日始煎服,日1剂,分2次服。

【主治】青春期功能性子宫出血。

【加减】冲任血热型,症见宫血如涌,色深红,伴灼热唇赤,口渴喜饮,溲黄便结,舌红苔黄脉滑数,加丹皮、炒山栀各10克;肝肾阴虚型,症见宫血时多时少,淋漓不尽,色鲜红,伴头目眩晕,手足心热,失眠盗汗,腰膝酸软,口干不欲饮,舌红中有裂纹,脉细数,加龟板、黄肉各10克;气虚血瘀型,症见宫血时多时少,迁延不尽,色清而夹有血块,少腹坠胀刺痛,血块下后则少腹胀痛可减轻,面色㿠白,头晕乏力,

短气懒言,舌淡紫或边有瘀斑,苔薄,脉细涩,本方加党参、当归、红花各10克,黄芪增至30克。

【临床报道】青春期功能性子宫出血:用本方治疗30例,服药3剂血止者12例,4～6剂血止者14例,7～9剂血止者2例,服10剂以上血不止者为无效,计2例。总有效率达93.33%。

52004 固本止崩汤《《傅青主女科》卷上》

【组成】大熟地一两(九蒸)　白术一两(土炒焦)　黄耆三钱(生用)　当归五钱(酒洗)　黑姜二钱　人参三钱

【用法】水煎服。一剂崩止,十剂不再发。

【主治】妇人虚火血崩,两目黑暗,昏晕在地,不省人事。

【宜忌】若血崩数日,血下数斗,六脉俱无,鼻中微微有息,不可遽服此方,恐气将脱不能受峻补也;有力者,用辽人参(去芦)三钱,煎成,冲贯众炭末一钱,服之待气息微旺,然后服此方,仍加贯众炭末一钱,无不见效。无力者;用无灰黄酒冲贯众炭末三钱,服之待其气接,神清,始可服此方,人参以党参代之,临服亦加贯众炭末一钱(冲入)。

【方论选录】此方妙在全不去止血,而唯补血,又不只补血,而更补气,非唯补气,而更补火。盖血崩而至于黑暗昏晕,则血已尽去,仅存一线之气,以为护持,若不急补其气以生血,而先补其血而遗气,则有形之气恐不能遽生,而无形之气,必且至尽散。此所以不先补血而先补气也。然单补气则血又不易生,单补血而不补火,则血又必凝滞,而不能随气而速生。况黑姜引血归经,是补中又有收敛之妙,所以同补气补血之药并用之耳。

52005 固本化毒汤《《片玉痘疹》卷九》

【组成】人参　白术　干姜(炙)　甘草(炙)　官桂　诃子肉(炒)　丁香

【用法】水煎服。

【主治】痘养浆之时,因泄泻而致痘色灰白者。

52006 固本耳聪丸《《冯氏锦囊·杂症》卷六》

【组成】熟地四两(焙)　柏子仁(焙,去油)　人参一两(焙)　石菖蒲五钱(蜜酒拌,焙)　远志肉一两(甘草制,焙)　五味子七钱　白茯神一两(人乳拌,炒)　山药二两(炒黄)

【用法】上为末,蜜为丸。每服三钱,早晚食前、食远白汤送下。

【主治】心肾不足,诸虚耳聋。

【备考】方中柏子仁用量原缺。

52007 固本延龄丸《《成方制剂》3册》

【组成】巴戟天　柏子仁　丹参　地骨皮　地黄　杜仲　茯苓　覆盆子　狗鞭　枸杞子　花椒　鹿角胶　麦冬　木香　牛膝　人参　肉苁蓉　山药　山茱萸　石菖蒲　熟地黄　天冬　菟丝子　五味子　鱼鳔　远志　泽泻　珍珠

【用法】上制成丸剂。每丸重9克。早空腹用淡盐水送服,一次1丸,一日1次。

【功用】固本培元,滋阴壮阳,补髓填精,强壮筋骨,开心益智,延年益寿。

【主治】虚劳损伤,腰痛体倦,阳痿遗精,心悸失眠,肌肤憔悴,须发早白,经血不调,食欲不振。

【宜忌】忌食生冷、油腻。外感未愈者忌用。

52008 固本异功煎《《外科医镜》》

八画

固

【组成】大熟地五钱　白术三钱　山药三钱　人参三钱　生黄耆三钱　枸杞三钱　黄肉三钱　补骨脂二钱　枣仁二钱(炒)　甘草二钱(生)　上猺桂二钱　淡附子一钱

【用法】水煎服。或加炮姜一钱。

【主治】一切阴疽。溃烂不堪,气血亏损,或因凉药克伐,呕吐泄泻,形状狼狈危极。

52009　固本还睛丸《医学正传》卷五)

【异名】夜光丸(《济阳纲目》卷一〇一)。

【组成】天门冬(去皮心,酒浸一宿,另杵如泥)　麦门冬(去心,焙干)　生地黄(酒浸,焙,勿犯铁)　熟地黄(酒洗净,用瓷器蒸,勿犯铁)各三两　人参一两五钱　白茯苓　干山药　枸杞子各一两五钱　川牛膝一两(酒洗)　石斛一两(去芦,酒洗)　草决明(微炒)　杏仁(去皮尖,另研)　甘菊花(用小金钱)　菟丝子(酒浸三宿,另研,焙干)　枳壳(麸炒黄色)　羚羊角各一两(细剉,取净末八钱)　乌犀角八钱(剉细,生用)　五味子七钱(焙干)　甘草七钱(炙)　防风八钱(去芦)　白蒺藜七钱(杵去刺)　黄连七钱(去毛)　川芎七钱　青葙子八钱(微炒)

【用法】上为细末,炼蜜为丸,如梧桐子大。每服五七十丸,盐汤送下。

【功用】《饲鹤亭集方》:升水降火,平肝益肾,明目清心。

【主治】远年一切目疾,内外翳膜遮睛,风弦烂眼,及老弱人目眵多糊,迎风冷泪,视物昏花等。

【备考】本方方名,《景岳全书》引作“祖传固本还睛丸”。

52010　固本肾气丸《墨宝斋集验方》卷上)

【组成】人参一两　麦门冬三两(去心)　天门冬三两(去心)　怀熟地三两(酒煮)　怀生地二两(酒洗)　泽泻一两(白煮)　怀山药四两(炒)　山茱萸二两(去核)　牡丹皮二两(酒洗)　白茯苓二两　枸杞子二两

【用法】上为末,炼蜜为丸,如梧桐子大。每服百丸,空心淡盐汤送下。

【功用】固肾气。

【主治】《医学启蒙》:下元虚损,精气不固,或梦泄遗精,阴虚火动,水火不济,上实下虚,盗汗淋漓。

52011　固本肾气丸《理瀹骈文》卷下)

【组成】人参　黄耆　白术　茯苓　当归　生地　炙草　枣仁　煨姜　鹿角胶

【主治】阳虚。

52012　固本明目汤《眼科临症笔记》)

【组成】大丽参三钱　覆盆子三钱　玄参五钱　远志三钱　白芍四钱　茯神三钱　女贞子三钱　没石子三钱　蒺藜三钱(炒)　甘草一钱　磁石二钱

【用法】水煎服。

【主治】瞳孔散大症。两眼瞳孔大如豆,头目眩晕,视物忽明忽暗,如在云雾中。

【临床报道】瞳孔散大症:禹城夏某某之母,素无目疾,年过花甲,忽觉头目眩晕,视物昏蒙,瞳孔放大如豆,脉左尺细数,关部弦大,乃肾水不足,肝阳上越所致。先将上星、合谷、太阳频泻,嘱服滋阴敛光散,连服十剂,头晕目弦大有好转,目昏如故。后改服本方,连服十余剂,瞳孔稍收,而视力

自觉增加。又将攒竹、目窗、光明轮刺,常服磁朱丸,月余光收大半。

52013　固本泻火汤《眼科临症笔记》)

【组成】生牡蛎五钱　生龙骨五钱　当归三钱　川芎二钱　白芍四钱　生地一两　生龟版四钱　金银花六钱　玄参三钱　知母三钱　寸冬三钱　黄连二钱　生甘草一钱　羚羊角五分

【用法】水煎服。

【主治】萤星满目症(玻璃体出血)。两眼黑珠与平人无异,不疼不红,自视火光乱飞,视物昏花。

【临床报道】眼底出血,左某某,女,干部。忽觉头晕、目昏,视有红花,确诊为眼底出血。六脉洪大。乃肝火旺盛,上冲于脑,波及于目而致。先服本方十余剂,血即止。改服平肝泻火汤,三月余视力上达1.2。

52014　固本定喘汤《儿科证治简要》)

【组成】白果仁三钱　细辛八分　龟版胶二钱　五味子一钱半　干姜一钱

【功用】固本定喘。

【主治】小儿体质素弱或病后元气不足,肺气虚弱之哮喘。症见面容苍白或萎黄,精神不振,四肢倦怠,口唇淡白,咳声低微,呼吸短促,气不接续,动则喘剧,静则喘轻,脉象细弱,指纹淡,舌质淡红,苔薄白。

52015　固本咳喘片《中国药典》2010版)

【组成】党参151克　白术(麸炒)151克　茯苓100克　麦冬151克　盐补骨脂151克　炙甘草75克　醋五味子75克

【用法】上制成片剂,每片重0.4克。口服,一次3片,一日3次。

【功用】益气固表,健脾补肾。

【主治】脾虚痰盛,肾气不固所致的咳嗽痰多,喘息气促,动则喘剧;慢性支气管炎、肺气肿、支气管哮喘见上述证候者。

52016　固本种子丸《救产全书》)

【组成】大怀熟地八两(酒煮,晒,杵膏)　补骨脂八两(青盐二两化,酒炒,去衣)　透明鱼胶八两(醋煅牡蛎粉炒成珠)　山萸肉四两　白茯苓三两(人乳拌,晒)　枸杞四两　怀山药四两　辽五味三两　牛膝肉三两　杜仲三两(刮去皮,盐水炒)　泽泻三两(去毛)　菟丝子二两(酒煮)　牡丹皮三两　厚肉桂一两(去皮,不见火)

【用法】上为细末,炼蜜为丸,如桐子大。先服三钱,后渐加至五钱止,男用每早空心白滚汤服。

【功用】种子。

【加减】如阳痿,加真川大附子一两(童便浸制);如本虚,加头胎紫河车一具(河水洗,银针挑去血筋,酒蒸烂,捣膏)。

52017　固本种子丸(年氏《集验良方》卷二)

【组成】巴戟天二两　远志肉二两　石斛四两　杜仲四两　川牛膝二两　五加皮三两　青盐二两　生地三两　当归二两　大茴香一两　山茱萸二两(去核)　沙苑蒺藜四两　益智子二两　羚羊角四两　锁阳十二两　鱼鳔八两　枸杞十两　人参十两　破故纸六两　覆盆子二两　巨胜子四两　桑螵蛸　阿胶一斤半　龟版胶一斤半　肉苁蓉半斤

何首乌三斤　白茯苓八两　鸽蛋二百　淫羊藿　黑驴肾一具　黄狗肾十具(炙脆,为末)　鳖头一个

【用法】炼蜜为丸,如梧桐子大。每服三钱,黄酒送下。寅、午、戌三时服三次,或早、晚二次。

【功用】固本种子。

【宜忌】不宜多服。忌房事一月。忌诸样血,不可食。

【备考】方中桑螵蛸、淫羊藿用量原缺。

52018　固本种子丸(《惠直堂方》卷一)

【组成】九香虫五十对(黄酒洗净,焙)　五味子四两　百部(酒浸一宿,焙)　肉苁蓉(酒洗)　远志(去心)　杜仲(炒)　枸杞子　防风　茯苓　蛇床　巴戟(酒洗,去心)　柏子仁(去油)　山药各一两

【用法】上为细末,炼蜜为丸,如梧桐子大。每服五十丸,食前温酒或盐汤送下。

【功用】固本种子。

52019　固本保元丸(《玉案》卷四)

【组成】人参　茯苓各三两　紫河车二具　枸杞　五味子　知母　锁阳　仙茅　当归各二两　生地四两　黄耆　杜仲各一两　天雄一枚　甘草八钱

【用法】上为末,炼蜜为丸,如梧桐子大。每服三钱,空心盐汤送下。

【主治】诸虚百损,精血不固,元神不足,四肢乏力,肌肉消瘦,朝凉暮热,梦寐遗精,阳事不举。

52020　固本养荣丸(《活人心统》)

【组成】人参一两　生地二两　麦冬(去心)二两　天冬(去心)二两　草薢一两　知母(盐水炒)　川柏(盐水炒)各二两　熟地(酒洗)二两　茯神一两

【用法】上人参、茯神、知母、黄柏研末,余药酒浸捣膏,同蜜为丸,如梧桐子大。每服八十丸,莲心汤送下。

【主治】三消日久,阴虚阳亢者。

52021　固本养荣丸

《中国医学大辞典》。即《外科正宗》卷三"固本养荣汤"改为丸剂。见该条。

52022　固本养荣汤(《外科正宗》卷三)

【组成】川芎　当归　白芍　熟地　白术　山药　人参　牡丹皮　山萸肉　黄耆各一钱　甘草　肉桂　五味子各五分

【用法】水二钟,加生姜三片,大枣二个,煎八分,食前服。

【主治】骨疽已成,骨不吐出,或既出不能收敛,由气血之虚,脾胃弱也。

【备考】本方改为丸剂,名"固本养荣丸"(见《中国医学大辞典》)。

52023　固本健阳丹(《回春》卷六)

【异名】固本健阳种子丹(《医学正印》卷上)。

【组成】菟丝子(酒煮)一两半　白茯神(去皮木)　山药(酒蒸)　牛膝(去芦,酒洗)　杜仲(酒洗,去皮,酥炙)　当归身(酒洗)　肉苁蓉(酒浸)　五味子(去梗)　益智仁(盐水炒)　嫩鹿茸(酥炙)各一两　熟地(酒蒸)　山萸(酒蒸,去核)各三两　川巴戟(酒浸,去心)二两　续断(酒浸)　远志(制)　蛇床子(炒,去壳)各一两半　人参二两　枸杞子三两

【用法】上为细末,炼蜜为丸,如梧桐子大。每服五七

十丸,空心盐汤送下,酒亦可,临卧再进一服。若妇人月候已尽,此是种子期也,一日可服三次。

【功用】《医学正印》:培养元神,坚固精血,暖肾壮阳。

【主治】无子。多是精血清冷,或禀赋薄弱;间有壮盛者,亦是房劳过甚,以致肾水欠旺,不能直射子宫所致。

【加减】如精不固,加龙骨、牡蛎(火煅,盐酒淬三五次)各一两二钱,鹿茸五钱。

【临床报道】不育证:刘小亭公,年四十无子嗣,阳事痿弱,精如水冷,两寸脉洪,两尺脉沉微无力。此真元衰惫,乃斫丧过度所致也。以固本健阳丹加人参、附子、枸杞子、覆盆子各二两,制一料服尽。觉下元温暖如前,又制一料,服至半料乃止。果孕,生一子。后传之于刘伯亭、刘敏庵俱服之,皆生子。

52024　固本健脾丸(《活人方》卷二)

【组成】白术四两　陈皮二两　茯苓二两　陈冬米二两　神曲一两　麦芽粉一两　肉蔻五钱　砂仁五钱　木香五钱

【用法】水叠丸。每服三钱,早空心午后白滚汤吞服。

【功用】温补脾元,和中醒胃,进食止泄,推陈致新。

【主治】脾胃虚弱,嗳腐,痞满不舒,膨胀,迫滞而泻。

52025　固本益肠片(《中国药典》2010版)

【组成】党参　炒白术　补骨脂　麸炒山药　黄芪　炮姜　酒当归　炒白芍　醋延胡索　煨木香　地榆炭　煅赤石脂　儿茶　炙甘草

【用法】上制成片剂,❶素片每片重0.32克(小片),❷素片每片重0.60克(大片),❸薄膜衣片每片重0.62克(大片)。口服,一次小片8片,大片4片,一日三次。

【功用】健脾温肾,涩肠止泻。

【主治】脾肾阳虚所致的泄泻。症见腹痛绵绵,大便清稀或有黏液及黏液血便,食少腹胀,腰酸乏力,形寒肢冷,舌淡苔白,脉虚;慢性肠炎见上述证候者。

【宜忌】服药期间忌食生冷、辛辣、油腻食物。湿热下痢非本方所宜。

52026　固本理眩汤(《冯氏锦囊·杂症》卷六)

【组成】人参一钱五分　天麻(煨)一钱二分　当归一钱　白术(炒)一钱　橘红(盐汤煮)五分　白芍(酒炒)一钱五分　茯神一钱二分　半夏一钱　五味子四分

【用法】加生姜、大枣,水煎服。

【主治】气虚头眩。

52027　固本锁精丸

《准绳·类方》卷六。为《古今医鉴》卷八"固本锁精丹"之异名。见该条。

52028　固本锁精丸(《何氏济生论》卷五)

【组成】山药　枸杞　黄耆　石莲　知母(盐炒)　黄柏(盐炒)　五味　沙苑蒺藜　菟丝　茯苓　蛤粉(煅,研)　人参二两五钱　锁阳(酥炙)一两

【用法】白术膏为丸,如梧桐子大。每服八九十丸,盐水送下。

【功用】益气固阳。

【主治】男子阴虚盗汗,遗精。

【备考】方中山药、枸杞、黄耆、石莲、知母、黄柏、五味、沙苑蒺藜、菟丝、茯苓、蛤粉用量原缺。

52029　固本锁精丹《古今医鉴》卷八

【异名】固本锁精丸（《准绳·类方》卷六）。

【组成】黄耆二两半　人参二两半　枸杞子二两　锁阳二两　五味子二两　石莲肉二两半　山药二两　海蛤粉二两半　黄柏二两（酒拌，晒干，炒黑色）

【用法】上为末，用白术六两，水五碗，煎至二碗，倒过术汁另放；再用水四碗，煎至二碗，去滓，与前二碗同煎，熬至一碗如膏，收和前药末为丸，如梧桐子大。每服五十丸，加至六七十丸，空心温酒或淡盐汤送下。

【功用】大补元气，涩精固阳。

【主治】元阳虚惫，精气不固，梦寐遗精，夜多盗汗，遗泄不禁。

【备考】《准绳·类方》有山茱萸、知母。

52030　固本遐龄酒《回春》卷四

【组成】当归（酒洗）　巴戟（酒浸，去心）　肉苁蓉（酒洗）　杜仲（酒炒，去丝）　人参（去芦）　沉香　小茴（酒炒）　破故纸（酒炒）　石菖蒲（去毛）　青盐　木通　山茱萸（酒蒸，去核）　石斛　天门冬（去心）　熟地黄　陈皮　狗脊　菟丝子（酒浸，蒸）　牛膝（去芦）　酸枣仁（炒）　覆盆子（炒）各一两　枸杞子二两　川椒（去子）七钱　神曲（炒）二两　白豆蔻　木香各三钱　砂仁　大茴　益智（去壳）　乳香各五钱　虎骨胫（酥炙）二两　淫羊藿四两（新者）　糯米一升　大枣一升　生姜二两（捣汁）　远志（甘草水泡，去心）一两　新山药四两（捣汁）　小黄米明流烧酒七十斤

【用法】上为末，糯米、枣肉、粘饭同姜汁、山药汁、炼蜜四两和成块，分为四块，四绢袋盛之，入酒坛内浸二十一日，取出。每次饮一二盏，早晚热服。

【功用】和气血，养脏腑，调脾胃，解宿醒，强精神，悦颜色，助劳倦，补诸虚。

【宜忌】虚人无热者宜此。

52031　固阳散火汤《片玉痘疹》卷七

【组成】人参　黄耆　甘草　升麻　葛根　当归尾　连翘　防风　生地　木通　荆芥穗

【用法】水煎服。

【功用】疏风固表消毒，预防痒塌。

【主治】痘出色艳而赤。

52032　固阴和疟饮《慈航集》卷下

【组成】赤鲜首乌五钱（打碎）　当归三钱（酒洗）　白芍三钱（酒炒）　枳壳一钱五分（炒）　青皮一钱五分　草蔻仁一钱（研）　柴胡五分（微炒）　炙甘草三分　煨姜二片

【用法】上用河、井水各一碗煎，早一时服。

【功用】养阴，和少阳之邪，清阳明积滞。

【主治】瘟疫表邪未清而转疟，其脉弦滑，多汗，寒轻热重，先伤阴分者。

【加减】如恶心，加藿香梗三钱；如作泻，加车前子三钱、大元枣三个；如热重，加青蒿三钱；如疟来三次未愈，加制半夏二钱、大贝母一钱五分；口渴，加知母一钱五分；心中发嘈，以老姜二钱、大枣五个砂锅煮，去姜吃枣子，二三日后，再吃饮食，免其病之反复也。

52033　固阴清胃饮《慈航集》卷下

【组成】鲜生地八钱　当归八钱　生白芍八钱　生甘草八分　枳实二钱　草蔻仁一钱（研）　槟榔一钱五分　炒川连五分

【用法】姜汁为引。

【主治】少阴君火，阳明燥金之年，瘟疫初病，未入少阳，误早用柴胡、桂枝、石膏、知母，证变狂躁，壮热不退，目赤、舌黑、津液内伤，神昏呓语，疫毒尽归阳明胃腑，毒热内焚，上熏于少阴，心移热于肝胆，目不识人，无汗，不下痢者。

【加减】如斑疹隐伏不出，加升麻一钱五分，葛根三钱，芫荽五钱；如咽喉肿痛溃烂，加桔梗三钱，牛蒡子三钱，连翘一钱五分，生甘草一钱五分；如作泻，加车前子三钱，木通一钱五分；如口干，加天冬三钱，天花粉三钱。

52034　固阴清痢煎《慈航集》卷下

【组成】全当归一两　炒枳壳二钱　白芍一两　莱菔子三钱（炒，研）　地骨皮五钱（酒泡）　槟榔二钱　甘草八分　车前子三钱　陈皮一钱五分

【用法】煨姜二钱为引。小儿照前减半服。

【主治】冬三月患痢疾。

【加减】如恶心，加灶心土五钱；如腹痛，加广木香一钱五分；如痢遍数多，加制大黄五钱；如红多，加酒炒川连三五分；如有外感，加紫苏一钱五分，葱头三个。

52035　固肝养荣汤《眼科临症笔记》

【组成】大熟地五钱　当归三钱　人参二钱　川芎二钱　枸杞三钱　肉苁蓉四钱　菟丝子三钱　巴戟三钱　蒺藜三钱（炒）　石斛三钱　菊花二钱　夏枯草三钱　云苓三钱　甘草一钱

【用法】水煎服。

【主治】无时冷热泪症（泪道阻塞）。两目搐昏，不疼不肿，视力不健，或冷或热，时常流泪。

52036　固肠止泻丸《成方制剂》20册

【异名】结肠炎丸

【组成】乌梅或乌梅肉　黄连　干姜　木香　罂粟壳　延胡索

【用法】上制成丸剂，❶每9粒重1克（浓缩丸）；❷每12粒重1克（水丸）。口服，一次4克（浓缩丸）或一次5克（水丸），一日3次。

【功用】调和肝脾，涩肠止痛。

【主治】肝脾不和，泻痢腹痛，慢性非特异性溃疡性结肠炎见上述证候者。

【宜忌】忌食生冷、辛辣、油腻等刺激性食物。

52037　固肠断下丸《济生纲目》卷二十二

【组成】肉豆蔻　白术（炒）　诃子（煨）　白龙骨（煨）　当归身各一两　干姜（煨）　粟壳各五钱　木香（煨）三钱

【用法】上为末，酒糊为丸，如梧桐子大。每服五七十丸，清米饮送下。

【主治】虚寒久泻滑泄。

52038　固齿白玉膏《外科大成》卷三

【组成】龙骨一两　阳起石五钱（姜蚕四十九个，防风、当归、川芎、牙皂、青盐、升麻、白芷、骨皮各五钱，细辛、藁本各三钱，为粗末，长流水于砂锅内，桑柴火煮汁，去滓，再煎汁一碗，将龙骨、阳起石火煅通红淬药汁内七次，焙干为末）铅粉一两　珍珠三钱　象牙（末）五钱　麝香二钱

【用法】上为末，和匀。黄蜡三两熔化，滤净再化，俟温方入前药和匀，乘热摊纸上，如冷，烧热熨斗，仰放，纸铺斗

八
画

固

上摊之。用时先漱口净,剪小条贴齿根上,闭口不语。

【主治】一切牙疼,及齿动摇而不坚固者。

52039 固齿延寿膏《扶寿精方》

【组成】珍珠五钱(绢作小袋盛之,豆腐一方,中开一孔纳珠袋,仍以原腐掩孔,留袋上一线悬锅口上,勿令珠袋落底,恐伤珠原气,桑柴火煮一炷香为度) 雄鼠骨(腊月内雄鼠一只,面作饼,将全鼠包完,外用盐泥复包,阴干,炭火烧红,冷定,破取骨)五钱 秋石二钱 龙骨(制法与鼠骨同)五钱 阳起石 象牙各五钱 鹿角霜五钱 广木香二钱半 沉香二钱 南川芎 怀熟地黄 白芍药 当归 乳香 没药各一钱 青盐一钱半 白芷 大小皂角各五分 破故纸(炒香,忌铁) 细辛(去土,洗净,晒干)三分

【用法】上为极细末,白蜡五两,俱各作二分。用蜜煎罐一个,先将白蜡化开,次下一分药末,桑柴文火溶开蜡,将药搅匀,外用呈文纸二张,将前药一分散在纸上,用手擦磨药末,在纸上下周围,后将罐内药火化开,搅匀倾在纸上,周围俱用药汁走到,用刀作条。临卧贴在牙上一夜,次早取出,药条皆黑,齿牙渐贴渐固。

【功用】坚固牙齿,驱逐垢腻,益肾生津,壮骨强髓,添精倍力。

【主治】龈宣齿槁,黄黑腐败,风虫作痛,颊颊红肿。

【备考】方中破故纸用量原缺。

52040 固齿牢牙散《回春》卷五

【组成】虎骨一两(火煅) 青盐(用嫩槐枝等分,同炒黄色)一两 细辛五钱(末)

【用法】上为散,后匀。擦牙。

【功用】固齿牢牙。

52041 固齿明目方《鲁府禁方》卷二

【组成】赤芍药 荆芥穗 香白芷 当归尾 防风 青盐

【用法】上用青盐一斤捣碎,以井花水五碗,先煎,洁净为末;然后将咀药片五味药,用水八升煎至四升,用马尾罗内,薄绵一叶滤去滓垢,将青盐入在药水内,用文武火煎干为度。每日早晨洗面时用手指蘸水,湿擦于牙上下周遍,却噙半口水,漱三十六次,吐水在手,洗面眼最效;如觉牙齿微痛,晚亦照前擦之;常行睡卧擦之亦效。如无青盐,白盐飞过者亦可,用水一升,即一茶盏也。又或添细辛五钱尤妙。

【功用】固齿明目。

【主治】牙痛。

52042 固齿明目散

《奇方类编》卷上。为《回春》卷五"牢牙固齿明目散"之异名。见该条。

52043 固齿刷牙散《慈禧光绪医方选议》

【组成】青盐 川椒 旱莲草各二两 枯白矾一两 白盐四两

【用法】上以旱莲草、川椒水煎去滓,得汁一茶钟,拌盐、矾内,炒干,研极细面。擦牙漱口。

【主治】肝肾阴虚,头发早白及牙齿松动。

【方论选录】方中旱莲草滋补肾阴,所含鞣质且有收敛止血作用;白矾酸涩收敛,抗菌燥湿解毒;川椒杀虫止痛。

52044 固齿茯苓散《丹溪心法附余》卷十二引《应验方》

【组成】龙骨 寒水石(烧熟) 升麻 香白芷 茯苓

各一两 细辛 青盐各三钱 石膏四两 麝香半钱 石燕子大者半对(火烧醋淬七次)

【用法】上为末。每日早晨以指蘸药擦牙后,用温水漱口吐出。

【功用】牢牙固齿,固密不生痹疾。

52045 固齿将军散《景岳全书》卷五十一

【组成】锦纹大黄(炒微焦) 杜仲(炒半黑)各十两 青盐四两

【用法】上为末。每日清晨擦漱;火盛者咽之亦可。

【功用】牢牙固齿。

【主治】牙痛牙伤,胃火糜肿。

52046 固齿擦牙散《何氏济生论》卷六

【组成】青盐 寒水石 白蒺藜八两 羊胫骨 地骨皮四两 香附八两 熟地黄四两 生地四两 骨碎补八两 蕲艾茸 石燕 升麻 皂角四两 槐树头 桑树头 杨柳头(清明者)各四十九个

【用法】上咀碎,瓶装,盐泥固济,金粟火煅研细。每日擦牙。

【功用】固齿。

【备考】方中青盐、寒水石、羊胫骨、蕲艾茸、石燕、升麻用量原缺。

52047 固齿擦牙散《疡医大全》卷十六

【组成】上好食盐(成块者,煅) 骨碎补 生软石膏各四两 新鲜槐花二两(一方有寒水石、没食子)

【用法】上捣烂为丸,晒干再磨末。擦牙。

【功用】固齿。

【主治】齿衄。

52048 固肾启脾丸《活人方》卷四

【组成】白术八两 茯苓四两 补骨脂四两 杜仲四两 肉果二两 五味子二两 粟壳二两 肉桂一两 吴茱萸一两

【用法】上药醋调,炒米粉糊为丸。每服三钱,早空心米汤吞服。

【主治】脾肾之元气两虚,或水无土以蓄泄,而有泄泻肿胀之恙,或土无火以腐熟,而致倒饱嗳腐。

52049 固肾定喘丸《中国药典》2010版

【组成】熟地黄72克 附片(黑顺片)78克 牡丹皮52克 牛膝104克 盐补骨脂156克 砂仁42克 车前子104克 茯苓104克 盐益智仁52克 肉桂52克 山药104克 泽泻78克 金樱子肉52克

【用法】上制成丸剂。口服,一次1.5～2.0克,一日2～3次,可在发病预兆前服用,也可预防久喘复发。15天为一疗程。

【功用】温肾纳气,健脾化痰。

【主治】肺脾气虚,肾不纳气所致的咳嗽,气喘,动则尤甚;慢性支气管炎、肺气肿、支气管哮喘见上述证候者。

52050 固肾缩泉汤《效验秘方·续集》关幼波方

【组成】淡附片10克 鹿角霜15克 胡桃3枚 生黄芪15克 熟地12克 白芍15克 当归10克 五味子10克 芡实12克 乌梅10克 生牡蛎15克 生龙骨15克 石榴皮10克 首乌12克 分心木12克

【用法】每日一剂,水煎2次分服。

(总3788)

【功用】温阳固肾,补气养血。

【主治】夜间遗尿证。

【方论选录】方中用淡附片、鹿角霜、胡桃(辛温、咸温、甘温)温阳而不燥烈,助肾阳以振命火,况且胡桃打用,亦似胡桃仁与分心木同伍,补肾固精,主治尿频遗泄,鹿角霜又能补肾益气,固精壮阳,两者温而寓补;生黄芪、当归、白芍、熟地、首乌补气养血,立足于整体机能的调理;五味子、芡实收涩固肾理所当用;石榴皮酸涩温,入肾与大肠经,一般多惯用其涩肠止泻,但其亦有固肾涩精之效。乌梅酸温敛肺生津,涩肠固肾;生龙牡具有镇心安神,收敛固涩的作用。全方温阳助阳,调补气血,加之固涩收敛之品,以防振奋的肾气耗散,补中有敛,即可以巧取胜。

52051 固金养荣汤《理虚元鉴》卷下)

【组成】桔梗　桑皮　川贝　茯苓　百合　杏仁　陈皮　甘草

【用法】上用生地四两,荷叶汤煮烂捣膏,同蜜为丸服。

【主治】血虚痰火。

【备考】本方方名,据剂型,当作"固金养荣丸"。

52052 固胎芩术散《医学正印》)

【组成】黄芩(条实者,酒浸,炒)一两　白术(壁土炒,去土)一两　砂仁(炒)三两

【用法】上为末。每服三五匙,清米汤送下。

【功用】安胎。

52053 固胎泻火汤《眼科临症笔记》)

【组成】当归四钱　川芎二钱　白芍三钱　黄芩三钱　连翘三钱　寸冬三钱　丹皮二钱　石决明三钱　芥穗二钱(炒黑)　艾叶二钱　菟丝子三钱　枳壳二钱　甘草一钱

【用法】水煎服。

【主治】兼胎病目症(妊娠性弥漫性浅层角膜炎)。头疼目赤,白膜隐隐,流泪酸疼。

【临床报道】胎病目症:观城姜某某,女,三十岁。怀孕四个月,忽觉头疼目胀,热泪恒流,脉两关洪大。视其目,二目皆红,白膜层起,乃肝胃之火上冲,波及于脑所致。先刺上星、合谷,以泻肝胃之火;继服固胎泻火汤二三剂,目疼止,只觉小腹疼痛,又改服保胎无忧散五剂即愈。

52054 固真肥肠丸《普济方》卷二十五)

【组成】肉豆蔻(制)　苍术各三两　良姜　茴香　破故纸(炒)　胡芦巴各一两　当归二两　干姜一两(制)

【用法】上为末,糯米糊为丸,如梧桐子大。每服三十丸,米饮送下。

【主治】脾元虚弱,每食饱腻,脏腑易泄,肠鸣腰痛。

52055 固真秘元煎《医级》卷九)

【组成】人参一钱　菟丝三钱　龙齿一钱　五味五分　茯苓一钱半　芡实　金樱子二钱　桑螵蛸　车前各一钱五分

【主治】久带,久淋,梦与鬼交,并治男子梦遗精滑。

【备考】方中芡实用量原缺。

52056 固脾和中散《幼科释谜》)

【组成】人参　茯苓　白术　葛根　炙草　扁豆　藿香各等分

【用法】上为末。每服三钱,加生姜、大枣,水煎服。

【功用】和胃,止吐泻,定烦渴,止腹痛。

【主治】小儿脾胃素弱,复伤生冷,致伤食泻,大便不聚而泻,或因母食生冷肥腻而作泻,面唇俱白,泻稀而少,或如败卵臭,身形黄瘦者。

52057 固脾散毒汤《痘疹会通》卷三)

【组成】白芍　白术　云苓　防风　荆芥　连翘　木通　当归　大力

【用法】水煎服。

【主治】痘疹收靥落痂三日在脾经,余毒未净者。

【加减】痘后当属不靥,加参、芪、白芷、上桂;抓破不干,以败草散敷之;下痢脓血,加木香、连翘;后重,加槟榔、枳壳;泄泻,加升麻、猪苓、泽泻;呕吐,加陈皮、黄连;热不退,加黄芩、地骨皮;伤食发热,加山楂、六曲;风寒发热,加柴、葛、桂枝;腹痛,加木香;乍寒乍热,加参、柴、芪、桂;神昏好眠,加人参、麦冬、茯神,仍去翘、桂;溺涩,加车前、木通;惊搐,加人参、木通、生地、栀子;喘嗽,加杏仁、麦冬;便难,加杏仁、枳壳;手足拘挛,加炙芪、桂枝;骨节痛,加羌活;肿满,加大腹皮、防风;喘促,加葶苈;作渴,加人参、麦冬;自汗,加参、芪、上桂;吐蛔,加乌梅。

52058 固睛明目丸《眼科临症笔记》)

【组成】大黄芪二两　大熟地一两　大丽参五钱　白术六钱　远志五钱　蒺藜八钱(炒)　柏子仁一两　知母肉四钱　覆盆子一两　菟丝子一两　枣仁五钱　磁石五钱　车前子五钱　甘草三钱

【用法】上为细末,水打为丸,朱砂为衣。每服二钱,一日两次,白开水送服。

【主治】视正反斜症(中心性视网膜脉络膜炎)。两眼不疼不红,外观无异常人,但视物歪斜。

【临床报道】视正反斜症:道口吕某某,男,七十岁。素好饮酒,头晕目酸,视物歪斜,脉右寸微细,两关滑数。乃肺气不足,痰火郁膈,清气不升,浊气不降而致。先略刺上星、人中、阳白、神庭,另服固睛明目丸十余剂,而视物不甚歪斜,但头晕如故,又服柏子坠痰丸,刺头维、后顶、大陵数次,头晕止,视物正常。

52059 固精导浊汤《效验秘方·续集》许履和方)

【组成】粉草薢12克　菟丝子12克　沙苑子12克　益智仁10克　怀山药12克　牛膝10克　茯苓10克　泽泻10克　台乌药10克　石菖蒲6克　车前子10克　甘草梢3克

【用法】日一剂,水煎,二次分服。

【功用】补肾固精,分清导浊。

【主治】慢性前列腺炎。

【加减】尿黄、尿道灼热疼痛加碧玉散或合导赤散;小腹、会阴、睾丸、精索胀痛明显加川楝子、元胡、荔枝核;腰骶酸痛加杜仲、川断;遗滑不止加煅龙骨、煅牡蛎;性功能减退加五味子、仙灵脾、制黄精;口渴、便秘加天花粉、生山栀;口渴、小便不利加滋肾丸;会阴、睾丸坠胀明显加补中益气丸;前列腺液中脓细胞多者加蒲公英、马鞭草;前列腺液或精液中有红细胞者加女贞子、旱莲草;前列腺质地偏硬、高低不平或有结节者加三棱、莪术、鳖甲。

【方论选录】慢性前列腺炎属祖国医学"精浊"、"白浊"等范畴。本病多由湿热内蕴,肾精亏损所致,其中肾虚精关不固为发病之本,下焦湿热蕴结为致病之标。故采用补肾

固精,分清导浊为治疗法则。方中菟丝子、沙苑子、益智仁、淮山药等补肾固精;茯苓、泽泻、车前子等清利导浊,且茯苓与菟丝子相配,固精与渗湿并施,车前子与菟丝子为伍,能专导败精之流注;萆薢去浊分清,为治浊要药,得茯苓、泽泻、车前子之助,则其力更宏;牛膝引药下行,通膀胱涩秘,且能补肝肾、强腰膝;乌药能气化膀胱而解小腹胀痛,石菖蒲宣窍导浊;甘草梢和中解毒,兼引诸药直趋精室。

【临床报道】慢性前列腺炎:用本方治疗 133 例。痊愈 50 例(37.6%),临床治愈 42 例(31.5%),好转 36 例(27.1%),无效 5 例(3.8%)。治愈率为 69.1%,总有效率为 96.2%。

52060　固精补肾丸(《成方制剂》9 册)

【组成】巴戟天　楮实子　杜仲　茯苓　覆盆子　甘草　枸杞子　金樱子　牛膝　肉苁蓉　山药　山茱萸　石菖蒲　熟地黄　菟丝子　五味子　小茴香　远志

【用法】上制成丸剂。口服,一次 6～10 丸,一日 2～3 次。

【功用】温补脾肾。

【主治】脾肾虚寒,食减神疲,腰酸体倦,早泄梦遗。

52061　固精种子丸(《何氏济生论》卷五)

【组成】紫河车一具　枸杞　韭子　当归　菟丝子　覆盆子　蛇床子　熟地　嫩黄耆　琐阳　杜仲　巴戟三两　辽东参　於白术　白龙骨　天冬　海狗肾　陈皮　山药一两　山萸　麦门冬五两　补骨脂八两

【用法】上为蜜丸。每服六七十丸,渐加至百丸,盐汤送下。旅寓减半。

【功用】固精种子。

【备考】方中枸杞、韭子、当归、菟丝子、覆盆子、蛇床子、熟地、嫩黄耆、琐阳、杜仲、辽东参、於白术、白龙骨、天冬、海狗肾、陈皮、山萸用量原缺。

52062　固精保元膏(《理瀹》)

【组成】党参　黄耆　当归各五钱　甘草　五味子　远志　苍术　白芷　白及　红花　紫梢花各三钱　肉桂二钱　附子一钱

【用法】上以麻油二斤,熬黄丹收,鹿角胶一两,乳香、丁香各二钱,麝香一钱,加芙蓉膏二钱搅匀。贴脐上及丹田。

【功用】固精保元,暖肾补腰膝,去寒湿,久贴暖子宫。

【主治】一切腹痛,痃疾,梦遗,五淋,滑淋,白浊,妇人赤白带下,经水不调;又治色欲过度之阳痿。

【加减】阳痿,加阳起石二钱。

52063　固本统血颗粒(《新药转正》43 册)

【组成】锁阳　菟丝子　肉桂　巴戟天　黄耆　山药　附子　枸杞子　党参　淫羊藿

【用法】上制成颗粒剂,每袋装 20 克。饭前开水冲服,一次 1 袋,一日 2 次。一个月为一疗程。

【功用】温肾健脾,填精益气。

【主治】阳气虚损,血失固摄,症见畏寒肢冷,腰酸乏力,尿清便溏,皮下紫斑,其色淡暗。亦可用于轻型原发性血小板减少性紫癜具上述证候者。

【宜忌】服药期间忌过食辛辣、忌烟酒。阴虚火旺、血热妄行及高血压患者忌服;孕妇慎用。

52064　固本强身胶囊(《成方制剂》13 册)

【组成】冬虫夏草　枸杞子　何首乌　花粉　人参　乌鸡　淫羊藿

【用法】上制成胶囊剂,每粒装 0.3 克。口服,一次 2 粒,一日 2～3 次。

【功用】补虚益气,润肺保肝。延缓衰老,益脑提神,改善性功能。

52065　固本暖脐膏药(《活人方》卷二)

【组成】真麻油一斤四两　甘草片二两　天冬　麦冬　熟地　肉苁蓉　牛膝　枸杞　当归　杜仲　汉防己　防风　羌活　独活　川芎　续断　锁阳　虎胫骨　桃仁　远志肉　杏仁　菟丝子　巴戟肉　蛇床子　红花　木鳖子　姜黄片　延胡索　南星　半夏　天麻　威灵仙　淫羊藿　骨碎补　鹿茸　肉桂　附子　蓖麻仁　紫梢花　谷精草　肉蔻　益智仁　人参　黄耆　何首乌　苏木屑　苍术　五灵脂　白僵蚕　川山甲　苍耳子　麻黄　荔枝草　三角尖　益母草　清风藤　五味子　皂角刺　粟壳　诃子肉　葱子　韭子各五钱　东丹(飞净,炒黑色)十两　嫩松香(绞去脚,提至色白)四两　嫩黄蜡(提净脚)四两　硫黄(制净末)　雄黄(制净末)　龙骨(制净末)　牡蛎(制净末)　玄精石(制净末)　赤石脂(制净末)各三钱　乳香(制净末)　没药(制净末)　沉香(制净末)　丁香(制净末)　木香(制净末)各三钱　麝香(制净末)　蟾酥(制净末)　阳起石(制净末)　阿芙蓉(制净末)各三钱

【用法】第一次,真麻油以桑柴火熬透,第二次,甘草片入油熬焦,去滓;第三次,天冬至韭子六十味药入油熬焦,重绵绞去滓净;第四次,东丹入油搅匀;第五次,嫩松香入油搅匀,以时候之寒暖,看老嫩出火;第六次,嫩黄蜡入油搅匀;第七次,硫黄至赤石脂六味药入油搅匀,候冷;第八次,再入乳香至木香五味药搅匀;第九次,临用时加入麝香、蟾酥、阳起石、阿芙蓉。

【功用】培元益气,祛寒和血,调补精气。

【主治】男子先天不足,下元虚冷,劳伤痿痹,腰膝酸疼,精寒阳萎,白浊阳遗;妇人经水不调,沙淋白带,子宫虚冷,难嗣半产;暴寒久泄,肚腹疼痛;偏身寒湿风痛。

52066　固齿雄鼠骨散(《景岳全书》卷六十)

【组成】雄鼠骨　当归　没食子　熟地　榆皮　青盐　细辛各等分

【用法】上为细末,用绵纸裹条插牙床上缝中。

【主治】肾水不足,牙齿浮动、脱落,或缝中痛而出血,或但动不痛者。

52067　固本戒烟断瘾丸(《饲鹤亭集方》)

【组成】党参　罂粟壳各六两　茯苓四两　白术　当归各三两　陈皮　半夏　川贝　甘草各二两　附子　肉桂各一两　沉香八钱　蔻仁　雷丸　使君子各一两五钱　大土皮一斤

【用法】上为末,粟壳煎汤泛丸。此丸照烟瘾大小先一时服,如一钱烟瘾,服药亦一钱。服后精神渐增,见烟自恶,毫无后患。如二三年之浅瘾,半月必断,若年久之瘾,二十五日断根。断瘾之后倘有余之家,再服百补养原丸一料。

【功用】固本戒烟。

52068　固本健阳种子丹

《医学正印》卷上。为《回春》卷六"固本健阳丹"之异名。见该条。

52069 固精种子羊肾丸(年氏《集验良方》卷二)

【组成】甘枸杞(人乳浸一宿,晒干)二两 白莲蕊二两 大地黄(酒浸透,捣如泥)四两 芡实肉(蒸熟)四两 何首乌(黑豆汁浸蒸九次,晒干)四两 羊肾十对(淡盐腌一宿)

【用法】上为细末,将羊肾用酒三四碗煮烂为度,捣如泥,并地黄酒和前药末捣均为丸,如黄豆大,若难丸,少加炼蜜。每日三钱,淡盐汤送下。

【功用】固精种子。

52070 固精益肾暖脐膏(《摄生秘剖》卷四)

【组成】韭菜子一两 蛇床子一两 大附子一两 肉桂一两 川椒三两 真麻油二斤 抚丹(飞净者)十二两 倭硫黄一两(研) 母丁香一钱(研) 麝香三钱(研) 独蒜一枚(捣烂)

【用法】将上药前五味用香油浸半月,入锅内熬至枯黑,滤去滓,入丹再熬,滴水成珠,捻软硬得中即成膏矣。每用大红缎摊如酒杯口大,将倭硫、丁、麝末以蒜捣烂为丸,如豌豆大,安于膏药内贴之。

【主治】男子精寒,阳事痿弱,举而不坚,坚而不久,白浊遗精;妇人禀受气弱,胎脏虚损,子宫冷惫,血寒瘤冷,难成子息,带下崩漏等症。

52071 固精明目菟丝子丸(《济阳纲目》卷六十四)

【组成】赤白何首乌各八两(极大者,米泔水浸一宿,瓷瓦片刮去粗皮,捶碎,如指顶大。取黑豆、牛膝酒洗同入砂锅木甑,铺作数层,上多盖黑豆蒸之,待黑豆香熟取出晒干,务以九蒸九晒为度) 菟丝子八两(无灰酒浸,砂锅煮裂,入石臼中捣成饼,晒干,焙干,杵碎,用人乳拌,晒干) 川当归八两(酒洗,去头尾用身) 大贝母八两(圆白无浊者,去心) 川续断四两(折断,有烟尘出者,去芦) 甘枸杞八两(人乳拌,晒,焙干) 山茱萸八两(鲜红润泽者,去核) 川牛膝八两(去芦,以手折断,不见铁) 补骨脂四两(去浮子,以黑脂麻半斤拌炒出火) 芡实八两 莲肉八两(去心) 白茯苓八两(人乳拌,晒干三次) 赤茯苓八两(用黑,牛乳拌,晒干三次) 远志肉八两(甘草水煮,去骨,晒干) 辽参量其人可服几何(但不得过八两)

【用法】上为极细末,须用石磨、石碾,不见铁,每药末一斤,用好蜜十二两,炼得滴水成珠,和药入石臼,木杵三千下,为丸如梧桐子大。每日空心白滚汤吞服二钱五分,晚用酒吞服二钱。

【功用】大补气血,倍长精神,久服乌须黑发。

【主治】血气两虚,精神不足,无血养心,腰足酸软,四肢少力,或幼年亏损,或耳目失于聪明,精少寒心,动而精自出,中痿而无子,及痰火风湿,心劳少食,健忘,遗梦泄,头目晕昏,耳鸣眼花,久患白浊。

【宜忌】忌萝卜、诸牲血、煎炒、胡椒、蒜等及糟腌之物。

【加减】经水不调,气血枯竭,减去远志,加益母草八两(醋煮)、香附米四两(醋煮);求嗣者,加紫石英四两(醋淬七次),服四斤。

52072 固齿乌须返老还童丹(《摄生众妙方》卷九)

【组成】川芎 细辛 荆芥穗 当归(全用)各二两 青盐四两

【用法】上为细末,用陈仓老米饭八两,将前末同一处捣成饼,每两作一饼,晒干,以灰火烧红,断烟存性,用碗覆在地上冷定,复为细末,用生香附米八两捣头末四两,余不用,将前药共一处搅匀,铅盒盛之。早、晚擦牙良久,用水漱去。

【功用】固齿乌须,返老还童。

52073 固齿明目乌发黑发良方(《寿世保元》卷六)

【组成】何首乌(黑豆拌蒸一次,牛膝拌蒸一次)四两 旱莲草四两 槐角(黑豆煮汁拌蒸)四两 怀生地黄(酒拌,砂锅内蒸一日至黑)二两 骨碎补(刮去皮毛,炒七次)一两五钱 青盐二两 没食子(公母成对)二两

【用法】上为细末。每早擦牙,滚水咽干。

【功用】补肾清火,固齿明目,乌须黑发,香口润体。

【主治】肾虚胃火之牙齿疼痛。

果

52074 果皮丸(《朱氏集验方》卷一)

【组成】果州陈皮 川当归

【用法】上为末,酒煮糊为丸。汤、酒任服,不拘多少。

【主治】久患风疾,手足不遂。

52075 果附汤(《袖珍》卷一引《济生》)

【组成】草果仁 附子(炮,去皮脐)各等分

【用法】上㕮咀。每服半两,水一盏,加生姜七片,大枣一个,煎服,不拘时候。

【主治】❶《袖珍》引《济生》:气虚疟疾,寒多热少,或单寒者。❷《医学入门》:脾寒疟疾不愈,振寒少热,面青不食,或大便溏泄,小便反多。

52076 果附汤(《医学纲目》卷十六)

【组成】附子 草果 良姜各等分

【用法】以酒煎服。

【主治】寒气心痛。

52077 果腹饮(《辨证录》卷八)

【组成】白术一两 甘草一钱 破故纸一钱 砂仁一粒 茯苓三钱 芡实五钱

【用法】水煎服。

【主治】脾胃两损,不食则腹中若饥,食则若饱闷,吞酸溏泄,面色萎黄,吐痰不已。

52078 果霜子方(《名家方选》)

【组成】胡桃七个(炒)

【用法】上为末。酒送下。

【主治】初发便毒。

钓

52079 钓虫丸(《圣济总录》卷九十三)

【组成】磁石(细研,生用) 硇砂(汤熬令熟)各二两 龙骨三两 腻粉半两 麝香(取末)七字

【用法】上为细末,以黄蜡四两为丸,如梧桐子大。用线五七寸长,一头系钱一文,一头穿药丸,令患者空心新水吞药丸,钱留在口外,候恶心时以手拽线,吐出药丸,其上有虫,急用油将虫炸死。

【主治】传尸痨病,痿羸,两脸常赤,咳嗽喘急,心胸满闷,四肢无力,梦与鬼交。

52080 **钓羊丹**

《外科十三方考》。为《灵药秘方》卷下"钓疬退管生肌丹"之异名。见该条。

52081 **钓肠丹**《局方》卷八）

【异名】钩肠丸（《疡科选粹》卷五）。

【组成】瓜蒌二枚（烧存性） 猬皮二个（剉碎，罐内烧存性） 鸡冠花（剉，微炒）五两 胡桃仁十五个（不油者，入罐内烧存性） 白矾（枯） 绿矾（枯） 白附子（生用） 天南星（生用） 枳壳（去瓤，麸炒） 附子（去皮脐，生用） 诃子（煨，去皮） 半夏（生）各二两

【用法】上为细末，以醋煮面糊为丸，如梧桐子大。每服二十丸，空心、临卧温酒送下。远年不愈者，服十日见效，久服永除根本，肠风等疾，一二年内者，十服可愈。

【主治】新久诸痔，肛边肿痛，或生疮痒，时有脓血；以及肠风下血，脱肛。

【备考】《卫生宝鉴》有乱发，无瓜蒌。

52082 **钓肠丸**《圣济总录》卷一四三）

【组成】附子一个（炮裂，去皮脐） 石硫黄（研） 鸡冠花（炒） 鲮鲤甲（炒） 皂角刺各一两（炒） 猬皮二个（烧灰）

【用法】上为末，面糊为丸，如梧桐子大。每服二十丸，空心槐花汤送下，一日二次。

【主治】肠风，泻血不止，疼痛。

52083 **钓肠丸**《医统》卷七十四引《集成》）

【组成】白术 黄连 甘草 白芍药 桔梗 人参 白茯苓各等分

【用法】上为末，醋糊为丸，如梧桐子大。每服五十丸，空心米饮送下。

【主治】脱肛。

52084 **钓苓散**《外科精义》卷下引陈宫宝方）

【组成】井盐一两 无心草 干姜各二两 钓苓根三两

【用法】上为细末。干撒于疮口，或以唾调少许，涂在膏药上，贴患处。

【主治】恶疮，久治不愈。

【备考】本方方名，《普济方》引作"钩苓散"。

52085 **钓骨丸**《串雅外编》卷二）

【组成】栗子肉上皮半两（为末） 鲇鱼肝一个 乳香二钱五分

【用法】上捣为丸，如梧桐子大。视骨梗远近，以线系绵裹一丸，水润吞下，提线钓骨出之。

【主治】骨梗咽喉。

52086 **钓疬丹**《灵药秘方》卷下）

【组成】食盐 明矾 消各一两 汞五钱 皂矾春夏二钱，秋二钱三分，冬二钱五分

【用法】上药入罐结胎，炉内熏蒸三炷香，然后加升火二炷香，冷定，取盏底药，黄米饭为丸，如粟米大，阴干，收贮。不拘何种膏药，临用置一丸贴患处。天寒五日一换，暑天三日一换，内核自然脱出，后用七仙丹轻轻拂之，然后以生肌散一两，加七宝丹一钱五分和匀，每用些须掺上，以膏药贴之，渐渐生肌自满。

【主治】瘰疬未溃，内有实核者。

52087 **钓筋药**《中药成方配本》）

【异名】吊筋药。

【组成】红山栀十六两 白芥子四两 红花二两 桃仁五两 苦杏仁四两

【用法】上药除白芥子另研和入外，其余共研粗末，约成末二十九两。每用五钱，用高粱酒、面粉、鸡蛋白调敷患处，或扎足心。

【功用】舒筋活络。

【主治】闪气屈筋；兼治小儿惊风。

【宜忌】不可内服。

52088 **钓痰膏**《本草纲目》卷三十五引《圣惠》）

【组成】半夏 皂角膏 明矾 柿饼

【用法】将半夏醋煮过，以皂角膏和匀，再入明矾少许，用柿饼捣膏为丸，如弹子大。嚼化。

【主治】胸中痰结。

52089 **钓鳖丸**《疡科选粹》卷七）

【组成】威灵仙根不拘多少

【用法】用酽醋浸二日，晒干为末，醋糊为丸，如梧桐子大。每服一丸或二丸，半茶半汤送下。如觉要吐，用砂糖、铜青为末，共半匙，滴油一二点，以茶汤调服，即可吐出原物；如药性来迟，令患者两手伏地，用清水一盆，鹅翎搅乱即吐出。

【主治】骨梗咽喉，不能吞吐，势急者。

52090 **钓藤丸**《御药院方》卷十一）

【异名】钩藤丸（《普济方》卷三七七）。

【组成】钓藤 川升麻 乌犀（镑） 黄芩（去黑心并皮） 玄参 茯神 防风（去芦头） 秦艽 槟榔 黄连 大黄 地骨皮 天竺黄 甘草（炙） 牙消 麦门冬（去心） 龙齿 琥珀 青黛 珍珠（另研） 麝香 牛黄 丹砂（另研） 龙胆各半两 蜣螂（去头足翅） 蝉（去头足翅，生用）各三个 人参一两 金箔 银箔各四十片（同研） 虎睛一对（酒浸，焙干）

【用法】上为细末（除另研者外），软饭为丸，如黄米大。每一岁儿服二十至三十余丸，人参汤或薄荷汤送下。

【主治】小儿风痫，时发时止，经年累月不休。

52091 **钓藤汤**《外台》卷三十五引《古今录验》）

【异名】钩藤饮子（《圣惠》卷七十六）、钩藤散（《圣惠》卷八十五）、钩藤汤（《普济方》卷三七七）。

【组成】钓藤一分 蚱蝉一枚（去翅） 柴胡 升麻 黄芩各二分 蛇蜕皮二寸（炙） 甘草（炙） 大黄各二分 竹沥三合 石膏三分（碎）

【用法】上切。以水一升，煮取三合半，和入竹沥，服一合。得利，见汤色出，停后服。

【主治】未满月及出月婴儿壮热发痫。

【宜忌】乳母忌海藻、菘菜等。

52092 **钓藤汤**《外台》卷三十五引《必效方》）

【异名】钩藤汤（《普济方》卷三七二）。

【组成】钓藤 人参 蚱蝉（炙） 子芩各一分 蛇蜕皮三寸（炙） 龙齿四分 防风 泽泻各二分 石膏一两（碎） 竹沥三合

【用法】上切。以水二升并竹沥，煎取七合，细细服之。以病愈为度。

【主治】小儿时气,壮热惊悸,以及热疮。

52093 钓藤汤(《外台》卷三十五引《必效方》)

【组成】牛黄(研) 蚱蝉(炙)各二分 龙齿 麦门冬(去心)各四分 人参三分 钓藤一分 茯神 杏仁十二枚 蛇蜕皮三寸(炙,末)

【用法】上切。以水二升,煎取六合,去滓,下牛黄末,分为六服,消息服之。令尽愈。

【主治】小儿时气,壮热惊悸,以及热疮。

52094 钓藤汤(《圣济总录》卷九十三)

【组成】钓藤 黄芩(去黑心) 升麻 甘草(炙令赤色,剉)各一两 鳖甲(去裙襕,醋浸,炙令黄色) 丁香各半两 大黄(剉,微炒)四两

【用法】上为粗末。每服五钱匕,水一盏半,煎至一盏,去滓,每日食后分温二服,相去如人行七八里,再服之。

【主治】传尸痨,瘦羸骨蒸,复连瘵殗,命在须臾,精神尚爽。

52095 钓藤汤

《圣济总录》卷一六七。为《圣惠》卷八十二"钓藤散"之异名。见该条。

52096 钓藤汤

《准绳·幼科》卷六。为《赤水玄珠》卷二十八"钓藤汤"之异名。见该条。

52097 钓藤饮(《圣济总录》卷一七一,人卫本)

【组成】钓藤 黄芩(去黑心) 犀角(镑)各半两 石膏(碎) 龙齿各一两 升麻 甘草(炙,剉)各三分,竹叶四十片

【用法】上咬咀,如麻豆大。每服一钱匕,水一盏。煎至半盏,去滓,入麝香少许温服。

【主治】小儿痫疾。

52098 钓藤饮(《圣济总录》卷一七二,人卫本)

【组成】钓藤 甘草(炙) 人参 栝楼根各一分

【用法】上为粗末。每用一钱匕,水一小盏,煎取五分,去滓,分温二服,空心、午后服。

【主治】小儿惊痫,腹大项细。

52099 钓藤饮(《幼幼新书》古籍本卷十九,引《婴童宝鉴》)

【组成】钓藤 大黄(煨) 甘草(炙) 芍药 干地黄各一两

【用法】上为粗末。每服一大钱,水一盏,煎至半盏服。

【主治】小儿潮热。

【备考】本方方名,原书人卫本作"钓藤饮子"。

52100 钓藤饮(《幼幼新书》古籍本卷十,引《张氏家传》)

【组成】钓藤 防风 麝 麻黄(净)各一分 蝎梢 蝉壳各半分

【用法】上为细末。每服一字至一钱,量儿大小加减,用薄荷煎汤,入醋一滴,调匀服。

【主治】小儿吐泻,体虚发搐,遂作慢脾风,鱼口,目直视,睡不醒,或目不开。

【宜忌】乳母需忌口,不得再惊。

【加减】如四肢梢冷,入附子三二片,薄荷一叶,水五分,煎至二分,趁热连进二三服。

【备考】本方方名,原书人卫本作"钓藤饮子"。

52101 钓藤饮

《幼幼新书》卷九。即《小儿药证直诀》卷下"钓藤饮子"。见该条。

52102 钓藤饮(《医方大成》卷十引汤氏方)

【异名】钩藤饮(《金鉴》卷五十)。

【组成】钓藤 人参(去芦) 犀角屑各半两 甘草(炙)半分 全蝎 天麻各一分

【用法】上为末。每服一钱,水半盏,煎至一半,温服。

【主治】小儿天吊潮热。

【备考】本方方名,《丹溪心法附余》引作"钓藤散"。《金鉴》有羚羊角,无犀角。

52103 钓藤饮(《得效》卷十一)

【组成】麻黄(去节) 粉草各三钱 蝉蜕五个(去足翼) 升麻三钱 龙胆草二钱 川芎 天竺黄 钓藤 羌活 独活 防风各三钱

【用法】上为散。每服二钱,入竹叶三片、薄荷三片,水煎,温服,不拘时候。

【主治】小儿一切惊风,潮搐,眼视昏迷,以及惊风变易诸症。

【备考】本方方名,《普济方》引作"钩藤饮"。

52104 钓藤饮(《婴童百问》卷三)

【异名】钓藤膏、钓藤散(原书同卷)、钩藤饮(《保婴撮要》卷下)。

【组成】钓藤钩 茯神 茯苓 川芎 当归 木香 甘草 白芍药各一钱

【用法】上为末。每服一钱,用生姜、大枣,略煎调下。

【主治】小儿脏寒夜啼,以及盘肠气,痛则腰曲干啼,额上有汗,口闭脚冷,上唇干。

【加减】惊啼,加蝉蜕、防风、天麻;心热而烦躁,面红舌白,小便赤涩,去木香,加朱砂末一钱(研和),每服一钱,木通煎汤调下,或剉散煎服。

52105 钓藤散(《幼幼新书》卷九引《石壁经》)

【组成】钓藤 天竺黄 犀角屑 蝉退 甘遂(煨) 甘草(炙)各等分

【用法】上为末。每服半钱,金银薄荷煎汤调下,一日四次。

【主治】小儿急惊风。

52106 钓藤散(《幼幼新书》卷十九引《聚宝方》古籍本)

【组成】钓藤一两 史君子 白僵蚕(直) 干蝎各七个 人参 白茯苓 甘草(炙) 红芍药 当归 天麻 川大黄各一分

【用法】上为末。每服一钱,入竹叶少许,大豆二十一粒,煎至七分,温服,不拘时候。

【主治】小儿风热,惊热,疳热,潮热。

【备考】本方方名,原书人卫本作"钓藤散"。

52107 钓藤散(《幼幼新书》卷九引《王氏手集》)

【组成】钓藤 人参 白茯苓 川芎 蝎(炙) 白僵蚕(炒) 甘草(炙)各二钱 羌活 黄芩 天南星 半夏(二味姜制)

【用法】上为细末。每服半钱,用金银薄荷煎汤调下。

【主治】小儿虚风化涎,牙关紧,急慢惊风。

【备考】方中羌活、黄芩、天南星、半夏用量原缺。

52108 钓藤散(《本事》卷二)

【组成】钓藤 陈皮(去白) 半夏(汤浸,洗七遍,薄切,焙干) 麦门冬(略用水渍,去心) 茯苓(去皮) 茯神(去木) 人参(去芦) 甘菊花(去蒂梗) 防风(去叉股)各半两 甘草一分(炙) 石膏一两(生)

【用法】上为粗末。每服四钱,水一盏半,入生姜七片,煎至八分,去滓温服。

【功用】清头目。

【主治】肝厥头晕。

【备考】本方方名,《妇人良方》引作"钩藤散"。

52109 钓藤散《直指小儿》卷四)

【异名】钩藤散(《丹溪心法》卷五)。

【组成】钓藤 茯神 茯苓 川芎 当归 木香各一钱 甘草(炙)各半钱

【用法】上为末。每服一钱,加生姜、大枣略煎服。

【主治】夜啼,小儿脏冷。

【加减】其或心热而烦啼,必有脸红舌白,小便赤涩之证,钓藤散去当归、木香加朱砂末一钱,研和,每服一钱,木通煎汤调下。

52110 钓藤散

《婴童百问》卷二。为《小儿药证直诀》卷下"钩藤饮子"之异名。见该条。

52111 钓藤散

《婴童百问》卷三。为原书同卷"钓藤饮"之异名。见该条。

52112 钓藤散

《丹溪心法附余》卷二十二。即《医方大成》卷十引汤氏方"钓藤饮"。见该条。

52113 钓藤煎《圣济总录》卷一七〇)

【组成】钓藤 防风(去叉) 芎劳 天麻(酒浸,切,焙) 麻黄(去根节)各一分 荆芥穗 蝉蜕(去土) 蝎梢(炒)各半两 白僵蚕十四枚(炒) 薄荷心二十六枚(酒浸,焙) 龙脑 麝香各一字(研)

【用法】上为细末,炼蜜和成煎。每服皂子大,荆芥、紫参煎汤化下。

【主治】小儿虚风。

52114 钓藤膏

《幼幼新书》卷十引汉东王先生方。为《阎氏小儿方论》"钩藤膏"之异名。见该条。

52115 钓藤膏《奇效良方》卷六十四)

【组成】乳香(用灯心研末) 五灵脂 没药 当归各一两 麝香一字

【用法】上为末,炼蜜为丸,如豌豆大。小儿百日内一丸,一岁二丸,三岁三丸,钓藤煎汤化下,或乳香煎汤化下,不拘时候。

【主治】小儿禀受虚怯,邪干心痛,以及内吊夜啼,面唇青冷。

52116 钓藤膏

《婴童百问》卷三。为原书同卷"钓藤饮"之异名。见该条。

52117 钓藤膏《准绳·幼科》卷九)

【组成】钓藤(和钩) 玄胡索 当归(酒洗) 粉草(炙) 乳香各五钱 肉桂(去粗皮)二钱 麝香一字

【用法】上前四味药焙干,肉桂不过火,同研为末;以箬叶裹,熨斗盛火熨透乳香,候冷,入乳钵同麝香细杵,后入前药末,再杵匀;炼蜜为丸,如芡实大。每服一至二丸,空心白汤化下。

【主治】百日内婴儿面青腹痛,夜啼;以及周岁以上婴儿盘肠内吊,诸疝气疾。

52118 钓钩藤散《准绳·疡医》卷五)

【组成】钓钩藤 伸筋藤 石南藤 羊带归根 天灯心 狗骨子根 真珠帘根 豨莶草根

【用法】水煎,入酒和服。

【主治】马㿋肿疡病后,筋脉拘急。

52119 钓痰仙方《鲁府禁方》卷一)

【组成】硼砂 白矾(半生,半枯) 磁青(上细磁打下青,研极细) 青礞石(煅红,淬生姜汁内)各一钱 瓜蒂五分

【用法】上为极细末。每用二厘,以薄荷浓汤调入鼻内即愈。

【主治】痰火。

52120 钓藤饮子《永乐大典》卷九八〇引《养生必用》)

【异名】钩藤饮(《旅舍》)、钩藤饮子(《卫生总微》卷五)、蝉壳饮(《普济方》卷三七一引《卫生家宝》)。

【组成】钓藤钩子三分 白僵蚕(去丝嘴,炒) 川芎 蝉蜕(去头翅足,炙) 蛇蜕(炙) 甘草(炙)各一分 蜣蜋(去头翅足,炙)三枚

【用法】上为末。每服二钱,水一盏,加生姜五片,煎至七分,去滓,量儿大小,分作三四次灌下。若是阴痫,加附子(炮,去皮脐)指面大一块,依前法水煎,温服,日三夜二。

【主治】小儿阴痫,多睡,手足冷,时瘛疭,目直视,乳食不进。

52121 钓藤饮子《奇效良方》卷六十四)

【异名】钩藤饮(《金鉴》卷七十八)。

【组成】钓藤五分(炒) 麻黄(去节) 甘草(炙)各三分 天麻 川芎 防风 人参各七分 全蝎(炒,去毒)五个 僵蚕(炒)七个

【用法】上作一服。用水一钟,加生姜三片,煎至五分,温服,不拘时候。

【主治】小儿惊风天吊,卒然惊悸,眼目翻腾。

52122 钓藤饮子

《准绳·幼科》卷二。即《小儿药证真诀》卷下"钩藤饮子"。见该条。

52123 钓虫黑白丸《医学入门》卷七)

【组成】白丸子:磁石 云母石 蛇含石 甘草各等分(上为末,糯米糊为丸,如黄豆大。)

黑丸子:针砂 青黛 枯矾 甘遂各等分(上为末,醋煮糯米糊为丸,如龙眼核大。)

【用法】先以灯心煎汤,送下白丸子一丸;后以粗线一条穿住黑丸子,仍以灯心煎汤送下,待病者作呕;若不呕,再喝乌梅水一口,又含冷水一口,方为病者捶打胸背,并略抽动其线,令病人吐去冷水,仍作呕声,如此三四次,则黑白丸子挟病根瘀血俱吐泻,吐后须随各经病调治。

【主治】虫病,肚腹作痛,以及肺窍失声者。

【宜忌】须用极高山顶上泉水,或武当回龙水煮糊为

丸,方不化。

52124　钓藤大黄汤《伤寒总病论》卷五)

【组成】钓藤皮　当归　甘草(炙)　芍药各半两　大黄三分

【用法】上为粗末。每服三钱,水一盏,煎至六分,温服。以利为度,难利者,间服茵陈丸。

【主治】小儿伤寒不解,发惊妄语,狂躁潮热;以及小儿伤食,作惊发痫,不吃乳食,发热啼哭。

52125　钓藤紫草散《奇效良方》卷六十五)

【组成】钓藤钩子　紫草茸各等分

【用法】上为细末。每服一字至半钱,温酒调下,不拘时候。

【功用】令疹出快。

【主治】小儿斑疹、疮疹。

【方论选录】紫草滑窍利小便,散诸十二经毒气;钓藤治小儿寒热,十二惊痫。今治疮疹而用之,《素问》云:疮疡烦躁痛痒,皆出于心,惊痫,心病也;疮疡亦心所主者,故用也。

52126　钓虫神功夺命散《永乐大典》卷八〇二一引《永类钤方》)

【组成】石燕一个(火煅,醋淬七次)　母丁香一钱半　酒蜡半两　鳖甲一个　水磨硫黄二钱

【用法】上为细末,蜡为丸,如绿豆大。每用一丸,装钓子上,系绯绵一条,长一丈二尺,用雪膏少许丸药丸,再以蚕茧一截穿于线上盖之,令病人先吃膏后,一口同药吞下。良久线动,用力拽出,有虫,用沸油煎杀。此药于端午日日未出时修合。

【主治】传尸痨。

【备考】本方方名,据剂型,当作"钓虫神功夺命丸"。

52127　钓瘘退管生肌丹《灵药秘方》卷下)

【异名】钓羊丹(《外科十三方考》)。

【组成】消　盐　矾　汞各三钱　皂矾五分　硇砂金鼎砒各一钱

【用法】上为细末,入罐封固,升取灵药,炼蜜为丸,如绿豆大。用时不拘何种膏药护之,外贴瘘上,管核即从此出。连生四五个者,不必俱贴,只贴最大一个,众瘘即从此出。管核出尽,上生肌散、七仙丹收口。

【主治】瘰疬。

【加减】破烂者,加蟾酥少许。

和

52128　和中丸《圣济总录》卷四十五)

【组成】附子(炮裂,去皮脐)一两　干姜(炮)三两　甘草(炙)一两　木香一两　茴香子(炒)一两　青橘皮(汤浸,去白,焙)半两　沉香半两(炙)　藿香叶半两

【用法】上为细末,汤浸炊饼和丸,如樱桃大。每服一丸,白汤送下,食前服。

【功用】宽中脘。

【主治】脾胃冷热气不和。

52129　和中丸《宣明论》卷四)

【组成】牵牛一两　官桂一分　大黄　红皮　黄芩茴香各半两　木香一分　滑石二两

【用法】上为末,滴水和丸,如小豆大。每服二十丸,煎生姜汤送下,温水亦得,一日三次。

【功用】宽膈美食,消痰止逆。

【主治】一切风壅,口燥舌干,咽嗌不利,胸胁痞满,心腹痛闷,小便赤涩,大便结滞,风气拂郁,头目昏眩,筋脉拘急,肢体疼倦。

52130　和中丸《普济方》卷二十五引《十便良方》)

【组成】良姜四两　乌梅肉　白茯苓　甘草　苍术各一两　干姜　神曲　小麦蘖各半两　茴香一两半

【用法】上为细末,炼蜜为丸,如弹子大。每服一粒,以米汤嚼下,不拘时候。

【主治】脾胃不和,寒气积聚,饮食减少,肢体倦怠。

52131　和中丸《脾胃论》卷下)

【组成】人参　干生姜　橘红各一钱　干木瓜二钱炙甘草三钱

【用法】上为细末,蒸饼为丸,如梧桐子大。每服三五十丸,温水送下,食前服。

【功用】益气健脾,补胃进食,理气消痰。
❶《兰室秘藏》:补胃进食。❷《饲鹤亭集方》:理气分,消痰积,去湿滞,厚肠胃,进饮食。❸《脾胃论注释》:调和脾胃,补益中气。

【主治】脾虚胃弱,纳少脘痞,干呕吞酸,或肿满。
❶《普济方》:服寒药脾胃虚弱。❷《医学六要》:久病虚弱,厌厌不能食。❸《医家心法》:鼓证肿满初起,或因郁而成者。❹《饲鹤亭集方》:胃弱痞积,干呕吐酸。❺《脾胃论注释》:脾胃病纳少化迟。

【方论选录】《脾胃论注释》:方中人参补气,又用橘红利气,则补而不滞,利而不耗;重用炙甘草配干生姜,辛甘阳药有温脾助运的功用;配木瓜酸以敛阴,有养胃生津的效力。蒸饼为丸,有养脾胃消食化滞的作用。

【备考】《医学六要》有白术。

52132　和中丸

《脾胃论》卷下。为《保命集》卷中"平胃丸"之异名。见该条。

52133　和中丸《东垣试效方》卷一)

【组成】干姜二钱　干生木瓜三钱　炙甘草二钱　陈皮四钱　人参二钱　白术三钱　益智仁二钱

【用法】上为末,用汤浸炊饼为丸,如梧桐子大。每服三五十丸,食前温水送下。

【功用】补胃进食。

52134　和中丸《御药院方》卷三)

【组成】藿香叶　人参　陈皮各一两　丁香半两　木香半两　白术二两　白茯苓(去皮)二两　半夏二两(汤洗,生姜汁浸)　巴豆二钱半(与陈皮同炒焦,不用巴豆)

【用法】上为细末,水煮面糊和丸,如梧桐子大。每服五十丸,食前煎生姜汤送下。

【功用】和中顺气,升降阴阳,消痰止呕,长肌退困,美进饮食。

【主治】脾胃怯弱,阴阳不和,三焦气涩,心腹痞闷,呕逆痰甚,头目不清,困倦少力,饮食减少,肌体瘦悴,肢节烦疼。

52135　和中丸《普济方》卷一六八)

【组成】木香　沉香　白豆蔻　砂仁　槟榔　枳实（去瓢）　蓬术（去皮）　当归（酒浸）　木通（去皮）　黄芩（去腐）　黄连各一两　大黄四两　郁李仁（去皮）一两　猪牙皂角半两

【用法】上为末，滴水为丸，如梧桐子大。每服一丸，食后茶清送下。

【功用】治脾气，益肾水，消肠胃中积滞，调三焦气，开胸膈痞满，润大便，清小便，进美饮食。

【主治】心腹闷痛，筋脉拘急，肢体困倦。

52136 和中丸（《摄生众妙方》卷五）

【组成】鸡腿白术（去芦）四两　山楂二两　白芍药（炒）一两　黄连（姜汁炒）五钱　陈皮（淡盐汤煮干）一两　山药二两　香附子五钱

【用法】上为细末，神曲打糊为丸。饭后白滚水送下。

【主治】脾胃病。

52137 和中丸（《慎斋遗书》卷五）

【组成】广皮四两　白术三两　肉桂三钱　薏苡仁二两　川椒三钱　泽泻一两　白茯苓二两　砂仁二两　车前子一两　炮姜五钱

【用法】水泛为丸。

【功用】和中。

52138 和中丸（《片玉心书》卷四）

【组成】黄连（炒）　陈皮各五钱半　泽泻　车前子　白茯苓　山药　白术　木香　石莲肉　肉豆蔻（面包，火煨）　干姜（炒）　人参各二钱

【用法】共为末，醋糊丸。陈米饮送下。

【主治】小儿赤白痢。

【加减】如脱肛者，升麻汤送下。

52139 和中丸（《杏苑》卷六）

【组成】白术五钱　白芍药　缩砂仁　半夏各三钱　桃仁　黄连　神曲　橘皮各二钱　当归三钱　僵蚕　人参　甘草（炙）各一钱

【用法】上为末，蒸饼糊为丸，如梧桐子大。每服五十丸，食前生姜汤送下。

【主治】心腹痛。

52140 和中丸（《玉案》卷三）

【组成】苍术（米泔浸，炒）　橘红（姜汁拌，晒）　黄芩各四两（酒炒）　半夏（姜矾制）　香附各三两（醋炒）

【用法】上为末，水法为丸。每服三钱，空心白滚汤送下。

【主治】湿痰症。

52141 和中丸（《玉案》卷六）

【组成】陈皮　厚朴　枳壳　麦芽　山楂肉各一两五钱　白茯苓　白术各一两　神曲三两

【用法】上为末，神曲打糊为丸。每服二钱，滚白汤送下。

【主治】小儿痘后，伤食腹痛。

52142 和中丸（《痘疹一贯》卷六）

【组成】青皮三两　苍术二两五钱（米泔水炒）　山楂（净肉）二两　枳实二两（麸炒）　香附米二两（炒）　陈皮二两　神曲二两（炒）　厚朴二两（姜炒）　甘草四两（生）

【用法】上为细末，炼蜜为丸。大人二钱重一丸，小人一钱或五分重一丸。寒则生姜汤化下；火则灯心汤化下；常服滚白水化服。

【主治】脾胃虚弱，饮食停滞，胸膈饱闷。

52143 和中丸（《幼科直言》卷四）

【组成】厚朴一两（炒）　白芍一两（酒炒）　苍术一两（土炒）　广木香三钱　陈皮一两　砂仁三钱（去壳）　青皮五钱　真神曲一两（炒）　甘草五钱

【用法】上为细末，炼蜜为丸，如弹子大。每服一丸，淡姜汤化下。

【主治】小儿食伤脾胃，有似疳癖之症，腹痛呕吐泄泻，或吐虫食，或受冷气冷物。

52144 和中丸（《医学心悟》卷三）

【组成】白术（陈土炒）四两　扁豆（炒）三两　茯苓一两五钱　枳实（面炒）二两　陈皮三两　神曲（炒黑）　麦芽（炒）　山楂（炒）　香附（姜汁炒）二两　砂仁一两五钱　半夏（姜汁炒）一两　丹参（酒蒸）二两　五谷虫（酒拌，炒焦黄色）三两

【用法】荷叶一枚，煎水迭为丸。每服二钱，上午、下午开水送下，每日二次。

【功用】《笔花医镜》：消痞。

【主治】❶《医学心悟》：鼓胀。❷《笔花医镜》：腹胀食积，疟后痰结，或血裹肝气，伏于胁下，时痛时止，而成痞积。

【加减】若寒气盛，加干姜、吴萸、肉桂；若湿热盛，加黄连、连翘；若大便闭结，先用三黄枳术丸下之，随用本方渐磨之；若兼瘀血，加厚朴、赤芍；若脾气虚弱，用六君子汤吞服此丸，或以补中益气汤送下。

52145 和中丸

《风劳臌膈》。即《慎斋遗书》卷五"和中散"改为丸剂。见该条。

52146 和中丸（《青囊秘传》）

【组成】台白术二两　云茯苓二两　生甘草五钱　奎白芍二两　制首乌二两　银柴胡二两　知母二两　淮山药二两　地骨皮二两　使君子二两　生香附二两　木香一两五钱　川朴二两　陈广皮二两　油青皮二两　南楂肉二两　花粉二两　枳实二两　莱菔子二两　缩砂仁一两五钱　淡黄芩四两　柴胡四两五钱　木通二两　车前子二两　台乌药二两　泽泻二两

【用法】上药各炒，共为细末，用瓷瓶收贮，每于用时即将饴糖打糊为丸，如弹子大。老年及小儿服一丸，多则二丸，饭后服。

【功用】和中理气，消痰祛湿。

【加减】夏月，加香薷二两、六一散二两。

52147 和中丸（《少林寺伤科秘方》）

【组成】当归（酒洗）　桃仁（去皮）　香附（童便炒）各一两　莪术（醋炒）　三棱（醋炒）　赤芍药　沉香末　槟榔　降香末　乳香　没药　甘草　麝香（火酒浸化）各五钱　木香　地鳖虫各四钱　乌药　枳壳各二钱　延胡索　苏木　姜黄各六钱　炙鳖甲　牡丹皮各八分

【用法】上为末，炼蜜为丸，朱砂为衣。每服二钱，空腹陈酒送下。

【主治】损伤后瘀血壅滞不散，肿痛青紫者。

52148 和中汤（《圣济总录》卷一七五）

【组成】人参一两半　白术　白茯苓(去黑皮)各一两　甘草(炙,剉)　厚朴(去粗皮,生姜汁炙)各三分

【用法】上为粗末。三四岁儿每服一钱匕,水半盏,同煎至三分,去滓,带热服,至夜可三服。

【主治】小儿脾胃虚冷,吐利,不思饮食。

52149　和中汤《鸡峰》卷二十五)

【组成】白术四两　橘皮(黄者)　厚朴二两半　人参　茯苓　甘草一两半

【用法】上为细末。每服三钱,水一盏,入生姜煎至七分,空心温服。

【功用】调适阴阳,通流荣卫,养脾胃,进饮食。

【主治】胁胁胀满,呕逆恶心。

52150　和中汤

《袖珍小儿》卷二。为《直指小儿》卷一"和中散"之异名。见该条。

52151　和中汤(《医统》卷二十四)

【组成】人参　白术　陈皮　半夏　茯苓各一钱　甘草五分　黄连一钱半(姜炒)　大枣二枚

【用法】上加粳米一撮,以水一盏半,煎至八分,温服。

【主治】虚火嘈杂。

52152　和中汤

《医统》卷八十九。为《局方》卷十"和中散"之异名。见该条。

52153　和中汤(《片玉痘疹》卷十二)

【组成】人参　当归　枳壳　甘草　木通

【用法】水煎服。

【主治】痘后患痢,用黄连解毒汤后,脓血尽者。

52154　和中汤(《回春》卷四)

【组成】当归身(酒洗)　白芍(酒炒)　白术(去芦)　茯苓(去皮)　陈皮　黄连(有红多者加)　黄芩(炒)　甘草　木香少许

【用法】上剉一剂。水煎,食前温服。如久不止,更兼服实肠散。

【主治】虚劳,赤白痢疾,或腹痛,里急后重。

【加减】红痢,加阿胶(炒);白痢,加干姜(炒黑)。

52155　和中汤(《准绳·幼科》卷五)

【异名】和中散(《疡医大全》卷三十三)。

【组成】人参　茯苓　甘草各五分　白术　半夏各八分　陈皮　藿香　砂仁各一钱

【用法】上用生姜,水煎服。

【主治】小儿痘疹,虚吐不止。

52156　和中汤(《杏苑》卷六)

【组成】橘红一钱五分　半夏　茯苓　神曲　香附各一钱　甘草　青皮各五分　缩砂仁七枚　草豆蔻五分

【用法】上㕮咀。用生姜三片,水煎熟,食前温服。

【主治】因气感饮食,时作胃腹疼痛;或胃脘当心痛,按之不得,属实者。

52157　和中汤(《活幼心法》卷七)

【组成】白术(米泔水浸,炒)八分　白芍(酒炒)六分　当归身七分　陈皮五分　甘草六分　熟半夏六分　柴胡六分　防风六分　白茯苓七分　干葛八分　牡丹皮五分　桔梗七分

【用法】加生姜一片,红枣二个,水二钟,煎服。

【功用】微表,和中安胃。

【主治】痧痘,大吐大泻而后见者。

52158　和中汤(《治痘全书》卷十三)

【组成】理中汤加茯苓　陈皮　半夏　藿香　砂仁

【主治】痘疮,饮水而腹痛,虚呕不止。

52159　和中汤(《嵩崖尊生》卷九)

【组成】白术二钱　厚朴二钱　陈皮一钱半　半夏一钱半　枳壳五分　炙草　砂仁各四分　木香二分

【主治】恶食,胸实痞,有积者。

52160　和中汤(《幼科证治大全》)

【组成】青皮　厚朴　枳壳　芍药　藿香　白术　苍术　砂仁

【用法】水煎服。

【主治】小儿伤于饮食湿面之物,患泄痢,稍后重,赤白相交,一身无热者。

52161　和中汤(《胎产心法》卷下)

【组成】人参　当归　茯苓各一钱　白术一钱五分(土炒)　扁豆二钱　丁香　藿香　陈皮各三分　炙甘草四分

【用法】加生姜一片,水煎服。

【主治】产后七日内,曾服生化汤三四帖,血块不痛,呕不纳谷。

【加减】呕吐止,去丁香;受寒,加吴萸一分。

52162　和中汤(《揣摩有得集》)

【组成】扁豆一钱半(炒)　云苓一钱　白芍一钱(炒)　青皮五分(炒)　蔻米五分(炒)　谷芽一钱(炒)　神曲一钱(炒)　滑石三分　白术一钱(炒)　生草五分

【用法】水煎服。

【主治】小儿脾胃受伤,内有积滞,小便不利,身体发烧,肚腹按硬而兼泻者。

52163　和中汤(《家庭治病新书》)

【组成】白芍　厚朴　枳壳　藿香各一钱五分　青皮一钱　砂仁　广木香各八分　生甘草　干姜　黄连各六分

【用法】水煎服。

【主治】痢疾,不甚实甚虚,不偏寒偏热,不问赤白。

52164　和中饮(《医学正传》卷三)

【组成】陈皮　白术　茯苓　白芍药各一钱　草果仁七分　甘草三分　陈仓米二钱　砂糖三钱　粟壳(醋炙)一钱五分　乌梅一个

【用法】上细切,作一服。加生姜三片、大枣一枚,水二盏,煎至一盏,去滓温服。

【功用】《杏苑》:补中健脾,止滑脱。

【主治】痢疾不分赤白久近。

【宜忌】发热,噤口不食者不可服。

【备考】《杏苑》有苍术,无陈仓米。

52165　和中饮(《叶氏女科》卷二)

【组成】茯苓　陈皮　半夏(汤泡,炒黄)　厚朴(姜制)各一钱半　山楂肉　白扁豆(炒)各一钱　甘草五分　砂仁七分

【用法】加生姜三片,水煎服。

【主治】妊娠恶阻,饮食停滞,胸膈胀闷。

【加减】如火郁于上,加山栀仁(炒)一钱。

52166 和中散(《局方》卷十)

【异名】和中汤(《医统》卷八十九)。

【组成】厚朴(去皮,姜炙)六两 白术三两 干姜(炮) 甘草(炙)各二两

【用法】上为末。每服一钱,水八分盏。生姜二片,煎六分,去滓稍热服,乳食前服。

【主治】小儿脾胃不和,呕逆恶心,冷热不调,减食泄泻,腹痛肠鸣,少力嗜卧。

52167 和中散(《圣济总录》卷七十六)

【组成】附子(炮七度,水淬,去皮脐,为末) 黄连(去须,为末)各一两 乳香(研)一分

【用法】上三味,如患冷热痢,取黄连、附子各半钱、乳香一字,以陈米饮调下,未止再服,以青橘皮汤调下;如患赤痢,附子末半钱、黄连末一钱、乳香一字;如患白痢,黄连末半钱、附子末一钱、乳香一字,米饮调下,未止以黑豆七粒煎汤止之。

【主治】冷热痢,腹痛里急。

52168 和中散(《阎氏小儿方论》)

【组成】人参(切,去须,焙) 白茯苓 白术 甘草(剉,炒) 干葛(剉) 黄耆(切,焙) 白扁豆(炒) 藿香叶各等分

【用法】上为细末。每服三钱,水一盏,干枣二个(去核),生姜五片,煎八分,食前温服。

【功用】和胃气,止吐泻,定烦渴。

【主治】小儿腹痛吐泻,烦渴厌食。

52169 和中散(《卫生总微》卷十)

【组成】白术 陈皮(去白) 厚朴(去粗皮,生姜制) 甘草(炙)各等分 (一方有藿香叶减半)

【用法】上为细末。每服一钱,以水一小盏,生姜三片,大枣一个,同煎至六分,温服。

【主治】小儿痰逆胃虚泄泻。

52170 和中散(《卫生总微》卷十)

【组成】藿香(去土) 白豆蔻 人参(去芦)各一两 木香 丁香 干姜(炮) 厚朴(去皮,生姜制)各半两 甘草一分

【用法】上为细末。每服一钱,水一小盏,入生姜三片,煎至六分,温服,不拘时候。

【主治】小儿三焦不调,停寒膈上,吐泻不定。

52171 和中散(《普济方》卷二十五引《卫生家宝》)

【组成】人参一两(去芦) 白茯苓一两(去皮) 白术一两 黄耆一两(去芦) 甘草半两(微炒) 白扁豆半两(姜汁浸一宿,蒸过,去皮,焙干,微炒) 木香一分(煨) 藿香叶半两(去梗) 缩砂仁半两 半夏一两(汤泡洗七次)

【用法】上为细末。每服二大钱,用水一盏,加生姜五片,大枣一个(去核),煎至六分,稍热服,不拘时候。

【功用】补脾胃,解劳倦,退热止呕,消痰进食,轻健四肢。

52172 和中散(《直指小儿》卷一)

【异名】和中汤(《袖珍小儿》卷二)。

【组成】茯苓 石莲肉各一分 藿香 人参 天麻 白扁豆(制) 木香 白术 甘草(炒)各半分

【用法】上剉散。每服三字,水煎服。

【功用】和胃气,止吐泻。

【备考】《袖珍小儿》本方用法:上剉散。每服二钱,加生姜、大枣煎服。

52173 和中散(《活幼心书》卷下)

【组成】人参(去芦) 白扁豆(炒,去壳) 白茯苓(去皮) 川芎 缩砂仁 香附子 半夏(汤浸,煮透,剉,焙干) 甘草各一两 肉豆蔻 诃子(去核)各七钱

【用法】上㕮咀。每服二钱,水一盏,加生姜二片,大枣一个,煎七分,空心温服,或不拘时候。

【功用】和胃气,进饮食,悦颜色,理风痰。

【主治】小儿久病才愈,面黄清瘦,神昏气弱,脾胃未实,食物过伤,停饮生痰,留滞中脘,耗虚真气,或成吐泻。

52174 和中散(《普济方》卷三九五)

【组成】干姜 厚朴(去皮,炙制) 甘草(炙)各一两

【用法】上为细末。每服一大钱,水八分,生姜三片,同煎至三分,去滓温服。

【主治】阴阳不和,清浊相干,霍乱吐利,壮热烦渴,胸膈痞闷,腹胀满,面色青白,手足厥冷,困顿多睡,全不思食。

52175 和中散(《袖珍小儿》卷九)

【组成】藿香 枳壳(麸炒) 陈皮 甘草各五钱 厚朴(姜制)三钱五分

【用法】上为极细末。每服一二钱,红枣煎汤调服。

【主治】小儿五色泻痢。

52176 和中散

《婴童百问》卷二。为原书同卷"参苓白术散"之异名。见该条。

52177 和中散(《慎斋遗书》卷五)

【组成】炮姜四两 肉桂二两 吴茱萸二两

【用法】上为末。

【功用】《风劳臌膈》:上通下达,安胃和中。

【主治】❶《慎柔五书》:中寒腹痛,或寒泻清水,或饮食伤,嗳麸气,或久痢虚寒。❷《风劳臌膈》:臌胀属虚寒者。

【备考】本方改为丸剂,名"和中丸"(见《风劳臌膈》),方用干姜四两(切片,分四份:一份用人参一两煎汤拌炒汁尽,一份用青皮煎汁拌炒,一份用紫苏煎汤拌炒,一份用陈皮煎汤拌炒,各炒焦黑)、肉桂二两(分三份:一份用益智仁三钱煎汤拌炒,一份用小茴香二钱同煎,一份用破故纸同煎)、吴萸一两(分二份:一份用苡仁一两煎汤炒,一份用盐三钱同浸炒),共为末,苏叶煎汤,打神曲糊丸。随症轻重,作汤送下;虚者人参汤下。《慎柔五书》本方用法:每服五分,用苦烈好大酒一杯,炖半热调下。

52178 和中散(《准绳·幼科》卷四)

【组成】厚朴(姜汁制炒)一钱半 人参 白术 茯苓各一钱 干姜(炮) 甘草(炙)各六分

【用法】加生姜、大枣,水煎服。

【主治】小儿中焦停寒或夹宿食,痘疮欲出未出而吐利者。

52179 和中散

《疡医大全》卷三十三。为《准绳·幼科》卷五"和中汤"之异名。见该条。

52180 和中煎(《鸡峰》卷二十)

【组成】槟榔 木香 橘皮 青皮 神曲 麦蘖 茯

苓　半夏各一两　人参　白术各半两

【用法】上为细末,姜煮面糊为丸,如梧桐子大。每服二十丸,生姜汤送下。

【功用】匀气宽中,宣通壅滞,调顺三焦,快利胸膈,温养脾胃,消化宿谷。

【主治】脾胃怯弱,饮食易伤,噫痞胀满,心腹刺痛,噫腐吞酸,呕逆恶心,及妊娠中虚痰逆,食饮化迟。

52181　和气丸《圣济总录》卷五十六)

【组成】附子一枚(大者,去皮脐,切作四片,入硇砂一钱,面裹煨香熟,去面,只用附子,为末,硇砂别研)　芫花(醋炒)　牵牛子(炒)各一钱

【用法】上为末,用醋面糊为丸,如梧桐子大。每服十丸,生姜汤下,不拘时候。

【主治】九种心痛,及诸滞气。

52182　和气丸《袖珍》卷三)

【组成】木香五钱　陈皮　藿香　缩砂

【用法】上用甘草膏子为丸,朱砂为衣。

【功用】饮酒令人不醉。

【主治】《医方类聚》:酒病。

【备考】方中陈皮、藿香、缩砂用量原缺。

52183　和气丸《叶氏女科》卷一)

【组成】厚朴(姜制)五钱　陈皮　藿香(如炒,少用)　白术(蜜炙)　玄胡索　枳壳(麸炒)各三钱　香附五钱(童便制)　草果　甘草　砂仁　小茴各二钱　木香三钱

【用法】上为末,蜜丸或为散。每服二钱,空心白汤下。

【主治】室女十三四岁血脉壅阻,天癸已行而忽不行,或发热,或疼痛,身体不宁,口苦面赤,寒热不定,头目晕花。

【加减】如不发寒热,去草果、藿香。

52184　和气汤《嵩崖尊生》卷七)

【组成】木香　紫苏各五分　槟榔七分　陈皮　半夏各三分　香附　青皮各一钱　乳香　没药　甘草各三分

【用法】加生姜,水煎服。

【主治】❶《嵩崖尊生》:虚痞刺痛。❷《杂病源流犀烛》:任脉病,腹中有气如指,上抢心,拘急不得俯仰。

52185　和气汤

《中国医学大辞典》。即《杂病源流犀烛》卷二十七"和气饮"。见该条。

52186　和气饮《广嗣纪要》卷九引李东垣方)

【异名】束胎和气饮(原书同卷)、束胎饮(《万氏女科》卷二)。

【组成】白术　黄芩各一钱半　大腹皮　枳壳(炒)各一钱　苏叶茎　砂仁(炒)各五分　炙草三分

【用法】水煎服。

【主治】子满。妊娠七八月,其妇奉养本厚,安居太过,胎元肥壮,温热内盛,腹大如鼓,腹满下坠,逼迫子户,坐卧不安。

【临床报道】子满:徐太和之妻,娠八月,得子满病,腹满,胎坠下迫,玉门大张,胞形外露,但伸卧不能坐,势危,脉两手俱大坚搏手。密斋诊之曰:乃双胎也。胎肥气弱,不能束约,故下坠耳。用本方加人参一钱、升麻(炒)三分,服三剂,胎复上而安。后生一男一女。

52187　和气饮《续易简》卷二)

52188　和气饮《女科万金方》)

【异名】和气散(《郑氏家传女科万金方》卷二)。

【组成】厚朴　香附各五钱　白术　枳壳　黄芩各四钱　小茴香　陈皮　藿香　甘草　玄胡索各三钱　砂仁　草果各二钱

【用法】上为末。每服一钱,空心米汤或酒调服。

【主治】妇人血气不和,饮食少进,肚腹膨胀,呕吐恶心。

52189　和气饮

《证治要诀类方》卷二。为《局方》卷八"升麻和气饮"之异名。见该条。

52190　和气饮

《疡科选粹》卷二。为《医学纲目》卷十八引刘涓子方"和气散"之异名。见该条。

52191　和气饮《嵩崖尊生》卷十四)

【组成】当归　川芎　白芍　人参　苏梗　陈皮　腹皮各六分　甘草三分　木香二分

【主治】妊娠心胃胀满。

【备考】《胎产心法》本方用法:水煎服。

52192　和气饮《金鉴》卷五十二)

【组成】苍术　紫苏　防风　赤苓　豆豉　藿香　陈皮　厚朴(姜炒)　炙甘草

【用法】加生姜、灯心,水煎服。

【功用】温散。

【主治】小儿断脐失护,风冷乘入,传于大肠,遂成脐寒泻,粪色青白,腹痛肠鸣。

52193　和气饮《杂病源流犀烛》卷二十七)

【组成】干姜一分　葛根　升麻各二钱　熟大黄　枳壳各一钱半　桔梗　苍术各一钱　白芍七分　甘草八分　当归　半夏　白芷　茯苓各四分　小茴五分　川椒十五粒

【主治】肾气上逆,先脊痛,继及背与肩。

【备考】本方方名,《中国医学大辞典》引作"和气汤"。

52194　和气饮《杂病源流犀烛》卷三十)

【组成】苍术　葛根　桔梗　当归　茯苓　白芷　枳壳　甘草　陈皮　白芍

【功用】❶《杂病源流犀烛》:通气。❷《中国医学大辞典》:调经。

【主治】❶《杂病源流犀烛》:因跌扑闪挫,顿挫气血,凝滞作痛。❷《中国医学大辞典》:经前腹痛。

52195　和气饮《鸡鸣录》)

【组成】白术(土炒)一钱五分　盐橘红一钱　盐香附二钱(研)　茯苓八分　炒白芍　酒芩各一钱　川芎　炙草各五分　酒归身一钱六分

【用法】水煎服。

【主治】妊娠四月,倦卧不安,或口舌头痛,脚弱及

肿者。

【加减】热多,加栀炭一钱。

52196　和气散(《医学纲目》卷十八引刘涓子方)

【异名】和气饮(《疡科选粹》卷二)。

【组成】苍术四两(米泔浸三日,洗净晒干,再以米醋炒令香黄色)　甘草(炙)　青橘(去瓤)各一两　良姜(炒)　肉桂　干姜(炮)各半两　陈粟半升

【用法】上为末。每服一钱,用炒茴香末半钱相和,温酒调下,不拘时候。

【主治】发背痈疽脓溃后气虚,脾脏滑泄,四肢逆冷。

52197　和气散(《幼幼新书》卷二十一引《吉氏家传》)

【组成】厚朴(姜制)半两　人参　茯苓　甘草(炮)各一分　茴香二钱

【用法】上为末。水煎服。

【主治】小儿面青黄,手足逆冷,不思食饮。

52198　和气散(《续本事》卷三)

【组成】甘草(炙)半两　白及一两　地骨皮一两　藿香半两　山蜈蚣一两　白芷一两　红内消半两　木香半两　山慈菇一两

【用法】上焙干为末。每服二大钱,空心盐汤点服。

【功用】《普济方》:降气。

【主治】❶《续本事》:一切气疾。❷《普济方》:脚气,虚气上攻,胸膈不快,不进饮食。

52199　和气散(《局方》卷三吴直阁增诸家名方)

【组成】香附子(炒,去毛)　陈皮(去白)　肉桂(去粗皮)　良姜(去芦)　青皮(去白)　甘草(爁)　茴香(炒)　苍术(米泔浸)各一两　桔梗(去芦)三两

【用法】上为细末。每服二钱,入盐少许,沸汤点服,或盐酒调下,不拘时候。

【功用】温脾胃,进饮食。

【主治】❶《局方》:脾胃不和,中脘气滞,宿寒留饮,停积不消,心腹胀满,呕吐酸水。脾疼泄泻,脏腑不调,饮食减少;一切气疾。❷《普济方》引《医方集成》:心疼。

52200　和气散(《得效》卷五)

【组成】五积散去麻黄(炒过)

【用法】加生姜三片、盐梅一个、红枣二个,水煎服。

【主治】脾胃宿冷,腹内切痛,或外感风寒,内伤生冷,泄泻黄白色不止,或肝经受寒,面色青惨,厥而泄利。

52201　和气散

《普济方》卷三〇八。为方出《肘后方》卷七,名见《圣济总录》卷一四九"射干饮"之异名。见该条。

52202　和气散(《医学入门》卷六)

【组成】木香　香附　厚朴　人参　陈皮　藿香　甘草各等分

【用法】加生姜、大枣,水煎服。

【主治】小儿吐泻,不乳,多啼。

52203　和气散

《郑氏家传女科万金方》卷二。为《女科万金方》"和气饮"之异名。见该条。

52204　和气散(《叶氏女科》卷二)

【组成】藿香　陈皮　白术(蜜炙)　砂仁(炒)　黄芩桔梗　益智仁各一钱　厚朴(姜制)　枳壳(麸炒)各一钱半

甘草(炙)　苏叶各八分　小茴七分

【用法】加灯心十茎,水煎,空心服。若惯堕胎者,宜每月服两剂,保过五月而止。

【主治】妊娠二月,妊妇劳力,触伤胎气,致胎不安。

52205　和气散(《女科秘要》卷二)

【组成】陈皮　桔梗　厚朴　小茴　益智　藿香各八分　砂仁五分　苍术四分　甘草三分　丁香三分　木香五分

【主治】胎前胎气不和,恶阻吐逆,不思饮食,腹中作痛。

【备考】原书用本方治上症,去丁香、木香。一帖可愈。

52206　和气煎

《普济方》卷二〇一。即《圣济总录》卷三十八"和气煮散"。见该条。

52207　和劝汤

《疡医大全》卷三十三。为《百一》卷十九"和解汤"之异名。见该条。

52208　和平丹(《全国中药成药处方集》禹县方)

【组成】砂仁　紫蔻　川厚朴各四两　公丁香二两马牙槟榔四两　儿茶　肉桂　薄荷冰各二两　粉甘草三十两　枣槟榔四两　麝香五钱　朱砂十两　广藿香　粉葛根各三两　西滑石十两　冰糖五两

【用法】上为细面,水为丸,如绿豆大,朱砂五两为衣。每服十粒,水送、嚼化皆可;一岁至三岁服二粒。

【主治】夏令暑热,头晕目眩,呕吐水泻,肚腹疼痛,饮食不消。

【宜忌】孕妇忌用。

52209　和平汤(《种痘新书》卷十二)

【组成】人参　黄耆　当归　川芎　炙草　防风　白芍　白芷　肉桂　木香　乳香　麝香　丁香　檀香　厚朴陈皮

【用法】水煎服。

【功用】调和气血,解秽除气。

【主治】痘为秽所触而不起者。

52210　和平散(《石室秘录》卷一)

【组成】熟地一两　山药一两　山茱萸三钱　麦冬三钱　枣仁一钱　人参一钱　茯苓二钱　陈皮一钱　甘草一钱　沙参三钱　白芥子一钱　芡实五钱　白芍三钱　远志八分　丹皮一钱

【用法】水煎服。

【功用】补通身气血。

【主治】虚劳而未成痨瘵之症。

52211　和伤丸

《接骨入骱》。为原书"琥珀丸"之异名。见该条。

52212　和伤方(《种福堂方》卷四)

【组成】远年地坑中坑砂(其坑虽不必在露天,却要透风,有日光照着者为妙。其砂取淌水石畔凿下,厚三四寸者更佳,放屋中净瓦溜中,风吹雨洒,日晒夜露,常常翻转,四五个月,看两面俱白,已无臭气)

【用法】上为极细末,每两配入辰砂二三分。每服五六分,空心放舌上,陈酒送下。

【主治】跌打损伤;一切虚劳吐血发热;妇人一切血瘀,

干血痨症。

52213 和血汤《嵩崖尊生》卷七）

【组成】桃仁 红花 归尾 赤芍 生地黄 青皮 香附

【主治】死血所致小腹胀急痛,小便反利。

【备考】《中国医学大辞典》本方用法:清水煎服。

52214 和血膏《医方类聚》卷二一八引《医林方》）

【组成】轻粉半钱 硇砂二钱 白马鬐(即大麦蘖)半两 节芭草半两 白面半两 神曲半两 惜苓脂半两 巴豆四十个(去皮,面裹烧十个,醋煮十个,油炒十个,浆水煮十个)

【用法】上为细末,小油调,盒子内盛之。每服一钱,红花酒调下。以取下黑水为效,后服滋血汤。

【主治】妇人干血气痨。

52215 和安汤《圣济总录》卷六十三）

【组成】陈橘皮(汤浸,去白,焙)一斤 甘草(炙,剉)二两 干姜(炮)半两

【用法】上为粗末。每服三钱匕,水一盏,煎至六分,去滓温服。

【主治】胃气逆,干呕不止。

52216 和安散《直指小儿》卷四）

【组成】木香 当归 川芎 北前胡 柴胡 青皮 北梗 甘草(炙) 半赤色茯苓各等分

【用法】上剉散。每服一钱,加生姜、大枣,水煎,不饥饱服。

【主治】小儿冷热不调,上盛下泄。

52217 和阳汤《辨证录》卷一）

【组成】石膏五钱 葛根 白芍各二钱 人参三钱 麻黄三分 柴胡 甘草各一钱 天花粉五分

【用法】水煎服。

【主治】冬月伤寒,六七日后,太阳、阳明、少阳合病,头疼目痛,寒热不已。

52218 和攻散《辨证录》卷一）

【组成】柴胡 栀子 丹皮各二钱 白芍五钱 茯苓三钱 甘草 陈皮 大黄各一钱

【用法】水煎服。

【主治】冬月伤寒,邪在少阳,身热三日,腹满自利。

52219 和肝汤《辨证录》卷三）

【组成】柴胡 栀子 丹皮 苍术 天花粉各二钱 白芍五钱 茯苓 生地各三钱 甘草一钱 陈皮五分 川芎一钱

【用法】水煎服。

【主治】火郁于上、中二焦不能散,以致遍身疼痛,至腰以下不痛者。

52220 和肝汤《效验秘方·续集》方和谦方）

【组成】当归12克 白芍9克 白术9克 柴胡9克 茯苓9克 薄荷(后下)3克 生姜3克 炙甘草6克 党参9克 苏梗9克 香附9克 大枣4枚

【用法】每日1剂,水煎2次,早晚分服。

【功用】疏肝理气,调气和血。

【主治】慢性肝炎及其他肝脏疾病。

【方论选录】"和肝汤"为逍遥散化裁而来。逍遥散为疏肝理脾的常用方剂,为肝郁血虚之证而设。它体用兼顾,肝脾同治,立法用意很为周到。本方在此方基础上加用党参、香附、苏梗、大枣4味药,使其和中有补,补而不滞,既保留了逍遥散疏肝解郁、健脾和营之内涵,又加重了培补疏利之特色,从而拓宽了逍遥散的用途。"和肝汤"之组成有三个特点。肝为刚脏,体阴用阳,故本方以归、芍为君,养血而柔肝,用阴柔之品涵其本,此其一也。肝主疏泄,性喜条达,故用柴胡、薄荷疏肝以解郁,更佐入苏梗、香附不仅降肝气之逆且能条达上、中、下三焦之气,四药合用有疏肝解郁、行气宽中之功,此所谓"肝欲散,急食辛以散之也。"以辛散之剂遂其性,此其二也。肝脾两脏常相互影响,本方以参、苓、术、草四君为佐,甘温益气,健脾和胃。既遵仲景"见肝之病,知肝传脾,当先实脾"之旨,又收"肝苦急,急食甘以缓之"之用。本方以甘温健脾杜其变,此其三也。上述特点,使"和肝汤"成为一个调和气血、疏理肝脾、体用结合、补泻适宜的方剂。在临床上广泛应用于肝脾气血失和的病症。

52221 和肝饮《本草汇言》卷十九）

【组成】鳖甲 柴胡 当归 川芎 半夏 白芍药 枳壳各二钱

【用法】水煎服。

【主治】胁痛。

【加减】左胁痛者,怒伤血滞也,加青皮、桃仁;右胁痛者,气逆夹痰也,加桔梗、白芥子;左右胁俱痛者,肝火盛而痰气结也,加龙胆草、香附、贝母、白芥子;两胁走注痛而有声者,是痰饮也,加苍术、白芥子、胆星、瓜蒌仁。

52222 和肝饮《玉案》卷五）

【组成】当归 白芍 三棱 青皮各一钱五分 大茴香 木香 枳壳 柴胡 砂仁各八分

【用法】水煎服,不拘时候。

【主治】胁下杠梗一条作疼。

52223 和肝散《银海指南》卷三）

【组成】香附一斤(分作四份,一份以酒浸,一份以盐水浸,一份以蜜浸,一份以童便浸,每浸三日夜后晒干)

【用法】上为细末。每服二钱,随所用汤剂均可加用,或单服亦可,白滚汤调下。

【主治】肝气不和,目赤肿痛,或因含怒未发,郁伤肝阴,以致肝阳上僭,两目昏花,羞明翳雾,眵泪俱多,甚则瞳神散大,视物无形。

52224 和肝散《千家妙方》卷下引马荫笃方）

【组成】全瓜蒌60克 广郁金15克 片姜黄15克 神曲15克 生甘草15克

【用法】共研细粉。3岁小儿每服2克(可随年龄大小而增减),一日3～4次,白糖开水冲服。

【功用】清热化郁,健脾和肝。

【主治】小儿黄疸型肝炎属湿热熏蒸,胆汁外溢者。

52225 和兑饮《古方汇精》卷一）

【组成】生姜汁一小匙 白蜜二匙

【用法】上和匀,重汤炖服。

【主治】新久咳嗽,未经见血者。

52226 和乳汤《辨证录》卷十三）

【组成】贝母三钱 天花粉三钱 当归一两 蒲公英一两 生甘草二钱 穿山甲(土炒)一片(为末)

【用法】水煎服。一剂而乳房通,肿亦消矣,不必二剂。

【主治】乳痈。先痛后肿,寻常发热,变成痈痛。

【方论选录】此方用贝母、天花粉者,消胃中之壅痰也。痰壅而乳房之气不通,化其痰则胃火失其势。而后以蒲公英、穿山甲解其热毒,利其关窍,自然不攻而自散矣。又恐前药过于迅逐,加入当归、甘草补正和解,正既无伤,而邪又退舍矣。此决不致火毒不行而变为乳岩之病也哉。

52227 和乳汤(《外科真诠》卷上)

【组成】公英五钱 银花三钱 当归一钱 川芎七分 青皮七分 香附七分 浙贝一钱 甲珠一片 桔梗一钱 甘草五分

【用法】水煎服。

【主治】肝气郁结,胃热壅滞之乳痈初起;或乳痈好后内结一核,如桃如李,累月不消者;或形寒饮冷加以气郁痰饮,流入胃络,积聚不散所致之乳癖,乳房结核坚硬,始如钱大,渐大如桃如卵,皮色如常,遇寒作痛者。

【加减】乳痈好后结核,加附片七分;乳癖,加附子七分,煨姜一片;有寒热头痛,加防风一钱,前胡一钱;气虚者,加生黄耆一钱,内脓已成者,再加皂刺一钱。

52228 和金汤(《辨证录》卷四)

【组成】麦冬五钱 苏叶一钱 桔梗二钱 甘草一钱 茯苓三钱 黄芩一钱 半夏五分 百合三钱

【用法】水煎服。

【主治】水亏火旺,肺郁,咳嗽气逆,心胁胀满,痛引小腹,身不能反侧,舌干嗌燥,面陈色白,喘不能卧,吐痰稠密,皮毛焦枯。

52229 和肺饮(《医方简义》卷四)

【组成】活水芦根(即苇茎)五钱 百合五钱 生地五钱 桔梗一钱五分 生甘草五分 青果二枚

【主治】失音症,由实火上刑肺金者。

52230 和胁饮(《杂病源流犀烛》卷十)

【组成】枳壳 青皮 姜黄 香附 甘草

【主治】❶《杂病源流犀烛》:肢胁肋气痛。❷《一见知医》:胁肋气痛,时止而膨,嗳即宽,旋便痛。

52231 和胁饮(《医学集成》卷三)

【组成】苍术 青皮 香附 半夏 白芥 姜黄 枳壳 甘草

【主治】痰气胁痛。

52232 和疟汤(《辨证录》卷八)

【组成】柴胡三钱 当归一两 白术五钱 茯苓五钱 半夏一钱 甘草五分 生姜五钱 白芍五钱 山楂一钱 青皮一钱

【用法】水煎服。

【主治】少阳疟病,初发之时,往来寒热,口苦耳聋,胸胁胀闷作痛,或呕或不呕。

【方论选录】此方无一味不入少阳之经络,又无一味不入脾胃之脏腑,祛邪复能辅正,解表随可固里,真和解之仙丹,非特祛疟之神剂也。

52233 和疟饮(《慈航集》卷下)

【组成】青皮一钱五分 柴胡一钱 制半夏二钱 草蔻仁一钱(研) 厚朴一钱五分(姜汁炒) 枳壳一钱五分(炒) 槟榔一钱五分 甘草五分

【用法】煨姜三钱、大枣三个为引,河井水煎,露一宿,疟前温服,二煎接服。

【主治】疟,寒热分清,或一日一发,或间日一发者。

【宜忌】愈后饮食宜清淡,三四日再食荤腥调理,庶无疟之反复。面食忌一月。

【加减】如恶心呕吐,加藿香三钱;如热重,加炒黄芩一钱五分;如口渴,加知母二钱,川贝母一钱五分;如小便短赤,内热,加青蒿三钱;如腹痛作泻,加赤芍五钱,煨广木香一钱五分;如未病前食荤,加炒山楂三钱;如食鱼腥,加威灵仙一钱;如面食,加炒莱菔子三钱,一服即愈,如不愈,次日加黑豆四十九粒、炒川山甲一钱。

52234 和疟饮(《慈航集》卷下)

【组成】当归一两(酒洗) 白芍一两(酒洗) 白术五钱(土炒) 云苓五钱 制半夏三钱 青皮一钱五分 柴胡一钱五分 焦楂三钱 草蔻仁一钱(研) 炙甘草五分 煨姜三钱

【用法】河、井水各半煎服。

【主治】足少阳胆经之疟,初病令人身体解㑊,寒不甚,热不甚,恶见人,见人心惕惕然,热多汗出甚,口苦耳聋,胸胁胀闷作痛,或呕或不呕,半表半里之症。

【加减】如热重,加青蒿三钱;如恶心呕吐,加藿香三钱,乌梅二个;如口苦,加炒黄芩一钱二分;如口作渴,加花粉二钱;如胸口饱胀,加槟榔一钱五分;如腰背痛,加独活一钱五分;如舌苔黄,大便结,加瓜蒌仁三钱;如舌赤心热,加炒黑山栀仁二钱;如腹作泻,加煨广木香一钱五分,车前子三钱。

52235 和经汤(《元和纪用经》)

【组成】白芍药二两 赤芍药一两 干姜半两 当归七钱半

【用法】上为末,若豆米粒。每服三方寸匕,水二升,以文火煎至半,取清汁,温服,每日四次。

【功用】温血和经。

【主治】妇人赤白带下。

52236 和经汤(《女科万金方》)

【组成】白芍药二两二钱 当归 熟地 白茯苓 香附 黄芩 白术各一两 川芎 酸枣仁 蒲黄 白芷各九钱 阿胶 橘红各八钱 甘草一钱 小茴香一钱

【用法】每服一两,加生姜三片,水煎服。兼四物补经汤、乌鸡丸并服。

【主治】妇人四十二三岁,经行断绝,五十外复至,其经水无期,常常淋漓,或成片,或漏下不止,乃阴阳相反,血气妄行。

【备考】《叶氏女科》有茯神、淮山药,无熟地、白茯苓、川芎。方后云:如服一二剂不止,即去香附、陈皮,小茴只用四分。

52237 和经汤(《医学正传》卷七)

【组成】当归一钱半 川芎半钱 熟地黄一钱 白芍药一钱 桃仁三十个(去皮尖,研) 红花三分 香附米一钱 熟桂半钱 木通八分 蓬莪术一钱 甘草五分 苏木一钱

【用法】上细切,作一服。水一盏半,煎至一盏,空心温服。

【主治】月经过期不行。

52238 和荣汤（《玉案》卷四）

【组成】人参 当归 白术 生地 天门冬 麦门冬 五味子各二钱

【用法】水煎,温服。

【主治】气血两虚头眩。

【加减】如有痰,加生姜汁、竹沥。

52239 和荣汤（《玉案》卷五）

【组成】牛膝 杜仲 天门冬 麦门冬 黄柏 人参各一钱 乌药 当归 白芍 沉香 青盐各八分

【用法】水煎,温服。

【主治】两股上连腰胯疼痛。

52240 和荣汤（《法律》卷三）

【组成】白术 川芎各一钱半 南星 半夏 芍药 茯苓 天麻各一钱 川归 生地黄 熟地黄 牛膝 酸枣仁 黄芩 橘红各八分 羌活 防风 官桂各六分 红花 甘草(炙)各四分 黄柏三分

【用法】水煎,入竹沥、姜汁,晨服。

【功用】补血活血,健脾燥湿消痰,清热疏风,开经络,通腠理。

【主治】血虚血热,挟痰挟火,经络肌表之间,先已有其病根,后因感冒风寒,或过嗜陈酒膏粱而助痰火,或恼怒而逆肝气,遂成半身不遂,口眼㖞斜,头目眩晕,痰火炽盛,筋骨时疼。

52241 和荣汤（《产科发蒙》卷二）

【组成】当归 芍药 桂枝 阿胶 莲房(炙黑) 甘草 大枣

【用法】水煎服。

【主治】胎动不安。

52242 和荣散（《玉案》卷六）

【组成】当归 川芎 生地 麦门冬 白芍 木通 甘草各八分

【用法】加灯心三十茎,水煎服。

【主治】痧已出,浑身发热。

52243 和荣膏（《杏苑》卷七）

【组成】前胡 白芷 细辛 官桂 白术各二两 川椒二钱 川芎二两 吴茱萸 黑附子 当归各一两五钱

【用法】上剉捣,以茶、酒三升拌匀,同窨一宿,以炼成猪脂膏五斤,入药微煎,候白芷黄紫色,滤去滓成膏。在病处摩之。

【主治】肉苛,荣虚卫实,肌肉不仁;癥瘕疮痍,诸风疮痒疼痛,伤折坠损。

52244 和胃丸（《千金翼》卷十五）

【组成】大黄 细辛 黄连 蜀椒(去目闭口者,汗) 皂荚(炙,去皮子) 当归 桂心各一分 杏仁(去皮尖双仁,熬) 黄芩各一两半 葶苈(熬) 阿胶(炙) 芒消各半两 厚朴二分(炙) 甘遂一两 半夏五分(洗)

【用法】上为末,炼蜜和丸,如梧桐子大。每服五丸,空腹酒送下,稍加至十丸,一日三次。

【功用】调六腑,安五脏,导达肠胃,令人能食。

【主治】胃痛,悁烦噎逆,胸中气满,腹胁下邪气寒壮积聚,大小便乍难。并主女人绝产。

52245 和胃丸（《局方》卷三）

【组成】厚朴(去粗皮,剉碎,以生姜二两研烂同炒) 半夏(一半汤洗,晒干,微炒,一半生姜汁制作饼,炙黄) 鳖甲(九肋大者)一枚(黄泥外固,以米醋二碗,化硇砂一两,放鳖甲内慢火熬干,取二两细研如粉) 神曲(碎,炒) 麦蘖(微炒) 白术(剉,炒) 肉桂(去粗皮)各二两 枳壳(去瓤,麸炒) 三棱(炮) 青皮(去白,炒) 人参各三两 陈皮(去白) 诃子(炮,去核)各四两 槟榔 当归各一两半 芍药 甘草(炙)各一两 干姜(炮) 赤茯苓(去皮)各三分

【用法】上为细末,蜜为丸,如小豆大。每服二十丸,加至三十丸,微嚼破,温水送下,不拘时候。老幼气弱皆可常服。

【功用】温和脾胃,调进饮食。

【主治】脾胃不和,中脘气痞,心腹胀闷,不思饮食,呕吐痰逆,噫气吞酸,面色萎黄,肌肉消瘦,腹胁刺痛,便利不调,少力嗜卧,体重节痛;及虚劳脾胃虚弱,饮食不化,心腹痞满。

52246 和胃丸（《圣济总录》卷四十五）

【组成】厚朴(去粗皮,生姜汁炙透)四两 干姜(炮) 当归(切,焙)各一两半 人参 槟榔(剉)各一两一分 陈橘皮(汤浸,去白,焙) 白术 半夏(汤洗七遍,去滑,焙)各二两 桔梗(焙)一两 甘草(炙)半两 诃黎勒皮三分

【用法】上为末,酒面糊和丸,如梧桐子大。每服十五丸至二十丸,温生姜枣汤送下,米饮亦得,不拘时候。

【主治】脾胃虚冷,食即呕逆,水谷不化,或时泄利。

52247 和胃丸（《圣济总录》卷四十六）

【组成】甘草(生,剉) 高良姜(生)各二两 藿香叶 桂(去粗皮) 丁香皮(炙)各一两

【用法】上为末,炼蜜和杵三二百下,为丸如樱桃大。每服一丸,盐汤嚼下,空心服。

【主治】脾胃冷热不和,不能饮食,胸膈满闷,痰唾吐逆,及一切气疾。

52248 和胃丸（《圣济总录》卷四十七）

【组成】半夏(汤洗十遍,切作片子) 牵牛子(炒)各半分 生姜一两(切作片子) 人参 矾蝴蝶 藿香叶各半两 丁香一钱

【用法】上药先将半夏、牵牛、生姜于银石器内慢火煮,候水尽,焙干,与人参等药同杵为末,用生姜汁煮面糊为丸,如梧桐子大。每服二十丸,空心食前用生姜米饮送下。

【主治】胃寒肠热,腹胀泄利。

52249 和胃丸（《永类钤方》卷二十一）

【组成】丁香 藿香叶 蝎尾各一钱 白术(切,焙) 制半夏各一两

【用法】上为末,姜汁糊丸,如小豆大。每服三岁三十丸,空心生姜汤送下。

【主治】小儿吐泻,有痰,不思饮食,困顿欲生风。

52250 和胃丸（《普济方》卷一三七）

【组成】大黄(酒浸) 甘遂 桂枝 干姜 白术 茯苓 芍药 厚朴 半夏(洗)各一两 巴豆十粒(去皮心,研如脂)

【用法】上为末,入巴豆,炼蜜为丸,如梧桐子大。每服二丸,白饮送下。

【主治】阳明病,内有停水,心下痛而呕吐,腹胁满者。

52251 和胃片《成方制剂》11册)

【组成】赤芍　川芎　丹参　甘草　黄芩　蒲公英　瓦楞子　洋金花　郁金

【用法】上制成片剂。口服,一次4片,一日4次。

【功用】疏肝清热,凉血活血,祛瘀生新,和胃止痛。

【主治】消化性溃疡及胃痛腹胀,嗳气泛酸,恶心呕吐等症。

【宜忌】青光眼、外感初起的喘咳患者禁用。心脏病或高血压患者、肝肾功能不正常或体弱以及孕妇慎用。

52252 和胃汤《圣济总录》卷六十三)

【组成】人参二两　赤茯苓(去黑皮)一两半　茅根一两　甘草(炙)半两　竹茹三分　半夏(汤洗七遍,焙)一两　木通(剉)三分

【用法】上为粗末。每服三钱匕,水一盏,加生姜三片,大枣二个(擘破),煎至七分,去滓温服。

【主治】食饮不下,呕逆清水,面目虚肿。

52253 和胃汤《济阳纲目》卷四十一引朱丹溪方)

【组成】人参三钱　白术一钱半　陈皮一钱　芍药五分　干葛三分　归身五分　红花豆大　甘草(炙)二钱

【用法】上作一帖。送下保和丸二十五丸,龙荟丸十五丸。

【功用】补胃气,滋养阴血。

【主治】积聚痞块。

【临床报道】积聚:方提领年五十六,冬因饮酒后受怒气,于左胁下与脐平作痛,自此以后渐成小块,或起或不起,起则痛,痛止则伏,面黄口干,无力食少,吃此物便嗳此味,转恶风寒,脉之左大于右,弦涩而长,大率左甚,重取则全弦。此得热散太多,以致胃气大伤,阴血下衰,且与和胃汤,并下保和丸,助其化粕。伺胃实阴稍充,却用消块。

52254 和胃汤《普济方》卷二○八)

【组成】升麻半钱　柴胡半钱　当归身二钱　草豆蔻半钱　半夏三分　干姜七分　甘草七分　红消七分　黄耆半钱

【用法】上都作一服。水二盏,煎至一盏,去滓稍热服,两饭间饮之。

【主治】泄痢。

52255 和胃汤《痘疹传心录》卷十七)

【组成】二陈汤加丁香　藿香　炮姜　麦芽

【用法】水煎服。

【主治】初生小儿呕吐。

52256 和胃汤《嵩崖尊生》卷十四)

【组成】白术　陈皮　半夏(油炒黄)　茯苓　藿香各一钱　当归　白芍各八分　砂仁　竹茹　甘草各四分　紫苏八分

【用法】加生姜,水煎服。

【主治】妊娠恶呕。

【加减】弱人,加人参六分。

52257 和胃汤《金鉴》卷五十二)

【组成】陈皮　半夏(姜制)　缩砂仁(研)　苍术(炒)　厚朴(姜炒)　藿香叶　香附(炒)　甘草(炙)　山楂　神曲(炒)

【用法】引用生姜,水煎服。先用三棱丸止其吐,后服此方。

【功用】和胃化滞。

【主治】小儿饮食无节,过食油腻、面食等物,壅塞中脘,以致伤食吐,肚腹胀热,恶食口臭,频吐酸黏,眼胞虚浮,身体潮热。

52258 和胃汤《妇科玉尺》卷四)

【组成】丁香　半夏　枳实　白蔻仁　麦芽　川芎　当归　白芍　地黄　生姜　大枣

【主治】产后干呕。

【备考】《中国医学大辞典》本方用法:清水煎服。

52259 和胃汤《会约》卷七)

【组成】陈皮一钱　半夏一钱半　茯苓二钱　甘草一钱　苍术二钱　乌药　香附各八分　厚朴(姜炒)一钱　苏梗七分

【用法】水煎,热服。以指探喉取吐,再服再吐。

【主治】霍乱初起,胀痛呕吐,邪壅于上者。

52260 和胃汤《古今医彻》卷二)

【组成】人参一钱半　黄连六分(土炒)　当归一钱　黄芩七分(土炒)　白芍药一钱(酒炒)　茯神一钱　石菖蒲五分　神曲七分　半夏七分　枳实(麸炒)四分　红花三分　苏子一钱五分

【用法】用陈壁土研细,搅入长流水,澄清后煎药,入姜汁、白蜜少许,童便一二匙,和服。

【主治】噎膈。

52261 和胃汤《医方简义》卷三)

【组成】神曲　山楂　麦芽　茯苓各二钱　厚朴(姜制)一钱五分　姜半夏　制香附各一钱半　丁香　菔子(炒)各五分

【用法】加竹茹一丸(姜汁炒黄),水煎,加檀香三分冲入而服。

【主治】食厥症,气化迟难。

52262 和胃汤《临证医案医方》)

【组成】谷芽15克　麦芽15克　神曲9克　焦鸡内金9克　焦山楂9克　陈皮9克　枳壳6克　苏梗6克　桔梗6克　莱菔子9克　佩兰9克　藿香6克　甘油6克

【功用】和胃理气,增进饮食。

【主治】慢性胃炎(饮食积滞型)。食欲不振,纳食不佳,脘腹胀满,舌苔白厚,脉沉弦。

【方论选录】方中谷芽消米积,麦芽消面积,山楂消肉积,神曲发酵助消化,焦鸡内金化食磨积,陈皮、枳壳、桔梗、苏梗调理中焦气机,莱菔子消食降气,佩兰、藿香芳香开胃,甘草调和诸药。共奏和胃理气,增进饮食之功。

52263 和胃饮《景岳全书》卷五十一)

【组成】陈皮　厚朴各一钱半　干姜(炮)一二钱　炙甘草一钱

【用法】水一钟半,煎七分,温服。

【主治】❶《景岳全书》:寒湿伤脾,霍乱吐泻,及痰饮水气,胃脘不清,呕恶胀满,腹痛等证。❷《妇科玉尺》:孕妇胃寒气实,胎气上逼者。

【加减】此方凡藿香、木香、丁香、茯苓、半夏、扁豆、砂仁、泽泻之类,皆可随宜增用之;若胸腹有滞,而兼时气寒热

者,加柴胡。

【备考】此即平胃散之变方也。凡呕吐等症,多有胃气虚者,一闻苍术之气亦能动呕,故以干姜代之。

52264 和胃饮《叶氏女科》卷二

【组成】陈皮 桔梗 厚朴(盐制) 小茴香 益智仁 藿香各八分 砂仁五分 苍术(米泔浸)四分 甘草三分

【用法】水煎服。

【主治】妊娠恶阻,腹中疼痛。

52265 和胃饮《古方汇精》卷一

【组成】淡吴萸四分 川连 干姜各二分 橘皮 当归 白芍各一钱 桂枝(同白芍炒) 炙草各五分 西党参一钱五分(炙) 生香附七分(去毛)

【用法】水煎服。

【主治】胃气痛。

【加减】虚寒者,与补中汤间进之,加服六味桂附丸;其有寒而实者,肢冷面白,气促,勺饮下咽即吐,去党参,加法制半夏三钱,温饮。

52266 和胃散《医方类聚》卷一四一引《施圆端效方》

【组成】御米壳(去蒂,蜜浴炒)三两 南青皮(去白) 车前子(炒) 甘草(生)各一两

【用法】上为细末。每服二钱,煎橘皮蜜汤调下。

【主治】冷热不调,泻痢脓血,腹痛后重,水谷不化。

52267 和胃膏《卫生总微》卷十

【组成】人参(去芦) 藿香叶(去土) 水银 枇杷叶(先炙去毛,生姜汁涂,炙令香熟) 白茯苓各一两 甘草(炙)半两 肉豆蔻(面裹煨熟) 硫黄(研细,入铁铫同水银一处拌匀,于火上炒,不住手研如泥,放冷)各半两

【用法】上为末,次将硫黄、水银炒匀入之,再研匀细,炼蜜和膏。每一岁儿服梧桐子许,生姜、枣汤化下,量大小加减。若治反胃,服一皂子许。

【主治】小儿哭啼,饮乳气逆噎塞,及胃虚气不升降,胸膈痞满,吐逆不时;反胃。

52268 和胃膏《理瀹》

【组成】御寒暖胃膏加苍术 厚朴 陈皮 甘草 白术 神曲 麦芽 黄连 吴萸 香附 良姜 官桂 白芍 当归

【用法】油丹熬,胶搅。贴胸。

【主治】胃肠之症,不思饮食,胸腹胀痛,呕哕恶心,噫气吞酸,面黄肌瘦,怠惰嗜卧,常多自利。腰背冷痛。

52269 和顺汤《辨证录》卷九

【组成】升麻五分 防风三分 白芷三分 黄耆三钱 人参三钱 甘草三分 白芍三钱 白术五钱 茯神三钱 炮姜五分

【用法】水煎,午前服。连服十剂,黑色尽除,再服十剂,诸病全愈。

【功用】补中益气,升提阳气。

【主治】忧思不已,加之饮食失节,阴阳相逆,脾胃有伤,面色黧黑不泽,环唇尤甚,心如饥,然见食则恶,气短而促。

52270 和胆汤《杏苑》卷六

【组成】半夏 酸枣仁各一钱 生地黄一钱五分 茯苓一钱 黄芩 远志各五分 甘草(炙)三分 糯米(炒)

一撮

【用法】上咬咀。用生姜五片,水煎熟,食前温服。

【主治】胆络实热胸痛,胁下坚硬,口苦咽干。

52271 和胎饮《广嗣纪要》卷九

【组成】白术 白茯苓 条芩各一钱 厚朴(制) 麦冬 枳壳(炒)各五分 甘草二分

【用法】水煎,食远服。

【主治】妊娠五六月,因饮食劳倦,损伤脾胃,以致气逆,令人腹胀,烦闷不安。

52272 和胎饮《玉案》卷五

【组成】阿胶 鹿角屑 熟地 蕲艾各一钱五分 白术 黄芩 甘草 砂仁各一钱

【用法】加大黑枣二枚,水煎,空心服。

【主治】妊娠下血。

52273 和胎饮《理瀹》

【组成】紫苏 黄芩 白术 甘草

【用法】水煎,外抹胸背。

【主治】妊娠感受风寒。

【加减】太阳经,加羌、防、芎、藁、葱、姜;自汗者,去葱,加白芍。

52274 和营汤《辨证录》卷一

【组成】麻黄三分 茯苓三钱 当归三钱 玄参五钱 甘草一钱 麦冬五钱 竹叶三十片 半夏五分

【用法】水煎服。

【主治】冬月伤寒,邪欲走阳明而阳明不受,至七日而热犹未解,谵语不休。

52275 和营汤《中医妇科治疗学》

【组成】归身二钱 白芍三钱 桂枝一钱 艾叶三钱 甘草一钱

【用法】水煎,温服。

【功用】养血散寒。

【主治】妊娠素体血虚,感受风寒,面色淡黄,少腹时痛,头痛,间有恶寒,苔白,脉浮少力。

52276 和痢丸

《医方类聚》卷二五一引《简易方》。为《幼幼新书》卷二十六引《养生必用》"苦散"之异名。见该条。

52277 和痛汤《古今医鉴》卷十二

【组成】当归 川芎 白芍(酒炒) 熟地各一钱 玄胡索七分 香附五分 青皮(炒)五分 桃仁(去皮)三分 红花三分 泽泻五分

【用法】上剉一剂。水一钟,加童便、黄酒各半钟,煎至一钟,温服。

【主治】小产心腹痛。

【备考】方中泽泻,《东医宝鉴·杂病篇》作"泽兰"。

52278 和腹汤《辨证录》卷七

【组成】白芍一两 当归五钱 枳壳三钱 广木香二钱 甘草一钱

【用法】水煎服。

【主治】夏秋之间,肝克脾土,腹痛作泻,变为痢疾,宛如鱼冻,久则红白相间。

52279 和腹汤《辨证录》卷九

【组成】人参 柴胡 甘草 神曲 厚朴各一钱 白

术二钱　陈皮五分

【用法】水煎服。

【主治】忍饥受饿，腹中空虚，内伤胃气，时遇天气不正，时寒时热，遂至胸膈闷窒，宛如结胸。

52280　和解丸（《中国医学大辞典》）

【组成】荆芥穗　羌活　白芷　葛根各四两　川芎　天花粉　玄参　赤芍药　柴胡各三两　黄芩　连翘壳　薄荷　甘草各二两

【用法】上为细末，水泛为丸。熟汤送下。

【功用】❶《北京市中药成方选集》：清热解表。❷《全国中药成药处方集》（沈阳方）：辛散透表，疏风散寒。

【主治】❶《中国医学大辞典》：风寒发热，四时瘟疫，头痛无汗，百节酸痛，口干舌苦，鼻流清水，咳逆。❷《全国中药成药处方集》（沈阳方）：四时感冒，头痛发热，鼻流清涕，骨节酸痛，咳逆呕哕，四肢倦怠，寒热往来，口渴自汗。

【宜忌】《全国中药成药处方集》：汗出避风，忌辛辣食品。

【备考】《北京市中药成方选集》有桔梗、前胡。

52281　和解汤（《鸡峰》卷五）

【组成】白芍药　桂各二分　厚朴　甘草　干姜　白术各一两　人参　茯苓各一两半

【用法】上为粗末。每服二钱，水一盏，生姜三片，大枣一个，煎至六分，去滓温服，不拘时候。

【主治】血气虚弱，外感寒邪，身体疼倦，壮热恶寒，腹中疠痛，鼻塞头昏，痰多咳嗽，大便不调。

52282　和解汤（《百一》卷十九）

【异名】和解散（《朱氏集验方》卷十一）、和劝汤（《疡医大全》卷三十三）。

【组成】羌活　防风　川芎　人参各一两　干葛　川升麻（轻者）　甘草（微炙）各半两

【用法】上为粗末。三岁儿每服一钱，水三分盏，加生姜半片，枣子少许，同煎至二分，去滓，不拘时候服。

【功用】《赤水玄珠》：解表和中。

【主治】❶《百一》：小儿四时感冒寒邪，壮热烦躁，鼻塞多涕，惊悸自汗，肢节疼痛，及麸疮、痘疮已发或未发者。❷《治痘全书》：痘出充满红活，而热不退者；寒战咬牙，口渴，属热者；不泻而渴，寒战，属实者。

【备考】《婴童百问》有芍药半两。

52283　和解汤（《普济方》卷一三六）

【组成】前胡　芍药　厚朴　桔梗　枳实（炙）　甘草　黄芩　半夏　生姜各三两　葱白四茎

【用法】上以水一斗二升，只煮取六升，去滓，再煮取三升，温服一升，日三服。

【主治】少阳病，头痛面赤，身体烦疼，胸中满，胁下痞，腹中痛。

【加减】咳者，加五味子二两。

52284　和解汤（《万氏家抄方》卷六）

【组成】升麻　桔梗　荆芥　葛根　川芎　甘草　防风　羌活

【用法】水一钟半，加生姜三片，煎五分服。

【主治】痘一二日毒未出时，或为风寒阻隔，气粗热盛，身发战而肚腹急疼，将内溃者。

52285　和解汤（《寿世保元》卷九）

【组成】羌活　防风　川芎　菊花　麻黄　石膏　前胡　黄芩　细辛　枳壳　白茯苓　蔓荆子　甘草各五分　薄荷　白芷各二钱半

【用法】上判。水煎，热服。

【主治】破伤风，在半表半里。

52286　和解汤（《诚书》卷十四）

【组成】羌活　防风　人参各一钱　川芎　干葛　升麻　甘草各五分　芍药　荆芥各三分

【用法】上加生姜、大枣，水煎服。

【主治】感寒壮热，烦躁，鼻塞多涕，惊悸。

【加减】如无汗，加麻黄；嗽甚，加杏仁、桔梗。

52287　和解汤（《辨证录》卷五）

【组成】柴胡一钱　白芍三钱　甘草一钱　枳壳五分　薄荷一钱　茯神三钱　丹皮二钱　当归三钱

【用法】水煎服。缓缓服之，三剂则可以开关矣。上关一开，而下格自愈。

【主治】少阳之气不通之关格症。忽然上不能食，下不能出，胸中胀急，烦闷不安，大小便窘迫之极。

【方论选录】此方乃逍遥散之变方也。逍遥散有白术、陈皮，未尝不可开关，余改用薄荷、枳壳、丹皮者，直入肝经之药，取其尤易于开郁也。此方全不开关，而关自开也，正以其善于解郁也。

52288　和解汤（《种痘新书》卷十二）

【组成】升麻　干葛　白芍各一钱　川芎　防风　人参各七分　甘草二分

【用法】生姜为引，水煎，热服。

【功用】发表解毒。

【主治】痘症初热。

52289　和解汤（《衷中参西》上册）

【组成】连翘五钱　蝉退二钱（去足土）　生石膏六钱（捣细）　生杭芍五钱　甘草一钱

【主治】温病表里俱热，时有汗出，舌苔白，脉浮滑者。

【加减】若脉浮滑而兼有洪象者，生石膏当用一两。

52290　和解散（《鸡峰》卷五）

【组成】川芎　羌活　独活　厚朴　苍术　细辛各等分　甘草减半

【用法】上为粗末。每服二钱，水一盏，加生姜三片，同煎至七分，去滓温服，不拘时候。

【功用】散寒邪，解利伤寒。

【主治】温疫。

52291　和解散（《局方》卷二绍兴续添方）

【组成】厚朴（去粗皮，姜汁炙）　陈皮（洗）各四两　藁本　桔梗　甘草各半斤　苍术（去皮）一斤

【用法】上为粗末。每服三钱，水一盏半，入生姜三片，大枣二枚，煎至七分，热服，不拘时候。

【功用】❶《岭南卫生方》：和脾胃，逐风邪。❷《医统》：助胃驱邪，和解百病。

【主治】四时伤寒，瘴病初起，伤食，胃寒腹痛，湿疟。

❶《局方》：四时伤寒，头痛，憎寒壮热，烦躁自汗，咳嗽吐痢。❷《岭南卫生方》：冷瘴初发。❸《医统》：瘴病初作，胸腹满闷，头眩发热；伤风初作，未分证候。

八画

和

❹《医碥》:伤饮食。❺《成方切用》:胃寒,腹痛呕吐。及瘴疫湿疟。

【备考】《医方集解》有枳壳。

52292 和解散（《传信适用方》卷一）

【组成】苍术(净洗)四两　厚朴(制)　桔梗(去芦)各四两　藿香叶　前胡(洗,去芦)　柴胡(洗,去芦)　当归(洗)　赤芍药各二两　川芎　陈皮(去瓤,炒)　甘草(炙)　神曲(炒)　麦蘖(炒)　赤茯苓各四两　半夏曲二两

【用法】上为粗末。每服四钱,水一盏半,加生姜三片,大枣一个,煎七分,去滓,不拘时候服。

【功用】正气,除寒邪,辟瘟疫。

【主治】感寒,表里未辨,头痛恶心,发热烦疼,不进饮食。

52293 和解散

《朱氏集验方》卷十一。为《百一》卷十九"和解汤"之异名。见该条。

52294 和解散（《医方类聚》卷五十九引《必用之书》）

【组成】邵前胡(去芦,净)　川升麻　京芍药　赤芍药　白术　熟苍术　羌活　川独活　川芎　藁本　桔梗　防风　甘草　熟半夏　人参(去芦)　藿香各一两　粉葛二两(去皮)

【用法】上咬咀。每服四钱,加生姜五片,水一盏半,煎至七分服,连进三服。得汗即愈。

【主治】四时伤寒初病。

【宜忌】老人、孕妇自汗自利者不可服。

【加减】憎寒壮热,发渴,头痛,四肢酸疼强直,加去节麻黄一钱半,姜、葱(连须);身热头疼,烦躁,小便赤,衄血,加麦门冬(去心);疹子欲出未出,热烦,加当归、黄耆、紫草各半钱;感风头目不清,加北细辛半钱,茶芽少许;阴湿脚痛,大便秘,小便赤,加煨熟大黄半钱,槟榔半钱;气虚头疼目眩,加生川芎半钱;中风口眼㖞斜,角弓反张,潮涎昏闷,不省人事,加附子、川芎、南星各半钱,姜、葱煎;下血,加槐花半钱;血痢,加乌梅、灯心;热嗽,加桑白皮、薄荷同煎。

52295 和解散

《伤寒六书》卷一。为《伤寒论》"小柴胡汤"之异名。见该条。

52296 和解散（《活人心统》卷一）

【组成】柴胡　茯苓　甘草　黄芩　葛根　防风　薄荷　芍药　北梗

【用法】水二钟,加生姜二片,豆豉一撮,煎至一钟,不拘时服。滓再煎。

【主治】伤寒得汗未解,或发而未汗。

52297 和解散（《赤水玄珠》卷一）

【组成】紫苏　杏仁　陈皮　半夏　前胡　薄荷　葛根　甘草(炙)　桔梗　桑白皮

【用法】加生姜三片,葱白三根,枣子一枚。

【主治】伤风,鼻塞咳嗽,胸胁窜痛,发热口渴。

【加减】风邪重,加防风。

52298 和解散（《杂病源流犀烛》卷二）

【组成】麻黄(去节,取头末)　绿豆(取生粉,隔纸焙熟)各七分(共为细末)　新蒲公英二两(干者七分)　条芩、生地各一钱

【用法】后三味煎好,调前二味末,春、冬温服,夏、秋凉服。兼用外治方。

【主治】疹已出,遍身形如蚕种,色黑暗,皮肉僵硬,十死一生者。

【备考】外治方:仰天皮二斤(即凹地上卷皮也)、嫩柳皮半斤、星星草四两、蝉退二百个、水十杯,煎三沸,去滓,乘热气熏洗遍体,黑疹变为鲜色,十有九生。

52299 和解散（《便览》卷一）

【组成】柴胡　桔梗　枳壳　前胡　甘草　茯苓　半夏　黄芩　葛根　薄荷　连翘　芍药　川芎

【用法】水二钟,加生姜三片,水煎服。

【主治】四时伤寒发汗后,经中有余热未解。

【加减】烦躁,加麦门冬、竹叶。

52300 和解散（《绿槐堂疹症方论》）

【组成】防风二钱　桔梗二钱　荆芥四分　升麻一钱五分　干葛二钱　薄荷三钱　蝉退二钱　力子二钱　覆花二钱　枳壳五分　木通一钱

【用法】为散服。

【主治】疹症,气粗烦躁,二便不通。

52301 和膈散（《辨证录》卷一）

【组成】柴胡一钱　白芍一两　生地五钱　玄参三钱　麦冬二钱　茯苓二钱　竹茹一团　芥子一钱

【用法】水煎服。

【功用】补水济木。

【主治】冬月伤寒,至五六日,往来寒热,胸胁苦满,或呕或吐,或渴或不渴,或烦或不烦,已用小柴胡汤和解后。

52302 和中饮子（《活人心统》卷一）

【组成】川归身　茯苓　人参　白术　柴胡　甘草　黄芩　芍药　滑石　麦门冬　淡竹叶

【用法】水二钟,加生姜二片,大枣一个,煎一钟,不拘时候服。

【主治】伤寒日久,汗下脉虚,潮热往来者。

52303 和气饮子（《普济方》卷二一二）

【组成】人参　白术　当归　肉豆蔻　阿胶　白茯苓　干姜各三分　木香　罂粟壳　香薷　甘草各二钱　蒿豉饼等分

【用法】上为细末。每服五钱,以水一盏半,煎七分,去滓服,不拘时候。

【主治】大小腑皆通,下痢白色。

52304 和气煮散（《圣济总录》卷三十八）

【组成】胡椒　绿豆各一两　人参一分

【用法】上为散。每服三钱匕,水一盏,同煎五六沸,去滓热服。

【主治】霍乱吐泻,冷热不调。

【备考】本方方名,《普济方》引作"和气煎"。

52305 和伤末药（《疡科心得集·家用膏丹丸散方》）

【组成】归尾　延胡　紫荆皮　大茴香　川乌(姜汁炒黑)　草乌(姜汁炒黑)　甘草节　自然铜(醋煅)　红花(炒)　蒲黄　丹参　五灵脂(陈酒飞)　甘松　山奈　砂仁各二两

【用法】上为末。每服一钱五分,重者二钱,轻者一钱,陈酒调,即以酒送下,尽醉为度。至重之伤,三服可愈。

【主治】跌打损伤,闪气腰疼,伤筋伤骨。

52306 和血胶囊《成方制剂》19册)

【组成】苍术 皂矾

【用法】上制成胶囊剂。饭后口服,一次1～2粒,一日3次。

【功用】健脾燥湿,补气生血。

【主治】脾胃虚弱,气血不足,面色萎黄,心悸乏力,缺铁性贫血见上述证候者。

【宜忌】忌茶、荞麦。

52307 和血蒸剂《眼科锦囊》卷四)

【组成】桑叶 明矾 石斛 食盐 山龙胆

【用法】水煎,蒸眼目。

【主治】眼胞肿痛。

52308 和肺饮子《红炉点雪》卷二)

【组成】阿胶(炒珠)一钱 人参五分 麦门冬(去心)一钱 山药一钱 贝母八分 白茯苓一钱 百合一钱 杏仁(去皮尖)八分 甘草(炙)八分

【用法】上作一剂。入黄蜡一块,水煎,食后服。

【主治】咯血后咳嗽多痰。

【方论选录】咯血后肺气已伤,用阿胶敛窍以益肺;去血过多,用人参补阳以生阴;脾不统血,故用山药益脾以补肾;嗽而多痰,故用贝母清肺以消痰;茯苓所以渗湿,治痰之本;杏仁所以润燥,散肺之邪;而甘草所以泻火益脾以和中也。

52309 和中大顺汤《医醇剩义》卷二)

【组成】人参二钱 麦冬二钱 丹参三钱 柏仁二钱 丹皮二钱 生地四钱 白赤芍各一钱 白潼蒺藜各三钱 赭石三钱(煅,研) 合欢花二钱

【用法】加竹沥二大匙,生姜汁二滴,同冲服。

【主治】关格。孤阳独发,阻格饮食,甚则作呃。

52310 和中止眩丸《慈禧光绪医方选议》)

【组成】旋覆花三钱 天麻一钱五分 川芎二钱 菊花四钱 全当归四钱 杭芍三钱(酒炒) 生地四钱 洋参五钱 炒于术三钱 云茯四钱 橘红二钱 炙草一钱

【用法】上为细末,蜜为丸,如绿豆大。每晚服三钱,白开水送服。

【主治】因风痰引起的头痛眩晕。

【方论选录】本方为八珍汤化裁。方中以八珍补益气血,意在固本;加陈皮、旋覆花以健脾化痰降逆;菊花、天麻以平肝止眩;其中天麻配川芎,暗寓《普济方》天麻丸之意。

52311 和中化浊汤《医醇剩义》卷一)

【组成】茅术一钱 厚朴一钱 茯苓二钱 枳壳一钱 青皮一钱 砂仁一钱 木香五分 乌药一钱 楂炭三钱 神曲三钱 车前二钱 荷叶一角 煨姜三片

【主治】暑月贪凉受寒,过食生冷,肠胃受伤所致之泄泻。

52312 和中安神汤《效验秘方·续集》杨百茀方)

【组成】茯苓15克 法夏10克 陈皮10克 郁金10克 胆星10克 石菖蒲10克 枣仁10克 女贞子10克 旱莲草10克 白蔻仁6克

【用法】每日一剂,水煎服。

【功用】化痰渗湿,开窍安神。

【主治】老年五脏俱损,痰湿较盛而致的失眠、脑鸣、痴呆、眩晕等症。

【方论选录】本方在二陈汤和二至丸的基础上化裁而成,方中以茯苓、法夏、陈皮为君。辅以白蔻仁健脾渗湿,理气化痰,清化生痰之源,湿无所聚而痰无由生。女贞子、旱莲草滋养肝肾;郁金、胆星、石菖蒲化痰醒脑,开窍安神;枣仁养心安神。诸药合用俾邪去正安、脾胃健运则中气复立,四旁得溉,五脏有禀,气血阴阳谐和矣。

52313 和中安蛔散《陈素庵妇科补解》卷三)

【组成】厚朴 广皮 白术 黄芩 黄连 木香 香附 乌梅 椒目十五粒 白豆蔻五分 白芍 当归 甘草 生姜

【主治】妊娠饮食不节,饮冷所伤,寒热不调,致胃虚吐蛔;或因恶心阻食,甚则憎寒壮热,致胎动不安。

【加减】呕吐不止,用炒米汤吞仲景乌梅丸三钱。

【方论选录】厚朴止吐逆除满;广皮利膈;白术苦温补土,兼泻胃热;黄芩泻上焦之火,佐白术清热安胎;黄连苦寒下虫,泻上中下心肝脾三经之火;木香苦辛温,行上中下三焦之气;香附行血中滞气;乌梅酸平;椒目苦辛杀虫;白豆蔻仁温脾暖上中二焦;白芍敛阴血,泻肝火;当归补血分安胎;甘草止痛,缓中泻火,虫得甘则升,引之使上就诸药;生姜辛以散之。

【备考】方中厚朴、广皮、白术、黄芩、黄连、木香、香附、乌梅、白芍、当归、甘草、生姜用量原缺。

52314 和中启关散《辨证录》卷五)

【组成】麦冬五钱 人参五分 甘草五分 柏子仁三钱 滑石(敲碎)一钱 黄连一钱 白芍五钱 桂枝三分 天花粉一钱五分

【用法】水煎服。一剂而上吐止,再剂而下闭通矣。

【功用】调其营卫。

【主治】五志厥阳之火太盛,不能营于阴,遏抑于心胞之内,心液外亡,以自焚于中,以致关格,吐逆不得饮食,又不得大小便,头上有汗者。

【方论选录】此方解散中焦之火,更能舒肝以平木。木气既平,而火热自灭。内中最妙者,用黄连与桂枝也,一安心以交于肾,一和肾而交于心,心肾两交,则营卫阴阳之气,无不各相和好,阴阳既和,而上下二焦安能坚闭乎!此和解之善于开关也。

52315 和中畅卫汤《易氏医案》)

【组成】苏梗五分 香附(醋炒)一钱 抚芎八分 桔梗六分 苍术八分 神曲一钱(炒) 贝母八分 砂仁(研碎)三分 连翘(去子尖)六分 生姜三片

【用法】水煎服。

【主治】气郁诸证,肺脉沉大而结者。

【方论选录】丹溪云:气有余即是火。火郁则发之,故用苏梗、桔梗开提其气,香附、抚芎、苍术、神曲解散其郁,贝母化其郁痰,砂仁快其滞气,则金体坚,木平水旺,何虑相火不降也。

【临床报道】气郁:掾史徐文淙妻卧病三年,身体羸瘦,畏寒战栗,后发热得汗始解,脊背拘疼,腰膝软弱,饮食不进,进则肠鸣作泻,心虚惊悸,胸肋气胀,畏风畏热,头眩目昏,月信愆期,莫知其病之源也。予诊其脉,此正是气郁病

也。详六部脉症,惟左尺得体,肾为寿元,根本尚固。右关脾土,为木所侮,虽是少力,然来去缓大而不弦。此五脏之源,生气有存,无足虑也。予惟探其本源治之,先投以和中畅卫汤三剂,而肺脉浮起,胸次豁然,诸症顿减。继以清中实表,固其腠理,月信大行,久积尽去,表里皆空,用补阴固真之剂并紫河车丸日进一服,月余全愈。

【备考】《医学从众录》有沙参、木香。

52316　和中茵陈汤《医醇剩义》卷三)

【组成】当归二钱　茯苓二钱　白术一钱　广皮一钱　厚朴一钱　木香五分　砂仁一钱　茅术一钱　山栀一钱五分　茵陈三钱　草薢二钱　车前二钱

【用法】生熟谷芽各二钱,生熟苡仁各五钱,煎汤代水。

【主治】谷瘅。乃脾胃不和,食谷则眩,谷气不消,胃中浊气下流,小便不通,湿热入于膀胱,身体尽黄。

52317　和中顺气丸《活人方》卷三)

【组成】山楂六两　陈皮三两　茯苓三两　半夏二两　神曲二两　卜子一两五钱　连翘一两五钱　麦芽粉一两五钱

【用法】荷叶汤为丸。每服二三钱,食前后生姜汤送下。

【主治】脾胃素亏,饮食不节,肥浓太过,坚硬难消,以致胸膈胀痛,嗳腐吞酸;兼治五郁六积。痰饮之类,诸肉麸面之积。

52318　和中养胃汤《医醇剩义》卷二)

【组成】黄耆二钱　人参一钱　茯苓二钱　白术一钱　甘草四分　当归二钱　料豆四钱　柴胡一钱　薄荷一钱　广皮一钱　砂仁一钱　苡仁四钱　大枣二枚　生姜三片

【主治】虚火。饥饱劳役,正气受伤,阳陷于阴,发热神疲,饮食减少。

52319　和中既济汤

《金鉴》卷七十。为原书同卷"活络流气饮"之异名。见该条。

52320　和中桔梗汤

《玉机微义》卷二十五。即《保命集》卷中"桔梗汤"。见该条。

52321　和中健脾丸《墨宝斋集验方》卷上)

【组成】茅山苍术(去须,以米泔水浸一宿,洗去泥,晒干,以盐水炒,净)二两　拣参一两(另研)　白茯苓二两(入陈皮、甘草二两内煮。用甘草切片七钱浸汁一碗,用陈皮一两四钱浸汁二碗)　莲肉(以温水泡,去皮心)二两　真川黄连(去芦,以生姜自然汁制炒)二两　山药一两　白术二两五钱(陈壁土炒)　茯神一两　山楂肉二两(酒浸,蒸熟)　白芍药(酒浸一宿,炒)一两　当归身(酒洗,蒸熟)一两　陈皮(略去白,用二年陈者)一两

【用法】上为细末,将五六年陈仓米一合听用,荷叶九张(洗净,切碎),用水六碗,煎浓汁二大碗,将前陈仓米以水淘净,用荷叶汁浸至一宿,次早连汁磨成浆水,调匀,打成稠糊,将药入石臼内,细细加糊捣极匀,取出丸如绿豆大。每服二钱,中午生姜汤送下,或早、晚清米汤或白滚汤送下。

【主治】❶《墨宝斋集验方》:脾胃病。❷《慈幼新书》:小儿食积。

52322　和中健脾丸《医方集解》)

【组成】健脾丸去人参、山楂、麦芽,加木香、槟榔、厚朴、半夏、甘草。

【用法】神曲糊为丸。米饮送下。

【主治】胃虚饥不欲食。

52323　和中健脾汤《幼科直言》卷二)

【组成】白术(炒)　白芍(炒)　白茯苓　归身　苡仁　扁豆(炒)　神曲(炒)　陈皮　甘草

【用法】水煎服。

【主治】痘症气弱脾虚,十二三朝无杂症者。

52324　和中益气丸《御药院方》卷三)

【组成】木香　丁香各半两　肉豆蔻　茴香(微炒香)　京三棱(炮,剉)　桂(去粗皮)　白豆蔻仁　人参(去芦头)各一两　缩砂仁二两　青皮(去白)　陈皮(去白)各四两

【用法】上为细末,白面糊为丸,如梧桐子大。每服六十丸至七十丸,食后温生姜汤送下。

【功用】和中益气,进美饮食。

【主治】脾胃不和,气不升降,呕吐减食,口苦吞酸,胸满短气,肢体怠堕,面色萎黄,中焦虚痞,不任攻击,脏气久寒,不受峻补;又疗心胸愊愊如满,五饮停滞不散,或大便不通。

52325　和中益气丸《活人方》卷二)

【组成】人参二两　白术四两　茯苓一两　广橘红一两二钱五分　泽泻一两　丹皮七钱五分　沉香七钱五分　川椒五钱　肉桂五钱　桑皮一两　苏子一两　附子二钱五分

【用法】水叠丸。每服二三钱,早空心滚汤吞服。

【功用】培补三焦不足之正气,疏泄肠胃有余之浊气,温养在下之真火,消散凝结之至阴。

【主治】喘嗽,肿胀。

52326　和中益胃汤《兰室秘藏》卷下)

【组成】苏木一分　藁本　益智仁各二分　熟地黄　炙甘草各三分　当归身四分　柴胡　升麻各五分

【用法】上㕮咀,都作一服。水二盏,煎至一盏,去滓,空心温服。

【功用】《中国医学大辞典》:和血益胃。

【主治】太阴阳明腹痛,大便常泄,若不泄即秘而难见,在后传作湿热毒,下鲜红血,腹中微痛,胁下急缩,脉缓而洪弦,中之得之,按之空虚。

52327　和中消痞汤《效验秘方》李寿山方)

【组成】党参15克　制半夏10克　黄连3克　丹参15克　蒲公英15克　白芍15克　炙甘草6克　干姜3克

【用法】日一剂,水煎,分两次口服。

【功用】益气健胃,辛开苦降,和中开痞。

【主治】浅表性胃炎、反流性胃炎、萎缩性胃炎等病。症见胃脘闷胀,或脘腹痞满,嘈杂不舒,似痛非痛,饭后饱胀明显,纳呆食少,口苦口黏,大便不畅,舌苔厚腻,脉象弦滑等证属脾胃气虚、痰湿中阻、寒热夹杂之胃痞者。

【加减】目痛明显加元胡、香橼皮;胃中冷倍加干姜、肉桂;灼痛口干者干姜易炮姜,加石斛;嗳气、矢气不畅加佛手、枳壳;食少难消加鸡内金、炒谷麦芽等。

【方论选录】本方系由《伤寒论》半夏泻心汤、芍药甘草汤、理中汤化裁而成,仅适用于寒热错杂证。方中党参、炙

甘草补中气、健脾胃；制半夏燥湿化痰，与党参合用，助运化祛痰湿以消痞结；黄连清热燥湿，干姜温中祛痰，二药合用，辛开苦降为和中消痞之主药；蒲公英苦味健胃，有清热和中之效；白芍缓急止痛，与甘草合用，酸甘化阴，以益胃阴而防燥药之急；干姜与甘草合用，辛甘化阳，以扶脾阳而化寒湿之邪，两组药对配伍有益阴济阳、调和寒热之功；伍丹参养血活血，寓补于消以和胃通络。诸药合奏益气健胃、调和寒热、辛开苦降、和中开痞之效。

52328 和中理脾丸（《北京市中药成方选集》）

【组成】香附（炙）三十二两 茯苓三十二两 苍术（炒）三十二两 厚朴（炙）三十二两 南山楂三十二两 神曲（炒）三十二两 麦芽（炒）三十二两 莱菔子（炒）三十二两 藿香三十二两 白豆蔻八两 白术（炒）四十八两 砂仁十六两 橘皮六十四两 木香八两 甘草八两 法半夏十六两 党参（去芦）十六两 枳壳三十二两

【用法】上为细粉，过罗，炼蜜为丸，重三钱。每服一丸，日服二次，温开水送下。

【功用】调理脾胃，益气和中。

【主治】脾胃不和，饮食难消，倒饱嘈杂，呕吐恶心。

【宜忌】《全国中药成药处方集》（北京方）：忌食生冷及油面厚味。

【备考】方中白豆蔻《全国中药成药处方集》（北京方）作"紫豆蔻"。

52329 和中理脾汤（《会约》卷十四）

【组成】当归 熟地（姜汁炒）各二钱 白芍（酒炒）一钱半 川芎一钱 陈皮 甘草 黄芩各一钱 半夏（姜炒）一钱半 白术 杜仲（盐炒）各二钱 茯苓一钱半

【用法】加生姜三分，大枣三个，水煎，空心服。

【功用】和中理脾，防胎下堕。

【主治】妊娠恶阻兼腰痛者。

52330 和中清热汤（《杂病源流犀烛》卷二十三）

【组成】知母 黄柏 青黛 桔梗 甘草 生地 赤芍 花粉 丹皮

【主治】唇疮，兼大渴引饮，热极者。

【加减】上唇肿生疮，气实者，加酒大黄，气虚者，加酒川连；下唇肿生疮，亦加川连。

52331 和中清热饮（《明医指掌》卷十）

【组成】黄连（姜炒）一钱 半夏（姜制）一钱 茯苓一钱五分 陈皮 藿香 砂仁各七分

【用法】水煎，徐徐服。

【主治】❶《明医指掌》：小儿呕吐。❷《金鉴》：小儿呃乳，面色多赤，二便微秘，手足指热。

52332 和中温表汤（《种痘新书》卷八）

【组成】炙耆二钱 人参 白术 茯苓 肉桂 川芎 当归 苡仁 干姜各一钱 炙草 防风 白芷 丁香 附子各五钱

【主治】痘疮收靥之时，身凉足冷，虚阳不能收结而当收不收者。

52333 和中解托汤（《不居集》上集卷十）

【组成】柴胡 干葛 山楂 泽泻各一钱 陈皮八分 甘草三分 生姜 大枣

【主治】外感之症，手足厥冷，恶寒淅沥，肢节酸疼，有

似阳微者；口渴欲饮，舌上微苔，有似阴弱者。

【加减】如头痛者，加川芎八分；呕恶者，加半夏五分；兼寒滞不散者，加桂枝、防风；胸腹有微滞者，加厚朴八分。

【方论选录】此外邪不解，里郁内热之方也。若体虚之人，过于清凉，邪愈不解。只用柴胡提清，葛根托里，此二味者，一则味甘性寒，一则气清味辛，清辛而不肃杀，甘寒而不壅遏，能使表气浃洽；陈皮辛以利气，山楂酸以导滞，泽泻渗以分消，此三味者辛而不烈，渗而不燥，导而不峻，虚弱者宜之；更有甘草以调表里之和，姜、枣平营卫之逆也。

【备考】方中生姜、大枣用量原缺。

52334 和中蠲痛汤（《医学六要》卷五）

【组成】草豆蔻（须用建宁者，无则用白豆蔻） 山楂 香附 川芎 半夏 苍术 厚朴 缩砂 枳实 炮姜

【用法】加生姜，水煎服。

【主治】一切胃脘暴痛。

52335 和气七圣散

《普济方》卷一八一。即《博济》卷二"七圣散"。见该条。

52336 和气八物汤（《女科旨要》卷一）

【组成】人参 茯苓 熟地 小茴各三钱 白术 川芎各四钱 甘草 黄芩 柴胡 枳壳各一钱 当归 白芍 香附各六钱

【用法】上分四帖。加生姜三片，灯心一团，水煎，空心热服。

【主治】妇女十七八岁，脾胃虚弱，气血不行，经脉不通，或阻半月，或阻百日半年，颜色青黄，饮食不思，寒热头痛，目晕，肚中结块，烦闷，呕吐，膨胀。

【加减】如肚痛，加延胡、干漆各三钱；呕吐恶心，加良姜、砂仁各三钱；手足麻痹，加肉桂一钱五分；咳嗽，加杏仁、五味、款冬花各二钱。

52337 和气人参汤（《圣济总录》卷七十二）

【组成】人参 白茯苓（去黑皮） 厚朴（去粗皮，生姜汁炙） 甘草（炙） 肉豆蔻（去壳） 陈橘皮（去白，麸炒） 茴香子（炒） 木香 白术 桂（去粗皮）各半两

【用法】上为粗末。每服二钱匕，水一盏，加生姜三片，大枣一个（劈），同煎至七分，去滓温服。

【主治】积聚，宿食不消。

【备考】先服槟榔丸宣后，继服本方。

52338 和气平胃散（《女科万金方》）

【组成】厚朴 黄连 猪苓 泽泻 地榆各五钱 苍术三钱 升麻 豆蔻各一钱五分 白芍药三钱 陈皮四钱 柴胡一钱五分 甘草一钱

【用法】分三服。每服用水一钟半，煎七分，空心温服。

【功用】安胎和气。

【主治】妇人胎前八九个月，胎儿长发以致胎母脾胃虚弱而不调和，湿热相攻，五脏六腑不和，或变痢疾、杂患之病。

【备考】《女科旨要》有白术。

52339 和气四七汤（《症因脉治》卷四）

【组成】枳壳 厚朴 陈皮 紫苏子

【主治】外感休息痢，气凝积滞，脉涩滞者。

【加减】红积多，加山楂肉；白积多，加炒神曲。

52340　和气白术散《圣惠》卷九）

【组成】白术半两　人参半两（去芦头）　枳壳半两（麸炒微黄，去瓤）　白茯苓半两　厚朴半两（去粗皮，涂生姜汁，炙令香熟）　白芷半两　陈橘皮半两（汤浸，去白瓤，焙）桂心半两　白芍药半两　高良姜半两（剉）　甘草半两（炙微赤，剉）

【用法】上为粗散。每服三钱，以水一中盏，入葱白一茎，煎至六分，去滓温服，不计时候。

【主治】少阴病，服槟榔散下后者

【备考】本方方名，《普济方》引作"白术散"。

52341　和气地黄汤《宣明论》卷十二）

【组成】木香　拣桂（去皮）　茯苓（去皮）　白芥子各一钱（炒香）　白术　干山药　川芎　当归各一分（焙）　桂花　缩砂仁各半钱　甘草半两（炙）

【用法】上为细末，入麝香少许（研匀），用数重油纸，或瓷器内密封起。每用蜜二斤，饧饴一斤，温好甜水五升，化匀开，炒前药，并杏仁二十枚（去皮尖，洗净，炒香焦，捶碎），湿地黄根（切）长寸许，约取汁半盏，温服。常服以代汤、茶、酒、果。

【功用】调养荣卫，补顺阴阳。

【主治】沉积气结不散。

52342　和气安胎汤《胎产护生篇》）

【组成】砂仁二钱（炒）　黄芩一钱　紫苏梗一钱　当归身（酒炒）一钱　香附米一钱（童便炒）　糯米十四粒

【用法】河水煎，空心服。

【功用】和气安胎。

52343　和气安胎饮《胎产心法》卷上）

【组成】人参　白术（土炒）　当归（酒洗）各二钱　川芎　条芩各八分　陈皮　紫苏　炙草各四分　木香二分（磨汁冲服）

【用法】生姜为引，水煎服。

【主治】孕妇多怒，胸中胀满，用乌药、香附、砂仁顺气等药反加满闷者。

52344　和气治中汤《圣惠》卷九）

【组成】人参半两（去芦头）　藿香半两　白术三分甘草一分（炙微赤，剉）　干姜一分（炮裂，剉）　白茯苓一分陈橘皮三分（汤浸，去白瓤，焙）

【用法】上为细散。每服二钱，以水一中盏，入生姜半分，煎至五分，即去生姜，和滓，不拘时候温服。

【主治】伤寒四日，太阴初受病，服恒山散吐后者。

52345　和气养血汤

《点点经》卷一。为原书同卷"八仙迎生饮"之异名。见该条。

52346　和气养荣汤《外科正宗》卷四）

【组成】人参　陈皮　白术　黄耆　茯苓　丹皮　当归　熟地各一钱　沉香　甘草各五分

【用法】水二钟，煎八分，食前服。

【主治】鹳口疽已成未溃，不得内消者。

52347　和气益荣汤《回春》卷五）

【组成】人参五分　当归　川芎　青皮（去瓤）　茴香（盐、酒炒）　玄胡索　苍术（米泔浸）各一钱　木香（另磨）沉香（另磨）　川乌（炮，去皮）各五分　山栀　砂仁　吴茱萸各七分（炒）　甘草二分

【用法】上剉一剂。加生姜一片，水煎，磨沉、木香调服。

【主治】夹虚疝痛。疝气每遇劳役即发，其脉沉紧，豁大无力，其痛亦轻，但重坠牵引者。

【加减】发热，加柴胡，去吴茱萸；腹痛，加枳实、沉香，去人参。

52348　和气通经汤《陈素庵妇科补解》卷三）

【组成】归尾（姜汁炒）　川芎　丹参　益母草（花茎叶根子全用）　延胡索　桂心　红花　青皮　莪术（醋炒）香附（酒醋同炒）　乌药

【功用】行瘀逐寒。

【主治】妇人有病似怀孕状而实非胎者。或血聚下焦，凝结不散，或寒气客于子门，血壅不流，结硬如石为石瘕；或寒气客于大肠，结瘕在内，状如怀子，腹渐长大，有形可见为肠覃；或经闭，月事不来，疑为有孕，而有蓄血；或月事时下，疑为漏胎，投以补血安胎之剂，非徒无益，而反有害者。

【方论选录】蓄血宜下其血，肠覃宜逐大肠寒气，石瘕症宜温子门、散瘀血。是方延、莪、红花以破血；青、乌、香附以行气；桂以温经散寒；芎、归、丹、益祛瘀生新。寒者温之，积者散之，滞者通之，蓄者行之，皆以和血而通经也。

52349　和气通真丸《圣惠》卷二十八）

【组成】厚朴一两（去粗皮，涂生姜汁，炙令香熟）　楮实三分（水淘去浮者，焙干）　石斛一两（去根，剉）　肉桂一两（去皱皮）　干姜三分（炮裂，剉）　附子一两（炮裂，去皮脐）　牛膝三分（去苗）　白术一两　青橘皮半两（汤浸，去白瓤，焙）　人参一两（去芦头）　白茯苓半两　槟榔三分薯蓣半两　木香三分　乳香半两　肉豆蔻二两（去壳）

【用法】上为末，炼蜜为丸，如梧桐子大。每服三十丸，食前以生姜、枣汤送下；酒下亦得。

【功用】暖脾壮胃，令思饮食。

【主治】虚劳。

52350　和气解毒汤《点点经》卷四）

【组成】人参　羌活　前胡　川芎　枳壳各一钱　柴胡　黄耆　茯苓　桔梗　熟地　独活各一钱五分　甘草五分

【用法】生姜为引。

【主治】病久虚耗气血，脉数身热，脉或浮数无根。

52351　和伤拈痛汤《活人方》卷二）

【组成】制大黄四两　玄明粉一两　桃仁一两　归尾一两　红花一两　制鳖甲一两　枳壳一两　延胡索二两桂枝五钱　木通五钱

【用法】蜜为丸。每服三钱，空心苏木汤或陈酒送下。

【主治】跌扑损伤，瘀血停留，二便热结，肚腹膨胀，邪火恶血，上攻心胸，闷乱呕恶，头目肿胀，眩晕昏花，寒热交作，饮食不进者。

52352　和伤治血汤《医宗说约》卷六）

【异名】和伤活血汤（《疡医大全》卷三十六）。

【组成】山甲（炒，为末）　归尾　红花　苏木　生地灵仙　加皮各二钱　川芎　乳香　没药　花粉各五分　甘草三分　桃仁（打碎）四十九粒　血竭二分　大黄五钱

【用法】水、酒各一碗煎，临服加童便一杯。服后泻出

瘀血为效。后服活血丹调理。

【主治】损伤瘀血，腹胀内壅，红肿暗青瘀痛，昏闷欲死，伤最重者；或打扑气闭已死，先用通关散吹鼻中有嚏者。

52353 和伤活血汤

《疡医大全》卷三十六。为《医宗说约》卷六"和伤治血汤"之异名。见该条。

52354 和伤活血汤（《疡医大全》卷三十六）

【组成】五加皮 茜草 刘寄奴 红花各一钱五分 青木香 枳壳 蓬莪术 乌药 京三棱 桃仁 赤芍药各一钱 当归二钱

【用法】头生酒二斤，煎一斤半，鸡鸣时服。

【主治】跌打损伤。

52355 和伤活血汤（《疡医大全》卷三十六）

【组成】当归 苏木（捶碎） 红花 胡桃肉各四两

【用法】好酒十碗，煎至四碗，任饮醉，滓乘热敷伤处。

【主治】跌打损伤。

52356 和伤活血汤（《疡医大全》卷三十六）

【组成】羊踯躅（炒黄） 大黄 赤芍药 当归 红花各三钱 生地五钱 牡丹皮二钱 土狗十个（捶碎） 土虱三十个（捣烂）

【用法】酒煎去滓，入自然铜（火煅醋淬七次，研细）一钱调服。一夜其骨自合。

【主治】伤损骨折。

52357 和伤活血汤（《疡医大全》卷三十六）

【组成】泽兰叶三钱 百部三钱 刘寄奴 猴姜 苏木各一钱 陈皮五分 乳香（去油）六分 甘草三分 没药（去油）六分 金银花一钱五分

【用法】酒煎服。盖暖出汗。

【主治】跌打损伤。

52358 和血归经汤

《中国医学大辞典》。即《卫生宝鉴》卷十八"和血通经汤"。见该条。

52359 和血导瘀汤（《古今医彻》卷一）

【组成】泽兰一钱五分 牡丹皮一钱 当归尾一钱 陈皮一钱 钩藤钩一钱 怀生地一钱 桃仁七粒（研） 紫厚朴七分（姜制） 炙甘草三分 红花五分

【用法】加生姜一片，水煎服。

【主治】伤寒蓄血。

【加减】甚者，加苏木；虚者，去桃仁、红花。

52360 和血导源汤（《点点经》卷一）

【组成】全归三钱 荆芥一钱 玄胡一钱 蒲黄（炒黑） 香附 腹皮 川芎各一钱五分 玄参八分 甘草八分

【用法】小儿胎发一团（化灰），兑服为引。

【主治】酒伤呕血不禁，吐如涌泉。

52361 和血补气饮（《异授眼科》）

【组成】防风一钱 黄芩一钱 蔓荆子一钱 白芷一钱 柴胡一钱 甘草五分 当归一钱五分 升麻六分

【用法】水煎服。

【主治】患目之后，多受风寒，而气血不通，九窍闭塞，以致肺气衰弱，心火太旺，故心血欺凌肺金，目有白珠多红，及眵泪少涩难开。

52362 和血补阴汤（《点点经》卷四）

【组成】熟地 白芍 全归 茯苓各一钱五分 川芎 姜炭 肉桂（去皮） 泽兰叶 玄胡 秦艽 羌活各一钱

【用法】生姜为引。临服时，入黄酒半杯兑服，先服和血表邪汤，后服此汤。

【主治】酒伤肝，病发六脉迟缓，遍身冰冷，皮肤木胀如麻绳捆缚，捏不知痛，或四肢拘急，或遍体肋痛，或胸膈胀满，或吐白沫，或吐酸水，或大便不利，时而自泻，或小便不通，小腹作痛。

52363 和血表邪汤（《点点经》卷四）

【组成】熟地 当归各二钱 川芎 麻黄根 桂枝 羌活 防己 秦艽各一钱半 干葛 薄荷 陈皮 槟榔各一钱

【用法】姜、葱为引。

【主治】酒伤肝，病发周身麻胀，四肢筋痛，手足拘挛难伸，麻木不仁，捏不知痛，或头疼痛，或腹坚硬，二便胀塞不利，脉迟缓，四肢厥逆。

【备考】有汗不取，无汗发汗。

52364 和血败毒汤（《揣摩有得集》）

【组成】泽兰叶三钱 当归二钱 赤芍一钱 青皮一钱 降香一钱 秦艽一钱 骨皮一钱 人中黄一钱半 紫草茸一钱 僵蚕一钱半 连翘一钱 蝉退一钱半 白芷五分 生草一钱

【用法】三春柳一撮为引。

【功用】和血败毒。

【主治】一切瘟疫，斑疹，邪热入于血分者。

52365 和血定痛丸

《校注妇人良方》卷二十四。为《理伤续断方》"黑丸子"之异名。见该条。

52366 和血顺气散（《杏苑》卷三）

【组成】红花 桃仁 香附 砂仁各一钱 陈皮一钱 甘草（炙）五分 乌药 青皮 草豆蔻 生姜

【用法】水煎服。

【主治】醉饱努力，或行房事，致血蓄胃口，不时疼痛。

【备考】方中乌药、青皮、草豆蔻、生姜用量原缺。

52367 和血养气汤

《医学纲目》卷二十一。即《兰室秘藏》卷上"和血益气汤"。见该条。

52368 和血逐邪汤（《中国医学大辞典》引沈月光方）

【组成】柴胡 荆芥 秦艽 香附 苏梗 厚朴 枳壳 当归 芎䓖 益母草 木通 黄芩

【用法】加姜衣少许，清水煎服。

【主治】伤寒热入血室，气滞血瘀，胸闷腹胀痛。

52369 和血息火汤（《辨证录》卷二）

【组成】升麻一钱 当归五钱 黄耆三钱 防风三分 秦艽一钱 白芷五分 桂枝三分 天花粉二钱 甘草一钱 麦冬三钱 玄参五钱

【用法】水煎服。一剂轻，二剂而㖞斜正矣。

【功用】和气血，解火。

【主治】中风。由入室向火，一边热而一边寒，遂致左颊出汗，偶尔出户，为贼风所袭，觉右颊拘急，口㖞于右。

【方论选录】方中以补血补气为先，而佐辅之药多用阳明之味者,何居?盖阳明之脉起于鼻,交于颅中,循鼻外入上齿中,是两颊与齿正阳明之部位也。升麻、白芷乃阳明经药也,故用之以引入齿颊;而秦艽能开口噤,防风能散风邪,桂枝实表而固营卫,与归、耆、玄参同用,自善通经络而活脏腑,使真有风邪,亦于何处存活?矧原无大风之犯,不过些小之风乎,自然效应如桴鼓也。

52370 和血润肠汤

《东医宝鉴·内景篇》卷四。即《兰室秘藏》卷下"润燥汤"。见该条。

52371 和血益气汤《兰室秘藏》卷上）

【异名】地黄饮子(《东垣试效方》卷三)。

【组成】柴胡 炙甘草 生甘草 麻黄根各三分 酒当归梢四分 酒知母 酒汉防己 羌活各五分 石膏六分 酒生地黄七分 酒黄连八分 酒黄柏 升麻各一钱 杏仁 桃仁各六个 红花少许

【用法】上㕮咀,都作一服。水二大盏,煎至一盏,去滓温服。

【功用】生津液,除干燥,生肌肉。

【主治】❶《兰室秘藏》:口干舌燥,小便数,舌上赤脉。❷《证治宝鉴》:二阳之病久而生燥,传为风消息贲,病在里者。及中消有汗,血受火邪者。

【宜忌】❶《兰室秘藏》:忌热湿面、酒、醋等物。❷《医学纲目》:忌房事。

【备考】本方方名,《医学纲目》引作"和血养气汤"。

52372 和血益气汤《杏苑》卷五）

【组成】黄耆二钱 人参一钱五分 甘草 苍术各一钱 柴胡 升麻各五分 木香四分 陈皮八分

【用法】上㕮咀。水二钟,煎一钟,食远温服。

【主治】口唇干燥,小便数,舌上赤脉。

【加减】有嗽,人参减去五分。

52373 和血通气丸《外科精义》卷下）

【组成】人参一两 麦门冬(去心)二两 大黄 黄芩(去腐) 黄柏各四两 牵牛一斤(炒香,取头末)四两

【用法】上为细末,炼蜜为丸,如豌豆大。每服二三十丸,食后温水送下。寻常积热之人,隔三二日服此药,微利润动,永不生疮肿。

【主治】疮疽,大小便秘。

52374 和血通经丸《卫生宝鉴》卷十八）

【组成】芍药一两 木香 当归 肉桂 干漆(炒烟尽) 五灵脂 大黄各半两 水蛭(炒)二钱半 广茂半两 虻虫三十个(去头足,麸炒) 桃仁二十七个(浸,去皮尖)

【用法】上为末,醋糊为丸,如梧桐子大。每服二十丸,食前醋汤送下,温酒亦得,一日一次。

【主治】妇人经水凝滞不行,腰背脐腹疼痛,渐成血瘕。

52375 和血通经丸

《全国中药成药处方集》(沈阳方)。即《卫生宝鉴》卷十八"和血通经汤"改为丸剂。见该条。

52376 和血通经丸《全国中药成药处方集》沈阳方）

【组成】熟地六两 当归三两 川芎二两 益母草三两 白芍三两 香附四两 丹参三两 牛膝二两 玄胡二两 川续断二两 杜仲二两 红花二两 肉桂二两 枳壳二两 艾炭二两 茯苓二两 东党参三两 甘草六两

【用法】上为极细末,炼蜜为丸,每丸二钱重。每服一丸,空心白开水送下。

【主治】气郁血滞,经前腹痛,经后腰腿痛,身体倦怠,不思饮食,日渐消瘦,午后潮热,骨蒸劳热。

【宜忌】孕妇忌服。

52377 和血通经汤《卫生宝鉴》卷十八）

【组成】当归 京三棱(炮)各五钱 广茂(炮)四钱 木香 熟地黄 肉桂各三钱 红花 贯众 苏木各二钱 血竭一钱(另研)

【用法】上除血竭外,同为细末,和匀。每服三钱,食前热酒一盏调下。

【功用】《全国中药成药处方集》:和血化瘀。

【主治】❶《卫生宝鉴》:妇人室女受寒,月事不来,恶血积结,坚硬如石,结为石瘕。❷《全国中药成药处方集》:寒侵子宫,瘀血积聚,坚硬如石,小腹胀大,状如怀孕,经闭不通,时发胀痛,倦怠瘦弱。

【宜忌】忌生冷及当风大小便。

【方论选录】《医略六书》:寒气内凝,血积不散,女子不月,而成石瘕,故腹中疼痛不已焉。当归养血、和血脉,熟地补血、滋血室,苏木通经破瘀,血竭散瘀破血,贯众祛湿热之积,木香行结滞之气,红花活血散血,肉桂暖血温经,三棱消坚破积,广茂破血消癥。水、酒煎服,使寒凝解散,则坚积自消而经络清和,何血结石瘕之有哉?此破血消癥之剂,为寒凝石瘕之专方。

【备考】本方方名,《增补内经拾遗》引作"和血通经散",《中国医学大辞典》引作"和血归经汤"。《全国中药成药处方集》将本方改为丸剂,名"和血通经丸"。

52378 和血通经汤

《普济方》卷三十九。即《兰室秘藏》卷下"活血通经汤"。见该条。

52379 和血通经散

《增补内经拾遗》卷四。即《卫生宝鉴》卷十八"和血通经汤"。见该条。

52380 和血理气散《玉案》卷五）

【组成】当归 白鸡冠花子 白芍各一两 木香三钱 熟地 香附 人参 阿胶各五钱 侧柏叶(炒黑) 蒲黄(炒黑)各六钱

【用法】上为末。每服二钱,空心米饮调下。

【主治】产后忽然下血成片,相似崩漏。

52381 和血散痛汤《医学纲目》卷十二引李东垣方）

【异名】和血散瘀汤(《证治宝鉴》卷十二)。

【组成】羌活身 升麻 麻黄(去节)各一钱半 桃仁十个 柴胡二钱 红花一分 归身一分 防风一钱 甘草(炙)二分 独活五分 猪苓五分 黄柏一钱 防己六分 知母(酒)一钱 黄连(酒)六分

【用法】上㕮咀。分作四服,每服水一大盏,煎至一半,去滓,空心热服。

【功用】《中国医学大辞典》:和血止痛。

【主治】两手十指,一指疼了一指疼,疼后又肿,骨头里痛,膝痛,左膝痛了右膝痛,发时多则五日,少则三日,昼轻夜重,痛时觉热,行则痛轻,肿却重。

【备考】方中黄连用量原缺,据《赤水玄珠》补。

52382　和血散瘀汤

《证治宝鉴》卷十二。为《医学纲目》卷十二引李东垣方"和血散痛汤"之异名。见该条。

52383　和血解阳汤《点点经》卷四）

【组成】熟地　生地各一钱　当归　杜仲　柴胡　知母　前胡　黄耆各一钱半　白术　泽兰　姜黄　黄柏　大黄　芒消各一钱

【用法】生姜、大枣为引。

【主治】酒伤肝，病发周身麻胀，四肢筋痛，手足拘挛难伸，麻木不仁，捏不知痛，或头疼痛，或腹坚硬，二便胀塞不利，脉浮数，汗潮如雨者。

52384　和血熄风汤《衷中参西》上册）

【组成】当归一两　生黄耆六钱　真阿胶四钱（不炒）防风三钱　荆芥三钱　川芎三钱　生杭芍二钱　红花一钱　生桃仁一钱半（带皮尖捣）

【功用】补助气血，逐邪发表。

【主治】产后受风发搐。

【宜忌】若产时下血过多，或发汗过多以致发搐者，此方不可用。

52385　和合阴阳汤《辨证录》卷六）

【组成】人参一钱　白术二钱　茯苓五钱　香薷一钱　藿香一钱　苏叶一钱　厚朴五分　陈皮三分　枳壳三分　砂仁一粒　天花粉一钱

【用法】水煎，探冷，徐徐服之。一剂阴阳和，二剂各症愈。

【功用】和其阴阳之气，佐以祛暑。

【主治】中暑，气不升降，阴阳拂乱，霍乱吐泻，角弓反张，寒热交作，心胸烦闷。

52386　和阴益阳汤《会约》卷三）

【组成】当归二钱　白芍（酒炒）一钱半　白术二钱　茯苓一钱半　人参（少者以淮山药炒）三钱　甘草（炙）一钱　陈皮一钱　半夏一钱半　砂仁（炒，研）八分　藿香一钱　生姜（煨）一钱　大枣三个

【用法】水煎，温服。

【主治】伤寒吐下后，元气不足，以致饮食不思，腹满而呕，口吐冷涎，大便溏泄，小便不禁，六脉虚弱，四肢无力。

【加减】如四肢寒冷，加附子一钱；小腹痛喜按者，加吴茱萸六分（开水泡一次用）；泄甚者，加肉豆蔻五、七分，但当归减半，须用土炒；汗出，加蜜炒黄耆一钱半，甚者，加蜜炒麻黄根一钱半；若气下陷，亦加黄耆一钱半，升麻三分；如小便不禁，加盐炒补骨脂一钱，益智仁一钱；如心虚不宁，加枣仁（炒，研）一钱半。

52387　和阴理脾煎《证因方论集要》卷三引黄锦芳方）

【组成】麦冬　白芍（炒）　伏龙肝　制首乌　牛膝　广皮　茯苓

【主治】胃痛，阴火不收，胸中掣痛。

【方论选录】脾有寒湿，肝有燥热，茯苓、广皮以理脾湿；首乌、芍药以润肝燥；麦冬滋液，牛膝收阴，伏龙肝祛湿。此方辛不致燥，凉不致寒，滋不致滞。所谓运神奇于平淡也。

52388　和肝补脾汤《保婴撮要》卷十二）

【组成】人参　陈皮　川芎各五分　白术　茯苓　芍药各七分　柴胡　甘草（炙）各三分　山栀（炒）四分

【用法】上作二剂。水煎服。

【主治】小儿风热疮疹，脾土不及，肝木太过。

52389　和肝益肾饮《慈禧光绪医方选议》）

【组成】石菖蒲一钱　宣木瓜二钱（盐炒）　路路通五个（研）　木香五分　焦三仙各一钱　菊花一钱　菟丝饼三钱　白芍二钱　灯心一子

【用法】水煎，温服。

【主治】肝病。

【方论选录】方中以白芍、木香、菊花调肝理气，菟丝饼益肾固精，石菖蒲宁心开窍，路通、木瓜通络除浊，三仙健脾强胃，灯心利水清心。方药平稳，亦缓图耳。

52390　和肝清痢汤《慈航集》卷下）

【组成】炒白芍一两　当归五钱　车前子三钱　炒枳壳一钱五分　赤苓三钱　甘草一钱　广木香一钱五分

【用法】水煎服。一服痢轻，再服又轻，三四服全愈。

【主治】夏、秋之间，初病腹痛，作泻而变痢者。

【加减】如腹痛，脉弦有力，加姜汁炒黑山栀三钱；如胸口饱胀，加槟榔一钱五分；如痢遍数多，加酒制大黄三钱；如痢红多，加酒炒地榆炭三钱，川连五分，如无红不必加。

52391　和表八珍汤《外科证治全书》卷五）

【组成】当归身　黄耆（生）　续断各三钱　白术　白芍各二钱　甘草　白芷各一钱　川芎五分

【用法】上加生姜一片，大枣二个，水煎，温服。

【功用】托毒生肌。

【主治】表虚自汗，营卫不和，饮食无味。

52392　和乳养营煎《外科医镜》）

【组成】当归三钱　白芍三钱（酒炒）　冬术三钱（土炒）　熟地五钱　人参二钱　茯苓二钱　川芎一钱半　甘草一钱（生）　香附三钱（姜汁制）　夏枯草三钱（产后改用益母草一两）

【用法】水煎服。

【主治】妇人乳痈久溃。

52393　和疟清痢饮《慈航集》卷下）

【组成】紫苏一钱五分　当归八钱　藿香三钱　枳壳二钱（炒）　槟榔一钱五分　青皮一钱五分　车前子三钱　炙甘草三分　广木香一钱五分　煨姜二钱

【用法】此方一服。盖暖得汗，寒热恶心解，痢亦轻。

【主治】痢初起恶寒发烧，恶心呕吐，下痢腹痛，颇似疟疾而并非疟者。

【加减】如恐寒热未全清，加炒柴胡五分，再服一剂，无有不清者；寒热俱清，去紫苏、藿香，加炒白芍八钱、炒莱菔子三钱，三四服痢全止；如遍数多，里急后重，再加酒制大黄，虚者三钱，实者五钱；如红多，加酒炒川连七八分。

52394　和荣艾附汤《玉案》卷五）

【组成】当归　川芎　条芩　香附　阿胶各一钱五分　黄连　知母　甘草　泽兰叶　白芍各八分

【用法】上加大枣五个，水煎，空心服。

【主治】一切经水不调，或先或后，久不孕育。

52395　和荣抑气汤《玉案》卷三）

【组成】当归　生地　玄胡索　木香　沉香各二钱　红花　乌药　郁金　山楂　苏木

【用法】水煎服。

【主治】跌坠所伤,心腹作痛。

【备考】方中红花、乌药、郁金、山楂、苏木用量原缺。

52396　和荣抑气汤(《玉案》卷三)

【组成】桂枝　附子各一钱　乌药　五灵脂　陈皮各三钱　丁香八分

【用法】水、酒各半煎服。

【主治】血凝气滞。

52397　和荣顺气汤(《回春》卷三)

【组成】当归(酒洗)一钱　川芎六分　白芍(酒浸)白术(土炒)各一钱　茯苓　乌药　苍术(米泔浸)　陈皮(去白)　枳实(炒)　神曲(炒)　香附(醋炒)　木瓜　牛膝(酒洗)　独活(酒洗)　泽泻　薏苡仁(炒)　木通各一钱　甘草三分

【用法】上剉一剂。生姜煎服。

【主治】鼓胀。脾弱血虚,心腹胀闷,两足虚肿。

52398　和荣清火汤(《玉案》卷六)

【组成】槐角子　连翘　枳壳各一钱　川连　当归　川芎　桃仁　生地　赤芍各一钱五分

【用法】加灯心三十茎,水煎服。

【主治】痔疮疼痛。

52399　和荣散坚丸(《外科正宗》卷四)

【异名】和营散坚丸(《疡科心得集》卷中)。

【组成】归身　熟地　茯神　香附　人参　白术　橘红各二两　贝母　南星　酸枣仁　远志　柏子仁　丹皮各一两　龙齿一对(煅,无龙齿,鹿角尖二两煅代之)　芦荟　角沉各八钱　朱砂六钱(为衣)

【用法】上为细末,炼蜜为丸,如梧桐子大。每服八十丸,食后用合欢树根皮煎汤送下。

【主治】失荣症。多生肩上,坚硬如石,不热不红,渐肿渐大者。

52400　和荣散坚丸(《金鉴》卷六十四)

【组成】川芎　白芍(酒炒)　当归　茯苓　熟地　陈皮　桔梗　香附　白术(土炒)各一钱　人参　甘草(炙)　海粉　昆布　贝母(去心)各五钱　升麻　红花各三钱　夏枯草(熬汤,再加红蜜四两,再熬成膏)一斤

【用法】上为细末,夏枯草膏为丸,如梧桐子大。每服三钱,食远白滚水送下。

【功用】调和荣血,散坚开郁。

【主治】失荣证。多生于耳前后或肩项,初起状如痰核,推之不动,坚硬如石,皮色如常,日渐长大。

【加减】身热,加黄芩、柴胡;自汗、盗汗,去升麻,倍人参,加黄耆;饮食无味,加藿香、砂仁;饮食不化,加山楂、麦芽;胸膈痞闷,加泽泻、木香;咳嗽,痰气不清,加杏仁、麦冬;口干作渴,加知母、五味子;睡眠不宁,加黄柏、远志、枣仁;惊悸健忘,加茯神、石菖蒲;有汗恶寒,加薄荷、半夏;无汗恶寒,加苍术、藿香;妇人经事不调,加延胡索、丹皮;腹胀不宽,加厚朴、大腹皮。

52401　和胃二陈煎(《景岳全书》卷五十一)

【组成】干姜(炒)一二钱　砂仁四五分　陈皮　半夏　茯苓各一钱半　甘草(炙)七分

【用法】水一钟半,煎七分,温服,不拘时候。

【主治】胃寒生痰,恶心呕吐,胸膈满闷,嗳气。

【方论选录】《成方便读》:此方以干姜入胃散寒,砂仁入胃理气,寒散气调,再以二陈化痰蠲饮。治胃寒不甚虚者,为合法耳。

52402　和胃二陈煎(《医方简义》卷三)

【组成】茯苓三钱　姜半夏一钱五分　陈皮一钱　炙甘草五分　炮姜五分　杏仁(去皮尖)三钱

【用法】水煎服。

【主治】虚体患痢,用黄连解毒汤后邪去者。

52403　和胃平肝丸(《北京市中药成方选集》)

【组成】川楝子十五两　枳壳(炒)十两　木香八两　厚朴(炙)六两　橘皮八两　砂仁八两　茯苓十两　豆蔻仁六两　沉香十两三钱　片姜黄十两　玄胡(炙)十两　白芍十二两　佛手五两　檀香一两

【用法】上为细末,炼蜜为丸,重一钱五分,朱砂为衣,蜡管封固。每服二丸,温开水送下。

【功用】平肝舒气,和胃止痛。

【主治】两胁胀满,胃脘刺痛,呕逆嘈杂,嗳气吞酸。

52404　和胃白术汤(《保命集》卷中)

【组成】白术　茯苓

【功用】和胃止渴。

【主治】伤寒食少发渴。

52405　和胃安眠丸(《成方制剂》17册)

【组成】北秫米　茯苓　姜半夏　麦冬　天南星

【用法】上制成丸剂。每丸重9克。口服,一次2～3丸,一日1次(睡前服)。

【功用】化痰和胃,宁心安神。

【主治】痰浊内扰,胃失和降,失眠多梦,胃纳不佳,食少呕恶。

【宜忌】燥热火邪过盛者及孕妇慎用。

52406　和胃透肌汤(《伤寒大白》卷四)

【组成】厚朴　枳壳　广皮　柴胡　葛根　防风

【主治】夏、秋热证之人,内有积热,外冒表邪,又被饮食寒凉抑遏胃阳,阳明邪热不得发越,但头汗,遍身无汗;又有斑痧疫毒,抑遏胃阳,亦不能宣扬外发,烦闷喘呕,身热足冷。

【方论选录】方以枳壳、厚朴、广皮松发胃气,又以柴胡、葛根、防风宣散表邪。有表邪者汗必出,有斑毒者斑亦现。

52407　和胃橘红丸(《鸡峰》卷二十)

【组成】陈皮半斤　沉香　白豆蔻　缩砂仁各半两　甘草　神曲各一两　肉豆蔻　大槟榔各二个　干姜半分(或擦生姜一两)(一方无槟榔)

【用法】上为细末,橘泥和丸,如弹子大。每服一丸,温酒嚼下,不拘时候。

【主治】脾胃不和,伤冷积滞,胸膈噎痞,心肠疼痛,酒饮停滞,呕逆吞酸,寒痰宿冷,痃癖气痛。

52408　和胎败毒散(《会约》卷十四)

【组成】人参　羌活　前胡　柴胡　黄芩　甘草　川芎　枳壳　桔梗　黄芩　白术　苏叶　葛根　葱白各一钱

【用法】生姜为引,水煎,热服。得汗而解。

【主治】妊娠伤寒,天行时气,传染初起,并一切感冒。

八画

和

251

(总3815)

52409 和胎调气饮(《叶氏女科》卷二)

【组成】陈皮(去白,炒)二钱 黄芩(酒炒)一钱五分 茯苓(炒) 白术(蜜炙)各一钱 枳壳(麸炒) 苏梗各八分 炙甘草五分

【用法】水煎服。七日进一服。

【主治】妊娠八月,胎气不安,气逆气喘,不问有无外感。

52410 和络舒肝片(《成方制剂》2册)

【组成】白芍 白术 半边莲 鳖甲 柴胡 大黄 当归 地黄 莪术 海藻 黑豆 红花 虎杖 昆布 凌霄花 木瓜 蛴螬 三棱 熟地黄 桃仁 土鳖虫 五灵脂 香附 玄参 茵陈 郁金 制何首乌

【用法】上制成片剂。每片相当于原药材 0.93 克。饭后温开水送服,一次 5 片,一日 3 次;或遵医嘱;小儿酌减。

【功用】疏肝理气,清化湿热,活血化瘀,滋养肝肾。

【主治】慢性迁延性肝炎,慢性活动性肝炎及早期肝硬化。

【宜忌】孕妇慎用。

【备考】本方改为胶囊剂,名"和络舒肝胶囊"。

52411 和营止痛汤(《伤科补要》卷三)

【组成】赤芍 归尾 川芎 苏木 陈皮 乳香 桃仁 续断 乌药 没药 木通 甘草

【用法】河水煎服。

【功用】活血通经止痛,祛瘀生新。

【主治】跌打损伤。

52412 和营双解散(《医醇剩义》卷三)

【组成】当归二钱 柴胡一钱 葛根二钱 广皮一钱 半夏一钱五分 贝母二钱 茯苓二钱 防风一钱 薄荷一钱 苏梗一钱 姜皮八分

【用法】河、井水煎服。

【主治】疟邪在营,间日一作者。

52413 和营养卫汤(《伤科补要》卷三)

【组成】人参 黄芪 当归 白芍 白术 防风 云苓 桂枝 陈皮 甘草

【用法】加生姜、大枣,水煎服。

【功用】调理补益气血。

【主治】伤损血虚者。

52414 和营消肿汤(《朱仁康临床经验集》引《章氏经验方》)

【组成】当归尾9克 赤芍9克 桃仁9克 红花9克 黑山栀9克 大贝母9克 花粉9克 丝瓜络9克 木通6克 炙甲片9克 炙乳没各9克

【功用】活血和营,消肿解毒。

【主治】一切痈肿(脓疡),见舌质紫暗,或有瘀斑,脉细涩。

【方论选录】归尾、赤芍、桃仁、红花活血化瘀,山栀清热,贝母、花粉、甲片、木通通络消肿,乳香、没药活血止痛。

52415 和营通气散(《中医伤科学讲义》)

【组成】全当归三两 丹参 香附各三两 川芎 延胡索 小青皮 生枳壳各一两 川郁金 制半夏各二两 广木香 大茴香各五钱

【用法】上为细末。每次五分,一日二次,吞服。

【主治】躯干内伤,气阻血滞,胸脘腰腹闷胀不舒,呼吸不利。

52416 和营散坚丸

《疡科心得集》卷中。为《外科正宗》卷四"和荣散坚丸"之异名。见该条。

52417 和脾化积汤(《明医指掌》卷十)

【组成】山楂 枳实 蓬术 厚朴 白芍 甘草 陈皮

【主治】小儿诸积。

【加减】乳积,加砂仁、香附;气积,加木香、苏梗;惊积,加茯神、远志;虚积,加白术、茯苓;实积,加槟榔、牵牛;表有热,加柴胡、黄芩;里有热,加黄连、木通;小便不利,加滑石、泽泻;大便不通,加大黄、枳壳;寒月,加益智、草豆蔻。

52418 和脾宣化饮(《救偏琐言·备用良方》)

【异名】二十八号恒象方(《杂病源流犀烛》卷二十一)、竹四(《痧症全书》卷下)。

【组成】广皮 莱菔子(半生半炒) 前胡 卷舒(炒) 大腹皮(去黑翳,黑豆汤泡洗) 麦芽各二钱

【用法】山楂一两至二两煎汤代水。

【主治】❶《救偏琐言·备用良方》:痘后饮食过伤,气壅饱闷,叫喊不已者。❷《痧胀玉衡》:痧气食结,胸中饱闷,腹内绞痛。

【备考】方中诸药用量原缺,据《痧胀玉衡》补。

52419 和脾通经汤(《马培之医案》)

【组成】当归二钱 木香四分 丹参一钱五分 怀牛膝一钱五分 白术一钱五分 续断一钱五分 红花五分 独活八分 秦艽一钱 桑枝三钱 生姜二片 狗脊三钱

【主治】龟背。脾俞脊驼,两旁作痛,行则伛偻,腰背板强。

52420 和脾温胃散(《玉案》卷六)

【组成】陈皮 苍术 白术 白茯苓 甘草 防风各五钱 肉桂二钱

【用法】上为末。每服一钱,生姜汤调下。

【主治】小儿泻利清水不止。

52421 和解化疟汤(《慈禧光绪医方选议》)

【组成】葛根二钱 银柴一钱半 黄连一钱半 草果仁一钱半(研) 槟榔三钱 藿香二钱 陈皮二钱 厚朴二钱(炙) 猪苓三钱 茵陈二钱

【用法】蔓荆子三钱(生)为引。

【功用】和解少阳表里之半,分消三焦上下之势。

【主治】疟疾。

52422 和解四物汤(《鲁府禁方》卷三)

【组成】当归(酒洗) 川芎 赤芍 生地黄各八分 藁本 羌活 前胡 防风 白芷各一钱 甘草三分

【用法】上剉。加生姜三片,葱二根,水煎,热服。

【主治】伤风感冒,四肢倦怠,头目昏痛,身热。

52423 和解四物汤(《妇科玉尺》卷四)

【组成】四物汤加柴胡 黄芩 人参 半夏 甘草 生姜 大枣

【主治】产后寒热往来,盗汗,脉浮。

【备考】《中国医学大辞典》本方用法:清水煎服。

52424 和解至圣丹(《石室秘录》卷二)

【组成】郁金三钱 柴胡一钱 白芍三钱 白芥子一

钱　天花粉一钱　苏子一钱　荆芥一钱　甘草五分　茯苓一钱

【用法】水煎服。

【功用】开郁。

【主治】关隔症。

【方论选录】此方妙在平常而有至圣。盖肝气之郁，必用柴、芍以舒之，然过则必阻而不纳。方中以此二味为主，而佐以郁金之寒散，芥子之祛痰，天花粉之散结，甘草之和中，茯苓之祛湿，气味平和，委婉易入，不争不战，相爱相亲，自能到门而款关，不致扣关而坚壁也。

52425　和解导水汤（《医学集成》卷三）

【组成】焦术　茯苓　泽泻　陈皮　腹皮　桑皮　麦冬　紫苏　槟榔　砂仁　木瓜　木香

【主治】风湿两伤，通身水肿轻者。

52426　和解养胃汤（《辨证录》卷五）

【组成】玄参一两　甘菊花三钱　甘草一钱　麦冬三钱　天花粉三钱　苏子一钱

【用法】水煎服。一剂口苦、咽干之症除，二剂喘热、腹满、恶寒之病去，不必三剂。

【功用】和胃解热。

【主治】伤风，邪入于阳明，口苦咽干，腹满微喘，发热恶寒。

52427　和解宣化汤（方出《程门雪医案》，名见《古今名方》）

【组成】银柴胡（水炒）　远志各3克　炙鳖甲　甜杏仁　象贝母　炒谷芽　炒麦芽各9克　竹沥半夏　紫菀各6克　黄芩（酒炒）　知母（酒炒）　橘红各4.5克　生薏苡仁12克

【功用】和解宣化，凉营退热。

【主治】阴虚潮热，缠绵不愈，或肺痨发热，口苦，咳嗽有痰，胃纳不香。

【加减】若咳嗽重，加紫菀6克，炙枇杷叶9克。

52428　和太师牛黄丸（《局方》卷一）

【异名】牛黄丸（《圣济总录》卷十五）。

【组成】石燕　蛇黄　磁石（上三味并火烧醋淬九遍，细研）　雄黄（研，飞）　辰砂（研，飞）　石绿（研，飞）各一两　牛黄　粉霜（研）　轻粉（细研）　麝香（细研）各半两　银箔（研）一百片　金箔一百片（为衣）

【用法】上为细末，用酒煮面糊为丸，如鸡头大。每服一丸，煎薄荷并酒磨下；老人可服半丸；小儿十岁以下，分为四服，蜜水磨下；四岁以下，分为五服；未满一岁，可分为七服。如牙关紧急，以物斡开灌之。

【功用】《古今名方》：豁痰镇痉，开窍清神。

【主治】卒暴中风，眩运倒仆，精神昏塞，不省人事，牙关紧急，目睛直视，胸膈喉中痰涎壅塞，及诸痫潮发，手足瘛疭，口眼相引，项背强直。

52429　和中化饮热方（《慈禧光绪医方选议》）

【组成】茯苓四钱　焦于术二钱　广皮一钱五分　炒谷芽三钱　姜连八分（研）　炙香附二钱　壳砂八分（研）炒神曲二钱　党参二钱　生甘草八分

【用法】引用藿梗四分，鲜青果七个（研）。

【功用】和中化饮热。

【主治】饮食减少，胸满痰多，吞酸作呕，虚寒胃痛，肺胃有热，咽喉肿痛。

【方论选录】本方为异功散、香砂六君子汤之变方。方中芳香化湿、苦温燥湿之药甚多，加入黄连、青果及消食之味，则燥湿运脾、行气和胃之中，又具清热之力。

52430　和肝利胆颗粒（《成方制剂》7册）

【异名】肝福颗粒。

【组成】板蓝根　柴胡　黄芩　金钱草　五味子　茵陈　栀子　枳壳

【用法】上制成颗粒剂，每袋装25克。口服，一次25克，一日3次。

【功用】清热利湿，舒肝理气。

【主治】急性黄疸型肝炎，慢性肝炎活动期，急慢性胆囊炎。

【备考】本方改为糖浆剂，名"和肝利胆糖浆"。

52431　和肝利胆糖浆

《成方制剂》7册。即原书同册"和肝利胆颗粒"改为糖浆剂。见该条。

52432　和络舒肝胶囊

《成方制剂》2册。即原书同册"和络舒肝片"改为胶囊剂。见该条。

52433　和肝滋肾地黄丸（《冯氏锦囊》卷十一）

【组成】熟地黄八两（酒煮，捣烂入药）　山茱萸（去核）四两（酒拌蒸，晒干，炒）　牡丹皮二两（酒焙）　茯苓三两（人乳拌透，晒干，焙）　山药四两（炒黄）　泽泻二两（淡盐酒拌，晒干，炒）　当归身三两（酒拌，晒干，炒）　白芍三两（蜜水拌，晒干，炒）　肉桂（临磨刮去粗皮，不见火）一两

【用法】上为末，用熟地捣烂入药，加炼蜜杵好为丸。每服四钱，早空心白汤送下，冬天酒服。

【功用】和肝滋肾。

【主治】虚劳。

52434　和肝醒脾化湿丸（《慈禧光绪医方选议》）

【组成】醋柴胡三钱　青皮四钱（炒）　炙香附六钱白芍四钱（炒焦）　藿香梗四钱　厚朴四钱（紫老）　新会皮四钱　苍术四钱（炒）　落水沉三钱　於术三钱（炒焦）　白茯苓六钱　广砂三钱（仁）　炒谷芽六钱　木香三钱　东山楂八钱（肉）　枳实四钱（炒）

【用法】上为极细末，炼白蜜为丸，如绿豆粒大，朱砂为衣。每服二钱五分，白开水送下。

【功用】和肝醒脾化湿。

【主治】脾胃病。

52435　和疟清痢两解汤（《慈航集》卷下）

【组成】当归一两　白芍一两（酒炒）　甘草一钱　枳壳二钱　槟榔一钱五分　陈皮二钱　柴胡八分　车前子三钱　莱菔子三钱（炒，研）　草蔻仁一钱（研）　煨广木香一钱五分

【用法】此方分量不可改动，大人全方，小儿减半。一服即轻，二服疟痢即退其半，四服全愈。

【主治】疟痢。

【加减】如遍数多，加制军三钱；如红多，加酒炒川连三分。

知

52436　知母丸（《外台》卷十三引《广济方》）

【组成】知母　常山各三两　甘草（炙）　大黄　麻黄（去节）　黄芩　杏仁各二两（去尖皮，熬）　蜀漆（洗）　牡蛎各一两（熬）

【用法】上为末，炼蜜为丸，如梧桐子大。每服七丸，空心下。服后心闷即吐，是此病出候，不唾更渐加二丸。

【功用】《幼幼新书》引《婴孺方》：除热消饮，治寒热，和胃气，利小便。

【主治】❶《外台》引《广济》：瘦病，及久阴黄等。❷《幼幼新书》引《婴孺方》：少小、大人胁下有疾，心下癖癥，头中苦痛，微眩面黄，小便赤色，往来寒热，手足厥冷，不能饮食，夏秋转甚，令人淋沥；或苦手足烦躁，或疟病之后，余疾不除，朝瘥夕增，乍寒乍热，心胸下有痃结，及连疟后疾不止；或是温疫，或欲作疟，头项苦强，或胸膈间痰热癖饮，小儿痞疹，胁下癥坚；及伤寒后七八日结热，痰积不除，久则寒热头痛，逆害食饮，胃中烦躁，夜卧苦烦，朝愈夕甚，有如温疟，此是热结不去，胸膈间痰热留饮，面黄，小儿壮热，诸癖。

【宜忌】忌猪肉及葱、酒、面、海藻、菘菜、生菜等。

52437　知母丸《幼幼新书》卷十七引《婴孺方》）

【组成】知母　甘草（炙）　常山各一两　麻黄（去节）二两

【用法】上为末，炼蜜为丸，如小豆大。每服五丸，一日三次。比至欲发，三服毕，非发日亦可服。

【功用】除热下气。

【主治】少小疟有痃，坚满癖疾。

【加减】若加大黄一两，能治骨间热，卧不安。

52438　知母丸《圣惠》卷七十五）

【组成】知母二两

【用法】上为末，炼蜜为丸，梧桐子大。每服二十丸，以粥饮下，不拘时候。

【主治】❶《圣惠》：妊娠月未足，似欲产，腹中痛。❷《女科指掌》：妊娠顿仆。

52439　知母丸《圣济总录》卷三十五）

【组成】知母（焙）　乌梅肉（炒）各二两半　肉苁蓉（切，焙）　常山　豉（炒）各二两　甘草（炙，剉）　人参　桂（去粗皮）各一两半

【用法】上为末，炼蜜为丸，如梧桐子大。每服二十丸，温酒送下。

【主治】诸疟。

52440　知母丸《圣济总录》卷五十九）

【组成】知母（焙）　麦门冬（去心，焙）各一两　犀角（镑）　铅霜　鸡肚胵（炙）　土瓜根各半两　白茯苓（去黑皮）　黄连（去须）各三分　金箔二十片

【用法】上为末，炼蜜为丸，如梧桐子大。每服十丸，煎人参汤送下。

【主治】消渴，消中久不愈。

52441　知母丸《幼幼新书》卷二十二引《朱氏家传》）

【组成】知母六分　鳖甲四分（炙）　牡蛎　枳壳各三分（炒，去瓤）　大黄十二分（纸裹，煨熟）

【用法】上为末，炼蜜为丸，如绿豆大。每服五丸，饮下。大人以意下服。

【主治】小儿腹痛不调，兼癖气。

52442　知母丸

《卫生总微》卷十六。为《幼幼新书》卷十七引张涣方"知母丹"之异名。见该条。

52443　知母丸《普济方》卷一六二）

【组成】知母　贝母　甜葶苈（炒黄色）　杏仁（去皮，研）各等分

【用法】上为细末，用饧糖笼内蒸七遍，与药末相合为丸，如豌豆大。每服三十丸，食后临卧淡姜汤送下；蜜汤亦可。

【主治】远年近日，一切咳嗽，不得眠卧者；及远年上气喘嗽。

52444　知母丸《普济方》卷一九八）

【组成】知母　贝母　草果　甘草　鳖甲（酥浸九炙）　常山（细切，用淡豆豉一合，米泔一升，同煎干）各等分

【用法】上为细末，炼蜜为丸，如梧桐子大。每服三十丸，当发日入麝香酒送下。

【主治】疟疾，脾寒。

52445　知母丸

《普济方》卷三四二。为《医方类聚》卷二二四引《管见良方》"一母丸"之异名。见该条。

52446　知母丸

《校注妇人良方》卷十二。为《妇人良方》卷十三引《产乳》"益母丸"之异名。见该条。

52447　知母丹《幼幼新书》卷十七引张涣方）

【异名】知母丸（《卫生总微》卷十六）。

【组成】知母（微炒）　鳖甲（酥炙，去裙襕）　川大黄（细剉，微炒）　赤茯苓　朱砂（细研，水飞）各一两　川朴硝　川升麻各半两　龙脑一钱（研）

【用法】上为末，炼蜜为丸，如黍米大。每服五粒至七粒，生姜汤送下。大便利即愈。

【主治】小儿发热疟甚者。

52448　知母汤《外台》卷二引《延年秘录》）

【组成】知母二两　贝母三两　干葛三两　芍药三两　石膏四两（碎，裹）　黄芩三两　杏仁一两（去皮尖及双仁）　栀子仁三两（擘）

【用法】上切。以水七升，煮取二升五合，去滓，分为三服。如人行八九里再服。

【主治】伤寒骨节疼，头痛，眼睛疼，咳嗽。

【宜忌】忌蒜、面七日。

52449　知母汤《外台》卷三引《延年秘录》）

【组成】知母二两　枳实三两（炙）　栀子仁三两　豉一升（熬，别裹）

【用法】上切。以水六升，煮取二升半，去滓，分三次温服。如人行八里一服。

【主治】欲似天行四五日热歇后，时来时往，恶寒微热，不能食者。

【宜忌】忌蒜、面。

52450　知母汤《千金》卷三）

【组成】知母三两　芍药　黄芩各二两　桂心　甘草各一两（一方有生地黄，无桂心）

【用法】上㕮咀。以水五升，煮取二升半，分三服。

【主治】产后乍寒乍热，通身温壮，胸心烦闷。

【方论选录】《千金方衍义》：知母、芍药、黄芩统治内外

之热,妙用尤在桂心辛散,不独收摄上浮之火,且使上三味无遏闭之虞,更以甘草和其寒热,烦闷自除矣。

52451　知母汤《伤寒微旨论》卷上）

【组成】知母　麻黄（去节）　升麻各一两　石膏二两　甘草一两半

【用法】上㕮咀。每服三钱,水一盏,入生姜一块,同煎至七分,去滓温服。

【主治】芒种以后至立秋以前患伤寒,两手脉浮数或紧或缓,三部俱有力,无汗恶风。

【加减】如三五服后,犹恶风者,加麻黄、升麻各半两。

52452　知母汤《圣济总录》卷十）

【组成】知母二两　防风（去叉）　桂（去粗皮）各三两　白术五两　芍药　甘草（炙,剉）各三两　附子（炮裂,去皮脐）二两

【用法】上剉,如麻豆大。每服五钱匕,以水二盏,生姜三片,煎至一盏,去滓温服,日三夜一。

【主治】历节风。身体四肢疼痛,如脱落或肿,按之皮急,头眩,身热闷欲呕吐。

52453　知母汤《圣济总录》卷十二）

【组成】知母（焙）　人参　赤茯苓（去黑皮）　麦门冬（去心,焙）　甘草（炙,剉）　地骨皮（去土）各半两　黄芩（去黑心）一分

【用法】上为粗末。每服三钱匕,水一盏,入竹叶十片,煎至七分,去滓,食后温服。

【功用】凉心经。

【主治】风热攻头面壅盛,虚烦。

52454　知母汤《圣济总录》卷十六）

【组成】知母（焙）　升麻　子芩　葛根（剉）　麦门冬（去心,焙）各半两　甘草（炙）一分　石膏（研）一两

【用法】上为粗末。每服三钱匕,水一盏,煎至七分,去滓,食后温服。

【主治】头痛口干,烦闷寒热。

52455　知母汤《圣济总录》卷二十三）

【组成】知母（焙）　人参　石膏（碎）各一两　甘草（炙）半两

【用法】上为粗末。每服三钱匕,水一盏,煎至六分,去滓温服,不拘时候。

【主治】伤寒大汗后,烦渴及热不解。

52456　知母汤《圣济总录》卷二十三）

【组成】知母　栝楼根　甘草（微炙）各一两　石膏二两

【用法】上为粗末。每服三钱匕,水一盏,入粳米少许,煮米熟,去滓温服,不拘时候。

【主治】伤寒烦躁不解,脉大,喘热头疼。

52457　知母汤《圣济总录》卷二十七）

【组成】知母（焙）　牵牛子（炒）　山栀子仁　大黄（剉,炒）　黄芩（去黑心）　牡丹（去心）　麻黄（去根节）各一两　荆芥穗　滑石　虎杖　射干　羌活（去芦头）　杏仁各一分　连翘半两　半夏二钱（以生姜二钱同捣,捏饼子,晒干）

【用法】上为粗末。每服五钱匕,水一盏半,煎至一盏,去滓温服。

【主治】伤寒毒气滋盛,蒸于肌肤,发为赤斑,通身大热,头重疼痛,精神昏乱。

52458　知母汤

《圣济总录》卷二十九。为《圣惠》卷十三“知母散”之异名。见该条。

52459　知母汤《圣济总录》卷三十一）

【组成】知母（焙）半两　犀角屑　地骨皮　前胡（去芦头）　白鲜皮　柴胡（去苗）　赤茯苓（去黑皮）　人参　黄耆（剉）各一两

【用法】上为粗末。每服三钱匕,水一盏,加生姜三片,煎至七分,去滓,食后温服。

【主治】伤寒后劳气,四肢烦痛,日渐虚羸,唇红颊赤。

52460　知母汤《圣济总录》卷三十一）

【组成】知母（焙）　鳖甲（去裙襕,醋炙）　柴胡（去苗）各一两半　麻黄（去根节）　葛根（剉,焙）各三分　雄鼠粪（炒令焦）三七枚

【用法】上为粗末。每服五钱匕,水一盏半,入葱白五寸,豉一百粒,同煎至八分,去滓,食后温服。服后吃少葱粥取汗。

【主治】伤寒新愈后,劳动用力,或饮食过伤,致劳复。

52461　知母汤《圣济总录》卷三十一）

【组成】知母（焙）　柴胡（去苗）　麦门冬（去心,焙）　甘草（炙）各半分　葱白三茎

【用法】上㕮咀,如麻豆大。以水一盏,浸一宿,次日煎,令水欲尽,下童便二盏,豉半合,煎五六沸,下地黄汁三合,更煎微沸,去滓,空腹顿服。微利即愈。

【主治】伤寒后劳复,小腹硬,卵缩,疠痛欲死。

52462　知母汤

《圣济总录》卷三十四。为《金匮》卷上“白虎加桂枝汤”之异名。见该条。

52463　知母汤《圣济总录》卷三十五）

【组成】知母（切,焙）　常山（细剉）　松萝　桔梗（去芦头,切,炒）　柴胡（去苗）　鳖甲（醋浸,炙令黄,去裙襕）　橘叶各三分

【用法】上为粗末。每服五钱匕,水一盏,加柳枝心七枚,童便半盏,煎至七分,去滓,未发前温服。

【主治】劳疟,热多寒少。

52464　知母汤

《圣济总录》卷三十六。为《圣惠》卷五十二“知母散”之异名。见该条。

52465　知母汤《圣济总录》卷三十七）

【组成】知母　地骨皮　升麻　犀角屑　人参　麦门冬（去心,焙）　柴胡（去苗）各一两　石膏　鳖甲（醋炙令黄,去裙襕）各二两　甘草（生,剉）半两　赤茯苓（去黑皮）三两

【用法】上为粗末。每服四钱匕,水一盏半,入香豉五十粒,煎至八分,去滓温服,不拘时候。

【主治】疟病,发热烦渴,咽干口燥,身黄怠惰,小水涩滞。

52466　知母汤《圣济总录》卷四十五）

【组成】知母一两半　石膏（碎）三两　升麻（剉）　甘草（炙,剉）各一两　竹叶一握（切）　白粳米一合　枇杷叶

(拭去毛)三分

【用法】上为粗末。每服五钱匕,水一盏半,煎至一盏,去滓温服。

【主治】脾瘅,身热口甘,咽干烦渴。

52467　**知母汤**(《圣济总录》卷四十九)

【组成】知母(焙)　泽泻　白茯苓(去黑皮)　黄芩(去黑心)　生姜(切)各二两　小麦八合(洗净)　大枣十五枚(去核)　淡竹叶(切)一升半　甘草(炙)二两

【用法】上㕮咀,如麻豆大。每服五钱匕,水二盏,煎一盏,去滓,食后温服。

【主治】膈消,胸中烦渴。

52468　**知母汤**(《圣济总录》卷六十一)

【组成】知母(焙)半两　柴胡(去苗)　茵陈蒿　甘草(炙,剉)　常山(炒)　鳖甲(去裙襕,醋炙)各三分

【用法】上为粗末。每服五钱匕,水一盏半,入豉一百粒,同煎至七分,去滓,投入炼了猪脂半合,搅匀,食前温服。吐、利为度。

【主治】肝黄。齿黄,目如丹赤,口燥热渴,气力虚劣,身体青黄。

52469　**知母汤**(《圣济总录》卷九十)

【组成】知母(焙)　贝母(去心)　百合　半夏(汤洗去滑,生姜汁制,炒干)　防己　枇杷叶(去毛,焙)各一两　草乌头(去皮尖,炒)　苦葶苈(隔纸炒)　甜葶苈(隔纸炒)　百部各半两

【用法】上为粗末。每服三钱匕,水一盏,入红绵子少许,乌梅三枚,煎至半盏,去滓温服。

【主治】虚劳咳嗽,兼咯血、吐血。

52470　**知母汤**(《圣济总录》卷一一〇)

【组成】知母　茺蔚子　人参　白茯苓(去黑皮)　大黄(剉,炒)　五味子　黄芩(去黑心)各一两　车前子一两半　芒消半两

【用法】上为粗末。每服一钱匕,水一盏,煎至五分,去滓,食后温服。

【功用】除热。

【主治】眼生风粟。

52471　**知母汤**(《圣济总录》卷一二六)

【组成】知母(焙)　连翘　木通(剉)　桂(去粗皮)　柴胡(去苗)　玄参　漏芦(去芦头)　大黄(剉,炒)　犀角屑各等分

【用法】上为粗末。每服三钱匕,水一盏,煎至七分,去滓,下朴消少许,搅动,空心温服。以利为度。

【主治】瘰疬,乍寒乍热。

52472　**知母汤**(《圣济总录》卷一五六)

【组成】知母(切,焙)　防风(去叉)　黄芩(去黑心)　甘草(炙)　麦门冬(去心,焙)　赤茯苓(去黑皮,剉)　升麻各一两

【用法】上为粗末。每服三钱匕,水一盏,生姜三片,同煎至七分,入竹沥少许,搅匀,去滓温服,不拘时候。

【主治】妊娠虚烦懊热。

52473　**知母汤**(《圣济总录》卷一六一)

【组成】知母　独活(去芦头)　葛根(剉)　白术各三两　甘草(炙)　石膏(碎)　桂(去粗皮)　芍药　防风(去

叉)各二两　半夏(生姜汁制)半两

【用法】上为粗末。每服三钱匕,水一盏,酒少许,入生姜半分(切),同煎七分,去滓温服,不拘时候。

【主治】产后中风,烦闷发热,渴燥头痛。

52474　**知母汤**(《本事》卷四)

【组成】知母一两　麻黄(去根节)　黄耆(蜜炙)　甘草(炙)　羌活(洗去土)　白术　枳壳(去瓤剉,麸炒)各半两

【用法】上为粗末。每服四钱,水一盏半,牛蒡子百粒,研碎,煎至七分,温服,一日三四次。

【主治】游风攻头面,或四肢作肿块。

【加减】觉冷,不用牛蒡子。

【方论选录】《本事方释义》:知母气味苦寒,入足阳明少阴;麻黄气味辛温发散,入足太阳;黄耆气味甘平,入足太阴;甘草气味甘平,入足太阴;羌活气味辛甘平,入足太阳;白术气味甘温微苦,入足太阴;枳壳气味苦寒,入足太阴;牛蒡子气味辛凉,入手太阴。此治游风攻头面,或四肢作肿发块致手足拘挛,以甘平之品护其正,以苦寒之药熄其风,以辛温表散之药泄其邪,则邪散风熄正旺气和而痊安矣。

【临床报道】面、手浮肿:有一达官,其母年七十中风,手足拘挛,平日只是附子之类扶养,一日面浮肿,手背亦肿。寻常有一国医供药,诊云是水病。欲下大戟、牵牛以导之,其家大惊忧惶。召予议之,予曰:《素问》称面肿曰风,足胫肿曰水。此服附子大过,正虚风生热之证。咽必噎塞,膈中不利。诚言,予乃进升麻牛蒡团参汤,继以知母汤,三日悉愈。

52475　**知母汤**(《活幼心书》卷下)

【组成】知母　甘草各半两　贝母　羌活　滑石(别研)　大黄　小麦子各三钱　麻黄(去节存根,剉碎,汤泡滤过,焙干)　苦葶苈　诃子肉各一钱半　薄荷(去梗)二钱

【用法】上㕮咀。每服二钱,水一盏,加生姜二片,煎七分,温服,不拘时候。

【主治】鮸鲐气喘,痰鸣,发热,咳嗽,恶风。

52476　**知母汤**

《东医宝鉴》卷五引《丹心》。为《杨氏家藏方》卷十"知母散"之异名。见该条。

52477　**知母汤**(《普济方》卷一三二)

【组成】知母　葛根　白术　甘草各一两(炙)

【用法】上剉。以水三升,煮取一升五合,去滓,温服五合。

【主治】阳明病,身冷而内烦者。

52478　**知母汤**

《普济方》卷一三三。为《圣济总录》卷二十三"八味知母汤"之异名。见该条。

52479　**知母汤**(《普济方》卷一六〇)

【组成】紫苏(连茎叶)　知母(焙)　贝母(去心)　款冬花　五味子　人参　桑根白皮(剉)各一两　厚朴(去粗皮,生姜汁炙)　甘草(炙,剉)各半两

【用法】上为散。每服三钱,水一盏半,入生姜三片,煎至七分,去滓温服,不拘时候。

【主治】咳逆,痰喘气促。

52480　**知母汤**

《普济方》卷二九二。即《圣济总录》卷一二六"漏芦汤"。见该条。

52481　知母汤

《医略六书》卷二十八。为《医方大成》卷九引《简易方》"知母饮"之异名。见该条。

52482　知母汤（《医略六书》卷三十）

【组成】知母一钱半（酒炒）　柴胡五分　白芍一钱半（酒炒）　黄芩一钱半（酒炒）　甘草八分　桂心八分

【用法】水煎，去滓温服。

【主治】产后心中烦闷，乍寒乍热，脉沉数者。

【方论选录】产后邪热抑遏于三焦，营阴暗耗于经脉，故心中烦闷，乍寒乍热不已焉。柴胡疏腠理之伏热；黄芩清胸中之烦闷；白芍敛阴和血，以清乍热之源；桂心温营暖血，以壮乍寒之本；知母润燥泻热，甘草泻火缓中也。水煎热服，使伏邪外解则遏热自化，而经腑清和，其心中之烦热无不自解，何乍寒乍热之不瘳哉？

52483　知母汤（《医彻》卷四）

【组成】知母一钱　麦门冬一钱　竹茹一团　广皮七分　炙甘草三分　茯苓一钱

【用法】灯心二十根，加生姜一片，水煎服。

【主治】子烦。

52484　知母饮（《圣济总录》卷三十五）

【组成】知母（焙）　鳖甲（醋炙，去裙襕）　桃仁（去皮尖双仁，炒）　附子（炮裂，去皮脐）　常山　狼牙各半分　乌梅（去核）一枚

【用法】上剉，如麻豆。每服五钱匕，糯米四十九粒，隔夜浸至五更初，同煎取七分，去滓，乘热分作二服，未发时一服，发时一服。

【主治】疟疾。

52485　知母饮（《圣济总录》卷四十九）

【组成】知母（焙）　麦门冬（去心，焙）　赤芍药　鳖甲（去裙襕，醋炙）　桃仁（去皮尖双仁，炒）各一两半　槟榔一枚（剉）　升麻一两

【用法】上为粗末。每服三钱匕，水一盏，煎至七分，去滓，食后温服，一日三次。

【主治】心肺客热，头疼气痛，干呕吐食，腹中结块，四肢烦闷不安。

52486　知母饮（《圣济总录》卷五十八）

【组成】知母（切，焙）　生芦根各三两　土瓜根二两　黄芩（去黑心）　甘草（炙）各一两半　龙齿三两　大黄二两半

【用法】上咬咀。每服五钱匕，水三盏，煎取二盏，去滓，下生麦门冬汁二合，食后分三次温服。

【主治】消渴，心脾实，躁热多渴，化为小便。

52487　知母饮（《圣济总录》卷一二二）

【组成】知母　麦门冬（去心，焙）　山栀子仁　人参各半两　黄芩（去黑心）　赤茯苓（去黑皮）各一分　甘草（炙，剉）三分　天门冬（去心，焙）一两

【用法】上为粗末。每服三钱匕，水一盏，煎至六分，去滓温服。病甚者倍之。

【主治】咽喉肿痛。

52488　知母饮（《圣济总录》卷一六二）

【组成】知母半两　白茯苓（去黑皮）一两　乌梅肉三分（炒）　大青半两　麦门冬（去心）一两　柴胡（去苗）一两　甘草（炙）三两　当归（切），焙）一两

【用法】上为粗末。每服五钱匕，水一盏半，加生姜三片，大枣二个（擘），同煎至八分，去滓，当未发前服，欲发时再服。

【主治】产后寒热疟，或半日间日发。

52489　知母饮（《圣济总录》卷一七九）

【组成】知母（焙）半两　栝楼根　黄连（去须）　麦门冬（去心，焙）各三分　糯米（炒）半合　芦根（剉）半两

【用法】上为粗末。每服一钱匕，水六分，煎至四分，去滓温服。

【主治】小儿下痢，虚热烦渴。

52490　知母饮（《医方大成》卷九引《简易方》）

【异名】知母散（《普济方》卷三四〇）、知母汤（《医略六书》卷二十八）。

【组成】赤茯苓　黄芩　黄耆各三两　知母　麦冬（去心）　甘草各二两

【用法】上咬咀。每服四钱，水一盏，入桑白皮煎熟，再入竹沥同服。

【主治】❶《医方大成》引《简易方》：妊娠心脾壅热，咽膈渴苦，烦闷多惊。❷《医略六书》：子烦，脉软数者。

52491　知母饮（《广嗣纪要》卷九）

【组成】白茯苓　黄芩各二钱半　知母　麦冬　炙草各一钱六分　桑白皮　地骨皮各一钱

【用法】分二帖，水二盏，煎至一盏，入竹沥一合，再煎一沸服。

【主治】妊娠七月八月，因形寒饮冷所伤，以致气逆，令人喘咳，烦闷不安者。

52492　知母饮

《准绳·女科》卷五。为《袖珍》卷四引《圣惠》"二母散"之异名。见该条。

52493　知母饮（《眼科全书》卷五）

【组成】知母　茺蔚子　防风　赤芍　青葙子　黄芩　大黄（酒蒸过）　桔梗　桑白皮　蒺藜　细辛（或加朴消）

【用法】水煎，半饥温服。

【主治】白陷鱼鳞外障。肝肺积热，充塞攻上，致黑睛遂生白翳，如鱼鳞铺砌之状，或如枣花中有白陷，发歇不时，或发或聚，疼痛泪出。

52494　知母饮（《叶氏女科》卷二）

【组成】知母　麦冬（去心）　黄耆（生用）　甘草各一钱

【用法】去滓，入竹沥一杯，温服。

【主治】子烦，心虚有火者。

【加减】气虚，加人参一钱；口渴，加石膏一钱；热甚，加犀角（剉）五分。

52495　知母散（《圣惠》卷九）

【组成】知母一分　麻黄半两（去根节）　干姜半两（炮裂）　葱白四茎　豉半合

【用法】上剉细，和匀，分为二服。以水一大盏，煎至五分，去滓，稍热服之，不拘时候。衣盖取汗，未汗即再服。

【主治】伤寒一日，头痛项强，上连风府，壮热憎寒，体

痛口苦。

52496 **知母散**《圣惠》卷九）

【组成】知母一两 石膏二两 甘草半两（炙微赤，剉）粳米半两 人参半两（去芦头） 葛根半两（剉）

【用法】上剉。以水三大盏半，煎至二盏，去滓，分五次温服，不拘时候。

【主治】伤寒七日，脉浮，发热无汗，渴欲饮水，无表证。

52497 **知母散**《圣惠》卷十）

【组成】知母 川升麻 麦门冬（去心） 人参（去芦头） 黄芩 葛根（剉）各三分 甘草半两（炙微赤，剉） 鳖甲半两（涂醋，炙令黄，去裙襴） 石膏一两半

【用法】上为粗散。每服四钱，以水一中盏，入生姜半分，煎至六分，去滓温服，不拘时候。

【主治】伤寒发汗及吐下后，烦热不除，头痛满闷，口干渴逆。

52498 **知母散**《圣惠》卷十）

【组成】知母一两 麦门冬一两（去心） 川升麻一两 桔梗半两（去芦头） 犀角屑半两 柴胡一两（去苗） 贝母半两（煨令微黄） 赤茯苓半两 地骨皮一两 木通半两（剉） 赤芍药半两 甘草半两（炙微赤，剉） 石膏二两

【用法】上为粗散。每服五钱，以水一大盏，入生姜半分，煎至五分，去滓温服，不拘时候。

【主治】伤寒，头痛鼻塞，痰壅，四肢壮热，憎寒，恍惚烦躁。

52499 **知母散**《圣惠》卷十一）

【组成】知母 人参（去芦头） 柴胡 石膏 葛根（剉） 赤茯苓各一两 甘草半两（炙微赤，剉）

【用法】上为散。每服五钱，以水一大盏，入生姜半分，煎至五分，去滓温服，不拘时候。

【主治】伤寒数日，潮热不退，口干烦躁，或多痰逆。

52500 **知母散**《圣惠》卷十二）

【组成】知母二两 甘草半两（炙微赤，剉） 石膏三两 栝楼根一两 麦门冬一两（去心）

【用法】上为散。每服四钱，以水一中盏，入生姜半分，粳米五十粒，竹叶二七片，煎至六分，去滓温服，不拘时候。

【主治】伤寒已汗下后，余热未退，头痛，口干烦躁。

52501 **知母散**《圣惠》卷十三）

【异名】知母汤（《圣济总录》卷二十九）。

【组成】知母一两 石膏二两 甘草三分（炙微赤，剉）黄芩三分

【用法】上为散。每服五钱，以水一大盏，入糯米一百粒，煎至五分，去滓温服，不拘时候。

【主治】伤寒狐惑病，咽喉干痛，唇口破裂，或唾脓血者。

52502 **知母散**《圣惠》卷十四）

【组成】知母三分 柴胡三分（去苗） 麦门冬一两（去心，焙） 豉三合 木香一两 甘草一分（炙微赤，剉）

【用法】上为粗散。每服五钱，以水一中盏，煎至五分，去滓，入生地黄汁少半合，更煎一二沸，不拘时候温服。

【主治】伤寒后，阴阳易，小腹硬，卵缩疼痛。

52503 **知母散**《圣惠》卷十五）

【组成】知母 枳实（麸炒微黄） 柴胡（去苗） 地骨皮各一两 栀子仁一两 麦门冬一两（去心） 甘草半两（炙微赤，剉）

【用法】上为散。每服五钱，以水一大盏，煎至五分，去滓温服，不拘时候。

【主治】时气四日，热渴不已，往来寒热，不能饮食。

【备考】方中栀子仁、麦门冬用量原缺，据《普济方》补。

52504 **知母散**《圣惠》卷十六）

【组成】知母 人参（去芦头） 地骨皮 葛根（剉）甘草（炙微赤，剉）各一两 石膏三两 栝楼根二两

【用法】上为散。每服五钱，以水一大盏，入生姜半分，煎至五分，去滓温服，不拘时候。

【主治】时气头痛，骨肉烦疼，口燥心闷，外寒内热，已自下利，由有虚热未退，烦渴不止。

52505 **知母散**《圣惠》卷十六）

【组成】知母三分 川升麻二分 钩藤一两 地骨皮三分 赤茯苓三分 麦门冬三分（去心） 石膏一两 甘草一分（炙微赤，剉）

【用法】上为散。每服五钱，以水一大盏，入竹叶三七片，煎至五分，去滓温服，不拘时候。

【主治】时气三五日，余热不解，心躁烦渴。

52506 **知母散**《圣惠》卷十七）

【组成】知母一两 枳实一两半（麸炒微黄） 栀子仁一两半

【用法】上为散。每服五钱，用水一大盏，入豉少许，煎至五分，去滓温服，不拘时候。

【主治】热病三日，经发汗热退后，尚寒热往来，不能饮食。

52507 **知母散**《圣惠》卷十七）

【组成】知母三分 川大黄三分（剉，微炒） 黄芩三分 麦门冬三分（去心） 龙胆三分（去芦头） 甘草一分（炙微赤，剉）

【用法】上为散。每服四钱，以水一中盏，入生芦根五寸，煎至五分，去滓温服，不拘时候。

【主治】热病，积热攻脾肺，烦躁多渴，饮水无度，小便数。

52508 **知母散**《圣惠》卷二十七）

【组成】知母三两 前胡一两（去芦头） 地骨皮二两 犀角屑一两半 白鲜皮二两 龙齿三两 川芒消二两

【用法】上为粗散。每服四钱，以水一中盏，煎至六分，去滓，每于食后温服。

【主治】虚劳骨热，四肢烦疼，渐渐羸瘦，日晚口颊赤。

52509 **知母散**《圣惠》卷三十一）

【组成】知母三分 桔梗半两（去芦头） 紫菀三分（洗去苗土） 桑根白皮三分（剉） 柴胡一两（去苗） 人参半两（去芦头） 赤芍药三分 半夏三分（汤洗七遍，去滑）秦艽一两（去苗） 地骨皮一两 甘草三分（炙微赤，剉）生干地黄一两 天门冬一两半（去心，焙） 赤茯苓一两 黄芩三分 鳖甲一两半（涂醋，炙令黄，去裙襴）

【用法】上为粗散。每服四钱，以水一中盏，煎至六分，去滓温服，不拘时候。

【主治】热劳。身体壮热，皮毛干枯，痰唾稠粘，四肢疼

痛,食少无力,渐加羸瘦。

【宜忌】忌苋菜、醋物。

52510 知母散《圣惠》卷三十一）

【组成】知母三分　陈橘皮三分（汤浸,去白瓤,焙）芦根一两（剉）　麦门冬一两（去心）　地骨皮一两　赤茯苓三分　甘草半两（炙微赤,剉）　赤芍药三分　柴胡一两（去苗）

【用法】上为散。每服四钱,以水一中盏,入生姜半分,煎至六分,去滓温服,不拘时候。

【主治】骨蒸肺痿,烦躁,四肢疼痛,不能饮食。

52511 知母散《圣惠》卷三十一）

【组成】知母一两　柴胡二两（去苗）　地骨皮三分　犀角屑三分　白鲜皮三分　龙齿三分　川芒消二分　甘草半两（炙微赤,剉）　黄芩三分

【用法】上为粗散。每服三钱,以水一中盏,煎至六分,去滓温服,不拘时候。

【主治】骨蒸烦热,口舌干燥,多渴,少思饮食,四肢羸瘦,日晚颊赤。

52512 知母散《圣惠》卷三十三）

【组成】知母三分　川升麻三分　川大黄半两（剉碎,微炒）　甘草半两（炙微赤,剉）　大青三分

【用法】上为粗散。每服三钱,以水一中盏,煎至六分,去滓,每于食后温服。

【主治】眼猝生赤翳膜,侵睛下垂。

【备考】《普济方》有木香,无大青。

52513 知母散《圣惠》卷三十八）

【组成】知母一两　石膏三两　川升麻一两　木通一两（剉）　川芒消一两　黄芩一两　独活一两　甘草半两（生用）

【用法】上为散。每服四钱,以水一中盏半,加生姜半分,竹茹一分,黑豆半合,煎至六分,去滓温服,不拘时候。

【主治】乳石发动,寒热头痛,百节酸疼,唇口干燥,舌卷语涩。

52514 知母散《圣惠》卷四十五）

【组成】知母二分　川升麻三分　木香半两　赤茯苓三两　黄芩三分　鳖甲一两（涂醋,炙令微黄,去裙襕）　柴胡一两（去苗）　槟榔一两　栝楼根三分

【用法】上为粗散。每服四钱,以水一中盏,入生姜半分,煎至六分,去滓温服,不拘时候。

【主治】瘴毒脚气,憎寒壮热,头痛,脚膝烦疼,腹中妨闷,不能饮食,食则无味,口干多渴。

52515 知母散《圣惠》卷五十二）

【异名】知母汤（《圣济总录》卷三十六）。

【组成】知母一两　虎头骨一两半（涂醋,炙黄）地骨皮一两　川升麻一两　鳖甲二两（涂醋,炙令黄,去裙襕）犀角屑一两　人参一两（去芦头）麦门冬一两（去心）　柴胡一两（去苗）　石膏二两　甘草半两（生,剉）

【用法】上为散。每服四钱,以水一中盏,入香豉五十粒,煎至六分,去滓温服,不拘时候。

【主治】肝疟,上焦壅滞,心烦头疼,寒热不止,肌肤消瘦,不能下食。

52516 知母散《圣惠》卷五十二）

【组成】知母一分　恒山半分　鳖甲一两（涂醋,炙令

黄,去裙襕）　桃仁二分（汤浸,去皮尖双仁,麸炒微黄）　附子一分（炮裂,去皮脐）　糯米五十粒　乌梅肉一枚　狼牙半分

【用法】上剉细。用酒一大盏半,浸一宿,五更初煎取八分,去滓,分为二服,空心热服,将欲发时再服。

【主治】间日疟。或隔日,或三五日,发动无时。

52517 知母散《圣惠》卷五十三）

【组成】知母一两　麦门冬一两（去心）　黄芩三分川升麻三分　犀角屑三分　葛根三分（剉）　甘草三分（炙微赤,剉）　马牙消一两半

【用法】上为粗散。每服四钱,以水一中盏,入生姜半分,淡竹叶二七片,煎至五分,去滓温服,不拘时候。

【主治】消渴,心热烦躁,口干颊赤。

52518 知母散《圣惠》卷五十三）

【组成】知母一两　芦根一两半（剉）　栝楼根一两麦门冬一两（去心）　黄芩三分　川大黄一两（剉碎,微炒）甘草半两（炙微赤,剉）

【用法】上为散。每服四钱,以水一中盏,煎至六分,去滓温服,不拘时候。

【主治】心脾实热,烦渴不止。

52519 知母散《圣惠》卷五十五）

【组成】知母一两　地骨皮一两　柴胡一两（去苗）石膏一两　栀子仁一两

【用法】上为散。每服四钱,以水一中盏,煎至五分,去滓,入生地黄汁一合,温服,不拘时候。

【主治】花黄。

52520 知母散《圣惠》卷七十）

【组成】知母三分　黄芩三分　柴胡一两（去苗）　生干地黄一两　赤芍药三分　麦门冬三分（去心）　射干三分川升麻一分　甘草半两（炙微赤,剉）

【用法】上为粗散。每服四钱,以水一中盏,入生姜半分,淡竹叶二七片,同煎至六分,去滓温服,不拘时候。

【主治】妇人热劳,体瘦壮热,四肢烦疼,咽喉不利,少思饮食。

52521 知母散《圣惠》卷七十四）

【组成】知母一两　白茯苓一两　乌梅肉三分（微炒）大青半两　麦门冬一两（去心）　柴胡一两（去苗）　甘草半两（炙微赤,剉）

【用法】上为散。每服四钱,以水一中盏,煎至六分,去滓温服,不拘时候。

【主治】妊娠疟疾,憎寒壮热,口干烦闷。

52522 知母散《圣惠》卷七十四）

【组成】知母半两　赤茯苓三分　黄耆三分（剉）　麦门冬半两（去心）　子芩三分　甘草半两（炙微赤,剉）

【用法】上为散。每服四钱,以水一中盏,煎至五分,去滓,入竹沥一合,更煎一二沸,不拘时候温服。

【主治】妊娠恒苦烦躁闷乱,口干,及胎脏热。

52523 知母散《圣惠》卷七十八）

【组成】知母　当归（剉,微炒）　鬼箭羽　刘寄奴　白术各一两　桃仁一两（汤浸,去皮尖双仁,麸炒微黄）

【用法】上为粗散。每服三钱,以水、酒各半中盏,煎至六分,去滓温服,不拘时候。

【主治】产后壮热憎寒,四肢少力,不思饮食。

52524 **知母散**(《圣惠》卷八十四)

【组成】知母一分 麻黄半分(去根节) 甘草一分(炙微赤,剉) 竹茹一分 杏仁一分(汤浸,去皮尖双仁,麸炒微黄)

【用法】上为粗散。每服一钱,以水一小盏,入葱白二寸,香豉三七粒,生姜少许,煎至五分,去滓温服,不拘时候。

【主治】小儿伤寒,体热烦躁。

52525 **知母散**(《圣惠》卷八十四)

【组成】知母一两 鳖甲一两(涂醋,炙令黄,去裙襴) 牡蛎粉半两 恒山半两

【用法】上为细散。每服半钱,以粥饮调下,一日三次。

【主治】小儿痰热发疟。

52526 **知母散**(《圣济总录》卷六十)

【组成】知母(焙) 赤茯苓(去黑皮) 常山 茵陈蒿 黄连(去须) 犀角(镑) 羚羊角(镑) 人参各一分 柴胡(去苗) 鳖甲(醋炙,去裙襴) 甘草(炙)各半两 龙胆半分

【用法】上为散,别入丹砂末半分,合研匀,瓷盒收贮。每服二钱匕,食前人参汤调下,一日二次。

【主治】中热黄疸,寒热往来,脉数,烦困,四肢劳倦。

52527 **知母散**(《圣济总录》卷九十)

【组成】知母 白芷 半夏(汤浸,洗七遍,切,入生姜半两同捣作末,晒干) 杏仁(去皮尖双仁,用栝楼瓤同炒黄,去栝楼瓤) 人参 防己各半两 黄明胶(炒令燥) 贝母(去心,炒)各一两

【用法】上为散。每服一钱匕,食后、临卧糯米饮调下。

【主治】虚劳咳嗽,唾血。

52528 **知母散**(《幼幼新书》卷十六引《谭氏殊圣》)

【组成】知母 麦门冬 甘草(生)各一分 皂角(去皮,酥炙,去火毒)半两

【用法】上为末。每服二钱,水一盏,同煎至八分,分五服,放冷下。

【主治】小儿乳食冲膈热,频嗽且啼,喘息。

52529 **知母散**(《幼幼新书》卷十六引《丁时发方》)

【组成】知母 贝母 柴胡 黄耆(炙) 紫菀(洗) 马兜铃 半夏(白矾水煮干为度) 杏仁(研,去皮尖) 桑白皮(炙) 白矾 款冬花各等分

【用法】上为末。每服一钱,水七分盏,同煎三分,去滓,时时服。或生姜自然汁煮糊为丸,每服五七丸,生姜汤送下。

【主治】大人、小儿久咳不止,痰吐,喘闷,气噎。

52530 **知母散**(《扁鹊心书·神方》)

【组成】知母五钱(盐水炒,研末) 生姜三片

【用法】水一盏,煎六分,温服。

【功用】解热。

【主治】一切烦热,口干作渴,饮水,属实热者。

52531 **知母散**(《陈素庵妇科补解》卷三)

【组成】人参 麦冬 黑栀子 柴胡 花粉 茯神 知母 葛根 川芎 白术 淡竹叶 甘草 白芍 黄耆 川连(酒炒)

【主治】妊娠由郁热结于足太阴脾、手少阴心经,内则烦躁,外则面赤口干,而致胎动不安。

【方论选录】前症虽有内热,专因心虚挟客热而烦闷也。此症兼面赤口干,则脾燥阳亢矣。是方人参、甘、耆退虚热之上品也;柴胡、葛根解表热;栀子、花粉、黄连、竹叶解里热;麦冬、知母、白芍补阴养血;白术、茯神佐以参、耆以固元气,安心神。则内外血气俱有清热除烦之功矣。

52532 **知母散**(《杨氏家藏方》卷十)

【异名】知母汤(《东医宝鉴》卷五引《丹心》)。

【组成】黄耆一两(蜜炙) 白芍药 生干地黄 黄芩 麦门冬(去心) 人参(去芦头) 白茯苓(去皮) 桔梗(去芦头) 知母各三分 甘草(炙)半两

【用法】上㕮咀。每服五钱,水二盏,入生姜三片,淡竹叶三十叶,小麦五十粒,同煎至一盏,去滓温服,不拘时候。

【功用】解劳除热,调顺荣卫。

【主治】虚劳,心肺有热,咳嗽唾脓血。

52533 **知母散**(《朱氏集验方》卷二)

【组成】知母 贝母 常山 槟榔各等分

【用法】上㕮咀。酒、水各一盏,煎至一盏,用绵盖定,露一宿,五更乘冷望东服,直到巳时食干物,吃水便吐。

【主治】一切疟疾。不问先热后寒,先寒后热,热多寒少,寒多热少,久年不愈者。

52534 **知母散**

《普济方》卷三四〇。为《医方大成》卷九引《简易方》"知母饮"之异名。见该条。

52535 **知母散**(《普济方》卷三七八)

【组成】知母一两 钩藤 升麻 葛根(剉) 黄芩各一分 蓝叶 人参(去芦头)各半两

【用法】上为细末。每服一钱,水八分,入竹沥三二点,同煎至五分,去滓,放温服。

【主治】小儿心热弄舌,欲作痫。

52536 **知母散**

《校注妇人良方》卷二十二。为《袖珍》卷四引《圣惠》"二母散"之异名。见该条。

52537 **知母散**(《准绳·幼科》卷八)

【组成】知母 青皮(去白,焙干) 柴胡各二钱 甘草(炙) 紫参各三钱 诃子(煨熟,用肉)三枚

【用法】上为细末。每服一钱,水五分,煎至三分,温服。有热则退,有痢则除,有结则通。

【主治】小儿诸般疳积,肚胀无时,泻痢,或时壮热,状如疟疾。

52538 **知命丸**

《御药院方》卷十。为《济生》卷八"狗宝丸"之异名。见该条。

52539 **知命丸**

《袖珍》卷三。为《杂类名方》"夺命丹"之异名。见该条。

52540 **知命丹**(《普济方》卷一六九引《医学切问》)

【组成】乌头(去皮脐)三钱半 黄丹五钱(炒) 巴豆三枚(去皮膜,不用油)

【用法】上为末。面糊为丸,如麻子大。每服三丸,米饮送下。如泻下丸子来不化,即病不疗。

【主治】虚损,撮痛下痢。

52541 知命丹

《赤水玄珠》卷二十九。为《济生》卷八"狗宝丸"之异名。见该条。

52542 知母饮子《圣惠》卷五十二）

【组成】知母半两　鳖甲一两（涂醋，炙令黄，去裙襕）恒山一两（剉）　乌梅肉七枚（微炒）　豉心一百粒　粳米一百粒　甘草半两（炙微赤，剉）　川大黄半两

【用法】上剉细和匀。每服半两，以童便一中盏，浸一宿，五更初煎至六分，去滓温服。临发前再服，以利为度。每日发与不发，皆得服之，待遇发后，即得吃食。

【主治】痎疟，积年不愈者。

52543 知母饮子《圣惠》卷八十八）

【组成】知母半两　柴胡三分（去苗）　川大黄半两（剉碎，微炒）　恒山半两　犀角屑半两　鳖甲半两（涂醋，炙令黄，去裙襕）　枳壳半两（麸炒微黄，去瓤）　龙胆半两（去芦头）　甘草一分（炙微赤，剉）

【用法】上剉细和匀。每取一分，以水一中盏，煎至六分，去滓，分为三服。或吐泻三二行便安。

【主治】小儿骨热口干，烦闷不欲饮食，四肢羸瘦。

52544 知母饮子《秘传眼科龙木论》卷三）

【组成】知母　芜蔚子各一两　防风　细辛各一两半　桔梗　大黄　茯苓　芒消各一两半

【用法】上为末。每服一钱，以水一盏，煎至五分，去滓，食后温服之。

【主治】肝肺积热壅实，上冲入脑，致生花翳白陷外障。

52545 知母饮子《秘传眼科龙木论》卷四）

【组成】知母　芜蔚子　车前子各二两　黄芩　桔梗　大黄　五味子各一两

【用法】上为末。每服一钱，以水一钟，煎至五分，去滓，食后温服。

【主治】五脏虚劳，风热冲入肝膈之间，致气逆生翳外障。

52546 知母裹方《圣济总录》卷一四五）

【组成】知母（焙）　贝母（去心）　白及　白蔹　桂（去粗皮）　乳香（研）各半两

【用法】上为细末。用好酒调如糊，摊药在新帛上，裹所伤处，三五日一换。

【功用】接骨。

【主治】筋骨伤折。

52547 知石泻白散《症因脉治》卷一）

【组成】桑白皮　地骨皮　甘草　知母　石膏

【主治】外感腋痛，燥火伤肺金之气，口渴面赤，吐痰干涸，小便短赤，脉躁疾。

【加减】胃火上冲，加葛根；肝火旺，加柴胡、黄芩。

52548 知母干葛汤《活人书》卷十七）

【组成】知母三钱　干葛八钱　石膏六钱　甘草（炙）二钱　黄芩二钱　木香二钱　升麻二钱　葳蕤五钱　天南星（生）二钱　人参二钱　防风二钱　麻黄（去节，汤泡，焙）四钱　杏仁（炒）二钱　川芎二钱　羌活二钱

【用法】上剉，如麻豆大。每服五钱，水一盏半，煎至一盏，去滓服；未知再服之。

【主治】风湿，身体灼热甚者。

52549 知母大黄丸

《普济方》卷三九一。为《圣惠》卷八十八"大黄丸"之异名。见该条。

52550 知母升麻汤《圣济总录》卷三十三）

【组成】知母　石膏　升麻各一两　蜀漆　常山　甘草（炙）各一分　乌梅（去核）半两

【用法】上为粗末。每服五钱匕，水一盏半，煎至八分，去滓，食后温服。

【主治】伤寒后变成疟病，寒热躁渴。

52551 知母甘桔汤《症因脉治》卷二）

【组成】知母　石膏　桔梗　甘草　地骨皮

【主治】肺家受燥，咳嗽气逆，口渴身热，面赤唇焦，吐痰难出，二便赤涩，脉多数大，或见滑数。

52552 知母石膏汤《伤寒总病论》卷五）

【组成】知母一两　石膏一两半　葛根　葳蕤各三分　甘草　黄芩　升麻　人参　杏仁　羌活　防风各半两

【用法】上㕮咀。水三升，煎一升半，去滓，温饮一盏，通口与之取汗。

【主治】风温，因发汗后，身热不恶寒，而反恶热，无下证者。

52553 知母石膏汤《片玉痘疹》卷十三）

【组成】知母　石膏　人参　麦冬　甘草　元参　竹叶

【用法】水煎服。

【主治】麻疹见形，余热不退者。

52554 知母石膏汤《症因脉治》卷三）

【组成】知母　石膏　葛根　甘草

【功用】清燥。

【主治】燥火伤于肺，上消，烦渴引饮，唇口干裂，寸脉浮数。

52555 知母石膏汤《症因脉治》卷三）

【组成】知母　石膏　地骨皮　麦冬　天花粉　甘草

【主治】燥热痿软，燥火伤气，口燥唇焦，皮毛干揭，手足痿软，不能行动，右脉洪数者。

52556 知母石膏汤《症因脉治》卷三）

【组成】知母　石膏　麦冬　竹叶　桑白皮　甘草

【功用】清肺。

【主治】肠痹，数饮，病在上，尺脉弦数；及上焦消渴。

52557 知母石膏汤《症因脉治》卷四）

【组成】知母　石膏　粳米　竹叶　干葛　麦门冬　甘草　柴胡　黄芩

【用法】水煎，冲梨汁一碗，蔗浆一碗。

【主治】少阳有热无寒，风发瘅疟者，脉自弦。

【加减】呕者，加芦根汁。

52558 知母石膏汤《症因脉治》卷四）

【组成】知母　石膏　麦冬　甘草　粳米　竹沥　灯芯

【主治】外感烦渴，霍乱吐泻后，心下烦闷，渴而引饮，唇口干燥，脉多沉滑，或见沉数，或见躁疾。

【加减】虚人，加人参；渴甚，加天花粉。

52559 知母石膏汤《症因脉治》卷四）

【组成】知母　石膏　竹叶　麦冬

【主治】阳明燥热运气，小便不利，右脉数大。

52560　知母石膏汤

《郑氏家传女科万金方》卷二。为《女科万金方》"白虎汤"之异名。见该条。

52561　知母石膏汤（《伤寒大白》卷二）

【组成】知母　石膏　半夏　竹叶　麦门冬　甘草

【主治】燥火喘逆，口渴身热，面赤多汗，唇焦喘咳气逆；痰火呕吐，痰火咳嗽。

52562　知母石膏汤（《伤寒大白》卷三）

【组成】知母　石膏　麦门冬　粳米

【功用】清里热。

【主治】表邪已解，里热自汗。

52563　知母石膏汤（《伤寒大白》卷三）

【组成】知母　石膏　门冬　竹叶　粳米

【主治】阳明里热面赤，汗多不恶寒，渴而饮水，六脉沉数。

52564　知母石膏汤（《伤寒大白》卷四）

【组成】知母　石膏　粳米　甘草　麦门冬

【主治】阳明胃热。

52565　知母石膏汤（《喉科紫珍集》卷上）

【组成】知母　熟石膏　连翘（去心）各一钱五分　黄柏　花粉各一钱　陈皮八分　薄荷七分

【用法】水煎服。与小柴胡汤间服。

【主治】虾蟆疫毒，少阳受病，耳鸣筋痛，口苦咽干。

52566　知母石膏汤（《医钞类编》卷十九引朱氏方）

【组成】知母　熟石膏　竹叶　麦冬　连翘　牛子（炒）　黄芩　黄连　生地　淮通　花粉　葛根　甘草

【用法】水煎，热服。

【主治】痘证余毒未尽，发渴者。

52567　知母芒消汤（《圣济总录》卷一八三）

【组成】知母（焙）　甘草（炙，剉）各一两　栀子仁二十七枚　大黄（剉，炒）四两　黄芩（去黑心）二两

【用法】上为粗末。每服五钱匕，水一盏，煎至一盏半，去滓，入芒消末一钱匕，更煎三二沸，分二次温服。

【主治】乳石发动，表里俱热，身体生疮，或发痈疖，大小便不利。

52568　知母安胎饮

《女科切要》卷三。为《女科万金方》"知母补胎饮"之异名。见该条。

52569　知母补胎饮（《女科万金方》）

【异名】知母转胎饮（《郑氏家传女科万金方》卷二）、知母安胎饮（《女科切要》卷三）。

【组成】知母　苏叶各二分　枳壳四钱　益母草　黄芩　滑石各五分　白芍药二钱　甘草　香附各五分

【用法】上用水一钟半，煎七分，空心温服；滓再煎。

【主治】子悬症。妊娠七八月，胎重如石，行步艰难，脾胃虚弱，时有气急冲心，胸前胀满，咳嗽，误食热毒，胎气不安者。

52570　知母转胎饮

《郑氏家传女科万金方》卷二。为《女科万金方》"知母补胎饮"之异名。见该条。

52571　知母茯苓汤（《宣明论》卷九）

【组成】茯苓（去皮）　甘草各一两　知母　五味子　人参　薄荷　半夏（洗七次）　柴胡　白术　款冬花　桔梗　麦门冬　黄芩各半两　川芎三钱　阿胶三钱（炒）

【用法】上为末。每服三钱，水一盏半，加生姜十片，同煎至七分，去滓，稍热服。

【主治】❶《宣明论》：肺痿，喘咳不已，往来寒热，自汗。

❷《女科万金方》：产后身热，吐痰咳嗽，或时见血，自汗喘息。

52572　知母桂心汤（《活人书》卷十八）

【组成】知母一两　麻黄一两（去节）　甘草一两（炙）　芍药一两　黄芩一两　桂心一两

【用法】上剉，如麻豆大。每服四钱，水一盏半，加生姜四片，煎一盏，去滓，取八分清汁，温热服，一日三次。温覆令微汗，若心烦不眠，其人欲饮水，当稍与之，令胃中和则愈。

【主治】伤寒后不愈，朝夕有热如疟状。

52573　知母柴胡汤（《幼幼新书》卷十九引《养生必用》）

【组成】知母　柴胡（去苗）　茯苓　茯神　甘草（炙）　人参各等分

【用法】上为末。每服二钱，水一盏，煎至七分，去滓，食后温服，一日三次。

【主治】大人小儿实热，眼赤口疮，及伤寒后烦渴，手足热。

52574　知母黄芩汤（《扁鹊心书·神方》）

【组成】知母二钱　黄芩二钱　甘草一钱

【用法】水煎，热服。

【主治】伤寒胃中有热，心觉懊恼，六脉洪数，或大便下血。

52575　知母麻黄汤（《伤寒总病论》卷二）

【组成】知母一两半　麻黄一两　芍药　黄芩　甘草　桂枝各半两

【用法】上㕮咀。水二升半，煮麻黄数沸，去上沫，纳诸药，取一升三合，去滓，每温饮一大盏，半日可相次三服。温覆令微汗。若心烦欲水，当稍与之，令胃中和则愈，未汗尽剂。

【主治】伤寒愈后，由于发汗不尽，余毒气在心胞络间，有不了了证者，谓至十日或半月二十日，终不惺惺，常昏沉似失精神，言语错谬，或无寒热，有似鬼祟，或朝夕潮热颊赤，或有寒热如疟状。

【备考】《伤寒图歌活人指掌》无黄芩、桂枝。

52576　知母葛根汤（《伤寒图歌活人指掌》卷四）

【组成】知母一钱半　干葛四钱　石膏三钱　甘草　木香　升麻　黄芩　南星　人参　防风　杏仁　川芎　羌活各一钱　葳蕤二钱半　麻黄二钱

【用法】每服七钱，水二盏，煎至八分，去滓服。

【主治】风温，身灼热。

52577　知母葛根汤（《杏苑》卷三）

【组成】防风八分　羌活七分　葳蕤二钱　川芎七分　升麻八分　葛根　知母各一钱　黄芩一钱半　南星　杏仁各一钱　人参二钱　甘草五分　木香六分　生姜三大片

【用法】上㕮咀。水煎熟，温服。

【功用】散风止头疼，发表除身痛，消热豁痰喘，润肺补

中,行气散郁。

【主治】风湿热毒,身热头疼,痰喘。

52578　知母犀角汤(《圣济总录》卷二十三)

【组成】知母(焙)　犀角屑　升麻各半两　石膏(碎)三分

【用法】上剉细。每服五钱匕,以水一盏半,入竹叶三七片,小麦五十粒,同煎至七分,去滓,入土瓜根汁、栝楼根汁各半合,搅匀,食后温服。

【主治】伤寒烦渴,饮水无度,日渐瘦悴。

52579　知母解肌汤(《外台》卷四引《古今录验》)

【组成】麻黄二两(去节)　知母三两　葛根三两　石膏三两　甘草二两(炙)

【用法】上切。以水七升,煮取三升,分为三服。

【主治】温热病,头痛,骨肉烦疼,口眼心闷者;或是夏月天行毒,外寒内热者;或已下之,余热未尽者;或热病自得痢,有虚热烦渴者。

【加减】若已下及自得下,虚热未歇者,除麻黄,加知母、葛根;病热未除,因梦泄者,可除麻黄,加白薇、人参各二两,即止。

52580　知母解毒汤(《片玉痘疹》卷十二)

【组成】知母　生地　地骨皮　软石膏　酒芩　牛蒡子　升麻　甘草　天花粉

【用法】淡竹叶为引,水煎服。

【主治】痘既收靥,热仍不退,脉数形壮,烦躁,形气实者。

52581　知母鳖甲汤(《外台》卷五引《延年秘录》)

【组成】知母　鳖甲(炙)　地骨皮各三两　常山二两　竹叶(切)一升　石膏四两(碎)

【用法】上切。以水七升,煮取二升五合,去滓,分三次服。

【主治】温疟壮热,不能食。

【宜忌】忌蒜、猪肉、苋菜、生葱、生菜。

52582　知柏八味丸

《简明医彀》卷四。为《医方考》卷五"六味地黄丸加黄柏知母方"之异名。见该条。

52583　知柏天地煎(《症因脉治》卷一)

【组成】黄柏二两　知母二两　天门冬六两　生地黄六两

【用法】同煎三四次,冲玄武胶收膏。

【主治】肾虚阴火,上正门齿痛,或齿龉,或动而长,或浮痒燥黑,时常作痛,尺脉虚大洪数者;阴虚火旺之腰痛,热甚便秘,脉细数躁疾者;肾火上炎之肺热痿软,皮毛干揭,上则喘咳,下则挛拳。

52584　知柏天地煎(《症因脉治》卷二)

【异名】家秘天地煎(《症因脉治》卷二)。

【组成】黄柏二两　知母二两　天门冬四两　生地黄四两

【主治】肾经咳嗽,左尺滑数;阴精不足,喘逆,脉两尺细数;肾阴不足,小便不利,脉细数。

52585　知柏六味汤

《家庭治病新书》。为《景岳全书》卷五十一"滋阴八味煎"之异名。见该条。

52586　知柏六味汤(《顾氏医径》卷四)

【组成】生地　淮山药　丹皮　黄连　泽泻　茯苓　知母　黄柏

【主治】子淋,心火炽盛,移热小肠,下焦郁热,溲溺涓滴。

52587　知柏戊己汤(《症因脉治》卷二)

【组成】知母　黄柏　甘草　白芍药

【主治】脾阴不足,火冲眩晕,暴发倒仆,昏不知人,甚则遗尿不觉,少倾汗出而醒,仍如平人,右关细数。

52588　知柏归地汤

《会约》卷十四。为《叶氏女科》卷一"知柏四物汤"之异名。见该条。

52589　知柏四物汤

《症因脉治》卷三。为《直指·附遗》卷十五"六物汤"之异名。见该条。

52590　知柏四物汤(《伤寒大白》卷二)

【组成】知母　黄柏　当归　白芍药　生地　丹皮

【主治】肝经血室伏火,而施泄下血。

52591　知柏四物汤(《叶氏女科》卷一)

【异名】知柏归地汤(《会约》卷十四)。

【组成】熟地黄　当归　川芎　赤芍　知母(酒炒)　黄柏(酒炒)　木通　甘草

【用法】水煎,食前服。兼服三补丸。

【主治】❶《叶氏女科》:冲任伤损,血枯经闭。或误食辛热之物,以致血枯冲任伏火。❷《会约》:月经先期,曾误服辛热暖宫之药,而血热者,冲任有伏火。

【宜忌】《会约》:此凉剂,不得过服,适病而止。

52592　知柏地黄丸

《金鉴》卷二十七。为《医方考》卷五"六味地黄丸加黄柏知母方"之异名。见该条。

52593　知柏地黄片

《成方制剂》5册。即《医方考》卷五"六味地黄丸加黄柏知母方"改为片剂。见该条。

52594　知柏地黄汤

《金鉴》卷五十三。为《景岳全书》卷五十一"滋阴八味煎"之异名。见该条。

52595　知柏地黄饮(《中医妇科治疗学》)

【组成】黄柏　黄芩各二钱　知母三钱　生地五钱　元参三钱　甘草梢　山栀仁各二钱

【用法】水煎,温服。

【功用】泻热养阴。

【主治】子淋。怀孕数月,小便频数涩少,有时尿道作痛,尿黄,体瘦面红,头重眩晕,有时两颧发红,或午后潮热,咽燥口渴,心烦夜寐不安,舌质红,苔黄燥或光剥无苔,脉虚数。

52596　知柏导赤散(《症因脉治》卷二)

【组成】生地　木通　甘草　知母　黄柏

【主治】火冲眩晕,左尺数大,膀胱小肠实热者;热结中焦,小便不利。

52597　知柏导赤散(《胎产心法》卷下)

【组成】生地　赤芍　木通　麦冬(去心)　黄柏　知母(炒)　桂心　甘草(生)各一钱

【用法】灯心四十九寸,水煎,调益元散二钱服。

【主治】产后血去阴虚生内热,小便成淋而涩痛。

52598 知柏补血汤（《症因脉治》卷二）

【组成】知母 黄柏 黄耆 当归身

【主治】脾阴不足,火冲眩晕,暴发倒仆,昏不知人,甚则遗尿不觉,少倾汗出而醒,仍如平人,右关脉细数。

52599 知柏参冬饮（《症因脉治》卷二）

【组成】知母三钱 黄柏三钱 人参二钱 麦冬五钱 广皮一钱 甘草五分

【主治】气虚劳伤,面黄肌瘦,气怯神离,动作倦怠,上半日咳嗽倾剧,下午身凉气爽,脉数有热者。

52600 知柏茯苓汤（《辨证录》卷五）

【组成】知母 黄柏各一钱 茯苓五钱

【用法】水煎服。一剂而渴解,二剂愈。

【功用】利膀胱。

【主治】春温症,火邪入膀胱,伤风出汗,胃干燥,渴欲饮水。

52601 知母黄柏滋肾丸

《医林绳墨大全》卷六。为《兰室秘藏》卷下"通关丸"之异名。见该条

52602 知柏地黄汤四物汤合方（《中医喉科学讲义》）

【组成】熟地黄八钱 怀山药四钱 山萸肉四钱 白茯苓三钱 丹皮三钱 泽泻三钱 知母三钱 黄柏二钱 川芎一钱半 当归三钱 白芍三钱

【用法】水煎服。

【功用】滋阴降火。

【主治】房欲过度,肾阴亏损所致喉癣,虚烦不寐,火升烘热,口干咽燥,形体苍瘦,六脉细数者。

制

52603 制火汤（《辨证录》卷三）

【组成】熟地二两 生地一两 玄参五钱 肉桂三分 骨碎补一钱 车前子二钱

【用法】水煎服。二剂即痛止。

【主治】肾火上冲,牙齿疼痛,至夜而甚,呻吟不卧。

52604 制心汤（《医钞类编》卷十四）

【组成】黄连（姜汁炒） 石菖蒲 胆星 石膏（煅） 丹砂 枣仁 大黄（酒炒） 枳壳 乳香

【用法】水煎服。

【主治】狂病,痰火蔽塞心窍。

52605 制术散（《鸡峰》卷十二）

【组成】白术二两（用生姜一两,将生姜分三次捣作末,用生姜焙,如此三次） 陈皮 诃子 人参 藿香 神曲 麦蘖 丁香 甘草各一两 肉豆蔻 丁香皮各半两

【用法】上为末。每服二大钱,以水一盏半,加生姜、大枣煎,空心温服。

【主治】脾胃气虚,饮食化迟,肠鸣腹痛,脏腑不调。

52606 制肝散（《辨证录》卷五）

【组成】白芍一两 吴茱萸五分 黄连一钱 茯苓五钱

【用法】水煎服。

【主治】肝木克胃土,饮食入胃即吐。

52607 制忡汤（《辨证录》卷四）

【组成】人参五钱 白术五钱 白芍一两 当归一两 生枣仁一两 北五味一钱 麦冬五钱 贝母五分 竹沥十匙

【用法】水煎服。一剂而怔忡少定,二剂更安,十剂全愈。

【功用】补心肝,养肺金。

【主治】怔忡。心肝两虚,心弱不能制肺,一遇拂情之事,或听逆耳之言,便觉心气怦怦上冲,有不能自主之势,似烦而非烦,似晕而非晕。

52608 制青豆（《医统》卷八十七）

【组成】青豆二升 陈皮二两 麻子汁一升

【用法】上先以水煮上项熟,却下麻汁。空心渐食,并饮其汁。

【主治】老人热淋痛涩。

52609 制虎汤（《外科证治全书》卷四）

【组成】当归三两 地榆一两 生地三两 三七根（末）一两 麦冬三两

【用法】水十碗,煎数碗,令其畅饮,服完必安而卧。明日伤处大痒,又服一剂再卧。如是五日,疮口生合而愈矣。

【主治】虎咬伤。

52610 制柏散（《外科启玄》卷十二）

【组成】厚黄柏一斤

【用法】入厕坑内浸一百日,取出,入黄土内埋三日,取出晒干为末。如疮有水,干搽之;干,以蜜调搽之。

【主治】湿毒。

52611 制虾方（《何氏济生论》卷七）

【组成】晚蚕蛾二十对 母丁香五钱 淫羊藿一两 肭脐一具（如无,黄狗肾代之）

【用法】上以淡虾米四两,烧酒三斤,同药煮一炷香,取出收瓷器内,勿泄气。用时酒服二个,茶解。

【功用】补内尺,滋左尺。

52612 制涎汤（《辨证录》卷九）

【组成】茯苓 苡仁 白术 山药各五钱 肉桂一钱 半夏二钱

【用法】水煎服。

【功用】补肾火以生土。

【主治】肾火衰微,不能生脾土,外感雨露之湿,或墙垣土房之湿,两相感召,致湿变为痰饮。肢节酸痛,背心作疼,脐下有悸。

52613 制津丹（《洞天奥旨》卷十三）

【组成】百合一两 黄柏一两 白及三分 蓖麻子五十粒 轻粉五分

【用法】上为细末。外搽;如干者,以朴消水和作饼,贴之。

【主治】小儿独骨疮。

52614 制疳丸（《续名家方选》）

【组成】青皮 胡黄连 莪术 黄连 缩砂 干漆 臭梧桐虫（酒浸,晒干）各等分

【用法】上为细末四钱许,炼熊胆五分为丸,如梧桐子大。每日服五十丸,七日而效。外用龙脑散点之。

【主治】小儿乌睛见翳,或痘后生翳,及疳眼。

52615　制猪肚（《医统》卷八十七）

【组成】猪肚二枚（洗如常法）　人参半两　糯米三合　干姜二钱（炮）　川椒（去目及不开者）二钱（微炒）　葱白（去茎）

【用法】上为细末，入米和合，入猪肚中缝合，以水五升，铛中煮熟，空心食已饮酒一杯。

【功用】补老人虚羸之气。

52616　制绿豆（《朱氏集验方》卷四）

【组成】大附子一个（去皮脐，切作两片用）　绿豆二合半（水三碗半，入瓷器内煮，候干熟）

【用法】上取出，乘热空心只吃绿豆，其附子留住。次日将附子两片作四片，再用绿豆二合半，水三碗半，同煮干熟，乘热空心吃绿豆。第三日再别用附子一个，绿豆二合半，如前过度服之。又第四日亦如前第二日法度服之。每一日临卧时吃豆，但依此资次。凡服四日，其水从小便下，肿自消退。如未退，再以前药服之。

【主治】十种水气，脾肾气浮肿。

【宜忌】忌生冷毒物、盐、酒六十日。

52617　制甘草汤

《景岳全书》卷六十四。为《医统》卷八十一"制甘草法"之异名。见该条。

52618　制甘草法（《医统》卷八十一）

【异名】制甘草汤（《景岳全书》卷六十四）。

【组成】大甘草一两（切作三节）

【用法】用涧流水一盏浸透，慢火炙干，仍投前水浸透，又炙又浸，水尽为度，为细末。以无灰酒一碗，煎七分，去滓，空心服。

【主治】❶《医统》：悬痈肿痛，或发热，不问肿溃。❷《景岳全书》：痈疽。

52619　制羊头蹄（方出《本草纲目》卷五十引《千金》。名见《医统》卷八十七）

【组成】白羊头蹄一具（净治，更以稻草烧烟熏，令黄色）　胡椒　荜茇　干姜各一两　葱白（切）　豆豉各一升

【用法】上用水先煮头蹄半熟，入药更煮令烂，去骨。空腹任意食之，每日一具。七日即愈。

【主治】五劳七伤。

【宜忌】《医统》：禁生冷、醋、滑腻、肥猪、鸡、陈臭物七日。

52620　制金柑丸（《成方制剂》11册）

【组成】白芍　白术　沉香　陈皮　川楝子　党参　豆蔻　佛手　甘草　金橘　橘络　玫瑰花　梅花　木香　青皮　肉桂　砂仁　乌药　香附　香橼　小茴香　延胡索　郁金　枳壳　紫苏梗

【用法】制成丸剂，每丸重6.6克。口服，一次1丸，一日2次。

【功用】疏肝理气，和胃止痛。

【主治】肝胃气痛，胸胁胀满，不思饮食。

52621　制香附丸（《中药成方配本》）

【组成】制香附一斤　熟地四两　当归四两　白芍四两　川芎四两　白术四两　广皮三两　酒炒甘草一两　泽兰叶三两　酒炒黄柏一两

【用法】上将熟地捣烂，与诸药打和晒干，共研细末，冷开水泛为丸，如绿豆大，约成丸三十二两。每日二次，每次一钱五分至二钱，开水吞服。

【功用】调气和血。

【主治】❶《中药成方配本》：血虚气滞，经行腹痛。❷《全国中药成药处方集》（上海方）：月经不调。

【宜忌】忌食萝卜、生冷。

52622　制疮药油（《卫生鸿宝》卷二引《大全》）

【组成】雄猪油一斤　槟榔　大黄　黄柏　麻黄各一两

【用法】水熬，至水干油出，滤去滓，收贮调搽。

【主治】一切疮痒。

52623　制火润尻汤（《外科真诠》卷上）

【组成】熟地五钱　玄参三钱　银花一两　苦参二钱　丹皮一钱　川贝一钱　茯苓三钱　乳香七分　没药七分　甘草一钱

【主治】鹳口疽初起，尻尾骨尖处肿形如鱼胁，色赤坚痛。

52624　制火润尻散（《惠直堂方》卷三）

【组成】金银花　玄参各二两　苦参五钱　生甘草三钱　熟地八钱　山萸　白芥子　茯苓各三钱　乳香一钱　没药一钱

【用法】水煎服。

【主治】尻上锐疽。

52625　制肝益火汤（《辨证录》卷二）

【组成】白芍三钱　甘草一钱　肉桂一钱　白术五钱　茯苓三钱　肉豆蔻一枚　半夏一钱　人参三钱

【用法】水煎服。一剂而痛减半，再剂而痛尽除。

【功用】补火暖脾，制肝益土。

【主治】命门火衰，寒邪留之，肝木乘土。终日腹痛，按之宽快，饮冷则痛剧。

【方论选录】方中虽六君子加减，无非助其脾胃之阳气，然加入白芍，则能平肝木之气矣。又有肉桂以温命门之火，则火自生土，而肉豆蔻复自暖其脾胃，则寒邪不战而自走也。

52626　制首乌颗粒（《成方制剂》14册）

【组成】制何首乌

【用法】制成颗粒剂，每块重14克。开水冲服，一次14克，一日2次。

【功用】补肝肾，益精血，乌须发，强筋骨。

【主治】血虚萎黄，眩晕耳鸣，须发早白，腰膝酸软，肢体麻木，崩漏带下，久疟体虚，高脂血症。

52627　制豨莶至阴汤（《效验秘方·续集》任应秋方）

【组成】制豨莶30克　干地黄9克　盐知母12克　当归9克　枸杞子9克　炒赤芍12克　龟板6克　牛膝9克　甘菊花9克　郁金9克　丹参9克　黄柏3克

【用法】日一剂，水煎，二次分服。

【功用】滋肾平肝，通经活络。

【主治】中风阴虚证。头晕耳鸣，目眩少寐，突然发生舌强言謇，口眼歪斜，半身不遂。

【方论选录】制豨莶强壮筋骨，通经除痹是方中主药，干地黄，枸杞子，龟板养阴滋肾，柔肝熄风；当归，牛膝，赤芍，丹参，活血通络，知母，黄柏，菊花，制阴虚阳亢，引火下

行。全方合用有滋肾平肝,通经活络之功效。

52628　制半夏白术天麻汤

《脾胃论》(济生拔萃本)。即原书(人卫本)卷下"半夏白术天麻汤"。见该条。

季

52629　季芝鲫鱼膏《金鉴》卷六十六)

【组成】活鲫鱼肉　鲜山药(去皮)各等分

【用法】上共捣如泥,加麝香少许。涂核上。觉痒极,勿搔动,隔衣轻轻揉之,七日一换,旋涂即消。

【主治】乳岩,肿如覆碗坚硬,形如堆栗。

52630　季德胜蛇药片《成方制剂》15册)

【组成】蟾蜍皮　地锦草　七叶一枝花　蜈蚣

【用法】制成片剂,每片重0.4克。口服,第一次20片,以后每隔6小时续服10片;危急重症者将剂量增加10～20片并适当缩短服药间隔时间。不能口服药者,可行鼻饲法给药。外用,被毒虫咬伤后,以本品和水外搽,即可消肿止痛。

【功用】清热,解毒,消肿止痛。

【主治】毒蛇、毒虫咬伤。

迮

52631　迮毒汤《千金》卷七)

【组成】半夏四两　黄耆　甘草　当归　人参　厚朴独活　橘皮各一两　枳实　麻黄　干地黄　芍药各二两桂心三两　生姜四两　贝子七个　大枣二十个

【用法】上咬咀。以水一斗二升,煮取三升六合,分四服,日三夜一。

【主治】❶《千金》:脚弱。风热上入心腹,烦闷欲绝。❷《三因》:肝脾肾三经为风湿寒热毒气上攻,阴阳不和,四肢拘挛,上气喘满,小便秘涩,心热烦闷,遍身浮肿,脚弱。

垂

52632　垂云膏《圣惠》卷六十三)

【组成】乱发一两　黄丹六两　绯绢方一尺二寸(烧灰)　松脂二两　丁香末半两　蜡一两　盐一两　柴胡一两(去苗)　黄耆一两　乳香半两(细研)　莨菪子二两　清麻油一斤　驴耳塞半两　曲头棘针五十枚

【用法】上药炼油令烟绝,即下绯帛、发、松脂、蜡等,煎令发尽,取前柴胡等碎剉,下油锅中,以文火煎一炊久,绵滤去滓,油都安锅内,下黄丹,搅勿住手,候药色黑,入丁香、乳香末令匀,时时点于铁上,试拈成丸,即药成,用不津器盛。每用于帛上摊贴,每日二遍换之。

【主治】发背,乳痈,及诸疮肿。

52633　垂柳汤《圣惠》卷二十四)

【组成】倒垂柳二斤(剉)　白矾二两(生)　杏仁三两

【用法】以水一斗五升,煎至一斗,去滓。于无风处洗浴。

【主治】皮肤风热,生疮瘑癗,或痒痛。

52634　垂柳散《幼幼新书》卷九引丁安中方)

【组成】大黄(炮熟)　郁金(皂角水煮五七沸,焙干)甘草(炙)　黄芩(洗)　全蝎(去土)　白附子(炮)　防风

(洗)　桔梗(洗)　白僵蚕(直者)　雄黄(研)各一分　胡黄连一钱

【用法】上为细末。每服一少半钱,用垂杨柳煎汤,入蜜调下。

【主治】小儿惊风,搐搦涎潮,及风热上壅,咽喉肿痛。

52635　垂柳膏《圣济总录》卷一三〇)

【组成】垂柳枝白皮二两(剉)　蒴藋根四两(剉)　丹砂一分(细研)　熟鸡子黄一个　熊胆半两(研)　故青帛七寸(烧灰,研)　蜡一两　铅丹四两　清油一斤

【用法】上药先煎油令沸,下柳皮、蒴藋根,煎候赤黑色漉出,以绵滤去滓,下丹、蜡煎,以柳篦搅,候变黑色,下四味研药,更搅令匀,滴水中成珠子,以瓷盒盛。用故帛上摊贴,每日二次。肠痛,以绵裹半枣许,含化咽津,以愈为度;眼暗,捏作饼子,以针刺作孔三五十个,贴眼上便愈;耳聋,作梃子,当中刺为孔,塞耳中,日二换即愈;打损,取膏涂贴疼痛处,以愈为度。

【主治】一切疮肿。

52636　垂柳膏《卫生总微》卷二十)

【组成】垂柳枝五两　苦参二两　黄芩一两

【用法】上为散,每用三匙,水两碗,煎至一碗,去滓,研入好墨汁半匙搅匀,再熬成膏,以瓷盒盛,候冷。用少许涂疮上。

【主治】漆疮痒痛。

52637　垂柳枝煎《圣惠》卷三十二)

【组成】垂柳枝(长二寸)七茎　桃枝(长二寸)七茎枸杞枝(长二寸)七茎　马牙消一分(细研)　桑枝(长二寸)七茎　竹叶四十九片　黄连半两(去须)　决明子半两　龙脑半钱(细研)

【用法】上除消及龙脑外,以浆水二大盏,于铜器中煎至一半,去滓,重以绵滤令净,入消及龙脑,搅令匀,更煎令稠。每以铜箸头取如小豆许,点目中,每日三五次。

【主治】风赤眼。

52638　垂阴茶糖浆《成方制剂》8册)

【组成】矮地茶　垂盆草　阴行草

【用法】制成糖浆剂。口服,一次25毫升,一日3次。

【功用】清热解毒,除湿退黄。

【主治】急性黄疸型肝炎、中毒性肝炎等。

52639　垂命茯苓丸《外台》卷十七引《素女经》)

【组成】茯苓二两　白术二两　泽泻二两　牡蒙二两桂心二两　牡蛎二两(熬)　牡荆子二两　薯蓣二两　杜仲二两　天雄二两(炮)　人参二两　石长生二两　附子二两干姜二两　菟丝子二两　巴戟天二两　苁蓉二两　山茱萸二两　甘草二两(炙)　天门冬二两(去心)

【用法】上为末,以蜜和丸,如梧桐子大。先食服五丸,酒饮皆得。

【功用】补诸绝,令人肥壮,强健气力,倍常饮食,百病除愈。

【主治】男子五劳七伤,两目眹眹,得风泪出,头项急强,不得回展,心腹胀满,上支胸胁,下引腰脊,表里疼痛,不得喘息,饮食咳逆,面目萎黄,小便淋沥,清精自出,阴萎不起,临事不对,足胫酸疼,或五心烦热,身体浮肿,盗汗流离,四肢拘挛,或缓或急,梦寤惊恐,呼吸短气,口干舌燥,状如消

渴,忽忽喜忘,或悲忧呜咽。

【宜忌】忌海藻、菘菜、鲤鱼、生葱、猪肉、酢等物。

52640 垂盆草颗粒《中国药典》2010版）

【组成】鲜垂盆草 20 000 克

【用法】上制成颗粒剂,每袋装 10 克或 5 克（无蔗糖）。开水冲服,一次 1 袋,一日 2～3 次;或遵医嘱。

【功用】清热解毒,活血利湿。

【主治】急、慢性肝炎湿热瘀结证。

使

52641 使君散《寿世保元》卷八）

【组成】使君子（去壳）一钱 槟榔一钱 雄黄五分

【用法】上为末。每服一钱 苦楝根皮煎汤调下。

【主治】虫痛。

52642 使君子丸《圣惠》卷八十六）

【组成】使君子 丁香 没食子 熊胆（细研） 胡黄连 夜明砂（微炒） 青黛（细研） 黄连（微炒,去须） 肉豆蔻（去壳） 芦荟（细研）各一分 龙脑一钱（细研） 蟾头一枚（炙令焦黄） 麝香一钱（细研）

【用法】上为末,烧粟米饭为丸,如绿豆大。每服五丸,以粥饮或新汲水送下,每日服三次。三岁以上加丸服之。

【主治】小儿五疳,面色萎悴,头热发干,胃气不和,心腹满闷,宿食不消,或时下痢,瘦弱无力。

52643 使君子丸《圣惠》卷八十七）

【组成】使君子一分 诃黎勒皮一分 槟榔一分 朱砂一分（细研） 麝香一分（细研） 熊胆一分（细研） 丁香末一分 蟾酥半分（研入） 夜明砂一分（微炒）

【用法】上为末,都研令匀,以软饭为丸,如黍米大。一岁儿每服二丸,以粥饮送下。

【主治】小儿奶疳,腹胀吐乳,渐渐羸瘦。

52644 使君子丸《圣惠》卷八十七）

【组成】使君子一分（末） 雄黄一分 牛黄一钱 麝香一钱 蟾酥一钱 熊胆一分

【用法】上为末,用软饭为丸,如麻子大。如小儿疳极者,先用桃柳汤浴儿,后以粥饮送下三丸。

【主治】小儿蛔疳出虫。

52645 使君子丸《博济》卷四）

【组成】使君子（去壳）一两（面裹煨,以面黄为度） 甘草半两（炙） 厚朴半两（去皮,姜汁炙令香） 陈皮（去白）一分 诃子肉半两（半生半煨,去核用） 青黛半两（如是兼惊及带热泻,即入此一味,如只是脏腑不调,不用此一味）

【用法】上为细末,炼蜜为丸,如小鸡头大。三岁以上每服一丸,米饮化下;儿年百日以上,三岁以下,每服半丸,乳汁或清米饮化下。

【功用】❶《小儿药证直诀》:安虫补胃,消疳肥肌。❷《得效》:正脾助胃。

【主治】小儿脏腑虚滑,及疳瘦下痢,腹胀,不思饮食。

52646 使君子丸《圣济总录》卷一七三）

【组成】使君子（去壳,面裹煨,剉） 没食子各五枚 木香 赤芍药 芦荟（研）各一分 肉豆蔻（去壳） 槟榔（煨,剉）各一个 黄连（去须） 麒麟竭（研） 麝香（研）各一分

【用法】上为末,粟米饭为丸,如麻子大。每服五至十丸,米饮送下,不拘时候。夏、秋宜常服。

【主治】小儿五疳泻痢,肌肤黄瘦,多困,好吃泥土,五心常热,烦渴引饮,夜多虚汗。

52647 使君子丸《圣济总录》卷一七三）

【组成】使君子（用水和生面,裹炮,以面熟为度,只取使君子用） 丁香 没食子 熊胆（研） 胡黄连 夜明砂（微炒） 青黛（研） 肉豆蔻仁 黄连（去须,微炒） 芦荟（研）各一两 蟾头（干者）一枚（炙黄） 蟾酥（一皂子大） 麝香一钱（研） 龙脑半钱（研）

【用法】上为细末,拌令匀,湿纸裹粟米烧饭和丸,如麻子大。每三岁服五丸至七丸,用温米饮送下,每日三次,不拘时候。

【主治】小儿五疳羸瘦,腹胀下利,不思饮食。

52648 使君子丸《圣济总录》卷一七三）

【组成】使君子（去皮） 夜明砂（炒） 白芜黄（炒）各半两 胡黄连一两 麝香半钱（研） 细辛（去苗叶） 芦荟（研） 雄黄（研） 蟾酥 槟榔（剉） 蝉蜕（去翅足,炒）各一分 蜗牛十枚 干虾蟆二枚（用温水洗去肠肚恶物并骨爪后,慢火炙黄色为度,捣罗为末,用酒一升,同熬成膏）

【用法】上除虾蟆外,为细末,入膏子和为丸,如麻子大。每服五丸至七丸,米饮送下,一日三次,不拘时候。

【主治】小儿疳气,身体壮热,毛发焦黄,目常有泪,满口生疮,脚手细弱,腹胁胀满,好吃泥土。

52649 使君子丸《圣济总录》卷一七五）

【组成】使君子一两 木香 胡黄连 麝香（研） 芦荟（研）各半两 蟾头一枚（炙令焦） 墨（捣研） 青黛（研） 雄黄（研） 熊胆（研）各半两

【用法】上为细末,炼蜜和丸,如绿豆大。每服十丸,以粥饮送下。

【主治】小儿腹大羸瘦,疳气胀满,腹痛减食。

52650 使君子丸

《普济方》卷三七九引《医方妙选》。即《幼幼新书》卷二十三引张涣方“使君子丹”。见该条。

52651 使君子丸《局方》卷十绍兴续添方）

【组成】厚朴（去皮,姜汁炙） 陈皮（去白） 川芎各一分 使君子仁（浸去黑皮）一两

【用法】上为细末,炼蜜为丸,如皂子大。三岁以上每服一粒,以下服半粒,陈米饮化下。

【主治】❶《局方》:小儿五疳,脾胃不和,心腹膨胀,时复疞痛,不进饮食,渐致羸瘦。❷《卫生宝鉴》:心腹满,时复疼痛。

52652 使君子丸《幼幼新书》卷二十六引王氏方）

【组成】没食子（去壳） 使君子（面裹煨）各五个 木香 红芍药 宣连（煨） 芦荟 麒麟竭 麝各一分 干蟾（炙赤） 长槟榔各一个 肉豆蔻二个

【用法】上为散,粟米烂饭为丸,如麻子大。每服二十丸,米饮送下,不拘时候,夏、秋常服。

【主治】小儿疳痢。

52653 使君子丸《活幼心书》卷下）

【组成】使君子肉（薄切,屋瓦焙干） 槟榔 酸石榴根皮（东向者佳,净洗,剉,焙） 大黄（半生半炮）各七钱半

【用法】上除槟榔剉晒不过火,余三味再焙,同槟榔为末,砂糖水煮面糊为丸,如麻仁大。每服三十丸至五十丸,空心淡猪肉汁送下;或鸡肉汁亦好。

【主治】❶《活幼心书》:腹内诸虫作痛,口吐清水。❷《幼科折衷》:蛔虫动痛,口吐清水涎沫,或时吐虫,痛不堪忍。

52654 使君子丸(《普济方》卷三八〇引《卫氏家藏方》)

【组成】使君子二两(去壳,炒) 丁香一两 木香一两 厚朴一两(姜汁制) 没药一两 胡黄连一两 肉豆蔻一两 草豆蔻一两 真芦荟一分 麝香一分(研,同煨,为细末)

【功用】长肌肉。

【主治】小儿脾疳泄泻。

52655 使君子丸

《普济方》卷三七九。即《圣惠》卷八十六"神效使君子丸"。见该条。

52656 使君子丸(《普济方》卷三七九)

【组成】使君子一两 黄连二两 丁香五钱 诃子二两(煨,用皮) 木香一两 肉豆蔻一两

【用法】上用面裹煨,去面为末,用薄荷糊为丸,如小豆大。每服二十丸,米饮送下。

【主治】小儿五疳。

52657 使君子丸(《普济方》卷三八二)

【组成】使君子十个(炒) 田父三个(微炒) 雄黄一钱(研) 麝香一分(研) 黄连半两 朱砂一钱(研)

【用法】上为末,以糯米饮为丸,如绿豆大。一岁儿每服一丸,以粥饮送下,每日三次。

【主治】小儿惊疳,遍体生疮。

52658 使君子丸(《普济方》卷三八三)

【组成】芜荑一钱 苦楝皮一钱 使君子二十个(去壳,炒) 诃子一钱(煨) 陈皮一钱 青皮一钱 槟榔一钱 木香半钱

【主治】五疳瘦悴,面色萎黄,发竖眼涩,泻痢秽恶。

52659 使君子丸(《普济方》卷三八六)

【组成】使君子一分(面裹熟,去面) 黑牵牛末一两 灵脂半两 黄连 陈皮一分 江子七粒(同陈皮、黄连炒,江子不用)

【用法】上为末,粟米糊为丸,如绿豆大。每服五七丸,生姜、橘皮汤送下。

【主治】小儿脾疳,食积气滞,面黄,大小便赤,遍身浮肿。

52660 使君子丸(《袖珍小儿》卷六)

【组成】厚朴 陈皮各二钱五分 使君子肉一两(汤浸,去黑皮) 甘草 川芎各二钱半 芍药五钱

【用法】上为末,炼蜜为丸,如芡实大。每服一丸,米饮送下。

【主治】❶《袖珍小儿》:小儿五疳,脾胃不和,心腹胀,时或疼痛,不进乳食,渐至羸瘦。❷《痘疹传心录》:小儿蛔虫动痛。

【备考】本方用量原缺,据《痘疹传心录》补。

52661 使君子丸(《幼科类萃》卷四)

【组成】使君子肉一两 陈皮 厚朴各五钱半(姜制)

【用法】上为末,炼蜜为丸,如皂子大。每服三岁一丸,

二岁以下服半丸,米汤化下。

【主治】惊风。

52662 使君子丸(《症因脉治》卷三)

【组成】使君子 芜荑 鹤虱 槟榔 百部 苦楝根皮

【主治】脾气不足,强食伤脾,不能磨化,停积于中,湿热生虫,而致虫积腹胀之症。肚大青筋,腹皮胀急,反能饮食,或面见白斑黑点,或喜食一物,或腹起块扛,大便偶见长虫,脉乍大乍小,乍数乍迟,或见沉滑,或见沉实,或见弦急,或见沉弦。

52663 使君子丸(《医方集解》)

【组成】使君子(去壳)二两 南星(姜制) 槟榔各一两

【用法】上药合炒,如喜食生米,用麦芽一斤炒;喜食茶叶,用茶叶炒;喜食炭土,用炭土炒;取药为末,蜜为丸。每晨砂糖水送下。

【功用】《中药成方配本》:杀虫。

【主治】❶《医方集解》:虫积蛊胀腹痛,及食劳发黄,喜食茶米炭土等物。❷《饲鹤亭集方》:五疳,蛔虫,脾胃不和,心腹胀痛,食少体瘦。

【宜忌】《全国中药成药处方集》(南昌方)忌食辛辣及不易消化食物。

【方论选录】此手足阳明药也。使君子之甘,南星之毒,槟榔之苦,皆能杀虫。炒以诸物,因其所嗜。引以砂糖,诱之以甘也。

【备考】《中药成方配本》本方用法:共研细末,用白蜜三两,炼熟为丸,分作一百粒,每粒约干重五分,每日二次,每次三丸,糖汤送下,小儿减半,连服三天。

52664 使君子丹(《幼幼新书》卷二十三引张涣方)

【组成】使君子(净,炒)二两 丁香 木香 厚朴(姜制) 没石子(南番者) 胡黄连 肉豆蔻各一两 芦荟 麝各一分

【用法】上为末,米饭为丸,如黍米大。每服十粒,乳前橘皮汤送下。

【主治】脾疳,能食不生肌肉;或下痢。

【备考】本方方名,《普济方》引作"使君子丸"。

52665 使君子汤(《银海精微》卷下)

【组成】使君子三个 轻粉一分 葱珠数颗

【用法】上使君子、轻粉二味为细末,入鸡蛋一个搅匀,以湿纸包七重,煨熟蛋,息火气。空心与吃,连吃四五个蛋止,不可多用。

【功用】杀疳虫。

【主治】小儿三五岁,因疳伤有虫,身如劳瘵,面色痿黄,眼内红肿或突者。

52666 使君子汤(《幼科折衷》卷上)

【组成】使君子 槟榔 川连 芜荑 枳壳 木香 楝皮

【用法】上加生姜一片,水煎服。

【主治】虫动腹痛。

52667 使君子饼(《普济方》卷三九九)

【组成】使君子四十个(去壳) 雷丸半两 定粉二分 轻粉半钱 青葙子 鹤虱各一分

【用法】上为末,用鸡、鸭卵和蒸为饼,先将此药隔日夜五更服,后将葱汤丸(巴豆二十五粒,用水浸一宿,五更初去水,后去皮壳心膜,不去油,另研,轻粉半钱,滑石五钱,鹰粪五钱)取下。

【主治】因吃食粗肉,肥甘生热,肌瘦体虚,口吐清涎,唇间紫色,腹中绞痛,口鼻中出黑色虫不治。

52668 使君子饼(《普济方》卷三九九引《经验良方》)

【组成】使君子 鸬鹚粪各等分

【用法】上为末,加鸡子一个(打破),并药为饼,蒸熟,五更初服。其虫立可出。

【主治】疳积蛔虫。

52669 使君子散(《圣惠》卷八十七)

【组成】使君子五颗 诃黎勒皮三颗 干蟾头一个(涂酥,炙焦黄) 甘草一分(炙微赤,剉)

【用法】上为细散。以羊子肝一枚于砂盆内用生米泔一合,同烂研,绞取汁,食后调下半钱;三岁以下,即可服一字。

【主治】小儿眼疳。

52670 使君子散(《圣济总录》卷一七九)

【组成】使君子 芦荟(研) 干楝皮 槟榔(剉) 芜荑各三两 肉豆蔻(去壳) 丁香 苦参各二两 腻粉(研)少许

【用法】上为散。每服一字匕,空心饭饮调下。

【主治】小儿蛔虫。

52671 使君子散(《卫生总微》卷十二)

【组成】使君子仁一钱(炒) 黑牵牛(炒过为末)二钱 轻粉二钱匕

【用法】上为末。每用半钱,于五更初米饮调下,不拘时候。

【主治】疳疾蛔动,腹肚疼痛。

52672 使君子散(《杨氏家藏方》卷十八)

【组成】使君子二十个(炮,去壳) 芜荑仁(别研)半两 槟榔一个 大腹子二个

【用法】上为细末,次入芜荑仁同研匀。每服一钱至二钱,乳食前煮猪肉汤调下。

【主治】小儿饮食不调,恣食肥腻,虫作疳痛,唇面青白,呕吐痰沫,发歇往来。

52673 使君子散(《袖珍小儿》卷六)

【组成】使君子(去壳)

【用法】上为极细末。五更早空心腹用米饮调下。

【主治】❶《袖珍小儿》:小儿蛔虫咬痛,口吐清沫。❷《准绳·幼科》:疳热。

【备考】《准绳·幼科》:本方用法:大者一钱,小者半钱,取虫出为度。

52674 使君子散(《准绳·幼科》卷八)

【组成】使君子十个(瓦上炒,为末) 甘草(胆汁浸一夕) 白芜荑各一分 苦楝子五个(炮,去核)

【用法】上为末。每服一钱,水煎服。

【主治】小儿蛔疳。

52675 使君子散(《采艾编翼》卷二)

【组成】君子肉二钱 假柚柑叶(干末)二钱 山柚麻干叶(末)二钱

【用法】上为末,另青黛一钱,共拌匀。每用三四分,蒸猪肝或腊肉或鳝鱼及开粥食。

【主治】疳症。

52676 使君子膏(《袖珍小儿》卷五)

【组成】使君子肉一两(浸去皮) 陈皮 厚朴各五钱半(姜制)

【用法】上为末,炼蜜为丸,如皂子大。三岁一丸,二岁以下服半丸,米汤化下。

【功用】调理脾胃,杀虫解热。

【主治】诸疳。

【宜忌】忌油腻甜物。

52677 使君槟榔丸

《准绳·幼科》卷八。即《活幼口议》卷十七"大效使君槟榔丸"。见该条。

52678 使君子地黄丸(《医林纂要》卷九)

【组成】熟地黄八钱 赤茯苓三钱(用赤以去心下邪热) 山药 牡丹皮 山茱萸(去核) 泽泻 当归 川楝子(去核,用肉) 使君子(去壳,用肉)各三钱

【用法】上为末,蜜为丸,如梧桐子大。每服三五丸,温水送下。

【主治】肾疳、骨疳、脑疳、脊疳,脑热肌削,手足冰冷,时作寒热,滑泻腹痛,齿疮身疥,骨立面黑。

【方论选录】方用六味地黄丸以滋养肾水而济妄火,加当归以使行于阳,川楝子、使君子以杀疳治虫,而茯苓、山药又皆可以理脾。

侧

52679 侧子丸(《圣惠》卷二十一)

【组成】侧子一两半(炮裂,去皮脐) 天麻一两 独活一两 石斛一两(去根,剉) 杜仲一两(去粗皮,炙微黄,剉) 鹿茸一两(去毛,涂酥,炙微黄) 牛膝一两(去苗) 附子一两(炮裂,去皮脐) 当归一两 肉桂一两(去皱皮) 威灵仙一两 五加皮一两 丹参一两 海桐皮一两(剉) 安息香一两半 虎胫骨一两(涂酥,炙令黄)

【用法】上为末,炼蜜为丸,如梧桐子大。每服三十丸,渐加至四十丸,空心及晚食前以豆淋酒送下。

【功用】补益肾脏,强壮骨髓,利风毒,除缓弱。

【主治】风病,脚膝软弱,行立不得。

52680 侧子丸(《圣惠》卷二十二)

【组成】侧子一两(炮裂,去皮脐) 白附子半两(炮裂) 天南星半两(炮裂) 白僵蚕半两(微炒) 汉防己半两 萆薢半两(剉) 蹢躅花半两(酒拌,炒干) 牛膝半两(去苗) 芎䓖半两 乌蛇肉一两(酒浸,炙微黄) 天麻一两 羚羊角屑半两 牛黄一分(细研) 麝香一分(细研) 硫黄半两(细研) 干蝎半两(微炒) 桂心半两

【用法】上为末,研入牛黄、麝香等,以水煮槐胶三两,更入少熟蜜同和为丸,如梧桐子大。每服七十丸,食前以热酒送下。

【主治】毒风瘫曳,四肢不收,或挛急顽痹。

【宜忌】忌生冷、油腻、毒滑、鱼肉。

【备考】方中桂心用量原缺,据《普济方》补。

52681 侧子丸(《圣济总录》卷十八)

【组成】侧子（炮裂，去皮脐）一两三分　白芷（微炒）附子（炮裂，去皮脐）　天麻（酒浸，切，焙）　龙骨　防风（去叉，制）各一两一分　蔓荆实一两半　白蒺藜（炒）二两　白术（炒）一两　人参　山芋　生干地黄（焙）　当归（切，焙）各三分

【用法】上为末，炼蜜为丸，如梧桐子大。每服三十丸，渐加至五十丸，空心温酒送下，每日二次。唇舌微痹为效。

【主治】大风癫，眉须堕落，身上有疮，手足胀闷，瘰疬挛缩，鼻梁未坏者。

【宜忌】慎避外风。

52682　侧子汤《圣济总录》卷九）

【组成】侧子（炮裂，去皮脐）一分　麻黄（去根节，先煎，掠去沫，焙用）一两半　附子（炮裂，去皮脐）一分　独活（去芦头）　芎䓖　秦艽（去苗土）各一两　磁石（裂火烧赤，醋淬十遍，淘用）三两　木通　山茱萸　山芋各一两　杜仲（去粗皮，剉）　白鲜皮各一两半　甘草（炙）　桂（去粗皮）各一两　防风（去叉）半两

【用法】上咬咀，如麻豆大。每用十五钱匕，以水四盏，加生姜一分（切），煎至二盏，去滓，分三次温服，且一服，夜并二服。服此汤讫，须暖覆所患处，微取汗，慎外风。

【主治】中风，手足半身不遂，口面㖞僻。

52683　侧子汤

《圣济总录》卷十九。为《圣惠》卷十九"侧子散"之异名。见该条。

52684　侧子汤（《医统》卷八）

【组成】附子（炮）　干姜（炮）各三钱　桂心　细辛　防风　人参各一钱

【用法】上作二服。每服水一盏半，煎七分，不拘时服。

【主治】中风挟虚，手足厥冷，肌肉不仁，口眼歪斜，牙关紧急。

52685　侧子酒（《外台》卷十八引《苏恭方》）

【组成】侧子（生用）　干姜各五两（生者良）　丹参　牛膝各六两　金牙（碎，绵裹）　磁石（碎，绵裹）　生石斛各一斤（干用八两）　石南（炙）　独活六两（炙）　草薢　生茱萸　生地黄各十两（干者，用八两）　防风　茯苓各四两　五加皮　薏苡仁各一两　茵芋（炙）　椒各一两（汗）　桂心　天雄（生用）　人参　芎䓖　当归　白术　细辛各二两

【用法】上切，绢袋贮，清酒六七斗，渍之七日，成一服。每服一小盏，日二三服。量性多少稍加，以痹为度。若妇人服，去石南，丈夫苦冷，著孔公孽、钟乳等，多至一二斤，少至七八两。服此酒时，须随病内外，灸三两处以泄气。

【主治】脚气，春、夏发，入秋肿消气定，但苦脚弱，不能屈伸，足上不仁，手指胀闷，不得屈伸，四肢腰颈背皆废者。

【宜忌】忌猪肉、冷水、醋物、生葱、桃李、雀肉、生菜、芜荑等。

【备考】方中石南用量原缺。

52686　侧子酒（《千金》卷七）

【异名】侧子浸酒（《圣济总录》卷二十）、牛膝酒（《圣济总录》卷八十四）。

【组成】侧子　牛膝　丹参　山茱萸　萆薢根　杜仲　石斛各四两　防风　干姜　蜀椒　细辛　独活　秦艽　桂心　芎䓖　当归　白术　茵芋各三两　五加皮五两　薏苡仁二升

【用法】上咬咀，绢袋盛。清酒四斗，渍六宿。初服三合，稍加以知为度。患目昏头眩者弥精。

【主治】风湿痹不仁，脚弱不能行。

【备考】方中丹参，《圣济总录》作"丹砂"。本方方名，《外台》引作"金牙侧子酒"。

52687　侧子酒（《外台》卷十八引《崔氏方》）

【组成】侧子四两（炮）　生石斛八两（碎）　磁石八两　独活三两　秦艽三两　甘草三两（炙）　紫苏茎一握　前胡四两　防风三两　茯苓八两　黄芩三两　五味子四两　防己三两　桂心二两　丹参三两　蜀椒二两（出汗）　山茱萸四两　芎䓖二两　细辛二两　当归三两　白术四两　干姜三两　薏苡仁一升三合

【用法】上薄切，绢袋贮，以清酒四升，浸五日。每服四合，细细加至八九合，温饮，每日二次。其中间觉热渴，得饮豉酒，豉仍须蒸晒之。

【主治】脚气不遂。

【宜忌】忌海藻、菘菜、桃、李、雀肉、生葱、生菜及醋物等。

52688　侧子酒（《外台》卷十八引《崔氏方》）

【组成】侧子二两（炮）　干姜二两　石斛八两　丹参三两　牛膝二两　甘草二两（炙）　防风三两　干地黄四两　芎䓖二两　当归三两　桂心三两　五味子三两　白术二两　秦艽三两　防己二两　椒二两（汗）　独活三两　山茱萸四两　细辛二两　黄芩二两　茯苓四两　附子一两（炮）

【用法】上切，绢袋贮。以酒三斗五升浸，秋冬七日，春夏五日。每服四合，细细加之，以知为度，每日二次。

【主治】脚气虽愈，至冬季中常须服。

【宜忌】得食羊、鹿、獐肉，鸡亦得食。忌海藻、菘菜、猪肉、冷水、桃、李、雀肉、生葱、生菜、芜荑、酢物。

52689　侧子酒（《圣惠》卷四十五）

【组成】侧子二两（炮裂，去皮脐）　石斛一两（去根）　独活二两　秦艽一两（去苗）　紫苏茎叶一两　仙灵脾三分　防风三分（去芦头）　赤茯苓三分　黄芩三分　汉防己三分　桂心三分　丹参三分　川椒半两（去目及闭口者，微炒去汗）　芎䓖三分　细辛半两　当归一两　白术一两　威灵仙一两　薏苡仁五合　黑豆三合（炒熟）

【用法】上为细末，以生绢袋盛，以清酒二斗浸六七日后。每于食前随性暖服之。

【主治】脚气，缓弱无力，疼痛，不遂行履。

52690　侧子散（《圣惠》卷三）

【组成】侧子一两（炮裂，去皮脐）　麻黄一两（去根节）　独活三分　细辛三分　五加皮三分　黄耆三分（剉）　草薢三分（剉）　芎䓖三分　牛膝三分（去苗）

【用法】上为散。每服三钱，以水一中盏，加生姜半分，煎至六分，去滓温服，不拘时候。

【主治】肝风，手足拘挛，百骨节疼痛。

【宜忌】忌热面、炙煿等。

52691　侧子散（《圣惠》卷三）

【组成】侧子一两（炮裂，去皮脐）　赤箭一两　酸枣仁一两（微炒）　海桐皮一两　芎䓖三分　漏芦三分　桂心三分　五加皮三分　仙灵脾三分　牛膝三分（去苗）　木香三

分 枳壳半两（麸炒微黄，去瓤）

【用法】上为细末。每服一钱，以温酒调下，不拘时候。

【主治】肝脏风，筋脉抽掣，疼痛不止。

52692 侧子散《圣惠》卷七

【组成】侧子一两（炮裂，去皮脐） 麻黄一两（去根节） 汉防己三分 当归三分（剉，微炒） 海桐皮三分（剉） 牛膝三分（去苗） 羌活一两 防风三分（去芦头） 白术三分 桂心一两 甘菊花三分 羚羊角屑三分 附子一两（炮裂，去皮脐） 茵芋三分 五加皮三分 甘草半两（炙微赤，剉）

【用法】上为散。每服四钱，以水一中盏，加生姜半分，煎至六分，去滓温服，不拘时候。

【主治】肾虚中风，腰脚缓弱，顽痹不仁，颜色苍黑，语音浑浊，志意不定，头目昏疼，腰背强痛，四肢拘急，体重无力。

52693 侧子散《圣惠》卷十九

【异名】侧子汤（《圣济总录》卷十九）。

【组成】侧子一两（炮裂，去皮脐） 五加皮一两 磁石二两（烧，醋淬七遍，细研） 甘菊花半两 汉防己半两 葛根半两（剉） 羚羊角屑一两 防风一两（去芦头） 杏仁一两（汤浸，去皮尖双仁，麸炒微黄） 薏苡仁一两 赤芍药半两 芎䓖半两 秦艽半两（去苗） 麻黄一两（去根节） 甘草半两（炙微赤，剉）

【用法】上为粗散。每服四钱，以水一中盏，煎至六分，去滓温服，不拘时候。

【主治】❶《圣惠》：风湿痹，皮肤不仁，手足无力。❷《圣济总录》：寒湿痹留着不去。

52694 侧子散《圣惠》卷十九

【组成】侧子一两（以酒浸过，炮裂，去皮脐） 牛膝一两（去苗） 白僵蚕一两（生用） 天南星一两（生用） 海桐皮一两（剉） 狼毒半两（以醋煮半日，细切，晒干） 麝香一分（细研）

【用法】上为细散，入麝香，都研令匀。每服二钱，以热豆淋酒调下，不拘时候。

【主治】气血虚，风邪湿痹，皮肤不仁。

52695 侧子散《圣惠》卷十九

【异名】芍药汤（《圣济总录》卷十九）。

【组成】侧子一两（炮裂，去皮脐） 赤芍药一两 桂心一两 麻黄一两（去根节） 草薢一两 当归一两 丹参一两 细辛半两 甘草半两（炙微赤，剉）

【用法】上为散。每服四钱，以水一中盏，加生姜半分，煎至六分，去滓温服，不拘时候。

【主治】风血痹，身体不仁。

52696 侧子散《圣惠》卷二十

【组成】侧子一两（炮裂，去皮脐） 秦艽一两（去苗） 干蝎半两（微炒） 白附子半两（炮裂） 独活一两 当归一两（剉，微炒） 牛膝一两半（去苗） 羚羊角屑一两 天麻一两 黄耆一两（剉） 人参一两（去芦头） 茵芋半两 踯躅花半两（酒浸，炒令干） 白鲜皮一两 防风一两（去芦头） 麻黄一两半（去根节） 麝香半两（研入）

【用法】上为细散。每服二钱，以温酒调下，不拘时候。

【主治】瘫缓风，言语謇涩，手足不遂。

52697 侧子散《圣惠》卷二十

【组成】侧子一两（炮裂，去皮脐） 当归一两（剉，微炒） 桂心一两 赤芍药一两 附子一两（炮裂，去皮脐） 防风二两（去芦头） 槟榔一两 甘草一两（炙微赤，剉） 麻黄二两（去根节）

【用法】上为粗散。每服四钱，以水一中盏，加生姜半分，煎至六分，去滓温服，不拘时候。

【主治】贼风，毒气攻注，四肢疼痛，发动不可忍。

52698 侧子散《圣惠》卷二十一

【组成】侧子一两（炮裂，去皮脐） 独活三分 桂心三分 汉防己三分 附子三分（炮裂，去皮脐） 芎䓖三分 人参三分（去芦头） 麻黄三分（去根节） 当归三分（剉，微炒） 秦艽三分（去苗） 茯神三分 防风三分（去芦头） 白术三分 细辛三分 甘菊花三分 甘草半两（炙微赤，剉） 枳壳三分（麸炒微黄，去瓤）

【用法】上为粗散。每服三钱，以水一中盏，入生姜半分，煎至五分，去滓，入竹沥半合，搅令匀，更煎一二沸，不拘时候温服。

【主治】❶《圣惠》：偏风不遂，肢节烦疼，心胸满闷，缓纵不仁。❷《袖珍》引《圣济总录》：中风，手足不随，言语謇涩。

【宜忌】忌生冷、油腻、鸡、猪肉。

【备考】《袖珍》引《圣济总录》有白茯苓、赤芍药，无独活、枳壳。

52699 侧子散《圣惠》卷二十三

【组成】侧子一两（炮裂，去皮脐） 五加皮一两 磁石四两（捣碎，水淘去赤汁） 甘菊花一两 汉防己一两 草薢一两（剉） 羚羊角屑一两半 防风一两（去芦头） 薏苡仁二两 杏仁一两半（汤浸，去皮尖双仁，麸炒微黄） 赤芍药一两 芎䓖一两 秦艽一两（去苗） 麻黄二两（去根节） 甘草一两（炙微赤，剉）

【用法】上为散。每服四钱，以水一中盏，煎至六分，去滓，食前稍热服。

【主治】瘕退风，肢节缓弱，腰脚无力，皮肤湿痹。

52700 侧子散《圣惠》卷六十九

【组成】侧子一两（炮裂，去皮脐） 桂心一两 汉防己一两 附子一两（炮裂，去皮脐） 芎䓖一两 人参一两（去芦头） 麻黄一两（去根节） 当归一两 赤芍药一两 秦艽三分（去苗） 茯神二两 防风三分（去芦头） 白术半两 细辛半两 甘菊花一两 甘草半两（炙微赤，剉）

【用法】上为粗散。每服四钱，以水一中盏，加生姜半分，煎至七分，去滓，入竹沥半合，更煎一二沸，不拘时候温服。

【主治】妇人中风，偏枯一边，手足不遂，口面㖞斜，精神不守，言语倒错。

52701 侧子散《圣惠》卷七十八

【组成】侧子一两半（炮裂，去皮脐） 赤芍药半两 当归（剉，微炒） 芎䓖 桂心 生干地黄 薏苡仁各三分 酸枣仁（微炒） 羚羊角屑 防风（去芦头） 牛膝（去苗） 海桐皮（剉）各一两

【用法】上为粗散。每服四钱，以水一中盏，加生姜半分，煎至六分，去滓，入竹沥半合，相合令匀，不拘时候温服。

【主治】产后中风，四肢筋脉拘急疼痛，心中烦乱，言语

窘涩。

52702　侧子散（《圣惠》卷七十八）

【组成】侧子一两（炮裂，去皮脐）　桂心三分　藁本半两　防风半两（去芦头）　细辛半两　赤茯苓半两　麻黄一两（去根节）　白鲜皮半两　阿胶一两（捣碎，炒令黄燥）　赤箭一两　乌蛇二两（酒浸，去皮骨，炙令微黄）　干姜半两（炮裂，剉）　甘菊花半两　当归半两（剉，微炒）　独活半两　龙脑半两（细研）　麝香一分（细研）

【用法】上为细散，研令匀。每服二钱，以暖酒调下，续吃葱豉粥投之。汗出效。

【主治】产后中风，角弓反张，手足强硬，转侧不得。

52703　侧金散（《杨氏家藏方》卷十三）

【组成】干黄蜀葵花　黄柏（去粗皮，蜜炙）　黄丹（飞过）　韶粉各半两　麝香一钱（别研）

【用法】上前二味为细末，同后三味研匀。每用于患处干贴之。

【主治】痔漏有窍，下血疼痛。

52704　侧柏丸（《圣惠》卷七十九）

【组成】侧柏一两（炙微黄）　白芍药一两　黄耆一两（剉）　熟干地黄一两　续断一分　代赭一两半　牛角腮灰一两　当归一两（剉，微炒）　龟甲二两（涂醋，炙令微黄）　桑耳一两　禹余粮一两（烧，醋淬七遍）　艾叶一两（微炒）

【用法】上为末，炼蜜为丸，如小豆大。每服三十丸，空心以黄耆汤送下。

【主治】产后崩中，久下血不止，或赤或黑，脐下疼痛。

52705　侧柏丸

《圣济总录》卷十八。为《圣惠》卷二十四"侧柏叶丸"之异名。见该条。

52706　侧柏丸（《圣济总录》卷一五四）

【组成】侧柏　芍药各一两　代赭（研）　黄耆（剉）　木贼（剉，炒）　芎䓖　禹余粮（煅）各半两

【用法】上为末，酒煮面糊为丸，如梧桐子大。每服二十丸，食前浓煎木贼酒送下。

【主治】妊娠胎动，脐腹疠痛，下血不止。

52707　侧柏丸

《普济方》卷三五二。即《圣惠》卷七十三"侧柏散"改为丸剂。见该条。

52708　侧柏丸（《经验女科》）

【组成】侧柏叶四两　黄芩四两

【用法】上为末，蜜为丸。每服一百丸，白汤送下。

【主治】胎前赤带如猪肝水。

52709　侧柏汤

《东医宝鉴·内景篇》卷二。即《医学入门》卷三"柏茶"。见该条。

52710　侧柏酊（《中医皮肤病学简编》）

【组成】鲜侧柏枝叶（包括新鲜种子，切碎）35克　75%酒精100毫升

【用法】浸泡七天后，过滤，静置。取中上层深绿色药液外涂。

【主治】斑秃。

52711　侧柏散（《颅囟经》卷下）

【组成】侧柏　郁金　天麻（酒浸一宿）　干蝎　天南星　地黄（去土）　子芩　大黄各半两

【用法】上为末。每服半钱，治风及惊，温酒送下；退热，每夜热水送下。

【主治】小儿风热。

52712　侧柏散（《圣惠》卷七十二）

【组成】侧柏二两（微炒）　龙骨二两　鹿角胶（捣碎，炒令黄燥）　熟干地黄　木香　当归（剉，微炒）各一两

【用法】上为细末。每服二钱，食前以粥饮调下。

【主治】妇人大便下后血不止。

52713　侧柏散（《圣惠》卷七十三）

【组成】侧柏叶一两（微炙）　白芍药一两　黄耆一两（剉）　熟干地黄一两　续断一两　代赭一两　牛角腮一两（烧灰）　当归一两（剉，微炒）　鳖甲一两（涂醋，炙令黄）　桑耳一两（微炙）　禹余粮一两（烧，醋淬七遍）　艾叶半两（微炒）

【用法】上为细散。每服三钱，食前以温酒调下。

【主治】❶《圣惠》：妇人漏下久不止，或脐下痛。❷《普济方》：产后崩中，久下血不止，或赤或黑，脐下疼痛。

【备考】本方改为丸剂，名"侧柏丸"（见《普济方》）。

52714　侧柏散（《圣惠》卷七十三）

【组成】侧柏二两（微炙）　黄耆一两（剉）　地榆一两（剉）　赤芍药一两　吴茱萸半两（汤浸七遍，焙干，微炒）　牛角腮二两半（烧灰）　禹余粮二两（烧，醋淬七遍）　代赭一两

【用法】上为细散。每服一钱，食前以温酒调下。

【主治】妇人崩中下五色，及下血，或月水不止。

52715　侧柏散（《圣济总录》卷一四三）

【组成】侧柏叶二斤（九蒸九晒）　黑豆（紧小者）一升（炒）　甘草（炙，剉）三两　白术（炒）　桂（去粗皮）各一两

【用法】上为散。每服二钱匕，热汤调下，每日三次，不拘时候。

【主治】肠风泻血。

52716　侧柏散（《圣济总录》卷一五一）

【组成】侧柏（去枝）　木贼（剉，炒微焦）各一两

【用法】上为散。每服二钱匕，温酒调下，米饮亦得。

【主治】室女月水不断。

52717　侧柏散（《幼幼新书》卷二十引东方先生方）

【组成】侧柏　五灵脂各等分（焙干）

【用法】上为细末。热汤浸二钱，温呷，不拘时候，可服旬日。

【主治】劳气。

52718　侧柏散（《救急选方》卷上引《卫生家宝》）

【异名】柏叶散（《普济方》卷一九〇引《经验良方》）。

【组成】侧柏叶一两半（蒸干）　人参一两　荆芥（烧灰）一两

【用法】上为末。每服二钱，入飞罗面二钱相和，用新汲水调如稀糊啜喰。血如涌泉，不过二服即止。

【功用】《中国医学大辞典》引《准绳》：止血。

【主治】❶《救急选方》引《卫生家宝》：吐血下血，其证皆因内损，或因酒食太过，劳损于内，或心肺脉破血妄行，其血出如涌泉，口鼻俱出，须臾不救。❷《袖珍方》引《经验良方》：男子妇人九窍出血。

52719　侧柏散（《普济方》卷三十八）

【组成】嫩柏叶（九蒸九晒）二两　陈槐花一两（炒半黑色）

【用法】上为末，炼蜜为丸，如梧桐子大。每服四五十丸，空心温酒调下。

【主治】肠风，脏毒，酒痢，下血不止。

52720　侧柏散（《丹溪心法附余》卷十一）

【组成】柏叶一握　干姜三片　阿胶二梃（炙）

【用法】水二钟，煎至一钟，去滓顿服。

【主治】内损吐血下血，因酒太过，劳伤于内，血气妄行，其出如涌泉，口鼻皆流，须臾不救，服此即安；又治男子妇人九窍出血。

52721　侧柏散（《医方考》卷三）

【组成】侧柏叶

【用法】上为末。每服三钱，米饮调下。

【主治】呕血。

【方论选录】侧，阴象也；柏，遇寒而不凋，得阴气之最厚也，故能入阴而泻呕逆之火。然其性微香，则其妙又能和阳，而不偏于阴矣，此其所以为良也。

52722　侧矮丸（《四川中草药通讯》1972,1:44）

【组成】侧耳根（干）15斤　女贞子15斤　矮茶风15斤　破故纸6.3斤　墨旱莲15斤　五味子5斤

【用法】上将前五味药水煮，去滓，浓缩成浸膏，将五味子磨成细粉，加入浸膏，再加苯甲酸钠适量，混匀，制丸1000粒。分两个阶段，先用侧矮剂每日一剂，控制急性发作。急性发作控制后（脓痰消失、肺部啰音及哮鸣音消失、咳嗽基本控制），再用侧矮丸，每次一丸，每日二次，连服30天为一疗程。

【功用】清热解毒，敛肺止咳。

【主治】老年慢性支气管炎。

【备考】侧矮合剂：侧耳根、矮茶风、墨旱莲全草鲜品各一两或干品各5钱，水煎服。

52723　侧子浸酒

《圣济总录》卷二十。为《千金》卷七"侧子酒"之异名。见该条。

52724　侧柏叶丸（《圣惠》卷二十四）

【异名】侧柏丸（《圣济总录》卷十八）。

【组成】侧柏叶不计多少（九蒸九晒）

【用法】上为末，炼蜜为丸，如梧桐子大。每服五十丸，以热水送下，日三服，夜一服。百日即生。

【功用】令眉鬓再生。

【主治】大风疾，眉鬓堕落。

52725　侧柏叶汤（方出《奇效良方》卷五十一，名见《医统》卷七十四）

【组成】黄连　黄芩　荆芥　蛇床子各一两　镜面草　蚵蚾草　槐条各一握　侧柏叶四两

【用法】上用新汲水煎，倾盆内，乘热先熏后洗。

【主治】诸痔。

52726　侧柏叶汤（《医学集成》卷二）

【组成】侧柏叶（炒）　炮姜各五钱　艾绒（炒）三钱　马屎（炒）八钱

【主治】吐血，久吐不止。

【方论选录】《血证论》：热气藏伏于阴分，逼血妄行不止，用姜、艾宣发其热，使行阳分，则阴分之血无所逼而守其经矣。柏叶属金，抑之使降；马为火畜，同气相求，导之使下，则余烬之瘀，一概躅去，此为热伏阴分从治之法。

52727　侧柏叶散（《圣惠》卷六十）

【组成】侧柏叶一两（炙微黄）　棕榈皮一两（烧灰）　防风半两（去芦头）　附子一两（炮裂，去皮脐）　槐花半两（微炒）　羌活半两　当归半两（剉，微炒）　白术三分

【用法】上为细散。每服二钱，食前以粥饮调下。

【主治】大肠风虚积冷，下血不止。

52728　侧子十味酒（《外台》卷十九引《许仁则方》）

【异名】十味侧子酒（《圣济总录》卷八十四）。

【组成】侧子五两　生姜八两　桑根白皮八两　桂心四两　白术八两　五加白皮六两　丹参六两　续断五两　牛膝五两　细辛四两

【用法】上切，绢袋盛，用无灰酒五升，浸五六日。初服一鸡子黄许，日再服。稍稍加之，以知为度。

【主治】脚气，脚肿疼闷沉重，有时缓弱，乍冲心腹满闷，小腹下不仁，有时急痛。

【宜忌】忌猪肉、冷水、桃、李、雀肉、生葱、生菜。

52729　侧柏地榆汤（《济阴纲目》卷三）

【组成】黄耆　侧柏叶　地榆　乌贼骨　白僵蚕　牡蛎（用盐泥固济，火煨透，去泥研）各一钱　白芷　肉苁蓉（酒浸）　蛇床子各一钱二分

【用法】上剉。加生姜三片，水煎，半饥时服。

【主治】赤白带下，以致不能成孕。

【方论选录】主闭藏者肾，若滑脱者，肾气不固也。牡蛎咸寒而益肾；蛇床子辛温而壮气；其清而燥涩者，侧柏叶、地榆、乌贼；其温而补气者，则黄耆、苁蓉；若白芷行阳明于血海，僵蚕散结气以消痰。

52730　侧柏樗皮丸（《医学入门》卷八）

【组成】樗皮二两　侧柏叶（酒蒸）　黄柏　黄连各五钱　香附　白术　白芍各一两　白芷（烧存性）三钱

【用法】上为末，粥为丸。米饮送下。

【主治】白带，因七情所伤而脉数者。

【方论选录】《济阴纲目》：椿根皮性凉而燥，湿热盛者宜之；以脉数而用黄连、侧柏；不用苍术，为其燥性多也；烧白芷入阳明而有涩止之能；白术补中气而有培土之妙。其他不言喻矣。

佩

52731　佩兰散（《不居集》下集卷五）

【组成】茯苓　半夏　白蔻仁　杜仲　鲜莲子　鲜荷叶　鲜稻叶各等分　鲜佩兰叶（为君）

【主治】湿邪直入太阴，腹痛，淋浊。

依

52732　依源麻黄续命汤（《千金》卷八）

【组成】麻黄六两　大枣五十枚　杏仁　白术　石膏各四两　桂心　人参　干姜　茯苓各三两　当归　芎劳　甘草各一两（一方无白术、茯苓，有黄芩）

【用法】上㕮咀。以水一斗二升，煮麻黄去沫，次下诸

药,煎取三升,去滓,分三服。

【主治】肺虚寒,厉风所中,嘘吸颤掉,声嘶塞而散下,气息短急,四肢痹弱,面色青葩,遗失便利,冷汗出。

的

52733 的奇丹

《杨氏家藏方》卷六。为《本事》卷四"青金丹"之异名。见该条。

52734 的奇散(《妇人良方》卷二十二引《张氏方》)

【组成】荆芥(大者)四五穗(于盏内燃火烧成灰,不得犯油火) 麝香少许(研)

【用法】上为末。沸汤一两呷,调下此药。

【主治】产后恶露不行,余血渗入大肠为泻泄。

【备考】此泻分过则愈,虽洞泄不禁,下青黑色物亦验。此药虽微,能愈大病,宜勿忽之。

迫

52735 迫虫丸(《医钞类编》卷九)

【组成】黑牵牛(取头末) 槟榔 雷丸(醋炙) 木香

【用法】上为细末,用茵陈、大皂角、苦楝根煎汁为丸。五更时砂糖水吞下。

【主治】一切虫积。

52736 迫虫丸(《内外科百病验方大全》)

【组成】续随子 槟榔 牵牛 大戟各五分 麝香三分 甘遂 芫花各一钱

【用法】米糊为丸,如梧桐子大。每服十丸,酒送下。后用建中汤补之。

【功用】杀虫。

【主治】妇人经来有虫,满腹疼痛者。

征

52737 征虫丸(《名家方选》)

【组成】胡黄连 苦参各十钱 杨梅皮二十钱 黄柏十钱 木香 黄连各二钱 反鼻霜少许(或以百草霜代)

【用法】上为末,面糊为丸。白汤送下。

【主治】腹痛,或气倦胸中窒者。

52738 征虫丸(《续名家方选》)

【组成】香附一钱 良姜七分 丁香五厘 莪术 陈皮各三分

【用法】上为末。白汤送下;或煎服亦可。

【主治】诸虫属冷者。

爬

52739 爬口蜈蚣方(《遵生八笺》卷十八)

【组成】土中大虾蟆一个

【用法】剥全身癞皮,盖贴疮口,于蟆皮上用针将皮刺数孔,以出毒气。痛疮得此自觉安静恬愉,且能爬住疮口,不令长大,又可免蜈蚣闻香来侵之患。

【主治】痛疮。

52740 爬山虎叶药酒(《中药制剂汇编》)

【组成】鲜爬山虎叶七斤 活雄螃蟹二个 活土鳖虫四个 白酒一斤

【用法】将鲜爬山虎叶洗净,切碎,与螃蟹、土鳖虫一起放入白酒内浸泡七天备用。每日早、晚各服一酒杯。

【功用】活血祛湿。

【主治】风湿性关节炎。

所

52741 所以载丸(《女科要旨》卷二)

【组成】白术一斤(去皮芦,置糯米上蒸半炷香久,勿泄气,晒,研为末) 桑寄生六两(以自收者为真,不见铜铁,为末) 川杜仲八两(炒去丝,为末) 人参八两(焙,为末) 云茯苓六两(生,研为末)

【用法】以大枣一斤擘开,以长流水熬汁为丸,如梧桐子大,晒干退火气,蜜贮勿令泄气。每早、晚各服三钱,以米汤送下。

【功用】《中药制剂手册》:益气安胎。

【主治】❶《女科要旨》:胎气不安不长,妇人半产,或三月,或五月,按期不移者,必终身不能大产,惟此丸可以治之。❷《中药制剂手册》:由于肝肾不足,妊娠体虚引起的腰腹酸重,胎元不固,屡患小产。

【方论选录】白术为补土之正药,土为万物之母,而载万物,故本方取之为君;茯苓感苍松之气而生,苗不出土,独得土气之全而暗长;寄生感桑精之气而生,根不入土,自具土性之足而敷荣。一者伏于土中,俨若子居母腹,一者寄于枝上,居然胎系母胞,二物夺天地造化之神功,故能滋养气血于无形之处,而取效倍于他药也;杜仲补先天之水火,而其多丝,尤能系维而不坠;人参具三才之位育,而其多液,尤能涵养以成功。

采

52742 采云曲(《成方制剂》17册)

【组成】白矾 白芍 白术 白芷 半夏 槟榔 薄荷 苍术 草果 陈皮 茯苓 干姜 甘草 广藿香 厚朴 桔梗 六神曲 麦芽 木香 片姜黄 羌活 青皮 肉桂 山楂 檀香 枳壳 紫苏

【用法】制成颗粒剂。包煎取汁服或开水冲服,一次9克,一日1次。

【功用】祛风散寒,健胃消食。

【主治】感受风寒,饮食停滞,胸闷腹胀,呕吐嗳酸,消化不良。

乳

52743 乳粥(《臞仙活人方》卷上)

【组成】黄牛乳

【用法】煮粥半熟,去米汤,下牛乳代米汤煮之,候熟揭置碗中。每碗下真酥半两,置粥上溶如油,遍覆粥上,食时旋搅。

【功用】补虚羸,止烦渴,除风热,润皮肤,养心肺,解诸热风毒,大助元气。

【宜忌】水牛乳不用。

52744 乳粥(《医统》卷八十七)

【组成】牛羊乳五合 白晚米五合(洗净,控极干)

【用法】以乳煎令沸,再加煎姜汤一合,依煮粥法入米煮熟,倾起瓷碗中。每碗入真酥油半两,令其自溶如油,遍覆粥上,旋搅食之。

【功用】补脾滋肺,益元气。

52745 乳粥《遵生八笺》卷十一)

【组成】肥人乳

【用法】煮粥半熟,去汤,下人乳汁代汤,煮熟,置碗中,加酥油一二钱(无酥亦可),旋搅食之。

【功用】大补元气。

52746 乳升丹《遵生八笺》卷十八)

【组成】香附一斤(童便浸,炒黄色) 当归一两五钱(酒洗) 红花一两 川芎一两五钱(酒洗) 三棱一两(醋炒) 生地二两 白芍药一两五钱 牡丹皮二两 蕲艾四两 草豆蔻仁一两(麸皮炒) 玄胡索一两五钱 枳壳二两 青皮一两(麸皮炒) 山楂肉四两(炒) 乌药二两(炒) 紫苏子一两五钱 萝卜子二两(炒) 蓬术一两(醋炒) 熟地二两(酒二碗,熬膏) 砂仁一两五钱(炒)

【用法】共为细末,醋糊为丸。每服二钱,艾醋汤送下,不拘时候。

【主治】男人虚劳。

52747 乳风散《中医杂志》1980;11:78)

【组成】制乳香 煨乌梅 制马勃各15克 汉三七6克 浙贝12克 蜈蚣3条

【用法】先将马勃用文火烘干,乌梅烧灰存性,乳香研至极细无声,再将上药共研细面,混合均匀,储于瓶内备用。用时先将患处用生理盐水洗净,再用消毒棉球将药粉扑于患处,每日1~2次,每次约用药面1克,哺乳妇可增至每日3次,并于每次哺乳前将乳头用生理盐水洗净,避免婴儿吮入。

【功用】抗菌消炎,促进局部血液循环,有利于组织的修复,使创面加速愈合。

【主治】乳头皲裂症。乳头破碎或乳晕裂开,疼痛如锥刺,揩之出血,或流黄色粘液,尤其在哺乳时痛痒难忍。

【加减】如痒甚者,加霜茄2克(将霜茄烧灰存性,研粉);如脓液多者,可加炉甘石粉5克。

【方论选录】方中乳香、三七以行气定痛,活血化瘀而消肿;乌梅生肌敛疮;马勃、浙贝、蜈蚣清热散结解毒。

【临床报道】乳头皲裂症:治疗35例,结果痊愈(临床症状消失,自觉无任何苦楚)33例,占94.0%;显效(临床症状大部消失,在哺乳时微有痛感)2例,占6.0%。

52748 乳心丹

《痘疹仁端录》卷十三。为《奇效良方》卷六十五"乳香猪血膏"之异名。见该条。

52749 乳石散《圣济总录》卷六十五)

【组成】钟乳粉 款冬花(去梗) 甘草(炙,剉)各半两 杏仁(汤浸,去皮尖双仁,麸炒,研) 桂(去粗皮)各一两 栝楼一枚(去皮子,用肉) 白矾(枯)半两 不蛀皂荚一梃(炙,去皮子。以上三味同杵烂,新瓦上摊,晒干)

【用法】先捣前五味,次捣研三味,同为细散。每服二钱匕,热汤调温服。

【主治】久咳嗽。

52750 乳石散《圣济总录》卷一三一)

【组成】花乳石(研) 赤石脂(研) 滑石(研) 炉甘石(研) 密陀僧(研)各半两 乳香(研)一分

【用法】上为细散。未破者,醋调敷之;已破者,即干贴。

【主治】脑疽初生,如黄枳实,破后如盏底,深半寸许。

52751 乳石散《得效》卷八)

【组成】乳香(中夹石者)

【用法】上为细末。以米饮或麦门冬汤调下,每服以饥饱适中时服;空心亦可。

【主治】血淋及五淋等。

【临床报道】血淋:《普济方》:韩安伯参议,名元修,尊人偶患此疾,数日痛楚不可言,服之遂愈。

52752 乳石散《普济方》卷三〇一引《神效方》)

【组成】浮海石(烧红醋淬数次)二钱 金银花一钱

【用法】上为细末。每服二钱半,如煎茶一般,分二次服。如病一年,服药半年则愈。

【主治】痔疮久不愈者。

52753 乳生汤《产论》卷三)

【组成】白术 芍药 当归 芎䓖 茯苓 桂枝 杜仲 乳香各一钱 甘草一分

【用法】以水二合半,煎取一合半。

【主治】产后乳少或止。

【备考】原书治上症,先用折冲饮下蓄血,后与本方。

52754 乳汁煎《外台》卷二十一引《集验方》)

【异名】点眼乳汁煎(《圣济总录》卷一〇七)。

【组成】黄连三分 蕤仁二分 干姜四分

【用法】上为散,以乳汁一升渍药一宿,明旦于微火上煎得三合,绵绞去滓。取如米,纳眦中。

【主治】❶《外台》引《集验方》:目中风寒泪出,眦赤痒。❷《奇效良方》:风泪涩痒。

52755 乳汁煎《圣惠》卷三十二)

【组成】人乳汁半合 古字铜钱十枚

【用法】上以乳汁于铜器内磨钱令变色,稀稠成煎即止,纳瓷瓶中盛。每以铜箸点少许目眦头,每日三五次。

【主治】肝热目赤痛。

52756 乳汁膏

《杏苑》卷五。为方出《丹溪心法》卷三,名见《医统》卷五十二"四汁膏"之异名。见该条。

52757 乳头散《外台》卷三十五引《古今录验》)

【组成】黄耆 甘草(炙) 当归 芍药 附子(炮) 干姜各等分

【用法】上为散,以乳头饮儿。丸可胡豆三丸,大小量之。

【主治】小儿夜啼不止,腹中痛。

【备考】本方改为丸剂,名"黄耆丸"(见《圣济总录》)。

52758 乳头散《圣惠》卷八十二)

【异名】黄耆散(《普济方》卷三六一)。

【组成】黄耆一分(剉) 甘草一分(炙微赤,剉) 当归一分(剉,微炒) 赤芍药一分 木香一分

【用法】上为细散。每服取少许着乳头上,因儿吃乳服之。

【主治】小儿夜啼不止,腹中痛。

52759 乳头散《普济方》卷三八七)

【组成】甘草(大者)一寸　健猪胆一个

【用法】上药合炙干为末,以少许敷乳头上,令儿咂;茶清调下亦得。

【主治】婴儿吃乳多嗽,并诸咳。

52760　乳头散《明医指掌》卷十)

【组成】灯花七个　朱砂少许

【用法】上为细末。蜜调,涂乳头,与儿呧。

【主治】夜啼有热症者。

52761　乳宁片《成方制剂》17册)

【组成】石刁柏

【用法】制成片剂。口服,一次4~6片,一日3~4次。2~3个月为一疗程。

【功用】温肺祛痰,活血化瘀。

【主治】痰瘀互结,乳腺结块,肿胀疼痛及乳腺小叶增生属上述证候者。

52762　乳朱丸《魏氏家藏方》卷七)

【组成】钟乳粉　滑石各半两　朱砂二钱半(别研)

【用法】上为细末,枣肉为丸,如梧桐子大。每服三十丸,空腹灯心汤送下。

【主治】小便不通。

52763　乳朱丸

《医方类聚》卷二二九引《胎产救急方》。为原书同卷引《琐碎录》"催生乳香丸"之异名。见该条。

52764　乳朱丸《普济方》卷三五七)

【组成】乳香　灯心(蚌粉炒,去粉)各等分

【用法】上为细末,以猪心血为丸,如鸡头子大,朱砂为衣。每服一丸,冷酒磨下服之。

【功用】催生。

52765　乳朱丹《医方类聚》卷一六〇引《济生续方》)

【异名】二灵丹《普济方》卷九十九)。

【组成】乳香(别研)　朱砂(细研,水飞)

【用法】上用乳香溶化,拌和朱砂为剂,丸如龙眼大。每服一丸,侧柏叶浸酒磨化,烫温服,不拘时候。

【主治】癫痫惊掣。

52766　乳朱丹

《玉机微义》卷四十九。即《妇人良方》卷十七"催生神妙乳朱丹"。见该条。

52767　乳朱砂《百一》卷一)

【组成】朱砂一两(有墙壁透明者)

【用法】上以石韦叶(以新布拭去毛)裹之,以布线缚定,用人乳汁一小瓯入银盂内,以物覆之,重汤内煮,候乳汁干研细,为丸,如梧桐子大。每服六丸,空心温酒送下。

【主治】一切心气怔忡。

52768　乳豆丸《普济方》卷三十七引《济生》)

【组成】钟乳粉一两　肉豆蔻半两(面裹煨香,去面不用)

【用法】上为末,煮枣肉杵为丸,如梧桐子大。每服七十丸,空心食前米饮送下。

【主治】大肠虚寒,滑泄不止。

52769　乳豆丸《瑞竹堂方》卷八)

【组成】乳香二两(别研)　肉豆蔻二两(面裹煨熟,取豆蔻切碎为末)

【用法】上为细末,和匀,用陈米粉糊为丸,如梧桐子大。每服五七十丸,空心米饮汤送下。

【主治】脏腑泄泻不调。

52770　乳豆膏《直指》卷二十二)

【组成】绿豆(去皮取肉)一两　乳香(竹叶裹,熨斗熨)一分

【用法】上为末,酒调敷,伞纸贴,干则再敷。续后却换消肿排脓药。

【功用】止痛。

【主治】痈疽肿疖疼痛。

52771　乳连膏《医统》卷六十一引丹溪方)

【组成】黄连膏半杯　乳汁一杯(银杓熬过半)

【用法】上药和匀,入瓷罐,少加冰片,埋地中七日。点目。

【主治】目中百病。

52772　乳吹膏《理瀹》)

【组成】川乌　草乌　南星　白芷各一两　生地　当归　白芍各二两

【用法】麻油熬,铅粉收膏。

【功用】去腐生新,拔毒长肉。

【主治】乳吹。

52773　乳吮散《卫生总微》卷十)

【组成】枇杷叶一分(去毛,炙焦黄色)　母丁香一分

【用法】上为末。每服少许,或半字、一字,涂乳上儿吮,便止。

【主治】婴儿吐乳不定。

52774　乳没汤《医学从众录》卷八)

【组成】乳香　防风　知母　陈皮　木通　香附各一钱　没药　川芎　甘草　当归　贝母各五分　苡仁　银花　瓜蒌仁各二钱　橘叶二十片(鲜者更妙)

【用法】水、酒各半煎,食后服。四五服必愈。

【主治】乳痈。

52775　乳没散(方出《百一》卷十二,名见《普济方》卷三〇〇)

【组成】紫马粪(三块,各用青布一片包,于新瓦上炭火煅存性)半两　没药十文　轻粉十文　麝香少许

【用法】上为细末。先以葱椒汤洗,拭干,口含甘草浆水吐在疮上,再洗,沥净敷药,湿者干掺　干者生油调涂。初贴一夜极痛,不过三上即去根本。

【主治】嵌甲。

52776　乳没散《疡科选粹》卷五)

【组成】乳香　没药　血竭各等分

【用法】上为末,用葱根须、鸡子清共捣如泥,将薄砖一片,置火箱上,前药铺在砖上,下用火烘热,药之周围作布圈一个,四固药气,用草纸垫定,疮洗净,坐于药上,熏过三炷香,痔虫自出,如此三次。

【主治】痔疮。

52777　乳没散《疡科选粹》卷八)

【组成】白术　当归　甘草(炙)　白芷　没药各三钱(研匀)　乳香(另研)　肉桂各二钱

【用法】上为细末,和匀,再研极细。每服三钱,温酒调下。

【主治】跌扑损伤,痛不可忍。

52778 乳沉膏《永类钤方》卷二十）

【异名】乳香膏（《普济方》卷三六一）。

【组成】附子（炮）二钱 乳香 当归各一钱 麝香沉香各一字

【用法】上为末，酒糊为丸，如小豆大。月内儿每次一丸，空心钩藤汤或米饮送下，大小加减服。

【主治】盘肠气吊啼，曲身啼叫，面红青黑不定，大便青白，奶片不化。

【备考】本方方名，据剂型，当作"乳沉丸"。

52779 乳灵丸《得效》卷十三）

【组成】川乌（去皮脐，生用）半两 生干地黄（酒浸一宿）一两 草乌头（小者，去皮脐，炒，去盐）半两 木香（不见火）二钱半 五灵脂（拣去沙石，微炒） 麻黄（去根节，微炒去汗） 自然铜（火煅七次，米醋淬七次，另研） 虎胫骨各一两（酥涂，火炙存性） 干木瓜（酸者）二两 滴乳香（好者，和灯心研为末，去灯心）二钱半 败龟（米醋浸三日，炙黄色，再用醋淬）七钱半

【用法】上研细如粉，炼蜜去上白沫，为丸如龙眼大，每一两重作十二丸。每次以带皮生姜自然汁化开一丸，热酒服，更以酒半盏送下，病在下，空心食前服；病在上，食后停少时服，一日二次。口有少麻，勿疑。

【主治】痛风，数年不能举动，日夜呻吟。

52780 乳附丸《永类钤方》卷二十）

【组成】附子（炮，去皮） 乳香 当归 诃子（炮） 肉桂心 干姜（炮） 吴茱萸各等分

【用法】上为末，酒糊为丸，如小豆大。月内儿每次一丸，空心用钩藤汤或米饮送下。

【主治】脏寒胃冷，泄泻，气虚，便青白脓，心腹疼痛叫啼，有汗。

52781 乳岩散

《梅氏验方新编》卷二。为《古方选注》卷下"定岩散"之异名。见该条。

52782 乳金丹《何氏虚劳心传》）

【组成】香甜浓白人乳

【用法】上置薄银碗内，隔汤煮热，以竹箸劈开一头，夹上号沉香，线扎，不住手搅之，乳干为度，丸如梧桐子大。每日三四钱，早、晚白汤送下；可用参者，参汤下之弥佳。

【主治】虚劳。

【方论选录】此方乃营卫之形质，而无寒热阴阳之偏，大补营卫气血，亦返本还原之上品也。

52783 乳毒丸《外科大成》卷二）

【组成】大黄（炒）三钱 连翘 白芷 独活各一钱

【用法】上为末，用砂糖为丸，黄酒送下。尽醉为度，一泻即愈。

【主治】乳毒。

52784 乳香丸《圣惠》卷二十二）

【组成】乳香一两（细研） 乌头半两（炮裂，去皮脐）雄黄半两（细研） 白附子一两（炮裂） 羚羊角屑一两 附子半两（炮裂，去皮脐） 晚蚕蛾一两（微炒） 羌活一两 防风一两（去芦头） 白僵蚕一两（微炒） 乌蛇三两（酒浸，去皮骨，炙令黄） 麝香一分（细研） 当归三分 腻粉一分

【用法】上为末，炼蜜为丸，如梧桐子大。每服十丸，以热豆淋酒送下，不拘时候。

【主治】急风，四肢搐搦，筋骨疼痛。

【备考】原书卷二十三乳香丸无当归，治风，四肢拘挛，筋骨疼痛。

52785 乳香丸《圣惠》卷二十四）

【组成】乳香半两 人参半两（去芦头） 紫参半两沙参半两（去芦头） 玄参半两 苦参半两（剉） 天麻半两 甘菊花半两 枳壳半两

【用法】上生用为末，炼蜜为丸，如梧桐子大。每服二十丸，食后以温酒送下。百日内好转，六十日内两鼻内出血，不怪，是愈候也。

【主治】大风疾，猝无眉鬓者。

52786 乳香丸《圣惠》卷三十五）

【组成】乳香半分 硇砂一分 琥珀半两 松脂半两

【用法】上为末，化黄蜡为丸，如鸡头子大。常含一丸，咽津。以愈为度。

【主治】咽喉生谷贼。

52787 乳香丸《圣惠》卷四十九）

【组成】乳香半两（剉，研入） 木香半两 肉豆蔻半两（去壳） 当归半两（剉，微炒） 青橘皮半两（汤浸，去白瓤，焙） 京三棱半两（煨，剉） 干漆半两（捣碎，炒令烟出）紫菀一两（去苗土） 干姜一两（炮裂，剉） 附子一两（炮裂，去皮脐） 鳖甲一两半（涂醋，炙令黄，去裙襴） 朱砂一分（细研） 巴豆一两（去皮心，研，纸裹压去油）

【用法】上药除乳香、朱砂、巴豆外，并为末，每二匙药末用细荞面一匙相和，更研令匀，滴水为丸，如绿豆大，候干，以浆水煎令沸，下药丸子，煮一二沸，候药丸子浮上，乃滤出，于竹筛子内晒干。每服三丸或五丸，以温水送下。若有久积聚，常于临卧服五丸愈。

【主治】宿食不化，心膈气滞，中焦不和，及癥癖积聚，或多呕逆。

52788 乳香丸《圣惠》卷九十三）

【组成】乳香一分 诃黎勒一两（煨，用皮） 地榆半两（炙，剉） 赤石脂半两 干姜一分（炮裂，剉）

【用法】上为末，粟米饭为丸，如绿豆大。每服五丸，以粥饮送下，日三四服。

【主治】小儿冷痢。

52789 乳香丸《博济》卷二）

【组成】乳香 沉香 没药 木香 朱砂（细研） 枳壳 乌头（炮） 蓬莪术 槟榔各一两 芫花（醋炒令赤）狼毒（醋熬） 干漆（炒）各半两 阿魏一分 青皮三分

【用法】上为末，以硇砂一两半用水飞过，去砂石，以川楝子肉四两为末，同以好醋熬成膏，入在前末和匀为丸，如碗豆大。每服十丸，至十五丸，温酒或姜汤、盐汤送下。

【功用】散滞气，消酒食，利胸膈，化痰涎，和顺元气，止冷气攻刺。

【主治】《圣济总录》：脾胃冷气，心腹刺痛。

52790 乳香丸《博济》卷四）

【组成】半夏半两（汤洗七遍，生姜汁炒黄） 乳香 砂仁各一钱（研）

【用法】上为末，面糊为丸，如绿豆大。每服五丸，米饮送下，一日三次。

【主治】小儿霍乱,吐泻不定。

【备考】《普济方》有朱砂,无砂仁。

52791 乳香丸(《普济方》卷十六引《博济》)

【组成】乳香一两(细研) 朱砂一两(研) 白矾灰一两 皂荚子(炮裂,为末)一两 铅白霜一两(研) 铁引粉一两(研) 半夏(汤洗七遍,晒干,为末)一两

【用法】上为细末,以姜汁煮糊为丸,如绿豆大。每服十五丸,生姜汤送下;惊悸语涩,金银汤送下。

【功用】镇心开胃,化痰治风。

【主治】心虚有痰,时多惊悸,精神恍惚,语涩。

52792 乳香丸(《局方》卷八)

【组成】枳壳(去瓤,麸炒) 牡蛎(火煅) 荜澄茄 芜青(去头、翅、足,糯米炒,以米黄色为度) 大黄(蒸,焙) 鹤虱(炒)各半两 白丁香 乳香(研)各一分

【用法】上为末,粟米糊为丸,如梧桐子大。每服十丸至十五丸,如治肠风,腊茶清送下;诸痔,煎蓳白汤送下;诸瘘,煎铁屑汤送下,并食前服。

【主治】诸痔下血,肛边生肉,或结核肿疼,或生疮瘙痛,或大便艰难,肛肠脱出;又治肠风下血,无问新久,及诸瘘根在脏腑。

52793 乳香丸(《传家秘宝》卷中)

【组成】麝香一钱 丁香二分 沉香一分 荜澄茄一分 蓬莪术一分(浸,炒) 朱砂一分(研) 肉豆蔻一分(去壳) 白豆蔻一分(去皮) 乳香一分(研) 巴豆三十个

【用法】上件药,巴豆去皮心,用瓦碗子内研和面,用抄纸二张,砖两口压一夜,诸物捣为末,与巴豆、麝香、朱砂、乳香同研百十匝,用头醋、薄面糊为丸,如绿豆大,朱砂为衣。每服三二丸,醋盐汤送下。

【功用】消酒食。

52794 乳香丸(《圣济总录》卷八)

【组成】乳香(细研)一两 乌头(炮裂,去皮脐)半两 羌活(去芦头)一两 雄黄(细研,水飞过)半两 白附子(炮) 羚羊角屑各一两 附子(炮裂,去皮脐)半两 原蚕蛾(微炒) 防风(去叉) 乌蛇(酒浸,去皮骨,炙) 白僵蚕(炒) 虎胫骨(酥炙)各一两 腻粉 麝香(细研)各一分 赤箭 牛膝(酒浸,切,焙) 没药(研)各半两

【用法】上为末,再同和匀,炼蜜为丸,如梧桐子大。每服十丸,用豆淋热酒送下,如人行十里再服。

【主治】中风,四肢拘挛,筋骨疼痛。

52795 乳香丸(《圣济总录》卷十一)

【组成】乳香一分(溶过,研) 干蝎(青色紧小者,去土,炒)三分 乌头(生,去皮脐)二两(黑豆同炒,以豆汗出为度,去豆不用)

【用法】上为末,用醋半升,慢火熬成膏,下乳香末搅匀,候可丸,丸如绿豆大。每服十丸,温酒送下,不拘时候。

【主治】风冷荣卫不行,四肢疼痛,皮肤不仁。

52796 乳香丸(《圣济总录》卷十二)

【组成】乳香(研)二分 天麻 麻黄(去根、节) 防风(去叉) 半夏 乌头(去皮脐) 天南星 芎䓖各一两 地龙(去土)三分

【用法】上为细末,入乳香和匀,用酒煮面糊为丸,如梧桐子大。每服十五丸,荆芥茶送下,空心食前服。

【主治】风虚气闭,口眼㖞动,偏正头痛。

52797 乳香丸(《圣济总录》卷二十)

【组成】乳香(研) 没药(研) 五灵脂(研)各一分 乌头(炮裂,去皮脐) 草乌头(炮) 白僵蚕(炒) 附子(炮裂,去皮脐) 自然铜(醋炒)各半两 黑牵牛(瓦上炒) 天麻(酒浸,切,焙)各一两

【用法】上为末,酒煮面糊为丸,如梧桐子大。每服十丸至十五丸,薄荷酒送下。

【主治】风寒湿气留于血脉,痹痹不仁。

52798 乳香丸(《圣济总录》卷三十三)

【组成】乳香半两 地龙(微炒)一两 当归(切,焙)一两 桂(去粗皮)半两 乌头(去皮脐,生用)一两 干蝎(微炒,去足)半两 附子(炮裂,去皮脐)一两

【用法】上为末,用安息香一两(剉),酒浸一宿,细研,淘滤去滓,慢火煎成膏,同药末研令匀,炼蜜为丸,如绿豆大。每服五丸至十丸,空心温酒送下。

【主治】伤寒后,肾脏气虚腰疼。

52799 乳香丸(《圣济总录》卷五十二)

【组成】乳香(研)一两 乌头(炮裂,去皮脐)二两 威灵仙(去土)一两

【用法】上为末,酒煮面糊为丸,如梧桐子大。每服二十丸,温酒送下,早、晚服。

【主治】肾脏风毒,上攻壅闭,下注沉重。

52800 乳香丸(《圣济总录》卷六十四)

【组成】乳香一两(以姜自然汁一盏,煮乳香令软,于乳钵内研细,滤去滓,入面少许,银器内慢火熬成膏) 半夏(汤洗七遍,焙)二两 铁粉(研,水飞过) 丹砂(研,水飞过) 铅白霜(研)各一两 天南星半两(生用) 皂荚根白皮(剉)二分

【用法】上药除乳香膏外,捣研为细末,拌和再研匀,以乳香膏为丸,如梧桐子大。每服十丸,加至十五丸,以生姜薄荷汤送下,食后服。

【主治】风痰攻击,头痛恶心,胸膈烦满,咽干多渴。

52801 乳香丸(《圣济总录》卷七十二)

【组成】乳香(研) 丁香 木香各一两 附子(炮裂,去皮脐) 五灵脂(为末) 干姜(炮)各半两 桂(去粗皮) 芫花(醋拌,炒焦黄) 青橘皮(汤浸,去白,炒)各三分 猪牙皂荚(去皮,酥炙)一两 巴豆(去皮心膜,别研如膏,新瓦内摊,去油,取霜)一钱

【用法】上药除乳香、五灵脂末、巴豆霜外,共为末,入上三味搅匀,煮陈曲糊丸,如绿豆大。每服二丸至三丸,温生姜汤送下,量虚实加减,食后临卧服。

【主治】积聚气滞,胸膈满闷,心腹疼痛,不化饮食。

52802 乳香丸(《圣济总录》卷九十四)

【组成】丹砂(研)半两 硇砂(研)一分 胡椒半两 海蛤一分 楝实(麸炒,去核)半两 当归(切,焙)半两 茴香子(剉)一两 木通(剉)半两 马蔺子(炒)半两

【用法】上为细末,用乳香一分(研细),以酒煮糊和诸药末为丸,如梧桐子大。每服二十丸,空心、食前用温酒送下,盐汤亦得。

【主治】小肠受邪,睾丸控引上下,脐腹痛。

52803 乳香丸(《圣济总录》卷九十八)

【组成】乳香(别研) 斑蝥(去翅足,炒) 海金沙 硇砂(别研)各一分 麝香(别研)半钱 鲮鲤甲(炙焦)半两 葵菜子(炒)一合

【用法】上药除乳香、麝香、硇砂外,共为末,合研匀,米醋煮面糊为丸,如绿豆大。每服十丸,煎木通汤送下;第二服用续随子二七粒(烂研),水、酒各半盏,同煎沸放温,并服三服,沙石即下。小儿量减丸数。

【主治】沙石淋涩,疼痛不可忍。

52804 乳香丸(《圣济总录》卷一一四)

【组成】乳香 杏仁(汤浸,去皮尖双仁,炒) 蓖麻子(去皮) 附子(炮裂,去皮脐) 磁石(煅,醋淬七遍) 木通(剉) 桃仁(汤浸,去皮尖双仁,炒)各半两 巴豆(去皮心,炒)一分 菖蒲 松脂各三分

【用法】上先将磁石、木通、菖蒲、附子为末,其余为膏,入末同捣一二百杵,捻如枣核大,中心通一孔子。每次以绵裹塞耳中,一日三换。轻者三日,重者十日愈。

【主治】耳聋。

52805 乳香丸(《圣济总录》卷一一九)

【组成】乳香 雄黄 硫黄 砒霜各一分 阿魏 麝香各半分

【用法】上为末,炊饼皮为丸,如鸡头子大。如左边痛,即用药一丸,以薄绵裹,塞左鼻窍内,痛止即去之;右边亦然。

【主治】牙齿痛。

【备考】本方方名,《普济方》引作"开笑散"。

52806 乳香丸(《圣济总录》卷一一九)

【组成】乳香一块(如豌豆大) 白矾一块(如皂荚子大)

【用法】上药以铁匙先于炭火中熔白矾成汁,次下乳香安心中,急以手就丸乳香在矾内。每次以绵裹疼处牙咬之,有涎即吐却。

【主治】牙齿疼痛。

52807 乳香丸(《圣济总录》卷一二〇)

【组成】乳香(研) 胡椒 阿魏各等分

【用法】上为末,煎皂荚子胶为丸,如绿豆大。每用绵裹一丸,安在蚛牙内。吐涎,以愈为度。

【主治】蚛牙疼痛,不可忍者。

52808 乳香丸(《圣济总录》卷一二二)

【组成】乳香(研) 石亭脂(研) 阿魏 密陀僧 安息香各一分 砒霜(研)半分 麝香(研)半两

【用法】上药除安息香外,共为末,酒煮安息香为丸,如绿豆大。每服五丸,茶清送下,空心服。良久以热茶投令吐,更欲服,只用姜汤。

【主治】咽喉肿痛,喉痹及咽喉诸疾。

52809 乳香丸(《圣济总录》卷一四三)

【组成】乳香(研)半两 生干地黄(瓦上煅,醋浸,焙干) 雄黄(研) 黄蜡各一两 麝香(研) 龙脑(研) 丹砂(研) 没药(研)各一钱半

【用法】上为末,熔蜡为丸,如梧桐子大。每服十丸,麦门冬熟水下。留少许药末贴,欲贴时,先用橘叶葱汤洗之。

【主治】一切痔瘘、反花疮等疾。

52810 乳香丸(《圣济总录》卷一四五)

【组成】乳香一两 桂(去粗皮) 安息香 没药各半两 地龙(炒) 补骨脂(炒)各一两 当归(切,焙) 白芷各半两 五灵脂二两

【用法】上为末,将乳香、没药、安息香三味用酒研如糊,和余药为丸,如龙眼大。每服一丸,酒磨温服,不拘时候。

【主治】打扑伤损疼痛。

52811 乳香丸(《圣济总录》卷一七〇)

【组成】乳香(盏子内熔过,研)半钱 胡粉一钱

【用法】上为细末,用白颈蚯蚓生捏去土,烂研和就为丸,如麻子大。每服七丸至十丸,煎葱白汤送下。

【主治】小儿慢惊风,心神闷乱,烦懊不安,筋脉拘急,胃虚虫动,反折啼叫。

52812 乳香丸(《圣济总录》卷一七二)

【组成】乳香(研) 木香 白芷各半两 麝香(研)一分 獭猪胆(干者,去膜,研)一枚

【用法】上为末,粳米饭为丸,如麻子大。每服三丸至五丸,米饮送下,空心服。

【主治】小儿惊疳,壮热呕吐,颊赤面黄,口鼻生疮,或时下利,虚汗多惊。

52813 乳香丸(《圣济总录》卷一七六)

【组成】乳香(研) 丹砂(研) 麝香(研)各一钱 半夏半两(汤洗七次,生姜汁炒黄)

【用法】上为末,面糊为丸,如绿豆大。每服五丸,米饮送下。

【主治】小儿吐逆不定。

52814 乳香丸(《幼幼新书》卷十引《家宝》)

【组成】乳香一钱 蝎梢二七个 没药半钱 沉香一钱半

【用法】上为末,炼蜜为丸,如黍米大。每服一岁五丸,乳香汤送下。

【主治】小儿惊风内钓,腹痛不可忍者。

【备考】原书治惊风内钓,用桃符丸后却进本方。

52815 乳香丸(《幼幼新书》卷八引丘松年方)

【组成】白附子 白僵蚕 天南星(姜制) 半夏(姜制) 琥珀 全蝎(薄荷汁浸一宿,焙干)各二钱 白术 人参各一钱 乌蛇(酒浸取肉)半两 真珠 朱砂各半两 脑麝各一字(别研)

【用法】上为细末,面糊为丸,如梧桐子大。每服一丸,人参、葱白汤化下,不拘时候。

【主治】惊风潮搐。

52816 乳香丸(《鸡峰》卷九)

【组成】乳香 木香 沉香 枳壳 槟榔 莪术各二两 芫花 干漆各半两 阿魏一分 青皮 硇砂各三分 川楝肉二分

【用法】上为细末,将川楝醋熬膏为丸,如豌豆大。每服十丸至十五丸,温酒送下。

【功用】消化积滞。

52817 乳香丸(《鸡峰》卷二十)

【组成】蓬莪术 木香 当归 桂 荆三棱各二钱 没药一钱 牡丹皮 沉香 桃仁各二钱 枳壳一钱半 芍药 厚朴各三钱 茴香二钱 乳香一钱(一方加茱萸、延

胡索)

　　【用法】上为细末,酒煮面糊为丸,如梧桐子大。每服二十丸,空心温酒送下。

　　【主治】心腹疼痛,气道凝涩。

52818　乳香丸(《鸡峰》卷二十)

　　【组成】乳香　巴豆各一钱　丁香　木香　桂各一分　青橘皮一两

　　【用法】上为细末,水煮面糊为丸,如绿豆大。每服五七丸,食后以木瓜汤送下。加至十丸、十五丸。

　　【功用】消积冷,宽胸膈,进饮食。

　　【宜忌】不宜多服。

52819　乳香丸(《卫生总微》卷十三)

　　【组成】乳香末　青皮(去瓤,炒黄,为末)各一分　槐花半合(炒,末)　风化石灰(研细)半两

　　【用法】上为末,匀细。每服半钱,槐花汤调下,不拘时候。

　　【主治】虫动心腹疼痛。

　　【备考】本方名,据剂型,当作"乳香散"。

52820　乳香丸(《普济方》卷三九九引《全婴方》)

　　【异名】妙香丹。

　　【组成】乳香　青木香　昆布(洗)各三钱　牵牛(炒)　藿香各半两

　　【用法】上为细末,炼蜜或枣肉为丸,如小豆大。每次三岁儿二十丸,盐汤送下。

　　【主治】小儿疝气偏坠。

52821　乳香丸(《杨氏家藏方》卷十六)

　　【组成】乳香一两(别研)

　　【用法】上用猪心血和作十丸。每服一丸,煎乳香汤化下。

　　【主治】难产。

52822　乳香丸(《普济方》卷一一六引《卫生家宝》)

　　【组成】没药一两(研)　川乌头一两(炮裂,去皮脐)　木香半两(生)　五灵脂三两(研)　朱砂一分(研)　乳香一分(研)　麝香一钱(研)

　　【用法】上为细末,薄糊为丸,如梧桐子大。每服三二丸,茶、酒任下。

　　【主治】一切风疾。

52823　乳香丸(《局方》卷一宝庆新增方)

　　【组成】糯米(炒)　川乌头(炮,去皮尖)　五灵脂(去砂土)各二两　乳香(研)　白芷(剉)　藿香叶(洗)　天南星(炮)　没药(研)　荆芥(去枝梗)　赤小豆(生)　骨碎补(去毛)　白附子(炮)各一两　松脂(研)半两　香墨(煅)　草乌头(炮,去皮脐)各五两

　　【用法】上为细末,酒煮面糊为丸,如梧桐子大。每服十丸至十五丸,冷酒吞下,茶清亦得,不拘时候。

　　【主治】一切风疾,左瘫右痪,口眼㖞斜,半身不遂,语言謇涩,精神恍惚,痰涎壅塞,手足嚲曳,筋脉拘挛,或遍身顽痹,走注疼痛,脚膝缓弱,行步艰辛;又治打扑损伤,瘀血不散,痛不可忍;或行路劳伤,脚膝浮肿疼痛;或肾脏风毒,上攻面肿耳鸣,下注脚膝沉重。

　　【宜忌】忌热物一时辰。

52824　乳香丸(《直指》卷二十二)

　　【组成】白净滴乳香一分　牡蛎粉半分

　　【用法】上为细末,雪糕糊为丸,如麻子大。每服三十丸,空心时道地川白姜(生用)煎汤送下。

　　【主治】冷漏。

52825　乳香丸(《直指小儿》卷二)

　　【组成】乳香半钱　没药　沉香各一钱　蝎梢十四个　鸡心槟榔一钱半

　　【用法】上为末,炼蜜为丸,如梧桐子大。每服二丸,菖蒲、钩藤煎汤调下。

　　【主治】惊风内钓,腹痛惊啼。

52826　乳香丸(《御药院方》卷八)

　　【组成】苍术五两(去黑皮,炒)　泽乌头三两(生,去皮脐)　乳香一两　天仙子(炒黑)　自然铜(醋淬七遍)　黑牵牛(微炒)　官桂(去粗皮)各二两二钱半

　　【用法】上为细末,水面糊为丸,如梧桐子大。每服十丸至十五丸,食前空心温酒送下。

　　【主治】肾虚骨节疼痛;兼打扑伤折,从高坠下,跌扑伤损;及治寒湿搏于骨节之间,疼痛有时。

52827　乳香丸(《医方类聚》卷二十四引《吴氏集验方》)

　　【组成】乳香一两(别研)　没药一两(研)　川乌一两(炮,去皮尖)　草乌二两(生,去皮尖)　蚕沙一两(酒浸半日)　荆芥穗一两　破故纸一两(瓦上炒)　川芎一两　海桐皮一两(去皮)　自然铜一两(醋煮,炒干)　赤小豆一两半(净洗,焙干)

　　【用法】上为末,酒糊为丸,如梧桐子大。每服十五丸至二十丸,临卧酒送下或茴香酒下;脚痛,煎木瓜汤空心下。

　　【主治】诸风,左瘫右痪,口眼㖞斜,脚手无力,四肢沉重。

52828　乳香丸(《医方类聚》卷二四五引《施圆端效方》)

　　【组成】橡斗一对(纳黄丹满,烧存性)　肉豆蔻　丁香　乳香各半钱　定粉二钱　巴豆霜一钱

　　【用法】上为细末,熔蜡三钱,入油六点和成,旋丸如黍米大。每服五七丸,冷水送下。

　　【主治】小儿吐泻不定,或为慢惊。

52829　乳香丸(《卫生宝鉴》卷十一)

　　【组成】明乳香　轻粉各半钱　砒半分(研)　麝香少许

　　【用法】上先将乳香为细末,入轻粉、麝香、砒,再研细和匀为丸,如黄豆大。夜卧先漱口齿净,后以细杖子粘药丸,搽牙疳处。至明便效。

　　【主治】走马牙疳。

　　【宜忌】忌食酱、醋、盐。

52830　乳香丸(《卫生宝鉴》卷十三)

　　【组成】乳香(另研)　川山甲　当归各五钱　猪牙皂角　木鳖子各七钱

　　【用法】上用松枝火烧存性,为细末,入乳香研匀,炼蜜为丸,如弹子大。食前每服一丸,温酒化下。

　　【主治】诸般恶疮疖。

52831　乳香丸(《永类钤方》卷十一)

　　【组成】乳香　没药(别研)　五灵脂　麻黄(去节)　附子(炮)　当归　川乌(炮)　草乌(炮)　牛膝(酒浸)　川芎　肉桂　羌活　全蝎(去梢,盐水炙)　防风　僵蚕(洗,炒)各

等分

【用法】上为末,酒糊为丸,如梧桐子大。每次二十丸,常服盐汤送下;身热痛,薄荷汤送下;冷痛,炒姜酒送下;损伤,松节酒送下;头痛,葱茶送下;妇人血风,当归酒送下。

【主治】男子、妇人血不舒活,内外翳障。

52832 乳香丸(《得效》卷十九)

【异名】乳香定痛丸(《外科理例·附方》)。

【组成】当归 川芎 交趾桂 川香芷 真绿豆粉各五钱 羌活 独活 五灵脂 乳香(别研) 没药各三钱 白胶香五钱

【用法】上为末,炼蜜为丸,如弹子大。每服一丸,用薄荷汤嚼下。

【主治】发背及一切疽疮溃烂,痛不可忍者。

【加减】手足诸般损痛不能起者,加大草乌一味,用木瓜盐汤细嚼下。

52833 乳香丸(《普济方》卷三七五引《傅氏活婴方》)

【组成】乳香 龙脑 牛黄 朱砂 麝香 南星 天麻 人参 防风 全蝎 甘草 茯苓

【用法】上为末,用蜜为丸,如鸡头子大。荆芥汤送下。

【主治】急慢惊风,顽痰壅上,目睛上视。

52834 乳香丸(《普济方》卷二一一)

【组成】乳香一钱 没药一钱 丁香五十粒 胡椒五十粒 巴豆十五粒

【用法】上为细末,面糊为丸,如绿豆大。每次大人用七丸,中人五丸,小儿三丸,赤痢,蜜水送下;白痢,生姜汤送下;赤白痢,生姜汤、蜜水汤送下;泻不止,米汤送下。

【主治】赤白痢疾。

52835 乳香丸(《普济方》卷二九五)

【组成】枳壳 槟榔各四两 皂角子四十个(炒热)

【用法】上为末,用水糊为丸,如梧桐子大。每服二十丸,食前酒送下;米汤亦可。

【主治】内外痔。

【备考】本方名乳香丸,但方中无乳香,疑脱。

52836 乳香丸(《普济方》卷三一一)

【组成】白胶香四两(为末) 草乌二两 赤小豆半斤 白芍药二两 木鳖子三两 乳香 没药各二两

【用法】上为细末,醋糊为丸,如梧桐子大。每服三四丸,温酒任下,或木瓜汤亦可,随病服。

【主治】闪肭,脚气疼痛等病。

52837 乳香丸(《普济方》卷三六八)

【组成】铧铁一斤(烧令通赤,以水二升淬之,如此三七次,煎取二停,更入柳叶七片,浴儿取用) 胡油麻二十一粒 松柏叶二七枚 牙消 乳香各一分 金箔 白芥子二七粒

【用法】上为末,蜜为丸,如弹子大。以青物裹一丸,如烧香法,熏儿双足。微有汗出,便愈。

【主治】小儿百日内,患伤寒壮热。

【备考】方中金箔用量原缺。

52838 乳香丸(《普济方》卷三九二)

【组成】乳香 硇砂 没药各一块(皂子大) 芥菜子四十九粒 巴豆一粒(生)

【用法】上为末,大枣一枚,裹湿纸重封,灰火内炮熟,取出去纸,与枣子肉乳钵内研为膏,若不通研,入少许,飞罗

面为丸,如绿豆大。每服七丸,周岁三丸,五更用淡姜汤送下。取下原伤物。

【主治】小儿一切积,累用药取不下,腹胀泻痢频并。

52839 乳香丸(《医统》卷六十四)

【组成】乳香一钱(另研) 巴豆三个

【用法】上为末,以黄蜡溶化为丸,如麻子大。每用一丸,塞孔中。

【主治】虫蛀牙疼。

52840 乳香丸(《准绳·类方》卷五)

【组成】通明乳香二十两 苦参(肥好者,去芦,剉)四两 天麻四两(为末) 大麻仁二两(另研如膏)

【用法】上先用好酒五升,浸苦参于瓶内,以重汤煮一伏时,常用文武火慢熬,令小沸为候,一伏时取出,滤去滓;将酒浸乳香于银砂石器内,煎如糖,将天麻、大麻仁入于乳香膏内搅令匀,慢火熬之可丸,如梧桐子大。每服二十丸,空心及晚食前用大麻仁酒送下。

【主治】疬风。

52841 乳香丸(《准绳·类方》卷七)

【组成】五灵脂二钱 乳香 没药 夏蚕沙 草乌各半两 木鳖子五个

【用法】上为末,酒煮面糊为丸,如梧桐子大。每服七丸,薄荷茶汤送下。如头痛,连进三服即止。

【主治】眼疼,头痛,或血气作筋急遍身疼痛。

52842 乳香汤(《卫生总微》卷十四)

【组成】木香 五灵脂(去砂石) 乳香各一钱(别研) 天南星(取中心末)一钱

【用法】上为细末,同研匀。每服半钱,水半钟,生姜一片,煎至三分,去滓温服,不拘时候。

【主治】肠胃冷袭而痛,啼哭不休。

52843 乳香汤(《施圆端效方》引于四嫂方,见《医方类聚》卷一七九)

【组成】大黄 甘草各一两 乳香一字

【用法】上将前二味为粗末。每服四钱,水一盏半,煎至六分,去滓,化乳香温服,不拘时候。

【主治】时疫疙瘩,喉咽肿痛。

52844 乳香汤(《医方类聚》卷二二九引《仙传济阴方》)

【组成】通明滴乳不拘多少

【用法】上为末。每服一钱匕或半盏,沸汤点服;能酒人,以酒调服。

【功用】去滞定痛止疼。

【主治】产妇腰腹痛急。

52845 乳香汤(《霉疮新书》)

【组成】乳香一钱 没药六分 樟脑二钱 芦荟一钱

【用法】上药以烧酒二合,煮取一合半,频频渧患处。

【主治】下疳疮,渐渐浸蚀,不可止遏者。

52846 乳香饮(《玉案》卷三)

【组成】乳香 人参 肉豆蔻 白术 地榆 当归 防风 甘草

【用法】加大枣二枚,水煎,不拘时服。

【主治】久痢肠滑。

52847 乳香饼(《医统》卷五十三)

【组成】乳香一钱 蓖麻子十四粒

【用法】上同捣烂,作饼,贴太阳穴上。如痛定急去之,解开头发出气。

【主治】气攻头痛,不可忍者。

52848 乳香炼《经验良方》

【组成】乳香(上好者)

【用法】上为末。用蜂蜜炼和,日服三四钱。

【主治】经久咳嗽。

52849 乳香散《理伤续断方》

【组成】肉桂 干姜各三两 牛膝 羌活各四两 白芷二两 川芎 细辛 姜黄各四两 骨碎补 当归各六两 芍药 草乌 川乌各四两 苍术六两 桔梗十两 赤小豆一升 乳香半斤(别研) 没药五两(别研) 何首乌十四两 木鳖(去壳,麸炒)六两 (一方去木鳖,加海桐皮)

【用法】上焙,为末,续入乳、没末和汤。每服二钱,温汤调下,不拘时候。

【功用】续筋接骨,结血止疼,生力。

【主治】跌扑伤损,皮肉破绽,筋骨寸断,败血壅滞,结肿烂坏,疼痛至甚;或劳役所损,背肩四肢疼痛,损后中风,手足痿痹,不能举动,筋骨乖纵,挛缩不舒。

52850 乳香散《圣惠》卷二十二

【组成】乳香半两 降真香一两 石胆一分

【用法】上为细散。每服一钱,以真黄牛乳一小盏,热暖,空心调下,如人行三五里再服。如此三服,以吐为度。

【功用】涌吐痰沫。

【主治】风痫,时久不愈。

52851 乳香散《圣惠》卷二十四

【组成】乳香三两 天麻末三两 牛黄一两 麝香一两(细研) 雄黄一两(细研) 胡麻二斤(净水淘四十九遍,去浮者,取沉者用蒸,从卯时蒸至酉时止,用黑豆压之,次又用一重湿土盖之,恐釜内添热汤至酉时后取出,炒令香燥即住,候冷,捣罗为细散,与诸药末同拌令匀)

【用法】上为细散。每次二钱,空心时及晚食前用腊面茶清调下。初服三日心逆,四日多睡,五日腰脚痛,可如醉人,是其候也,相次渐愈,只须长服此药,四癞必愈。

【主治】大风疾,肌肉欲坏,眼色变改,眉发落,语声散。

52852 乳香散(方出《圣惠》卷六十八,名见《鸡峰》卷二十五)

【组成】松脂一升 乳香一分

【用法】上为细末。先用针拨,后以药敷之,密封即效。

【主治】肉刺,久不愈。

52853 乳香散《圣惠》卷七十一

【组成】乳香一分 木香一分 当归三分(剉,微炒) 芎藭三分 吴茱萸一分(汤浸七遍,焙干,微炒) 桂心半两 没药一分 硇砂一分(细研)

【用法】上为细散。每服一钱,食前热酒调下。

【主治】妇人久冷血气,心腹疼痛。

52854 乳香散《博济》卷五

【组成】乳香 猪牙皂角 穿山甲各二两 蛇蜕一条(头尾全者) 箬叶四两(去两头粗硬尖者) 黄牛角尖一对(可长二寸以上)

【用法】上都入在砂罐子内,盖口,用盐泥固济,晒干,用十斤炭火煅,候碧焰子出,去火,放冷,取出细研。每服二钱,用胡桃肉一个(细研),以酒半盏,入药同调,空心服。五服后见效。

【主治】❶《博济》:风毒痔疮。❷《奇效良方》:牡痔生疮。

52855 乳香散《医方类聚》卷十引《简要济众方》

【组成】乳香一两(研) 马头脑骨灰一两(研) 酸枣仁二两(微炒)

【用法】上为细末。每服二钱,温酒调下,不拘时候服。

【主治】胆风不得眠睡,精神恍惚。

52856 乳香散《普济方》卷一五六引《孙尚药方》

【组成】松节一两(细剉如米) 乳香一钱

【用法】上于银石器内,慢火炒令焦,只留一二分性,出火毒,研细。每服一钱至二钱,热木瓜酒调下。

【主治】脚转筋,疼痛挛急者。凡是筋病,皆治之。

52857 乳香散(方出《外科精要》引《灵苑方》,见《医方类聚》卷八十三,名见《圣济总录》卷一二九)

【组成】乳香(研细) 胆子矾(烧,研)各等分

【用法】上为极细末。时时敷之。

【主治】甲疽。胬肉裹甲,脓血,疼痛不愈。

52858 乳香散《圣济总录》卷六

【组成】乳香(炒软,候冷研) 乌蛇(酒浸,去皮骨,炙) 干蝎(酒炒) 天麻 赤茯苓(去黑皮) 蛇黄(煅,醋淬) 白附子(炮) 白芥子(炒) 白僵蚕(炒) 白及 半夏(汤洗七遍,与生姜半两同捣,焙干) 白蔹各半两

【用法】上为散。每服一钱匕,生姜温酒调下,日二夜一。小儿只一字,用薄荷汤调下。

【主治】破伤中风。

52859 乳香散《圣济总录》卷十六

【组成】乳香如皂子大 高良姜如指头大

【用法】上二味于火上烧,迎烟熏鼻,随痛左右用之。

【主治】偏头痛不可忍。

52860 乳香散《圣济总录》卷十八

【组成】乳香(研)三钱 胡麻(水淘,去浮者)一斤(文火炒香) 天麻(慢火炙令黄色)三两

【用法】上为散。每服三钱匕,饭后先抄着口内,煎荆芥茶旋呷旋咽。服五七日后,觉遍身无力昏闷时,勿怪,乃药力也,即于腰眼两边,相去量病人一寸半许,各灸二七壮,如麦粒大。常服即炼蜜搜和为丸,如梧桐子大,每服三五丸,温酒送下。

【主治】恶风。

【备考】若鼻塌者,用林檎枝子(去皮中心)通作眼,安在鼻中,身上有肿处,自消。

52861 乳香散《圣济总录》卷五十六

【组成】乳香(研)一分 鹤虱(炒)三分 槟榔(剉)一两半

【用法】上为细散。每服三钱匕,大麻子汁调下。

【主治】蛔心痛。

52862 乳香散《圣济总录》卷一〇九

【组成】乳香(研)二钱 铜绿(研) 马牙消(研)各一两 龙脑(研)半钱 轻粉(研)半钱

【用法】上为末。每用半钱匕,新汲井水调洗之。

【主治】一切眼疾,昏涩热泪,赤脉胬肉,遮蔽光明,及风痛痒不止。

52863 乳香散《圣济总录》卷一一九

【组成】乳香半钱（研） 蜀椒（轻炒取红，为细末）一钱

【用法】上为散。每用半字或一字，揩贴痛处。良久，温荆芥汤漱口，立效。

【主治】牙齿痛不可忍。

52864 乳香散《圣济总录》卷一二〇）

【组成】乳香一分 补骨脂（炒）半两

【用法】上为散。每取少许，揩疼处，有蛀眼，则用软饭和药作梃子，塞蛀孔中。其痛立止。

【主治】牙疼蛀蚛，风虚上攻，连脑疼痛。

【备考】本方方名，《本草纲目》引作"金针丸"，方中补骨脂，《本草纲目》作"骨碎补"。

52865 乳香散《圣济总录》卷一三〇）

【组成】乳香半两 水银粉一分 黄柏一两半 白及一分 白蔹 铅丹 大黄各一两

【用法】上为细散。用水调贴之，有脓时干掺。

【功用】内消。

【主治】诸痈肿初发及火灼，乳痈。

52866 乳香散《圣济总录》卷一三二）

【组成】乳香 腻粉各半钱 麝香一字 龙骨 大黄（剉） 黄柏（去粗皮）各三钱

【用法】上为散。先用苦竹沥洗疮，次掺药贴之。

【主治】远年恶疮。

52867 乳香散《圣济总录》卷一三三）

【组成】乳香一钱 紫藤香末一钱 安息香灰半钱 人指甲灰半钱 硇砂一字

【用法】上为细末，用油单裹包，令人怀中贴肉怀十日，取再研令匀。患者先以温水洗疮，以纸拈子尖上点药少许，深纳疮中，外面以帛子裹缚令定。一夜当取出恶物，如鱼肠之类，自然生肉。

【主治】冷疮及膝胫生疮年深，筋骨挛躄，脓血不愈。

52868 乳香散《圣济总录》卷一三三）

【组成】乳香（研） 麝香（研） 黄蜀葵花（捣） 白小豆（捣） 黄柏（捣）各等分

【用法】上为细散。干敷疮口。

【功用】暖疮口，止疼痛。

【主治】冷疮。

52869 乳香散《圣济总录》卷一四三）

【组成】乳香二钱 没药一钱（二味同研）

【用法】上为细末，用乌鸡子一个，打开去黄，以清拌药，再入鸡子壳中，以纸封，饭甑中蒸熟，空心服尽。如年深者，服十数个全安。

【主治】五痔，年深不愈。

52870 乳香散《圣济总录》卷一四五）

【组成】乳香（研） 白芷 桂（去粗皮） 没药 安息香（研） 地龙（去土，炒） 补骨脂（炒） 当归（炙，剉）各半两

【用法】上为散。每服二钱匕，热酒调下。

【主治】伤损，血入四肢，疼痛不可忍。

52871 乳香散《幼幼新书》卷二十八引《茅先生方》）

【组成】乳香二钱（用荷叶于炭火上炙令半熔，放地碗盖，别烂研） 肉豆蔻 白姜 甘草（炙） 草果子各一分

【用法】上为细末，醋面裹，于热灰内煨赤，去面为末，

入乳香末拌和。每服半钱或一钱，陈米饮调下。

【主治】一切泻痢。

52872 乳香散《永乐大典》卷九七五引《保生论》）

【组成】甘遂 乳香（各为末）各一钱匕

【用法】上为细末。每服半钱或一字，童子小便送下。

【主治】小儿惊风涎溢，闷绝暴死。

52873 乳香散《鸡峰》卷十四）

【组成】乳香少许 诃子皮一分 当归 木香各半两

【用法】上为细末，用微火炒，候当归干为度。每服二钱，用陈米第一度泔一盏，煎至六分，空心、午前服。此药最妙，患及百余日者，服之皆愈。

【主治】泻痢和一切寒气，脏毒泻血，腹内疞痛。

52874 乳香散《鸡峰》卷十四）

【组成】好大甘草四指握（文武火炮，坑出火毒） 米斗子皮三个（生） 乳香一皂大

【用法】上为细末。每服水一碗，坩罐中煎至半碗，温服，不以时，分二服。

【主治】白痢，里急后重，日夜无度。

【宜忌】不犯铁器。

52875 乳香散《鸡峰》卷二十二）

【组成】花蕊石四两（烧令赤） 试剑草 乳香各二分 新瓦末少许

【用法】上为细末，再入乳钵内研细，坩器盛之，密封。打损、刀伤、斧斫出血，掺药患处，用帛子系之，勿令着水，三日内肌肉便生。如有肿脓、水疮并阴毒、走马疳疮之类，用齑汁净洗，用麻油润过后，用药掺之。

【主治】诸般恶疮及打扑着。

52876 乳香散

《续本事》卷六。为《圣济总录》卷一三一"托里汤"之异名。见该条。

52877 乳香散《宣明论》卷十五）

【组成】乳香一钱 砒霜一钱 硇砂一钱半 红娘子二十四个（去翅足） 黄丹半钱

【用法】上为末，糯米粥和作饼子，如三铜钱厚，敷于疮上，不破者灸七炷，已破者和白面糊敷。不过一月，其瘰疬核自下。

【主治】一切瘰疬疮，新久远近不已者。

【备考】方中硇砂，《普济方》作"硼砂"。

52878 乳香散《传信适用方》卷二）

【异名】痢疾乳香散（《普济方》卷二〇九）

【组成】白梅一两（烧灰） 枣子一两（烧灰） 罂粟壳一两（烧灰） 诃子半两（烧灰）

【用法】上为细末。每服一二钱，水一小盏，乳香黑豆大一块，同煎至七分，温服，不拘时候。

【主治】痢疾。

52879 乳香散《保命集》卷下）

【组成】乳香 没药各一钱 白矾（飞）半钱 铜绿少许

【用法】上为细末。外掺用。

【主治】赤口疮。

52880 乳香散《保命集》卷下）

【组成】寒水石（烧）一两 滑石一两 乳香 没药各

五分 脑子少许

【用法】上为细末,和匀。每用少许,掺疮口上。

【主治】疮口大而痛者。

52881 乳香散(方出《百一》卷六,名见《得效》卷六)

【组成】人参 白术 当归 地榆 阿胶各一分 蚌粉(炒黄) 甘草各一钱 乳香少许 肉豆蔻二个(面裹煨)

【用法】上为粗末。每服三钱,水一盏,煎至七分,去滓温服,不拘时候。

【主治】痢疾甚者。

52882 乳香散(《儒门事亲》卷十五)

【组成】乳香 没药 轻粉 黄丹 龙骨 乌鱼骨 黄连 黄芩 铜绿各等分 麝香少许

【用法】上为细末。先以温浆水洗过,贴疳疮上。

【主治】下疳。

52883 乳香散(《儒门事亲》卷十五)

【异名】乳香膏(《杂病源流犀烛》卷三十)。

【组成】大黄 黄连 黄柏 黄芩各三钱 乳香(另研) 没药(另研)各一钱 脑子少许

【用法】上为末。冷水调匀,摊于绯绢上,贴杖疮上。

【主治】杖疮肿痛。

52884 乳香散(《妇人良方》卷一)

【组成】草果一个(去皮) 乳香一小块(用面饼裹,火炮焦黄留性,取出和面用之)

【用法】上为细末。每服二钱,重者三钱,陈米饮调下。

【主治】赤白带下。

52885 乳香散(《活法机要》)

【异名】当归散(《济阳纲目》卷八十八)。

【组成】自然铜半两(火烧醋蘸十遍) 乳香 没药各三钱 茴香四钱 当归半两

【用法】上为细末。每服五钱,温酒调下。

【主治】❶《活法机要》:杖疮。❷《济阳纲目》:打扑伤损,痛不可忍。

52886 乳香散(《普济方》卷二七五引《外科精要》)

【组成】白干姜 苦丁香 草乌头各半两 钓藤钩 狼毒 乳香各一两

【用法】上为细末。每用干掺之,或唾调作锭子,纴入疮内。

【主治】年深恶疮。

52887 乳香散(《朱氏集验方》卷六)

【组成】乳香二钱 甘草四钱 草果子二个(炮) 罂粟壳三十个(去瓢盖筋膜令净,蜜炙)

【用法】上为细末,和匀。每服二钱,水一盏,入饭四五十粒,煎至六分服,不拘时候。

【主治】一切赤白痢或杂色等痢,及水泻。

52888 乳香散(《朱氏集验方》卷九引张太医方)

【组成】乳香 青黛 朴消 硼砂 粉草 雄黄各等分

【用法】上为细末。每服一字,干咽下。

【主治】咽喉病。

52889 乳香散(《施圆端效方》引朝歌狄殿试方,见《医方类聚》卷七十)

【组成】乳香 盆消 青黛各半两 脑子少许

【用法】上研匀。疼边鼻内搐一字。

【主治】偏正头疼损眼,目赤痛睛疼。

52890 乳香散(《施圆端效方》引朝城李道祥方,见《医方类聚》卷一九二)

【组成】乳香 石膏 半夏各半两 腻粉少许

【用法】上为细末,干贴疮口上。次用太一膏覆之。

【主治】一切恶疮,毒气痛闷。

52891 乳香散(《永类钤方》卷十一)

【组成】乳香 没药 青皮 陈皮 草乌各等分

【用法】上为末。茶清或鸡子清调,贴眼眶上。

【主治】睛疼。

52892 乳香散(《永类钤方》卷二十二)

【组成】干姜 肉桂各三两 牛膝 羌活 川芎 细辛 姜黄 芍药 草乌 川乌各四两 骨碎补 当归 苍术 木鳖肉各六两 没药五两 何首乌十四两 桔梗十两 乳香半两 赤小豆一升 白芷三两 海桐二两(不用亦可)

【用法】上为细末,酒调服。

【主治】诸风损折伤,或作痛疽,或因损中风缓,或役所损。

52893 乳香散

《得效》卷十八。为《御药院方》卷八"没药乳香散"之异名。见该条。

52894 乳香散(《玉机微义》卷十五)

【组成】枯矾 白胶香 赤石脂各半两 黄丹 乳香 没药 轻粉各二钱

【用法】上为细末,加麝小些。如疮湿,干上;干则香油调敷之。

【主治】诸疳浸蚀,日久不愈,下注臁疮,内外踝生疮,顽疮。

52895 乳香散(《普济方》卷八十二引《神效方》)

【组成】黄丹一两二钱(水飞过,沥干) 白矾一两(银器内盛汁) 乳香 没药各一钱 鹰条一钱半 血竭二分 麝香少许 轻粉三分 粉霜二分

【用法】上先将白矾于银器内化成汁,次入黄丹末,以银牌搅匀,更入乳香、没药,慢火不住搅,令枯干为粉,候冷研极细,熟绢罗过后,入鹰条、血竭、麝香、轻粉、粉霜,研极匀如粉,再以熟绢罗过,以末点之。

【主治】攀睛瘀肉。

52896 乳香散(《普济方》卷四十七)

【组成】乳香一两(以生姜自然汁一盏,煮乳香令软,于乳钵内研细,滤去滓,入面少许,银器内慢火熬成膏) 铁粉(研,水飞)一两 半夏(洗七次,焙)二两 丹砂(研,水飞)一两 铅白霜(研)一两 皂角根白皮(剉)二分 天南星半两(生用)

【用法】上为细末,拌和再研匀,以乳香膏为丸,如梧桐子大。每服十五丸,加至二十丸,食后生姜、薄荷汤送下。

【主治】风痰攻击,头痛恶心,胸膈烦满,咽干多渴。

52897 乳香散(《普济方》卷七十五)

【组成】乳香 川芎 没药 石膏 雄黄 铜绿 盆消各等分

【用法】上为细末。搐鼻。

【主治】赤眼,头风。

52898 乳香散

《普济方》卷一〇八。即《圣济总录》卷十八"胡麻续肌散"。见该条。

52899 乳香散（《普济方》卷二七六）

【组成】乳香二钱 甘草一钱 皂角针二钱（为末）

【用法】上为末。每服二钱，用无灰酒一钱，煎至三五沸，和滓温服。

【主治】七十二证恶疮，疼痛不可忍。

52900 乳香散（《普济方》卷三〇〇）

【组成】紫藤香半两 乳香半钱（针挑，麻油灯上烧存性） 古半两钱半钱（炭烧通红，醋淬烂） 轻粉少许（痒即多入） 麝香（当门子）少许

【用法】上为末，细绢罗过。每用少许，先以甘草汤洗患处，用旧绢挹干，然后敷药，即以灯草塞之。

【主治】嵌甲疼不可忍，有妨步履。

52901 乳香散（《普济方》卷三〇一）

【组成】乳香 麝香 轻粉 白矾 黄丹 大栀子各等分

【用法】上将栀子切开去仁，安前五味药在内，系定，烧成灰，为细末。贴疮上。

【主治】下疳疮。

52902 乳香散（方出《袖珍》卷四引汤氏方，名见《寿世保元》卷八）

【组成】没药 乳香各少许

【用法】上为细末。用木香一块，于乳钵内磨水半盏，调乳香、没药末煎数沸服之。

【主治】小儿盘肠气痛。

52903 乳香散（《袖珍》卷三）

【组成】黄米粉四两 赤皮葱一两 蜗牛十四个（三味一处，砂锅内炒黑） 乳香 没药各二钱 轻粉 粉霜各一钱

【用法】上为末。津调，红绢留孔贴周围。

【功用】《丹溪心法附余》：止痛消肿。

【主治】痈疽，疮疖。

52904 乳香散

《医方类聚》卷二三六引《徐氏胎产方》。为《鸡峰》卷十六"瓜蒌散"之异名。见该条。

52905 乳香散

《医方类聚》卷一七四。为《本事》卷六"内托散"之异名。见该条。

52906 乳香散（《丹溪心法附余》卷十二）

【组成】郁金二钱半 盆消 黄连各一钱 雄黄 乳香 没药 片脑各半钱

【用法】上为末。鼻中搐少许，点亦可。

【主治】眼赤肿疼痛不可忍。

52907 乳香散（《丹溪心法附余》卷二十三）

【组成】乳香半钱或一二钱 （一方加没药、赤芍药、当归）

【用法】上用水一盏煎服。

【主治】痘疮既收，余毒归心，心痛不可忍者。

52908 乳香散（《准绳·类方》卷七）

【组成】防风 荆芥 川芎 白芷 细辛 藁本 羌活 白菊花 石菖蒲 天麻 蔓荆子 瓜蒂 赤小豆 汉防己 菟丝子 谷精草 自然铜（制） 郁金 当归 石膏（煅） 乳香 没药 雄黄 蛇蜕（炒焦） 蝉蜕（炒焦） 穿山甲（烧） 鸡子蜕（烧） 脑荷各五分 麝香 片脑各半分

【用法】上为细末。每用少许，吹鼻中。

【主治】内外障眼，攀睛瘀肉，倒睫拳毛，翳膜遮睛，一切目疾。

52909 乳香散（《准绳·幼科》卷三）

【组成】天仙藤一两（焙干为末） 乳香一钱（研）

【用法】每服一钱，温酒送下。

【功用】定疼。

【主治】赤流丹疼痛。

52910 乳香散（《疡科选粹》卷六）

【组成】乳香 没药 轻粉 雄黄 铜绿各等分

【用法】上为末。先将人乳一钟，熬至半钟，入药再熬令干，擂烂搽上。

【主治】杨梅疮久不愈。

52911 乳香散（《济阳纲目》卷二十二）

【组成】粟壳（去顶隔蒂，醋炒） 川芎各一两 乳香 没药各一钱

【用法】上为细末。每服一钱，小儿半钱，红痢，蜜汤调下；白痢，砂糖汤调下；红白相兼及水泻，俱姜汤调下。

【主治】一切痢疾。

【宜忌】忌生冷、腥荤。

52912 乳香散（《病机沙篆》卷下）

【组成】虎胫骨 败龟版各二两 血竭 赤芍 乳香 没药 当归 防风 白附 苍耳 自然铜 骨碎补 肉桂 干姜各三两 牛膝 天麻 槟榔 五加皮 羌活各二两

【用法】上为末。每次一钱，酒下。

【主治】闪扑损伤腰痛。

【加减】甚者，加桃仁、全蝎。

52913 乳香散（《串雅内编》卷二）

【组成】酒浸虎骨 败龟版 黄耆 牛膝 草薢 续断 乳香各等分

【用法】水煎服。

【主治】折伤损腰。

52914 乳香散（《伤科方书》）

【组成】乳香（炙） 没药（炙） 碎补（去毛） 当归（酒浸） 硼砂（煅） 血竭 土鳖（去头足，醋炙）各等分

【用法】上药酒醉，瓦焙，为末。

【主治】跌打损伤。

52915 乳香散（《汉药神效方》）

【组成】诃子 乳香 莎草 紫檀各等分

【用法】上加梅干肉三分之一，为细末。包布中含之，待津液满口中则吐出之；内饮亦佳。

【主治】喉痹，喉风。

52916 乳香煎（《圣惠》卷二十四）

【异名】预知子膏（《本草纲目》卷十八）。

【组成】乳香三两（细研） 雄黄二两（细研） 预知子二两（捣末）

【用法】上药先以香末用水一斗，于银锅内以慢火煎至五升，入预知子并雄黄慢火熬成膏，入瓷器中盛。每日一茶

匙,空心以温酒调下。后有虫如马尾,随大便出即愈。

【主治】大风,腹脏有虫,令人皮肤生疮,语声变,眉鬓落。

52917 乳香膏《鬼遗·附录》)

【组成】乳香一两 青薄荷叶四两

【用法】上为末。厚腌患处,上以青生绢剪𦜉盖之,觉干再以新水润之,常令湿润,三五度其热毒自然消散。

【功用】令内毒散,减疼免引。

【主治】《鬼遗·附录》:发背,初觉小,后五七日赤热肿高。

52918 乳香膏《圣惠》卷六十三)

【组成】乳香半两 黄丹三两 麻油半斤 麝香一钱(细研) 桂心二钱 腻粉三钱 附子三分(生,去皮脐) 当归半两

【用法】上为细散,取铫子于慢火上炒黄丹令赤,入油同煎,时时滴在水碗内,凝结如珠子,便下诸药末,搅煎成膏,于瓷盒内盛。以故帛上涂贴,每日早晚换之。

【主治】痈疽发背,日夜疼痛。

52919 乳香膏《圣惠》卷六十五)

【组成】乳香一分(细研) 腻粉一分 硫黄一分(细研) 杏仁半两(汤浸,去皮尖,研) 吴茱萸半两(捣末) 地龙粪半两(细研) 巴豆半两(去皮心)

【用法】上药先以猪脂一斤,煎巴豆十余沸,去巴豆,纳诸药末和搅令匀,更煎十沸以上倾于瓷器内。候冷涂之。

【主治】风癣,皮肤瘙痒。

52920 乳香膏《圣惠》卷九十)

【组成】乳香半两 腻粉一合 油一两 黄蜡半两 松脂一分 密陀僧一分(细研)

【用法】上药先取油煎蜡、松脂、乳香,烊后,下粉、密陀僧,调和成膏。看疖大小,摊膏于帛上贴之。

【主治】小儿软疖。

52921 乳香膏《圣济总录》卷一○四)

【组成】甘草 黄连(去须)各半两(宣州者) 黄柏(去粗皮)三分

【用法】上为粗末,以水二盏,煎至七分,绵滤去滓,后入腻粉少许,黄明乳香皂子大二块,研匀,点之。

【主治】暴赤眼。

52922 乳香膏《圣济总录》卷一三○)

【组成】清油一斤 皂荚五握(去皮,剉) 葱白五握(剉) 铅丹 团粉各六两 松脂四两 乳香一两 当归一两 桂心一钱

【用法】上药先将清油于铫子内慢火煎热,入皂荚、葱白、桂心,煎令黄赤色,滤去滓后,下松脂、乳香,沸下粉、铅丹、当归,同熬成膏,滴在水碗中成珠子,于瓷盆内盛。用时摊故帛上外贴,每日早、晚换之。

【主治】一切痈肿疮疖。

52923 乳香膏《圣济总录》卷一三○)

【组成】干死鼠一个(中形者) 大黄一两 杏仁半两(去皮尖) 鸡子黄一两 乱发如鸡子一团 铅丹六两 蜡一两 水银半两 油一斤 乳香半两

【用法】上药先熬油令沸,下乱发并鼠、大黄,煎候鼠焦色,绵布绞去滓,再下铅丹、蜡、杏仁煎,以柳篦搅令黑色,即

下鸡子黄、水银、乳香等搅令匀,滴水中成珠得所,以瓷盒盛。用时以故帛摊贴。

【功用】排脓生肌。

【主治】一切痈肿溃后,肌肉不生。

52924 乳香膏《圣济总录》卷一三○)

【组成】乳香二两 附子(生用)五两 乌头(生用) 木鳖子(去壳)各二两 当归 秦艽各一两 紫草(去苗)三两 苏枋木(剉)五两 头发灰一两 清油二十四两(各细剉,入油慢火熬,候诸药焦黑色为度,去滓,入后药) 枫香脂五两 松脂二两(二味同研) 黄蜡五两 铅丹二两 没药一两半(研)

【用法】上药先煎前九味,候色黑去滓,次下枫香等五味,依次等逐味下,用慢火熬,用柳木篦不住手搅,候熬成膏,滴水中成珠为度。摊纸花子上,看疮大小用之。

【主治】痈疽发背,及一切疮肿。

52925 乳香膏《圣济总录》卷一三一)

【组成】油二斤 桑枝 槐枝各四两(慢火煎令黄熟,去桑、槐枝,后下诸药) 蜥蜴三条 当归 芎䓖 白芷 细辛(去苗叶) 乌蛇肉各三分 郁金香 木香 沉香各半两 桂(去粗皮)一两半 藁本(去苗土)一两(以上十一味剉碎,入前油内煎令焦黄,漉出澄滤,取清油二十两,入锅中徐徐火煎,次下后药末) 铅丹八两 蜡六两 雄黄(别研)二两 乳香(研末) 没药(研末) 麒麟竭(研末)各一两 麝香(研)一分 水银粉半两

【用法】上药次第煎熬,用文武火再煎前项膏,先下铅丹、蜡,不住手搅,次下诸药末,候成膏,入盒内盛,封闭,于井底出火毒七日。用时摊帛上贴,三日一换。次服连翘汤。

【主治】发背,痈疽,疮瘘。

52926 乳香膏《圣济总录》卷一三三)

【组成】乳香末一两 食盐末 松脂 杏仁(汤浸,去皮尖,研)各一两半 生地黄汁三合 白羊肾脂半斤 蜡三两

【用法】上药先熬脂令沸,下杏仁、生地黄汁、蜡,煎候蜡溶尽,入香、盐、松脂煎,以柳篦搅令匀,稀稠得所,瓷盒盛。外敷疮上,每日二至三次。

【主治】诸冷疮久不愈。

52927 乳香膏《圣济总录》卷一四五)

【组成】乳香三两 没药二两(二味剉如皂子大,用生绢袋盛,纳黄米内,蒸如胶,候冷另研) 铜钱四十九文(火煅醋淬七次,捣末) 密陀僧 雄黄各半两 甜瓜子 当归(切,焙) 骨碎补 虎骨(酥炙) 黑狗头骨 牛骨 人骨 木鳖子 麒麟竭各一分

【用法】上为末,搅匀,入绢袋子内蒸如饧,以瓷器盛。如有伤折者,旋取丸如碗豆大,每服二十丸,温酒送下。

【主治】腕伤折。

52928 乳香膏

《圣济总录》卷一四五。为《圣惠》卷六十七"乳香暖膏"之异名。见该条。

52929 乳香膏《幼幼新书》卷三十六引张涣方)

【组成】乳香一两(研) 腻粉 松脂 密陀僧各半两(研) 生地黄汁半合

【用法】上药拌匀,用好油一两、黄蜡二两,炼熟,下诸

药熬成膏，入麝香一钱，取出阴一宿。每用看疮疖大小摊膏药贴之，每日一二次。

【主治】诸疮痛疖。

52930　乳香膏（《幼幼新书》卷十四引丁时发方）

【组成】朱砂　铅白霜　天竺黄　葛粉　人参　茯苓各半两　天麻　甘草各三钱（炙）　白附子一分　乳香二钱　牛黄　脑　麝各半钱

【用法】上为细末，炼蜜为丸，如梧桐子大。每服二丸，薄荷汤化下。

【功用】镇心化涎，退热定搐搦。

【主治】小儿夹惊伤寒，壮热涎鸣，风热壅盛。

【备考】本方方名，据剂型，当作"乳香丸"。

52931　乳香膏（《传信适用方》卷三）

【组成】没药一分（细研）　通明乳香一分（水浸，乳钵细研）　真麝香半钱（别研）　腻粉一分　黄蜡二钱　蓖麻子一两

【用法】上为极细末，为膏。用无灰薄纸摊药贴上，留眼子出脓，每日换药三四次。

【功用】收疮根，聚脓止痛。

【主治】❶《传信适用方》：诸恶疮，丹肿。❷《直指》：痈疽。

52932　乳香膏（《百一》卷八）

【组成】光明白矾（枯过）　滴乳香各等分

【用法】上为细末，熔蜡量多少和成膏，旋丸。看蚛牙孔子大小填之。其痛立止。

【主治】蚛牙痛。

52933　乳香膏

《济生》卷八。即原书同卷"红膏药"加当归、乳香末。见该条。

52934　乳香膏（《医方类聚》卷一七五引《济生》）

【组成】木鳖子（去壳，细剉）　当归各一两　柳枝二尺八寸（剉）　乳香　没药各半两　白胶香（明净者）四两（共研细）

【用法】上药以麻油四两，将前三味慢火煎令黑色，次用研药入油煎化，绵滤去滓，炼药铁铫令极净，再倾药油在内，候温入黄丹一两半，以两柳枝搅令得所，再上火煎，不住手搅，候油沸起住搅，直待注在水中成珠不散为度。秋、冬欲软，春、夏欲坚，倾在水盆中出火毒，搜成剂收之。遇用贴开。

【功用】❶《医方大成》：追脓血，消恶毒。❷《得效》：止痛。

【主治】痈疽。

52935　乳香膏（《御药院方》卷九）

【组成】乳香　雄黄　细辛（净）　皂角（炙，存性）各一钱　莽草　麝香各半两

【用法】上为细末，熔黄蜡和成锭子。看虫窍大小，食后或临卧塞在窍内，用少许绵子填盖之。有津即吐，误咽不妨。

【功用】去虫止痛。

【主治】虫蚛，牙齿疼痛。

52936　乳香膏（《御药院方》卷十）

【组成】南乳香一两　没药半两　松脂五两　天台乌药一两　木鳖子三钱（用仁，去皮二钱）　当归　赤芍药各三钱　小油二两　加血竭三钱

【用法】上药除乳香、没药、松脂、血竭等四味外，用前项小油浸乌药等四味计五日，慢火同煎数十沸，滤去滓，澄清一宿，入南乳香等，用柳木篦子不住手搅成膏。

【主治】诸疮肿硬疼痛，及脓溃肌肉腐烂；兼治腐肉不退。

52937　乳香膏（《外科精义》卷下）

【组成】乳香（研）　珠子沥青　黄蜡各五钱　白胶香二两　杏仁油一斤

【用法】上将沥青于木炭火上先溶开，下白胶香、黄蜡化开，入油搅匀，以绵滤去滓，于井花水中持拔白色如银，再溶，入乳香在内拔白色，收瓷盒内。依常法摊用之。

【主治】一切恶疮打扑，走注疼痛。

52938　乳香膏（《得效》卷十八）

【组成】乳香七钱　没药七钱　白芷　当归　羌活　独活　川牛膝　川芎　自然铜　石膏　刘寄奴　黑牵牛　黄柏皮　破故纸　白胶香　生地黄　熟地黄　赤芍药　白芍药　黄丹　紫金皮各五钱　黄蜡一两

【用法】上为末，用真清油四两煎沸，却入药同煎，留胶香、黄蜡、黄丹末入，用柳枝不住手搅，试将欲成膏，却入三味，更试成膏，生布滤净，用瓦器盛水，倾在水中，用箆摊开，贴敷疮口。久留可再用瓦下盛，须封裹。孔深者，捻成膏条，穿入孔中，不问浅深，放疮上作热，加轻粉、梅花脑子、朴消入膏内。外贴。

【主治】老金疮、杖疮。

52939　乳香膏（《急救仙方》卷四）

【组成】吴茱萸　白及　白蔹　黄连　黄柏　当归各等分

【用法】上为末，用香油四两，入柳枝三尺四寸同煎，以柳枝黑为度，入前药同煎紫色，用绢滤去滓，再熬数沸，次入黄丹、乳香一二钱熬成膏，以瓦瓶贮之。每用少许贴疮上。凡下痔，先服通血积药，一日二次，方用换痔药。

【主治】痔疮。

52940　乳香膏（《普济方》卷七十四）

【组成】乳香一块　硼砂一块（各皂子大）　轻粉（炒）一钱　杏仁二十个（生，去皮，口中细嚼）

【用法】上药入口中细嚼后，满口生津，吐于瓷盏内，坐灰火中，熬令四边沸，用熟绢滤于别盏中，入生龙脑一皂子大许（细研），再滤过于小瓷瓶，热用。频以银、铜箸点之。

【主治】目赤肿痛，翳膜遮障，时多热泪。

52941　乳香膏

《普济方》卷三〇五。为《活法机要》"五黄散"之异名。见该条。

52942　乳香膏（《普济方》卷三一三）

【组成】黄蜡一两半　定粉二两半　乳香一两　小油四两

【用法】上用瓷碗盛油、蜡，放汤锅熬，消尽蜡，入乳香、定粉，用柳枝搅沫散，放冷水内去火毒。量疮摊帛纸随用。

【主治】发背，痈疽，肿毒，一切疮疖。

【宜忌】忌铁器。

52943　乳香膏

《普济方》卷三一四。为《御药院方》卷十"大红膏"之异名。见该条。

52944 乳香膏《普济方》卷三一四）

【组成】川乌（生，去皮脐，切）　乳香（研粗）　没药（研粗）　太平州白芷　赤芍药（切）　当归（洗，切）　绵黄耆（切）各半两　白及（切）一分　桑白皮（切）半两　白蔹（切）　桂（切）　血竭（研）　防风（切）各一分　巴豆二十一枚（去壳皮）　连须葱七条　桃柳枝各十条长四寸（切）

【用法】上用麻油一斤，浸药三宿，慢火熬，直令白芷焦赤色为度，以绵滤过，入黄蜡二两，渐渐再熬片时，下黄丹三两，搅令匀，再熬候滴入水中成珠子为度，收入净瓷罐中密封。用如常法。

【功用】拔脓生肌止痛，未溃贴令内消，已溃贴收敛脓血。

【主治】一切痈疽恶疮，结毒赤肿，疼痛呻吟不忍闻；或恶疮久而未愈者。

52945 乳香膏《普济方》卷三一四）

【组成】当归　香白芷　赤芍药　木鳖各半两　江子二十粒　蓖麻二十粒　草乌一两　黄耆一两

【用法】上用桃、柳枝各七段，长二寸，麻油一百文，重煎众药焦黑色，滴水为珠，去众药，旋下黄丹，春用丹三两半，夏用丹四两，秋用丹三两半，冬用丹三两，随时加减，下丹时不住手搅，却于铁器上试软硬了，入乳香少许。

【主治】诸般疖毒，恶疮。

52946 乳香膏《普济方》卷三一五）

【组成】青娘子　红娘子各一对（去头翅）　蓖麻十五粒（去壳）　当归不拘　白芷不拘　山栀一枚　乳香半斤　松香半斤　香油四两

【用法】上除松香外，将六味剉，入香油内煎，以柳枝搅，候蓖麻熟，滤去滓，却将松、乳熔开，次倾入煎药油，桃柳枝搅匀，候油滴水不散，牵拽不断，瓷罐收。热贴。

【主治】打扑闪肭，伤损，及疝气痛。

52947 乳香膏

《普济方》卷三六一。为《永类钤方》卷二十"乳沉膏"之异名。见该条。

52948 乳香膏《普济方》卷四○八）

【组成】明沥青一两　黄蜡一两　芝麻油四两　黄丹（另研）一两　枯白矾一两（研）　乳香半两（另研）　没药二钱半（研）　轻粉二钱

【用法】上将前三味炼开，绵滤去滓，加入后五味，抬于地下，不住手搅，令成膏子，如硬再入小油少许，熔开，熬五七沸。搽于炼银疮癣上，每日二三次。

【主治】小儿炼银疮，水浸沥，或遍身疮痂癣痒。

52949 乳香膏《育婴秘诀》卷二）

【组成】乳香五分　沉香一钱

【用法】上为极细末，蜜为丸，如梧桐子大。每服二丸，用石菖蒲、钩藤煎汤送下。

【主治】内钓似痫，此肝病受寒气所致。腹痛多啼，唇黑囊肿，佝偻反张，眼内有红筋斑黑。

【备考】本方方名，据剂型，当作"乳香丸"。

52950 乳香膏《准绳·疡医》卷六）

【组成】乳香　松香　枫香　五倍子　狗骨（煅）各一两　锅底墨　小麦面各五两

【用法】上为末，用好酒调为糊样，热敷痛处。

【主治】打扑伤损。

【宜忌】不可敷破处，若破烂者，只用凤尾草为末掺之。

52951 乳香膏《胎产指南》卷七）

【组成】乳香　没药各五钱

【用法】上为细末，酒、醋各一杯，熬膏。布摊贴。

【主治】产后腰痛、胁痛，不可忍者。皆有败血流入二经，以致作痛。

52952 乳香膏《洞天奥旨》卷十五）

【组成】吴茱萸二钱　白及二钱　白蔹二钱　黄连二钱　黄柏二钱　当归二钱　黄丹二钱　乳香一钱　轻粉三分　冰片少许　香油四两

【用法】上用柳枝煎枯入药，煎枯滤净，再数沸，入黄丹、乳香、轻粉搅匀，次入冰片，用瓷罐收贮。用薄油纸摊贴，甘草煎洗净，先洗次贴。

【功用】生肌长肉，止痛。

【主治】痔漏。

52953 乳香膏

《杂病源流犀烛》卷三十。为《儒门事亲》卷十五"乳香散"之异名。见该条。

52954 乳饼面《饮膳正要》卷二）

【组成】乳饼一个（切作豆子样）

【用法】上药用面拌煮熟，空腹食之。

【主治】脾胃虚弱，赤白泄痢。

52955 乳疮丸《成方制剂》3册）

【组成】赤芍　川芎　穿山甲　当归　地黄　金银花　连翘　没药　蒲公英　青皮　乳香　天花粉

【用法】制成丸剂，每袋装9克。口服，一次9克，一日2～3次。

【功用】解毒消肿，消炎止痛。

【主治】乳疮，痈肿初起，灼热作痛，坚硬不消。

52956 乳姜汤《赤水玄珠》卷十五）

【组成】乳香末二钱　生姜自然汁二钱

【用法】水一大盏，同煎三五沸，通口服。一服效。

【主治】寒疝气上冲，中脘筑痛。

52957 乳姜散《圣济总录》卷一六五）

【组成】干姜二两（炮）

【用法】上为细末，以人乳汁和作饼，以慢火炙令黄熟，研为细散。每服三钱匕，空心陈米饮调下。

【主治】产后冷痢疾。

52958 乳痈丸《千金》卷二十三）

【组成】天门冬五两　泽兰五分　大黄十分　升麻六分　羌活　防风　人参　黄耆　干地黄　白芷　桑寄生　通草各二分　黄芩　枳实　茯神　天雄　芎藭　当归　五味子各一两

【用法】上为末，蜜为丸。每服二十丸，加至四十丸，酒送下，每日二次。

【主治】乳痈。

52959 乳痈煎《种福堂方》卷四）

【组成】乳香一钱　没药五分　苡仁二钱　川芎五分　甘草五分　防风一钱　银花二钱　知母一钱　陈皮一钱

当归五分　瓜蒌仁二钱　木通一钱　香附一钱　贝母五分　橘叶二十片(鲜者更妙)

【用法】水、酒各半煎，食后服。四服必愈。

【主治】乳痈。

52960　乳痈膏(《医方类聚》卷二一九引《吴氏集验方》)

【组成】川当归　赤芍药各八钱

【用法】上药用麻油半斤，浸二味一宿，次日慢火熬药紫黑色，又入柳枝二百寸，向阳乘下嫩者，再同前药煎柳枝黑色，去其诸药，以绵滤过，入炒黄丹四两，油内煎，慢火煎，不住手用柳木棒打之，熬数沸略变黑色，入乳香一块如皂子大，再打，用滴在水中成珠子，即倾出，瓷盒收。

【主治】妇人乳痈，及痈疽发背，一切恶疮，打扑损伤。

52961　乳粉散(《鸡峰》卷七)

【组成】钟乳粉一两　金钗石斛　人参各一分　干姜半两

【用法】上为细末，合和匀。每服一钱，以酒一分，米饮拌生姜汁少许同调，再用米饮送下，空心服。

【功用】补虚扶衰。

52962　乳黄散(《普济方》卷三六一)

【组成】赤茯苓一分　甘草一分(炙微赤，剉)　黄连一分(去须)

【用法】上为末，炼蜜为丸，如梧桐子大。每用一丸，研破，着奶头上，令儿吮奶；或研点口中亦得。

【主治】小儿腹痛，不肯哺乳。

52963　乳黄散(《医部全录》卷四三〇)

【组成】滴乳一钱(另研)　天竺黄一钱半　雌黄(另研)　腊茶　枯矾各一钱　炙甘草　荆芥穗(炒)　绿豆一百粒(半生半炒)　赤脚蜈蚣一条(酒浸，炙)

【用法】上为细末。每服半钱，煎人参、薄荷汤调下。

【功用】解利风热。

【主治】小儿天钓，壮热，翻眼，手足搐掣，头目反仰。由乳母过食热物蕴毒，痰滞经络，兼挟风邪所致。

52964　乳蛎散(《医方类聚》卷九十四引《经验良方》)

【组成】乳香半两(研细)　牡蛎一两(火煅)

【用法】上为末，和匀。每服三钱，温酒或沸汤调下。

【主治】心脾疼，诸药不效。

52965　乳鹿膏(《成方制剂》12册)

【组成】乳鹿 200 克　紫河车 22.5 克　黄耆 480 克　龙眼肉 120 克　地黄 240 克　升麻 60 克　干鹿肉 1200 克　鹿角胶 480 克　党参 720 克　熟地黄 240 克　当归 240 克

【用法】制成膏剂，每瓶装 50 克。口服，一次 10～20 克，一日 2 次。

【功用】补气养血，益肾填精。

【主治】体弱面黄、腰腹冷痛，月经不调，遗精阳痿。

52966　乳酥汤(《解围元薮》卷四)

【组成】精羊肉一斤　蝉壳四两　川芎一两　威灵仙一两　麻黄春用九钱，夏用六钱，秋用八钱，冬用一两

【用法】先将精羊肉用水八碗，煎至一半，取起，以酒送下肉存汁，加余药煎至一碗，温服。即换衣穿之，以帛包裹头，必出臭汗，用荆芥汤洗浴。

【主治】疠疮初起。

52967　乳蜂散(《普济方》卷六十六)

【组成】露蜂房一枚　乳香三四块

【用法】上剉。同煎漱。

【主治】牙齿疼痛。

52968　乳溢汤(《古今名方》引《湖南省老中医医案选》)

【组成】黄耆 15 克　党参　当归　龙骨　牡蛎粉各 12 克　白术　柴胡各 10 克　陈皮　五味子　甘草各 6 克

【功用】补中益气，收敛消炎。

【主治】妇人产后乳汁自溢。

52969　乳蜜汤(《千金》卷三)

【组成】牛乳七升(无则用羊乳)　白蜜一升半　当归　人参　独活各三两　大枣二十枚　甘草　桂心各二两

【用法】上㕮咀。诸药以乳蜜中煮取三升，去滓，分四服。

【功用】补益气。

【主治】产后七伤，虚损，少气不足，并主肾劳寒冷。

【方论选录】《千金方衍义》：产后亡血过多，而致肾虚风闭，故需参、归、桂心温养气血，兼取独活搜风，乳、蜜润燥，甘草、大枣调和脾胃之津气。惟脾虚食少便溏者禁用。

52970　乳麝丸

《直指小儿》卷二。为《永乐大典》卷九七八引《卫生家宝》"蝎梢饼子"之异名。见该条。

52971　乳宁颗粒(《新药转正》28 册)

【组成】柴胡　当归　香附(醋制)　丹参　白芍(炒)　王不留行　赤芍　白术(炒)　茯苓　青皮　陈皮　薄荷

【用法】上制成颗粒剂，每袋装 15 克。开水冲服，一次 1 袋；20 天为一疗程，或遵医嘱。

【功能】疏肝养血，理气解郁。

【主治】两胁胀痛，乳房结节压痛，经前乳房疼痛，月经不调，乳腺增生。

【宜忌】孕妇忌服。

【临床报道】乳腺增生症：《社区医学杂志》[2005，3(2)：27]用本方治疗 200 例乳腺增生患者，临床治愈 145 例，显效 29 例，总有效率为 97％。

52972　乳块消片(《中国药典》2000 版)

【组成】川楝子　丹参　地龙　橘叶　王不留行　皂角刺

【用法】制成片剂。口服，一次 4～6 片，一日 3 次。

【功用】疏肝理气，活血化瘀，消散乳块。

【主治】肝气郁结，气滞血瘀，乳腺增生，乳房胀痛。

【宜忌】孕妇忌服。

【备考】本方组成，《中国药典》2010 版用量为：橘叶825 克，丹参 825 克，皂角刺 550 克，王不留行 550 克，川楝子 550 克，地龙 550 克。本方改为颗粒剂，名"乳块消颗粒"(见《新药转正》40 册)；改为胶囊剂，名"乳块消胶囊"(见《中国药典》2010 版)。

52973　乳香大丸(《圣济总录》卷十)

【组成】乳香(研)　没药(研)各一两　五灵脂(去砂石)四两　乌头(炮裂，去皮脐)一两半

【用法】上药各为末，再同和匀，滴水为丸，如小弹子大，以丹砂为衣。每服一丸，研薄荷酒化下，一日三次。

【主治】气血衰弱，风毒攻注，历节疼痛。

52974　乳香应丸(《普济方》卷一八五)

【组成】苍术半斤　川芎(炮)一两　地骨半两(去土)　芍药半两　五灵脂二两(炒,研)　自然铜(火煅)　葫芦巴　破故纸(炒)　甜瓜子(炒)　白姜　白附子　川椒(炒去汗)　茴香(炒)　两头尖　当归　牛膝各半两(酒浸)　乳香　没药　细辛各三钱(去叶)　血竭二钱半(研)

【用法】上为末,醋糊为丸,如梧桐子大。每服五七丸,空心温酒送下,干物压之,盐汤亦可。

【功用】补虚驻颜。

【主治】手足麻痹筋痛。

52975　乳香法纸《外科正宗》卷四)

【组成】乳香(研细末)一两　甘草一两二钱　轻粉三钱

【用法】以呈文油纸四张,每纸一张摊平,筛乳香末二钱五分,匀筛纸上,双折,卷一寸阔,将卷纸复作三折,两头以线扎之,用甘草一两二钱,水三碗,将卷过药纸浸入甘草汤内,上用重物压之,煮数滚,取起纸来,解去扎线,将纸摊开桌上,每张用轻粉三钱掺乳香上,用棕毛刷排刷相匀,提起药纸,带湿以无药一面对板壁上贴之,阴干收用。临时随患大小剪纸多少,先用温汤洗疮,随将纸有药一面对疮贴之,绢扎,三日一换。如贴后内无水出,不必换贴自愈。

【功用】止痛生肌。

【主治】臁疮作痛。

52976　乳香贴方(《圣济总录》卷一三一)

【组成】乳香(研)　黄蜡(好者)各等分

【用法】同入铫子熔化,泻入水内,斟酌疮大小取剂。再于火上熔化,摊于帛上或纸上贴之,不住以手按令着肉,为此药易干故也,一日换三次。肿消痛止。如已有头欲破者,亦渐缩减。

【主治】发背。

52977　乳香饼子(《圣惠》卷六十四)

【组成】蔓菁根一握　乳香一两　黄连一两(去须)　杏仁四十九枚(汤浸,去皮)。

【用法】上药捣作饼子,厚三四分。依肿处大小贴,干即易之。

【主治】一切恶毒肿。

52978　乳香饼子(《圣济总录》卷一三五)

【组成】乳香　麒麟竭　没药(并细研)各半分

【用法】上为细末,以狗胆和成膏,捏作饼子,如榆荚大。每用时看疮大小,以饼安疮上,外用膏药贴定。

【功用】止痛生肌。

【主治】疮疡。

52979　乳香暖膏(《圣惠》卷六十七)

【异名】乳香膏(《圣济总录》卷一四五)。

【组成】乳香二两　续断二两　当归二两　桂心一两　乱发二两(烧灰)　沥清香四两　麒麟血二两　熏陆香二两　莨菪子一两　麻油七两　黄丹四两　猪脂四两(腊月者)

【用法】上药除麻油、猪脂、黄丹外,并为细末,先煎油脂等令熟,停冷,下药末,以柳木篦搅令匀,用慢火更煎半日,后下黄丹,搅令匀,调膏成,于瓷盒内盛。每用于白熟绢上摊贴。

【功用】长肉,合疮口。

【主治】伤折,皮肉破冷,久不合。

52980　乳香煎丸(《圣济总录》卷七)

【组成】乳香(研)一两　麝香(研)半两　天麻二两　没药(研)　地榆　玄参　乌头(生,去皮脐)　甜瓜子各一两

【用法】上八味,将五味为细末,入研药和匀,别用麻黄(去根节)二两,捣罗为末,以酒一升,慢火熬为膏,更入炼蜜为丸,如梧桐子大。每服十五丸至二十丸,温酒送下;荆芥汤亦得。

【主治】柔风,四肢不收,里急不能抑。

52981　乳香煎丸(《圣济总录》卷四十四)

【组成】乳香　没药　丹砂　木香　沉香　蓬莪茂(煨,剉)　枳壳(去瓤,麸炒)　槟榔(剉)　乌头(炮裂,去皮脐)各一两　硇砂(别研,水飞)　狼毒(剉,醋炒)　干漆(炒烟出)各一两半　阿魏一分(醋化,去砂石,面和作饼,炙)　楝实(取肉,捣末)四两　芫花(醋炒焦)半两　青橘皮(汤浸,去白,焙)三分。

【用法】将乳香、没药、丹砂、硇砂别研,与楝实末同入石器内,用酽醋一升,慢火熬成膏,即以余药为末拌和令匀,为丸如绿豆大。每服十五丸,临卧温水送下。

【主治】脾胃虚寒,心胸痞满,宿食不消。

52982　乳泉颗粒(《成方制剂》7册)

【组成】穿山甲　当归　甘草　漏芦　天花粉　王不留行

【用法】制成颗粒剂,每袋重15克。口服,一次15克,一日2次。

【功用】通经,活血,下乳。

【主治】产后乳少,乳汁不畅。

【宜忌】孕妇忌用。

52983　乳结康丸(《新药转正》33册)

【组成】柴胡　郁金　枳壳　川芎　皂角刺　乳香　三棱　莪术　当归　党参　白芍　海藻　昆布　玄参　夏枯草　浙贝母　牡蛎

【用法】制成丸剂。口服,一次6克,一日3次。8周一疗程,或遵医嘱。

【功用】疏肝解郁,化瘀祛痰,软坚散结,通络止痛。

【主治】肝郁气滞,痰凝血瘀所致的乳房肿块,胀痛,有触痛,或固定痛,胸胁胀痛,胸闷不适,抑郁易怒,诸症随情绪变化加重,以及乳腺增生病见于上述证候者。

【宜忌】经期停服;服药后胃脘不适者可饭后服用;有胃溃疡、胃炎史请遵医嘱。孕妇、哺乳期妇女禁用。

52984　乳痈验方(《效验秘方·续集》许履和方)

【组成】蒲公英15~30克　全瓜蒌12克　连翘10克　当归10克　青皮6克　橘叶6克　川贝6克　柴胡3克　生甘草3克

【用法】每日一剂,水煎二次,分服。

【功用】疏肝清胃,下乳消痈。

【主治】乳腺炎急性期。

【加减】寒热头痛加荆芥、防风;胸痞恶加半夏、陈皮;排乳不畅或乳汁不通加漏芦、王不留行、路路通;脓已成加皂刺、甲片;乳头破裂者,用麻油或蛋黄油搽之,每日4~5次;乳汁不通者,用热毛巾敷揉患乳,再用吸奶器吸尽乳汁;红肿热痛明显者,外敷马培之青敷药(大黄240克,姜黄240

克,黄柏240克,白及180克,白芷120克,赤芍120克,花粉120克,青黛120克,甘草120克,共研末,蜂蜜或饴糖调成糊状),每日换一次。

【方论选录】方中蒲公英、连翘清热解毒,青皮、橘叶疏肝行气,消肿解毒,全瓜蒌、柴胡疏肝理气,川贝清热散结消痈,当归活血化瘀,甘草调胃和中。

52985 乳增宁片(《新药转正》2册)

【组成】艾叶 柴胡 天冬 淫羊藿

【用法】制成片剂,每片含干浸膏0.3克。口服,一次4～5片,一日3次。

【功用】疏肝解郁,调理冲任。

【主治】肝郁气滞,冲任失调引起的乳痛症及乳腺增生等症。

52986 乳癖消片(《中国药典》2010版)

【组成】鹿角 蒲公英 昆布 天花粉 鸡血藤 三七 赤芍 海藻 漏芦 木香 玄参 牡丹皮 夏枯草 连翘 红花

【用法】上制成片剂,小薄膜衣片每片重0.34克,大薄膜衣片每片重0.67克,糖衣片芯重0.34克。口服,小片一次5～6片,大片一次3片,一日3次。

【功用】软坚散结,活血消痛,清热解毒。

【主治】痰热互结所致的乳癖、乳痛。症见乳房结节、数目不等、大小形态不一、质地柔软,或产后乳房结块、红热疼痛;乳腺增生、乳腺炎早期见上述证候者。

【宜忌】孕妇慎服。

【备考】本方改为胶囊剂,名"乳癖消胶囊"。

52987 乳石乌头丸(《鸡峰》卷九)

【组成】钟乳(炼) 紫石英 硫黄 赤石脂 矾石 枳实 甘草 白术 紫花 茱萸 防风 白薇 桔梗 天雄 皂荚 细辛 苁蓉 人参 附子 藜芦各一两六铢 干姜 吴茱萸 蜀椒 桂 麦门冬各二两半 乌头三两 厚朴 远志 茯苓各一两半 当归二两 枣膏五合 干地黄一两十八铢

【用法】上为末,炼蜜为丸,如梧桐子大。每服五十丸,酒送下,一日三次。稍加之。

【主治】男子、女人百病虚弱,劳冷宿寒,久癖及癥瘕积聚,或呕逆不下食,并风湿诸病。

52988 乳母流气饮(《疮疡经验全书》卷三)

【组成】归须 赤芍 升麻 黄连 甘草 鼠黏子 连翘 生地 黄芩 薄荷 青皮 天花粉 木通 黄柏 槟榔 小柴胡

【主治】小儿赤丹。

52989 乳块消胶囊

《中国药典》2010版。即原书2000版"乳块消片"改为胶囊剂。见该条。

52990 乳块消颗粒

《新药转正》40册。即《中国药典》2000版"乳块消片"改为颗粒剂。见该条。

52991 乳疖不二饮(《济急丹方》卷下)

【组成】鹿角(镑)三钱 广胶(麸炒)二钱 柴胡七分 穿山甲(炒)七片 瓜蒌一钱 桂枝四分 皂角刺三钱 青皮一钱 橘树枝七寸

【用法】用陈醇酒半斤,水一碗,煎至一碗,临卧时服之。善饮者,再饮酒以助药力,初起一二日者一服,三四日者二服。益暖出汗,即愈。

【主治】内外吹乳。

【加减】左乳,加白芷、没药各一钱;右乳,加川贝、乳香各一钱。

52992 乳没生肌散(《简明医彀》卷八)

【组成】软石膏(红色者尤佳,炭火煅红,待冷去灰土,取研细)一两 龙骨三钱 乳香 没药(俱出汗,研末) 血竭 赤石脂各一钱 轻粉五分

【用法】上药各为极细末,和匀重研,入瓷罐,塞紧勿出气。疮毒洗净,挹干掺上,外贴膏药或护纸。

【功用】生肌收口。

【主治】诸般疮疡痈疽毒。

52993 乳没生肌散(《古方汇精》)

【组成】红升 血竭 生乳香 生没药 麝香 冰片各等分

【用法】上为细末用。

【主治】脓疡溃后,肌肉不生。

52994 乳附全蝎散

《医方类聚》卷八十一引《澹寮》。即《医方类聚》卷八十一引《济生》"蝎附丸"改为散剂。见该条。

52995 乳香万全散

《本草纲目》卷二十四引《李嗣立外科方》。为原书同卷"护心散"之异名。见该条。

52996 乳香万全散

《医方类聚》卷一七四。为《本事》卷六"内托散"之异名。见该条。

52997 乳香川乌丸(《眼科全书》卷六)

【组成】乳香一分 川乌(去皮)七个 白矾一分 白酒曲一块

【用法】上为末,用雄猪胆汁为丸,如粟米大。每用一丸,夜卧时放于大眦。

【功用】止泪。

【主治】一切冷泪。

52998 乳香云母膏

《得效》卷十九。为《直指》卷二十二"乳麝云母膏"之异名。见该条。

52999 乳香木瓜丸(《魏氏家藏方》卷八)

【组成】宣木瓜一个(开顶,去瓤) 乳香(别研) 熟艾 茴香(淘去沙,炒)各半两 青盐三钱

【用法】上四味为细末,入木瓜内盖定,使竹钉钉合,用炊饼剂裹定就蒸令熟,取出,去面不用,于砂钵内捣极细,看干湿得所,用好酒煮面糊为丸,如梧桐子大。每服五十丸,空心米饮送下,一日二次。

【主治】一切脚气疼痛,脚膝缓弱,行步艰难,不能屈伸。

53000 乳香木瓜丸(《普济方》卷二四○)

【组成】乳香 血竭各等分。

【用法】上药各为细末,用好木瓜一个,竹刀去皮心,批取顶盖,将药末搅匀装满,却用批下顶盖合续,以锆面裹之,约半指厚,于砂锅内煮熟极烂为度,连面入石臼内,杵如泥,

为丸如梧桐子大。每服三十丸,渐加至四十五丸,空心温酒、木瓜汤送下,干物压之。

【主治】远年近日脚气。

【宜忌】忌动气及生冷,坚硬,湿腻之物。

53001 **乳香止痛散**(《玉机微义》卷十五)

【组成】粟壳六两(制) 白芷三两 炙甘草 陈皮各二两 乳香 没药各一两 丁香半两

【用法】上咬咀。每服三钱,水一盏半煎服。

【主治】一切疮肿,疼痛不止。

53002 **乳香止痛散**(《赤水玄珠》卷八)

【组成】御米壳(去瓤,蜜炒)五钱 橘红五钱 炙甘草五钱 乳香二钱(另为末) 没药二钱(另为末)

【用法】水煎,去滓,入乳、没,食前服;白痢热服,红痢冷服。

【主治】下痢赤白,疼痛不已。

【加减】如痢不止,加青皮四钱。

53003 **乳香中黄膏**(《普济方》卷三一三)

【组成】白芷 当归 赤芍药 生地黄 地龙 川山甲 血竭 防风 大黄 玄参 苦参 藁本 苍术各三钱 草乌尖半两 牙皂十条 两头尖半两(无,草乌代) 南星二钱 木鳖十五枚 蓖麻子一百五十枚(去壳) 乳香 没药(各另研不入油浸)各一两 蜂房二钱 生葱二把 桃、柳、槐枝各半两

【用法】上用桐油五两,浸三二时,锅内文武火慢慢熬蓖麻子焦,川山甲、葱白焦黄,用布滤去滓,药油另收,入松香在锅内熬开,药入在内同煎化,又用布滤去滓,药油与松香同熬,以桃、柳枝搅匀,滴水中不散为度,如硬入油少许,药嫩加松香,方入乳、没末搅匀,再以布滤入水盆中,候冷,用水抽洗黄色为度。

【主治】疮疡。

53004 **乳香乌龙丹**(《医方类聚》卷一八八引《施圆端效方》)

【组成】骨碎补 葫芦巴(炒) 破故纸(炒) 川乌(炮,去皮脐) 苁蓉(酒浸) 牛膝(酒浸) 金毛狗脊 牡蛎(烧赤) 甜瓜子(炒) 黑牵牛 赤芍药 自然铜(烧赤,醋蘸七次) 川楝子 茴香(炒) 牡丹皮 五灵脂 白芍药各一两 苍术二两(去皮,炒) 官桂半两 细墨七钱 木鳖子仁七个 没药二钱半 乳香二钱

【用法】上为细末,研匀,醋面糊为丸,如梧桐子大。每服七丸至十丸,温酒送下,一日三次。

【功用】活血止疼。

【主治】落马坠车,打扑闪肭,损伤筋骨,疼痛闷乱,及中风瘫痪,口眼㖞斜,妇人血风,腰腹四肢走注疼痹。

53005 **乳香丹砂煎**(《圣济总录》卷十四)

【组成】乳香 铅白霜 牛黄 丹砂 龙脑各一分(并别研) 犀角(镑,别取细末,再同上五味研令极细)半两 升麻末(炒)三钱 大黄末(炒)三钱

【用法】上拌匀,炼蜜和作剂。每服一皂子大,食后、临卧用温薄荷汤化下。

【功用】化上膈痰涎。

【主治】心经风邪。

53006 **乳香龙骨散**(《直指》卷十九)

【组成】龙骨 石膏(生) 五倍子各一分 白及 乳香 黄虢丹各半分 麝香少许

【用法】上为细末。先以苦参、大腹皮、紫苏茎叶煎汤温洗,后敷。

【主治】外肾湿痒淫烂。

53007 **乳香生肌散**(《医方类聚》卷一九一引《烟霞圣效方》)

【组成】寒水石五两(烧通赤,为粉) 龙骨 虎骨 乌鱼骨 乳香各等分

【用法】上为细末。疮上掺药,万应膏盖。

【主治】疮肿。

53008 **乳香生肌散**(《普济方》卷二九○)

【组成】麝香一字 轻粉 龙脑各一分 白蔹 蜜陀僧 乌鱼骨 寒水石粉各五钱 雄黄三钱 白龙骨五钱

【用法】上为细末。用浆水洗过疮口后,用药干掺。

【功用】敛疮口,止疼痛。

【主治】疮口不合。

53009 **乳香半夏丸**(《御药院方》卷五)

【组成】半夏(汤洗七次,焙干)三两 天南星(用齑汁煮熟)一两 白矾(枯)一两

【用法】上药各修制讫,同为细末。水浸蒸饼为丸,如梧桐子大。每服五十丸,生姜汤送下,不拘时候。

【功用】除咳嗽,清头目。

【主治】风痰。

53010 **乳香半夏丹**(《普济方》卷三八七)

【组成】乳香(研) 半夏(白矾水浸一宿,焙干) 木香各一两 朱砂一两(研,飞) 麝香一钱(研) 金箔(研)二十片

【用法】上药拌匀。用生姜自然汁为丸,如黍米大。每服十丸,生姜汤送下。

【主治】小儿壮热,喘嗽痰实者。

53011 **乳香托里散**(《外科精义》卷下)

【组成】御米壳(去隔、蒂、萼,蜜炒)三两 当归 芍药 川芎各五钱 乳香 没药各一钱

【用法】上为粗末。每服五钱,水一盏半,煎至十分,去滓温服,病在上者食后服,病在下者食前服。若未止,即再服。如少壮气实者,先疏利,后服之。

【主治】一切疮肿疼痛不可忍。

53012 **乳香当归散**(《普济方》卷七十九)

【组成】凤凰台 当归 薄荷 荆芥穗 藁本 谷精草 石膏(煅) 没药(研) 菟丝(淘去沙,酒蒸) 白葛根 蔓荆子 苦丁香 汉防己 川芎 赤小豆 乳香(研) 百节 菖蒲(去毛,炒) 香白芷 自然铜(火煅,醋淬七次,研) 火龙爪 郁金各一钱 雄黄(研) 定风子 细辛各一钱半

【用法】上为细末。早晨、午时、临卧鼻内搐之。

【主治】内障伤风寒,攀睛瘀肉多年,眼中倒睫拳毛。

53013 **乳香寻痛丸**(《得效》卷十三)

【组成】乳香 川乌 没药 五灵脂 白胶香 地龙 白姜 半夏 五加皮 赤小豆各等分

【用法】上为细末。面糊为丸,随证汤引空心服。如瘫痪不遂,手足䪼曳,口眼㖞斜,或旋运僵卧,涎潮搐搦,卒中急风,不省人事,每服二十丸,黑豆淋酒送下;风虚眩晕,项筋拘急,太阳穴疼痛,宜用生地黄汁调酒送下;腰胯疼重,行

步艰辛,筋脉挛促,俯仰不利,贼风所中,痛如锥刺,皮肤顽厚,麻痹不仁,或血脉不行,肌拘干瘦,生葱酒送下,或生葱茶亦可;风湿脚气,腿膝无力,或肿或疼,不能举步,两脚生疮,脓血浸渍,痒痛无时,愈而又发,温盐酒送下;打扑闪朒,筋骨内损,已经多年,每遇天寒,时发疼痛,没药酒送下。

【主治】中风,瘫痪不遂,手足軃曳,口眼㖞斜,或旋运僵卧,涎潮搐搦,卒中急风,不省人事;风虚眩晕,项筋拘急,太阳穴疼痛,腰胁疼重,行步艰辛,筋脉挛促,俯仰不利,贼风所中,痛如锥刺,皮肤顽厚,麻痹不仁,或血脉不行,肌拘干瘦;风湿脚气,脚膝无力,或肿或疼,不能举步,两脚生疮,脓血浸渍,痒痛无时,愈而又发;打扑闪朒,筋骨内损,已经多年,每遇天寒,时发疼痛。

53014 乳香豆蔻丸

《卫生总微》卷十。为《幼幼新书》卷二十八引《九篇卫生方》"固气丸"之异名。见该条。

53015 乳香护心散《丹溪心法附余》卷十六)

【异名】护心散《外科正宗》卷一。

【组成】绿豆粉四两 乳香一两 朱砂二钱

【用法】上为细末。每服二钱,甘草汤调下。

【功用】预防痈疽、疔疮、恶疮毒气攻心。

【备考】本方方名,《疡科心得集·方汇》引作"护心丹"。

53016 乳香含化丸《圣惠》卷三十六)

【组成】乳香 麝香 白胶香 黄丹 细辛 川升麻 垢腻头发 生干地黄(烧灰) 皂荚(烧灰) 雄黄 青盐各二分 白蜜半两 蜡半两

【用法】上为末,先以油三合,入头发煎令化,用绵滤过,再煎油令热,下黄蜡,次下诸药末,煎令稠可丸,即丸如鸡头子大。每服以绵裹一丸,含化咽津。

【主治】口疮久不愈。

53017 乳香应痛丸《局方》卷一淳祐新添方)

【组成】龙骨(酒浸一宿,焙干,研粉,水飞三度,晒干)四两半 蜈蚣六条(去尾针,以薄荷叶裹,煨熟) 赤小豆(生用) 虎骨(酥炙焦)各六两 白僵蚕(炒,去丝嘴) 草乌头(炮,去皮尖)各十二两 白胶香(拣净,炼过) 天麻(去芦,洗) 川牛膝(酒浸,去芦) 川当归(去芦,酒浸)各三两 全蝎(去尾针,微炙)七十个 乳香(研)六钱 木鳖仁七十二个(别研)

【用法】上为细末,醋糊为丸,如梧桐子大。每服五丸至七丸,冷酒送下,或冷茶清下亦得,不拘时候。

【主治】一切风气,左瘫右痪,口眼㖞斜,半身不遂,语言謇涩,精神恍惚,痰涎壅塞,筋脉拘挛;或遍身顽痹,走注疼痛,脚膝缓弱,行步艰难;又治打扑伤损,瘀血不散,痛不可忍;或行路劳伤,脚膝浮肿疼痛;或肾脏风毒上攻,面肿耳鸣,下注,脚漆沉重;及治偏正头痛,攻注眼目。

【宜忌】忌诸热物一时辰久。此药但临睡服尤妙,忌湿、面、炙煿、鲊脯、发热、动风等物。

53018 乳香应痛丸《朱氏集验方》卷一)

【组成】川乌(生用,不去皮尖,大者破四边,小者破两边,剉如骰子大,用麻油煎令黄色勿焦,去油,焙) 草乌(生用,不去皮尖,每个破作二片,择白净者用,心黑者不用,剉如骰子大,一半用油制,如制川乌法;一半用盐半两拌和,水

微淹着浸三昼夜,一日一度漉,转候日数足取出去水,再用干盐半两同炒,候干,去盐勿令焦) 红花(剉,焙) 当归(酒洗,剉,焙) 天台乌药(剉,焙) 干葛(剉,焙) 白芍药(洗,剉,焙) 苏木(剉) 生干地黄(洗、剉) 骨碎补(燎去毛) 鸡骨降真香(剉) 金毛狗脊(燎去毛) 乳香(杵碎,用香炉盛火,竿箬叶一片虚架在香炉口上,约去火二寸许。次将乳香置箬叶上,候炙熔滚,用水润湿小竹篦子,炒拨,觉滚定取出候冷,研) 没药(杵碎,酒浸,烂研,候诸药末成,刮入同丸) 自然铜(入银窝内,炭盖口及四周,煅红,入好黄子醋内淬二三次,可研为度)各一两

【用法】上为细末。用好白酒浓脚一碗,好头面半两煮糊为丸,如梧桐子大。每服三十丸,空心温盐酒送下。凡脚气发作,先服驱风丹,大痛稍愈,即间服此药;候痛痊愈,专服此药。

【主治】脚气风损,白虎历节。

【宜忌】忌香菜、茵陈、豆豉、一切动风毒物。

53019 乳香应痛丸《准绳·类方》卷四)

【组成】乳香半两(另研) 五灵脂 赤石脂各一两(研) 草乌头一两半(炒) 没药五钱(另研)

【用法】上为细末,醋糊为丸,如小豆大。每服十五丸,空心温酒送下,一日二次。

【主治】风走注疼痛。

53020 乳香没药丸《局方》卷一绍兴续添方)

【异名】通经活络丹《普济方》卷一一五)。

【组成】抚芎一百八两 躑躅花(炒) 木鳖仁 白胶香(拣净) 藿香(拣,炒) 白僵蚕(洗,焙) 五灵脂(拣) 白芷(拣) 当归各七十二两 地龙一百四十四两 何首乌二百四十四两 威灵仙(洗)二百二十二两 草乌头(炒)六百四十八两

【用法】上为末,醋糊为丸,如梧桐子大。每服五丸,不可多服,食后用薄荷茶送下;温酒亦得。

【功用】通经络,活血脉。

【主治】男子妇人一切风气,筋骨疼痛,手足麻痹,半身不遂,暗风头旋,偏正头风,小中急风,手足疼痛,牙关紧急,四肢软弱。肾脏风毒,上攻头面,下注腰脚生疮,遍体疼酸。

【宜忌】有孕妇人不可服。

【备考】本方名乳香没药丸,但方中无乳香、没药,疑脱。

53021 乳香没药丸《魏氏家藏方》卷八)

【组成】乳香 没药各二钱半(并别研) 川乌头(炮,去皮脐) 黄耆(蜜炙) 五灵脂(别研) 草薢 熟干地黄(洗) 当归(去芦,酒浸) 威灵仙(去泥)各半两 木瓜七钱半

【用法】上为细末,好醋打面糊为丸,如梧桐子大。每服二十丸,食前温酒送下。

【主治】风湿相搏,骨节疼痛,腰脚无力。

53022 乳香没药丸《御药院方》卷六)

【组成】乳香(研) 没药(研) 骨碎补(去毛) 威灵仙(去土) 缩砂仁 白附子 甜瓜子 牛膝(酒浸一宿) 当归(去芦头) 干木瓜 地龙(去土) 木鳖子各一两 白牵牛三两(微炒)

【用法】上为细末,酒面糊为丸,如梧桐子大。每服二

十丸,温木瓜汤送下,温酒亦可,不拘时候。

【主治】远年日近风寒湿气攻注脚膝,或肿或痛,筋挛不能屈伸,脚不能踏地,及一切疼痛往来不已。

53023　乳香没药丸《普济方》卷九十七)

【组成】没药(研)　乳香(研)　虎胫骨(酥炙黄)　白附子(炮)　木鳖子(去壳)　草乌头(剉,炒黑存性)各一两　麻黄(去根节)三两　自然铜(醋淬七次,研)一两　干蝎(去土,炒)二两

【用法】上为细末,再入研药拌匀,以酒磨浓墨汁和,先分作十块,每块更分作二十丸。每服一丸,温酒磨下,一日三五次,不拘时候。

【主治】中风,偏枯气痹,手足不能举动。

53024　乳香没药散《宣明论》卷十三)

【组成】宣黄连　白矾各一两　谷精草半两　石榴一个(用刀子割下盖子,里面取子三停一停,次将黄连、白矾碎,内入石榴内,用原盖子合用)

【用法】上以湿纸一张裹了,后用胶泥拍作饼子,裹石榴,以炭火烧通赤为度,取出去泥纸,次将谷精草于铫子内炒焦黄为度,与石榴研细后入麝香一钱,乳香二钱,没药一钱,研细拌匀。每服一钱,热酒小半盏调下,一日三次。

【主治】五种肠风痔瘘,无问久新。

53025　乳香没药散《普济方》卷三一〇)

【组成】乳香　没药　当归　缩砂　枳壳(用末,炒)甘草各等分

【用法】每服用白水盏半煎三四沸,用酒三两,童便少许,在上食后服,在下空心服。

【主治】打扑伤损。

53026　乳香没药膏《医方类聚》卷一九一引《医林方》)

【组成】小油一斤　黄丹六两　木鳖子半两　杏仁半两　巴豆半两　当归半两　没药二钱半　乳香二钱　雄黄半钱　黄蜡半两

【用法】木鳖子为片子,同巴豆、杏仁油内浸日,与药同熬焦为用,取出巴豆三味药淬,后入黄丹熬,令滴水不散,乳香、没药、当归末、雄黄冷调之。

【主治】诸肿痛。

53027　乳香拔毒散《普济方》卷二八七)

【组成】黄柏(去粗皮)　黄芩(去肉)各二两　地骨皮一两　乳香(另研)三钱　没药(另研)三钱

【用法】上为末。井水调作膏子,摊在纸花上,贴于疮处。

【功用】消毒止痛。

【主治】一切痛肿疮疖。

53028　乳香金丝膏《普济方》卷三一三)

【组成】玄参三两　黄芩　柳枝　槐枝　当归各二两黄耆一两

【用法】用香油一斤,慢火熬药至黑色,滤去滓,入黄丹四两,飞过,熬至黑色,滴水中不散为度。于冷用纸摊贴。香油半斤,料总计六两,夏用丹三两,冬用二两半,春、秋二两八钱。

【主治】一切疮肿。

53029　乳香定疼散

《奇效良方》卷二。为《圣惠》卷二十一"虎骨散"之异

名。见该条。

53030　乳香定痛丸

《外科理例·附方》。为《得效》卷十九"乳香丸"之异名。见该条。

53031　乳香定痛丸《古今医统》卷十一)

【组成】苍术五两(米泔浸)　五灵脂二两　草乌五两(去皮)　自然铜二两(火煅,醋淬)　乳香一两半　没药羌活　当归尾各一两　两头尖(去皮,生用)五钱

【用法】上为细末。酒糊为丸,如小豆大。每服十五丸至二十丸,温酒送下。

【主治】诸痹,风湿流注骨节,疼痛麻痹。

53032　乳香定痛丸《回春》卷五)

【组成】苍术(米泔浸)二两　川乌(泡,去皮)　当归川芎各一两　乳香　没药各三钱　丁香五分

【用法】上为细末,枣肉为丸,如梧桐子大。每服五六十丸,黄酒送下。

【主治】诸风,遍身骨节疼痛,或腿膝痛及筋骨风。

53033　乳香定痛散《袖珍》卷二引《圣惠》)

【异名】神圣散。

【组成】乳香　没药　川芎　石膏　雄黄　盆消各等分　脑　麝少许

【用法】上为细末。口噙水,搐鼻内。

【主治】偏正头痛,鼻塞声重,风蛀牙疼。

53034　乳香定痛散《御药院方》卷九)

【组成】玄胡索　红豆各二十个　乳香半钱　青黛二钱　盆消半两　麝香一字

【用法】上为细末。每用少许,以指蘸药擦于牙齿痛处,有津即吐,误咽不妨;如痛甚,用药一字,噙温水随疼处鼻内搐。

【主治】牙齿疼痛。

53035　乳香定痛散(方出《医方大成》卷八,名见《普济方》卷三一〇)

【组成】乳香　没药　川芎　白芷　芍药　甘草　牡丹皮　生地黄各半两

【用法】上为细末。每服二钱,温酒并童便调下,不拘时候。

【主治】打扑伤损,落马坠车,一切疼痛。

【备考】《证治宝鉴》有"白术"。

53036　乳香定痛散《医方类聚》卷一九一引《医林方》)

【组成】御米壳七两　乌白芷三两　甘草二两

【用法】上为粗末。每服三钱,水一盏,入乳香一钱同煎,去滓温服。

【主治】一切肿疼不止。

53037　乳香定痛散《医方类聚》卷一九一引《烟霞圣效方》)

【组成】御米壳二两(去顶蒂)　拣甘草八钱　麻黄一两二钱(去节)

【用法】上为细末。每服三钱,生姜半两,擦磨成姜汁一盏,先滚二沸,下药,再滚三二沸,放温服之。如痛止为度,未止再服。

【主治】诸疮疼痛,及一切诸痛。

53038　乳香定痛散《外科发挥》卷一)

【组成】乳香　没药各二钱　寒水石(煅)　滑石各四

八画

乳

294

(总3858)

钱　冰片一分

【用法】上为细末。搽患处,痛即止。

【主治】疮疡疼痛不可忍。

53039　乳香定痛散(《扶寿精方》)

【组成】乳香　没药各二钱　败龟版(酥炙脆)十两　紫荆皮二两　当归须　虎骨(酥炙)　骨碎补　川山甲(火炮)各五钱　半两钱五文(如无,以自然铜一两,醋淬七次)

【用法】上为细末。每服一钱,重伤者二钱,好酒调下。

【主治】金创打扑,折骨伤损。

53040　乳香定痛散(《保婴撮要》卷十四)

【组成】乳香　没药各五钱　滑石一两　冰片一钱

【用法】上为细末。搽患处。痛即止。

【主治】伤损及一切疮疡,溃烂疼痛。

53041　乳香定痛散(《医学入门》卷八)

【组成】乳香　当归　白术各二钱　白芷　没药　甘草　羌活　人参各一钱

【用法】上为末。每服二钱,温酒并童便调下。

【主治】打扑坠堕伤损一切疼痛。

【加减】如血虚者,去羌、参,加川芎、芍药、生地、牡丹皮。

53042　乳香定痛散

《外科大成》卷一。为《外科正宗》卷一"乳香黄耆散"之异名。见该条。

53043　乳香定痛散(《杂病源流犀烛》卷三十)

【异名】活血止痛汤。

【组成】当归　生地　丹皮　赤芍　川芎　白术　甘草　乳香　没药各等分

【用法】上为末。每服一钱,酒童便调下。

【主治】金疮痛甚。

53044　乳香定痛膏(《普济方》卷二八六引《经验良方》)

【组成】南星　半夏　僵蚕各半两　柏霜叶一两(即芙蓉叶)　没药　乳香各一两

【用法】上为末,姜汁调涂。治便痈,先服复元通气散、黑神散打和,酒调服。

【功用】定痛消肿。

【主治】便痈,肿毒,无名恶疮。

53045　乳香荜茇散(《医方类聚》卷一九一引《疮科通玄论》)

【组成】天麻一钱　防风一钱　草乌一钱　荜茇一钱细辛一钱　川乌一钱　乳香半钱　红豆一钱　荆芥穗一钱没药半钱　官桂半钱　当归二钱　川芎二钱　盆消一钱薄荷二钱　麝香少许

【用法】上为细末。每用一字,或半铜钱许,口噙温水,鼻内搐之。

【主治】牙疼,骨槽风。

53046　乳香荜茇散(《理瀹》)

【组成】天麻　防风　草乌　荜茇　川芎　细辛　乳香　硼砂　薄荷　麝香

【用法】上为末。口含温水漱,鼻内次之。

【主治】骨槽风,由风、虫牙痛溃烂变成者。

53047　乳香追毒丸(《医方类聚》卷一九一引《施圆端效方》)

【组成】巴豆(去皮)一钱　白面一钱　黄丹一字

【用法】上为末,滴水为丸,作锭子。量大小纴之,次以膏药覆之。

【功用】追恶回疮,止痛,活血去脓。

【主治】疮肿。

53048　乳香宣经丸(《局方》卷一吴直阁增诸家名方)

【组成】川楝子(剉,炒)　牵牛子(炒)　乌药(去木)茴香(淘去沙土,炒)　橘皮(去白)　萆薢(微炙)　防风各二两　乳香(研)　草乌(乌豆一合同煮,竹刀切透黑,去尖,焙)　五灵脂(酒浸,淘去沙石,晒干,研)各半两　威灵仙(去芦,洗)二两

【用法】上为细末,酒糊为丸,如梧桐子大。每服五十丸,盐汤、盐酒任下;妇人醋汤送下。

【功用】活血止痛,补虚,壮筋骨。

【主治】体虚为风、湿、寒、暑侵袭,四气相搏,半身不遂,手足顽麻,骨节烦疼,足胫浮肿,恶寒发热,渐成脚气,肝肾不足,四肢拘急,遍身攻注;或闪肭打扑,内伤筋骨;男子疝气,妇人经脉不调。

53049　乳香宣经丸(《杨氏家藏方》卷四)

【组成】茴香二两(炒)　乌药　威灵仙(洗去土)　草薢　陈橘皮(去白)各四两　川楝子肉二两(微炒)　黑牵牛四两(生用)　草乌头(去皮尖)二两(炒)　黑豆三合(生用)五灵脂一两　防风(去芦头)四两　附子八钱(炮,去皮脐)乳香八钱(别研)　木香八钱

【用法】上为细末,酒糊为丸,如梧桐子大。每服三十丸,渐加至五七十丸,空心、食前温酒送下。

【主治】风寒湿痹,四肢拘挛,筋骨疼痛,行步艰难,脚气诸疾。

53050　乳香宣经丸(《普济方》卷九十四引《仁存方》)

【组成】威灵仙同苦葶苈　黄耆同续断　苍术同陈皮乌药同茯神各半两

【用法】每二味,入于一个木瓜在内,如常法三蒸三晒,蒸时用酒洒,然后焙干为末,研瓜膏为丸,如梧桐子大。每服十五丸,食前盐汤、盐酒任下。

【主治】中风寒湿,半身不遂,手足顽麻,骨疼足肿,恶寒发热,渐成脚气,或闪肭伤筋骨,男子疝气,妇人血不调。

53051　乳香神应散(《医学发明》卷三)

【组成】乳香　没药　雄黑豆　桑白皮　独颗栗子各一两　破故纸二两(炒香)

【用法】上为细末。每服半两,醋一盏,于砂石器内煎至六分,入麝香少许,去滓温服。

【主治】从高坠下,疼痛不可忍,及腹中疼痛。

53052　乳香神应散(《杂病源流犀烛》卷三十)

【组成】乳香　没药　桑皮　雄黑豆　独颗栗子　破故纸(炒)　当归各一两　水蛭五钱(炒烟尽)

【用法】上为末。每服五钱,醋一盏,煎六分,入麝少许,温服。

【主治】跌扑后胁下痛。

53053　乳香盏落散(《卫生宝鉴》卷九)

【组成】御米壳(去蒂)四两　柴胡(去苗)　桔梗(去芦)　甘草(炒)　陈皮各一两　乳香

【用法】上为末。每服三钱,水一盏,灯草十茎,长四指,煎至七分,去滓食后服。

【主治】男子、妇人偏正头疼不可忍。

【备考】方中乳香原缺,据《病机沙篆》补。

53054　乳香消风散(《御药院方》卷一)

【组成】乳香(研)　细辛(去叶)各一分　川芎半两　吴白芷(好者)二两　熟白天南星一两(捣为细末,以生姜一两,去皮,细切,与天南星一处捣为泥,焙干,如此制三次讫,焙干,杵碎,炒令微黄为度)

【用法】上为细末。每服一钱,或加二钱,擦生姜热茶点下。消风并服出汗。

【主治】诸风眩,偏正头疼,项背拘急,肢体烦疼,肌肉蠕痎,巨阳风虚,耳作蝉鸣,目涩多睡,鼻塞声重,清涕不止。

53055　乳香消毒散(《御药院方》卷八)

【组成】乳香(另研)　没药(别研)　白蔹　白芍药各一两　当归　白芥子各半两　黄柏(另研细末)三两　滑石二两　黄丹三钱　血竭半钱(另研)

【用法】上为细末。入另研者一处再令研匀,每用新水调如稠膏,摊在纸花子上贴患处。

【主治】一切伤折蹉跌,焮肿疼痛不可忍者。

53056　乳香消毒散(《卫生宝鉴》卷十三)

【组成】锦纹大黄(煨)　黄耆(择箭者)　牛蒡子(炒)　牡蛎(盐泥裹,烧)　金银花各五两　甘草二两(炙)　没药　乳香　悬蒌各半两

【用法】上为粗末。每服五钱,水一盏半,煎至七分,去滓温服,疮在上食后,在下食前。

【主治】恶疮。

53057　乳香涂傅方(《圣济总录》卷一二八)

【组成】乳香一两(为末)　丹砂半两(研末)　葱白三两(切)

【用法】先研葱令细,入二味末,再研令匀。涂敷乳上,干即易之。

【主治】乳痈。

53058　乳香宽筋丸(《普济方》卷九十三引《卫生家宝》)

【组成】乳香(别研)　没药(别研)　川乌(炮,去皮尖)　草乌(炮,去皮尖)　地龙(去土)　白牵牛(砂器内煮数沸)各半两　何首乌一两(砂器内煮,去黑皮)　白僵蚕一钱(炒去丝嘴)　五灵脂(酒研,去石)七钱

【用法】上为末,酒糊为丸,如梧桐子大。每服十五至二十丸,食后茶、酒任下。如疮干研油调涂,疮湿燥掺,如打扑闪肭,皮骨损碎,研入没药、乳香各半钱调涂。

【主治】左瘫右痪,口眼㖞斜,走注风气,腰脚麻痹,一切风疾,赤眼白头风疮。

53059　乳香黄耆散(《普济方》卷二八三)

【组成】黄耆　当归(去芦)　川芎　陈皮　麻黄(去根节)　甘草　芍药各一两　人参五钱　米壳二两(去根蒂,蜜炒)　乳香　没药各五钱(另研)

【用法】上为末。每服三钱,水一盏,煎至七分,去滓温服,如疮在上食后,如疮在下食前服。

【功用】未成者速散,已成者溃败,脓不出则以刀砭,其恶肉自下。

【主治】一切恶疮,痈疽,发背,疔疮,疼痛不可忍者;或疮气入腹,神昏不醒呕吐者;打扑伤损,筋骨疼痛;或妇人产后腹痛,恶物不下。

53060　乳香黄耆散(《外科正宗》卷一)

【异名】乳香定痛散(《外科大成》卷一)。

【组成】乳香　没药各五分　黄耆　粟壳(去筋膜,蜜炒)　人参　甘草　川芎　归身　白芍　陈皮　熟地黄各一钱

【用法】水二钟,煎八分,量病上下食前后服之。

【功用】未成者速散,已成者速溃败,腐脓毒不假,刀砭其恶肉自然脱下。

【主治】痈疽发背,诸毒疔疮,疼痛不可忍者;及治打扑伤损,筋骨疼痛。

53061　乳香硇砂丸

《圣济总录》(文瑞楼本)卷六十。即原书同卷人卫本"硇砂乳香丸"。见该条。

53062　乳香接骨散(《普济方》卷三〇九)

【组成】肉桂二两(去粗皮,为末)　乳香　没药(末)各一两

【用法】上拌匀。用黄米煮稠粥,量疮大小,剪纸花子摊粥在上,然后将药掺在粥上,热搭在疮处。如脚胫折,把脚拽直用药,少顷不疼脚痒时,以水湿帛子略干,裹着药饼子上,用熨斗火熨,不痒为度。

【主治】折骨。

53063　乳香猪血膏(《奇效良方》卷六十五)

【异名】乳心丹(《痘疹仁端录》卷十三)。

【组成】乳香(研细)　猪心血

【用法】上为丸,如樱桃大。每服一丸,用水磨化下。

【主治】斑疮不发。

【备考】本方方名,据剂型,当作"乳香猪血丸"。

53064　乳香趁痛丸(《医方类聚》卷二十三引《经验秘方》)

【组成】木瓜　乳香(另研)各一两　官桂半两(不见火)　五灵脂一两半(炒)　当归一两半(去芦,酒浸)　木香一两(不见火)　川牛膝(去芦,酒浸,焙干)一两　没药半两(另研)　虎骨一两(醋炙)　川乌(生,去皮脐)半两

【用法】上为细末,酒糊为丸,如梧桐子大。每服五十丸,空心食前温酒、姜汤送下。

【功用】活血舒筋。

【主治】浑身麻痹,拘急疼痛。

53065　乳香趁痛散

《局方》卷一(吴直阁增诸家名方)。为《圣惠》卷二十一"虎骨散"之异名。见该条。

53066　乳香硫黄散(《伤寒全生集》卷三)

【组成】乳香　硫黄　艾各二钱

【用法】上为细末。用好酒一钟,煎数沸,乘热气使病人鼻臭之。外用捣生姜擦胸前最效。

【主治】阴寒呃忒不止者。

53067　乳香搜风丸(《疡医大全》卷二十八)

【组成】升麻　牛蒡子　胡麻　白鲜皮　连翘　豨莶草　苦参　桑寄生　当归　怀生地　秦艽　枸杞子　槟榔　何首乌各四两　鳖甲一个(重一两佳)　凌霄花　川芎　大风肉(去油,同川乌煮)　防己各一两　虎胫骨(酥炙)　陈皮　牛膝　甘菊花　紫草　海风藤　木瓜各二两　杜仲一两二钱　甘草一两五钱　白芷一两二钱　薏苡仁六两　芝麻二合　乳香三斤(用河水添换煮四、五次为度,又用川乌十两捣碎,煎汁一钵,入乳香煮至汁干为度,再用防风、石菖

蒲、荆芥、苍术各四两,煎汁一钵,入乳香煮至汁尽为度,又用石菖蒲四斤,捣汁一钵,入乳香煮干为末,每制乳香一斤,配药一斗)

【用法】用鲜皂角刺三斤捣碎,水煎去滓熬成膏,入前药为丸,如梧桐子大。初服一钱五分,三日后服二钱,又三日服二钱五分,再三日服三钱为止。服至二十日,伸指酸麻,一月后容颜光洁,服至百日而愈。

【主治】血痹磁钯,痛疯半肢,截毛泥壁,水冷疯、漏蹄、雁来、鸡爪疯。

53068 乳香黑虎丹(《丹溪心法附余》卷二)

【组成】苍术三两 草乌五两 白芷 五灵脂 羌活 川芎 自然铜(醋淬七次) 当归各一两 乳香一两

【用法】上为细末。酒糊为丸,如梧桐子大,百草霜为衣。每服五七十丸,临卧温酒送下。

【主治】诸风寒湿客于经络,浑身骨节疼痛。

【宜忌】忌热物。

53069 乳香黑虎丹(《医学入门》卷七)

【组成】草乌 苍术 生姜各一斤 连须葱半斤(同均匀盦,春五、夏三、秋七、冬十日,每日拌一次,晒干) 五灵脂 乳香 没药各五钱 穿山甲二两 自然铜一两

【用法】上为末,醋糊为丸,如梧桐子大。每服三十丸,空心热酒送下,间日尤妙;妇人血海虚冷,肚腹疼痛,临卧醋汤送下。只服三十丸,不可过多,但觉麻木为效。

【主治】男妇虚冷,血气衰败,筋骨寒冷,及外感风湿传于经络,手足麻木,腰腿疼痛,久侧偏枯瘫痪,口眼㖞斜及诸中风不能行者。

【宜忌】忌生冷物,孕妇勿服。

53070 乳香善应膏(《玉机微义》卷十五)

【组成】大黄 黄耆 赤芍 杏仁各一两 当归七钱半 川山甲 猪牙皂角各二钱半 木鳖子三钱 乳香 没药各半两 血竭 轻粉各二钱半 黄丹七两 香油一斤

【用法】上除黄丹、乳、没、血、轻五味外,其余剉,于油内浸十余日,砂锅内熬,药色微黑,用槐柳条搅之,滤去粗物,净,用油入丹,熬成膏,滴水中不散,然后入乳香等四味,搅匀为度。摊纸上,贴疮。

【主治】一切肿毒,恶疮。

53071 乳香善应膏(《丹溪心法附余》卷十六)

【组成】乳香 没药 血竭各五钱 阿魏二钱 麝香一钱(另研) 大黄 黄连 黄柏 防风 荆芥 芍药 白芷 玄参 当归 连翘 巴豆 苏木 大风子各一两 木鳖子八个 川山甲八片 黄丹一斤(水飞过) 槐、桃、柳嫩枝各二十寸 清油二斤

【用法】上除乳香等五味另研为末,将其余药剉碎,入清油内煎令黑色,滤去滓,入黄丹不住手搅成膏,却入前五味药末,再搅令匀。摊贴患处。

【主治】❶《丹溪心法附余》:痈疽发背,诸般恶疮,打扑伤损,筋骨疼痛。❷《便览》:瘀血,年久烂疮,顽疮,小儿癖块。

【备考】《便览》有官桂一两,无荆芥。

53072 乳香犀角丸(《圣济总录》卷十二)

【组成】乳香(研) 犀角(生镑屑) 自然铜(煅,醋淬) 附子(生,去皮脐)各一分 没药(研) 蔓荆实 草乌头(略

炮,去皮尖) 木香 人参 针沙(水洗十遍,用醋一小盏煮干,铫内火出烟尽即倾出) 丹砂(研) 莎草根(去毛,炒,各半分)

【用法】上为末,再同和研匀,酒糊为丸,如梧桐子大,每服十五丸,临卧服,米饮送下。

【主治】刺风。遍身如针刺。

53073 乳香蜡油膏(《直指》卷二十四)

【组成】杏仁(水浸,去皮,晒) 乳香各三钱 硫黄 轻粉各一钱半 蜡半两 麻油一合

【用法】上为极细末,先熬油沸入蜡溶尽,次入诸药煎搅成膏,冷地出火毒,瓷器收用。

【主治】蜗疮久不愈。

53074 乳香韶粉散(《赤水玄珠》卷二十八)

【组成】乳香三钱 韶粉一两 轻粉一钱

【用法】上为末。猪油拌,鹅翎敷上。

【主治】痂欲落不落,热痘疯,遍身脓水不绝。

53075 乳核内消片(《古今名方》)

【组成】柴胡 当归各6～9克 郁金(或用三棱) 橘核 山慈菇 香附 漏芦各9～12克 夏枯草 茜草各12～15克 赤芍15克 青皮 丝瓜络各6克 甘草3克

【用法】制成浸膏片。每服6片,一日三次。

【功用】疏肝活血,软坚散结。

【主治】乳腺小叶增生,乳房胀痛,有肿块,与月经周期有明显的关系,于月经前症状明显,经至又渐好转。

53076 乳核内消液(《成方制剂》6册)

【组成】柴胡 赤芍 当归 甘草 橘核 漏芦 茜草 丝瓜络 夏枯草 香附 郁金 浙贝母

【用法】制成口服液剂,每支10毫升。口服,一次10毫升,一日2次,服时摇匀。

【功用】疏肝活血,软坚散结。

【主治】经期乳胀痛有块,月经不调或量少色紫成块及乳腺增生。

【宜忌】乳块坚硬,经后无变化及月经量多,面白脉弱者慎用。

53077 乳核散结片(《中国药典》2010版)

【组成】柴胡 当归 黄芪 郁金 光慈菇 漏芦 昆布 海藻 淫羊藿 鹿衔草

【用法】上制成片剂,糖衣片片芯重0.34克,薄膜衣每片重0.45克。口服,一次4片,一日3次。

【功用】舒肝活血,祛痰软坚。

【主治】肝郁气滞,痰瘀互结所致的乳癖。症见乳房肿块或结节,数目不等,大小不一,质软或中等硬,或乳房胀痛,经前疼痛加剧,乳腺增生病见上述证候者。

【宜忌】孕妇慎用。

53078 乳疾灵颗粒(《中国药典》2010版)

【组成】柴胡 醋香附 青皮 赤芍 丹参 炒王不留行 鸡血藤 牡蛎 海藻 昆布 淫羊藿 菟丝子

【用法】上制成颗粒剂,每袋装14克。开水冲服。一次1～2袋,一日3次。

【功用】舒肝活血,祛痰软坚。

【主治】肝郁气滞,痰瘀互结所致的乳癖。症见乳房肿块或结节、数目不等,大小不一,质软或中等硬、或经前疼

痛;乳腺增生病见上述证候者。

【宜忌】孕妇忌服。

53079 乳粉托里散

《疮疡经验全书》卷四。为《本事》卷六"内托散"之异名。见该条。

53080 乳煎硫黄散（《圣济总录》卷八十一）

【组成】黄牛乳三升　硫黄（研如粉）一两

【用法】先将牛乳煎令减半，每服以乳五合，入硫黄末二钱，调和服之。服毕宜以厚衣被覆卧取汗，勿令见风，午时日晡，各再一服，得汗不用再服，若病未痊，三五日可更服。

【主治】脚气久虚缓弱。

53081 乳增宁胶囊（《新药转正》27 册）

【组成】艾叶　淫羊藿　柴胡　川楝子　天门冬　土贝母

【用法】制成胶囊。口服，一次 4 粒，一日 3 次。

【功用】疏肝解郁，调理冲任。

【主治】肝郁气滞型及冲任失调型的乳腺增生等症。

【临床报道】❶面部黄褐斑:《蚌埠医学院学报》[2004，29(5):461]用本方治疗面部黄褐斑 50 例，服药 60 天(2 个疗程)患者 43 例，中途退出者 7 例。其中治愈 8 例，显效 10 例，有效 9 例，无效 16 例，总有效率 62.79%。❷乳腺囊性增生病:《重庆医学》[2003,32(3):369]用本方治疗乳腺囊性增生病 162 例，结果临床痊愈 36 例，显效 81 例，有效 32 例，无效 13 例，总有效率为 91.98%。

53082 乳癌散结汤（《效验秘方·续集》陆磁铭方）

【组成】生黄芪 30 克　党参 12 克　白术 9 克　仙灵脾 30 克　肉苁蓉 12 克　山萸肉 9 克　天冬 12 克　天花粉 15 克　枸杞 12 克　女贞子 15 克　南沙参 15 克　蛇舌草 30 克　蛇莓 30 克　蛇六谷 30 克　石上柏 30 克　龙葵 30 克　半枝莲 30 克　山慈菇 15 克　莪术 30 克　露蜂房 12 克　海藻 30 克

【用法】日一剂，水煎二次分服。

【功用】扶正祛邪，清症散结。

【主治】晚期转移性乳腺癌。

【加减】转移入肺及胸膜、咳嗽、气急、胸闷、伴积液者，加葶苈子、莱菔子、苏子;转移入骨，疼痛彻夜难眠者，加炙乳香、炙没药、细辛、徐长卿，并加重补肾之品，以壮骨通阻;转移入肝，黄疸、呕恶、纳谷不馨者，加茵陈、垂盆草、炙鸡金;局部淋巴结转移者，加贝母、夏枯草、丹参;放、化疗反应严重，呕恶不止者，加姜半夏、姜竹茹、陈皮;夜寐不安，辗转反侧者，加合欢皮、酸枣仁、五味子;大便干结者，加生首乌、枳实、郁李仁等;血虚者，加当归、川芎、白芍、制首乌;其舌质色红无苔或少苔，或中剥有裂痕者，为加大养阴药用量的指标，甚者可加用龟板、鳖甲等血肉有情之品;舌质淡胖边有齿痕者，多气虚、阳虚，宜益气温阳，加用补骨脂、巴戟肉、黄精等;舌苔厚腻者，多为放、化疗引起的胃肠功能紊乱，宜健脾和胃可选用二陈汤。

【方论选录】方用生黄芪、党参、炒白术、茯苓等以健脾益气，顾护后天;仙灵脾、肉苁蓉、山萸肉等温肾壮阳，固摄先天，又以天冬、天花粉、南沙参、枸杞子、女贞子等滋阴润燥，气阴双补，脾肾兼顾，扶正固本;又以蛇舌草、蛇六谷、蛇

莓、龙葵、石上柏、半枝莲等清热解毒药抗癌消癥;莪术、山慈菇、海藻、蜂房等药以达活血化瘀，化痰散结目的。

53083 乳癖消胶囊

《中国药典》2010 版。即原书"乳癖消片"改为胶囊剂。见该条。

53084 乳癖云母膏（《直指》卷二十二）

【异名】乳香云母膏（《得效》卷十九）。

【组成】穿山甲（浸一宿，去肉）一片　真蚌粉（同炒，候香熟起泡去粉，以甲为末）四两

【用法】上入乳香末一钱，麝香半钱，夹和云母膏十五贴为丸，如梧桐子大。每服三十丸，温酒送下。仍以鹿角胶调盐酒，服神授丸、川椒方。

【主治】漏疮。

53085 乳香趁痛疼丸（《医方类聚》卷二十三引《医林方》）

【组成】乳香　自然铜　骨碎补　甜瓜子　地龙　五灵脂　没药各一两　干蝎一两（另为末）

【用法】上为细末，干蝎打面糊为丸。每服三四十丸，葱白汤送下，不拘时候。

【主治】中风肢体疼痛。

53086 乳炼秋石奇方（《遵生八笺》卷十七）

【组成】童便二桶　皂角十二两　杏仁十两

【用法】水九碗，煎皂角至三碗，倾入便内，用桃、柳枝搅打便水，淀清倾去浊脚;次将杏仁十两煎汁三碗，倒在便内，又如前搅打，去清留浊;又将猪脂油十二两熬成汁，去滓，倾入便内搅，浮膜倾去，又淀清，将人乳汁用滚汤泡成块倾入便内，再搅如前，又淀一日，倾去清水下底浊粉浆水，用木勺乘起，倾桑皮纸上，先将毛灰一矼作一沉窝，将桑皮纸放灰上以渗便水，纸上干白腻粉，即成秋石矣。不可动摇，晒一二日，瓷瓶收起。每秋石一两，入柿霜三钱同和，每服一二分起，至七八分止，空心白滚汤调下。

【功用】益寿延年，返元还本，发白变黑，百疾不生。

53087 乳煎葱白饮子（《圣惠》卷九十二）

【组成】葱白一茎（切）　乳汁三合

【用法】同煎至一合半，去滓，分温为三服，相去如人行十里再服。以利为度。

【主治】小儿百日内小便不通，心神烦闷，脐下痞满。

53088 乳癖散结胶囊（《中国药典》2010 版）

【组成】夏枯草 297 克　川芎（酒炙）198 克　僵蚕（麸炒）119 克　鳖甲（醋制）297 克　柴胡（醋制）198 克　赤芍（酒炙）178 克　玫瑰花 238 克　莪术（醋制）178 克　当归（酒炙）198 克　延胡索（醋制）178 克　牡蛎 297 克

【用法】上制成胶囊剂，每粒装 0.53 克。口服，一次 4 粒，一日 3 次。45 天为一疗程，或遵医嘱。

【功用】行气活血，软坚散结。

【主治】气滞血瘀所致的乳腺增生病。症见乳房疼痛、乳房肿块、烦躁易怒、胸胁胀满。

【宜忌】孕妇忌服。月经量过多者、经期慎服。

53089 乳香善应托里散（《医方类聚》卷一九一引《烟霞圣效方》）

【组成】麻黄（去根节）　当归（去芦头）　川芎　甘草（炮）　陈皮（水浸，去白）各一两　乳香　没药　红芍药　黄耆各半两　御米壳二两（去蒂，微炮）

【用法】上为粗末。每服五钱,水一大盏,煎至五分,去滓温服,病上食后,病下食前。

【主治】一切恶疮,疼痛不可忍者。

忿

53090 忿气散《女科万金方》

【组成】木香 丁香 人参 麦冬 大腹皮 甘草 草果 香附 紫苏 槟榔 藿香 厚朴 桑皮 陈皮 姜 枣 灯心

【主治】妇人噎膈。

瓮

53091 瓮头春酒《奇方类编》卷下

【组成】头红花一斤 羊藿一斤(去毛边) 白芍二两(酒炒) 羯羊油一斤(炒羊藿极黑) 杜仲一两(童便浸一宿,炒) 苍术(炒)四两 天冬一两 肉苁蓉一两(去鳞甲) 牛膝四两 五加皮四两 白茯苓四两 砂仁五钱(炒) 故纸一两(炒) 人参一两 大附子五钱(制) 白蔻仁(炒)五钱 归身二两五钱 川椒五钱(焙去汗,去目) 丁香五钱 木香五钱 沉香五钱 枸杞三两 白术(炒)四两 甘草五钱 地骨皮一两(蜜水炒) 熟地三两 干菊一两(去心) 生地二两

【用法】上为末,好糯米四斗,淘净,再浸一日夜,去浆澄清,如蒸酒法,糯米为糜,取出候冷,用原淘米浆二十斤,入锅温之,加葱白一斤,滚数沸,去葱白候冷,和入糜内,然后拌上细曲末四斤,粗末二斤。又将前药和入糜内拌匀,又将羊藿、红花二味各入绢袋,先置瓮底,方将此糜入瓮,按置实,落上面,用火酒十斤盖了。春、秋三日,夏一日,冬五日。后又加火酒八十斤,仍将瓮口封固,至二七日开缸,木扒打过三四百下,再加圆眼肉二斤,红枣五升,又煮糯米饭三升,候冷,投入瓮内,又从瓮底打起二百下,再过二七日,榨出清酒,入坛封口,煮三炷香,埋三日。秋冬不必煮。第二次又用糯米二斗煮饭,拌曲末二斤,火酒五十斤,入在槽内封固。过五日打扒,又封。过五日打扒,再过五日上榨。人年四十以后用之。

【功用】壮阳种子,填精补髓。

【主治】女子宫冷、白带。

念

53092 念珠丸《本事》卷四

【组成】乳香(乳钵坐水盆中研) 硇砂各三钱(飞) 黄蜡一两

【用法】乳香研细,硇砂同研匀,熔蜡为丸,分作一百单八丸,以线穿之,露一夕,次日用蛤粉为衣。每服一丸,用乳香汤送下。

【主治】膀胱疝气,外肾肿胀,痛不可忍。

53093 念珠丸《本草纲目拾遗》卷八引《张氏必效方》

【组成】乳香(去油,净)二钱 圆眼核三钱 黄蜡二两

【用法】和药末为丸如弹子大,分为一百零八丸,蛤粉为衣,用线穿起露一宿收贮。每服三丸,乳香汤送下。

【主治】阴疝偏肿,囊中疼痛难忍。

53094 念水八物汤《医门补要》卷中

【组成】北沙参 玉竹 山药 白术 黄耆 百合 桂元肉 燕窝

【主治】伤气喉哑。

金

53095 金一

《痧症全书》卷下。为《痧胀玉衡》卷下"防风散痧汤"之异名。见该条。

53096 金二

《痧症全书》卷下。为《痧胀玉衡》卷下"薄荷汤"之异名。见该条。

53097 金七

《痧症全书》卷下。为《痧胀玉衡》卷下"阿魏丸"之异名。见该条。

53098 金八

《痧症全书》卷下。为《痧胀玉衡》卷下"沉香丸"之异名。见该条。

53099 金三

《痧症全书》卷下。为《痧胀玉衡》卷下"紫苏厚朴汤"之异名。见该条。

53100 金五

《痧症全书》卷下。为《痧胀玉衡》卷下"荆芥汤"之异名。见该条。

53101 金丹

《仙传外科集验方》卷四。为原书同卷"洪宝丹"之异名。见该条。

53102 金丹《医学入门》卷七

【组成】苍术四钱半 草乌二钱 巴豆一钱半 羌活二两 杏仁二十一个

【用法】上为末,面糊为丸,如梧桐子大。每服十一丸,临卧姜汤送下。

【主治】十种水气,臌胀。

【宜忌】忌盐、酱、房事。

53103 金丹《幼科指掌》卷三

【组成】寒水石 大黄各等分

【用法】上为末,蜜水调敷。

【主治】小儿初生,因于胎热肉烂者。

53104 金丹《医碥》卷七

【组成】枪消一钱八分 蒲黄四分(生) 僵蚕一钱 牙皂一分半 冰片一分

【用法】上为细末。吹入喉。

【功用】消肿去痰。

【主治】❶《医碥》:咽喉肿。❷《医钞类编》:重舌。

【宜忌】性迅利,善走内,轻症不宜用。

53105 金丹

《疡科心得集》卷下。为原书同卷"冰硼散"之异名。见该条。

53106 金丹《外科传薪集》

【组成】黄牛粪(煅) 黄柏 人中白(盐泥固封,煅)各一两 大梅片一钱

【用法】上为末。吹之。

【主治】走马牙疳,腐烂。

53107　金六

《痧症全书》卷下。为《痧胀玉衡》卷下"清凉至宝饮"之异名。见该条。

53108　金四

《痧症全书》卷下。为《痧胀玉衡》卷下"藿香汤"之异名。见该条。

53109　金药（《小儿诸热辨》）

【组成】丹参五钱　茯神五钱　龙齿三钱　琥珀三钱　辰砂二钱　橘红四钱　半夏四钱　天麻五钱　石菖蒲二钱

【用法】上为末，炼蜜为丸，重三分，金箔为衣。

【主治】小儿受惊，气散神浮，发热；其热必夜甚，外无表证，内无停滞，但见额上及眉宇间赤色，印堂青色睡中惊，烦躁不宁。

【方论选录】心主惊，丹参、茯神宁心；惊则气散，龙齿摄之；惊则神浮，砂、珀镇心，心虚则风痰乘之而入，橘、半、天、菖，所以去风痰，正气自收，邪气自散，心得以宁。

53110　金露

《中藏经·附录》。为原书同卷"神效乳香膏"之异名。见该条。

53111　金刀散（《古方汇精》）

【组成】松香　夏果　刘寄奴各等分

【用法】上为细末，和匀，掺伤处。

【功用】止血，定痛，生肌。

【主治】一切跌破，血流不止，及刀斧所伤。

53112　金刀散

年氏《集验良方》卷一。为《外科正宗》卷四"如圣金刀散"之异名。见该条。

53113　金丸药（《秘传大麻疯方》）

【组成】防风　桔梗　羌活　全蝎　独活　天麻　灵仙　升麻　陈皮　首乌　麻黄　狗脊　川芎　牛蒡　蔓荆（去花）各四两　荆芥八两　风藤　川归各四两　蝉壳　胡麻各二两　枫子肉二斤半　雄黄二两

【用法】上为末，酒打晚禾米粉糊为丸。一日三服，清茶荆芥汤送下。

【主治】麻风。肺经受病，其色白，初起粉色，眉毛先落，面若虫行，遍身起癣如鳞。

【加减】鼻塞，加牙皂二两；有痰，加南星二两（制）。

53114　金井散（《普济方》卷三八七）

【组成】金井石

【用法】上为末。三岁一字，藕汁入蜜调下。

【主治】小儿脾肺壅毒，肺损吐咳嗽。

53115　金不换（《回春》卷八）

【组成】蛇床子五钱　大枫子（去壳）　水银二钱　白锡一钱　枯白矾一钱

【用法】上药各为细末，先将锡化开，次入水银，研匀不见星，再入末药，柏油共捣匀，搽疮宜干些。或无柏油，腊猪油亦可。

【主治】血风疮，癣疮，疥疮，虫疮及坐板疮、疥癞。

53116　金不换（《观聚方要补》卷七引《喉科指掌》）

【组成】人中白五钱（煅存性）　细柏末三钱　青黛六钱　玄明粉三钱　硼砂三钱　西瓜消八钱　冰片三分

【用法】上为末。吹用。

【主治】火症，痘疳，牙疳，喉间溃烂者。

【加减】烂斑有深潭者，加龙骨、象皮、赤石脂各三钱，同研吹之；喉癣、喉疳，每钱加银粉雪三分（即瓜消之飞出者也）。

53117　金不换（《纲目拾遗》卷七引周慎庵方）

【组成】藤黄一两（研细末）　麻油四两　白蜡五钱　黄蜡一两

【用法】将二蜡入麻油内，铜勺熬化，取起，放地上，一人徐徐下藤黄末，一人不住手搅匀，以尽为度，即成膏，用油纸摊贴。敷于患处，绸帕敷好，一二日即愈。

【主治】跌打刀伤。

53118　金不换（《痘科辨要》卷十）

【组成】人中白（煅如法）　枯矾各三钱　五倍子　盐梅七个（煅存性）　白褐（烧灰）　细辛　胡黄连各一钱　雄黄　铜绿各五钱

【用法】上为末。吹之，或和胭脂水涂之。

【主治】走马疳。

53119　金不换（《伤科汇纂》卷八引《戚总制秘书》）

【组成】羌活　独活　川乌　草乌　三棱　莪术　麻黄　大黄　归尾　赤芍　红花　姜黄　干姜　川椒　牙皂　半夏　防风　桐皮　川芎　牛膝　羊踯躅　赤小豆　威灵仙　刘寄奴　骨碎补　续断　山甲　地龙各一两

【用法】上各用粗片，加桑、榆、桃、柳、槐枝各百寸，以麻油八斤熬枯滤净，再熬滴水成珠，入飞丹收炼成膏，离火，再加乳香、没药、血竭、陀僧各一两，肉桂、阿魏各五钱，麝香三钱，冰片一钱，搅匀，藏贮听用。

【主治】内伤诸痛。

53120　金不换（《喉痧症治概要》）

【组成】西瓜霜五钱　西月石五钱　飞朱砂六分　僵蚕五分　冰片五分　人中白三钱　青黛三钱　西黄三钱　珠粉三钱

【用法】上为极细末，吹之。

【功用】生长肌肉。

【主治】疫喉。

53121　金不换（《外科方外奇方》卷一）

【组成】枳壳三钱六分　白丑　黑丑各一两　甘遂三钱　麝香一钱　甘草五分

【用法】上为极细末。掺少许于膏药上贴之。

【主治】百种无名肿毒，未成即消，已成即溃。

53122　金牙酒（《肘后方》卷三）

【组成】蜀椒　茵芋　金牙　细辛　莽草　干地黄　防风　附子　地肤　蒴藋　升麻各四两　人参三两　羌活一斤　牛膝五两

【用法】上切。以酒四斗，渍七日，饮二三合，稍加之。

【主治】风毒脚弱，痹满上气，口不能言，脚屈。

53123　金牙酒（《千金》卷八）

【组成】金牙（碎如米粒，用小绢袋盛）　细辛　地肤子（无子用茎）　附子　干地黄　防风　莽草　蒴藋　根各四两　蜀椒四合　羌活一斤

【用法】上㕮咀。盛以绢袋，以酒四斗，瓷瓮中渍，密闭头，勿令泄气，春夏三四宿，秋冬六七宿，酒成去滓。日服一合。此酒无毒，及可小醉，常令酒气相接，不尽一剂。

【主治】积年八风五痓,举身弹曳,不得转侧,行步跛蹒,不能收摄;又暴口噤失音,言语不正,四肢背脊筋急肿痛,流走不常;劳冷积聚少气,乍寒乍热,三焦不调,脾胃不磨,饮澼结实,逆害饮食,酢咽呕吐,食不生肌,医所不能治者。

【加减】冷,加干姜四两。

53124 金牙酒(《医心方》卷八引唐临方)

【组成】金牙(碎,绵裹) 细辛 莽草(炙) 干地黄 干姜 防风 附子(炮) 蛇床子 蒴藋 升麻各四两 人参三两 独活一斤 牛膝 石斛各五两

【用法】上以酒四斗渍之七日,饮二三合,稍加之,以知为度。

【主治】脚气屈弱,或不能语者。

53125 金牙酒

《脚气治法总要》卷下。为《千金》卷七"大金牙酒"之异名。见该条。

53126 金牙酒

《圣济总录》卷十一。为原书卷九"独活酒"之异名。见该条。

53127 金牙散(《外台》卷十三引《胡洽方》)

【组成】金牙(研) 曾青(研) 消石(研) 礜石(泥裹烧半日) 石膏(研) 莽草 玉支(一作玉泉) 雄黄(研) 朱砂(研) 寒水石 龙骨 蛇蜕皮(炙) 芫青(熬) 当归 龙胆 大黄 细辛 防风 大戟 芫花(熬) 野葛(炙) 苁蓉 天雄(炮) 茯苓 附子(炮) 乌喙(炮) 干姜 人参 桔梗 桂心 椒(去目,汗) 贯众 巴豆(去心皮,熬) 狸骨(炙) 蜂房(炙) 鹳骨(炙)各一两(一方加蜈蚣、蜥蜴、雌黄、镜鼻、麝香、毒公,合四十二味)

【用法】上为散。每服一钱匕,渐增五分匕,酒调下,一日三次。并以三角绛囊贮散方寸匕,以系头及心上。

【功用】带之能杀鬼气,逐尸疰。

【主治】江南三十六疰,人病经年,羸瘦垂死,诸恶疠不祥。

【宜忌】忌猪肉、生血物、生菜、冷水、大醋、芦笋。

53128 金牙散(《外台》卷十三引《集验方》)

【组成】金牙(别研) 雄黄(研) 丹砂(研) 矾石(泥裹烧半日) 寒水石 芫青(熬) 巴豆(去心皮,熬) 朴消 桔梗 茯苓 人参 贯众 附子(炮) 蜀椒(去汗,目) 露蜂房(炙) 龙骨 干姜 牡桂 乌头(炮) 石膏(研) 莽草(炙) 苁蓉 大戟 芫花(熬) 防风 狸骨 商陆根 大黄 细辛 蛇蜕(炙) 玉支(一作玉泉) 贝母(一作牙子,即狼牙也)各等分

【用法】上药治下筛。每服五分匕,酒调下,一日三次。

【主治】邪魅,心腹刺痛。

【宜忌】忌猪肉、冷水、生菜、生血肉、大醋、芦笋。

53129 金牙散(《外台》卷十七引《苏恭方》)

【组成】金牙(研) 曾青(研) 矾石(研,泥裹烧半日) 丹砂(研) 雄黄(研) 朴消(研) 寒水石 代赭(研) 龙骨(研) 犀角屑 獭肝(炙) 鹳骨(炙) 狸骨(炙) 巴豆(去心皮,熬) 大黄 野葛皮(炙)各三分 牛黄(别入) 麝香(别研) 升麻 桂心 附子(生用,去皮) 鬼臼 鬼督邮 黄环 鸢根(本草有鸢尾,此云鸢根即是用鸢尾之根

也) 青木香 牡蛎(熬) 苏合香(别研入) 常山 茯苓 黄耆 知母 龙胆各二分 露蜂房 玉支 茵草(一本作茵芋) 鬼箭羽 徐长卿 石长生 蜀漆 当归 桔梗 白薇各一分 蜈蚣一枚(炙) 蜥蜴一枚(炙) 芫青(炙) 地胆(炙) 亭长(炙)各三十九枚 椒四十九枚(汗)

【用法】上为散,以汤(疑为饧)如桃李许,和散三分匕,或如枣核服之;常患者,一日二次。平患取利吐者,服四分匕。或以绛袋裹方寸匕,三匕带之。或合药用腊月王相日。

【功用】辟诸恶厉。

【主治】脚气毒遍内外,烦热,口中生疮,狂易叫走;及解诸石草热药毒发,邪热卒黄,瘴疫毒疠,卒死温疰,五尸五注,心腹诸疾,绞刺切痛,蛊毒鬼魅,野道热毒,小儿惊痫百病。

【宜忌】忌食生冷、芦笋、生葱菜、猪肉、冷水、醋物、陈臭、生血等物。

53130 金牙散

《千金翼》卷二十。为《外台》卷十三引《深师方》"蜀金牙散"之异名。见该条。

53131 金牙散

《圣惠》卷五十五。为《千金》卷十七"大附著散"之异名。见该条。

53132 金牙散(《圣济总录》卷二十)

【组成】金牙(别研)一两 防风(去叉) 侧子(炮裂,去皮脐) 当归(切,焙) 石膏(别研细) 桂(去粗皮)各二两 芎䓖一两半 白术(微炒)三两 泽泻 细辛(去苗叶,轻炒) 黄芩(去黑心) 赤茯苓(去黑皮)各一两半 石南叶(洒酒炒) 人参各二两

【用法】上除金牙、石膏别研外,将十二味为末,方入金牙、石膏末拌匀,重罗。每服一钱半匕,渐加至二钱匕,空心温酒调下,日二,夜一。未觉,更增药至二钱半。

【主治】周痹,脚胫细瘦,痿弱不能行立。

53133 金牙散(《圣济总录》卷八十四)

【组成】金牙(研)一两一分 牛黄(研)一分 天雄(炮裂,去皮脐) 草薢(剉) 黄芩(去黑心) 麝香(研) 乌头(炮裂,去皮脐)各半两 细辛(去苗叶) 萎蕤 桂(去粗皮) 莽草(炙) 犀角(镑) 干姜(炮)各三分 蜈蚣(炙)一枚 黄连(去须)一两

【用法】上为散。每服三钱匕,用温酒调下,日三夜二,以效为度。又以囊盛方寸匕,男左女右带之。

【主治】岭南瘴疠疫气,脚气等病。

53134 金牙散

《普济方》卷七十。为《圣济总录》卷一二一"揩齿金牙散"之异名。见该条。

53135 金牙散(《普济方》卷二三八)

【组成】金牙(研)一两 芫青(去足,麸炒)二十七枚 斑蝥(去翅足,炒)七枚 雄黄(研) 亭长(去翅足,炒)七枚 蜥蜴(去翅足,炒)一两 蜈蚣(去头,炙)一枚 丹砂(研) 龙脑(去芦头) 防风(去叉) 茌枝(微炙) 大黄(剉,醋拌炒) 曾青(研) 白茯苓(去黑皮) 桂(去粗皮) 松脂(研) 干姜(炮) 细辛(去苗叶) 消石(研) 野葛(剉,炒) 乌头(炮裂,去粗皮) 大戟(煨) 商陆(炙) 蛇蜕皮(炒) 芫花(醋炙) 鹳骨(炙) 附子(炮裂,去皮脐) 寒

水石(碎)　蜀椒(去目及合口者,炒出汗)　人参　贯众　龙骨(炒)　露蜂房(炒)　巴豆(去皮心,出油尽)　矾石(煅)　狸骨(微炙)　天雄(炮裂,去皮脐)　石胆(研)　莽草(炙)各一两

【用法】上为细散,以绛囊盛半两带之,男左女右,食前以浆或酒随意调下一字,以知为度。

【主治】风邪痊气及南方百毒,瘴气疫毒,脚弱肿毒,湿痹。

53136　金贝煎《竹林女科》卷三)

【组成】金银花　贝母(去心)　蒲公英　夏枯草各三钱　红藤七八钱　连翘一两或五七钱

【用法】酒二碗,煎一碗服,服后暖卧片时。

【主治】吹乳。

【加减】如火盛烦渴,乳肿者,加天花粉二三钱。

53137　金化散《博济》卷四)

【组成】川大黄(湿纸裹,煨)　干葛　甘草(炙)　川甜消(别研细)各等分

【用法】上为细末。每服半钱,水一盏,煎至六分,食后温服。

【功用】化痰利膈。

【主治】小儿惊热。

【备考】本方方名,《幼幼新书》引作"金花散"。

53138　金牛汤《医醇剩义》卷三)

【组成】郁金二钱　牛蒡子三钱(炒,研)　陈麻黄四分(蜜水炒)　瓜蒌皮三钱　苏子一钱半　芥子一钱　沉香五分　贝母二钱　杏仁三钱　橘红一钱　半夏一钱　桑皮二钱　枇杷叶二张(刷毛,蜜炙)

【主治】咳嗽,痰气闭结,语音不出,此为塞金不鸣。

53139　金乌汤《外科全生集》卷四)

【组成】杜仲　厚朴　桑白皮　槟榔各一钱

【用法】取不落水雄鸡肝一枚,去红筋,入白酒酿六两,隔汤顿熟,去滓,以汤与肝食。隔两日再服一剂。

【主治】赤眼淹缠。

53140　金乌散《圣惠》卷六十九)

【组成】乌鸦一只(去嘴足)　狐肝一具(同入罐子内,用细泥固济,候干烧令稍赤,抽火,以土内窨定罐子,候冷取出,捣罗为末,入后药)　天麻半两　白附子半两(炮裂)　天南星半两(炮裂)　白僵蚕半两(微炒)　桑螵蛸半两(微炒)　甘菊花半两　麝香一分(细研)

【用法】上为末,入前烧了药末及麝香,更研令匀。每服一钱,以豆淋薄荷酒调下,不拘时候。

【主治】妇人风眩,头旋卒倒,痰涎壅滞,四肢拘急。

53141　金乌散《圣惠》卷八十)

【组成】乌鸦一两(烧灰)　麝香半两　虎粪一两(烧灰)

【用法】上为细末。每服一钱,以童子小便调下,不拘时候。

【主治】产后血邪冲心,言语不得,心神迷闷。

53142　金乌散《圣济总录》卷六)

【组成】乌鸦一只(去嘴足并毛翅)　狐肝一具(同乌鸦入罐子内,用蚯蚓泥固济,烧烟尽,用三两捣为末,入后药)　天麻　白附子　天南星(炮)　白僵蚕(炒)　乌蛇(酒浸,去

皮骨,炙)　藿香叶　桑螵蛸(炙)各一两

【用法】上为散。每服一钱匕,温酒调下,昼夜五服。

【主治】破伤中风,牙关紧急,四肢强硬,不下食。

53143　金乌散

《医学入门》卷六。为《医方类聚》卷二四一引《澹寮》"麝香散"之异名。见该条。

53144　金乌散《外科传薪集》)

【组成】皂荚炭一两　枯白矾一钱

【用法】上为细末。香油调敷。

【主治】头耳眉癣,燕窝疮。

53145　金丹丸《良方合璧》卷上)

【组成】乳香　麝香　雄黄　朱砂　巴豆　牙皂　沉香　官桂　大黄　川乌　良姜　细辛　硼砂各等分

【用法】上为细末,用小红枣肉为丸,如黄豆大。用时以新棉花包塞鼻内,男左女右。

【主治】一切风邪伤寒,头痛;心中刺痛,绞肠痧痛,赤白带下;水泻痢疾,牙痛等。

【宜忌】孕妇忌服,忌闻。

53146　金丹散《鲁府禁方》卷一)

【组成】箍壳子不拘多少(炒去刺,黄色)

【用法】上为末。每服三钱,小儿服一钱半,姜汤调下。

【主治】水泻。

53147　金凤丹《圣济总录》卷八)

【组成】五灵脂　天麻(酒浸一宿,焙)各三两　乌头(炮裂,去皮脐)　枫香脂(研)各二两　地龙(去土,炒)二两半　乳香一分　没药(研)半两　木鳖子(去壳)二两　海桐皮(剉)一两　黑豆(去皮)一合　草乌头(去尖)　干蝎(全者,去土)　狼毒(炮)　牛膝(酒浸,切,焙)各一两　丹砂(研)半两　薄荷叶,附子(炮裂,去皮脐)各一两　当归(切,焙)一两半　自然铜(煅,醋淬)　骨碎补(去皮)　虎骨(酥炙)各一两　龙脑(研)　麝香(研)各一钱

【用法】上为末,以生姜、葱白汁为丸,如鸡头子大。每服一丸,生姜、葱、酒下;走注风,乳香酒下;卒中风,薄荷酒下;卒中暗风,鸡冠血酒下;半身不随,煎松明酒下,不可食葱;妇人产后破血气,煎黑豆酒下,不可食葱;妇人产后虚肿及头面生疮,遍身痒痛,白芷酒下。

【主治】肝肾久虚,风邪攻注,腰脚不随,诸风疾。

53148　金凤散《普济方》卷二一一)

【组成】凤眼草三分　粟壳二钱　母黑豆二十丸　公枣儿三枚

【用法】上为粗末。加蜜一匙,水二盏,煎至一盏,去滓,空心温服,服后仰卧。

【主治】男子、妇人赤白痢疾。

【宜忌】忌冷水。

【备考】白痢用白粟壳;赤痢用赤粟壳。

53149　金凤膏《普济方》卷四十)

【组成】鲜鱼胆一个　龙脑一钱　麝香五分　飞矾五分　黄连末少加些(炒)

【用法】上为末。用鲜鱼胆调涂。

【主治】痔疮破者,脱肛。

53150　金凤膏《寿世保元》卷七)

【组成】白毛乌肉雄鸡一只(吊死,水泡去毛,去肠杂不

用）　金樱子根

【用法】将金樱子根洗净，切片，装入鸡肚内，酒煮令熟，去药。将鸡酒任意食之。

【主治】血崩。

53151　金水丸《张皆春眼科证治》

【组成】熟地　天门冬各90克　山萸肉　五味子各30克　生龙骨　生牡蛎各60克　车前子90克

【用法】上为细末，炼蜜为丸，如梧桐子大。每次9克，淡盐汤送下，一日三次。

【功用】滋补肾水，敛纳阳光。

【主治】视远怯近症（远视、老花）。房劳伤肾，或悲泣伤肺，全不生水，自觉眼部干涩，远视较轻，近视模糊，视物不能持久，久视则更为不清，头额作痛，或白睛有赤丝发生。

【方论选录】方中熟地、山萸肉大补肾阴，大门冬、五味子养肺滋阴以生肾水，生龙骨、生牡蛎滋阴潜阳，车前子利水固肾。诸药同用共奏滋阴补肾，敛纳阳光之功。

53152　金水汤《辨证录》卷三

【组成】熟地　山茱萸各一两　天门冬　地骨皮　丹皮各三钱　沙参五钱

【用法】水煎服。

【主治】全不生水，肾阴涸竭，咽喉干燥，久而疼痛。

53153　金水煎

《遵生八笺》卷十三。为《寿亲养老》卷四"金髓煎"之异名。见该条。

53154　金水膏《百一》卷九

【组成】乳香（研）　硇砂（研）　白矾（飞过，研）各半字　当归半钱　黄连一钱（去须）　白沙蜜四两　青盐（透明者，研）一字　麝香（研）一字

【用法】上药除蜜外，先研令极细，却同蜜一处拌匀，入新竹筒内，用油纸数重，以线紧扎，勿令水入，于净锅内，用水煮，自早至午，水干则添，取出倾药，以绵绢滤去滓，入净器中，埋地上一宿，取出点之。点毕以温水洗眼，翳薄者点三五次。点药箸用金为之最妙，多点则取效尤速。

【主治】两目厚翳。

53155　金水膏

《普济方》卷七十三。为《博济》卷三"通神膏"之异名。见该条。

53156　金水膏《活人方》卷一

【组成】天门冬三两　麦门冬四两　款冬花二两　紫菀茸三两　炒白芍二两　炒知母一两　制首乌六两　百合二两　陈皮一两（盐水炒）　细川贝一两（另研细末听用）　茯苓二两　白蒺藜一两（去刺）　地榆一两　金石斛三两

【用法】先将金石斛及门冬等熬将好，去滓净，再入贝末，炼蜜收冷。噙化口中，不拘时候。

【主治】里热湿郁不清，咳嗽咽干，喉哑声嘶者。

53157　金水膏《活人方》卷二

【组成】天门冬六两　紫菀茸六两　葳蕤六两（炒）怀生地十二两　麦冬肉八两　白芍四两（炒）　百合四两　款冬花四两　知母二两（炒）　山药二两（略炒）　陈皮二两　川贝母二两（另研细末听用）　茜草二两

【用法】如法熬膏，炼蜜收，冷后调入贝末，噙化口中，不拘时候，听其自然，临睡及睡醒时服妙。

【功用】清痰治嗽，和伤止血，滋肺滋金，培金水之化源。

【主治】虚痨烦咳，肺痿痰红。

53158　金玉丸《名家方选》

【组成】红花　鼹鼠霜各二钱五分　巴豆一钱五分　轻粉五分　牵牛子一钱五分　积雪草五钱　海人草三钱　大黄二钱五分

【用法】上为末，糊为丸，如芥子大，辰砂为衣。自儿初出至三岁服六七丸，空心白汤送下，一日三次。随病浅深，丸数止二十丸。

【主治】小儿杂病，蛔虫及胎毒。

53159　金玉散《墨宝斋集验方》卷上

【组成】人参　白术　茯苓　干葛　紫苏　半夏　荆芥穗　桔梗　杏仁（去皮尖）　麻黄（去节）　防风　陈皮　甘草　桑白皮　枳壳　前胡各等分

【用法】上为散。每料五钱，加生姜三片，乌梅一枚，好醋和匀浸一宿，挤去醋，文火炒干，以前醋拌炒，醋尽为度，待干，研最细末听用。每服二钱或一钱，照后汤调服：心嗽面赤流汗，加干姜汤；肝嗽眼中泪出，加乌粟米汤；肺嗽上喘气壅，加桑白皮汤；脾嗽不思饮食，加生姜汤；胆嗽令人不卧，加姜汁调白汤；冷嗽，加葱白汤；暮嗽涕唾稠粘，加生姜汤；热嗽胃胀闷，蜜水调下；气嗽胸腹胀满，加青皮汤；伤风流涕，加防风荆芥汤；痰结成块，加五味子汤；劳嗽四肢羸弱，加秦艽汤；血嗽连声不止，加当归汤；产后嗽背痛，加黄蜡泡汤。

【主治】诸般咳嗽喘急。

53160　金玉膏《中医皮肤病学简编》

【组成】当归身31克　白芷9克　甘草31克　姜黄9克　轻粉6克　冰片3克　白蜡93克（夏）～125克（冬）胡麻油1250毫升

【用法】投前四味药于麻油内浸三天，以文火炸为微黄，滤滓，再加入白蜡，待化净，微凉时加入轻粉及冰片即成。外用。

【主治】神经性皮炎。

53161　金石凌《千金翼》卷十八

【组成】上朴消一斤　上芒消一斤　石膏四两　凝水石二两

【用法】熟沸水五升，渍朴消、芒消令消，澄一宿，旦取澄消安铜器中，粗捣寒水石、石膏纳其中，仍纳金五两，微火煎之，频以箸头柱看，着筋成凌云，泻置铜器，留着水盆中凝一宿皆成凌，停三日以上，皆干也。若热病及石发，皆以蜜水和服半鸡子大。

【主治】金石热发。

53162　金石散《圣济总录》卷七十七

【组成】石灰　铅丹各一分　糯米一合（炒黑）

【用法】上三味；将前二味慢火炒一炊久，入糯米同研令细。每服二钱匕，空心陈米饮调下。

【主治】休息痢。

53163　金龙丸

《普济方》卷二四二。为原书同卷"神妙丸"之异名。见该条。

53164　金龙丸

《集验良方拔萃》卷一。为原书同卷"青龙丸"之异名。见该条。

53165 金龙丸（《青囊秘传》）

【组成】番木鳖（以米泔浸三日，刮去皮毛，切片晒干，麻油熬浮，换土炒去油，水洗，干待用）四两 炙甲片一两五钱

【用法】上药共为细末，以黄米饭为丸，如梧桐子大。每服五分，量人虚实酌减，按部位用引经药，煎汤送下。宜暖睡，勿冒风。周身麻木抽掣，甚则发抖，不必惊慌，过片刻即安。

【主治】一切疔疮肿毒，跌仆闪伤，胸胁气痛，贴骨痈疽；兼治男妇大小颈项瘰疬，及乳岩、结核、痰气凝滞，硬块成毒，小儿痘后发痈。

53166 金龙散（《格物堂经验良方》）

【组成】金硫黄 龙脑各五厘 砂糖三分

【用法】上为末。分为二服。日数次用之。

【主治】虚痘难发出者；及麻疹难发出者。

53167 金甲散（《外科方外奇方》卷四）

【组成】川山甲一只（全者） 生漆一斤

【用法】每日将山甲漆数次，漆完用瓦器将山甲炙灰，如病人要头身先好，即服川山甲头身起一钱；足先好，即服川山甲足四只起，兑陈酒服完即愈。

【主治】大麻风。

53168 金仙散（《鸡峰》卷二十二）

【组成】金星草二两（阴干；五月采，连根） 白及 白蔹各一两

【用法】上为细末，掺疮上，后以膏药盖之。

【功用】敛肌。

【主治】疮肿。

53169 金仙膏（《急救经验良方》）

【组成】生姜 葱白 韭白 蒜白各一斤 白凤仙花（茎、子、叶、根、全株）槐枝 柳枝 桑枝 桃枝 侧柏枝各半斤 萝卜子 白芥子 山楂子 苏子 艾叶 花椒 菖蒲各二两 陈香橼一两 小磨麻油五斤（熬）黄丹（炒）三十两（收）白术四两 大黄 苍术各二两 生香附 醋香附 生灵脂 醋灵脂 生延胡 醋延胡 川芎 白芍 当归 柴胡 薄荷 羌活 独活 防风 白芷 杏仁 神曲 麦芽 陈皮 半夏 大贝母 胆南星 前胡 郁金 乌药 蒲黄（炒）赤苓 泽泻 条芩 黑山栀 川乌 草乌 桔梗 甘草 枳壳 枳实 蒌仁 大戟 皂角 官桂 槟榔 黄柏 青皮 木香 灵仙 砂仁 川楝 赤芍 桃仁 红花 没药 乳香 三棱 莪术（煨）广藿梗 良姜 小茴 草果仁 连翘 僵蚕 全蝎 木鳖 防己 山甲 木通 车前子 明雄 明矾 降香 益智仁 吴萸 黄连 细辛 茵陈 蓖麻仁 厚朴 葛根 生巴仁 甘遂 芫花 黑白丑 陈壁土 轻粉 莸苈各一两 肉桂 丁香各二两

【用法】小磨油十斤熬，炒黄丹收，飞滑石六两，牛胶四两搅，与前膏合并；如油少，酌加。

【功用】祛风寒，化湿热，行气血痰食，利肺平肝，调胃健脾，宽胸进餐，解郁调经，行瘀止痛，理气理血。

【主治】咳嗽哮喘，恶心嘈杂，嗳气吞酸，呕吐噎膈，痞块积聚，肿胀，黄疸，疟疾，水泻，痢疾，淋症，疝气，脚气，心

腹胁肋诸痛，周身走注气痛，乳块，腹痛肿毒初起，跌打损伤。

【宜忌】孕妇忌贴。

53170 金仙膏（《理瀹》）

【异名】开郁消积膏。

【组成】苍术五两 上白术四两 羌活 川乌 姜黄 生半夏（姜制）乌药 川芎 青皮 生大黄各三两 生香附 炒香附 生灵脂 炒灵脂 生延胡 炒延胡 枳实 黄连 姜制厚朴 当归 灵仙 黑丑头（半生半炒）巴仁各二两 枯黄芩 黄柏 生蒲黄 黑山栀 川郁金 莪术 三棱 槟榔 陈皮 山楂 麦芽 神曲 南星 白丑头 苦葶苈 苏梗 藿梗 南薄荷 草乌 独活 柴胡 前胡 细辛 白芷 荆芥穗 防风 连翘 干葛 苦桔梗 知母 大贝母 甘遂 大戟 芫花 防己 瓜蒌仁 腹皮 天花粉 赤芍 白芍 枳壳 茵陈 川楝子 木通 泽泻 车前子 猪苓 宣木瓜 皂角 苦杏仁 桃仁 苏子 益智仁 良姜 草果 吴萸 红花 木鳖仁 蓖麻仁 僵蚕 全蝎 蜈蚣 蝉蜕 生山甲 生甘草各一两 发团三两 飞滑石四两 生姜 葱白 韭白 薤白 大蒜头 红凤仙 白凤仙（全）槐枝 柳枝 桑枝各一斤（凤仙子者或用四两）榆枝 桃枝各八两（俱连叶）石菖蒲 莱菔子 干姜各二两 陈佛手干 小茴 艾各一两

【用法】两共用油四十斤，分熬丹收。再入净松香、生石膏各四两，陈壁土、明矾各二两，雄黄、轻粉、砂仁、白芥子、川椒、广木香、檀香、官桂、制乳香、制没药各一两，牛胶四两（酒蒸化，如前下法），或加苏合油，临用加沉、麝。外感风寒暑湿，头疼发热，贴胸口，先用生姜擦后再贴；内伤饮食、胸膈饱满，贴胸口痛处并脐上，用莱菔子、枳实、麸皮、食盐炒熨；咳嗽，贴胸口，用苍术、枳壳、陈皮、半夏、白术、干姜、皂角炒熨，（若肺咳用清肺膏，胃咳用清胃膏，肾咳用滋阴膏，此膏勿用）；痰喘、痰哮，贴胸背；痰饮，贴心口；嘈杂、噫气、吞酸、吐酸，贴心口，或用苍术、陈皮、半夏、黄连、黄芩、吴萸、神曲煎抹；恶心、干呕，贴心口，或用芦根煎汤抹胃脘，掺黄连末贴；嗳嗝、反胃，用生姜汁、韭菜汁、牛乳抹胸口，膏内掺真郁金末，凤仙子末贴，再用陈米同黄土合上平肝顺气保中方药料炒熨；翻胃，贴心口，用姜汁、竹沥先抹之；呕吐，贴心口，寒宜丁香、砂仁、藿香、陈皮、半夏、干姜掺贴；热宜黄连、葛根、白芍、黄芩、栀子、竹茹加梅煎抹；霍乱吐泻，先用生姜擦胸口，膏内掺陈佛手干、明矾末贴胸口并脐上，不吐泻者，亦用生姜擦心口，掺菖蒲、白蔻、丁香末贴心口并脐上；积聚、癥瘕、痃癖、痞气，先用生姜擦患处，膏内掺药末贴，掺药用大蒜头三两，生姜、葱白各二两，同捣烂，加白芥子、花椒、凤仙子、红蓼花子或花、大黄、芒硝、雄黄、轻粉、明矾、陈石灰各二钱，研末和匀阴干，临用以少许掺膏上贴，并可以少许加飞面、醋调敷膏外，再用酒蒸商陆，或酒蒸三棱，或醋炒吴萸，或醋炒延胡熨之；黄疸、阳黄，膏掺白术、黄芩、茵陈末贴心口，脐上，参用行水膏贴脐旁天枢穴，再加苍术、厚朴、广陈皮、茵陈、黄连、黄芩、栀子、龙胆草、葶苈、车前子、泽泻、木通、寒水石、滑石之类煎抹炒熨；阴黄，膏掺附子、干姜、茵陈末贴心口，脐上，参用散阴膏贴后对脐命门穴，再用苍术、厚朴、陈皮、茵陈、川芎、川乌、干姜、吴萸、青皮、姜黄、官桂、丁香、川椒、车前子、泽泻之类煎抹炒

熨;酒疸、谷疸治同;瘟黄,用瘴疸丸(茵陈、栀子、大黄、芒消各一两,杏仁六钱,常山、鳖甲、巴霜各四钱,豆豉二两)煎抹炒熨;浮肿,阳水先肿上体,身热便闭,贴心口、脐上;阴水,先肿下体,身冷便利,贴心口、脐上;胀满,贴心口、脐上;泄泻,贴胸口、脐上,再用苍术、厚朴、陈皮、泽泻、车前子、木通、飞滑石之类炒熨或用白术五钱、车前子八钱炒熨;泻不止,用黄丹、枯矾、丁香掺膏贴,艾一叶坐在身下;痢疾,初起,膏掺川连、吴萸、木香、砂仁末贴脐上,三日后者,掺花椒、麝香贴;疟疾,贴心口、背心,先用生姜擦后贴;心胃气痛,贴痛处,热痛用柴胡、黄芩、瓜蒌、花粉、白芍、枳壳、黄连、栀子、橘红、木通、生甘草、食盐煎抹;冷痛用紫苏、香附、灵脂、延胡、姜黄、蒲黄、蓬术、当归、良姜、草果、官桂、胡椒、益智仁、吴萸、陈皮、半夏、没药、厚朴、苍术、乌药、川芎炒熨;肝气胁肋痛,贴痛处;腹痛,贴脐上;腰痛,膏掺白术、官桂末贴痛处;小肠气痛,贴脐下,并用川楝子、小茴、乌头、栀子、盐炒熨;妇人痛经,贴脐上;妇人乳核,不红不肿者,用姜葱汤洗后,膏内掺广木香贴,如红肿热痛者,用清阳膏加乌龙锭敷;妇人产后儿枕痛,贴痛处。

【功用】开胸膈,进饮食,化痰消痞;升降阴阳,流通气血。

【主治】风寒暑湿,气血痰食,六郁五积诸病,中州脾胃之病,四时外感内伤,表里不分,寒热相杂,非一偏所能治者;夏时暑湿、湿温之症偏于阴湿者;一切腹痛,妇人痛经,小儿虫痛,疟疾,痢疾。

53171 金生丸(《北京市中药成方选集》)

【处方】大黄六十两　连翘三十两　生石膏三十两　甘草九两　枳实九两　九菖蒲十五两　牛蒡子(炒)十五两　厚朴十五两　金银花十五两　生地十五两　白芍十五两　黄芩十五两　生栀子十五两　天花粉十五两　麦冬十五两　菊花十五两　石决明十五两　蝉蜕十五两　白芷十五两　细辛十五两　玄参十五两　黄连十五两　青黛九两　玄明粉三十两

【用法】上为细末,炼蜜为丸,重八分半,金衣纸包。每服二丸,温开水送下。

【功用】清热解毒,泻肺胃实火。

【主治】肺胃实热,咽喉肿痛,口舌生疮,大便干燥,小便短赤,头痛,牙疼。

53172 金白散(《医部全录》卷二三〇引叶心仰方)

【组成】铅粉不拘多少(银窠倾过,取出铅)六钱　轻粉三钱　冰片三分

【用法】共为末。每用少许搽于患处;先用茶洗净,然后用药。

【主治】疳疮。

53173 金白散(《仙拈集》卷二)

【组成】鸡内金(焙干)一两　白芷五钱　铜绿一钱　麝香一分

【用法】研。搽。

【主治】牙根臭烂,黑色,有虫。

53174 金瓜丸(《博济》卷四)

【异名】黄连丸(《圣济总录》卷一七二)、金粟丸(《普济方》卷三八〇)。

【组成】黄连　黄柏　甘草(微炙)　青皮(去白)各

等分

【用法】上为细末,研入麝香少许,和匀,以獖猪胆和,却入胆内盛,用线子系定,于石器内,浆水煮五七沸,取出,风头吊一宿,取出为丸,如绿豆大。每服五七丸,米饮送下。渐加至十丸。

【功用】肥孩儿,解肌。

【主治】小儿疳热,身多壮热,黄瘦。

53175 金汁蜜(《卫生总微》卷七)

【组成】生地黄汁小半盏　白蜜小半盏　蒲黄半两

【用法】上和匀,微暖过。每服半茶脚许,不拘时候。

【主治】伤寒衄血,数日不止。

53176 金圣散(《普济方》卷二五〇)

【组成】地胆半两(去翅足头,微炒)　滑石一两　朱砂半分

【用法】上为末。每服二钱,用苦酒调下,食前服。

【主治】小肠膀胱气,痛不可忍。

53177 金丝散(《医方类聚》卷七十五引《吴氏集验方》)

【组成】川大黄半两(生)　全蝎半两(怀干,不见火)　南星半两(炮)　川郁金半两　巴豆一钱(去壳,不出油)

【用法】上为末。毒壮者,每服小钱重;弱者,每服半钱;小儿每服一字,生姜蜜水调下。

【主治】咽喉急患,至重者。

53178 金丝膏

《圣济总录》(文瑞楼本)卷一〇四。即原书人卫本"点眼金丝膏"。见该条。

53179 金丝膏(《鸡峰》卷二十一)

【组成】脑子　牛黄　硼砂各一字　青盐　麝香各半字(并研如粉细)

【用法】上为细末,用孩儿乳汁并乳香少许,砂糖少许,三味先研匀细,次入余药,调和,当以金银竹柱点。

【主治】眼目热痒。

53180 金丝膏(《普济方》卷八十六引《卫生家宝》)

【组成】川黄连半两　宣连半两　青盐二钱　虢丹二钱(研细)　黄柏皮半两(去粗皮)　乳香二钱　大枣二十四个　白丁香二十个　蜜四两(炼蜜同药入)　灯心三百茎

【用法】上除蜜外,并捣碎,汤浴洗净,不须铁器,用井花水一升,砂石器中熬,切勿令火紧,候至十数沸,用生绢袋滤过放冷,至五七分,再熬令成膏。每日以绵缠箸头,点眦上。

【主治】一切年深近,风毒眼目,内外翳障攀睛,瘀血贯瞳仁,或痒或疼。

53181 金丝膏(《保命集》卷下)

【组成】生姜四两(取汁)　白砂蜜一斤(炼,去滓)　獖猪胆汁三钱　黄连四两(捶,用水一斗浸,煎取五升)

【用法】先煎黄连水,后入姜汁,次入蜜同煎,去沫净,次入下项药末:脑子四钱　麝香三钱　硇砂四两　硼砂三钱　轻粉五钱　熊胆四两　青盐三钱,为极细末,搅匀,熬令稀膏。点眼用。

【主治】眼目病。

53182 金丝膏(《儒门事亲》卷十二)

【组成】黄丹　代赭石　玄精石各半两　炉甘石一两(烧)　脑子半钱　黄连　菾仁(去皮油)各三钱　白丁香

南硼砂各一钱

【用法】上除硼砂、脑子外，同为细末，以河水一升，白砂蜜三两，同熬三五沸，然后入药末，再熬至半茶盏，用绵子滤过，去滓，次入硼砂、脑末，搅匀定，瓷器内放。徐徐点眼。

【主治】目翳。

53183　金丝膏（《普济方》卷八十一引《直指》）

【组成】宣黄连半两（剉碎，水一盏，浸一宿，取汁，再添水半盏浸滓，经半日取汁与前汁合放，别用水半盏）　蜜一两　白矾一分　井盐一分（如无，以青盐代之）　山栀子二钱（好者。捶碎，黄连汁同煮五十余沸，取尽沫，滤去滓，与前黄连汁一处和入余药）

【用法】上用银瓷器内，熬十余沸，用生绢上细纸数重滤过。用时常点。

【主治】一切目疾昏暗，如纱罗所遮，或疼或痛。

53184　金丝膏（《得效》卷十九）

【异名】立应金丝膏（《医方类聚》卷一八七引《经验良方》）

【组成】当归尾　川白芷　杏仁（去皮尖）　玄参　猪牙皂角（去皮弦）　草乌（生，剉用）各三钱　连须叶葱（肥者）十根　滴青（明者）半斤　白胶香（明者）八两　乳香　没药（别研为末）各半两　黄蜡（明者）一两　男子乱发（洗净，按）如鸡子大

【用法】上用清油半斤，将八味依法煎熬，滤却入胶香、滴青，搅匀，下黄蜡，又搅无烟，方下乳香、没药。

【主治】伤筋动骨，损痛闪肭，风毒恶疮，风湿筋寒诸病。

53185　金丝膏（《普济方》卷七十四引《德生堂》）

【组成】黄连　当归（净洗）各二两

【用法】上为末，以水蜜二盏，用文武火煎至半盏，去滓再研，入飞过朴消二钱，乳香一钱，和匀，以水瓶顿，再用水煮半日，后入脑子半钱，研匀，油纸封固，候五日去火毒，方可点用。

【主治】眼赤肿痛，及一切翳障。

53186　金丝膏（《医方类聚》卷一九三引《修月鲁般经》）

【组成】白胶香七斤半　大黄四钱　黄芩四钱　黄丹五钱　全蝎三钱　半夏三钱　虎骨三钱　防风三钱　当归须六钱　独活五钱　穿山甲五钱　乳香二两（别末）　川芎四钱　木香五钱　明矾五钱　白蔹三钱　姜黄三钱　木鳖三钱　龙骨三钱　白及三钱　血竭五钱（别末）　没药二两（别末）　白芷四钱　黄柏五钱　五灵脂五钱　芍药三钱　蓖麻子三钱　山栀三钱　黄连六钱　羌活五钱　香油二斤八两

【用法】先将诸品药放于瓷器内浸，春五，夏三，秋七，冬十日，然后用柴火煎，候诸药焦黑为度，然后将白胶香煎至溶成清汁，滤之，次入前药油，熬三五沸，入乳香、没药、血竭等，再熬一二沸，滴膏药于水中，冬天用嫩些，夏天用老些，拔成金丝为度。贴患处，贴时须用热手熨之。

【主治】诸般寒湿疼痛，及上高上坠，挫其骨节，及挫气疼痛，跌扑损伤。

53187　金丝膏（《永乐大典》卷一一四一二引《经验普济加减方》）

【组成】黄连四两（水二升，熬膏）　硇砂二钱　硼砂三钱　牙消二钱　轻粉一钱半　白丁香（直者）二钱　蕤仁霜三钱　朱砂二钱（水飞）　龙脑二字　麝香半钱

【用法】上为细末，入黄连膏内搅匀。每日点之。

【主治】翳膜昏涩，睛痛，发赤生疮，浮晕遮障，多见黑花，冷泪羞明。

53188　金丝膏（《普济方》卷七十八）

【组成】宣黄连　川黄连（并用竹刀刮去须）　黄柏（去粗皮）各半两　青盐二钱　明乳香（研）一分　黄丹（罗过）二钱（秤重三钱）　没药　硇砂各半钱　新丁香四十九粒（重一钱）　灯心（长白者）三百根　青州大枣二十四个　真白蜜四两（炼过）

【用法】上剉碎，温汤急浴过，控干，仍不得犯铜铁器，纳井华水一升，银石器或砂铫子内慢火熬，勿可紧，候熬至一盏，以生绢滤去滓，放冷入蜜，再入银石器或铫子内，熬至七分，再滤去滓，入于干净瓷器中，密封，勿令泄气，于檐下滴漏处掘深一尺埋之，用水一桶，照滴漏檐于埋这坑子上猛倾下，次日取出，随入生龙脑、好麝香各半钱，南硼砂、马牙消各一皂子大，同研极细，入膏中。每用一粟米大，点眼。

【主治】内外障眼，赤筋，瘀肉，瘀血，翳膜遮障，昏涩多泪。

53189　金丝膏（《普济方》卷三一〇）

【组成】松脂（嫩者）四两

【用法】将松脂先溶二两，倾入水中，候冷取出，将已入水者再溶成汁，谓之两熟，却以二两生者，一处溶成汁，入麻油半两，冬月多些，用油纸摊。随所用大小贴之。

【功用】止痛散血。

【主治】打扑伤。

53190　金丝膏（《普济方》卷三一三）

【组成】木鳖子五枚　乳香三钱　没药四钱　当归五钱　雄黄四钱　白胶半两　黄蜡三钱

【用法】上先用小油半斤，和蜡一处，看硬软，次入余药末。摊贴。

【主治】诸般疮。

53191　金丝膏（《普济方》卷三一三）

【组成】白胶香五钱　沥青　黄蜡三钱　小油三钱　没药二钱（另研）　乳香二钱半（另研）

【用法】上将油、蜡、白胶、沥青用柳枝搅化尽，后用乳、没入药内，再搅匀，绵滤过，倾水内，持拔三二十遍后，任意摊用。

【主治】诸般恶疮疼痛。

53192　金丝膏

《普济方》卷三一四。为《百一》卷二十"神验金丝膏"之异名。见该条。

53193　金丝膏（《普济方》卷三一五）

【组成】白芷一两　木鳖　蓖麻各十枚（去壳，每个作两三块）　竹茹一两　柳条十茎（长一寸）　没药　乳香（夏一两，秋半两，冬二两）　白胶香六两

【用法】上药入桐油煎令黄色，去滓，绢子重滤净，下白胶香再煎匀，下乳、没搅匀，用新汲井水一盆，将药倾入水中，扯拔千余遍，如银丝为度。

【主治】闪肭，并寒湿疼痛，一切肿毒。

53194　金丝膏（《普济方》卷三一五）

【组成】当归　川芎　苍术　香白芷　赤芍药　木鳖

子　大黄　草乌头各一两　香油半斤　沥青一斤　松香一斤　乳香五钱(另研)　没药五钱(另研)

【用法】前八味同香油熬,去滓,沥青、松香熬,看软硬,冬软些,夏硬些,乳香、没药掺膏药时用之。

【主治】打扑伤闪肭,疼痛湿气。

53195　金丝膏(《普济方》卷三一五)

【组成】松脂(通明者)四两　良姜一两(取末八钱)　乳香三钱(另研)　木鳖四枚(大者,去壳,为末)　川乌头三枚(剉如麻豆大)　小油半斤　杏仁一百枚(剉如豆大)

【用法】将小油煎热,下乌头、杏仁熬焦黄色为度,取出,以绵滤去滓极净,再用银石器内慢火熔,松脂化开,然后下良姜、乳香、木鳖子末,不住手搅匀,旋入乌头、杏仁油,看硬软得所,再用绵滤在瓷盒内贮放。如用,摊纸上贴患处。

【主治】筋骨伤损,时发疼痛不已。

53196　金丝膏(《普济方》卷三一五)

【组成】清油三两(夏二两)　松香五两　蜡三钱半　丹二钱半　乳香半两

【用法】上药以油煎转色,去滓,下松香、蜡、乳香,用槐条搅,一顺手五百遍,入丹熬,滴水成珠,水盆内拔千遍,瓷器收之。用油纸摊贴脐下,加草乌、木鳖子大妙。

【主治】痢疾。

53197　金丝膏(《赤水玄珠》卷二十五)

【组成】黄丹一钱　生蜜一两

【用法】和匀,深瓯盛,甑内蒸黑为度。每用少许,刷口内。

【主治】小儿口疮。

53198　金丝膏(《卫生鸿宝》卷一)

【组成】金丝荷叶(捣汁一酒杯,仍将汁入滓内,用绢包着)　雄猪肝一副(斜切棋子格,勿断。少欹,则切缝俱开)

【用法】将绢包捣过,叶汁滴入各缝中,以盘盛,饭上蒸熟,令病人尽量食下(不可使知有药)。如一次不能服尽,用新瓦炙干为末,老米糊丸。服完一料,虫杂粪中出。

【主治】痨虫。

53199　金光散

《普济方》卷一八八。为《圣济总录》卷七十"郁金散"之异名。见该条。

53200　金光煎(《会约》卷六)

【组成】黄柏二两　黄连二钱五分　栀子十五枚

【用法】水煎顿服。先用黄连三五钱,浓煎,徐徐服之,不效,速服此方。

【主治】舌衄。

53201　金刚丸(《保命集》卷下)

【组成】萆薢　杜仲(炒去丝)　菟丝子(酒浸)　苁蓉(酒浸)各等分

【用法】上为细末,酒煮猪腰子为丸。每服五七十丸,空心酒送下。

【功用】❶《保命集》:益精。❷《中药成方制剂》:生精补肾。

【主治】❶《保命集》:肾损骨痿,不能起于床。❷《中药成方制剂》:肾虚精亏引起的筋骨痿软,腰膝酸痛,四肢乏力。

53202　金刚丸(《赤水玄珠》卷四)

【组成】川萆薢　杜仲(炒)

【用法】上酒煮猪腰子为丸,如梧桐子大。每服五七十丸,空心盐酒送下。

【主治】肾损骨痿,不能起床。

53203　金刚丸(《医略六书》卷二十四)

【组成】鹿胎一具(酥炙)　杜仲四两(盐水炒)　苁蓉四两(酒洗,去甲)　菟丝四两(酒炒)　巴戟四两(酒炒)　萆薢二两(盐酒炒)

【用法】上为末,紫河车隔水熬膏,捣为丸。每服三钱,参汤、米汤,临卧用温酒调下。

【主治】肾虚骨痿,脉缓涩者。

【方义】肾脏虚衰,精髓空泛,无以充骨荣筋,故骨痿不能起于床。萆薢分清以化精化气,杜仲补肾以健膝强腰,苁蓉润燥添精,巴戟温肾益精,菟丝补肾脏填精室,鹿胎暖肾脏补先天。河车捣丸,取气血之属,大补其血气也;参汤、米汤,调其胃气,临卧温酒服,助于药力。使肾液内充,则精血自足而筋荣骨泽,安有卧床不起骨痿之患乎!此补精添髓之剂,为骨痿不起之专方。

53204　金刚散(《青囊立效秘方》卷二)

【组成】番八仁三钱　黄丹二钱　儿茶三钱　康青二钱　枯矾一钱　蟾酥二钱　轻粉二钱　元寸二分　冰片二分

【用法】乳至无声,掺膏药上。贴之。

【主治】肿毒,瘰疬,疔疮。

53205　金朱丹(《百一》卷十九)

【组成】金箔十片(研)　朱砂(细研,飞)　胆南星　半夏(汤洗七次)各一两　石膏(研,飞)　白茯苓各半两

【用法】上为细末,拌匀,用生姜自然汁和丸,如黍米大。每服十丸,煎人参汤下,乳后服。

【主治】小儿涎多,乳食不下,涎流不出口者,乃名脾热。

53206　金朱丹(《直指小儿》卷二)

【组成】赤蜈蚣大者一条(去头足,酒浸,炙)　乌蛇头(酒浸,炙,取肉)　延胡索(生)各一钱半　白附子　远志(姜汁浸一宿,炒)　铁粉　透明防风　全蝎(焙)　天麻各一钱　金银箔各三十片　大南星二钱半(末,姜浸一宿)

【用法】上为末,以圆白半夏为稠糊,入黄牛胆汁,并脑、麝少许为丸,如梧桐子大,朱砂为衣。每服二丸,金银器煎汤,泡薄荷调下。

【主治】一切痫。

53207　金伤散(《御药院方》卷十)

【组成】白及　白蔹　乳香各一两　龙骨半两　石灰半斤(远年者佳)　黄丹少许

【用法】上为细末,入黄丹,有如淡红色。每用,干捻在患处上,用软纸,更以绢帛裹护之。

【主治】金刃箭镞所伤,血出不止,及落马打伤,肉绽血出。

【宜忌】忌风水。

53208　金伤散(《外科精义》卷下)

【组成】白及三两　陈石灰(风化)　桑白皮　黄丹各二两　白附子　南星　龙骨各一两

【用法】上为细末。每用干贴之。

【功用】辟风,止痛,生肌。

【主治】刀镰斧伤。

53209 金价丹

《痘疹仁端录》卷十四。为《赤水玄珠》卷二十八"无忧散"之异名。见该条。

53210 金华丸(《圣济总录》卷六十六)

【组成】滑石(为末)一两 款冬花四两

【用法】以款冬花捣为粗末,入砂盒内,铺底盖头,置滑石于中,固济盒子令密,用炭火五斤煨之通赤,候冷取出,不用款冬花灰,只取滑石末研极细,别以款冬花细末二两,白面三钱匕,水一碗化开,慢火熬成稀膏,入前滑石末和匀为丸,如梧桐子大。临卧以一丸于生油内滚过干咽。

【主治】一切喘嗽,痰涎吐逆。

53211 金华丸

《麻科活人》卷一。为《片玉痘疹》卷十三"金花丸"之异名。见该条。

53212 金华丸

《麻科活人》卷二。为《准绳·类方》卷八"金花丸"之异名。见该条。

53213 金华丹(《鸡峰》卷二十一)

【组成】真黄丹半两

【用法】铫内炒紫色,入好蜜二两,搅匀,慢火熬,直候紫黑色为度,成膏,收入坩器中,以纸密封。每用皂荚大,含化咽津,一日二次。

【主治】一切口疮及久不愈。

53214 金华散(《小儿药证直诀》卷下)

【组成】黄丹(煅)一两 轻粉一钱 黄柏 黄连各半两 麝香少许

【用法】上为末,先洗,次干掺之;如干癣疮,用腊月猪脂和敷;如无,用麻油亦可。

【主治】干湿疮癣。

53215 金华散(《幼幼新书》卷八引《凤髓经》)

【组成】郁金(皂角水煮) 天竺黄各一钱 牙消(煅) 甘草(炒)各一分 朱砂一钱半

【用法】上为细末。每服半钱或一字,薄荷蜜水调下。

【主治】小儿一切惊风,积实潮热。

53216 金华散(《洪氏集验方》卷五)

【组成】黄皮(去粗皮)半两(炙焦) 黄连半两 海螵蛸三钱 五倍子三钱 轻粉一分(研入)

【用法】上为细末,和匀。疮干用油调敷;湿时干敷。

【主治】小儿一切疮疡。

53217 金华散

《卫生总微》卷十一。为方出《圣惠》卷九十,名见《普济方》卷三六五"泻心散"之异名。见该条。

53218 金华散(《卫生总微》卷十四)

【组成】大黄末四钱 牵牛末四钱 朴消(研末)八钱 巴豆肉五个(研)

【用法】上药都拌匀。每服一字,生姜蜜水调下。

【主治】水气肿满,通身明亮。

【备考】此方猛烈,酌量所宜。

53219 金华散

《卫生总微》卷十四。为《幼幼新书》卷十六引《家宝》

"金花散"之异名。见该条。

53220 金华散(《女科百问》卷上)

【组成】玄胡索 瞿麦 当归 牡丹皮 干葛各一两 石膏二两 蒲黄半两 桂心 威灵仙各三分

【用法】上为粗末。每服二钱,水一盏,姜三片,煎至六分,空心服。

【主治】妇人经血后热,崩漏不止,口苦,舌干,经候不通。

【临床报道】崩漏:《妇人良方》:仆常疗一妇人,崩漏暴下,诸医投姜、桂、附子等药,服之愈甚。召余诊之,六脉紧数,遂用此药兼《局方》龙脑鸡苏丸,数服即安。

【备考】凡方中云分者,二钱五分也。

53221 金华散(《普济方》卷一六九)

【组成】大黄三十两 瞿麦(净)十两 荆三棱 槟榔茴香各五钱 黄芩 木香各四两

【用法】上为细末。用白面一斤,和药匀,水搜作十余饼,微晾干,用猛火焙一夜,极干,又为末,入木香。每服三钱,临卧服,用酒调下,至五更时取恶物,更以温粥补之。

【主治】远年沉积,酒食过多,生冷所伤,惊忧聚结不散,胸膈膨闷,胁肋坚痛,肌瘦减食,时发寒热,夜多盗汗,身体俱黄,四肢浮肿,痰涎壅盛,咳嗽胸满,呕逆恶心,脏腑虚弱,脐腹刺痛,肠滑下利,脓血疮癫,不服水土,及妇人经候不调。

53222 金华散(《普济方》卷四〇四)

【组成】黄连 菊花 枸杞子各一两 甘草三分 牛蒡子半两

【用法】上为末。食后薄荷汤调下。

【功用】明目,除昏暗,退翳膜。

【主治】痘疮入眼,昏暗,翳膜遮障。

53223 金华散(《疮疡经验全书》卷八)

【组成】黄丹 黄柏 黄耆 黄连 大黄 轻粉 麝香

【用法】上为极细末,疮湿干掺,燥用腊猪油熬化调搽。

【功用】收水,凉肌,解毒。

【主治】痘症后肌疮,疳疮,疥癣。

【备考】方中黄耆,《准绳·幼科》作黄芩。

53224 金华散(《外科百效》卷一)

【组成】绵纹大黄(炒断烟)

【用法】上为极细末。或添入它药内亦妙。

【主治】恶毒恶疮,作热作痛。

53225 金华散(《良朋汇集》卷一)

【组成】松花三钱 地榆二钱 干荷叶二钱 椿根白皮一两(臭者佳,去粗皮,取根向东南者)

【用法】上为末。每服三钱。红痢,蜜调服;白痢,黑糖调服;红白相间,蜜与糖调服,加温水少许。

【主治】赤白痢。

【宜忌】忌面食、荤腥、油腻之物。

53226 金华散(《惠直堂方》卷一)

【组成】椿白皮一两(须臭气者,去粗皮,取向东南者) 松花三钱

【用法】上为末。红痢,蜜调;白痢,砂糖调;红白痢,蜜糖兼调,每服三钱,空心滚水调下。

【主治】红白痢。

【宜忌】忌厚味。

53227 金华散（《医略六书》卷二十六）

【组成】当归三两（醋炒） 蒲黄一两半（炒黑） 干姜六钱（炮黑） 桂心六钱（炒黑） 黄连六钱（炒黑） 石膏六钱（煅过） 灵仙六钱（炒黑）

【用法】上为散。每服三钱，米饮调下。

【主治】暴崩腹痛，脉数涩者。

【方论选录】冷热不调，血瘀冲任，故腹痛心烦，暴崩不止焉。姜、桂温冲任之寒，膏、连平肝胃之热；当归醋炒，养血归经；蒲黄炒黑，破瘀止血；灵仙走经络以调经也。为散，以散其瘀；饮下，以和其胃，使胃气调和，则冷热无不调，而血无瘀逆之患，何烦痛不除，暴崩不止乎。

53228 金华散（《青囊秘传》）

【组成】大黄三两 熟虎（即熟石膏）三两 姜黄二两

【用法】上为末，马兰根汁调敷。

【主治】一切火症。

53229 金豆丸（《本草纲目》卷二十四引《仁存方》）

【组成】白扁豆（浸，去皮）

【用法】上为末，以天花粉汁同蜜为丸，如梧桐子大，金箔为衣。每服二三十丸，天花粉汁下，一日二次。次服滋肾药。

【主治】消渴饮水。

【宜忌】忌炙煿，酒色。

53230 金声散（《汉药神效方》）

【组成】大黄八分 荞麦粉五分

【用法】上为末。和酒服。

【主治】癫病。

53231 金花丸（《博济》卷一）

【异名】新添三黄丸（《宣明论》卷九）。

【组成】黄芩 黄连（宣州者） 川大黄各一两

【用法】上为末，炼蜜为丸，如梧桐子大。每服十五至二十丸，空心、食后温水送下。

【功用】《宣明论》：流湿润燥。

【主治】❶《博济》：急热劳，烦躁，羸，面目痿黄，头痛目涩，多困少力。❷《宣明论》：五劳七伤，消渴，不生肌肉。

53232 金花丸（《保命集》卷中）

【组成】半夏（汤洗）一两 槟榔二钱 雄黄一钱半

【用法】上为细末，姜汁浸蒸饼为丸，如梧桐子大；小儿另丸。每服从少至多，渐次服之，生姜汤送下。以吐止为度。

【功用】治风安脾。

【主治】肝盛于脾，脾胃虚弱，呕吐不下食，脉弦者。

53233 金花丸

《活法机要》。为《宣明论》卷四"栀子金花丸"之异名。见该条。

53234 金花丸

《幼科发挥》卷二。为原书同卷"凉惊丸"之异名。见该条。

53235 金花丸（《银海精微》卷上）

【组成】黄连 黄柏各四两 黄芩 人参各二两 桔梗三两半 半夏二两 栀子仁二两

【用法】上为末，炼蜜为丸，如梧桐子大。每服五十丸，茶送下。

【主治】胬肉攀睛。

53236 金花丸（《片玉痘疹》卷十三）

【异名】金华丸（《麻科活人》）。

【组成】栀子 黄芩 黄连 龙胆草 郁金 雄黄

【用法】上为丸。灯心、地骨皮汤送服。

【主治】麻疹身间壮热，余毒留连。

53237 金花丸（《回春》卷五）

【组成】黄连 黄芩 黄柏 栀子 大黄（酒煨） 桔梗各等分

【用法】上为细末，水为丸，如梧桐子大。每服五十丸，临卧时白汤送下。

【主治】上焦一切火症，鼻红。

53238 金花丸（《准绳·类方》卷八）

【异名】栀子金花丸（《医方集解》）、金华丸（《麻科活人》卷二）。

【组成】黄连 黄柏 黄芩 栀子 大黄（便秘加之）各等分

【用法】上为末，水为丸。每服三十丸，白汤送下。

【功用】《麻科活人》：润肠泻热。

【主治】口疮。

53239 金花丸（《寿世保元》卷六）

【组成】黄连二两 枯芩二两 黄柏二两 栀子一两 大黄二两（酒蒸九次） 桔梗 白粉葛各二两

【用法】上为细末，水为丸，如梧桐子大。每服七八十丸，白温水送下。

【主治】酒齄鼻红赤。

【临床报道】酒齄鼻：一人酒齄鼻红赤，余用此方，晚服六味地黄丸全料加当归二两，苦参四两，空心服。不两月而愈。

53240 金花丸

《杂病源流犀烛》卷二。为《宣明论》卷四"大金花丸"之异名。见该条。

53241 金花汤（《张氏医通》卷十六）

【异名】金花散（《一盘珠》卷十）。

【组成】黄芩 黄连 黄柏各等分

【用法】水煎服。

【主治】热毒内蕴。

【备考】本方改为丸剂，名"金银丸"（见《一盘珠》）。

53242 金花汤

《胎产心法》卷上。为《张氏医通》卷十六"栀子金花汤"之异名。见该条。

53243 金花汤（《一见知医》卷四）

【组成】黄连 黄柏 栀子 黄芩 半夏 竹沥 姜汁

【主治】心火盛，笑不休。

53244 金花汤（《秋疟指南》卷二）

【异名】黄连解毒汤。

【组成】黄连三钱 黄芩三钱 黄柏三钱 栀子三钱 杏仁三钱 槟榔三钱 当归三钱 地榆三钱 赤芍二钱 荆芥一钱 生地三钱 青蒿三钱 生甘草一钱

【用法】水煎服。

【主治】红痢。

53245　金花散（《鬼遗·附录》）

【组成】郁金　黄芩　甘草　山栀　大黄　黄连　糯米各一两

【用法】上药生为末。用蜜和冷水调敷患处。

【主治】一切丹毒。

53246　金花散（《圣惠》卷六十四）

【组成】叶子雌黄半两（细研）　黄连半两（去须）　槟榔一分　郁金半两　川大黄半两　麝香一分（细研）

【用法】上为细散，入雌并麝香，同研令匀，以麻油调如糊，涂于肿上，日二换之。

【功用】消肿解毒。

【主治】一切热毒结聚，焮赤疼痛。

53247　金花散（《圣惠》卷六十四）

【组成】郁金一两　黄连一两　黄芩一两　糯米三合

【用法】上为细散。用蜜水调令稀稠得所，用鸡翎薄扫丹上，干即更涂。

【主治】一切丹毒，热焮疼痛。

53248　金花散（《圣惠》卷七十二）

【组成】桂心半两（末）　斑蝥一两（去翅足）　麝香一钱（细研）

【用法】先用水和白面裹斑蝥，以慢火翻复烧令烟尽，放冷，净，去却焦面，取斑蝥灰，与桂心末及麝香同研令细。每服一钱，五更初用暖酒调下。服药后，或憎寒壮热，腹内掐撮疼痛，或小便似淋，勿怪，此是药行，须臾即通；如未通，即隔日再服。

【主治】妇人月水不通，心腹烦闷，四肢疼弱。

53249　金花散（《圣惠》卷七十四）

【组成】川大黄一两（剉碎，微炒）　郁金一两　青橘皮一两（汤浸去白瓤，焙）　牵牛子二两（微炒）　甘草三分（炙微赤，剉）

【用法】上为细散。每服二钱，以生姜汤调下，不拘时候。以利便愈。

【主治】妊娠伤寒，加腹胀，大便不通，喘急。

53250　金花散（《博济》卷二）

【组成】黄连半两（炒令稍焦赤色，如年少，即加一分许）　人参半两　枳壳半两（麸炒微黄）　甘草半两（炙微赤）　半夏半两（以姜汁浸一宿，滤出焙干）

【用法】上为末。每服一钱，生姜二片，煎六分，食后临卧温服。

【主治】心腹壅热，熏蒸上焦，致口气生疮，连年不愈。

53251　金花散（《博济》卷二）

【组成】绿豆粉四两　雄黄三分　甘草末七钱　朴消五钱　甜消五钱　白豆蔻半两　生脑子半钱　麝香半钱

【用法】上为末，旋滴生蜜少许，研令匀，入瓷器内收贮。每服半钱，用薄荷水调下。

【主治】心肺积热，咽喉不利，口舌生疮，心胸烦闷，痰涎并多；及小儿惊风。

53252　金花散（《博济》卷四）

【组成】桂心（去皮）　威灵仙　白芷　当归　牡丹皮各等分

【用法】上为末。每服二钱，煎面汤调下。

【功用】逐恶物，止腹痛。

【主治】（《圣济总录》：妇人血水不利，体热烦闷，少腹腰脚沉重疼痛；及产后恶露不快，大便秘涩。

53253　金花散（《博济》卷四）

【组成】藿香　零陵香各一分　莲子心二分　延胡索　芍药　香白芷　川芎　当归　官桂（去皮）各一分　晚蚕蛾二分

【用法】上为散。每服一钱，温酒调下，一日二次。

【主治】室女骨蒸热劳。

53254　金花散（《传家秘宝》卷中）

【组成】草乌头（研破用，里面白腻，老黑者不可用）　防风（用实而粗大者）　雄黄（别研如粉）各等分

【用法】上为末。每服一字，温酒调下；如是噤了口，以物斡开，热酒调半钱灌之。如人行二三里，更进一字。些小伤风，一两日安。

【主治】破伤风，洗头风。

53255　金花散（《传家秘宝》卷中）

【组成】半夏（汤浸七遍）　川乌头（炮，去皮脐）　郁金　胡椒　川楝（焙干，麸炒）　木香　马蔺花（酒浸，取肉）各半两　当归半两（生）　荆三棱　蓬莪茂（二味捶碎，用巴豆半两同炒褐色为度，去巴豆，只取二味药）　大腹子（用纸制）　白芜荑　白术（炒）　黄连（炒）各半两

【用法】上为末。每服三钱，用羯羊肝一具，去筋膜，批作片子，匀掺药末在内，更入盐三钱，干姜末二钱，大芜荑末二钱，葱白细切搅拌匀，和白面作肝角子，慢火烧令香熟，空心吃，温米饮下。如患五积气，五膈气，下胸膈，消化酒毒，并煎陈橘皮汤调下半钱。

【主治】劳气腹胀，心脾泄泻，生疮面黄，肢瘦，腹内虚鸣，脐胁疝痛，不思饮食。

【宜忌】切忌冷水。

53256　金花散（《传家秘宝》卷下）

【组成】姜黄　熟地黄各二两　官桂　牛膝　刘寄奴　虎杖　川芎　赤芍药　蒲黄　干葛各一两

【用法】上为细散。每服二钱，如小可患，酒、水各半盏，入生姜，煎至七分，和滓温服，病急晕，豆淋酒调服。

【主治】妇人一切腹肋疼痛，不问老少。及产后血晕。

53257　金花散（《圣济总录》卷三十）

【组成】郁金　甘草（炙，剉）　青黛各半两

【用法】上为散。每服二钱匕，用鸡子白调下。

【主治】伤寒吐血不止。

53258　金花散（《圣济总录》卷六十八）

【组成】黄柏（去粗皮，涂蜜炙令赤）二两　寒食面（微炒）一两　黄明胶（炙令燥）一两

【用法】上为散。每服三钱匕。冷熟水调下，食后临卧服。

【主治】吐血不止。

53259　金花散（《圣济总录》卷一三五）

【组成】密陀僧　花乳石（火煅过）　龙骨各一两　乳香一钱　腻粉三钱匕

【用法】上为细散。每用掺贴疮上。

【功用】生肌止痛。

八
画

金

310

（总3874）

【主治】诸疮口不合。

53260　金花散（《圣济总录》卷一三五）

【组成】黄柏二两　雄黑豆一两（紧小者是也）　大黄半两

【用法】上为散，浸甘草水调如膏。量肿处大小摊贴，以纸盖之。

【主治】热毒肿。

53261　金花散（《圣济总录》卷一七六）

【组成】白丁香（直者，微炒）七十粒　丁香二十五粒（二味为末）　密陀僧（研）　硫黄（研）　黄鹰屎白（研）各半两

【用法】上为末。每服三岁以下一字匕，三岁以上半钱至一钱匕，并用奶汁调下，临卧服。至来日，取下青黑稠黏物即愈；未尽，不过再服。

【主治】小儿乳癖。

53262　金花散（《幼幼新书》卷十六引《家宝》）

【异名】金华散（《卫生总微》卷十四）。

【组成】郁金　防风　半夏各一分　巴豆二十一粒　皂角一茎

【用法】以水一升，于银器内煮令干，去巴豆、皂角不用，温汤洗洗，余三味，焙干为末。每服婴孺一字，二三岁半钱或一钱，薄荷蜜熟水调下。

【主治】小儿婴孩咳嗽。

53263　金花散（《幼幼新书》卷三十引《家宝》）

【组成】皂子仁一分（炒）　槟榔一个（生）　甘草一分

【用法】上为末。每服一字或半钱，砂糖熟水调下。

【主治】小儿大肠秘不通，兼血痢。

【备考】方中皂子仁，《永乐大典·医药集》引作"郁李仁"。

53264　金花散

《幼幼新书》卷八。即《博济》卷四"金化散"。见该条。

53265　金花散（《卫济宝书》卷下）

【组成】蒲黄一两　赤芍药二分　地骨皮　蔓荆子各半两　石菖蒲一分　甘草三分

【用法】上为末。每服二钱，温酒调下；薄荷汤亦可。

【功用】顺气补肉，去邪毒，快脓止疼。

【主治】疽，皮燥痛。

53266　金花散（《三因》卷十六）

【组成】郁金　黄芩　甘草　山栀　大黄　黄连　糯米各一两

【用法】上药生为末。蜜和，冷水调，以鹅毛上患处。

【主治】一切丹毒。

53267　金花散（《杨氏家藏方》卷十六）

【组成】香白芷　赤芍药　当归（洗，焙）　蒲黄各一两　红花　苏枋木　姜黄各半两

【用法】上为细末。每服二钱，水八分，酒三分，入乌梅一枚，煎至七分，温服，不拘时候。或新产血运，恶露不快，上冲闷乱，用童子小便半盏，水半盏，入乌梅一枚同煎，温服。

【主治】气虚血实，喘满烦热，脐腹疼痛，及产后血运，恶露不快，上冲闷乱。

53268　金花散（《卫生总微》卷三）

【组成】川大黄一两　秦艽（去芦）半两

【用法】上为末。每服一字或半钱，水一小盏，入青蒿三两叶，葱白二寸，同煎至五分盏，去滓温服。若变骨蒸劳气，用童子小便浸青蒿、葱白煎药。

【主治】小儿潮热发躁。

53269　金花散

《外科精要》卷中。为原书同卷"清心内固金粉散"之异名。见该条。

53270　金花散（《直指》卷八）

【组成】槐花（新瓦上炒香熟）

【用法】三更后，床上仰卧，随意食之。

【主治】失音，亦治喉痹。

【备考】热证通用。

53271　金花散（《朱氏集验方》卷十一）

【组成】雄黄　牙消　郁金　甘草　瓜蒌　干葛

【用法】上为末。每服一字，新汲水、薄荷水调下。

【主治】小儿口疮，潮热，呷疾。

53272　金花散（《御药院方》卷十）

【组成】川大黄　黄柏　郁金　黄连　黄芩各一两　甘草　芒消　寒水石各半两　白及　白蔹各三钱　糯米粉三合

【用法】上为细末。每用生蜜水调稀，鸡翎涂扫四畔娥赤肿处。

【功用】消赤肿，止疼痛，散毒气。

【主治】疮肿。

53273　金花散（《普济方》卷四十六引《卫生宝鉴》）

【组成】川乌六个（三个炮，三个生）　全蝎十个　雄黄　白僵蚕　荜茇各六两　石膏一两（煅）　香白芷　川芎各半两　荆芥一两　龙脑薄荷一两

【用法】上为细末。每服一钱，用葱白茶调下。

【主治】头风。

53274　金花散（《急救仙方》卷四）

【组成】郁金　甘草（炙）　白姜（炮）　槐花（炒）各二两

【用法】上为末。每服二钱，空心陈米饮下。

【主治】痔疮。

53275　金花散（《普济方》卷三六九）

【组成】郁金半两（末）　马牙消一两半　腻粉　朱砂各半钱

【用法】上为散。每服一字，用麦门冬热水调下。

【主治】小儿伤寒。

53276　金花散（《普济方》卷三六九）

【组成】肥皂角子一百个（钲内炭灰炒裂，取黄子）　诃子皮五个　甘草二寸（清油煎黄色）

【用法】上为末。每服一钱半，温水调下。

【主治】五岁以下小儿伤寒。

53277　金花散

《一盘珠》卷十。为《张氏医通》卷十六"金花汤"之异名。见该条。

53278　金花散（《疡科遗编》卷下）

【异名】珍珠散（《良方合璧》卷下）。

【组成】漂冬丹五钱　煅石膏四两

【用法】上为细末,和匀,如桃花色。

【功用】去腐生肌,止血。

【主治】❶《疡科遗编》:一切痈疽。❷《良方合璧》:男妇新久臁疮烂腿,臭腐不堪,连年不愈,及一切流火、湿毒、疮疖。

【备考】《梅氏验方新编》本方用法:如治烂腿臁疮,用真香油调搽,上盖油纸,一日一换;不可用茶水洗,恐见湿气,收功最慢。如妇女一遇月信虽发,发后再搽。

53279 金花散(《青囊秘传》)

【组成】松花 熟虎 黄柏

【用法】上为末。麻油调搽。

【主治】汤火伤。

53280 金花散(《经验奇方》卷上)

【组成】生石膏一斤(煅熟) 黄丹一两

【用法】上药各为末,和匀再研,贮瓶候用;生猪板油不拘几两,扯去皮,捣烂,将散缓缓加入,随捣随加,以韧为度;量患之大小,宽摊川油纸,约厚半分。将患上腐脓弱纸拭净,以此散掺满患口,猪油膏药盖之,一日两换。

【功用】祛腐生新。

【主治】发背对口,肚痈腰痈,搭手臁疮,一切红肿痈毒。

【宜忌】忌食酒糟、猪、羊、冬笋、香菇、油炸、面食、发气各物。

53281 金花煎(《医统》卷六十四)

【组成】黄柏三两 黄连五钱 栀子二十枚

【用法】上㕮咀。以酒二升,浸一宿,煮三沸,去滓。顿服。

【主治】舌上出血,如簪孔。

53282 金杏丸(《幼幼新书》卷十六引茅先生方)

【组成】杏仁(去皮尖) 汉防己 甜葶苈 马兜铃(去皮)各等分

【用法】上为末。炼蜜为丸,如绿豆大。每服十丸,用麦门冬汤送下。

【主治】小儿咳嗽。

53283 金连丸(《魏氏家藏方》卷十)

【组成】胡黄连一两(去芦) 当归一两(去芦) 木香半两(生,不见火) 川楝子二两半(去核,微炒)

【用法】上为细末,神曲糊为丸,如麻子大。每服三十丸,陈米饮吞下。

【主治】小儿疳气。

53284 金连饮(《麻症集成》卷四)

【组成】麦冬 玄参 净花 力子 防风 川连 黑栀 甘草 连翘 荆芥 知母

【用法】水煎服。

【主治】麻症壮热寒热,眼赤口疮,心胸躁闷,咽干多渴。

53285 金针丸(《博济》卷一)

【异名】大金针丸(《圣济总录》卷二十二)。

【组成】阳起石 不灰木 阿魏各半两 巴豆二十五粒(去皮心,不去油) 杏仁二十五枚(去皮尖)

【用法】上为细末,用软粟米饮为丸,如弹子大。每服取一丸,穿一眼子于灯上烧烟绝,为末,以生姜米饮调服之,以利为效。

【主治】伤寒结胸气逆,并手足冷,呕吐不定。

53286 金针丸(《圣济总录》卷二十二)

【组成】不灰木二钱 阳起石 阿魏各一钱 白丁香 丹砂(研) 乳香 腻粉各一钱半 硫黄一分 巴豆(去皮心膜,出油)二七粒

【用法】上为细末,糯米粽子为丸,如梧桐子大。每服五丸至七丸,丁香汤送下,不拘时候。

【主治】伤寒阴气结伏在胸膈,虚痞,或痛不可忍者。

53287 金针丸

《本草纲目》卷二十。即《圣济总录》卷一二○"乳香散"。见该条。

53288 金针丸(《鸡峰》卷十八)

【组成】巴豆 朱砂各等分

【用法】面糊为丸,如麻子大,遂旋用针穿一窍子。每服一丸,以针扎定,于灯上烧少时,熟水送下。

【主治】卒然呕吐,胸中痞闷,气不下行,此由饮食失宜,过伤胃气,胃气滞而不行,水谷不化,气逆则吐,其脉沉疾而短滑。

53289 金针丸(《宣明论》卷十三)

【异名】六神丸。

【组成】丁香 木香 乳香 阿魏 轻粉 骨碎补(去毛) 槟榔 官桂 桂心 巴豆(去皮) 杏仁(去皮) 不木灰 肉豆蔻 阳起石 朱砂各等分

【用法】上为细末,水面糊为丸,如小豆大。每服一丸,针穿作孔子,小油内滚过,灯焰内燎遍,于油中蘸死嚼生姜下,不拘时候,一日三次。

【主治】阳绝痞气,心腹不忍者。

53290 金针散(《圣济总录》卷一四三)

【组成】皂角刺(赤红者,炙)不拘多少

【用法】上为散。每服三钱匕,水一盏,煎至七分,去滓温服。

【主治】❶《圣济总录》:久痔及肠风下血疼痛,诸药不愈者。❷《准绳·疡医》:发背诸疮肿。

【备考】一方用破故纸打碎,纸上炒,与皂荚刺等分为散。每服三钱匕,温酒调下。

53291 金针散(《普济方》卷二九○)

【组成】金蜈蚣一对 胆矾一钱 铜绿半钱 麝香 腻粉各半字

【用法】上为细末。每用三针,开纤疮内,一日二三次。

【功用】去毒生肌。

【主治】一切恶疮。

53292 金佛酒(《成方制剂》6册)

【组成】白术 丹参 佛手 黄精

【用法】制成酒剂。口服,一次20~40毫升,一日1~2次。

【功用】理气解郁,宽胸活血,养胃健脾。

【主治】脘闷胁胀,食欲减退,睡眠不佳。

53293 金余散(《外科方外奇方》卷三)

【组成】人指甲五分(煅) 鹅管石三分(煅) 真腰黄二分 硼砂三分(漂) 大梅片一分 僵蚕二分(炒断丝)

【用法】上为末,研至无声为度。吹之。

【主治】烂喉疹及紧喉风。

53294 金谷散《杨氏家藏方》卷十

【组成】谷精草 枇杷叶各一两半 郁金一两

【用法】上咬咀。每用一两半，水五升，煎数沸，乘热熏之，去滓，通手淋洗下部。

【主治】疝气疼痛。

53295 金沙汤《圣济总录》卷六十八

【组成】紫金沙(野蜂窠蒂是)半两 贝母(去心，生用)二钱 芦荟一钱

【用法】上为粗末。每服二钱匕，水半盏，入蜜少许，煎一两沸，去滓。细呷，空心、食后临卧服。

【主治】吐血，咯血。

53296 金沙散《妇人良方》卷八引陈总领方

【组成】海金沙草(阴干)

【用法】上为末。每服二钱，煎生甘草汤调下。甚者不过三四服。

【主治】淋。

53297 金沙散《普济方》卷二一六引《德生堂方》

【组成】真琥珀 海金沙各三分 麝香当门子一个(大者)

【用法】上为末。每服二钱，食前好酒调服；或灯心、萱草根熬汤调服亦可。

【主治】小便不出，茎中有物鞭硬疼痛，甚至为急。

53298 金沙散《普济方》卷三八八

【异名】金沙益元散(《赤水玄珠》卷二十六)。

【组成】郁金 海金沙 滑石 甘草各等分

【用法】上为末。每服三岁一钱，煎落帚母汤调下；灯心、木通汤亦得。

【主治】小儿小便淋沥不通。

53299 金沙散《育婴秘诀》卷四

【组成】净黄连一两 硼砂 寒水石 大黄各二钱 海螵蛸 铜青各一钱 玄明粉二钱五分 全蝎(去毒)七枚 麝香少许

【用法】上为末。每用一字至五分，凉水化，澄清去滓，频洗，不拘时候。

【主治】时行赤眼肿痛，或肾热多泪。

【宜忌】忌酒荤。

【加减】烂弦，加轻粉五分。

53300 金沙散《北京市中药成方选集》

【组成】当归一两 大黄一两 牛膝一两 木香一两 雄黄一两 海金沙二两

【用法】上为细末。每服二钱，温开水送下，一日二次。

【功用】通利膀胱，清热止淋。

【主治】热结膀胱，尿道刺痒，小便混浊，淋沥不止。

53301 金沉膏《医方类聚》卷一九四引《经验秘方》

【组成】云里砂 斑蝥二十个 红娘子三十个 川山甲五钱(剉) 海金沙五钱 乳香三钱(研) 没药五钱(研) 血竭三钱 桑柴灰五斤 枣柴灰五斤(上二灰一处和)

【用法】用滚水数碗，淋灰水十二碗，入砂锅内熬百余沸，先下斑蝥、红娘子，再滚百十余沸，下川山甲、海金沙，再滚百十余沸，熬至三碗，滤去滓，再入锅内熬，却下乳香、没药、血竭，再滚百十余沸，熬成膏子，用瓷器盛顿，牢封口。

若用时，将云里砂调成膏子，上药时离好皮子一韭叶，上药一昼夜，或二遍、三遍，直瘤子平了方住药。若瘰疬破不破，与瘤子一般上药，瘤子等或一月、二十日、半月落下，即用青金散涂之。

【主治】一切瘤子，瘰疬。

【备考】方中云里砂剂量原缺。

53302 金灵散《卫生总微》卷十二

【组成】白僵蚕不拘多少(拣直者，去丝嘴，炒焦)

【用法】上为末。每服半钱，或一字一钱，薄荷酒调下，一日三次。须臾用生力散涂之。

【主治】肾痈时久，骨沉力弱，项细头重，致天柱骨倒，不能擎举抬头。

53303 金鸡片《成方制剂》18册

【组成】穿心莲 功劳木 鸡血藤 金樱根 两面针 千斤拔

【用法】制成片剂，每片含干膏粉0.247克。口服，一次6片，一日3次。

【功用】清热解毒，健脾除湿，通络活血。

【主治】湿热下注引起的附件炎、子宫内膜炎、盆腔炎等症。

【宜忌】孕妇慎用。

53304 金柜散《普济方》卷一五八引《江阴方》

【组成】天南星 半夏各二两

【用法】上为末，水浸二伏时，日换水十次，取出阴干。每服二钱，又以乌头、附子各六钱合匀，以生葱、薄荷汤调下，大人半钱，孩子一分，不拘时候。

【主治】老少伤风，发嗽头痛，日久不愈。

53305 金枪丹《古今医鉴》卷十六引周梅江方

【异名】金疮如圣散(方出《种福堂方》卷四，名见《青囊秘传》)。

【组成】嫩老鼠(未生毛者)不拘多少 韭菜根与老鼠一般多

【用法】石臼捣烂，入嫩石灰末于内，掺于为饼为度，阴干。用时以刀刮药末敷伤处，布包裹。

【功用】生肌住痛，止血。

【主治】金疮。

【备考】《青囊秘传》本方用量，小肉老鼠(打烂)十只，陈石灰三两，韭菜汁一杯。

53306 金枪药《伤科汇纂》卷七

【组成】乳香(去油) 没药(去油)各二钱 血竭二钱 儿茶二钱 龙骨二钱(煅) 象皮二钱(土炒成珠) 轻粉三钱 三七二钱

【用法】上为末，再以陈年石灰一斤，大黄二两，白芷一两，三味同炒成粉红色，研细，加入前药和匀，贮瓷瓶内。敷伤口。

【主治】金刃伤。

53307 金枪散《古今医鉴》卷十六引张寿山方

【组成】银末 血竭 发灰 人指甲(烧存性) 珍珠(烧存性)各等分

【用法】上为细末，研匀。掺患处。

【功用】止血生肌，住痛。

【主治】一切刀割破，打破，跌破，出血不止，破开口

不合。

53308 金枪膏(《中医伤科学讲义》)

【组成】金银花八两　生锦纹二两　紫地丁二两　紫草一两　全当归二两　土木鳖二两　川黄柏一两　生甘草一两　青防风二两

【用法】上用麻油五斤，先浸三天，文火煎熬，去滓滤清，然后将药再煎收，老后加入真川连一两，儿茶二两，龙骨二两，血竭二两，乳没药各二两，炉甘石二两(水飞)，冰片五钱，再加黄、白占各二两，溶入收膏。清洁创口后敷用。

【主治】创口感染。

53309 金英丸(方出《医方类聚》卷一二五引《神巧万全方》，名见《圣济总录》卷五十八)

【异名】金箔铅丹丸(《鸡峰》卷十九)。

【组成】虢丹　麦门冬(去心)　牡蛎　知母各一两黄连　干栝楼根　苦参各二大两　金一百箔　银一百箔生栝楼根二大两(杵如泥，入药中)

【用法】上为末，用生栝楼根汁和为丸。每服四十丸，食后以饮下，一日二次，夜又进一服，当日渴止；十日已来，渐觉减，即每服三十五丸，一日两次；一月外，每服三十丸，一日一次。夏月即用蜜为丸。服药之次，腹中忽冷痛，即取厚朴二小两(炙)，橘皮三分(去白，焙)，生姜二小两，以水二大升，煎取半升，去滓，分温二服，服讫良久，以饭压之，如腹中不痛，即不吃。

【主治】消渴不止。

53310 金英酒(《仙拈集》卷三)

【组成】金银花(连茎叶)　蒲公英各四两

【用法】捣烂取汁。黄酒热服，盖暖出汗；仍将滓敷患处。

【主治】吹乳成块。

53311 金枣儿(《万氏家抄方》卷五)

【异名】金枣丸(《寿世保元》卷八)。

【组成】木香　半夏曲　南星(姜汁制)各三钱　丁香陈皮各二钱五分　砂仁五钱　藿香五钱　人参一钱五分

【用法】上为末，姜汁糊成锭，辰砂为衣。淡姜汤送下。

【主治】小儿呕吐不止。

53312 金枣儿(《医统》卷九)

【组成】白术一两半　苍术六两　麻黄二两　两头尖全蝎(去毒)　川乌各二两　川芎　细辛　防风　白芷　天麻各二两五钱　雄黄五钱　辰砂二钱

【用法】上为细末，糯米糊丸，如小枣儿大，金箔为衣。每服一枚或半枚，量病人轻重用酒磨用，或茶汤、姜汤任服之；诸风皆用新汲水磨汁一盏涂疮上，一半服之。牙痛先用浆水漱口，次用豌豆大一粒，咬定痛处。

【主治】一切恶疮，无名肿毒，风癣疥癞，及妇人吹乳，疯狗咬伤。

53313 金枣儿(《寿世保元》卷三)

【异名】金枣散(《医级》卷八)。

【组成】红芽大戟一斤　红枣三斤

【用法】水煮一日夜，去大戟，用枣晒干。食之。

【主治】肿胀。

53314 金枣儿(《济阳纲目》卷一)

【组成】苍术(米泔浸)　细辛(去叶)　白术　当归(酒洗)　天麻　草乌各一两　川乌(炮去皮脐)　防风(去芦)两头尖　川芎各一两三钱　香白芷八钱　没药　乳香　雄黄　朱砂　白花蛇(酒浸，去骨)各五钱　穿山甲(酥炙)蝉蜕(洗)各三钱　麝香二钱　金箔五贴

【用法】上为细末，炼蜜为丸，如枣大，用金箔为衣。每服一丸或半丸，温酒化服。

【主治】中风不语，左瘫右痪，口眼喎斜，不省人事；及破伤风，牙关紧急，角弓反张；或疯狗咬伤。

53315 金枣丸(《慎斋遗书》卷十)

【组成】天麻三钱(米炒)　枳壳(酒炒)　牛黄各一钱劈砂　块雄黄　槐角各二钱　麝香七分　胆星三钱　半夏(姜制)三钱　皂角(酒炒)一分

【用法】上为末，用枣肉二两，巴豆六粒，同火煨，煨熟去巴豆，用枣捣为丸，如黄豆大，朱砂为衣。随证用汤化下一丸。

【主治】急惊，脉刚急。

53316 金枣丸

《寿世保元》卷八。为《万氏家抄方》卷五"金枣儿"之异名。见该条。

53317 金枣丹(《丹溪心法附余》卷四)

【组成】川乌(去皮脐，生用)　防风(生用)　两头尖香白芷　独活　荆芥　蔓荆子各四两　白术　羌活　细辛(去土)各半两　全蝎　威灵仙　天麻　姜蚕各二两　木香雄黄各一两　苍术八两(泔浸)　川芎五两　乳香一两　何首乌一两八钱　没药　草乌各一两五钱　藁本二两五钱当归三两

【用法】上为细末，以糯米糊丸，如枣样大，金箔为衣。每服一锭。伤风流涕，好酒调服；诸般头痛，细茶调服，薄荷汤亦可；中风不语，生姜汤调下；左瘫右痪，好酒调下；白虎历节风，遍身走痛，生姜汤或好酒调下；破伤风，昏倒在地，牙关紧急，用好酒调下，仍将敷患处；雷头风，并干癣麻痹，温酒调服；洗头风，温酒调服；偏正头痛，反夹脑风，研为细末，吹鼻孔，吐涎，再用生姜汁调药涂两太阳穴，仍用清茶调服；疯狗咬伤，嚼水洗净敷之；蜈蚣咬伤，口嚼水洗过敷之；蛇伤，入白矾少许敷患处，以津唾调搽亦可；蝎伤，唾调搽；痔漏，口嚼浆水洗过敷之；多年恶疮，口不合者，口漱盐水洗过敷，徐合；嗽喘，桑白皮汤调服；红丝、鱼眼、裤脚、脑疽、发背、疔疮，里外臁疮，用自己小便洗过，井水调敷，薄纸贴上，再用里外搽之；丹、瘤，井花水调药，毛翎扫三二次；不发，灸疮口，嚼水洗过，贴三二次，知大可方止。

【主治】一切风疾。

53318 金枣丹(《摄生众妙方》卷一)

【组成】广木香一两(为末)　哈芙蓉五钱(为末)　肉豆蔻一两(每个用面和，包如弹子样，灰火炮，面熟为度，折出皮面，取出前裹，擂为末用)　枣肉一斤(先用温水淘洗，蒸熟，去皮核)

【用法】将枣肉和前三味合作一处，捣烂为丸，每丸以人大小用之。瘴疟，冷气攻心，烧酒送下；赤白痢疾，水泻，米汤送下；咳嗽，嚼化；风虫牙，塞在患齿牙缝中；梦遗精水，酒送下。

【主治】瘴疟，冷气攻心，赤白痢疾，水泻，咳嗽，风虫牙，梦遗精水。

53319 金枣丹（《虺后方》）

【组成】雄黄一两 辰砂三钱 川乌（去皮尖）三钱 升麻三钱 蜈蚣三条 蟾酥三分 闹羊花三分 麝香六分

【用法】上为细末，醋打面糊为丸，如枣核大，晒干，入罐收，听用。每服一丸，葱包，火煨葱熟为度，葱酒送下，尽醉发汗，忌风。如至重者肿或一块，再服二丸，不取汗，全消；如久破烂者，每服半丸，不必取汗，数服自愈。

【主治】一切外科破烂，寒伤流注。

53320 金枣丹

《全国中药成药处方集》（南京方）。为《外科全生集》卷四"赤霜散"之异名。见该条。

53321 金枣散

《医级》卷八。为《寿世保元》卷三"金枣儿"之异名。见该条。

53322 金枣散

《疡科纲要》卷下。为方出《幼幼新书》卷二十五引《张氏家传》，名见《医统》卷六十四"北枣丹"之异名。见该条。

53323 金矾丸

《仙拈集》卷二。为《医方考》卷五引《本事方》"白金丸"之异名。见该条。

53324 金矾丸

《赤水玄珠》卷十四。为《丹溪心法附余》卷十"郁金丹"之异名。见该条。

53325 金虎丸（《圣济总录》卷七）

【组成】天南星 天麻 白附子 乌蛇（酒浸，去皮骨，焙） 附子（去皮脐） 干蝎（去土） 狼毒 白僵蚕各二两 桂（去粗皮）一两 槟榔（剉）三两 五灵脂三两 乌头（去皮脐）三两 牛黄 麝香 丹砂（三味同研细）各半两

【用法】上药生用，除别研外，捣罗为末，共和匀，炼蜜为丸，如鸡头子大。每服一丸，茶酒送下。若用牛胆丸尤妙。

【主治】瘫缓风。

53326 金虎丸（《圣济总录》卷九十七）

【组成】黄柏一两（去粗皮，用鸡子清涂炙）

【用法】上为末，滴水为丸，如绿豆大。每服七丸，温水送下。

【主治】结阴便血。

53327 金虎丸

《普济方》卷九十二。为《圣济总录》卷六"金虎丹"之异名。见该条。

53328 金虎丹（《圣济总录》卷六）

【组成】天竺黄末 雄黄（研，水飞） 白矾（研）各二两 丹砂（研，水飞） 天雄（炮裂，去皮脐） 腻粉（研）各一两 龙脑半钱（研） 牛黄一分（研）

【用法】上为细末，炼蜜和得所，秤一两二钱为十丸。大人中风每服一丸，入腻粉少许，新汲水化下；常服每丸分四服，小儿分八服，新汲水化下。

【主治】卒中风，涎潮发搐。

53329 金虎丹（《圣济总录》卷六）

【异名】金虎丸（《普济方》卷九十二）。

【组成】牛黄（研） 丹砂（研） 粉霜（研） 腻粉（研） 雄黄（研） 龙脑（研） 铅白霜（研）各一两 天竺黄 人参 麦门冬（去心）各三两 甜消（研）二两 蓬砂（研）半两 白矾（研）一两半

【用法】上为末，再同研匀，炼蜜为丸，如樱桃大。每服一丸，新汲水化下；伤寒伏热在心，狂乱者，每服一丸，蜜水化下；小儿急慢惊风，口吐涎沫，一丸分作三服，薄荷新水化服。

【主治】一切风涎，中风口噤不语，忽然仆地，涎潮壅塞。

53330 金虎汤（《千金》卷五）

【异名】金骨汤（《圣济总录》卷一六七）。

【组成】金一斤 虎头骨一枚

【用法】以水三升，煮为汤。浴。

【功用】辟恶气。

【主治】小儿惊。

53331 金明散（《医统》卷四十六引《青囊方》）

【组成】人参 茯苓 秦艽 知母（炒） 石膏（煅） 甘草（炙）各等分

【用法】上为细末。每服三钱，水一盏，加生姜七片，葱白二寸，煎八分，不拘时候服。

【功用】补肝脏劳极。

53332 金明散

《准绳·类方》卷一。为《鸡峰》卷十二"含明散"之异名。见该条。

53333 金钗煎（《妇人良方》卷二引檀峰晓公方）

【组成】当归 白芍药 川芎 石斛（酒炒） 香附子（炒） 糯米各二两（炒） 降真香（细剉） 熟地黄各四两 秦艽 贝母（去心） 羌活 桂心 粉草 干姜（炮） 北细辛 牡丹皮 大豆卷（炒） 茴香（炒） 枳壳（去瓤，麸炒） 延胡索 白芷各一两 人参 木香 石膏（煅） 沉香 黄芩各半两 川椒三分 交加（修制）八两（交加，指交加散）

【用法】上为细末，炼蜜为丸，每两作七丸，依后服饵常服，温酒化下。妇人诸疾，产前产后风虚瘤冷，手足僵痹，豆淋酒化下；血风头痛，产后中风，荆芥酒化下；产前产后痰涎咳嗽，桑白皮汤下；经脉不调，或前或后，或多或少，血气攻刺，腰胁重痛，温酒化下；经脉不通，产后血喘，苏木、人参煎汤化下；血崩不止，赤白带下，侧柏烧灰调酒下；妇娠将理失宜，或因惊动，痛极妨闷，漏胎下血，胶艾煎汤化下；临产艰难，乳香研酒化下；子死腹中，胎衣不下，同朴消三钱（重研细），童便和酒化下；产后劳倦，伤败血气，如寒寒热，遍身疼痛，喘嗽盗汗，地黄、乌梅煎汤化下；产后败血浮肿，姜汁少许和酒半盏化下；产前服之则胎安，临产亦易产；产后则逐去恶血，不生诸疾，同童便和酒化下。

【功用】活血驻颜，大暖血海，升降阴阳，滋养荣卫。

【主治】子宫久冷，多病少子，及产前产后诸病。

【宜忌】忌生冷、油腻、鱼腥、猪母、白猪，一切毒物。

53334 金钗煎（《医方类聚》卷二一二引《仙传济阴方》）

【组成】黑豆一升（炒熟，去皮） 香附子末四两半 干姜（炮） 生干地黄各一两

【用法】上为末，每服二钱，食前温酒调下。

【功效】调理经候，滋养少女。

【主治】经候不调，月水湛浊，腹常刺痛，及室女血弱，阴虚经脉不均。

53335　金狗汤（《竹林女科》卷一）

【异名】金狗散（《女科秘要》卷三）。

【组成】金毛狗脊　川续断　阿胶　地榆　川芎　当归　白芷各一钱　白芍　黄芩各八分　熟地黄二钱

【用法】水煎空心服。

【主治】经来十日半月不止，乃血热妄行也。

53336　金狗散

《女科秘要》卷三。为《竹林女科》卷一"金狗汤"之异名。见该条。

53337　金肺散（《宣明论》卷十四）

【组成】锡灰一钱　汉防己二钱　郁金一钱半　砒黄二钱　半夏一钱半（汤洗七次）

【用法】上为细末。每服半钱，小儿加减，食后煎猪肉汤调下，一日二次。

【主治】小儿诸般喘嗽，急惊风。

53338　金泥煎（《圣惠》卷八十三）

【组成】金箔七十五片　水银一两半　远志一两（去心）　菖蒲三分　钩藤三分　龙胆三分（去芦头）　龙齿三分　人参三分（去芦头）　赤茯苓三分　青黛一分　蚱蝉三枚（去翅足）　麝香一分　虎睛一对（微炙）　牛黄一分　甘草二分（炙微赤，剉）　酥四两　蜜三斤

【用法】上件药，水银、金箔同研如泥，又别研麝香、虎睛、牛黄、青黛四味如粉，其余药捣筛为散，入银锅中，先以水二升，文火煎取半升，以新绵滤去滓，再入锅内，下酥、蜜及金泥，并研了药等，慢火煎，不住手以柳篦搅如稠饧，入瓷盒内盛。每服取二大豆许，以温水调服，一日三四次。

【主治】小儿心热，多惊悸。

53339　金泥膏（《幼幼新书》卷十四引张涣方）

【组成】菖蒲（一寸九节者用）　远志（去心）　钩藤各一两　人参（去芦头）　龙胆草　甘草（炙）各半两（上为细末）　水银一分　牛黄（别研）　麝（研）各一钱　金箔二十片

【用法】将水银研如泥，与诸药一处拌匀，用蜜半斤，酥四两，用银锅或石锅中，先入水二升，除出金泥、酥、蜜外，先入诸药，慢火熬至一升，新绵滤去滓，方再下酥、蜜、金泥搅匀，用柳枝不住手搅，熬成膏，用瓷盒盛。每服一豆大，薄荷汤化下。

【主治】伤寒邪热乘心，兼发惊病。

53340　金泥膏（《便览》卷四）

【组成】阴地蚯蚓粪（少）　朴消（多）

【用法】上为末。新汲水浓调，厚敷患处，一日三四次。

【主治】小儿一切无名肿毒，焮热，诸般丹瘤，热瘰湿烂。亦治大人。

53341　金沸汤（《嵩崖尊生》卷八）

【组成】旋覆花　前胡各七分　荆芥穗（炒焦）　甘草各一钱　半夏　赤芍各五钱　茅花二钱

【主治】伤风膈热致衄。

53342　金波散（《活幼心书》卷下）

【组成】净黄连一两　硼砂　寒水石　大黄各二钱　海螵蛸　铜青各一钱　玄明粉二钱半　麝香一字　全蝎七尾（去尖毒）

【用法】除玄明粉、麝香，余七味剉晒为末，仍入玄明粉、麝香乳钵内，同前药末杵匀。每用一字至半钱，温净汤或凉水调化，澄清去滓，频洗，不拘时候。

【主治】时行赤眼，肿痛成翳，有热多泪。

【宜忌】忌酒荤三五日。

【加减】有风夹虫作痒，加轻粉。

53343　金波膏

《圣济总录》卷一○五。为《博济》卷三"明眼金波膏"之异名。见该条。

53344　金宝散（《玉案》卷六）

【组成】广木香　黄连（酒炒）　陈皮各三钱　肉豆蔻（面包煨）　厚朴（炒）　车前子各二钱　白术　山楂　苍术各一钱

【用法】上为末。每服一钱五分，空心灯心汤调下。

【主治】小儿赤白痢疾，肚腹作痛，里急后重。

53345　金宝膏（《医学正传》卷六引程省石方）

【组成】桑柴灰五碗（用沸汤十碗淋汁，用草纸一层，皮纸二层，放罗底，次置灰于上淋之）　穿山甲二两（煨胖）　信砒二钱（另研）　杏仁七枚（去皮，同信砒、穿山甲研细）　生地黄二两　辰砂一钱（另研）　粉霜（另研）　麝香五分

【用法】上将灰汁滤澄清，下锅煎浓，下甲末，候焦干一半，下麝香，次下粉霜，干及九分，下辰砂，候成膏，下炒石灰末，以成块子，即入小罐子内，勿见风。

【功用】去腐肉朽肉，不伤良肉新肉。

【主治】瘰疬。

53346　金参散

《青囊秘传》。为原书"金僧散"之异名。见该条。

53347　金线顶（《串雅内编》卷三）

【组成】金线重楼（俗名金线吊虾蟆。采得去外黑皮，用石打碎，勿犯铁器，晒干）

【用法】上为末。瓷瓶收贮备用。风痰结胸，每服一钱，阴阳水和服，吐痰即愈；伤食成疟，每服一钱，临发时空心开水和服；噤口痢，每服一钱，温凉水和服。

【主治】疟疾、痢疾，一切宜吐痰涎之症。

【备考】用本方代瓜蒂最妙。

53348　金线膏（《圣济总录》卷一三一）

【组成】楸叶五斤（如无，即用楸白皮，剉）　马齿苋二斤（去根，切）

【用法】上以水五升，熬至一升，去滓，入铛内，以柳枝搅，熬如饧，盛在瓷器内。先以荆芥汤洗疮，次用鸡翎扫药于疮上令匀，以薄纸贴之，更用酒调二钱匕服。

【主治】发背。

53349　金线膏（《魏氏家藏方》卷九）

【组成】黄丹二两（用银铫内炒紫色为度，倾在净地上，令冷）　朴硝半两（研）　白砂蜜四两

【用法】上药与炒了黄丹一处，于银石器内熬熟一倾，放冷，用新绵子用两重滤去汁，其滓再熬成膏，用净瓶内盛。每用一皂子大于净器中热汤化开，先将药熏眼，候汤温洗眼十余遍了，便睡。药且留用三五次。

【主治】风毒气赤眼，及翳膜遮障，红赤瘀肉。

53350　金柏散（《圣济总录》卷一三二）

【组成】黄柏（去粗皮）　黄连（去须）　白及　五倍子各一分　腻粉二钱匕　麝香半字

【用法】上为散。冷水调敷疮上,纸花子贴之。

【主治】一切恶疮。

53351　金草丹(《普济方》卷一六九引《博济》)

【组成】舶上硫黄一分(研细)　颗块朱砂一分(细研)　木香(末)一钱半　水银　腻粉二钱　川大黄三钱(略慢火中煨熟,捣碎)　巴豆十粒或十二粒(去皮去心了,研如粉)

【用法】上同乳钵内,研二三百遍,为细末,入酒浸蒸饼为丸,如绿豆大。疗诸病,每服三五丸,以生姜、橘皮汤送下;酒食伤饱,每服二三丸,汤茶送下。

【功用】消磨积聚,下酒食毒。

【主治】积滞。

53352　金茵茶(《效验秘方》刘茂甫方)

【组成】茵陈　金钱草(等分)

【用法】上药适量,开水浸泡当茶饮用,一日数次。长期饮用不再复发(症状完全缓解后再坚持服用两周)。

【功用】清热利胆、利湿。

【主治】胆囊术后综合征、单纯性胆囊炎。症见右上腹痛,向肩背放射,发热,恶心,食欲不振等。

【方论选录】方中茵陈苦辛微寒,入肺胆脾经,功擅清热利湿、利胆退黄;金钱草苦酸凉,入肝胆肾膀胱经,功擅清热解毒、利尿排石。二药皆入肝胆,均有清肝利胆之功,且都含挥发油,开水泡茶较易保存其有效成分,故疗效卓著。

53353　金茱丸(《活幼心书》卷下)

【组成】金铃子肉一两　家茱萸半两

【用法】上为末。酒煮面糊为丸,如麻子大;儿小者,丸作粟壳大。每服三十丸至五十丸,空心温盐汤送下,温酒亦好。

【主治】冷疝气痛,及肤囊浮肿。

53354　金砂丸(方出《圣惠》卷二十二,名见《圣济总录》卷十五)

【组成】金十两(细剉为屑)　朱砂三两(光明者)

【用法】上以金屑置鼎子中,作一坑子,安朱砂于坑内,上又以金屑盖之,用六一泥固济,缓火养七日,后取出朱砂,又作一地坑子,纳入朱砂,出火毒,七日后取出,为极细末,以粟米饭为丸,如绿豆大。每服五丸,以热水送下,不拘时候。

【主治】风癫,精神不宁,言语错乱。

【宜忌】忌羊血。

53355　金砂丹(《御药院方》卷一)

【组成】白花蛇　乌蛇(各酒浸,去皮骨取肉)　蝎梢(炒)　白僵蚕(炒)　犀角屑　玳瑁屑　天麻　人参　白茯神　甘草(炙)各一两　龙脑(研)一分　麝香(研)一分　朱砂(研)五两　牛黄(研)一分　雄黄(研)一分　真珠(研)一分　天竺黄(研)一分　金箔　银箔各二百三十片　铁粉(研)一分

【用法】上为细末,真石脑油为丸,每两作十丸,瓷盒内收。每服一丸,人参汤化下;或竹叶汤、新汲水亦得。

【主治】中风涎潮,失音不语,面赤,脉大数急,迷闷,口眼㖞斜,俱系风热之疾,半身軃曳;或伤寒刚痉瘈疭,妇人产后角弓反张。

53356　金砂散

《幼幼新书》卷八引《谭氏殊圣方》。为原书同卷"宝寿散"之异名。见该条。

53357　金砂散(《医学纲目》卷十九引《济生》)

【组成】道人头(即苍耳子,微炒存性)一两　硇砂三钱半　雄黄三钱　蟾酥(以多为妙)

【用法】上为末。将疮四围刺破,以少油调药末,置于疮内,绯帛封之。数日疔自出。如疔入腹,呕逆者,将苍耳捣汁饮之。

【主治】疔疮。

53358　金砂散(《瑞竹堂方》卷五)

【组成】硇砂(好者)　雄黄(好者)各等分

【用法】上为细末,生蜜调合,用角盒子收贮。先将银篦挑破疮口,挤出恶血,然后用药一豆大入疮口内,以纸花贴定。若毒气入腹,已多呕吐欲死者,即服内托香粉散。

【主治】疔疮。

53359　金砂散(《保婴撮要》卷八)

【组成】郁金　海金沙　滑石　甘草各等分

【用法】上为末,每服一钱,煎地肤子汤调下;灯心、木通亦可。

【主治】小便淋沥不通。

53360　金威汤(《效验秘方·续集》费振平方)

【组成】金钱草60克　威灵仙30克　炮山甲24克　滑石24克　川牛膝24克　鸡内金9克　制乳香9克　甘草梢4.5克

【用法】每日一剂,用文火煎两次,每次取汁500毫升,共1000毫升分两次服。并多饮水,多作跳跃运动,利于结石排出。

【功用】渗湿泄热,排石通淋。

【主治】泌尿系各部位结石。症见尿中时挟砂石,小便艰涩,或排尿时突然中断,尿道窘迫疼痛,小腹拘急,或腰腹绞痛难忍,尿中带血,舌红,苔薄黄,脉弦或带数。

【加减】对症情严重,痛势较剧者可酌加下列药物,组成排石大方治之:木香、白芍、香附、沉香粉理气止痛;延胡、桃仁、王不留行、大黄、芒硝等化瘀攻下;旋覆花、代赭石、地龙、大麦秆、石韦、海金砂导引下行、利尿排石。

【方论选录】方中金钱草渗湿泄热利胆排石;威灵仙善破坚积,长于化石;鸡内金消积化石;山甲攻坚;滑石渗湿泄热,滑可去着;乳香去瘀定痛;川牛膝破瘀消癥,且与甘草梢同有导引下行之功;配合应用具有渗湿泄热,运化积石导其外泄的作用。

53361　金星丸(《医方大成》卷十引《汤氏方》)

【组成】郁金末　雄黄各一分　腻粉半钱　巴豆七个(去油心膜)

【用法】上为末,醋糊为丸,如黍米大。每服一岁二丸,薄荷汤、腊茶清送下。

【主治】❶《医方大成》:急惊壮热,上壅痰涎,大便不通。❷《准绳·幼科》:风热结聚,喉内痰鸣,喘粗咳嗽,面红腮肿,咽膈壅塞,发热狂躁,多渴。

53362　金星酒(《圣济总录》卷一三一)

【组成】金星草(和根净洗,慢火焙干)四两　甘草一钱

【用法】上为末,分作四帖。每帖用酒一升,煎三两沸后,更以冷酒二升相和,入瓶器中封却,时时饮之。

【主治】五毒发背。

53363　金星膏(《寿世保元》卷六引苏九宁方)

【组成】金星凤尾草一两五钱　实竹叶一两　葱白三十二根　侧柏叶一两五钱

【用法】上用香油一斤,浸药一日,用火熬,看药焦黄为度,用棉布袋滤去滓,仍入锅内熬,熟油一斤(净),入顶好铅粉三两,用竹搅匀,文武火熬,看烟起黑色,再入铅粉四两,着四五十下锅,仍用竹不住手搅匀,滴水成珠,取起放在地上,再搅,去火毒。

【主治】痰核。

53364　金骨汤

《圣济总录》卷一六七。为《千金》卷五"金虎汤"之异名。见该条。

53365　金钥匙（《外科发挥》卷六）

【异名】金锁匙(《外科正宗》卷二)。

【组成】焰消一两五钱　硼砂五钱　脑子一字　白僵蚕一钱　雄黄二钱

【用法】上药各为细末,和匀。以竹管吹患处,痰涎即出。如痰虽出,咽喉仍不消,急针患处,去恶血。

【主治】喉闭,缠喉风,痰涎壅塞盛者,水浆难下。

【备考】本方加枯矾、劈砂,名"红药"(见《理瀹》)。

53366　金钥匙

《明医指掌》卷八。为《医学入门》卷七"金锁匙"之异名。见该条。

53367　金钥匙（《济阳纲目》卷一〇六）

【组成】朱砂三分二厘　硼砂一分二厘　枯矾　胆矾各一分六厘　熊胆　焰消　片脑各一分　麝香少许

【用法】上为细末。竹筒吹入喉中。

【主治】喉闭喉风,痰涎壅塞。

53368　金钥匙

《外科方外奇方》卷三。为《梅氏验方新编》卷一"咽喉冰硼散"之异名。见该条。

53369　金胆丸（《普济方》卷三七九引《经妙良方》）

【组成】黄连　黄柏　青皮　陈皮　三棱　莪术　槟榔　鹤虱　芜荑　川楝子(煨)　苦楝根各等分

【用法】上为细末。猪胆汁浸蒸为丸,如黍米大。疳泻,黄柏紫苏木瓜盐米饮送下;疳虫蚀腹痛,使君子汤送下;伤食不止,藿香汤送下;退疳热,麦门冬汤送下;胀腹脾虚,木香陈皮汤送下;不思乳食,枣汤送下;取小儿虫,清油汤下;赤白痢,干姜甘草汤送下;赤痢,甘草汤送下;白痢,干姜汤送下。

【功用】磨积,退疳热。

【主治】小儿一切疳积。

53370　金胆片（《成方制剂》16册）

【组成】虎杖　金钱草　龙胆　猪胆膏

【用法】制成片剂。口服,一次5片,一日2～3次。

【功用】利胆消炎。

【主治】急、慢性胆囊炎,胆石症以及胆道感染。

【宜忌】孕妇慎用。

53371　金疮丹（方出《疡医大全》卷三十七,名见《跌打损伤方》）

【组成】龙骨(煅)二钱　乳香(去油)　没药(去油)各三钱　白矾(半生,半枯)　无名异各一两　五倍子(半生,半焙)二两

【用法】上为末。干掺。不作脓,不怕风。

【功用】止血,住痛生肌。

【主治】金疮出血。

53372　金疮散（《外台》卷二十九引《肘后方》）

【组成】干姜　甘草(炙)　桂心各一两　当归三两　川芎四两　蜀椒三两(汗)

【用法】上为散。以酒服方寸匕,一日三次。

【主治】金疮。

53373　金疮膏（《普济方》卷三一五）

【异名】败毒膏。

【组成】桐油二斤　紫金皮　白芷各半斤　赤芍药四两　白芍药四两　独活一斤

【用法】上药先下净锅内,文武火熬,看白芷嫩黄色,下当归三两,白芷老黄色,下黄松香八两,次下黄蜡四两,次下乳香三两,次下没药二两,次下血竭二两,文武进退火熬,棒桃珠似珀色,入水中不散,拈方好;用麻布滤去余药,扯拔黄色为度,用水养之。贴患处。

【主治】诸般疼,刀砍斧伤。

53374　金珠丸（《幼幼新书》卷十九引《谭氏殊圣方》）

【组成】天南星(炮)　白矾(焙)　半夏(汤洗七遍)　朱砂(研细)各半两　人参　干山药各一钱　腻粉二钱　金箔十片

【用法】上为细末,薄荷汁同水打糊为丸,如绿豆大,金箔为衣。每服一丸,食后生姜汤送下。量力服。

【功用】化涎痰,利胸膈烦热,止咳嗽。

【主治】小儿惊悸心松。

53375　金素丹（《疡科遗编》卷下）

【异名】黄灵丹(《验方新编》卷十一)、金素膏(《内外科百病验方大全》)。

【组成】生明矾六钱　枯白矾三钱　雄黄二钱

【用法】上为细末,贮瓶内勿令染尘。掺之。自能周围裂缝,腐脱肌生;略有微痛,片时即安。

【主治】一切痈疽,死肉不去,新肉不生。

53376　金素膏

《内外科百病验方大全》。为《疡科遗编》卷下"金素丹"之异名。见该条。

53377　金桃酒（《万氏家抄方》卷二）

【组成】古铜四钱(敲如米粒大)　核桃肉一斤(与铜同研烂)

【用法】用好烧酒一斤和铜、桃均入锡瓶内,封固瓶口,将大锅贮水,锡瓶安锅内,桑柴慢火煮一周时,取出埋地下一二时。每日空心服一盏,病重者午后再服一盏,十日内病即减。

【主治】翻胃吐酸。

53378　金真丸（《普济方》卷一七〇）

【组成】川大黄(剉碎,微炒)　商枳实(面炒)　槟榔　黑牵牛(一半生,一半熟)各等分

【用法】上为细末,滴水为丸,如梧桐子大。每服五七十丸,米饮送下。以大便和利为度。

【主治】三焦气壅,结痞心胸,大便不通,伤寒下症,已服承气不利,服此百粒,安稳而通。

53379　金莲丸

《医学入门》卷七。为《济生》卷四"瑞莲丸"之异名。见

该条。

53380 金莲酒（《良方合璧》卷上）

【组成】黄连五钱。

【用法】金华酒煎服。

【主治】大便下血如流水不止。

53381 金莲散（《幼幼新书》卷二十引东方先生方）

【组成】白矾（枯者）二钱　故棕榈　新绵各一两　男子乱发一分

【用法】上三味烧灰，入矾研匀。每服一钱，麝香汤调下。

【主治】嗽喘，涎盛吐红，气息渐乏。

53382 金莲散（《御药院方》卷十）

【组成】黄连（去须）　当归（去芦头）　赤芍药各一两

【用法】上咬咀。每用三钱，水三盏，煎三两沸，绵滤去滓，澄清，热洗眼，不拘时候。

【主治】风热攻眼，目赤，眵泪昏涩。

53383 金莲散

《普济方》卷二五〇。为方出《证类本草》卷十四引《经验方》，名见《医学纲目》卷十四"金楝散"之异名。见该条。

53384 金莲散

《普济方》卷三六八。为《圣济总录》卷一六八"连翘汤"之异名。见该条。

53385 金耆散（《普济方》卷三三五）

【组成】金银花　黄耆　甘草　地黄　芍药　当归各等分

【用法】上为末。每服五钱，重水煎服。

【主治】妇人小腹急痛，胀满。

53386 金蚧片（《成方制剂》14册）

【组成】蛤蚧　金樱子　韭菜子　山茱萸　淫羊藿

【用法】上制成片剂。口服，一次4～6片，一日2～3次。

【功用】补肾壮阳，固精。

【主治】肾阳虚引起的性欲减退、阳痿、遗精、早泄、夜尿、小便余沥、白带过多、腰膝酸软。

53387 金蚣丸（《青囊秘传》）

【组成】蜈蚣一两　僵蚕一两　全蝎一两

【用法】上为末，曲糊为丸，如米大。每服三分。

【主治】杨梅大疮。

53388 金蚣丸（《外科十三方考》）

【组成】金头蜈蚣十五条（去头足，微炒）　全蝎二十个（去头足，米泔水洗）　山甲二十片（土炒成珠）　僵蚕二十条（炒去丝）　朱砂二钱　明雄二钱　川军三钱

【用法】上为细末，黄酒面糊为丸，如绿豆大。朱砂、雄黄为衣，每服三十至五十丸，空心温黄酒送服，老弱量服，汗出即愈。未成者消，已成脓者次日即溃。

【功用】祛风破瘀，消肿镇痛。

【主治】阳症之红肿热痛高起者，如发背、疔疮、横痃、及小儿上部疙瘩等疮。

【宜忌】已溃者忌服，下部疮疡不适用。

【方论选录】此方以毒性动物为主药。疮非气血凝滞不生，此方以蜈蚣、山甲、僵蚕、全蝎等药之上升，以祛风活络，雄黄、朱砂、大黄解毒下趋，使毒从下泄，一升一降，毒散

结去，气血得以流通，疮亦也因此而痊愈。他如小儿上部疮疖等见效尤速。近人张觉人、程天灵两氏谓本方重用蜈蚣、山甲、全蝎对瘰疬有效，如加入麝香，更可以治疗小儿惊风抽搐。此外，还可以治疗惊痫抽搐，麻痹拘挛，诸风掉眩，手足震颤，口眼㖞斜，角弓反张，半身不遂等，并且对破伤风也有很好疗效，据张氏经验，疗效超出于"玉真散"之上。

53389 金钱汤（《银海精微》卷上）

【组成】古钱（即老铜钱生锈者）七个　黄连（研末）二钱　白梅干五个（梅自落者为白梅）

【用法】用老酒二小盏，于瓷罐内煎至半盏。至夜时冷可洗用，一日二次。不过三四次即愈。

【主治】眼弦赤烂。因脾土蕴积湿热，不能化湿，湿热之气相攻，传发于胞睑之间，致使羞明泪出，含在睑胞之内，致使眼弦赤烂。春夏烂者用本方。

53390 金铃丸（《中藏经》）

【组成】牵牛子（炒）　青皮（去白）　良姜各等分　川楝子　舶上茴香各半两　玄胡索一两

【用法】上为末，生姜自然汁煮面糊为丸，如梧桐子大，朱砂为衣。每服三十丸，烧绵为灰浸酒送下，不拘时候。

【主治】小肠气。

53391 金铃丸（《本事》卷三）

【组成】金铃子肉五两　茴香（炒）　马蔺花（炒）　菟丝子（酒浸，晒干，用纸条子同碾）　海蛤　破故纸（炒香）　海带（净洗）各三两　木香　丁香各一两

【用法】上为细末，面糊为丸，如梧桐子大。每服二三十丸，空心、食前以温酒盐汤送下。

【主治】膀胱肿硬，牵引疼痛；及小肠气，阴囊肿，毛间水出。

53392 金铃散（《幼幼新书》卷三十一引《惠眼观证》）

【组成】青橘（去白）　蓬莪术（炮）　陈皮（去白）　茴香　荆三棱　甘草（炙）　川楝子（去皮核，用肉）各等分

【用法】上为末。每服半钱，水一小盏，煎至半盏，入盐少许温服。

【功用】下涎宽气。

【主治】小儿惊疝及五般疝气，阴肿。

53393 金铃散（《幼幼新书》卷二十一引茅先生方）

【组成】金铃子（炮，去皮棱）　蓬莪术（炮）各一两　茴香　木香（炮）　荆三棱（炮）各半两

【用法】上为末。每服一钱半，用热酒调下。

【主治】小儿心痛。

53394 金铃散（《鸡峰》卷二十）

【组成】金铃四十个　茴香　京三棱　茂　枳壳　橘皮　百部一分　木香半分

【用法】上为细末。每服一大钱，炒姜盐汤酒调下。亦可作丸。

【主治】一切冷气，小肠元脏膀胱气痛，脾元积冷；及妇人血刺气攻疰，心腹疼痛，呕逆胀满，脐腹绞痛，烦闷喘急。

53395 金铃散（《杨氏家藏方》卷十九）

【组成】金铃子一两（取肉微炒）　马蔺花（炒黄）　茴香（炒黄）　蒔萝各半两

【用法】上为细末。每服一钱，乳食前煎木瓜汤调下。

【主治】小儿阴核偏肿，疼痛往来。

53396　金铃散（《直指》卷十八）

【异名】川楝茴香散（《普济方》卷二四七）。

【组成】大川楝子三十个（汤浸，去薄皮，每个作六七片）　巴豆三十粒（去皮膜，每粒作三段，夹炒，候巴豆色焦去巴）

【用法】上以舶上茴香与川楝子等秤，并木香一分，为末。每服二钱，水、酒各半盏，连根葱白二寸，煎取汁，食前调下。

【主治】膀胱小肠气，外肾肿痛。

53397　金铃散（《得效》卷十二）

【组成】金铃子一两（煨，去核）　缩砂仁七钱半（去壳）　荜澄茄　木香各五钱

【用法】上为末。每服一钱，大者二钱，盐汤或好酒。

【主治】疝痛作痛时，先曲腰啼哭，眼中无泪，脚冷唇干，额上多汗；或外肾钓上，阴囊偏大。

53398　金铃散（《活幼心书》卷下）

【组成】金铃子肉六钱　三棱（炮，剉）　莪术（醋炙，剉）　青皮（去白）　陈皮（去白）各二钱半　赤茯苓（去皮）　茴香各半两　南木香二钱　甘草四钱（炙）　槟榔　枳壳（水浸润，去壳，剉片，麦麸炒微黄）　钩藤（和钩）各三钱

【用法】上除槟榔、木香不过火外，余十味剉，焙，仍同木香、槟榔为末。每服半钱至一钱，仍用炒茴香煎无灰酒空心调服。不饮酒者，煎炒茴香汤调下。

【主治】❶《活幼心书》：疝气腹痛，投诸药后愈而复作者。❷《幼科折衷》：小儿阴囊肿痛而引缩入腹，腰曲腹痛，冷汗自出，名曰内吊。

53399　金铃散

《杂病源流犀烛》卷十一。为《袖珍》卷二引《圣惠》"金铃子散"之异名。见该条。

53400　金铃散（《医钞类编》卷十七）

【组成】川楝（去核）　小茴（炒）　故纸　桂心一钱　木香五分（研）

【用法】加姜煎，冲木香末服。

【主治】产后寒气客于子门，小腹疼痛。

53401　金笔丸（《普济方》卷三五六）

【组成】金箔三片　兔毫笔头三个（烧为灰）

【用法】上和停，用蜡为丸，如梧桐子大，作一服。温酒送下。

【主治】难产。

53402　金倍散（《金鉴》卷六十四）

【组成】整文蛤（攒孔）一枚　金头蜈蚣（研粗末）一条

【用法】将蜈蚣末装入文蛤内，纸糊封口，外再用西纸糊七层，晒干，面麸拌炒，以纸黑焦为度；去纸研极细，加麝香一分，再研细。陈醋调稠，温敷坚硬核处，外用薄纸盖之，每日一换。

【主治】瘰疬坚硬，难消难溃。

53403　金消丸（《圣济总录》卷一二二）

【组成】郁金（剉）　马牙消（研）　甘草（剉）　山栀子（去皮）　栝楼根各二两　大黄（剉）　玄参　白矾（研）　硼砂（研）各一分

【用法】上为末，炼蜜为丸，如鸡头子大。每用一丸，绵裹，含化咽津。

【主治】咽喉痹痛，不能喘息，水浆不得入。

53404　金消丸（《东医宝鉴·外形篇》卷二引《简易方》）

【组成】黄柏　荆芥　射干　黄芩各等分

【用法】上为末，炼蜜为丸，如樱桃大。每用一丸，含化。

【主治】咽喉肿痛。

53405　金粉丸（《博济》卷一）

【组成】川乌头一两（每个擘开作两片）　牛膝一两（去苗，酒浸，细切之）　何首乌一两（擘破）

【用法】上三味用大豆一斗，淘拣净，先入一半在甑内，次下此三味在内，更用余大豆盖之，蒸可半日许，取出药，于筛子内阴干，为末；别入地黄，金粉一两拌和匀，以酒煮面糊为丸，如梧桐子大。每服二十丸至三十丸，空心木瓜酒送下。

【主治】风冷气流注，脚膝疼痛，行步艰难，久患不愈。

53406　金粉丸（《圣济总录》卷一一八）

【组成】绿豆粉半两　荜茇半两

【用法】上为末，糯米粥为丸，如绿豆大。先用冷水漱口后，含化一丸，咽津无妨。

【主治】口舌生疮久不愈。

53407　金粉汤（《圣济总录》卷六十八）

【组成】熟干地黄（焙）　蒲黄各一两　芎藭半两

【用法】上为粗末。每服三钱匕，水一盏半，入糯米十四粒，同煎至七分，去滓温服。

【主治】吐血。

53408　金粉饼（《圣济总录》卷一三二）

【组成】郁金　绿豆粉各半两　白蔹一分。

【用法】上为末。用朴消水和作饼贴之。

【主治】髭须疮，有脓窠。

53409　金粉散（《幼幼新书》卷十六引《惠眼观证》）

【组成】麻黄（不去节）　贝母　糯米　郁金（皂角水煮）　杏仁（去皮尖，别研）　甘草（炙）　天南星（姜汁浸一宿，作饼子，炙）　人参　地胆　知母各等分

【用法】上为末，却入杏仁膏同研匀。每服一钱，水半盏，蜂糖二分盏，薄荷二叶，同煎五七沸服。

【主治】伤风咳嗽，或回嗽后多吐。

53410　金粉散（《普济方》卷三六五）

【组成】黄柏　天南星各等分

【用法】上为末，酽醋调涂。小儿无故生口疮，不下乳食，只于脚心涂贴；咳嗽涂顶门。

【主治】小儿口疮，不下乳食，咳嗽。

53411　金粉散（《汉药神效方》）

【组成】硼砂四分　白檀五分　丹砂一钱　乌梅五分　郁金四分　金粉一钱

【用法】上为细末。作纸捻六条，先将麻油倾入盏中，将一条浸置其中，如寻常灯火法点火；另取黑豆三合，用三升，煮二升，候冷定含口中，然后嗅烟，若豆汁温则易之，日用二条。

【主治】舌疳。

【备考】舌疳，日本俗呼舌疽，即现时之舌癌。

53412　金粉膏（《圣济总录》卷一三一）

【组成】锡四两（用板瓦盛炭火，安锡在上，扇之，候锡

成灰,研末) 密陀僧四两(入罐子内,以盏子盖口,盐泥固济,勿令透气,用炭火煅,不闻药气为度,取出放冷)

【用法】上为极细末。量疮大小,临时入腻粉少许,以鸡子黄调如膏,摊在疮上,以绯帛盖。

【主治】发背,痈疽,疮。

53413 金料散(《全国中药成药处方集》抚顺方)

【组成】当归 川断 沉香 血竭各二钱 龙骨八分 朱砂一钱 故纸 牛膝 三七 乳香各二钱 申姜 年健各五钱 虎骨四钱 红花 木香各一钱 没药二钱 白芷六分 土虫二钱 台麝一分 飞罗面五钱 甜瓜子一两 降香一钱

【用法】上为细末,分四服。元酒调服。

【主治】风痰。

【加减】上部,加川芎;手部,加桂枝;下部,加牛膝;大便燥,加川军;小便出血,加三七;小便不通,加木通。

53414 金屑丸(《圣济总录》卷九十七)

【异名】金屑丹(《三因》卷九)。

【组成】叶子雌黄(不计多少,入在枣内,满线系定,煎汤,用黑铅一两半熔成汁,倾入汤内同煮,自早至晚不住添沸汤,取出研令极细,其枣以盏盛,饭上蒸过)

【用法】上一味,以煮药枣取肉为丸,如梧桐子大。每服三丸,煎黑铅汤送下。便血甚者,只三服愈。

【主治】便血,一切血妄行。

53415 金屑丸(《中藏经》卷七)

【异名】黄丸子。

【组成】大天南星五个 半夏二两(洗七次) 甘草半两 郁金一两

【用法】上为末,以生姜自然汁为丸,如鸡头子大。每服二丸,伤寒头痛,荆芥茶送下,四肢厥冷,灯焰上烧存四分性服;大便不通,大戟汤送下,小便不通,大黄汤送下;破伤风,豆淋酒送下;常服茶清送下,并咀咽。

【主治】伤风寒,头痛肌热,四肢厥冷,大便不通,小便不通。

【备考】《普济方》有石膏二两。

53416 金屑丸(《续名家方选》)

【组成】菊名石 硫黄 木香各一两 伏龙肝二十钱

【用法】上为末,为丸金箔六枚为衣。

【功用】解毒。

【主治】食毒及痢疾,卒中风,心痛,一切急卒病。

53417 金屑丸(《眼科锦囊》)

【组成】硫黄(极末) 糯米粉各等分

【用法】上二味为丸,如龙眼大。每用半粒,为末,白汤送下。

【主治】大头风。

53418 金屑丹

《三因》卷九。为《圣济总录》卷九十七"金屑丸"之异名。见该条。

53419 金黄丸(《宣明论》卷七)

【组成】荆三棱 香附子半两 泽泻二钱半 巴豆四十九粒(出油) 黍米粉 牵牛二钱半

【用法】上为末。用栀子煎汤为丸,如绿豆大。每服三丸至五丸;如心痛,艾醋汤送下七丸。

【主治】酒积,食积,诸积面黄,疟积硬块。

【备考】方中荆三棱、黍米粉用量原缺。

53420 金黄丸

《普济方》卷三十三。为《三因》卷八"三黄丸"之异名。见该条。

53421 金黄汤(《圣济总录》卷九十六)

【组成】郁金(剉) 瞿麦穗 生干地黄 车前叶 芒消 滑石各一两

【用法】上为粗末。每服五钱匕,水一盏半,同煎至七分,去滓温服,不拘时候。

【主治】小便出血,水道中涩痛。

53422 金黄散(方出《圣惠》卷五十七,名见《普济方》卷三〇六)

【组成】白矾一两(烧灰) 硫黄半两 栀子灰半两

【用法】上为末。敷咬损处。

【主治】狂犬咬,伤损疼痛。

53423 金黄散(《博济》卷三)

【组成】蒲黄半两 延胡索一两 桂心一分

【用法】上为细末。每服一钱,用乌梅汤放冷调下。

【主治】产后恶血攻心,时发躁。

【方论选录】《济阳纲目》:蒲黄生用,性凉逐瘀;桂心去皮,性热行血;乌梅酸收涤污。此方以凉行血,集瘀者,泾渭自分,用方者毋得朱紫不辨。

53424 金黄散(《圣济总录》卷二十二)

【组成】黑牵牛末 大黄末各一钱匕 郁金末 胡黄连末各半钱匕

【用法】上作一服。入腻粉一钱匕,新汲水调下。伤寒四日五日后,结胸可服,或吐或泻或汗出即愈。

【主治】伤寒结胸,心下坚满。

53425 金黄散(《圣济总录》卷二十九)

【组成】郁金 甘草(炙)各半两 黄药子 黄柏(去粗皮,炙)各一分

【用法】上为细散。每服二钱匕,冷水调下,不拘时候,以止为度。

【主治】伤寒鼻衄不止。

53426 金黄散(《圣济总录》卷九十八)

【组成】大黄(煨,剉) 黄蜀葵花(切,焙) 人参 蛤粉各等分

【用法】上为散。每服一钱匕,煎灯心汤调下,一日三次。

【主治】小便血淋疼痛。

【备考】《普济方》有黄芩。

53427 金黄散(《圣济总录》卷一三二)

【组成】黄柏一两 蜜二两(将蜜涂黄柏,炙,蜜尽为度)

【用法】上为散。入麝香半字,同研匀细,干掺疮上。

【主治】恶疮。

53428 金黄散(《圣济总录》卷一三二)

【组成】大黄(剉,炒) 郁金(剉,炒) 鲮鲤甲(炙) 谷精草 龙骨 山栀子仁 木鳖子(去壳) 独角仙(皂荚株上黑虫) 乌贼鱼骨(去甲) 黄柏(去粗皮) 甘草(剉) 铅丹 白蔹 不灰木 麒麟竭(研) 黄芩各半两 腻粉 藜芦(去苗)各一分

【用法】上为散。每看疮大小掺之,有脓水即用温盐浆水洗净敷之,透掌漏疮,以津调纳于疮内,不过三五上。

【主治】积年恶疮,及透掌漏疮,外臁疮。

53429 金黄散(《圣济总录》卷一三三)

【组成】雌黄 栝楼根 五倍子各等分

【用法】上为散。先用温浆洗疮了,干贴。如疮口久不合者,洗了用巴豆一米许,纳疮内,待血出后敷此药。

【主治】冷疮经久不愈。

53430 金黄散(《圣济总录》卷一七五)

【组成】郁金一两(入防风去叉、皂荚各半两,巴豆十四枚,用河水两碗煮水尽,不用三味,只取郁金捣为末) 甜消(研) 雌黄(研)各半两

【用法】上为散。每服一字匕,煎蝉蜕、乌梅汤调下。

【主治】小儿咳嗽。

53431 金黄散(《幼幼新书》卷五引张涣方)

【组成】川黄连一分(别为末) 胡粉(别研) 龙骨(烧灰,别研)各五钱

【用法】上为细末。每用少许敷脐中,时时用。

【主治】婴儿脐疮不愈,风气传入经络,变为痫疾者。

53432 金黄散(《陈素庵妇科补解》卷五)

【组成】延胡 蒲黄(半生半炒) 生地 川芎 乌药 五灵脂 赤芍 枳壳 丹皮 香附 甘草 陈皮

【功用】祛瘀活血。

【主治】产后心烦,由余血奔心,故烦闷不安兼腹痛也。分娩后不饮童便,或平枕便卧,或饮食失宜,致余血奔停心下,大小腹俱痛。

【方论选录】方中延胡祛瘀血、止心痛,生地、川芎补血兼行血,乌药行腰腹以下之气,五灵脂行恶血止腹痛,赤芍凉血破血,枳壳祛滞,丹皮凉血行血,香附通利三焦结气,甘草和中缓急,陈皮行气快膈。

53433 金黄散(《妇人良方》卷二十三引《妇人经验方》)

【组成】川大黄 粉草各一两

【用法】上为细末,以好酒熬成膏,倾在盏中,放冷,摊纸上。贴痛处,仰面卧至五更。未贴时,先用温酒调一大匙,就患处卧,明日取下恶物。相度强弱用药。

【主治】奶痈。

【宜忌】羸弱不宜服。

53434 金黄散(《御药院方》卷十)

【组成】乳香三钱半 轻粉一钱 瓦粉二两半 白龙骨一两半 滑石二两 寒水石(烧通赤)二两 黄柏二钱

【用法】上为细末,再研令匀。每用药少许,时时干掺患处,或用油调之搽亦可。

【主治】诸疮疡,痒极发疼。

53435 金黄散(《外科精义》卷下引《管篇卫生方》)

【组成】黄连 大黄 黄耆 黄芩 黄柏 郁金各一两 甘草五钱 龙脑五分(另研)

【用法】上为细末,入龙脑研匀。若治湿毒丹肿,新水调扫赤上,或蜜水调如稀糊,用小纸花子贴之,或小油调扫;如久不愈,热疮毒赤,干掺,或水调涂亦佳。

【功用】消肿散毒,生肌止痛。

53436 金黄散(《玉机微义》卷十五)

【组成】寒水石二两 蔚金一对 蓝实 大黄 黄柏

黄连 景天各一两

【用法】上为细末。用鸡子清调敷,水亦可。

【主治】热毒丹流,游走不定,疼痛不止。

【备考】《古方汇精》有芙蓉叶五钱。

53437 金黄散(《医学纲目》卷十八)

【组成】白芷 白及 白蔹各等分

【用法】上为细末。用新汲水调敷。

【主治】痈毒。

53438 金黄散(《普济方》卷二七八)

【组成】天花粉 黄柏 寒水石 黄芩 何首乌各等分

【用法】上为细末。用凉水调敷。

【主治】诸肿毒。

53439 金黄散(《保婴撮要》卷十二)

【组成】滑石 甘草

【用法】上各为末,和匀。敷患处。如泡挑去,水敷之。加黄柏尤好。

【功用】消毒止痛。

【主治】天泡疮。

53440 金黄散(《寿世保元》卷四)

【组成】槐花(净,炒) 郁金(湿纸包,火煨)各一两

【用法】上为细末。每服二钱,淡豆豉汤送下。

【主治】尿血。

53441 金黄散

《嵩崖尊生》卷十二。为《外科正宗》卷一"如意金黄散"之异名。见该条。

53442 金黄散(《杂病源流犀烛》卷二)

【组成】硼砂三钱 雄黄一钱半 朱砂七分

【用法】鲜薄荷打汁调敷。

【主治】疹后重舌,并两颊骨疙瘩。

53443 金黄散(《经验良方》)

【组成】金硫黄五厘 甘草三分

【用法】上为末。一日服尽。

【主治】咳嗽,因感冒伤冷毒者。

53444 金黄散(《经验方》卷上)

【组成】生甘草 黄柏各等分

【用法】上为细末。香油调敷,干掺亦可。

【主治】臂腿诸烂,不拘远近皆效。

53445 金黄散(《外科传薪集》)

【组成】天花粉一两 黄柏五两 姜黄 大黄各五钱 白芷五钱 紫川朴 陈皮 甘草 苍术各二两 天南星二两

【用法】上为末,以瓷器收贮。凡遇红肿,及夏月火令时,用茶汤同蜜水调敷;如微热欲作脓者,以葱汤同蜜水调敷;如漫肿无头,皮色不变,附骨痈疽、鹤膝等,俱以葱酒并调;如天泡、火赤游丹、黄水疮,俱以板兰根叶捣汁和;烫伤,麻油调;其次诸引,又在临用之际,顺合天时调,窥病势也。

【主治】痈疽发背,诸般疔疮,跌仆,湿痰流注,大头时肿,漆疮火丹,风热天泡,肌肤赤肿,干湿脚气,妇女乳痈,小儿丹毒等。

53446 金匮丸(《何氏济生论》卷七)

【组成】香附子六两(黄柏浸炒三两,山栀浸炒三两)川芎 续断 白术 山药 白芍各四两 青皮 砂仁 白薇各二两 生地 茯苓 条芩各四两

【用法】醋煮山药为丸,如梧桐子大。每服六七十丸,醋汤送下。

【主治】堕胎。

53447 金匮丸(《女科秘要》卷四)

【组成】香附(童便制,酒、醋、盐水各分制)四两 没药六钱 枣皮(焙,去油) 当归(童便制) 茯苓 白术(米泔水浸) 白薇(洗,去芦) 阿胶(蛤粉炒) 白芍各四两 生地(酒浸,洗,用益智仁二两,以酒同炒,去益智仁,净)八两人参二两 川断(酒洗,五倍子炒,净)六两 黄芩(酒浸,洗,净)四两 砂仁(炒,去衣)二两

【用法】上为细末,用山药十二两为末,水打丸。每服五十丸,空心白汤送下。

【主治】浮肿症。因经闭,败血停积五脏,流入四肢,作浮肿者。

53448 金匮丹(《幼幼新书》卷二十九引《张氏家传》)

【组成】朱砂半两(飞,研极细) 黄丹二两半(炒黑色)乳香七钱(新水研细,纸箱于瓦上干之) 木鳖子大者十枚(烧黑色,去皮) 白胶香四钱(不杂伪者) 砒霜 消石各三两(同研,瓷盒以赤石脂封固口缝,再以盐泥纸筋固济,阴干,用灰火烧通赤,候冷取药,其药如雪玉,谓之琼林玉株。此一药中,唯此神异过度,炼家谓之用砒不用砒之说,此是也。一料用一两六钱) 巴豆(拣大者,去皮心膜,出油)杏仁(大者,去皮尖,炒,研)各七十枚

【用法】上为细末,以黄蜡一两三钱熔和为剂。要服旋丸,以全药力。每服三丸,如绿豆大,临卧浆水汤下。未效,连日服三服必效。

【主治】大人、小儿、老人、产妇应有寒热脏腑之疾。

53449 金银丸(《杨氏家藏方》卷十五)

【组成】牡蛎八两(煅粉) 硫黄二两(生,研)

【用法】上为细末,面糊为丸,如梧桐子大。每服三十丸,食前米饮送下。

【主治】妇人冲任不足,子脏久寒,肢体烦疼,带下冷痛。

53450 金银丸

《一盘珠》卷十。即《张氏医通》卷十六"金花汤"制成丸剂。见该条。

53451 金银丹(《卫生总微》卷五)

【组成】羌活(去芦) 人参(去芦) 茯苓 川芎 山药 南星 蛇黄(火煅,醋淬七次,别研)各一两 蜈蚣三分(炙) 脑子一钱 乳香一分 全蝎一分 雄黄(水飞)一分蝉壳(去土) 僵蚕(炒,去丝嘴) 铁粉各半两 麝香一钱朱砂半两(为衣)

【用法】上为细末,面糊为丸,作二三等丸子。随大小量丸数服,不拘时候。

【功用】安神定志,解烦热,化痰涎。

【主治】惊痫发搐。

53452 金银汤(《证治宝鉴》卷八)

【组成】白姜 黄连对半

【用法】水煎服。

【主治】伤寒协热自利。

53453 金银汤

《简明医彀》卷七。为《医统》卷八十五"金银煎"之异名。见该条。

53454 金银散(《杨氏家藏方》卷十二)

【异名】金银花汤(《摄生众妙方》卷八)、金银花酒(《景岳全书》卷六十四)。

【组成】金银草不拘多少(一名忍冬草,一名鹭鸶藤)

【用法】上剉。每服一两,用水一盏,酒一盏,煎至一盏半,去滓,分作两服,不拘时候。仍取叶烂研敷疮上。

【主治】痈疽,发背,一切疮肿,未结成者,服之内消;已结成者,服之易溃,兼减疼痛。

【备考】本方改为膏剂,名"忍冬膏"(见《医方集解》);又名"金银花膏"见《成方切用》)。

53455 金银散(《朱氏集验方》卷三)

【组成】蚌粉(炒)一两

【用法】入姜黄末半钱,水调拌蚌粉合湿,铫内再炒令干。每服二钱,盐少许,姜汁少许,热汤调下。

【主治】心腹气痛,胀急上筑,不可屈伸。

53456 金银散(《丹溪心法附余》卷二十二)

【组成】煅金银锅一个 轻粉五分

【用法】上为末。用麻油调敷。

【主治】婴孩小儿眉间生疮,名炼银疮。

53457 金银散(《赤水玄珠》卷二十八)

【组成】黄丹 黄柏 黄耆 黄连 大黄 轻粉麝香

【用法】上为细末。湿疮轻掺,燥用腊猪油熬化调敷。

【功用】收水解毒。

【主治】痘后肥疮,疥癣等疮。

53458 金银散(《胎产心法》卷下)

【组成】蒲黄一升 水银一两

【用法】上为细末。用以搽疮。

【功用】杀虫。

【主治】阴户内疮虫。

53459 金银散(《外科全生集》)

【组成】硫黄二两

【用法】上入铜器溶化,加银朱五钱搅和,离火倒油纸上,冷取研细,醋调敷;如破烂,烂孔痒极者,白蜜调敷。

【主治】恶疮极痒。

53460 金银煎(《医统》卷八十五)

【异名】金银汤(《简明医彀》卷七)。

【组成】金 银各一两

【用法】煎汤,调砂仁末一钱服之。

【主治】胎无故而动,作痛欲下者。

53461 金液丸(《圣济总录》卷四十四)

【组成】京三棱(煨,剉) 蓬莪术(煨,剉)各二两半丁香皮(剉) 青橘皮 陈橘皮(各汤浸去白,焙) 白术各二两 桂(去粗皮)一两 槟榔(剉) 丁香 甘草(炙)各半两 硇砂(别研,水飞)三钱 牵牛子(炒熟,捣末)三两 巴豆(去皮心膜,研,出油存性)四钱

【用法】上为末,醋煮面糊为丸,如绿豆大。每服七丸至十丸,食后米饮、茶、酒、熟水任下。

【主治】脾胃虚寒,宿食不消,心腹刺痛,不思饮食。

53462 金液丸(《圣济总录》卷七十一)

【组成】京三棱(炮) 蓬莪术(炮) 白术 丁香皮(刮去粗皮) 牵牛子(麸炒) 青橘皮 陈橘皮(并汤浸,去白焙) 肉豆蔻(大者,去壳) 槟榔(炮)各一两 干姜(炮) 丁香 硇砂(研)各半两 巴豆半两(和皮秤,去皮,研如膏,纸压去油尽,以不污纸为度)

【用法】上为末,搅拌匀,用头醋煮稠面糊为丸,如绿豆大。每服五丸,食后米饮下。

【主治】脾积痞气,痰逆恶心,腹胁满闷,胸膈噎塞,不思饮食。

53463 金液丸(《济生》卷七)

【组成】飞生毛(火烧,如腋下毛尤佳)半钱 血余(无病女人发,烧灰) 公母羊粪(烧灰)各半钱 灶中心土一钱 黑铅三钱(用小铫子火上溶,投水银半钱,急搅成砂子,倾出,细研) 朱砂半钱(别研)

【用法】上为细末,用粽子角为丸,如绿豆大。遇难产急难,以倒流水吞下五丸,儿身自顺正产,子母活矣。

【功用】瘦胎。

【主治】将产,忽见横倒者,盖不能忌口,恣情多食,五脏气滞,六腑不和,胎气既肥,则用力太早,胎受惊触。

53464 金液丹(《圣惠》卷九十五)

【组成】磁石半斤 硫黄

【用法】上以童子小便一斗,烧磁石赤,于小便中淬,以尽为度,候干,入硫黄同研令细,却入瓶子中,以六一泥固济,阴干,坐于灰池中,常以火半斤,养一七日,满即更。常以灰三斤,烧一七日,日足,放冷出之,以熟绢包裹,纳于井底一伏时,出火毒,候干,研为末,用蒸饼为丸,如麻子大,每服七丸,空腹以温酒送下。

【主治】脏腑积冷,腰脚疼痛,四时虚羸,下气衰急。

【备考】方中硫黄用量原缺。

53465 金液丹(《普济方》卷二〇九引《指南方》)

【组成】好硫黄一斤(研)

【用法】用一瓷瓶内盛令七分满,以瓦子盖口,通用盐泥固济,晒干。用砖砌作炉,中心掘地安一罐子,合口与瓶底相当,满盛水,去口一指许,坐药瓶在上,将热炭火下在炉内,盖药罐子,可厚三五寸,每日用炭一斤,簇着瓶,却以热炭连大盖子更用砖盖炉子,如此七伏时,拨去候打开色赤黄为上,其滓石尽澄在下,刮去,细研为末。以浸蒸饼为丸,如梧桐子大。每服五十丸,至百丸,空心米饮送下。

【功用】❶《局方》:固真气,暖丹田,坚筋骨,壮阳道,除久寒痼冷,补劳伤虚损。❷《普济方》卷二三九引《直指》:壮阳道,健胃气,除冷癖,杀诸虫。

【主治】❶《局方》:男子腰肾久冷,心腹积聚,胁下冷癖,腹中诸虫,失精遗尿,形羸力劣,脚膝疼弱,冷风顽痹,上气衄血,咳逆寒热,霍乱转筋,虚滑下痢;又治痔瘘湿匶生疮,下血不止;及妇人血结寒热,阴蚀疽痔。❷《普济方》:吐利日久,脾胃虚损,手足厥逆,精神昏睡,寒多,睡露睛,口鼻气凉,欲成慢惊风者。又治大人阳虚阴盛,身冷脉细,自汗吐泻,小便不禁。

53466 金液丹

《苏沈良方》卷三。为《博济》卷四"煅金液丹"之异名。

见该条。

53467 金液丹(《百一》卷一引范忠宣公方)

【组成】透明硫黄四两 猪肪脂半斤

【用法】上先将硫黄碎为小块子,以砂石铫子炼肪脂成汁,去却筋膜,后下硫黄在内,急以柳枝子搅,才候消,不可炼过,却便下火,先用汤一盏,以新绵罩其上,将所熬硫黄并脂倾在绵上,硫黄沉,脂浮,候冷,拨去脂,将凝住硫黄以皂角汤洗十余遍,候不黏腻,以柳木捶研三五日,细如粉,水浸蒸饼为丸,如梧桐子大。每服三五十丸,米饮送下。

【功用】壮气养真。

53468 金液丹(《普济方》卷二〇一)

【组成】硫黄一两 胡椒五钱 黄蜡一两

【用法】上为末,熔黄蜡为丸,如白豆大。每服一丸,凉水送下。不止,再服一丸。

【主治】霍乱吐泻。

53469 金液丹

《普济方》卷二一九。为《圣济总录》卷一八五"补暖金液丹"之异名。见该条。

53470 金液丹(《诚书》卷八)

【组成】僵蚕(制) 防风 牛黄 羌活 川芎 茯神 白术 茯苓 全蝎 附子(炮) 胆星 天麻(煨) 甘草(炙)各一钱 麦冬(去心)二钱 贝母(去心) 薄荷各五分

【用法】上加水三碗,煎百沸,炼蜜成珠收膏。灯心调送下。

【主治】急慢惊风。

53471 金液丹

《北京市中药成方选集》。为原书"稀痘丹"之异名。见该条。

53472 金液汤(《一草亭》)

【组成】软前胡一钱 白桔梗八分 直防风一钱 川独活三分 京芍药一钱 肥知母五分 荆芥穗五分 苏薄荷六分 蔓荆子七分(炒) 北柴胡一钱(炒) 片黄芩五分(炒)

【用法】上咀片,水煎,热服。如初发赤眼,服药六七剂可愈,且无后患。如屡发者,风邪积热,入在经络、遇寒即发,服金液汤十余剂后,或作散,或作丸服,调理三十四日,外用玉华丹日点一次,即愈。

【主治】外障。

【宜忌】如体虚者,须用加减地黄丸,空心服。饭后用金液散,此法最妙,如服金液汤,须饭后热服。每日只服一剂,不可骤进,恐伤胃气;服至六七日,自愈。如外障等症,多是有余,不可妄投补剂,恐助邪,为害不浅。

【加减】如受风寒重者,初二剂加羌活五分,小川芎二分,白芷梢二分,后服仍去;如泪多者,加北细辛二分,家园菊五分;如肿胀者,加葶苈子三分;如痛甚者,加厚黄柏三分;如红甚者,加连翘三分,桑白皮四分,牡丹皮六分、红花三分;如翳膜者,加木贼四分,白蒺藜八分;如翳障胬肉者,加石决明一钱(煅);如昏蒙者,加密蒙花八分,家白菊五分;如大眦红者,加栀仁七分(炒黑);如小眦红者,加酸枣仁一钱(炒),远志肉(甘草煎水浸软,去骨,炒)一钱,麦冬一钱(去心),家白菊三分,生地黄一钱,当归尾三分,熟地黄一钱;如内热甚者,大便闭结,兼以体旺年少之人,加大黄一二钱,通后除去。

53473 金液散

《普济方》卷三九五。为《博济》卷四"煅金液丹"之异名。见该条。

53474 金粒丹（《普济方》卷三〇六）

【组成】雄黄一两（透明者）　大朱砂一钱

【用法】上为细末,旋取温蟾酥为丸,如麻子大。每服一丸,温酒送下。

【主治】疯犬毒蛇所伤。

【宜忌】不忌口。

53475 金盖散（《救偏琐言》卷十）

【组成】黄牛粪尖（晒燥,砻糠火煅黑存性）

【用法】上为细末。以此散撒在褥席上,令儿眠上;若以绢袋盛之,通身扑之亦可。

【主治】痘腐烂不收,和皮脱去。

53476 金弹丸

《普济方》卷三五七。为原书同卷"米雄丸"之异名。见该条。

53477 金弹丸（《经目屡验良方》）

【组成】牛黄　珍珠各四分　琥珀　川郁金　半夏　射干　礞石（火消煅）各二钱　朱砂（水飞）　明雄黄各一钱　陈胆星　川贝母　天竺黄　巴豆（去壳净）各四钱　甘草　生姜各三钱　冰片　麝香各一分

【用法】上为细末,炼白蜜为丸,每粒重三分,金箔为衣,或熔蜡为丸,护之更妙。

【主治】小儿急惊,结胸。

53478 金弹子（《遵生八笺》卷十八）

【组成】天麻　升麻　草乌　防风　荆芥　石斛　细辛　半夏　白芷　羌活　甘草　秦艽　川芎　苍术　僵蚕　蝉蜕　全蝎　蜂房　乌药　当归　风藤　乳香　没药　朱砂　雄黄　金银花　两头尖　何首乌　石菖蒲各五钱　木香三钱　麝香一钱

【用法】上为细末,听用;麻黄（去节）二斤,紫背浮萍八两,共用水煎浓,去滓,再熬膏,和匀为丸,如龙眼大,金箔为衣。每服一丸,葱姜煎酒送下。

【主治】诸风,左瘫右痪,手足顽麻,半身不遂,口眼㖞斜,寒湿筋骨疼痛,偏坠疝气。

53479 金绵膏（《普济方》卷二八九）

【组成】楸叶五斤（如,无即用楸白皮,到）　马齿苋二斤（去根,切）

【用法】上以水五升,熬至一升,去滓,入锅内,以柳枝搅,熬如饧,盛在瓷器内。先以荆芥汤洗疮,次用鸡翎扫药于疮上,令匀,以薄纸贴之,更用酒调二钱服之。

【主治】发背。

53480 金葵散（《普济方》卷二一五）

【组成】葵子（微炒）

【用法】用五月五日葵子微炒为末,每服一钱,食前以温酒调下,当下石出。拾取淋石,遇有人患石淋,以水研淋石吃佳。

【主治】石淋。

53481 金粟丸（《圣惠》卷八十六）

【组成】谷精草（寒食前后花出时收,令干）一两　白蔷薇根（花出时收用）一两　丁香末一两　虾蟆一两（雄者;干炙为末）　朱砂

【用法】取上二味,端四日用水一斗浸一宿,端午日煎至三升,去滓,澄清,重于小铛中煎成膏,后入丁香、虾蟆末令匀,为丸如黍米大。在怀抱每服半丸,一二岁一丸,七岁二丸,十岁三丸,才服药后,以桃、柳汤于盆中,从头淋浴之,候汤冷,以衣拭干,青衣盖,不得冲风,恐虫不出;如睡最佳,良久如醉,疳虫于头面背膂,如汗津,如虮子,或如麸片,并微细色白稀者,七日内愈,不再服;如色黄赤,当隔日更依前法服,虫黑者不用服药。

【主治】小儿五疳。

【加减】去朱砂,加青黛,名"青金丸";去朱砂,加麝香,名"万胜丸"。

【备考】方中朱砂用量原缺。

53482 金粟丸（《证类本草》卷四引《胜金方》）

【异名】雌黄方（《普济方》卷一五七）、雌黄丸（《准绳·类方》卷二）。

【组成】叶子雌黄一两

【用法】上为细末,用纸筋泥固济小盒子一个,令干,勿令泥厚,将泥入盒子内,水调赤石脂封盒子口,更以泥封之,候干,坐盒子于地上,上面以未入窑瓦坯子弹子大瓮盒子,令作一尖子,上用炭十斤,簇定顶上,着火一熨斗笼起,令火从上渐炽,候消三分去一,看瓦坯通赤,则去火候冷,开盒子取药,当如镜面光明红色,入乳钵内细研,汤浸蒸饼心为丸,如粟米大。每服三丸五丸,甘草水服,服后睡良久妙。

【主治】久嗽,暴嗽,劳嗽。

53483 金粟丸（《圣济总录》卷一六九）

【组成】胡黄连　犀角（镑）　丁香　木香　天竺黄　晚蚕蛾（微炒,为末）　牛黄（研）　丹砂（研）　雄黄（研）各一分　龙脑（研）　麝香（研）　粉霜（研）　蟾酥各一钱

【用法】上为末,再同研匀,用牛胆汁化蟾酥为丸,如黄米大。每服一丸,温水化下。如惊风搐搦,先用一丸,温水化,灌在鼻内,随搐左右,良久以嚏为效,后用温水化下三五丸;若吐逆不止,以倒流水化下二丸,或三丸。

【主治】小儿惊热涎盛,风虚吐逆,疳气黄瘦,吐泻后生风。

53484 金粟丸

《杨氏家藏方》卷十八。为《幼幼新书》卷二十五引张涣方"金粟丹"之异名。见该条。

53485 金粟丸（《普济方》卷一五七引《内外伤辨》）

【组成】雌黄　雄黄　信各等分

【用法】上为末。糯米粽和丸,如萝卜子大。每服四丸,食后、临卧茶清送下。

【主治】咳嗽,不问新旧。

【宜忌】忌热物。

53486 金粟丸（《活幼心书》卷下）

【组成】净黄连一两　神曲一两（别研为末,作糊）　川芎　枳壳　谷芽（净洗,焙干）　赤茯苓（去皮）　白芷　南木香各半两

【用法】上除木香别到不过火,余六味焙为末,用神曲末煮糊为丸,如粟壳大。每服七十丸至一百丸,空心温米清汤下,不拘时候。

【主治】下痢赤白，水谷不化。

53487 金粟丸(《普济方》卷一五七)

【组成】粟壳(去筋，蜜炒)一两 五味子半两 杏仁(炒)半两 胡桃肉半两

【用法】上为末，炼蜜为丸，如弹子大。水一盏煎服。

【主治】一切嗽。

53488 金粟丸

《普济方》卷三八○。为《博济》卷四"金瓜丸"之异名。见该条。

53489 金粟丸(《仙拈集》卷二)

【组成】沉香 丁香 木香各二钱 青皮(醋炒) 陈皮 莪术 槟榔 巴霜 乌梅肉各五钱

【用法】上为末，面糊为丸，如黍米大。每用十丸，姜汤送下。

【主治】九种心胃疼痛，两胁胀满。

53490 金粟丸

《青囊秘传》。为《幼幼集成》卷二"集成金粟丹"之异名。见该条。

53491 金粟丹(《幼幼新书》卷二十五引张涣方)

【异名】金粟丸(《杨氏家藏方》卷十八)。

【组成】母丁香 草龙胆 厚朴(生姜汁制) 好朱砂(细研，水飞) 青黛(研)各一两 干蟾五枚(涂酥炙焦黄) 夜明砂(微炒) 诃子皮(微炮) 蝉壳各半两 川黄连(冬用)二两(夏用)一两(上为细末) 麝香(研)半两

【用法】上药一处拌匀，用炼蜜一半，白面糊一半，为丸如黍米大。每服十粒，米饮送下，不拘时候。

【主治】腹大疳瘦，如吃泥土，泄利不调。

53492 金粟丹

《普济方》卷一六三引《经验良方》。为《局方》卷八"解毒雄黄丸"之异名。见该条。

53493 金粟丹(《成方制剂》6册)

【组成】冰片 胆南星 关白附 僵蚕 全蝎 乳香 麝香 天麻 赭石

【用法】制成丹剂，每粒重0.3克。口服，一次1~2粒，一日1~2次。

【功用】疏风化痰，镇惊息风。

【主治】小儿风痰抽搐。

53494 金粟汤(《圣济总录》卷一五五)

【组成】粟米 半夏(生姜汁浸五宿，切，焙)各二两 甘草(炙)一两 人参半两 白术 桂(去粗皮)各一两 槟榔(剉)四枚

【用法】上为粗末。每服二钱匕，水一盏，生姜三片，煎六分，去滓温服。

【功用】温中调气。

【主治】妊娠心痛。

53495 金粟汤(《局方》卷六宝庆新增方)

【组成】陈皮(去白)一两一分 车前子(炒)四两 干姜(炮)二两 甘草(炒) 罂粟壳(去瓢蒂，蜜炒)各半斤

【用法】上为末。每服二大钱，水一盏，加大枣一个，生姜二片，煎至七分，空心食前稍热服，或饭饮调下亦得。

【主治】丈夫、妇人、室女、小儿一切下痢，无问新久，冷热不调，日夜无度，脐腹绞痛即痢，肢体困倦，小便闭涩，不思饮食，渐加羸瘦；伤生冷，脾胃怯弱，饮食不消，腹胀雷鸣，泄泻不止，连月不愈。

【宜忌】忌生冷、油腻、鱼腥、鲊酱等。

53496 金粟散(《鸡峰》卷二十五)

【组成】白术 芍药(赤者) 川芎 当归各一两

【用法】上为粗末。每服二钱，水一盏，入粟米百粒，大枣一枚，同煎至六分，去滓，食前温服。

【主治】肺热。

53497 金鼎汤(《四圣心源》卷四)

【组成】甘草二钱 茯苓三钱 半夏三钱 桂枝三钱 芍药三钱 龙骨二钱 牡蛎三钱

【用法】煎大半杯，温服。

【主治】惊悸。

【加减】其上热者，倍芍药以清胆火；下寒者，加附子以温肾水；若病重年深奔豚，凝结少腹，气块坚硬渐寒。

【方论选录】惊悸之证，土湿胃逆，相火不藏，应用茯苓去湿，半夏降胃，桂枝达肝，芍药敛胆，龙骨、牡蛎藏精聚神，以蛰阳根。阳降事深，则魂谧神安，惊悸不作矣。

【备考】此阴邪已盛，缓用附子，当燥土去湿，调其脾胃，后以温燥之药熬膏贴之。

53498 金锁丸(《普济方》卷一八四引《博济》)

【组成】鸡爪三棱一两(补根是也) 白三棱(枯根是也) 黑三棱(干芙苴是也)各一两 石三棱(荆三棱内小者是也) 荆三棱各一两 桃仁二两 肉豆蔻(去壳)五个 木香一两 鳖甲二两(醋炙，去裙襕) 青橘三两(去白) 吴白术一两 官桂一两(去皮) 附子一两(炮，去皮脐) 阿魏一两(研末) 厚朴一两(去皮姜汁涂烧) 破故纸一两 仙人骨三两(故萝菔是也，炒令黄) 槟榔三个(鸡心者)

【用法】上为末，先用五味三棱、桃仁末，以多年陈米醋六升，同熬至一升，后入药末，更熬为膏后，次入曲、蘖末各一两，于臼中杵百下，众手丸如小豆大。每日服二十丸，空心温酒送下。觉病势减，可服十五丸。妇人醋汤送下，或朱砂内滚过。如胸膈气滞，可一二服见效。

【主治】五积冷气攻心，变为五膈，及肾虚风劳疾。

53499 金锁丸(《圣济总录》卷五十五)

【组成】附子(炮裂，去皮脐) 青橘皮(汤浸，去白，焙) 桂(去粗皮)各一两 硇砂半两(研) 巴戟天(去心)一两 人参 山茱萸 吴茱萸(汤洗，焙干，炒)各半两

【用法】上为末，酒煮面糊为丸，如梧桐子大。别研丹砂为衣，每服十五丸，温酒或盐汤送下，空心、日午、夜卧服。

【主治】肾心气痛。

53500 金锁丸(《圣济总录》卷九十一)

【组成】巴戟天(去心)二两 龙骨 山茱萸各一两 韭子(炒)四两

【用法】上为末。炼蜜为丸，如梧桐子大。每服二十丸至三十丸，空心温酒送下。

【功用】补骨髓，去肾邪。

【主治】虚劳失精。

53501 金锁丸(《圣济总录》卷一八五)

【组成】龙骨一两(茅香汤浴三遍，研如面) 鸡头粉三两 沉香(剉) 山茱萸(酒浸，取肉，焙) 桂(去粗皮) 附子(炮裂，去皮脐) 肉苁蓉(酒浸去皱皮，切，焙) 莲花蕊

(七八月采,干)各二两

【用法】上为末。以金樱煎膏为丸,如无即炼蜜为丸,如梧桐子大。每服二十丸至三十丸,空心酒送下。

【功用】壮元气,益精髓,补虚损。

53502 金锁丸《普济方》卷二一七引《瑞竹堂方》

【异名】金锁丹(《普济方》卷一八〇引《郑氏家传渴浊方》)、金锁匙丹(《医统》卷七十引《医林方》)、金锁子丸(《普济方》卷三十三)。

【组成】茯神二钱 远志(去心)三钱 五色龙骨三钱(煅红) 牡蛎四钱(左顾者,炒赤色) 坚白茯苓三钱

【用法】上为细末,酒糊为丸,如梧桐子大。每服三四十丸,空心盐汤或酒送下。

【主治】男子滑精,遗泄;妇人鬼交,小便白浊。

53503 金锁丸

《医统》卷七十。为《卫生宝鉴》卷十五"金箔丸"之异名。见该条。

53504 金锁丹《本事》卷三

【异名】茴香丸(原书同卷)、锁金丹(《普济方》卷二一七)。

【组成】舶上茴香(炒) 胡芦巴 破故纸(炒香)、白龙骨各一两 木香一两半 胡桃肉三七个(研) 羊石子三对(破开,盐半两擦,炙熟,研如泥)

【用法】上为细末。下二味同研成膏,和酒浸蒸饼杵熟为丸,如梧桐子大。每服三五十丸,空心温酒送下。

【主治】遗精梦漏,关锁不固。

【方论选录】《本事方释义》:舶上茴香气味辛温入足少阴、厥阴;胡芦巴气味辛温,入足少阴;破故纸气味辛大温,入足太阴,兼入命门;白龙骨气味凉涩,入手足少阴、厥阴;木香气味辛温,入足太阴;胡桃肉气味温涩,入足少阳;羊石子气味辛甘、微咸,入足少阴;酒浸酒送,欲其入里也。此治遗精梦漏,关锁不固,以补肾之品,佐以辛香固涩,则下焦有恃,鲜不中病矣。

53505 金锁丹《宣明论》卷十二

【组成】龙骨(水飞) 菟丝子一两 破故纸 韭子 泽泻 牡蛎各半两 麝香少许

【用法】上为末,酒面糊为丸,如梧桐子大。每服三十丸,空心、食前温酒下,一日三次。

【主治】男子本脏虚冷,夜梦鬼交者。

53506 金锁丹《百一》卷十五

【组成】真山茱萸不以多少(红肥者)

【用法】上以大萝卜切下青蒂,剜作瓮儿,却用蒂盖,竹丁签定于饭内,蒸萝卜软烂为度,取出,不用萝卜,以茱萸晒干为末,面糊为丸,如梧桐子大。每服三四十粒,空心、食前温酒盐汤送下。

【主治】小便白浊。

53507 金锁丹《魏氏家藏方》卷四

【组成】鹿茸(去毛,酥炙) 桑螵蛸(炒) 白茯苓(去皮) 益智仁 石菖蒲(九节者,炒) 舶上茴香(拣净,炒) 钟乳粉 五色龙骨(煅,别研)各一两 阳起石(煅) 青盐各半两(并别研)

【用法】上为细末,枣肉为丸,如梧桐子大,每服四十丸,枣汤送下,日午、临卧服。

【主治】下弱胞寒,小便白浊,或如米泔,或若凝脂,梦漏精滑,关锁不固,腰痛气短。

53508 金锁丹《御药院方》卷六

【组成】桑螵蛸(微炙黄色) 晚蚕蛾(雄者,微炒) 紫梢花 蛇床子(微炒) 远志(去心) 鹿茸(酥炙黄色) 川茴香(炒)各半两 穿山甲五片(炙焦) 海马二对(炙黄) 续断三钱 石燕子一对(炭火煅赤,淬七返,研) 麝香(研)一钱 南乳香(研)二钱半 木香二钱半 黑牵牛一两(微炒,取头末三钱)

【用法】上为细末,用酒煮薄面糊为丸,如梧桐子大。每服五十丸,空心及晚食前温酒送下。其功不可言也。如不及作丸,只作散服更妙。

【功用】❶《御药院方》:延残年不衰,至耄无瘵。❷《瑞竹堂方》:延年益寿,添精和气,驻颜壮骨,养神调气。

53509 金锁丹《普济方》卷三十三引《千金良方》

【组成】肉苁蓉五两(酒浸三日成膏) 巴戟二两 破故纸四两 附子三两(炮,去皮脐) 胡桃三十个(同苁蓉研)

【用法】上为末。同前苁蓉膏为丸,如梧桐子大。每服五十丸,酒送下。

【功用】《臞仙活人心方》:闭精。

【主治】肾冷及精滑,小便频数。

53510 金锁丹

《普济方》卷一八〇引《郑氏家传渴浊方》。为《普济方》卷二一七引《瑞竹堂方》"金锁丸"之异名。见该条。

53511 金锁丹《普济方》卷二〇八

【组成】辰砂一两(研令极细,以水丸作一球,放干) 阳起石一两(研细,以水和作饼,裹前辰砂,放干) 龙齿一两(作末,水和作饼,裹前药) 牡蛎一两(作细末,以水和作饼,裹前药,令干)

【用法】外用六一泥固济,作球,直待透干。方用醋灰半斗许丸之,五斤炭煅,先下三斤,候将尽,再下二斤,火尽候冷,打开去泥,并牡蛎存留,为极细末,以枣肉为丸,如梧桐子大。每服三五丸,空心盐汤送下;治脏腑滑泄,每服五丸,以米汤送下;妇人宫血不调,每服三五粒,米汤送下;丈夫诸般虚惫,亦不过三五粒。

【功用】大固真气。

【主治】寒冷滑泄,及脏腑滑泄,妇人宫血不调,丈夫诸般虚惫。

53512 金锁丹《简明医彀》卷四

【组成】黄柏(盐水炒) 知母(炒)各一两 牡蛎(火煅,醋淬) 赤石脂 龙骨(三味另研) 莲芯 芡实 茯苓 远志 山萸肉各三钱 朱砂二钱

【用法】上为末,山药末调糊为丸,如梧桐子大,朱砂为衣,每服六十丸,空心酒送下。

【主治】肾虚精滑,心神不安。

53513 金锁丹《会约》卷十三

【组成】莲芯六两 芡实(炒)十两 石莲子四两或二两 金樱膏二斤

【用法】上为末,以金樱膏为丸。空心淡盐汤送下。

【功用】固精益寿。

【主治】嗜欲太过,精滑不固。

【宜忌】忌葵菜、车前子。

53514 金锁匙（《普济方》卷六十引《医学切问》）

【组成】猪牙皂角（去皮，煨） 大黄 草乌 郁金 南星各四钱 巴豆五个（去心，不去油）

【用法】上为末。生姜自然汁调半钱许，以鹅毛拂入喉中；已死者，用竹管吹入，须臾醒，然后用药半钱，姜汁调吃，吐泻为验。

【主治】卒中，喉痹，口噤，咽喉肿痛，木舌重舌。

53515 金锁匙（《普济方》卷六十引《仁存方》）

【组成】雄黄末半钱 巴豆一粒（去油）

【用法】上作一服，生姜自然汁调，灌下，或吐或下皆愈。一方细研，每遇急患不可针药者，用酒瓶装灰，坐瓶嘴下，装火一炷焚之，候咽起，将瓶嘴入一边鼻中，用纸覆瓶口熏之。

【主治】咽喉肿塞。

53516 金锁匙（《活人心统》卷三）

【组成】鸡内金（烧灰存性） 冰片

【用法】研。吹之。

【主治】咽喉作痛，风热肿痹。

53517 金锁匙（《医学入门》卷七）

【异名】金钥匙（《明医指掌》卷八）。

【组成】朴消一两 雄黄五钱 大黄一钱

【用法】上为末。吹入喉中。

【主治】一切风热咽喉闭塞。

53518 金锁匙（《古今医鉴》卷九）

【组成】朱砂三分三厘 硼砂一分二厘 枯矾一分六厘 雄胆一分 焰消一分 片脑一分 麝香少许

【用法】上为细末。竹筒吹入喉中。

【主治】咽喉疾患。

53519 金锁匙

《外科正宗》卷二。为《外科发挥》卷六"金钥匙"之异名。见该条。

53520 金锁匙（《外科百效》卷二）

【组成】川乌（去皮）一钱 淮地（去皮）四钱 薄荷叶一钱

【用法】上为末。每服一钱，食后淡茶调下。

【功用】疏风消肿。

【主治】咽生疮，或满，或红，或白。

【宜忌】忌冷水；如麻，只服生姜汁解。

53521 金锁匙（《绛囊撮要》）

【组成】巴豆

【用法】巴豆压油于纸上。即取纸捻成条子，点旺吹灭，以烟气熏入鼻中。一时口鼻流涎，牙关自开。

【主治】牙关紧闭，不能进药者。

53522 金锁匙

《串雅补》卷二。为原书同卷"千秋散"之异名。见该条。

53523 金锁匙（《喉科秘诀》卷下）

【组成】雄黄一钱五分 牛黄三分 白矾二分 朴消一钱五分 僵蚕三分 硼砂三分 老竺黄一钱五分 珍珠五分 麝香三分 牙皂角二分 乳香二分 血竭一分

【用法】上为细末。吹喉。

【主治】喉症。

53524 金锁匙（《北京市中药成方选集》）

【组成】雄黄五钱 硼砂（锻）五钱 硵砂（炙）二钱 僵蚕（炒）二钱 火消一两五钱 冰片五分

【用法】上为极细末，过罗装瓶，每瓶重二分。将此药面用竹管吹入喉内。

【功用】消肿止痛。

【主治】咽喉红肿，单双乳蛾，风热喉痹。

【宜忌】忌辛辣食物。

53525 金锁散（《幼幼新书》卷二十九引《家宝》）

【组成】官桂半两（去粗皮，姜汁炙） 黄连一分（同茱萸同炒，去茱萸不用，只用黄连）

【用法】上为末。每服婴孩一字，二三岁半钱，紫苏、木瓜汤调下，一日三次。

【主治】婴孩、小儿冷痢。

53526 金锁散（《卫生总微》卷十一）

【组成】黄连（去须）一分（用茱萸一分同炒，去茱萸不用，只用黄连） 厚朴（去粗皮）半两（生姜制）

【用法】上为细末。婴孩一字，二三岁半钱，食前用紫苏、木瓜汤调下，一日三服。

【主治】赤白滞痢，日久不愈。

53527 金锁散（《魏氏家藏方》卷二）

【组成】鹿角霜一两半 白龙骨三分（米醋浸令黄赤色） 白茯苓（去皮） 益智仁各一两 菟丝子（淘净，酒浸，研成饼） 车前子（洗净）一分 牡蛎粉半两

【用法】上为末。每服三钱，用舶上茴香三十粒炒赤色香熟，入酒一盏，煎四五沸，放温调药服，不拘时候。

【功用】益血养气。

【主治】遗精，白浊。

53528 金犀丸（《圣济总录》卷六十四）

【组成】金箔三十片 犀角（镑）一两 龙脑（研）一钱 麝香（研）一分 丹砂（研，水飞过）二两 胆南星一两 半夏二两（洗去滑，焙） 天麻半两 白矾一两（枯过） 丁香一分

【用法】上为细末，拌和再研匀，入煮枣肉为丸，如梧桐子大。每服十五丸，以温生姜汤送下，不拘时候。

【功用】退风壅，化痰。

【主治】风痰气厥，攻击头痛，痰逆恶心。

53529 金楝散（方出《证类本草》卷十四引《经验方》，名见《医学纲目》卷十四）

【异名】金莲散（《普济方》卷二五〇）、川楝散（《普济方》卷二五〇）。

【组成】金铃子一百个（汤温浸过，去皮） 巴豆二百个（捶微破）

【用法】麸二升同于铜锅内炒，金铃子赤熟为度，放冷取出，去核并得其麸，巴豆不用，为末。每服三钱，热酒醋汤调下，不拘时候。

【主治】❶《证类本草》引《经验方》：丈夫本脏气伤，膀胱连小肠等气。❷《证治宝鉴》：小腹肿痛，不得小便。

【备考】本方改为丸剂，名"借性丸"（见《示儿仙方》）。

53530 金简煎（《圣济总录》卷一九九）

【组成】乳香四两 牛乳一斗（银石器中盛，并乳香于

重汤内煮,旋旋浇牛乳汁,以乳香化为度) 赤石脂半斤(细研,水飞过,于纸箱内沙上渗干,入夹绢袋,盛于饭上炊九次,每次出焙干,又炊以饭熟为度) 丹砂四两(研,水飞过,纸箱内盛,泣干) 甘草半斤(为末) 蜜(银器盛,重汤内熬,以绢袋滤过)四斤

【用法】上六味,将蜜分作九分,每一分拌乳香等,入新竹筒内盛,大竹可三四枚盛了;次用新桑白皮扎塞定筒口,令密,以黑豆、大麦水拌,铺在大甑底,上坐竹筒,次又以豆麦盖覆过,竹筒再盖覆如法,慢火炊一日,三四次添水,炊至夜,取出筒,倾药出,以瓷器盛了,入焙笼内火焙一夜,或未干又焙,令极干;再取蜜一分拌药令匀,又以新桑白皮塞口了,再入水酒拌豆麦令匀,又依前再炊一日,如前用热水酒三四次,炊一日至夜,依前取焙之;如此九炊九焙,放干成煎。每服抄一大匙许,仍须先均作一百二十服,须先服药床;如要服药床,即忌盐醋;如要治中风瘫痪,半身不遂,口眼㖞斜,语涩神昏者,分作一百四十服,亦须先服药床。

【功用】辟谷固气,却灭三尸,消荡九虫,安和五脏,镇守三田,轻身强志,拘魂制魄,延永胎根。

53531 金鼠矢

《全国中药成药处方集》(抚顺方)。为《中国医学大辞典》"万应锭"之异名。见该条。

53532 金腺膏(《魏氏家藏方》卷九)

【组成】黄丹二两(用银铫内炒紫色为度,倾在净地上令冷) 朴消半两(研) 白砂蜜四两(与炒了黄丹一处于银石器内熬熟一倾,放冷,用新绵子用两重滤去汁,其滓再熬成膏,用净瓶内盛)

【用法】上每用一皂子大,于净器中热汤化开,先将药熏眼,候汤温冷洗眼十余遍了便睡,药且留用三五次。

【主治】风毒气赤眼,一二日见效;及翳膜遮障,红赤瘀肉,一月日洗下。

53533 金煎药(《秘传大麻疯方》)

【组成】升麻 连翘各六分 桔梗 黄芩各五分 生地七分 苏木五分 黄柏五分 黄耆三分 全蝎三分 人参三分 白豆蔻四分 甘草二分 地龙(去土,焙干)五分 桃仁三分 虻虫三分(去头翅) 梧桐泪一分 川归四分 水蛭三分(炒烟尽) 黄连三分 寸香少许

【用法】上药除黄连、连翘、梧桐泪、豆蔻等,先将寸香、水蛭、虻虫亦研为末,余药都作一服,水二杯,酒一钟,入连翘同煎去滓,入梧桐泪、白蔻、寸香再煎至七分,稍热服。

【主治】麻风病。肺经受病,其色白,初起粉色,眉毛先落,面若虫行,遍身起癣如鳞。

【宜忌】忌酒面生冷,咸味油腻。

53534 金蝉丸

《普济方》卷一〇〇。为《医方考》卷五引《本事》"白金丸"之异名。见该条。

53535 金蝉丸(《北京市中药成方选集》)

【组成】白术(炒)十六两 黄芩十六两 山楂十六两 莪术(炙)十六两 陈皮十六两 莱菔子(炒)十六两 干蟾(烧)十六两 银柴胡八两 使君子八两 麦芽八两 神曲(炒)八两 槟榔八两 茯苓八两 三棱(炒)八两 厚朴(炙)八两 鸡内金(炒)八两 青皮(炒)八两 甘草八两 黄连四两 胡连四两 芦荟一两 枳壳(炒)三十二两

【用法】上为细末,过罗,用冷开水泛为小丸。小儿每服一钱,一日二次,温开水送下,三岁以下小儿酌减。

【功用】消疳化积,退烧杀虫。

【主治】小儿疳积痞块,食积腹胀,面黄肌瘦,口舌糜烂。

53536 金蝉散(《金鉴》卷七十四)

【组成】大干虾蟆一个 胡椒十五粒 皂角子七粒

【用法】上用干锅,入药在内,瓦盖锅口,慢火煅至烟尽,取出存性,研为细末取用。

【主治】疮溃,误入污水毒,或伤诸刺,痛至骨。

53537 金蝉散(《医级》卷八)

【组成】虾蟆(大者)一个 雄黄一钱 砂仁五钱

【用法】端午日,将雄黄、砂仁和匀,填塞虾蟆口内,用麻线扎口,悬挂风处俟干,黄泥涂,煅,研末。广皮汤调下,作三日服。

【主治】瘀涎内积,胀满疼痛,面目肿浮,爪甲皆黄者。

53538 金蝉散(《青囊秘传》)

【组成】蝉衣 青黛各五钱 细辛五分 蛇蜕一两(煅存性)

【用法】上为末。每服三钱,陈酒调下,一日二次。

【主治】疮秽生蛆。

53539 金箍散(《疮疡经验全书》卷九)

【组成】黄柏(去粗皮)一斤 川白及四斤 芙蓉叶一斤 紫花地丁一斤 天花粉半斤 白蔹半斤

【用法】上为极细末。随疮疖痈疽发背,每用葱一把捣碎,加蜂蜜少许,再捣取汁调匀,搽患处四向,空中出毒,干再取余汁润之,以助药力。如葱汁不便,夏月用蜜水,冬月中蜜汤。

【主治】疮疖痈疽发背。

53540 金箍散(《疡医大全》卷八引丁振宇方)

【组成】胆矾 硼砂 水银 明雄 黑铅各二钱

【用法】上为细末。火酒调敷。如不粘,加飞面六钱。

【主治】一切大毒。

53541 金箍散(《疡医大全》卷八引吴近宸方)

【组成】生大黄 三奈 生南星 姜黄 生半夏各四两 白及 人中白 白芷 天花粉各三两 草河车一两

【用法】上为细末。用黄蜜调敷;如红白色者,用米醋调敷。

【主治】一切火毒,无名肿毒,痈疽,初起者即消,已成者即轻。

53542 金箍散(《喉科指掌》卷一)

【异名】青露散。

【组成】川大黄一两(粪缸内浸三日取出,晒干) 川文蛤三钱 蜂房二钱 芙蓉叶一两 白及五钱 羌活五钱 人中白五钱 贝母三钱

【用法】上为细末。蜜水调敷肿处周围,中留头,以出毒气。

【主治】敷一切腮颔焮肿,及无名肿毒。

【备考】《喉科紫珍集》有皮消五分,无人中白、贝母。

53543 金箍散

《理瀹》。为原书同卷"铁箍散"之异名。见该条。

53544 金箍散(《外科方外奇方》卷一)

【组成】赤小豆一两　番木鳖二两　白及五钱　芙蓉叶二两　白蔹五钱　生大黄五钱　黄柏五钱

【用法】上为末。葱蜜调涂。

【主治】痈疽阳症。

53545　金箍散（《药奁启秘》）

【组成】五倍子（焙）四两　川草乌各二两　天南星　生半夏　川柏各二两　白芷四两　甘草二两　狼毒二两　陈小粉（炒黄）一斤

【用法】上为细末，和匀。未成者，茶露同蜜调；将溃者，醋膏调；已溃者，麻油调敷。

【主治】痈疽，根脚散漫不收束者。

53546　金箍散（《顾氏医径》卷六）

【组成】菊花汁调郁金四两　白及四两　白蔹四两　大黄四两　黄柏二两　轻粉五钱　白芷四两　绿豆粉二两

【功用】束疗。

【主治】疗疮。

53547　金箍膏（《疡科选粹》卷八）

【组成】凤仙花子　大黄　五倍子各十两（为细末）　人中白（如无，皮消一两五钱代之）　陈小粉十三两（三年者，共入铁锅内炒至黄焦色）

【用法】上为末，米醋为膏。肿毒初起围之。

【主治】肿毒。

53548　金箔丸（《圣惠》卷二十）

【组成】金箔五十片（细研）　银箔五十片（细研）　石膏一两　龙齿一两　铁粉一两（细研）　人参一两（去芦头）　茯神一两　远志一两（去心）　朱砂一两（细研）　防风一两（去芦头）　黄芩一两　生干地黄一两　川升麻一两　地骨皮一两　玄参一两　犀角屑一两　虎睛一对（酒浸一宿，微炙）　牛黄半两（细研）　麦门冬一两半（去心，焙）　枳实半两（麸炒微黄）　甘草半两（炙微赤，剉）

【用法】上为末，入研了药，都研令匀，炼蜜为丸，如梧桐子大。每服二十丸，以薄荷汤送下，不拘时候。

【功用】安神定志。

【主治】风邪，狂乱失心。

53549　金箔丸（《圣惠》卷八十四）

【组成】金箔五片（细研）　腻粉三钱　甘遂一分（煨微黄，捣为末）

【用法】上为末，以枣瓤和作剂子，以五片金箔裹上，更着湿纸裹，煻灰火煨匀热，候冷取研，为丸，如绿豆大。每服二丸，以人参汤送下。

【功用】坠痰涎。

【主治】小儿食痫。

53550　金箔丸（《普济方》卷八十八引《旅舍备要》）

【组成】金箔五十片　天南星（炮）　半夏曲各一两　白附子（炮）二两　雄黄（研飞）半两　牛黄（研）　朱砂（研飞）各半两　人参半两　犀角屑一分

【用法】上为末，面糊为丸，如绿豆大。每服十五丸，生姜汤送下；急病竹沥送下。

【功用】清膈利涎，疏风壅塞。

【主治】中风语涩，口吐涎，头目昏，项强直，口眼㖞；及治痰饮肠鸣。

53551　金箔丸（《圣济总录》卷六）

【组成】金箔（研）一百片　银箔（研）一百片　犀角（细屑为末）　牛黄（研）　丁香　龙脑（研）　沉香　真珠末　木香　麝香（研）　琥珀　硼砂（研）　乌蛇（酒浸，去皮骨，炙）　天麻（酒浸，切，焙）　雄黄（研）　蝎梢（炒）　白僵蚕（炒）　附子（炮裂，去皮脐）　天南星（炮）　防风（去叉）　白附子（炮）　甘草（炙）各一分　丹砂（研）一两　墨（烧，研）半两

【用法】上为细末，入研者药一处和匀。内将金银箔入水银三分，同研如泥，入诸药研，和匀，炼蜜为丸，如绿豆大。每服大人五丸，薄荷酒下；小儿二丸，薄荷汤化下。

【主治】风瘖，奄忽不知人，喉中嘻嘻然有声，舌强不能言，身软自汗。

53552　金箔丸（《圣济总录》卷九）

【组成】金箔（研）二钱　丹砂（研）一两　阿胶（炙燥）二两　丁香一两　麝香（研）一两　龙脑（研）一两　墨（烧过研）半两　牛黄（研）一两　雄黄（研）一两　天南星（炮）半两

【用法】上为细末，再将研药拌研匀，炼蜜为丸，如梧桐子大。每服二丸，细嚼，温酒下。

【主治】中风偏枯，手足不随，言语謇涩，心神恍惚；兼疗妇人血风，头目昏眩，胸膈诸疾。

53553　金箔丸（《圣济总录》卷十四）

【组成】金箔三十片　银箔三十片　丹砂（与金银箔同研）一两　牛黄（别研）一分　铁粉（别研）一两　胡黄连（去苗）一分　铅霜（别研）一分　天竺黄（别研）半两　龙齿（别研）半两　麝香（别研）一分　龙脑（别研）二钱　虎睛（炙）一对

【用法】除金、银箔等别研外，余为末，和匀，用粟米饭和丸，如梧桐子大。每服十丸至十五丸，早、晚食后用黄耆汤送下。

【功用】安神定气。

【主治】中风惊悸。

53554　金箔丸（《圣济总录》卷二十八）

【组成】金箔　银箔各十片　铁落（用水淘去沙泥，取铁粉）四两　青黛半两　砒霜半钱　麝香半钱

【用法】上为细末，入糯米粥为丸，如皂荚子大。每服一丸，新汲水磨下。如行人五里，吐出涎。

【主治】伤寒时行，发狂，妄见神鬼。

53555　金箔丸（《圣济总录》卷六十四）

【组成】金箔（研）十五片　牛黄（研）　麝香（研）各半钱　龙脑（研）　真珠末（研）　马牙硝（研）　硼砂各一钱　丹砂（研）一两　甘草末二两

【用法】上为末，炼蜜为丸，如鸡头子大。每服一丸，食后温薄荷或人参汤嚼下。

【主治】膈痰结实，咽喉不利，咳嗽喘息。

53556　金箔丸（《圣济总录》卷一六九）

【组成】金箔四十九片　丹砂（研）　水银沙子　麝香（研）　腻粉（研）各一钱　牛黄（研）　青黛（研）　犀角末　白僵蚕（炒）　蝉蜕（去土）　麻黄（去根节）　白附子　干蝎（炒）　天麻（酒浸，炙）　天南星（炮，酒浸，焙）各一分

【用法】上为末，再同研匀细，生蜜为丸，如梧桐子大，或如鸡头子大。每服以一丸分三服，煎人参、薄荷汤化下，

不拘时候。

【主治】小儿惊风壮热,时气疮疹,摇头弄舌,咳吐目涩,多睡涎嗽;兼治寒邪发热,及下利脓血。

53557 金箔丸《小儿药证直诀》卷下

【组成】金箔二十片 天南星(剉,炒) 白附子(炮) 防风(去芦须,焙) 半夏(汤浸七次,切,焙干秤)各半两 雄黄 辰砂各一分 生犀末半分 牛黄 脑 麝各半分(以上六物研)

【用法】上为细末,姜汁面糊为丸,如麻子大。每服三五丸至一二十丸,人参汤送下,不拘时候。

【主治】急惊涎盛。

【加减】如治慢惊,去龙脑。

53558 金箔丸《幼幼新书》卷九引《庄氏家传》

【组成】金箔 银箔 蟾各十片 龙脑 川消 铅霜 腻粉 粉霜 晚蚕蛾 天竺黄 白附子末 朱砂 胡黄连各一分

【用法】上为末,粳米饭为丸,如绿豆大。每服三丸至四丸;如有急惊风,化破三丸至五丸,薄荷汤送下。

【功用】镇心脏。

【主治】小儿急慢惊。

53559 金箔丸《鸡峰》卷九

【组成】金箔十片 白丁香(十月中收者)一分 诃子皮 丁香各一分 密陀僧半两 硫黄一钱

【用法】上为细末,水煮寒食面糊为丸,如梧桐子大,小儿麻子大。每看虚实,临卧,空腹以白面汤送下五丸至七丸、十丸;若采癖,更用朱砂丸投入,虚积难取者亦可投之。

【主治】虚中久积,取转不下者,并小儿乳癖及疬疭、疟疾。

53560 金箔丸《卫生宝鉴》卷十五

【异名】金锁丸(《医统》卷七十)。

【组成】韭子(炒) 原蚕蛾 破故纸(炒) 牛膝(酒浸) 肉苁蓉 山茱萸 龙骨 菟丝子 桑螵蛸各一两

【用法】上为末,炼蜜为丸,如梧桐子大。每服三十丸,空心、食前温酒送下。

【主治】下焦虚,小便白淫,夜多异梦,遗泄。

53561 金箔丸《普济方》卷三七四

【组成】麻黄半两 羌活三钱 僵蚕三钱(炒) 南星二钱(炮) 防风二钱 蝉蜕三十个(去头足) 朱砂三钱 麝香一钱 人参半两 茯苓半两 茯神二钱 全蝎半两 山药三钱 远志(去心)半钱 金箔十片 银箔十片

【用法】上为末。砂、脑、麝别研入药,炼蜜为丸,如指头大。每用一丸,临睡薄荷汤送下;痰多,皂角子汤化下。

【主治】一切惊风。

53562 金箔丸《准绳·类方》卷五

【组成】金箔二百片 腻粉半两

【用法】用新小铛子中先布金箔,逐重用粉隔之,然后下牛乳一小盏,用文火煎至乳尽,金箔如泥,即于火上焙干,研为末,蒸饼为丸,如小豆大。每服五丸,食后新汲水送下。

【主治】心脏风邪,恍惚狂言,意志不定。

53563 金箔散《圣惠》卷二十

【组成】金箔五十片(细研) 银箔五十片(细研) 铁粉二两(细研) 人参一两(去芦头) 龙齿一两半 琥珀一

两(细研) 犀角屑一两 茯神一两半 酸枣仁一两(微炒) 防风三分(去芦头) 葳蕤三分 麦门冬一两半(去心,焙) 玄参三分 露蜂房三分(炙微黄) 牛黄半两(细研)

【用法】上为细散。入牛黄、金箔、银箔,更研令匀。每服一钱,以薄荷酒调下,不拘时候。

【主治】风惊,手足颤掉,精神错乱。

53564 金箔散《鸡峰》卷二十一

【组成】第一炉:密陀僧 黄丹各一两 水银三铢 金箔两叶

上药先以盐泥固济炉子,着金箔一叶子于炉下,细研上药令极细,着在炉中,以金箔一叶盖上,以大火一煅,通赤为度,钤出良久,放冷。煅用炭三斤以来。

第二炉:代赭半两 白矾 硇砂各三铢 消石一两半(明净者) 蛇蜕三铢(着在炉底)

上件药依前法以大火一煅,通赤为度,钤出良久,放冷。

【用法】上两炉煅者药,于乳钵内滚研令匀。以笔筒盛少许吹在咽喉处,时倾再吹,沥涎梗物自出。

【主治】喉闭、缠喉风,诸梗物,及一切喉痛。

53565 金箔散《袖珍小儿》卷七

【组成】白矾 胭脂各半两 金箔七片

【用法】上为细末。每用半字,掺在耳内,一日三次。

【主治】聤耳脓水。

53566 金箔散《古今医鉴》卷十六引刘文庵方

【组成】白蜡一两(生,研) 乳香三钱 没药三钱 金箔二十帖 银箔二十帖

【用法】上为末。每服二钱,温酒调服。

【主治】杖打极重,痛不可忍,昏闷欲死者。

53567 金箔煎《圣济总录》卷十四

【组成】金箔一百片 丹砂(研) 龙脑(研) 牛黄(研) 真珠末 琥珀末 犀角末各半两

【用法】上为末,以鼎子一个,铺一重金箔了,掺一重药末;次第铺盖了,用牛乳三升,于鼎上浇之,以慢火煨,令乳汁尽,成膏为度。每服如皂子大,薄荷汤化服之。

【功用】守神。

【主治】风邪发狂。

53568 金箔膏《幼幼新书》卷九引张涣方

【组成】金箔十片(别研) 水银一分(以枣肉少许研令星尽) 铅霜 水磨雄黄(细研) 干蝎(取末) 朱砂(细研,水飞)各一分

【用法】上为细末。取鹅梨汁为丸,如绿豆大。每服二粒至三粒,麝香汤化下。

【主治】急惊,大便不通。

53569 金箔膏《幼幼新书》卷九引《聚宝方》

【组成】金箔二十二片 赤足蜈蚣(全者)一条 铁粉 白花蛇各三两(醋浸一宿,取肉,焙) 水银(锡结砂子) 朱砂(研) 白附子 轻粉 白僵蚕(直者) 乳香(研)各一分 半夏(生姜汁浸一宿,焙干)半两 瓜蒂四十九枚 麝香一钱(研)

【用法】上为末,石脑油为膏。每服绿豆大一粒,煎金银薄荷汤化下。牙关不开,增一粒,揩之自开。

【主治】小儿急慢惊风。

53570 金箔膏《外科大成》卷四

【组成】猪脂四两　黄蜡二两　藤黄半两

【用法】釜中煎。贴患处。

【主治】咬伤。

53571　金僧散《《青囊秘传》》

【异名】金参散。

【组成】密陀僧一两　冰片一分

【用法】上为末。桐油调涂疮口;干掺亦可。

【主治】结毒,多骨疽,烂久不敛,或多骨不出,毒不清。

53572　金漆丸（《圣惠》卷七十二）

【组成】金漆一两　硫黄一两　水银半两(与硫黄结为砂子,细研)　硇砂半两(细研)　没药一两(细研)　鬼箭羽一两　当归一两(剉,微炒,捣末)　狗胆四枚(干者;捣末)　巴豆一分(去皮心,研,纸裹,压去油)

【用法】先将水银砂子及巴豆为末,以酽醋一升半熬金漆令稠,下诸药末为丸,如绿豆大。每服五丸,食前以温酒送下。

【主治】妇人风血积滞,每至月水来时,脐下疼痛。

53573　金樱丸（《朱氏集验方》卷八）

【组成】金樱子(一名山石榴;干了,以新草鞋,筛内擦刺令净,捶破去子,切,焙)　缩砂一半

【用法】上为蜜丸。每服五十丸,空心酒或盐汤送下。

【功用】补血。

53574　金樱丸（《摄生众妙方》卷七）

【异名】经验金樱丸(《景岳全书》卷五十九)。

【组成】金樱子　鸡头实各一两　莲花蕊　龙骨(煅)各半两

【用法】上为末,面糊为丸,如梧桐子大。每服七八十丸,空心盐酒送下。

【主治】精滑梦遗,及小便后遗沥。

53575　金樱丸（《古今医鉴》卷十五引怀园叔方）

【组成】苦参一两　何首乌半斤　胡麻仁一两　牛蒡子(酒炒)一两　蔓荆子一两　白蒺藜二两　苍耳子一两　蛇床子(酒炒)一两　牛膝(酒洗)二两　肉苁蓉二两　苍术(泔制)一两　菟丝子(酒制)一两　金樱子(酒炒)一两

【用法】上为末,面糊为丸,如梧桐子大。每服七十丸,温酒送下。

【主治】白癜风。

53576　金樱丸

《医学入门》卷八。为《寿亲养老》卷二"金樱子丸"之异名。见该条。

53577　金樱丸（《嵩崖尊生》卷十三）

【组成】枸杞　金樱　莲须　芡实　莲肉　山萸各一两　当归　熟地　茯苓各一两

【用法】酒糊为丸服。

【主治】久遗精滑。

53578　金樱丹（《御药院方》卷六）

【组成】金樱(取汁)　山术(取汁)　生地黄(取汁)仙灵脾(取汁)　肉苁蓉(酒浸)　菟丝子(酒浸,别研)　牛膝(酒浸)　生鸡头肉(干)　生莲子肉(干)　干山药　人参　茯苓(去皮)　丁香　木香　菖蒲　麝香(别研后入)　甘草(炒)　陈皮(去瓤)　柏子仁(别研)各二两

【用法】上将菟丝子以下为细末,入柏子仁匀;以白砂

蜜入银石器中,于天地炉中置熟火五斤炼微解,入孩儿乳汁二升已来,以木篦搅,以入上项膏汁,同搅令匀,勿令住手,倾入药末一处搅熬之,火消续续旋添,熟勿勿令太紧,熬至膏成可丸即止;取出,却于银石器中候稍温,入麝香末一处搜和成剂;更于石臼中杵千余下,每两作一十丸。每服一丸,空心细嚼酒送下。

【功用】常服充实肌肉,坚填骨髓,悦泽面目,长养精神,秘精固气,壮力强筋,冲和百脉,正理三焦,定神魄,安尸虫,乌髭发,牢牙齿,男子全道,使妇人妊娠,通神明,不老,能健捷。

【主治】男子去血失精,妇人半产漏下,五劳七伤,三尸百疰,肌肉陷下,形色俱脱,传尸骨蒸,虚劳至损,诸风变易,瘦劣难痊;或因呕吐,或从汗出利,积久津液耗散;妇人崩漏无停,色肉衰朽;男子气滑不固,筋力消痿;伤寒累经劳复,疮漏方在淹延,大衄不定,下血过多,心气不足,健忘成狂,目血衰虚,昏暗作瞑,阴阳衰废,饮食忘思。

53579　金樱酒（《医方类聚》卷八十五引《王氏集验方》）

【组成】金樱子(去刺并子)

【用法】酒煎服。

【主治】吐血,衄血。

53580　金樱煎（《袖珍》卷四引《医方大成》）

【组成】金樱子

【用法】霜时取金樱子,先擦洗去刺,然后去瓤,杵烂,用酒酢取汁,绢帛滤过,慢火熬成膏,后入檀香诸香在内,瓦罐收贮、沸汤点服酒调。

【功用】活血驻颜。

53581　金樱膏（《医统》卷四十六）

【组成】金樱子(经霜后采红熟者,不拘若干,撞去刺,切开,去子,捣碎煮之,滤滓净用,复将滓榨汁干用,熬成膏)枸杞子四两　拣人参二两　薏苡仁五两　山药二两　杜仲(姜汁炒)四两　芡实肉四两　山茱萸肉四两　益智仁一两青盐三钱　桑螵蛸二两(新瓦焙燥)

【用法】上㕮咀。同熬二次,去滓,熬成膏,和金樱子膏对半和匀,每服三四匙,空心滚白汤调下。

【主治】虚劳,遗精白浊。

53582　金樱膏（《李氏医鉴》卷七）

【组成】金樱子(取牛黄者,熬膏一斤,熟则全甘而失涩性)　芡实一斤(蒸熟为粉)

【用法】和丸。盐酒下。

【主治】梦遗失精。

53583　金鲤汤（《外科正宗》卷二）

【组成】金色活鲤鱼一尾(约四两重)　贝母一钱

【用法】先将鲤鱼去鳞剖去肚肠,勿经水气,用贝母细末掺在鱼肚内,线扎之,用上白童便半大碗,将鱼浸童便内,重汤炖煮,鱼眼突出为度,少倾取出,去鳞骨,取净鱼肉浸入童便内炖热。肉与童便作二三次一日食尽。

【主治】肺痈已成未成,胸中隐痛,咯吐脓血。

53584　金橘散（《便览》卷二）

【组成】真金橘　母丁香　广木香　乳香　雄黄　巴豆(去油)　没药　好朱砂各等分

【用法】上为细末。每服一字,煎艾醋汤调,食远服;先左卧,次右卧,后仰卧,三日一次,用米粥调理。

【主治】翻胃。

53585 金镞散《博济》卷五）

【组成】白附子（炮,取心）半两　木香半两　地龙三分　肉豆蔻半两（去皮）　干蝎三十个　肉桂（取心）半两　黄连（取净）二两　大黄半两（生）　桔梗半两　吴茱萸半两（麸炒）　芍药半两　川芎半两（净）　知母半两　白僵蚕三分（直者）　白芜荑（取仁）半两　白茯苓半两　当归半两　槟榔两个（一个生,一个熟）　猪牙皂角半两（生,去皮）　人参半两　巴豆二两（去皮,逐日换汤,浸二七日,又用麦麸水煮一日,细研末）

【用法】上为细末；次入巴豆,于乳钵内同研令匀,然后入瓷器中密封,于暖处,候至一七日后。每服一字,汤使如后:卒中风,羊髓酒调下；头旋,菊花酒调下；血淋,大黄汤调下；腰膝疼,醋汤调下；子死胎,桂心水银汤调下,二服取下；吐血,竹茹汤调下；肠风背阴,繁柳草自然汁入热酒,又槲叶烧灰调酒调下；寸白虫,先吃牛脯,后以芜荑汤调下；霍乱吐泻,新汲水调下；肺气喘,杏仁汤调下；小儿一切痰,米饮下；酒食,姜枣汤调下；妇人血气,暖酒调下；冷血,艾汤下；眼痛,菊花汤调下；疝气,茴香汤调下；五淋,木通汤调下；疟疾,蒜酒调下；久冷,椒汤调下；月脉不通,热酒调下；赤带,痢,豆汤调下；白带,艾汤调下；食癥,橘皮汤调下；痤痛,桃仁汤调下；痔等,米饮调下；产后,温酒调下,难产同；惊风,蝎梢汤入小便少许调下；赤白痢,干姜甘草汤调下；白痢,白术汤调下；赤痢,地榆汤调下；中热,麻黄汤调下；鬼箭,桃符汤调下；小儿痀,蜜汤调下；漆疮,椒汤调下；虎风足筋骨痛,画狮子烧灰调汤调下；精神恍惚,金银汤调下；妇人淋,葵菜汤调下；赤眼,甘草汤调下；腰膝疼痹,牛膝汤调下；吃噎,橘皮汤调下；肺气,蛤蚧汤调下；寒热,柳枝汤调下；小儿误吞钱,腻粉汤调下；水疾苦,葫芦汤调下；膈上食,淡竹叶汤调下；热毒风,山栀子汤调下；腰宜,姜枣汤调半钱；误吃水银粉泄不止,煎黑铅汤调下；妇人血劳黄瘦病,桂心汤服后下黑血愈,鲜血不愈；五劳,猪胆汤服七日后,鼻中出鲜血愈,黑血不可治；小儿天钓风,以蝉壳烧灰,入小便调下。

【主治】卒中风,血淋,腰膝疼,子死胎,吐血,肠风背阴,寸白虫,霍乱吐泻,肺气喘,妇人血气,冷血,眼痛,疝气,五淋,疟疾,久冷,月脉不通,赤带、痢,白带,食癥,痤痛,难产,惊风,痔,赤白痢,白痢,赤痢,中热,小儿痀,漆疮,虎风足筋骨痛,精神恍惚,妇人淋,赤眼,腰膝疼痹,吃噎,肺气寒热,小儿误吞钱,水疾苦,膈上食,热毒风,腰宜,误吃水银粉泄不止,妇人血劳黄瘦病,五劳,小儿天钓风。

【备考】原书卷四"金镞散",方中无地龙、干蝎,"治大人小儿众疾"。

53586 金霜散《外科全生集》卷四）

【异名】杏仁散。

【组成】杏仁（去皮尖）三钱　雄黄一钱半　轻粉一钱（末）

【用法】上为末。猪苦胆调敷。

【主治】不痒恶疮。

53587 金螺散《疡医大全》卷二十四）

【组成】大田螺数枚（水养,吐尽泥沙）

【用法】俟靥开,入研细冰片末,伺螺化水,以铅粉填满,仍用靥合上,放新瓦上,煅令红赤,赤壳研细；又填入第二螺内,又煅,如此三次,研细,密贮任用。

【主治】下疳。

53588 金翼丸《圣济总录》卷七十二）

【组成】沉香　木香　青橘皮（汤浸去白,焙）　陈橘皮（汤浸去白,焙）　京三棱（煨,剉）　五灵脂各半两　芫花（醋炒焦色）　干漆（炒烟出）各一分　寒食面（炒）三分　墨（烧,研）一分

【用法】上为末。每秤药末一两,用去皮心膜巴豆仁一钱,入净白内捣令极细,放入药末,再捣匀,用硇砂末半钱,新汲水浸化,旋入白内,再捣千百下,候硬软得所,为丸如麻子大。每服三丸,食后、临卧温熟水送下；心胸痞闷不快,温甘草汤送下。

【主治】积聚不消,心腹胀满,痞闷不快。

53589 金鞭散《普济方》卷六十七）

【组成】活土狗儿　活虾蟆

【用法】用抱退鸡子软白皮儿,包活土狗儿一个,放入大活虾蟆口内,用草缚四足,泥团固济,用火烧过成灰,去其泥,虾蟆研为细末。贴患处。

【主治】腮穿牙落,紧牙疳病证。

53590 金鞭散《疡科遗编》卷下）

【组成】人中白三钱　人中黄一钱　白霜梅一个（炙）　煅石膏一两　绿矾三钱（煅透）　雄精一钱　冰片一钱　儿茶一钱　枯矾二钱　月石一钱

【用法】上为末,密贮。临用将银针刮去腐紫血,再用甘草汤洗净,然后敷药。

【主治】走马牙疳,唇口腮鼻溃烂穿破,危急之证。

53591 金鞭散《验方新编》卷一）

【组成】绿矾五两（煅赤透）　人中白三两（煅）　明雄二两　真麝香一钱　顶上梅花冰片一钱

【用法】先将银针挑刮去腐肉紫血,然后将药研末敷之,吐出毒血恶涎,方能愈也。

【主治】走马牙疳。

53592 金蟾丸《圣惠》卷八十六）

【组成】干蟾一枚（大者,涂酥炙令焦黄）　胡黄连一分　地龙半两（微炒）　朱砂一分（细研）　蛇蜕皮灰一分　雄黄一分（细研）　天竺黄一分（细研）　蝉壳一分（微炒）　麝香半两（细研）　莨菪子半合（水淘去浮者；水煮令芽出,候干,炒令黄黑色）

【用法】上为末,以糯米饭为丸,如绿豆大。每服三丸,以粥饮送下。

【主治】小儿五疳,头热眼涩,胸高脚细,头大腹胀,面黄鼻干,惊悸盗汗,肌肉羸瘦,寒热不定。

53593 金蟾丸《圣济总录》卷一七二）

【组成】蟾头一枚（炙）　黄连（去须）　胡黄连　木香各一分　大黄（剉,炒）半分

【用法】上为末,粟米饭为丸,如麻子大。每服五丸至十丸,米饮送下。

【主治】小儿干疳,体热肌瘦。

53594 金蟾丸《圣济总录》卷一七二）

【组成】干蟾一枚（去肠肚并骨爪,酥炙）　胡黄连　熊胆（研）　蝉蜕（去土）　丹砂（研）　蛇蜕（烧灰）　雄黄（研）

天竺黄各一分　无食子二枚　麝香(研)半钱　地龙(去土)半两

【用法】上为细末,烧粟米饭为丸,如黄米大。每服七丸至十丸,米饮送下,不拘时候。

【主治】小儿脑疳,发枯作穗,脑热如火,烦热满闷。

53595　金蟾丸(《圣济总录》卷一七三)

【组成】蟾酥一字　胡黄连　使君子　熊胆(研)各一分　木香一钱　麝香(研)少许　牛黄(研)半钱　丹砂(研,飞)二钱　大黄半两　虎睛(研)一对

【用法】上为末,烧粟米饭为丸,如麻子大。每服三丸至五丸,荆芥汤送下。

【主治】小儿五疳,心脏惊疳,肝脏风疳,肺脏气疳,脾脏滑疳,肾脏急疳。

53596　金蟾丸(《幼幼新书》卷二十三引《刘氏家传》)

【组成】干虾蟆五个(烧灰)　胡黄连　鹤虱　肉豆蔻　苦楝根白皮　雷丸　芦荟　芜荑各半两　雄黄一分(飞过)

【用法】上为末,面糊为丸,如绿豆大,雄黄为衣。每服十五丸,饭饮送下。

【主治】小儿五疳赢瘦,合面卧地,筋青脑热,吐泻无度,浑身壮热,口舌生疮,痢下脓血,心腹胀满,喘促气急,乳食全少,多嗳呕逆,饮食不化,或时憎寒,多涕咳嗽,鼻下赤烂,十指皆痒,蚀于唇齿,生疮出血,肛门不收,毛发焦黄。

53597　金蟾丸(《古今医鉴》卷十五引罗颖波方)

【组成】朱砂　雄黄　轻粉　草乌　海金砂各一钱

【用法】上为末,用蟾酥为丸,如绿豆大。每服三丸,以葱白一根,劈破,夹药在内,线缚住,灰火煨令香,取去线,连须带药嚼下,以温水送之。被盖出汗。

【主治】疔疮。

【宜忌】忌生醋、冷水。

53598　金蟾丸(《饲鹤亭集方》)

【组成】人参　川连各三钱　于术一两五钱　山药　陈皮各一两　茯苓　建曲　神曲各七钱　胡连　川朴　泽泻　槟榔　肉果各五钱　银胡　山楂各一钱五分　川芎　青皮　蓬术　使君子　甘草　干蟾各二钱

【用法】炼蜜为丸。每服一丸,米饮送下。

【主治】小儿疳积腹胀,食积面黄,不思饮食,发热烦渴,肌体瘦弱,并一切泻痢之症。

53599　金蟾丸(《顾氏医径》卷五)

【组成】干蟾　黄连　芜荑　芦荟　人参　甘草

【主治】肾疳,解颅鹤膝,继以甘肥失节,面黑齿血,腹泻清厥。

53600　金蟾丸(《中药成方配本》)

【组成】干蟾皮二钱　使君肉二钱　五谷虫五钱　山楂五钱　炒麦芽五钱　炒蓬莪术五钱　西砂仁五钱　青皮五钱　广皮二钱　五灵脂五钱

【用法】上为细末,和匀,用白蜜三两炼熟为丸,分做五十粒,每粒约干重一钱。每服一丸,开水化服,一日二次。

【功用】消疳祛虫。

【主治】腹中虫积,小儿疳膨。

53601　金蟾丹(《摄生众妙方》卷十)

【组成】珍珠三分　牛胆南星二钱　全蝎一钱(去头足)　僵蚕一钱五分(炒)　辰砂八分(为衣)　蟾酥一分

金银箔一分　木香七分　槟榔一钱　黑牵牛五分　甘草一钱　豆粉一钱

【用法】上为末,凉水捣为丸,如龙眼大,金银箔为衣。每服一丸,姜汤化下。

【主治】小儿诸惊风。

53602　金蟾肚(《验方新编》卷十八)

【组成】虾蟆两个(一方加砂仁一钱,胡椒一岁一粒)

【用法】放在猪肚内,好酒煮一伏时,去虾蟆,将酒肚尽吃。大便屁放自多,其肿自消。

【主治】水肿。

53603　金蟾酒(《绛囊撮要》)

【组成】大虾蟆一只

【用法】用泥裹煨熟,去泥,以大碗盛蟆,小碗盖住,冲热黄酒,再隔水煮一刻。只服酒,取汗为度。

【主治】大麻风,全身肿烂,头发眉毛俱脱落而腐烂。

53604　金蟾散(《圣惠》卷八十七)

【组成】干蟾一枚(大者;涂酥炙令焦黄)　夜明砂三枚(微炒)　胡粉三钱　丁香三七粒　桃白皮三分(剉)　椿根白皮三分(剉)　地榆三分(剉)　百合三分　诃黎勒三分(煨,用皮)　白芜荑三分(微炒)　人参三分(去芦头)　槟榔一分　川大黄三分(剉碎,微炒)　黄连三分(去须)　黄柏三分(剉)

【用法】上为细散,每服半钱,用粥饮调下,一日三次。

【主治】小儿脊疳,头大项细,四肢黄瘦,肚大胸高,毛发干竖。

53605　金蟾散(《古今医鉴》卷六引李桐峰方)

【异名】蟾砂散(《绛囊撮要》)、益欢散(《全国中药成药处方集》杭州方)、蟾香散(《全国中药成药处方集》上海方)。

【组成】大虾蟆一个　砂仁

【用法】以砂仁推入其口,使吞入腹,以满为度,用泥罐封固,炭火煅令透红,烟尽取出,候冷去泥,研末,为一服。或酒或陈皮汤送下。候撒屁多,乃见其效。

【功用】《中药制剂手册》:理脾和胃,舒气宽胸。

【主治】❶《古今医鉴》:气鼓。❷《全国中药成药处方集》(杭州方):气郁膨胀,胸腹胀满,气急难卧,二便不畅,神倦肢瘦,肚腹单胀,无论新久。

53606　金蟾散(《药奁启秘》)

【组成】干蟾皮不拘多少

【用法】研为末。银花露同蜜调敷。

【功用】消肿退毒。

53607　金蟾散(《顾氏医径》卷五)

【组成】蟾　夜明砂　桃白皮　椿根皮　地榆　诃子　槐米　粉草　大枣

【功效】消疳。

【主治】脊疳。脊热生虫,以手击其背,空若鼓鸣。

53608　金蟾膏(《鲁府禁方》卷四)

【组成】大虾蟆一个(剥去皮,另放后用)　大葱白三根

【用法】上将虾蟆身连肠,及葱捣一处如泥。敷在肿处,用虾蟆皮盖覆膏上。经宿即消。

【主治】未成鱼口横眼、疙瘩疼痛难忍。

53609　金蟾膏(《外科启玄》卷十一)

【组成】活虾蟆一个(去骨)

【用法】上捣如膏。敷在患上,留头;无头都敷上。一二日揭去,或有再一个全好。

【主治】发背疔毒。

53610 金蟾膏(《寿世保元》卷九)

【组成】生白矾末五钱 麝香一分 活虾蟆一个(去肠肚)

【用法】同捣烂如泥。敷四围,留顶出气。不过夜即愈。

【主治】痈疽发背,一切无名肿毒初起。

53611 金露丸(《局方》卷三宝庆新增方引依林巢先生方)

【组成】生干地黄(剉,焙) 贝母(去心) 紫菀(洗,去苗,剉,焙) 柴胡(去芦,剉,焙) 干姜(炮) 桂心(不见火) 人参(洗,去芦,切,焙) 防风(去芦,剉,焙) 枳壳(汤浸,去瓤,麸炒) 蜀椒(去目,炒出汗) 桔梗(洗,去芦,剉,焙) 吴茱萸(汤浸七遍) 甘草(炙) 芎藭(洗,去芦,剉,焙) 菖蒲(米泔浸一宿) 白茯苓(去黑皮,剉,焙) 厚朴(去粗皮,姜汁制) 鳖甲(米醋炙黄) 甘松(净,洗)各一两 草乌头(炮) 黄连(洗,剉,焙)各二两 巴豆(去心膜,用醋煮三十沸,焙干,取一两,不去油,煮时须亲自数三十沸,便倾出焙干,若沸过则药无力)(一方用甘遂)

【用法】上为细末,以面糊为丸,如梧桐子大。每服五丸,小儿两丸。心中痰患,姜汤送下;心痛酸,石榴皮汤送下;口疮,蜜汤送下;头痛,石膏汤葱茶送下;一切脾气,橘皮汤送下;水泻、气泻,煮陈皮饮下;赤痢,甘草汤送下;白痢,干姜汤送下;赤白痢,甘草干姜汤送下;胸膈噎闷,通草汤送下;妇人血气,当归酒送下,如不饮酒,当归煎汤送下亦得;疝气、岚气、小肠气及下坠,附子汤送下;常服及应急诸般疾患,只米饮、茶、酒、熟水任下;伤冷腹痛,酒食所伤,酒疸、黄疸,结气痞塞,鹤膝,并用盐汤、盐酒送下。

【主治】腹内积聚癥块,久患大如杯,及黄瘦宿水,朝暮咳嗽,积年冷气,时复胁下盘痛绞结,冲心及两胁,彻背连心,痛气不息,气绕脐中,状如虫咬不可忍。又治十种水气,反胃吐食呕逆,饮食多噎,五般痔瘘,腰气走注风,有似虫行,手足烦热,夜卧不安,睡语无度。又治小儿惊痫,妇人五邪,梦与鬼交,沉重不思饮食,昏昏如梦,不晓人事,欲死俱多,或歌或哭不定,月候不调,心中如狂,身体羸瘦。心中痰患,心痛酸,口疮,一切脾气,水泻、气泻、赤痢、白痢;胸膈噎闷,妇人血气,疝气、岚气、小肠气及下坠,伤冷腹痛,酒食所伤,酒疸、黄疸,结气痞塞,鹤膝。

53612 金露丸(《鸡峰》卷十一)

【组成】人参 知母 贝母 甘草各三分 乌梅肉一分 桃仁 杏仁各半分

【用法】上为细末,炼蜜为丸,如鸡头大。每服一丸,含化咽津下,不拘时候。

【主治】痰多咳嗽。

53613 金露丸(《保命集》卷中)

【组成】大黄二两 枳实五钱(麸炒) 牵牛(头末) 桔梗各二两

【用法】上为细末,烧饼为丸,如梧桐子大。每服三五十丸,食后温水送下。如常服十丸二十丸甚妙。

【主治】❶《保命集》:天行时疾,内伤饮食,心下痞闷。❷《普济方》:脾积内伤,米谷不化。

53614 金露丸(《医方大成》卷十引《汤氏方》)

【组成】厚朴二分(去皮,姜制) 柴胡(去芦) 桔梗(去芦)各一分 附子一个(炮) 大黄 紫花术(炒)各三分 干姜(炮) 川椒(去合目者) 吴茱萸各半两 白茯苓 人参(去芦) 川乌(炮) 官桂(去皮) 猪牙皂角(去皮)各二钱 菖蒲二钱

【用法】上为末,别研甜葶苈子半两,巴豆三分(去油膜),续随子半两,同前药一处,面糊为丸,如麻子大。空心服。

【主治】❶《医方大成》引《汤氏方》:小儿劳瘵,尸虫作痛,面目羸瘦,五心烦热。❷《普济方》引《杨氏宝书》:心腹胀满,癥癖气块,大如鹅卵者,及黄疸朝起呕逆,四肢沉重,上气盘结,血气冲心,膀胱两胁膨胀,背连腰痛,十种水气,五淋五痔,骨蒸顽麻,半身不遂,眉毛脱落,皮肤燥痒,常如虫行,手足烦热,夜卧惊悸,梦与鬼交,年月深远,行成劳病,尸虫鬼疰,久不能疗;及治室女经闭阻滞,血脉不通,羸瘦憔悴,不思饮食。

53615 金露丸(《普济方》卷六十二)

【组成】朱砂一钱 白矾一分(生用) 甘草半两(捣罗为末) 铅霜一钱 麝香一钱 太阴玄精一分 蛇蜕皮三条(全者,去头;以皂荚水浸一复时,晒干,炒黄)

【用法】上为末,炼蜜为丸,如皂荚子大。每服一丸,食后及夜卧时用薄绵裹,含化咽津。

【主治】尸咽喉。风热毒气上攻,咽中痒痛。

53616 金露饮

《朱氏集验方》卷五。即《鸡峰》卷十一"金露散"。见该条。

53617 金露散(《幼幼新书》卷十九引《杏氏家传》)

【组成】郁金一个(水煮五次,焙) 天竺黄 大黄(蒸三次) 干地黄 牙消各一分 甘草半两(炙)

【用法】上为细末。每服半钱,浆水调下。

【主治】积热惊掣。

53618 金露散(《幼幼新书》卷三十引《吉氏家传》)

【组成】郁金半两 甘草(剉,生)二两 滑石半钱

【用法】上为细末。每服一字,冷麦门冬熟水调下。

【主治】心脏热,口疮赤目,尿如米泔。

53619 金露散(《鸡峰》卷十一)

【组成】人参 白术各三分 五味子三分 甘草一分

【用法】上为细末。每服二钱,白汤点服,不拘时候。

【功用】❶《鸡峰》:平补气。❷《朱氏集验方》:平顺肺气。

【主治】《朱氏集验方》:咳嗽。

【备考】本方方名,《朱氏集验方》引作"金露饮"。

53620 金露散(《外科精义》卷下引《普降生灵方》)

【组成】寒水石(生用)一两五钱 黄柏一两 白及 白蔹 雄黄各二钱五分

【用法】上为细末。无根水调,以纸花子贴;或扫亦妙。

【主治】时气热毒。

53621 金露散(《景岳全书》卷五十一)

【异名】金露膏(《医级》卷八)。

【组成】天竺黄(择辛香者用) 海螵蛸(不必浸洗) 月石各一两 朱砂(飞) 炉甘石(片子者佳,煅,淬,童便七

次,飞净)各八钱

【用法】上为极细末,瓷瓶收贮。每用时旋取数分,研入冰片少许。诸目疾皆妙。

【主治】赤目肿痛,翳障诸疾。

【加减】若治内外眦障,取一钱许,加珍珠八厘,胆矾三厘(珍珠须放豆腐中蒸熟用);若烂弦风眼,每一钱加铜绿、飞丹各八厘;如赤眼肿痛,每一钱加乳香、没药各半分。

53622 金露膏(《卫生总微》卷十九)

【组成】寒水石(煅通赤)四两(研) 雄黄一两(研,水飞) 硼砂二钱(研) 甘草末四钱 脑子一字(研)

【用法】上拌匀,炼蜜为丸,如梧桐子大。食后含化一丸。

【主治】小儿咽喉肿痛塞闷。

53623 金露膏(《卫生宝鉴》卷十)

【组成】淄州黄丹 蕤仁(捶碎)各一两 黄连半两 蜜六两

【用法】上先将黄丹铁锅内炒紫色,入蜜搅匀,下长流水四升,以嫩柳枝五七条,把定搅之;次下蕤仁,滚十数沸;又下黄连,以柳枝不住手搅,熬至二升,笊篱内倾药在纸上。慢慢滴之,无令尘污。

【功用】除昏退翳,截赤定痛。

【主治】一切眼病。

【加减】如有瘀肉,加硇砂末一钱,上火煨开,入前膏子内。

53624 金露膏

《医级》卷八。为《景岳全书》卷五十一"金露散"之异名。见该条。

53625 金髓丸

《圣济总录》卷一七三。即《医心方》卷二十五引《侯水镜图》"金髓散"改为丸剂。见该条。

53626 金髓丸(《圣济总录》卷一八六)

【组成】羊脊骨一条(去肉,以硇砂末半两,酽醋一碗,化硇砂令匀,涂脊骨上,慢火炙,醋尽骨酥为度,焙,别为末) 牛膝(酒浸,切,焙)一两 京三棱(炮,剉)一两半 附子(炮裂,去皮脐) 茴香子(炒) 楮实各一两 桂(去粗皮) 石斛(剉)各一两半

【用法】上八味,除羊骨、硇砂外,余为末。同前末拌匀,酒煮面糊为丸,如梧桐子大。每服二十丸至三十丸,空心温酒送下。

【功用】补虚冷,固元藏,消脾胃久积。

53627 金髓丹

《普济方》卷二三○。即《圣惠》卷二十八"神效金髓丹"。见该条。

53628 金髓散(《医心方》卷二十五引《侯水镜图》)

【组成】黄连一两(宣州者,为末,用鸡子一个取清,和连末作饼子,炙,焙) 石中黄一分 禹余粮 麝香 朱砂各少许 乌头二个(生,去脐尖肉) 豆蔻一个 诃子二个(去核) 金牙石一分

【用法】上为散。每服一岁儿一字,五岁一钱,空心以米饮调下。

【主治】小儿急疳痢,泻不止,或脓或血,或青或黄,发作穗,或头发坠落,鼻干咬指,吃麸炭,吃壁土。

【宜忌】忌热物。

【备考】本方改为丸剂,名"金髓丸"(见《圣济总录》卷一七三)。

53629 金髓煎(《寿亲养老》卷四)

【异名】金水煎(《遵生八笺》)。

【组成】枸杞子不拘多少

【用法】逐日旋采,摘红熟者,去嫩蒂子,拣令洁净,便以无灰酒,于净器中贮之;须是瓮,用酒浸,以两月为限,用蜡纸封闭紧密,无令透气,候日数足,滤出,于新竹器内盛贮,旋于沙盆中研令烂细,然后以细布滤过,候研滤皆毕,去滓不用,即并前渍药酒,及滤过药汁搅匀,量银锅内多少升斗,作番次慢火熬成膏,切须不住手用物搅,恐粘底不匀,候稀稠得所,然后用净瓶器盛之,勿令泄气。每服二大匙,早晨温酒送下,夜卧服之。

【功用】身轻气壮,积年不废,可以延寿。

53630 金不换丸(《普济方》卷一五九引《经验良方》)

【组成】天南星(半炮半生) 半夏(半炮半生) 白矾(半生半枯) 皂角(半烧存性,半生去皮)各等分

【用法】上为末,生姜汁煮糊为丸。每服二十丸,淡姜汤送下。

【功用】化痰止嗽。

【主治】大人、小儿经久寒嗽。

53631 金不换丸(《普济方》卷三三一)

【组成】当归半两 熟地黄一两 川白芷半两 五倍子一两 白石脂(煅)六两 禹余粮半两(煅七次,用醋浸) 赤石脂(煅)一钱 龙骨(煅)六两 熟艾一两 附子七钱

【用法】上为细末,醋糊为丸。每服二十丸,用艾叶煎酒送下,米饮亦得。

【主治】妇人子宫虚愈;或服冷药过多,致令赤白带下,淋沥不止;或产后用力过多,阴门突出不收,一应不正之疾。

【加减】虚,加附子一个。

53632 金不换散(《普济方》卷三二○引《圣惠》)

【组成】罂粟壳七钱(去项蒂,蜜炙) 白术一钱 款冬花一钱 陈皮一钱(去白) 黄连一分半

【用法】上为末,作五服。水一盏半,生姜三片,乌梅一个,煎至七分,温服。

【主治】诸嗽。

53633 金不换散(《杨氏家藏方》卷十六)

【组成】当归(洗,焙) 乌龙尾(灶屋上垂尘是也) 飞罗面各半两 朱砂二钱(别研)

【用法】上为细末。每服二钱,烧秤锤通红投酒中,食前用此酒调下。

【主治】妇人冲任脉虚,血海暴崩,淋漓不断。

53634 金不换散(《妇人良方》卷六)

【异名】金不换正气散(《校注妇人良方》卷六)。

【组成】罂粟壳半两(制) 杏仁(制) 甘草各三钱 枳壳四钱

【用法】上咬咀。每服三钱,水一盏半,生姜三片,乌梅半个,煎至八分,食后临卧渐渐热服。

【主治】男子女人肺胃虚寒,久嗽不已,喘促满闷,咳嗽涎盛,腹胁胀闷,腰背倦痛。或虚劳冷嗽,咳唾红痰,及年远日近,一切喘疾,诸药不效者。

53635 金不换散《普济方》卷三三五）

【组成】三棱 莪术（并细研） 巴豆（去皮）各一两

【用法】上以酸醋一碗，熬醋成膏为度。先将糠固济一罐子，阴干后，将药并醋膏一处置罐子中，外用泥裹，以平瓦子一片盖之，用炭火煅五七遍，常看守，却候烟烟出，即取出看，通黑则止，不得烧过了，便入乳钵内细研为末。每服一钱，炒生姜酒调下。

【主治】妇人血气刺痛不可忍者。

53636 金不换膏《北京市中药成方选集》）

【组成】川芎五钱 牛膝五钱 生草乌五钱 香附五钱 红花五钱 橘皮五钱 续断五钱 麻黄五钱 桑枝五钱 细辛五钱 防风五钱 羌活五钱 五加皮五钱 山药五钱 白芷五钱 清风藤五钱 远志五钱 桃仁五钱 白蔹五钱 何首乌（生）五钱 天麻五钱 熟地五钱 当归五钱 生杜仲五钱 桃枝五钱 威灵仙五钱 连翘五钱 穿山甲（生）五钱 乌药五钱 苍术五钱 赤芍五钱 独活五钱 槐枝五钱 荆芥穗五钱 蜈蚣五分 榆枝五钱 僵蚕五钱 苦参五钱 金银花五钱 柳枝五钱 大风子五钱 大黄五钱 生川乌五钱

【用法】上药酌予碎断，用香油二百四十两炸枯，过滤去滓，炼至滴水成珠。入黄丹一百两搅匀成膏，取出浸入水中去火毒后加热熔化。另兑血竭六钱，乳香六钱，没药六钱，樟脑六钱，轻粉六钱，五味共为细粉。每二百四十两膏油兑以上细粉搅匀摊贴。大张油重六钱，中张油重四钱五分，布光。微火化开贴患处。

【功用】散风，活血，止痛。

【主治】手足麻木，腰腿疼痛，跌打损伤，闪腰岔气。

53637 金不换膏《全国中药成药处方集》天津方）

【组成】当归 独活 秦艽 苍术 白芷 生杜仲 羌活 生川乌 干姜 良姜 荆芥 防风 生草乌 川芎 玄参 生地各一两五钱 甘草七钱 麻黄六钱 生山甲七钱

【用法】上用香油十五斤，炸枯去滓滤净，炼至滴水成珠，再入章丹九十两搅匀成膏。每膏药油十五斤兑肉桂面一两五钱，麝香五分，乳香面一两，没药面二两，血竭面五钱，樟脑一两，海螵蛸面（去壳）五钱，煅龙骨面六钱搅匀。每大张净油一两，小张净油五钱，贴患处。

【功用】散风活血，强筋壮骨。

【主治】受风受寒，四肢麻木，腰腿酸痛，跌打损伤，伤筋伤骨，筋骨疼痛。

53638 金不换膏《全国中药成药处方集》沈阳方）

【组成】栀子 防风 良姜 海风藤 灵仙 牛膝 熟地 桃仁 柴胡 白鲜皮 全虫 枳壳 白芷 甘草 黄连 细辛 白芍 玄参 猪苓 前胡 麻黄 桔梗 僵蚕 升麻 地丁 大黄 木通 橘皮 川乌 生地 香附 双花 知母 薄荷 当归 杜仲 白术 泽泻 青皮 黄柏 杏仁 黄芩 穿山甲 蒺藜 天麻 苦参 乌药 羌活 半夏 茵陈 浙贝 加皮 续断 山药 桑皮 白及 苍术 独活 荆芥 芫花 藁本 连翘 远志 草乌 坤草 五倍子 天南星 何首乌 大风子各一两

【用法】香油十斤熬枯去滓，滴水成珠时再入黄丹五斤，乳香、没药、血竭、轻粉、樟脑、龙骨、海螵蛸、赤石脂各一

两，梅片五钱，麝香五钱，为细末，另兑搅匀。随证按穴摊贴之。

【功用】舒筋通络，驱风散寒，调经止痛。

【主治】腰痛瘫痪，关节疼痛，麻痹不仁，心腹诸痛，男子遗精，女子带下，虚冷泄泻，月经崩漏，疟疾，疝气，偏正头痛，寒湿脚气。

53639 金不换膏《中医伤科学讲义》）

【组成】川乌 草乌各六钱 苦参 皂角各五钱 大黄一钱 当归 白芷 赤芍 连翘 白及 白蔹 木鳖子 乌药 肉桂 五灵脂 穿山甲 两头尖 羌活 透骨草各八钱 槐枝 桑枝 桃枝 柳枝各四寸 香油二斤八两 炒黄丹一斤四两 乳香 没药各一两 麝香二分 苏合香油二钱

【用法】制成膏药，贴患处。

【主治】跌打损伤，气血凝滞，筋骨酸痛。

53640 金牙石汤《圣济总录》卷五十八）

【组成】金牙石（捣碎，研） 厚朴（去粗皮，涂生姜汁炙熟） 石菖蒲各一两半 贝母（煨，去心）一两 乌梅（去核，微炒） 葶苈子（炒，别捣如膏）各三分 桂（去粗皮） 高良姜 菟丝子（酒浸二宿，晒干，微炒，别捣）各半两

【用法】上九味，先捣八味为粗末，次入金牙石再研匀。每服三钱匕，水一盏，加大枣二枚（去核）煎七分，去滓，早晚食前温服。

【主治】消渴，小便浓浊如面汁，此为肾冷。

53641 金牛眼药《成方制剂》20册）

【异名】金牛眼药散。

【组成】珍珠8克 麝香8克 熊胆8克 朱砂25克 珊瑚40克 琥珀40克 硼砂55克 冰片240克 炉甘石（煅）800克

【用法】上为极细末，每瓶装（1）0.4克，（2）0.75克。用玻璃棍蘸冷开水，蘸药少许，点入眼角，一日2～3次。

【功用】清热，退翳，明目。

【主治】暴发火眼，眼眩赤烂，砂眼，迎风流泪及宿翳等外障眼病。

53642 金丝膏药《冯氏锦囊·杂症》卷七）

【组成】当归 川芎 苍术 香白芷 赤芍药 木鳖子 大黄 草乌头各五钱 香油四两 沥青半斤 松香半斤 乳香（另研） 没药（另研）各二钱五分

【用法】前八味同香油四两熬，去滓；沥青、松香看熬软硬，冬软些，夏硬些；乳香、没药摊时用之。

【主治】打扑伤损，闪肭疼痛，风湿气痛。

53643 金老鼠屎

《疡科纲要》卷下。为原书同卷"万应锭"之异名。见该条。

53644 金光明丹

《元和纪用经》卷三十八。为原书同卷"光明丹"之异名。见该条。

53645 金刚骨丸

《御药院方》卷八。为《圣惠》卷四十四"狗脊丸"之异名。见该条。

53646 金朱饮子《幼幼新书》卷五引《惠眼观证》）

【组成】川郁金（判碎，皂荚水煮干，细者如胆肚极佳）

天竺黄　甘草（炙）　牙消（别研）各半两　朱砂一分（研）蝉壳十四个（水浸，去土）　麝香少许

【用法】上为末。每服半钱至一钱，以蜂糖熟水调下。

【功用】除烦退热。

【主治】小儿惊风，壮热，伤寒伏热，上焦虚热，重舌，口鼻生疮疹，致赤眼。

53647　金灯照眼（《古今医鉴》卷十五）

【组成】白锡一钱（煎化，入水银）　水银一钱　乳香　没药　白丁香　辰砂　线香　轻粉各三钱　自然铜一钱　麝香三分

【用法】上药各为细末，将皮纸卷条，每条七分，用香油润湿，燃灯，照眼观灯，口含凉水，灯用帽匣盛之。先要服通圣散十剂，照后亦要服十数服。

【主治】杨梅疮。

【加减】如疮疼，宜服乳香、没药各五分，研末调酒服。

53648　金汞灵丹（《续易简》卷四）

【组成】金箔二钱半（以火煅过，用法酒淬五十次为度，细剪如丝）　水银半两　辰砂半两　好硫黄一两　自然铜四两（捣为末，用锅子一个盛之，瓦盖不封，于地炉内以炭一秤煅之，火尽放冷，取出研细，水飞候干，却同四味一处入乳钵内，研如面细，不见水银星子为度）　生犀角半两　羚羊角三分（并镑）　干蝎（炒）　白僵蚕（炒，去丝）　天南星（炮，去皮脐）　藿香叶各半两　白花蛇三两（法酒浸软，去皮骨，焙干秤）　乌蛇三两（法酒浸软，去皮骨，焙干秤）　官桂一两　白术　白芷　川芎　破故纸（炒）　葫芦巴（炒）白附子（炒）　荜澄茄　羌活（去芦）　当归（炒，一云酒浸）牛膝（酒浸一宿，焙干）　防风（去芦）　鹿茸（火燎去毛，切片涂酥炙）各三分　附子（炮，去皮脐）　川乌（炮，去皮尖）各一两一分　沉香半两　天麻一两半　木香三钱三分　安息香半两（别研）

【用法】上为末，却连前五味末拌和，入安息香膏搜和，再入白中杵五百下，每一两作十丸。每服一丸，空心细嚼，温酒送下，一日三次。如中风数年不能步履，服至十丸复旧；新得中风，至三服可无事；常服半丸。

【功用】滋养五脏，补益真元，通流关节，祛逐风邪，强健筋骨，壮者不老。

【主治】卒暴中风，奄忽不省，手足蝉曳，口面㖞斜，舌强痰盛，搐搦战掉，或角弓反张，目睛直视，口噤闭绝。

53649　金花子散（《医级》卷九）

【组成】金花子五钱　四物汤一剂

【用法】煎服，于经后日服之。

【主治】体弱不欲孕者。

【备考】本方服后，即不受胎。如体渐实，仍可受孕，故佳。

53650　金杏煎丸（《幼幼新书》卷十六引《灵苑方》）

【异名】杏仁煎丸（《圣济总录》卷一七五）。

【组成】杏仁四十九个（去皮尖，生研）　瓜蒌（大者）一枚　不蛀皂角一锭（捶碎）　生百部一两（三味各用水授捣碎，绞取浓汁，入银器内，慢火熬成膏，入后药）　牵牛子（捣为末）一两　木香半两（为细末）

【用法】上为丸，如绿豆大。每服五丸至七丸，用糯米饮下。

【主治】小儿咳嗽。

53651　金两黄散（《卫生总微》卷一）

【组成】川黄连（去须，为末）一分　胡粉一钱（研）　龙骨一钱（煅红，研）

【用法】上为细末。每用少许敷之，时时用。

【主治】小儿脐疮不愈，因风传变，欲为撮口，或为发痫者。

53652　金沙益散（《幼科指掌》卷三）

【组成】真川郁金　海金沙各二钱

【用法】上为末。每服一钱，灯心汤调服，加六一散三钱。

【主治】小儿乳伤脾胃，致使清浊不分，尿如白浊者。

53653　金鸡舌散（《准绳·疡医》卷三）

【组成】金鸡舌根

【用法】磨酒服；或磨半泔半醋暖涂之。

【主治】病茧，手指节结毒，焮赤肿痛，又名蛇节疔。

53654　金鸡胶囊（《成方制剂》16册）

【组成】穿心莲　功劳木　鸡血藤　金樱根　两面针千斤拔

【用法】上制成胶囊剂，每粒装 0.35 克。口服，一次 4粒，一日 3 次。

【功用】清热解毒，健脾除湿，通络活血。

【主治】附件炎、子宫内膜炎、盆腔炎属湿热下注证者。

【宜忌】孕妇慎用。

【备考】本方改为颗粒剂，名"金鸡颗粒"（见原书同册）。

53655　金枣仙方

《串雅外编》卷三。为《保命集》卷三"枣变百祥丸"之异名。见该条。

53656　金果含片（《中国药典》2010 版）

【组成】地黄　玄参　西青果　蝉蜕　胖大海　麦冬南沙参　太子参　陈皮

【用法】上制成片剂，每片重 0.55 克。含服，一小时 2～4 片，一日 10～20 片。

【功用】养阴生津，清热利咽。

【主治】肺热阴伤所致的咽部红肿、咽痛、口干咽燥；急、慢性咽炎见上述征候者。

53657　金沸草汤

《医学纲目》卷十七。为《博济》卷一"金沸草散"之异名。见该条。

53658　金沸草汤（《郑氏家传女科万金方》卷二）

【组成】金沸草　橘红　官桂　人参　桔梗　白芍半夏（少用）　细辛　赤茯苓

【用法】水煎服。

【主治】胎前有痰，呕逆不定。

53659　金沸草汤（《医略六书》卷十八）

【组成】金沸草一钱半（绢包）　嫩前胡一钱半　北细辛五分　荆芥穗一钱半　法半夏　白通草一钱半　生甘草八分　鲜生姜二片　细白葱一根

【用法】水煎，去滓温服。

【主治】伤风，鼻塞声重，发热咳嗽，痰多脉弦者。

【方论选录】肺受风邪，清阳不能发越，故发热痰多，鼻

塞声重而咳嗽不止焉。脉弦为风邪挟痰饮之象，金沸、前胡消痰理咳嗽，荆芥、通草通窍散风湿，细辛搜水气，半夏化痰涎，生草和中以缓逆气也。加生姜散表，白葱通阳，俾风邪外解则发热自除而鼻塞无不通，痰嗽无不止矣。此疏风化痰之剂，为伤风咳嗽痰多之专方。

53660　金沸草汤《医略六书》卷三十)

【组成】金沸草一钱半(绢包)　麻黄八分(炒)　赤芍八分(醋炒)　杏仁二钱(去皮)　五味五分　茯苓一钱半　甘草五分

【用法】水煎，去滓温服。

【主治】产后感风咳嗽，脉浮者。

【方论选录】产后感冒风邪，不能随时解散而入舍于肺，故肺络不清，咳逆不止焉。金沸草解散风邪以理咳，炒麻黄开发肤腠以逐邪，赤芍利营破血，杏仁降气疏痰，茯苓渗湿清治节，五味敛肺生津液，甘草缓中以和药也。水煎温服，使风邪解则肺络清和而肺气自顺，何有咳逆不已哉。

53661　金沸草散《博济》卷一)

【异名】金沸草汤(《医学纲目》卷十七)

【组成】荆芥穗四两　旋覆花三两　前胡三两　半夏一两(洗净，姜汁浸)　赤芍药一两　麻黄(去节)三两　甘草一两(炙)

【用法】上为末。每服二钱，水一盏，加生姜、大枣，同煎至六分，热服。如汗出并三服。

【主治】伤寒感冒，发热恶寒，无汗恶风，肢体疼痛，鼻塞声重，咳嗽不已，痰涎不利，胸膈满闷；及外感风寒，齿浮，舌肿，牙痛。

❶《博济》：伤寒壮热，风气壅盛，头目心胸不利，妇人血风潮发，丈夫风气上攻，状如中脘有痰，令人壮热，头疼项筋紧急，时发寒热，皆类伤风，有寒气则出汗，如风盛则解利。❷《局方》：头目昏痛，颈项强急，往来寒热，肢体烦疼，胸膈满闷，痰涎不利，咳嗽喘满，涕唾稠粘，及时行寒疫，壮热恶风。❸《三因》：风寒伤于心脾，令人憎寒发热，齿浮牙痛。

【宜忌】《医学入门》：煎液用细绢滤过，免毛射肺，致咳嗽不已。

【方论选录】《医林纂要》：金沸草咸苦微辛，其花午开子落，与半夏意同而轻浮，上入于肺，苦能泄热气，咸能化痰结，辛能行痰湿，凡痰饮之逆于肺者，此能降而泄之；前胡甘苦微辛，能降泄高亢之气，而疏畅下行之滞，主下气行痰；麻黄以大开腠理而泄其风；荆芥味苦而性上浮，祛头面之风，去经隧之湿，此方盖以此为君药，以兼去风痰，诸药亦随以上升于肺，而后乃降而下坠其痰也；赤芍药酸于泻肝敛阴，且监麻黄之过散，用赤者以行水分收痰湿也；轻用半夏者，以风则夹相火也，然必用之者，非此不足以通滞行痰也。金沸草轻虚，此以行于下所以助之；甘草以厚脾土，以缓肝急。

【临床报道】❶舌肿：《三因》辛未年，有人患舌肿如吹，满塞其中，粥药不入，其势甚危。大煎一剂，乘热以纸笼气，熏之遂愈。❷牙疼：《三因》一妇人牙疼，治疗不愈，致口颊皆肿，亦以此药熏漱而愈。

【备考】《三因》本方用法：每服四大钱，水一盏半，姜七片，枣二个，煎七分，去滓，漱口，吐一半，吃一半。

53662　金沸草散《活人书》卷十七)

【组成】前胡三两　荆芥四两　半夏一两(洗净，姜汁浸)　赤芍药二两　细辛一两　甘草(炙)一两　旋覆花三两

【用法】上为末。每服二钱，水一盏，加生姜五片，大枣一枚，同煎至六分，去滓热服，未知再服。

【主治】伤寒中脘有痰，令人壮热，头痛，项筋紧急。

【方论选录】《医方集解》：此手太阴药也。风热上壅，荆芥辛轻发汗而散风；痰涎内结，前胡、旋覆消痰而降气，半夏燥痰而散逆；甘草发散而和中；茯苓行水；细辛温经；盖痰必挟火而兼湿，故下气利湿而证自平。茯苓用赤者，入血分而泻丙丁也。

【备考】方中赤芍药，《医方集解》引作"赤茯苓"。

53663　金沸草散《普济方》卷一六五引《鲍氏方》)

【组成】荆芥四两　旋覆花　前胡　麻黄各三两　甘草　半夏　赤芍药　细辛　五味子　杏仁各一两半

【用法】上为散。每服三钱，加生姜三片，大枣一枚煎服。

【主治】热多，头目昏重，痰涎壅塞，大便坚而渴。

53664　金沸草散《普济方》卷三八七)

【组成】荆芥穗一两　麻黄(去节)　北柴胡　旋覆花各五钱　半夏(汤泡)　赤芍药　甘草各二钱半

【用法】上剉。加生姜、桑白皮煎，食后服。

【主治】伤风，鼻塞流涕，痰壅热嗽。

53665　金沸草散《伤寒全生集》卷二)

【组成】金沸草　荆芥　前胡　麻黄　半夏　桂枝　干姜　五味　甘草　细辛　杏仁　枳壳　桔梗

【主治】冷痰哮喘，冷而淋背，多吐冷沫，舌上白苔。

【加减】喘甚，加姜汁磨木香汁半杯。

53666　金沸草散《便览》卷二)

【组成】旋覆花(去梗)一两　荆芥穗四两　麻黄(去节)　杏仁(不去皮尖)　甘草(生)　赤芍一两　半夏(姜制)一两

【用法】上药每服五钱，加生姜三片，大枣一枚，水煎服。

【主治】感冒寒邪，鼻塞声重，咳嗽不已；肺经受风，头目昏痛，咳嗽声重，涕唾稠黏；时行寒疫，壮热恶风，或头痛身痛。

53667　金沸草散《济阳纲目》卷六十一)

【组成】旋覆花二钱　前胡　赤芍药(煨)　山栀　桑白皮(炒)　荆芥穗　黄芩　橘红各一钱　甘草五分　阿胶

【用法】上剉散。水煎，食远服。

【主治】热嗽有血。

【加减】痰盛，加瓜蒌、贝母。

【备考】方中阿胶用量原缺。

53668　金沸草散《四明心法》卷三)

【组成】金沸草　前胡　麻黄　荆芥穗　黄芩　甘草

【用法】生姜、大枣为引，水煎服。

【主治】咳嗽初起。年壮力盛既久亦可用。

53669　金沸草散《治疫全书》卷四)

【组成】旋覆花　前胡　细辛　荆芥　赤苓　甘草　杏霜

【用法】生姜、大枣为引,水煎服。

【主治】风温,咳嗽多痰,上气喘促。

53670 金沸草散(《麻症集成》卷四)

【组成】金沸草 前胡 黄芩 枳壳 桔梗 赤芍 荆芥 橘红 麻黄 甘草

【用法】加生姜水,煎服。

【主治】肺伤风,头目昏痛,咳嗽多痰。

53671 金宝神丹(《杨氏家藏方》卷五)

【组成】青礞石半斤(捣罗过,用消石二两细研于坩埚内,铺头盖底按实,用圆瓦覆口,用炭二十斤煨之,取出,入赤石脂二两同研极细)

【用法】上药滴水为丸,如小鸡头子大;候干,再入坩埚内,用少火煅红收之。每有虚冷病服一丸至二三丸,空心温水送下,以少食压之;久病泄深,加至五七丸,或十丸亦不妨。

【主治】诸积痞块,攻刺心腹,下痢赤白;及妇人崩中漏下,一切宫冷之疾;饮食过多,脏腑滑泄,久积久痢。

53672 金草药方(《秘传大麻风方》)

【组成】桑叶 桃枝 枫枝 槐枝 柳枝 松枝 苦参各四两

【用法】煎汤熏洗。逐日用之。

【主治】麻风,肺金受病,其色白,初起粉色,眉毛先落,面若虫行,遍身起癣如鳞。

【加减】冬时可加枳壳、忍冬藤。

53673 金荞麦片(《成方制剂》19册)

【组成】金荞麦

【用法】制成片剂。口服,一次4~5片,一日3次。

【功用】清热解毒,排脓祛瘀,祛痰止咳平喘。

【主治】急性肺脓疡、急慢性气管炎、喘息型慢性气管炎、支气管哮喘及细菌性痢疾,症见咳吐腥臭脓血痰液或咳嗽痰多,喘息痰鸣及大便泻下赤白脓血。

53674 金面花儿(《普济方》卷三八一)

【组成】巴豆不论多少(碎) 黄丹少许(研)

【用法】摊在小纸花上,贴在眉上。

【主治】小儿口疳。

53675 金星鳝散(《圣济总录》卷七十七)

【组成】金星鳝(醋炙) 白矾 铅丹各半两

【用法】上为散。每服二钱匕,食前米饮调下。

【主治】久痢。

53676 金钥匙散

《宣明论》卷十三。为原书同卷"六合散"之异名。见该条。

53677 金钥匙散(《济阴纲目》卷十四)

【组成】滑石 蒲黄各等分

【用法】上为细末。每服二钱,酒调下。

【主治】产后大小便不通,腹胀。

53678 金疮粉散(《外台》卷二十九引《千金》)

【组成】石灰 地菘苗 细辛 旋覆根 葛叶 猪膏 青蒿 麦门冬苗 益母苗不拘多少(切)

【用法】上药捣取汁,和石灰作饼子,晒干,末如粉。以敷伤疮上。

【功用】止血,止痛,生肌,辟风水,续筋骨。

【主治】金疮。

53679 金疮膏药(《慈幼新书》卷十一)

【组成】生猪油四两 芸香 樟脑各二两 白及(炒)一两 儿茶 轻粉 乳香 没药各一钱

【用法】上各为细末,将油熬化,放入白及、芸香,次入樟脑,取起候冷,再入乳、没、儿茶,冷极方下轻粉成膏。凡遇创时血流未止,即便敷上扎定,微痛片时即愈。

【主治】跌扑刀剪所伤,臁疮湿疮破者。

53680 金莲子散

《普济方》卷八十六引《医方集成》。为《局方》卷七(续添诸局经验秘方)"汤泡散"之异名。见该条。

53681 金莲饮子(《奇效良方》卷六十四)

【组成】防风 甘草(炙) 连翘 柴胡(去芦) 山栀子各半两

【用法】上为末。每服二钱,用水六分,煎至三分,食后服。

【主治】小儿蕴积壮热,赤眼,口疮,心烦躁闷,咽干多渴,潮热不止。

53682 金铃子丸(《局方》卷五淳祐新添方)

【组成】金铃子(去核,炒)四两 益智仁 胡芦巴(炒) 石菖蒲 破故纸(炒) 茴香(微炒) 巴戟(去心)各二两 木香 白茯苓(去皮) 陈皮(去白)各一两

【用法】上为末,酒煮面糊为丸,如梧桐子大。每服五十丸,盐汤、温酒任下。

【主治】肾气发动,牵引疼痛,脐腹弦急,攻冲不定。

53683 金铃子丸(《朱氏集验方》卷三)

【组成】茴香 川楝子半两(每个作四片,用巴豆肉四十九粒炒焦为度,不用巴豆) 破故纸 胡芦巴(炒)各二两

【用法】上为细末,酒糊为丸。每服三十丸,细嚼胡桃仁三个,热葱酒送下;常服,盐酒吞下亦可。

【主治】膀胱小肠疝气,脐腹苦痛。

53684 金铃子丸(《袖珍》卷二引《澹寮》)

【组成】川楝子五两(剉,作五分制,一分用斑蝥一个,去头翅同炒,去斑蝥;一分用茴香三钱,盐半钱,炒熟去盐留茴香入药;一分用黑牵牛三钱同炒,去牵牛;一分用破故纸三钱同炒,留故纸入药;一分用萝卜子一钱同炒,去萝卜子)。

【用法】上将楝子去核,同破故纸、茴香焙干为末,酒糊为丸,如梧桐子大。每服三十丸,温酒空心送下。

【主治】钓肾气,膀胱偏坠,痛不可忍者。

53685 金铃子丸

《得效》卷十二。为《直指小儿》卷四"川楝丸"之异名。见该条。

53686 金铃子丸(《普济方》卷一五六)

【组成】金铃子肉 胡芦巴一两 破故纸一两 草薢一两 小茴香三两 苍术二两 附子一个

【用法】上为细末,酒打面糊为丸,如梧桐子大。每服五十丸,空心温酒送下。

【主治】腰脚痛,小肠脚气等疾。

【备考】方中金铃子肉用量原缺。

53687 金铃子散(《袖珍》卷二引《圣惠》)

【异名】金铃散(《杂病源流犀烛》卷十一)。

【组成】金铃子 玄胡各一两

【用法】上为末。每服二三钱,酒调下,温汤亦可。

【功用】行气疏肝,活血止痛。

【主治】热厥心痛;肝气郁热之胃脘、胸胁痛,疝气疼痛;妇女经行腹痛,其痛时发时止,口苦,舌红苔黄,脉弦数。

❶《袖珍》引《圣惠》:热厥心痛,或作或止,久不愈者。❷《杂病源流犀烛》:二维病。❸《中医大辞典·方剂分册》:肝气郁滞,气郁化火而致的胃脘、胸胁疼痛,疝气疼痛及妇女经行腹痛。❹《方剂学》:肝郁有热,心腹胁肋诸痛,时发时止,口苦,舌红苔黄,脉弦数。

【宜忌】《江西中医药》:孕妇胃痛忌用,其他如胆结石及肝脉病,胃溃疡穿孔等均非本方适应证。

【方论选录】❶《古方选注》:金铃子散,一泄气分之热,一行血分之滞。《雷公炮炙论》云:心痛欲死,速觅延胡。洁古复以金铃治热厥心痛。经言:诸痛皆属于心,而热厥属于肝逆,金铃子非但泄肝,功专导去小肠膀胱之热,引心包相火下行,延胡索和一身上下诸痛。时珍曰:用之中的,妙不可言。方虽小制,配合存神,却有应手取愈之功,勿以淡而忽之。❷《谦斋医学讲稿》:本方主治肝气肝火郁滞,胁痛,少腹胀痛。方仅两药,用量相等,而以金铃子为名,说明以疏肝气、泄肝火为主。金铃子只能走气分,并且偏于苦寒,配合延胡辛温活血,亦能行气止痛。❸《方剂学》:本方所治诸痛,乃由肝郁气滞,气郁化火所致。方中用金铃子疏肝气,泄肝火,为君药。玄胡行气活血,为臣使药。二药相配,气行血畅,疼痛自止,为气郁血滞而致诸痛的常用基本方剂。

【临床报道】❶慢性胃炎、胃溃疡:《中西医结合杂志》[1991,(3):180]用本方加减:川楝子粉0.5克,元胡粉0.5克,醋酸洗必泰0.2克。上药混合均匀装入胶囊为1次量。每日3次,饭前口服,4周为1疗程。治疗幽门弯曲菌感染性慢性胃炎、溃疡病60例,其中慢性胃炎40例。结果:治疗后经纤维胃镜检查,溃疡面全部愈合;慢性胃炎炎症消失28例,明显减轻12例。CP检查转阴58例,转阴率为96.7%。❷胃脘痛:《实用中医内科杂志》[2008,22(3):34]用金铃子散加味治疗肝郁气滞型胃脘痛104例。结果:治愈80例,好转22例,未愈2例,总有效率98%。

【现代研究】❶失笑散与金铃子散镇痛作用的比较:《中国实验方剂学杂志》[1999,5(3):12]用实验药理学方法,观察金铃子散和失笑散对冰醋酸、热板和甲醛-足跖炎性疼痛反应的影响。结果表明,金铃子散对冰醋酸以及甲醛-足跖炎性疼痛反应(F、S相)均有显著抑制作用,但对热刺激疼痛反应的抑制作用没有统计学差异。失笑散对冰醋酸、热板以及甲醛-足跖炎性疼痛的F相反应有显著抑制效果,但对甲醛-足跖炎性疼痛的S相反应则无显著抑制效果。❷金铃子散分煎与合煎的药效学比较:《中国中医药信息杂志》[2005,12(9):19]结果显示:金铃子散分煎与合煎都能明显减少小鼠醋酸所致扭体反应次数,提高小鼠痛阈值,具有良好的镇痛作用,且呈现剂量依赖性;分煎与合煎都有明显的抗炎作用,并能明显降低醋酸致小鼠腹腔毛细血管的通透性增高。❸抗炎作用:《中药药理与临床》[2008,24(3):1]结果:金铃子散对大鼠足肿胀、小鼠耳肿胀有显著抑制作用,能明显减少气囊炎性渗液中PGE₂、IL-6、NO,对气

囊模型大鼠血清皮质醇含量无明显影响,金铃子散药物血清和延胡索乙素能明显抑制激活的PMN化学发光。认为金铃子散有明显的抗炎作用,其抗炎作用机制部分在于抑制PGE₂、NO、IL-6的产生,抑制PMN产生氧自由基,但与影响下丘脑-垂体-肾上腺皮质轴无关。

53688 金铃子散(方出《证类本草》卷十四引《经验方》,名见《济生》卷三)

【组成】金铃子一百个(汤温浸过,去皮;用巴豆二百个捶微破,麸三升,同于铜铫内炒金铃子赤熟为度,放冷取出,麸、巴豆不用)

【用法】去核,为末。每服三钱,热酒、醋汤调下,不拘时候。

【主治】❶《证类本草》:丈夫本脏气伤,膀胱连小肠等气。❷《奇效良方》:七疝,寒注下焦,小腹引外肾疼痛,大便多闭。

53689 金铃子散(《杨氏家藏方》卷十)

【组成】金铃子肉四十九枚(剉碎如豆大,不令研细,用巴豆四十九枚,去皮不令碎,与金铃子肉同炒至金铃子深黄色,不用巴豆) 茴香一两(炒)

【用法】上为细末。每服二钱,食前温酒调下。

【主治】膀胱疝气,闭塞下元,大小便不通,疼痛不可忍者。

53690 金铃子散(《朱氏集验方》卷三)

【组成】川楝子一两(净) 斑蝥十四个(去头翅足) 巴豆十四个(去壳并心,劈开作两片)

【用法】上二味同川楝肉于银石瓦器内慢火炒,令川楝肉带微黄焦色,取去斑蝥、巴豆二药不用,只将川楝子肉别安之一处,外用茴香三钱,重和前川楝子肉,用盐合炒令香,并前川楝子碾为细末。每服二钱匕,空心温酒调下。若脏腑微利,痛即愈。病久而甚,不过三服。服后仍用安肾丸、沉香荜澄茄散吞服,以补其虚,则其疾永不作矣。

【主治】膀胱疝气,小肠偏坠,小腹撮痛,发则欲死,诸所不治者。

【宜忌】病退即止,不可过剂。

53691 金铃子散(《万氏女科》卷三)

【组成】川楝(去核) 小茴(炒) 破故纸 桂心 木香(汁)各一钱

【用法】加生姜为引,入木香汁,水煎。食前热服。

【主治】产时寒气客于子门,入于小腹;或坐卧不谨,使风冷之气,乘虚而入,此疝也。但不能胀,且无形影。

53692 金陵草煎(《普济方》卷五十)

【组成】金陵草一秤(六月以后收采,拣择无泥土者,不用洗,须青嫩不杂枝梗者)

【用法】烂捣研,新布绞取汁,又以绢纱滤,令泽尽;内通油器钵盛之,日中微煎,又取生姜一斤绞汁,白蜜一斤,合和入煎中,以柳木篦搅勿停,令姜蜜匀,日中煎之,令如稀饧,为药成矣。每服一匙,旦日及午后各一温酒调服。欲作丸,日中再煎令可丸,如梧桐子大。依煎法,酒服三十丸。及时多制为佳,其效甚速。

【功用】益髭发,变白为黑。

53693 金陵酒丸(《古今医鉴》卷六)

【组成】真沉香一两 牙皂一两 广木香二两半 槟

椰一两

【用法】上为末。用南京烧酒浸十次，晒干，用京酒为丸。每服三钱，重者四钱，五更烧酒送下。水鼓，水自小便而出；气鼓放屁。

【主治】鼓肿。

【加减】水鼓，加苦葶苈五钱（炒），酒送下再服。

53694　金银花汤

《脉因证治》卷下。为《保命集》卷下"回疮金银花汤"之异名。见该条。

53695　金银花汤

《摄生众妙方》卷八。为《杨氏家藏方》卷十二"金银散"之异名。见该条。

53696　金银花汤（《中医皮肤病学简编》）

【组成】银花62克　菊花62克　黄连9克　土茯苓31克　玉米仁15克　防风15克　蝉蜕9克　甘草9克

【用法】水煎内服。

【主治】急性湿疹。

【加减】上部，加川芎；中部，加桔梗；下部，加牛膝；两上肢，加桂枝；阴囊湿疹久不愈者，加附子、麻黄、细辛、山药；凡流水不止，奇痒甚者，加全蝎、蜈蚣、白鲜皮。

53697　金银花酒（《外科理例》卷一）

【组成】金银花（生取藤叶）一把

【用法】瓷器内烂研，入白酒少许，调和稀稠得宜，涂敷四周，中心留口，以泻毒气。

【主治】痈疽发背，乳痈。

53698　金银花酒

《外科理例》卷一。为《卫生宝鉴》卷十三"金银花散"之异名。见该条。

53699　金银花酒

《景岳全书》卷六十四。为《杨氏家藏方》卷十二"金银散"之异名。见该条。

53700　金银花酒（《古方汇精》卷二）

【组成】鲜忍冬花叶

【用法】入砂盆研烂，和葱汁加酒少许，稀稠得宜，涂于患处四周，中留一口泻气。

【主治】痈疽发背，疔疮。

53701　金银花散（方出《百一》卷十五，名见《普济方》卷三〇一）

【组成】竹蛀屑少许　金花胭脂四个　海螵蛸一个　麝香三十文　石膏五文（猛火煅过）

【用法】上为细末。敷之。

【主治】下疳疮。

53702　金银花散（《卫生宝鉴》卷十三）

【异名】金银花酒（《外科理例》卷一）。

【组成】金银花四两　甘草一两（炒）

【用法】上为粗末。每服四钱，水、酒各一盏，煎至一盏，去滓，稍热服之。

【功用】托里止痛，排脓。

【主治】发背恶疮。

【方论选录】❶《医方集解》：此足太阴阳明药也。金银花寒能清热解毒，甘能养血补虚，为痈疮圣药；甘草亦扶胃解毒之上剂也。❷《医林纂要》：金银花生用则力速，无生者乃用干者，茎叶皆可，而花尤良，芳馥之气味固在花也；甘苦

微寒，清热解毒，其甘能养血补虚，其香能破郁行气，为痈疡家主药。生甘草补中平肝，厚脾扶胃，且解百毒。加酒一碗，藉酒之辛散以行于卫间。

53703　金银花散（《普济方》卷三〇一引《德生堂方》）

【组成】金银花　荆芥　蛇床子　朴消　甘松　白芷　槟榔各一两

【用法】上㕮咀。每用五钱，水五碗，加葱白二根，同煎数沸，盆中先蒸后洗，却上药末。

【主治】下疳疮。

53704　金银花散

《外科发挥》卷五。为《局方》卷八（宝庆新增方）"神效托里散"之异名。见该条。

53705　金银花膏（《陈素庵妇科补解》卷三）

【组成】金银花一两　甘草六两　益母草一斤

【用法】水、酒各半煎，膏成，加入阿胶二两烊化，收好。一日三服。

【主治】妊娠生痈。

53706　金银花膏

《成方切用》卷十一。即《杨氏家藏方》卷十二"金银散"改为膏剂。见该条。

53707　金银花露（《中药成方配本》）

【异名】忍冬花露（《全国中药成药处方集》武汉方）

【组成】山银花一斤

【用法】用蒸气蒸馏法，每斤干银花吊成露四斤。每服二两，隔水炖温服，一日三次。

【功用】清热解毒。

【主治】暑温，疮疖，热毒。

53708　金银锁子（《普济方》卷六十一）

【组成】白矾一斤　江子肉二十四个

【用法】用铜器将白矾熬数沸，再熬江子，以纸碾江子碎为度，出江子，将白矾出火毒，取矾黄色者捣为末；治咽喉乳蛾白色者，另捣为末。治一切毒物，以水调敷；中风者，水调服之；如牙噤，指甲挑入喉中，或竹筒吹入。

【主治】乳蛾，喉闭，中风牙噤。

53709　金银箔丸（《圣济总录》卷五十九）

【组成】金箔　银箔各一百片（细研）　泽泻一两半　天门冬（去心，焙）　肉苁蓉（酒浸一宿，薄切，焙干）各二两半　白茯苓（去黑皮，到）　生干地黄（焙）　葛根（到）各三两　黄连（去须）四两　麦门冬（去心，焙）二两半　栝楼根二两　巴戟天（去心）　五味子　干姜（炮）各一两半　丹砂（细研）二两

【用法】上药除别研外，捣罗为细末，再研匀，炼蜜为丸，如梧桐子大。每服二十丸至三十丸，煎粟米饮送下，不拘时候。

【主治】消肾。口干，眼涩阴萎，手足烦疼，小便多。

53710　金银藤膏（《症因脉治》卷三）

【组成】金银藤一斤　秦艽四两　木瓜四两　苍术四两　黄柏四两

【主治】阳明经湿热筋挛。

53711　金液仙丹

《全国中药成药处方集》（天津方）。为原书"育婴金丹"之异名。见该条。

53712　金锁子丸（《圣惠》卷三十）

【组成】补骨脂二两（微炒）　韭子二两（微炒）　牛膝一两（去苗）　巴戟一两　肉苁蓉一两（酒浸一宿，刮去皱皮，炙干）　龙骨一两　菟丝子一两（酒浸三日，晒干别捣为末）　山茱萸一两　桑螵蛸一两（微炒）

【用法】上为末，炼蜜为丸，如梧桐子大。每服三十丸，食前以温酒送下。

【主治】虚劳，小便精出。

53713　金锁子丸

《普济方》卷三十三。为《普济方》卷二一七引《瑞竹堂方》"金锁丸"之异名。见该条。

53714　金锁匙丹

《医统》卷七十引《医林方》。为《普济方》卷二一七引《瑞竹堂方》"金锁丸"之异名。见该条。

53715　金蒲胶囊《《中国药典》2010版》

【组成】人工牛黄　金银花　蜈蚣　炮山甲　蟾酥　蒲公英　半枝莲　山慈菇　莪术　白花蛇舌草　苦参　龙葵　珍珠　大黄　黄药子　乳香（制）　没药（制）　醋延胡索　红花　姜半夏　党参　黄芪　刺五加　砂仁

【用法】上制成胶囊剂，每粒装0.3克。饭后用温开水送服，一次3粒，一日3次，或遵医嘱。42日为一疗程。

【功用】清热解毒，消肿止痛，益气化痰。

【主治】晚期胃癌、食管癌患者痰湿瘀阻及气滞血瘀证。

【宜忌】孕妇忌服。用药早期偶有恶心，可自行缓解。

53716　金煎药方《秘传大麻风方》

【组成】升麻　连翘各六分　桔梗　黄芩各五分　生地七分　苏木五分　黄柏三分　黄耆三分　全蝎三分　人参三分　白豆蔻四分　甘草二分　地龙（去土，焙干）五分　桃仁三分　虻虫三分（去头翅）　梧桐泪一分　川归四分　水蛭三分（炒烟尽）　黄连三分　寸香少许

【用法】上药除黄连、连翘、梧桐泪、豆蔻外，先将寸香、水蛭、虻虫亦研为末，余药都作一服，水二杯，酒一钟，入连翘同煎去滓。入梧桐泪、白蔻、寸香再煎至七分，稍热服。

【主治】麻风。

【宜忌】忌酒面生冷、咸味油腻。

53717　金樱子丸《直指》卷十

【组成】真龙骨　厚牡蛎（煅）　桑螵蛸各一两

【用法】上以雄黑豆一盏淘湿，将前三件置豆上蒸半日，去豆，焙三件为末，入白茯苓一两（末），金樱子四十九枚，去刺并瓤蒂，洗净捶碎，瓷器内水一盏，煮浓汁滤清，调茯苓末为糊丸，如梧桐子大。每服三十丸，食前用益智五枚（连壳捶碎），北五味子十粒，缩砂仁三个煎汤送下。

【主治】诸虚，漏精白浊。

53718　金樱子丸《寿亲养老》卷四

【异名】金樱子煎（《普济方》卷三十三）、金樱丸（《医学入门》卷八）。

【组成】金樱子一升（捶碎，入好酒二升，银器内熬之，候酒干至一升以下，去滓，再熬成膏）　桑白皮一两（炒）　鸡头粉半两（夏采，晒干）　桑螵蛸一分（酥炙）　白龙骨半两（烧赤，为末）　莲花须二分

【用法】上为末，入前膏子为丸，如梧桐子大。每服三十丸，空心盐汤温酒送下。如丸不就，即用酒、面糊为之。

【功用】补肾秘精，止遗泄，去白浊，牢关键。

53719　金樱子丸《不知医必要》卷三

【组成】丝饼五钱　茯苓（酒拌，蒸，晒）三钱　牡蛎（煅）一钱五分　金樱子（去毛，去核，蒸熟）二钱

【用法】上为末，炼蜜为丸，如绿豆大。每服三钱，酒送下，或淡盐汤送下。

【功用】补涩。

【主治】遗泄精滑。

53720　金樱子粥《药粥疗法》引《饮食辨录》

【组成】金樱子10～15克　粳米（或糯米）1～2两

【用法】先煎金樱子，取浓汁，去滓，用粳米或糯米煮粥。每天分二次温服，以2～3天为一疗程。

【功用】收涩、固精、止泻。

【主治】滑精遗精，遗尿，小便频数；脾虚久泻，妇女带下病，子宫脱垂等。

【宜忌】感冒期间以及发热的病人不宜食用。

【方论选录】金樱子味酸涩，性平无毒，入肾、膀胱、大肠经。《蜀本草》说能治脾泄，下痢，止小便利，涩精气。《滇南本草》：治日久下痢，血崩带下，涩精遗泄。中医认为，脾气虚则久泻不止，膀胱虚寒则小便不禁，肾气虚则精滑自遗，金樱子入三经而收敛虚脱之气，所以治疗上述病证有很好的效果。

53721　金樱子煎《证类本草》卷十二引《孙真人食忌》

【异名】金樱子膏（《明医指掌》卷七）。

【组成】金樱子

【用法】经霜后以竹夹子摘取，于大木臼中转杵却刺，勿损之，擘为两片，去其子，以水淘洗过，烂捣，入大锅，以水煎，不得绝火，煎约水耗半，取出澄滤过，仍重煎似稀饧。每服取一匙，用暖酒一盏调服。

【功用】补肾益精，固肠止泻，活血驻颜。

❶《类证本草》引《孙真人食忌》：止小便利，涩精气，久服令人耐寒轻身。❷《本草纲目》：活血驻颜。❸《中医大辞典·方剂分册》：活血、添精、补髓。❹《北京市中药成方选集》：补肾固精，理脾固肠。

【主治】❶《证类本草》引《孙真人食忌》：脾泄下痢。❷《中医大辞典·方剂分册》：肝肾两亏引起的精神衰弱，小便不禁，梦遗滑精。

【方论选录】《证类本草》引沈存中：金樱子止遗泄，取其温且涩。世之用者，待红熟，取汁熬膏，大误也。红熟则却失本性，今取半黄时采用妙。

【备考】本方改为冲剂，名"金樱子冲剂"（见《成方制剂》8册）；改为糖浆剂，名"金樱子糖浆"（见《成方制剂》14册）。

53722　金樱子煎

《普济方》卷三十三。为《寿亲养老》卷四"金樱子丸"之异名。见该条。

53723　金樱子膏

《明医指掌》卷七。为《证类本草》卷十二引《孙真人食忌》"金樱子煎"之异名。见该条。

53724　金樱煎丸《医便》卷三

【组成】芡实粉四两　白莲花须（末，开者佳）二两　白茯苓二两（去皮心）　龙骨（煅）五钱　秋石（真者）一两

【用法】上为末,听用。外采经霜后金樱子不拘多少,去子并刺,石臼内捣烂,入砂锅内用水煎,不得断火,煎约水耗半,取出澄滤过。仍煎似稀饧,和药末为丸,如梧桐子大。每服七八十丸,空心盐酒送下。余膏每用一匙,空心热酒调服。

【主治】梦遗精滑,及小便后遗沥或赤白浊。

53725　金髓煎丸

《圣济总录》卷一○二。为《传家秘宝》"地黄丸"之异名。见该条。

53726　金髓煎丸(《御药院方》卷十)

【组成】生干地黄一斤　熟干地黄一斤　金钗石斛(去根,剉)四两　杏仁半斤(去皮尖,炒黑,捣为末,用纸三两重裹,压去油用)　牛膝(切,酒浸,焙)　防风(去芦头)　枳壳　当归各四两

【用法】上为末,炼蜜为丸,如梧桐子大。每服四五十丸,空心温酒送下;粥饮亦可。

【功用】滋血益水,去风助目。

【主治】眼目昏花,远视不明,久视乏力。

53727　金刀如圣散(《伤寒标本》卷下)

【异名】恶疮方。

【组成】茅山苍术六两(米泔浸一日一夜)　白芷二两　川乌四两(去皮脐,生用)　防风四两(净,生用)　细辛三两(去土,净)　白术二两五钱　草乌四两　两头尖(无则以川芎)四两　雄黄五两(另研细末入药)

【用法】上药俱各生用,晒干为末。一切金疮及多年恶疮,用自己小便洗过,贴药立效;破伤风紧急,用好酒调药半钱或一钱服之;蛇伤,入枯白矾少许调药敷之;蝎蜇伤,用吐服盖之汗也,如汗不出再服,或涎出亦验,伤处敷药也;疯狗咬伤处口噙水洗净,将药贴伤处;汤火烫伤者,以新汲水调药敷之;雷头风并干湿癣,麻痹,每服半钱,服之立效。

【主治】金疮、破伤风,蛇、蝎、疯狗咬伤,汤火烫伤,雷头风,干湿癣,麻痹。

53728　金刀如圣散(《直指》卷四)

【组成】川乌(炮)　草乌(炮)各四两　朱砂(另研)　雄黄(另研)　荆芥　麻黄(去根)　天麻　当归　何首乌　细辛　石斛(去芦)　人参　全蝎(去足)　川芎　甘草　防风各五钱　苍术(泔浸,炒)一两

【用法】上为细末。每服五分,临卧温茶送下;如病长者,初服三分,渐渐加至七分。看人肥瘦大小加减。

【主治】三十六种风,七十二般气,口眼㖞斜,半身不遂,偏身游风,白虎历节疼痛。

53729　金刀如圣散

《遵生八笺》卷十八。为《准绳·类方》卷一引《医学统旨》"追风如圣散"之异名。见该条。

53730　金刀如圣散(《回春》卷八)

【组成】苍术八钱　白芷　川芎　细辛　麻黄各五钱　川乌(炮)　草乌(炮)各四钱　薄荷一钱

【用法】上为末。每服一钱,热黄酒调服。盖覆,遍身汗出有验。

【主治】破伤风。

【加减】如治痛风,加滴乳香一钱。

53731　金刀如圣散(《寿世保元》卷二)

【组成】川乌(炮用)三钱　草乌(炮)三钱　防风二钱　川芎二钱　白芷四钱　雄黄二钱　细辛二钱　苍术四钱　天麻五分　白术五分　麻黄五分

【用法】上为细末。每服五分,临卧温酒调服。

【主治】诸风,口眼㖞斜。

53732　金刀如圣散(《仙拈集》卷四)

【组成】松香　枯白矾各一两

【用法】上为末,收贮。临用搽伤处。

【功用】住血止痛。

【主治】跌破刀伤。

53733　金刀独圣丹(《疡科纲要》卷下)

【组成】龙眼核(剥去黑壳一层)

【用法】上为极细末,每一两加冰片二钱。和匀再研,密贮。

【功用】止血定痛。

【主治】金疮。

53734　金不换膏药(《中医外伤科学》)

【组成】川乌　草乌各18克　苦参　皂角各15克　大黄3克　当归　白芷　赤芍　连翘　白及　白蔹　木鳖子　乌药　肉桂　五灵脂　穿山甲　两头尖　羌活　透骨草各24克　槐枝　桃枝　桑枝　柳枝各12厘米　香油1240克　炒黄丹620克　乳香　没药各30克　麝香0.5克　苏合香油6克

【用法】制成膏药,贴患处。

【主治】跌打损伤,气血凝滞,筋骨伤痛。

53735　金牙侧子酒

《外台》卷十八。即《千金》卷七"侧子酒"。见该条。

53736　金毛狗脊丸(《成方制剂》8册)

【组成】川牛膝　杜仲　狗脊　桂枝　海风藤　木瓜　秦艽　桑枝　续断　油松节

【用法】制成丸剂,每丸重9克。口服,一次1丸,一日2次。

【功用】通经活络,强筋壮骨。

【主治】风湿,手足麻木等症。

53737　金牛排石汤(《新医学》1976,7(4):205)

【组成】金钱草二两　冬葵子五钱　飞滑石四钱　海金沙四钱　川牛膝三钱　川红花一钱半

【功用】清热渗湿,化瘀通淋。

【主治】尿路结石。

【加减】肾结石,加核桃肉四钱,鸡内金二钱,王不留行三钱,车前仁四钱;输尿管结石,加尿珠子、腊瓜各二两;膀胱结石,加海金韦四钱;尿路结石,加火消一钱;气虚,去红花,加党参、黄耆各五钱;肾阳虚,加补骨脂四钱,菟丝子四钱,或肉桂一钱半,附子三钱;肾阴虚,加熟地、枸杞、核桃肉各四钱;脾虚,加山药、茯苓各四钱;如结石久不移动,舌苔,脉象均无虚象者,重用清利之药,并加一些行气活血的药,如桃仁、红花、山甲、当归等;腰痛腿痛,加桑寄生、川续断各四钱;尿道痛,加甘草梢三钱;血尿,加白茅根二两;有感染者,加黄芩四钱,紫花地丁或蒲公英一两;大便结,加生川军二钱;绞痛发作或持续甚者,加玄胡、香附、广木香各三钱。

53738　金牛眼药散

《成方制剂》20册。为原书同册"金牛眼药"之异名。见

该条。

53739 金氏七宝丹（《惠直堂方》卷四）

【组成】蛇含石六两 代赭石六两（上以银罐盛贮,炭火内烧红,陈米醋淬,其细者自沉醋底,粗者捞起再煅再淬,以完为度,研极细末） 大南星四两（姜汁煮透） 白附子五钱 麝香一钱五分 朱砂五钱（为衣） 金银箔不拘多少（亦同为衣）

【用法】上为细末,于端午正午时用米粽入白捣烂为丸,如芡实大。用微火烘燥,瓦瓶盛之,密封勿泄气;以生姜一片,薄荷一团,竹叶七片,灯草一团为引服。

【主治】小儿急慢惊风,伤风,疳病,食积,风痰,气喘,夜啼。

【宜忌】药性惟镇心却痰,一味坠下,凡痘疹盛行时不宜遽进。

53740 金氏离洞膏（《纲目拾遗》卷七）

【组成】万应油五两 藤黄一两五钱 净黄蜡二两

【用法】共熬黑棕色。摊贴。

【主治】臁疮。

【备考】熬万应油法:香油六十两(以十六两官秤作准),净桃枝一两,柳枝一两,槐枝一两,桑枝一两,葱一两,男发四两,花椒五钱,蓖麻二两,马前四两,荜茇五钱,桂枝一两,白芷二两。夏浸三日,冬七日,春秋五日,然后熬至滓枯,去滓,每斤生油熬熟汁得八折。此油凡一切膏药可作底子。

53741 金凤化痰膏（《金鉴》卷六十四）

【组成】凤仙花一捧（去青蒂,研末） 大葱自然汁一茶钟 好米醋一茶钟 广胶三钱（切如米粒大,入葱汁内泡之） 人中白八钱（火微煅,存性,研末）

【用法】上药先将葱汁、米醋、广胶投入锅内熬化,次下凤仙花末,熬成膏,再入人中白末,将锅离火,不时搅匀。用时以重汤炖化,量痰包之大小,薄纸摊贴,候膏自落,再换新膏。

【主治】痰注发。生于背脊,按之木硬,微觉疼,不热不红,皮色如常者。

53742 金凤衔珠丸（《妇科玉尺》卷一）

【组成】蛇床子四钱 母丁香 肉桂 杏仁 白及 吴萸 菟丝子 北细辛 薏苡仁 砂仁 牡蛎 川椒各三钱 麝香少许

【用法】生蜜为丸,如樱桃大。每用一丸,入炉柔存,多待先动其情,待药性行方交。一月后即有孕矣。

【主治】月经不调,赤白带下,经病脐腹痛,小便白浊,阳事不举,遗精。

53743 金水八物汤（《医门补要》卷中）

【组成】北沙参 玉竹 山药 白术 黄耆 百合 桂圆肉 燕窝

【主治】喉哑,因伤气者。

53744 金水六君丸（《饲鹤亭集方》）

【组成】党参四两 熟地八两 天冬四两 白术四两 茯苓四两 甘草二两 陈皮三两 半夏三两

【用法】上为末,水为丸。每服三钱,淡盐汤送下。

【主治】肺肾虚寒,水泛为痰,年迈阴虚,气血不足,外受风寒,咳嗽呕恶,多痰喘急等症。

53745 金水六君丸

《中国医学大辞典》。即《景岳全书》卷五十一"金水六君煎"改为丸剂。见该条。

53746 金水六君煎（《景岳全书》卷五十一）

【组成】当归二钱 熟地三～五钱 陈皮一钱半 半夏二钱 茯苓二钱 炙甘草一钱

【用法】水二钟,生姜三五七片,煎七八分。食远温服。

【功用】❶《成方便读》:润枯燥湿。❷《中药成方配本》:益阴化痰。

【主治】肺肾虚寒,水泛为痰。或年迈阴虚,血气不足,外受风寒,咳嗽,呕恶多痰,喘急等症。

【加减】如大便不实而多湿者,去当归加山药;如痰盛气滞,胸胁不快者,加芥子七八分;如阴寒盛而嗽不愈者,加细辛五七分;如兼表邪寒热者,加柴胡一二钱。

【方论选录】❶《成方便读》:凡年高之人,血脉枯涩,经络隧道多不流利,若有湿热内盛,肺失治节之令,则咳嗽连声,断续不已。甚则周身经络掣痛,或闪气心痛,斯时也不得不以二陈之属化其痰,然恐血枯之人,不足以当其燥,故特加归、地以濡其血而泽其枯,方为不偏不倚,两得相宜,全在学者酌宜用之耳。❷《中国医学大辞典》:二陈汤为祛痰之通剂,盖以痰之本,水也,茯苓利水以治其本。痰之动,湿也,茯苓渗湿以制其动。方中只此一味是治痰正药,其余半夏降逆,陈皮顺气,甘草调中,皆取之以为茯苓之佐使耳。故仲景书,凡痰多俱加茯苓,呕者加半夏,古圣不易之法也。此方取熟地寒润,当归辛润,加此二味,用为脾虚肾寒,水泛为痰之剂,不知肺寒非干姜、细辛合用不可,肾寒非姜、附重用不可。若用归、地之寒湿助其水饮,则阴霾四布,水势上凌而气逆咳嗽之病日甚矣。

【临床报道】❶慢性肺心病继发感染:《中国中医药信息杂志》[2003,10(1):55]用金水六君煎加味治疗慢性肺心病继发感染32例。结果:治疗组32例,3天起效22例,6天起效6例;对照组30例,3天起效10例,6天起效5例,两组起效时间有显著差异,$P<0.05$。两组治疗效果比较:1个疗程后,治疗组32例中显效24例,有效5例,无效3例,总有效率90.6%;对照组30例中显效12例,有效6例,无效12例,总有效率60%。两组比较有显著差异,$P<0.05$。❷美尼尔氏病:《现代中西医结合杂志》[2004,13(6):794]用金水六君煎治疗美尼尔氏病42例。结果:痊愈33例,显效5例,好转2例,无效2例,总有效率为95%。

【现代研究】❶对小白鼠负重游泳时间、常压耐缺氧及抗寒能力的影响:《暨南大学学报(医学版)》[1997,18(2):35]以金水六君煎制成口服液,进行小白鼠负重游泳、常压耐缺氧及抗寒试验。结果表明:金水六君煎能延长小白鼠负重游泳时间,提高小白鼠常压耐缺氧能力及增强抗寒能力。❷对慢性支气管炎小鼠血清 IL-2 水平等的影响:《新中医》[1999,31(12):30]结果:金水六君煎口服液可提高慢支模型小鼠血清 IL-2 含量,增强小鼠迟发性超敏反应强度。提示本方能够调节机体免疫功能,尤其可增强机体细胞免疫力。❸对慢支大鼠肺糖皮质激素受体(GCR)及肺表面活性物质(PS)的影响:《山东中医杂志》[2005,24(2):107]研究结果表明:金水六君煎胶囊和口服液均能显著提高慢支大鼠肺糖皮质激素受体的结合位点数与 PS 量,与模型组比较具有显著性差异($P<0.01$)。另外,金水六君煎胶囊和口服液两者提高慢支大鼠的 GCR 及 PS 的量比较无显著性差异,提示金水六君煎从口服液到胶囊的改变不影响它们对 GCR 的作用。❹清除氧自由基作用:《暨南大学学报(自然科学版)》[2005,26(3):443]用 Fenton 反应产生羟自由基,用黄嘌呤氧化酶反应系统产生超氧阴离子自由基,分别向产生羟自由基和超氧阴离子自由基的反应系统中加入金水六君煎总黄酮,两种自由基的产生量显著减小,且随着黄酮量的增加,两种自由基产生量减小得也越明显。❺对慢性支气管炎模型小鼠呼吸道纤毛病理损伤的影响:《暨南大学学报(医学版)》[2005,26(4):523]结果发现:模型组小鼠呼吸道纤毛出现明显脱落、减少、倒伏、粘连、变短、肿胀、超微结构异常增多等病理现象,纤毛细胞出现变性、坏死、脱落等病理改变;而金水六君煎治疗组小鼠呼吸道纤毛上述病理改变均较模型组明显减轻。认为本方能明显改善慢性支气管炎小鼠呼吸道纤毛的病理损伤程度,促进呼吸道受损纤毛的结构修复。

【备考】本方改为丸剂,名"金水六君丸"(见《中国医学大辞典》)、"金水六君子丸"(见《中药成方配本》)。

53747 金水六君煎(《一盘珠》卷四)

【组成】熟地四钱 当归四钱 白苓三钱 半夏 陈皮 甘草 核桃

【用法】煨姜为引,水煎服。

【主治】夜咳不愈。

【备考】方中半夏以下四药用量原缺。

53748 金水平调散(《马培之医案》)

【组成】麦冬二钱 茯苓二钱 女贞子三钱 料豆三钱 玉竹三钱 当归一钱半 毛燕三钱 怀牛膝一钱半 旱莲草一钱半 北沙参三钱 淮山药二钱 桑寄生三钱 红枣三个

【主治】鸡胸龟背,内无痰热,脚弱不能站立。

53749 金水交泰汤(《效验秘方·续集》李孔定方)

【组成】南沙参50克 黄精30克 地龙30克 苏子30克 赤芍30克 黄芩30克 木蝴蝶10克 制南星15克 沉香6克(研末冲服) 葶苈15克 甘草15克

【用法】每日一剂,水煎二次,共取汁300毫升,分三次温服。

【功用】益气宁心,化痰祛瘀。

【主治】慢性肺原性心脏病。中医虚喘、支饮、肺胀、心悸等病范畴。

【加减】心悸气短较甚者,南沙参加至100克,葶苈加至30克;痰涎胶固难咯者,制南星加至30克;长期应用激素的病例,甘草加至30克,可酌减或停服激素;痰瘀阻碍肺气,痰滞心脉而见心悸、唇甲紫绀、胁下痞块等证者,加桃仁、五加皮;阳虚水泛而见面浮胫肿,加茯苓,去甘草;肺气耗散,心阳欲脱者,加红参或合生脉散;痰瘀阻遏,蒙蔽清灵,症见神志恍惚,时清时乱者,加石菖蒲、远志。

【方论选录】本方用南沙参养阴清肺,甘草益气祛痰,黄精一药,《本草从新》谓其"入心、脾、肺、肾四经",具有气血阴阳并补之功。三药合用,补其既虚之脏,促其本固则足以抗邪。制南星、苏子性味辛温,化痰燥湿;葶苈、地龙性味辛寒,泻肺通络。两组药一阴一阳,一缓一峻,使水饮得

化,顽痰可蠲。痰浊水饮蕴肺,易于化热,阻闭气道,故用黄芩清肺泄热,防止化火刑金;木蝴蝶宽胸快膈,疏通气道壅闭;痰壅则气滞,气滞则血郁,故用赤芍活血解挛;母病及子,肺病则肾虚,肾虚则难纳气,故用沉香以纳气归肾。全方补泻并施,清温并用,治上顾下,标本兼顾,共奏扶正以抗邪,祛邪以扶正之功效。

53750 金水两润汤(《辨证录》卷五)

【组成】熟地一两 麦冬一两 柴胡一钱 甘草一钱 丹皮三钱

【用法】水煎服。连服二剂而微硬解,再服二剂而潮热除矣。

【功用】润肺金之燥。

【主治】伤风潮热,大便微硬。

【方论选录】此方用熟地以补水,水足则金不必去生肾水,而肺之气不燥;又得麦冬直补肺金。金水两润,自然大肠滋灌挽输有水,可以顺流而下,既无阻滞之状,何有余热之犹存哉。

53751 金水两资汤(《石室秘录》卷六)

【组成】熟地一两 山茱萸五钱 麦冬一两 北五味二钱 人参一两 白芍一两

【用法】水煎服。

【功用】金水两资,补肺补肾,平肝生血。

【主治】燥热之极,已生膹郁之证,两胁胀满,不可左右卧,而又不能起床。

53752 金水两滋汤(《辨证录》卷九)

【组成】麦冬一两 天门冬三钱 桔梗一钱 甘草一钱 熟地一两 茯苓三钱 山药五钱 肉桂三分 白术三钱 紫菀一钱 白芥子二钱

【用法】水煎服。二剂睡卧安,四剂咳嗽除,十剂痊愈。

【主治】贪恋房帏,纵情色欲,感冒外邪,伤风咳嗽,睡卧不宁。

53753 金水济生丹(《医醇剩义》卷三)

【组成】天冬一钱五分 麦冬一钱五分 生地五钱(切) 人参一钱 沙参四钱 龟版八钱 玉竹三钱 石斛三钱 茜草根二钱 蒌皮三钱 山药三钱 贝母二钱 杏仁三钱 淡竹叶十张 鸡子清一个 藕三两(煎汤代水)

【主治】肺脾虚之甚者,火升体羸,咳嗽失血,咽破失音。此为碎金不鸣,症极危险。

53754 金水济生丹(《青囊秘传》)

【组成】北沙参六两 大生地八两 当归四两 白芍二两 云茯苓二两 杏仁四两 半夏二两 新会陈皮二两

【用法】炼蜜为丸。每服三钱。

【主治】肺肾虚寒,水泛为痰,或年迈阴虚,多痰喘息。

53755 金玉保和汤(《医醇剩义》卷四)

【组成】金石斛四钱 玉竹三钱 蒌皮三钱 黄芩一钱(酒炒) 当归一钱五分 茯苓二钱 山药三钱 广皮一钱 枳壳一钱 苡仁四钱 荷叶一角 陈粳米一撮(煎汤代水)

【主治】感燥下利,咽干作渴,腹痛,下利白滞。

53756 金石清心饮(《陈素庵妇科补解》卷一)

【组成】石莲肉 金箔 郁金 麦冬 丹皮 赤苓 赤芍 石菖蒲 生地 甘草 木通 半夏 神曲 枳壳

【功用】清心神,凉血清热,豁痰消食。

【主治】妇人气血两虚,多怒而动肝火,今经行去血过多,风热乘之,客热与内火而相搏,心神昏闷,登高而歌,去衣而走,妄言谵语,如风鬼神。

【方论选录】妇人血分向有伏血,相火时发多怒,本体虚弱,气血素亏,今经血正行,未免多多血虚,必生内热,加以外受寒邪,引动肝火,血分伏火,一时昏闷不省人事,或痰涎上涌,或卒仆口噤,或妄言见鬼,此素虚火旺,不可汗下。宜凉血清热则狂妄自止。是方石莲、金箔、麦冬、地黄、丹皮清心镇志;赤苓、赤芍、木通、甘草引火下行;郁金祛心窍恶血,半夏去膈上痰热,枳壳利气,神曲消滞,石菖蒲能引诸药入心为使也。

53757 金主绿云油(《医方类聚》卷八十三引《必用全书》)

【组成】蔓荆子　南没食子　诃子肉　蹀躞花　白芷　沉香　附子　防风　覆盆子　生地黄　零陵香　芒消　莲子草　丁皮各等分

【用法】入卷柏三钱沉净晒干,各细剉,炒黑色,以宽纸袋盛,入瓷罐内。每用药三钱,以清香油半斤浸药,厚纸封七日。每遇梳头净,手蘸油摩顶心,令热,入发窍,不十日,秃者生发,赤者亦黑。妇人用不秃,发黑如漆;已秃者,旬日生发。

【功效】生发。

53758 金丝万应膏(《普济方》卷三一四)

【组成】松香一斤　香油四两　五积散二两

【用法】上用油煎药黄去滓,入松香、槐、柳枝搅数沸,候冷滤过。水中持拔百遍,就水养之,日换凉水。

【主治】痈疽、发背、恶疮。

53759 金丝万应膏(《普济方》卷三一五)

【组成】沥青二斤半　威灵仙二两　蓖麻子一百枚(去皮脐,研烂)　黄蜡二两　木鳖子二十八枚(去壳,切片,研烂)　没药各一两(别研)　乳香一两(另研)　小油夏一两,春秋三两,冬四两

【用法】上先将沥青同威灵仙下锅内熬化开,以槐、柳枝搅,候焦黑色为度。重帛滤过,以沥青入水盆内,候冷成块,取出称三斤净,下锅熔开,下小油、黄蜡、蓖麻、木鳖子泥,不住手槐、柳枝搅匀,须慢火。滴数点入水中,拭金丝状方可;如硬,再旋加油少许;软,加沥青,试得如法,却下乳、没末,起锅在炭火上,再用槐、柳条搅数百次,又以粗帛滤膏在水盆内,扯拔如金丝;频换水,浸二日,却用小铫盛顿。如落马坠车,于被伤疼痛处,火上炙热贴,透骨内为验,连换热水,数次落之,则热血聚处,自然消散;小儿脾疳,贴患处;泻痢,腹肚上贴;咳嗽,背心上贴。

【功用】《医灯续焰》:行瘀消滞。

【主治】撷扑伤损手足腹背,寒湿脚气,疼痛不可忍;小儿脾疳,泻痢咳嗽,不肯服药者。

53760 金丝万应膏(《普济方》卷三一五)

【组成】黑虎膏　松香八斤

【用法】如法煎熬,倾于水盆内,浸一宿,净器盛之,不用黄丹。凡治撷扑伤损,外贴膏药毕,内服小乌沉汤加乳香,热酒调,随病上下服之。

【主治】撷扑伤损。

53761 金丝万应膏

《秘传外科方》。为原书"太一神应膏"之异名。见该条。

53762 金丝万应膏(《摄生众妙方》卷一)

【组成】木香　川芎　牛膝　生地黄　细辛　白芷　秦艽　当归尾　枳壳　独活　防风　大风子　羌活　黄芩　南星　蓖麻子　半夏　苍术　贝母　赤芍药　杏仁　白蔹　两头尖　艾叶　连翘　川乌　甘草节　肉桂　良姜　续断　威灵仙　荆芥　藁本　丁香　金银花　丁皮　藿香　红花　青风藤　乌药　苏木　玄参　白鲜皮　僵蚕　草乌　桃仁　五加皮　山栀　牙皂　苦参　川山甲　茅香　五倍子　降香节　骨碎补　苍耳头　蝉蜕　蜂房　鳖甲　全蝎　麻黄　白及各一两　大黄二两　蜈蚣二十一条　蛇蜕三条　桃柳榆槐桑楝楮七色树枝各三寸

【用法】上切为粗片,用真麻油十二斤浸药在内,夏浸三宿,春五宿,秋七宿,冬十宿方煎,以药枯油黑为度,用麻布一片,滤去滓,贮瓷器内。另用片子松香不拘多少,先下净锅熔化后,方加药油,量着二斤,用油四两,拭水软硬,仍滤入水缸中,令人抽扯色如黄金即成膏矣。每制一料,计膏七十斤,约用银八九钱,量摊中大膏约一万有余,可济人五千之数。一切风气寒湿,诸般疼痛等症,贴患处;肚腹疼痛,泻痢疟疾,俱贴脐上,痢白而寒者尤效;咳嗽哮喘,受寒恶心,胸膈胀闷,妇人男子面色痿黄,脾胃等症及心疼,俱贴前心;负重伤力,浑身拘痛者,贴后心与腰眼;诸疝小肠气等症,贴脐下。

【主治】一切风气寒湿,手足拘挛,骨节酸痛,男子痞积,女人血瘕及腰疼胁痛,诸般疼痛,结核转筋,顽癣顽疮,积年不愈,肿毒初发,杨梅肿块未破者。肚腹疼痛,泻痢疟疾,痢白而寒,咳嗽哮喘,受寒恶心,胸膈胀闷,面色痿黄,脾胃等症,心疼,负重伤力,浑身拘疼,诸疝小肠气。

【备考】方中丁皮,《验方新编》作"青皮"。

53763 金丝万应膏(《疮疡经验全书》卷九)

【组成】大黄一斤　贝母半斤　草乌二两　地骨皮四两　黄芩　黄柏　黄连　天花粉各一两　小蓟　大蓟　赤蔹　白蔹　马鞭草　威灵仙　白及　赤芍药　肉桂各五分　玄参　细辛各三钱　当归　川芎　白芍药　刘寄奴　牡丹皮　苏木　红花　蜂房　血余　马屁勃　良姜　续断　桑寄生　木鳖　无名异　桃仁　连翘　金银花　乌梢蛇　金毛狗脊　象皮　羌活　独活　仙灵脾　青皮　五加皮各一两　地龙三十条　蛇蜕十条　蜈蚣二十条　白芷　防风　黄耆　姜黄　穿山甲　虾蟆　血见愁　僵蚕　半夏　龟版　乌药　皂角刺　天麻子　地榆　艾　苦参　南星　牙皂　甘松　三奈　藁本　骨碎补　全蝎　麻黄　蝉蜕　五倍子　青风藤　何首乌　白鲜皮　木通　百合各一两

【用法】以上用真麻油二十斤,春浸十日,夏浸五日,秋浸十五日,冬浸一月,文武火煎熬,旋加桑、柳、槐枝各二斤,凤仙梗、豨莶草、扦扦活、见肿消等草各少许(新鲜者),有水气缓缓下之,若骤下则油泛上发浮,慎之慎之;待药煎黑,滤净滓,入油瓷瓶中。此药必用丝绵衬薄布滤方精制。再入锅内慢火煎油滴水不散为度。春夏明净松香一斤,下油二两。柳枝搅匀;俟略温,旋下乳香、血竭、没药各一两,麝香一钱;春初天气尚寒,每斤再加油半两,秋初亦如之,冬月严寒,松香一斤,下油四两,细药同前,搅至不拈手为度,

倾入水中,多令人蘸水,炼如黄金色,再入水中浸三日,出火毒,任用。

【功用】定痛追脓,生肌长肉,收敛疮口。

【主治】痈疽,发背,诸肿毒;闪腰扑损,坠高落马,筋疼骨痛,皮肉青肿。

53764 金丝万应膏《《理瀹》》

【组成】大黄 生地 玄参 归尾 赤芍 白芷 官桂 川乌 草乌 羌活 独活 南星 半夏 麻黄 杏仁 川芎 荆芥 防风 连翘 细辛 苦参 苍术 山栀 乌药 青皮 藿香 黄芩 枳壳 藁本 灵仙 牛膝 续断 贝母 忍冬藤 甘草节 苏木 红花 桃仁 木香 丁香 艾叶 五加皮 青风藤 秦艽 白鲜皮 白及 白蔹 牙皂 僵蚕 蝉蜕 蛇蜕 全蝎 蜈蚣 蜂房 鳖甲 木鳖仁 蓖麻仁 五倍子 黄柏 降香 骨碎补 良姜 炮山甲 乳香 没药各一两 苍耳草 槐 柳 榆 桃 桑楝 楮各四两

【用法】麻油熬,黄丹收,松香一斤,搅匀,加姜、葱、韭、蒜尤良。

【主治】风寒湿热,脾胃虚弱,面色萎黄,胸膈饱闷,泄痢疟疾,痞积血瘕,心腹诸痛。

53765 金丝点眼膏《《济阳纲目》卷一○一》

【组成】生姜(取汁)四两 白蜜(去沫)一斤 猪胆汁三钱 黄连四两(捶碎)

上用水一斗,先煎黄连至五升,后入姜汁,次入蜜同煎,去沫,入下项药:

脑子 硇砂(水飞) 熊胆各四钱 麝香 青盐各三钱 硼砂二钱 轻粉少许

【用法】上为细末,搅匀,同煎令成稀膏用之。

【主治】目病。

53766 金丝保婴丹《《痘疹仁端录》卷十三》

【组成】缠豆金丝藤 苦丝瓜各三两 雄黄 辰砂 全蝎 山甲各二两 胡黄连 龙胆草 芦荟 防风 荆芥 人中白各一两 牛黄 天竹黄各二钱 麝香五分 儿脐带十个(火炙存性)

【用法】上药炼蜜为丸,如弹子大,蜡裹,勿令泄气。每服五分,乳调服。

【功用】预防痘疮。如痘将出之际与服,能使痘稀。

53767 金丝接骨丹《《普济方》卷三○九》

【组成】水蛭(炒去烟) 自然铜(烧红,醋淬七次) 当归(去节) 无名异 南乳香 没药各三钱 透罗绵(烧灰)三钱 血余(烧灰)三钱 苍术九钱(去皮) 五灵脂九钱 草乌头九钱半 半两钱五文(烧红,醋淬七次)

【用法】上为细末,醋和为丸,如小弹子大。每服一丸,温酒化开。再用温酒一大盏,按之疼痛立止,自然接上。如合药时,绵裹药,瓷器内盛,于药干时,捶碎一丸,温酒化下后再用温酒投之。

【功用】接骨止痛。

【主治】折伤。

53768 金光明目丸《《眼科秘书》卷上》

【组成】甘草 枸杞(共四两,分四制:一两用脂麻炒,一两用花椒炒,一两用童便浸炒,一两用盐水浸炒,制完听用) 熟地 生地 麦冬 密蒙花 白菊 赤芍 牡蛎 磁石(煅) 当归 川芎各一两 蝉蜕(洗去土) 谷精草 山栀 泽泻各一两

【用法】上共枸杞为末,炼蜜为丸,如梧桐子大。每服五十丸,早、午、晚食后滚水送下。

【主治】五风内障,肾虚,不论老幼,远近血枯诸眼症。

53769 金光复明散《《医方类聚》卷六十七引《修月鲁般经后录》》

【组成】密蒙花 甘草 木贼(去节) 蔓荆子 细辛 枸杞 僵蚕 薄荷叶 甘菊花 苍术 荆芥穗 香白芷 石膏 藁本 黄连各等分

【用法】上为细末。每服三钱,蜜水或茶清调服,每日早晚食后二服。

【主治】远年近日内外风毒,一切眼昏之疾。

【备考】昔滕州张相公,患双目不明半年余,于自宅内打墙,掘出一石碑,上有此方。

53770 金刚防疫丹《《古今名方》引《张天乐十二秘方制药经验》》

【组成】麝香 犀牛黄各15克 蟾酥6克 肉桂 金刚莲各30克 薄荷冰 樟脑块180克 香白芷300克 北细辛150克 牙皂 广藿香各60克 漂朱砂750克 甘草粉1200克

【用法】上药各为细末,混合,最后加入甘草粉及漂朱砂混合均匀。成人轻病者每服0.6~0.9克,重病者服0.9~1.5克。

【功用】芳香开窍,除秽避邪。防止一切骨伤后发作的各种感冒。

53771 金刚活血酒《《古今名方》引《张天乐十二秘方制药经验》》

【组成】金刚莲 甘草各300克 当归 五加皮各250克 川芎 紫草茸各180克 三棱 莪术 苏木 枳壳 青皮各90克 见血清 红毛藤根各120克 桂枝150克 大血藤60克 白酒30公斤

【用法】以上各药为饮片,均放入有盖大缸中,再入白酒20公斤,密封浸渍一周后,用纱布滤过,另放缸中密闭贮存。其残滓再用白酒10千克浸渍一周,如法用纱布滤过,将上两次浸渍溶液混合待用。此液为棕红色澄明液体,气微香,味甜可口。成人每晚睡前10~20毫升,内服兼外搽。

【功用】通经活络,祛风止痛。

【主治】扭、挫伤和风湿痛患者。

53772 金刚活络丹《《古今名方》引《张天乐十二秘方制药经验》》

【组成】金刚莲 香五加皮 马钱子霜各900克 三七 藏红花 川橘红 接骨木各9克

【用法】上药各为细末,混合。按0.3克分装胶囊,或制片备用。每服2~3粒(片);睡前服;重症可服3~5粒(片)。

【功用】疏经活络、消肿止痛。

【主治】各种扭伤、挫伤。

【宜忌】本方有毒性药物,用量不可过大。

53773 金刚接骨丹《《古今名方》引《张天乐十二秘方制药经验》》

【组成】金刚莲 香五加皮 马钱子霜各900克 三七15克 见血清60克 捆仙绳(又名黄水芋、血水草)18厘米

【用法】上药各为细末,混合均匀,按0.3克分装胶囊,或制片备用。成人每服2~3粒(片),一日一次,每晚睡前服。重症者服3~5粒(片),用开水或活血酒送下。一日极

量为5粒。

【功用】补肝肾，强筋骨，疏经活络，消肿止痛，促进骨痂生长。

【主治】跌打损伤，骨折，扭挫伤。

53774 金朱止泻片《新药转正》41册）

【组成】朱砂莲 雪胆 吴茱萸

【用法】制成片剂。口服，一次4片，一日3次。

【功用】清热解毒，燥湿止泻。

【主治】适用于中、轻度湿热泄泻。症见腹泻急迫，泻而不爽，便稀色黄，腹痛，烦热，肛门灼热疼痛，口渴，舌红，苔黄腻等。

【宜忌】本品含马兜铃科植物朱砂莲，所含成分马兜铃酸有引起肾脏损害等不良反应的报道。孕妇禁用。儿童、老人及心脏病患者慎用。忌油腻及辛燥食物。应在医生指导下用药；用药时间一般不宜超过2周；服药期间定期检查肾功能。

53775 金延香附汤《效验秘方精选·续集》董建华方）

【组成】金铃子19克 延胡索10克 香附10克 陈皮6克 枳壳10克 大腹皮15克

【用法】日一剂，水煎，二次分服。

【功用】行气解郁，活血止痛。

【主治】慢性胃炎或胃溃疡。症见胃脘痞塞满闷，胀满与疼痛并重者。

【加减】气血郁久，化热化火，伴见灼痛或烧心、反酸者，加黄连、吴茱萸、煅瓦楞子；胃脘胀痛，喜温畏寒者，加高良姜、肉桂、甘松；心烦喜呕、舌红苔黄者，加山栀、黄芩。

【方论选录】金铃子行气中之血滞，延胡索行血中之气滞；香附入肝理气解郁止痛，主入气分，行气时兼行气中血滞，为气中血药。上述三药配合，既能活血止痛，又能理气宽中。陈皮理气和胃化湿，与金铃子、延胡索、香附为伍，既能活血止痛和胃，又能舒肝理气，配合枳壳、大腹皮，取其下气消胀除满，通利大小肠。

53776 金创灰蛋散

《跌损妙方》。为《普济方》卷三○二"灰弹散"之异名。见该条。

53777 金创迎刃散《跌损妙方》）

【异名】金疮迎刃散《秘传打损扑跌药方》）。

【组成】白芷 甘草 水龙骨各一两

【用法】上为末，文武火炒赤色为度。用嫩苎叶、韭叶，取自然汁调前末，阴干，入参三七、血竭、南星、牛胆各一两，片脑三钱，野苎五钱。伤处搽上即愈。

【主治】伤重出血不止。

53778 金创降真散《跌损妙方》）

【异名】金疮降真散《景岳全书》卷六十四）。

【组成】降真香（用节） 松香 文蛤各等分

【用法】上为末。掺伤处，夹缚定。

【主治】金创，杖伤。

53779 金色泻黄饮《明医指掌》卷八）

【组成】白芷三钱 升麻二钱 枳壳（炒）二钱 黄芩（炒）二钱 防风（去芦）二钱 半夏二钱 石斛二钱 甘草一钱

【用法】分作二帖。每帖加生姜三片，水煎，食后服。

【主治】脾经风热，口唇燥裂。

53780 金衣万应丸《成方制剂》13册）

【组成】冰片 儿茶 胡黄连 没药 牛胆粉 乳香 麝香 香墨

【用法】制成丸剂，每67粒重3克。口服，一次3克，一日2次；一岁至三岁一次1克，四岁以上一次1.5克，周岁以内小儿酌减。

【功用】清热祛暑，解毒止血。

【主治】内热引起，中暑头晕，上吐下泻，咽喉肿痛，口舌生疮，牙齿疼痛，吐血衄血，肠风便血，无名肿毒，小儿急热惊风，斑疹等症。

【宜忌】孕妇忌服。

53781 金衣至宝锭《全国中药成药处方集》沈阳方）

【组成】焦白术 陈皮各五钱 莪术三两 甘草二两 茯苓三两 木香五两 南山楂四两 三棱三两 胆星 青皮各二两 槟榔 山药各四两 琥珀三两 雄黄二两 朱砂六两 牛黄 冰片各三钱 麝香二钱

【用法】上为极细末，炼蜜为锭，重三分五厘，金衣。每服二锭，早、晚空心白开水送下。

【功用】健脾强胃，除积退热。

【主治】小儿伤食伤乳，停食停水，呕吐，大小便不通，消化不良。

【宜忌】忌面类食物。

53782 金衣至宝锭《成方制剂》12册）

【组成】陈皮15克 山楂15克 麦芽（炒）15克 全蝎15克 蝉蜕15克 白附子（矾炙）15克 天麻15克 羌活15克 钩藤15克 槟榔15克 僵蚕（麸炒）15克 川贝母15克 紫苏叶15克 薄荷15克 广藿香15克 滑石15克 白芥子（炒）9克 胆南星（酒炙）15克 茯苓60克 六神曲（麸炒）60克 牛黄1.8克 麝香1.2克 冰片1.2克 朱砂36克 雄黄15克 琥珀粉9克

【用法】制成锭剂，每锭重1.5克。口服，一次1锭，一日2～3次，小儿酌减。

【功用】清热祛风，消食导滞。

【主治】乳食停滞，感受风寒引起发热流涕，咳嗽痰多，恶心呕吐，大便干燥。

53783 金衣抱龙丸

《北京市中药成方选集》。即《小儿药证直诀》卷下"抱龙丸"以金箔为衣。见该条。

53784 金衣祛暑丸《慈禧光绪医方选议》）

【组成】藿香四两 香薷四两 苏梗叶四两 白术一两（土炒） 苍术二两（炒） 厚朴二两五钱（姜炒） 桔梗一两 扁豆二两五钱（炒） 陈皮二两五钱 茯苓四两 白芷一两 大腹皮一两 羌活一两五钱 半夏一两（姜炒） 木瓜一两五钱 猪苓三两 泽泻一两 甘草一两

【用法】上为极细末，炼蜜为丸，重一钱五分，朱砂、大赤金为衣。

【功用】清热利湿，清心镇惊，祛暑。

【方论选录】治暑之方以清热利湿为要，本方取平胃、五苓、香薷三方化裁，亦本此旨。以朱砂、赤金为衣者，一以清心，一以镇惊，为暑热所设。此药既可单用，也可在夏月配合汤剂服用。

53785 金衣祛暑丸（《北京市中药成方选集》）

【组成】藿香一百六十两 木瓜五十六两三钱 苏叶一百六十两 檀香二十四两三钱 茯苓二百四十三两二钱 丁香二十四两三钱 香薷六十四两 甘草一百一十五两二钱

【用法】上为细末,炼蜜为丸,重二钱五分,朱砂为衣,金衣二十四开裹。每服二丸,一日二次,温开水送下。

【功用】祛暑散寒,止泻止吐。

【主治】中暑外感,憎寒发热,头痛身倦,腹胀吐泻。

【宜忌】《全国中药成药处方集》:忌食生冷食物。

53786 金衣祛暑丸（《全国中药成药处方集》西安方）

【组成】藿香一两 云苓一两五钱 丁香一钱五分 甘草七钱 木瓜 苏叶各二钱五分 薏仁 朱砂 香薷 檀香各五钱

【用法】上为细末,炼蜜为丸,每丸重一钱,朱砂与金箔为衣。大人一次服一二丸,一日二三次,小儿减半,开水或姜汤送下。

【功用】解热发汗,健胃利尿,镇吐制泻。

【主治】暑天贪凉,饮食冰冷,发热恶寒,头痛无汗,烦闷,精神困倦,急性肠胃炎,呕吐下利,腹痛。

【宜忌】中暑,面赤心烦,卒然昏倒,心脏衰弱,大汗淋漓之病症最忌服用。

53787 金灯山根汤（《效验秘方》张赞臣方）

【组成】挂金灯4.5～9.0克 山豆根4.5～6.0克 嫩射干3.0～4.5克 牛蒡子4.5～9.0克 白桔梗3.0～4.5克 生甘草1.5～3.0克

【用法】上方诸药以清水600毫升,浸泡20分钟后煎,每剂煎2次,共取汁约300毫升,待药稍凉后分2次服用,以饭后1～2小时缓缓咽下为宜。

【功用】疏风化痰,清热解毒,消肿利咽。

【主治】急性喉痹、乳蛾、喉痛、喉风、咽喉肿痛(咽部各种急性感染)。

【加减】若畏寒发热,脉浮散,表邪重者,加荆芥、薄荷、蝉衣;痰涎多、苔浊腻者,酌加僵蚕、瓜蒌皮、地骷髅;身发高热,邪热炽盛者,酌加川连、黄芩、山栀、银花;口干舌红,苔少或剥,属阴虚火旺者,酌加生地、元参、麦冬;大便干涩不爽者,酌加瓜蒌仁、火麻仁、芦根;肝经火旺者,酌加冬桑叶、白菊花、生白芍等;咽喉红肿甚者,酌加赤芍、丹皮;热毒久壅,脓成未溃者,酌加皂角刺、芙蓉花;惟见舌苔黏腻,痰多中满者,甘草以少用或不用为宜;便溏者,射干、牛蒡子不宜多用。

【方论选录】本方以挂金灯、山豆根为主药,两者皆性味苦寒,挂金灯亦名锦灯笼,善清肺胃之热,为消喉肿、止喉痛之要药,山豆根对咽喉红肿疼痛亦具良好的清热解毒、利咽消肿作用;再辅以牛蒡子、射干疏风散热、化痰利咽;桔梗宣肺利咽,为手太阴之引经药,咽喉系肺胃上口,藉其升扬之力,可引药力至病所而奏速效;配甘草调和诸药,亦起甘缓利咽止痛作用,符合《内经》"病生于咽喉,治之以甘药"的原则。

53788 金宅龙脑丸（《续本事》卷二）

【组成】龙脑薄荷五两 真蒲黄一两 麦门冬二两 阿胶一两 甘草一两半 人参一两 川当归一两 黄耆一两半 木通一两 生干地黄 柴胡各半两

【用法】上为末,炼蜜为丸,如梧桐子大。每服二十丸,病上焦,饭后用熟水吞下,微嚼破更好;病下焦,空心服。

【主治】胸中郁热,肺热喘嗽,口臭喉腥,脾疳口疮,丈夫吐血,妇人血崩。

53789 金形如神散（《疡科选粹》卷八）

【组成】当归二钱(酒炒) 骨碎补二钱 川芎一钱 甘草一钱(蜜炙) 泽兰一钱(炒) 附子一钱 乳香 没药 桂心 蜀椒各一钱 血竭五分 人参五分 自然铜 半两钱各五分(俱火煅,醋淬) 黄耆一钱(蜜炙) 麝香五分

【用法】上为末。每服一钱,临卧无灰酒调下。如丸药,照此炼为丸,如梧桐子大,每服十丸,依前服。

【主治】一切跌打损伤,坠车落马。

【宜忌】忌鱼腥、面食。

53790 金豆解毒煎（《医学集成》卷三）

【组成】金银花二钱 绿豆皮二钱 蝉蜕八钱 僵蚕 陈皮 甘草各一钱

【功用】大解瘟毒。

【主治】瘟疫。

【方论选录】《医钞类编》:银花能清热解毒,疗风止渴;绿豆甘寒,亦清热解毒之品,兼行十二经,祛除诸毒,无微不入;甘草解一切毒,入凉剂则能清热,亦能通行十二经,以为银花、绿豆之佐;陈皮调中理气,使荣卫无所凝滞;蝉蜕取其性之善退轻浮,易透肌肤,又散风热,开肌滑窍,使毒气潜消也;僵蚕能胜风去瘟,退热散结。瘟疫之风湿若用苍、羌、防风等药,则烦躁愈甚而热愈炽矣。若兼大头发颐咽喉诸证,更宜加僵蚕。

【备考】《医钞类编》本方用法:井花水煎服。

53791 金花一圣散（《魏氏家藏方》卷二）

【组成】川乌头(去皮脐) 川芎 白芷各等分

【用法】上为细末。每服一字,先用葱青三四寸,薄荷三四叶,安于盏内,同药食后点服。

【主治】头风。

53792 金花一字散（《医方类聚》卷二十四引《烟霞圣效方》）

【组成】草乌头 防风 雄黄各半两 香白芷二钱

【用法】上为细末。每服一字,温酒调下。

【主治】破伤风。

53793 金花如圣散（《摄生众妙方》卷一）

【组成】苍术六两(米泔水浸一宿,去皮) 川乌四两(火煨) 草乌四两(生用) 川芎三两五钱 细辛二两五钱(净) 防风二两五钱(去芦,生用) 白芷二两五钱 白术二两五钱 蝎梢五钱 雄黄五钱(净,研)

【用法】上为细末。每服二钱或一钱半,好酒送下,汗出为度;金刃伤,用小便洗,贴上药;割伤,破伤风牙关紧,好酒调服一钱,着被盖蒙头约重车行五里地,汗出即愈,如无汗出,涎水亦好,若涎水汗俱无,再服一钱;伤寒,用药一钱,热酒服,汗出立效;蝎螫,用唾津调贴;蛇虫伤,用飞矾和药贴患处,酒服一钱,妇人产后淋血不止,红花煎酒服一钱;多年恶疮,去痂,水洗净,贴净药;脑风,口噙药吹入鼻或用生姜调贴两太阳穴;诸般疮,或茶、或薄荷汤调服一钱出汗;大烧伤,用凉水调贴;咳嗽,用白桑皮汤服一钱,同酒送下;多年疮,用小便洗贴;恶疮疽疖,鱼眼、红丝、疔疮,调药用鹅翅扫上患处;偏正头风,用口噙药水吹入鼻内;遍身疥疮,癣

病,杖疮有血者,将水贴药,继服二钱,温酒下,不拘时候;舌根疮,外廉疮及一切无名肿毒,新汲凉水调敷患处;诸风倒地,不省人事,好酒调服一钱,被盖出汗立效;骒马等畜揭鞍风,诸药不效,抽身抱膝者,药五钱,酒半碗灌下,将毡盖出汗立效。

【主治】金刃伤,破伤风牙关紧闭,伤寒,蝎螫伤,蛇虫伤,妇人产后淋血不止,多年恶疮,脑风,诸般疮,火烧伤,咳嗽,疝疖,鱼眼红丝疔疮,偏正头风,疥疮,癞病,杖疮有血者,舌根疮,外廉疮,无名肿毒,诸风倒地,不省人事,揭鞍风。

【宜忌】忌热物半日;得汗时切忌不可见风。

53794 金花明目丸(《医学启蒙》卷三)

【组成】川黄连(酒炒) 黄芩(酒炒) 山栀子(连壳捣炒) 黄柏(盐水炒褐色) 山菊花各等分

【用法】上为末,清水滴丸,如绿豆大。每服一百丸,食远汤送下。

【功用】清上焦郁火,明目,消肿止痛。

【主治】头痛,齿痛,口舌生疮。

53795 金花明目丸(《中国药典》2010版)

【组成】熟地黄 盐菟丝子 枸杞子 五味子 白芍 黄精 黄芪 党参 川芎 菊花 炒决明子 车前子(炒) 密蒙花 炒鸡内金 金荞麦 山楂 升麻

【用法】上制成丸剂,每瓶装4克或每袋装4克。口服,一次4克,一日3次,饭后服用。一个月为一疗程,连续服用三个疗程。

【功用】补肝,益肾,明目。

【主治】老年性白内障早、中期属肝肾不足,阴血亏虚证。症见视物模糊,头晕,耳鸣,腰膝酸软。

53796 金花消毒饮(《麻疹阐注》卷二)

【组成】黄连 黄芩 黄柏 大黄

【主治】口糜。

53797 金花消痤丸(《成方制剂》11册)

【组成】薄荷 大黄 甘草 黄柏 黄连 黄芩 金银花 桔梗 栀子

【用法】上制成丸剂。口服,一次4克,一日3次。

【功用】清热泻火,解毒消肿。

【主治】肺胃热盛所致的痤疮(粉刺),口舌生疮,胃火牙痛,咽喉肿痛,目赤,便秘,尿黄赤等症。

【宜忌】孕妇慎用。

53798 金花隔纸膏(《外科百效》卷一)

【组成】黄蜡二两 麻油四两 油头发少许

【用法】上同煎,俟发焦,便将大黄一两,黄连、黄芩、黄柏各五钱,俱炒黑为末,及乳、没各五分,同搅入于内,作膏贴。

【主治】内外廉疮,热毒恶疮,水泡火疮,奶风等症。

53799 金花硼砂丸(《圣惠》卷十)

【异名】硼砂丸(《普济方》卷一三四)。

【组成】硼砂 马牙消 郁金 苦胡芦子 川大黄(剉碎,微炒) 鼠黏子(微炒) 白矾灰 黄药 栀子仁 甘草(生用) 黄芩各半两

【用法】上为末,炼蜜并砂糖为丸,如鸡头实大。每服一丸,用绵裹,含化咽津。以愈为度。

【主治】伤寒,舌坚强硬,黑色,咽喉闭塞肿痛。

53800 金佛止痛丸(《成方制剂》16册)

【组成】白芍 佛手 甘草 姜黄 三七 延胡索 郁金

【用法】制成丸剂,每瓶装5克。口服,一次5～10克,一日2～3次,或痛时服;寒证腹痛须用姜汤送服。

【功用】行气止痛,舒肝和胃,祛瘀生新。

【主治】胃脘气痛,月经痛,消化道溃疡,慢性胃炎引起的疼痛。

【宜忌】孕妇及月经过多者忌服。

53801 金沙五苓散(《医统》卷七十一)

【组成】海金沙 肉桂 甘草(炙)各二钱 赤茯苓 猪苓 白术 芍药各三钱 泽泻半两 滑石七钱 石韦一钱

【用法】上为细末。每服三钱,水一盏,灯心三十茎,煎七分,空心服。

【主治】五淋痛涩。

53802 金沙五淋丸(《全国中药成药处方集》济南方)

【组成】海金沙 车前子 萹蓄 瞿麦 山楂 木通 赤芍 当归 熟地 赤茯苓 猪苓 黄芩 黄柏 大黄各四两

【用法】上为细末,水为丸,如绿豆大。每服二钱,灯心草汤送下。

【功用】《成方制剂》:清热,通淋。

【主治】小便混浊,淋沥作疼,膀胱邪热。

【宜忌】忌辛辣食物。

53803 金沙五淋丸(《全国中药成药处方集》沈阳方)

【组成】当归 雄黄 川牛膝 大黄 广木香 海金沙各等分

【用法】上为极细末,水为小丸。每服一钱或五分,黄酒送下。

【功用】清热解毒,利尿止淋。

【主治】火淋、气淋、血淋、砂淋、花柳淋等症及小便频数,尿管疼痛,尿后淋漓,混浊不清。

【宜忌】忌食五辛及酸物。

53804 金沙流湿丸(《杂类назван方》)

【组成】木通一两(去皮) 泽泻一两半 木香一两 白茯苓(去皮) 大黄(去皮)各一两半 滑石五两 海金沙五钱 牵牛头末五两 郁李仁一两

【用法】上为细末,滴水为丸,如梧桐子大。每服五十丸至八十丸,生姜汤送下;如小便不通,灯草汤送下;如伤酒,生姜汤送下;酒疸食黄,萝卜汤送下;痢疾,高良姜汤送下;妇人血气不调,当归汤送下;肢节疼痛,温酒送下;心痛者,韭根汤送下;膈气,枳实汤送下;中风,槐角汤送下。

【主治】小便不通,伤酒、酒疸,痢疾,妇人血气不调,肢节疼痛,心痛,膈气,中风。

【宜忌】忌湿面。

53805 金沙益元散

《赤水玄珠》卷二十六。为《普济方》卷三八八"金沙散"之异名。见该条。

53806 金鸡虎补丸(《成方制剂》1册)

【组成】大枣 狗脊 骨碎补 黑老虎根 鸡血藤

金樱子　牛大力　千斤拔　桑寄生

【用法】制成丸剂,大蜜丸每丸重 3 克。口服,大蜜丸一次 1 丸,一日 2 次;水蜜丸一次 1.5～3 克,一日 2 次。

【功用】补气补血,舒筋活络,健肾固精。

【主治】水气凝滞,四肢麻痹,腰膝酸痛,夜尿频数,梦遗滑精。

【备考】本方改为片剂,名"金鸡虎补片"(见原书)。

53807 金鸡虎补片

《成方制剂》15 册。即原书 1 册"金鸡虎补丸"改为片剂。见该条。

53808 金青解毒丸(《成方制剂》14 册)

【组成】薄荷　陈皮　淡竹叶　甘草　金银花　荆芥　木板蓝根　木大青叶　鱼腥草

【用法】制成丸剂,每丸重 9 克。口服,一次 1～2 丸,一日 1～2 次。

【功用】辛凉解表,清热解毒。

【主治】感冒发热,头痛,咳嗽,咽喉疼痛。

53809 金枪铁扇散(《中医伤科学讲义》)

【组成】乳香　没药　象皮　老材香各二两　明矾　炉甘石　降香　黄柏　血竭各一两

【用法】共为极细末,瓷瓶收贮。掺伤口。

【功用】收湿,拔毒,生肌。

【主治】破伤流血及溃烂。

53810 金枣化痰丸(《活人心统》卷一)

【组成】朱砂二分半　麝香八分　水银二分

【用法】先用巴豆五十粒(去壳)水浸七日,去油心,每日换水一次,后用大青枣五十个(去皮)晒半干,去核,每枣一个入巴豆一粒,面包煨焦黄色,摸枣熟为度;取出巴豆,纸包油去尽,方可与枣肉同捣极烂,入水银,方入前末再研匀为丸,如龙眼核大。大人一丸,小儿半丸,姜汤或茶送下。痰上则吐,痰下则泻,不可多服。

【主治】中风不语,小儿急惊风。

53811 金枣化痰丸(《医统》卷八十八)

【组成】天麻七钱　胆南星　半夏(制)二钱　白附子　全蝎各一钱　轻粉一钱　朱砂二钱半　雄黄一钱　麝香三分　珍珠五分　枳实一钱半　硼砂一钱　金箔二十片(为衣)　槐角七钱　金枣三十三个

【用法】上为细末。将枣去核,用巴豆二十粒,入枣内面包煨熟,去巴豆不用;将枣肉同药末捣匀为丸,重一分。浓煎薄荷汤化下。

【主治】小儿急惊,痰壅。

53812 金钗石斛丸(《局方》卷五)

【异名】茴香乌药丸(《圣济总录》卷一八五)、石斛丸(《普济方》卷三十三)。

【组成】川椒(去目,微炒出汗)　胡芦巴(炒)　巴戟天(去心)　地龙(去土,炒)各四两　苍术(去浮皮)　乌药各十六两　川乌头(炮,去皮脐)　羌活(去芦)　茴香(炒)　赤小豆　马蔺子(醋炒)　金铃子(麸炒)　石斛(去根)各八两　青盐二两

【用法】上为细末,酒煮面糊为丸,如梧桐子大。每服二十丸,空心、食前温酒送下;或盐汤亦得。

【功用】补五脏,和血脉,驻颜色,润发进食,肥肌,大壮筋骨。

【主治】真气不足,元脏虚弱,头昏面肿,目暗耳鸣,四肢疲倦,百节酸疼,脚下隐痛,步履艰难,肌体羸瘦,面色黄黑,鬓发脱落,头皮肿痒,精神昏困,手足多冷,心胸痞闷,绕脐刺痛,膝胫酸疼,不能久立,腰背拘急,不得俯仰,两胁胀满,水谷不消,腹痛气刺,发歇无时,心悬嗳醋,呕逆恶心,口苦咽干,吃食无味,恍惚多忘,气促喘乏,夜梦惊恐,心松盗汗,小便滑数,或水道涩痛,一切元脏虚冷之疾。

53813 金钗石斛膏(《全国中药成药处方集》南京方)

【组成】金钗石斛二斤

【用法】金钗不易出汁,必须多煮,时间宜长,用清水煎煮三次成浓汁,去滓滤清,加白蜜三斤收膏。每服二钱,开水和服。

【功用】滋润清火,养胃平肝。

【主治】因肝火所致之头痛,牙痛,口苦咽干,烦躁失眠等症。

53814 金泽冠心片(《成方制剂》11 册)

【组成】雪胆　泽泻

【用法】制成片剂,每片重 0.32 克。口服,一次 3～4 片,一日 3 次。

【功用】降血脂,增加心肌营养性血流量,降低心肌耗氧量。

【主治】冠心病、心绞痛和高脂血症。

53815 金宝赴筵膏(《普济方》卷二七五)

【组成】大黄　黄耆　地龙(去土)　当归　龙骨　乳香　没药　粉霜　硇砂　川山甲　轻粉各三钱　脑子一钱　江子二十一粒(去皮壳)　麝香少许

【用法】上荞麦灰一斗煎,淋灰三复之,汁煎三分之一,下用雪里之雀粪五钱,重煎十来沸,提取放冷,澄清再熬;入大黄末煎三沸,次入朴消、花碱各三两重。每药一两,加石灰三两,黄丹半两,逐绞之,待煎滴水中直到底不散者方好。提取用饼封,要用者入麝香、脑子。

【主治】诸恶毒疮,盘蛇疮,疔疮。

53816 金线却毒丹(《疡科选粹》卷七)

【组成】金线重楼

【用法】水磨少许,敷咬处;仍为细末,酒调服。

【主治】蛇咬伤。

53817 金星地蟮散(方出《圣惠》卷三十九,名见《普济方》卷二五一)

【组成】金星地蟮末二钱　婆婆石半钱　牛蒡根一两(切碎,焙干)　灶下黄土一两

【用法】上为细散。每服一钱,以热酒调下。

【功用】解毒药。

53818 金星追涎丹(《喉舌备要》)

【组成】薄荷一两　川椒五钱　细辛一两　樟脑一两

【用法】上为细末,放铜锅内,上以瓷碗一个盖之,文武火炼,取霜用。

【主治】风火牙痛,虫牙。

53819 金科猪肚丸(《普济方》卷三八○引《傅氏活婴方》)

【组成】使君子一升　青皮(炒)　三棱(煨)　莪术(煨)　黄连　胡黄连　川楝子　芜荑(炒,研)　枳壳(炒)　黄梗皮　青木香　麦芽(炒)　槟榔(炒)　香附子　陈皮

杏仁(研) 茴香(炒) 吴茱萸(炒) 轻粉 巴豆(去心,去油) 神曲(炒) 龙胆草 石榴皮 诃子 肉豆蔻 南木香 芦荟 虾蟆(炙) 谷芽(炒) 青黛 白曲 干姜 玄胡索(炙) 朱砂 姜(炒) 郁金 皂角(烧) 山茱萸 没石子 良姜 干漆(炒令烟尽) 丁香各等分(一方加黄丹、鸡子黄、米粉)

【用法】上为末。先用雄猪肚一个,以使君子肉一升,糯米二三合,粳米二合,入猪肚内,蒸熟捣烂糊,再入猪胆汁三四个研匀,却入众药,搜作饼子,白中杵捣百遍,视色和匀为细丸,如麻子大。每服二三十丸,空心饭饮吞下。

【主治】一切疳积,面黄肌瘦,腹内痞癖气块,五疳多虫,骨蒸,疳寒热,瘦悴,面浮,无辜,丁奚。

53820 金钩钓食丸(《丹溪心法附余》卷二十四)

【组成】威灵仙根不拘多少

【用法】以好米醋浸一二日,晒干,为末,醋糊为丸,如梧桐子大。每服一丸或二丸,半茶半汤送下。如要吐,转用砂糖铜青为末,半匙滴油一二点,同茶汤调服,即吐出原物。如药性来迟,令患人两手伏地,用清水一盆,以鹅翎口中搅探,即吐出于盆内。

【主治】诸梗。

53821 金钩钓积丸(《全国中药成药处方集》沈阳方)

【组成】巴豆霜三钱 五色硇砂 乳香 没药 阿魏各二钱五分 朱砂 冰片各二钱

【用法】除朱砂、冰片另研外,余为细末。用川心蜡为小丸,壮者每服二三粒,弱者二粒,早晚白开水送下。

【功用】攻癥破癖,消散积聚。

【主治】积聚癥癖,坚硬疼痛,腹中胀闷,饮食不消,四肢倦怠,面色萎黄,时痛时止,或聚或散,按之跳动。

【宜忌】孕妇忌服。

53822 金疮止血散(《千金翼》卷二十)

【组成】钓樟根三两 当归 芎䓖 干地黄 续断各一两 鹿茸半两(炙) 龙骨二两

【用法】上为散,以敷,血即止。酒服一钱匕,日五夜三。

【功用】止血。

【主治】金疮。

53823 金疮止血散(《圣惠》卷六十七)

【组成】风化石灰七两(细研,用小便浸三日三夜,滤出晒干,为末) 麒麟血三两(去末,炒令紫色) 鸡子十枚(取白,和风化灰,为三丸,入炭火内烧令红色,取出于地上出火毒一宿)

【用法】上为细末。旋旋掺于疮上。

【功用】干疮止痛,生肌长肉。

【主治】伤损。

53824 金疮止血散(《接骨入骱》)

【组成】龙骨 生、熟白矾各一两 生、熟五倍子二两 乳香(去油) 没药(去油)各三钱 无名异一两

【用法】上为末。干掺。

【功用】止血解痛,生肌。不作脓,不怕风。

【主治】金疮。

53825 金疮生肌散(《普济方》卷三〇三引《十便良方》)

【组成】甘草一斤(炙) 黄柏八两 当归四两

【用法】上为末。以封疮上,一日二次。

【功用】生肌。

【主治】金疮。

53826 金疮生肌散(《济阳纲目》卷八十七)

【组成】黄丹(飞过) 乳香 没药各五钱 寒水石(煅过)一两 辰砂二钱 血竭四钱 天灵盖(烧灰)一钱

【用法】上为末。以麻油润之,用川椒汤温洗。

【功用】生肌。

【主治】金刃伤。

53827 金疮必效散(《外科证治全书》卷四)

【组成】龙骨(煅) 乳香(制,去油) 没药(制,去油) 花蕊石(火煅红,放地上冷定后再煅,凡七次) 真降香节(炒油干,碾细) 紫草各五钱 白芷 紫苏叶 儿茶各三钱 白蜡一两(煅) 麝香三分

【用法】上为细末,研匀,瓷瓶密贮。

【主治】金疮。

53828 金疮灰蛋散

《景岳全书》卷六十四。为《普济方》卷三〇二"灰弹散"之异名。见该条。

53829 金疮至宝膏(《仙拈集》卷四)

【组成】乳香 没药 血竭 儿茶 龙骨(煅) 轻粉各二钱 大黄 水银 冰片 樟脑 麝香各一钱 麻油四两

【用法】文武火熬,滴水成珠。将药慢慢入内,冰、麝待微温时入,收贮瓷器听用。敷患处;手指斩落,涂膏凑上。油纸包。

【主治】跌打损伤,闪腰折骨,刀斧破伤,咽喉血出疼痛;或手指斩落,刑杖肉尽见骨。

【宜忌】切忌见风。

53830 金疮收口药(《济阳纲目》卷八十七)

【组成】小皂子树(独棍者,晒干不见火) 龙骨二钱(酒煅一次) 血竭 凤尾脱 松香 乳香 没药 葛苣各一钱 马尾勃各一个

【用法】上为细末。用撒疮口。

【主治】金刃伤。

53831 金疮如圣散

方出《种福堂方》卷四,名见《青囊秘传》。为《古今医鉴》卷十六引周梅江方"金枪丹"之异名。见该条。

53832 金疮迎刃散

《秘传打损扑跌药方》。为《跌损妙方》"金创迎刃散"之异名。见该条。

53833 金疮降真散

《景岳全书》卷六十四。为《跌损妙方》"金创降真散"之异名。见该条。

53834 金疮神效方(《准绳·疡医》卷六)

【异名】金疮神效散(《外科大成》卷四)、金疮琢合散(《青囊秘传》)。

【组成】五倍子 降真香各等分

【用法】上各炒焦,出火毒后研为末。干掺。

【主治】金疮。

【加减】虚者,加人参末。

53835 金疮神效方(《伤科汇纂》卷八)

【组成】老松香不拘多少(去油,如去油不尽反加疼痛。用新砖二块,火内烧极热,上下多衬纸,将松香入在中间压二三次,则油尽如白霜矣)

【用法】将淡河水满锅滚透煮之,捞起扯拔浸冷;换水又煮又扯,如此九遍,煮去苦水。复用铜锅熔化,研细和匀,敷伤处,用绢帛缚扎。

【功用】止血止痛,续筋生肌。

【主治】金疮不脓不溃,跌打损伤。

53836 金疮神效散

《外科大成》卷四。为《准绳·疡医》卷六"金疮神效方"之异名。见该条。

53837 金疮铁扇散《经验广集》卷四)

【异名】铁扇散(《北京市中药成方选集》)

【组成】象皮五钱(切薄片,用小锅焙黄色以干为度,勿令焦) 龙骨五钱(用上白者,生研) 老材香一两(山陕等省无漆,民间棺殡俱用松香、黄蜡涂于棺内,数十年后,有迁葬者,棺朽另易新棺,其朽棺内之香蜡即谓之老材香。东南各省无老材香,即以数百年陈石灰一两代之,其效与老材香同) 寸柏香一两(即松香中的黑色者) 松香十两(与寸柏香一同熔化,搅匀,倾入冷水,取出凉干) 飞矾一两(将白矾入锅熬透便是)

【用法】上为极细末,贮瓷罐中。遇有刀石破伤者,用药敷伤口,以扇向伤口处扇之。如伤口处发肿,煎黄连水用翎毛蘸涂之即消。

【主治】刀石破伤。

【宜忌】忌卧热处。

53838 金疮琢合散

《青囊秘传》。为《准绳·疡医》卷六"金疮神效方"之异名。见该条。

53839 金疮蜜药方(《经验奇效良方》)

【组成】真香油八两 肥当归一两 黄蜡一两 白蜡三两

【用法】先将油熬开,再入当归炸至枯焦,过灯花棉纸淋净,去滓,再熬开,入二蜡融化,熬十五分钟,端下凉透,入罐听用。

【功用】化腐生肌,止痛活血。

【主治】一切金疮溃烂。

53840 金扁水洗剂(《皮肤病中医诊疗简编》)

【组成】金钱草 45 克 扁蓄 30 克 楮桃叶 60 克

【用法】加水适量,浓煎取汁。外洗局部。

【功用】解毒,散风,止痒。

【主治】银屑病,瘙痒性皮肤病。

53841 金珠化痰丸(《局方》卷四)

【组成】皂荚仁(炒) 天竺黄 白矾(光明者,放石铁器内熬汁尽,放冷,研) 铅白霜(细研)各一两 半夏(汤洗七次,用生姜二两洗,刮去皮,同捣和作饼子,微炙黄色)四两 生白龙脑(细研)半两 辰砂(研,飞)二两 金箔(为衣)二十片

【用法】上以半夏、皂荚子仁为末,与诸药同拌研匀,生姜汁煮曲糊为丸,如梧桐子大。每服十九至十五丸,生姜汤送下,食后、临卧服。

【功用】清痰热,安神志,除头痛。

【主治】头痛眩运,心松恍惚,胸膈烦闷,涕唾稠黏,痰实咳嗽,咽喉不利。

53842 金珠化痰丸

《寿世保元》卷三。为原书同卷"一秤金"之异名。见该条。

53843 金莲种子丹(《古今医鉴》卷十一)

【组成】人参三钱 五味子三钱 白及一两 吴茱萸一两 细辛五钱 白茯苓一两 牛膝二两 石乳香三钱 菖蒲一钱 当归三钱(酒浸) 厚朴一两 羌活三钱

【用法】上为末,以枣肉为丸,如梧桐子大。每服十五丸,无灰酒送下,一日三次,早寅、中午、晚酉时吞,以壬子日服起。有孕妇服之成双胎。

【功用】种子。

53844 金莲种子方(《鲁府禁方》卷三)

【组成】附子(生用,去脐) 白茯苓(去皮)各一两半杜仲(去皮,炒去丝) 桂心 秦艽 防风各三钱 干姜一钱(生用) 牛膝一钱 砂仁一钱 细辛一钱 人参二钱何首乌二钱 菟丝子一钱 益母草二钱 大黑豆二钱

【用法】上为细末,炼蜜为丸,如黄豆大。每服三十丸,茶酒送下。

【功用】种子。

53845 金莲种玉丹(《何氏济生论》卷七)

【组成】白莲花蕊十一对(去梗留蒂,连须房瓣) 赤首乌(人乳浸蒸四次,日晒夜露)四两 芡实四两 人参(量用) 甘枸杞(人乳浸一宿,晒干) 生地黄(酒浸一宿,瓶安,煮羊肾锅上蒸烂) 羊外肾十一对(盐腌一宿,用酒于瓦器内煮至如地黄色为度,去皮膜,同地黄杵千下)

【用法】前五味为末,和后二味杵匀,量加炼蜜为丸,如梧桐子大。每服三钱,盐汤送下。

【主治】不孕。

【宜忌】须戒定色欲,待女子经尽后交媾,即成孕矣。

53846 金莲稳步膏(《医统》卷八十三)

【组成】黄连 黄柏 黄丹 荆芥穗各等分

【用法】上为细末。掺患处,布扎缚,自然平稳不痛。

【主治】妇人脚趾缝坏痛。

53847 金莲稳步膏(《便览》卷四)

【组成】地骨皮 红花

【用法】上为细末。于鸡眼痛处敷之,或成疮亦敷之,次日结痂好。

【主治】鸡眼。

53848 金振口服液(《中国药典》2010 版)

【组成】羚羊角 平贝母 大黄 黄芩 青礞石 石膏 人工牛黄 甘草

【用法】上制成液剂,每支装 10 毫升。口服,六个月至一岁,一次 5 毫升,一日 3 次;二岁至三岁,一次 10 毫升,一日 2 次;四岁至七岁,一次 10 毫升,一日 3 次;八岁至十四岁,一次 15 毫升,一日 3 次。疗程 5~7 天,或遵医嘱。

【功用】清热解毒,祛痰止咳。

【主治】小儿痰热蕴肺所致的发热,咳嗽,咳吐黄痰,咳吐不爽,舌质红,苔黄腻;小儿急性支气管炎见上述证候者。

【宜忌】风寒咳嗽或体虚久咳者忌服。

53849 金钱开郁汤(《效验秘方》魏长春方)

【组成】金钱草 30 克　柴胡 9 克　枳实 9 克　白芍 9 克　炙甘草 3 克　郁金 9 克　乌贼骨 9 克　浙贝母 9 克

【用法】日一剂，水煎分服。

【功用】疏肝利胆，解郁镇痛，清热化石。

【主治】慢性胆囊炎、胆石症。

【加减】兼脘痛者，加公英、甘松、天仙藤；阴虚血热、烦躁、头昏头痛者，去柴胡，加焦山栀、决明子、旱莲草；兼瘀血者，加川芎、当归、丹参或失笑散。

【方论选录】本方取柴胡疏肝达郁，枳实理气泻浊，白芍缓急止痛，甘草益胃缓中，郁金解郁止痛，大贝母化痰散结，乌贼骨中和胃酸，金钱草有清热利湿、解毒消肿之功，现代研究表明其能利胆，并能促肝细胞的胆汁分泌，使肝内胆管内胆汁增加，内压增高，胆道括约肌松弛，从而使胆汁排出，还能使小便变为酸性，而促使存在于碱性条件下的结石溶解。综合全方，具有利胆、消炎、排石之功。

53850　金钱利胆汤《效验秘方》张龑梅方）

【组成】金钱草 60 克　平地木 30 克　板蓝根 30 克　枳壳 9 克　柴胡 3 克　赤白芍各 9 克　生军 3 克（后下）　生甘草 3 克　硝矾丸 4.5 克（分吞）

【用法】日一剂，水煎，分服。

【功用】疏肝清热，利胆排石。

【主治】胆囊炎、胆石症证属肝胆湿热者。症见胁痛，寒热，厌油口苦，便干尿赤，舌红，苔黄腻，脉弦滑。

【方论选录】方中金钱草功专擅清热利湿，利胆、溶石、排石为君；硝矾丸、生军利胆排石、溶石为臣；板蓝根、柴胡、枳壳疏肝清热解毒；赤白芍、平地木养血、凉血、活血为佐；生甘草清热解毒，调和诸药为使。诸药合用，共奏清热、利胆、排石之效。

53851　金钱鼠黏汤《洞天奥旨》卷七）

【组成】鼠黏子一钱　黄连二钱　当归一两　生甘草三钱　天花粉三钱　柴胡一钱五分　连翘二钱　红花一钱　玄参三钱　白芍三钱　金银花一两

【用法】水煎服。初起之时二剂全消，无令其日久溃败也。

【主治】腋痈。发于腋下天池之穴，令人寒热大痛，掌热臂急而赤，俗名夹痈。

【宜忌】若已溃败，此方不可服。当看阴阳治之。

53852　金铂消石散《效验秘方》马骈方）

【组成】海金沙 100 克　苏琥珀 40 克　净芒硝 100 克　南硼砂 20 克

【用法】以上诸药共研极细末，装瓶备用。1 日 3 次，每次以白开水送服 5～10 克。

【功用】活血散瘀，利尿通淋。

【主治】砂石淋。

【方论选录】本方由一派攻伐渗利之品组成，药专力猛。海金沙寒，利水通淋，为治淋之要药；琥珀甘平，活血散瘀，利尿通淋，既可排石又可止痛；芒硝咸苦寒，能逐实化石；硼砂甘咸凉，因其为碱性，可使黏膜去垢，口服用于尿道杀菌，特别是尿为酸性时，可使之成为碱性，这对于排石和防止继发尿路感染都是有益的。

53853　金铃泻肝汤《衷中参西》上册）

【组成】川楝子五钱（捣）　生明乳香四钱　生明没药四钱　三棱三钱　莪术三钱　甘草一钱

【用法】上为末服。

【主治】胁下焮疼。

【方论选录】刘河间有金铃子散，即楝子之核与玄胡索等分，为末服之，以治心腹胁下作疼，其病因由于热者，甚效。诚以金铃子能引心包之火及肝胆所寄之相火下行，又佐以玄胡索以开通气血，故其疼自止也。而愚用其方，效者固多，而间有不效者。后拟得此方，莫不随手奏效。盖金铃子佐以玄胡索，虽能开气分之郁，而实不能化气。所谓化气者，无事开破，能使气之郁者，融化于无形，方中之乳香、没药是也；去玄胡索，加三棱、莪术者，因玄胡索性过猛烈，且其开破之力多趋下焦，不如三棱、莪术性较和平，且善于理肝也；用甘草者，所以防金铃子有小毒也。此方不仅治胁疼甚效，凡心腹作疼而非寒凉者，用之皆甚效验。

【临床报道】胁下焮痛：仲冬，刘某某兄，病左胁焮疼，诸治无效，询方于弟，授以活络效灵丹，服之不应。因延为视诊，脉象他部皆微弱，惟左关沉而有力，治以金铃泻肝汤加当归数钱，服一剂，翌日降下若干绿色黏滞之物，遂然而愈。盖此方原注明治胁下焮疼，由此知兄所拟方各有主治。方病相投，莫不神效也。

53854　金铃黄柏散《顾松园医镜》卷十三）

【组成】金铃子（去核）　黄柏　车前　茯苓各三钱　泽泻一钱许　川萆薢五钱　玄胡　山楂各二钱　青皮一钱许　橘核（炒，研）五钱

【功用】清热祛湿。

【主治】诸疝病属湿热者。

【加减】如湿热内蕴，寒气外束者，加茴香、吴茱萸以散外寒，外煎浓紫苏汤熏洗；如坠逆气，槟榔、代赭石散瘀血，蒲黄、五灵清肝火，龙胆、黑山栀舒筋，羚羊角燥湿，苍术随适采用。

【方论选录】金铃子导小肠膀胱湿热疝气要药；黄柏苦寒除湿热；车前、茯苓、泽泻利水渗湿热；川萆薢同热药祛寒湿，同凉药去湿热；玄胡、山楂行瘀血；青皮疏肝气；橘核苦平下气，最止疝痛。此苦寒清热祛湿之剂，合丹溪治疝法也。

53855　金海排石汤《千家妙方》引江西万孟仪）

【组成】金钱草 50 克　海金沙 15 克　苡仁 12 克　甘草梢 10 克　冬葵子 12 克　乳香 9 克　牛膝 15 克　鸡内金 10 克　萆薢 9 克　木通 5 克　琥珀末 1.5 克（另包，吞服）

【用法】水煎服，每日一剂。

【功用】清热，利湿，排石。

【主治】输尿管结石，湿热蕴结下焦证。

【方论选录】方中苡仁、木通、萆薢、甘草梢清热利湿；金钱草、海金沙、冬葵子排石通淋；牛膝、乳香、琥珀化瘀止痛，引石下行。诸药配合，相得益彰。

【临床报道】输尿管结石：胡某某，女，30 岁，农民，一九七八年十月二日初诊。曾经南昌某医院检查，诊断为输尿管结石，建议手术治疗。因患者恐惧，由南昌返回，试服中药。症见尿急尿频，尿道刺痛，尿中带血，小腹作胀，排尿时尿道如有砂石感，舌质红，苔黄腻，脉濡数，以金海排石汤治之。连服五剂。二诊，尿频明显减轻，尿色较前清亮，少腹微胀痛，排尿仍然刺痛，腰酸膝软，神疲乏力，舌质红，苔薄

黄,脉细数,应以运化结石,导其外泄。上方加生地 10 克,服后从尿道排出一块结石,形如小蚕豆大。诸症顿消,病愈康复,免去了手术之苦。

53856　金粉地黄膏(《圣济总录》卷一七二)

【组成】郁金一两(皂荚水煮软,切,焙)　地黄粉半两(生)　雄黄(水飞)一分　绿豆粉半两　白术　人参　甘草(炙)各一分　牛黄一钱

【用法】上为细末,炼蜜为丸,如皂子大。二岁一丸,一岁半丸,薄荷汤化下。

【功用】凉心经。

【主治】小儿膈壅疮渴。

53857　金屑万应膏

《丹溪心法》卷二。为《本事》"蒜莲丸"之异名。见该条。

53858　金屑辰砂膏(《局方》卷十)

【组成】牙消(枯,研)　铁粉(研)各半两　甘草(炙)二两　龙脑(研)二钱　辰砂(研,飞)三两　蛤粉(研,飞)八两　人参一两　金箔三十片(为衣)

【用法】上为细末,炼蜜搜和。每一两半作二十丸,捏扁,用金箔为衣。每服半皂子大,大人一丸,分作两服,并用薄荷汤化下,食后临卧服。

【主治】小儿心经邪热,颊赤多渴,睡卧不宁,谵语狂妄,痰涎不利,精神恍惚;大人痰热蕴积,心膈烦躁,咽喉肿痛,口舌生疮。

53859　金陵种子丹(《同寿录》卷一)

【组成】白茯苓一两(去皮)　白附子一钱　人参三钱　乳香三钱

【用法】上为细末,炼蜜为丸,如梧桐子大。每服十三丸,早、午、晚服三次。择壬子日起。

【功用】男子服之,补血生精;女子服之,调经受孕。药完一度即成胎矣。

53860　金梅感冒片(《成方制剂》12 册)

【组成】金盏银盘 1000 克　三叉苦 840 克　南板蓝根 670 克　岗梅 670 克　白茅根 500 克　山白芷 340 克

【用法】口服,一次 4～6 片,一日 3 次。

【功用】解表祛暑,清热解毒,利咽生津。

【主治】外感风热引起的发热、头痛、咽喉肿痛、咳嗽或夏季中暑发热等。

53861　金菌灵胶囊(《成方制剂》9 册)

【组成】金针菇

【用法】制成胶囊剂,每粒装 0.25 克。口服,一次 4 粒,一日 2 次。

【功用】调补气血,扶正固本。

【主治】胃炎、慢性肝炎、神经性皮炎及癌症病人的辅助治疗。

53862　金黄如意散

《奇方类编》卷下。为《外科正宗》卷二"如意金黄散"之异名。见该条。

53863　金黄抱龙丸(《全国中药成药处方集》禹县方)

【组成】牛黄三钱　天竺黄三两　明天麻　川羌　胆星　川贝　白附子　全蝎　蝉蜕　僵蚕　钩藤各一两八钱　明矾　朱砂各一两二钱　防风二两　甘草一两　桔梗二两　茯苓一两八钱

【用法】上为细末,炼蜜为丸。每丸重五分,三岁服一丸,薄荷汤送下。

【主治】惊风搐搦,口噤喘嗽,脐风惊痫,胎毒痰热。

【宜忌】慢惊风忌服。

53864　金黄抱龙丸(《成方制剂》12 册)

【组成】天竺黄 615 克　胆南星(酒炙)615 克　牛黄 22.5 克　朱砂 120 克　琥珀粉 120 克　雄黄 300 克

【用法】制成丸剂,每丸重 0.75 克。薄荷汤或温开水送服,一次 1 丸,一日 2 次。

【功用】清热镇惊,化痰熄风。

【主治】痰热内蕴引起的急热惊风,咳嗽痰盛,烦躁不安,昏睡神迷。

53865　金匮肾气丸

《赤水玄珠》卷七。为《金匮》卷下"肾气丸"之异名。见该条。

53866　金匮肾气丸

《冯氏锦囊·杂证》卷十一。为《济生》卷四"加味肾气丸"之异名。见该条。

53867　金匮肾气汤

《证因方论集要》卷二。即《济生》卷四"加味肾气丸"改为汤剂。见该条。

53868　金雀万应膏(《跌打损伤方》)

【组成】金雀花根四两　生地二两　红花二两　丹皮二两五钱　银花　川乌　草乌各二两　五加皮二两五钱　防风　荆芥各一两　桃仁二两半　苏木二两　牛蒡二两(研)　甘松　归尾　三棱　莪术　赤芍　续断　骨碎补各一两　潮脑半斤　狗胆一个　自然铜一两(煅,醋淬七次,研)　古钱六个(煅,醋淬七次,研)　松香十五两(研细,筛净,用姜汁、葱汁、白凤仙汁各一盏,研,炼)

【用法】以铜锅先入麻油五斤,次入群药熬膏枯去滓,入狗胆再熬,滴水成珠;入飞过黄丹半斤,次入松香,再入潮脑半斤,血竭一两,离火再入阿魏二钱,乳香、没药各二两,再入自然铜、古铜钱末,再入肉桂末一两,麝香二钱,再入淘鹅油,不住手搅匀,以烟尽为度,备用。摊膏时再加入肉桂二分,麝香三厘,方有力量。

【功用】接骨。

【主治】跌打损伤。

【加减】风湿诸般疼痛,宜加山甲、地龙各一两五钱,川椒二两。

53869　金雀花灰汁(《经验良方》)

【组成】金雀花十六钱

【用法】烧灰,用沸汤百钱浸一时,去滓,每服一合,一日数次。

【主治】腹水肿。

53870　金银五香汤(《洞天奥旨》卷十四)

【组成】金银花一两　乳香二钱　木通二钱　大黄二钱　连翘一钱　沉香一钱　木香一钱　丁香一钱　茴香一钱　羌活一钱　射干一钱　升麻一钱　甘草一钱　桑寄生一钱

【用法】上㕮咀。水二钟,加生姜三片,煎服,不拘时候。

【主治】痈疽二三日,发寒热,厥逆,咽喉闭。

53871 金银六君汤（《洞天奥旨》卷十四）

【组成】人参一钱　白术（土炒）一钱　茯苓一钱　半夏（姜制）一钱　陈皮一两　炙甘草五分　金银花二两

【用法】加生姜三片，大枣二枚，水煎服。

【主治】疮疡作呕，不思饮食，面黄膨胀，四肢倦息，大便溏利。

【加减】如过食冷物，致伤脾胃，加藿香、砂仁。

53872 金银平怒散（《洞天奥旨》卷六）

【组成】金银花二两　白芍五钱　当归一两　柴胡一钱　白芥子三钱　生甘草三钱　炒栀子三钱　丹皮三钱

【用法】水煎服。一剂即消，二剂痊愈。

【主治】胁痛生痈。

53873 金银白芷散（《医学正传》卷六引李东垣方）

【组成】黄耆　当归各一钱　槟榔　川芎各五分　甘草一钱　天花粉五分　乳香　没药各三分　皂荚刺（去尖，炒）　金银花各一钱五分　防风三分　白芷一钱

【用法】上为细末，分三服。每服水、酒各半盏煎，连滓服。

【主治】诸疮。

53874 金银地丁散（《疡科选粹》卷八）

【组成】金银花　当归　赤芍药　人参　桔梗　黄连　紫花地丁　黄耆　甘草节　大黄各五钱　白檀香　没药　子芩　玄参各二钱　前胡　连翘各三钱　栀子仁　麦黑冬（去心）　甘草（微炙）各一两

【用法】上咬咀。每服五钱，水一盏，酒一盏，煎至八分，去滓，随病上下温服。

【主治】诸恶疮肿毒痛。

53875 金银花糖浆（《成方制剂》14册）

【组成】金银花　忍冬藤

【用法】制成糖浆剂。口服，一次15～30毫升，一日2～4次。

【功用】清热解毒。

【主治】发热口渴，咽喉肿痛，热疖疮疡，小儿胎毒。

53876 金银补益汤（《洞天奥旨》卷十四）

【组成】金银花一两　生黄耆三钱　甘草一钱　人参三钱　白术二钱　陈皮一钱　升麻五分　柴胡一钱　当归三钱

【用法】水煎服。

【主治】疮疡，元气虚倦，口干发热。

53877 金银定志汤（《医统》卷四十九）

【组成】当归（酒浸）　人参　益智仁各一钱　甘草　石菖蒲　茯神各七分　五味子十五粒　琥珀（另研）　羚羊角（镑）各五分

【用法】上以琥珀、羚羊角另放，用水二盏，金、银各一两，同煎至八分，去滓，入珀、角二末，调匀服。

【功用】定志。

【主治】心风失志，妄行妄语。

53878 金银解毒汤（《洞天奥旨》卷十四）

【组成】黄芩一钱　黄柏一钱　黄连一钱　炒栀子一钱　金银花一两

【用法】水煎，热服。

【主治】积热疮疡，焮肿作痛，烦躁饮冷，脉洪数大实，口舌生疮，疫毒发狂。

53879 金银解毒汤（《幼科直言》卷二）

【组成】金银花　川贝母　黄芩　连翘　僵蚕　苡仁　当归　扁豆　陈皮　甘草

【用法】白水煎。

【主治】痘疮险症结痂。

53880 金液五精丸（《不居集》上集卷二）

【组成】秋石十两（金精）　白茯苓二两（木精）　莲肉八两（水精）　川椒二两（火精）　小茴香五两（土精）

【用法】上为末，酒糊为丸，如梧桐子大。每服二十丸，空心酒送下，或椒盐汤送下，以干物压之。

【功用】补虚助阳，壮神气，暖丹田，增颜色，和五脏，润六腑，除烦热，治淋浊，消积块，暖子宫。

【方论选录】《医略六书》：精寒不化，尿道亦不能清，故小便淋沥，时流浊液不已。秋石滋阴涤垢，以清淋滴浊液之源流；茯苓渗湿和中，以利膀胱之水气；莲肉清心醒脾土；川椒补大暖精室；小茴温气化以散寒湿也。蜜丸，椒盐汤下，使精暖寒消，则气行湿化，而小便清长，淋浊无不瘳矣。此暖精渗湿之利，为精寒淋浊之专方。

53881 金液戊土丹（《外科正宗》卷四）

【组成】人中黄　乌梅肉　茯神　胡黄连　五味子各一两　石菖蒲　辰砂　雄黄　远志　消石各三钱　牛黄　冰片各一钱　金箔二十张（为衣）

【用法】上药各为净末，配准前数，共入乳钵内，再研千转，于端午、七夕，或二至、二分吉辰，在净室中先将乌梅、地黄二膏捣极烂，和药，渐加炼蜜少许，徐徐添捣，软硬得中，每药一两，分作十丸，金箔为衣。每服一丸，用人乳、童便共一大杯化药，随病上下，食后服之。此药用蜡封固收藏，不泄药味，愈久愈效。

【功用】解膏粱金石药毒，杀三尸，除劳热，安神志，辟瘴辟瘟。

【主治】脱疽及疔毒发背，先因纵食膏粱厚味法酒，又或丹石补药，勉力入房，多致积毒脏腑，久则胃汁中干，肾水枯竭，不能上制心火，以致消渴、消中、消肾。饶饮多干，能食多瘦，九窍不通，惊悸健忘。见此诸症，后必发疽，多难治疗。宜预服此，可转重就轻，移深居浅。

53882 金粟黄芽丹（《得效》卷八）

【异名】太乙紫霞丹。

【组成】丹母　大朱砂一斤　真金箔五十片

【用法】以大朱砂一斤抽汞，置丹母于鼎内，以汞安于丹母上，复以真金箔五十片，于静室养火，朝东北，暮西南，一月后开鼎。如觉丹母伤火，以浓煎沉香水浴。一载后，丹成如谷芽样，或如花果样。用银剪刀剪下，入大萝卜内蒸一伏时，以萝卜深黑为度。取出用玉石杵研为细末，以木蜜为丸。丸如粟大，依前汤引服。服时以平旦取一粒，在手内搓令暖，置口中。可加至十粒，或用枣肉丸，以井花水或人参枣汤送下。

【功用】起死回生，脱胎换骨。

【主治】诸虚百损，五劳七伤，八风五痹，沉寒痼冷，水肿蛊气，久痢久疟，一切男女老幼困笃之疾，百药不能疗者。

【宜忌】孕妇不可服。绝嗜欲，断五腥，不食鸡、鱼、大蒜、陈臭等物。

【备考】原书注：此丹无方，惟有丹母，不知是何药修炼得成。

53883　金锁比天膏（《惠直堂方》卷四）

【组成】紫花地丁　刘寄奴（去泥根）　野麻根　苍耳草（连根叶子）　豨莶草各一斤　山甲一具（或净甲一斤）　蛤蚆皮一百张（或干蟾一百只更妙）

【用法】真麻油十二斤，内将四斤先煎穿山甲枯焦，余药入八斤油内，加老酒、葱汁各二碗，文武火煎药枯，去滓，复煎至滴水成珠；每药油一斤，加飞丹八两，看嫩老看所，离火，不住手搅，下牙皂、五灵脂（去砂）、大黄各四两（皆为末）；待温，下白胶香（即芸香末）四两成膏，水浸三四日用。诸疮不论已破未破，并用葱椒汤洗净贴之；如初发势凶，将膏剪去中心留头出气，不必揭起。一膏可愈一毒。

【主治】发背痈疽，无名肿毒，疔疮鼠串，马刀瘰疬，紫疥红丝，鸦焰漏睛等疮，两腿血风，内外臁疮，鱼口便毒，杨梅结核，金疮杖疮，蛇蝎虫咬，虎犬人伤，顽疮顽癣，久流脓血，万般烂疮，风寒痰湿，四肢疼痛，乳癖乳岩等。

【宜忌】摊膏时不可见火，须用重汤化开。

53884　金锁正元丹（《魏氏家藏方》卷五）

【组成】大附子（炮，去皮脐）　白芷（炒）　川楝子（炒）　干姜（泡洗）　茴香（淘去沙，炒）　青皮（去瓤）　肉桂（去粗皮，不见火）各一两　硫黄　牡蛎粉　石菖蒲各二两　阿魏（面搜作饼子）　木香（炮）各半两

【用法】上为细末，将阿魏饼作糊为丸，如梧桐子大。每服三十丸，食前温酒盐汤送下。

【功用】暖养脾胃。

53885　金锁正元丹（《局方》卷五续添诸局经验秘方）

【组成】五倍子　茯苓（去皮）各八两　紫巴戟（去心）十六两　补骨脂（酒浸，炒）十两　肉苁蓉（净洗，焙干）　胡芦巴（炒）各一斤　龙骨　朱砂（别研）各三两

【用法】上为细末，入研药令匀，酒糊为丸，如梧桐子大。每服十五丸至二十丸，空心食前温酒吞下；或盐汤亦得。

【主治】真气不足，元脏虚弱，四肢倦怠，百节酸痛，头昏眩痛，目暗耳鸣，面色黄黑，鬓发脱落，头皮肿痒，精神昏困，手足多冷，心胸痞闷，绕脐切痛，膝胫酸疼，不能久立，或脚弱隐痛，步履艰难，腰背拘急，不能俯仰，腹痛气刺，两胁虚胀，水谷不消，大便不调，呕逆恶心，饮食减少，恍惚多言，气促喘乏，夜多异梦，心松盗汗，小便滑数，遗精白浊，一切元脏虚冷之病。

【方论选录】《济阴纲目》：肉苁蓉男得之而助阳，女得之而孕育；巴戟补髓添精；胡芦巴治虚冷，补骨脂起阳衰；五倍子燥阴湿；茯苓阳中之阴；朱砂镇心之主，寓降水升火之妙；龙骨固脱。故为天下真气不足者所服也。

53886　金锁正元丹（《瑞竹堂方》卷一）

【组成】白僵蚕（炒）　破故纸（炒）　白龙骨　山茱萸（汤浸，去核）　桑螵蛸（炒）　黑附子（炮）　肉苁蓉（酒浸）　牛膝（酒浸）　菟丝子（酒浸）各半两　韭子二两（炒）

【用法】上为细末，炼蜜为丸，如梧桐子大。每服二三十丸，空心温酒送下，一日二次。常服有益，妇人亦可服。

【功用】涩精补气，强健驻颜。

【主治】男子五劳七伤，沉寒痼冷，四肢厥逆，阴盛身寒，脐腹久痛，脏腑软弱，困倦少力，饮食迟化。

53887　金锁正阳丹（《续本事》卷一）

【组成】砒一两（火煅）　巴豆十两（去油）　乌头一两（炮）　木鳖六个　雄黄半两

【用法】上为末，用黄蜡、沥青（好者）各一两半，黄丹一两，朱砂一两半，细研溶热，入前项药末，乘热为丸，如鸡头子大。每服一丸，常服空心盐汤送下；小肠气痛，炒茴香酒冷，下木通，煎汤送下；滑肠脱肛，干姜、艾同煎酒温下；心气痛，烧钱淬醋送下二丸；气块，嚼干柿子送下一丸；妇人红脉不行及产后诸疾，当归酒送下；眼多冷泪，盐椒汤送下。

【主治】小肠气痛，滑肠脱肛，心气痛，气块，妇人红脉不行，及产后诸疾，眼多冷泪。

53888　金锁玉玄丹（《嵩崖尊生》卷九）

【组成】龙骨（煅）三钱　朱砂三钱　茯苓八钱　巴戟肉苁蓉（焙）　芦巴（焙）各一两六钱　故纸（炒）一两　五倍子八钱

【用法】酒糊为丸服。

【主治】天将明必溏泄一次，为肾泄。

53889　金锁玉关丸（《奇效良方》卷三十四）

【组成】鸡头肉　莲子肉　莲花蕊　藕节　白茯苓　白茯神　干山药各二两

【用法】上为细末。金樱子二斤，去毛刺，捶碎，水一斗，熬至八分，去滓，再熬成膏，仍用少许面糊同和为丸，如梧桐子大。每服五七十丸，不拘时候，温米饮送下。

【主治】遗精白浊，心虚不宁。

53890　金锁玉关丸（《张氏医通》卷十四）

【组成】芡实　莲肉（去心）　藕节粉　白茯苓　干山药各等分　石菖蒲　五味子减半

【用法】上为末。金樱子熬蜜代蜜，捣二千下，丸如梧桐子大。每服五十丸，饥时以醇酒、米汤任下。

【功用】《医略六书》：实脾涩精。

【主治】心肾不交，遗精白浊。

【方论选录】《医略六书》：脾阴大亏，不能交媾水火，故心肾不交，无以统摄精舍而遗精。芡实实脾涩肾，莲肉清心醒脾，山药补脾阴以益肾，藕节凉心血以宁神，菖蒲通窍以慧神志，茯神渗湿以清精府，五味收敛津液而止遗精；更以金樱涩之，生地滋之，使心肾交，则玉关自固，而精舍无漏泄之患，何遗精之有？此实脾涩精之剂，为心肾不交遗精之专方。

【备考】方中白茯苓，《杂病证治》作"茯神"，并用生地汤送下。

53891　金锁玉关丸（《全国中药成药处方集》昆明方）

【组成】芡实　龙骨　莲须各三两　龟版八两　炙远志三两　淮山药六两　茯苓三两　锁阳八两　牡蛎三两　砂仁二两　黄柏（盐炒）　知母各三两　五味　菖蒲　石莲子各一两

【用法】上为末，炼蜜为丸。每服一丸，水丸每服二钱半，用开水，早、晚各服一次。

【主治】梦遗滑精，虚烦耳鸣。

【宜忌】感冒忌服。

53892　金锁补真丹（《普济方》卷二一八引《德生堂方》）

【组成】川续断　川独活　谷精草　黄精草各五分

莲花蕊一两(干用)　鸡头粉一两(煮熟用)　鹿角霜一两　金樱子五两(去皮尖)

【用法】上为细末,次将金樱子捶碎,用水三升,煮至一升,去滓,银石器内用慢火熬至三合成膏,和匀,将药末为丸,如弹子大。每服止一丸,空心温酒送下。服数日,自然益气补丹田,精神加倍。若欲药行,早晨另丸药五十丸,如梧桐子大,温酒送下,应验。

【功用】升降阴阳,壮理元气,益气,补丹田,振奋精神,大能秘精。

【主治】梦遗白浊。

53893　金锁固阳膏《经验广集》卷三

【组成】葱子　韭子各二两　附子　肉桂　丝瓜仁各一两

【用法】麻油一斤熬枯,去滓,后下硫黄四两,松香二两,龙骨(煨)二钱,麝香三分,为末,入油搅匀,瓷罐封固,狗皮摊贴。俟交合久,去膏即泄成孕。

【功用】保身求嗣,却病延年。

【主治】《理瀹》:遗精。

53894　金锁固精丸《医方集解》

【组成】沙苑蒺藜(炒)　芡实(蒸)　莲须各二两　龙骨(酥炙)　牡蛎(盐水煮一日一夜,煅粉)各一两

【用法】莲子粉糊为丸。盐汤送下。

【功用】补肾益精,固涩滑脱,交通心肾。

【主治】❶《医方集解》:火炎上而水趋下,心肾不交之精滑不禁。❷《中国医学大辞典》:真元亏损,心肾不交,梦遗滑精,盗汗虚烦,腰痛耳鸣,四肢无力。

【宜忌】《方剂学》:本方多为收敛之品,偏于固涩。如属心、肝火旺或下焦湿热所扰以致遗精者,禁用本方。

【方论选录】❶《医方集解》:此足少阴药也。蒺藜补肾益精,莲子交通心肾,牡蛎清热补水,芡实固肾补脾,合之莲须、龙骨,皆涩精秘气之品,以止滑脱也。❷《成方便读》:夫遗精一证,不过分其有火无火,虚实两端而已。其有梦者,责相火之强,当清心肝之火,病自可已;无梦者,全属肾虚不固,又当专用补涩以固其脱。既属虚滑之证,则无火可清,无瘀可导,故以潼沙苑补摄肾精,益其不足。牡蛎固下潜阳,龙骨安魂平木,二味皆有涩可固脱之能;芡实益脾而止浊,莲肉入肾以交心,复收其须者,有赖其止涩之功,而为治虚滑遗精者设也。❸《方剂学》:方中沙苑蒺藜补肾涩精为君药;莲子、芡实助君药以补肾涩精,为臣药,君臣相配,以补不足为主;莲须、煅龙骨、牡蛎性涩收敛,专以涩精为用,共为佐使药。诸药合用,既可涩精液之外泄,又能补肾精之不足。但本方药以固涩为主,故遗精滑泄已止,便需用补肾之品,补虚固肾以治本。

【临床报道】❶重症肌无力:《新中医》[1973,(5):30]患者吴某,45岁。患重症肌无力,右眼上睑完全下垂,四肢无力,卧不起,咀嚼困难,呼吸喘息气短。诊前曾给新斯的明0.5毫升肌肉注射,上述肌无力症状在10分钟内消失,不久即如故。住院期间,曾用过补中益气汤、归脾汤、杞菊地黄丸等方药加减施治,西药除用新斯的明外,还用过氯化钾、维生素 B_1、维生素 B_2 等药物,病情时好时坏,一直未能痊愈。根据中医辨证,患者有遗精、腰酸痛、腿冷、舌质红、少苔等肾阴虚表现,故改用金锁固精丸(成药)治疗。每次服12

克,每日三次,淡盐水送下。二周后病情明显好转,共服金锁固精丸36瓶,病获痊愈,观察六年未见复发。❷慢性泄泻:《福建中医药》[1997,28(5):18]用金锁固精丸治疗慢性泄泻34例。结果:治愈12例,好转19例,无效3例,有效率91%。

【现代研究】对大鼠阿霉素肾病的治疗作用:《中国中西医结合肾病杂志》[2006,7(7):409]采用阿霉素一次性尾静脉注射的方法造成大鼠肾病综合征模型。将实验动物随机分为正常对照组(A)、肾病模型组(B)、金锁固精丸加味方即刻给药组(C)、造模后15天给药组(D)和30d给药组(E)。观察该方对肾病大鼠24小时尿蛋白、血清总蛋白、白蛋白、总胆固醇及肾组织形态学的影响。结果发现金锁固精丸加味方对阿霉素肾病具有良好的降低尿蛋白、调节血脂、升高血清总蛋白和白蛋白,以及改善肾组织病理变化等作用。

53895　金锁固精丸《鳞爪集》卷二

【组成】锁阳八两　苁蓉八两　莲须八两　芡实八两　鹿角霜八两　龙骨四两　巴戟八两　茯苓八两　牡蛎四两

【用法】上为细末,水泛为丸。每服四钱,空心淡盐汤送下。

【主治】心肾不交,气血两损,以致精关不固,无梦频遗,腰痛耳鸣,四肢困倦,虚烦盗汗,睡卧不安,遗泄等症。

【宜忌】忌烧酒、萝卜,并房室劳役等事。巴戟、鹿角霜,相火易动者不宜,是有梦者弗服为是。

53896　金锁固精丸《北京市中药成方选集》

【组成】熟地四两　山药二两　茯苓二两　丹皮一两五钱　菟丝子二两　山萸肉(炙)一两五钱　莲子一两　芡实(炒)二两　牡蛎(煅)八钱　龙骨(煅)八钱　补骨脂(炙)二两　沙苑子二两　巴戟肉(炙)三两　杜仲炭(炒)二两　人参(去芦)一两　龟版胶一两　鹿茸(去毛)一两五钱　泽泻一两五钱

【用法】上为细末,炼蜜为小丸,七厘重,每盒八十粒。每服四十粒,一日二次,温开水送下。

【功用】滋阴益气,补肾固精。

【主治】肾虚气亏,夜梦遗精,精神疲倦,阴虚盗汗。

53897　金锁思仙丹

《医统》卷七十引万氏方。为《直指》卷十"秘传金锁思仙丹"之异名。见该条。

53898　金锁思仙丹《女科切要》卷三

【组成】莲蕊　莲子　芡实各等分　茯神三两

【用法】上为末。用金樱子一斤(去毛)煎膏为丸。每服三十丸,空心淡盐汤送下。服过一月后即不走泄,遇种子期,用车前子汤送下。

【主治】男子欲劳过度,精神不佳。

53899　金锁秘精丹《保命歌括》卷三十四

【组成】莲肉(去心)　芡实(去壳)各四两　真桑螵蛸(炙)一两

【用法】上为细末;取金樱子(黄熟者)一斗,轻杵去外刺,又剜去内子,于木臼杵烂,以水一斗,煮耗五升,用布滤去滓,再熬成膏,和药杵千余下为丸,如梧桐子大。每服五十丸,空心盐汤送下。更以猪腰子一枚,煨熟压之,以助药力。

【主治】下元虚损,酒色放恣而遗精者,如瓶之破损而渗漏水出也。

【备考】宜用此方以塞其流,兼用补肾地黄丸以固其源。夜则侧卧,伸下一足,屈上足,以挽上足之膝,一手掩其脐,一手握固攀起其茎,勿挨肉,甚妙。

53900 金嗓开音丸《《中国药典》2010版》

【组成】金银花 连翘 玄参 板蓝根 赤芍 黄芩 桑叶 菊花 前胡 燀苦杏仁 牛蒡子 泽泻 胖大海 僵蚕(麸炒) 蝉蜕 木蝴蝶

【用法】上制成丸剂,水蜜丸每10丸重1克,大蜜丸每丸重9克。口服,水蜜丸一次60～120丸,大蜜丸一次1～2丸,一日2次。

【功用】清热解毒,疏风利咽。

【主治】风热邪毒所致的咽喉肿痛,声音嘶哑;急性咽炎、亚急性咽炎、喉炎见上述证候者。

【宜忌】忌烟、酒及辛辣食物。

53901 金嗓利咽丸《《中国药典》2010版》

【组成】茯苓50克 法半夏50克 枳实(炒)50克 青皮(炒)50克 胆南星50克 橘红50克 砂仁50克 豆蔻25克 槟榔50克 合欢皮50克 六神曲(炒)50克 紫苏梗50克 生姜7.5克 蝉蜕50克 木蝴蝶50克 厚朴(制)50克

【用法】上制成丸剂,水蜜丸每10丸重1克,大蜜丸每丸重9克。口服,水蜜丸一次60～120丸,大蜜丸一次1～2丸,一日2次。

【功用】疏肝理气,化痰利咽。

【主治】痰湿内阻,肝郁气滞所致的咽部异物感,咽部不适,声音嘶哑;声带肥厚见上述证候者。

53902 金嗓清音丸《《成方制剂》18册》

【组成】薄荷 蝉蜕 赤芍 川贝母 丹皮 地黄 甘草 黄芩 僵蚕 麦冬 木蝴蝶 胖大海 石斛 玄参 薏苡仁 泽泻

【用法】制成丸剂,大蜜丸每丸重9克,水蜜丸每10粒重1克。口服,大蜜丸一次1～2丸,水蜜丸60～120粒(6～12克),一日2次。

【功用】养阴清肺,化痰利咽。

【主治】阴虚肺热而致的咽喉肿痛,慢性咽炎、喉炎。

53903 金嗓散结丸《《成方制剂》10册》

【组成】马勃25克 莪术(醋炒)50克 金银花125克 桃仁(去皮)50克 玄参125克 三棱(醋炒)50克 红花50克 丹参75克 板蓝根125克 麦冬100克 浙贝母75克 泽泻75克 鸡内金(炒)50克 蝉蜕75克 木蝴蝶75克 蒲公英125克

【用法】制成丸剂,水蜜丸每10粒重1克,大蜜丸每丸重9克。口服,水蜜丸一次60～120粒,大蜜丸一次1～2丸,一日2次。

【功用】清热解毒,活血化瘀,利湿化痰。

【主治】热毒蕴结、气滞血瘀而形成的慢喉瘖(声带小结、声带息肉、声带黏膜增厚)及由此而引起的声音嘶哑等症。

【备考】本方改为胶囊剂,名"金嗓散结胶囊"(见《成方制剂》12册)。

53904 金蝉补漏丸《《疡医大全》卷二十三》

【组成】推粪虫七两 滴乳香(去油) 没药(去油)各

五钱 炙甘草 生矾 生甘草 熟矾各七钱五分

【用法】上为细末,黄蜡四两,熔化,乘热为丸,如梧桐子大。先服八分,渐加至二钱,酒送下。其管自退。

【主治】痔漏。

53905 金蝉脱壳方《《秘传大麻风方》》

【组成】当归 川芎 防风 滑石 天麻各三两 芍药 桔梗各一两五钱 僵蚕 大黄各二两 人参 独活 山栀 黄连 白术 蝉蜕 黄芩 石膏各二两 苦参四两 连翘二两 黄柏二两 细辛一两 荆芥三两五钱 羌活二两 全蝎二两 芒消 沉香各一两 枫子肉四斤

【用法】先将枫子肉为膏,余药为末,用黄米饭打糊和膏,打千捶为丸,如梧桐子大。每服一百丸,一日三次,茶汤送下。

【主治】麻风。

【加减】血盛,加泽兰叶、革巴草、蚵蚾草各二两;麻木,加淫羊藿、天麻各二两;血少,加生地、熟地、血竭各二两;鼻塞不通,不闻香气,乃血气不行,不能贯通,以致滞塞,加片脑、朱砂、硼砂、牙消、玄明粉各等分为末,吹鼻内,一日三次即通。

53906 金蝉脱壳酒《《金鉴》卷七十三》

【组成】醇酒五斤 大虾蟆一个 土茯苓五两

【用法】上药浸酒内,瓶口封严,重汤煮二炷香时取出。待次日饮之,以醉为度。无论冬、夏,盖暖出汗为效。余存之酒,次日随量饮之,酒尽痊愈。

【主治】杨梅疮结毒,筋骨疼痛,诸药不效者。

【宜忌】服酒七日后,禁见风,忌口及房欲。

53907 金蝉脱壳酒《《人己良方》》

【组成】大虾蟆一个(黄色者佳) 金银花八两(金者四两,银者四两)

【用法】用好酒一坛,将二药物捣烂,用布包好,放酒内煮三炷香久。每日尽量饮之,饮完自愈。

【主治】杨梅疮。

53908 金蝉蜕衣汤《《中医皮肤病学简编》》

【组成】桂枝9克 防风9克 蝉蜕9克 苍术6克 苡仁6克 茵陈12克 猪苓9克 银花15克 连翘15克 郁金6克 大枣6克

【用法】水煎,内服。

【主治】药物性皮炎。

【加减】热重,加石膏、知母;湿重,加扁豆、土茯苓;风胜,加荆芥、川芎;血热,加生地、丹皮、赤芍。

53909 金箔十珍丸《《圣济总录》卷十四》

【组成】金箔五片 银箔五片 丹砂(与金银箔同研)一两 琥珀(别研) 玳瑁(镑) 真珠(别研) 犀角(镑)各一分 硼砂(别研) 龙脑(别研)各一分 牛黄(别研)半钱 人参 白茯苓(去黑皮)各一两半 紫河车二两 茯神(去木)半两 甘草(生,剉)一两

【用法】上药除别研外,捣罗为末,和匀,炼蜜为丸,如鸡头实大。每服一丸,嚼破,竹叶汤送下,食后临卧服。

【主治】心神惊悸,头目不清。

53910 金箔牛黄丸《《圣济总录》卷十三》

【组成】金箔十片(研) 牛黄(研) 龙脑(研)各一两 犀角(镑) 琥珀(研) 人参各一分 丹砂(研,水飞过)

白茯苓(去黑皮)各二两　白花蛇(酒浸,去皮骨,炙)　天麻各半两　白附子(炮)　白僵蚕(炒)　甘草(炙,剉)各一两

【用法】上药各为末,炼蜜为丸,如樱桃大。以金箔为衣。每服一丸,细嚼,温薄荷汤送下,茶、酒亦得。常服半丸,不拘时候。

【功用】除热中。

【主治】风邪。

53911　金箔丹砂散《永乐大典·医药集》卷九七六引《经济小儿保命方书》)

【组成】人参一钱　白术　甘草　茯苓各一钱　犀角　南硼砂各一钱　白药子　牙消　甜消各半钱　龙脑　麝香(任意使)

【用法】上为末,以盒收之。每服半钱一字,用金银麦门冬汤调下;或薄荷汤亦得。无病小儿三五日一服,永无诸疾。

【主治】小儿一切惊候。

53912　金箔如锦丸《杨氏家藏方》卷十九)

【组成】金箔七片(别研)　芦荟(别研)　朱砂(别研)各二钱　轻粉半钱(别研)　全蝎七枚(去毒,炒焦)　蜈蚣一条(炙黄)　胡黄连　天南星(炮,制)　半夏(炮)各三钱

【用法】上为细末,次入前四味研者药一处研匀,煮糯米粉糊和丸,每一两作四十丸,晒干,勿用火焙。每服一丸,煎金银薄荷汤磨化送下,不拘时候。

【主治】小儿急惊,壮热,手足搐搦,大便秘,小便涩,潮发无度,神精不省。

53913　金箔茯苓散　《幼幼新书》卷二十四引洪州张道人)

【组成】金箔五片　茯苓　牛膝　胡黄连各一两　龙骨一分(生)　木香　麝香各一钱

【用法】上为末。每服一字,米饮送下,一日二次。

【主治】小儿风痫,手足拘拳,眼目不开,有时自笑或嗔怒惊叫,手爪甲青,状似鬼形,色似天吊。

【宜忌】忌油腻。

53914　金箔铅丹丸

《鸡峰》卷十九。为方出《医方类聚》卷一二五引《神巧万全方》,名见《圣济总录》卷五十八"金英丸"之异名。见该条。

53915　金箔铅粉丹《鸡峰》卷十八)

【组成】铅白霜　铁引粉各一两　金箔五十片(留三十片为衣)　乳香　白矾　神锦　朱砂　半夏　酸枣仁各一两　人参半两　银箔五十片

【用法】上为细末,研药同拌匀,入生姜自然汁,煮面糊,更入蜜少许为丸,如小豆大,以前金箔三十片为衣。每服二十丸,煎人参、薄荷汤任下,食后临卧服;米饮亦得。

【主治】风痰,膈脘上盛,心神烦热,惊悸心松,眠睡不宁,口苦舌涩,头旋恶心,精神昏倦。

53916　金箔琥珀丸《圣济总录》卷五)

【组成】金箔三十片(研)　琥珀(研)　丹砂(研)　真珠(研)　白茯苓(去黑皮)　人参　犀角(镑)　天南星(炮)各一两　麝香(研)　龙脑(研)各半两　雄黄(研)四两　牛黄(研)六钱　安息香二两(酒研,滤去沙,熬)　虎睛(研)一对　甘草(炙)半两

【用法】上药各为末,和匀酒煮,安息香膏并蜜为丸,如鸡头大。每服一丸,食后人参汤化下。

【主治】心中风,恍惚怔悸,言语不止。

53917　金箔镇心丸《局方》卷十)

【组成】紫河车(用黑豆煮软,切作片,焙干)二十五两　山药一百五十两　牙消(枯)十五两　甘草(爁)　人参(去芦)　茯苓(去皮)各五十两　朱砂(研,飞)一百两　龙脑(研)十两　麝香(研)五两　金箔一千二百箔(为衣)

【用法】上为细末,炼蜜为丸,每一两半作五十丸,以金箔为衣。每服一丸,薄荷汤化下,含化亦得,食后临卧服。

【功用】安镇心神,散败邪热,凉咽膈,止惊啼。

【主治】小儿风壅痰热,心神不宁,惊悸烦渴,唇焦颊赤,夜卧不安,谵语狂妄。

53918　金箔镇心丸《幼幼新书》卷十引《刘氏家传》)

【组成】白附子一分　白僵蚕半两(直者,用麸炒赤色,去麸)　朱砂一钱(研)　脑　麝各少许　金银箔各十片　牛黄半钱

【用法】上为细末,水面糊为丸,如小豆大,留朱砂一半为衣。每服一丸或半丸,煎薄荷汤化下,临卧服。过一百日后,四五日间服半丸甚妙。

【功用】镇心醒脾。

【主治】小儿一切惊气,夜睡不稳,喉中涎声,梦中狂叫,精神躁闷。

53919　金箔镇心丸

《普济方》卷三七五。即原书同卷"天王补心丸"制成蜜丸,加金箔为衣。见该条。

53920　金箔镇心丸《补要袖珍小儿》卷二)

【组成】雄黄　辰砂　天竺黄各一钱　茯苓　南星(牛胆制)　人参各二钱　山药一钱　牛黄　麝香各五分　金箔五片

【用法】上为末,炼蜜为丸,如梧桐子大。以金箔为衣。每服一丸,用钩藤、薄荷、灯心煎汤送下。

【功用】定志安心。

【主治】风痰壅盛,发热,心神恍惚,急惊搐搦。

53921　金箔镇心丸《万氏家抄方》卷五)

【异名】金箔镇心丹(《摄生众妙方》卷十)。

【组成】全蝎十个(洗,炙,去毒)　天麻　防风(去芦)　羌活(去芦)　牛黄　赤茯苓(去皮)　犀角　甘草　麝香　辰砂各一钱(水飞)　金箔二十片

【用法】上为细末,炼蜜为丸,如芡实大。薄荷、灯心汤送下。

【功用】解热退惊、安神,除烦躁,止夜啼。

【主治】惊风。

53922　金箔镇心丸《周慎斋遗书》卷十)

【组成】人参　茯苓　紫河车　琥珀各一钱　甘草五分　朱砂　珍珠各一钱

【用法】炼蜜为丸,金箔为衣。

【主治】慢惊,惊痫。

53923　金箔镇心丸《回春》卷四)

【异名】金箔镇心丹(《血证论》卷八)。

【组成】朱砂　琥珀　天竺黄各五钱　胆星一两　牛黄　雄黄　珍珠各二钱　麝香

【用法】上为细末,炼蜜为丸,如皂肉子大,金箔为衣。

每服一丸,用薄荷汤送下。

【主治】❶《回春》:惊悸。❷《东医宝鉴·内景篇》:癫痫,怔忡及一切痰火之疾。

【加减】心经有热,加炒黄连、当归、生地黄各一两,炙甘草五钱,人参一两,去雄黄、胆星、麝香。

【备考】方中麝香用量原缺,《东医宝鉴·内景篇》引本方麝香作半钱,并有牛胆一两。

53924 金箔镇心丸(《鲁府禁方》卷三)

【组成】朱砂 马牙消 片脑 麝香各一钱 甘草二两三钱三分 人参五钱五分 白茯苓六钱六分 紫苏一两

【用法】上为细末,炼蜜为丸,如龙眼大,金箔为衣。每服一丸,薄荷汤化下,不拘时候。

【主治】风痰,胸膈积热,心神恍惚,急慢惊风。

53925 金箔镇心丸(《痘疹金镜录》卷一)

【组成】雄黄五钱 朱砂三钱 天竺黄五钱 胆星一两 茯神五钱 防风三钱 全蝎十四个(去尖) 僵蚕二十条(炒去丝) 白附三钱 牛黄一钱(另研) 真麝香一钱(另研) 山药三钱 蝉蜕十四个 片脑二钱 金箔五十片

【用法】上为细末,大米糊为丸,金箔为衣。

【功用】截风定搐,化痰,镇心安神。

【主治】急慢惊风,慢脾胎惊,天吊。

53926 金箔镇心丸(《景岳全书》卷六十二)

【异名】金箔镇心丹(《中药成方配本》)。

【组成】金箔十二贴(为衣) 朱砂一两(飞) 人参 白茯苓 甘草各半两 山药一两半 牙消一钱半 麝香五分 片脑一分

【用法】上为末,炼蜜为丸。每一钱作十丸,以金箔为衣。每服一丸,薄荷汤化下;或含化亦可。

【功用】《中药成方配本》:益虚镇心,宣郁豁痰。

【主治】风壅痰热,心神不宁,惊悸烦渴,唇焦颊赤,夜卧不安,谵语狂妄。

【宜忌】《中药成方配本》:孕妇忌服。

53927 金箔镇心丸(《幼科金针》卷上)

【组成】雄黄三钱五分 全蝎十四枚(炙) 胆星一两 茯神五钱 麝香三分 蝉蜕十四枚 天竺黄五钱 明天麻四钱 白附子(炮,去皮)三钱 牛黄三分 僵蚕十一条 防风一两

【用法】上为细末,饭为丸,辰砂、金箔为衣,薄荷汤送下。

【主治】小儿夜啼。客忤邪触,面青紫黑,郁怒叫喊,若有恐惧,睡中惊惕,两手抱母,大哭不休。

53928 金箔镇心丸(《重订通俗伤寒论》)

【组成】金箔五片 人参 茯神 犀角各一钱 西牛黄 天竺黄 青龙齿 龙胆草 生地 远志 朱砂 铁粉各七分

【用法】上为细末,炼蜜为丸,如梧桐子大。每服七丸,用参珀茯神汤调下。

【功用】镇心宣窍,安神定惊。

【主治】伤寒心风如狂,牙关紧急,痰涎上塞,口吐白沫,迷闷恍惚,醒则狂言多惊,喜怒不常,舌色纯绛鲜泽,略有垢浊薄苔,此阴阳错杂,虚实皆有。

53929 金箔镇心丹

《摄生众妙方》卷十。为《万氏家抄方》卷五"金箔镇心丸"之异名。见该条。

53930 金箔镇心丹

《血证论》卷八。为《回春》卷四"金箔镇心丸"之异名。见该条。

53931 金箔镇心丹

《中药成方配本》。为《景岳全书》卷六十二"金箔镇心丸"之异名。见该条。

53932 金箔麝香丸(《幼幼新书》卷十九引《孔氏家传》)

【组成】郁金一两 皂角三枚 巴豆四十个

【用法】上件都拍破,用水三碗,同煎至水尽,只拣郁金,切作片子,焙干,为末,以面糊为丸,如粟米大,以麝常熏之。每服五七丸,米饮送下。

【功用】退热。

【主治】小儿潮热。

53933 金精老奴丸(《全国中药成药处方集》沈阳方)

【组成】木香五钱 灯心二钱 大蜘蛛七个 荜澄茄 胡桃肉 车前子 马蔺花 萆薢 牡蛎 韭子 木通各一两 全蝎 山茱萸 破故纸 桑螵蛸 龙骨各五钱 母丁香 紫梢花 蛇床子 肉苁蓉 菟丝子 白茯苓 淫羊藿(羊脂拌炒) 大茴香 巴戟 远志 当归各二两 沉香三两 干漆三两 熟地五两

【用法】上药除熟地捣膏外,余则碾面,加炼蜜为丸,二钱重。每服一丸,空心淡盐汤送下;冬月温黄酒送下。

【功用】健脑添精益髓,促进生殖机能。

【主治】中年虚损,五脏衰弱,元气不足,腿酸腰痛,下部虚寒,小肠疝气。

【宜忌】戒房事。

53934 金樱子煎膏(《全国中药成药处方集》青岛方)

【组成】金樱子十斤(去毛刺)

【用法】煎膏,滴纸不散,加沙苑蒺藜膏一斤,再加蜜成膏。

【功用】补益。

【主治】遗精滑泄。

53935 金樱莲子散(《医统》卷八十四)

【组成】金樱子(冬采,干擦去毛)三两(净,炒,切破,去子净用) 莲子(去心) 头面各二两(炒) 白扁豆二两(炒) 牡荆实(即黄荆子) 糯米一合(炒)

【用法】上为细末。每用四钱,入熟蜜三匙,滚汤调服。

【主治】脾胃虚弱,赤白带下。

53936 金蟾化管丸(《疡医大全》卷七)

【组成】水银三钱 明雄黄一两(以二斤火酒,渐煮渐添,以酒尽为度)

【用法】上乳细,用纸包好,取大蛤蟆一个,剖去肠,只留肝肺,将药包入于肚内,以线缝好,听用;再将银消、白矾各一两研匀,入阳城罐内,加水半茶钟,放火上熬令枯于罐底,取放地上,再纳蛤蟆于内,铁盏盖好,盐泥固济,升文火三炷香,中火一炷香,武火一炷香,冷定开着,盏上灵药刮下研细,用蟾酥(乳化)为丸,如芥子大,阴开。凡一切管,用一丸放膏药上,对管口,自入到底方回,嫩管自化,老管自退,七日见效;如未全退,再用一丸,无不除根。

【功效】化管。

【主治】一切诸漏有管者。

53937　金蟾退壳酒

《仙拈集》卷四。为《外科正宗》卷三"金蟾脱甲酒"之异名。见该条。

53938　金蟾脱甲酒《外科正宗》卷三

【异名】金蟾退壳酒、捷验酒《仙拈集》卷四）。

【组成】好酒五斤　大虾蟆一只

【用法】将虾蟆浸酒，封瓶口，煮香二枝取起，待次日随量之大小，以醉为度，冬夏盖暖出汗为效；存酒次日只服量之一半，酒尽疮愈。

【主治】杨梅疮，不拘新久轻重；杨梅结毒，筋骨疼痛，诸药不效者。

【宜忌】服药七日后不许见风为要，忌口及房事。

53939　金露紫菀丸《宣明论》卷七）

【组成】草乌头（去皮尖）　黄连半两　官桂　桔梗　干地黄　干生姜　川椒　芫荑　紫菀（去皮）　柴胡　防风　厚朴　甘草　人参　川芎　鳖甲（酒浸）　贝母　枳壳（去瓤）　甘遂各一两　巴豆三两（醋煮半日，出油）　硇砂三钱

【用法】上为末，水煮面糊为丸，如梧桐子大。每服五丸，空心、临卧米饮汤送下。

【主治】一切脾积，两胁虚胀，脐疼痛。

53940　金露解毒丸《普济方》卷一一七引《卫生家宝》）

【组成】舶上明净硫黄　蛤粉各一斤

【用法】上为末，用连皮生姜作片子，取自然汁为丸，如弹子大，阴干。每服一丸，生姜薄荷研细，入蜜一小匙，新水调下。

【主治】暑毒。

53941　金山老艾瓜丸《直指》卷十八）

【组成】胡芦巴（慢火炒）　牛膝（酒浸，焙）　舶上茴香（酒浸，炒）　肉苁蓉（酒浸，焙）　川续断（拣净，生用）　厚杜仲（去粗皮，姜制，炒令丝断）　天麻各二两　当归（酒浸，焙）　没药（别研）各一两

【用法】上为末；以艾（去枝梗）二两，大木瓜二枚，切盖去瓤，入艾塞满，盖定，竹针插，麻线系，蒸烂研细，和药为丸，如梧桐子大。每服七十丸，温酒盐汤任下。

【主治】肾气攻刺，及脚气酸痛。

53942　金不换木香丸《寿世保元》卷三）

【组成】大戟五钱　芫花（炒）五钱　甘遂五钱　黑丑头末二钱　生大黄五钱　青皮五钱　陈皮五钱　南木香五钱　青木香五钱　胡椒一钱（病合倍用）　川椒（去白）五钱　槟榔五钱　益智仁五钱　射干五钱　桑白皮五钱　苦葶苈五钱（炒）　大腹皮五钱　泽泻五钱　木通（去皮）五钱　连翘五钱　砂仁五钱　巴豆（去壳，半生半熟）五钱

【用法】上为末，醋煮面糊为丸，如梧桐子大。每服五十丸，壮盛人加七八九丸，第一消头面肿，五更初用葱白酒送下；第二消中膈胸腹肿，五更初用陈皮汤送下；第三消脐以下脚肿，五更初用桑白皮汤送下。

【主治】蛊胀。

【宜忌】忌一切生冷毒物，油盐酱醋，鱼酢鹅鸭及房事等。

53943　金不换内消丸《医统》卷三十三引《医林》）

【组成】苍术半斤（制，去皮）　枳壳一两半（麸炒）　青皮（去白）　陈皮（去白）　三棱（醋煮）　蓬术（醋煮）　香附子（制）　大茴香（炒）　干漆（炒）　藿香（洗）各一两　厚朴　杏仁（去皮尖）　砂仁各一两三钱　猪牙皂角二两（去弦）　黑牵牛二两　草果　百草霜各一两（用乡村烧百草柴者佳）

【用法】上为细末，面糊为丸，如梧桐子大。每服五十丸，临卧或日中，不拘时候，好酒、茶清、盐汤任下一二服，便觉腹中宽快，并无泄泻之患。

【主治】一切积聚，气盅，胸膈膨胀，肚腹满闷，心紧束。

【宜忌】妊娠禁服。

53944　金不换正气散《传信适用方》卷一）

【组成】藿香（去沙土枝梗）　半夏（汤泡洗七次）　甘草（炒）　陈皮（去白）　厚朴（去粗皮，姜制）　草果子（去皮）　苍术（米泔浸一宿）　白茯苓　白术　神曲（炒）各等分

【用法】上为粗末。每服四钱，水一盏半，加生姜五片，大枣一枚，同煎至七分，去滓，放温服，不拘时候。

【功用】进饮食，调荣卫，正气逐冷，辟山岚瘴气。

【主治】阴阳不和，往来寒热，诸般疟疾，解利四时伤寒；五种膈气，恶心痰逆，或吐或泻，冒冷伤食，脾胃虚弱。

53945　金不换正气散

《校注妇人良方》卷六。为《妇人良方》卷六"金不换散"之异名。见该条。

53946　金不换正气散《外科理例》）

【组成】厚朴（去皮，姜制）　藿香　半夏（姜制）　苍术（米泔浸）　陈皮（去白）各一钱　甘草（炙）五分

【用法】水二钟，加生姜三片，大枣二枚，煎七分，食远服。

【功用】正脾气，消痰饮。

【主治】❶《外科理例》：疮，脾气虚弱，寒邪相搏，痰停胸膈，以致发寒热。❷《良朋汇集》：四时伤寒，瘟疫，时气，头痛壮热，腰背拘急，山岚瘴气，寒热交争，霍乱吐泻，脏腑虚寒，下痢赤白，及出远方不服水土者。

【宜忌】《良朋汇集》：忌生冷、油腻、发物。

53947　金不换神化膏《全国中药成药处方集》青岛方）

【组成】生军　川乌　栀子　柴胡　生地　威灵仙　薄荷　白芍　木通　乌药　泽泻　当归　桑皮叶　枳壳　首乌　广皮　香附　青皮　白芷　知母　杜仲　黄柏　甘草　细辛　银花　黄芩　蒺藜　杏仁　川连　桃仁　玄参　白术　防风　猪苓　僵蚕　桔梗　升麻　鲜皮　麻黄　前胡　山药　远志　牛膝　藁本　良姜　贝母　川断　全蝎　坤草　文蛤　独活　天麻　柳枝　穿山甲　苍术　荆芥　苦参　芫花　蜈蚣　大风子　苍耳子　两头尖　茵陈　五加皮　槐枝　榆枝　秦艽各五钱

【用法】用香油十斤，将诸药熬枯，滴水成珠，再加章丹五斤，再用细料：乳香、没药、血竭、轻粉、龙骨各三钱，海螵蛸、赤石脂各五钱，樟脑一两五钱，冰片、寸香各三钱，共研面，入膏内。

【功用】散风活血，止痛。

【主治】手足麻木，腰腿疼痛及跌打损伤。

53948　金不换神仙膏《古今医鉴》卷十六）

【组成】川芎　白芷　生地　熟地　当归　白术　苍术　陈皮　香附　枳壳　乌药　半夏　青皮　细辛　知母

贝母 杏仁 桑白皮 黄连 黄芩 黄柏 栀子 大黄 柴胡 薄荷 赤芍 木通 桃仁 玄参 猪苓 泽泻 桔梗 前胡 升麻 麻黄 牛膝 杜仲 山药 远志 续断 良姜 何首乌 甘草 连翘 藁本 茵陈 地榆 防风 荆芥 羌活 独活 金银花 白蒺藜 苦参 僵蚕 天麻 南星 川乌 草乌 威灵仙 白鲜皮 五加皮 青风藤 益母草 两头尖 五倍子 大风子 巴豆 穿山甲 芫花各五钱 蜈蚣二十条 苍耳头七个 桃柳榆槐桑楝楮枫枝各三十

【用法】上药各切为粗片，用真脂麻油十二斤，浸药于内，夏浸三日，冬浸半月方可；煎药黑枯色为度，用麻布一片，滤去滓，将油再称，如有十数斤，加飞过黄丹五斤；如油有八斤，加黄丹四斤，依数下丹，决无差矣。将油再下锅熬，黄丹徐徐投下。手中用槐、柳棍不住搅，火先文后武，熬成滴在水中成珠不散，春、夏硬，秋、冬软，此是口诀，瓷瓶内贮之。临用时加细药：乳香、没药、血竭、轻粉、朝脑（即樟脑）、片脑、麝香、龙骨、海螵蛸、赤石脂，上为细末，瓷器内收贮，临摊膏药时掺上。五劳七伤，遍身筋骨疼痛，腰脚软弱，贴二膏肓穴、两肾俞穴、两足三里穴；痰喘气急、咳嗽，贴肺俞穴、华盖穴、膻中穴；左瘫右痪，手足麻木，贴两肩井穴、两曲池穴；男子遗精白浊，妇人赤白带下，月经不调，血山崩漏，贴两阴交穴、关元穴；赤白痢疾，贴丹田穴；小肠气、疝气，贴膀胱穴；疟疾，男子贴左肩，女子贴右肩；偏正头风，贴风门穴；腰痛，贴命门穴；心气疼痛，贴中脘穴；走气，贴二章门穴；寒湿脚气，贴两三里穴；一切无名肿毒、痈疮、臁疮、杨梅顽疮，跌打伤损，痞块，不必寻穴，皆贴本病患处即愈。

【功用】生肌定痛，调血祛风湿。

【主治】劳伤筋骨疼痛，痰喘咳嗽，左瘫右痪，手足麻木，赤白痢疾，疝气，疟疾，偏正头风，心气疼痛，寒湿脚气，男子遗精白浊，女子赤白带下，一切无名肿毒，跌打损伤。

53949　金水六君子丸

《中药成方配本》。即《景岳全书》卷五十一"金水六君煎"改为丸剂。见该条。

53950　金水六君子汤《医门八法》卷二

【组成】党参五钱 归身五钱（炒） 熟地五钱 陈皮五分 法夏五分 茯苓一钱 炙草一钱

【用法】加大乌梅五个，生姜三片为引，水煎服。

【主治】咳嗽。

53951　金水六君子煎《医门八法》卷二

【组成】党参三钱 归身三钱（炒） 熟地三钱 陈皮二钱 法夏二钱（研） 茯苓二钱 炙草一钱

【用法】加生姜三片，大枣二枚为引，水煎服。

【主治】喘促，系虚痰实喘者。

53952　金水六君子煎《医门八法》卷二

【组成】党参五钱 怀熟地五钱 当归身五钱（炒） 陈皮一钱 法夏一钱 茯苓一钱 炙甘草一钱 大乌梅五个（囫囵） 白术一钱（炒）

【用法】加生姜五片为引，水煎服。

【主治】厥逆。

53953　金光明拨云散《诚书》卷七

【组成】归尾 川芎 白芷梢 生地 连翘 黄芩

软石膏 山栀 防风 荆芥 赤芍药 黄连 枳壳 羌活 桔梗 大黄 甘草

【用法】水煎服。

【主治】暴发目赤肿痛。

【加减】有瘴，加白蒺藜。

53954　金花五味子汤《杏苑》卷五

【组成】桔梗 贝母各一钱 紫菀 当归各八分 桑白皮 麦门冬 薄荷各六分 五味子 山栀仁各五分 连翘五分 生地黄七分 半夏四分 黄芩（中枯者）一钱 甘草（生）三分 乌梅半枚 生姜三片

【用法】上咬咀，水煎熟。食后服。

【主治】咳嗽有痰，痰中有血丝，此火刑金，最难痊愈。

【加减】咽燥，去半夏。

53955　金青感冒颗粒《成方制剂》14册

【组成】板蓝根 薄荷 陈皮 大青叶 淡豆豉 淡竹叶 甘草 金银花 鱼腥草

【用法】制成颗粒剂，每袋装2克。开水冲服，一次7克，一日3次；小儿酌减。

【功用】辛凉解表，清热解毒。

【主治】感冒发热，头痛咳嗽，咽喉疼痛。

53956　金泽冠心胶囊《成方制剂》11册

即原书同册"金泽冠心片"改为胶囊剂。见该条。

53957　金映如圣煎丸

《圣济总录》（文瑞楼本）卷七。即原书同卷（人卫本）"如圣煎丸"。见该条。

53958　金疮草药灵散《普济方》卷三〇三引《家藏经验方》

【组成】韭菜 刺蓟草 试剑草各一斤

【用法】上药于五月五日取，不用根，洗择净，同捣烂如泥；次入绢筛石灰不拘多少，再捣令十分匀，捏作饼子，以瓦盆盛贮，安置静室中，至六月六日晒令极干收。如常用之。

【主治】金疮。

53959　金莲种子仙方《济阴纲目》卷六

【异名】金莲种子仙丹（《女科指掌》卷二）。

【组成】熟地黄（酒洗） 当归（酒洗） 白芍药（酒炒黄） 益母草 川芎（酒洗） 苍术（米泔水浸一宿）各三两 蛇床子（酒洗，炒） 条芩（酒洗） 覆盆子（炒） 玄胡索（微炒） 陈皮（水洗，去白） 丹参（水洗）各二两 砂仁（去壳）一两五钱 山茱萸（酒浸，去核） 香附（四制）各五两

【用法】上为极细末，用白毛乌骨雄鸡一只，预先喂养一月，勿令与雌鸡同处，临时将鸡缢死，不出血，干去毛，剖开去肠内污垢物并膆内宿食，肫内黄皮用酒洗净，一应时件仍入鸡肚内，不令见火，置缸内，入酒二斤，封固，重汤煮烂取出，割下净肉捣如泥，仍将鸡骨用酥油和原汁或酒炙炼为末，入前药末内拌匀，再用醋煮米糊，同鸡肉臼内捣极细为丸，如梧桐子大。每服四五十丸，渐加至八九十丸，空心清米饮送下。

【功用】种子。

【主治】血虚不孕者。

【加减】如月信先期而至者，加黄芩、地骨皮、黄连各一两半，清水送下；如月信后期而至者，加黄耆一两，人参、白术各一两半，温酒或淡盐汤送下；如白带者，加苍术、白术、升麻、白芷各一两半，淡姜汤送下。

【备考】本方加茴香,去熟地,名"梦熊丸"。

53960　金莲种子仙丹

《女科指掌》卷二。为《济阴纲目》卷六"金莲种子仙方"之异名。见该条。

53961　金莲清热颗粒(《中国药典》2010 版)

【组成】金莲花　大青叶　石膏　知母　地黄　玄参　炒苦杏仁

【用法】上制成颗粒剂。每袋装 5 克或 2.5 克。口服,成人一次 5 克,一日 4 次,高烧时每 4 小时服 1 次;小儿 1 岁以下每次 2.5 克,一日 3 次,高烧时每日 4 次;1～15 岁每次 2.5～5 克,一日 4 次,高烧时每 4 小时 1 次,或遵医嘱。

【功用】清热解毒,生津利咽,止咳祛痰。

【主治】感冒热毒壅盛证,症见高热,口渴,咽干,咽痛,咳嗽,痰稠;流行性感冒、上呼吸道感染见上述证候者。

53962　金铁如圣煎丸

《普济方》卷九十三。为《圣济总录》卷七"如圣煎丸"之异名。见该条。

53963　金梅清暑颗粒(《成方制剂》14 册)

【组成】淡竹叶　甘草　金银花　乌梅

【用法】制成颗粒剂,每袋装 15 克。开水冲服,一次 15 克,一日 2 次。

【功用】清暑解毒,生津止渴。

【主治】夏季暑热,口渴多汗,头昏心烦,小便短赤,并防治痱痤,暑症。

53964　金液含化灵丹(《圣惠》卷九十五)

【组成】山泽银朱八两　朱砂一两五(金汁中浸五日了,逐块子用金箔裹两重)

【用法】上先铺银末一两于瓷盒子内,即排朱砂块子,勿令相着。上以银末盖之令匀,又市朱砂块子,又以银末盖之,候朱砂尽,即以盐花盖上,令满盒子口,实按如法,固济,入灰池中,盒子上灰厚四寸。常以二两火养七日七夜,勿令火猛,但令盒子热,可通人手为度。日满取出,重翻排过,一依前法重固济,以火四两养二十日;后加火至二三斤,烧可一炊,久放令极冷,取出细研,入龙脑半分,同研入粉,以糟汁和丸,如粟米大。每日空心含三丸,津液咽之。如要作油,每一两以桂心末一钱,大羊肾䐃脂炼成者,如弹子大,入龙脑一钱,和研两日久,入银盒子中,埋于糠瓮中,蒸三伏,当自化为油。每日含如豇豆大。

【功用】去疾补益,延驻却老。

【宜忌】忌羊血。

53965　金嗓利咽胶囊

《成方制剂》12 册。即原书 10 册"金嗓利咽丸"改为胶囊剂。见该条。

53966　金嗓散结胶囊

《成方制剂》12 册。即原书 10 册"金嗓散结丸"改为胶囊剂。见该条。

53967　金刃跌打神效方(《验方新编》卷二十三)

【组成】马钱子一斤　枳壳半斤

【用法】先将马钱子用童便浸二十四日,加入枳壳,又同浸二十五日,取起净水洗净,马钱子去皮,枳壳去瓤,并切成细片晾干,用黄土拌炒成黄黑色,共研细末,瓦瓶装好听用。刀伤见血,无论轻重皆可敷掺伤口,用布包好即可;若甚重之伤,用药一小茶匙,体壮者二茶匙,加麝香一厘研匀,查明后开引子另煎取汁和药,用黄酒冲服;能饮者,服药后不妨尽醉而睡,用棉被盖紧,俟汗出即愈。次日以鲜猪肉做汤与伤者食。跌打损伤并未见血者,亦查明后开引子照服即愈。

【功用】止血。

【主治】刀伤见血,跌打损伤。

【宜忌】敷药后伤口结痂,切忌见水;服药后盖被汗出时切忌受风。此方无论敷掺冲服,所有饮食均不禁口,尚须以发物与食,以免其日后发伤作疼痛。

53968　金贝痰咳清颗粒(《中国药典》2010 版)

【组成】浙贝母　金银花　前胡　炒苦杏仁　桑白皮　桔梗　射干　麻黄　川芎　甘草

【用法】上制成颗粒剂,每袋装 7 克。口服,一次 7 克,一日 3 次,或遵医嘱。

【功用】清肺止咳,化痰平喘。

【主治】痰热阻肺所致的咳嗽、痰黄黏稠、喘息;慢性支气管炎急性发作见上述证候者。

53969　金主杖鹿角霜丸(《万氏家抄方》卷四)

【异名】斑龙珠丸。

【组成】鹿角霜十二两　天门冬末(净)　麦门冬末(净)　生地末(净)　熟地末(净;俱如法制)各二两　厚黄柏四两(先用酒浸一宿,焙干,又以盐水浸一宿,焙干,碾为细末,净)四两

【用法】共前药末,搅匀,外用蜜十二两炼,滴水成珠,入酒化鹿角霜四两,待温和前药搜为丸,如梧桐子大。每服五十丸,空心温酒送下,或盐汤亦可。

【功用】益力气,补精髓,强阳壮阴,固精补肾,滋血补脑,济阴阳,固元气,久服延年悦色,面如童少。

【加减】冬,加干姜一钱五分(炒黑)。

53970　金竹衣麦门冬汤(《不居集》上集卷二十三)

【组成】金竹衣(取竹内衣膜,鲜者)一钱　竹茹弹子大一丸(即金竹青皮也,割取之)　竹沥(即取金竹者)　麦冬二钱　甘草　橘红各五分　茯苓　桔梗各一钱　杏仁七粒(去皮尖,研)

【用法】上用水一钟半,加竹叶十四片,煎七分,入竹沥一杯,和匀服。

【主治】一切痨瘵痰饮,声哑不出,难治者。

53971　金衣八宝坤顺丹(《全国中药成药处方集》青岛方)

【组成】益母草九斤六两　川芎一斤九两　白术十二两五钱　当归一斤九两　熟地一斤九两　紫苏叶十二两五钱　生地一斤九两　茯苓一斤九两　木香十二两五钱　香附一斤九两(醋炒)　黄芩一斤九两　阿胶十二两五钱　橘红一斤九两　怀牛膝一斤九两　甘草十二两五钱　沉香一斤九两　白芍一斤九两　琥珀十二两五钱　乌药一斤九两　人参十两　砂仁十二两五钱

【用法】上为细末,炼蜜为丸,重二钱五,赤金为衣。

【主治】经血不调,腰酸腹痛,赤白带下,产后血瘀。

53972　金城太守白薇丸(《千金》卷二注文引《古今录验》)

【异名】白薇人参丸(《圣济总录》卷一五三)。

【组成】白薇三十铢　人参　牡蛎　牡蒙各十八铢　牛膝半两　细辛三十铢　厚朴　半夏各十八铢　沙参　干

姜各半两　白僵蚕十铢　秦艽半两　蜀椒一两半　当归十八铢　附子一两半　防风一两半　紫菀十八铢

【用法】上为末，炼蜜为丸，如梧桐子大。食前服三丸。不知，稍增至四五丸。此药不长将服，觉有娠则止。

【主治】月水不利，闭塞绝产。

【宜忌】《外台》引《千金》：忌饧、猪、羊肉。

【方论选录】《千金方衍义》：方中参、附、椒、姜以温血气；白薇、沙参以化辛热；辛、防、秦艽以祛血室之风；牛膝、当归以和冲脉之血；僵蚕以涤子户风痰；加杜衡者，师甄权之破留血也；牡蒙、紫菀者，法《本经》之下逆气及胸中寒热结气也。逆气下，结气散，而血行无滞。风气去，痰气除而子脏安和，故用半夏、厚朴、僵蚕专行清理风痰湿滞。搜剔脂腻，此方为最，所以服之匝月便能有子。

【备考】方中牡蛎，《千金》作"杜衡"；又，原书注：《崔氏》有桔梗、丹参各十八铢。

53973　金疮奇验续指方（《急救应验良方》）

【组成】真降香（切片，火上炙，去油）　荔枝核　血竭各等分

【用法】上为细末。敷患处。

【功用】续筋接骨。

【主治】金疮断指。

53974　金钱白花蛇药酒（《成方制剂》7册）

【异名】白花蛇药。

【组成】白花蛇　陈皮　川牛膝　地枫皮　杜仲　甘草　红花　老鹤草　马钱子　千年健　肉桂　乌梢蛇　五加皮　豨莶草

【用法】口服，一次4～6毫升，一日3次。

【功用】祛风除湿，散寒止疼，活血通络，舒筋强骨。

【主治】由风、寒、湿邪引起的痹证、痿证。筋骨穿疼，腰膝酸软，手足麻木，屈伸不利。

【宜忌】孕妇忌服。按量服用，切勿过量，以防中毒。服用过程中，如有口干、胃热、心烦等感觉，停药后症状即可消失，对个别特异体质的患者，如发现中毒现象，可按马钱子中毒解救。轻者亦可服绿豆汤、甘草水或凉开水解之。高血压、心脏病、肾炎或阴虚火旺及热痹患者应遵医嘱。

53975　金匮加减肾气丸

《保婴撮要》卷五。为《济生》卷四"加味肾气丸"之异名。见该条。

53976　金匮银屑镇心丸（《幼幼新书》卷七引《婴孺方》）

【组成】银屑　虎骨　城门上鸡头（炙黄）　细辛　雄黄各一分　独活　磁石（飞）各半分

【用法】上为末，炼蜜为丸，如梧桐子大。儿生百日，绛纱盛系，男左女右；十日以上儿惊者，左右臂俱系之；亦可涂手足心。

【功用】镇心。

【主治】小儿喜惊啼，脏气不足，或邪气所动。

53977　金锁十益大安丸（《惠直堂方》卷一）

【组成】顶熟地一斤（人乳拌蒸九次）　顶生地六两（酒洗）　菟丝子五两（酒煮吐丝）　黄耆（蜜炙）　麦冬（去心）　天冬（去心）　女贞子（人乳拌蒸九次）　白术（米泔浸，炒）　白芍（酒炒）　芡实　归身（酒洗）　杏仁各三两（炒）　杜仲（盐水炒断丝）　茯苓各三两（乳拌蒸，晒）　黄肉二两　山

药（炒）　牡蛎各四两（童便和，黄泥裹煨）　鱼胶八两（蛤粉炒）　（以上俱如法制过，照分量称准，为末听用）　龙眼肉一斤　青核桃肉一斤（二味捣如泥）　莲子八两（去心，焙研）　真木枣肉五两（以上四味共捣匀）

【用法】将药末和，炼蜜为丸。早、晚各服五钱。男、女俱可用，至半料必孕。

【功用】种子。

【加减】若加人参一两更妙。

53978　金银人参煮石英服饵方（《普济方》卷二六〇）

【组成】金一两　银一两　人参二两　白石英五两

【用法】上取一铁釜净洗，即下前件药于釜中，先下水三大升，立一杖入釜中令至底，水所浸着处即刻记之；更下水二大斗七升，通前总三大斗，煎如鱼眼沸，渐减至杖所刻之处即停火。急取湿土置釜底，取汁贮不津器中，其金、银、石等漉出，收取其人参。随药汁细细吃却汁，每朝空腹服三大合，夜间又服二大合，服用食饵亦佳。每服后随性饮酒行药气。

【功用】安定心脏。

【主治】诸虚邪气。

斧

53979　斧锤丸（《幼幼新书》卷二十五引《赵氏家传》）

【组成】干蛤蟆一个　白矾　胆矾　绿矾各半两（同入罐，炭火烧，矾枯为度）　京三棱　石三棱　鸡爪三棱　草藓　鹤虱　雷丸　淡芜荑　黑狗脊　木香各半两　没石子三个　使君子十个芦荟　熊胆各一钱

【用法】上为末，醋煮枣肉烂，入面糊和药极熟，为丸，如绿豆大。每服七丸，米饮送下。

【主治】疳。

53980　斧碪丸（《王氏手集》引韩道昌方，见《幼幼新书》卷二十四）

【组成】没食子（白者）　肉豆蔻（去皮）各一个　使君子十四个（去皮）　拣丁香　芦荟（细研）　木香（细剉）　硇砂（水飞）　荆三棱（微炒，剉碎）　胡黄连各半两（以上九味同为末）　白矾　绿矾　胆矾各半两

【用法】上三味矾用酽醋一升，去核熟枣肉一两，只得于石器内慢火熬成稀膏，后入九味药在内，熬稠取出，石上涂少熟油，槌千百下，为丸如绿豆大。每服三五丸，食前陈粳米饮送下。

【功用】杀疳，温脾胃，思食生肌。

【主治】无辜疳。

受

53981　受拜齿药（《普济方》卷七十）

【组成】香附子半斤　细辛　盐各二两

【用法】上取香附子新大者，去粗皮，细剉；用生姜一斤研取汁，拌和香附子，浸五七日，取出香附子，不用姜淬汁；后将细辛与香附子、盐用瓦炒存性。逐日揩牙。

【功用】令牙齿坚牢，龈槽固密，诸疾不生。

53982　受拜平胃散

《杂类名方》。为《医方类聚》卷十引《简要济众方》"平胃散"之异名。见该条。

53983 受拜茴香丸（《魏氏家藏方》卷二）

【组成】舶上茴香（童子小便浸三日，一日换一次，三日毕，漉出，炒） 破故纸（如前法浸，炒） 金铃子（炒） 杜仲（姜制，炒，去皮，断丝） 吴茱萸（汤泡七次，炒） 川椒（去目合口者，用酒煮，漉出，炒） 蛇床子（炒） 橘核（炒，拣紧小者，不要大，恐是柑核） 延胡索（炒）各二两 南木香一两（不见火） 川乌头三个（大者，炮，去皮脐） 胡芦巴三两（炒）

【用法】上为细末，酒糊为丸，如梧桐子大。每服三十丸至四十丸，空心温酒送下；盐汤亦得。

【功用】补肾，消疝，止痛。

【主治】一切疝气。

53984 受娠中和汤（《妇科玉尺》卷二）

【组成】砂仁 香附 白芍 茯苓 人参 当归身 藿香 陈皮

【功用】养血安胎，健脾理气。

【主治】初受娠。

狐

53985 狐牙散（《鸡峰》卷十七）

【组成】大螳螂一个 白矾一块

【用法】上为细末。以生麻油调涂之。

【主治】痔。

53986 狐头散（《圣惠》卷六十六）

【组成】野狐头一枚（炙令黄） 狸头一枚（炙令黄）

【用法】上为末。先用浆水洗，拭干，以猪脂调敷之。

【主治】鼠瘘。

53987 狐灰散（《圣济总录》卷一五六）

【组成】野狐肠连心肺（须腊月收于罐子内，以文武火烧取黑灰，不得令过火候，有毒烟出便塞却窍子，勿令透气，候冷取）

【用法】上为细散。每服二钱匕，米饮调下。极甚者，一日三服，三日内顿安。如是寻常痢或疼痛，立愈。

【主治】妊娠下痢。极甚者，不过三五服见效。

53988 狐肉汤（《饮膳正要》卷二）

【组成】狐肉五斤（汤洗净） 草果五个 缩砂二钱 葱一握 陈皮一钱（去白） 良姜二钱 哈昔泥一钱（即阿魏）

【用法】上件水一斗煮熟，去草果等，次下胡椒二钱，姜黄一钱，醋、五味调和匀。空心食之。

【主治】虚弱，五脏邪气。

53989 狐肉羹（《饮膳正要》卷二）

【组成】狐肉不以多少及五脏

【用法】上件如常法入五味煮，令烂熟。空心食之。

【主治】❶《饮膳正要》：惊风，癫痫，神情恍惚，言语错谬，歌笑无度。❷《万方类纂》：五脏积冷，蛊毒，寒热诸病。

【备考】《万方类纂》本方用法：入豉汁煮熟，入五味作羹，或作粥食；羊骨汁、鲫鱼代豉汁亦妙。

53990 狐阴丸（《外台》卷二十六引《广济方》）

【组成】狐阴一枚（炙） 木香 蒺藜子 膃肭脐 昆布各六分 牛膝 菟丝子各八分（酒渍） 桃仁（去尖皮，熬） 石斛各十分 槟榔仁十枚

【用法】上药治下筛，炼蜜为丸，如梧桐子大，每服二十丸至三十丸，空腹以酒送下，一日二次。

【主治】肾虚疝气，腰膝冷疼，阴囊肿痒。

【宜忌】忌热面、荞麦、猪、鱼、黏食等物。

53991 狐阴丸（《圣济总录》卷一八二）

【组成】狐阴一具（炙黄） 䗪生虫十四枚（微炙） 桂（去粗皮） 附子（炮裂，去皮脐） 干姜（炮） 蒺藜子（炒，去角） 细辛（去苗）各三分 桃仁（汤浸，去皮尖双仁，炒，别研） 卷柏各一两半

【用法】上为末，炼蜜为丸，如麻子大。一二岁儿米饮送下五丸，空心、日晚各一服。

【主治】小儿阴㿗。

53992 狐肝丸（《圣惠》卷二十五）

【组成】狐肝一具 乌鸦一只（去嘴爪肚肠，晒干，共狐肝一处入瓶，烧为灰） 天南星半两（炮裂） 天麻一两 藿香一两 白附子一两（炮裂） 乌蛇二两（酒浸，去皮骨，炙微黄） 桑螵蛸一两（微炒） 干蝎一两（微炒） 白僵蚕一两（微炒） 乌药一两 白蒺藜一两（微炒，去刺） 麝香半两（细研） 朱砂半两（细研，水飞过） 牛黄一分（细研） 蝉壳半两

【用法】上为末，炼蜜为丸，如绿豆大。每服十丸，以温酒送下。

【主治】一切风。

53993 狐肝丸（《圣惠》卷六十九）

【组成】狐肝一具（腊月者） 老鸦一只（去嘴爪翅尾，与狐肝同于瓷瓶内烧令烟尽，候冷细研） 天南星一两半（炮裂） 天麻一两 白附子一两（炮裂） 乌蛇肉二两（酒拌炒，令黄） 干蝎一两 桑螵蛸四两（微炒） 蝉壳一两（微炒） 晚蚕蛾一两（微炒） 白僵蚕一两（微炒） 朱砂二两（细研） 牛黄一两（细研） 麝香一分（细研）

【用法】上为末，入研了药令匀，炼蜜为丸，如梧桐子大。每服七丸至十丸，以豆淋酒送下，不拘时候。

【主治】妇人中风卒倒，眼黑头疼，胸膈多痰，言语謇涩，心神恍惚，皮肤顽麻。

53994 狐肝丸（《圣济总录》卷六）

【组成】腊月狐肝一具 腊月朴嘴鸦一只（去嘴爪） 藿香二两 桑螵蛸 白附子 地骨皮各一两半 麦门冬一两 干蝎（炒） 乌蛇（酒浸，去皮骨，炙） 白花蛇（酒浸，去皮骨，炙） 白僵蚕（生用） 天门冬（去心，生用） 人参 槟榔（生用） 天南星（炮）各一两半 麝香（研）半两 五灵脂 天麻（生用） 羌活（去芦头）各一两（以上并麝香同捣罗细） 腻粉一分

【用法】上二十味，将前七味先下狐肝、鸦，次下五味药入罐子内，团瓦一片盖口上，仍留一眼如钱窍大出烟，黄泥封定，慢火先烧，令干；渐加火烧青烟出，即泥合窍子，住火，以灰焙，候冷取出，研细；同余药一十三味再同研令匀，重罗，炼蜜为丸，如绿豆大。每服三丸至五丸，温酒送下，微嚼，不得多服。每空心并二服，如人行五里再一服，午时、夜深各一服，汗出即愈。

【主治】中急风。

53995 狐肝散（《普济方》卷九十三引《博济》）

【组成】乌鸦一只（到，去喙不用，留爪） 狐肝一具（二

味皆用腊月者,与鸦同入瓷瓶中,盐泥封固,微炭火上煨熟,候瓶透赤,取出冷用　天南星一两(去心,研)　天麻　腻粉　蝎　白附子　僵蚕　牛黄一分(别研)　藿香　桑螵蛸(腊月采者)各一两　麝香半两(别研)　乌蛇一两(酒浸,不用头尾,取肉,炙)

【用法】上为末,却与研者和匀。如中急风,豆淋酒送下二钱;瘫痪风,再服立愈;常服除风,温酒送下半钱。

【功用】除风。

【主治】瘫痪风,及气攻注皮肤,生疮瘙痒,赤白瘕风等一切风疾。

53996　狐肝散

《幼幼新书》卷十一引《灵苑方》。为原书同卷"天乌散"之异名。见该条。

53997　狐肝膏《普济方》卷三六七)

【组成】桑螵蛸(炒)一两　羌活一两　蔓荆子一两　麻黄一两(去节)　乌蛇肉一两(酒浸一宿,焙干。上为末)　朱砂半两　牛黄一分　麝香一分

【用法】上拌匀,用野狐肝半具,石臼中同捣二三百下成膏,如皂角子大。每服一粒,用薄荷自然汁入酒三两点,同化下。

【主治】痉病,心肺中风。

53998　狐骨散《杨氏家藏方》卷十三)

【组成】狐骨　皂角(不蛀者)各等分

【用法】上咬咀。每用一两,如香烧熏。

【主治】痔漏。

53999　狐胆丸(方出《圣惠》卷五十二,名见《普济方》卷一九八)

【组成】砒霜半两　朱砂半两　麝香一分　阿魏一分　狐胆一枚　黄丹一分　绿豆面一分

【用法】上为细末令匀,五月五日午时用粽子尖和丸,如梧桐子大。每服二丸,空心及发前以冷醋汤送下。

【主治】疟,寒热发作无时。

【宜忌】忌食热物。

54000　狐胆丸《幼幼新书》卷十三引《聚宝方》)

【组成】浮萍草(紫背者,七月十五日采取)不拘多少(阴干)　雄狐胆(十二月收,阴干)

【用法】上将浮萍草一味为末,用胆汁为丸,如芥子大。每服,大人小儿三丸,金银薄荷汤送下,不拘时候服。

【主治】大人、小儿中风。

54001　狐惑汤《千金》卷十)

【组成】黄连　熏草各四两

【用法】上咬咀。白酢浆一斗渍之一宿,煮取二升,分为三服。

【主治】狐惑病,其气如伤寒,嘿嘿欲眠,目不得闭,起卧不安,并恶食饮,不欲食,闻食臭其面目翕赤、翕白、翕黑,毒食于上者则声喝(一作嗄)也,毒食下部者则干咽也。

【方论选录】《千金方衍义》:黄连,即泻心汤中专主;佐以薰草,专辟恶气,即泻心汤中干姜之意;煮用酢浆,专收湿化之虫。味少力专,其功不在泻心之下耳。

54002　狐仙封脏丸《疡医大全》卷二十三)

【组成】枸杞子(去蒂,酒拌蒸)　菟丝子　白茯苓(乳拌,蒸晒五次)　赤茯苓　大生地(竹刀切片)　大熟地　甘菊花　女贞子　何首乌(同女贞子蒸晒五次)　山萸肉　远志肉(甘草水浸二日)　当归身　人参　莲须　柏子仁　天门冬　龙眼肉　麦门冬(去心)　酸枣仁各四两　北五味　川牛膝　粉丹皮　石菖蒲　泽泻各二两

【用法】炼蜜为丸。每服二钱,白汤送下。

【功用】延年益寿。

【主治】痔。

【宜忌】禁色欲。

【备考】此方并不治漏,而治痔有神效之功。十日见效。服完一料,永不再发。

狗

54003　狗皮膏《回春》卷三)

【组成】乳香五钱　没药五钱　木鳖子十个　杏仁四十九个　桃枝四十九节(二指长)　柳枝四十九节(如箸大)

【用法】上用香油七两,将木鳖子以下四味入油炸浮;捞取滓;下好黄丹(飞过)三两,熬,将成膏,用槐枝不住手搅,滴水成珠,退火;再入乳香、没药,加麝香一分搅匀;退火毒,以狗皮摊膏。贴脐上。

【主治】泻痢。

【备考】《良朋汇集》:兼可作封肚暖脐膏。

54004　狗皮膏《良朋汇集》卷三)

【组成】秦艽　三棱　莪术　蜈蚣各五钱　当归　大黄　黄连各三钱　穿山甲十四片　全蝎十四个　木鳖子七个　巴豆五钱(连皮打破)

【用法】真香油二斤十两,将药泡油内,春五、夏三、秋七、冬十日;炸药黑色,捞出,将滓捣极细烂听用;复将药上火,入飞过黄丹一斤二两,用槐条搅匀,滴水成珠;将前研药滓入膏内,再入阿魏、芦荟各三钱、阿胶一两、麝香一钱、冰片二钱、乳香、没药各二钱,共研极细;候膏温,将药入内搅匀;瓷罐秘收,再勿见火。用时狗皮摊,每张重七钱,贴患处。三日发热,七日腹内觉痛,十日大便下脓血。一张可贴一百二十日。

【主治】痞疾,气块,口内生疮。

【宜忌】忌生冷、腥膻、硬物一百日。

54005　狗皮膏《丸散膏丹集成》)

【组成】制乳香六钱　阿魏一两　制没药六钱　麝香一钱　肉桂五钱　公丁香五钱　木香四钱

【用法】上为细末,和匀后拌入清凉膏三十二两内,摊狗皮上,大号每张用药肉七钱,中号五钱五分,小号四钱。

【主治】风湿性筋骨酸痛,跌打伤痛。

54006　狗皮膏《北京市中药成方选集》)

【组成】枳壳一两　青皮一两　川楝子一两　大风子一两　赤石脂一两　僵蚕一两　赤芍一两　官桂一两　天麻一两　小茴香一两　蛇床子一两　甘草一两　乌药一两　牛膝一两　羌活一两　黄柏一两　补骨脂一两　威灵仙一两　生川乌一两　当归一两　木香一两　细辛一两　续断一两　菟丝子一两　白蔹一两　桃仁一两　生附子一两　川芎一两　生草乌一两　生杜仲一两　远志一两　穿山甲(生)一两　香附一两　白术一两　橘皮一两　青风藤一两

上药三十六味,酌予碎断,用香油二百四十两,炸枯,过滤去滓;炼至滴水成珠,入黄丹一百两,搅匀成膏;取出,浸入水中去火毒后,加热熔化。另兑:

轻粉五钱　儿茶五钱　公丁香五钱　樟脑五钱　没药五钱　血竭五钱　乳香五钱

【用法】共研为细粉,每二百四十两膏油兑入以上细粉搅匀摊贴。大张油重八钱,小张油重四钱,皮光。用时温火化开,贴患处。

【功用】祛风散寒,舒筋活络,止痛。

【主治】风寒湿痹,四肢麻木,腰腿疼痛,闪腰岔气,跌打损伤。

54007　狗皮膏《北京市中药成药选集》

【组成】厚朴五钱　阿魏一两六钱　赤芍一两　椿皮一两　木瓜一两　当归一两　白芷一两　松节一两　苏木一两　生地一两　官桂一两　玄参一两　香油五斤　樟脑二斤半

轧面药料:

鹿角五钱　丁香五钱　肉桂五钱　乳香一两　没药一两　羌活一两　独活一两　荜茇三钱　良姜三钱　大黄一两

【用法】熬膏药时,每锅放香油五斤,油热时先炸料,炸至焦枯,用细铁丝筛子过净滓,去滓再熬炼,用铁勺撩油,勿擦锅底,以防油垢;熬至油滴水成珠,每锅用章丹二斤半,在火上进行下丹,候红烟转浓为白烟,取下锅来,用棍搅,烟出净为止。摊膏药时,将膏药化开油,晾温后,再兑药面七两一钱,潮脑一两,冰片五钱,搅匀再行摊贴。规格分五种:大张净油一两五钱,二号一两二钱,三号一两,四号八钱,五号五钱。用时微火化开,贴患处。

【主治】风寒麻木,腰腿疼痛,闪腰岔气,跌打损伤。

【宜忌】孕妇勿贴。

54008　狗皮膏《全国中药成药处方集》武汉方

【组成】羌活　白芷　独活　良姜　川乌　草乌　麻黄　苍术各二两

【用法】取上药,用麻油六斤,加鲜侧柏叶八斤,松毛尖八斤,生天雄一斤,同群药炸枯黑去滓,熬至滴水成珠;下黄丹三十二两(油、丹共重一百二十八两),搅匀,九折成膏一百一十五两二钱;用皮版摊,摊时加肉桂末十六两,共成膏一百三十两二钱。大张一两二钱,中张八钱,小张五钱。用时熔开贴患处,隔一至二日换一次。

【主治】风寒或湿热所引起的一切肿痛麻痹。

54009　狗皮膏《全国中药成药处方集》兰州方

【组成】枳壳　防风　杏仁　泽泻　地榆　天麻　五味子　川乌　浙贝　猪苓　赤石脂　白蔹　甘草　赤芍　五加皮　栀子　薄荷　山药　首乌　羌活　苦参　青皮　黄芩　故纸　熟地　香附　远志　半夏　独活　荆芥　麻黄　苁蓉　小茴香　草乌　白芷　陈皮　前胡　银花　牛膝　藁本　附片　大茴香　木通　五灵脂　官桂　连翘　僵蚕　续断　蛇床子　桔梗　大黄　当归　知母　茵陈　细辛　黄柏　台乌药　苍耳子　川芎　生地　杜仲　苍术　玄参　川楝　桃仁　蒺藜　楮实子　大风子　青风藤　菟丝子　白术　穿山甲各四两　蜈蚣十四条

【用法】用香油一百零八斤,将前药炸枯,去滓,兑章丹三十三斤十二两,每七斤半膏油兑细料二两,搅匀。细料面用:血竭、净冰、儿茶、木香、丁香、没药各一两,研匀。用布背,皮背均可。

【功用】舒筋活血,散寒止痛。

【主治】筋骨疼痛,手足麻木,跌打损伤,小肠疝气,腹胀腹痛。

54010　狗皮膏《全国中药成药处方集》大同方

【异名】麝香狗皮膏。

【组成】生虎骨一两　当归　牛膝　红花　加皮　秦艽　独活　川乌　草乌　木瓜　羌活　防己各一两五钱　乌梢蛇五个　申姜一两五钱　天麻一两　白芷　威灵仙　防风各一两五钱　地龙一两　寄生二两　麻黄八两　全虫一两　大茴香　小茴香　钻地风各一两五钱　土鳖一两　杜仲　干姜各一两五钱　苍术二两　藁本二两　芥子五钱　海枫　年健　桂枝各一两五钱

【用法】共为一处,用香油二十斤熬炸去滓,炼油滴水成珠,兑章丹一百二十四两成膏,再兑下列药面:细辛、没药、乳香、儿茶、母丁香、血竭各六钱,樟脑一两,丁香六钱,麝香六分,每斤油用药面一两。用时贴患处。

【主治】腰腿痛,寒腿风痛,关节痛。

54011　狗皮膏《全国中药成药处方集》济南方

【组成】枳壳　僵蚕　大茴香　泽泻　附子　猪苓　川黄柏　小茴香　乌药　官桂　首乌　黄连　故纸　续断各一两　蜈蚣四条　半夏　没药　五加皮　川牛膝　桔梗　前胡　丁香　五味　儿茶　血竭　川芎　连翘　轻粉　香附　天麻　栀子　细辛　潮脑　穿山甲　沙蒺藜　熟地　川楝子　贝母　青风藤　荆芥　草乌　苦参　木通　楮实子　知母　苍术　玄参　白蔹　当归　大风子　蛇床子　杏仁　杜仲　菟丝子　灵仙　乳香　桃仁　山药　远志　防风　白芷　木香　苍耳　陈皮　赤石脂　薄荷　藁本　地榆　白术　羌活　川乌　麻黄　赤芍　茵陈　独活　生地　青皮　黄芩　银花　大黄　甘草　苁蓉　麝香　冰片各一两

【用法】以上药料用香油二十六斤熬膏,除没药、儿茶、血竭、轻粉、潮脑另兑外,其他各药随油下锅炸焦,过滤去滓,每斤油用章丹七两,因狗皮缺乏,以羊皮代替。用时贴患处及穴道。

【主治】腰痛,腿痛,臂痛。

【宜忌】孕妇忌用。

54012　狗皮膏《古今名方》引《通行方》

【组成】阿魏90克　荜澄茄30克　桃仁15克　胡椒　乳香　没药　三棱　青皮　莪术　五灵脂各9克　血竭6克　白信1.8克　冰片1.2克　麝香0.6克　清凉膏药肉960克

【用法】熬膏,贴于布上。敷贴患处。

【功用】温散寒湿,活血消肿,止痛。

【主治】风湿入络,筋骨酸痛,跌打损伤,腹胀腹痛。

【宜忌】孕妇忌贴腹部。

54013　狗皮膏《中国药典》2005版

【组成】生川乌80克　生草乌40克　羌活20克　独活20克　青风藤30克　香加皮30克　防风30克　铁丝威灵仙30克　苍术20克　蛇床子20克　麻黄30克　高良姜9克　小茴香20克　官桂10克　当归20克　赤芍30克　木瓜30克　苏木30克　大黄30克　油松节30克　续断40克　川芎30克　白芷30克　乳香34克　没药34

克　冰片 17 克　樟脑 34 克　丁香 17 克　肉桂 11 克

【用法】上制成膏剂,每张净重❶12 克,❷15 克,❸24克,❹30 克。外用,用生姜擦净患处皮肤,将膏药加温软化,贴于患处或穴位。

【功用】祛风散寒,活血止痛。

【主治】风寒湿邪、气血瘀滞所致的痹病,症见四肢麻木,腰腿疼痛,筋脉拘挛,或跌打损伤,闪腰岔气,局部肿痛;或寒湿瘀滞所致的脘腹冷痛,行经腹痛,寒湿带下,积聚痞块。

【宜忌】孕妇忌贴腰部和腹部。

54014 狗肉粥(方出《证类本草》卷十七引《食医心镜》,名见《长寿药粥谱》)

【组成】肥狗肉半斤

【用法】以米、盐、豉等煮粥,频日吃一两顿。

【功用】《长寿药粥谱》:温补脾肾,去寒助阳,轻身益气。

【主治】❶《证类本草》引《食医心境》:脾胃冷弱,肠中积冷,胀满刺痛。❷《长寿药粥谱》:年老体衰,阳气不足,营养不良,畏寒肢冷,腰膝软弱。

【宜忌】《长寿药粥谱》:可供早、晚餐或点心,温热服食,尤以秋、冬季节为宜。发热期间忌服;在服食狗肉粥时,忌吃蒜、菱以及中药杏仁、商陆。疯狗肉不可食用。

【方论选录】《长寿药粥谱》:狗肉不仅是营养丰富、味道鲜美的食品,同时又是一味滋养强壮的中药。中医说它有温补脾肾,去寒助阳的作用。唐·孟诜《食疗本草》中说:狗肉补五劳七伤,益阳事,补血脉,厚肠胃,实下焦,填精髓。

54015 狗肠丸(《洞天奥旨》卷九)

【组成】黑狗肠一副(煮烂)　象牙(末)四两　细茶(末)四两　倍子(末)四两

【用法】连肠为末,为丸如梧桐子大。每服三钱,饥时用淡盐汤送服。如不能丸,少加煎蜜为丸。

【主治】漏疮。

【宜忌】忌煎炒热物,尤忌房事。

54016 狗肠丸(《疡医大全》卷二十三)

【组成】象牙屑　建青黛　陈松萝　女贞子各等分

【用法】上为细末,用黄狗肠一具,洗净,蒸烂为丸。每早白汤送下三钱。

【主治】痔漏。

54017 狗茎散(《幼幼新书》卷三十一引《婴孺方》)

【组成】狗茎一具(烧)　白术三分　猪苓二分　桂心一分

【用法】上为末。米饮汁若酒服一刀圭,一日二次。灸其对癫足大指毛上各二壮。

【主治】少小偏癫。

54018 狗宝丸(《济生》卷八)

【异名】寸金丸、返魂丹、再生丸、追命丹、延寿丸、来苏丸、知命丸、得道丸(《御药院方》卷十)、寸金丹(《外科精义》卷下)、来苏丹、知命丹(《赤水玄珠》卷二十九)、黍米寸金丹、延寿丹(《外科正宗》卷一)、百生丸(《疡科选粹》卷二)。

【组成】狗宝一两(生用)　蟾酥二钱　乳香(别研)没药(别研)　雄黄　硇砂　轻粉　麝香　铅白霜　粉霜(别研)各一钱　金头蜈蚣七个(头尾脚足炙黄色,研如泥)

乌金石二钱　鲤鱼胆七个(干者用之,去皮,腊月者佳)　狗胆一个(干者用之,去皮,黑狗者、腊月者好)　头胎孩儿乳一合　黄蜡三钱

【用法】上先将头胎孩儿乳、黄蜡放在铫内,文、武火化开,用前药末和成剂,放在瓷器内。要用,旋丸如麻子大两丸;如病大,三丸;用白丁香七个(直者为妙),以新汲水化开,送下狗宝丸。腰以下病,食前服;腰以上病,食后服。如人行三里,用热葱白粥投之,即以衣被盖定,汗出为度。以后只吃瓜蒌白粥,常服十奇散,留头四边,以乌龙膏贴之。

【主治】痈疽发背等各种恶疮,初起憎寒壮热烦渴;以及暴中急症,猝然倒仆。

❶《济生》:痈疽发背,附骨疽,诸般恶疮。❷《御药院方》:发背、脑疽、气疽、痈肿,遍身附骨肿痛,先觉时饮水,口中烦渴,发寒发热,四肢沉重,身体壮热。❸《外科正宗》:暴中急症,忽然卒倒者。

54019 狗宝丸(《本草纲目》卷五十引《疮科通玄论》)

【组成】狗宝八分　蟾酥二钱　龙脑二钱　麝香一钱

【用法】上为末,好酒为丸,如麻子大。每服三丸,以生葱三寸同嚼细,用热葱酒送下。暖卧,汗出为度。后服流气追毒药,贴拔毒膏。

【主治】赤疔疮。

54020 狗宝丸(《杨氏颐真堂方》引丁丹崖方,见《本草纲目》卷五十)

【异名】四宝顶(《串雅内编》卷三)。

【组成】硫黄　水银各一钱(同炒成金色)　狗宝三钱(为末)

【用法】以鸡卵一枚,去白留黄,和药搅匀,纸封泥固,煻火煨半日,取出研细。每服五分,烧酒调服。不过三服见效。

【主治】反胃,膈气。

54021 狗宝丸

《鸡鸣录》。为原书"灵宝香红丸"之异名。见该条。

54022 狗宝散(《类证治裁》卷三)

【组成】六君子加狗宝

【用法】上为散。调服。

【主治】噎膈反胃。

54023 狗胆丸(《圣惠》卷七十二)

【组成】狗胆五枚(去汁)　硇砂半两(胆汁浸三七日)干漆半两(捣碎,炒令烟出)　芫花半两(醋拌炒令干)　牛李仁半两　延胡索半两　干姜一分(炮裂,剉)　斑蝥一分(糯米拌炒令黄,去翅足)　当归半两(剉,微炒)　麒麟竭一分　砒霜一分　伏龙肝半两(细研)　自然铜一两(剉,细研)　虻虫半两(炒微黄,去翅足)　水蛭半两(炒微黄)

【用法】上为末,用头醋一升,先入自然铜末,煎十沸以来,去却石脚,却入铫子内,入药末一半,以慢火煎如膏;后更入硇砂、狗胆及一半药末,和捣三二百杵,丸如绿豆大。每服七丸,食前以温酒送下。

【主治】妇人月水久不通,日渐羸瘦,变为血瘕,及血气结聚疼痛。

【备考】方中硇砂,《普济方》引作"硼砂",无牛李仁。

54024 狗胆丸(《圣惠》卷七十二)

【组成】狗胆五枚　硇砂半两　没药三分　赤芍药一

两　木香半两　桃仁三分(汤浸,去皮尖双仁,别研如膏)　消石半两　当归一两(剉,微炒)

【用法】上为末,先将狗胆、硇砂、桃仁、消石,用酒一中盏同熬成膏,后入药末和丸,如绿豆大。每服十丸,食前以温酒送下。

【主治】室女成长,月事不通,脐腹积滞。

【备考】方中硇砂,《普济方》引作"硼砂"。

54025　狗胆丸(《圣惠》卷八十七)

【组成】狗胆一枚　猪胆一枚(以上二胆用米泔煮过)　干漆一分(捣碎,炒令烟出)　麝香三分　铅霜一分

【用法】上为细末,以猪胆等和为丸,如黄米大。每服三丸,以冷水送下,不拘时候。

【主治】小儿渴疳。

54026　狗胆丸(《圣济总录》卷一五三)

【组成】狗胆一枚(入巴豆七粒,灶后挂三七日,干后用)　木香　丁香　硇砂　槐花各半两

【用法】上为细末,炼蜜为丸,如绿豆大。每服二丸,血风虚肿气急,煎薄荷酒送下;儿枕不散,疼痛不可忍,煎醋汤送下;产后通身走注痛疼,莲荷汤送下;吐血不止,刺蓟根煎汤入小便送下;血块,桂心酒送下;血瘕,蓖麻汤送下;热疾,地黄酒送下;败血冲心,蒲黄汤送下。

【主治】妇人血气。

54027　狗胆丸(《医学入门》卷七)

【组成】五灵脂

【用法】上为末,用狗胆汁为丸,如芡实大。每服一丸,姜酒化下,不得漱口,急进白粥,可太多。

【主治】连日吐血不止。

54028　狗胆丸(《医略六书》卷三十)

【组成】桂心三两

【用法】上为末,狗胆汁和醇酒,入红花末一两,糊为丸。每服一钱,温酒化下。

【主治】产后恶血上冲,心痛,脉细涩者。

【方论选录】产后恶血上冲,心气不降,故心膈窒塞,心痛不休。桂心温经通闭,狗胆破瘀下行,醇酒以行血,红花以活血。糊丸以缓之,温酒以下之,使瘀化气行,则心无窒碍,而络脉融合。

54029　狗胆煎(《圣济总录》卷一五二)

【组成】狗胆一枚(用汁)　铛墨二钱(锅底尖上煤是)

【用法】上二味一处搅拌,分作两服。煎当归酒调下。

【主治】妇人经血不止。

54030　狗脊丸(《圣惠》卷四十四)

【异名】金刚骨丸(《御药院方》卷八)。

【组成】狗脊二两　萆薢二两(剉)　菟丝子一两(酒浸三日,晒干,别捣)

【用法】上为末,炼蜜为丸,如梧桐子大。每服三十丸,空心及晚食前服,以新萆薢渍酒二七日,取此酒下药。服经年之后,行及奔马,久立不倦。

【功用】轻身,利脚膝。

【主治】五种腰痛。

54031　狗脊丸(《圣惠》卷四十四)

【组成】狗脊二两　木香一两　薯蓣一两　桂心一两　附子一两(炮裂,去皮脐)　槟榔一两半　牛膝一两(去苗)

蛇床子一两　白茯苓一两半　五味子一两半　覆盆子一两半　独活一两半　熟干地黄三两

【用法】上为末,炼蜜为丸,如梧桐子大。每服三十丸,空心以温酒送下,晚食前再服。

【主治】肾脏虚冷,气攻腰胯疼痛,羸弱无力。

【备考】《圣济总录》有羌活。

54032　狗脊丸(《圣济总录》卷十)

【异名】五生丸(《普济方》卷九十八)。

【组成】狗脊(烧去毛)　防风(去叉)　萆薢　乌头(炮,去皮脐)各一两　蓬莪术(煨)半两

【用法】上为细末,水煮面糊为丸,如梧桐子大。每服三十丸,空心温酒送下。

【主治】风,腰脚疼痛。

54033　狗脊丸(《圣济总录》卷五十六)

【组成】狗脊(去毛)一分　吴茱萸(水浸一宿,焙干,炒)半两　陈橘皮(去白,焙)三分　芜荑三分　槟榔(剉)一两半

【用法】上为细末,炼蜜为丸,如小豆大。每服二十丸,食前橘皮汤送下。

【主治】蛔虫心痛。

54034　狗脊丸(《奇效良方》卷一)

【组成】狗脊　萆薢(酒浸)　防风(去芦)　川乌头(炮,去皮脐)　牛膝(酒浸)　肉苁蓉(酒浸)　破故纸(炒)　巴戟(酒浸,去心)　胡芦巴(炒)　甜瓜子(炒)　威灵仙　没药(另研)各一两　自然铜四两(火煅,醋淬七遍,研极细)　当归一两(去芦)

【用法】上为细末,酒糊为丸,如梧桐子大。每服二十丸,加至三十丸,食前用温酒送下,一日二次。

【主治】肾脏风虚,毒气上攻下注,腿膝脚气肿痛。

54035　狗脊丸(《嵩崖尊生》卷十)

【组成】虎骨二钱　犀角　沉香　青木香　当归　赤芍　牛膝　羌活　秦芄　骨碎　桃仁各一钱　甘草五分　槲叶四个　麝香少许

【用法】糯米糊为丸。每服七丸,酒送下。出冷汗即愈。

【主治】骨节痛,肉色不变,昼静夜甚,痛彻骨,湿寒风通用。

【备考】本方名"狗脊丸",但方中无狗脊,疑脱。

54036　狗脊汤(《叶氏女科》卷三)

【组成】金毛狗脊　黄连　五倍子　水杨根　枯白矾各一钱

【用法】上为末,水煎汤,熏洗一二日。

【主治】产妇儿胞下后,膀胱脱出,名曰茄病,或由临盆用力太过,或由气血两虚,其色紫者可治,白者难治。

【备考】本方先熏后洗,乘热轻轻托进,内服补中益气汤去柴胡,加醋炒白芍,敛而举之。

54037　狗脊饮(《易简方便》卷三)

【组成】金毛狗脊　川牛膝　海风藤　宣木瓜　桑树枝　松树节　续断　杜仲　秦芄　桂枝(上身不用,要用下身)　熟地各一钱　大归身二两　虎骨胶二两(此味不用亦可)

【用法】用河水二碗,煎六分,绍酒一小杯同饮。一方

分作五服,每日一服,六日全愈。如未全愈,用酒十斤将药泡服。

【主治】气血俱亏,手足麻木,感受风湿,不能行动。

54038 **狗脊酒**(《普济方》卷一五五引《圣惠》)

【组成】狗脊(去毛) 丹参 黄耆 萆薢 牛膝(去苗) 芎劳 独活(去芦头)各一两 附子(炮裂,去皮脐)一枚

【用法】上剉,如麻豆大。用酒一斗浸,纳瓶中密封,重汤煮三时取出。如冷,旋温服一盏,不拘时候。

【主治】腰痛强直,不能舒展。

54039 **狗脊散**(《圣惠》卷十九)

【组成】狗脊半两(去毛) 附子三分(炮裂,去皮脐) 薯蓣三分 熟干地黄三分 天雄三分(炮裂,去皮脐) 王孙三分 桂心三分 山茱萸三分 秦艽三分(去苗) 白蔹三分

【用法】上为粗散。每服四钱,以水、酒各一中盏,煎至一盏,去滓,分温二服,不拘时候。

【主治】风湿痹,四肢不仁,肌肉䐜动,举体无力。

【备考】方中王孙,《普济方》引作"防风"。

54040 **狗脊散**(《圣惠》卷五十七)

【组成】狗脊二两 芎劳一两 细辛一两 白芜荑一两

【用法】上为细散。三更后先吃牛肉淡干脯三二两,五更初以粥饮调下三钱。良久当有虫下为度。

【主治】九虫。

54041 **狗脊膏**(《卫生宝鉴》卷十三)

【组成】硫黄半两 雄黄半两 信一钱 川乌 黑狗脊 白矾各半两 巴豆二个

【用法】上为末,先以油熬,次下黄蜡调匀。搽之。

【主治】疥。

54042 **狗脊膏**(《普济方》卷二七六引《经验良方》)

【组成】商草 黑狗脊(生用)各一两(为末,口含浆水洗之)

【用法】口嚼杏仁调药,摊疮上,纸贴,绢帛固之。五七日一换,痒痛不可动,直至连换三次可效。

【主治】臁疮。

【备考】方中商草,原书四库本作"商甲";《医方类聚》引作"商黄柏"。

54043 **狗脑丸**(《幼幼新书》卷六引《婴孺方》)

【组成】狗脑一个 豺漆(五加皮也) 甘草(炙) 白术 防风 钟乳石 干地黄各一分 牛黄二分

【用法】上以狗脑为丸,如小豆大。每服一岁二丸,饮送下,一日二次,未知,加之。儿囟常令暖。

【主治】小儿脑长,喜摇头,解颅。

54044 **狗粪散**(《洞天奥旨》卷十二)

【组成】干狗粪(为细末,用白粪为妙,烧灰存性,以绝细为度)

【用法】麻油调敷数次。

【主治】手足冻裂。

54045 **狗蝇散**(《医林纂要》卷九)

【组成】狗蝇(专攒犬身毛内及狗屎中,色正黄,扑之暂死,少顷复活)不拘个数(炙新瓦上,为末)

【用法】每服少许,落花生煎汤调下。

【主治】痘疹血热壅之证,在前未能清涤,则于七八日间浆必不起,而有紫黑干枯及青灰倒陷者。

【方论选录】狗蝇能入下极而拔出瘀秽之毒,且转死为生也。落花生亦取落而复生之意,且性滋润,能发毒。

54046 **狗头骨丸**(《局方》卷六淳祐新添方)

【组成】赤石脂 败龟(烧存性) 干姜各半两 肉豆蔻(面裹,煨) 附子(炮,去皮)各一两 狗头骨(一具,火烧存性,取末)一两

【用法】上为末,醋糊为丸,如梧桐子大。每服五七十丸,空心米饮送下。

【主治】久患下痢,脐腹疗痛,所下杂色,昼夜不止;或其人久虚,频下肠垢,谓之恶痢者。

54047 **狗头骨丸**(《普济方》卷三三一引《仁存方》)

【组成】黄狗头骨一付(烧为灰,存性,不可白) 紫石英 赤石脂 禹余粮 代赭石(各煅,醋淬) 香附子(炒焦) 当归 白薇 卷柏 牛膝 附子(炮) 覆盆子 熟艾(醋煮) 牡蛎(煅) 熟地黄各二两 海螵蛸 麝香各一钱

【用法】上为末,糯米糊为丸,如梧桐子大。每服四十丸,米饮送下,空心食前服。

【主治】冲任极虚,白浊、白沃、白带,脐腹疼痛,气体怯弱,饮食减少,久无子息。

54048 **狗脊浸酒**(《圣惠》卷六十九)

【组成】狗脊二两(去毛) 牛膝五两(去苗) 丹参三两 当归一两(剉,微炒) 芎劳一两 桂心二两 防风二两(去芦头) 萆薢二两 仙灵脾二两 天蓼木半斤 川椒一两(去目及闭口者,微炒去汗)

【用法】上剉细,以生绢袋盛,用好酒二斗五升浸经七日。每服温饮一小盏,常令有酒气。每取一升,即添酒一升,至五斗即住。

【主治】妇人风痹,手足不随,肢节急强。

54049 **狗米平胃丸**(《医学入门》卷七)

【组成】黄犬粪中米(黄犬一条,饿数日,用生米及粟米饲之,取其粪中米淘净)

【用法】用薤白煎汤煮作粥,临熟入沉香二钱,平胃散末为丸服。

【主治】翻胃,诸药不效者。

【备考】《东医宝鉴·杂病篇》本方用法:"为丸如梧桐子大。每服五七十丸,陈米饮送下。"

54050 **狗骨涂敷方**(《圣济总录》卷一三五)

【组成】狗颊连齿骨 煅铁屑 虎粪 鹿角各二两

【用法】上为散。每用猪脂调,纳疮孔中,一日换五六度。以愈为度。

【主治】瘘疮。

饴

54051 **饴姜片**(《东医宝鉴·杂病篇》卷五引《乡药集成方》)

【组成】黑糖一斤 干姜(细末)四两

【用法】上先溶糖,次下姜末和匀,待凝,作片。常常嚼下。

【主治】冷嗽。

54052 **饴糖丸**(《圣济总录》卷一二四)

【组成】饴糖不拘多少

【用法】上一味为丸,如鸡子黄大。吞之。又渐作大丸,再吞即效。

【主治】诸鱼骨鲠在喉中。

54053　饴糖饮《中国医学大辞典》

【组成】白糯米糖四两　烧酒二斤　核桃肉七个

【用法】和匀,装入瓷瓶内,不可太满,熟汤煮一炷香久,埋土内七日,去火毒。每日饮一二杯,不可过多。

【主治】五劳七伤,身体烧热,精神困倦,不思饮食。

【宜忌】咳嗽吐血者忌之。

54054　饴糖煎(方出《肘后方》卷三,名见《圣济总录》卷六十五)

【组成】饴糖六两　干姜六两(末之)　豉二两

【用法】先以水一升,煮豉三沸,去滓;纳饴糖,消;纳干姜。分为三服。

【主治】❶《圣济总录》:卒得咳嗽。❷《金匮翼》:咳嗽多用清凉,屡发屡甚,别无热症者。

【备考】《金匮翼》有杏仁五十个。

肤

54055　肤疾洗剂《成方制剂》15册）

【组成】白鲜皮　百部　花椒　苦参　硼砂　雄黄

【用法】制成外用洗剂,每瓶装 100 毫升,另附的小袋装雄黄 8.3 克。外用,用温水将患部洗净,使用前将所附的小袋雄黄颗粒加入药液中摇匀,取出部分药液,按 1∶150 的比例用温水稀释,外搽或外洗患部,早晚各一次,用量可按患部面积大小而定;或遵医嘱。

【功用】解毒杀虫,止痒收敛,活血祛瘀。

【主治】疥疮,湿疹,脂溢性皮炎,瘙痒性皮肤病,花斑癣。

【宜忌】本品仅供外用,切忌入口。

54056　肤痒颗粒《成方制剂》6册）

【组成】白英　苍耳子　川芎　地肤子　红花

【用法】制成颗粒剂,每袋装 9 克、18 克。开水冲服,一次 9～18 克,一日 3 次。

【功用】祛风活血,除湿止痒。

【主治】皮肤瘙痒症,湿疹,荨麻疹及瘙痒性皮肤病。

【宜忌】消化道溃疡病患者慎用。

肺

54057　肺风丸《外科精义》卷下引《全体治世方》)

【组成】细辛　旋覆花　羌活各一两　晚蚕蛾(去翅足)　苦参各二两

【用法】上为细末,软饭为丸,如梧桐子大。每服五十丸,茶、酒任下,不拘时候。

【主治】面鼻风瘩及皶疱。

54058　肺风丸《揣摩有得集》)

【组成】当归一两(土炒)　白术二两(炒)　陈皮一两　胆星一两　全虫身一两　杏仁一两五钱(去皮尖,炒)　没药一两(去油)　乌梅肉一两　麻黄三两(蜜炙)　石膏三两(煅)　粟壳五两(去瓤,蜜炙焦干)　川芎三两(炒)　生草一两

【用法】共为细末,用大红枣蒸肉和成丸,如梧桐子大。

每服三钱,姜开水送下。

【主治】肺经感受风寒,昼夜不眠,口吐白沫,张口气喘;或空嗽痨症,百药不效者。

【宜忌】忌一切生冷肉食。

54059　肺宁丹《痘科方药集解》卷六)

【组成】牛黄二分　胆星一钱　山甲(炮)一钱　石膏(煅,人乳淬)三钱　冬花一钱　肉桂五分

【用法】上为末,浓煎甘草汤为丸,如龙眼核大,青黛为衣。白汤送下。

【功用】消痰火而平喘息。

【主治】浆足结靥时,已发之痰火。

54060　肺伤汤《千金翼》卷十五)

【组成】人参　生姜(切)　桂心各二两　阿胶(炙)　紫菀各一两　干地黄四两　桑根白皮　饴糖各一斤

【用法】上咬咀。以水一斗五升,煮桑根白皮二十沸,去滓,纳药;煮取二升五合,次纳饴糖令烊。分三服。

【主治】❶《千金翼》:肺气不足而短气,咳唾脓血不得卧。❷《鸡峰》:胁下有痛处。

54061　肺伤汤《普济方》卷一五七引《卫生家宝》)

【组成】五味子一两　紫菀一两　熟地黄二两　阿胶二两(炒)　人参半两　杏仁一两(炒,去皮尖)　黄耆一两(蜜炙)　川当归二两　桑白皮一两(炒)　甘草一两(炙)　款冬花一两　桂一分　枳壳半两(去皮瓤,炒)　干姜半(炮)　青蒿半两(小便浸)　黄芩半两

【用法】上为粗末。每服三钱,水一盏,入生姜三片,枣子、乌梅各一枚,煎至七分,去滓,空心温服,一日三次。

【主治】远近一切嗽疾,浑身劳倦,胁下疼,时作潮热,饮食减少。

54062　肺血丸

《医林纂要》卷四。为《丹溪心法》卷二“咳血方”之异名。见该条。

54063　肺安片《成方制剂》15册）

【组成】阿胶　川贝母　甘草膏　姜半夏　桔梗　橘红　苦杏仁　款冬花　麻黄　马兜铃　葶苈子　旋覆花　知母

【用法】制成片剂。口服,一次 3～5 片,一日 3 次。

【功用】润肺定喘,止嗽化痰。

【主治】阴虚久嗽,喘息不宁,痰壅气闷,夜卧不安。

54064　肺炎汤《临证医案医方》)

【组成】麻黄 3 克　炒杏仁 9 克　甘草 3 克　生石膏 30 克(先煎)　化橘红 9 克　牛蒡子 12 克　鱼腥草 30 克　川贝母 9 克

【用法】水煎服。

【功用】辛凉解表,清热解毒。

【主治】大叶性肺炎。高热喘促,咳嗽胸痛,吐铁锈色痰,鼻翼煽动,脉洪大数,舌苔白或黄,少津。

【方论选录】本方为麻杏石甘汤加味而成,以麻黄、石膏为主药。麻黄属辛温解表药,若与寒凉药配伍,可为辛凉宣透之剂。麻黄散邪;石膏降热;杏仁利肺,肺气宣畅,内热得清,喘咳可平;加化橘红、川贝母清肺利痰;鱼腥草、牛蒡子清热解毒。热毒炎消,胸痛痰喘可愈。

54065　肺热汤《医方考》卷五)

【组成】羚羊角　玄参　射干　薄荷　芍药　升麻　柏皮各三钱　生地黄一合　栀子仁四钱　竹茹二钱

【主治】肺鸣叶焦,令人色白毛败,发为痿躄,脉来短数。

【方论选录】羚羊角、玄参、射干,凉膈之品也,肺居膈上,故能清热;薄荷、升麻者,辛凉之品也,金郁则泄之,故用其辛凉以解肺中郁热;柏皮能益肾水,肾水益,则子可以救母;生地能凉心血,心君凉,则火不之乘金;栀子、竹茹,能泻肝肾中相火,相火熄,则肺金可清;芍药味酸,和肝之品也,肝和则不至于侮肺。

54066　肺痈汤《脉症正宗》卷一)

【组成】当归二钱　白芍一钱　天冬二钱　阿胶一钱　苡仁一钱　银花一钱　连翘八分　桔梗八分

【用法】水煎服。

【主治】肺痈。

54067　肺痈汤《汉药神效方》)

【组成】甘草　桔梗各六分　贝母　栝楼根各五分　杏仁四分　白芥子三分　生姜二分

【用法】水煎服。

【主治】肺痈。

54068　肺痈汤

《汉药神效方》。为《医宗必读》卷六"肺痈神汤"之异名。见该条。

54069　肺痈饮

《仙拈集》卷四。为《医宗必读》卷六"肺痈神汤"之异名。见该条。

54070　肺痈煎《仙拈集》卷四)

【组成】玄参半斤　天冬四两　桔梗二两　甘草一两

【用法】水十碗,煎至二碗;再用蒲公英、金银花各五钱,再煎一碗。饭后徐徐服。

【主治】肺痈初起,咳痰腥气,两胁疼痛。

54071　肺寒汤《圣济总录》卷六十五)

【组成】款冬花　紫菀(去土)　甘草(炙)　桂(去粗皮)　麻黄(去节)　干姜(炮)　五味子　杏仁(汤浸,去皮尖,炒)　半夏(汤煮软,焙干)各二两　细辛(去苗叶)一两

【用法】上为粗末。每服三钱匕,水一盏,生姜五片,大枣二枚(擘破),同煎至七分,去滓温服,不拘时候。

【主治】肺胃虚寒,咳嗽痰盛,呀呷有声,呕吐停饮,咽喉干痛,上气喘满,面目虚浮,自汗恶风,语声嘶破,背寒中冷,心下悸动,哕逆恶心,全不入食。

54072　肺痹汤《辨证录》卷二)

【组成】人参三钱　茯苓三钱　白术五钱　白芍五钱　苏叶二钱　半夏一钱　陈皮一钱　枳壳三分　黄连三分　肉桂三分　神曲五分

【用法】水煎服。连用二剂而咳嗽安;再用二剂而窒塞开矣;用十剂而诸症尽愈。

【主治】气虚肺痹,咳嗽不宁,心膈窒塞,吐痰不已,上气满胀,不能下通。

【方论选录】或谓人参助气是矣,但多用恐助邪气,何以用之咸宜乎?不知肺气之虚以成痹,非肺气之实以成痹也。人参畏实不畏虚,况又有苏叶以治风,半夏以消湿,肉桂以祛寒,则邪何能作祟哉?而且白术、茯苓又以健脾开胃,

白芍以平肝,黄连、肉桂以交心肾,则肺气自宁,自然下降,正不必陈皮之助矣。

54073　肺痿汤《脉症正宗》卷一)

【组成】天冬二钱　百合一钱　苡仁一钱　玄参八分　麦冬八分　熟地三钱　杜仲一钱　五味五分

【用法】水煎服。

【主治】肺痿。

54074　肺痿汤《镐京直指》卷二)

【组成】北沙参三钱　生地五钱　白及片三钱　葶苈三钱　炙桑皮二钱　炙兜铃子八分　生苡仁六钱　川贝母钱半　炙紫菀三钱　石膏六钱(冰糖水炒)　杏仁(去尖)三钱　陈海蜇头二两(切丝,水浸,挤淡)

【用法】水煎。

【主治】肺叶糜烂,咳吐臭痰,右胁隐隐而痛,右寸脉数无力,甚则脉伏。

54075　肺灵药片《北京市中药成方选集》)

【组成】黄芩一两　郁金四钱　丹皮四钱　菊花炭四钱　甘草四钱　贝母四钱　生石膏四钱　白芍八钱(以上八味共研为细粉,过罗)　麦冬四钱　鲜石斛四钱　知母四钱　竹茹四钱　饴糖四钱　生地八钱　蒌仁八钱(以上七味共熬膏)

【用法】用膏拌前药,阴干,研为细粉,以水成滓,如黍米大,再砸成饼,约重一分(每五两二钱兑羚羊粉二钱;每十六两细粉,兑胶粉一两)。每服四片,一日二次,温开水送下。

【功用】润肺养阴,止嗽化痰。

【主治】肺气虚热,咳嗽痰盛,喘促咽干,津液不足。

54076　肺炎合剂《效验秘方》郑惠伯方)

【组成】麻黄6克　杏仁10克　石膏40克　虎杖15克　银花20克　大青叶15克　柴胡15克　黄芩15克　鱼腥草20克　青蒿15克　贯众15克　草河车12克　地龙10克　僵蚕10克　野菊花15克　甘草6克

【用法】水煎服,或制成合剂备用,以上为成人一日量,小儿酌减。

【功用】热清解毒,宣肺平喘。

【主治】肺炎、急性支气管炎辨证属肺热喘咳者。

54077　肺结核丸《成方制剂》9册)

【组成】白及　土鳖虫　制何首乌

【用法】制成丸剂,口服,一次9g,一日3次。

【功用】敛阴补肺。

【主治】肺空洞,肺出血。

54078　肺脓疡汤《临证医案医方》)

【组成】川贝母　桔梗　化橘红各9克　葶苈子6克　苇根30克　薏苡仁18克　金银花　连翘各24克　旋覆花(布包)6克　代赭石(布包)12克　桃仁　杏仁各9克　冬瓜子30克

【用法】水煎服。

【功用】清热解毒,降气化痰,排脓。

【主治】肺脓疡成痈期或溃脓期,咳吐腥臭脓痰或脓血,胸中烦闷而痛,脉滑数,舌苔黄腻。

【方论选录】处方以葶苈子、旋覆花、代赭石、苇根等药组成,加入化痰排脓,清热解毒等药。方中清热解毒用金银

花、连翘;降气化痰用旋覆花、代赭石、葶苈子;清肺化痰用川贝母、化橘红;排脓用桔梗、苇根、薏苡仁、冬瓜子;宣肺止咳用杏仁;活血祛瘀用桃仁。

54079 肺痈神汤(《医宗必读》卷六)

【异名】葶苈薏苡泻肺汤(《张氏医通》卷十六)、肺痈饮(《仙拈集》卷四)、肺痈汤(《汉药神效方》)。

【组成】桔梗二钱 金银花一钱 薏苡仁五钱 甘草节一钱二分 黄耆一钱(炒) 贝母一钱六分 陈皮一钱二分 白及一钱 甜葶苈八分(微炒)

【用法】水二钟,姜一片,煎一钟。食后徐徐服。

【主治】肺痈。劳伤气血,内有积热,外受风寒,胸中满急,隐隐痛,咽干口燥,时出浊唾腥臭,吐脓如米粥者死,脉滑数或实大。凡患者右胁按之必痛,但服此汤,未成即消,已溃即愈。

【加减】新起,加防风一钱,去耆;溃后,加人参一钱;久不敛,加合欢皮(一名夜合,即槿树皮)一钱。

54080 肺风人参汤(《金匮翼》卷一)

【组成】人参一两 麻黄八钱 羚羊角三钱 白鲜皮三钱 防风一两 桔梗五钱 杏仁二十一粒 石膏七钱 甘草五钱

【用法】上为散。每服三钱,水煎,去滓,温服。

【主治】肺风。

54081 肺肾交固汤(《证因方论集要》卷四引黄锦芳方)

【组成】黄耆(炙) 白术(土炒) 附子(制) 菟丝子 龙骨 白芍(炒)

【主治】淋浊,尿必淋滴作痛,身觉作冷,脾胃不健,胀闷不快。

【方论选录】肺虚肾亏,恶寒遗精,君以黄耆大补肺气;肺气既虚,脾自不健,故有食则不消之虞,臣以白术微补脾气;脾气既薄,肾水肾火亦微,故精自不克固,用附子补火、菟丝补水为佐;加龙骨以镇肝魂,白芍以敛肝逆,则肺肾交固而无遗脱之象矣。

54082 肺肾两益汤(《辨证录》卷三)

【组成】熟地二两 人参一两 麦冬一两 三七根(末)三钱

【用法】水煎服。一服而血即止矣。再用六味地黄汤加麦冬、五味,调服一月。

【主治】肺肾两经之亏火乘隙而外越,皮毛中出血,或标出如一线,或渗出如一丝,或出于头上,或出于身中,或出于两胫之间。

【方论选录】盖熟地壮水,麦冬益金,金水相资,则肺肾之火自息,血自归经,何至走入皮毛而外泄?况三七根原能止血乎!

54083 肺脓疡合剂(《古今名方》引金如寿方)

【组成】半枝莲 金银花各15克 鱼腥草15~30克 虎杖 黄芩 桔梗各12克

【功用】清热解毒,化瘀排脓,清肺透热,清养肺阴。具有退热快、排脓多、空洞闭合迅速的效果。

【主治】急性肺脓疡(肺痈)。

【加减】如高热不退,加生石膏30克,知母10克;痰中带血,加茅根30克,旱莲草15克;如果热退后,吐大量脓臭痰(排脓期)时,加桃仁9克,生薏苡仁18克,以祛瘀、化痰、排脓;如经X线检查,液面消失,脓腔全部显露时,加黄精、白及各15克,以助养阴补肺,促进脓腔闭合。

54084 肺病统系丸(《北京市中药成方选集》)

【组成】川贝母一两 百合一两 橘皮一两 半夏曲一两 甘草一两 橘红五钱 杏仁(去皮,炒)一两 桑叶五钱 苏梗一两 梨膏一两 茯苓六钱(上药煎膏) 北沙参四两 川贝母四两 化橘红三两 青黛三钱 蛤粉四钱 白芥子(炒)一两 半夏曲六两 茯苓三两 枳壳三两 浮海石(煅)四两 瓜蒌皮四两 苏子(炒)四两 百合三两(上药共研为细粉,过罗。另兑龙涎香一钱)

【用法】以前药膏加冷开水泛为小丸,晒干,每十六两用珍珠母粉一两为衣。每服二钱,一日二次,温开水送下。

【功用】润肺止嗽,化痰定喘。

【主治】肺气不清,咳嗽痰盛,胸满作喘,呼吸不均。

54085 肺痈再补散(《全国中药成药处方集》沈阳方)

【组成】大濂珠二粒 冰片二钱半 台麝香一分半 象皮 朱砂 生白芍 川贝母 清半夏 白及 乳香各三钱 生耆二钱

【用法】上为细末,最后兑入台麝、冰片。每服二钱,开水送下。

【功用】清痰益肺,芳香化浊。

【主治】肺痈吐脓血,呼吸时有臭味,咳嗽喘促,胸胁隐痛。

54086 肺痈黄耆散(《仙传外科集验方》卷五)

【异名】桔梗汤。

【组成】黄耆 天门冬 川大黄 紫苏叶 赤茯苓 桑白皮 生干地黄各一两 杏仁 蒺藜 枳壳各三钱 当归 甘草各半两 加贝母 薏苡仁

【用法】上㕮咀。加生姜三片,水煎,温服。

【主治】肺痈。心胸气壅,咳嗽脓血,肩背烦闷,小便赤黄,大便多涩,不进饮食。

54087 肺痈救溃汤(《青囊秘诀》卷上)

【组成】玄参一两 蒲公英一两 金银花四两 紫花地丁五钱 菊花五钱 甘草五钱 陈皮五钱 黄芩三钱 桔梗三钱 款冬花三钱

【用法】水煎服。

【功用】消痈救溃。

【主治】肺痈。

54088 肺脾双解饮(《石室秘录》卷三)

【组成】人参一钱 麦冬三钱 茯苓三钱 柴胡一钱 神曲五分 车前子一钱 甘草一钱 薏仁五钱

【用法】水煎服。

【主治】肺脾气衰,人或咳嗽不已,吐泻不已。

54089 肺痿独圣散(《吉人集验方》)

【组成】白及二两

【用法】上为末。每服二钱,临卧糯米汤送下;或用糯米汤调和服之。

【主治】多年咳嗽,肺痿,咯血红痰。

54090 肺炎Ⅰ号合剂(《实用内科学》上册)

【组成】鱼腥草 鸭跖草 半枝莲各30克

【主治】肺炎。

54091 肺炎Ⅱ号合剂(《实用内科学》上册)

【组成】鱼腥草　鸭跖草　半枝莲各 30 克　野荞麦根 30 克　虎杖根 15 克

【主治】肺炎。

【备考】根据临床实践，约 90％患者服药后于二天内退热，对某些抗菌素治疗无效的肺炎患者，有时也有较好的疗效。缺点是个别病人因胃肠道反应剧烈而不能耐受。

肿

54092 肿胀丸（《风劳臌膈四大证治》）

【组成】真苍术一两　厚朴八钱　陈皮八钱　山楂二两　皂矾二两（煅白色）　香附八钱

【用法】枣肉为丸。白汤送下。

【主治】肿胀。

【宜忌】忌盐水百日方可。

54093 肿香汤（《惠直堂方》卷三）

【组成】当归一两　芍药　甘草　牛膝　川芎　黄耆各三钱　木通五分　乳香（炙）　没药（炙）各一钱　金银花六钱

【用法】水二大碗煎服。

【主治】下焦痈疽，毒骨疽，及一切无名肿毒，淡红不赤，坚硬不起，属阴证者。

54094 肿毒疮疖膏（《疡医大全》卷七）

【组成】当归　金银花　防风　木鳖子　玄参　生甘草　白及　石菖蒲　连翘　生大黄　白芷　生地黄各四钱

【用法】麻油一斤四两，同入净锅内熬枯，滤去滓；复入净锅，熬至滴水成珠为度，入飞过黄丹八两收成膏；离火，入白蜡、黄蜡各二钱，化尽；再入乳香（去油）、没药（去油）、轻粉各二钱（研细末）和入，任摊贴。

【主治】痈疽。

肥

54095 肥儿丸（《幼幼新书》卷二十五引《朱氏家传》）

【异名】四味肥儿丸（《小儿痘疹方论》）、五疳芜荑丸（《医方类聚》卷二五五引《经验良方》）。

【组成】白芜荑（去壳称）　黄连（去须）　神曲　麦蘖各等分

【用法】上为末，用獖猪胆煮糊为丸，如大麻子大。每服三十粒，食前米饮送下。

【主治】小儿食积，脾热成疳，乳食不下，腹胀吐泻，腹大青筋，体瘦多涎，发稀白秃，龈烂目翳，口舌、周身生疮，小便澄白，以及惊风后失音。

❶《幼幼新书》：或治疳积，或治疳瘦。❷《直指小儿》：风后喑不能言。❸《普济方》：涎多，乳食不下，涎流不出口者，乃名脾热。❹《明медицинская杂著》：小儿食积五疳或白秃体瘦，肚大筋青，发竖成穗，或遍身疮疥。❺《保婴撮要》：呕吐不食，腹胀成疳，或作泻不止，或食积脾疳，目生云翳，口舌生疮，牙龈腐烂，发热惊怯，遍身生疮，小便澄白。

【备考】本方用法：《直指小儿》：每服五丸，用陈皮、木香、使君子、炙甘草煎汤送下。《普济方》：木通汤送下。

54096 肥儿丸（《卫生总微》卷十二）

【异名】七味肥儿丸（《景岳全书》卷六十二）、大无肥儿丸（《不居集》上集卷三十）。

【组成】黄连（去须）　神曲（炒）各一两　使君子仁　肉豆蔻（面裹煨，去面）　麦蘖（炒）各半两　木香二钱　槟榔两个（不见火）

【用法】上为细末，面糊为丸，如萝卜子大。每服二三十丸，熟水送下，食空服。

【功用】❶《走马急疳治疗奇方》：进饮食，健脾胃，杀虫消积。❷《医方类聚》引《澹寮方》：长肌退黄。

【主治】小儿乳食不节或病久脏腑胃虚虫动所致诸疳，羸瘦面黄，肚腹胀大，发竖坚黄，不能行走，烂龈口臭，好食泥土，神疲发热，二便不调，或颈项结核。

❶《卫生总微》：诸疳，久患脏腑胃虚虫动，日渐羸瘦，腹大不能行，发竖作穗，肌体发热，精神衰弱。❷《普济方》引《全婴方》：好食泥土，发竖，面无精光。❸《局方》（宝庆新增方）：面黄口臭。❹《医方类聚》引《澹寮方》：烂龈。❺《保婴金镜》：食积五疳，口渴，大便不调，小便不清，或颈项结核，发稀。

【宜忌】《普济方》引《全婴方》：忌生硬冷物。

【方论选录】《张氏医通》：此方近世所传，尚多胡黄连、雷丸、芜荑等味，大苦大寒，大伤元气，而因名误实，故世喜服之，意谓有益于儿也。曷知立方之义，本为疳热腹胀羸瘦，故用祛热伐肝之剂，消去疳积，元气得复，儿自肥矣。若本无疳热服之，与引寇破家何异？尝见富有之家，从幼好服此丸至十岁外，渐至蒸热咳嗽，盖缘真阳亏损，不能振生发之令，而成童劳者不少。奈何习俗成风，多所未悟，因特表而出之。

【临床报道】小儿疳积：《不居集》汪石山治一小儿病多，因缺乳食太早所致，或因久患脏腑胃虚虫动，日渐羸瘦，腹大不能行，发竖，发热，无精神，用大无肥儿丸一料而愈。

【现代研究】肥儿丸对脾虚小鼠血清铜、铁、锌、锰和钙含量的影响：《北京中医学院学报》［1991,16（1）：19］按本方剂量之比常规制备 200％肥儿丸煎液。正常对照组每天胃饲 0.9％生理盐水 0.4 毫升/20 克；肥儿丸组每天胃饲 200％肥儿丸煎液 0.4 毫升/20 克；脾虚＋肥儿丸组每天上午胃饲 100％大黄煎液 0.4 毫升/20 克，下午胃饲 200％肥儿丸煎液 0.4 毫升/20 克。连续喂药 10 天。第 11 天分组检测小鼠血清微量元素含量。结果：肥儿丸对正常小鼠、"脾虚"小鼠血清锰的含量和"脾虚"小鼠血清铁的含量有提高作用，尤以锰含量的提高为明显。

【备考】方中"黄连"，《中国药典》2000 版作"胡黄连"。本方改为片剂，名"肥儿片"（见《成方制剂》17 册）。

54097 肥儿丸（《洪氏集验方》卷五引张采助教方）

【组成】黄连（炒）　芜荑仁（炒）　神曲（炒）　麦蘖（炒）　芦荟（细研）各等分

【用法】上为细末，獖猪胆汁调，面糊为丸，如小绿豆大。每服十五丸至二十丸，饭饮吞下。

【主治】《医方类聚》引《医林方》：小儿黄瘦。

54098 肥儿丸（《传信适用方》卷四引荆南候医方）

【组成】槟榔（用面剂裹，煨熟，去面，剉，焙）　陈皮（洗，去白）　青皮（洗，去白）　胡黄连　宣连（去须，剉碎，微炒）　白芜荑（炒，去扇）　使君子（煨，去皮）　肉豆蔻（如槟榔法煨）　人参（去芦）　夜明砂（微炒）　赤芍药　龙胆草（洗净，剉，炒）各等分

【用法】上为末,薄面糊为丸,如萝卜子大。每服三五十丸,用紫苏、木瓜汤送下;泻痢,米饮送下。不拘时候,一日二三次。

【功用】消化乳癖积聚,肥肌,退面黄瘦,杀虫,安胃虫,进饮食。

【主治】小儿五疳八痢,阴阳气不顺,虚痞腹胀,呕逆,腹痛泻痢。或小儿疳病累服药无效者。

【备考】《普济方》有白芍药。

54099 肥儿丸《魏氏家藏方》卷十

【组成】黄连 神曲(炒)各一两 大麦蘗 肉豆蔻(面裹煨) 使君子肉 木香各二钱(不见火) 槟榔半两(不见火) 干蚵蚾一个(酥炒黄色)

【用法】上为细末,面糊为丸,如萝卜子大。每服三五十粒,熟水吞下,食空服。

【主治】小儿疳病,多因缺乳,吃食太早,或因久患,脏腑胃虚虫动,日渐羸瘦,腹大不能行,发竖,发热无精神。

54100 肥儿丸《卫生宝鉴》卷十九

【组成】麦蘗(炒) 川黄连 大芜荑 神曲(炒) 胡黄连各半两

【用法】上为末,棕猪胆汁为丸,如麻子大。每服三十丸,食前米饮送下。

【主治】小儿蒸热,腹胁胀满,面色萎黄,饮食迟化,大小便不调。

【宜忌】乳母忌酒面生冷。

54101 肥儿丸《丹溪心法》卷五

【组成】芦荟(另研) 胡黄连各三钱 炒曲四钱 黄连 白术 山楂(炒)各半两 芜荑(炒)三钱

【用法】上为末,芦荟末和匀,猪胆汁为丸,如栗米大。每服六十丸,食前米饮送下。

【主治】小儿疳积。

54102 肥儿丸《普济方》卷三七九引《经效良方》

【组成】神曲半两 川楝子(去核)半两 青皮 陈皮 使君子(去皮壳)各一两 麦芽 黄连 芜荑 三棱 莪术各三分 巴豆十粒(去皮膜)

【用法】上先将三棱、莪术、陈皮、青皮、神曲、麦芽同巴豆慢火炒少时,急倾,将使君子、川楝肉、黄连、芜荑都一处以厚纸紧裹,延半个时辰,候冷,拣出巴豆八粒,止留二粒,研细末,糊为丸,如黍米大。每服三十丸,米饮送下,不拘时候。

【功用】❶《普济方》引《经效良方》:消疳退黄。❷《医方类聚》引《经验良方》:肥肌杀虫。

54103 肥儿丸《普济方》卷三七九

【组成】青皮(去白) 陈皮(去白)各一两 三棱(炮) 莪术 神曲 麦芽各五钱 巴豆十五粒(去皮,作二片)

上剉,将巴豆同炒少时,倾去巴豆不用。

川楝肉五钱 使君子一两 黄连 芜荑各三钱 胡黄连五钱 芦荟 青黛末各三钱 蛤蟆(去足,烧灰)三钱

【用法】上剉,一处人铫内,再用巴豆微炒,去巴豆不用,和前药同为末,面糊为丸。米汤送下。

【功用】补脾进食,磨积消疳。

【主治】肥热疳。

54104 肥儿丸

《普济方》卷三七九。即《活幼口议》卷十八"肥肌丸"。见该条。

54105 肥儿丸

《普济方》卷三八〇。即《杨氏家藏方》卷十八"肥白丸"。见该条。

54106 肥儿丸《玉机微义》卷五十

【组成】使君子肉 萝卜子各二两 小红枣肉一两 糖球子(末) 飞罗面各一两

【用法】上取好黄土和作一炉墩子,内底下萝卜片铺一层,次将使君子肉铺在当中,次又铺萝白一层,上安枣肉盖于上,以泥封固其外,以炭火煅至内三物熟烂了取出,以飞面球子末和匀,为丸如麻子大。米饮送下。

【功用】截疳杀虫,消食。

【主治】小儿疳,腹胀。

54107 肥儿丸《婴童百问》卷八

【异名】六味肥儿丸(《保婴撮要》卷八)。

【组成】黄连 陈皮(去白) 神曲(炒) 麦蘗(炒)各一两(加三棱、莪术) 白芜荑半两 川楝子一两(去核,炒)

【用法】上为末,神曲糊为丸,如麻子大。每服三十丸,空心米饮吞下。

【功用】化虫,消疳,退疳热。

【主治】❶《婴童百问》:小儿因缺乳食肉太早,或患脏腑胃虚所致疳,黄瘦,肚急,肌肉消瘦。❷《保婴撮要》:小儿脾疳,饮食少思,肚大颈细,发稀成穗,项间结核,发热作渴,精神倦怠,大便酸臭,嗜食泥土,或口鼻头疮,肚见青筋,啮齿下痢,便白五疳。

54108 肥儿丸《婴童百问》卷八

【组成】三棱(煨) 蓬术(煨) 川楝子 龙胆草 黄连各四钱 柴胡 地骨皮各半两 枳壳(麸炒) 麦蘗 当归各三钱 白芜荑二钱 芦荟 木香各一钱

【用法】上为末,神曲糊丸,如麻子大。每服三十丸,米饮送下。

【功用】化虫,消疳,退疳热。

【主治】小儿因缺乳,食肉太早,或患脏腑胃虚所致疳,黄瘦,肚急。

54109 肥儿丸《广嗣纪要》卷十五

【异名】保婴丸(《寿世保元》卷八)。

【组成】人参(去芦)五钱 白术(坚白者,去芦)五钱 橘红(刮净)五钱 白茯苓(去皮)四钱 甘草(去皮,炙)二钱 青皮(四花者,去瓤)三钱 缩砂仁三钱五分 木香二钱五分 山药(刮净)五钱 莲肉(去皮,去心)五钱 使君子(去皮)三钱 山楂子(蒸,取肉)三钱 三奇神曲(炒)三钱

【用法】上为极细末,用生荷叶包粳米煮熟,去荷叶,将米杵烂,以净布包扭出,再煮成糊,为丸,如麻仁大。每服二十五丸或三十五丸,至五十丸,陈仓米炒熟煎汤送下,不拘时候。

【功用】健脾胃,进饮食,消积滞,杀疳虫,补疳痨,长肌肉。

【主治】《育婴家秘》:小儿脾胃素弱,食少而瘦;或素强健,偶因伤食成积而瘦;或因久病之后而瘦。

54110 肥儿丸《古今医鉴》卷十三引刘尚书方

【异名】参术肥儿丸(《幼科证治大全》引《济世全书》)。

【组成】人参(去芦)三钱半　白术(去芦)三钱　白茯苓(去皮)三钱　黄连(姜汁炒)三钱半　胡黄连五钱　使君子(去壳)四钱半　神曲(炒)三钱半　麦芽(炒)三钱半　山楂肉三钱半　甘草(炙)三钱　芦荟二钱半(碗盛,泥封固,置土坑中,四面谷糠火煨透用之)

【用法】上为细末,黄米糊为饼。每服二三十丸,米汤化下。或作小丸亦可。

【功用】❶《古今医鉴》引刘尚书方:消疳化积,磨癖清热,伐肝补脾,进食杀虫,养元气。❷《回春》:润肌肤。

【主治】小儿脾虚虫积所致诸疳、癖疾,面黄体瘦,头大颈细,夜热冷汗,神倦嗜卧,吐泻纳呆,好食泥土,腹大硬痛,烦渴有癖块。

❶《古今医鉴》引刘尚书:癖疾。❷《惠直堂方》:小儿面黄,饮食不进,四肢倦惰,冷汗夜热,腹大肚痛。❸《喉科心法》:各种疳证,以脾虚有虫积兼泄泻者为宜。❹《顾氏医经》:吐乳,痴眠。❺《中医大辞典·方剂分册》:消瘦,心下痞硬,好食泥土,肚腹坚硬,头大颈细,有时吐泻烦渴,大便腥黏。

【宜忌】《全国中药成药处方集》(禹县方):寒证忌用。

54111　肥儿丸(《幼科发挥》卷三)

【组成】人参　白术　白茯苓　炙甘草　陈皮　青皮　山药　莲肉　当归　川芎　使君子

【用法】上为细末,神曲糊为丸。米饮送下,或米饮调末服亦可。

【主治】疳疾。

【临床报道】小儿疳积:王三峰长子患疳瘦,请予治之。予见曰:此乳少病也。其父曰:乳极多。予即辞退,归谓其友胡三溪云:王子病乃乳少也,彼云乳多,不听吾言,今成疳矣。三峰明日来报:果无乳也。日则嚼饭喂,夜则一壶冷米汤灌之。奈何?予曰:请权择乳母佐之,昼则抱之,夜则乳之。乃作肥儿丸一料,服之两月而安。

54112　肥儿丸(《便览》卷四)

【组成】木香　胡黄连　使君子肉各一两　黄连　槟榔　龙胆草　诃子肉　肉豆蔻(煨)　芜荑　芦荟　阿魏　银柴胡

【用法】上为末,猪胆汁打糊为丸,如绿豆大。每二三十丸,灯心汤送下。

【功用】杀虫去积,退热进食。

【主治】疳。

【备考】方中黄连、槟榔、龙胆草、诃子肉、肉豆蔻、芜荑、芦荟、阿魏、银柴胡用量原缺。

54113　肥儿丸(《准绳·幼科》卷八)

【组成】胡黄连　神曲(炒)　麦蘖各五钱　槟榔三钱　木香二钱　肉豆蔻(面裹煨)　使君子肉各二钱半

【用法】上为细末,蒸饼为丸,如黍米大。用米饮食远服。

【功用】❶《冯氏锦囊·杂证》:消虫进食。❷《中国药典》:健胃消积,驱虫。

【主治】小儿虫积,面黄肌瘦,肚大腹胀,食少癖积,口臭餐泥,腹痛泄泻,或后项有物如弹子。

❶《准绳·幼科》:小儿脑后项边有物如弹子大,按之转动,软而不痛,名无辜疳。❷《诚书》:脾疳痞积,黄瘦口秽,肚大。❸《冯氏锦囊·杂证》:小儿餐泥。❹《中国药典》:虫积腹痛,食少腹胀泄泻。

【备考】《中国药典》本方用法:以上七味,粉碎成细粉,过筛,混匀;每100克粉末加炼蜜100~130克制成大蜜丸。口服一次1~2丸,一日1~2次。三岁以内小儿酌减。

54114　肥儿丸(《活幼心法》卷八)

【异名】芦荟肥儿丸(《专治麻痧初编》卷三引《痘疹折衷》)。

【组成】三棱　莪术　青皮(俱醋炒)　焦神曲(炒)　川黄连　胡黄连　使君子(去壳,浸透,去皮)各一两　芦荟　坚槟榔　香附子(炒)　陈皮(去白)　麦芽(炒)　芜荑各五钱　南木香三钱

【用法】上为细末。神曲、麦芽另研为细末打糊,和前药为丸,如粟米大。二岁以下,每服三分;五岁以下,服五分;空心清米饮送下,临卧白滚水下。并用六神散与此方相间服之。

【主治】疳泻已久,脾胃极虚而不可单攻者。

【加减】有癖块,加阿魏(酒浸,研化,和入)、干漆(炒)各七钱。

54115　肥儿丸(《广笔记》卷三)

【组成】人参三钱　芜荑一两　使君子肉一两　白芍药一两　橘红八钱　黄连一两　甘草五钱　红曲七钱　麦芽七钱　砂仁五钱　白茯苓一两　山楂肉七钱　滑石一两　莲肉二两　扁豆一两　青黛一两

【用法】炼蜜为丸,如弹子大。每服一丸,空心白汤化下。服疳积散病愈,再用此方调理。

【主治】小儿乳食不节,过饱伤脾,面黄腹大,小便浊如米泔,大便黄泄酸臭,皮毛枯索,甚而双目羞明生翳,形骸骨立,夜热昼凉。

54116　肥儿丸(《玉案》卷六)

【组成】黑蝉(以大者,不拘几只,放深缸中,取粪坑内蛆淘净,倒其缸内,任从自食,待五日泻出粪水取起,倒挂阴干,炙脆为末)三两　人参一两　白术　砂仁　使君子肉　山楂肉各一两五钱　宣黄连　胡黄连　白茯苓　芦荟　莲子各八钱

【用法】上为末,陈米糊为丸。每服一钱,米饮化下。

【主治】疳积,肌肉消瘦,肚大筋青,饮食不思,或泄泻口渴。

54117　肥儿丸(《摄生秘剖》卷三)

【组成】黄连(制)　芦荟　青皮(去瓤,炒)　陈皮(炒)　麦芽(炒)　三棱(炒)　莪术(制)　肉果　槟榔　白豆蔻　使君子　沉香各五钱　木香　蛤蟆(炙)各一两

【用法】上为末,神曲糊为丸,如麻子大。每服二三十丸,米饮送下。

【主治】小儿疳积。

54118　肥儿丸(《医学启蒙》卷三)

【组成】陈皮一两(洗)　青皮五钱(醋炒)　神曲五钱(炒)　麦芽五钱(炒)　槟榔五钱　木香三钱　黄连五钱(姜汁炒)　使君肉五钱(煨)

【用法】上为末,饴为丸,如芡实大。每服一丸,米汤化下;十岁者二丸,冬月姜汤送下。

【主治】小儿一切脾虚疳积,面黄体瘦,饮食减少,身热肚大,或泻且坠。

54119 肥儿丸(《医宗说约》卷五)

【组成】广陈皮一斤(炒) 甘草(炙)四两 蓬术(炒)六两 厚朴(米泔浸,炒)八两 枳实(麸炒)八两 连翘六两 香附(米泔浸,炒)一斤 山楂肉六两 神曲(炒)六两 卜子(炒)八两 龙胆草六两 青皮子(炒)八两 川黄连(炒) 白术(土炒) 槟榔各八两

【用法】上为极细末,炼白蜜为丸,如龙眼大。空心清米汤化下。

【功用】消积化食,健脾和胃,长肌肉。

【主治】五疳、五痢泻、蛔虫,脏腑虚弱,身体羸瘦,发竖焦黄,小便浊色,肚腹膨胀。

【加减】虚者,加米仁、山药;虚甚,加人参;有虫,加川楝子、使君子肉、鹤虱。

54120 肥儿丸(《种福堂方》卷四)

【异名】补养肥儿丸(《仙拈集》卷三)。

【组成】山药二两(炒) 茯苓 白扁豆(淘洗净,炒) 五谷虫 山楂(炒) 白芍(炒) 麦芽(炒) 神曲(炒) 当归各一两五钱 白术(土炒) 陈皮 使君子肉(煨)各一两 生甘草七钱 胡连七钱(姜汁炒)

【用法】炼蜜为丸,如绿豆大。每服一钱。

【功用】常用可免饮食伤脾之症。

【主治】《文堂集验方》:面黄肌瘦,食积脾疳,大便不结,疳泻。

54121 肥儿丸(《医林纂要》卷九)

【组成】黄连二两 肉豆蔻一两 木香一两(勿见火) 神曲(炒)一两 麦芽(炒)一两 使君子一两 槟榔五钱 川楝子(去核,炒)一两

【用法】上为末,用曲糊为丸,如麻子大。每服二三十丸,空心米汤送下。

【功用】统治诸疳,杀虫消热。

【主治】疳积,腹大筋急,色黄体瘦,头皮光急,毛发焦稀,腮缩鼻干,口馋唇白,两目昏烂,揉鼻抒眉,脊耸身黄,斗牙咬爪,焦渴自汗,尿白粪酸,腹胀肠鸣,癖结潮热,酷嗜瓜果,或炭或米,或土或布,嗜酸嗜咸。

【方论选录】黄连苦寒,泻旺火,燥脾湿,厚肠胃,杀虫䘌,为治疳君药;肉豆蔻辛温,补命火而行之脾胃,以去土中之积郁;木香辛苦温,升下焦无形之气,以达于上,而蒸水谷,和气血,降上焦有形之物以行于下,而司决渎,去壅滞;神曲甘辛温,和中开胃,消滞去胀,破结行痰,能消能伐,而无伤于正气;麦芽甘咸平,能变化有形之坚积,而自含发生之气;使君子味甘而能杀虫,兼可消积;槟榔苦涩甘温,攻坚破积,降泄逆气,而达之下极之下,且其苦能杀虫,其涩能敛阴;川楝子苦寒,泻热杀虫,达于下极而散之。谷以养人,而过食成积,神曲、麦芽以变化之;食积则气郁,木香、槟榔以升降之;气郁则生湿热,黄连、川楝子以燥之泄之;湿热则虫䘌,使君子、黄连、川楝子以杀之;其肠胃薄而太阴未足也,君黄连以健之厚之;要其本,元火不足,而脾胃不能化食也,肉豆蔻以壮命火而温之。此依《局方》原本,他书有去肉蔻、木香、使君子、槟榔,而用陈皮、三棱、莪术、芜荑者,则全失制方之意。盖陈皮虽亦行气,然性平缓,而不如木香之

畅;芜荑虽亦杀虫,然质轻薄,而不及槟榔、使君子之快;至若三棱、莪术,则又过于攻破,多用恐非脆弱之肠胃所能胜也。且此方君黄连而佐以肉蔻,所以根柢于命门而养脾胃之正,然后消伐、降火、杀虫之药,可以次第而施;而神曲、麦芽皆以谷化,使君子、槟榔亦有甘味,破邪而实兼养正,有胆识者或且加用参、术。今去肉蔻而用三棱、莪术,岂制方之旨欤?

54122 肥儿丸(《同寿录》卷三)

【组成】青皮(醋炒) 陈皮(炒) 苍术(盐水炒) 使君子(炒,去壳) 山药 前胡各三钱 白术 半夏(姜汁炒) 宣黄连 当归 砂仁(炒)各二钱 枳壳三钱 莲肉 山楂肉(蒸) 神曲(炒) 麦芽(炒)各五钱 胡连八分 人参一钱五分

【用法】上为末,米糊为丸,如小黍米大。每服二三十丸。

【主治】小儿疳病。

54123 肥儿丸

《良方合璧》卷下。为《仙拈集》卷三"秘传肥儿丸"之异名。见该条。

54124 肥儿丸

《卫生鸿宝》卷三。即《医宗说约》卷五"蒋氏肥儿丸"。见该条。

54125 肥儿丸(《丸散膏丹集成》引《验方新编》)

【组成】厚朴 鸡内金 茯苓各四两 新会皮 青皮各二两 五谷虫 缩砂仁 胡黄连各三两 白术(炒焦)六两 麦门冬(炒) 白扁豆 山楂肉(炒焦)各八两 尖槟榔一两五钱 干蟾(炙)十一具 六神曲十二两

【用法】上为末,炼蜜为丸,每丸重二钱五分。每服一丸,米汤化下。

【功用】杀虫退热。

【主治】小儿脾虚疳积,面黄体瘦,肚胀腹大,一切积滞。

【宜忌】忌食油腻湿面生冷。

54126 肥儿丸(《饲鹤亭集方》)

【异名】五疳肥儿丸(《全国中药成药处方集》福州方)。

【组成】白术 茯苓 山药 连翘 神曲 枳实 楂肉 莲子 扁豆 麦芽 谷芽 五谷虫各一两 香附 陈皮 地骨皮各八钱 青皮 米仁各六钱 党参 银胡 川朴 泽泻 砂仁各五钱 木香二钱

【用法】炼蜜为丸。每服三钱,米饮送下。

【功用】杀虫退热。

【主治】小儿脾虚疳积,面黄体瘦,大腹膨胀,一切积滞。

54127 肥儿丸(《人己良方》)

【组成】人参二钱 山楂三钱 青皮二钱 槟榔二钱 麦芽二钱(炒) 武夷茶二钱 神曲三钱(炒) 芦荟三钱(用瓦罐装住,外用泥封,火煨透) 使君子肉二钱(去皮壳)

【用法】上为细末,糊为丸。米汤送下。

【功用】消疳积,化疳癖,化疳热,伐肝补脾,进饮食,杀疳虫,润肌肤,养元气,长肌肉。

【主治】疳积,好食而肥。

54128 肥儿丸(《顾氏医径》卷五)

【组成】人参　白术　炙草　陈皮　青皮　山药　莲肉　当归　白芍　使君　神曲

【用法】先服五疳丸或丹溪集圣丸,再用肥儿丸以善后。

【主治】小儿疳证。

54129　肥儿丸(《中药成方配本》)

【组成】炙干蟾皮五只　炙鸡内金三两　西砂仁二两　川楝子二两　焦山楂三两　焦六曲二两　炒麦芽二两　黄连二两　青蒿二两　广皮二两　甘草二两

【用法】上为细末,用白蜜十八两,炼熟,打和为丸,分做一百七十粒,每粒约干重二钱。每服一丸,米汤化服。

【功用】消疳化积。

【主治】疳膨食积,内热肌瘦。

54130　肥儿丸(《北京市中药成方选集》)

【异名】疳积丸(《全国中药成药处方集》上海方)。

【组成】肉豆蔻(煨)五钱　使君子仁五钱　麦芽(炒)五钱　胡黄连五钱　六神曲(炒)五钱　槟榔五钱　木香二钱　白术(炒)五钱　山楂二钱　枳实(炒)二钱

【用法】上为细末,炼蜜为丸,重一钱。每服一丸至二丸,日服二次,温开水送下。三岁以下小儿酌情递减。

【功用】健脾益胃,消疳杀虫。

【主治】❶《北京市中药成方选集》:小儿脾胃虚弱,面黄肌瘦,腹大青筋,食少泄泻。❷《全国中药成药处方集》(上海方):小儿食积,虫积。

【宜忌】忌食油腻、生冷。

54131　肥儿丸(《全国中药成药处方集》杭州方)

【异名】消疳肥儿丸。

【组成】炒冬术一两　使君子肉(炒)三钱　炒山楂　怀山药　芡实各五钱　广陈皮三钱　川黄连二钱　焦麦芽　白茯苓各五钱　炒米仁一两　泽泻三钱　建神曲　白扁豆各七钱　广藿香二钱

【用法】上为细末,炼蜜为丸,每丸潮重二钱。每服一丸,米饮汤或开水化服,早晚各服一次。

【功用】健脾益胃,消疳杀虫。久服令儿肥健。

【主治】小儿脾胃虚弱,杂食生冷油面,致成疳积,面黄肌瘦,潮热食少,青筋绽露,腹大坚痛,大便泄泻。

54132　肥儿丸(《全国中药成药处方集》昆明方)

【异名】健脾肥儿丸。

【组成】炒青蒿二两　芜荑一两五钱　焦楂　青皮　甜百部　炒白芍各三两　漂白术四两　胡连一两五钱　广木香八钱　炒麦芽三两　槟榔　石斛　生草各二两　洋榧肉三两

【用法】上为末,炼蜜为丸。每服一丸,三岁以下减半,开水调服。

【功用】清肝,化虫,健脾,开胃。

【宜忌】忌生冷、香燥。

54133　肥儿丸(《全国中药成药处方集》沈阳方)

【异名】鸡肫肥儿丸。

【组成】白术一两　茯苓八钱　厚朴　麦冬各四钱　扁豆五钱　芡实八钱　枳实四钱　麦芽　神曲各六钱　莲肉八钱　胡连二钱　山楂八钱　鸡内金四钱　黄连一钱　橘皮八钱　黄耆五钱　蓼实一两　炙甘草　丹皮各三钱

【用法】上为极细末,炼蜜为丸,七分重。每服一丸,白开水送下。

【功用】健脾整肠,助消化。

【主治】小儿乳食伤脾,腹胀气闷,呕吐泄泻,面黄肌瘦,食物不消,枯干羸瘦。

【宜忌】忌生冷硬物。

54134　肥儿丸(《全国中药成药处方集》沈阳方)

【异名】消疳肥儿丸。

【组成】人参　香附　白术　鸡内金　橘皮　厚朴　使君肉　五谷虫　苍术各二钱五分　茯苓二钱　薏仁五钱　神曲一钱　麦芽　山楂各二钱　胡连　炙甘草各一钱五分　黄连一钱　当归五钱

【用法】上为极细末,炼蜜为丸,七分重。每服一丸,白开水送下。

【功用】健胃杀虫消疳。

【主治】饮食伤脾,泄泻腹痛,肌肉羸瘦,肚大腹胀,饮食不化,毛发枯干,津液枯竭。

【宜忌】忌食生冷硬物。

54135　肥儿丸(《全国中药成药处方集》抚顺方)

【异名】消疳肥儿丸。

【组成】白人参二两　白术一两　青皮六钱　云苓　香附　芦荟　神曲各八钱　胡连　川朴各一两　薏米二两　陈皮六钱　苍术一两　黄连二钱　君子仁一两　当归二两　山楂八钱　内金一两　麦芽八钱　炙草五钱　谷芽一两

【用法】上为细末,炼蜜为丸,一钱重。五岁以上者,每服一丸;五岁以下者,服二分之一。白水送下。

【功用】健胃整肠,驱蛔虫。

【主治】胃肠不调,营养缺乏,腹胀青筋,面黄削瘦,嗜食无厌,口臭唇裂,肌瘦发烧,蛔虫盘裹,腹疼呕吐。

【宜忌】忌生冷、硬物、鱼腥。

54136　肥儿丸(《全国中药成药处方集》承德方)

【异名】加味肥儿丸。

【组成】银柴胡　厚朴　使君肉　麦芽　青皮　三棱　芜荑　莪术　枳壳　莱菔子　神曲　甘草各一斤　白术六斤　黄连　胡黄连　槟榔　全蝎各八两　芦荟二两　干蟾　黄芩　茯苓　鸡内金　陈皮　山楂各二斤　阿魏四两

【用法】上为细末,水泛小丸。每服二十粒,一日二次,温开水送下。

【功用】消积杀虫。

【主治】小儿食积,虫积,消化不良,面黄肌瘦。

【宜忌】忌食油腻、生冷。

54137　肥儿片(《全国中药成药处方集》禹县方)

【组成】郁金三钱　巴豆霜六厘　杏仁三钱　桃仁三钱　朱砂三厘　明雄三厘　黄蜡一两　麝香二厘

【用法】上为细末,先将蜡化开入药,和为片,每片六厘。每服十二片,小儿一岁每服一片,温开水送下或乳汁送下。

【主治】食积奶积,消化不良,宿食停滞,吞酸反胃。

【宜忌】虚弱症忌用。

54138　肥儿片

《成方制剂》17册。即《卫生总微》卷十二"肥儿丸"改为片剂。见该条。

54139 肥儿散（《北京市中药成方选集》）

【组成】君子仁十六两　鸡内金（炒）十六两　白术（炒）十六两　茯苓十六两　山药十六两　山楂（焦）十六两　甘草十六两

【用法】上为细末，过罗。每服二分五，一日二次，温开水送下。三岁以上者加倍。

【功用】理脾和胃，消积化滞。

【主治】脾胃虚弱，呕吐腹泻，停食伤乳，消化不良。

【宜忌】忌生冷、油腻。

54140 肥儿散（《成方制剂》20册）

【组成】白术（麸炒）　山药　茯苓　甘草（蜜炙）　鸡内金（醋炙）　南山楂各96克

【用法】制成散剂，每袋装1克。口服，一次0.5～1克，一日3次；周岁以内小儿酌减。

【功用】健脾，消食，化积。

【主治】脾胃不和引起的脾虚泄泻，消化不良，面黄肌瘦，疳积腹胀。

54141 肥儿膏（《人己良方》）

【组成】莲肉　风栗　白茯苓　淮山药　白术（去芦）　麦芽　黄精　茱萸肉　天冬　黑枣　福橘　京柿各四两（小儿用各一两）

【用法】捶烂作饼，蒸熟成膏；大人加熟肥肉同蒸饼。

【功用】健脾胃，进饮食。

54142 肥儿糕（《青囊秘传》）

【异名】茶糕。

【组成】苏叶一两　苏梗一两　霜桑叶二两　茅术（炒）三两　广湘黄（炒）五两　楂炭五两　麦芽（炒）五两　红茶叶二两　砂糖半斤或一斤

【用法】上为末，后入砂糖，制如印糕法。

【主治】小儿百病。

54143 肥儿糕（《全国中药成药处方集》沈阳方）

【组成】白茯苓（去皮）　怀山药　芡实仁　莲肉（去心皮）各四两（共为细面）　陈仓米半升　糯米半升　白砂糖一斤半

【用法】先将药面盛麻布袋，放入甑内蒸极熟，取出，再入白糖同搅极匀，掺作一块用小木印，印作饼子，晒干收用。随意服用。

【功用】养元气，健胃肠，进饮食。

【主治】腹胀泄泻，虚劳羸怯。

54144 肥中丸（《鸡峰》卷二十）

【组成】藿香　人参　白术各一两　半夏半两　陈粟米二两

【用法】上为细末，每服二钱，滴水为丸，如梧桐子大。用蜜一匙，姜三片煮浮，温服。

【功用】和胃进食，快气。

54145 肥气丸（《三因》卷八）

【组成】青皮（炒）二两　当归须　苍术各一两半　蛇含石（煅，醋淬）三分　蓬术（切）　三棱（切）　铁孕粉各三两（与三棱、蓬术同入醋煮一伏时）

【用法】上为末，醋煮米糊为丸，如绿豆大。每服四十丸，当归浸酒送下。

【主治】❶《三因》：肝之积在左胁下，如覆杯，有头足如

龟鳖状，久久不愈，发咳逆呕，疾疟，连岁月不已，其脉弦而细。❷《医统》：肝积名肥气，色青，两胁下痛，牵引小腹，足寒转筋，男为积疝，女为瘕聚。

54146 肥气丸（《东垣试效方》卷二）

【组成】厚朴半两　黄连七钱　柴胡二两　椒（炒去汗）四钱　巴豆霜五分　川乌头（切，去皮）一钱二分　干姜（炮）半钱　皂角（去皮弦子，煨）一钱半　白茯苓（去皮）一钱半　广莪（炮）二钱半　人参（去芦）二钱半　甘草（炙）三钱　昆布二钱半

【用法】上件除茯苓、皂角、巴豆霜外，为极细末；另研茯苓、皂角为细末，和匀；另研巴豆霜旋旋入末和匀，炼蜜为丸，如梧桐子大。初服二丸，一日加一丸，二日加二丸，渐渐加至大便微溏，再从两丸加服。周而复始，积减大半勿服。

【主治】肝之积，在左胁下，如覆杯，有头足，久不愈，令人发咳逆、痎疟，连岁不已。

【加减】秋、冬，加厚朴半两（通前一两），减黄连一钱半；若治风痫，于一料中加人参、茯神、菖蒲各三钱，黄连只依春、夏用七钱，虽秋、冬不减，空心淡醋汤送下。

54147 肥气丸（《简明医彀》卷三）

【组成】青皮　陈皮　三棱　蓬术（醋炒）　黄连　枳实　厚朴各一两　槟榔　萝卜子（炒）　川山甲　肉桂　干姜（炮）各五钱

【用法】上为末，入炒盐三钱，醋糊为丸，如梧桐子大。每服五十丸，食远米汤送下。

【主治】肝积。

54148 肥气丸（《活人方》卷四）

【组成】生半夏一两　人参五钱　白术五钱　川芎五钱　青皮五钱　沉香三钱　木香三钱　瓦楞子三钱（醋煅）　白芥子一钱　广橘红一钱

【用法】醋调神曲糊为丸。每服二钱，午前午后白滚汤送下。

【主治】积聚癥瘕。

54149 肥白丸（《杨氏家藏方》卷十八）

【组成】黄连（去须，微炒）　芜荑仁（微炒）　川楝子肉（炒黄）　神曲（微炒）　使君子仁各半两　木香一分

【用法】上为细末，用猪胆汁为丸，如黍米大。每服三十丸，米饮送下，不拘时候。

【功用】常服杀虫进饮食。

【主治】小儿体热多汗，乳食虽多，不长肌肉。

【备考】本方方名，《普济方》引作"肥儿丸"。

54150 肥肌丸（《卫生总微》卷十二）

【组成】川楝子（去核，取肉）二两　川芎二两　橘皮（拣净）四两　龙胆（去芦）二两　巴豆十四个（去皮，同橘皮、龙胆炒至焦，去巴豆不用）

【用法】上为细末，面糊为丸，如麻子大，朱砂为衣。每服十九至十五丸，米饮送下。腹胀，橘皮汤送下，不拘时候。

【功用】常服退热肥肌，杀虫去疳。

【主治】五疳黄瘦，久不美食，手与脚俱浮肿，烦渴饮水。

54151 肥肌丸（《杨氏家藏方》卷十八）

【组成】川芎　川楝子肉（微炒）各等分

【用法】上为细末，煮面糊为丸，如黍米大。每服三十

丸,温米饮送下,不拘时候。

【主治】小儿诸疳羸瘦,手足枯细,腹大筋青,食不生肌。

54152 肥肌丸(《活幼口议》卷十八)

【组成】黄连一分(去须) 川楝子肉半两(炒) 川芎半两 陈皮 香附子各一分(酒煮,炒干) 木香二钱

【用法】上为末,水煮细面糊为丸,如麻子大。每服三五十丸,温饭饮送下。

【功用】常服杀虫消疳,开胃进食。

【主治】小儿一切疳气,肌瘦体弱,神困力乏。

【备考】本方方名,《普济方》引作"肥儿丸"。

54153 肥肌丸(《普济方》卷三七九引《仁存方》)

【组成】苦参一两 龙胆草一钱

【用法】上为末,以糊为丸,如麻子大。每服二三十丸,米饮送下。与下药相间服:川楝子(去枝)、川芎各一两,上为末,以面糊为丸,如麻子大。每服三十丸,米饮送下。

【主治】小儿疳瘦羸,手足枯细,腹大筋青,食不生肌。

54154 肥肌方(《普济方》卷三七九引《全婴方》)

【异名】佐胜六神丸。

【组成】丁香 木香 肉豆蔻(去壳)各半两(三味用面裹同入慢灰煨,令面熟为度取出,放冷) 诃子(煨,去核) 使君子各半两 芦荟(细研)一两

【用法】上为细末。以枣肉为丸,如麻子大。每服三五丸至七丸,温米饮送下,乳食前服烂饭丸如黍米大,一岁二十丸。一方黄羸指大溶入鸡子一个碎,和炒熟,令儿食尽,吞下上丸,并治休息疳泻如神,汤氏方一不用枣肉为丸,饭饮入脾也。

【主治】小儿羸瘦,脏腑怯弱,泄痢虚滑,乳食减少,引饮无度,心腹胀满。

54155 肥皂丸(《普济方》卷五十一)

【组成】南星 朴消各半两 巴豆七枚 白梅肉一两

【用法】上为细末,和匀,将肥皂一个,酌量大小入药,在肥皂内麻线扎定,湿纸煨香熟取出,入消风散一帖,烂捣成膏,为丸如弹子大。每日用之洗。欲入诸香,随意加之。

【主治】男子妇人风刺,粉刺,雀斑,面上细疮。

54156 肥皂丸(《丹溪心法附余》卷二十四)

【异名】玉容肥皂丸(《冯氏锦囊》卷十九)、玉容肥皂(《疡医大全》卷十二)。

【组成】白芷 白附子 白僵蚕 白及 猪牙皂角 白蒺藜 白敛 草乌 山柰 甘松 白丁香 杏仁 豆粉各一两 轻粉 密陀僧各半两 孩儿茶三钱 肥皂(去裹外皮筋并子,只要净肉)一茶盏 樟脑半两

【用法】上先将净肥皂肉捣烂,用鸡清和,晒去气息;将各药为末,同肥皂、鸡清和为丸。

【功用】去白斑、黑点、白癣、诸般疮痕,令人面色好。

54157 肥皂方(《鲁府禁方》卷四)

【组成】角子糯肥皂一斤十二两(去核) 真排草一五钱(如铁线者佳) 绿升麻四两 白及五钱 楮实子二半 白芷五钱 砂仁(带壳)五钱 糯米半升(另研) 绿豆五钱(另研) 天花粉五钱 白丁香二钱半 杏仁一两五钱(去皮,研如泥) 猪胰子五个(另研) 甘菊花五钱 红枣肉(去皮核)一两五钱 零陵香五钱 大片脑 藿香各三钱

广木香三两 宫粉一两半 梅桂七钱 南桂花一两半

【用法】上为末,加蜂蜜半斤,金酒一钟,量末均调得所,捣为丸,如龙眼大。照常洗面,润开水搽脸。久用斑滞自消,面如玉色。

【功用】去垢,润肌,驻颜。

【主治】粉刺,花斑,雀子斑,及面上黑黡、皮肤燥痒。

54158 肥皂方(《外科正宗》卷十)

【组成】皂角 甘松 山柰 白芷各二钱 密陀僧 白附子 樟脑各一钱 楮实子 绿豆粉各三钱

【用法】上为细末。用去净皮弦肥皂一斤,捶匀。洗擦患处。日久自效。

【主治】紫白癜风。

54159 肥皂膏(《验方新编》卷十一)

【组成】生肥皂(去子弦与筋)

【用法】捣烂,好醋和敷,不愈再敷。

【主治】一切无名恶毒。

54160 肥肠丸(《魏氏家藏方》卷七)

【组成】硫黄二两(别研) 吴茱萸四两(汤泡七次,焙)

以上二味,用獖猪大肠四尺,去脂膜,洗净;入二味药在内,用麻线缚两头,好米醋一碗,砂石器内慢火煮干,烂研成膏。

厚朴十两(去皮,姜汁浸一宿,炒令黄色) 附子二两(炮,去皮脐,剉,再炒令黄) 南木香二两(湿纸裹煨令香)

【用法】上为细末,用前膏子搜和为丸,如梧桐子大。每服五十丸,食前米饮送下。

【主治】脾泄下痢。

54161 肥油膏(《金鉴》卷六十三)

【组成】番木鳖六钱 当归 藜芦各五钱 黄柏 苦参 杏仁 狼毒 白附子各三钱 鲤鱼胆二个

【用法】用香油十两,将前药入油内,熬至黑黄色,去滓,加黄蜡一两二钱溶化尽,用布滤过,罐收。每用少许,用蓝布裹于手指,蘸油擦疮。

【功用】散风杀虫,长发。

【主治】肥疮。

54162 肥疮药(《药奁启秘》)

【组成】黄柏三钱 黄丹三钱 枯矾三钱 嫩松香一两

【用法】上研细末。麻油调敷。

【主治】肥疮浸淫,及瘌痢头。

54163 肥瘦散(《仙拈集》卷三)

【组成】神曲十两 山楂肉八两 粪桶垢四两(米醋淬三次)

【用法】上为末。砂糖调服。

【功用】生肌肉。

【主治】小儿瘦损。

54164 肥儿糖浆(《中药制剂手册》引武汉市健民制药厂)

【组成】山药十一两一钱 芡实十一两一钱 莲子十一两一钱 党参十一两一钱 苡米(炒)十一两一钱 扁豆(炒)十一两一钱 山楂十一两一钱 白术(焦)五两五钱 麦芽(焦)八两四钱 茯苓八两四钱 白糖二千六百七十二两 苯甲酸钠九两六钱 蛋白干一两三钱

【用法】将山药至茯苓十味共轧成Ⅰ号粗末;取山药等

粗末用煮提法提取二次,加热浓缩至约5000毫升,放冷;再加入一倍量95%乙醇,滤除沉淀,回收乙醇,浓缩至约3000毫升;另取白糖与适量清水置锅内加热溶化,并将蛋白干用水溶解,过滤,浓缩至约97 000毫升,与前药液混合,灌瓶,每瓶100毫升。二至四岁每服10毫升(约一汤匙),日服三次,开水冲服。

【功用】健脾胃,补虚弱。

【主治】小儿由脾胃虚弱引起的食欲不振,消化不良,面黄肌瘦,精神困倦。

【备考】《成方制剂》方有北沙参,无党参。

54165 肥气主方《活人方》卷四

【组成】半夏三钱　楂肉二钱　橘红一钱五分　白术一钱　柴胡一钱　人参七分　川芎五分　生姜一片

【用法】水煎,早空心、午前服。

【主治】肥气,形枯神萎,其脉两关沉弦而急,或弦滑而数。

【加减】病初起,可加白芥子五分攻隐伏痰,青皮五分破固结之气,久则忌用;白术渐加至三钱,人参渐加至一钱五分;楂肉渐减至不用;虚寒加肉桂五分。

【方论选录】橘、半、生姜消痰清气为主;楂肉消积疏肝而不伤脾;柴胡清散肝郁;川芎和血开郁;人参、白术培补营气。

54166 肥皂荚丸（方出《圣惠》卷四十六,名见《普济方》卷一六〇）

【组成】肥皂荚二梃(去黑皮)　好酥一两

【用法】上取皂荚,于慢火上炙,以酥细涂之,仍数数翻覆,以酥尽为度,炙令焦黄,捣罗为末,炼蜜为丸,如梧桐子大。每服十丸,以粥饮送下,不拘时候。

【主治】咳嗽喘急,喉中呀呷作声。

54167 肥儿八珍糕《中国医学大辞典》

【异名】八珍糕《北京市中药成方选集》。

【组成】潞党参三两　白术二两　陈皮一两五钱　茯苓　淮山药　建莲肉　薏苡仁　扁豆　芡实各六两　糯米粳米各五升

【用法】上为细末,用白糖十两和匀,印糕。常常服之。大人脾胃虚弱者亦可用。

【功用】久服健脾开胃,进食生肌,令人气血充足。

【主治】小儿脾胃薄弱,饮食不化,形瘦色萎,腹膨便溏。

54168 肥儿杀虫丸《赵心波儿科临床经验选编》

【组成】苦楝根皮30克　雷丸15克　鹤虱12克　使君子肉30克　槟榔15克　百部12克　花椒10克　乌梅肉12克　胡连10克　大黄12克　神曲10克　鸡内金15克

【用法】上为细末,炼蜜为丸,每丸重6克。一岁内小儿每服半丸,一日二次;五岁内小儿每服一丸,一日二次;七岁以上小儿每服一丸半,一日二次。

【功用】杀虫,健脾,增进食欲。

【主治】虫积,面黄消瘦,肚胀腹痛,厌食,大便不调。

54169 肥儿芦荟丸《幼幼新书》卷二十三引《仙人水鉴》

【组成】芦荟　白附子(末)　白芜黄(末)各一钱　朱砂　胡黄连(末)　雄黄各二分　青黛　黄连(末)各七分

轻粉一钱七　诃子二个(末)　使君子二十个(烧)　麝香半钱　巴豆十四个(去皮心膜,用纸十重出油)

【用法】上十三味,先将十二味和研匀,次入巴豆霜,再研和面,拌和匀,用熊胆少许,热汤半盏,浸汤瓶口上良久,熊胆溶作水,滤去滓,入面半匙煮成糊,和药为丸,如小绿豆大。每服五七丸,用薄荷汤吞下。

【主治】小儿五疳八痢,急慢惊风,日渐羸瘦。

54170 肥儿宝颗粒《成方制剂》8册

【异名】小儿疳积冲剂。

【组成】党参　稻芽　茯苓　甘草　广山楂　海螵蛸　鸡内金　莲子　山药　使君子　叶下珠　夜明砂

【用法】制成颗粒剂,每袋(块)重10克(相当于原药材2.1克)。开水冲服或嚼服,五岁以下一次5克,五岁以上一次10克,一日2次。

【功用】利湿消积,驱虫助食,健脾益气。

【主治】小儿疳积,暑热腹泻,纳呆自汗,烦躁失眠。

服

54171 服元丸《冯氏锦囊·杂症》卷十二

【组成】菖蒲(去毛)　远志(甘草水煮,去心)各一两　白茯神　巴戟天(水煮,去心)各五钱　人参　地骨皮各三钱

【用法】上为末,用白茯苓二两,糯米二两共为粉,用石菖蒲三钱煎浓汤,去滓,打糊为丸。每食后、午时、临睡各服三五十丸。

【主治】不寐。

54172 服术方《医心方》卷二十六引《大清经》

【组成】术(好白者)

【用法】刮去皮,令净末,下筛。每服方寸匕,食后以酒浆服,一日三次。

【功用】令人身轻目明,延年益寿,颜色光泽,发白更黑。

【宜忌】禁食桃。

【备考】弘农人刘景伯,服之不废,寿六百岁。

54173 服菊方《医心方》卷二十六引《大清经》

【组成】菊(春三月采苗,夏三月采茎,秋三月采花,十月采实,十一月、十二月采根)

【用法】皆令阴干百日,各令二分治,合下筛。春,加实一分,苗二分;夏,加茎三分,根二分;秋,加实一分,花二分;冬,加花三分,根二分。用白松脂捣丸,如梧桐子大。每服七丸,一日三次,饭后服。

【功用】祛百病,聪耳明目,轻身益气,颜色泽好,气力百倍,白发复黑,齿落复生。

54174 服椒方《圣济总录》卷一〇九

【组成】川椒

【用法】拣净去目及闭口者,于铫内炒令透,于地上铺净纸二重,用新盆合定,周围用黄土培之半日,去毒出汗,然后取之,晒干为度;只取椒于瓷合子内收,每服十粒,空心新汲水下。

【功用】通神延年。

【主治】肝肾虚风上攻,眼生黑花,头目不利。

54175 服蛮煎《景岳全书》卷五十一

【组成】生地 麦门冬 芍药 石菖蒲 石斛 川丹皮(极香者) 茯神各二钱 陈皮一钱 木通 知母各一钱半

【用法】水一钟半,煎七分。食远服。

【功用】行滞气,开郁结,通神明,养正除邪。

【主治】❶《景岳全书》:水不制火兼心肾微虚而狂。❷《中医大辞典·方剂分册》:郁结不遂,疑虑惊恐,而致痴呆,言语颠倒,举动失常。

【加减】如痰胜多郁者,加贝母二钱;痰盛兼火者,加胆星一钱五分;阳明火盛,内热狂叫者,加石膏二三钱;便结胀满多热者,玄明粉二三钱调服,或暂加大黄亦可;气虚神困者,加人参随宜。

54176 服百花方

《奇效良方》卷二十一。为《圣惠》卷九十四"神仙服百花方"之异名。见该条。

54177 服松脂方(《千金》卷二十七)

【组成】松脂

【用法】百炼松脂,下筛,以蜜和,纳桶中,勿令中风日。每服如博棋一枚(博棋长二寸方一寸),一日三次,渐渐月别服一斤。也可醇酒和白蜜如饧,日服一二两至半斤。

【功用】不饥,延年。

54178 服枸杞方(《医心方》卷二十六引《大清经》)

【组成】枸杞

【用法】正月上寅之日取其根,二月上卯之日捣末服之;三月上辰之日取其茎,四月上巳之日捣末服之;五月上午之日取其叶,六月上未之日捣末服之;七月上申之日取其花,八月上酉之日捣末服之;九月上戌之日取其子,十月上亥之日,捣末服之;十一月上子之日取其根,十二月上丑之日捣末服之。其子赤,捣末,以方寸匕,着好酒中,日三服之。

【功用】消除百病,强健身体,益气力,行如走马,肤如脂膏。

54179 服槐子方(《医心方》卷二十六引《大清经》)

【组成】槐子(十月采)

【用法】十月上巳日取,新瓦瓮盛,又以一瓮盖上,密封三七日后,洗去皮,从月一日起服一枚,二日二枚,三日三枚,如此至十日,服五十五枚,一月服一百六十五枚,一年一千九百八十枚,六小月减六十枚。

【功用】补脑,早服之令头不白,好颜色,长生。

54180 服天门冬方(《千金》卷二十七)

【组成】天门冬(晒干)

【用法】上药捣下筛。每服方寸匕,食后服,一日三次,可至十服。小儿服尤良。与松脂若蜜丸服之益善。或捣取汁,微火煎取五斗,下白蜜一斗,胡麻炒末二升,合煎,搅之勿息,可丸即上火,下大豆黄末和为饼,径三寸,厚半寸,每服一枚,一日三次。或酿酒服。

【功用】补中益气,愈百病,白发变黑,齿落复生,延年益命。

【主治】虚劳绝伤,年老衰损,羸瘦,偏枯不遂,风湿不仁,冷痹,心腹积聚,恶疮痈疽肿癞疾,重者周身脓坏,鼻柱败烂,阴痿耳聋,目暗。

54181 服枸杞根方(《千金》卷二十七)

【组成】枸杞根一石

【用法】用水一石二斗煮,取六半,澄清,煎取三升;以小麦一斗,纳汁中渍一宿,浸晒令汁尽,晒干捣末。每服方寸匕,酒调下,一日二次。一年之中以二月、八月各合一剂。

【功用】养性遐龄。

54182 服菟丝子方

《奇效良方》卷二十一。为《圣惠》卷九十四"神仙饵菟丝子方"之异名。见该条。

54183 服莲实鸡头实方(《医心方》卷二十六引《大清经》)

【组成】莲实(八月直、戊日取) 鸡头实(九月直、戊日取)各等分

【用法】阴干百日,捣。每服方寸匕,以井华水调服。满百日。

【功用】长服益气力,养神,不饥,除百病,轻身延年。

54184 服蛮煎加竹叶石膏汤(《清代名医医案大全》卷三)

【组成】生地 橘白 木通 半夏 知母 丹皮 麦冬 泽泻 茯苓 石膏 蔗皮 荸荠 竹叶

【主治】病后复劳感邪,虚邪袭人,阴虚夹痰,蕴恋于络。始发寒热,今则寒去而热蒸蒸,蕴于脾肺两经,舌苔白厚,有汗而热不清,溺赤似痛,脉数而濡,腠理空疏,是以多汗。

胁

54185 胁痛煎(《仙拈集》卷四)

【组成】金银花 地榆各五钱 贝母 角刺 连翘 白芷 穿山甲 赤芍各钱半 夏枯草 紫花地丁各一两 菊花根一两(捣汁和服)

【用法】水三大碗,煎一碗,入菊汁。食后分二次服。至重者二剂,不可多服。

【主治】胁痛。

54186 胁痛饮(方出《摄生众妙方》卷七,名见《仙拈集》卷二)

【组成】草豆蔻(炒) 枳壳(炒) 赤芍药 砂仁 香附子 乌药各等分

【用法】上用水二钟,煎至一钟。温服。

【主治】胁痛。

54187 胁痛散(方出《摄生众妙方》卷七,名见《仙拈集》卷二)

【组成】小茴香(炒)一两 枳壳(麸炒)五钱

【用法】上为末。每服二钱,盐汤调下。

【主治】胁下疼痛。

54188 胁痛煎(方出《医旨绪余》卷下引黄古谭方,名见《仙拈集》卷二)

【组成】大栝楼一枚(重一二两者,连皮捣烂) 粉草二钱 红花五分

【用法】水煎服。

【主治】胁中痛如钩摘之状,皮肤红色及半身发水疱疮,夜重于昼,脉数而弦。

【方论选录】栝楼味甘寒,《经》云:泄其肝者缓其中;且其为物柔而滑润,于郁不逆,甘缓润下,又如油之洗物,未尝不洁;考之本草,栝楼能治插胁之痛,盖为其缓中润燥以致于流通,故痛自然止也。

【临床报道】胁痛:余弟六月赴邑,途行受热,且过劳,性多躁暴,忽左胁痛,皮肤上一片红如碗大,发水疱疮三五

点,脉七至而弦,夜重于昼。医作肝经郁火治之,以黄连、青皮、香附、川芎、柴胡之类,进一服,其夜痛极,且增热,次早看之,其皮肤上红大如盘,水疱疮又加至三十余粒,医教以白矾研末,并水调敷,仍于前药加青黛、龙胆草进之,其夜痛苦不已,叫号之声彻于四邻,胁中痛如钩摘之状。次早观之,其红色已及半身矣,水疱疮又增至百数。予心甚不怿,乃载归,以询先师黄古谭先生,先生曰:水疱疮发于外者,肝郁既久,不得发越,乃侮其所不胜,故皮腠为之溃也。为订一方:以大栝楼一枚(重一二两者)连皮捣烂,加粉草二钱,红花五分。戌时进药,少顷就得睡,至子丑时方醒。问之,已不痛矣。乃索食,予禁止之。恐邪火未尽退也。急煎药滓与之,又睡至天明时,微利一度;复睡至辰时,起。视皮肤之红,皆以冰释,而水疱疮亦尽敛矣。后亦不服他药。

郁

54189 郁膏汤(《辨证录》卷三)

【组成】熟地 白芍各一两 山茱萸五钱 柴胡五分 荆芥(炒黑)三钱 北五味十粒 竹沥一合

【用法】水煎服。二剂愈。

【功用】补心君之弱,制肾火之动。

【主治】君火衰,肾中火动,双目流血,甚至射出,妇人则经闭不行,男子则口干唇燥。

兔

54190 兔儿丸(《异授眼科》)

【组成】谷精草(炒)五钱 黄连五钱 人参三钱 栀子(炒)五钱 当归七钱 薄荷五钱 柴胡四钱 升麻四钱 菟丝子(炒)二两

【用法】上为末。每服三钱,空心米汤送下;蜜丸亦可。

【主治】小儿痘疹患目。

54191 兔头饮(《养老奉亲》)

【组成】兔头一枚(净洗) 豉心五合(绵裹)

【用法】上以水七升,煮取五升汁,渴即渐饮之。

【主治】老人烦渴,饮水不定,日渐羸瘦困弱。

54192 兔头散(《圣惠》卷六十)

【组成】兔头一分(烧灰) 狐骨一分(烧灰) 甜葶苈一分(炒令香) 蛇头一枚(微炙) 虾蟆一分(烧灰) 百草霜一分 蜣螂一枚(微炙) 青黛一分(细研) 晚蚕蛾一分(微炒) 青矾一分 黄矾三分(烧灰) 丁香半分 麝香一分(细研) 蒴藋半分 故绯五寸(烧灰) 苦参半分(剉) 黄柏半分(剉) 干姜半分(炮裂,剉) 角蒿半两(烧灰) 丹参半分 川芒消一分 铁衣一分 朱末一分(细研) 印成盐一分 救月杖半分(烧灰) 桂心半分 蝎虫粪半分 床中桃木半分(烧灰)

【用法】上为细散,入研了药令匀。每用一钱,以绵裹纳下部中。一日二次。

【主治】湿䘌,虫蚀肛门赤烂,下血疼痛。

54193 兔头散(《圣济总录》卷一三三)

【组成】腊月兔头一枚(烧过) 五月五日虾蟆一枚(自死者,烧灰) 代赭一两 地黄叶灰半两 虎头骨(炙令赤黑色)二两 贝子(烧过)七枚 小蓟灰半两

【用法】上为散。以绵裹如枣核大,纳下部中;兼每日

空心新汲井水调服半钱匕。以愈为度。

【主治】月蚀,下部湿䘌。

54194 兔肉酱(《痘治理辨》)

【组成】腊月兔肉

【用法】作酱食。

【主治】痘疮。

54195 兔血丸(《摄生众妙方》卷十)

【组成】生兔一只(腊月八日采,取血)

【用法】上以荞面和之,加雄黄四五分,候干成饼。凡初生小儿三日后如绿豆大者与二三丸,乳汁送下。遍身发出红点是其征验。

【主治】小儿痘疹。

【备考】或不必八日,但腊月兔亦可。

54196 兔血散(《全生指迷方》卷四)

【异名】催生兔血散(《妇人良方》卷十七)。

【组成】腊兔血

【用法】上用蒸饼,切片子蘸血,阴干为末。每服二钱,煎乳香汤调下。

【主治】难产。

54197 兔红丸(《赤水玄珠》卷二十七)

【组成】辰砂 甘草 六安茶各等分

【用法】腊八日午时取生兔子血为丸,如梧桐子大。逢三、六、九与儿食之。

【功用】预防出痘。

54198 兔肝丸(《圣惠》卷三十)

【组成】兔肝二两(炙微黄) 防风三分(去芦头) 玄参一两 白茯苓一两 羚羊角屑三分 人参三分(去芦头) 决明子三两 车前子一两 地骨皮二分 枳壳半两(麸炒微黄,去瓤) 黄耆一两(剉) 熟干地黄一两 甘菊花三分 麦门冬一两半(去心,焙)

【用法】上为末,炼蜜和捣三五百杵,丸如梧桐子大。每服食前以温粥饮下三十丸。

【主治】虚劳肝肾风虚,眼漠漠昏暗,不能久视,无力。

54199 兔肝丸(《圣惠》卷三十三)

【组成】兔肝二两(炙干) 防风一两(去芦头) 玄参一两 决明子二分 车前子一两 茯神一两 地骨皮三分 枳壳半两(麸炒微黄,去瓤) 龙齿一两 甘菊花半两 苦参半两 川大黄二两半(剉碎,微炒) 麦门冬一两半(去心,焙)

【用法】上为末。炼蜜为丸,如梧桐子大。每服二十丸,食后以温浆水送下。

【主治】肝肾风虚,眼昏暗,久视无力。

54200 兔肝丸(《圣惠》卷八十九)

【组成】兔肝半两(微炙) 栀子仁半两 黄连半两(去须) 川升麻三分 决明子三分 细辛一分 蕤仁半两(汤浸去皮,研入) 羚羊角屑半两

【用法】上为末,炼蜜为丸,如绿豆大。三岁以下儿,每服三丸,以温水研下,一日三四次;儿稍大,即增丸数服之。

【主治】小儿眼生赤瞖。

54201 兔肝丸(《圣济总录》卷一○二)

【组成】兔肝(慢火炙干)二具 柏子仁 熟干地黄

八画

郁
兔

385

(总3949)

（焙） 防风（去叉）各一两 五味子 车前子 细辛（去苗叶） 菟丝子（酒浸一宿，别捣为末）各半两 芎劳 枸杞子 山芋各一两

【用法】上为末。炼蜜为丸，如梧桐子大。每服二十丸，渐加至三十丸，空心酒送下，一日二次。

【主治】肝肾虚，目黑暗不明，冷泪时出。

54202 兔肝丸（《圣济总录》卷一〇七）

【组成】兔肝二具（炙干，腊月收） 防风（去叉） 黄连（去须） 地骨皮 麦门冬（去心，焙） 决明子（微炒）各一两半 茯神（去木） 苦参（剉） 秦皮（去粗皮） 大黄（剉，炒） 甘菊花各一两 车前子二两半 龙齿（捣，研）二两 枳壳（去瓤，麸炒）半两

【用法】上为末。炼蜜为丸，如梧桐子大。每服三十丸，食后温浆水送下。

【主治】肝肾风虚目昏，久视无力，涓涓泪下；兼头风目碜痛。

54203 兔肝丸（《圣济总录》卷一〇八）

【组成】黄连（去须）一两半 胡黄连一两 熟干地黄（焙）一两 草决明半两

【用法】上为细末，切兔肝研烂和丸，如梧桐子大。每服二十丸，食后临卧米饮下。

【主治】肝虚目暗。

54204 兔肝丸

《圣济总录》卷一〇八。为《千金》卷六"补肝丸"之异名。见该条。

54205 兔肝丸（《圣济总录》卷一〇九）

【组成】兔肝（去筋膜，薄切，焙） 羌活（去芦头） 黄连（去须） 菊花各三分 地骨皮 龙齿 车前子 青葙子 防风（去叉） 柴胡（去苗） 葳蕤 白附子各半两

【用法】上为末。炼蜜为丸，如梧桐子大。每服二十丸，食后竹叶熟水送下。

【主治】肝肾毒风攻冲，眼生黑花，昏暗，视物不明。

54206 兔肝丸（《卫生总微》卷八）

【组成】黄柏一两（去皮） 苍术半两（米泔水浸一日） 石决明一两（生）

【用法】上为细末，煮兔肝烂，捣和为丸，如绿豆大。每服三十丸，食后、临卧米泔水送下。

【主治】小儿疮疹入眼，初觉眼肿痛，晴上有疮者。

54207 兔肝散（《千金翼》卷十一）

【组成】兔肝（炙） 石胆 贝齿 芒消 葳仁 黄连 矾石（烧） 松叶 萤火 菊花 地肤子 决明子各一分

【用法】上为散。每于食后服半钱匕。不知，稍稍加服，药不可废，若三日停，则与不服等，愈后仍可常服之。

【主治】失明。

54208 兔肝粥（《圣济总录》卷一九〇）

【组成】兔肝一具（细切） 米三合

【用法】上以豉汁如常煮粥，空腹顿食之。

【主治】肝肾气虚，风热上攻，目肿暗。

54209 兔骨饮（《普济方》卷一七六引《仁存方》）

【异名】兔骨粥（《仙拈集》卷二）。

【组成】兔骨一具（微炙黄，捣碎） 大麦苗二斤

【用法】上以水一斗，煮取汁五升，每服一小盏，一日三两服。

【主治】消渴羸瘦，小便不禁。

【宜忌】忌食兔肉。

54210 兔骨粥

《仙拈集》卷二。为《普济方》卷一七六引《仁存方》"兔骨饮"之异名。见该条。

54211 兔屎丸（《程松崖眼科》）

【组成】望月砂一两（要割禾后田中者方可用） 木贼 蝉蜕 车前子各七分 防风 黄芩各五分（酒炒）

【用法】上为细末，用荆芥一两五钱煎水泛丸。空心开水服三四钱。

【主治】小儿痘后，毒攻眼生云翳，不红不肿者。

54212 兔屎丸（《万氏家抄方》卷六）

【异名】兔粪丸（《痘疹金镜录》卷四）。

【组成】菊花（家种黄色者）二两 白蒺藜 甘草各一两 兔屎四两

【用法】上为末，炼蜜为丸，如梧桐子大。每服三十丸，细茶汤下。

【主治】痘后翳膜。

54213 兔屎汤（《医学入门》卷七）

【组成】兔屎（焙）

【用法】上为末。每服二钱，茶清调下。须待疹疮安后服之。

【主治】疹疮入眼，及昏暗，翳障。

【方论选录】《医方集解》：此足厥阴、阳明药也。兔者明月之精，得金之气，其矢名明月砂，能解毒杀虫，故专能明目，又可兼治劳疳也。

54214 兔屎汤（《眼科锦囊》卷四）

【组成】兔矢（大） 甘草（小） 覆盆叶（中）

【用法】水煎服。

【主治】痘疮入目，昏暗、障翳，及蛔虫疳眼。

54215 兔脑丸（《医学入门》卷八）

【组成】腊月兔脑髓一枚 鼠内肾一具 母丁香 益母草各一钱 乳香一分 麝香一字

【用法】上为末。兔髓或兔血和丸，如芡实大，朱砂为衣，油纸封固，阴干。每服一丸，破水后醋汤或赤小豆煎汤送下。即产。

【主治】产难日久，水干。

54216 兔脑丸

《医学六要》卷七。为《局方》卷九"催生丹"之异名。见该条。

54217 兔脑散（《名家方选》）

【组成】兔脑（霜）

【用法】上为末，白汤饮下。

【主治】产后血晕。

54218 兔粪丸（方出《摄生众妙方》卷十，名见《赤水玄珠》卷二十八）

【组成】兔粪四两（飞过，炒） 石决明（用七孔者，火炙）一两 草决明一两 木贼（去节）一两 当归（酒浸）五钱 白芍药一两 防风（去芦）一两 谷精草三钱

【用法】上为末。炼蜜为丸，如绿豆大。每服数十丸，食后荆芥汤送下。

【主治】小儿痘疹,眼中生翳。

54219 兔粪丸

《痘疹金镜录》卷四。为《万氏家抄方》卷六"兔屎丸"之异名。见该条。

54220 兔粪丸（《幼科直言》卷一）

【组成】兔粪四两

【用法】上为细末,炼蜜成丸,每丸重一钱。每服一丸,午间白滚水送下。以愈为度。

【主治】小儿痘疹结痂后,热气熏蒸肝肺,眼白作红,内有翳膜。

54221 兔粪散（方出《摄生众妙方》卷十,名见《赤水玄珠》卷二十八）

【组成】兔粪　蝉蜕　木通　甘草

【用法】煎汤,频服。

【主治】小儿痘疹,眼中生翳。

【方论选录】《痘学真传》:兔性本凉,喜食谷精草;粪名明月砂,言得秋令,独能明目,用以为君;蝉蜕轻扬去翳,亦禀秋金,俱用平肝;木通泄火下行;甘草调和药味。凡痘后目翳目肿,羞明痒痛,此方最妙。

【备考】❶《赤水玄珠》:兔粪炒黄为末,用蝉蜕、木通、甘草煎汤送服。❷《痘学真传》:兔粪八两,蝉蜕、木通各二两,甘草五钱,为末,灯心汤调服。

54222 兔髓汤（《医学摘粹》卷三）

【组成】甘草二钱　人参三钱　五味一钱　半夏三钱　龙骨二钱（煅,研）　牡蛎三钱（煅,研）　玄参　附子各三钱

【用法】水煎大半杯,温服。

【主治】阳脱症。

54223 兔脑稀痘丹（《痘疹仁端录》卷十三）

【组成】川黄连五两　丝瓜子（连壳,炒）七钱　乳香三钱三分（炙过）　朱砂五钱五分　甘草二钱

【用法】打死兔脑为丸。遇节气日服,大人三分,小人二分,灯心汤送下。

【主治】稀痘。

54224 兔脑催生丹（《陈素庵妇科补解》卷四）

【组成】麝香（每丸用）三厘　丁香五钱　肉桂一两　百草霜（筛净）三两　急性子二两　枳壳二两　腊月兔脑一个　红花二两　苏木三两（煎汁一两）　冬葵子二两。

【用法】将红花、苏木汁和兔脑同前药作丸,每丸计重一钱二分,砂仁为衣。加生姜三片煎,汤化服。胞破见红方服。

【功用】催生。

54225 兔脑催生丹

《女科指掌》卷四。为《局方》卷九"催生丹"之异名。见该条。

54226 兔粪槟榔方（《准绳·幼科》卷六）

【组成】兔粪十四粒　槟榔（用雌雄）

【用法】同磨,取不落地井花水调服。

【主治】小儿疮疹后眼生翳膜。

鱼

54227 鱼牙散（《杂病源流犀烛》卷二十三）

【组成】江鱼牙（煅）

【用法】上为末。和冰、麝少许吹入。

【主治】小儿胎风。初生风吹入耳,以致生肿出脓。

54228 鱼石散（方出《医学正传》卷六,名见《东医宝鉴·内景篇》卷四）

【组成】石首鱼脑骨五对（火煅,出火毒。即白鲞脑中骨也）　滑石五钱

【用法】上为细末。分作二服,煎木通汤调下。未愈,再服数剂,必待沙出尽乃安。

【主治】沙淋,茎中有沙作痛。

54229 鱼灰散（《圣济总录》卷一六六）

【组成】鲤鱼头五枚（剉碎,瓦上烧灰）

【用法】上为细散。每服二钱匕,早晨、午时、夜卧以温酒调下。

【主治】产后乳无汁。

54230 鱼网散（《圣济总录》卷一二四）

【组成】捕鱼网一片（烧灰）

【用法】上为细末。每服一钱匕,新水调下。

【主治】诸鱼骨鲠在喉中。

54231 鱼肚丸

《蕙怡堂方》卷一。为《惠直堂方》卷一"神效种子鱼肚丸"之异名。见该条。

54232 鱼肚丸（《医级》卷九）

【组成】熟地四两　山药二两　杜仲　归身　川断　白芍　阿胶　菟丝子　白术各一两五钱　黄芩　香附一两　鱼肚四两

【用法】上为末,炼蜜为丸。每服三钱,白滚汤送下。

【主治】胎元不固,每致半产,或见漏红腹胀。

54233 鱼肚散（《普济方》卷三八一引《卫生家宝》）

【组成】密陀僧一两　黄丹一两（水飞）

【用法】上为末,用活鲫鱼一个,破出腹肚净洗,入药在鱼肚内,用湿纸裹定,黄泥固济了,慢火内烧一日,取出去土,研令细。每取少许,先用米泔水洗疮口,干贴。

【主治】小儿疳疮。

54234 鱼枕散（《青囊秘传》）

【组成】江鱼枕骨（煅）一两　寸香一分

【用法】上为末。吹之。

【主治】耳津脓水。

54235 鱼胆丸（《儒门事亲》卷十二）

【组成】草龙胆　青盐　脑子各半两　黄连一两（去须）　硇砂　南硼砂　麝香　鲤鱼胆各二钱

【用法】上除草龙胆、鲤鱼胆外,同为细末;先将草龙胆连皮研破,以河水三升浸,春秋二宿,夏一宿,冬三宿,将浸者摩挤极烂,用绢袋滤去滓,于瓷器内,慢火熬成膏子,点于水内不散,用指头捻开有丝,乃膏子成;然后入鱼胆拌匀,将膏和上药件末作剂,丸如粟米大。徐徐点眼。

【主治】眼疾。

54236 鱼胆丸（《卫生宝鉴》卷十引齐正臣方）

【组成】黄连　秦皮　当归各等分

【用法】上剉。用温水二升,瓷盆浸药一宿,于净室中,用铁锅熬到一少半,药力尽在水中,新绵滤去滓,换绵滤两遍,再熬至一盏半,如稀糊状取出,于银器中炭火上熬成膏子,入脑子药、绿豆粉和成剂,用盏盖之,为丸如豆大,于净

几上搓成细条子,竹刀切如米大。点眼。

【主治】眼目诸病。

54237 鱼胆丸(《普济方》卷八十五引《海上方》)

【组成】黄熟川连一两(洗净,研令碎,新汲水浸一宿,煎汁,绵纱滤,入瓷器内,用文武火煎成膏,勿令焦) 南硼砂 真片脑各一钱 蕤仁一分(去皮壳,去油尽)

【用法】上为极细末,一处和匀,搓为细条,镜上刀切,磨令圆。每用一丸点眼。

【主治】眼疾。

54238 鱼胆丸(《普济方》卷二五六)

【组成】鸡爪黄连四两(去毛) 龙胆草二两 苦参一两半 当归一两(洗)

【用法】上以水四碗,浸一夕,各入锅内,慢火浓熬至半碗,滤去滓,再入银器内熬浓,就火上入硼砂、麝、脑各少许,用好真者。

【主治】一切病,不问年深日近者;及小儿惊风。

【临床报道】眼疾:阮吉苦患眼,日久不愈,误以此小儿惊风药点在眼内,顿然闪开,渐觉光明。

54239 鱼胆丸

《本草纲目》卷四十四。即《秘传眼科龙木论》卷一"坠翳丸"。见该条。

54240 鱼胆饮(《中国医学大辞典》)

【组成】鳢鱼胆不拘多少(取冬天者,悬挂阴干)

【用法】每用一个,大者半个亦可,清水煎,温温服下。少时呕吐,骨即随出;如尚未吐,再服温酒,以吐为度(酒随量饮);若再未出,再饮鱼胆,服之无不出者。

【主治】诸骨、竹、木哽喉;或骨在腹内,日久刺疼黄瘦者。

【备考】草鱼、鲫鱼胆亦可代用。

54241 鱼涎散(《普济方》卷三九〇)

【组成】栝楼根(为末)

【用法】取鲇鱼身上涎,搜作饼子,晒干,或用蛤粉搜之尤妙。三岁儿每服半大钱,候儿大渴时,用井桶口索头,泡汤调下,服立定;或用田螺浸水一夕调下。

【主治】小儿多渴,饮水不休,心躁。

54242 鱼脍方(《圣济总录》卷一八九)

【组成】鲫鱼一斤(如常法作脍) 胡椒 干姜(炮)荜茇 陈橘皮(去白,焙) 莳萝各一分

【用法】上为末。先用豉汁煮令熟,倾出候微温,下药末各少许,纳鱼脍,多少任意,空心食之。

【主治】脾胃气弱,大肠虚冷,痢如白脓涕,脐腹切痛。

54243 鱼胶饮(方出《疡医大全》卷二十四,名见《卫生鸿宝》卷二)

【组成】白鱼胶五钱(剉)

【用法】铜锅炒黑色略带黄些,研细末,用老酒调成团。空心以匙挑放舌上,须多用酒吞下,其药直达患处;如疮大可再制五钱,服之即消,如已溃亦效。

【主治】鱼口。

54244 鱼胶散(《医学入门》卷八)

【组成】鱼胶(烧存性)

【用法】上为末,入麝香少许。每服二钱,热酒米饮任下;亦可溶化外敷。

【主治】破伤风,口噤强直。

54245 鱼胶散(《梅氏验方新编》卷四)

【组成】鱼胶五钱

【用法】用面炒成珠,去面,将胶研细末。用热酒冲服。少顷即产。

【主治】难产。

54246 鱼脑膏(《外台》卷二十二引《古今录验》)

【组成】生雄鲤鱼脑八分 当归六铢 菖蒲六铢 细辛六铢 白芷六铢 附子六铢

【用法】上咬咀。以鱼脑合煎,三沸三下之,膏香为成,滤去滓,冷。以一枣核大纳耳中,以绵塞之。

【主治】风聋年久,耳中鸣。

54247 鱼脑膏(《圣惠》卷三十六)

【组成】生鲤鱼脑三两 当归半两(捣为末) 细辛半两 白芷半两(捣为末) 附子半两(去皮脐,为末) 羊肾脂三两

【用法】上件药,将鱼脑及羊肾脂合煎诸药三上三下,膏成,滤去滓,令冷,即丸如枣核大。以绵裹塞鼻中,每日一易,以愈为度。

【主治】耳聋年久,耳中常鸣。

54248 鱼脑膏(方出《圣惠》卷三十六,名见《圣济总录》卷一一四)

【组成】当归半两 细辛 芎䓖 防风(去芦头) 附子(生用) 白芷各半两

【用法】上为末。以雄鲤鱼脑一斤,合煎三上三下,膏香,去滓。以绵裹枣核大,塞耳中。

【主治】耳鸣兼聋。

54249 鱼鲊汤(《得效》卷六)

【组成】粉霜(研) 轻粉 朱砂(研) 脑砂(研,去砂石) 白丁香各一钱 乳香半钱 巴豆二七个(去壳,不去油)

【用法】上为末,蒸枣肉为丸,婴孩三丸,如粟米大;二三岁、四五岁如麻豆大。每用三四丸,并旋丸煎鲊汤吞下。仍间服调胃药。

【主治】小儿久积,痢下五色脓血,或烂鱼肠,并无大便,肠中搅痛不可忍,呻吟叫呼,声闻于外。

54250 鱼醋膏(方出《千金》卷六,名见《圣济总录》卷一一四)

【组成】鲤鱼肠一具(切) 醋三合

【用法】上捣如膏。帛裹纳耳中。两食顷当闷痛,有白虫着药,去之,更入新者,虫尽乃止。药择去虫,还可用。

【主治】耳聋有脓不瘥,有虫。

54251 鱼鳔丸(《摄生秘剖》卷一)

【组成】明净鱼鳔一斤(分四份,用牡蛎粉、蛤粉、陈壁土、麦麸各拌炒成珠) 鹿角胶 鹿角霜各四两 人参(去芦) 天门冬(去心) 麦门冬(去心) 当归(酒洗) 泽泻(去毛) 山茱萸(去核) 石菖蒲(去毛) 莲须 赤石脂五味子(去梗) 覆盆子(去萼) 白茯苓 车前子 白术(土炒) 广木香(不见火) 柏子仁(白净者) 酸枣仁各一两 山药(姜汁炒) 金钗石斛 川巴戟(去心) 川牛膝(去芦,酒洗) 川椒(去目与梗及闭口者,微炒,去汁) 生地黄 熟地黄 地骨皮(去木与土) 杜仲(炒断丝) 远志(去土与芦,甘草汤泡去心) 肉苁蓉(酒洗,去心膜,晒干)

枸杞子(酒蒸)　菟丝子(洗去土,用酒拌蒸,捣饼,晒干)各二两　白蒺藜(水洗净,酒煮烂,焙干)四两

【用法】上为末,炼蜜为丸,如梧桐子大。每服三钱,空心白滚汤送下;或好酒下亦佳。

【功用】固精,明目,种子。

【主治】肝肾不足,气血两虚,症见腰膝酸软无力,头晕耳鸣,失眠健忘,梦遗滑精,阳痿早泄,骨蒸潮热。

【方论选录】人参、天冬、麦冬、五味用之补脾;菖蒲、柏仁、当归、远志用之养心;白术、茯苓、山药、石斛用之养脾;山萸、熟地、覆盆、杜仲、牛膝、巴戟、苁蓉、枸杞、菟丝、蒺藜用之补肝肾,所以然者,肝肾同一治也;乃车前、泽泻利其灼阴之邪;生地、骨皮平其五脏之火;石脂温涩,补髓固精;木香之窜,所以利六腑;川椒之辛,所以散湿痹;角胶、鱼鳔血气之属,用之所以生精;角霜、莲须收涩之品,用之所以固脱。此则兼五脏六腑而调之,五脏之精实,六腑之气和,夫然后目可明,子可种,而阳可健矣。

54252　鱼鳔丸(《何氏济生论》卷七)

【组成】通州鱼鳔(圆桶者,蛤粉炒至无声,去蛤粉,分三四份下锅,用酥油炒,不可伤火)一斤　沙苑蒺藜(炒)三两　莲蕊五两　当归三两　菟丝(自制)三两

【用法】炼蜜为丸,每服五七十丸,淡盐汤送下。

【主治】精薄气衰,不能结孕。

54253　鱼鳔丸(《良朋汇集》卷二)

【组成】鱼鳔(剪碎,蛤粉炒)一斤　沙苑蒺藜(酒洗,炒)　全当归(酒洗,晒干)各四两　牛膝(酒洗)　枸杞(拣净)各三两

【用法】上为末,炼蜜为丸,三钱重。早、晚各一丸,黄酒送下。

【功用】补虚添精髓,壮筋骨,益元阳。

54254　鱼鳔丸(《良朋汇集》卷五)

【组成】当归(酒洗)　白蒺藜(炒,去刺)　鱼鳔(麸炒)牛膝各四两　川芎三钱

【用法】上为细末,炼蜜为丸,朱砂为衣,每丸重三钱。黄酒送下。

【功用】健身补益。

54255　鱼鳔丸(年氏《集验良方》卷二)

【组成】鱼鳔一斤(面麸炒焦,磨去粗末,再炒焦,再磨)沙蒺藜四两　当归四两(酒洗)　肉苁蓉四两(去鳞甲,酒洗)　莲须四两　菟丝子四两(酒煮)

【用法】炼蜜为丸,如梧桐子大。每服二三钱。宜冷和药,不可大热,恐黏硬难丸。

【主治】肾水不足,阴虚血虚之症。

54256　鱼鳔丸(《医级》卷九)

【组成】白鱼鳔一条(取大白鱼重七八斤者,取其白)乌贼骨四两　茜草二两　当归四两　白芍　川芎各二两生地　川断　阿胶　黄耆各三两　鸽蛋二十个(如有麻雀蛋更妙)

【用法】上为末,炼蜜为丸。每服三四钱,米饮送下,一日二次。

【主治】带下日久,经脉渐少,形气脉气不足,饮食不甘,渐将枯闭。

54257　鱼鳔丸(《中国医学大辞典》)

【组成】鱼鳔胶　花龙骨各四两　枸杞子　杜仲各三两　牛膝　全当归　破故纸　茯苓各二两

【用法】上为细末,炼蜜为丸,如梧桐子大。每服三钱,空腹时淡盐汤送下。

【功用】强筋壮骨,健脚力,益精髓。

【主治】腰肾亏虚,阴痿、梦遗。

54258　鱼鳔散(《外科大成》卷三)

【组成】鱼鳔(用裙带者,剪碎,用苘麻剪碎,同炒胖透,去麻)

【用法】上为末。每服三钱,卧时葱酒调服。

【主治】八般头风。

【加减】日轻夜重者,血虚头痛也,用当归一两,酒二钟,煎一钟,调服;梅毒头痛目肿者,用治梅毒汤药调服。

54259　鱼鳞汤(《千家妙方》卷下引周鸣岐方)

【组成】生熟地各20克　黑芝麻40克　枸杞子15克何首乌15克　白鲜皮15克　地肤子15克　当归20克川芎10克　桂枝10克　丹参15克　苦参15克　防风15克　蝉蜕10克　甘草10克　大枣三枚

【用法】水煎二次,早、晚温服。

【主治】全身性皮肤角化症。

【加减】心悸、气短、失眠、健忘者,加炒枣仁、合欢花、党参、生黄耆;纳呆脘胀者,减生熟地,加白术、鸡内金、砂仁;便溏者,减黑芝麻、杞果、生熟地,加白术、山药;服药后自汗多者,减防风,加生黄耆;初春、深秋和冬季,可加麻黄10克,威灵仙15克。

【临床报道】全身性皮肤角化症:胡某某,男,19岁,学生。1977年6月2日初诊。患者自述据父母言,生后不久即见全身皮肤干燥,随年龄增长而加重,色灰,糙裂。若浴后皮鳞翘起而更为明显,且微痒,冬重夏轻,曾经多方治疗,内服外搽多种药物均不见效,而失去治疗信心。现头晕、耳鸣、腰酸、倦怠无力,因汗腺分泌减少,感觉周身不适,食欲尚可,二便自调。查其四肢、胸腹、躯干皮肤为鱼鳞状,鳞屑且色泽深灰,干而不润,用手摸之刺手如甲错,舌苔白腻,舌质红,脉来虚。拟用鱼鳞汤或丸剂加减,治疗八个月而愈。

【备考】《效验秘方·续集》周鸣岐方“鱼鳞汤”有生黄耆50克,生山药15克,无大枣。

54260　鱼鳞散(《圣济总录》卷一二四)

【组成】鲤鱼皮鳞不拘多少

【用法】上一味,烧灰研细。每服二钱匕,新汲水调下。未出更服。

【主治】诸鱼骨鲠在喉中。

54261　鱼脑石散(《中医耳鼻喉科学》)

【组成】鱼脑石粉9克　冰片0.9克　辛夷花6克　细辛3克

【用法】上为细末。吹鼻。

【主治】鼻窒、鼻槁、鼻渊。

54262　鱼腥草液(《中医耳鼻喉科学》)

【组成】鱼腥草

【用法】将鱼腥草干品切碎,置蒸馏器内加水过药面,加热蒸馏,以每3毫升相当原干药1克计算,收集第一次蒸馏液,再行蒸馏,以每1毫升相当于原干药3克计算,收集第二次蒸馏液,每100毫升加入0.8克氯化钠使溶解,再加

入适量吐温—80,使溶液澄清,用1G重熔玻璃漏斗过滤,滤液灌装,以流通蒸气灭菌30分钟,备用。注入鼻窦。

【主治】鼻渊。

54263 鱼鳞病片《成方制剂》18册)

【组成】白鲜皮 苍术 蝉蜕 川芎 当归 地肤子 地黄 防风 甘草 桂枝 红花 火麻仁 苦参 麻黄 威灵仙

【用法】制成片剂,每片重0.3克。口服,一次6～8片,一日3次,饭后半小时服;小儿酌减。半年为一个疗程。

【功用】养血,祛风,通络。

【主治】鱼鳞病。

【宜忌】孕妇及合并有其他疾病者忌服。

54264 鱼口内消丸《外科十三方考》)

【组成】黄柏 荆芥 防风 花粉 蝉蜕 蒺藜 木通 槐子 山甲 斑蝥各等分 蜈蚣 全蝎 黑砂较前药分量加倍

【用法】上为末,丸如梧桐子大。每服二十丸,热黄酒送服。

【主治】鱼口。

54265 鱼胆贴眼膏《圣惠》卷三十二)

【组成】鲤鱼胆七枚 黄连半两(去须、捣为末) 川大黄半两(捣罗为末)

【用法】取鱼胆汁调药末,以瓷瓶盛,于饭下蒸之,饭熟为度,取出,如干,即入少许熟水,调似膏。涂于帛上,贴在眼睑。

【主治】眼赤痛。

54266 鱼胆破关散《疡科选粹》卷三)

【组成】绿矾五钱(预取青鱼胆一个,研矾装入,悬待阴干) 朴消二钱五分(另研) 铜绿一钱 轻粉五分 青黛少许

【用法】上以胆矾同巴豆在铜铫内飞过,去巴豆不用,合朴消等四末,入麝香少许。每用二三分吹入。吐血立愈。

【主治】咽喉肿痛。

54267 鱼胆敷眼膏《圣济总录》卷一〇五)

【异名】神效方《普济方》卷七十七引《十便良方》)。

【组成】鲤鱼胆五枚 黄连(去须、捣为末)半两

【用法】上取胆汁调黄连末,纳瓷盒中,于饭上蒸一次取出,如干即入少许蜜,调似膏。日五七度,涂敷目眦。

【主治】目飞血赤脉及痛。

54268 鱼脑点眼方《圣惠》卷三十三)

【组成】鲤鱼脑一枚 鲤鱼胆一枚

【用法】上药相和调匀。日三四度点之。

【主治】眼青盲。

54269 鱼腥莛茎汤《中医内科临床治疗学》)

【组成】鱼腥草30克 莛茎30克 冬瓜仁30克 苡仁30克 桃仁9克 银花30克 桔梗9克 黄芩12克 红藤15克 甘草6克

【用法】水煎服。

【功用】清热解毒,化瘀消痈。

【主治】肺痈(热毒壅肺,血瘀成痈型)。

【加减】上方治肺痈可酌加连翘、蒲公英、败酱草、紫花地丁等清热解毒药;热盛烦躁,咯痰黄稠、恶臭,可加黄连、山栀、桑白皮、地骨皮、海蛤壳、淡竹沥、胆南星以清热化痰;热毒瘀结,痰味腥臭者,合犀黄丸解毒化瘀;咳嗽痰多,胸胀喘满,可加瓜蒌皮、贝母、淡竹沥、葶苈大枣泻肺汤以泻肺涤痰去壅;烦渴者,胃液受损,以知母、天花粉、石斛清热生津;高热伤阴,损入血络须心烦咯吐脓血,可加百合、麦冬、阿胶;胸痛,加全瓜蒌、枳壳、丹参、乳香、没药、赤芍、玄胡、郁金以活血化瘀,理气止痛;大便秘结为瘀热入腑可加生大黄清热通腑。

【方论选录】鱼腥草解毒排脓,苇茎(芦根)清肺泄热,为治肺痈之要药;冬瓜仁涤痰排脓,苡仁清热渗湿排脓,桃仁活血祛瘀行滞;双花清热解毒,红藤清热解毒,消痈散结;黄芩清肺中热;桔梗、甘草宣肺祛痰,排脓消痈,善开肺中郁闭,通肺气之壅滞。本方对于热壅血分,瘀热瘀血互结成脓,无论将成及已成者均可服用。

54270 鱼鳔补肾丸

《成方制剂》8册。即《中国医学大辞典》"鱼鳔种子丸"加巴戟天。见该条。

54271 鱼鳔种子丸《中国医学大辞典》)

【组成】上白鱼鳔一斤(牡蛎粉炒成珠,磨细) 当归(酒洗,晒干) 淫羊藿(去枝梗荆刺,羊油酥炙炒) 白莲蕊(拣净,去灰) 肉苁蓉(酒洗、晒干) 川杜仲(去皮,青盐水炒断丝) 菟丝子(淘净灰土,用甜酒浸一宿,又用水煮,再合酒煮成饼,晒干) 沙苑蒺藜(碧绿,猪腰形者佳,去灰土,分四股,青盐、人乳、老酒、童便各拌二两,微炒)各八两 云苓(去皮,切片、人乳拌蒸,晒干) 枸杞(红色肉厚者,拣净去带)各四两 牛膝(肥长者佳,去芦、切片,酒洗、晒干) 破故纸(拣净,青盐水炒)各六两 上肉桂二两(去粗皮,切片、不可见火) 大附子二个(每个重一两四钱,去脐、切四块,以甘草水浸七日,每日一换,至期用面八两裹好,放炭火中煨熟,切片、焙干)

【用法】上为细末,炼蜜为丸,如梧桐子大。每早服一百丸,盐汤送下,晚服一百丸,陈黄酒或甜酒送下。

【功用】却病保元。

【主治】身体虚弱,酒色过度,头眩,耳鸣、目花,腰膝酸疼,四肢无力,自汗盗汗,下元虚损,梦遗精滑,阳痿,或男子精寒,肾虚阳物不举,不能久坚,元阳衰败,或女子血寒气弱,子宫久冷,赤白崩带、经水不调、久不受孕。

【宜忌】方中桂、附二味,年老并虚弱者可用,壮实者少用。

【备考】本方加巴戟天,名"鱼鳔补肾丸"(见《成方制剂》8册)。

备

54272 备化汤《三因》卷五)

【组成】木瓜干 茯神(去木)各一两 牛膝(酒浸) 附子(炮,去皮脐)各三分 熟地黄 覆盆子各半两 甘草一分 生姜三分

【用法】上剉散。每服四大钱,水一盏半,煎七分,去滓,食前服。

【主治】丑未之岁,太阴湿土司天,太阳寒水在泉,病关节不利,筋脉拘急,身重,萎弱,或温疠盛行,远近咸若,或胸腹满闷,甚则浮肿,寒疟,血溢,腰椎痛。

【加减】自大寒至春分,依正方;自春分至小满,去附子,加天麻、防风各半两;自小满至大暑,加泽泻三分;自大暑直至大寒,并依正方。

54273 备金散(《卫生宝鉴》卷十八)
【组成】香附四两(炒) 当归尾一两二钱(炒,用尾) 五灵脂一两(炒)
【用法】上为末。每服五钱,醋汤调,空心服。
【主治】妇人血崩不止。

54274 备急丸
《千金翼》卷二十。为《金匮》卷下"三物备急丸"之异名。见该条。

54275 备急丸(《丹溪心法附余》卷二十二引《应验方》)
【组成】地龙数条(五月五日取)
【用法】上用竹刀分中截作两段,看地龙跳得急者、慢者各另一处研烂,用朱砂末同研,和匀得所,丸如小绿豆大。急惊用急跳者,慢惊用慢跳者,用金钱薄荷汤送下。
【主治】小儿急慢惊风。

54276 备急丸(《医心方》卷六引《极要方》)
【组成】大黄五两 干姜二两 巴豆三两(去心,熬) 芒消三两
【用法】以蜜为丸。每服四丸,平晓饮下,不利更加一二丸。取得四五度利,利如不止,取醋饮止之。
【主治】忽然心腹胀满,急痛气绝,大小便不通。

54277 备急丸(《圣济总录》卷三十八)
【组成】干姜(炮) 大黄(炮)各一两 巴豆(去皮心,炒干,别研)半两
【用法】上为末,与巴豆和匀,面糊为丸,如绿豆大。每服二丸,橘皮汤下。得利为效,痛止勿服。
【主治】霍乱卒暴心腹痛。

54278 备急丸(《医方类聚》卷一三六引《经验秘方》)
【组成】大黄一两 巴豆十个(去壳,另研) 干白姜一两(二味净,去皮及石灰,为细末)
【用法】上为细末,面糊为丸,如梧桐子大。每服三丸,温酒送下。
【主治】心腹痛,大便结,心腹百病,气虚不散。

54279 备急丸(《痘疹心法》卷二十二)
【组成】木香二钱半 大黄五钱 牵牛末五钱
【用法】上为细末,神曲糊丸,如绿豆大。每服五七丸,食前山楂煎汤送下。
【主治】痘后多食,胃弱不能胜谷,食蒸发搐,潮热,大便酸臭,秘泄不调,或呕吐腹痛;痘后余毒已解,大便未通,燥屎作痛者;疹毒目胞肿而右颊有青筋,发热头额腹肚最甚,或兼呕吐腹疼,伤食之热者。

54280 备急丸(《惠直堂方》卷二)
【组成】真茅术(去皮尖) 母丁香 雄黄 朱砂(各净末)各六分 蟾酥六分
【用法】将蟾酥火酒开化,共研成丸,如芥子大。每用一粒,置舌尖上。药化痛止,重者二服。
【功用】《全国中药成药处方集》:解毒镇痛。
【主治】❶《惠直堂方》:痧肚痛。❷《全国中药成药处方集》:各种痧症,心腹暴痛,憎寒壮热,斑痧内闷,温毒瘴疠,毒气内侵。

【禁忌】《全国中药成药处方集》:忌食辣物。

54281 备急丸(《活人方》卷三)
【组成】延胡索三钱 木香一钱五分 五灵脂一钱五分 沉香一钱 巴霜七分
【用法】上为末,蜜为丸,如芥子大。十丸起,五丸止,空心生姜汤吞服。
【主治】中寒脾弱,复伤生冷,肉食不能腐熟,停滞肠胃,心腹绞结为痛,大便塞结不通,精神素旺者。

54282 备急丸(《幼科释谜》卷六)
【组成】煨大黄 巴霜 葛根各等分
【用法】炼蜜为丸,如绿豆大。每服一丸,米饮送下。壮盛小儿或用一丸半,以大便快利为度。
【主治】小儿便秘。

54283 备急丹(《博济》卷四)
【异名】千金备急丹(《准绳·女科》卷五)。
【组成】锦纹新大黄一两
【用法】上为末,用酽醋半斤,同熬成膏,如梧桐子大。每服五丸,用温醋汤送下。须臾取下。
【主治】产后恶血冲心,胎衣不下,腹中血块;及马坠内损者。

54284 备急丹
《卫生宝鉴》卷四。为《金匮》卷下"三物备急丸"之异名。见该条。

54285 备急丹(《普济方》卷三六六)
【组成】青黛三两 芒消二两 白僵蚕一两 甘草四两
【用法】上为细末,用腊月牛胆有黄者,盛药其中,阴四十九日,多时为妙。腮肿喉闭,用皂角子研碎,以竹筒子吹入咽喉内。
【主治】咽喉肿疼。

54286 备急散(《外台》卷三十一引《崔氏方》)
【组成】大黄二两 桂心四分 巴豆一分(去皮,熬,研)
【用法】上为散。取一钱匕,以汤七合和服。当吐下即愈。
【主治】卒中恶,心痛胀满,欲吐短气。

54287 备急散(《圣惠》卷九十二)
【组成】鹤虱一两
【用法】上为细散。每服半钱,煎肥猪肉汁调下。其虫便出。
【主治】小儿蛔虫,心腹疞刺疼痛。

54288 备急散(《圣济总录》卷一一五)
【组成】芫青 斑蝥(并去头足,米炒)各二十一枚 金星石 银星石(并研)各一钱 柳絮矾二钱 狼毒一钱 青黛半分
【用法】上为散。每用一字,水少许调和,入耳立出。
【主治】蚰蜒百虫入耳。

54289 备急散(《鸡峰》卷十六)
【组成】百草霜二两 荆芥穗二钱
【用法】上为细末。每服二钱,食前温酒调下;须臾更一服。
【主治】妇人冲任血气不实,虚弱心忪,头眩,脐腹疞疼,

八画

备

391

(总3955)

血海虚冷,漏下赤白及月水不定。

54290 备急散(《杨氏家藏方》卷二十)

【组成】白矾一两 草茶一两

【用法】上为细末。每服三钱,新汲水调下。

【功用】解中药毒。

【主治】中药毒,烦躁,吐血,口内如针刺。

【备考】此药入口味甘而不觉苦者,是中毒也。

54291 备急散(《医方类聚》卷七十五引《施圆端效方》)

【组成】盆消四两 紫河车 青黛各半两 蒲黄一两 甘草二两 薄荷二两半 僵蚕三钱(炒)

【用法】上为细末,入消研匀。吹半钱许咽喉中,或掺不住吹,掺妙。

【主治】咽喉肿痛,生疮涎堵,水米难下。

54292 备急散(《活幼心书》卷下)

【组成】五倍子末一两 先春茶末半两

【用法】上为末。每抄一钱,温汤半盏调化,少与咽下,不拘时候。依此法服饵,不过三五次即效。如骨出或刺破处血来多者,硼砂末六钱,水煎消毒饮调服。血止痛住,肿退食进。

【主治】小儿诸般骨鲠,致咽喉肿痛。

54293 备急散

《得效》卷十。为《金匮》卷下"三物备急散"之异名。见该条。

54294 备急膏(《圣惠》卷十九)

【组成】川乌头半两(烧为灰) 腻粉一分 龙脑一分

【用法】上为末。以黄牛胆汁调成膏,以瓷器盛。每服一钱,以温酒调,拗开口灌之,不拘时候,续以豆淋酒投之。

【主治】中风口噤不开。

54295 备急一元散(《圣济总录》卷三十五)

【组成】黑牛尾

【用法】上烧作灰。每服方寸匕,酒送下,一日三次。

【主治】间日疟。

54296 备急三物丸

《圣济总录》卷一八〇。为《金匮》卷下"三物备急丸"之异名。见该条。

54297 备急大黄丸

《内外伤辨》卷下。为《金匮》卷下"三物备急丸"之异名。见该条。

54298 备急五嗽丸

《局方》卷四。为《肘后方》卷三引华佗方"五嗽丸"之异名。见该条。

54299 备急四神丸

《圣济总录》卷五十七。为《外台》卷六引《必效方》"四神丸"之异名。见该条。

54300 备急压气散(《医方类聚》卷一九七引《医林方》)

【组成】大槟榔四个 紫苏穗二钱半 生姜一斤(取自然汁)

【用法】上为细末,分作二服。水煎,和滓温服,一日二次。

【主治】奔豚气上至,心烦乱,不省人事,上至心下,从少腹起,上至咽喉,闷绝不能言语。

54301 备急百灵膏

《传信适用方》卷三。为《圣惠》卷六十八"大散方"之异名。见该条。

54302 备急如圣散

《卫生宝鉴》卷十一。为《御药院方》卷九"如圣散"之异名。见该条。

54303 备急红丸子(《传家秘宝》卷中)

【组成】沉香 硇砂(别研) 使君子 荜澄茄 蓬莪术各一分 荆三棱一分(炮,醋浸过) 朱砂一分 木香一分 槟榔(大者)一个 肉豆蔻(大者)一个 母丁香(大者) 巴豆二十个(肥好者,生用,去皮不去油) 牵牛子一两

【用法】上为细末。丸如绿豆大,朱砂为衣。每服二丸,茴香酒下,加至五丸七丸。微利一行,疼痛立止。

【功用】消积滞,化酒食。

【主治】小肠气及一切心腹气痛,酒食积气。

【备考】方中母丁香用量原缺。

54304 备急沉香散(《圣济总录》卷六十二)

【组成】沉香 丁香(半生半炒) 干姜(炮) 京三棱(煨,剉) 蓬莪术(煨,剉)各半两 藿香(用叶) 木香 肉豆蔻(去皮) 桂(去粗皮) 人参 赤茯苓(去黑皮)各一两 高良姜 胡椒 甘草(炮)各一分

【用法】上为散,瓷盒盛。每服二钱匕,入盐少许,如茶点服。不拘时候。

【主治】霍乱吐泻,气逆结胸,膈气刺痛,不思饮食。

【备考】本方方名,《普济方》引作"沉香散"。

54305 备急治白丹(《普济方》卷四〇六)

【组成】苎麻根三斤(连叶) 赤小豆四升

【用法】上以水三斗煮,浴,一日三四遍浸洗。看冷热,避风。

【主治】小儿诸疮肿毒。

54306 备急涂顶膏(《圣惠》卷八十五)

【组成】川乌头末一钱 芸薹子末三钱

【用法】上取新汲水调。涂、贴在顶上。

【主治】小儿天吊。

54307 备急救生丸(《圣济总录》卷三十四)

【组成】干姜(炮) 甘草(炙) 黄药子 板蓝根各四两 犀角(镑)一两

【用法】上为细末,炼蜜为丸,如弹子大。每服一丸,热汤化服。

【主治】中喝垂死。

54308 备急朝真丹

《普济方》卷二〇八。为《证类本草》卷四引《孙尚药方》"朝真丹"之异名。见该条。

54309 备急黑神丸

《普济方》卷八十七。即《圣济总录》卷五"神仙大验备急黑神丸"。见该条。

54310 备急经健脾丸(《普济方》卷二十五)

【组成】厚朴一斤(去皮,切) 枣二升(去核,切) 生姜一斤(去皮,切)

【用法】上先入锅内猛火炒匀,搅,候紫焦倾出,为粗末。每药末一斤,入良姜四两,干姜四两(炮裂),神曲四两,同为细末,面糊为丸,如梧桐子大。每服三五十丸,空心米饮送下。

【功用】暖脾胃,增进饮食。

54311 备急竹叶常山汤

《金匮翼》卷三。为《外台》卷五引《小品方》"竹叶常山汤"之异名。见该条。

54312 备急羊蹄根涂方(《圣济总录》卷一三七)

【组成】羊蹄根 草乌头

【用法】净拂多人行砖,上滴好醋,先磨草乌头约一分,次磨羊蹄根二分,爬令发痒,以指点药抹之,仍吃煮肾散相为表里。

【主治】一切风癣及诸般癣瘑痒,搔之不已。

昏

54313 昏厥复省汤(《千家妙方》卷上引董漱六方)

【组成】玳瑁片3克 珍珠母30克(先下) 辰麦冬9克 寒水石30克 蛇含石30克 朱茯神12克 天竺黄9克 陈胆星9克 川雅连2.4克 远志肉4.5克 干菖蒲4.5克 活磁石30克(先下) 白金丸9克(吞服)

【用法】水煎服,每日一剂。

【功用】平肝泄热,镇心定惊,佐以豁痰启窍。

【主治】阴虚阳亢,心肝失养,热郁血分,气火挟痰,上蒙清窍之发作性昏厥。

【临床报道】发作性昏厥:周某某,男,65岁,职员。患者以往有反复发作性意识丧失伴有尿失禁史。神经内科诊断为发作性昏厥。近两月来昏厥两次,发作时意识丧失,小便自遗,每次约1分钟,自觉胸中痞闷,心悸怔忡,口渴欲饮,心烦少寐,舌红苔薄,脉来细弦带数。恙有痰热内蕴,肝阳上亢,心阴不足,神不守舍之象。投以"昏厥复省汤"7剂后,昏厥头晕未作。后随证加减治疗近两月而停药,随访年余未发。

忽

54314 忽麻散

《普济方》卷三四七。即《圣惠》卷七十九"忽鹿麻散"。见该条。

54315 忽麻散

《普济方》卷三四八。即《圣惠》卷八十"忽鹿麻散"。见该条。

54316 忽鹿麻散(《圣惠》卷七十九)

【组成】忽麻子一两 红蓝花半两 当归半两(剉,微炒) 赤芍药半两 琥珀半两 嫩荷叶半两

【用法】上为细散。每服二钱,以生地黄汁调下,不拘时候。

【主治】产后躁热,心神烦闷。

【备考】本方方名,《普济方》引作"忽麻散"。

54317 忽鹿麻散(《圣惠》卷八十)

【组成】忽麻子 芸薹子半两 诃黎勒皮半两 木香半两 益母草一两

【用法】上为细散。每服二钱,以童子小便一中盏,煎至五分,去滓温服,不拘时候。

【主治】产后血晕。

【备考】本方方名,《普济方》引作"忽麻散"。

炙

54318 炙甲散

《得效》卷十二。为《直指小儿》卷四"前甲散"之异名。见该条。

54319 炙羊心(《饮膳正要》卷一)

【组成】羊心一个(带系桶) 咱夫兰三钱

【用法】上用玫瑰水一盏,浸取汁,入盐少许,签子签羊心于火上炙,将咱夫兰汁徐徐涂之,汁尽为度。食之。

【功用】安宁心气,令人多喜。

【主治】心气惊悸,郁结不乐。

54320 炙皂散(《魏氏家藏方》卷九)

【组成】不蛀皂角一斤(去皮) 生地黄二斤(取汁) 生姜二斤(去皮,取自然汁)

【用法】上以皂角蘸汁,慢火炙尽为度。每日早晨以牙刷刷皂角浓汁出。揩牙旬日后更无一切齿疾。

【主治】风牙痛。

54321 炙肝散(《圣惠》卷二十八)

【组成】苍术半两(炒) 柴胡一两半(去苗) 桔梗半两(去芦头) 赤芍药三分 陈橘皮半两(汤浸去白瓤,焙) 紫菀三分(洗去苗土) 缩砂三分(去皮) 诃黎勒一两(煨用皮) 高良姜半两(剉)

【用法】上为细散。每服用猪肝一具,切去脂膜,如角片,入散一两拌和令匀,竹箸子串,慢火炙令熟,食前任意一吃,以粥饮送下。

【主治】冷劳咳嗽,四肢无力,大肠不调,吃食减少,腹胁气胀。

54322 炙肝散(《圣惠》卷二十八)

【组成】紫菀半两(洗去苗土) 干姜半两(炮裂,剉) 缩砂半两(去皮) 芜荑半两 人参一分(去芦头) 白茯苓一分 甘草一分(炙微赤,剉) 当归一分 木香一分 陈橘皮一分(汤浸,去白瓤,焙) 川椒一分(去目及闭口者,微炒去汗) 厚朴半两(去粗皮,涂生姜汁炙令香熟) 草豆蔻半两(去皮) 桂心一分 胡椒一分 桔梗半两(去芦头) 细辛一两 苍术半两 白术半两 附子半两(炮裂,去皮脐) 芎藭一分

【用法】上为细散。每服用猪肝一具,去脂膜,薄切如角片,入散一两半,葱薤白一握细切,盐末相拌令有味,以竹箸子串,慢火炙令熟,空心食之,后饮暖酒一两盏为妙。

【主治】冷劳,羸瘦不能食,心腹多疼,四肢无力。

54323 炙肝散(《圣惠》卷二十八)

【组成】苍术半两(微炒) 青橘皮半两(汤浸,去白瓤,焙) 芎藭半两 白芍药一两 紫菀一两 桔梗一两(去芦头) 木香二两 肉豆蔻半两(去壳) 槟榔半两 厚朴一两(去粗皮,涂生姜汁炙令香熟)

【用法】上为细散。每服用猪肝一具,切去脂膜,薄切如角片,入散一两半,葱薤白一握细切,盐末相拌令有味,以竹箸子串,慢火炙令熟,空心食之,后饮暖酒一两盏为妙。

【主治】冷劳,心腹虚胀,食饮全少,四肢无力,大肠不调。

54324 炙肝散(《圣惠》卷九十六)

【组成】猪肝一具(去筋膜) 木香 人参(去芦头)

白术　黄连（去须，微炒）　干姜（炮裂，剉）　陈橘皮（汤浸，去白瓤，焙）　诃黎勒（煨，用皮）　芜荑各半两　乌梅肉三分（微炒）

【用法】上为细散。将肝切作片子，以药末一两，掺令匀，即旋以串子炙令香熟，空腹食之；如渴，即煎人参汤温服之。

【主治】积冷气，痢下脓血，肌瘦，不能饮食。

54325　炙肝散（《博济》卷一）

【组成】柳桂　吴白芷　羌活（温水洗，浸过）　独活　芍药各一两　诃子皮七个（好者）　白术半两　蛮姜半两

【用法】上为末。每服用猪肝一具，净除筋膜，切如柳叶状，换水七遍，控干，用药末十钱，盐一分同拌令匀，作丸串子，以慢火炙熟，空心任意服之，以生姜粥下之。

【主治】男子五劳七伤，手足酸疼，四肢烦倦，多患口疮，咽喉不利，心胸痞满，不思饮食，久积泻利，脚膝浮肿，日渐消瘦。

54326　炙肝散（方出《史载之方》卷下，名见《中藏经》卷七）

【异名】猪肝散（《普济方》卷二○八）。

【组成】白术半两　白芍药半两　桔梗一分　白芷半两

【用法】上为细末。以猪肝四两片切，如食法，入少盐和之，不用油，用药先和一半于铫内，先爆过，次用木炭火上炙干，再傅末作两三次食之，止泄最妙。

【功用】❶《史载之方》：止泻。❷《中藏经》：逐胃中风邪，益脾进食。

【主治】❶《史载之方》：久泻。❷《中藏经》：凡人虚弱，用补药日久，渐至瘦损，食少倦怠，大便频数，泄漏。

54327　炙肝散（《普济方》卷二二八引《指南方》）

【组成】牡丹皮　芍药　柴胡各一两　白术三两

【用法】上为细末。每服三钱，以猪肝一片，薄切开，掺药在内，慢火炙，嚼，米饮送下。

【主治】虚劳太过，虚弱滑泄。

54328　炙肝散（《圣济总录》卷八十七）

【组成】山芋　柴胡（去苗）　缩砂（去皮）　高良姜（炮）　陈橘皮（去白，焙）　桂（去粗皮）　白芷各一两　木香一分　吴茱萸（汤洗，焙）　赤芍药（洗，焙）　厚朴（去粗皮，用生姜汁炙）　桔梗（剉，炒）　干姜（炮裂）　补骨脂（炒）　青橘皮（去白，焙）　草豆蔻（去皮）各半两

【用法】上为散。每服用猪肝四两，薄批片子，掺药五钱匕，入葱、盐各少许，湿纸裹，慢火内煨令香熟，去纸，细嚼，米饮送下。

【主治】冷劳，大便不禁，羸瘦困乏。

54329　炙肝散（《圣济总录》卷八十九）

【异名】炙猪肝散（《普济方》卷二三三）。

【组成】苍术（去粗皮）　木香　桂（去粗皮）　附子（炮裂，去皮脐）　白茯苓（去黑皮）　人参　厚朴（去粗皮，涂生姜汁炙，剉）　牛膝（剉，焙令干）　芍药　鳖甲（醋浸，炙令黄）　当归（去芦头，炙令干，切）　青橘皮（去白，焙）

【用法】上为散。每用獖猪肝一具，细切如柳叶，用药一两掺拌令匀，慢火炙熟放温，空腹任意食之。不过三服愈。

【主治】急劳羸瘦。

54330　炙肝散（《圣济总录》卷一○八）

【组成】苘麻子一升（去土）

【用法】上为末。以獖猪肝一片，如手大，薄批作五七片，于药末中蘸匀炙干，再蘸再炙，末尽为度，捣为散。每服一字匕，空心、临卧陈米饮调下；服五七服，加半字，又五七服，加至半钱止。

【主治】一切眼疾。

54331　炙肝散（《圣济总录》卷一一一）

【组成】石决明（洗）　谷精草（洗）各四两　皂荚（炙，去皮子）一分　甘草（炙，剉）二两　木贼（剉）　黄芩（去黑心）各五两　苍术（米泔浸七日，切，焙）半斤

【用法】上为散。每用獖猪肝一叶，去筋膜，切数缝，掺药末五钱，分于缝内，仍掺盐一钱合定，用旋斫湿柳枝三四条搁起，慢火炙香熟，早晨空心冷吃尽，续吃冷饭一盏压之。仍于三里穴灸二三七壮，三日后有泪下为验，七日翳膜必退，每旦用新水漱口。

【主治】外障赤肉，翳膜遮障不明。

54332　炙肝散（《圣济总录》卷一八九）

【组成】诃黎勒皮一两（分为三服）

【用法】上为末。取羊肝批作薄片，勿使相离，以药末入肝叶中，炙熟食之。以愈为度。

【主治】气痢。

【加减】羸瘦，加芜荑末少许相和。

54333　炙肝散（《鸡峰》卷十四）

【组成】紫菀（去苗及枯者，洗，焙）　苍术　桔梗　白芍药各等分

【用法】上为细末，用猪肝三指许，批开掺药在上，湿纸裹，慢火炙熟，细嚼，食前米饮下。

【主治】脾虚胃耗，下痢鸭溏，滑数不止，肌肉消瘦，饮食不入，脉细皮寒，气少不能言，口舌生疮，有时潮热。

54334　炙肝散（《魏氏家藏方》卷七）

【组成】当归（去芦）　破故纸（炒）　高良姜（炒）　缩砂仁各三分　羌活（洗）　肉桂（去粗皮，不见火）　陈皮（去白）　白术（炒）　赤茯苓（去皮）　吴茱萸（汤泡七次，炒）　肉豆蔻（面裹煨）各半两　厚朴三钱（姜制，炒）

【用法】上为细末。每服三钱，以獖猪肝三两，切片掺药于上，以浆水一碗，醋少许，盐一钱，同煮，水煮尽，空心连肝嚼下。

【主治】脾气虚弱，肝脉有余，邪来伤止，泄泻不实，仓廪不藏，饮食减少，力乏气短，饮食不化，肌肤倦怠，面无颜色。

54335　炙肝散（《御药院方》卷七）

【组成】木香　白术　生犀末　山茵陈（去枝梗）　红豆蔻　缩砂仁　桂（去粗皮）　人参（去芦头）　黑附子（炮裂，去皮脐）　石斛（剉，炒）　狗脊（去皮）　川芎　良姜　柴胡（去苗）　诃子（炮，去核）　草豆蔻（炮，去皮）各一两半　陈皮（去白）　白芍药　白芜荑（炒，去皮）　干姜（炮）　桔梗　吴茱萸（洗，焙干）　防风　紫菀（去土）　紫参（去皮）各半两

【用法】上为细末。每服二钱，羊肝二两，去筋膜，薄批掺药。入葱白、生姜丝、盐各少许拌匀，用湿纸裹，文武火煨熟，食前用生姜粥送下，一日二次。

【主治】脾胃虚弱，五劳七伤，肌体羸瘦，全不思饮食，

久患泄泻,肠滑不止,心胸满闷,脐腹疼痛,或便脓血,困倦无力,四肢沉重,心劳口疮。

54336 炙肝散《得效》卷五

【异名】五矾散(《普济方》卷一六三)。

【组成】白矾(飞过,研) 五倍子(为末)

【用法】上为末。每服各一钱,以生猪肝火上炙熟,蘸药,食后临卧服。

【主治】喘并痰嗽。

54337 炙肝散《普济方》卷二〇九

【组成】干姜(炮)半两 大附子(炮)半两 缩砂仁半两 肉豆蔻二个 小茴香四钱(炒) 川小椒四两

【用法】上为末。每服三四钱,用白羊肝三二两,或獖猪肝,或猪羊腰子批开放药在内,盐末二钱,葱白二根,同肝一处,纸裹湿润,烧香熟为度。食前空心服之,细嚼,生姜汤下,或米汤、酒送下。

【主治】饮食生冷,内受风寒,泄泻无度。

54338 炙肝散《医方类聚》卷八十五引《经验良方》

【组成】瓜蒌(不去皮,用瓤,瓦上焙干) 乌梅五个(大者,去核,同前药焙) 杏仁二十一粒(去皮尖,熬,炒,别研)

【用法】上为末。每一捻,猪肝一片,切开入药在肝内,火上炙熟,放冷,食后及临夜服,嚼,津液吞下。

【主治】咳嗽血不止。

【备考】方中瓜蒌用量原缺。

54339 炙肚方《圣济总录》卷一八八

【组成】猪肚一枚(治如食法,切为齑) 酒半升 葱白七茎(细切)

【用法】上以五味酱等汁拌,炙熟,空腹食之。

【主治】下焦风冷,腰脚疼痛。

54340 炙鸡散

《普济方》卷二十一。为《饮膳正要》卷二"炙黄鸡"之异名。见该条。

54341 炙柏散《医统》卷七十九

【组成】黄柏(去皮净用,腊月猪胆汁浸,炭火炙焦色)

【用法】上为末。敷患处。

【主治】汤火伤。

54342 炙黄鸡《饮膳正要》卷二

【异名】炙鸡散(《普济方》卷二十一)。

【组成】黄雌鸡一只(择净)

【用法】上以盐、酱、醋、茴香、小椒末同拌匀,刷鸡上,令炭火炙干焦,空腹食之。

【主治】脾胃虚弱下痢。

54343 炙甘草汤《伤寒论》

【异名】复脉汤(原书)、甘草汤(《普济方》卷二十七)。

【组成】甘草四两(炙) 生姜三两(切) 人参二两 生地黄一斤 桂枝三两(去皮) 阿胶二两 麦门冬半升(去心) 麻仁半升 大枣三十枚(擘)

【用法】上以清酒七升,水八升,先煮八味,取三升,去滓,纳胶烊消尽,温服一升,一日三次。

【功用】《医方集解》:补气血而复脉通心。

【主治】气阴两虚,心悸,脉结代;肺痿,心中温温液液者。现常用于病毒性心肌炎,风湿性心脏病,心律失常等病证。

❶《伤寒论》:伤寒脉结代,心动悸。❷《千金翼》:虚劳不足,汗出而闷,脉结心悸,行动如常。❸《外台》:肺痿涎唾多,心中温温液液者。

【方论选录】❶《医方考》:心动悸者,动而不自安也,亦由真气内虚所致。补虚可以去弱,故用人参、甘草、大枣;温可以生阳,故用生姜、桂枝;润可以滋阴,故用阿胶、麻仁;而生地、麦冬者,又所以清心而宁悸也。❷《医方集解》:此手足太阴药也。人参、麦冬、甘草、大枣益中气而复脉;生地、阿胶助营血而宁心;麻仁润滑以缓脾胃;姜、桂辛温以散余邪;加清酒以助药力也。❸《古方选注》:人参、麻仁之甘以润脾津;生地、阿胶之咸苦,以滋阴液;重用地、冬浊味,恐其不能上升,故君以炙甘草之气厚、桂枝之轻扬,载引地、冬上承肺燥,佐以清酒芳香入血,引领地、冬归心复脉;仍使以姜、枣和营卫,则津液悉上供于心肺矣。脉络之病,取重心经,故又名复脉。❹《血证论》:此方为补血之大剂。姜、枣、参、草中焦取汁,桂枝入心化气,变化而赤;然桂性辛烈能伤血,故重使生地、麦冬、芝麻以清润之,使桂枝雄烈之气变为柔和,生血而不伤血;又得阿胶潜伏血脉,使输于血海,下藏于肝。合观此方,生血之源,导血之流,真补血之第一方,未可轻议加减也。❺《成方便读》:方中生地、阿胶、麦冬补心之阴;人参、甘草益心之阳;桂枝、生姜、清酒以散外来寒邪;麻仁、大枣以润内腑之枯槁。❻《医学衷中参西录》:炙甘草汤之用意甚深,而注疏家则谓方中多用富有汁浆之药,为其心血亏少,是以心中动悸以致脉象结代,故重用富有汁浆之药,以滋补心血,为此方中之宗旨。不知如此以论此方,则浅之乎视此方矣。试观方中诸药,惟生地黄(即干地黄)重用一斤,地黄原补肾药也,惟当时无熟地黄,多用又恐其失于寒凉,故煮之以酒七升,水八升,且酒水共十五升,而煮之减去十二升,是酒性原热,而又复久煮,欲变生地黄之凉性为温性者,欲其温补肾脏也。盖脉之跳动在心,而脉之所以跳动有力者,实赖肾气上升与心气相济,是以伤寒少阴病,因肾为病伤,遏抑肾中气化不能上与心交,无论其病为凉为热,而脉皆微弱无力,是明征也。由斯观之,是炙甘草汤之用意,原以补助肾中之气化,俾其壮旺上升,与心中之气化相济为要着也。至其滋补心血,则犹方中兼治之副作用也,犹此方中所缓图者也。又方中人参原能助心脉跳动,实为方中要药,而只用二两,折今之六钱,再三分之一剂中止有人参二钱,此恐分量有误,拟加倍为四钱,则奏效当速也。然人参必用党参,而不用辽参,盖辽参有热性也。

【临床报道】❶心悸:《经方实验录》律师姚建尝来请诊,眠食无恙,按其脉结代,约十余至一停,或二三十至一停不等,又以事繁,心常跳跃不宁。服炙甘草汤十余剂而愈。❷病毒性心肌炎:《江苏中医杂志》[1984,(1):25]用本方加减,治疗病毒性心肌炎38例。结果:痊愈30例,有效4例,无效2例,死亡2例(Ⅲ°房室传导阻滞),总有效率为89.5%。❸室性早搏:《广西中医药》[1984,7(4):27]用炙甘草汤加减治疗室性早搏40例,结果:早搏消失31例,早搏减少7例,无效2例。❹缓慢型心律失常:《中国医药导报》[2007,4(29):72]将110例缓慢型心律失常患者随机分为两组。对照组45例,口服阿托品、曲克芦丁;治疗组65例,以炙甘草汤为基本方,随证加减。结果:对照组显效16例,有效18例,无效11例,总有效率75.6%;治疗组显效28例,有效31例,无效6例,总有效率91.8%。两组比较差异具有显著性（$P<0.05$），治疗组优于对照组。❺慢性充血性心力衰竭：《实用医药杂志》[2004,21(9):835]用炙甘草汤治疗慢性充血性心力衰竭40例。结果：治疗组显效14例，有效24例，无效2例，总有效38例；对照组20例，显效6例，有效10例，无效4例，总有效16例。两组比较差异显著（$P<0.05$）。❻季节性低血压：《国医论坛》[2001,16(4):5]用炙甘草汤治疗季节性低血压36例。结果：经治1个疗程治愈者33例，2个疗程治愈者3例。半年后追访无1例复发。

【现代研究】❶对心肌细胞的作用：《北京中医药大学学报》[2007,30(7):468]采用血清药理学的方法研究炙甘草汤含药血清对兔心肌细胞L型Ca^{2+}通道电流（I_{Ca-L}）的影响。结果发现：含药血清各组均可抑制I_{Ca-L}，5％、10％、20％、40％含药血清分别将I_{Ca-L}峰值从（9.4 ± 1.0）电流密度（pA/pF），降至（7.8 ± 1.0）、（6.7 ± 0.7）、（5.6 ± 0.9）、（5.7 ± 1.1）pA/pF。认为炙甘草汤含药血清可抑制I_{Ca-L}，且呈浓度依赖性作用增强，可能就是炙甘草汤抗心律失常作用的机理。❷抗心律失常及调节免疫作用：《中国中医基础医学杂志》[2009,15(1):49]研究在放血和环磷酰胺并用致使大鼠气血两虚的基础上，采用乌头碱诱发大鼠心律失常的方法，观察大鼠体征变化、血细胞数量的变化、免疫器官脾脏和胸腺的组织病理学改变；测定大鼠心律失常的潜伏时间、维持时间、发生率和死亡率；测定大鼠心肌酶CK和LDH的活性。结果发现：炙甘草汤能够明显拮抗放血和环磷酰胺并用对大鼠免疫系统和血液系统的抑制作用；同时，炙甘草汤能够明显延长心律失常的潜伏时间、缩短心律失常的维持时间和降低心律失常的死亡率。

【备考】❶《千金翼》本方用法：上㕮咀。以水一斗，煮取六升，去滓，分六服，日三夜三。若脉未复，隔日又服一剂，力弱者三日一剂，乃至五剂十剂。以脉复为度，宜取汗。❷方中麻仁，《伤寒来苏集》作"枣仁"，《血证论》作"芝麻"。❸本方改为合剂，名"炙甘草合剂"（见《成方制剂》）。

54344　炙甘草汤（《杂病源流犀烛》卷十七）

【组成】炙草　阿胶　生地　麦冬　人参　麻仁

【主治】❶《杂病源流犀烛》：热劫燥病。❷《医门补要》：时邪昏陷。

【备考】方中人参，《医门补要》作"西洋参"。

54345　炙鱼涂方（《圣济总录》卷一三七）

【组成】鱼（不问色目）

【用法】上火上炙皮微焦，乘热去皮骨取肉，研。涂癣上，一日三五次。即愈。

【主治】一切干湿癣。

54346　炙粉草膏（《外科正宗》卷九）

【异名】大粉草膏（《疡医大全》卷二十三）、炙粉甘草膏（《寿世新编》卷中）。

【组成】大粉草（用长流水浸透，炭火上焙干，再浸再炙，如此三度，切片）三两　当归身三两

【用法】上用水三碗，慢火煎至稠膏，去滓再煎，稠厚为度。每日三钱，无灰好热酒一大杯化膏，空心服之。未成者即消，已成者即溃，既溃者即敛。

【主治】悬痈已成，服药不得内消者。

54347　炙猪肝散

《普济方》卷二三三。为《圣济总录》卷八十九"炙肝散"之异名。见该条。

54348　炙熊肉方（《养老奉亲》）

【组成】熊肉一斤（切）　葱白半握（切）

【用法】上以酱椒等五味腌之，炙熟，空心冷食之。恒服为佳，亦可作羹粥任性食之，尤佳。

【主治】老人中风，缓弱不仁，四肢摇动，无气力者。

54349　炙甘草合剂

《成方制剂》7册。即《伤寒论》"炙甘草汤"改为合剂。见该条。

54350　炙粉甘草膏

《寿世新编》卷中。为《外科正宗》卷九"炙粉草膏"之异名。见该条。

枭

54351　枭炙方（《圣济总录》卷一九〇）

【组成】枭一只

【用法】上取肉，依常法炙熟，食后以五味汁下。

【主治】瘰疬。

周

54352　周卫汤

《奇效良方》卷四十四。为《兰室秘藏》卷下"调卫汤"之异名。见该条。

54353　周天散（《普济方》卷四〇四）

【异名】何号周天散（《痘疹金镜录》卷四）。

【组成】蝉蜕五钱　地龙一两（去土）

【用法】上为末。小者半钱，大者一钱，乳香汤调服。连二服，疮出即愈。

【主治】小儿疮疹黑陷，项强目直视，腹胀喘急发搐，及一切恶候。

54354　周公百岁酒（《饲鹤亭集方》）

【组成】党参　於术　麦冬　黄肉　甘枸杞　陈皮　川芎　防风　龟板胶各一两　黄耆二两　生地　熟地　当归各一两二钱　茯神三两　北五味　羌活各八钱　桂心六钱　大红枣　冰糖各二斤

【用法】上用滴花烧酒二十斤泡入大坛，密封口，重汤煮三炷香，取起安置静室七日，以出火气。每日早、晚随量斟饮。

【功用】❶《饲鹤亭集方》：调和气血，舒畅经脉，平补三阴。❷《续名医类案》：治聋明目，黑发驻颜。

【主治】《成方制剂》：气血两亏，真阴不足，四肢酸软，诸风瘫痪等。

【临床报道】酒劳：《续名医类案》梁抚军之弟灌云广文素嗜饮，中年后已成酒劳，每日啜粥不过一勺，颜色憔悴，骨立如柴，医家望而却走。余录此方寄之，灌云素不饮烧酒，乃以绍酒代之。日饮数杯，以次递加。半月后眠食渐进，一月后遂复元。此余回福州相见，则清健反胜十年前，而豪饮如故，盖常服此酒，日约三斤，已五年矣。

【备考】《续名医类案》有茯苓一两，无冰糖。

54355　周氏内外方（《效验秘方·续集》周世明方）

【组成】内服方：正黄连　枯黄芩　蜂房　蜂胶各15

克　连翘　人中黄　土茯苓各 20 克　地苦胆　大地棕根
生甘草各 10 克；外用方：当归　黄连　儿茶　苦参各 30
克；银珠　枯矾　樟脑各 10 克　烟胶 50 克　白砒 5 克

【用法】内服方水煎服，每日 1 剂，每次 200～300 毫
升，每日服 4 次，可连服 2～5 天。外用方制法：麻油（可用
菜籽油代替）3 斤倒入铜锅或铝合金锅亦可，加热至沸再加
入上述药物（除白砒外），武火煎炸至诸药油青冒烟为度，去
药渣，纳入白砒混匀盛土罐中，埋于土中（深 2 尺）3 宿，退其
火毒，起后贮藏于或分装于玻璃瓶中备用。外用每日换衣、
裤 1 次，或睡单人床清洗席被。

【主治】恶疮。

【宜忌】外用方属剧毒药品，不可内服；禁止性交或食
烟辛辣之物。

【方论选录】此文表述的恶疮，皆属现代的各种急慢性
皮肤传染病，也包括了“浸淫疮”、“血风疮”、“肾囊风”、“湿
疹”在内。其病因为体内血火燥之毒，久之瘀积发热攻其
内脏、肌肤、腠理，出现种种症状。内服方中黄连、黄芩、人
中黄入血解毒燥湿；银翘、苦参、大地棕根清热解毒利湿，并
清经络风热；土茯苓、地苦胆、大地棕根、蜂房、蜂胶清热排
脓。外用方中黄连、当归、苦参清热除湿；银珠、枯矾、樟脑、
烟胶、白砒均为杀虫之强劲剂，对热盛湿重之疮疡有特效，
对多种细菌和病毒有杀灭作用；枯矾、儿茶性收敛可抑制渗
出，诸药合用，内外夹攻，故获良效。

54356 周氏回生丸

《成方制剂》17 册。为《北京市中药成方选集》“周氏回
生丹”之异名。见该条。

54357 周氏回生丹（《北京市中药成方选集》）

【异名】时疫止泻丸（《赵炳南临床经验集》）、周氏回生
丸（《成方制剂》17 册）。

【组成】五倍子二两　沉香三钱　千金子霜一两　六
神曲（炒）五两　檀香三钱　公丁香三钱　山慈菇一两五钱
木香三钱　甘草五钱　红芽大戟（醋炙）一两五钱

【用法】上共研为细粉，过罗，每十二两七钱细粉兑入
麝香三钱，朱砂六钱，雄黄三钱，冰片三分，为细末和匀，用
冷开水泛为小丸（每两二百粒），朱砂为衣，每包十粒（约五
分），蜡纸袋装。每服十粒（约重五分），生姜汤或温开水
送下。

【功用】祛暑散寒，健胃止痛。

【主治】中暑受寒，饮食不节，霍乱吐泻，腹中绞痛。

【宜忌】孕妇忌服。

54358 周白水候散（《千金翼》卷十二）

【组成】远志五分（去心）　白术七分　桂心一两　人
参三分　干姜一两　续断五分　杜仲五分（炙）　椒半两
（汗）　天雄三分（炮）　茯苓一两　蛇床仁三分　附子三分
（炮去皮）　防风五分　干地黄五分　石斛三分　肉苁蓉三
分　栝楼根三分　牡蛎三分（熬）　石韦三分（去毛）　钟乳
一两（炼）　赤石脂一两　桔梗一两　细辛一两　牛膝三分

【用法】上为散。每服钱五匕，酒送下，服后饮酒一升，
一日二次；不知更增一钱匕。服之三十日身轻目明；八十日
百骨间寒热除；百日外无所苦，气力日益。

【功用】令人身轻、目明。

【主治】心虚劳损。

54359 周先生枯痔法（《准绳·杂病》卷六）

【异名】枯痔散（《外科十三方考》）。

【组成】明矾　赤石脂五钱　辰砂（痛加）一钱　黄丹

【用法】上为末。先用郁金末护肛门，如无郁金，用姜
黄末代之，涂涂四周好肉，如不就，加绿豆粉打合，却将枯药
敷上，如肛门疼急，浓煎甘草汤放温，拂四周肛门上，就与宽
肠药：槐花、大黄、枳壳、木通、连翘、瞿麦、当归，半酒半水
煎。枯药早晨上一次，日午一次，洗去旧药，申时又洗去又
上一次。如要急安，至夜半子时又洗上一次。至次日且看
痔头淡淡黑色，两三日如乌梅，四五日内用竹篦子轻轻敲打
痔头，见如石坚，至七八日便住，更不须上枯药。且待自然
如萝卜根乃脱去也。洗用甘草、荆芥、槐花，洗去旧药，方上
新药。

【主治】痔。

【备考】方中明矾、黄丹用量原缺。

54360 周先生割痔麻药（《济阳纲目》卷九十五）

【组成】川乌　草乌尖　胡椒　花椒　吴茱萸　白僵
蚕（炒）

【用法】上为细末。酒调敷四边。然后割之，又以此药
敷之。

【功用】割痔麻醉。

【主治】痔疮。

放

54361 放杖丸（方出《证类本草》卷十一引《集验方》，名见《证类本草》卷十一引《孙兆方》）

【异名】威灵仙丸（《御药院方》卷八）。

【组成】威灵仙

【用法】上为末，炼蜜为丸，如梧桐子大。初服八十丸，
温酒送下；平明微利恶物如青浓胶即是风毒积滞。如未利，
夜再服一百丸；取下后，吃粥药补之一月，仍常服温补药。

【功用】宣通五脏。

【主治】❶《证类本草》引《集验方》：肾脏风毒积滞，腰
膝沉重。❷《御药院方》：腹内冷滞，心膈痰水久积，癥瘕痃
癖气块，膀胱冷脓恶水，腰膝冷痛，腰脚肿痛麻痹。

54362 放拐丸（《普济方》卷九十三）

【组成】苍术（去皮，米泔浸）　悬钩子叶（九蒸毕，再九
晒，酒制）　何首乌　苍耳叶各等分（同制）

【用法】上为末，酒糊为丸，如梧桐子大。每服五十丸，
温酒送下。

【主治】风湿，左瘫右痪，但起不得。

剂

54363 剂阳汤（《辨证录》卷十）

【组成】熟地二两　玄参　麦冬　沙参各一两

【主治】人有终日举阳，绝不肯倒，然一与女合，又立时
泄精，精泄之后，随又兴起。

刻

54364 刻欢丸（《外科全生集》卷四）

【异名】过街笑（原书同卷）、刻欢丹（《玉钥》卷上）。

【组成】蟾酥一钱(酒化透) 五灵脂 麝香各一钱

【用法】上为末,研和为丸,约二百粒,新绸包好,丝线扎,固藏,勿泄香气。每服一丸咬于痛牙。丸化即愈。

【主治】风火牙痛。

54365 刻欢丹

《玉钥》卷上。为《外科全生集》卷四"刻欢丸"之异名。见该条。

54366 刻欢丹(《喉科家训》卷一)

【组成】真关黄一分 元寸香一分 三梅片一分 闹羊花三分 真蟾酥一分五厘 猪牙皂三分 北细辛二分 灯草灰一钱 真金箔十张 真川芎一分

【用法】上为极细末,瓷瓶收贮。遇急症吹鼻取嚏。

【主治】一切咽喉急症,痰厥气闭,及时行痧胀,诸般急证。

54367 刻效散(《疮疡经验全书》卷九)

【组成】黄瓜蒌一枚(连皮子煅过) 白矾一钱

【用法】上为末。醋调敷,乳汁尤妙。

【主治】发背。

京

54368 京芎散(《普济方》卷三八二)

【组成】京芎 赤石脂各等分

【用法】上为末。三岁儿每服半钱,饥时米汤调服。

【主治】小儿疳泻进退。

【备考】又方加蚵蚾灰、诃子(炮)、黄连(炒)、肉豆蔻(炮)、当归(焙),作丸子尤妙。

54369 京墨丸

《普济方》卷三七三。即《直指小儿》卷一"王监京墨丸"。见该条。

54370 京墨丸(《济阳纲目》卷五十九)

【组成】京墨二两

【用法】上为末,用鸡子白三个和为丸,如梧桐子大。每服十丸,生地黄汁送下;或用好墨为末,每服二钱,以白汤化阿胶清调服;或用生地黄、藕节、生梨捣汁,磨京墨,徐徐服之。

【主治】吐血、衄血。

54371 京墨散(《普济方》卷二三一)

【组成】飞罗面 细墨

【用法】用飞罗面不拘多少,微炒过。每服二钱,浓磨细墨,以茶脚调下。

【主治】内损吐血。

54372 京三棱丸(《圣惠》卷五)

【组成】京三棱一两(炮裂) 鳖甲一两(涂醋炙令黄,去裙襕) 木香半两 川大黄半两(剉碎,微炒) 当归半两(剉,微炒) 白术半两 厚朴二两(去粗皮,涂生姜汁炙令香熟) 赤茯苓(芍药)半两 干姜半两(炮裂,剉) 吴茱萸半两(汤浸七遍,焙干,微炒) 陈橘皮一两(汤浸,去白瓤,焙) 诃黎勒三分(炮,用皮) 防葵半两 桂心一两 槟榔半两 附子一两(炮裂,去皮脐)

【用法】上为末,炼蜜为丸,如梧桐子大。每服三十丸,以生姜、橘皮汤送下,不拘时候。

【主治】脾藏冷气,及风有积块,时攻心腹疼痛,吐逆不思饮食,四肢羸瘦。

54373 京三棱丸(《圣惠》卷二十八)

【组成】京三棱三两(炮裂,剉) 川大黄二两(剉碎,微炒) 鳖甲二两(涂醋炙微黄,去裙襕) 赤芍药一两 桂心一两 干姜一两(炮裂,剉) 诃黎勒二两(煨,用皮) 槟榔二两 川乌头一两(炮裂,去皮脐) 吴茱萸一两(汤浸七遍,焙干,微炒) 桃仁四两(汤浸,去皮尖双仁,麸炒微黄)

【用法】上为末,熬醋如胶,和捣为丸,如梧桐子大。每服二十丸,食前以温酒送下。渐加至三十丸,下烂肉黑脓为度。

【主治】虚劳,积聚痃结,腹胁胀满。

【备考】本方方名,《普济方》引作"三棱丸"。

54374 京三棱丸(《圣惠》卷四十八)

【组成】京三棱一两(炮裂) 桂心一两 川大黄一两半(剉碎,微炒) 槟榔一两半 吴茱萸半两(汤浸七遍,焙干,微炒) 干漆一两(捣碎,炒令烟出) 附子一两(炮裂去皮脐) 木香一两 桃仁一两半(汤浸,去皮尖双仁,麸炒微黄) 青橘皮一两(汤浸,去白瓤,焙) 鳖甲一两半(涂醋炙令黄,去裙襕)

【用法】上为极细末,以醋煮面糊为丸,如梧桐子大。每服二十丸,食前以温酒送下。

【主治】久积聚,气不消,心腹胀满,食少体瘦。

【备考】本方方名,《普济方》引作"三棱丸"。

54375 京三棱丸(《圣惠》卷四十九)

【组成】京三棱三分(微煨,剉) 鳖甲一两(涂醋炙令黄,去裙襕) 川大黄一两半(剉碎,微炒) 木香半两 当归三分(剉,微炒) 白术三分 厚朴一两(去粗皮,涂生姜汁炙令香熟) 吴茱萸半两(汤浸七遍,焙干,微炒) 诃黎勒一两(煨,用皮) 枳壳一两(麸炒微黄) 麦蘖一两(炒微黄) 神曲一两(剉,微炒) 桂心一两 槟榔一两

【用法】上为末,炼蜜为丸,如梧桐子大。每服三十丸,以粥饮送下,不拘时候。

【主治】久痃癖气,心腹胀满,时时筑心背痛,宿食不消,呕逆,不思饮食;休息气痢,喘促黄瘦,面目虚肿。

54376 京三棱丸(《圣惠》卷四十九)

【组成】京三棱(微煨,剉) 木香 肉豆蔻(去壳) 桃仁(汤浸,去皮尖双仁,麸炒微黄) 干姜(炮裂,剉) 青橘皮(汤浸,去白瓤,焙) 蓬莪术各一两 巴豆半两(去皮心,水煮,复时研,纸压去油)

【用法】上为末,入巴豆,研令匀,炼蜜为丸,如梧桐子大。每服三丸,空心以生姜、橘皮汤送下。

【主治】痃癖气,心腹胀满,不欲饮食。

54377 京三棱丸(《圣惠》卷四十九)

【组成】京三棱一两半(微煨,剉) 槟榔一两 木香一两 干姜一两(炮裂,剉) 陈橘皮一两(汤浸,去白瓤,焙) 当归一两(剉,微炒) 桂心半两 巴豆半两(去皮心,研,用纸裹压去油)

【用法】上为末,用醋熬巴豆成膏,入前药末为丸,如梧桐子大。每服五丸,空心以生姜、橘皮汤送下。

【主治】癥病结硬,心腹疼痛。

54378 京三棱丸(《圣惠》卷四十九)

【组成】京三棱二两(微煨,剉) 川乌头二两(炮裂,去

皮脐) 陈橘皮二两(汤浸,去白瓤,焙) 硼砂一两(细研) 干姜一两(炮裂,剉) 雄雀粪一两(微炒)

【用法】上为末,入硼砂令匀,以醋煮面糊为丸,如梧桐子大。每服十丸,食前以酒送下。

【主治】久积癥癖气不差散,令人羸瘦,不思饮食。

【备考】方中硼砂,《普济方》引作"硇砂"。

54379 京三棱丸《圣惠》卷四十九)

【组成】京三棱一两 槟榔一两 当归一两(剉,微炒) 川大黄一两(剉碎,微炒) 鳖甲半两(涂醋炙令黄,去裙襕)

【用法】上为末,醋煮面糊和丸,如梧桐子大。每服二十丸,以生姜、橘皮汤送下,不拘时候。

【主治】食癥,疼痛至甚。

【备考】本方方名,《普济方》引作"黑三棱丸"。

54380 京三棱丸《圣惠》卷四十九)

【组成】京三棱半两(微煨,剉) 乳香半两 木香半两 丁香半两 肉豆蔻半两(去壳) 当归半两(剉,微炒) 紫菀一两(洗,去苗土) 青橘皮半两(汤浸,去白瓤,焙) 干姜一两(炮裂,剉) 附子一两(炮裂,去皮脐) 五灵脂半两 朱砂半分(细研) 硼砂一两(细研) 猪牙皂荚一两(去黑皮,涂酥炙令焦黄,去子) 鳖甲二两(涂醋炙令黄,去裙襕) 巴豆一两半(去皮,不去心膜,以桑柴灰汁煮半日取出)

【用法】上药以乳香、巴豆同捣如泥,余药捣罗为末,先以酽醋一升,化硼砂,去石滓,熬令稠,入面煮为糊,和诸药末,令软硬得所,捣为丸,如绿豆大。每服三丸至五丸,以温酒送下。

【主治】食癥,癖气食劳,宿食不消,痰逆。

【备考】方中硼砂,《普济方》引作"硇砂"。

54381 京三棱丸《圣惠》卷七十一)

【组成】京三棱三分(微炮裂) 鳖甲三分(涂酥炙令黄,去裙襕) 木香三分 桂心半两 川大黄一两(剉碎,微炒) 槟榔三分 诃黎勒三分(煨,用皮) 当归半两(剉,微炒) 芎藭半两 郁李仁三分(汤浸去皮,微炒)

【用法】上为末,炼蜜为丸,如梧桐子大。每服三十丸,食前以粥饮送下。

【主治】妇人痃癖,气攻腹胁,妨痛,面色萎黄,羸瘦少力,不能饮食。

54382 京三棱丸《圣惠》卷八十八)

【组成】京三棱半两(微煨,剉) 防葵半两 木香半两 人参半两(去芦头) 枳壳半两(麸炒微黄,去瓤) 赤茯苓半两 白术半两 桂心半两 川大黄一两(剉碎,微炒) 郁李仁三分(汤浸,去皮,微炒) 鳖甲一两(涂醋炙令黄,去裙襕)

【用法】上为末,炼蜜为丸,如小豆大。以粥饮送下随年丸数,一日三次;儿稍大,即以酒送下。

【主治】小儿癖气,手脚心热,脾胃虚弱,不下饮食,面色萎黄,渐加羸瘦。

54383 京三棱丸《圣济总录》卷四十四)

【组成】京三棱(煨,捣为末) 蓬莪术(煨,捣为末)各三分 巴豆(去皮心膜,压取霜)一分(以上三味用米醋一升于银石器内同熬成膏) 槟榔(剉)一两 青橘皮(汤浸,去白,焙) 陈橘皮(汤浸,去白,焙) 木香 桂(去粗皮,生姜汁炙)各半两

【用法】上八味,捣罗五味为末,用三味膏和捣为丸,如豌豆大。每服七丸至十丸,食后、临卧热生姜汤送下。

【功用】宽利胸膈,消化饮食。

【主治】脾胃虚寒,宿食不消。

54384 京三棱丸《圣济总录》卷四十五)

【组成】京三棱(灰火内炮,乘热捶碎) 益智(去皮)各一两 麦蘖(微炒)半两 陈橘皮(汤浸去白,焙)二两 陈曲(捣作粗末,微炒) 人参各半两

【用法】上为末,煮白面糊为丸,如梧桐子大。每服十五丸,食前生姜、枣汤送下。

【主治】脾胃气虚弱,呕吐不下食。

54385 京三棱丸《圣济总录》卷四十七)

【组成】京三棱(湿纸裹煨熟,别捣末)二两 槟榔(剉)一两 白术二两 丁香半两 半夏(汤洗去滑)四两 麝香(研)一分 丹砂(研)半两

【用法】上为细末,入研者药再研令匀,以生姜自然汁煮面糊为丸,如梧桐子大。每服二十丸至三十丸,以木香、生姜汤送下,不拘时候。

【功用】消积进饮食。

【主治】噫醋吞酸,或时恶心。

54386 京三棱丸《圣济总录》卷六十二)

【组成】京三棱(湿纸裹煨,碎剉) 沉香各半两 青橘皮(汤浸去白,焙) 鳖甲(去裙襕,醋炙) 槟榔(剉)各一分 巴豆五枚(去油为霜)

【用法】上为末,水煮白面糊为丸,如绿豆大。每服五丸,食后温熟水送下。

【功用】利胸膈,散积滞,消腹胀,进饮食。

【主治】五种膈气。

54387 京三棱丸《圣济总录》卷六十二)

【组成】京三棱(炮,剉) 诃黎勒(煨,去核) 木瓜(焙) 鳖甲(醋炙,去裙襕) 玳瑁(镑)各三分 桃仁(汤浸,去皮尖双仁,炒) 枳实(去瓤,麸炒) 干姜(炮) 白术 昆布(汤浸,去碱,焙) 赤茯苓(去黑皮) 木香各半两

【用法】上为末,陈曲糊为丸,如梧桐子大。每服二十丸,煨生姜、木瓜盐汤送下。

【主治】膈气噎塞,脾胃虚冷,瘦劣,不下食。

54388 京三棱丸《圣济总录》卷七十三)

【组成】京三棱(捶碎) 芫花各三两(二味醋浸五七日,炒黄) 蓬莪术(剉,炒) 桂(去粗皮)各一两 乳香(研) 硇砂(细研)各一分 巴豆三十个(用硫黄一皂子大,研细,醋两盏煎令醋尽为度,只用巴豆) 附子(炮裂,去皮脐)一两半

【用法】上为末。每用药末二两,熔黄蜡一两,蜜少许同为丸,如梧桐子大,丹砂为衣。每服二丸至三丸,生姜、木瓜汤送下;甘草生姜汤送下亦得。看虚实临时用。

【主治】丈夫、妇人痃癖气,一切积滞。

54389 京三棱丸《圣济总录》卷七十三)

【组成】京三棱五两(捣末,以好醋一碗同熬成稠膏) 蓬莪术(炮,剉) 益智(去皮) 青橘皮(去白,焙)各三两 冬用槟榔 夏用木香各一两半

【用法】上为末,以京三棱膏为丸,如绿豆大。每服二十丸,加至三十丸,食后生姜汤送下。

【主治】痃癖急痛,不能饮食。

54390 京三棱丸《圣济总录》卷九十七)

【组成】京三棱(煨,乘热捶碎,别捣为末) 木香 当归(切,焙) 桂(去粗皮) 肉苁蓉(酒浸,切,焙) 牛膝(去苗,酒浸,切,焙) 羌活(去芦头) 芎䓖 赤芍药(剉) 防风(去叉) 枳壳(去瓤,麸炒) 白术各半两 槟榔(生,剉) 大黄(剉,炒) 郁李仁(去皮双仁,别研如膏)各一两

【用法】上除郁李仁外,捣罗为末,与郁李仁膏同研令匀,炼蜜为丸,如梧桐子大。每服二十丸,空腹米饮或温酒送下。以利为度。

【主治】痃癖,注气刺痛,大便秘涩。

54391 京三棱丸《鸡峰》卷十九)

【组成】青皮 黄皮各一两(汤浸一宿,次日淘赤小豆一合,滚煮二橘皮,候豆六七分熟去青皮,研黄皮赤小豆如泥;若干,旋添煮豆汁,再研极细,用后药) 赤茯苓一两半 猪苓 吴白术 蓬莪术各半两 半夏三钱 京三棱八钱 防己 枳实三钱

【用法】上为细末,炼蜜和同小豆泥入白杵成膏,为丸如梧桐子大。每服三十丸,熟水送下,不拘时候。

【主治】丈夫妇人头面手足肿。

【备考】方中防己用量原缺。

54392 京三棱方《圣惠》卷四十九)

【异名】京三棱散《普济方》卷一七三)。

【组成】京三棱一两(微煨,剉) 柴胡三分(去苗) 桔梗一两(去芦头) 木通一两(剉) 当归三分(剉,微炒) 赤茯苓三分 陈橘皮半两(汤浸,去白瓤,焙) 赤芍药半两 鳖甲半两(涂醋炙令黄,去裙襴) 郁李仁三分(汤浸,去皮,微炒)

【用法】上为散。每服三钱,以水一中盏,入生姜半分,煎至五分,去滓温服,一日三四次。

【主治】癥瘕气,腹胀痛。

54393 京三棱汤《圣济总录》卷四十五)

【组成】京三棱(煨,剉)五两 陈曲(炒) 麦蘖(炒) 木香 肉豆蔻(去壳,炮) 槟榔 干姜(炮) 甘草(炙) 杏仁(汤去皮尖双仁,麸炒,研) 厚朴(去粗皮,生姜汁炙)各一两

【用法】上为粗末。每服三钱匕,水一盏,煎七分,去滓温服,不拘时候。

【主治】谷劳体重,四肢烦倦,食已便卧。

54394 京三棱汤《圣济总录》卷七十二)

【组成】京三棱(煨,剉) 大腹(连皮子,剉) 延胡索 天雄(炮裂,去皮脐) 芎䓖 白术各一两半 桃仁(汤浸,去皮尖双仁,炒)三十枚 桂(去粗皮) 当归(切,焙) 消石各一两 郁李仁(汤浸,去皮)一两一分

【用法】上吹咀,如麻豆大。每服四钱匕,水一盏半,加生姜二片,煎至七分,去滓温服。

【主治】腑脏不和,气血留滞,积聚胀满,心腹妨闷,食物减少,烦闷短气。

【备考】本方方名,《普济方》引作"荆三棱煎汤"。

54395 京三棱汤《圣济总录》卷七十二)

【组成】京三棱(炮,剉)一两 青橘皮(去白,焙)半两 桂(去粗皮)一分 大黄(剉碎,炒)半两 木香一分 槟榔(剉)半两

【用法】上为细末。每服五钱匕,水一盏半,煎至七分,去滓温服,空腹、日午、夜卧各一次。

【主治】积年癥块。

54396 京三棱汤《圣济总录》卷七十三)

【组成】京三棱(炮,剉) 木香 甘草(炙,剉) 蓬莪术(炮,剉)各一两 藿香叶一两半 乌药(剉) 茴香子(炒)各半两 赤茯苓(去黑皮)三分

【用法】上为粗末。每服三钱匕,以水一盏,煎至七分,去滓,食前温服。

【主治】痃癖冷气,积滞不消,胸膈痞闷,不思饮食。

54397 京三棱散《圣惠》卷五)

【组成】京三棱一两(炮,剉) 白术一两 桂心半两 青橘皮一两(汤浸,去白瓤,焙) 木香半两 芎䓖二分 枳壳三分(麸炒微黄,去瓤) 槟榔二分 人参一两(去芦头) 附子一两(炮裂,去皮脐) 干姜三分(炮裂,剉) 甘草半两(炙微赤,剉) 当归三分(剉,微炒) 厚朴一两(去粗皮,涂生姜汁炙令香熟) 吴茱萸半两(汤浸七遍,焙干,微炒)

【用法】上为粗散。每服一钱,以水二中盏,加大枣三枚,煎至六分,去滓,稍热服,不拘时候。

【主治】脾脏冷气,攻心腹疼痛,或胁下气聚不散,面色萎黄,手足常冷,不欲饮食。

54398 京三棱散《圣惠》卷四十八)

【组成】京三棱一两(炮,剉) 桂心三分 丁香半两 益智子三分(去皮) 木香半两 大腹皮一两(剉) 前胡一两(去芦头) 厚朴一两(去粗皮,涂生姜汁炙令香熟) 白术三分 干姜半两(炮裂,剉) 郁李仁一两(汤浸,去皮,微炒) 蓬莪术三分 青橘皮一两(汤浸,去白瓤,焙) 赤茯苓一两 川大黄一两(剉碎,微炒)

【用法】上为散。每服二钱,以水一中盏,加生姜半分,大枣三枚,煎至六分,去滓,每于食前稍热服。

【主治】积聚气,脾胃虚弱,不能化谷,致宿食不消,胁胀痛。

54399 京三棱散《圣惠》卷四十九)

【组成】京三棱三两(微煨,剉) 益智子一两(去皮) 吴白术一两 木香一两

【用法】上为散。每服三钱,以水一中盏,煎至五分,去滓,稍热服,不拘时候。

【主治】痃癖气,每发痛不能食。

【备考】本方原名"京三棱丸",与剂型不符,据《普济方》改。

54400 京三棱散《圣惠》卷七十九)

【组成】京三棱一两(微煨,剉) 当归半两(剉,微炒) 桂心半两 芎䓖半两 牡丹半两 牛膝三分(去苗) 赤芍药半两 桃仁三分(汤浸,去皮尖双仁,麸炒微黄) 生干地黄一两 刘寄奴半两 鳖甲一两(涂醋炙令黄,去裙襴) 川大黄三分(剉碎,微炒)

【用法】上为散。每服三钱,以水一中盏,加生姜半分,煎至六分,去滓温服,一日三四次。

【主治】产后积血不散,结聚为块,或时寒热,不思饮食。

54401 京三棱散《圣惠》卷八十八)

【异名】三棱散(《普济方》卷三九二)。

【组成】京三棱半两(微煨,剉) 枳壳一分(麸炒微黄,去瓤) 川大黄半两(剉碎,微炒) 鳖甲半两(涂醋炙令黄,去裙襴) 槟榔半两 赤茯苓半两

【用法】上为散。每服一钱,以水一小盏,煎至五分,去滓,分为二服,一日三四次,逐下恶物为效。

【主治】小儿乳癖结实,或有滞恶,停积不散,令儿日渐羸瘦,面色萎黄,春夏多发,不欲乳食。

54402 京三棱散《圣惠》卷八十八)

【组成】京三棱一分(微煨,剉) 鳖甲一分(涂醋炙令黄,去裙襴) 枳壳一分(麸炒微黄,去瓤) 大腹子一分 神曲一分(微炒) 诃黎勒皮一分 蓬莪术一分 麦蘖一分(炒令微黄) 青橘皮一分(汤浸,去白瓤,焙) 黑三棱半两(剉) 厚朴一分(去粗皮,涂生姜汁炙令香熟)

【用法】上为散。每服半钱,以粥饮调下,一日三次。

【主治】小儿疢气急痛。

54403 京三棱散《圣济总录》卷五十四)

【组成】京三棱(煨,为末)十两 陈曲(微炒) 大麦蘖(微炒) 木香 肉豆蔻(去壳) 白槟榔(剉) 干姜(炮去皮) 甘草(炙,剉) 杏仁(去皮尖双仁,麸炒) 厚朴(去粗皮,生姜汁炙熟)各一两

【用法】上为散,拌匀。每服二钱匕,入盐少许,沸汤点服,不拘时候。

【功用】和养脾胃,除积聚气。

【主治】三焦胀。

54404 京三棱散《圣济总录》卷七十二)

【组成】京三棱(煨,剉) 蓬莪术(煨,剉)各二两 益智(去皮,炒) 缩砂仁 槟榔(剉) 青橘皮(汤浸,去白,焙) 姜黄各半两 丁香一分 甘草(炙,剉)三分

【用法】上为散。每服二钱匕,沸汤点服,不拘时候。

【主治】积聚,心腹胀满,肠鸣醋心,呕吐冷痰,不思饮食。

54405 京三棱散《圣济总录》卷七十三)

【组成】京三棱(煨,剉)半斤 枳壳(去瓤,麸炒)一两 甘草(炙,剉)三两

【用法】上为散。每服三钱匕,入盐半字,空心食前沸汤点服。

【主治】癖气在胁下痛,久不愈。

54406 京三棱散《圣济总录》卷一七六)

【组成】京三棱(煨,剉) 鳖甲(醋炙,去裙襴) 枳壳(去瓤,麸炒) 陈曲(炒) 大腹子(剉) 诃黎勒皮(半生半熟) 厚朴(去粗皮,生姜汁炙) 麦蘖(炒) 蓬莪术(煨,剉) 青橘皮(去白,焙)各一分

【用法】上为散。六七岁儿每服半钱匕,空腹米饮调下,一日三次。

【主治】❶《圣济总录》:小儿癥瘕,食癖。❷《普济方》:小儿疢气,急痛。

54407 京三棱散《普济方》卷三八八引《汤氏宝书》)

【组成】京三棱 莪术各一两(炒) 益智子(去壳) 甘草(炙) 神曲(炒) 麦蘖(炒) 橘红各半两

【用法】上为末。白汤点下。

【主治】白浊。

54408 京三棱散

《普济方》卷一七三。为《圣惠》卷四十九"京三棱方"之异名。见该条。

54409 京蓬术丸《普济方》卷三九三)

【组成】京三棱(煨,剉) 广术(煨,剉) 陈皮(去白) 香附子(炒) 萝卜子(炒)各半两 青皮(去白) 枳壳(麸炒,去瓤) 缩砂仁(炒) 胡黄连 芦荟各三钱 胡椒二钱半

【用法】上为细末,煮面糊为丸,如黄米大。每服三十丸,加至四五十丸,温米饮汤送下。三四岁,如麻子大,一日二三次。

【功用】和胃气,进乳食。

【主治】小儿一切所伤,乳食不化,心腹胀满。

【宜忌】忌生硬冷物。

54410 京三棱煎丸《圣惠》卷二十八)

【异名】三棱煎丸(《鸡峰》卷九)。

【组成】京三棱八两(炮,剉) 陈橘皮八两(汤浸去白瓤,焙) 黑三棱四两(炮,剉) 桃仁四两(汤浸,去皮尖双仁,研如膏)

以上四味,除桃仁外,捣罗为末,用好酒五升,于锅中,以慢火煎,次下桃仁膏,熬如稀饧,入后药末:

槟榔二两 诃黎勒二两(煨,用皮) 枳壳四两(麸炒微黄,去瓤) 木香三两 硇砂一两(研入) 鳖甲二两(涂醋炙微黄,去裙襴) 硫黄二两(细研,水飞过) 附子二两(炮裂,去皮脐) 干姜三两(炮裂,剉)

【用法】上为末,入研了硇砂、硫黄等,重研令匀,入前药内为丸,如梧桐子大。每服三十丸,空腹及晚食前以生姜汤或温酒送下。

【主治】虚劳癥瘕,心腹疼痛,胸膈不利。

【宜忌】忌苋菜生冷。

54411 京三棱煎丸《圣惠》卷四十八)

【组成】京三棱一两(炮裂) 当归一两(剉,微炒) 草薢一两(剉) 陈橘皮一两(汤浸,去白瓤,焙) 厚朴一两(去粗皮,涂生姜汁,炙令香熟) 肉桂一两(去粗皮) 赤茯苓三分 木香三分 槟榔一两

【用法】上为末,以酒三升,煎一半药末如膏,后入余药末,和捣为丸,如梧桐子大。每服三十丸,食前以温酒送下。

【主治】积聚,心腹胀满,脐下结硬。

54412 京三棱煎丸《圣济总录》卷四十七)

【组成】京三棱三两(杵末,取二两) 硇砂一两(飞过,同三棱用米醋三升煎成膏) 当归(酒浸,切,焙) 大黄(剉,炒) 鳖甲(去裙襴,醋炙) 五灵脂(炒) 木香 沉香(剉)各半两 槟榔(剉) 桂(去粗皮) 干漆(炒令烟尽)各三分 没药 马蔺花各一分 蓬莪术(炮)一两

【用法】上为末,入三棱煎,搜和为丸,如绿豆大。每服七丸,空心、临卧温酒或盐汤送下。

【主治】胃热肠寒,食已复饥,小腹痛胀。

54413 京三棱煎丸《圣济总录》卷七十一)

【组成】京三棱(煨,剉) 蓬莪术(煨,剉) 芫花(醋炒焦) 半夏(汤洗七遍,焙) 青橘皮(去白,焙)各一两 硇砂(去石,研) 附子(炮裂,去皮脐) 桂(去粗皮) 延胡索(醋炒) 大戟(腻粉调,酒炙) 干漆(炒烟出) 猪牙皂荚

（去皮子，炙）　五灵脂（醋炒）各半两

【用法】上为末，用好醋三升，入药二停，熬成膏，再入一停，为丸如绿豆大。每服五丸，食后生姜汤送下。

【主治】五积六聚，血瘕气块，聚散不定，及一切气疾。

54414 京红粉软膏《赵炳南临床经验集》

【组成】京红粉一两五钱　利马锥五钱　凡士林八两

【用法】外敷患处。

【功用】杀虫止痒，软坚脱皮，化腐生肌。

【主治】牛皮癣静止期（血燥型白疕），胼胝，神经性皮炎（顽癣），痈疽溃后腐肉未脱之疮面。

【宜忌】对汞过敏者禁用。

54415 京红粉药捻《赵炳南临床经验集》

【组成】京红粉一两

【功用】化腐提毒。

【主治】阳症窦道，瘘管，脓疡，脓毒未净。

【宜忌】脓腐已尽及对汞剂过敏者勿用。

54416 京都硇砂膏《外科方外奇方》卷二

【组成】鲜桃、柳、桑、槐枝各五尺　红山栀八十个　头发一两二钱　炙甲片六钱　象皮六钱

以麻油四斤，炸枯去滓，再熬至滴水成珠，加入飞黄丹一斤半，搅成膏。再入：

真硇砂三钱　血竭一钱　儿茶二钱（三味另研末）

【用法】共搅极匀，出火气。摊贴。

【功用】去腐消坚。

【主治】除疗疮外，一切恶疮痈疽发背；并诸般疮疖痰核硬块；其势成者，亦能大化为小。

54417 京三棱鳖甲丸《圣济总录》卷四十六

【组成】京三棱（炮，剉）　鳖甲（去裙襕，醋炙）　黄耆（剉，焙）　白术各一两半　厚朴（去粗皮，涂生姜汁炙熟）二两　干姜（炮）　诃黎勒皮　吴茱萸（汤浸，焙炒）　枳壳（去瓤，麸炒）　橘皮（汤去白，焙干）　桔梗（炒）　麦蘖（炒）　陈曲　干地黄　桂（去粗皮）　槟榔（剉）　木香　当归（切，焙）　甘草（炙，剉）　人参　白茯苓（去黑皮）各一两

【用法】上为末，炼蜜为丸，如梧桐子大。每服三十丸，空心米饮送下，加至四十丸，温酒下亦得。

【主治】脾胃久冷，心腹胀满，宿食不消，时作呕逆，日渐羸瘦，兼癖瘕气块等疾。

54418 京万红痔疮膏《新药转正》20 册

【组成】地黄　穿山甲　木瓜　川芎　白芷　棕榈血余炭　地榆　赤芍　土鳖虫　大黄　黄芩　当归　五倍子　桃仁　苦参　黄柏　胡黄连　白蔹　木鳖子　黄连　罂粟壳　苍术　栀子　乌梅　半边莲　红花　槐米　金银花　紫草　血竭　乳香　没药　槐角　雷丸　刺猬皮冰片

【用法】制成软膏。外敷，便后洗净，将膏挤入肛门内，一日 1 次。

【功用】清热解毒，化瘀止痛，收敛止血。

【主治】初期内痔，肛裂，肛周炎，混合痔等。

54419 京制咳嗽痰喘丸《成方制剂》20 册

【异名】气管炎咳嗽痰喘丸。

【组成】前胡　白前　苦杏仁（去皮炒）　桑叶　麻黄　半夏曲（麸炒）　桔梗　川贝母　紫苏子（炒）　化橘红（盐炙）　紫菀　款冬花（蜜炙）　旋覆花　海浮石（煅）　马兜铃（蜜炙）　茯苓　甘草（蜜炙）　远志（炒焦）　石膏　细辛　五味子（醋炙）　桂枝（炒）　浙贝母　白芍（酒炙）　葶苈子　射干　百部（蜜炙）　薤白　黄芩　党参　大枣　煅蛤壳粉　青黛　罂粟壳（蜜炙）　生姜　枇杷叶

【用法】制成丸剂，每 100 粒重 21 克。口服，一次 30粒，一日 2 次，八岁以内小儿酌减。

【功用】散风清热，宣肺止咳，祛痰定喘。

【主治】外感风邪，痰热阻肺，咳嗽痰盛，气促哮喘，不能躺卧，喉中作痒，胸膈满闷，老年痰喘。

夜

54420 夜干膏《医心方》卷十六引《集验方》

【组成】夜干二两　常陆（切）一升　防己四两　升麻三两

【用法】上切，以猪膏三升，微火煎常陆稍焦黄，绞去滓。以摩病上。

【主治】风热毒肿结赤。

54421 夜叉丸《普济方》卷二四三引《澹寮》

【组成】川乌（大者）二两（切作片子，用捶碎大蒜一枚，乌头半两同煮，豆熟为度，留汁用）　青盐一两　苍术一两（连须葱白一束，研烂同汁浸一夕）

【用法】上为细末，好谷醋同煎，煮豆汁为丸，如梧桐子大。每服三十丸，空心木瓜盐酒送下。

【主治】脚气。

54422 夜光丸《圣济总录》卷一〇八

【组成】陈曲末四两（微炒）　磁石（将块子火烧红，醋淬七次，研细，水飞）二两　丹砂（研细，水飞）一两

【用法】上为末，炼蜜为丸，如梧桐子大。每服十丸，空心米饮送下。

【主治】目久昏暗。

54423 夜光丸《圣济总录》卷一〇八

【异名】双美丸（《普济方》卷八十一引《医方集成》）。

【组成】蜀椒（去目并闭口，炒出汗）一斤半（捣罗取末一斤）　甘菊花（末）一斤

【用法】上二味，和匀，取肥地黄十五斤，切，捣研，绞取汁八九斗许，将前药末拌浸令匀，晒稍干，入盘中摊，晒三四日内取干，候得所即止，勿令太燥，入炼蜜二斤，同捣为丸，如梧桐子大。每服三十丸，空心、日午熟水送下。

【功用】❶《圣济总录》：久服目能夜视，发白再黑，通神强志，延年益寿。❷《普济方》：退翳膜。

【主治】❶《圣济总录》：眼目昏暗。❷《良朋汇集》：眼目昏暗，羞明怕日，不敢见灯火者。

54424 夜光丸《瑞竹堂方》卷三

【异名】石斛夜光丸（《原机启微》卷二）。

【组成】天门冬（去心，焙）　麦门冬（去心，焙）　生地黄（怀州道地）　熟地黄（怀州道地）　新罗参（去芦）　白茯苓（去黑皮）　干山药各一两　枸杞子（拣净）　牛膝（酒浸，另捣）　金钗石斛（酒浸，焙干，另捣）　草决明（炒）　杏仁（去皮尖，炒）　甘菊（拣净）　菟丝子（酒浸、焙干、另捣）羚羊角（镑）各七钱半　肉苁蓉（酒浸，焙干，另捣）　五味子（炒）　防风（去芦）　甘草（炙赤色，剉）　沙苑蒺藜（炒）

黄连(去须) 枳壳(去瓤,麸炒) 川芎 生乌犀(镑) 青葙子各半两

【用法】上除另捣外,为极细末,炼蜜为丸,如梧桐子大。每服三五十丸,空心温酒送下;盐汤亦可。

【功用】降心火,益肾,明目,除障。

【主治】肾虚血弱,风毒上攻眼目,视物昏花不明,久而渐变内障。

54425 夜光丸《经验秘方》引周祥卿方,见《医方类聚》卷七十)

【组成】天门冬(去心,火焙) 麦门冬(去心,焙) 熟地黄 生地黄(怀者佳) 新罗参(去须) 白茯苓(去皮) 干山药各二两 枸杞子(拣净) 金钗石斛(酒浸) 牛膝(酒浸) 甘菊花 草决明(炒) 羚羊角(镑,另捣)各一两半 肉苁蓉(酒浸) 五味子 白蒺藜(炒去刺) 防风(去芦) 甘草 黄连 枳壳(去瓤,麸炒) 贯川芎 生犀角(另捣) 青葙子各一两 菟丝子一两半(酒浸) 谷精草一两 当归三两 密蒙花一两

【用法】上为细末,炼蜜为丸,如梧桐子大。每服五十丸,空心盐汤或温酒送下。

【功用】降心火,益肾水,除昏退翳,可认细字。

【主治】男子肾虚血弱,风毒上攻眼目,视物昏花不明,久而渐成内障。

54426 夜光丸

《医学纲目》卷十三。即《卫生宝鉴》卷十"夜光散"改为丸剂。见该条。

54427 夜光丸

《济阳纲目》卷一○一。为《医学正传》卷五"固本还睛丸"之异名。见该条。

54428 夜光丸《奇方类编》卷上)

【组成】当归 生地 牛膝 枳壳(炒) 菟丝饼 熟地 枸杞子 菊花 地骨皮 远志肉各等分

【用法】生熟地用酒浸,捣膏为丸,如梧桐子大。每服五六十丸,食远白滚汤送下。

【功用】养血滋肾,久服明目。

54429 夜光丸《医略十三篇》卷九)

【组成】酒炒常山三两 乌梅肉二钱 大块朱砂三钱 透明雄黄三钱 夜明砂五钱

【用法】上为细末,神曲稀糊为丸,如梧桐子大。每早服二钱,晚服二钱,开水送下,中病即止,不必尽剂,不过七日必愈。小儿加鸡膍黄皮一两,每服一钱;孕妇常山减半,虚人及老人鲜首乌三五钱煎汤送下,每早晚一钱半;壮人及年少每早晚服三钱。

【功用】截疟。

【主治】痎疟。

54430 夜光丹《圣济总录》卷二十七)

【组成】硫黄(研) 太阴玄精石(研) 消石(研)各一两 附子(炮裂,去皮脐者)一两(生去皮者)半两

【用法】上四味,先将玄精、消石二味于铁铫中慢火熬,候匀热,以匙于中心隐作坑子,纳硫黄,候熔,搅匀,放冷研细,别捣罗生熟附子为细末,入研着药,合研匀,以软烂粳米饭为丸,如梧桐子大。每服五丸,冷艾汤送下。

【主治】伤寒阴毒,四肢逆冷,面青,胸膈不利,呕哕虚烦。

54431 夜光散《卫生宝鉴》卷十)

【组成】宣黄连 诃子各二两 当归一两 铜绿一钱

上㕮咀,以河水三升,同浸两昼夜,于银石器熬取汁,约一大盏,纳八分来得所,看滓黑色为度,生绢扭取汁,再上文武火熬,槐柳条搅,滴水成珠为度,入后膏和剂:

豮猪胰子二个(先去脂,以禾秆药捎裹,搅水内搓洗,令脂尽切,入黄连膏内,煮黑色,取出用之) 芦甘石一两(童便一大碗,炭火烧红淬之,令小便尽,芦甘石粉白为度,研细末) 黄丹四两(新汲水淘净,飞细,焙干) 鹅梨十个(竹刀切去皮心,生布取汁用) 青盐六钱(研细) 蜜一斤(炼去蜡滓,一沸止)

【用法】上将梨汁、甘石膏子内熬五七沸,入青盐,以杨柳枝搅至褐色,倾入瓷瓮,冷冰水浸,拔去火毒,腊月合为妙,正月、十一月次之,余月各不可合。每用铜箸蘸药,点入眼大眦内。

【主治】赤眼翳膜昏花。

【备考】本方制成丸剂,名"夜光丸"(见《医学纲目》卷十三)。

54432 夜光膏《医方类聚》卷七十引《经验秘方》)

【组成】黄连(拣黄色肥者,去须,称四两,折碎,走水淘洗净,用槐柳枝拨出,控稍干,近腊月中气,用腊水三升,浸于瓷罐内,封盖七日,放暖处,用雪水妙,冰水亦可) 当归身半两(折碎,淘洗如上,与黄连同浸) 诃子一对(即诃黎勒也,打破去核,将皮淘净,与黄连同浸) 豮猪胰子二个(掐去脂膜,以秆草叶裹,清水内搓洗至净,细拣去草叶,用刀作切小片,腊水内濯去腥,槐柳枝漉出别放) 甘石(取药末)四两(白色微黄者佳,置坩锅内,炭火围烧,上用砂锅片盖锅口上,一放熟火煅至锅红,用钳取出,倾于童子小便内,沸定为度,依前再烧蘸,通七遍,乳钵内研极细无声,少添水再研,再添水飞,不尽者再研,倒水再如此数次,去沉底滓,待细药沉底,将碗慢倾去水,药上铺净绢帛,上铺草纸二重,上摊桑柴灰渗水,纸并灰频换,至水干,日中晒,或暖炕上盖放至干为度,用净纸收裹,若得隆德宫所出者,名曰京石,为最佳) 黄丹(细腻,掷于壁上不落者良,飞,干称)四两 铜绿(若用开元钱硇砂撞者,又名峒青,更妙;不须水飞,种法在后) 雄黄二钱半(色如鸡冠,不夹石而不臭者良,研飞如甘石法) 青盐半两(走水淘去泥,漉出吹去水,控干,研为极细) 麝香一字(真者,手捻着指细腻;又云味苦者良) 轻粉二钱半(与麝香同研) 硇砂二钱半(先净,微青者良,瓷盏盛水,将硇砂放水中,汤瓶盛水置火上,瓶口上坐盏,待硇砂滚开,水向上有凝结者,用铧儿挑出,待干秤,不须研) 马牙消二钱半(研细。以上飞研药味,除甘石、黄丹各另收裹,其余细药一同和匀) 鹅梨十个(用水洗净,控干,竹瓜篱内捣碎,用净生绢扭) 蜜一斤(陈者良)

【用法】以上淘浸、飞研药味,并洗涤器皿,俱用腊水极妙,煎熬,并用度法:上项浸药至七日,洁净房舍内,用净砂锅,文武炭火,旋添碎炭,将先浸黄连等三味倾于锅内,每添炭时用板盖锅,以防灰尘,黄连等滚数沸,下猪胰,用滚猪胰化,用绵隔去滓,滤于原浸药罐内,将蜜下锅,用细槐柳嫩枝各一条,夹去须葱一枝,细线系定,搅蜜,滚数沸,蜜红色,以绵隔去滓,滤于净碗内,重热汤内浸碗,取不凝也;将先滚过药汁,再用绵滤于锅内,滚数沸,下梨汁;滚数沸,下蜜;滚数

沸,下甘石,搅匀;下研细药味,搅匀;下黄丹。用小指大长尺许带皮槐柳枝各二条,下削作马蹄状,掐底及四边,始终不住,慢慢左手顺搅,熬至不黏手为度,杖上黏药用竹刀刮下锅内,乘热倾于瓷盖钵内,凉处收藏;锅内黏住药,火上坐锅,少添腊水,用槐柳枝刷濯三五次,锅净即止,药水瓷罐内收盖,天寒窝藏。先洗眼用,无瘀肉翳晕,不用麝香、轻粉、雄黄、硇砂、马牙消亦可。每用大如鸡头子,净瓷盏内用温水二勺浸开,重温药盏,钗头夹净绵少许蘸药,临卧热洗,眼涩为度;病大者,一日洗二三次,十日一次换药,先用热水洗眼净,随后用药甚效。如干点,将药另作如鼠粪状,一头置于眼大角内及上下睑,觉行性,去药亦可。黄连等先滤下药滓,晒干收藏。若有眼新发者,用多半抄水二大盏,同煎数沸,若滓澄清者,重汤内温热洗眼浊,服之亦效。

【主治】青蒙遮暗,内外障,不见分明。

【宜忌】忌湿面、杂肉、酒、蒜、姜、醋发病之物。

54433 夜光露(《眼科锦囊》卷四)

【组成】蘘荷(捣汁)五钱 食盐(烧者)三分

【用法】上药和解水中。每用少许,点眼。

【主治】刺撞眼。

54434 夜合汤

《圣济总录》卷五十。为《千金》卷十七"黄昏汤"之异名。见该条。

54435 夜合散(方出《百一》卷十三,名见《疡科选粹》卷八)

【组成】夜合树皮(即合欢也。去粗皮,取白皮,剉碎,炒令黄微黑色)四两 芥菜子(炒)一两

【用法】上为细末。酒调临夜服;以粗滓罨疮上,扎缚之。

【功用】接骨。

【主治】打扑损伤,骨折。

54436 夜阴散(《济阴纲目》卷十四)

【组成】蜘蛛三个 红枣三枚(去核)

【用法】上每枣一枚,入蜘蛛一个,夹于内炒熟,口嚼吃,用烧酒送下。未成者立消,已成者立溃。

【主治】吹乳乳痈。

54437 夜灵散(《医级》卷八)

【组成】石决明(取九孔者,水煮一伏时用) 夜明砂(淘净,另研)各等分

【用法】上为末。每服三钱,猪肝二两,竹刀批开,入药于内,用线扎好,水煮一二时。临卧连药及汁嚼服。服七日愈。

【主治】目风内障,肝肺热深,至夜昏暗。

54438 夜明丸(《准绳·类方》卷七)

【组成】夜明砂 木贼 防风 田螺壳 青木香 细辛各等分

【用法】上为末,烂煮猪肝,用末药于净沙盆内研,令极匀,为丸,如梧桐子大。每服三十丸,米饮或酒送下。

【主治】雀目,青盲。

54439 夜明丹(《幼幼新书》卷二十三引张涣方)

【组成】夜明砂一两(微炒) 干虾蟆五个(烧存性,并为细末) 芦荟 青黛 胡黄连 草龙胆 苦楝根各半两

【用法】上件一处拌匀,粳米饭和为丸,如黍米大。每服十粒,米饮送下,不拘时候。

【主治】五疳腹胀,目涩多睡。

54440 夜明散(《医方类聚》卷七十引《施圆端效方》)

【组成】谷精草 甘草 夜明砂 青蛤粉 苍术各等分

【用法】上为细末。每服三钱,猪肝二两,批开,掺药在内,麻扎定,米泔煮,熏眼;至熟,分三五次细嚼肝汤下。日均一剂。

【主治】雀目久昏。

54441 夜明散

《普济方》卷八十三。为《圣惠》卷三十三"抵圣散"之异名。见该条。

54442 夜明散(《眼科全书》卷三)

【组成】夜明砂 谷精草 木贼草 蝉蜕 蚌粉各一两

【用法】上研为末,以猪肝切开,掺药末在内,放锅内煮熟。细嚼下,效。

【主治】金星翳内障。

54443 夜明散(《全国中药成药处方集》武汉方)

【组成】木贼草 石决明 谷精草 密蒙花 夜明砂各三两 蝉蜕二两

【用法】混合碾细,成净粉85%～90%即得。每服一至二钱,早晚开水送下。

【主治】目赤胞肿,夜盲羞明。

54444 夜容膏(《便览》卷四)

【组成】白芷 白牵牛 黑牵牛(俱用头末) 玉女粉 雁条 白丁香 白茯苓 密陀僧 白檀 白蔹 白及 白附子各等分

【用法】上为细末,鸡子清和为丸,阴干。唾津调,夜搽面上。

【主治】䵟黯,风刺,面垢。

54445 夜清汤(《辨证录》卷六)

【组成】人参 麦冬各一两 甘草一钱 柏子仁 菟丝子各三钱 玄参 炒枣仁各五钱 黄连三分

【用法】水煎服。

【主治】人有夜不能寐,口中无津,舌上干燥,或开裂纹,或生疮点。

54446 夜啼丹(《幼科指南》卷下)

【组成】朱砂 蝉衣 全蝎各等分

【用法】上为末,以蜜调涂。搽上唇,止上半夜;搽下唇,止下半夜。

【主治】小儿夜啼。

54447 夜露饮(《辨证录》卷四)

【组成】熟地 麦冬 芡实各一两 山茱萸五钱 贝母五分

【用法】水煎服。十剂全愈。

【主治】久咳而不愈者,口吐白沫,气带血腥。

54448 夜宁合剂

《新药转正》40册。即《成方制剂》6册"夜宁冲剂"改为合剂。见该条。

54449 夜宁冲剂(《成方制剂》6册)

【组成】合欢皮 甘草 首乌藤 大枣 女贞子 灵芝 浮小麦

【用法】上制成颗粒剂。开水冲服,一次20克,一日

2次。

【功用】安神养心。

【主治】神经衰弱,头昏失眠,血虚多梦。

【备考】本方改为糖浆剂,名"夜宁糖浆"(见《中国药典》2000版);改为口服液剂,名"夜宁口服液"(见《新药转正》39册);改为合剂,名"夜宁合剂"(见《新药转正》40册)。

54450 夜宁糖浆

《中国药典》2000版。即《成方制剂》6册"夜宁冲剂"改为糖浆剂。见该条。

54451 夜合花丸(《圣惠》卷四十四)

【组成】夜合花四两 牛膝一两(去苗) 红蓝花一两 石盐一两 杏仁半两(汤浸去皮尖双仁,麸炒微黄) 桂心一两

【用法】上为末,炼蜜为丸,如梧桐子大。每服三十丸,空心以温酒送下,晚食前再服。

【主治】腰脚疼痛,久不愈。

54452 夜合枝酒

《本草纲目》卷三十五。为《圣济总录》卷八"夜合枝酝酒"之异名。见该条。

54453 夜合枝散(《普济方》卷三一一引《圣惠》)

【组成】夜合枝(剉) 杏枝(剉) 甜瓜子各一两 赤芍药一两半

【用法】上为散。每服五钱,以水、酒各大半盏,煎至五分,去滓温服,一日三四次。

【主治】马坠有瘀血,聚于腹胃之中,不便,服药多有击,血结成颗块冲心。

54454 夜合酝酒

《金匮翼》卷一。为《圣济总录》卷八"夜合枝酝酒"之异名。见该条。

54455 夜尿宁丸(《成方制剂》17册)

【组成】补骨脂 天青盐 肉桂 桑螵蛸

【用法】制成丸剂,每丸重9克。温开水送服,一次1丸,一日3次;十岁以下减半。

【功用】补肾散寒,止湿缩尿。

【主治】小孩尿床症。

【宜忌】对膀胱炎、肾炎、糖尿病、泌尿系统结核等器质性病变所引起的夜尿症应加以区别,忌用此药;服药期间忌饮凉水和凉食,并应避免着凉和游泳。

54456 夜明砂丸(《圣惠》卷八十六)

【组成】夜明砂(微炒) 芦荟(细研) 熊胆(细研) 朱砂(细研) 蛜蝌(微炒,去翅足) 蛇蜕皮(烧灰) 蝉壳(微炒) 青黛(细研)各半两 蟾头一枚(炙黄熟) 麝香一分(细研) 牛黄一分(细研)

【用法】上为细散,以糯米纳在猪胆中,水煮熟,取出糯米,和丸如绿豆大。每服五丸,以薄荷汤送下。

【主治】小儿一切疳,面肿项细,腹肚胀满,四肢羸瘦,身上生疮,鼻流清涕,头发稀疏,日渐尪弱。

54457 夜明砂丸(《圣惠》卷八十六)

【组成】夜明砂(微炒) 白附子(炮裂) 白僵蚕(微炒) 牛黄(细研) 干蝎(微炒) 麝香(细研) 朱砂(细研) 甜葶苈(隔纸炒令紫色) 青黛(细研)各二分 乌蛇三分(酒浸去皮骨,炙微黄) 蟾酥半分 雀儿饭瓮二七枚

【用法】上为末,用猪胆汁和丸,如绿豆大。每服三丸,以粥饮送下。

【主治】小儿风疳,鼻口多痒,肌体羸瘦,摇头揉目,昏昏多睡。

54458 夜明砂丸(《圣惠》卷九十三)

【组成】夜明砂一分(微炒) 诃黎勒半两(煨,用皮) 龙骨半两 熊胆一分(细研) 朱砂一分(细研) 牛黄二分(细研) 麝香一分(细研) 黄连半两(微炒,去须)

【用法】上为末,都研令匀,以獖猪胆汁和丸,如黍米大。每服五丸,以粥饮送下,一日三次。

【主治】小儿疳痢久不愈,可吃乳食,渐加黄瘦。

54459 夜明砂丹(《卫生总微》卷十二)

【组成】夜明砂一两(微炒) 胡黄连半两 龙胆草(去芦)半两 苦楝根皮半两 干蟾五个(烧存性) 青黛 麝香 芦荟各一分(研细)

【用法】上为细末,粳米饭为丸,如黍米大。每服十粒,米饮送下,不拘时候。

【主治】五疳腹胀,目涩多睡。

54460 夜明砂散(《圣惠》卷八十七)

【组成】夜明砂一两(微炒) 天竺黄半两 犀角屑半两 芎䓖一两 羚羊角屑半两 白僵蚕半两(微炒) 甘菊花半两 车前子半两

【用法】上为细散。每服半钱,常于午时以温水调下。

【主治】小儿眼疳,渐渐急小多赤。

54461 夜明砂散(《圣惠》卷八十七)

【组成】夜明砂半两(微炒) 蜗牛壳半两(微炒) 子芩半两 豆豉半两(炒干) 朱砂一分(细研)

【用法】上为细散。每服一钱,以水一中盏,入绿豆半匙,煮熟放冷,和滓服之。

【主治】小儿眼疳,生翳膜,体热。

54462 夜明砂散(《圣惠》卷八十九)

【组成】夜明砂半两(微炒) 细辛一分 羌活一分 姜石半两(捣碎,细研,水飞过)

【用法】上为细散,都研令匀。每服一钱,用白羊子肝半枚,粟米二百粒,水一中盏,煮米熟,去肝,放冷,渐渐服之。儿稍大,并肝食之。

【主治】小儿雀目,日晚无所见。

54463 夜明砂散(《圣惠》卷九十)

【组成】夜明砂一两 白僵蚕半两 雄蚕蛾半两 乳香半两 腊面茶半两

【用法】上为细散。敷于疮上,以愈效。

【主治】小儿久瘘,移易三数处,皆生疮孔者。

54464 夜明砂散(《圣济总录》卷一八一)

【组成】夜明砂二钱 麝香一字

【用法】上为极细末。先以绵杖子拭去脓;用药半钱匕,掺入耳中。

【主治】小儿聤耳。

54465 夜明砂散(《普济方》卷三九八)

【异名】黄金散丸。

【组成】夜明砂一分(微炒) 干虾蟆半两(涂酥炙令黄焦) 蜗牛三十枚(炒令微黄) 麝香一分(研) 朱砂一分(研) 龙骨半两

【用法】上为细末。每服半钱,以粥饮调下,一日三

四次。

【主治】小儿痢渴不止,壮热腹痛。

54466 夜明砂散(《证治宝鉴》卷十)

【组成】石决明 夜明砂

【用法】上为末,掺入猪肝内,扎紧,入砂锅,米泔煮吃。

【主治】雀目。

54467 夜明砂膏(《直指》卷二十二)

【组成】夜明砂一两 辣桂半两 乳香一分

【用法】上为细末,入干砂糖半两研和,用井水调膏敷。

【功用】溃肿排脓。

【主治】痈疽。

54468 夜宁口服液

《新药转正》39册。即《成方制剂》6册"夜宁冲剂"改为口服液剂。见该条。

54469 夜光育神丸(《寿亲养老》卷二)

【组成】熟地黄(洗,晒干,酒浸) 远志(净洗,就砧上捶碎,取皮去骨木) 牛膝(去芦) 菟丝子(净洗,晒干,以酒浸,别研如泥) 枳壳(净洗,去瓢,麸炒赤色) 地骨皮(须自取,净洗,净砧上捶打取皮) 当归(净洗,晒干,焙亦得)各等分

【用法】除地黄、菟丝子别器用酒浸,其余五味,同剉细,共入一钵内,或瓷瓮内,若每件十两,都用第一等无灰浓酒六升,同浸三宿,取出,文武火焙干,须试火令得所,不可太猛,恐伤药性,十分焙干,捣罗为末,以两手拌令十分匀,炼蜜为丸,如梧桐子大。炼蜜法,冬五滚,夏六七滚,候冷,以纸贴惹去沫。丸后都入微火焙,少顷入瓷收。每服三十丸,空心盐酒送下,加至四五十丸亦不妨。若不饮酒,盐汤亦得,但不如酒胜。常饵如饮食,一日不可辍,惟在修合洗濯洁净,药材须件件正当,不宜草率。

【功用】养神明,育精气,益智聪心,补血不壅燥,润颜色,远视移时,目不眊眊,脏腑调适。久服目光炯然,神宇泰定,语音清澈,就灯永夜,眼力愈壮,并不昏涩,不睡达旦,亦不倦息。服二三月后,愈觉神清眼明,志强力盛,步履轻快,体气舒畅。

【主治】眼昏,健忘。

54470 夜光柳红丸(《银海精微》卷上)

【组成】人参 川芎 荆芥 白芷 川乌(火煨) 南星 石膏各二两 石决明 草乌(去火温炮,少用) 藁本 雄黄 细辛 当归 蒲黄 苍术(浸炒) 防风 薄荷 藿香 全蝎各二两 何首乌一两 羌活三两 甘松二两

【用法】上为末,炼蜜为丸。每服三十丸,茶清送下。

【主治】风邪伤胞睑,致风牵出睑不收。

【备考】本方制成散剂,名"夜光柳红散"(见《审视瑶函》)。

54471 夜光柳红丸(《眼科纂要》卷下)

【组成】人参 甘草 藁本 苍术 羌活 防风 荆芥 薄荷各一两 全蝎一钱 首乌 川芎 当归身 蒲黄 北细辛各一两

【用法】炼蜜为丸。茶送下。

【主治】目过午后疼痛。

54472 夜光柳红散

《审视瑶函》卷六。即《银海精微》卷上"夜光柳红丸"改为散剂。见该条。

54473 夜光椒红丸(《张氏医通》卷十五)

【组成】川椒(去白)二两 生地黄 熟地黄各四两 枸杞子四两 牡丹皮三两 麦门冬四两

【用法】炼蜜为丸,如梧桐子大。每服五七十丸,温酒、盐汤任下。

【主治】火衰,阴血亏而真火离散,目无精光,至夜昏甚。

54474 夜光椒红丸(《张氏医通》卷十五)

【组成】椒红四两 巴戟肉二两 金铃子肉 熟附子 茴香各一两

【用法】另研干山药末二两,酒煮为丸,如梧桐子大。每服30丸,空心盐汤送下。

【主治】阳精伤而真火无光,目无精光,至夜昏甚。

54475 夜光椒红丸(《异授眼科》)

【组成】川芎一两 白蒺藜(炒)五钱 防风五钱 苍术(炒)二两 熟地三两 车前子(炒)三钱 玄精石五钱 羌活一两 当归一两 川乌一两 陈皮一两 黄连一两 珍珠五钱 人参五钱 川椒五钱

【用法】上为细末,炼蜜为丸,如梧桐子大。每服四十五丸,木香汤送下。

【主治】瞳人黄。

54476 夜合枝酝酒(《圣济总录》卷八)

【异名】夜合枝酒(《本草纲目》卷三十五)、夜合酝酒(《金匮翼》卷一)。

【组成】夜合枝 桑枝 槐枝 柏枝 石榴枝(生用,剉)各五两 羌活(去芦头,别捣)二两 黑豆(用紧小者,生用)五升 糯米五升 细曲七斤半 防风(去叉,别捣)五两

【用法】上一十味,先以水五斗,将五枝同煎,取二斗五升,去滓,浸米、黑豆两宿,蒸熟入曲,与防风、羌活二味拌和造酒,依常法酝封三七日,压去糟泽。取清酒三合至五合,时饮之,常令有酒气,无令过醉,恐主吐,即悖乱正气。

【主治】中风,手足不随,挛缩屈伸艰难。

【方论选录】《慈禧光绪医方选议》:《本草图经》载:"合欢,夜合也",夜合枝即合欢树皮。其叶似皂角,极细繁密,叶则夜合故名。《本草衍义补遗》称:"合欢,补阴有捷功,长肌肉,续筋骨",但其治打扑伤损的功用,常为一般人忽略。《子母秘录》治挝损疼痛,取夜合花末,酒调服二钱匕。《圣惠方》治腰脚疼痛久不瘥,有夜合花丸,皆取其长肉生肌续筋接骨之功。本方取其树枝作酒,功能活络通经,故可治中风挛缩之症。

【备考】方中槐枝,《普济方》引作桂枝。

54477 夜安一粒金(《鲁府禁方》卷三)

【组成】牛黄(生者)三分

【用法】上为极细末。用乳汁调灌咽下。仍将小儿脐下写一田字,效验。

【主治】小儿夜啼。

54478 夜明八味汤(《千家妙方》引齐强方)

【组成】熟地12克 丹皮9克 云苓12克 山药9克 泽泻6克 萸肉9克 肉桂3克 附子1.5克 夜明砂15克 苍术12克

【用法】水煎服。每日一剂。

【功用】温肾壮阳。

【主治】命门火衰,肾阳虚惫之视网膜色素变性。

【临床报道】视网膜色素变性:梁某某,女,24岁,汽车厂工人。近一年多来视力减退,经本厂医院治疗无效,于1973年7月16日介绍来诊求治。检查:视力右眼0.9,左眼0.7,外眼无异常。眼底:双眼视神经乳头色蜡黄,网膜有散在的褐色素斑点、斑块,视野缩小。全身情况尚好,脉弦细,舌质淡,苔薄。临床诊断为视网膜色素变性(双)。治疗用"夜明八味汤"加减,共投32剂,症状得除,眼底网膜较前改善。为巩固其效果,又投桂附地黄丸50丸,早、午、晚各服1丸。再次来诊检查,见眼底较前又有改善,追踪三年,已婚生育二胎,且未见复发。

54479 夜合木接骨方《青囊全集》卷上)

【组成】夜合木皮一两 归尾一两 自然铜五钱(醋炙,火煅) 乳香五钱 川芎三钱 赤芍八钱 白芥五钱(炒黑)

【用法】黄蜡酒化汁服;渣敷。

【功用】接骨。

育

54480 育儿丹(《全国中药成药处方集》(禹县方))

【组成】郁金三钱 榧子三两 巴豆霜三钱 使君子三两 杏仁 槟榔 桃仁各三钱 朱砂一钱 明雄三钱

【用法】上为细末,水为丸,每包重一分。一岁至二岁每次服一包,三岁至四岁服一包半,五岁至六岁服二包,白开水送下。

【主治】食积虫积,面黄肌瘦,腹胀疼痛,一切积聚。

【宜忌】虚弱症忌用。

54481 育气丸

《杂病源流犀烛》卷十八。即《御药院方》卷三"育气汤"改为丸剂。见该条。

54482 育气汤(《御药院方》卷三)

【组成】白术 丁香 人参 木香 白茯苓 藿香 缩砂仁 肉豆蔻 荜澄茄 甘草(炙)各半两 干山药一两 陈皮(去白) 青皮(去白)各一分

【用法】上为细末。每服一二钱,木瓜汤点服;空心盐汤点亦得。

【功用】通流百脉,调畅脾元,补中脘,益气海,思进饮食,大益脏虚疼痛,祛阴寒,止肠鸣。

【备考】《卫生宝鉴》有白檀香半两。改为丸剂,名"育气丸"(见《杂病源流犀烛》)。

54483 育生糕(《摄生众妙方》卷五)

【组成】芡实(去壳) 白山药 白术(去土) 白茯苓(去皮) 人参 莲肉(去心)各八两

【用法】上为细末,用粳、糯米各三升为粉,仍用白蜜一斤和匀,蒸糕焙干,白滚汤调服,不拘多寡,饥时用。

【主治】脾胃病。

54484 育阴煎(《疫痧草》)

【组成】鲜沙参 玄参 麦冬 原地 丹皮 土贝 元武版 犀角 鳖甲 知母 花粉 金汁

【主治】痧透肌燥,舌绛液干,喉烂便闭,脉弦无神。

54485 育红膏(《疡医大全》卷七)

【组成】老松香四钱 潮脑一钱 轻粉八分 银朱七分 铜绿 冰片各一分五厘 麝香一分 蓖麻仁二钱(夏月只用一钱六分)

【用法】上为细末,重汤炖化,任摊贴。

【主治】肿毒疮疖。

【宜忌】忌见火。

54486 育赤散(《全国中药成药处方集》(抚顺方))

【组成】朱宝砂一两 天竺黄二两 磁石一两(醋煅) 冰片一钱 龙骨 牡蛎各五钱

【用法】上为细末。每服四分,早、晚二次,食前服之,白水调下。

【功用】镇静,镇痉。

【主治】羊痫疯经年或数月发病一次,卒然昏倒,全身抽搐,牙关紧闭,口角流涎,角弓反张,痰声漉漉。

【宜忌】忌食鱼腥发物。

54487 育肠丸(《局方》卷六(宝庆新增方))

【组成】乌梅肉 黄连(去须)各一分 诃子皮 罂粟壳(去盖筋,蜜炙) 肉豆蔻(包湿纸裹,煨)各半两 当归(去芦,酒浸一宿,焙)一两

【用法】上为细末,炼蜜为丸,如梧桐子大。每服三十丸至五十丸,空心、食前饭饮送下。如小儿,作小丸,煎甘草、干姜汤送下。

【功用】《普济方》:实肠胃,进饮食。

【主治】肠胃虚弱,内挟生冷,腹胀泄泻,时时刺痛,里急后重,下痢赤白,或变脓血,昼夜频并,经久不愈。

54488 育肠汤(《卫生总微》卷十一)

【组成】罂粟壳五两(细剉,蜜水酒匀炒黄) 地榆 槐花(蜜拌炒赤) 厚朴(去粗皮,生姜制) 甘草(炙) 橘皮(去白) 酸石榴皮 当归(去芦,洗,焙) 白芍药 五倍子(去其中虫)各一两三钱 阿胶(蛤粉炒)二两(去蛤粉)

【用法】上为粗末。每服二钱,水一盏,入陈粳米二十粒,饧一块,如皂子大,煎至五分,食前去滓温服。

【主治】蛊利下血,如豆汁赤水,腹痛。

54489 育肠汤(《杨氏家藏方》卷七)

【组成】人参(去芦头) 白术 高良姜 肉桂(去粗皮) 赤石脂(煅过) 当归(洗,焙) 附子(炮,去皮脐) 甘草(炙) 厚朴(去粗皮,生姜汁制炒) 肉豆蔻(面裹,煨香)各等分

【用法】上为粗末。每服五钱,水二盏,入粳米二百粒,同煎至一盏,去滓,食前温服。

【主治】肠胃虚弱,内挟风冷,脐腹撮痛,下利虚滑,或变脓血。

54490 育肠煎(《产科发蒙》)

【组成】人参三钱 白术二钱半 芍药(炒)一钱半 神曲(炒)七分 升麻五分 苍术一钱 茯苓二钱 桂枝一钱

【用法】水煎服。

【主治】虚弱患痢。

【加减】后重,加木香三分,槟榔七分,黄连七分,泽泻六分,炙甘草五分,防风一钱,酒当归一钱,滑石(炒)五分。

54491 育龟丸(《本经逢原》卷四)

【组成】石龙子 蛤蚧 生犀角 生附子 草乌头 乳香 没药 血竭 细辛 黑芝麻 五倍子 阳起石等分

【用法】上为末,生鳝鱼血为丸,朱砂为衣。每服一百丸,空心酒送下。

【主治】壮年阳道不长。

54492 育金煎(《医醇剩义》卷四)

【组成】沙参三钱 石斛三钱 茯苓三钱 白术一钱五分 山药三钱 料豆三钱 当归二钱 橘红一钱 莲子二十粒(打碎,去心)

【主治】肺热移于大肠,口燥微咳,下利白滞。

54493 育神汤(《圣济总录》卷四十六)

【组成】厚朴(去粗皮,生姜汁炙)二两 丁香半两 附子(炮裂,去皮脐) 白术各一两 木香半两 当归(切,焙)人参各一两半 诃黎勒(煨,去核)一两 干姜(炮)三分桂(去粗皮)一两 甘草(炙)半两 白茯苓(去黑皮)一两

【用法】上为粗末,入净瓷器中收贮。每服五钱匕,水一盏半,入生姜半分,大枣二枚(擘破),同煎至八分,去滓,食前温服。

【主治】脾气虚弱,腹胁膨胀,吃食不消,面色萎黄,四肢劣弱。

54494 育神汤(《医方类聚》卷一六五引《吴氏集验方》)

【组成】缩砂仁三两 白豆蔻一两 丁香一两 木香半两 甘草三两(炙) 盐三两

【用法】上为细末。沸汤点服。

【功用】调中益气,止呕进食,消酒快膈。

54495 育神散(《简易方》引《叶氏录验方》,见《医方类聚》卷九十三)

【组成】人参(去芦) 白术 白茯苓(去皮) 甘草当归(酒浸) 干姜(炮) 白茯神(去木) 防风 龙骨(别研如粉,临时入) 远志(去心) 紫菀茸 赤石脂(别研细,临时入) 桂心(去皮) 红芍药各等分

【用法】上为末。每服二钱,水一盏,加生姜三片,大枣一枚,煎七分,食后服。

【主治】心气不宁,怔忡健忘,夜梦惊恐,小便白浊。虚弱多惊,神色昏愦,言语无节,有类癫邪,心志不定,饮食无味。

54496 育真丸(《杨氏家藏方》卷九)

【组成】苍术四两(米泔浸一二宿) 川乌头(炮,去皮脐) 川楝子肉(去核,炒)各二两半 破故纸(炒) 龙骨(研) 茴香(炒)各半两

【用法】上为细末,酒煮面糊为丸,如梧桐子大,朱砂为衣。每服五十丸,食前、空心温酒送下,盐汤亦得。

【功用】补暖脏腑,祛逐风寒,利腰膝,强筋骨,黑髭发,驻容颜。

【主治】男子、妇人诸虚不足。

【备考】本方方名,《普济方》引作"育真丹"。

54497 育真丹(《杨氏家藏方》卷十五)

【组成】代赭石 左顾牡蛎(去两头,取中间者用) 紫石英 赤石脂各四两

上药并为细末,米醋和成剂,匀分为六铤,入在甘锅子内烧通赤,半时辰取出,放冷,再捣为细末,次入:

乳香二两(别研) 茴香(微炒)二两 五灵脂(去砂石)二两 干姜二两(炮)

【用法】上药乳香以下四味为细末,与前四味末和匀,

醋煮糯米糊为丸,如梧桐子大。每服二十丸,食前、空心煎茴香酒送下。

【主治】妇人三十六疾,下脏久虚,沉寒痼冷,带下五色,变易不定,渐觉瘦弱。

54498 育真丹

《普济方》卷二二三。即《杨氏家藏方》卷九"育真丸"。见该条。

54499 育婴丸(《普济方》卷三七四引《卫生家宝》)

【组成】京墨末不拘多少

【用法】入鸡冠血拌和为丸,如绿豆大。每服二三丸,用生姜薄荷汤送下,不拘时候。

【主治】小儿惊风。

54500 育婴丸(《北京市中药成方选集》)

【组成】茯苓二两 法半夏二两 天麻二两 胆星一两二钱 僵蚕(炒)一两二钱 全蝎三十个 白附子(炙)一两 钩藤一两二钱 薄荷一两二钱 防风一两二钱 羌活八钱 猪苓一两 厚朴(炙)一两 前胡八钱 白术(炒)一两 黄芩八钱 黄连八钱 藿香八钱 砂仁八钱 甘草二两

【用法】上为细末,加麝香一钱、冰片一两、朱砂一两,混合均匀,炼蜜为丸,重五分,金衣三十六开,蜡皮封固。每服一丸,温开水送下,一日二次。

【功用】清热镇惊,熄风化痰。

【主治】小儿急热惊风,四时感冒,咳嗽呕吐,痰喘气促,头痛身烧。

54501 育婴丸(《成方制剂》2册)

【组成】薄荷 胆南星 钩藤 黄连 僵蚕 牛黄全蝎 山药 麝香 天竺黄 雄黄 血竭 朱砂

【用法】制成丸剂,每200丸重1克。口服,周岁以内一次2～3丸,一日2次,周岁以上,每岁加2丸。

【功用】清热镇惊。

【主治】小儿急热惊风,痰喘咳嗽,发热头痛,恶心吐乳。

54502 育婴丹(《扁鹊心书》)

【组成】上好白蜡一两二钱(入铫顿化,倾入碗内七次)朱砂(飞净)一钱(心疳用之) 赤石脂一钱(火煅,脾疳用之) 青黛一钱(肝疳用之) 寒水石一钱(用泥罐上下盖定,火煅,肺疳用之) 牡蛎一钱(火煅,肾疳用之)

【用法】先将白蜡研碎,后加各经引药,共研细末,分作十贴,每用鸡蛋一枚,开一小孔,去黄留清,入药一贴,搅匀,纸封口,或蒸,或用火煨。任意食之,酒饭无忌。

【功用】健脾进食。

【主治】小儿面黄,肚大青筋,作泻,及五疳诸积。

54503 育婴丹

《全国中药成药处方集》(沈阳方)。为原书"育婴金丹"之异名。见该条。

54504 育婴散(《鸡峰》卷十二)

【组成】香附子一分 黑附子一枚 白蒺藜 木香各一分 茯苓半两 甘草一分

【用法】上为细末。每服二钱,水二盏,入生姜五片,葱白一小茎,同煎至七分,空心服。

【功用】补肾脏劳极。

【主治】《准绳·类方》:肾脏虚劳。

54505　育婴散《《全国中药成药处方集》沈阳方》

【组成】台党参　槟榔炭　黑白二丑炭　野军各一两　朱砂三钱

【用法】上为极细末,后入朱砂细研。初生儿每服三厘至一分;弥月后一分至二分,白开水送下。

【功用】消食化积,止痛除胀。

【主治】小儿吐乳,气喘咳嗽,腹痛腹胀,消化不良,不思饮食,热结小便不利,热极惊风,胸高气急,风痰内闭,口烂口渴,痰涎壅塞。

54506　育魂丹《《古今医鉴》卷七》

【组成】胆星六钱　半夏(制)六钱　茯神六钱　黄连(炒)六钱　远志(水泡)六钱　白术(炒)六钱　枣仁(炒)六钱　柏子仁(炒)六钱　干山药一两　竹茹五钱　白附(煨)五钱　天麻(酒洗)五钱　陈皮三钱　全蝎三钱二分　川芎五钱　犀角(镑)三钱五分　枳实(炒)一钱　辰砂二钱二分　牛黄二钱二分　羚羊角三钱五分　白矾(生用)三钱　麝香一钱　飞金二十四贴

【用法】上为细末,竹沥打甘草膏为丸,如芡实大。空心淡姜汤送下,或用薄荷汤调下。

【主治】❶《古今医鉴》:一切惊痫、癫邪等证。❷《东医宝鉴·内景篇》:怔忡惊怕恐惧之疾。

54507　育血1号《《中医症状鉴别诊断学》》

【组成】茅根　紫草　天花粉　乌梅　甘草　藕节　丹皮　白芍　玄参　生地

【功用】凉血清营,滋阴降火。

【主治】紫癜,属阴虚血热者。

54508　育血2号《《中医症状鉴别诊断学》》

【组成】黄耆　山药　黄精　当归　阿胶　白芍　牡蛎　五味子　鸡内金　甘草

【功用】益气摄血。

【主治】紫癜,属脾虚血弱者。

54509　育胎饮子《《朱氏集验方》卷十》

【组成】覆盆子　阿胶(蛤粉炒)各三钱　桑寄生　艾叶(炒)　白芍药　当归　人参各二钱

【用法】上㕮咀。每服四钱,水一盏半,糯米一百粒,煎至八分,去滓,食前服。

【主治】妊娠胎动不安,或腰腹疼痛。

54510　育婴金丹《《全国中药成药处方集》(天津方)》

【异名】金液仙丹。

【组成】葛根二两　黄芩　前胡　桔梗各四两　防风　柴胡各二两　木通　甘草　花粉　制半夏各四两　枳壳(麸炒)二两　芥穗四两　人参(去芦)一两　神曲(麸炒)四两　苏叶二两

【用法】上为极细末,每细粉二斤十五两兑朱砂面一两、羚羊粉三钱,炼蜜为丸,一钱重,每斤丸药用朱砂面三钱上衣,蜡皮或蜡纸筒封固。每服一丸,周岁以内酌减,白水化服。

【功用】清肺,疏风,化痰。

【主治】小儿感冒发烧,头疼头晕,痰喘气促,风火顿嗽,呕吐痰涎,口燥舌干,咽喉肿痛,小水赤黄,隐疹不透。

54511　育婴金丹《《全国中药成药处方集》兰州方》

【组成】胆星　羌活　防风　麻黄各一两　牙皂五钱　天麻一两五钱　薄荷二钱　全蝎十八条　茯苓　竺黄　广皮各八钱　礞石(制)一两　僵蚕三十条　钩藤四两　琥珀三钱　冰片五钱　牛黄一钱　麝香五分

【用法】上为细末,竹沥膏和蜜为丸,一钱重,朱砂为衣。周岁以内服四分之一;一岁至二岁服半丸;二岁以上服一丸,开水调服。

【功用】止咳化痰,镇惊安神,去风发汗。

【主治】小儿伤风头痛,咳嗽气喘,咽喉肿痛,牙疼口干,鼻流清涕,或鼻塞不通,急惊风抽搐。

【宜忌】忌刺激性食物。

54512　育婴金丹《《全国中药成药处方集》沈阳方》

【异名】育婴丹。

【组成】连翘　金银花各四钱　荆芥穗三钱　犀角　薄荷　桔梗各二钱　前胡一钱　蓝根三钱　牛蒡(炒)　僵蚕　甘草　生地　竹叶　赤芍各二钱　芦根　木通　羚羊各三钱

【用法】上为极细末,炼蜜为丸,三分五厘重,蜡皮封固。周岁以内小儿每服半丸;二至三岁者服一丸,白开水送下。

【功用】清瘟疹,解毒热。

【主治】瘟毒斑疹,欲出不透,咳嗽喘息,喉痛发热,呕吐头疼。

【宜忌】忌辛辣物。

54513　育阴化疬汤《《马培之医案》》

【组成】南沙参三钱　当归一钱半　甘草五分　大胡麻三钱　赤芍一钱　甘菊一钱半　白蒺藜三钱　米仁四钱　荆芥一钱　浮萍一钱半　川石斛三钱　马齿苋三钱

【用法】水煎服。

【主治】阴虚,湿热毒疬蒸于阳明,斑红肿,脉虚数,不胜攻表者。

54514　育阴养肝汤《《效验秘方》钟一棠方》

【组成】生地15克　白芍20克　枸杞子20克　女贞子20克　制首乌20克　丹皮15克　丹参20克　茜草15克　炙鳖甲(或龟板20克)

【用法】水煎2次,下午2～3时、7～8时分服。

【功用】育阴养肝,化瘀消癥。

【主治】早、中期肝硬化。胁肋隐痛或不舒,脘腹胀满,头晕神疲纳少咽干,面色晦滞少华,舌嫩红,苔少,脉弦细。

【加减】兼肝郁不舒者,加郁金10克,苏梗10克;兼有腹水,苔腻者,去生地,加苡仁30克,茯苓20克,泽泻20克;有牙宣鼻衄者,加地榆30克,槐花15克;尿赤口干,加青蒿10克,石斛15克,麦冬15克;大便不实者,去首乌,加葛根15克,荷叶6克,山药20克;便秘,加瓜蒌仁15克;精神萎顿,加黄耆30克,当归25克;肝功能不正常者,加大青叶30克,晚蚕砂(包煎)15克;腹胀甚,加枳壳6克,槟榔20克。

【方论选录】方中选用育阴养肝、补血滋肾的生地、白芍、枸杞子、女贞子、首乌、鳖甲等补不恋邪之品,加上化瘀活血、散结消癥的丹参、茜草、丹皮等攻不伤正之药。共奏育阴养肝、化瘀消癥之效。

54515　育阴退翳汤《《张皆春眼科证治》》

【组成】酒生地9克　当归6克　蝉蜕3克　密蒙花6

克　木贼 3 克　车前子 6 克　元参 9 克

【功用】清热育阴，明目退翳。

【主治】冰瑕翳。青睛生翳，隐隐微现，如冰上之瑕。患病时间尚短，翳现浮嫩，微感涩痛羞明者。

【方论选录】方中酒生地、当归补养肝血；元参、酒生地滋补肾阴，二味皆有育阴清热之效；蝉蜕、密蒙花、木贼退翳明目，密蒙花且能清热养阴；车前子养肝明目，利水道以除热邪，固精窍以养肾阴。诸药合用，具有育阴清热，明目退翳之功。

54516　育阴愈疡汤《效验秘方·续集》施奠邦方）

【组成】生地 20 克　天冬 10 克　麦冬 10 克　石斛 12 克　沙参 10 克　玄参 12 克　茵陈 15 克　马勃 6 克（包煎）升麻 6 克　甘草 6 克

【用法】水煎服，日一剂，早晚各服一次。另用地骨皮 15 克，五倍子 6 克，水煎 500 毫升，漱口，每日一剂，一日三次。

【功用】育阴生津，清热解毒。

【主治】复发性口腔溃疡，症属阴虚者。

【加减】心火重者，加黄连、知母、淡竹叶、炒山栀；胃火炙热者，加黄芩、生石膏；肾阴亏虚，虚火上炎者，加黄柏、知母、泽泻。

【方论选录】方中生地、天麦冬、石斛、沙参、玄参清热育阴生津；茵陈之用，寓意深妙，其气清芬，性寒味苦，苦能除湿，寒能清热，芬芳透达，以散郁火；马勃合玄参清热解毒，以利咽喉；升麻引热上行，升清解毒；生甘草清热解毒，调和诸药。更用滋阴收敛之药地骨皮、五倍子煎汤漱口，内外兼治，以促溃疡愈合。

54517　育神夜光丸《摄生众妙方》卷九）

【组成】当归（全用，酒浸洗）　远志（以甘草水煮，捶，去心）　牛膝（去芦，怀庆者佳）　地骨皮（去梗，用水洗净）菟丝子（捣去灰土，酒浸净，再以酒浸经宿，加酒煮烂，捣成饼，日晒干，入药）　生地黄（怀庆者，酒洗净，浸烂）　熟地黄（怀庆者，酒洗净，浸烂，同生地黄木臼同捣成膏）　枳壳（去瓤，面炒）　甘州枸杞　甘州菊花（去梗）各等分

【用法】上为末，生熟地黄捣膏，入前药，炼蜜为丸，如梧桐子大。每服五六十丸，空心用盐汤、食后温酒、临睡茶清送下。

【功用】❶《医便》：明目，去翳障。❷《济阳纲目》：养神益精，益智聪心，补血不壅燥，润颜色，调脏腑，常服目光炯然，神宇泰定，语言清彻，步履轻快，就灯永夜不倦。

【主治】❶《摄生众妙方》：眼目病。❷《医学六要》：精衰眼昏。

54518　育神镇心丸《玉案》卷二）

【组成】羚羊角　犀角各四钱　胆星（制过九次者）远志（去心）　茯神（去木）　柏子仁（去油）　石菖蒲　橘红各八钱　礞石（煅过）六钱　大黄五钱　天麻（煨过）七钱牛黄二钱　瓜蒌曲五钱　麝香一钱二分　朱砂二钱　真金箔三十张

【用法】上为细末，竹沥同胆星打糊为丸，朱砂金箔为衣。每服一丸，空心姜汤送下。

【主治】五种痫证，并癫狂惊恐，痰迷心窍。

54519　育婴化痰丸《中国医学大辞典》）

【组成】桑叶　白僵蚕各五两　紫苏叶　莱菔子　杜橘白各十两　干蟾五只　牡丹皮二两五钱

【用法】上为细末，白蜜为丸，每丸重一钱。每服一丸，熟汤送下。

【主治】小儿咳嗽，外感风寒，痰涎壅塞，鼻涕头痛。

【方论选录】此方行气为君，除痰为臣，消食为使，气行火降，痰可化矣。

54520　育婴壮脾丹《全国中药成药处方集》西安方）

【组成】内金三两　乌虫一两　芡实二两　白术二两枳壳二两　槟榔一两半　六曲三两　麦芽三两　榧子二十个　君子肉一两半　薏米二两　锅巴八两

【用法】上为极细末。一岁小儿每次三分至五分，其他按年龄增减之，每次服量最多不要过一钱，一日二次，食后开水化服；或加红糖、蜂蜜少许混合服用。

【主治】婴儿及儿童消化机能衰弱，腹胀停食不化。

【宜忌】热性病忌服。

54521　育麟保坤丹《全国中药成药处方集》天津方）

【组成】益母草一斤　香附（醋制）四两　生白芍二两当归四两　广木香　丹参　柴胡各一两　续断　杜仲炭（盐炒）各二两

【用法】上为细末，炼蜜为丸，三钱重；每斤丸药用朱砂面三钱上衣，蜡皮或蜡纸筒封固。每服一丸，白开水送下。

【功用】养血种子。

【主治】气滞血亏，经血不调，赶前错后，行经腹痛，不思饮食，体倦身懒。

54522　育肾健脾安胎汤《效验秘方·续集》蔡小荪方）

【组成】菟丝子 12 克　炒杜仲 12 克　炒川断 12 克桑寄生 12 克　炒党参 12 克　炒白术 10 克　云茯苓 12 克大生地 10 克　苏梗 10 克　苎麻根 10 克

【用法】每日一剂，水煎二次，分服。

【功用】补肾健脾安胎。

【主治】习惯性流产。

【方论选录】本方是由《衷中参西录》寿胎丸合四君子汤发展而来。方中菟丝子为君，补肾益精固胎，川断为补肾安胎之要药，配杜仲乃宗千金保孕丸法，则相得益彰；桑寄生除补肾外，兼有养血安胎的功效；党参、白术、茯苓四君子汤以补后天，助气血生化之源，脾气旺盛，肾精充足，冲任脉盛，则胎元自固；生地滋阴养血，又能渗泄胎热，苏梗顺气和中安胎。全方功专补肾健脾，温而不燥，滋而不腻，气血和畅，而能寿胎保产。

54523　育婴延龄解毒丸《幼科发挥》卷一）

【组成】断脐带（连胞，不拘长短剪取，新瓦上焙干）一钱　生甘草末二钱　黄连末一钱　朱砂（飞）半钱

【用法】上为末，生白砂糖调和，瓷罐收贮。每服一豆许，纳儿口中，以乳送下，一日一次，药尽而止。

【功用】解胎毒，初生小儿宜服。

54524　育脾固肾地黄丸《冯氏锦囊·杂症》卷十一）

【组成】熟地黄八两（姜酒煨，捣烂入药）　山茱萸（去核）五两（酒拌蒸，晒干，炒）　白茯苓四两（焙）　怀山药六两（炒黄）　泽泻三两（淡盐酒拌，晒干，炒）　五味子二两补骨脂四两（盐酒浸一宿，炒香）　菟丝子（酒洗晒干，炒，另研净末）六两（即入药丸，勿令出气）

【用法】上为末,用熟地捣烂入药,如干,加饴糖浆,为丸。每早米饮汤送下四钱,临晚食前白汤送下三钱。

【主治】肾虚晨泻。

【宜忌】戒酒面,以杜湿热。

变

54525　变水汤(《脉因证治》卷下)

【组成】白术　茯苓　泽泻各二两　郁李仁二钱

【用法】水煎,入姜汁服。

【主治】肿胀。

54526　变白散(《普济方》卷四十九引《卫生家宝》)

【组成】大浆石榴一个(用铁钉四十九个札匀,三日取出钉,入丁香并盐少许,以黄土固济,令干,用炭火二斤,煅炭尽为度,候冷取出)　细辛二两(生用)　猪牙皂角二两(刮去皮,蘸盐水炙)　寒水石三两(炭煅)

【用法】上为细末。更入脑、麝少许揩牙,候药行,方漱口;临卧揩牙,勿漱,取口中涎,擦白发。

【功用】乌髭。

54527　变白散(《普济方》卷一一二)

【组成】矾末

【用法】揉薄荷揾矾末擦患处,每澡浴了时用之。

【主治】紫癜风。

54528　变阳汤(《辨证录》卷十三)

【组成】人参　黄耆二两　金银花半斤(煎汤代之)　附子一钱　荆芥(炒黑)三钱　柴胡二钱　白芍一两　天花粉五钱　生甘草五钱

【用法】井花水煎汁二碗服,滓再煎。服后阴必变阳作痛。再一剂,而痛亦消;再一剂,全愈。

【主治】背痈。背心发瘰,痒甚,已而背如山重,悠悠发红晕,如盘之大。此阴痈初起之形象。

【方论选录】阳毒可用攻毒之剂,而阴毒须用补正之味。用人参、黄耆以补气,气旺则幽阴之毒不敢入心肺之间;而金银花性补,善解阴毒,得参、耆其功益大;然非得附子则不能直入阴毒之中,而又出于阴毒之外,毒深者害深,又益之生甘草以解其毒;然毒结于背者,气血之壅也,壅极者,郁之极也,故加柴胡、荆芥、白芍、天花粉之类消痰通滞,开郁引经,自然气宜而血活,痰散而毒消矣。

54529　变阳汤(《青囊秘诀》卷上)

【组成】黄耆三两　当归二两　山药二两　肉桂五钱　半夏三钱　人参一两　茯苓一两　锦地罗五钱

【用法】水煎服。

【主治】阴毒不起,背痈溃烂,洞见肺腑,疮口黑陷,身不能卧,口渴思饮者。

54530　变涎丸(《幼幼新书》卷八引《四十八候》)

【组成】牙消一钱　硼砂　南星　粉霜各半钱　半夏十个　朱砂一分(醋面裹)　巴豆不拘多少(同半夏、朱砂入水煮,去豆,为膏用)

【用法】上为末,皂角膏为丸,如绿豆大。每服七粒,取下惊涎。

【功用】补气。

【主治】惊虚。

54531　变通丸

《医方类聚》卷一三九引《澹寮》。为《圣惠》卷五十九"茱萸丸"之异名。见该条。

54532　变蒸散(《幼幼新书》卷八引王兊方)

【组成】柴胡(去芦,洗,剉)　甘草(炙)　人参(去芦,洗,剉)　元参(净洗,剉)各一两　麦门冬子(去心)一两半　龙胆草半两(若变蒸或常服只一分,随时加减)

【用法】上为末。每服一钱,水一小盏,煎至三五沸,温服,一日三五服。

【功用】常服去疳。

【主治】小儿体性常热,及变蒸惊热不解,夹热烦躁,时叫泣无歇,乃骨热生疮,面色常黄瘦瘁,不进奶食。

54533　变质化瘀丸(《衷中参西》下册)

【组成】旱三七一两(细末)　桃仁一两(炒熟,细末)　硼砂六钱(细末)　粉甘草四钱(细末)　沃剥(即西药碘化钾)十瓦　瓦布圣二十瓦

【用法】上六味调和,炼蜜为丸,二钱重。服时含化,细细咽津。

【主治】胃癌,肠覃。

54534　变通一贯煎(《效验秘方》顾伯华方)

【组成】生地12克　首乌9克　枸杞9克　茵陈12克　虎杖12克　生大黄6~9克(后入)　生山楂12克　鸡内金3克(研粉分吞)　麦芽12克　玫瑰花3克　佛手6克　绿萼梅6克

【用法】日一剂,水煎,分服。

【功用】养肝柔肝,疏肝利胆。

【主治】慢性胆囊炎、胆石症证属肝阴不足者。胁痛隐隐,体倦乏力,口干咽燥,头晕目涩,舌质红、体瘦小,苔薄黄或少苔,脉弦细。

【方论选录】方中生地、首乌、枸杞甘寒补肾,滋水涵木,养肝柔肝;茵陈、虎杖、大黄清热利胆,消炎化石;山楂、麦芽、内金健胃消食化滞,内金尚有化石之能;玫瑰花疏肝和血;佛手、绿萼梅舒肝理气。诸药合用,共为滋水涵木、疏肝利胆之剂。

54535　变通十枣汤(《效验秘方》陈治恒方)

【组成】甘遂10克　大枣30~50枚

【用法】上方加水同煎20~30分钟,去渣、汁,留用大枣。一次食用大枣10枚。若已泻下则不再加服;若未泻下,加服一枚,仍未泻下,再加服一枚,逐渐递增,以泻为度。

【功用】缓下水饮。

【主治】肝硬化腹水。

【宜忌】体质虚衰,身体不支者,当慎用。

【方论选录】方中甘遂味苦性寒,功擅治水逐饮,通利二便,为逐水之峻药。大枣甘温质柔,能补脾和胃,益气调营;因其甘缓之性,故能缓和猛药之峻利,使之祛邪而不伤正。两药相伍,攻逐水饮而不伤正气,健脾培土而不恋水邪。

54536　变通逍遥散(《效验秘方·续集》戴慧芬方)

【组成】当归15克　杭芍10克　茯苓15克　香附10克　佛手10克　薄荷6克　柴胡10克　甘草6克　煨姜3片

【用法】每日一剂,水煎二次,早晚分服。

【功用】疏肝健脾,调和气血。

【主治】肝气郁滞、气机不利或肝脾血虚所引起的痛经,症见经前或经中小腹胀痛,连及胸胁,伴乳房作胀或乳房胀痛,甚至痛不能触,烦躁易怒,经量多少不一,色暗红或夹血块。

【加减】若舌红脉数,经血有灼热感,为肝郁化火,可加丹皮、栀子以凉血止痛;若小腹疼痛剧烈,口唇青暗,肢冷出汗,脉沉紧,舌淡苔白,为寒凝气滞,肝气不舒,宜去薄荷,加肉桂、炒吴萸、小茴香之类,煨姜易炮姜,以加强温经止痛之功;若经后疼痛,去薄荷加熟地,名"黑逍遥散",能加强养血之功而止痛。

54537 变通大柴胡汤《效验秘方》刘渡舟方)

【组成】柴胡18克　大黄9克　白芍9克　枳实9克　黄芩9克　半夏9克　郁金9克　生姜12克

【用法】日1~2剂,水煎,分服。

【功用】疏肝利胆。

【主治】急性胆囊炎证属肝胆湿热者。症见胁痛,厌油,恶心,便干,舌质红,苔黄腻,脉弦滑。

【方论选录】方中柴胡味苦微辛,气平微寒,具轻清上升,宣透疏达之性,长于疏泄肝胆之邪热,与黄芩相伍能和解表里,清热利湿,与白芍同用,能柔肝舒肝止痛;半夏、生姜化湿和中,降逆止呕;大黄、枳实泻肠清热,利胆消炎;郁金辛开苦降,性寒泄热,入气分行气解郁,入血分凉血化瘀,为血中之气药,并有利胆之功。诸药合用,共奏疏肝理气,清热利湿,通腑利胆之效。

54538 变通十味温胆汤《中医治法与方剂》)

【组成】橘络9克　茯神12克　半夏12克　甘草3克　枳实6克　生地15克　枣仁15克　生远志6克　石菖蒲6克　竹沥三匙(冲)

【用法】水煎服。

【主治】精神痴呆证,忽悲勿喜,哭笑无常,惊悸失眠,神志痴呆。

54539 变通血府逐瘀汤《岳美中老中医治疗老年病的经验》)

【组成】当归尾　川芎　桂心　桃仁　红花　牛膝　枳壳　柴胡　桔梗　栝楼　薤白

【功用】活血化瘀。

【主治】老年人冠心病心绞痛。

54540 变通血府逐瘀汤《效验秘方·续集》赵金铎方)

【组成】柴胡6克　当归9克　川芎5克　生地12克　炒白芍9克　赤芍9克　枳壳9克　红花6克　桔梗6克　丹皮9克　菊花9克　甘草5克

【用法】日一剂,早晚分服。

【功用】活血化瘀,平肝熄风。

【主治】瘀血阻络而致的头痛。头痛时作时止,或痛如针刺,或剧痛如裂,或走路震痛。自感胸满不舒,烦躁易怒,甚则奄忽发狂。经行滞涩量少,且夹瘀块不鲜,或经前腹痛如绞,或经行头痛加重,口苦咽干,失眠多梦,面色晦滞,舌质紫暗,或有瘀斑瘀点,脉细弦或细涩;并具有病程缠绵,迁延日久的特点。

【加减】清肝熄风还可加用夏枯草、草决明;日久病重者,可酌加全蝎粉3克冲服。

【方论选录】本方由血府逐瘀汤加减而成。在活血化瘀的基础上加用平肝凉血之品效果更著,方中当归、川芎、桃仁、红花、赤芍活血祛瘀;生地、白芍养血、凉血、柔肝,使祛瘀而不伤阴血;柴胡、枳壳、桔梗疏肝理气,使气行则血行,桔梗还可载药上行;丹皮、菊花清肝凉血熄风,甘草调和诸药。

府

54541 府判补药方《卫生宝鉴》卷十五)

【组成】菟丝子三钱(酒浸)　肉苁蓉三钱(酒浸)　牛膝(酒浸)　巴戟(去心,酒浸)　没药(研)各二钱　麻黄(去节)一钱半　穿山甲(醋炙)　鹿茸(酥炙)各二钱　乳香(研)　麝香(研)各一钱　甘草(头末)五钱　通草三钱　海马两对(酥炙)

【用法】上为末,炼蜜为丸,如梧桐子大。每服三五十丸,空心温酒送下;盐汤亦得。

【主治】白淫。

庚

54542 庚字化毒丸《疮疡经验全书》卷六)

【组成】蝉蜕(炒去沙土)　川山甲(炙)　川贝母各二钱　钟乳石(须择湖广产者,长大色白;用天葵、甘草水煮一日,研万遍。色杂性坚者不用)　生生乳各一钱　郁金二钱　牛黄四分五厘　木香　月月红　乳香　白鲜皮　雄黄各一钱五分　朱砂一钱七分

【用法】上药各为末,用神曲末五钱打稠糊,入药捣匀为丸,如梧桐子大,另研朱砂为衣。每早空心服十五丸,每晚空腹服十九丸,人参汤送下;奇良汤亦可。

【主治】霉疮,肺经内外前后形症。

疟

54543 疟丸《慈航集》卷下)

【组成】草乌头四两(去皮,开水泡十四次,以碗盖良久,切片焙干)

【用法】上药研极细末,神曲打糊为丸,如绿豆大。在疟未来之前早两个时辰用老姜五钱,大枣五枚,葱头三个,煎汤送服三十丸。一服全愈,多则二服,再无不止者。

【主治】疟疾。

【宜忌】服药后停进饮食三时,疟不致再发。

54544 疟丹《鸡峰》卷十四)

【异名】疟灵丹《古今医鉴》卷五)。

【组成】小实黑豆四十九个　砒霜半分　雄黄一分

【用法】上为细末,滴水为丸,如梧桐子大。每服一粒,于疟未发前一夜食后临卧服。欲服药时先吃温冷淡饭一项,于稍空时,临卧服药尤妙。

【主治】疟疾。

【宜忌】忌生冷油腻热物一伏时。怀胎妇人不得服。

54545 疟丹《普济方》卷一九七引《广南摄生方》)

【组成】砒霜　黄丹　砒黄各一钱　阿魏一皂子大　赤小豆三十五粒　豆豉七个　绿豆五十粒　皂面三钱七分

【用法】上先洗豆,软后于乳钵内烂研,便入诸药更研二三十遍,令匀,旋滴水丸得为度,每一料药可以作丸五十丸以来。临欲发时,猪肉汤下一粒。

【主治】疟疾。

54546 疟丹《普济方》卷一九七引《圣惠》)

【组成】腊茶一钱　硫黄一钱

【用法】发日早起服。临发时,冷水调下。甚者两服即愈,用之屡验。

【主治】疟疾。

【加减】寒多,加硫黄少许;热多,加腊茶少许。

54547 **疟丹**(《袖珍》卷四)

【组成】大南星二枚　好信三钱

【用法】上先将南星开孔,用信三钱研末,装入孔内,两星相对,用泥固济,炭火煅存性,取出研为细末,用绿豆粉打糊为丸,如豆大。每服一二丸,前半日温茶清送下;白面汤亦可。

【主治】疟疾。

54548 **疟母丸**(方出《丹溪心法》卷二,名见《医学纲目》卷六)

【组成】青皮　桃仁　红花　神曲　麦芽　鳖甲(醋煮)　三棱　蓬术　海粉　香附(并用醋煮)

【用法】上为末,为丸如梧桐子大。每服五七十丸,白汤送下。

【主治】疟母。

【方论选录】《医略六书》:疟因痰食,久则气衰,不能统运营气,故癖结胁下为疟母焉。鳖甲滋阴散结,海粉泻热软坚,桃仁、红花破血活血,三棱、蓬术削癖消坚,青皮、香附理气破结,神曲、麦芽消积化滞;不用痰药者,食化气行,则津液流通,而痰无不化矣。丸以曲糊,下以参汤,总是鼓运诸药之力以奏续也,此化积消坚之剂,为疟久癖结之专方。

【备考】《医略六书》本方用法:人参汤送下三钱。

54549 **疟母丸**(《脉因证治》卷一)

【组成】鳖甲(醋炙)　三棱　莪术(醋炙)　香附子　阿魏(食积加醋化)

【主治】疟母,食疟。

54550 **疟母丸**(《准绳·幼科》卷九)

【组成】鳖甲(醋炙)二两　三棱　蓬莪术(各醋浸透,煨)各一两

【用法】上为细末,神曲糊丸,如绿豆大。每服二十丸,白汤送下。癖消一半即止。

【主治】疟母结癖,寒热无已。

54551 **疟母丸**(《广笔记》卷一)

【组成】鳖甲(醋炙)四两　䗪虫(煅存性,研极细)一两半　广橘红一两五钱　射干(晒干)一两　青皮(醋炒)八钱　人参八钱　肉桂(去皮)六钱　干漆(煅烟起,存性,研如飞尘)五钱

【用法】上为极细末,醋煮稀糯糊为丸,如梧桐子大。每服四钱,空心淡姜汤送下。

【主治】疟母。

54552 **疟母煎**

《活人书》卷十七。为《金匮》卷上"鳖甲煎丸"之异名。见该条。

54553 **疟灵丹**

《古今医鉴》卷五。为《鸡峰》卷十四"疟丹"之异名。见该条。

54554 **疟神丹**(《宣明论》卷十三)

【组成】信砒一两　雄黄一钱

【用法】上药于五月重五日,用棕子尖拌匀,研三千下

为丸,如梧桐子大。未发前一日,冷水送下一丸。

【主治】诸般疟疾。

54555 **疟疾丸**(《济急丹方》卷上)

【组成】陈神曲一两(炒)　制半夏一两　广橘红五钱

【用法】上为末,米汁为丸。大人每服二钱,小儿一钱。

【主治】疟疾。

54556 **疟疾丸**(《应验简便良方》卷下)

【组成】上桂二两　全蝎一两　神曲一两　草果一两　广陈皮一两　常山一两　青蒿一两　斑蝥(糯米炒)八钱　桂枝一两五钱　蜈蚣十二条　麻黄一两二钱　川贝母三钱　乌梅一两　白蔻仁四钱　黑白丑一两

【用法】上为细末,水泛为丸。每服加生姜、红糖,未发之先服下。大人每服八十丸,小儿每服四十丸。

【主治】三阴疟疾。

54557 **疟疾丸**(《谢利恒家用良方》)

【组成】青蒿四两　青皮　槟榔　厚朴　神曲　制半夏各二两　川贝母七钱　炙甘草二钱

【用法】上为细末,和匀,生姜汁为丸,如绿豆大,朱砂为衣。每服三钱,生姜汤送下,于未发前三个时辰服。

【功用】《全国中药成药处方集》(沈阳方):化滞解毒,除疟疾。

【主治】❶《谢利恒家用良方》:疟疾。❷《全国中药成药处方集》(沈阳方):疟疾先寒后热,先热后寒或间日发作,头痛呕逆,周身疼痛。

【宜忌】《全国中药成药处方集》(沈阳方):忌生冷。

54558 **疟疾膏**(《顾氏医径》卷六)

【组成】红砒一钱　雄黄　雌黄各一钱　斑蝥五只　川椒八分　巴霜六分

【主治】疟疾。

54559 **疟疾膏**(《全国中药成药处方集》禹县方)

【组成】甘草　甘遂各一两　朱砂一钱

【用法】阿魏化痞膏一斤,将前药面加入即成。成人贴一张,在未发病时两点钟前,将膏药暖开贴肚脐上。

【主治】一切疟疾,先冷后热,先热后冷,不分新旧。

【宜忌】孕妇、小儿及虚弱者忌贴。

54560 **疟疾不二饮**(《惠直堂方》卷一)

【组成】常山二钱(鸡油炒)　槟榔各一钱(尖者雄,平者雌)　知母　贝母各一钱五分

【用法】酒、水各半钟,煎七分,不可过熟,熟则不效;露一夜,临发日五更天温服。

【主治】疟疾。

54561 **疟疾五品丸**

《全国中药成药处方集》(沈阳方)。为《湿温时疫治疗法》引何廉臣"疟疾五神丹"之异名。见该条。

54562 **疟疾五神丹**(《湿温时疫治疗法》引何廉臣方)

【异名】疟疾五品丸(《全国中药成药处方集》沈阳方)。

【组成】姜半夏八钱　京川贝一两二钱(去心)　青皮八钱　全青蒿一两　金鸡勒二钱

【用法】共研细末,淡姜水为丸,如绿豆大,朱砂为衣。每服一钱。

【主治】三阴疟,俗称四日二头,属寒湿伤脾,脾阳内郁;久则多成疟母。

【备考】本方改为汤剂,名"疟疾五神汤"(见《家庭治病新书》)。

54563 疟疾五神汤

《家庭治病新书》。即《湿温时疫治疗法》引何廉臣方"疟疾五神丹"改为汤剂。见该条。

54564 疟疾半贝丸《北京市中药成方选集》

【组成】生半夏十六两 贝母十六两 常山二两 柴胡二两 草果二两 甘草二两 槟榔四两

【用法】上为细末,过罗,用冷开水泛为小丸。大人每次服一至二钱,一日二次,温开水送下。

【功用】行水消滞,化痰截疟。

【主治】伤寒疟疾,发冷发烧,头疼口苦,心烦作渴,一日一发,先冷后烧或先烧后冷,隔日一发的疟疾。

54565 疟疾神效方《便览》卷二

【组成】常山 厚朴 半夏 茯苓 草果 槟榔 陈皮 甘草少许

【用法】水二钟,加生姜三片煎,露一宿。发日五更服。

【主治】疟疾。

【加减】渴,加乌梅一个;久者,加僵蚕七个。

54566 疟疾神效散《经验各种秘方辑要》

【组成】荜澄茄 荜茇 腰黄 白胡椒各一钱

【用法】上为极细末,收入瓷瓶内,勿令泄气。用时取清凉膏药二张,以药少许,放膏药中心,一贴于脐眼之中,一贴肺腑穴上,此穴在背脊骨第三节之下,第四节之上交界处便是。贴此膏,须要尖角斜式,始可对准穴道,至重者只须三次,无不愈也,但换膏药时,总须在疟未来之先,将此膏换好贴上,方见灵验。

【主治】疟疾。

54567 疟疾塞鼻丹《万氏家抄方》卷二

【组成】巴豆(净肉)五钱 麝香五分 白矾五钱 白芷二钱 官桂五钱 朱砂一钱 青黛五钱 黑附子三钱 硫黄五钱 雄黄五钱

【用法】上为末,取棕尖为丸,如梧桐子大。每用一丸,绵包,未发日晚,男左女右,塞鼻孔中。

【主治】疟疾。

疠

54568 疠风丸《仙拈集》卷四引《集验方》

【组成】老虾蟆一个 白矾三钱 铜绿 人中白各二钱

【用法】上为末装蟆口内,线缝好,以泥包裹,火煅烟尽为度,取起为泥,约有五钱,配苦参、瓦松各一两,神曲糊丸,如梧桐子大。每服五分,滚水或麻黄汤酒送下俱可。五死引药:脾死,麻木不仁,苍术汤送下;血死,手足生脓,生地汤送下;肉死,割切不痛,苦参汤送下;筋死,手足脱落,续断汤送下;肾死,脚下有孔,薏苡牛膝汤送下。

【主治】大麻风。

【加减】眉毛先落,肝经受病,加石决明;先损眼目,心经受病,加栀子;面起紫泡,肺经受病,加葶苈;遍身如癣,脾经受病,加白术;脚底先破穿,肾经受病,加破故纸。

54569 疠风煎《绛囊撮要》

【组成】桑皮 大黄 芒硝各一撮

【用法】水煎服。无风处日洗一二次。

【主治】疠风。

【加减】如有虫,加鸽屎同煎;如烂,用琥珀末搽患处。

54570 疠风第一汤《脉症正宗》卷一

【组成】黄耆二钱 香附二钱 当归一钱 川芎一钱 白术一钱 苦参一钱 独活一钱 苍术一钱

【用法】水煎服。

【主治】疠风。

54571 疠风第二汤《脉症正宗》卷一

【组成】黄耆二钱 香附一钱 当归一钱 川芎一钱 防风八分 蒺藜一钱 胡麻八分 皂角一钱

【用法】水煎服。

【主治】疠风。

54572 疠风第三汤《脉症正宗》卷一

【组成】黄耆二钱 当归八分 香附一钱 苦参一钱 贯众一钱 芜荑一钱 花椒七粒 乌梅三个。

【用法】水煎服。

【主治】疠风。

疝

54573 疝气丸《成方制剂》6册

【组成】川楝子 六神曲 木香 吴茱萸 小茴香

【用法】上制成丸剂,每20粒重1克。温黄酒送服,一次9克,一日1~2次。

【功用】散寒止痛。

【主治】寒疝、气疝。

【宜忌】忌食生冷之物。

54574 疝灵散《回生集》卷上

【组成】龙眼核 荔枝核(二味先捣碎,焙) 小茴香各等分(焙)

【用法】上为细末。每服一钱,空心用升麻煮酒调下,重者二服。

【主治】偏坠七疝,肾囊肿大,疼连小腹,不能自忍。

54575 疝气灵丹《全国中药成药处方集》沈阳方

【组成】荔核 橘核 茴香各三钱 沉香一钱 木香 肉桂 乌药 故纸各二钱 白术三钱

【用法】上为细末,炼蜜为丸,二钱重。每服一丸,饭后一时,白开水送下。

【功用】止痛,消肿,散寒。

【主治】小腹膨胀,气窜攻痛,睾丸肿大,单坠疼甚。

【宜忌】忌寒凉。

54576 疝气神方《明医指掌》卷六

【组成】硫黄(火中熔化,即投水中去毒,研细) 荔枝核(为末,炒焦黄) 陈皮各等分

【用法】上为末,饭为丸。每服十四五丸,酒送下。其疼立止。自觉已疼甚,不能支持,略用六丸,再不可多也。

【主治】疝气。

54577 疝疾灵丹《玉案》卷五

【组成】泽泻一斤(分作四份,童便、盐水、醋、酒各浸七日,放日中晒干,炒) 吴茱萸二两(炒)

【用法】上为末,老米打糊为丸。每服三钱,空心盐汤送下。

【主治】一切疝疾疼痛，并阴囊大如斗，小便淋漓。

54578 疝气内消丸（《北京市中药成方选集》）

【组成】川楝子四两　荔枝核三两　橘核（炒）三两　小茴香（炒）五两　沉香三两　肉桂（去粗皮）五两　於术四两　甘草一两　吴萸（炙）四两　青皮（炒）四两　炮姜三两　丝瓜炭四两　补骨脂（炙）二两　大茴香一两　川附片二两

【用法】上为细末，过罗，炼蜜为丸，重三钱。每服一丸，一日二次，温开水送下。

【功用】顺气散寒，消肿止痛。

【主治】小肠疝气，偏坠抽痛，睾丸肿大，坚硬不消。

疡

54579 疡余化毒丹（《疡科心得集·家用膏丹丸散方》）

【组成】滴乳石一钱　西黄一分五厘　真珠四分　天竺黄六分　陈胆星一钱　血竭一钱　川连五分　朱砂一分

【用法】上为末，加灯心灰四分。每服三分，金银花汤下。

【主治】疗疽，余火未清，艰于收口难敛者。

怔

54580 怔忡汤（《观聚方要补》卷五引《百代医宗》）

【组成】川芎　黄连　生地各八分　茯神　白芍　熟地　当归各一钱　朱砂六分　甘草三分

【用法】水煎服。

【主治】虚烦不眠，惊悸怔忡，健忘。

54581 怔忡饮（《仙拈集》卷二）

【组成】半夏　茯苓　人参各等分

【用法】水煎服。

【主治】心惧怯，如人欲捕之状。

54582 怔忡酒（《增订医方易简》卷六）

【组成】麦冬（去心）二两　白茯苓一两　柏子仁（去油）一两　归身一两　生地一两五分　龙眼肉二两

【用法】上药盛绢袋中，用无灰酒十斤，坛内浸三日，连坛煮亦可。

【主治】虚劳怔忡。

怯

54583 怯热汤（《普济方》卷三八五）

【组成】大黄（炒，剉）　朴消　甘草（炙）　龙齿各一两　枳壳（去瓤，麸炒）一两

【用法】上为粗末。每服半钱，水半盏，煎至三分，去滓，温时与一分服，一日三次。乳母服之亦妙。

【主治】小儿百日以来结实壮热，兼惊。

54584 性灵胶丸（《效验秘方》王俊侠方）

【组成】鹿茸　僵蚕　制附子　柏仁各60克

【用法】上为胶囊剂。1日3次，每次5粒，黄酒或温开水送下。

【主治】性冷淡，阳痿，早泄及各种性功能障碍。

【方论选录】方中鹿茸温而不烈，益气填髓，由下元上达玉精；僵蚕能化痰散结，并能促进血脉或输精畅通；附子温阳益肾，有强心作用，并能兴奋垂体—肾上腺皮质系统；柏子仁平肝宁心，协调心肾功能。四药合用能醒豁神经，钻透血脉，唤起一身机能，对性功能障碍有显著疗效。

【临床报道】性功能障碍：用本方对88例性功能障碍患者进行治疗，其中男性66例，女性22例；30岁以下15例，30～50岁者45例，50岁以上者28例。有效率100%。

怡

54585 怡神酒（《奇方类编》卷下）

【组成】烧酒一坛　糯米糖二斤　绿豆二升　木香二钱（为末）

【用法】久浸饮为妙。

【功用】补益。

闸

54586 闸板丹（《古今医鉴》卷五引张小庵方）

【组成】黄丹一两（水飞）　黄蜡一两　乳香一钱　没药一钱　杏仁八个（去皮尖）　巴豆八个（去油）

【用法】上为末，将黄蜡溶化后，将药末同蜡拌匀，搅冷成块。每服一丸，如黄豆大，空心服；红痢，冷甘草汤送下；白痢，冷干姜汤送下；水泻，冷米汤送下。

【功用】推荡邪毒。

【主治】痢初起及水泻。

闹

54587 闹杨花散（《青囊全集》卷上）

【组成】杨花三钱　生半夏二钱　生川草乌三钱　桃枝四钱（切碎）　马全二钱（去毛，制）　生南星一钱五分

【用法】上为极细末，晒干，再乳。不省人事，遍身如冰，将药吹入鼻内，牙关紧闭，打去一齿，吹入喉内三分；急活，用甘草水、姜汁解醒。

【主治】不省人事，牙关紧闭，遍身如冰。

炒

54588 炒面（《良朋汇集》卷二）

【组成】白茯苓四两　莲肉（去心）　鸡头米各一斤（共为细末）　红枣四斤（煮熟去皮核）　新鲜小米一斗（炒熟磨末）　蜂蜜一斤　白砂糖一斤

【用法】上搽成一处。干吃；或随意滚水冲服。

【主治】诸虚百损，痨嗽痰喘。

【备考】本方方名，《仙拈集》引作"七仙炒面"。

54589 炒米汤（《中国医学大辞典》）

【组成】粳米

【用法】炒焦，作汤。

【功用】除湿，益胃，止烦渴。

54590 炒米面（《仙拈集》卷一）

【组成】陈腊炒米

【用法】下锅炒脆，研筛细末。黑糖调吃，候饥时热吃。不可稀，亦不可饮汤水，茶亦不可吃太饱，本日即愈。

【主治】脾泻，水泻。

54591 炒肝散

《普济方》卷八十三。为《直指》卷二十"雀盲散"之异名。见该条。

54592 炒栀散（《内经拾遗方论》卷一）

【组成】炒山栀(炒黑)

【用法】上为细末。每服二钱,白滚水调下。

【主治】汗血。

54593 炒姜丸(《普济方》卷三三八)

【组成】干姜(炮) 桂(去粗皮) 木香 沉香 当归(切,焙) 甘草(炙) 白豆蔻(去皮) 白茯苓(去黑皮) 青橘皮(汤浸去白,焙)各半两 芍药(剉)一两 干木瓜姜黄各半两

【用法】上为末,汤浸蒸饼为丸,如小弹子大。每服一丸,细嚼,食前温酒送下。

【主治】妊娠两胁胀闷,腹中疼痛,呕逆,不思饮食。

54594 炒狼汤(《饮膳正要》卷一)

【组成】狼肉一脚子(卸成事件) 草果三个 胡椒五钱 哈昔泥一钱 荜茇二钱 缩砂二钱 姜黄二钱 咱夫兰一钱

【用法】上件熬成汤,用葱、酱、盐、醋一同调和服。

【功用】暖五脏,温中。

54595 炒粉丸(《得效》卷四)

【组成】蚌粉一两 巴豆七粒(去壳及膜)

【用法】上同炒令赤,去巴豆不用,只以醋丸其粉,如梧桐子大。每服二十丸,丈夫脐腹痛,炒茴香酒吞下;妇人血气,炒姜酒送下;败血冲心,童子小便和当归酒服;常服,姜酒送下。

【主治】积聚涎块,结于心腹之间,致令心腹刺痛,日久不愈,或干呕减食。

54596 炒黄面(《饮膳正要》卷二)

【组成】白面一斤(炒令焦黄)

【用法】每服一匙头,空心温水调下。

【主治】泄痢肠胃不固。

54597 炒糯丸(《医级》卷九)

【组成】糯米一合 斑蝥二十一个(去翅足)

【用法】先用七个同米炒改色去蝥,再用七个同炒令米色黄再去蝥,又用七个同炒令起烟复去之。复用鸡胞肠一个将炒过蝥同煮烂去蝥,同米研捣作丸。分三服,用牛膝、红花酒送下。服后腹痛胎落即止。服后若未下,三日尽三服,无不下者。

【功用】下胎。

54598 炒桃仁方(《圣济总录》卷三十七)

【组成】桃仁一斤 吴茱萸 青盐各四两

【用法】上药。同入锅内炒,候桃仁熟为度,以瓷瓶贮密封,七日后取出,去茱萸并盐,只将桃仁去皮尖。时嚼一二十枚。

【功效】大辟山岚毒气。

【主治】治山岚气。

炊

54599 炊帚散(《圣惠》卷二十四)

【组成】故炊帚半两 甑带半两 履底半两 蛇蜕皮半两

【用法】上以月蚀夜,伺候正蚀时,都烧之成灰,研令细。每服,不拘时候,以温酒调服二钱,仍以醋调药如膏,以涂傅驳上即消。

【主治】瘑疬风,面及项忽生白驳,状如白癣。

54600 炊饼丸(《不居集》下集卷八)

【组成】鳖甲 龟板 侧柏叶 半夏 瓜蒌仁 黄连黄柏

【用法】炊饼为丸。

【功用】退实热虚劳湿痰。

【主治】积痰。

炉

54601 炉甘丹(《疡科纲要》卷下)

【组成】上炉甘石(最细腻者,煅,黄连汤淬三四次,拣净,研细,水飞漂)二两 上血竭五钱 海螵蛸(去背)五钱 真轻粉四钱 乌芋粉二两 漂牡蛎粉一两

【用法】上为极细末,和匀密贮。

【功用】拔毒而不痛。

【主治】下疳等证,不能用三仙丹者。

54602 炉灰膏(《医学入门》卷八)

【组成】响糖炉内灰一升半 风化石灰一升(炒红) 巴豆二钱 蟾酥二钱 白丁香末五分 炒石灰一钱

【用法】上前二味以竹箕子盛贮,用滚汤三碗慢慢淋自然汁一碗许,铜锅盛,慢火熬如稀糊,先下巴豆末,次下蟾酥、白丁香末、炒石灰,搅匀再熬如干面糊,取起候冷,以瓷罐盛贮,勿令泄气。每用时,以簪头挑少许放指甲上研,口呵气调匀如泥,将患处用针拨开,以药点之,有脓者溃,无脓者就散。

【功用】除瘤点痣。

【主治】一切无名肿毒,恶疮及外痔瘰疬,气粟。

【宜忌】好肉及眼上忌用。

【加减】如点瘰疬,去蟾酥,加轻粉一钱;畏痛,加乳香,没药各一钱;寻常消瘤点痣,只用灰膏,不必加药。

54603 炉茶散(《千金珍秘方选》)

【组成】煅制炉甘石(童便煅七次)三钱 儿茶三钱 冰片一分

【用法】上为极细末。吹患处。

【主治】沿皮蛀疮,以及耳内生癣出滋水。

54604 炉峰散(《直指》卷二十二)

【组成】炉甘石(绿者,十分细)一两 大南星 半夏(生)各半两 五倍子 赤小豆 片姜黄 直僵蚕 贝母白及各四钱 乳香二钱半

【用法】上为细末。未破者酸醋调敷;已溃者,清蜜调敷;半干湿只掺;若红肿多汁,生地黄研汁调敷,仍煎苦参、桑白皮汤淋。

【主治】痈疽肿毒。

54605 炉脑散

《医学入门》卷八。为《济生》卷五"炉甘石散"之异名。见该条。

54606 炉消散(《中药制剂汇编》卷六)

【组成】羌活七两二钱 黄芩七两二钱 菊花七两二钱 蔓荆七两二钱 川芎四两八钱 白芷四两八钱

【用法】上药用纱布包煎,混合两次滤液,浓缩成稠状;另以炉甘石十二两,火消一两九钱二分,冰片二钱四分分别研细,再混入煎剂内调匀即得。每次挑药如米粒大小,涂于

胬肉或睑球黏着之患处,闭目半小时即可洗去,一日一、二次。

【功用】破血散瘀。

【主治】睑球黏着,翼状胬肉。

【宜忌】不要涂在黑眼珠上。

54607　炉功眼膏(《中药制剂汇编》卷三)

【组成】炉甘石　十大功劳

【用法】十大功劳根茎 50 克,加水 500 毫升,煎成浓汁,去滓后加炉甘石粉成为浓糊状,干燥成散剂;然后取此散剂 30 克,加凡士林 60 克,羊毛脂 10 克,调匀成眼膏。涂于眼缘,一日二次。

【功用】收敛消炎。

【主治】各种睑缘炎。

54608　炉甘石散(《济生》卷五)

【异名】炉脑散(《医学入门》卷八)。

【组成】炉甘石半斤(用黄连四两如豆大,于银石器内煮一伏时,去黄连,取石研)　脑子(别研)二钱半

【用法】上件和匀。各用半字,白汤泡,放温,时时洗之。

【主治】《济生方》:一切目疾,不问得疾之因者。

【备考】《医学入门》治下疳疮,为末干掺。

54609　炉甘石散（方出《直指》卷二十四,名见《普济方》卷三〇一）

【组成】绿色炉甘石一分　真蚌粉半分

【用法】上为细末。扑敷。

【主治】阴汗湿痒。

54610　炉甘石散(《医学纲目》卷十三)

【组成】炉甘石不拘多少(先用童便煅七次,次用黄连浓煎汁煅七次,次用谷雨前茶浓煎煅七次,又并三汁余者一次,再煅三次,然后安放地上一宿,出火气)

【用法】上为极细末,入冰片、麝香,点上。

【主治】烂风眼。

【备考】炉甘石煅时,须用好紫霄炭极大者凿一穴,以安炉甘石。

54611　炉甘石散(《保命歌括》卷十六)

【组成】炉甘石(绿色者,煅)一两　真蛤粉　黄连　五倍子各半两

【用法】上为末。先以蜂房、大腹皮并汤温洗,后拭干上药。

【主治】阴汗,湿汗及阴茎、阴囊溃烂。

54612　炉甘石散(《准绳·类方》卷七)

【组成】炉甘石一钱　片脑一分　黄连二分半

【用法】上制甘石二两,以黄柏一两,黄连五钱,煎浓汁滤净,投入甘石内,晒干,以汁救晒尽为度,依方秤合和匀,研为细末,乳汁和调匀。用鸭毛刷烂处。

【功用】疗湿热,平风烂,住痛,明目去翳,退赤除风。

【主治】一切外障,白睛伤破,烂弦风眼。

54613　炉甘石散(《疡科选粹》卷四)

【组成】轻粉一钱　黄柏一钱　黄连二钱　韶粉二钱　炉甘石二钱(火煅,黄连汤淬数次)　冰片三分(一方有龙骨　人中白　血竭　孩儿茶)

【用法】上为末。苦茶洗净,干掺。

【主治】下疳。

54614　炉甘石散(《名家方选》)

【组成】炉甘石四钱　黄柏　黄连一钱　莽草六枚　汉土五分

【用法】上先纳炉甘石、汉土于土器中烧之半日,次黄柏、黄连、莽草以水二合半,煎取七勺,浸炉甘石、汉土,上微火,候涸,数浸煎汁,更上微火,以煎汁尽,土石干,移内器物磨之半日许,为细末,和炼蜜,复磨之半日许,收贮;而或作丸,或作锭。磨水点之眼中,极效。

【主治】诸眼病。

54615　炉甘石散(《医钞类编》卷十一)

【组成】炉甘石三两　车前草一斤(捣汁)

【用法】火煅甘石焠之,以干为度,澄研晒干。临用加冰片少许。

【主治】烂沿风眼。

54616　炉甘石膏(《准绳·类方》卷七)

【组成】炉甘石　代赭石　黄丹各一两　冬蜜八两　诃子二枚(取末)　槐柳枝各四十九条

【用法】上为细末,入黄连水再碾至千万余下,却以蜜炼去白沫,入末同熬成膏;柳条搅不住手,滤净入后膏子和剂;再以黄连研末一两,入水于铜锅煎熬成膏,滤去滓,取净入前蜜药,瓷碗盛放汤瓶口上蒸炖成膏,槐、柳枝一顺搅不住手,互换枝条搅尽,滤净出火毒。点眼,又以热汤泡化洗眼。

【主治】眼目昏花,视物不明。

54617　炉赤洗剂(《中医皮肤病学简编》)

【组成】炉甘石(黄连水飞)15 克　赤石脂粉 15 克　甘油 15 毫升

【用法】上药加水和成 100 毫升。外用。

【主治】药物性皮炎。

54618　炉倍油膏(《中医皮肤病学简编》)

【组成】炉甘石 9 克　五倍子 9 克　冰片 3 克　黄连 15 克

【用法】上为细末,油调成膏。外用。

【主治】湿疹。

54619　炉甘石洗剂(《外伤科学》)

【组成】炉甘石 15 克　氧化锌 5 克　甘油 5 毫升

【用法】冷开水加至 100 毫升。充分摇匀后,直接外涂,每日多次。临用前根据需要可配入 5% 硫磺或 1%～2% 冰片,或 1% 薄荷。

【功用】消炎,清凉,止痒。

【主治】各种急性无渗出性炎症,单纯性皮肤瘙痒,热痱等。

54620　炉甘石干眼药(《永乐大典》卷一一四一二引《经验普济加减方》)

【组成】炉甘石(烧三次,红取为末)一两　青盐三钱　黄丹二钱　硇砂一钱　铜绿一钱半　胆矾一钱　轻粉半钱　蕤仁(去皮,取仁研)一钱半　白矾三钱

【用法】上为末。每点三两笔。

【主治】诸病眼,翳膜昏痛。

54621　炉甘石点眼药(《鸡峰》卷二十一)

【组成】炉甘石四两(烧过,水飞)　黄连末二钱　硼砂

一钱 青盐 乳香各半钱 黄丹三钱 轻粉 硇砂少许 麝香少许(并研如粉)

【用法】上为细末。柱子点之。

【主治】大小眦破痒痛。

炎

54622 炎消汤《古今名方》引易玉泉方)

【组成】阳白孢(又名炎见消) 白牛膝各15克 地榆12克 算盘子树兜(野南瓜兜)18克

【功用】清热解毒,消肿止痛。

【主治】风湿喉痹、乳蛾、喉风等急性咽喉炎症。

54623 炎见宁片(《成方制剂》17册)

【组成】广防己 苦玄参 毛冬青

【用法】上为片剂,大片每片相当于原药材1.85克,小片每片相当于原药材0.74克。口服,大片一次2~3片,小片一次5~8片,一日3次。

【功用】清热燥湿解毒,活血消肿止痛。

【主治】湿热瘀毒蕴结引起的上呼吸道感染、咽炎、扁桃体炎、淋巴结炎。

54624 炎可宁片(《成方制剂》7册)

【组成】板蓝根 大黄 黄柏 黄连 黄芩

【用法】上为片剂。口服,一次3~4片,一日3次。

【功用】清热泻火,消炎止痢。

【主治】急性扁桃体炎,细菌性肺炎,急性结膜炎,中耳炎;疖痈瘰疬,急性乳腺炎,肠炎,细菌性痢疾及急性尿道感染。

【宜忌】孕妇忌服。

净

54625 净心散(《普济方》卷四〇四)

【组成】蛇蜕一条(烧灰) 甘草五钱(剉为末) 不蛀皂角五定(烧灰)

【用法】上为末。小儿每服半钱,熟水调服。痘疮出尽,便宜服之。

【主治】痘疮入眼。

54626 净水膏(《幼幼新书》卷三十六引《吉氏家传》)

【组成】密陀僧 瓜蒌根 麝香 皂角各二分 附子 防风 莨菪子 朱砂 土消 紫参 芎劳 槟榔 桂心 龙脑 黄蜡 芫花各半两 丁香少许 油五两

【用法】上以油煎诸药,取出滤过,入蜡使熔,器中收。涂之立愈。

【主治】大人、小儿一切人不识恶疮。

54627 净肌汤(《外科大成》卷四)

【组成】侧柏叶五钱 好醋一钟

【用法】煎五分。服十六服,全愈。如眉发脱落者,用侧柏叶酒浸,九蒸九晒,炼蜜为丸,如梧桐子大。每服三五十丸,黄酒送下,一日三服,百日愈。

【主治】杨梅愈后,遍身发瘰如癞,痒不可忍者,及中粉毒。

54628 净肌散(《得效》卷十九)

【组成】雄黄 海螵蛸 大柏皮 宣连 水粉 轻粉 蚌粉 杏仁

【用法】上为末。用真清油调敷。

【主治】一切恶疮。

54629 净肌散(《普济方》卷三〇〇引《鲍氏方》)

【组成】枯矾 胶香 黄丹 轻粉 雄黄

【用法】上为末。真清麻油调末,敷患处。

【主治】一切臀腿手足湿烂疮。

54630 净连汤(《集成良方三百种》卷下)

【组成】净花五钱 连翘三钱 当归三钱 川芎 皂刺 防风 川羌 麻黄 土茯苓 甘草 透骨草各一钱

【用法】水煎,熏洗。

【主治】疔疮。

54631 净固丸(《儒门事亲》卷十五)

【组成】槐花(炒) 枳壳(去瓤)各一两

【用法】上为细末,醋糊为丸,如梧桐子大。每服二十丸,空心、食前米饮汤送下。十服见效。

【主治】痔漏,下血痒痛。

54632 净固散(《普济方》卷二九六)

【组成】当归半两 密陀僧二钱半

【用法】上为末。酒调下。

【主治】诸痔。

54633 净府散(《古今医鉴》卷十三)

【组成】柴胡一钱 黄芩八分 半夏(姜汁浸,炒)八分 人参二分 白术(去芦)七分 白茯苓(去皮)一钱 猪苓七分 泽泻一钱 三棱(煨)一钱 莪术(煨)一钱 山楂肉一钱 胡黄连三分 甘草三分

【用法】上剉一剂,加生姜、大枣煎服。

【主治】小儿腹中癖块,发热口干,小便赤。

54634 净神丸(《普济方》卷二一八)

【组成】胡麻(其实六棱者) 巨胜(其实八棱者) 白蜜一升

【用法】三味合之。

【功用】常服辟谷,填骨髓。

【主治】五脏虚损羸瘦。

【备考】方中胡麻、巨胜用量原缺。

54635 净脓汤(《寿世保元》卷六)

【组成】甘草四两

【用法】剉作大帖,水煎。吃鸭后顿服。

【主治】肺痈。咳嗽吐脓血,腥臭不可闻。

【备考】本方"吃鸭后顿服",其鸭制法为:黄耆(蜜水炒)、防风、金银花、忍冬藤、金沸草、牛膝、桔梗各等分,用鸭一只缢死,破开,入前七味药末于鸭肚内,用好酒煮尽为度。吃鸭,药滓晒干,为末,酒调服。服后再服净脓汤。

54636 净容散(《仙拈集》卷二)

【组成】川山甲(炒)十片 生姜 野大黄各四两(捣汁) 川椒(去目)五钱

【用法】上为末,和一处,用生绢包。擦患处;如干,醋湿之。擦三四次,其效如神。

【主治】满面紫块如钱大者。

54637 净液汤(《兰室秘藏》卷下)

【异名】连翘防风汤。

【组成】桂枝二分 连翘 生地黄 桔梗 升麻 甘草各五分 当归梢七分 麻黄 草豆蔻仁 羌活 防风

柴胡 苍术各一钱 酒黄芩二钱 红花少许

【用法】上剉,如麻豆大,都作一服。水二盏,煎至一盏,去滓,食后热服。

【主治】皮肤痒,腋下疮,背上疮,耳聋耳鸣。

54638 净腑丸

《金鉴》卷三十。为《袖珍》卷三引《圣惠》"舟车丸"之异名。见该条。

54639 净腑汤《回春》卷七

【组成】柴胡 白茯苓(去皮) 猪苓 泽泻 三棱(醋炒) 莪术(醋炒) 山楂(去核)各一钱 黄芩 白术(去芦) 半夏(姜制) 人参各八分 胡黄连 甘草各三分

【用法】上剉一剂。加生姜、大枣,煎服。

【主治】小儿一切癖块,发热口干,小便赤,或泄泻。

法

54640 法丹

《普济方》卷十八。即《永类钤方》卷十三引《济生》"心丹"。见该条。

54641 法纸散《圣济总录》卷七十

【组成】纸

【用法】病人衄血时,以纸接血,候滴满纸,于灯上烧作灰,每一张作一服。新汲水调下。

【主治】鼻衄血不止。

【宜忌】不得令病人知。

54642 法枣汤《医方类聚》卷一九八引《吴氏集验方》

【组成】北枣二斤(连核打破,切作块子,焙温热,以麻油拌和滋润为度,焙一日,趁热以熟糯米浆挪均,再焙干) 生姜二斤(切) 甘草七两(炙,细剉)

【用法】甘草、生姜淹一宿,次用文武火炒令干,却同枣同焙燥,为末。每服盐点。

【主治】脾虚胃弱。

54643 法制蛋《奇方类编》卷下

【组成】鸡蛋七个

【用法】入童便桶内浸七日。每日空心食一个。每年于腊月二十四浸起,正月初一日食起,服至初七。

【功用】小儿免出痘。即邻家有出痘者不侵,即侵必轻。

54644 法制人参

《串雅外编》卷三。即《寿世保元》卷十"法制人参膏"加片脑。见该条。

54645 法制贝母《北京市中药成方选集》

【组成】五味子(炙)六两四钱 甘草四十八两 橘红六两四钱 硼砂(炒)六两 薄荷三两二钱 乌梅九两二钱

【用法】上药煎熬澄清,去滓成汁,再入去心川贝母一百二十八两晒干,加入药汁内搅匀,晒干即成。每次用一钱,煎汤服用,或噙化亦可。

【功用】清肺止咳,化痰定喘。

【主治】肺经热盛,虚火上蒸,咳嗽痰喘。

54646 法制半夏《圣济总录》卷六十四

【组成】半夏半斤(汤洗四十九遍,用法酒二升浸一日,焙干) 白矾四两 丁香皮(为末)三两 草豆蔻(去皮为末)二两半

【用法】上同入酒内浸,春、夏七日,秋、冬半月,候日满,只取半夏,于温汤内浴过焙干。每服三五粒,嚼用腊茶送下,或酒亦得,不拘时候。

【功用】《遵生八笺》:开胃健脾,止呕吐,去胸中痰满,兼下肺气。

【主治】冷痰、一切诸痰。

【备考】《遵生八笺》有生姜。

54647 法制半夏《御药院方》卷五

【组成】半夏一两(汤洗七次,去其涎水)

【用法】用生姜一两取自然汁,银石器内用文武火同熬,汁尽为度。每服嚼一粒,食后生姜汤下;含化亦得。

【主治】咳嗽。

54648 法制半夏《医学入门》卷七

【组成】半夏一斤 明矾六两 硝石四两

【用法】先将矾硝煮水六碗,却将半夏先以水洗净,入药水内浸三宿,又取入清水内浸七日,取出切片,加薄荷四两,甘草二两任用。

【功用】消饮化痰,壮脾顺气。

54649 法制半夏《回春》卷二

【组成】大半夏一斤(石灰一斤,滚水七八碗入盆内,搅晾冷,澄清去滓,将半夏入盆内,手搅之,日晒夜露一七日足,捞出,井花水洗净三四次,泡三日,每日换水三次,捞起控干。用白矾八两,皮硝一斤,滚水七八碗,将矾、硝共入盆内,搅晾温,将半夏入内浸七日,日晒夜露,日足取出,清水洗三、四次,泡三日,每日换水三次,日足取出,控干入药) 甘草 南薄荷各四两 丁香五钱 白豆蔻三钱 沉香一钱 枳实 木香 川芎各三钱 陈皮五钱 肉桂三钱 枳壳 五味子 青皮 砂仁各五钱

【用法】甘草等十四味切片,滚水十五碗晾温,将半夏同药共入盆内泡二七日,日晒夜露,搅之,日足取出药,与半夏用白布包住,放在热坑,用器皿扣住三炷香时,药与半夏分胎,半夏干收用。有痰火者,服之一日,大便出似鱼胶,一宿尽除痰根,永不生也。

【功用】化痰。

【主治】❶《回春》:壮人痰火有余之症。❷《外科传薪集》:痰饮、痰厥,寒痰呕恶,冷哮,肝胃厥气,久疟,小儿寒闭,酒湿,痰迷痴癫,寒湿疝气。

【备考】《外科传薪集》有茯苓、半夏,无枳实。用法为:老年积痰,陈皮茯苓汤服;中风痰厥,羌活前胡汤服;寒痰呕恶,生姜陈皮汤服;冷哮痰饮,苏子陈皮汤服;肝胃厥气,青蒿陈皮汤服;三阴久疟,生姜汤服;小儿寒闭,前胡陈皮汤服;酒湿,砂仁汤服;痰迷痴癫,石菖蒲叶冲汤服;寒湿疝气,荔枝核炙灰冲汤服。

54650 法制半夏《医灯续焰》卷五

【组成】半夏(拣大者)五斤 明矾一斤四两(捣碎) 生姜一斤四两(捣碎)

【用法】上用泉水共浸七日,擦去半夏皮,加朴消二斤八两,换水浸七日;加猪牙皂角(切片)一斤四两,浸七日;此后用泉水,每日一换,至四十九日,捞起晒干,为末。每用二钱,煎萝卜汤调下。小儿量减之。

【主治】一切痰嗽,或呕吐冷饮酸水,风痰痰癖,胸膈痞闷,喘促。

54651 法制半夏（《遵生八笺》卷十三）

【组成】半夏八两（圆白者，切二片） 晋州绛矾四两 丁皮三两 草豆蔻二两 生姜五两（切成片）

【用法】半夏洗去滑，焙干；后三味粗剉，以大口瓶盛生姜片，前药一处用好酒三升浸，春、夏三七日，秋冬一月，却取出半夏，水洗，焙干，余药不用。每服一二枚，细嚼，不拘时候。服至半月，咽喉自然甘香。

【功用】开胃健脾，止呕吐，去胸中痰满，兼下肺气。

54652 法制半夏

《法律》卷五。为《御药院方》卷五"法制白半夏"之异名。见该条。

54653 法制芽茶（《鲁府禁方》卷四）

【组成】芽茶一斤（拣净，冷水洗，烘干） 白檀香（末）五钱 白豆蔻末五钱 片脑一钱（另研）

【用法】用甘草膏拌匀茶，将前三味散为衣，晒干。不拘时嚼咽。

【功用】清热化痰，消食，止渴，解酒。

54654 法制杏子（《瑞竹堂方》卷一）

【组成】杏仁一斤（拣板杏真方用） 苍术一斤 白沙蜜二斤 苍术一两（去粗皮，泔浸一宿，麸炒） 半夏一两（姜汁浸一宿） 木香 当归 人参各一两

【用法】上将杏仁用热水洗净，顿于罐内，将生苍术一斤为粗末，水熬一二百沸，将汁浸杏仁，封其口，夏一日一夜，春秋三日三夜，冬五日五夜，去苍术及汁，锅内炒干，调入蜜半斤，再炒，少时取出，将木香、当归、人参、半夏、苍术俱为细末，拌于杏仁上，冷定，用瓷罐盛顿，用生蜜半斤浇上。每日空心细嚼三、五十个，面汤送下。

【功用】调补。

【加减】若气不顺，加木香末一两；血不和，加当归末一两；若喘息，加人参末一两；若虚弱，加苍术末一两，痰盛，加半夏末一两；若妇人血气不和，加当归服。

54655 法制杏仁（《医部全录》卷二四六引刘河间方）

【组成】杏仁半斤（去皮尖）

【用法】童便浸，一日一换，夏一日三换，浸半月，控洗焙干，研极细末。每服一枣大，薄荷汤点蜜，食后调服，数剂全愈。

【主治】一切气嗽。

54656 法制杏仁（《遵生八笺》卷十三）

【组成】板杏一斤（滚灰水焯过，晒干，麸炒熟，炼蜜拌杏仁匀，用下药末拌） 茴香（炒） 人参 缩砂仁各二钱 粉草三钱 陈皮三钱 白豆蔻 木香各三钱

【用法】上为细末，拌杏仁令匀。每用七枚，食后服之。

【主治】肺气咳嗽，上气喘促，腹胁不通，心腹烦闷。

54657 法制杏仁（《北京市中药成方选集》）

【组成】杏仁（去皮）三百八十四两 百药煎三十二两 甘草二百五十六两 乌梅六十四两 黑矾三两

【用法】上药除杏仁外，煎熬，澄清，去滓成汁，将杏仁晾干，加入药汁搅匀，晒干即成。每次服一钱，煎汤服用或噙化亦可。

【功用】清肺化痰，止嗽生津。

【主治】肺火咳嗽，痰涎壅盛，咽干口渴。

54658 法制陈皮（《御药院方》卷三）

【异名】法制陈皮散（《普济方》卷一八一）。

【组成】陈皮半斤（去瓤，净四两，切作条子） 茴香二两 青盐四两 甘草二两（炙） 干生姜半两 乌梅肉半两 白檀二钱半

【用法】上除陈皮外，并为细末。用水一大碗，药末三两，同陈皮一处慢火煮，候陈皮极软控干，少时别用干药末拌匀焙干。每服无以多少，细嚼，咽津，无时。

【功用】消食化气，宽胸利膈。

54659 法制陈皮（《婴童类萃》卷下）

【组成】广陈皮一斤 乌梅 甘草各二两

【用法】上用水同煮一炷香，去甘、乌，将皮刮去白，切片，拌薄荷叶二两，蓬术末、孩儿茶末各七钱，拌匀，晒干，收贮。

【功用】消痰顺气，生津止渴。

54660 法制陈皮（《验方新编》卷十一）

【组成】陈皮一斤（清水泡，一日去净白） 白党 甘草各六两

【用法】上同煮一日，去参、草，留陈皮，加川贝母一两半（研细），青盐三两拌匀，再用慢火煮一日夜，以干为度。

【功用】消痰化气，止渴生津。

54661 法制陈皮（《全国中药成药处方集》南京方）

【组成】陈皮一斤

【用法】以水泡淡，用滚开水冲淋数次，至陈皮之味不苦为度；另用甘草二两，乌梅肉一两煎成浓汁，将陈皮浸入汁内，拌匀，晒至半干，再用下药（白沙参、川贝母、西青盐、粉甘草各五钱）共研细末，拌于陈皮之上晒干（勿做成丸）。随意嚼服，或遵医嘱。

【功用】生津健胃，理气化痰。

54662 法制青皮（《串雅外编》卷三）

【组成】青橘皮一斤（浸去苦味，瓢，拣净） 白盐花五两 炙甘草六两 茴香四两

【用法】以甜水一斗煮之，不住搅，勿令着底，候水尽，慢火焙干，勿令焦，去甘、茴，只取青皮密收用。

【功用】醒酒，益胃，消食。

54663 法制肺露（《全国中药成药处方集》杭州方）

【组成】孩儿参二钱 北沙参三钱 炙冬花一钱五分 天冬 麦冬各二钱 地骨皮 桑皮（蜜炙）各一钱五分 黛蛤散三钱 阿胶珠 丝瓜络 川贝母各二钱 马兜铃（蜜炙） 葶苈子（蜜炙）各一钱 肥知母一钱五分 冬瓜子 生玉竹 白茯苓各三钱 粉丹皮一钱五分 百合二钱 芦根三两 枇杷叶（蜜炙）四两 雄猪肺（去心血，灌白洁净）一具

【用法】上为细末，以半数灌入肺内，半数撒在肺上，蒸露。每服一至二两，隔水燉温，一日二至三次。

【功用】润肺消炎。

【主治】吐血鼻衄，干咳无痰，肺痿喘逆。

54664 法制枯药（《医部全录》卷二〇八引刘河间方）

【异名】枯痔散（《外科十三方考》）。

【组成】信一两 白矾三两（为末） 巴豆五粒（去壳） 飞丹 朱砂（临时生用）各五钱

【用法】先将矾一两半安瓦盆中，随将信掺在矾上，再将矾覆上，火熬枯，取出为末，加朱砂末五钱，和匀，研细末

如尘。先用鱼腥草煎汤洗净,每用少许点上,少顷黄水渐出,一日夜三四次。如无鱼腥草,或荼蘼花,或野蔷薇花、红白槿树花代之,或甘草汤亦可。

【主治】痔疮。

54665 法制枳实《串雅外编》卷三)

【组成】枳实一斤　檀香五钱　片脑一钱

【用法】上为末,同甘草膏为衣。随时细嚼。

【功用】消胀满逆气,除胸胁痰癖。

【主治】《串雅外编选注》:腹部膨胀,呕吐或呃逆,胸满胁痛,痞闷不舒。

【方论选录】《串雅外编选注》:本方以枳实为主药,功能行气破结,祛痰,消痞满;佐以檀香、冰片芳香化气,甘草膏和脾胃。诸药配合,可达到消胀、降气、宽胸、利膈的目的。

54666 法制虾米《奇效良方》卷二十一)

【组成】虾米一斤(去皮壳,用青盐酒炒干,至香熟为度)　真蛤蚧(青盐酒炙脆为度)一对　茴香(青盐酒炒)四两　净川椒四两(同上法制,不可过)

【用法】上须用混浊煮酒二升,带浮蛆酽酒最佳,搅入青盐制用,先制蛤蚧、椒皮、茴香,干却制虾米,以酒尽为度,候香熟,取前三味同和匀,用南木香粗末二两同和,乘热收入瓷器内,四围封固,候冷取用。每服一勺,空心细嚼,盐酒下。

【功用】起阳补肾。

54667 法制香附《直指》卷二十六)

【组成】大香附(杵去毛皮,以童子小便浸一夜,晒干,截碎,又用米醋蘸过焙干)

【用法】上为末,每二钱,米汤调下;治冷带,用艾叶煎汤调下。

【主治】下血;冷带。

54668 法制桃仁《串雅外编》卷三)

【组成】桃仁一斤　吴茱萸　青盐各四两

【用法】上共炒熟,以新瓦密封,七日取出拣去茱盐,将桃仁去皮尖。每嚼一二十枚。

【功用】辟瘴疠。

54669 法制梨膏

《全国中成药处方集》(大同方)。为原书"梨膏"之异名。见该条。

54670 法制猪肚《养老奉亲》)

【异名】猪肚煎(《华佗神医秘传》卷二十一)。

【组成】獖猪肚一枚(洗如食法)　人参半两(去芦头)　干姜二钱(炮制,剉)　椒二钱(去目不开口者,微炒去汗)　葱白七茎(去须,切)　糯米二合

【用法】上为末,入米合和相得,入猪肚内缝合,勿令泄气,以水五升,于铫内微火煮令烂熟。空心服,放温服之,次暖酒一中盏饮之。

【功用】补虚羸乏气力。

54671 法制黑豆《准绳·类方》卷七)

【组成】大黄　黄连　黄芩各半两　甘草　密蒙花　朴消各一两

【用法】上为末,用黑豆一升,水三碗,入药煮干。每服二十粒,细嚼,清米泔送下。

【主治】旋螺尖外障。

54672 法制黑豆《北京市中药成方选集》)

【组成】何首乌(炙)二两　远志(炙)二两　旱莲草二两　山萸肉(炙)二两　巨胜子二两　生地二两　黑芝麻二两　川芎二两　楮实子二两　茯苓二两　肉苁蓉(炙)二两　补骨脂(炒)二两　巴戟(炙)二两　菊花二两　节菖蒲二两　川花椒二两　覆盆子二两　菟丝子二两　蛇床子二两　女贞子(炙)二两　熟地三两　地骨皮三两　五味子(炙)三两　当归三两　枸杞子四两　桑椹四两　食盐十六两　青盐八两

【用法】除食盐、青盐外,其余二十六味,水煎三次,过滤去滓,入雄黑豆八百两,煮至八成熟,加入食盐、青盐同煎,熬至汤尽,取出晒干即得。每次用三至五钱,口内嚼咽。

【功用】补肾益精,强筋壮骨。

【主治】肾水不足,精神衰弱,身体羸瘦,梦遗滑精,腰腿酸痛。

54673 法制煨肾《圣济总录》卷一八五)

【组成】巴戟天(米泔浸,去心)　荜澄茄　茴香子(炒)　附子(浆水煮三二十沸,控干,炮裂,去皮脐)各等分

【用法】上为末。每服用羊肾一对,各批开去白,入药末一钱半匕,匀掺,入葱丝少许,用湿纸裹,慢火中煨熟。食之。

【主治】阳衰下脏虚弱。

54674 法制槟榔《奇效良方》卷四十二)

【组成】鸡心槟榔一两(切作细块)　缩砂(取仁)一两　白豆蔻(取仁)一两　丁香(切作细条)一两　粉草(切作细条)一两　橘皮(去白,切作细条)　生姜各半斤(切作细条)　盐二两

【用法】上药用河水两碗浸一宿,次日用慢火砂锅内煮干,焙干,入新瓶收。每服一撮,细嚼酒下;或为细末,汤调服亦可。

【主治】酒食过度,胸膈膨满,口吐清水,一切积聚。

54675 法制槟榔《串雅外编》卷三)

【组成】槟榔一斤　檀香五钱　白豆蔻五钱　木香三钱

【用法】上为细末,同甘草膏为衣。细嚼,不拘时候。

【主治】《串雅外编选注》:酒食过度,胸膈膨满,口吐清水,一切积聚。

【方论选录】《串雅外编选注》:此方槟榔为主药,能破积去胀,配合檀香、木香行气止痛,破滞消积,对于因积滞而致的胃脘胀满疼痛较为适宜。

54676 法制缩砂《遵生八笺》卷十三)

【组成】缩砂十两(去皮,以朴消水浸一宿,晾干,以麻油焙燥,香熟为度)　桂花　粉草各一钱半

【用法】上为细末,和匀为丸。遇酒食后,细嚼。

【功用】消化水谷,温暖脾胃。

54677 法制橘皮《遵生八笺》卷十三)

【组成】橘皮半斤(去瓤)　白檀一两　青盐一两　茴香一两

【用法】上用长流水二大碗同煎,水干为度。拣去橘皮,放于瓷器内,以物覆之,勿令透气。每日取三五片细嚼,空心白汤下。

【功用】消痰止嗽,破癥瘕痃癖。

54678　法制橘红(《串雅外编》卷三)

【组成】橘红十二两　檀香五钱　白豆蔻五钱　片脑一钱

【用法】上为细末,甘草为衣。不拘时细嚼。

【功用】《串雅外编选注》:宽中下气,消食暖胃,理气降逆。

【主治】《串雅外编选注》:寒凝气滞的胃痛,腹胀腹泻,或脘闷嗳气,伴咳逆,呕恶者。

54679　法落海片(《成方制剂》14册)

【组成】法落海

【用法】口服,一次3～6片,一日3次。

【功用】行气定痛,疏风止咳。

【主治】胃腹胀痛,风寒头痛,咳嗽。

54680　法制人参膏(《寿世保元》卷十)

【组成】人参(清河大而坚者)四两　白檀香(为末)二钱　白豆蔻(为末)一钱半

【用法】上用甘草膏同煎为膏。

【功用】补元气,生津液,轻身延年。

【主治】《串雅外编选注》:脾胃虚弱,消化机能减退。

【方论选录】《串雅外编选注》:人参是常用的滋补强壮药,功能扶脾养胃,补中益气,配合檀香、白豆蔻、片脑等芳香化气药法制,使人参补而不滞。

【备考】本方加片脑,名"法制人参"(见《串雅外编》)。

54681　法制木瓜丸(《扶寿精方》)

【组成】新木瓜(开顶,去瓤净,填满陈艾,合顶,蒸熟,去艾,刳片,晒干,为末)二两　羌活　熟地黄　当归各六钱　五加皮　杜仲(炒)各八钱　牛膝　苍术(盐炒)　虎胫骨(酥炙)各九钱

【用法】上为末,炼蜜为丸,如梧桐子大。每服七十丸,酒、盐汤任下。

【主治】脚气下元虚,腰疼,及风湿在下。亦除转筋。

54682　法制五香丸(《外科百效》卷一)

【组成】白檀香一两　丁香五钱　南木香一两　乳香四两　黑丑牛二钱　没药四钱　五灵脂一两　白豆蔻(去壳)六钱　栀子仁五钱　雄黄二钱　枳壳四两　四制香附四两　槟榔一两

【用法】炼蜜为丸,如梧桐子大。每服三十丸,空心木香汤送下。

【主治】远年心气胃气满。

【加减】血虚,加当归二两,牛黄一钱;有痰,加贝母六钱,远志肉三钱。

54683　法制化痰丸(《万氏家抄方》卷二)

【组成】南星　半夏各一两(用猪牙皂角、白矾、生姜各五钱,水三碗,同浸一宿,秋冬二宿,煮熟,去皂角、生姜,只用星、半二味,晒干听用)　瓜蒌仁(去壳)　白术　黄连(姜汁炒)　香附(童便浸,炒)　陈皮(去白)　山楂　萝卜子　白茯苓(去皮)　紫苏子　片芩(酒炒)　枳实(炒)各五钱

【用法】上为末,加竹沥一钟,姜汁一盏,入神曲末一两五钱为丸,如绿豆大。每服六七十丸,淡姜汤或白滚汤送下,食远服。

【主治】男妇虚火咳嗽,哮喘吐痰,胸膈饱胀,嗳气,一切痰症。

54684　法制生姜散(《御药院方》卷三)

【组成】生姜十两(切作片,用青盐掺过,再白面拌泡,焙干用之)　桂(去粗皮)　青皮(去白)　陈皮(去瓤)　半夏(生姜制)　白术各一两　丁香　木香　荜澄茄各二两半　缩砂仁　白豆蔻仁　白茯苓各一两半　甘草(炙)　葛根各半两

【用法】上为细末。每服一二分,温酒调下,不拘时候。

【主治】饮酒过多,或生冷停滞,呕逆恶心,不欲饮食。

54685　法制白半夏(《御药院方》卷五)

【异名】法制半夏(《法律》卷五)。

【组成】上好半夏。

【用法】汤洗一遍,去脐,轻焙干再洗,如此七遍,用浓米泔浸一日夜,取出控干,每半夏一两,用白矾一两半(研细),温水化,浸半夏,上留水两指许,频搅,冬月于暖处顿放,浸五日夜取出,轻焙干;用铅白霜一钱温水化,又浸一日夜,通七日尽取出,再用浆水于慢火内煮,勿令滚,候浆水极热取出,放干,于银石或瓷器内收贮。每服一两粒,食后细嚼,温生姜汤送下。

【功用】❶《御药院方》:消饮化痰。❷《法律》:壮脾顺气。

【主治】❶《御药院方》:触冒感寒咳嗽。❷《法律》:痰饮。

54686　法制白虎汤(《石室秘录》卷三)

【组成】石膏一两　知母三钱　麦冬九钱　半夏三钱　甘草一钱　竹叶一百片　糯米一合

【用法】先煎汤四碗,又加白芍四钱同煎。

【主治】阳明胃火。轻则大渴,重则发狂。

【方论选录】此方之妙,不在石膏、知母之降胃火,妙在白芍之平肝木,使木气有养,不来克土,并不使木郁生火,以助胃火也。又妙在麦冬以清肺金,使金中有水,胃火虽炎,且去制肝,又令克土也。

54687　法制冬青叶(《杏苑》卷七)

【组成】冬青叶不拘多少(洗净)

【用法】同黄米煮两三沸,取叶。待冷贴上,用帛束定,一日二次换贴。久则收敛为愈。

【主治】臁疮不愈。

54688　法制玄明粉(《急救仙方》卷三)

【组成】黄牯牛胆一个　净朴消二钱　黄连一分

【用法】上二味实于胆中,当风悬之。每日用鸭翎毛于胆外扫下消,以尽为度,用瓦瓮收之。临用如常法点眼。

【主治】热眼赤眼。

54689　法制玄明粉(《何氏济生论》卷五)

【组成】川皮消十斤　萝卜四斤(切片)　防风二两　甘草二两

【用法】川皮消、萝卜用水一斗同煮烂,去萝卜,其消水用细绢滤入瓷器中,露一宿,次早另取瓷器倾出浮水块,沉底者取起后以萝卜片量入清水同煮如前,又次日将防风、甘草煎汤十碗,同粉煮化,滤入瓷器中露一夜;次日将甘防汤倾出,同前二次萝卜汤煮一沸,露一夜,则汤内余消澄结成块,去汤取消,同前消风吹干入罐,叠实安地炉上打火,其消化成水,俟沸定方用瓦片盖罐口,大火煅约炭十余片,煅毕

冷一气,每斤加生熟甘草末各一两,和匀。无病长服,清晨茶下一钱或八分;若遇壅热伤寒,头痛鼻塞,四肢不举,饮食不下,烦闷气胀,以葱汤化下三钱五钱,量加。其初服药时,每日空心下三钱,食后良久更下三钱。七日内常微泻利黄黑水及涎沫等,此乃搜除诸疾根源,甚勿畏而不食,七日渐觉腹脏温暖,诸效自臻。

【功用】除众痰,延年,解诸药毒。

【方论选录】消味甚咸,以萝卜解之;其性善下,若遇头目之火,恐不能达上,故用防风引药上行;惧其寒凉,久服伤胃,故以火煅,以甘草佐之,故得阳长阴消之义,而无寒袭脾胃之伤矣。

54690 法制半夏曲(《成方制剂》11册)

【组成】沉香 川贝母 法半夏 甘草 化橘红 藕粉 肉桂 山柰

【用法】上制成曲剂,每袋装20克。温开水调服,一次10克,一日2次。

【功用】温肺止咳,降逆止呕。

【主治】痰多气喘,因寒清、热稠引起的恶心呕吐。

54691 法制竹沥丸(《医统》卷四十三引海上道人方)

【组成】陈皮(去白) 白术(炒) 白茯苓各三两 炙甘草 半夏曲 贝母 枳壳 神曲(炒) 桔梗 黄芩各三两 玄明粉一两 香附子(制)一两

【用法】上为粗末,用大瓷盆以竹沥一碗,入姜汁,酒半盏和匀拌诸药,日中晒干,仍依法入竹沥、姜汁拌晒七次为度,磨罗为细末,酒水为丸,如绿豆大。每服八十丸,食后或卧时白汤送下。三日便见效验,久病者七日效,痰者一月痊愈。

【功用】清热降火,化痰利膈,止嗽,止呕吐,进食开胃。

【主治】劳嗽。

54692 法制红半夏(《御药院方》卷五)

【组成】半夏。

【用法】上只依造白半夏法造成末,干时每半夏一两,用龙脑半钱,研极细,展在半夏上,又用水飞朱砂于半夏上再为衣,先铺长灯草一重,约厚一指,单排半夏在灯草上,又用灯草盖约厚一指,以煮豆焙之,候干,取出于器内收贮。每服一两粒,细嚼,食后温水或冷水送下。

【功用】治风热,止咳嗽,清头目,利咽膈,消痰降气。

54693 法制灵鸡弹(《玉机微义》卷十五)

【组成】斑蝥七个(去头、翅、足)

【用法】上将鸡子一个,顶上敲开些小,入药在内,纸封固了,于饭上蒸熟,取出去壳,切开去药。五更空心和米饭嚼,候小便通,如米泔水状,如脂,即验也。

【主治】瘰疬马刀,腋下生者。

54694 法制陈皮散

《普济方》卷一八一。为《御药院方》卷三"法制陈皮"之异名。见该条。

54695 法制枸杞子(《鲁府禁方》卷四)

【组成】枸杞子(甘州红者)半斤 白檀香末五钱 白豆蔻四钱 片脑一钱(另研)

【用法】用甘草膏同煎为衣。

【功用】生津,益寿延年。

【主治】虚烦。

54696 法制厚朴丸(《魏氏家藏方》卷六)

【组成】台椒(去目,炒出汗) 青盐 川厚朴(去皮,姜制,炒) 益智子(炒) 橘红 白姜(炒) 茴香(淘去沙)各等分

【用法】上以水浸药,慢火煮干,焙燥,为细末,酒煮、面糊为丸,如梧桐子大。每服三十丸,加至四十丸,空心盐汤或温酒送下。

【功用】壮脾肾。

54697 法制姜附丸(《朱氏集验方》卷四)

【组成】香附子(炒去毛,称一斤,米泔水浸,秋冬三日,春夏一日夜,漉出新水洗浸,入银器中,水三碗,令香附上有水寸余,次取大蒜二十头,去皮膜,取仁铺在香附上慢火煮之,候蒜如糊,即用银匙不住手搅二三百转,以蒜不见而汁干为度,取出候冷,每香附子一个横切五七段,慢火焙干,冷入后药) 神曲(炒黄)六两 干姜(炒)四两 荜茇 丁皮 胡椒 缩砂仁(炒)各二两

【用法】上为极细末,汤浸一宿,蒸饼为丸,如梧桐子大。每服五十丸,随汤亦可下,不拘时候。浸蒸饼,待汤已入蒸饼了,稍冷,用新布包裹,裂去水,方可用药,如觉难丸,入少面糊为丸,不妨更加净陈皮二两,用盐水浸焙干,尤妙。

【主治】脾胃虚弱。

【加减】寒多,加附子二两,桂一两。

54698 法制消糟汤(《医统》卷二十七)

【组成】腊糟(不下水者)一斤 朴消(净者)半斤

【用法】上和匀,用新瓷罐收贮,密封置净处。每遇患者只取二、三匙,煎汤一盏,徐徐饮之,自愈。不愈再服,无不神效。

【主治】梅核气。

54699 法制猪肾子(《杏苑》卷八)

【组成】猪肾子一对

【用法】去脂膜,洗净,用童子小便二盏,无灰酒一盏,入新器贮之。以泥封固器口,日初慢火养熟,火至中夜止,至五更再温。发瓶取肾食之,原汁送下。

【主治】肾虚百损。

54700 法制清金丹(《遵生八笺》卷十八)

【组成】广陈皮(拣红者,净米泔水洗,略去白,剉大片晒干一斤,先用枳壳四两,去瓤净,用水六碗,浸一宿,煎浓汁二碗,拌橘皮,浸透一夜,次日蒸透晒干;二次,用甘草三两,去皮照前煎汤,浸蒸晒干;三次,用款冬花,去芦梗净,四两,用水照前煎浸蒸晒;四次,用桔梗,去芦净,四两,用水照上浸一夜,浓汁煎二碗,去滓,加白硼砂、玄明粉、青盐各四钱,入汁化开,照前拌酒,浸一夜,蒸透晒干;五次,用竹沥浸拌,照前蒸晒;六次,用梨汁浸拌,照前蒸晒;七次,用姜汁、萝卜汁浸拌,照前蒸晒) 沉香三钱 檀香三钱 山楂米一两 百药煎一钱 细茶一两 乌梅肉一两 白硼砂五钱 五味五钱 人参一两 天花粉一两 薄荷叶一两 半夏一两(姜汁炒)

【用法】上为细末,加白糖霜十两,炼熟蜜十两,和匀,入白捣千杵,印成饼。临卧,或有痰火涎嗽时含咽。

【功用】生津止渴,消食顺气,调中降火,清气化痰,止嗽。

【主治】痰火咳嗽。

54701　法制温半夏（《御药院方》卷五）

【组成】齐半夏二斤（用河水洗七返后用）　白矾一斤（为末）　好酒一瓶　川升麻　丁皮　缩砂仁　草豆蔻仁　甘草各四两

【用法】后五味为末，同半夏、白矾、酒入在瓷瓮中，密封四五日后取出一粒，尝试不刺喉是药成；如未成再浸十日，更试中后即止，取出晒半干，用麸同炒，火慢为度后，黄色堪用。每服一粒，细嚼，生姜汤下，不拘时候。

【主治】痰饮。

54702　法制槟榔片（《慈禧光绪医方选议》）

【组成】党参二两　於术一两（生）　生耆一两　厚朴五钱（炙）　竹茹一两　广砂六钱（研）　丁香二钱　木香二钱　灯心三钱

【用法】将药煎透滤汁，入槟榔片四两，煮透，候药汁熬干，再将槟榔片晒干，再用盐水炒制，每槟榔片用盐五分，拌匀炒黄。

【功用】益气开胃。

【主治】脾胃不健之疾。

【方论选录】槟榔功能行气消积杀虫，用益气和中醒脾之药熬制，尤增开胃进食之力。

54703　法制槟榔片（《慈禧光绪医方选议》）

【组成】橘皮　厚朴（炙）　苍术（炒）　川郁金　缩砂各二两　竹茹一两五钱　菖蒲五钱

【用法】共煎透，滤汁，入槟榔片四两，再煮，将槟榔片晾干，再用盐水炒制。

【功用】开胃健脾，化痰开窍，理气解郁。

【主治】痰涎壅盛，气闷不舒。

54704　法炼石灰散（《圣惠》卷六十八）

【异名】地黄散（《本事》卷六）。

【组成】地松　地黄苗　青蒿　苍耳苗　赤芍药五两（捣研，入少许水，浓换取汁）　石灰三升（新者）　生艾汁三合　黄丹二两半（后入）

【用法】取五月五日，或七月七日，于日中修合；以前药汁，拌石灰令汁尽，候干，始研入黄丹令匀，密封。旋取敷金疮上，其血立止。

【功用】止血，除疼痛，辟风，续筋骨，生肌肉。

【主治】金疮。

【方论选录】《本事方释义》：地黄苗气味甘寒，入足少阴厥阴，能疗恶疮及金疮，地松即天名精也，气味辛甘寒，入足厥阴阳明，能养血熄风；青蒿气味苦寒，入足少阳厥阴，能杀虫辟邪，治骨蒸发热及金疮疼痛；苍耳苗气味苦辛寒，入足厥阴，能杀疳虫润肌肤；赤芍气味苦平，入足厥阴，能行血中之滞，石灰气味辛温，入足厥阴，能疗金疮止血杀虫；生艾气味苦温，入足太阴、少阴、厥阴；黄丹气味辛微寒，入足厥阴，能疗金疮止疼痛，疡科必用之药。此因金疮疼痛，筋骨损伤，俱用凉血、表血、行血，生肌止痛之药品，既中病，病岂有不减者乎。

【备考】本方方名，《普济方》引作"石灰散"。

54705　法炼红花散（《普济方》卷三一一）

【组成】红蓝花十两　好醋二升

【用法】上以蓝花浸醋中二宿，漉出，火焙干，又入醋焙干，以醋尽为度，焙干为末。每服三钱，用童子便调下，一日三次。

【主治】从高坠下，腹心瘀血，及妇人月水不匀，产后诸疾，血晕闷绝，或狂语者。

54706　法炼灵乌散（《杨氏家藏方》卷十七）

【组成】乌鸦一只（腊月者良，留毛去肠肚）　朱砂　铁粉　蛇黄（烧红，醋淬三次）各半两　黑铅半两（熔成汁，入水银半两在内，候化，急倾出，待冷用）　黄丹二钱半

上除乌鸦外，并研令细，入在乌鸦腹内，用线缝合，入瓦罐内，以盐泥固济，晒干，用炭火三斤，煅烟出为度，次入后药：

天南星（生姜汁浸三宿，焙干）　防风（去芦头）　羌活（去芦头）　川芎各一两　荆芥穗　全蝎（去毒，微炒）　白僵蚕（炒去丝嘴）各半两

【用法】上为细末，与前药同研匀。每服半钱，麝香汤调下，不拘时候。

【主治】小儿胎风，诸痫，目睛斜视，涎潮壅噎，吐咽不下，口睛牵引，身体强直。

54707　法炼灵砂丹（《医方类聚》卷一四九引《简易方》）

【组成】好硫黄三两　水银九两

【用法】择天医黄道火日午时，先研硫黄为末，用人家常使铁锅，盛以麸炭火，慢慢熔成汁，却离火，渐渐以水银入铫内，使铁匙抄二品同一处，凡三次，慢慢炼成青黑沙，候冷干燥，取出，研为细末，然后用好坩锅内，次用中建盏一只，曾经火煅者妙，安顿坩锅上，使铁线，十字两路缚令牢固，却用醋调赤石脂末，密固济盏缝，又单用醋调赤石脂膏，涂坩锅口缝，晒干，候盏缝干，再以赤石脂膏，竹篦子挑涂数次。又择天医黄道火日午时，先用麸炭一斤，端正顿在炉内，却安坩锅定了，于建盏内盛水九分，若干，旋旋添水，煅至午时，用炭一斤，顿坩锅侧，约一寸，申时添炭火二斤，在坩锅侧，约二寸，至亥时添炭一斤，顿坩锅侧，约三寸，至子时，炉下退火，盏内去汤，添井水九分，至寅时取出灵砂，研为末。用糯米末为饼，为丸，如小麻子大，小者若粟米，丸毕，顿在纸灰盘内，二日取出，用布袋打，或碗盏盖合，打令光色，每服五丸至十九，加至二十、三十丸，人参汤送下。常服，温酒盐汤任下。诸虚不足，气不升降，膀胱疝气，淋沥，遗精，白浊，炒茴香、青盐入酒煎，候温送下；元气伤惫，羸弱无力，不思饮食，温酒盐汤送下；虚劳，喘嗽不安，罂粟、乌梅、姜汤送下，以物压；热劳，口干，无时发热，瘦弱不食，贝母柴胡汤送下；冷劳，虚颤手足弱，姜附麝香酒送下；盗汗，阴汗，小便频数，白浊，牡蛎（煅，多）、生硫黄（少）、盐共三味，细研，冷停酒下；童室一切劳气，泄漏精血，日见枯羸，色黄厌食，怯弱危困，人参、柴胡（多）、半夏（少）汤送下。妇室老童，一切虚证，皆可服，但随证轻重，年龄大小加减。男女中邪，麝香酒或井花、水花化下，外以七粒，桃枝七寸，入绛袋，悬于患人心前辟之。男女邪气所侵，痍疟不已，桃柳汤送下；寒热疟疾，草果、姜汤送下；中满腹胀，体痛腰疼，莪术汤送下。脾胃大虚，气不升降，呕逆翻胃，腹痛甚者，丁香二粒，胡椒五粒，甘草半寸同嚼，以热汤送下十丸，脾胃大虚，津液耗竭，不思饮食，人参汤米饮任下；心腹冷胀，绞刺，上下腹痛，茴香汤送下；冷气攻疰，引痛肚疼，木香汤送下；心痛，干姜、良姜汤送下。男女心烦不宁，心绪不正，妄见如祟状，沉香、灯心汤送下；梦泄，白茯苓末汤送下；冷泻，干姜汤、米饮任

下;赤痢,甘草汤送下;白痢,干姜汤送下;赤白痢,甘草干姜汤送下;腰虚肠滑泄利,缩砂、粟壳、陈皮、生姜、陈米、北枣汤送下;如病重不食者,亦用前药煎服送下,可全愈,复食,能起死回生;肠风泻血,槐花柏叶汤送下;男女一切风疾,身体酸疼,松节酒送下;瘫痪手足不举,人参、附子汤送下;中风不语,木香、附子汤送下;遍身疼痛走注风,嚼生葱酒下;中风痰厥,霍乱转筋,翻胃呕逆,丁香汤送下;男女腰腿痛,木瓜盐酒、盐汤任下;腰脚痛,木瓜甜桃汤送下;干湿脚气,疼痛不能行,木瓜酒送下;木肾偏坠,吊气疼肿,炒茴香及三棱、枣子煎汤送下;血盅、血崩、血刺,一切血疾,当归芍药汤送下;产后中风,角弓反张,不省人事,荆芥煎酒服,候省,再以此酒下丹;产后热入血室,神昏语乱,若祟,生地黄酒下;小儿惊风,金银薄荷汤送下;小儿慢惊,人参、附子汤送下。小儿脾胃虚弱,神昏欲脱,危困者,沉香、丁香、附子汤送下;小儿冷热,虫疼,肚大青筋,厌乳瘦弱,使君子、枣汤下。小儿虚热时潮,手足抽掣,临睡惊惕,金银薄荷汤送下。

【功用】上益精液,中通荣卫,下却强阴,固精补髓,保寿轻身。

【主治】真元虚惫,脏腑亏损,寒热往来,骨蒸盗汗,心神不宁,恍惚时惊,咳嗽喘满,呕吐寒涩,食减少味,小便滑数,时有白浊,形容羸瘦,中风痰厥,久病脾泄,诸虚百损。

54708 法煮蓖麻子(《杨氏家藏方》卷二)

【组成】蓖麻子(去皮,取仁)二两　黄连(去须,剉如豆大)一两

【用法】上用银器,以水一大碗,慢火熬,水尽即添,熬三日两夜为度,取出,去黄连,只用蓖麻子,风干不得见日,用竹刀将蓖麻子每枚切作四段。每服二十段,计蓖麻子五粒,食后用荆芥汤送下,一日二次。

【主治】诸痫病,不问年深日久。

【宜忌】《卫生宝鉴》:服蓖麻子者,终身忌食豆,若犯之,则腹胀而死。

54709 法蒸蓖麻膏(《古今医鉴》卷六)

【组成】蓖麻子(去壳)

【用法】用麻布包,压去油,薄摊在木勺内,仰放在锅中,水面上以锅排盖住,煮二十余沸,以药无白色为度,取出。每服六钱,滚水化开,空心温服。不过二三剂,以小便大利为效。

【主治】十种水气,五盅瘴气。

54710 法制何首乌丸(《保命歌括》卷三十四)

【组成】何首乌(有赤白二种,各取停匀,用竹刀刮净,忌铁)　牛膝(去芦,视何首乌折半)　大黑豆一斗(水浸湿,用大柳木甑一个作平底筐,先铺黑豆一层,即铺何首乌一层,又放牛膝一层,又铺黑豆。如上安置放锅中,慢火蒸,以酒浇之;蒸至豆烂,取出晒干,去豆不用)　赤白茯苓(先去皮,各研,取出筋膜,各用牛乳拌匀蒸过,取出晒干,秤何首乌四两、茯苓二两、牛膝二两)

【用法】上为细末,炼蜜为丸,如梧桐子大。每服五十丸,空心食前酒送下。

【功用】久服令人须发不白。

【宜忌】忌食猪羊血。

54711 法制鹿角胶丸(《保命歌括》卷三十四)

【组成】鹿角(新解者)一付　(锯断,以寸为度,用糯米泔水浸一暮夜,刷去角外黑垢,劈成薄片。每角一斤,用桑白皮四两,茯苓肉红者二两,黄蜡四两,放瓦罂中,又用生地黄、熟地黄各二两,天门冬去心二两,麦门冬去心二两,另用一瓦罂煮汤,以水五升,煮三升,入鹿角,罂内用干桑柴慢火煮,一罂鹿角,一罂药物,并以桑柴火煮,待鹿罂水耗三分之一,即以药罂中热汤添之,切不可入冷水在角罂中,药罂添水煮,角罂添汤煮,至一日一夜,以角酥软嚼碎为度,以净布滤去滓,再入银铫中,慢火熬成胶取起)　山药四两　山茱萸(去核,焙)二两　肉苁蓉(酒洗,去外鳞,破去内白膜,晒干)一两　莲肉(去心)二两　芡实(去壳)二两

【用法】上为细末,和鹿角胶杵匀为丸,如梧桐子大。每服五十丸,空心温酒送下。

【功用】添精补髓,却病延年。

54712 法煮白石英水(《圣惠》卷三十八)

【组成】白石英五两　金十两　银四两　人参五两(去芦头)

【用法】上取铁釜净洗,即下前件药于釜中,先下水三升,以杖子长者一枚,入釜中至底,水所浸着处,即刻记,更下水二斗七升,连前总三斗,以慢火煎之如鱼眼沸,渐减至杖刻处,即停火,急以湿土置于釜底,去滓,取其汁,贮于不津器中。每服三合,暖服之,不拘时候。

【功用】安定心脏。

【主治】诸虚邪气。

54713 法制清气化痰丸(《扶寿精方》)

【异名】清气化痰丸(《赤水玄珠》卷六)。

【组成】南星　半夏各二两(用皂角二两,白矾二两,生姜二两,水六碗,煎沸取起,浸至次早,再煎透为度,二味须四两足,去皂角)　瓜蒌仁(微炒,纸包,捶去油)　白术　黄连(去毛,姜汁拌炒)　香附子(杵毛净,童便浸)　陈皮(去白)　白茯苓(去皮)　莱菔子(炒)　糖球子各一两　紫苏子　黄芩各七钱　枳实(面炒)　甘草各五钱

【用法】上为细末,竹沥一碗,生姜自然汁一酒盅,神曲细末一两,和面作糊丸,如小赤豆大。每服七八十丸,温沸汤下。

【功用】《赤水玄珠》:清利胸膈,顺气化痰,宽中健脾,消导进饮食。

54714 法制清气化痰丸(《校注妇人良方》卷六)

【组成】半夏　南星(去皮尖)　白矾　皂角　干姜各四两　陈皮　青皮　紫苏子　萝卜子(炒,研)　杏仁(去皮尖,炒,研)　葛根　神曲(炒)　麦蘗(炒)　山楂子　香附子各二两

【用法】上将白矾等三味,用水五碗,煎取水三碗,却入半夏二味,浸二日再煮,至半夏、南星无白点为度,晒干,与余药共研为末,蒸饼为丸,如梧桐子大。每服五七十丸,临卧茶汤任下。

【功用】顺气快脾,化痰消食。

【宜忌】《准绳·类方》:脾胃虚弱者忌用。

泄

54715 泄水丸(《儒门事亲》卷十二)

【异名】大智丸(《医学纲目》卷二十)。

【组成】大戟　芫花　甘遂　海带　海藻　郁李仁

续随子各半两　樟柳根一两

【用法】上为细末，水煮枣肉为丸，如小豆大。每服五七十丸，水送下。

【主治】❶《儒门事亲》：疝，因饮水坐湿地，湿气下行，流入胕囊所致，大肿痛不可忍。腹中满痛，里壅之实证；水肿。❷《医学纲目》：下疳疮。男子耻疝，或痛在茎之窍，或痛在茎之标。皆手足太阳不利，热毒下传，入手足厥阴，故变紫黑色，毁其茎而死。

54716　泄肝散（《银海精微》卷下）

【组成】栀子仁　荆芥　大黄　甘草

【主治】肝热，赤眼肿痛。

54717　泄郁汤（《杂病源流犀烛》卷十八）

【组成】紫苑　贝母　桔梗　沙参　香附　砂仁　白蒺藜

【用法】清水煎服。

【主治】肺郁，伤在气分。

54718　泄肾丸

《医部全录》卷二六五。为《兰室秘藏》卷下"通关丸"之异名。见该条。

54719　泄肺汤

《眼科阐微》卷三。为《秘传眼科龙木论》卷五"泻肺汤"之异名。见该条。

54720　泄泻丸（方出《丹溪心法》卷二，名见《医学纲目》卷二十三）

【组成】熟地半两　炒芍药　知母各三钱　升麻　干姜各二钱　生甘草一钱

【用法】上为末，粥为丸。白汤调服。

【主治】久病，大肠气泄。

【备考】仍用艾炷如麦粒，于百会穴灸三壮。

54721　泄泻丸（《红炉点雪》卷二）

【组成】白术（土炒）四两　橘红（留白）二两　白芍（煨）二两　白茯苓（去皮）二两　莲肉（去皮心）二两　芡实（取生肉）二两

【用法】上为细末。用淮山药六两，另末，以荷叶煮水糊为丸，如梧桐子大。每服一百丸，或五七十丸，食远，或清晨，清米汤、滚白汤俱可下。

【主治】火病便溏或泻，或下迫窘痛，或脾泄、肾泄者。

【加减】腹痛后重，加木香二钱；久泻加肉蔻（面裹煨熟，去油）五钱，诃子（面裹煨，取肉）五钱；若每清晨溏泻一二次，名肾泄，加破纸（炒）五钱；若食不消化，加麦芽（炒，取末）五钱。

54722　泄泻丸（《医学碎金录》）

【组成】苍白术各二两　赤白苓各四两　煨草果二两　神曲五两　甘草三两　川朴六两　广皮六两　木瓜三两　桔梗一两五钱　苏叶七两　半夏四两五钱　防风三两　香薷二两　朱砂四两　炒乌药三两　茶叶二两　大腹皮三两　羌活四两五钱　藿香七两　煨木香三两　紫豆蔻二两　白芷五两　薄荷三两　炒砂仁三两　檀香一两　香附二两

【用法】上为末，为丸如梧桐子大，朱砂为衣，病重每服三钱，开水送下；病轻每服二钱，小儿病重二钱，病轻一钱。

【功用】健胃镇痛。

【主治】饮食不慎，或感受寒冷，以致腹痛泄泻，对单纯

性急性腹泻由感冒引发者最宜。

【宜忌】孕妇不忌。

【方论选录】本方用羌活、防风、苏叶、薄荷、藿香、香薷以解表；苍术、川朴、草果、陈皮、神曲、紫豆蔻以健胃；半夏、香薷、砂仁以镇呕；木香以止利；茯苓、大腹皮、白术、香薷、茶叶以利溺；川朴、砂仁、木香、薄荷以制酵；乌药、檀香、香附、白芷以镇痛；桔梗以排除黏液；木瓜以缓解足腓痉挛。

54723　泄泻丸（《全国中药成药处方集》大同方）

【组成】五味子三钱　白茯苓　胡芦巴　白术各五钱　黑杜仲二钱五分　野党参二钱　补骨脂五钱　冬瓜子三钱　广砂仁四钱　龙眼肉　熟地榆各二钱　枸杞子三钱

【用法】上为细末，面糊为丸。每服三钱，开水冲服。

【功用】健脾止泻，固肠。

54724　泄毒汤（《外科真诠》卷上）

【组成】银花一两　茯苓一两　米仁一两　前仁三钱　寄奴三钱　泽泻三钱　玉桂一两　甘草三钱

【主治】小肠痈初起，发热恶风自汗，身皮甲错，关元穴隐痛微肿，按之腹内急痛，小水滞涩，左足屈而不伸者。

54725　泄热汤（《圣济总录》卷六十七）

【组成】半夏（汤洗七遍，切，焙）　麻黄（去根节，煎，掠去沫，焙）　芍药　杜衡　枳实（去瓤，麸炒）　细辛（去苗叶）　杏仁（汤浸，去皮尖双仁，炒）　乌梅（去核，捶碎）各三两　松萝二两

【用法】上剉，如麻豆大。每服五钱匕，水一盏半，入生姜半分（切），竹叶十片，煎取八分，去滓温服。

【主治】阳厥，怒狂气逆。

54726　泄热汤

《圣济总录》卷九十二。为《外台》卷十六引《删繁方》"大黄泄热汤"之异名。见该条。

54727　泄热汤（《圣济总录》卷一二二）

【组成】大黄（炮）　甘草（炙）各一两　芒消（研）　防风（去叉）各半两

【用法】上为粗末。每服三钱匕，水一盏，煎至八分，去滓温服，不拘时候。

【主治】咽喉闭塞不通。

54728　泄蛊丸（《医统》卷三十二引《集成》）

【组成】甘遂　黑丑　大黄　茯苓　泽泻各半两　丁香　滑石　枳壳　木香　一扫仙　沉香各二钱　续随子三钱

【用法】上为细末。醋糊为丸，如梧桐子大，雄黄为衣。

【主治】一切水肿气胀。

54729　泄秽丹（《青囊秘诀》卷下）

【组成】蒲公英三两　金银花三两　当归一两　大黄五钱　王不留行三钱

【用法】水十碗，煎成二碗，徐徐服之。

【主治】杨梅疮。

54730　泄泻主方（《红炉点雪》卷二）

【组成】山药（微炒）一钱　人参（高丽者）五分　黄耆（蜜炒）一钱　白术（土炒）一钱　白茯苓（去皮）一钱　陈皮（留白）一钱　熟地黄一钱　白芍（煨）一钱　甘草（炙）五分　五味子二十粒　贝母一钱　麦门冬（去心）一钱

【用法】上加生姜三片，大枣五枚，浓煎，趁热徐徐缓

服,不宜骤下。

【主治】痰火诸症悉具,倏而大便或溏或泄,此脾肾之气两虚,不能统摄运行,或由饮食内伤,风寒外袭,冲动其势。

【宜忌】宜少饮汤下。

【加减】若伤谷食,但加炒麦芽少许,以消导之,然麦芽亦能软便,不可过多;若伤肉食,少加山楂;若伤面食,少加神曲;若因风寒直犯太阴,腹痛泄泻,本剂减地黄、麦门冬,加炒干姜一二分热服,外用炒盐帛裹熨之。

54731 泄水至神汤《辨证录》卷五

【组成】大麦须二两 茯苓一两 白术二两 小赤豆三钱

【用法】水煎服。

【功用】急泄其水。

【主治】臌胀。下身胀而上身未胀,正初起之病。

【方论选录】方中白术、茯苓健脾胃之土,又能通脾胃之气,则土之郁可解。土郁既解,力足以制水矣,况大麦须能消无形之水,赤小豆自泄有形之湿,合而相济,自能化水,直出于膀胱,由尾闾之间尽泻而出也。

54732 泄肺通窍汤

《医钞类编》卷六。为《一盘珠》卷四"泻肺通窍汤"之异名。见该条。

54733 泄泻五肾丸《吉人集验方》

【组成】破故纸(酒浸,蒸)四两 胡桃肉(去皮)四两 五味子(炒)三两 吴茱萸(盐水炒)一两

【用法】生姜煮枣为丸,如梧桐子大。每服三钱,临卧盐汤送下。

【功用】补命门相火以补脾。

【主治】五更肾泄,久不愈者。

54734 泄泻经验方《景岳全书》卷五十七

【组成】糯米一升(水浸一宿,沥干,慢火炒,令极熟) 怀山药一两(炒)

【用法】上为细末,和匀。每日清晨用半盏,入白糖二匙,川椒末少许,将极滚汤调食。

【功用】滋补。

【主治】泄泻,饮食少进。

【备考】久服之,其有精寒不孕者,亦孕之。

54735 泄毒八正散《外科医镜》

【组成】滑石六钱 大黄三钱(剉,炒) 刘寄奴三钱 琥珀一钱(末) 木通一钱 车前子三钱 甘草三钱(生) 肉桂一分(不宜多用,取其气,引入膀胱,从水道出也)

【用法】水煎服。

【主治】小肠生痈,左足屈,即是此证。

54736 泄毒至神丹

《洞天奥旨》卷六。为《辨证录》卷十三"泻毒至圣汤"之异名。见该条。

54737 泄毒至神汤

《青囊秘诀》卷下。为《辨证录》卷十三"泻毒至圣汤"之异名。见该条。

54738 泄毒救茎汤《外科医镜》

【组成】滑石二钱 甘草梢一钱(能缓茎中痛) 萹蓄四钱

【用法】水煎服。

【主治】阴茎疳蚀。

54739 泄热芦根散《圣惠》卷五

【异名】芦根汤《圣济总录》卷六十。

【组成】芦根一两(剉) 赤茯苓三分 栝楼根一两 麦门冬一两(去心) 知母半两 甘草半两(炙微赤,剉)

【用法】上为散。每服三钱,以水一中盏,入小麦五十粒,竹叶二七片,生地黄一分,生姜半分,煎至六分,去滓,食后放温服之。

【主治】胃实热,常渴引饮水。

54740 泄热泽泻汤

《圣济总录》卷五十四。为《外台》卷六引《删繁方》"泽泻汤"之异名。见该条。

54741 泄热茯神汤《圣济总录》卷五十九

【组成】茯神(去木)二两 栝楼根 麦门冬(去心,焙)各五两 知母(剉) 葳蕤各四两

【用法】上为粗末。先以水三盏,淘小麦一匙,淡竹叶五十片(洗,切),同煎至一盏半,去滓,下药末四钱匕,枣二枚(劈破),生地黄半分,同煎至一盏。去滓温服,一日三次。

【主治】胃渴引饮。

54742 泄热益胆汤

《圣济总录》卷四十二。为《普济方》卷三十四引《圣惠》"益胆汤"之异名。见该条。

54743 泄热通络饮《喉科家训》卷二

【组成】犀角 羚羊 尖贝 青蒿 连翘 知母 麦冬 双钩 菖蒲

【用法】加至宝丹一粒,开水化,先服。再以煎服之药继用。

【主治】湿温时毒,内陷化火,灼烁津液,肺胃荣分被扰,逆传心包,热极动风,手足瘈疭,口渴痰咳,身热昏愦,状若惊痫,不语,如尸厥,脉弦数,舌苔焦燥,咽痛碎腐者。

河

54744 河车丸《妇人良方》卷五

【组成】河车一枚(初生男子者尤良。于长流水中荡洗尽血,净入锅内熟煮,以手擘成小片,焙干,须在一日内便碾成末) 雪白茯苓半两 拣参一两 干山药二两

【用法】上为细末,面糊为丸,如梧桐子大,以少麝香末为衣。每服三、五十丸,米饮、温酒、盐汤送下,空心服;嗽甚者,五味子汤送下。

【主治】劳嗽,一切劳瘵,虚损,骨蒸等疾。

【备考】《症因脉治》无拣参、麝香。

54745 河车丸《古今医鉴》卷七

【组成】紫河车不拘几个(焙极干)

【用法】上为末,炼蜜为丸,梧桐子大。每七十丸,空心酒送下。

【主治】久患心风癫,气血两虚之症。

54746 河车丸《医学心悟》卷四

【组成】紫河车一具 茯苓 茯神 远志各一两 人参五钱 丹参七钱

【用法】炼蜜为丸。每早开水送下三钱。

【主治】癫、狂、痫。

54747 河车丸（《杂病源流犀烛》卷八）

【组成】人中白 河车 秋石 五味 人参 乳粉 阿胶 鳖甲 地骨皮 银柴胡 百部 青蒿

【用法】童便、陈酒熬膏为丸。

【主治】虚损劳瘵，骨蒸劳热，必兼肌瘦，舌红颧赤。

54748 河车散（《痘疹传心录》卷十五）

【组成】干胎衣一具(切片) 白黏米一合(同炒黄色)

【用法】上为末。每服一钱，用保元汤送下，酒浆亦可。又方用河车水，以黏米二合，浸一宿晒干，再浸再晒，以水尽为度，微炒为末；每用一钱，保元汤送下。

【功用】益阴助浆。

【主治】痘疮气虚倒陷者。

54749 河车散（《疡科遗编》卷下）

【组成】河车草一两

【用法】上为细末。醋捣涂。

【主治】小儿红肿游风。

54750 河豚羹（《饮膳正要》卷一）

【组成】羊肉一脚子(卸成事件) 草果五个

【用法】上同熬成汤，滤净，用羊肉切细乞马，陈皮五钱(去白)，葱二两，细切，料物二钱，盐、酱拌馅儿，皮用白面三斤，作河狃，小油炸熟，下汤内，入盐调和，或清汁亦可。

【功用】补中益气。

54751 河车补丸（《成方制剂》3册）

【组成】陈皮 干姜 黄柏 麦冬 牡蛎 牛膝 人参 熟地黄 天冬 五味子 续断 紫河车

【用法】每丸重9克。口服，一次1丸，一日2次。

【功用】滋肾阴，补元气。

【主治】肾阴不足、元气亏损引起身体消瘦，精神疲倦，腰酸腿软，自汗盗汗。

【宜忌】阳虚者忌用。

54752 河车八味丸（《幼幼集成》卷二）

【组成】紫河车一具(头生男者，用白矾煎汤揉洗极净，用姜汁同酒煮烂) 大地黄三两(姜汁、砂仁同酒煮烂) 净枣皮一两(炒干) 粉丹皮五钱(酒炒) 宣泽泻五钱(盐水炒干) 嫩鹿茸二两(切片，炒干) 白云苓一两五钱(乳汁蒸，晒) 怀山药五两五钱(酒炒) 川熟附(切，焙干燥) 青化桂七钱五分(去粗皮，研) 北五味二两(去梗，炒干) 大麦冬一两(去心，糯米拌炒)

【用法】上为细末，炼蜜为丸，如龙眼核大。每早一丸，用淡盐汤化服，以饮食压之；午及临卧，各用定痫丸一服。

【主治】小儿痫症，年深日远，肝肾已亏，脾肺不足，心血耗散，证候不时举发。

54753 河车大造丸

《不居集》上集卷二。为《扶寿精方》"大造丸"之异名。见该条。

54754 河车大造丸（《活人方》卷三）

【组成】紫河车二具 熟地黄八两 人参四两 白术四两 当归四两 枸杞四两 茯苓四两 芍药四两 黄耆三两 川芎三两 杜仲三两 牛膝三两 山药三两 肉桂三两 甘草三两

【用法】上为细末，炼蜜为丸。每服三五钱，空心白汤吞服。

【主治】先天不足，精气本虚，强力入房，恣欲无度，精枯气遗，头目眩晕，皮寒骨热，肢体羸弱，神枯色萎，非此不治；兼起病后，精虚血弱；妇人多产，老年虚弱，月经不调，赤白带下。

【加减】妇人虚脱，淋带不止，加鹿角霜三两。

54755 河车大造丸（《内科概要》）

【组成】生地 熟地 牛膝 杜仲 当归 五味子 锁阳 苁蓉 杞子 天冬 黄柏 紫河车

【主治】虚劳血虚者，怔忡盗汗，咳血吐衄，遗精骨蒸；在女性为崩漏经闭，脉数而无力。

54756 河车大造丸（《全国中药成药处方集》济南方）

【组成】人参二两 黄耆(蜜炙) 白术各三两(土炒) 当归(酒蒸) 枣仁(炒) 远志(去心，炙) 白芍(酒炒) 山药 茯苓各一两五钱 枸杞子 大熟地各四两 河车一具(甘草水洗) 鹿角一斤 龟板八两(与鹿角同熬膏)

【用法】上以龟鹿胶和药，加炼蜜为丸。每服四钱，早晨开水送下。

【功用】补五脏虚损。

54757 河车大造丸（《全国中药成药处方集》沈阳方）

【组成】黄柏一两 杜仲 牛膝各一两五钱 西当归一两 熟地黄二两 天冬 生地各一两五钱 枸杞一两 茴香七钱 麦冬一两五钱 陈皮七钱五分 白术一两 五味子七钱 干姜二钱 柏叶二两

【用法】上为极细末，炼蜜为丸，二钱重。每服一丸，空心米汤送下，一日二次。

【功用】滋补强壮。

【主治】气血两亏，头晕心跳，气短耳鸣，四肢酸乏，健忘怔忡，自汗盗汗，食欲不振，性欲减退，积劳内伤，喘咳呃逆，面黄肌瘦，胸闷胀痛，足膝无力，烦躁失眠，神经衰弱。

54758 河车大造丸（《中国药典》2010版）

【组成】紫河车100克 熟地黄200克 天冬100克 麦冬100克 盐杜仲150克 牛膝(盐炒)100克 盐黄柏150克 醋龟甲200克

【用法】上为丸剂，大蜜丸每丸重9克。口服，水蜜丸一次6克，大蜜丸一次1丸，一日2次。

【功用】滋阴清热，补肾益肺。

【主治】肺肾两亏，虚劳咳嗽，骨蒸潮热，盗汗遗精，腰膝酸软。

54759 河车六味丸

《张氏医通》卷十六。为《寿世保元》卷四"河车地黄丸"之异名。见该条。

54760 河车地黄丸（《寿世保元》卷四）

【异名】河车六味丸(《张氏医通》卷十六)。

【组成】怀生地(先将酒洗令净，再入酒拌匀，粗碗盛，坐放砂锅内，重汤蒸半日，取出加酒，再蒸至极黑为度，再入生姜汁拌匀，慢火焙干)八两 山茱萸(酒蒸，去核取肉)四两 怀山药四两 白茯苓(去皮筋膜，乳汁浸晒三次) 牡丹皮(去骨) 泽泻各三两

【用法】上为极细末，用头生胞衣一具，男用男胎，女用女胎，长流水洗净，瓷碗盛放砂锅内，用文武火蒸一日，极烂，入白内柠如泥，入药，再杵千余下为丸，如梧桐子大。每服一百丸，空心白汤送下；肾水不能摄养脾土，多吐痰唾，姜

汤送下。或用斑龙胶酒化开为丸尤妙。

【主治】中少之人,禀赋薄弱,不能谨慎,斫丧太过,以致肾水枯竭,相火妄动,而成阴虚火动之症。浑身发热,咳嗽吐痰,喘急上壅,夜多盗汗,五心烦热,日轻夜重,吐血衄血,尿血便血,咯血唾血,肺痈肺痿,咽疮声哑,口干发渴,耳鸣眼黑,头眩昏沉,蛊胀肿满,小便淋沥,夜梦遗精,足膝酸软,肌肉消瘦,四肢倦怠,饮食少思,血虚发热。

【宜忌】忌铁器。

【加减】如病人大便干燥,口干作渴,此相火太旺,加黄柏(酒炒)、知母(酒炒)、麦门冬(去心)、五味子各一两,同丸服。

54761 河车回天丸(《玉案》卷四)

【组成】人参一两 紫河车一具 附子八钱 当归 白术 菟丝子 杜仲 知母 黄柏各二两 秋石 丹参 贝母 阿胶 白芍 辽五味各一两一二钱

【用法】上为末,炼蜜为丸。每服三钱,空心白滚汤送下。

【主治】咽喉干嗽,洒淅似寒,腰膝酸疼,日晡颊赤,头眩眼花,吐血喘逆,饮食少进,肢体尪羸。

54762 河车如圣丹(《不居集》下集卷一)

【组成】紫河车一具(酒洗净) 青蒿一斗五升(入童便熬) 童便三斗

【用法】上熬,童便减至二斗,去青蒿,再熬至一斗,再入紫河车煮烂,莲粉为丸,如梧桐子大。每服五十丸。

【主治】虚劳,骨蒸,传尸及癫痫健忘,并治恍惚惊怖,神不守舍,多言不定。

54763 河车补阴丸(《医统》卷四十六)

【组成】紫河车一具(用热米泔水洗净,然后用麝香汤洗,用针挑去筋内红血水,漂数次者佳) 川黄柏二两(盐酒拌,晒干,炒褐色) 知母(盐酒炒)一两 人参 龟版一两(酥炙,去裙) 熟地黄四两(酒浸) 枸杞子二两 牡丹皮 茯苓各一两 泽泻 五味子 青盐各五钱

【用法】上为细末,山药糊丸,如梧桐子大。每服五六十丸,空心白汤送下。

【主治】酒色过度,血气俱虚,肾脏羸惫,虚火上炎,咯血,咳痰多嗽,盗汗,劳热,渐成骨蒸。

54764 河车封髓丹(《症因脉治》卷三)

【组成】天门冬 熟地黄 人参 河车一具

【主治】肾痹。腰痛遗精,小便时时变色,足挛不能伸,骨痿不能起,因房劳精竭者。

【备考】方中前三味用量原缺。

54765 河车种子丸(《医学正印》卷上)

【组成】当归(酒洗)二两 山茱萸(去核)四两 补骨脂(盐酒浸,炒)三两 天门冬(去心)二两 麦门冬(去心)三两 生地(酒洗)三两 人参二两 枸杞子(真甘州者佳)三两 菟丝子(酒煮,炒)四两 熟地(如法制,捣烂)三两 山药三两 覆盆子(酒蒸)三两 五味子一两 巴戟(去心,酒浸)二两 川牛膝(盐酒炒)二两 川黄柏(盐酒蜜三制,炒)一两五钱 白茯苓二两 锁阳(酒洗,酥炙)二两 白术(土炒)二两 陈皮一两 杜仲(去皮,盐酒炒去丝)二两五钱 肉桂(童便制)五钱

【用法】上为末。紫河车一具(头生男子者,须不生疮

疾洁净妇人者佳),水洗净,挑去筋膜,挤去紫血,用米泔漂数次,仍以酒洗过,盛瓷瓶内,入酒一小杯,封口,重汤煮烂捣如泥,入前药末共捣,炼蜜为丸,如梧桐子大。每服一百丸,空心温酒或盐汤送下。服之举子,屡有成效。

【主治】男子气血两虚,阳衰精薄者。

54766 河车种玉丸(《景岳全书》卷六十一)

【组成】紫河车一具(只要母气壮盛,厚大新鲜者,但去胞内瘀血,不必挑去鲜红血脉,以米泔水洗净,用布绞干,石臼内生杵如糊,用山药末四五两收干,捻为薄饼八九个,于砂锅内焙干,以香如肉脯为妙) 大熟地(酒洗,烘干)八两 枸杞(烘干)五两 白茯苓(人乳拌、晒三次) 归身(酒洗) 人参 菟丝(制) 阿胶(炒珠)各四两 丹皮(酒洗) 白薇(酒洗)各二两 沉香一两 桂心 山茱萸 香附米(用酒、醋、水三件各半碗,浸三日,晒干略烘)各三两 大川芎(酒浸,切片,晒干)二两

【用法】炼蜜为丸,如梧桐子大。每服百余丸,空心或酒、或白汤、盐汤任下。

【功用】令人孕育。

【宜忌】服药后忌生萝卜、生藕、葱、蒜、绿豆粉之类。

【加减】如带浊多者,加赤白石脂各二两,须以清米泔飞过用。

54767 河西米汤粥(《饮膳正要》)

【组成】羊肉一脚子(卸成事件) 河西米二升

【用法】羊肉熬成汤,滤净,下河西米,淘洗净,次下细乞马、米、葱、盐,同熬成粥。或不用乞马亦可。

【功用】补中益气。

54768 河车大造育麟丸(《胎产心法》卷上)

【组成】熟地四两(九蒸九晒) 紫河车一具(头胎肥大者,洗净蒸烂) 山药(炒) 白术(土炒)各一两五钱 茯神 茯苓 人参 枣仁(去壳,炒,研) 麦冬(去心) 阿胶(蛤粉炒成珠) 续断肉(酒蒸) 杜仲(盐水炒断丝) 沙参 黄耆(蜜炙) 神曲(炒) 建莲肉(炒) 条芩(酒炒) 白芍药(酒炒) 丹皮各一两 当归身一两五钱(酒洗) 五味三钱(炒,研)

【用法】炼蜜为丸,如梧桐子大。每服二三钱,早、晚秋石或桂圆汤任下。

【主治】妇人血气不足,苦于小产,或生而难育,或产下草迷而死。皆气血虚而胎不旺也。

【加减】如血不热,去条芩、丹皮,加肉桂三五钱亦可。

油

54769 油方(《外台》卷一引《崔氏方》)

【组成】生乌麻清油一盏 鸡子白一枚

【用法】取生乌麻清油一盏,水半盏,以鸡子白一枚和之,熟搅令相得,作一服令尽。

【主治】伤寒三五日,疑有黄。

54770 油剂(《普济方》卷四〇三)

【组成】生麻油 童子小便各半盏

【用法】上逐旋夹和,以柳枝频搅,令如蜜。每服许二蚬壳许。服毕,令卧少时。但三四服。大小便利,身体热退,即不成疮痘之证。

【主治】小儿方一二岁发热,恐成疮痘。

【宜忌】若形迹已露，不可服。

54771　油膏（《朱氏集验方》卷九）

　　【组成】生麻油半斤（挼皂角十锭，生绢滤去滓）

　　【用法】灌服。即时疮穿，脓血吐去而愈。

　　【主治】咽喉生痈，药不下，及喉闭。

54772　油引散（《卫生总微》卷十八）

　　【组成】石燕子雌雄一对（用砖垒一地炉，木炭火煅白色为末）　虢丹（飞）各等分　腻粉　麝香各少许（量入）

　　【用法】上为末，同研匀。先以绵捻子揾耳中脓汁尽时侧卧，掺药一字许，入耳中，以好油一滴引下。

　　【主治】小儿聤耳内生疮，或有脓汁。

54773　油发散（《普济方》卷三〇一引《直指》）

　　【组成】干青黛　款冬花　油发各等分

　　【用法】上为末。入些麝香，或掺，或津唾调敷。

　　【主治】妒精疮，阴蚀疮。

54774　油豆腐（《仙拈集》卷三）

　　【组成】豆腐

　　【用法】用真麻油炖熟，于春分、秋分前半月内，每早与小儿频食，痘必稀。

　　【功用】预解痘毒。

　　【备考】此方甚验，勿以平易忽之。

54775　油饮子（《伤寒总病论》卷四）

　　【组成】清油一升

　　【用法】饮之。

　　【功用】预防疮痘。

　　【方论选录】《伤寒总病论释评》：清油性寒滑肠，可泻热毒，使秽浊之气由肠道下泻。热毒去，疮痘自无由发生。

54776　油坠散（《医学入门》卷四）

　　【组成】滑石六两　甘草一两

　　【用法】上为末。取井水一碗，入油一匙，浮于水面，将此药撒在油花上，其药自沉碗底，去清水，再用地浆水（挖地坑，倾新水一桶在内，搅匀澄清即得）调服。

　　【主治】身热，霍乱呕吐，转筋者。

　　【加减】一切风热上壅，咽喉不利，加青黛、薄荷少许，炼蜜为丸，嚼化。

54777　油泥膏

　　《疡科选粹》卷四。为《准绳·疡医》卷三"泥油膏"之异名。见该条。

54778　油垢膏（《外科启玄》卷十二）

　　【组成】男子头垢不拘多少　破旧绵网巾（烧灰）一钱　真香油（煎熟）　真轻粉五分

　　【用法】男子头垢不拘多少，取净，再将破旧绵网巾烧灰，真麻油煎熟调匀，入真轻粉五分，做膏。贴之。七日痊愈。

　　【主治】血风疮。

54779　油姜饮（《仙拈集》卷一）

　　【组成】香油一杯　生姜汁半盏

　　【用法】灌下。痰去立愈。

　　【主治】中风痰壅，或不能言。

54780　油珠散（《普济方》卷三九四）

　　【组成】滑石　丁香（各末）　猪牙皂角（去皮，蜜炙黄色）各一钱

　　【用法】上为末。每服半钱，用浆水半盏，滴好油一点在浆下，抄药在油星上，候沉下，调灌之，不拘时候。

　　【主治】小儿吐。

54781　油珠膏（《小儿病源》卷三）

　　【组成】石亭脂（硫黄中拣取，如蜡色者）　滑石各半两　半夏（酒浸一宿，汤洗七次，焙）　黑附子（炮，去皮脐）　天南星（醋浸一宿，汤洗七次，焙）

　　【用法】上为细末。每服一钱匕。用冷清齑半盏，滴麻油一点如钱大，抄药在油珠上，须臾坠下。却去其齑与儿服，随后更用清齑三五口压下，肚饥时服讫。候一时久吃乳食。

　　【功用】补脾肾，润心肺。

　　【主治】气逆呕哕，及风痰作搐。

54782　油钱散（《产宝诸方》）

　　【组成】五加皮　牡丹皮　芍药各半两　当归　羌活各一两

　　【用法】上为末。每服一钱，水一盏，铜钱一文，蘸油入铫内，煎七分，温服。

　　【主治】妇人血风。

54783　油胭脂（《种福堂方》卷三）

　　【组成】生猪板油（去筋膜）一两　黄占五钱　白占三钱　银朱　黄丹各五分

　　【用法】用生猪板油入锅熬净，再入黄占、白占，同化清，次入银朱、黄丹，搅匀，以软能摊开为妙。敷之即愈。

　　【主治】冬月手足开裂。

54784　油调散（《续易简》卷四）

　　【组成】腊茶末二钱

　　【用法】用热汤七分盏调，倾一蛤蜊壳生麻油在内，搅匀。食空服之。

　　【主治】积痢。

54785　油麻酒（《圣济总录》卷十八）

　　【组成】油麻不拘多少（净择生用）

　　【用法】上取半合，生细嚼，用热酒三合至五合下，每空心午时夜卧各一服。渐加至一合，服一百日疾愈。

　　【主治】疬疡风。

54786　油麻酒（《普济方》卷九十二）

　　【组成】胡麻（炒，捣）一斤

　　【用法】上为粗末，生绢袋贮，取酒一斗五升，浸七日。每服三合，稍稍服之。加至四五合，以愈为度。

　　【主治】中风，口面㖞斜。

54787　油滚丸（《卫生总微》卷十四）

　　【组成】五灵脂（末）一钱　雷丸（末）一钱　巴豆三十个（去皮膜，取霜）

　　【用法】上为细末，滴水为丸，如芥子大。每服三五丸，临卧油滚井水送下。

　　【主治】❶《卫生总微》：痰盛咳嗽，及乳嗽。❷《准绳·幼科》：小儿鮈鮐，及虫积。

54788　油煎散（《圣济总录》卷一五〇）

　　【异名】大效油煎散（《妇人良方》卷五）。

　　【组成】乌头（炮裂，去皮脐）　五加皮（剉）　芍药　牡丹皮　芎䓖　海桐皮各一两（剉）　桂（去粗皮）　干姜（炮）各半两

【用法】上为散。每服二钱匕,水一盏,入油钱一文,同煎至七分,温服,不拘时候。

【主治】妇人血风劳气,攻身体骨节疼痛,早晚寒热,腰脚沉重,手足麻木,呕逆恶心,不思饮食,头旋目晕,日渐瘦悴。

【备考】《鸡峰》无干姜,有当归。

54789 油煎散(《局方》卷九绍兴续添方)

【组成】五加皮 牡丹皮 赤芍药 当归(去芦)各一两

【用法】上为末。每服一钱,水一盏,将青铜钱一文,蘸油入药,煎七分,温服。煎不得搅,吃不得吹,一日三次。

【功用】常服能肥妇人。

【主治】妇人血风劳,形容憔悴,肢节困倦,喘满虚烦,吸吸少气,发热汗多,口干舌涩,不思饮食。

54790 油煎散(《永类钤方》卷十六)

【组成】川乌 海桐皮 地骨皮 五加皮 桂心 牡丹皮 净陈皮 白芍 川芎 当归 乌药 白芷 莪术各等分

【用法】上为末。每服二钱,水二盏,入生麻油三四点,煎,温服,不拘时候。

【主治】血虚寒热,四肢酸倦无力,瘦悴阻食。

54791 油蜡膏(《本草汇言》卷十九引瓦氏祖传方)

【组成】真珠一钱 头生儿胞衣一具

【用法】以豆腐裹煮真珠一时许,拌灯草同研极细末;头生儿胞衣一具,以银簪穿孔数十,清水涤洗恶血净,火烘干燥,不可焦,研极细末,如不细,再烘再研,务要细如飞面者佳,如内有筋皮坚韧,研不细者,去之;白蜡一两,猪脂油一两,火上共熔化,和入胞衣末并真珠末,调匀,瓷器收贮。遇时患,以猪蹄汤淋洗毒疮净,将蜡油药以软抿子脚挑取,轻轻敷上,再以铝粉油膏贴之。

【主治】一切诸毒疽疮,穿筋溃络,烂肌损骨,破关通节,脓血淋漓,溃久不收之证。

54792 油漆膏(《普济方》卷二九九)

【组成】黄柏 川黄连各二钱 轻粉一贴 明矾一钱(飞) 漆滓三钱五分

【用法】香油半碗,共浸漆滓二宿,后入三味,通浸五宿,却入轻粉。搽头疮。

【主治】头疮。

54793 油滴散(《卫生总微》卷十)

【组成】半夏(大者)十四枚(生) 胡椒四十九粒

【用法】上为粗末。每服半钱,水一小盏,入生油七滴,煎至五分,去滓服,不拘时候。

【主治】小儿胃气虚冷,痰盛吐逆。

54794 油蜜饮

《胎产心法》卷中。为《普济方》卷三四二引《便产须知》"油蜜煎"之异名。见该条。

54795 油蜜煎(《普济方》卷三四二引《便产须知》)

【异名】油蜜饮(《胎产心法》卷中)。

【组成】清油半两 好蜜一两

【用法】同煎数十沸,温服。滑胎即下。

【主治】胎气因漏血,干涩难产者。

54796 油蜜煎(《济阴纲目》卷十)

【组成】香油 蜂蜜 小便各一碗

【用法】上和匀,铜锅内慢火煎一二滚,掠去沫,调白滑石末一两,或益母草末搅匀。顿服。外以油、蜂蜜于母腹脐上下摩之。或油煎一盏服之亦可。

【主治】难产。

【方论选录】《医略六书》:临蓐胞破浆干,产门干涩,儿身不能转动,故难产,经日不下焉。香油以滑之,蜂蜜以润之,童便以降之,滑石以开之,益母以遂之,使胎即离胞,转身即下,更以油、蜜涂产母脐腹,向下摩按,则经腑润泽而胎不久羁,何有产难经日不下之患?

54797 油蜜膏(《嵩崖尊生》卷六)

【组成】公猪油一斤 蜜一斤

【用法】公猪油炼去滓,入蜜再炼,冷成膏。不时挑服一茶匙。

【主治】失音。

54798 油糖膏(《仙拈集》卷一)

【组成】猪板油 米糖 蜂蜜各四两

【用法】熬成膏。时常挑服一匙,口中噙化,三五日,其嗽即止。

【主治】年老久嗽,不能卧。

54799 油面馎饦(方出《千金翼》卷十二,名见《养老奉亲》)

【组成】生胡麻油一升 淅粳米泔清一升

【用法】上以微火煎泔清乃止,取出贮之;取三合,盐汁七合,先以盐汁和油令相得,溲面一斤,如常法作馎饦,煮五六沸,出置冷水中,更漉出,盘上令干。乃更一叶叶掷沸汤中,煮取如常法,十度煮之,面热乃尽。以油作臛浇之,任饱食。

【功用】补大虚劳。

54800 油炒乌头丸(《魏氏家藏方》卷一)

【组成】草乌头二两(水浸软,去黑皮,每个剉作二三块,晒干,拣去黑心者不用) 苍术四两(剉作骰子块)

【用法】用银铫,入麻油一两,盐半两,先入乌头,慢火炒微转色,次下苍术同炒,候乌头褐色,乘热入碾,以细绢罗,用白面糊丸,如梧桐子大。每服二十丸,空心温酒或盐汤送下。

【功用】去风气,健脾,暖水脏。

54801 油调立效散(方出《圣惠》卷六十五,名见《局方》卷八吴直阁增诸家名方)

【组成】黄柏(微炒,剉) 绿矾 腻粉 硫黄各等分

【用法】上为细散,都研令匀。以生油调涂之。

【主治】湿疥遍身。

【备考】本方方名,《普济方》引作"立效散"。

泡

54802 泡酒方(《慈禧光绪医方选议》)

【组成】石菖蒲(鲜)六钱 鲜木瓜六钱 桑寄生一两 小茴香二钱 九月菊根六钱

【用法】烧酒三斤,泡七日。早服一盏。

【功用】清心,柔肝,补肾。

【主治】肾元素弱,脾不化水,郁遏阳气,眩晕,阳虚恶风,谷食消化不快,步履无力,耳鸣,脉息左部沉弦而细,右寸关沉滑。

【加减】如腿疼,加川牛膝二钱。

注

54803 注青膏(《秘传外科方》引《李防御五痔方》)

【组成】五倍子三个(生) 玄胡索 白矾各一分

【用法】上为末。服少许。如清水出,以纸贴膏药入疮口内。

【主治】痔,或有清水出。

54804 注唇散(《圣济总录》卷一七五)

【组成】防风(肥实者)三握(去叉;用半夏七枚,郁金一枚,并捶碎,猪牙皂荚三条,剉,用水一碗,同煮水尽为度,只取防风,切,焙,为末) 滑石(碎,末) 白僵蚕(炒)各一钱

【用法】上为末。每服一字匕,用蜜调涂在儿唇上,令儿咂吃。

【主治】小儿涎嗽不止。

54805 注唇膏(《圣济总录》卷一七五)

【组成】白僵蚕(蜜炙)十五枚 雄黄(研)半钱 杏仁(汤浸,去皮尖双仁,炒,研) 贝母(去心)各七枚 龙脑(研)一字

【用法】上为末。生蜜和为膏。每用少许,注唇上,令儿咂之。

【主治】婴儿未满百日,咳嗽。

54806 注唇膏(《幼幼新书》卷十引《张氏家传》)

【组成】白僵蚕一两(去头足,直者,生,为末,以姜汁和为饼子,于火上炙干,又再为末,复以汁为饼子,干为度) 朱砂二钱(细研,用水一碗浸淘二遍,去黄色,倾纸上候干,研如粉细)

【用法】上为末,炼蜜为膏,入瓷盒子内贮。每用如鸡头大,三岁只可一丸;如三岁以上,更分用之,饮汤熟水化下。常服无疳积,诸癖疾患。

【功用】小儿常服,永不生风痰症,心无惊,多红润,唇脸如丹。

54807 注唇膏(《卫生家宝产科备要》卷四)

【组成】朱砂(研细) 坯子胭脂各一钱 白僵蚕七个(炒去丝嘴) 牛黄半钱(研) 蝎梢半个

【用法】白僵蚕、蝎梢,用薄荷汁一合,重汤煮,汁尽为度,焙干为细末,研入坯子朱砂等,生蜜和为膏。逐日频与孩儿注唇,令自吮咽取效。

【主治】初生孩儿众疾,胎风病。

54808 注唇膏(《准绳·幼科》卷五)

【组成】郁金三个(大者,剉细用,生姜汁浸一宿) 白僵蚕(直者)七条 铅白霜半钱(研) 脑子一字

【用法】上为细末,炼蜜为膏。用绿豆大注孩儿唇上,二三岁桐子大,十岁已上皂子大,薄荷生姜汤化下。

【主治】小儿诸般咳嗽。

泌

54809 泌石通胶囊(《新药转正》10册)

【组成】楤叶干浸膏 滑石粉

【用法】上制成胶囊剂,每粒装0.45克。口服,一次2粒,一日3次。

【功用】清热逐湿,行气化瘀。

【主治】气滞血瘀型及实热下注型肾结石或输尿管结石,结石在1.0厘米以下者。

【宜忌】出现胃脘不适、头眩、血压升高者应停药。孕妇慎用。

54810 泌尿宁颗粒(《成方制剂》17册)

【组成】白芷 萹蓄 柴胡 甘草 黄柏 茼麻子 桑寄生 五味子 续断

【用法】上为颗粒剂,每袋装12克。开水冲服,一次12克,一日3次;小儿酌减。

【功用】清热通淋,利尿止痛,补肾固本。

【主治】热淋,小便赤涩热痛及泌尿系感染。

泻

54811 泻土汤(《眼科撮要》)

【组成】连翘 当归 蔓荆子 附子 黑栀 木通 玄参 细辛 枳壳 芍药 桔梗 羌活 甘草 菊花 胆草 防风 荆芥

【主治】眼目病,属脾胃者。

【备考】本方使用时,需配合外点消风丹。

54812 泻子汤(《辨证录》卷四)

【组成】玄参三两 甘菊花一两 知母三钱 天花粉三钱

【用法】水煎服。

【主治】阳明胃火盛,热病发狂,腹满不得卧,面赤心热,妄见妄言,如见鬼状。

54813 泻火汤(《傅青主男科》卷上)

【异名】泻火圣神汤(《石室秘录》卷四)。

【组成】栀子 丹皮各三钱 白芍五钱 玄参二钱 甘草二钱

【主治】火证。

【加减】心火,加黄连一钱;胃火,加生石膏三钱;肾火,加黄柏、知母各一钱;肺火,加黄芩一钱;大肠火,加地榆一钱;小肠火,加天冬、麦冬各一钱;膀胱火,加泽泻三钱。

54814 泻心丸(《笔花医镜》卷二)

【组成】川黄连五钱

【用法】上为末。灯草汤调下。

【主治】心火。

54815 泻心汤(《金匮》卷中)

【异名】大黄黄连泻心汤(《活人书》卷十四)、三黄汤(《圣济总录》卷三十)、三黄泻心汤(《奇效良方》卷六十三)。

【组成】大黄二两 黄连 黄芩各一两

【用法】上以水三升,煮取一升,顿服之。

【功用】泻火燥湿。❶《金鉴》:泻三焦热。❷《金匮要略讲义》:苦寒清泄,降火止血。❸《方剂学》:泻火解毒,燥湿泄痞。

【主治】邪火内炽,迫血妄行,吐血、衄血;或湿热内蕴而成黄疸,胸痞烦热;或积热上冲而致目赤肿痛,口舌生疮;或外科疮疡,见有心胸烦热,大便干结者。

❶《金匮》:心气不足,吐血衄血。❷《得效》:心受积热,谵言发狂,逾墙上屋。❸《千金方衍义》:下痢不止,腹中愊坚而呕哕肠鸣者。❹《类聚方广义》:中风卒倒,不省人事,身热,牙关紧急,脉洪大,或鼾睡大息,频频欠伸者,及省后

偏枯,瘫痪不遂,缄默不语,或口眼㖞斜,言语謇涩,流涎泣笑,或神思恍惚,机转如木偶人者;酒客都热下血,肠痔肿痛下血,痘疮热气炽盛,七孔出血者;产前后,血晕郁冒,或如狂言;眼目㶼痛,赤脉怒张,面热如醉者;龋齿疼痛,齿缝出血,口舌腐烂,唇风,走马疳,喉痹㶼热肿痛,痈疗内攻,胸膈冤热,心气恍惚者;发狂,眼光莹莹,倨傲妄语,昼夜不就床者。

【方论选录】❶《金鉴》:心气"不足"二字,当是"有余"二字。若不是,如何用此方治之,必是传写之讹。心气有余,热盛也,热盛而伤阳络,迫血妄行,为吐、为衄。故以大黄、黄连、黄芩大苦大寒直泻三焦之热,热去而吐衄自止矣。❷《金匮要略浅注》:此为吐衄之神方也。妙在以芩、连之苦寒泄心之邪热,即所以补心之不足;尤妙在大黄之通,止其血,而不使其稍停余瘀,致血瘀后酿成咳嗽虚劳之根。❸《金匮要略今释》:黄连、黄芩治心气不安,即抑制心脏之过度张缩,且平上半身之充血。大黄亢进肠蠕动,引起下腹部之充血,以诱导方法,协芩、连平上部充血也。

【临床报道】❶急性肺出血:《浙江中医杂志》[1987,(3):105]生大黄 6g,黄芩 3g,黄连 2g,水煎服。治疗本病 105 例,包括肺结核 60 例,支气管扩张 34 例,肺癌 6 例,心血管疾病 5 例,均经 X 线确诊。24 小时出血量最少者 60 毫升,最多者 500 毫升。结果:显效 53 例,有效 44 例,无效 8 例。❷肺结核咯血:《中国中医药信息杂志》[2008,15(11):77]用泻心汤治疗肺结核咯血 30 例,在常规抗痨、西药镇静镇咳等治疗基础上,对照组 28 例加用止血敏、止血芳酸静脉滴注。治疗组加用泻心汤开水泡服。结果:治疗组完全缓解 9 例,好转 20 例,无效 1 例,总有效率 96.67%;对照组完全缓解 4 例,好转 17 例,无效 7 例,总有效率 75%。两组比较治疗组明显优于对照组,差异显著(P<0.05)。

【现代研究】❶抗凝作用:《中成药研究》[1988,(6):24]通过体外抗凝实验研究,证实本复方全方或不同组合或单味药均有抗凝作用。其中以单味黄连及黄连与黄芩组合时,呈协同作用;但黄连、黄芩分别与大黄配伍时,则抗凝效价明显减弱,且呈拮抗作用。在组合药中将浓度降低反会出现促凝作用。❷抗菌效应:《上海中医药大学学报》[2007,21(2):48]研究以金黄色葡萄球菌、表皮葡萄球菌、大肠杆菌及绿脓杆菌为受试菌,采用倍比稀释法,观察泻心汤的最低抑菌浓度;采用血清药理学方法,观察大鼠灌服泻心汤后血清的抑菌效应。结果:泻心汤在体外对金黄色葡萄球菌、表皮葡萄球菌、大肠杆菌的最低抑菌浓度分别为 6.25、6.25 和 100 毫克/毫升;而大鼠给药后含药血清仅具有较弱抑菌作用。认为泻心汤在体外具有一定抑菌效应,其含药血清抑菌作用较弱。❸对血清瘦素及胰岛素水平的影响:《中西医结合心脑血管病杂志》[2007,5(3):215]研究将肥胖大鼠模型随机分为 3 组,分别给予三黄泻心汤(A 组)、盐酸芬氟拉明(B 组)和生理盐水(C 组)灌胃,连续 12 周,每周测体重,试验末取血测血脂、血清瘦素及胰岛素。结果发现:A 组和 B 组大鼠体重分别为(387.8±12.1)克和(378.3±10.7)克,较 C 组的(493.1±8.9)克低(P<0.05);腹腔脂肪湿重 A 组和 B 组也较 C 组低(P<0.01),且随喂养时间的延长体重变化趋势 A 组下降缓慢,B 组亦下降,但试验末略有上升,C 组体重继续增长。A 组和 B 组

血糖、胆固醇和低密度脂蛋白均较 C 组低,瘦素和胰岛素的变化 A 组和 B 组较 C 组亦低(P<0.05),且 A 组与 C 组血糖和胰岛素差异更大(P<0.01)。认为本方可能通过降低肥胖大鼠体重、血糖及血清瘦素、胰岛素水平而发挥调节血脂、改善瘦素和胰岛素抵抗的作用。❹降血脂作用:《中国医药指南》[2008,6(13):10]采用高脂饲料制作高脂血症大鼠模型,并以生理盐水、阳性对照药血脂康作对照,观察其对大鼠血脂等的影响。结果发现:泻心汤能降低高脂血症大鼠 TC、LDL-C 水平,升高 HDL-C 水平,以中、高剂量组为显著(P<0.05)。认为泻心汤能有效调节实验性高脂血症。❺主动脉舒张作用:《四川中医》[2008,26(10):11]研究观察了三黄泻心汤水提取液舒血管作用及不同工具药对舒血管作用的影响。结果:三黄泻心汤水提取液(0.1,0.3,0.5 毫克/毫升)对 PE 和 KCl 预收缩的大鼠主动脉环均有非内皮依赖的、浓度依赖性的舒张作用。对 PE 预收缩的去内皮血管环,三黄泻心汤水提取液(0.5 毫克/毫升)呈舒张作用,分别用一氧化氮合酶抑制剂左旋硝基精氨酸甲酯(L-NAME)和鸟苷酸环化酶抑制剂亚甲蓝(MB)预处理无明显影响。在无钙营养液(含 EGTA)环境下,三黄泻心汤预处理对 PE 收缩有明显抑制作用。认为三黄泻心汤有浓度依赖性的血管舒张作用,此作用既不依赖血管内皮,又和内皮源性的舒张因子 NO 无关,可能与抑制血管平滑肌细胞内质网储存钙的释放有关。

54816 泻心汤

《千金》卷十。为《伤寒论》"半夏泻心汤"之异名。见该条。

54817 泻心汤《千金》卷十五

【组成】人参 甘草 黄芩 橘皮 栝楼根各一两 黄连二两 半夏三两 干姜一两半

【用法】上㕮咀,以水六升,煮取二升,分三服。

【主治】卒大下痢热,唇口干燥,呕逆引饮。

【方论选录】《千金方衍义》:泻心汤专治心下痞满,然以按之不痛为虚,故取半夏泻心汤分解冷热虚痞。缘有唇口干燥,故加栝楼根、橘皮,以滋虚热燥渴。

54818 泻心汤

《外台》卷十六。为《千金》卷十三"石膏汤"之异名。见该条。

54819 泻心汤

《圣惠》卷九。为《伤寒论》"附子泻心汤"之异名。见该条。

54820 泻心汤《圣惠》卷九

【组成】半夏半两(汤洗七遍,去滑) 人参半两(去芦头) 木通一两(剉) 甘草一两(炙微赤,剉) 黄芩一两 川大黄一两(剉碎,微炙)

【用法】上为粗散。每服四钱,以水一中盏,加生姜半分,大枣三枚,煎至六分,去滓温服,不拘时候。

【主治】伤寒六日,毒气攻心,心胸妨闷,烦热不解,面赤大渴,壮热,身体疼痛。

54821 泻心汤《圣济总录》卷二十七

【组成】石膏一两 芍药 葛根(剉) 黄芩(去黑心)各半两 大黄 黄连(去须)各三分

【用法】上为粗散。每服五钱匕,以一盏半,生姜一枣

大(拍碎),煎至八分,去滓温服,一日二次,不拘时候。

【主治】阳毒伤寒,头痛壮热,狂言妄语,似见鬼神。

54822 泻心汤(《小儿药证直诀》卷下)

【异名】黄连汤(《济阳纲目》卷二十五)。

【组成】黄连一两(去须)

【用法】上为末。每服五分,临卧取温水化下。

【主治】❶《小儿药证直诀》:小儿心气实,则气上下行涩,合卧则气不得通,故喜仰卧,则气上下通。❷《济阳纲目》:心热颠狂谵语,二腑涩黄者。

54823 泻心汤(《魏氏家藏方》卷九)

【组成】人参(去芦) 黄连 干姜(炮,洗) 黄芩 甘草(炙)各等分

【用法】上为细末。每服三钱,水一盏半,生姜十片,煎至七分,去滓温服。

【主治】积热喉闭,舌肿口疮。

54824 泻心汤(《儒门事亲》卷十二)

【组成】大黄 甘草(炙) 当归 芍药 麻黄 荆芥各一两半 白术二钱半

【用法】上为细末。每服二钱,水一盏,生姜、薄荷各少许,同煎至七分,去滓温服。

【主治】暴得痿病,腰胯两足皆不任用,躄而不行,脉滑有力,经涌吐泻下后,继服本方。

54825 泻心汤

《得效》卷八。为《千金翼》卷十五"三黄汤"之异名。见该条。

54826 泻心汤(《急救仙方》卷三)

【组成】龙胆草 细辛 山栀子 大黄 甘草 乌豆

【用法】水煎服。

【主治】眼疼,血轮红赤。

54827 泻心汤

《秘传眼科龙木论》卷五。为《圣济总录》卷一〇七"黄芩汤"之异名。见该条。

54828 泻心汤(《玉机微义》卷十五)

【异名】泻心散(《杏苑》卷七)。

【组成】大黄四两 黄连 山栀 漏芦 泽兰 连翘 黄芩 苏木各二两 犀角一两

【用法】上㕮咀。每服三五钱,水煎服。

【功用】《杏苑》:解热排脓,攻痈肿,生肌长肉。

【主治】疮毒痈肿,发躁烦渴,脉实洪数者。

54829 泻心汤(《保婴撮要》卷九)

【组成】宣黄连 犀角各等分

【用法】水煎服。

【主治】心经实热,口舌生疮,烦躁发渴。

54830 泻心汤(《症因脉治》卷一)

【组成】川黄连 甘草

【主治】心火乘金,内伤胸痛,左寸洪数。

54831 泻心汤(《症因脉治》卷一)

【组成】黄连 甘草 灯心

【主治】外感胁痛,少阴司政。

54832 泻心汤(《症因脉治》卷二)

【组成】川黄连 半夏 生姜 甘草

【主治】火逆上冲,呃逆不止。

54833 泻心汤(《症因脉治》卷三)

【组成】黄连 半夏 甘草

【主治】肺热身肿,心火刑金。

54834 泻心汤(《嵩崖尊生》卷六)

【组成】当归 白芍 生地 麦冬 犀角 山栀 黄连各一钱 甘草 薄荷各五分

【主治】❶《嵩崖尊生》:舌肿裂。❷《眼科阐微》:两目赤肿痛,舌上生疮,出血,舌硬疼,大眦赤。此心火上炎也。

54835 泻心汤(《嵩崖尊生》卷六)

【组成】黄连 山栀 荆芥 黄芩 连翘 木通 薄荷 牛蒡各一钱 甘草五分

【用法】加灯心,水煎服。另用针在患处刺出血,以冰硼散搽之。

【主治】重舌、木舌、紫舌,胀满坚硬。

54836 泻心汤(《种痘新书》卷十一)

【组成】桑白皮(蜜炙) 地骨皮 甘草 淡竹叶 灯心 天花粉 连翘 玄参 川连 川贝各等分

【用法】水煎服。

【主治】麻疹,咳嗽烦渴。

54837 泻心汤

《杂病源流犀烛》卷十八。为《云岐子脉诀》"黄连泻心汤"之异名。见该条。

54838 泻心汤(《异授眼科》)

【组成】通草 山栀 黄连 生地 甘草 滑石 荆芥 防风 当归 芍药 大黄 紫草

【主治】夏月眼红,胬肉扳睛,热泪不止,刺痛难开,久不治,翳生瞳仁,身热,口舌生疮。

【备考】方中紫草,《眼科撮要》作"柴胡"。

54839 泻心散(方出《圣惠》卷九十,名见《普济方》卷三六五)

【异名】金华散(《卫生总微》卷十一)。

【组成】黄连一两(去须)

【用法】上为末。用蜜调,蒸一炊久,旋与儿吃。

【主治】❶《圣惠》:小儿燕口,及口内生疮。❷《卫生总微》:滞痢多时,羸瘦体弱不堪,疾势困重。

54840 泻心散(《普济方》卷三六五)

【组成】黄连 草乌 白姜各等分

【用法】上为末。先用井花水洗去白膜,干掺。

【主治】口疮。

【备考】一方加脑子、麝香、硼砂为末,每服一字,温水临卧服之。

54841 泻心散

《杏苑》卷七。为《玉机微义》卷十五"泻心汤"之异名。见该条。

54842 泻心散(《玉案》卷三)

【组成】甘草二钱 泽泻五钱 黄连五钱 草决明一钱

【用法】上为末。每服二钱,灯心汤调下。

【主治】眼赤疼痛。

54843 泻心散(《幼科金针》卷下)

【组成】犀角五分 川连一分 大黄二钱 山栀一钱 黄芩一钱 连翘一钱 薄荷叶五分 甘草五分

【用法】加灯心为引,水煎服。外以朴消散调敷。

【主治】重舌,木舌。

54844 泻心散《麻科汇编》

【组成】龙脑 牛黄 朱砂各一钱五分 大黄(生)一两

【用法】上药各为末,和匀再研。每服三钱,凉生姜汤、蜜水送下。

【主治】小儿麻疹,心经邪热,狂言妄语,心神不安。

54845 泻水丸《古今名方》引《肝硬变腹水证治》

【组成】生甘遂 巴豆 红大戟 净芫花各 15 克 上沉香 3 克 红枣 90 克(煮透,去皮核)

【用法】前五味各为极细末,和匀,以枣肉和成硬膏为丸,如豌豆大,滑石粉封皮。每服 15～20 丸,清晨温开水送下。每隔二三天一次(视病者体质强弱而定)。

【功用】攻里通下,逐水除饮。

【主治】肝硬化腹水。

【宜忌】体虚者慎用。

54846 泻甘汤

《医钞类编》卷六。为《痈疽验方》"泻白散"之异名。见该条。

54847 泻白丸《医宗说约》卷五

【组成】石膏(煅熟)一两 花粉 川贝母(去心) 陈香橼(去瓤) 胆南星 款冬花 薄荷叶各一两 甘草 细芽茶各七钱(上九味共为极细末,听用) 麻黄一两五钱 防风 桑皮(蜜炙炒) 杏仁(去皮尖,炒) 前胡 紫菀 苏子(炒,为末)各一两 陈瓜蒌一大个 柿饼三两 山栀一两 葶苈子(炒)五钱

【用法】上用水煎,去滓滤清,再入萝卜汁、水梨汁、饧糖各四两,姜汁五钱,煎成膏,滴水成珠,将前末药和匀为丸,每丸重一钱。每服一丸,小儿灯心汤化下;大人嚼化。

【功用】止嗽疏邪,消痰定喘,清热顺气。

【主治】风邪痰火咳嗽,嗽声不转者。

54848 泻白丸

《集验良方》卷三。即《小儿药证直诀》卷下"泻白散"改为丸剂。见该条。

54849 泻白丸《成方制剂》2 册

【组成】薄荷 川贝母 甘草 瓜蒌子 苦杏仁 款冬花 麻黄 前胡 桑白皮 石膏 葶苈子 紫苏叶 紫菀

【用法】上为丸剂,每丸重 3 克。口服,一次 1 丸,一日 2 次;一岁以内酌减。

【功用】宣肺解热,化痰止咳。

【主治】伤风咳嗽,痰多胸满,口渴舌干,鼻塞不通。

54850 泻白汤《三因》卷八

【异名】泻白散(《玉机微义》卷九)。

【组成】橘皮 淡竹茹 黄芩 栀子仁 柏皮(炙)各半两 茯苓 芒消各一钱 生地黄五两

【用法】上剉散。每服四钱,水一盏半,入生姜、大枣,煎七分。空心服。

【主治】大肠实热,腹胀不通。夹脐痛,食不化,喘,不能久立,口生疮。

【备考】《普济方》有"白术"。

54851 泻白汤《眼科全书》卷六

【组成】归尾 赤芍 生地 黄芩 栀子各等分 加桑皮 菊花 青葙子 防风 蒺藜 连翘 木贼

【用法】上为细末。每服三钱,水煎服。

【主治】风热翳膜血筋,一切肺热外障。

54852 泻白散《小儿药证直诀》卷下

【异名】泻肺散(原书同卷)、泻肺汤(《准绳·幼科》卷九)。

【组成】地骨皮 桑白皮(炒)各一两 甘草(炙)一钱

【用法】上剉散。入粳米一撮,水二小盏,煎七分,食前服。

【功用】❶《保婴撮要》:化痰止咳,宽气进食。❷《方剂学》:泻肺清热,止咳平喘。

【主治】肺热咳嗽,甚则气喘,皮肤蒸热,日晡尤甚,舌红苔黄,脉细数。

❶《小儿药证直诀》:小儿肺盛,气急喘嗽。❷《斑论萃英》:肺热目黄,口不吮乳,喘嗽。❸《保婴撮要》:肺经有热生疮。❹《医方集解》:肺火皮肤蒸热,洒淅寒热,日晡尤甚,喘嗽气急。

【方论选录】❶《医方考》:肺火为患,喘满气急者,此方主之。肺苦气上逆,故喘满;上焦有火,故气急,此丹溪所谓气有余便是火也。桑白皮味甘而辛,甘能固元气之不足,辛能泻肺气之有余;佐以地骨之泻肾者,实则泻其子也;佐以甘草之健脾者,虚则补其母也。此云虚实者,正气虚而邪气实也。又曰:地骨皮之轻,可使入肺,生甘草之平,可使泻气,故名以泻白。❷《古今名医方论》:季楚重曰:《经》云,肺苦气上逆。上逆则上焦郁热,气郁生涎,火郁生热,因而治节不行,壅甚则喘满肿嗽。泻白者,正金之令,驱气之逆,非劫金而泻之也。法使金清则气肃,桑根白皮,禀西方燥金之气,甘辛能入肺而泻气之有余;地骨皮凉平,调不足之阴,能清阴中之火,滋肾子以清母;甘草益土和中,且生能泻火,补母土以食子,泻补交致,金元自正;于以佐桑皮而行诸气之愤郁,鲜不达矣,较之黄芩、知母,苦寒伤胃者远矣。夫火热伤气,救肺之治有三:伤寒邪热侮肺,用白虎汤除烦,此治其标;内症虚火烁阴,用生脉散益阴,此治其本;若夫正气不伤,郁火又甚,则泻白散之清肺调中,标本兼治,又补二方之不及也。❸《医方集解》:此手太阴药也。桑白皮甘益元气之不足,辛泻肺气之有余,除嗽止嗽;地骨皮寒泻肺中之伏火,淡泄肝肾之虚热,凉血退蒸;甘草泻火而益脾;粳米清肺而补胃,并能泻热从小便出。肺主西方,故曰泻白。❹《古方选注》:肺气本辛,以辛泻之,遂其欲也。遂其欲当谓之补,而仍泻者,有平肺之功焉。桑皮、甘草其气俱薄,不燥不刚,虽泻而无伤于娇脏。《经》言肺苦气上逆,急食苦以泄之。然肺虚气逆,又非大苦大寒如芩、连、栀、柏辈所宜,故复以地骨皮之苦,泄阴火,退虚热,而平肺气。使以甘草、粳米,缓桑、骨二皮于上,以清肺定喘。❺《成方便读》:夫肺为娇脏而属金,主皮毛,其性以下行为顺,上行为逆。一受火逼,则皮肤蒸热,喘嗽气急之证见矣,治此者,皆宜清之降之,使复其清肃之令。桑白皮皮可行皮,白能归肺,其甘寒之性,能入肺而清热,固不待言,而根者入土最深,能清而复降。地骨皮深入黄泉,无所底止,其甘淡而寒之性,能泻肺中之伏火,又能入肝肾,凉血退蒸。可知二皮之用,皆在降肺气,降则火除也。甘草泻火而益脾,粳米清肺而养胃。

泻中兼补,寓补于宣,虽清肺而仍固本耳。❻《方剂学》:本方治肺有伏火郁热之证。肺主气,宜清肃下降,肺有郁热,则气逆不降而为咳喘;肺合皮毛,外主肌表,肺热则皮肤蒸热,此热不属外感,乃伏热渐伤阴分所致,故热以午后为甚。方用桑白皮泻肺以清郁热为主,辅以地骨皮泻肺中伏火,兼退虚热。炙甘草、粳米养胃和中以扶肺气,共为佐使。四药合用,共奏泻肺清热,止咳平喘之功。本方之特点,既不是清透肺中实热以治其标,也不是滋阴润肺以治其本,而是清泻肺中伏火以消郁热,对小儿"稚阴"素质具有标本兼顾之功。

【临床报道】❶咳嗽:《谢映庐医案》杨协胜之女,寒热咳嗽,腹痛泄泻。医者未知痛一阵泻一阵属火之例,木强反克之理,妄用消耗之剂,渐至面浮气促,食减羸瘦,又误用耆、术之药,潮热愈重,痛泻愈多,延绵两月,众谓童痨难治。乞诊于余,先与戊己丸作汤,二剂痛泻顿止,继以泻白散合生脉汤,二剂潮嗽皆安。❷肺结核盗汗:《安徽中医学院学报》[1986,(1):33]杨某某,男,26岁,工人。1979年3月11日就诊。患浸润性肺结核,盗汗长期不愈,虽用抗痨药物,但每夜汗出均浸湿枕褥。由于长期汗出过多,耗伤津液,故口燥咽干,五心烦热,身体消瘦,颧红,舌质红绛,脉细数。即用桑白皮、地骨皮各30克,生甘草10克,浮小麦50克,水煎服。共服八剂,盗汗即止。❸小儿热退后咳嗽:《天津中医药》[2008,25(1):80]用泻白散原方治疗小儿热退后咳嗽35例。结果:治疗组治愈12例,显效10例,有效10例,无效3例,总有效率为91.4%。

【备考】《杏苑》卷三无粳米,作散,为细末,每服二三钱,以麦门冬汤调下。《张氏医通》卷十有竹叶一把。《医方简义》卷二有炒知母二钱。本方改为丸剂,名"泻白丸"(见《集验良方》)。

54853 泻白散《杨氏家藏方》卷八

【组成】桑白皮(炙) 紫苏叶 人参(去芦头) 汉防己 甜葶苈(微炒) 半夏(汤洗七次) 麻黄(去根节)各一两 甘草半两(炙) 陈橘皮(去白)三分 吴茱萸(汤洗七次,焙干)三分

【用法】上㕮咀。每服五钱,水一盏半,生姜三片,煎至一盏,去滓,食后温服。

【主治】肺气上奔咽膈,胸胁䐜满,喘急不止。甚者头面浮肿,腹胀,小便不利。

54854 泻白散《济生》卷二

【组成】桑白皮(炙) 桔梗(去芦,剉,炒) 地骨皮(去木) 半夏(汤洗七次) 瓜蒌子 升麻 杏仁(去皮尖) 甘草(炙)各等分

【用法】上㕮咀。每服四钱,水一盏,生姜五片,煎至八分,去滓,食后温服。

【主治】肺脏实热,心胸壅闷,咳嗽烦喘,大便不利。

【备考】方中升麻,《医统》作"陈皮"。

54855 泻白散《脉因证治》卷中

【组成】桑白皮一两 青皮 五味 甘草 茯苓 参 杏仁 半夏 桔梗(上二味,痰涎呕逆加之) 地骨皮七钱

【用法】加生姜,水煎服。

【主治】阴气在下,阳气在上,咳喘呕逆。

54856 泻白散

《玉机微义》卷九。为《三因》卷八"泻白汤"之异名。见该条。

54857 泻白散《痈疽验方》

【异名】泻甘汤(《医钞类编》卷六)。

【组成】桑白皮(炒)二钱 地骨皮 甘草(炙) 贝母(去心) 紫菀 桔梗(炒) 当归(酒拌)各一钱 瓜蒌仁一钱半

【用法】作一剂。水一钟,生姜三片,煎八分,食远服。

【功用】《全国中药成药处方集》:泻肺定喘。

【主治】❶《痈疽验方》:肺痈。❷《全国中药成药处方集》:肺痈,咳嗽喘息,胁肋疼痛,胸满气促;肺经蕴热,肺火咳嗽,久嗽喘息。

【备考】《医钞类编》有粳米。

54858 泻白散《医统》卷六十一

【异名】五味泻白散(《景岳全书》卷六十)。

【组成】黄芩 栀子 当归 生地黄 赤芍药各等分

【用法】每服三钱,为散、为汤任服。

【主治】风热翳膜血筋,一切肺热外障。

54859 泻白散《幼科发挥》卷四

【组成】甘草 桔梗 陈皮 桑皮 地骨皮

【用法】《幼幼集成》:水煎,热服。

【主治】❶《幼科发挥》:肺热。❷《幼幼集成》:小儿久嗽,两眼黑肿,白珠如血。

54860 泻白散

《赤水玄珠》卷三。即《卫生宝鉴》卷十一"加减泻白散"。见该条。

54861 泻白散《玉案》卷三

【组成】桑白皮(炒黄) 地骨皮各二钱 五味子二十一个 甘草 贝母(去心) 天门冬(去心) 麦门冬(去心)各一钱

【用法】水煎服。

【主治】肺经发热。

54862 泻白散《症因脉治》卷二

【组成】桑皮 地骨皮 甘草 荆芥穗 防风 柴胡 葛根

【主治】外感嗽血,表邪外束,身发寒热,咳嗽带血者。

54863 泻白散《症因脉治》卷二

【组成】桑白皮 地骨皮 甘草 干葛 石膏

【主治】外感嗽血,热邪伏内者。

54864 泻白散《种痘新书》卷十二

【组成】桑白皮(蜜炙) 地骨皮(去梗) 甘草 淡竹叶二十片 灯心三十根 马兜铃各等分

【用法】上为末服。

【主治】麻疹咳嗽。

54865 泻白散《一盘珠》卷八

【组成】桑皮 杏仁(去油) 川贝母 黄芩 甘草 胆星各等分

【主治】小儿咳嗽,火郁肺金,声不转。

【加减】体实塞鼻,气粗,加麻黄二分。

54866 泻白散《盘珠集》卷下

【组成】地骨皮 杏仁(去皮) 桑白皮(炙)

【主治】肺金盛,克肝木,致患胁痛。

54867 泻白散《杂病源流犀烛》卷一）

【组成】桑皮 地骨皮 甘草 粳米 人参 茯苓 知母 黄芩

【主治】晨嗽。

54868 泻白散《杂病源流犀烛》卷六）

【组成】桑皮 地骨皮 黄芩 灯心 马兜铃 山栀 黄连 桔梗 竹叶 大青 玄参 连翘

【主治】肺盛不寐。

54869 泻白散《麻症集成》卷三）

【组成】黄芩 骨皮 黑栀 竹叶 连翘 蒌仁 玄参 川连 兜铃 炙桑皮

【主治】心肺实火，咳嗽喘促。

54870 泻白散《麻症集成》卷上）

【组成】桑皮 骨皮 花粉 连翘 元参 川连 灯草

【主治】麻疹喘嗽烦渴，毒在心肺，发未尽者。

54871 泻血汤《兰室秘藏》卷下）

【组成】生地黄（酒洗，炒） 熟地黄 蒲黄 丹参（酒炒） 当归（酒洗，去土） 汉防己（酒洗，炒） 柴胡（去芦） 甘草梢（炙） 羌活各一两 桃仁（去皮，汤浸）三钱

【用法】上为粗末。每服五钱，水一盏半，煎至一盏，去滓，空心温服。

【主治】邪入足太阳膀胱经络，血中有浮热，气分有微邪，发热昼少夜多，大小便如常，有时而发，有时而止。此虽杂证，当从热入血室论之。

54872 泻导汤《洞天奥旨》卷十二）

【组成】石膏一钱 茯苓二钱 滑石二钱 泽泻一钱五分 甘草五分 黄柏一钱 贝母一钱

【用法】水煎服。小儿减半，二剂即用搽药。

【主治】口生疳疮。

54873 泻红散《急救痧证全集》卷下）

【组成】刺蒺藜（炒） 延胡 桃仁各一两 细辛四钱 降香 没药（去油）各三钱

【用法】上为末。每服五分，温茶调服。

【主治】痧毒为血阻郁，结滞不散。

54874 泻赤汤《嵩崖尊生》卷十五）

【组成】柴胡 甘草各五分 川芎六分 当归 白术 茯苓 钩藤各八分 羌活四分 生地 木通各五分

【主治】小儿急惊，肝经病实热，叫哭，目直面青，服泻肝汤愈后者。

54875 泻狂汤《重订通俗伤寒论》）

【组成】生大黄 青龙齿 煅牡蛎各三钱 炒蜀漆一钱 小川连五分

【功用】泻实火，劫惊痰。

【主治】伤寒发狂，便结。

54876 泻肝丸

《普济方》卷三六二。为《小儿药证直诀》卷下"泻青丸"之异名。见该条。

54877 泻肝丸《诚书》卷八）

【组成】蝉蜕（去足） 全蝎（制） 胆星（炒）各二钱半 僵蚕（制） 附子（生） 防风 天麻（煨）各一钱半 麝香五分 水银一角

【用法】上为末，蒸枣（去皮核）取肉为丸。荆芥穗、生姜汤送下。

【主治】风痫迷闷，厥痉涎潮。

54878 泻肝汤《外台》卷十六引《深师方》）

【组成】人参 甘草各三两（炙） 生姜五两 黄芩二两 半夏一升（洗） 大枣十四枚（擘）

【用法】上切。以水五升，煮半夏三四沸，纳药，最后纳姜，煎取二升，去滓，分为二服；羸人三服。

【主治】肝气实，目赤若黄，胁下急，小便难。

【宜忌】忌海藻、菘菜、羊肉、饧。

54879 泻肝汤《千金》卷六）

【组成】柴胡 芍药 大黄各四两 决明子 泽泻 黄芩 杏仁各三两 升麻 枳实 栀子仁 竹叶各二两

【用法】上㕮咀。水九升，煮取二升七合，分三服。

【主治】眼赤，漠漠不见物，息肉生。

【加减】热多体壮，加大黄一两；羸老，去大黄，加栀子仁五两。

【方论选录】《千金方衍义》：目赤而生息肉，非上下开泄不能泻其结热。升麻、柴胡引之上泄，枳实、大黄引之下泄；泽泻、栀子、竹叶兼清水道，黄芩、芍药兼清肝火也。

54880 泻肝汤《千金》卷六）

【组成】前胡 芍药各四两 生地黄十两 芒消 黄芩 茯苓 白芷 枳实各三两 人参 白术 泽泻 栀子仁各二两 甘草 细辛各一两 竹叶五升

【用法】上㕮咀。以水一斗二升，先煮竹叶，取九升，去滓，下诸药，煮取三升半，分三服。

【主治】眼风赤暗。

【方论选录】《千金方衍义》：所治赤暗，与前方不殊。以其正气日衰，病气日固，故加人参、白术、甘草于涤热剂中，鼓舞胃气运行药力。方中前胡、细辛、白芷，即前方柴胡、升麻、杏仁之变法也。

【备考】本方方名，《普济方》引作"前胡汤"。

54881 泻肝汤《千金翼》卷十一）

【组成】苦竹根八两 半夏四两（洗） 干姜 茯苓 枳实 白术各三两 杏仁（去皮尖两仁） 干地黄各一两 细辛 甘草（炙）各二两

【用法】上㕮咀。以水一斗二升，煮取二升七合，去滓，分三服。

【主治】脏中痰实热冲眼，漠漠暗。

54882 泻肝汤《千金翼》卷十一）

【组成】大黄 白术各二两 甘草（炙） 芍药 当归 茯苓 桂心 人参 黄芩 细辛各一两半 生姜三两（切） 半夏四两（洗）

【用法】上㕮咀。以水一斗，煮取三升，分四服。

【主治】漠漠无所见，或时痛赤，腹有痰饮，令人眼暗。

54883 泻肝汤《千金翼》卷十五）

【组成】人参 半夏（洗） 白术各三两 生姜六两（切） 细辛一两 茯苓 黄芩 前胡 桂心 甘草（炙）各二两

【用法】上㕮咀。以水八升，煮取三升，分三服。

【主治】肝气不足，目暗，四肢沉重。

54884 泻肝汤《外台》卷三十八）

【组成】大黄　黄连　石膏各二两（碎）　甘草（炙）黄芩　细辛　生姜　半夏（洗）各一两　栀子十四枚（掰）

【用法】上切。以水八升，煮取三升，分温服。

【主治】石发热，目赤。

【备考】不服石人亦主之。

54885　泻肝汤（《外台》卷三十八）

【组成】前胡　大青　秦皮　干姜　子芩　细辛各三两　决明子三枚　栀子仁二两　石膏（碎）八两　淡竹叶车前草（切）各一升

【用法】上切。以水一斗，煮取三升，去滓，分服。或加朴消三两，得利即愈。

【主治】石发眼赤，闭目不开，烦闷热，胸中澹澹。

54886　泻肝汤（《医方类聚》卷六十五引《龙树菩萨眼论》）

【组成】柴胡三两　决明子三两（捣破）　青葙子二两桂心二两　升麻二两　栀子三十枚　芒消二两（汤成下）淡竹叶一小升（切）　芍药二两

【用法】上粗剉。以水八升，浸一宿，早煮，取三升，去滓，为三服，泻三度，则冷饮止。

【主治】初患眼赤肿痛，生障翳，热昏暗，并头旋风等。

【宜忌】六月、七月、八月不多用此方。

54887　泻肝汤（《医方类聚》卷六十五引《龙树菩萨眼论》）

【组成】人参一两　栀子二两　黄芩二两　甘草一两（炙）

【用法】上以水二升，煎取八合，分温三服。

【主治】眼虚风，见物若花蝇者。

54888　泻肝汤（《医心方》卷五引《眼论》）

【组成】黄芩二两　芍药二两　芒消一两　甘草一两半　大黄二两　大枣十二枚

【用法】上以水六升，煮取二升五合，分三服。

【主治】眼急生肤翳，及赤肉上黑睛。

54889　泻肝汤（《圣济总录》卷四十一）

【组成】荆芥穗　连翘　羌活（去芦头）　牡丹皮　黄芩（去黑心）　杏仁（去皮尖双仁，炒，研）　当归（切，焙）芍药　栀子仁　鸡苏（去梗）　虎杖　麻黄（去根节）　大黄（剉，炒）各半两

【用法】上为粗末。每服三钱匕，水一盏，生姜二片，煎至七分，去滓温服。

【主治】肝脏积热，气昏血涩，或因食酸物过多，肝中血积不散，气血俱病，两胁下非时气动，每动左胁下有声，右胁相应，日渐胃脘结块，使人心腹满闷，上冲咽喉头目不利，睡卧不安，如虫所啮。

54890　泻肝汤（《圣济总录》卷一〇九）

【组成】升麻　蕤仁（去皮）　车前子　前胡（去芦头）秦皮（去粗皮）　细辛（去苗叶）　决明子（微炒）　山栀子仁黄芩（去黑心）　苦竹叶各二两　甘菊花（择）一两半

【用法】上为粗末。每服五钱匕，以水一盏半，煎至一盏，去滓，投芒消末半钱匕，放温。食后、临卧再服。

【主治】目赤痛，生胬肉满急。

【加减】如腹脏利，即去芒消。

54891　泻肝汤（《圣济总录》卷一一〇）

【异名】泻肝散（《银海精微》卷下）。

【组成】黄芩（去黑心）　防风（去叉）各二两　芍药

桔梗（去芦头，炒）　大黄（湿纸裹煨，剉）各一两

【用法】上为粗末。每服一钱匕，水一盏，煎至五分，去滓，入芒消半钱匕，再煎令沸，食后温服。

【主治】雀目。

54892　泻肝汤（《三因》卷八）

【组成】前胡（去苗）　柴胡　秦皮（去粗皮）　细辛（去苗）　栀子仁　黄芩　升麻　蕤仁　决明子各等分

【用法】上剉散。每服四钱，水二盏，加苦竹叶、车前叶各五片，煎至盏半，纳药再煎至八分，去滓，入芒消一钱匕，煎溶，不拘时候服。

【主治】肝实热，阳气伏邪，胁痛，忿忿悲怒，发热喘逆，满闷，目痛，视物不明，狂悖，非意而言，乍宽乍急，所作反常。

54893　泻肝汤（《易简方》卷五）

【异名】泻肝散（《痘疹全书》卷下）。

【组成】羌活　防风　当归　川芎　木通　栀子　黄芩　柴胡　胆草

【用法】水煎服。

【主治】经水未断，适逢出痘，身发壮热，神思昏沉，言语狂妄，如见神鬼，寻衣撮空等。

【加减】便实，加大黄、竹叶。

54894　泻肝汤

《秘传眼科龙木论》卷二。为《圣济总录》卷一一二"泻肝饮"之异名。见该条。

54895　泻肝汤（《秘传眼科龙木论》卷三）

【组成】黄耆　大黄　黄芩　知母　芒消各一两　桔梗一两

【用法】上为末。每服一钱，以水一盏，煎至五分，去滓，食后温服。

【主治】肝虚积热外障。

【备考】方中黄耆，《普济方》引作"黑参"。

54896　泻肝汤（《秘传眼科龙木论》卷三）

【组成】石决明　川大黄　桔梗　车前子　芒消各一两　羚羊角　防风各两半

【用法】上为极细末。每服一钱，以水一盏，煎至五分，去滓温服。

【主治】伤寒热病后，患目外障。

54897　泻肝汤（《秘传眼科龙木论》卷四）

【组成】黑参　地骨皮　车前子　芒消各一两　大黄知母各一两半　芜蔚子二两

【用法】上为末。每服一钱，以水一盏，煎至五分，去滓，空心温服。

【主治】蟹睛疼痛，外障。

【备考】《金鉴》有柴胡二钱。

54898　泻肝汤（《秘传眼科龙木论》卷四）

【组成】防风　大黄　芜蔚子　黄芩　黑参　桔梗芒消各一两

【用法】以水一盏，散一钱，煎至五分，去滓，食后温服。

【主治】鹘眼凝睛外障。

【备考】本方方名，《普济方》引作"泻膈汤"；《金鉴》有柴胡等分。

八画

泻

438
（总4002）

54899　**泻肝汤**（《秘传眼科龙木论》卷五）

【组成】人参　黄芩　茯苓　大黄　桔梗　芒消各一两　茺蔚子二两　黑参一两半

【用法】上为末。每服一钱，以水一盏，煎至五分，去滓，食后温服。

【主治】风赤疮痍，外障。

【备考】本方方名，《普济方》引作"泻脾汤"。

54900　**泻肝汤**（《秘传眼科龙木论》卷六）

【组成】麦门冬　黑参　黄芩　知母　地骨皮各一两　赤芍药　茺蔚子各一两半

【用法】上为细末。每服一钱，以水一盏，煎至五分，去滓，食后温服。

【主治】瞳仁干缺外障。

【备考】本方方名，《普济方》引作"泻胆散"。方中赤芍药，《普济方》引作"黄耆"。

54901　**泻肝汤**（《普济方》卷七十二）

【组成】黄芩　黄连　防风　山栀子各一两　大黄　甘草（炙）各半两

【用法】上为末。每服三钱，水一大盏，入竹叶十片，同煎至八分，去滓温服。

【主治】肝热，目赤羞明，隐痛生疮，翳膜赤肿。

【加减】如热多，每服入朴消一钱，同煎，取利即止。

54902　**泻肝汤**（《普济方》卷三〇一）

【组成】升麻半钱　柴胡五分　羌活根一钱　酒黄柏一钱　苍术半钱　汉防己一钱　红花一钱　藁本二分　当归二分　猪苓三分　泽泻四钱　黄芩半钱　麻黄根三分

【用法】上剉，如麻豆大，都作一服。水三盏，煎至一盏，去滓，临卧服。

【主治】小便尿黄，臊臭淋沥，两丸如冰，阴汗浸多。

【宜忌】大忌酒、湿面。

54903　**泻肝汤**（《程松崖先生眼科》）

【组成】柴胡八分　防风六分　荆芥六分　川芎六分　归尾八分　赤芍八分　菊花八分　栀子八分（酒炒）　青皮八分　车前子八分

【用法】生姜一薄片为引，水煎服。

【主治】肝火上冲，眼黑珠通红者，或痛极，或微痛。

【加减】痛甚者，加黄芩八分；服此痛不减，口渴，加龙胆草六分。

54904　**泻肝汤**（《古今医鉴》卷十五）

【组成】当归梢　赤芍药　生地黄　龙胆草（酒浸，炒）　防风　黄连（炒）　黄柏　知母（酒炒）　车前子（炒）　泽泻各一钱　甘草梢五分

【用法】上剉一剂。空心，水煎服。

【主治】肝经湿热不利，阴囊肿痛，或脓溃皮脱，睾丸悬挂，及下疳疮。

54905　**泻肝汤**（《幼科发挥》卷四）

【组成】车前　木通　生地　归尾　山栀　黄芩　龙胆草　甘草各等分

【用法】水煎服。

【主治】《幼科铁镜》：肝热，面色青，目直视，或惊或转筋，或两手寻衣捻物，或多怒者。

54906　**泻肝汤**（《准绳·类方》卷七）

【组成】桑白皮一两　地骨皮二两　甘草五钱（炒）

【用法】上咬咀。每服三钱，白水煎，食后服。

【主治】脾肝受热，目热泪生粪者。

54907　**泻肝汤**（《嵩崖尊生》卷六）

【组成】人参　天冬　黄连　胆草　山栀　麦冬　知母　生草各五分　柴胡一钱　黄芩七分　五味子七个

【主治】口苦。

54908　**泻肝汤**（《嵩崖尊生》锦章本卷十五）

【组成】当归　胆草（酒炒）　川芎　防风　羌活　山栀　柴胡　钩藤　生甘草各五分　薄荷二分

【主治】小儿肝经病实热，急惊叫哭，目直面青。

【加减】壮盛或便实，必加炒大黄五分；若兼搐，是心火盛，加生地、黄连、黄芩、木通各五分。

【备考】本方方名，原书三灢堂本作"泻青汤"。

54909　**泻肝汤**（《眼科阐微》卷三）

【组成】当归　川芎　白芍　柴胡　连翘　栀仁　青皮　胆草各一钱　生甘草五分

【用法】水煎，食后温服。

【主治】肝火上冲，两目红肿疼痛。

54910　**泻肝汤**（《眼科阐微》卷三）

【组成】胆草一钱（酒洗）　当归　黄芩（酒炒）　甘草各一钱　车前子（炒）　木通各八分　泽泻　生地各七分

【用法】水煎服。

【功用】退肝火。

【主治】肝经实热，黑睛生赤丝，乌气笼罩瞳仁。

54911　**泻肝汤**（《良方合璧》卷下）

【组成】龙胆草　归尾各二钱　金银花　连翘　天花粉　黄芩各钱半　木通　知母　丹皮　防风　生草各一钱

【用法】水煎服。

【功用】泻肝火。

54912　**泻肝汤**（《一盘珠》卷四）

【组成】葶苈　桑皮　杏仁七粒　白芥子　苏子　枳壳各等分

【用法】白蜜为引，水煎服。

【主治】肺胀喘促。

54913　**泻肝汤**

《类证治裁》卷四。为《医方集解》引《局方》"龙胆泻肝汤"之异名。见该条。

54914　**泻肝汤**（《治疹全书》卷下）

【组成】龙胆草　煅石决明　黄芩　桃仁　丹皮　黄柏　知母　生甘草　杏仁　赤芍

【主治】疹后肝经实热上逆而呛者。

54915　**泻肝汤**（《异授眼科》）

【组成】柴胡　薄荷　山栀　黄芩　当归　芍药　陈皮　甘草　荆芥　防风　通草　滑石　大黄　龙胆草　黄连

【用法】水煎，先熏后服。再合镇肝丸子服。

【主治】春月眼目赤肿。

54916　**泻肝饮**　（《圣济总录》卷一〇三）

【组成】柴胡（去苗）　决明子　升麻　苦竹叶　朴消（研）各二两　泽泻一两　芍药　大黄（蒸，剉）　栀子仁　黄芩（去黑心）各三两

【用法】上为粗末。每服五钱匕,水一盏半,煎至一盏,去滓温服,以利为度。

【主治】眼热碜痛,赤肿泪出昏暗。

【备考】本方方名,《普济方》引作"泻肝散"。

54917 泻肝饮(《圣济总录》卷一一二)

【异名】泻肝汤(《秘传眼科龙木论》卷二)。

【组成】防风(去叉)二两 五味子(炒) 细辛(去苗叶) 黄芩(去黑心) 车前子 茺蔚子 桔梗(剉,炒) 大黄(剉,炒) 芒消(研)各一两

【用法】上为粗末。每服三钱匕,水一盏,煎至七分,去滓放温,食后临卧服。

【主治】雷头风,恐成内障。

54918 泻肝饮(《简明医彀》卷七)

【组成】贝母三钱 白芍药 茯苓各一钱半 黄连 天麻 橘红 龙胆草 栀子各一钱 青皮八分

【用法】上水煎成,调青黛五分服。

【主治】妊娠,人事不省,目直上视,谵语骂詈,狂叫,关脉洪数。

54919 泻肝饮(《玉案》卷三)

【异名】泻肝散(《眼科撮要》)。

【组成】大黄五钱 荆芥一两 甘草二钱

【用法】水煎,温服。

【主治】目痛,坐卧不宁。

54920 泻肝饮(《玉案》卷三)

【组成】防风 羚羊角 远志 桔梗 黄芩 甘草 赤芍各一钱 人参 细辛各二钱

【用法】水煎,食后服。

【主治】乌风障眼,蟹睛疼痛。

54921 泻肝散(《幼幼新书》卷二十五引《玉诀》)

【组成】木贼 威灵仙 紫参 家菊 羌活 蝉蜕(去足) 大黄(生) 甘草(炙) 石决明各等分 脑子少许

【用法】上为末。每用药二钱,獖猪肝一两劈开去膜,掺药在内,线缠,米泔煮熟,嚼下。

【主治】小儿眼疳。

54922 泻肝散(《圣惠》卷三)

【组成】甘菊花半两 决明子半两 黄芩半两 川升麻半两 枳壳半两(麸炒微黄,去瓤) 防风半两(去芦头) 栀子仁半两 黄连半两(去须) 犀角屑半两 川大黄半两(剉,微炒) 甘草一分(炙微赤,剉) 马牙消一分(碎) 龙脑一分(研) 麝香一分

【用法】上为细末,入后三味更同研,合匀。每服一钱,食后煎麦门冬汤调下。

【主治】肝实热,心膈壅滞,虚烦。

【宜忌】忌炙煿、热面。

54923 泻肝散(《医方类聚》卷十引《神巧万全方》)

【组成】决明子三分 石膏二两 川大黄一两(剉,微炒) 甘菊花 黑参 地骨皮 黄耆 升麻 黄芩 羚羊角屑 青葙子 甘草各半两

【用法】上为散。每服三钱,以水一中盏,煎至六分,去滓,食前温服。

【主治】肝实热,头痛目眩,心膈大烦,大肠不利。

54924 泻肝散(《普济方》卷八十六引《海上方》)

【组成】大黄 黑牵牛各二两 白芷一两

【用法】上为细末。每服二钱,空心临卧温酒调下。

【主治】眼赤,眶睑赤烂。

54925 泻肝散(《直指》卷二十)

【组成】栀子仁 荆芥 大黄 甘草各等分

【用法】上水煎。每服二钱,食后服。

【主治】❶《直指》:肝热,赤眼肿痛。❷《济阴纲目》:肝实热,眼昏痒痛,全无翳障,头亦不旋,或五脏风毒,突起睛高,倒睫拳毛,及时行暴赤。

【宜忌】《张氏医通》:详此四味,治白睛赤痛则可,治风轮赤痛则不可。

【备考】《得效》卷十六无"栀子仁",有"郁李仁"。《良朋汇集》卷五本方用法:上为末。酒调,食后服。

54926 泻肝散(《得效》卷十六)

【组成】麦门冬(去心)二两 大黄 黄芩 细辛 芒消各一两 黑参 桔梗各两半

【用法】上剉散。每服三钱,水一盏煎,食后服。

【主治】辘轳转关外障。

【备考】方中麦门冬,《秘传眼科龙木论》作"天门冬"。

54927 泻肝散

《得效》卷十六。为《圣济总录》卷一〇五"麦门冬汤"之异名。见该条。

54928 泻肝散(《秘传眼科龙木论》卷五)

【组成】知母 黄芩 桔梗各一两半 大黄 黑参 羌活 细辛 茺蔚子各一两

【用法】上为末。每服一钱,以水一盏,煎至五分,去滓,食后温服。

【主治】天行后,赤眼外障。

54929 泻肝散(《秘传眼科龙木论》卷五)

【组成】大黄 知母 芒消 车前子 茺蔚子 黄芩 天冬各一两 黑参一两半

【用法】上为末。每服一钱,以水一盏,煎至五分,去滓,食后温服。

【主治】睑硬睛痛外障。

54930 泻肝散

《普济方》卷七十四。即《圣济总录》卷一〇三"泻肝饮"。见该条。

54931 泻肝散(《万氏家抄方》卷六)

【组成】当归 防风 川芎 白芍 白蒺藜 生地 连翘 胆草 甘草 黄连 木贼 菊花 蔓荆子 灯心

【用法】水煎服。

【主治】痘后肝经蕴热目痛。

54932 泻肝散(《银海精微》卷上)

【组成】桔梗 黄芩 大黄 芒消 栀子 车前子

【用法】为散服。

【主治】小眦赤脉传睛。

54933 泻肝散(《银海精微》卷上)

【组成】黄芩 桔梗 芒消 大黄 黑参 羌活 车前 当归 知母各一钱 龙胆草五分

【用法】上为末。水煎服。

【主治】❶《银海精微》:眼生翳如萝卜花,或鱼鳞子,入陷如碎米者。❷《金鉴》:雷头风内障。

54934 泻肝散（《银海精微》卷上）

【组成】归尾　大黄　黄芩　知母　桔梗　茺蔚子　芒消　车前子　防风　赤芍药　栀子　连翘　薄荷各等分

【用法】每服六钱，水煎服。

【主治】玉翳遮睛。初则红肿，赤脉穿睛，渐渐生白翳膜，初起时如碎米，久则成片遮满乌睛，凝结如玉色。

54935 泻肝散

《银海精微》卷下。为《圣济总录》卷一一〇"泻肝汤"之异名。见该条。

54936 泻肝散

《痘疹全书》卷下。为《易简方》卷五"泻肝汤"之异名。见该条。

54937 泻肝散（《医统》卷六十一）

【组成】苍术　枳壳　赤芍药　归尾　川芎　黄连　柴胡　香附子　甘草各五分　大黄二钱　朴消一钱

【用法】上药用水二盏，煎一盏，纳消、黄，再煎二三沸，半饥温服。

【主治】脾经湿热壅郁，上攻于目，以致眼目肿痛如桃，睑皮肿胀，内搓目睛。

54938 泻肝散（《医方考》卷六）

【组成】当归　川芎　防风　荆芥　白芍药　甘草　黄连　木贼　蔓荆子　白蒺藜　甘菊花

【主治】痘后肝经蕴热，目痛者。

【方论选录】目者，肝之窍。肝，木脏也，喜散而恶郁，故散之则条达，郁之则热痛。此方用防风、蒺藜、荆芥、木贼、蔓荆、菊花，虽所以清肝经风热，而实所以散之，使其条达也；和肝部之血，有当归、芍药；和肝部之气，有甘草、川芎；复有黄连，泻心火也，实则泻其子，以故用之。

【备考】《痘疹传心录》有灯心。《痘疹金镜录》有木通，无木贼。

54939 泻肝散

《赤水玄珠》卷二十八。即《小儿药证直诀》卷下"泻青丸"改为散剂。见该条。

54940 泻肝散（《准绳·类方》卷七）

【组成】升麻　大黄　赤芍药　黄芩　薄荷　栀子　木贼　陈皮　黄连　朴消　菊花　甘草　防风　五灵脂　葶苈　细辛各等分

【用法】上为细末。每服二钱，为散亦可，水煎，食后服。

【主治】旋胪泛起。

【加减】老人，加枳壳、厚朴。

54941 泻肝散（《眼科全书》卷三）

【组成】知母　黄芩　桔梗　大黄　朴消　乌豆四十九个

【用法】上为末。每服四钱，白水煎，食后服。

【主治】雷头风，久而毒气入目，以致失明，不见三光，瞳仁渐大，如黄蜡色。

54942 泻肝散（《眼科全书》卷四）

【组成】黄连　黄芩　栀子　赤芍　甘菊　木贼　龙胆草　葶苈子　防风　升麻　甘草　陈皮　大黄　朴消

【用法】水煎，食后服。

【主治】天行赤眼，肿痛沙涩难开。

54943 泻肝散（《眼科全书》卷六）

【组成】郁李仁　荆芥　甘草　栀子

【用法】水煎，食后服。

【主治】大小眦赤肿痛，生肉翳者。

54944 泻肝散（《良朋汇集》卷五）

【组成】当归　芍药　羌活　荆芥各二钱　茯苓　人参　川芎　防风　蛇蜕　甘草各一钱　蒺藜　郁李仁各三钱

【用法】上为末。食后酒调服。

【主治】眼目黑风刑候。

54945 泻肝散（《金鉴》卷五十二）

【组成】生地黄　当归　赤芍　川芎　连翘（去心）　栀子（生）　龙胆草　大黄　羌活　甘草（生）　防风

【用法】引用灯心，水煎服。

【主治】疳热上攻，眼疳成痒湿赤烂，胞肿疼，白睛生翳，渐遮满，流泪羞明，目不睁。

54946 泻肝散（《一盘珠》卷十）

【组成】羌活　玄参　黄芩各一钱　地骨皮　桑皮　大黄　芒消　甘草各八分

【用法】水煎服。

【主治】暴风客热外障，白睛肿胀。

54947 泻肝散

《眼科撮要》。为《玉案》卷三"泻肝饮"之异名。见该条。

54948 泻青丸（《小儿药证直诀》卷下）

【异名】凉肝丸（《得效》卷十一）、泻肝丸（《普济方》卷三六二）。

【组成】当归（去芦头，切，焙，称）　龙脑（焙，称）　川芎　山栀子仁　川大黄（湿纸裹煨）　羌活　防风（去芦头，切，焙，称）各等分

【用法】上为末。炼蜜为丸，如鸡头大。每服半丸至一丸，煎竹叶汤同砂糖温水送下。

【功用】清肝泻火。

❶《得效》：解热疏风。❷《春脚集》：清心平肝，疏风凉血，截风定搐。❸《谦斋医学讲稿》：搜风散火。

【主治】肝经郁火，目赤肿痛，烦躁易怒，不能安卧，尿赤便秘，脉洪实，以及小儿急惊，热盛抽搐等。

❶《小儿药证直诀》：肝热搐搦，脉洪实。❷《保命集》：中风自汗，昏冒发热，不恶寒，不能安卧，此是风热烦躁。❸《斑论萃英》：斑后风热毒，翳膜气晕遮睛。❹《云岐子保命集》：小儿热结于内，腹胀，壮热，大便赤黄，烦躁闷乱者。❺《婴童百问》：小儿赤眼多泪，睛疼心燥，并热翳、急惊发搐。❻《外科枢要》：肝经实热，瘰疬肿痛，寒热，或胁乳作痛，大便秘结。❼《赤水玄珠》：妇人经水不断，适逢出痘，发热昏沉，言语狂妄。❽《准绳·疡医》：痈疽，目斜视上，黑睛紧小，白睛青赤，肝挟火邪。❾《张氏医通》：肝经实热，大便不通，肠风便血，阴汗臊臭。❿《医方集解》：肝火郁热，不能安卧，多惊多怒，筋痿不起，目赤肿痛。⓫《外科真诠》：小儿囟肿属热者。

【宜忌】《医方集解》：必壮实之人，方可施用。

【方论选录】❶《医方考》：中风发热，不能安卧者，此方主之。肝主风，少阳胆则其腑也。少阳之经行乎两胁，风热

相干，故不能安卧。此方名曰泻青，泻肝胆也。龙胆草味苦而厚。故入厥阴而泻肝；少阳火实者，头角必痛，故佐以川芎；少阳火郁者，必生烦躁，故佐以栀子；肝者将军之官，风淫火炽，势不容易治，故又夺以大黄；用当归者，培养乎血，而不使其为风热所燥也；复用乎羌活、防风者，二物皆升散之品，此火郁发之，木郁达之之意。乃上下分消其风热，皆所以泻之也。❷《医方集解》：此足厥阴、少阳药也。肝者将军之官，风淫火炽，不易平也。龙胆、大黄苦寒味厚，沉阴下行，直入厥阴而散泻之，所以抑其怒而折之使下也。羌活气雄，防风善散，故能搜肝风而散肝火，所以从其性而升之于上也。少阳火郁多烦躁，栀子能散三焦郁火，而使邪热从小便下行。少阳火实多头痛目赤，川芎能上行头目而逐风邪。且川芎、当归乃血分之药，能养肝血而润肝燥，又皆血中气药，辛能散而温能和，兼以培之也。一泻、一散、一补，同为平肝之剂，故曰泻青。惟肝常有余，散之即所以补之，以木喜条达故也。❸《删补名医方论》：龙胆草直入肝经，以泻其火，佐栀子、大黄，使其所泻之火，从大小便而出，是治火之标也。肝主风，风能生火，治肝不治风，非其治也。故用羌活、防风散肝之风，即所以散肝之火，是治火之本也。肝之情欲散，故用川芎之辛以散之。肝之质喜滋，故用当归之濡以润之。是于泻肝之中，寓有养肝之意。泻肝者，泻肝之病也；养肝者，悦肝之神也。❹《谦斋医学讲稿》：本方主治肝火烦躁不寐，易惊多怒，目赤肿痛等证。方内用龙胆、山栀、大黄苦寒泻热，当归、川芎、羌活、防风养血祛风，兼能发越郁火。按泻青丸和龙胆泻肝汤、当归龙荟丸三方同用于肝火实证，同为苦寒直折法，而泻火之力以当归龙荟丸为最强，龙胆泻肝汴之，泻青较弱。三方的特点是，龙胆泻肝兼利小便，当归龙荟能通大便，泻青具有搜风散火而无通利二便的作用。

【临床报道】❶小儿惊风：《续名医类案》罗田令治朱女，未周岁，病惊风。方用泻青丸，服之而搐转甚。盖喉间有痰，药末颇粗，为顽痰裹住，黏滞不行之故。乃煎作汤，用薄棉纸滤去滓，一服而愈。❷小儿发热：《四川中医》[1987，5(7)：47]用本方加减（羌活、川芎、防风、大黄、栀子、胆草），扁桃体肿大，加蚤休或青黛，治疗小儿发热62例。结果：1天半以内退热者41例，占73.1%。

【备考】本方改为汤剂，名"泻青汤"（见《痘疹一贯》）。改为散剂，名"泻肝散"（见《赤水玄珠》）。

54949 泻青丸（《明医指掌》卷十）

【异名】镇肝丸。

【组成】当归　川芎　山栀　大黄　羌活　防风　胆草　生地　竹叶　琥珀　天竺黄各等分

【用法】上为末，炼蜜为丸，如鸡头子大。砂糖汤送下。

【主治】肝热惊风，目窜或暴赤，抽搐。

【备考】本方加朱砂，名"驱风膏"（见原书同卷）。

54950 泻青丸（《玉案》卷三）

【组成】羌活　大黄　川芎　山栀　龙胆草　当归　防风　柴胡　白芍各等分

【用法】上为末，炼蜜为丸，如芡实大。每服一丸，淡竹叶煎汤调下。

【主治】肝经发热。

54951 泻青丸（《许氏幼科七种·热辨》）

【组成】柴胡　天麻　当归　赤芍　黑山栀　车前　羚羊角

【用法】炼蜜为丸，青黛为衣。

【主治】热久烁其血，不能营养经络，风乃内动作搐，内酿积热者。

【方论选录】柴胡、天麻疏肝滞，当归、赤芍养肝血，栀、羚、青黛、车前泻其蕴热也。

54952 泻青丸（《成方制剂》7册）

【异名】泻清丸。

【组成】川芎　大黄　当归　防风　龙胆　羌活　青黛　栀子

【用法】上为丸剂，每10丸重10克。口服，一次1丸，一日2次。

【功用】清肝泻火。

【主治】耳鸣耳聋，口苦头晕，两胁疼痛，小便赤涩。

【宜忌】孕妇忌服。

54953 泻青汤（《症因脉治》卷一）

【组成】当归　龙胆草　川芎　山栀　羌活　防风　黄芩

【功用】清肝胆风热。

【主治】❶《症因脉治》：肝火头痛，恼怒即发，痛引胁下。❷《家庭治病新书》：小儿疳证，壮热生寒，腹胀下痢，皮肤干燥者。

54954 泻青汤

《嵩崖尊生》（三瀼堂本）卷十五。即原书锦章书局本"泻肝汤"。见该条。

54955 泻青汤

《痘疹一贯》卷六。即《小儿药证直诀》卷下"泻青丸"改为汤剂。见该条。

54956 泻青散（《片玉痘疹》卷三）

【组成】防风　当归　川芎　胆草　栀子　羌活　甘草　滑石

【用法】灯心为引，水煎服。

【主治】痘疮，心肝二经之火甚，服辰砂导赤散后而惊不退者。

【加减】大便秘结者，加大黄、竹叶。

54957 泻肾丸（《斑论萃英》卷二）

【组成】生地黄八钱　干山药　泽泻　牡丹皮　白茯苓各四钱

【用法】上为末，炼蜜为丸，如梧桐子大。三岁以下每服一二丸或三五丸，空心，水送服。

【主治】肾虚解颅，脉洪而实者。

54958 泻肾汤（《外台》卷十七引《古今录验》）

【组成】芒消二两　矾石二两（熬汁尽）　大豆一升

【用法】上以水三升，煮取一升二合，去滓，分二次服，当快下。

【主治】肾气不足。

54959 泻肾汤（《千金》卷十九）

【组成】芒消三两　大黄一升（切，水密器中宿渍）　茯苓　黄芩各三两　生地黄汁　菖蒲各五两　磁石八两（碎如雀头）　玄参　细辛各四两　甘草二两

【用法】上㕮咀。以水九升，煮七味，取二升半，去滓，

下大黄纳药汁中更煮,减二三合,去大黄,纳地黄汁微煎一两沸,下芒消,分三服。

【主治】肾实热,小腹胀满,四肢正黑,耳聋,梦腰脊离解及伏水气急。

【宜忌】《外台》:忌海藻、菘菜、羊肉、饧、生菜、酢物、芜荑。

【方论选录】《千金方衍义》:泻肾者,泻少阴之旺气,非谓肾脏本实而泻之也。方中大黄、芒消泻三焦之壮热;黄芩、玄参散心包之浮火;地黄、磁石清肾水之真阴;茯苓、甘草防肾水之罅漏;菖蒲通心气而下,细辛通肾气而上,以其裹既济之功。观长沙少阴例中口燥咽干者,大承气汤急下之,斯非救热存阴之明验欤?方中地黄忌铁,磁为铁母,二味并用,非无深意存焉。曷知相畏之性,正取相率之用,以清肾脏伏匿之邪也。至于消、黄之用,皆为他脏相移之热而设,若以肾脏本热而用,殊失《千金》奥旨。

54960 泻肾汤《审视瑶函》卷五)

【组成】枸杞子一钱二分 生地黄 黄柏(酒洗,炒) 知母(酒洗,炒) 麦门冬(去心) 山萸肉(去核) 白芍 归尾各一钱 五味子七粒 白茯苓 独活各八分

【用法】上剉一剂。白水二钟,煎至一钟,去滓热服。

【主治】瞳神散大症。食辛辣炙煿之物过多所致者。

【备考】服此后,兼服磁朱丸。

54961 泻肾汤《异授眼科》)

【组成】牛蒡 川芎 当归 玄参 生地 荆芥 防风 柴胡 芍药

【用法】水煎,温服。

【功用】明目。

【主治】冬时眼目生花,如飞蝇之状,视人物若堆烟,视太阳若水花,久而不治则为青盲。

54962 泻肾散《千金翼》卷十五)

【组成】消石 矾石各八分

【用法】上为散。以粳米粥汁一升,纳一方寸匕,搅令和调,顿服之,一日三次。不知,稍增。

【主治】男女诸虚不足,肾气乏。

54963 泻金丸

《景岳全书》卷五十七。为《丹溪心法》卷二"清金丸"之异名。见该条。

54964 泻金汤

《眼科撮要》为《异授眼科》"泻肺汤"之异名。见该条。

54965 泻金散《金鉴》卷七十六)

【组成】犀角(镑) 牛蒡子(炒,研) 红花 生地 桔梗 赤芍 紫苏 甘草(生)各一钱

【用法】水煎服。

【主治】火珠疔,生于鼻孔内,阒塞喷火,面赤眼红,鼻内疼痛。

54966 泻金散《青囊全集》卷下)

【组成】明犀角片一钱 羚羊角一钱五分 红花一钱 生地二钱 桔梗一钱五分 赤芍一钱五分 甘草节五分 苏叶一片

【主治】疔疮,肺经火毒,面赤,白眼多红,鼻内疼痛。

54967 泻肺丸《圣惠》卷六)

【组成】马兜铃一两 款冬花半两 甜葶苈三分(隔纸炒令紫色) 赤茯苓一两 杏仁一两(汤浸,去皮尖双仁,麸炒微黄) 汉防己三分 甘草半两(炙微黄,剉) 陈橘皮三分(汤浸去白瓤,焙) 桑根白皮一两(剉) 皂荚四梃(不蛀者,黑皮,涂酥炙微黄焦,去子)

【用法】上为末。炼蜜为丸,如梧桐子大。每服三十丸,以温水送下,不拘时候。

【主治】肺脏气实,心胸壅闷,喘促咳嗽,面目浮肿。

54968 泻肺丸《金鉴》卷四十)

【组成】栝楼仁 半夏 浙贝母 郁金 苦葶苈子 杏仁 黄连 黄芩 大黄

【主治】嗽血痰壅气逆,痰黄积热,形气实者。

【加减】形气虚,或大便溏泻者,则减去大黄不用。

【备考】《血证论》有甘草一钱。

54969 泻肺汤《外台》卷九引《古今录验》)

【组成】人参三分 生姜四分 半夏五分(洗) 甘草四分(炙) 橘皮十二分 竹叶二两

【用法】上切。以水六升,煮取二升,分三服。

【主治】咳逆短气;霍乱。

【宜忌】忌羊肉、饧、海藻、菘菜。

54970 泻肺汤《外台》卷九引《古今录验》)

【组成】芎䓖 麻黄(去节) 细辛 椒(去目闭口,汗) 当归各一两 (一本有生姜一两)

【用法】上切。以水七升,煮取三升,分为三服,一日三次。微汗或吐脓血。

【主治】肺中脓咳唾血,气急不安卧。

【宜忌】忌生菜。

54971 泻肺汤《医心方》卷十三引《玄感传尸方》)

【组成】葶苈子三两(微火熬令紫色,捣如泥) 大枣二十枚 桑根白皮三两(切)

【用法】上以水三升,煮枣及桑根白皮,取一升,去滓,纳葶苈子泥如弹丸许,搅令消散,更煮三分减一,调冷暖,顿服。良久当吐恶物,微利一两行,如沫沃雪,即得安卧。

【主治】❶《医心方》:肺痿,咳嗽上气,不得卧,多黏唾等。❷《圣济总录》:肺盛上气,胸胁胀满,身面浮肿。

【宜忌】忌生冷、咸酸腥臭、油腻等。

54972 泻肺汤《圣济总录》卷五十)

【组成】桑根白皮(剉) 甜葶苈(隔纸炒)各一两

【用法】上为粗末。每服三钱,水一盏,煎至六分,去滓,食后温服。微利为度。

【主治】肺痈喘急,坐卧不得。

54973 泻肺汤《御药院方》卷五)

【组成】防己 陈皮(汤浸,去瓤) 桔梗(去芦头) 赤茯苓各一两 杏仁(汤浸,去皮尖,生用)半两 苦葶苈二钱半

【用法】上㕮咀。每服十钱匕,水一盏半,同煎至六分,去滓,食后温服,一日二次或三次。

【主治】肺气有余,气逆上甚。

54974 泻肺汤《秘传眼科龙木论》卷五)

【异名】泄肺汤《眼科阐微》卷三)。

【组成】羌活 黄芩 黑参各一两 桔梗 大黄 芒消 地骨皮各一两

【用法】上为末。以水一盏,散一钱,煎至五分,去滓,

食后温服。

【主治】暴风客热外障。

54975　泻肺汤《银海精微》卷上）

【组成】桑白皮一两（去外皮）　地骨皮一两（去骨）甘草七钱　黄芩一两　桔梗一两

【用法】上为末。每服三四钱，水煎，食后服。

【主治】肺经得脾热，白仁变生鸡冠蚬肉。

54976　泻肺汤《银海精微》卷上）

【组成】地骨皮　大黄　芒消　桔梗　甘草各一两

【用法】每服五钱，水煎服。

【主治】眼白仁常泪，红壅热胬，泪出而不绝者。

54977　泻肺汤

《准绳·幼科》卷九。为《小儿药证直诀》卷下"泻白散"之异名。见该条。

54978　泻肺汤《济阳纲目》卷二十五）

【组成】黄芩　栀子　桑白皮（炒）　杏仁（炒，去皮尖）桔梗　枳壳　薄荷　连翘　大黄　甘草（炙）各等分

【用法】上㕮咀。每服一两，水煎，食后服。

【主治】肺经积热，上喘咳嗽，胸胁胀满，痰多，大便涩滞。

54979　泻肺汤《玉案》卷三）

【组成】当归　赤芍　黄芩各一钱二分　桔梗　麻黄枳壳　桑白皮　葶苈子各八分　玄参　地骨皮　旋覆花生地黄　白芷各一钱

【用法】水煎，食后服。

【主治】浮翳白障，赤脉攀睛。

54980　泻肺汤《审视瑶函》卷四）

【组成】桑白皮　黄芩　地骨皮　知母　麦门冬（去心）　桔梗各等分

【用法】上剉，白水二钟，煎至八分，去滓，食后服。

【主治】金疳。起初如玉粒，脾生必碍睛疼，沙擦涩紧，翳障生，若在气轮，目病珠痛，流泪不爽，阳分最苦气升，时交阴降略清宁，目小涩而坚硬。

54981　泻肺汤《眼科全书》卷六）

【组成】桑白皮　大黄　条芩　白牵牛　黑牵牛甘草

【用法】水煎，食后服。

【主治】白仁赤肿。

54982　泻肺汤

《千金方衍义》卷十七。为《金匮》卷上"葶苈大枣泻肺汤"之异名。见该条。

54983　泻肺汤《眼科阐微》卷三）

【组成】黄芩　连翘　赤芍　麦冬　桔梗　桑白皮栀子　荆芥　薄荷各一钱　生甘草三分

【用法】水煎，食远温服。

【主治】时行赤眼，鼻孔干燥，生疮肿痛，白珠赤，此肺火也。

54984　泻肺汤《眼科阐微》卷三）

【组成】地骨皮二钱　桑白皮一钱（蜜炙）　麦冬三钱山栀一钱　甘草七分

【用法】水煎服。

【主治】时行赤眼，肺经实热者。

【加减】如大便干，加大黄、芒消。

54985　泻肺汤《医醇剩义》卷四）

【组成】全瓜蒌一个　桑皮三钱　苏子一钱五分　沉香五分　茯苓二钱　郁金二钱　杏仁三钱　枳壳一钱　苡仁四钱　橘红一钱　生姜二片

【主治】营卫不调，肺气满则肺叶皆举，微喘胁痛。

54986　泻肺汤《不知医必要》卷二）

【组成】羌活　玄参　桔梗各一钱五分　川地骨一钱桑白皮二钱　甘草一钱

【功用】凉散。

【主治】肺受风热，七情郁结，风毒上攻，眼目忽然肿痛难开者。

54987　泻肺汤《异授眼科》）

【异名】泻金汤《眼科撮要》）。

【组成】枳壳　桔梗　桑皮　葶苈　地骨皮　黄芩旋覆花　麻黄　防风　甘草　当归　白芍　地黄

【用法】水煎服。

【主治】秋时病。

54988　泻肺饮《圣济总录》卷一一二）

【组成】防风（去叉）　黄芩（去黑心）　芍药　桔梗（剉，炒）　大黄（剉，炒）各一两

【用法】上为粗末。每服三钱匕，水一盏半，煎至一盏，入芒消半字，去滓放温，食后临卧服。

【主治】肝虚雀目，恐变成内障。

54989　泻肺散《千金》卷十七

【组成】百部　五味子各二两半　茯苓　附子　苁蓉当归　石斛　远志　续断各一两　细辛　甘草各七分　防风　蜀椒　紫菀　桂心　款冬花　干姜各一两半　桃仁六十枚　杏仁三十枚

【用法】上药治下筛。每服方寸匕，以酒调服，一日三次，稍加至二匕。

【主治】酒客劳倦，或出当风，喜怒气舍于肺，面目黄肿，起即头眩，咳逆上气，时忽忽欲绝，心下弦急，不能饮食，或吐脓血，胸痛引背，支满欲呕。

【方论选录】《千金方衍义》：泻肺而用紫菀、款冬、茯苓，专为酒客凑肺而设；防风、细辛、杏仁，专为风客于肺而设；五味、百部、石斛，专为木盛生风而设；当归、续断、桃仁，专为劳倦伤血，胸痛引背而设；甘草、干姜、川椒，专为饮食欲吐，面目黄肿而设；桂、附、远志、苁蓉，专为起即头眩，忽忽欲绝，上盛下虚而设。苟非固脾肾之根本，安能任肺气之疏泄欤。

54990　泻肺散《圣惠》卷六）

【组成】枳壳三分（麸炒微黄，去瓤）　旋覆花半两　川芒消一两　前胡三分（去芦头）　川大黄一两（剉碎，微炒）

【用法】上为粗散。每服三钱，以水一中盏，入生姜半分，煎至五分，去滓温服，不拘时候。

【主治】肺脏气实，上焦痰滞，不下饮食。

54991　泻肺散

《小儿药证直诀》卷下。为原书同卷"泻白散"之异名。见该条。

54992　泻肺散《银海精微》卷上）

【组成】当归　黄芩各一两　桔梗　麻黄　枳壳各半

两 秦皮 葶苈 菊花 旋覆花 生地黄 防风 白芷 甘草 玄参 栀子各一两 地骨皮八钱

【用法】上为末。每服三钱，桑白皮煎汤调下。

【主治】风轮生疮或突起，愈后变成白翳，久不散者。

54993 泻肺散（《眼科全书》卷六）

【组成】桑白 葶苈子 玄参 旋覆花 地骨皮 桔梗 知母 黄柏 黄芩 菊花 朴消

【用法】水煎，食后服。

【主治】大小眦赤肿痛，生肉翳者。

54994 泻肺散（《医钞类编》卷十一）

【组成】羌活 玄参 黄芩各两半 骨皮 桑皮 大黄 芒消 甘草各一两 （一方有苦桔梗，无桑皮）

【用法】每服五钱，水煎，食后温服。

【主治】暴风客热，白睛肿痛。

54995 泻肺散（《异授眼科》）

【组成】黑豆 白丑 泽泻 当归 枸杞 苦参各等分

【用法】水煎服。

【主治】目中不清，视物不见。

【宜忌】忌酒、煎炒、发物。

54996 泻肺散（《异授眼科》）

【组成】桑皮 茯苓 黄芩（炒）

【用法】上为细末。每服二钱，灯心汤送下。

【主治】眼目年深月久，赤脉贯睛，泪出如倾者。

54997 泻毒汤（《疡科选粹》卷四）

【组成】青皮 白芷 柴胡 赤芍药 槟榔 朴消 乌药 木瓜 大黄 连翘 瓜蒌 生地黄 黄芩 三棱 蓬术 犀角 甘草节 皂角刺各等分

【用法】水三盏，煎一大碗，饥时服。以泻为度。

【主治】便毒。

54998 泻毒饮（《古方汇精》卷四）

【组成】大生地 玄参 全归各一两 净银花八钱 生甘草五钱 法制半夏三钱

【用法】加金汁半酒杯，辰砂一分，冲服。

【主治】痘粒干收。

54999 泻毒散（《医林纂要》卷十）

【组成】人参一两 白术二两 茯苓一两 生甘草五钱 生黄耆一两 当归（酒洗）一两 金银花一两 远志三钱 柴胡二钱 天花粉三钱 石膏一两 大黄一两

【用法】约分五剂服，每服二两。得泻恶秽，则急埋之，秽未尽再服。数服见皮肤疮影，影灭病愈。

【功用】大壮气血，祛毒下出。

【主治】肾痈初发，鱼口痒痛，此杨梅疮之始者。

【加减】秽尽，去大黄、石膏，加土茯苓二两。

55000 泻毒散（《成方制剂》12册）

【组成】大黄 400 克 黄连 200 克 黄芩 200 克

【用法】外用适量，用蜂蜜或醋调敷患处。

【功用】泻火解毒。

【主治】疮疡肿毒。

55001 泻荣汤（《兰室秘藏》卷下）

【组成】连翘 升麻各六分 桔梗五分 生黄芩 生地黄各四分 黄耆 苏木 黄连 地龙 全蝎 当归各三

分 白豆蔻 人参各二分 甘草一分半 梧桐泪一分 麝香少许 桃仁三个 虻虫（去翅足，炒）三个 水蛭三个（炒令烟尽）

【用法】上剉，如麻豆大，除连翘、梧桐泪、白豆蔻另为细末，麝香、虻虫、水蛭三味同为细末，都作一服。水二盏，酒一盏，入连翘煎至一盏，去滓，再入白豆蔻二味并麝香等，再煎至七分，稍热，早饭后、午饭前服之。

【主治】疠风满面连颈，极痒不任，眉毛脱落。

【宜忌】忌酒、湿面、生冷、硬物。

【备考】先砭其处，令恶气消尽，后服此药。

55002 泻胃汤（《医学入门》卷七）

【组成】大黄二钱半 葛根一钱 桔梗 枳壳 前胡 杏仁各五分

【用法】加生姜，水煎服。

【主治】胃气实热，唇口干裂，便秘烦渴，睡流口涎。

55003 泻胃汤（《回春》卷五）

【组成】当归 川芎 赤芍 生地黄 黄连 牡丹皮 栀子 防风 荆芥 薄荷 甘草

【用法】上剉一剂。水煎，食远频服。

【主治】牙痛。

55004 泻胆汤（《三因》卷八）

【组成】半夏三两（汤洗去滑） 生地黄五两 酸枣仁二两半 黄芩一两 远志（去心，姜汁合炒） 茯苓各二两 甘草（炙）一两

【用法】上剉散。长流水一斗，糯米一升，煮蟹睛沸，扬二三千遍，澄清，每用二盏，抄药四钱匕，加生姜七片，煎七分，去滓，不拘时服。

【主治】胆实热，反洒洒恶寒，腹中气满，胁下硬，口苦咽干，头痛，不欲食。

55005 泻胆汤（《杏苑》卷五）

【组成】柴胡一钱五分 黄芩 人参 天门冬各一钱 知母一钱 甘草 麦门冬各五分 黄连四分 龙胆草 五味子各三分 山栀仁七分

【用法】上㕮咀。水煎，食远温服。

【主治】胆瘅。

55006 泻胆汤（《内外验方秘传》）

【组成】胆草一钱 胡黄连一钱 芦荟一钱 丹皮二钱 当归二钱 麦冬二钱 知母二钱 山栀二钱 黄耆一钱 苍耳子二钱 柴胡八分

【用法】猪胆汁一个为引，水煎服。

【主治】鼻渊，鼻中时流臭涕。

55007 泻胆散

《普济方》卷七十九。即《秘传眼科龙木论》卷六"泻肝汤"。见该条。

55008 泻逆汤（《名家方选》）

【组成】干姜 苏子各七分 半夏 杏仁 桂枝各五分 山椒二分

【用法】以水一合六勺，煮取八勺，去滓，纳白砂糖五钱，炼如饴，每日三服。

【主治】咳逆倚息不得卧。

55009 泻热方（《千金》卷十五）

【异名】泻热汤（《圣济总录》卷六十）。

【组成】大黄　麻黄　黄芩各四两　杏仁　赤茯苓　甘草　橘皮　芒消　泽泻各三两

【用法】上㕮咀。以水九升，煮取三升，绞去滓，纳大黄，煮两沸，去滓下芒消，分三服。

【主治】右关上脉阴阳俱实者，足太阴与阳明经俱实也。病苦脾胀，腹坚抢胁下痛，胃气不转，大便难，时反泄利，腹中痛，上冲肺肝，动五脏，立喘鸣多惊，身热汗不出，喉痹精少。

【方论选录】《千金方衍义》：大黄、芒消泻里热；麻黄、杏仁泻表热；黄芩、甘草泻半表半里热；茯苓、泽泻泻不表不里热，使从水道渗泄；橘皮佐麻黄、杏仁引领里热从元府开发也。此方治热从内发，故可表里兼攻，若非伤寒之邪邪未传里，不可轻用里药之禁。

55010　泻热汤（《千金》卷十五）

【组成】前胡　茯苓　龙胆　细辛　芒消各三两　杏仁四两　玄参　大青各二两　苦竹叶（切）一升

【用法】上㕮咀。以水九升，煮取三升，食后分三服。

【主治】脾实热，舌本强直，或梦歌乐而体重不能行。

【方论选录】《千金方衍义》：泻热汤专用龙胆、大青、前胡、杏仁以清肝热内动之风；茯苓、细辛、玄参、苦竹以祛沃土外蒸之湿；或梦歌乐，可卜胃气之充；舌强体重，洵是脾家之实。实热交并，得不以芒消消荡热存阴为务耶？

【备考】方中前胡，《医心方》作"柴胡"。

55011　泻热汤（《圣济总录》卷四十二）

【组成】龙骨　酸枣仁（微炒）　黄芩（去黑心）　茯神（去木）　伏龙肝　升麻　竹茹　甘草（炙）各等分

【用法】上为粗末。每服三钱匕，水一盏，煎至七分，去滓，食后温服，日三。

【主治】胆实热，精神不安。

【备考】方中龙骨，《普济方》作"龙胆草"。

55012　泻热汤

《圣济总录》卷六十。为《千金》卷十五"泻热方"之异名。见该条。

55013　泻热汤（《玉机微义》卷十）

【组成】半夏　母姜各八两　枳实　栀子　茯苓　芒消各三两　细辛五两　白术　杏仁各四两　生地黄　淡竹叶各一升

【用法】上㕮咀。每服一两或半两，水煎，后下消，温服。

【主治】脾脏热，面黄目赤，季胁痛满。

55014　泻热汤（《外科全生集》卷四）

【组成】黄连六分　归尾　连翘　黄芩各一钱五分　甘草　木通各一钱

【用法】水煎服。

【主治】囊脱。肾囊生毒烂破，肾子落出。

【备考】外用紫苏汤日洗，取紫苏叶梗为末日敷，用青荷叶包裹，内服本方。

55015　泻胰汤（《千家妙方》引翟惟凯方）

【组成】生大黄15克　厚朴10克　炒枳壳10克　广木香10克　蒲公英30克　柴胡15克　黄芩15克　茵陈30克

【用法】水煎服。

【功用】疏肝清热利湿，通腑攻下。

【主治】急性胰腺炎（单纯水肿型）。

【加减】大便秘结者，加玄明粉12克（冲服）；腹胀严重者，加槟榔15克，川楝子10克；呕吐严重者，加姜竹茹10克，或代赭石15克。

【临床报道】用本方加减，在临床观察治疗7例急性胰腺炎病人，均在短期内治愈。

55016　泻脑汤（《审视瑶函》卷三）

【组成】防风　车前子　木通　芜蔚子　茯苓　熟大黄　玄参　玄明粉　桔梗　黄芩（酒炒）各等分

【用法】上剉。白水二钟，煎至八分，去滓，食远热服。

【主治】鹘眼凝睛症。

55017　泻脑汤（《金鉴》卷七十八）

【组成】防风二钱　细辛五分　桔梗一钱　赤芍药一钱　天门冬（去心）一钱　五味子五分　芜蔚子二钱

【用法】上为粗末。以水二盏，煎至一盏，去滓，食后温服。

【主治】旋螺外障。气轮之内，乌珠色变，青白如螺蛳之壳，其色初青久黑，其形尖圆，乃肝经积热亢极，瘀血凝滞所致。

55018　泻脑散（《圣惠》卷八十七）

【组成】谷精草一分（烧灰）　细辛一分　芦荟一分　瓜蒂一分

【用法】上为细散。每用黄米大，吹在鼻内，当出恶物为效。

【主治】小儿一切疳，鼻塞壅闷。

55019　泻黄丸

《集验良方》卷三。即《小儿药证直诀》卷下"泻黄散"改为丸剂。见该条。

55020　泻黄汤（《眼科阐微》卷三）

【组成】防风　藿香　陈皮　白芍　甘草各一钱　大黄七钱　石膏（煅）三钱

【用法】水煎服。

【主治】时行赤眼，脾经湿热。

55021　泻黄汤

《痘疹会通》卷四。为《小儿药证直诀》卷下"泻黄散"之异名。见该条。

55022　泻黄汤

《保赤存真》卷十。为《医统》卷八十八"泻黄散"之异名。见该条。

55023　泻黄汤（《麻症集成》卷四）

【组成】石膏　栀炭　生地　知母　鲜斗　黄芩　花粉　甘草　茵陈

【主治】脾胃伏火，口燥唇干，口疮烦渴，热在肌肉。

55024　泻黄饮

《嵩崖尊生》卷六。为《医方集解》引钱乙方"泻黄散"之异名。见该条。

55025　泻黄散（《小儿药证直诀》卷下）

【异名】泻脾散（原书同卷）、泻黄汤（《痘疹会通》卷四）。

【组成】藿香叶七钱　山栀子仁一钱　石膏五钱　甘草三两　防风四两（去芦，切，焙）

【用法】上剉，同蜜酒微炒香，为细末。每服一钱至二钱,水一盏,煎至五分,清汁温服,不拘时候。

【功用】《方剂学》:泻脾胃伏火。

【主治】脾胃伏火,口疮口臭,烦渴易饥,口燥唇干,舌红脉数,以及脾热弄舌等。

❶《小儿药证直诀》:脾热弄舌。❷《斑论萃英》:脾热目黄,口不能吮乳。❸《得效》:脾胃壅实,口内生疮,烦闷多渴,颊痛心烦,唇口干燥,壅滞不食。偷针赘等。❹《普济方》:小儿身凉,身黄睛黄,疳热口臭,唇焦泻黄沫,脾热口甜,胃热口苦,不吮乳。❺《保婴撮要》:疮疡,作渴饮冷,卧不露睛,手足并热,属胃经实热者。❻《片玉心书》:脾热,目内黄,目胞肿。

【方论选录】❶《医方考》:脾家伏火,唇口干燥者,此方主之。唇者,脾之外候;口者,脾之窍,故唇口干燥,知脾火也。苦能泻火,故用山栀;寒能胜热,故用石膏;香能醒脾,故用藿香;甘能缓脾,故用甘草,用防风者,取其发越脾气而升散其伏火也。或问何以不用黄连?余曰:黄连苦而燥,此有唇口干燥,则非黄连所宜,故惟栀子之苦而润者为当耳。又问曰:既恶燥,何以不去防风?余曰:东垣已言之矣,防风乃风药中之润剂也,故昔人审择而用之。❷《医方集解》:此足太阴阳明药也。山栀清心肺之火,使屈曲下行,从小便出。藿香理脾肺之气,去上焦壅热,辟恶调中。石膏大寒泻热,兼能解肌。甘草甘平和中,又能泻火。重用防风者,取其升阳,能发脾中伏火,又能于土中泻木也。❸《方剂学》:本方证是由脾胃伏火熏蒸于上所致。脾开窍于口,故见口疮口臭,口燥唇干等症。脾胃内有伏热,故有烦渴易饥,不时弄舌等表现。方中石膏辛寒以治其热,山栀苦寒以泻其火,共成清上彻下之功。脾胃伏火与胃中实火不同,仅用清降,难彻此中火积热,故方中重用防风,取其升散脾中伏火,也属"火郁发之"的治则;更与石膏、山栀同用,是清降与升散并进,使能清降不伤脾胃之阳,升散能解伏积之火。藿香芳香醒脾,一以振复脾胃气机,一以助防风升散脾胃伏火;以甘草泻火和中,用蜜、酒调服,皆有缓调中上,泻脾而不伤脾之意。正如王旭高所谓"盖脾胃伏火,宜徐而泻却,非比实火当急泻也"。

【临床报道】❶小儿面目赤黄:《保婴撮要》一小儿旬日,面目青黄,此胃热胎黄也,用泻黄散,以乳调服少许,即愈。❷小儿惊风:《续名医类案》总管杨侯幼子四岁,腊月患惊风搐搦,诸医调治,前症俱解,但神昏不食,四肢微冷已五日矣。而前医用醒脾、治阳之药不一,而召曾诊。六脉独脾脉沉滑,余脉微缓,脾脉沉而滑者,此积蕴在脾,乃为脾约。当主大便不利,非阴厥也。彼曰:然。遂用泻黄散加大黄水煎,并三服,神气清而饮食进,随获安可。❸剥脱性唇炎:《中国药物与临床》[2004,4(1):24]用泻黄散加减治疗剥脱性唇炎160例。结果:治愈78例,好转82例,有效率为100%。❹顽固性复发性口疮:《实用中西医结合临床》[2008,8(4):34]用泻黄散加味治疗顽固性复发性口疮45例。结果:显效13例,有效25例,无效7例,有效率为84.4%。

【现代研究】对实验性炎症的影响:《南京中医学院学报》[1986,(3):51]将本方药物按原书比例及炮制方法制成泻黄散(泻黄散Ⅰ),去五分之四防风(泻黄散Ⅱ),去防风(泻黄散Ⅲ),单味防风(浓度同泻黄散Ⅰ中的防风含量)水

煎液。然后观察其对实验性炎症的影响。结果表明:泻黄散不同配伍对巴豆油性小鼠耳肿有明显地抑制作用(与生理盐水对比 $P<0.01$),其中泻黄散Ⅱ的抑制作用强于泻黄散Ⅲ($P<0.05$),泻黄散Ⅰ的平均肿胀度略大于泻黄散Ⅱ,但无统计学意义。单味防风无明显抑制作用。另不同配伍对于组胺所致大鼠腹部皮肤毛细血管通透性增高亦有明显抑制作用,泻黄散Ⅰ、Ⅱ抑制作用均强于Ⅲ($P<0.01$),单味防风未见明显的抑制作用。

【备考】本方改为丸剂,名"泻黄丸"(见《集验良方》)。

55026 泻黄散《医方集解》引钱乙方)

【异名】泻黄饮子(《济生》卷五)、泻黄饮(《嵩崖尊生》卷六)。

【组成】白芷 防风 升麻 枳壳 黄芩各钱半 石斛一钱二分 半夏一钱 甘草七分

【主治】脾胃伏火,口燥唇干,口疮口臭,烦渴易饥,热在肌肉,或唇口皴瞤燥裂。

55027 泻黄散《济生》卷五)

【组成】藿香叶七钱 石膏(煅) 缩砂仁 山栀子仁甘草(炙)各半两 防风(去芦)四两

【用法】上剉,用蜜、酒炒香,焙为末。每服三钱,水一大盏,煎至七分,去滓温服,不拘时候。

【主治】脾胃壅实,口内生疮,烦闷多渴,颊痛心烦,唇口干燥,壅滞不食。

55028 泻黄散

《普济方》卷三八六。为《卫生宝鉴》卷十九"加减泻黄散"之异名。见该条。

55029 泻黄散《医统》卷八十八)

【异名】泻黄汤(《保赤存真》卷十)。

【组成】黄连 黄芩 栀子 黄柏 茵陈各五钱 茯苓 泽泻各三钱

【用法】水煎服。

【主治】❶《医统》:脾热口苦,身体蒸热,皮肤如橘之黄,困倦喜睡。❷《幼幼集成》:小儿心脾有热,舌不转运,不能吮乳。

【备考】《幼幼集成》有灯心十茎。

55030 泻黄散

《金鉴》卷五十七。为《痘疹金镜录》卷下"清凉攻毒饮"之异名。见该条。

55031 泻黄散《金鉴》卷六十五)

【组成】石膏(煅)五钱 栀子仁(生)一两 甘草(生)三两 防风(酒拌,微炒香)二两 豨莶草(酒蒸,晒干)四两

【用法】上为细末。每服壮人二钱,弱人一钱,小儿六七分,白滚水送下。

【主治】皮翻证。眼皮外翻,状如舌舐唇,因胃经血壅气滞,胞肿睫紧所致者。

55032 泻脾汤

《三因》卷八。为方出《千金》卷二十,名见《圣济总录》卷五十三"栀子仁汤"之异名。见该条。

55033 泻清丸

《成方制剂》7册。为原书同册"泻青丸"之异名。见该条。

55034 泻脾丸《外台》卷十六引《深师方》)

【组成】黄芩 杏仁(去皮尖双仁,熬) 泽泻 通草
芎劳 桂心 白术 干姜各五分 茯苓 黄耆 干地黄各
六分 附子二分(炮) 麦门冬四分(去心)

【用法】上药治下筛,炼蜜为丸,如梧桐子大。每服二
丸,一日三次。

【功用】调中,利饮食,除胃中积聚寒热,长肌肉,令人
光泽。

【宜忌】忌猪肉、冷水、桃李、雀肉、生葱、酢、芜荑等物。

55035 泻脾丸(《千金方》卷十五)

【组成】大黄六两 杏仁四两(去皮尖双仁,熬) 蜀椒
(去目闭口者,汗) 半夏(洗) 玄参 茯苓 芍药各三分
细辛 黄芩各半两 人参 当归 附子(炮去皮) 干姜
桂心各一两

【用法】上为末,炼蜜为丸,如梧桐子大。每服六丸,饮
送下,一日三次,增至十丸。

【功用】调五脏。

【主治】脾气不调,有热或下闭塞,呕逆食饮。

55036 泻脾丸(《千金翼》卷十五)

【组成】干姜 当归 桂心 葶苈各三分(熬) 狼毒
大黄 芎劳 蜀椒(去目及闭口,汗) 白薇 附子(炮去
皮) 甘遂 吴茱萸各半两

【用法】上为末,炼蜜为丸,如梧桐子大。每服三丸,饮
送下,一日三次。

【主治】毒风在脾中,流肿腹满短气,食辄防响不消,时
时微下。

55037 泻脾汤(《千金翼》卷十五)

【组成】茯苓四两 厚朴四两(炙) 桂心五两 生姜
八两(切) 半夏十枚(洗去滑) 人参 黄芩 甘草(炙)各
二两

【用法】上㕮咀。以水一斗,煮取三升,分三服。

【功用】逐水气。

【主治】脾脏气实,胸中满,不能食;冷气在脾脏,走在
四肢,手足流肿。

55038 泻脾汤(《千金翼》卷十五)

【组成】当归 干姜 黄连 龙骨 赤石脂 人参各
三两 橘皮 附子(炮,去皮) 秦皮 大黄各二两 半夏
五两(洗)

【用法】上㕮咀。以水一斗,煮取三升一合,分四服。

【主治】脾气不足,虚冷注下,腹痛。

55039 泻脾汤

《普济方》卷八十三。即《秘传眼科龙木论》卷五"泻肝
汤"。见该条。

55040 泻脾汤(《银海精微》卷上)

【组成】人参 黄芩 大黄 桔梗 白茯苓 芒消
芜蔚子各二两 白芍药一两 黑参两半 细辛 白芷各
一两

【用法】每服四五钱,水煎服。

【主治】下睑生风粟,如杨梅之状,因脾得邪热,血滞不
行所致。

55041 泻脾汤(《嵩崖尊生》卷九)

【组成】白芍 连翘 黄连 薄荷 栀子各一钱 石
膏一钱 甘草三分

【主治】❶《嵩崖尊生》:脾热,消谷善饥。❷《眼科阐
微》:口燥烦渴,舌上生疮。

55042 泻脾汤(《眼科阐微》卷三)

【组成】苍术 枳壳 赤芍 归尾 川芎 黄连 柴
胡 香附 甘草各五分 大黄 朴消各一钱

【用法】水煎,温服。

【主治】时行赤眼,暴赤肿痛,大便坚者。

55043 泻脾汤(《名家方选》)

【组成】茯苓 厚朴各七分五厘 桂枝 生姜各九分
黄芩 甘草各四分 人参三分

【用法】水煎服。

【主治】积气,心腹痛者。

55044 泻脾汤(《异授眼科》)

【组成】山栀 芍药 菊花 荆芥 防风 枳壳 桔
梗 玄参 连翘 胆草 细辛 羌活 甘草 附子 木通
当归 蔓荆子

【功用】宣壅疏土,驱除风热。

【主治】脾热目痛。

55045 泻脾饮(《玉案》卷六)

【组成】山栀 石膏 黄连各八分 生地 黄芩 白
茯苓各七分

【用法】加灯心十茎,水煎,徐徐灌之。

【主治】鹅口疮。

55046 泻脾散

《小儿药证直诀》卷下。为原书同卷"泻黄散"之异名。
见该条。

55047 泻脾散(《眼科全书》卷四)

【组成】归须 赤芍 石膏 黄柏 黄连 草决明
苍术 枳壳 柴胡 香附 大黄 朴消

【用法】水煎一二沸,再加消、黄同煎,半饥服。

【主治】鸡冠蚬肉外障。

55048 泻脾散(《眼科全书》卷四)

【组成】桑白皮 栀子 前胡 桔梗 枳壳 玄参
防风 赤芍 黄芩 蔓荆子 石膏 大黄

【用法】水煎,食后服。

【主治】暴露赤眼生翳外障。

55049 泻痢丹(《全国中药成药处方集》禹县方)

【组成】当归一斤 广木香一斤六两 诃子肉 酒白
芍各一斤 黄连一斤四两 茯苓一斤 於术 吴茱萸各
一斤四两 石榴皮一斤半 槟榔一斤 肉豆蔻十两 甘草五
两 姜厚朴 砂仁各一斤

【用法】上为细末,水泛为丸,白石脂为衣。每包重七
分,每服一包,开水送下。小儿一岁一丸,七岁六丸。

【主治】久泻赤白,久泻肠滑。

【宜忌】初痢及孕妇忌用。

55050 泻痢膏(《回春》卷三)

【异名】泻痢灵膏(《痧疟篡要》卷十一)。

【组成】赤石脂四两 诃子四两 罂粟壳四两 干姜
五两

【用法】上为细末,用真麻油二斤四两,熬去四两,再熬
滚,入上好飞黄丹一斤,熬黑色,滴水成珠,方入后四味药:
龙骨二两,乳香五钱,没药五钱,麝香一钱,俱为细末,入内

搅匀,退火,出火毒,摊贴脐上。每一个重三钱。

【主治】痢疾。

【加减】冬月可加肉蔻五钱。

55051 泻湿汤（方出《丹溪心法》卷二,名见《东医宝鉴·内景篇》卷四）

【组成】炒白术三两 炒芍药二两 炒陈皮两半 防风一两 升麻六钱

【用法】上剉。分八帖,水煎或为丸服。

【主治】痛泄。

55052 泻湿汤（《玉案》卷三）

【组成】黄柏一钱五分 黄连 猪苓 泽泻各八分 青皮 茵陈 山栀 龙胆草各一钱

【用法】水煎服。

【主治】酒疸作渴者。

55053 泻湿汤（《审视瑶函》卷四）

【组成】车前子 黄芩 木通 陈皮各一钱 淡竹叶二十片 茯苓 枳壳 栀仁(炒黑) 荆芥穗 苍术各八分 甘草三分

【用法】上剉一剂。白水二钟,煎至八分,去滓热服。

【主治】目小眦漏,时流血水,其色鲜红,乃病由心络而来,下焦火横行之疾。

55054 泻膈汤（《千金翼》卷十九）

【组成】桂心 干姜 枳实(炙) 甘草(炙)各四两 芫花一分(熬) 茯苓二两 大黄半两 半夏(洗) 人参 桔梗 麦门冬各五分(去心)

【用法】上㕮咀。以水一斗,煮取三升,分三服。

【主治】胸心逆满,牵引腰背疼痛,食饮减少。

55055 泻膈汤

《普济方》卷七十九。即《秘传眼科龙木论》卷四"泻肝汤"。见该条。

55056 泻膈散（《圣惠》卷三十二）

【组成】麦门冬(去心) 川大黄(剉碎,微炒) 川芒消各一两 荛蔚子 车前子 黄芩各一两半

【用法】上为散。每服三钱,以水一中盏,煎至六分,去滓,每于食后温服。

【主治】眼睑肿硬,隐睛疼痛,视物不得。

55057 泻壅丹（《辨证录》卷三）

【组成】当归一两 红花五钱 大黄二钱 生地五钱 荆芥三钱 桃仁十粒 丹皮三钱 炒栀子二钱

【用法】水煎服。

【主治】血壅目痛。妇人月经不通三月,忽然眼目红肿疼痛如刺。

55058 泻阴火丸（《兰室秘藏》卷上）

【异名】连柏益阴丸。

【组成】石决明三钱(炒存性) 羌活 独活 甘草 当归梢 五味子 防风各五钱 草决明 细黄芩 黄连(酒炒) 黄柏 知母各一两

【用法】上为细末,炼蜜为丸,如绿豆大。每服五十丸至一百丸,茶清送下。

【主治】眼中生翳。

【宜忌】常多服补阳汤,少服此药,多则妨饮食。

55059 泻肝饮子（《急救仙方》卷三）

【组成】杏仁(去皮) 扁蓄 桑白皮

【用法】水煎,热服。

【主治】眼痛,赤侵白处。

55060 泻肝饮子（《秘传眼科龙木论》卷四）

【组成】大黄 细辛 芒消 车前子 黄芩 桔梗 柴胡 知母各一两

【用法】上为末。每服一钱,以水一盏,至五分,去滓,食后温服。

【主治】旋螺尖起外障,眼初患之时,忽然疼痛,作时由热积壅毒留在肝间。

55061 泻青赤汤（《嵩崖尊生》卷七）

【组成】胆草 青黛 羌活 防风 栀子 生地 黄芩 黄连 木通 大黄 甘草

【主治】❶《嵩崖尊生》:手足发搐,内外皆热。❷《杂病源流犀烛》:心肝火,肩臑肘臂腕手病痛。

55062 泻毒神丹（《洞天奥旨》卷十三）

【组成】大黄一两 生甘草二钱 白矾一两 当归三两

【用法】水煎数碗饮之。立时大泻则生,否则毒入于脏无可救矣。

【功用】解砒毒。

【主治】中砒毒,发紫癜。

55063 泻胃热汤（《千金》卷十六）

【组成】栀子仁 射干 升麻 茯苓各二两 芍药四两 白术五两 生地黄汁 赤蜜各一升

【用法】上㕮咀。以水七升,煮取一升半,去滓,下地黄汁煮两沸,次下蜜,煮三升,分三服。

【主治】胃实热,苦头痛,汗不出如温疟,唇口干,善哕,乳痈,缺盆腋下肿痛。

【方论录】《千金方衍义》:泻热,反用白术,可见泻胃之热,而非泻胃之实也;方用升麻专走阳明,升发胃热,地黄滋阴退阳,赤蜜和胃解毒,射干散腹中结气,栀子仁滋胃中热气,芍药治邪气腹痛,茯苓宁五脏正气,而佐白术除热消食之功,祛湿养正,全赖苓、术之力耳。

55064 泻热合剂（《成方制剂》14册）

【组成】薄荷 大黄 淡竹叶 甘草 黄芩 连翘 芒硝 栀子

【用法】制成口服液。一次服10毫升,一日2~3次。

【功用】清热,解毒,通便。

【主治】胸膈烦热,头昏目赤,口舌生疮,咽喉疼痛,小便赤黄,大便秘结。

【宜忌】阳虚便秘者忌用。

55065 泻黄饮子

《济生》卷五。为《医方集解》引钱乙方"泻黄散"之异名。见该条。

55066 泻痢宁片（《成方制剂》17册）

【组成】地锦草 地榆 黄芩 秦皮

【用法】制成片剂,口服,一次6片,一日3次;儿童酌减。

【功用】清热燥湿,凉血解毒,止泻止痢。

【主治】大肠湿热,血热毒盛,泄泻腹痛,下利后重,肠炎菌痢见上述证候者。

55067　泻痢灵膏

《痢疟纂要》卷十一。为《回春》卷三"泻痢膏"之异名。见该条。

55068　泻火止泻汤《傅青主男科》卷下

【组成】车前子二钱　茯苓　白芍　麦芽各一钱　黄连　猪苓各三分　泽泻五分　枳壳二分

【用法】水煎服。

【主治】小儿泄泻，身热如火，口渴舌燥，喜冷饮而不喜热汤。

55069　泻火止痛汤《石室秘录》卷六

【组成】炒栀子三钱　甘草一钱　白芍二两　半夏一钱　柴胡一钱

【用法】水煎服。

【主治】心痛，火气凌心，手足反冷。

【方论选录】此方妙在用白芍之多，泻水中之火，又加栀子直折其热，而柴胡散邪，半夏逐痰，甘草和中。用之得当，奏效如神。

55070　泻火升阳汤《寿世保元》卷六

【组成】黄耆八分　人参七分　甘草五分　柴胡一钱五分　栀子二钱　菊花二钱　枳实一钱六分　甘枸杞子　当归　川芎各三钱　黄芩二钱　升麻一钱五分　薄荷二钱　藁本二钱　生地黄三钱　龙胆草一钱

【用法】上剉一剂。用水一钟，酒一钟，煎至一钟，临卧服；滓再用水三钟，煎至一钟，温服即愈。如未全愈，将第三次滓，用水一钟，煎至半钟，温服。

【主治】暴发眼。

【宜忌】忌鱼、鸡。

55071　泻火圣神汤

《石室秘录》卷四。为《傅青主男科》卷上"泻火汤"之异名。见该条。

55072　泻火补肺汤《医学纲目》卷二十六

【组成】五味子五钱　黄耆二钱　人参一钱　甘草（炙）一钱　陈皮（去白）一钱　麦门冬　青皮五分　升麻一钱　苍术一钱　归身一钱

【用法】上剉，如麻豆大。每服五钱，水煎，去滓，稍热服。

【主治】金火嗽，五六月嗽。

55073　泻火定痛汤《石室秘录》卷二

【组成】栀子三钱　白芍五钱　甘草一钱　良姜三分　天花粉二钱　苍术一钱　杜仲一钱

【用法】水煎服。

【主治】心中猝痛，手不可按者。

【方论选录】此方妙在用栀子以清火，或疑心经之热，宜用黄连以凉之，何以不用？而反用栀子耶！盖心中火发，用黄连固宜。然黄连性燥，心火正在燥烈之时，以燥投燥，正其所恶，不特不能去火，而转助其焰矣，不若栀子泻肝木之邪，母衰则子亦衰，不泻心火，正所以泻心火也。且栀子能泻六经之郁火，不专入肝经，亦能入心经，一味而两用之，此用药之妙，与白芍共用以泻肝，又加良姜数分，以引入于心中，复增天花粉以逐其火热之痰，则痰去火散而郁气益舒，此急治肝而正急治心也，又是急治之一法，余可推思。

55074　泻火救肺汤《疡科心得集·补遗》

【组成】桑白皮　杏仁　黄芩　生石膏　知母　枇杷叶　芦根

【主治】肺痈、肺痿初起，火盛咳嗽。

55075　泻火越毒汤《痘疹全书》卷下

【组成】川芎　木香　桂枝　赤芍　青皮　连翘　木通　枳壳　甘草　当归梢　红花（酒炒）　灯心

【主治】女子一向经闭不行，血海流血，至天行痘疹发热之时，毒气拂郁冲任之间，其痛必甚。

【备考】《医部全录》有栀子。

55076　泻心三黄汤

《活人书》卷十九。为《千金翼》卷十五"三黄汤"之异名。见该条。

55077　泻心各半汤《症因脉治》卷三

【组成】川黄连　甘草　桑白皮　地骨皮

【主治】肺热腹胀，属心火刑金者。

55078　泻心导赤汤

《寿世保元》卷二。为《古今医鉴》卷三"泻心导赤饮"之异名。见该条。

55079　泻心导赤汤

《金鉴》卷五十一。即原书卷四十二"泻心导赤散"加灯心为引，水煎服。见该条。

55080　泻心导赤饮《古今医鉴》卷三

【异名】泻心导赤汤（《寿世保元》卷二）。

【组成】山栀子　黄芩　麦门冬　滑石　人参　犀角　知母　茯神　黄连（姜汁炒）　甘草

【用法】上剉一剂。加生姜一片，大枣二枚，灯心二十茎煎。临服入生地黄汁三匙。

【主治】越经证。伤寒心下不疼，腹中不满，大便如常，身无寒热，渐变神昏不语，或睡中独语，目赤唇焦，将水与之则咽，不与则不思，形如醉人。

【备考】《寿世保元》本方用黄连八分，黄芩一钱五分，甘草八分，犀角五分，麦门冬三钱，滑石三钱，山栀三钱，茯神三钱，知母二钱，人参二钱。

55081　泻心导赤散《金鉴》卷四十二

【组成】生地　木通　黄连　甘草梢

【用法】滚汤淬服之。

【主治】口疮糜烂，泄泻。吐舌，面红烦渴，尿赤涩。

【备考】本方加灯心为引，水煎服，名"泻心导赤汤"（见原书卷五十一）。

55082　泻心通圣散《喉科秘诀》卷上

【组成】黄连一钱　犀角五分　栀子五分　桔梗八分　甘草三分　枳壳五分　黄芩一钱　升麻四分　葛根五分　生地五分　白芍五分　石膏钱半　大黄生一钱熟一钱　芒消一钱五分　归尾五分　麻黄五分　生姜一片

【用法】水二碗，煎八分，空心服。令泻为度，若不泻，再进一服。

【主治】积热喉痹初起，多有夜睡觉咽津碍气，牙关强而不开，鼻气觉有些烧，痰涎壅黏，壮热多，憎寒少，生发顶蛾，双单蛾。

55083　泻白一物汤《症因脉治》卷二

【组成】泻白散加黄芩

【主治】肺火上炎，内伤衄血。

55084　泻白化毒汤（《痘疹全书》卷下）

【组成】桔梗　石膏（煅,研）　地骨皮　天花粉　甘草

【用法】白水煎,加竹沥服。

【主治】痘疮咽喉肿痛或生疮,有声而不清者。

55085　泻白各半汤

《症因脉治》卷一。为原书同卷"泻青各半汤"之异名。见该条。

55086　泻白安胃饮（《东医宝鉴·内景篇》卷四引《医方集略》）

【组成】苍术（炒）　白芍药（酒炒）　莲肉各一钱　白术七分半　人参　陈皮　白茯苓　黄耆（蜜炒）　当归（酒洗）各七分　木香　干姜（炮）　甘草（炙）各三分

【用法】上剉,作一帖。水煎,空心服。

【主治】白痢。

55087　泻白消毒饮

《痘科辨要》卷十。为《准绳·幼科》卷六"泻白消毒散"之异名。见该条。

55088　泻白消毒散（《准绳·幼科》卷六）

【异名】泻白消毒饮（《痘科辨要》卷十）。

【组成】桑白皮　地骨皮（自采鲜者）各三钱　牛蒡子（炒,研）　荆芥穗各一钱半　桔梗　甘草各一钱　浮萍（晒干）二钱

【用法】上为粗末。每服三五钱,水一盏,煎六分,滤清服。

【主治】麻疹初起,咳嗽喷嚏,鼻流清涕,眼胞肿,其泪汪汪,面浮腮赤。

55089　泻白益元散（《症因脉治》卷二）

【组成】桑白皮　地骨皮　甘草

【用法】水煎,调益元散服。

【主治】伤暑咳嗽,身痛口渴,外反恶寒。

55090　泻阳补阴汤

《东医宝鉴·杂病篇》卷四。即《古今医鉴》卷七"东实西虚泻南补北汤"。见该条。

55091　泻肝大黄汤（《圣济总录》卷一〇八）

【组成】大黄（剉,炒）　黄芩（去黑心）　决明子（炒）　山栀子仁　桑根白皮（剉）　前胡（去芦头）　甘草（剉,炙）　羚羊角（镑）　枳壳（去瓤,麸炒）各二两　黄连（去须）　大青　细辛（去苗叶）各半两

【用法】上为粗末。每服五钱匕,水一盏半,煎至八分,去滓,食后临卧温服。

【主治】风热眼,兼丹石发动,目赤痛。

55092　泻肝升麻散（《圣惠》卷三）

【组成】川升麻三分　蕤仁半两　前胡半两（去芦头）　秦皮半两　川芒消一两　甘菊花半两　细辛半两　栀子仁七枚　决明子三分　川大黄一两（剉碎,微炒）　羚羊角屑三分

【用法】上为散。每服三钱,以水一中盏,入淡竹叶二七片,煎至六分,去滓温服,不拘时候。

【主治】肝脏实热,头目昏疼,肢节不利,项强心烦,胸中满阀。

55093　泻肝四物汤（《妇科玉尺》卷四）

【组成】四物汤加秦艽　连翘　防己　龙胆草

【主治】产后风热壅盛。

55094　泻肝安神丸（《中国药典》2010版）

【组成】龙胆9克　黄芩9克　栀子（姜炙）9克　珍珠母60克　牡蛎15克　龙骨15克　柏子仁9克　炒酸枣仁15克　制远志9克　当归9克　地黄9克　麦冬9克　蒺藜（去刺盐炙）9克　茯苓9克　盐车前子9克　盐泽泻9克　甘草3克

【用法】上制成丸剂,每100丸重6克。口服,一次6克,一日2次。

【功用】清肝泻火,重镇安神。

【主治】肝火亢盛,心神不宁所致的失眠多梦,心烦;神经衰弱症见上述证候者。

55095　泻肝防风汤（《圣济总录》卷一〇三）

【组成】防风（去叉）　茺蔚子　大黄（剉,炒）　桔梗（剉,炒）各二两

【用法】上为粗末。每服五钱匕,水一盏半,煎至一盏,去滓,入芒消半钱匕,食后、临卧温服。如已疏利,即不用入芒消。

【主治】目赤痛。

55096　泻肝防风散（《圣惠》卷三）

【组成】防风三分（去芦头）　犀角屑半两　赤茯苓半分　蕤仁半两　射干半两　人参半两（去芦头）　川大黄一两（剉碎,微炒）　细辛半两　甘草半两（炙微赤,剉）　黄芩半两　白鲜皮半两　沙参半两（去芦头）

【用法】上为散。每服三钱,以水一中盏,煎至六分,去滓温服,不拘时候。

【主治】肝实热,梦怒惊恐。

【宜忌】忌炙煿、热面。

55097　泻肝利湿汤（《辨证录》卷七）

【组成】白芍一两　茯苓五钱　白术五钱　茵陈三钱　炒栀子三钱　木通一钱　远志一钱

【用法】水煎服。

【主治】心疸,烦渴引饮。

55098　泻肝羌活汤（《痘疹全书》）

【组成】羌活　川芎　防风　栀　龙胆草　当归　甘草

【主治】❶《痘疹全书》:手足痘疮多发水泡者,此肝乘脾也。❷《治痘全书》:痘疮表毒盛,多欠咬牙顿闷者,如扬手掷足,欲从衣被,或面上青气见者。

55099　泻肝降胃汤（《衷中参西》下册）

【组成】生赭石八钱（捣细）　生杭芍一两　生石决明六钱（捣细）　瓜蒌仁四钱（炒、捣）　甘草四钱　龙胆草二钱　净青黛二钱

【主治】吐衄,左脉弦长有力,或胁下胀满,作疼,或频作呃逆。

【方论选录】此因病在胆火肝气上逆,故重用芍药、石决明及龙胆草、青黛诸药,以凉之镇之。至甘草多用至四钱者,取其能缓肝之急,兼以防诸寒凉之伤脾胃也。

55100　泻肝前胡汤（《外台》卷二十一引《删繁方》）

【组成】前胡　秦皮　细辛　栀子仁　黄芩　升麻　蕤仁　决明子各三两　芒消三两　苦竹叶（切）一升　车前草（切）一升

【用法】上切。以水九升,煮取三升,去滓,纳芒消,分

为三服。

【主治】肝实热,目痛,胸满急塞。

【宜忌】《普济方》:忌生菜。

55101　泻肝前胡汤《圣济总录》卷一〇二)

【异名】前胡汤(《普济方》卷七十二)。

【组成】前胡(去芦头)　秦皮(去粗皮)　细辛(去苗叶)　栀子仁　决明子(微炒)　黄芩(去黑心)　枳壳(去瓤,麸炒)　升麻　蕤仁　甘草(炙,剉)各一两

【用法】上为粗末。每服五钱匕,水一盏半,煎至八分,去滓,食后临卧温服。

【主治】肝实热,目赤干涩。

55102　泻肝前胡散《圣惠》卷三)

【组成】前胡一两(去芦头)　秦皮一两　细辛一两　黄芩一两　赤茯苓一两　蕤仁一两　决明子一两　车前子一两　羚羊角屑一两　川大黄一两(剉碎,微炒)　栀子仁一两

【用法】上为散。每服三钱,以水一中盏,入淡竹叶一七片,同煎至六分,去滓,不拘时候温服。

【主治】肝实热,目痛,胸满心烦。

55103　泻肝柴胡散《圣惠》卷三)

【组成】柴胡三两(去苗)　玄参半两　甘菊花半两　地骨皮半两　羌活半两　细辛半两　川大黄一两(剉碎,微炒)　石膏一两　黄芩半两　羚羊角屑半两　蔓荆子半两　甘草半两(炙微赤,剉)

【用法】上为散。每服三钱,以水一中盏,煎至六分,去滓,食前温服。

【主治】肝实热,头疼目眩,心膈虚烦,大肠不利。

【宜忌】忌炙煿壅毒物。

55104　泻肝通圣散《喉科秘诀》卷上)

【组成】归尾四分　黄芩七分　僵蚕五分　大黄生二钱熟二钱　赤芍五分　桔梗一钱　甘草五分　石膏二钱　芒消一钱　枳壳七分　黄柏七分　升麻三分　葛根四分　防风四分　荆芥四分　胆草四分　生姜一片

【用法】水一碗,煎七分,空心温服。令泻为度,不泻再进。

【主治】风热喉证初起,牙关强闭,头面则肿,咽津则碍,憎寒壮热,生发顶蛾、双单蛾。

55105　泻肝黄芩散《圣惠》卷三)

【组成】黄芩三分　赤茯苓三分　甘草三分(炙微赤,剉)　川大黄三分(剉碎,微炒)　枳壳三分(麸炒微黄,去瓤)　羚羊角屑三分　细辛三分　前胡半两(去芦头)　决明子三分

【用法】上为散。每服三钱,以水一中盏,入竹叶七片,煎至六分,去滓,食后温服。

【主治】肝气壅实,四肢烦闷,眼目赤疼。

【宜忌】忌炙煿、热面等。

55106　泻肝救肺汤《张皆春眼科证治》)

【组成】柴胡6克　胆草3克　酒黄芩　夏枯草　知母　麦门冬各9克　桔梗　牡丹皮各6克　赤芍　玄参各9克

【功用】清肝泻火,养阴清肺。

【主治】白睛俱青。初起羞明流泪,目珠胀痛,痛连眼

眶、头部,白睛略呈隆起,色淡紫而暗,继则症状消退,白睛呈青兰色。

【加减】瞳神开大者,可加五味子3克,以收敛瞳神;瞳神缩小者,可加青葙子3克以散瞳。

【方论选录】方中柴胡、胆草、酒黄芩、夏枯草清泻肝胆郁热,夏枯草且有解毒散结之功;知母、麦门冬养阴清肺;桔梗宣肺散结,以除白睛郁结之邪;牡丹皮、赤芍药活血散瘀,且二味皆有清肝之力;玄参养阴滋肾,以防毒热内攻。

55107　泻肝麻仁散《圣惠》卷三十二)

【组成】大麻仁二两　玄参　秦皮　诃黎勒皮　黄连(去须)　车前子(微炒)　川大黄(剉碎,微炒)　决明子各一两

【用法】上为粗散。每服三钱,以水一中盏,煎至六分,去滓,食后温服。

【主治】热毒攻肝,涩痛。

55108　泻肝清热汤《疮疡经验全书》卷五)

【组成】龙胆草(酒拌炒)　当归梢　车前子(炒)　泽泻　生地　芍药　黄连　黄柏　知母　木通　淡竹叶　防风各二钱　甘草梢五分

【用法】上作一剂。水二碗,煎八分,食前服。

【主治】阴囊毒。此症肝经湿热不利,遂流毒于膀胱、肾经,感冒寒暑,邪气偏肾于阴之经络,以致血气凝聚,寒湿不散,阴囊上肿而痛,或溃烂皮脱,肾子悬挂。

55109　泻青各半汤《症因脉治》卷一)

【异名】泻白各半汤。

【组成】龙胆草　黄芩　山栀　桑白皮　地骨皮　甘草

【用法】水煎,加青黛一钱冲服。

【主治】外感胁痛,咳嗽痰声。木火刑金,内伤肩背痛。

55110　泻青各半汤《症因脉治》卷二)

【组成】黄芩　山栀　桑白皮　地骨皮　甘草

【主治】木火刑金,咳嗽。

55111　泻青导赤散《痘疹全书》卷上)

【组成】当归梢　木通　甘草　羌活　防风　川芎　酒栀子仁　酒黄连　淡竹叶　灯心

【用法】水煎,加竹沥饮之。

【主治】痘应出不出,搐搦不止者。

55112　泻肾大黄汤

《圣济总录》卷五十一。为《圣惠》卷七"泻肾大黄散"之异名。见该条。

55113　泻肾大黄散《圣惠》卷七)

【异名】泻肾大黄汤(《圣济总录》卷五十一)。

【组成】川大黄二两(蜜水浸一宿,晒干)　赤茯苓一两　黄芩一两　泽泻一两　菖蒲一两　甘草半两(炙微赤,剉)　磁石二两(捣碎,水淘去赤汁)　五加皮一两　羚羊角屑半两　玄参一两

【用法】上为散。每服五钱,以水一大盏,煎至六分,去滓,入生地黄汁一合,食前分温二服。

【主治】肾脏实热,小腹胀满,足下热疼,耳聋,腰脊离解,梦伏水中。

【备考】本方方名,《普济方》引作"大黄汤"。

55114　泻肾玄参散《圣惠》卷七)

【异名】泻肾黑参散(《医方类聚》卷十引《神巧万全方》)。

【组成】玄参一两 赤茯苓一两 黄芩一两 泽泻一两 川升麻一两 川芒消一两 磁石二两(捣碎,水淘去赤汁) 羚羊角屑一两 赤芍药一两 杏仁一两(汤浸,去皮尖双仁,麸炒微黄) 甘草一两(炙微赤,剉)

【用法】上为散。每服半两,以水一大盏半,入生地黄汁半两,淡竹叶二七片,煎至八分,去滓,食前分温二服。

【主治】肾脏实热,好忘,耳听无声,四肢满急,腰背动转痛强。

55115 泻肾泽泻散(《圣惠》卷七)

【组成】泽泻一两 黄芩三分 赤茯苓三分 木通一分(剉) 赤芍药半两 羚羊角屑半两 黄耆三分(剉) 槟榔三分 玄参三分

【用法】上为散。每服四钱,以水一中盏,煎至六分,去滓,食前温服。

【主治】肾脏气实,肩背拘急,小腹胀满,烦热,胸胁时痛,腰脊强直,小便赤黄。

55116 泻肾黑参散

《医方类聚》卷十引《神巧万全方》。为《圣惠》卷七"泻肾玄参散"之异名。见该条。

55117 泻肾槟榔散(《圣惠》卷七)

【组成】槟榔一两 赤茯苓三分 羚羊角屑三分 泽泻三分 柴胡三分(去苗) 赤芍药三分 木通三分(剉) 桃仁三分(汤浸,去皮尖双仁,麸炒微黄) 甘草半两(炙微赤,剉)

【用法】上为粗散。每服四钱,以水一中盏,入生姜、地黄各半两,煎至六分,去滓,食前温服。

【主治】肾脏实热,小腹壅滞,腰脊疼痛,肩背拘急。

55118 泻肺大黄煎(《圣惠》卷六)

【组成】川大黄二两(剉碎,微炒) 生地黄汁三合 杏仁一两(汤浸,去皮尖双仁,生研) 枳壳一两(麸炒微黄,去瓤) 牛蒡根汁二合 郁李仁二两(汤浸,去皮尖,微炒)

【用法】上为细散。用蜜四两,酥二两,入前二味汁,同于银锅子内,入诸药末,搅令匀,慢火熬令成膏,收于瓷盒内。每服一茶匙,以清粥饮调下,不拘时候。

【主治】肺脏气实,心胸烦壅,咳嗽喘促,大肠气滞。

55119 泻肺化痰汤(《效验秘方·续集》王烈方)

【组成】苏子10克 黄芩10克 枳壳10克 葶苈子10克 瓜蒌10克 射干10克

【用法】方中剂量适于三岁病儿,一日量,水煎二次,取汁100毫升,分3～4次服。

【功用】泻肺定喘,解毒化痰。

【主治】小儿肺炎。

【加减】若发热加柴胡10克,虚热(体温不高但热)加白薇,火盛加寒水石10克,低热加地骨皮10克,咳重加桑白皮10克,喘重加麻黄5克,伴哮喘加地龙10克,痰多加半夏10克,胸闷加青皮5克,惊惕加蝉蜕10克,烦躁加白芍10克,抽搐加羚羊角1克,食少加石斛10克,呕吐加竹茹10克,腹胀加枳壳10克,脘满加麦芽10克,大便干加番泻叶1克,大便稀加白术10克,尿赤加竹叶10克。若为肺炎球菌所致者,选加连翘10克,紫荆皮10克;肺炎杆菌所致者加板蓝根10克,天冬10克;金黄色葡萄球菌所致加桑白皮10克,胡黄连5克;病毒所致者加僵蚕10克,大青叶10克;霉菌所致者加黄连5克,生地10克。

【方论选录】小儿肺炎以毒热、痰闭、喘咳为病变之机,其治当解喘咳,但其本为痰热毒,所以方中苏子豁痰开闭,理气制咳;葶苈子清热泻肺,利气平喘;枳壳、瓜蒌理气宽中,宣肺化痰;黄芩清热解毒、射干消痰定喘,清热解毒,全方立意在治喘要豁痰,豁痰应清热,清热必解毒。

55120 泻肺通窍汤(《一盘珠》卷四)

【异名】泄肺通窍汤(《医钞类编》卷六)。

【组成】苏子 葶苈子 莱菔子 北芥子各一钱 麻黄(捶,水泡过)一钱 杏仁 枳壳 黄芩 桑皮各七分

【主治】肺胀,两鼻煽动,汗出如流,胸高气喘,肺脉急数。

【加减】大便不通,加大黄、槟榔。

【临床报道】肺胀:一妇人年余六十,急患肺胀,两鼻如蝉翼,气喘,大汗如雨,诸医谓年老虚痰上涌,用姜桂六君子汤,汗更甚,请予诊之。诊得肺脉八九至,予曰:此肺胀也。若是虚汗,一二次必发寒厥,如此热汗如雨,淋淋不已,实为痰火内冲,肺窍闭塞。遂用泻肺通窍汤三剂,汗自止,吐痰数日而愈。后用八珍汤十剂而痊。又一小孩十二岁,患肺胀,热汗如雨,五六日不大便,气喘嘎声,面赤烦躁。余用泻肺通窍汤加大黄、黄连各一钱而愈。

55121 泻肺通窍汤(《一盘珠》卷八)

【组成】麻黄(捶,水泡过,微炒用) 北细辛各二分 桑皮 黄芩 马兜铃 葶苈子 苏子 大黄各五分 杏仁五分

【主治】肺胀,大汗如雨,大便不通,肺窍闭塞。

55122 泻肺清肝汤(《张皆春眼科证治》)

【组成】银花18克 酒黄芩12克 酒大黄 柴胡各6克 青葙子3克 赤芍 丹皮各9克 青黛0.3克

【功用】泻肺清肝,明目退翳。

【主治】肺火克肝,白睛红赤壅肿,花翳白陷,从青睛周围骤起者。

【方论选录】方中银花、酒黄芩、酒大黄泻肺中之实热,柴胡、青黛、青葙子清肝胆火邪,青葙子清肝明目之中且有平复白陷之功,赤芍、牡丹皮活血凉血以退目中之赤肿。

55123 泻毒至圣汤(《辨证录》卷十三)

【异名】泄毒至神丹(《洞天奥旨》卷六)、泄毒至神汤(《青囊秘诀》卷下)。

【组成】金银花三两 茯苓一两 薏仁一两 生甘草三钱 车前子三钱 刘寄奴三钱 泽泻三钱 肉桂一分

【用法】水煎服。

【主治】小肠痈。

55124 泻热九味汤(《圣济总录》卷五十四)

【组成】大黄(剉,炒) 黄芩(去黑心) 泽泻(剉) 升麻各一两 羚羊角(镑) 栀子仁各一两一分 生干地黄(焙)一两 玄参二两半 芒消(研)一两

【用法】上为粗末。每服三钱匕,水一盏,煎至七分,去滓温服,一日三次。

【主治】中焦热结闭塞,上下不通,关隔不吐不利,腹膨胀喘急。

泻

55125　泻热栀子散《圣惠》卷五)

【异名】栀子汤(《圣济总录》卷六十)、黄芩栀子汤(《普济方》卷三十五)。

【组成】栀子仁一两　赤芍药一两　犀角屑一两　赤茯苓一两　黄芩一两　射干一两　川大黄一两(剉碎,微炒)

【用法】上为散。每服半两,以水一大盏,煎至六分,去滓,入生地汁一合,蜜一大盏,搅令匀,更煎一两沸,食后分温服。

【主治】胃实热,苦头痛,汗不出,状如温疟,唇口皆干,或生乳痈,及缺盆腋下肿。

【宜忌】忌炙爆热面。

55126　泻热栀子煎《外台》卷十六引《删繁方》)

【组成】栀子二十一枚　甘竹茹一两(熬)　香豉六合(熬,绵裹)　大青　橘皮(去脉)各二两　赤蜜三合

【用法】上细切。以水六升,煮取一升七合,去滓,下蜜,更微火上煎三两沸,分二次服。

【主治】胆腑实热,精神不守。

55127　泻热黄连汤《东垣试效方》卷五)

【异名】黄连饮子(《景岳全书》卷六十)。

【组成】黄芩(酒制炒)　黄连(酒制炒)　草龙胆(酒制)　生地黄(酒制)各一两　升麻五分　柴胡一两

【用法】上咬咀。每服二钱,将先煎药水纳入泻热黄连汤再煎,至一盏,去滓,于日午饭间热服之。

【功用】泻热。

【主治】❶《丹溪心法》:眼暴发赤肿疼痛。❷《准绳·幼科》:内障,有眵泪眊臊。

【宜忌】午后服之,则阳逆不行;临睡休服,为反助阴也。

【方论选录】《准绳·类方》:本方治主治客之剂也。治主者,升麻主脾胃,柴胡行肝经,为君;生地黄凉血,为臣,为阳明、太阴、厥阴多血故也。治客者,黄连、黄芩皆疗湿热,为佐;龙胆草专除眼中诸疾,为使。为诸湿热俱从外来为客也。

【备考】方中生地黄《准绳·幼科》作大黄。

55128　泻黄纳谷散《痘疹金镜录》卷首)

【组成】石膏　黄连　生地　丹皮　木通　甘草(炙用)　生甘草　牛蒡子　山楂　荆芥穗

【用法】加灯心,水煎服。

【主治】痘邪热犯胃,唇口燥裂,口中腻渴,甚至舌起芒刺,嘴黑如煤,浆后身犹壮热,种种燥热而不思食者。

【加减】重者,加大黄。

55129　泻黄大青汤《圣济总录》卷一二四)

【异名】大青汤(《济生》卷五)。

【组成】大青　升麻　大黄(剉,炒)各二两　生干地黄(切,焙)三两

【用法】上为粗末。每服二钱匕,以水一盏,煎至七分,去滓温服。利即愈。

【主治】咽喉唇肿,口舌糜烂,口干面热。

55130　泻脾大黄汤

《圣济总录》卷四十四。为《圣惠》卷五"泻脾大黄散"之异名。见该条。

55131　泻脾大黄散《圣惠》卷五)

【异名】泻脾大黄汤(《圣济总录》卷四十四)。

【组成】川大黄一两(剉,微炒)　赤茯苓三分　枳壳半两(麸炒微黄,去瓤)　甘草一分(炙微赤,剉)　黄芩二分　陈橘皮半两(汤浸去白瓤,焙)　麦门冬一两(去心)　半夏半两(汤浸七遍,去滑)　前胡半两(去芦头)

【用法】上为散。每服三钱,以水一中盏,入生姜半分,煎至六分,去滓温服,不拘时候。

【主治】脾实,胸中满闷,腹胁壅胀,身热烦疼,咽喉不利。

【备考】本方方名,《普济方》引作"大黄汤"。

55132　泻脾升麻汤

《普济方》卷四十四。即《圣惠》卷五"泻脾升麻散"。见该条。

55133　泻脾升麻散《圣惠》卷五)

【组成】川升麻一两　羚羊角屑一两　茯神一两　黄连一两(去须)　柴胡一两半(去苗)　黄芩三分　麦门冬一两(去心)　大青三分　甘草半两(炙微赤,剉)

【用法】上细剉,和匀。每服三钱,以水一中盏,煎至六分,去滓,食后温服。

【主治】脾脏壅实,口内生疮,食少心烦。

【宜忌】忌炙爆热面。

【备考】本方方名,《普济方》引作"泻脾升麻汤"。

55134　泻脾除热饮《银海精微》卷上)

【组成】黄耆　防风　茺蔚子　桔梗　大黄　黄芩　黄连　车前子　芒消各一两

【用法】每服六钱,水煎服。

【主治】胬肉攀睛。

55135　泻痢圣饼子《理瀹》)

【组成】黄丹　定粉　陀僧　硫黄　轻粉

【用法】面和捣,贴脐。

【主治】痢疾。

55136　泻痢导滞散《全国中药成药处方集》大同方)

【组成】煨木香二钱　槟榔八钱　青皮　陈皮各四钱　川军八钱　吴茱炒川连四钱　枳壳六钱　土当归八钱　生白芍　莱菔子各六钱　车前子八钱　生草四钱

【用法】上为细末。每服二钱。

【主治】痢疾,腹痛,里急后重。

55137　泻痢固肠丸《北京市中药成药选集》)

【组成】白术(炒)六十两　白芍六十两　茯苓六十两　橘皮四十两　米壳一百六十两　人参(去芦)十两　诃子肉二十两　肉果二十两(煨)　甘草二十两

【用法】上为细末,过罗,用冷开水为小丸。每服二至三钱,温开水送下,一日二次。

【功用】理脾和胃,固肠止泻。

【主治】脾胃虚弱,痢疾腹痛,久泻不止,滑泄肠鸣。

【备考】本方改为片剂,名"泻痢固肠片"(见《成方制剂》3册)

55138　泻痢固肠片

《成方制剂》3册。即《北京市中药成方选集》"泻痢固肠丸"改为片剂,见该条。

55139　泻痢消胶囊《中国药典》2010版)

【组成】酒黄连404克　苍术(炒)404克　酒白芍404克　木香202克　吴茱黄(盐炙)202克　姜厚朴303克　槟榔202克　枳壳(炒)303克　陈皮202克　泽泻202克　茯苓303克　甘草202克

【用法】上制成胶囊剂,每粒装 0.35 克。口服,一次 3粒,一日 3 次。

【功用】清热燥湿,行气止痛。

【主治】大肠湿热所致的腹痛泄泻、大便不爽、下痢脓血、肛门灼热、里急后重、心烦口渴、小便黄赤、舌质红、苔薄黄或黄腻、脉濡数;急性肠炎、结肠炎、痢疾见上述证候者。

【宜忌】孕妇慎用。

55140 泻湿四苓散(方出《医学纲目》卷二十三,名见《济阳纲目》卷二十二)

【组成】白术三分加至一两半　泽泻一两　茯苓　猪苓　苍术各五钱

【主治】泄泻。

55141 泻阴火升阳汤

《玉机微义》卷十。为《脾胃论》卷上"补脾胃泻阴火升阳汤"之异名。见该条。

55142 泻肾赤茯苓散(《圣惠》卷七)

【组成】赤茯苓二两　丹参三分　牡丹三分　生干地黄三分　甘草半两(炙微赤,剉)　猪苓三分(去黑皮)　槟榔一两　子芩三分　泽泻三分　五加皮三分　羚羊角屑一两　牛膝三分(去苗)　枳壳一两(麸炒微黄,去白瓤)

【用法】上为散。每服四钱,以水一中盏,煎至六分,去滓,食前温服。

【主治】肾脏实热,腹胁不利,心膈烦满,腰背拘急,足下热痛。

55143 泻肺大麻仁散(《圣惠》卷六)

【组成】大麻仁二两　桑根白皮三分(剉)　槟榔二两　天门冬二分(去心)　赤茯苓三分　枳壳三分(麸炒微黄,去瓤)　汉防己三分　甘草半两(炙微赤,剉)

【用法】上为粗散。每服三钱,以水一中盏,入生姜半分,煎至六分,去滓温服,不拘时候。

【主治】肺实气实,心胸壅闷,咳嗽烦喘,大肠不利。

55144 泻肺麦门冬煎(《医方类聚》卷九引《神巧万全方》)

【组成】麦门冬(去心)　郁李仁(去皮尖,炒)　大黄(炒)各二两　杏仁(去皮尖,细研)　枳壳(去瓤,麸炒)　贝母各一两(炮)　生地黄汁三合　牛蒡根汁二合

【用法】上为散。用蜜四两,酥二两,入前二味汁,同于银锅子内,入诸药末,搅令匀,慢火熬成膏,收于瓷盒内,每服一茶匙,清粥饮调下,不拘时候。

【主治】肺脏气实,胸烦壅,咳嗽喘促,大肠气滞。

55145 泻热麦门冬散(《圣惠》卷三)

【异名】升麻汤、麦门冬汤(《圣济总录》卷四十二)。

【组成】麦门冬半两(去心)　地骨皮半两　黄芩半两　茯神半两　川大黄半两(剉,微炒)　川升麻半两　甘草半两(炙微赤,剉)　羚羊角屑半两

【用法】上为散。每服三钱,以水一中盏,入竹茹一分,煎至六分,去滓,每于食后温服。

【主治】胆实热,胸中冒闷,精神不守。

【宜忌】忌炙爆物。

55146 泻热麦门冬散(《医方类聚》卷十引《神巧万全方》)

【组成】麦门冬一两(去心)　青葙子　黄芩　茯神　地黄　苦参　甘草(炙)　羚羊角屑各半两

【用法】上为散。每服三钱,以水一中盏,入茶一钱,同

煎至六分,去滓,食后温服。

【主治】胆实,心胸冒闷,精神不守。

55147 泻脾赤茯苓汤

《普济方》卷二十。即《圣惠》卷五"泻脾赤茯苓散"。见该条。

55148 泻脾赤茯苓散(《圣惠》卷五)

【组成】赤茯苓二分　旋覆花半两　川大黄一两(剉碎,微炒)　石膏一两　桑根白皮三两(剉)　赤芍药半两　枳壳三分(麸炒微黄,去瓤)　前胡半两(去芦头)　甘草半两(炙微赤,剉)

【用法】上为散。每服三钱,以水一中盏,入生姜半分,煎至六分,去滓温服,不拘时候。

【主治】脾实热,头痛胸满,腹胁壅滞,不思饮食。

【备考】本方方名,《普济方》引作"泻脾赤茯苓汤"。

55149 泻肝补胆防风散(《圣惠》卷三十三)

【组成】防风一两半(去芦头)　远志(去心)　人参(去芦头)　桔梗(去芦头)　细辛　赤芍药　羚羊角屑各一两　甘草半两(炙微赤,剉)　黄芩半两

【用法】上为粗散。每服三钱,以水一中盏,煎至六分,去滓,食后温服。

【功用】泻肝补胆。

【主治】蟹睛疼痛。

55150 泻肾生干地黄散(《圣惠》卷七)

【组成】生干地黄一两半　丹参一两　赤茯苓一两　麦门冬一两半(去心)　槟榔一两　羚羊角屑一两　五加皮一两　枳壳一两(麸炒微黄,去瓤)　牛膝一两(去苗)　前胡一两(去芦头)　黄芩一两　甘草半两(炙微赤,剉)

【用法】上为散。每服四钱,以水一中盏,入淡竹叶二七片,煎至六分,去滓,食前温服。

【主治】肾脏实热,心胸烦闷,腹胁胀满,腰脊强急,四肢不利。

泥

55151 泥金丸(《圣济总录》卷二十二)

【组成】木香　丁香　大戟　甘遂(麸炒)各一分　附子(炮裂,去皮脐)一枚　紫菀(去土)三钱　黑牵牛三钱(半生,半炒)　腻粉三钱　硫黄两皂子大　槟榔(大者)一枚(剉)　水银沙子三钱　巴豆二十粒(去皮心膜,用胡饼面裹,慢火烧熟,去面不用)

【用法】上药各为末,再和令匀,炼蜜为丸,如小鸡头子大。看虚实,每服一丸,烂嚼,烧生姜一块子,同咽下,药不得嚼。

【主治】结胸,伤寒心下痛,按之石硬。

55152 泥金丸(《宣明论》卷七)

【组成】黄柏　大黄　巴豆　五灵脂各半两　猪牙皂角一分　轻粉　粉霜　硇砂各一分　干漆一分

【用法】上为末,炼蜜为丸,如绿豆大。每服一丸,新水送下,未利更加服。

【主治】心腹急痛,及久新沉垢积滞。

55153 泥金膏(《古今医鉴》卷十三)

【组成】阴地上蚯蚓粪　熟皮消(比蚯蚓粪三分之二)

【用法】上为细末。新汲水浓调,厚敷患处,干则再上。

【主治】大人、小儿一切无名肿硬焮赤,诸般丹瘤热瘰

湿烂。

55154　泥油膏（《准绳·疡医》卷三）

【异名】油泥膏（《疡科选粹》卷四）。

【组成】塘泥一分　桐油三分

【用法】上药和匀。以鸭毛扫，时时涂，勿令干。

【主治】臑痈。

55155　泥脐方（《幼幼新书》卷三十引《婴孺方》）

【组成】滑石一升（末）

【用法】以车前草汁和为泥。泥脐，方广四五寸，少觉干即除之，别上新泥。冬月无车前草汁，只以水和。

【主治】小儿小便不通。

55156　泥金刮毒膏（《疮疡经验全书》卷七）

【组成】韭菜地上蚯蚓粪三钱　玄明粉二钱　滑石一钱

【用法】上为细末，用新汲井水调匀。鹅毛润患上，两三日，然后再用茶洗净，将槟榔、天花粉、黄连、黄柏末各一钱，面粉四钱和匀，干掺。

【主治】天泡疮。

波

55157　波斯散（《青囊秘传》）

【组成】珍珠三钱　冰片二钱　麝香一钱　炙乳没各一钱　儿茶一钱　朱砂一钱　轻粉一钱

【用法】上为细末。用人乳调搽，或猪脊髓调搽亦可。

【主治】下疳，梅毒。

【加减】痛，加血竭一钱；痒，加枯矾少许；热，加牛黄三钱、青黛一钱；毒甚，加象牙屑、制甘石；瘰痛，加大土鳖三个；沿开，加龙骨少许；犯房劳，加经布（煅）一钱；蚀去龟头者，加龟头一个。

泼

55158　泼火散（《杨氏家藏方》卷三）

【异名】地榆散（《百一》卷七）、四味地榆散（《景岳全书》卷五十七）。

【组成】青橘皮（去白）　赤芍药　黄连（去须）　地榆各等分

【用法】上为细末。每服一钱，浆水调下；热泻用冷水调下，不拘时候。

【主治】❶《杨氏家藏方》：中暑，烦躁发渴，口苦舌干，头痛恶心，不思饮食；血痢；妇人热崩。❷《百一》：中暑昏迷，不省人事欲死者。

【加减】蓄热，血妄行，加甘草等分。

55159　泼火散（《饲鹤亭集方》）

【组成】生大黄三钱　川连一钱　白蔹三钱　地榆炭三钱

【用法】上为末。香油调敷。

【主治】汤泡火伤。

55160　泼雪丸（《鸡峰》卷十四）

【组成】荜茇　人参　茯苓（去皮）　干姜（炮）各半两桂心七钱半　诃子一两半（炮，去核）　胡椒七钱半　良姜一分

【用法】上为末，炼蜜为丸，如梧桐子大。每服三十丸，空心以米饮送下。

【主治】五劳七伤，阴汗盗汗，夜多小便，沉寒痼冷，脾胃虚损，久不思饮食，消渴，腹胀，翻胃吐逆，腹中绞结疼痛，肺寒咳嗽，寒痰不利，口吐酸水，五疟，脾寒泄泻，一切冷疾。

55161　泼雪丹

《百一》卷二。为原书同卷"荜茇丸"之异名。见该条。

泽

55162　泽下汤（《医醇剩义》卷二）

【组成】人参一钱　当归二钱　白芍一钱　生地六钱白苏子三钱　大麻仁三钱　石斛三钱　山药三钱　料豆三钱　红枣十枚

【主治】脾脏燥热太过，令人体疲便硬，反不思食。

55163　泽及汤

《疡医大全》卷二十。为《仙拈集》卷四引程氏方"泽兰酒"之异名。见该条。

55164　泽兰丸（《外台》卷三十四引《古今录验》）

【组成】泽兰叶六分　白芷　椒（汗）　芜荑仁　藁本细辛各四分　白术　柏子仁　人参　桂心　防风　厚朴（炙）　丹参各五分　芎䓖　甘草（炙）　当归各七分　干地黄十分

【用法】上为末，炼蜜为丸，如梧桐子大。每服二十丸至三十丸，一日二次。

【主治】产后风虚劳羸百病。

【宜忌】《普济方》：忌生冷、鲊滑、猪、牛、雀肉、葱、面、桃、李、海藻、菘菜。

55165　泽兰丸（《外台》卷三十四引《延年秘录》）

【组成】泽兰七分　当归十分　甘草七分（炙）　藁本三分　厚朴三分（炙）　食茱萸三分　芜荑三分　白芷三分干姜三分　芍药三分　石膏八分　人参四分　柏子仁四分桂心四分　白术五分

【用法】上为末，炼蜜为丸，如梧桐子大。每服十五丸，加至二十五丸。以酒送下，一日二次。

【主治】产后风虚，损瘦不能食。

55166　泽兰丸（《圣惠》卷六十七）

【组成】泽兰二两　赤芍药一两　当归一两（剉，微炒）白芷一两　蒲黄二两　芎䓖一两　细辛一两　延胡索一两牛膝一两（去苗）　天雄一两（炮裂，去皮脐）　桃仁一两（汤浸，去皮尖双仁，麸炒微黄）　桂心一两　川大黄半两（剉碎，微炒）　生干地黄一两　续断一两　皂荚一两（去皮，涂酥炙令焦黄；去子，别捣罗为末）

【用法】上为末，用酒、醋各一升，先将皂荚末煎成膏，入药末为丸，如梧桐子大。每服三十丸，以温酒送下，不拘时候。

【功用】散瘀血。

【主治】诸伤损，跌损蹉跌，筋骨疼痛。

55167　泽兰丸（《圣惠》卷八十一）

【组成】泽兰二两　黄耆二两（剉）　白术二两　柏子仁二两　赤石脂二两　白矾一两（烧令汁尽）　桂心一两木香一两　人参一两（去芦头）　羌活三分　白茯苓一两附子一两（炮裂，去皮脐）　续断一两　芎䓖一两　当归一两（剉，微炒）　细辛一两　陈橘皮半两（汤浸，去白瓤，焙）龙骨一两　藁本半两　干姜半两（炮裂，剉）　川椒一两（去

目及闭口者,微炒去汗) 厚朴二两(去粗皮,涂生姜汁,炙令香熟)

【用法】上为末,炼蜜为丸,如梧桐子大。每服三十丸,空心及晚食前以温酒送下。

【主治】产后虚损,夹风劳气,吃食减少,面色萎黄,腹内冷疼,四肢乏力。

55168 泽兰丸《博济》卷四)

【组成】泽兰一两 附子一两(炮) 当归 牛膝 牡丹皮 芍药各半两 人参 陈橘 厚朴(去皮,生姜汁炒令香) 细辛 干姜(炮) 蛇床各一两半 黄耆 乳香 白术 苁蓉(酒浸,炙) 官桂(去皮)各三分 川芎半两 远志(去心)半两

【用法】上为细末,炼蜜为丸,如梧桐子大。每服十五丸,空心温酒送下;米饮亦得。

【主治】妇人血海虚损,肌肉黄悴,吃食进退,月水不匀,四肢倦闷。

55169 泽兰丸

《局方》卷九。为《圣惠》卷八十一"补益泽兰丸"之异名。见该条。

55170 泽兰丸《圣济总录》卷一五〇)

【组成】泽兰叶 芎劳各一两半 牛膝(酒浸,切,焙) 防风(去叉) 禹余粮(煅,醋淬) 白茯苓(去黑皮) 附子(炮裂,去皮脐) 黄耆(到) 芍药 当归(酒浸,切,焙)各一两 柏子仁(研) 蜀椒(去目并合口,炒出汗) 桃仁(去皮尖双仁,炒,研) 桂(去粗皮) 木香 牡丹皮各半两

【用法】上十四味为末。与二味研者和匀,炼蜜为丸,如梧桐子大。每服三十丸,空心、日午、临卧以酒送下。

【功用】补暖血脏。

【主治】妇人风虚劳冷,四肢困倦,面色萎黄,经水不调,饮食减少。

55171 泽兰丸《圣济总录》卷一五一)

【组成】泽兰叶 钟乳(别研) 细辛(去苗叶) 黄耆(到) 紫石英(别研)各三分 大黄(到,炒) 远志(去心) 熟干地黄(焙) 白芷 苦参 柏子仁(微炒) 蜀椒(去目及闭口者,炒出汗) 白术 芎劳 附子(炮裂,去皮脐) 吴茱萸(汤洗,焙干,炒) 麦蘖(炒) 陈曲(炮) 前胡(去芦头) 大枣(去核,炒)各半两 丹参 枳壳(去瓤,麸炒) 芍药 桔梗(炒) 秦艽(去苗土) 当归(切,焙) 沙参 桂(去粗皮) 厚朴(去粗皮,生姜汁炙,到) 石斛(去根) 麦门冬(去心,焙)各三分 人参半两

【用法】上为末,炼蜜为丸,如梧桐子大。每服二十丸,渐加至三十丸,空腹以温酒送下。

【主治】妇人月水不利,累月不快,身体烦热,骨节沉重,日渐赢瘦。

55172 泽兰丸《圣济总录》卷一五一)

【组成】泽兰叶 牡丹皮 芎劳 当归(切,焙) 延胡索 蓬莪术(炮,到) 京三棱(炮,到) 芍药 熟干地黄(焙)各一两 桂(去粗皮) 青橘皮(去白,炒) 乌头(炮裂,去皮脐)各三分

【用法】上为细末,酒糊为丸,如梧桐子大。每服二十丸,空心、食前以温酒送下。

【主治】室女血气不调,止后复来,脐腹冷疼。

55173 泽兰丸《圣济总录》卷一五三)

【组成】泽兰(去根) 陈橘皮(去白,焙) 白龙骨(碎,研) 禹余粮(烧赤,醋淬七遍) 紫石英(研细) 远志(去心) 当归(到,炒) 芎劳 蒲黄(炒) 桃仁(浸,去皮尖双仁,炒) 藁本(去苗土) 卷柏(微炙) 白芷各一两 覆盆子(去梗) 菴䕡子(炒) 麦门冬(去心,焙) 人参 桂(去粗皮) 蛇床子(炒) 细辛(去苗叶) 干姜(炮) 熟干地黄(焙) 蜀椒(去目及闭口者,炒出汗) 白茯苓(去黑皮) 石膏(碎,研) 车前子 白薇 赤石脂(研)各半两

【用法】上为末,炼蜜为丸,如梧桐子大。每服二十丸,以温酒送下。

【主治】妇人久无子。

55174 泽兰丸《圣济总录》卷一五五)

【组成】泽兰 当归(切,焙) 桂(去粗皮)各二两 干姜(炮)一两半 芎劳 阿胶(炙令沸燥) 芫荑 藁本(去苗土) 石膏(研) 白芷 柏子仁(炒) 人参 白术 细辛(去苗叶) 甘草(炙,到)各一两

【用法】上为末,炼蜜为丸,如梧桐子大。每服十五丸,以温酒送下,一日二次。

【功用】安胎。

【主治】妊娠赢瘦,腰冷腹痛,不欲食。

55175 泽兰丸《圣济总录》卷一六四)

【组成】泽兰 赤石脂 牛膝(去苗,酒浸,切,焙) 人参 黄耆(到)各一两 熟干地黄(焙)一两半 白茯苓(去黑皮) 木香 草薢 附子(炮裂,去皮脐) 续断 桂(去粗皮)各三分 芎劳 白术 干姜(炮) 当归(到,炒) 甘草(炙)各半两

【用法】上为末,炼蜜为丸,如梧桐子大。每服三十丸,空心、食前以温粥饮送下,一日三次。

【功用】❶《圣济总录》:补益。❷《直指》:壮气益血。

【主治】产后虚赢,气血不调,四肢瘦弱,面色萎黄,饮食减少。

55176 泽兰丸《圣济总录》卷一六四)

【组成】泽兰叶一两 芫荑仁(炒黄色) 石膏(火煅) 蜀椒(去目并合口者,炒出汗) 白芷 干姜(炮裂) 藁本(去苗土) 人参 白术 厚朴(去粗皮,生姜汁炙) 细辛(去苗叶) 防风(去叉) 桂(去粗皮) 当归(切,炒) 芎劳 甘草(炙赤) 柏子仁(炒令黄)各半两

【用法】上为末,炼蜜为丸,如梧桐子大。每服三十丸,温酒或米饮送下,不拘时候。

【功用】补益气血。

【主治】产后虚赢,血气不调,颜色萎黄,四肢无力。

55177 泽兰丸《圣济总录》卷一六四)

【组成】泽兰叶(炒)一两一分 黄耆(细到)一两半 藁本(去苗土)一两 当归(到,焙)一两半 白芷一两 防风(去叉)一两半 芍药一两半 芎劳一两 桂(去粗皮)三分 柏子仁一两 细辛(去苗叶)半两 麦门冬(去心,焙)二两 熟干地黄(焙)一两一分 甘草(炙,到)一两 五味子一两 石膏(研如面)一两三分

【用法】上为细末,炼蜜为丸,如梧桐子大。每服二十丸,渐加至三十丸,空腹以酒送下,一日二次。

【功用】补益。

【主治】产后诸疾,愈后虚羸无力。

55178 泽兰丸(《圣济总录》卷一六四)

【组成】泽兰一两半 防风(去叉) 附子(炮裂,去皮脐) 当归(切,焙) 白术 桂(去粗皮) 芎劳 柏子仁 熟干地黄(焙) 石斛(去根)各一两 厚朴(去粗皮,生姜汁炙,剉) 甘草(炙,剉) 细辛(去苗叶)各半两 人参 干姜(炮) 牛膝(酒浸,切,焙) 肉苁蓉(酒浸,切,焙) 白芷 黄耆(剉) 续断各三分 桃仁(去皮尖双仁,炒)四两

【用法】上为末,炼蜜为丸,如梧桐子大。每服三十丸,空心以温酒送下。

【功用】补虚损,益气血。

【主治】产后蓐劳。

55179 泽兰丸(《济生》卷六)

【组成】当归(去芦,酒浸) 泽兰叶 琥珀(别研) 羚羊角(镑,别研) 防风(去芦) 牡丹皮(去木)各一两 麝香(别研)半钱 安息香(酒煮,去净砂石)半钱 生地黄 赤芍药各半两 铁粉半两 橘红五钱

【用法】上为细末,炼蜜为丸,如梧桐子大。每服七十丸,空心,食前温酒、米饮任下。

【主治】室女七情感而生热,肝宫埋塞,邪乘四末,卒然手足搐搦,状类痫症,经候愆期,或多或少,或闭断不通。

55180 泽兰丸(《普济方》卷三五〇)

【组成】泽兰 厚朴 人参 石斛 芜黄仁 续断 防风 桂心各三分 川芎 白术 柏子仁 北五味子 黄耆 远志各四分 赤石脂 甘草 干地黄各六分

【用法】上为细末,炼蜜为丸,如梧桐子大。每服二十丸至三十丸,以酒送下,一日二次。

【功用】补益,肥白悦泽。

【主治】产后患风冷气,腹内不调。

55181 泽兰汤(《外台》卷三十四引《陶隐居效方》)

【异名】隐居泽兰汤(《济阴纲目》卷十一)。

【组成】泽兰八分 当归三分 生地黄三分 芍药十分 甘草六分(炙) 生姜十分 大枣十四枚

【用法】上切。以水九升,煮取三升,分为三服。欲死,涂身。

【功用】《千金方衍义》:去宿生新。

【主治】❶《外台》引《陶隐居效方》:产后恶露不尽,腹痛往来,兼满,少气。❷《千金》:堕身欲死者。

【方论选录】《千金方衍义》:泽兰为产后去宿生新要药,与丹参功用不殊,济以地黄、归、芍调血之品,和以甘草、姜、枣辛散之味。不独恶露可通,即小产去血过多亦能疗之,总藉去宿生新之力。

55182 泽兰汤(《千金》卷三)

【组成】泽兰二十四铢 石膏二十四铢 当归十八铢 远志三十铢 甘草 厚朴各十八铢 藁本 芎劳各十五铢 干姜 人参 桔梗 干地黄各十二铢 白术 蜀椒 白芷 柏子仁 防风 山茱萸 细辛各九铢 桑白皮 麻子仁各半升

【用法】上咬咀。以水一斗五升,先纳桑白皮煮取七升半,去滓,纳诸药,煮取三升五合,去滓,分三服。

【主治】产后余疾,寒下冻脓,里急,胸胁满痛,咳嗽呕血,寒热,小便赤黄,大便不利。

【方论选录】《千金方衍义》:泽兰入肝脾血分,为产后要药,用以配入理中,并取椒、辛、萸、朴之属,协助参、术以治寒下冻脓里急,胸腹满痛,主使历然。其余川芎、藁本、防风、白芷、远志、桑皮、桔梗、当归、地黄、石膏、麻仁、柏仁等味,皆为咳嗽、呕血、小便赤黄、大便不利随证参入,学者不必师其成则也。

55183 泽兰汤(《千金》卷五)

【组成】泽兰 芎劳 附子 茵芋 藁本 莽草 细辛各十二铢

【用法】上咬咀。以水三升,煮取一升半,分四服。

【主治】丹毒及瘾疹入腹杀人。

【方论选录】《千金方衍义》:丹毒瘾疹毒陷入腹,非用辛温透之达表,即用苦寒推之降泄。用此泽兰专行散血,藁本、芎劳、细辛并祛风热,附子、豉、茵芋、莽草逐风透毒之力也。

55184 泽兰汤(《千金》卷十二)

【组成】泽兰 糖各一斤 桂心 人参各三两 远志二两 生姜五两 麻仁一升 桑根白皮三两

【用法】上咬咀。以淳酒一斗五升,煮取七升,去滓,纳糖,未食服一升,日三夜一。

【主治】伤于房劳,里急胸胁挛痛,欲呕血,时寒时热,小便黄赤。

【方论选录】《千金方衍义》:房劳气竭肝伤,非壮其中气,虽破血而血不除;清火而火不散,故用人参、胶饴以滋泽兰、桂心之浚血;桑皮、麻仁以滋远志、生姜之利窍;尤妙在酒煮以通血脉濡滞也。

55185 泽兰汤(《圣济总录》卷六十九)

【组成】泽兰叶六两 大黄(剉,炒) 远志(去心)各一两 人参三两 麻仁 桑根 白皮(剉)各四两

【用法】上为粗末。每服五钱匕,水一盏半,煎至一盏,去滓冷服,不拘时候。

【主治】伤中,胸内急痛,咳嗽呕血,时寒时热,小便黄赤。

55186 泽兰汤(《圣济总录》卷一五八)

【组成】泽兰叶(切碎) 滑石(末)各半两 生麻油少许

【用法】上药以水三盏,先煎泽兰,至一盏半,去滓,入滑石末并油,更煎三沸,顿服之。未下更服。

【主治】妊娠堕胎,胞衣不出。

55187 泽兰汤(《圣济总录》卷一六〇)

【组成】泽兰一两 当归(切,焙)二两 生地黄(切,焙)二两 甘草(炙,剉)一两 芍药二两

【用法】上为粗末。每服五钱匕,水二盏,加大枣三枚(擘破),煎至一盏,去滓温服。

【主治】产后恶露不尽,脐腹疞痛。

55188 泽兰汤(《鸡峰》卷十七)

【异名】泽兰叶汤(《金鉴》卷四十四)。

【组成】泽兰叶三两 当归 白芍药各一两 甘草半两

【用法】上为粗末。每服五钱匕,水二盏,煎至一盏,去滓温服,不拘时候。

【功用】❶《鸡峰》:养血益阴。❷《校注妇人良方》:益阴血,制虚火。

【主治】阴虚血弱，阳往乘之，火逼水涸，津液焦枯，妇人经候微少，渐渐不通，手足骨肉烦痛，日就羸瘦，渐生潮热，其脉微数。

55189 泽兰汤《医学心悟》卷三）

【组成】泽兰二钱 柏子仁 当归 白芍 熟地 牛膝 茺蔚子各一钱五分

【用法】水煎服。

【功用】调经，通血脉。

【主治】经闭。

55190 泽兰汤《医学心悟》卷三）

【组成】泽兰三钱 丹皮 牛膝各二钱 桃仁(去皮尖,研)十粒 红花五分 当归尾五钱 广三七一钱 赤芍药一钱五分

【用法】水煎，热酒冲服。

【主治】闪挫跌扑，瘀血内蓄，转侧若刀锥之刺。

【加减】二便不通，加酒蒸大黄三钱。

55191 泽兰汤《医学心悟》卷五）

【组成】泽兰 生地(酒洗) 当归 赤芍各一钱五分 甘草(炙)五分 生姜一钱 大枣四枚 桂心三分

【用法】水煎服。

【主治】产后恶露不行，败血上冲，癫狂及狂言谵语，乍见鬼神，胸腹胀痛。

55192 泽兰汤《外科十法》）

【组成】泽兰 当归各五钱 红花一钱 丹皮三钱 青木香一钱五分 桃仁(去皮尖,研)十粒 赤芍一钱五分

【用法】水煎，热酒冲服。

【功用】通二便，除肠中瘀血。

【主治】跌打损伤。

【加减】大便不通，加大黄二三钱(酒炒)。

55193 泽兰汤《叶氏女科》卷三）

【组成】龙齿(煅) 茯神 生地黄 当归 牛膝 远志肉 酸枣仁 泽兰叶各一钱

【用法】水煎服。

【主治】❶《叶氏女科》：产后五六日，狂乱胡言，持刀欲杀人。❷《妇科玉尺》：产后出血太多，肝虚火炎。

55194 泽兰汤《产科发蒙》卷四）

【组成】泽兰 防己 枳壳 琥珀 桂心 商陆 半夏 归尾 莪术 茯苓 麦芽 桃仁 神曲 桑白皮

【用法】上药加生姜，水煎。食远服。

【主治】产后四肢肿满，肿中或凝结有块而不食者。

【加减】大便秘者，加大黄。

55195 泽兰汤《产孕集》卷下）

【组成】泽兰二钱 香附二钱 当归 芎藭各一钱五分 芍药 乌药各一钱 人参一钱 阿胶 黄耆 白术各三钱 红花五分 生姜二钱

【用法】作一服。食前温进。

【主治】产后恶露将尽，气血更新，体虚者。

55196 泽兰汤

《竹林女科》卷三。为《仙拈集》卷三引《保产》"泽兰煎"之异名。见该条。

55197 泽兰饮《外科真诠》卷上）

【组成】泽兰一钱 党参三钱 当归三钱 白芍二钱

云茯苓三钱 山甲二片 银花二钱 米仁三钱 甘草一钱 嫩桂枝一钱

【主治】腕痛。

55198 泽兰酒《仙拈集》卷四引程氏方）

【异名】泽及汤《疡医大全》卷二十）。

【组成】泽兰 白及各一两

【用法】捣碎，酒、水各一碗同煎，乘热服下。盖暖汗出，滓敷患处。

【主治】❶《仙拈集》：一切肿毒。❷《疡医大全》：乳痈。

55199 泽兰散《鬼遗》卷二）

【异名】内补泽兰散《普济方》卷三〇二）。

【组成】泽兰 防风 蜀椒(去目闭口,汗) 石膏(末) 附子(炮) 干姜 细辛 辛夷(去毛)各二两 芎藭三分 当归三分(炒) 甘草四分(炙)

【用法】上为末。每服方寸匕，调温酒服，日三夜一。

【功用】《圣惠》：内补。

【主治】金疮。

【加减】脓多，倍甘草；渴，加瓜蒌二分；烦，加黄芩二分；腹满气短，加厚朴二分；疮中血瘀，加辛夷一倍。

55200 泽兰散《千金》卷四）

【组成】泽兰九分 禹余粮 防风各十分 石膏 白芷 干地黄 赤石脂 肉苁蓉 鹿茸 芎藭各八分 藁本 蜀椒 白术 柏子仁各五分 桂心 甘草 当归 干姜各七分 芜荑 细辛 厚朴各四分 人参三分

【用法】上为末。每服方寸匕，以酒送下，一日三次。

【主治】产后风虚。

【方论选录】《千金方衍义》：男子以暖肾为补益，妇人以调经为补益，而经漏多主中虚，故藁本、细辛、防风、白芷为本药；然经漏每挟瘀滞，则泽兰、芎藭、厚朴、芜荑尤为必需。此主产后风虚，乃取鹿茸血气所钟之味配入剂中。与大岩蜜、鹿茸散、蒲黄散等方药虽繁简不侔，而温补之功用仿佛。其用鹿茸者，与大补益当归丸中阿胶同义。其方中禹余粮、防风、泽兰最多，而人参反少于芜荑、细辛、厚朴者，不过借以鼓发鹿茸、地黄辈血药之性，原非用以益气也，孰谓锱铢可忽乎？

55201 泽兰散《圣惠》卷七十）

【异名】泽兰叶散《医学入门》卷七）。

【组成】泽兰一两 当归三分(剉碎,微炒) 延胡索三分 桂心三分 附子三分(炮裂,去皮脐) 牛膝三分(去苗) 赤芍药半两 干膝三分(捣碎,炒令烟出) 续断半两 芎藭三分 柏子仁半两 牡丹半两 琥珀三分 没药三分 桃仁三分(汤浸,去皮尖双仁,麸炒微黄) 木香三分 麝香一分(研入)

【用法】上为细散。每服二钱，食前以酒调下。

【主治】❶《圣惠》：妇人风虚劳冷，气攻心腹疼痛，肢节拘急，体瘦无力，经候不调，食饮减少。❷《医学入门》：妇人寒湿，或服水银，以致子宫翻出肿湿。

55202 泽兰散《圣惠》卷八十）

【组成】泽兰二两 当归二两(剉,微炒) 刘寄奴一两 赤芍药一两 红蓝花一两 干荷叶半两

【用法】上为粗散。每服四钱，以水一中盏，加生姜半分，煎至六分，去滓温服，不拘时候。

【主治】产后恶露下不尽,腹内疼痛,虚烦不食。

55203 泽兰散(《圣惠》卷八十一)

【组成】泽兰一两 当归三分(剉,微炒) 赤芍药三分 桂心三分 白术三分 芎䓖三分 熟干地黄一两 甘草一分(炙微赤,剉)

【用法】上为粗散。每服四钱,以水一中盏,加生姜半分,大枣二枚,煎至六分,去滓,稍热服,不拘时候。

【主治】产后气力疲乏,心腹胀痛。

55204 泽兰散(《苏沈良方》卷十。为《博济》卷四"大圣散"之异名。见该条。

55205 泽兰散(《圣济总录》卷一五三)

【组成】泽兰叶(炙) 人参 蜀椒(去目并闭口,炒出汗)各一两 厚朴(去粗皮,生姜汁炙) 桂(去粗皮) 细辛(去苗叶) 芫荑仁(微炒) 藁本(去苗土) 当归(切,焙) 干姜(炮) 代赭 山茱萸 防风(去叉)各半两 柏子仁(炒) 芎䓖 牡蛎粉 熟干地黄(焙) 甘草(炙,剉) 龙骨各三分

【用法】上为散。每服二钱匕,温酒调下;米饮亦得。

【功用】❶《圣济总录》:补血益气。❷《普济方》:调中止血。

【主治】妇人血伤不止,兼带下不断,虚羸困倦。

55206 泽兰散(《朱氏集验方》卷六)

【组成】泽兰叶(微炒,川中谓之笋苗) 米囊皮(姜汁或蜜炙,去膜) 蒿豉(以五月五日造青蒿、真艾叶等分,同豆豉捣乱饼之,晒干) 甘草(炮)

【用法】水一盏半,煎再炼。

【主治】泻痢。

【加减】赤,加黄连;白,加干姜。

55207 泽兰散(《东医宝鉴·杂病篇》卷十引《丹溪心法》)

【组成】泽兰 防己各等分。

【用法】上为末。每服二钱,温酒或醋汤调下。

【主治】产后风肿水肿。

55208 泽兰散(《准绳·疡医》卷六)

【组成】芙蓉叶 泽兰叶 白佛桑叶 地薄荷 耳草叶

【用法】上捣烂。敷伤处,留口通气,以七叶杨香叶或地黄叶热茶烫软贴住。

【主治】跌扑咬伤,咬伤手指,及刀斧伤。

55209 泽兰煎(《仙拈集》卷三引《保产》)

【异名】泽兰汤(《竹林女科》卷三)。

【组成】泽兰一两 青皮三钱 白及五钱 橘叶三十片

【用法】水煎半,加酒半钟冲服。

【主治】一切乳痈初起。

55210 泽兰膏(《外台》卷三十二引《深师方》)

【组成】细辛 续断 皂荚 石南草 泽兰 厚朴 乌头 莽草 白术各二两 蜀椒二升 杏仁半升(去皮)

【用法】上切。以酒渍一宿,以炼成猪脂四斤,铜器中煎,三上三下膏成,绞去滓。拔白者以辰日涂药。

【功用】生发,令发黑不白。

【备考】本方方名,《医心方》引作"生发泽兰膏"。

55211 泽肌膏(《疡科遗编》卷下)

【组成】白蜡一两 黄蜡一两 当归二两 紫草一两 牛乳酥一两

【用法】用麻油十四两同紫草、当归煎枯去滓,再入乳酥、二蜡搅匀,藏钵内。每用一块,搽抹患处。

【主治】一切血枯风燥及鹅掌风。

55212 泽附煎(《仙拈集》卷二)

【组成】大附子(炮,去皮尖) 泽泻各一两

【用法】上剉四剂。加灯心七根,水二钟,煎七分,食远服。

【主治】阴分虚寒,小便不通,误服寒凉不应者。

55213 泽苓散(《普济方》卷三八六)

【组成】木通一两半 泽泻 萝卜子各半两 木猪苓 汉防己各一两

【用法】上㕮咀。每服一钱,水、酒共半盏,葱白三寸,煎三分,去滓,温服,小便通利即愈。

【主治】小儿遍身浮肿,气急不食。

55214 泽肤膏(《医统》卷五十五)

【组成】牛骨髓 真酥油各等分

【用法】上二味,合炼一处,以净瓷罐贮之。每日空心用三匙热酒调服;不饮酒者蜜汤调。七日肌肤润泽。

【功用】滋阴养血,止嗽荣筋。

【主治】皮肤枯燥如鱼鳞。

55215 泽府汤(《产孕集》卷下)

【组成】阿胶 当归各三钱 桃仁 麻仁各二钱 党参三钱 红花五分

【主治】津亏而致便秘不通。

55216 泽泻丸(《圣惠》卷五十三)

【组成】泽泻一两 麦门冬二两(去心,焙) 车前子半两 黄连三分(去须) 牡蛎一两(烧为粉) 桑螵蛸半两(微炒) 鸡肶胵一两(微炒) 金箔五十片(研入)

【用法】上为末,炼蜜为丸,如梧桐子大。每服三十丸,以蚕蛹汤送下,不拘时候。

【主治】消中渴不止,小便数,烦热,四肢无力。

55217 泽泻丸(《圣惠》卷九十八)

【组成】泽泻一两 附子一两(炮裂,去皮脐) 桂心一两半 远志三分(去心) 牛膝三分(去苗) 人参三分(去芦头) 白茯苓三分 甘草三分(炙微赤,剉) 牡丹三分 防风三分(去芦头) 鹿茸一两(去毛,涂酥,炙微黄) 杜仲三分(去粗皮,炙微黄,剉) 云母粉一两 石斛三分(去根,剉) 薯蓣三分 山茱萸三分 肉苁蓉一两(酒浸一宿,刮去皱皮炙干) 巴戟三分 五味子三分 熟干地黄一两

【用法】上为末,炼蜜为丸,如梧桐子大。每服三十丸,渐加至四十丸,空心以温酒送下。

【主治】男子五劳七伤,四肢无力,腰膝冷痛,夜多小便,面色萎黄,不能饮食。

55218 泽泻丸(《圣济总录》卷十四)

【组成】泽泻(剉) 白茯苓(去黑皮) 防风(去叉) 人参 紫石英(研) 秦艽(去土) 黄耆(剉) 白术 山芋 白薇 麦门冬(去心,焙)各二两 桂(去粗皮) 当归(切,焙) 远志(去心) 柏子仁(炒) 石膏(捣碎,研) 桔梗(去芦头,炒) 大豆黄(炒) 大黄(剉,醋炒)各一两 蜀椒

（去目并闭口者,炒出汗） 赤芍药（去土） 干姜（炮裂,切）
细辛（去苗叶）各三分 甘草（炙令微紫,剉）二两

【用法】除紫石英、石膏二味别研外,余药为细末,入所研二味拌匀,炼蜜为丸,如梧桐子大。每服二十丸,空心、晚食前米饮送下。

【主治】风惊恐,梦寐不安。

55219 泽泻丸《圣济总录》卷五十九）

【组成】泽泻 肉苁蓉（酒浸,切,焙） 五味子 禹余粮（煅,醋淬七遍） 巴戟天（去心） 当归（切,焙） 地骨皮（洗,焙）各一两 磁石（煅,醋淬二七遍） 人参 赤石脂韭子 白龙骨 甘草（炙,剉） 牡丹皮各一两一分 生干地黄（焙）二两半

【用法】上为末,炼蜜为丸,如梧桐子大。每服三十丸,以牛乳汁送下,不拘时候。

【主治】肾虚燥久,消渴不止。

55220 泽泻丸《圣济总录》卷八十）

【组成】泽泻 芫花（醋炒） 郁李仁（汤浸,去皮尖,炒） 牵牛子（炒） 防己 苦葶苈（纸上炒）各一分 滑石（研） 大戟（剉,炒）各三分 海蛤（研） 甘遂（炒） 瞿麦穗 槟榔（剉）各半两

【用法】上为细末,炼蜜为丸,如梧桐子大。每服二十丸,食前煎陈橘皮汤送下。

【主治】水气腿股肿满,喘促咳嗽,坐卧不得。

55221 泽泻丸《圣济总录》卷九十四）

【组成】泽泻（剉） 补骨脂（炒） 巴戟天（去心） 五味子 石斛（去根） 芍药 人参 甘草（炙）各一两

【用法】上为末,炼蜜为丸,如梧桐子大。每服三十丸,温酒或盐汤送下,空心、日午、临卧各一次。

【主治】蛊病,少腹冤热而痛,精气不守,溲便出白。

55222 泽泻丸《圣济总录》卷一一三）

【组成】泽泻 茺蔚子 菟丝子（酒浸,别捣） 石斛（去根） 地肤子 五味子 生干地黄（焙）各一两 山芋一两半 细辛（去苗叶）半两

【用法】上为末,炼蜜为丸,如梧桐子大。每服二十丸,空心以温热水送下,临卧再服。

【主治】脏腑挟热,冲发于目,津液结滞而成眵瞙。

55223 泽泻丸《医方类聚》卷九十八引《御医撮要》）

【组成】泽泻 木香 川巴戟 远志 没药各一两萆薢 附子各二两

【用法】上为散,用硇砂二两、木瓜二个（去瓤）,切开木瓜,入硇砂在内,饭甑上中久蒸烂为度,同前药末为丸,如梧桐子大。每服十九空心,食前以酒或盐汤送下。

【主治】一切脚气。

55224 泽泻汤《金匮》卷中）

【异名】泽泻散（《普济方》卷一九一）、泽泻饮（《杏苑》卷四）。

【组成】泽泻五两 白术二两

【用法】上二味,以水二升,煮取一升,分温再服。

【功用】《金匮辨解》：利水除饮,健脾制水。

【主治】饮停心下,头目眩晕,胸中痞满,咳逆水肿。
❶《金匮》：心下有支饮,其人苦冒眩。❷《普济方》：水肿。
❸《医灯续焰》：胸中痞结,坚大如盘,下则小便不利。❹《证

治汇补》：饮水太过,肠胃不能传送。❺《会约》：咳逆难睡,其形如肿。

【方论选录】❶《金匮要略心典》：冒者,昏冒而神不清,如有物冒蔽之也;眩者,目眩转而乍见玄黑也。泽泻泻水气,白术补土气以制水也。❷《金匮要略方义》：此方所治之冒眩,乃水饮停于中焦,浊阴上冒,清阳被遏所致。治当利湿化饮,健脾和中。本方泽泻、白术两药相伍,一者重在祛湿,使已停之饮从小便而去;一者重在健脾,使水湿既化而不复聚。高学山称此为"泽泻利水而决之于沟渠,白术培土而防之于堤岸";其意甚当。

【临床报道】❶支饮：《经方实验录》管某,女,咳吐沫,业经多年,每届冬令必发,时眩冒,冒则呕吐,大便燥,小溲少,咳则胸满。此为支饮,宜泽泻汤。泽泻一两三钱、生白术六钱。服1剂,即觉小溲畅行,而咳嗽大平。续服5服,其冬竟得安度。❷内耳眩晕：《湖北中医杂志》[1988,(6):14]用本方（泽泻、白术各60克）治疗内耳眩晕92例。结果:诸症在1天内消失,观察1年未见复发者共51例;诸症在1天内消失或减轻,1年内偶有复发,但发作次数显著减少,程度减轻共33例;眩晕在3天内未见减轻,其发作次数与程度同治疗前者共8例;总有效率91.3%。❸水肿《江苏中医杂志》（1984,6:35）:王某某,女,60岁,水肿二年余,时轻时重,晨起见于眼睑,入暮甚于下肢,按之凹陷难复。伴头晕目眩,胃纳不振,四肢倦怠。舌苔白滑,脉沉细。此脾气虚弱,水湿不化。治以健脾利湿,泽泻汤主之。炒白术45克、泽泻30g,每日煎服1剂。连服5剂,水肿渐消。原方续进10剂后,头目转清,胃纳亦充,脉舌俱平。

【现代研究】对兔椎基底动脉供血的影响：《浙江中西医结合杂志》[2005,15(4):220]研究采用电磁流量计检测脑血流量,计算脑血管阻力,检测血压、心率等方法,对实验动物兔的脑血流量和脑血管阻力进行了观察。结果表明:泽泻汤大剂量组在第30、60分钟时脑血流量显著增加,脑血管阻力降低。认为泽泻汤能提高脑血流量,降低脑血管阻力。

【备考】本方方名,《医钞类编》卷九引作"白术汤"。

55225 泽泻汤《外台》卷六引《删繁方》）

【异名】泄热泽泻汤（《圣济总录》卷五十四）。

【组成】泽泻二两 生地骨皮五两 甘草一两（炙）半夏二两（洗） 石膏八两 柴胡三两 茯苓三两 生姜三两 竹叶（切）五合 人参二两 桂心一两 莼心一升

【用法】上切。以水一升,煮取三升,分三服。

【功用】通脉泻热。

【主治】❶《外台》引《删繁方》：上焦实热而致漏气,饮食下胃,其气未定,汗出面背,身中皆热。❷《圣济总录》：上焦热结,饮食不下。

【宜忌】忌海藻、菘菜、羊肉、饧、醋、生姜。

【方论选录】《千金方衍义》：漏气者,风热闭其腠理。上焦之气悍慓滑疾,经气失道,邪气内著,乘饮食入胃,枢机开阖之时,蒸发热汗从头身背阳位漏泄,虽言热在上焦,而三焦之源实从下发,故取五苓散中泽泻、桂、苓下通膀胱气化;小柴胡汤中柴胡、姜、半、参、甘中清胆腑枢机;竹叶石膏方中石膏、竹叶、半夏、甘、参上散胃中蕴热。相配之妙,尤在人参助诸药力,桂心鼓诸药性,莼心专泻胃热,骨皮专走三焦也。

55226　**泽泻汤**（《外台》卷二十三引《延年秘录》）

【组成】泽泻　茯苓各二两　牡蛎（熬）　白术各一两　生姜半升

【用法】上切。以水八升，煮取二升，分服一升，一日二次。

【功用】止汗治气。

【主治】大虚烦躁。

55227　**泽泻汤**（《幼幼新书》卷三十三引《婴孺方》）

【组成】泽泻　升麻　知母　柴胡　栀子仁　芍药各八分　决明子五分　枳壳（炙）四分　竹叶（切）一升　杏仁（去皮尖）　寒水石（碎）各六分

【用法】以水五升，煮取一升半，五六岁为三服。

【主治】小儿眼赤痛，有脓，壮热。

55228　**泽泻汤**（《普济方》卷一二〇引《指南方》）

【组成】泽泻半两　石膏　赤茯苓各一两　白术　防风各二两

【用法】上为细末。每服五钱，水一盏，煎至一盏，去滓服。

【主治】太阳经受风邪，肾气上从风与热而为风厥，身热汗出烦满，不得汗解。

55229　**泽泻汤**（《圣济总录》卷十七）

【组成】泽泻　前胡（去芦头）　白术　赤茯苓（去黑皮）　甘草（炙）　人参　半夏（汤洗七度，切作片，以生姜汁浸，焙干，炒）各一两　槟榔（剉）　陈橘皮（汤浸，去白，焙）各三分　枳壳（去瓤，麸炒）半两

【用法】上为粗末。每服二钱匕，以水一盏，加生姜半分（拍碎），煎至六分，去滓温服，不拘时候。

【主治】风痰壅滞，胸膈不利，头目昏眩，不思饮食。

55230　**泽泻汤**（《圣济总录》卷五十一）

【组成】泽泻（剉）　葵根（剉）　木通（剉）　车前子　井泉石（碎）　赤茯苓（去黑皮）　甘草（炙，剉）各一两

【用法】上为粗末。每服二钱匕，水一盏，煎至七分，去滓温服，不拘时候。以小便利为度。

【主治】肾脏实热，传入膀胱，小便黄赤，结涩不通。

55231　**泽泻汤**（《圣济总录》人卫本卷六十一）

【组成】泽泻（剉）　黄芩（去黑心）　白鲜皮　茵陈蒿　阿胶（炒燥）一两　甘草（炙，剉）三分

【用法】上为散。每服一钱半匕，空心米饮调下，一日二次。

【主治】酒黄，病人五脏积热、面赤，言语带邪，昏沉错乱，目中黄色，大便下血。

【备考】本方方名，原书文瑞楼本作"泽泻散"。

55232　**泽泻汤**（《圣济总录》卷六十七）

【组成】泽泻　细辛（去苗叶）　续断　秦艽（去苗土）　山芋　黄耆（剉）各一两　防风（去叉）　五味子　生姜（切，焙）各一两半

【用法】上为粗末。每服三钱匕，水一盏，加大枣一枚（去核），同煎至七分，去滓，空心、临卧各一服。

【主治】气虚，手足厥逆，三焦不顺。

55233　**泽泻汤**（《圣济总录》卷八十五）

【异名】肾着散（《普济方》卷一五五）。

【组成】泽泻半两　桂（去粗皮）三分　白术　白茯苓（去黑皮）　甘草（炙，剉）各一两　牛膝（酒浸，切，焙）　干姜（炮）各半两　杜仲（去粗皮，剉，炒）三分

【用法】上为粗散。每服三钱匕，水一盏，煎至七分，去滓，空心日午、夜卧温服。

【主治】五种腰痛。

55234　**泽泻汤**（《圣济总录》卷九十二）

【组成】泽泻一两　黄耆（剉）三分　干姜（炮）　甘草（炙，剉）　桂（去粗皮）　牡蛎（煅令赤）　芍药各半两

【用法】上为粗末。每服五钱匕，水一盏半，煎至一盏，去滓，空心分温二服；如小便淋，即以热酒调三钱匕，去滓澄清服，一日三次。

【主治】虚损大劳，惊恐失精，茎中痛，小便白浊，或赤，或如豆汁，或遗沥。

55235　**泽泻汤**（《圣济总录》卷一一二）

【组成】泽泻　升麻　杏仁（汤浸，去皮尖双仁，研）　决明子（微炒）　大黄（剉，炒）　黄芩（去黑心）　甘草（炙）　枳实（去瓤，麸炒）　芍药各一两　栀子仁　人参　赤茯苓（去黑皮）　黄柏（去粗皮）　细辛（去苗叶）　白术各半两　柴胡（去苗）四两　桑根白皮（剉，炙）二两　青葙子一两

【用法】上为粗末。每服五钱匕，水一盏半，加生姜半分（拍破），同煎至一盏，去滓，入芒消半钱匕，放温，食后、临卧服，一日二次。

【主治】肝脏热冲目赤，瞻视漠漠，积年青盲不见物。

55236　**泽泻汤**（《圣济总录》卷一一五）

【组成】泽泻一两半　熟干地黄（焙）二两　五味子　丹参　玄参　防风（去叉）　桂（去粗皮）　人参　当归（切，焙）各一两半　白茯苓（去黑皮）　石斛（去根）　地骨皮各二两　磁石（煅、醋淬七遍）三两　牛膝（去苗，酒浸，切，焙）　甘草（炙）　黄耆（剉）　菖蒲（米泔浸一宿，剉，焙）各一两半

【用法】上为粗末。每服三钱匕，先以水三盏，煮羊肾一只，取汁至一盏，去羊肾下药，加生姜一枣大（拍碎），大枣三枚（去核），同煎七分，去滓，食前温服。

【主治】肾间有水，耳聋经年不愈。

55237　**泽泻汤**

《圣济总录》卷一五七。为《圣惠》卷七十五"泽泻散"之异名。见该条。

55238　**泽泻汤**（《圣济总录》卷一五九）

【异名】圣麦散（《普济方》卷三五六）。

【组成】泽泻一两　瞿麦（去根，剉碎）二两半　榆白皮（刮净，剉碎）二两　甘草（炙令赤）一两半　桂（去粗皮）　木通（剉碎）　牛膝（酒浸半日，切，焙）一两

【用法】上为粗末。每服四钱匕，以水一盏半，加生姜三片，同煎至一盏，去滓温服；一服未产，更服。

【主治】难产。

55239　**泽泻汤**（《鸡峰》卷十九）

【组成】泽泻　天雄　白蒺藜半两　防风一两　枳实半两

【用法】上为细末。每服五钱，水二盏，加生姜三片，煎至一盏，去滓，食前温服。

【主治】风寒之气客于肾经，上乘肺而气不下流，风与气搏，面目卒然浮肿，身无痛，形不瘦，不能食，切其脉大紧。

【备考】方中泽泻、天雄用量原缺。

55240 泽泻汤(《普济方》卷一九三)

【组成】泽泻三两(炒) 知母二两 海藻二两 丹参三两 秦艽二两 木防己二两 猪苓二两(去皮) 大黄三两 通草二两 青木香二两

【用法】上切。以水九升,煮取三升,分三服。

【主治】寒热当风,饮多暴肿,身如裂,脉浮数。

【宜忌】忌酢物。

55241 泽泻汤(《普济方》卷二六一)

【组成】泽泻 知母 石膏(碎)各二两 当归 甘草(炙) 人参 桂心 黄耆 茯苓各二两 竹叶(切)三升 麦门冬三两(去心)

【用法】上切。以水一斗二升,煮竹叶,取一斗,去滓,下诸药,煮取四升,分服。

【主治】虚汗。

55242 泽泻汤

《医学入门》卷七。为《圣惠》卷四十五"泽泻散"之异名。见该条。

55243 泽泻汤(《慈幼新书》卷九)

【组成】陈皮 厚朴 黄芩 黄连 槟榔 白芍 甘草 茯苓 滑石 大黄 泽泻

【主治】小儿痢疾。

55244 泽泻汤(《医家心法》)

【组成】白芍二钱 当归 黄芩 泽泻 甘草 楂肉 丹皮各一钱 木香四分 滑石二钱 青皮 厚朴各八分

【主治】痢疾。

【加减】红积,加黄连八分或一钱至一钱五分;鲜血,加生地三钱;初起毒盛,便难,人壮实者,加酒制大黄二三钱;身体发热,加柴胡八分或一钱。

55245 泽泻汤(《产科发蒙》卷二引周新定方)

【组成】泽泻 木通 茯苓 枳壳 桑白皮 槟榔 葵子 瞿麦各等分

【用法】加生姜三两,水煎服。

【主治】妇人妊娠小便不利。

55246 泽泻饮

《杏苑》卷四。为《金匮》卷中"泽泻汤"之异名。见该条。

55247 泽泻散(方出《素问》卷十三,名见《圣济总录》卷十三)

【异名】薇衔汤(《普济方》卷一一八引《指南方》)、麋衔汤(《三因》卷二)、泽术麋衔散(《张氏医通》卷十五)。

【组成】泽泻 术各十分 麋衔五分

【用法】合为散。每服三指撮,饭前服。

【主治】❶《内经·素问》:酒风,身热懈惰,汗出如浴,恶风少气。❷《三因》:因醉中风,恶风多汗,少气,口干善渴,近衣则身热如火,临食则汗流如浴,骨节懈惰,不欲自劳,名曰漏风。

【方论选录】❶《素问》王冰注:术,味苦温平,主治大风,止汗;麋衔,味苦寒平,主治风湿筋痿;泽泻味甘寒平,主治风湿,益气。由此功用,方故先之。饭后药先,谓之后饭。❷《古方选注》:麋衔祛在表之风,泽泻渗在里之湿,白术助脾胃之气以却邪。

55248 泽泻散(《圣惠》卷七)

【组成】泽泻一两 人参三分(去芦头) 旋覆花三分 麦门冬三分(去心) 枳壳(实)半两(麸炒微黄) 前胡三分(去芦头) 赤茯苓三分 桔梗三分(去芦头) 甘草半两(炙微赤,剉) 杏仁三分(汤浸,去皮尖双仁,麸炒微黄) 半夏一两(汤浸七遍,去滑)

【用法】上为散。每服三钱,以水一中盏,加生姜半分,煎至六分,食前去滓温服。

【主治】肾脏虚损,上焦烦壅,痰饮结聚,常唾不休,胃虚食少。

55249 泽泻散(《圣惠》卷二十九)

【组成】泽泻三分 牡蛎一两(烧为粉) 桂心半两 白术一两 黄耆一两(剉)

【用法】上为粗散。每服三钱,以水一中盏,煎至六分,去滓、食前温服。

【主治】虚劳盗汗,恶风怯寒。

55250 泽泻散(《圣惠》卷二十九)

【组成】泽泻一两 鳖甲一两(涂醋炙微黄,去裙襕) 麦门冬半两(去心) 栀子仁半两 甘草半两(炙微赤,剉) 木通三分(剉) 赤芍药三分 黄芩三分 赤茯苓

【用法】上为粗。每服四钱,以水一中盏,加生姜半分,葱白七寸,豉五十粒,煎至六分,去滓温服,不拘时候。

【主治】虚劳骨节疼痛,心膈躁闷,小便不利。

【备考】方中赤茯苓用量原缺。

55251 泽泻散(《圣惠》卷二十九)

【组成】泽泻三分 白龙骨一两 桑螵蛸一两(微炒) 车前子一两 狗脊二两

【用法】上为细散。每服二钱,食前以温酒调下。

【主治】❶《圣惠》:虚劳内伤,肾气绝,小便余沥,不能自禁。❷《圣济总录》:大虚损,内伤肾气,小便白浊。

55252 泽泻散(《圣惠》卷二十九)

【组成】泽泻一两 牡丹三分 桂心三分 甘草三分(炙微赤,剉) 榆白皮三分(剉) 白术三分 赤茯苓一两 木通一两(剉)

【用法】上为粗散。每服三钱,以水一中盏,煎至六分,去滓,食前温服。

【主治】虚劳,膀胱气滞,腰中重,小便淋。

55253 泽泻散(《圣惠》卷三十八)

【组成】泽泻三分 瞿麦一两 玄参一两 黄芩一两 木通一两(剉) 麦门冬一两(去心) 桑螵蛸三枚(微炒) 甘草半两(炙微赤,剉) 赤茯苓一两

【用法】上为散。每服五钱,以水半盏,加生姜半分,淡竹叶二七片,葱白七寸,煎至六分,去滓温服,一日三四次。

【主治】乳石发动,小便淋涩不通,心中烦热,小腹妨闷。

55254 泽泻散(《圣惠》卷四十五)

【异名】泽泻汤(《医学入门》卷七)。

【组成】泽泻三分 赤茯苓三分 枳壳三分(麸炒微黄,去瓤) 木通一两(剉) 猪苓一两(去黑皮) 槟榔一两 牵牛子二两(微炒)

【用法】上为细散。每服二钱,用水煎生姜、葱白汤调下,一日二三次,以利为度。

【主治】❶《圣惠》:脚气,大小便秘涩,膀胱气壅攻,心腹妨闷。❷《医学入门》:水肿,大小便秘涩。

55255 **泽泻散**(《圣惠》卷五十八)

【组成】泽泻一两 鸡苏一两 赤茯苓一两 石韦一两(去毛) 当归一两(剉,微炒) 桂心三分 槟榔一两 桑螵蛸半两(微炒) 枳壳半两(麸炒微黄,去瓤) 琥珀一两

【用法】上为细散。每服二钱,煎葵子汤调下,不拘时候;木通汤调服亦得。

【主治】冷淋,气淋,小便涩痛胀满。

❶《圣惠》:冷淋,小便不通,涩痛胀满。❷《医统》:气淋。❸《嵩崖尊生》:先寒战,然后便数或淋。

【备考】《圣济总录》有蒲黄一两。

55256 **泽泻散**(《圣惠》卷五十八)

【组成】泽泻一两 牡丹一两 牡蛎一两(烧为粉) 鹿茸一两(去毛,涂酥炙微黄) 桑螵蛸一两(微炒) 阿胶一两(捣碎,炒令黄燥) 赤茯苓一两

【用法】上为细散。每服二钱,食前以酒调下。

【主治】遗尿,小便涩。

55257 **泽泻散**(《圣惠》卷七十五)

【异名】泽泻汤(《圣济总录》卷一五七)。

【组成】泽泻一两 桑根白皮一两(剉) 木通一两(剉) 枳壳一两(麸炒微黄,去瓤) 赤茯苓一两 槟榔一两

【用法】上为粗散。每服四钱,以水一中盏,加生姜半分,煎至六分,去滓,食前温服。以稍利为效。

【主治】妊娠气壅,身体腹胁浮肿,喘息促,大便难,小便涩。

55258 **泽泻散**

《圣济总录》卷十三。为《圣惠》卷二十三"防风散"之异名。见该条。

55259 **泽泻散**

《圣济总录》(文瑞楼本)卷六十一。即原书人卫本"泽泻汤"。见该条。

55260 **泽泻散**(《圣济总录》卷一六五)

【组成】泽泻(剉)二两 井泉石半两(研) 车前子(洗,焙干) 赤茯苓(去黑皮,剉) 当归(切,炒)各一两半 葶苈子(纸上炒) 甘遂(生)各半两

【用法】上为散。每服一钱匕,食前以蜜汤温调下,一日二次。

【主治】产后小便不通。

55261 **泽泻散**(《幼幼新书》卷二十五引《家宝》)

【组成】川泽泻 川郁金(生) 山栀仁(炒) 甘草(炙)各一分

【用法】上为末。每服婴孩一字,二三岁半钱,五七岁一钱,甘草汤调下,日二次。再用青金散敷。

【主治】❶《幼幼新书》引《家宝》:小儿肺积,鼻内生疮及鼻下赤烂。❷《金鉴》:小儿风热客于肺经,而致鼻𧏾疮,鼻下两旁色紫斑烂,脓汁浸淫,痒而不痛。

55262 **泽泻散**(《宣明论》卷十四)

【组成】泽泻一分 蝉衣(全者)二十一个 黄明胶手掌大一片(炙令焦)

【用法】上为细末。每服一钱,温米汤调下,一日二次,未愈再服。

【主治】小儿齁鲅,膈上壅热涎潮。

55263 **泽泻散**(《杨氏家藏方》卷十)

【组成】马蔺花 川楝子肉(炒) 茯苓皮 泽泻 茴香(炒) 麦门冬(去心) 石燕子(煅红,醋淬七次)各等分

【用法】上为细末,入麝香少许。每服一钱,空心、临卧以盐酒调下。

【主治】膀胱疝气,小肠气痛。

55264 **泽泻散**(《云岐子脉诀》)

【组成】赤茯苓 泽泻各半两 桑白皮 山栀子仁各一两

【用法】上㕮咀。每服一两,水煎服,得小便利为度。

【主治】小便赤涩,闭塞不通,脚酸疼,主脉沉,客脉洪。

55265 **泽泻散**

《普济方》卷一九一。为《金匮》卷中"泽泻汤"之异名。见该条。

55266 **泽泻羹**(《圣济总录》卷一八八)

【组成】生泽泻花叶(切)五两

【用法】以水三升,煮取一升半,去滓,下羊肚、葱、豉等于汁中,煮羹香熟,任意食之。老羊肚佳。

【功用】补益。

【主治】虚劳。

55267 **泽漆丸**(《圣济总录》卷八十引《膜外气方》)

【组成】泽漆(微炒)一两 水银(炼) 葶苈(纸上炒) 大戟(微煨) 郁李仁(汤浸,去皮,炒) 枳壳(去瓤,麸炒)各一两半 甘遂 椒目(微炒)各一两

【用法】上为末,炼蜜为丸,如小豆大。每服十丸,空腹米饮送下;未利,加至十五丸。

【主治】膜外水肿。

55268 **泽漆丸**(《圣惠》卷四十九)

【组成】泽漆半两 槟榔一两 附子一两(炮裂,去皮脐) 木香半两 肉桂半两(去皱皮) 陈橘皮半两(汤浸,去白瓤,焙) 泽泻半两 川大黄半两(剉碎,微炒) 郁李仁半两(汤浸去皮,微炒) 厚朴半两(去粗皮,涂生姜汁,炙令香熟)

【用法】上为末,炼蜜为丸,如梧桐子大。每服二十丸,以温水送下,一日三四次。

【主治】食癥癖气,脾胃虚弱,头面及四肢浮肿,欲变成水病者。

55269 **泽漆丸**(《圣惠》卷六十九)

【组成】泽漆一两 甜葶苈一两(隔纸炒令紫色,别捣) 桑根白皮一两(剉) 甘遂一两(剉,炒令黄) 牵牛子一两(生用) 昆布三分 郁李仁一两(汤浸,去皮,微炒,别捣) 枳实二两(麸炒微黄) 槟榔一两

【用法】上为细末,研入甜葶苈、郁李仁,令匀细,炼蜜为丸,如梧桐子大。每服十丸,食前以温酒送下。

【主治】妇人血分,通身浮肿,胸膈不利,腹胁胀闷,喘息气粗,不能饮食。

55270 **泽漆丸**(《圣惠》卷七十九)

【组成】泽漆一两 汉防己三分 郁李仁一两(汤浸去皮,微炒) 细辛半两 防风半两(去芦头) 前胡一两(去芦头) 赤茯苓一两 木香三分 桑根白皮一两(剉) 诃黎勒皮一两 枳壳三分(麸炒微黄,去瓤) 槟榔一两

【用法】上为末,炼蜜为丸,如梧桐子大。每服三十丸,食前以生姜汤送下。

【主治】产后风虚,头面浮肿,心胸不利,少思饮食。

55271 泽漆丸(《圣济总录》卷一七四)

【异名】甘遂丸(《普济方》卷三八六)。

【组成】泽漆叶 葶苈(纸上炒)各半两 甘遂(炒) 黄芩(去黑心) 郁李仁(汤浸去皮尖,炒,研) 芍药 猪苓(去黑皮) 杏仁(汤浸,去皮尖双仁,炒,研) 车前子各三分 鳖甲(去裙襕,醋炙) 柴胡(去苗)各半两

【用法】上为末,炼蜜为丸,如绿豆大。五六岁儿每服五丸,以温水送下。

【主治】小儿水肿腹大,诸疗不愈者。

55272 泽漆汤(《金匮》卷上)

【组成】半夏半升 紫参五两(一作紫菀) 泽漆三斤(以东流水五斗,煮取一斗五升) 生姜五两 白前五两 甘草 黄芩 人参 桂枝各三两

【用法】上咬咀。内泽漆叶中,煮取五升,温服五合,至夜尽。

【功用】❶《金匮要略方义》:泻水逐饮,止咳消痰。❷《张仲景药法研究》:逐水通阳,止咳平喘。

【主治】水饮内结,咳嗽浮肿,胸胁痛,脉沉。❶《金匮》:咳而脉沉者。❷《脉经》:寸口脉沉,胸中引胁痛,胸中有水气。❸《张氏医通》:上气咽喉不利。❹《金匮释按》:久病咳喘,肺气不利,水道失于通调,水饮内蕴,泛溢肌肤而出现浮肿。

【方论选录】❶《法律》:血结则痰气必为外裹,故用泽漆之破血为君,加入开痰下气、清热和荣诸药,俾坚叠一空,元气不损,制方之意若此。❷《金鉴》:脉沉为水,以泽漆为君者,因其功专于消痰行水也。水性阴寒,桂枝行阳气以导之。然所以停水者,以脾土衰不能制水,肺气逆不能通调水道,故用人参、紫苏、白前、甘草补脾顺肺,同为制水利水之方也。黄芩苦以泄之,半夏、生姜辛以散之也。❸《金匮要略心典》:泽漆汤以泽漆为主,而以白前、黄芩、半夏佐之,则下趋之力较猛;虽生姜、桂枝之辛,亦只为下气降逆之用而已,不能发表也。仲景之意,盖以咳皆肺邪,而脉浮者,气多居表,故驱之使从外出为易,脉沉者,气多居里,故驱之使从下出为易,亦因势利导之法也。❹《金匮要略诠释》:方中泽漆逐水,消痰之力为猛;桂枝通阳,温化水气;紫菀、白前温肺,止咳平喘;生姜、半夏健胃涤痰、散饮;黄芩清肺,除水饮郁生之热;人参、甘草扶正健脾,运化水湿。本方先煎泽漆,汤成之后入诸药,取其逐饮为先,领诸药而治逆之气。

【临床报道】❶肺胀:《成都中医学院学报》[1978,(2):106]曾某某,男,50余岁,农民。形体尚壮实,三年来长期咳嗽,吐泡沫痰挟少量稠黏痰,时作喘息,甚则不能平卧,咳喘冬夏均有发作,无外感时也可突然发作,面目及四肢凹陷性浮肿,饮食尚佳,口渴喜饮,口腻,大便时干时稀,小便短少,曾服小青龙、射干麻黄、杏苏散、苓甘五味姜辛汤等,均无显效,时作时止。舌苔薄白有津,舌根苔微黄,脉不浮而见沉滑。诊为肺胀,水饮内停,气郁化热。投泽漆汤原方。一剂咳吐痰涎明显减少,腹泻二次。再进四剂,诸证痊愈。观察三年未复发。❷支饮咳嗽:《中医杂志》[1986,4:19]许某,女,65岁。咳喘有年,日夜屈膝跪卧,食少便溏,脾虚不能运化,

肺伤不能通调,则饮居胸阳而胸满心悸,水泛肤而表面浮身肿。况年逾花甲,阴盛阳衰,故拟泽漆汤加减。处方:泽漆9g,桂枝9g,炙麻黄6g,杏仁9g,党参9g,法半夏9g,炙甘草6g,炙紫菀9g,生姜3片。先煮泽漆,滤汁代水煎药。服4剂后,喘平展消,胃开能食。此饮去阳复之兆,嘱其早服香砂六君子丸,晚服济生肾气丸以善后。❸结核性渗出性胸膜炎伴肝功能损害:《中医药临床杂志》[2008,20(5):483]用泽漆汤化裁治疗结核性渗出性胸膜炎伴肝功能损害20例。结果:治愈3例,好转15例,无效2例,有效率为90.0%。

55273 泽漆汤(《外台》卷二十引《古今录验》)

【组成】泽漆二两(炙) 知母二两 海藻二两 茯苓二两 丹参三两 秦艽二两 木防己二两 猪苓二两(去皮) 大黄三两 通草二两 青木香二两

【用法】上切。以水九升,煮取三升,分三服。

【主治】寒热当风,饮多暴肿,身如吹,脉浮数。

【宜忌】忌酢物。

55274 泽漆汤(《千金》卷二十一)

【异名】泽漆根汤(《千金翼》卷十九)。

【组成】泽漆根十两 鲤鱼五斤(若无鲤鱼鲖鱼亦可用) 赤小豆二升 生姜八两 茯苓三两 人参 麦门冬 甘草各二两

【用法】上咬咀。以水一斗七升,先煮鱼及豆,减七升,去之,纳药煮取四升半,每服三合,一日三次;人弱服二合,再服气下喘止,可至四合。晬时小便利,肿气减,或小溏下。若小便大利,还从一合,始大利便止。

【主治】水气,通身洪肿,四肢无力,或从消渴,或从黄疸支饮,内虚不足,营卫不通,气不消化,实皮肤中,喘息不安,腹中响响胀满,眼不得视。

【加减】水甚不得卧,卧不得转侧,加泽漆一斤;渴,加栝楼根二两;咳嗽,加紫菀二两,细辛一两、款冬花一合、桂三两,增鱼汁二升。

55275 泽漆汤

《圣济总录》卷四十八。为《圣惠》卷四十六"泽漆散"之异名。见该条。

55276 泽漆汤(《圣济总录》卷五十四)

【组成】泽漆 防己 甜葶苈(纸上炒) 郁李仁(汤浸,去皮,炒)各半两 百合 陈橘皮(汤浸,去白,焙) 桑根白皮(剉) 木通(剉) 赤茯苓(去黑皮)各一两

【用法】上为粗末。每服三钱匕,水一盏,加大枣二枚(擘破),同煎至七分,去滓温服,不拘时候。

【主治】三焦不调,上乘于肺,时发喘咳,身体浮肿,坐卧不安。

55277 泽漆汤

《圣济总录》卷七十八。为《千金》卷十五"泽漆茱萸汤"之异名。见该条。

55278 泽漆汤(《圣济总录》卷七十八)

【组成】泽漆叶(微炒)五两 桑根白皮(炙令黄色,剉) 郁李仁(汤浸,去皮尖,炒熟)各三两 杏仁(汤浸,去皮尖双仁者,炒香) 人参各一两半 白术(剉,炒) 陈橘皮(汤浸,去白,焙干)各一两

【用法】上为粗末。每服五钱匕,水一盏,加生姜三片,煎取八分,去滓温服,后半时辰再服。取下黄水数升,或小

便利为度。

【主治】水肿盛满，或痢后肿满，气急喘嗽，小便涩赤如血。

55279　泽漆汤（《三因》卷十四）

【组成】泽漆（洗去腥）五两　桑白皮六两（炙）　射干（泔浸）　黄芩　茯苓　白术各四两　泽泻　防己各二两

【用法】上㕮咀。每服五钱，水三盏，乌豆一合，煎二盏，纳药，同煎七分，去滓，空腹温服，一日三次。

【主治】石水，四肢瘦，腹肿，不喘，其脉沉。

55280　泽漆散（《圣惠》卷六）

【组成】泽漆一两　羌活二两　杏仁一两（汤浸，去皮尖双仁，麸炒微黄）　旋覆花三分　贝母一两（煨令微黄）　半夏一两（汤浸七遍，去滑）　猪苓一两（去黑皮）　前胡三分（去芦头）　大腹皮三分（剉）　汉防己一两　桑根白皮一分（剉）　甜葶苈一两（隔纸炒令黄色）　陈橘皮一两（汤浸，去白瓤，焙）

【用法】上为散。每服三钱，以水一中盏，加生姜半分，大枣三枚，煎至六分，去滓温服，不拘时候。

【主治】肺气壅盛，攻头面四肢，浮肿，胸膈痰逆，不下饮食。

55281　泽漆散（《圣惠》卷四十六）

【异名】泽漆汤（《圣济总录》卷四十八）。

【组成】泽漆半两　桑根白皮一两（剉）赤　茯苓一两半　木通一两（剉）　陈橘皮三分（汤浸，去白瓤，焙）　紫苏茎叶一两　甘草半两（炙微赤，剉）　大腹皮三分（剉）

【用法】上为散。每服三钱，以水一中盏，加生姜半分，煎至六分，去滓温服，不拘时候。

【主治】咳嗽喘急，坐卧不得，面目浮肿。

【备考】《圣济总录》有紫菀一两半。

55282　泽兰子汤（《千金翼》卷十九）

【组成】泽兰子　半夏（洗）　麻仁各一升　大枣二十枚（擘）　糖一斤　人参　茯苓　细辛各二两　远志（去心）　桂心　龙骨　甘草（炙）各一两

【用法】上㕮咀。以水一斗二升，煮取四升，分四服，日三夜一。

【主治】伤中里急，两胁挛痛，久致咳嗽，四肢寒热，小便赤黄，饮酒困卧，长风百脉开张，血痹不仁，梦寤失精，唇口干燥，奄然短气。

55283　泽兰叶汤

《金鉴》卷四十四。为《鸡峰》卷十七"泽兰汤"之异名。见该条。

55284　泽兰叶散

《医学入门》卷七。为《圣惠》卷七十"泽兰散"之异名。见该条。

55285　泽漆根汤（《外台》卷二十引《深师方》）

【组成】生鲤鱼一头（重五斤，粗剉）　麦门冬二两（去心）　甘草二两（炙）　人参二两　茯苓二两　泽漆根八两（生者）

【用法】上切。以水一斗七升煮鱼，取一斗，去鱼以煮药，取四升，分服，一日三次，小便利为度，不利增服之；大便如利而小便未利者，增至四合。服一日气即下，得安卧。

【功用】利小便。

【主治】水在五脏，令人咳逆喘上气，腹大响响，两脚肿，目下有卧蚕，微渴，不得安卧，气奔短气，有顷乃复，小便难，少而数，肺病胸满引痛，水气迫肺，吸吸寒热。

【加减】有寒，可纳干姜八两。

55286　泽漆根汤

《千金翼》卷十九。为《千金》卷二十一"泽漆汤"之异名。见该条。

55287　泽术麋衔散

《张氏医通》卷十五。为方出《素问》卷十三，名见《圣济总录》卷十三"泽泻散"之异名。见该条。

55288　泽兰生化汤（《揣摩有得集》）

【组成】泽兰叶三钱　归身五钱　川芎二钱　姜炭五分　黑芥穗二钱（炒黑）　砂仁五分（炒）

【用法】入童便，水煎服。

【主治】产后中风发烧。

55289　泽兰补虚丸（《外台》卷三十四引《删繁方》）

【组成】泽兰叶九分　石膏八分（研）　芎劳　甘草（炙）　当归各七分　白芷　防风　白术　藁本　蜀椒　厚朴（炙）　干姜　桂心　细辛各五分

【用法】上为末，炼蜜为丸，如梧桐子大。每服二十丸至三十丸，以酒送下，一日二次。

【主治】产妇劳虚，或本来虚寒，或产后血脉虚竭，四肢羸弱，饮食减少，经水断绝，血脉不通，虚实交错。

55290　泽漆茱萸汤（《千金》卷十五）

【异名】泽漆汤（《圣济总录》卷七十八）。

【组成】泽漆　海藻　青木香各二分　吴茱萸三分　茯苓　白术　桔梗　芍药　当归各五分　大黄一分

【用法】上㕮咀。以水四升，煮取一升半，二百日至一岁儿一服二合半，一岁以上至二岁一服四合。

【功用】《千金方衍义》：破水逐积，温理中土，祛邪养正。

【主治】小儿夏月暴寒，寒入胃则暴下如水，四肢被寒所折则壮热，经日热不除，经月许日，变通身虚满腹痛，脉微细。

【备考】《圣济总录》有犀角。

55291　泽桂癃爽胶囊（《新药转正》42册）

【组成】泽兰　皂角刺　肉桂

【用法】上制成胶囊剂，每粒装 0.44 克。口服，一次 2 粒，一日 3 次，30 天一疗程。

【功用】行瘀散结，化气利水。

【主治】膀胱瘀阻型前列腺增生，症见夜尿频多，排尿困难，小腹胀满等。

【宜忌】宜饭后服用。体弱及阴虚、湿热下注者慎用。个别患者服药后出现恶心、胃部不适、腹泻症状。

治

55292　治中丸（《续本事》卷三）

【组成】巴豆一粒　乌梅两个　丁香三粒　胡椒五粒

【用法】上为细末，饭为丸。每服五丸至七丸，细嚼，以丁香汤送下；小儿一丸。

【主治】酒下醒，兼有酒食伤。

55293　治中丸（《产宝诸方》）

【组成】白术　人参　白茯苓　神曲(炒)　麦蘖　肉桂　干姜(炮)各等分

【用法】上为末,炼蜜为丸,如梧桐子大。每服三十丸,空心以米汤送下。

【主治】脾胃寒湿,饮食不消,酸心呕逆,泄利,肠腹痛。

55294 治中丸(《名家方选》)

【组成】鸡胆　大黄各等分

【用法】上为细末,面糊为丸。白汤送下。

【主治】小儿虫积。

55295 治中汤

《千金》卷二十。为《伤寒论》"理中汤"之异名。见该条。

55296 治中汤

《普济方》卷二〇六引《指南方》。为原书同卷"二陈汤"之异名。见该条。

55297 治中汤(《易简方》)

【组成】人参　干姜　白术　甘草　橘红各二两

【用法】水煎服。干霍乱,欲吐不吐者,先以盐汤少许顿服,候吐出令透,即进此药。

【主治】霍乱吐泻。及干霍乱心腹作痛,欲吐不吐,欲下不下。

55298 治中汤(《便览》卷二)

【组成】人参　甘草(炙)　干姜　白术　青皮　陈皮半夏各等分　丁香减半

【用法】上药每服三钱,水一钟,加生姜三片,煎服。

【主治】脾胃不和,呕逆霍乱,中满虚痞,或泄泻。

【加减】呕吐不已,加藿香,倍加半夏。

55299 治中汤(《嵩崖尊生》卷六)

【组成】苍术　厚朴　半夏　白术　青皮　陈皮人参　砂仁　炙草

【主治】伤食,头痛发热,身不痛。

55300 治中汤

《医部全录》卷一八三。为《金匮》卷上"橘皮枳实生姜汤"之异名。见该条。

55301 治中散(《千金》卷十六)

【组成】干姜　食茱萸各二两

【用法】上为末。每服方寸匕,以酒送下,一日二次。

【主治】胃冷,食后吐酸水。

55302 治中散(《赤水玄珠》卷二十八)

【组成】黄耆　人参　茯苓　白术　川芎　当归　肉桂各五钱　肉果(面包煨熟,取去油)　丁香一钱半　木香三钱

【用法】上为末。每五岁用五分,好热酒调下。衣被盖暖,少顷,痘变红活而起。

【主治】痘疹,虚寒泻利,不进饮食。

55303 治气汤(《千金翼》卷十五)

【组成】人参　茯苓　桂心　厚朴(炙)　半夏(洗)甘草(炙)各一两　麦门冬(去心)　生姜(切)各三两　大枣二十枚(擘)

【用法】上㕮咀。以水八升,煮取二升六合,分服七合。

【主治】服五石散者患气证,不能食,苦气逆。

55304 治气汤(《医统》卷四十一引《活人心统》)

【组成】枳壳一钱　青皮　紫苏　半夏(制)　茯苓各八分　甘草四分

【用法】水一盏半,加生姜三片,煎服。

【主治】气痛。

【加减】气郁作痛,加川芎、香附、厚朴;食积气痛,加木香、砂仁、神曲;胸膈饱闷,加萝卜子、香附;寒痛,加吴茱萸、良姜、附子;气郁成火,加黄连、栀子。

55305 治风煎(《松崖医径》卷上)

【组成】天麻七分五厘　荆芥穗二钱五分　薄荷叶二钱五分　白花蛇肉(酒浸,去骨)四分

【用法】上为细末。用好酒二升,蜜四两,共纳石器内,煎成膏子。每温服一盏,一日三次,煎饼压下。

【主治】丹毒、疥癣痛痒。

55306 治平汤(《会约》卷十三)

【组成】当归一钱三分　白芍一钱　茯苓一钱　泽泻七分　猪苓八分　山栀七分　木香五分　苍术一钱　川楝子一钱　小茴六分　橘核七分(炒,研)　肉桂八分　陈皮七分　荔枝核一钱三分(烧焦,研)

【用法】水煎服。

【主治】一切疝气痛,上冲心,小便赤。

【加减】寒甚,加吴茱萸五分;胁痛,加柴胡七分。

55307 治外膏(《千金》卷六)

【组成】白芷　白蜡各二两　白附子　辛夷　防风乌头　藿香各半两　藁本一两　菱蕤　零陵香各半两　商陆　麝香各六铢　牛脂　鹅脂各一升　羊脂五合　麻油二合

【用法】上薄切,醋渍一宿,合煎,候白芷色黄膏成。以皂荚汤洗面,敷之,每日三次。

【主治】面黦黤。

55308 治耳油

《全国中药成药处方集》(沈阳方)。为原书(北京方)"耳底油"之异名。见该条。

55309 治虫丸(《丹溪治法心要》卷八)

【组成】胡黄连一钱　槟榔一钱　陈皮一钱　神曲郁金　半夏　白术各二钱　雷丸一钱

【用法】上为末,面糊为丸服。

【主治】蛔虫。

55310 治虫丹(《辨证录》卷十四)

【组成】白术三钱　茯苓三钱　百部一钱　槟榔五分使君子十个　枳壳五钱　白芍三钱　甘草三分　白薇二钱黄连二分　半夏五分

【用法】水煎服。

【主治】小儿便中下寸白虫,或蜉蛔之虫,或吐出长短之虫。

【宜忌】服药之后忌饮汤水茶茗。

55311 治虫散(《兰室秘藏》卷中)

【异名】白芷散。

【组成】桂枝一分　熟地黄二分　藁本　白芷各三分当归身　益智仁　黄连各四分　羌活五分　吴茱萸八分草豆蔻　黄耆　升麻各一钱　羊胫骨灰二钱　麻黄(不去节)二钱五分

【用法】上为细末。先用温水漱口,净擦之。

【主治】大寒犯脑,牙齿疼痛,及虫痛,胃经湿热肿痛。

55312 治伤散(《成方制剂》1册)

【组成】白芷 防风 羌活 生关白附 天南星

【用法】制成散剂。口服,一次 1~1.5 克,一日 1~2 次,用温黄酒或温开水送服或遵医嘱;外用,用白酒或醋调敷患处。

【功用】祛风散寒,消肿止痛。

【主治】跌打损伤所致之外伤红肿,内伤肋痛等。

【宜忌】本品药性剧烈,必须按规定剂量服用。孕妇忌服。

55313 治血汤(《嵩崖尊生》卷七)

【组成】人参 茯苓 黄耆 白术各一钱 炮附子一钱半 沉香 木瓜各一钱二分 羌活 川芎 紫苏 甘草各七分

【主治】疝气腹痛。

55314 治血散(《医部全录》卷二七四)

【组成】茜根四两 大豆 黄药子 甘草各二两

【用法】上为末。每服二钱,新汲水调下。

【功用】解一切毒。

【主治】一切吐血、衄血,及诸热烦燥。

【加减】痰嗽有血,加人参二两。

55315 治汗汤(方出《丹溪心法附余》卷十九,名见《杂病源流犀烛》卷七)

【组成】防风 黄耆 白术 麻黄根 牡蛎(洗净,煅过)各一两

【用法】用水一钟,小麦一撮,煎至六分,温服。

【主治】❶《丹溪心法附余》:气虚不足,津液枯竭,体常自汗,昼夜不止,日渐羸瘦。❷《杂病源流犀烛》:表虚,汗出溱溱。

55316 治红丸(《成方制剂》2册)

【组成】百合 侧柏叶 陈皮 大蓟 地黄 甘草 关木通 荷叶 黄芩 京墨 橘络 牡丹皮 石斛 铁树叶 鲜荷叶 浙贝母 棕板

【用法】制成丸剂,每丸重 9 克。口服,一次 1 丸,一日 2 次。

【功用】清热,凉血,止血。

【主治】吐血,便血,咳嗽中带血。

【宜忌】忌食辛辣物。

55317 治肠丸(《普济方》卷二○八)

【组成】黄连(去须) 干姜(炮) 肉豆蔻(面裹,煨香) 赤石脂 龙骨 吴茱萸(汤洗,微炒)各半两 诃子(煨,去核)一两半

【用法】上为细末,粳米饭为丸,如梧桐子大。每服三十丸,空心、食前以米饮送下。

【主治】肠胃虚湿,泄泻频并,米谷不化,腹胀肠鸣,脐腹痛,肠滑洞下。

55318 治疔丸(《广笔记》卷三)

【组成】蟾酥三钱 冰片一钱 麝香七分 真白僵蚕一钱五分 明矾三钱 牛黄一钱 朱砂一钱五分

【用法】用黄白占熔成油,须令软,冷定加前药末为丸,如麻子大。每服七分,葱头白酒吞下。取汗。

【主治】疔疮。

55319 治疔膏(《广笔记》卷三)

【组成】透明松香 沥青各五钱 麻子肉二钱

【用法】上三味,大青石上以铁锤锤细,锤至前药粘死锤上,拈起如清水一般为度;又加飞丹一钱,再锤数百下,取收小瓷杯内。如遇初起疔毒,将小瓷杯隔汤烊化,以新青布照疔疮一般大小,用竹箸摊膏药约一文钱厚,贴之。痛即止,少顷毒水渐渐流尽,疔根如灯心一条拔出,仍用原旧膏贴上,至重者再换一膏药,全愈矣。

【主治】疔疮初起。

【加减】冬季,加麻子肉五分。

55320 治冻灵(《成方制剂》15册)

【组成】蟹壳粉 樟脑

【用法】制成软膏,外用。冻疮初起时,涂抹于患处,轻轻按摩,一日 2~3 次;溃疡冻疮,摊涂于纱布,贴敷患处,2~3 天更换一次。

【功用】消肿,止痒。

【主治】冻疮。

55321 治虎汤(《辨证录》卷十三)

【组成】当归三两 地榆一两 生地三两 黄耆三钱 三七根末一两 麦冬三两

【用法】水十碗,煎数碗。恣其畅饮。服完必安然而卧,明日伤处大痒,又服一剂,又卧,如是五日,疮口生合而愈。

【主治】人为虎牙爪所伤。

55322 治肿饮(《种福堂方》卷三)

【组成】灯草一把(先将水四碗煎至二碗) 萝卜子一两(微炒) 砂仁二钱(微炒)

【用法】将二味研末,倾入灯草汤内,略滚即盛入茶壶内,慢慢吃下;吃尽不见效,如前再煎一服。俟腹响放屁,小便长而肿即退。

【主治】水肿。

55323 治毒散(《丹溪心法附余》卷十六)

【组成】当归 甘草 大黄各五钱 金银花少许

【用法】上㕮咀。水、酒各一盏,煎至一盏,去滓,露一宿,温服。

【主治】便毒。

55324 治毒膏(《回生集》卷下)

【组成】蓖麻子四两(去油皮) 血竭三两 蟾酥一两(乳化) 乳香一两(出汗) 松香一两五钱(揉白)

【用法】加顶好麝香三钱为膏。外贴。

【主治】一切肿毒。

55325 治带片(《妇产科学》)

【组成】金樱子 墓头回 知母 苍术 苦参

【用法】制成片剂。每服 5 片,一日三次。

【主治】湿毒带下。

55326 治咳片(《成方制剂》8册)

【组成】白前 陈皮 甘草 桔梗 菊花 款冬花 连翘 芦根 桑白皮 远志 紫苏子

【用法】制成片剂,口服,一次 6 片,一日 3 次。

【功用】祛痰止咳。

【主治】咳嗽痰多,伤风感冒。

55327 治疣汤(《中医皮肤病学简编》)

【组成】桃仁 9 克　红花 9 克　熟地 9 克　归尾 9 克　赤芍 9 克　川芎 6 克　白术 6 克　炮山甲 6 克　首乌 6 克　板蓝根 15 克　夏枯草 15 克

【用法】水煎服。

【主治】寻常疣。

55328　治疣汤（《中医皮肤病学简编》）

【异名】治瘊汤（《中西医结合皮肤病学》）。

【组成】熟地 12 克　杜仲 6 克　赤小豆 9 克　牛膝 9 克　丹皮 9 克　红花 9 克　白术 9 克　桃仁 9 克　赤芍 9 克　白芍 12 克　穿山甲 3 克　何首乌 6 克

【用法】水煎，分两次服，每次用烧酒 30 毫升作引子。

【功用】《中西医结合皮肤病学》：养血化瘀，脱瘊止痒。

【主治】❶《中医皮肤病学简编》：青年扁平疣。❷《中西医结合皮肤病学》：寻常疣，扁平疣，瘢痕疙瘩，瘙痒证，硬皮病，银屑病，症见皮肤干燥，刺瘊或扁平瘊，有厚鳞屑性皮疹，脉滑，舌质紫红，或有瘀斑。

【方论选录】熟地、白芍、何首乌养血润燥；丹皮、赤芍、桃仁、红花活血化瘀；牛膝引药下行，杜仲入肾；白术、赤小豆健脾利湿；穿山甲通络化瘀；白酒引药上行于一身之表。故该方可治一切皮肤肌表血燥血瘀之证，不限于治疣。

55329　治疣汤（《中医外伤科学》）

【组成】桑叶　菊花　黄芩　紫草　夏枯草　益母草　珍珠母　生牡蛎　代赭石　板蓝根

【用法】水煎服。

【功用】平肝散风，活血解毒。

【主治】疣。

55330　治疳丸（《明医杂著》卷五）

【组成】胡黄连　芦荟　使君子　黄连（炒）各五钱　神曲（炒）一两　阿魏　青黛二钱（另研）　麝香少许（另研）

【用法】上为末，稀面糊为丸，如黍米大。每服十丸，以清汤送下。

【主治】或因哺食太早，或因恣食甘肥，或因重剂重亡津液，虚火上炎，或因乳母饮食、起居、七情、劳逸致患肝脾疳症，或内疳，或疮发于外。

55331　治痈丹（《中医皮肤病学简编》）

【组成】白芷 10 克　生半夏 10 克　槟榔 10 克　枳壳 10 克　黄升丹 10 克　粉霜 6 克　冰片 4 克

【用法】上为细末，作搽药；或配为油膏外用。

【主治】痈疖。

55332　治痔丸

《普济方》卷二九五。即《直指》卷二十三"收痔丸"。见该条。

55333　治喉散（《同寿录》卷二）

【组成】冰片三分　僵蚕五分　硼砂二钱五分　芒消七钱五分

【用法】上为末。用苇管吹喉内患处。

【主治】喉证。

55334　治瘰膏（《奇方类编》卷下）

【组成】葱白汁四两　姜汁四两　水胶八两

【用法】好黄酒二钟，同水熬成珠，摊狗皮上。贴瘰处，待瘰化，去药。

【主治】瘰。

55335　治瘰膏（《奇方类编》卷下）

【组成】水红花子

【用法】以清水熬膏，加麝香少许，摊在布上。贴患处。

【主治】瘰。

55336　治痢丸（《全国中药成药处方集》吉林方）

【异名】治痢神效丸。

【组成】川连　川军各一两　生芍八钱　木香五钱四分　茅术六钱七分　槟榔　地榆各三钱四分　桃仁六钱七分　黄芩一两　枳壳五钱四分　紫朴六钱七分　青皮五钱七分　焦楂四钱　麦芽五钱四分　当归三钱四分　红花二钱

【用法】上为细末，水泛为小丸。每服三钱，小儿五岁以下减半，空心以开水送下。

【功用】止痢清肠，清里解热，泄下化滞。

【主治】红白痢疾，里急后重，身热腹痛。

55337　治痢散（《济阳纲目》卷二十二）

【组成】葛根　苦参（酒炒）　陈皮　陈松　萝茶各一斤　赤芍（酒炒）　麦芽（炒）　山楂（炒）各十二两

【用法】上为末。每服四钱，小儿减半。

【主治】赤白痢疾初起。

【加减】加川黄连四两尤效。

【宜忌】忌荤腥、面食、煎炒、开气、发气诸物。

【方论选录】《证因方论集要》：方用葛根为君，鼓舞胃气上行也；陈茶、苦参为臣，清湿热也；麦芽、山楂为佐，消宿食也；赤芍、陈皮为使，所谓行血则便脓自愈，调气则后重自除也；加黄连者，厚肠胃也。

55338　治痢散（《全国中药成药处方集》沈阳方）

【组成】香附　陈皮　赤芍　黑栀　车前　黄连各五钱　木香一钱　连翘三钱

【用法】上为极细末。每服一钱，以姜汤送下。

【功用】清热化滞，止痢健肠。

【主治】四时感冒，停滞腹痛，吐泻下痢，呕逆食少，里急后重，内伤生冷，消化不良。

【宜忌】忌辛辣食物；孕妇忌服。

55339　治魂丹（《外科启玄》卷十一）

【组成】乳香　没药　铜绿　枯矾　黄丹　川山甲（炙）各一钱　轻粉　蟾酥各五分　麝香少许

【用法】上为细末，用蜗牛研为丸，如绿豆大。每服一丸，至重者用二丸，葱白捣，裹药，以热酒送下。取汗透为妙。

【主治】痈疽、恶疮、疔毒。

55340　治睛散（《眼科全书》卷三）

【组成】当归　白术　白芍　赤芍　羌活　菊花　栀子　密蒙花

【用法】水煎。加蜜少许和服。

【主治】因肝肾二经受风热毒攻，以致生横开翳内障，瞳仁渐渐生一重青白色翳膜，似币厚，托在黄仁金井内。

55341　治痰丸

《杏苑》卷四。为《医学入门》卷七"清痰丸"之异名。见该条。

55342　治膈汤

《外台》卷八。即方出《肘后方》卷四，名见《千金》卷十八"断膈汤"。见该条。

55343 治瘊汤

《中西医结合皮肤病学》。为《中医皮肤病学简编》"治疣汤"之异名。见该条。

55344 治癫丸（《千金》卷二十四）

【组成】桃仁五十枚　桂心　泽泻　蒺藜子　地肤子　防风　防葵　橘皮　茯苓　五味子　芍药各一两　细辛　牡丹皮　海藻各一两　狐阴一具　蜘蛛五十枚

【用法】上为末，炼蜜为丸，如梧桐子大。每服十丸，稍稍加至三十丸。

【主治】阴癫。

【宜忌】《外台》：忌胡荽、生葱、生菜、酢物。

55345 治癥丸

《医学纲目》卷二十五。即《续本事》卷一"化癥丸"。见该条。

55346 治牙仙丹（《辨证录》卷三）

【组成】玄参一两　生地一两

【用法】水煎服。

【主治】脏腑之火旺上行，牙齿痛甚不可忍，涕泪俱出。

【加减】心包之火，加黄连五分；肝经之火，加炒栀子二钱；胃经之火，加石膏五钱；脾经之火，加知母一钱；肺经之火，加黄芩一钱；肾经之火，加熟地一两。

55347 治风锭子（《活人心统》卷一）

【组成】防风　荆芥各五钱　麝香三分　川芎　当归　天麻　乳香　没药　羌活　黄芩　枳壳各三钱　麻黄一两　蝉退（去足）四钱　白附子　川乌　僵蚕各三钱　天竺黄　皂角各二钱　自然铜（醋淬）五钱　金箔十片　人参一钱五分　茯神三钱

【用法】上为末，用糯米粥捣胶和匀，作锭子，金箔为衣。每服一锭，痰涎壅盛，薄荷汤磨下；身热抽搐，姜汁同薄荷汤磨下；口眼㖞斜，葱白汤磨下；冷痛、久痛，姜葱汤或酒磨下；口渴面红，身热恍惚，灯心汤磨下。

【主治】中风，左瘫右痪，痰涎壅盛，眼目不正，手足不遂，历节疼痛。

55348 治发背膏（《医方类聚》卷一七七引《经验良方》）

【组成】明乳香　没药　麒麟竭各二钱半（同研细匀）木鳖子（去壳，细切）　当归（去芦头，细切）　杏仁各半两（汤浸，去皮，研）　妇人梳下油头发二两（皂角洗净）　黄丹六两（水飞过）

【用法】上药先用清油十两于砂铫内，将木鳖子、当归、杏仁、头发，慢火煎熬炒黑色，用绵帛滤去滓，复将油入铫内，却下黄丹于油内，便用桃、柳枝各十条，不住手搅，慢火熬，稍久将油滴在水面上，凝结成珠不散，用手指点起油珠成膏，即提起砂铫，不用火，却将乳香、没药、麒麟竭三味入铫内，不住手搅匀，别以瓦器张盛油膏，坐于新汲水内出火毒，临用时，用黄柏煮过油单纸摊膏药，贴患处，一日或二日一换。

【主治】发背。

55349 治老痰丸（《何氏济生论》卷五）

【组成】天冬　黄芩（酒炒）　海粉（另研）　芒消（另研）　萎霜（炒去油）各一两　香附（盐水浸，炒）五钱　连翘五钱　青黛二钱　橘红二两

【用法】为丸服。

【主治】老痰。

55350 治血块丸（《丹溪心法》卷三）

【组成】海粉（醋煮）　三棱　莪术（醋煮）　红花　五灵脂　香附　石碱

【用法】上为丸。以白术汤送下。

【功用】消血块。

【主治】痰、食积、死血所致之积块。

【备考】《冯氏锦囊》本方用海粉（醋煮）、三棱、莪术（醋煮）、红花、五灵脂、香附各等分，石碱减半。共末为丸。每服30丸，白术汤吞下。

55351 治齿饼子（《墨宝斋集验方》卷上）

【组成】上好荔子一个（去核，碾碎）　椒红　上好雄黄各等分（碾碎）

【用法】三味搅和，作饼子，如桂花饼大。于齿极痛时，先用温汤漱口，即用此饼贴在牙根痛处。开口漏出痰涎即愈。

【主治】牙齿肿痛。

55352 治疟母丸（《广笔记》卷一）

【组成】鳖甲（醋炙）四两　䗪虫（煅存性，研极细）一两半　广橘红一两五钱　射干（晒干）一两　青皮（醋炒）八钱　人参八钱　肉桂（去皮）六钱　干漆（煅烟起存性，研如飞尘）五钱

【用法】上为极细末，醋煮稀糯糊和丸，如梧桐子大。每服四钱，空心以淡姜汤送下。

【主治】疟母。

55353 治疟神方（《冯氏锦囊·杂症》卷十三）

【组成】上好甜香肉桂（去尽粗皮）一钱余

【用法】疟将作时，团囵预舍口中，则寒退热轻，神爽思食而愈。

【主治】疟，久发寒热不已。

【备考】本方方名，《仙拈集》引作"肉桂片"。

55354 治疸神饮（《种福堂方》卷二）

【组成】茵陈草

【用法】将茵陈草煎浓汤，每日多吃数次。

【主治】黄疸。

【宜忌】忌荤腥鱼肉、盐味，淡食则能速愈。

【加减】腹中不快，加神曲、麦芽；小便不利，或与车前子汤同吃，或用瓜蒌根打液碗许服。

55355 治消渴丸（《普济方》卷一七七引《十便良方》）

【组成】麦门冬（用上元柏桥鲜肥者）二大两　黄连（九节大者）一两

【用法】上为末，以肥苦瓜汁浸麦门冬经宿，然后去心，即于臼中捣烂，纳黄连末臼中，和捣为丸，如梧桐子大。每服五十丸，食后饮送下，一日二次。但服两日，其渴必定。若重者每一服一百五十丸，第二日一百二十丸，第三日一百丸，第四日八十丸，第五日依次服之，至少可每日只服二十五丸。服讫觉虚，即取白羊头一枚，净去毛洗了，以水三大斗煮令烂，去头取汁，可一斗以来，细细服之，亦不用著盐，不过三剂平复。

【主治】消渴。

55356 治黄神丹（《仙拈集》卷一）

【组成】皂矾八两（面一斤，和作饼，入火煨焦为度）厚朴（去皮，姜汁炒） 陈皮 苍术（米泔浸） 甘草各六两 川椒（去闭口并椒目）十两

【用法】上为末，用好枣肉（去皮核，煮熟）、核桃（去皮核）各三斤，为丸如梧桐子大，每服八十丸，以酒送下。初服觉香，病愈则闻臭矣。

【主治】黄疸。

55357 治痔灵栓《成方制剂》14册）

【组成】枯矾

【用法】制成栓剂，每粒3克（含枯矾0.1克）。直肠给药，一次1粒，一日2次。

【功用】清热止痛，止血消肿，萎缩痔核。

【主治】炎性外痔，混合痔，初、二期内痔，肛裂及各期内痔出血，各类痔症术前后炎症的治疗。

【宜忌】用前排空大便。如有痔核脱出，应先将脱出物塞入肛内再给药。

55358 治蛔结丸《广笔记》卷三）

【组成】胡黄连八钱 白芍药一两五钱 槟榔八钱 粉草五钱 广陈皮二两 肉豆蔻（不油不蛀者）五钱 使君子肉五钱

【用法】上为细末。白糖调服。

【主治】蛔虫。

55359 治痢丸子《医方类聚》卷一四一引《急救仙方》）

【组成】大半夏二个 巴豆七粒（去壳） 百草霜一钱 京墨一粒（如半夏大）

【用法】上为末，用黄蜡三钱、清油少许，熔合为丸，如绿豆大。每服七丸，红痢，甘草汤送下；白痢，干姜汤送下；里急后重，枳壳汤送下；夹食感冷泄泻，干姜汤吞下；暑泻，冷熟水吞下。

【主治】赤白痢，泄泻。

55360 治痢丸子《丹溪治法心要》卷二）

【组成】侧柏叶 黄连 黄柏 黄芩 当归 芍药 粟壳 生地黄 地榆 枳壳 香附 木香 槟榔

【用法】米糊为丸。每服七八十丸。

【主治】痢疾。

【加减】有食有积、腹痛，加莪术、三棱、缩砂。

55361 治臁疮膏《普济方》卷二七六）

【组成】百草霜不拘多少 黄蜡一小块

【用法】将黄蜡熔开，与百草霜和匀，制成饼。先以醋水洗净，贴上，以片帛裹之。

【主治】臁疮。

55362 治糜灵栓

《中国药典》2010版。为原书"治糜康栓"之异名。见该条。

55363 治糜康栓《中国药典》2010版）

【异名】治糜灵栓。

【组成】黄柏500克 苦参500克 儿茶500克 枯矾400克 冰片100克

【用法】上制成栓剂，每粒重3克。每次1粒，隔一日1次，睡前清洗外阴部，将栓剂推入阴道深部。十日为一疗程。

【功用】清热解毒，燥湿收敛。

【主治】湿热下注所致带下病，症见带下量多、色黄质稠、有臭味，或有大便干燥；细菌性阴道病、滴虫性阴道炎、宫颈糜烂见上述证候者。

【宜忌】月经期停用。

55364 治癫宝丹《效验秘方》任继学方）

【组成】白花蛇头3具 玳瑁20克 郁金25克 天竺黄30克 真沉香10克 胆南星15夫 白芍5克 清半夏10充 全蝎10克 蜈蚣5条 天虫15克 牛黄1.5克 麝香0.3克 琥珀5克 西红花5克 动物脑（猪或羊）一具

【用法】共研细末。每服5克，日二次，温水送服。

【功用】调整明阳，镇静安神，协调脏腑，开窍定痫。

【主治】适用于癫痫经常发作，头晕，发则四肢抽搐，口吐涎沫，甚则神呆，舌红苔薄白，脉沉弦。

55365 治中结阳丸《千金》卷十五）

【组成】赤石脂五分 吴茱萸二分 干姜 附子 当归 厚朴 白术 木兰皮 白头翁 黄连 黄柏 石榴皮各一分

【用法】上为末，炼蜜为丸，如大豆大。三岁儿每服五丸，三岁以上每服十丸，十岁以上二十丸。暴下者，服少许便愈，积下者尽一剂，更合之。

【主治】小儿冷滞，下赤白青色如鱼脑，脱肛出，积日腹痛，经时不断。

【方论选录】《千金方衍义》：此主积冷滞下如鱼脑，用白头翁汤中三味加干姜，附子以破洼寒，乃热为寒导之奥旨；茱萸佐当归和血；石脂佐石榴皮固脱；木兰皮佐厚朴温散滞气；白术佐干姜助脾之阳。

55366 治风内消丸《鲁府禁方》卷一）

【组成】川芎一两 干山药 白芷 甘松 防风各七钱半 草乌（炮，去皮） 当归 芍药（酒炒） 天麻 甘草 细辛 白胶香 牛膝（去芦） 两头尖各五钱 人参 木香各二钱

【用法】上为细末，酒糊为丸，如樱桃大。每服一丸，细嚼，无灰黄酒送下。

【主治】男妇左瘫右痪，口眼㖞斜，半身不遂，言语謇涩，手足麻木，行步艰难，遍身疼痛。

55367 治风黄耆汤《秘传眼科龙木论》卷四）

【组成】黄耆一两半 防风 远志 地骨皮 人参 茯苓 大黄各一两 知母二两

【用法】上为末。每服一钱，以水一盏，煎至五分，去滓温服。

【主治】漏睛脓出外障。初患之时，微有头旋昏闷，四体如劳，五脏多积风气壅毒，令致疮出于眼中，或流清涎，虽然不痛，渐加昏暗。

【备考】本方方名，《普济方》引作"防风汤"。《眼科全书》有熟地黄、麦门冬。

55368 治风黑神丸《普济方》卷一一五）

【组成】硫黄半两（细研） 朱砂半两（细研） 水银半两 雄黄半两（细研）

上药先用硫黄、雄黄于铫子内销作汁，次下水银、朱砂便搅结为砂子，后用一瓷盒子，盖上钻一孔子似黍米大，即安砂子在内，便用盐泥固济，只留孔子放干。先用火去盒子

四面四寸以来,至一食间即八面如火,放黑气出尽,便用湿纸片子搭盒上孔子,才干则换,至三十片为度,其药已成,候冷细研,入后药:

麻黄(去根节)一两　天麻半两　白附子一分(炮裂)　白僵蚕一分(炒微黄)　乌蛇三分(酒浸,去皮骨,炙微黄)　桂心一分　干蝎一分(微炒)　天南星一分(炮裂)　天雄一分(炮裂,去皮脐)　独活一分　川乌头一分(炮裂,去皮脐)　麝香一分(细研)

【用法】上为末,每石药一两,管草药二两,相合令匀,炼蜜为丸,如豇豆大。每服三丸,以豆淋酒嚼破下。

【主治】急慢诸风。

【宜忌】忌食动风物。

55369　治风豁痰汤(《杂病源流犀烛》卷二十六)

【组成】黄芩　红花　茯苓　独活　葛根　半夏　羌活　陈皮　甘草　防风　白芷　柴胡　升麻　生姜

【主治】痰盛项痛。

55370　治本消水汤(《辨证录》卷六)

【组成】熟地二两　山茱萸一两　麦冬一两　车前子五钱　五味子二钱　茯苓五钱　牛膝三钱　刘寄奴三钱

【用法】水煎服。

【功用】补肾水、肺气。

【主治】肾水竭而膀胱枯,小肠闭结,不能出尿。

55371　治伤消瘀丸(《成方制剂》10册)

【组成】马钱子(砂炒)300克　土鳖虫(炒)300克　乳香(制)300克　自然铜(煅,飞)300克　骨碎补(去毛)200克　没药(制)300克　麻黄300克　香附(制)200克　红花200克　蒲黄200克　赤芍100克　桃仁100克　泽兰100克　五灵脂(炒)100克

【用法】上制成丸剂,32粒重5克。口服,一次6～12粒,一日3次。

【功用】消瘀退肿。

【主治】骨骼与关节损伤和瘀肿疼痛。

55372　治伤跌打丸(《成方制剂》2册)

【组成】赤芍　穿山甲　大黄　当归　骨碎补　红花　麻黄　没药　硼砂　乳香　三七　香瓜子　续断　自然铜

【用法】上制成丸剂,每丸重7克。口服,一次1丸,一日2次;十岁至十五岁一次半丸,十岁以下酌减。

【功用】散瘀止痛。

【主治】跌打损伤,伤筋动骨。

55373　治血驱风散

《普济方》卷三〇一。即《直指》卷十九"活血驱风散"。见该条。

55374　治阴化湿汤(《洞天奥旨》卷十)

【组成】白术五钱　茯苓五钱　肉桂二钱　附子一钱　黄耆一两　半夏三钱

【用法】水煎服。如已溃破者,用玉龙膏外敷之。

【主治】阴湿痰,破疮在足者。

55375　治阴散毒汤(《洞天奥旨》卷五)

【组成】生黄耆一两　当归一两　熟地二两　金银花三两　生甘草三钱　附子一钱

【用法】水煎服。连用数剂,倘口健思食,夜卧能安,即生。否则,死也。

【主治】肩臑生痛,已溃阴症。

55376　治劳地黄丸(《苏沈良方》卷一)

【异名】地黄煎丸(《圣济总录》卷八十七)。

【组成】生地黄汁　青蒿汁　薄荷汁　童便　好酒各二升(煎成膏)　柴胡(去头)　鳖甲(醋炙)　秦艽各一两　朱砂　麝香各半两(研)

【用法】后五味为末,入前膏和为丸,如梧桐子大。每服十五丸至二十丸,温酒送下。

【主治】❶《苏沈良方》:骨蒸劳热。❷《圣济总录》:热劳。心神烦躁,面赤头疼,眼涩唇焦,身体壮热,烦渴不止,口舌生疮,食饮无味,肢节酸疼,多卧少起,或时盗汗,日渐羸瘦。

【宜忌】忌生冷毒物。

55377　治肺调气丸(《医方类聚》卷八十六引《千金月令》)

【组成】白槟榔　郁李仁(去皮尖,别研)　肉桂　羌活　芎劳　青木香各一两　大黄半两

【用法】上剉,焙,为细散,炼蜜为丸,如梧桐子大。每服三十丸,食后以熟水送下。

【功用】调气。

【宜忌】忌生冷、油腻。

55378　治疟五神膏(《良方集腋》卷上)

【组成】上肉桂一两(刮去粗皮)　麝香五分　上青黛五钱　黑豆一两　倭硫黄五钱　白芷一两　明雄黄五钱　白矾一两　巴豆霜二钱五分　朱砂五钱(为衣亦可)

【用法】上药忌火烘,各为细末,糯米粥汤为丸,如黄豆大。塞鼻内,男左女右,过时取出,临日再塞,至愈而止。

【主治】疟疾。

【宜忌】忌生冷寒凉之物,切勿卧风贪凉。

55379　治疟安胎饮(《医方简义》卷五)

【组成】生地五钱　天冬　南沙参各三钱　知母(炒)　条芩(炒)　防风(炒)　白术各一钱五分　橘红八分　苏梗一钱

【用法】加生姜一片,水煎服。

【主治】妊娠患疟。

【加减】受风,加独活一钱;受寒,加牛蒡子(炒)二钱;受暑,加竹叶三十片、生石膏二钱;受湿,加茯苓四钱、仙半夏一钱,以苍术易白术;欲呕,加川连(姜汁炒)八分;已成坏症而欲发斑疹,去白术,加牛蒡子二钱、薄荷一钱、马勃五分、活水芦根(即苇茎)一两。

55380　治疝茴香丸(《成方制剂》9册)

【组成】北沙参　荜茇　槟榔　川楝子　茯苓　附子　木香　小茴香

【用法】制成丸剂,每40丸重3克。口服,一次6克,一日2次。

【功用】温经散寒,消疝止痛。

【主治】寒疝腹痛,睾丸偏坠,阴囊肿胀。

55381　治毒快斑汤(《医钞类编》卷十九)

【组成】桔梗　荆芥　防风　赤芍　黄耆(炙)　牛子　归尾　玄参　连翘　前胡　淮通　花粉　炙草

【用法】水煎服。

【主治】毒气太甚,痘一二日即出。

55382　治毒紫霞丹

《中国医学大辞典》。为《外科正宗》卷三"结毒紫金丹"之异名。见该条。

55383　治毒紫霞丹（《全国中药成药处方集》杭州方）

【组成】西牛黄一钱二分　藤黄（制净）　大黄　参山漆各一两二钱　天竺黄　明腰黄　粉儿茶各六钱　梅冰片一钱二分　阿魏三钱　没药（去油）一两二钱　血竭六钱　麝香一钱二分　乳香（去油）一两二钱

【用法】上各取净末，炼蜜为丸，每丸潮重五分，金箔为衣，蜡壳封固。每服一丸，重则加倍，用温酒化服。外用浓茶汁抹敷患处。

【功用】化脓解毒，祛瘀生新。

【主治】痈疽发背，无名肿毒，横痃结核，或已成无肿，或漫肿不溃，以及跌打损伤。

【宜忌】孕妇忌服。

55384　治带固下丸（《全国中药成药处方集》武汉方）

【组成】生白芍五钱　良姜三钱（炒炭）　黄柏二钱（炒炭）　椿根皮一两半（醋炒）

【用法】上为细末，米糊为丸。每服三至四钱，以米饮汤或开水送下。

【功用】清理湿热，固涩止带。

【主治】妇人阴虚体弱，湿热下注，赤白带下，不能受孕。

55385　治要茯苓散（《校注妇人良方》卷三）

【组成】麦门冬　茯神各一两半　通草　升麻各一两二钱半　赤石脂一两七钱五分　知母一两　大枣十二枚　紫菀　桂心各七钱五分　淡竹茹五钱

【用法】上为末。每服一两，水煎服。

【主治】心经实热，口干烦渴，眠卧不安，或心神恍惚。

【临床报道】惊悸：《保婴撮要》一小儿惊悸，睡卧不安，发热饮冷。用治要茯苓散而愈。

55386　治要除湿汤（《直指》卷十三）

【异名】除湿汤（《医统》卷十七）。

【组成】半夏曲　川厚朴（制）　苍术（炒）各二两　藿香叶　陈皮　茯苓各一两　甘草（炙）七钱

【用法】上剉散。每服四钱，生姜七片，大枣一枚，水煎服。

【主治】❶《直指》：霍乱吐泻。❷《医方集解》：伤湿腹痛，身重足软，大便溏泻。

【加减】霍乱泻而不吐，加桂；吐而不泻，去苍术，加桂、丁香；吐泻俱作，兼腹痛，加桂。

55387　治疥内消散（《鲁府禁方》卷四）

【组成】硫黄一二钱

【用法】细嚼，烧酒送下。

【主治】疥疮。

55388　治疫清凉汤（《医方简义》卷三）

【组成】薄荷　柴胡　前胡　丹参　丹皮　川贝母　知母　橘红　黄芩（炒）　白芍　连翘心　桔梗各一钱五分

【用法】加青果二枚，竹叶十片，水煎，温服。

【主治】疫证，不拘轻重。

【加减】便秘，加大黄三钱，蜜三匙，酒少许，冲入服。

55389　治疫清凉散（《医学心悟》卷三）

【组成】秦艽　赤芍　知母　贝母　连翘各一钱　荷

叶七分　丹参五钱　柴胡一钱五分　人中黄二钱

【用法】水煎服。

【主治】疫邪入里，腹胀满闷，谵语发狂，唇焦口渴。

【加减】伤食胸满，加麦芽、山楂、萝卜子、陈皮；胁下痞，加鳖甲，枳壳；昏愦谵语，加黄连；热甚大渴，能消水，加石膏、天花粉、人参；便闭不通，腹中胀痛，加大黄；虚人自汗多，倍加人参；津液枯少，更加麦冬、生地。

【方论选录】《证因方论集要》：人中黄甘寒入胃，能解五脏实热；柴胡、秦艽撤寒热邪气；知母、贝母以存津液以杜劫灼；丹参、赤芍和营；连翘泻火；荷叶升发胃气。

55390　治浊子午丸（《鳞爪集》卷二）

【组成】榧子二两（去壳）　苦楮实一两　琥珀一两　赤苓一两　朱砂一两五钱　莲肉一两（去心）　补骨脂一两（炒）　芡实一两　白苓一两　杞子一两　巴戟一两（去心）　白牡蛎一两（煅）　龙骨一两　文蛤一两　枯矾一两　莲须一两（盐蒸）　肉苁蓉十八两（酒蒸烂）

【用法】研膏为丸，如梧桐子大，朱砂为衣。每服50丸，空心浓煎草薢汤送下。

【主治】心肾俱虚，梦寐惊悸，体常自汗，烦闷短气，悲忧不乐，消渴引饮，旋下赤白，停凝浊甚；四肢无力，面黄肌瘦，耳鸣眼昏，头晕恶风，怯寒。

【宜忌】忌劳力、房事。

55391　治浊固本丸（《医学正传》卷六引东垣方）

【组成】莲花须　黄连（炒）各二两　白茯苓　砂仁　益智　半夏（汤泡七次，去皮脐）　黄柏（炒）各一两　甘草（炙）三两　猪苓二两五钱

【用法】上为末，蒸饼为丸。每服五十丸，空心以温酒送下。

【功用】《全国中药成药处方集》：固本兼利湿热。

【主治】下焦湿热，便浊遗精，小便频数。❶《医学正传》引东垣方：便浊遗精。❷《医方考》：胃中湿热，渗入膀胱，浊下不禁。❸《全国中药成药处方集》：湿热精浊，小便频数，白浊不止。

【方论选录】❶《医方考》：半夏所以燥胃中之湿；茯苓、猪苓所以渗胃中之湿；甘草、砂仁、益智、香甘益脾之品也，益脾亦所以制湿；而黄连、黄柏之苦，所以治湿热；莲花须之涩，所以止其滑泄耳。名之曰固本者，胃气为本之谓也。❷《医方集解》：此足少阴、太阳、太阴药也。精浊多由湿热与痰，黄连泻心火，黄柏泻肾火，所以清热；二苓所以利湿；半夏所以除痰；湿热多由于郁滞，砂仁、益智辛温利气，又能固肾强脾，既以散留滞之气，且少济连、柏之寒；甘草利中而补土；惟莲须之涩，则所以固其脱也。

55392　治破伤风散（《摄生众妙方》卷九）

【组成】苍术（火烧）　草乌

【用法】上为末。以温酒送服。汗出为度。

【主治】破伤风。

55393　治救寒狂丹（《石室秘录》卷三）

【组成】人参一两　茯神一两　白术一钱　半夏一钱　南星一钱　附子一钱　菖蒲三分

【用法】水煎服。

【主治】寒症发狂，骂詈，不口渴，索饮，与之水不饮。

【方论选录】此方之妙，全在补气而又不十分祛痰。盖

寒症发狂与痫症同治,加入附子以消寒气,菖蒲引入心经,自然下喉熟睡,病如失也。方内再用柴胡一钱,以舒其肝木郁气,尤易奏功。

55394 治眼还睛散

《幼幼新书》(人卫本)卷三十三引《张氏家传》。即原书古籍本"还睛散"。见该条。

55395 治眼吹鼻散《种福堂方》卷三)

【组成】穿山甲五厘(炒) 鹅儿不食草七厘 人金(即指甲)一分半(炒) 刺猬皮三分半(炒) 蛇退一分半 蝉退五厘 石蟹二分(醋炙) 麝香三厘 桔梗四分

【用法】上为末。每用三厘,吹入鼻中。

【主治】眼翳。

55396 治蛇消肿散《准绳·疡医》卷三)

【组成】蛇头抓 天瓜藤 木虱药 仙人薯 土木香 紫金藤 大小青

【用法】上药擂酒。温服,以滓敷之。

【主治】蛇咬,及蛇节疔、蛇腹疔、蛇头疔、蛇背疔。

55397 治蛊益气汤《活人心统》)

【组成】大附子 车前子 香附子 萝卜子 葶苈子 大腹子 青皮 陈皮 姜皮

【用法】水二钟,煎七分服;滓再煎,煎讫磨木香汁入药服。

【主治】蛊气。

55398 治痔神枣散《外科方外奇方》卷四)

【组成】顶大南枣一枚(去核) 真铜绿(须铜上刮下者)不拘多少 鳖头一个(煮,取净骨打碎)

【用法】将铜绿、鳖骨填满枣内,将枣合紧线扎,煅存性,为末。先将秋海棠根叶煎汤洗疮,后用清水调敷。

【主治】痔疮。

55399 治痔脏连丸《全国中药成药处方集》杭州方)

【组成】川黄连八两 公猪大肠二尺

【用法】将黄连研细,装入肠内,两头用线扎紧,加酒,以猛火煮烂为丸。每服二至四钱,温酒或米饮汤或开水送下,久服除根。

【主治】大肠湿热,大便下血,日久不止,多食易饥,新久诸痔,痛痒皆作,肛门坠肿,以及脏毒。

55400 治痔猪胆膏《奇效良方》卷五十一)

【组成】猪胆七枚

【用法】取汁,以建盏盛,炭火熬成膏,用单纸摊。先用槐根白皮温洗患处,后敷药。

【主治】痔。

55401 治淋四物汤《鲁府禁方》卷三)

【组成】当归(酒洗) 川芎 赤芍 生地黄 葶苈 木通 车前子 防风 山栀 条芩各等分

【用法】上剉。加葱白三根,水煎,空心服。

【主治】膀胱热结,小便难。

55402 治棒疮神膏《种福堂方》卷四)

【组成】乳香(去油) 没药(去油) 儿茶各一钱二分 冰片一钱 轻粉(末)三钱

【用法】用猪板油一斤熬,去滓,再入黄蜡三两同熬,滴水软硬得中,再下乳香、没药、儿茶、冰片为细末,即倾入瓷器内,候温再加轻粉,布上摊贴。三日满口,五日平复。

【主治】棒疮。

55403 治惑桃仁汤

《东医宝鉴·杂病篇》卷三。为《圣济总录》卷二十九"桃仁汤"之异名。见该条。

55404 治脾胃积膏《摄生众妙方》卷五)

【组成】鸡子五个 阿魏五分 黄蜡一两

【用法】锅内煎一处,分作十服,细嚼,温水空心送下。腹作痛无妨,十日后大便下血,乃积化也。

【主治】痢疾。

55405 治痢四物汤《鲁府禁方》卷三)

【组成】当归(酒洗) 川芎 白芍(酒炒)各一钱 干姜(炒)五分 阿胶(炒) 厚朴(姜炒)各一钱 青木香 艾叶各五分

【用法】上剉。水煎,空心服。

【主治】痢赤白日久,虚寒者。

【加减】热盛,加黄连、黄芩;里急后重,加槟榔。

55406 治痢生化汤《医方简义》卷六)

【组成】川芎二钱 当归四钱 炮姜五分 炙甘草五分 桃仁十粒 琥珀八分 厚朴一钱 大腹皮一钱 山楂肉三钱 川椒四分 香连丸一钱

【用法】加生姜三片,水煎服。

【主治】痢在产后七日前后者。

【加减】赤痢,加红花八分(酒炒);白痢,加茯苓三钱,肉桂末三分(冲),制香附一钱五分;赤白兼,去川椒、山楂肉,加制香附二钱,藿梗二钱,姜半夏一钱五分,泽泻三钱,肉果霜六分。

55407 治痢安胎饮《医方简义》卷五)

【组成】绵耆三四钱(炙) 生地炭三钱 归身炭二钱 茯苓三钱 泽泻二钱 升麻(炒)五分 银花三钱 条芩(酒炒)一钱五分 川连(酒炒)八分 广木香五分 范志曲二钱

【用法】加荷叶一角,水煎服。或外加扁豆叶二十片以醒胃气。

【主治】妊娠下痢,腰痛气滞,里急后重,少腹疼痛。

【加减】噤口者,水汤不能进而呕吐频频,加石莲子三钱,石菖蒲三钱,生姜三片,去生地炭一味;口渴,加青果一枚,乌梅一枚;赤痢,加地榆炭三钱;白痢,加白槿花一钱;腹痛甚,加川椒二十粒,去升麻一味,更加白芍一钱;赤白兼者,加天仙藤二钱、驴胶一钱,去广木香。

55408 治痢如圣散《普济方》卷二〇九)

【组成】当归 地榆 缩砂仁 赤石脂 陈皮 甘草 干姜 诃子肉 石榴皮 罂粟壳各等分

【用法】上为粗末。每服三钱,水一盏,入乌梅一个,煎至七分,去滓,赤痢冷服,白痢热服,赤白痢温服。

【主治】一切痢疾,无问久新,或赤或白,或赤白相杂,日夜无度。

【宜忌】忌生冷油腻。

55409 治痢保和丸《幼幼集成》卷三)

【组成】广陈皮 法半夏 白云苓 陈枳壳 川厚朴 正雅连 京楂肉 六神曲 老麦芽各一钱 南木香 尖槟榔 炙甘草各五分

【用法】上为细末,另以神曲煮糊为丸。每服一二钱,以米饮送下。

【主治】小儿痢疾,积滞未尽,或在先原未得下,今已脾虚不可下者。

55410 治痢神效丸

《全国中药成药处方集》(吉林方)。为原书"治痢丸"之异名。见该条。

55411 治痢绝妙丸《奇效良方》卷十三)

【组成】金樱花叶及子　罂粟壳(去蒂萼,醋炒)

【用法】上为末,炼蜜为丸,如手指头大。五色痢用春茶陈皮煎汤送下。如为末,用蜜一匙,春茶、乌梅煎汤调服。

【主治】痢疾。

55412 治痫四物汤(方出《刘奉五妇科经验》,名见《中医内科临床治疗学》)

【组成】当归9克　钩藤9克　炒白芍12克　川芎4.5克　生地12克　麦冬9克　玄参9克　半夏9克　栀子9克　莲子心3克

【用法】水煎服。

【主治】经期癫痫大发作。

【加减】急躁易怒,加蔓荆子、木贼草、白蒺藜。

55413 治痧救命丹(《千金珍秘方选》)

【组成】马牙消一斤　雄黄二钱　黄丹四两　朱砂八分　皂矾二两

【用法】上为细末,用井水和匀,入铜锅内,忌铁、锡器板,炭火煎熬,一定要桃、柳枝各三根,共扎一把子,以此炒药,炒至起金星为度。炒好,用新鲜竹筒数个(干竹,重汁勿用),须两头有节者,将药趁热装入筒内,紧闭筒口,安放潮湿阴僻处石地之上,七日七夜,受过阴气,再行取出,用乳钵加工,研极细末,收贮瓷瓶内,勿令走风。用之点眼,轻则点两大眼角,点上眼痛,则是痧症,其腹痛身胀自止而病愈矣。若点眼上不痛,乃非痧症,另法治之可也。重者须点数次,以眼不痛为度。

【主治】七十二种痧症,腹痛身胀者。

【宜忌】切忌入口。

55414 治湿中和汤(《东医宝鉴·杂病篇》卷三引《医林集要》)

【组成】苍术(炒)二钱　白术　陈皮　赤茯苓　厚朴干姜(炮)　甘草(炙)各一钱

【用法】上剉,作一贴。加生姜三片,灯心一撮,水煎服。

【主治】寒湿。

55415 治湿平胃丸(《全国中药成药处方集》杭州方)

【组成】川厚朴(姜汁制)　广陈皮各四两　茅山术(米泔水浸,炒)八两　炙甘草三两

【用法】上为细末,用生姜、大枣煎汤泛丸。每服二至四钱,开水送下。

【功用】调气健胃,消痰去湿。

【主治】湿滞脾胃,不能运化,痰饮痞闷,胸腹胀痛,噫气吞酸,呕吐泄泻,体倦困睡。以及山岚瘴气,不服水土。

55416 治感灵颗粒(《成方制剂》14册)

【组成】白茅根　岗梅　广东土牛膝　葫芦茶　金盏银盘　忍冬藤

【用法】每袋装12克,每块重12克。开水冲服,一次12～24克,一日2次。

【功用】解毒清热,清咽利喉。

【主治】感冒发热,头痛,咽喉肿痛,咳嗽。

55417 治痰茯苓丸(《百一》卷五引《全生指迷方》)

【异名】茯苓丸(《妇人良方》卷三)、消痰茯苓丸(《直指》卷十八)、指迷茯苓丸(《玉机微义》卷四)、千金指迷丸(《医学入门》卷七)、世传茯苓丸(《准绳·女科》卷二)、茯苓指迷丸(《不居集》上集卷十七)、指迷丸(《金鉴》卷四十一)。

【组成】茯苓一两　枳壳(麸炒,去瓤)半两　半夏二两风化朴消一分

【用法】上为细末,生姜自然汁煮糊为丸,如梧桐子大。每服三十丸,以生姜汤送下。

【功用】❶《医学入门》:潜消痰积。❷《中医治法与方剂》:燥湿导痰。

【主治】痰浊内阻,手臂酸痛或抽掣,不能举物,肢体麻木,眩晕,梅核气,癫病,及妇人产后发喘,四肢浮肿。❶《百一》引《指迷方》:臂痛不能举手,或左右时复转移,由伏痰在内,中脘停滞,脾气不流行,与上气搏,四肢属脾,滞而气不下,故上行攻臂。其脉沉细。❷《准绳·女科》:手臂抽牵或战掉不能举物。及脾气虚弱,痰邪相搏,停伏中脘,以致臂内筋脉挛急而痛。❸《法律》:妇人产后发喘,四肢浮肿。❹《中医治法与方剂》:痰浊内阻的眩晕及颠疾。

【宜忌】《医方论》:非大实者不可轻投。

【方论选录】❶《医方考》:半夏燥湿,茯苓渗湿,湿去则饮不生;枳实削坚,风化消软坚,坚去则痰不固。❷《成方便读》:方中以半夏化其痰,茯苓行其湿,枳壳破其气,而以姜汁开之,芒消下之,用法之周到,佐使之得宜,其痰有不去者乎。❸《中医治法与方剂》:本方以小半夏加茯苓汤为基础,加枳壳和风化消而成。小半夏汤为著名的燥湿祛痰,降逆止呕剂。本方用之以燥湿浊而祛痰涎,配枳壳调畅气机,气行则痰湿亦行;又以茯苓利水渗湿,导水湿痰浊从前阴而出;风化消软坚涤痰,导痰浊从大便而出,共呈燥湿行气,消解顽痰功效。

【临床报道】❶手臂抽掣:《百一》引《指迷方》累有人为痰所苦,夜间两臂常若有人抽牵,两手战灼,至于茶盏亦不能举,只以此药治之,皆随服随愈。❷肢体麻木:《四川中医》(1984;4:48)冯某,女,50岁,右侧腓肠肌外缘麻木三个月,面积约有4×6cm。查患者舌象正常,脉滑实,乃痰客经络,血脉失养所致,疏方指迷茯苓丸,服12剂获验。❸梅核气:《四川中医》(1984;4:48)赵某,女,36岁,咽嗌不适半年,如物堵塞,咯之不出,咽之不下。经耳鼻咽喉科检查无异常,脉滑,苔白,遂断为"梅核气",方投指迷茯苓丸,服10剂后病愈。❹癫病:《河北中医》(1984;4:47)陈某某,女,46岁,因家务事发生口角后,遂至精神抑郁,烦躁易怒,寡言少语,食欲减退,呕吐痰涎,时而胡言乱语,曾用西药氯丙嗪、谷维素、安定等不效。患者表情淡漠,语无伦次,舌质淡,苔白厚腻,脉滑数,自感胸中有物堵塞。此留饮为患,疏指迷茯苓丸方加减:茯苓12克、枳壳12克、半夏9克、芒消12克、远志12克、石菖蒲12克、生姜3片,进2剂,大便通利;诸症遂减,食欲有增。后减芒消为9克,继进3剂而愈。

55418 治嗽含膏丸(《婴童百问》卷十)

【组成】葶苈(炒微焦)　知母　贝母各一两(为末,二味同巴豆七粒炒,去巴豆不用)

【用法】先将葶苈子捣成膏，次入二味，以枣肉半两捣匀，入砂糖同糊如芡实大。每服一丸，甚者三丸，绵裹咽津。

【主治】咳嗽。

55419 治瘕调理丸《活人方》卷四

【组成】当归四两　川芎二两五钱　香附二两五钱　延胡索一两五钱　砂仁一两五钱　五灵脂一两　红花一两　木香一两　蕲艾一两

【用法】炼蜜为丸。每服三钱，午前后空心米汤吞服。

【功用】理气开郁，活血通经。

【主治】癥瘕。

55420 治蛋桃仁汤《直指》卷八

【组成】桃仁(浸，去皮，焙)　槐子　艾叶各一两　大枣十五枚

【用法】上药用水三盏，煎至一盏半，分三次服。

【主治】狐惑，虫食其脏，上唇疮，其声哑。

55421 治臌香橼丸《杂病源流犀烛》卷二十一

【组成】陈香橼四两　去白广皮　醋三棱　醋蓬术　泽泻　茯苓各二钱　醋香附三两　炒菔子六两　青皮(去瓤)　净楂肉各一两

【用法】神曲糊丸。每服五六十丸，以米饮送下。

【主治】臌胀兼痧。

55422 治老人不寐丸《外科传薪集》

【组成】六味地黄丸一料加麦冬四两　黄连三钱　炒枣仁五两　肉桂五两　当归三两　甘菊花三两(要家种者)　白芥子三两

【用法】上为细末，炼蜜为丸。每日五钱，饭前以白滚水送下。

【主治】老人不寐。

55423 治血分椒仁丸

《外科发挥》卷五。为《全生指迷方》卷三"椒仁丸"之异名。见该条。

55424 治肠风下血丸《医学正传》卷五

【组成】干柿饼(烧存性)二两　乌梅(烧存性)二两　油瓶箬(已酒过一年者，或二三年者尤良，烧存性)二两　槐花五钱(炒焦黑)　百药煎一两(如无，以五倍子炙焦黄代之)　枳壳五钱(麸炒黄色)　(或加槟榔五钱)

【用法】上为细末，醋糊为丸，如梧桐子大。每服七八十丸，以醋汤送下。

【主治】肠风下血。

55425 治残风烂眼膏《疡医大全》卷十一

【组成】皮消　潮脑　苏薄荷叶(不研)　明矾各三钱

【用法】将薄荷叠放数层于碗内，余药为细末铺上，以小碗盖之，用面糊口，将碗置炭火上升一炷香，放地上冷透开看，将碗内升药刮下，如前再升再刮，以黄色不用为度，加麝香、冰片数厘，蜜调成膏点；或将膏加炉甘石少许，以人乳浸黄连取汁调点亦妙。

【主治】烂弦风眼。

55426 治痈疽神应膏《种福堂方》卷三

【组成】真阿魏三钱　麝香二钱　朱砂四钱　雄黄　五灵脂　甘草各一两　川乌　草乌各四两　鲜闹羊花十斤

【用法】将鲜闹羊花拣去梗叶，打自然汁，入瓦器中煎成膏，如稠糖为度；将药为细末，入羊花膏内搅匀，勿令凝

底，用大瓷盆几个，每盆将药摊一薄层，置烈日中晒干，取入瓷瓶封固。如遇肿毒，用酒调匀如半厚糊，将笔蘸药，先从红肿上面画一圈，待药将干，再画第二层于圈内，与前圈相连，即将酒润旧干圈上；待第二圈将干，再画第三层于圈内，与第二层相连，又将酒润外边干处。每干一层，再画进一层，止空当头，如豆大一孔，使毒气从此而出。圈完用酒常润药上，不可间断，至半日乃止。待药自干落，不必洗去，其毒自消。

【主治】痈疽肿毒。

55427 治诸疟代参丸《种福堂方》卷二

【组成】白术一斤(土蒸)　生姜一斤(捣出汁拌白术，滓晒干)

【用法】上为末，将黑枣一斤，煮烂去皮核为丸服。

【主治】疟疾。

55428 治癣第一灵丹《本草纲目拾遗》卷七引《宝志遗方》

【组成】鲜玉簪花三百朵(为泥)　母丁香六两　沉香四两　冰片三钱　麝三钱　山西城砖十二两

【用法】上为末，用真麻油三斤半，熬熟，陈年石灰半斤，滴水成珠为度，候冷，收瓷罐内，黄蜡封固，埋土内，二十一日取出。敷患处。

【主治】癣。

【宜忌】此药可久贮，勿使泄气。

55429 治要茯苓补心汤《保婴撮要》卷五

【组成】茯苓四钱　桂心　甘草(炒)各三分　紫石英(煅)　人参各一钱　大枣二枚　麦门冬(去心)一钱

【用法】水煎服。

【主治】心气不足，善悲愁怒，衄血面黄，五心烦热，或咽喉痛，舌本作强。

55430 治食积心气疼丸《摄生众妙方》卷六

【组成】槟榔(末)一钱　黑牵牛(末)一钱　皂角(末)一钱

【用法】滚白汤为丸。葱汤下；如未泄，再服半剂。

【主治】积滞。

55431 治湿疮并臁疮膏《医便》卷三

【组成】黄蜡一两　头发一拳大　香油一两　轻粉二钱(另研)　猪胆二个

【用法】上先将香油熬四五沸，次下黄蜡又熬四五沸，再后下头发文火熬，用槐柳条不住手搅，候发消化，滤净后下轻粉略熬一时，取起放瓷碗内，冷水浸少顷即成膏。贴半日黄水流出，拭干，加药再贴。

【主治】一切湿疮、臁疮。

55432 治湿神效火龙膏《摄生众妙方》卷四

【组成】生姜自然汁两瓯(用大铁勺熬作一瓯)　牛皮胶(明亮者)二两(用一盏水熬化)　麝香(真正者)二钱(研细)

【用法】上药将胶汁倾入姜汁内，再煎，待稠黏将麝香末搅入，俟温暖适宜，却量手足湿痛处长短阔窄，均匀摊开冷定，自不粘贴衣被，不必用油纸，七八日后渐次脱去，如前法再熬贴，不过六七次自愈。

【主治】诸湿客搏，腰膝重痛，手足湿痛。

郑

55433 郑氏人参汤

《普济方》卷三四二。即《永类钤方》卷十八"郑氏人参散"。见该条。

55434 郑氏人参散（《永类钤方》卷十八）

【异名】人参散（《医钞类编》卷十七）。

【组成】人参 黄耆(炙) 阿胶(炒) 竹茹 木香 甘草(炙) 附子(炮)各五分 川芎一分 净陈皮一分 生姜三钱(炮黑) 苎根一钱

【用法】上㕮咀。每服四钱,加糯米三七粒,水煎,热服。

【主治】漏胎,败血凑心,日渐胎干,子母危困。

【宜忌】忌生冷、鸡、鸭、鱼、面。

【备考】本方方名,《普济方》引作"郑氏人参汤"。

55435 郑氏大安散（《永类钤方》卷十八）

【组成】麻黄(去节) 干姜(炮) 山茵陈 甘草(炙)各一钱 石膏(炒)二钱 干葛 川芎 白术各三钱 人参二分半

【用法】上㕮咀,作三服。加葱白三寸,水煎服。

【主治】妊娠伤寒,浑身壮热,眼晕头旋。

55436 郑氏女金丹（《成方制剂》19册）

【组成】阿胶 艾叶 白芍 白术 白薇 陈皮 川芎 椿皮 当归 党参 丁香 杜仲 茯苓 甘草 海螵蛸 怀牛膝 黄耆 黄芩 荆芥 麦冬 木香 肉苁蓉 肉桂 三七 桑寄生 砂仁 山药 熟地黄 酸枣仁 香附 小茴香 紫地榆 紫河车

【用法】制成丸剂,每丸重9克。口服,一次1丸,一日2次。

【功用】补气养血,调经安胎。

【主治】气血两亏,月经不调,腰膝疼痛,红崩白带,子宫寒冷。

【宜忌】感冒者忌用。

55437 郑氏安虫散（《永类钤方》卷二十）

【组成】干漆三分(炒) 雄黄半两 麝香(炒)一分

【用法】上为末。三岁每服半钱,煎苦楝根汤调下。

【主治】小儿虫咬心痛不可忍。

55438 郑氏安营散（《永类钤方》卷十八）

【组成】附子(炮) 阿胶(炒) 五味子 黄耆(炙) 山药 当归 熟地黄 赤芍 木香 甘草(炙)各二钱 生姜半两(炒黑) 糯米一勺(炒焦)

【用法】上为细末。每服半两,苎根三寸,水煎,通口服。

【主治】妊娠血气虚弱,不能卫养,数月而堕,名曰半产。

55439 郑氏虎挣散（《效验秘方》郑惠伯方）

【组成】制马钱子30克 制附片30克(炒,炮) 甲珠30克 蜈蚣15条 蕲蛇40克 虎骨20克

【用法】❶制马钱子法:先将马钱子沙炒去毛,然后用健康男孩童便泡7天,每天换1次,晒干;另取麻黄、甘草各20克,煎汁去渣,再将马钱子100克,加入药汁内,文火煎至药汁完全浸入马钱子为止,晒干备用。❷按本方组成份量,共研细末,蜜丸,分为60粒,每日2丸,早晚各服一丸。马钱子有毒,每日剂量1克为安全剂量,且可达到治疗效果。

【功用】解毒散结,活络止痛。

【主治】寒湿痹、流痰、附骨疽,以及流痰、附骨疽引起

的截瘫。

【方论选录】方中马钱子苦寒,散血热消肿痛,可治重症肌无力等;附子温阳散寒,止痛,其性善走,无处不到;山甲活血消瘀,消肿排脓;蜈蚣熄风止痉,解毒散结;蕲蛇祛风通络,除湿攻痹;虎骨祛风止痛,强筋健骨。

55440 郑州肥儿丸

《成方制剂》10册。为原书同册"健儿药片"之异名。见该条。

单

55441 单兵散（方出《证类本草》卷十三引《简要济众》,名见《产科发蒙》卷二）

【组成】白槟榔一个(鸡心大者)

【用法】上为末。用童便、生姜汁、温酒共半盏,调作一服。不拘时候。

【主治】❶《证类本草》引《简要济众方》:脚气冲心。❷《产科发蒙》:子痫。

55442 单油膏（《外科正宗》卷三）

【组成】麻油二斤

【用法】熬至点水成珠,续下杭粉十三两,搅匀成膏。倾入水内,片时取起,摊用。

【主治】杨梅结毒。

55443 单桂饮

《朱氏集验方》卷十。为《医方类聚》卷二二九引《济生》"香桂散"之异名。见该条。

55444 单地黄煎（《外台》卷三十一引《小品方》）

【异名】地黄煎（《千金》卷二十二）。

【组成】生地不拘多少

【用法】取汁,于铜体中重汤上煮,勿盖釜,令气得泄。煎去半,更以新布滤绞,去粗滓秒。又煎令如饧而成。

【功用】补虚除热,散乳石、痈疽、疮疖等热。

55445 单行桂酒

《千金翼》卷六。为《千金》卷三"桂心酒"之异名。见该条。

55446 单鹿茸汤（《济众新编》卷六）

【组成】鹿茸一两或五钱

【用法】浓煎连服。

【主治】气血虚而难产。

55447 单方葶苈散（方出《圣惠》卷六十一,名见《得效》卷五）

【异名】葶苈散（《普济方》卷一六二）。

【组成】甜葶苈二两半(隔纸炒,令紫)

【用法】上为末。每服二钱,水一盏,煎至六分,不拘时候温服。

【主治】肺痈咳唾脓血,喘嗽不得睡卧。

55448 单仙遗粮丸（《医学入门》卷八）

【组成】仙遗粮一两

【用法】上为末,蜜为丸如梧桐子大。每服五十丸,川椒煎汤送下。

【主治】杨梅疮。鼻崩眉落,筋缓骨拳者。

55449 单行大黄汤（方出《千金翼》卷四,名见《外台》卷三十五）

【异名】大和汤（《普济方》卷三二六）。

【组成】大黄三分

【用法】上切。以好酒一升煮十沸,顿服。

【主治】妇人嫁痛。

55450 单行小豆散(《千金翼》卷六)

【组成】小豆三七枚。

【用法】烧作屑。以冷水和,顿服。

【主治】产后烦闷,不能食,虚满。

55451 单行茱萸酒(《千金翼》卷六)

【异名】茱萸酒(《普济方》卷三五一)。

【组成】吴茱萸一升

【用法】以酒三升,渍一宿,煎取半升,顿服或再服。

【主治】产后腹内疾痛。

55452 单行鬼箭汤(《千金》卷二)

【组成】鬼箭五两

【用法】以水六升,煮取四升,去滓,一服八合,一日三服。亦可烧灰作末,每服方寸匕,水下。一日三次。

【主治】妇人乳无汁。

55453 单行蒲黄散

《千金翼》卷六。为《千金》卷三"蒲黄散"之异名。见该条。

55454 单骑溃围散(《喉科种福》卷四)

【组成】皂角末

【用法】醋调,厚敷肿处。

【主治】急喉痹。

55455 单煮大黄汤(《得效》卷十九)

【组成】大黄 甘草

【用法】上剉散。每服三钱,水一盏半煎,空心服。

【功用】宣毒利下。

【主治】痈疽初发,肿痛,少年热盛发背等。

【宜忌】气血衰者不可用。

55456 单煮青皮汤(《医学正传》卷六引丹溪方)

【组成】青皮四钱(细切)

【用法】以水一盏半,煎一盏,一日服二次。

【主治】妇人百不如意,久积忧郁,乳房内有核,如鳖棋子。

55457 单行生牛膝酒

《千金翼》卷六。为《千金》卷三"生牛膝酒"之异名。见该条。

55458 单行白犬骨散(《千金翼》卷六)

【组成】白犬骨(烧之)

【用法】上为末。每服方寸匕,以水和服。

【主治】产后烦闷不食。

55459 单行羧羊角散(方出《千金》卷二,名见《千金翼》卷六)

【组成】羧羊角(烧作灰)

【用法】上为散。每服方寸匕,以温酒送下;若不愈,须臾更服,取愈止。

【主治】产后心闷,亦治难产。

55460 单行羚羊角散

《千金翼》卷六。为《千金》卷二"羚羊角散"之异名。见该条。

55461 单行生赤小豆散(方出《千金》卷二,名见《千金翼》卷六)

【组成】赤小豆

【用法】上为散。每服方寸匕,以东流水下。不愈,须臾更服,即愈。

【主治】产后心闷。

宝

55462 宝丹

《温氏经验良方》。为同书同卷"救济丹"之异名。见该条。

55463 宝光散(《葆光道人眼科龙木集》)

【组成】大黄 龙胆 赤芍药 川芎 白芷 牛蒡子 防风 防己 黄芩 当归 甘草 栀子 生地黄 细辛 羌活 荆芥各等分

【用法】上咬咀。用水一钟半,煎至一钟,去滓,食后温服。

【主治】小儿五脏冷热相攻,致目中漏睛脓出者。

55464 宝华散(《卫生鸿宝》卷一)

【组成】郁金 细辛 降香 荆芥 防风 橘红 枳壳 银花

【用法】上为末。每服三钱,微温茶清调服。

【加减】头面肿,加薄荷、甘菊;腹胀,加厚朴、腹皮;手足肿,加灵仙、牛膝;内热,加连翘、知母;痰多,加川贝、蒌仁,吐不止,加童便;寒热,加柴胡、独活;小腹胀痛,加青皮;血滞,加茜草、丹参;喉肿加射干、山豆根;食积,加山楂、卜子;心痛,加延胡、莪术;痢,加槟榔;渴,加花粉;面黑,为血瘀症,加红花、苏木;大便秘,加大黄;放瘀不出,加苏木、桃仁、红花;浊秽,加藿香、薄荷。凡所加之药,即以煎汤,俟微温,调前散药服。

【主治】痧胀。

55465 宝寿散(《幼幼新书》卷八引《谭氏殊圣方》)

【异名】金砂散。

【组成】雄黄 茯苓 人参 马牙消各一分 朱砂(研,水飞过)半两

【用法】上为末。熟水下半钱;一岁以下一字。

【主治】诸风惊涎发搐。

55466 宝花散(《痧胀玉衡》卷下)

【异名】石二(《痧症全书》卷下)、十号节象方(《杂病源流犀烛》卷二十一)。

【组成】郁金一钱 细辛三两 降香三钱 荆芥四钱

【用法】上为末。每服三匙,清茶稍冷服。

【主治】❶《痧胀玉衡》:痧胀。❷《杂病源流犀烛》:绞肠痧。心腹绞切大痛,或如板硬,或如绳转,或如筋吊;或如锥刺,或如刀刮,痛极难忍。轻者亦微微绞痛,胀闷非常。

55467 宝灵丹(《卫生总微》卷十五)

【组成】朱砂一两(研,水飞) 雄黄一两(研,水飞) 黄丹一分(研) 苦药子一分 续随子一分(去皮毛) 山豆根一两(生) 蜈蚣二条(一条微炙,一条生用) 斑蝥一分(去头翅足,半生半炒) 巴豆二分(去皮膜,出油尽) 麝香二分(研)

【用法】上为末,拌研匀。于端午日、重九日合之最佳,事急者不拘,用糯米粥为丸,如麻子大。若未能语儿,中毒即休;如能语儿,但将药一粒入门,即患儿先闻其香是验。以腊茶清送下一丸,不得嚼破。须臾患儿必言心头作响声,毒物便下。或从口鼻出,或自大便下。嫩即是血,老即如诸

虫状,其形不一,药随物下,凝血中裹之。口噤者拗灌之。

【主治】小儿中蛊毒。

55468 宝灵散《《玉案》卷三》

【组成】当归二两(酒洗) 黄连四两(用吴茱萸一两煎汤,浸) 白芍二两(炒) 白术一两(土炒) 山楂肉一两 石莲子一两 苍术一两(米泔水浸,炒) 枳壳三钱(炒) 麦芽一两(炒) 神曲一两(炒) 肉豆蔻一两(面包,煨) 木香一两(忌见火)

【用法】上为末。大人每服二钱,小儿一钱,白痢,姜汤送下;赤痢,白滚汤送下;水泻,米汤送下。

【主治】一切痢疾。

55469 宝命丹《《幼幼新书》卷二十五引《谭氏殊圣方》》

【组成】皂角一两(炙令焦黑色,去皮为末)三分 巴豆二七个(去心膜,细研,新瓦上出油了用之) 雄雀儿粪二钱

【用法】上为细末,以粟米为丸,如绿豆大。每服三丸,空心温水送下。

【主治】小儿内疳。

55470 宝命丹《《普济方》卷九十三引《博济》》

【组成】牛黄半两(少一分亦得) 蝎一全者 附子(生用,去皮)一两 天南星半两 五灵脂半两

【用法】上为末,炼蜜为丸,如鸡头子大。用生姜自然汁一呷许,磨化后,将蜜酒投之,温酒服。或远年软风,须于暖阁内无风处,用甜糟并葱、椒煎汤浸,及令软处汗出,便服一丸。如是软多年者,先将鹊窠烧火炙软处,令热彻,方服此药为妙。

【主治】瘫痪风,及软风。

55471 宝金散

《卫生宝鉴》卷十三。为《圣济总录》卷一二五"二廥散"之异名。见该条。

55472 宝金膏《《理瀹》》

【组成】当归四两 党参 香附 川芎 延胡 苏木 白术 蒲黄 桃仁 醋大黄 红花 熟地 茯苓 乌药 川乌各一两 牛膝 地榆炭 山萸肉 金毛狗脊 苍术 首乌 酒炒 白芍 炒五灵脂 酸三棱 羌活 橘红 木香 良姜 青皮 木瓜 乳香 没药 草乌 大茴香 血竭 橘梗 防风 天麻 黑荆穗 白芷 细辛各五钱 黑豆 艾叶 牛胶各一两半

【用法】麻油熬,黄丹收。或加厚朴、枳壳、黄耆、半夏、炮姜炭、吴萸各五钱,发团八钱,生姜、葱白、韭白各二两同熬,槐枝搅。或贴心口,或贴脐下。

【主治】产后诸症。

55473 宝宝乐《《成方制剂》7册》

【异名】小儿健脾颗粒。

【组成】白芍 大枣 干姜 桂枝 黄耆 六神曲 麦芽 山楂

【用法】上制成颗粒剂,开水冲服,一次5～10克,一日2～3次。

【功用】温中补虚,和里缓急,开胃消食。

【主治】脾胃虚寒,脘腹隐痛,喜温喜按,胃纳不香,食少便溏。

55474 宝珍丸《《玉案》卷五》

【组成】牡蛎(煅) 桂心 当归 龙齿(煅) 益智仁

乌药各一两 杜仲 石菖蒲 山茱萸 茯神 牛膝各一两 二钱 川椒五钱 北细辛 半夏 干姜各六钱 人参 当归 白芍 紫石英各八钱

【用法】上为末,蜜为丸。每服三钱,空心白滚汤送下。

【功用】调经种子,平和气血,滋补真元,温暖子宫。

55475 宝珍膏《《北京市中药成方选集》》

【异名】保元膏。

【组成】生地三钱 苍术三钱 枳壳三钱 五加皮三钱 莪术三钱 桃仁三钱 山柰三钱 当归三钱 川乌(生)三钱 橘皮三钱 乌药三钱 三棱三钱 大黄三钱 首乌三钱 草乌(生)三钱 柴胡三钱 防风三钱 刘寄奴三钱 猪牙皂三钱 川芎三钱 官桂三钱 羌活三钱 威灵仙三钱 赤芍三钱 南星(生)三钱 香附(生)三钱 荆芥三钱 白芷三钱 海风藤三钱 藁本三钱 续断三钱 良姜三钱 独活三钱 麻黄三钱 甘松三钱 连翘三钱

【用法】上药酌予碎断,用麻油六十四两炸枯,去滓过滤,炼至滴水成珠,加入黄丹三十两,搅匀成膏,取出浸入冷水中,去火毒后,加热溶化。另兑以下细料:肉桂一钱、麝香一钱、附子二钱、木香二钱、冰片三钱、茴香三钱、乳香三钱、没药三钱、细辛三钱。共研为细粉,过罗,搅匀摊贴。大张代光重一两二钱,中张重一两,小张六钱。用时微火化开,贴患处。

【功用】追风散寒,舒筋活血。

【主治】风寒麻木,筋骨疼痛,腰酸腿软,跌打损伤。

【忌宜】孕妇忌贴。

【备考】《中医伤科学讲义》有血余、阿魏。

55476 宝珠丹《《赤水玄珠》卷十》

【组成】当门子一粒 樟脑五分 紫梢花(去梗) 丁香 大力子 急性子各一钱 斑蝥一对(去翅足) 红娘子一对(去翅足)

【用法】上为细末。每服半分,无灰酒送下。不降再服催之。

【功用】催经。

55477 宝珠丹《《外科方外奇方》卷三》

【组成】白硼砂二钱 川连一钱二分 番木鳖(去壳,麻油炸松) 黄柏 青黛(水飞) 薄荷尖 水飞雄黄 人中白(煅) 儿茶 胆矾 血竭 冰片各五分 灯心灰三分

【用法】上为末,收贮,勿泄气,吹患处。

【主治】咽喉及口疳。

55478 宝珠散《《幼科指掌》卷四》

【组成】橄榄核灰 人中白 大红纬灰 硼砂 冰片 药珠

【用法】上为细末。用芦管抄药,吹入患处。

【主治】走马牙疳。

55479 宝珠膏《《本草纲目拾遗》卷二》

【组成】赤石脂 天冬 麦冬 生地 熟地 紫梢花 蛇床子 鹿茸 谷精草 防风 元参 厚朴 虎骨 菟丝子 木香各一两 母丁香 肉桂 川断 赤芍 黄耆 肉苁蓉 白龙骨 杜仲各一钱五分 附子一个(生用) 蓖麻子一百粒(去油) 穿山甲一钱五分 地龙(去土)二钱 木鳖子(去壳不去油,切片) 倭硫黄 没药各一钱 血竭一钱 乳香二钱 松香 黄蜡各四钱 麝香少许

【用法】用麻油二斤,将药入油浸三日后,入锅内熬至黑色,去滓,用槐柳枝搅。次下黄蜡、松香,再下细药、油,滴水成珠,不散为度,瓷器收之。绢缎布摊贴腰眼。未贴此膏之前,先用擦久易丹,擦腰眼三日后,再贴此膏。

【功用】助筋骨,补血长肌,固元。

55480 宝精丸《医学正印》卷上)

【组成】白亮鱼胶八两(切作短块,用牡蛎八两炭火煅过,研末同炒。须炒得不可焦黑,黄色为度,去末用胶) 熟地黄四两 山药三两 人参二两(虚甚加一两) 沙苑蒺藜八两(酒洗,去衣,竹刀切开,去白膜) 白茯苓四两(去皮,切片,入乳拌晒三次) 牛膝三两(去芦,择粗壮者切碎,酒拌,微炒) 甘州枸杞四两(去蒂与枯者,乳汁拌,晒干,如此者五次) 鹿胶二两 菟丝子三两(水淘净,酒蒸熟,捣烂,晒干) 山茱萸肉四两(酒拌,烘干) 当归二两(去芦尾,取明亮者,酒洗,切片,晒干,微炒)

【用法】上为末,炼蜜为丸,如梧桐子大。每服三钱,早晚淡盐汤送下。

【功用】种子,添精补髓,滋阴壮阳,健步明目益年。

55481 宝儿康散《成方制剂》10册)

【组成】太子参 550 克 芡实 410 克 薏苡仁 410 克 茯苓 480 克 白扁豆(炒)410 克 甘草(炙)130 克 白术(炒)280 克 麦牙(炒)350 克 山楂 350 克 北沙参 410 克 山药 200 克 陈皮 200 克 石菖蒲 200 克 莲子 410 克

【用法】制成散剂。开水冲服,周岁小儿一次 0.25 克,二岁至三岁一次 0.5 克,四岁至六岁一次 1 克,一日 2 次。

【功用】补气健脾,开胃消食,渗湿,止泻。

【主治】小儿脾胃虚弱,消化不良,食欲不振,大便异常,精神困倦,睡眠不安,夜惊、夜啼等症。

55482 宝宝牛黄散《成方制剂》4册)

【异名】牛黄小儿散

【组成】冰片 沉香 胆南星 地龙 钩藤 僵蚕 牛黄 鱼腥草 珍珠

【用法】制成散剂,每瓶装 0.62 克。口服,半岁一次 1/4 瓶;半岁以上一次 1/2 瓶,三岁以上一次 1 瓶,一日 3 次。

【功用】清热镇惊,祛风,化痰。

【主治】小儿风痰壅盛,腹痛。

55483 宝咳宁颗粒《中国药典》2010 版)

【组成】紫苏叶 30 克 桑叶 30 克 前胡 60 克 浙贝母 30 克 麻黄 30 克 桔梗 60 克 制天南星 60 克 陈皮 30 克 炒苦杏仁 60 克 黄芩 60 克 青黛 21 克 天花粉 60 克 麸炒枳壳 60 克 炒山楂 45 克 甘草 15 克 人工牛黄 3 克

【用法】上制成颗粒剂,每袋装 5 克。开水冲服,一次 2.5 克,一日 2 次,周岁以内小儿酌减。

【功用】清热解表,止嗽化痰。

【主治】小儿外感风寒、内热停食引起的头痛身烧、咳嗽痰盛、气促作喘、咽喉肿痛、烦躁不安。

宗

55484 宗足汤《洞天奥旨》卷八)

【组成】白术一两 当归一两 金银花二两 牛膝五钱 贝母二钱

【用法】水数碗,煎一碗,连服数剂。

【主治】骨毒滞疮。

定

55485 定中丸《成方制剂》7册)

【组成】白扁豆 白术 白糖参 半夏 茯苓 甘草 广藿香 厚朴 苦杏仁 木瓜 砂仁 香薷 紫苏叶

【用法】上制成丸剂,每丸重 10 克。口服,一次 1 丸,一日 2 次;五岁至十五岁一次服半丸。

【功用】健胃补脾,止呕。

【主治】暑湿呕泻,停食伤胃,膨闷胀饱,吐泻腹痛。

55486 定中汤《回春》卷七)

【组成】真黄土一块(在碗内百沸汤泡,即以碗盖,少倾出用。如冷,倾入盏内,外以热水炖热。用两酒盏和药) 朱砂(研细)五分 雄黄(研细)一钱

【用法】朱砂、雄黄和匀,以黄土汤稍加砂糖温服。

【功用】《东医宝鉴·杂病篇》:收敛胃气,止吐泻。

【主治】❶《回春》:痘疮回水时,毒伏于阳明,脾胃受戕。❷《东医宝鉴·杂病篇》:小儿痘疮,吐泻并作。

【加减】烦躁、闷乱、发渴,加片脑半分,牛蒡子汤二盏和服。

55487 定气饮《产孕集》卷下)

【组成】人参 白术 阿胶各三钱 炮姜 熟附子各一钱 大枣五个 炒粳米一撮

【用法】浓煎,分二服,温进。

【主治】产后血晕,昏闷烦乱,卒然晕倒,口张手撒,遗尿鼾声,四肢厥冷,寸口脉微细散乱,或伏匿不至,正气大虚,微阳欲脱,阴离阳决,危在俄顷。

55488 定气散《圣济总录》卷二十五)

【组成】高良姜半两 草豆蔻(去皮)一个 甘草(炙) 木香(炮)各一分

【用法】上药用酒浸纸裹,煨令香熟,焙干,捣为散。每服二钱匕,醋汤调下。

【主治】伤寒时多呕哕不止。

55489 定风丸《遵生八笺》卷十八)

【组成】川乌 附子 草乌(俱生姜煮过用)各一两五钱 川椒一两

【用法】上为细末,酒糊为丸,如绿豆大。每服九丸,不可多服,空心酒送下,一日三次。

【主治】半身不遂,日夜疼痛不绝声者。

55490 定风丹《衷中参西》上册)

【组成】生明乳香三钱 生明没药三钱 朱砂一钱 全蜈蚣(大者)一条 全蝎一钱

【用法】上为细末。每服分许,小儿哺乳时置其口中,乳汁送下,每日约五次。

【主治】初生小儿绵风,其状逐日抽掣,绵绵不已,亦不甚剧。

【临床报道】绵风:献县刘姓之婴孩,抽绵风不已,夜半询访,知病危急,适有按小儿风证方所制定风丹,与以少许,服之立止,永未再犯。

【备考】能因证制宜,再煮汤剂以送服此丹,则尤效。

55491 定风汤《医方考》卷五）

【组成】牙皂角（炙）一寸（去皮） 白石膏五钱 朴消一钱 荆芥一钱 葱白三寸

【用法】漱牙。

【主治】风热牙疼,喜寒恶热者。

【方论选录】内生风热,并于一颊,邪火自实,因致牙疼。故得寒饮则阴阳微和,而痛少可;得热饮则以火济火,而痛益深。是方也,用牙皂、荆芥、葱白之辛温以散其风;用朴消,石膏之咸寒以驱其热。

55492 定风酒《解围元薮》卷四）

【组成】檀香 羌活 防风 牛膝 杜仲 芍药 当归 木瓜 天麻 白芷 川芎 麻黄 陈皮 荆芥 半夏 黄芩 官桂 苍术 首乌各一两 沉香 木香 乳香 没药 血竭 红花各五钱

【用法】上匀作三帖。用无灰酒一坛,入药一帖,封固,隔汤煮五七沸。不拘时候随量饮。

【主治】痛风,寒湿痿困诸证。

55493 定风酒（方出《奇方类编》卷上,名见《仙拈集》卷一）

【组成】生地 熟地 枸杞 木通 牛膝 川芎 薏苡仁 当归 金银花各二两 五加皮 苍术各一两 川乌草乌各五钱 甘草 黄柏各五钱 松节四两

【用法】上药用烧酒十六斤,煮三炷香时,埋土内退火气。早、中、晚三服之。

【主治】中风半身不遂,日夜筋骨疼痛。

55494 定风散《扁鹊心书·神方》）

【组成】川乌（炮）二两 防风二两 雄黄一两

【用法】上为末。每服四钱,水煎和滓服,一日三次。汗出愈。

【主治】破伤风及洗头、牙槽等风,牙关紧急,项背强直,角弓反张。

【备考】若一二日服此可治,五七日者难治,须急灸脐下三百壮。

55495 定风散

《卫生宝鉴》卷二十。为《理伤续断方》"至真散"之异名。见该条。

55496 定风散

《医级》卷九。为方出《本草纲目》卷十四引《圣惠》,名见《准绳·类方》卷五"交加散"之异名。见该条。

55497 定风膏《冯氏锦襄·杂症》卷三）

【组成】全蝎（头尾全者）四十九个（去毒,每个用生鲜薄荷一叶裹之,用丝缚定,火上焙燥,研为末） 朱砂 麝香各少许

【用法】上为末,炼蜜为丸,如梧桐子大。食远以钩藤煎汤研化服。

【主治】胎痫。因胎中受惊,或因食毒所感,其候身热面青,手足搐掣,牙关紧急,腰直身强,睛斜目闭,多啼不乳,频愈频发者。

55498 定心丸《圣济总录》卷十四）

【组成】茯苓（去黑皮） 茯神（去木）各一两 琥珀（别研） 龙齿 阿胶（炙令燥） 牛黄（别研） 真珠（别研） 犀角（镑） 龙脑（别研） 麝香（别研）各半两 天南星（牛胆内匮者） 甘草（炙,剉）各一两半 远志（去心）一分 金

箔三十片（为衣） 银箔二十片（研入药） 菖蒲 酸枣仁（炒） 天竺黄（别研） 人参各三分 虎睛一对（酥炙） 丹砂（别研）四两 龙脑半分 雄黄（别研）二两 苏合香一两 安息香二两（同苏合香以酒一大盏研化,澄去砂脚,熬成膏）

【用法】上药除别研外,为末和匀,以安息香膏炼蜜为丸,如鸡头子大。每服一丸,麝香汤化下,早、晚食后临卧服。

【主治】心虚忧愁不乐,惊悸心忪,恍惚忘误,神情不宁。

55499 定心丸《圣济总录》卷四十三）

【组成】消石半两 丹砂一分

【用法】上为细末,糯米粥为丸,如樱桃大。每服一丸,生糯米汁入油一两点,青柳枝打匀服。

【主治】心热实在内,狂妄不常。

55500 定心丸《直指小儿》卷一）

【组成】茯神 白附子（炮） 南星（炮）各三钱 人参 远志肉（姜汁炒） 蝎梢各一钱半 直僵蚕十四个（炒） 乳香三字

【用法】上为末,牛胆汁为丸,如梧桐子大。每服一丸,金银煎汤调下。

【主治】小儿惊风。

55501 定心丸《直指小儿》卷一）

【组成】北参 远志（姜制,焙） 茯神 天麻 犀角各一分 防风 朱砂一钱 麝一字

【用法】上为末,炼蜜为丸,如皂子大,金箔为衣。每服一丸,以薄荷汤调下。

【主治】惊悸烦躁。

【备考】方中防风用量原缺。

55502 定心丸《得效》卷十六）

【异名】定志丸（《眼科菁华》卷上）。

【组成】石菖蒲 甘菊 枸杞子各半两 辰砂二钱 远志一分（去心） 麦门冬一两（去心）

【用法】上为末,炼蜜为丸,如梧桐子大。每服三十丸,食后熟水送下。

【主治】努肉攀睛,或先赤烂多年,肝经为风热所冲而成,或痒或痛,或起筋膜,心气不宁,忧思不已。

55503 定心丸《施圆端效方》引李道靖方（见《医方类聚》卷一六〇）

【组成】朱砂三钱 寒水石（烧） 人参各一两 远志（去心） 茯苓 茯神各半两 龙脑一字

【用法】上为细末,糯米饭为丸,如酸枣大,朱砂为衣。每服一丸,细嚼,蜜汤化下。

【主治】神志不宁,神狂气乱,狂语昏迷。

55504 定心丸《万氏家抄方》卷五）

【组成】明天麻 人参 桔梗 远志（去骨） 僵蚕（炒） 羌活 蝉蜕（去头足） 荆芥 薄荷叶 茯苓 白附子（姜汁炒）各二钱 全蝎（去头足） 木香各一钱半 胆星 防风（去芦）各二钱半 山药一钱 甘草三钱

【用法】上为细末,炼蜜为丸,如榛子大,辰砂为衣。薄荷汤送下。

【主治】诸般惊症。

55505 定心丸《古今医鉴》卷八）

【组成】人参 白术 茯苓 枳实（面炒） 石莲肉（去心） 陈皮 韭子（炒）各一两 半夏 远志（去骨） 酸枣仁各五钱 牡蛎（煨）三钱 甘草（炙）一钱半

【用法】上为末,神曲糊为丸,如梧桐子大。每服五十丸,空心盐汤送下。

【主治】妄想太过,遗精。

【加减】久则加干姜(炒黑)三钱、樗根白皮五钱。

55506 定心丸(《种痘新书》卷三)

【组成】滑石(飞过)六分 甘草一两 牛蒡 木通 车前各六钱 唇砂五钱

【用法】先将辰砂另乳,再将诸药研末,后入辰砂乳匀,辰砂不拘多少,总以药色红赤为度。

【功用】利膀胱,泻君火,镇心,解热。

【主治】小儿痘疮,心惊发搐。

55507 定心丸(《不居集》下集卷十六)

【组成】人参一两 麦冬一两 茯神三两 石菖蒲五钱 甘草五钱 辰砂五钱 麝香一钱

【用法】上为末和匀,麝香为丸,辰砂为衣。每服三五丸,黄连、灯心汤送下。

【主治】病生于疑,食减肌瘦,有时发热,有时吐血,神昏气馁,如见鬼形,凛凛可畏。

55508 定心丸(《成方制剂》6册)

【组成】柏子仁 虫白蜡 当归 党参 地黄 茯苓 甘草 琥珀 黄芩 麦冬 石菖蒲 酸枣仁 五味子 远志 朱砂

【用法】上制成大蜜丸,每丸重6克。口服,水蜜丸一次4克,大蜜丸一次1丸;一日2次。

【功用】益气养血,宁心安神。

【主治】心血不足,烦燥失眠,健忘征忡,惊悸多梦。

55509 定心汤(《三因》卷八)

【组成】茯苓四两 桂心 甘草(炙) 白芍药 干姜(炮) 远志(去心,炒) 人参各二两

【用法】上剉散。每服四钱,水一盏半,加大枣两个,煎七分,去滓,食前温服。

【主治】心劳虚寒,惊悸,恍惚多忘,梦寐惊魇,神志不定。

55510 定心汤(《简易方》引《叶氏录验方》,见《医方类聚》卷一五〇)

【组成】人参(去芦) 白茯苓(去皮) 茯神(去木) 黄耆(蜜炙)各三两 白术 赤石脂(研) 川芎 厚朴(姜汁制) 紫菀茸 防风各二两 麦门冬(去心)一两半 官桂(去皮) 甘草(炙)各一两

【用法】上为粗末。每服三钱,水一盏半,加赤小豆七十粒,煎七分,去滓,食后通口服。

【主治】心气不足,营血衰少,多畏不乐,精神昏昧,魂魄飞扬,心神离散,梦中失精,白浊。

55511 定心汤(《古今医鉴》卷三)

【组成】生地汁 童便各半盏

【用法】上和合,重汤煮数沸服。

【主治】伤寒愈后,心下征忡。

55512 定心汤(《衷中参西》上册)

【组成】龙眼肉一两 酸枣仁(炒,捣)五钱 萸肉(去净核)五钱 柏子仁(炒,捣)四钱 生龙骨(捣细)四钱 生牡蛎(捣细)四钱 生明乳香一钱 生明没药一钱

【主治】心虚征忡。

【加减】心因热征忡者,酌加生地数钱。

【方论选录】《内经》谓"心藏神",心既以心为舍宇,即以心中之气血为保护,有时心中气血亏损,失其保护之职,心中神明遂觉不能自主而征忡之疾作焉。故方中用龙眼肉以补心血,枣仁、柏仁以补心气,更用龙骨入肝以安魂,牡蛎入肺以定魄。魂魄者心神之左辅右弼也,且二药与萸肉并用,大能收敛心气之耗散,并三焦之气化亦可因之团聚。特是心以行血为用,心体常有舒缩之力,心房常有启闭之机,若用药一于补敛,实恐于舒缩启闭之运动有所妨碍,故又少加乳香,没药之流通气血者以调和之。其心中兼热用生地者,因生地既能生血以补虚,尤善凉血而清热,故又宜视热之轻重而斟酌加之也。

55513 定心膏(《卫生总微》卷五)

【组成】生葛根(取汁)半合(如无生者,干葛剉细,水浸一宿,慢火熬取汁) 竹沥半合(依法旋取) 大麻仁一分(三味同研) 绿豆粉一两(别研) 朱砂半两(研,飞) 牛黄一钱(研) 麝香一钱(研)

【用法】上药同和如稀粥,更入少许绿豆粉相拌得所,石臼中杵三二百下成膏,为丸,如鸡头子大。每服一丸,煎人参汤化下。不拘时候。

【功用】安心神,截惊痫。

【主治】小儿诸热,惊痫欲发。

55514 定生丸(《圣惠》卷八十五)

【组成】雀儿饭瓮十个(内有物者) 蟾头一两(涂酥炙令焦黄) 猪牙皂荚一分(去皮,涂酥炙令焦黄,去子) 天麻一分 藜芦半分(去芦头) 乌蛇半两(酒浸,去皮骨,炙令黄) 干蝎一分(微炒) 瓜蒂一分 天南星一分(炮裂) 青黛一分(研细) 朱砂一分(研细) 龙脑一分(研细) 雄黄一分(研细) 麝香一分(研细) 腻粉一分 曲头棘针一分 蜣螂一分(微炒,去翅足) 熊胆一分 牛黄一分(研细) 半夏半分(汤洗七遍去滑)

【用法】上为末,以猪胆汁为丸,如绿豆大。每用一丸,以温生姜汤研,灌在鼻内,得嚏后,以生姜、薄荷汤下三丸。

【主治】小儿急惊风,遍身壮热,筋脉不和,手足抽掣,口噤面青,痰涎壅滞,及疳气所攻,肌体瘦弱。

55515 定生丸(《普济方》卷三九四)

【组成】半夏一两 胡椒半两(同炒) 蝎尾半钱 干姜二钱

【用法】上为末,姜汁为丸,如小豆大。三岁儿每服三十丸,乳食前姜汤送下。

【功用】化痰,和胃气。

【主治】小儿吐逆不定,久必生风。

55516 定生丹

《永乐大典》卷九七八引《卫生家宝》。为《旅舍》"定命丹"之异名。见该条。

55517 定生丹(《古今医鉴》卷五)

【组成】雄黄三钱 朱砂三钱 阿魏五分(箬焙) 硇砂五分 乳香三钱 半夏三钱 木香三钱 沉香一钱 肉豆蔻三钱 绿豆四十粒 乌梅四十个 百草霜三钱(为衣)

【用法】上为末,将乌梅以热汤泡令软,剥去核,研极烂,入药捣为丸,如弹子大,百草霜为衣,阴干。每服一粒,嚼化咽下,以生姜汤漱口,复以陈麦饼火烧熟,细嚼压之。

【主治】噎膈翻胃。

55518　定吐丸（《幼幼新书》卷二十七引《谭氏殊圣》）

【组成】丁香三七个　蝎梢四十九条　半夏三个（洗，焙干）

【用法】上为末，煮大枣肉为丸，如黍米大。每服七至十丸，以金银汤送下；伤暑、霍乱吐泻，香薷散送服。

【主治】小儿惊食，胃管不快，吐逆乳食，或心胸发热。

55519　定吐汤（《石室秘录》卷五）

【组成】人参一钱　砂仁一粒　白术五分　茯苓二钱　陈皮二分　半夏一分　干姜一分　麦芽五分　山楂三粒

【用法】水煎服。

【功用】安脾胃，止吐，消积。

【加减】夏月，加黄连三分；冬月，加干姜三分。

55520　定吐饮（《活幼心书》卷下）

【组成】半夏（汤煮透滤，仍到，焙干，㕮咀，如绿豆大，筛去细末）二两　生姜（净洗，拭干，和皮）二两　薄桂（去粗皮，㕮咀）三钱

【用法】生姜切作小方块，如绿豆大，同半夏和匀，入小铫内，慢火顺手炒令香熟带干，方下桂，再炒匀微有香气，以皮纸摊盛地上出火毒，候冷，略簸去黑焦末。每服二钱，水一盏，加生姜二片，煎七分，稍空心少予缓服。

【主治】吐逆。

55521　定吐饮（《幼科折衷》卷上）

【组成】半夏　生姜　薄荷　藿香　（一方无藿香）

【主治】小儿慢惊，吐不止。

55522　定血散（《圣济总录》卷一三二）

【组成】栝楼（大者，去瓤）一个　棕榈皮一把　当归（切碎）半两

【用法】上二味，入栝楼中，泥固济烧，研细为散。每服一钱匕，茶、酒任调下。

【主治】血瘤，系之血出者。

55523　定血散（《杨氏家藏方》卷十四）

【组成】天南星（生用）　槐花（炒黄）　郁金各四两　半夏二两（生用）　没药（别研）　乳香（别研）各二钱半

【用法】上为细末，次入没药、乳香同研令匀。如有伤破，干贴疮口，切忌水洗。

【功用】收敛疮口。

【主治】一切刀伤血出不止。

55524　定血散（《医方类聚》卷二一〇引《医林方》）

【组成】贯众（去毛，微炒）不以多少

【用法】上为极细末。每服三钱，酒、醋、水各一盏同煎，去滓温服，不拘时候。

【主治】妇人崩中，败血过多。

55525　定血散（《外科精义》卷下）

【组成】黄丹一两　乌鱼骨　白矾灰　龙骨各二两　密陀僧半斤　桑白皮一斤

【用法】上为细末。每用干掺。

【功用】僻风，定痛，生肌。

【主治】刀镰斧伤。

55526　定志丸（《医心方》卷三引《深师方》）

【组成】人参二两　茯苓二两　菖蒲二两　远志二两　防风二两　独活二两

【用法】上为末，炼蜜为丸，如梧桐子大。每服五丸，一

日二次。

【功用】定风气。

【主治】恍惚健忘，怔忡恐悸，志不定。

55527　定志丸（《古今录验》引陈明方，见《外台》卷十五）

【异名】开心丸（《医心方》卷二十六引《医门方》）、远志丸（《扁鹊心书·神方》）。

【组成】菖蒲　远志（去心）　茯苓各二分　人参三两

【用法】上为末，炼蜜为丸，如梧桐子大。每服六七丸，一日三次。

【功用】《局方》：益心强志，令人不忘。

【主治】❶《古今录验》引陈明方（见《外台》）：心气不定，五脏不足，甚者忧愁悲伤不乐，忽忽喜忘，朝愈暮剧，或暮愈朝发，发则狂眩。❷《准绳·类方》：能近视，不能远视。

【宜忌】忌酢物、羊肉、饧。

【方论选录】《医方集解》：此手少阴药也。人参补心气，菖蒲开心窍，茯苓能交心气于肾，远志能通肾气于心。心属离火，火旺则光能及远也。

【备考】本方人参改用党参，名"宁神定志丸"（见《成方制剂》3册）。

55528　定志丸（《杨氏家藏方》卷十）

【组成】人参（去芦头）　白茯苓（去皮）　石菖蒲　远志（去心）　龙齿　酸枣仁（微炒）　铁粉（别研）　麦门冬（去心，焙干）　朱砂（飞过）　乳香（别研）　麝香（别研）　琥珀（别研）各等分

【用法】上为细末，次入朱砂、铁粉同研匀，绞生地黄汁浸蒸饼为丸，如梧桐子大，别用朱砂为衣。每服二十丸，食后、临卧温熟水送下。

【主治】怔忡健忘，精神恍惚，睡卧不宁，一切心疾。

55529　定志丸（《普济方》卷十六引《卫生家宝》）

【组成】远志一两（去心）　天门冬（去心）　茯苓　麦门冬（去心）　茯神　龙骨　巴戟　泽泻各半两　辰砂一钱

【用法】上为细末，炼蜜为丸，如梧桐子大。每服二十丸，空腹、食后、夜卧以麦门冬汤或开水送下，人参汤送下尤妙。

【主治】心气不足。

55530　定志丸（《儒门事亲》卷十二）

【组成】柏子仁　人参　茯苓　远志（去心）　茯神　酸枣仁

【用法】上为末，酒糊为丸，如小豆大。每服五七十丸，生姜汤送下。

【功用】《医部全录》：安魂定魄。

【主治】《医部全录》：落马堕井，或因打扑，便生心恙者。

55531　定志丸（《直指小儿》卷一）

【组成】琥珀　茯神　远志（姜制，焙）　人参　白附子（炮）　天麻　天门冬　酸枣仁　甘草（炙）各等分

【用法】上为末，炼蜜为丸，如皂子大，朱砂为衣。每服一丸，灯心、薄荷汤调下。

【主治】小儿惊风已退，神志未定。

55532　定志丸

《普济方》卷一四五。即《圣惠》卷十四"补虚定志丸"。见该条。

55533　定志丸

《证治要诀类方》卷四。为《三因》卷九"小定志丸"之异名。见该条。

55534 定志丸

《葆光道人眼科龙木集》。为原书同卷"秘方琥珀膏"之异名。见该条。

55535 定志丸（《幼科发挥》卷二）

【组成】人参 白茯神 远志 石菖蒲（炒） 酸枣仁（炒） 柏子仁各一钱半 琥珀 珍珠 胆星 铁花粉各一钱 朱砂（飞） 麝香各一字

【用法】上为末，水煮山药粉为丸，如黍米大。每服十五丸，灯心煎汤送下；更煮猪心与儿食之，以助药力。

【主治】小儿惊久成痫。

55536 定志丸（《赤水玄珠》卷十一）

【组成】远志（去心芦净，以甘草汤煮） 石菖蒲 白茯苓 人参 山药

【用法】上打糊为丸。每服五六十丸，食远白汤送下。

【主治】心气不足，脾弱不能摄精，心肾不交，小便白浊。

55537 定志丸（《寿世保元》卷五）

【组成】远志（甘草水浸，去心） 石菖蒲各二两 人参一两 白茯神（去木）二两 黄柏（酒炒）二两 蛤粉（炒）一两

【用法】上为末，炼蜜为丸，如梧桐子大，朱砂为衣。每服三十丸，空腹米汤送下。

【主治】白浊经年不愈，或时梦遗，形体瘦弱。

55538 定志丸（《叶氏女科》卷二）

【组成】人参 远志肉（制）各一两 蒲黄二两 茯苓三两

【用法】上为末，炼蜜为丸。白汤送下。

【主治】妊娠怔忡，心虚而神不安者。

55539 定志丸（《医碥》卷七）

【组成】人参一两五钱 菖蒲 远志 茯苓 茯神各一两 朱砂一钱 白术 麦冬各五钱

【用法】炼蜜为丸服。

【功用】《方剂学》：补心益智，镇怯安神。

【主治】❶《医碥》：悸。❷《杂病源流犀烛》：思虑太甚，致心气不足，忽忽善忘，恐怯不安，梦寐不祥者。

55540 定志丸（《医级》卷八）

【组成】人参一两 石菖蒲 茯神 远志各一两 麦冬 白术各五钱 朱砂 牛黄各一钱（研）

【用法】上为末，炼蜜为丸，朱砂为衣。每服五十丸，米饮送下。

【功用】补心神，安魂魄，定志，除痰。

55541 定志丸

《眼科菁华》卷上。为《得效》卷十六"定心丸"之异名。见该条。

55542 定志汤（《杏苑》卷七）

【组成】菖蒲 茯神 当归 橘皮各一钱 远志 人参各一钱二分 甘草五分（炙）

【用法】上㕮咀，水煎，食前热服。

【主治】言语失伦，常常戏笑而不发狂，属心虚者。

【加减】如有痰，加半夏七分，生姜三片。

55543 定辰散（《便览》卷四）

【组成】槟榔四两（石灰制） 枳壳四两（炒） 使君子肉十个

【用法】上为细末。空心猪肉汁调服。

【功用】杀虫。

【主治】小儿虫证。

55544 定呃汤（《辨证录》卷四）

【组成】人参三钱 白术五钱 丁香五分 陈皮五分 茯苓五钱 沉香末一钱 牛膝一钱

【用法】水煎服。

【主治】气逆而寒邪入胃，忽然呃逆不止。

【方论选录】参、苓、白术纯是补气回阳之药，丁香祛寒，沉香、牛膝降入丹田以止其逆。逆气既回，而呃声自定。

55545 定呃汤

《普济方》卷二〇一。为方出《圣惠》卷四十七，名见《普济方》卷二〇一"附子散"之异名。见该条。

55546 定吼丸（《丁甘仁家传珍方选》）

【组成】南沙参三斤 豆豉三斤 黑苏子五斤 杏仁五斤 橘红二斤 制半夏三斤 白桑皮五斤 象贝五斤 白芥子一斤 蒌皮一斤 莱菔子二斤

【用法】上为末，水泛为丸服。

【功用】化痰降气。

55547 定乱丸（《痧疫指迷》）

【组成】香薷一钱 泽泻二钱 真广木香四分（磨入） 广陈皮一钱 小川连五分 白檀香四分（磨入） 紫苏梗八分（磨入） 生香附二钱 白茯苓三钱 上朴五分 炒山栀二钱 江西香豉四钱 甜白术一钱五分 白扁豆一钱 生甘草二钱五分 真广藿香二钱

【用法】照方配十剂或五剂，为细末，水泛为丸。每服三钱，用真广藿香二钱，真陈皮一钱五分，煎汤送下。

【主治】伏暑霍乱，及时行温热疫疠，诸般霍乱初起，才觉手脚作麻，胸口满闷，头目昏眩，神气如蒙，若云若雾，随即吐泻交作；并治感冒秽浊邪气寒热痧胀，及寒暑杂感，伏暑化疫。

【加减】如舌黄心烦者，加益元散三钱，晚蚕沙四五钱同煎；如胸闷气塞者，加苦桔梗二钱，枇杷叶（去毛）三钱，蝉蜕二钱同煎；如腹痛者，加石菖蒲八分，白蔻仁五分，省头草二钱同煎；腹胀者，加水炒川厚朴五分，大腹皮二钱同煎；夹受水毒者，加贯众三钱同煎。

【宜忌】闭证可用，脱证切不可用。

55548 定乱汤（《辨证录》卷一）

【组成】人参 山药各一两 茯苓 薏仁各五钱 甘草 黄连各五分 陈皮 神曲各三分 砂仁一粒

【用法】水煎服。

【主治】冬月伤寒，汗吐后，又加大下，而身热犹然如火，发躁，气息奄奄欲死。

55549 定狂汤（《辨证录》卷六）

【组成】熟地三两 知母一两 荆芥五钱

【用法】水煎服。

【主治】头面红肿，下身自脐以下又现青色，口渴殊甚，似欲发狂。

55550 定坤丸

《中国药典》2010版。为原书"二十七味定坤丸"之异名。见该条。

55551　定坤丹（《北京市中药成方选集》）

【组成】当归十二两　人参（去芦）五两　黄毛鹿茸（去毛）三两　藏红花三两　熟地四两　於术三两　汉三七二两五钱　鸡血藤二两五钱　白芍三两　枸杞子三两　阿胶（炒）二两　益母草五钱　香附（醋炙）五钱　延胡索（醋炒）五钱　柴胡五钱　茺蔚子五钱　鹿角霜五钱　五灵脂（醋炒）五钱　甘草五钱　茯苓四钱　干姜（炮）四钱　杜仲（炒）四钱　川牛膝三钱　砂仁三钱　川芎二钱　黄芩二钱　肉桂（去粗皮）二钱　乌药三钱　细辛一钱五分

【用法】上药除汉三七、香附、甘草、茯苓、肉桂、砂仁、细辛为粗末铺槽外，其余群药用黄酒四十八两蒸透晒干，共为细末，炼蜜为丸，每丸重四钱，朱砂为衣，蜡皮封固。每服一丸，温开水送下，一日二次。

【功用】调经理血。

【主治】妇女虚弱，经期不准，行经胀痛，腰酸带下。

55552　定坤丹（《中国药典》2000版）

【组成】阿胶　白芍　白术　茺蔚子　川芎　当归　枸杞子　黄芩　鸡血藤膏　鹿角霜　鹿茸　人参　三七　熟地黄　西红花　香附　延胡索等

【用法】制成丸剂，每丸重10.8克。一次半丸至1丸，一日2次。

【功用】滋补气血，调经舒郁。

【主治】月经不调，行经腹痛，崩漏下血，赤白带下，贫血衰弱，血晕血脱，产后诸虚，骨蒸潮热。

【宜忌】忌食生冷油腻及刺激性食物，伤风感冒时停服。

55553　定岩散（《古方选注》卷下）

【异名】托里散（《古方汇精》卷三）、定癌散（《医方歌括》）、乳岩散（《梅氏验方新编》卷二）。

【组成】鼹鼠粪（两头尖）三钱　土楝实三钱（经霜有核者佳，不用川楝）　露蜂房三钱

【用法】上煅存性，各取净末三钱，和匀。每服三钱，酒送下，间两日一服。

【功用】止痛干脓，收敛合口。

【主治】乳癌溃烂经年，仅存内膜者。

【方论选录】定，止也，溃岩服之，痛定而烂止也。鼹鼠粪性主走阴，专入厥阴血分，通经下乳，楝实用土者，取其微苦力薄，走中焦乳间泄热，不似川楝力厚，直行下焦。露蜂房入阳明经，驱肝经风毒犯胃，有收敛之性，凡外疡之毒根在脏腑者，非此不愈。

55554　定命丸（《圣惠》卷八十七）

【组成】朱砂一分（研细）　麝香半分（研细）　瓜蒂二十个　蛇蜕皮灰一分　青黛一分（研细）　干蝎二十个（微炒）

【用法】上为末，研令匀，用狗胆汁为丸，如黍米大。每用一丸，以乳汁化破，男左女右，滴入鼻中，得嚏三五声为效。

【主治】小儿一切疳。

55555　定命丸（《圣济总录》卷二十七）

【组成】硫黄（研）　吴茱萸（汤浸，焙干，炒，捣为末）消石（研）各一分　巴豆（去皮心膜）半分

【用法】上为末，软饭为丸，如弹子大。每用一丸，先以

椒煎汤浸手良久，男左女右执手中。汗出即愈。

【主治】阴毒伤寒。

55556　定命丸

《圣济总录》卷一七二。为《局方》卷十“定命丹”之异名。见该条。

55557　定命丸（《圣济总录》卷一七三）

【组成】青黛（研）三分　乌蛇（去皮骨，酒浸，炙）一分　白附子一枚　干蝎（炒）七个　腻粉（研）一分　独角仙（去足，炙）一个　棘刚子（去壳）七个　麝香（研）一分

【用法】上为末，用猪胆汁为丸，如黍米大。每服三丸，早晨、晚后温水送下。

【主治】小儿疳痢。

55558　定命丸（《中藏经》卷下）

【组成】雄黄　乳香各一分　巴豆二十一个（去皮不去油）

【用法】上为末，加白面三钱，水为丸，如小豆或小麦粒大，两头尖。量病浅深，纳疮中，上用乳香膏贴之。

【主治】远年、日近一切恶候漏疮。

55559　定命丸（《幼幼新书》卷八引《庄氏家传》）

【组成】蝎七个　芦荟　熊胆　龙脑各半钱　瓜蒂七个　蟾酥一皂大（汤浸）　腻粉　牛黄各二钱　麝一钱　朱砂　蛇蜕（烧）　雄黄各一钱

【用法】上为末，薄面糊为丸，如黍米大。一岁每服一丸，临卧金银花、薄荷汤送下。有惊，用倒流水化二丸，滴鼻孔良久取嚏，搐定，人行一二里更化二丸，灌。

【主治】小儿急慢惊搐搦。

55560　定命丹（《圣惠》卷八十五）

【组成】蟾酥豇豆大　桑螵蛸一个　独角仙半钱（去皮翅足）　牛黄半两（研细）　天浆子七个　犀角屑半两　雄黄半两（研细）　朱砂半两（研细，水飞过）　天竺黄半两（研细）　麝香一分（研细）　青黛半两（研细）　天南星半两　白附子半两　干蝎梢一分　腻粉一分　龙胆半两（去苗）

【用法】上药并生用，为末，以猪胆汁为丸，如黄米粒大。先以温水化破一丸，吹鼻内，得嚏五七声，即以薄荷水送服二丸。

【主治】小儿急惊风。

55561　定命丹（《局方》卷十）

【异名】定命丸（《圣济总录》卷一七二）。

【组成】青黛（研）半钱　蟾酥（干者，酒浸一宿）一钱　干蝎（全者，微炒）七个　麝香（研）一字　白附子（炮，为末）半分　天南星（炮，为末）一分（一本不用天南星）

【用法】上为细末，以粟米粥为丸，如绿豆大，别以青黛为衣。每服一丸，荆芥、薄荷汤送下，后困睡无疑。但有患者，先化半丸，滴入鼻中，嚏喷者必愈。

【主治】小儿急慢惊风，天钓撮口，潮发搐搦，奶痫壮热，昏塞不省。

55562　定命丹（《旅舍》）

【异名】定生丹（《永乐大典》卷九七八引《卫生家宝》）。

【组成】天麻　青黛各一分半　天南星（炮）　腻粉各一两半　朱砂（研）　白附子（炮）各半两　麝香二字　蝎尾十四个（炮）

【用法】上为细末，以烧粟米饭为丸，如绿豆大。每服

一丸,薄荷汤化下。急惊者,水化,滴入鼻中,嚏即搐定。

【主治】小儿急慢惊风,天钓、脐风,撮口搐搦,奶痫壮热。

55563 定命丹(《幼幼新书》卷九引《聚宝方》)

【组成】生龙脑 真麝香各二钱半 桃柳心各七个 蟾酥一皂大

【用法】上为细末,端午日为丸,如黄粟米大。小儿急惊天钓,用中指点水四滴,研一丸,注在二鼻窍中,三嚏以上即效,如三嚏以下,不在医限。慢惊,用浓煎桃、柳枝汤浑头洗浴,不得揩干,生衣裹之,用药如前。

【主治】小儿急慢惊风。

55564 定命丹(《幼幼新书》卷二十四引张道人方)

【组成】木香 夜明砂 麝各一分 蝉壳三个 胡黄连二钱 金银箔各五片

【用法】上为末,软大米饭为丸,如麻子大。每服三丸,米饮送下,一日三次。

【主治】小儿十二种疳。

【宜忌】忌酸、咸、油腻。

55565 定命丹(《卫生总微》卷十)

【组成】巴豆十个(去油) 丁香一两(炒黑色)

【用法】上为细末,以煮酒、蜡就剂,旋丸如绿豆大。每服三五丸,米饮汤送下;腹胀,皂儿汤送下;夜啼,朱砂汤送下。

【主治】小儿一切吐逆不止。儿体壮实,有积食者。

55566 定命丹(《直指小儿》卷一)

【组成】全蝎七个 天麻 南星(炮) 白附各二钱半 朱砂 青黛各一钱半 轻粉 麝各半钱 脑一字

【用法】上为末,粟米糊为丸,如绿豆大。每服一丸,荆芥、薄荷汤调下。可先研半丸,吹入鼻中。

【功用】通利痰热。

【主治】小儿急惊,天钓,撮口。

55567 定命汤(《圣济总录》卷二十七)

【组成】附子(炮裂,去脐皮)二两 高良姜 白术 干姜(炮)各一两

【用法】上剉,如麻豆大。每服三钱匕,用水一盏,煎至五分,去滓,不拘时候温服。未服药前,先饮酒使醺醺,后服药。如思食,即与酒粥吃,不得妄食他物。若小便出血,是阴毒去矣。

【主治】阴毒伤寒,目赤唇焦,头疼烦渴,面色赫赤,身恶寒。

55568 定命饮(《直指小儿》卷二)

【组成】圆白半夏(生) 茯苓 木香 老生姜(切片,干)各一分 白术 甘草(炙)各半分

【用法】上为末。每服半钱,生姜、大枣煎汤调下。

【主治】小儿慢惊,吐泻困重,欲传慢脾者。

【备考】《婴童百问》卷二有天麻。

55569 定命散(《圣惠》卷八十七)

【组成】干虾蟆一个(烧为灰) 蛇蜕皮一分(炒令黄) 蝉壳一分

【用法】上为末,加麝香末半钱,研匀。每服半钱,午时以暖水调下。一岁二岁即服一字,后煎桃柳汤放温浴儿,便用青衣盖。

【主治】小儿五疳。

55570 定命散(《妇人良方》卷七引《灵苑方》)

【组成】大生乌头(去皮尖) 牡丹皮 桂心各一两

【用法】上为细末。每服一钱,酒半盏,童便半盏,煎至七分温服。如妇人血瘕血气,胎血积聚上冲心膈,须臾欲绝者,用酒一盏,加生姜一片,煎至七分,去滓,通口服。

【主治】妇人急血气,及血瘕,血气,胎血积聚,上冲心膈,须臾欲绝者。

55571 定命散(《圣济总录》卷六)

【组成】蜈蚣一条(全者) 乌蛇(项后取) 白花蛇(项后取)各一寸(先酒浸,去骨,并酒炙)

【用法】上为细散。每服二钱至三钱匕,煎酒小沸调服。

【主治】破伤风,项颈紧硬,身体强直。

55572 定命散(《圣济总录》卷七十)

【组成】丹砂 水银 麝香各一分

【用法】上为细末。分为二服,用新汲水调下。

【主治】血汗,鼻衄不止。

55573 定命散(《圣济总录》卷一六九)

【异名】定命朱砂散(《痘治理辨》)。

【组成】丹砂(研)半两 龙脑(研) 乳香(研) 马牙消(研) 甘草(为末)各二钱

【用法】上为散,用十二月新獭猪血半升同研匀,取青竹筒长二尺,留两头节,开一头作窍,注药在内,黄蜡塞定,以油绢紧裹封,勿令透气,埋地坑中,至一百五日取出,水洗,挂风中四十九日,劈开取药,研为细散。每服半钱匕,新水调下。

【功用】发出毒气。

【主治】小儿疮疹,毒气不出,或出后干黑色。

55574 定命散(《幼幼新书》卷九引《刘氏家传》)

【组成】郁金(大者,生)二个 蝎梢七个 全蝎一个 腻粉(炒)一钱 朱砂一钱 麝香少许 巴豆七个(去油)

【用法】上为末。未满岁,每服一字,金银、薄荷汤调下;冷水亦得。药后吐涎,暖处睡,盖卧汗出,良久泻一二次愈。

【主治】小儿急惊,痫疾,手足抽,缩眼,倒奶不下。

55575 定命散(《幼幼新书》卷二十五引丁左藏方)

【组成】白矾 绿矾各等分

【用法】上为末,大麦面五钱,生姜、葱一寸(研烂),麦面和饼裹药一钱,文武火烧存性,地坑出火毒一宿,研入铅霜二钱。每用一挖耳许,揩牙上一二遍。

【主治】小儿疳。

55576 定命散(《卫生总微》卷十九)

【组成】川大黄(剉,炒) 黄连(去须) 白僵蚕(直者,炒去丝嘴) 甘草(生)各半两 五倍子一分 腻粉五筒子

【用法】上为细末。每用一字,竹笔筒子吹喉中。如毒气攻心肺,喉中生疮,咽饮不得者,以孩儿乳汁调药一字,鸡羽蘸之,深探入喉中,得吐者活,不吐者死。

【主治】小儿缠喉乳蛾等病。

55577 定命散(《宣明论》卷十四)

【组成】藜芦 川芎 郁金各等分

【用法】上为细末。嗜鼻中。如哭可医。

【主治】小儿天钓、惊风，不能哭泣。

55578 定命散

《普济方》卷三六八。为原书同卷"问命散"之异名。见该条。

55579 定命散

《袖珍》卷四。为《医方类聚》卷二四一引《澹寮方》"麝香散"之异名。见该条。

55580 定命散（《婴童百问》卷一引《活幼方》）

【组成】蝉蜕十四个（去嘴脚）　全蝎十四个（去毒）

【用法】上为细末，加轻粉少许和匀。每服少许，乳前用乳汁调下。

【主治】初生儿口噤不开。

55581 定命散

《杂病源流犀烛》卷六。为原书同卷"夺命散"之异名。见该条。

55582 定金丸（《惠直堂方》卷二）

【组成】薄荷四两　桑皮　天冬（去心）　麦冬（去心）知母（去皮毛）　百部　川贝　柿霜各二两　枇杷叶（去毛，蜜炙）　诃子肉　橘红　阿胶　紫菀　冬花各一两五钱杏仁霜　茯苓　玄明粉　铅霜　桔梗各一两　马兜铃　五味子各一钱五分　硼砂五钱　真冰片一钱　瓜蒌仁　瓜蒌皮各一两

【用法】上为末，竹沥、梨汁、炼蜜煎膏为丸，如弹子大。嚼化。

【功用】清肺止嗽，定喘化痰。

55583 定金汤（《准绳·幼科》卷六）

【组成】绵黄耆　人参　炒术　当归　白芍药　生地黄　白茯苓　甘草　白芷　防风　荆芥　升麻

【用法】加芫荽一握，白银一块，灯心二十茎，同煎服。

【主治】臭痘黑烂成窝，元气亏损者。

55584 定肺丸（《赤水玄珠》卷七）

【组成】款冬花　紫菀　知母　贝母　人参　甘草（炙）　桑白皮　御米壳　麦门冬　百部　马兜铃　五味子乌梅肉各等分

【用法】上为细末，炼蜜为丸，如弹子大。每用一丸，嚼化。

【主治】肺痈。

55585 定肺汤（《直指》卷八）

【异名】定喘汤（《医方类聚》卷一一九）。

【组成】紫菀茸　北五味子　橘红　杏仁（去皮尖，略炒）　甘草（炙）　真苏子（炒）　桑白皮（炒）　半夏（制）枳壳（制）各等分

【用法】上剉细。每服三钱，加生姜五片，紫苏五叶，食后煎服。

【主治】上气喘嗽。

55586 定肺汤

《医林绳墨大全》卷二。为《医学启源》卷下"生脉散"之异名。见该条。

55587 定肺散（《赤水玄珠》卷七）

【组成】知母半两　贝母二钱半　人参二钱半　枯矾半两　乌梅肉半两　御米壳（炒）二两　白术二钱半

【用法】上为细末。水煎服；生姜汤点亦得；炼蜜为丸，如弹子大，嚼化亦得。

【主治】肺痈。

55588 定肺膏（《活人方》卷三）

【组成】杏仁三两　苏叶一两　前胡一两　枳壳一两桑皮一两　橘红一两　款冬花二两　紫菀茸二两　麻黄五钱　桂枝五钱　甘草二两

【用法】上为细末，炼蜜和。嚼化。

【主治】腠理不密，初感风寒，气闭作喘；或肺家素有寒痰，因寒邪触发而哮喘。

55589 定沸汤（《辨证录》卷九）

【组成】熟地二两　山茱萸一两　麦冬一两　北五味二钱　茯苓一两　山药一两　玄参一两　白芥子三钱

【用法】水煎服。宜连服十剂。

【主治】肾热而火沸为痰，吐痰纯是白沫，咳嗽不已，日轻夜重。

55590 定经汤（《傅青主女科》卷上）

【组成】菟丝子一两（酒炒）　白芍一两（酒炒）　当归一两（酒洗）　大熟地五钱（九蒸）　山药五钱（炒）　白茯苓三钱　芥穗二钱（炒黑）　柴胡五分

【用法】水煎服。

【功用】舒肝肾之气，补肝肾之精。

【主治】妇人经来断续，或前或后无定期。

55591 定胃汤（《石室秘录》卷六）

【组成】熟地三两　山茱萸三两　肉桂三钱　茯苓三钱

【用法】水煎服。一剂而吐止，十剂而病痊愈。

【功用】大补肾中之水火。

【主治】反胃，朝食暮吐，暮食朝吐。

55592 定胃散

《博济》卷三（注文）引《胡氏经效方》。为原书同卷"小木香散"之异名。见该条。

55593 定胃散（《博济》卷三）

【异名】附子散（《圣济总录》卷六十三）、温胃散（《直指》卷七）。

【组成】附子一个（去皮脐，生切作四块）

【用法】上用生姜半斤，以水一碗，同煮附子，汁尽为度，取附子，焙干为末。每服一钱，空心冷米饮送下。

【主治】❶《博济》：反胃吐逆。❷《直指》：久冷反胃。

55594 定神丸（《圣济总录》卷六十七）

【组成】白茯苓（去黑皮）　远志（去心）　防风（去叉）人参　柏子仁（炒）各一两一分　龙骨一两半　牡蛎（煅）枣（去皮核，取肉，焙）各二两　甘草（炙，剉）一两

【用法】上为细末，炼蜜为丸，如梧桐子大。初服二十丸，加至三十丸，温熟水送下，一日二次。

【主治】阳厥狂怒。

55595 定神丸

《圣济总录》卷一五四。为《圣惠》卷七十五"陟厘丸"之异名。见该条。

55596 定神丸（《杨氏家藏方》卷十）

【组成】白茯苓（去皮）二两　人参（去芦头）一两　白附子一两（炮）　酸枣仁一两半（炒）　麝香一分（别研）　辰砂半两（别研）

【用法】上为细末,汤泡蒸饼为丸,如绿豆大,金箔为衣。每服三十丸,食后、临卧煎人参汤送下。

【主治】心气虚弱,神志不宁,睡卧不安。

55597 定神汤(《辨证录》卷八)

【组成】人参一两 茯神五钱 白术五钱 丹参五钱 远志一钱 生枣仁五钱 丹砂末一钱 柏子仁一钱 巴戟天三钱 黄耆一两 当归五钱 山药三钱 甘草一钱 白芥子二钱

【用法】水煎服。

【主治】用心太过,思虑终宵,以至精神恍惚,语言倦怠,忽忽若有所失,腰脚沉重,肢体困惫。

55598 定神汤(《产科心法》卷下)

【组成】人参一钱 熟地三钱 当归二钱 茯神二钱 附子五分 肉桂三分 泽兰三钱 郁金一钱 龙齿八分 橘红八分

【用法】用生铁秤砣烧红淬水煎服。

【功用】安神补虚。

【主治】产后癫证,狂言谵语,或乍见鬼神,甚有不避亲疏,不知羞耻者。

55599 定神散(《玉案》卷六)

【组成】茯神 远志 胆星 麦门冬各五钱 石菖蒲二钱 琥珀一钱五分

【用法】上为末。每服二钱,滚汤调下。

【主治】中恶天钓。

55600 定振丸

《济阳纲目》卷四十五。为《赤水玄珠》卷十四引《统旨》"秘方定心丸"之异名。见该条。

55601 定眩汤(《效验秘方·续集》陈潮祖方)

【组成】桂枝6克 茯苓30克 泽泻30克 白术15克 半夏20克 人参10克 天麻10克

【用法】每日1剂,水煎2次,温分2次服。如恶心呕吐药汁难以咽下,可口含生姜1片,再饮药徐徐下咽。

【功用】补虚泄浊,宁神定眩。

【主治】美尼尔氏征,又称内耳眩晕症。头晕目眩,伴耳鸣,恶心,呕吐,闭目静卧稍安,开眼、运动则症状明显加剧。

【加减】舌苔白滑而外感症状较重者,桂枝用量加倍,人参用量减半;舌红苔黄,有热象者,去桂枝,加桔梗10克,薄荷10克,淡竹叶10克;舌苔厚腻者,加苍术15克,紫苏梗15克,藿香15克。

【方论选录】本方以仲景五苓散化裁而成。方中人参补益肺脾肾三脏元气而振奋清阳;白术健脾除湿而布运水津;半夏化饮降逆而引流下趋;茯苓、泽泻利水渗湿而排泄浊阴;桂枝温经散寒,开宣表卫,上通肺窍,下暖命门,最能推动三焦气化流行,既助人参布张清阳,又助苓、泽化浊散阴;眩晕发作之际,神气虚怯,故佐天麻以益智安神。全方共奏补虚泄浊,宁神定眩之功。

55602 定眩饮(《玉案》卷四)

【组成】明天麻 青皮 薄荷 柴胡 半夏各二钱 山茱萸 龙胆草 枳壳 黄连各一钱

【用法】水煎,温服。

【主治】头眩眼花。

55603 定衄散(《女科万金方》卷一)

【组成】竹茹 熟地各三两 人参 芍药 桔梗 川芎 当归 甘草 桂心各一两四钱

【用法】水煎服。

【主治】妇人心肝受邪而衄血。

55604 定效散(《卫生总微》卷二十)

【组成】诃子一两(去核) 好腊茶一两 腻粉十筒 麝香少许

【用法】上为末。先用汉葱、木贼、川椒三味煎汤,乘热熏疮,候通手洗涤,令脓血净,将药量多少敷之。

【主治】小儿下疳。

55605 定疼汤(《玉案》卷四)

【组成】独活 羌活 藁本各二钱 川芎 甘草 防风 前胡 当归各一钱五分 陈皮 肉桂 苏子各八分

【用法】酒煎,温服。

【主治】寒痰不散,肩背项脊痛,并背心痛。

55606 定疼散(《玉案》卷三)

【组成】细茶叶 朴消 白芷 细辛 钟乳石 花椒各一两 冰片 麝香各一分

【用法】上为末。每日早、晚擦之。

【主治】虫牙作痛,不可忍者。

55607 定疼散(《疡医大全》卷三十三)

【组成】神曲 山楂 当归 熟附子 良姜 甘草

【用法】大枣为引,水煎服。

【主治】痘,肚疼或冷气。

55608 定粉丸(方出《圣惠》卷九十三,名见《普济方》卷三九六)

【组成】定粉一分 砒霜一分

【用法】上为末,以面糊为丸,如黍米大。每服二丸,以冷浆水送下。

【主治】小儿一切痢,久不愈。

55609 定粉丸(《圣济总录》卷一七三)

【组成】定粉 猪胆各一分

【用法】上为丸,如绿豆大。每服二丸,米饮送下。

【主治】小儿疳蛔。

55610 定粉散(方出《圣惠》卷九十三,名见《圣济总录》卷一七三)

【组成】定粉半两(研细)

【用法】上用鸡子清和为饼子,以慢火炙令黄焦,碾为细散。每服半钱,以粥饮调下,一日三四次。

【主治】小儿痢渴不止。

55611 定粉散(《幼幼新书》卷二十九引郑愈方)

【组成】定粉 龙骨 黄丹(煅过)各二钱 诃子三个(煨熟,取肉)

【用法】上为末。每服半钱,粥饮送下。

【主治】小儿疳痢、五色痢。

55612 定粉散(《医方类聚》卷二五二引《旋圆端效方》)

【组成】瓦粉一两(炒) 密陀僧四钱 乌鱼骨一钱

【用法】上为细末。每服半钱至一钱,米饮调下。

【主治】小儿泻痢,肠滑日久。

55613 定粉散(《洞天奥旨》卷八)

【组成】定粉五钱(火煅为末) 丝瓜叶(捣汁)半茶钟

轻粉五分(为末) 雄黄三钱

【用法】将定粉、雄黄、轻粉共研细末,将丝瓜叶汁调搽疮上。

【主治】天疱疮。

55614 定粉膏(《圣济总录》卷一三七)

【组成】定粉 水银 白芜荑 胭脂各一分

【用法】上为末,用陈猪脂一两,同研成膏。楝实洗方洗患处,后以膏子临卧涂之。

【主治】干湿癣、风癣,不拘年月。

【备考】猪脂须用十年以上者。今若无,但陈者亦得。

55615 定痔散(《杨氏家藏方》卷十三)

【异名】定痛散(《普济方》卷二九六)。

【组成】防己不以多少

【用法】上为细末。每用半两,浓煎瓦松汤三升调药,置桶中,慢慢淋渫患处,候通手淋洗,每日一二次。

【主治】五痔及内外痔疾,疼痛不可忍者。

55616 定悸汤(《辨证录》卷五)

【组成】白芍 当归各一两 茯神 生枣仁各五钱 半夏 炒栀子各三钱 甘草一钱 菖蒲 丹砂末各五分

【用法】水煎服。

【主治】春月伤风,忽然发厥,心下悸。

55617 定悸饮(《观聚方要补》卷五)

【组成】李根皮一钱二分 茯苓 桂枝 白术 牡蛎各一钱 吴茱萸五分 甘草少许

【用法】加生姜,水煎服。

【主治】奔豚。

55618 定惊散(《仙拈集》卷三)

【组成】乌梅肉 朱砂各三分 麝香三厘

【用法】上为细末。母乳调灌。

【主治】小儿急慢惊风,痰厥。

55619 定惊膏(《理瀹》)

【组成】羌活 防风 川芎 当归 龙胆草 栀子 蝎梢 生甘草 薄荷 竹叶 黄连 麦冬 胆南星 赤苓 朱砂 雄黄 木通 生地

【用法】上为末,为丸。临用生姜汁化开,擦胸。

【功用】清气。

【主治】肝风惊搐,并胎风。

55620 定喘丸(《普济方》卷三八七)

【组成】麻黄(去节)三分 杏仁(去皮尖,炒)半钱 甘草(猪胆十个炙)三钱 栀子三钱

【用法】上为末,炼蜜为丸,如绿豆大。桑白皮汤吞下。

【主治】痰喘。

55621 定喘丸(《金匮翼》卷七)

【组成】人参二钱半 南星 半夏各二钱 苦葶苈五钱

【用法】上为末,生姜自然汁为丸,如黍米大。每服三五十丸,生姜汤送下,亦可渐加。

【主治】虚人痰多咳嗽,胸满气逆,行坐无时,连年不已。

55622 定喘丸(《北京市中药成方选集》)

【异名】定喘丸(《成方制剂》)

【组成】苏梗十二两 白芥子(炒)十二两 苏子(炒)十二两 桑皮十五两 苏叶十二两 百合九两 杏仁(去皮,炒)十八两 莱菔子(炒)二两 橘皮十八两 天冬四两 川贝母十五两 知母六两 法半夏六两 紫菀四两 麦冬八两 生地三两 冬花四两 白术(炒)十两 当归六两 首乌(炙)四两 阿胶(炒珠)三十二两 茯苓十两 黄耆十六两

【用法】上为细末,每二十两兑龙涎香三分,用梨膏为丸,重一钱,蜡皮封固。每服二丸,温开水送下,一日二次。

【功用】理肺补气,止嗽定喘。

【主治】肺气偏亏,劳伤久嗽,喘咳痰盛,春秋举发。

55623 定喘丹(《医方类聚》卷一一七引《济生续方》)

【异名】定喘瑞应丹(《局方》卷四续添诸局经验秘方)。

【组成】杏仁(去皮尖,炒,别研) 马兜铃 蝉蜕(洗去土并翅,炒)各一两 煅砒二钱(别研)

【用法】上为末,蒸枣肉为丸,如葵子大。每服六七丸,临睡用葱茶清放冷送下。

【主治】男子、妇人久患咳嗽,肺气喘促,倚息不得睡卧,躺衄嗽。

【宜忌】忌热物。

55624 定喘汤(《妇人良方》卷六)

【组成】半夏曲(炒) 明阿胶(炒) 甘草各一钱半 罂粟壳半两(制) 五味子 桑白皮 麻黄(去节) 人参各一分 上姜三片 乌梅半个

【用法】每服三大钱,加生姜三片,乌梅半个,煎至七分,去滓,食后临卧渐渐温服。

【主治】丈夫、妇女远年近日肺气咳嗽,上气喘急,喉中涎声,胸满气逆,坐卧不安,饮食不下。及肺感寒邪,咳嗽声重,语声不出,鼻塞头昏。

55625 定喘汤

《医方类聚》卷一一九。为《直指》卷八"定肺汤"之异名。见该条。

55626 定喘汤(《摄生众妙方》卷六)

【异名】千金定喘汤(《寿世保元》卷三)、白果定喘汤(《李氏医鉴》卷五)、千金汤(《杂病源流犀烛》卷一)。

【组成】白果二十一个(去壳,砸碎,炒黄色) 麻黄三钱 苏子二钱 甘草一钱 款冬花三钱 杏仁一钱五分(去皮尖) 桑皮三钱(蜜炙) 黄芩一钱五分(微炒) 法制半夏三钱(如无,用甘草汤炮七次,去脐用)

【用法】上药用水三钟,煎二钟,作二服。每服一钟,不用姜,不拘时候徐徐服。

【功用】❶《中医方剂临床手册》:宣肺平喘,清热化痰。❷《方剂学》:宣肺降气,祛痰平喘。

【主治】风寒外束,痰热蕴肺,哮喘咳嗽,痰稠色黄,舌苔黄腻,脉滑数。现常用于支气管哮喘、喘息性支气管炎、毛细支气管肺炎等。❶《摄生众妙方》:哮喘。❷《景岳全书》:诸喘久不愈。❸《寿世保元》:齁喘气急。❹《医方考》:肺虚感寒,气逆膈热,作哮喘者。❺《中医方剂临床手册》:痰热哮喘,咳嗽气急,痰多色黄,喉中有哮鸣声者。❻《医方发挥》:风寒外束,痰热内蕴所致的哮喘证。症见痰多气急,痰稠色黄,或有表证恶寒发热,苔黄腻,脉滑数。

【宜忌】《医方发挥》:新感风寒,无汗而喘,内无痰热者不宜用;哮喘日久,气虚脉弱者不宜用。

【方论选录】❶《医方考》:声粗者为哮,外感有余之疾也,宜用表药;气促者为喘,肺虚不足之证也,宜用里药。寒束于表,阳气不得泄越,故上逆;气并于膈,为阳中之阳,故令热。是方也,麻黄、杏仁、甘草辛甘发散之物也,可以疏表而定哮;白果、款冬花、桑皮清金保肺之物也,可以安里而定喘;苏子能降气,半夏能散逆,黄芩能去热。❷《医方集解》:此手太阴药也。表寒宜散,麻黄、杏仁、桑皮、甘草辛甘发散,泻肺而解表。里虚宜敛,款冬温润,白果收涩定喘而清金。苏子降肺气,黄芩清肺热,半夏燥湿痰,相助为理,以成散寒疏壅之功。❸《成方便读》:夫肺为娇脏,畏寒畏热,其间毫发不容,其性亦以下行为顺,上行为逆。若为风寒外束,则肺气壅闭,失其下行之令,久则郁热内生,于是肺中之津液郁而为痰,哮咳等疾所由来也。然寒不去则郁不开,郁不开则热不解,热不解则痰亦不能遽除,哮咳等症何由而止。故必以麻黄、杏仁、生姜开肺疏邪;半夏、白果、苏子化痰降浊;黄芩、桑皮之苦寒,除郁热而降肺;款冬、甘草之甘润,养肺燥而益金,数者相助为理,以成其功。宜乎喘哮固疾,皆可愈也。

【临床报道】❶慢性喘息性气管炎:《湖南中医杂志》[2004,20(4):51]用定喘汤治疗慢性喘息性气管炎100例。结果:近期控制48例,显效35例,好转14例,无效3例。总有效率为97.9%。❷哮喘:《湖南中医杂志》[2005,26(4):293]用定喘汤治疗热哮型哮喘31例。结果:临床控制8例,显效15例,好转5例,无效3例。总有效率达90.4%。❸肺心病:《中医药研究》[2000,16(1):26]用定喘汤为主加脉络宁治疗肺心病46例。结果:显效29例,有效12例,无效5例。总有效率达89%。❹热带性嗜酸性白细胞增多症《科技交流》(1975;2;65):患者男,59岁,渐觉疲乏无力,出汗,全身关节酸软,头晕头痛。半月后开始干咳、胸闷,伴恶寒发热,咳嗽渐重而至阵发呼吸困难,状如支气管哮喘。经多方治疗无效。检查:白细胞7200/立方毫米,分类嗜酸性细胞占36%,血沉42毫米/小时,嗜酸性白细胞计数2072/立方毫米,脉弦数,舌红苔微黄。辨证属肺寒膈热之喘证。连服定喘汤50余剂,症状消失,嗜酸性白细胞计数降至172/立方毫米,白细胞分类嗜酸性细胞降至4%,体力亦恢复。

【现代研究】❶定喘汤中白果用量的实验研究:《浙江中医杂志》[1989;(3):123]用超声雾化器喷雾磷酸组织胺10秒钟,观察豚鼠抽搐倒地时间,以测定定喘汤及其拆方之平喘作用。结果表明:定喘汤重用白果者比轻用者效果好,未用白果者较差。急性毒性实验显示,即使重用白果,也很安全。按150克/千克体重给小白鼠灌胃,三天内饮食、活动均正常,无毒性反应,无死亡。❷对哮喘大鼠NO、ET-1、IL-5的影响:《中国实验方剂学杂志》[2005,11(3):58]研究探讨了定喘汤对卵清蛋白所致实验大鼠支气管哮喘体内NO,ET-1和IL-5的调节作用。结果表明:哮喘模型大鼠组BALF中NO浓度、ET-1含量明显高于正常对照组;与模型组相比,定喘汤组、必可酮组NO,ET-1含量显著下降、后两组之间无统计学差异,中西药联合治疗组BALF中NO浓度显著低于定喘汤组、模型组,接近正常组。哮喘模型组大鼠血浆和BALF中IL-5含量均明显高于正常组;与模型组相比,各治疗组IL-5均明显下降;其中中西药联合治疗组显

著低于定喘汤组、必可酮组,接近正常组。认为通过下调血浆和BALF中IL-5,抑制BALF中NO,ET-1的合成和释放,从而减轻哮喘气道炎症及气道上皮重建,降低气道高反应性,可能是定喘汤治疗哮喘的机制之一。❸定喘汤调整呼吸道合胞病毒感染小鼠Th2/Th1免疫失衡的研究:《中国当代儿科杂志》[2006,8(1):65]研究观察了定喘汤及"宣法、降法、清法"三组分解剂对呼吸道合胞病毒(RSV)感染小鼠肺组织RSV量及肺泡灌洗液(BALF)中Th2细胞因子IL-4和Th1细胞因子γ-IFN的含量的影响,探讨定喘汤的作用机制。结果显示:定喘汤组、清法组和宣法组的RSV含量较病毒组显著降低,而降法组和病毒组比较差异无显著性。RSV感染后,BALF中IL-4增高而γ-IFN降低,导致IL-4/γ-IFN显著增高。定喘汤治疗能减少BALF中IL-4含量,增加γ-IFN含量,恢复IL-4/γ-IFN平衡。宣法组、降法组可减少IL-4含量,但对γ-IFN没有明显影响;清法组可增加γ-IFN含量,对IL-4无明显影响。❹对哮喘豚鼠呼吸道微生态的影响:《中国实验方剂学杂志》[2008,22(12):46]探讨定喘汤雾化吸入对支气管哮喘动物模型豚鼠免疫功能及呼吸道微生态菌群的调节作用。结果发现:与正常组比较,哮喘模型组的咽部中型溶血性链球菌、白葡萄球菌及金黄色葡萄球菌量计数均显著增加,肥大细胞脱颗粒率显著升高($P<0.01$),血清总补体含量明显降低($P<0.05$);而定喘汤治疗组咽部白葡萄球菌和金黄色葡萄球菌与正常对照组无显著性差异($P>0.05$),甲型溶血性链球菌虽亦有升高($P<0.05$),但与哮喘模型组比较显著降低($P<0.01$)。与哮喘模型组比较,定喘汤治疗组的致喘潜伏期显著延长($P<0.01$),肥大细胞脱颗粒率亦呈显著性下降($P<0.01$);血清总补体含量变化不显著($P>0.05$)。认为中药定喘汤雾化吸入,通过调节机体的免疫功能,可以改善由哮喘引起的微生态失衡状态,加强机体的防御功能,减少哮喘的发病率。

55627　定喘汤《片玉心书》卷四）

【组成】陈皮(去白)　南星(制)　栀子仁　软石膏　杏仁泥　薄荷叶　赤茯苓

【用法】上剉细。水煎,加竹沥服之。

【主治】小儿急惊风,痰气喘急者。

55628　定喘汤《玉案》卷四）

【组成】麦门冬(去心)　人参各二钱　辽五味二十一个　麻黄五分　白术(土炒)　杏仁(去皮尖)　陈皮　葶苈子各一钱二分

【用法】加黑枣二个,水煎,食远服。

【主治】胃虚作喘,脉气无力,抬肩撷项,喘而不休。

55629　定喘汤《幼科金针》卷上）

【组成】款冬花　杏仁　熟半夏　枯芩　苏子　甘草　桑白皮　麻黄(冬春带节,夏用根节,秋季根多本少)

【用法】加炒白果肉(去皮心)数个,河水煎服。

【主治】肺风痰喘。

【宜忌】忌生姜引。

55630　定喘汤《医学集成》卷三）

【组成】北耆一两　熟地八钱　人参二钱　当归　阿胶各三钱　附子一钱半

【主治】产后喘促。

55631　**定喘汤**(《麻症集成》卷四)

【组成】炙麻黄　杏仁　桑皮　枯芩　苏子　瓜蒌　葶苈

【主治】麻症气逆膈热,肺热咳嗽。

55632　**定喘饮**(《活幼心书》卷下)

【组成】人参(去芦)　麻黄(不去根节)　防己(去黑皮)　诃子(去核)　半夏(制)　甘草各五钱

【用法】上㕮咀。每服二钱,水一盏,加生姜二片,煎七分,不拘时候温服。

【主治】小儿夹风痰喘气促,不拘冷热。

55633　**定喘饮**(《续名家方选》)

【组成】橘皮　半夏　茯苓　桑白皮各一钱　莪术五分　甘草三分　生姜一片

【用法】水煎,温服。

【主治】诸喘急,屡起发者。

55634　**定喘散**(《全国中药成药处方集》沈阳方)

【组成】枯黄芩　橘红　枇杷叶各五钱　青黛　苏子　甘草各三钱　胆南星五钱　川贝母　花粉　桑皮　杏仁　前胡　款冬花各七钱

【用法】上为极细末。每服一钱,生姜汤水送下。

【功用】清肺定喘,除痰解热。

【主治】肺热喘急,口干痰盛,夜不得卧,胸高气促,张口抬肩,面赤身热。

【宜忌】肺寒喘嗽及气虚人禁用。

55635　**定喘膏**(《赤水玄珠》卷七)

【组成】麻油一两　蜜二两　生姜自然汁半两　紫菀　麻黄　杏仁　桔梗　细辛　半夏　人参各酌量

【用法】慢火熬成黑漆,临睡服二三匙。

【功用】定喘。

【主治】哮喘。

55636　**定喘膏**(《中国药典》2010版)

【组成】血余炭400克　洋葱400克　附子200克　生川乌200克　制天南星200克　干姜200克

【用法】上制成膏剂,每张净重10克或20克。温热软化,外贴肺俞穴。

【功用】温阳祛痰,止咳定喘。

【主治】阳虚痰阻所致的咳嗽痰多,气急喘促,冬季加重。

55637　**定喧汤**(《辨证录》卷三)

【组成】玄参三两　生地一两　贝母二钱

【用法】水煎服。

【主治】肾不交心,心火亢极,忽然耳闻风雨之声,或如鼓角之响。

55638　**定痫丹**(《普济方》卷三九六引《古方妙选》)

【组成】密陀僧　白矾　定粉　黄丹各一两(以新瓦器盛,纸筋和泥固济,文武火烧令赤,候冷取出灰用)　龙骨　黄连各一两(为细末)

【用法】上为末,粟米饭捣成膏,如黍米大。每服五粒至七粒。血痢,黄连汤送下;白痢,阿胶汤送下;赤白相杂,米饮送下。

【主治】小儿下痢久不愈。

55639　**定痫丸**(《直指小儿》卷二)

【组成】赤蜈蚣一个(去头足,酒浸,炙)　蝎梢　白附子(生)　乌蛇肉(酒炙)　大南星(为末)　圆白半夏末(用姜汁和一宿)各一分　熊胆　白矾(新瓦上煅枯)各半分

【用法】上为末,稀面糊为丸,如梧桐子大,朱砂为衣。每服一丸,薄荷泡汤调下。

【主治】小儿五痫。

55640　**定痫丸**(《医学心悟》卷四)

【组成】明天麻一两　川贝母一两　胆南星(九制者)五钱　半夏(姜汁炒)一两　陈皮(洗,去白)七钱　茯苓(蒸)一两　茯神(去木,蒸)一两　丹参(酒蒸)二两　麦冬(去心)二两　石菖蒲(石杵碎,取粉)五钱　远志(去心,甘草水泡)七钱　全蝎(去尾,甘草水洗)五钱　僵蚕(甘草水洗,去嘴,炒)五钱　真琥珀(腐煮,灯草研)五钱　辰砂(细研,水飞)三钱

【用法】用竹沥一小碗,姜汁一杯,再用甘草四两熬膏,和药为丸,如弹子大,辰砂为衣。每服一丸,照五痫分引下:犬痫,杏仁五个煎汤化下;羊痫,薄荷三分煎汤化下;马痫,麦冬二钱煎汤化下;牛痫,大枣二个煎汤化下;猪痫,黑料豆三钱煎汤化下,一日二次。

【主治】男、妇、小儿痫症或癫狂。

【加减】加人参三钱尤佳。

55641　**定痫丹**(《金鉴》卷五十一)

【组成】人参三钱　当归　白芍(炒)三钱　茯神枣仁(炒)各五钱　远志(去心)三钱　琥珀三钱　天竺黄四钱　白术(土炒)五钱　橘红　半夏(姜制)　天麻各三钱　钩藤钩四钱　甘草(炙)二钱

【用法】上为细末,炼蜜为丸,如榛子大。每服一丸,淡姜汤化下。

【主治】阴痫,病退调理。

55642　**定痛丸**(《理伤续断方》)

【组成】威灵仙半两(去土)　金铃子一两(炒,去核)　川乌一两(炮)　八角茴香一两

【用法】上为末,酒煮面糊为丸,如梧桐子大。每服五十丸,盐汤酒随上下服之。

【主治】❶《理伤续断方》:伤损腰痛不可忍,不问男子、妇人、室女、老幼,并皆治之。❷《永类钤方》:血气凝滞,脚腰疼痛不可忍。

55643　**定痛丸**(《圣惠》卷七)

【异名】干蝎丸(《普济方》卷三十一)。

【组成】干蝎三分(两)(微炒)

【用法】上为末,以清酒及童便各一升,同煎如稠膏为丸,如梧桐子大。每服二十丸,以温酒送下,不拘时候。

【主治】肾脏冷气卒攻,脐腹疼痛至甚。

55644　**定痛丸**(《扁鹊心书·神方》)

【组成】木香　马蔺草(醋炒)　茴香　川楝子(炒)各一两

【用法】上为末。每服四钱,滚酒送下,连进二服,其痛即止。

【主治】奔豚上攻,心腹腰背皆痛,或疝气连睾丸痛。

【备考】本方原名,据剂型,当作"定痛散"。

55645　**定痛丸**(《宣明论》卷十三)

【组成】乳香一分　川椒　当归　没药　赤芍药　芎

劳　自然铜　玄胡

【用法】上为末,熔蜡为丸,如弹子大。每服一丸,细嚼,酒送下。打扑骨损者,先整骨定用竹夹,然后先用好酒下麻黄三钱,然后服药;骨碎者,先用竹夹夹定三五日,依旧小可与服。

【主治】打扑损伤,筋骨疼痛。

55646　定痛丸(《医方类聚》卷二十三引《澹寮》)

【组成】草乌　苍术　晚蚕沙

【用法】上为末,酒糊为丸,赤土为衣。

【主治】走注历节,诸风软痛,卒中倒地,跌扑伤损。

55647　定痛丸(《医学正传》卷四引丹溪方)

【组成】乳香　没药　金星草　地龙(去土,炒)　五灵脂　木鳖子(去壳)各等分

【用法】上为末,炼蜜为丸,如弹子大。每服一丸,温酒磨化下;或只作小丸,温酒送下亦可。

【主治】一切风湿痛。

55648　定痛丸

《普济方》卷一五四引《经验良方》。为原书同卷"威灵仙丸"之异名。见该条。

55649　定痛丸(《准绳·类方》卷四)

【组成】威灵仙　木鳖子(去壳)　川乌(炮,去皮脐)　防风(去芦)　香白芷　五灵脂　地龙(去土,炒)各半两　水蛭(糯米炒熟)　朱砂(水飞)各三钱

【用法】上为细末,酒煮面糊为丸,如梧桐子大,以朱砂为衣。每服十丸,空心温酒送下;妇人红花酒送下。

【功用】常服轻身壮骨。

【主治】风虚走注疼痛。

55650　定痛丸

《杏苑》卷七。为方出《丹溪心法》卷四,名见《医统》卷五十四"威灵仙丸"之异名。见该条。

55651　定痛丸(《简明医彀》卷三)

【组成】乳香一两半(另研)　没药(并出汗)　羌活归尾各一两　两头尖(去皮,生用)五钱

【用法】上为末,酒糊为丸,如梧桐子大。每服三十丸,煮酒送下。

【主治】诸痹风湿流注,骨节疼痛麻痹。

55652　定痛丸

《医略六书》卷二十八。即《经效产宝》卷上"定痛汤"改为丸剂。见该条。

55653　定痛丸(《外科传薪集》)

【组成】炙没药　炙乳香各二钱　甘草一钱　真绿豆一两

【用法】上为细末,为丸,朱砂为衣。

【主治】诸痛。

55654　定痛丹(《魏氏家藏方》卷八)

【组成】萹蓄　糖球子(生)　橘核(微炒)各等分

【用法】上为细末,酒面糊为丸,如梧桐子大。每服三十丸,空心温酒送下。

【主治】腰疼。

55655　定痛丹(《外科集腋》卷一)

【组成】真鸦片　胡桃隔　乳香(去油)　没药(去油)　全蝎(炙)　穿山甲(炙)　僵蚕(炙)各一钱

【用法】上为末,枣肉为丸。分三十服,陈酒送下。

【主治】一切痈疽疼痛,及诸痛皆效。

【宜忌】忌食茶、醋。

55656　定痛丹(《青囊秘传》)

【组成】参三七

【用法】研末内服。

【功用】定痛。

55657　定痛汤(《经效产宝》卷上)

【组成】芎䓖　当归　茯苓各三两　厚朴三两(炙)

【用法】上以水六升,煎取二升,分为两服。

【主治】妊娠卒心痛,气欲绝。

【宜忌】忌食猪肉、菘菜、醋等物。

【备考】本方改为丸剂,名"定痛丸"(见《医略六书》)。

55658　定痛饮(《解围元薮》卷四)

【组成】茜草　麻黄　乌药各一钱　细芽茶三钱　槐子(炒焦)　川椒各五钱　鱼鳔肠三钱(米粉和炒成珠)　乳香一钱　生姜五片　葱五根

【用法】煎服。三剂痊愈。

【主治】筋骨疼痛,久不愈者。

55659　定痛饮(《准绳·类方》卷七)

【组成】防己一两　当归　黄芩各五钱

【用法】上咬咀。水一盏半,煎至一盏,入红酒半盏,温服。

【主治】目痛。

55660　定痛饮(《灵验良方汇编》卷二)

【组成】木香　黄耆　人参　紫苏　厚朴　甘草　桔梗　官桂　乌药　当归　白芍(炒)　川芎　白芷　防风　乳香　没药

【用法】加生姜三片,大枣二个,水二钟,煎八分服。

【主治】对口疔疮,疮已成,有头,将出毒。

55661　定痛散(《普济方》卷六十八引《肘后方》)

【组成】附子一个(生,去皮脐)

【用法】上为末,熔蜡为丸,如粟米大。每用一丸,绵裹纳蚛孔中。一方为末,用生姜汁调,擦患处,良久,温盐汤盥漱。

【主治】蚛牙疼痛。

55662　定痛散(《圣惠》卷八十一)

【组成】当归一两(剉,微炒)　赤芍药一两　芎䓖一两

【用法】上为细散。每服一钱,以热生姜酒调下,不拘时候。

【主治】产后心腹疞刺,疼痛不可忍。

55663　定痛散(《产乳备要》)

【组成】当归(切,焙)　芍药各二两　桂心一两

【用法】上为末。每服二钱,水、酒共一盏,加生姜一块,如弹子大(拍破),同煎至六分,去滓温服。

【主治】产后恶血不止,腹内热痛不可忍,及儿枕未定。

55664　定痛散(《杨氏家藏方》卷十七)

【组成】天麻(去苗)　防风(去芦头)　地龙(去土,微炒)　白僵蚕(炒,去丝嘴)　五灵脂(去砂石)　乳香(别研)　没药(别研)各等分

【用法】上为细末,入乳香、没药同研令匀。三岁儿每服半钱,温酒、白汤各一半同调下,不拘时候。

【主治】小儿因惊之后,触冒风邪,客搏经络,走注疼

痛,或在手指,或攻腿足,往来刺痛,不可忍者。

55665 定痛散(《御药院方》卷九)

【组成】华细辛半两(生) 香白芷一两(生) 川乌头一两(生) 乳香三钱

【用法】上为细末。每用少许,擦牙痛处,有津吐之,咽津无妨。

【主治】牙风疼痛。

55666 定痛散(《丹溪心法附余》卷十二引《御药院方》)

【组成】细辛(生)半两 草乌(生)一两 全蝎半两 乳香二钱

【用法】上为末。每用少许,擦牙痛处,引涎吐之,须臾,以盐汤灌漱即止。

【主治】牙风疼痛。

55667 定痛散(《医方类聚》卷八十二引《吴氏集验方》)

【组成】川乌一个(炮,去皮尖) 软石膏 僵蚕各半两 雄黄一分 蝎梢半钱

【用法】上为末。每服二钱,食后茶清调下。

【主治】头风。

55668 定痛散(《医方类聚》卷九十八引《经验秘方》)

【组成】甜瓜子一两(炒) 自然铜一两(火煅,醋淬七次) 万蓂子一两(半生半熟)

【用法】上为细末。每服一钱,食前用野蔷薇根一握,无灰酒煎汤调下。

【主治】脚气。

55669 定痛散(方出《丹溪心法》卷四,名见《校注妇人良方》卷七)

【组成】枳实十五片(一作橘核) 山栀(炒) 山楂(炒) 吴茱萸(炒)各等分

【用法】上为末。加生姜,水煎服,或每服一二钱,空心长流水调下;或酒糊为丸服。

【主治】诸疝。

【加减】湿胜,加荔枝核(炮)。

【备考】方中枳实,《校注妇人良方》作"枳壳"。

55670 定痛散

《普济方》卷三〇〇。为《御药院方》卷十"定痛黄柏散"之异名。见该条。

55671 定痛散

《普济方》卷二九六。为《杨氏家藏方》卷十三"定痔散"之异名。见该条。

55672 定痛散(《慎斋遗书》卷八)

【组成】紫苏 青皮 乌药 厚朴 藿香 苍术 白芷 赤芍各八分 肉桂 吴茱萸 小茴香各三分

【用法】加葱、生姜,煎,热服。

【主治】气血凝滞,浑身胀痛,六脉有力者。

【加减】痛在腰,加山药、破故纸、牛膝、芍药各五分;痛在胃脘,加山楂、香附、槟榔、五灵脂各五分;痛在背,加羌活、独活、细辛各五分;痛在胁,加大茴、延胡、草果、升麻各五分。

55673 定痛散(《扶寿精方》)

【组成】大黄 细辛 雄黄 甘草各一钱 真麝香一分

【用法】上为细末。擦痛处。

【主治】一切牙痛。

55674 定痛散(《医学入门》卷七)

【组成】苍耳子 骨碎补 自然铜 血竭 白附子 赤芍 当归 肉桂 白芷 没药 防风 牛膝各三两 五加皮 天麻 槟榔 羌活各一两 虎胫骨 龟版各二两

【用法】上为末。每服一钱,温酒调下。

【主治】风毒邪气,乘虚攻注皮肤骨髓之间,与血气相搏,痛无常处,游走不定,昼静夜甚,不得睡卧,筋脉拘急,不得屈伸。

55675 定痛散(《回春》卷五)

【组成】当归 生地黄 细辛 干姜 白芷 连翘 苦参 黄连 花椒 桔梗 乌梅 甘草各等分

【用法】上到一剂。水煎,先噙漱,后咽下。

【主治】虫牙痛甚。

55676 定痛散(《遵生八笺》卷十八)

【组成】珍珠末三钱 石膏一钱 冰片一分 消石五分 孩儿茶(即乌丁泥)一钱 硼砂五分 朱砂五分

【用法】上为末。擦痛处。立止。

【主治】牙痛。

55677 定痛散(《赤水玄珠》卷二十八)

【组成】神曲 香附各一钱 山楂二钱 良姜 当归 甘草各五分

【用法】加生姜三片,大枣二个,水煎服。

【主治】痘疹伤寒,肚痛及冷气痛。

【加减】手足逆冷,加大附子二分。

55678 定痛散(《外科启玄》卷十二)

【组成】麻黄(烧存性)一两 头发灰一两 乳香五钱

【用法】上为细末。每服三钱,温酒调下。

【主治】跌打损伤,骨节疼痛。

55679 定痛散(《金鉴》卷八十八)

【组成】当归 川芎 白芍 官桂各一钱 山柰三钱 麝香三分 红花五钱 紫丁香根五钱 升麻一钱 防风一钱

【用法】上为细末。老葱捣汁合敷患处,再用熨法。

【功用】定痛消肿,舒筋和络。

【主治】一切打仆损伤。

55680 定痛散(《仙拈集》卷四)

【组成】山药一两 白糖霜 大黄各四两

【用法】捣烂。敷疮上,初时日换三次,三日后一日一换,换时以甘草汤洗;口烂者填入,待肉长满方止。

【功用】止痛,去腐,生肌。

【主治】❶《仙拈集》:肿毒初起。❷《疡医大全》:肿毒及指上痛肿,或手搭发背破烂者。

55681 定痛散

《杂病源流犀烛》卷三十。为《准绳·疡医》卷六"定痛当归散"之异名。见该条。

55682 定痛散(《伤科补要》卷三)

【组成】川乌五钱 草乌五钱 乳香一两 白龙骨一两 蟾酥(烧酒烊化)少许 没药一两 川椒一两

【用法】上为末。醋调敷患处。

【功用】止痛。

【主治】跌打损伤。

【宜忌】皮肉破者不用。

55683 定痛散

《实用正骨学》。为《正体类要》卷下"消毒定痛散"之异名。见该条。

55684 定痛膏（《博济》卷五）

【组成】白槟榔二个 肉豆蔻一个 官桂半两 柳桂一分 当归一两 木鳖子二十个 香白芷二钱 天南星一个 白附子一两 丁香三两 黑附子（大者）一个 黄蜡不定

【用法】上为末，药末一两，蜡一两，同于铫内煎，直候紫色花上来，药方熟，后用井泉水一盏，将铫内药倾入水盆内，然后以手控干其药，直须热炙，更不得分毫结梗，捻为饼子。裹在伤处。其药三日后，却将药重于火上炙团一处，依旧捻饼子，裹旧伤损处。

【主治】大段伤折疼痛。

55685 定痛膏（《圣济总录》卷一三四）

【组成】绿豆粉不拘多少（炒令微焦）

【用法】上为细末。以生油调涂疮上。痛即止。

【主治】火烧汤烫。

55686 定痛膏（《普济方》卷三一四）

【组成】清油十二两 沥青一斤 黄丹十两 没药乳香各一两

【用法】先将清油熬香熟，次下沥青再熬，滤去滓，次下黄丹，槐枝搅，文武火熬，滴水中成珠不散为度，去火后下没药末，搅匀，和乳香一处匀。贴患处。

【主治】诸疮及杖疮。

55687 定痛膏（《准绳·疡医》卷六）

【组成】芙蓉叶二两 紫金皮 独活 南星（生） 白芷各五钱

【用法】上为末，加生采马兰菜、墨斗菜各一两，杵捣极烂，和末一处，用生葱汁、老酒和炒，暖敷。若打扑跌磕压伤，骨肉酸疼，有紫黑色未破皮肉者，加草乌、肉桂、良姜各三钱，研末，姜汁调，温贴；若紫黑色已退，除良姜、肉桂、草乌、姜汁，却以姜汁、茶清调，温贴之。若折骨出白者，加赤葛根皮、宝塔草各二两，捣烂和前药一处，又用肥皂十个（童便煮，去皮弦子膜），杵捣极烂，入生姜汁少许，生白面一两，砍烂和匀，入前药同杵捣匀，用芭蕉叶托，用前后正副夹，须仔细整顿其骨，紧缚着后，上下肿痛消，方可换药。肿痛未退，不可换药。

【主治】打扑伤损，动筋折骨，跌磕木石压伤，赤肿疼痛。

55688 定魂汤（《辨证录》卷十）

【组成】白芍二两 炒栀子三钱 甘草一钱 半夏三钱 肉桂三分 枳壳一钱

【用法】水煎服。

【主治】人中木气之邪，口中大骂，以责自己，口吐顽涎，眼目上视，怒气勃勃，人不可犯。

55689 定魂散（《幼科发挥》卷二）

【组成】天水散二两三钱 真轻粉二钱

【用法】上药研匀，申酉时煎淡姜汤服。

【功用】去痰。

【主治】小儿惊后成痫。

55690 定搐散（《直指小儿》卷一）

【组成】赤蜈蚣（大者）一条（酒浸，炙） 麻黄（去节） 南星（炮） 白附子 直僵蚕（炒） 羌活 代赭石（煅，醋淬七次） 蝎梢 川姜黄各一钱 麝半钱 朱砂一钱

【用法】上为末。每服一字，荆芥、紫苏煎汤调下。

【功用】定搐。

【主治】❶《直指小儿》：小儿急惊风。❷《医统》：小儿急慢惊搐。

【加减】如搐不止，加乌蛇肉。

55691 定搐散（《永类钤方》卷二十）

【组成】天麻 白附（炮） 南星（炮）各半两 蝎梢（炒）一分 朱砂一钱 代赭石一两（米醋淬煅七次） 雄黄乳香各一钱 白花蛇头一分（酒炙） 赤脚蜈蚣一条（酒炙） 龙脑 麝香各一字

【用法】上为细末。每服半钱，金银薄荷汤送下；或炼蜜为丸，调服亦佳。

【主治】小儿急惊，四证八候并作。

55692 定愈散（《普济方》卷六十五引《圣惠》）

【组成】乳香半两 白矾一两（烧灰） 黄耆（判）半两 琥珀一两 松脂一两（熬汁尽） 青葙子一两（熬令熟，不得焦） 丹砂半两（研如粉） 麝香三分（好者）

【用法】上为散，更别捣乳香，炼热为汁，入前药中。如有疼痛，虫孔之中干贴之。贴药之时，未得用水。

【主治】牙齿痛。

55693 定磁散（《鸡峰》卷十八）

【组成】真定磁 赤芍药各等分

【用法】上为细末。每服二钱，浓煎灯心汤调下，不拘时候。

【主治】砂石淋。

55694 定嗽汤（《玉案》卷六）

【组成】款冬花 杏仁 橘红各八分 桑白皮 桔梗 枳实各六分 瓜蒌仁 胆星各五分

【用法】加生姜三片，煎服，不拘时候。

【主治】小儿肺有寒痰，咳嗽并作气喘。

55695 定嗽散（《鸡峰》卷十一）

【组成】汉防己半两 白茯苓 紫菀 款冬花 桔梗 桑白皮 紫苏茎叶 杏仁 贝母各一两 甜葶苈 甘草各一两半 人参半两

【用法】上焙干为末。每服一钱，津液含化，徐徐咽之。

【主治】十五种嗽，上气不顺，咽喉痒。

55696 定魄丸（《医学入门》卷六）

【组成】人参 琥珀 茯苓 远志 朱砂 天麻 菖蒲 天门冬 酸枣仁 甘草各等分

【用法】上为末，炼蜜为丸，如皂子大，朱砂为衣。每服一丸，灯心、薄荷煎汤化下。

【主治】小儿惊风已退，神魂胆志未定者。

55697 定魄散

《育婴家秘》卷二。为原书同卷"秘传三圣散"之一。见该条。

55698 定癌散

《医方歌括》。为《古方选注》卷下"定岩散"之异名。见该条。

55699 定癫汤

《集成良方三百种》。为《石室秘录》卷六"祛痰定癫汤"之异名。见该条。

55700 定风饼子（《本事》卷一）

【组成】天麻 川乌（去皮尖） 南星 半夏 川姜 川芎 白茯苓 甘草各等分（并生）

【用法】上为细末，生姜汁为丸，如龙眼大，作饼子，生朱为衣。每服一饼，细嚼，热生姜汤送下，不拘时候。

【功用】常服解五邪伤寒，辟雾露瘴气，爽慧神志，诸风不生。

【主治】风客阳经，邪伤腠理，背脊强直，口眼㖞斜，体热恶寒；痰厥头痛，肉䐃筋惕，辛頞鼻渊；及酒饮过多，呕吐涎沫，头目眩晕，如坐车船。

55701 定风饼子（《袖珍》卷二）

【组成】草乌头半两（微炮） 香白芷一两 川芎二两 防风 天麻 甘草（炒）各一两 细辛五钱

【用法】上为末，姜汁为丸，如龙眼大，捏饼子。每服一饼，食后茶汤送下。

【主治】头风头痛。

55702 定志小丸

《古今录验》引陈明方（见《外台》卷十五）。为原书同卷"茯神丸"之异名。见该条。

55703 定命饮子

《活幼口议》卷十四。为《卫生宝鉴》卷十九"天麻散"之异名。见该条。

55704 定息饼子（《医学入门》卷七）

【组成】皂角三大荚（去黑皮）

【用法】将皂角切开去子，每于仓内入巴豆肉一粒，以麻缚定，用生姜自然汁和蜜涂令周匝，慢火炙之，又涂又炙，以焦黄为度，劈开去巴豆不用，又以枯矾一两，蓖麻子七粒入仓内，姜汁和蜜再涂炙如前，去蓖、矾，用皂角为末，却以杏仁二两，研膏，与前药和匀。每服一钱，用柿干炙过候冷，点入药内细嚼，临卧服。

【主治】远年近日喘嗽。

【宜忌】忌一切热毒之物。

55705 定惊神丹（《慈航集》卷下）

【组成】朱砂五钱（水飞） 轻粉五钱 麝香三分 大黄三钱

【用法】上为细末，青蒿虫研烂为丸，金箔为衣。每服三分。

【主治】小儿急慢惊风。

55706 定喘饮子（《百一》卷五）

【组成】诃子三两 麻黄四两（不去节）

【用法】上为粗末。每服四大钱，用水二盏，煎至一盏二分，去滓，入好腊茶一大钱，再同煎至七分，通口服，不拘时候，临卧服尤佳。

【主治】喘。

【加减】加人参二两，名"诃参散"。

55707 定喘饮子（《普济方》卷三八七）

【组成】天麻 防风 羌活 甘草（炙） 人参 桔梗 白术 川芎 半夏曲各等分

【用法】上㕮咀。每服二钱，水一小盏，加麦门冬子十四

粒，同煎去滓，通口食后服。

【主治】喘。

55708 定喘饼子（《卫生宝鉴》卷十二）

【组成】芫花（醋浸一宿，炒） 桑白皮 吴茱萸（炒） 陈皮（去白）各一两 寒食面三两 马兜铃一两 白牵牛三两（半生半炒，取净末二两）

【用法】上为末，入牵牛末和匀，滴水和如樱桃大，捏作饼子，取热灰半碗，于铛内同炒饼子热。每服一饼，烂嚼，临卧马兜铃汤送下。如心头不快，加一饼或二饼，至明，微利下。

【主治】咳喘。

【宜忌】孕妇不可服。

55709 定喘饼子（《普济方》卷一六二）

【组成】白矾 贝母 苦葶苈（并生）各一两

【用法】上为细末，白面作饼子，慢火烧熟。每服一钱，细嚼，食后生姜汤送下，一日二次。

【主治】咳嗽虚喘，闷气不眠。

55710 定痛牙散（《普济方》卷六十五）

【组成】防风 荆芥穗各二两 细辛一两 草乌一两 白芷一两 全蝎七钱半 青盐五钱 朴消一两 青黛五钱

【用法】上为细末。每用少许，先以盐汤漱净，后擦患处，再漱。

【主治】牙疼。

55711 定嗽劫药（《丹溪心法》卷二）

【组成】诃子 百药煎 荆芥穗

【用法】上为末，加生姜，炼蜜为丸。噙化。

【主治】痰嗽久远者。

【备考】本方方名，《医统》引作"百药煎"。

55712 定风去晕丹（《石室秘录》卷一）

【组成】熟地九钱 山茱萸四钱 山药三钱 北五味二钱 麦冬二钱 玄参三钱 川芎三钱 当归三钱 葳蕤一两

【功用】补肝，补肾，滋肺金。

【主治】肾水不足而邪火冲入于脑，终朝头晕，似头痛而非头痛。

55713 定心化痰丸

《外科传薪集》。为《医方考》卷五引《本事》"白金丸"之异名。见该条。

55714 定心龙胆丸（《圣济总录》卷十四）

【组成】龙胆（去苗） 茯神（去木） 白薇（焙） 栀子仁各一两 麦门冬（去心，焙）一两半 玄参 羚羊角（镑）各一两一分 甘草（炙）三分 人参一两 丹砂（别研）三分

【用法】上药除别研外，为末，炼蜜为丸，如梧桐子大。每服二十丸，加至三十丸，食后煎大枣汤送下，一日三次。

【主治】风热心虚惊悸，或忧怖怔忪，如人迫逐，或睡中惊怕，妄谬不安。

【加减】肠胃风热秘涩，加大黄一两半。

【备考】本方方名，《普济方》引作"龙胆丸"。

55715 定心壮气汤（《顾氏医径》卷四）

【组成】人参 黄耆 当归 川芎 辰砂 茯神 乳香 枳壳

【主治】产难，因年少单弱，致临产而惊恐气怯者。

55716 定心防风散《圣济总录》卷十四）

【组成】防风（去叉） 龙骨 远志（去心） 铁精（别研）各一两 紫石英（别研） 丹砂（别研）各二两 熟干地黄（洗,切,焙）二两 人参二两半 干姜（炮） 细辛（去苗叶） 附子（炮裂,去皮脐）各一两 白茯苓（去黑皮）二两

【用法】上药除别研外,为散,再和匀。每服一钱匕,加至二钱,煮大枣汤调下。

【主治】中风惊悸,心虚恍惚,言语失常,或嗔或怒,志意不乐。

【加减】如风热盛者,去干姜,加玄参一两。

55717 定光朱砂膏《眼科龙木集》）

【组成】滑石（水飞） 砂各五钱 朱砂 片脑

【用法】上为极细末,炼蜜作膏。每用铜箸点大小眦内。

【主治】心虚而小眦赤者。

55718 定吐至神丹《石室秘录》卷三）

【组成】附子一个 白术四两 肉桂一钱 干姜三钱 人参三两

【用法】水煎服。

【主治】大吐,手足厥逆,少腹痛不可忍,以火热之物熨之少快。

55719 定吐香银丸《卫生总微》卷十）

【组成】丁香 干葛各一两 半夏（汤洗七次,切,焙） 水银（后入）各半两

【用法】上药前三味先为末,入水银研匀,生姜汁为丸,如麻子大。每服三五丸至十数丸,藿香汤送下,不拘时候。

【主治】小儿脾胃气弱,挟于风寒,呕哕。亦治便青泄利。

55720 定吐救生丹《局方》卷十）

【组成】山大戟（浆水煮,切,焙干,为末）十五两 乳香（别研） 丁香（为末）各五两 粉霜（研） 腻粉（研碎）各七两半 龙脑（研）二两半 水银 黄蜡 黑铅（与水银同结砂子）各十两半

【用法】上为末,每熔蜡一两,入炼蜜二钱半为丸,如黄米大。每一岁儿服一丸。如烦躁,研生脂麻、马齿汤送下;如吐逆,煎丁香、马齿汤送下。食后临卧服之。

【功用】除热化涎,下膈止吐逆。

【主治】小儿伏热生涎,心膈烦躁,壮热霍乱,乳食不下,呕哕恶心,或发吐逆。

【宜忌】若胃虚伤冷,呕吐不止者,不可服。

55721 定吐紫金丹《幼科指掌》卷三）

【组成】人参一钱 白术（炒） 茯苓 广藿香梗各一两 木香五钱 建莲子一两 丁香二钱 甘草三钱

【用法】生姜汁浸一宿,晒干,为末。每服五分,生姜汤或淡参汤下。

【主治】小儿呕吐。

55722 定吐紫金核《保婴集》）

【组成】半夏（汤洗七次,姜制） 人参 白术 木香 丁香 藿香各二钱半

【用法】上为极细末,稀面糊为丸,如李核大,后用沉香一钱（为末）,朱砂一钱（水飞）,同研匀为衣,阴干。每服一丸,用小枣一个,去核,纳药在内,湿纸裹烧熟,嚼与小儿服

后,以米饮压之。

【主治】小儿一切呕吐不止。

55723 定志补心汤《千金翼》卷十五）

【组成】远志（去心） 菖蒲 人参 茯苓各四两

【用法】上㕮咀。以水一斗,煮取三升,分三服。

【主治】心气不足,心痛惊恐。

55724 定志珍珠丸《医统》卷七十引丹溪方）

【组成】人参 白茯苓 海蛤粉 黄柏（炒焦色）各三两 樗根皮二两 远志 石菖蒲 青黛各一两半

【用法】上为末,面糊为丸,青黛为衣,如梧桐子大。每服五十丸,空心盐汤送下。

【主治】心虚梦泄。

55725 定志消痰丸《幼科指掌》卷四）

【组成】石菖蒲二两 茯神 胆星 天麻 陈皮 半夏各一两（用矾二两,同半夏煮,去矾不用） 全蝎八钱 远志肉 续断 甘草各五钱 雄黄 朱砂 硼砂 滑石各三钱 川乌 白附子各三钱 苍术 荆芥 薄荷各一钱

【用法】上为末,炼蜜为丸,朱砂为衣。生姜汤送下。

【主治】小儿惊痫。

55726 定志紫葳丸《外台》卷十五引《古今录验》）

【组成】紫葳六分 远志十五分（去心） 白龙骨七分 牛黄一两 甘草十分（炙） 虎头皮十二分（炙令焦） 人参 桂心 白术各八分 防风七分 麦门冬（去心,熬） 雷丸各五分 柴胡六分

【用法】上药治下筛,炼蜜为丸,如梧桐子大。每服十丸,食前服,一日三次。

【主治】五惊,喜怒不安。

【宜忌】忌食海藻、菘菜、桃李,生葱。

55727 定命一字散《圣惠》卷八十三）

【组成】干虾蟆一个（炙令焦黄） 葶苈子（隔纸炒令紫色） 五灵脂 杏仁（汤浸,去皮尖双仁,麸炒微黄）

【用法】上药各为细散,各抄一钱,调和令匀。每服一字,以清粥饮调下。

【主治】小儿咳逆上气喘息。

55728 定命牛黄丸《圣惠》卷八十六）

【异名】延命牛黄丸（《普济方》卷三七九）。

【组成】牛黄 朱砂 雄黄 麝香 龙脑各一钱 瓜蒂三十个（为末） 丁香一分（末） 蟾酥三分

【用法】上为细末,用温水浸蟾酥为丸,如黍米粒大。先以温水化二丸,滴两鼻中,令嚏五七声,再以温水送服三丸,一日三次。

【主治】小儿五疳羸瘦。

55729 定命朱砂散

《痘治理辨》,为《圣济总录》卷一六九"定命散"之异名。见该条。

55730 定命保童丸《医方类聚》卷二五四引《保童秘要》）

【组成】白矾一两（烧令汁尽） 干地龙（炙） 朱砂各一分 麝香少许

【用法】上为细末,面糊为丸,如麻子大,小者如粟米。疳蛔重者每服七丸,轻者五丸,每日平明时先用□者一粒,于盏中以热水浸一炊久,用箸头研成□,将筵子点药于鼻中,候嚏喷三五遍,然后用□丸者,以熟水化破,空心服之。

如头疮,即发坚□,皮肤干,鼻下赤,或口中生疮,此即每日先须□鼻,然后服药。如疮在腹内,泻痢无度,或作枣花,食不消化,常无心绪,即初服药,日点鼻,后每日服药,不须点也,如常服,即每日一丸。

【主治】疳。

55731 定命通顶散《圣惠》卷八十七）

【组成】滑石一分 蟾酥杏仁大 干胭脂一分

【用法】上为细散。每用两黄米大,吹入两鼻中。有嚏三五声,神效。

【主治】小儿一切疳,羸困脑闷。

55732 定肺止嗽饮《胎产指南》卷一）

【组成】天冬二钱 桔梗四分 紫苏四分 知母一钱 甘草四分

【主治】孕妇咳嗽,属风属寒者。

【加减】热嗽,加黄芩八分;虚嗽,加紫菀一钱,冬花六分;发喘,夜多嗽,加麻黄八分;虚损咳嗽,加瓜蒌一钱,竹沥、姜汁;心胸不舒,加贝母一钱,百合一钱。

55733 定变回生汤《洞天奥旨》卷五）

【组成】人参四两 黄耆三两 当归二两 北五味子二钱 麦冬二钱 肉桂三钱 白术二两 山茱萸五钱 忍冬藤二两 茯苓一两

【用法】水煎服。四剂平复。

【主治】背疽长肉,疮口已平,偶犯色欲恼怒,开裂流水,色变紫黑,肉变败坏。

【宜忌】倘愈后再犯色欲,万无生机。

55734 定神至宝丹《寿世保元》卷五）

【组成】生地黄（姜汁炒）五钱 橘红 贝母 白茯苓（去皮） 黄连 远志（去心） 石菖蒲 酸枣仁（炒） 枳实（麸炒） 瓜蒌仁 天花粉 甘草少许

【用法】上㕮咀。加生姜三片,水煎服。

【主治】诸痫,神智不宁,时发狂躁,多言好怒,面容不泽。

55735 定神安志丸《普济方》卷一○一）

【组成】金银箔各一百片（和合） 石膏（研） 龙齿（研） 铁精（研） 地骨白皮 茯神 黄芩 生干地黄 升麻 茯苓 玄参 人参各八分 虎睛一具（微炙） 牛黄 生姜屑各四两 麦门冬一钱（去心） 枳实（炙） 甘草（炙） 葳蕤 芍药各六分 远志（去心） 柏子仁 白鲜皮各五分

【用法】上为末,炼蜜为丸,如梧桐子大。每服二十丸,渐加至三十丸,食讫少时煮生枸杞根汤送下,一日二次。

【主治】风邪狂乱失心。

【宜忌】不利热曲、海藻、菘菜、芜荑、炙肉、醋、蒜、黏食、陈臭、油腻。

55736 定神琥珀丸《圣济总录》卷五）

【组成】琥珀（捣研） 真珠（捣研末） 牛黄（研） 铁粉（研） 天竺黄（捣研） 龙齿（研）各一两 腻粉（研） 犀角（镑） 甘草（炙,剉） 露蜂房（微炙） 龙胆 升麻 麦门冬（去心,焙） 丹砂（研） 防风（去叉） 黄芩（去黑心） 钩藤 人参 远志（去心） 知母（焙） 天门冬（去心,焙） 菖蒲（九节者,去须,米泔浸,切,焙） 白芍药 茯神（去木）各三分 干蝎（酒炒）一两半 麝香（研）一分 金箔一百片 银箔一百片（与金箔、丹砂同研断星）

【用法】上药除别研外,捣罗为末,入研者同研令断星,炼蜜为丸,如梧桐子大。每服二十丸,食后、临卧煎甜竹叶汤送下,日二夜一。

【主治】心中风发动不知,渐成癫痫,惊悸恍惚。

55737 定疼托里散《玉机微义》卷十五引郭氏方）

【组成】粟壳（去蒂,炒）三两 当归 白芍 川芎各半两 乳香 没药 桂各三钱

【用法】上㕮咀。每次五钱,水煎服。

【主治】❶《玉机微义》:一切疮肿,疼痛不可忍。❷《景岳全书》:疮疡血虚疼痛。

【备考】如少壮气实,先用疏利,后服此药。

55738 定疼追风散《普济方》卷六十五）

【组成】全蝎 香白芷 细辛 荆芥 防风 川芎 川椒各一分

【用法】上煎汤灌漱之。

【主治】牙疼。

55739 定崩四物汤《医略六书》卷三十）

【组成】生地五钱（炒松） 白芷一钱半（炒黑） 白芍一钱半（醋炒） 川芎一钱 当归三钱（醋炒） 蒲黄三钱（炒炭） 阿胶三钱（血余炭炒） 小蓟根三钱

【用法】水煎,去滓温服。

【主治】产后风湿袭于冲任,不能去宿生新,血崩如豆汁,腹胁阵痛,脉浮涩微数者。

【方论选录】方中生地凉血止血,炒松能去阴中之湿;白芷祛风散湿,炒黑亦止崩漏之血;白芍敛阴血以固经;川芎入血海以升阳;当归引血归经;蒲黄散瘀止血;小蓟凉血散瘀;阿胶补阴益血,血余炭炒,以止血定崩也。水煎温服,俾风湿外解,则宿去新生而冲任完复,经色如常。

55740 定惊四物汤《医略六书》卷三十）

【组成】熟地四钱 当归三钱 白芍一钱半（酒炒） 川芎八分 枣仁三钱（炒） 茯神二钱（炒,去木） 远志一钱半

【用法】水煎,去滓温服。

【主治】产后多惊,脉虚微涩者。

【方论选录】产后心血不足,不能荣养乎心,而心胆气怯,故触事易惊焉。熟地补阴以资心血,当归养血以荣胆经,川芎行血海以壮胆,白芍敛营阴以宁心,枣仁养心安神,茯神宁神定志,远志以交通心肾也。水煎温服,使心血内充,则肾气亦赖以壮而胆气无不自雄。

55741 定惊至宝丹《经验各种秘方辑要》）

【组成】树上鸣蝉（中伏前一日采,取全翅足）用纸包扎,挂于有风之处,不可浸雨,待至次年五月五日午时修合）一个 朱砂五分 麝香五厘

【用法】上为末,用瓷瓶密封,勿令泄气。用时以少许点舌尖上。一二次即愈。

【主治】小儿惊风。

【方论选录】蝉感风露之气以生,身轻音响,得金气之发扬者,其蜕又象人身皮壳之属肺经,故性能驱风热,定魂魄,义取金克木也;朱砂入心镇怯;麝香辟邪通络。点舌尖者,心之外候也。孩提纯阳多热,最易化风,风火相煽,惊从内生。此方定惊之至宝,保赤之灵丹,故赐其名曰定惊至宝丹。

55742 定惊琥珀散(《医略六书》卷三十)

【组成】琥珀三两 当归三两 乳香一两半 辰砂一两半

【用法】上为散。每服三钱,金箔汤送下。

【主治】产后惊悸,脉虚涩者。

【方论选录】产后心虚血滞,不能营运乎心,而心神失养,故惊而且悸不宁焉。琥珀安神散瘀,以通心气,当归养血归心以荣心血,乳香活血通心,辰砂镇心安神也。为散,金箔汤下,使瘀血消化,则新血自生,而心神得养,心气自雄,焉有惊悸之患乎。

55743 定喘五虎汤(《重订通俗伤寒论》)

【组成】麻黄一钱 光杏仁三钱 生石膏四钱 炙甘草四分 北细辛五分

【主治】痰喘,寒痰遏热,壅塞气管,咳逆气粗,咯痰稠粘,甚则目突如脱,喉间漉漉有声者。

55744 定喘止嗽丸(《成方制剂》6册)

【组成】陈皮 甘草 苦杏仁 麻黄 砂仁 石膏 五味子 罂粟壳

【用法】制成大丸,每丸重9克。梨汤或温开水送服,一次1丸,一日2次。

【功用】润肺,定喘,止嗽。

【主治】阴虚肺热,久嗽痰喘,胸满呕逆,咳痰稠黏,夜卧不安,烦燥口渴。

【宜忌】感冒咳嗽忌服。

55745 定喘化涎方(《奇效良方》卷三十二)

【异名】定喘化痰散(《医学入门》卷七)。

【组成】猪蹄甲四十九个(净洗,控干)

【用法】每个指甲纳半夏、白矾各一字,入罐子内封闭,勿令烟出,火煅赤,去火,细研,加麝香一钱。人有上喘咳嗽,用糯米饮送下,小儿服半钱。

【主治】喘急咳嗽。

55746 定喘化痰汤(《万氏家抄方》卷二)

【组成】紫苏子(炒,研)一钱 半夏(汤泡七次)七分 甘草三分 白果五个(去壳,微炒) 前胡 杏仁(炒,去皮尖) 栝楼仁(研) 白茯苓 陈皮(去白) 桑皮(炒)各一钱

【用法】水二钟,加生姜三片,煎一钟,去滓,食远温服。

【主治】痰喘。

55747 定喘化痰汤(方出《丹溪心法附余》卷五,名见《东医宝鉴·杂病篇》卷五)

【组成】南星(炮) 半夏(汤泡)各一两 甘草三钱(炙) 陈皮(去白)一两半 杏仁五钱(去皮尖) 款冬花二钱 五味子三钱 人参二钱

【用法】每服用水一钟半,加生姜五片煎,临卧温服。

【主治】咳嗽痰喘。

【宜忌】忌生冷、油腻。

55748 定喘化痰散

《医学入门》卷七。为《奇效良方》卷三十二"定喘化涎方"之异名。见该条。

55749 定喘四物汤(《鲁府禁方》卷三)

【组成】当归(酒洗)六分 川芎六分 白芍(酒炒)六分 生地黄七分 白茯苓(去皮) 前胡 桔梗(去芦) 杏仁(去皮) 葶苈 紫苏 桑白皮 金沸草 枳壳(去瓤,麸炒) 枳实(麸炒)各八分 甘草三分

【用法】上剉。水煎服。

【主治】肺气不利,喘促。

55750 定喘宁肺丸(《普济方》卷一五九)

【异名】青金丹(《普济方》卷一六三)。

【组成】半夏 南星 青黛 白矾(枯)各一两 信半两

【用法】上为细末,用生姜水、面糊为丸,如绿豆大。每服十丸,渐加至二十丸,用茶清放冷送下。

【主治】男子、妇人久患咳嗽,肺气喘促倚息,不得睡卧,累年不愈,渐至面目浮肿。

55751 定喘芎苏散(《奇效良方》卷六十四)

【组成】蓖麻子(去壳膜)一钱 川芎 紫苏各一分半 粟壳(蜜炙)五分

【用法】上作一服,用水一钟,加生姜三片,煎至五分,不拘时服。

【主治】小儿咳嗽气喘。

55752 定喘汤1号(《临证医案医方》)

【组成】葶苈子9克 苏子9克 杏仁9克 旋覆花6克(布包) 代赭石12克(布包) 麻黄3克 僵蚕9克 枇杷叶9克 射干9克 化橘红9克 川贝母9克 黛蛤散9克(布包)

【功用】定喘,化痰,止咳,降气。

【主治】喘促痰鸣,咳嗽,气闷,舌苔厚腻,脉大有力。

55753 定喘汤2号(《临证医案医方》)

【组成】巴戟天9克 仙灵脾9克 枸杞子12克 款冬花12克 苏子9克 代赭石12克 人参3克 炒杏仁9克 五味子3克 远志6克 茯神9克 胡桃肉7个(焙)

【功用】益肾定喘,化痰。

【主治】喘息气短,痰鸣,腰腿酸软无力,舌质淡,苔薄白,脉沉细无力。

55754 定喘疗肺丸(《成方制剂》第2册)

【组成】白果仁 甘草 黄芩 姜半夏 桔梗 橘红 苦杏仁 款冬花 麻黄 前胡 桑白皮 石膏 葶苈子 紫苏子

【用法】制成大丸,每丸重10克。口服,一次1丸,一日2次。

【功用】止咳定喘。祛痰。

【主治】痰喘咳嗽,夜不能寐,胸满肋痛。

【宜忌】忌烟酒辛辣物。孕妇忌服。

55755 定喘陈皮汤(《医统》卷四十四引《医林》)

【组成】陈皮(去白)半斤 明矾二两半(铫内飞,同陈皮炒香熟) 甘草(炙)二两 半夏五两(换水煮过,每个切四片,用明矾泡,汤浸露七日七夜,漉去,用生姜捣成饼,慢火焙干用)

【用法】上为细末。每服一二钱,生姜汤调下,不拘时候。

【主治】痰喘。

55756 定喘固金丸(《北京市中药成方选集》)

【组成】生石膏十六两 橘皮十六两 杏仁(去皮,炒)

十六两　甘草十六两　麻黄十六两　五味子（炙）十六两
砂仁十六两

【用法】上药除杏仁外，为细粉，另将杏仁研细，与上列细粉同串，过罗合匀，炼蜜为丸，重二钱。每服二丸，温开水送下，一日二次。

【功用】润肺止嗽，化痰定喘。

【主治】肺虚咳嗽，痰盛稠黏，喘急胸满，夜不安眠。

55757　定喘保生汤《陈素庵妇科补解》卷五）

【组成】肉桂一钱　陈皮一钱　红花一钱　干漆一钱（炒烟尽）　当归（酒洗）一钱　泽兰一钱　黑荆芥一钱　川芎八分　生地二钱　蒲黄一钱五分　赤芍一钱五分

【用法】桔梗、葱白、生姜为引，水煎服。

【主治】产后败血冲心，面黑发喘。

【方论选录】是方用蒲黄、红花、干漆以逐瘀行血；而以肉桂之辛热补之；泽兰、荆芥以祛产后之风热，荆芥达于上，泽兰引于下，而以陈皮之苦辛温佐之；加四物以养血，瘀祛则新生；入桔梗、姜、葱者，引以入肺也。

55758　定喘养肺丸《北京市中成药规范》）

【组成】木香五十六两　煅石膏四十两　陈皮八十两　苦桔梗三百二十两　麻黄八两　五味子炭一百六十两

【用法】将药材加工洁净，炮制合格。苦桔梗一百二十两，甘草五十两，木香三十两煮提两次，第一次 2.5 小时，第二次 1.5 小时。陈皮八十两提油八小时，油尽收药液。苦桔梗二百两，木香二十六两，五味子炭一百六十两，麻黄八两，煅石膏四十两，甘草三十两，粉碎成细粉，过一百孔罗，混匀。合并煮提药液，过滤沉淀，减压浓缩至比重 1.3g 温度（50℃）的稠膏。取原粉及稠膏按比例制丸，用低温干燥。上胶衣闯亮。每百粒干重五钱，每袋内装一钱半，口服，每袋分两次服，每日服两次。温开水送服。

【功用】润肺，止咳，化痰定喘。

【主治】肝经虚弱，咳嗽痰盛，气促作喘，胸膈不畅，口苦咽干，喉痛咽哑，久嗽失眠。

【宜忌】未成年者忌服。

55759　定喘神奇丹《辨证录》卷四）

【组成】人参二两　牛膝五钱　麦冬二两　北五味二钱　熟地二两　山茱萸四钱

【用法】水煎服。

【主治】痰气上冲于咽喉，气塞肺管，作喘而不能取息，其息不粗，而无抬肩之状，属气虚而非气盛者。

【方论选录】此方人参宜多用，不用至二两则不能下达于气海关元，以生气于无何有之乡。非用牛膝不能下行，且牛膝能平胃肾之虚火，还能直补其下元之气也。麦冬益肺金，非多用则自顾不暇，何能生汪洋之水，以救燎原之炎耶！人喘则气散，非五味子何以能收敛乎。用熟地以益肾中之水也，肾水大足，自不去泄肺金之气，然非多加则阴不能骤生，而火不可以遽制。又益之以山茱萸，以赞襄熟地之不逮，自能水火既济，而气易还元也。

55760　定喘款气丸《圣济总录》卷四十八）

【组成】苦葶苈（纸上炒）二两　马兜铃根一两　麻黄（去根节）　桑根白皮（判）各一分

【用法】上为末，用蒸枣肉为丸，如梧桐子大。每服三十丸，食后煎阿胶、皂子汤送下。

【主治】肺腑气虚，触冒风冷，呼吸邪气，喘促痞闷，眠睡不得。

55761　定喘葶苈丸《赤水玄珠》卷五）

【组成】葶苈　木香　贝母各等分

【用法】上为末，蒸饼糊为丸，如梧桐子大，朱砂为衣。煎桑白皮汤送下。或即以四味为末，仍以桑白皮汤送下尤妙。

【主治】鼓胀喘嗽。

55762　定喘紫金丹

《痘疹金镜录》卷一。为《本事》卷二"紫金丹"之异名。见该条。

55763　定喘瑞应丹

《局方》卷四（续添诸局经验秘方）。为《医方类聚》卷一一七引《济生续方》"定喘丹"之异名。见该条。

55764　定喘镇动煎《寒温条辨》）

【组成】茯苓五钱　熟地五钱　杏仁十七粒　当归三钱　代赭石三钱（用附子煎汁，分冷淬十次）　蝉蜕　僵蚕各三钱　黄连　黄芩各二钱　郁李仁　石膏　滑石各三钱　蜜　酒各一杯

【用法】先用水一斗，盛盆中，以勺圆搅逐取水泡千余珠，入当归、熟地、茯苓浓煎，后入诸药煎二三沸，调蜜、酒冷服一次，二次去酒，重加蜜为引。

【主治】温病发喘，自脐下气海动气而喘者。

55765　定喘豁痰汤《点点经》卷三）

【组成】冬花　陈皮　枳壳　黄芩　胆星　香附　槟榔　天雄　桂心　腹皮　当归　甘草

【用法】葱、生姜为引。

【主治】酒毒伤脾，气结发喘，四肢逆冷，日夜难安，胸膈不利。

55766　定痛一字散《普济方》卷三〇九）

【组成】何首乌　草乌各二两　乳香　没药各一两

【用法】上为末。每服一字，盐、酒调下，一日二次。

【主治】折伤。

55767　定痛三香饮《疮疡经验全书》卷二）

【组成】乳香　香附　木香　人参　黄耆　延胡索　当归　川芎　芍药　防风　官桂　甘草　枳壳　桔梗　乌药　厚朴　白芷

【用法】加生姜三片，大枣一个，水煎服。

【主治】脐痈。

【加减】夏天去桂，加干葛、黄芩、生地、麦冬。

55768　定痛五香散《全国中药成药处方集》杭州方）

【组成】广木香　广郁金　延胡索　制香附　水红花子各二两　猪牙皂（炒黑）一两

【用法】上为细末。每服一钱五分至二钱，温酒或开水送下。

【主治】气滞血瘀，寒湿停饮，胸胁胀满，各种肝胃气痛。

55769　定痛太乙膏《医学启蒙》卷三）

【组成】香麻油一斤　当归二两　生地黄二两　甘草一两

【用法】上药煎焦枯去滓，以棕绵滤净，再入净锅熬，滴水不散，入黄丹半斤，又慢火熬，滴水沉聚，取起，少顷入白

蜡、黄蜡各一两,微火熬成取起,少定,入乳香、没药各二钱,搅匀,置瓷器收用。贴患处,一日一换。

【主治】一切溃烂诸疮,久不收敛;并灸火疮,日久不平。

55770　定痛生肌散《外科大成》卷一)

【组成】石膏(煅)一两　乳香　血竭　轻粉各五钱　冰片一钱

【用法】上为末。掺之。

【功用】定痛生肌。

【主治】疮疡溃烂,红热肿痛,无腐者。

【加减】有水,加白芷、龙骨各一钱;不收口,加鸡内金(炙)一钱。

55771　定痛托里散《简明医彀》卷八)

【组成】当归　白芍各五分　肉桂　乳香　没药(俱出汗,研)各一钱　粟壳(去蒂)二钱

【用法】水煎服。

【主治】诸肿毒疮痛。

55772　定痛至神汤

《石室秘录》卷六。为《傅青主男科》"定痛如神汤"之异名。见该条。

55773　定痛当归散《准绳·疡医》卷六)

【异名】定痛散(《杂病源流犀烛》卷三十)。

【组成】当归　川芎　赤芍药　白芍药　熟地　羌活　独活　牛膝　续断　白芷　杜仲各二两　川乌(炮)　乳香　没药　肉桂各一两　南木香　角茴　丁皮各五钱

【用法】上为末。酒调服。

【主治】诸损肿痛。

55774　定痛如神汤《傅青主男科》)

【异名】定痛至神汤(《石室秘录》卷六)。

【组成】栀子三钱　白芍五钱　茯苓一两　苍术三钱　大黄一钱　厚朴一钱　甘草一钱

【用法】水煎服。

【功用】舒肝经之气,利膀胱之水,泻水逐瘀。

【主治】火结在大小肠,腹中痛不可忍,按之愈痛,口渴,饮以凉水,则痛少止,少顷依然大痛。若不急治,一时气绝。

【方论选录】《石室秘录》:此方妙在舒肝经之气,用白芍、甘草和其痛。尤妙多用茯苓为君,以利膀胱之水。更妙在栀子以泻郁热之气。又恐行之欠速,更佐之大黄走而不守,则泻火逐瘀,尤为至神也。

55775　定痛没药散《御药院方》卷十)

【组成】乳香一钱　没药　当归　芎䓖　地龙　细辛　羌活各一钱　蛤粉一两　黄丹二钱半　蒲黄三钱

【用法】上为细末。每用干捻在痛处,用手擦摩捻十余遍,然后贴上大红膏。

【功用】按摩导引,令血气复行。

【主治】筋骨损伤疼痛。

【备考】方中地龙,《普济方》作地黄。

55776　定痛没药散《御药院方》卷十)

【组成】苍术一斤(刮去黑皮,炒深黄色)　桂(去粗皮)　熟干地黄(焙干)　没药(研)　甘草(炙微赤,剉)　蒲黄各一两

【用法】上为末。每服二钱,温酒一盏调下,一日二次,不拘时候。

【主治】一切打扑伤损,筋骨疼痛。

55777　定痛羌活汤《赤水玄珠》卷三)

【组成】羌活　防风　川芎劳　生地各一钱　升麻一钱二分　细辛　荆芥　独活　薄荷各六分　石膏二钱　甘草五分

【用法】水煎,食后服。

【主治】风热攻注,牙根肿痛。

【加减】恶热饮者,加龙胆草(酒洗)一钱半;恶风作痛,加白豆蔻、黄连各五分;湿热甚者,加黄连一钱,山栀一钱。

55778　定痛败毒散《疮疡经验全书》卷二)

【组成】紫苏　桔梗　枳壳　甘草　乌药　茯苓　防风　白芷　香附　白芍　羌活　人参　前胡

【用法】加生姜三片,大枣一个,灯心二十茎,煎服。

【主治】心肝痛。

55779　定痛败毒散《疮疡经验全书》卷二)

【组成】白芍　白芷　乳香(末)　桔梗　枳壳　防风　当归　羌活　茯苓　甘草　薄桂　灵仙　木通　金银花

【用法】加生姜三片,大枣一枚,煎服。

【主治】手腕毒。

【加减】夏天加黄芩。

55780　定痛明目饮《杂证会心录》卷上)

【组成】生地五钱　龟版三钱　当归三钱　白芍一钱五分(炒)　石斛一钱　丹皮一钱　菊花一钱　夏枯草一钱　羚羊角(水磨,冲入)

【用法】加桑叶五片,煎,好童便一杯冲入。

【主治】头痛,目生翳膜,红肿如破。

55781　定痛和血汤《伤科补要》卷三)

【组成】乳香　没药　红花　当归　秦艽　川断　蒲黄　五灵脂　桃仁

【用法】水、酒各半,煎服。

【主治】夹棍伤后调理。

55782　定痛和营汤《林如高正骨经验》)

【组成】当归三钱　赤芍三钱　川芎二钱　生地三钱　红花一钱　苏木二钱　琥珀一钱　血竭二钱　制乳香一钱　三七二钱　枳壳二钱　大黄二钱　甘草一钱　朱砂二钱　淮牛膝三钱　砂仁一钱半

【用法】春季,加泽泻二钱,续断三钱,甘草一钱,酒、水各半煎服;夏季,加麦冬三钱,天冬二钱,泽泻三钱,水煎服;秋季,加冰糖三钱,黄芩二钱,五味子三钱,酒、水各半煎服;冬季,加紫苏二钱,续断三钱,破故纸三钱,酒煎服。

【功用】和营定痛,活血祛瘀。

【主治】新伤气阻血滞。

55783　定痛乳香散《普济方》卷三〇二)

【组成】虎骨半两(酥炙)　穿山甲(火炮,炒)些许　乳香二钱　没药二钱　败龟版一两　当归须半两　紫金皮二两　半两铜钱五个(无,自然铜火炼醋浸)　骨碎补半两

【用法】上为细末。每服一钱,病沉二钱,好酒调下,损上者食后服,损下者食前服为妙。

【主治】金伤病证,并折骨打扑伤损。

55784　定痛降气汤《疮疡经验全书》卷一)

【组成】紫苏　厚朴　陈皮　甘草　半夏　前胡　川芎　防风　芍药　白芷　当归　黄柏　知母　乳香　小柴胡

【用法】加生姜三片,大枣一个,煎服,不拘时候。先用清肝流气饮,后用本方。

【主治】耳风毒受在心肾,气不流行,壅在心经,生耳痔、耳蕈、耳痈、耳塞、耳烂。

55785　定痛降气饮(《疮疡经验全书》卷二)

【组成】芎劳　白芷　细辛各一两　僵蚕五钱(生用)

【用法】上为细末,炼蜜为丸。每服一丸,茶清嚼化。

【主治】蝼蛄串,及诸痈疽。

55786　定痛香津膏(《圣济总录》卷一四八)

【组成】齿垢少许。

【用法】敷痛处。

【主治】蜂螫。

55787　定痛追风散(《奇效良方》卷六十二)

【组成】全蝎　白芷　细辛　荆芥　防风　川芎　川椒各一钱

【用法】上剉碎。煎汤热漱,吐去。

【主治】牙疼。

55788　定痛活络丹(《活人心统》卷下)

【组成】苍术(米泔浸洗干净)一两　酒黄柏一两　防己　威灵仙　川乌(煨)各五钱　乳香　酒红花各四钱　芍药(炒)　羌活(炒)各一两　当归　白术各七钱

【用法】上为末,酒为丸,如梧桐子大。每服七十丸,米汤或酒送下。

【主治】风寒湿痹,两足作痛,气血两虚。

55789　定痛消风散(《袖珍》卷三)

【组成】全蝎　白芷　细辛　荆芥　川椒　防风

【用法】上为末。擦患处,以盐水漱,吐之。

【主治】牙疼。

55790　定痛消毒饮(《疮疡经验全书》卷一)

【组成】人参　当归　升麻　川芎　白芍　桔梗　枳壳　茯苓　半夏　柴胡　甘草　羌活　防风　厚朴　白芷　天花粉

【用法】上剉。加生姜三片,灯心三十茎,水煎,空心服。

【主治】脑疽。

55791　定痛消毒饮(《外科活人定本》卷二)

【组成】苏叶　芍药　川芎　桔梗　枳壳　乌药　白芷　羌活　独活　连翘　防风　白术　桂枝　甘草

【用法】加生姜三片,大枣三个,水煎,食后服。

【主治】手心毒。因心火炽盛,血热妄行,肝风鼓舞,毒散四肢,加以酒色交并,忧思过度,遂使毒流手心,浸于劳宫,痛楚彻心者。

55792　定痛消毒饮(《胎产心法》卷下)

【组成】蒲公英　紫花地丁各一钱二分　当归(乳房用身,乳顶用尾)　白芍(醋炒)　赤芍　花粉　浙贝母(去心,研)各一钱　皂角刺七分或五分　柴胡梢八分或一钱(乳顶肿结用之,若乳房易白芷)　牡丹皮　广皮各八分　明乳香　没药各五分　生草三分

【用法】水三钟,加红枣二个(去核),灯心五十寸,煎八分,临服加无灰酒小半酒杯入药,滚数滚服之,不时用槐艾水洗。

【主治】乳顶旁或乳房吹乳成痈,并乳结之证,发热恶寒,冷汗自出,势欲破而疼痛难忍。

55793　定痛流气饮(《疮疡经验全书》卷二)

【组成】人参　当归　蝉蜕　黄连　桔梗　防风　甘草　白芷　乳香　青皮　白芍　乌药　山栀仁

【主治】天蛇毒受心,风伤于指、肘、背。

55794　定痛流气饮(《疮疡经验全书》卷二)

【组成】人参　当归　芍药　厚朴　桔梗　川芎　甘草　防风　白芷　黄耆　茯苓　羌活　乌药　官桂　紫苏　香附

【用法】加生姜三片,大枣一个,煎服。先用消毒流气饮,后用本方,围药用金箍散敷之。

【主治】背面毒。

55795　定痛黄柏散(《御药院方》卷十)

【异名】定痛散(《普济方》卷三〇〇)。

【组成】黄柏四两(去粗皮,涂蜜慢火炙令黄色)

【用法】上为细末。每用蜜水调,摊软纸花子上,贴患处。

【主治】冻疮,燃赤黄汁出,及愈后瘢痕疼痛。

55796　定痛救产汤(《石室秘录》卷六)

【组成】人参一两　当归一两　黄耆一两　白术一两　三七根末三钱

【用法】水煎服。

【主治】产后血崩不止。

55797　定痛紫金丹

《疡科选粹》卷八。为《医学纲目》卷二十"定痛接骨紫金丹"之异名。见该条。

55798　定痛黑子丸(《医学纲目》卷二十三)

【组成】黄蜡五钱　杏仁　江子　砂仁各二十一个

【用法】上三味,香油灯上烧存性,熔蜡和匀,加乳香些少为丸,如米大。每服十余丸。

【主治】痢疾。

55799　定痛塞耳丹(《外科大成》卷三)

【组成】细辛　盆消各一钱　雄黄五分　牙皂二个

【用法】上为末,用大蒜一个,杵和为丸,如梧桐子大。每用一丸,绵裹之,如左牙疼塞左耳,右牙痛塞右耳,良久即止。一丸可治数人。

【主治】牙痛。

55800　定魂同体丹(《石室秘录》卷六)

【组成】人参一两　茯神五钱　柏子仁三钱　生枣仁一两　远志一钱　白芥子三钱　丹砂一钱　当归一两　白术一两　甘草一钱　麦冬五钱　龙齿末五分

【用法】水煎服。

【主治】离魂症。自觉吾身之外,更有一吾。

55801　定搐化风丸

《成方制剂》1册。为《北京市中药成方选集》"定搐化风锭"之异名,见该条。

55802　定搐化风锭(《北京市中药成方选集》)

【异名】定搐化风丸(《成方制剂》1册)

【组成】活蝎子四十个　桔梗三钱　黄连三钱　蝉蜕

五钱　甘草三钱　防风五钱　羌活五钱　大黄五钱　僵蚕五钱　法半夏五钱　麻黄五分

【用法】先将药料串碎，再将活蝎子用烧酒渍，放在碾上串碎。用药末将活蝎子搜净，取下晒干。再进行粉碎，研细粉过罗合匀。每细粉十两兑：朱砂粉五钱，牛黄一钱五分，麝香一钱五分，冰片五钱。以上合匀研细，炼蜜为丸，重五分，满金衣九开，蜡皮封固，包棉纸。小儿周岁内每次服半丸，周岁至五岁每次服一丸，温开水送下。

【功用】镇惊化痰。

【主治】急热惊风，痰延壅盛，神志不宁，咳嗽发烧。

【宜忌】《全国中药成药处方集》：忌食油腻之物。

55803　定嗽化痰丸（《杨氏家藏方》卷十九）

【组成】猪牙皂角（去皮弦，酥炙赤色，称）　白附子（炮）　天南星（炮）　天麻　朱砂（别研）各半两　白矾（枯）三钱

【用法】上为细末，加朱砂研匀，生姜自然汁煮面糊为丸，如黄米大，别用朱砂为衣。每服二十丸，乳食后生姜汤送下。

【主治】小儿风壅涎盛，咳嗽不止，呀呷有声，睡卧不稳。

55804　定嗽化痰方（《医学纲目》卷二十六）

【组成】黄芩一两半（酒洗）　滑石半两　贝母　南星各一两　风化消二钱半　白芥子五钱（去壳）

【用法】上为末，汤浸蒸饼为丸服。

【主治】咳嗽。

55805　定嗽嚼化丸（《简明医彀》卷四）

【组成】薄荷（净叶）二两　天冬　麦冬　橘红　枯芩各一两　桔梗　甘草　冬花　贝母各五钱

【用法】上为极细末，另用软石膏（煅）、青黛（真）、瓜蒌仁（去油，捣霜）、海石、玄明粉、硼砂各五钱（俱另研）、柿霜（筛净）一两，冰片五分，乌梅肉十个（洗，蒸，捣）和匀，炼蜜为丸，如弹子大。不拘时候嚼化。

【主治】一切咳嗽气急，有痰，咽喉不利，烦渴火盛。

55806　定风止痛胶囊（《成方制剂》20册）

【组成】三七20克　天麻14克　僵蚕14克　白附子（制）168克　防风14克　羌活14克

【用法】每粒装0.28克。口服，一次2粒，一日3次，小儿酌减。

【功用】祛风化痰，行瘀散结，消肿定痛。

【主治】风痰瘀血阻络引起的关节肿胀疼痛、筋脉拘挛、屈伸不利及破伤风的辅助治疗。

【宜忌】孕妇慎用。

55807　定心神牛黄丸（《圣济总录》卷十五）

【组成】牛黄（别研）　真珠末（别研）　琥珀（别捣罗）　铁粉（别研）　天竺黄（别研）　龙齿（别研）各半两　金箔七十片（与水银同研）　银箔七十片（与水银同研）　水银（与金、银箔同研）　犀角（镑）　丹砂（与水银、金箔、银箔同研）各半两　露蜂房（炙）一两　龙胆（去土）　升麻　防风（去叉）　黄芩（去黑心）　钩藤各半两　知母（细切，焙）　天门冬（去心，焙）　白芍药　茯神（去木）　甘草（炙，到）　菖蒲（九节者，米醋浸，刮去皮，切，酒炒）　麦门冬（去心，焙）各一两　干蝎（酒炒）一两　麝香（别研）　人参各半两

【用法】上药除别研石药及麝香外，余药为末，与研药再罗令匀，炼蜜为丸，如梧桐子大。每服十五至二十丸，夜卧及食后煎新竹叶汤送下。

【主治】风邪变成癫痫，时时发动，不知人事。

【备考】本方名，《普济方》引作"牛黄丸"。

55808　定志珍珠粉丸（《医学正传》卷六引丹溪方）

【异名】定志真蛤粉丸（《衡要》卷六）。

【组成】人参　白茯苓各三两　远志（去心）　石菖蒲各二两　海蛤粉　黄柏（炒焦色）各三两　樗根皮二两　青黛二两

【用法】上为细末，面糊为丸，如梧桐子大，青黛为衣。每服五十丸，空心姜盐汤下。

【功用】《衡要》：补益心气，滋阴降火。

【主治】❶《医学正传》引丹溪方：心虚梦泄，赤白浊。❷《衡要》：心气亏败，相火妄乘，致精走泄。

55809　定志真蛤粉丸

《衡要》卷六。为《医学正传》卷六引丹溪方"定志珍珠粉丸"之异名。见该条。

55810　定命夜明砂丸（《圣济总录》卷一七三）

【组成】夜明砂（炒）　青黛（研）　蛇蜕（炒）　蝉蜕（去土）　麝香（研）　地龙（去土，炒）　干虾蟆（烧灰，研）各一分　蚱蝉（炙）四十个

【用法】上为末，粟米饭为丸，如麻子大。一二岁儿每服三丸，三四岁儿五丸，并用米饮送下，空心、日午各一服。更水化一丸，滴两鼻中，又以桃、柳汤浴儿，以青布裹。

【主治】小儿疳。

55811　定斋草果饮子

《医方类聚》卷一二二引《简易》。为《易简方》"草果平胃散"之异名。见该条。

55812　定喘止咳糖浆（《河南省药品标准》）

【组成】麻黄150克　苦杏仁450克　五味子112.5克　甘草150克　杏仁水20毫升　蔗糖625克　香精适量　苯甲酸钠3克

【用法】取五味子、甘草、苦杏仁，麻黄加水煎煮2次，煎液过滤，合并浓缩至约1升，静置36小时，取上清液，加蔗糖，苯甲酸钠，煮沸溶解并浓缩至热测比重1.22，趁势过滤，放冷，加杏仁水，香精及水至1升，搅拌均匀，即得。口服，一次10～15毫升，一日三次，小儿酌减，用时摇匀。

【功用】定喘止咳。

【主治】哮喘性支气管炎，慢性支气管炎。

55813　定喘止咳糖浆（《成方制剂》13册）

【组成】柴胡　陈皮　甘草　厚朴　麻黄　杏仁　紫苏叶

【用法】制成糖浆剂，口服，一次15毫升，一日2次；小儿酌减或遵医嘱。

【功用】宣肺平喘。理气止咳。

【主治】风寒喘咳，胸腹胀满，亦可用于支气管哮喘，支气管炎。

【宜忌】风热喘咳，口渴苔黄者忌用。

55814　定痛生肌杖疮膏（《医林绳墨大全》卷九）

【组成】乳香（去油）五钱　儿茶五钱　象皮五钱（煅灰，为末）　龙骨五钱（煅过，为末）　没药五钱（去油）　血

竭五钱　冰片一钱　牡蛎壳一个(煅灰,研末)五钱

【用法】上为细末,先用麻油十二两,猪板油(净)四两,入砂锅内,下净头发二两,鸡子清五六个同熬,候油滴水成珠,入白蜡二两,黄蜡二两烊尽,再入滚水泡过,飞净黄丹二两,铅粉二两,用槐条急搅成膏,取起离火,入前细药和匀。如遇杖者,先将韭菜、葱头、猪肉三味煎汤净洗后膏涂患处,再将油纸贴上,加棉花裹好,再用布包,毋令出气,一日一夜换洗一次。如打见骨者,加细药掺上患处。

【主治】杖疮。

【宜忌】忌房事、诸发物。

55815　定痛乳香神应散(《医学纲目》卷二十引东垣方)

【组成】乳香　没药　雄黑豆　桑白皮　独颗栗子各一两　破故纸(炒)二两　当归一两　水蛭半两

【用法】上为末。每服五钱,醋一盏,砂石器内煎至六分,加麝香少许,温服。

【主治】从高坠下,疼痛不可忍,腹中疼痛。

55816　定痛净脓生肌膏(《洞天奥旨》卷十五)

【组成】当归一两　黄耆一两　生甘草五钱　熟地一两　玄参一两　银花四两　锦地罗二两　麦冬一两　人参一两　蒲公英三两　白芷三钱　白芍五钱　花粉五钱　黄柏五钱　白敛二钱　生地三钱　牛膝二钱　连翘三钱　丹皮三钱　沙参三钱　柴胡三钱　防己一钱　苍耳子四钱　黄连一钱　葛根三钱　苍术三钱　大黄三钱　红花五钱　桃仁二钱　地榆三钱　夏枯草五钱　白术五钱　麻油六斤

【用法】熬数沸,去渣再熬,滴水成珠,入黄丹二斤收之。另加细末药:麝香一钱,冰片二钱,人参五钱,雄黄三钱,轻粉二钱,儿茶三钱,象皮三钱,海螵蛸三钱,乳香三钱,没药三钱,血竭三钱,三七根五钱,龙骨三钱,赤石脂五钱,各为极细末,掺膏内贴之。

【主治】疮疽痈毒。

55817　定痛接骨紫金丹(《医学纲目》卷二十)

【异名】定痛紫金丹(《疡科选粹》卷八)。

【组成】麝香　没药　红娘子各一钱半　乌药二钱半　地龙(去土)二钱半　川乌　草乌(炮)各一两　五灵脂(去皮)半两　木鳖子(去壳)半两　茴香二钱半　黑牵牛(生用)五分　骨碎补　威灵仙　金毛狗脊　防风(去芦)　自然铜(醋淬七次)各五钱　禹余粮四钱(碎)　陈皮　青皮各二钱半

【用法】上为细末,醋糊为丸,如梧桐子大。每服十丸至二十丸,温酒送下,病上食后,病下食前服。

【主治】跌扑伤损。

宜

55818　宜儿丸(《杨氏家藏方》卷十八)

【组成】黄连(去须,微炒)　芜荑仁(别研)　神曲(炒)各半两　陈橘皮(去白)　干姜(炮)　百草霜(研)各二钱　麝香一字(别研)

【用法】上为细末,次入芜荑仁同研细,后入麝香研匀,煮面糊为丸,如黍米大。每服三十丸,食前温米饮送下。

【主治】小儿诸疳瘦悴,皮肤干焦,头发作穗,下利烦渴,小便白浊。

55819　宜气散(《古今医鉴》卷十)

【组成】栀子仁(盐酒炒)　滑石　大黄　木香

【用法】上先将栀子以生姜煎汤,余药入汤内浓磨,温服。在上必吐痰,在下必泻,其痛立止。外以萝卜子炒,绢包频熨痛处。

【主治】心胃刺痛,牵引胸胁疼痛,内有实热,脉数有力者。

55820　宜风散(《急救仙方》卷四)

【组成】巴豆(去油)　大黄(炮)　朴消　枳壳　陈皮(去瓤)各等分

【用法】上为末。每服二钱,水一盏,煎至七分,温服。如服药后大便结涩,二三日再服。

【主治】痔疮。

55821　宜男酒(《同寿录》卷一)

【组成】全当归二两　茯神二两　枸杞子二两　川牛膝二两　杜仲(醋炒断丝)二两　桂圆肉(去皮核)二两　核桃肉(去皮)二两　葡萄干(去皮梗)二两

【用法】上药浸无灰好酒十斤,盛瓷坛内封固,重汤煮一炷香,埋土中七日,取起。早、晚温服二三杯。或用米烧酒十斤,则不必煮,但浸七日服之,亦可。

【功用】养精壮神,调经种子。

55822　宜春汤(《辨证录》卷五)

【组成】枳壳五分　桔梗三钱　甘草一钱　麦冬五钱　天花粉二钱　黄芩二钱　紫菀一钱　陈皮五分　竹茹一钱　玄参三钱

【用法】水煎服。一剂而寒热解,再剂而谵语亦失。

【功用】清热散邪。

【主治】春日感冒风寒,身热发谵。

55823　宜胎饮(《叶氏女科》卷二)

【组成】干地黄三钱(酒洗)　当归身(酒洗)　麦冬(去心)各一钱半　白芍(酒炒)二钱　阿胶(蛤粉炒珠)　杜仲(盐水炒断丝)　川续断(盐水炒)　条芩　枳壳(麸炒)各一钱　砂仁(炒,去壳)三分(研)

【用法】河水煎服。

【主治】妊娠四五月,咳嗽,五心烦热,胎动不安,名曰子嗽。

55824　宜男化育丹(《辨证录》卷十)

【组成】人参五钱　山药五钱　半夏三钱　白术五钱　芡实五钱　熟地五钱　茯苓一两　苡仁五钱　白芥子三钱　肉桂二钱　诃黎勒五分　益智一钱　肉豆蔻一个

【用法】水煎服。

【功用】健胃气,补肾气。

【主治】男子体肥,多痰涎,不能生子。

审

55825　审平汤(《三因》卷五)

【组成】远志(去心,姜制,炒)　紫檀香各一两　天门冬(去心)　山茱萸各三分　白术　白芍药　甘草(炙)　生姜各半两

【用法】上剉散。每服四钱,水一盏半,煎七分,去滓,食前服。

【主治】卯酉之岁,阳明司天,少阴在泉,病者中热,面浮,鼻衄,小便赤黄,甚则淋;或疠气行,善暴仆,振慄,

谵妄,寒疟,痈肿,便血。

【加减】自大寒至春分,加白茯苓、半夏(汤洗去滑)、紫苏、生姜各半两;自春分至小满,加玄参、白薇各半两;自小满至大暑,去远志、山茱萸、白术,加丹参、泽泻各半两;自大暑至秋分,去远志、白术,加酸枣仁、车前子各半两;自秋分直至大寒,并依正方。

55826 **审平汤**(《卫生家宝方》卷三)

【组成】人参 木香 半夏(生用) 阿胶(炒成珠子) 瓜蒌(连子炒熟) 紫菀(洗净)各一钱 五味子一两 款冬花(去皮梗) 真紫苏子 苦葶苈(剉)各一钱 陈皮(去白)半两 甘草(炙) 桂心 干姜(炮裂)各一两

【用法】上为粗末。每服半两,用水二大盏,加生姜十片,慢火煎至半盏,去滓,放温,细细呷,不拘时候。

【主治】肺气不足,寒邪留滞,上气喘急,咳嗽无时。

官

55827 **官青方**(《不居集》上集卷十五)

【组成】苏梗一钱 杏仁 苏子 郁金各三钱 前胡二钱 薄荷 栀子 连翘各一钱 半夏二钱 海石一钱 瓜蒌三钱

【主治】咳嗽吐血不止,痰黄气结。

55828 **官桂丸**(《妇科玉尺》卷三)

【组成】当归 官桂 甘草 白芍 炮姜 生地各一两 黑豆三两

【用法】上为末。酒送下。

【主治】死胎不下,指甲青,舌青,胀闷,口中作屎臭。

55829 **官桂汤**(《沈氏经验方》)

【组成】广陈皮八分 厚朴一钱 肉桂五分 制半夏一钱 干姜五分 甘草三分

【用法】水煎服,与粥饮之。

【主治】缢死救醒后,以此方调理。

55830 **官桂散**(《胎产心法》卷中)

【组成】官桂五钱(去皮) 丹皮 川芎 葵子各一钱五分

【用法】上为末。每服三钱,葱白煎汤调下。

【功用】下死胎。

【主治】产妇面赤舌青,子死母活者。

55831 **官方七香丸**(《续本事》卷三)

【组成】丁香 檀香 丁香皮 木香 陈皮(去白) 甘松 三棱 莪术 缩砂 白豆蔻各半两 香附子四两(炒去毛)

【用法】上为末,用曲饼汤泡和药为丸,如绿豆大。每服二十丸,细嚼,生姜汤送下。

【主治】脾疼。

55832 **官桂渴忒饼儿**(《饮膳正要》卷二)

【组成】官桂二钱(为末) 渴忒一两二钱 新罗参一两二钱(去芦,为末) 白纳八三两(研)

【用法】上药将渴忒用玫瑰水化成膏,和药末为剂,用诃子油印作饼子。每用一饼,徐徐噙化。

【功用】生津,止寒嗽。

宛

55833 **宛转丸**(《千金翼》卷十八)

【组成】干地黄 石斛 白术各二两 牡蛎(熬) 芍药 芎䓖 大黄 小草 甘草(炙)各三两

【用法】上为散,炼蜜为丸,如梧桐子大。每服四丸,一日二次。

【主治】黄疸,足肿小便赤,食少赢瘦。

实

55834 **实气散**(《简易》引《叶氏录验方》,见《医方类聚》卷八十八)

【组成】白术二两半 当归(微炒) 厚朴(姜汁制) 白茯苓(去皮) 熟干地黄 黄耆(蜜炙) 川乌(炮,去皮脐) 桑白皮 续断(炒)各一两 枳壳(炒) 香白芷(炒) 牡丹皮(炒) 茴香(炒) 威灵仙 白蒺藜(炒,去刺) 白芍药 川芎 五味子 山药 山茱萸 干姜(炮) 蓬术(炒) 甘草(炙)各三分 五加子一两

【用法】上为细末,用桃仁三分(麸炒,去皮),研细和前药。每服二钱,水一盏,加生姜三片,大枣一个,煎至七分;食前盐汤点亦可。

【功用】补五脏气虚。

【主治】胁肋膨胀,中满刺痛。

55835 **实肠丸**(《杨氏家藏方》卷七)

【组成】黄连一两(去须) 肉豆蔻(面裹煨香) 丁香 干姜(炮) 白茯苓(去皮) 当归(洗,焙) 诃子(煨,去核)各半两 木香一分

【用法】上为细末,用猪胆汁煮面糊为丸,如梧桐子大。每服五十丸,食前米饮送下。

【主治】肠胃虚弱,腹胀泄泻,时时刺痛。

55836 **实肠丸**(《古今医鉴》卷五)

【组成】臭椿树根皮不拘多少(切碎,酒拌,炒)

【用法】上为细末,用真阿胶水化开为丸,如梧桐子大。每服三五十丸,空心米汤送下。

【主治】久泻,久痢,虚滑不禁及脱肛。

55837 **实肠汤**(《辨证录》卷十)

【组成】黄耆一两 茯苓五钱 山药五钱 白术一两 甘草一钱 神曲二钱 五味子一钱 肉果一个

【用法】水煎服。

【主治】胃虚,饥饿之后,腹中雷鸣,手按之鸣少止者。

55838 **实肠汤**(《疡医大全》卷三十三)

【组成】白术(土炒)一钱 赤石脂五分 甘草四分 龙骨三分 枯矾二分

【用法】水煎服。

【主治】痘泄泻。

55839 **实肠散**(《直指》卷十三)

【组成】川厚朴(制)一两半 肉豆蔻 诃子(炮) 缩砂 橘红 苍术(炒) 茯苓各一两 木香半两 甘草(炒)四钱

【用法】上为粗末。每服三钱,加生姜、大枣煎服。

【主治】脾虚肠滑,泄泻不止。❶《直指》:泄泻不止。❷《奇效良方》:小儿泄泻,肠滑脾虚。❸《杂病源流犀烛》:大肠虚。

【加减】手足冷,加干姜。

【备考】本方改为丸剂,名"实脾丸",见《保命歌括》。

55840　实肠散（《普济方》卷二一一）

【组成】青皮　陈皮　厚朴　苍术　诃子　砂仁

【用法】上为末。加大枣一个，生姜三片，水二盏，煎至一盏，食前温服。

【主治】赤白痢。

55841　实肠散（《普济方》卷二一二）

【组成】肉豆蔻一钱　诃子一钱　当归一钱　厚朴一钱　龙骨一钱　陈皮二钱　甘草（炙）一钱

【用法】上为细末。每服二钱，陈米汤调下。

【主治】白痢。

55842　实肠散（《回春》卷三）

【组成】干山药（炒黄色）一两　好莲肉（炒，去心）一两　炒黄米一合

【用法】上为细末。用砂糖调热汤，和匀前药末，不干不稀，渐渐调服，后用清米汤漱口，常服之。

【主治】久痢去多，不分赤白。

55843　实表汤（《嵩崖尊生》卷十）

【组成】桂枝　赤芍　甘草　防风　川芎　羌活　白术

【主治】冬月伤风，有汗。

【加减】汗不止者，加黄耆。

55844　实表散（方出《百一》卷七，名见《医方类聚》卷一五〇引《简易》）

【组成】附子（炮，去皮脐）　苁蓉（酒浸一宿，焙干）　细辛　五味子各等分

【用法】上为粗末，以四味黄耆建中汤相对合和令匀，煎服。不过三四服即安。

【主治】腠理不密，易致感冒，先服此药。

55845　实表散（《医略六书》卷二十）

【组成】附子一两半（炒）　当归三两　五味一两半　小麦（浮者）一合

【用法】上为散。大枣汤煎，去滓温服。

【功用】扶阳止汗。

【主治】阳虚自汗，脉细者。

【方论选录】阳气内虚，不能布敷卫外，故腠理不密，自汗不止焉。附子补火扶阳，当归益营养血，五味敛汗以密腠理，浮麦凉心以止自汗也。水煎温服，俾阳气内充，则三焦布敷而腠理自密，何自汗之不止哉？

55846　实疟饮（《慈航集》卷下）

【组成】厚朴一钱（姜炒）　槟榔一钱　枳壳一钱（炒）青皮一钱五分　草蔻仁二钱（研）　生甘草八分

【用法】煨姜二钱为引，水、酒各半煎服。

【主治】初疟缠绵，寒热不止。

【加减】如恶心，加乌梅一个。

55847　实胎散

《普济方》卷三四三。为同书同卷引《便产须知》"吴茱萸汤"之异名。见该条。

55848　实哮汤（《仙拈集》卷一）

【组成】百部　炙草各二钱　桔梗三钱　茯苓一钱半　半夏　陈皮各一钱

【用法】水煎服，二煎即愈。

【主治】遇冷气风寒而发为实哮。

【加减】热哮，加玄参三钱；寒哮，加干姜一钱；盐哮，加饴糖三钱；酒哮，加柞木三钱。

55849　实浆饮（《不知医必要》卷三）

【组成】高丽参（去芦，米炒）　黄耆（酒炒）　鹿茸（酥炙）　当归各八分　白扁豆（炒，杵）　淮山（炒）　白术（饭蒸）各七分　白芷五分　炙草四分　山楂六分　黄豆二十粒

【主治】痘色光亮，全无脓血者。

55850　实浆散（《种痘新书》卷三）

【组成】黄耆（炙）一两　当归一两　白术一两　淮山一两　白芍八钱　白芷六钱　肉桂四钱　木香三钱　丁香三钱　鹿茸一两　山楂八钱　炙草三钱

【用法】上为细末。开水调服；甚者用人参煎汤调服。

【功用】补气血，健脾胃，固表安里。

【主治】痘虽起胀，而浆清皮薄，致成水泡者。

55851　实浆散（《种痘新书》卷五）

【组成】黄耆　当归　鹿茸　白术　淮山　山楂　扁豆　白芷　炙草　加黄豆四十九粒

【主治】气血不能运化毒气，痘虽光亮，全无血色，明若玻璃，略按即破，内俱清水，而或出血，总无脓浆。

55852　实浆散（《种痘新书》卷七）

【组成】人参一钱　黄耆二钱　白术二钱　淮山一钱　当归七分　川芎四分　白芷八分　肉桂七分　川甲三分　山楂八分　陈皮四分　鹿茸一钱

【功用】补气健胃。

【主治】痘皮薄浆清者。

55853　实脾丸（《魏氏家藏方》卷十）

【组成】人参（去芦）　白术（炒）　缩砂仁　陈皮（去白）　麦蘖各半两（炒）　神曲三钱（炒）　半夏曲三钱　藿香三钱（去土）

【用法】用蒸饼糊为丸，如黍米大。每服三五十丸，食前服，白汤吞下。

【主治】小儿脾虚，不美饮食；兼治乳食不消，黄瘦。

55854　实脾丸（《疮疡经验全书》卷五）

【组成】干山药一斤（炒黄色）

【用法】上为末。炒粳米二升，一半为糊丸，米汤送下。

【主治】妇人白带。

55855　实脾丸

《保命歌括》卷二十一。即《直指》卷十三"实肠散"改为丸剂。见该条。

55856　实脾丸（《一盘珠》卷三）

【组成】白术　附子　干姜　白茯苓　木瓜　广木香　草果仁　川厚朴　槟榔各等分

【用法】上为丸服。

【主治】脾虚发肿。

55857　实脾丸（《效验秘方·续集》李季敏方）

【组成】党参120克　白术100克　苡仁300克　冬瓜皮300克　木香100克　茯苓120克　生地120克　当归100克　鸡血藤200克　鸡内金100克

【用法】上药共研细末，炼蜜为丸，每丸10克，每日二三次，每次1丸。或为水丸，10克一袋，每袋相当于蜜丸2丸，早晚各服半袋。

【功用】健脾益胃，利湿消斑。

【主治】脾虚湿滞,血瘀不行之面部黄褐斑。面肿,肢冷,肢浮肿,肢沉重,气短,心悸,纳差,白带多而质稀,月经愆期色淡,腹胀,喜寐,舌质淡润,脉缓弱。

【加减】同时用祛斑霜:当归30克,白芷30克,丹参30克,紫草30克,经醇提浓缩,制成水包油型霜膏,早晚各用1次,薄薄涂于面部皮损处。

【方论选录】本方取四君子汤为根本,加苡仁、冬瓜皮淡渗利湿,鸡内金、木香消导理气,共奏健脾之功;加生地、当归、鸡血藤以助活血、消斑之力。

55858　实脾汤《嵩崖尊生》卷十三三瀼堂本》

【组成】白术二钱　人参二钱　肉果一钱半　茯苓白芍各一钱　陈皮一钱　炮附八分　炙草七分　升麻五分

【主治】久泻脱肛。

【备考】本方方名,原书锦章书局本作"白术汤"。

55859　实脾饮《回春》卷三》

【组成】苍术(米泔制)　白术(土炒)　厚朴(姜汁炒)茯苓(连皮用)　猪苓　泽泻　香附　砂仁　枳壳(麸炒)陈皮　木香　大腹皮各等分

【用法】上剉一剂。加灯心一团,水煎,磨木香调服。

【主治】水肿。

【加减】气急,加苏子、葶苈、桑白皮,去白术;发热,加炒山栀、黄连,去香附;泻,加炒芍药,去枳壳;小水不通,加木通、滑石,去白术;饮食停滞,加山楂、神曲,去白术;恶寒,手足厥冷,脉沉细,加官桂少许;腰上肿,加藿香;腰以下肿,加牛膝、黄柏,去香附;胸腹肿胀,饱闷,加萝卜子,去白术。

55860　实脾饮《痘疹传心录》卷十五》

【组成】白术　茯苓　陈皮　甘草(少用)　苍术　厚朴　猪苓　泽泻　木通　肉桂　山楂　麦芽

【主治】水肿。

【加减】喘,加桑皮、莱菔子;头面肿甚,加防风、白芷;腿脚肿甚,加汉防己;心火盛,加黄连。

55861　实脾饮

《准绳·类方》卷二。即《医方类聚》卷一二八引《济生》"实脾散"。见该条。

55862　实脾饮《郑氏家传女科万金方》卷五》

【组成】厚朴　木瓜　木香　茯苓　白术　干姜　槟榔　草果　甘草

【用法】加生姜,水煎服。

【主治】泄泻阵阵作痛,脾虚发肿。

55863　实脾饮《医碥》卷六》

【组成】厚朴(去皮,姜制)　白术　木瓜(去瓤)　大腹皮　附子(炮)　木香(不见火)　甘草(炙)半两

【用法】每服四钱,加生姜五片,大枣一个,水煎,温服,不拘时候。

【主治】遍身肿,不烦渴,大便自调,或溏泄,小便虽少而不赤涩。

55864　实脾散《本事》卷四》

【组成】大附子一个(去皮脐)　草果(去皮)　干姜(炮)各二两　甘草一两(炙)　大腹(连皮)六个　木瓜一个(去瓤,切片)

【用法】用水于砂器内同煮至水存半,劈开干姜,心内不白为度,不得令水干,恐近底焦,取出,剉,焙为末。每

服二钱,空心、日午用沸汤点服。

【主治】脾元虚,浮肿。

【方论选录】《本事方释义》:此温通之方也。大附子气味咸辛大热,入手足少阴;草果气味辛温,入足太阴;干姜气味辛温,入手足太阴;甘草气味甘平,入足太阴;大腹皮气味苦辛温,入手足太阴,能下气利湿;木瓜气味酸平,入手足太阴。此脾元虚弱,不能运湿,致面浮足肿,非辛温通阳,则脾阳不能振也。

55865　实脾散《医方类聚》卷一二八引《济生》》

【组成】厚朴(去皮,姜制炒)　白术　木瓜(去瓤)　木香(不见火)　草果仁　大腹子　附子(炮,去皮脐)　白茯苓(去皮)　干姜(炮)各一两　甘草(炙)半两

【用法】上㕮咀。每服四钱,水一盏半,加生姜五片,大枣一个,煎至七分,去滓温服,不拘时候。

【功用】❶《医方类聚》引《济生》:实脾土。❷《方剂学》:温阳健脾,行气利水。

【主治】❶《医方类聚》引《济生》:阴水。❷《方剂学》:阳虚水肿,身半以下肿甚,手足不温,口中不渴,胸腹胀满,大便溏薄,舌苔厚腻,脉沉迟者。

【宜忌】《便览》:忌食盐酱,甜物少用。

【方论选录】❶《医方考》:用白术、茯苓、甘草之甘温者补其虚,用干姜、附子之辛热者温其寒,用木香、草果之辛温者行其滞,用厚朴、腹子之下气者攻其邪,用木瓜之酸温者抑其所不胜。❷《金鉴》:脾胃虚,则土不能制水,水妄行肌表,故身重浮肿,用白术、甘草、生姜、大枣以实脾胃之虚也。脾胃寒,则中寒不能化水,水停肠胃,故懒食不渴,二便不实,用姜、附、草果以温脾胃之寒。更佐大腹、茯苓、厚朴、木香、木瓜者以导水利气。盖气者水之母也,土者水之防也,气行则水行,土实则水治,故名曰实脾也。❸《方剂学》:本方所治之证,是谓阴水,缘于脾肾阳虚,阳不化水,水气内停所致。方中以附子、干姜为君,其中附子温脾肾,助气化,行阴水之停滞;干姜温脾阳,助运化,散寒水之凝滞;二者合用,温养脾肾,扶阳抑阴。茯苓、白术健脾燥湿,淡渗利水,使水湿从小便而利;木瓜芳香醒脾,化湿利水,以兴脾主运化之功;厚朴、木香、大腹子、草果下气导滞,化湿行水,使气行则湿邪得化。使以甘草、生姜、大枣调和诸药,益脾和中。群药相伍,共奏温暖脾肾,行气利水之效。然本方温补脾土之功偏胜,确有脾实则水治之功,故以"实脾"名之。

【备考】按:本方方名,《准绳·类方》引作"实脾饮"。

55866　实脾散《普济方》卷三七一》

【组成】人参　白术　白茯苓　缩砂仁各五钱　丁香二钱　木香(炮)二钱　麦芽　石莲肉　曲饼　陈皮(去白)山药　良姜(油炒)　青皮(去白)　冬瓜仁各五钱　肉豆蔻三个(煨)　薏苡(姜炒)三钱　香附子(炒去毛)三分　扁豆(姜炒)三钱　甘草(炙)三钱　陈米一撮(炒)

【用法】上为细末。常服,枣汤调,或米汤烧盐调服。

【主治】小儿脾胃虚冷,吐痢不止,不进乳食,慢惊慢脾等证;及治痘证下痢,不能收涩者。

55867　实脾散《普济方》卷三八六》

【组成】萝卜子　木通　薏苡仁　车前子草　赤小豆冬瓜仁

【用法】上为末。糯米汤调服。

【功用】补脾消积,进食。

【主治】积饮。

55868　实脾散《奇效良方》卷四十

【组成】厚朴(去皮,姜制,炒)　木瓜(去瓤)　木香(不见火)　附子(炮,去皮脐)　干姜(炮)　草果仁　大腹皮各一钱半　甘草(炙)一钱

【用法】上作一服。水二钟,加生姜五片,大枣一个,煎一钟,不拘时服。

【功用】实脾土。

【主治】阴水发肿。

55869　实脾散《奇效良方》卷六十四

【组成】人参　白术　茯苓　肉豆蔻(煨)　薏苡仁　山药各五分　砂仁　神曲(炒)　麦芽　扁豆　陈皮　冬瓜仁　甘草(炙)各三分　木香　丁香各二分　石莲肉(炒,去心)七个　陈皮四十九粒

【用法】上药作一服。用水一钟,加生姜三片,大枣一个,煎至五分,食前服。

【主治】小儿脾胃虚冷,吐泻不止,不进乳食,慢惊慢脾等证,及治下痢。

55870　实脾散《幼科类萃》卷六

【组成】川芎　茯苓　甘草　白术

【用法】上剉散。用水煎,食远服。

【主治】小儿余热不除。

55871　实脾散《医略六书》卷二十

【组成】白术二两(炒)　附子一两(炮)　干姜一两(炒)　厚朴一两半(制)　木香一两　茯苓一两半　泽泻一两半　猪苓一两半　炙草五钱　姜皮一两

【用法】上为散。每服五钱,空心沸汤调下。

【功用】实脾利水。

【主治】命火衰微,不能生脾土而气滞不化,寒水侵浸,泛滥于肌肉之间,肿满如泥,脉沉迟者。

【方论选录】方中附子补火扶阳,白术实脾制水,干姜温中气以散寒,厚朴散滞气以除水,泽泻泻膀胱之水,茯苓渗脾肺之水,猪苓利三焦之水,姜皮散皮肤之水。为散,汤调,俾真火内充,则土暖水温而阴寒自散,滞气无不化,肿满无不除矣。

55872　实脾散《金鉴》卷五十四

【组成】草果仁(研)　大腹皮　木瓜　木香(研)　厚朴(姜炒)　白术(土炒)　茯苓　甘草(炙)

【用法】加大枣二个,水煎服。

【主治】阴水。脾虚不能制水,肾虚不能主水,外泛作肿,内停作胀,二便不实,身不热,心不烦者。

55873　实腰汤《辨证录》卷二

【组成】杜仲一两　白术二两　熟地一两　山茱萸四钱　肉桂一钱

【用法】水煎服。

【主治】肾虚腰痛,自觉其中空虚无着者。

55874　实肠化毒丸《回春》卷四

【组成】黄连一斤(摘去须芦　猪大肠一条(洗净,将黄连入内煮一日,晒干)　当归(酒洗)　川芎(酒浸)　芍药　生地黄(酒洗)各二两　猪蹄甲一付(洗净,酥油炙)

【用法】上各为细末,炼蜜为丸,如梧桐子大。每服百丸,空心滚水送下。

【主治】肠风下血,赤白痢疾。

55875　实表解毒汤《痘疹心法》卷二十三

【组成】黄耆　人参　当归梢　生地黄　白芍药　甘草　柴胡　地骨皮　酒片芩　元参　升麻

【用法】上为细末。加薄荷叶少许,淡竹叶十片,水煎温服,不拘时候。

【主治】痘疮,表气虚,毒气盛,荣热卫弱,腠理不密,肌肉不坚,不能约束于外,俟毒气冲击,才发一二日间,痘便一齐涌出者。

55876　实热导赤散

《普济方》卷三八四。为《得效》卷十一"导赤散"之异名。见该条。

55877　实脾固本汤《救偏琐言·备用良方》

【组成】人参　白术　茯苓　木香　广皮　诃子　炙甘草　肉果(完谷不化者,加面裹煨用)

【用法】加生姜、大枣,水煎服。

【主治】痘,脾虚滑泻。

55878　实脾固肠丸《赤水玄珠》卷八

【组成】白术(陈土炒)四两　粟壳(去膜,蜜炒)二两　苍术(米泔浸)　厚朴(姜制)　陈皮各一两半　人参　炮干姜　炙甘草　茯苓各二两　肉果(面煨)　诃子(去核)各二两　砂仁一两

【用法】酒糊为丸,如梧桐子大。每服七十丸,空心米汤送下。

【主治】泄泻日久不止,及脾泄无度者。

【加减】虚寒,加附子一钱;滑脱不禁,加龙骨、赤石脂(俱煅)各一两。

55879　实脾调气丸《明医指掌》卷四

【组成】白术二两　人参一两　广陈皮五钱　神曲一两

【用法】上为细末,水为丸。每服二钱,空心米饮送下。

【主治】脾虚水肿。

空

55880　空心散

《普剂方》卷八十三。为《圣济总录》卷一一二"槐芽散"之异名。见该条。

55881　空肠丸《仙传济阴方》

【组成】麻仁　厚朴　枳壳　大黄　杏仁　川乌各等分

【用法】上为细末。炼蜜为丸,米饮送下。

【主治】肺脏虚热,大便闭结。

55882　空青丸《圣惠》卷三十三

【组成】空青半两(烧过,细研)　赤茯苓一两　甘菊花半两　覆盆子一两　枸杞子一两　羚羊角屑半两　羌活三分　人参三分(去芦头)　槐子三分(微炒)　车前子二分　玄参三分　决明子一两　楮实一两(水淘去浮者,微炒)

【用法】上为末,入空青研令匀,炼蜜为丸,如梧桐子大。每服二十丸,食后以竹汤送下。

【主治】黑风内障。肝肾风虚,上焦客热,昏暗不见物。

55883　空青丸《圣惠》卷六十六

【组成】空青（烧过，研细） 商陆 知母 狸骨（炙黄） 桔梗（去芦头） 礜石（泥裹烧半日，研细） 防风（去芦头） 莅子 白矾（烧令汁尽） 蛇蜕皮（烧灰） 白芷 赤芍药 斑蝥（以糯米拌炒，令米黄为度，去头翅足）各一分

【用法】上为末，炼蜜为丸，如梧桐子大。每服三丸，空心以醋汤送下。

【主治】狼瘘。颈项结肿，发歇疼痛，时作寒热。

55884 空青丸（《圣济总录》卷一○二）

【组成】空青（研细，水飞） 珍珠末各一分 犀角屑 防风（去叉） 羚羊角屑 升麻（判） 防己各半两 人参 麦门冬（去心，焙） 芜荑子 阳起石（研细） 前胡（去芦头）各一两 虎睛一对

【用法】上为细末，炼蜜为丸，如梧桐子大。每服五丸，加至十九，麦门冬煎汤送下；温椒汤亦得。

【主治】肝肾久虚，目暗，渐生翳膜。

55885 空青丸（《圣济总录》卷一○八）

【组成】空青（研）三两 羚羊角（镑） 马蹄决明子 茯神（去木） 枳壳（去瓤，麸炒） 大黄（判，炒） 青葙子 地肤子 龙胆 车前子各一两半 黄连（去须）一两半（一方用三两）

【用法】上为末，炼蜜为丸，如梧桐子大。每服二十丸，食后米饮送下，一日二次。

【功用】益血脉，镇肝火。

【主治】目昏暗。

55886 空青丸（《圣济总录》卷一一二）

【组成】空青半两（别研，飞过） 决明子（炒） 菟丝子（酒浸，别捣为末）各二两 芜荑子 五味子（炒） 细辛（去苗叶） 蔓荆实 柏子仁（别研） 防风（去叉） 蒺藜子（炒，去角） 枸杞子 石龙芮各一两 人参一两（去芦头）

【用法】上为细末，入空青研匀，炼蜜为丸，如梧桐子大。每服二十丸，食后以竹叶汤送下，一日三次。

【主治】眼目昏暗，渐变内障。

55887 空青丸（《圣济总录》卷一一二）

【组成】空青（研如粉） 五味子 细辛（去苗叶） 石决明（刮，洗，捣研） 车前子各一两 生干地黄（焙） 防风（去叉） 知母（焙）各二两

【用法】上为末，炼蜜为丸，如梧桐子大。先以金针拨之，然后每服二十丸，空心茶汤送下。

【主治】内障沉翳。

55888 空青方（《普济方》卷八十五）

【组成】空青少许

【用法】渍露一宿。以水点之。

【主治】眼眈眈不明。

55889 空青散（方出《圣惠》卷五十六，名见《普济方》卷二五四）

【组成】空青一两（研细） 麝香一分（研细） 朱砂一两（研细，水飞过） 雄黄半两（研细）

【用法】上药相和令匀。每服半钱，以醋一合，汤一合相合，调散，不拘时候服之，须臾即吐为妙。

【主治】中恶，客忤垂死。

55890 空青散（《圣惠》卷六十六）

【组成】空青半两（烧过，研细） 猬脑半两 猬肝一具（微炙） 芎䓖半两 独活三分 黄芩半两 干姜一分（炮

裂，判） 当归半两（判，微炒） 斑蝥一分（以糯米拌炒，令黄为度，去头足翅） 鳖甲三分（涂醋炙令黄，去裙襕）川椒五十个（去目及闭口者，微炒去汗） 茴香子一分 白矾一两（烧灰）

【用法】上为细散，入诸药研匀。每服一钱，食前以暖酒调下。

【主治】狼瘘。发于颈耳，疼痛出脓水。

55891 空青散（《圣惠》卷六十六）

【组成】空青三分（烧过，研细） 当归三分 细辛三分 枸杞根三分 猬皮三分（炙令黄） 干乌脑三大豆大 斑蝥一分（去头足翅，糯米拌炒，米黄为度）

【用法】上为细末。每服一钱，食前以温浆水送下。

【主治】蚍蜉瘘。发于颈，如枣核在皮中，不能消散，结肿疼痛。

55892 空青散（《圣济总录》卷一一○）

【组成】羊梅青（好者，水浴过，控干研） 胡黄连（水浴过，为细末）各一分 槐芽（初出如雀舌时，于日未出摘之，不计多少，入一青竹筒内，垂于天月德上，候干为末）一钱半

【用法】上为细末，入龙脑一字许，更研匀，密收。每夜卧时，先温水净漱口，仰面卧，用苇筒子吹药一字，入两鼻中，但令如常喘息，便自睡着，眼中觉凉为妙，隔夜一次。

【主治】雀目，及内外障翳，风毒青盲，暴赤眼。

55893 空青散（《圣济总录》卷一二一）

【组成】空青一分 皂荚（炙，去皮子）一挺 曾青 铜绿 石膏（研）各一分 戎盐半两 丹砂半分 麝香一分

【用法】上药除丹砂、麝香外，为散，用湿纸三五重裹，以黄泥再裹，炭火中烧令通赤，候冷，去泥，入丹砂、麝香，研令细。用柳枝点揩之。

【主治】齿黑黄。

55894 空青散（《圣济总录》卷一二七）

【组成】空青（研） 当归（切，焙）各半两 细辛（去苗叶） 干猬肉（一方用皮，炙令焦） 枸杞根（去黑皮） 斑蝥（去足翅，糯米炒） 白术 地胆（去足翅，糯米炒） 白矾（烧令汁尽）各一分 干乌脑脂三大豆许

【用法】上为散。每服一钱匕，空心用浆水调下，日晚再服。病在项则舒卧，令头处低，足后高，使药易行，速效。

【主治】诸瘘。

55895 空青散（《鸡峰》卷二十一）

【组成】空青（研） 牛黄（研） 细辛（去叶）各等分

【用法】上为末。每服半钱，薄荷汤调下。

【功用】养肝气，去虚风。

【主治】徇蒙招尤。儿自生下之后至四五岁，合眼连点头，不言。

55896 空青散

《玉案》卷四。为《简明医彀》卷五"空青膏"之异名。见该条。

55897 空青散

《不居集》下集卷十八。为《千金》卷二十三"空青商陆散"之异名。见该条。

55898 空青膏（《简明医彀》卷五）

【异名】空青散（《玉案》卷四）。

【组成】羌活 防风 黄连 甘草各一两半 柴胡七

钱　川芎五钱　枯芩一两半(酒炒一半)

【用法】上为末。每服三钱,茶清调如膏,抹口内,临卧白汤送下。

【主治】偏正头痛久不愈,及风热目痛,脑疼。

【加减】头痛甚,加细辛三钱;痰厥痛,加半夏;偏头痛倍羌、防、芎。

【宜忌】《玉案》:血虚者不宜服。

55899　空青决明膏(《圣济总录》卷一一二)

【组成】空青(研极细)一两　决明子(马蹄者,炒)　干姜(炮)各一分　玉竹　黄芩(去黑心)各三分　白蜜(好者)一升　细辛(去苗叶)　车前子　黄柏(去粗皮)　黄连(去须)各半两

【用法】上为末,和蜜,纳铜器中,盖头,勿令透气,以米五升,安药器于上,蒸饭熟为度,乘热以绵滤去滓,瓷瓶子盛,以铜箸点眼眦。若多年青盲,点二十日见物,每点两日,即用摩顶膏。

【主治】青盲内障,翳晕,无问冷热风泪等,但瞳子不破者。

55900　空青商陆散(《千金》卷二十三)

【异名】空青散(《不居集》下集卷十八)。

【组成】空青　猬脑各二分　猬肝一具(干之)　芎䓖半分　独活　乳妇蓐草　黄芩　鳖甲　斑蝥　干姜　商陆　地胆　当归　茴香　矾石各一分　蜀椒三十粒。

【用法】上为末。每服方寸匕,以酒调下,一日三次。

【主治】狼漏。始发于颈,肿,无头有根,起于缺盆之上,连延耳根肿大。

【方论选录】《千金方衍义》:狼漏之毒根于肝,而用空青商陆散,首取空青利窍通津,佐以商陆利水导气,然在始病,元气未漓者,庶为合宜。更取猬肝、猬脑,入肝追毒,斑蝥、地胆,攻坚破血,矾石涤除腐秽,一皆瞑眩之药,其余芎、归、芩、独、鳖甲、茴香、椒、姜之属,药虽稍平,不过为空青等味之助力。其用蓐草,其义未详。

55901　空城却敌散(《喉科种福》卷五)

【组成】白马粪一两　人中白六钱　硼砂三钱　薄荷四分　北细辛二分　荆芥尾一钱　四六片二分

【用法】上为细末。吹喉。

【主治】阴虚黄喉。

55902　空心平补丸子(《鸡峰》卷十三)

【组成】生干地黄　黄耆　白茯苓　楮实子　枸杞　山药　槐实　沉香　泽泻　白蒺藜各等分

【用法】上为细末。每服二钱,水一盏,煎至七分,和滓温服,不拘时候。

【主治】发热不解,五心烦热,不得睡。

学

55903　学究丸(《百一》卷八)

【组成】片子姜黄　五灵脂　玄胡索　石菖蒲各一分　全蝎三七个(微炒)　红娘子二十七个(去翅足)　巴豆七个(去壳,不去油,别研旋和,要极匀)

【用法】上为细末,酸醋糊为丸,如梧桐子大,每服二丸,丈夫小肠气疼,茴香盐汤送下;心脾痛,茶清内点醋送下;妇人血气痛,姜醋汤送下。

【主治】丈夫心脾疼并小肠气痛,妇人脾血气痛。

卷

55904　卷帘散(《杨氏家藏方》卷十一)

【组成】炉甘石四两(碎)　黄连七钱(捶碎,水一碗煮数沸,去滓)　朴消半两(研细)

先将炉甘石末入甘锅内,歇口煅令外有霞彩为度。次入黄连、朴消,水中浸,飞过,候干。又入黄丹半钱,水飞过,候干,次入:

青盐　胆矾　铜青各半钱　硇砂(别研)　腻粉(别研)　白丁香(别研)　乳香(别研)　铅白霜各一字　黄连末半两　白矾二钱(半生半飞过)

【用法】上各为细末,同前件药合和匀。每日少许点眼。

【主治】久新病眼,昏涩难开,翳膜瘀肉,连睑赤烂,常多冷泪,或暴发赤眼肿痛。

【宜忌】《审视瑶函》:目宜久闭为妙。

55905　卷帘膏

《普济方》卷八十六。为《儒门事亲》卷十五"视星膏"之异名。见该条。

55906　卷柏丸(《圣惠》卷七十)

【组成】卷柏　牡蒙　藁本　当归(剉碎,微炒)　熟干地黄　柏子仁　干姜(炮裂,剉)　禹余粮(烧醋淬二遍)　白薇各一两　芎䓖　人参(去芦头)　石斛(去根,剉)　桂心　附子(炮裂,去皮脐)　五味子　防风(去芦头)　吴茱萸(汤浸七遍,焙干微炒)　甘草(炙微赤,剉)　牛膝(去苗)　桑寄生　川椒(去目及闭口者,微炒出汗)各三分

【用法】上为末。炼蜜为丸,如梧桐子大。每服三十丸,空心及晚食前以温酒送下。

【主治】风寒邪气客于经血,妇人子脏冷,久无子。

55907　卷柏丸(《圣惠》卷七十七)

【组成】卷柏　钟乳粉　鹿角胶(捣碎,炒令黄燥)　紫石英(研细,水飞过)　阳起石(研细,水飞过)　桑螵蛸(微炒)　熟干地黄　禹余粮(烧醋淬七遍)各一两　杜仲(去粗皮,炙微黄,剉)　芎䓖　当归(剉,微炒)　桂心　桑寄生　牛膝(去苗)　五味子　蛇床仁　牡丹各三分

【用法】上为末,都研令匀。炼蜜为丸,如梧桐子大。每服三十丸,空心及晚食前以温酒送下。

【主治】妊娠数堕胎,因气血虚损,子脏风冷,致令胎不坚固,频有所伤者。

55908　卷柏丸(《圣惠》卷八十二)

【组成】卷柏一两　麦门冬一两半(去心,焙)　泽泻三分　熟干地黄一两　牛膝一两(去苗)　人参三分(去芦头)　黄耆三分(剉)　丹参三分　白茯苓三分　当归半两(剉,微炒)　芎䓖半两　防风半两(去芦头)　牡丹半两　桂心半两　五味子半两　白术半两　细辛半两　赤石脂一两　羌活半两　薏苡仁半两　续断半两

【用法】上为末,炼蜜为丸,如梧桐子大。每服三十丸,以粥饮送下,一日三次。

【主治】产后虚羸,不能饮食,及风虚劳。

55909　卷柏丸(《圣惠》卷九十二)

【组成】卷柏半两　赤石脂半两　阿胶半两(捣碎,炒

令黄燥） 槐花（微炒） 黄牛角䚡（炙黄焦） 当归（剉，微炒） 黄耆（剉） 芎藭各一分

【用法】上为末，炼蜜为丸，如麻子大。三岁儿每服七丸，以粥饮送下，一日三次。

【主治】小儿大便出血，久不止，面色萎黄，肌体羸瘦，或时腹痛，不欲饮食。

55910 卷柏丸《圣惠》卷九十八）

【组成】卷柏 龙骨 人参（去芦头） 石斛（去根，剉） 续断 桂心 狗脊 鹿茸（去毛，涂酥炙令微黄） 泽泻 附子（炮裂，去皮脐） 当归（剉，微炒） 牡丹 牛膝（去苗） 防风（去芦头） 木香 独活 熟干地黄 槟榔 蒺藜子（微炒，去刺）各一两

【用法】上为末，炼蜜为丸，如梧桐子大。每服三十丸，空心以温酒送下，晚食前再服。

【功用】补虚损，填不足，温中下气，安五脏，利腰脚，除膀胱宿水，散小腹胀满，养肾补血，祛风利气。

55911 卷柏丸《杨氏家藏方》卷十五）

【组成】卷柏（去根）二两 当归（洗，焙）二两 熟干地黄（洗，焙） 川芎 柏子仁（微炒，别研）各一两半 香白芷 肉苁蓉（酒浸一宿，焙干） 牡丹皮各一两 川椒（去目及闭口者，微炒）三分 艾叶（炒）三钱

【用法】上为细末，炼蜜为丸，如梧桐子大。每服五十丸，空心、食前温酒米饮任下。

【功用】常服调和经脉，补暖元脏，润泽肌肤，长发去皯，除头风，令人有子。

【主治】冲任本虚，血海不足，不能流通经络，致月事不调，妇女带下。

【备考】方中香白芷，《普济方》作"香附子"。

55912 卷柏丸《济生》卷六）

【组成】黄耆（去芦，蜜水炙） 熟地黄（洗）各一两半 卷柏（醋炙） 赤石脂（煅，醋淬七次） 鹿茸（醋炙） 白石脂 芎藭 代赭石（煅，醋淬七次） 艾叶（醋炒） 桑寄生 鳖甲（醋炙） 当归（去芦，酒洗，微炒） 地榆各一两 木香（不见火） 龙骨各半两 干姜（炮）三分

【用法】上为末，醋煮糯米糊为丸，如梧桐子大。每服七十丸，空心食前米饮汤送下。

【主治】妇人室女，腹脏冷热相攻，心腹绞痛，腰痛腿痛，赤白带下，面色痿黄，四肢羸乏。

55913 卷柏丸《医统》卷四十二）

【组成】卷柏（生石上老柏为妙，取叶用）

【用法】上为末为丸。每服二钱，空心米饮送下。

【主治】脏毒下血。

55914 卷柏散《普济方》卷三〇一引孟诜方）

【组成】卷柏 荆芥穗 川乌 大艾叶 升麻（去下根节） 露蜂房 晚蚕沙 藁本头各一两

【用法】上为散。每服二两，水三大碗，煮取一半，滤去滓，先熏后洗，疮安即止。

【主治】阴湿生疮，出汗痒甚。

55915 卷柏散《圣惠》卷二十四）

【组成】卷柏一两 犀角屑半两 天竹黄半两 枳壳一两（麸炒微黄，去瓤） 赤箭半两 藁本五（半）两 羌活一两 防风半两（去芦头） 芎藭半两 乌蛇二两（酒浸，去

皮骨，炙令黄） 五加皮一两 麻黄一两（去根节） 黄耆半两（剉） 桑耳半两

【用法】上为散。每服二钱，食前以薄荷汤调下。

【主治】皮肤瘾疹，及风热毒疮。

【宜忌】忌热面、鸡、猪、鱼、蒜等。

55916 卷柏散《圣惠》卷五十九）

【组成】卷柏一两 龙骨一两 诃黎勒一两（煨，用皮） 黄连一两（去须，微炒） 缩砂一两（去皮） 荜茇一两 肉豆蔻一两（去壳） 白石脂一两

【用法】上为散。每服二钱，食前以粥饮送下。

【主治】久痢不愈，脱肛。

55917 卷柏散《圣惠》卷六十）

【组成】卷柏一两 当归三分（剉，微炒） 黄耆一两（剉） 白术三分 枳壳二两（麸炒微黄，去瓤） 白芍药三分 干姜半两（炮裂，剉） 甘草三分（炙微赤，剉） 芎藭三分 熟干地黄一两

【用法】上为散。每服三钱，以水一中盏，煎至六分，去滓温服，一日三四次。

【主治】肠风腹痛，下血不止。

55918 卷柏散《圣惠》卷七十五）

【组成】卷柏半两 阿胶半两（捣碎，炒令黄燥） 龙骨半两 当归半两（剉，微炒） 熟艾半两（微炒） 熟干地黄半两

【用法】上为细散。每服二钱，煎黑豆汤调下，不拘时候。

【主治】妊娠伤动，腹痛下血，心烦。

55919 卷柏散《圣济总录》一四二）

【组成】卷柏 枳壳（去瓤，麸炒） 猪牙皂荚各一两

【用法】上药入一小藏瓶内，以盐泥固济，慢火烧透，去火，和瓶于湿地上，用黄土罨一复时，取出药，入麝香一钱，同研极细。每服二钱匕，温酒调下，不拘时候。

【主治】因气成痔瘘。

55920 卷柏散《杨氏家藏方》卷四）

【组成】卷柏一分（盐汤煮一时，焙） 槟榔二分 黑牵牛一分（生） 甘遂一分（生）

【用法】上为细末。每服二钱，煎葱白汤调下，五更初服。至辰巳间取下，如鱼冻相似，当日只吃淡粥。

【主治】寒湿脚气肿痛，不能履地。

【宜忌】忌甘草一日。

55921 卷柏散《魏氏家藏方》卷十。

【组成】乌贼骨（烧令焦） 卷柏叶（酒浸，炒） 白龙骨（煅）各半两

【用法】上为细末。每服二钱，空心米饮或温酒调下。

【主治】体虚，经水不正，便血妄行。

55922 卷柏散《得效》卷七）

【组成】卷柏（生土石塄上，高四五寸，根黄如丝，茎细，上有黄点子，只以柏枝晒干用） 黄耆各等分

【用法】上为末。每服二钱，米饮调下。

【主治】脏毒下血。

55923 卷疮散《外科方外奇方》卷三）

【组成】松香一钱 水银二钱 硫黄二钱 枯矾二钱 樟脑二钱

【用法】松香、水银先研,再同余三味用麻油和为丸。每取此丸,在脉上滚搽。凡一切痛痒诸疮自能痊愈。

【主治】疥疮。

55924 卷荷散(《云岐子保命集》卷下)

【组成】初出卷荷 红花 当归各一两 蒲黄(隔纸炒) 牡丹皮各半两

【用法】上为细末。每服三钱,空心温酒调下;腊内用童便调下。

【主治】产后血上冲心,血刺血晕,腹痛恶露不快。

【临床报道】产后恶露不下:《名医类案》一妇产后,血上冲心,闷闷欲绝。先以干漆烧烟熏鼻,次以卷荷散三服,服之苏醒,恶露渐下。

【备考】《万氏女科》卷三有生地、生姜,用法:水煎,热服。

55925 卷舒散(《引痘略》)

【组成】绿豆一两 茶叶五钱 雄黄三分 冰片二分

【用法】上为细末。若痘干,用芙蓉花油或腊梅花油开搽。若痘湿,则用末掺之。

【主治】痘损破,脓水不止。

55926 卷柏阿胶散(《传家秘宝》卷下)

【组成】棕皮半斤(烧灰存性) 卷柏 人参(去芦头) 阿胶(炒) 艾叶 子芩 地榆 生干地黄 伏龙肝 柴胡(去苗) 甘草(炙)各一两

【用法】上为细散。每服二钱,糯米饮煎服。

【主治】吐血,咯血。

试

55927 试虫散(《圣济总录》卷一四三)

【组成】臭椿根 地骨皮 景天(阴干)各二两 马牙消一两

【用法】上为细散,用精猪肉一大片,掺药三钱匕在肉上,就上坐一二时,起看有虫即去,无即已。

【主治】五痔痛甚。

55928 试和丸(《千金翼》卷十五)

【组成】防风 泽泻 白术 蛇床子 吴茱萸 细辛 菖蒲 乌头(炮去皮) 五味子各一分 当归 远志(去心) 桂心各半两 干姜三分

【用法】上为末,炼蜜为丸,如梧桐子大。空腹吞,每服五丸,加至十丸,一日三次。

【主治】呕逆,腰以上热,惕惕惊恐,时悲泪出,时复喜怒妄语,梦寤洒洒淅淅,头痛少气,时如醉状,不能食,噫闻食臭欲呕,大小便不利,或寒热,小便黄赤,恶风,目视肮肮,耳中凶凶。

55929 试效丸(《眼科全书》卷三)

【组成】归身 生地 茺蔚子(炒) 黄柏(盐水炒) 柴胡各五钱 熟地八钱 赤芍一两二钱 川芎 防风 知母(盐水炒) 羌活各三钱 牡丹皮 寒水石 丹参各一钱 香附(童便入盐煮熟,去皮毛)一钱

【用法】上为末,炼蜜为丸,如梧桐子大。每服五十丸,白汤送下,随以食物压之。

【主治】金星翳内障。

诚

55930 诚斋先生如神丸(《医方类聚》卷一九六引《王氏集验方》)

【组成】槟榔 枳壳(炒) 皂荚 大黄(生熟) 牵牛(生熟)各一两

【用法】上为细末,滴水为丸,如梧桐子大。每服五十丸,病大者加至一百丸。头风脑疼,川芎、薄荷煎汤送下;耳内蝉鸣,腮颊赤肿,荆芥穗煎汤送下;牙龈燃肿,牙齿疼痛不可忍者,细辛煎汤送下一百丸;咽喉肿痛,桔梗、甘草煎汤送下;遍身瘾疹瘙痒,皮肤丹毒,赤瘤燃肿,或搔之成疮,川升麻煎汤送下;心胸满闷疼痛,痰实结寒,枳实、半夏煎汤送下;两胁肋疼痛,牵引背脊俱疼,牡丹皮煎汤送下;癥瘕积聚,痃癖气块疼痛,莪术、甘草煎汤送下;赤白下痢,里急后重,小腹疼痛,甘草煎汤送下,服至一百丸;如无里急后重,只服五十丸;肠风痔漏,肛门疼痛,皂角子捶破,煎汤送下;腰膝重滞,不可转侧,脚膝疼痛,官桂、牛膝煎汤送下一百丸;头面、手足、腹肚浮肿胀满,桑根白皮煎汤送下;上气喘急,日夜不得眠卧,甜亭苈子隔纸炒过,煎汤送下;胎死腹中,及已产,胞衣不下,桂心煎汤,入麝香少许,无灰酒半盏,同送下;打破伤损疼,血在内,四肢并腹肚疼痛,红花、当归煎酒一盏送下;宿食不消,呕吐,噫气吞酸,丁香煎汤送下;大人小儿疳般虫痛,月初头先食烧肉数块,次以苦楝根、使君子煎汤送下;妇人月事不通,腹肚疼痛,赤芍药煎汤送下;卒患心气疼痛,良姜煎汤送下;腹肚鼓胀、不思饮食,日渐瘦损,炒陈萝卜子煎汤送下;误食牛马肉毒,阿魏煎汤送下;面毒酒毒,遍身发热,干葛煎汤送下。

【主治】一切疾证。

【宜忌】孕妇勿服。

诛

55931 诛毒丹(《外科集腋》卷四)

【组成】雄黄一两 生甘草二两 白芷五钱

【用法】端午研末,粽子为丸,饭前服之。服后作痛,不可饮水。

【主治】腹中生虫。

诜

55932 诜诜丸(《局方》卷九淳祐新添方)

【异名】调生丸(《济阴纲目》卷六)。

【组成】泽兰叶 白术各一两半 肉桂(去粗皮) 干姜(炮)各半两 熟地黄(洗,焙) 当归(洗,焙)各二两 川芎 石斛(酒浸,到,炒) 白芍药 牡丹皮(去心) 延胡索各一两

【用法】上为细末,醋煮面糊为丸,如梧桐子大。每服五十九丸,空心温酒送下。

【主治】妇人冲任虚寒,胎孕不成,或多损坠。

【方论选录】《济阴纲目》汪琪笺:冲为血海,任主胞胎。此方以四物养荣,以白术、石斛养气,泽兰、丹皮,玄胡荡胞中之秽,干姜、肉桂暖子宫之寒。去旧生新,温中益胃,亦温和之正方也。

55933 诜诜丸(《儒门事亲》卷十五)

【组成】当归　熟地黄各二两　玄胡索　泽兰各一两半　川芎　赤芍　白薇　人参　石斛　牡丹皮各一两

【用法】上为末，醋糊为丸，如梧桐子大。每服五十丸，空心酒送下。

【功用】《御药院方》：调和冲任，滋益气血。

【主治】❶《儒门事亲》：妇人无子。❷《御药院方》：冲任不和，子脏怯弱或经堕胎后气不复。

视

55934　视星膏（《儒门事亲》卷十五）。

【异名】卷帘膏（《普济方》卷八十六）。

【组成】白沙蜜一斤（拣去蜜滓，可称十四两）　密陀僧一两（金色者，研极细，水淘可得六七钱）　新柳算子四两（去皮心，半干半炒）

【用法】上用腊雪水五升，与蜜溶调入药，与柳算子同贮于瓷瓶中，以柳木塞瓶口，油纸封勒，于黑豆锅中熬，从朝至暮，仍用柳棒阁瓶，防倾侧，用文武火另添一锅，豆水滚下，旋于另锅中取水添之，熬成，用重棉滤净，却入瓶中，用井水浸三两日，埋在雪中更妙，频点为上。

【主治】❶《儒门事亲》：目疾。❷《普济方》：内外障，赤毒气赤目，一切翳膜。

55935　视星膏（《永乐大典》卷一一四一三引《经验普济加减方》）

【组成】黄连　苦参各一钱　乌鱼骨　蕤仁（去皮）　草龙胆　白丁香　石决明各半两

【用法】上药用水三升，熬至半升，去滓。入白沙蜜四两，再熬稠，入轻粉、铜绿、龙脑各半钱，马牙消、硇砂、鹏砂、乳香各二钱，上七味再研为细末，一处匀，入前膏内，瓷盒内收之。每点三五箸。

【主治】远年日近，不睹光明，七十二种病眼等。

祈

55936　祈老丹（《医方类聚》卷一七七引《烟霞圣效方》）

【组成】白浮石（醋浸一宿，炭火烧蘸七次）一两　没药二钱半　川乌头（温水洗三次，铫内灰火炮裂，去皮脐）一两　巴豆四十九个（不去皮油，只去心膜，另研）　拣乳香五钱

【用法】上为细末，用烧浸浮石，醋打面糊冷定为丸，如梧桐子大。每服六丸，临卧冷酒送下。若疮在上食后，在下食前。但见是恶疮，服祈老丹托过脏腑，次服夺命丹。如疮痛不禁者，可服乳香定痛散。

【主治】发背、脑疽、调丁一切恶毒疮。

房

55937　房蜂窠散（《普济方》卷六十五）

【组成】房蜂窠　苍耳　椒　茄子蒂各等分

【用法】上为细末。每用二三钱，盐汤调灌漱之。

【主治】牙疼。

刷

55938　刷牙药（《兰室秘藏》卷中）

【组成】麝香一分　生地黄　酒防己　熟地各二分　当归身　人参各三分　草豆蔻皮五分　升麻一钱　羊胫骨灰　黄连各二钱　白豆蔻三钱　草豆蔻三钱　没食子三个　五倍子一个

【用法】上为极细末。先用温水漱口，擦之妙。

【主治】牙痛。

【备考】本方方名，《普济方》引作"刷牙散"。

55939　刷牙药（《医方类聚》卷七十二引《王氏集验方》）

【组成】青矾九钱（半生半枯）　细辛（去土）　五倍子（去土）　白茯苓（去土）

【用法】上为细末。五七日刷一次。

【主治】牙疼。

55940　刷牙药（《瑞竹堂方》卷三）

【组成】香附子（去毛，炒熟）　大黄（火煨）

【用法】上用橡子二十个，纳十八个装满青盐，于砂器内单摆定，用碗盖之，烧存性，与生橡子二个并香附子、大黄同为细末。每日刷牙，掠髭鬓。

【功用】固齿，乌髭须。

55941　刷牙药（《丹溪心法》卷四）

【组成】烧白羊骨灰一两　升麻一两　黄连半钱

【用法】上为末。擦牙。

【功用】固齿。

55942　刷牙药（《普济方》卷七十）

【组成】川芎　滑石　细辛　白蒺藜　藁本　甘松　石膏　茯苓　胆矾　白檀　麝香各半两

【用法】上为极细末。每日刷牙。

【主治】黑牙缝。

55943　刷牙药（《普济方》卷七十）

【组成】玄参　谷精草　松子　白茯苓

【用法】上将玄参盛药，盖之，用麻绳缚定，盐泥固济二指厚，用炭火烧红为度，土坑埋冷，取出去泥，用青盐少许研细。早晨刷牙，却将刷牙水吐在盏中，用牙刷刷在头发上，如墨。频刷着牙，黑缝齿如白玉。

【主治】诸牙病。

55944　刷牙散

《普济方》卷六十六。即《兰室秘藏》卷中"刷牙药"。见该条。

55945　刷牙散（《普济方》卷七十）

【组成】酸石榴皮　白檀　赤茯苓各二钱半　诃子　细辛一钱半　百药煎二钱半　零陵香　藿香　川芎　甘草三钱半　香白芷　升麻　何首乌　茴香　没食子　缩砂仁　荷叶灰　青盐　铜绿　绿矾　橡子斗儿　金丝矾　荜茇高钱

【用法】上为细末，将铜绿、胆矾另研极细，同药一处和匀。每日清早至晚临卧，二度刷牙。

【功用】黑髭鬓。

【备考】方中药物，除酸石榴皮、白檀、赤茯苓、诃子、细辛、百药煎外，其余用量原缺。

55946　刷牙散（《普济方》卷七十）

【组成】乌药　麝香　胆矾　轻粉各等分

【用法】上为细末。临卧温浆水漱刷，将药三两遍口内漱刷之。三十日头白再黑。

【功用】乌发。

55947　刷痰丸（《魏氏家藏方》卷二）

【组成】天南星　半夏　白附子　川乌头（生，去皮）各

二两(上为细末,用水浸一宿,次日去水,晒干,先用皮纸于灰上摊令稍干,然后晒,再研细) 全蝎半两 天麻一两

【用法】上为细末,以面糊为丸,如梧桐子大。每服二十丸,生姜汤送下,不拘时候。

【主治】痰饮。

55948 刷痰汤(《魏氏家藏方》卷二)

【组成】半夏(汤泡七次) 赤茯苓(去皮) 紫苏叶 陈橘皮(去白)各一两 白术半两(炒)

【用法】上咬咀。每服一两,水二盏,加生姜一分(拍碎),同煎至八分,食前顿服。

【主治】留饮停痰。

55949 刷瘴散(《准绳·疡医》卷二)

【组成】生蓝叶 地薄荷 紫金藤

【用法】上擂。米泔水暖,刷涂患处。次加蚕砂、凌霄花、鸡冠花。二花如无,以叶代之。

【主治】疔疮瘴毒。

55950 刷牙沉香散(《御药院方》卷八)

【异名】沉香散(《瑞竹堂方》卷三)。

【组成】沉香 白檀 醋石榴皮 诃子皮 青盐(研) 青黛(研)各二钱半 当归 川苦楝(破四片,焙) 细辛(去苗) 香附子各半两 母丁香一钱半 荷叶灰一钱 南乳香(研)一钱 龙脑(研) 麝香(研)各半钱

【用法】上为细末。每用半钱,如常刷牙,温水漱之,早、晚两次用。

【功用】荣养髭发,坚固牙齿。

录

55951 录元散(《青囊秘传》)

【组成】生绿豆(晒干)不拘多少

【用法】上为细末。香油调搽。

【主治】湿热疮痛。

屈

55952 屈膝散(《幼科发挥》卷四)

【组成】防风 薏苡仁 牛膝 苦参(女便浸晒) 何首乌(男便浸晒)各一两 僵蚕 天花粉 荆芥穗各五钱 肥皂核肉一两 鹿茸五钱

【用法】上为粗末。每用三钱,同合冷饭团四两,牯猪油六钱,粘米、绿豆各一撮,水四碗,煎至二碗,分二次温服。

【主治】鹤膝。

肃

55953 肃音汤(《简明医彀》卷四)

【组成】麦门冬二钱 桔梗 茯苓各一钱 橘红 甘草各七分 杏仁七粒(研)

【用法】取金竹刮茹一团,劈取竹衣一钱,竹叶十片,水煎,加竹沥服。

【主治】一切痰火,痨瘵失音。

55954 肃肺生化汤(《医方简义》卷六)

【组成】炒焦生地五钱 当归四钱 川芎二钱 桃仁一钱 炮姜五分 炙甘草五分 橘白一钱 桔梗一钱(炒) 益母草三钱

【用法】用藕一斤,煎汤代水煎药,白蜜三匙,姜汁一匙,冲入,内服。

【主治】产后七日内咳嗽者。

建

55955 建中丸(《圣济总录》卷四十六)

【组成】白术 厚朴(去粗皮,生姜汁炙)各二两 木香 诃黎勒(去核) 肉豆蔻(去皮) 芎劳各一两

【用法】上为末,煮枣肉为丸,如梧桐子大。每服三十丸,空心米饮送下。

【主治】脾胃不和,不能饮食。

55956 建中丸(《圣济总录》卷六十二)

【组成】白豆蔻(去皮)一两 胡椒一分 茴香子一分 高良姜各三分 甘草(炙,剉) 陈橘皮(汤浸,去白,焙)各一两 蒟酱 人参 红豆蔻(去皮) 干姜(炮) 芎劳 藿香叶各半两

【用法】上为末,炼蜜为丸,如鸡头子大。每服二丸,温酒或生姜汤嚼下,不拘时候。

【主治】男子、妇人五种膈气及一切气,不思饮食。

55957 建中丸(《圣济总录》卷九十)

【组成】人参 白术 厚朴(去粗皮,生姜汁炙) 干姜(炮) 陈橘皮(汤浸,去白,焙) 枳壳(去瓤,麸炒)各半两 诃黎勒三个(炮,去皮)

【用法】上为末,以煮枣肉为丸,如梧桐子大。每服二十丸,生姜、橘皮汤送下,不拘时候。

【功用】补虚调胃。

【主治】虚劳脾胃冷弱,心腹痞满,不思饮食,四肢怠惰。

55958 建中丸(《杨氏家藏方》卷六)

【异名】健中丸(《普济方》卷二十五)。

【组成】厚朴(去粗皮,生姜汁制,炒) 白茯苓(去皮) 吴茱萸(汤洗五遍,慢火炒黄) 白术(剉碎,炒黄) 神曲(炒黄) 小麦蘖(炒黄) 干姜(炮)各一两 肉豆蔻半两(面裹煨香) 人参(去芦头)半两 木香一分

【用法】上为细末,煮枣肉为丸,如梧桐子大。每服五十丸,食前生姜汤送下。

【功用】健脾温胃,去停寒,进饮食。

55959 建中丸(《瑞竹堂方》卷二)

【组成】大附子(炮,去皮脐) 大川乌(炮,去皮脐) 桂心 胡椒 荜芨 干姜 良姜(炒) 吴茱萸(去核,汤泡)各等分

【用法】上为细末,醋糊为丸,如梧桐子大。每服五七十丸,空心、食前米饮送下。

【功用】常服宽中,健脾养胃,育真固气。

【主治】脾胃气弱,冒犯风冷,腹痛肠鸣泄泻,手足冷,面色青白,下部虚寒,中满气短。

55960 建中丹(《幼幼新书》卷二十八引张涣方)

【组成】胡椒 蓬莪术 肉豆蔻半两 全蝎一分

【用法】上为细末,面糊为丸,如黍米大。每服十粒,米饮送下。

【主治】小儿泄注不止,腹痛多啼。

55961 建中汤(《外台》卷十六引《删繁方》)

【组成】黄耆 芍药各三两 甘草(炙)二两 桂心三两 生姜六两 半夏五两(洗) 大枣十二个(擘) 饴糖十两

【用法】上切。以水八升,煮取三升,分三次服。

【功用】补气。

【主治】肺虚损不足。

【宜忌】忌羊肉、饧、海藻、菘菜、生葱。

55962 建中汤(《千金》卷十九)

【组成】胶饴半斤 黄耆 干姜 当归各三两 大枣十五个 附子一两 人参 半夏 橘皮 芍药 甘草各二两

【用法】上㕮咀。以水一斗,煮取三升半,汤成下胶饴烊沸,分四服。

【主治】五劳七伤,小腹急痛,膀胱虚满,手足逆冷,食饮苦吐,酸痰呕逆,泄下少气,目眩耳聋,口焦,小便自利。

【方论选录】《千金方衍义》:小建中为诸建中之母,本桂枝汤表药,藉胶饴之甘温入脾通津,大建中气,即伤寒荣气不足,尺脉不至,虚劳之腹痛里急,阳涩阴弦,咸可用为前导,温中而兼疏表气,扶阳而不碍阴虚,以桂枝达表,芍药安中,甘草和胃,大枣通脾,生姜散邪,胶饴资津,共襄建中之功也。加黄耆名黄耆建中,则偏助卫气,以治下元亏损,梦中失精,烦热悸衄等病。此治五劳七伤,则于黄耆建中方内加当归,合内补建中,大补荣血,以附子易桂心,峻温肾气;以干姜易生姜,专力温中;又加人参辅黄耆、甘草,保合元神;更加半夏、橘皮,开泄痰气,并行大枣、胶饴之滞也。

55963 建中汤(《千金》卷十九)

【组成】人参 甘草 桂心 茯苓 当归各二两 黄耆 龙骨 麦门冬各三两 大枣三十个 芍药四两 附子一两 生地黄一斤 生姜六两 厚朴一两 饴糖八两

【用法】上㕮咀。以水一斗二升,煮取四升,去滓,纳饴糖,每服八合,日三夜一。

【主治】虚损少气,腹胀内急,拘引小腹至冷,不得屈伸,不能饮食,寒热头痛,手足逆冷,大小便难,或复下痢口干,梦中泄精,或时吐逆恍惚,面色枯悴,又复微肿,百节疼酸。

【加减】咳者,加生姜一倍。

【方论选录】《千金方衍义》:用黄耆建中参入当归、参、附峻补元阳,兼培荣气,加门冬、地黄以滋津液,厚朴、茯苓以泄滞气,龙骨以收耗散之精。

【备考】本方方名,《普济方》引作"附子汤"。

55964 建中汤(《千金》卷十九)

【组成】生姜 芍药 干地黄 甘草 芎劳各五两 大枣三十个

【用法】上㕮咀。以水六升渍一宿,明旦复以水五升合煮,取三升,分三服。药入四肢百脉似醉状,是效。无生姜,酒渍干姜二两一宿用之。

【主治】五劳七伤,虚羸不足,面目黧黑,手足疼痛,久立腰疼,起则目眩,腹中悬急而有绝伤,外引四肢。

55965 建中汤(《圣惠》卷九)

【组成】桂心一两 甘草一两(炙微赤,剉) 白芍药一两 桔梗一两(去芦头) 人参一两(去芦头) 白术一两 陈橘皮一两(汤浸,去白瓤,焙) 厚朴一两(去粗皮,涂生姜汁炙令香熟)

【用法】上为散。每服四钱,以水一中盏,加生姜半分,大枣三个,煎至六分,去滓温服,不拘时候。

【主治】伤寒二日,心中悸而烦者。

55966 建中汤(《普济方》卷二〇五引《博济》)

【组成】草豆蔻(去皮) 神曲(炒) 麦蘖(炒) 陈橘皮(汤浸,去白,焙) 白术 厚朴(去粗皮,炙香熟) 干姜(炮)各一两 茴香子(炒) 木香各半两

【用法】上为粗末。每服三钱,加生姜三片,大枣二个(擘破),水一盏,同煎至七分,去滓温服,不拘时候。一方为末,入盐煎汤下,空心常服。

【主治】膈气,宿食不消,胸膈痞满,心腹胀痛,阴阳不和,脐腹撮痛。

55967 建中汤(《圣济总录》卷九十一)

【组成】黄耆(剉) 远志(去心) 芍药 龙骨各一两 甘草(炙,剉)半两

【用法】上为粗末。每用六钱匕,水一盏半,加大枣二个(擘破),同煎至一盏,去滓,下饴糖少许,分温二服,空腹日午各一。

【主治】五劳七伤,小腹拘急,脐下膨胀,两胁胀满,腰脊引痛,鼻口干燥,目视肮肮,忽忽不乐,胸中气逆,不下饮食,茎中痛,小便赤黄而有余沥,夜梦失精,惊恐虚乏。

55968 建中汤(《圣济总录》卷九十二)

【组成】黄耆 芍药各二两 桂(去粗皮) 人参 当归(切,焙)各一两

【用法】上剉,如麻豆大。每服三钱匕,水一盏,加生姜半分(劈碎),大枣二个(擘破),煎至七分,去滓,下饴一分,搅令消,温服,早晨、日午、夜卧服。

【主治】虚劳,下焦虚冷不渴,小便自利。

【加减】若失精,加龙骨、白薇各一两。

55969 建中汤(《扁鹊心书·神方》)

【组成】附子(炮) 白术(土炒)各二两 芍药(酒炒)四两 甘草(炒) 干姜(炒) 草果(去壳,炒)各一两

【用法】上为末。每服五钱,水煎,热服。

【主治】久发疟疾,脾胃虚弱,胸膈腹中饱闷痞块,两胁连心痛,四肢沉重,发热,泄泻,羸瘦。

55970 建中汤(《易简》)

【组成】官桂三分 白芍药一两半 甘草半两

【用法】上㕮咀。每服四钱,水一盏半,加生姜五片,大枣一个,煎至六分,去滓,食前热服。

【主治】脾胃不和,腹痛泄泻,表虚自汗。❶《易简》:腹中切痛。❷《直指》:表虚自汗。❸《医家心法》:脾胃不和,饮食不进,其外见证两胁寒痛,泄痢,小腹痛者。

【加减】妇人血痛、男子心腹痛,心腹疼痛甚者,加远志半两。

【宜忌】饮酒人不喜甘者,不宜服之。

【方论选录】《医家心法》:此属肝虚不能生火,以致火不生土。故用芍药之酸,甘草之甘,此甲己化土也。再加肉桂,补肝之子,益土之母,以培其生化之源。

55971 建中汤

《伤寒明理论》卷四。为《伤寒论》"小建中汤"之异名。见该条。

55972 建中汤

《普济方》卷一四七引《鲍氏方》。即原书同卷"桂枝汤"增芍药。见该条。

55973 建中汤

《证治要诀类方》卷一。即《局方》卷三"建中散"。见该条。

55974 建中汤（《慎斋遗书》卷七）

【组成】前胡 细辛 当归 白芍 人参 橘红 桂心 麦冬 黄耆 白茯苓 炙甘草各一钱 半夏七分 生姜三片 大枣二个

【用法】不拘时服。

【功用】生气血，退虚热。

【主治】劳证脏腑虚损，身体消瘦，潮热。

55975 建中汤（《杏苑》卷七）

【组成】黄耆 远志各一钱五分 当归 泽泻 人参 白芍 龙骨 甘草（炙）各五分

【用法】上咬咀。用生姜五片，水煎，空心服。

【主治】脾风传肾，小腹痛热，出白液，名曰蛊。

55976 建中汤（《活幼心法》卷四）

【组成】人参二钱 蜜炙黄耆三钱 白术 当归身各一钱五分 大川芎八分 大附子（制） 干姜（炒带黑色）肉桂 炙甘草各一钱 丁香五分

【用法】加生姜一片，同煎。温服。一服立止，甚者不过二服。

【主治】真气外发而内虚寒，痘收时寒战咬牙者。

55977 建中汤（《症因脉治》卷四）

【组成】桂枝 饴糖 甘草 生姜 白芍药

【主治】风气腹痛，脉迟者。

【加减】原书治上证，加防风；胸前饱闷，加砂仁、木香以行甘甜之滞；有寒，加炮姜。

55978 建中汤（《伤寒大白》卷二）

【组成】白芍药 桂枝 甘草

【主治】阳虚眩晕；肝脾血分虚寒腹痛。

【加减】气虚，加人参、白术；血虚，加当归、黄耆。

55979 建中汤（《医略六书》卷三十）

【组成】当归三钱 赤芍一钱半 肉桂一钱半

【用法】水煎，去滓温服。

【主治】产后血亏挟滞，营气不能布护，寒气得以伤之，直入冲任而恶寒汗出，发热不休。脉紧细涩者。

【加减】无汗，加炒黑荆芥；腹痛，加炒焦砂糖。

【方论选录】方中当归养营血以荣冲任，赤芍泻滞血以行血脉，肉桂温经暖血以散瘀邪也。无汗加黑荆，为和血疏邪之用；腹痛加焦糖，乃去宿缓中之方。水煎温服，俾滞血化而新血生，则营卫调和而冲任之寒邪无不外解。

55980 建中汤（《幼幼集成》卷六）

【组成】柳杨桂 白芍药 当归身 炙黄耆 炙甘草

【用法】加生姜、大枣为引，水煎，热服。

【主治】痘后阳虚自汗，醒着而出者。

55981 建中散（《圣惠》卷二十七）

【异名】大建中散（《普济方》卷二一七）。

【组成】黄耆（剉） 桂心 白芍药 白术 当归 附子（炮裂，去皮脐）各一两 甘草半两（炙微赤，剉） 木香三分 熟干地黄三分

【用法】上为粗散。每服四钱，以水一中盏，加生姜半分，大枣三个，煎至六分，去滓、下饴糖如枣大，更煎一两沸，食前温服。

【功用】益气，补不足。

【主治】虚劳。

55982 建中散（《局方》卷三）

【组成】青州枣 厚朴（姜汁制）各一斤 干姜（炮）半夏（汤洗去滑） 甘草各五两 陈皮（去白）八两（上六味，用水三斗，煮令水尽，焙干） 草豆蔻（去皮） 人参 藿香 诃子（炮，取皮） 白茯苓（去皮） 白术各一两

【用法】上为粗末。每服二钱，水一盏，加生姜三片，煎六分，去滓，食前温服。

【主治】脾胃不和，中脘气滞，宿寒留饮，停积不消，心腹刺痛，胁肋膨胀，呕吐痰逆，噫气吞酸，肠鸣泄利，水谷不化，肢体倦怠，不思饮食。

【备考】本方方名，《证治要诀类方》作"建中汤"。

55983 建中散（《圣济总录》卷四十五）

【组成】白术 枳实（麸炒） 人参 白芍药 干姜（炮） 桂（去粗皮） 高良姜（剉） 丹参 大腹皮 槟榔（剉） 吴茱萸（汤浸，焙干，炒） 陈橘皮（汤浸，去白，焙） 厚朴（去粗皮，生姜汁炙） 桔梗（剉，炒） 干木瓜 艾枝（炙） 草豆蔻（去皮）各等分

【用法】上为散。每服三钱匕，温酒调下。

【主治】脾胃气虚弱，呕吐不下食，脐腹胀痛，积聚不消。

55984 建中散（《女科秘要》卷三）

【组成】黄耆 肉桂 甘草各五钱 白芍一两

【用法】上为末，白酒调下。先用迫虫丸通其虫于大便而出，后用本方补之。

【主治】经来血内有白虫，形如鸡肠，满肚疼痛。

55985 建阳汤

《朱氏集验方》卷一。为原书同卷"八生饮子"之异名。见该条。

55986 建极汤（《医醇賸义》卷二）

【组成】天冬二钱 琥珀一钱 辰砂五分 五味五分 枣仁二钱（炒，研） 黄耆二钱 人参二钱 当归二钱 白芍一钱五分（酒炒） 丹参二钱 柏仁二钱 红枣十个 姜三片

【主治】过喜则心气大开，阳浮于外，经脉弛纵。

55987 建胃丸（《杨氏家藏方》卷六）

【组成】丁香半两 甘草（炙）半两 肉豆蔻（面裹煨香） 细辛（去叶土） 附子（炮，去皮脐） 吴茱萸（汤洗七遍，微炒） 肉桂（去粗皮） 干姜（炮）各一两 厚朴（去粗皮，生姜汁制）二两

【用法】上为细末，煮粟米饭为丸，如梧桐子大。每服五十丸，空心、食前米饮送下。

【主治】脾胃久虚，心腹疼痛，胁肋胀满，脏腑溏泄，停饮不消，恶心呕逆，咳嗽上气，干哕涎沫，口苦无味，肢体羸困，全不思食。

55988 建胃丹（《幼幼新书》卷二十九引张涣方）

【异名】健胃丹（《卫生总微》卷十一）。

【组成】黄连一两（去须，微炒） 白矾一分（枯，令汁尽） 乌梅肉（炒） 龙骨 白石脂 神曲（炒） 干姜各半两

【用法】上为细末，醋煮面糊为丸，如黍米大。每服十粒，米饮送下。

【主治】小儿泄痢兼脓血，日渐羸瘦。

55989 建胃散（《卫生总微》卷十）

【组成】厚朴（去粗皮，生姜制）一两 川黄连（去须）一两 白术半两 肉豆蔻（面裹煨）一两 缩砂仁半两 干姜半两（炮） 木香半两

【用法】上为细末。每服一钱，水一小盏，加生姜、粟米各少许，煎至五分，去滓温服，不拘时候。

【主治】小儿泄泻，身热烦渴。

55990 建瓴汤（《衷中参西》中册）

【组成】生怀山药一两 怀牛膝一两 生赭石八钱（轧细） 生龙骨六钱（捣细） 生牡蛎六钱（捣细） 生怀地黄六钱 生杭芍四钱 柏子仁四钱

【用法】磨取铁锈浓水以之煎药。

【主治】（脑充血）头目时常眩晕，或觉脑中昏愦，多健忘，或常觉疼，或耳聋目胀；胃中时觉有气上冲，阻塞饮食不能下行，或有气起自下焦，上行作呃逆；心中常觉烦躁不宁，或心中时发热，或睡梦中神魂飘荡；或舌胀、言语不利，或口眼歪斜，或半身似有麻木不遂，或行动脚踏不稳，时欲眩仆，或自觉头重脚轻，脚底如踏棉絮，脉弦硬而长，或寸盛尺虚，或大于常脉数倍，而毫无缓和之意。

【加减】若大便不实去赭石，加建莲子（去心）三钱；若畏凉者，以熟地易生地。

55991 建脾丸（《千金》卷十五）

【组成】钟乳粉三两 赤石脂 好曲 大麦蘖 当归黄连 人参 细辛 龙骨 干姜 茯苓 石斛 桂心各二两 附子一两 蜀椒六两

【用法】上为末，炼蜜为丸，如梧桐子大。每服十丸，加至三十丸，酒送下，一日三次，弱者饮服。

【主治】虚劳羸瘦，身体重，脾胃冷，饮食不消，雷鸣腹胀，泄痢不止。

【方论选录】《千金方衍义》：建脾丸建中州之气以祛冷积之滞，即于温脾汤中除去大黄，加钟乳、石脂、龙骨、椒、辛助参、附、姜、桂以固下脱，曲、蘖、黄连以除陈气，当归以和营血，石斛以清胃气，茯苓以通气化，并合黄连、石斛以化石药之悍也。

55992 建脾丸（《三因》卷十一）

【组成】钟乳粉 赤石脂（煅）各一两半 枯矾 干姜（炮） 苁蓉（酒浸） 石斛（酒浸） 五味子 桂心 泽泻 桑寄生 远志（去心，炒） 人参 柏子仁 当归 酸石榴皮 龙骨（煅） 天雄（炮，去皮脐） 牡蛎粉 白头翁（去苗） 甘草（炙）各一两

【用法】上为末，炼蜜为丸，如梧桐子大。每服三十丸，空腹米汤送下。

【主治】虚劳羸瘦，身重，胃冷，饮食不消，泄泻不止，或作滞下，久变五色秽臭。

55993 建脾丸（《魏氏家藏方》卷五）

【组成】厚朴（去粗皮，剉，姜制炒） 半夏（姜制） 白术（炒）各一两 肉桂（去皮，不见火） 橘红 胡椒 姜黄 神曲（炒） 白茯苓（去皮） 丁皮 荜澄茄 木香各半两 益智仁 人参（去芦）各三分 硫黄（金液丹之）代 温姜（煨）各七钱半 附子一只（九钱重，炮，去皮脐） 丁香二钱（不见火） 肉豆蔻三钱（面裹）

【用法】上为细末，姜汁打糊为丸，如梧桐子大。每服五六十丸，空心生姜汤送下。

【主治】丈夫、妇人脾胃虚冷，呕逆恶心，脐腹撮痛，冷疼反胃，恶闻食气，停寒积饮，饮食不化，脏寒泄泻。

55994 建脾丸（《普济方》卷二一一）

【组成】附子（炮）一两 蜀椒（汗）一两 桂心二两 赤石脂 黄连 人参 干姜 茯苓 大麦蘖 陈皮 石斛 当归各二两 钟乳三两（研）

【用法】上为末，炼蜜为丸，如梧桐子大。每服十丸，以酒送下，一日三次，稍稍加之。

【主治】脾滑胃虚弱，泄下不禁，饮食不消，雷鸣绞痛。

【宜忌】忌猪肉、冷水、生葱、醋。

55995 建脾丸

《奇效良方》卷十三。为《外台》卷二十五引《集验方》"神脾丸"之异名。见该条。

55996 建脾汤（《千金翼》卷十五）

【组成】生地黄 黄耆 芍药 甘草各一两（炙） 生姜二两 白蜜一升

【用法】上咬咀。以水九升，煮取三升，去滓，纳蜜，搅令微沸。每服八合，日三夜一。

【主治】脾气不调，使人身重如石，欲食即呕，四肢酸削不收。

55997 建脾汤（《圣济总录》卷四十四）

【组成】诃黎勒（煨，去核） 附子（炮裂，去皮脐）各一两 陈橘皮（去白，焙） 白术（剉，炒） 干姜（炮） 陈曲（炒） 吴茱萸（汤洗，焙干，炒）各半两 肉豆蔻（去壳）三分

【用法】上剉，如麻豆大。每服三钱匕，用水一盏，加生姜三片，盐少许，煎取六分，去滓温服，不拘时候。

【主治】脾脏泄滑不止，腹内虚鸣。

55998 建脾汤（《圣济总录》卷一五六）

【组成】厚朴（去粗皮，剉） 苍术（水浸，去皮，剉）各四两 大枣一升（煮熟，剥去皮核，研取枣汁约五升以来，同煮厚朴、苍术，候水尽为度，滤出焙干） 陈橘皮（去白，面炒）三两 白茯苓（去黑皮）二两半 人参二两 甘草（炒）三两

【用法】上为粗末。每服三钱匕，水一盏，入生姜三片，大枣一个（擘破），同煎至六分，去滓温服。

【功用】益胃气，思饮食。

【主治】妊娠下痢，脐腹撮痛。

55999 建脾汤（《鸡峰》卷十二）

【异名】健脾汤（《普济方》卷二十三引《十便良方》）。

【组成】生姜一斤（切片，青盐三两，研拌一宿，焙干）草豆蔻 大麦蘖 陈橘皮各二两 甘草一两

【用法】上为细末，每服一钱，空心白汤调下。

【功用】调中养气，消化宿谷。

56000 建脾汤（《传信适用方》卷一）

【组成】生姜一斤（洗，和皮切，入干瓷盆内，以盐四两腌一宿，日中拌晒，以盐汁尽为度） 草豆蔻（焙干） 甘草

（炙）　陈皮（去白）　神曲（炒）　麦蘖（炒，勿焦）各二两

【用法】上为细末。空心、食前白汤点服。

【功用】大益脾胃，消痰进饮食。

【主治】早出冒冷及酒病。

56001　建脾汤（《医方类聚》卷一九八引《吴氏集验方》）

【组成】茴香二两（别炒）　粉草四两（剉）　白盐六两（炒）　高良姜四两（水煮二三十沸，控干，切作片子，以麻油炒）

【用法】上先将良姜、甘草、盐同炒，令甘草紫色，入茴香，同研为末。每服二钱，空心沸汤点服。

【功用】快脾胃，进饮食。

56002　建脾散（《鸡峰》卷十二）

【组成】厚朴　大枣　生姜各一斤　半夏（汤洗，以上四味同捣匀，炒黄干）　甘草各四两　黄橘皮　白术各二两　肉豆蔻一两　神曲　人参　藿香叶　缩砂仁　良姜各二两　丁香一两

【用法】上为末。每服二钱，水一盏半，加生姜三片，同煎至七分，去滓，食前热服。

【主治】脾胃俱虚，久积冷气，心腹胀闷，里急刺痛，痰逆恶心吞酸，可食，倦怠少力，肠鸣滑泄，肢体羸瘦，及大病之后诸虚不足。

56003　建脾散

《鸡峰》卷十四。为《圣济总录》卷七十四"健脾汤"之异名。见该条。

56004　建脾散

《三因》卷十一。为《苏沈良方》卷四"健脾散"之异名。见该条。

56005　建脾散（《杨氏家藏方》卷六）

【组成】陈橘皮（去白）七两　高良姜五两（炒）　干姜三两（炮）

【用法】上为细末。每服二钱，水一盏，加生姜三片，大枣二个，同煎至八分，热服，不拘时候。

【主治】脾胃不和，心腹疼痛，呕逆恶心。

56006　建脾散（《奇效良方》卷十）

【组成】诃黎勒皮　白术　麦蘖（炒令微黄）　人参各一两　神曲（炒）　甘草（炙）　枳壳（麸炒）　大腹皮各半两　干姜二分（炮）

【用法】上㕮咀。每服四钱，水一中盏，加生姜半分，煎至六分，去滓，不拘时候热服。

【主治】伤寒，脾胃虚弱，不欲饮食，纵食不能消化。

56007　建脾膏（《卫生总微》卷十）

【组成】丁香　藿香（去土）　人参（去芦）各一两　沉香　木香各半两

【用法】上为细末，炼蜜和膏。每用鸡头子大，粟米饮化服，不拘时候。

【主治】小儿霍乱吐泻。

56008　建兰叶膏（《中药成方配本》）

【组成】鲜建兰叶四两　南沙参四两　北沙参四两　川贝四两　象贝四两　冬桑叶四两　鲜枇杷叶二斤八两　紫菀一两　款冬花二两　桔梗七钱五分　橘红二两　冬瓜子四两　玄参二两　蛤壳八两　鲜藕汁四两　鲜稻叶露二两　雅梨四两

【用法】共煎三次，榨净去滓，将三次汁澄清过滤，加冰糖二斤八两，炼透，滤过收膏，约成膏二斤。每次四钱，开水冲服，一日二次，小儿减半。

【功用】清肺宁嗽。

【主治】咳呛痰黏，小儿顿咳。

56009　建元定喘汤（《点点经》卷三）

【组成】干葛　陈皮　枳壳　当归　腹皮　桑皮　冬花　白术　桂心　天雄　甘草

【用法】生姜、大枣为引。

【主治】酒毒所犯，喘息不休，四肢逆冷，不渴，脉迟缓，胸膈胀闷。

56010　建中加减汤（《宣明论》卷一）

【组成】人参　甘草（炙）　官桂　白茯苓（去皮）　当归　附子（炮）　厚朴（生姜制）各一两　龙骨　黄耆（剉）　麦门冬　白芍药　生地黄各三两

【用法】上为末。每服三钱，水一盏半，加生姜五片、大枣一个、饧少许，煎至一盏，去滓温服。

【主治】瘈疭病，相引而急，及五劳七伤，小便数，腹痛难立。

56011　建中托里汤（《痘疹全书》卷上）

【异名】建中托里散（《医部全录》卷四九〇）。

【组成】黄耆　官桂　白芍　人参　白术　甘草　升麻（酒炒）

【用法】白水煎服。

【主治】痘疹泄泻腹痛。

56012　建中托里汤（《幼幼集成》卷五）

【组成】人参　炙甘草　绿升麻　粉干葛　白云苓　陈枳壳　芽桔梗　小川芎　北柴胡　川独活

【用法】水煎，生姜为引，加竹沥兑服。

【主治】痘初热，因泄泻而腹痛。

56013　建中托里散

《医部全录》卷四九〇。为《痘疹全书》卷上"建中托里汤"之异名。见该条。

56014　建中黄耆汤（《外台》卷十七引《古今录验》）

【组成】黄耆三两　甘草三两（炙）　桂心三两　生姜一斤（薄切）　饴糖半斤　大枣十二个（擘）

【用法】上切。以水一斗，煮取三升，去滓，下糖，温服一升，每日三次。

【主治】虚劳短气，少腹急痛，五脏不足。

【宜忌】忌海藻、菘菜、生葱。

56015　建中黄耆汤（《圣惠》卷二十七）

【组成】黄耆二两（剉）　桂心一两　甘草半两（炙微赤，剉）　五味子三分　牡丹皮三分　泽泻一两　白芍药三分　山茱萸一两　远志半两（去心）　当归一两

【用法】上为粗散。每服四钱，以水一中盏，加生姜半分、大枣三个，煎至六分，去滓，更入饴糖枣许大，同煎一沸，食前温服。

【主治】虚劳里急诸不足。

56016　建脾人参丸（《鸡峰》卷十二）

【组成】钟乳粉二两　人参　石斛各三分　大麦蘖　干生姜　陈橘皮各半两

【用法】上为细末，水煮面糊为丸，如梧桐子大。每服

二十丸,空心米饮送下。

【主治】脾胃久虚,饮食全减。

56017　建脾理中汤《《一盘珠》卷三》

【组成】人参　白术(土炒)　白苓　白芍(酒炒)各八分　陈皮　苍术　炮姜　升麻　甘草　肉豆蔻(煨,去油)诃子(煨,去核)

【用法】红枣为引。

【主治】脏寒泄泻,饮食入胃,完谷不化,服香砂六君子汤不应者。

56018　建中加木瓜柴胡汤《《此事难知》》

【异名】建中加柴胡木瓜汤(《医碥》卷七)。

【组成】桂枝二两半　芍药三两　甘草一两　胶饴半升　生姜一两半　大枣六个　木瓜五钱　柴胡五钱

【用法】上剉,如麻豆大。每服一两,水三盏,煮至一盏半,去滓,下胶饴两匙,煎化服。

【主治】吐泻转筋,胁下痛,脉弦者。

56019　建中加附子当归汤《《此事难知》》

【组成】桂枝一两　当归三钱　芍药二两　甘草半两　胶饴半升　生姜一两半　附子三钱(炮)　大枣六个

【用法】上剉,如麻豆大。每服一两,水三盏,煮至一盏半,去滓,下胶饴两匙,煎化服。

【主治】吐泻转筋,四肢厥冷,脉微缓者。

56020　建中加柴胡木瓜汤

《医碥》卷七。为《此事难知》"建中加木瓜柴胡汤"之异名。见该条。

降

56021　降子汤《《傅青主女科》卷下》

【异名】降子散(《辨证录》卷十二)。

【组成】当归一两　人参五钱　川芎五钱　红花一钱　川牛膝三钱　柞木枝一两

【用法】水煎服。

【主治】交骨不开难产。

【方论选录】此方用人参以补气,芎、归以补血,红花以活血,牛膝以降下,柞木枝以开关解骨,君、臣、佐、使,同心协力,所以取效如神,在用开于补之中也。

56022　降子散

《辨证录》卷十二。为《傅青主女科》卷下"降子汤"之异名。见该条。

56023　降气丸《《圣济总录》卷四十七》

【组成】牵牛子二十两(炒熟,取面十两)　补骨脂十两　荜澄茄十两　槟榔(剉)二两　木香四两　赤茯苓(去黑皮)二两

【用法】上为末,水煮面糊为丸,如梧桐子大。每服五十丸,温熟水送下,不拘时候。

【功用】降阳气于下,使阴气上升,升降无碍,阴阳调摄,饮食运化,诸疾不生。

【主治】哕逆恶心,气不下降。

56024　降气丸《《圣济总录》卷六十七》

【组成】茴香子(微炒)　木香　桂(去粗皮)　槟榔(剉)　桃仁(汤浸,去皮尖双仁,研)各一两　莱菔子　京三棱(煨,剉)　青橘皮(汤,去白,焙)各三分　厚朴(去粗皮,

生姜汁炙香熟)一两

【用法】上为细末,拌匀,酒煮面糊为丸,如梧桐子大。每服二十丸至三十丸,空心温酒送下;生姜汤送下亦得。

【功用】利胸膈,行滞气,消胀满。

【主治】腹胁痛。

56025　降气丸《《普济方》卷三二○》

【组成】枳壳(去瓤,炮)　橘皮(去瓤)各二两　木香三钱半

【用法】上为细末,炼蜜为丸,如梧桐子大。每服五十丸,食后用姜、卜汤送下。

【主治】妇人心腹胀闷,不下饮食。

56026　降气丸《《普济方》卷三六二》

【组成】牛蒡子　栀子仁　甘草(炙微赤,剉)　川消　郁金各半两　枳壳一分(麸炒微黄,去瓤)　龙脑半两(研)

【用法】上为末,面糊为丸,如麻子大。每服二丸至三丸,用薄荷水化下,不拘时候。

【功用】清膈。

【主治】小儿脾气上溢,气不升降,涎液不收。

56027　降气丸《《麻症集成》卷三》

【组成】陈皮(盐水煮,焙干)　黄连(酒炒)　黄芩(酒炒)　苏子(炒)　杏仁　蒌仁　甘草

【用法】上为细末,面糊为丸。食后热汤送下。

【主治】麻疹没后肺热,气热喘息。

56028　降气丹《《杨氏家藏方》卷三》

【组成】消石　硫黄　太阴玄精石各等分

【用法】上为细末,于银石器内文武火上炒令褐黄色,煮糯米糊为丸,如梧桐子大。每服三十丸,新汲水送下,不拘时候。

【主治】伏暑伤冷,阴阳交错,中脘痞塞,头痛恶心。

56029　降气汤《《元和纪用经》》

【组成】吴茱萸三两　桑根白皮六两

【用法】上㕮咀,分四剂。每剂以水二升,酒一升,煮三沸,取清汁作三服。立验。每煮成入生姜汁一匙,煮一沸为准。

【主治】上气息鸣,卒发便欲绝者。

56030　降气汤《《圣济总录》卷四十三》

【组成】麻黄(去根节)　栀子仁　白茯苓(去黑皮)　黄芩(去黑心)　白术(剉)　芒消各三两　石膏八两(碎研)　桂(去粗皮)二两　生地黄(切,焙)一升　甘草(炙,剉)一两　赤小豆二合

【用法】上为粗末。每服五钱匕,水二盏,大枣二个,煎取一盏,下竹沥少许,再煎,去滓温服。

【主治】心热多汗,言笑无度,四肢烦热。

56031　降气汤《《洪氏集验方》卷一》

【组成】茯神二两　香附子半斤(用新水浸一宿,炒令黄色)　甘草一两半(炙黄)

【用法】上为末。每服二钱,沸汤点下,送服交感丹。

【功用】❶《奇效良方》:益气清神。❷《瑞竹堂方》:升降阴阳。

【主治】《内经拾遗》:气郁不伸。

56032　降气汤《《御药院方》卷四》

【组成】石菖蒲　青皮(去白)　陈皮(去白)　大黄

木通（剉）　赤茯苓（去皮）　川芎　人参各一两　川姜（炮）　甘草（炙）各半两

【用法】上为粗末。每服五钱，水二盏，加生姜五片，同煎至七分，去滓温服，不拘时候。

【主治】气不宣畅，心胸痞闷，腹胁胀满，胸痹，心腹痛，不可坐卧，喘粗闷乱，不思饮食。

【备考】本方方名，《普济方》引作"菖蒲青皮散"。

56033　**降气汤**（《局方》卷三续添诸局经验秘方）。

【组成】紫苏叶（去梗）四两　厚朴（去粗皮，姜汁制）肉桂（去粗皮，不见火）　半夏（汤洗七次去滑）　川当归（去芦）　前胡（去芦，洗）　甘草（爁）各三两　陈皮（去白）三两半

【用法】上咬咀。每服二钱至三钱，水一大盏，加生姜三片，煎至七分，去滓温服，不拘时候。

【功用】常服消痰饮，散滞气，进饮食。

【主治】中脘不快，心腹胀满，阴阳壅滞，气不升降，胸膈噎塞，喘促短气，干哕烦满，咳嗽痰涎，口中无味，嗜卧减食，宿寒留饮，停积不消，胁下支结，常觉妨闷。并治脚气上冲，心腹坚满，肢体浮肿，有妨饮食。

56034　**降气汤**（方出《易简》，名见《寿亲养老》卷四）

【组成】生附子　生姜

【用法】上药同煎，临熟以热汁浓磨沉香，水再煎一沸服之。

【主治】老人虚气上壅。

56035　**降气汤**（《医方类聚》卷一九五引《修月鲁般经》）

【组成】白芷　苍术　甘草　香附各等分

【用法】上为末。热水调服，米饮亦可。

【功用】降气。

56036　**降气汤**

《普济方》卷一八一。即《局方》卷三（宝庆新增方）"秘传降气汤"。见该条。

56037　**降气汤**

《普济方》卷一八三。为《千金》卷七"紫苏子汤"之异名。见该条。

56038　**降气汤**

《普济方》卷一八三。即《圣济总录》卷六十七"降气散"。见该条。

56039　**降气汤**（《摄生众妙方》卷七）

【组成】木香（如无，用沉香）　紫苏　枳壳　枳实　陈皮　三棱　莪术　甘草　半夏　厚朴各等分

【用法】上用水一钟半，加生姜三片，煎至八分，温服。

【主治】心气胀闷。

56040　**降气汤**（《玉案》卷四）

【组成】木香　当归　苏子　生地各二钱　宿砂　丁香　山楂　青皮　枳壳　大腹皮各一钱

【用法】水煎，温服。

【主治】胸膈作痛，胀闷喘急，饮食难进。

56041　**降气散**（《圣济总录》卷六十七）

【组成】青橘皮（汤浸，去白，焙）半两　巴豆十四个

【用法】上药同一处炒，令巴豆焦赤，取青橘皮捣为细末，巴豆不用。每服一钱匕，浓煎丁香汤调下，不拘时候。

【主治】上气喘急，心胸满闷。

【备考】本方方名，《普济方》引作"降气汤"、"青皮散"。

56042　**降火汤**（《点点经》卷一）

【组成】苍术一钱　淡竹一钱　全归　黄芩　陈皮　厚朴　槟榔　木通　腹皮各一钱五分　明粉　大黄各二钱　甘草三分

【主治】酒病头痛口渴，大小便不利，脉洪弦，火毒流注脏腑，宜下者。

56043　**降火汤**（《点点经》卷一）

【组成】当归　腹皮　黄芩　连翘各一钱半　苏子　陈皮　茯苓　白芍　山栀　枇杷叶（去毛）各一钱　甘草三分

【用法】葱三茎为引。

【主治】酒病胸满气结，吞吐作酸。

56044　**降火汤**（《点点经》卷一）

【组成】黄连（吴萸炒）　石韦　赤芍　姜黄各一钱　杏仁　车前各二钱　黄芩　黄柏　栀仁　腹皮各一钱半　当归三钱　甘草三分　韭菜地地龙粪二钱

【用法】上药焙干，为细末。泡服。

【主治】酒染心脾，渗滞成淋，不拘赤白。

56045　**降火膏**（《本草纲目》卷三十二引《濒湖集简方》）

【组成】吴茱萸

【用法】上为末。醋调涂脚心。

【主治】口疮、口痛。

56046　**降心丹**（《局方》卷五吴直阁增诸家名方）

【组成】熟干地黄（净洗，酒浸，蒸，焙干）　天门冬（去心）　麦门冬（去心）各三两　茯苓（去皮）　人参　远志（甘草煮，去芦骨）　茯神　山药各二两　肉桂（去粗皮，不见火）　朱砂（研飞）各半两　当归（去芦，洗，焙）三两

【用法】上为末，炼蜜为丸，如梧桐子大。每服三十丸，煎人参汤吞下。

【功用】常服镇益心神，补虚养血，益丹田，秘精气。

【主治】心肾不足，体热盗汗，健忘遗精，及服热药过多，上盛下虚，气血不降，小便赤白，稠浊不清。

56047　**降心汤**（《直指》卷十七）

【组成】人参　远志（姜淹，取肉，焙）　当归　川芎　熟地黄　白茯苓　黄耆（蜜炙）　北五味子　甘草（微炙）各半两　天花粉一两

【用法】上剉细。每服三钱，加大枣煎，食前服。

【主治】心火上炎，肾水不济，烦渴引饮，气血日消。

56048　**降龙丹**（《明医指掌》卷七）

【组成】黑铅一两（熔开，投水银一两，不住手炒，炒至成粉为度）　朱砂五钱　蛇含石五钱（火内煅过）　金箔五百片　银箔五百片

【用法】上为细末，为丸如芡实大。每服三丸，茯神汤磨化下。

【功用】抑肝镇心。

【主治】狂症。因大怒动其肝风，或因大惊动其心火，卒为火升，升而不降，壅塞心窍神明，不得出入，主宰失其号令，心反为痰所役，一时发越，若逾垣上屋，持刀杀人，裸体骂詈不避亲疏，飞走疾走，涉水如陆者。

56049　**降龙汤**（《医林纂要》卷十）

【组成】白芷　夏枯草　蒲公英　紫花地丁各一两

生甘草　白矾　贝母各三钱

　　【用法】作一大剂。煎服。

　　【功用】解毒，升阳去郁。

　　【主治】蛇伤。

56050　降生散（《古今医鉴》卷十二）

　　【组成】苍术（制）二钱　枳壳　桔梗　陈皮　杨芍　白芷　川芎　当归各一钱　肉桂　干姜　厚朴　半夏　茯苓　木香　杏仁　麻黄　甘草各五分

　　【用法】上为末。每服二钱，顺流水温暖送下。若觉热闷，蜜汤调；或到散，姜枣顺流水煎服。冬月用之，甚为的当。隆暑之时，恐难轻服，但以五苓散，用葵子、灯心煎汤调下。

　　【主治】临产生育艰难，痛阵尚疏，三两日不生，或产母气乏羞顿，产道干涩，令致难产。

　　【宜忌】才觉腹痛，但破水后，便可服此药，即生矣，如死胎亦下。未经破水，不宜服之。

56051　降压丸（《成方制剂》7册）

　　【组成】地黄　槐米　龙胆　牛膝　夏枯草　珍珠母

　　【用法】制成丸剂，每100粒重12克。口服，一次6克。一日2～3次。

　　【功用】滋肾，清肝，泻火。

　　【主治】肝阳、肝火上炎所致头痛眩晕，目赤耳鸣，血压升高。

　　【宜忌】孕妇慎服。

56052　降压片（《山东省药品标准》）

　　【组成】黄芩200克　决明子150克　山楂150克　寄生300克　臭梧桐150克　桑白皮100克　地龙（去土）100克

　　【用法】取黄芩、臭梧桐，粉碎成细粉，过筛；寄生、决明子、山楂照煎煮法提取两次，首次3小时，第二次2小时，将提取液澄清，滤过，蒸发至稠膏状。桑白皮、地龙制粗粉，照渗漉法分别用40％乙醇作溶媒，浸渍24小时后，开始渗漉，渗漉液蒸发至稠膏状。取上药并补足适量淀粉，照制颗粒二法制粒（颗粒于60℃以下干燥），压片，即得。每片重约0.5克（相当原药材1.17克）口服。每次2～4片，一日二次。

　　【功用】降压。

　　【主治】高血压病。

56053　降补丹

　　《中国医学大辞典》。为《傅青主男女科》"降补汤"之异名。见该条。

56054　降补汤（《傅青主男女科》）

　　【异名】降补丹（《中国医学大辞典》）。

　　【组成】熟地一两　元参一两　麦冬一两　甘菊花五钱　生地五钱　车前子二钱　人参三钱　沙参五钱　地骨皮五钱

　　【用法】水煎服。

　　【功用】降胃火，补肾水。

　　【主治】痿证。火盛内炽，肾水熬干，不能起床，已成废人者。

56055　降灵丹（《普济方》卷三九五）

　　【异名】来复丹。

　　【组成】舶上硫黄　雪白消石各一两（并于沙石铫或银器内，用文武火慢炒熔，令作珠子，无令火紧，大过即不中用，须倾在纸上放冷，研细末）　连花青皮　久年陈皮　上等无石五灵脂各一钱

　　【用法】上为细末，面糊为丸，如麻子大。大人丸如豆蔻大。每服十五丸，空心、食前温米饮送下。

　　【主治】小儿非时吐泻，腹胀胸膈痞闷。

56056　降矾丸（《成方制剂》5册）

　　【组成】煅皂矾187.5克　甘草31.25克　厚朴（制）62.5克　苍术187.5克　陈皮62.5克

　　【用法】口服，一次3～6克，一日1～2次。

　　【功用】运脾化湿。

　　【主治】黄胖病，心悸气短，肢体懈懒，或能食而无力，或嗜好香物及生米。

56057　降药条（《青囊秘传》）

　　【异名】七仙条。

　　【组成】白降条一两二钱　升药一两八钱　石膏六钱

　　【用法】上为细末，糯米饭同药捣烂，作条。拔管用。

　　【功用】蚀恶肉。

56058　降胃汤（《产孕集》卷下）

　　【组成】人参　陈皮各一钱

　　【用法】作一服。

　　【主治】津亏或误发汗，阳泄于外，胃气不降，便秘不通。

56059　降真丸（《圣济总录》卷一八七）

　　【组成】附子（生，去皮脐）　青橘皮（汤浸，去白）　木香　芎劳各等分

　　【用法】上为末，浓糯米饮为丸，如梧桐子大。每服七丸至十丸，生姜盐汤送下，一日三次。

　　【主治】小肠气发动。

56060　降真丹（《鸡峰》卷十八）

　　【组成】石膏一两半　乌头半两　白附子　白僵蚕　天南星　藿香各一两　辰砂　芎　甘草各一分　白芷半两　细辛一分　麝香半两（别研）

　　【用法】上为细末，滴水为丸，如鸡头子大，于风阴处晾干。每服一丸，细嚼，食后腊茶送下。

　　【主治】风痰偏正头痛，项背拘急，或伤风不可忍者。

56061　降真散（《圣惠》卷六十五）

　　【组成】降真香半两　芜荑半两（微炒）　白蔹半两　白芷半两　白及半两

　　【用法】上为细散。先煎浆水放温，淋洗疮上，拭干，以散敷之。

　　【主治】久患恶疮，常出脓水。

56062　降真散（《杨氏家藏方》卷十三）

　　【组成】铜绿（别研）　白矾（别研）　密陀僧　降真香楮叶各等分

　　【用法】上为细末。每用少许，以纸纴蘸药，捻入痔漏窍中。

　　【主治】痔漏有穿孔者。

56063　降痈散（《景岳全书》卷五十一）

　　【组成】薄荷（辛佳者，用叶）　野菊花（连根叶）各一握　土贝母半握　茅根一握

【用法】上干者可为末,鲜者可捣烂,同贝母研匀,外将茅根煎浓汤,去滓,用调前末乘热敷患处,仍留前剩汤顿暖,不时润于药上,但不可用冷汤,冷则不散不行,反能为痛。约敷半日,即宜换之。

【功用】消肿,止痛,散毒,未成者即消,已成者敛毒速溃。

【主治】痈疽诸毒,阳毒炽甚而疼痛势凶者。

56064 降椒酒《医统》卷七十六)

【组成】降真香二两(剉细) 川椒一两(去梗及合口者)

【用法】上用绢囊贮,浸无灰酒中约二斗。每日饮数杯,寻常宜服之。

【主治】瘴气;兼治风湿脚气,疝气冷气,及背面恶寒风疾。

56065 降痰丸《医学纲目》卷二十一)

【组成】木香 槟榔 青皮 陈皮 京三棱 枳壳(麸炒) 半夏(汤洗) 大黄 黑牵牛各一两

【用法】上为末,面糊为丸。食后生姜汤送下。

【功用】消食利膈,升降滞气,消化痰涎。

【主治】三焦气涩,痞满咳唾稠粘,面热目赤,肢体倦怠,不思饮食。

56066 降糖丸《中国药典》2000版)

【组成】白术 大黄 茯苓 甘草 葛根 红参 黄精 黄连 黄耆 五味子

【用法】制成丸剂,每100丸重7克。口服,一次10克,一日2～3次。

【功用】益气养阴,生津止渴。

【主治】糖尿病。

56067 降糖方《效验秘方》祝谌予方)

【组成】生黄耆30克 生地30克 苍术15克 元参30克 葛根15克 丹参30克

【用法】日1剂,水煎,分温服用。

【功用】益气养阴活血。

【主治】气阴两虚型糖尿病。症见多饮,多食,多尿,乏力,消瘦,抵抗力弱,易患外感,舌淡暗,脉沉细等。

【加减】尿糖不降,重用花粉30克,或加乌梅10克;血糖不降加人参白虎汤,方中人参可用党参代替,用10克,知母用10克,生石膏重用30～60克;血糖较高而又饥饿感明显者,加玉竹10～15克,熟地30克,尿中出现酮体,加黄芩10克,黄连5克,茯苓15克,白术10克;皮肤瘙痒,加白蒺藜10克,地肤子15克,白鲜皮15克;下身瘙痒,加黄柏10克,知母10克,苦参15～20克;失眠,加首乌10克,女贞子10克,白蒺藜10克;心悸,加菖蒲10克,远志10克,生龙骨30克,生牡蛎30克;大便溏薄,加薏苡仁20克,芡实米10克;自觉燥热殊甚,且有腰痛者,加肉桂3克引火归元;腰痛、下肢痿软无力者,加桑寄生20～30克,狗脊15～50克。

【方论选录】生黄耆配生地降尿糖,是取生黄耆的补中益气、升阳固腠理与生地滋阴、固肾精的作用,防止饮食精微的漏泄,使尿糖转为阴性。苍术配元参降血糖。许多人认为治糖尿病不宜用干燥的苍术,而施今墨先生云:用苍术治糖尿病以其有"敛脾精"的作用,苍术虽燥,但伍元参之润,可制其短而用其长。上述两个对药的黄耆益气,生地滋

阴;黄耆、苍术补脾健脾,生地、元参滋阴养肾;从先后两天扶正培本,降血糖、尿糖确有卓效。通过血流变学研究,糖尿病患者血液黏稠度多有增高。气阴两虚型糖尿病常见舌质暗,舌上有瘀点或瘀斑,舌下静脉怒张等血瘀征象。故而加用葛根、丹参两味药通活血脉。实践表明,加用活血药可增强疗效。

56068 降霜丸《活人方》卷五)

【组成】黑豆四十九粒 绿豆四十九粒 百草霜五钱 硼砂二钱 朱砂二钱 牙消一钱 嫩儿茶一钱 滴乳香一钱 川黄连一钱(擂末)

【用法】乌梅肉捣烂为丸,如芡实大。每用一丸,不时嚼化。

【功用】生津助液,润燥滋枯,攻逐结痰,以通咽路。

【主治】火烈金囚,水源枯涸,咽嗌干燥,胃脘闭塞,先反胃而渐噎膈者。

56069 降压平片《吉林省中成药暂行标准》)

【组成】夏枯草300克 地龙300克 槲寄生300克 槐花300克 生地黄300克 黄芩300克 菊花300克 薄荷50克

【用法】将菊花、薄荷共研细末,过120目筛。将其余夏枯草等六味酌予碎断,煎煮三次。分次过滤,合并滤液,浓缩成膏,低温干燥。过100目筛。将上述药粉、膏粉加适量的黄糊精,混合均匀,制颗粒,干燥,整粒,应出750克,公差率±3%。加硬脂酸镁,混合均匀,压片,包衣,打光。基片重0.35克;糖衣片重0.5克。温开水送服。每次6片,一日三次。

【功能】滋阴清热,祛风明目。

【主治】高血压引起的头晕目眩,耳聋耳鸣。

56070 降压平片《成方制剂》3册)

【组成】薄荷脑 淡竹叶 地黄 地龙 葛根 槲寄生 黄芩 菊花 芦丁 夏枯草 珍珠母

【用法】上制成片剂,口服,一次4片,一日3次。

【功用】降压,清头目。

【主治】高血压及高血压引起的头晕、目眩。

56071 降真香散《圣惠》卷六十一)

【组成】降真香 木香 麒麟竭 白芷 白蔹 黄连(去须) 黄柏各等分

【用法】上为细散。敷疮口,不拘时候。

【功用】封闭疮口。

【主治】恶疮。

56072 降脂灵片《中国药典》2010版)

【组成】制何首乌222克 枸杞子222克 黄精296克 山楂148克 决明子44克

【用法】上制成片剂,薄膜衣片每片重0.31克,糖衣片片芯重0.30克。口服,一次5片,一日3次。

【功用】补肝益精,养血明目。

【主治】肝肾不足型高脂血症,症见头晕、目眩、须发早白。

56073 降舒灵片《成方制剂》8册)

【组成】黄瓜藤

【用法】上为片剂,口服,一次3～6片,一日3次。

【功用】清热利水,平肝潜阳。

【主治】头晕，心烦，高血压。

56074　降糖甲片（《中国药典》2010 版）

【组成】黄芪 428.4 克　酒黄精 428.4 克　地黄 428.4 克　太子参 428.4 克　天花粉 428.4 克

【用法】上制成片剂，每片重 0.31 克。口服，一次 6 片，一日 3 次。

【功用】补中益气，养阴生津。

【主治】气阴两虚型消渴（非胰岛素依赖型糖尿病）。

56075　降气化痰汤（《观聚方要补》卷三引《医学统旨》）

【组成】紫苏子（炒，捶碎）一钱半　前胡　半夏　茯苓　橘红　桑皮　杏仁　瓜蒌仁各一钱　甘草五分

【用法】加生姜，水煎服。

【主治】喘因于痰者，喘则便有痰声。

56076　降气和中汤（《医醇剩义》卷三）

【组成】苏子一钱五分　沉香五分　海石三钱　蒌仁四钱　莱菔二钱　芥子一钱　橘红一钱　半夏一钱　桑皮二钱　贝母二钱　杏仁三钱

【用法】加生姜汁两小匙，冲服。

【主治】肺实而咳，胸脘喘满，时吐稠痰。

56077　降气和血饮（《点点经》卷二）

【组成】丁香　枇杷叶（去毛）　陈皮　当归　木通　淮膝　腹皮各一钱半　苏子　枳壳　姜黄各一钱　甘草三分

【用法】加生姜、葱白为引。

【主治】酒伤膈气，喘急痰涎，嗽津沫。

56078　降气和络饮（《重订通俗伤寒论》）

【组成】栝楼皮　甜杏仁　紫菀　川贝各三钱　枇杷叶（去毛筋净）一两　苏丹参　生淮牛膝各三钱　参三七汁　广郁金汁各四匙　生藕汁两瓢（和匀同冲）

【功用】轻降辛润。

【主治】远行负重，劳伤失血，气逆于上，胸胁闷痛，甚则呼吸亦痛，咳嗽带红。

56079　降气制肝汤（《方症会要》卷一）

【组成】白芍一钱五分　当归七分　前胡　厚朴　陈皮各六分　桂三分　苏子　萝卜子各一钱　甘草　桑皮各五分

【用法】加生姜二片，大枣二个，煎服。

【主治】大怒之后，血逆妄吐。

56080　降气定喘丸（《成方制剂》12 册）

【组成】麻黄 6000 克　葶苈子 7500 克　紫苏子 7500 克　桑白皮 7500 克　白芥子 3000 克　陈皮 3000 克

【用法】制成丸剂。用开水送服，一次 7 克，一日 2 次。

【功用】降气定喘，除痰止咳。

【主治】慢性支气管炎，支气管哮喘，咳嗽气促等症。

56081　降气除湿汤（《杏苑》卷六）

【组成】沉香　木香　白术各二钱　泽泻　白茯苓　橘红各一钱五分　半夏一钱　防己一钱　甘草（炙）少许　白豆蔻五分　生姜五片

【用法】上㕮咀。水煎，空心服。

【主治】下部水肿，囊湿足冷，气喘上促。

56082　降气槟榔丸（《御药院方》卷三）

【组成】槟榔二两　杏仁一两（汤浸，去皮尖，麸炒）

【用法】上为细末，炼蜜为丸，如梧桐子大。每服五十丸，食后温生姜汤送下。

【功用】调顺三焦，升降阴阳，美进饮食，润肠去燥。

56083　降火止泻汤（《集成良方三百种》）

【组成】茯苓一钱　白芍一钱　黄连三分　车前子二钱　泽泻五分　猪苓三分　麦芽一钱　枳壳二分

【用法】水煎服。

【主治】小儿身热口渴，烦躁而泄泻。

【方论选录】车前、茯苓、泽泻、猪苓皆止泻分水之圣药；以白芍平肝，使不来克脾；黄连清心火，不来助脾之热；而麦芽、枳壳消滞气以通水道。不必止泻，泻自止也。

56084　降火化痰丸（《墨宝斋集验方》）

【组成】天门冬（米泔水洗净，去皮心，晒干）三两（用好酒浸，杵膏）　黄连三两（姜汁炒，取末）　南星（生姜、皂角、白矾各二钱，同南星煮熟，将南星晒干，取末）一两　白茯苓（去皮木，取末）一两五钱　黄芩（酒炒，取末）二两　白芥子（水洗净，炒，取末）二两　广陈皮（水洗净，蒸熟，去白，晒干，取末）三两　百部（水洗净，晒干取末）三两　苦桔梗（水洗净，炒，取末）二两　黑玄参（水洗净，晒干，取末）二两　百合（水洗净，晒干，取末）二两　生贝母（水洗净，去心，晒干，取末）三两　苏子（水淘净，晒干，炒，取末）一两五钱　半夏（照南星制，取末）五钱　萝卜子（水洗净，炒，取末）三两　青竹茹（取末）二两　干葛（水洗净，晒干，取末）一两　薄荷（水洗净，晒干，取末）三两　玄明粉一两　前胡（水洗净，去毛，晒干，取末）二两　五味子（水洗净，晒干，取末）二两　枳壳（麸皮炒，用枳壳净末）一两

【用法】上拌匀，炼蜜为丸，如绿豆大。每服三钱，食后清茶送下。

【主治】痰火诸疾。

56085　降火化痰汤（《会约》卷十二）

【组成】陈皮　半夏　茯苓　甘草　贝母　胆星　海石　木通各一钱半　白芥子六分

【用法】温服。

【主治】痰因火炎而致痉者。

【加减】如火盛痰不降者，加童便一小钟。

56086　降火安金汤（《会约》卷四）

【组成】知母二钱　麦冬　生地各一钱半　桔梗　牛膝　甘草各一钱　桑皮　陈皮各一钱

【用法】水煎服。

【主治】实火上炎，肺受火烁，咳嗽烦甚，脉洪大者。

【加减】有痰易来，加半夏二钱；如咳甚而痰难来者，加贝母一钱半；如大便秘结，加酒炒大黄一钱半。

56087　降火导痰汤（《脉因证治》卷上）

【组成】芩　连　瓜蒌　海石

【主治】火逆咳嗽。

56088　降火明目丸（《眼科阐微》卷三）

【组成】黄连（酒炒）　黄芩（炒）　黄柏（炒如褐色）　栀子（连皮捣，炒）　甘菊各等分

【用法】为末，清水滴丸，如绿豆大。每服五七十丸，白汤送下。

【主治】目病发散过多而火不降。

56089　降火清金汤（《济阳纲目》卷三十一）

【组成】黄芩(炒)　山栀(炒)各一钱半　知母(炒)　贝母(去心)　桑白皮　麦门冬(去心)　桔梗各一钱　橘红八分　茯苓一钱　甘草四分

【用法】水二钟,煎八分。食后服。

【主治】火喘。

56090　降火清喉汤(《杏苑》卷六)

【组成】薄荷　黄芩各七分　桔梗　黄柏(酒炒)　知母　生地黄各一钱　贝母(炒)六分　山栀仁(炒)六分　甘草四分

【用法】上㕮咀。水煎,食远温服。

【主治】虚火炎上喉疼,吞吐如碍。

56091　降压汤 1 号(《临证医案医方》)

【组成】紫贝齿 15 克(先煎)　紫石英 9 克(先煎)　磁石 30 克(先煎)　生石决明 30 克(先煎)　夏枯草 15 克　菊花 9 克　钩藤 12 克　白芍 12 克　生地 9 克　元参 18 克　山栀 9 克　牛膝 12 克

【功用】平肝降压,滋阴。

【主治】高血压。头疼,头晕,面红目赤,烦躁,舌苔黄,脉弦大,证属肝阳上越者。

56092　降压汤 2 号(《临证医案医方》)

【组成】白芍 20 克　生地 12 克　元参 15 克　首乌 9 克　杜仲 12 克　牛膝 12 克　桑寄生 30 克　灵磁石 30 克(先煎)　牡蛎 30 克　天麻 9 克　紫贝齿 12 克(先煎)　生石决明 30 克(先煎)

【功用】滋阴潜阳。

【主治】高血压。头晕、目眩、耳鸣,腰膝酸软,舌质红,少津,脉弦细,证属阴虚阳亢者。

56093　降香桃花散(《痧胀玉衡》卷下)

【异名】十二号既济方(《杂病源流犀烛》卷二十一)、石四(《痧症全书》卷下)。

【组成】降香五钱　牛膝二两　桃花　红花　大红凤仙花各七钱　白蒺藜一两

【用法】上为末。黑砂糖调,童便冲服。

【主治】痧毒中肾。

56094　降浊健美茶(《成方制剂》20 册)

【组成】山楂 90 克　莱菔子 30 克　枳实 30 克　厚朴 30 克　菊花 30 克　麦芽 60 克　陈皮 18 克　火麻仁 64 克　老范志万应神曲 30 克　绿茶叶 200 克

【用法】制成药末,开水冲泡服,一次3～6 克,一日 3～4 次。

【功用】消积导滞,利湿降浊,活血祛瘀。

【主治】湿浊瘀阻,消化不良,身体肥胖,疲劳神倦。

56095　降逆止呃汤(《中医治法与方剂》)

【组成】代赭石 24 克　陈皮 15 克　旋覆花　竹茹　太子参各 12 克　丁香　柿蒂　天冬　麦冬　甘草　枇杷叶各 9 克

【功效】降逆止呕。

【主治】寒热错杂,胃气上逆,呃逆,声音低怯,下肢欠温,口干舌红、苔薄,脉细。

56096　降真龙骨散(《医统》卷七十九)

【组成】乳香　没药　降真节　苏木　川乌　油松节　自然铜(煅,淬醋中七次)各一两　地龙(去土,油炒)　水蛭(香油炒)各半两　血竭三钱　龙骨半两　土狗十个(油浸,炒)

【用法】上为末。每服三钱,好酒送下。此药自顶心至足底周遍一身,遇病处则飒飒有声,患人自觉药力习习往来。

【主治】打扑骨折。

56097　降脂减肥片(《成方制剂》7 册)

【组成】大黄　丹参　葛根　枸杞子　何首乌　三七　松花粉　菟丝子　茵泽　泽泻

【用法】上制成片剂,口服,一次 4～5 片,一日 3 次。

【功用】滋补肝肾,养益精血,扶正固本,通络定痛,健脾豁痰,明目生津,润肠通便。

【主治】各型高脂血症,心脑血管硬化,单纯性肥胖,习惯性便秘,痔疮出血。

【宜忌】孕妇忌服。

56098　降痈活命饮(《外科医镜》)

【组成】金银花一两　当归五钱　生黄耆三钱　甘草二钱(生)　乳香一钱(去油)　没药一钱(去油)　白芷一钱　防风七分　山甲三片(炒)　黄明胶五钱(即牛皮胶,用蛤粉拌炒成珠)

【用法】酒、水各半煎服。

【主治】一切痈毒。

56099　降痈活命饮(《经验奇方》卷上)

【组成】大当归八钱　生黄耆　金银花各五钱　生甘草三钱

【用法】上药用陈绍酒、清水各一碗,煎脓汁热服。服后宜暖睡出汗。

【功效】初起能益气和血,解毒托里;破后能排脓去腐,生长肌肉。

【主治】一切有名肿毒,无论阴阳证。

【加减】患在上部,加川芎二钱,在中部,加桔梗二钱,在下部,加牛膝二钱;如泄泻,加苍白术各二钱;呕吐恶心,加陈皮、半夏各一钱;不思食饮,加白术三钱、陈皮一钱;气虚,加党参五钱;阴疽肉白色淡,无论冬夏,加陈皮、麻黄各六分,瑶桂心、炮姜各一钱五分,切不可妄行加减。如排脓,加白芷二钱;欲破,加皂刺一钱五分,已破者不用;火气盛,加天花粉、黄芩各二钱;大便闭结,加熟大黄三钱,已通者不用。

56100　降痰除积汤(《点点经》卷二)

【组成】茯神　半夏　胆星　陈皮　槟榔　枣仁　厚朴　阿魏各一钱半　菖蒲　元参各一钱　知母二钱　甘草八分　真牛黄三分(擂碎兑服)

【主治】酒伤肾,发狂如疯,人事不知,或一疯一死,或昏迷不醒。

56101　降痰舒膈汤(《辨证录》卷九)

【组成】石膏三钱　天花粉三钱　厚朴一钱　枳壳一钱　半夏一钱　茯苓五钱　益智仁五分

【用法】水煎服。一剂满实平,二剂满实尽除,痰亦尽下。

【功用】泻胃火而降痰。

【主治】痰在膈上,大满大实,气塞不能伸,药怯而不得下。

56102　降糖宁胶囊(《成方制剂》10册)

【组成】人参 30 克　山药 120 克　生石膏 300 克　知母 100 克　黄耆 120 克　天花粉 150 克　茯苓 120 克　麦冬 120 克　生地黄 150 克　地骨皮 150 克　玉米须 150 克　山茱萸 60 克　甘草 60 克

【功用】益气,养阴,生津。

【主治】糖尿病属气阴两虚者。

【用法】制成胶囊剂,每粒装 0.4 克。口服,一次 4～6 粒,一日 3 次。

56103　降糖舒胶囊(《成方制剂》8册)

【组成】刺五加　丹参　地黄　葛根　枸杞子　黄精　黄耆　荔枝核　麦冬　牡蛎　芡实　人参　山药　生石膏　熟地黄　天花粉　乌药　五味子　玄参　益智仁　知母　枳壳

【用法】制成胶囊剂,每粒装 0.3 克。口服,一次 4～6 粒,一日 3 次。

【功用】滋阴补肾,生津止渴。

【主治】糖尿病及糖尿病引起的全身综合征。

【宜忌】忌食辛辣。

弩

56104　弩筋散(《千金翼》卷二十)

【组成】故败弩筋五分(烧作灰)　秦艽五分　杜仲半两(炙)　大枣三个　干地黄二两半　附子(炮,去皮)　当归各一两

【用法】上为散。每服一方寸匕,以温酒送下,一日三次,稍加至二七,以知为度。

【主治】弓弩所中,筋急不得屈伸。

驾

56105　驾轻汤(《霍乱论》卷四)

【组成】鲜竹叶　生扁豆各四钱　香豉(炒)　石斛各三钱　枇杷叶(刷)二钱　橘红(盐水炒)　陈木瓜各一钱　焦栀一钱五分

【用法】水煎,温服。

【主治】霍乱后,余邪未清,身热口渴,及余热内蕴,身冷脉沉,汤药不下而发呃者。

参

56106　参丹(《普济方》卷二六五引《家藏经验方》)

【组成】上色颗块辰砂一百两(研如粗砂,不可太细)　新罗人参六十两(㕮咀)　大样金箔三百片

【用法】用瓦瓶或银瓶,以布巾铺底,先将熟绢夹袋两个,安顿人参一半在辰砂袋内,于其上,却以人参一半盖之,锅上蒸熟,烧桑柴,别以银锅烧汤,准备瓶下水耗,逐旋添,须要候火紧慢得所,不要煎过,亦不得令火歇,每七日一次,开瓶取出砂袋,将人参搅拌过,再依前法安顿袋内蒸,候四十九日住火,去人参不用,只将朱砂同金箔,以上捶研令极细,不见金箔星为度,糯米粉煮糊为丸,如绿豆大。每服五七丸,加至十五丸,人参枣汤空心送下。

【主治】荣卫不平和,心肾不升降,气闭痰厥,心腹冷痛,脏腑泄滑,小便频数,肌体瘦悴,目暗耳聋,精神恍惚,健忘多惊,诸虚百损,及妇人血崩气晕,子宫久冷。

56107　参贝散(《麻疹全书》卷三)

【组成】沙参　贝母　桔梗各一钱　西河柳二钱　甘草五分

【功用】清金养肺。

【主治】痘后出麻疹。

56108　参仁丸(《医学入门》卷七)

【组成】麻仁　大黄各三两　人参七钱半　当归一两

【用法】上为末,炼蜜为丸,如梧桐子大。每服三十丸,空心热水送下。

【主治】气壅风盛,便秘后重,疼痛烦闷。

56109　参毛丸

《赤水玄珠》卷三十。为《解围元薮》卷三"参翎丸"之异名。见该条。

56110　参牛散(《医统》卷九十一)

【组成】人参　牛蒡子

【用法】上为末。每服二钱,古米薄荷汤调服。

【主治】痘疮入目。

56111　参乌汤(《喉科家训》卷四)

【组成】西洋参　制首乌

【用法】煎服。

【主治】烂喉丹痧愈后,肝胃之阴不复者。

56112　参艾饮(《白喉全生集》)

【组成】条参四钱　前胡　法夏(姜汁炒)　僵蚕(姜汁炒)　桔梗各二钱　银花三钱　陈皮　枳壳　粉草各一钱　艾叶三片

【用法】水煎服。

【主治】白喉寒证初起。寒邪在表,见白于关内或关外,色必明润而平,满喉淡红,微肿略痛,头痛,恶寒发热,饮食如常,舌苔白,二便和。

56113　参末散

《青囊秘传》。为《圣济总录》卷一三四"苦参散"之异名。见该条。

56114　参术丸(《圣济总录》卷三十二)

【组成】人参　白术各一两半　木香　陈橘皮(汤浸去白,焙)　干姜(炮)　桂(去粗皮)　赤茯苓(去黑皮)各一两　槟榔(剉)半两　枳壳(去瓤,麸炒)一两

【用法】上为末,炼蜜为丸,如梧桐子大,每服五丸,空心温酒送下,一日二次。

【主治】伤寒后宿食不消,心腹气胀。

56115　参术丸

《普济方》卷三九三。为《局方》卷十(吴直阁增诸家名方)"人参丸"之异名。见该条。

56116　参术丸(《奇效良方》卷六十五)

【组成】人参　白术　干姜(炮)　甘草(炙)各一分

【用法】上为细末,米糕泡糊为丸,如麻子大。每服百余丸,乳食前温水吞下,或米饮亦得。

【主治】小儿脾胃伤冷,外热里寒,不思饮食,身常壮热,大便或溏色白,或患疮疹,身有大热,因食冷物或冷热过度,荣卫不行,致令毒气内伏不出,或泻,或腹胀,或已出疮疹,瘢白无血色。

56117　参术丸(《万氏家抄方》卷六)

【组成】白术(炒)　人参　茯苓各二钱　陈皮一钱五分　山药二钱五分　山楂肉三钱　厚朴(姜汁炒)二钱　神曲(炒)三钱　泽泻二钱　甘草(炙)一钱

【用法】上为末,蒸饼糊为丸。米汤送下。

【主治】痘后羸瘦。

56118　参术丸《治痘全书》卷十三)

【组成】人参　白术　干姜　甘草　黄连　乌梅肉　川椒

【用法】为丸服。

【主治】痘疮。脾胃伤冷,外热内寒,若不吐利,但闻食即吐蛔者。

56119　参术丸

《仙拈集》卷二。为《御药院方》卷六"猪肚丸"之异名。见该条。

56120　参术汤《圣济总录》卷一五五)

【组成】人参　白术　枳壳(去瓤,麸炒)　赤茯苓(去黑皮)各二两　槟榔(煨,剉)三分　肉豆蔻(去壳)四枚　柴胡(去苗)一两

【用法】上为粗末。每服三钱匕,水一盏,加生姜三片,大枣一个(擘破),煎至七分,去滓。食前温服。

【主治】妊娠心腹痛,胁肋胀满,烦躁。

56121　参术汤《兰室秘藏》卷上)

【异名】参耆汤(《回春》卷二)、补气汤(《嵩崖尊生》卷九)。

【组成】黄柏(酒浸)　当归各二分　柴胡　升麻各三分　人参　陈皮　青皮各五分　神曲末七分　炙甘草　苍术各一钱　黄耆二钱

【用法】上㕮咀,作一服。水二大盏,煎至一盏,食远服。

【主治】脾胃虚弱,元气不足,四肢沉重,食后昏闷。

56122　参术汤《脉因症治》卷下)

【组成】人参　白术　山栀　香附

【主治】虚疟,脉豁大者。

【备考】《医统》卷六十引《集成》有苍术。用法:各等分。上㕮咀。每服半两,水一盏半,煎八分,空心服。

56123　参术汤《扶寿精方》)

【组成】人参　白术　黄芩(酒炒)　黄连　黄耆　生地黄(酒洗)各等分

【用法】水煎服。

【主治】气虚头痛眩晕。

56124　参术汤

《万氏女科》卷三。为《丹溪心法》卷五"参术膏"之异名。见该条。

56125　参术汤《赤水玄珠》卷十四)

【组成】人参　白术　黄耆各二钱　茯苓　甘草　陈皮各一钱

【用法】水煎服。

【主治】❶《赤水玄珠》:气虚颤掉。❷《景岳全书》:泄泻、呕吐。

【加减】甚者,加附子。

56126　参术汤《嵩崖尊生》卷九)

【组成】人参　白术各六分

【用法】煎服。

【主治】呃逆,胃伤阴虚,相火直冲。

56127　参术汤《杂病源流犀烛》卷七)

【组成】人参　白术　当归　白芍　半夏　陈皮　甘草

【用法】服后探吐。

【功用】兼补气血。

【主治】孕妇转胞症。

56128　参术汤

《类证治裁》卷六。为《得效》卷四"参术散"之异名。见该条。

56129　参术饮《丹溪心法》卷五)

【异名】参术散(《广嗣纪要》卷十三)。

【组成】四物汤加人参　白术　半夏(制)　陈皮　甘草

【用法】上㕮咀,加生姜,煎,空心服。

【功用】《医方论》:调养荣卫,化痰理气,清升浊降。

【主治】妊娠转胞。

【临床报道】转胞:《丹溪治法心要》一妇人怀胎,患转胞病,两脉似涩,重则弦,左稍和,此得之忧患,涩为血少气多,弦为饮。血少则胎弱,而不能自举,气多有饮,中焦不清而溢,则胎知所避而就下,故喜坠。以四物汤加参、术、半夏、陈皮、生甘草、生姜煎,空心饮,随以指探喉中出药汁,候少顷,气定又与一帖,次早亦然,至八帖安。

56130　参术饮《杏苑》卷四)

【组成】人参三钱　黄耆二钱　白术一钱　甘草(炙)五分　白豆蔻八分　陈皮七分　木香一钱　地榆一钱　升麻一钱　粟壳八分　当归(全用)一钱　砂仁七分　泽泻八分

【用法】上㕮咀。水煎,温服。

【功用】补中益气,温养脾胃。

【主治】中气下陷,脾胃虚败,久痢不止,滑脱不固,四肢倦怠,精神短少,饮食不消。

【方论选录】用人参、白术、炙甘草等补中益气,砂仁、白蔻温脾和胃,陈皮、木香行滞气,地榆凉下焦之血,泽泻利小便以渗湿,升麻升提清气上腾,佐罂粟壳以固滑脱,当归分理气血,各归其所。

56131　参术饮

《张氏医通》卷十六。为《局方》卷三(绍兴续添方)"参苓白术散"之异名。见该条。

56132　参术饮

《产孕集》卷下。为《丹溪心法》卷五"参术膏"之异名。见该条。

56133　参术散《陈素庵妇科补解》卷一)

【组成】参　术　苓　草　芎　归　芍　生地　广皮　牡丹皮　知母　香附

【主治】经行后劳役过度,烦热,口燥,咽干,四肢倦怠,经血六七日不止,劳则伤脾。

【方论选录】四君以补气,四物以补血,香、广以顺气快膈,使水谷进而阴血生,更加丹皮、麦冬、知母以滋阴补肾,使津液生而烦热退;再宜节劳养性,自无伤脾之患矣。

56134　参术散《魏氏家藏方》卷二)

【组成】人参(去芦)　桑白皮(炒)各半两　白术(炒)

词子(去核) 白茯苓(去皮) 桔梗(炒) 甘草(炙)各一两 大腹子二枚

【用法】上为细末。每服二钱,水一盏,加生姜三片,大枣一个,煎至七分,食后服。

【主治】上膈痰壅,咳嗽声微,或表中风邪,里则不消。

56135 参术散(《永类钤方》卷二十一)

【组成】人参 白术 茯苓 山药 扁豆(炒) 干葛 藿香 丁香 甘草(炙) 诃子(炮肉)各一分

【用法】上为末。三岁一钱,水半盏,加生姜二片,煎,空心服。

【主治】小儿吐泻,亡失津液,烦渴心燥,不食。

56136 参术散(《得效》卷四)

【异名】参术汤(《类证治裁》卷六)。

【组成】人参 白术(去芦,炒) 干姜(炮) 白豆蔻仁 缩砂仁 丁香 橘皮 甘草(略炒)各等分

【用法】上剉散。每服三钱,加生姜三片,煎取药汁,调炒过真蚌粉一大钱并服。

【主治】心脾虚痛,虚寒泄泻。

❶《得效》:虚弱人脾疼。❷《杂病源流犀烛》:心痛,按之痛止者。❸《卫生鸿宝》:痘疹灌脓时,虚寒泄泻。

56137 参术散(《袖珍小儿》卷六)

【组成】人参(去芦) 白术 木香 茯苓(去皮) 甘草(炙) 藿香叶(拂去尘土)各一钱 葛根(炒)二钱

【用法】上剉散。用生姜三片,大枣一个,去核同煎,食前服。

【主治】婴孩小儿脾胃久虚,呕吐泄泻频并不止,津液枯竭,烦渴多燥,但欲饮水,乳食不进,羸困少力,因而失治,变成风痫,不问阴阳虚实。

【加减】伏暑烦渴,加益元散,用白汤调服;吐泻,加丁香、黄耆(蜜炙)、白扁豆(炒,去皮)各一钱。

56138 参术散(《幼科证治大全》引《全幼心鉴》)

【组成】人参 白术 猪苓各一钱 干姜一钱 泽泻 赤茯苓 木通各三钱

【用法】上入灯心七茎,车前子一捻,水煎服。

【主治】婴孩小儿,初受湿气,身体疼痛,发热恶风,多汗,面浮,作呕,小便不利。

56139 参术散

《广嗣纪要》卷十三。为《丹溪心法》卷五"参术饮"之异名。见该条。

56140 参术散(《赤水玄珠》卷十一)

【组成】人参一两半 白术二两 桂心七钱

【用法】每服五钱,水煎服。

【主治】虚劳自汗不止。

【加减】阳虚甚者,加附子。

56141 参术散(《杏苑》卷七)

【组成】人参 白术各一钱五分 泽泻 麦门冬 赤茯苓 甘草梢 滑石各一钱

【用法】上咬咀。用竹叶三十片,灯心二十茎,水煎,温服。

【主治】气虚淋沥。

56142 参术散(《活幼心法》卷八)

【组成】白术(用里白无油者去芦,刮去皮,炒)一两

人参 白茯苓(去皮) 砂仁 炙甘草(去皮) 薏苡仁(炒熟,拣净) 家莲子(去心,炒) 真神曲(炒) 山楂肉各五钱 肉豆蔻(面裹煨熟,去面切细,用火纸包,打去油净) 诃子(煨,取肉去核) 陈广皮(洗净,去筋膜,晒)各四钱 南木香三钱

【用法】上为细末。每用二钱,清米饮调,食前温服。儿有不肯服者,入稀粥内和服。

【主治】❶《活幼心法》:小儿脾虚吐泻交作,其泻每日只溏粪一二次,屡作不止。❷《会约》:痘色淡白,脾胃虚寒,大便泄而青白滑利不止者。

56143 参术散(《痘疹仁端录》卷八)

【组成】白术一两 人参 茯苓 砂仁 炙草 米仁 肉果 莲肉 橘红各四分 木香三钱 神曲

【用法】上为末。米汤送下。

【主治】虚寒作泻。

56144 参术膏(《丹溪心法》卷五)

【异名】参术汤(《万氏女科》卷三)、参术饮(《产孕集》卷下)。

【组成】人参二钱半 白术二钱 桃仁 陈皮各一钱 黄耆一钱半 茯苓一钱 甘草(炙)半钱

【用法】上咬咀。水煎猪、羊胞,后入药,作一服。

【主治】产后胞损成淋沥证。

【方论选录】❶《成方切用》:产妇胞损,必令气血骤长,其胞可完,若稍迟缓,恐难成功。故以参、耆、术、草以补之,加陈皮以宣其滞,桃仁以活其血,茯苓以助其下行,用猪羊胞煮汤,入药煎服,取其以胞补胞之义,不特引经也。❷《成方便读》:方中参、耆、术、草,大补元气,而生阴血;然产后不无瘀浊垢滞之物,故以陈皮行气,茯苓降浊,桃仁去瘀,猪羊胞假血肉有情之品,以补其所损之处耳。

【临床报道】产妇胞损:《丹溪治法心要》尝见尿胞因收生者之不谨,以致破损而得淋沥病,徐氏妇,壮年得此。因思肌骨破伤在外者且可补完,胞虽在腹,恐亦可治。诊其脉虚甚,因悟曰:难产之人多是血虚,难产之后,气血尤虚,因用峻补之药,以术、参为君,桃仁、陈皮、黄耆、茯苓为佐,而煎以猪、羊胞中汤,于极饥时与之,每剂用一两,至一月而安,恐是气血聚长,其胞可完,若稍迟缓,恐难成功。

56145 参术膏(《外科枢要》卷四)

【组成】人参 白术各等分

【用法】水煎稠,汤化服。

【功用】❶《外科枢要》:补中气。❷《鲁府禁方》:补元气、健脾胃。

【主治】脾胃虚弱,食少泄泻,消瘦;并治妇人阴脱,产后淋沥。

❶《外科枢要》:中气虚弱,诸药不应,或因用药失宜,耗伤元气,虚证蜂起。❷《鲁府禁方》:饮食失节,损伤脾胃,劳役过度,耗伤元气,肌肉消削,饮食不进。❸《症因脉治》:气虚咳嗽,及脾虚泻。❹《傅青主女科》:产后类疟。❺《辨证录》:妇人阴脱。❻《郑氏家传女科万金方》:产妇误损尿胞,而致淋沥。

56146 参术膏(《医统》卷四十六)

【组成】人参 白术(土炒)各一斤 薏苡仁八两(炒熟) 莲肉六两(去心皮) 黄耆四两(蜜炙) 茯苓(去皮)

四两　神曲(炒)二两　泽泻　甘草(炙)各五钱

【用法】水二斗,煎一斗,去滓,再熬成膏。或为细末,每服二三钱,饮汤调下。

【主治】虚劳,脾胃虚弱,不能运用,或胀或泻。

【方论选录】《摄生秘剖》:《经》曰:脾欲缓,急食甘以缓之,苦以泄之。白术苦甘,是以为君;东垣曰:脾胃虚则气不足,人参甘温补气是以为臣;气不足者,肉分不充,故佐以黄耆;土虚则不能生金,故佐以苡仁;虚则补其母,故佐以莲肉;土恶湿,虚则水寡于畏,故佐以茯苓、泽泻;土虚不能散精输肺,故佐以神曲;通五方之气于太阴,和诸药之性而无忤者,甘草为使之力也。

56147　参术膏《外科正宗》卷一

【组成】上好人参半斤(切片,用水五大碗砂锅内慢火熬至三碗,将滓再煎汁一碗,共用密绢滤清,复熬稠厚,瓷碗内收贮听用)　云片白术六两　淮庆熟地六两(俱熬,同上法)

【用法】以上三膏各熬完毕,各用瓷碗盛之,顿入水中,待冷取出,盖勿泄气。如患者精神短少,懒于言动,短气自汗者,以人参膏三匙,白术膏二匙,地黄膏一匙,俱用无灰好酒一杯炖热化服。如脾气虚弱,饮食减少,或食不知味,或已食不化者,用白术膏三匙,人参膏二匙,地黄膏一匙,好热酒化服。如患者腰膝酸软,腿脚无力,皮肤手足粗涩枯槁者,用地黄膏三匙,人参、白术膏各三匙化服。如气血、脾胃相等,无偏胜负者,三膏每各二匙,热酒化服。

【功用】补气补脾并补血。

【主治】痈疽、发背等症,大脓后气血大虚。

【备考】此膏用于清晨并临睡时各进一次,自然强健精神,顿生气血,新肉易生,疮口易合,者疮危险势大脓多者,可保终无变症。夏炎天热恐易变,分作二次熬用亦好,愈后能服,须发变黑,返老还童。按:本方方名,《疡医大全》引作"参术地黄膏"。

56148　参归丸《女科万金方》

【组成】人参　熟艾　石蒲三两　白术一两四钱　扁豆　白芍　川芎　山药　吴茱萸各二两

【用法】糯米为丸。米汤送下。

【主治】一切淋沥,白带日夕无度,腹冷腰疼,小腹膨胀,内热头眩,或成五色者。

【备考】方中人参、熟艾用量原缺。

56149　参归丸《普济方》卷三三三

【组成】人参　当归　大黄　瞿麦　赤芍药　苦葶苈(制)　白茯苓　桂心各等分

【用法】上为末,蜜为丸,如梧桐子大。每服三十丸,空心米饮送下。

【主治】脾血受病,经水不通,血化黄水,流入肢体浮肿。

56150　参归丸《古今医鉴》卷九

【组成】苦参(净末)四两　当归(净末)二两

【用法】上用酒糊为丸,如梧桐子大。每服七八十丸,食后热茶送下。

【功用】《北京市中药成方选集》:清热凉血。

【主治】❶《古今医鉴》:血热入肺之酒渣鼻。❷《北京市中药成方选集》:血燥风湿,头面生疮,粉刺疙瘩,口舌

糜烂。

【备考】本方方名,《北京市中药成方选集》引作"归参丸"。

56151　参归汤《兰室秘藏》卷下

【组成】黄耆七分　甘草　生地黄各五分　柴胡　草豆蔻仁　升麻各四分　当归身三分　熟地黄　人参各二分　益智仁少许　红花少许

【用法】上剉,如麻豆大,都作一服。水二盏,煎至一盏,去滓,食远服。

【主治】气血不足。

56152　参归汤《万氏家抄方》卷六

【组成】当归　人参　黄耆　白术各七分　甘草三分　川芎七分　陈皮三分　茯苓七分

【用法】加生姜、大枣,水煎服。

【主治】痘疮气血俱虚。四五日稠密,根窠不红,顶陷者。

【加减】发难起,临服加酒一栗壳;无光泽,加荔枝一枚;小便赤,加茯苓、滑石;身表大热不退,必生痈毒,加连翘、丹皮、生地、柴胡、黄芩、鼠黏子;腹胀,加厚朴、陈皮、木香;腹痛,加木香;吐涎沫,加制半夏;喉痛,加桔梗、大力子、连翘;不收靥,加芍药、木通。

56153　参归汤《万氏家抄方》卷六

【异名】参归化毒汤(《片玉痘疹》卷十)。

【组成】黄耆　人参　当归　牛蒡子　甘草

【用法】水煎服。

【主治】痘疹虚弱不靥。

56154　参归汤

《杏苑》卷五。为《直指》卷九"当归散"之异名。见该条。

56155　参归汤

《景岳全书》卷六十一。为《卫生家宝产科备要》卷六"人参散"之异名。见该条。

56156　参归汤《痘疹仁端录》卷十一

【组成】人参七钱　归身七钱　酒芍三钱

【用法】加生姜三片,与乳母共服。

【主治】婴儿未满一岁出痘,血气不足,疮不肥满。

【加减】泻,加诃子;渴甚,加参;痰,加白术、陈皮;疮白,盗汗,加酒耆、酒芍。

56157　参归汤《石室秘录》卷六

【组成】人参二两　当归二两　荆芥一钱

【用法】水煎服。

【主治】产后下利厥逆,躁不得卧,或厥不得止。

56158　参归汤《胎产心法》卷下

【组成】当归(酒洗)　炮姜一钱　人参　白芍(炒)　川芎　炙草各八分

【用法】水煎服。

【主治】产后阴阳不和,乍寒乍热。

【备考】方中当归用量原缺。

56159　参归汤《叶氏女科》卷三

【组成】川芎　当归　人参各一钱　干姜　肉桂各五分

【用法】水煎服。

【主治】临产失血过多，虚热太甚，目暗神昏，手足厥冷者。

【加减】若汗多，加黄耆。

56160 **参归饮**（《胎产秘书》卷上）

【组成】人参 当归 寄生 准生 准熟 条芩 香附 茯苓 阿胶各一钱 川芎五分 生甘草五分 白芍二分 黄耆一钱半 黄杨叶三片 生姜二片

【用法】水煎服。甚者日进一剂。

【主治】妊娠胎漏，经血妄行。

56161 **参归饮**（《医学集成》卷三）

【组成】人参 当归 炮姜 附子 枣仁

【主治】产后心慌自汗。

56162 **参归散**（《脉因证治》卷上）

【组成】知母（炒） 人参（炒） 秦艽（去尖芦） 北柴胡（同术炒） 鳖甲（麦汤浸七次） 前胡各半两 乌梅三个 地骨皮 川常山（酒浸三日） 川归（同柴胡炒） 甘草 白茯苓各七钱半

【用法】水煎服。

【主治】骨蒸劳。

56163 **参冬饮**（《症因脉治》卷二）

【异名】参麦饮（《胎产心法》卷下）。

【组成】人参 麦门冬各等分

【用法】水煎服。

【主治】气虚喘逆，虚热，脉浮大，按之则空，或见濡软，散大无神。

56164 **参半丸**（《普济方》卷三九四）

【组成】半夏三钱 人参三钱 藿香三钱（去皮） 甘草半钱（炙） 丁香十四个 诃子一个（煨，去核）

【用法】上为细末，陈米作薄糊为丸，如麻子大。每服百晬者十九至十五丸，半年一岁者，可服三十丸。

【主治】小儿久新吐。

56165 **参半丹**

《普济方》卷三八七。为《玉机微义》卷五十"人参丸"之异名。见该条。

56166 **参地煎**（《不知医必要》卷二）

【组成】生地六钱 党参（去芦）二钱 百草霜二钱（研末）

【用法】水煎服。

【主治】吐血。

56167 **参朴汤**（《圣济总录》卷三十二）

【组成】人参 厚朴（去粗皮，姜汁炙）各一两 陈橘皮（汤浸去白，焙） 诃梨勒（炮，去核） 桂（去粗皮） 木香 枳壳（去瓤，麸炒） 黄耆（剉）各半两 甘草（炙）一分 白术三分

【用法】上为粗散。每服三钱匕，水一盏，加生姜半分（拍破），大枣二个（擘破），同煎至半盏，去滓，食前温服，一日二次。

【主治】伤寒后脾胃气虚，全不思食，腹脏不调。

56168 **参芍汤**（《温病条辨》卷三）

【组成】人参 白芍 附子 茯苓 炙甘草 五味子

【主治】休息痢，经年不愈，下焦阴阳皆虚，不能收摄，少腹气结，有似癥瘕。

【方论选录】纯然虚证，以痢久滑泄太过，下焦阴阳两伤。气结似乎癥瘕，而实非癥瘕，舍温补其何从？故以参、苓、炙草守补中焦；参、附固下焦之阳；白芍、五味收三阴之阴，而以少阴为主，盖肾司二便也。汤名参芍者，取阴阳兼固之义也。

56169 **参芎汤**（《朱氏集验方》卷五）

【组成】人参 川芎 甘草（炙） 白术 白茯苓 北芍药 白豆蔻仁（炒） 当归（酒浸，焙） 黄耆（蜜炙） 肉桂（去皮）各半两 罂粟壳（蜜炙） 五味子各一两

【用法】上㕮咀。每服三钱，用水一盏半，加生姜三片，大枣二个，煎至八分，空心服。

【主治】男子，妇人一切虚证冷嗽。

56170 **参曲散**（《圣济总录》卷六十二）

【组成】人参 白茯苓（去黑皮） 枳壳（去瓤，麸炒） 桂（去粗皮） 厚朴（去粗皮，涂生姜汁炙熟） 甘草（炙） 陈曲（炒黄） 诃黎勒皮 白术 京三棱（煨熟） 干姜（炮） 白槟榔（剉） 木香各三分

【用法】上为末。每服二钱匕，空心、食前入盐点服。

【主治】膈气。宿食不消，气攻两胁痛，口内唾痰，心胸不快。

56171 **参竹汤**（《幼科发挥》卷四）

【组成】麦冬 人参 竹叶 甘草 半夏 小麦 粳米 陈皮 生姜

【主治】《幼科铁镜》：睡中稍闻人声响动，即惊而不寐者，此胆虚之极。或迅雷所惊，抽掣。

56172 **参朱丸**（《卫生宝鉴》卷九）

【异名】参砂丸（《冯氏锦囊·杂症》卷五）。

【组成】人参 蛤粉 朱砂各等分

【用法】上为末，獖猪心血为丸，如梧桐子大。每服三十丸，空腹煎金银汤下。

【主治】风痫。

56173 **参汤散**

《小儿痘疹》。为《幼幼新书》卷十五引《家宝》"麦汤散"之异名。见该条。

56174 **参麦汤**（《陈素庵妇科补解》卷五）

【组成】麻黄根 牡蛎 浮小麦 黄耆 人参 麦冬 川芎 赤芍 生地 当归 甘草 陈皮 香附 防风 丹皮 葱白

【主治】产后阴虚于内，阳气独盛于外，汗出不止者。

【方论选录】汗多亡阳，卫败也；血去亡阴，荣竭也。产后去血多，已亡阴矣，加于汗出不止，重亡其阳，是阴阳俱失，荣卫两伤。治宜峻补其血，血盛则阳有所附，阴阳和则阳自能卫于外，阴自能敛于内，汗不止而自止矣。人参、麦冬安神养血，配四物，丹皮使阴不内虚，麻根、牡蛎、小麦、黄耆止汗固表，配人参、甘草使阳不至独盛，防风、葱白佐黄耆而行表，陈皮、香附佐人参而益气。汗止而阴血自固，阴血生而阳有所附，又何亡阳之虑哉？

56175 **参麦汤**（《衷中参西》上册）

【组成】人参三钱 干麦冬（带心）四钱 生山药六钱 清半夏二钱 牛蒡子（炒，捣）三钱 苏子（炒，捣）三钱 生杭芍三钱 甘草一钱半

【主治】阴分亏损已久，浸至肺虚有痰，咳嗽劳喘，或兼

肺有结核者。

【方论选录】人参为补肺之主药,而有肺热还伤肺之虞,有麦冬以佐之,则转能退热;麦冬为润肺之要品,而有咳嗽忌用之说,有半夏以佐之,则转能止嗽;至于山药,其收涩也,能助人参以补气,其粘润也,能助麦冬以滋液,虽多服久服,或有壅滞,而牛蒡子之滑利,实又可以相济;且牛蒡子能降肺气之逆,半夏能降胃气、冲气之逆,苏子与人参同用,又能降逆气之因虚而逆,平其逆气,则喘与嗽不治自愈矣。用白芍者,因肝为肺之对宫,肺金虚损,不能清肃下行以镇肝木,则肝火恒恣横而上逆,故加芍药以敛戢其火,且芍药与甘草同用,甘苦化合,味近人参,即功近人参,而又为补肺之品也。

56176 参麦饮

《胎产心法》卷下。为《症因脉治》卷二"参冬饮"之异名。见该条。

56177 参麦散

《遵生八笺》卷四。为《医学启源》卷下"生脉散"之异名。见该条。

56178 参杞片

《成方制剂》14册。即原书第7册"参杞酒"改为片剂。见该条。

56179 参杞汤《顾氏医径》卷四

【组成】人参 当归 熟地 杞子 山萸肉 麦冬 阿胶 肉桂 黑荆芥

【用法】水煎服。

【功用】纳气,养血,救脱。

【主治】新产血去过多,而气失根蒂,喘逆。

56180 参杞酒《成方制剂》7册

【组成】党参 枸杞子

【用法】口服,一次10~20毫升,一日2~3次。

【功用】补气益脾,滋补肝肾。

【主治】气血不足,腰膝酸软,食少,四肢无力。

【备考】本方改为片剂,名"参杞片"(见原书14册)。

56181 参花汤《洞天奥旨》卷十四

【组成】金银花一二两 人参一二两

【用法】加生姜、大枣,水煎服。

【主治】溃疡,气血俱虚,发热恶寒,失血。

56182 参花散《回春》卷七

【组成】人参 天花粉各等分

【用法】上为末。每服五分,蜜水调下。

【主治】咳嗽发热,气喘吐血。

56183 参芦汤(方出《格致余论》,名见《本草纲目》卷十二)

【异名】人参芦汤(《医部全录》卷三二五)。

【组成】人参芦半两

【用法】逆流水一盏半,煎一大碗饮之。

【主治】❶《格致余论》:性躁味厚,暑月因大怒而咳逆,每作则举身跳动,神昏不知人,形气俱实者。❷《辨证录》:视物倒植,干霍乱,中暑热之气。

【临床报道】呃:《格致余论》一女子性躁味厚,暑月因怒而病呃,每作则举身跳动,神昏不知人,形气俱实,乃痰因怒郁,气不得降,非吐不可。遂以人参芦半两,逆流水一盏半,煎一大碗饮之。大吐顽痰数碗,大汗昏睡,一日而安。

56184 参芦散

《医方集解》。为《全生指迷方》卷二"人参散"之异名。见该条。

56185 参苏丸

《江苏省中药成药标准暂行规定汇编》。即《三因》卷十三"参苏饮"改为丸剂。见该条。

56186 参苏片

《成方制剂》7册。即《三因》卷十三"参苏饮"改为片剂。见该条。

56187 参苏汤

《普济方》卷四〇三。为《三因》卷十三"参苏饮"之异名。见该条。

56188 参苏饮《妇人良方》卷二十二引胡氏方

【异名】二味参苏饮(《医方类聚》卷二三五引《管见良方》)、参苏散(《永类钤方》卷十九)、小参苏饮(《得效》卷十四)、人参苏木散(《杏苑》卷八)、参苏夺命丹(《郑氏家传女科万金方》卷四)。

【组成】人参一两(另末) 苏木二两

【用法】以水二碗,煮苏木,取一碗,去滓,调参末,随时加减服。

【主治】产后血入于肺,面黑发喘欲死者。

56189 参苏饮《三因》卷十三

【异名】参苏汤(《普济方》卷四〇三)、人参前胡散(《奇效良方》卷六十四)、十味参苏饮(《保婴金镜录》)、冲和汤(《济阳纲目》卷十一)。

【组成】前胡 人参 紫苏叶 茯苓各三分 桔梗 木香各半两 半夏(汤) 陈皮 枳壳(炒) 甘草(炙)各半两

【用法】上为剉散。每服四钱,水一盏半,加生姜七片,大枣一个,煎至七分,去滓,空腹服。

【功用】益气解表,理气化痰。

❶《局方》(淳祐新添方):开胃进食。❷《景岳全书》:解肌宽中。❸《简明医彀》:疏邪清气,消痰除热。❹《医林纂要》:调气,补中,解表。❺《中药制剂手册》:疏风散寒,理肺止咳。

【主治】虚人外感风寒,内有痰湿,发热恶寒,头痛鼻塞,咳嗽痰多,胸膈满闷,苔白脉浮。

❶《三因》:痰饮停积胸中,中脘闭,呕吐痰涎,眩晕,嘈烦,怔悸,哕逆;及痰气中人,停留关节,手足瘈疭,口眼㖞斜,半身不遂,食已即呕,头疼发热,状如伤寒。❷《局方》(淳祐新添方):感冒发热头痛,或因痰饮凝结,兼以为热,中脘痞闷,呕逆恶心。❸《片玉心书》:小儿痘疹发热,面燥腮赤,目胞亦赤,呵欠烦闷,乍热乍凉,咳嚏嚏,手足指冷,惊怖多睡。❹《赤水玄珠》:伤风鼻塞,恶心有痰,胸膈不利。❺《景岳全书》:孕妇伤寒,痘疹。❻《证治宝鉴》:风寒气喘。❼《医林纂要》:中气虚弱而感冒者。❽《医钞类编》:四时感冒,伤寒头痛,发热无汗及伤风咳嗽声重,涕唾稠粘,潮热往来。❾《方剂学》:虚人外感风寒,内有痰湿。憎寒发热,胸膈满闷,脉弱。

【加减】哕者,加干葛;腹痛,加芍药。

【方论选录】❶《古今名医方论》:叶仲坚曰,此咳嗽声重,痰涎稠粘,涕唾交流,五液无主,寒湿稽留于胸胁,中气不固可知矣，故以人参为君；然非风寒之外邪来侮，则寒热不发，而痰涎不遽生，故辅以紫苏、干葛；凡正气虚者，邪气必盛，故胸膈满闷，辅以陈皮、枳壳，少佐木香以降之；痰涎壅盛于心下，非辛燥不除，故用茯苓、半夏，少佐桔梗以开之；病高者宜下，故不取柴胡之升，而任前胡之降；欲解表者，必调和营卫，欲清内者，必顾及中宫，此姜、枣、甘草之所必须也。名之曰饮，见少与缓服之义。❷《医方集解》：风寒宜解表，故用苏、葛、前胡，劳伤宜补中，故用参、苓、甘草；橘、半除痰止呕；枳、桔利膈宽肠；木香行气破滞，使内外俱和，则邪散矣。

【临床报道】气虚型感冒：《福建中医药》[1996,27(6)：49]用参苏饮加味治疗气虚外感 60 例。结果：全部治愈，其中服 3 剂痊愈者 38 例，4～6 剂者 20 例，7～10 剂者 2 例。

【现代研究】❶解热镇痛、镇咳祛痰、抗病毒等作用：《中药药理与临床》[1992,8(3)：7]取昆明种小鼠、日本大耳白兔，分别观察本方制成颗粒剂的解热、镇痛、镇咳、祛痰作用和对免疫器官指数及碳廓清指数及抗病毒的作用，并与丸剂的药效学进行比较。结果发现：两种剂型口服对家兔均具有解热作用。对小鼠均有明显的镇咳、祛痰、提高脾指数和碳廓清指数的作用。颗粒剂具有明显的镇痛作用。还均具有较强的抗 A1、A3 型流感病毒的作用。❷对小鼠巨噬细胞 Toll 样受体及其下游信号转导通路的影响：《中国中药杂志》[2007,32(4)：327]研究参苏饮含药血清对脂多糖(LPS)和聚肌胞(P0LYI：C)刺激的小鼠巨噬细胞株 RAW264.7 表达 Toll 样受体 3（TLR3），Toll 样受体 4（TLR4）及其下游信号转导通路髓样分化蛋白(MyD88)，肿瘤坏死因子受体相关因子-6(TRAF-6)，Toll 样受体相关分子(TRAM)和 Toll 样受体相关的干扰素活化子（TRIF）mRNA 的影响。结果显示：参苏饮含药血清对 POLYI：C 刺激的 TLR3 及其下游通路的 MyD88 和 TRAM 有抑制作用，对 LPS 刺激的 TLR4 的病理性升高无抑制作用，但对 TLR4 下游通路 TRAM 和 TRIFmRNA 的表达有明显的抑制作用。以上综合作用引起炎症因子 TNF-α 和 IFN-β 的降低。

【备考】本方改为丸剂，名"参苏丸"、"参苏理肺丸"(见《江苏省中药成药标准暂行规定汇编》)、参苏宣肺丸(见《成方制剂》7 册)；改为胶囊剂，名"参苏胶囊"(见《新药转正》31 册)。改为片剂，名"参苏片"(见《成方制剂》7 册)。《局方》(淳祐新添方)有干葛；《易简方》有干葛，无木香。

56190 参苏饮《摄生众妙方》卷六)

【组成】人参 紫苏 半夏 桔梗 杏仁(去皮尖) 麻黄(去节) 荆芥 陈皮 防风 甘草 桑白皮

【用法】上哎咀，为粗末。每服五钱，加生姜三片，乌梅一个，和匀，好酸醋浸一宿，慢火炒，复浸一宿，再炒，以醋干为度，为细末。心嗽，面赤流汗，干姜汤下；肝嗽，眼中泪出，乌粟米汤下；肺嗽，上气喘气，桑白皮汤下；脾嗽，不思饮食，生姜汤下；胆嗽，令人不睡，生姜自然汁下；冷嗽，夜间多嗽，葱白头汤下；热嗽，日间多嗽，蜜汤下；暮嗽，涕唾稠粘，生姜汤下；气嗽，肚腹胀满，青皮汤下；伤风嗽，流涕，荆芥防风汤下；肠嗽，痰结成块，五味子汤下；产嗽，背疼，黄蜡汤下；痨嗽，四肢羸瘦，秦艽汤下；血嗽，连声不止，当归汤下。

【主治】诸般咳嗽。

56191 参苏饮《医便》卷三)

【组成】人参八分 紫苏叶 前胡 半夏 葛根各一钱 茯苓 桔梗 枳壳 陈皮各八分 甘草四分 羌活 苍术

【用法】上用水一钟半，加生姜三片，葱头一根，煎八分，热服。

【功用】宽中快膈。

【主治】秋月伤寒，发热头疼咳嗽，或中脘痞满，呕吐痰水，及感冒风邪，头疼鼻塞，憎寒壮热，名曰重伤风。

【加减】咳嗽，加五味子五分，杏仁七分；久嗽有肺火，去人参，加桑白皮、杏仁各八分；鼻衄，加麦门冬、山栀仁(炒黑)、乌梅、茅根各一钱；呕逆，加砂仁五分；脾泄，加白术、黄耆、白扁豆、莲肉各一钱。

【备考】方中羌活、苍术用量原缺。

56192 参苏饮《古今医鉴》卷十四)

【组成】紫苏三分 陈皮二分 桔梗二分 半夏(姜汁炒)三分 前胡三分 干葛三分 甘草二分 枳壳(去瓤)二分

【用法】上剉。加生姜，水煎，热服；或调紫草膏热服。表汗更佳。

【主治】小儿伤风、伤寒，发热咳嗽，痰涎，喘急，未明痘疹，疑似之间。

56193 参苏饮《片玉痘疹》卷三)

【组成】人参 半夏 苏叶 陈皮 赤茯苓 甘草 枳壳 干葛 前胡 柴胡 香附 山楂肉

【用法】生姜三片为引，水煎服。

【主治】小儿痘疹发热，恶寒咳嗽者。

56194 参苏饮《痘疹心法》卷二十二)

【组成】人参三分 紫苏叶 桔梗 干姜 前胡各四分 陈皮 茯苓各五分 枳壳三分半 半夏二分 木香一分半

【用法】上为细末。加生姜三片，水一盏，煎七分，去滓温服，不拘时候。

【功用】解发痘疮。

56195 参苏饮《幼科发挥·附方》)

【组成】人参 苏梗 桔梗 前胡 半夏 干葛 陈皮 枳壳 杏仁 木香 甘草 茯苓

【用法】生姜引。

【主治】中风，鼻流清涕，恶风喘嗽。

56196 参苏饮《医方考》卷六)

【组成】紫苏 陈皮 半夏 茯苓 干葛 前胡 桔梗各一钱 甘草五分 人参七分

【主治】❶《医方考》：风寒壮热，体重头痛，痰嗽壅盛。❷《痘学真传》：痘家气虚外感。

【方论选录】风寒客于外，故用紫苏、干葛以发表；痰嗽壅于内，故用半夏、前胡、桔梗、陈皮、茯苓以安里；邪去之后，中外必虚，人参、甘草急固其虚。此则表和而痘易出，里和而气不虚，表里无失，斯良剂矣！

56197 参苏饮《胎产秘书》卷上)

【组成】人参 蕲艾 川芎各三分 当归一钱 条芩 生术各二钱 陈皮 紫苏 生甘草各四分 阿胶一钱

【主治】妊娠跌打动胎，下血不止。

【加减】有外感者,加葱白四寸;腹痛,减蕲艾,加砂仁四分。

56198 **参苏饮**(《郑氏家传女科万金方》卷一)

【组成】人参 紫苏 桑皮 桔梗 贝母 甘草 天冬 麻黄 赤苓

【主治】妇女虚热,孕妇咳嗽喘息急者。

56199 **参苏饮**(《郑氏家传女科万金方》卷三)

【组成】人参 紫苏 枳壳 桔梗 干葛 前胡 桑皮 贝母 茯苓 甘草 橘红 生姜

【主治】妊娠感冒发热,头疼骨痛,半身不遂,呕吐痰涎。

【加减】咳嗽,加五味。

56200 **参苏散**

《永类钤方》卷十九。为《妇人良方》卷二十二引胡氏方"参苏饮"之异名。见该条。

56201 **参杏膏**(《普济方》卷三八七引《全婴方》)

【组成】人参 阿胶(炒) 杏仁(麸炒) 款冬花 五味子 甘草 诃子(炮,去核) 贝母各等分

【用法】上为末,炼蜜为丸,如鸡头实大。三岁一丸,白汤送下。

【主治】小儿久新咳嗽气急,恶心有痰,不食,咯血。

56202 **参杏膏**(《幼科类萃》卷三)

【组成】人参半钱(去芦) 杏仁半钱(去皮尖) 川升麻半钱(煨) 甘草二钱(炙)

【用法】上为极细末。百日以前每服一字,用麦门冬(去心)煎汤,食远调服。

【主治】小儿变蒸潮热。

56203 **参杏膏**(《串雅外编》卷三)

【组成】人参 款冬花 诃子 贝母 五味子 桑白皮 紫菀 杏仁 阿胶 茯苓 甘草各五钱

【用法】上为末,炼蜜为丸,如芡实大。每服一丸,不拘时候含化。

【功用】止咳嗽,化痰。

56204 **参连丸**(《圣济总录》卷九十三)

【组成】苦参一两半 黄连(去须)三两三分 栝楼根 牡蛎(煅) 知母(焙) 麦门冬(去心,焙)各一两三分

【用法】上为细末,炼蜜为丸,如梧桐子大。每服十丸,食后米饮送下,一日二次。

【主治】传尸劳骨蒸。

56205 **参连丸**(《杨氏家藏方》卷七)

【组成】艾叶(糯米糊拌,焙,取细末)一两半 干姜(炮,取末)二两(同艾末用米醋一升半,慢火熬成稠膏) 宣黄连一两半(剉如豆大,用吴茱萸一两半同黄连炒紫色,拣去吴茱萸不用) 木香一两半(别用黄连一两半为粗末,以水一升,慢火煮尽水,去黄连不用,将木香薄切,焙干) 人参(去芦头) 白术(去皮) 乌梅(去核,焙干) 酸石榴皮(炒) 白茯苓(去皮) 地榆 百草霜(别研) 当归(洗,焙)各一两半 龙骨一两三分(火煅通红) 赤石脂一两三分 诃子(煨,去核)一两 阿胶二两(蛤粉炒) 罂粟壳二两(蜜炙)

【用法】上为细末,将艾膏为丸,如梧桐子大。每服五十丸,食前陈米饮送下。

【主治】肠胃虚弱,冷热不调,泄利肠鸣,日夜无度。

56206 **参连汤**(《圣济总录》卷七十八)

【组成】苦参一两半 黄连(去须,炒)二两 阿胶(炙令燥)一两

【用法】上为粗末。每服五钱匕,水一盏半煎至八分,去滓,空心温服,日晚再服。

【主治】湿䘌痢,虫蚀下部。

56207 **参连汤**(方出《丹溪心法》卷二,名见《回春》卷三)

【异名】参连饮(《嵩崖尊生》卷九)。

【组成】人参二分 姜炒黄连一分

【用法】上为末。浓煎,终日细细呷之。如吐则再服,但一呷,下咽便开。

【主治】噤口痢,胃口热甚。

56208 **参连汤**(《辨证录》卷七)

【组成】人参 茯苓各一两 白芍二两 黄连三钱 甘草一钱

【用法】水煎服。

【主治】肝经风木挟邪,腹中大痛,手不可按,一时大泻,饮食下喉即出,完谷不化,不可止抑。

56209 **参连汤**(《痢疟纂要》卷十)

【异名】参连饮(《医学集成》卷二)。

【组成】人参 川连 粳米 石莲肉

【用法】水煎汤。徐徐呷之。

【主治】噤口痢,食不能入。

56210 **参连汤**(《痘科辨要》)

【组成】沙参二分 黄连五分

【用法】上为散。以沸汤煮散服。

【主治】发热疑似之际,发惊搐者。

56211 **参连饮**

《嵩崖尊生》卷九。为方出《丹溪心法》卷二,名见《回春》卷三"参连汤"之异名。见该条。

56212 **参连饮**

《医学集成》卷二。为《痢疟纂要》卷十"参连汤"之异名。见该条。

56213 **参连散**(《圣济总录》卷八十七)

【组成】人参 胡黄连 黄连(去须)各半两 丹砂(研) 雄黄(研)各一两

【用法】上为散,用猪胆一枚取汁和药,却入胆中,挂于风道。一月取下,去胆皮再研极细。每服一钱匕,人参汤调下,不拘时候。

【主治】急劳。寒热潮发,肌热,心烦不安。

56214 **参连散**(《松峰说疫》卷三)

【组成】人参 黄连(共为细末)各等分 麝香 冰片各少许

【主治】疙瘩翻。先寒后热,浑身发疙瘩,赤紫黑色,渐至大,恶寒发热。

56215 **参角丸**(《鸡峰》卷十一)

【组成】苦参 肥皂角各二斤(去皮并子,捶碎,以水一斗浸,揉取浓汁,滤去滓,熬成膏)

【用法】上将苦参杵为细末,以皂角膏为丸,如梧桐子大。每服二十丸,荆芥汤送下。

【主治】肺风皮肤瘙痒,生瘾疹或疥癣等。

56216　参龟丸（《洞天奥旨》卷九）

【组成】人参一两　瓦松（干者）三钱（此物最不易干、佩身半月即干，妙在取人之气）　茯苓五两　活龟一个

【用法】将上药各为末，以绵纸同龟包十余层，则龟不能出，微火焙之，龟死则用武火焙之。龟死则将药末取出另包，惟焙龟干，捣碎再焙干，全身用之，同药、蜜为丸。每日只服三十丸，不必服一料，半料而漏管俱消而愈。

【主治】各种痔漏。

【宜忌】忌房事三月，鹅肉则终身忌之，犯之则痛生，急以瓦松数条，加皮消数钱，煎汤热熏温洗可救。上方不可妄由加减。

56217　参诃饮（《魏氏家藏方》卷二）

【组成】诃子（去核）　白术（炒）　黄耆（蜜炙）　白茯苓（去皮）　人参（去芦）　半夏曲各二钱半　陈皮（去白）五味子各二钱　甘草（炙）　款冬花各一钱

【用法】上为粗末。每服三大钱，水一盏半，加生姜三片，大枣一个，煎至七分，去滓，食前服。

【主治】虚寒痰嗽。

56218　参诃散（《魏氏家藏方》卷七）

【组成】生诃子皮　人参（去芦）各等分

【用法】上为细末。粳米泔水调下，不拘时候。

【主治】体弱或产后大便不通者。

56219　参补饮

《广嗣纪要》卷八。为《三因》卷十七"竹茹汤"之异名。见该条。

56220　参灵丸（《解围元薮》卷三）

【组成】苦参一两　荆芥　防风　牛膝　威灵仙各四两　蒺藜　胡麻各一两　丢子八两　闹羊花五钱

【用法】上为末，黄米糊为丸，如梧桐子大。每服六十丸，白汤送下，一日三次。

【主治】大风肿烂，瘫痪，抽掣，困顿。

56221　参附汤（《圣济总录》卷五十九）

【组成】人参　附子（炮裂，去皮脐）　青黛各半两

【用法】上咬咀，如麻豆大。每服二钱匕，水一盏，加楮叶一片（切），煎七分，去滓温服，日二夜一。

【主治】消肾。饮水无度，腿膝瘦细，小便白浊。

56222　参附汤（《医方类聚》卷一五〇引《济生续方》）

【异名】附参汤（《医统》卷二十二）、转厥安产汤（《叶氏女科》卷三）。

【组成】人参半两　附子（炮，去皮脐）一两

【用法】上咬咀，分作三服。水二盏，加生姜十片，煎至八分，去滓，食前温服。

【功用】①《血证论》：大补元气。②《方剂学》：回阳，益气，固脱。

【主治】元气大亏，阳气暴脱，汗出厥逆，喘促脉微。①《医方类聚》引《济生续方》：真阳不足，上气喘息，自汗盗汗，气短头晕，但是阳虚气虚之证。②《普济方》引《如宜方》：久病困重。③《正体类要》：金疮杖疮，失血过多，或脓瘀大泄，阳随而走。④《外科枢要》：寒凉汗下，真阳脱陷。⑤《校注妇人良方》：阳气虚寒，手足逆冷，大便自利，或脐腹疼痛，吃逆不食，或汗多发痉。⑥《保婴撮要》：痘疹阳气虚寒，咬牙寒战，饮沸汤不知热。⑦《景岳全书》：元阳不足，喘急，呃逆，呕恶，厥冷。⑧《冯氏锦囊·杂症》：中风，手撒口开，遗尿。⑨《医略六书》：产后阳气虚寒，不能卫外而虚阳越出，故手足厥冷，自汗不止。⑩《金鉴》：风邪中脏，形气俱虚，唇缓不收，痰涎流出，神昏不语，身肢偏废，或与五脏脱证并见。以及虚寒尸厥，阴血暴脱，孤阳无附而外越发热者。⑪《兰台轨范》：阴阳血气暴脱证。⑫《古今医彻》：夹阴伤寒，内外皆阴，阳气顿衰。

【方论选录】①《医略六书》：附子补真阳之虚，人参扶元气之弱，姜、枣调和营卫，领参、附以补真阳之不足而卫外为固也。水煎温服，使真阳内充，则卫气自密而津液无漏泄之虞，何致厥冷不暖，自汗不止哉？②《金鉴》：起居不慎则伤肾，肾伤则先天气虚矣。饮食不节则伤脾，脾伤则后天气虚矣。补后天之气无如人参，补先天之气无如附子，此参附汤之所由立也。二脏虚之微甚，参附量为君主。二药相须，用得得当，则能瞬息化气于乌有之乡，顷刻生阳于命门之内，方之最神捷者也。③《古今医彻》：夹阴伤寒，内外皆阴，阳气顿衰，必须急用人参健脉以益其元，佐以附子温经散寒。舍此不用，将何以救之？④《血证论》：人之元气，生于肾而出于肺，肺阴不能制节，肾阳不能归根，则为喘脱之证，用附子入肾以补阳气之根，用人参入肺以济出气之主，二药相济，大补元气，气为水之阳，水即气之阴，人参是补气之阴，附子是补水之阳，知此，则知一切补气之法。

【临床报道】①厥脱证：《中医杂志》[1988，29（4）：265]用参附注射液治疗厥脱证138例。结果：显效（用药后3小时血压回升，12小时内厥脱改善，24小时内症情稳定停药者）91例；有效（用药后3小时内血压回升，或24小时内厥脱改善，或48小时内症情稳定停药者）32例；无效15例；总有效率为89.1％。②缓慢性心律失常：《中医药学报》[2002，30（2）：8]用参附汤为主治疗缓慢性心律失常62例。结果：近期治愈35例，好转21例，无效6例，总有效率为90.2％。③病态窦房结综合征：《中医杂志》[2007，48（8）：717]用参附汤治疗病态窦房结综合征46例。结果：治疗组46例，显效9例，有效31例，无效6例，总有效率为86.96％；对照组分别为0例、7例、39例、15.2％。治疗组疗效明显优于对照组（P＜0.05）。④慢性充血性心力衰竭：《中国中西医结合杂志》[1998，18（11）：691]将慢性充血性心力衰竭196例随机分为两组，每组98例，分别予以参附汤和地高辛治疗。结果：参附汤组显效39例，有效47例，无效12例；地高辛组显效26例，有效42例，无效30例。参附汤组临床有效率为87.8％，明显高于地高辛组的69.4％（P＜0.05）⑤痢疾：《寓意草》张仲仪初得痢疾三五行，即请往诊，行动如常，然得内伤之脉，而夹少阴之邪，余诊毕，议云：此证仍宜一表一里。但表药中多用人参，里药中多用附子，方可无患，若用痢疾门诸药，必危之道也。仲议以平日深信，径取前药不疑，然疾势尚未著也。及日西，忽发大热，身重如巨石，头枕上，两人始能扶动，人事沉困，举家惶乱，忙忙服完表里二剂。次早诊时，即能起身出房，再与参附药二剂全安。⑥中风：《续名医类案》景氏妇年近五旬，中风五六日，汗出不止，目直口噤，遗尿无度，或以为坏症，脉之虽甚微，而重按尚有不疾不徐自然之势，此即胃气也。乃曰遗尿本属当时险症，故不治，若多日安得不尿，且坐视数日而不脱，断非绝症也，投以参附汤，二三剂渐苏，重

服温补而愈。

【现代研究】❶促血液循环作用:《中成药研究》[1982,(6):32]取离体兔心、兔耳及大鼠后肢灌流实验发现,参附注射液可显著增加三者的灌流量,其作用分别大于单味人参或附子的作用。❷心肌细胞膜 ATP 酶抑制作用:《中成药研究》[1985,(10):22]研究观察并比较了参附注射液及其主要成分(人参总苷、附子总生物碱)对大鼠心肌细胞膜 ATP 酶活性的影响。结果表明:参附注射液及其主要成分人参总苷和附子总生物碱对心肌细胞膜 ATP 酶均有抑制作用,与两种主要成份比较,参附注射液的抑制作用明显增强(P<0.025,P<0.0025)。提示参附注射液可能具有不同程度的正性肌力作用。❸调节甲状腺功能作用:《河南中医》[1990,10(2):37]利用他巴唑药物制造大鼠肾阳虚模型。用参附汤灌服15天,测量体重、体温和耗氧量后处死动物,取脏器组织做病理形态学研究。结果表明:参附汤虽不能对抗肾阳虚动物的体重下降,但可防止耗氧量降低(P<0.05),对肾阳虚动物各内分泌腺、胸腺、脾脏及心、肝等器官组织的病理改变均有不同程度的改善。表明参附汤对甲状腺功能减退症有治疗作用。❹糖皮质激素受体上调作用:《浙江中医学院学报》[2003,27(3):56]研究以失血性休克大鼠为模型,观察参附汤对失血性大鼠血浆皮质酮(GC)、促肾上腺皮质激素(ACTH)及脑、肝、胸腺等部位糖皮质激素受体(GCR)的影响。结果:参附汤对失血性休克大鼠脑、肝、胸腺等部位的糖皮质激素受体活性有明显的上调作用。认为参附汤通过保护GCR,提高机体GC系统在失血性休克过程中的生物学效应,可能是其临床益气回阳救逆功效的重要作用机制之一;参附汤上调失血性休克大鼠糖皮质激素受体的作用未见器官特异性。❺促造血干细胞归巢作用:《辽宁中医杂志》[2008,35(5):780]研究观察了参附汤对移植小鼠造血干细胞归巢的干预作用。结果:激光共聚焦显微镜检测显示参附组小鼠造血干细胞归巢的数量较空白组增多,并随移植时间的推移,呈逐渐增多的趋势。流式检测显示,骨髓单个核细胞的sca-1细胞+3、+7、+14天的表达率分别为(5.36±1.27)%、(5.77±1.14)%、(5.42±1.14)%,与空白组相比,二者间有显著性差异(P<0.05)。认为参附汤能促进自体移植小鼠造血干细胞的归巢。

56223 参附汤(《得效》卷六)

【组成】人参 绵附(炮,去皮脐) 肉豆蔻(微火煨裂)

【用法】上到散。每服二钱,水一盏半,加生姜七片,大枣二个煎,食前服。

【主治】蛊痒痢。

56224 参附汤(《普济方》卷二二五引《医学切问》)

【组成】川当归 川芎 北防风 北芍药 陈皮 白桂 大附子 黄耆各一两(盐水炙) 人参 丁香 益智仁 白姜 宿砂 白豆蔻(焙) 肉豆蔻(煨) 北五味子各半两 南木香四钱 沉香 甘草各三钱

【用法】上为粗末。每服四钱,水一盏半,加生姜三片,大枣一个,煎八分,空心服。

【功用】补气养血,调和五脏,温暖脾元,进美饮食。

【主治】男子、妇人诸虚百损,恍惚健忘,神昏气短,头晕目眩,咳嗽多痰,气不升降,夜多盗汗,虚劳咯血,遗精白浊,肠鸣泄泻。

【加减】枣子胀气,虚满者去之;胆虚不得眠,加酸枣仁;虚劳咳嗽痰多,加半夏、神曲、杏仁、北细辛、紫菀、款冬花;久嗽不愈咯血者,煎地黄汁调钟乳粉,下黑锡丹;气壅,加紫苏叶;腹胀,加草薢、澄茄;夜多小便,加茴香、益智,煎盐汤服;心热小便涩,加茯苓;口干,加五味子;呕者,加藿香;冷气胀痛,加茱萸、良姜。

56225 参附汤(《回春》卷四)

【组成】参耆汤加附子

【主治】年老之人,虚寒遗溺者。

56226 参附汤(《治痘全书》卷十四)

【组成】人参 附子 羌活 防风 麻黄

【用法】加葱,水煎服。

【主治】痘后发痹,手足麻木无汗者。

56227 参附汤(《婴童类萃》卷上)

【组成】大附子 人参各一钱 丁香五粒

【用法】加生姜五片,水煎服。

【主治】元气虚脱,将成慢惊。

56228 参附汤(《胎产心法》卷下)

【组成】人参 当归(酒浸)各二三钱 肉桂八分或一钱 黄耆(蜜炙) 白术(土炒)各一钱五分 熟地二钱 制附子四分或六分 炙草四分

【主治】产后类似中风,痉痓及语涩,口噤不语,筋挛瘛疭。

56229 参附汤(《伏阴论》卷上)

【组成】人参三钱 制附子三钱 刀豆子二钱(煅存性,研为末)

【用法】水三杯,煎参、附至一杯,去滓,调刀豆子末顿服。

【功用】峻补脾肾,收摄真阳。

【主治】伏阴病吐利后,头汗出,微喘,呃声连连者。

【方论选录】补先天无如附子,补后天无如人参,此脾肾两补之方也;刀豆子温中下气,利肠胃,益肾阳,以之佐参、附理脾和胃,纳气归元,则头汗自收,微喘自定,呃逆自止。用末者,盖取急治之意耳。

56230 参附散(《圣济总录》卷四十八)

【组成】人参一两半 附子(炮裂,去皮脐) 麻黄(去节,先煮,掠去沫,焙) 干姜(炮) 细辛(去苗叶) 防己 甘草(炙)各一两 五味子 独活(去芦头)各一两半

【用法】上为散。每服一钱匕,温酒调下。

【主治】肺气虚弱,中风寒,咳唾不止。

56231 参苓丸(《圣济总录》卷四十七)

【异名】参蒲丸(《医学纲目》卷二十一)。

【组成】人参 赤茯苓(去黑皮) 菖蒲 远志(去心) 地骨皮 牛膝(酒浸,切,焙)各一两。

【用法】上为细末,炼蜜为丸,如梧桐子大。每服二十丸,温水送下,一日三次,不拘时候。

【主治】❶《圣济总录》:食亦。胃中热结,消谷善食,不生肌肉。❷《杂病源流犀烛》:肉极,身上淫淫如鼠走,体上干黑。

56232 参苓丸(《圣济总录》卷六十二)

【组成】人参 赤茯苓(去黑皮) 干姜(炮) 桂(去粗皮) 甘草(炙) 细辛(去苗叶) 芍药 枳壳(去瓤,麸炒)

533

各一两　诃黎勒皮（炒）　槟榔（剉）各一两半

【用法】上为末，炼蜜为丸，如梧桐子大。每服二十丸，空心温酒送下。如觉有物在喉中，即丸三五丸，如弹子大，每次一丸，含化咽津。

【主治】膈气呕逆，不下饮食；或忧恚气结，不得宣通。

56233　参苓丸（《圣济总录》卷六十三）

【组成】人参　天南星（炮）　赤茯苓（去黑皮）各三分　半夏　生姜　晋矾各一两

【用法】上六味，先取天南星、半夏于砂盆内擦洗令净，用生姜同捣烂，拍作饼子，慢火炙令黄，同余三味，捣罗为末，薄荷汁煮面糊为丸，如梧桐子大。每服二十丸，食后生姜蜜汤送下。

【主治】支饮不消，胸膈满闷。

56234　参苓丸（《圣济总录》卷七十二）

【组成】人参　赤茯苓（去黑皮）　细辛（去苗土）　枳壳（去瓤麸炒）　熟干地黄（焙）　当归（切，焙）　麦门冬（去心，焙）　附子（炮裂，去皮脐）　干姜（炮）　大黄（剉，炒）　厚朴（去粗皮，涂生姜汁炙）　桂（去粗皮）　甘草（炙，剉）各一两一分　乌头（炮裂，去皮脐）　桔梗（炒）　紫菀（去苗土）　蜀椒（去目并闭口，炒出汗）各一两

【用法】上为末，炼蜜为丸，如梧桐子大。每服七丸，空心温酒送下，一日三次。渐加至十丸，以知为度。

【主治】积聚胀闷，减食黄瘦。

56235　参苓丸（《普济方》卷三十三引《经验良方》）

【组成】藕节　皂角肉各一两　人参　白茯苓各半两　石莲肉一两

【用法】上为末，用黄蜡酒糊为丸，如梧桐子大，煅土朱为衣。每服三十丸，温酒送下。

【主治】泄精无常。

56236　参苓汤（《袖珍小儿》卷六）

【组成】丁香　诃肉二钱（煨）　青皮（炒）　陈皮　白术　茯苓　人参　肉豆蔻（煨）各三钱　甘草二钱（炙）

【用法】上剉散。每服二钱，陈米一勺，生姜一片同煎。

【主治】小儿疟后胃气虚弱，面色黄，泄泻不止，乳食不消。

56237　参苓汤（《医方类聚》卷一六五引《御医撮要》）

【组成】人参　茯苓各十两　藿香四两　干姜四两　白芷　缩砂各三两　甘草　粘米各五两

【用法】上为细散。以茶点服。

【功用】调中和气，消酒食。

56238　参苓汤（《类证治裁》卷三）

【组成】参　苓　术　草　芎　归　芍　木香　香附　延胡　薏苡

【功用】行气调中。

【主治】积聚。

56239　参苓饮（《三因》卷十三）

【异名】参苓散（《朱氏集验方》卷五）。

【组成】茯苓　人参　白术各三两　枳实（麸炒，去瓤）二两　橘皮一两半

【用法】上剉散。每服四大钱，水二盏，加生姜三片，煎七分，去滓，空腹温服。

【主治】胸中停痰宿水，自吐出痰后，心胸间虚，气满不能食。

56240　参苓散（《幼幼新书》卷十五引《形证论》）

【组成】人参　麻黄　甘草（炙）　款冬花各一钱　小半夏（汤浸十一次）　葶苈各半钱　马兜铃三个

【用法】上为末。每服半钱，桑皮汤送下。

【功用】治嗽化痰。

56241　参苓散（《圣济总录》卷四十五）

【组成】人参　白茯苓（去黑皮）　黑豆黄（炒）　陈橘皮（去白，姜汁浸一宿，炒）各三分　京三棱二两（以冷水浸令软，薄切，湿杵碎，焙干，炒）　青橘皮（去白，焙）　麦蘖（炒）各一两　木香　甘草（炙，剉）各半两

【用法】上为细散。每服二钱匕，加生姜、盐少许，沸汤点服。

【主治】脾脏气虚，风冷乘之，正气相击，心腹疼痛。

56242　参苓散（《圣济总录》卷六十三）

【组成】人参　白茯苓（去黑皮）　藿香叶各一两　丁香枝　甘草（炙，剉）各半两　葛根（剉）一两

【用法】上为散。每服二钱匕，沸汤点服，不拘时候。

【主治】胃气逆，干呕恶心。

56243　参苓散（《幼幼新书》卷六引《丁时发传》）

【组成】人参　茯苓　白附子（炮）　羌活　甘草（炙）　芍药　白术（水煮）各一分　犀角屑　京芎　藿香各半分

【用法】上为末。每服半钱，水一盏，用少金、银同薄荷三叶煎至三分，温服。

【功用】通惊气。

【主治】小儿解颅。

56244　参苓散（《幼幼新书》卷二十一引《惠眼观证》）

【组成】白术半两　人参（去芦头）　茯苓（去皮）　紫苏子　甘草（炙）各一分　木香半分

【用法】上为细末。每服一钱，浓煎枣汤调下。

【功用】常服养气安神，益胃。

【主治】胃气不和。

56245　参苓散（《幼幼新书》卷二十六引《庄氏家传》）

【组成】人参　茯苓　川芎各一两　甘草（炙）　芍药　黄耆各半两　青皮（去白）一分

【用法】上为细末。每服一钱，水一小盏，煎三五分，去滓温服。

【主治】小儿因积成疳，久致脾胃虚弱，不思饮食。

56246　参苓散（《幼幼新书》卷二十七引《吉氏家传》）

【组成】人参　茯苓　山药　干葛　麦门冬　黑附子（炮，净）　桔梗　甘草（炙）各半两　莲子心　木香（不见火）各一钱　藿香一分

【用法】上为末。每服一钱，紫苏米饮调下。

【主治】小儿吐泻。

56247　参苓散（《卫生总微》卷五）

【组成】人参（去芦）　茯苓（去黑皮）各半两　甘草一分（炙）

【用法】上为末。每服一钱，空腹温汤调下。

【主治】小儿忽作惊状，目上视，手足强，未可服惊药，宜先与此服之。

56248　参苓散（《卫生总微》卷十）

【组成】人参（去芦）　茯苓　白附子　羌活（去芦

白术各一分　肉桂　犀角（镑屑）　藿香（去土）　川芎　芍药　甘草各一钱

【用法】上为细末。每用半钱，金银薄荷汤调下，不拘时候。

【主治】小儿伤风冷，脾胃不调，一切吐泻。

56249　参苓散（《传信适用方》卷一引何伯应方）

【组成】人参二两　茯苓一两　白术二十两（剉细）桔梗十两（去芦）　橘红六两　香白芷三两　芍药一两　当归二两（去芦头）　川芎一两半　半夏一两（汤泡七遍）　厚朴二两（去皮，生姜汁制）　官桂（去皮）春夏三两，秋冬四两　枳壳四两（麸炒令黄，同桂春为末）　干姜春夏一两半，秋冬二两　麻黄（去根节）春夏二两，秋冬三两　甘草三两

【用法】上各净洗焙干，除芎、桂、枳壳别杵外，诸药同为粗末。分作六分，于大铁锅内以文武火炒令微赤黄为度，不可令焦，须搅匀取出，以净纸衬安板床上候冷，勿令侵尘土，入前枳壳，官桂，川芎和匀，杵为细末。每服一钱，水一盏，加生姜三片，葱二寸，同煎七分，通口服，不拘时候。

【主治】伤寒，百节疼，一切虚劳气痰。

56250　参苓散

《朱氏集验方》卷五。为《三因》卷十三"参苓饮"之异名。见该条。

56251　参苓散（《普济方》卷三六九）

【组成】人参　茯苓　甘草（炙）　白术各一分　黄芩　干葛各半两

【用法】上为细末。每服一钱，水五分，加生姜一片，大枣半个，煎至四分。通口服之。

【主治】小儿风吹着，浑身壮热，头疼面赤多渴。

56252　参苓散（《普济方》卷三七〇）

【组成】人参一钱　茯神一钱　麻黄（去节）半两　白术二钱　干葛一钱半　白芍药一钱　升麻一钱　甘草二钱

【用法】上为末。每服半钱，水五分盏，薄荷一叶，同煮三分服。

【功用】镇心，化痰涎。

【主治】小儿患惊风，伤寒咳嗽，身热胸膈下不快，睡卧不安，或疹痘不能匀遍。

【加减】如热盛，再与青金丹、桃柳条七寸，煮汤下。微利相间服。

56253　参苓散（《医统》卷五十一）

【组成】酸枣仁（炒，去衣）　人参　白茯苓各等分

【用法】上为细末。每服三钱，食远米饮调下。

【主治】睡中汗出。

56254　参苓散（《医统》卷八十八）

【组成】人参　白术　猪苓　泽泻　干姜（炮）各二分　赤茯苓　木通各二钱

【用法】上咬咀。入灯心十茎，车前子一撮，水煎，食前服。

【主治】小儿受湿，身痛面浮，发热恶风，多汗作呕，小便不利。

56255　参苓散（《墨宝斋集验方》卷上）

【组成】人参一两　白茯苓四两（蒸）　莲肉八两（去心）　薏苡仁六两（炒）　甘草（炙去皮）二两　芡实粉五两　砂仁五钱（炒）　白扁豆四两　桔梗（白者）一两

【用法】上为末，欲留久，跌为丸，如绿豆大。方能久贮。每服二钱，米汤或枣汤调下。

【功用】养胃气。

56256　参苓粥（《圣济总录》卷一八八）

【组成】人参（剉）一两　白茯苓（去黑皮、剉）半两　粳米（净洗）二合　生姜（切）二钱

【用法】上四味，先将人参、茯苓、生姜，用水三升，煎至一升，去滓，下米煮作粥。临熟时下鸡子白一枚及盐少许，搅令匀，空心食之。

【功用】《药粥疗法》：益气补虚，健脾养胃。

【主治】❶《圣济总录》：伤寒胃气不和，全不思食，日渐虚羸。❷《药粥疗法》：气虚体弱，脾胃不足，倦怠无力，面色㿠白，饮食减少，食欲不振，反胃呕吐，大便稀薄。

【宜忌】《药粥疗法》：湿热忌用。

56257　参苓膏（《古今医鉴》卷十三）

【组成】人参一两　白术一两　茯苓一两　白豆蔻七钱　山药一两　木香五钱　砂仁五钱　肉豆蔻七钱　甘草（炙）三钱

【用法】上为细末，炼蜜为丸，如龙眼大。每服一丸，清米汤研化服，不拘时候。

【主治】大人、小儿脾胃虚冷，呕吐泄泻，及痘疹泄泻。

56258　参枣丸（《医学入门》卷七）

【异名】安志膏（《济阳纲目》卷五十四）。

【组成】人参　酸枣仁各一两　辰砂五钱　乳香二钱

【用法】上为末，炼蜜为丸，如弹子大。每服一丸，薄荷煎汤化下。

【主治】一切惊心怖胆。

56259　参知散（《胎产指南》卷一）

【组成】人参一钱　知母一钱　麦冬一钱　栀子仁一钱（炒）　甘草五分　条芩五分　蒌仁五分　犀角八分

【用法】大枣为引。

【主治】孕妇壅热，心神烦躁，口干渴。

【加减】夏，加竹沥、姜汁。

56260　参乳丸（《直指》卷十一）

【组成】人参半两　当归一两（晒干）　乳香一钱半（研）

【用法】上为末。山药煮糊为丸，如梧桐子大。每服三四十丸，食后枣汤送下。

【主治】心气不足，怔忪自汗。

56261　参乳丸（《医方集解》）

【组成】人参末　人乳粉各等分

【用法】炼蜜为丸服。

【功用】《冯氏锦囊·杂症》：交补气血，滋燥降火。

【主治】《冯氏锦囊·杂症》：一切虚怯。

【宜忌】人乳能湿脾、滑肠、腻膈，久服亦有不相宜者。惟制为粉，则有益无损。须用一妇人之乳为佳，乳杂则其气杂；又须旋用，经久则油膻。

【方论选录】❶《医方集解》：人参大补元气，人乳本血液化成，用之以交补气血，实平淡之神奇也。❷《医方论》：平补气血，一壮水之源，一益气之主。后人两仪膏，从此化出。

【备考】炖乳取粉法，取无病年少妇人乳，用银瓢或锡

瓢,倾乳少许,浮滚水上炖,再浮冷水上立干,刮取粉用,如摊粉皮法。

56262 参乳汤《杂症会心录》卷上）

【组成】人参一钱 人乳一杯

【用法】不拘时候服。

【主治】燥病。

【方论选录】《证因方论集要》:人参味甘益血,人乳本血所化,味甘咸,入脾、肺、肾三经,补益精气血,阴血充足则燥平。

56263 参柏丸《赤水玄珠》卷九）

【组成】苦参 黄柏各等分

【用法】上为末,酒糊为丸。每服百丸,空心酒吞下。

【主治】肠风下血。

56264 参柏饮《杏苑》卷五）

【组成】人参 侧柏叶各一两

【用法】上为细末。每服二钱,用飞罗面二钱和匀,用新汲水调如稀面糊服之。

【主治】血气妄行,势若涌泉,口鼻俱出,须臾不救。

56265 参柏糊《医学入门》卷七）

【组成】沙参 侧柏叶各一钱半

【用法】上为末,入飞罗面三钱,水调如糊啜服。

【主治】男妇九窍血如泉涌。

56266 参胡汤

《证治汇补》卷五。为《百一》卷五引《夷坚已志》卷三"观音人参胡桃汤"之异名。见该条。

56267 参茸丸《全国中药成药处方集》吉林方）

【异名】滋补参茸丸。

【组成】熟地一两 龟版 山药 归身各八钱 益智 茯神 元肉 茅术 牛膝 故纸 枸杞 辰砂各五钱 远志 焦栀 草梢 酒柏 柏仁 枣仁 酒母 山参 鹿茸各三钱 琥珀 贡桂 盐砂各二钱

【用法】上为细末,炼蜜为小丸,如梧桐子大。每服二钱,早、晚空腹服,白水送下。

【功用】补气养血,壮阳添精。

【主治】气血衰弱,体弱神倦,气短无力,腰膝酸痛,怔忡健忘,自汗晕眩,失眠惊悸,消化不良,溏泄清白,以及肾虚阳痿,遗精滑精。

【宜忌】阳事易举及火盛者忌服。忌食生冷。

56268 参茸丸《成方制剂》2 册）

【组成】巴戟天 白芍 白术 陈皮 当归 茯苓 甘草 枸杞子 红参 黄芪 鹿茸 牛膝 肉苁蓉 肉桂 山药 熟地黄 菟丝子 小茴香

【用法】制成大丸,每丸重 10 克。口服,一次 1 丸,一日 2 次。

【功用】滋阴补肾,益精壮阳。

【主治】肾虚肾寒,阳痿早泄,梦遗滑精,腰腿酸痛,形体瘦弱,气血两亏。

【宜忌】孕妇忌服。有实热者慎用。

56269 参茸片《吉林省中成药暂行标准》）

【组成】熟地黄 400 克 当归 320 克 山药 320 克 茯苓 200 克 炒白术 200 克 牛膝 200 克 枸杞子 200 克 盐补骨脂 200 克 制远志 120 克 柏子仁霜 120 克 炒酸枣仁 120 克 人参 120 克 鹿茸 120 克 甘草 120 克 肉桂 80 克 陈皮 80 克 琥珀 80 克

【用法】将人参、鹿茸、琥珀、山药、当归、白术、陈皮、肉桂、茯苓共研细粉,与酸枣仁、柏子仁霜掺研,研细。将其余熟地黄等六味酌予碎断,煎煮三次,分次滤液,浓缩成膏。将药粉、浓缩膏混合均匀,干燥,粉碎,过 100 目筛,加适量的黄糊精,混合均匀压片。每次五片,温开水送下。一日二至三次。

【功用】补气养血,壮阳益肾。

【主治】气血两亏,肾虚阳衰,腰酸腿痛,心悸多梦。

【宜忌】孕妇慎用。

56270 参茸汤《温病条辨》卷三）

【组成】人参 鹿茸 附子 当归(炒) 茴香(炒) 菟丝子 杜仲

【主治】痢久阴阳两伤,少腹肛坠,腰胯脊髀酸痛,由脏腑伤及奇经。

【加减】若其人但坠而不腰脊痛,偏于阴伤多者,去附子加补骨脂。

【方论选录】少腹坠,冲脉虚也;肛坠,下焦之阴虚也。腰,肾之腑也;胯,胆之穴也(谓环跳);脊,太阳夹督脉之部也;髀,阳明部也;俱酸痛者,由阴络而伤及奇经也。参补阳明,鹿补督脉,归、茴补冲脉,菟丝、附子升少阴,杜仲主腰痛,俾八脉有权,肝肾有养,而痛可生,坠可升提也。

56271 参茸酒《成方制剂》15 册）

【组成】当归 茯苓 附子 红曲 黄芪 龙骨 鹿茸 牛膝 人参 肉苁蓉 山药 熟地黄 菟丝子 五味子 远志

【用法】制成酒剂,口服,一次 10～15 毫升,一日 2 次。

【功用】滋补强壮,助气固精。

【主治】气血亏损,腰酸腿痛,手足寒冷,梦遗滑精;妇女血亏、血寒,带下淋漓,肢无力,行步艰难。

【宜忌】孕妇忌服。

56272 参茱丸

《赤水玄珠》卷六。为《丹溪心法》卷五"参萸丸"之异名。见该条。

56273 参苓膏《医统》卷二十七）

【组成】人参 陈皮 白茯苓 生地黄 麦门冬

【用法】以水一斗煎成膏,加丁香、沉香末各二钱,蜜半碗,姜汁一杯和匀。每服二匙,粟米饮送下。

【主治】五膈五噎,呕逆食不下。

【加减】有痰,加竹沥。

56274 参砂丸

《冯氏锦囊·杂症》卷五。为《卫生宝鉴》卷九"参朱丸"之异名。见该条。

56275 参砂膏《直指小儿》卷一）

【组成】朱砂 人参 南星(炮) 茯神 远志肉(姜汁浸,焙) 天麻 白附子 僵蚕(炒)各等分 硼砂半倍 麝香少许

【用法】上为末,炼蜜为膏,如梧桐子大,金箔为衣。每服一丸,麦门冬汤调下。

【功用】通心气,除膈热,去痰壅。

【主治】小儿惊风。

56276　参砂膏（《育婴秘诀》卷二）

【组成】朱砂五钱　牙消　雄黄（水飞）二钱半　麝香一钱　金银箔各十五片　真白附子　枳壳（麸炒）各三钱　川芎　白茯苓各四钱　人参　黄连　远志肉各二钱

【用法】前五味另研匀，后七味共为末和匀，蜜为丸，如芡实大。每服一丸，用麦门冬煎汤送下。

【功用】通心气。

【主治】小儿痫。

56277　参星汤（《赤水玄珠》卷二十六）

【组成】人参五钱　南星（炮）一两

【用法】上为末。每服一钱，生姜、大枣汤送下。一日二次。

【主治】虚而痫，久不愈者。

56278　参香丸（《朱氏集验方》卷七）

【组成】辰砂　人参　乳香各等分

【用法】上用乌梅肉为丸。麦门冬汤送下。

【主治】咳嗽，吐红。

56279　参香丸（《普济方》卷三六一）

【组成】乳香　木香　石菖蒲　人参　良姜（炒）各等分

【用法】上为末，酒糊为丸，如小豆大。一岁五丸，米汤送下。

【主治】小儿心腹痛，并肠冷，便青，腹急痛。

56280　参香丸（《绛囊撮要》）

【组成】苦参六钱　木香四钱（忌火）　甘草五钱

【用法】上为末，饭为丸，重一钱。红痢，甘草汤送下；白痢，姜汤送下；红白痢，米汤送下；噤口痢，砂仁莲肉汤送下；水泻，猪苓泽泻汤送下。

【主治】红白痢。

56281　参香汤（《普济方》卷三九三）

【组成】藿香一两　人参　茯苓　木香　丁香　丁皮　青皮各半两　甘草（炙）一两

【用法】上㕮咀。每服一钱，水一盏，加生姜二片，煎取五分，温服。

【功用】理呕吐，消寒痰。

【主治】小儿脾胃不和。

56282　参香汤（《医方类聚》卷一〇二引《御医撮要》）

【组成】人参一两　甘草半两（剉）　黄耆半两（剉）　吴白术　茯苓　橘皮各一两　檀香半两　干葛半两

【用法】上为末。每服半钱，如茶点进。

【功用】调中顺气，开胃消痰。

56283　参香饮（《活幼心书》卷下）

【异名】参香散（《幼科类萃》卷九）。

【组成】人参（去芦）一两　沉香　丁香　藿香（和梗）　南木香各二钱半

【用法】上㕮咀。每服二钱，水一盏，煎七分，去滓，临入姜汁少许，分三次空心温服。

【主治】小儿胃虚作吐，投诸药不止。

56284　参香散（《圣济总录》卷四十五）

【组成】人参　丁香各等分

【用法】上为散。每服二钱，空心热米饮调下。

【主治】脾胃气虚弱，呕吐不下食。

56285　参香散（《圣济总录》卷五十五）

【组成】人参　木香　荜茇　半夏（汤洗七遍，炒）　芍药（炒）　大腹（剉）各三分　高良姜　丁香　桂（去粗皮）　芎藭　青橘皮（汤浸去白，焙）各半两

【用法】上为散。每服二钱匕，炒生姜汤调下。

【主治】心疼不食，两胁刺痛，壅闷。

56286　参香散（《三因》卷十三）

【组成】人参　黄耆　白茯苓　白术　山药　莲肉（去心）各一两　缩砂仁　乌药　橘红　干姜（炮）各半两　甘草（炙）三分　南木香　丁香　檀香各一分　沉香二钱（一方有炮熟附子半两）

【用法】上为粗末。每服四钱，水一大盏，加生姜三片，大枣一个，煎七分，去滓，食前服。

【功用】常服补精血，调心气，进饮食，安神守中。

【主治】心气不宁，诸虚百损，肢体沉重，情思不乐，夜多异梦，盗汗失精，恐怖烦悸，喜怒无时，口干咽燥，渴欲饮水，饮食减少，肌肉瘦悴，渐成劳瘵。

56287　参香散（《杨氏家藏方》卷七）

【异名】二香散（《普济方》卷二〇七）。

【组成】罂粟壳（蜜炙）四两　木香二两　人参（去芦头）一两　乳香半两（别研）

【用法】上前三味为细末，次入乳香和匀。每服二钱，食前米饮调下。

【主治】腹痛下痢，日夜频并。

56288　参香散（《袖珍》卷三）

【组成】人参　官桂　甘草各三钱　半夏　桔梗　枳实　陈皮　桑白皮　青皮　麦门冬　大腹皮各五钱　紫苏子　香附子　茯苓各六钱　木香四钱

【用法】上㕮咀。每服八钱，水二盏，加生姜、大枣、灯心二十茎，煎至一盏，去滓，食前服。

【主治】一切气，脾虚作胀、痞气。

【加减】十分疼，加槟榔、蓬术。

56289　参香散（《袖珍小儿》卷六）

【组成】人参　白术　香薷　半夏（泡）　陈皮　茯苓　扁豆（炒）

【用法】上剉散。水一盏，加生姜三片，煎服。

【主治】小儿伏热吐泻，虚烦闷乱，饮引不止。

56290　参香散

《幼科类萃》卷九。为《活幼心书》卷下"参香饮"之异名。见该条。

56291　参香散

《医统》卷八十九。为《局方》卷六（续添诸局经验秘方）"神效参香散"之异名，见该条。

56292　参姜汤（《叶氏女科》卷三）

【组成】人参（另炖，冲药服）　白芍（酒炒）　淮山药各一钱　当归身二钱　干姜（炮）五分　甘草（炙）五分

【用法】水煎服。

【主治】子宫脱出。

56293　参姜饮（《景岳全书》卷五十一）

【组成】人参三五钱或倍之　炙甘草三五分　干姜（炮）五分或一二钱（或用煨生姜三五片）

【用法】水一钟半，煎七八分，徐徐服之。

【主治】脾、肺、胃气虚寒，呕吐，咳嗽气短，小儿吐乳。

【加减】此方或陈皮，或荜茇，或茯苓皆可酌而佐之。

56294　参姜饮（《医级》卷七）

【组成】人参　生姜

【主治】中虚胃寒，或劳极生寒热，或虚疟不已。

56295　参桂丸

《鸡峰》卷二十。为《外台》卷八引《古今录验》"五噎丸"之异名。见该条。

56296　参桂汤（《圣济总录》卷四十七）

【组成】人参　桂（去粗皮）　泽泻　甘草（炙，剉）各三分　陈橘皮（汤去白，炒）　麦门冬（去心，焙）各二两　半夏（汤洗去滑，生姜汁制，炒）一两

【用法】上为粗末。每服五钱匕，加生姜一枣大（拍破），水一盏半，煎至八分，去滓温服，不拘时候，一日三五次。

【主治】胃反，呕吐不止，妨碍饮食。

56297　参桂汤

《三因》卷七。为《千金》卷八（注文）引《古今录验》"八风续命汤"之异名。见该条。

56298　参桂汤（《不知医必要》卷三）

【组成】高丽参（去芦，米炒）　黄肉各一钱五分　淮山（炒）　茯苓各二钱　菟丝饼三钱　肉桂（去皮，另燉）四分

【主治】误服或久服寒药而遗泄者。

56299　参桂饮（《不知医必要》卷三）

【组成】熟地二钱　党参（去芦，米炒）七分　肉桂（去皮，另炖）二分　泽泻（盐水炒）　白芍（酒炒）　淮山各一钱

【主治】小儿隔阳热症，火爆舌焦者。

56300　参桂饮（《白喉全生集》）

【组成】条参五钱　银花　法夏（姜汁炒）　僵蚕（姜汁炒）各二钱　肉桂五分（去皮）　陈皮　砂仁（姜汁炒）　粉草各一钱　生姜三片

【用法】水煎服。

【主治】白喉寒证渐重。白见于关内，成点成块，或满喉俱白，色如凝膏，喉内淡红微肿，时痛时止，头项强痛，身重，恶寒发热，咳嗽结胸，声低痰壅，舌苔白而厚，不思饮食，目眩，倦卧，或手足冷逆欲吐，腹痛。

56301　参桔丸（《普济方》卷一五三引《指南方》）

【组成】人参　桔梗各半两　陈皮三两

【用法】上为细末，炼蜜为丸，如梧桐子大。每服三十丸，米饮送下。

【主治】脾虚发热。

56302　参桃汤

《古今医鉴》卷四。为《百一》卷五引《夷坚已志》卷三"观音人参胡桃汤"之异名。见该条。

56303　参莲汤（《嵩崖尊生》卷九）

【组成】莲子（去心皮）五钱　人参五分

【用法】水煎，温服。二服愈。

【主治】噤口痢。

56304　参莲饮（《麻疹集成》卷四）

【组成】人参　川连　谷芽　陈皮　莲肉　木香　茯苓

【用法】加陈米煎服。

【主治】下痢日久，胃中虚热，噤口不食。

56305　参莲散（《圣济总录》卷七十）

【组成】人参一钱　莲子心一分

【用法】上为散。每服一钱匕，新水调下。

【主治】鼻衄不止。

56306　参耆丸（《疡医大全》卷三十五）

【组成】真黄耆　苦参（酒炒）　茅苍术（米泔炒）各一斤

【用法】上为细末，水为丸，如绿豆大。每服三钱，白开水送下。

【主治】疥疮脓窠。

56307　参耆丸

《成方制剂》6册。即《全国中药成药处方集》（南京方）"参耆膏"改为丸剂。见该条。

56308　参耆片（《新药转正》3册）

【异名】十一味参芪片（《中国药典》2010版）。

【组成】当归　枸杞子　黄耆　决明子　鹿角　人参　熟地黄　天麻　菟丝子　细辛　泽泻

【用法】制成片剂，口服，一次4片，一日3次。

【功用】补气养血，健脾益肾。

【主治】癌症应用放、化疗所致白细胞减少及因放、化疗引起的头晕头昏，倦怠乏力，消瘦、恶心呕吐等症。

56309　参耆汤（《杏苑》卷七引洁古方）

【组成】人参三钱　黄耆四钱　薄荷七分　黄连一钱　连翘七分　防风七分　升麻一钱

【用法】上㕮咀。水煎，食前服。外以鳖头骨、五倍子焙干为末托之。

【主治】气虚不能拘摄湿热，以致下流脱肛者。

56310　参耆汤（《直指》卷十五）

【组成】赤茯苓七钱半　生干地黄　黄耆　桑螵蛸（微炙）　地骨皮各半两　人参　北五味子　菟丝子（酒浸，研）　甘草（炙）各二钱半

【用法】上剉细。每服三钱，临熟加灯心二十一茎，水煎温服。

【主治】心肺虚而客热乘之，小便涩数而沥。

56311　参耆汤（《朱氏集验方》卷二引《梁氏必要方》）

【组成】人参　桔梗　天花粉　甘草各一两　白芍药绵者（盐汤浸）各二两　白茯苓　北五味子各一两半　（一方有木瓜、干葛、乌梅）

【用法】上㕮咀。每服四钱，水一盏半，煎至八分。日进四服，留滓合煎。

【主治】消渴。

56312　参耆汤（《袖珍》卷三）

【组成】人参　甘草（炙）　白扁豆（炒）　干葛　茯苓　陈皮　白术　黄耆（炙）　山药　半夏（洗）各等分

【用法】上㕮咀。每服一两，水二盏，煎至一盏，去滓，温服，不拘时候。

【主治】虚盗汗。

56313　参耆汤

《回春》卷二。为《兰室秘藏》卷上"参术汤"之异名。见该条。

56314　参耆汤（《回春》卷四）

【组成】人参（去芦） 黄耆（蜜炒） 白术（去芦） 茯苓（去皮） 当归（酒洗） 熟地各一钱 甘草（炙）二分

【用法】上㕮一剂。加大枣二个，浮小麦一撮，水煎温服。

【主治】自汗。

【备考】原书治上证，加白芍（酒炒）、酸枣仁（炒）、牡蛎（煅）各一钱，陈皮七分、乌梅一个。

56315 参耆汤（《回春》卷四）

【组成】人参（去芦） 黄耆（蜜水炒） 茯苓（去皮） 当归 熟地黄 白术（去芦） 陈皮各一钱 升麻 肉桂各五分 益智仁八分 甘草三分

【用法】上㕮一剂。加生姜三片，大枣一个，水煎，空心服。

【主治】气虚遗溺失禁。

56316 参耆汤（《回春》卷四）

【组成】人参 黄耆（蜜水炒） 当归 生地黄 白术（去芦） 芍药（炒） 茯苓（去皮）各一钱 升麻 桔梗 陈皮各五分 甘草（炙）三分

【用法】上㕮一剂。加生姜、大枣，水煎，食煎服。

【主治】泻痢久虚，或老人气血虚惫，或产妇用力过度，致患脱肛，以及小儿脱肛。

【加减】肺脏虚寒，加干姜（炒）五分。

56317 参耆汤

《痘疹活幼至宝》卷终。为《博爱心鉴》卷上"保元汤"之异名。见该条。

56318 参耆汤（《简明医彀》卷七）

【组成】人参 黄耆 麦冬各三钱 五味子七分 杜仲 熟地黄 山茱萸各二钱 枸杞子三钱 川续断一钱 荆芥（炒）八分 阿胶二钱

【用法】用河水煎三次，一日服。

【主治】血崩虚甚者。

56319 参耆汤（《痘疹仁端录》卷十）

【组成】人参 当归 苍术 白术 陈皮 神曲 炙草 五味子各一钱 炙耆 酒柏 升麻各四钱

【用法】加生姜、大枣，水煎服。

【主治】诸毒脓血，大溃，大痛，大臭。

56320 参耆汤（《何氏济生论》卷七）

【组成】人参 黄耆 当归 白术（炒） 白芍药 艾叶一钱 阿胶一钱

【用法】水煎服。

【主治】妇人小产，气虚下血不止。

56321 参耆汤（《嵩崖尊生》卷七）

【组成】人参 生草 黄耆 当归 白芍 熟地 阿胶 紫菀各六分 姜黄五分

【主治】因提重物伤痛。

56322 参耆汤（《验方新编》卷十五）

【组成】条参七钱 生黄耆 紫苏 南薄荷 麦冬（去心） 青蒿各五钱 川芎四钱 茯苓三钱 百合 生地各二钱 连翘一钱

【用法】水煎服。

【主治】蛊毒，疳蛊。

【宜忌】受毒极重者，戒盐、荤、女色。

【备考】服药数月后，开荤、盐、近色无妨。仍旧照方服药一年，或两年、三年，至出恭食物全不变，则毒净尽矣。体虚者分两酌量减用。

56323 参耆饮

《准绳·幼科》卷四。为《兰室秘藏》卷下"黄耆汤"之异名。见该条。

56324 参耆饮

《简明医彀》卷六。为《博爱心鉴》卷上"保元汤"之异名。见该条。

56325 参耆散（《直指》卷九）

【组成】柴胡 明阿胶（炒酥） 黄耆（蜜炙） 白茯苓 紫菀茸 当归 川芎 半夏（制） 贝母（去心） 枳壳（制） 北梗 秦艽（洗） 甘草（焙）各半两 人参 北五味子 羌活 防风 杏仁（水浸，去皮） 款冬花 桑白皮（炒）各二钱半 生鳖甲（去裙，米醋炙黄）

【用法】上为粗末。每服二钱半，加生姜、大枣，水煎，食后少顷服。

【主治】劳瘵嗽喘，咯血，声焦，潮热盗汗。

56326 参耆散（《御药院方》卷六）

【组成】人参 黄耆 当归 芍药 白术 五加皮 官桂 甘草 前胡 秦艽各等分

【用法】上为细末。每服五钱，水一盏，加生姜五片，大枣二个（去核），同煎至七分，去滓温服，不拘时候。

【功用】调荣卫，补不足。

【主治】虚寒自汗。

56327 参耆散（《外科启玄》卷十二）

【组成】人参 黄耆（盐汤润，炙） 当归（酒浸，焙） 厚朴（姜汁制，炒） 桔梗 白芷各一两

【用法】上为末。每服三钱，热酒调下；不饮酒者，木香汤送下。

【主治】瘰疬，疮破久不收口。

56328 参耆膏（《全国中药成药处方集》南京方）

【组成】西党参 蜜炙黄耆各五斤

【用法】共煎熬三次，去滓取汁，滤清浓缩，加冰糖十斤收膏。每次三至五钱，早、晚开水和服，一日二次。

【功用】强壮体力。

【主治】脾肺气虚，动辄喘气，四肢无力，食少纳呆，大便溏泄。

【备考】本方改为丸剂，名"参耆丸"（见《成方制剂》6册）；改为糖浆剂，名"参耆糖浆"（见《成方制剂》7册）。

56329 参夏汤

《济阳纲目》卷三十六。为《金匮》卷中"大半夏汤"之异名。见该条。

56330 参蚓汤（《痘疹仁端录》卷十四）

【组成】人参一两 蚯蚓二十条

【用法】先煎人参，后入蚯蚓，再煎服。

【主治】痘疮元虚毒重，黑陷无脓。

56331 参梅散

《普济方》卷一七六。为方出《百一》卷十二，名见《普济方》卷一七六"人参散"之异名。见该条。

56332 参萸丸（《丹溪心法》卷五）

【异名】参茱丸（《赤水玄珠》卷六）。

【组成】六一散一料　吴茱萸一两（制）

【用法】上为末，饭为丸服。

【主治】湿而滞气，上则吞酸，下则自利，湿热甚者。

56333　参英汤

《医学入门》卷七。为《伤寒论》"吴茱萸汤"之异名。见该条。

56334　参黄丹（《幼幼新书》卷二十三引张涣方）

【组成】人参　胡黄连各一两　天竺黄半两（研）　干蝎二十一个（微炒）　天浆子二七个（干者，微炒）（以上六味为细末，次入下药）　青黛　朱砂各一分　龙脑一钱（并细研）

【用法】上件一处拌匀，炼蜜为丸，如黍米大。每服十粒，人参汤送下。

【主治】惊痫夹热，夜卧惊悸。

56335　参黄汤（《圣济总录》卷六十四）

【组成】大黄（煨、剉）三两　人参　枳壳（汤浸去瓤、麸炒）　槟榔（煨、剉）各一两　半夏（汤洗去滑、炒黄）一两半　朴消（研）二两　甘草（炙、剉）半两　黄芩（去黑心）三分

【用法】上为粗末。每服二钱匕，以水一盏，加生姜半分（拍碎），同煎至七分，去滓，食后临卧温服。

【功用】治热痰，导壅气，润肠胃。

56336　参黄汤（《感证辑要》卷四）

【组成】别直参一钱半　生锦纹一钱半

【主治】气虚甚而邪实，大便不通者。

56337　参黄汤（《顾氏医径》卷五）

【组成】人参　大黄　甘草　青皮

【主治】小儿积痢侵久，或愈而复发。

56338　参黄散

《杨氏家藏方》卷十九。为《圣惠》卷八十四"大黄散"之异名。见该条。

56339　参黄散

《外科启玄》卷十二。为《幼幼新书》卷十五引《家宝》"麦汤散"之异名。见该条。

56340　参黄散（《伤科补要》卷三）

【组成】参三七一两　大黄四两　厚朴一两　枳实一两　桃仁三两　归尾三两　赤芍一两五钱　红花五钱　川山甲五钱　郁金一两　胡索一两　肉桂五钱　柴胡六钱　甘草四钱　青皮一两

【用法】上为细末。酒调下。

【功用】逐瘀下降，疏通。

【主治】体实重伤。

56341　参翎丸（《解围元薮》卷三）

【异名】参毛丸（《赤水玄珠》卷三十）。

【组成】纯白鹅毛（用纯白鹅一只，男用雄，女用雌，挦其毛，不可失一根，炒为末）　苦参皮一斤（酒煮，为末）

【用法】黄米、酒糊为丸，如梧桐子大。每服一百丸，空心酒送下。

【主治】麻风。

56342　参麻汤（《圣济总录》卷二十八）

【组成】玄参一两　升麻三分　犀角（镑）半两　干蓝叶一两　甘草（炙、剉）三分

【用法】上为粗末。每服五钱匕，水一盏半，加葱白三寸，豉一百粒，同煎至一盏，去滓温服，一日二次。

【主治】伤寒热病生豌豆疮并疱疮，烦闷昏迷。

56343　参椒汤（《外科证治全书》卷四）

【组成】苦参一两　花椒三钱

【用法】上用米泔水煎，候温洗之，洗后避风，拭干搽药。

【主治】疥疮。

56344　参粟汤（《圣济总录》卷六十三）

【组成】人参一两　陈粟米一两半　生姜（切碎）五两　半夏（汤洗七遍去滑）四两（与生姜同杵，晒干）

【用法】上同入银石锅中，慢火炒令焦黄，为粗末。每服三钱匕，水一盏，加生姜三片，大枣二枚（去核），同煎至七分，去滓，空心、食前微热服。

【主治】干呕不下食。

56345　参粟汤（《证治要诀类方》卷一引《局方》）

【组成】人参　款冬花　罂粟壳（醋炙）各等分

【用法】水煎，加阿胶一钱，乌梅一枚，临卧服。

【主治】❶《证治要诀类方》：久嗽，脾胃如常，饮食不妨者。❷《中国医学大辞典》：痢疾气虚。

56346　参硫散（《青囊秘传》）

【组成】苦参一钱　西硫黄二分

【用法】猪胆汁调搽。

【主治】梅花风。

56347　参雄汤（《痘疹仁端录》卷十）

【组成】人参一两　天雄一两（姜汁煮，去皮）　煨姜三片

【用法】水煎服。

【主治】痘症倒陷传阴。

56348　参滑散（《保婴撮要》卷十八）

【组成】地骨皮　麻黄（去节）一分　人参　滑石　大黄（煨）一分　知母　羌活　甜葶苈（炒）一分　甘草（炙）半分

【用法】上为末。每服半钱，水一小盏，加小麦七粒，煎数沸，每服三五匙。不可多服。

【主治】水痘。

56349　参蒲丸

《医学纲目》卷二十一。为《圣济总录》卷四十七"参苓丸"之异名。见该条。

56350　参蒲散

《嵩崖尊生》卷六。为原书同卷"气虚散"之异名。见该条。

56351　参膏汤（《脉因证治》卷下）

【组成】人参五钱　石膏一两　知母六钱　甘草三钱五分　（一方加寒水石妙）

【用法】水煎服。

【主治】膈消。上焦渴，不欲多饮。

56352　参漆丸（《良方集腋》卷上）

【异名】参山漆丸（《饲鹤亭集方》）。

【组成】生大黄四两（一半藕汁浸，一半韭汁浸，先蒸后浸，晒干，如法九次）　真野参山漆一两（生，研）　川郁金一两（生，研）　真西血琥珀一两（同灯草研）　怀牛膝二两（酒炒）　当归头二两（酒浸，炒）

【用法】上为极细末,如飞尘,水泛为丸。每服一钱,开水送下。

【功用】《饲鹤亭集方》:祛瘀血,生新血。

【主治】❶《良方集腋》:吐血。❷《饲鹤亭集方》:暴起失血,或呕或吐,成碗成盏,一时难止者。

56353 参熊丸《产科发蒙》卷三

【组成】熊胆 人参各二钱

【用法】上为细末,打米糊为丸,如梧桐子大。每服六七丸,白汤送下。

【主治】产后血晕。

56354 参蝎膏《直指小儿》卷一

【组成】天浆子 天竺黄 人参 朱砂 全蝎 天麻 蝉壳各等分 麝香少许

【用法】上为末,炼蜜为丸,如梧桐子大。每服一丸,金银汤送下。

【功用】定心神。

【主治】小儿胎惊。

56355 参橘丸《全生指迷方》卷二

【组成】橘皮三两(洗) 麦门冬(去心) 人参(去芦)各一两

【用法】上为末,炼蜜为丸,如梧桐子大。每服三十丸,食前米饮送下。

【主治】热从腹起,上循胸腋,绕颈额,初微而渐至大热,发无时,遇饥则剧,中脘不利,善食而瘦,其色苍黄,肌肉不泽,口唇干燥,由脾气素弱,曾因他病,误服热药入于脾,脾热则消谷引饮,善消肌肉,其脉濡弱而疾。

【加减】若嗽,加五味子一两,及灸脾腧百壮。

56356 参橘丸《全生指迷方》卷二

【组成】橘皮四两(洗) 人参一两

【用法】上为细末,炼蜜为丸,如梧桐子大。每服三十丸,食前米饮送下。

【功用】补气,顺气。

【主治】气病。心下似硬,按之即无,常觉膨胀,多食则吐,气引前后,噫气不除,由思虑过多,气不以时而行则气结,脉涩滞。

56357 参橘丸《朱氏集验方》卷四引梁国佐方

【组成】人参 神曲 半夏(泡七次) 缩砂仁 麦蘖各二两(炒) 白茯苓(去皮)四两 橘红一斤(去白,用生姜一斤同捣,晒干)

【用法】上为细末,姜汁打糊为丸。每服五十丸,姜汁送下,热水亦得。

【功用】壮脾进食,消饮下痰。

56358 参橘汤《圣济总录》卷三十二

【组成】人参 陈橘皮(汤浸去白,焙)各一两 前胡(去芦头) 白术 杏仁(汤浸去皮尖双仁,炒) 枇杷叶(去毛,姜汁炙)各半两 甘草(炙)一分

【用法】上为粗末。每服五钱匕,水一盏半,煎至七分,去滓,食前温服。

【主治】伤寒后脾肺未和,痰壅欲吐,不思饮食。

56359 参橘汤《直指》卷七

【组成】人参 真橘红 石莲肉各半两 透明乳香一钱半

【用法】上为末。每服一钱,姜汤点服。

【主治】翻胃。

56360 参橘汤

《叶氏女科》卷二。为《三因》卷十七"竹茹汤"之异名。见该条。

56361 参橘汤《医学集成》卷二

【组成】洋参一两 橘红一钱

【用法】浓煎,加姜汁,竹沥冲服。缓则不救。

【主治】喉证。元阳飞越,痰如拽锯者。

56362 参橘饮《胎产要诀》卷上

【组成】人参 橘红 白术 半夏 当归 藿香各五分 甘草 砂仁各四分 藿香一分

【用法】水煎服。

【主治】妇人成孕两三月,恶阻呕逆,恶食,头眩倦怠。

【加减】肥人,加竹沥四五匙,姜汁二匙。

56363 参橘饮《玉案》卷五

【组成】人参 陈皮 厚朴 藿香 白术各一钱五分 淡竹茹五分

【用法】加生姜五片,不拘时候服。

【主治】妊娠恶阻,呕吐,喜酸,恶食。

56364 参橘饮《盘珠集》卷下

【组成】人参 白术(炒) 甘草(炙) 橘皮 当归 白芍 藿香 香附(制) 茯苓

【功用】调血散郁。

【主治】妊娠恶阻,气血不足,转致内郁,郁气上冲于胃则呕逆,血虚而心失所养则烦闷。

56365 参橘饮《会约》卷十四

【组成】人参一钱 白术二钱 炙草一钱 橘红 紫苏 麦冬 黄芩 竹茹 生姜各一钱 广香五分 茯苓一钱半

【用法】加大枣为引。

【功用】补气清热保胎。

【主治】妊妇恶阻,呕逆不能食,六脉虚者。

【加减】或加半夏二钱(姜炒)。

56366 参橘散

《医方类聚》卷二二四引《济生》。为《三因》卷十七"竹茹汤"之异名。见该条。

56367 参橘散《简明医彀》卷七

【组成】人参 橘皮 白术 茯苓 麦芽各一钱 炙草五分 生姜二钱 竹茹一团 粳米一撮

【用法】水煎服。

【功用】益胃和中。

【主治】妊娠胃虚,恶阻呕吐,饮食少进。

【加减】未止,加制半夏。

56368 参橘煎《症因脉治》卷二

【组成】人参 橘红

【功用】补气,顺气。

【主治】气虚喘逆。

56369 参橘煎

《症因脉治》卷四。为原书同卷"藿香参橘煎"之异名。见该条。

56370 参蓍饮《医部全录》卷二三二引《必用方》)

【异名】却暑清健汤。

【组成】白术一钱半　人参一钱二分　麦冬
白芍药　白茯苓各一钱　知母(炒)　陈皮　香薷各七分　甘草五分
黄芩(炒)　三分　五味子十粒

【用法】上剉。加生姜三片,水煎服。

【功用】祛暑清热,壮元气。

【主治】霍乱吐利。

56371　参藿散《朱氏集验方》卷四)

【组成】甘草　白芷各一两　丁皮半两　厚朴三两
(制)

【用法】上咬咀。每服三钱,加生姜三片,紫苏五叶,水
一盏,煎至七分,不拘时候。

【主治】脾胃积冷吐逆,不纳饮食,宿食不消,气不升
降,呕吐酸水,心腹膨胀,脚手虚浮。

【宜忌】忌生冷,鱼腥动气等物。

【加减】如虚浮,入黑豆五十粒,浓煎。

【备考】本方名"参藿散",但组成中无人参、藿香,
疑脱。

56372　参山漆丸

《饲鹤亭集方》。为《良方集腋》卷上"参漆丸"之异名。
见该条。

56373　参贝陈皮《北京市中药成方选集》)

【组成】党参(去芦)二十两　甘草二十两　知母二十
两　贝母二十两　桔梗十二两

【用法】熬汤煮陈皮(或切方块)六百四十两,再入参贝
陈皮细料面一百二十八两拌匀即成。随时用一块口中嚼
化,徐徐咽下。

【功用】开胃健脾,止嗽除痰。

【主治】脾胃虚热,不思饮食,咳嗽痰盛,气道阻结。

【备考】参贝陈皮细料方:人参(去芦)六十四两,川贝
母六十四两,以上二味,共研为细粉,过罗。

56374　参贝陈皮《成方制剂》9册)

【组成】陈皮　川贝母　党参　法半夏　甘草　食盐
乌梅

【用法】制成丸剂,每粒重1克。含服,一次1粒。

【功用】止咳化痰,生津消渴。

【主治】肺虚咳嗽,津少口渴。

56375　参归腰子《寿亲养老》卷四)

【异名】参归腰子丸(《摄生众妙方》卷七)、壮阳种子方
(《墨宝斋集验方》卷上)。

【组成】人参半两(细切)　当归半两(上去芦,下去细
者,取中段切)　猪腰子一只

【用法】上以腰子用水两碗,煮至一盏半,将腰子细切,
入二味药同煎至八分,吃腰子,以汁送下。有吃不尽腰子,
同上二味药滓焙干,为细末,山药糊为丸,如梧桐子大,每服
三五十丸。此药多服为佳。

【主治】心气虚损,怔忡而自汗。

56376　参麦颗粒《成方制剂》13册)

【组成】枸杞子　红参　黄精　麦冬　南沙参　山药

【用法】制成颗粒剂,开水冲服,一次25克,一日3次。

【功用】养阴生津。

【主治】面黄肌瘦,津少口渴,腰膝酸软,食欲不振,头

晕眼花,心悸气短,神经衰弱。

56377　参苏饮子《杨氏家藏方》卷十八)

【组成】人参(去芦头)　白术　白茯苓(去皮)　甘草
(炙)　紫苏叶　干木瓜　香薷叶　厚朴(生姜汁制,炒香)
半夏曲(炙)　白扁豆(微炒)　陈橘皮(去白)各等分

【用法】上为粗末。每服二钱,水一盏,煎至七分,去滓
温服,不拘时候。

【主治】小儿伏热吐泻,虚烦闷乱,引饮不止。

56378　参苓饮子《卫生宝鉴》卷十二)

【组成】麦门冬　五味子　白芍药　熟地黄　黄耆各
三两　白茯苓二钱半　天门冬　人参　甘草各五钱

【用法】上为粗末。每服三钱,水一盏半,加生姜三片,
大枣二个,乌梅一个,煎至一盏,去滓,食后温服。

【功用】生津液,思饮食。

【主治】消渴口干燥,不思饮食。

56379　参苓饮子《普济方》卷二二八)

【组成】人参　莲肉　甘草各一两　白茯苓　茯神
白术各半两　香附子一两(炒去毛)

【用法】上为饮子。每服三钱,水一盏,加生姜三片,大
枣一个,同煎至七分,去滓服,不拘时候。最治小儿,量大小
加减服。

【主治】脾弱,虚劳发热,心神不宁。

56380　参苓煮散《圣济总录》卷九十)

【组成】人参　白茯苓(去黑皮)　丁香　木香　桂(去
粗皮)　益智(去皮)　青橘皮(汤浸去白,焙)　芎劳　蓬莪
术(炮,剉)　干姜(炮)　附子(炮裂,去皮脐)各半两　远志
(去心)　白术　厚朴(去粗皮,生姜汁炙)　黄耆(剉,炒)
半夏(汤浸七遍,用生姜汁制)　当归(切,焙)　京三棱(炮,
剉)　陈曲(炒)　麦蘖(炒)各一两　肉豆蔻(去壳)　槟
榔(剉)　诃藜勒(煨,去核)各五个

【用法】上为散。每服三钱匕,入盐少许,水一盏,同煎
至七分,和滓温服。

【主治】虚劳心腹痞满,不思饮食,胸膈不利。

56381　参胡饮子《杏苑》卷四)

【组成】人参一钱二分　柴胡一钱五分　黄芩　甘草
当归　大黄　白芍药各一钱　生姜二片　大枣子一枚

【用法】上咬咀。用水煎熟,食远温服。

【主治】痰热头疼,手足烦热,身体倦怠,肢节疼痛,嗜
卧不安,饮食无味,大便闭结,兼治五饮。

【加减】老人、虚人或大便自利者,去大黄。

56382　参茸王浆(吉林省通化百山制药三厂方)

【组成】人参　鹿茸

【用法】制成口服液,每支10毫升。每日早、晚各服
1支。

【功用】滋补强壮。

【主治】神经衰弱,四肢无力,肝炎、贫血、骨折。

56383　参茸补酒《成方制剂》19册)

【组成】白芍　白术　川芎　当归　党参　甘草　龙
眼肉　鹿茸　牛膝　人参　肉桂　桑寄生　山药　熟地黄
制何首乌

【用法】制成酒剂,口服,一次15～30毫升,一日2～
3次。

【功用】补益气血。

【主治】身体虚弱,气血两亏,脑力不足,精神疲倦等。

【宜忌】感冒发热者忌服。

56384　参茸阿胶《成方制剂》16 册)

【组成】白芍　白术　白芷　陈皮　川芎　当归　党参　地黄　茯苓　甘草　红花　鹿茸　驴皮　麦冬　牡丹皮　木香　清半夏　人参　肉桂　砂仁　熟地黄　香附　玉竹

【用法】制成胶块,每块重 10 克。用黄酒或开水炖化服,一次 3～9 克,一日 1～2 次。

【功用】补血生精。

【主治】血虚头晕,神疲体倦,月经不调。

56385　参耆糖浆

《成方制剂》7 册。即《全国中药成药处方集》(南京方)"参耆膏"改为糖浆剂。见该条。

56386　参莲胶囊《新药转正》13 册)

【组成】苦参　山豆根　半枝莲　防己　三棱　莪术　丹参　乌梅　补骨脂　苦杏仁　白扁豆

【用法】制成胶囊剂,每粒装 0.5 克。口服,一次 6 粒,一日 3 次。

【功用】清热解毒,活血化瘀,软坚散结。

【主治】气血瘀滞,热毒内阻而致的中晚期肺癌、胃癌。

56387　参桂胶囊《新药转正》41 册)

【组成】红参　川芎　桂枝

【用法】制成胶囊剂,每粒装 0.3 克。口服,一次 4 粒,一日 3 次。

【功用】益气通阳,活血化瘀。

【主治】心阳不振,气虚血瘀证。症见:胸部刺痛,固定不移,入夜更甚,遇冷加重,或畏寒喜暖,面色少华;冠心病、心绞痛见上述证候者。

【宜忌】阴虚内热者禁用。

56388　参梅含片《效验秘方》干祖望方)

【组成】沙参 100 克　元参 100 克　乌梅 100 克　生地100 克　花粉 100 克　薄荷 60 克　甘草 30 克(以上一料,可供半个月用)

【用法】上为含片剂。每次含一片,慢慢吞咽,每天 6～10 片。

【功用】养阴生津,润咽止痛。

【主治】慢性咽炎及干燥综合征。

【方论选录】此方源于《温病条辨》的增液汤,取其滋养肺肾,生津增液。但原方仅仅有利于急性病的"劫津",对慢性病的"耗液"作用不大。于是辅以乌梅,其味酸,能强力收敛生津,此正补"耗液"的需要。而且还有抗菌、抗过敏作用,更适合于慢性咽炎。喉科曾有盐梅一方,方中加以改进以适今用。取用元参清燥热而利咽,薄荷疏风热而利咽,花粉消痰结而利咽,甘草调味而利咽。诸药合用,直达病所,相得益彰。

56389　参鹿补片

《成方制剂》15 册,即《上海市药品标准》"参鹿补膏"改为片剂,见该条。

56390　参鹿补膏《上海市药品标准》)

【组成】参鹿补膏清膏 1 千克　砂糖 1.29 千克

【用法】先将砂糖加水加热烊化,滤过,然后与参鹿补膏清膏混合,浓缩至比重 1.365(热测),即得。密闭保存。常用量每次 1 羹匙,开水冲服,一日二次。

【功用】益气养血,补肾壮阳。

【主治】阳虚畏寒,精神疲乏,气血不足,腰膝酸软。

【备考】❶参鹿补膏清膏处方:红参 80 克,锁阳 200克,淫羊藿 300 克,续断 200 克,狗脊(制)300 克,墨旱莲草400 克,白术(麸炒)300 克,玉竹(制)100 克,鹿肉 100 克,仙鹤草 400 克,鸡血藤 800 克,女贞子(制)600 克,党参 200克,熟地黄 400 克。以上 14 味药,先将红参水煎二次,每次3～4 小时;鹿肉水煎 4 小时左右;再将参渣、鹿肉渣与余药同煎二次,每次 3～4 小时。参汁、鹿肉汁、药汁分别滤过,澄清,混合后浓缩至比重 1.21(热测),即得。❷本方改为片剂,名"参鹿补片"(见《成方制剂》15 册)。

56391　参三七伤药

《成方制剂》10 册,即原书 4 册"参三七伤药片"改为散剂。见该条。

56392　参五秦艽汤《寿世保元》卷五)

【组成】当归三钱　赤芍(酒炒)七分　苍术(童便浸)一钱　生地黄(酒浸)一钱　草薢一钱　黑狗脊(去毛根)二钱　川芎七分　羌活一钱五分　秦艽(去芦)一钱五分　川独活一钱　五加皮二钱　黄连(姜汁炒)一钱　黄柏(酒炒)一钱　红花(酒洗)八分　黄芩(酒炒)一钱五分　黄耆(酒炒)二钱　人参二钱　牛膝(去芦,酒浸)一钱五分　杜仲(每一两用茴香一钱,盐一钱,水二钟拌炒)二钱　生甘草二分

【用法】上剉。桃枝七根,每长一寸半,灯心七根,水煎,临服入童便、好酒各一盏,空心温服。滓再煎服。

【主治】痛风。腰背手足肢节疼痛,因外淫侵入日久,及年近衰者,不善养生,肝血、肾水内损所致。

【宜忌】忌食酒、面、鲤鱼、羊、鹅。

【加减】如天将作雨,阴晦时日,而预先觉痛甚者,加防风、天麻、升麻;午后夜甚者,血弱阴虚,加升麻五分,牡丹皮一钱;早上午前甚者,气滞阳弱,加连翘、沉香、竹沥、乳汁;痛甚者,倍羌活、红花、酒炒黄芩,凉血则痛止。

56393　参贝六贤散《鸡鸣录》)

【组成】制半夏四两　玄参　甘草各三两　姜制南星二两　青盐十两　陈皮一斤(去白,略煎去辣味)

【用法】六味以好泉水同煮,候干晒燥,为细末。以西洋参、川贝母(去心)各二两,蛤壳(煅,飞)六两,俱研细和匀,每用五六分,开水调下,不拘时候。

【功用】《重订通俗伤寒论》:涤痰止嗽,清火降气。

【主治】❶《鸡鸣录》:胸膈不舒,痰多食少。❷《重订通俗伤寒论》:瘦人阴虚多火并风寒夹痰。

56394　参术二仁汤《辨证录》卷六)

【组成】人参　茯神　炒枣仁各三钱　白芍九钱　远志　半夏各一钱　砂仁二粒

【用法】水煎服。

【主治】心包、膻中之火炽甚,口干舌燥,面目红赤,易喜易笑。

56395　参术二陈汤《叶氏女科》卷二)

【组成】人参　白术(蜜炙)　当归　白芍　陈皮　半

夏(姜汁制,炒黄)　炙甘草各一钱

【用法】水煎服。

【主治】妊娠,饱食后气伤胎系,系弱不能自举,而下压膀胱,尿闭腹肿者。

56396　参术二香汤(《辨证录》卷九)

【组成】人参三钱　香薷一钱　甘草一钱　砂仁一粒　神曲五分　白术二钱　陈皮五分　藿香五分

【用法】水煎服。

【主治】劳倦中暑,内伤中气,服香薷饮反加虚火炎上,面赤身热,六脉疾数无力。

56397　参术大补丸(《万氏女科》卷一)

【组成】人参五钱　白术　白茯苓　陈皮　莲肉　归身　炙草各三钱　山药一两　砂仁　川芎　石菖蒲各五钱

【用法】上为末,薄荷包米煮饭为丸。米饮送下。

【主治】妇人平素多痰,脾胃虚损,气血失养,经水过期后行。

56398　参术内托散(《疮疡经验全书》卷一)

【组成】人参　白术　粉草　犀角　贝母　黄连　防风　黄芩(酒炒)　羌活　桔梗　当归　生地　白芍　前胡　天花粉

【用法】水二钟,加生姜三片,煎服。外敷清凉拔毒散。

【主治】面发毒。

【加减】因病之逆从,而加减之,每合犀角郁金散服之,以拔积毒。

56399　参术六味丸(《中医妇科治疗学》)

【组成】生地黄　黄肉各三钱　淮药四钱　丹皮　泽泻各二钱　泡参四钱　白术　茯苓各三钱

【用法】水煎,温服。

【功用】和脾胃,养肝肾。

【主治】脾肾虚弱,经闭时久,颜面不润,色带淡黄或白,唇燥,两眼乏神;饮食减少;耳鸣头痛,或有潮热,手心发热,舌质淡红,苔薄黄,脉数无力。

56400　参术去湿汤(《辨证录》卷二)

【组成】人参　白术各五钱　甘草　半夏　附子各一钱　山药一两　薏仁三钱　砂仁三粒

【用法】水煎服。

【主治】素性好饮,两臂作痛,服祛风治痰药,更加麻木,痰涎愈盛,体软筋弛,腿膝拘痛,口噤语涩,头目晕重,口角流涎,身如虫行,搔起白屑,皆脾气亏损之故。

56401　参术半夏汤(方出《医学正传》卷八,名见《东医宝鉴·杂病篇》卷十一)

【组成】人参　白术各一钱　茯苓　陈皮各五分　甘草　薄荷各二分　半夏　天麻各七分　细辛三分　全蝎(去毒,炒)一个

【用法】上细切,作一服。加生姜三片,水一盏,煎至七分服,子母俱服。

【主治】小儿慢惊风。

56402　参术加桂汤(《辨证录》卷二)

【组成】人参二两　白术二两　肉桂一钱

【用法】水煎,灌服。

【主治】久痢之后,下多亡阴,阴虚而阳暴绝。一旦昏仆,手撒眼瞪,小便自遗,汗大出不止,喉作拽锯之声。

【备考】原书治上证,宜急灸其气海之穴,并服本方。

56403　参术加桂汤(《辨证录》卷十一)

【组成】茯苓一两　白术一两　肉桂一钱　人参五钱

【用法】水煎服。十剂而膀胱通利,腹亦不胀,可以受娠。

【主治】妇人肾气不旺,胞胎之水气不化;小水艰涩,腹中作胀,两腿虚浮,不能怀孕。

56404　参术地黄汤(《叶氏女科》卷三)

【组成】人参　熟地黄　白术(蜜炙)　各二钱　当归　川芎　黄耆　麦冬(去心)　茯苓各一钱　炙甘草五分　五味子十五粒　陈皮四分

【用法】上加大枣二个,水二钟,煎一钟服。

【主治】产后乳少,无以乳儿,以致母子俱瘦,饮食减少。

56405　参术地黄膏

《疡医大全》卷九。即《外科正宗》卷一"参术膏"。见该条。

56406　参术地黄膏(《中药成方配本》)

【组成】党参八两　冬术六两　熟地一斤　茯苓四两　淮山药三两　炙甘草二两　炒当归三两　炒白芍三两　炙黄耆四两　阿胶六两　杜仲二两　远志二两　广木香一两　广皮二两　桂圆肉八两　黑枣一斤　生姜二两

【用法】共煎三次,榨净去滓,将三次药汁澄清滤过,收浓将阿胶烊入,加白蜜八两炼熟,滤过收膏,约成膏三斤。每次五钱,开水冲服,一日二次。

【功用】补气养血。

【主治】男女气血两亏,头晕心宕,食少胃呆,及一般虚弱诸症。

56407　参术芍甘汤(《陈素庵妇科补解》卷五)

【组成】参　赤苓　术　草　芎　归　白芍　地　木香　陈皮　乌药

【功用】温补脾胃,兼祛寒邪,消生冷之物,养血行气。

【主治】产后痢疾,或赤或白,或赤白杂下,由气血损伤,脾胃衰弱,兼外感风冷,内伤饮食所致者。

【加减】腹痛,加红花、神曲、山楂;不食,加石莲子,草豆蔻、乌梅、生姜;后重,加槟榔;血痢,加地榆、丹皮;口干,加葛根、花粉;气滞痞闷,加香附;久痢不已发肿,加车前、补骨、云苓。

56408　参术芎归汤(《医学六要·治法汇》卷六)

【组成】补中益气汤去柴胡加白芍　川芎　白茯

【用法】加生姜,水煎服。

【主治】泻痢后及产育气虚脱肛,脉濡而弦者。

【备考】《准绳·类方》有山药,无陈皮。

56409　参术壮气汤(《证因方论集要》卷三引叶天士方)

【组成】人参　生白术　黄耆(炙)　桂枝　当归(炒)　甘草(炙)　煨姜　南枣

【主治】风湿阻遏经隧,为肿为痛。

【方论选录】参、术、耆补气以实卫阳,则籓篱固而邪无由乘矣;桂枝、甘草辛甘和阳;当归通络;姜、枣和营卫。

56410　参术补脾汤

《医学入门》卷八。为《外科枢要》卷四"参耆补脾汤"之异名。见该条。

56411 参术启脾丸(《医便》卷五引钱雷方)

【组成】人参(去芦)二两 白术(麸皮炒)四两 黄耆(蜜炙)二两 白茯苓(去皮)二两 山药(微炒)二两 甘草(炙)五钱 陈皮(去半白)一两 黄连(炒)八钱 法制半夏粉一两 砂仁一两 神曲(炒)五钱 白芍药(炒)一两五钱 山楂肉一两 藿香(水洗)三钱 麦门冬(炒,取末)五钱

【用法】上各为细末,炼蜜为丸,如梧桐子大。每服二钱,白汤下,空腹食皆可服。

【功用】补脾胃,益元气,壮精神,化痰涎,灵饮食。久服肥健延年。

56412 参术附子汤(《辨证录》卷八)

【组成】人参 白术各二两 附子三钱

【用法】水煎服。

【主治】小便之时,忽然寒噤脱阳。

56413 参术附半汤(《辨证录》卷八)

【组成】人参一两 附子二钱 半夏三钱 白术一两

【用法】水煎服。二剂全愈,不必再服。

【主治】一时病疟,寒气入于阳明,自卯足寒,自酉分方热,至寅初乃休,一日一夜只苏一时。

56414 参术附枣汤(《辨证录》卷一)

【组成】人参一两 白术二两 附子一钱 炒枣仁五钱

【主治】冬月伤寒,四、五日后,手足逆冷,恶寒身踡,脉又不至,复加躁扰不宁,不止阳绝也,阴亦将绝矣。

56415 参术附桂汤(《石室秘录》卷三)

【组成】人参半两 白术九钱 附子二钱 肉桂一钱 干姜二钱

【用法】水三碗,煎服。

【功用】追散失之元阳而返其宅。

【主治】阴寒之气,直中阴经,斩关直入于肾宫,命门之火逃亡而将越出于躯壳之外。

【方论选录】此方用人参、白术实有妙用。驱寒之药而不用此二味,寒去而气随之去矣。故必用二味,且必须多加,而元阳始足,可留于将绝之顷也。

56416 参术和脾饮(《古方汇精》卷四)

【组成】西党参三钱 於术(酒拌,土微炒) 银花各一钱五分 橘皮一钱 嫩桑芽七粒(无芽用叶)

【用法】上与生地益阴煎相间服之,可投十余剂。

【功用】杜痘后诸患。

56417 参术肥儿丸

《幼科证治大全》引《济世全书》。为《古今医鉴》卷十三引刘尚书"肥儿丸"之异名。见该条。

56418 参术实脾汤(《医学六要·治法汇》卷六)

【组成】白术 人参各二钱 肉果(面包煨)一钱半 白茯 白芍 陈皮各一钱 甘草(炙)七分

【用法】水二钟,加生姜三片,大枣二个,煎服。

【主治】久泻滑肛。

【备考】《准绳·类方》有炮附子八分。

56419 参术香连汤(《会约》卷十)

【组成】广木香五分 黄连一钱 人参八分 白术一钱半 甘草一钱 茯苓二钱 枳实一钱

【用法】水煎服。

【主治】休息痢,屡止屡发,久不愈者。因固涩太早,积未清所致。

56420 参术养胎饮(《产孕集》卷上)

【组成】人参一钱 白术三钱 茯苓二钱 炙甘草八分 归身 白芍各一钱五分 阿胶二钱 陈皮八分

【主治】孕三月,体虚者。

56421 参术举胎饮(《顾氏医径》卷四)

【组成】当归 地黄 川芎 芍药 炙草 人参 白术 陈皮 茯苓 生姜

【主治】妊娠常欲小便,溺滴不出。

56422 参术姜附汤

《景岳全书》卷六十四。为《外科枢要》卷四"姜附汤"之异名。见该条。

56423 参术姜桂饮(《幼科证治大全》引《医述》)

【组成】人参五分 白术(炒)六分 干姜(炒) 桂 茯苓 扁豆(姜汁炒) 山药(炒)各六分 陈皮 甘草各四分

【用法】上加生姜、大枣,水煎服。

【主治】小儿久泻,面色赤,身热口渴,属脾胃极虚,阳气外散者。

56424 参术莲子饮(《胎产秘书》卷下)

【异名】参苓莲子饮(《胎产心法》卷下)

【组成】人参 焦术各二钱 茯苓一钱 当归一钱五分 炒芍八分 炙甘草五分 陈皮 升麻各三分 山药一钱 莲子十粒 姜一片

【主治】产后泄泻,久泻不止或脾泄者。

【加减】如腹痛,加炮姜五分。

56425 参术柴苓汤(《保婴撮要》卷三)

【组成】人参 白术 茯苓 陈皮各一钱 柴胡 升麻各七分 山栀(炒)八分 钩藤钩一钱 甘草(炒)五分

【用法】每次一二钱,加生姜、大枣,水煎服。

【主治】肝经风热,脾土受克,其证善怒,睡中抽搐,遍身作痒,饮食少思;或疮疡脾气虚弱,肝气内动,肢体抽动。

56426 参术健脾丸(《成方便读》卷三引东垣方)

【组成】人参二两 陈皮一两 白术(土炒)二两 麦芽(炒)一两 山楂一两五钱 枳实三两

【用法】神曲糊为丸。米饮送下。

【主治】脾虚饮食不消。

【方论选录】夫脾胃之虚,其来也渐,固为病之本。而食积停滞,其来也骤,则为病之标。治病当明标本缓急,急则治其标,故方中虽消补并行,而仍以治标为急。故君以枳实之苦寒,破气行血,消食消痰,为磨积之主药。而后以参、术驾之,不使其过而伤正。且枳实得参、术之力,而用益彰,参、术得枳实,则补而不滞,两者互相为用。然毕竟因食积起见,故又以麦芽之化谷,山楂之化肉,而赞助之。脾虚停积,则气不行,故以陈皮理之;用神曲糊丸者,助其蒸化,米饮下者,藉谷气以和脾胃耳。

56427 参术健脾丸(《回春》卷三)

【组成】苍术八两(二两盐水浸,二两米泔浸,二两醋浸,二两葱白炒) 人参 白术(去芦) 白茯苓(去皮) 干山药(炒) 破故纸(酒炒) 枸杞子(去硬) 菟丝子(酒制,焙) 莲肉(去心) 各二两 川楝子(取肉) 五味子 川牛膝(去芦)各一两半 川椒(去目,炒) 小茴香(盐炒)

陈皮　木香(不见火)　远志(甘草水泡,去心)各五钱

【用法】上为细末,酒糊为丸,如梧桐子大。每服八十丸,空心盐汤送下,以干物压之。

【功用】滋养元气,补理脾胃,益肾水,温下元,进饮食,调中下气,除寒湿,大补诸虚。

【主治】脐腹冷痛,泄泻年久不止。

56428　参术健脾丸

《成方制剂》9册。即《准绳·类方》卷二"参术健脾汤"加厚朴、六神曲改为丸剂。见该条。

56429　参术健脾丸(《杂病源流犀烛》卷五)

【组成】人参　白术　陈皮　茯苓　当归　白芍　炙草　大枣

【功用】理气养脾。

【主治】水肿,蛊胀。

56430　参术健脾汤(《东医宝鉴·杂病篇》卷四引《医方集略》)

【组成】人参　白术　白茯苓　厚朴　陈皮　山楂肉各一钱　枳实　白芍药各八分　神曲　麦芽　缩砂　甘草各五分

【用法】上剉,作一帖。加生姜三片,大枣二个,水煎服。

【功用】健脾养胃,运化饮食。

【主治】食伤。

56431　参术健脾汤(《准绳·类方》卷二)

【组成】人参　白茯苓　陈皮　半夏　缩砂仁　厚朴(姜制)各一钱　白术二钱　炙甘草三分

【用法】水二钟,加生姜三片,煎八分。

【主治】胀满。

【备考】加曲糵、山楂肉,消胀尤妙。本方加厚朴、六神曲,改为丸剂,名"参术健脾丸"(见《成方制剂》9册)。

56432　参术健脾汤(《准绳·类方》卷五)

【异名】参术健脾散(《医林绳墨大全》卷六)。

【组成】人参　白术各一钱五分　白茯苓　陈皮　白芍药(煨)　当归(酒洗)各一钱　炙甘草七分

【用法】水二钟,加大枣二个,煎八分,食前服。

【主治】发黄日久,脾胃虚弱,饮食少思。

【加减】色疸,加黄耆、炒白扁豆各一钱。

56433　参术健脾汤(《杂病源流犀烛》卷十五)

【组成】人参　橘红　茯苓　白蔻仁　山楂　麦芽藿香　白术　白芍　山药

【功用】扶脾开胃,大补元气。

【主治】疟疾。

【加减】肺火,去参、术,加麦冬、石斛、乌梅;停食必恶食,倍山楂加神曲;伤肉食,加黄连、红曲;伤谷食,加枳实、草果。伤面食,加莱菔子,食消即已;胃家素有湿痰,其症不渴,寒多,方可用半夏、橘红、苍术、白术、大剂与之;呕甚,加姜皮。

56434　参术健脾散

《医林绳墨大全》卷六。为《准绳·类方》卷五"参术健脾汤"之异名。见该条。

56435　参术益胃汤

《医方集解》。即《脾胃论》卷下"益胃汤"。见该条。

56436　参术调元膏(《回春》卷二)

【组成】雪白术一斤(净去芦油)　拣参四两(俱剉成片)

【用法】入砂锅内,将净水十大碗,熬汁二碗,滤去滓,又熬,取汁二碗,去滓,将前汁共一处滤净,文武火熬至二碗,加蜜半斤,再煎至滴水成珠为度,埋土三日取出。每日服三四次,白米汤下。

【功用】扶元气,健脾胃,进饮食,润肌肤,生精脉,补虚羸,固真气,救危急。

【加减】劳瘵阴虚火动者,去人参。

56437　参术调中汤(《内外伤辨》卷中)

【组成】白术五分　黄耆四分　桑白皮　甘草(炙)人参各三分　麦门冬(去心)　青皮(去白)　陈皮(去白)地骨皮　白茯苓各二分　五味子二十个

【用法】上哎咀,如麻豆大,都作一服。水二盏,煎至一盏,去滓,早饭后大温服。

【功用】泻热补气,止嗽定喘,和脾胃,进饮食。

【主治】❶《内外伤辨》:暑伤胃气。❷《杏苑》:痞闷满膨,不思饮食,喘嗽蒸热。皆中气有亏所致。脾胃虚弱,遇六七月霖雨,身重短气,骨乏无力。

【宜忌】忌多语言、劳役。

【方论选录】❶《内外伤辨》:《内经》云:"火位之主,其泻以甘。"以黄耆甘温,泻热补气;桑白皮苦微寒,泻肺火定喘,故以为君。"肺欲收,急食酸以收之。"以五味子之酸,收耗散之气,止咳嗽。脾胃不足,以甘补之,故用白术、人参、炙甘草,苦甘温补脾缓中为臣。地骨皮苦微寒,善解肌热;茯苓甘平降火;麦门冬甘微寒,保肺气为佐。青皮、陈皮去白,苦辛温散胸中滞气为使也。❷《杏苑》:方中人参、白术、茯苓、炙草、黄耆补中益气为君;桑白皮、麦冬、五味清肺金止喘嗽为臣;青皮、陈皮行滞气消痞闷为佐;地骨皮解蒸为使。

56438　参术调中汤(《卫生宝鉴》卷五)

【组成】人参　黄耆各五钱　当归身　厚朴(姜制)益智仁　草豆蔻　木香　白术　甘草(炙)　神曲(炒)　麦糵面　橘皮各三钱

【用法】上剉,如麻豆大。每服一两,水二盏,加生姜三片,煎至一盏,去滓,食前温服。

【主治】内伤自利,脐腹痛,肢体倦,不喜食,食即呕,嗜卧懒言,足胻冷,头目昏。

56439　参术调脾散(《种痘新书》卷十二)

【组成】人参七分　白术　茯苓各一钱　诃子肉　白芍　神曲　白扁豆各八分　砂仁　苡仁各七分　炙草四分　山楂　豆蔻霜　家莲子各一钱

【用法】上为细末。以米饮调下。

【主治】痘疮虚泄。

56440　参术陷胸汤(《准绳·幼科》卷八)

【组成】人参　白术　茯苓　橘红　半夏各一钱　瓜蒌(全用细切,带湿)三钱　黄连　甘草各五分

【用法】上用水一钟半,加生姜三片,大枣一个,煎七分,温服。

【主治】小儿青筋癖积,肚疼哺露。

56441　参术遇仙丹(《解围元薮》卷四)

【组成】人参　白术各一两　川芎　皂角刺　藁本

蝉壳　天麻各二两　羌活　独活　细辛　紫参　丹参　沙参　知母各三两　玄参　当归　荆芥穗　红花　苍术各四两　川山甲　僵蚕　蜈蚣　漏芦　草薢　石斛　秦艽各一两　乳香　没药　血竭各七钱五分　麝香五分　木香一两五钱　地龙八钱　苦参皮八两

【用法】上为末，炼蜜为丸，如梧桐子大。每服五十丸，温酒送下。

【主治】三十六种大风，诸恶危症。

【宜忌】忌牛、羊、猪肉、野味、鸡、鹅、烧酒、房事。避风为上。

56442　参甘苓夏汤《医学金针》卷八）

【组成】人参　茯苓　半夏各三钱　甘草二钱

【用法】水煎服。

【功用】扶阳降逆，调营卫。

【主治】痘抱鼻环唇者。

56443　参归三圣汤《一盘珠》卷一）

【组成】当归　人参　肉桂　玄胡各三钱

【用法】生姜为引。

【主治】风中血脉，左半边废，口目左斜。

56444　参归三圣散《张氏医通》卷十三）

【组成】舒筋三圣散去延胡索，加人参。

【用法】上为散。每服五钱，水煎去滓。早暮各一服。

【主治】风中血脉，左半肢废，口目左㖞。

【方论选录】左半肢废，气血不能运行，延胡耗血，胡敢轻试，必藉人参引领当归、肉桂，何虑虚风之不散乎。

56445　参归大补汤《活幼心法》卷五）

【异名】参耆大补汤（《痘疹活幼至宝》卷终）。

【组成】人参　当归　蜜炙黄耆各一钱二分　川芎　桔梗　山楂肉各八分　炙甘草八分　防风　白芷　姜炒厚朴　紫草茸各六分　南木香三分

【用法】加生姜一片同煎，温服。

【功用】大补气血，收摄其毒。

【主治】气血虚弱，不能拘摄毒气以成脓，其毒散漫妄行肉分，痘出齐后，面目肿胀，而痘不胀者。

56446　参归化毒汤《片玉痘疹》卷九）

【组成】人参　当归　赤芍　黄耆　桂枝　白术　炙甘草

【用法】水煎服。

【主治】痘疮搔痒不住，元气虚弱而吐泻者。

56447　参归化毒汤

《片玉痘疹》卷十。为《万氏家抄方》卷六"参归汤"之异名。见该条。

56448　参归化毒汤《救偏琐言》卷十）

【异名】木四（《痧症全书》卷下）、六十号咸象方（《杂病源流犀烛》卷二十一）。

【组成】人参　当归　黄耆　甘草　金银花　牛膝　红花　贝母　山楂　皂角刺　白芷　加胡桃肉

【主治】❶《救偏琐言》：痘余毒留连，气血虚弱，淡白不振，身凉愁困者。❷《痧胀玉衡》：痧后余毒流连，气血虚不能即溃。

56449　参归升麻汤《回春》卷四）

【组成】人参（去芦）　当归　生地黄　赤茯苓（去皮）　猪苓　泽泻　山栀　枳壳（去瓤）　牛膝（去芦，酒洗）　黄柏（酒炒）　知母（酒炒）各等分　升麻少许　甘草减半

【用法】上剉一剂。加灯心一团，水煎，空心服。

【主治】虚人小便不通。

56450　参归生化汤《傅青主女科·产后编》卷下）

【组成】川芎一钱半　当归二钱　炙草五分　人参二钱　黄耆一钱半　肉桂五分　马蹄香二钱

【用法】内服。

【主治】产后恶露流于腰臂足关节之处，或漫肿，或结块，久则肿起作痛，肢体倦怠。

56451　参归芍药汤《回春》卷三）

【组成】人参一钱　当归（酒洗）二钱　茯苓　白术各一钱　砂仁七分　山药（炒）　陈皮各一钱　甘草五分

【用法】上剉一剂。加乌梅一个，灯草一团，莲肉七个，水煎，温服。

【功用】调养气血。

【主治】痢久一二十日，痢多不止。

【加减】噤口痢不食者，胃口热极故也，加炒黄连、莲肉、人参、炒米、乌梅清热开胃为主；大凡痢作痛者，热流下也，加炒芩、芍药清之；痢后发热不止，或积少但虚坐努力者，俱是血虚故也，倍加当归、芍药、地黄滋养阴血，其热自安；积中有紫血者，是瘀血也，加芍药、红花生血和血，则便血自愈；痢下如绿豆汁者，是湿也，加苍术、白术渗湿利小便。

56452　参归芍药汤《四圣悬枢》卷三）

【组成】人参一钱　甘草二钱　当归三钱　芍药（醋炒）二钱

【用法】流水煎半杯，温服。

【主治】小儿痘疮根散者。

56453　参归助液汤《痘疹会通》卷四）

【组成】人参　当归　熟地　白芍　麦冬　五味

【主治】痘疹浆不能老，因内不足者。

56454　参归补阴汤《医钞类编》卷十三）

【组成】人参　白术　当归　陈皮　黄柏（盐、酒炒）元参（炙）各少许

【用法】煎服。

【主治】形气俱实，因大恐心不自安，如人将捕之状，夜卧不安，口干不欲食。

【方论选录】经云："恐伤肾。"此用盐炒黄柏、炙元参引参、术、归、陈等药入补肾足少阴之络也。

56455　参归补益汤《会约》卷二十）

【组成】人参（无者，或以山药三钱炒黄代之）　蜜耆二三钱　当归身二钱　白芍（酒炒）一钱半　大川芎八分　肉桂七分　山楂肉六分　熟地二三钱

【用法】水煎服。或加糯米、人乳（泄者不用），好酒合服。

【主治】痘疹气血两虚，脓不充满，白陷、灰陷等证。

【加减】如气虚痒塌不起，加穿山甲（土炒）六分，或加白芷；如血热红紫不起，加紫草一钱半；如胃气虚寒多呕者，加干姜（炒用）一钱，或加丁香四分；如元气大虚，寒战咬牙，去白芍，加附子一钱半，干姜（炒用）一钱；如泄泻，加白术一钱半，肉豆蔻一钱。

56456　参归羌活汤（《不知医必要》卷一）

【组成】党参（米炒，去芦）二钱　羌活　独活　当归各一钱五分　川芎　藿香各一钱　炙草七分　紫苏一钱

【用法】加红枣二个，生姜二片，葱白三寸，煎服。

【主治】虚弱，及老人伤寒初起，发热恶寒、头痛身痛、无汗。

56457　参归转天汤（《顾氏医径》卷四）

【组成】人参　当归　川芎　牛膝　升麻　附子

【功用】大补气血。

【主治】妇人气血两虚，临产之际，横生倒产，手足先出，其儿身不下者。

56458　参归固胎丸（《医学正印》卷下）

【组成】当归身　川芎　条芩　白术各四两　杜仲（盐水炒断丝）　续断　人参各二两　砂仁（炒）一两

【用法】上为细末，陈米糊为丸，如梧桐子大。每服五十丸，白汤送下。

【主治】妇人虚弱，不问几月，胎气不安，腰腹微痛，饮食不美。

56459　参归降子汤（《顾氏医径》卷四）

【组成】当归　人参　川芎　牛膝　红花　柞木枝

【功用】调气活血，开交骨。

【主治】临产交骨不开，儿到产门，竟不能下者。

56460　参归承气汤（《医门八法》卷二）

【组成】枳实二钱（炒）　川朴二钱（捣）　川大黄三钱　党参二钱　当归身三钱（生）　神曲三钱（炒）　山楂二钱（炒）

【主治】内伤饮食。

56461　参归荆防汤（《不知医必要》卷一）

【组成】党参（炒）二钱　陈皮一钱　防风　归身　荆芥各一钱五分　炙草六分　红枣二枚　生姜二片

【主治】风邪发热，平素身体虚弱者。

【加减】如头痛，加川芎一钱五分；大便溏，则去当归。

56462　参归荆芥汤（《辨证录》卷十二）

【组成】人参一两　荆芥三钱　当归一两

【用法】水煎服。

【主治】妇人甫产后，忽眼目昏晕，恶心欲吐，额上鼻尖有微汗，鼻出冷气，神魂外越，证属气虚欲脱而血晕。

56463　参归保母汤（《顾氏医径》卷四）

【组成】人参　当归　牛膝　乳香

【功用】扶养母元，以下死胎。

【主治】临产六七日，胞衣已破，而子不见下，子死腹中者。

56464　参归养荣汤（《回春》卷三）

【组成】人参　当归　茯苓（去皮）　白术（去芦）　陈皮　砂仁　厚朴（姜汁炒）　山药（炒）　莲肉（炒）　芍药（酒炒）　熟地黄　甘草（炙）各等分

【用法】上剉一剂。加大枣二个，水煎，温服。

【功用】疟疾截住后调养血气。

【加减】疟热虚汗，加黄耆，去砂仁。

56465　参归养荣汤（《回春》卷五）

【组成】人参　当归　熟地黄　白术（去芦）　茯苓（去皮）　白芍（酒炒）　陈皮　黄柏（酒炒）　知母（酒炒）　牛膝（去芦，酒洗）　杜仲（姜，酒炒）　破故纸（酒炒）各等分　甘草减半

【用法】上剉。水煎服。

【主治】痿症气血虚损，属虚热者。

【加减】肥人气虚有痰，加半夏，去白芍；瘦人血虚有火，倍加当归、熟地黄。

56466　参归养荣汤（《回春》卷五）

【组成】人参　当归　川芎　白芍　熟地黄　白术　白茯苓　陈皮　甘草

【用法】上剉一剂。加生姜一片，大枣一个，水煎，温服。

【主治】❶《回春》：一切痉病。❷《金鉴》：破伤风。生疮溃后受风者，因生疮溃而未合，失于调护，风邪乘虚侵入疮口，先从疮围起作痒，重则牙紧项软下视。

56467　参归养荣汤（《寒温条辨》卷四）

【组成】人参一钱　半夏三钱　生姜（炮）三钱　甘草（炙）一钱　白芍（酒炒）一钱半　当归二钱　生地二钱　熟地三钱　大枣二钱

【用法】水煎，温服。

【主治】禀赋娇怯，或素病亏损，邪留心下，令人痞满，因下益虚，失其健运，愈令痞满。

56468　参归益元汤（《回春》卷二）

【组成】人参（去芦）五分　当归　白芍　熟地黄　白茯苓（去皮）　麦门冬（去心）各一钱　五味子十粒　陈皮　黄柏（酒炒）　知母（酒炒）各七分　甘草一分

【用法】上剉一剂。加大枣一个，乌梅一个，炒米一撮，水煎服。

【主治】注夏病。阴血虚，元气不足，夏初春末头眩眼花，腿酸脚软，五心烦热，口苦舌干，精神困倦，无力好睡，饮食减少，胸膈不利，形如疟怯，脉数无力。

【加减】饱闷，加砂仁、白豆蔻；恶心，加乌梅、莲肉、炒米；哕，加竹茹；烦躁，加辰砂、酸枣仁、竹茹；泻，加炒白术、山药、砂仁、乌梅，去熟地、知母、黄柏；小水短赤，加木通、山栀；胃脘不开、不思饮食，加厚朴、白豆蔻、益智、砂仁、莲肉，去熟地、黄柏、知母；腰痛，加杜仲、故纸、茴香；腿酸无力，加牛膝、杜仲；皮焦，加地骨皮；头目眩晕，加川芎；虚汗，加黄耆、白术、酸枣仁；梦遗，加牡蛎、辰砂、山药、椿根皮；虚惊烦热，加辰砂、酸枣仁、竹茹；口苦舌干，加山栀、乌梅、干葛。

56469　参归鹿茸汤（《痘疹传心录》卷十九）

【组成】鹿茸三钱（酒涂炙，稍可用，酥炙更好）　嫩绵黄耆五钱（蜜炙）　甘草六分（炙）　人参三钱（去芦）　当归身一钱（酒洗）

【用法】加生姜一片，好龙眼肉三个，同煎，去滓，入酒一杯温服。

【功用】峻补其血。

【主治】❶《痘疹传心录》：痘疹色淡白，根脚四围无一丝红色，浆不足者。❷《痘疹活幼至宝》：痘有水疱无脓者，血少不能化脓。

56470　参归腰子丸

《摄生众妙方》卷七。为《寿亲养老》卷四"参归腰子"之异名。见该条。

56471　参归鳖甲汤（《回春》卷三）

【组成】人参五分　青皮（去瓤）　黄耆（蜜水炒）　鳖甲（醋炙）　当归（酒洗）　茯苓　白术（去芦）　厚朴（姜汁炒）　香附　抚芎各八分　砂仁　山楂（去子）　枳实（麸炒）各五分　甘草三分

【用法】上剉一剂。加生姜一片，大枣二个，乌梅一个，水煎，食前温服。如制丸药，加阿魏醋煮化，和前药末，再用水醋少许打糊为丸，如梧桐子大。每服三十丸，空心米汤吞下。

【主治】老疟，腹胁有块成疟母。

56472　参耳五味晶（《成方制剂》9册）

【组成】麦冬　人参　五味子　银耳

【用法】制成颗粒剂，吞服或开水冲服，一次15克，一日2～3次。

【功用】益气养阴，润肺生津。

【主治】头昏眼花，心悸失眠，久咳伤肺，虚热烦渴，自汗盗汗，神疲乏力。

56473　参麦五味饮

《胎产心法》卷下。为《医学启源》卷下"生脉散"之异名。见该条。

56474　参麦六味丸（《饲鹤亭集方》）

【组成】六味地黄丸加党参四两　麦冬三两

【用法】蜜为丸服。

【功用】补益虚损。

【主治】真阴不足，金水并亏，肺损咳嗽，口渴舌燥、咽喉作痛，骨蒸盗汗及遗精、淋浊。

56475　参麦地黄丸（《成方便读》）

【组成】六味地黄丸加西洋参　麦冬各三两

【主治】金水两亏，阳虚火旺，肺中津液受灼，骨蒸劳热者。

【方论选录】地黄丸本长于壮水，加参、麦则兼以清金。

56476　参麦阿胶汤（《重订通俗伤寒论》）

【组成】北沙参四钱　麦冬三钱　阿胶一钱半　耆皮一钱　北五味二十粒　糯米三十粒

【功用】补肺。

【主治】夹血伤寒，呕血吐血，去血过多，阴液必虚，阳无所附者。

56477　参麦茯苓粥（《喉科心法》卷下）

【组成】真人参一钱　白茯苓六钱　麦冬五钱（去心）

【用法】共为末，同白粳米一钟熬成粥。先以盐汤漱口，再食粥。

【主治】津液不足，及邪盛正虚。

56478　参麦茯神汤（方出《温热经纬·薛生白湿热病篇》，名见《湿温时疫治疗法》）

【组成】人参　麦冬　石斛　木瓜　生甘草　生谷芽　莲子

【主治】湿热证，曾开泄下夺，恶候皆平，独神思不清，倦语不思食，溺数，唇齿干，胃气不输，肺气不布，元神大亏。

【备考】《湿温时疫治疗法》人参改用西洋参；加辰茯神。

56479　参麦黄连汤（《疫疹一得》卷下）

【组成】人参五分　麦冬三钱　川连四分　生枣仁五钱　石菖蒲一钱　甘草五分

【主治】疫疹邪热未尽，伏于心胞络，终日昏昏不醒，或错语呻吟者。

56480　参麦清补汤（《痘疹传心录》卷十九）

【组成】人参五分　麦门冬一钱（酒蒸，晒干）　白花粉八分（酒蒸，晒干）　前胡一钱　生黄耆三钱　牛蒡子八分（炒，研）　炙甘草三分　生甘草二分　酒炒白芍五分　生白芍三分　当归身七分（酒洗）　红花五分（酒洗）　大川芎七分　桔梗七分　生地黄一钱（酒洗）　山楂一钱（去核）

【用法】加生姜一片，龙眼肉三个，同煎，频频温服。

【主治】痘出稠密，毒火既盛，然气血虚弱，津液枯竭，不能制火，以致虚火炎蒸，或烦或渴，或咽喉痛，或鼻时出血，难任温补，不能成浆结痂者；又痘后因虚火口舌生疮者；又痘色虚陷灰白而音哑者。

56481　参坎芡实丸（《顾氏医径》卷六）

【组成】人参　坎气　茯苓　黑莲　五味　芡实　山药

【用法】为丸服。

【主治】劳伤阳升咽痛。

56482　参苏内托散（《丹溪心法附余》卷十六引李俞甫方）

【组成】川芎　当归　薄荷　甘草各一钱　紫苏二钱　苦参三钱

【用法】上咬咀。用水二钟，加生枣二个，煎至七分，不拘时服。

【主治】痛疽。

56483　参苏半夏汤（《御药院方》卷五）

【组成】人参　桂（去粗皮）　甘草（炙）　木香各一两　五味子　桑白皮（炒）　陈皮（去白）　白术　紫苏叶　半夏（生姜制）各二两

【用法】上为粗末。每服五钱，水一大盏半，生姜十片，煎至八分，去滓，食后温服。

【主治】咳嗽痰涎，咽膈不利，喘满，气不宣通。

56484　参苏半夏汤（《摄生众妙方》卷四）

【组成】半夏二钱　甘草五分　陈皮　茯苓　桔梗　枳壳　干葛　前胡　紫苏　桑皮　杏仁各一钱五分

【用法】水一钟半，加生姜三片，煎服。

【主治】感寒咳嗽。

56485　参苏芎归汤（《胎产心法》卷下）

【组成】人参　紫苏　干葛各一钱　当归　川芎各二钱

【用法】加生姜一片，水煎服。

【主治】产后感冒。

56486　参苏夺命丹

《郑氏家传女科万金方》卷四。为《妇人良方》卷二十二引胡氏方"参苏饮"之异名。见该条。

56487　参苏顺产汤（《顾氏医径》卷四）

【组成】人参　当归　川芎　紫苏　白芍　牛膝　陈皮　柴胡　葱白

【功用】镇怯利气。

【主治】临产用力于前，恐怯于后，正气虚而胎气转逆，难产者。

56488　参苏宣肺丸

《成方制剂》7册。即《三因》卷十三"参苏饮"改为丸剂。

见该条。

56489 参苏理肺丸

《江苏省中药成药标准暂行规定汇编》。即《三因》卷十三"参苏饮"改为丸剂。见该条。

56490 参苏理肺丸（《北京市中药成方选集》）

【组成】葛根八十两 前胡八十两 法半夏八十两 沙参八十两 茯苓八十两 木香十四两 苏叶一百六十两 枳壳（炒）八十两 桔梗八十两 甘草四十两 橘皮八十两

【用法】上为细末，过罗，用鲜姜十六两、红枣十六两熬汤，泛为小丸。每十六两用滑石三两三钱为衣，闯亮。每服二钱，温开水送下，一日二次。

【功用】宣解肺热，表散寒邪。

【主治】肺经湿热，感冒风寒，咳嗽痰盛，鼻塞声重。

56491 参苏温肺汤（《医学发明》卷六）

【组成】人参 紫苏叶 甘草各半两 肉桂 五味子 木香各四钱 陈皮（去白） 白术各六钱 半夏（姜制） 白茯苓（去皮）各半两 桑白皮一两

【用法】上为粗末。每服半两，水一盏半，加生姜三片，同煎至八分，去滓，食后大温服。

【功用】《医略六书》：补肺散寒。

【主治】形寒饮冷，伤肺喘嗽，烦心胸满，气不得通畅。

【加减】如冬寒，每服中加不去节麻黄五分，先煎去沫，下诸药。

56492 参苏温肺饮（《医略六书》卷二十二）

【组成】人参一钱半 苏叶一钱半 肉桂一钱半（去皮） 茯苓一钱半 白术一钱半（炒） 五味八分 半夏一钱半（制） 陈皮一钱半 甘草五分

【用法】水煎，去滓温服。

【功用】补肺散寒。

【主治】肺虚寒滞喘促，脉紧细。

【方论选录】寒束肺虚，阻遏肺气，失其升降之权，故呼吸不利，喘促不宁焉。人参扶元气补肺；苏叶疏肺络散邪；肉桂温营暖血，专祛寒邪遏伏；半夏燥湿化痰，兼理脾胃真元；白术培肺母以生金；五味收耗散以保肺；茯苓渗湿，理痰生之源；陈皮利气，杜生痰之因；更以甘草缓中和药也。

56493 参苏感冒片（《成方制剂》2册）

【组成】陈皮 党参 茯苓 甘草 葛根 姜半夏 桔梗 麦冬 前胡 桑白皮 枳壳 紫苏叶

【用法】上制成片剂，口服，一次4～6片，一日3次。

【功用】祛风解表，化痰止咳。

【主治】伤风感冒，寒热往来，鼻塞声重，咳嗽。

56494 参连开噤汤（《金鉴》卷四十二）

【组成】人参 黄连 石莲子

【用法】煎汤，徐徐服之。下咽即好，外以贴脐王瓜藤散。

【主治】噤口痢，不堪下者。

56495 参连开噤汤（《镐京直指》卷二）

【组成】人参一钱 藿香三钱（浙） 陈皮一钱 冬瓜仁三钱 陈仓米半合包 川连一钱 石莲肉三钱 石菖蒲一钱 吴黄一钱 荷叶蒂一枚

【用法】煎服。

【主治】痢伤胃，肝阳上逆，饮食不进，食则呕吐。

56496 参连开噤散（《金鉴》卷五十三）

【组成】人参 川连（姜炒） 莲子肉各等分

【用法】上为细末。米饮调下。

【主治】噤口痢。火毒冲胃，脉大身热，不能饮食，舌赤唇红，惟喜饮冷。

56497 参连建化汤（《效验秘方·续集》史方奇方）

【组成】党参6克 黄连3克 黄芩6克 干姜3克 法夏3克 大枣6克 炙甘草3克 生扁豆10克 泽泻6克

【用法】每剂煎2～3次，再将药汁合而浓缩，如用红参、西洋参，须另煎汁兑服。一般采取多次少量喂服法，每次服药10毫升左右，每日7～8次。若呕吐重者，每次可减至5毫升左右，每日可增至十多次或数十次，或日服两剂。

【功用】益气健脾，升清降浊。

【主治】小儿脾虚久泻。

【加减】病重者党参量可加大，病甚者可用红参，虚极者可用西洋参，不能口服者可用人参针静脉注射；脾虚热重者可加大黄适量，脾虚寒甚者可加大干姜量；表有风寒者加苏叶3克，表有风热者加金银花、连翘各6克以解表；夹食者加山楂3克，神曲3克，莱菔头6克以消滞；便泻稀水者加车前仁6克以分利；呕吐重者加大半夏量，更甚者用灶心土30克煎汤代水熬药以降逆；服数剂不效者，升清力逊，加升麻6克，莲米6克或荷叶6克，以鼓舞脾气上行。

【方论选录】本方师仲景泻心之意，方中党参、炙草、大枣、扁豆补脾以升清，干姜温中以醒脾，法夏、泽泻除湿以降浊，黄连、黄芩清热以燥湿，体现了补、泻、温、清、升、降的配伍法度，集扶正祛邪，调理升降，寒温并用三法于一方，深得前贤对证遣方，据法立方之妙。

56498 参连菖蒲汤（《医统》卷三十六）

【组成】人参一钱 黄连一钱（姜炒） 石菖蒲八分 石莲子一钱

【用法】上为末。水二盏，煎至一盏，终日细细呷之。如吐又服，但得一呷下咽便好，要封脐引热下行，用螺肉捣碎，入麝香少许，掩脐上。

【主治】噤口痢。

56499 参附三白汤（《重订通俗伤寒论》）

【组成】老东参 生白术 白茯苓 灼白芍各一钱半 黑附块一钱 清炙草八分 生姜两片 大红枣二个

【主治】阴证发斑。内伤脾阳，阳为阴逼者，斑点隐隐而稀，色多淡红，或夹淡灰，或夹晄白，多则六七点，少则三五点，形如蚊迹，只见于手足，或略见于腹部，似斑而实为细疹，四肢厥冷，神倦嗜卧，喜向里睡，神识似寐非寐，午清午昧，声低息短，少气懒言，大便多溏，溺色清白或淡黄，舌苔白而嫩滑，或胖嫩而黑润。

56500 参附天麻丸（《顾氏医径》卷五）

【组成】人参 附子 天麻 远志 菖蒲 郁金 生赭石 沉香

【主治】阴痫。因慢惊后，体虚邪留，痰入心胞，四肢逆冷，吐舌摇头。

56501 参附五味汤（《辨证录》卷八）

【组成】人参三两 附子二钱 北五味子三钱

【用法】水煎服。

【主治】男子久战不已,忽然乐极情浓,大泄不止,精尽继之以血,气喘而手足身体皆冷。

56502　参附正气散《《朱氏集验方》卷三》

【组成】人参　木香　白豆蔻各二钱半　川芎　干姜　甘草　藿香　茯苓　黄耆　当归　丁香　桂　陈皮　白芷　缩砂仁　青皮各半两　白术　附子(炮)　半夏曲各七钱

【用法】上咬咀。每服半钱,加生姜五片,大枣二个,煎服。

【功用】补虚正气,调理气血,固肾消痰。

【主治】阴阳不和,脏腑虚弱,头目昏眩,腹胁刺痛,呕逆恶心。饮食不进,气虚盗汗,咳嗽上喘,四肢厥冷,腰背酸疼,脾虚泄泻,脾肾俱损,精血伤竭,气短脉沉,耳干焦黑,面黄体瘦,怠惰多困,小便频数,小肠气痛,霍乱吐泻,及卒中风气,昏乱不常,大病尪羸倦弱,妊娠失调理,产后虚损。

56503　参附龙牡汤《《方剂学》》

【组成】参附汤加龙骨　牡蛎

【功用】敛汗,潜阳,扶正固脱。

【主治】阴阳俱竭,阳越于上,汗出肢冷,面色浮红,脉虚数或浮大无根者。

【临床报道】中风阳脱证:《江西中医药》(1983;6:13)某女,61岁,近10天来精神软弱,头痛加重,卧床不起。突然神志不清,小便失禁,大便数日未解,面色苍白,呼吸稍急促,冷汗淋漓,目合口开,呼吸低微,喉中痰鸣,手撒肢冷,肢体软瘫,脉微欲绝,舌痿质淡。证属正气虚,风痰内闭,阳气欲脱。急宜益气固脱,回阳救逆,佐以化痰开窍。予参附龙牡汤加味,红参9克(先煎)、制附片10克、龙骨30克(先煎)、牡蛎30克(先煎)、石菖蒲10克、制南星9克,急服一剂,次日神志稍清,能进汤粥,嘱其原方再服二剂,病情大为好转,能起床活动,改投二陈汤加味以健脾化痰善后。随访二年余,一切正常。

56504　参附再造汤《《重订通俗伤寒论》》

【组成】高丽参一钱至一钱半　淡附片五分　川桂枝一钱　羌活八分　绵耆皮一钱半(酒洗)　北细辛三分　清炙草八分　防风八分

【功用】助阳发汗

【主治】伤寒夹阴,阳虚不能作汗,尺脉迟弱者。

【方论选录】阳虚者阴必盛,故君以附、桂破阴;阴盛者气必弱,故臣以参、耆扶气;佐羌、防、细辛,以温散阴寒;使以甘草,以缓辛、附、羌、防之性。

56505　参附回生汤《《杂症会心录》卷下》

【组成】人参三钱　熟地三钱　当归二钱　炮姜一钱　附子一钱　白术二钱(土炒)

【用法】陈米炒熟,水煎服。

【主治】产后气血暴去过多。

56506　参附回阳汤《《痘疹仁端录》卷十四》

【组成】人参三两　附子五钱　穿山甲一钱　糯米一撮

【用法】煎服。立见颠作,良久阳回灌脓,颠作之甚,甚至遍身痘疮俱去者,急用飞面,或松花扑之,亦能转死为生。

【主治】痘纯阴无阳,灰白顶陷,皮薄浆清,泄泻厥逆,气虚者。

56507　参附茯苓汤《《辨证录》卷一》

【组成】人参一两　附子一钱　茯苓五钱

【用法】水煎服。一剂而吐泻止,身热亦退。

【主治】冬月直中阴寒,吐泻交作,身发热者。

56508　参附养荣汤《《瘟疫论》卷一》

【组成】当归一钱　白芍一钱　生地三钱　人参一钱　附子七分(炮)　干姜一钱(炒)

【用法】照常煎服。如前证一服痞当如失,倘有下证,下后脉实,痞未除者,再下之。

【主治】❶《瘟疫论》:因他病先亏,或因新产后气血两虚,或禀赋娇怯,疫邪留于心胸,令人痞满,因下益虚,失其健运,邪气留止,愈下而痞愈甚者。❷《会约》:瘟疫下后虚痞,不热不渴,脉平而弱。

【宜忌】若潮热,口渴,脉数而痞者,投之祸不旋踵。

56509　参附耆蛎汤《《产科发蒙》卷四》

【组成】人参　黄耆　附子　牡蛎各等分

【用法】上作大剂。以水二合,煮取一合,温服。

【主治】产后绝汗如雨,手足清冷者。

56510　参附益母汤《《辨证录》卷十二》

【组成】人参一两　附子一钱　益母草二钱

【用法】水煎服。遇此等症,急用一人抱住产母,头顶心解开,以艾火急灸之,必然出声;然后以参附益母汤救之,多有生者。

【主治】妇人子方下地,即昏晕不语,气血双脱者。

56511　参附理中丸《《活人方》卷一》

【组成】白术四两　人参一两　附子五钱　肉桂一两　干姜一两　陈皮一两　甘草五钱

【用法】蜜为丸。每服二三钱,早晨空心,姜汤送下。

【主治】脾胃平素虚寒,而饮食少减,或难于消化者,陡被外袭之寒淫所中,或内因有形之冷积所伤,一时肢体厥冷,心腹窘痛,恶心呕吐,暴泄清溏。

56512　参附理中汤

《医略六书》卷二十六。为《三因》卷二"附子理中汤"之异名。见该条。

56513　参附接命膏《《玉案》卷四》

【组成】人参八两　大附子八两

【用法】上为粗末,将天鹅油二斤浸半月。慢火熬至焦黑,绞去滓,再熬至滴水成珠,再入东丹一斤,慢熬成膏。待温,加入麝香五钱,摊苎丝上贴在丹田处连脐。内服河车回天丸。痨瘵将危贴此回生。

【主治】痨瘵,喉音哑者,饮食不进,肚腹疼痛。

56514　参附救生汤《《杂症会心录》卷上》

【组成】附子二钱　人参三钱　炒陈米二钱

【用法】加生姜一片,水煎灌之。

【主治】忽然卒中,五绝皆见。

56515　参附渗湿汤《《景岳全书》卷五十八引《局方》》

【异名】渗湿汤《《杨氏家藏方》卷四》。

【组成】人参　白术　茯苓　甘草　附子(炮)　干姜(炮)　桂枝　芍药各等分

【用法】用水二钟,加生姜三片,大枣二个,煎八分,不拘时候。

【主治】❶《景岳全书》引《局方》:坐卧湿地,雨露所袭,身重脚弱,关节疼痛,发热恶寒,小便不利,大便溏泄。

❷《杨氏家藏方》：肤腠不密，易冒风湿，身体烦疼，不能屈伸，多汗恶风，头目昏重，项背强急，手足时厥，周身麻痹，肢体微肿。

56516　参附强心丸（《新药转正》6册）

【组成】大黄　附子　人参　桑白皮　葶苈子　猪苓

【用法】上制成丸剂，每丸重3克。口服，一次2丸，一日2～3次。

【功用】益气助阳，强心利水。

【主治】慢性心力衰竭而引起的心悸、气短、胸闷喘促、面肢浮肿等症，属于心肾阳衰者。

【宜忌】忌服大量钠盐。

56517　参芪内托散（《外科正宗》卷二）

【组成】归身　黄耆　川芎　白芍　陈皮　白术　山药　熟地　茯苓　人参各一钱　甘草　肉桂　熟附子　牡丹皮　地骨皮各五分

【用法】上用水二钟，加生姜三片，大枣二个，煎八分，食远服。

【主治】鬓疽已成，坚而不溃，溃而不敛，气血俱虚，身凉脉细，饮食少思，口淡无味，及形体消瘦者。

56518　参苓平胃丸（《保命歌括》卷十九）

【组成】人参一两　茯苓（去皮）二两　厚朴（姜汁炒）五两　粉草（炙）一两　陈皮（不去白）五两　苍术（米泔水浸一日，切，焙）八两

【用法】上为细末，另取山药八两研末，水煮糊为丸，如梧桐子大。每服五十丸，空心、食前姜枣汤送下。

【主治】脾胃虚弱，泄泻不止。

56519　参苓平胃散

《直指·附遗》卷六。为《博济》卷二"平胃散"之异名。见该条。

56520　参苓术附汤（《胎产心法》卷下引朱丹溪方）

【组成】人参七钱　白术三钱（土炒）　茯苓　附子（制）各一钱

【用法】水煎服。

【主治】产后虚泻，眼昏不识人。

56521　参苓归术散（《痧胀玉衡》卷下）

【异名】木六（《痧症全书》卷下）、六十二号谦象方（《杂病源流犀烛》卷二十一）。

【组成】人参　白茯苓　当归　白术　白芍药　陈皮　黄耆　川芎　熟地黄　甘草

【用法】水煎，空心温服。

【主治】痧退之后，气血虚弱者。

56522　参苓四物汤（《点点经》卷三）

【组成】条参　白术　茯苓　熟地　桔梗（蜜炙）　砂仁各一钱五分　淮药　当归　川芎　白芍　陈皮各一钱　甘草（炙）八分

【用法】莲肉（炒）、苡仁（炒）为引。

【功用】诸病愈后调脾胃，进饮食，益阳养阴。

56523　参苓生化汤（《傅青主女科·产后编》卷下）

【组成】川芎一钱　当归二钱　黑姜四分　炙草五分　人参二钱　茯苓一钱　白芍一钱（炒）　益智一钱（炒）　白术二钱（土炒）　肉果一个（制）

【主治】妇人胎前素弱，产后三日内块已消，泄泻，完谷

不化者。

【加减】泻水多，加泽泻、木通各八分；腹痛，加砂仁八分；渴，加麦冬、五味子；寒泻，加黑姜一钱，木香四分；食积，加神曲、麦芽消饭食；砂仁、山楂消肉食。

56524　参苓生化汤（《胎产秘书》卷下）

【组成】川芎一钱　当归二钱（土炒）　姜炭　炙甘草各五分　茯苓一钱五分　陈皮一钱　白术一钱五分　人参二钱　肉果（煨）　诃子各一钱　莲子八钱　糯米一撮

【用法】水煎服。

【主治】❶《胎产秘书》：产后泄泻。❷《产宝》：胎产久泻，至产后不止。

【加减】寒痛泻，加砂仁五分；热泄，加炒连三分，泻久，加升麻三分；泻水，加苍术一钱，泻出食肉如败卵及噫气，加神曲，砂仁各八分，山楂、麦芽各五分，或加豆蔻、丁香各一钱。渴，加麦冬一钱、五味六分。

56525　参苓白术丸（《万氏家抄方》卷六）

【组成】人参　白术（炒）　茯苓各三钱　陈皮一钱五分　山药二钱二分　木香一钱　山楂肉三钱　青皮一钱　甘草（炙）一钱　神曲（炒）二钱

【用法】上为末，蒸饼糊丸。米饮送下。

【主治】痘后吐蛔。

【加减】泻，加诃子一钱。

56526　参苓白术丸（《古今医鉴》卷四）

【组成】人参一两　白术二两（土炒）　白茯苓一两　干山药（炒）一两　莲肉（去皮）二两　陈皮一两　半夏（制）一两　白扁豆（炒）一两　薏苡仁（炒）二两　桔梗二两　黄连（姜炒）一两　神曲（炒）一两　香附一两　砂仁五钱　甘草一两　当归一两　远志一两　石菖蒲五钱

【用法】上为末，生姜、大枣煎汤，打神曲糊为丸，如梧桐子大。每服百丸，空心白汤送下。

【功用】进美饮食，壮健身体，充实四肢，清火化痰，解郁固本。

【主治】病后元气虚弱。

【宜忌】忌食生冷、油腻之物。

56527　参苓白术丸（《保命歌括》卷三十四）

【组成】人参（去芦）二两　白术（不用油者，去芦）三两　白茯苓（坚白者，去皮）三两　粉草（去皮，炙）一两　陈皮（去白）一两半（留白）一两半　山药（刮去赤皮）四两　莲肉（去皮心）三两　缩砂仁一两　枳实（去瓤，麸炒）一两　当归身（酒洗）二两　芎䓖（大而白坚者）一两　山楂子（蒸取肉）一两　真神曲（炒黄色）二两

【用法】上为细末，荷叶浸白糠米，即以荷叶包米，就以米水中煮熟，取出杵烂，和药为丸，如梧桐子大。每服五十丸，温酒送下，米饮亦可，不拘时候。

【功用】健脾胃，益气血，长肌肉，悦颜色。

56528　参苓白术丸（《片玉心书》卷五）

【组成】人参　白术　白茯苓　甘草　山药　白扁豆　桔梗　薏米　莲肉各一钱

【用法】上为末。神曲糊丸。米饮送下。

【主治】小儿疳症。因脾胃久虚，不能运转，以荣其气，或胎中受毒，脏腑血少，以致手足极细，项小骨高，尻削体瘦，若前丁奚、哺露之症者。

【备考】原书治上证,加归身一钱五分,川芎七分。

56529　参苓白术丸《片玉痘疹》卷十二)

【组成】人参二钱　白术二钱　白茯苓二钱　陈皮二钱五分　山药一钱二分　木香一钱三分　神曲(炒)一钱二分　青皮一钱二分

【用法】上为末,汤浸蒸饼为丸。米饮送下,阴日服。

【主治】凡人平素肌肥,痘后羸瘦,虽能饮食亦不能发肌肤,气血虚所致者。

【加减】若泄,加诃子一钱二分。

56530　参苓白术丸《寿世保元》卷二)

【组成】人参一两　白术(去芦,土炒)一两半　白茯苓(去皮)一两　怀山药(炒)一两　白扁豆(姜汁炒)一两　桔梗(去芦)一两　薏苡仁(炒)一两　莲肉(去心皮)二两　陈皮一两　半夏(汤泡,姜汁炒)一两　砂仁五钱　黄连(姜汁炒)一两　神曲(炒)一两　香附(童便炒)一两　白芍(酒炒)一两　当归(酒炒)二两　甘草(炙)五钱

【用法】上为末,神曲糊为丸,如梧桐子大。每服百丸,食后米汤送下。

【功用】补气和血,健脾理胃,进美饮食,壮健身体,充实四肢,清火化痰,解郁顺气。

【主治】病后元气虚弱,脾胃亏损。

【加减】加远志(去心)一两亦妙。

56531　参苓白术丸

《医林绳墨大全》卷二。即《局方》卷三(绍兴续添方)"参苓白术散"改为丸剂。见该条。

56532　参苓白术汤《镐京直指》)

【组成】人参二钱　炒白术二钱　苡仁五钱　肉豆蔻一钱　炮姜八分　炙甘草五分　茯苓三钱　扁豆三钱(炒)　阳春砂八分(冲)　桔梗八分

【用法】水煎服。

【主治】痢伤脾胃,不饥而呕。

56533　参苓白术散《局方》卷三绍兴续添方)

【异名】白术调元散《痘疹全集》卷十三)、参术饮《张氏医通》卷十六)、白术散《全国中药成药处方集》)。

【组成】莲子肉(去皮)　薏苡仁　缩砂仁　桔梗(炒令深黄色)各一斤　白扁豆(姜汁浸,去皮,微炒)一斤半　白茯苓　人参(去芦)　甘草(炒)　白术　山药各二斤

【用法】上为细末。每服二钱,枣汤调下。

【功用】健脾益气,和胃渗湿。

❶《局方》:久服养气育神,醒脾悦色,顺正辟邪。❷《景岳全书》:调助脾胃。❸《中国药典》:补脾胃,益肺气。

【主治】脾胃虚弱,食少便溏,或吐或泻,胸脘闷胀,四肢乏力,形体消瘦,面色萎黄,舌苔白、质淡红,脉细缓或虚缓。

❶《局方》:脾胃虚弱,饮食不进,多困少力,中满痞噎,心松气喘,呕吐泄泻,及伤寒咳噫。❷《普济方》:胃虚口噤,及小儿疳渴,由脏腑宿有疳气,加之乳母恣食甘肥、酒面、炙煿,心肺壅热,日则烦渴饮水,乳食不进,夜则渴止。❸《幼科类萃》:胎肥胎怯。❹《寿世保元》:痘疮胃虚不进饮食或口干发渴,或吐泻。❺《准绳·幼科》:久泻,及大病后、痢后消渴。❻《张氏医通》:胃虚喘嗽,大便不实。❼《金鉴》:脾虚食后即作泻,腹满不渴,少精神,面黄懒食,肌消瘦。及经

来泄泻。❽《中国药典》:脾胃虚弱,食少便溏,气短咳嗽,肢倦乏力。

【方论选录】❶《医方考》:脾胃喜甘而恶秽,喜燥而恶湿,喜利而恶滞。是方也,人参、扁豆、甘草,味之甘者也;白术、茯苓、山药、莲肉、薏苡仁,甘而微燥者也;砂仁辛香而燥,可以开胃醒脾;桔梗甘而微苦,甘则性缓,故为诸药之舟楫,苦则喜降,则能通天气于地道矣。❷《冯氏锦囊·杂症》:脾胃属土,土为万物之母。东垣曰:脾胃虚则百病生,调理中州,其首务也。脾悦甘,故用人参、甘草、苡仁;土喜燥,故用白术、茯苓;脾喜香,故用砂仁;心生脾,故用莲肉益心;土恶水,故用山药治肾;桔梗入肺,能升能降。所以通天气于地道,而无否塞之忧也。

【临床报道】❶肠易激综合征:《河南中医》[2008,28(11):66]用参苓白术散治疗肠易激综合征 55 例。结果:服药 1/2～1 个疗程痊愈者 18 例;服药 2 个疗程痊愈者 42 例;服药 3 个疗程痊愈者 51 例;另有 4 例服药 3 个疗程,诸症虽有改善但未痊愈。对治愈患者随访均超过 1 年以上,有 5 例复发,再服 1～3 疗程仍能治愈。❷过敏性结肠炎:《山东中医杂志》[1991,10(6):24]应用本方加减治疗过敏性结肠炎 60 例。结果:治愈(症状消失,身体逐渐康复,半年以上未复发者)38 例;显效(症状基本消失,偶有大便改变者)4 例;好转(症状减轻,但随情绪或饮食改变大便随之改变者)6 例;无效 2 例;总有效率 97%。❸功能性消化不良:《陕西中医》[2007,28(9):1152]用参苓白术散治疗功能性消化不良 80 例。结果:治疗组临床治愈 23 例,显效 33 例,有效 16 例,无效 8 例,总有效率 87%。对照组 78 例中分别为 15、29、15、19、75%。两组比较有显著性差异。❹功能性水肿:《中医药学报》[1999,4:23]用参苓白术散治疗功能性水肿 50 例。结果:痊愈 42 例,好转 5 例,无效 3 例。❺儿童多涎症:《山东中医杂志》[2009,28(1):12]共治疗儿童多涎症 60 例。结果:治疗组(40 例,口服参苓白术散)痊愈 14 例,有效 24 例,无效 2 例,总有效率 95%;对照组(20 例,口服吉诺通胶囊)痊愈 4 例,有效 10 例,无效 6 例,总有效率 70%。两组总有效率比较有显著性差异。❻汗疱疹:《中国中西医结合杂志》[1993,13(7):409]用本方制成片剂口,服药期间停用其他任何药物。治疗汗疱疹 48 例。结果:经治疗 15 天后,治愈 42 例,显效 6 例。起效时间最短 2 天,平均 5 天,且无任何毒、副作用。

【现代研究】❶对肠管吸收的影响:《中成药研究》[1982,(8):25]实验表明,本方能增加肠管对水及氯化物的吸收,而且在大剂量时能抑制肠管的收缩,此类作用可能与参苓白术散促进水湿运化和治疗脾虚泄泻有关。❷对胃肠收缩活动的影响:《中成药研究》[1982,(8):25]实验证明,本方小剂量可兴奋肠管收缩,大剂量则主要引起抑制。小剂量可解除肾上腺素对肠管的部分抑制现象,大剂量又可解除氯化钡或毛果芸香碱引起的肠管痉挛。这一结果与本方补气健脾的功能颇为吻合。本方对胃肠收缩活动的兴奋和抑制作用,与剂量大小有关。❸参苓白术散对小鼠脾虚模型肠道菌群的影响:《北京中医药大学学报》[2006,29(8):530]研究观察了参苓白术散对脾虚证小鼠模型肠道菌群的微生态调节作用。结果发现:脾虚证小鼠肠道双歧杆菌、乳杆菌及类杆菌等厌氧菌含量显著下降。应用参苓白

术散治疗之后上述三种厌氧菌含量均恢复正常,且双歧杆菌明显超过造模前水平($P<0.05$)。需氧菌菌群中,大肠杆菌($P<0.01$)在造模完成时含量明显上升,参苓白术散治疗之后含量恢复造模前水平;肠球菌含量造模前后没有显著性差异,但参苓白术散治疗之后则极显著地低于造模前水平($P<0.01$);造模及中药治疗均使葡萄球菌含量变化不明显。认为参苓白术散具有扶植厌氧菌和抑制需氧菌之调整功能,尤其是通过扶植健康因子双歧杆菌、强烈抑制主要耐药性菌株肠球菌等达成菌群调整。

【备考】本方改为丸剂,名"参苓白术丸"(见《医林绳墨大全》);改为膏剂,名"参苓白术膏"(见《杂病源流犀烛》);改为口服液剂,名"参苓白术口服液"(见《新药转正》36册)。

56534 参苓白术散(《婴童百问》卷二)

【异名】和中散。

【组成】扁豆(炒) 人参 茯苓 白术(土炒) 甘草(炙) 山药各二钱 米仁 砂仁 莲肉 桔梗各一钱 天麻 藿香各五分

【用法】上为末,每服二钱,枣汤送下。

【功用】急惊下后和气助胃。

56535 参苓白术散

《痘疹心法》卷二十二。为原书同卷"人参白术散"之异名。见该条。

56536 参苓白术散(《片玉痘疹》卷五)

【组成】人参 白术(去油炒) 白茯苓 粉草 山楂肉 陈皮 桔梗 木香 枳壳(炒)

【用法】上用水一盏,砂仁一个(捶碎),为引,煎服,不拘时候。

【主治】痘疮,脾胃气弱不能消食。

56537 参苓白术散

《片玉痘疹》卷六。为《小儿药证直诀》卷下"白术散"之异名。见该条。

56538 参苓白术散(《幼科指南》卷下)

【组成】人参一钱半 白术一钱半 白扁豆(姜汁炒) 白茯苓各一钱半 山药一钱半 甘草一钱 桔梗一钱 苡米一钱 莲肉(去心) 川芎各一钱 当归一钱

【用法】上为细末,神曲糊为丸。米饮送下。

【主治】小儿脾胃久虚,不能转运,无以荣其气,或胎中受毒,脏腑蓄水,以致手足极细,项小骨高,尻削体瘦,肚大脐实,啼哭胸高,名曰丁奚;或虚热往来,头骨分开,翻食吐虫,烦渴呕哕,名曰哺露。

56539 参苓白术散(《回春》卷三)

【组成】人参 白术(去芦) 茯苓(去皮) 山药(炒) 砂仁(研) 藿香 陈皮 干姜(炒) 莲肉(去心皮) 诃子(煨) 肉蔻(煨,去油) 甘草(炙)各等分

【用法】上剉一剂。加生姜一片,灯心一团,水煎服。

【主治】气虚泄泻。

【加减】呕哕恶心,加半夏、乌梅;元气虚脱,昏倦,加黄耆、升麻少许,去砂仁、藿香;饱闷,加厚朴,去肉蔻、诃子;小水短涩,加木通、车前,去干姜;泻甚不止,加炒苍术、乌梅、熟附子少许。

【备考】本方方名,《东医宝鉴·内景篇》引作"参苓莲术散"。

56540 参苓白术散(《诚书》卷八)

【组成】人参 白术(炒) 茯苓 甘草 陈皮 厚朴 肉桂 泽泻 诃子肉 扁豆(炒) 肉豆蔻(面裹煨)

【用法】上为末,米汤调服。

【主治】小儿惊风。久吐、久泻、久痢、久热之后,目陷无神,唇燥烦渴,厥,掌中热。

56541 参苓白术散(《冯氏锦囊·痘疹》卷十四)

【组成】人参 白术 茯苓 炙草 干葛 木香 藿香 麦冬

【主治】痘已靥未靥,身热不退,烦渴不止。

【备考】《种痘新书》有炙耆。

56542 参苓白术散(《幼科直言》卷四)

【组成】人参四钱 白术(炒)一两 木香四钱 莲肉(去皮心)一两 砂仁五钱(去壳) 白茯苓一两 甘草六钱 陈皮六钱 山药一两 黄耆一两(蜜炙)

【用法】上为细末。每服一钱,或五分,陈皮汤或生姜汤调下。

【主治】小儿泄泻。

【备考】若缺人参,再加黄耆五钱亦可。

56543 参苓白术散(《医学心悟》卷六)

【组成】人参一两 茯苓(蒸)二两 山药(炒) 苡仁(炒) 扁豆(炒) 莲肉(去心,炒)各二钱 砂仁一两 神曲(炒黑) 甘草(炒)各五钱 白术四两(陈土炒) 陈皮一两(微炒)

【用法】上为细末。每用三钱,开水送下。

【功用】健脾养胃。

【主治】痈疽脾虚者。

56544 参苓白术散(《种痘新书》卷四)

【组成】白术一钱 人参 茯苓 苡仁 莲子 山楂 神曲各五分 肉蔻(去油) 诃子(煨,用肉) 陈皮各四分 白芍五分 木香 炙草各二分

【功用】健脾去积。

【主治】痘疮泄泻。小便清利,其粪或白或黑,或饮食不化,其气腥,其泄则滑溜自下而无声者。

56545 参苓白术散(《己任编》卷三)

【组成】人参 茯苓 白术 米仁 山药 扁豆 芡实 砂仁 桔梗 川连 甘草 (一方有葛根)

【主治】小儿疳症,头大肚大,筋青,四肢独细。

56546 参苓白术散(《镐京直指》)

【组成】东洋参二钱(米炒) 白茯苓三钱 煨肉果一钱五分 炒薏苡五钱 炒车前三钱 仙居术二钱(炒) 淮山药三钱 冬瓜子三钱 桔梗一钱 炒谷芽五钱

【用法】上为末服。

【主治】久泻伤脾胃,气虚脉弱,饮食不化。

56547 参苓白术膏

《杂病源流犀烛》卷二十九。即《局方》卷三《绍兴续添方》"参苓白术散"改为膏剂。见该条。

56548 参苓壮脾丸

《局方》卷三(新添诸局经验秘方)。为《百一》卷二引赵学谕"大养脾丸"之异名。见该条。

56549 参苓和脾散(《种痘新书》卷十二)

【组成】人参 白术 茯苓 山药 莲子 桔梗 苡

仁 藿香 砂仁 炙草

【主治】脾胃两虚,泄泻腹痛,痘不起发。

【加减】虚甚,加干姜。

56550 参苓河车丸(《症因脉治》卷二)

【组成】河车一具

【用法】酒煮烂,收干,打白茯苓五六两为丸。加人参更妙。

【主治】脾肺精虚劳伤。

56551 参苓建中汤(《杂病源流犀烛》卷八)

【组成】人参 茯苓 当归 白芍 肉桂 甘草 前胡 细辛 麦冬 陈皮 半夏

【主治】虚劳往来潮热,兼自汗,食少,膝软,骨节疼。

56552 参苓顺气散

《医方类聚》卷一七五。即《外科精要》卷下"人参顺气散"。见该条。

56553 参苓顺气散(《疮疡经验全书》卷一)

【组成】人参 茯苓 乌药 苍术 紫苏 白术 粉草 陈皮 枳壳 玄参 桔梗 鼠黏子 山栀仁 天花粉

【主治】喉闭。聚毒塞于喉间,痰涎稠实,发寒热者。

56554 参苓养胃汤(《玉案》卷三)

【组成】茯苓 人参各一钱 苍术 半夏 陈皮 草菓 藿香 厚朴各八分 甘草四分 乌梅一个

【用法】水二钟,加大枣二个,煎取七分,另以老姜二两取汁和匀,露一宿,空心服。

【主治】疟,多寒少热,脾胃虚弱,饮食不进。

56555 参苓养胃汤(《嵩崖尊生》卷九)

【组成】人参 茯苓各一钱 苍术四钱 厚朴二钱 陈皮二钱 炙草一钱

【用法】加生姜、大枣,煎服。

【主治】腹肋胀满,呕嗳酸痛,肌瘦面黄。

56556 参苓桂术汤(《辨证录》卷九)

【组成】白术二两 肉桂二钱 人参五钱 半夏五分 茯苓三钱

【用法】水煎服。

【主治】外感寒邪,心包、命门二经之火衰,如一裹之气,从心下而上,直至于阴囊之间,名曰奔豚,言其如豕之奔突,其势甚急,不可止遏,痛不可忍。

56557 参苓莲子饮

《胎产心法》卷下。为《胎产秘书》卷下"参术莲子饮"之异名。见该条。

56558 参苓莲术散

《东医宝鉴·内景篇》卷四。即《回春》卷三"参苓白术散"。见该条。

56559 参苓造化糕(《医学入门》卷三)

【组成】人参 白茯苓各四两 白术 莲肉 山药 芡实各三两

【用法】上为末,用粳米粉一斗,砂糖调匀,如法蒸糕食之。

【主治】内伤脾胃。

56560 参苓造化糕(《赤水玄珠》卷十三)

【组成】人参二两(虚者用四两) 白茯苓四两 干山药 芡实 莲肉(去皮心,炒) 苡仁(炒) 白扁豆(炒)各

半斤 糯米(打白炒)五升 白糖霜二斤半

【用法】上为末,瓷瓶收贮。每用四五钱,白汤随加白糖霜调服,一日三四次。久服精神倍加。

【功用】平调脾胃。

【主治】伤食。

56561 参苓健儿膏(《成方制剂》14册)

【组成】白芍 白术 党参 防风 茯苓 葫芦茶 黄耆 山药 山楂 枳实

【用法】熬制成膏,口服,一岁至二岁小儿一次8毫升,三岁至六岁一次15毫升,七岁至十二岁一次23毫升,一日2～3次。

【功用】健脾和胃。

【主治】小儿脾胃虚弱,食少便溏,自汗,盗汗。

【宜忌】感冒发热者忌服。

56562 参苓健体粉(《成方制剂》8册)

【组成】白扁豆 白术 茯苓 甘草 广藿香 莲子 明党参 砂仁 山药 薏苡仁

【用法】制成粉剂,开水冲服,一次1包。一日3次。

【功用】补气健脾,和胃渗湿。

【主治】消化不良,食欲不振,面黄肌瘦,精神疲乏,慢性腹泻。

【宜忌】忌食生冷油腻。

56563 参苓健脾丸(《成方制剂》3册)

【异名】党参健脾丸

【组成】白扁豆 白术 陈皮 党参 茯苓 甘草 谷芽 莲子肉 六神由 麦芽 芡实 砂仁 山药 山楂 薏苡仁 枳壳

【用法】制成大丸,每丸重9克。口服,一次1丸,一日2次。

【功用】健脾,开胃,消食。

【主治】脾胃虚弱,消化不良,面色萎黄,脘腹胀满,肠鸣腹泻。

56564 参苓健脾散(《人己良方》)

【组成】莲肉 茯苓 芡实 扁豆各五钱 薏苡仁三钱 麦芽三钱 使君子肉三钱 人参二钱 糯米粉少许

【用法】上为细末,白糖三钱和匀。每服二钱,白粥水送下;或作糊食之;或作小饼晒干食之均可。

【主治】小儿食伤脾胃,泄泻日久,脾胃虚弱者。

56565 参苓麻草汤(《辨证录》卷一)

【组成】麻黄一钱 人参三钱 茯苓一两 甘草一钱

【用法】水煎服。

【主治】冬月伤寒,头痛,遍身亦疼。

56566 参苓琥珀汤(《卫生宝鉴》卷十七)

【异名】参茯琥珀汤(《丹溪心法》卷三)。

【组成】人参五分 茯苓(去皮)四分 川楝子(去核,剉炒)一钱 琥珀三分 生甘草一钱 玄胡索七分 泽泻 柴胡 当归梢各三分

【用法】上㕮咀,都作一服。用长流水三盏,煎至一盏,去滓,空心、食前温服。

【主治】小便淋,茎中痛不可忍,相引胁下痛。

【方论选录】《医方考》经曰:壮者气行则愈,怯者着而成病。是以房劳老弱之人,多有此疾。补可以去弱,故用人

参、茯苓;滑可以去着,故用琥珀、归梢;泻可以去闭,故用泽泻、生甘草;用柴胡者,使之升其陷下之清阳;用玄胡、川楝者,使之平其敦阜之浊气,煎以长流水者,取其就下之意也。

56567　参苓琥珀散《张氏医通》卷十四）

【组成】人参　延胡索各五钱　丹皮　茯苓各四钱　川楝子(煨,去皮核)　琥珀各二钱　泽泻　当归梢　甘草梢(生)各三钱

【用法】上为散。每服四钱,长流水煎,去滓热服,一日二次。

【主治】小便淋涩,茎中痛引胁下。

56568　参苓滑石汤《赤水玄珠》卷八）

【组成】白术　滑石各一两　黄芩　人参　芍药各五钱　木通　陈皮各三钱　干姜一钱　甘草(炙)一钱

【用法】分八帖,水煎服。

【主治】泄泻。泄而困倦,小便不利,脉数,有虚热。

56569　参苓愈带汤《顾氏医径》卷四）

【组成】人参　云苓　白术　山药　白芍　车前　柴胡　苍术　甘草　陈皮　黑荆芥

【主治】白带。

56570　参乳利膈汤《顾松园医镜》卷九）

【组成】人参二三钱　人乳一杯(或用牛乳)　麦冬五钱　芦根汁　竹沥各一钱　郁金一钱　苏子三钱(炒,研)　橘红一钱　枇杷叶(去毛,姜汁炙)四大片　白芍三钱(酒炒)　山楂三钱

【功用】补气养血润燥,降火消痰,开郁顺气。

【主治】膈症虚者。

【方论选录】人参补气,人乳养血,麦冬润燥,芦根汁降火,竹沥消痰,郁金开郁,苏子、橘红、枇杷叶顺气,白芍敛逆气,安脾胃,山楂行结气,消滞血。

56571　参宝定惊丹《慈幼新书》卷七）

【组成】人参三两　白术二两一钱　茯苓　白芍各七钱五分　半夏　麦冬　枳壳　甘草　山楂肉　干姜　柴胡　神曲各二钱四分　炒黑荆芥　薄荷叶　石菖蒲　槟榔　麦芽各一钱三分半　广木香七分半

【用法】炼蜜为丸,如大圆眼核大。每服一丸,白汤送下;有痰,姜汤送下;重症,参汤送下。危急者用二丸三丸。

【主治】小儿惊痫吐泻。

56572　参珀茯神汤《重订通俗伤寒论》）

【组成】西洋参　炒枣仁各一钱半　茯神四钱　石菖蒲　远志肉各一钱　乳香六分　琥珀　辰砂各五分(二味和匀同冲)

【用法】水煎去滓,调下金箔镇心丸。

【主治】伤寒心风发狂。发则牙关紧急,痰涎上塞,口吐白沫,迷闷恍惚,醒则狂言多惊,喜怒不常,甚则或歌或哭,舌色纯绛鲜泽,略有垢浊薄苔,或红而上罩黏腻,似苔非苔。

56573　参胡三白汤《伤寒全生集》卷四）

【组成】人参　白茯苓　白芍　白术　柴胡

【用法】加生姜、大枣,水煎服。

【主治】❶《伤寒全生集》:伤寒过经不解,人弱脉虚,不可下者。❷《古今名医方论》:汗下后,虚微少气,发热,口燥。

【加减】心烦不安者,加麦冬、五味;渴,加天花粉、知母;阴火动,加黄柏、知母;走精者,加牡蛎;心烦口苦,痞满,加枳实、黄连;不眠,加远志、竹茹、辰砂。

【方论选录】《古今名医方论》:此热是少阳之虚,不得仍作火治,故于柴胡中去黄芩;口燥而不呕,故去半夏;少气而反去甘草者,欲其下达少阴也。于真武汤中不取附子,欲其上通少阳也;所藉惟人参,故用为君;佐白术,以培太阴之母;白芍滋厥阴之血,茯苓清少阴之水,生姜助柴胡表邪,大枣助人参补元气。信为大病后调理之圣剂,至当而可法者也。

56574　参胡三白汤《回春》卷三）

【组成】人参五分　柴胡　白术(去芦)　白茯苓(去皮)　白芍(炒)　当归　陈皮　麦门冬(去心)　五味子十粒　山栀子　甘草各五分　乌梅一个

【用法】上到一剂。加大枣一个,灯草一团,水煎,温服。

【主治】❶《回春》:霍乱吐泻止后,发热头疼身痛,口干脉数者。❷《杂病源流犀烛》:霍乱虚烦。

56575　参胡芍药汤《医学入门》卷四）

【组成】人参　柴胡　芍药　黄芩　知母　麦门冬各一钱　生地一钱半　枳壳八分　甘草三分

【用法】加生姜三片,水煎,温服。

【主治】伤寒十四日外,余热未除,脉息未缓,大便不快,小便黄赤,或渴或烦,不能安睡,不思饮食。

【加减】胸满腹胀便硬,去参,加厚朴、倍枳壳;小便频数,加茯苓、泽泻;呕,加竹茹;血弱,加当归;虚烦,加竹叶、粳米;二便自利,胸腹不饱,形羸,脉弱,去枳壳,倍人参;不睡,加炒酸枣仁、茯神;宿粪未净,腹满或疼,便硬不通,量加大黄。

56576　参胡温胆汤《伤寒全生集》卷四）

【组成】人参　茯苓　柴胡　橘红　枳实　半夏　甘草

【用法】加生姜、大枣,水煎服。

【主治】❶《伤寒全生集》:伤寒经过不解,虚烦不得眠者。❷《张氏医通》:往来寒热,呕而痞闷。

【方论选录】《寒温条辨》:脾胃虚寒,少阳不能行生发之令,故痰涎沃胆而不能眠,参、草、苓、枣之甘温,以补益脾气。柴胡之辛温,以升发阳气。二陈之辛散,枳实之导滞,以开发痰饮,痰饮散而胆不寒矣。

56577　参胡温胆汤《医学入门》卷四）

【组成】陈皮　半夏　茯苓　枳实　人参各一钱　竹茹　香附　麦门冬　柴胡　桔梗各八分　甘草三分　生姜三片　大枣二个

【用法】水煎,温服。

【主治】❶《医学入门》:心胆虚怯,触事易惊,梦寝不安,气郁生痰,变生诸症,或短气悸乏,或复自汗,四肢浮肿,饮食无味,烦躁不安。❷《杂病源流犀烛》:痰火。

56578　参茸三七酒《成方制剂》20册）

【组成】人参15克　鹿茸15克　三七(熟)150克　白术(麸炒)90克　茯苓(蒸)60克　五味子(蒸)90克　枸杞子60克　补骨脂(盐炙)90克　肉苁蓉90克　巴戟天(盐炙)60克　麦冬90克　怀牛膝(酒炙)30克

【用法】制成酒剂,口服,一次10毫升,一日2～3次。

【功用】益气补血,养心安神

【主治】气血不足,病后虚弱,阳痿遗精,失眠健忘。

【宜忌】高血压及感冒热症忌用;孕妇慎用。

56579 参茸三肾粉《北京市中药成方选集》

【组成】黄毛鹿茸(去毛)五钱 西洋参一两 鹿肾二两 驴肾三两 狗肾三钱

【用法】上为细末,过罗,瓶装,重一钱。春、夏季每瓶分四次服,冬、秋季分二次服,温开水冲服。

【功用】滋肾补髓,助阳益气。

【主治】精神衰弱,用脑过度,腰膝酸痛,肾囊湿冷。

56580 参茸三肾散《成方制剂》15册

【组成】狗肾 黄毛鹿茸 驴肾 牛肾 生晒参

【用法】上制成散剂,口服,春夏季一次1.5克,秋冬季一次3克。

【功用】益气壮阳。

【主治】肾阳不足引起的精神衰弱、阳痿遗精,腰酸腿软,耳鸣自汗,阴囊湿冷。

56581 参茸三鞭丸《成方制剂》15册

【组成】八角茴香 白术 补骨脂 川芎 大青盐 地黄 杜仲 附子 覆盆子 狗鞭 枸杞子 金樱子肉 韭菜子 鹿鞭 鹿茸 驴鞭 木香 牛膝 人参 肉桂 熟地黄 锁阳 菟丝子 续断 阳起石 淫羊藿

【用法】制成大蜜丸,每丸重6克,每服2丸,一日2次。或水蜜丸,每服8g,一日二次。

【功用】补肾助阳,益气生精。

【主治】肾阳不足,肾阴亏虚引起的阳痿遗精,两目昏暗,精神疲倦,腰膝无力。

56582 参茸大补丸

《成方制剂》10册。为原书同册"壮阳健威丸"之异名。见该条。

56583 参茸大补膏《成方制剂》2册

【组成】白芍 白术 陈皮 当归 党参 茯苓 甘草 红参 黄耆 鹿茸 肉桂 熟地黄 五味子 远志

【用法】制成膏剂,口服,一次20~30克,一日2次。

【功用】滋阴补肾,益气养血,强壮筋骨。

【主治】成人体虚,腰膝酸软;食减肌瘦,气短心悸。

56584 参茸卫生丸《丸散膏丹集成》

【组成】人参一两 毛鹿茸二两 沉香一两 肉桂一两 茯苓一两 山药一两 制首乌一两 肉苁蓉一两 鹿角胶一两 炙甘草五钱 炒远志五钱 炒杜仲一两 巴戟肉一两 枸杞子一两 虎鞭四两 黄狗鞭一两五钱 附子(炮,去皮,制)五钱

【用法】上为细末,以鹿角胶烊化,加炼蜜为丸,每粒潮重二钱,蜡壳固封。每次一丸,开水化服。

【主治】精力亏乏,滑精阳痿,头眩耳鸣,腰膝痿软。

56585 参茸卫生丸《北京市中药成方选集》

【组成】人参(去芦)八十两 鹿茸(去毛)八十两 巴戟天(炙)八十两 党参(去芦)八十两 山药八十两 桑寄生八十两 白芍八十两 莲子肉八十两 锁阳八十两 苍术(炒)三十二两 乳香(炙)三十二两 黑附子三十二两 川牛膝一百一十二两 熟地一百六十两 酸枣仁(炒)一百六十两 甘草一百六十两 香附(炙)一百六十两 杜仲(炒)一百六十两 何首乌(炙)四十八两 麦冬四十八两 牡蛎(煅)四十八两 枸杞子四十八两 龙骨(煅)四十八两 肉桂(去粗皮)四十八两 远志(炙)四十两 复盆子六十四两 补骨脂(盐水炒)六十四两 茯苓二百四十两 于术二百四十两 没药(炙)十六两 桂圆肉三百二十两 琥珀九十六两 黄耆九十六两 砂仁一百五十二两 山茱萸一百二十八两 当归一百二十八两 红枣(去核)一百七十六两 肉苁蓉一百六十两 续断四十八两 沉香四十八两 橘皮三百二十两 生地三十二两 木香八十两 白术(炒)一百六十两

【用法】续断、沉香、橘皮、生地、木香、白术六味研为粗末铺槽,余者下罐,加黄酒四千两,蒸三日夜,与铺槽之群药末拌匀晒干,共研为细粉过罗。每十六两细粉,兑朱砂三钱六分,炼蜜为丸,重三钱,蜡皮封固。每服一丸,温开水送下,一日二次。

【功用】滋补肝肾,健脾益胃。

【主治】身体衰弱,精神不足,梦遗滑精,腰膝酸软,食欲不振。

56586 参茸卫生丸《成方制剂》17册

【组成】白芍 白术 补骨脂 苍术 沉香 陈皮 川芎 大枣 当归 党参 地黄 杜仲 茯苓 甘草 狗脊 枸杞子 红花 玻珀 黄耆 黄芩 莲子 龙骨 龙眼肉 鹿角 鹿茸 鹿尾 麦冬 没药 牡蛎 木瓜 木香 牛膝 清半夏 秋石 人参 肉苁蓉 肉豆蔻 乳香 桑寄生 砂仁 山茱萸 熟地黄 酸枣仁 锁阳 香附 续断 远志 制何道乌 猪脊髓 猪腰子 紫河车

【用法】制成大丸,每丸重9克。口服,一次1丸,一日2次。

【功用】补血益气,兴奋精神。

【主治】身体衰弱,气血两亏,思虑过度,精神不足,筋骨无力,心脏衰弱,腰膝酸痛,梦遗滑精,自汗盗汗,头昏眼花,妇女血寒,赤白带下,崩漏不止,腰疼腹痛。

56587 参茸天麻酒《成方制剂》3册

【异名】天麻酒。

【组成】茯苓 枸杞子 何首乌 鹿茸 人参 天麻 五味子

【用法】制成酒剂,口服,一次15毫升,一日2次。

【功用】补气益肾。

【主治】气虚肾亏,神经衰弱,眩晕头痛。

【宜忌】高血压、心脏病患者慎用。

56588 参茸归桂饮《证治宝鉴》卷八

【组成】人参 鹿茸 当归 桂枝

【主治】疟疾,素虚人或病后、疮后、产后有汗者。

56589 参茸白凤丸

《全国中药成药处方集》(福州方)。为原书"白凤丸"之异名。见该条。

56590 参茸白凤丸《中国药典》2010版

【组成】人参8.2克 鹿茸(酒制)9.4克 党参(炙)40克 酒当归39克 熟地黄77.5克 黄芪(酒制)39克 酒白芍39克 川芎(酒制)30克 延胡索(制)23克 胡芦巴(盐炙)30克 酒续断30克 白术(制)30克 香附(制)31克 砂仁23克 益母草(酒制)39克 酒黄芩30克 桑寄生(蒸)21克 炙甘草30克

【用法】上制成丸剂,大蜜丸每丸重9.4克。口服,水

蜜丸一次 6 克,大蜜丸一次 1 丸,一日 1 次。

【功用】益气补血,调经安胎。

【主治】气血不足,月经不调,经期腹痛,经漏早产。

【宜忌】感冒发热者忌服;孕妇遵医嘱服用。

56591 参茸地黄汤《外科医镜》

【组成】怀熟地一两　山萸肉四钱　山药四钱　白茯苓三钱　丹皮三钱　泽泻三钱　人参二钱　鹿茸二钱(或用鹿角胶亦可)

【用法】水煎服。

【主治】鼻渊脑漏,日久不止者。

56592 参茸百补丸《全国中药成药处方集》

【组成】红人参　熟地各二两　五味六钱　山药一两　朱寸冬二两　川断六钱　芡实八钱　杜仲　远志　金樱子　柏仁霜各六钱　鹿茸三钱　山萸肉　龟版各一两　丹皮　泽泻　云茯苓各六钱　枣仁一两　白芍　牡蛎　覆盆子各六钱

【用法】上为细末,炼蜜为丸,二钱重。每服一丸,早、晚空心用淡盐水送下。

【功用】滋补强壮。

【主治】性欲减退,元气衰弱,忧思过度,伤损精神,盗汗滑精,女子虚劳。

56593 参茸延龄片《成方制剂》13 册

【组成】巴戟天　补骨脂　沉香　地龙　蛤蚧　枸杞子　龟甲　核桃仁　红参　黄精　黄耆　韭菜子　鹿角胶　鹿角霜　鹿茸　没药　乳香　菟丝子　五味　仙茅　淫羊藿　制何首乌　紫河车

【用法】制成片剂,每片重(底片)0.25 克。口服,一次 4～5 片,一日 3 次。

【功用】滋阴壮阳,调补气血。

【主治】身体虚瘦,耗神过度,肾亏阳痿,腰疼背痛,四肢倦怠。

56594 参茸多鞭酒《成方制剂》1 册

【组成】巴戟天　补骨脂　川牛膝　刺猬皮　大青盐　地骨皮　貂鞭　丁香　杜仲　附子　甘草　狗鞭　枸杞子　海马　红参　韭菜子　硫黄　鹿茸片　驴鞭　麻雀　牛鞭　肉苁蓉　肉桂　砂仁　石燕　熟地黄　锁阳　天冬　菟丝子　阳起石　淫羊藿

【用法】制成酒剂,口服,一次 25～50 毫升,一日 2 次。

【功用】补血生精,健脑增髓,滋阴壮阳。

【主治】体质虚弱,神经衰弱,贫血头晕,腰酸背痛,阳虚气弱,阳痿早泄,肾亏等症。

56595 参茸壮骨丸《成方制剂》20 册

【组成】防风 1500 克　粉防己 500 克　川乌(醋制)2875 克　当归 500 克　豹骨(醋制)50 克　甘草 250 克　红参(去芦)250 克　鹿茸(去毛)50 克

【用法】制成丸剂,每 100 丸重 12.5 克。口服,一次 3 丸,一日 2 次,小儿酌减或遵医嘱。

【功用】强筋壮骨,祛风散寒,除湿止痛。

【主治】肝肾不足,风寒痹阻,筋骨萎软,腰膝冷痛,手足麻木,骨节肿痛。

【宜忌】孕妇及高热者忌服。

56596 参茸安神丸《成方制剂》10 册

【组成】红参 100 克　鹿茸 20 克　菟丝子(炒)160 克　地黄 120 克　玉竹 200 克　肉苁蓉(制)100 克　酸枣仁(炒)80 克　远志制 180 克　五味子 160 克　山药 120 克　丹参 100 克　芡实(炒)100 克　柏子仁 60 克　玄参 60 克　白术(炒)60 克　石菖蒲 60 克　桔梗 100 克　琥珀 20 克

【用法】制成丸剂,口服,一次 1 丸,一日 2 次。

【功用】养心安神。

【主治】身体虚弱,神志不宁。心烦不安,心悸失眠,健忘。

【宜忌】《成方制剂》8 册,孕妇忌服。

【备考】本方制成片剂,名"参茸安神片"(见《成方制剂》8 册)。

56597 参茸安神片

《成方制剂》8 册。即原书 10 册"参茸安神丸"改为片剂。见该条。

56598 参茸补血露《全国中药成药处方集》沈阳方

【组成】当归五钱　川芎四钱　丹参一两　鹿茸二钱　枸杞三钱　五味子三钱　豆蔻三钱　焦术五钱　莲肉五钱　茯神四钱　远志五钱　节菖蒲五钱　甘草四钱　首乌四钱　生地五钱

【用法】上药以绢袋盛贮,用烧酒五斤,白糖五斤同置罐中,封口,放锅中滚水煮至三小时,止火待凉,置阴地三日出火毒,五日后即可去药用酒温服,每次一杯,一日三次。

【功用】补血益精。男服补精种子,女服调经受孕。

【主治】妇女气滞血亏,经闭经漏,赤白带下,腰腿酸痛,干血痨症。

【宜忌】虚而有热者忌服。

56599 参茸补肾丸《全国中药成药处方集》抚顺方

【组成】远志　核桃　萸肉　巴戟肉各二两　杜仲三两　楮实子　川牛膝各二两　山药三两　贡桂一两　茯苓三两　川附子二两　沉香一两　故纸二两　寸芸三两　母丁香二两　菟丝子三两　熟地六两　茴香一两　虎骨　茸片　鹿肾各二两　淫羊藿一两　柏仁霜　红参各二两　枸杞子三两

【用法】上为细末,蜜丸二钱重。每服二钱,食前白水送下。

【功用】补气,养血,壮阳。

【主治】气血虚弱,瘦弱神倦,便溏久泻,气短无力,腰腿酸痛,怔忡健忘,失眠惊悸,肾虚阳痿,见色自泄,精汁清稀。

【宜忌】忌食生冷;火盛者忌服。

56600 参茸虎骨酒《全国中药成药处方集》沈阳方

【组成】虎胫骨四两　麻黄三两　防风二两　红人参一两　贯筋五两　桂枝二两　怀牛膝二两　白花蛇四两　炙马钱二两　防己四两　陈皮三两　杜仲二两　当归二两　木瓜四两　没药二两　灵仙三两　秦艽二两　肉桂四两　鹿茸一两　乳香二两　川断一两　补骨脂一两　龟版胶一两　羌活二两　血竭花三两

【用法】诸药纳入疏布袋内,放坛中入白酒一百斤,将口封固,放沸水锅中煮六小时,取袋滤去滓,加冰糖六斤,血竭和冰糖后入。每早晚各温服一杯(约二钱)。

【功用】舒筋活血,止痛散风。

【主治】筋骨疼痛,麻木不仁,半身不遂,胃腹寒胀,腰酸腿痛,瘈疭拘挛,瘫痪痿痹,一切风寒湿病。

【宜忌】孕妇忌服。

56601　参茸固本丸《饲鹤亭集方》

【组成】人参二两　鹿茸五钱　天冬　麦冬　生地　熟地各四两

【用法】上为末,蜜为丸,每服三钱,开水送下。

【功用】生精添髓,壮筋健骨,大补气血,固本培元,久服延年。

【主治】诸虚百损,腰膝酸软,步履乏力。

56602　参茸固本片《成方制剂》20册

【组成】红参(去芦)212克　鹿茸(去毛)65克　熟地黄2119克　枸杞子1271克　韭菜子(炒)424克　山茱萸1271克　菟丝子(酒制)424克　补骨脂(盐制)424克　淫羊藿(炙)424克　肉苁蓉424克　山药424克　黄耆424克　鹿角胶212克　牛膝212克　五味子212克　小茴香(盐制)212克

【用法】制成片剂。口服,一次6片,一日3次。

【功用】滋阴补肾,生精壮阳。

【主治】肾虚腰痛,失眠健忘,性功能减退,阳痿遗精,老年痴呆等症。

56603　参茸固本片《中国药典》2010版

【组成】当归45克　山药(炒)60克　酒白芍37.5克　茯苓60克　山茱萸60克　杜仲(炭)45克　枸杞子45克　牡丹皮24克　鹿茸血0.75克　盐泽泻18克　熟地黄120克　五味子22.5克　鹿茸(去毛)2.5克　菟丝子(酒制)60克　红参15克

【用法】上制成片剂。口服,一次5～6片,一日3次。

【功用】补气养血。

【主治】气血两亏所致的四肢倦怠、面色无华、耳鸣目眩。

56604　参茸珍宝片《成方制剂》15册

【组成】苍术　楮实子　枸杞子　鹿茸　女贞子　人参　肉苁蓉　沙苑子　菟丝子　五味子　小麦胚芽粉　珍珠

【用法】制成片剂,口服,饭前一二小时温开水送服。一次2片,一日2次。

【功用】补肾壮阳,益气益血,安神明目,乌发养颜,强身健体,延年益寿。

【宜忌】偶有感冒、发热、消化障碍、胸闷不适时暂停使用。

56605　参茸保胎丸《中国药典》2010版

【组成】党参66克　龙眼肉20克　菟丝子(盐水制)33克　香附(醋制)41克　茯苓58克　山药50克　艾叶(醋制)41克　白术(炒)50克　黄芩66克　熟地黄41克　白芍41克　阿胶41克　甘草(炙)28克　当归50克　桑寄生41克　川芎(酒制)41克　羌活20克　续断41克　鹿茸20克　杜仲58克　川贝母20克　砂仁33克　化橘红41克

【用法】制成丸剂,口服,一次15克,一日2次。

【功用】滋养肝肾,补血安胎。

【主治】肝肾不足,营血亏虚,身体虚弱,腰膝酸痛,少腹坠胀,妊娠下血,胎动不安。

56606　参茸追风酒《成方制剂》2册

【组成】薄荷　陈皮　淡竹叶　当归　甘草　红花　鹿茸　炮姜　生晒参　制草乌　制川乌

【用法】制成药酒,口服,一次15毫升,一日1～2次。

【功用】搜风散寒,舒筋活络,止痛。

【主治】四肢麻木,屈伸困难,筋骨疼痛,风寒湿痹。

【宜忌】孕妇忌服。

56607　参茸养元膏《饲鹤亭集方》

【组成】甘草二两　牛膝一两　鹿茸　生地　熟地　淡苁蓉　菟丝子　川附　川断　麦冬　远志　蛇床子　虎骨　精珠(即穿山甲)　霄花各八钱　方八(即番木鳖)　木香各二钱

【用法】用麻油二斤煎之,再入安桂八钱,乳香、赤石脂各四钱,阳起石五钱,龙骨三钱,公丁香、沉香、鸦片各二钱,倭硫四两,松香、黄蜡各六两。上为末收膏,摊贴脐下或腰眼间,每贴月余再换。

【功用】助元阳,补精髓,通血脉,镇玉池。养气保元,种子毓麟,待妇女经后去膏则可成孕。

【主治】五劳七伤,诸虚百损,腰膝疼痛,半身不遂,膀胱疝气,带浊淋沥,阴痿不起。

56608　参茸养元膏《中国医学大辞典》

【组成】天门冬　紫霄花　甘草　川续断　熟地黄　牛膝　菟丝子　远志　虎骨　淡苁蓉　杏仁　番木鳖　谷精草　麦门冬　蛇床子　大附子　生地黄　官桂各三钱

【用法】上用花油二斤四两,熬枯去滓。次入人参、鹿茸、麝香,再后入母丁香、雌黄、雄黄、阳起石、没药、乳香、鸦片灰、木香、蟾酥、沉香、赤石脂、花龙骨各三钱、松香(制)四两、蛤蚧一对、黄丹八两。上为细末,收入成膏,每张摊三钱重。每用一张,贴脐上或腰际,一月再换,常常贴之。

【功用】却病延年,助阳补髓,养气宁神,调营和卫,固本保元。

【主治】男女忧思抑郁,劳倦色欲,诸虚百损,阳痿阴弱。

56609　参茸鹿胎膏《成方制剂》4册

【组成】白芍　白术　槟榔　苍术　沉香　赤芍　川芎　丹参　当归　豆蔻　杜仲　茯苓　附子　甘草　龟甲　海螵蛸　红花　厚朴　化橘红　荆芥穗　莱菔子　鹿茸　鹿胎　麦芽　牡丹皮　木瓜　木香　牛膝　人参　肉桂　砂仁　山药　山楂　神曲　熟地黄　桃仁　乌药　吴茱萸　香附　小茴香　续断　延胡索　益母草　银柴胡　泽泻

【用法】制成凝膏,每块重50克。温黄酒或温开水送服,一次10克,一日2次。

【功用】调经活血,温宫止带,逐瘀生新。

【主治】月经不调,行经腹痛,四肢无力,子宫寒冷,赤白带下,久不受孕,骨蒸劳热,产后腹痛。

【宜忌】孕妇忌服。

56610　参茸黑锡丸《成方制剂》13册

【组成】半夏　荜澄茄　补骨脂　沉香　川楝子　丁香　附子　黑锡　红参　葫芦巴　橘红　硫黄　鹿茸　木香　肉豆蔻　肉桂　小茴香　阳起石　益智仁　赭石

【用法】制成小丸,每80粒重0.3克。口服,一次

1.5~3克,一日1~2次。

【功用】回阳固脱,坠痰定喘。

【主治】痰壅气喘,四肢厥冷,大汗不止,猝然昏倒,腹中冷痛等症。

【宜忌】孕妇禁用。

56611 参草姜枣汤《重订通俗伤寒论》

【组成】别直参三钱 炙粉草一钱 鲜生姜五分 大红枣四枚

【功用】培元养正。

【主治】邪实正虚,应下失下。气虚甚而邪实者,气短息促,四末微冷,大便至十余日不通,矢气频转,腹满不舒,躁则惕而不安,手足瘈疭,静则独语如见鬼。循衣摸床,舌淡红,苔前中截娇嫩而薄,后根灰腻而腐,脉寸虽微,两尺沉部反坚。

56612 参茯甘桔汤《辨证录》卷九

【组成】山楂十粒 麦芽 人参 桔梗各一钱 枳壳 甘草各五分 茯苓三钱

【用法】水煎服。

【主治】人有好食肥甘烹炙之物,遂至积于胸胃,久而不化,少遇风邪,便觉气塞不通。

56613 参茯白术散《普济方》卷一七九引《如宜方》

【组成】白扁豆(姜汁浸,炒,去皮) 茯苓 山药 人参 甘草 莲肉 砂仁 桔梗 薏苡仁(炒)各二两

【用法】上为末,加乌梅、天花粉,煎服。

【主治】病后脾虚津液燥。或有余热虚渴。

【备考】本方名"参茯白术散",但方中无白术,疑脱。

56614 参茯安神丸《重订通俗伤寒论》

【组成】人参 茯神 炒枣仁 当归 生地 酒炒川连 橘红 姜南星各一两 天竺黄五钱 雄黄 西牛黄各二钱

【用法】上为末,蜜为丸,如梧桐子大,朱砂为衣。每服五十丸,米饮送下。

【功用】镇心安神,涤痰清火。

【主治】失志惊狂,经吐下后,大势已愈,尚有目神昏钝,迷妄无定之状。

【宜忌】忌动风、辛热、荤浊、甜腻之物。

56615 参茯琥珀汤

《丹溪心法》卷三,为《卫生宝鉴》卷十七"参苓琥珀汤"之异名。见该条。

56616 参砂和胃散

《痘疹传心录》卷十九。为《口齿类要》"香砂六君子汤"之异名。见该条。

56617 参香八珍膏《重庆堂随笔》卷上引薛生白方

【组成】丹参(去头尾,酒洗熏熟) 四制香附各四两 熟地 炙黄耆 白芍(酒炒) 蒸熟白术 白归身(酒炒) 茯苓各三两

【用法】上八味熬膏。每用三钱,开水调服。

【功用】调经。

【方论选录】一瓢先生云:此女科调理方之首选也,气味和平,功能相称,同行脏腑,灌注血脉,虚人可久服。愚按气属阳欲其刚健,血属阴欲其柔顺,女子多郁,则气行不健故去甘草之甘缓,加香附以承流者术之宣化;郁则生热,

故血行不顺,爰去川芎之温窜,加丹参以协和三物而涵濡;且黄耆得归、芍补血之功,敏于人参特舍彼而用此,不仅贫富可以共赏也。

56618 参香枳术丸《奇效良方》卷十九

【组成】人参 木香各三钱 枳壳(麸炒)一两 白术一两半 陈皮四钱 干生姜二钱半

【用法】上为细末,用荷叶包米煨饭和丸,如梧桐子大。每服五七十丸,用米汤送下,不拘时候。

【功用】开胃进食,止呕吐。

56619 参香胜金散《普济方》卷三三六引孟选方

【组成】当归二两 白薇一两 没药一分 元胡索(去皮) 藳本头 绵黄耆(蜜炙)各一两 京芍药 甘草 肉桂 紫石英(煅) 白术 白石脂(火煅醋淬) 川芎 白茯苓 人参 川白芷 白牡丹皮 沉香各半两

【用法】上为末。每服二钱,空心温酒调下。又用水一大盏,加生姜二片,北枣二个,同煎服。

【主治】妇人血不和。

【加减】若虚烦作热,每服之时入生地黄汁一合,同煎一服。

56620 参香温肺汤《杏苑》卷五

【组成】人参 桑白皮 橘皮 白茯苓 半夏 紫苏 五味子 木香 甘草 白术 肉桂 生姜

【用法】上㕮咀。水二钟,煎取一钟,食远温服。

【主治】形寒饮冷伤肺,喘嗽胸满,气不通畅。

56621 参便佛手散《胎产心法》卷中

【组成】当归三钱 川芎一钱 人参三五钱(去血过多,加至一两)

【用法】水煎,临服加童便半盏,续续进之。

【主治】临产交骨不开。

【加减】质壮气实者,但加童便,其参不用可也。

56622 参姜四物汤《杏苑》卷八

【组成】川芎 人参各一钱五分 干姜八分 白芍药一钱 当归一钱五分 甘草五分

【用法】上㕮咀。用生姜五片,水煎,空心服。

【主治】形弱妇人产后,乍寒乍热,或有恶露不尽,停滞胞络,亦能令人寒热,但小腹急痛者。

56623 参姜寿脾煎

《顾氏医径》卷四。为《景岳全书》卷五十一"寿脾煎"之异名。见该条。

56624 参神枣艾汤《古今名方》引张志兴经验方

【组成】人参 朱茯神 黑枣仁各30克 焦艾叶45克

【功用】补气止血,调复冲任。

【主治】崩漏日久,荣血虚极,冲任不固。症见月经已止,突然出血,继则大量出血,出血如注,面色如土,声音低微、舌淡、无苔、六脉沉细欲绝。

【加减】头昏气短气急,加麦冬、五味子;如崩漏已止,气血仍虚,则宜用养阴安神、补气补血之剂以善其后。

56625 参桂再造丸《成方制剂》7册

【组成】巴戟天 白芷 冰片 苍术 草豆蔻 赤芍 穿山甲 大黄 丹参 地龙 独活 防风 粉草薢 甘草 葛根 狗脊 骨碎补 关白附 红参 红花 厚朴 鸡血

藤　僵蚕　苦参　麻黄　没药　片姜黄　青皮　肉桂　乳香　桑寄生　熟地黄　威灵仙　乌梢蛇　乌药　仙鹤草　香附　玄参

【用法】制成大蜜丸,开水化服,一次0.5丸,一日2次。

【功用】舒筋活络,祛风行血。

【主治】筋骨疼痛,四肢麻木,腿酸背痛,疲劳无力。

【宜忌】孕妇忌服。

56626　参桂百补丸（《饲鹤亭集方》）

【组成】党参　黄耆　菟丝子　川断　杜仲各四两　生地　熟地各六两　枸杞子　双仁五味子　茯苓　怀膝　山药　金毛狗脊　楮实　当归各三两　白芍　冬术　木瓜各二两　桂圆肉八两

【用法】上为末,蜜为丸服。

【功用】大补气血。

【主治】诸虚百损,五劳七伤,脾胃虚弱,神困体倦,腰膝酸软,筋骨不舒。

56627　参桂养荣丸（《全国中药成药处方集》杭州方）

【组成】潞党参二两　大熟地二两　远志肉一两　炒冬术二两　生白芍三两　陈皮二两　白茯苓二两　全当归二两　五味子一两　炙甘草二两　炙黄耆二两　肉桂一两

【用法】上为细末,用大枣三十枚,生姜一两,煎汤泛丸。每服三至四钱,开水送下。

【功用】《成方制剂》:益气补血,养心安神。

【主治】脾肺两虚,营养缺乏,惊悸健忘,肌瘦肢倦,寝汗发热;病后元虚血亏,食少便溏。

56628　参桂养营丸（《中国医学大辞典》）

【组成】人参二两　安南桂　全当归　白茯苓　白芍药　陈皮各一两　白术(炒焦)　黄耆各二两　熟地黄四两　五味子七钱　远志肉　甘草(炙)各五钱

【用法】上为末,生姜、大枣打烂为丸,如梧桐子大。每服四钱,熟汤送下。

【主治】气血虚弱,惊悸健忘,寤汗发热,发脱气短,身倦肌瘦,小便赤涩;及发汗过多,肉瞤身颤者。

56629　参桂调经丸（《成方制剂》14册）

【组成】阿胶　白芍　半夏　川芎　当归　党参　甘草　麦冬　牡丹皮　肉桂　吴茱萸

【用法】制成大蜜丸,每丸重7.5克。口服,一次1丸,一日2次。

【功用】温经活血。

【主治】月经不调,经前后虚冷腹痛,月经过多。

56630　参桂通湿汤（《玉案》卷三）

【组成】白术　人参各八分　猪苓　茵陈　泽泻　木通各一钱　山栀一钱五分　桂枝五分

【用法】加灯心三十茎,空心服。

【主治】疸症。脉虚便赤。

56631　参桂理中丸（《全国中药成药处方集》）

【组成】人参一两　白术三两　川附子二两　干姜二两　炙草　肉桂各一两

【用法】上为细末,炼蜜为丸,三钱重,朱砂为衣,蜡皮封固。每服三钱。

【功用】《成方制剂》:温中散寒,祛湿定痛。

【主治】❶《全国中药成药处方集》:受寒腹痛。❷《成方制剂》:脾胃虚寒,阳气不足引起的腹痛泄泻,手足厥冷,胃寒呕吐,寒湿疝气,妇人血寒,行经腹痛。

【宜忌】孕妇忌服。

56632　参桂鹿茸丸（《丸散膏丹集成》）

【组成】别直参五两　炙黄耆十两　党参十两　毛鹿茸五两　炙甘草五两　续断五两　炒冬术十两　茯苓八两　肉桂五两　当归十两　熟地十二两　炒远志十两　枸杞子十两　肉苁蓉十两

【用法】上为细末,炼蜜为丸,如梧桐子大。每次三钱,淡盐汤送下。

【主治】虚损乏力,畏寒肢冷,腰膝酸软,食减便溏。

56633　参桂鹿茸丸（《北京市中药成方选集》）

【组成】茯苓八十两　白芍八十两　熟地八十两　生地八十两　鹿茸(去毛)八十两　龟版(炙)四十两　杜仲炭四十两　秦艽四十两　艾炭四十两　山萸肉(炙)四十两　泽泻四十两　橘皮四十两　续断四十两　鳖甲(炙)四十两　没药(炙)四十两　枣仁(炒)四十两　人参(去芦)四十两　元胡(炙)三十两　红花三十两　石脂(煅)三十两　红白鸡冠花六十两　乳香(炙)三十两　甘草二十两　琥珀二十两　阿胶(炒)一百二十两　牛膝四十六两　黄芩五十两　天冬五十四两　香附(炙)一百二十两　川牛膝四十两　藏红花二十两(上药用黄酒一千五百五十两,入罐蒸三昼夜)　当归八十两　砂仁四十两　肉桂(去粗皮)四十两　白术(炒)六十两　川芎六十两　橘皮一百二十两　沉香十两　木香十两

【用法】上药中后八味,共串粗末,拌蒸下罐药料晒干,共研为细粉过罗,炼蜜为丸,重三钱。每服一丸,温开水送下,一日二次。

【功用】滋阴补肾,益气养荣。

【主治】气虚血亏,身体衰弱,精神萎靡,腰膝酸软。

56634　参莲艾附汤（《中医妇科治疗学》）

【组成】党参五钱　莲米　芡实各三钱　茯神四钱　艾叶(炒焦)三钱　附片四钱　层故纸二钱　银杏三钱

【用法】水煎,温服。

【功用】养心补气。

【主治】气虚白带,久下不止,面色苍白,四肢清冷,心悸气短,小便频数,舌苔花白,脉沉微。

56635　参耆二仙片（《成方制剂》20册）

【组成】红参23克　黄耆62克　当归138克　仙茅(酒制)159克　淫羊藿138克　巴戟天(盐制)138克　黄柏(盐制)69克　知母(盐制)69克

【用法】制成片剂,口服,一次5片,一日2～3次。

【功用】补肾填精,调补冲任,益气养血。

【主治】肾虚腰膝酸软,阳痿早泄,遗精,妇女更年期经血不调等症。

56636　参耆大补汤（《疮疡经验全书》卷三）

【组成】合欢皮　白敛

【用法】上㕮咀。每服五钱,水煎,温服。

【功用】收敛疮口。

【主治】疮疡已破。

【宜忌】节劳、戒气、忌酒、绝欲。

56637　参耆大补汤

《痘疹活幼至宝》卷终,为《活幼心法》卷五"参归大补汤"之异名。见该条。

56638　参耆内托散(《小儿痘疹》)

【组成】人参　黄耆(炒)　当归　川芎　厚朴(姜制)　防风　桔梗(炒)　白芷　官桂　紫草　木香　甘草

【用法】加糯米一撮,水煎服。

【主治】气血不足,痘疮倒黡,或痈疡久不溃脓者。

①《小儿痘疹》:痘疮里虚发痒,或不溃脓,或为倒黡。②《景岳全书》:疮痈脓毒不化,脓溃作痛。③《张氏医通》:溃疡感冒风邪。

56639　参耆内托散(《疮疡经验全书》卷四)

【组成】人参　黄耆(炒)　当归(酒洗)　白术(炒)　橘红　甘草　升麻　川芎　生地(酒洗)　羌活　厚朴(姜汁拌炒)

【主治】痈疽发背。

【加减】肿疡,加连翘、羌活;溃疡,加芍药、甘草;酒毒,加酒炒连;气,加香附;痰,加瓜蒌仁;发热,加小柴胡、酒炒黄芩;渴,加天花粉;恶心,加半夏、生姜;解毒,加金银花、甘草节;在太阳经上加羌活,阳明经上加鼠黏子、白芷、升麻,少阳经上加柴胡。

56640　参耆内托散(《治痘全书》卷十三)

【组成】人参　黄耆　甘草　川芎　当归　防风　白芷　桔梗　白芍　厚朴　木香　肉桂

【用法】加生姜、大枣为引。

【主治】痘不起发,根窠不红,灰白色,寒战咬牙,痘毒少,而元气至虚者。

56641　参耆内托散(《医学心悟》卷六)

【组成】人参一钱(虚甚者倍用)　黄耆(酒炒)三钱　当归二钱　川芎(酒炒)五分　炙草一钱五分　陈皮五分　金银花五钱　丹皮一钱　远志(去心甘草水泡,炒)一钱五分

【用法】加大枣五枚,水煎服。

【主治】痈疽未溃或已溃。

56642　参耆内托散(《种痘新书》卷七)

【组成】人参　黄耆　当归　赤芍　川芎　厚朴　防风　桔梗　白芷　官桂　紫草　木香　虫退

【主治】气虚不能化毒,面痒者其痘白而顶陷,皮薄而浆清,精神困倦,二便频利。

56643　参耆内托散(《易简方便》卷五)

【组成】人参　炙耆　白术　当归　元参　白芍　牛蒡　银花　连翘　防风　甘草

【主治】妊妇痘出稠密者。

56644　参耆内补散(《保婴撮要》卷十六)

【组成】人参　黄耆　当归　白术各一钱　白芷　防风各四分　川芎六分　肉桂　甘草(炒)各五分

【用法】水煎,作二三服。

【主治】金木所伤,寒热而内痛益甚,欲溃脓者。

56645　参耆六黄汤(《效验秘方》方药中方)

【组成】党参　黄耆　生地黄　车前子各15克　黄连　黄柏　蒲黄　黄精各10克　淮牛膝12克

【用法】每日1剂,水煎,2次分服。

【功用】益气、解毒、利湿。

【主治】前列腺炎。小便不利,局部疼痛,化验有脓白细胞。

【方论选录】方中生地、黄精滋助肾气,怀牛膝壮腰补肾,活血通利,车前子、黄连清利湿毒,蒲黄活血化瘀、利小便,黄柏坚阴利湿,参耆益气、托里排脓。诸药合用,共奏益气、解毒、利湿、排脓之功。

56646　参耆术附汤(《医学集成》卷二)

【组成】人参　北耆　焦术各一两　附子五钱

【主治】中风脱证。

56647　参耆归术膏(《疮疡经验全书》卷四)

【组成】人参　黄耆　白术(土拌炒)　当归各一两

【用法】水四碗,煮稠膏,以牛膝二钱煎汤,入竹沥匀之,加姜汁服。

【主治】疮疡,衰老气虚者。

【加减】胃不和,加陈皮二钱;泄泻,去当归。

56648　参耆归附汤(《辨证录》卷二)

【组成】人参一两　黄耆二两　附子三钱　当归一两

【用法】水煎服。一剂而自汗止,再剂而言语出,四剂而神气复矣。

【主治】气虚而阳亡,一时猝倒,状似中风,自汗不止,懒于语言。

56649　参耆四圣散(《小儿痘疹》)

【组成】人参　黄耆(炒)　白术(炒)　茯苓　当归　芍药　川芎各五分　紫草(如无,红花代之)　木通　防风各三分　糯米二百粒

【用法】上用水一盏,煎半盏,徐徐服。

【主治】痘疹有热,出至六七日,不能长,不生脓,或作痒。

56650　参耆四圣散(《张氏医通》卷十五)

【组成】人参　黄耆　白术各一钱　紫草茸　茯苓　芍药各八钱　当归七分　木通六分　防风　甘草　川芎各五分　粳米一撮

【用法】水煎,热服。

【主治】痘。胃虚少食,发热作渴而起发迟。

56651　参耆四物汤(《医灯续焰》卷二)

【组成】人参一钱　黄耆(蜜炙)二钱　当归二钱　熟地黄二钱　白芍药(酒炒)一钱半　芎藭八分

【用法】上为粗末。水二盏,煎至七分。温服。

【主治】血虚,气不能与之谐,反上气喘促,自汗恶寒,面白,脉浮,按之空涩,或曾经失血者。

56652　参耆白术汤(《不知医必要》卷三)

【组成】党参(去芦,米炒)二钱　炙耆　白术(净炒)　肉蔻霜　茯苓各一钱五分　淮山药(炒)二钱　升麻(蜜炙)六分　炙甘草七分

【用法】加生姜二片,煎服。或加制附子五分。

【主治】泻痢与产育气虚脱肛。

56653　参耆瓜蒌散(《洞天奥旨》卷十五)

【组成】瓜蒌一个　甘草二钱　当归五钱　没药一钱　乳香一钱(另研)　大力子五分　人参三钱　黄耆五钱

【用法】水、酒各半,煎服。二剂即消。

【主治】乳痈,乳疽,瘰疬。

56654　参耆地黄汤（《证治宝鉴》卷七）

【异名】三民地黄汤（《嵩崖尊生》卷七）。

【组成】人参　黄耆　茯苓　熟地　山药　丹皮　山黄　生姜　大枣

【主治】肠痈。气血大亏，溃后疼痛反增，淋漓不已。

56655　参耆托里散（《景岳全书》卷六十四）

【组成】人参（气虚多用之）　黄耆（炒）　白术（炒）　当归　熟地　芍药（酒炒）　茯苓　陈皮各一钱

【用法】水煎服。

【主治】疮疡气血俱虚，不能起发，或腐溃不能收敛，及恶寒发热者。

【临床报道】瘀血成毒：《陆氏三世医验》吴江宁见源，久居林下，年近古稀，常自逞强健，乘船起岸，每不欲人扶，一日下舟，偶而失脚堕水，足大股挫气作痛，左胁亦引痛，顺气活血之药服至数十帖，两处之痛，已愈三月矣，忽于左股内髀枢作痛，疼痛日甚，憎寒作热，甚至不可忍，惟求速死为幸。予诊其脉，六部洪数，而左关尺带弦。此必瘀血未尽，留而成毒也。因起视疮处，已有脓在内。亟令延外科商之。外科至，予令以针破之。出脓血数碗，服大料参耆托里散数十剂而痊。

56656　参耆托里散（《杂病源流犀烛》卷二十六）

【组成】人参　黄耆　当归　川芎　麦冬　芍药　黄柏　知母　柴胡　甘草　金银花

【主治】腋胁胁肋疮疡，热毒壅滞，气血虚弱。

56657　参耆当归散（《奇效良方》卷六十四）

【组成】人参　黄耆　当归　白术　诃子（煨）各五钱　甘草一钱（炙）

【用法】上为末。每服二钱，用水一盏，煎至五分，不拘时服。

【主治】小儿脏腑虚弱，气血不荣，以致囟陷。

56658　参耆安胃散（《喉科紫珍集》卷上）

【组成】党参（焙）　黄耆（炙）各二钱　茯苓一钱　甘草（生）五分（炙）五分　白芍七分

【用法】白水煎，温服。

【主治】服寒凉峻剂，以致损伤脾胃，口舌生疮。

56659　参耆完胞汤（《顾氏医径》卷四）

【组成】人参　白术　绵耆　当归　川芎　红花　益母草　白及　猪胞一个

【功用】益气生肌，和血固脬。

【主治】胞脬受伤，淋漓不止。

56660　参耆补气汤（《杏苑》卷六）

【组成】黄耆　茯苓　人参各一钱　石菖蒲　黄柏（酒制）　甘草（炙）各五分　知母　白术　当归　橘皮各八分　升麻　柴胡各四分

【用法】上㕮咀。水煎八分，食远热服。

【主治】气虚耳鸣。

【加减】精血少，加熟地黄一钱。

56661　参耆补血汤（《顾氏医径》卷六）

【组成】党参　黄耆　川贝　远志　郁金　白芍　当归　冬术　茯苓　生草

【主治】乳岩，溃烂不敛。

56662　参耆补肺汤

《医学入门》卷八。为《外科枢要》卷四"人参补肺汤"之异

名。见该条。

56663　参耆补脾汤（《外科枢要》卷四）

【异名】参术补脾汤（《医学入门》卷八）。

【组成】人参　白术各二钱　黄耆（炒）二钱五分　茯苓　陈皮　当归各一钱　升麻三分　麦门冬七分　五味子四分　桔梗六分　甘草（炙）五分

【用法】上加生姜、大枣，水煎服。

【功用】补脾土以生肺金。

【主治】❶《外科枢要》：肺疽，脾气亏损，久咳吐脓涎，或中满不食。❷《保婴撮要》：肺痈。

56664　参耆附子汤（《会约》卷六）

【组成】人参　黄耆（蜜炙）二钱　附子（制）一钱半　甘草（炙）一钱　白术一钱五分

【用法】水煎服。

【主治】❶《会约》：面白鼻冷，阳气大虚。❷《观聚方要补》：虚汗。

56665　参耆和气饮（《片玉痘疹》卷七）

【组成】人参　黄耆　连翘　牛蒡子（炒）　酒芩　葛根　蝉退　归身　归梢　木通　甘草

【用法】水煎服。

【功用】凉血补气。

【主治】痘疹如蚤之斑，蚊之迹，证属血至而气不随者。

56666　参耆实表汤（《活幼心法》卷五）

【组成】蜜炙黄耆一钱五分　人参一钱　炙甘草　官桂　防风　白芷各八分　当归　川芎　桔梗　厚朴各六分　广木香三分

【用法】加生姜一片，同煎，温服。外治痘痒，用荆芥穗为末，纸裹紧搓，糊贴纸头，令不散，仍焙干，灯上燃之，却于桌上敲去灰，指定痒痘头，用荆芥火点痒处一下。

【主治】表虚痘症作痒者。

56667　参耆保元汤（《明医指掌》卷十）

【组成】人参一钱　黄耆二钱　甘草五分（初热生用，出定炙用）　官桂三分

【用法】上剉。加生姜三片，糯米一撮，水煎，入人乳温服。

【主治】气虚痘疹。

【方论选录】参、耆、甘草性味甘温，专补中气之虚，而又加官桂以制其血。血在内，引而出之；血在外，引而入之。参、耆非桂之逐血引导，则不能独树其功也。又加生姜、糯米，以助参、耆之力。

56668　参耆退热汤（《杏苑》卷三）

【组成】黄柏　人参　白术各一钱　当归　橘皮　川芎各八分　甘草（炙）　升麻　柴胡　甘葛　羌活　独活各五分

【用法】上㕮咀，水煎，食前服。

【主治】劳役身热，骨疼腰痛，头重自汗。

【备考】本方名"参耆退热汤"，但方中无黄耆，疑脱。

56669　参耆桂麻汤（《四圣悬枢》卷三）

【组成】人参二钱　甘草一钱　黄耆三钱　桂枝一钱　升麻一钱

【用法】流水煎至半杯，温服。

【主治】痘顶平者。

56670 参耆健中汤(《东医宝鉴·杂病篇》卷四引《医方集略》)

【组成】当归身一钱半 人参 黄耆 白术 陈皮 白茯苓 白芍药 生干地黄(酒炒)各一钱 甘草五分 五味子三分

【用法】上剉作一帖。加生姜三片,大枣二个,水煎服。

【主治】虚损少气,四肢倦怠,饮食少进。

56671 参耆益气汤(《准绳·类方》卷一)

【组成】人参 黄耆 白术各一钱半 五味子二十粒(捶碎) 麦门冬(去心) 陈皮 炙甘草各一钱

【用法】水二钟,加生姜三片,大枣二个,煎至八分,食前服。

【主治】气虚阳厥,脉伏,手足厥冷。

【加减】阳虚,加附子(童便煮)一钱。

56672 参耆调卫汤(《胎产秘书》卷下)

【组成】人参三钱 炙耆 麻黄根各一钱五分 当归二钱 桂枝五分 防风三分 元枣二个

【用法】水煎服。

【主治】产后倦甚而漐漐然汗出,形色俱脱者。

【加减】汗少,减桂枝。

56673 参耆调经汤(《效验秘方》张琪方)

【组成】太子参15克 山药15克 白术9克 黄耆15克 枸杞子12克 川断10克 石莲10克 乌贼骨15克

【用法】先将药物用冷水适量浸泡,迄浸透后煎煮,始煎温度较高些,煎至沫少可用慢火煎半小时左右,以此法将两次所煎之药液混匀,量以一茶杯(250毫升)为宜。每日服一剂,每剂分二次服用,早饭前及晚饭后1小时各温服一次。

【功用】平补脾肾、调经固冲。

【主治】月经量多,月经先期,腹痛,气短,乏力,血色素偏低者。

【方论选录】全方以健脾补肾为主要阵容,但药性清淡平和,无血肉滋腻之品。补先天寓封藏固涩之药,健后天不忘升提本性。这正是本方中前四药与后四药用意。此方宜于因过劳、忧思、饮食失调、房室不节等先天不足或后天失养所发生的月经先期、月经量多属虚象者。

56674 参耆通乳汤(《顾氏医径》卷四)

【组成】人参 黄耆 当归 木通 麦冬 桔梗 七孔猪蹄

【主治】产后数日,而乳无点滴之下,症属血少气衰者。

56675 参耆萝卜散(《杂病源流犀烛》卷十七)

【组成】人参 盐黄耆各等分

【用法】上为末。用红皮大萝卜一枚,切四片,用蜜二两,将萝卜逐片蘸炙甚干,再炙,勿令焦,蜜尽为度。每用一斤,蘸药食之。仍以盐汤送下。以愈为度。

【主治】阴虚溺血。

56676 参耆救元汤(《寿世保元》卷五)

【组成】黄耆(蜜炒) 人参 粉草(炙) 麦门冬(去心) 五味子

【用法】上剉。水煎,加朱砂少许,不拘时服。

【主治】肾水枯竭,不能运上,作消渴,恐生痈疽。

56677 参耆救母汤(《辨证录》卷十二)

【组成】人参 黄耆各一两 当归二两 升麻五分 龟版一个 母丁香三枚

【用法】水煎服。

【主治】妇人生产六七日,胞水已破,子不见下,其子已死于腹中。

56678 参耆救逆汤(《中医妇科治疗学》)

【组成】党参 黄耆 龙骨 黑附片各八钱 炙甘草三钱 浮麦八钱

【用法】水煎,温服。

【功用】回阳救逆。

【主治】气虚血脱,已呈厥脱者。

56679 参耆银花汤(《叶氏女科》卷三)

【组成】人参 黄耆 白术(蜜炙) 熟地黄各二钱 银花 当归各三钱 茯苓八分 川芎八分 甘草五分

【用法】水煎服。

【主治】乳痈而脓出虚弱者。

56680 参耆鹿茸汤(《方剂辞典》引《活幼新法》)

【组成】鹿茸(酒炙,去毛)三钱 黄耆(蜜炙) 当归(酒洗)各一钱半 人参一钱二分 附子一枚 龙眼肉三个 生姜一片 甘草(炙)六分

【用法】同煎去滓。入好酒一杯,温服。

【主治】痘初无大热,面色少赤或赤斑,皮肤中隐隐,而经四五日不起出。面色憔悴,似内攻非内攻,此禀受虚症之儿,毒气盛实,不能发表之危症。

56681 参耆羚角汤(《准绳·类方》卷七)

【组成】羚羊角(镑) 防风 五味子 赤茯苓 人参各一两 黄耆 茺蔚子 知母各一两半

【用法】水煎,食后服。

【主治】风牵眼偏斜外障。

56682 参耆紫金丹(《古方汇精》卷二)

【组成】上黄耆(炙) 党参各四两 丁香 当归(酒洗) 血竭 骨碎补 北五味各一两 五加皮 没药(去油)各二两 甘草八钱 茯苓一两五钱

【用法】炼蜜为丸。每服三钱,早、晚淡黄酒化服;童便亦可。

【功用】提补元气,健壮脾胃,止渴生津,增长精神,和通筋血。

【主治】跌打损伤,伤重而气虚者。

56683 参耆槐角汤(《明医指掌》卷八)

【组成】人参一钱五分 黄耆一钱五分 生地黄一钱 川芎一钱 当归一钱二分 升麻一钱 条芩一钱(炒) 枳壳一钱(炒) 黄连一钱(炒) 槐角一钱

【用法】上剉一剂。水煎服。

【功用】凉血。

【主治】痔疮。

56684 参耆鳖甲散(《魏氏家藏方》卷四)

【组成】人参(去芦) 黄耆(蜜炙) 鳖甲(去裙净,酒醋炙令黄) 白术(炒) 当归(酒浸,去芦) 白茯苓(去皮) 甘草(炙)各一两 白芍药二两 附子(炮,去皮脐,剉,生姜自然汁浸一宿,蒸两次) 金钗石斛(酒浸,炒) 干姜(炮,洗) 肉桂(去粗皮,不见火)各半两

【用法】上为细末。每服二钱,水一大盏,加生姜三片,

大枣子、乌梅各一个，煎至七分，去滓。空心、食前服；温酒调下亦得。

【功用】补虚壮力，调荣卫，进饮食。

【主治】劳倦。

56685　参脂四物汤《医林纂要》卷八）

【组成】四物汤加人参　五灵脂（微焙，研末，酒飞过，去砂）各二钱

【功用】补心软坚，散瘀通脉，和血养阴，止心腹血气绞痛，除冲任痼冷沉寒。

【主治】冲脉虚寒，经止不行，冷气上抢心胸，心腹疼痛不止。

56686　参胶补血汤《陈素庵妇科补解》卷五）

【组成】人参　阿胶　云苓　白术　甘草　川芎　当归　白芍　熟地　远志　麦冬　枣仁

【主治】产后下血过多，心血耗极，惊悸，其脉动而微。

【方论选录】四物补血，四君补气，阳生则阴长，气盛则血充；阿胶之甘平，麦冬之甘苦，性皆微凉，可以滋少阴浮燥之火；远志之苦温，枣仁之酸温，直入心经，益肝胆，使心肾相交，成水火既济之功。

56687　参鹿强身丸《成方制剂》12 册）

【组成】红参 60 克　全鹿干 120 克　白术（炒）90 克白芍（炒）60 克　肉苁蓉 60 克　锁阳 90 克　甘草（炙）45克　山药 90 克　菟丝子（酒炙）90 克　山茱萸（蒸）90 克覆盆子 90 克　陈皮 60 克　女贞子（蒸）120 克

【用法】制成丸剂，每 30 粒重约 3 克。口服，一次 3 克，一日 3 次。

【功用】滋补强身，益肾壮阳。

【主治】身体虚弱，精神不振，肾虚阳痿，腰背酸痛。

56688　参蛤麻杏膏《效验秘方·续集》董漱六方）

【组成】生晒参 60 克（如用党参，剂量加倍）　蛤蚧两对　麻黄（去节）60 克　杏仁 100 克　炙甘草 50 克　生姜 60 克　红枣（去核）120 克　白果肉 20 枚

【用法】将生晒参另煎，收膏时冲入；蛤蚧去头足研末冲入收膏，余药加水浸泡一宿，浓煎三次，去渣，滤取三次清汁再浓缩，加入冰糖 500 克收膏，装瓶备用。每日早晚各一食匙，开水冲服。不分男女老幼，常年均可服用。

【功用】补肾纳气，宣肺定喘。

【主治】支气管哮喘缓解期，慢性气管炎伴有肺气肿。

【宜忌】服药期间，切忌烟、酒、红茶、萝卜、鱼腥及一切过敏食物、辛辣食物、生冷果品。若伤风停食，可缓服数日。

【加减】如咳嗽低热，可加桑白皮 90 克，地骨皮 120克，如痰多呈泡沫状，可加干姜 10 克，细辛 15 克；如大便干结，加熟地 120 克，当归 90 克；如心悸盗汗，加麦冬 100 克，五味子 45 克。

【方论选录】方中生晒参大补元气，补益脾肺；蛤蚧补肾益肺，纳气定喘；麻黄、杏仁宣肺定喘，白果敛肺定喘；炙甘草、红枣温中健脾，生姜温中化痰。诸药合用补肺脾肾气虚，纳气定喘，宣肺化痰定喘。

56689　参精止渴丸《中国药典》2010 版）

【组成】红参　黄芪　黄精　茯苓　白术　葛根　五味子　黄连　大黄　甘草

【用法】上为丸剂，用地黄炭粉包衣，每 100 丸重 7 克。

口服，一次 10 克，一日 2～3 次。

【功用】益气养阴，生津止渴。

【主治】气阴两亏、内热津伤所致的消渴，症见少气乏力、口干多饮、易饥、形体消瘦；2 型糖尿病见上述证候者。

56690　参赭培气汤《衷中参西》上册）

【组成】潞党参六钱　天门冬四钱　生赭石（轧细）八钱　清半夏三钱　淡苁蓉四钱　知母五钱　当归身三钱柿霜饼五钱（服药后含化徐徐咽之）

【主治】中气不旺，胃气不能息息下降，而乘虚上干，致痰涎并随逆气上并，以壅塞贲门，而生噎膈反胃者。

【加减】若服数剂无大效，当系贲门有瘀血，宜加三棱、桃仁各二钱。

【方论选录】治此证者（膈证），当以大补中气为主，方中之人参是也。以降逆安冲为佐，以清痰理气为使，方中之赭石、半夏、柿霜是也。又虑人参性热，半夏性燥，故又加知母、天冬、当归、柿霜，以清热润燥，生津生血也。用苁蓉者，以其能补肾，即能敛冲，冲气不上冲，则胃气易于下降。且患此证者，多有便难之虞，苁蓉与当归、赭石并用，其润便通结之功，又甚效也。

【临床报道】噎膈：一叟，年六十余得膈证，向愚求方。自言犹能细嚼焦脆之物，用汤水徐徐送下，然一口咽之不顺，即呕吐不能再食，且呕吐之时，带出痰涎若干。诊其脉关后缓弱，关前又似滑实，知其上焦痰涎壅滞也。用此汤加邑武帝台所产旋覆花二钱，连服四剂而愈。

56691　参赭镇气汤《衷中参西》上册）

【组成】野台参四钱　生赭石（轧细）六钱　生芡实五钱　生山药五钱　萸肉（去净核）六钱　生龙骨（捣细）六钱生牡蛎（捣细）六钱　生杭芍四钱　苏子二钱（炒，捣）

【主治】阴阳两虚，喘逆迫促，有将脱之势；亦治肾虚不摄，冲气上干，致胃气不降作满闷。

56692　参熟桃苏汤《辨证录》卷四）

【组成】人参　熟地各一两　破故纸五分　茯神　麦冬各五钱　胡桃一个　生姜　苏子各一钱　山萸　巴戟天各二钱

【用法】水煎服。

【主治】痰气上冲于咽喉，气塞肺管，作喘而不能取息，其息不粗，而无抬肩之状者。

56693　参燕百补丸《中国医学大辞典》）

【组成】人参须一钱（另研）　燕窝（另研）　明党参潞党参　麦门冬　玉竹　茯苓　女贞子　杜仲　象贝母使君子各二钱　桑椹　牡蛎（煅）各三钱　罂粟壳　甘草（炙）各四钱　广皮　鹤虱各一钱五分　沉香（后入）五分红枣一两　冰糖二两（化水）

【用法】上为细末，红枣煎汤，冰糖化水泛丸，如绿豆大。或上药煎浓汁，去滓，入参燕汁，再入冰糖收成膏，名"参燕百补膏"。每服三四钱，熟汤化下，春、夏宜丸服，秋、冬宜膏服。

【功用】益髓添精，壮水制火，补气养血，宁心滋肾。

【主治】病后或戒烟后身体羸弱，诸虚百损，劳伤咳嗽，腰膝酸软，心悸不寐，头晕耳鸣，阳痿带下。

56694　参燕百补膏

《中国医学大辞典》。即原书"参燕百补丸"改为膏剂。

见该条。

56695　参燕异功煎《《重订通俗伤寒论》》

【组成】吉林参　光燕条各一钱　生于术　云苓各一钱半　广橘白六分　清炙草四分

【功用】补脾。

56696　参燕麦冬汤《《重订通俗伤寒论》》

【组成】北沙参　麦冬各三钱　光燕条一钱　奎冰糖四钱

【功用】❶《重订通俗伤寒论》：清补肺脏。❷《湿温时疫治疗法》：滋养气液。

【主治】❶《重订通俗伤寒论》：风燥犯肺，干咳失血者，经治将愈，以此善后。❷《湿温时疫治疗法》：五色痢，阴虚欲脱，挽救得转者。

56697　参麝活络丸《《成方制剂》15 册》

【组成】白术　草乌　赤芍　大黄　胆南星　当归　地龙　防风　茯苓　甘草　葛根　红参　黄连　黄芩　僵蚕　两头尖　麻黄　木香　蕲蛇　羌活　全蝎　肉桂　三七　麝香　石菖蒲　熟地黄　威灵仙　乌梢蛇　乌药　细辛　香附　玄参　血竭　延胡索

【用法】制成丸剂，每丸重 3 克。口服，一次 1 丸，一日3 次。

【功用】舒筋活络，祛风豁痰。

【主治】脑卒中瘫痪，半身不遂，风湿痹痛，经络拘挛。

【宜忌】孕妇忌服。

56698　参七脑康胶囊《《新药转正》31 册》

【组成】人参　三七　制何首乌　川芎　红花　丹参　山楂　桑寄生　淫羊藿　葛根　水牛角　人参叶　石菖蒲　冰片

【用法】制成胶囊剂，每粒装 0.5 克。口服一次 4 粒，一日 3 次。

【功用】益气活血，滋肝补肾。

【主治】气虚血瘀、肝肾不足型缺血性中风恢复期，症见半身不遂，舌强言謇，手足麻木，头痛眩晕，气短乏力，耳鸣健忘等。

【宜忌】孕妇禁服。有出血倾向或血小板偏低者慎用。中风急性期遵医嘱服用。

56699　参三七伤药片《《成方制剂》4 册》

【组成】白芷　冰片　陈皮　当归　儿茶　甘松　红花　积雪草　没药　木香　乳香　三七　山茶　土鳖虫　细辛　香附　血竭　制草乌　制川乌　朱砂　自然铜

【用法】制成片剂，每片重 0.5 克。温开水或陈酒送服，一次 3～6 片，一日 1～2 次；小儿酌减。

【功用】活血祛瘀，通经活络。

【主治】跌打损伤，肋背拘紧作痛，肢体酸软。

【宜忌】孕妇忌服。

【备考】本方改为散剂，名"参三七伤药"、"参三七伤药散"。

56700　参三七伤药散

《成方制剂》10 剂，即原书 4 册"参三七伤药片"改为散剂。见该条。

56701　参贝北瓜颗粒《《新药转正》40 册》

【组成】北瓜清膏　党参　浙贝母　南沙参　干姜

【用法】上制成颗粒剂。开水冲服，一次 8 克，一日3 次。

【功用】补脾益肺，止咳化痰。

【主治】肺脾气虚之咳嗽、痰多、气短、乏力等。

56702　参麦止咳糖浆《《成方制剂》2 册》

【组成】北沙参　买麻藤　麦冬　枇杷叶　鱼腥草

【用法】制成糖浆剂，口服，一次 15 毫升，一日 3 次；小儿酌减或遵医嘱。

【功用】清热化痰，润肺止咳。

【去治】肺燥咳嗽，急、慢性支气管炎。

56703　参苏理肺糖浆《《天津市中成药规范》附本》

【组成】浙贝母 8 公斤　桔梗 4 公斤　北沙参 8 公斤　桔红 16 公斤　厚朴（盐制）4 公斤　前胡 16 公斤　黄芩 8 公斤　葛根 8 公斤　天花粉 8 公斤　生半夏 16 公斤　紫苏叶 16 公斤　杏仁 8 公斤

【用法】浙贝母、桔梗、北沙参、桔红、前胡、厚朴、黄芩、葛根、天花粉、按浸渍法提出浸液。生半夏用水泡透心，加入生姜同煎。紫苏叶提取挥发油，残余药渣略加浓缩。杏仁先加热榨油，然后水解蒸馏，得杏仁水 24 升，将第三次淬液及第二次回收液放在容器中，加入杏仁水，再加沙参等浸液，最后兑入苏叶油，再加入单糖浆搅拌均匀，静置七天即得。每服 2 毫升（1～2 汤匙）一日二次，苏叶每公斤折合苏叶油 1.6 毫升。

【功用】散风解热，止咳化痰。

【主治】四时感冒，风寒咳嗽，头痛无汗，鼻塞声重，畏风恶寒，鼻流清涕，四肢无力。

56704　参附大正气散《《医方类聚》卷一二三引《经验良方》》

【组成】附子一个（炮，去皮脐）　人参（去芦，不用北参）　木香（不见火）　藿香叶　缩砂仁　槟榔　白术　白茯苓　益智仁　草果仁（煨，去壳）　丁香（不见火）各半两　陈皮（去白）　粉草（炙）　香附子（炒，去毛）　肉桂（不见火）　乌药（炒黄）　枳壳（麸炒，去瓤）　青皮（去白）　黄耆（擘开，盐水浸一宿）　厚朴（姜制）各一两　沉香（不见火）半两

【用法】上为细末罗过。每次二钱，水一大盏，加生姜三片，大枣一个，同煎，空心服。

【功用】顺气快脾，进美饮食。

【主治】男子妇人虚弱，及疟安后体虚。

【加减】如虚眼昏暗，加净枸杞子、拣菊花蕊各半两。

56705　参茸三肾胶囊《《成方制剂》9 册》

【组成】狗肾　黄毛鹿茸　驴肾　车肾　生晒参

【用法】制成胶囊剂，每粒装 0.3 克。口服，春、夏季一次 5 粒，秋冬季一次 10 粒。

【功用】益气壮阳。

【主治】肾气不足引起的精神衰弱，阳痿遗精，腰酸腿软，耳鸣自汗，阴囊湿冷。

56706　参茸木瓜药酒《《成方制剂》4 册》

【组成】白芷　苍术　赤芍　川牛膝　川芎　当归　地龙　独活　防风　甘草　狗脊　桂枝　海风藤　红花　槲寄生　老鹳草　鹿茸　麻黄　木瓜　羌活　秦艽　青风藤　人参　桃仁　威灵仙　乌梢蛇　五加皮　细辛　续断　制草乌　制川乌

【用法】上制成酒剂,口服,一次 10～15ml,一日 2～3 次。

【功用】祛风散寒,舒筋活血。

【主治】腰腿疼痛,肢体麻木,风湿性关节炎。

【宜忌】孕妇忌服。

56707 参耆五味子片《中国药典》2010 版)

【组成】南五味子 180 克 党参 60 克 黄耆 120 克 炒酸枣仁 30 克

【用法】上制成片剂,口服,一次 3～5 片,一日 3 次。

【功用】健脾益气,宁心安神。

【主治】气血不足,心脾两虚所致的失眠、多梦、健忘、乏力、心悸、气短、自汗。

56708 参耆降糖胶囊《新药转正》37 册)

【组成】人参茎叶皂苷 五味子 黄耆 山药 地黄 覆盆子 麦冬 茯苓 天花粉 泽泻 枸杞子

【用法】上制成胶囊剂,每粒装 0.35 克。口服,一粒 3 粒,一日 3 次;一个月一个疗程,效果不显著,或治疗前症状较重者,每次用量可达 8 粒,一日 3 次。

【功用】益气养阴,滋脾补肾。

【主治】消渴症,Ⅱ型糖尿病。

【宜忌】实热证者禁用。

56709 参耆首乌补汁《成方制剂》4 册)

【组成】党参 黄精 黄芩 制何首乌

【用法】上制成糖浆剂,口服,一次 15 毫升,一日 2～3 次。

【功用】补气养血,益肝肾。

【主治】气血不足,肝肾亏损贫血,神经衰弱,产后血亏。

56710 参耆健胃冲剂《成方制剂》10 册)

【异名】胃炎灵冲剂。

【组成】党参 111 克 当归 111 克 山楂 111 克 黄耆 111 克 茯苓 111 克 甘草 50 克 白术 111 克 桂枝 67 克 陈皮 67 克 紫苏梗 67 克 白芍 111 克 海螵蛸 33 克 青木香 56 克 蒲公英 133 克

【功用】温中健脾,理气和胃。

【主治】脾胃虚寒型的慢性萎缩性胃炎,适用于胃脘胀痛,痞闷不适,喜热喜按,嗳气呃逆等症。

【用法】上制成颗粒剂,饭前开水冲服,一次 16 克,一日 3 次或遵医嘱。

56711 参耆消渴胶囊《中国药典)2010 版)

【组成】天花粉 乌梅肉 枇杷叶 麦冬 五味子 瓜蒌 人参 黄耆 粉葛 檀香

【用法】上制成胶囊剂,每粒装 0.44 克。口服。一次 6 粒,一日 3 次。

【功用】益气养阴,生津止渴。

【主治】消渴病气阴两虚证,症见口渴喜饮、自汗盗汗、倦怠乏力、五心烦热;Ⅱ型糖尿病见上述证候者。

56712 参耆消渴颗粒《成方制剂》17 册)

【组成】白术 茯苓 黄耆 僵蚕 麦冬 牛蒡子 牛膝 人参 山药 熟地黄 五味子 玉竹 泽泻

【用法】上制成颗粒剂,每袋装 12 克。开水冲服,一次 1～2 袋,一日 3 次。

【功用】益气养阴。

【主治】消渴症的口渴、多饮、多尿,精神不振,头昏(Ⅱ型糖尿病)。

56713 参耆麻黄根汤《顾氏医径》卷四)

【组成】人参 黄耆 当归 白术 桂枝 粉草 麻黄根 牡蛎 浮麦

【主治】产后自汗、盗汗。

56714 参耆博力康片《成方制剂》19 册)

【组成】当归 黄柏 黄精 黄耆 灵芝 麦冬 人参 首乌 天花粉 菟丝子 五味子 淫羊藿 知母

【用法】上制成片剂,每片相当于原药材 1 克。口服,一次 4～6 片,一日 2 次。

【功用】益气养血,滋阴补阳。

【主治】气血不足,阴阳虚损,体倦乏力,食欲不振,心悸失眠,腰膝酸软,盗汗遗精。

56715 参耆蛤蚧补浆《成方制剂》4 册)

【组成】党参 蛤蚧 黄耆

【用法】制成糖浆剂,口服,一次 20 毫升,一日 2 次。

【功用】补肺益肾,益精助阳,益气定喘。

【主治】体弱气虚,精神倦怠,阴虚喘咳,虚劳消渴,阳痿等症。

56716 参梅养胃颗粒《成方制剂》9 册)

【异名】胃炎康冲剂。

【组成】白芍 北沙参 丹参 当归 莪术 甘草 红花 蒲公英 青木香 山楂 乌梅

【用法】上制成颗粒剂,饭前温开水冲服,一次 16 克,一日 3～4 次或遵医嘱。

【功用】养阴和胃。

【主治】胃痛灼热,嘈杂似饥,口咽干燥,大便干结;浅表性胃炎,胃阴不足型慢性胃炎及各种胃部不适症。

56717 参甘归芍瓜蒌汤《四圣悬枢》卷三)

【组成】人参一钱 甘草一钱 当归一钱 芍药二钱 生地一钱 瓜蒌根三钱

【用法】流水煎半杯,温服。

【主治】厥阴经痘证,消渴者。

56718 参甘姜苓半夏汤《四圣悬枢》卷三)

【组成】人参一钱 甘草一钱 茯苓三钱 干姜一钱 半夏二钱 生姜一钱

【用法】流水煎半杯,温服。

【主治】❶《四圣悬枢》:寒疫太阴呕吐。❷《医学金针》:太阴痘症,呕吐者。

56719 参甘桂附红蓝汤《四圣悬枢》卷三)

【组成】人参一钱 甘草一钱 茯苓三钱 桂枝一钱 附子二钱 苏叶三钱 红花一钱

【用法】流水煎半杯,温服。先用银针刺之,后服此药。

【主治】痘疔坚石者。

56720 参归荆枣益母汤《辨证录》卷十二)

【组成】人参 当归 炒枣仁各一两 荆芥 益母草各三钱

【用法】水煎服。

【主治】妇人产后三日,发热恶露不行,败血攻心,狂言呼叫,甚欲奔走,拿捉不安,血虚而心无以养者。

56721　参归养血口服液（《新药转正》31册）

【组成】党参　黄芪　当归　白术（炒）　茯苓　陈皮　甘草（蜜炙）

【用法】上制成口服液剂，口服，一次10毫升；7周岁以下儿童一日2次，7周岁至12周岁一日3次；或遵医嘱。

【功用】健脾，益气，养血。

【主治】小儿脾气虚所致的食少便溏，面色萎黄，体倦乏力等；轻度缺铁性贫血见上述证候者。

【宜忌】感冒发热、脾胃湿热等非脾气虚证患者慎用。

56722　参附龙牡救逆汤（《中医儿科学》）

【组成】人参　附子　龙骨　牡蛎　白芍　炙甘草

【功用】温补心阳，救逆固脱。

【主治】心阳虚衰，突然面色苍白而青，口唇发紫，呼吸浅促，额汗不温，四肢厥冷，虚烦不安，右胁下并可出现痞块，舌苔薄白，质暗紫，脉象微弱疾数。

【加减】气阴两竭，宜育阴潜阳救逆，可加生脉散；在心阳虚衰之时，常伴见面色、唇舌青紫郁血之症状，以及右胁下痞块明显者，可酌加当归、红花、紫丹参等活血化瘀之品，以助血行畅利。

【方论选录】方中人参大补元气，附子温阳救逆，龙骨、牡蛎潜阳敛汗；白芍、甘草和营护阴。诸药合用，有回阳救逆、潜阳护阴之功。

56723　参苓大补生化汤（《胎产心法》卷下）

【组成】人参　白术（土炒）各二钱　川芎　当归　益智仁　白芍（炒）　茯苓各一钱　干姜四分（炮）　肉果一个（煨煨）　炙草五分　莲子八枚（去心）

【用法】水煎服。

【主治】产后血块消散，痛止而泄泻，完谷不化者。

【加减】泻而腹痛，加砂仁八分；泻水多，加泽泻，木通各八分；渴，加去心麦冬，五味子；寒，倍炮姜，加木香四分；食积黄色，以神曲、麦芽、山楂、砂仁，择一二味加入。

56724　参苓白术口服液

《新药转正》36册。即《局方》卷三（绍兴续添方）"参苓白术散"改为口服液。见该条。

56725　参苓健脾胃颗粒（《成方制剂》15册）

【组成】白术　北沙参　扁豆　陈皮　茯苓　甘草　莲子　砂仁　山药　薏苡仁

【用法】上制成颗粒剂，每袋装10克（相当于原药材10克）。开水冲服，一次10克，一日2次。

【功用】补脾健胃，利湿止泻。

【主治】脾胃虚弱，饮食不消，或泻或吐，形瘦色萎，神疲乏力。

56726　参茸三七补血片（《成方制剂》11册）

【组成】白芍　白术　陈皮　大枣　当归　党参　茯苓　甘草　枸杞子　龟甲胶　黄芪　鹿角胶　鹿茸　人参　肉桂　三七　砂仁　山药　熟地黄　五味子　香附　远志

【用法】上制成片剂，口服，一次5～8片，一日3次。

【功用】滋阴补肾，添精补血，强身健脾。

【主治】身体虚弱，心脏衰弱，头晕耳鸣，心悸失眠，阴虚盗汗，月经不调。

【宜忌】感冒发热时忌用。

56727　参茸广嗣鱼鳔丸（《全国中药成药处方集》沈阳方）

【组成】净鱼鳔一斤（分四份，用牡蛎、蛤粉、麦麸各面炒成珠）　鹿角胶　鹿角霜　生沙苑蒺藜各四两　人参　麦冬　天冬　当归　泽泻　山茱萸　芡实　菖蒲　莲须　赤石脂　五味子　覆盆子　白茯苓　车前　白术　广木香　柏仁　炒枣仁各一两　山药　石斛　巴戟　川牛膝　川椒　生地黄　熟地黄　地骨皮　杜仲　远志　苁蓉　菟丝子　枸杞各二两

【用法】除二地捣膏外，余则共碾极细面，炼蜜为丸，二钱重。每服一丸，空心白开水送下。

【功用】滋补强壮，促进生殖机能旺盛。

【主治】身体虚弱，未老先衰，四肢无力，精神倦怠，饮食减少，面黄肌瘦，失眠盗汗，怔忡不安，恍惚健忘，腰酸腿软，生殖机能减退。

56728　参茸固本还少丹（《全国中药成药处方集》兰州方）

【组成】白芥子二斤半　砂仁六斤四两　白芍三斤半　莲子五斤　花椒二斤半　焦术　黄芩各五斤　远志二斤半　巴戟天三斤半　山药七斤半　小茴香六斤四两　菟丝子七斤半　故纸三斤十二两　麦芽　神曲各七斤半　贡胶十斤　龟版二斤半　蒺藜十斤　杜仲三斤十二两　龟胶十封（二斤半）　夏虫　土元各五斤　海马二两　淫羊藿五斤　鹿筋（代骨）十斤　炙芪五斤　炙草四斤　五味子六斤四两　当归七斤半　川芎三斤十二两　木瓜六斤四两　川牛膝　仙茅各三斤半　黑豆十二斤半　酒地十五斤　麦冬　陈皮　广木香各二斤半　大芸　地龙各五斤　法夏二斤半　附片七斤半　生地五斤　母丁香二斤半　云苓　枸杞各七斤半　天冬二斤半　茰肉三斤半　贝母五斤　柏仁二斤半　月石二斤　首乌　东山楂各七斤半　旱莲草二斤半　菊花五斤　怀牛膝九斤　龙骨五斤　元桂五斤　鹿茸　丽参各二斤半　党参五斤　阳起石二斤半　朱砂一斤四两　鱼鳔五斤

【用法】每服三钱，盐开水送下。

【功用】滋补强壮，益体健脑。

【主治】气血双亏。

56729　参茸固本还少丸（《成方制剂》11册）

【组成】阿胶　巴戟天　白芥子　白芍　白术　柏子仁　半夏　补骨脂　陈皮　川牛膝　川芎　当归　党参　地黄　地龙　杜仲　茯苓　附子　甘草　枸杞子　龟甲　龟甲胶　海马　何首乌　黑豆　花椒　黄芪　黄芩　蒺藜　菊花　莲子　六神曲　龙骨　鹿筋　鹿茸　麦冬　麦芽　墨旱莲　母丁香　木瓜　木香　牛膝　螃蟹　硼砂　人参　肉苁蓉　肉桂　砂仁　山药　山楂　山茱萸　熟地黄　天冬　土鳖虫　菟丝子　五味子　仙茅　小茴香　阳起石　淫羊藿　鱼鳔　远志　浙贝母　朱砂

【用法】制成大蜜丸，每丸重9克。口服，一次1～2丸，一日2次。

【功用】补肾助阳，益气固本，填精止遗，强筋健骨。

【主治】肾阴不足、命门火衰所致的畏寒肢冷，面色㿠白，腰膝酸软，精神不振，阳痿早泄，遗精滑精，性欲减退，女子宫寒不孕，带下清稀，或尿增多，以及耳鸣耳聋，虚喘，浮肿，五更泄泻等。

【宜忌】阴虚有火、阳亢、高血压患者及孕妇禁用。

56730　参茸济阴坤顺丸

《全国中药成药处方集》（南京方）。为原书"坤顺丸"之

异名。见该条。

56731　参茸姜附归桂汤《温热经解》

【组成】人参一钱　炮姜五分　附子一钱　黄耆三钱　熟地(砂仁拌)三钱　鹿茸五分　肉桂五分　当归二钱　炙草一钱

【主治】天花白陷。

【临床报道】天花：郭曾忻之女，患天花白陷，花顶已陷，面色灰白，口流白沫，气喘欲绝。余拟参茸姜附归桂汤，已不能进，勉强用笔管灌入一杯，次日花发如黄，渐次调理而愈。

56732　参茸蛤蚧保肾丸《成方制剂》3册

【组成】巴戟天　白术　补骨脂　沉香　当归　杜仲　茯苓　蛤蚧　枸杞子　红参　鹿茸　肉苁蓉　山药　山茱萸　熟地黄　益智　远志

【用法】制成丸剂，每10丸重3克。口服，一次3克，一日2次。

【功用】温肾补虚。

【主治】肾虚腰痛，夜尿频多，病后虚弱，头晕眼花，疲倦乏力。

56733　参茸强肾口服液《成方制剂》19册

【组成】当归　杜仲　附片　枸杞子　海狗肾　黄耆　韭菜子　鹿茸　鹿肾　牛肾　人参　肉苁蓉　熟地黄　菟丝子　阳起石　淫羊藿

【用法】制成口服液，一次服10毫升，一日2次。

【功用】补肾壮阳，填精益髓。

【主治】肾阳不足，精血亏损而致的肢倦神疲，眩晕健忘，阳痿早泄，不育不孕，腰膝冷痛等症。

56734　参茯五味芍药汤《四圣心源》卷八

【组成】茯苓三钱　半夏三钱　甘草二钱　人参三钱　橘皮三钱　五味一钱　芍药三钱

【用法】水煎大半杯，温服。

【主治】耳渐重听。

56735　参耆内托十宣散《疮疡经验全书》卷二

【组成】人参一钱五分　黄耆二钱　陈皮八分　甘草三分　升麻一钱　茯苓一钱　白术　泽泻二钱　当归二钱　川芎　生地　白芍　黄芩　乌药　前胡　黄柏　知母　天花粉

【主治】流注发背。

【加减】冬天加桂，倘有余内症，因症加减。

【备考】方中白术及当归以下九味用量原缺。

56736　参耆乌梅四物汤《医门八法》卷四

【组成】白芍三钱(醋炒)　熟地五钱　乌梅三个　党参三钱　炙耆三钱　当归身五钱(炒)

【用法】水煎服。

【主治】妇人血虚经乱，兼气虚者。或脾不能统，肝不能藏，年届五旬，经脉已断，血热妄溢，经脉复行。乳岩即溃之后，证属阴亏肝躁，多怒善郁者。

【加减】热证，加丹皮、地骨皮各三钱；寒证，加桂心、附片各一钱。

56737　参耆丹桂红蓝汤《四圣悬枢》卷三

【组成】人参二钱　黄耆二钱　桂枝二钱　芍药一钱　甘草一钱　丹皮二钱　红花一钱

【用法】流水煎半杯，温服。

【主治】痘色红，过经不退者。

56738　参耆附子回阳汤《杂病广要》引《医宗说约》

【组成】人参一两　黄耆一两　当归五钱　附子一两　粉草二钱

【用法】水三钟，煎至一钟半，服至脉回为度。

【主治】暴厥，忽然仆倒，脉脱厥逆。

56739　参耆苓桂干姜汤《四圣心源》卷九

【组成】人参三钱　黄耆三钱　甘草二钱　茯苓三钱　桂枝三钱　干姜三钱　丹皮二钱

【用法】煎大半杯，温服。

【主治】痈疽。阴盛内寒而脓清热微者。

【加减】寒甚，加附子。

56740　参耆姜苏石膏汤《四圣悬枢》卷三

【组成】人参二钱　甘草二钱　黄耆三钱　石膏一钱　大枣三枚　苏叶三钱　生姜一钱

【用法】流水煎半杯，温服。

【主治】痘密者。

56741　参耆麻桂红蓝汤《四圣悬枢》卷三

【组成】人参三钱　甘草一钱　黄耆三钱　桂皮一钱　丹皮一钱　红花一钱　升麻一钱

【用法】流水煎半杯，温服。

【主治】痘症，肿消眼闭者。

56742　参耆蓝苏石膏汤《四圣悬枢》卷三

【组成】人参三钱　甘草二钱　黄耆三钱　石膏二钱　苏叶二钱　红花二钱　丹皮一钱

【用法】流水煎半杯，温服。

【主治】痘色紫而烦渴者。

56743　参燕百补戒烟丸《中国医学大辞典》

【组成】参燕百补丸

【用法】上为细末，称取若干，用清烟膏一成，枣糖汤内化开泛丸，如梧桐子大。如烟瘾一钱，服丸亦一钱，一日吸烟几次，服丸亦几次，瘾前服，每七日减去一成，逐次减除，以戒尽为度。再常服参燕百补丸以善其后。

【功用】戒鸦片烟。

【方论选录】嗜烟之人，精神委顿，此气虚也；形瘦口燥，此血虚也。平日所以能振作者，惟赖烟力耳，一经戒绝，则百病丛生矣。此丸益正气，滋阴血，气旺则精神振，血足则形体充，故戒时无委顿之苦，戒后则壮健逾恒。

56744　参术桂附加熟地汤《辨证录》卷一

【组成】人参　白术各一两　附子　肉桂各二钱　熟地五钱

【用法】水煎服。

【主治】严冬之时，忽感阴寒，唇青身冷，手足筋脉挛急，上吐下泻，心痛腹疼，囊缩甲青，腰不能俯仰，此阴寒中脏之病。

56745　参苓附术加生姜汤《辨证录》卷一

【组成】人参　白术　生姜各一两　附子二钱　茯苓三钱

【用法】水煎服。

【主治】冬月直中阴寒，吐泻交作，身发热者。

56746　参苓建中合二陈汤《湿温时疫治疗法》引何廉臣方

【组成】潞党参　绵耆各一钱半　川桂枝五分　生白芍一钱半　炙甘草八分　姜半夏一钱半　炒广皮一钱　浙茯苓三钱　饴糖三钱　鲜生姜八分　大红枣四枚

【用法】用水两碗，煎成一碗，去滓温服。

【功用】调脾胃，和营卫。

【主治】寒霍乱。

56747　参甘归芍麦冬瓜蒌汤《《四圣悬枢》卷二》

【组成】人参三钱　甘草二钱　当归三钱　芍药三钱　麦冬三钱　瓜蒌根三钱

【用法】流水煎大半杯，热服。

【主治】寒疫，厥阴发热消渴者。

孤

56748　孤凤散《《妇人良方》卷十八引胡氏方》

【组成】白矾（研细）

【用法】每服一钱，以熟水调下。

【主治】产后闭目不语。

驹

56749　驹溺汤《《辨证录》卷十》

【组成】马尿一碗　生甘草一钱

【用法】水煎服。得吐即愈，不吐即再服，二煎无不愈者。

【主治】食鳖中毒，腹痛欲死。

驻

56750　驻马丸《《普济方》卷二〇九》

【组成】橡斗子

【用法】唉之。

【功用】救命延年，消食止痢，令人强健。

【主治】男妇一切重痢。

56751　驻车丸

《外台》卷二引《古今录验》。为原书同卷"高堂丸"之异名。见该条。

56752　驻车丸《《外台》卷二十五引《延年秘录》》

【异名】小连丸《《幼科类萃》卷八》、小驻车丸《《医学入门》卷六》。

【组成】黄连六两　干姜二两　当归三两　阿胶（炙）三两

【用法】上捣筛，三年酢八合，消胶令熔和，并手丸如大豆大。每服三十丸，以饮送下，一日二次。

【功用】《中国药典》：滋阴，止痢。

【主治】久痢伤阴，湿热未尽，下痢脓血，腹痛后重，亦治休息痢。❶《外台》引《延年秘录》：赤白冷热痢腹痛。❷《千金》：大冷洞痢肠滑，下赤白如鱼脑，日夜无节度，腹痛不可堪忍者。❸《圣济总录》：产后冷热痢。❹《局方》（续添诸局经验秘方）：一切下痢，无问新久。❺《成方便读》：阴虚下痢发热，脓血稠粘，及休息痢。

【宜忌】《外台》引《延年秘录》：忌猪肉，冷水，粘腻等物。

【方论选录】《千金方衍义》：人身有车，皆附脊而行，以

司精、气、神之运度。羊车属肺分，当在上，以职司化气生精，故位反在下；鹿车属肾分，当在下，以职司化火益气，故位反在中；牛车属脾分，当在中，以职司化味为神，故位反在上，此皆平人之常度也。平人失其常度而患下痢崩脱，良由鹿车过驶蠢动；羊车过度，以致精血不藏；牛车过度，不能随鹿车之驰骤，以致水谷不充。故用干姜以助牛车之健运，黄连以挽鹿车之倾危，阿胶以救羊车之奔迫，当归以理血气之散乱，庶精、气、神各归其统，而无崩脱之虞。且冷痢得干姜可瘳，热痢得黄连可瘳，冷热交错得姜、连可解，阿胶可滋干姜之燥，当归可和黄连之寒。不特为久痢神丹，尤为休息痢之专药。

56753　驻车丸《《医方类聚》卷一四〇引《御医撮要》》

【组成】黄连四两　干姜四两　当归三两半　阿胶三两　乌梅三两半

【用法】上为末，炼蜜为丸，如梧桐子大。每服二三十丸，以粥饮送下，不拘时候。

【功用】调和寒热，止泄痢，兼除腹中诸疾。

【主治】痢疾。

56754　驻车丸《《全幼心鉴》卷四》

【组成】百草霜二钱　巴豆（煨熟，去壳、心、膜、油）

【用法】上为极细末，以飞罗面糊为丸，如黍米大。赤痢，用甘草煎汤送下；白痢，米饮送下；红白痢，生姜煎汤送下，食前服。

【主治】婴孩小儿赤白痢不止。

56755　驻车丸《《解围元薮》卷三》

【组成】独活　川乌　沙参　生地　蒺藜　白芷　木瓜　海桐皮各五钱　米仁　羌活　防风　细辛　甘草节　牛膝各一两

【用法】上为末，用五加皮浸酒煎汁为糊，为丸如梧桐子大。每服七十丸，酒送下。

【主治】历节痛痹，寒湿脚气抽挛。

56756　驻车丸《《回春》卷四》

【组成】川黄连（炒）三两　真阿胶（蛤粉炒）一两半　当归一两半　干姜（炒黑）一两　赤茯苓（去皮）一两

【用法】上为细末，醋打稀面糊为丸，如梧桐子大。每服三五十丸，米饮送下。

【主治】下痢赤白，腹痛甚者，及休息痢；或阴虚劳嗽而为痢者。

56757　驻车丸《《集验良方》卷三》

【组成】川连（酒炒）三两　当归（酒洗）三两　乌梅肉一两五钱　真阿胶一两五钱（蛤粉炒珠）　炮姜一两五钱

【用法】神曲糊为丸，如梧桐子大。每服百丸，白汤送下。

【主治】一切久痢，红白不止，口干发热，饮食无味。

56758　驻年方《《普济方》卷二二三引本草方》

【组成】鸡头实

【用法】上作粉食之。

【功用】延年益气，悦心明目，补添筋骨。

【主治】一切遗精，滑精。

【宜忌】禁食芸薹、羊血。

56759　驻春丹《《医方类聚》卷一五三引《瑞竹堂方》》

【组成】好白茯苓四两（水飞，去皮及砂，细研为末）

八画

参孤驹驻

570

(总4134)

白面一斤（另炖）　人参一两（不犯铜铁，捶碎）　川椒一合（以木研碎，去目）　青盐一匙头

【用法】上为粗末。用水二大碗，煎至一碗，与茯苓、白面和匀，如臂大，文武火烧熟。三日服一料，一月服十料，半年之后，当减三料，每月只服七料；又半年再减三料，每月只服四料。若二日一次见小便，方是效也，如此更不要常服。

【功用】缩小便，美颜色。

56760　驻景丸《医方类聚》卷一四五引《千金月令》

【组成】车前子（焙）　菟丝子

【用法】上为末，炼蜜为丸。食后服之。

【功用】《本草纲目》：导小肠热。

【主治】《普济方》：小便淋涩。

56761　驻景丸《圣惠》卷三十三

【组成】菟丝子五两（酒浸三日，晒干，别捣为末）　车前子一两　熟干地黄三两

【用法】上为末，炼蜜为丸，如梧桐子大。每服三十丸，空心以温酒送下，晚食前再服。

【功用】《局方》：久服补肝肾，增目力。

【主治】❶《圣惠》：肝肾俱虚，眼常昏暗。❷《局方》：肝肾俱虚，眼常昏暗，多见黑花，或生障翳，视物不明，迎风流泪。

56762　驻景丸

《圣济总录》卷一〇八。为《圣惠》卷三十三"车前子丸"之异名。见该条。

56763　驻景丸《摄生众妙方》卷二

【异名】补肾丸。

【组成】车前子一两　当归（酒洗）五钱　熟地黄二两　楮实一两　川椒（炒，去黑子）一两　五倍子（炒）一两　枸杞（去核）一两　菟丝子（酒浸洗净）一两

【用法】上为末，炼蜜为丸，如梧桐子大。每服三丸，空心清茶或酒送下。

【主治】肝肾气虚，两目昏暗，视物不明。

56764　驻景丸《银海精微》卷上

【组成】楮实（微炒）　枸杞子　五味子　人参各一两　熟地（酒浸，焙干）二两　乳香（制）一两　肉苁蓉（酒浸，焙干）四两　川椒（去目，炒干）一两　菟丝子（淘净，去砂土，酒浸三宿，蒸过焙干）四两　（一方加当归）

【用法】上为末，炼蜜为丸，如梧桐子大。每服三十丸，空心盐汤送下。

【主治】心肾俱虚，血气不足，下元衰惫。视物不明，如纱遮睛。

56765　驻精丸《普济方》卷二一八引《卫生家宝》

【组成】白龙骨　石莲肉（捶碎，和壳用）各等分

【用法】上焙为末，酒糊为丸，如梧桐子大。每服三十丸，米饮、温酒、盐汤任下，空心、日午、晚服。

【功用】镇心安魂，涩肠胃，益气力，止泄泻。常服养神益力，轻身耐老，除百病。

【主治】泄泻，及夜梦邪交，小便白浊。

56766　驻颜膏《圣惠》卷三十六

【组成】蜡半两　羊脂半两　甲煎一合　紫草半分（剉）　朱砂半两（细研）

【用法】先将蜡于铜锅中微火煎稍熔，入羊脂，煎一沸，

次下甲煎、紫草、朱砂等，更煎三两沸，绵滤去滓，以竹筒贮之，候凝，任意使用。

【主治】唇面皱。

56767　驻世金丹《鲁府禁方》卷二

【组成】红铅（要十三四岁清秀女子首经，阴干）二分五厘　人乳（要壮盛妇女初生男子乳汁，晒干）二分五厘　乳香二厘半（要透明者）　朱砂二厘半（要有神者）　秋石（用新小乌盆一个，入童便于内令满，放净去处阴地上，倾此童便在地下，乌盆坐于上，将布围，日久盆外生出秋石，扫下用少许。）

【用法】上各为细末，合一处研匀，用初生男乳汁，加童便少许，揉和为丸，如梧桐子大，用鸡蛋取顶去清黄，令入丸在内，厚纸封顶，放众鸡蛋内，于二十一日取出该蛋内之药，每遇病轻者服一丸，病重者服二丸，乳汁送下。无病之人，服之延年，须要居一静室，清心绝欲，勿太醉太饱，太喜太怒，太劳，静养。每早卯时伏气后用一丸，晚上伏气后用一丸，俱用乳汁送下，服至四十日为止。

【功用】大补元神，培养精气，身体康健，耳目聪明，发白返黑，齿落更生，延年益寿。

【主治】诸虚百损，五劳七伤，万病临危。

56768　驻世珍馐《回春》卷四

【组成】当归（酒洗）　南芎　白芍（酒炒）　熟地黄　菟丝子（酒制）　巴戟（酒浸，去心）　肉苁蓉（酒洗）　益智仁（酒炒）　牛膝（去芦，酒洗）　杜仲（姜酒炒去丝）　山药　青盐　大茴　山茱萸（酒蒸，去核）　枸杞子（酒洗）　川椒（炒）　干姜　甘草（炙）各等分

【用法】上为细末，用獖猪肉不拘多少，切片，酒炒熟，入药再炒，不可用水，瓷器收贮。空心好酒送下。

【功用】补虚。

【宜忌】忌生冷。

56769　驻阳小丹《韩氏医通》卷下

【组成】茯神四两（去木）　赤石脂（火煅存性）四两　辰砂（水飞）二两　乳香二两（灯心研）　川椒二两（净，以炭烧黄土地至通红，扫净，置椒于上，以瓦缶掩之，令为出汗）

【用法】上为细末，以人乳和稀剂，入鹅、鸭蛋壳内，糊封牢固，加以绛袋，令体洁妇人带于胸乳之间，四十九日，日夕不离，取出干透则成，否则坏。再研，枣肉为丸，如绿豆大。每日空心人乳送下，或人参、麦冬汤代之，临时酒下也可。

【主治】心血不足，怔忡健忘等疾。

56770　驻颜小还丹《赤水玄珠》卷十

【组成】鹿角霜八两　龟版骨八两　虎胫骨（好酒炙）六两　天门冬（酒洗，去心）　熟地黄各四两　人参（去芦）二两　松子仁二两　柏子仁二两　紫河车一具（焙干）

【用法】鹿角胶、龟版胶各四两，酒化开，同前药为丸，如梧桐子大。每服五六七十丸，空心秋石汤送下。

【功用】久服返老还童。

【主治】诸虚百损。

【加减】素有火者，加雄猪胆汁五枚，炼熟入之。

【方论选录】此方用龟、鹿、虎者，以其多寿也，能壮人之筋骨；用天冬、地黄、人参等，法象三才，以补人之精髓；用紫河车以补人之元神；松、柏耐岁寒，皆足以养神气，非泛常

草木可比,故有驻颜延寿之功。

56771 驻颜巨胜丸 《普济方》卷五十。即《圣惠》卷四十一"巨胜丸"。见该条。

56772 驻颜益心神方(《圣惠》卷四十一)

【组成】熟干地黄半斤 牛膝(去苗)四两 杏仁半斤(汤浸,去皮尖双仁,微炒,研如膏) 菟丝子三两(酒浸三日,晒干,别捣为末)

【用法】上为末,炼蜜为丸,如梧桐子大。每服四十丸,食前以温酒下。

【功用】内染鬓发,变白为黑。

【宜忌】忌生葱、大蒜、萝卜。

56773 驻景补肾明目丸(《银海精微》卷下)

【组成】五味子 熟地黄(酒蒸,炒) 枸杞子 楮实子(酒浸) 肉苁蓉(酒蒸,焙) 车前子(酒洗) 石斛(去根)各一两 青盐(另研)一两 沉香(另研)五钱 磁石(火煅,醋,水飞过) 菟丝子(酒浸,另研)各一两

【用法】上为细末,炼蜜为丸,如梧桐子大。每服七十丸,空心盐汤送下。

【功用】安魂稳魄,补血气虚散。

【主治】肝肾俱虚,瞳人内有淡白色,昏暗渐成内障者。

驼

56774 驼脂酒(《养老奉亲》)

【组成】野驼脂五两(炼之为上)

【用法】每次用温酒五合,下半匙以上脂调令消。空心顿服之,一日二次。极效。

【主治】老人风热烦毒,顽痹不仁,五缓六急者。

56775 驼粪熏方(《圣济总录》卷一四一)

【组成】驼粪不拘多少

【用法】阴干,不得见日,用慢火煨成烟熏,候痒甚,别用下方渫洗。

【主治】痔疾。

【备考】治痔淋渫方:恶实不拘多少,淘去浮者,每用一两,以水二碗浓煎,乘热熏之,候通手淋渫。

绀

56776 绀珠膏(《金鉴》卷六十二)

【组成】制麻油四两 制松香一斤

【用法】上将麻油煎滚,入松香文火熔化,柳枝搅候化尽,离火下细药末二两三钱,搅匀,即倾于水内,拔扯数十次,易水浸之听用。瘀血、肿毒、瘰疬等证,但未破者,再加魏香散,随膏之大小,患之轻重,每加半分至三二分为率。毒深脓不尽,及顽疮对口等证,虽溃必用此膏获效。未破者贴之勿揭,揭则作痒,痛也勿揭,能速于成脓。患在平处者,用纸摊贴;患在弯曲转动处者,用绢帛摊贴。臁疮及臀、腿寒湿等疮,先用茶清入白矾少许,洗净贴之见效。头痛,贴太阳穴;牙痛,塞牙缝内。内痈等证,作丸,用蛤粉为衣,服下。便毒痰核,多加魏香散;如脓疮,再加铜青;如蟮拱头、癣毒,贴之亦效。

【主治】一切痈疽肿毒,流注顽臁,风寒湿痹,瘰疬乳痈,痰核、血风等疮,及头痛牙疼,腰腿痛。

【备考】制油法:每用麻油一斤,用当归、木鳖子肉、知母、细辛、白芷、巴豆肉、文蛤(打碎)、山慈菇(打碎)、红芽大戟、续断各一两,槐、柳枝各二十八寸,入油锅内浸二十一日,煎枯去滓,取油听用。制松香法:择片子净嫩松香(为末)十斤,取槐、柳、桃、桑、芙蓉等五样枝,各五斤,剉碎,用大锅水煎浓汁,滤净,再煮一次,各收之,各分五份。每用初次汁一分煎滚,入松香末二斤,以柳、槐枝搅之,煎至松香沉下水底为度,即倾入二次汁内,乘热拔扯数十次,以不断为佳,候温作饼收之。余香如法。

56777 绀雪丹(《经目屡验良方》)

【组成】六月雪根(烧灰存性) 冰片(量加)

【用法】上不拘多少,共研极细末收用。

【功用】去翳膜。

【主治】一切目疾。

【加减】加熊胆少许更神。

56778 绀珠木香槟榔丸(《济阳纲目》卷四十一)

【组成】木香 槟榔 当归 黄连 枳壳 青皮 黄柏各一两 黄芩 陈皮 三棱 香附 牵牛末各二两 莪术 大黄各四两

【用法】上为末,面糊为丸,如梧桐子大。每服五七十丸,临卧姜汤送下。寻常消导开胃,只服三四十丸。

【主治】食积腹胀有热。

【加减】有寒,者加厚朴、木香、丁香、砂仁、神曲、香附。

56779 绀珠正气天香汤
《玉机微义》卷四十九。即《医学纲目》卷四引河间方"正气天香散"改为汤剂。见该条。

练

56780 练中丸(《千金》卷十五)

【组成】大黄八两 葶苈 杏仁 芒消各四两

【用法】上为末,炼蜜为丸,如梧桐子大。食后每服七丸,一日二次,稍加。

【主治】宿食不消,大便难。

56781 练中丸(《外台》卷十二引《必效方》)

【异名】桂心丸(《圣惠》卷四十九)。

【组成】大黄一斤 朴消十两(炼) 芍药八两 桂心四两

【用法】上为末,炼蜜为丸,如梧桐子大。每服二十丸,早晨酒送下,一日二次,稍加至三十丸,以利为度,能积服弥佳,纵利不虚人。服十日许,记事如少时。

【主治】癖。虚热,两胁下癖痛,恶不能食,四肢酸弱,口干,唾涕稠粘,眼涩,头时时痛,并气冲背膊虚肿,大小便涩,小腹痛,热冲,头发落,耳鸣,弥至健忘。

【宜忌】忌食生葱。

56782 练石散(方出《附广肘后方》卷五引《小品方》,名见《千金》卷二十二)

【异名】鹿角散(《圣惠》卷六十四)。

【组成】鹿角八两(烧作灰) 白蔹二两 粗理黄色磨石一斤(烧令赤)

【用法】上为末,以苦酒和泥,厚涂痈上,燥更涂,取消止,内服连翘汤下之。

【主治】❶《附广肘后方》引《小品方》:痈结肿坚如石,或如大核,色不变,或作石痈不消。❷《圣惠》:毒肿,痛不

可忍。

56783　练阳汤(《回春》卷七)

【组成】苦楝根皮二钱　陈皮　半夏　茯苓各一钱　甘草五分

【用法】上剉一剂。加生姜,煎服。

【主治】小儿蛔虫。

56784　练花粉(《鸡峰》卷四)

【组成】川芎　藁本　练花各一两　丁香二两　英粉半升

【用法】上为细末。粉身以止汗。

【功用】固阳气,御风寒雾湿,止痱子、风疹瘙痒。

56785　练根散(《魏氏家藏方》卷七)

【组成】木莲(名木馒头,收阴干)　枳实(去瓤,麸炒)各等分

【用法】上为细末。每服三钱,米饮调下,不拘时候。

【主治】便血。

56786　练香丸散(《幼幼新书》卷二十二引《郑愈传》)

【组成】青皮　白僵蚕　甘草　诃子各二钱(并煨过存性,研为末)　没药　乳香　巴豆霜各一钱(别研)

【用法】上为末。呕逆兼泻不止,每服二字,米饮调下。如要思食,消癖,却入巴豆,以稀面糊为丸。每服五七丸,薄荷汤吞下,一日二三次。

【主治】诸癖肠结,不思饮食,或时呕逆。

细

56787　细丸

《千金》卷十六。为方出《肘后方》卷三,名见《千金翼》卷十五引靳邵方"大黄丸"之异名。见该条。

56788　细水滑(《饮膳正要》卷一)

【组成】白面六斤(作水滑)　羊肉二脚子(炒焦肉乞马)　鸡儿一个(熟,切丝)　蘑菇半斤(洗净,切)

【用法】上用清汁下胡椒一两,盐、醋调和服。

【功用】补中益气。

56789　细辛丸(方出《千金》卷六,名见《圣济总录》卷一一六)

【异名】芎藭丸、通草膏(《得效》卷十)、通草丸(《准绳·类方》卷八)。

【组成】通草　辛夷各半两　细辛　甘遂(一作甘草)　桂心　芎藭　附子各一两

【用法】上为末,蜜为丸,如大麻子大,稍加微觉小痛,捣姜为丸即愈,用白狗胆汁和之更佳。绵裹纳鼻中,密封塞,勿令气泄。

【主治】鼻塞脑冷,流清涕。

56790　细辛丸(《千金翼》卷十五)

【组成】细辛　杏仁(去皮尖双仁,熬)　泽泻　干姜　白术　茯苓　桂心　甘草(炙)各二两　附子(炮,去皮)　蜀椒(去目闭口者,汗)　大黄　木防己各五分　芫花　甘遂各一两

【用法】上为末,别治杏仁如脂,合捣百杵,炼蜜为丸,如梧桐子大。每服二丸,以酒送下,一日二次,不能者如大豆二丸,以知为度。饮家困于痰澼,服药患困者,参服此丸,既相发助,又不令越逸。

【功用】消饮,去结癖,令胸膈无痰,无逆寒之患,又令

人不眩满迷闷。散发五脏六腑三焦。久服强气。

【主治】冷热不调,痰结胸中强饮,百处不安。

56791　细辛丸(《圣惠》卷三十二)

【组成】细辛半两　黄连半两(去须)　蕤仁二两(汤浸,去赤皮)　芦荟半两　桑根白皮一两(剉)　甜葶苈一两(隔纸炒令紫色)　龙脑一钱(细研)

【用法】上为末,加龙脑同研令匀,炼蜜为丸,如梧桐子大。每服二十丸,以温浆水送下。

【主治】眼赤生疮。

56792　细辛丸(《圣惠》卷五十一)

【组成】细辛半两　桂心三分　甜葶苈半两(隔纸炒令紫色)　川大黄半两(剉碎,微炒)　黄芩半两　甘遂半两(煨微黄)　芫花半两(醋拌炒令干)　汉防己半两　赤茯苓三分　附子半两(炮裂,去皮脐)　白术三分　泽泻三分　杏仁三分(汤浸,去皮尖双仁,麸炒微黄)

【用法】上为末,炼蜜为丸,如梧桐子大。每服五丸,食前以粥饮送下,一日三次。以利为度。

【主治】痰冷癖饮,上气喘满,四肢浮肿。

56793　细辛丸(《圣济总录》卷十七)

【组成】细辛(去苗叶,洗,焙)三分　天南星(浆水煮透,切,焙干)四两　白附子(生用)一两半　芎藭二两　甘菊花一两　好墨半两　由跋(炮)二两半

【用法】上为细末,面糊为丸,如梧桐子大。每服十五丸至二十丸,食后、临卧以荆芥汤送下;或茶清送下亦得。

【功用】解烦倦,通鼻塞,退风壅。

【主治】风痰,咽膈不利,头目昏痛。

【备考】《普济方》有豆豉,无由跋。

56794　细辛丸(《圣济总录》卷九十四)

【组成】细辛(去苗叶)　芍药　吴茱萸(汤洗,焙干,炒)　人参　白术　桂(去粗皮)　干姜(炮)　甘草(炙,剉)　当归(切,焙)　附子(炮裂,去皮脐)各一两

【用法】上为细末,稀面糊为丸,如梧桐子大。每服三十丸,空心米饮送下,一日三次。

【主治】厥疝冷逆,攻心腹痛。

56795　细辛丸(《圣济总录》卷一〇七)

【组成】细辛(去苗叶)二两　五味子　熟干地黄(焙)各一两半　人参　白茯苓(去黑皮)　地骨皮　山芋　防风(去叉)各一两

【用法】上为末,炼蜜为丸,如梧桐子大。每服二十丸,空心盐汤送下,一日二次。

【主治】❶《圣济总录》:目冲风泪出。❷《普济方》:外障。

56796　细辛丸(《圣济总录》卷一二〇)

【组成】细辛(去苗叶)　草乌尖　乳香各等分

【用法】上为末,熔黄蜡和捻作细条。临使时,旋于火上丸。塞蚛牙孔中。

【主治】一切风齿疼痛,及蚛牙。

56797　细辛丸(《鸡峰》卷十八)

【组成】乌头　藁本　川芎　细辛各半两　甘草一分

【用法】上为细末,用石膏半斤研细,入甘锅内,大火煅过,飞去石末,滴石膏水为丸,如弹子大。每服一丸,茶、

酒任下,不拘时候。

【主治】头痛久不愈。

56798 细辛丸

《普济方》卷五十六。为《圣惠》卷三十七"纳鼻甘草丸"之异名。见该条。

56799 细辛丸(《仙拈集》卷二)

【组成】细辛 石菖蒲 木通各一分 麝香一厘

【用法】上为末。棉裹塞耳中。即愈。

【主治】耳闭。

56800 细辛汤(《元和纪用经》)

【组成】细辛 吴茱萸 干姜各半两 当归 防风各一两 芍药二两

【用法】上为末。每以半两,水二升,煮一升,分三次温服,相续进之。

【主治】风入腹,切痛烦冤。

56801 细辛汤(方出《圣惠》卷五十二,名见《圣济总录》卷三十五)

【组成】细辛半两 恒山一两 栀子仁半两 松萝半两 犀角屑半两 川升麻半两 玄参半两 甘草半两(生,剉)

【用法】上为粗散。每服半两,以酒一中盏,浸一宿,下酒温过,去滓顿服。取吐,病母出为度,其痰每次如烂鸡子状。

【主治】痰实疟。

56802 细辛汤(《圣济总录》卷十九)

【组成】细辛(去苗叶) 防风(去叉) 白茯苓(去黑皮) 柏子仁(研) 桃仁(汤浸,去皮尖双仁,麸炒微黄) 山茱萸 甘草(炙、剉)各三分 蔓荆实 枳壳(去瓤,麸炒)各半两 木瓜(去核) 草薢 五加皮各一两

【用法】上剉如麻豆大。每服三钱匕,水一盏,加大枣三枚(擘破),同煎数沸,去滓,取七分温服,不拘时候。

【主治】肝虚气痹,两胁胀满,筋脉拘急,不得喘息,四肢少力,眼目不明。

56803 细辛汤(《圣济总录》卷十九)

【组成】细辛(去苗叶) 防风(去叉) 白术 附子(炮裂,去皮脐) 桂(去粗皮)各一两 石膏(碎) 麻黄(去根节,煎,掠去沫,焙干)各二两 枳实(去瓤,麸炒微黄) 甘草(炙,剉)各半两 黄耆 当归(切,焙)各一两

【用法】上剉,如麻豆大。每服四钱匕,水一盏,加生姜五片,煎至七分,去滓温服,不拘时候。

【主治】肌痹。淫淫如虫行,或腠理开疏汗出,皮肤肉色不泽,唇鼻黄。

56804 细辛汤(《圣济总录》卷二十)

【组成】细辛(去苗叶) 防风(去叉) 白茯苓(去黑皮) 柏子仁(研) 桃仁(汤浸,去皮尖双仁,麸炒微黄) 山茱萸 甘草(炙,剉)各三分 蔓荆实 枳壳(去瓤,麸炒)各半两

【用法】上为粗末。每服三钱匕,水一盏,加大枣三枚(擘破),同煎数沸,去滓,取七分,温服,不拘时候。

【主治】肝虚气痹,两胁胀满,筋脉拘急,不得喘息,四肢少力,眼目不明。

56805 细辛汤

《圣济总录》卷五十五。为《圣惠》卷三"补肝细辛散"之异名。见该条。

56806 细辛汤(《圣济总录》卷一○六)

【组成】细辛(去苗叶) 蕤仁 戎盐各一两 决明子二两

【用法】上剉,如麻豆大。以地骨皮汁一升半,更以蜜一升半,合煎取一升半,滤去滓,洗之。

【主治】目暴肿痛。

56807 细辛汤(《圣济总录》卷一○七)

【组成】细辛(去苗叶)半两 五味子 防风(去叉) 桔梗(炒) 茺蔚子 玄参各一两

【用法】上为粗末。每服三钱匕,水一盏,煎至七分,去滓,空心温服。

【主治】目风眼寒,及昏肿多泪。

56808 细辛汤(《圣济总录》卷一一○)

【组成】细辛(去苗叶) 玄参 五味子 人参 白茯苓(去黑皮) 防风(去叉) 车前子各一两

【用法】上为粗末。每服五钱匕,水一盏半,煎至七分,去滓,食后、临卧温服。

【主治】眼生风粟,疼痛,时有泪。

56809 细辛汤(《圣济总录》卷一一九)

【组成】细辛(去苗叶) 荜茇各等分

【用法】上为粗末。每用一钱匕,水一盏,煎十数沸,热漱冷吐。

【主治】牙齿痛,久不愈。

56810 细辛汤(《圣济总录》卷一一九)

【组成】细辛(去苗叶) 苦参各一两

【用法】上剉,如麻豆大。每服五钱匕,以水一盏,煎五七沸,去滓,热漱冷吐。

【主治】牙齿痛。

56811 细辛汤(《圣济总录》卷一二一)

【组成】细辛(去苗叶)三分 升麻 芎䓖 荆芥穗 木通(剉)各半两 莽草半两 莎草根(去毛)一两

【用法】上为粗末。每用五钱匕,水一盏,煎至七分,热漱冷吐之,一日三二次。

【主治】风牙肿疼宣露。

56812 细辛汤(《圣济总录》卷一二一)

【组成】细辛(去苗叶) 附子(去皮脐,生用)各半两 芎䓖一两

【用法】上剉,如麻豆大。每服五钱匕,水二盏,煎十余沸,去滓,热漱冷吐。

【主治】牙齿风龋肿痛,脓汁不止。

56813 细辛汤(《圣济总录》卷一二一)

【组成】细辛一两 白芷 芎䓖 露蜂房各一分

【用法】上为散。以水一碗,煎十余沸去滓。热含冷吐。

【主治】齿不生,及齿风连面疼痛。

56814 细辛汤(《圣济总录》卷一二一)

【组成】细辛(去苗叶) 羌活(去芦头)各一两

【用法】上为粗末。每用五钱匕,清酒一盏煎十余沸,去滓,热漱冷吐。

【主治】牙齿脱落疼痛。

56815 **细辛汤**（《圣济总录》卷一二一）

【组成】细辛（去苗叶）一两　胡椒一分

【用法】上为粗末。每用三钱匕，浆水一盏，煎五七沸，去滓，热漱冷吐。

【主治】牙齿根挺出摇动，痛不可忍。

56816 **细辛汤**（《圣济总录》卷一五〇）

【组成】细辛（去苗叶）　附子（炮裂，去皮脐）　羌活（去芦头）　麻黄（去根节）　升麻　防风（去叉）　当归（切，焙）　白芷（剉）　白僵蚕（炒）各一两

【用法】上㕮咀，如麻豆大。每服三钱匕，水一盏，加生姜五片，大枣一枚（擘），同煎七分，去滓温服，不拘时候。

【主治】妇人中风，腰背反折，如角弓弯状，筋脉急痛。

56817 **细辛汤**（《本事》卷二）

【组成】细辛（去叶）　半夏曲　茯苓（去皮）　桔梗（炒）各四钱　桂枝（去皮，不见火）三钱　甘草二钱（炙）

【用法】上为粗末。每服四钱，水二盏，加生姜四片，蜜半匙，煎至七分，温服，一日三次。

【主治】肺虚实不调，鼻塞多涕，咽中有涎而喘，项强筋急或痛。

56818 **细辛汤**

《普济方》卷六十六引《十便良方》。为《圣济总录》卷一二一"细辛散"之异名。见该条。

56819 **细辛汤**（《永乐大典》卷一三八七七引《风科集验方》）

【组成】细辛（去苗）　枳实（麸炒，去瓤）　白术（去芦）　瓜蒌　干姜（炮）各三两　桂心　赤茯苓（去皮）各五两　甘草二两（炙）

【用法】上为细末。每服三钱，温酒调下，一日二次，不拘时候。

【主治】诸痹。

56820 **细辛汤**（《秘传眼科龙木论》卷四）

【组成】细辛　人参　茯苓　车前子　五味子　黑参　防风　地骨皮各一两半

【用法】上为末。每散一钱，以水一盏，煎至五分，去滓，食后温服。

【主治】眼胞肉胶凝外障。脾胃积热，脑内风冲入眼胞，睑有肉初时小如麻米，年多渐长大如桃李之状，摩隐瞳人为翳。

56821 **细辛汤**（《普济方》卷七十四）

【组成】木贼（大者，去节）半两　细辛（净洗）半两　草乌一分　龙胆草（去根）半两

【用法】上为散。每服三钱，水一大盏，加黑豆半合，煎一二沸，又入砂糖一块，如弹子大，煎至八分，去滓，食后温服。

【主治】眼暴赤涩肿痛。

【宜忌】忌房色事。

56822 **细辛汤**

《普济方》卷七十六。为《秘传眼科龙木论》卷二"补肝散"之异名。见该条。

56823 **细辛汤**

《普济方》卷八十四。即《秘传眼科龙木论》卷四"细辛散"。见该条。

56824 **细辛汤**（《普济方》卷一三一）

【组成】细辛（去苗）　甘草（炙）各一两　麻黄（去节）　桂枝（去粗皮）各二两　杏仁半两（去皮尖）

【用法】上为粗末。每服五钱，水二盏，煎至一盏，去滓服。

【主治】伤寒胁寒。

56825 **细辛汤**（《医方类聚》卷七十三引《御医撮要》）

【组成】细辛半两　大皂角一梃（不蛀者）　川椒　露蜂房　荆芥　独活各半两

【用法】上为粗末。每用一大撮，水一盏，煎至七分。热含冷吐。

【主治】风牙齿疼痛。

56826 **细辛汤**（《银海精微》卷上）

【组成】茺蔚子　黑参　黄芩　桔梗　大黄　车前子　木通　生地黄　甘草各等分

【用法】水煎，食后服。

【主治】风邪伤肝，致眼生翳。

【备考】本方名细辛汤，但方中无细辛，疑脱。

56827 **细辛汤**（《古今医鉴》卷九）

【组成】升麻一两　细辛二两　黄连一两　蔓荆子一两半　牛蒡子一两半　荜茇一两半　薄荷五钱　黄柏七钱　知母七钱　防己一两

【用法】上剉。水煎，温服。

【主治】上片牙疼，属足少阴肾虚热者。

56828 **细辛汤**（《眼科全书》卷四）

【组成】细辛　防风　人参　白茯苓　车前子　五味子　玄参各一两　地骨皮　黄芩　泽泻各一两半　甘草五分

【用法】水煎，食后服。

【主治】胞肉胶凝外障。胞肉积久，坚硬厚实。

56829 **细辛汤**（《眼科全书》卷四）

【组成】细辛　茺蔚子　玄参　黄芩　桔梗　大黄　车前子

【用法】水煎，食后服。

【主治】大患后生翳外障。初时陡然而起，肿痛发来甚重，沙涩难忍，憎寒发热，坐卧不安，或通夜行至达旦，羞明怕日，泪出如汤，鼻涕溏流，两眼肿起如桃，日夜呻吟，饮食无味，二七不愈，遂生白翳，如黄脓疥疮，占在风轮，其脑牵痛。

56830 **细辛汤**（《审视瑶函》卷三）

【组成】细辛　广陈皮　川芎　制半夏　独活　白茯苓　白芷　炙甘草各等分

【用法】上剉。白水二钟，加生姜三片，煎至八分，食后服。

【主治】少阴经头风头痛，四肢厥，但欲寐。

56831 **细辛饮**（《圣济总录》卷七十八）

【组成】细辛（去苗叶）　防己　桂（去粗皮）　当归（切，炒）各半两　枳壳（去瓤，麸炒）　白术　赤茯苓（去黑皮）　赤芍药各三分　黄耆（剉）一分

【用法】上为粗末。每服三钱匕，以水一盏，加生姜三片，煎至七分，去滓温服，不拘时候。

【主治】虚劳下痢，心胸壅闷，喘促，四肢肿满。

56832 **细辛饮**（《眼科全书》卷五）

【组成】细辛 防风 茺蔚子 藁本 知母 黄芩 芎䓖 五味子 熟地 白茯苓 地骨皮 菊花 木贼各一两

【用法】上为末。每服二钱，清茶调下。

【主治】充风泪出外障。肺脏久冷，大眦有孔，名为泪堂，此泪虽久，泪则冷，眼愈昏暗。

56833 **细辛散**（《外台》卷十二引《深师方》）

【组成】细辛 干地黄 甘草（炙）各二两 桂心 茯苓各五两 枳实（炙） 白术 生姜 栝楼实各三两

【用法】上为末。每服方寸匕，酒送下，一日三次。

【主治】胸痹连背痛，短气。

【方论选录】《千金方衍义》：胸痹达背隐痛，胸中大气不布，致浊痰瘀垢攻冲背腧，故用姜、桂、细辛辛温利窍，枳、术、苓、甘温健脾、栝楼涤痰，地黄滋血，乃橘皮枳实生姜汤之变法也。

56834 **细辛散**（方出《千金》卷六，名见《圣济总录》卷一一六）

【异名】瓜丁散（《普济方》卷五十六）。

【组成】瓜丁 细辛各等分

【用法】上为末，以棉裹如豆大许。塞鼻中，须臾即通。

【主治】䶉鼻有息肉，不闻香臭。

56835 **细辛散**（方出《外台》卷二十八引张文仲方，名见《普济方》卷二五四）

【组成】细辛 桂心各等分

【用法】上为细末。纳口中。

【主治】卒忤停尸，不能言。

56836 **细辛散**（《千金翼》卷二十）

【组成】附子二分（炮，去皮） 秦艽三分 人参三分 牡蛎三分（熬） 蜀椒三分（汗，去目闭口者） 干姜五分 桂心五分 茯苓一两 桔梗一两 防风一两半 白术一两 当归一两 独活一两 柴胡五分 黄芩三分 乌头半两（炮，去皮） 甘草三分（炙） 麻黄三分（去节） 芎䓖三分 石南半两 莽草半两 牛膝半两 天雄半两（炮，去皮） 栝楼半两 杜仲半两（炙） 细辛二分

【用法】上为散，仍别称之合和也。且以清酒服五分匕讫，如行十里势欲歇，更饮酒五合佳。

【主治】风入五脏闷绝，常自燥痛，或风注入身，冷注鬼注，飞尸恶气肿起，或左或右，或前或后，或内或外，针灸流移，无有常处，惊悸，腹胀气满，又心头痛，或恍惚悲惧，不能饮食，或进或退，阴下湿痒，或大便有血，小便赤黄，房中劳极。

56837 **细辛散**（《医心方》卷五引《古今录验》）

【组成】姜四分 细辛五分 皂荚二分 椒四分 附子二分

【用法】上药治下筛。以棉裹如杏仁大，着鼻孔中，每日一次，五日浊脓尽。

【主治】䶉鼻有息肉，及中风有浊浓汁出。

56838 **细辛散**（《圣惠》卷五）

【组成】细辛一两 枳实半两（麸炒微黄） 防风一两（去芦头） 石膏一两 白术一两 麻黄二两（去根节） 附子一两（炮裂，去皮脐） 桂心一两 甘草半两（炙微赤，剉）

【用法】上为散。每服四钱，以水一中盏，加生姜半分，煎至六分，去滓温服。不拘时候。

【主治】脾脏中风，肉热肌痹，淫淫如虫行，或腠理开，汗大泄，皮肤肉色不泽，唇鼻黄色。

【宜忌】忌生冷、油腻、粘滑、猪、鸡肉。

【备考】《医方类聚》卷二十引《神巧万全方》少石膏，多厚朴、独活。

56839 **细辛散**（《圣惠》卷六）

【组成】细辛三分 芎䓖半两 干姜半两（炮裂，剉） 杏仁半两（汤浸，去皮尖双仁，麸炒微黄） 赤茯苓三分 白术三分 附子三分（炮裂，去皮脐） 桂心半两 前胡半两（去芦头） 甘草半两（炙微赤，剉） 陈橘皮一两（汤浸，去白瓤，焙） 厚朴一两（去粗皮，涂生姜汁炙令香熟）

【用法】上为散。每服三钱，以水一中盏，加生姜半分，大枣三枚，煎至六分，去滓，稍热服，不拘时候。

【主治】肺脏外伤风冷，时有咳嗽，头目不利，多涕。

【宜忌】忌生冷、湿面、油腻。

56840 **细辛散**（《圣惠》卷九）

【组成】细辛一两 赤芍药一两 桂心三分 干姜半两（炮裂，剉） 附子半两（炮裂，去皮脐） 甘草半两（炙微赤，剉）

【用法】上为散。每服四钱，以水一中盏，加生姜半分，大枣三枚，煎至六分，去滓热服，不拘时候。良久吃葱粥投之，衣盖出汗。

【主治】伤寒初得一日，壮热，头目四肢疼痛。

56841 **细辛散**（《圣惠》卷九）

【组成】细辛一两 麻黄一两（去根节） 葛根三分（剉） 荆芥一两 白术一两 赤芍药一两 紫菀三分（洗去苗土） 桔梗一两（去芦头） 桂心一两 甘草三分（炙微赤，剉）五味子三分

【用法】上为粗散。每服三钱，以水一中盏，加生姜半分，大枣三枚，煎至六分，去滓温服，不拘时候。

【主治】伤寒三日，咳嗽，胸膈不利，四肢烦疼，壮热头痛。

56842 **细辛散**（《圣惠》卷十二）

【组成】细辛三分 肉桂半两（去芦头） 人参三分（去芦头） 麻黄三分（去根节） 附子三分（炮裂，去皮脐） 杏仁三分（汤浸，去皮尖双仁，麸炒微黄） 紫菀半两（洗去苗土） 赤茯苓三分 白术半两 干姜半两（炮裂，剉） 桔梗半两（去芦头） 前胡三分（去芦头） 百合三分 厚朴二两（去粗皮，涂生姜汁炙令香熟） 甘草半两（炙微赤，剉） 赤芍药半两

【用法】上为散。每服四钱，以水一中盏，加生姜半分，大枣三枚，煎至六分，去滓温服，不拘时候。

【主治】伤寒，咳嗽喘促，鼻塞。

56843 **细辛散**（《圣惠》卷十二）

【组成】细辛一两 芎䓖一两 赤茯苓一两半 桑根白皮二两（剉） 麦门冬一两半（去心） 甘草三分（炙微赤，剉） 郁李仁一两（汤浸，去皮尖，微炒）

【用法】上为散。每服五钱，以水一中盏，煎至五分，去滓温服，不拘时候。

【主治】伤寒，发歇寒热，唇口干焦，毒气攻四肢浮肿。

56844 **细辛散**（《圣惠》卷十九）

【组成】细辛一两　赤茯苓一两　白术一两　芎劳一两　柴胡一两（去苗）　当归一两（剉，微炒）　麻黄二两（去根节）　干姜一两半（炮裂，剉）　附子一两（炮裂，去皮脐）　防风一两半（去芦头）　独活一两半　石膏二两　甘草一两（炙微赤，剉）　桂心一两　杏仁一两（汤浸，去皮尖双仁，麸炒微黄）

【用法】上为粗散，每服四钱，以水一中盏，加生姜半分，煎至六分，去滓温服，不拘时候。

【主治】中风痹，头目昏闷，肢节疼痛。

56845　细辛散《圣惠》卷二十

【组成】细辛三分　枇杷叶一两（拭去毛，炙微黄）　人参一两（去芦头）　半夏半两（汤洗七遍去滑）　赤茯苓三分　前胡一两（去芦头）　陈橘皮半两（汤浸，去白瓤，焙）　白术半两　芎劳三分　甘草半两（炙微赤，剉）　桂心半两

【用法】上为散。每服三钱，以水一中盏，加生姜半分，煎至六分，去滓温服，不拘时候。

【主治】风痰气逆，发即呕吐，欠呿，昏闷，神思不爽。

56846　细辛散《圣惠》卷三十

【组成】细辛半两　枳壳三分（麸炒微黄，去瓤）　汉防己半两　桂心半两　黄耆一两（剉）　白术三分　赤茯苓三分　赤芍药三分　当归半两

【用法】上为散。每服三钱，以水一中盏，加生姜半分，煎至六分，去滓温服，不拘时候。

【主治】虚劳心胸壅闷，喘促，四肢肿。

56847　细辛散《圣惠》卷三十二

【组成】细辛三分　甘菊花三分　犀角屑一两　牛黄半两（细研）　羚羊角屑半两　龙脑一分（细研）　天竺黄一分（细研）　琥珀三分（细研）　朱砂三分（细研）　密蒙花半两　防风三分（去芦头）　蔓荆子半两　赤芍药半两　酸枣仁三分（微炒）　甘草一两（炙微赤，剉）

【用法】上为细散，入研了药都研令匀。每服一钱，以温酒调下，不拘时候。

【主治】风毒攻两眼紧小，羞明，见风流泪，视物昏暗。

56848　细辛散《圣惠》卷三十二

【组成】细辛半两　川升麻三分　芎劳一两　当归一两　丹参三分　赤芍药一两　黄芩一两　槟榔一两　川大黄一两（剉，碎微炒）　甘草半两（炙微赤，剉）　枳壳一两（麸炒微黄，去瓤）

【用法】上为粗散。每服三钱，以水一中盏，煎至六分，去滓，食后温服。

【主治】肝气上壅，攻注眼疼睛痛，及腹胁滞闷。

【宜忌】忌炙煿、热面。

56849　细辛散《圣惠》卷三十二

【组成】细辛半两　人参（去芦头）　赤茯苓　车前子　藁本　赤芍药　川大黄（剉碎，微炒）　玄参各一两　甘草一分（炙微赤，剉）

【用法】上为散。每服二钱，食后竹叶汤调下。

【主治】眼睑肿硬，刺痛不开。

56850　细辛散《圣惠》卷三十三

【组成】细辛一两　赤茯苓一两　黄芩一两　麦门冬一两半（去心，焙）　木通一两半　黄连一两半（去须）　川大黄一两（剉碎，微炒）　葳蕤一两半　甘草半两（炙微赤，剉）

【用法】上为粗散。每服四钱，以水一中盏，煎至六分，去滓，食后温服，临卧再服。

【主治】坠睛眼，风热牵瞳人向下。

【宜忌】忌炙煿、油腻、毒滑鱼肉。

56851　细辛散《圣惠》卷三十四

【组成】细辛一两　芎劳一两　当归一两　甘草（炙微赤，剉）一两　独活一两半　荜茇半两　鸡舌香半两

【用法】上为粗散。每用半两，以水二大盏，煎至一盏，去滓，热含冷吐。

【主治】牙齿疼痛。

56852　细辛散《圣惠》卷三十四

【组成】细辛　川升麻　地骨皮　角蒿各二两　牛膝三两（去苗）　生地黄五两

【用法】上为细灰。每夜临卧敷齿根，或以蜡纸上贴之，至旦即去之。

【主治】齿䘌，齿根腐烂。

56853　细辛散《圣惠》卷三十四

【组成】细辛　莽草（微炙）　曲头棘针　垣衣（烧灰）各一两　盐花一两半　荞麦面三两

【用法】上为末，以酽醋和荞麦面，裹上药，以炭火烧令赤，又以醋淋，更烧，如此三遍止，研令极细。每日将用揩齿，如根动摇，揩不得时，即以棉裹贴齿根上，咽津无妨。用十日后，齿牢，患十年者皆效。

【主治】牙齿疼痛，摇动欲落，疳虫脓血，臭气黑恶，不能食。

56854　细辛散《圣惠》卷三十四

【组成】细辛半两　露蜂房半两　槐枝二两（剉细）　盐花一两

【用法】上为散。每用五钱，以水一大盏，煎至七分，去滓，热含冷吐。

【主治】齿龈连颊肿疼，频发动无时。

56855　细辛散《圣惠》卷三十六

【组成】细辛一两　甘草一两（炙微赤，剉）　桂心一两

【用法】上为细散。每服一钱，以熟水调下，不拘时候。

【主治】口臭。

56856　细辛散《圣惠》卷三十七

【组成】细辛一两　附子三分（炮裂，去皮脐）　白术三分　桂心三分　蔓荆子三分　芎劳二分　诃黎勒三分（煨，用皮）　枳壳半两（麸炒微黄，去瓤）　甘草半两（炙微赤，剉）

【用法】上为散。每服三钱，以水一中盏，加生姜半分，煎至六分，去滓，食后温服。

【主治】肺伤风冷，鼻流清涕，头目疼痛，胸膈不利。

56857　细辛散《圣惠》卷四十二

【组成】细辛半两　甘草半两（炙微赤，剉）　五味子一两　人参一两（去芦头）　桂心三分　半夏一两（汤浸洗七遍去滑）　麻黄二两（去根节）　杏仁一两（汤浸，去皮尖双仁，麸炒微黄）　前胡三分（去芦头）

【用法】上为散。每服五钱，以水一大盏，加生姜半分，大枣三枚，煎至五分，去滓温服，不拘时候。

【主治】卒上气，心胸壅闷，头痛。

56858　细辛散（《圣惠》卷四十二）

【组成】细辛一两　生干地黄一两　甘草半两（炙微赤，剉）　桂心一两半　赤茯苓一两　枳实半两（麸炒微黄）　五味子一两　栝楼一枚　青橘皮半两（汤浸，去白瓤，焙）

【用法】上为散。每服三钱，以水一中盏，煎至六分，去滓温服，不拘时候。

【主治】胸痹短气，喘息不利，心膈壅闷。

56859　细辛散（《圣惠》卷四十五）

【组成】细辛半两　羚羊角屑半两　旋覆花半两　枳壳半两（麸炒微黄，去瓤）　紫苏茎叶一两　半夏半两（汤洗七遍去滑）　赤茯苓三分　石膏二两　黄芩半两　防风半两（去芦头）　蔓荆子半两　芎䓖半两　槟榔一两　甘草半两（炙微赤，剉）

【用法】上为粗散。每服三钱，以水一中盏，加生姜半分，煎至六分，去滓温服，不拘时候。

【主治】脚气发动，心膈痰壅，头痛呕逆，恶闻食气。

56860　细辛散（《圣惠》卷四十六）

【组成】细辛一两　紫菀一两半（去苗土）　五味子三分　贝母一两（煨微黄）　杏仁三分（汤浸，去皮尖双仁，麸炒微黄）　赤茯苓一两　人参三分（去芦头）　甘草一分（炙微赤，剉）　青橘皮三分（汤浸，去白瓤，焙）

【用法】上为散。每服三钱，以水一中盏，加生姜半分，煎至六分，去滓温服，不拘时候。

【主治】咳嗽，痰唾稠粘，心胸壅滞，饮食减少。

56861　细辛散（《圣惠》卷五十一）

【组成】细辛一两　半夏一两（汤洗七遍去滑）　桂心一两　赤茯苓一分　白术二两　当归三分（剉，微炒）　附子一两（炮裂，去皮脐）　陈橘皮一两（汤浸，去白瓤，焙）

【用法】上为散。每服三钱，以水一中盏，加生姜半分，煎至六分，去滓温服，不拘时候。

【主治】饮癖，胸中结滞，脐下满急，呕逆，不能食。

56862　细辛散（《圣惠》卷五十五）

【组成】细辛一两　天雄三分（炮裂，去皮脐）　莽草一分（微炙）　桂心三分　附子一两（炮裂，去皮脐）　干姜一两（炮裂，剉）　真珠半两（细研）　川乌头一两（炮裂，去皮脐）　雄黄半两（细研）

【用法】上为细散，入研了药令匀。每服一钱，以暖酒下，不拘时候。

【主治】飞尸，在人皮中，又名恶脉，又名贼风。发时头痛，不在一处，针灸则移，发时一日半日方微愈，须臾复发。

56863　细辛散（《圣惠》卷五十五）

【组成】细辛二两半　人参一两（去芦头）　干姜二两（炮裂，剉）　黄芩一两　桂心二两半　麻黄一两半（去根节）　当归一两半（剉，微炒）　芎䓖一两半　石南一两　甘草一两（炙微赤，剉）　生干地黄三分　食茱萸三分

【用法】上为粗散。每服三钱，以水一中盏，煎至六分，去滓温服，不拘时候。

【主治】风痉，走入皮肤中如虫行，腰痛强直，五缓六急，手足拘挛，瘾疹搔之作疮，风尸身痒，卒风面目肿起，手不出头，口噤不能语。

56864　细辛散（《圣惠》卷六十九）

【组成】细辛三分　秦艽一两（去苗）　独活一两　桂心一两　山茱萸一两　天雄一两（炮裂，去皮脐）　薯蓣一两

【用法】上为细散。每服一钱，以温酒调下，不拘时候。

【主治】妇人风眩头疼，目被风牵引，偏视不明。

56865　细辛散（《圣惠》卷七十）

【组成】细辛半两（洗去苗土）　诃黎勒皮半两　附子一两（炮裂，去皮脐）　桂心半两　甘草半两（炙微赤，剉）　紫菀三分（洗去苗土）　人参半两　陈橘皮一两（汤浸，去白瓤，焙）　干姜半两（炮裂，剉碎）　半夏半两（汤洗七遍去滑）

【用法】上为粗散。每服三钱，以水一中盏，加生姜半分，枣三枚，煎至六分，去滓温服，不拘时候。

【主治】妇人肺脏虚寒，胸中痰滞，不欲饮食，时复咳嗽。

56866　细辛散（《圣惠》卷七十四）

【组成】细辛三分　前胡一两（去芦头）　白术三两　诃黎勒皮三两　甘草半两（炙微赤，剉）　乌角一两（微炒）

【用法】上为散。每服三钱，水一中盏，煎至六分，去滓温服，不拘时候。

【主治】妊娠伤寒，心胸不利，壮热头痛。

56867　细辛散（《圣惠》卷七十八）

【组成】细辛　肉桂（去皱皮）　独活　秦艽（去苗）　麻黄（去根节）　菖蒲　红兰花　薏苡仁　附子（炮裂，去皮脐）　当归（剉，微炒）　萆薢（剉）各一两　枳壳（麸炒微黄，去瓤）半两

【用法】上为散。每服四钱，以水、酒各半中盏，加生姜半分，煎至六分，去滓温服，不拘时候。

【主治】产后中风，手脚不遂，筋脉拘急，不能言。

56868　细辛散（《圣惠》卷七十八）

【组成】细辛半两　桂心一两　赤芍药三分　前胡一两（去芦头）　石膏二两半　葛根三分（剉）　黄芩半两　甘草半两（炙微赤，剉）

【用法】上为粗散。每服四钱，以水一中盏，加生姜半分，葱白五寸，豉五十粒，煎至六分，去滓温服，不拘时候，以微汗为效。

【主治】产后伤寒，虚烦体热，头痛，四肢骨节俱疼。

56869　细辛散（《圣惠》卷八十三）

【组成】细辛半两　枳壳半两（麸炒微黄，去瓤）　甘草半两（炙微赤，剉）　麻黄三分（去根节）　杏仁二十一枚（汤浸，去皮尖双仁）

【用法】上为粗散。每服一钱，以水一小盏，入生姜少许，煎至五分。去滓温服，不拘时候。

【主治】小儿咳逆上气，心胸壅闷。

56870　细辛散（《养老奉亲》）

【组成】细辛二两（去土）　川芎二两　甘草半两（炙）

【用法】上为末。每服一大钱，以水一盏，煎至六分，热呷，可常服。男子女人通用。

【功用】明目，和脾胃，除风气，去痰涎。

【主治】老人春时多昏倦。

56871　细辛散（《圣济总录》卷十六）

【组成】细辛（去苗叶）　夏枯草各三钱　荜茇　高良姜各一钱

【用法】上为细散。每用少许，随痛左右搐入鼻内。如牙疼，用时须开口流涎，不得喷，候涎尽，以冷水点腊茶饮之，其痛立止。

【主治】偏头疼，连牙齿风痛不可忍。

56872 **细辛散**（《圣济总录》卷六十一）

【组成】细辛（去苗叶）一两半 熟干地黄（焙）一两半 甘草（炙，剉）一两半 桂（去粗皮）一两半 赤茯苓（去黑皮）二两半 枳实（麸炒）半两 白术（剉）一两半 干姜（炮）一两半 栝楼实（去皮）一两半

【用法】上为散。每服二钱匕，温酒调下，空心、日午、临卧各一次。

【主治】胸痹连背痛，短气。

56873 **细辛散**（《圣济总录》卷六十五）

【组成】细辛（去苗叶） 甘草（炙，剉） 干姜（炮裂） 五味子各三两 赤茯苓（去黑皮）四两

【用法】上为散。每服二钱匕，沸汤点服，一日三次。

【主治】肺寒，咳嗽喘满。

56874 **细辛散**（《圣济总录》卷一〇八）

【组成】细辛（去苗叶） 甘菊花 枳壳（去瓤，麸炒） 赤芍药各半两 石膏（细研水飞） 藁本（去苗土） 芎䓖 防风（去叉）各一两 甘草（炙）一分

【用法】上为散。每服二钱匕，食后沸汤调下，一日二三次。

【主治】风气上攻，眼睛疼痛，牵连头脑。

56875 **细辛散**（《圣济总录》卷一一〇）

【组成】细辛（去苗叶）半两 人参 白茯苓（去黑皮） 五味子各一两 芎䓖 藁本（去苗土）各一两半

【用法】上为散。每服三钱匕，水一盏二分，煎至七分，早、晚食前和滓温服。

【主治】目睑硬刺痛肿赤。

56876 **细辛散**（《圣济总录》卷一一五）

【组成】细辛（去苗，剉） 附子（炮裂，去皮脐）各一分

【用法】上为散。以葱汁和一钱匕，绵裹塞耳中。

【主治】聤耳，耳中痛，脓血出。

56877 **细辛散**（《圣济总录》卷一一六）

【组成】细辛（去苗叶） 甘草（炙） 木通（剉） 附子（炮裂，去皮脐）各一分

【用法】上为散。以羊胆汁和如枣核大，塞鼻中。

【主治】齆鼻不闻香臭。

56878 **细辛散**（《圣济总录》卷一一八）

【组成】细辛（去苗叶）一分 菖蒲三分 干姜（炮裂） 枣肉（焙干）各半两 鸡舌香一分

【用法】上为散。每用半钱，棉裹如杏仁，含咽津，一日三次。

【主治】口臭，血不止。

56879 **细辛散**（《圣济总录》卷一一九）

【组成】细辛（去苗叶） 芎䓖 藁本（去苗土） 独活（去芦头）各一两 地骨皮半两 蒺藜子三分

【用法】上为散。绵裹如豇豆大，含化咽津，一日换三五次。若患头风鼻塞，先以油涂顶心，以手摩一二百遍，次用散一钱匕，又摩顶心，依前摩数遍，必愈。

【功用】去膈间风热。

【主治】牙齿疼痛，头面浮肿，吃冷热物不得；头风鼻塞。

56880 **细辛散**（《圣济总录》卷一一九）

【组成】细辛（去苗叶） 蟾酥（炙干） 瓜蒂 黄连（去须）各一分

【用法】上为散。每用一钱匕，涂贴齿龈上，一日三五次。

【主治】齿䘌。

56881 **细辛散**（《圣济总录》卷一二〇）

【组成】细辛（去苗叶） 羌活（去芦头） 藁本（去苗土） 当归（切，焙） 附子（炮裂，去皮脐） 牛膝（酒浸，切，焙） 木香 甘草（炙，剉）各半两 矾石（枯）少许 皂荚（入盐烧灰）少许

【用法】上为散。常用揩牙。

【主治】久患风牙，疼痛疳䘌。

56882 **细辛散**（《圣济总录》卷一二一）

【异名】草乌头散（《御药院方》卷九）。

【组成】细辛（去苗叶）一两 草乌头（罐子内烧存性）一两

【用法】上为细散。每用少许揩牙。出涎。

【功用】《御药院方》辟风邪，能令病牙易落。

【主治】❶《圣济总录》：牙疼肉烂，血出不止。❷《御药院方》：牙齿动摇不稳。

56883 **细辛散**（《圣济总录》卷一二一）

【组成】细辛（去苗叶） 荆芥（去梗） 莽草 升麻各一两 胡桐泪半两

【用法】上为粗末。每用五钱匕，水二盏，加槐枝十数茎，盐二钱匕，同煎令浓，热漱冷吐。

【主治】牙齿浮动，宣露疼痛。

56884 **细辛散**（《圣济总录》卷一二一）

【异名】细辛汤（《普济方》卷六十引《十便良方》）

【组成】细辛二两 柳枝皮四两

【用法】上剉细，炒令黄，纳大豆一升，和柳皮更炒，候爆声绝，于瓷器中盛。用好酒五升浸，经一宿，暖一大盏。热含冷吐，以愈为度。

【主治】牙齿动摇疼痛，齿龈宣露，咬物不得。

56885 **细辛散**（《圣济总录》卷一二一）

【组成】细辛（去苗叶）一分 升麻 藁本（去苗土） 芎䓖 防风（去叉） 甘草（炙）各一分 凝水石（研）半两

【用法】上为散。取少许敷齿，更取一钱匕，绵裹含化，咽津无妨。

【主治】风热牙齿黄黑。

56886 **细辛散**（《圣济总录》卷一六七）

【组成】细辛（去苗叶） 桂（去粗皮） 干姜（炮）各一分

【用法】上为散。以乳汁和涂顶上。

【主治】小儿解颅。

56887 **细辛散**（《圣济总录》卷一八〇）

【组成】细辛（去苗叶） 木通（剉）各一两

【用法】上为细散。以绵缠裹大豆许，纳鼻中，一日二次。

【主治】小儿鼻塞生肉。

56888 细辛散（《鸡峰》卷二十一）

【组成】白僵蚕　升麻（末）各一两　白矾（末）半两

【用法】上为细末。每用半钱，揩牙患处，含口多时吐涎，次用沉香散。

【主治】牙疼。

56889 细辛散（《普济方》卷四十六引《海上方》）

【组成】细辛半两（去叶）　川芎　白芷各一分

【用法】上为末。嗜鼻中，仍以川芎、细辛、甘草为末，薄荷汤调服。

【主治】八般头风，及眩晕恶心吐逆。

56890 细辛散（《普济方》卷四十六引《海上方》）

【异名】附子芎劳汤。

【组成】细辛一两（净）　川芎一两　附子（净，炮）半两　麻黄一分

【用法】上咬咀，加连根葱白、生姜、大枣，每服五钱，水一盏半，煎至一盏，连进三服。（一方无葱、枣，微热服）。

【主治】风寒客于足太阳之经入脑，搏于正气，头痛如破，痛连脑户，或但额间与眉相引，如风所吹，如水所浸，遇风寒则极，常欲得热煦熨火，脉微弦而紧。

56891 细辛散（《普济方》卷六十八引《海上方》）

【组成】细辛　草乌尖　乳香各等分

【用法】上为细末，熔黄蜡为条，用时就火丸，塞孔中，良久效，无孔，即咬于痛处，有涎即吐之。

【主治】蛀牙。

56892 细辛散（《杨氏家藏方》卷二）

【组成】细辛半两（去叶土）　川乌头尖七枚（去皮，生用）　防风半两（去芦头）　地龙（去土）半钱

【用法】上为细末。每服二钱，水一盏，加酒少许，槐白皮一寸，同煎至七分，温服，不拘时候。

【主治】洗头伤风，项背拘急，甚者发搐。

56893 细辛散（《兰室秘藏》卷中）

【组成】细辛　瓦粉各二分　生黄芩　芍药各五分　酒黄连　川芎各七分　炒黄芩　酒黄芩各一钱　炙甘草一钱五分　柴胡二钱

【用法】上为粗末。每服三钱，水一大盏半，煎至一盏，取清，食后服之。

【主治】偏正头痛。

56894 细辛散

《兰室秘藏》卷中。为原书同卷"羌活散"之异名。见该条。

56895 细辛散

《朱氏集验方》卷九。为《圣济总录》卷六"至灵散"之异名。见该条。

56896 细辛散（《朱氏集验方》卷九）

【组成】北细辛　荜茇各二钱　白芷　川芎各三钱　川乌一个　全蝎五个

【用法】上晒干为末。或痛，先用盐水洗净，用少许敷痛处，立效；或有热肿，即入脑子少许，和药擦之，皆效。

【主治】牙疼。

56897 细辛散（《朱氏集验方》卷九）

【组成】全蝎　白矾　北细辛叶各二钱　麝香少许

【用法】上为细末。掺肿处。仍用荆芥煎汤灌漱。

【主治】牙龈肿痛。

56898 细辛散（《御药院方》卷九）

【组成】荆芥　细辛　露蜂房各等分

【用法】上为粗末。每用三钱，水一大盏，煎至七分，去滓，温漱冷吐。

【主治】牙齿疼痛。

56899 细辛散（《医方类聚》卷二十一引《管见良方》）

【组成】北细辛

【用法】上为细末。用好皂角一梃，以净刷蘸水，就上刷令作沫，然后以指蘸皂角沫点细辛散，于牙关紧处擦之，不拘时候。

【主治】诸风。

56900 细辛散（《局方》卷七（续添诸局经验秘方））

【组成】红椒（去目，炒）　鹤虱　牙皂　荜茇　缩砂（去壳）各半两　荆芥（去梗）　细辛（去苗）各一两　白芷　草乌各二两

【用法】上为细末。每用少许，于痛处擦之。有涎吐出，不得咽。少时，温水漱口，频频擦之。

【功用】疏邪杀虫。

【主治】❶《局方》（续添诸局经验秘方）：风蚛牙痛，或牙龈宣烂，牙齿动摇，腮颌浮肿。❷《医略六书》：虫牙蛀，脉滑者。

【方论选录】《医略六书》：牙蛀，本厥阴风化之气生虫蚀牙，而齿不坚牢，故齿骨损坏焉。荆芥疏血中之风，细辛散少阴之风，白芷散风燥湿，川椒温中杀虫，牙皂通窍杀虫，鹤虱祛湿杀虫，荜茇暖胃逐虫，砂仁理气开胃也。为散擦牙，使风虫消化，则齿日肃清，而齿骨坚固。

56901 细辛散（《秘传眼科龙木论》卷三）

【组成】细辛　芜蔚子各二两　黑参　黄芩　桔梗　大黄各一两　车前子一两半

【用法】上为末。以水一盏，散一钱，煎至五分，去滓，食后温服。

【主治】因他病后生翳外障。

56902 细辛散（《秘传眼科龙木论》卷四）

【组成】细辛　防风　知母　芜蔚子各二两　黑参　桔梗　大黄　羚羊角各一两

【用法】上为末。每服一钱，以水一盏，煎至五分，去滓，食后温服。

【主治】倒睫拳毛外障。

【备考】本方方名，《普济方》引作"细辛汤"。

56903 细辛散（《普济方》卷七十）

【组成】生地黄　地骨皮　石膏　白芷　何首乌　茯苓　当归　寒水石　细辛　丁香　川芎　甘草　甘松　附子　青盐各等分　升麻　茶末

【用法】上为细末。用庚子日为头刷牙，每日二次。以余掠鬓。

【功用】明目，暖水脏，补下元，使发白者变黑，黑者不白。

56904 细辛散

《普济方》卷八十五。为《圣惠》卷三十三"调肝细辛散"之异名。见该条。

56905 细辛散（《普济方》卷三〇七）

【组成】细辛　白芷各三钱　雄黄二钱　（一方有白及）

【用法】上为细末。加麝香少许。每次二钱,温酒调服。

【主治】毒蛇所伤。

56906　细辛散《普济方》卷三六八）

【组成】细辛　石膏　何首乌各一分　川乌头　川芎　干薄荷各半两　蝎十四个

【用法】上为末。每服一钱,用薄荷茶调下。

【主治】小儿、大人头风头疼,伤寒壮热。

56907　细辛散《幼科类萃》卷二十六）

【组成】细辛　防风　川芎　前胡　人参　甘草各一钱

【用法】上为极细末。用乳香煎汤调化服。

【主治】❶《幼科类萃》:小儿气塞多涕。❷《片玉心书》:肺为风寒所袭,而津液不收,则为鼻涕。

56908　细辛散《寿世新编》）

【组成】荜茇一钱　川椒一钱　薄荷一钱五分　荆芥二钱　细辛一钱五分　樟脑一钱五分　青盐一钱五分

【用法】上为极细末,擦牙,拔出热涎自愈。

【主治】牙痛。

56909　细辛煎（方出《圣惠》卷三十六,名见《景岳全书》卷六十）

【组成】细辛

【用法】煎取浓汁,热含冷吐。

【主治】口臭及蜃齿肿痛。

56910　细辛煎《鸡峰》卷十一）

【组成】附子　细辛　人参各二分　干姜四分　吴茱萸一合

【用法】上为细末,炼蜜为丸,如梧桐子大。每服十丸,空心米饮送下。

【主治】心腹俱痛。

【备考】本方方名,据剂型,当作"细辛丸"。

56911　细辛膏《外台》卷三十五引《古今录验》

【组成】细辛　通草各一分　辛夷仁一分半　杏仁二分(去皮)

【用法】上切,以羊髓三合,猪脂三合,缓火煎之,膏成绞去滓。取一米粒许大,以纳鼻孔中,频易愈。

【主治】小儿鼻塞不通。

56912　细辛膏（方出《千金》卷六,名见《三因》卷十六）

【组成】细辛　蜀椒　干姜　芎䓖　吴茱萸　附子各十八铢　桂心一两　皂荚屑半两　猪膏一升

【用法】上㕮咀,以棉裹,苦酒渍一宿,取猪膏煎,以附子色黄为度,去滓。绵裹纳鼻孔中,并摩鼻上。涕出不止,灸鼻两孔与柱齐七壮。

【主治】❶《千金》:鼻塞,常有清涕出。❷《三因》:脑冷,清涕出不已。

56913　细辛膏《圣惠》卷八十九）

【组成】细辛　防风(去芦头)　川大黄(剉,微炒)　黄芩各一分　川椒半两(去目)　蜡半两

【用法】上剉细。用清麻油三合,煎药紫色,滤过,下蜡,候消为膏。每用大豆许,点于耳中,一日三次。

【主治】小儿耳聋,或因脑热,或因水入,或因吹者。

56914　细辛膏《圣济总录》卷一○一）

【组成】细辛(去苗叶)　乌喙　莽草　续断　石南　辛夷仁　皂荚　泽兰(去苗)　白芷　防风(去叉)　白术　松叶　竹叶各二两　猪脂半斤　生麻油一斤

【用法】上除脂油外,剉细,以醋五升,入瓷瓶中,水浸一宿取出,用大铛先下脂油,微火煎一二沸,次下诸药,煎候白芷黄,即膏成,去滓,以瓷盒盛。临卧时,先以热浆水洗头后药涂匀。如痒,勿搔动。经宿即洗去,再涂。

【主治】头疮有虫,变成白秃。

56915　细辛膏《圣济总录》卷一一六）

【组成】细辛(去苗叶)　蜀椒(去目及闭口者,炒,出汗)　桂(去粗皮)　芎䓖　吴茱萸(汤洗,焙,炒)各三分　皂荚(炙,刮去皮并子)半两　附(炮裂,去皮脐)二两

【用法】上为细末。以醋浸一宿,入猪脂,银器中微火煎,候附子色黄,去滓,倾入盒中澄凝。以棉裹少许,纳鼻中,兼以摩顶上。

【主治】鼻多清涕。

56916　细辛膏《圣济总录》卷一六七）

【组成】细辛(去苗叶)半两

【用法】上用油一合,同煎令黑色,去滓,下蜡少许,煎化停凝。每日三次,薄涂囟上。

【主治】脑门为风冷所客,小儿鼻多涕。

56917　细柳散《仙拈集》卷三）

【组成】西河柳叶(风干)

【用法】上为末。水调服四钱,或鲜者五六钱,煎汤更好。瘆后痢用柳末三钱,砂糖调服。

【主治】闷瘆。

56918　细柳煎《仙拈集》卷三引《要览》）

【组成】观音柳(冬用枝梗,春、夏、秋用枝叶)四五钱

【用法】水煎服。

【主治】痘并疹出不快者。

56919　细乞思哥《饮膳正要》卷一）

【组成】羊肉一脚子(煮熟,切细)　萝卜二个(熟,切细)　羊尾子一个(熟切)　哈夫儿二钱

【用法】上用好肉汤同炒,葱调和服。

【主治】卒患腰眼疼痛者。

56920　细辛甘油《中医皮肤病学简编》）

【组成】细辛(研粉末)10～20克

【用法】用水调成糊剂,加甘油 10～20 毫升(蜂蜜亦可),放置纱布中(约 7 平方厘米),用绞布密封,贴于脐部三天。

【主治】复发性口腔溃疡。

56921　细辛八味汤《外台》卷九引《许仁则方》）

【组成】细辛　半夏(洗)　桂心　桑白皮各五两　干姜　当归各四两　芒消六两　杏仁六合(去尖两仁者,研)

【用法】上切。以水九升,煮取三升,去滓,纳芒消。分三次温服,每服如人行十里久。当得快利,后好将息。经三四日,合丸服之。

【主治】饮气嗽经久不已,渐成水病,其状亦不限四时,昼夜嗽不断,遇诸动嗽物,便致困剧,甚者乃至双眼突出,气即欲断,汗出,大小便不利,吐痰饮,涎涕沫,无复穷限,气上喘急肩息,每旦眼肿,不得平眠。

【宜忌】忌生葱、生菜、羊肉、饧。

56922　细辛大黄丸《痧胀玉衡》卷下。

【异名】石七（《痧症全书》卷下）、十五号明夷方（《杂病源流犀烛》卷二十一）。

【组成】细辛　大黄　枳实　紫朴　麻仁　青皮　桃仁（去皮尖）各等分

【用法】上为末，水泛为丸。每服一钱，重者二钱，再重三钱，淡姜汤送下，稍冷服之。

【主治】痧，大便干结，气血不通，烦闷壅盛，昏沉者。

56923　细辛大黄汤《直指小儿》卷二）

【组成】天麻　防风各半两　细辛　大黄（焙）　川芎各一分　甘草（炙）一钱半

【用法】上为散。每服三字，加犀角少许，煎服。

【主治】小儿风痫内热。

56924　细辛大黄汤《医方大成》卷十引汤氏方）

【组成】细辛（去土苗）　大黄（炮）　防风（去芦）各十两　甘草（炙）一分

【用法】上咬咀。每服一钱，水半盏，加犀角屑少许，煎服。

【主治】风痫，热痫。

56925　细辛五味汤

《御药院方》卷五。为《伤寒论》"小青龙汤"之异名。见该条。

56926　细辛皂刺栓《合作医疗药厂制剂技术》）

【组成】细辛20克　皂刺20克　蜂蜜200克

【用法】将细辛、皂刺研成细末，取蜂蜜炼至滴水成珠为度，将药粉加入搅匀，趁热制成长5厘米、直径1厘米的栓剂，用玻璃纸或聚乙烯薄膜包装备用。一次1～2粒，塞入肛门。使用次数视病情而定，一般一次即可。

【功用】活血化瘀，润肠通便。

【主治】蛔虫性肠梗阻，便秘等。

【宜忌】肠套叠、肠扭转忌用。

56927　细辛附子汤《普济方》卷一六〇引《指南方》）

【异名】附子细辛汤（《全生指迷方》卷四）。

【组成】附子（炮）　细辛各半两　人参　石菖蒲各一两　五味子二两　甘草半两

【用法】上为散。每次三钱，水一盏，加生姜五片，煎至八分，去滓服。

【主治】心咳恶寒，上引心痛，喉中介介然如梗，甚则咽喉肿痛，脉紧口噤。

56928　细辛茱萸丸

《元和纪用经》。为原书同卷"茱萸子丸"之异名。见该条。

56929　细辛桃仁汤《圣济总录》卷四十一）

【组成】细辛（去苗叶）　桃仁（汤浸，去皮尖双仁）各二两　山茱萸一两　柏子仁二两　桂（去粗皮）　甘草（炙）各一两　防风（去叉）　白茯苓（去黑皮）各二两

【用法】上为粗末。每服三钱匕，水一盏半，加大枣三枚（擘破），同煎至一盏，去滓，空心、食前温服，一日三次。

【主治】肝经不足，风寒乘之，气留胸中，筑塞不通，胁满筋急，不得太息。

56930　细辛黄柏散《景岳全书》卷六十）

【组成】黄柏　细辛各等分

【用法】上为末。敷之，或掺舌上，吐涎水再敷，须旋含之。

【主治】口舌疮。

56931　细辛醋糊剂《中医皮肤病学简编》）

【组成】细辛（细末）3～6克

【用法】上药加醋调，捏成小饼，敷于脐上。

【主治】鹅口疮。

56932　细辛橘皮汤《鸡峰》卷十八）

【组成】半夏五两　茯苓四两　芍药三两（白者）　细辛　陈皮　桔梗　旋覆花　甘草　人参　桂各一两

【用法】上为粗末。每服三钱，水一盏半，加生姜五片，煎至一盏，去滓，食前温服。

【主治】胸膈心腹中痰水冷气，汪洋嘈烦，或水鸣多唾，口中清水自出，胁肋急胀膨疼，不思饮食。

56933　细辛五味子汤《杨氏家藏方》卷八）

【组成】五味子九两（炒）　细辛（去叶土）五两　陈橘皮（去白）二两　高良姜一两（剉，炒）　甘草二两（剉，炒）

【用法】上咬咀。每服三钱，水一盏半，煎至七分，去滓热服，不拘时候。

【主治】肺受风邪，胸膈停寒，头目昏晕，鼻塞声重，咳嗽哕逆，心腹痞满，胁下刺痛。

56934　细辛五味子汤《百一》卷五）

【组成】细辛　白茯苓　白术　人参　甘草（炙）　干姜（炮）各一两　五味子三两

【用法】上为饮子。每服三钱，水一大盏，煎至八分，去滓，食后服。

【主治】痰饮。

56935　细辛五味子汤《局方》卷四续添诸局经验秘方）

【组成】北细辛（去苗）　半夏（洗七次）各一两　甘草（炙）　乌梅（去核）各一两半　五味子　罂粟壳（去蒂盖）各三两　桑白皮（炒）二两

【用法】上为粗散。每服三钱，水二盏半，加生姜十片，煎至一盏，用纱帛滤去滓，温服。留二服滓并作一服，再煎。

【主治】肺经不足，胃气怯弱，或冒风邪，或停寒有饮，咳嗽倚息，不得安卧，胸满迫塞，短气减食，干呕作热，嗽唾结痰，或吐涎沫，头目昏眩，身体疼重，语声不出，鼻塞清涕，头面脚膝时带虚浮，痰咳不止，痛引胸胁者。

绍

56936　绍兴大补酒《成方制剂》6册）

【组成】白芍　白术　川芎　当归　党参　杜仲叶　茯苓　甘草　黄耆　山药　熟地黄　玉竹

【用法】上制成酒剂。口服，一次15～30毫升，一日2次。

【功用】益气补血。

【主治】气血两亏，倦怠乏力。

绎

56937　绎皮丸《朱氏集验方》卷十）

【组成】当归四两（洗净，好酒浸一宿，漉出焙干，再浸，酒净为度）　赤芍药　人参　白芍药　肉桂（去皮）　白术　益智

仁　白薇　五灵脂　附子　陈皮　青皮各二两　牡蛎(煅)　赤石脂　香附子(去尾尖)　玄胡索　牡丹皮(去木)　苍术　败姜　京三棱　蓬莪术　刘寄奴　艾叶　泽兰　生干地黄　熟干地黄各四两　蒲黄三两(隔纸炒)　雄黑豆十两(丸小者)

【用法】上将苍术、败姜、陈皮、青皮、京三棱、莪术、刘寄奴、艾叶、泽兰、小雄豆等十味，用好醋煮药，候黑豆烂熟为度，醋少，又添煮为佳，焙干，和众药，为细末，以醋糊为丸，如梧桐子大。每服四五十丸，空心黄酒或艾醋汤送下。

【主治】妇人百病。

【宜忌】有孕不可服。

经

56938　经红散(《普济方》卷三九七)

【组成】荔枝壳(炒)

【用法】上为末。三岁每服半钱，米汤调下。

【主治】小儿下痢赤白，腹痛不食。

56939　经带面(《饮膳正要》卷一)

【组成】羊肉一脚子(炒焦肉乞马)　蘑菇半斤(洗净，切)

【用法】上用清汁下胡椒一两，盐醋调服。

【功用】补中益气。

56940　经济丹(《女科百问》卷上)

【组成】白茯苓　白茯神　白芍药各一两　远志(去心)一两　乳香半两(别研)　当归一两(酒浸)　酸枣仁(去壳，炒)　人参一两　没药一两(研)　朱砂(别研)半两　石菖蒲一两(真者)

【用法】上为末，炼蜜为丸，如梧桐子大，将朱砂为衣。只用枣仁丸亦得。每服三十丸，加至五十丸，食前枣汤、参汤任下，饮酒亦可。

【功用】常服补心养血，安神定志，令人血壮气实。

【主治】妇人血气不足，荣卫俱虚，心气不定，夜卧惊怖，梦寐不祥，心虚自汗，乏力倦息，饮食减少，咳嗽痰实。

56941　经效方(《济阴纲目》卷十一)

【组成】当归一钱半　芍药(炒)　苦梗　槟榔　枳壳(麸炒)各八分　桂心　青木香　柴胡各六分

【用法】上剉。水煎服。

【主治】产后肝经气滞不平，胁胀腹痛，或寒热往来，内热晡热。

56942　经效方(《济阴纲目》卷十二)

【组成】茯神　当归　芍药　人参　麦门冬(去心)　酸枣仁(炒)　黄芩　甘草　白鲜皮各二两　大枣七枚

【用法】上为粗末。水二升，煮取七合，去滓温服。

【主治】产后心虚松悸，志意不定，烦躁恍惚。

56943　经效散(《圣济总录》卷一四三)

【组成】贯众二两(去芦头，烧存性，地上用碗合少顷去火毒，研为细末)

【用法】上加麝香一字，同前药研令匀。每服二钱匕，空心、食前米饮调下，一日三次。

【主治】肠风下血，久不愈。

56944　经效散(《得效》卷十六)

【组成】大黄　当归　芍药各半两　北柴胡一两(去芦)　粉草　连翘各一分　犀角一钱(后入)

【用法】上剉散。每服三钱，水一盏煎，食后服，仍用磨翳膏点之。

【主治】眼因撞刺生翳，疼痛无时，经久不安者，复被物撞之，兼为风热所攻，转加痛楚，昏暗不见。

56945　经效散(《普济方》卷三十八)

【组成】黑狗脊不拘多少

【用法】黄者不好，须是黑者，内肉赤色，去皮毛，剉，焙干为末。每服二钱，空心米饮调下。难吃将醋糊为丸，如梧桐子大。每服三四十丸，空心米饮送下。

【主治】肠风酒痢下血，又鼠子痔出血，血痔。

【备考】黑狗脊，《本草》名贯仲，《图经》云：苗似狗脊，皮黑肉赤，又名作草鸡头是也。

56946　经效散(《良朋汇集》卷五)

【组成】黄芩　当归　芍药各三钱　大黄二钱　犀角　粉草　白芷　柴胡

【用法】上咬咀。水煎服。

【主治】偷针撞刺，眯目飞尘。

56947　经效散(《医略六书》卷三十)

【组成】人参一两半　黄耆三两(饴糖炙)　厚朴六钱(炒灰)　茯苓一两半　龙骨三两(煅)　麦冬三两(去心，糯粉炒)　生姜七片　大枣十枚

【用法】上为散。每服三钱，米饮煎，去滓温服。

【主治】产后气虚下陷，痢久发渴，挟滞气而小腹作痛，寒热不止。

【方论选录】方中人参扶元以补气之虚，黄耆补气以举气之陷，厚朴灰散滞气以止痛，煅龙骨涩虚脱以止痢，茯苓渗湿和脾气，麦冬生津润燥渴，姜、枣调和营卫也。为散，米饮下，使元气内充，则阳不复陷，而滞气自化，津液上敷，何有痢久发渴，腹痛寒热之患哉？

56948　经验散(《朱氏集验方》卷十)

【组成】香附子(半生，半炒)　代赭石

【用法】上为末。白汤调下。

【主治】血崩。

56949　经验散(《医略六书》卷三十)

【组成】桑皮一两半　前胡一两半　贝母二两(去心)　紫菀二两　五味八钱　茯苓一两半　竹叶一两半

【用法】上为散。每服五钱，水煎，去滓温服。

【主治】产后风热干于肺脏，肺金不得施化之令，自汗心烦，喘咳不止，脉浮数。

【方论选录】方中桑皮清肺热以肃金，前胡疏风邪以降气，茯苓渗湿清治节，贝母清心化热痰，紫菀润肺泄热，五味敛液收津，竹叶除膈热以清肺凉肝也。为散，水煎，使风热外解，则肺气清肃而分布有权。

56950　经痛饮(《仙拈集》卷三)

【组成】元胡　当归　蒲黄(炒)　干姜(炒黑)各一钱

【用法】水煎服，再饮好酒二三杯。三次全愈。

【主治】行经作痛。

56951　经痛饮(《仙拈集》卷三)

【组成】当归　元胡各等分

【用法】上为末。加生姜，水煎服。

【主治】行经腹痛。

56952　经带金丹(《全国中药成药处方集》沈阳方)

【组成】乳香二两　玄胡索三两　丹皮二两　白薇二

两　甘草二两　白术一两　藁本二两　白芷二两　香附十两　没药一两　肉桂一两　赤石脂四分

【用法】上为极细末,炼蜜为丸,二钱重。每服一丸,白开水送下。

【功用】调经止带,和血镇痛。

【主治】赤白带下,红白淋浊,经水不调,脐腹作痛,腰酸无力,子宫寒冷,难于受孕。

【宜忌】孕妇忌服。

56953　经效疟丹《三因》卷六）

【组成】真阿魏半两　桃枝　柳枝各长一尺七茎　雄黄(通用好者,别研)半两　辰砂一钱(别研,留一半)

【用法】上为末,以端午日五家棕角为丸,如梧桐子大,辰砂所留半为衣。于发时用净器水摩一丸,涂鼻尖并人中;未退,以冷水服一丸。合时须用五月五日。

【主治】鬼疟。

【备考】本方原名"红效疟丹",据《医方类聚》改。本方方名,《普济方》引作"神效疟丹"。

56954　经效疟丹《直指》卷十二）

【组成】真阿魏　雄黄各二钱半　朱砂一钱半

【用法】上沸汤泡阿魏研散,雄、朱为末和之,稀面糊为丸,如梧桐子大。每服一丸,人参煎汤候冷,空心服。瘴疟,桃枝煎汤冷服,临发磨一丸,敷鼻头口畔。

【主治】疟母结癖,寒热无已。

56955　经验敷方《麻科活人》卷三）

【组成】吴茱萸(炒)一两　葱白十余寸

【用法】上为末,以生姜自然汁和葱白捣和作饼,蒸,温敷胸上。

【主治】麻疹后胸口痰甚。

56956　经漏验方《效验秘方·续集》李玉奇方）

【组成】乌贼骨20克　莲房炭50克　生地炭40克　当归10克　胡黄连10克　知母15克　升麻10克　白芍20克　木香10克　牡蛎20克　甘草20克　大枣10枚

【用法】每日一剂,先将上药用水浸泡30分钟,再煎煮30分钟,每剂煎两次。将两次煎出的药液混合,早晚各服一次。

【功用】滋阴敛血,和胃益气。

【主治】功能失调性子宫出血。出血淋漓不断,色鲜红,头晕耳鸣,五心烦热,倦怠乏力,舌红少苔,脉细数无力。

【方论选录】方用乌贼骨末、莲房炭、生地炭清热止血,当归、胡黄连、知母滋阴清热,热去则血清,白芍和牡蛎敛阴养血,取木香行气,使养血药补而不滞;用升麻、甘草、大枣升提中气,固经止血,调理脾胃以固后天之本。全方融塞流、澄源、固本为一方,起到滋阴敛血,和胃益气之功效。

56957　经进八仙散　《寿亲养老》卷四。为原书同卷"八仙到散"之异名。见该条。

56958　经进乌头丸《卫生家宝》卷二）

【组成】川乌(炮,去皮尖)二两半　黄连(去须)　肉桂(取心)　干姜(炮)　川椒(炒,去目)　远志(去心)　人参　石菖蒲　桔梗　防风(去尾)　巴豆(去皮膜心,出油研)　白茯苓　吴茱萸(洗,焙)　厚朴(姜汁制)　紫苑(洗,焙)　柴胡(去苗)　杏仁(去皮尖,研)　甘草(炙)　猪牙皂角(炙去黑皮)各半两

【用法】上为细末,炼蜜为丸,如绿豆大。每服三丸,渐加至五丸,空心或临卧酒送下。

【功用】除膏肓之疾。

【主治】五脏诸疾,腹内积聚,多年气块,大如碗,小如盏;或冷气攻刺脐腹搅痛,十种水病,翻胃呕逆,五淋五痔,九种心疼,一切腹痛,诸风瘫痪,顽痹,伤折内损,天阴多痛;或妇人无子,断续多年;或小儿惊痫,手足烦热。

56959　经进地仙丸《易简》引陶隐居方,见《永乐大典》卷一一六二○）

【异名】经进地仙丹《局方》卷一续添诸局经验秘方）、地仙丹《得效》卷八）。

【组成】川牛膝(酒浸一宿,切、焙)　肉苁蓉(酒浸一宿,切,焙)　川椒(去目)　附子(炮)各四两　木鳖子(去壳)　地龙(去土)各三两　覆盆子　白附子　菟丝子(酒浸,研)　赤小豆　天南星　防风(去芦)　骨碎补(去毛)　何首乌　草薢　川羌活　金毛狗背(去毛)　乌药各二两　绵黄耆　人参各一两　川乌(炮)　白茯苓　白术　甘草各一两。

【用法】上为细末,酒煮面糊为丸,如梧桐子大。每服三四十丸,空心温酒送下。

【主治】❶《易简》引陶隐居方(见《永乐大典》):丈夫妇人,五劳七伤,肾气衰败,精神耗散,行步艰辛,饮食无味,耳焦眼昏,皮肤枯燥。妇人脏冷无子,下部秽恶,肠风痔漏,吐血泻血,诸风诸气。❷《医方大成》:肾脏虚惫,风湿流注,脚膝酸疼,行步无力。

【临床报道】风气疾:时有人母,幼年得风气疾,久治不愈五十余年。隐居处此方修合,日进二服。半年,母病顿愈,发白返黑,齿落再生,至八十岁,颜色如少年人,血气筋力倍壮,耳目聪明。其家老仆七十余岁,窃服此药,遇严冬御绵葛,履霜雪无寒色,有别业去家七十里,每使老仆,往返不移时,又能负重,非昔时比,几成地仙。

56960　经进地仙丹

《局方》卷一(续添诸局经验秘方)。为《易简》引陶隐居方(见《永乐大典》卷一一六二○)"经进地仙丸"之异名。见该条。

56961　经进过院汤《魏氏家藏方》卷二）

【组成】草豆蔻一两(用生姜五两切片同拌,以水三升,慢火煮,水干为度,收出焙干)　白豆蔻仁　蓬莪术(炮)　益智仁各半两　粉草一两半　炒盐一两半

【用法】上为极细末。每服二钱,热汤点服。

【主治】一切气。

56962　经进萃仙丸《张氏医通》卷十四）

【组成】沙苑蒺藜八两(淘净,隔纸微焙,取细末四两入药,留粗末四两同金樱子熬膏)　山茱萸(酒蒸,去核取净)四两　芡实四两(同枸杞捣)　白莲蕊四两(酒洗,晒干,如无,莲须代之)　枸杞子四两　菟丝子(酒浸,蒸烂,捣焙)二两　川续断(去芦,酒净)二两　覆盆子(去蒂,酒浸,九蒸九晒,取净)二两　金樱子(去净毛子)二两

【用法】上为细末,以所留蒺藜粗末同金樱子熬膏,入前细末拌匀,再加炼白蜜为丸,如梧桐子大。每服八十丸,渐加至百丸,空腹淡盐汤送下。

【主治】遗精。

56963 **经进清中汤**（《魏氏家藏方》卷二）

【组成】白茯苓（去皮） 人参（去芦） 白术（炒） 粉草各一两（炙） 新菖蒲（去皮，净）二两（以米泔浸三伏时，去苦水，用生姜连皮七钱切片，入盐同拌，腌一宿，焙） 白盐一两半

【用法】上为极细末。每服二钱，热汤点服。

【主治】一切气。

56964 **经效立应散**（《医方大成》卷五）

【异名】经验立应散（《普济方》卷二四二引《医方集成》）。

【组成】麻黄（去节，炒） 僵蚕各二两（炒断丝） 丁香一钱 没药（别研）各五钱 乳香

【用法】上为末。每一两，用酒一碗调服。取醉，盖覆得汗即愈。曾经蒸泡者难愈。

【主治】风湿脚气。

56965 **经效阿胶丸**（《苏沈良方》卷五）

【组成】阿胶（剉碎，微炒） 卷柏（去尘土） 干山药 生干地黄 鸡苏 大蓟（独根者最佳，晒干） 五味子（净）各一两 柏子仁（别研） 茯苓 人参 百部 远志（去心） 麦门冬 防风（净）各半两

【用法】上为末，炼蜜为丸，如弹子大。每服半丸，加至一丸，浓煎小麦并麦门冬汤送下，不拘时候。

【主治】❶《苏沈良方》：嗽，并嗽血唾血。❷《济生》：劳嗽。

【宜忌】若觉气虚，不宜空心服。

56966 **经效苦楝丸**（《鸡峰》卷二十四）

【组成】苦楝子四两 川芎二两

【用法】上为末。熟煮猪膘，烂研为丸，如黍米大。每服十五、二十丸，食前米饮送下。

【主治】小儿黄瘦疳。

56967 **经效茯苓汤**（《准绳·女科》卷五）

【组成】茯苓（去皮） 防风（去芦） 干葛各八钱 麦门冬（去心）一两 芍药 黄芩各六钱 犀角屑四钱 甘草（炙）二两

【用法】上㕮咀。每服一两，水一大盏半，煎至一盏，去滓温服，不拘时候。

【主治】产后风虚头痛，言语謇涩。

56968 **经效黄耆散**（《产科发蒙》卷四）

【组成】黄耆十二分 白术 牡蛎 茯苓 防风 麦冬（去心） 地黄各八分 大枣八个

【用法】上以水二升，煮取七合，去滓，空心温服。

【主治】产后汗出不止。

56969 **经效截疟丹**（《医学纲目》卷三十九）

【组成】阿胶（汤泡，研） 雄黄各二钱半 朱砂一钱半

【用法】上为细末，稀糊为丸，如梧桐子大。每服一丸，空心人参汤候冷送下。瘴疟，桃枝汤冷服。临发时，磨一丸涂鼻口畔。

【主治】疟母结癖，寒热无已。

56970 **经效蟾酥丸**（《圣惠》卷三十四）

【异名】蟾酥丸（《普济方》卷六十五引《济生》）。

【组成】蟾酥一字 生附子角二豆大 巴豆一枚（去皮，研） 麝香少许

【用法】上为末，蒸饼为丸，如黍米大，以新棉裹一丸咬之。有涎即吐却。

【主治】牙疼不可忍。

56971 **经验九藤酒**（《医学正传》卷四）

【组成】青藤 钓钩藤 红藤（即理省藤） 丁公藤（又名风藤） 桑络藤 菟丝藤（即无根藤） 天仙藤（即青木香） 阴地蕨（名地茶，取根）各四两 忍冬藤 五味子藤（俗名红内消）各二两

【用法】上切细，以无灰老酒一大斗，用瓷罐一个盛酒，其药用真绵包裹，放酒中浸之，密封罐口，不可泄气，春、秋七日，冬十日，夏五日。每服一盏，一日三次。病在上，食后及卧后服；病在下，空心食前服。

【主治】远年痛风，及中风左瘫右痪，筋脉拘急，日夜作痛，叫呼不已。

56972 **经验广嗣丸**（《惠直堂方》卷一）

【组成】人参 山萸 茯苓 天冬 石菖蒲 车前子 赤石脂（另研） 当归各一两 生地 熟地 杜仲 地骨皮 川椒 牛膝各二两 枸杞 肉苁蓉 远志各三两 菟丝四两 覆盆子 泽泻 柏子仁 山药 五味子 巴戟天 木香各一两

【用法】上为末，蜜为丸，如梧桐子大。初服六十丸，渐加至一百丸，空心盐汤或酒送下。

【主治】男子劳损羸瘦，中年阳事不举，精神短少，未至五旬，须发早白，步履艰难；妇人下元虚冷，久不孕育。

56973 **经验五通膏**

《寿世保元》卷八。为《回春》卷七"五通膏"之异名。见该条。

56974 **经验止痛丸**（《北京市中药成方选集》）

【组成】乌梅（肉）三两 巴豆霜一两二钱 胡椒八钱 木香五两 丁香五两 青皮（炒）五两 橘皮五两 莱菔子（炒）五两

【用法】上为细末，过罗，用白面打糊为小丸，如黄豆大。每十六两用朱砂八钱为衣。每服三丸，温开水送下。

【功能】顺气散寒，化滞止痛。

【主治】宿食积聚，寒滞不化，胃脘疼痛，胸满腹胀。

【宜忌】气虚勿服，孕妇忌服。

56975 **经验化核散**（《鼠疫约编》）

【异名】经验涂核散（《集成良方三百种》卷中）。

【组成】山慈菇三钱 真青黛一钱 生黄柏一钱半 浙贝一钱半 赤小豆二钱

【用法】上为细末，调净麻油涂，日涂三四次，以消为度。

【主治】鼠疫毒核。

56976 **经验乌须方**（《回春》卷五）

【组成】大枸杞十二升（每年冬十月壬癸日，面东采摘红肥者，捣破）

【用法】上同好无灰细酒二斤，同盛于瓷瓶内，浸二十一日足，开封，添生地黄汁三升，搅匀，却以纸三层封其口，俱至立春前三十日开瓶，空心热饮一杯。至立春后髭须都黑。

【功用】乌须黑发，耐老轻身。

【宜忌】勿食芜菁、葱、蒜。

56977 经验正骨丹（《梅氏验方新编》卷六）

【组成】自然铜一两（醋炙） 地鳖虫（去头足） 水蛭（火煅，醋淬） 地龙（酒洗，火煅） 龙骨 真降香 苏木各五钱 土狗十个（火煅） 川乌 明松节 乳香（去油） 没药（去油） 血竭 木香各三钱 白芍二钱 麝香一钱

【用法】上为细末。每服一钱，酒下。

【主治】跌打损伤。

56978 经验玉红膏

《经验广集》卷四。为《仙拈集》卷四"内府玉红膏"之异名。见该条。

56979 经验石膏汤（《赤水玄珠》卷三）

【异名】石膏汤（《疡医大全》卷十六）。

【组成】升麻 知母各一钱 石膏一钱半 大黄（酒蒸）二钱 山栀 薄荷 茯苓 连翘各八分 朴消六分 甘草五分

【用法】水煎，食远服，频频口咽。即愈。

【主治】胃有实热，牙痛或上牙肿痛。

56980 经验白术散（《普济方》卷一九四）

【组成】白术一两 苦葶苈一两 川山甲五钱 蛇退一条（全） 黑牵牛（末）二两 土牛儿一个（土坑内烧，焙干）

【用法】上为末。每服三钱，好酒调下。

【主治】水蛊、气蛊病。

56981 经验立应散

《普济方》卷二四二引《医方集成》。为《医方大成》卷五"经效立应散"之异名。见该条。

56982 经验地黄丸

《医方类聚》卷六十七引《经验秘方》。为《传家秘宝》卷中"地黄丸"之异名。见该条。

56983 经验安化汤（《医部全录》卷四〇二引《慈幼选要》）

【组成】黄连 薄荷 天花粉各一钱 木通五分 甘草四分 菊花三分

【用法】上用新汲水三盏，煎作一盏。孩儿初生，莫与乳食，以此大温灌儿三五茶匙，咽下间歇，方与乳食。

【功用】解初生儿胎毒。

56984 经验如圣散（《玉机微义》卷一）

【组成】苍术一斤 川芎八两 细辛四两 防风 白芷各八两 草乌四两 川乌五两 天麻二两

【用法】上为末。每服半钱或一钱，温酒调下；茶清亦得。如疯狗、蛇、蝎等伤，先用浆水口含洗净，用此贴上，仍服之至效。金疮出血不止，贴上立定。

【主治】中风身体麻木走痛，眩晕头疼，牙关紧急，手足搐搦，涎潮闷乱；及破伤风，疯狗、蛇、蝎等伤，金疮血出不止。

56985 经验苍术丸

《遵生八笺》卷十七。为《医便》卷一"苍术丸"之异名。见该条。

56986 经验利气丸（《北京市中药成方选集》引龚云林方）

【组成】大黄九十六两 香附（炙）九十六两 黑丑（炒）九十六两 黄柏七十二两 枳壳（炒）二十四两 青皮（炒）二十四两 橘皮二十四两 莪术（炙）二十四两 槟榔二十四两 木香二十四两 黄连二十四两

【用法】上为细末，过罗，用冷开水泛为丸。每服二钱，温开水送下，一日二次。

【功用】宽胸利气，化滞消胀。

【主治】胸腹膨闷，两胁胀满，呕吐酸水，二便秘结。

56987 经验矾蜡丸

《寿世保元》卷六。为《备急灸法》卷上"矾黄丸"之异名。见该条。

56988 经验易产丸（《梅氏验方新编》卷四）

【组成】酒炒续断一两 土炒怀山药一两 制川芎五钱 酒炒全当归二两 川杜仲一两（用糯米粥拌匀，晒干，炒去丝）

【用法】上为细末。用桂元五十枚煎浓汁，和蜜为丸，分作三十丸。凡怀孕甫交九个月，每服一丸，早晨米汤送下。服完临产易产，可免腹痛，生下小儿亦可强健。

【主治】难产。

56989 经验固崩汤（《宋氏女科》）

【组成】当归 川芎 白芍（酒炒）各一钱 熟地八钱 杜仲 川断 山药各一钱 升麻（甚者倍用） 地榆 山栀（炒黑） 荆芥（炒黑）各一钱五分 干姜（炒黑倍用）

【用法】水煎，空心服。

【主治】血崩不止，徬徨之甚。

56990 经验金樱丸

《景岳全书》卷五十九。为《摄生众妙方》卷七"金樱丸"之异名。见该条。

56991 经验肥儿丸（《医便》卷五引陶国佐方）

【组成】神曲（微炒） 麦芽（炒） 山药 山楂（煮软去核） 水仙子各五钱（微炒） 陈皮（洗净） 青皮（去瓤） 枳壳（去瓤，麸炒） 前胡（去芦）各三钱 苍术（米泔水夜浸日晒，七日为度） 白术（蛤粉炒） 半夏（姜汁夜浸日晒，七日为度） 使君子（去壳，微炒） 宣黄连（去芦） 砂仁 当归身各二钱 人参一钱五分 胡黄连 石莲肉各一钱 粉甘草七分

【用法】上为细末，用晚米糊为丸，如小粟米大。每次二三分，或四五分，陈米汤送下；或稀粥调和米汤，俱可服下。

【主治】小儿疳积。

56992 经验育胎丸（《济阴纲目》卷六）

【组成】当归（酒浸） 熟地黄（酒蒸） 白术 香附各四两 砂仁三钱 芍药（酒炒） 川芎 川续断（酒洗） 陈皮 黄芩（酒炒）各二两

【用法】上为细末，糯米糊为丸，如梧桐子大。每服七八十丸，空心淡醋汤送下；酒亦可，以干物压之。

【功用】经调血盛，子宫温暖成孕；孕后服之，可保胎气坚固。

【主治】妇人久无子嗣。

56993 经验贴癣膏（《便览》卷三）

【组成】阿魏三钱 蜈蚣二条（炙） 全蝎三钱（炙） 硼砂三钱 血竭三钱 栀子二两（为末，五两亦得） 大黄二两 芦荟三钱 雄黄二钱 胡黄连二钱 硇砂三钱（上药，俱要真正者，研细听用）

【用法】用蜂蜜五钱，皮消二两，萝卜汁二两，黑狗脑子一个，滚发酒糟二两，葱白汁二两，鸡子清二个，各汁合前末药和成膏子。每贴三钱或五钱，摊于生布上，外加布裹在病

上,用一年老耐心人,昼夜常常用熨斗盛微火,慢慢熨之。每一贴一昼夜,待三五日再一贴。待大便见脓血,见效。消后须服补药。曾经针灸过及病势大者,难治。

【主治】积聚癖块。

【禁忌】忌发物。

56994 经验种子丸(《惠直堂方》卷一)

【组成】甘枸杞八两(酒洗) 白当归四两(酒洗) 连蕊四两 沙苑蒺藜四两(微炒) 鱼鳔(切如豆,蛤粉炒)四两 牛膝四两(酒洗)

【用法】上为末,蜜为丸,如梧桐子大。每次五十丸,空心服。

【功用】男服种子。

【主治】色欲过度,下元虚损,不育者。

56995 经验胆槐丹(《摄生众妙方》卷七)

【组成】槐角子(十月上巳日取,拣肥嫩结实者)

【用法】用新黄瓦盆二个如法固济,埋于背阴墙下约二三尺深,预先寻取黑牛胆五六个,腊月八日取出槐子,装入胆内高悬阴干,至次年清明日取出,入好瓷瓶内盛放。每日空心滚白汤吞服,初一日一粒,二日二粒,三日三粒,加至十五日十五粒,以后日减一粒,周而复始不间。

【主治】远年近日痔疮。

56996 经验洗眼散(《银海精微》卷下。

【组成】大黄 山栀子 防风 薄荷 川芎 羌活 甘草各等分

【用法】用水煎,熏洗。

【主治】时眼,热泪。

56997 经验养荣丸(《直指附遗》卷九)

【组成】白术(土炒) 黄耆(蜜炙) 芍药(酒炒) 远志(甘草略煮,去心)各一两半 当归身(酒洗) 山药 熟地黄(酒洗) 五味子 人参(去芦)各一两 白茯苓二两 山茱萸(去梗) 生地黄(酒洗)各五钱 陈皮(泡)八钱

【用法】上为细末,用鸭子一只取血入蜜,炼和前药为丸,如梧桐子大。每服八十丸,白盐汤送下;寒月盐汤送下。

【主治】气血两虚,精神短少,脾胃不足,形体羸乏。

【加减】咳嗽,加麦冬、贝母、紫菀茸、款冬花各一两;热,加黄柏、知母各一两;遗精带浊,加牡蛎一两、真龙骨五钱;吐衄血腥,加牡丹皮、赤芍药各一两。

56998 经验神芎丸(《医方类聚》卷一一二引《经验秘方》)

【组成】大黄二两 附子(炮) 青皮 陈皮各五钱 牵牛头末四两

【用法】上为细末,消糊丸,如梧桐子大。每服四五十丸,食后温水送下。服二十日,目明为度。

【功用】消酒食,明目,暖水脏。

【主治】积聚。

56999 经验秦艽汤(《痧症旨微集》)

【组成】秦艽四钱 川羌活 红木香各三钱 大力子 独活 元胡索 威灵仙 茺蔚子 桃仁 乌药 茜草各二钱 江枳壳 红花各一钱

【用法】水煎服。

【主治】痧症。

【加减】脚转筋,加木瓜;脐下痛,加青皮;胁下痛,加柴胡;面肿,加薄荷,腹胀,加大腹皮、厚朴;手足肿,加钩藤;内热,加连翘、知母;痰多,加贝母、瓜蒌;吐不止,加童便;寒热,加柴胡;血滞,加丹参;喉肿,加山豆根、射干;食积,加山楂、莱菔子;心痛,加蓬术;口渴,加花粉、槟榔;面黑,加苏木;触秽,加藿香、薄荷叶;痧放不出,加细辛;手足与口伸缩不止,加钩藤。

57000 经验桃奴丸

《简明医彀》卷三。为《医学正传》卷三"桃奴丸"之异名。见该条。

57001 经验秘真丹

《医统》卷七十。即《医学正传》卷六"秘真丹"。见该条。

57002 经验健脾丸(《北京市中药成方选集》)

【组成】党参(去芦)四十两 青皮(炒)四十两 白术(炒)八十两 山楂四十两 茯苓八十两 石斛四十两 橘皮四十两 香附(炙)四十两 山药八十两 神曲(炒)四十两 半夏曲(炒)四十两 甘草四十两 枳实(炒)四十两 麦芽(炒)四十两

【用法】上为细末,过罗,用冷开水泛为小丸。每服二至三钱,温开水送下,一日二次。

【功用】益气健脾,和胃消食。

【主治】脾胃虚弱,饮食不化,中气不足,面黄肌瘦。

57003 经验消肿散(方出《济阴纲目》卷十三,名见《医略六书》卷三十)

【组成】干漆 大麦芽各等分

【用法】上各为细末,以新瓦罐子中铺一重麦芽,一重干漆,如此填满,用盐泥固济,火煅通赤,放冷研为散,但是产后诸疾,热酒调下二钱。

【主治】产后遍身青肿疼痛,及产后血水疾。

【方论选录】《医略六书》:产后血瘀不下,夹食滞而脾气不磨,胃气不化,流于经络,散于四肢,故遍身随处结核青肿疼痛焉。干漆灰化瘀血为水,麦芽灰化食滞通经,热酒调下,务使滞化血行,则经络通畅而血气调和,安有遍身结核青肿疼痛之患乎。

57004 经验涂核散(《鼠疫约编》)

【组成】飞朱砂五钱 木鳖仁八钱 雄黄五钱 大黄五钱 上冰片二钱 真蟾酥二钱 紫花地丁五钱 山慈菇八钱

【用法】上为细末,用小瓷瓶分贮数寸罐,黄蜡封口,俾免泄气。调茶油涂;或用清茶亦可。

【主治】鼠疫;疔疮及小儿生瘰白泡,黄水疮。

57005 经验涂核散

《集成良方三百种》卷中。为《鼠疫约编》"经验化核散"之异名。见该条。

57006 经验烫伤药(《丁甘仁家传珍方选》)

【组成】炙龟版三两 蝉衣三两 生军三两 荞麦三两

【用法】上为末。用菜油调敷。

【功用】止痛。

【主治】水火烫伤,皮脱肉烂,疼痛不堪。

57007 经验调气方(《医方大成》卷三引徐同知方)

【异名】调气汤(《普济方》卷一八二)

【组成】人参 赤茯苓(去皮) 淡木瓜 麦门冬 白

术　白芷　半夏(汤洗)各二两　陈皮　厚朴(姜制,炒)青皮(去白)　甘草　香附子(炒去毛)　紫苏(去枝梗)各一斤　沉香八两　枳壳四两(炒)　大黄(面裹煨,切)二两　草果仁　肉桂(去皮,不见火)　蓬术(煨,切)　大腹皮　丁香皮　槟榔　木香(不见火)各六两　木通(去节)八两

【用法】上为粗末。每服水一盏半,加生姜三片,大枣二个,煎至七分,去滓热服。如伤寒头疼痛才觉得疾,入连根葱白三寸同煎,升降阴阳,汗出立愈;肠腑自利,入粳米煎;妇人血气癥瘕,入艾醋煎,不拘时候。

【功用】调顺营卫,流通血脉,快利三焦,安和五脏。

【主治】诸气痞不通,胸膈膨胀,口苦咽干,呕吐少食,肩背腹胁走注刺痛,及喘急痰嗽,面目虚浮,四肢肿满,大便秘结,水道赤涩,及忧思太过,怔忪郁积,脚气风湿,聚结肿胀,喘满胀急。

57008　经验调经汤(《医统》卷八十四)

【组成】当归(酒洗)一钱　阿胶(炒成珠)　半夏(制)白芍药(酒炒)　人参　牡丹皮　川芎　麦门冬　甘草各七分　桂心　吴茱萸(泡)各二分

【用法】上以水一钟半,加生姜三片,煎八分,空心稍热服。

【主治】月经不调,或前或后,来多来少,或逾月不来,或一月两至。

57009　经验调经汤(《回春》卷六)

【组成】当归　熟地黄　香附各一钱二分　白芍(酒炒)　吴茱萸(炒)　大腹皮　紫荆皮　肉苁蓉各一钱　川芎　条芩各七分　粉草五分

【用法】上到一剂。加生姜三片,大枣一枚,水煎,待经至之日服起,每日一剂。至四剂而止,即经对期。

【主治】妇人经水或前或后,或多或少。

57010　经验理中丸(《饲鹤亭集方》)

【组成】大戟二钱五分　木香二钱　牙皂三钱　黑丑一钱五分　甘遂一钱

【用法】用大枣打丸。每用三钱,匀三次进服。第一次葱白陈酒送下,二次莱菔子汤送下,三次牛膝木瓜汤送下。

【功用】益土胜水,去郁陈莝,破癖蠲饮。

【主治】三十六种水气,湿郁中满膨胀。

57011　经验猪肚丸

《医统》卷七十。为《御药院方》卷六“猪肚丸”之异名。见该条。

57012　经验滑石散(《医统》卷八十五)

【组成】滑石(飞过)一两　白蜜　香油各半盏

【用法】上将油、蜜慢火熬熟三四沸,掠去沫,调滑石末顿服。外以油调,于产妇脐腹上下摩之。立效。

【主治】产难。凡水下胎干,胎滞不生者。

57013　经验蟾酥丸

《经验广集》卷四。为《仙拈集》卷四“内府蟾酥丸”之异名。见该条。

57014　经期腹痛丸(《北京市中药成方选集》)

【组成】熟地八两　桑寄生六两　当归四两　阳春砂四两　党参(去芦)六两　益母草八两　白芍六两　香附(炙)四两　川芎六两　吴茱萸(炙)一两七钱　肉桂(去粗皮)一两七钱

【用法】上为细末,过罗,炼蜜为丸,重四钱,蜡皮封固。每服一丸,温开水送下。

【功能】养血调经,散寒止痛。

【主治】月经不调,经期腹痛,寒热凝结,少腹绞痛。

57015　经进一捻金散(《医方类聚》卷一一三引《经验秘方》)

【组成】丁香　木香　葛花各一钱　葛根三钱　雄黄二钱(另研)

【用法】前四味为散,入雄黄再研匀。轻者服半钱,重者一钱,温酒送下,一日二次,不拘时候。

【主治】新旧一切酒病。

57016　经进龙虎金丹(《普济方》卷九十三引《卫生家宝》)

【组成】黑附子(去皮脐)　川乌头(去皮脐)　虎骨(醋炙)　古文钱(醋碎,研)　当归(生用)　白胶香(生,研)　地龙(去土)　木鳖子(火炮,去皮)　草乌头(盐炒令黄,发熬)　黑牵牛(生用)　苁蓉(酒浸)　牛膝(酒浸)各一两　乳香半两(生,研)　没药(生用)　巴戟(去心)　自然铜(醋淬)各一两

【用法】上为细末,酒煮面糊为丸,如梧桐子大。每服十丸,渐加至三十丸,食前茶盐汤送下。

【主治】一切瘫痪风疾。

【方论选录】黑附子退寒热,川乌头补肾经,虎骨治伤折,古文钱接骨,当归补骨活血,白胶香去麻痹,地龙能行血,木鳖子冲开滞气,黑牵牛除肾腧气,苁蓉补肾经,牛膝补劳,乳香治一切疼痛,没药化内损坏脓血,巴戟治八般腰疼,自然铜治伤筋动骨。

57017　经进骨碎补丸(《普济方》卷九十三引《卫生家宝》)

【组成】五灵脂(拣去砂石,别研极细)　木鳖子(去壳,刼碎,研细入众药用)　生姜(切作片子)　地龙(用麻包定石上搥去土)　黑牵牛(炒令微熟)　草乌(去皮尖,刼作块子,用盐炒令里边俱透)　白胶香(韭煮三二十沸、倾在冷水中,少时控干,别研极细)　黑豆(炒令微熟)　威灵仙(用软脚者,洗去土)　滴乳香(用糯米数粒,同乳香一处,研细入众药用)　天南星(慢灰火中炮去皮用)各一两　麝香一钱(别研,临了将入药)　防风(去苗并芦头)

【用法】上为末,醋糊为丸,如梧桐子大。初服五丸,加至七丸,食后薄荷茶酒送下。

【主治】左瘫右痪。

57018　经验天灵盖散(《医统》卷七十八引《青囊》)

【组成】天灵盖二指大(用白檀香煎汤洗,酥油炙黄色用)　槟榔五枚　阿魏二钱　辰砂一钱(另研)　麝香一钱(另研)　甘遂二钱　安息香三分

【用法】上各为极细末,和匀。每服三钱。用韭白十四茎,青蒿二握,甘草五寸,葱白十四寸,桃枝、柳枝、桑枝、梅枝、酸石榴枝(俱向东、南者)各七寸,上用童便于砂锅内,文武火煎至一升,去滓,分作三盏,调前末药,五更初服一盏。服后只觉欲吐,以白梅肉止之。五更尽觉脏腑鸣,须转下虫及恶物黄水。若一服未下,如人行五七里,又进一服,至天明又进一服。如泻不止,用龙骨、黄连等分为末,热水调下五钱,或吃白粥补之。

【主治】传尸劳虫。

57019　经验对金饮子

《加减灵秘十八方》。为《增补内经拾遗》卷三引《局方》

"胃苓汤"之异名。见该条。

57020　经验何首乌丸《医便》卷一）

【组成】何首乌六两（用黑豆水浸煮晒干再煮，又晒，如前七次）　黄柏四两（一两酒炒，一两乳汁炒，一两童便炒，一两青盐水炒）　松子仁（去壳，净，一半去油，一半不去油）　柏子仁（去壳）　菟丝子（酒煮烂，碾为末）　肉苁蓉（酒焙干，净）　牛膝（酒洗，去芦）　天门冬（去心，焙干）　白术（净，不用油者，去梗）　麦门冬（去心，焙干）　白茯苓（去皮）　小茴香（酒炒）　甘州枸杞子（酒洗炒干）　当归（酒洗，炒干）　白芍药　熟地黄（酒洗，焙干）　生地黄（酒洗，焙干）各二两　人参（去芦）　黄耆（蜜炙）各一两二钱

【用法】上为细末，加核桃仁（去壳并仁上粗皮），研如泥，水和炼蜜为丸，如梧桐子大。每服五十丸，空心酒、米饮任下。半月半效，一月全效。

【功用】久服轻身延年耐久，添精补髓，益气强筋。

【主治】老人衰弱，血气不足，遗尿失禁，须发斑白，湿热相搏，腰背疼痛，齿酸脚软，行步艰难，眼目昏花。

57021　经验黄鸡煎丸《婴童百问》卷八）

【异名】黄鸡煎丸（《医部全录》卷四四四）。

【组成】柴胡　知母　秦艽（洗净）　川楝肉（炒）　宣黄连各一两　胡黄连　芦荟　鹤虱　芜荑　槟榔　丹参　川芎　神曲（炒）　麦糵（炒）　青皮　五灵脂各半两　使君子肉一两半　水银粉一钱　麻子五两　黑豆五升

【用法】上为末，黄雄鸡一只，约斤余，笼之，专以火麻子饲之，至五日后，去毛令净，于背上开孔，去肠肚净，拭干，令前药入鸡腹内，以线缝之，小甑先以黑豆铺甑底厚三寸，安鸡在甑中，四旁将黑豆围裹，上以黑豆盖之，自日出蒸至晚，候温冷，取鸡净肉研和得所，如硬，入酒面糊，同药末为丸，如小豆大。二岁二十丸，米汤送下，不拘时候。如十五岁，温酒送下。

【主治】小儿疳劳，骨蒸潮热，盗汗瘦弱，腹急面黄，食不生肌肉，日夜啼，多渴少食。

57022　经验催生秘方《胎产秘书》卷中）

【组成】鱼胶一两

【用法】用红棉布一尺，卷鱼胶以罐盛贮封固，火煅存性为末。每服一钱，用香油、蜜、酒各半盏调服。

【主治】孕妇胞浆破，沥干不下者。

57023　经验截疟神方《济阳纲目》卷二十三）

【组成】常山　秦艽　木通　川山甲（醋炙黄）各一钱　辰砂半钱（另研）　乌梅（去核）　大枣各七个

【用法】上剉。以水三盏，煎至一盏，先以枣和辰砂末，食后服药。

【主治】疟疾。

57024　经进丁香调气汤《魏氏家藏方》卷二）

【异名】丁香调气汤（《朱氏集验方》卷四）。

【组成】白豆蔻八钱　丁香（不见火）七钱　缩砂仁　干姜（炮，洗）　木香（不见火）　白术（炒）各半两　粉草（炙）一两半　炒盐一两三钱

【用法】上为细末。热汤点服。

【主治】一切气。

57025　经进追异玄元丹《医方类聚》卷八十三引《经验秘方》）

【方源】《医方类聚》卷八十三引《经验秘方》。

【组成】地黄花　紫古子花　紫蜀葵花　青椹子　旱莲子各三钱（阴干）　丁香　香墨一两

【用法】上为细末，蜜为丸，如弹子大。每服一丸，温酒化下。早晨服，至晚便黑；晚服，晓便黑。

【功用】乌须发。

【备考】方中丁香用量原缺。

57026　经效鼠黏根浸酒《圣惠》卷二十五）

【组成】鼠黏根五斤（掘时勿令见风，密房内净洗薄切，密瓷内阴干）　防风五两（去芦头）　附子二两（炮裂，去皮脐）　独活五两　汉防己二两　桂心二两　天麻二两　麻黄二两（去根节）　生地黄八两

【用法】上剉细，用生绢袋盛，以无灰酒三斗浸之，密封。春、夏七日，秋、冬二七日开。每日空腹日午、夜临卧，各温饮一小盏。

【主治】风。

57027　经验万病无忧散《普济方》卷二五六引《医学切问》）

【组成】槟榔　雷丸　贯众　大腹皮各二两　京三棱　蓬莪术　鹤虱　木香各二钱　甘草四两　大黄十两（炒）　粉霜二钱　牵牛（头末）一两半（生者）

【用法】上为细末。每服五钱，五更初，鸡不叫，人不知，井华水调下，天明时取下，其病自出，恶物自下，然后补之。

【主治】沉重气块，水肿、血蛊、气鼓，小肠膀胱偏坠，奔豚气，胃胀，脚气，下膈气翻胃吐食，心气疼痛，肺胀咳嗽，吐血鼻衄，肠风下血，五淋腰疼，三十六种风，二十四般气；妇人赤白带下，癥瘕血块。

【宜忌】忌生冷。

57028　经验化癖千捶膏《鲁府禁方》卷三）

【组成】皮消（提过明净者）　川椒（去目）　蓖麻仁（去壳）各六两　黄香（即拔过松香）三斤　绿豆半斤

【用法】先将绿豆半升，川椒六两，用水二瓢，熬成浓汁，滤去椒、豆，只存净汁，再熬一炷香，入黄香在汁内，再熬二炷香，离火，入皮消，搅匀取出，入石臼内，加蓖麻子仁，陆续捣成膏，为一块，临用时，量积块大小，以热水浴软，捏成一饼。先用麝香少许擦皮肤，使引气透，方覆药，仍以狗皮膏贴，随将有火熨斗，在膏药上熨三五次，再用绢帛勒之，三日一换，可除病根。

【主治】小儿、大人内有积块，发热口臭。

【宜忌】忌食苦菜、豆腐、香椿、王瓜、茄子、鸡、鱼、醋、猪头肉。

57029　经验水陆二仙丹

《景岳全书》卷五十九。为《证类本草》卷十二引《本草图经》"水陆丹"之异名。见该条。

57030　经验加味二妙丸

《医学六要·治法汇》卷五。为《医学正传》卷四"加味三妙丸"之异名。见该条。

57031　经验加味十全汤《医统》卷七十二）

【组成】十全大补汤加益智仁

【用法】水煎，空心服。三服即愈。

【主治】白浊久而不愈者。

57032　经验加减四物汤《医方大成》卷九引徐同知方）

【组成】当归（酒浸一宿）　熟干地黄　白芍药　川芎

各一两

【用法】上剉为散。随病证加减后药煎服。

【主治】妇人诸虚不足。

【加减】血气不调，加吴茱萸一两，甘草半两；胎动下血，加熟艾一块，阿胶七片（末）一钱；补下元，加干姜半两、甘草七分；血崩淋漓不断，加炮附子一个，赤石脂一两；便血及带下，加荆芥、地椒；血气滞，腹内刺痛，加桂；产后伤风头痛，加石膏一两，甘草半两；血风劳，加荆芥、柴胡；潮热，加前胡子、干葛、人参、黄芩；虚热口干，加门冬半两，黄芩一两；呕吐不止，加藿香、白术各半两，人参一钱；产后虚惫，血热烦闷，加生地黄；产后腹胀加枳壳、肉桂各三钱；产后恶露，腹痛不止，加桃仁、苏木、牛膝；产后寒热往来，加柴胡、门冬各半两；经血淋沥不断，加干瑞莲房（炒）；血滞不通，加红花、桃仁各一分；产后闷乱，加茯神、远志各半两；虚而多汗，加煅牡蛎、麻黄粉各半两；妊娠心烦，加竹茹一块；如有败血，则用当归近上节，白芍药易赤芍，熟地黄用生者；大便闭，加大黄、桃仁各一分。

57033 经验远志养心丹

《保命歌括》卷十二。为《直指附遗》卷九"秘传远志养心丹"之异名。见该条。

57034 经验羌活桃仁汤（《保命歌括》卷十三）

【异名】羌活桃仁汤（《寿世保元》卷九）。

【组成】玄胡索 桃仁（去皮尖） 杜仲（炒） 红花 牛膝 破故纸（炒） 苍术（炒） 归尾 羌活 官桂 小茴香（炒）各等分

【用法】水一盏，酒半盏，煎八分，调乳香末少许同服。

【主治】坠堕挫闪，气血凝滞，攻刺腰痛。

57035 经验祛湿煮酒方（《直指附遗》卷三）

【组成】川芎 威灵仙 荆芥 麻黄 防风 天麻 青木香 金毛狗脊 羌活 独活 枳壳各五钱 川乌 草乌各四钱 苍术 陈皮 川当归各五钱

【用法】上咬咀，用好头酒五壶，将药用绢袋悬于坛口，再用重纸裹坛口，再用面糊密糊，勿令泄气，用文武火煮熟。每服五盏为度。

【主治】风湿相搏，遍身手足疼痛者。

57036 经验神仙退云丸

《直指·附遗》卷二十。为《医学纲目》卷十三引李东垣方"神仙退云丸"之异名。见该条。

57037 经验调经种子丸（《医学正印》卷下）

【组成】香附半斤（醋、酒、童便、盐水各浸二两三日）当归（酒洗） 川芎 白芍药（酒炒） 麦门冬（去心） 川续断（酒洗） 条芩（酒炒） 牡丹皮 白茯苓 杜仲（盐水炒断丝） 白术（陈壁土炒） 牛膝（酒洗） 人参（去芦） 阿胶（蛤粉炒）各二两 小茴香（炒）一两 艾叶（醋煮，捣烂作饼，新瓦烙干，研末）一两 怀熟地四两 黑豆（炒去壳）四十九粒

【用法】上为末，醋糊为丸，如梧桐子大。每服五十丸，空心白汤送下。

【主治】妇人不孕，月经不调。

【加减】有痰，加广橘红一两。

57038 经验理中消胀丸（《重订通俗伤寒论》）

【组成】大戟二钱五分 制牙皂三钱 广木香二钱 炒黑丑一钱半 煨甘遂一钱

【用法】用红枣肉捣丸。每服三钱，匀三次进服，第一次葱白陈酒送，二次莱菔子，砂仁汤送，三次牛膝、木瓜汤送下。

【主治】痰胀。湿痰挟气阻滞胸腹，中满腹胀，上气喘逆，二便不利，甚或面肢俱肿者。

【宜忌】体虚者勿服。

57039 经验蟾酥五疳丸（《医便》卷五引陶国佐方）

【组成】南木香（去粗皮） 青皮（去瓤） 肉豆蔻（面包，煨） 芦荟 麦芽（炒） 神曲（炒） 山楂（煮软去核） 千金子（去壳，捶油）各三钱 蟾酥一钱五分 白术（蛤粉炒） 宣黄连（去芦）各二钱 尖槟榔一钱

【用法】上各味精制，为细末，用陈米粉为丸，如粟米大。每服三分或四分，稀粥或米汤吞送下。

【主治】小儿五疳。

57040 经验加麒麟乳香膏（《医方类聚》卷一九一引《瑞竹堂方》）

【组成】南乳香一两 没药半两 松脂五两 天台乌药一两 木鳖子三钱（用仁去皮，二钱） 当归 赤芍药各三钱 小油二两 血竭三钱

【用法】上药除乳香、没药、松脂、血竭等四味外，用前项小油浸乌药等四味，计五日，慢火同煎数十沸，滤去滓，澄清一宿，入南乳香等，用柳木篦子不住搅成膏。外贴患处。

【主治】诸疮肿硬疼痛，及脓溃，肌肉腐烂，兼治腐肉不退。

57041 经验加减解毒活血汤（《鼠疫约编》）

【组成】连翘三钱 柴胡二钱 葛根二钱 生地五钱 当归一钱半 赤芍三钱 桃仁八钱（去皮尖，杵碎之） 红花五钱 川朴一钱 甘草二钱

【用法】一、二、三日病在上焦，药味取其轻清，煎宜六七沸；四、五、六日病在中焦，药味取其稍重，煎宜十沸；七日以后病在下焦，药味取其浓重，煎十余沸。此方药已大剂，水用一碗半，先用大罐煎合沸数，倾入小罐，后入水大罐，再煎再倾，煎汤大半碗服。

【主治】鼠疫。

【方论选录】罗芝园：此方以桃、红为君，而辅以归，去瘀而通壅；翘、芍为臣，而兼以地，清热而解毒；朴、甘为佐、使，疏气而和药，气行则血通；柴、芍以解肌，退热而拒邪，邪除则病愈。惟其对证用药，故能投无不效。

贯

57042 贯众丸（《外台》卷二十六引《集验方》）

【组成】贯众（熬） 石蚕（熬）各五分 狼牙四分 蘆芦二分 蜀漆六分（炙） 僵蚕三分（熬） 雷丸六分 芫荑四分 厚朴三分 槟榔六分

【用法】上为末，蜜为丸。每服三十丸，空心暖浆水送下，一日三次。不知，稍稍加之。白虫用榧子汤服。

【主治】九虫动作，变生诸病。

57043 贯众丸（方出《千金》卷十八，名见《圣惠》卷二十六）

【组成】雷丸 橘皮 石蚕（一方无石蚕） 桃仁（一作桃皮）各五分 狼牙六分 贯众二枚 僵蚕三七枚 吴茱萸根皮十分 芫荑 青葙 干漆各四分 乱发如鸡子大（烧）

【用法】上为末,炼蜜为丸,如梧桐子大。每服七丸,空腹米饮或酒送下。未愈,更加至二七丸。

【主治】心劳,热伤心,有虫长一尺,贯心为病。

57044 贯众丸《幼幼新书》卷三十一引《婴孺方》

【组成】贯众(炒)五分 藋芦(炒)十二分 狼牙子 芜荑(炒)各四分 石蚕 雷丸 蜀漆 僵蚕 厚朴(炙)各三分

【用法】上为末,蜜为丸,如梧桐子大。每服七丸,夜卧、晨起苦酒浆送下,一日三次。知为度。

【主治】九虫。

【方论选录】贯众主白虫,僵蚕主弱虫,藋芦主长虫,狼牙子主胃虫,芜荑主肉虫,石蚕主蛔虫,雷丸主赤虫,蜀漆主肉虫,厚朴主肺虫。

57045 贯众丸《圣济总录》卷七十六

【组成】贯众(刬)一两 黄连(去须) 板蓝根 木香各半两 胡黄连一分 诃黎勒皮 肉豆蔻(去壳)各三分

【用法】上为末,煮面糊丸,如梧桐子大。每服十五丸,煎甘草汤送下,不拘时候。

【主治】伏热下痢脓血。

57046 贯众丸《医学正传》卷四

【组成】贯众五分 白藋芦三分 干漆三分(炒) 厚朴三分 狼牙子四分 僵蚕四分 雷丸六分 雄黄三分 芜荑子五分

【用法】上焙干,炒令黄色,为细末,炼蜜为丸,如梧桐子大。每服五丸,新汲水送下。三服后可渐加至十丸。服之二十日,百病皆愈,三尸九虫自灭,更无传注之患。

【功用】去三尸九虫。

【方论选录】贯众杀伏尸虫,白藋芦杀大肠虫,干漆杀白虫,厚朴杀肺虫,狼牙子杀胃虫,僵蚕杀膈虫,雷丸杀赤虫,雄黄杀尸虫。

57047 贯众汤《圣济总录》卷六十六

【组成】贯众(刬) 苏枋木(刬)各一两

【用法】上为粗末。每服三钱匕,水一盏,加生姜二片,煎至七分,去滓温服,一日三次。

【主治】年深咳嗽,唾脓血。

57048 贯众汤《圣济总录》卷八十

【组成】贯众 黄连(去须)各半两

【用法】上为粗末。每用一钱匕,水一盏,煎三两沸,加龙脑少许,温温漱之。白粥养百日。

【主治】水气肿满,气息喘息,小便不利;并男子、女人虚积,及遍身黄肿,服白丸子第二日觉口气者。

57049 贯众汤《圣济总录》卷一二六

【组成】贯众一两半 乌蛇(酒浸,炙,去皮骨)一两 连翘 生干地黄(焙)各二两 鹤虱(炒)一两 杏仁(汤浸,去皮尖双仁,炒) 桑根白皮(刬)各二两 白蔹一两 威灵仙(去苗土)一两半 白及一两半 大腹皮二两 延胡索一两半 黄耆(细刬)一两半 木占斯一两 甘草(炙)一两 黄连(去须)一两

【用法】上为粗末。每服五钱匕,水一盏半,加生姜五片,煎至八分,去滓,食前温服。

【主治】颈生瘰疬,已针,疮尚不愈者。

57050 贯众汤《卫生家宝》卷五

【组成】贯众不以多少 茱萸三五钱 朴消三五钱

【用法】上用淡醋半升,水二升,同煎至二十沸,去滓,先熏,通手洗之。

【主治】疮肿不散。

57051 贯众汤《回春》卷四

【组成】贯众二钱(净,末) 血余五钱(烧灰) 侧柏叶(捣汁)一碗

【用法】上二末,入柏汁内搅匀,于大碗内盛之,重汤煮一炷香时,取出待温,加童便一小钟,黄酒少许,频频温服。

【主治】积热,吐血成斗,先吐痰而后见血,命在须臾。

57052 贯众汤《准绳·类方》卷五

【组成】贯众四两 (一方加黄连)

【用法】上㕮咀,用净黑豆半升,水三碗煮软。用八金散毕,急将此药急漱其口,以去其毒,恐伤牙齿也。

【功用】安牙。

57053 贯众酒《直指》卷二十五

【组成】贯众

【用法】五更嚼炙肉一片,莫吞,俟虫寻肉,其头向上,却吐出肉,嚼使君子三个,并轻粉一字,吞下,少顷以当晚所煎贯众酒,吞解毒雄黄丸七粒,泻下皆虫也。

【主治】寸白诸虫。

57054 贯众散《外台》卷十六引《删繁方》

【组成】贯众(大者)三枚(切,熬) 干漆三两(熬) 吴茱萸五十粒 芜荑(熬) 胡粉(熬) 槐皮(烧)各四分 杏仁四十枚(去皮尖,熬,研)

【用法】上为末,和胡粉研。每服方寸匕,平旦以井花水调下。

【主治】肾热,四肢肿急,蛲虫生于肾中为病。

【备考】本方方名,《医学正传》引作"千金散"。

57055 贯众散《圣惠》卷五十七

【组成】贯众一两 鹤虱一两(纸上微炒) 狼牙一两 麝香一钱(研细) 芜荑仁一两 龙胆一两(去芦头)

【用法】上为细散。每服二钱,食前以淡醋汤调下。

【主治】蛔虫攻心,吐如醋水,痛不能止。

57056 贯众散《圣惠》卷九十二

【组成】贯众 狗脊 狼牙草 萆薢(刬)各一两

【用法】上为粗散。每服一钱,以水一小盏,煎至五分,去滓温服,不拘时候。

【主治】小儿蛔虫攒心,合眼扑手,心闷。

57057 贯众散方出《证类本草》卷十引《本草图经》,名见《赤水玄珠》卷九

【组成】贯众根

【用法】上为末。每服一钱匕,水调下。

【功用】止鼻血。

57058 贯众散《圣济总录》卷二十六

【组成】贯众(逐叶摘下令净) 黄柏(去粗皮,蜜炙)各等分

【用法】上为散。每服一钱至二钱匕,煎黑豆汁,放温调下。

【主治】大人、小儿伤寒后,余毒有热,下血不止。

57059 贯众散《圣济总录》卷六十八

【异名】管仲散《普济方》卷一八八

【组成】贯众一两　黄连（去须）年老者半两，年少者三分

【用法】上为细散。每服二钱匕，浓煎糯米饮调下，立止。

【主治】❶《圣济总录》：暴吐血、嗽血。❷《杨氏家藏方》：血痢不止，或如鸡鸭肝片，或如小豆汁者。

57060　贯众散《圣济总录》卷九十九）

【组成】贯众（去须）一两　槟榔（炮，剉）三两　当归（切，焙）一两半　鹤虱（去土，微炒）一两　白芜荑（微炒）陈橘皮（汤去白，炒）各一两半　雷丸（炮）一两

【用法】上为散。每服一钱半，煎大枣汤空心调服。以利为度。

【主治】蛔虫。

57061　贯众散《圣济总录》卷一四三）

【组成】贯众三两　鸡冠花五两　甘草（炙）一两　乌梅（去核，炒）　黄连（炒）各二两　麝香当门子二个（细研）

【用法】上为末。每服二钱匕，米饮调下。更分一半研末，面糊为丸，如绿豆大。每服二十丸，米饮送下，相间食前服之。

【主治】肠风、痔瘘久不愈。

57062　贯众散《鸡峰》卷十七）

【组成】贯众一两（火煅存性）　五倍子半两（火煅存性）　白矾二铢（枯）

【用法】上为细末。每服三钱，米饮下。

【主治】肠风下血。

57063　贯众散（方出《百一》卷十六，名见《普济方》卷二八一）

【组成】贯众　吴茱萸　官桂各等分

【用法】上为细末。先以手抓破，以药搽之；用米醋调敷亦得。

【主治】癣。

57064　贯众散《御药院方》卷七）

【组成】黄连　贯众　甘草各三钱　骆驼蓬五钱

【用法】上为细末。每服三钱，冷水调下。

【功用】解一切热毒，及食毒、酒毒、药毒。

57065　贯众散《御药院方》卷八）

【组成】贯众　红藤各四两（上好者）

【用法】上件同为粗末，分作四服，用绵包作四裹。每服一包，用好酒一升，煎至五沸，温服；药滓收着，候四服药滓一处，用水一碗半，熬至五沸，用小口器盒内盛，放被儿内，熏着疮门，就热通手洗，如虫子死后，便不痒痛。*

【主治】肠风痔瘘。

57066　贯众散《普济方》卷二九七）

【组成】贯众一个（大者，捣碎）　草薢二两　白芷二两（好者）

【用法】上为细末。每服二钱，空心、食前用胡桃酒调下；陈米饮亦得。

【主治】痔漏。

57067　贯桑饮《效验秘方·续集》汪履秋方）

【组成】贯众15克　田基黄15克　桑椹子15克　土茯苓15克　平地木15克　虎杖30克　丹皮10克　郁金10克

【用法】每日一剂，水煎二次，早晚分服。

【功用】清热解毒，护肝解郁。

【主治】无或有临床症状的乙肝患者及乙肝病毒携带者。

【加减】若体见肝区胀痛、脘腹满闷不适之时，可加柴胡、枳壳、郁金、川楝子、红花等；如湿热蕴结，肝脾气滞，舌苔黄腻，脘腹胀满，食少泛恶，小便黄赤，则增入苍术、厚朴、半夏、木香、黄连、枳壳、泽泻之类；伴 SGPT 增高，应加用白花蛇舌草、茵陈、垂盆草、苦参、半枝莲等；病久迁延，瘀阻络脉，或正虚肝脾不调，可加桃仁、丹参、红花、三棱、郁金、枳壳理气活血，和络止痛，亦可用当归、白芍、党参、黄芪、白术、茯苓、陈皮、半夏等养肝调脾，扶正补虚。

【方论选录】本方首选苦寒的贯众、田基黄、土茯苓、平地木、虎杖等，入肝脾以清热解毒，化湿辟秽，为抗乙肝病毒的辨病用药；《普济方》有桑椹子善治水肿胀满的记载，因其味酸气凉，能养肝肾，利水消胀，再配上郁金、丹皮二药理气行瘀，更为全面，以利改善肝功能，恢复气血的正常运行。统观全方，意味深长，既不失中医辨证用药的传统特色，又参进辨病内容，针对性强。

57068　贯众五物散《圣济总录》卷一四三）

【异名】五物散（《普济方》卷三十七）。

【组成】贯众（去毛土）　槐花　地榆　黄连（去须）甘草各半两

【用法】上药并生用，为散。每服一钱匕，米饮调下。

【主治】泻血不定。

57069　贯众黄连散《医方类聚》卷一二九引《医林方》）

【组成】贯众　黄连　板兰根　山豆根各等分

【用法】上为粗末。每服三钱，水一大盏，熬汤漱五六次。

【主治】水气。

【备考】原书治上症，先用八宝散水煎，送服烧青丸五日后，再用本方漱之。

承

57070　承气丸《肘后方》卷二）

【异名】调气丸（《圣惠》卷十六）。

【组成】大黄　杏仁各二两　枳实一两　芒消一合

【用法】炼蜜为丸，如弹丸大。和汤六七合服之，未通便服。

【主治】伤寒、时气、温病，十余日不大便者。

57071　承气丸《圣惠》卷十八）

【组成】川大黄一两（剉碎，微炒）　郁李仁一两（汤浸去皮，别研）　枳实一分（麸炒令黄色）　川芒消二两　大麻仁一两（研入）

【用法】上为末，炼蜜为丸，如梧桐子大。每服三十丸，以温水送下，不拘时候，未利再服。

【主治】热病，若十余日不大便者。

57072　承气丸《圣济总录》卷二十一）

【组成】大黄（剉，炒）三分　郁李仁（汤浸去皮，研）枳实（去瓤，麸炒）　朴消（研）各一两

【用法】上为末，炼蜜为丸，如梧桐子大。每服二十丸，生姜汤送下；未利再服，不拘时候。

【主治】伤寒、时气、温热病，大便不通。

57073 承气丸

《普济方》卷三十九。为《圣济总录》卷三十二"大黄丸"之异名。见该条。

57074 承气丸（《家塾方》）

【组成】大黄八钱　消石十二钱

【用法】上为末，面糊为丸，如梧桐子大。每服八分，以枳实厚朴汤送下。

【主治】腹满或燥屎不通者。

57075 承气丸（《丁甘仁家传珍方选》）

【组成】大黄半斤　粉甘草二两

【用法】上为细末，黑糖为丸，如肥皂子大。每服一丸，灯心汤送下。泻下四五次后，用陈米汤补正。如恐脾胃受伤，接服橘饼扶脾丸。

【主治】一切伤食。

57076 承气汤（《千金》卷九）

【组成】枳实五枚　大黄四两　芒消半升　甘草二两

【用法】上㕮咀。以水五升，煮取三升，适寒温分三服，如人行五里一服。取下利为度，若不得利尽之。

【主治】❶《千金》：少阴病得之二三日，口燥咽干者。少阴病得之六七日，腹满不大便者。❷《普济方》引《千金》：下血。

【方论选录】《千金方衍义》：变大承气为调胃承气，专取甘草通调之力以缓消、黄之急也。更加枳实于调胃承气方中，较大承气中厚朴，虽辛温、辛苦不同，而泄满之功则一。

57077 承气汤（《千金》卷十六）

【组成】前胡　枳实　桂心　大黄　寒水石　知母　甘草各一两　消石　石膏　栝楼根各二两

【用法】上㕮咀。以水一斗，煮取三升，分三次服。

【主治】气结胸中，热在胃管，饮食呕逆，渴者。

【方论选录】《千金方衍义》：承气者，承制逆上之气也。此方虽借承气之名，实取《金匮》大黄甘草汤之制，以治胸中客热，加前胡、枳实以下气，知母、石膏、寒水、栝楼以化热，消石、桂心为伏热之开导也。

【备考】《千金翼》有栀子，无枳实。

57078 承气汤（《圣惠》卷十五）

【组成】川大黄一两（剉碎，微炒）　枳实半两（麸炒微黄）　川朴消一两　厚朴半两（去粗皮，涂生姜汁炙令香熟）

【用法】上为粗散。每服四钱，用水一中盏，煎取六分，去滓温服，不拘时候。以利为度。

【主治】时气五日，肠胃中有结燥，胸中壅闷，或时谵语。

57079 承气汤（《圣惠》卷三十九）

【组成】茯神一两　麦门冬一两（去心）　人参一两（去芦头）　青竹茹半两

【用法】上为散。每服五钱，以水一大盏，加大枣三枚，煎至五分，去滓温服，一日三次。

【主治】中毒吐却恶毒物后，觉胸心安稳。宜服此。

【宜忌】三二日内宜食粥。

57080 承气汤（《普济方》卷九十六）

【组成】厚朴四两（去皮）　姜二两（同捣烂，焙干）　大黄二两　枳实半两（麸炒去瓤）　芒消一两半

【用法】上除芒消外，并为粗末。每服十钱，水二盏，煎一盏半，去滓，入芒消半钱匕，搅匀，再煎三二沸，微热服。

【主治】刚痉，大便不通十数日。

57081 承气汤

《外科发挥》卷六。为《伤寒论》"调胃承气汤"之异名。见该条。

57082 承气汤（《摄生众妙方》卷四）

【组成】大黄　朴消　豆豉　枳实　厚朴各等分

【用法】上用水二钟，煎至八分，空心温服。

【功用】发汗，泻下，去脏毒。

57083 承气汤（《痘科类编释意》卷三）

【组成】大黄　厚朴　枳实各一钱　甘草五分　芒消一钱

【用法】加生姜三片，水煎，食前服。

【主治】❶《痘科类编释意》：痘疮发热腹痛，大渴烦躁，大便闭，狂妄者；痘疮焦黑，烦渴顿闷，喘促而厥逆，大便不通者。❷《麻疹全书》：胃腑实热，口噤胸满，卧不着席，脚挛急，大便闭结不通。

【方论选录】此开滞下利之方也。厚朴苦温以去痞，枳实苦寒以泻满，芒消咸寒以润燥软坚，大黄苦寒以泻实去热，甘草甘平调诸药，稍缓其峻急之性。

57084 承泽丸（《千金》卷二）

【组成】梅核仁　辛夷各一升　葛上亭长七枚　泽兰子五合　溲疏二两　藁本一两

【用法】上为末，炼蜜为丸。食前服如大豆二丸，一日三次，不知稍增。恶甘者，和药先以苦酒溲散，乃纳少蜜和为丸。

【主治】妇人下焦三十六疾，不孕绝产。

【加减】若腹中无坚癖积聚者，去亭长，加通草一两。

【方论选录】《千金方衍义》：承泽丸专破子脏积血。子脏属冲脉，紧附妊阴而主风木。故取梅仁之酸平以泄厥阴风热，则亭长得振破血之威；辛夷、藁本、溲疏三味，《本经》一治寒热风头脑痛，一主妇人阴中寒肿痛，一止遗溺利水道；更用泽兰子统理妇人三十六病，一举而内外风气悉除，胞户积血尽扫。

57085 承气浴汤（《理瀹》）

【组成】当归二两　大黄一两　芒消　甘草五钱

【用法】煎汤摩腹。或熬膏贴。

【主治】大肠燥结。

57086 承气化毒汤（《万氏家抄方》卷六）

【组成】枳实　厚朴（姜炒）　大黄（酒炒）　槟榔　甘草

【用法】水煎服。

【主治】❶《万氏家抄方》：痘疮，狂妄发躁，手足宜热而反冷，阳极似阴，谓之阳厥。❷《痘疹全集》：痘疮，六腑秘结，狂妄烦躁，口干作渴，其脉洪数沉紧者。

57087 承气生化汤（《医方简义》卷六）

【组成】制军三钱　川芎三钱　全当归六钱　桃仁泥二钱　炮姜五分　炙甘草五分

【用法】水煎，加酒三匙冲服。

【主治】产后胃燥，亡津液，大便结闭。

57088 承气转精丸（《魏氏家藏方》卷八）

【组成】木香（切，不见火）　黑牵牛（瓦上炒，半生半熟）　甘遂（洗净）　枳壳各一分（去瓤，麸炒）　半夏（米泔浸一宿，净洗，入姜汁中浸，晒）

【用法】上为细末，酒面糊为丸，如梧桐子大。每服二十丸，木瓜数片煎酒送下，二更时服。如病重，壮人一服可增作四五十丸。服后六十日内，不得服甘草之药。初用此药下之，只用一服。

【主治】脚气冲心痛。

57089　承气养荣汤（《瘟疫论》卷上）

【异名】养荣承气汤（《重订通俗伤寒论》）。

【组成】知母　当归　芍药　生地　大黄　枳实　厚朴

【用法】加生姜，水煎服。

【功用】《重订通俗伤寒论》：润燥兼下热结。

【主治】❶《瘟疫论》：瘟疫下证，以邪未尽，不得已而数下之，间有两目加涩，舌反枯干，津不到咽，唇口燥裂，热渴未除，里证仍在者。❷《会约》：瘟疫，血虚体弱，里证未尽。

【方论选录】《重订通俗伤寒论》：方以四物汤去川芎，重加知母，清养血液以滋燥，所谓增水行舟也。然徒增其液，而不解其结，则扬汤止沸，转身即干，故又以小承气去其结热，此为火盛烁血，液枯便秘之良方。

57090　承气合小陷胸汤（《温病条辨》卷二）

【组成】生大黄五钱　厚朴二钱　枳实二钱　半夏三钱　栝楼三钱　黄连二钱

【用法】水八杯，煮取三杯，先服一杯，不下再服一杯，得快利，止后服，不便再服。

【主治】温病三焦俱急，大热大渴，舌燥，脉不浮而躁甚，舌色金黄，痰涎壅甚，不可单行承气者。

57091　承气泻胃厚朴汤（《圣济总录》卷九十七）

【组成】厚朴（去粗皮，生姜汁炙）　三分　大黄（剉，炒）二两　枳壳（去瓤，麸炒）　甘草（炙）各半两

【用法】上为粗末。每服五钱匕，水一盏半，煎至一盏，去滓，空心温服。取利为度。

【主治】胃实腹胀，水谷不消，溺黄体热，鼻塞衄血，口喝唇紧，关格不通，大便苦难。

57092　承气兼三黄竹叶石膏汤（《济阳纲目》卷九）

【组成】枳实一钱　厚朴二钱　大黄三钱　朴消二钱　石膏五钱　知母一钱　黄连　黄柏　黄芩各七分　山栀仁一钱　甘草五分

【用法】上作一服。加竹叶七片，水煎，空心服，通利三五次，以白粥补。热深者，二服方能通利，在临时消息之。

【功用】去积热瘴毒。

【主治】过食煎熘酱面等厚味，而感岚瘴之毒。

九 画

玳

57093 玳瑁丸(《圣惠》卷二十二)

【异名】七宝丸(《圣济总录》卷六)。

【组成】生玳瑁五两(捣罗为末) 安息香五两(用酒煮似糊,用绢滤去滓) 朱砂二两(细研,水飞过) 雄黄半两(细研) 琥珀一两(细研) 麝香一分(细研) 龙脑一钱(细研)

【用法】上研匀,以安息香糊为丸,如鸡头实大。用童便三合,生姜自然汁半合,相合暖过,研下三丸,不拘时候。

【主治】急风及中恶,不识人,面青,四肢逆冷。

【宜忌】《圣济总录》:孕妇不可服。

57094 玳瑁丸(《圣惠》卷六十九)

【组成】生玳瑁屑一两 生金屑半两(细研) 自然铜半两(细研) 不灰木一两(用牛粪火烧通) 珍珠末一两 琥珀一两(细研) 犀角屑一两 铁粉三分(细研) 牛黄一分(细研) 朱砂三分(细研,水飞过) 龙脑一分(细研) 麝香一分(细研)

【用法】上为末,入研了药,重研令匀,以炼蜜为丸,如鸡头实大。每服五丸,煎麦门冬汤嚼下,不拘时候。

【主治】妇人血风,心神烦热,恍惚多惊,不得睡卧。

57095 玳瑁丸(《圣惠》卷七十三)

【组成】玳瑁一两 麒麟竭半两 乳香半两 没药半两 须灰(故锦)三分 续断一两 安息香半两

【用法】上为末,以蜜及安息香熬炼,和诸药末为丸,如绿豆大。每服二十丸,食前以温酒送下。

【主治】妇人赤带,下不止。

57096 玳瑁丸(《圣济总录》卷七)

【组成】玳瑁(镑) 丹砂(研) 雄黄(研) 白芥子各半两 麝香(研)一分

【用法】上为末,再同研匀,别以银石器酒煎安息香一两为膏,和丸如绿豆大。每服十丸,温童便送下,不拘时候。

【主治】中风不语,精神冒闷,兼治忽中恶不语。

57097 玳瑁汤(《奇效良方》卷六十五)

【异名】玳瑁散(《医统》卷九十一)。

【组成】生玳瑁 生犀(各以冷水浓磨汁)各二合

【用法】同搅令匀。每服半合,微温,一日四五服为佳。

【主治】时行豌豆疮及赤疮疹子,未发者令内消;已发者,解利毒气,令不太盛。

【方论选录】玳瑁、犀角,其性微寒,以治热毒。二药皆治瘟疫蛊瘴,解百毒,通血脉,消痈肿,故用以解蕴毒,而宜

服也。

57098 玳瑁散(《圣惠》卷八十)

【组成】玳瑁屑 延胡索 当归(剉,微炒) 赤鲤鱼鳞(烧灰) 麝香(细研)各三分 琥珀 水蛭(炒令黄) 牡丹 蒲黄 益母草子 香墨各半两

【用法】上为散,入研了药令匀。每服一钱,以温酒调下,不拘时候。

【主治】产后败血冲心,运绝(晕厥)。

57099 玳瑁散(《小儿斑疹备急方论》)

【组成】生玳瑁(水磨浓汁)一合 獤猪心一个(从中取血一皂子大,同研)

【用法】上以紫草嫩茸浓煎汤调,作一服。

【主治】疮疹热毒内攻,紫黑色,出不快。

57100 玳瑁散(《圣济总录》卷一六〇)

【组成】玳瑁(镑)三分 蒲黄 琥珀(别研如粉) 好墨 牡丹(去心)各半两 赤龙鳞(即鲤鱼皮,烧灰) 芎劳 延胡索 当归(微炙)各三分

【用法】上为散。每服二钱匕,用暖生姜酒调下,淡醋汤亦得,不拘时候。

【主治】产后败血不下,上冲心闷,腹痛。

57101 玳瑁散(《普济方》卷三〇四)

【组成】面末 独头蒜

【用法】上同杵,用玳瑁簪头内疮孔中。虫出愈。

【主治】狐尿疮。

57102 玳瑁散

《医统》卷九十一。为《奇效良方》卷六十五"玳瑁汤"之异名。见该条。

57103 玳瑁郁金汤(《通俗伤寒论》)

【组成】生玳瑁一钱(研碎) 生山栀三钱 细木通一钱 淡竹沥二瓢(冲) 广郁金二钱(生打) 青连翘二钱(带心) 粉丹皮二钱 生姜汁二滴(冲) 鲜石菖蒲汁二小匙(冲) 紫金片三分(开水烊冲)

【用法】先用野菰根二两,鲜卷心竹叶四十支,灯芯二小帚(五六分),用水六碗,煎成四碗,取清汤分作二次煎药。

【功用】开窍透络,涤痰清火。

【主治】热陷包络,蒸液为痰,迷漫心孔,其人妄言妄见,疑鬼疑神,神志昏蒙,咯痰不爽。

【方论选录】何秀山:本方以介类通灵之玳瑁,幽香通窍之郁金为君,一则泄热解毒之功,同于犀角,一则达郁凉心之力,灵于黄连。臣以带心连翘之辛凉,直达包络以通窍;丹皮之辛串善清络热以散火,引以山栀、木通,使上焦之

郁火，屈曲下行，以下焦小便而泄。佐以姜、沥、石菖蒲汁，辛润流利，善涤络痰。使以紫金片芳香开窍，助全方诸药透灵；妙在野菰根功同芦笋，而凉利之功，捷於芦根；配入竹叶、灯心轻清透络，使内陷包络之邪热及迷漫心孔之痰火，一举而肃清之。此为开窍透络，涤痰清火之良方。

珀

57104 珀珠散（《金鉴》卷四十）

【组成】琥珀末一钱　珍珠末五分　朱砂末五分　飞滑石六钱　甘草末一钱

【用法】上药合匀，分三服。每服三钱，引用整木通（去粗皮）煎汤调服。

【主治】溺血而诸药不效，所溺之血成块，窍滞不利，茎中急疼欲死者。

珍

57105 珍奇散（《玉案》卷六）

【组成】珍珠　芦甘石（煅）　紫草茸各三钱　麝香枯矾各二分

【用法】上为细末。吹入耳内。

【主治】耳疮并耳内流脓。

57106 珍宝饮（《玉案》卷五）

【组成】当归　白芍　人参　白茯苓　生地各一钱蒲黄二钱（炒黑）　香附　川芎　白术　甘草　黄连各八分

【用法】入大枣二个，水煎，食前温服。

【主治】月信一月两至，或数日一至者。

57107 珍宝散（《玉案》卷三）

【组成】珍珠三钱　硼砂　青黛各一钱　冰片五分黄连　人中白各二钱（煅过）

【用法】上为细末。掺之。

【主治】口内诸疮。

57108 珍珠丸（《幼幼新书》卷十引《吉氏家传》）

【组成】北寒水石（硬尖者）

【用法】细研如粉，以雪水浸三宿，又研，以水澄下脚为度，再研取五钱，为细末，倾出纸上，摊一宿，收入瓷盒内。每服一字，以鸡子清为丸，仍以鸡子清磨下。

【功用】镇心。

【主治】惊风。

【宜忌】大热方可服。

57109 珍珠丸（《幼幼新书》卷十引郑愈方）

【异名】白丸子。

【组成】脑　麝各一字　粉霜　腻粉各一钱

【用法】上研为细末，用糯米汁为丸，如芥子大。每服三丸，糯米汤送下。

【主治】小儿惊风。

57110 珍珠丸（《宣明论》卷十四）

【组成】巴豆霜　腻粉各二钱　滑石二钱　天南星一钱半　蝎梢二十四个　续随子二十四个（去皮）　粉霜一钱半

【用法】上为极细末，以糯米粥为丸，如黄米大。小儿一岁以下，每服一至三丸，十五岁每服五丸至十丸，点茶汤送下；荆芥汤亦得。量虚实加减。

【主治】小儿虚中积热，惊痫等疾。

57111 珍珠丸（《丹溪心法附余》卷二十二引《全婴方》）

【组成】白附子一钱（泡）　滑石一钱　巴豆十五粒（去油）　轻粉一钱　天南星一钱（制）　（一方有蝎尾半钱）

【用法】上为末，面糊为丸，如绿豆大。三岁每服一二丸，葱白汤送下。

【主治】小儿急惊风发搐，涎潮壮热及痰嗽壅塞，肚腹胀硬。

57112 珍珠丸（《御药院方》卷十一）

【组成】珍珠末　朱砂　雄黄　轻粉　蝎梢各一钱

【用法】上为细末，粳米饭和为丸，如粟米大。每服二十丸，薄荷汤送下，不拘时候。

【功用】治风化痰。

【主治】《普济方》：惊风发搐。

57113 珍珠丸

《医方类聚》卷二四六引《新效方》。为《幼幼新书》卷八引《博济》"真珠丸"之异名。见该条。

57114 珍珠丸（《医方类聚》卷二四四引《医林方》）

【组成】半夏　白面各等分

【用法】上为末，生姜自然汁为丸，如绿豆大。每服三十丸，水煮熟服。

【主治】小儿呕吐不止。

57115 珍珠丸（《医方类聚》卷二五二引《医林方》）

【组成】枯白矾　寒水石（烧过成粉）各等分

【用法】上为细末，水打面糊为丸，如黄米大。每服二十丸，毛香汤温下。

【主治】小儿泻后脾虚，吐食不止。

57116 珍珠丸（《普济方》卷一八〇引《郑氏家传渴浊方》）

【组成】生珍珠一两　麝香　龙脑　人参　天花粉干葛　白茯苓　甘草　紫草各二两　朱砂　黄连各半两

【用法】上为末，酒糊为丸，如鸡头子大。每服用麦门冬汤，细嚼咽下，含化为妙。

【主治】消渴。

57117 珍珠丸

《普济方》卷三七〇。为《圣惠》卷八十五"真珠丸"之异名。见该条。

57118 珍珠丸

《普济方》卷三七一。即《圣惠》卷八十五"真珠丸"。见该条。

57119 珍珠丸

《普济方》卷三八四。为《圣惠》卷八十五"真珠丸"之异名。见该条。

57120 珍珠丸

《普济方》卷三八四。为《圣惠》卷八十五"真珠丸"之异名。见该条。

57121 珍珠丸

《普济方》卷三八五。为《圣惠》卷八十三"真珠丸"之异名。见该条。

57122 珍珠丸（《婴童百问》卷二）

【组成】白附子　滑石　轻粉各一钱　巴豆十五粒（去油）　全蝎半钱

【用法】上为末，糊丸如小豆大。三岁每服一丸、二丸，葱汤送下。

【主治】小儿急惊风,涎潮壮热,痰气上壅。

57123 珍珠丸《万氏家抄方》卷五)

【组成】天花粉三钱 僵蚕(炒去丝)二钱 珍珠(豆腐内煮半日)三钱 人参三钱 胆星四钱 雄黄二钱 辰砂五钱(水飞,一半为衣) 琥珀二钱 礞石(煅)三钱 犀角三钱 麝香五分 牛黄七分 甘草一钱 冰片二分

【用法】上为细末,竹沥为丸,如芡实大,朱砂为衣。薄荷汤送下。

【主治】小儿急慢惊风,痰涎壅盛,癫狂谵妄。

57124 珍珠丸《杂病源流犀烛》卷六)

【组成】珍珠 麝香各三钱 熟地 当归各一两半 枣仁 人参 柏子仁各一两 犀角 茯神 沉香各五钱 冰片一钱 虎睛一对

【用法】上为细末,炼蜜为丸,朱砂、金箔为衣。每服五十丸,日午、夜卧各用薄荷汤送下。

【主治】肝虚不寐。

57125 珍珠丸《中药成方配本》苏州)

【组成】珠粉一钱 西牛黄五分 天竺黄五分 制南星五钱 琥珀三钱 胡黄连二钱 广木香三钱 雷丸三钱 槟榔五钱 炙鸡内金一两 银柴胡三钱 飞朱砂三钱

【用法】上药除朱砂外,各取净末和匀,用米汤泛丸,如芥子大,将朱砂为衣,约成丸四两。每日三次,每次五厘,食前开水化服。乳儿酌减。

【功用】化痰。

【主治】小儿痰多。

57126 珍珠丸《江苏省中药成药标准暂行规定汇编》第一册)

【组成】鸡内金五钱 轻粉八分 巴豆霜八分 六神曲九两 枳实(炒)三钱 珍珠一钱 牛黄八分 黄连二钱 陈胆星三钱 天竺黄三钱 川贝母三钱 半夏(制)三钱 桔梗三钱 僵蚕三钱 全蝎三钱 雄黄三钱 玄参三钱 夏枯草五钱

【用法】珍珠、牛黄、轻粉另研极细,余药共轧为细粉,混合再研,过罗,用冷开水泛为小丸,另取朱砂细粉一两六钱为衣。一岁每服二粒,每增一岁增加一粒,十岁以上者十粒为度,日服二次,温开水送下。

【功用】化痰,消积,镇惊。

【主治】由热结痰多引起的咳嗽喘急,腹部膨胀,疳积,虫积,及惊风抽搐。

【宜忌】忌食生冷及不易消化之物。

57127 珍珠丸（内蒙古自治区蒙药制药厂)

【组成】麝香 牛黄 犀(广)角 珍珠 藏红花 紫檀香 白檀香 海金砂 白云香 沉香 石膏 丁香 诃子 栀子 川楝子 方海 肉桂 草果仁 黑巨胜 白巨胜等二十九味

【用法】上药除牛黄、犀(广)角、麝香、珍珠、藏红花五味各另研细粉外,其余诃子等二十四味分别挑选洁净,按处方要求炮制后,共研成细粉,与上述牛黄等五味细粉兑匀,加牛奶等辅料,凉开水泛丸,朱砂为衣。每服2.5~3.5克,每日一至二次,温开水送服。

【功用】通络化痰,舒筋活血,除湿散风,清热解毒。

【主治】白脉病,半身不遂,风湿,类风湿,肌筋萎缩,神经麻痹,肾损脉伤,瘟疫热病,瘰疬疮疡,久热不愈。

【备考】白脉病乃蒙医术语,白脉包括大脑,小脑,延脑,脊髓,以及各种神经。白脉病包括口眼歪斜,四肢麻木,肌肉萎缩,偏瘫,小儿麻痹,言语不清,神经衰弱,高血压等症。

57128 珍珠丹《医宗说约》卷五)

【组成】皂荚(去筋子)八两 小槟榔(干切)六两 黑白丑(洗净,浮水者不用)各四两 巴豆肉六钱(捶碎,包夏布中)

【用法】上药和一处,用阴阳水十四碗,与药共煮,水尽,取起巴豆晒干,磨为细末,瓷瓶收贮。每服男用七九分,女用六八分,黑糖拌。治水蛊用川贝母、秦艽、花粉各一钱,真苏子九分,煎汤送下三分,隔一日,服药一次。

【功用】追虫去积,消食逐滞,消膨胀,通便结,化痰垢,疏滞气,推陈致新。

【主治】虫积、膨胀。

【备考】《一盘珠》有庄黄,无黑白丑。

57129 珍珠丹《全国中药成药处方集》重庆方)

【组成】珍珠一钱 炉甘石八两 琥珀七分 龙骨四分 赤石脂四分 钟乳石六分 朱砂五分 血竭二分 象皮五分

【用法】先将炉甘石火煅飞净,珍珠、血竭另研,象皮与朱砂同余药共研细末,合匀后,每两再加冰片二钱研细,玻璃瓶装。用时外掺患处。

【主治】外症疮疡溃烂,不生肌肉。

57130 珍珠粉《饮膳正要》卷一)

【组成】羊肉一脚子(卸成事件) 草果五个 回回豆子半升(捣碎,去皮)

【用法】上同熬成汤,滤净,羊肉切乞马,心、肝、肚、肺各一具,生姜二两,糟姜四两,瓜齑一两,胡萝卜十个,山药一斤,乳饼一个,鸡子十个,作煎饼,各切,次用麻泥一斤,同炒,葱、盐、醋调和。

【功用】补中益气。

57131 珍珠散《永乐大典》卷一一四一二引《卫生家宝》)

【组成】晚蚕沙二两 谷精草一两 夜明砂一两 石决明三两(煅)

【用法】上为细末。每一大钱,米泔水调,如赤肿上翳,用猪肝夹药扎定,泔一盏,煎至七分,先熏后服。

【主治】目翳。

57132 珍珠散

《医方类聚》卷二四五引《施圆端效方》。为《博济》卷四"真珠散"之异名。见该条。

57133 珍珠散《医方类聚》卷七十引《烟霞圣效方》)

【组成】白腻滑石一两 乳香二钱(另研) 盆消七钱

【用法】上为极细末。每用一字,噙水搐之。

【功用】清利头目,截赤定痛。

【主治】目赤痛。

57134 珍珠散《普济方》卷三七四引《仁存方》)

【组成】朱砂一分 珍珠末二钱 雄黄一分 全蝎一钱 蝉退七个

【用法】上为末。每服一字至半钱,煎金银薄荷汤送下,竹沥调尤好。

【功用】化痰退热。

【主治】惊风发搐。

57135　珍珠散《医方类聚》卷二十三引《必用全书》

【组成】米珠一字　桂府滑石二两　没药半两　乳香半两　马牙盆消一两　麝香　脑子各少许

【用法】上为极细末。每用一字，噙水，鼻中吹之。妇人，童子吹；男子，女儿吹。

【主治】偏正头疼、眼疼、牙疼。

57136　珍珠散

《普济方》卷八十二。即《圣惠》卷三十二"真珠散"。见该条。

57137　珍珠散

《普济方》卷一〇一。即《圣惠》卷二十"真珠散"。见该条。

57138　珍珠散《普济方》卷三一七）

【组成】珍珠三分（细研，水飞过）　水精三分（细研，水飞过）　铅霜三分（细研）　人参一两（去芦头）　茯神一两　朱砂一两（细研，水飞过）　雄黄半两（细研）　金箔五十片（细研）　银箔五十片（细研）　琥珀三分（细研）

【用法】上为细末，入研了药令匀。每服半钱，用薄荷汁调下，不拘时候。

【主治】妇人风邪，神识不安，癫狂言语失次，如见鬼神。

57139　珍珠散《普济方》卷三六九）

【组成】珍珠末　马牙消　寒水石　太阴元精各一分龙齿　铅霜　朱砂各半两　牛黄　麝香各半两

【用法】上为细末。每服半钱，以新汲水调下，不拘时候。

【主治】小儿热病，心神狂躁，身热如火，头痛烦渴，眠卧不安。

57140　珍珠散

《普济方》卷三八五。为《圣济总录》"真珠散"之异名。见该条。

57141　珍珠散《万氏家抄方》卷三下）

【组成】炉甘石不拘多少（炭火中煅，先用黄连煎汁淬过，焙干）　冰片适量

【用法】用当归、黄连、芍药、生地、薄荷、荆芥、防风、蔓荆子、甘草各等分煎汁，将炉甘石浸一昼夜，焙干，研，入小瓶内，水浸，使出火毒，然后再乳极细，次加冰片，亦乳极细，相和点之。

【主治】烂眩赤眼。

57142　珍珠散《万氏家抄方》卷四）

【组成】珍珠一分（以纸裹灯上烧过，吹去灰，细研）琥珀五厘　黄柏末一分半　血竭　孩儿茶　熊胆　轻粉冰片各一分　麝香五厘　乳香二分　没药二分（俱置箸上，于新瓦上炙去油）　炉甘石二分半（制法：每石四两，用黄连、黄柏、黄芩各五钱，煎汤分作三半碗。将石火煅一炷香，浸在一碗内吃干，再煅一炷香，另浸一碗内吃干，又煅又浸，如此三次，取起细研）

【用法】共研极细末。用苦参、防风、荆芥、甘草、黄柏、大黄各等分煎汤，洗净敷之；如肿，用桃叶、槐叶煎汤，入生矾五钱，冷洗；如再不消，用细茶、川椒、炒盐各一钱，煎汤冷洗自消。

【主治】下疳疮。

57143　珍珠散《古今医鉴》卷十五）

【异名】真珠散（《疡科捷径》卷中）。

【组成】黄连末　黄柏末　乳香　没药　孩儿茶　轻粉　官粉（煅）　五倍子（炒）　珍珠（研）　象牙（刲）各等分

【用法】上为末。以米泔水洗净，掺患处。

【主治】下疳疮。

57144　珍珠散《痘疹全书》卷下）

【组成】珍珠粉　片脑　玄明粉　硼砂　人中白　槐皮各等分

【用法】上为末。先以荆芥汤洗患处，后吹前药末于口内。

【主治】痘后舌上生疮，赤者谓之赤口疮，白者谓鹅口疮。

57145　珍珠散《医方考》卷四）

【组成】琥珀　珍珠粉　铁粉　天花粉　朱砂　寒水石　牙消　大黄（酒浸）　生甘草各等分

【用法】上为末。每服三钱，用薄荷汤调下。

【主治】男、妇、小儿五脏积热，心胸闷乱，口干舌燥，精神恍惚，癫狂等证。

【方论选录】明可以安神，琥珀、珍珠皆明物也，故用之以安神魄；重可以去怯，铁粉、朱砂皆重物也，故用之以定惊狂；寒可以去热，消、黄、水石，皆寒物也，故用之以除积热；热之盛者必渴，天花粉可以生津；火之炽者必急，生甘草所以缓急。

57146　珍珠散《便览》卷四）

【组成】珍珠（新大者）一钱　干漆（烧烟净）三钱　莪术（醋煮）三钱　三棱（醋煮）三钱　胡黄连二钱（无黄连代当归五钱）　川芎二钱　红花三钱　白术一钱　黄芩一钱

【用法】上为末。每服五分，米汤或盐汤空心任下。一日一服，不可间断。

【主治】经脉不行，成干血气及癥瘕积聚。

57147　珍珠散《回春》卷八）

【组成】枯白矾　雄黄　珍珠　黄柏　官粉（煅过）各等分

【用法】上为末。以米泔水洗疮令净后擦药。

【主治】下疳疮。

57148　珍珠散《外科正宗》卷三）

【异名】月白珍珠散（《外科大成》卷一）。

【组成】青缸花五分（如无，用头刀靛花轻虚色翠者代之，终不及缸花为妙）　珍珠一钱（不论大小，以新白为上，入豆腐内煮数滚，研至极细无声方用）　真轻粉一两

【用法】共研千转，细如飞面，方入罐收。凡下疳初起，皮损搽之即愈；腐烂疼痛者，甘草汤洗净，猪脊髓调搽；如诸疮不生皮者，用此干掺，即可生皮，又妇人阴蚀疮，或新嫁内伤痛甚者，亦可搽此极效，汤泼火烧痛甚者，用玉红膏调搽之。

【主治】下疳皮损腐烂，痛极难忍及诸疮新肉已满，不能生皮；又汤泼火烧，皮损肉烂，疼痛不止者。

57149　珍珠散《明医指掌》卷八）

【组成】朴消（净者）一钱　炉甘石二钱　麝香少许片脑少许

【用法】上为极细粉。点眼内眦。

【主治】一切眼病。

57150 珍珠散（《济阳纲目》卷一〇一）

【组成】炉甘石 黄连各一斤

【用法】上将黄连煎汤，以火煅炉甘石通红，入黄连汤内淬之，如此七次，去黄连不用，将炉甘石研令极细，用水飞过，澄取沙脚，阴干，再入乳钵内复研过，每炉甘石末一两，入片脑一钱，研匀。每用少许，先以井花水洗眼净，用金银簪点入眼大小眦头，若多年风烂眼，只入麝香少许，点之。

【主治】暴赤热眼，肿胀痒痛，羞涩。

57151 珍珠散（《玉案》卷三）

【组成】人中白二钱 铜青五分 珍珠 麝香 牛黄各三分 南枣（煅灰）六分

【用法】上为极细末。吹于患处。

【主治】走马牙疳。

57152 珍珠散（《诚书》卷八）

【组成】珍珠 海螵蛸 滑石 辰砂各一钱 人参 附子（炮）各二钱 全蝎（制） 甘草（炙） 麝各五分 金箔 银箔各五十片 龙脑一角

【用法】上为末。灯心、麦冬汤下。

【主治】客忤恍惚叫啼，溲赤，吐黄。

57153 珍珠散（《外科大成》卷二）

【组成】珍珠 石膏（炒） 赤石脂 轻粉各一钱 白龙骨三钱 冰片二分 孩儿骨（狗胎骨亦可）五分

【用法】上为细末。掺之。

【功用】长肉生肌收口。

【主治】痈疡。

57154 珍珠散（《尤氏喉科秘书》）

【组成】龙骨一钱（煅） 珍珠一钱 儿茶五分 海螵蛸一钱 参三七二钱 没药 乳香（去油）各五分 降香节一钱（忌用铁器） 象皮一钱（炙脆） 朱砂五分 冰片一厘

【用法】上为细末。用棉花蘸药塞患处，以指按之勿动，二三次即止。

【主治】牙宣。

57155 珍珠散（《痘疹正宗》卷下）

【组成】珍珠（生研极细，粗恐伤肠胃）一钱 牛黄五分

【用法】上为极细末。以此散或五分或三分蜜水调下。

【主治】舌疔、喉痈、疔疮入喉，结毒内府，及一切要害之毒。

57156 珍珠散（《张氏医通》卷十五）

【异名】珍珠十宝散（《外科方外奇方》卷二）。

【组成】炉甘石（制如绛雪膏法，净）八两 珍珠（煅，净）一钱 琥珀（净末）七分 龙骨（煅，水飞，净）四分 赤石脂（煅，水飞净）四分 钟乳石（甘草汤煮一伏时，水飞净）六分 朱砂（水飞净）五分 麒麟竭二分 象皮（焙干为末）五分

【用法】上为极细粉。每药一钱，入冰片二分，研匀和调，敷上立长。

【主治】不拘何疾，溃烂不肯长肉者。

【备考】方中珍珠，《外科方外奇方》作"珍珠母"。

57157 珍珠散（《张氏医通》卷十五）

【组成】珍珠（生，研） 绿豆（生，研） 豌豆（烧存性）

发灰各等分 （一方无绿豆，加冰片少许）

【用法】上为散。脑脂调，银针挑破，口含清水，吮去毒血，涂之。

【主治】痘疔。

57158 珍珠散（《医部全录》卷二七九引《良方》）

【组成】蛤粉 牡蛎各等分

【用法】上为细末。绢袋盛，扑。

【主治】阴汗。

57159 珍珠散（《医学心悟》卷四）

【组成】珍珠一钱五分 玛瑙一钱五分 琥珀一钱五分 珊瑚一钱五分（以上四味俱用豆腐煮过再研） 硼砂五分 熊胆五分（用笋壳盛，烘脆为末） 龙脑四分 麝香二分五厘 瓜竭七分五厘 朱砂（细研水飞）七分五厘 黄连末（去须芦，细研）五分 明乳香（箸上炙干）五分 没药（箸上炙干）五分 炉甘石（按法炮制为主）一两五钱

【用法】上各为细末，用上细粉罗筛过，再照分数称定，合为一处，研万匝，复以棉纸筛过，瓷罐收贮，听用。

【功用】《中药成方配本》：清火止痛，消肿退翳。

【主治】❶《医学心悟》：眼目障翳初起。❷《中药成方配本》：风火红眼，障翳胬肉，迎风流泪，老年昏花。

【备考】《中药成方配本》有石蟹，无血竭。

57160 珍珠散（《惠直堂方》卷三）

【组成】芦甘石五钱 防风 生地 甘草 连翘 花粉 白芷 大黄各三钱

【用法】上煎浓汁，火煅炉甘石令红，淬汁内，再煅再淬，以汁尽为度，冷定研细末，加冰片二分，研匀掺疮上，以膏盖之。

【功用】生肌。

【主治】痈疡疮口不敛。

57161 珍珠散（《外科全生集》卷四）

【组成】硼砂 雄精 川连 儿茶 人中白 冰片 薄荷 黄柏各等分 大破珠减半

【用法】上为极细末。以刀点之，吹之立效。

【主治】❶《外科全生集》：牙疳、牙根红肿。❷《外科证治全书》，喉痈、喉间红肿疼痛。

57162 珍珠散

《金鉴》卷五十二。为《幼幼新书》卷二十三引《万全方》"真珠散"之异名。见该条。

57163 珍珠散（《徐评外科正宗》卷二）

【异名】奇效八宝丹（《春脚集》卷四）、八宝丹、珍珠犀黄八宝丹（《梅氏验方新编》七集）、珍珠生肌散（《药奁启秘》）。

【组成】珍珠一钱（人乳浸三日，夏天须每日换乳，研极细如飞面） 血竭五分 儿茶五分 石膏一钱（煅） 炉甘石一钱（以黄连五分煎汁煅淬，研极细，水飞净） 赤石脂一钱（煅） 陈年丝吐头五分（煅存性） 冰片一分二厘

【用法】上各为细末，再称准，共研极匀，瓷瓶收贮，勿令泄气。用时掺疮面。

【功用】生肌长肉，平口收功。

【主治】诸毒脓腐已尽，未收口者。

【备考】方中珍珠，《春脚集》、《梅氏验方新编》均作"珠母"。

57164　珍珠散（《疡科心得集·家用膏丹丸散方》）

【异名】珍珠生肌散（《增订治疗汇要》卷下）。

【组成】珍珠三钱（生研）　炉甘石一两（煅）　石膏一两五钱（在童便内浸四十九日，朝晒夜露，不可经雨，煅研）

【用法】上为极细末。掺之。

【功用】止痛生肌收口。

57165　珍珠散

《良方合璧》卷下。为《疡科遗编》卷下"金花散"之异名。见该条。

57166　珍珠散（《理瀹》）

【组成】龙骨（煅）二钱　海螵蛸一钱　珍珠三厘　儿茶　朱砂　象皮　乳香　没药　冰片各五分

【用法】上为细末。吹患处；治牙落出血，棉团蘸水蘸药置患处，以指抵实之。

【主治】❶《理瀹》：牙宣、牙落血不止。❷《成方制剂》：疮毒溃疡，腐肉已净，久不收口。

【加减】血虚龈痒，加白芷。

【备考】本方去海螵蛸，加血竭，名"珍珠生肌散"（见《成方制剂》）。

57167　珍珠散（《外科传薪集》）

【组成】珍珠五钱　石膏（煅）五钱　西黄一分　冰片二分

【用法】上为细末，外掺疡面。

【功用】生肌长肉。

57168　珍珠散（《北京市中药成方选集》）

【组成】白石脂（煅）三两　龙骨（煅）五两　石膏（煅）二两　石决明（煅）二十五两

【用法】上为极细粉，过罗，兑入麝香二钱五分，冰片一两，珍珠粉二钱五分，研细混合均匀。用开水将疮口洗净，按患处大小，取药粉敷患处。

【功用】祛毒消肿，生肌长肉。

【主治】疮疡溃烂，流脓流水，肌肉不生，久不收口。

57169　珍珠膏（《医统》卷九十一）

【组成】珍珠十五粒　豌豆四十九粒　发余（烧灰）不拘多少

【用法】上为末，用干胭脂，水调成膏。先用银簪拨开疗口，将药点入疗内，即皆变为红白色矣。

【主治】痘疔。

57170　珍珠膏（《眼科锦囊》卷四）

【组成】虎肉二分　虎胆　冰片各五分　珍珠一钱　蛇骨一钱五分　炉甘石　银朱各二分五厘

【用法】上为细末。调炼蜜用之。

【主治】内外二障及烂眼。

57171　珍黛散（《成方制剂》9册）

【组成】冰片　滑石　牛黄　青黛　珍珠

【用法】上制成散剂。吹撒涂搽患处，一日3～4次；症状较重者可加服半瓶，一日2～3次。

【功用】清热解毒，消炎止痛，生肌收敛。

【主治】口舌生疮，复发性口腔溃疡及疱疹性口腔炎。

57172　珍合灵片（《中医方剂临床手册》）

【组成】珍珠层粉　灵芝　甘草

【功用】养心安神。

【主治】心律失常，心悸，失眠。

【临床报道】女性更年期综合征：《上海医药》[2000，21（1）：32]珍合灵片治疗女性更年期综合征36例疗效观察，结果：治疗前后自身配对 t 检验表明均有极显著差异（$P <$0.001）；改善症状总有效率达82.35%；能明显减轻女性绝经期前后诸症的各项症状；并能降低肝肾阴虚型及肾阳亏虚型患者亢进的植物神经—交感神经功能。

57173　珍珠子丸（《中国医学大辞典》）

【组成】珍珠一钱　胡黄连二钱　槟榔　牛黄　天竹黄　天南星（制）各五钱　银柴胡　白雷丸　西琥珀　广木香各三钱　鸡内金十具　赤金箔二十张

【用法】上为细末，陈米煎汤泛丸，如芥子大。七岁以下，每服一丸，熟汤送下，惊风加倍。男女大小量病轻重加减，以三十丸为则，每日三次。

【主治】小儿急慢惊风，痰迷心窍，夜卧惊悸，烦躁不宁。

【宜忌】忌食生冷、腥气、油腻、面、蛋等物。

57174　珍珠母丸

《医宗必读》卷十。为《本事》卷一"真珠丸"之异名。见该条。

57175　珍珠母丸

《医略六书》卷二十五。为《保命集》卷下"珍珠粉丸"之异名。见该条。

57176　珍珠母丸（《中医临症备要》）

【组成】珍珠母　生地　熟地　党参　当归　柏子仁　酸枣仁　茯神　龙齿　沉香

【功用】养肝熄风。

【主治】痴呆。目光不活，言语迟钝，四肢举动亦不灵便，脉象迟缓，兼见头晕、多汗、心悸、艰寐。

【备考】原书治上症，用本方加全蝎。

57177　珍珠粉丸（《保命集》卷下）

【异名】珍珠母丸（《医略六书》卷二十五）。

【组成】黄柏一斤（新瓦上烧令通赤为度）　真蛤粉一斤

【用法】上为末，滴水为丸，如梧桐子大。每服一百丸，空心温酒送下。

【主治】❶《保命集》：白淫，梦泄，遗精及滑出而不收。❷《医略六书》：阴虚白浊，脉涩数者。

【方论选录】阳盛乘阴，故精泄也。黄柏降火，蛤粉咸而补肾阴也，兼治思想所愿不得。

57178　珍珠粉丸（《内经拾遗》卷一）

【异名】真珠粉丸（《景岳全书》卷五十七）。

【组成】珍珠三两　蛤粉　黄柏（新瓦上炒赤）各一斤

【用法】上为末，水为丸，如梧桐子大。每服百丸，空心酒送下。

【主治】溲出白液。

57179　珍珠粉丸（《医统》卷七十引丹溪方）

【组成】黄柏　真蛤粉各一斤　珍珠二两　樗根白皮一斤

【用法】上为末，滴水为丸，如梧桐子大。每服一百丸，空心温酒送下。

【主治】精滑白浊。

57180　珍珠粉丸（《医方考》卷四）

【组成】牡蛎粉（取血色者，炙） 黄柏各一斤 珍珠三钱

【主治】湿热在中、下二焦，令人便浊者。

【方论选录】燥可以去湿，故用牡蛎粉；苦可以胜热，故用黄柏；滑可以去着，故用珍珠。

57181 珍珠粉丸（《女科切要》卷二）

【组成】樗皮（炒黄） 黄柏（盐水炒） 青黛 蛤粉 滑石 珍珠各等分

【用法】上为末，神曲糊丸。

【主治】白浊不止。

【方论选录】方用樗皮、黄柏能燥湿清热，青黛能解郁热，蛤粉咸寒引下，滑石利窍，珍珠宁神定志。

57182 珍宝三生丹（《疡医大全》卷二十八）

【组成】火麻仁 大黄 山萸肉 山药 菟丝子 枳壳（炒） 槟榔 牛膝各三两 郁李仁 车前子 独活各三两五钱

【用法】上为末，蜜为丸，如梧桐子大。每服百丸，茶、酒任下。

【主治】半肢瘫痪，痉痫。

57183 珀活命丹（《玉案》卷五）

【组成】牛黄 琥珀 珍珠 蟾酥 朱砂各一钱 蝼蛄七个 地鳖虫七个

【用法】上为细末，人乳为丸。每服五分，空心白滚汤送下。

【主治】单腹胀。

57184 珍珠十宝散

《外科方外奇方》卷二。为《张氏医通》卷十五"珍珠散"之异名。见该条。

57185 珍珠十宝膏（《疡医大全》卷九）

【组成】珍珠一钱（豆腐包煮） 轻粉 杭粉各五钱 潮脑四钱 乳香（去油） 没药（去油）各二钱 白蜡八钱 琥珀八分 冰片三分

【用法】先将猪板油四两，入锅熬化去渣，再入白蜡化净，离火，入研细珠、轻、杭、乳、没五末，将凝始下冰片、琥珀、潮脑和匀，冷定收贮。用时以净手心抿脚，挑放掌心，溶化涂之。

【功用】生肌定痛。

【主治】痈疽火毒及一切刀伤斧砍，咬伤，杖疮。

57186 珍珠八宝丹（《饲鹤亭集方》）

【组成】珍珠 象皮 冰片 乳香 没药 鸡内金各三钱 生龙骨 赤石脂各二两 血竭 轻粉各四钱 铅粉一两 辰砂二钱

【用法】上为末。掺患处。

【功用】止血定痛，生肌长肉。

【主治】金疮，刀疮，跌扑损伤，或一切疮毒，久不收口者。

57187 珍珠八宝丹（《上海市药品标准》）

【组成】珍珠 冰片各1.5克 赤石脂15克 龙骨 儿茶 血竭各9克 乳香 没药 象皮各6克 朱砂3克

【用法】上为细末。每用少许撒于患处，外贴膏药。

【功用】祛腐生肌，收口止痛。

【主治】疮毒破溃，脓水将尽，久不收口者。

57188 珍珠八宝丹（《中药成方配本》）

【组成】珠粉五分 西牛黄一分五厘 琥珀一钱五分 冰片三分 龙骨三钱 制甘石二钱 黄连五分 煅赤石脂二钱

【用法】上药各取净末，和匀，再研至极细为度，约成粉九钱五分。将药粉掺患处，用白玉膏盖贴。

【功用】生肌收口。

【主治】溃疡臁疮，久不收口。

57189 珍珠八宝丹（《中医皮肤病学简编》）

【组成】赤石脂9克 制甘石9克 乳香2克 海螵蛸9克 血竭2克 没药2克 珠粉2克（后下） 冰片2克（后下）

【用法】上为细末。外用。

【主治】硬结红斑溃疡型。

57190 珍珠人牙散（《张氏医通》卷十五）

【组成】人牙（煅）五钱 珍珠一钱 血竭五分

【用法】上为散。每服四五分，酒浆调服。

【主治】痘疮毒伏心肾，黑陷神昏。

57191 珍珠天麻丸（《普济方》卷三七〇）

【异名】真珠天麻丸（《袖珍小儿》卷二）。

【组成】天南星（炮） 天麻 白附子（炮）各一钱 腻粉半钱 巴霜一字 芫荽（炮炒） 全蝎 滑石各一钱半

【用法】上为末，水煮细面糊为丸，如绿豆大。每服一岁五丸，二岁十丸，随大小加减，薄荷汤点茶送下。以通为度。

【主治】急惊风，痰热壅盛，吊肠锁肚撮口。

57192 珍珠牛黄散（《成方制剂》9册）

【组成】冰片 薄荷 川贝母 灯心草 儿茶 黄柏 牛黄 硼砂 青黛 珍珠 朱砂

【用法】上制成散剂。每瓶装0.6克。吹敷患处，一日数次。

【功用】清热解毒，消肿止痛。

【主治】热毒壅盛引起的白喉，咽喉肿痛，喉痹口疳。

【宜忌】禁食辛辣热物。阴虚喉痹口疳者不宜。

57193 珍珠龙脑丸（《普济方》卷一七七）

【组成】人参 神砂 珍珠各半两 银箔五十片 脑子一钱 天花粉一两 黄连半两（去须）

【用法】上为末，炼蜜为丸，如鸡头米大。每服一丸，细嚼，用麦门冬汤送下，空心、临午及卧时服。

【功用】镇心安神。

【主治】消渴。

57194 珍珠生肌散

《增订治疗汇要》卷下。为《疡科心得集·家用膏丹丸散方》"珍珠散"之异名。见该条。

57195 珍珠生肌散

《药奁启秘》。为《徐评外科正宗》卷二"珍珠散"之异名。见该条。

57196 珍珠生肌散

《成方制剂》4册。即《理瀹》"珍珠散"去海螵蛸，加血竭。见该条。

57197 珍珠冰片散（《疮疡经验全书》卷二）

【组成】珍珠 红绒末 人中白（煅） 鸡内金（煅存性） 铜青 青靛 黄连 孩儿茶 细牙茶各一钱 枯矾

二钱　冰片五分　麝香二分

【用法】上为细末。先用蚌水澈净患处,每掺入之,一昼夜一二十次。

【主治】骨槽风。

57198　珍珠冰硼散

《成方制剂》7册。即《外科正宗》卷二"冰硼散"加珍珠。见该条。

57199　珍珠拨云散（《全国中药成药处方集》沙市方）

【组成】飞甘石二两　硼砂二钱（煅）　珍珠　麝香各三分　番硇砂五分　荸荠粉八钱　琥珀　熊胆各五分　正梅片一钱二分　云黄连（泡水）五分　朱砂三分

【用法】上为极细末,装小玻璃瓶内,严密封固,勿使药性挥发。用消毒牙签尖端蘸凉开水一滴,再蘸药末少许,点入大小眼角。每日约点二或三次。点药后闭目休养。

【主治】风热上壅,结膜发炎,目红肿痛,热泪羞明,翳障遮睛,睑痒赤烂。

【宜忌】结膜无炎症忌用。

57200　珍珠胃安丸（广州白云山制药总厂）

【组成】珍珠层粉　陈皮　徐长卿　豆豉　生姜甘草

【用法】上药磨粉,过100目筛,混匀,水泛制丸。每服1.5克,一日四次,饭后及睡前服。

【功用】和中宽胃,行气止痛。

【主治】胃及十二指肠溃疡。

【临床报道】消化性溃疡:《江西医学院学报》[2003,43(2):58]珍珠胃安丸治疗消化性溃疡28例,4周后,观察临床症状及胃镜下溃疡愈合情况并比较两组之间的差异,结果:治疗组总有效率是96%（27/28）,对照组总有效率是87.4%（19/22）。两组总有效率相比较,有显著性差异（$P<0.05$）。结论:珍珠胃安丸对常见的消化性溃疡的治疗效果优于雷尼替丁。

【现代研究】药效学研究:《中国药师》[2008,11（9）:1037]珍珠胃安丸药效学研究,结果显示:珍珠胃安丸对溃疡具有良好的保护作用,可用于胃、十二指肠溃疡治疗。珍珠胃安丸对三种类型胃溃疡模型的保护作用及抑制胃蛋白酶活性作用强于西咪替丁。

【备考】《成方制剂》本方组成用量:珍珠层粉450克,甘草350克,豆豉姜50克,陈皮100克,徐长卿50克。

57201　珍珠退翳散

《普济方》卷八十。即《直指》卷二十"真珠退翳散"。见该条。

57202　珍珠消积丸（《成方制剂》19册）

【组成】巴豆霜　半夏　川贝母　胆南星　黄连　鸡内金　僵蚕　桔梗　六神曲　牛黄　轻粉　全蝎　天竺黄　夏枯草　雄黄　玄参　珍珠粉　枳实　朱砂

【用法】上制成丸剂,每75粒重约1克,口服,一次一岁2粒,二岁3粒,按年岁增加,十岁以上一次10粒,一日2次。

【功用】化痰热,消积滞。

【主治】小儿咳喘热痰,腹胀疳积。

【宜忌】忌食生冷及难消化物。

57203　珍珠象牙膏（《寿世保元》卷九引黄宾江方）

【组成】珍珠（用豆腐一块,切两片,将珠铺在内,两片合住缚定,入水煮三炷香为度,研细末）一钱　象牙末一钱　天花粉末五分　官粉末一钱　白蜡一钱　香油五钱

【用法】上共合一处,入碗内,重汤煮化,澄成膏,纸摊,贴患处。

【主治】顽疮恶毒,年久不愈。

57204　珍珠琥珀散（《医门八法》卷四）

【组成】珍珠　琥珀　牛黄各五分

【用法】上为细末。每服一字,土蜂窠煎汤为引。

【主治】小儿久咳成风,痰壅气闭。

57205　珍珠滚痰丸（《串雅内编》卷一）

【组成】半夏五十粒　巴豆三十粒（去壳）

【用法】二味同煮,待半夏熟烂,取出巴豆,止用半夏,烘干为细末,米糊为丸,如菜子大,朱砂为衣,晒干。每服七丸,用萝卜汁送下。大人倍之。

【主治】小儿痰塞心胸,及癫痫痰厥与喉闭有痰者。

57206　珍珠龙脑生肌散（《便览》卷四）

【组成】降真香五钱（用香油滚七次）　儿茶五钱　牙末二钱　枯矾二分　珍珠二分　片脑二分

【用法】上为极细末,瓷罐收,黄蜡封口。用清米泔水洗净拭干,掺上。

【主治】下疳,牙疳,诸色疳疮。

57207　珍珠黄金丹长药（《中医皮肤病学简编》）

【组成】五倍子31克　硫黄46克　珍珠3克　金箔125张　樟脑31克　枳壳62克　雄黄31克　白矾3克　炒椿根白皮（臭椿）25克

【用法】上为细末,外用。

【主治】白癜风。

57208　珍珠犀黄八宝丹

《梅氏验方新编》七集。为《徐评外科正宗》卷二"珍珠散"之异名。见该条。

57209　珍珠镇缓解痉汤（《效验秘方》李炳茂方）

【组成】珍珠母30克　朱砂（冲）0.1克　琥珀6克　茯苓15克　白芍15克　甘草10克　地龙15克　蜈蚣3条　当归10克　远志10克　菖蒲10克

【用法】水煎,房事前半小时顿服。

【主治】阳痿、早泄、不射精、遗精、性恐惧症等。

珊

57210　珊瑚散（《圣惠》卷三十三）

【组成】珊瑚三分　龙脑半钱　朱砂一分

【用法】上先研珊瑚、朱砂如粉,次入龙脑,更研令匀。每以铜箸取一米许点之,每日三四次。

【主治】眼赤痛,后生肤翳,远视不明,痒涩。

57211　珊瑚散（《圣惠》卷八十九）

【组成】珊瑚半两

【用法】上为细粉。每点时,取如黍米大,纳在翳上,一日两次。

【主治】小儿眼有障翳。

57212　珊瑚蒸

《串雅外编》卷二。为《医说》卷一引许胤宗方"黄耆防风汤"之异名。见该条。

57213　珊瑚膏（《袖珍》卷三）

【组成】玄精石一斤（为粗末）　桂府滑石一斤（为粗末）　黄连十两　秦皮十两（切细）　龙胆草十两　苦楝根十两　五倍子十两　当归五两　赤芍药五两　大栀子五两　杏仁五两　蕤仁五两（捣破）　槐枝二斤（切三寸许）　柳枝二斤（切三寸许）

【用法】玄精石至五倍子七味，用大锅盛水二大桶，煎至一半去滓，将细生绢滤过，瓷器盛放；当归至柳枝七味，亦用水二桶，煎至一半去滓，再将细生绢滤过，亦用瓷器盛放；白砂蜜五斤，先用小油搽锅内，慢火炼蜜紫色为度，将前二次煎成药水同煎数沸，再用生绢滤过，再熬至一半，入铜锅内，下硼砂五两，猪胆（大者）五个，慢火煎，用铁铲不住手搅，熬成稀膏。以珊瑚半两为粗末，用水一大碗，煎数沸，去滓不用，入前熬成稀膏半斤内，又下炉甘石二两，黄丹二两，用水飞过，将铁铲不住手搅，煎成稠膏，下上等片脑一钱，麝香一钱，研细，入药内搅匀，于瓷器内盛放。每用皂角子一大块，冷水半鸡子壳许，于小盏内浸化研开，点眼或洗眼亦得，临卧点用奇效。

【主治】远年近日不睹光明，一切杂患病眼五轮不损者。

57214　珊瑚膏

《疡医大全》卷十一。为《寿世保元》卷六引薛巡兵方"仙传珊瑚紫金膏"之异名。见该条。

57215　珊瑚紫金膏

《中国医学大辞典》引验方。为《寿世保元》卷六引薛巡兵方"仙传珊瑚紫金膏"之异名。见该条。

毒

57216　毒淋汤（《衷中参西》上册）

【组成】金银花六钱　海金沙三钱　石韦二钱　牛蒡子二钱（炒，捣）　甘草梢二钱　生杭芍三钱　三七二钱（捣细）　鸦胆子三十粒（去皮）

【用法】先将三七末、鸦胆子仁开水送服，再服余药所煎之汤。

【主治】花柳毒淋，疼痛异常，或兼白浊，或兼溺血。

【加减】若兼受风者，可加防风二三钱；若服药数剂后，其疼瘥减，而白浊不除，或更遗精者，可去三七、鸦胆子，加生龙骨、生牡蛎各五钱。

【临床报道】慢性淋病：《实用中医药杂志》[2000，16（6）：14]毒淋汤治疗慢性淋病50例，结果：治愈35例，占72%；有效10例，占20%；无效4例，占8%；总有效率为92%。

57217　毒腐散（《济众新编》卷五）

【组成】砒霜　蟾酥各一钱　巴豆（去油）　白丁香　轻粉各五分　麝香　大蜘蛛　蛇含草　雄黄各四分　糯米三钱（青黛水浸）

【用法】上为末，黄蜡、松脂、香油调敷患处。

【主治】连珠瘰疬。

57218　毒油神膏（《青囊全集》卷上）

【组成】香油一斤　藤黄二两

【用法】上药熬枯去渣，入白蜡二两。

【功用】杀虫止臭，退红除肿。

【主治】一切取割铅码枪子、硫黄硝毒、火疮肉烂，挪接痛甚。

【加减】接骨，加紫草、苏木、生地、红花、川柏、归尾；凉血生肌，入四六、甘石、龙骨粉、象皮、云连、川柏、白芷；拔毒生肌，入甘石、红粉；涂火疮，入轻粉、梅片。

【宜忌】此膏头部禁用，入口伤人，慎之慎之。

57219　毒消滤水饮（《喉科种福》卷三）

【组成】犀角八钱　黄芩四钱　栀子四钱　僵蚕五钱（酒炒）　青黛五钱　黄连三钱　木通四钱　生大黄一两（泡服）　知母四钱　牛子四钱　芒消四钱　龙胆草三钱　全蝉四钱（去土）　生石膏一两

【主治】瘟疫白喉，病已入里，证极危险者。

【加减】大便不闭，去芒消，加甘草一钱，大黄煎服。

【宜忌】方中芒消孕妇忌服。

奏

57220　奏凯和解饮（《救偏琐言·备用良方》）

【异名】木七（《痧症全书》卷下）、六十三号小过方（《杂病源流犀烛》卷二十一）。

【组成】金银花　土贝母　牛蒡子　山药　白扁豆　山楂　荆芥　当归各一钱　人参四分　甘草三分

【用法】水二钟，加核桃肉一个，莲肉六粒，煎七分，空心温服。

【功用】调理和解。

【主治】痘疮收痂，厚而滋润，寝食俱安者。

春

57221　春风散（《古今医鉴》卷九）

【组成】僵蚕　黄连（俱到）　朴消　白矾　青黛各五钱

【用法】腊月初一，取猪胆五个，将上药装入胆内，缚定，用青纸裹，将地掘一方坑，长阔一尺，上用竹竿横吊，以胆悬定于内，候至立春日取出，置当风处吹干，去皮，以药研末，密收。吹喉。

【主治】咽喉肿痛，缠喉风闭塞。

【备考】《理瀹》无青黛，有薄荷，朴消作"火消"。

57222　春水散（《医方类聚》卷七十引《烟霞圣效方》）

【组成】青盐　白矾　花碱　盆消　朴消各一两　黄丹二钱　绿豆粉二两　薄荷半斤（取霜）

【用法】将前五味取生姜自然汁一两和匀，于铁器内枯干，与他药同为细末。入龙脑少许，点之。

【功用】除昏退翳，截赤定疼。

【主治】目翳，赤眼。

57223　春冰散（《御药院方》卷九）

【组成】大黄（生）一两　盆消二两　薄荷　甘草（微炒）各三两

【用法】上为细末。每服二钱，食后新水一盏调服，入蜜少许亦可。

【主治】脾肺积热，咽喉赤肿疼痛。

57224　春冰散（《医统》卷六十一）

【组成】枯矾　青盐各三钱　黄丹（水飞）二钱　雄黄二分　冰片三分　盆消（锅内煅白）一两

【用法】上为极细末。点眼。

【功用】除瘀热。

【主治】风眼。

57225 春和膏（《千金珍秘方选》）

【组成】白芷 当归 木香 川附子 穿山甲 木通 防风 荆芥 番木鳖 白芥子 僵蚕 青皮 核桃各二两 川草乌各一两 生半夏三两 生军三两 南星三两 青葱四两 蒲公英三两

【用法】上切碎，用麻油十二斤浸三日，煎枯去渣，黄丹收膏，熔入松香五钱候冷，再加丁香四钱，肉桂二两，琥珀一两，麝香三钱，为末。和匀收贮，用时摊贴之。

【主治】阴寒痰毒，乳疖。

57226 春泽汤（《普济方》卷一三三引《御药院方》）

【组成】泽泻三钱 猪苓三钱 赤茯苓 白术各二钱 官桂一钱 人参 柴胡 麦门冬各二钱

【用法】上咬咀，依证如法修制。每服五钱，水一盏半，灯草二十根，同煎八分，去滓，空心服。

【主治】伤寒表里不解，发渴饮水，小便赤涩，阴阳不分，疑贰之间。

【临床报道】产后尿潴留：《吉林中医药》[2003，23(11)：28]春泽汤治疗产后尿潴留，结果：48 例病人中，除 3 例伴有发热、白细胞增高、重度尿路感染配合抗生素等西药治疗外，其余均为中药治疗。其中服药 2 剂痊愈者 30 例，服用 4 剂痊愈者 15 例。

57227 春泽汤（《得效》卷二）

【组成】人参 白术 茯苓 泽泻 猪苓

【用法】水煎服。

【主治】伤暑烦渴，引饮无度，兼治伤寒温热，表里未解，烦渴引水，水入即吐，或小便不利。

【临床报道】水逆证：《中医杂志》[1983，(1)：44]马某某，女性，回族。患儿于半年前某日中午外出拾柴，劳累汗出，口渴难忍，回家后暴饮生冷水二瓢，自觉胃脘胀满，夜寐不安，半夜后吐出清稀痰涎半碗许始得安睡。第二天晨起即觉口干，渴欲饮水，水入则吐，半年来未见好转，亦未延医诊治。就诊时心下胀满，活动时，胃脘有振水声，呕吐清水后腹中肠鸣，漉漉有声，脘腹微痛，喜热恶冷，大便微溏，小便不利，四肢欠温。舌质淡，苔白腻水滑，脉弦滑稍缓，诊为水逆之证。治以温化，春泽汤增损治之。处方：桂枝 9 克，茯苓 9 克，炒白术 9 克，猪苓 9 克，泽泻 10 克，党参 6 克，生姜 6 克，代赭石 12 克（先煎）。每日一剂，水煎温服，连服五剂，药后呕吐止，诸症减轻，继进前方去代赭石十剂，后以六君子汤加味而竟全功。

57228 春泽汤（《医钞类编》卷十）

【组成】人参 白术 茯苓 泽泻 猪苓 肉桂 甘草（炙）

【用法】加生姜、大枣，水煎服。

【主治】肠虚泄泻，小便不利。

57229 春笋丹（《痘疹仁端录》卷十四）

【组成】春笋尖（晒干为末）五钱 雄鸡冠血（若少，多用鸡血亦可） 羊心血 猪尾血（三血合用以布盛阴干）二两一钱 老虾（打成饼，焙干）二两一钱 紫草三钱 老鹰爪三分 穿山甲（前爪）

【用法】上为末。每用一匙，如虚者，保元汤调下，热者，干汁汤调下，俱用鹿血三分服。

【主治】痘疮初起。

【备考】方中穿山甲用量原缺。

57230 春容散（《古今医鉴》卷九引黄宾江方）

【组成】白附子六钱 枯矾三钱 硫黄五钱 黑铅（炒枯）三钱 密陀僧二两 轻粉一钱 黄丹（飞过）一钱 麝香二分

【用法】上为末。先将冷水擦红处，湿后以末药擦之，不可擦破。

【主治】面上肺风疮。

【宜忌】忌酒色恼怒。

57231 春雪膏（《杨氏家藏方》卷十一）

【组成】蕤仁二钱（去皮，细研） 脑子一钱（别研） 杏仁十四个（去皮尖） 朴消（别研） 硼砂（别研）各半钱

【用法】上将蕤仁、杏仁研细，次入诸药研匀成膏子。每用一粟米许点之。

【主治】风毒气攻冲眼目，翳膜遮障，隐涩难开，或发肿痛，攀睛胬肉。

57232 春雪膏（《普济方》卷七十三引《卫生家宝》）

【组成】南硼砂二钱 脑子半钱 蕤仁（去壳）二钱

【用法】上研细烂，乳汁调成膏。以铜箸点之。

【功用】去翳膜。

【主治】赤眼，翳膜。

57233 春雪膏（《局方》卷七淳祐新添方）

【异名】蕤仁春雪膏（《原机启微》卷下）、春雪眼药膏（《吉人集验方》）。

【组成】脑子二钱半（研） 蕤仁（去皮壳，压去油）二两

【用法】用生蜜六钱，将蕤仁、脑子同和。每用铜箸或金银钗股，大小眦时复少许点之，治连眶赤烂，以油纸涂药贴。

【主治】肝经不足，内受风热，上攻眼目，昏暗痒痛，隐涩难开，昏眩赤肿，怕日羞明，不能远视，迎风流泪，多见黑花。

【备考】《医方一盘珠》有熊胆，无脑子。

57234 春雪膏（《朱氏集验方》卷九）

【异名】玄明春雪膏（《医统》卷六十一）。

【组成】硼砂三钱 脑子一钱 通明朴消半两

【用法】上为细末，入乳钵研，再用细绢罗过。每用小钱光弦者点津液，沾药末，入目中，闭囊时，令药匀，方开眼，泪出为度。

【主治】眼目赤肿，翳障羞明。

57235 春雪膏（《医学正传》卷五引东垣方）

【组成】朴消不拘多少。

【用法】上药置豆腐上蒸化，待流下，以瓷器盛之。点眼。

【主治】赤眼。

57236 春雪膏（《得效》卷十五）

【组成】寒水石 石膏 滑石 赭石 朴消各五钱 甘草三钱

【用法】上为末。每服二钱 井水调下。

【功用】凉心除烦。

【主治】热极壅盛，心热烦闷。

57237 春雪膏

《玉机微义》卷二十九。即《卫生宝鉴》卷十"加味春雪膏"。见该条。

57238 春雪膏（《永乐大典》卷一一四一三引《野夫多效方》）

【组成】好净蜜一斤 川黄连四两（于砂锅内加甜水三碗，慢火熬至一半，绢滤滓） 猪胆三个（取汁） 生姜四两（切细烂研，取汁） 轻粉一钱 南硼砂一钱 梅花脑子半钱 麝香半钱 蕤仁十个（去皮净，钵研如泥用） 斑蝥芫青 红娘子各五个（肥大者，去头翅足，焙，研极细）

【用法】前四味，慢火熬一顿饭久，看稀稠得所，取下火来，候冷，入轻粉、蕤仁等五味研，再入斑蝥、红娘子等三味，同研千百遍，瓷盒内收。每用竹杖子或骨柱子点粟米大，夜卧用。

【主治】眼内翳膜遮障，瘀肉攀睛涩痛。

57239 春雪膏（《普济方》卷七十五）

【组成】脑子一钱 蕤仁二钱（去壳） 麝香半钱

【用法】上为极细末，用蜜相和。点眼中。

【主治】风赤眼。

57240 春雪膏（《普济方》卷七十八）

【组成】川黄连四两（洗净，用水三碗，煎至半碗，去滓，再用水一碗，煎至一盏，二者并作一处，慢火熬一小盏，用瓷器盛，不犯铁器） 猯猪胆一个（取汁） 生羌活一两（洗净，和皮捣取汁） 白砂蜜一斤 麝香 片脑 轻粉各半钱（细研） 乳香少许（细研）

【用法】前四味，滤过熬成膏，再入后四味，搅匀，瓷器盛贮。用时加入拨云膏。

【主治】眼生翳膜上星者。

57241 春雪膏（《普济方》卷八十六）

【组成】朴消十斤

【用法】上用水一桶，将消搅匀，入锅内煎，先下萝卜一个，同煮熟，又下二个萝卜，煮熟为度，同新绵铺上，在绢罗上滤过，再前数沸，再滤过瓦盆内，明早去水，已结白牙子，却收猪胆汁，浇在消上，用猪胞或牛胞盛，扎定盒中，三七日取出，用生绢袋盛之，当风挂，却用脑子、麝香入之，随意研匀，入研器内密封。用灯心蘸药，点两眦头良。

【主治】眼疾。

57242 春雪膏（《医统》卷二十七）

【组成】真绿豆粉一斤 真薄荷叶六两（同豆粉和匀，安于密甑中，上以瓦盆盖密，勿令泄气，蒸一时，待冷取下） 沉香五钱（另研） 白硼砂五钱 冰片五分 砂仁五钱（另研） 真柿霜四两

【用法】上以瓷瓶收贮窨土地上，不时调白水细呷之。

【功用】豁痰开结。

【主治】五膈五噎。

57243 春雪膏（《惠直堂方》卷四）

【组成】白胶香（拣净为末，筛过）一两 蓖麻子仁（红壳者佳，捣极烂）四十九粒

【用法】上二味擦拌匀，入瓷碗内，上盖一小碗，用面糊封口，重汤煮三炷香收贮，用时以重汤烊化，乌金纸贴摊。

【功用】消肿止痛，又能使皮薄易溃，呼脓收口。

【主治】一切肿毒，病串，无论已破未破。

57244 春雪膏（《集验良方》卷四）

【组成】蕤仁（去心膜油极净）四两 冰片一钱 炉甘石（用黄柏、黄连、栀子煎浓汁，倾银罐内，将甘石煅红，入汁内七次）一两

【用法】先将蕤仁研细，再入冰片研之，又入炉甘石，再研半日，收贮点眼。

【主治】眼目红赤羞明，沙涩痛痒。

57245 春盘面（《饮膳正要》卷一）

【组成】白面六斤（切细面） 羊肉二脚子（煮熟，切条道乞马） 羊肚、肺各一个（煮熟切） 鸡子五个（煎作饼，裁䕑） 生姜四两（切） 韭黄半斤 蘑菇四两 合子菜 蓼芽 胭脂

【用法】上用清汁下胡椒一两，盐、醋调和。

【功用】补中益气。

【备考】方中后三味药用量原缺。

57246 春温汤（《辨证录》卷十一）

【组成】人参 巴戟天 白术 杜仲各五钱 肉桂一钱 菟丝子五钱 破故纸三钱

【用法】水煎服。

【主治】妇人下身冰冷，非火不暖，交感之时，阴中无温热之感。

57247 春雷丸

《理瀹》。为《集验良方》卷二"三阴春雷丸"之异名。见该条。

57248 春蕨散（《圣济总录》卷一六五）

【组成】新生蕨菜不拘多少

【用法】阴干为细散。每服三钱匕，空心陈米饮调下。

【主治】产后痢疾。

57249 春风一醉散（《医方类聚》卷七十引《烟霞圣效方》）

【组成】汉防己 草龙胆 当归（去芦头） 赤芍药各等分 木通减半（去粗皮）

【用法】上为细末。每服三钱，临卧用温酒一大盏送服。

【主治】赤眼暴发，疼痛不可忍者。

57250 春血安胶囊（《中国药典》2010版）

【组成】熟地黄 盐车前子 茯苓 柴胡 牛膝 五味子（酒蒸） 肉桂 泽泻 三七 附片（黑顺片） 山药 黄连 牡丹皮

【用法】上制成胶囊剂。口服。一次4粒，一日3次；或遵医嘱。

【功用】益肾固冲，调经止血。

【主治】肝肾不足，冲任失调所致的月经失调、崩漏、痛经，症见经行错后、经水量多或淋漓不净、经行小腹冷痛、腰部疼痛；青春期功能失调性子宫出血、上节育环后出血见上述证候者。

57251 春疫五仙膏（《理瀹》）

【组成】姜 葱 蒜各一斤 大黄八两 皂角四两

【用法】麻油熬，黄丹收，滑石六两，搅匀，贴。

【主治】春疫。

57252 春雪眼药膏

《吉人集验方》。为《局方》卷七（淳祐新添方）"春雪膏"之异名。见该条。

57253 春季补肾肾沥汤（《圣惠》卷七）

【组成】牛膝一两（去苗） 人参三分（去芦头） 五味

子三分　白茯苓三分　附子一两（炮裂，去皮脐）　熟干地黄一两　续断三分　覆盆子三分　狗脊三分　防风三分（去芦头）　磁石一两（捣碎，水淘去赤汁，以绵绢包之）甘草一分（炙微赤，剉）

【用法】上为粗散。每服五钱，以水一大盏，用羊肾一对，切去脂膜，入生姜半分，大枣三个，每与磁石包子同煎至五分，去滓，食前温服。

【主治】肾虚。

【宜忌】春季宜用。

垣

57254　垣衣散

《圣惠》卷四十一。即《外台》卷三十二引《千金翼》之异名。见该条。

垢

57255　垢腻散（《医方类聚》卷一六五引《急救仙方》）

【组成】梳齿内垢腻不拘多少

【用法】食之。即吐恶物。

【主治】蛊毒。

柑

57256　柑仁散（《洞天奥旨》卷六）

【组成】柑子核

【用法】每岁一粒，以阴阳瓦焙干枯，为末。热陈酒送下。即盖被出汗而愈。

【主治】妇人里外吹乳。

57257　柑皮汤（《朱氏集验方》卷十）

【组成】柑子皮（焙干）

【用法】上为末。每服三钱，白汤调下。

【主治】产后发渴，及经血过多，发渴者。

57258　柑皮散

《寿亲养老》卷四。为《圣济总录》卷一四六"柑皮煮散"之异名。见该条。

57259　柑皮煮散（《圣济总录》卷一四六）

【异名】柑皮散（《寿亲养老》卷四）、柑皮煎散（《普济方》卷二五三）。

【组成】柑子皮二两（洗，焙干）

【用法】上为散。每服三钱匕，水一盏，煎三五沸，温服；或入少量盐末，沸汤点服。未效再服。

【主治】酒毒昏闷烦渴，或醉不醒。

57260　柑皮煎散

《普济方》卷二五三。为《圣济总录》卷一四六"柑皮煮散"之异名。见该条。

57261　柑叶定痛散（《点点经》卷一）

【组成】柑子叶四两　葱白根三两　生姜片二两

【用法】上共捣烂如泥，用锅烙热，铺盖痛处，白布裹紧，将盐炒热，包烙。痛立止。随服异功散。

【主治】酒病初发，形如感冒，被医误治，三焦受伤，死血凝结不化作痛，滞注胸膈，大痛不移。

枯

57262　枯药（《魏氏家藏方》卷七引《李防御五痔方》）

【异名】独圣散（《普济方》卷二九六）、枯痔散（《外科十三方考》）。

【组成】好白矾四两　生砒二钱半　朱砂一钱（生研，令十分细）

【用法】上为细末，将生砒安在建盏中，次用白矾末盖之，用火煅令烟绝，其砒尽随烟去，只是借砒气于白矾中，将枯矾取出，研为细末，须是研令十分细。先看痔头大小，将所煅白矾末抄在手掌心上，入生朱末少许，二味作一处，以口津唾就掌心调令稀稠得所，用篦子涂在痔上，周遭令遍，一日上三次。须仔细看痔头颜色，只要色转焦黑，乃是取落之渐，至夜自有黄膏水流出，以布帛衬之，水尽多为妙，乃是恶毒之水，切勿它疑，至中夜更上药一遍，至来日依旧上药三次。纵有些小疼痛不妨。换药时用粗碗一只，盛新水或温汤在痔侧，以羊毛笔一管轻手刷洗痔上，去了旧药，却上新药，仍用护药，次用荆芥汤洗之。三两日之后，黄膏水流出将尽，痔头焦黑为度，以篦子敲打痔头，见得渐渐坚硬黑色，却于枯药中增添生朱，减退白矾，自然药力慢缓。须用药三两日以后方可增，且以日子渐渐取之庶不惊人，全在用药人看痔头转色，增减厚薄敷药，方是活法。

【功用】枯痔。

【主治】痔疮。

【备考】此药只是借用砒气，又有朱砂在内少解砒毒，所以不甚疼痛者，盖非专用毒药也。

57263　枯药（方出《医学纲目》卷二十七，名见《医部全录》卷二〇八）

【组成】赤脚蜈蚣一条（香油煎酥，纸上挹干）　乳香二钱　没药二钱　麝香　粉霜各五分　人指甲五钱

【用法】上除麝香另研，余俱用泥裹煨干为末。以鹅毛管盛药吹患处。如有水，即时出尽，不疼，其物结一硬丁，用线系在上揭落之。

【功用】枯痔。

【主治】痔。

57264　枯矾散（《普济方》卷二九九引《海上方》）

【组成】黄连七个　玄胡索七个　飞矾一块（如钱大）

【用法】上为细末。搽口上。

【主治】口疮。

【临床报道】口腔溃疡：《中医外治杂志》[1997，（2）：24]以枯矾散治疗口腔溃疡32例，结果：32例患者中，涂药1日治愈者6人，占19％。涂药2日治愈者19人，占60％。涂药3日以上有效者4人，占12％。其余3人因治疗中加用其他药或改用他药治愈未统计在内。

57265　枯矾散（《济生》卷八）

【组成】白矾（枯）半钱　脑子一字（别研）

【用法】上为末。先用鱼腥草煎汤，放温洗痔，次用药少许掺患处。

【主治】五痔，痒多痛少，或脓或胀，或漏血不止。

57266　枯矾散（《普济方》卷三〇一）

【组成】烧枣子（存性）　枯白矾

【用法】上为末。干用油调，湿则干敷。如不效，再加五倍子（存性）、青黛。

【主治】疳疮。

57267　枯矾散（《普济方》卷三〇一）

【组成】黄柏末　枯矾末

【用法】和匀。干撒疮上。

【主治】痔,臁疮。

57268　枯矾散《普济方》卷三六〇）

【异名】白龙骨散。

【组成】白矾(煅)　白龙骨各等分

【用法】上为末。每用少许敷之。

【主治】婴儿因剪脐,风伤于外,致脐疮不干。

57269　枯矾散《赤水玄珠》卷十六）

【组成】枯矾

【用法】上为末。每服一钱,生姜汤调下。吐之立愈。

【主治】痰晕。

57270　枯矾散《外科正宗》卷四）

【组成】枯矾五钱　石膏(煅)　轻粉　黄丹各三钱

【用法】上为末。温汤洗净患处,搽药。

【主治】妇人三阳风湿下流,凝结不散,脚丫作痒,湿烂;或足底弯曲之处痒湿。

57271　枯矾散《灵验良方汇编》卷一）

【组成】枯矾　龙骨各二钱　黄丹一钱半　麝香一分　干胭脂七分

【用法】上为细末。先以棉签拭去脓,后以鹅毛管盛药放入耳中。如无干胭脂,只用上四味亦可。

【主治】聤耳流脓。

57272　枯矾散《经验方》卷下）

【组成】臭花娘子草根(水浸一宿,捣汁)

【用法】以枯白矾研细,入汁内,晒干,再取汁如前,数次其矾色绿,研细收贮。烂喉痧每服五分,开水冲下,庶可出痰;如症重者,须连服下七次,以呕痰为度,立见消肿;凡遇喉风,吹喉取吐亦可。

【主治】烂喉痧。

57273　枯矾散《青囊秘传》）

【组成】枯矾一钱　制僵蚕一钱　硼砂三分　薄荷三分　大梅片一分　雄精一钱　胆矾一分　山豆根二分　苦甘草一分

【用法】上为散,加麝香少许。吹之。

【功用】开痰闭。

【主治】一切风火喉症。

57274　枯骨丸

《普济方》卷一八九引《指南方》。为《素问》卷十一"四乌鲗骨一藘茹丸"之异名。见该条。

57275　枯桑膏《济急丹方》卷上）

【组成】经霜桑叶十余斤(在树枯者更妙)

【用法】刷去叶上虫窠鸟粪,以清水洗过,置锅水煎,渐干渐加,至半日沥汁,去叶再熬半日,量加白蜜收膏。每服三钱,白滚汤送下。

【主治】瘫痪。

【临床报道】瘫痪:吾乡史扶九翁,瘫痪有年,不能举步,忽得老人授此方,服后日行数里。

57276　枯痔方《医宗说约》卷六）

【组成】明矾四两　白砒四钱　轻粉三钱　朱砂二钱

【用法】先将矾入铜杓内煅滚,次入砒末搅匀,以矾枯为度,去火毒片时,次入轻、砂,再研极细,瓷罐收贮。每日

辰午申三时以温汤洗净,四边须先用护痔散护住好肉,再以唾津调药末涂痔上。七八日自然枯尽,方上生肌散。

【主治】痔疮翻出。

57277　枯痔方《惠直堂方》卷三）

【组成】金色密陀僧五两　生矾一两　枯矾一两

【用法】另用黄占三两,麻油三两,化开入前药末搅匀,众手为丸,如梧桐子大,雄黄五钱,青黛二钱为衣。每服八分,再加二分,渐加至二钱,白汤送下。其痔结成一块,从大便而下。

【主治】痔漏。

57278　枯痔钉《中医外科学》）

【组成】红砒　明矾　朱砂　雄黄　没药

【用法】第一步:取红砒 0.3 克、明矾 0.6 克(捣碎),混合均匀后,置瓦壶内,四面用炭火烘,火力须猛,约烧 2～3 小时(黑烟消逝,白烟出现即可)将瓦壶取出,待冷却后,即可得雪白的明矾与砒的化合物。第二步:❶明矾与砒的化合物 4 份,朱砂 1 份,雄黄 2 份,没药半份。❷米饭(干米计算)8 份(煮成糊状)。把❶项的四种成分先混合,捣碎,研成均匀粉末,并取出一成,与❷项的米糊二成混合调匀,如太干可和开水,至可能搓成铁钉状的药锭,经过阴干或烘干,即可使用。在距齿线上 0.3～0.5 厘米处,沿肠壁纵轴成 25°～35°方向旋转插入黏膜下痔核中心,一般约深约 1 厘米,插钉多少,按痔核大小而定,一般每痔 1 次插 4～6 根,间距 0.3～0.5 厘米,应使钉外露 1 毫米,才能保持固定和防止插口出血。

【功用】腐蚀痔核。

【主治】痔疮。

57279　枯痔药《外科百效》卷三）

【组成】白砒二钱(为末)　白矾五钱(为末)

【用法】二味入铁杓内,先入白矾末一钱,又放砒一钱于正中,又放白矾一钱,砒一钱,白矾盖面,将慢火熬至烟净,出火毒,入后药:儿茶一钱,血蝎五分,蛇含石一钱(火煅,醋淬),芫花二分,朱砂五分,雄黄、硼砂各一钱,乳香、没药各五分(焙,去油),轻粉五分,炉甘石一钱(醋淬)。上为极细末,合五分之一,用液津调开,捏作薄饼子,阴干,听用。

【主治】痔疮。

【备考】本方方名,《外科十三方考》引作"枯痔散"。

57280　枯痔药《外科全生集》卷四）

【组成】明矾一两　红砒　白砒各三钱

【用法】共入阳城罐内,外围炭火,烧至矾熔烟起,即砒毒,忌立上风闻气,俟烟尽矾枯去炭,次日取出研粉。每取一钱,加水飞朱砂一分,再研和匀,临用以津调药,时拂乃愈。

【主治】痔漏。

57281　枯痔液《中医外科学》）

【组成】明矾(硫酸铝钾)6 克　石炭酸(酚)1 克　黄连 2 克　普鲁卡因 1 克　枸橼酸钠 1.5 克　甘油 20 毫升　蒸馏水加至 100 毫升

【用法】(1)将黄连用蒸馏水洗净,煎熬三次合并过滤备用,得溶液❶;(2)将酚溶液加于甘油中得溶液❷;(3)取适量的蒸馏水加热将明矾溶于水中,再加入枸橼酸钠及普鲁卡因,得溶液❸;(4)将溶液❷缓缓不断加热搅拌下加入

溶液❸,得溶液❹;(5)最后将溶液❶与❹合并,加蒸馏水至全量过滤,再用3号玻璃球滤过,装瓶封口,普通蒸气消毒30分钟备用,溶液应呈金黄色透明液体,pH3.5。将药注射于痔核内。

【功用】使内痔硬化或坏死脱落。

【主治】痔疮。

57282 枯痔散(《张氏医通》卷十四)

【组成】白矾二两　蟾酥二钱　轻粉四钱　砒霜一两　天灵盖(青盐水浸,煅赤,清水内淬七次)四钱

【用法】上为极细末,入小新铁锅内,上用瓷碗密盖,盐泥封固,炭火煅至二炷香,待冷取药,研极细末,铅罐收贮。每日上午葱汤洗净,用津唾调捻如钱厚,贴痔上令著,以薄绵纸授软掩上,卷束其药,不使侵好肉上;若内痔,至晚再换一次。至六七日,其痔枯黑坚硬住药,待其裂缝自落,换落痔汤洗之。

【功效】枯痔。

【主治】痔疮突出。

57283 枯痔散(《仙拈集》卷四)

【组成】红砒不拘多少(放旧瓦上火煅,白烟将尽取起)　枯矾各一钱　乌梅(烧存性)二钱(一加白灵药五分)

【用法】上为极细末。用时以口津湿手指,蘸药于痔头、痔身上搓捻,一日二次。初敷不肿,五六日出臭水,出尽,其痔干枯,不用上药。轻者七八日全愈,重者半月收功。

【主治】痔漏。

57284 枯痔散(《疡科捷径》卷中)

【组成】鳖头一个(漂净,酥炙,研为细末,每四钱加白砒一两)　白矾二两　轻粉四钱　净蟾酥二钱

【用法】上为细末,用小铁锅一只,入药在内,上用碗盖,碱泥封固,炭火煅三炷香为度,研末。每日辰、午、申三时上药三次。七八日其疮自落,后用玉红膏、生肌散长肉收功。

【功用】枯痔。

【主治】痔疮。

57285 枯痔散(《验方新编》卷七)

【组成】红砒(放旧瓦上火煅,白烟将尽取起,净末)一钱　枯矾二钱　真乌梅肉(烧存性)二钱　朱砂(飞净)三分

【用法】上为极细末。用时以口浸湿手指,蘸药于痔头、痔身上搓捻,一日三次。初敷不肿,五六日出臭水,出尽,其痔干枯,不用上药,轻者七八日全愈,重者半月收功。

【主治】诸痔。

57286 枯痔散(《外科方外奇方》卷四)

【组成】明矾一两　白砒三钱

【用法】上为细末,入阳城罐内,外用炭火,炼去烟起,烟即砒毒,人不可闻,候烟尽,矾枯去炭,次日取研至无声为度。四围搽之,不可使药流入中孔,致令大痛。

【主治】痔疮。

57287 枯痔散(《疡科纲要》)

【组成】砒霜一两　生白矾二两　轻粉四钱　蟾酥二钱

【用法】先将砒、矾入铁锅中,以碗盖密,煅二炷香时,冷定取药细研,另研轻粉,蟾酥和匀用之。

【功用】蚀恶肉。

【主治】痔漏,恶疮,顽肉死肌,腐不脱者。

57288 枯痔散

《外科十三方考》。为《魏氏家藏方》卷七引《李防御五痔方》"枯药"之异名。见该条。

57289 枯痔散

《外科十三方考》。即《外科发挥》卷八"如神千金方"。见该条。

57290 枯痔散

《外科十三方考》。为《医部全录》卷二〇八引刘河间方"法制枯药"之异名。见该条。

57291 枯痔散

《外科十三方考》。为《准绳·杂病》卷六"周先生枯痔法"之异名。见该条。

57292 枯痔散(《外科十三方考》)

【组成】白砒三钱　白矾一两　白番卤三钱

【用法】上为末,入紫泥罐内,将盐泥封固罐口,以炭火煅红,视其青烟已尽,白烟将起,上下红彻时,将罐取下,放于地上一夜,将药取出,研末备用。

【主治】痔瘘。

57293 枯痔散(《外科十三方考》引黄济川方)

【组成】白砒五钱　白矾一两五钱　硼砂二钱　雄黄二钱　硫黄二钱

【用法】上为末。以砂罐一只,先将前四味放入罐中,封固扎好,架于炉上烧之,视其青烟已尽,白烟刚起时,用箸于封口纸上戳一豆大之孔,将硫黄从孔中倾入罐中,看纸上挂牌时,即为火候适度之征,将罐移开火炉,冷后取药,研末备用。

【主治】痔瘘。

57294 枯痔散(《外科十三方考》引周伯纯方)

【组成】白砒一两　枯矾五钱　明雄一两　倭硫黄五钱

【用法】先将前三味入砂锅内,用泥固罐口,中开一孔,以火煅之,待孔中烟尽时,加入硫黄,如前封之,再煅至烟尽,取出研末备用。用时以蜂蜜调涂痔上,一日三次。黄水出尽,其核自落。

【主治】痔瘘。

57295 枯痔散(《外科十三方考》引林梦九方)

【组成】白砒五钱　白矾二两　雄黄一钱　炉甘石二钱　冰片五分

【用法】先将砒、矾研末,放入干燥砂罐底部铺平,次加炉甘石末,再加雄黄于其上,每次加药,必须铺平,最后将罐口用皮纸密封,放在红炭火上煅之,即可见浓烟透过皮纸冒出,待无烟时,将罐取放地上,俟冷却后,取出药物,同冰片研末备用。用时将需要药末,加入适量清水调和,使成糊状,涂于痔核之上。黄水流尽,痔核即落。

【主治】痔瘘。

57296 枯痔散(《外科十三方考》引陈庆华方)

【组成】白砒二两　白矾二斤　食盐一两　雄黄一两　百草霜一两　冰片四两

【用法】先将前四味入罐煅过,取出,同后二味研末备用。

【主治】痔瘘。

57297 枯痔散

《外科十三方考》。即《外科百效》卷三"枯痔药"。见该条。

57298 枯瘤方(《儒门事亲》卷十二)

【异名】一井散(《杂病源流犀烛》卷二十六)。

【组成】硇砂 粉霜 雄黄各二钱 轻粉 没药 乳香各一钱 土黄三钱 麝香少许

【用法】上为细末。以津调涂瘤顶外边歇一韭叶,先花纸贴之,上以小黄膏贴之。

【主治】瘤。

【备考】土黄:《杂病源流犀烛》:土黄乃造作所成。方用信石二两,木鳖仁二钱,去油巴豆五钱,硇砂二钱。各研为末,和匀,以石脑油和成一块,油纸包裹,埋于地坑四十九日,取出劈作小块,瓷器装,听用。

57299 枯瘤方(《儒门事亲》卷十五)

【组成】砒 硇砂 黄丹 雄黄 粉霜 轻粉各一钱 斑蝥二十个(生用) 朱砂一钱 乳香三钱 没药一钱

【用法】上为末,粥糊为丸,捏作棋子样,晒干。先灸破瘤顶,三炷为则,上以疮药饼盖上,用黄柏末,以水调贴之。数日自然干枯落下。

【主治】瘤。

57300 枯瘤方(《外科正宗》卷二)

【组成】白砒 硇砂 黄丹 轻粉 雄黄 乳香 没药 硼砂各一钱 斑蝥二十个 田螺(大者,去壳)三枚(晒干,切片)

【用法】上为极细末,糯米粥调安,捏作小棋子样,晒干。先灸瘤顶三炷,以药饼贴之,上用黄柏末水调盖敷药饼。候十日外其瘤自然枯落。次用敛口药。

【主治】瘤初起成形未破者,及根蒂小而不散者。

57301 枯瘤散(《种福堂方》卷四)

【组成】灰苋菜(即藜藿,晒干,烧灰)半碗 荞麦(烧灰)半碗 风化石灰一碗

【用法】三味和一处,淋汁三碗,慢火熬成霜,取下配后药:番木鳖三个(捣去油),巴豆六十粒(捣去油),胡椒十九粒(擦去粗皮),明雄一钱,人言一钱。上为末,入前药和匀,以瓷瓶收贮,不可见风。以滴醋调匀,用新羊毛笔蘸药点瘤当头,瘤有碗大,则点药如龙眼核大,若茶杯大,则点药如黄豆大,干则频频点之。其瘤干枯自落。如血瘤破,以发灰掺之,粉瘤破,以白麻皮烧灰掺之,外以膏护好。

【功用】敛口收功。

【主治】血瘤、粉瘤。

57302 枯瘤膏(《卫生宝鉴》卷十三)

【异名】枯瘤子药(《普济方》卷二九四)。

【组成】草乌半斤 川乌四两 干桑耳 桑朽木各三两 细白石灰三碗(陈者) 桑柴灰二碗

【用法】上药烧令存性,同二灰研匀,用水一桶淋汁,如法熬成膏。敷之。

【主治】瘤。

57303 枯瘤膏(方出《得效》卷十九,名见《仙拈集》卷四)

【组成】甘草

【用法】煎膏。笔蘸涂瘤傍四围,干后复涂,共三次;然后以大戟、芫花、甘遂等分为末,醋调,别笔涂敷其中。不得近著甘草处。次日缩小,又以甘草膏小晕三次,中间仍用大

戟、芫花、甘遂如前法,自然焦缩。

【主治】小瘤。

57304 枯瘤膏(《准绳·疡科》卷五)

【组成】草乌四两 川乌二两 干桑耳 桑朽木各一两半 矿石灰 桑柴灰 荞麦秸灰各一碗

【用法】上将草乌、川乌、桑耳、桑朽木共烧成灰,和矿石灰、桑柴灰、荞麦秸灰一处,装入酒漏内,以棕塞其漏窍,用水一斗煎滚淋汁,慢火熬浓,以十碗取一碗为度,以厚实瓷器收贮,密封固。如用,入矿石灰调匀为糊,点瘤顶上,以湿纸数重贴药上,如若未干不须贴,若留久药干,以唾调涂。直待十分黑腐,以刀剪刮取之,腐肉未尽,又点又刮,如怕剪刮者,却用井金散点之,以渐腐烂自去,不用针刀,后却以膏药贴之,去尽腐肉为度。

【主治】六瘤、瘰疬、痔漏。

57305 枯瘤子药

《普济方》卷二九四。为《卫生宝鉴》卷十三"枯瘤膏"之异名。见该条。

57306 枯后生肌散(《外科集腋》卷三)

【组成】血竭 轻粉 龙骨 象皮 海螵蛸 乳香各一钱

【用法】上为末,用煮熟鸡蛋黄十五个,熬油一小钟,调匀。患处用甘草汤洗净,鸡羽扫上,以膏盖之。

【主治】瘿瘤枯后。

57307 枯矾龙骨散(《疡科捷径》卷下)

【组成】龙骨二钱 枯矾一钱 麝香一分

【用法】上为细末。掺之。

【主治】小儿脐风。

57308 枯热清心散(《活人心统》卷一)

【组成】寒水石一两 黄连二两 辰砂三分

【用法】上为末。每服二钱,浓煎甘草汤调下。

【主治】伤寒日久郁热,谵语狂乱。

57309 枯痔水澄膏

《景岳全书》卷六十四。为《魏氏家藏方》卷七引《李防御五痔方》"水澄膏"之异名。见该条。

57310 枯痔宽肠方(《济阳纲目》卷九十五)

【组成】大黄(湿纸煨) 枳壳(去瓤,炒) 当归(酒洗)各一两

【用法】上为细末,炼蜜为丸,如梧桐子大。每服三十丸,好酒或白汤吞下。

【功用】宽大肠,使大便软滑,不与痔相碍。

【主治】痔漏。

57311 枯草慈菇化毒丸(《疡科全书》)

【组成】夏枯草五两 川贝母(去心) 山慈菇(去皮毛) 蒲公英 广陈皮 全蝎 枳壳 桔梗 栀子 白芷 半夏 柴胡 金银花各二两 沉香 生甘草 杜胆星各一两

【用法】上为末,米糊为丸,如绿豆大。每服三钱,早、晚饭后淡盐汤送下。

【主治】花柳疬。

柘

57312 柘根酒

《普济方》卷五十四。即方出《千金》卷六,名见《圣惠》

卷三十六"铁浆酒"。见该条。

57313 柘根煎（《普济方》卷三六五）

【组成】柘根弓

【用法】以水五升，煮取二升，去滓更煎，取五合。细细敷之，数数为之。

【主治】小儿心热，口内生疮，重舌、鹅口及燕口者。

57314 柘黄汤（《圣济总录》卷一六五）

【组成】柘黄 枳壳（去瓤，麸炒） 白术 地丁各一两半 黄耆（判） 人参 款冬花 桔梗（炒）各二两

【用法】上为粗末。每服三钱匕，水一盏，煎至六分，去滓温服，不拘时候。

【主治】产后血风，通身浮肿。

相

57315 相传丸（《圣济总录》卷六十六）

【组成】天门冬（去心，焙） 麦门冬（去心，焙） 贝母（去心，焙） 紫菀（去土） 百合 桔梗（炒） 人参 杏仁（汤浸，去皮尖双仁，炒） 生干地黄（焙） 桂（去粗皮） 半夏（汤煮软，切，焙干） 甘草（炙） 阿胶（炒至沸） 陈橘皮（汤浸，去白）各三两

【用法】上为末，煮糯米粉，并黄蜡一两成粥，更入蜜再熬匀，和前药为丸，如樱桃大。每服一丸，用生姜细嚼送下，嗽时服。

【主治】肺寒外内合邪，停饮寒痰，咳嗽，语声不出，口中如含霜雪，咽喉妨闷，状若梅核，噎塞不通，膈气痞气；及咳嗽脓血。

57316 相传汤（《鸡峰》卷十一）

【组成】五味子 芍药各一两 半夏 细辛 紫菀 杏仁 桂各三分 甘草一分 人参半两

【用法】上为粗末。每服二钱，水一盏，生姜三片，煎至六分，去滓温服，不拘时候。

【主治】肺气不足，寒邪外乘，咳嗽多痰，肢体疼倦，恶寒发热，呕逆恶心，鼻壅清涕，咽干喘满。

57317 相思丸（《圣惠》卷五十六）

【组成】相思子一个 蓖麻子一个 巴豆一个（去皮心） 朱砂末一字 蜡一分

【用法】上药合捣令熟。先取麻子许大含之，即以灰围患人前头，旋吐药于灰中，吐尽即止。

【主治】猫鬼。眼见猫狸，杂有所闻，心腹刺痛。

枳

57318 枳子汤（《医心方》卷九引《僧深方》）

【组成】陈枳子一个 美豉一升 茱萸五合（去目，末）

【用法】枳、茱合研为散。以水二升半，煮豉三四沸，滤去滓，汁着铜器中，纳散如鸡子大，搅和合，顿服之，羸人再服。

【主治】反胃吐逆，不能安谷。

57319 枳巴丸（《魏氏家藏方》卷七）

【组成】枳壳（去瓤，每两片入巴豆去壳者一粒，合在内，以线扎定，用米醋煮软烂黑色，去巴豆，剉碎，焙干）。

【用法】上为细末，醋面糊为丸，如梧桐子大。每服三十丸，腊茶汤送下，不拘时候。疾作服之，不宜多服。

【主治】酒食所伤，遂成痔疾，发则便血。

57320 枳术丸（《内外伤辨》卷下引张洁古方）

【组成】白术二两 枳实（麸炒黄色，去瓤）一两

【用法】上为极细末，荷叶裹烧饭为丸，如梧桐子大。每服五十丸，用白汤送下，不拘时候。

【功用】❶《内外伤辨》：治痞，消食，强胃。❷《中国药典》一部：健脾消食，行气化湿。

【主治】❶《普济方》：老幼虚弱，食不消，脏腑软，气不下降，胸膈满闷。❷《金鉴》：胃虚，湿热饮食壅滞，心下痞闷。

【方论选录】白术苦甘温，其甘温补脾胃之元气，其苦味除胃中之湿热，利腰脐间血，本意不取其食速化，但令人胃气强实，不复伤也；枳实味苦寒，泄心下痞闷，消化胃中所伤，是先补其虚，而后化其滞，则不峻利也；荷叶色青形空，食药感此气之化，胃气何由不上升乎？更以烧饭和药，与白术协力，滋养谷气，而补令胃厚，再不至内伤，其利广大也。

【备考】本方方名，《北京市中药成方选集》引作"二味枳术丸"。

57321 枳术丸（《女科万金方》卷五）

【组成】枳实 木香各一两 白术 砂仁各二两

【用法】薄荷汤煮饭为丸。滚汤送下。

【主治】妇人呕吐，因宿食种下病根，每遇食厚物即发，气多，脾胃不和者。

57322 枳术丸

《医方类聚》卷一〇四引《经验秘方》。为原书同卷"养胃枳壳丸"之异名。见该条。

57323 枳术丸

《普济方》卷一九二。即《保命集》卷中"枳实丸"。见该条。

57324 枳术丸（《丹溪治法心要》卷四）

【组成】白术二两 枳实一两 半夏一两 神曲一两 麦芽一两 山楂一两 姜黄五钱 陈皮五钱 木香二钱半

【用法】上为末，荷叶饭为丸服。

【主治】痞，心下满而不痛者。

57325 枳术丸（《文堂集验方》卷一）

【组成】白术（面炒） 赤芍（酒炒）各二两 枳实（面炒）一两 广皮一两

【用法】用新荷叶汤，煮老黄米为丸，如梧桐子大。每服五七十丸，或百丸，以米饮送下。

【主治】食积泻，或胀或痛，痛甚而泻，泻后痛减，得食又痛，粪色白者。

【加减】如体寒，加干姜（炒黄）五七钱，同为丸。

57326 枳术汤（《金匮》卷中）

【异名】枳实白术汤（《外台》卷八引《备急》）、枳实汤（《产育宝庆集》卷上）、白术汤（《准绳·女科》卷五）。

【组成】枳实七个 白术二两

【用法】以水五升，煮取三升，分三次温服。腹中软即当散也。

【主治】心下坚大如盘，边如旋盘，水饮所作。

【宜忌】忌桃、李、雀肉等物。

【方论选录】❶《金匮玉函经二注》：心下，胃土脘也，胃气弱，则所饮之水，入而不消，痞结而坚，必强其胃，乃可消

痞。白术健脾强胃,枳实善消心下痞,逐停水,散滞血。

②《金鉴》:上脘结硬如盘,边旋如杯,谓时大时小,水气所作,非有形食滞也。用枳实以破结气,白术以除水湿,温服三服,则腹软结开而硬消矣。此方君枳实,是以泻为主也。然一缓一急,一补一泻,其用不同,只此多寡转换之间耳。

【临床报道】❶胃下垂:《实用中医药杂志》[2005,21(3):146]枳术汤治疗胃下垂52例,对照组52例服用多潘立酮与多酶片进行观察,结果:治疗组显效14例,占26.9%;有效33例,占63.5%;无效5例,占9.6%;总有效率90.4%。对照组显效3例,占5.8%;有效15例,占28.8%;无效34例,占65.4%;总有效率34.6%。两组总有效率比较有显著差异(P<0.05),治疗组疗效明显优于对照组。❷肺原性心脏病合并低钾血症致腹胀:《中国中西医结合急救杂志》[1995,2(4):176]枳术汤治疗肺原性心脏病合并低钾血症致腹胀44例,结果:服药7天后患者血钾浓度平均上升至4.1mmol/L,治疗前后血钾浓度比较差异有显著性(P<0.05)。此时腹胀明显减轻,胃肠蠕动接近正常,继而食欲好转,一般情况改善。❸腹腔镜胆囊切除术后腹胀痞满:《浙江中医杂志》[1996,(3):107]枳术汤治疗腹腔镜胆囊切除术后腹胀痞满117例,对照组用二甲基硅油片治疗112例,结果:中药治疗组痊愈94例,占80.3%,有效19例,占16.3%,无效4例,占3.4%。总有效率96.6%。西药对照组痊愈17例,占15.2%;有效32例,占25.5%,无效63例,占56.3%。总有效率43.7%。两组经统计学比较,P<0.01,差异非常显著。

【现代研究】❶对大鼠P物质的影响:《时珍国医国药》[2007,18(7):1605]实验表明:枳术丸与枳术汤均能升高大鼠血浆SP及肠组织SP含量,呈一定的量-效关系,但枳术丸与枳术汤二者无显著差异。结论:升高大鼠血浆SP及胃肠组织SP含量是枳术丸与枳术汤促进胃肠运动作用的机制之一。❷对模型动物胃肠运动的影响:《时珍国医国药》[2008,19(2):310]试验结果表明:枳术丸大、小剂量组及枳术汤大、小剂量组的胃内残留率与模型组没有差异;枳术丸与枳术汤大剂量组的小肠推进率高于模型组,有非常显著的意义。结论:枳术丸与枳术汤对吗啡造成的胃排空迟缓没有改善,但大剂量能够对抗吗啡造成的小肠推进迟缓。❸对脾虚便秘小鼠P物质和降钙素基因相关肽基因的靶向调控:《中国中西医结合消化杂志》[2008,16(3):155]研究表明:枳术汤可提高脾虚气滞便秘小鼠胃窦SP基因的表达,降低胃窦降钙素基因相关肽(CGRP)的表达,从而促进胃肠动力,达到治疗便秘的目的。❹对脾虚便秘小鼠胃动素和降钙素基因相关肽靶向调控的研究:《中国药物与临床》[2008,8(11):869]实验表明:模型小鼠胃动素含量较空白组降低,而降钙素基因相关肽较空白组升高;治疗后枳术汤组胃动素含量较其他组升高,而降钙素基因相关肽较其他组降低,差异具有统计学意义(P<0.05)。结论:枳术汤能使异常改变的胃动素和降钙素基因相关肽的含量恢复至正常水平,表明本方可能是通过对胃肠激素水平的影响而达到有效治疗脾虚滞结便秘的目的。

57327 枳术汤《济生》卷四)

【组成】肉桂(去皮,不见火)三分 附子(炮,去皮脐)细辛(洗,去土叶) 白术各一两 桔梗(去芦,剉,炒) 槟榔 甘草(炙)各三分 枳实(面炒)二分。

【用法】上㕮咀。每服四钱,水一盏半,加生姜七片,煎至七分,去滓温服,不拘时候。

【主治】饮癖气分,心下坚硬如杯,水饮不下。

57328 枳术汤《云岐子脉诀》)

【组成】白术一两 枳实(麸炒) 甘草各半两。

【用法】上㕮咀。每服半两,加生姜七片,水煎,食后温服。

【主治】脉缓,四肢烦满,气促不安。

57329 枳术汤《明医指掌》卷九)

【组成】木香六分 陈皮八分 槟榔八分 桔梗七分 枳壳(炒)八分 白术(炒)三分 紫苏叶六分 五灵脂(炒)一钱 肉桂五分 半夏(姜制)七分 白茯苓六分 甘草五分

【用法】上剉一剂。水二钟,加生姜三片,煎八分,空心服。

【主治】孕妇饮食过度,致伤胃气,胸膈膨胀。

57330 枳术汤《金鉴》卷四十八)

【组成】枳实(炒)二两 白术(土炒)二两

【用法】加生姜,水煎服。

【主治】因素有水饮,产后轻虚浮肿,心胸胀满,名曰气分者。

57331 枳术散《古今医鉴》卷六)

【组成】枳实(麸炒)三钱 白术(土炒)三钱

【用法】上剉一剂。用水二钟,煎至一钟,温服。

【主治】心下窄狭不快。

57332 枳叶酒《医统》卷五十九)

【组成】枳叶六十斤

【用法】上细剉。以水四石,煮取四斗九升,以酿五斗米,如常法,另煮枳叶汁,渍米并和酿,封七日,酒出。饮之。

【主治】岭南脚气,从足至胫肿满,连骨痛者。

57333 枳皮酒(方出《肘后方》卷三,名见《得效》卷十三)

【组成】枳树皮一升

【用法】上细切。以酒一升,渍一宿,每服五合至一升。酒尽更作。

【主治】中风,身体强直,不得屈伸,反复者。

57334 枳朴汤《古今医彻》卷一)

【组成】枳壳(麸炒) 厚朴(姜汁炒) 桔梗 柴胡 广皮各一钱 山楂 葛根各一钱五分 甘草二分(炙)

【用法】加砂仁、生姜,水煎服。

【主治】伤寒传里,发热口干,胸满烦躁,甚则谵语揭衣,里实者。

【加减】如寒未除,加紫苏一钱;伤面食,加卜子一钱;邪在下,加青皮、枳实各一钱,去枳壳,服四五剂;邪已变化,如未大便,用猪胆或蜜煎导之。

57335 枳芎散《医方大全》卷五引《济生》)

【组成】枳实(炒) 川芎各半两 粉草(炙)二钱半

【用法】上为末。每服二钱,以生姜、大枣汤调下,酒亦可。

【主治】左胁刺痛,不可忍者。

57336 枳芎散《金鉴》卷四十三)

【组成】枳壳 抚芎 郁金 甘草

【主治】瘀血轻之左胁痛。

57337 枳壳丸（《圣惠》卷二十一）

【组成】枳壳一两（麸炒微黄，去瓤） 丹参半两 赤茯苓一两 川升麻一两 黄耆一两（剉） 防风三分（去芦头） 羌活一两 人参一两（去芦头） 羚羊角屑二分 薏苡仁二两 桂心一两 生干地黄二两

【用法】上为末，炼蜜为丸，如梧桐子大。每服二十丸，薄荷汤送下，不拘时候。

【主治】偏风不遂，心神烦闷，言语謇涩。

【宜忌】忌生冷、油腻、猪、鸡肉。

57338 枳壳丸（《圣惠》卷二十一）

【组成】枳壳一两（麸炒微黄，去瓤） 蒺藜三分 玄参三分 蔓荆子三分 防风三分（去芦头） 麦门冬一两半（去心，焙） 沙参三分（去芦头） 羚羊角屑半两 栀子仁三分 地骨皮三分 赤芍药半两 甘菊花半两 大麻仁一两 川大黄一两（剉碎，微炒）

【用法】上为末，炼蜜为丸，如梧桐子大。每服二十丸，以温浆水送下，不拘时候。

【主治】热毒风，心神烦躁，头目眩晕，大肠壅滞。

【宜忌】忌炙爆、热酒、猪肉。

57339 枳壳丸（《圣惠》卷二十四）

【组成】枳壳三两（麸炒微黄，去瓤） 天门冬一两半（去心，焙） 独活一两半 白蒺藜一两半（微炒，去刺） 牛蒡子一两 薏苡仁一两

【用法】上为末，炼蜜为丸，如梧桐子大。每服三十丸，食后以温水送下。

【主治】风热，头面皮肤瘙痒，烦闷，生痦瘟。

57340 枳壳丸（《圣惠》卷二十四）

【组成】枳壳一两半（麸炒微黄） 天门冬一两半（去心，焙） 独活一两 黄连一两（去须） 防风一两（去芦头） 白蒺藜一两（微炒，去刺） 乌蛇二两（酒浸，去皮骨，炙微黄） 苦参一两（剉） 菌桂一两

【用法】上为末，炼蜜为丸，如梧桐子大。每服三十丸，以温水送下，不拘时候。

【主治】热毒风冲头面，痒如虫行。

57341 枳壳丸（《圣惠》卷五十）

【组成】枳壳一两（麸炒微黄，去瓤） 木香一两 槟榔一两 麦门冬一两半（去心，焙） 羚羊角屑一两 赤芍药一两 赤茯苓二两 前胡二两（去芦头）

【用法】上为末，炼蜜为丸，如梧桐子大。每服三十丸，以粥饮送下，不拘时候。

【主治】膈气胀满，吃食妨闷，脚手烦疼，渐加羸瘦，四肢无力。

57342 枳壳丸（《圣惠》卷五十）

【组成】枳壳三分（麸炒微黄，去瓤） 木香半两 草豆蔻三分（去皮） 赤茯苓三分 当归三分（剉，微炒） 桂心三分 莳萝一两 荜茇一两 人参三分（去芦头） 胡椒半两 白术三分 诃黎勒皮一两 桔梗三分（去芦头） 干姜半两（炮裂，剉） 槟榔三分 甘草一分（炙微赤，剉）

【用法】上为末，以酒煮面糊为丸，如梧桐子大。每服二十丸，以姜、枣汤送下，不拘时候。

【主治】膈气，脾胃久冷，气滞呕逆，不能下食。

57343 枳壳丸（《圣惠》卷五十一）

【组成】枳壳三分（麸炒微黄，去瓤） 石膏一两（研，水飞） 牛蒡子半两（微炒） 前胡一两（去芦头） 防风半两（去芦头） 羚羊角屑三分 赤茯苓三分 半夏一两（汤洗七遍去滑） 川大黄三分（剉碎，微炒） 甘草半两（炙微赤，剉） 杏仁一两（汤浸，去皮尖双仁，麸炒微黄）

【用法】上为末，炼蜜为丸，如梧桐子大。每服三十丸，食后良久，煎竹叶汤送下。

【主治】痰热，心膈烦满，头痛目旋运，不纳饮食。

57344 枳壳丸（《圣惠》卷五十八）

【组成】枳壳一两（麸炒微黄，去瓤） 川大黄一两（剉碎，微炒） 川芒消一两

【用法】上为末，炼蜜为丸，如梧桐子大。每服三十丸，食前以生姜汤送下。

【主治】大肠结实。

57345 枳壳丸（《圣惠》卷五十九）

【组成】枳壳一两（麸炒微黄，去瓤） 黄连一两（去须，微炒） 芜荑仁一两（微炒）

【用法】上为末，以软饭和丸，如梧桐子大。每服三十丸，食前以粥饮送下。

【主治】气痢，久不止。

57346 枳壳丸（《圣惠》卷六十五）

【异名】苦参丸（《圣济总录》卷十八）

【组成】枳壳四两（麸炒微黄，去瓤） 苦参八两（剉）

【用法】上为末，炼蜜为丸，如梧桐子大。每服三十丸，食后以温酒送下。

【主治】一切风热生疮疥。

57347 枳壳丸（《圣惠》卷六十六）

【组成】枳壳一两半（麸炒微黄，去瓤） 玄参一两 漏芦一两半 川大黄一两半（剉碎，微炒） 黄耆二两（剉） 营实一两 牛蒡子二两（微炒） 露蜂房半两（微炙）

【用法】上为末，炼蜜为丸，如梧桐子大。每服三十丸，以粥饮送下，不拘时候。

【主治】瘰疬结肿，穿溃生脓。

57348 枳壳丸（《圣惠》卷七十一）

【组成】枳壳三分（麸炒微黄，去瓤） 槟榔半两，桂心三分 吴茱萸半两 鳖甲一两（涂醋炙令黄，去裙襕） 当归半两（剉，微炒） 诃黎勒皮三分 川大黄一两（剉碎，微炒） 陈橘皮三分（汤浸，去白瓤，焙） 芎藭半两 木香半两

【用法】上为末，炼蜜为丸，如梧桐子大。每服三十丸，以暖酒送下。

【主治】妇人心腹气滞，两胁胀痛，不能饮食。

57349 枳壳丸（《圣惠》卷七十五）

【组成】枳壳一两（麸炒微黄，去瓤） 人参一两（去芦头） 肉桂一两（去皱皮） 白术一两 干姜半两（炮裂，剉） 麦门冬一两半（去心，焙） 半夏一两（汤洗七遍去滑） 陈橘皮一两（汤浸，去白瓤，焙） 葛根一两（剉） 白茯苓一两 甘草半两（炙微赤，剉）。

【用法】上为末，炼蜜为丸，如梧桐子大。每服三十丸，以生姜粥饮送下，不拘时候。

【主治】妊娠恶阻，心中烦闷，头眩，闻食气即呕逆，四

肢无力,不自胜举。

57350　枳壳丸(《圣惠》卷八十八)

【异名】牵牛子丸(《圣济总录》卷一七六)。

【组成】枳壳半两(麸炒微黄,去瓤) 川大黄三分(剉碎,微炒) 牡丹一分 黄柏半两(剉) 桂心一分 牵牛子半两(生用) 甘遂一两(煨微黄)

【用法】上为末,炼蜜为丸,如绿豆大。每服二丸,以温水研破服之,一日二次。

【主治】小儿癖气,胁下妨闷,手足微肿。

57351　枳壳丸(《圣惠》卷八十八)

【异名】调中丸(《圣济总录》卷一七五)。

【组成】枳壳半两(麸炒微黄,去瓤) 木香半两 人参三分(去芦头) 赤茯苓半两 川大黄一两(剉碎,微炒) 柴胡三分(去苗) 桂心一分

【用法】上为末,炼蜜为丸,如绿豆大。每服三丸,以温水化破服之,一日三次。

【主治】小儿乳癖,呕吐,腹胀实热。

57352　枳壳丸(《圣济总录》卷九)

【异名】枳壳人参丸(《普济方》卷九十六)。

【组成】枳壳(去瓤,麸炒)一两半 防风(去叉)一两 人参一两半 羌活(去芦头)一两半 羚羊角(镑)一两半 升麻二两 甘菊花(未开者良,微炒)一两 葛根(剉)一两 薏苡仁(炒)一两 桂(去粗皮)一两 黄连(去须)二两 熟干地黄(切,焙)二两

【用法】上为末,炼蜜为丸,如梧桐子大。每服二十,渐加至三十丸,空心温酒送下,一日二次。

【主治】偏风,手足一边不遂,筋骨烦痛。

57353　枳壳丸(《圣济总录》卷九)

【组成】枳壳(去瓤,微炒) 羌活(去芦头) 防风(去叉) 人参 羚羊角(镑)各一两半 白茯苓(去黑皮) 升麻 熟干地黄(焙) 黄连(去须)各二两 甘菊花 干姜(炮) 薏苡仁(炒) 桂(去粗皮)各一两

【用法】上为末,炼蜜为丸,如梧桐子大。每服三十丸,空腹温酒送下,一日二次。

【主治】偏风不遂。

57354　枳壳丸(《圣济总录》卷十三)

【组成】枳壳(去瓤,麸炒)一两半 赤茯苓(去黑皮) 防风(去叉) 人参 干姜(炮) 黄连(炒,去须) 薏苡仁 升麻 桂(去粗皮)各一两 菊花 生干地黄(焙)各二两 羌活(去芦头) 羚羊角(镑)各一两半。

【用法】上为末,炼蜜为丸,如梧桐子大。每服三十丸,空心、食前温酒送下。

【主治】热毒风上攻头面。

57355　枳壳丸(《圣济总录》卷五十四)

【组成】枳壳(去瓤,麸炒)二两 牵牛子(拣择)四两(一半炒,一半生,捣罗取粉一两半,余者不用) 陈橘皮(汤浸,去白,焙)半两 槟榔半两(剉) 木香一分

【用法】上为末,炼蜜为丸,如梧桐子大。每服十五至二十丸,食后生姜汤送下。欲利加丸数。

【功用】调顺三焦,平匀气脉,消痰滞,利胸膈,祛风,利大小肠。

【主治】三焦约。少腹肿痛,不得大小便。

57356　枳壳丸(《圣济总录》卷六十三)

【组成】枳壳(去瓤,麸炒) 人参 五味子 柴胡(去苗)各半两 石斛(去根) 诃黎勒皮 甘草(炙,剉)各一分

【用法】上为末,炼蜜为丸,如梧桐子大。每服十至十五丸,食后生姜汤送下。

【功用】匀气宽膈。

【主治】痰癖,胁肋刺痛。

57357　枳壳丸(《圣济总录》卷七十三)

【组成】枳壳(去瓤,麸炒,捣末,米醋二升别煎如膏) 木香 薏苡仁 黄连(去须) 大黄(剉,炒) 人参 白茯苓(去黑皮) 附子(炮裂,去皮脐) 蠡实(微炒) 郁李仁(汤浸,去皮尖,别研)各一两

【用法】上除煎研外为末,入郁李仁同研匀,入枳壳煎中和搜,如硬入少炼熟蜜为丸,如梧桐子大。每服二十丸,空腹煎黄耆汤送下,日晚再服。

【主治】疝气急痛,呕吐酸水,食物多噎。

57358　枳壳丸(《圣济总录》卷八十五)

【组成】枳壳(去瓤,麸炒) 人参 甘草(炙,剉) 石斛(去根) 牛膝(酒浸,切,焙) 桃仁(汤浸,去皮尖双仁,炒,研) 鹿角胶(炙燥) 薏苡仁 当归(切,焙) 犀角屑各一两半 槟榔仁(剉) 诃黎勒皮各二两

【用法】上为末,炼蜜为丸,如梧桐子大。每服二十丸,加至三十丸,空心、食前温酒送下,一日二次。

【主治】腰膝冷痛,气闷烦热。

57359　枳壳丸(《圣济总录》卷九十三)

【组成】枳壳(去瓤,麸炒)一两半 白术 人参 甘草(炙,剉) 地骨皮各一两 杏仁(汤浸,去皮尖双仁,炒)一两半

【用法】上为末和匀,炼蜜为丸,如梧桐子大。每服二十丸,食前米饮送下。

【主治】骨蒸劳瘦,饮食不为肌肤。

57360　枳壳丸(《圣济总录》卷一〇〇)

【组成】枳壳(去瓤,麸炒) 厚朴(去粗皮,姜汁炙)各一两 犀角(镑)半两 桑根白皮(炙,剉)一两 槟榔二个 柴胡(去苗)一两半 半夏(汤洗,焙干,为末,姜汁和作饼,晒干) 大黄(剉,醋拌炒)各一两

【用法】上为末,炼蜜为丸,如小豆大。每服二十丸,空心酒送下。

【主治】走注疼痛,如锥刺皮肤;风气心腹四肢疼痛。

57361　枳壳丸(《圣济总录》卷一三三)

【组成】枳壳(去瓤,麸炒)三两 生干地黄(焙) 防风(去叉) 五加皮(剉)各二两 羌活(去芦头)一两 黄耆(剉)三两。

【用法】上为末,炼蜜为丸,如梧桐子大。每服二十丸,加至三十丸,早、晚食前温酒送下。

【主治】毒气下注,脚膝肿赤作疮。

57362　枳壳丸(《圣济总录》卷一四一)

【组成】枳壳(去瓤,麸炒) 防风(酒浸一宿,去叉,焙) 槐花(麸炒) 荆芥穗 薄荷 甘草(炙)各半两

【用法】上为细末,炼蜜为丸,如梧桐子大。每服二十丸,米饮送下,一日三次,不拘时候。

【主治】牡痔,肛边生鼠乳,出脓血。

57363 枳壳丸（《圣济总录》卷一五五）

【组成】枳壳二两（浆水浸一日，去瓤，煮令烂，研作糊）木香（炒）一两。

【用法】上将木香为末，和入枳壳糊内为丸，如梧桐子大。每服二十丸，温酒送下，不拘时候。

【主治】妊娠腹痛，一切气疾。

57364 枳壳丸（《圣济总录》卷一五六）

【组成】枳壳（去瓤，麸炒黄）四两　干姜（炮裂）二两　白术（剉，炒）三两　半夏二两（汤洗去滑，焙干）

【用法】上为末，生姜汁煮面糊为丸，如梧桐子大。每服十五丸，渐加至二十丸，食前温米饮送下。

【主治】妊娠痰盛，呕逆恶心，头目旋晕。

57365 枳壳丸（《圣济总录》卷一五七）

【组成】枳壳（去瓤，麸炒）一两半　大黄（微炒）二两半

【用法】上为末，炼蜜为丸，如梧桐子大。每服二十丸，空心米饮送下。未通再服，以通为度。

【主治】妊娠大便结塞不通，脐腹硬胀，不能安卧，气上喘逆。

57366 枳壳丸（《圣济总录》卷一六五）

【组成】枳壳（去瓤，麸炒）　防己各二两　诃黎勒皮半两　大黄（炒）一两　当归（切，焙）二两　郁李仁（去皮，别研）半两　桑根白皮（剉）一两

【用法】上除研者外，为末，炼蜜为丸，如梧桐子大。每服二十丸，生姜、紫苏汤送下，不拘时候。

【主治】产后肿满，烦闷咳喘。

57367 枳壳丸（《圣济总录》卷一六五）

【组成】枳壳（去瓤，麸炒）一两一分　诃黎勒（煨，去核）二两　当归（切，焙）　大黄（剉，炒）　防己　芍药（微炒）各三分　郁李仁（酒浸，去皮）一两　木香　芎䓖　甘草（炙，剉）各半两　牵牛子一两（炒，捣取半两用）

【用法】上为末，炼蜜为丸，如梧桐子大。每服二十丸，加至三十丸，煎桑白皮、枣汤送下。

【主治】产后头面浮肿，两胁痛者。

57368 枳壳丸（《普济方》卷三九三引《全婴方》）

【组成】半夏（炮七次，炒）　枳壳（麸炒）

【用法】上为末，姜汁糊为丸，如小豆大，小者芥子大。每服二十丸，皂子橘皮汤送下。

【主治】婴儿百日外，腹胀气粗，心下满急；及腹胀咳嗽。

57369 枳壳丸（《传信适用方》卷三）

【组成】好厚枳壳不拘多少（去瓤，细切，麸炒黄色）

【用法】上为末，每末一两，入胡桃肉一个，研匀，以蜜为丸，如弹子大。每服一丸，空心细嚼，米饮或温酒送下，并用井花水淋洗。

【主治】肉痔。

57370 枳壳丸（《魏氏家藏方》卷七）

【组成】枳壳（用酸米醋浸三日，铫内炒焦黑，存性）

【用法】上为细末，面糊为丸，如梧桐子大。每服三十丸，食前米饮送下。

【主治】脏毒。

57371 枳壳丸（《济生》卷四）

【组成】皂角（去黑皮，微炒）　枳壳（去瓤，麸炒）　川大黄二两（剉，微炒）　羌活（去芦）　木香（不见火）　橘红　桑白皮（蜜水炙）　香白芷各二两

【用法】上为细末，炼蜜为丸，如梧桐子大。每服七十丸，空心米饮或姜汤送下。

【主治】肠胃气壅风盛，大便秘实。

57372 枳壳丸（《御药院方》卷三）

【组成】京三棱（炮）　蓬莪术（炮）各二两二钱　白术　青皮（去白）　陈皮（去白）　白茯苓（去皮）各一两半　槟榔　木香　枳壳（麸炒，去瓤）　半夏（汤洗七次）各一两　黑牵牛三两（炒）

【用法】上为细末，面糊为丸，如梧桐子大。每服五十丸，食后温生姜汤送下。

【功用】升降滞气，消化宿食，祛痰逐饮，美进饮食。

【主治】中焦气涩，胸膈痞闷，食饮迟化，四肢困倦，呕哕恶心。

57373 枳壳丸（《卫生宝鉴》卷十八）

【组成】木香三钱　枳壳（麸炒）　麻仁（炒黄）　大黄各一两

【用法】上为末，炼蜜为丸，如梧桐子大。每服三十丸，食后温水送下。

【功用】《济阴纲目》：通气凉血润肠。

【主治】产后大小便涩滞，及饮食不化。

57374 枳壳丸（《活幼心书》卷下）

【组成】枳壳不拘多少（剉片，麦面炒过，以清油润透一宿，焙干）

【用法】上为末，炼蜜为丸，如芡实大。儿小者，每服一至二丸，用甘草、糯米煎汤化下；儿大者，丸如绿豆大，每服三十至五十丸，食前温米清汤送下；小腑热闭，用车前子煎汤，候温，空心服之。

【主治】大腑虚闭，气连日不通，或痢后里急；小便热闭。

57375 枳壳丸（《医方类聚》卷一八四引《经验秘方》）

【组成】枳壳二两　好黄连二两

【用法】上为细末，以猪脏长一尺，入光草乌头二个在内，线结定两头，将二碗醋煮烂，去草乌，将猪脏研成膏，和前药末为丸，如梧桐子大。每服五十丸，空心米饮汤送下。

【主治】肠风下血。

57376 枳壳丸

《医方类聚》卷一五三引《瑞竹堂方》。为原书同卷"七仙丹"之异名。见该条。

57377 枳壳丸

《外科精义》卷下。即《圣济总录》卷一三〇"疏转枳壳丸"。见该条。

57378 枳壳丸（《普济方》卷一九二引《经验良方》）

【组成】枳壳（炒）　香附子（炒，去毛）　茴香（微炒）　萝卜子（微炒）各等分

【用法】上为末，煮面糊为丸，如梧桐子大。每服五七十丸，空心煎橘叶汤送下。

【主治】遍身黄肿，外肾亦肿。

57379 枳壳丸（《普济方》卷一八一）

【组成】枳壳（麸炒，去瓤）　蓬莪术各半两　姜黄　半夏（洗七次）　甘松（去土）各一钱　陈皮（去白）　大麦（炒）

各七钱半

【用法】上为细末,面糊为丸,如梧桐子大。每服五十丸,食后陈皮汤送下。

【功用】消导滞气。

【主治】酒食所伤,胸中噎塞不通。

57380 枳壳丸（《普济方》卷一九四）

【组成】枳壳 芫花各等分

【用法】上用醩醋浸芫花透,将醋再煮枳壳烂,擂芫花为末,共和为丸,如梧桐子大。每服数丸,温白汤送下。

【主治】蛊胀。

57381 枳壳丸（《普济方》卷二九七）

【组成】先穗子三两 皂角一两（去皮,酥炙黄） 枳壳二两（去瓤,生）

【用法】上为末,炼蜜为丸,如梧桐子大。每服五十丸,空心服。

【主治】肠风痔漏,久不愈者。

57382 枳壳丸

《丹溪心法附余》卷二十二。为《婴童百问》卷五"枳壳防风丸"之异名。见该条。

57383 枳壳丸（《梅氏验方新编》卷二）

【组成】枳壳（整个,去瓤）四两（每个入巴豆三粒,麻线十字扎定,用水五六碗煮透,去豆,将枳壳切碎,晒干） 橘红皮一两 青皮（去瓤）一两 广木香（不见火,研）三钱

【用法】上为细末,陈老酒,陈粳米粉打糊为丸。临卧服五十丸。

【主治】噎膈。

57384 枳壳丸（《麻症集成》卷三）

【组成】吴萸 枳壳 滑石 白芍 升麻 樗根皮

【用法】共研粉,乌梅肉和丸。空心白汤送服。

【主治】麻后白痢气滞。

57385 枳壳汤（《苏沈良方》卷三）

【异名】桔梗枳壳汤（《活人书》卷十八）、枳壳桔梗汤（《得效》卷十一）、枳桔汤（《症因脉治》卷四）。

【组成】桔梗 枳壳（炙,去瓤）各一两

【用法】上到,如麻豆大。用水一升半,煎减半,去滓,分二次服。

【主治】伤寒痞气,胸满欲死。

57386 枳壳汤（《圣济总录》卷十一）

【组成】枳壳（去瓤,麸炒）三两

【用法】上为粗末。每服三钱匕,水一盏,煎至七分,去滓温服。

【主治】风瘙痒。

57387 枳壳汤（《圣济总录》卷十三）

【组成】枳壳（去瓤,麸炒）二两 人参 赤茯苓（去黑皮）各一两

【用法】上为粗末。每服三钱匕,水一盏,煎至六分,去滓温服。

【主治】劳风,涕唾稠粘。

57388 枳壳汤（《圣济总录》卷二十五）

【组成】枳壳（去瓤,麸炒）一两半 厚朴（去粗皮,生姜汁炙） 白术 人参 赤茯苓（去黑皮）各一两

【用法】上为粗末。每服三钱匕,水一盏,加生姜半分（拍碎）,同煎至半盏,去滓,食前温服。

【主治】伤寒后,心腹气滞胀满,不能饮食。

57389 枳壳汤（《圣济总录》卷二十六）

【组成】枳壳（去瓤,麸炒） 滑石 大腹皮（到）各半两 甘草（炙,到） 青橘皮（去白,切,炒） 络石根 紫苏茎叶 朴消 麦门冬（去心,焙） 冬葵子各三分 前胡（去芦头） 赤芍药各一两

【用法】上为粗末。每服三钱匕,水一盏,葱白三寸（切）,煎至六分,去滓,食前温服。

【主治】伤寒后,小便不通,脐腹痛,气胀,攻上喘促。

57390 枳壳汤

《圣济总录》卷四十二。为《圣惠》卷三"人参散"之异名。见该条。

57391 枳壳汤（《圣济总录》卷五十四）

【异名】枳壳散（《本事》卷三）、枳壳煮散（《证治宝鉴》卷九）。

【组成】枳壳（去瓤,麸炒）一两 京三棱（炮,到）一两 干姜（炮）半两 厚朴（去粗皮,生姜汁炙）半两 甘草（炙）半两 益智仁一两 陈橘皮（汤浸,去白,焙）一两 木香 肉豆蔻（去壳）各半两 蓬莪术（到） 槟榔（到） 桂（去粗皮）各二两 青橘皮（汤浸,去白,焙）半两

【用法】上为粗末。每服三钱匕,水一盏半,加生姜三片,大枣一个（擘）,煎至八分,去滓热服,不拘时候。

【功用】顺气宽中,消散积聚。

【主治】上焦有寒,胸膈满闷,背脊引痛,心腹膨胀,胁肋刺痛,食饮不下,噎塞不通,呕吐痰涎,口苦吞酸,羸瘦少力,短气烦闷,及痃癖积聚,惊忧恚气。

【方论选录】《本事方释义》:枳壳气味苦寒,入足太阴;三棱气味苦平,入足厥阴;橘皮气味苦辛微温,入手足太阴;益智仁气味辛温,入足太阴;莪术气味苦辛,入足厥阴,与三棱同功;槟榔气味辛温,入足太阴、太阳;肉桂气味辛热,入足厥阴;干姜气味辛温,入手足太阴;厚朴气味苦辛微温,入手足太阴;甘草气味甘平,入脾;青皮气味苦辛温微酸,入足厥阴;木香气味辛温,入脾;肉豆蔻气味辛温,入足太阴、阳明;佐姜、枣和荣卫。此宽中顺气之方,能治五种积气,三焦痞塞,心疼腹胀,痃癖诸症,使中宫之气流畅,勿令不宣也。

57392 枳壳汤（《圣济总录》卷五十六）

【组成】枳壳（去瓤,麸炒）半两 苦参 甘草（生,到）各一两 灯心二小束（切）

【用法】上为粗末。每服三钱匕,水一盏,煎至六分,加盐半钱,茶末半钱,去滓温服,食后再服。以篦子于喉中引令吐,吐定更服,以痰尽为度。吐后宜服茯苓汤。

【主治】风痰心痛,每食粘滑等物,即吐清水,痛连胸背不可忍者。

57393 枳壳汤（《圣济总录》卷七十三）

【组成】枳壳（去瓤,麸炒）一两半 桔梗（去芦头,炒） 人参 前胡（去芦头） 桂（去粗皮）各一两 槟榔（微煨,到）半两 鳖甲（去裙襕,醋炙）一两半

【用法】上为粗末。每服三钱匕,水一盏半,加生姜半枣大（拍破）,同煎至七分,去滓温服,一日三次。

【主治】痃气腹胀,两肋急满,不能饮食,头痛壮热,身体疼痛。

57394 枳壳汤(《圣济总录》卷七十四)

【组成】枳壳(去瓤,麸炒)三分 黄连(去须,炒) 厚朴(去粗皮,生姜汁炙)各一两 甘草(炙,剉) 阿胶(炙燥)各半两

【用法】上为粗末。每服五钱匕,水一盏半,煎至一盏,去滓,空心温服。一日二次。

【主治】濡泻,暴下不止。

57395 枳壳汤(《圣济总录》卷七十五)

【组成】枳壳(去瓤,麸炒)一两 甘草(炙,剉)半两 厚朴(去粗皮,生姜汁炙)一两半 干姜(炮) 赤茯苓(去黑皮)各一两

【用法】上为粗末。每服五钱匕,水一盏半,煎至八分,去滓,空心、日午温服。

【主治】久冷痢。

57396 枳壳汤(《圣济总录》卷九十七)

【组成】枳壳(去瓤,麸炒) 甘草(炙,剉)各一分 大腹皮三钱(剉) 百合 牵牛子(炒) 赤茯苓(去黑皮)各一两 赤芍药 桑根白皮(剉)各三分 郁李仁(汤浸,去皮尖双仁,阴干)半两

【用法】上为粗末。每服五钱匕,水一盏半,煎至八分,去滓,空心、食前温服。以通为度。

【主治】大肠壅结不通,腹胁胀满膨闷,不下食者。

57397 枳壳汤(《圣济总录》卷一四二)

【组成】枳壳(去瓤,麸炒)一两 黄耆(剉)二两 芎䓖 丹参 当归(切,焙) 槟榔(剉)各一两半 芍药 黄芩(去黑心)各一两一分

【用法】上为粗末。每服五钱匕,以水一盏半,煎至八分,去滓,空心、食前温服。

【主治】肠痔肿痛生核,或发寒热。

57398 枳壳汤(《圣济总录》卷一六二)

【组成】枳壳(去瓤,麸炒) 甘草各三分 胡椒一分 人参一两

【用法】上为粗末。每服五钱匕,水一盏,煎至七分,去滓温服,不拘时候。

【主治】产后霍乱吐利,厥逆不食。

57399 枳壳汤(《圣济总录》卷一六六)

【组成】枳壳(去瓤,麸炒) 芍药 人参 黄耆(剉) 木通(剉) 当归(切,焙) 桂(去粗皮) 蒺藜子(炒,去角) 鸡骨(醋炙) 大黄(剉,炒)各一两

【用法】上为粗末。每服二钱匕,水一盏,煎七分,去滓温服,不拘时候。

【主治】产后乳结核,或成痈肿,发热疼痛。

57400 枳壳汤(《圣济总录》卷一八四)

【组成】枳壳(去瓤,麸炒)五两 栀子仁七个 豉(微炒)二合 大黄(剉,炒)二两

【用法】上为粗末。每服四钱匕,水二盏,煎至一盏,去滓温服,空心晚后各一次。

【主治】乳石发动,干呕。

【加减】壮强者,加大黄一两。

57401 枳壳汤(《鸡峰》卷十七)

【组成】皂角黄仁 枳壳 青皮各半两

【用法】上为细末。每服一钱,米饮调下。

【主治】肠风痔疾。

57402 枳壳汤

《鸡峰》卷十八。为《圣济总录》卷五十四"枳壳散"之异名。见该条。

57403 枳壳汤(《卫生总微》卷十四)

【组成】枳壳一两(去瓤,麸炒) 干姜半两(炮) 甘草半两 前胡(去芦)一两 木香一两 半夏一两(汤洗七次)

【用法】上为末。每服一钱,水一小盏,加生姜三片,陈皮一片,煎至六分,去滓温服,不拘时候。

【主治】小儿痰实壮热,心膈烦闷,气不调顺,不早治恐生惊痫者。

57404 枳壳汤

《卫生家宝产科备要》卷六。为《本事》卷十引孙真人方"滑胎枳壳散"之异名。见该条。

57405 枳壳汤(《保命集》卷下)

【异名】枳壳散(《症因脉治》卷一)。

【组成】枳壳(麸炒,去瓤)三两 桔梗三两 黄芩一两半

【用法】上剉。每日早用二两半,水三盏,煎至二盏,匀作三服,午时一服,申时一服,临卧时一服。三日七两半服尽,再服生半夏汤。

【主治】❶《保命集》:久痰胸膈不利,上焦发热者。❷《症因脉治》:胸前热结,口噤不语,右脉沉滑。

57406 枳壳汤(《保命集》卷下)

【组成】枳壳三两(炒) 黄芩一两

【用法】上为粗末。每服半两,水一盏半,煎一盏,去滓温服。

【主治】妇人怀胎腹胀。

57407 枳壳汤(《保命集》卷下)

【异名】枳芩散(《郑氏家传女科万金方》卷三)。

【组成】枳壳半两 黄芩半两 白术一两

【用法】上为粗末。每服五七钱,水一盏,煎至七分,食前空心服。

【功用】《景岳全书》:进食和中。

【主治】❶《保命集》:妇人胎漏,及因事下血。❷《景岳全书》:恶阻。

57408 枳壳汤

《朱氏集验方》卷六。为《博济》卷三"乌金散"之异名。见该条。

57409 枳壳汤(《朱氏集验方》卷六)

【组成】枳壳半斤(面炒,去瓤) 绵黄耆半斤(洗)

【用法】上为末。每服二钱,常汤调下,不拘时候。

【主治】远年近日肠风下血。

57410 枳壳汤(《普济方》卷一八五)

【组成】枳壳 滑石各二两 甘草一两

【用法】上㕮咀。每服三钱,用冷臭橘叶七片同煎,温服。连进三服即解。

【主治】胸痹,胁下秘结。

57411 枳壳汤(《普济方》卷三九三)

【组成】枳壳(去瓤,炒) 青皮(去瓤) 木香 丁香 当归 缩砂仁 陈皮(去白)各等分

【用法】上为细末。烧盐汤调下。

【功用】宽中进食。

【主治】小儿脾胃不和,癖积胀满。

57412 枳壳汤(《疮疡经验全书》卷二)

【组成】枳壳 射干 升麻 生地 黄芩 前胡 金银花 连翘 大黄(炒) 甘草节 犀角汁(临服加之)

【用法】用水二钟,煎一钟,一日三服。

【主治】训疽,一名燂疽。因肺经受热,疽发于两手五指头上者。

57413 枳壳汤(《痘疹传心录》卷十五)

【组成】枳壳 陈皮 厚朴 大腹皮 甘草

【主治】痘疹误服参、耆,喘急腹胀。

57414 枳壳汤

《杏苑》卷五。为《医学正传》卷五引《局方》"秘方枳壳汤"之异名。见该条。

57415 枳壳汤(《症因脉治》卷三)

【组成】枳壳 苏梗 桔梗 陈皮 甘草

【主治】肠痹,中气壅闭,气逆上冲而喘者。

57416 枳壳汤(《诚书》卷八)

【组成】槟榔 枳壳 防风 橘皮 木通 紫苏 赤芍药

【用法】加生姜,水煎服。

【主治】惊痫陡作。

57417 枳壳汤

《种痘新书》卷四。为《治痘全书》卷十四"枳壳散"之异名。见该条。

57418 枳壳汤(《一盘珠》卷十)

【组成】枳壳 大黄各一钱 甘草五分

【主治】麻疹便闭。

57419 枳壳汤

《嵩崖尊生》(锦章书局本)卷九。即原书三瀼堂本"旋覆汤"。见该条。

57420 枳壳汤(《治痘全书》卷下)

【组成】枳壳 陈皮 厚朴 山楂 杏仁 苏子 大腹皮

【主治】痘后误服参、耆,喘急腹胀者。

57421 枳壳汤(《麻症集成》卷四)

【组成】枳壳 川朴 大黄 甘草 紫草 木通 陈皮 生地 楂粉

【主治】食积气滞下痢,误食猪肉,喘胀气急,泻如败卵。

57422 枳壳饮(《传信适用方》卷三)

【组成】枳壳(水浸,去瓤,麸炒)

【用法】上为粗末。每服一大钱,加阿胶二片,生姜五片,葱白五茎,水一大盏,煎至六分,去滓,入蜜少许,空心温服。次用葱白十茎,烂研涂脐心中,即以手巾蘸葱汤,自内肾腰间浴熨至小腹下,少顷气透即通。

【主治】老人大便风秘不通,塞涩妨闷,用蜜煎导类不能通者。

57423 枳壳酒(《圣济总录》卷十二)

【组成】枳壳(去瓤,麸炒) 柏白皮各半斤 五叶草一斤

【用法】上细剉,生绢袋盛,以酒一斗,浸七日。每温饮一盏,并服不妨,常令有酒力。佳。

【主治】刺风。

57424 枳壳散(《圣惠》卷五)

【组成】枳壳一两(麸炒微黄,去瓤) 石膏二两 子芩半两 柴胡一两(去苗) 玄参一两 赤茯苓半两 川升麻三分 射干二分 羚羊角屑半两 甘草半两(炙微赤,剉) 麦门冬二分(去心)

【用法】上为散。每服三钱,以水一中盏,加竹叶二七片,煎至六分,去滓温服,不拘时候。

【主治】脾实热,咽喉干,头痛心烦,四肢壅闷。

57425 枳壳散(《圣惠》卷六)

【组成】枳壳三分(麸炒微黄,去瓤) 前胡半两(去芦头) 川升麻半两 赤茯苓半两 子芩半两 麦门冬三分(去心) 沙参三分(去芦头) 玄参半两 茅根半两(剉) 甘草半两(炙微赤,剉) 木通半两(剉)

【用法】上为散。每服三钱,以水一中盏,加生姜半分,竹叶二七片,煎至六分,去滓温服,不拘时候。

【主治】肺脏壅热,心胸不利,少欲吃食。

【宜忌】忌炙煿,猪、鸡、犬肉。

57426 枳壳散(《圣惠》卷十四)

【组成】枳壳三分(麸炒微黄,去瓤) 人参三分(去芦头) 栀子仁半两 黄耆三分(剉) 白术三分 甘草一分(炙微赤,剉)

【用法】上为粗散。每服五钱,以水一大盏,煎至五分,去滓温服,不拘时候。

【主治】伤寒已愈,气未平复,劳动起早而复发。

57427 枳壳散(《圣惠》卷十九)

【组成】枳壳一两(麸炒微黄) 防风二两(去芦头) 甘草二两(炙微赤,剉) 汉防己一两 麻黄一两(去芦头根节) 人参一两(去芦头) 羚羊角屑一两 细辛一两 茵芋一两 秦艽一两(去苗) 桂心一两 附子一两(炮裂,去皮脐)

【用法】上为散。每服四钱,以水一中盏,煎至五分,去滓,入竹沥一合,更煎一两沸,放温,拗开口灌之,不拘时候。

【主治】中风口噤不开,心胸满闷。

57428 枳壳散(《圣惠》卷二十四)

【组成】枳壳三分(麸炒微黄,去瓤) 防风半两(去芦头) 川升麻半两 白鲜皮半两 麦门冬一两(去心,焙) 白蒺藜三分(微炒,去刺) 羚羊角屑三分 羌活三分 桑根白皮三两(剉) 麻黄半两(去根节) 甘草半两(炙微赤,剉)

【用法】上为粗散。每服四钱,以水一中盏,去滓温服,不拘时候。

【主治】脾肺风热,攻皮肤,生瘖癗,瘙痒不止,愈而复发。

57429 枳壳散(《圣惠》卷二十九)

【组成】枳壳三两(麸炒微黄,去瓤) 赤茯苓一两 黄耆一两(剉) 人参一两(去芦头) 甘草半两(炙微赤,剉) 当归三分 白术一两 地骨皮半两 酸枣仁三分(微炒)

【用法】上为散。每服四钱,以水一中盏,加生姜半分,煎至六分,去滓温服,不拘时候。

【主治】虚劳烦热,身体疼痛少力,不欲饮食。

57430 枳壳散(《圣惠》卷三十八)

【组成】枳壳一两(麸炒微黄,去瓤) 桑根白皮一两

（剉）　牛蒡子一两（微炒）　石膏二两　川升麻一两　汉防己三分　赤茯苓一两　黄芩三分　大青三分　沙参三分（去芦头）　麻黄三分（去根节）　甘草半两（生用）

【用法】上为粗散。每服四钱，以水一中盏，加生姜半分，煎至六分，去滓温服，一日三四次。

【主治】乳石发热，心神烦躁，身体赤肿，胸中满闷。

57431　枳壳散《圣惠》卷四十三）

【组成】枳壳一两（麸炒微黄，去瓤）　厚朴一两（去粗皮，涂生姜汁炙令香熟）　白术一两　诃黎勒一两半（煨，用皮）　桂心一两　人参一两（去芦头）　甘草半两（炙微赤，剉）

【用法】上为粗末。每服三钱，以水一中盏，加生姜半分，大枣三个，煎至六分，去滓温服，不拘时候。

【主治】腹虚胀满，不下食。

57432　枳壳散《圣惠》卷四十五）

【组成】枳壳三分（麸炒微黄，去瓤）　木通半两（剉）　五加皮半两　槟榔一两　独活半两　黄芩半两　羚羊角屑半两　川大黄一两（剉碎，微炒）　赤芍药一两　紫苏茎叶三分　赤茯苓三分　甘草半两（炙微赤，剉）

【用法】上为散。每服四钱，以水一中盏，加生姜半分，煎至六分，去滓，食前温服。

【功用】《普济方》：消肿利小便，兼补气虚。

【主治】脚气，春夏防发，或稍心肠壅闷，脚膝烦疼，大肠不利，小便赤少。

57433　枳壳散《圣惠》卷四十七）

【组成】枳壳三分（麸炒微黄，去瓤）　黄芩三分　前胡三分（去芦头）　半夏三分（汤洗七遍去滑）　赤茯苓三分　木香三分　人参三分（去芦头）　槟榔三分　川大黄三分（剉碎，微炒）

【用法】上为散。每服五钱，以水一大盏，加生姜半分，煎至五分，去滓温服，不拘时候。

【主治】中焦壅热，关隔不通，中逆喘急。

57434　枳壳散《圣惠》卷四十九）

【组成】枳壳一两（麸炒微黄，去瓤）　桔梗一两（去芦头）　鳖甲一两（涂醋炙令黄，祛裙襕）　人参一两（去芦头）　槟榔七分　柴胡五两（去苗）　芎䓖三分　桂心一两　陈橘皮一两（汤浸，去白瓤，焙）　赤茯苓二两　木香三分　川大黄一两（剉碎，微炒）　当归五分（剉，微炒）　赤芍药三分

【用法】上为散。每服三钱，以水一中盏，加生姜半分，煎至六分，去滓温服，不拘时候。

【主治】痃癖气胀，心肋急痛，不能下食，四肢少力。

57435　枳壳散《圣惠》卷五十一）

【组成】枳壳一两（麸炒微黄，去瓤）　泽泻一两　白术一两　前胡一两（去芦头）　汉防己一两　旋覆花一两

【用法】上为散。每服四钱，以水一中盏，煎至六分，去滓温服，不拘时候。

【主治】支饮，头痛目眩，心下痞满。

57436　枳壳散《圣惠》卷五十九）

【组成】枳壳三分（麸炒微黄，去瓤）　厚朴三分（去粗皮，涂生姜汁炙令香熟）　甘草三分（炙微赤，剉）　臭椿根三分（炙黄，剉）　地榆三分（剉）　紫草三分

【用法】上为细散。每服二钱，以粥饮调下，不拘时候。

【主治】赤白痢，冷热未调，下痢不止。

57437　枳壳散《圣惠》卷六十）

【组成】枳壳二两（麸炒微黄，去瓤）　槐子二两（微炒令香）　防风二两（去芦头）　羌活一两　黄耆一两（剉）　白蒺藜一两（微炒，去刺）　甘草半两（炙微赤，剉）

【用法】上为细散。每服二钱，食前以粥饮调下。

【主治】痔疾，下部肿结，痒痛不止。

57438　枳壳散《圣惠》卷七十二）

【组成】枳壳二两　木香半两　鬼箭羽一两　鬼白一两　槐子仁二两

【用法】上为粗散。以慢火炒令热，用青绢包裹，看冷暖熨之。

【主治】妇人痔疾，痒痛不可忍。

57439　枳壳散《圣惠》卷九十）

【组成】枳壳半两（麸炒微黄，去瓤）　甘草半两（炙微赤，剉）　黄连半两（去须）

【用法】上为细散。每服半钱，蜜水调下。

【主治】小儿身上生热疮，心躁，皮肤焮痛。

57440　枳壳散《普济方》卷一一一引《圣惠》）

【组成】枳壳（去瓤，麸炒）　黄耆（炙，剉）　苍耳（炒）　白术（微炒）　葫芦（剉）　白蒺藜（炒）　防风（去芦，生用）　升麻（生用）　栀子仁各三分　漏芦（去芦头）　黄连（去须）　人参　天门冬（去心，焙）　防己　干姜（炮）　芎䓖　丹参（去苗土，炙）　麻黄（去根节，煎，掠去沫，焙）　白芷（微炒）　甘草（炙，剉）　葛根（剉）各半两　玄参（坚者）三两　乌蛇（酒浸，去皮骨，炙）一两

【用法】上为散。每服二钱匕，加至三钱匕，空心、夜卧时以温酒调下。

【主治】大风癞病，热毒风入五脏，眉发坠落，身体头面生疮。

57441　枳壳散《传家秘宝》卷中）

【组成】白术（炒）　芎䓖　陈橘皮（去白，焙）　官桂　细辛　甘草（炙）　枳壳（炒，去白）　当归　芍药　人参　茯苓　厚朴（去皮，姜汁炙焦）各等分

【用法】上为细末。每服二钱，水一大盏，煎至六分，去滓温服。

【功用】中利胸膈，补和脾胃，通顺三焦。

57442　枳壳散《圣济总录》卷七）

【组成】枳壳（去瓤，麸炒）二两　牛黄（研）　白芷各一两

【用法】上为散。每服三钱匕，空心温酒调下。

【主治】中风手足无力，口中涎出，多在右边者。

57443　枳壳散《圣济总录》卷十）

【组成】枳壳（去瓤，麸炒）一两半

【用法】上为散。每服二钱匕，食后用温浆水调服，一日三次。

【主治】风气壅滞，腰脚疼痛。

57444　枳壳散《圣济总录》卷十一）

【组成】枳壳（去瓤，麸炒）二两　苦参　蒺藜子（炒去角）　蔓荆实各一两

【用法】上为细散。每服二钱匕，温酒调下，不拘时候。

【主治】皮肤风瘙痒，麻痹。

57445　枳壳散《圣济总录》卷五十四）

【异名】枳壳汤(《鸡峰》卷十八)。

【组成】枳壳(汤浸,去瓤,切作片子,焙干)五两　滑石(研细)一两　桂(去粗皮)二两　厚朴(去粗皮,涂生姜汁炙)二两

【用法】上为散。每一两药末,更入腻粉半钱,拌和均匀。每服一钱匕,空腹时用冷米饮调下。

【主治】三焦约,大小便不通。

57446　枳壳散(《圣济总录》卷七十五)

【组成】枳壳　胡桃各七个　皂荚(不蛀者)一梃

【用法】上就新瓦上,以草火烧令烟尽,取研极细,分为八服。临卧、二更及五更时各一服,荆芥茶调下。

【主治】赤痢不止。

57447　枳壳散(《圣济总录》卷一二八)

【组成】枳壳(去瓤,麸炒)　芍药(剉炒)　人参各一两半　黄耆(剉,炒)　鸡骨(炙)　木通(剉)　当归(焙令香,剉)　桂(去粗皮)各一两　蒺藜子(微炒,去角)半两

【用法】上为散。每服二钱匕,温酒调下,一日三次。

【主治】乳痈坚硬。

57448　枳壳散

《圣济总录》卷一四二。为原书卷一四一"枳壳熨方"之异名。见该条。

57449　枳壳散(《圣济总录》卷一五七)

【组成】枳壳(去瓤,麸炒)三分　槟榔(剉)　木通(剉)各一两　大黄(剉,微炒)半两　诃黎勒四个(二个煨,二个生,各取皮用)　大腹皮三个(剉)

【用法】上为散。每服二钱匕,用童便一盏,加葱白二寸,煎取七分,去滓调下,不拘时候。

【主治】妊娠大小便不通,心腹胀闷。

57450　枳壳散(《本事》卷三引庞老方)

【组成】枳壳(去瓤,剉,麸炒)　白术各半两　香附子一两(麸炒,舂去皮)　槟榔三钱

【用法】上为细末。每服二钱,米饮调下,一日三服,不拘时候。

【主治】心下蓄积,痞闷,或作痛,多噫败卵气。

【方论选录】《本事释义》:枳壳气味苦寒,入足太阴;白术气味甘温,入手足太阴;香附子气味苦平,入足厥阴;槟榔气味辛温,入足太阴。此心下积聚痞闷,脘中不爽,多噫败卵气,胀疼者,皆由中气馁弱不振,以甘温守中,而用破气消积之药攻病,则正气不伤而宿病顿去矣。

57451　枳壳散

《本事》卷三。为《圣济总录》卷五十四"枳壳汤"之异名。见该条。

57452　枳壳散(《陈素庵妇科补解》卷三)

【组成】枳壳　紫苏　百合　香附　葱根　黄连　甘草　杏仁　瓜蒌仁　川芎　白芍　当归　熟地

【主治】妊娠大便不通。

57453　枳壳散(《普济方》卷三九三引《全婴方》)

【组成】枳壳一两(麸炒,为细末)　巴豆二十一粒(同上炒黄,去豆)

【用法】上为末。三岁每服半钱,砂糖汤调下;或作丸子,白糊为丸,如小豆大,每服三十丸,桑白皮汤送下。

【主治】小儿疝气,腹胀喘急。

57454　枳壳散

《三因》卷十七。为《本事》卷十引孙真人方"滑胎枳壳散"之异名。见该条。

57455　枳壳散(《杨氏家藏方》卷十三)

【组成】枳壳(去瓤,麸炒)　木馒头(麸炒)各等分

【用法】上为细末。每服二钱,空心、食前温酒调下。

【主治】肠风下血不止,及大便急涩。

57456　枳壳散

《妇人良方》卷五。为《博济》卷四"枳壳饮子"之异名。见该条。

57457　枳壳散(《直指》卷四)

【组成】枳壳(制)五两　甘草(炙)一两半

【用法】上为末。每服二钱,浓煎木瓜汤调下。

【功用】疏导毒气。

【主治】脚气。

【加减】如要快利,更加麻仁。

57458　枳壳散(《直指》卷九)

【组成】枳壳五两(制)　甘草(炙)一两半　杏仁(去皮,炒)　阿胶(炒酥)　生地黄各一两

【用法】上细剉。每服三钱,加生姜五片,蜜三匙,乌梅一个同煎,空腹服。

【主治】虚劳,大便秘涩。

57459　枳壳散(《直指小儿》卷一)

【组成】小柴胡汤加枳壳　防风

【功用】利风热,解血热。

【主治】小儿惊风,虚中壅实。

57460　枳壳散(《御药院方》卷八)

【组成】枳壳(麸炒,去瓤)　槐子(微炒黄色)　荆芥穗各半两

【用法】上为细末。每服三钱,空心薄粟米粥调下,如人行一二里地再用粥压之,一日二三服。

【功用】散风疏壅,清热宽肠。

【主治】肠风痔瘘,便血无数,疼痛不可忍者。

【备考】方中槐子,《杏苑》作"槐花"。

57461　枳壳散(《云岐子保命集》卷下)

【组成】枳壳五钱(麸炒)　赤茯苓一两　当归一两　荆三棱(炮)一两　木香五钱　诃黎勒五钱

【用法】上为细末。每服五钱,沸汤点服。

【主治】伤寒汗下后,脐上有动气者。

57462　枳壳散(《得效》卷三)

【组成】枳壳(去瓤,炒)二两半　甘草(炙)七钱半

【用法】上为末。每服二钱,浓煎葱白汤调下,不拘时候。

【主治】气疾,胁间痛,如有物以插然。

57463　枳壳散(《普济方》卷一八七)

【组成】枳壳(去瓤,麸炒微黄)三十个　(一方加桂各等分)

【用法】上为散。每服方寸匕,米饮调下,日三夜一。

【主治】胸痹,心下结痞,急痛彻背,短气烦闷,自汗出者。

57464　枳壳散(《普济方》卷二〇五)

【组成】枳壳一两(麸炒微黄,去瓤)　诃黎勒皮一两半

【用法】上为散。每服一钱,煎生橘皮汤调下,不拘时候。

【主治】久患膈气,心腹痞满,咽喉噎塞,不下饮食。

57465 枳壳散《普济方》卷二九七)

【组成】枳壳 木鳖子 防风 萆薢各二钱

【用法】上为末。每用半两,水三升,煎至三五沸,熏洗三五次即效。

【主治】肠风痔漏。

57466 枳壳散《普济方》卷二九七)

【组成】枳壳二两 贯众二两 荆芥一两 大白皮一两 黄连半两 蛇床子半两 苍耳根一把 干姜半两(泡) 柏枝一把 蘷头一把 黑豆半升 无名异半两 冬青叶一把 地骨皮半两

【用法】上为粗末。每用一大合,用水三大碗,煎至一碗,先熏后洗,一日二三次。

【主治】痔漏。

57467 枳壳散《普济方》卷三四三)

【组成】枳壳(小厚实者,麸炒,去瓤,又方用糯米浸,控干,炒赤色尤佳)二两

【用法】上为细末。每服二钱,空心沸汤调下,一日三次。

【功用】养胎益气,安和子脏;瘦胎易产,抑阳降气。

【主治】难产及胎中一切恶疾。

【宜忌】忌登高厕。

【加减】若大便秘涩,加防风;体弱,加大当归(去尾),木香各等分;如胎肥壅溢,动止艰难,临产难生,加乳香、发灰。

【方论选录】枳壳能逐水,消胀满逆气,临月多服,则当产之时,无胀满逆气,产道顺而易生。

57468 枳壳散《普济方》卷三四三)

【组成】枳壳二两 桑白皮一两(剉,以水三碗,与枳壳同煎,煮干取出,去瓤洗净,细切,焙干,只用桑白皮) 人参半两 糯米二两(炒黄色) 木香一钱(不见火) 甘草一两(炙) 麦蘗半两(炒黄)

【用法】上为细末。每服二钱,入盐少许,沸汤点服,一日五次,不拘时候。

【功用】滑胎调气,利胸膈,消积滞,和脾胃,进饮食。

【主治】妊娠诸疾。

57469 枳壳散《普济方》卷三五六)

【组成】枳壳 甘草 糯米各等分

【用法】上同炒为末。米饮白汤调下,一日三五服,不拘时候。

【功用】妊娠易产。

【主治】难产。

57470 枳壳散《证治要诀类方》卷三)

【组成】防风 川芎 细辛 枳壳 桔梗 干葛 甘草

【用法】加生姜,水煎服。

【主治】孕妇脚肿。

57471 枳壳散《广嗣纪要》卷十三)

【异名】枳壳瘦胎散(《妇科玉尺》卷二)。

【组成】商州枳壳(炒)五两 炙粉草一两 香附(炒黑)一两 (一方有炒糯米半两)

【用法】上为末。每服二钱,空心白汤调服。

【功用】令儿易产。

【主治】妊妇胎肥,至八月以后胎气壅盛者。

【加减】若妊妇稍弱者,单服恐胎寒腹痛,胎弱多惊,可加当归一两,木香半两(不见火)。如此则阳不致强,阴不致弱,二气调和,有益胎嗣。

57472 枳壳散《保婴撮要》卷十四)

【组成】枳壳(去瓤,麸炒) 槐花 荆芥 皂角子仁(炒) 猬皮(炙)各等分

【用法】上为末。每服一钱,滚汤送下;作丸服亦可。

【主治】痔疮肿痛下血。

57473 枳壳散《古今医鉴》卷八)

【组成】枳壳二两(炒) 黄连一两 槐花五钱(炒) 白芍一两 甘草二钱半 地榆五钱 (一方加当归、生地黄、防风)

【用法】上剉五剂。水煎,空心服。

【主治】大便下血。

57474 枳壳散

《准绳·类方》卷三。为《局方》(人卫本)卷九(吴直阁增诸家名方)"滑胎枳壳散"之异名。见该条。

57475 枳壳散《治痘全书》卷十四)

【异名】枳壳汤(《种痘新书》卷四)。

【组成】紫草 枳壳 生地 大黄

【主治】痘欲回未回,壮热不退,痰实烦闷,大便坚实,卧则哽气者。

【备考】《种痘新书》本方用枳壳二钱,生地一钱,紫草二钱,酒制大黄八分。

57476 枳壳散

《症因脉治》卷一。为《保命集》卷下"枳壳汤"之异名。见该条。

57477 枳壳散

《张氏医通》卷十五。为原书同卷"瘦胎饮"之异名。见该条。

57478 枳壳散《仙拈集》卷一)

【组成】大枳壳三个(剖开去瓤) 阿魏六分 杏仁十粒

【用法】将后二味研匀,装枳壳内,湿绵纸包七层,慢火内炙存性,去阿、杏,研末。分作三服,烧酒调下。

【主治】噎膈反胃。

57479 枳壳散《痘疹会通》卷四)

【组成】紫草 枳壳 生地 大黄

【用法】淡竹叶,灯心为引。

【主治】痘疹,大热毒盛者。

57480 枳壳散《产科发蒙》卷四)

【组成】枳壳(烧存性)

【用法】上为细末。麻油和敷患处。

【主治】产后阴门破伤,或阴肛下脱内出。

57481 枳壳散《古今医彻》卷三)

【组成】枳壳 木通 生地 当归 广皮 金银花各一钱 甘草三分 钩藤二钱

【用法】加灯心一握,用水煎服。

【主治】乳吹,乳房作胀。

57482 枳芩散

《郑氏家传女科万金方》卷三。为《保命集》卷下"枳壳汤"之异名。见该条。

57483 枳杏丸《女科百问》卷上）

【组成】杏仁一两（汤泡，去皮尖，别研）　枳壳二两（先研为末）

【用法】上为细末，神曲糊为丸，如梧桐子大。每服四十或五十丸，食前米饮、生姜汤送下。

【主治】大小便涩少。

57484 枳连丸《活人心统》卷一）

【组成】陈枳壳三两　川黄连三两　槐花（炒）

【用法】上为末，水泛为丸，如梧桐子大。每服七十丸，白汤送下。

【主治】痢疾，里急后重。

57485 枳实丸《外台》卷十五引《延年秘录》）

【组成】枳实（炙）　蒺藜子　苦参各六分　人参四分独活　天门冬（去心）　菌桂各三分　白术四分

【用法】上为末，炼蜜为丸，如梧桐子大。每服十丸，加至十五丸，用薄荷酒送下，一日二次。

【主治】风热气发，冲头面热，皮肤生风疹，瘙痒甚，生疮，不能多食。

【宜忌】忌蒜、热面、鲤鱼、桃李、雀肉、生葱。

57486 枳实丸《千金》卷五）

【组成】枳实一两半　菊花　蛇床子　防风　白薇浮萍　蒺藜子各一两　天雄　麻黄　漏芦各半两

【用法】上为末，炼蜜为丸，如大豆许。五岁儿饮用十丸，加至二十丸，一日二次。五岁以上者，随意加之；儿大者，可为散服。

【主治】小儿风瘙痒痛如疥，搔之汁出，遍身痞瘟，如麻豆粒，年年喜发，面目虚肥，手足干枯，毛发细黄，肌肤不光泽，鼻气不利。此则少时热盛极，身体当风，风热相搏所得者，不早治之，成大风疾。

57487 枳实丸《外台》卷七引《广济方》）

【组成】枳实六分　犀角四分　前胡四分　青木香八分麦门冬（去心）八分　赤茯苓八分　苦参六分　芍药六分

【用法】上为末，炼蜜为丸，如梧桐子大。每服二十丸，渐加至三十丸，空腹以饮送下，一日二次。

【主治】胸膈气胀满，吃食心下妨闷，虚热，手足烦痛，渐羸瘦，不能食，四肢无力。

【宜忌】忌生菜、热面、油腻、炙肉、酢、蒜。

57488 枳实丸（方出《外台》卷十二引《广济方》，名见《普济方》卷三九一）

【组成】牛膝八分　桔梗六分　芍药六分　枳实八分（炙）　白术六分　鳖甲八分（炙）　茯苓八分　人参六分厚朴六分（炙）　大黄六分　桂心六分　槟榔六分

【用法】上为末，炼蜜为丸，如梧桐子大。每服二十丸，渐加至三十丸，空腹温酒送下，一日二次。老小微利。

【主治】腹中癖气。

【宜忌】忌生冷、油腻、小豆、粘食、苋菜、醋、生葱、猪肉。

57489 枳实丸《外台》卷十四引《广济方》）

【组成】枳实（炙）　防风　羌活　人参　羚羊角各六分（屑）　甘菊花　干葛　薏苡仁　桂心各四分　茯苓　升麻　黄连　干地黄各八分

【用法】上为末，炼蜜为丸，如梧桐子大。每服二十丸，加至三十丸，空腹以酒送服，一日二次。服麻子汤补后，次服本方。

【主治】偏风不遂。

【宜忌】忌生葱、酢物、猪肉、冷水、芜荑、生菜、热面、荞麦、鸡鱼、蒜笋、陈臭物。

57490 枳实丸《旅舍》）

【组成】大黄半两　牵牛（微炒，取末）半两　枳实（麸炒，去瓤）　人参一钱

【用法】上为末，炼蜜为丸，如梧桐子大。每服三十丸，温水送下。未动，再加丸数服之。

【主治】风痹实，大便秘涩，头目眩晕，腹满烦渴；伤寒胃热有燥屎，谵语狂乱，及结胸痛痞，痈疡疮疖。

【备考】方中枳实用量原缺。

57491 枳实丸《圣济总录》卷十一）

【组成】枳实（去瓤，麸炒）一两半　天门冬（去心，焙）独活（去芦头）　蒺藜子（炒）　人参　防风（去叉）　桔梗（炒）各一两一分　黄连（去须）　薏苡仁（炒）各一两　桂（去粗皮）半两

【用法】上为末，炼蜜为丸，如梧桐子大。每服十五丸，粟米饮或温酒送下，一日二次，不拘时候。

【主治】风瘙隐疹，头面肿痒。

57492 枳实丸

《圣济总录》卷十一。为原书同卷"独活丸"之异名。见该条。

57493 枳实丸《圣济总录》卷七十二）

【组成】枳实（去瓤，麸炒）一两　白术　槟榔（剉）　陈橘皮（汤浸，去白，焙）各三分　甘草（炙，剉）　生姜（切，炒）各一分　赤茯苓（去黑皮）　青木香　桂（去粗皮）　昆布（洗去咸，焙）　诃黎勒皮　大黄（煨，剉）各半两　草豆蔻（去皮）一两

【用法】上为末，炼蜜为丸，如梧桐子大。每服二十丸，生姜、木瓜汤送下。

【主治】气久积不散，心膈满闷，四肢不收，痞塞不通。

57494 枳实丸《圣济总录》卷一四二）

【组成】枳实五两（去瓤，麸炒，捣为末，炼蜜和丸，如弹子大）　皂荚刺（烧存性，为末）三两

【用法】上每用药一丸，皂荚末一钱半，以水一盏，同煎至七分，加麝香少许，放温服下。

【主治】肠痔下血。

57495 枳实丸《圣济总录》卷一四三）

【组成】枳实（麸炒黄）　槐荚（麸炒黄）　皂荚（猪牙者，涂酥炙）　大黄（炒令焦黄）各一两

【用法】上为末，面糊为丸，如梧桐子大。每服二十丸，空心、食前荆芥、腊茶送下。

【主治】肠风。

57496 枳实丸《杨氏家藏方》卷六）

【组成】枳实（麸炒黄）一两半　陈橘皮（去白）一两半萝卜子一两（炒）　人参（去芦头）半两　木香半两

【用法】上为细末，面糊为丸，如梧桐子大。每服五十

丸,食后浓煎木瓜汤送下。

【主治】脾胃积寒,气不升降,中脘痞闷,心腹作痛,发歇无常。

57497 枳实丸（《保命集》卷中）

【组成】枳实（麸炒）五钱　白术一两（剉）

【用法】上为细末,烧饼为丸,如梧桐子大。每服五十丸,米饮送下。

【功用】进食逐饮。

【主治】气不下降,食难消化。

【备考】本方方名,《普济方》引作"枳术丸"。《脉因症治》:以曲糊丸。

57498 枳实丸（《丹溪心法》卷三）

【组成】白术二两　枳实　半夏　神曲　麦芽各一两　姜黄　陈皮各半两　木香一钱半　山楂一两

【用法】上为末,荷叶蒸饭为丸,如梧桐子大。每服一百丸,食后姜汤送下。

【主治】积聚痞块。

【备考】《景岳全书》有苍术五钱。

57499 枳实丸（《普济方》卷一八三）

【组成】枳实六分　犀角四分　前胡四分　青木香八分　麦门冬（去心）　赤茯苓各八分　苦参　芍药各六分　黄橘皮　甘草　川芎　桔梗　牵牛（生熟使）　羌活　茯苓　草豆蔻　大腹皮各一分　鳖甲（醋炙）半两　吴茱萸三铢

【用法】上为末。每服二钱,水一盏,煎一两沸,空心和滓服。

【主治】胸膈胀满,心下虚热,脚手烦疼,逐渐羸瘦,不能饮食,四肢无力。

【备考】本方方名,据剂型,当作"枳实散"。

57500 枳实丸（《症因脉治》卷一）

【组成】陈枳实　厚朴　槟榔　木香

【功用】消导。

【主治】内伤四肢不举,忽尔倒仆,手足偏枯,外无表症,唯内热便秘尿赤,右脉滑实。

【加减】小便不通,加黄连、木通。

57501 枳实汤（《鬼遗》卷三）

【组成】枳实（炙）　射干　升麻　干地黄　黄芩　前胡各三两　犀角一两半　大黄二两半　麝香半两　（一方有甘草二两）

【用法】上㕮咀。以水九升,煮取三升,分三次温服。

【主治】癜疽。

57502 枳实汤（方出《千金》卷十六,名见《普济方》卷一二〇）

【组成】竹叶二升　枳实三两　青葙子　白前各一两　吴茱萸　黄芩各二分　栝楼根　麦门冬各二两　生姜六两　前胡（一作芍药）　半夏各五两

【用法】上㕮咀。以水八升,煮取二升,分三次服。

【主治】热气,手足心烦热如火。

57503 枳实汤（《千金》卷十七）

【组成】枳实三个　大枣十四个　半夏五两　附子二个　人参　甘草　白术　干姜　厚朴各二两

【用法】上㕮咀。以水七升,煮取二升半,每服八合,一日三次。

【功用】下气。

【主治】胸中满闷。

57504 枳实汤（《千金翼》卷二十二）

【异名】枳实散（《圣惠》卷六十二）。

【组成】枳实（炙）　芍药　干地黄　前胡　黄芩　通草各三两　知母　芎藭　细辛　茯苓　黄耆　人参　甘草（炙）各二两

【用法】上㕮咀。以水一斗一升,煮取三升五合,去滓,分四次服。

【主治】男子发背,胁结块气,或经一月不已,苦寒热者。

57505 枳实汤（《外台》卷三引《广济方》）

【组成】枳实三个（炙）　栀子十四个（擘）　葱白（切）一升　香豉半升　鼠屎二十七个

【用法】上以水一斗,煎取二升五合,分三次温服,服后相去如人行六七里,进一服。

【功用】内消不利。

【主治】天行温热愈后数日,劳而复发者。

57506 枳实汤（《幼幼新书》卷三十七引《婴孺方》）

【组成】枳实（炙）六分　防风　秦艽　鸡舌香　熏陆香各二分　麝香一分　沉香　黄芩　白蔹　升麻各四分　大黄　木香各十分

【用法】上以水五升,煮取一升八合。五六岁儿服五合,七八岁服六合。

【主治】小儿着风热,瘖瘟坚如麻豆,抓之皮剥汁出,或竟身头面年年常发有时。

57507 枳实汤（《圣济总录》卷十六）

【组成】枳实（去瓤,麸炒）　防风（去叉）　麻黄（去根节,先煎,掠去沫,焙干）　芎藭各一两半　杏仁（去皮尖双仁,炒）一两　半夏（为末,生姜汁和作饼,晒干）　细辛（去苗叶）各二两

【用法】上为粗末。每服五钱匕,以水一盏半,煎至一盏,去滓,入竹沥半合,更煎沸,早、晚食前温服。

【主治】风头晕倒眼眩,脑项急痛。

57508 枳实汤（《圣济总录》卷二十三）

【组成】枳实（去瓤,麸炒）　木香各一分　朴消三分　大黄（剉,微炒）一两　甘草（炙）半两

【用法】上为粗末。每服五钱匕,水一盏半,煎至七分,去滓温服。

【主治】伤寒,脉沉在里,而反发汗,津液越出,大便难,表虚里实,遂发谵语,其人如狂者。

57509 枳实汤（《圣济总录》卷二十九）

【组成】枳实（去瓤,麸炒）　栀子仁各一分　豉二合（绵裹）　雄鼠粪十七个（微炒）

【用法】上为粗末。用淘米泔二盏,先煎取一盏半,后下药,再煎取八分,去滓,分作二服,食前温服,未效再服。

【主治】伤寒大病愈后,劳复阴阳易。

57510 枳实汤（《圣济总录》卷四十）

【组成】枳实（去瓤,麸炒）二两

【用法】上为粗末。每服三钱匕,羊乳一盏,羊脂一弹子大,煎至七分,去滓热服,不拘时候。

【主治】霍乱卒哕。

57511 枳实汤（《圣济总录》卷四十一）

【组成】枳实(陈者,去瓤,麸炒)四个　桂(去粗皮)一两　厚朴(去粗皮,涂生姜汁炙令烟出)四两　栝楼(去皮)一个

【用法】上为粗末。每服五钱匕,水二盏,入薤白一握,同煎至一盏,去滓温服,空心、日午、临卧各一服。

【主治】风寒客于肝经,著于胸上,膈脘痞闷。

57512　**枳实汤**(《圣济总录》卷五十三)

【组成】枳实(去瓤,麸炒)　柴胡(去苗)　当归(切,焙)　芎䓖　甘草(微炙,到)各一两

【用法】上为粗末。每服三钱匕,用水一盏,煎至七分,去滓,食后、夜卧温服。

【主治】髓实证,气勇悍,烦躁惊热。

57513　**枳实汤**(《圣济总录》卷五十九)

【组成】枳实(去瓤,麸炒)　茯神(去木)　葛根(到)　石膏各二两半

【用法】上为粗末。每服三钱匕,水一盏半,煎至一盏,去滓温服,不拘时候。

【主治】内热暴渴不止。

57514　**枳实汤**(《圣济总录》卷六十一)

【组成】枳实(去瓤,麸炒)半两　栝楼实一个(并瓤用)　厚朴(去粗皮,生姜汁炙)三两

【用法】上到,如麻豆大。每服五钱匕,用水二盏,煎至一盏,去滓温服,空心、日晚各一服。

【主治】胸痹。

57515　**枳实汤**(《圣济总录》卷六十一)

【组成】枳实(去瓤,麸炒)四个　厚朴(去粗皮,生姜汁炙)三两

【用法】上为粗末。每服五钱匕,用水二盏,加薤白一握(切),煎至一盏,去滓温服,空心、日晚各一服。

【主治】胸痹。

57516　**枳实汤**(《圣济总录》卷六十三)

【组成】枳实(去瓤,麸炒)二两　白术三两　桂(去粗皮)一两

【用法】上为粗末。每服三钱匕,以水一盏,加生姜半分(切),煎至七分,去滓温服,一日三四次。

【主治】留饮不消,心下痞坚,时复作痛。

57517　**枳实汤**(《圣济总录》卷七十一)

【组成】枳实(去瓤,麸炒)　木香　槟榔(到)　甘草(炙,到)　吴茱萸(汤浸,焙干,炒)　葶苈(纸上炒令紫色)各半两　杏仁(汤浸,去皮尖双仁,炒)三分

【用法】上为粗末。每服三钱匕,用水一盏,加生姜一分(拍碎),同煎至七分,去滓,空心、食前温服,一日二次。

【主治】肺积息贲,上气胸满咳逆。

57518　**枳实汤**(《圣济总录》卷七十三)

【组成】枳实(麸炒)　白术各一两　半夏(汤洗,去滑,晒干)　前胡(去芦头)各二两　桂(去粗皮)　甘草(炙,到)各一两　赤茯苓(去黑皮)二两

【用法】上为粗末。每服五钱匕,水一盏半,生姜一小块(拍碎),同煎至八分,去滓温服,空心、日午、临卧各一服。

【主治】寒癖,饮食不化,心下虚满如水状。

57519　**枳实汤**(《圣济总录》卷八十)

【组成】枳实(去瓤,麸炒)　升麻　甘草(炙,到)　桑根白皮(到,炒)　知母(焙)　紫菀(去苗土)　白术　黄耆(细到)　赤茯苓(去黑皮)　秦艽(去苗土)　黄芩(去黑心)　麦门冬(去心,焙干)各等分

【用法】上为粗末。每服三钱匕,用水一盏,葱白两茎,同煎至七分,去滓温服。

【主治】水气。

57520　**枳实汤**(《圣济总录》卷八十一)

【组成】枳实(去瓤,麸炒)　草豆蔻　杉木节(到)　大腹皮(到)　青橘皮(汤浸,去白,焙)　白术各一两

【用法】上为粗末。每服五钱匕,水一盏半,加生姜三片,煎至一盏,去滓,食前温服,一日三次。

【主治】风毒,心腹虚胀,脚气痹弱,不能行步。

57521　**枳实汤**(《圣济总录》卷一○六)

【组成】枳实(去瓤,麸炒)　苦参　车前子各一两　黄连(去须)半两

【用法】上为粗末。每服五钱匕,以水一盏半,煎取八分,去滓,食后服,临卧再服。

【主治】目风大毒,赤肿胀痛,热泪出。

57522　**枳实汤**

《圣济总录》卷一五五。为《圣惠》卷七十五"槟榔散"之异名。见该条。

57523　**枳实汤**(《圣济总录》卷一八二)

【组成】枳实(去瓤,炒黄)两片　芍药一分

【用法】上为粗末。每服一钱匕,用水半盏,煎至三分,去滓,加清酒半合,更煎三五沸,分温二服,空心、午间、晚后各一服。

【主治】小儿风疹,皮肤肿。

57524　**枳实汤**(《圣济总录》卷一八三)

【组成】枳实(去瓤,麸炒)　赤茯苓(去黑皮)　石膏(捣碎)各半两。

【用法】上为粗末。每服五钱匕,水一盏半,煎至一盏,去滓温服,不拘时候。

【主治】乳石发,壅热烦闷,渴躁。

57525　**枳实汤**(《圣济总录》卷一八四)

【组成】枳实(去瓤,麸炒令黄)　前胡(去芦头)　槟榔(到)　木通(到)各一两　甘草(炙)半两　大黄一两半(到,炒)

【用法】上为粗末。每服三钱匕,用水一盏,煎取七分,去滓温服。但得微利即愈。

【主治】乳石发动,大小肠壅滞不通。

57526　**枳实汤**

《圣济总录》(文瑞楼本)卷一八四。为《圣惠》卷三十八"枳实散"之异名。见该条。

57527　**枳实汤**

《产育宝庆集》卷上。为《金匮》卷中"枳术汤"之异名。见该条。

57528　**枳实汤**(《医方类聚》卷一三○引《济生》)

【组成】枳实(去瓤,麸炒)半两　厚朴(姜制,炒)一两　大黄(酒蒸)　甘草(炙)各三钱　桂心(不见火)二钱半

【用法】上咬咀。每服四钱,水一盏半,加生姜五片,大枣二个,煎至七分,去滓温服,不拘时候。

【主治】热胀。腹胀发热,大便秘实,脉多洪数。

【加减】呕者,加半夏一分。

57529 枳实汤(《活幼心书》卷下)

【组成】枳实(去瓤,到片,麦麸炒微黄) 赤茯苓(去皮)各半两 甘草六钱 半夏七钱(汤煮透,滤,到,焙干) 桔梗七钱半(到,炒)

【用法】上㕮咀。每服二钱,用水一盏,加生姜二片,煎至七分,温服,不拘时候。

【主治】伤风伤寒,胸满气促,咳嗽不爽,食多夹痰吐出。

57530 枳实汤(《普济方》卷七十三)

【组成】半夏(汤洗七次,焙)五两 前胡(去芦)四两 枳实(炒)二两 细辛(去苗叶,焙)一两 乌梅七个

【用法】上到,如麻豆大。每服五钱,用水二盏,加生姜五片,煎取一盏,去滓,食后温服,一日二次。

【主治】目暴肿痛痒者。

57531 枳实汤(《普济方》卷一三七)

【组成】枳实一两(炙) 橘皮 半夏各一两 生姜 厚朴各三两

【用法】上以水六升,煮取三升,去滓,分三次温服。

【主治】人病寒饮,气上冲心,胸痞喘急。

【加减】咽痛,加桔梗一两。

57532 枳实汤(《万氏女科》卷三)

【组成】枳实(麸炒) 木香 炙草各一钱 厚朴(姜制)二钱 槟榔一钱五分

【用法】加生姜三片,水煎服。快利为度,后以四君子汤加陈皮和之。

【主治】新产后宿食为病,腹中胀痛,里急窘迫,身热口渴,六脉数实。

57533 枳实汤(《症因脉治》卷四)

【组成】厚朴 陈皮 麦芽 陈枳实

【主治】肠胃停食泄痢。

57534 枳实汤

《医林绳墨大全》卷一。为方出《圣惠》卷四十二,名见《普济方》卷一八七"枳实散"之异名。见该条。

57535 枳实汤(《古今医彻》卷一)

【组成】枳实一钱五分 陈神曲(炒)一钱 莱菔子一钱五分(炒,研) 青皮一钱 豆豉一钱 茵陈一钱 广皮一钱 山栀一钱(炒) 黄芩一钱 厚朴一钱(姜制)

【用法】加生姜一片,水煎服。

【主治】食疸。

57536 枳实汤(《古今医彻》卷一)

【组成】枳实(麸炒) 紫厚朴(姜制) 广皮各一钱 山楂一钱半 柴胡七分 莱菔子(炒研)一钱 炒砂仁末五分

【用法】加生姜一片,水煎服。

【主治】胸满,右关脉有力,吐蛔不止。

57537 枳实汤(《医学金针》卷三)

【组成】枳实三钱 半夏四钱 生姜八钱

【用法】水煎服。

【主治】气实诸痛。

57538 枳实酒(《普济方》卷一○八引《简易》)

【组成】枳实不拘多少

【用法】上药用面炒黄,切片,去粗皮。每用二大钱,用酒浸少时,去枳实,但饮酒最妙;再用水煎枳实,洗患处尤佳。一方醋浸,令泡泡炒热,用绵裹熨疹上。

【主治】遍身白疹,瘙痒不止。

57539 枳实散(方出《肘后方》卷四,名见《普济方》卷一八七)

【组成】枳实

【用法】上为末。每服方寸匕,日三服,夜一服。

【主治】❶《肘后方》:胸痹,胸中坚痞忽痛,肌中若痹,绞急如刺,不得俯仰,其胸前皮皆痛,不得手犯,胸满短气,咳嗽引痛,烦闷自汗出,或痛引背膂。❷《千金》:小儿久痢,淋沥,水谷不调,形羸不堪大汤药者。

【备考】《圣惠》用枳实二两(麸炒微黄),捣为细散。每服二钱,以清粥饮调下,不拘时候。

57540 枳实散(方出《医心方》卷二十三引《肘后方》,名见《普济方》卷三五二)

【组成】枳实 芍药各等分(并炙)

【用法】上为末。每服方寸匕,一日三次。

【主治】产后虚烦不得眠。

57541 枳实散(《外台》卷十二引《范汪方》)

【组成】枳实八分(炙) 桂心五分

【用法】上为末。每服方寸匕,以酒送下,一日三次。

【主治】❶《外台》引《范汪方》:胸痛。❷《圣济总录》:心腹卒胀痛,胸胁支满欲死。

【宜忌】忌生葱。

【备考】《圣济总录》用枳实、桂各一两,为细散。每服二钱匕,米饮调下。

57542 枳实散(《外台》卷十二引《深师方》)

【异名】白术枳实散(《圣济总录》卷六十一)。

【组成】枳实四枚(炙) 神曲一两(熬) 白术一两

【用法】上为末。每服方寸匕,以酒送下,一日三次。

【主治】胸痛。

【宜忌】忌桃李、雀肉等。

57543 枳实散(张文仲引徐王方,见《外台》卷十九)

【组成】枳实半斤(炙) 桂心一斤 茯苓 白术各五两

【用法】上为散。每服方寸匕,加至二匕,以酒送下,一日三次。宜春、秋服。

【功用】消肿利小便,兼补。

【主治】脚气肿满,兼风虚冷胀,不能食。

【宜忌】忌生葱、酢物、桃李、雀肉等。

57544 枳实散(《圣惠》卷六)

【组成】枳实一两(麸炒令黄) 川大黄一两半(到,微炒) 川朴消一两半 郁李仁一两半(汤浸,去皮尖,微炒) 芎䓖三分 牛蒡子三分(微炒)

【用法】上为细散。每服一钱,以蜜水调下,不拘时候。

【主治】肺脏风毒壅热,鼻塞干燥,大肠秘涩。

57545 枳实散(《圣惠》卷十二)

【组成】枳实(麸炒微黄) 柴胡(去苗) 赤茯苓 泽泻 前胡(去芦头) 半夏(汤洗七遍去滑)各三分 犀角屑半两 甘草半两(炙微赤,到) 桑根白皮半两(到)

【用法】上为散。每服三钱,以水一中盏,加生姜半分,煎至六分,去滓温服,不拘时候。

【主治】伤寒,痰滞胸膈,烦热头痛,不思饮食。

57546 枳实散《圣惠》卷十四）

【组成】枳实（麸炒微黄） 栀子仁 麻黄（去根节） 柴胡（去苗） 桂心各一两 豉二合

【用法】上细剉,和匀。每服半两,以水一大盏,煎至五分,去滓热服,未汗再服,不拘时候。

【主治】伤寒大病已解,劳复如初。

57547 枳实散《圣惠》卷十五）

【组成】枳实一两（麸炒令微黄） 人参一两（去芦头） 干姜半两（炮裂,剉） 白术三分 桂心三分 甘草半两（炙微赤,剉） 桔梗三分（去芦头） 木香半两 半夏半两（汤洗七遍,去滑）

【用法】上为散。每服四钱,以水一中盏,加生姜半分,大枣三个,煎至六分,去滓,食前温服。

【主治】时气后,脾胃气虚,心腹虚胀,吃食不消。

57548 枳实散《圣惠》卷二十二）

【组成】枳实三分（微炒令黄） 独活一两半 石膏一两 蒴藋一两

【用法】上为粗散。每服三钱,以酒一中盏,煎至六分,去滓温服,不拘时候。

【主治】风头晕,起倒无定。

57549 枳实散《圣惠》卷二十九）

【组成】枳实一两（麸炒微黄） 黄耆一两（剉） 青葙子一两 白前一两 黄芩半两 栝楼根一两 麦门冬一两半（去心,焙） 柴胡一两（去苗） 地骨皮一两

【用法】上为粗散。每服四钱,以水一中盏,煎至六分,去滓温服,不拘时候。

【主治】虚劳烦热,不欲饮食,四肢少力。

57550 枳实散《圣惠》卷三十八）

【异名】枳实汤（《圣济总录》文瑞楼本卷一八四）。

【组成】枳实三分（麸炒微黄） 前胡一两（去芦头） 赤芍药三分 青橘皮三分（汤浸,去白瓤,焙） 当归三分（剉,微炒） 白术三分 大腹皮三分（剉）

【用法】上为粗散。每服四钱,以水一中盏,加生姜半分,大枣二个,煎至六分,去滓温服,不拘时候。

【主治】乳石发动,因服冷药太过,致心膈痞满,腹内疼痛,不思饮食。

57551 枳实散《圣惠》卷三十八）

【组成】枳实一两（麸炒微黄） 前胡一两（去芦头） 槟榔一两 木通 木香半两 川大黄三两（剉碎,微炒） 甘草半两（炙微赤,剉）

【用法】上为粗散。每服四钱,以水一中盏,加生姜半分,煎至六分,温服,不拘时候。

【主治】乳石发动,胸膈疼结,不下饮食,大小肠壅滞,胁肋妨闷。

【备考】方中木通用量原缺。

57552 枳实散《圣惠》卷四十二）

【组成】枳实半两（麸炒微黄） 款冬花三分 赤茯苓三分 甘草半两（炙微赤,剉） 杏仁一两（汤浸,去皮尖双仁,麸炒微黄） 陈橘皮三分（汤浸,去白瓤,焙） 人参三分（去芦头） 干姜半两（炮裂,剉） 半夏三分（汤洗七遍去滑） 麻黄一两（去根节） 桂心三分

【用法】上为散。每服五钱,以水一大盏,加生姜半分,大枣三个,煎至五分,去滓温服,不拘时候。

【主治】上气,胸中满塞,不得喘息。

57553 枳实散《圣惠》卷四十二）

【组成】枳实一两（麸炒微黄） 半夏一两（汤洗七遍去滑） 桂心一两 青橘皮三分（汤浸,去白瓤,焙） 木香三分 诃黎勒皮一两 当归三分 人参三分（去芦头） 白术三分 甘草半两（炙微赤,剉）

【用法】上为散。每服三钱,以水一中盏,加生姜半分,煎至六分,去滓温服,不拘时候。

【主治】脏腑久冷,或忧恚结聚,致逆气,心腹满急,呕吐不下食,腹胁疼痛。

57554 枳实散（方出《圣惠》卷四十二,名见《普济方》卷一八七）

【异名】枳实汤（《医林绳墨大全》卷一）。

【组成】枳实一两（麸炒微黄） 木香半两 前胡一两（去芦头） 陈橘皮一两（汤浸,去白瓤,焙） 赤茯苓一两

【用法】上为散。每服五钱,以水一大盏,加生姜半分,煎至五分,去滓,温温频服之。

【主治】胸痹,心下坚痞,胸背缓急,心腹不利。

【备考】方中赤茯苓,《医统》作"赤芍药"。

57555 枳实散（方出《圣惠》卷四十二,名见《普济方》卷一八六）

【组成】枳实三分（麸炒微黄） 青橘皮一两（汤浸,去白瓤,焙） 桂心三分 细辛三分 桔梗三分（去芦头）

【用法】上为散,每服三钱,以水一中盏,加生姜半分,煎至六分,去滓温服,不拘时候。

【主治】心痹,胸中气坚急,心微痛,气短促,咳唾亦痛,不能食者。

57556 枳实散《圣惠》卷四十三）

【组成】枳实一两（麸微炒） 桂心一两 诃黎勒一两（煨,用皮）

【用法】上为细散。每服一钱,生姜汤调下,不拘时候。

【主治】心腹卒胀满,胸膈不利,难下饮食。

57557 枳实散（方出《圣惠》卷四十七,名见《普济方》卷三十六）

【组成】枳实半两（麸炒微黄） 人参三两（去芦头） 陈橘皮二两（汤浸,去白瓤,焙） 吴茱萸一分（汤浸七遍,焙干,微炒）

【用法】上为散。每服三钱,以水一中盏,加生姜半分,大枣三个,煎至六分,去滓温服,不拘时候。

【主治】反胃,呕哕吐食,及噎闷。

57558 枳实散《圣惠》卷四十八）

【组成】枳实半两（麸炒微黄） 木香半两 槟榔半两 诃黎勒皮半两 甜葶苈半两（隔纸炒令紫色） 赤茯苓半两 五味子半两 甘草半两（炙微赤,剉） 杏仁一两（汤浸,去皮尖双仁,麸炒微黄）

【用法】上为散。每服三钱,水一中盏,煎至六分,去滓温服,不拘时候。

【主治】息贲气,腹胁胀硬,咳嗽见血,痰粘不利。

57559 枳实散《圣惠》卷四十九）

【组成】枳实一两半（麸炒微黄） 半夏一两（汤浸七遍去滑） 白术一两半

【用法】上为散。每服三钱,以水一中盏,加生姜半分,煎至六分,去滓温服,一日三四次。

【主治】癖结,不能饮食,心下虚满如水者。

57560 枳实散《圣惠》卷五十一

【组成】枳实三分(麸炒微黄) 附子一两(炮裂,去皮脐) 紫苏茎叶三分 白术二两 人参三分(去芦头) 川大黄三分(到碎,微炒) 大腹皮三分(到) 麦门冬三分(去心) 半夏三分(汤洗七遍去滑) 甘草一分(炙微赤,到) 吴茱萸一分(汤浸七遍,焙干,微炒)

【用法】上为粗散。每服五钱,以水一大盏,加生姜半分,大枣三个,煎至五分,去滓温服,不拘时候。

【主治】胸中痰饮,冷热不调,食不消化,体重多卧。

57561 枳实散《圣惠》卷六十二

【组成】枳实一两(麸炒微黄) 射干一两 川升麻一两 生干地黄一两 犀角屑一两 川大黄一两(到碎,微炒) 前胡一两半(去芦头) 麝香一分(细研)

【用法】上为粗散,入麝香令匀。每服三钱,以水一中盏,煎至六分,去滓温服,不拘时候。

【主治】瘰疬。毒气不散,皮肉暗黑,疼痛不可忍。

57562 枳实散

《圣惠》卷六十二。为《千金翼》卷二十二"枳实汤"之异名。见该条。

57563 枳实散《圣惠》卷七十四

【组成】枳实一两(麸炒微黄) 麦门冬半两(去心) 陈橘皮五分(汤浸,去白瓤,焙)

【用法】上为散。每服三钱,以水一中盏,加生姜半分,葱白七寸,煎至六分,去滓温服,不拘时候

【主治】妊娠伤寒,四日至六日以来,加心腹胀,上气,渴不止,食饮不多,腰疼体重。

57564 枳实散《圣惠》卷七十四

【组成】枳实三分(麸炒微黄) 人参三分(去芦头) 陈橘皮三分(汤浸,去白瓤,焙) 麦门冬三分(去心) 赤茯苓三分 半夏半两(汤浸七遍去滑) 甘草半两(炙微赤,到) 藿香半两 枇杷叶半两(拭去毛,炙微黄)

【用法】上为散。每服三钱,以水一中盏,加生姜半分,煎至六分,去滓温服,不拘时候。

【主治】妊娠气壅,心胸不利,痰逆,不思饮食。

57565 枳实散《圣惠》卷八十一

【组成】枳实三分(麸炒微黄) 木香三分 桂心半两 当归三分(到,微炒) 槟榔一两 白术半两 牡丹三分 益母草半两

【用法】上为粗散。每服四钱,以水一中盏,加生姜半分,煎至六分,去滓,食前温服。

【主治】产后两胁胀满,气壅烦闷。

57566 枳实散《圣济总录》卷一四二

【组成】枳实(麸炒) 槐实(炒) 木贼各半两

【用法】上为散。每服二钱匕,煎皂荚子汤调下,不拘时候。

【主治】痔疾下血。

57567 枳实散《圣济总录》卷一五三

【组成】枳实(去瓤,麸炒) 当归(切,炒) 牛膝(去苗,酒浸,切,焙) 桑根白皮(到)各一两 大黄(略炒) 牡丹皮 甘遂各半两 防己三分 人参 猪苓(去黑皮) 青橘皮(去白瓤,炒)各一两 槟榔(到) 木香(炮)各半两

【用法】上为散。每服二钱匕,用沸汤点服,一日二次。

【主治】妇人血分,身体浮肿,心腹烦满。

【备考】《普济方》有甘草,无甘遂。

57568 枳实散《本事》卷七

【组成】枳实一两(麸炒,去瓤) 白芍药(炒黄) 雀脑芎 人参(去芦)各半两

【用法】上为细末。每服二钱,食前姜枣汤调下,酒亦得,一日三次。

【主治】男子两胁疼痛。

【方论选录】《本事方释义》:枳实气味苦寒,入足太阴;白芍气味酸微寒,入足厥阴;雀脑芎气味辛温,入足少阳、厥阴;人参气味甘温,入足阳明;姜枣汤调送,或酒送,俱取其调和荣卫,先升后降也。男子两胁疼痛,皆由肝气乘中,故以苦寒、酸寒、辛温之药升降其气,而以甘温之品和其中,疼自止矣。

57569 枳实散《普济方》卷一八七

【组成】枳实(麸炒微黄,去瓤) 厚朴各三两(去皮,炙香,姜汁制) 桂心 半夏各一两(汤洗七次去滑) 前胡(去芦)

【用法】上为散。每服三钱,水一中盏,加生姜半分,煎至六分,去滓稍热服。

【主治】胸痹,心下坚痞缓急,气结不通。

【备考】方中前胡用量原缺。

57570 枳实散《症因脉治》卷三

【组成】陈枳实 莱菔子 麦芽 山楂肉

【主治】食积,肚腹胀急,按之实痛,脉右关多滑,或沉实,或滑动,或弦急。

57571 枳实膏《幼幼新书》卷三十七引《婴孺方》

【组成】枳实(炙)四分 茺蔚子 防己各五分 升麻六分 竹叶七合 石膏二两 芒消十二分

【用法】用麻油一升四合,煎四五沸,去滓,收膏。外涂疮上。

【主治】小儿风疹及肿。

57572 枳茹酒《千金》卷八

【组成】枳实(上青)

【用法】取上药刮取末,欲至心止,得茹五升,微火炒去湿气,以酒一斗渍,微火暖令得药味。随性饮之。

【主治】急风缓风,口僻眼急。

57573 枳香散《松峰说疫》卷二

【组成】枳壳五钱 木香一钱

【用法】上为末。每服一钱,滚水调下,不应再服。

【主治】瘟疫呃逆。

57574 枳桔汤

《症因脉治》卷四。为《苏沈良方》卷三"枳壳汤"之异名。见该条。

57575 枳梗汤《医学入门》卷四

【组成】枳壳 桔梗 甘草各等分

【用法】水煎,温服。

【主治】结胸痞气,胸满不利,烦闷欲死,不论寒热通用。

【加减】表热或寒热往来,加柴胡、黄芩;内热,加黄连;痰喘,加瓜蒌仁;口燥,加天花粉,去半夏。

57576 枳梗汤《症因脉治》卷一

【组成】川贝母　薏苡仁　桑白皮　地骨皮　葶苈子　枳壳　桔梗　杏仁　甘草

【主治】肺痈肺痿,寸口脉实者。

57577　枳椇粥《老老恒言》卷五

【组成】枳椇子

【用法】煮粥,醉后次早空腹食之。

【功用】除烦清热,解酒毒,解烦渴。

【主治】《药粥疗法》:醉酒,烦热,口渴。

【备考】《药粥疗法》枳椇子 10～15 克,粳米 30～60 克,先将枳椇子煎取浓汁,去滓,入粳米煮为稀粥。

57578　枳橘汤《医学入门》卷七

【异名】橘枳汤(《杏苑》卷四)。

【组成】橘皮八钱　枳壳一钱半　生姜四钱

【用法】水煎,食远温服。须审气滞何部,以引经药导之。

【主治】胸痹,胸中气塞,短气。

【加减】郁甚,加姜黄少许。

57579　枳橘散《医学集成》卷三

【组成】枳壳　橘红　姜黄各二钱　甘草一钱

【主治】右胁痛。

57580　枳橘熨《济阴纲目》卷七

【组成】枳实　陈皮各四两

【用法】上炒令香熟,以绢袋盛之,遍身从上至下,及阴肿处,频频熨之,冷则换之,直至喉中觉枳实气,则痛止肿消便利也。

【功用】行气。

【主治】妇人阴肿如石,痛不可忍,二便不利。

57581　枳壳饮子《博济》卷四

【异名】枳壳散(《妇人良方》卷五)。

【组成】枳壳二两(去皮,麸炒)　半夏一两(汤洗七遍,以生姜汁浸三宿,麸炒令黄)　红芍药一两　柴胡(去芦)一两半　黄芩一两半

【用法】上为细末。每服二钱,水一盏,生姜一块(劈破),大枣二个,同煎至八分,去滓温服。候五心烦热及身体壮热、潮热退住服。

【主治】妇人手足烦热,夜卧多汗,肌肉黄悴,经候不匀,四肢烦倦,心腹满闷,状似劳气。

57582　枳壳浸酒《圣惠》卷二十四

【组成】枳壳五两(麸炒微黄,去瓤)　秦艽四两(去苗)　独活四两　肉苁蓉四两　丹参五两　萆薢五两　松叶(切)一升

【用法】上细剉,用生绢袋贮,以清酒二斗五升,浸五七宿。每服暖酒一小盏,不拘时候。

【主治】风瘙痒,皮中如虫行之状。

57583　枳壳浸酒《圣惠》卷二十五

【组成】枳壳(刮取上面青末)三斤

【用法】上以微火炒去湿气,以酒二斗浸,其药瓶常令近火,微暖,令药味得出。七日后,随性饮之。

【主治】风,口偏眼急。

57584　枳壳煮散《本事》卷七

【组成】枳壳(去瓤,麸炒黄)　细辛(去叶)　桔梗(炒)　防风(去叉股)　川芎各四两　葛根一两半　甘草二两(炙)

【用法】上为粗末。每服四钱,水一盏半,加生姜三片,煎至七分,滤去滓,空心、食前温服。

【主治】悲哀烦恼伤肝气,致两胁骨疼痛,筋脉紧急,腰脚重滞,两股筋急,两胁牵痛,四肢不能举,渐至脊膂挛急。

【方论选录】《本事方释义》:枳壳气味苦寒,入足太阴;细辛气味辛温,入足少阴;桔梗气味苦辛平,入手太阴;防风气味辛甘微温,入足太阳;川芎气味辛温,入足少阳、厥阴;葛根气味辛甘平,入足阳明;甘草气味甘平,入足太阴,能缓药之性。此由肝气不舒,故用苦降升散之药,再佐以甘缓,及姜之和卫,使升降不致偏胜也。

57585　枳壳煮散

《证治宝鉴》卷九。为《圣济总录》卷五十四"枳壳汤"之异名。见该条。

57586　枳壳煮散《类证治裁》卷二

【组成】枳壳　桔梗　甘草　细辛　葛根　肉桂　橘红　苏子　姜　枣

【主治】肝咳,胁痛。

57587　枳壳剉散《直指》卷十七

【组成】厚朴(制)　枳壳(制)　北桔梗各半两　甘草(炙)　大黄(蒸)各一分

【用法】上剉。每服三钱,加生姜五片,大枣二个,乌梅一个,煎服。

【主治】热证胀满。

57588　枳壳煎丸《圣惠》卷七十一

【组成】枳壳三两(麸炒微黄,去瓤,捣罗为末,以米醋二升,慢火熬如饧)　五灵脂一两川大黄一两半(剉碎,微炒)　蓬莪术一两　桂心一两　木香一两　川乌头一两(炮裂,去皮脐)　诃黎勒皮一两　当归一两(剉,微炒)

【用法】上为细末,入前煎中,搜和为丸,如梧桐子大。每服十五丸,渐加至三十丸,食前生姜汤送下。

【主治】妇人疝癖气,呕吐酸水,腹胁胀痛,面色萎黄,不能饮食。

57589　枳壳煎丸《普济方》卷二二〇引《博济》

【组成】枳壳(去瓤,麸炒)四两　厚朴(去皮,姜汁制)　杏仁(去皮尖双仁,炒)　吴茱萸(洗)　干姜(炮)　附子(炮裂,去皮脐)各半两　艾叶(伏道者,揉如绵)四两

【用法】上为末,以釅醋一斗,于银石器内煎艾得所,次入药末同煎,杵为丸,如梧桐子大。每服二十丸,加至三十丸,空心温酒或生姜汤送下。

【主治】脾元虚冷,泄泻,不思饮食,时多干哕。

57590　枳壳熨方《圣济总录》卷一四一

【异名】枳壳散(《圣济总录》卷一四二)。

【组成】枳壳四两　诃子皮二两

【用法】上捣碎。于铫子内炒令热,以帛裹熨之,冷即再炒熨之。

【主治】忽患诸痔有头,疼痛不可忍。

57591　枳实熨方《圣济总录》卷十一

【组成】枳实(生用)八两

【用法】上捣碎,以醋浸令浥浥,炒热,用熟帛包裹,熨疹上,冷即易。分作两包子,更相炒熨尤佳。

【主治】风白疹。

57592　枳实熨方《圣济总录》卷七十八

【组成】枳实一个

【用法】在石上磨令滑泽，钻安柄子，蜜涂炙令暖，熨之，冷更易之，肛缩入即止。

【主治】积冷下痢脱肛。

57593 枳椇子丸（《得效》卷七）

【组成】枳椇子二两 麝香一钱

【用法】为上末，面糊为丸，如梧桐子大。每服三十丸，空心盐汤吞下。

【主治】消渴。饮酒多，发积为酷热，熏蒸五脏，津液枯燥，血涩，小便多，肌肉消铄，专嗜冷物寒浆。

57594 枳马二仙丹（《外科十三方考》卷下）

【异名】浮水散、伏水散、慈航散。

【组成】马钱子一斤 枳壳二斤

【用法】马钱子用瓷瓦刮去粗皮，童便泡四十九日，枳壳用童便泡二十四日，暑天十余日即可，泡后去瓢，二药各用麻布袋盛，置流水中冲洗一日，取起，用新瓦焙干，分别研成细末，用瓷瓶收贮备用，勿使泄气。用时先将药引（伤在头面者用白芷；胸膈用川芎；腰部用杜仲；腿部用牛膝、桂枝）泡酒中，或煎汤，和黄酒（甜酒亦可）一匙，于临睡前调药末（马钱子末一分，配枳壳末一分和匀）服之，伤重者服三钱，不得过量，外加麝香二至三厘；轻则服一二钱，且不须加麝香，大人以此为准，小儿酌减。患处亦以前药二与一之比成分和酒或尿敷之，但须将药分作三帖，先以一帖乘热包上，冷则更换他帖热药包之，如此更迭换包，旋干旋加酒或尿，入药炒热，即能止痛愈伤。

【主治】骨断及折碎者。

【备考】❶此方能治骨断及折碎者，虽经医者误将骨节错投，服用本方后，亦能自动解散，自动另行接好，无需人工帮助，神妙不可思议。纵使折断筋骨在数十以内者，服此药后，一昼夜即可行走如常，不但壮健者如是效验，即衰弱之老人亦得速效。❷本方加古文钱名"枳马金钱散"。

57595 枳马金钱散

《外科十三方考》卷下。即原书同卷"枳马二仙丹"加古文钱。见该条。

57596 枳术二陈汤（《医统》卷二十三）

【组成】枳实（炒）半两 白术（炒） 半夏（制） 茯苓 陈皮各八分 甘草（炙）五分

【用法】用水一盏半，加生姜、大枣煎，温服。

【主治】脾胃痰饮，胸膈不利。

57597 枳术二陈汤

《医统》卷二十七。即《直指·附遗》卷七"秘传枳术二陈汤"。见该条。

57598 枳术化痰丸（《保命歌括》卷九）

【组成】白术 陈皮 青皮 香附子（酒浸，炒） 苏子各二两 枳实（麸炒） 山楂各一两 神曲 麦芽 萝卜子 白茯苓 杏仁（另研）各一两 南星 半夏各四两 生姜（切片）四两 皂角 白矾各二两 （水煮透，焙，为末）

【用法】杏仁以上十二味共为细末，入南星、半夏末和匀，以姜汁、竹沥煮面糊丸，如梧桐子大。每服五七十丸，姜汤送下。

【功用】消食积，化痰涎，理脾顺气，开郁宽膈。

【主治】痰病。

57599 枳术导滞丸

《脾胃论》。为《内外伤辨》卷下"枳实导滞丸"之异名。见该条。

57600 枳术青皮汤（《济阳纲目》卷十一）

【组成】枳实 白术 橘红 黄连（姜汁炒） 麦芽（炒） 青皮 白芍药 山楂肉各一钱 大黄（酒浸）一钱五分 甘草三分

【用法】上剉。水煎服。

【主治】过食热物，有伤太阴、厥阴，呕吐痞胀，泻痢或不泻痢者。

57601 枳术黄连丸（《普济方》卷二五三）

【组成】枳实 半夏 白术 白茯苓 黄皮 黄连 南星 陈皮 青皮 黄芩（用半） 大黄（用半）各等分

【用法】上为末，糊为丸，如梧桐子大。每服六七十丸，临睡温水送下。

【功用】去痰。

【主治】酒太过，眼热口疮。

57602 枳术蛎椒汤（《医级》卷八）

【组成】白术 枳实 牡蛎 椒仁 茯苓 半夏 茵陈 广皮 芥子各等分

【用法】加生姜，水煎服。

【主治】胸腹痞胀，嗳气不食，面浮目黄，心悸胁鸣，漉漉作声，小便短赤。

57603 枳石平胃散（《伤寒大白》卷二）

【组成】热苍术 厚朴 广皮 甘草 枳实 石菖蒲 山楂肉 莱卜子

【主治】食滞胃家，外冒表邪，寒凝抑遏，皆发谵语。

57604 枳朴二陈汤（《症因脉治》卷二）

【组成】枳实 厚朴 半夏 白茯苓 广皮 甘草

【功用】消食化痰，利气宣导。

【主治】食积。胃家有痰，饱满不食，恶心呕吐，或攻四肢，肩背作痛，下遗大肠，时泻时止，或时吐痰，口中觉甘，脉滑大。

57605 枳朴大黄丸（《育婴秘诀》卷三）

【组成】枳实 厚朴 大黄（酒煨）各等分

【用法】炼蜜为丸，如芡实大。每服一丸，用大栀子一个（擘破），淡豆豉三粒，水煎浓汁化下。

【主治】小儿伤食，腹满烦热，及伤寒后食复。

57606 枳朴大黄丸（《育婴秘诀》卷三）

【组成】枳实（炒） 厚朴（姜汁炒） 大黄（酒蒸）各等分 槟榔减半

【用法】上为细末，神曲糊丸，如黍米大。姜汤送下。

【功用】攻下。

【主治】小儿伤食证，导之不去者。

57607 枳朴大黄汤

《赤水玄珠》卷四。为《金匮》卷中"厚朴大黄汤"之异名。见该条。

57608 枳朴大黄汤（《症因脉治》卷三）

【组成】陈枳实 厚朴 广皮 甘草 大黄

【主治】食积腹胀，一条扛起，痛而欲利，利后稍减，脉右关多滑，或见沉实，或见滑动，或见弦急。

57609 枳朴平胃散（《症因脉治》卷四）

【组成】枳实　厚朴　苍术　陈皮　甘草

【主治】食气霍乱,病在中,胸前饱闷,胀痛嗳气,吐泻交作,呕出食物,泻下酸馊,脉滑大,或沉实。

57610　枳朴香砂汤(《症因脉治》卷四)

【组成】枳壳　厚朴　香附　砂仁

【主治】气结腹痛,心腹胀者。

57611　枳朴柴陈汤(《医学传灯》卷下)

【组成】柴胡　黄芩　半夏　甘草　陈皮　白茯苓　枳壳　厚朴　赤芍

【主治】泄泻,脉滑有热者。

57612　枳壳人参丸

《普济方》卷九十六。为《圣济总录》卷九"枳壳丸"之异名。见该条。

57613　枳壳大黄汤(《医便》卷二)

【组成】枳壳一钱半　槟榔一钱　厚朴一钱　大黄壮实者五七钱,虚人三四钱

【用法】上用水一钟半,先煎三味至一钟,下大黄再煎二三沸,热服。得快利为妙。

【主治】痢初一二日,元气未虚。

57614　枳壳大黄汤(《症因脉治》卷四)

【组成】大黄　枳壳　桔梗　甘草

【主治】燥伤气分,下利白积,腹中作痛,脉洪数。

57615　枳壳大黄汤(《症因脉治》卷四)

【组成】枳壳　大黄　陈皮　木通　葛根　厚朴　甘草

【主治】酒积腹痛,痛而欲利,利下黄沫,天明即发,饮酒痛甚,小便赤涩,脉沉数者。

【加减】胸满闷,加豆蔻、砂仁。

57616　枳壳川连汤

《症因脉治》卷四。为《医学正传》卷五引《局方》"秘方枳壳汤"之异名。见该条。

57617　枳壳木香丸(《圣济总录》卷六十四)

【组成】枳壳(去瓤,麸炒)二两　木香　大黄(纸裹煨)各半两　槟榔(剉)　郁李仁(汤浸,去皮尖,焙,研)　芎䓖各一两

【用法】上为末,入郁李仁拌匀,炼蜜为丸,如梧桐子大。每服十九至十五丸,食后、临卧,温生姜汤送下。

【主治】留饮宿食不消。

57618　枳壳木香散(《养老奉亲》)

【组成】木香一两　神曲(杵末,炒)四两　京三棱四两(炮)　青橘皮(去瓤)三两　甘草三两(炮)　益智(去皮)二两　白芷一两　桂三两　莪术三两(炮)　白术(微炒)二两　枳壳(麸炒,炮)

【用法】上为末。每服二钱,水一盏,加生姜、盐各少许,同煎至七分,并滓热服。

【功用】和脾胃气。

【主治】脾胃不和,胸膈痓闷,心腹刺痛。不思饮食者。

【备考】方中枳壳用量原缺。

57619　枳壳化滞汤(《症因脉治》卷三)

【组成】枳壳　厚朴　神曲　广皮　莱菔子　麦芽　砂仁

【主治】大肠胀。肠鸣而痛,濯濯有声音。

【加减】热者,加川连;便硬,加大黄。

57620　枳壳半夏汤(《得效》卷四)

【组成】枳壳　半夏　黄芩　桔梗各二两　甘草五钱

【用法】上剉散。每服四钱,加生姜三片,桑白皮七寸,乌梅一个,煎服。未效,加葶苈子、马兜铃、防己、薄荷。

【功用】除痰热,下气宽中,利膈清上。

【主治】痰热痞满。

57621　枳壳半夏汤(《普济方》卷三六八)

【组成】枳壳一两(泡,去瓤,炒)　半夏一两(汤泡七次)

【用法】上分二服。用水一盏,加生姜十片,煎至一小碗,大人分二服,十岁以下儿分作五服。

【主治】伤寒呕者;小儿呕逆。

57622　枳壳防风丸(《婴童百问》卷五)

【异名】枳壳丸(《丹溪心法附余》卷二十二)。

【组成】枳壳(麸炒)　防风(去芦)　独活(去芦)　大黄(煨)各一钱　前胡(去芦)　当归　麻黄(去节)各一钱

【用法】上为细末,面糊为丸,如黍米大。每服十丸,食后米饮送下。

【主治】小儿龟背龟胸,鹤膝行迟。

57623　枳壳羌活丸(《圣济总录》卷一五〇)

【组成】枳壳(去瓤,麸炒)二两　羌活(去芦头)　牡荆实　人参各一两半　防风(去叉)　芍药　白茯苓(去黑皮)　白芷各二两　细辛(去苗叶)　当归(切,焙)　甘草(生用)各一两　牡丹皮二两半　芎䓖三两

【用法】上为末,炼蜜为丸,如大弹子大。每服一丸,水一盏,煎至八分,食后细呷。

【主治】妇女血风攻注,四肢麻木瘙痒,有如虫行,或肌生赤肿疼痛,肩背拘急,神情倦怠。

57624　枳壳青皮饮(《症因脉治》卷三)

【组成】枳壳　青皮　大腹皮各等分

【主治】三焦胀满,气满肤中,空空然响。

【加减】上焦胀,加桔梗;中焦胀,加苏梗;下焦胀,加木通。

57625　枳壳青皮饮(《症因脉治》卷四)

【组成】枳壳　青皮　木通　苏梗

【主治】气结腹痛,痛攻胁肋。

57626　枳壳栀子汤(《伤寒图歌活人指掌》卷四)

【组成】枳壳一个　肥栀子三个　豉一两

【用法】清浆水二盏半,空煮退八分,纳二药,煎取九分,下豉煎,去滓服。覆令汗出。

【主治】伤寒劳复,发热者。

57627　枳壳荆芥散(《普济方》卷二九七)

【组成】荆芥　防风　栝楼　木通　当归　皂角刺　甘草　陈皮　茯苓　枳壳各等分

【用法】上为末。每服半两,水一盏,煎至七分,和滓空心温服。后用淋洗药:甘松、风眼草、蒴藋(用根叶茎全)、华葱各等分,为粗末。每用药一两,水二碗,煎三五沸,痒痛时淋洗。

【主治】肠风痔漏,并脏毒下血,脱肛疼痛。

57628　枳壳前胡汤(《麻科活人》卷三)

【组成】枳壳　前胡　防风　赤茯苓　苏梗　桔梗　甘草

【用法】水煎服；气急者，以沉香磨水兑服。

【主治】麻疹后咳嗽气急。

【备考】原书用本方治上症，去甘草、桔梗、苏梗，加苏子、芥子、莱菔子、葶苈、栝楼霜。

57629 枳壳除痔丸《普济方》卷二九六）

【组成】大枳壳四两（去瓤，别为末） 大草乌四两（不去皮尖，别为末）

【用法】上以草乌细末，入猪大脏内，用醋四五斤，煮脏十分烂为度，余醋些小，捣候脏烂，入枳壳末，再捣匀为丸，如梧桐子大。每服二三十丸，空心、临卧时温米饮送下。片时以臭椿皮煎汤外洗。

【主治】痔漏。

【宜忌】忌热饮食。

【加减】审是热毒气者，减草乌，增入黄连、槐花之类。

57630 枳壳桔梗汤

《得效》卷十一。为《苏沈良方》卷二"枳壳汤"之异名。见该条。

57631 枳壳桔梗汤（《得效》卷十二）

【组成】枳壳（去瓤，麸炒） 桔梗（去芦） 青皮（去瓤） 陈皮（去白）各五钱 木香三钱 当归 粉草各五钱

【用法】上为散。每服二钱，水一盏，加生姜二片，煎汤，温服。

【主治】邪正交争，冷热不调，腹痛呕吐。

57632 枳壳桔梗汤（《医方类聚》卷五十六引《修月鲁般经》）

【组成】赤茯苓二两 半夏二两 枳壳 赤芍药各二两 桔梗二两 甘草半两 （一方加白术二两）

【用法】每服四钱，加生姜、大枣，水煎服。

【功用】行气下膈，快中焦，开痞胀，解寒邪，和荣卫，除烦闷，治痰逆。

【主治】感冒时邪，荣卫受邪，壅滞不通。

【加减】治湿嗽有痰者，加白术；治妇人妊娠恶阻而不食者，加当归；调理病后虚烦不得卧者，加竹茹。

57633 枳壳宽肠散

《赤水玄珠》卷二十六。为《局方》（人卫本）卷九（吴直阁增诸家名方）"滑胎枳壳散"之异名。见该条。

57634 枳壳理中汤（《医略六书》卷三十）

【组成】炮姜一钱半 白术一钱半（炒） 枳壳一钱半（炒） 赤芍一钱半 肉桂一钱半（去皮） 砂仁三钱（炒灰）

【用法】水煎浓汁，去滓温服。

【主治】产后恶露冲脾，胀满，脉沉滞者。

【方论选录】产后脾虚气滞，血瘀不消，故冲逆于中，而胀满不止，不治必成血臌。白术健脾运化以退胀，枳壳泻滞宽中以除满，赤芍破血降瘀，肉桂暖血温经，炮姜温中以逐冷滞，砂仁和胃以祛瘀血。水煎温服，使脾健气强，则瘀血顿化，胀满自已，何血臌之足忧哉！

57635 枳壳黄连汤（《症因脉治》卷二）

【组成】枳壳 川连 甘草

【主治】积热咳嗽，热结大肠者。

57636 枳壳黄耆丸（《普济方》卷二九五引《经验良方》）

【组成】枳壳 黄连各五两 白鸡冠花 黄耆各一两 荆芥二两半

【用法】上为末，糊为丸。每服三十丸，荆芥汤送下。

【主治】痔。

【备考】《医方类聚》引《经验良方》有槐花一两半，防风一两，白芍三两半。

57637 枳壳滑胎散

《局方》（校经山房本）卷九（吴直阁增诸家名方）。即原书（人卫本）卷九"滑胎枳壳散"。见该条。

57638 枳壳疏肝散（《杂病源流犀烛》卷十）

【组成】枳壳 枳实 川芎 柴胡 陈皮 香附 白芍 炙草

【主治】肝实火盛之左胁痛。

57639 枳壳瘦胎散

《妇科玉尺》卷二。为《广嗣纪要》卷十三"枳壳散"之异名。见该条。

57640 枳壳橘皮汤（《鸡峰》卷十八）

【组成】茯苓 白术各一两半 人参 枳壳各一两 陈橘皮三分

【用法】上为细末。每服三钱，水一盏半，加生姜七片，同煎至七分，去滓温服，每日二三次。

【主治】痰气停积，胸中痞满，呕吐，不思饮食。

57641 枳连二陈汤（《重订通俗伤寒论》）

【组成】枳实一钱（拌炒川连八分） 竹沥 半夏 广皮 赤苓 山楂各一钱半 滑石三钱（包） 木通 葛根各七分 生炙草二分

【主治】风寒夹食积痰饮，脘痛痞胀。

57642 枳连导滞汤（《活幼心法》卷末）

【组成】陈枳壳（去瓤，炒） 黄连 山栀仁（炒黑）各六分 赤芍 前胡 连翘（去心蒂）各四分 三棱 莪术（俱醋炒） 槟榔 甘草各三分

【用法】水煎，食远服。

【主治】小儿腹痛属热者。

【加减】如热甚，大便秘者，加酒炒大黄一钱二分，微利之。

57643 枳实二陈汤（《医林绳墨大全》卷一）

【组成】枳实 陈皮 茯苓各一钱五分 半夏二钱 甘草五分

【用法】加生姜三片，水煎服。

【主治】外伤风寒，中气不清，胸膈满闷。

57644 枳实三百丸（《百一》卷十四）

【组成】枳实 槐花（生用）各半两 皂角刺一两半（生用，半烧存性）

【用法】上为细末，炼蜜为丸，如梧桐子大，约可得三百丸。每服三十丸，食前米饮送下；酒下亦可。

【主治】肠风久而下脓血，日数十度者。

57645 枳实大黄汤

《医学发明》（拔萃本）。即原书（人卫本）卷八"导气除湿汤"。见该条。

57646 枳实大黄汤

《普济方》卷一四二。为《金匮》卷中"栀子大黄汤"之异名。见该条。

57647 枳实大黄汤（《回春》卷五）

【组成】枳实 大黄 槟榔 厚朴各二钱 木香五分（另研） 甘草三分

【用法】上剉一剂。水煎服。

【主治】食积痛,并积热痛,大便不通者。

57648　**枳实大黄汤**(《痧胀玉衡》卷下)

【组成】赤芍　青皮　枳实　桃仁(去皮尖)　金银花　槐花　黄芩(酒炒)　大麻仁　连翘各一钱　大黄三钱

【用法】水煎,微温服。

【主治】痧毒结于大肠。

57649　**枳实天麻汤**(《活人心统》)

【组成】白术　陈皮　半夏　天麻　人参　甘草(炙)　枳实(炒)　茯苓(去木)　川芎

【用法】上用水二钟,加生姜三片,煎七分服,滓再煎服。

【主治】痰湿气虚所致之眩晕。

【加减】痰火,脉数口干,去半夏,减人参,加贝母、酒炒黄连;手足厥冷脉迟者,加附子。

57650　**枳实木香丸**(《圣济总录》卷七十一)

【组成】枳实(去瓤,麸炒)二两　木香　陈橘皮(汤浸,去白,焙)　人参　海藻(水洗去咸,焙)　葶苈(纸上炒令紫色)各一两　芍药(剉)　丁香各三分

【用法】上为末,煮枣肉和丸,如梧桐子大。每服二十丸,渐加至三十丸,用炒豆煎汤送下,空心、日午、夜卧各一服。

【主治】肺积,息贲气上者。

57651　**枳实分消汤**(《寿世保元》卷三)

【组成】川厚朴(去皮,姜汁炒)五钱　枳实(麸炒)二钱半　大黄(酒蒸)一钱半　官桂一钱二分　甘草(炙)一钱五分

【用法】上剉。加生姜、大枣,水煎服。

【主治】热胀,腹胀发热,脉浮数,饮食如故。

【加减】呕吐,加半夏;自利,去大黄;寒多,加干姜。

57652　**枳实白术汤**

《外台》卷八引《备急》。为《金匮》卷中"枳术汤"之异名。见该条。

57653　**枳实半夏丸**(《御药院方》卷五)

【组成】枳实一两(麸炒黄色,去瓤)　半夏一两半(汤洗七次,切作片子,焙干)　白术三分　蓬莪术半两　白茯苓一分(去皮)

【用法】上为细末,用生姜汁煮面糊为丸,如梧桐子大。每服六七十丸,陈橘皮汤送下,不拘时候。

【功用】消痰顺气,利胸膈,进饮食。

57654　**枳实半夏汤**(《准绳·类方》卷一引《局方》)

【组成】枳实　半夏各等分

【用法】上加麦蘖,每服七钱,水二盏,加生姜五片,煎八分,温服,不拘时候。

【主治】内伤饮食。

57655　**枳实半夏汤**(《圣济总录》卷一六三)

【组成】枳实(去瓤,麸炒)　半夏(为末,生姜汁制作饼,焙)　木香　干姜(炮)各半两　五味子三分　人参　青橘皮(汤浸,去白,焙)　甘草(炙,剉)一两

【用法】上为粗末。每服三钱匕,水一盏,加生姜三片,大枣一个(擘破),同煎至七分,去滓温服,不拘时候。

【主治】产后短气不足。

【备考】方中人参、青橘皮用量原缺。

57656　**枳实半夏汤**(《杨氏家藏方》卷八)

【组成】半夏一两(切作片子,汤洗七次,去滑)　陈橘皮(去白)一两　枳实(汤浸,去瓤,薄切,麸炒黄)半两

【用法】上㕮咀。每服五钱,水一盏半,加生姜十片,煎至一盏,去滓温服,不拘时候。

【主治】痰饮停留,胸膈痞闷,或咳嗽气塞,头目昏重,呕哕恶心,项背拘急。

57657　**枳实半夏汤**(《医钞类编》卷十三)

【组成】枳实　法半夏　神曲　麦芽　枳椇子

【用法】加生姜,水煎服。

【主治】酒停胸膈,化为痰饮。

57658　**枳实芍药散**(《金匮》卷下)

【组成】枳实(烧黑,勿大过)　芍药各等分

【用法】上为散。每服方寸匕,一日三次,以麦粥送下。

【功效】《金匮要略浅注》:调和气血之滞。

【主治】产后腹痛,烦满不得卧;痈脓。

【方论选录】《金匮要略本义》:产妇血流不快,积于腹中作痛,心烦胁满不得卧,此为实邪。法应开散而行其瘀滞,则诸病可已。枳实烧黑者,入血中行积也;加以芍药走血分,而血藏可散矣;以麦粥下之者,即大麦粥取其滑润宜血,且有益胃气也。

【现代研究】对大鼠肠道高敏性的影响:《中国实验方剂学杂志》[2007,13(6):49]枳实芍药散对大鼠肠道高敏性的影响,结果:枳实芍药散提高肠道最小容量阈值,减少收缩反射次数;减少回盲及结肠组织内肥大细胞(MC)数量,以结肠显著;降低P物质(SP)免疫反应水平,结肠SP阳性面积较回盲部显著。结论:枳实芍药散可降低肠道的敏感性,其机制可能在于调节肥大细胞及其P物质的分泌。

57659　**枳实导滞丸**(《内外伤辨》卷下)

【异名】枳术导滞丸(《脾胃论》)、导气枳实丸(《医学入门》卷八)。

【组成】大黄一两　枳实(麸炒,去瓤)　神曲(炒)各五钱　茯苓(去皮)　黄芩(去腐)　黄连(拣净)　白术各三钱　泽泻二钱

【用法】上为细末,汤浸蒸饼为丸,如梧桐子大。每服五十至七十丸,食远温开水送下。

【功用】《中药制剂手册》:祛湿清热,消积导滞。

【主治】❶《内外伤辨》:伤湿热之物,不得施化,而作痞满,闷乱不安。❷《中药制剂手册》:脾胃湿热引起的胸满腹痛,消化不良,积滞泻泄,或下痢脓血,里急后重。

【方论选录】《医方集解》:此足太阴、阳明药也,饮食伤滞,作痛成积,非有以推荡之则不行,积滞不尽,病终不除。故以大黄、枳实攻而下之,而痛泻反止,经所谓"通因通用"也;伤由湿热,黄芩、黄连佐以清热,茯苓、泽泻佐以利湿;积由酒食,神曲化食解酒,温而消之;芩、连、大黄苦寒太过,恐伤胃气,故又以白术之甘温,补土而固中也。

【临床报道】慢性便秘:《浙江中医学院学报》[1996,20(2):28]枳实导滞丸治疗慢性便秘31例,对照组29例用果导片进行观察,结果:治疗组服药后其中显效25例,有效3例,无效3例,有效率90%;对照组服药后,其中显效12例,有效8例,无效9例,有效率约70%。两组疗效经统计学处

理,$P<0.05$,有显著意义。

【备考】本方加木香、槟榔,名"木香导滞丸"(见《医学正传》卷二)。本方方名,《金匮翼》引作"导滞丸"。

57660 枳实导滞汤(《万氏家抄方》卷六)

【组成】枳实 山楂肉 连翘 半夏(姜制) 黄连(酒炒) 木通 甘草 紫草茸

【用法】水煎,加槟榔末服之。

【主治】伤食郁遏,痘疹热久不出,而内实者。

57661 枳实导滞汤

《片玉痘疹》卷六。为《医部全录》卷四九〇引《幼幼全书》"枳实导滞散"之异名。见该条。

57662 枳实导滞汤(《张氏医通》卷十三)

【组成】枳实(炒)三钱 白术(炒焦)五钱 茯苓三钱 黄芩(酒炒)二钱 黄连(姜汁炒)三钱 泽泻(炒)二钱 大黄(酒蒸)一两 神曲(炒)四钱 生姜三片

【用法】水煎,食远服。

【主治】伤湿热之物,痞闷不安。

【方论选录】此枳术丸合三黄汤,而兼五苓之制,以祛湿热宿滞也。

57663 枳实导滞汤(《重订通俗伤寒论》)

【组成】小枳实二钱 生锦纹一钱半(酒洗) 净楂肉三钱 尖槟榔一钱半 薄川朴一钱半 小川连六分 六和曲三钱 青连翘一钱半 老紫草三钱 细木通八分 生甘草五分

【功用】下滞通便。

【主治】温病热症,里有积滞。

【方论选录】凡治温病热证,往往急于清火,而忽于里滞。不知胃主肌肉,胃不宣化,肌肉无自而松,即极力凉解,反成冰伏。此方用小承气合连、槟为君,苦降辛通,善导里滞;臣以楂、曲疏中,翘、紫宣上,木通导下;佐以甘草和药,开者开,降者降,不透发而自透发。每见大便下后,而疹斑齐发者以此,此为消积下滞,三焦并治之良方也。

57664 枳实导滞散(《医部全录》卷四九〇引《幼幼全书》)

【异名】枳实导滞汤《片玉痘疹》卷六。

【组成】枳实 山楂肉 连翘 半夏(姜制) 酒黄连 木通 酒大黄 甘草 紫草

【用法】水煎,与槟榔末同服。

【主治】痘疹内实不出。

57665 枳实连槟丸

《医略六书》卷二十八。为《宣明论》卷十一"枳实槟榔丸"之异名。见该条。

57666 枳实青皮汤(《医便》卷二)

【组成】白术一钱半 枳实 青皮 陈皮 黄连(姜汁炒) 麦芽 山楂肉 神曲(炒)各一钱 甘草三分 酒大黄一钱七分

【用法】用水二钟,煎一浅钟,温服。

【主治】食热物过伤太阴、厥阴,呕吐,膨胀下痢,伤之轻者。

57667 枳实栀子汤

《千金》卷十。为《伤寒论》"枳实栀子豉汤"之异名。见该条。

57668 枳实厚朴汤(《家塾方》)

【组成】枳实一钱二分 厚朴一钱八分

【用法】上以水一合五勺,煮取六勺,送下承气丸八分。

【主治】腹满,或燥屎不通者。

57669 枳实桔梗汤(《圣济总录》卷六十一)

【组成】枳实(麸炒)七个 陈橘皮(汤浸,去白,焙) 桔梗(炒)各半两 甘草(炙)一分

【用法】上为粗末。每服五钱匕,水一盏半,加生姜一枣大(拍破),薤白五寸(切),煎至八分,去滓温服。

【主治】胸痹。心下气坚,㽲刺不可俯仰,气促,咳唾引痛,不能食。

57670 枳实柴胡汤(《普济方》卷一三三引《济生》)

【组成】枳实半两(麸炒令紫色,去瓤) 柴胡(去苗)二两 黄芩一两半 人参半两 甘草(炙)一两半

【用法】上为粗末。每服四钱,水一盏半,加生姜三片,大枣一个,同煎至七分,去滓温服,一日三次,不拘时候。

【主治】虚烦昏闷,呕逆恶心,往来寒热,胸膈扪之即痛,日晚所发潮热者。

57671 枳实消痞丸

《兰室秘藏》卷上。为原书同卷"失笑丸"之异名。见该条。

57672 枳实消痞丸(《明医指掌》卷五)

【组成】枳实一钱(炒) 山楂肉一钱 黄连(炒)一钱 神曲(炒)一钱 甘草(炙)一钱 猪苓一钱 泽泻八分(去毛) 厚朴(姜汁拌炒)八分 砂仁八分(炒) 陈皮一钱 人参一钱(去芦) 黄芩一钱(炒) 干姜八分 姜黄八分 白术(炒)一钱

【用法】上为末,蒸饭为丸,如梧桐子大。每服五十丸,食后白汤送下。

【主治】食积,心下虚痞,按之痛者。

57673 枳实消滞汤(《症因脉治》卷一)

【组成】枳实 厚朴 神曲 广陈皮 莱菔子 麦芽

【主治】外感遗尿,身体发热,神志不清,小便自出而不觉,尿色黄赤,右脉滑实,食填太仓者。

57674 枳实理中丸

《活人书》卷十八。为《外台》卷三引《崔氏方》"增损理中丸"之异名。见该条。

57675 枳实理中丸(《御药院方》卷四)

【组成】人参(去芦头) 干姜(炮) 甘草(炙) 白术 枳实(麸炒) 茯苓(去皮)各一两 附子(炮,去皮脐)半两

【用法】上为细末,炼蜜为丸,每两作四丸。每服一丸,水一大盏,煎至六分,和滓温服,不拘时候。

【主治】胸痹,心下痞,留气结胸,胸满,胁下逆气抢心。

57676 枳实理中丸(《医学入门》卷四)

【组成】人参 白术 茯苓各一两 甘草 干姜各七钱半 枳实六钱 黄芩二钱半

【用法】上为蜜丸,如弹子大。每服一丸,沸汤化下。

【主治】太阴病误下,寒实结胸,及伤寒诸吐利后,胸痹欲绝,高起而痛,手不可近。

【加减】如渴,加天花粉;汗利不止,加牡蛎。

57677 枳实理中丸(《寒温条辨》卷五)

【组成】枳实(麸炒) 瓜蒌 牡蛎粉 白术(土炒) 甘草各一钱 干姜(炒)八钱 人参 黄连 黄芩各三钱

【用法】上为末，炼蜜为丸，如鸡子黄大。以热汤化服一丸。觉腹中热，胸中豁然矣，未热加丸再服。

【主治】伤寒误下虚逆，气不调理，结胸欲绝，心胸高起，手不可近。

57678 枳实理中汤

《易简方》。即《外台》卷三引《崔氏方》"增损理中丸"改作汤剂。见该条。

57679 枳实理中汤（《伤寒全生集》卷三）

【组成】枳实　干姜　人参　白术　甘草　砂仁　桔梗　陈皮　厚朴

【用法】加生姜，水煎服。仍用生姜二三两捣滓，擦胸中。

【主治】寒结胸，心下满闷，按之痛；及胃口着寒，伤生冷者。

【加减】寒甚，加熟附子；生冷饮食，胃口着寒，加草果、丁香；有寒痰，加半夏。

57680 枳实理中汤（《医略六书》卷十九）

【组成】白术二钱（炒）　枳实一钱半（炒）　炮姜三钱　茯苓二钱　炙草六分

【用法】水煎，去滓温服。

【功用】温中化滞开结。

【主治】脾亏寒滞，不能运化，而痞结于中，脐腹疼痛，饮食减少，脉细滑者。

【方论选录】白术健脾元以运化，枳实破滞气以消痞，炮姜温中逐冷，炙草益胃缓中，茯苓渗湿以和脾。水煎，温服，俾寒化滞行，则脾强气旺而痞结自开，何患疼痛不退，饮食不进乎。

57681 枳实理中汤（《一盘珠》卷四）

【组成】人参　白术　甘草　干姜　枳实　木香　茯苓

【用法】灯心为引。

【主治】脾虚腹满，肠鸣飧泄，饮食不化。

57682 枳实槟榔丸（《宣明论》卷十一）

【异名】枳实连槟丸（《医略六书》卷二十八）。

【组成】枳实　槟榔　黄连　黄柏　黄芩　当归　阿胶（灰炒，细研）　木香各半两

【用法】上为末，水和为丸，如小豆大。每服三十丸，温米饮送下，一日三次，不拘时候。

【功用】安养胎气，调和经候，久服通和血气，宽膈美食。

【主治】❶《宣明论》：癥瘕痞块，有似妊孕。❷《医略六书》：妇女鬼胎，脉涩数者。

【方论选录】妇人身感异气，腹怀鬼胎，日久失下，遂成瘀热腹胀。方中黄连清心脾之火，黄柏清肾膀胱之火，黄芩清肺肠之火，木香醒脾胃之气，枳实消痞满，槟榔泻滞气，当归养血荣经脉，阿胶补阴益血脉。白蜜丸之，蟹爪以下之，务使异气消散，则鬼胎无不速下，而经府亦得肃清，何瘀热腹胀之足患哉。

【备考】《医略六书》：白蜜为丸，用蟹爪汤送下。

57683 枳实薤白汤

《医学入门》卷七。为《金匮》卷上"枳实薤白桂枝汤"之异名。见该条。

57684 枳桔二母汤（《症因脉治》卷一）

【组成】枳壳　知母　川贝母　瓜蒌仁　苏子　桔梗

【功用】清热理气，兼消痰火。

【主治】外感胸痛，肺气壅塞。

57685 枳桔二陈汤

《金鉴》卷四十六。为《医学入门》卷八"枳梗二陈汤"之异名。见该条。

57686 枳桔二陈汤（《会约》卷四）

【组成】枳壳一钱半　桔梗二钱　半夏二钱　茯苓一钱半　甘草一钱　陈皮（去白）一钱半　杏仁十五粒　苏子（炒，研）八分　生姜六分

【用法】水煎服。

【主治】痰壅气喘。

【加减】如咳，加麻黄五六分。

57687 枳桔二陈汤（《喉科紫珍集》卷下）

【组成】陈皮　半夏　桔梗　枳壳　白茯神　甘草　白豆蔻　黄耆　苏子　山栀各等分

【用法】加生姜三片为引。

【主治】七情之气，结成痰气，形如梅核；或如破布棉絮，在咽喉之间，咽不下，咯不出；或中脘痞满，气不舒畅，痰涎壅盛，上气喘息；或因痰饮恶心。

57688 枳桔大黄汤（《症因脉治》卷三）

【组成】枳实　桔梗　大黄　大腹皮　桑白皮　广皮　甘草

【主治】肺热、胃火熏蒸，肠热肠结，腹胀作痛，喘息倚肩，不得仰卧，烦闷咳逆，大便结，脉右关上溢。

57689 枳桔平胃散（《症因脉治》卷二）

【组成】平胃散加枳实　桔梗

【主治】内伤呃逆，食滞中宫。

57690 枳桔泻白散（《症因脉治》卷四）

【组成】枳壳　桔梗　桑白皮　地骨皮　甘草

【主治】肝气壅盛，心腹胀满，胁肋刺痛，气秘便结，脉左关沉实。

57691 枳桔栀豉汤（《湿温时疫治疗法》）

【组成】生枳壳一钱至一钱半　焦山栀二钱至三钱　苏薄荷八分至一钱　苦桔梗一钱至一钱半　淡豆豉二钱至三钱　青连翘二钱至三钱　青子芩一钱至一钱半　生甘草四分至六分　西茵陈二钱至三钱　贯众二钱至三钱　鲜竹叶三十片

【主治】湿温时疫，热重于湿，兼受风邪而发者。

57692 枳桔柴胡汤

《张氏医通》卷十六。为原书同卷"柴胡枳桔汤"之异名。见该条。

57693 枳梗二陈汤（《医学入门》卷八）

【异名】枳桔二陈汤（《金鉴》卷四十六）。

【组成】二陈汤加枳壳　桔梗

【功用】宽胸膈，化痰气。

【主治】❶《医学入门》：痞满。❷《金鉴》：痰饮子嗽，小儿停痰呃乳，胸膈膨满，呕吐痰涎；小儿湿痰懒食，倦怠嗜卧，面色多黄，痰多者。

57694 枳梗半夏汤

《得效》卷二。为《局方》卷四"桔梗汤"之异名。见该条。

57695　枳缩二陈汤(《丹溪心法》卷四)

【组成】砂仁　枳实　茯苓　半夏　陈皮　甘草(炙)

【用法】加生姜五片,水煎服。

【功用】理脾胃,顺气宽膈,消痰饮。

57696　枳缩二陈汤(《回春》卷四)

【组成】枳实(麸炒)一钱　砂仁七分　白茯苓(去皮)贝母(去心)　陈皮　苏子(炒)　瓜蒌仁　厚朴(姜汁炒)香附(童便炒)各七分　川芎八分　木香五分　沉香五分甘草三分

【用法】上到一剂。加生姜三片,水煎,入竹沥磨沉、木香服。

【主治】关格,上下不通。

57697　枳缩二陈汤(《回春》卷五)

【组成】枳实(麸炒)　砂仁　半夏(姜汁制)　陈皮香附各二钱　木香　草豆蔻　干姜(炒)各五分　厚朴(姜汁炒)　茴香(酒炒)　玄胡索各八分　甘草三分

【用法】上到一剂。加生姜三片,水煎,入竹沥磨木香同服。

【主治】痰涎在心膈上,攻走腰背,呕哕大痛。

57698　枳缩二陈汤(《杏苑》卷二)

【组成】枳壳一钱　缩砂仁七个　半夏　茯苓各一钱五分　橘皮一钱　甘草五分

【用法】上咬咀。用水煎熟,食远温服。食消,身热未退,再以小柴胡汤加白术、陈皮。

【主治】病瘥后,食伤复热。

57699　枳壳地骨皮散(《不居集》下集卷一)

【组成】地骨皮　秦艽　柴胡　枳壳　知母　当归鳖甲　乌梅一个　桃柳头七个　生姜三片

【主治】风劳骨蒸壮热,肌肉消瘦,少力多困,盗汗者。

【备考】方中地骨皮、秦艽、柴胡、枳壳、知母、当归、鳖甲用量原缺。

57700　枳实栀子豉汤(《伤寒论》)

【异名】枳实栀子汤(《千金》卷十)、栀豉枳实汤(《医学入门》卷四)。

【组成】枳实三个(炙)　栀子十四个(擘)豉一升(绵裹)

【用法】上以清浆水七升,空煮取四升,纳枳实、栀子,煮取二升,下豉,更煮五六沸,去滓,分二次温服。复令微似汗。

【主治】大病愈后劳复者。

【方论选录】《伤寒贯珠集》:大病新愈,血气未复,余热未尽,而强力作劳,余热之气,因劳而外浮。故以枳实、栀子以下热,豆豉以散热。盖亦表里之剂,而气味轻薄,适宜于病后复发之体耳。

57701　枳壳栀子大黄汤(《伤寒图歌活人指掌》卷四)

【组成】枳壳一个　肥栀子三个　豉一两　大黄(如薄棋子大)五六个

【用法】水煎服。

【主治】伤寒食复发热。

57702　枳实芍药甘草汤

《准绳·伤寒》卷四。为《云岐子保命集》卷下"枳实芍药干姜甘草汤"之异名。见该条。

57703　枳实导滞化毒汤(《麻科活人》卷四)

【组成】枳实　青皮　麦芽　木通　连翘　赤苓　牛蒡子　山楂肉　槟榔　厚朴　甘草

【用法】加灯心为引,水煎服。

【主治】麻疹饮食过伤,腹满胀痛。

57704　枳实薤白桂枝汤(《金匮》卷上)

【异名】枳实薤白汤(《医学入门》卷七)、栝楼薤白桂枝汤(《金匮要略心典》卷中)。

【组成】枳实四个　厚朴四两　薤白半斤　桂枝一两瓜蒌实一个(捣)

【用法】上以水五升,先煮枳实、厚朴,取二升,去滓纳诸药,煮数沸,分三次温服。

【功用】《金匮要略释义》:通气开泄。

【主治】胸痹,心中痞气,气结在胸,胸满,胁下逆抢心。

【方论选录】《金匮要略释义》:阴气结于胸间,故以枳实泄其胸中之气,厚朴泄其胁下之气,桂枝通心阳,瓜蒌、薤白开结宣气,病邪自去。

【临床报道】❶冠心病:《国医论坛》[2000,15(1):8]枳实薤白桂枝汤治疗冠心病58例,对照组26例选用地奥心血康与消痛定片,结果:治疗组58例治疗后显效19例,占32.8%;有效17例,占29.3%;总有效率为62.1%。对照组26例中显效5例,占19.2%;有效3例,占11.5%;总有效率为30.7%。治疗组心电图改善绝对优于对照组。❷冠心病心绞痛:《成都中医药大学学报》[1997,20(4):25]枳实薤白桂枝汤治疗冠心病心绞痛30例,结果:枳实薤白桂枝汤治疗组治疗冠心病心绞痛中医辨证为阴寒内结证者总有效率71.43%,治疗心血瘀阻证者总有效率为44.4%,分别与地奥心血康对照组两证型比较,差异均无统计意义(P>0.05)。心电图检查指标变化,治疗组总有效率为43.33%,对照组总有效率为50.00%,两组比较差异无统计意义(P>0.05)。表明枳实薤白桂枝汤对冠心病心绞痛患者有一定治疗效果。

57705　枳实大黄栀子豉汤

《千金》卷十。为《金匮》卷中"栀子大黄汤"之异名。见该条。

57706　枳实芍药干姜甘草汤(《云岐子保命集》卷下)

【异名】枳实芍药甘草汤(《准绳·伤寒》卷四)。

【组成】芍药半两　甘草半两　枳实(麸炒)半两　干姜(炮)半两

【用法】上到细。每服五钱,水煎服。

【主治】伤寒汗下后,气逆,利不止,属寒者。

柞

57707　柞木汤(《普济方》卷二八三引《王蓬得效方》)

【组成】竹叶四两　柞叶四两　地榆根　萱草根　干荷叶各一两　甘草节一两

【用法】上为散。每药半两,加水二碗,煎至一碗,分二服,早、晚各一服,并渣再煎。

【主治】发背,及诸般痈肿。

【宜忌】忌一切饮食毒。

57708　柞木汤(《普济方》卷二八三引《卫生家宝》)

【异名】柞木饮子。

【组成】柞木叶（焙干）　地榆根（刷洗去土，切片，煨）萱草根（洗去土，切片，焙干）　干荷叶各等分

【用法】共为粗末。将大斗瓶一只，入药半瓶，却灌新水令瓶满，煎折二分存八分，温服无时，不拘多少，饮多为妙。如赤肿未结，即自大便中下，其状如碎猪肉，勿以为怪；如疮黑赤，恶候坏证，定结成头，服之两日，黑定变赤，其赤处变成红，候穿，用贴敛药。

【主治】发背，及诸般痈肿。

57709　柞木饮

《回春》卷六。为《本草纲目》卷三十六引《产宝》"催生柞木饮"之异名。见该条。

57710　柞木散

《本事》卷六。为《苏沈良方》卷九"柞叶汤"之异名。见该条。

57711　柞叶汤（《苏沈良方》卷九）

【异名】柞木散（《本事》卷六）、柞木饮子（《外科精要》卷上）。

【组成】柞木叶（干）四两　干荷叶四两　萱草根（干）二两　甘草节一两　地榆一两

【用法】上细到。每服半两，水二碗，煎去半，分二服，早、晚各服二服，滓并煎作一服。有脓血者自安，脓血在内者自大肠下，未成者自消。有疮者贴下药：通明牛皮胶一两（水半升，熬令化），黄丹一两，入胶中煮三五沸。上放温冷，以鸡羽敷疮口，有疮即敛，未成疮者涂肿处即内消。

【主治】发疽。

【方论选录】《本事方释义》：柞木叶气味苦平，入足厥阴；干荷叶气味苦辛平，入足少阳、厥阴；金樱根（萱草根）气味甘凉，入足厥阴，能利湿解毒；甘草节气味甘平，入足太阴，最能解毒，通行十二经络；地榆气味咸苦微寒，入手足阳明，此治痈疽发背之方也。大凡诸毒之发，皆由湿热壅痹，致气血凝滞而成，凉血之药，必兼分利湿热，则源头既清，病自消散矣。

57712　柞皮汤（《霉疮新书》）

【组成】柞木皮　土茯苓各三钱　银花　荆芥　地黄　苟药　防风各二钱　牛膝　木瓜　黄柏各一钱

【用法】上咬咀。以水五合，煮取二合半，去滓温服。

【主治】霉疮皮肤溃烂。

57713　柞木皮汤（《救急选方》卷下）

【组成】柞木皮二钱　当归三分　川芎三分　金银花一钱　大黄五分　甘草一分

【用法】水煎服。

【主治】鼠咬伤。

57714　柞木饮子

《外科精要》卷上。为《苏沈良方》卷九"柞叶汤"之异名。见该条。

57715　柞木饮子

《普济方》卷二八三。为原书同卷引《卫生家宝》"柞木汤"之异名。见该条。

57716　柞木饮子

《济阴纲目》卷十。为《本草纲目》卷三十六引《产宝》"催生柞木饮"之异名。见该条。

57717　柞木化醒汤（《辨证录》卷六）

【组成】玄参　麦冬各二两　柞木枝三钱　甘草五分　人参一两　天冬三钱　黄芩　贝母各二钱

【用法】水煎服。

【主治】肥胖好饮，素性畏热，一旦得病，自汗如雨，四肢俱痿，且复恶寒，小便短赤，大便或溏或结，饮食亦减，是痿病已成。

柏

57718　柏汤（《寿亲养老》卷三）

【组成】嫩柏叶

【用法】上以线系，垂挂一大瓮中，纸糊其口，经月视之，如未甚干，更闭之，至干则取出为末，如嫩草色。如不用瓮，只密室中亦可，但不及瓮中者青翠，若见风则黄矣。此汤可以代茶，夜话饮之，尤醒睡。如太苦，则少加山芋尤佳。

【功用】《臞仙活人心方》：轻身益气，耐寒暑，去湿止饥。

【主治】《臞仙活人心方》：吐血，衄血，痢血，崩血。

57719　柏茶（《医学入门》卷三）

【组成】侧柏叶

【用法】晒干，煎汤，代茶饮。

【功用】止血滋阴。

【主治】血证。

【备考】本方方名，《东医宝鉴》引作"侧柏汤"。

57720　柏土散（《洞天奥旨》卷十一）

【组成】猪槽下土（炒）　黄柏末

【用法】上以蜜调和，涂患处。

【主治】烟火丹。属三阳经风热者，从两足跗起赤色肿痛；属少阴肾经火热者，从足底心起。

【备考】原书治上症，宜内服滋阴抑火之药，使水旺足以制火，外以本方兼治。

57721　柏子丸

《外科理例·附方》。为《普济方》卷三三三引《指南方》"柏子仁丸"之异名。见该条。

57722　柏子散（《魏氏家藏方》卷七）

【组成】侧柏子二十五个

【用法】上研烂，冷熟水淘，纱帛滤去渣，入蜜再调，连进二服。

【主治】赤痢。

【宜忌】忌食鱼腥、肉等物。

57723　柏仁散（方出《千金》卷五，名见《奇效良方》卷六十四）

【组成】防风一两半　柏子仁　白及各一两

【用法】上为末。以乳和，敷囟上，每日一次。十日知，二十日愈。

【主治】小儿囟开不合。

57724　柏公汤（《袖珍》卷一引《经验方》）

【组成】柏皮三两　黄芩二两　黄连一两

【用法】上咬咀。每服一两，水二盏，煎至一盏，去滓，通口服。

【主治】伤寒下痢，亦治久血热痢。

【加减】腹痛，加山栀子；小便不利，加赤茯苓、阿胶。

57725　柏艾饮（《不知医必要》卷二）

【组成】生地三钱　淮山药二钱　莲仁（去心）二钱

柏子仁(去净油)　丹皮　萸肉各一钱五分　泽泻(盐水炒)一钱　生荷叶一张(干者不效)

【用法】水煎,去滓,加生艾叶捣汁半酒杯冲服。

【主治】鼻衄。

57726　柏术丸(《吴氏医方汇编》卷五)

【组成】黄柏(酒炒)四两　川牛膝(酒炒)三两　苍术(制)四两　木瓜二两

【用法】上为细末,面糊为丸,如梧桐子大。每服三四钱,淡盐汤送下。

【主治】湿热下注。

57727　柏石散(《中医耳鼻喉科学》)

【组成】黄柏 30 克　石膏 30 克　枯矾 15 克

【用法】研为细末。外敷。

【功用】清除湿热。

【主治】旋耳疮,风热湿邪浸渍,黄水淋漓者。

57728　柏叶丸(《圣惠》卷三十三)

【组成】柏叶一两(微炙)　夜明砂一两(以糯米炒令黄)

【用法】上为末,用牛胆汁拌和为丸,如梧桐子大。每服二十丸,临卧时以竹叶汤送下;至五更初再服二十丸,以粥饮送下。

【功用】明目。

【主治】青盲。

57729　柏叶丸(《圣惠》卷七十三)

【组成】柏叶一两(微炙)　续断三分　芎䓖三分　禹余粮二两(烧,醋淬七次)　艾叶三分(微炒)　阿胶一两(捣碎,炒令黄燥)　牡蛎一两(烧为粉)　地榆一两(剉)　熟干地黄一两　当归三分(剉,微炒)　丹参三分　鲊甲一两(炙微黄)　鹿茸一两(去毛,涂酥炙微黄)　鳖甲一两(涂醋炙微黄)　赤石脂一两

【用法】上为末,炼蜜为丸,如梧桐子大。每服三十丸,食前温酒送下。

【主治】妇人崩中漏下不止,渐加黄瘦,四肢无力,腹内疼痛,不思饮食。

57730　柏叶丸(《圣济总录》卷七十六)

【组成】柏叶(去梗)　黄连(去须)　阿胶(炙令燥)　地榆(剉)　当归(焙)各半两

【用法】上为末,炼蜜为丸,如梧桐子大。每服二十丸,温米饮送下,不拘时候。

【主治】脓血久痢,腹内疼痛。

57731　柏叶丸(《圣济总录》卷一四二)

【组成】柏叶　乌梅肉(晒干)各一两　皂荚一梃(去皮并子,水浸透,捣研取汁)

【用法】上三味,除皂荚外,为末,将皂荚汁和丸,如梧桐子大。每服十丸,食前温熟水送下。

【主治】肠痔肿痛,时有脓血。

57732　柏叶丸(《秘传大麻风方》)

【组成】侧柏叶(九蒸九晒)

【用法】上为末,炼蜜为丸。每服百丸,一日三次,开水送下。

【功用】能生眉发。

【主治】大麻风,眉发脱落。

57733　柏叶汤(《金匮》卷中)

【组成】柏叶　干姜各三两　艾三把

【用法】上以水五升,马通汁一升,合煮取一升,分温再服。

【主治】吐血不止者。

【方论选录】《张氏医通》:血逆不止,当责之于火旺。故用柏叶治其旺气;即兼姜、艾之辛温散结,使无留滞之患;更加马通导之下行。非近世专用柏叶、棕灰、血余之属可比。

【现代研究】❶对脾胃虚寒胃出血模型血清去甲肾上腺素(NE)、多巴胺(DA)及 5-羟色胺(5-HT)的影响:《中国中医基础医学杂志》[1998,4(2):57]实验结果表明:脾胃虚寒胃出血模型组 NE 低于正常对照组;模型组服用柏叶汤(去马通汁)后 NE 及 DA 含量上升;而服用泻心汤后血清 NE、DA 无上升趋势。提示脾胃虚寒胃出血模型交感—肾上腺髓质系统功能低下,柏叶汤(去马通汁)可提高此模型交感—肾上腺髓质系统功能,从而可改善脾胃虚寒病理状态,而泻心汤则无此作用。❷对热盛胃出血模型小鼠血清 NE、DA 及 5-HT 的影响:《中国中医药科技》[1998,5(3):159]实验观察结果表明:热盛胃出血模型组 NE、DA 含量高于空白对照组,提示其存在交感肾上腺髓质功能增强;模型用药Ⅰ组、Ⅱ组血清 NE,DA 均低于模型对照组;模型用药Ⅱ组血清 NE 高于用药Ⅰ组而低于模型对照组,但其差异无显著意义;提示对于热盛胃出血模型增强的交感肾上腺髓质功能,泻心汤、柏叶汤(去马通汁)均有抑制作用,且泻心汤的抑制作用似强于柏叶汤(去马通汁)。

57734　柏叶汤(《普济方》卷一八八引《指南方》)

【组成】青柏叶一把　干姜三片　阿胶三片(炙)

【用法】上用水二升,煮至一升,去滓,别绞马通汁一升,和煎取一升,一服尽之。

【主治】❶《普济方》引《指南方》:吐血不止。❷《鸡峰》:吐血至一斗,脉细小,气奔急者。

57735　柏叶汤(《圣济总录》卷九十六)

【组成】柏叶(去梗,焙)　甘草(炙,剉)　阿胶(炒燥)　黄芩(去黑心,剉)　竹茹(切)　生干地黄(切)各一两

【用法】上为粗末。每服四钱匕,水一盏半,同煎至八分,去滓温服,不拘时候。

【主治】小便出血不止。

57736　柏叶汤(《圣济总录》卷一五二)

【组成】柏叶二两　芍药三分

【用法】上咬咀,如麻豆大。每服五钱匕,水一盏半,煎至八分,入酒半盏,再煎至一盏,去滓温服。

【主治】妇人下血不止,脐下疞痛。

57737　柏叶汤(《圣济总录》卷一六一)

【组成】柏叶(炙干)二两　当归(切,焙)　禹余粮(烧,醋淬七次)各一两半

【用法】上为粗末。每服三钱匕,水一盏,入薤白二寸,细切,同煎至七分,去滓,食前温服,一日三次。

【主治】产后血不止,兼漏下。

57738　柏叶汤(《普济方》卷二一五引《十便良方》)

【组成】生地黄三两　柏叶小半握　黄芩一两　阿胶三升

【用法】上前三味切,以水二升,煮取七合,去滓,入阿胶,分作五六服。

【主治】小便下血。

57739　柏叶汤《卫生宝鉴》卷九

【组成】柏叶(东南枝上摘取者)一秤

【用法】上以水一桶,煮三沸,去滓,瓮盛起,旋熬蚕沙调服。初服苦涩,三五日后甜,十日四肢沉重,便赤白痢,一月后发出疮疙瘩,四十日疮破后,疮上敷药。

【主治】疠风。

57740　柏叶汤《回春》卷四

【组成】侧柏叶　当归　生地黄　黄连　枳壳　槐花　地榆　荆芥各等分　甘草(炙)减半

【用法】上剉一剂。加乌梅一个,生姜三片,水煎,空心服。

【主治】肠风下血。

【备考】《寿世保元》有"川芎"。

57741　柏叶汤《医方简义》卷三

【组成】侧柏叶二钱　生地一两　炒蕲艾五分

【用法】上加荷叶一片,水煎服;或加藕汁一杯冲入,更加童便一盏冲服。

【主治】血热妄行,吐血盈碗。

57742　柏叶饮《朱氏集验方》卷六

【组成】侧柏叶多用(入白矾水煮,焙干)　川百药煎(炒)　蔓荆子(炒)各等分

【用法】入乳香末,浓米饮调下。

【主治】便血。

57743　柏叶乳《经验广集》卷二

【组成】人乳一大杯　侧柏叶(捣取汁)

【用法】上调令和,空心热服。

【主治】淋病。

57744　柏叶酒《圣惠》卷九十五

【组成】柏叶二十斤(捣碎,以水一石,煮取汁五斗)　黍米一石(淘净)　细曲十斤(捣碎)

【用法】上以柏叶汁渍曲发动,即炊米熟,候冷拌和令匀,入瓮密封,一七日开,压取酒。一日三度,量力饮之。以愈为度。

【主治】❶《圣惠》:传尸骨蒸,瘦病。❷《平易方》:风痹,历节作痛。

57745　柏叶散《圣惠》卷十一

【组成】青柏叶一两　生干地黄一两　阿胶一分(捣碎,炒令黄)

【用法】上为末。以水一大盏半,煎至一盏,去滓,别搅马通汁一合,相和,更煎一二沸,分温三服,不拘时候。

【主治】伤寒吐血不止。

57746　柏叶散《圣惠》卷三十八

【组成】柏叶　黄芩　桂心　阿胶(捣碎,炒令黄燥)各一两　甘草半两(剉,生用)　熟干地黄一两

【用法】上为散。每服五钱,以水二大盏,煎至五分,去滓,温温频服。

【主治】虚损,小便出血。

57747　柏叶散《圣惠》卷五十八

【组成】柏叶二两(微炙)　黄芩二两　车前子二两

甘草二两(炙微赤,剉)　阿胶二两(捣碎,炒令黄燥)

【用法】上为粗散。每服四钱,以水一中盏,入生地黄半两,竹叶二七片,煎至六分,去滓,食前温服。

【主治】小便出血,心神烦热,口干,眠卧不安。

57748　柏叶散《圣惠》卷六十五

【组成】寒食收柏叶(烧灰)一斤　露蜂窠半两(微炙)　蛴螬五个(烧灰)　密陀僧半两腻粉一钱　石灰一钱

【用法】上为细散。浓煎浆水,淋洗疮后,用鸡子清调贴之。

【主治】一切久恶疮不愈。

【备考】方中石灰用量原缺,据《普济方》补。

57749　柏叶散《圣惠》卷七十三

【组成】柏叶一两(微炙)　牛角䚡二两(烧灰)　芎䓖半两　禹余粮一两(烧,醋淬七遍)　黄耆一两(剉)　白芍药三分　龙骨一两　白术三分　丹参三两　枳壳一两(麸炒微黄,去瓤)

【用法】上为细散。每服二钱,食前用温酒调下。

【主治】妇人带下五色,四肢黄瘦,心烦食少。

57750　柏叶散《圣惠》七十三

【组成】柏叶一两半(微炙)　续断一两半　芎䓖一两半　禹余粮二两半(烧,醋淬七遍)　艾叶一两(微炒)　阿胶一两(捣碎,炒令黄燥)　赤石脂一两　牡蛎一两(烧为粉)　地榆一两(剉)　生干地黄一两(剉)　当归一两半(剉,微炒)　鹿茸一两(去毛,涂酥炙微黄)　龟甲一两半(涂酥炙令黄)　鳖甲一两半(涂酥炙令黄)

【用法】上为细散。每服二钱,食前以粥饮调下。

【主治】妇人元气虚弱,崩中漏下,面色萎黄,消瘦乏力,腹中疼痛,不思饮食,亦治白带。

❶《圣惠》:妇人崩中漏下,不问年月远近。❷《普济方》:妇人崩中漏下,渐加黄瘦,四肢无力,腹内疼痛,不思饮食。❸《景岳全书》:元气虚弱,崩中漏血,年久不愈,亦治白带。

57751　柏叶散《圣济总录》卷六十九

【组成】柏叶(焙)　蒲黄各一两　木香　乌鱼骨(去甲,炙)　棕皮　当归(洗,切,焙)　妇人油发(与棕皮二味烧灰)各半两　阿胶(炙燥)一两

【用法】上为细散。每服一钱匕,用糯米粥饮入地黄汁少许,暖令温调下,不拘时候服。

【主治】吐血后,胸中痞,口干。

57752　柏叶散

《圣济总录》(文瑞楼本)卷一三四。即原书(人卫本)"柏叶膏"。见该条。

57753　柏叶散《圣济总录》卷一五二

【组成】柏叶(炙黄)二两　芎䓖　芍药　白芷　干姜(炮)　牡丹(去心)各一两　当归(焙)半两

【用法】上为散。每服二钱匕,食前温酒调下。

【主治】妇人带下,腹痛。

57754　柏叶散《圣济总录》卷一五三

【组成】侧柏叶　芍药　艾各三分　熟干地黄(焙)　禹余粮(醋淬)　麒麟竭各一两　当归(剉,焙)　牛角䚡(炙)各三分

【用法】上为细末,研匀。每服二钱匕,生姜米饮调下。

【主治】妇人伤中血下兼带,或白或赤,脐下疞痛。

57755 柏叶散(《鸡峰》卷十七)

【组成】柏叶三分 阿胶 当归 熟地黄 赤芍 牡蛎各半两

【用法】上为细末。每服二钱,米饮调下,不拘时候。

【主治】妇人赤白带下,腹内疞痛,四肢烦疼,不欲饮食,日渐羸瘦。

57756 柏叶散(《本事》卷三)

【组成】柏叶 麻黄(去根节) 山栀子(去皮) 枳壳(去瓤,剉,麸炒) 羌活(去芦) 羊肝石 白蒺藜(炒去角) 升麻 子芩(去皮) 防风(去叉股) 牛蒡子(隔纸炒) 荆芥穗 蔓荆子 大黄(湿纸裹,甑上蒸)各半两 苦参一两 乌蛇一条(酒浸,去皮骨,焙干)

【用法】上为细末。每服二钱,温水调下,一日七八服。

【主治】疠风。

【方论选录】《本事方释义》:柏叶气味苦辛微寒,入足太阴;麻黄气味辛温而散,入足太阳;山栀子气味苦寒,入手太阴、少阴;枳壳气味苦寒,入脾;羌活气味辛温,能行水,入足太阳;羊肝石气味淡平,入足少阳、厥阴,能解药毒;白蒺藜气味甘辛温,入足厥阴,能明目;升麻气味苦辛微温而散,入足阳明;子芩气味苦寒,入手太阴;防风气味辛甘平,入足太阳;牛蒡子气味苦辛平微寒,入手太阴;荆芥气味辛温,入足厥阴;蔓荆子气味辛甘微温,入手足厥阴;大黄气味苦寒,入手足阳明;苦参气味苦寒,入手足少阴;乌蛇气味甘平,善能治风,入足少阳、厥阴。此治疠风之方也。血分中热气阻痹脉络,不主流行,必成疥癣,久则延为疠风。故用凉血药兼以疏风。古人有云:治风先治血,血行风自灭也。

57757 柏叶散(《产宝诸方》)

【组成】柏叶不拘多少(瓦上焙干)

【用法】上为末。每服三钱,米饮调下。

【主治】❶《产宝诸方》:血崩不止。❷《杂病源流犀烛》:忧患吐血,烦满少气,胸中疼痛者。

57758 柏叶散(《御药院方》卷八)

【组成】侧柏叶四两 何首乌 地骨皮 白芷各二两

【用法】上为粗末。每用半两,入生姜十片,水一大碗,煎五七沸,去滓,淋洗髭须,临睡用。

【功用】荣养髭须。

57759 柏叶散(《普济方》卷一八八引《澹寮方》)

【组成】侧柏叶(蒸干) 人参各一两(焙干)

【用法】上为细末。每服二钱,入飞罗面二钱,新汲水调如稀糊,啜服。

【主治】吐血下血,其证因内损,或因酒食劳损,或心肺脉破,血气妄行,血如涌泉,口鼻俱出,须臾不救。

57760 柏叶散

《普济方》卷一九〇。为《救急选方》卷上引《卫生家宝》"侧柏散"之异名。见该条。

57761 柏叶散(《普济方》卷二一二)

【组成】柏叶二两 地榆一两(剉)

【用法】上为散。每服三钱,以水一中盏,煎至六分,去滓温服,不拘时候。

【主治】久血痢,小肠结痛不可忍。

57762 柏叶散

《普济方》卷三〇〇。即《圣济总录》卷一三四"柏叶膏"。见该条。

57763 柏叶散(《外科正宗》卷四)

【组成】侧柏叶(炒黄,为末) 蚯蚓粪(韭菜田内者佳) 黄柏 大黄各五钱 赤豆 轻粉各三钱

【用法】上为细末。新汲水调搽。

【主治】三焦火甚,致生火丹,作痒或作痛,延及遍身。

【备考】《金鉴》有雄黄,或用香油调搽,主治缠腰火丹。

57764 柏叶散(《医略六书》卷二十五)

【组成】柏叶三两 大黄一两 黄芩一两

【用法】上为散。每服三钱,米饮调下。

【主治】脏毒,脉盛者。

【方论选录】热蕴于中,不能输化,而有伤脏气,故下血紫黑,乃为脏毒焉。柏叶芳香,力能醒脾开胃,专主凉血止血;黄芩苦寒,性善宽肠清肺,专解膈热移热;大黄荡涤蕴热,以解热毒。使毒化热解,则脏气清和,而血室完固,安有下血紫黑为脏毒之患乎?此解毒之剂,为脏毒下血之专方。

57765 柏叶膏(《圣济总录》卷一三四)

【组成】柏叶(炙干,为末)四两 杏仁(去皮,研)四十个 头发一拳大 盐(研)半两 乳香(研)一分 黄蜡一两 油一升

【用法】上先煎油沸,次下五味药,以发消尽为度,次下黄蜡搅匀,瓷器中收贮。先以热小便洗疮,以绵挹干后以药涂上,即以软帛包裹,勿令寒气侵入,每日一洗一换,如疮渐愈,即三四日一换。

【主治】冻疮,手足指欲坠,及耳欲落。

【备考】本方方名,《普济方》引作"柏叶散"。

57766 柏叶膏(《圣济总录》(人卫本)卷一三四)

【组成】柏叶(焙) 栀子仁各一两 胡粉(研)半两。

【用法】上为末,以羊髓五六合,火熔消,和药,以木椎研三五百遍。涂患外,一日三次。

【主治】汤火伤。

【备考】本方方名,原书(文瑞楼本)作"柏叶散"。

57767 柏叶膏(《鸡峰》卷十)

【组成】新柏叶(去木取叶,不要坟墓上者,寺中最佳)三斤

【用法】清水淘洗,控干,木臼中捣,旋洒些腊水,只取一二盏许,俟捣得烂,用新绵滤取自然汁,生绢重滤过,银盂内重汤慢火熬成膏,旋炼旋添白砂蜜二两,俟如稠饴,用新瓶收之。每服少许,含化。

【主治】吐血下血。

57768 柏皮丸(《卫生总微》卷十)

【组成】黄柏(削去粗皮,焙)

【用法】上为末,用米饮和丸,如粟米大。每服十丸,食前米饮送下。

【主治】热泻。

57769 柏皮丸(《医方类聚》卷一四一引《施圆端效方》)

【组成】黄连 黄柏 芍药 槐花(炒)各二两

【用法】上为细末,滴水为丸,如梧桐子大。每服三十丸,食前米饮送下,一日二次。

【主治】脏毒便血,疼痛呕哕。

57770 柏皮丸(《本草纲目》卷三十五引《孙探元集效方》)

【组成】川黄柏皮（刮净）一斤（分作四分，三分用酒、醋、童便各浸七日，洗、晒、焙；一分生炒黑色）

【用法】上为末，炼蜜为丸，如梧桐子大。每服五十丸，空心温酒送下。

【主治】脏毒痔漏，下血不止。

57771 柏皮丸《《本草纲目》卷三十五引陆一峰方）

【组成】黄柏一斤（分作四分，三分用醇酒、盐汤、童便各浸二日，焙，研；一分用酥炙，研末） 猪脏一条

【用法】先将猪脏去膜，入药在内，扎紧，煮熟，捣为丸。每服五十丸，空心温酒送下。

【主治】诸虚赤白浊。

57772 柏皮汤《《外台》卷二注文引《范汪方》）

【异名】黄连阿胶汤（《圣济总录》卷三十三）、阿胶汤（《此事难知》）。

【组成】黄柏二两 黄连四两 栀子仁十四个（擘）阿胶一两（炙）

【用法】上切。以水六升，煮前三味，取二升，去滓，纳胶令烊，温分再服。

【主治】伤寒后下利脓血。

【宜忌】忌猪肉、冷水。

【备考】本方改为丸剂，名"黄连阿胶丸"（见《杏苑》）。

57773 柏皮汤《《外台》卷六引《删繁方》）

【组成】黄柏三两 黄连五两 人参三两 茯苓四两 厚朴四两（炙） 艾叶一升 地榆三两（炙） 榉皮四两（炙） 阿胶三两

【用法】上切。以水一斗，煮取三升，去滓，下胶，煎取二升，分三服。

【主治】下焦虚寒，大便洞泄不止。

【宜忌】忌猪肉、冷水、醋等。

57774 柏皮汤《《圣惠》卷三十二）

【组成】柏白皮 黄柏 蕤仁各一两 黄连三分（去须） 苦竹叶二握

【用法】上剉细。以水三升，煎取二升，去滓，稍热淋洗，冷即重暖用之。

【主治】眼赤烂，痒痛不止。

57775 柏皮汤《《全生指迷方》卷三）

【组成】黄柏 黄连 黄芩各等分

【用法】上为散。每服五钱，水二盏，煎至一盏，去滓温服。

【主治】黄疸。瘀热在里，或湿热相搏，一身面目悉黄如橘。

57776 柏皮汤

《鸡峰》卷十。为《伤寒论》"栀子柏皮汤"之异名。见该条。

57777 柏皮汤《《直指》卷十三）

【异名】黄连柏皮汤（《医学入门》卷四）。

【组成】柏皮三两 黄芩二两 黄连一两

【用法】上剉。每服四钱，水一大盏，煎七分，入阿胶末半钱，再煎少顷，温服。

【主治】❶《直指》：协热泄泻，亦治血痢。❷《医学入门》：热毒吐血。

57778 柏皮汤《《元戎》卷四）

【组成】生地黄 甘草 黄柏 白芍药各一两

【用法】上咬咀。用醇酒三升，渍之一宿，以铜器盛，米饮下蒸一炊时久，渍汁半升，食后服。

【主治】衄血、吐血、呕血等失血虚损，形气不理，羸瘦不能食，心忪少气，燥渴发热。

57779 柏皮汤

《普济方》卷二一六，即《圣济总录》卷九十五"柏白皮汤"。见该条。

57780 柏皮散《《外台》卷二十一引《广济》）

【组成】老柏白皮四两 乌梅肉二两（熬） 细辛 地肤子各四两

【用法】上为散。每服二方寸匕，食后清酒送下，一日三四服。

【主治】雀目。

57781 柏皮散《《圣济总录》卷一三二）

【组成】黄柏（蜜炙） 榆蛀虫（炙干）各一钱 麝香少许（研）

【用法】上为细末。以盐浆水洗疮后，唾调药，纸花子贴之。

【主治】无名恶疮，年深不愈。

57782 柏皮散《《圣济总录》卷一三五）

【组成】黄柏末三分 细瓷末一分 甘草末一钱

【用法】上为细末，和匀。干敷疮上。

【主治】恶疮，久不收口。

57783 柏皮散《《圣济总录》卷一八〇）

【组成】黄柏皮

【用法】上为末。甄汗调和，涂敷疮上。

【主治】小儿燕口疮。

57784 柏皮散

《永乐大典》卷一〇三三引《全婴方》。为《伤寒论》"栀子柏皮汤"之异名。见该条。

57785 柏皮散《《杨氏家藏方》卷十二）

【组成】赤小豆 天南星（生用） 黄柏各一两 土朱一分

【用法】上为细末。新汲水调成膏子，摊在纸上贴之。

【主治】一切风热毒气，赤肿疼痛。

57786 柏皮膏《《鬼遗》卷五）

【组成】柏皮（去黑皮，用白肉）三斤

【用法】以猪脂煎，去滓，候凝，随意使之。

【主治】❶《鬼遗》：火疮。❷《普济方》：乳痈。

【备考】方中柏皮用量原缺，据《普济方》补。

57787 柏皮膏《《医方类聚》卷一九四引《千金月令》）

【组成】柏皮五两 生地黄半斤 桑白皮二两 杏仁（研碎） 大青各三两 竹叶二升（切）

【用法】上切，以炼猪脂三斤，缓火煎三上三下，绞去滓，密贮。日夜三易。

【功用】止痛灭瘢。

【主治】汤火疮。

57788 柏皮膏《《幼幼新书》卷三十八引《婴孺方》）

【组成】柏皮 槐白皮三合 生地汁 蛇含（生）各八分 栀子仁六分 甘草 黄柏各四分

【用法】上切，以猪脂一升半，小火煎为膏，去滓。敷

患处。

【主治】汤火伤。

57789 柏皮膏《圣惠》卷六十八》

【组成】柏树白皮末四两　猪脂半斤(炼为油)　伏龙肝末四两

【用法】上同熬成膏,滤去滓,入瓷器中收。每用时,薄薄涂之,上以油单隔,软帛裹。

【主治】灸疮久不愈。

57790 柏皮膏《圣济总录》卷一三五》

【组成】柏白皮三两　当归一两　薤白五两　猪脂一斤

【用法】上四味,除薤白、猪脂外,细判,熬脂令沸,下诸药煎,候薤白赤黑色,以绵布绞去滓,瓷盒盛。涂敷疮上,日三五次。

【主治】灸疮发肿,火毒疼痛。

57791 柏皮膏《普济方》卷二九〇》

【组成】鸡子三个(煮熟,去白用黄,入深厚黑盏内,于慢火上熬成黑油出为度)　轻粉半钱　川黄连　槟榔　木香各一分(为末)

【用法】上用鸡子油调,封疮口,以干为度。如疮依前热赤如火烧,四畔肿硬不退,再用白及散涂之。

【主治】疮口穿溃不愈。

【备考】本方名柏皮膏,但方中无柏皮,疑脱。

57792 柏母丸《囊秘喉书》卷下》

【组成】贝母六钱　川柏(蜜炙)一两　冰片一钱

【用法】上为末,炼蜜为丸,如青豆大。每服一丸。

【主治】痰火郁结,咽喉不利。

57793 柏灰散《玉案》卷四》

【组成】侧柏叶(取法,春东、夏南、秋西、冬北,煅灰存性)

【用法】每服二钱,空心滚汤调下。

【主治】脏毒下血,诸药不效者。

57794 柏花丸《囊秘喉书》卷下》

【组成】贝母四钱　川柏(蜜炙)一钱　百合二钱　款冬花二钱五分　冰片三分

【用法】上为末,炼蜜为丸,如青豆大。每服一丸。

【主治】肺热咳嗽。

57795 柏连散《得效》卷十》

【组成】胡粉(炒)　黄柏(炙)　黄连各等分

【用法】上为末。以面脂或猪脂调敷,一日三次。

【主治】面上有热毒恶疮。

57796 柏连散《奇效良方》卷十三》

【组成】侧柏叶(焙干为末)　黄连(为末)

【用法】上二味,同煎为汁服之;或用热水调二钱服亦可。

【主治】蛊痢。大便下黑血如茶脚色,或脓血如靛色者。

57797 柏连散《幼科发挥》卷二》

【组成】生黄柏　生地黄各等分　白槟榔减半

【用法】上为细末。搽患处。

【主治】心脾有热,舌上生疮。

57798 柏枝汤

《普济方》卷一五一引《经验良方》。为《肘后》卷八"柏枝散"之异名。见该条。

57799 柏枝饮

《幼科类萃》卷二十三。为《幼幼新书》引《王氏手集》(见《永乐大典》卷一〇三三)"柏枝散"之异名。见该条。

57800 柏枝饮《幼科折衷》卷上》

【组成】干柏枝　干藕节(一方加白芍、犀角汁同服)

【用法】上为末。入蜜,沸汤调服。

【主治】久嗽气逆,面目浮肿,吐血衄血。

57801 柏枝油《杨氏家藏方》卷二十》

【组成】柏枝(干者)　椒红　半夏各三两

【用法】上㕮咀。用水二碗,煎至半碗,入蜜少许,再煎一二沸,每用时入生姜汁少许,调匀,擦无发处,每日两次。

【功用】去风生发。

57802 柏枝散《肘后》卷八》

【异名】柏枝汤《普济方》卷一五一引《经验良方》)。

【组成】柏东向枝(晒干)

【用法】上为末。每服方寸匕。

【主治】疾疫流行。

57803 柏枝散《幼幼新书》引《王氏手集》,见《永乐大典》卷一〇三三》

【异名】柏枝饮《幼科类萃》卷二十三)。

【组成】柏枝(干者)　藕节(干者)各等分

【用法】上为末。三岁儿每用半大盏,以藕汁入蜜,沸汤调下。

【主治】小儿衄血、吐血。

57804 柏实散《圣济总录》卷六十一》

【组成】柏实　桂(去粗皮,判)各等分

【用法】上为细散。每服二钱匕,米饮调下,一日三次。

【主治】胸痛。

57805 柏香丸《银海指南》卷三》

【组成】侧柏叶(同大黄拌蒸数次)　香附(制)

【用法】水法丸。每服二钱。

【主治】胬肉攀睛,或眼生血瘀。

57806 柏姜散《喉证指南》卷四》

【组成】黄柏二钱　干姜八分

【用法】合焙成炭(存性),研极细末。吹之。

【主治】喉证,阴虚火盛。

57807 柏桂汤《医林纂要》卷十》

【组成】茯苓一两　甘草梢(生用)三钱　栀子(炒)三钱　黄柏(酒炒)三钱　肉桂一钱

【用法】水煎服。

【主治】杨梅毒结于宗筋,势烂腐落。

【方论选录】毒结宗筋,实肾毒也,故茯苓、黄柏以治之;毒必逐之使出,故栀子、甘草梢以达之;筋属肝,故肉桂以疏散之。

57808 柏根散《鸡峰》卷二十二》

【组成】乌蛇三寸(浸,去皮,于瓦上烘干)　黄柏根皮四寸(焙干)　杏仁三七个(烧存性)

【用法】上为末。食盐浆水洗了,入腻粉,津调,涂帛子上贴之,甚时再上。

【主治】无名恶疮。

57809 柏莲汤(《辨证录》卷四)

【组成】人参 麦冬 玄参各五钱 茯苓 柏子仁 丹皮各三钱 丹参二钱 半夏 莲子心各一钱 生枣仁三钱

【用法】水煎服。

【主治】怔忡。

57810 柏莲汤(《人己良方》)

【组成】扁柏叶三钱(炒黄色) 莲肉二钱(炒焦)

【用法】用水一碗,煎滚,入蜜糖半小盅,和匀,频服,当茶饮。

【主治】小儿红白痢,不论新久,或身热,或闭口痢。

57811 柏脂膏(《卫生宝鉴》卷十三引颜和卿方)

【组成】柏油一斤 黄蜡半斤 杏仁四十五个(剉) 朴消一抄

【用法】上于铁器内熬,老生葱三根一顺搅五七沸,滤过成膏。搽疮。

【主治】干湿癣。

57812 柏胶丸(《疡医大全》卷二十三)

【组成】雄黄(同蜜煎老,去蜜) 小茴香各三钱 川黄连 侧柏叶各一两 广胶八两(切断,以牡蛎粉八两,炒成珠,去牡蛎) 熊胆一钱 槐角子(一荚四五粒者佳)四两

【用法】研细,炼白蜜为丸。每服三钱,早、晚白汤送下。荤用鸡蛋,素用豆腐过口。

【功用】内消。

【主治】痔漏。

【加减】如痔痛极者,加乳香(去油)、没药(去油)各二钱,蟾酥一钱五分。

57813 柏粉膏(《外科大成》卷二)

【组成】轻粉

【用法】上为末,用生柏油调,随疮大小摊纸上;先用米泔水煎甘草洗过,贴之,布扎紧勿动。先三日痛,次二日痒,再二日共七日去药,已愈。

【主治】血风等疮。

57814 柏黄丸(《赤水玄珠》卷九)

【组成】生地黄 黄柏(炒)各一斤

【用法】上为末,炼蜜为丸,如梧桐子大。每服八九十丸,空心、食前米饮送下。

【主治】肠风脏毒,下血鲜红。

57815 柏黄散(《云岐子保命集》卷下)

【组成】黄芩一两二钱半 当归 柏叶 蒲黄各一两 生姜五钱 艾叶二钱半 生地黄六两 伏龙肝二两七钱

【用法】上㕮咀。用水二升,煎取八合,分为二服。

【主治】经血不止。

57816 柏黄散(《医学纲目》卷三十四)

【组成】黄芩一两二钱半 侧柏叶 蒲黄各一两 伏龙肝一两

【用法】上㕮咀。用水二升,煎取八合,分为二服。

【主治】经血不止。

57817 柏棉饮(方出《医林绳墨大全》卷五,名见《卫生鸿宝》卷五)

【组成】棉花子半斤(烧存性,净一两) 柏子仁一两(烧存性,净三钱)

【用法】上为末。每服三钱,空心淡酒调服。

【主治】赤白带下。

57818 柏蛤散(《医学入门》卷八)

【组成】黄柏(以瓷锋割末) 蛤粉末各等分

【用法】掺疮上。

【主治】下疳湿疮。

【方论选录】《医略六书》:湿热浸渍,经久不化,而下注阴中,伤肌烁肉,故阴内生疮焉。黄柏清热燥湿以存阴,蛤粉利水益阴以解毒,务使肾水受益,则湿热自化,而经府清和,阴疮无不痊愈矣。疮湿干掺,疮干油调,盖以经气之干湿为转旋也。然热胜则疮干,当以黄柏为君;湿胜则疮烂,当以蛤粉为君。

57819 柏蒜丸(《产科发蒙》卷二)

【组成】黄柏(蜜煮令焦) 大蒜(煨令熟烂,去皮)

【用法】以黄柏为末,研蒜作膏为丸,如梧桐子大。每服三十丸,空心粥饮送下,一日三服。

【主治】妊娠脐下刺痛,大便白,昼夜三五十行。

57820 柏煎丸(《普济方》卷三九八)

【组成】黄柏(去粗皮,蜜炙) 黄连(去须) 胡黄连 芦荟 诃黎勒皮各等分

【用法】上为末,熬猪胆汁和丸,如黄米大。每服十丸,米饮送下。

【主治】小儿惊疳,身热颊赤,发枯皮燥,烦满吐痢。

57821 柏墨散(方出《圣惠》卷八十二,名见《阎氏小儿方论》)

【组成】黄柏末 釜下墨煤 乱发(烧灰)各一分

【用法】上药同研细。少少敷之。

【主治】❶《圣惠》:小儿脐风,汁出不止。❷《阎氏小儿方论》:小儿断脐后为水湿所伤,或襁褓湿气伤于脐中,或解脱风冷所乘,致令小儿四肢不和,脐肿多啼,不能乳哺。

57822 柏霜散(《外科真诠》卷下)

【组成】黄柏 雄黄各二钱 没药 轻粉 枯矾 粉霜各一钱 冰片三分 朱砂五分 孩儿茶三钱 蜗牛十只

【用法】上为细末。猪胆汁调敷患处。

【主治】杨梅癣,浑身腥臭,或干而起白屑,或肉碎而流红水者。

57823 柏黛散(《洞天奥旨》卷十三)

【组成】黄柏二钱 青黛二钱

【用法】上各为末。以麻油调搽。

【主治】日晒疮,火斑疮。

57824 柏子仁丸(《普济方》卷三三六引《肘后》)

【组成】柏子仁一升 茯苓末二升

【用法】上捣,合乳和服十丸。即佳。

【主治】妇人无病触禁,久不生子。

57825 柏子仁丸(《千金》卷四)

【组成】柏子仁 黄耆 干姜 紫石英各二两 蜀椒一两半 杜仲 当归 甘草 芎䓖各四十二铢 厚朴 桂心 桔梗 赤石脂 苁蓉 五味子 白术 细辛 独活 人参 石斛 白芷 芍药各一两 泽兰二两六铢 藁本 芜荑各十八铢 干地黄 乌头(一方作牛膝) 防风各三十铢 钟乳 白石英各二两

【用法】上为末,炼蜜为丸,如梧桐子大。每服二十丸,酒送下。不知,加至三十丸。

【功用】补益,令人肥白。

【主治】妇人五劳七伤,羸冷瘦削,面无颜色,饮食减少,貌失光泽,及产后断续无子。

57826 柏子仁丸《千金翼》卷七》

【组成】柏子仁 白石英 钟乳 干姜 黄耆各二两 泽兰九分(取叶,熬) 藁本 芜荑各三分 芎䓖二两半 防风五分 蜀椒一两半(去目及闭口者,汗) 人参 紫石英 石斛 赤石脂 干地黄 芍药 五味子 秦艽 肉苁蓉 厚朴(炙) 龙骨 防葵 细辛 独活 杜仲(炙) 白芷 茯苓 桔梗 白术 桂心各一两 当归 甘草(炙)各七分

【用法】上为末,炼蜜为丸,如梧桐子大。每服十丸,空肚温酒送下,不知,增至三十丸,以知为度。

【功用】令人肥白。

【主治】妇人五劳七伤,羸弱瘦削,面无颜色,饮食减少,貌失光泽,及产后半身枯悴,伤坠断绝无子。

【宜忌】禁食生鱼、肥猪肉、生冷。

57827 柏子仁丸《圣惠》卷四十一》

【组成】柏子仁三两 酸石榴皮二两 秦椒三两(去目及闭口者,微炒去汗) 何首乌二两 马齿苋二两 莲子草二两 白芷二两 旋覆花二两

【用法】上为末,炼蜜为丸,如梧桐子大。每服三十丸,空心以熟水送下,晚食前再服。

【功用】壮血脉,乌须发。

【主治】髭鬓早白。

【宜忌】忌大蒜、生葱等。

57828 柏子仁丸(方出《圣惠》卷四十六,名见《普济方》卷一五九)

【组成】柏子仁一两 五灵脂一两 甜葶苈一两(隔纸炒令黄色) 虾蟆头一个(烧灰) 杏仁一两(汤浸去皮尖双仁,麸炒微黄)

【用法】上为细末,炼蜜为丸,如梧桐子大。每服二十丸,温粥饮送下,日三四服。

【主治】久嗽,肌体虚羸,不思饮食。

【备考】方中虾蟆头用量原缺,据《普济方》补。

57829 柏子仁丸《圣惠》卷七十》

【组成】柏子仁一两 泽兰半两 芎䓖半两 桂心半两 黄耆半两(剉) 禹余粮一两(烧,醋淬五次) 人参半两(去芦头) 熟干地黄一两 五味子半两 白术半两 木香半两 厚朴三分(去粗皮,涂生姜汁炙令香熟) 当归三分(剉碎,微炒) 续断三分 白茯苓三分 紫石英一两(细研,水飞过) 附子三分(炮裂,去皮脐) 白薇三分 牛膝三分(去苗) 干姜三分(炮裂,剉) 干漆半两(捣碎,炒令烟出) 防风半两(去芦头) 牡丹半两 细辛半两 赤石脂一两

【用法】上为末,炼蜜为丸,如梧桐子大。每服三十丸,食前温酒送下。

【功用】补虚助脾,思饮食,强气力。

【主治】妇人风虚劳冷,脾胃乏弱,四肢羸困,不欲饮食。

57830 柏子仁丸《圣惠》卷七十》

【组成】柏子仁三合 干漆三分(捣碎,炒令烟出) 鳖甲一两半(涂醋炙令黄,去裙襕) 当归三分(剉碎,微炒) 紫石英三分(细研,水飞过) 白术三分 肉苁蓉三分(酒浸一宿,刮去皱皮,炙干) 干姜三分(炮裂,剉) 桂心三分

牛膝三分(去苗) 赤芍药三分 附子三分(炮裂,去皮脐) 芎䓖三分 木香三分 熟干地黄三分 桃仁三分(汤浸,去皮尖双仁,麸炒微黄) 琥珀三分 麝香半两(细剉)

【用法】上为末,入麝香研匀,炼蜜为丸,如梧桐子大。每服三十丸,空心及晚食前以温酒送下。

【主治】妇人冷劳气,腹胁疼痛,不思饮食,四肢少力,渐加羸瘦。

57831 柏子仁丸《圣惠》卷八十一》

【组成】柏子仁一两 熟干地黄一两半 防风三分(去芦头) 黄耆三分(剉) 人参三分(去芦头) 麦门冬一两半(去心,焙) 当归半两(剉,微炒) 续断三分 羚羊角屑半两 白茯苓三分 泽兰一两 桂心半两 芎䓖半两 白术半两 酸枣仁三分(微炒) 紫石英一两(细研,水飞过) 附子三分(炮裂,去皮脐) 甘草一分(炙微赤,剉)

【用法】上为末,入研了药令匀,炼蜜为丸,如梧桐子大。每服三十丸,空心及晚食前温酒送下。

【主治】产后风虚劳损,四肢羸弱,心神虚烦,不能饮食,少得眠卧。

57832 柏子仁丸《普济方》卷三三三引《指南方》

【异名】柏子丸(《外科理例·附方》)、女科柏子仁丸(《饲鹤亭集方》)、养阴柏子仁丸(《医学入门》卷八)。

【组成】柏子仁(剉,另研) 牛膝 卷柏各半两 泽兰叶 续断各二两 熟地黄三两

【用法】上为细末,炼蜜为丸,如梧桐子大。每服三十丸,空心米饮送下。

【功用】养血益阴。

【主治】阴虚血弱,水少火盛,经候微少,渐渐不通,手足骨肉烦疼,日渐羸瘦,渐生潮热,脉象微数。

【方论选录】《医方集解》:此手足少阴、厥阴药也。柏子仁安神而养心,地黄、续断、牛膝补肝肾而益冲任,卷柏、泽兰活血脉而通经闭。

57833 柏子仁丸《医方类聚》卷十引《神巧万全方》

【组成】柏子仁 远志(去心) 干地黄各一两半 桂心 茯神 芎䓖 人参 丹参 防风 沉香各一两 菖蒲 甘草各半两

【用法】上为末,炼蜜为丸,如梧桐子大。每服三十丸,温酒送下,不拘时候。

【主治】心虚恐畏,腹胁暴痛,志意不乐。

57834 柏子仁丸《圣济总录》卷四十一》

【组成】柏子仁一分 防风(去叉) 黑豆(煮令烂,研作膏用) 白蒺藜(炒)各半两 车前子一两 甘菊花半两 附子(炮裂,去皮脐) 羌活(去芦头) 黄耆(蜜炙,细剉)各半两

【用法】上除黑豆外,捣为细末,炼蜜同黑豆膏拌和为丸,如梧桐子大。每服十五丸,空心、食前盐汤送下。

【主治】肝气久虚,四肢筋脉急惰,三焦气不顺,上攻眼生黑花。

57835 柏子仁丸

《圣济总录》卷四十二。为《圣惠》卷三“补肝柏子仁丸”之异名。见该条。

57836 柏子仁丸《圣济总录》卷五十四》

【组成】柏子仁(别研) 熟干地黄(焙) 肉苁蓉(酒浸

三日,切作片子,焙干） 牛膝（酒浸一伏时,切,焙） 补骨脂（炒熟） 巴戟天（去心） 茴香子（炒） 五味子（炒） 木香 远志（去心）各一两

【用法】上十味,捣九味为末,入柏子仁研令匀,酒煮面糊为丸,如梧桐子大。每服十五至二十丸,空心、食前用淡生姜汤或温酒送下。

【功用】散痞满,进饮食。

【主治】三焦俱虚,气道涩滞,痞满,饮食不思。

57837 柏子仁丸《圣济总录》卷一○二）

【组成】柏子仁（研） 薏苡仁 乌麻仁 车前子 枸杞子 菴䕡子 菟丝子（酒浸,别捣末）各一两 牡荆子 青葙子 五味子 蛇床子 桂（去粗皮） 菊花 山芋各半两 熟干地黄（焙） 肉苁蓉（酒浸,切,焙） 白茯苓（去黑皮）各一两

【用法】上为末,炼蜜为丸,如梧桐子大。每服二十丸,空心温酒送下。

【功用】补肝元。

【主治】肝虚,视物漠漠,不能远见,晴轮昏暗涩痛,翳晕时聚时散。

57838 柏子仁丸《圣济总录》卷一六三）

【组成】柏子仁（炒） 泽兰叶 甘草（炙,判） 当归（切,焙） 芎藭各一两 白术 白芷 桂（去粗皮） 细辛（去苗叶）各半两 防风（去叉） 人参 牛膝（去苗,酒浸,切,焙） 麦门冬（去心,焙）各一两半 生干地黄（焙） 石斛（去根）各一两 厚朴（去粗皮,生姜汁炙,判） 藁本（去苗土） 芜荑各半两 附子（炮裂,去皮脐） 干姜（炮）各一两

【用法】上为末,炼蜜为丸,如梧桐子大。每服三十丸,温酒或米饮送下,不拘时候。

【功用】补益。

【主治】产后虚热,羸瘦困倦。

57839 柏子仁丸《圣济总录》卷一八七）

【组成】柏子仁（研）一两 巴戟天（去心）二两 远志（去心） 五味子各一两 牛膝（去苗,酒炙,切,焙）二两 熟干地黄（焙）三两 桂（去粗皮）一两 肉苁蓉（酒浸,切,焙）二两 鹿茸（去毛,酥炙） 菟丝子（酒浸一宿,别捣）各一两半 补骨脂（炒）二两 干漆（炒烟出）一两

【用法】上为末,炼蜜为丸,如梧桐子大。每服二十丸,空腹及晚食前温酒送下。

【主治】五劳七伤,骨髓虚惫,肢体羸悴。

57840 柏子仁丸《全生指迷方》卷二）

【组成】柏子仁（炒,研） 干地黄各二两 茯苓 枳实（麸炒,去瓤） 桂（取心） 五味子 附子（炮,去皮脐） 石斛（去苗） 鹿茸（去皮,截作片子,酥炙） 酸枣仁 覆盆子 沉香 黄耆各一两

【用法】上为细末,炼蜜为丸,如梧桐子大。每服三十丸,空心温酒送下。

【主治】臂痛,不得屈伸,筋脉挛拘。

57841 柏子仁丸《鸡峰》卷九）

【组成】柏子仁四分 人参 半夏 茯苓 牡蛎 五味子 白术 净麸各三分 木香一分

【用法】上为细末,枣肉为丸,如梧桐子大。每服二十丸,米饮送下,不拘时候。

【主治】虚劳多汗。

57842 柏子仁丸《本事》卷六）

【组成】新柏子仁（研） 半夏曲各二两 牡蛎（甘锅子内火煅,用醋淬七次,焙） 人参（去芦） 麻黄根（慢火炙,拭去汗） 吴白术 五味子（拣）各一两 净麸半两（慢火炒）

【用法】上为末,枣肉为丸,如梧桐子大。每服三五十丸,空心米饮送下,一日二次。得效减一服 好愈即住。作散调亦可。

【功用】戢阳气,止盗汗,进饮食,退经络热。

【主治】❶《医方集解》：阴虚盗汗。❷《成方制剂》：阴虚火旺,夜寐不安。

【方论选录】《医方集解》：心血虚则睡而汗出,柏子仁味甘辛平,养心宁神为君；牡蛎、麦麸咸凉,清燥收脱为臣；五味酸敛涩收,半夏和胃燥湿为佐；麻黄根专主肌表,引参、术以固正气为使。

【宜忌】《成方制剂》：忌食刺激性食物。

57843 柏子仁丸《女科百问》卷上）

【组成】柏子仁（别研） 当归（洗） 熟地 白茯苓 丹皮 卷柏 白芍药 石斛 巴戟（去心） 肉苁蓉（酒浸） 山药 杜仲 白薇 蒲黄 枳壳 肉桂 京三棱（煨） 莪术（煨） 覆盆子 枸杞子各一两 附子（炮,去皮脐）半两

【用法】上为细末,炼蜜为丸,如梧桐子大。每服五十丸,空心、食前温酒或米饮送下。

【主治】妇人血闭不通,渐成痨瘵。

57844 柏子仁丸《御药院方》卷六）

【组成】山茱萸四两 远志（去心） 柏子仁各半两 覆盆子 山药（另取末）各一两

【用法】上为细末,用山药、白面同酒煮糊为丸,如梧桐子大。每服三十丸,空心、食前温酒送下,一日二次。

【功用】补益元气,充实肌肤。

57845 柏子仁丸《奇效良方》卷三十四）

【组成】柏子仁 枸杞子（炒）各一两 地肤子一两半 韭子三两（须十月霜后采者,酒浸,晒干,微炒）

【用法】上为细末,以煮枣肉为丸,如梧桐子大。每服三十丸,空心及晚食前以粥饮送下。

【主治】虚劳梦泄。

57846 柏子仁丸《女科秘要》卷四）

【组成】柏子仁（炒,另研） 牛膝 薄荷各五钱 泽兰叶 川断各二两 地黄三两

【用法】上为末,炼蜜为丸。空心米汤送下。兼服泽兰汤。

【主治】阴虚血弱,火甚水亏而经闭。

【宜忌】忌用毒药。

57847 柏子仁汤《圣济总录》卷四十一）

【组成】柏子仁 虎头骨（涂酥炙）各一两 人参 茯神（去木） 犀角屑 桃仁（汤浸,去皮尖双仁,麸炒黄） 远志（去心） 小草各三分

【用法】上为粗末。每服三钱匕,水一盏,煎取七分,去滓温服,不拘时候。

【主治】煎厥,气逆多怒,肝气不治。

【备考】方中小草,《普济方》作"甘草"。

57848 柏子仁汤《圣济总录》卷一一五）

【组成】柏子仁(酒浸一宿,晒干) 桂(去粗皮) 人参 白术(米泔浸一宿,剉,炒) 干姜(炮) 甘草(炙) 防风(去叉) 山芋 陈橘皮(汤浸,去白,焙) 芎劳 芍药 黄耆 磁石(煅,醋淬七次) 乌头(炮裂,去皮脐) 白茯苓(去黑皮)各一两半

【用法】上咬咀。每服三钱匕,先以水三盏,煮羊肾一只,取汁一盏,去羊肾,下药,加生姜一枣大(拍碎),同煎至七分,去滓,食前温服。

【功用】补不足。

【主治】肾间有水,使人耳聋。

57849 柏子仁汤《女科百问》卷上)

【组成】新罗参 黄耆 茯神 瓜蒌根 天门冬(去心) 麦门冬(去心) 甘草各一两 北五味半两(炒) 柏子仁半两 熟地二两

【用法】上为粗末。每服五钱,水一盏半,生姜三片,大枣三个,煎七分,去滓温服,不拘时候。

【功用】滋养营卫,调心顺气。

【主治】上焦虚热,烦躁,口苦,四肢倦怠,津液内燥。

57850 柏子仁汤(《济生》卷六)

【组成】当归(去芦,酒炒) 芎劳 茯神(去木) 小草 阿胶(剉,蛤粉炒成珠子) 鹿茸(燎去毛,酒蒸,焙) 柏子仁(炒)各一两 香附子(炒去毛)二两 川续断(酒浸)一两半 甘草(炙)半两

【用法】上咬咀。每服四钱,水一盏半,生姜五片,煎至七分,去滓,空心、食前温服。

【主治】妇人忧思过度,劳伤心经,致崩中下血。

【备考】方中甘草用量原缺,据《普济方》补。

57851 柏子仁汤(《济生》卷七)

【组成】柏子仁(炒) 白芍药 防风(去芦) 茯神(去木) 当归(去芦,酒浸) 芎劳 附子(炮,去皮脐)各一两 细辛(洗,去土叶) 桂心(不见火) 甘草各半两

【用法】上咬咀。每服四钱,水一盏半,生姜五片,煎至七分,去滓温服,不拘时候。

【主治】肝气虚寒,两胁胀满,筋脉拘急,腰膝小腹痛,面青口噤。

57852 柏子仁汤(《万氏家抄方》卷五)

【组成】柏子仁 川芎 茯神 阿胶 小草 香附各一钱 当归 续断 熟地各一钱五分 龙齿 甘草 棕灰各五分。

【用法】加生姜三片,水煎,入盐少许,空心服

【主治】妇人思虑伤心,不能藏血,以致崩漏。

57853 柏子仁汤(《准绳·类方》卷三)

【组成】人参 半夏 白茯苓 陈皮 柏子仁 甘草(炙) 麝香少许(另研)

【用法】加生姜煎,入麝香调匀和服。

【主治】关格。

【加减】加郁李仁更妙。

【方论选录】《法律》卷五:此方用六君子汤去白术之滞中,加柏子仁、郁李仁之润下,少加麝香以通关窍,非不具一种苦心,然终不识病成之理,不知游刃空虚,欲以麝香开窍,适足以转闭其窍耳。

【备考】《张氏医通》有白术,无半夏。主治胃虚关格,

脉虚微无力。

57854 柏子仁饮

《圣济总录》卷四十二。为原书卷四十一"桂附汤"之异名。见该条。

57855 柏子仁酒(《圣济总录》卷七)

【组成】柏子仁(生研)二两 鸡粪白(炒)二两 桂(去粗皮)二两 生姜(不去皮,切)一两

【用法】上为粗末,共炒令焦色,乘热投酒六升,候冷滤去滓。每服七分一盏,空心、日午、夜卧服。

【主治】中风失音不语。

57856 柏子仁散(《圣惠》卷三)

【组成】柏子仁一两 羌活一两 枳实一两(麸炒微黄) 前胡一两(去芦头) 赤茯苓一两 甘草半两(炙微赤,剉) 五加皮一两 赤芍药一两 细辛一两 白蒺藜一两(微炒,去刺) 桂心一两 防风一两(去芦头)

【用法】上为散。每服三钱,以水一中盏,加生姜半分,煎至六分,去滓温服,不拘时候。

【主治】肝脏风,上焦虚热,腹下坚满,关节疼痛,筋脉抽掣。

57857 柏子仁散(《圣惠》卷三)

【组成】柏子仁一两 人参三分(去芦头) 虎头骨一两(涂酥炙令黄) 知母三分 茯神三分 犀角屑三分 远志三分(去心) 桃仁三分(汤浸,去皮尖双仁,麸炒微黄) 小草三分

【用法】上为散。每服三钱,以水一中盏,煎至六分,去滓温服,不拘时候。

【主治】肝脏气逆,不欲见人,面青多怒。

57858 柏子仁散(《圣惠》卷四)

【组成】柏子仁 桂心 赤芍药 半夏(汤浸洗七次去滑) 人参(去芦头) 当归(剉,微炒) 独活各一两 甘草半两(炙,微赤,剉) 犀角屑 远志(去心) 麦门冬(去心) 麻仁各一两

【用法】上为散。每服三钱,以水一中盏,加生姜半分,煎至六分,去滓温服,不拘时候。

【主治】心脏风邪,恍惚迷闷,饮食不下。

【备考】方中柏子仁至独活七味用量原缺,据《普济方》补。

57859 柏子仁散(《圣惠》卷二十四)

【组成】柏子仁半两 附子一两(炮裂,去皮脐) 莽草一两(微炙) 石斛一两(去根节,剉) 牛膝一两(去苗) 萆薢半两(剉) 赤芍药半两 防风半两(去芦头) 桂心半两 山茱萸半两 细辛半两 白术半两 芎劳半两 羌活一两 天麻一两 麻黄一两(去根) 甘草一两(炙微赤,剉)

【用法】上为细散。每服二钱,食前以温酒调下。

【主治】风,遍身如虫行。

57860 柏子仁散(《圣惠》卷二十七)

【组成】柏子仁 巴戟 天雄(炮裂,去皮脐) 牛膝(去苗) 天门冬(去心,焙) 川椒(去目及闭口者,微炒去汗) 菟丝子(酒浸三宿,晒干,别捣)各一两 肉桂二两(去皱皮) 石南三分 续断三分 当归三分

【用法】上为细散。每服二钱,空心及晚食前以温酒

调下。

【功用】益气血,利四肢,强腰脚,除湿痹。

【主治】风劳。

57861 柏子仁散《圣惠》卷七十

【组成】柏子仁三分 羌活半两 当归三分(剉碎,微炒) 防风半两(去芦头) 赤箭三分 桂心半两 芎藭三分 白附子半两(炮裂) 牛膝三分(去苗) 桑寄生三分 藿香三分 仙灵脾三分 麝香一分(研入)

【用法】上为细散,研入麝香令匀。每服二钱,食前以温酒调下。

【主治】妇人风虚劳冷,气血不调,手脚挛急,头目旋眩,肢节烦疼痛。

57862 柏子仁散《圣惠》卷八十

【组成】柏子仁 远志(去心) 人参(去芦头) 桑寄生 防风(去芦头) 琥珀(细研) 当归(剉,微炒) 熟干地黄 甘草(炙微赤,剉)各半两

【用法】上为散。每服以水一大盏,入白羊心一个(切),先煎至七分,去滓,下药五钱,更煎至四分,去滓温服,不拘时候。

【主治】❶《圣惠》:产后妄言乱语,皆由内虚,是血邪气攻心。❷《济阴纲目》:产后元气虚弱,瘀血停滞,妄言乱语,乍见鬼神。

57863 柏子仁散《圣惠》卷八十二

【组成】柏子仁一两

【用法】上为细散。一二岁儿每服一字,用粥饮调下。三四岁儿每服半钱,一日三四服。

【主治】小儿惊啼,状如物刺。

57864 柏子仁散《圣济总录》卷七

【组成】柏子仁(生研细)二两 桂(去粗皮,为末)一两

【用法】上二味共和匀。别用大豆一升,鸡粪白三合同炒令黄,投酒三升,乘热滤去滓,每用酒一盏,温调药二钱匕,空心、日午、夜卧服。

【主治】中风失音不语,半身不遂。

57865 柏子仁散

《圣济总录》卷一○一。为《肘后方》卷六"冬葵散"之异名。见该条。

57866 柏子仁散

《宣明论》卷二。为《圣济总录》卷四十一"桂附汤"之异名。见该条。

57867 柏子仁散《婴童百问》卷四

【组成】防风 柏子仁各等分

【用法】上为末。以乳汁调涂囟门上。

【主治】囟门不合。

57868 柏子仁粥《药粥疗法》引《粥谱》

【组成】柏子仁10~15克 蜂蜜适量 粳米50~100克

【用法】先将柏子仁去尽皮壳杂质,稍捣烂,同粳米煮粥,待粥将成时,兑入蜂蜜适量,稍煮一、二沸即可。每天服食二次。

【功用】润肠通便,养心安神。

【主治】慢性便秘,心悸,健忘,失眠。

【宜忌】平素大便稀溏者,患病发热者忌食。

【加减】年老体弱者,可将蜂蜜换为胡桃肉。

【方论选录】柏子仁味甘而有油,气微香,性平无毒,入心、肝、脾经,有一定抗衰老效果,临床实践证明它是一味理想的滋补强壮,养心安神良药。凡是血虚老人,体弱患者,都可经常食用。适用于素体阴亏、年老虚衰、产后羸弱等肠燥便秘之症。另外,蜂蜜甘而滋润,能滑利大肠,内服可使大便通畅。对肠燥便秘,体虚而不宜攻下通便药物的甚为适宜。二药同米煮粥,其味颇佳,患者乐于服食,可收滋补强壮,养心润肠之效。

57869 柏子仁膏《卫生总微》卷十六

【组成】柏子仁(拣净) 松子仁 胡桃仁各等分

【用法】上研和膏。每服如弹子大,热汤化下,未快再服。

【主治】大便秘涩。

57870 柏叶洗方《赵炳南临床经验集》

【组成】侧柏叶四两 苏叶四两 蒺藜秧八两

【用法】共为粗末。装纱布袋内,用水五至六斤,煮沸30分钟,去滓浸洗。

【功用】清热、润肤、止痒。

【主治】牛皮癣(白疕风),鱼鳞癣(蛇皮癣)及其他皮肤干燥脱屑类皮肤病。

57871 柏白皮汤《圣济总录》卷九十五

【组成】柏白皮(焙干,剉)二斤 酸石榴枝一握(烧灰,细研)

【用法】先将柏白皮为粗末,每用四钱匕,水一盏半,煎至一盏,去滓,下石榴枝灰一钱半匕,更煎至八分,空心服,至晚再服。

【主治】小便不禁。

【备考】本方方名,《普济方》引作"柏皮汤"。

57872 柏竹沥膏《三因》卷十六

【组成】慈竹一段(去两头节) 黄柏(去粗皮,刮细者,满填竹内)

【用法】用砖对立,置竹砖上,两头各安净碗,以干竹火烧令沥出,尽收之,以钗股铜筷点。

【主治】赤眼障翳。

57873 柏脂酝酒《圣济总录》卷十八

【组成】炼成柏脂十斤(研为末,炼如松脂法) 糯米一石 细曲十五斤 石灰一石

【用法】先炒石灰,以木札着灰中试之,火出为度,以地骨皮剉五斗,以水一石五斗,煮取九斗半,去滓,以淋石灰三次澄,以灰汁和曲与柏脂粉拌米,用汁、米、曲、柏脂粉多少,一如常酝法,次于净器,著曲、米、汁、粉在内,蜜封四七日,开压去滓,取清酒。每服五合至七合,常令酒气相接取效。

【功用】生发,坚眉鬓。

【主治】大风癞。

【宜忌】忌触外风冷。其米泔及槽不得令豕畜食。

57874 柏子安心汤《辨证录》卷三

【组成】人参 茯神 柏子仁各三钱 远志一钱 菖蒲三分 当归 生地各五钱 五味子十粒 贝母 黄连各五分

【用法】水煎服。

【主治】舌出血。

57875　柏子坠痰丸（《眼科临症笔记》）

【组成】黄耆二两　云苓一两　栝楼仁六钱（去油）半夏八钱　胆星八钱　陈皮四钱　麦冬八钱　贝母五钱　犀角二钱　牛黄三分　青礞石五钱　急性子五钱

【用法】共为细末，水打为丸。每服一钱半。先服固睛明目丸，待有好转，再服本方。

【主治】两眼不疼不红，外观无异，但视物歪斜（中心性视网膜脉络膜炎）。

57876　柏子建宫丸（《医略六书》卷二十七）

【组成】熟地三两　当归三两（酒炒）　白芍一两半（酒炒）　川芎八钱（炒）　阿胶三两（麸炒）　艾叶一两五钱（醋炒）

【用法】上为末，炼蜜为丸。每服三钱，温酒送下。

【主治】血虚宫冷，不孕，脉数濡弦微涩者。

【方论选录】当归养血以荣血海，熟地补血以滋冲任，川芎行血中之气，白芍敛经中之阴，阿胶补任脉之血，艾叶暖子宫以调血气也。蜜以丸之，酒炒以行之，使血海充足，则子宫温暖而冲任化育有权，天下无不孕之妇矣。

57877　柏子养心丸（《医部全录》卷三三一引《体仁汇编》）

【异名】柏子滋心丸（《成方制剂》11册）。

【组成】柏子仁（蒸，晒，去壳）四两　枸杞子（酒洗，晒）三两　麦门冬（去心）　当归（酒浸）　石菖蒲（去毛，洗净）　茯神（去皮心）各一两　熟地（酒蒸）　元参各二两　甘草（去粗皮）五钱

【用法】上为末，内除柏子仁、熟地黄蒸过，石器内捣如泥，余药末和匀，加炼蜜为丸，如梧桐子大。每服四五十丸，临睡白汤送下。

【功用】❶《医部全录》引《体仁汇编》：补血宁神，滋阴壮水。❷《医统》：宁心保神，益血固精，祛烦热惊悸，聪明不忘。

【主治】《成方制剂》：心血亏损，神志不宁，精神恍惚，夜多怪梦，怔忡惊悸，健忘遗泄。

57878　柏子养心丸（《医统》卷七十引《集验方》）

【组成】柏子仁（鲜白不油炽者，以纸包捶去油）　白茯神　酸枣仁各二两　五味子半两　当归身　生地黄各二两　甘草　辰砂（细研）　犀角（镑）各半两

【用法】上为末，炼蜜为丸，如芡实子大，金箔为衣。每服一丸，午后、临卧时津嚼。

【主治】心劳太过，神不守舍，合眼则梦，遗泄不常。

【备考】《丸散膏丹集成》有黄耆。治血虚内热，失眠心悸，及妇女经少，瘦损潮热。

57879　柏子养心丸

《中国药典》2010版。为《北京市中药成方选集》"柏子养心丹"之异名。见该条。

57880　柏子养心片

《成方制剂》7册，为《北京市中药成方选集》"柏子养心丹"之异名。见该条。

57881　柏子养心丹（《北京市中药成方选集》）

【异名】柏子养心丸（《中国药典》2010年版）、柏子养心片（《成方制剂》7册）。

【组成】柏子仁二钱五分　黄耆一两　茯苓二两　酸枣仁（炒）二钱五分　川芎一两　当归一两　半夏曲一两　甘草一钱　人参（去芦）二钱五分　肉桂（去粗皮）二钱五分　五味子（炙）二钱五分　远志（炙）二钱五分

【用法】上为细粉，炼蜜为丸，重三钱，朱砂为衣。每服一丸，日服二次，温开水送下。

【功用】补气养血，安神益智。

【主治】心血不足，精神恍惚，怔忡惊悸，失眠健忘。

57882　柏子养心汤（《叶氏女科》卷二）

【组成】生黄耆　麦冬　枣仁　人参　柏子仁各一钱　茯神　川芎　远志（制）各八分　当归二钱　五味子十粒　炙甘草五分

【用法】加生姜三片，水煎服。

【主治】妊娠子烦，左寸脉微弱者。

57883　柏子养心汤（《中医妇科治疗学》）

【组成】柏子仁　茯神　丹参各四钱　枣仁二钱　枸杞　熟地各三钱　玉京二钱　泽兰五钱　夏枯草三钱

【用法】水煎，温服。

【功用】养心益肾。

【主治】经行无定期，色较正常，血量少，性情急躁，时或抑郁不舒，心悸，怔忡，多梦，食少胸闷，舌质淡红，苔薄白，脉沉而弦数。

【加减】虚烦口渴，无自汗及欲呕者，加栀子炭二钱，豆豉一钱。

57884　柏子滋心丸

《成方制剂》11册。为《医部全录》引《体仁汇编》柏子养心丸之异名。见该条。

57885　柏术四制丸（《玉案》卷二）

【组成】川黄柏（去皮）四斤（酥炙一斤，人乳浸一斤，童便浸一斤，盐水浸一斤）　茅山苍术（刮去皮）二斤（川椒炒八两，破故纸炒八两，五味子炒八两，当归炒八两）

【用法】拣去同炒之药，只用苍术、黄柏，为末，炼蜜为丸，如梧桐子大。每服五十丸，空心酒下。

【功用】滋阴抑火，开胃进食，能除周身之湿。

57886　柏叶生发汤（《效验秘方·续集》赵恩俭方）

【组成】生侧柏叶30克　生地15克　丹皮10克　首乌10克　黄精20克　益母草15克　丹参20克　桃仁10克　川芎10克　防风10克　荆芥10克　五味子20克　玉竹15克

【用法】上药水煎，每日1剂，分早晚2次温服。

【功用】滋肾养阴，和血生发。

【主治】脱发诸症。

【方论选录】方中用生地、丹皮、首乌、黄精以滋阴补肾养血，丹参、桃仁、川芎、益母草以活血化瘀，防风、荆芥以散风，五味子、玉竹以养心阴安神。本方妙在以侧柏叶为君，其性味苦涩而寒，有凉血、止血、祛风湿、散肿毒、行气之功，古今用此药治脱发者，以外用者多，本方内服也获良好疗效。

57887　柏叶沐头丸（《圣济总录》卷九十二）

【组成】生柏叶一两　附子（生，去皮脐）半两　猪膏五两

【用法】上先将柏叶、附子为末，炼猪膏和为二十丸。每用一丸，用布裹之，纳沐汤中洗头。

【功用】令发长不落。

【主治】脉极虚寒，鬓发堕落。

57888 柏叶黄耆散(方出《圣惠》卷三十七,名见《普济方》卷一八八)

【组成】生干地黄四两 黄芩 柏叶 甘草(炙微赤,剉)各一两 阿胶(杵,燥令碎、黄燥) 黄耆(剉)各二两

【用法】上为散。每服三钱,于食后用糯米粥饮调服。

【主治】吐血,日夜不止。

57889 柏叶鹿茸丸(《鸡峰》卷十六)

【组成】柏叶一两 当归 干姜各三分 阿胶半两 鹿茸一两

【用法】上为细末,酒煮面糊为丸,如梧桐子大。每服三十丸,空心米饮送下。

【主治】冲任气虚,脐腹疼痛,漏下赤白。

57890 柏桂生麦汤(《辨证录》卷六)

【组成】麦冬一两 黄柏三钱 生地五钱 肉桂三分

【用法】水煎服。

【主治】肺燥肾虚,小便不通。

栀

57891 栀子丸(《外台》卷三十六引《小品方》)

【组成】栀子仁七个 黄连五分 黄柏三分(炙) 矾石四分(烧) 大枣四个(炙令黑)

【用法】上为末,以蜜为丸,如小豆许。每服七丸,空腹时服;如未除,更服。

【主治】小儿热痢不止。

57892 栀子丸(《千金》卷六)

【组成】栀子仁三升 芎藭四两 大黄六两 豉三升 木兰皮半两 甘草四两

【用法】上为末,以蜜为丸,如梧桐子大。每服十丸,稍加至十五丸,一日三次。

【主治】酒渣鼻疱。

57893 栀子丸(方出《圣惠》卷五十五,名见《普济方》卷一九五)

【组成】栀子仁一两 栝楼子一两(炒) 苦参一两(剉)

【用法】上为末,以醋渍鸡子黄白二枚,用和药末,为丸如梧桐子大。每服三十丸,温水送下,一日四五次。

【主治】黄汗,体热,大小便不利。

57894 栀子丸(《普济方》卷九十三引《海上名方》)

【组成】山栀子(去皮) 草乌头(炮) 干姜(炮)各半两

【用法】上为末,煮枣肉为丸,如绿豆大。每服三丸,渐加至七丸,常服二丸,细嚼,茶、酒任送下。

【主治】瘫痪风。

57895 栀子丸

《得效》卷三。为《千金》卷十"茵陈丸"之异名。见该条。

57896 栀子汤(方出《肘后方》卷二,名见《外台》卷一引《古今录验》)

【组成】大黄 麻黄各二两 栀子仁十四个 豉一升

【用法】上以水五升,煮取三升,分二次服。当小汗及下痢。

【主治】时气病起诸劳复。

57897 栀子汤(《外台》卷二引《范汪方》)

【组成】栀子十四个 豉一升 桂心二两 麻黄二两 大黄二两

【用法】上㕮咀。以水七升,先煮麻黄掠去沫,纳余药,更煮取二升,去滓温服一升,一日二次。当小汗及下利。

【主治】伤寒愈以后,饮食劳复。

【宜忌】忌生葱。

57898 栀子汤(《外台》卷三十七引《小品方》)

【组成】栀子仁二两 甘草(炙) 芒消(汤成下) 黄芩各二两

【用法】上切。以水五升,煮取二升,分二次温服。取利即愈。

【主治】因热食及啖诸热饼肉,致小便稠数者。

57899 栀子汤(《外台》卷三十七引《小品方》)

【组成】栀子仁十四个 大黄三两 黄芩二两

【用法】上切。以水五升,煮取三升,去滓,分三次服。微利,又当数进餐食,自得眠睡。

【主治】因食少热在内,致夜眠不得睡者。

57900 栀子汤(《医心方》卷二十引《深师方》)

【组成】黄芩三两 栀子四个 豉三升

【用法】上㕮咀。以水五升,先煮栀子、黄芩,令得三升,绞去滓,乃纳豉,煮令汁浓,绞去滓。平旦服一升,一日三次。

【功用】解散石毒。

【主治】服石,口中伤烂,舌痛。

57901 栀子汤(方出《外台》卷二十二引《古今录验》,名见《普济方》卷二九九)

【组成】大青四两 山栀子 黄柏各一两 白蜜半升

【用法】上切。以水三升,煎取一升,去滓,下蜜更煎一两沸,含之。取愈止。

【主治】口疮,咽喉中塞痛,食不得入。

57902 栀子汤(《外台》卷三引《延年秘录》)

【组成】栀子三两 黄芩三两 豉一升(熬,绵裹) 葱白(切)一升 石膏四两(碎,绵裹) 干葛四两(切)

【用法】上切。以水七升,煮取二升六合,去滓,分三次温服,如人行八九里再服。

【主治】天行一二日,头痛壮热,心中热者。

【宜忌】忌面、酒、生冷等物。

57903 栀子汤(《外台》卷四引《延年秘录》)

【异名】栀子散(《圣惠》卷五十五)。

【组成】栀子仁四两 黄芩三两 柴胡四两 升麻三两 龙胆草三两 大黄三两 栝楼三两 芒消二两

【用法】上切。以水九升,煮取二升八合,去滓,分三次温服,相去四五里进一服。

【主治】遍身黄如橘,心肋满急。

【备考】《圣惠》本方用法:上为散。每服四钱,以水一中盏,煎至六分,去滓温服,不拘时候。

57904 栀子汤(《千金》卷三)

【组成】栀子三十个 当归 芍药各二两 蜜五合 生姜五两 羊脂一两

【用法】将栀子以水一斗,煮取六升,纳后药,煎取二升,分三次服,一日三次。

【主治】产后儿生处空,流血不尽,小腹绞痛。

57905　**栀子汤**（《千金》卷十）

【组成】栀子十四个　恒山三两　车前叶二七个（炙干）　秫米十四粒

【用法】上咬咀。以水九升，煮取三升，分三服，未发前一服，发时一服，发后一服。以吐利四五行为愈；不止，冷饭止之。

【主治】疟，经数年不愈者。

57906　**栀子汤**（《千金》卷十九）

【组成】栀子仁　芍药　通草　石韦各三两　石膏五两　滑石八两　子芩四两　生地黄　榆白皮　淡竹叶（切）各一升

【用法】上咬咀。以水一斗，煮取三升，去滓，分三次服。

【主治】肾劳实热，小腹胀满，小便黄赤，末有余沥，数而少，茎中痛，阴囊生疮。

57907　**栀子汤**（《千金》卷二十二）

【组成】栀子仁二七个　芒消二两　黄芩　甘草　知母各三两　大黄四两

【用法】上咬咀。以水五升煮减半，下大黄，取一升八合，去滓，纳芒消，分三次服。

【主治】表里俱热，三焦不实，身体生疮及发痈疖，大小便不利。

57908　**栀子汤**

《千金翼》卷十八。为《金匮》卷中"栀子大黄汤"之异名。见该条。

57909　**栀子汤**（《外台》卷二引《广济方》）

【组成】栀子十四个（擘）　香豉一升（绵裹）　葱白一握（切）　粟米三合　雄鼠屎二七个（烧令烟绝，末）

【用法】上以水八升，煮取二升三合，去滓，纳鼠屎，分三次服。服别相去如人行六七里。

【主治】伤寒因食劳复，头痛壮热。

【宜忌】忌面、炙肉、蒜。

【加减】须利，纳芒消五分。

57910　**栀子汤**（《圣惠》卷十二）

【组成】栀子仁十四枚　豉一合

【用法】上药相和，分为二服。每服以水一中盏，入生姜半分，煎至六分，去滓温服。不拘时候。

【主治】伤寒五六日，大下之后，余热不去，心中结痛，欲解者。

57911　**栀子汤**（《普济方》卷三十四引《圣惠》）

【组成】栀子仁二十枚　升麻　黄芩　大青　茯神（去木）各二分　甘草（炙，剉）五钱

【用法】上为末。每服三钱，水一盏，豉五十粒，煎七分，去滓，入蜜半合，更煎三二沸，食后温酒服。

【主治】腹热气逆，口苦烦渴。

【宜忌】忌热面，炙煿。

57912　**栀子汤**（《苏沈良方》卷三）

【组成】栀子二两　附子（炮）一两

【用法】每服三钱，水一大盏，薤白三寸，同煎至五分，温服。

【主治】胸痹切痛。

【临床报道】胸痹：泗州有人病岁余，百方不愈，服此二服顿愈。

57913　**栀子汤**

《圣济总录》卷四十。为《伤寒论》"栀子豉汤"之异名。见该条。

57914　**栀子汤**

《圣济总录》卷四十二。为《圣惠》卷三"栀子散"之异名。见该条。

57915　**栀子汤**（《圣济总录》卷六十）

【组成】山栀子仁半两　枳壳（去瓤，麸炒）一分　大黄（剉，炒）一两

【用法】上为粗末。每服三钱匕，水一盏，入豉二十粒，同煎至七分，去滓温服，不拘时候。

【主治】黄疸，心中懊侬，烦热。

57916　**栀子汤**

《圣济总录》卷六十。为《圣惠》卷五"泻热栀子散"之异名。见该条。

57917　**栀子汤**（《圣济总录》卷八十九）

【组成】栀子仁　地骨皮　麦门冬（去心，焙）　柴胡（去苗）各半两

【用法】上为粗末。每服三钱匕，水一盏，入竹茹，小麦各少许，煎七分，去滓温服。

【主治】虚劳骨节烦热，盗汗不止。

57918　**栀子汤**（《圣济总录》卷一○三）

【组成】栀子仁半两　黄连（去须）一两半　黄芩（去黑心）一两　枳实（麸炒）三分　龙胆一两　甘草（炙）三分　芍药一两　大黄（剉，炒）一两半

【用法】上为粗末。每服五钱匕，水一盏半，煎至一盏，去滓，食后温服，临卧再服。

【主治】目赤涩疼痛。

57919　**栀子汤**（《圣济总录》卷一○三）

【组成】山栀子七个　大黄末三钱

【用法】上取山栀子钻透入煻灰火煨熟，以水一升半，煎至八合，去滓，入大黄末搅匀，食后旋旋温服。

【主治】赤目。

57920　**栀子汤**

《圣济总录》卷一○五。为原书同卷"洗眼三黄汤"之异名。见该条。

57921　**栀子汤**（《圣济总录》卷一○六）

【组成】山栀子　升麻　决明子（微炒）　黄芩（去黑心）各三分　黄连（去须）　干蓝叶大黄（剉，炒）各一两

【用法】上为粗末。每服五钱匕，以水一盏半，煎至八分，去滓，入朴消末半钱匕，再煎沸，放温服，临卧再服。

【主治】风热毒气，忽冲眼肿，白睛似水泡，疼痛不可睡卧。

57922　**栀子汤**（《圣济总录》卷一一○）

【组成】栀子仁半两　犀角屑一两　木通（剉）　黄芩（去黑心）各半两　大黄（剉，炒）　瞿麦穗各一两　黄连（去须）三分　车前子一两

【用法】上为粗末。每服五钱匕，水一盏半，入竹叶七片，煎至八分，去滓，投芒消半钱匕，食后温服，临卧再服。

【主治】肝心热毒，目生疮及瘀痛。

57923　**栀子汤**（《圣济总录》卷一三七）

【组成】栀子仁　甘草各一两

【用法】上为细末。以水二升,煎至一升半,去滓,温浸指上,一日三五次。

【主治】代指。

57924 栀子汤(《圣济总录》卷一五七)

【异名】栀子仁汤(《普济方》卷三五四)。

【组成】栀子仁一两半 石膏四两 黄芩(去黑心)一两半 泽泻二两 柴胡(去苗)一两半 赤芍药二两 葳蕤一两半 车前草(切)半两

【用法】上为粗末。每服四钱匕,水一盏半,加淡竹叶十片,同煎至八分,去滓,食前服。

【主治】妊娠大小便不通,脐腹胀痛。

57925 栀子汤

《圣济总录》卷一八四。为张文仲引陶氏方(见《外台》卷二)"豉薤汤"之异名。见该条。

57926 栀子汤(《普济方》卷三五二)

【组成】芍药四两 牡丹 虻虫各三两 栀子十四个

【用法】上用水五升,煮取二升,分为三服。

【主治】产后月水不调,及腹内胀不除,身强痛。

57927 栀子汤(《幼科类萃》卷六)

【组成】栀子仁 木通 当归尾 白芷各二钱 防风 甘草各一钱

【用法】上为细末。麦门冬汤送下。

【主治】小儿心脏积热,小便赤肿,口内生疮。

57928 栀子汤(《疮疡经验全书》卷四)

【组成】甘草 柴胡一两 漏芦 连翘 山栀各二钱 黄芩 防风 人参各二钱 茯苓 黄耆二钱二分

【用法】每服一两,水煎服。

【主治】疮疡,久发热不已。

【备考】方中甘草、茯苓用量原缺。

57929 栀子汤(《易氏医案》)

【组成】黑山栀 人参 麦冬 乌梅

【主治】妇人身倦怠,呵欠,口干饮冷,饮食不进,脉右寸微沉,右尺洪大侵上。

【方论选录】方中山栀炒黑,以去三焦屈曲之火,人参、麦冬以收肺中不足之金,乌梅酸以收之,火势既降,金体自坚,气畅血和而愈。

【临床报道】肺火病:一妇人患浑身倦怠,呵欠,口干饮冷,一月不食,强之食数粒而已。诸治不效。次年更甚,肌消骨露。诊之三焦脉洪大侵上,脾肺二脉微沉,余部皆和平。以栀子汤饮之,进二服,即知饥喜食,旬日气体充实如常。

57930 栀子汤

《张氏医通》卷十五。为原书同卷"栀子仁散"之异名。见该条。

57931 栀子汤(《古今医彻》卷二)

【组成】栀子一钱(炒黑) 山楂二钱 橘核一钱 荔枝核一钱 泽泻一钱 枳实一钱 归尾一钱 茯苓一钱 小茴香一钱(盐水焙) 柴胡七分

【用法】加生姜,水煎服。

【主治】疝气或左或右,疼痛肿大。

57932 栀子饮(《明医指掌》卷六)

【组成】山栀(炒)半两 桃仁(炒)半两 枳壳(炒)半两 山楂半两 (一方加吴茱萸)

【用法】姜汁同顺流水煎服。

【主治】虚而挟热疝。

57933 栀子饮(《幼科直言》卷五)

【组成】栀子(炒黑) 白芍(炒) 黄芩(炒) 柴胡 陈皮 甘草 神曲(炒) 麦芽(炒) 当归

【用法】白水煎服。

【主治】小儿腹痛因热而作,面赤作渴。

57934 栀子套(《圣济总录》卷一四〇)

【组成】栀子壳半个(填车脂满壳中)

【用法】上套在指上,如痛处稍痒,刺自然出,以镊子取之。钳指亦依此法。

【主治】签刺在爪甲中,痛不可出。

57935 栀子酒(《普济方》卷一九五)

【组成】栀子 茵陈各一束

【用法】上以无灰酒二大碗,煎至八分,三更时分服之。

【主治】黄疸。

【宜忌】忌油腻、湿面、豆腐、生冷等物。

57936 栀子散(《圣惠》卷三)

【异名】栀子汤(《圣济总录》卷四十二)。

【组成】栀子仁二十一个 川升麻三分 黄芩三分 大青三分 茯神三分 甘草半两(炙微赤,剉)

【用法】上为散。每服三钱,以水一中盏,入豉五十粒,煎至六分,去滓,入蜜半合,更煎三二沸,每于食后温服。

【主治】胆实热,精神不守。

【宜忌】忌热面,炙煿。

57937 栀子散(《圣惠》卷七)

【组成】栀子仁一两 石膏二两 白茅根一两(剉) 赤茯苓一两 犀角屑一两 木通一两(剉) 黄芩一两 甘草半两(炙微赤,剉)

【用法】上为散。每服五钱,以水一大盏,入生地黄半两,淡竹叶二七片,煎至五分,去滓,食前温服。

【主治】膀胱实热,心腹烦闷,小便不利。

【宜忌】忌炙煿热面。

57938 栀子散(《圣惠》卷九)

【组成】栀子仁三分 黄连三分(去须) 黄柏三分(剉) 川大黄二分(剉碎,微炒) 芦根一两(剉) 葛根一两(剉)

【用法】上为粗散。每服四钱,以水一中盏,入豉半合,葱白二茎,煎至六分,去滓温服,不拘时候。

【主治】伤寒五日,头痛壮热,四肢烦疼,不能饮食,呕逆不定。

57939 栀子散(《圣惠》卷十四)

【组成】栀子仁 桂心 麻黄(去根节) 川大黄(剉碎,微炒) 甘草(炙微赤,剉)各一两 豉二两

【用法】上为散。每服五钱,以水一大盏,煎至五分,去滓温服,不拘时候。

【主治】伤寒新愈后,因食早起动多而劳复。

57940 栀子散(《圣惠》卷十四)

【组成】栀子仁一两 黄芩一两 石膏一两 杏仁一两(汤浸,去皮尖双仁,麸炒微黄) 葛根一两(剉) 甘草半两(炙微赤,剉)

【用法】上为散。每服五钱，以水一大盏，入葱白二茎，豉五十粒，煎至五分，去滓热服，衣覆取汗，不拘时候。

【主治】时气二日，头痛背强，身热恶寒。

57941 栀子散（《圣惠》卷十五）

【组成】栀子仁　葳蕤　茯神　麦门冬（去心）　川升麻　知母　犀角屑　沙参（去芦头）　黄芩　川大黄（剉碎，微炒）　甘草（炙微赤，剉）各一两

【用法】上为散。每服四钱，以水一中盏，煎至六分，去滓温服，不拘时候。

【主治】时气，热毒攻心，面目俱赤，发狂不识人。

57942 栀子散（《圣惠》卷十六）

【组成】栀子仁　紫草　白鲜皮　黄芩　秦艽（去苗）各一两　甘草半两（炙微赤，剉）

【用法】上为散。每服五钱，以水一大盏，煎五分，去滓温服，不拘时候。

【主治】时气三日外，若忽觉心满，坚硬，脚手心热，则变为黄。

57943 栀子散（《圣惠》卷十七）

【组成】栀子仁三分　黄芩三分　石膏一两　葛根一两（剉）　柴胡一两（去苗）　麦门冬一两（去心，焙）

【用法】上为散。每服四钱，以水一中盏，入豉五十粒，葱白三茎，煎至五分，去滓温服，不拘时候。

【主治】热病一日，头疼壮热，心中烦闷。

57944 栀子散（《圣惠》卷十七）

【组成】栀子仁一两　葛根一两（剉）　茵陈一两　土瓜根一两　川升麻一两　川大黄一两（剉碎，微炒）　川芒消一两　木通一两（剉）　甘草半两（炙微赤，剉）

【用法】上为粗散。每服五钱，以水一大盏，煎至五分，去滓温服，不拘时候。

【主治】热病六日，胃中瘀热，皮肤赤黄，心神烦闷，大小便不利。

57945 栀子散（《圣惠》卷三十二）

【组成】栀子仁半两　秦皮三分　蔓荆子三分　白芷三分　细辛三分　玄参三分　决明子三分　蒺藜子三分　防风三分（去芦头）　车前子三分　赤茯苓三分　枳壳三分（麸炒微黄，去瓤）　蕤仁三分（汤浸，去赤皮）　甘菊花三分　黄芩三分

【用法】上为细散。每服一钱，于食后煎竹叶汤调下。

【主治】眼赤，风泪出，痒，及胎赤障翳，睑急痛。

【宜忌】忌炙煿、油腻、生果、热面。

57946 栀子散（《圣惠》卷三十二）

【组成】栀子仁一两　黄连一两（去须）　枳壳三分（麸炒微黄，去瓤）　龙胆一两（去芦头）　赤芍药一两　甘草三分（炙微赤，剉）　川大黄一两（剉碎，微炒）　柴胡一两半（去苗）　大青一两

【用法】上为散。每服四钱，以水一中盏，煎至六分，去滓，食后温服。

【主治】上焦壅热，眼睛疼痛，大小便秘涩，心神烦躁，不得眠卧。

57947 栀子散（《圣惠》卷三十三）

【组成】栀子仁一两　木通一两（剉）　黄芩半两　甘草半两（炙微赤，剉）　羚羊角屑一两　决明子半两

【用法】上为粗散。每服四钱，以水一中盏，煎至六分，去滓，每于食后温服。

【主治】眼小眦生赤脉，冲贯黑睛，视物昏暗。

【宜忌】忌炙煿、热面。

57948 栀子散（《圣惠》卷四十七）

【组成】栀子仁半两　豉二合（不捣）　陈橘皮三分（汤浸，去白瓤，焙）　甘草一分（炙微赤，剉）

【用法】上为散。分为三服，每服以水一中盏，入生姜半分，煎至六分，去滓温服。

【主治】霍乱，吐下后烦渴。

57949 栀子散

《圣惠》卷五十五。为《外台》卷四引《延年秘录》"栀子汤"之异名。见该条。

57950 栀子散（《圣惠》卷五十五）

【组成】栀子仁一两　豉二合　川大黄一两（剉碎，微炒）

【用法】上为散。每服四钱，以水一中盏，煎至六分，去滓温服，一日四五次。

【主治】酒疸，心中懊痛。

57951 栀子散（《圣惠》卷六十一）

【组成】栀子仁一两　川大黄一两　黄连一两（去须）　白及一两　牡蛎一两　白蔹一两　木通一两（剉）　川升麻一两　黄芩一两

【用法】上为细散。每用以鸡子白调涂故帛上，贴肿处。燥，复易之。

【功用】散肿气。

【主治】痈已溃后。

57952 栀子散（《圣惠》卷八十五）

【组成】栀子仁半两　子芩一两　龙齿二两　石膏二两　钩藤一两　吴蓝一两　川大黄三两（剉碎，微炒）

【用法】上为散。每服一钱，以水一小盏，煎至五分，去滓温服。

【主治】小儿热痫，不知人，迷闷，嚼舌仰目。

57953 栀子散（《圣济总录》卷一三四）

【组成】栀子仁　白矾灰等分

【用法】上为散。用黄胶熬膏，调涂之。

【主治】汤火所伤。

57954 栀子散（《直指》卷十八）

【组成】栀子仁（制）　枳壳各半两　北梗　北前胡　青木香　赤茯苓　车前子　甘草各一分

【用法】上剉。每服三钱，新水煎服。

【主治】肾气虚，中有热，小腹、外肾、肛门俱热，大小便不通。

【加减】壮热，加柴胡；大便秘，加大黄。

57955 栀子散（《普济方》卷三○一）

【组成】栀子一个（去瓤）　明矾（末）

【用法】上将明矾末装入栀子内，面糊合口，火烧热存性，为末。洗净，干掺上。

【主治】下疳疮。

57956 栀子散（《普济方》卷三○六）

【组成】栀子皮（烧灰）　石硫黄末

【用法】上为末。外敷疮上，一日一易；救急用二三

次愈。

【主治】狂犬伤。

57957 **栀子散**

《普济方》卷三五三。为《圣惠》卷七十八"栀子仁散"之异名。见该条。

57958 **栀子散**（《叶氏女科》卷二）

【组成】山栀仁（炒） 萝卜子（炒）各等分

【用法】上为末。每服一钱，米饮调下。

【主治】妊娠子肿，属湿热肿满者。

57959 **栀子煎**（《千金》卷十八）

【组成】栀子仁 枳实 大青 杏仁 柴胡 芒消各二两 生地黄 淡竹叶（切）各一升 生玄参五两 石膏八两

【用法】上㕮咀。以水九升，煮取三升，去滓，下芒消，分三次服。

【主治】皮实，肺病热气。

57960 **栀子膏**（《医心方》卷十八引《小品方》）

【组成】栀子二十个 白蔹五两 黄芩五两

【用法】上㕮咀。以水五升，麻油一升合煎，令水气竭，去滓冷之，淋疮。

【功用】去热毒，宽肌皮。

【主治】卒被火烧，苦剧痛闷绝，不识人。

57961 **栀子膏**（《圣惠》卷九十）

【组成】栀子仁一两 川升麻一两 犀角屑三分 蛇衔一两 蓝叶五合（切） 生地黄二两 黄芩一两

【用法】上细剉，以猪脂一斤半，同入铛内，于微火上煎十余沸，滤去滓，膏成，于瓷盒中盛。涂于故帛上，贴之。

【主治】小儿热毒疮。

57962 **栀子膏**（《圣惠》卷九十一）

【组成】栀子仁半两 川升麻半两 犀角屑半两 蛇衔三分 蓝叶一两 生地黄一两 黄芩半两 川大黄一两

【用法】上为细末，以猪脂一斤，同于锅内，以微火煎令药色变，滤去滓，以瓷盒盛。候冷，涂之。

【主治】小儿熛疮。

57963 **栀子膏**

《圣济总录》卷四十九。为《圣惠》卷三十七"滴鼻栀子仁煎"之异名。见该条。

57964 **栀仁汤**

《医钞类编》卷六。为《明医杂著》卷六"栀子仁汤"之异名。见该条。

57965 **栀芩汤**（《妇科玉尺》卷二）

【组成】山栀 黄芩 当归 元参 枳壳 苏梗 广皮 白芍 杜仲

【用法】水煎服。

【主治】痛胎。妊娠时常腹痛。

57966 **栀附丸**（《医级》卷八）

【组成】栀子（炒） 附子（制）各等分

【用法】上为末，米糊作丸。每服一钱五分，茴香、木香汤送下。

【主治】疝痛，攻冲胸胁，呕吐不止。

57967 **栀香饮**（《辨证录》卷二）

【组成】炒栀子 荆芥各三钱 茯苓五钱 甘草 乳香末 丹砂末 木香末各一钱

【用法】水煎，调服。

【主治】因肝郁不舒，气郁化火以犯心，以致心痛之极，苦不欲生，彻夜呼号，涕泗滂沱者。

57968 **栀姜饮**（《医学入门》卷七）

【组成】山栀仁十五个（炒焦）

【用法】水一盏，煎至六分，入生姜自然汁三匙令辣，再煎少沸，热饮。或入川芎一钱尤妙。

【主治】胃热作痛。

【加减】如用此及劫痛药不止者，须加玄明粉一钱服之。

57969 **栀桂丸**（《济阳纲目》卷七十六）

【组成】桂枝 山栀子（炒） 乌头（炮，细切）

【用法】上为细末，姜汁糊丸，如梧桐子大。每服四五十丸，空心白汤送下。

【主治】疝气，按之不痛者。

57970 **栀豉汤**

《寿世保元》卷二。为《伤寒论》"栀子豉汤"之异名。见该条。

57971 **栀萸丸**（《医学入门》卷七）

【组成】山栀仁（炒焦）三两 吴萸 香附各五钱

【用法】上为末，蒸饼为丸，如花椒大。每服二十丸，生地黄（酒洗）同生姜煎汤送服。

【主治】气实心痛。

57972 **栀黄散**（《诚书》卷十五）

【组成】大黄（炒） 升麻 黄芩各五钱 栀子仁 甘草各一分

【用法】上为散。取一钱，水煎服。

【主治】疮疖初起，烦热。

57973 **栀子仁丸**（《济生》卷五）

【组成】栀子仁

【用法】上为末，溶黄蜡等分和为丸，如弹子大。空心茶酒嚼下。半月效。

【主治】酒渣鼻。肺热鼻发赤瘰。

【宜忌】❶《济生》：忌酒、炙煿。❷《金鉴》：忌辛辣之物。

57974 **栀子仁汤**（方出《千金》卷二十，名见《圣济总录》卷五十三）

【异名】泻脬汤（《三因》卷八）。

【组成】石膏八两 栀子仁 茯苓 知母各三两 蜜五合 生地黄（切） 淡竹叶（切）各一升

【用法】上㕮咀。以水七升，煮取二升，去滓，下蜜，煮二沸，分三次服。

【主治】膀胱实热，转脬不得小便，头眩痛烦满，脊背强，腰中痛，不可俯仰。

【加减】须利，加芒消三两。

57975 **栀子仁汤**（《活人书》卷十六）

【异名】柴胡散（《普济方》卷一三五）、阳毒栀子汤（《准绳·伤寒》卷三）。

【组成】栀子仁一两 柴胡一两半（去苗） 川升麻二两 黄芩二两 赤芍药一两 大青一两 石膏二两 知母一两 甘草半两（炙赤，剉） 杏仁二两（汤浸，去皮尖双仁

者,麸炒微黄)

【用法】上为粗末。每服四钱,以水一中盏,加生姜半分,豉一百粒,煎至六分,去滓温服,不拘时候。

【主治】阳毒伤寒,壮热,百节疼痛。

57976　栀子仁汤《圣济总录》卷二十八)

【组成】栀子仁　柴胡(去苗)　朴消(别研)　茵陈蒿各半两

【用法】上除朴消外,各为细末。用水三大盏,煎至二大盏,去滓,下朴消,搅令匀,分三次温服,不拘时候。取利为度。

【主治】伤寒急黄。

57977　栀子仁汤《圣济总录》卷三十二)

【组成】栀子仁一分　芎藭半两　酸枣仁(炒)一两陈橘皮(去白,炒)　人参　白茯苓(去黑皮)各半两　豉(炒)一分

【用法】上为粗末。每服三钱匕,水一大盏,加生姜三片,煎至七分,去滓,食前温服,一日二次。

【主治】伤寒后,虚烦不得眠睡,呕逆。

57978　栀子仁汤《圣济总录》卷七十六)

【组成】山栀子仁四七个(到)

【用法】以浆水一升半,煎至五合,去滓,空心、食前分二次温服。

【主治】赤白痢,并血痢。

57979　栀子仁汤《圣济总录》卷一八三)

【组成】栀子仁十个　黄芩(去黑心)　大黄(到,炒)各三两　豉二合

【用法】上为粗末。每服五钱匕,水一盏半,入香豉一合,煎至八分,去滓,食前温服。

【主治】乳石发,体热烦闷,口中疮烂,表里如烧,痛不能食。

57980　栀子仁汤《圣济总录》卷一八四)

【组成】栀子仁二十一个　甘草(炙令赤色,到)二两人参二两　黄连(去须)二两

【用法】上为粗末。每服四钱匕,用水二盏,煎至一盏,去滓温服,早晨、日午、晚后食前各一次。

【主治】乳石发,下痢。

57981　栀子仁汤《卫生总微》卷七)

【组成】栀子仁二十一个　豉二合　薤白一握(切)

【用法】上以水二大盏,同煎至一盏,去滓,量大小分作数服,不拘时候。

【主治】小儿伤寒热毒攻于肠胃,下赤汁,或如烂肉鸭肝,壮热腹痛。

57982　栀子仁汤《外科精义》卷下引《普济生灵方》)

【异名】六味栀子仁汤(《景岳全书》卷六十四)、栀子仁散(《杏苑》卷八)。

【组成】郁金　枳壳(去瓤)　升麻　栀子仁　牛蒡子大黄各一两

【用法】上为细末。每服三钱,蜜水调下。

【主治】时气头面赤肿。

57983　栀子仁汤《伤寒图歌活人指掌》卷四)

【组成】栀子仁　赤芍药　大青　知母各一钱　升麻黄芩　石膏　杏仁各二钱　柴胡一钱半　甘草半钱　豉一

百枚

【用法】上用水三盏,煎至一盏半,去滓,分二次服。

【主治】伤寒发狂烦躁,面赤咽痛,潮热。

57984　栀子仁汤

《普济方》卷三五四。为《圣济总录》卷一五七"栀子汤"之异名。见该条。

57985　栀子仁汤

《普济方》卷三六九。为《伤寒论》"栀子甘草豉汤"之异名。见该条。

57986　栀子仁汤《明医杂著》卷六)

【异名】栀仁汤(《医钞类编》)卷六)

【组成】郁金　枳壳(麸炒)　升麻　山栀仁(炒)各等分

【用法】每服五钱,水煎服。

【主治】❶《明医杂著》:时毒肿痛,大便秘结。❷《医钞类编》:热燥而咳者。

57987　栀子仁汤

《张氏医通》卷十六。为《圣惠》卷九十二"栀子仁散"之异名。见该条。

57988　栀子仁饮《圣惠》卷七十四)

【异名】栀子石膏汤(《胎产秘书》卷上)

【组成】栀子仁一两　川升麻三两　黄芩一两　生地黄二两　大青二两　石膏三两(捣碎)

【用法】上为细末。每服半两,用水一中盏,入葱白七寸,豉四十九粒,煎至五分,去滓温服,不拘时候。

【主治】妊娠热病,斑出黑色,小便如血,气急胎欲落。

57989　栀子仁散《圣惠》卷十)

【组成】栀子仁　川升麻　柴胡(去苗)　石膏　生干地黄　甘草(炙微赤,到)　葛根(到)各一两

【用法】上为粗散。每服四钱,以水一中盏,入生姜半分,煎至六分,去滓温服,不拘时候。

【主治】伤寒五六日,心膈烦躁,壮热,不得卧。

57990　栀子仁散《圣惠》卷十六)

【组成】栀子仁　黄连(去须)　枳壳(麸炒微黄,去瓤)龙胆(去芦头)　赤芍药　甘草(炙微赤,到)　川大黄(到碎,微炒)各半两

【用法】上为散。每服五钱,以水一大盏,煎至五分,去滓,食后温服。

【主治】时气热毒未除,心胸烦闷,毒气上攻,两眼赤肿。

57991　栀子仁散《圣惠》卷十六)

【组成】栀子仁一两　葱白十一茎　豉一合　雄鼠粪十四个　甘草半两(炙微赤,到)　麻黄一两(去根节)　枳壳一两(麸炒微黄,去瓤)

【用法】上为粗末。每服半两,以水一大盏,煎至五分,去滓温服,不拘时候。有微汗,便愈。

【主治】时气已解数日,劳复发者。

57992　栀子仁散《圣惠》卷十八)

【组成】栀子仁一两　黄芩一两　柴胡一两(去苗)川升麻一两　龙胆一两(去芦头)　川大黄一两(到碎,微炒)　栝楼一个(干者)　川芒消一两　甘草半两(炙微赤,到)

【用法】上为散。每服四钱,以水一中盏,入葱白二茎,煎至六分,去滓温服,不拘时候。

【主治】热病遍身黄如橘色,心胁满急。

57993　栀子仁散《《圣惠》卷七十八)

【异名】栀子散(《普济方》卷三五三)。

【组成】栀子仁半两　犀角屑三分　赤芍药三分　黄芩半两　柴胡一两(去苗)　川大黄一两半(剉碎,微炒)　甘草半两(炙微赤,剉)　木通一两(剉)

【用法】上为粗散。每服四钱,以水一中盏,入生姜半分,煎至六分,去滓温服,不拘时候。

【主治】产后伤寒,烦热不解,大小便涩。

57994　栀子仁散(《圣惠》卷八十三)

【组成】栀子仁　甘草(炙微赤,剉)　黄连(去须)　黄芩各半两

【用法】上为粗散。每服一钱,以水一小盏,煎至五分,去滓温服。

【主治】小儿胃中热,日渐肌瘦。

57995　栀子仁散(《圣惠》卷八十九)

【组成】栀子仁　黄芩　犀角屑　龙胆(去芦头)　赤芍药　黄连(去须)　川大黄(剉,微炒)　甘草(炙微赤,剉)各半两

【用法】上为散。每服一钱,以水一小盏,煎至五分,去滓温服。

【主治】小儿眼风热涩赤痛。

57996　栀子仁散(《圣惠》卷八十九)

【组成】栀子仁一两　槐花半两(微炒)

【用法】上为细散。每服半钱,用温水调下,不拘时候。

【主治】小儿卒热,毒气攻脑,鼻衄。

57997　栀子仁散(《圣惠》卷九十二)

【异名】栀子仁汤(《张氏医通》卷十六)。

【组成】栀子仁五个　茅根半两(剉)　冬葵根半两　甘草一分(炙微赤,剉)

【用法】上为粗散。每服一钱,以水一小盏,煎至五分,去滓温服,不拘时候。

【主治】小儿小便不通,脐腹胀闷,心神烦热。

57998　栀子仁散(《圣惠》卷九十三)

【组成】栀子仁半两　黄柏三分(微炙,剉)　当归半两(剉,微炒)　地榆三分(微炙,剉)　黄连一两(去须,微炒)

【用法】上为细散。每服半钱,以粥饮调下,一日三四次。

【主治】小儿热痢,腹痛,心烦口干,小便赤黄,不欲饮食。

57999　栀子仁散

《医方类聚》卷五十三引《神巧万全方》。为《伤寒论》"栀子甘草豉汤"之异名。见该条。

58000　栀子仁散

《杏苑》卷八。为《外科精义》卷下引《普济生灵方》"栀子仁汤"之异名。见该条。

58001　栀子仁散(《张氏医通》卷十五)

【异名】栀子汤。

【组成】栀子仁(熬黑)一两　白鲜皮　赤芍药　升麻各五钱　寒水石(如无,石盐代之)　甘草(炙)各三钱

【用法】上为散。每服一二钱,水煎,调紫草茸末半钱匕服之。

【主治】痘疹毒盛色黑,便秘。

58002　栀子仁粥(《圣惠》卷十四)

【组成】栀子仁一两　豉一分　人参半两(去芦头)　柴胡半两(去苗)　雄鼠粪二七个

【用法】上以水二大盏,煎取一大盏,去滓,纳粟米半合,煮作稀粥,温服,不拘时候。

【主治】伤寒已愈,因食过多,骨酸头痛,壮热。

58003　栀子仁粥(《圣济总录》卷一九〇)

【组成】栀子仁五个　白米五合

【用法】先以水三升,煎栀子至二升,滤去滓,即下米煮粥,候熟,空心食之。

【主治】发背痈疽,热极上攻,目涩,小便赤。

58004　栀子仁煎(《千金》卷六)

【组成】栀子仁　蕤仁　决明子各一两　车前叶　秦皮各一两六铢　石膏二两(碎如小豆大)　苦竹叶二合　细辛半两　赤蜜三合

【用法】上㕮咀。以井花水三升,煮取七合,去滓下蜜,更煎,取四合,以绵滤之,干器贮,密封,勿使草芥落中,仰卧,以药汁细细敷目中。

【主治】肝实热,目眦痛如刺。

58005　栀子饮子(《圣惠》卷十八)

【组成】栀子仁一两　瞿麦半两　木通半两(剉)　苦竹叶半两　黄芩一两　甘草半两(炙微赤,剉)　豉一合

【用法】上为细末。每服半两,以水一大盏,煎至五分,去滓温服,不拘时候。

【主治】热病生疱疮,状如豌豆。

58006　栀子豉汤(《伤寒论》)

【异名】栀子香豉汤、香豉栀子汤(《伤寒总病论》卷三)、栀子汤(《圣济总录》卷四十)、加减栀子汤(《云岐子脉诀》)、栀子豆豉汤(《准绳·幼科》卷五)、栀豉汤(《寿世保元》卷二)。

【组成】栀子十四个(擘)　香豉四合(绵裹)

【用法】上以水四升,先煮栀子,得二升半,纳豉,煮取一升半,去滓,分为二服,温进一服。得吐者止后服。

【功效】《伤寒贯珠集》:散胸中邪气,彻热,除烦止躁。

【主治】伤寒汗吐下后,虚烦不得眠,心中懊侬,胸脘痞闷,饥不能食,脉数,苔薄黄腻。

❶《伤寒论》:发汗吐下后,虚烦不得眠,若剧者,必反复颠倒,心中懊恼;发汗若下之,而烦热胸中窒者;伤寒五六日,大下之后,身热不去,心中结痛者;阳明病,脉浮而紧,咽燥口苦,腹满而喘,发热汗出,不恶寒反恶热,身重,若发汗则躁,心愦愦,反谵语,若加温针,必怵惕,烦躁不得眠,若下之,则胃中空虚,客气动膈,心中懊侬,舌上胎者;阳明病下之,其外有热,手足温,不结胸,心中懊侬,饥不能食,但头汗出者。下利后更烦,按之心下濡,为虚烦者。❷《肘后方》:霍乱吐下后,心腹烦满。❸《普济方》:感冒发为寒热,头痛体痛。❹《准绳·幼科》:小儿痘疹,虚烦惊悸不得眠。

【宜忌】凡用栀子汤,病人旧微溏者,不可与服之。

【方论选录】❶《伤寒来苏集》:栀子苦能泄热,寒能胜热,其形象心又赤色通心,故除心烦愦愦,懊侬结痛等症;豆

形象肾,制而为豉,轻浮上行,能使心腹之邪上出于口,一吐而心腹得舒,表里之烦热悉除矣。❷《成方便读》:栀子色赤入心,苦寒能降,善引上焦心肺之烦热屈曲下行,以之先煎,取其性之和缓;豆豉用黑豆窨而成,其气香而化腐,其性浮而成热,其味甘而变苦,故其治能除热化腐,宣发上焦之邪,用之作吐,似亦宜然,且以之后入者,欲其猛悍,恐久煎则力过耳。

【临床报道】❶伤寒懊憹:《名医类案》江应宿治都事靳相庄患伤寒十余日,身热无汗,佛郁不得,卧非躁非烦,非寒非痛,时发一声,如叹息之状。医者不知何证,迎予诊视曰:懊憹佛郁证也。投以本汤一剂,十减二三,再以大柴胡汤下燥屎,佛郁除而安卧,调理数日而起。❷神经衰弱:《河北中医》[1985,2:14]用栀子豉汤加减治疗神经衰弱106例,结果痊愈55例,显效33例,好转15例,无效3例。总有效率97.3%。辨证加减:肝阳上亢,灼伤心神型,加龙胆草,生地黄;心脾两虚,气血不足型,加甘草、人参、茯苓、白术;心肾不交,虚火妄动型,加生地黄、何首乌、丹皮。❸鼻衄:《新中医》[1985,3:46]余某,女,73岁。近十日每日上午10~11时自觉心烦、胸中如窒,随即鼻出鲜血,半小时后缓解。诊之血色鲜红,舌红、苔薄黄,脉弦数疾。用炒栀子、淡豆豉各15克,白茅根10克,服二剂即止。

58007　栀子豉汤

《千金》卷二十四。为《伤寒论》"栀子甘草豉汤"之异名。见该条。

58008　栀豆饮子

《普济方》卷三八四。为《圣济总录》卷六十一"豉栀汤"之异名。见该条。

58009　栀豉饮子

《医学纲目》卷三十七。为《圣济总录》卷六十一"豉栀汤"之异名。见该条。

58010　栀子二陈汤(《活人心统》卷下)

【组成】炒栀子一钱　川芎五分　胆星五分　半夏陈皮　茯苓　甘草

【用法】水一钟半,加生姜三片,煎服。滓再煎。

【主治】刺心嘈杂,干噫。

【备考】方中半夏、陈皮、茯苓、甘草用量原缺。

58011　栀子人参散(方出《圣惠》卷四十七,名见《普济方》卷四十三)

【组成】赤石脂一两　乌梅肉一两　栀子仁一两　人参一两(去芦头)　甘草半两(炙微赤,剉)　川升麻一两

【用法】上为散。每服五钱,以水一大盏,煎至五分,去滓温服,不拘时候。

【主治】走哺。下焦壅热,气逆不续,呕吐不禁。

58012　栀子干姜汤(《伤寒论》)

【组成】栀子十四个(擘)　干姜二两

【用法】以水三升半,煮取一升半,去滓,分二次服,温进一服。得吐者止后服。

【主治】伤寒,医以丸药大下之,身热不去,微烦者。

【方论选录】❶《医学入门》:盖丸药不能除热,但损正气,邪气乘虚留于胸中而未深入,则身热不去而微烦。是用山栀苦寒以吐烦,干姜辛热以益气。❷《伤寒来苏集》:丸药大下之,寒气留中,心微烦而不懊憹,则非吐剂所宜也。用栀子

以解烦,倍干姜以逐内寒而散表热。

58013　栀子大青汤(《活人书》卷十九)

【组成】升麻　栀子仁各二两　大青　杏仁(去皮尖)黄芩各一两半

【用法】上剉,如麻豆大。每服五钱匕,以水一盏半,细切葱白三寸,煎至一盏,去滓温服。

【主治】❶《活人书》:妊妇发斑,变为黑色。❷《普济方》:妊娠妇人七月,伤寒壮热,赤斑变为黑斑,溺血。

58014　栀子大青汤(《医略六书》卷二十八)

【组成】生地五钱　升麻八分　栀子一钱半　黄芩一钱半　大青三钱　葱白三个

【用法】水煎,去滓温服。

【主治】妊娠伤寒,火郁不解,营阴受伤而夹湿热,故斑发青紫,胎动不安,脉数弦大者。

【方论选录】栀子清利三焦以降火热,大青解利郁热以泄斑狂,生地滋热伤之阴,条芩安热迫之胎,升麻升阳散热,葱白通阳安胎也。水煎温服,使郁热顿解,则营阴暗复,而血气融和,斑无不化,胎无不安矣。

58015　栀子大黄汤(《金匮》卷中)

【异名】枳实大黄栀子豉汤(《千金》卷十)、栀子汤(《千金翼》卷十八)、大黄散(《圣惠》卷五十五)、大黄汤(《圣济总录》卷六十)、枳实大黄汤(《普济方》卷一四二)。

【组成】栀子十四个　大黄一两　枳实五个　豉一升

【用法】以水六升,煮取三升,分三次温服。

【主治】❶《金匮》:酒黄疸,心中懊憹,或热痛。❷《肘后方》:酒疸,心懊痛,足胫满,小便黄,饮酒发赤斑黄黑。

【方论选录】《金匮玉函经二注》:栀子、香豉皆能治心中懊憹,大黄荡涤实热,枳实破结逐停,去宿积也。

【备考】本方方名,《外台》引作"栀子枳实豉大黄汤"。

58016　栀子大黄汤(《伤寒大白》卷三)

【组成】栀子　豆豉　枳实　大黄　茵陈

【主治】伤寒懊憹,又兼心下热痛,发黄。

58017　栀子五味汤(《外台》卷四引《许仁则方》)

【组成】栀子二十个　柴胡三两　黄芩三两　茵陈三两　芒消六两

【用法】上切。以水八升,煮四味,取二升六合,去滓,纳芒消搅令消,分三次温服,如人行十里久,更服之效。

【功用】取利。

【主治】急黄服麻黄五味汤汗出后,病势未歇,经三五日者。

58018　栀子五物汤(《活人书》卷十九引《广济方》)

【异名】栀子五物散(《普济方》卷三三九)。

【组成】栀子　前胡　知母各二两　黄芩一两　白石膏四两

【用法】上剉,如麻豆大。每服抄五钱匕,用水一小盏半,煎至一盏,去滓服。

【主治】妊娠伤寒,头痛壮热。

58019　栀子五物汤(《陈素庵妇科补解》卷三)

【组成】葛根　麦冬　知母　陈皮　焦栀　柴胡　黄芩　白术　前胡　甘草　赤苓　香薷　石膏　升麻　葱白

【主治】冬月触冒严寒,寒气感于太阳经,不即发病,藏于肌肤,日久蕴积,至夏发为热病。壮热,头疼面赤,口干,

昼夜烦扰,甚或登高弃衣,狂言妄语,多致坠胎。

【方论选录】用升麻、石膏以解积热,柴、芩、葛根以解表热,知、栀以解里热,薷、草、赤苓以解暑热,麦冬解心经之热,前胡解痰饮之热,术、陈理胃安胎,葱白为引。积热解则痛自己,而胎自安然,后用凉血固肾之药也。

58020 栀子五物散

《普济方》卷三三九。为《活人书》卷十九引《广济方》"栀子五物汤"之异名。见该条。

58021 栀子升麻汤(《活人书》卷十七)

【异名】栀子升麻散(《得效》卷一)。

【组成】栀子十个(切碎) 升麻一两半 生地黄半斤(切碎用) 柴胡(去芦) 石膏各二两半

【用法】上到,如麻豆大。每服抄五钱匕,水一盏半,煎至八分,去滓频服。病不解更作。

【功用】《医学入门》:清肌解热。

【主治】❶《活人书》:晚发伤寒,三月至夏为晚发。❷《医学入门》:兼治温热及虚烦不止。

58022 栀子升麻汤(《普济方》卷四〇三)

【组成】升麻 白芍药 干葛 山栀子 蓝叶 甘草各等分

【用法】上为散。灯心同煎服。

【主治】天行麻痘,疮子未出,潮热如火,谵语,小便涩难。

58023 栀子升麻汤(《伤寒全生集》卷三)

【组成】茵陈 山栀 黄芩 大黄 柴胡 升麻 龙胆

【用法】加灯心,用水煎服。

【主治】发黄,面目悉黄如金,小便浓而少,诸药不效者。

【加减】人弱大便实,去大黄,加木通、猪苓。

58024 栀子升麻汤(《伤寒全生集》卷三)

【组成】升麻 柴胡 栀子 生地

【用法】水煎服。

【功用】探吐。

【主治】阳毒发斑、发狂;温热病发狂。

58025 栀子升麻散

《得效》卷一。为《活人书》卷十七"栀子升麻汤"之异名。见该条。

58026 栀子乌梅汤(《活人书》卷十八)

【组成】栀子半两 黄芩半两 甘草半两(炙微赤) 柴胡一两 乌梅肉十四个(微炒用)

【用法】上为粗末。每服四钱,水一盏半,生姜三片,竹叶十四片,豉五十粒,煎至七分,去滓温服。

【主治】伤寒后,虚烦不得眠,心中懊恼。

【备考】本方方名,《医学纲目》引作"乌梅汤"。

58027 栀子乌梅汤(《伤寒全生集》卷四)

【组成】栀子一钱 黄芩一钱 柴胡二钱 甘草一钱 乌梅二个 人参一钱 麦冬一钱 竹叶十四片

【用法】加生姜、大枣,水煎服。

【主治】伤寒愈后,热气与诸阳相并,阳气未复,不眠。

【备考】方中诸药用量原缺,据《准绳·伤寒》补。

58028 栀子六合汤(《元戎》)

【组成】四物汤四两 栀子 黄芩各半两

【用法】上为粗末。水煎服。

【主治】妊娠伤寒,汗下后,不得眠者。

58029 栀子六味散(《外台》卷三引《许仁则方》)

【组成】栀子三十个(擘) 干葛五两 茵陈二两 蜀升麻三两 大黄五两 芒消五两

【用法】上为散。每服三方寸匕,以饮送下。服之须臾,当觉转则利也。如经一两食顷不利,且以热饮投之,又不利,即斯须臾服一方寸匕,还以饮投,得利为度。后适寒温将息,更不须服此也。

【主治】天行病,或伤寒,服鸡子汤汗泄后病不退者。

58030 栀子石膏汤(方出《千金》卷十,名见《外台》卷二)

【组成】栀子仁三七个 石膏五两 鼠屎(尖头大者)二十个 香豉一升

【用法】上咬咀。以水七升,煮取三升,分三次服。

【主治】伤寒温病后或食或饮或动作劳复。

58031 栀子石膏汤

《胎产秘书》卷上。为《圣惠》卷七十四"栀子仁饮"之异名。见该条。

58032 栀子石膏散(方出《圣惠》卷十四,名见《普济方》卷一四六)

【组成】栀子仁一两 石膏三两 雄鼠粪三七个 豉二两 川大黄二两(剉碎,微炒) 枳壳一两(麸炒微黄,去瓤)

【用法】上为粗散。每服三钱,以水一中盏,煎至六分,去滓温服,不拘时候。

【主治】伤寒新愈后,起早,饮食过度劳复。

58033 栀子竹茹汤(《杂病源流犀烛》卷四)

【组成】山栀三钱 陈皮二钱 竹茹一钱半

【用法】加姜汁,水煎服。

【主治】胃热干呕。

58034 栀子豆豉汤(《普济方》卷一四六引《德生堂方》)

【组成】枳实 山栀子各一钱 厚朴二钱 大黄(另研) 豆豉各三钱

【用法】上咬咀。分作二服。每服水一盏半,生姜三片,煎至一大盏,却下大黄再煎,去滓温服。

【主治】伤寒六七日后,因酒食所伤,胁腹疼,大便结,发热,发渴。

58035 栀子豆豉汤

《准绳·幼科》卷五。为《伤寒论》"栀子豉汤"之异名。见该条。

58036 栀子杏仁汤(《伤寒全生集》卷三)

【组成】山栀 升麻 黄芩 芍药 石膏 知母 杏仁 柴胡 甘草

【用法】加豆豉,水煎服。

【主治】伤寒,壮热疼痛,内外皆热,发斑,谵语发狂。

58037 栀子郁金汤(《不居集·下集》卷十一)

【组成】栀子 郁金 贝母 丹皮 苏子 黄连 橘红 茯苓 红曲 茜根 香附

【用法】上以水煎,冲服益元散。

【主治】虚损,积痰积瘀。

58038 栀子金花丸(《宣明论》卷四)

【异名】既济解毒丸(原书同卷)、金花丸(《活法机要》)、小金花丸(《保命歌括》卷十)、三黄金花丸(《医方集解》）、大金花丸（《保命集》卷中）。

【组成】黄连　黄柏　黄芩　栀子各半两

【用法】上为末，滴水为丸，如小豆大。每服二三十丸，新汲水送下。小儿丸如麻子大，每服三五丸。

【主治】中外诸热，寝汗咬牙，睡语惊悸，溺血淋闭，咳血衄血，瘦弱头痛，骨蒸，肺痿喘嗽。

【现代研究】对炭疽杆菌和巴氏杆菌的抗菌作用：《河北中医》[1992,21(4):36]研究发现：本方对炭疽杆菌及巴氏杆菌有良好的抑菌作用。

58039　栀子金花丸（《穷乡便方》）

【组成】栀子仁三两　黄芩　黄柏　麦门冬各二两　杏仁　半夏　桔梗各一两　黄连四钱　薄荷八钱

【用法】上为末，面糊为丸。每服三钱，食远时淡姜汤送下。

【主治】火病，舌干口燥者。

58040　栀子金花丸

《医方集解》。为《准绳·类方》卷八"金花丸"之异名。见该条。

58041　栀子金花丸（《北京市中药成方选集》）

【组成】栀子(炒)二百八十八两　黄柏一百四十四两　黄连十二两　黄芩二百八十八两　天花粉一百四十四两　大黄二百八十八两　知母九十六两

【用法】上为细粉，过罗，用冷开水泛为小丸。每服二钱，日服二次，温开水送下。

【功用】泻热润燥，生津止渴。

【主治】头晕目眩，鼻干出血，牙痛咽肿，口舌生疮。

【宜忌】忌辛辣食物。孕妇忌服。

【备考】《中国药典》2010版组成有"金银花"。

58042　栀子金花汤（《张氏医通》卷十六）

【异名】金花汤（《胎产心法》卷上）。

【组成】黄连　黄芩　黄柏　栀子各一钱

【用法】上以麻沸汤二升渍之，须臾绞去滓，分二次温服。

【主治】❶《张氏医通》：热毒内蕴。❷《胎产心法》：妊娠伤寒，发热大渴者。

【备考】方中诸药用法原缺，据《胎产心法》补。

58043　栀子金花汤（《金鉴》卷五十八）

【组成】黄芩　黄连　黄柏　大黄　栀子

【用法】水煎服。

【主治】痘中厥逆，因阳毒内攻，热极反寒，致热厥，爪甲色红，小便赤涩，痘色更见紫黑，烦躁闷乱者。

【临床报道】脑出血：《中国中医急症》[2002,11(5):341]用栀子金花汤治疗脑出血急性期60例，显效39例，有效11例，无效10例，总有效率83.33%。且对昏迷、血肿吸收的影响均优于对照组。

【现代研究】对腹腔感染导致脓毒症大鼠炎症介质的影响：《中国中西医结合急救杂志》[2007,14(3):169-172]结果发现：中药组能显著升高血浆Fbg水平，以48小时最为显著($P<0.05$)。中西药结合组能显著降低肿瘤坏死因子-α、白介素-6、E选择素水平，升高Fbg水平(P均<0.05)。

58044　栀子柏皮汤（《伤寒论》）

【异名】柏皮汤（《鸡峰》卷十）、柏皮散（《永乐大典》卷一〇三三引《全婴方》）。

【组成】肥栀子十五个(擘)　甘草一两(炙)　黄柏二两

【用法】上以水四升，煮取一升半，去滓。分二次温服。

【主治】❶《伤寒论》：伤寒，身黄发热者。❷《鸡峰》：衄血，或从口出，或从鼻出，暴出而色鲜，衄至一二斗，闷绝者。

【方论选录】《温病条辨》：栀子清肌表，解五黄，又治内烦；黄柏泻膀胱，疗肌肤间热；甘草协利内外。三者其色皆黄，以黄退黄，同气相求也。

【现代研究】对小鼠皮肤感染HSV-1的影响：《和汉医药学杂志》[1997,14(3):192-198]栀子柏皮汤对阻止小鼠皮肤损伤明显有效，栀子柏皮汤在用1型单纯疱疹病毒抗原攻击后，在24、36和48小时分别明显增强鼠皮肤反应，表明其有能增强HSV-1抗原介导的小鼠皮肤反应的治疗功能。

【备考】《鸡峰》本方用法：为粗末。每服五钱，水二盏，煎至一盏，去滓温服。

58045　栀子柏皮汤（《云岐子保命集》卷上）

【组成】大黄　柏皮各二两　栀子十五个

【用法】上判，如麻豆大。每服一两，水三盏，煎服。

【主治】燥热发黄。

【加减】发黄，大便自利不止者，加黄连、黄柏皮各三两(生)，减大黄。

58046　栀子柏皮汤（《玉机微义》卷四十五）

【组成】栀子　柏皮　黄连各等分

【用法】上㕮咀。每服一两，水煎服。

【主治】身热不去，大便利而烦热身黄者。

58047　栀子柏皮汤（《寒温条辨》卷五）

【组成】栀子三钱　甘草三钱　茵陈三钱　黄柏三钱

【用法】水煎，温服。

【主治】伤寒，湿热郁于肌表，身热发黄者。

58048　栀子荆芥汤（《医统》卷六十六）

【组成】栀子　荆芥　黄芩　川芎　白芷　白芍药　桔梗　生地黄　升麻　枳壳(麸炒)　大黄各一钱　甘草二分

【用法】上用水二盏，煎八分，食后服。

【主治】头面生疮。

58049　栀子茵陈汤（《会约》卷十一）

【组成】栀子七个　茵陈　泽泻　黄柏　赤苓各三钱　甘草一钱

【用法】水煎，空心服。

【主治】身热发黄，小水不利，脉实口渴。

【加减】如大便燥结，加大黄四钱；口渴，加生石膏五钱。

58050　栀子茯苓汤

《兰室秘藏》卷下。为原书同卷"大芜荑汤"之异名。见该条。

58051　栀子厚朴汤（《伤寒论》）

【组成】栀子十四个(擘)　厚朴四两(炙，去皮)　枳实四个(水浸，炙令黄)

【用法】以水三升半，煮取一升半，去滓，分二服，温进一服。得吐者止后服。

【主治】伤寒下后，心烦腹满，卧起不安者。

【方论选录】❶《医学入门》：以山栀之苦，以吐虚烦；枳、朴之苦，以泄腹满。❷《伤寒来苏集》：心烦则难卧，腹满则难起，起卧不安，是心移热于胃。栀子以治烦，枳、朴以泄满，此两解心腹之妙剂也。

58052 栀子香豉汤

《伤寒总病论》卷三。为《伤寒论》"栀子豉汤"之异名。见该条。

58053 栀子胜奇汤《眼科全书》卷四

【组成】栀子 石膏 草决明 防风 荆芥 木贼 蒺藜 蝉蜕 羌活 黄芩 蔓荆子 谷精草 菊花 甘草 密蒙花

【用法】上为细末。每服二钱，临卧时热茶调下。

【主治】脾胃热毒，心肺二经火邪冲目，致患胬肉攀睛，久而不退者。

58054 栀子胜奇散《原机启微》卷下

【组成】蛇蜕 草决明 川芎 荆芥穗 蒺藜（炒）谷精草 菊花 防风 羌活 密蒙花 甘草（炙）蔓荆子 木贼草 山栀子 黄芩各等分

【用法】上为细末。每服二钱，食后、临睡热茶清调下。

【主治】阳跷受邪，内眦生赤脉缕缕，根生瘀肉，瘀肉生黄赤脂，脂横侵黑睛，渐蚀神水，锐眦亦然，俗名攀睛者，并有眵泪，羞涩难开。

【方论选录】以蝉蜕之咸寒，草决明之咸苦，为味薄者通，通者，通其经络也；川芎、荆芥穗之辛温，白蒺藜、谷精草之苦辛温，菊花之苦甘平，防风之辛为臣，为气辛者发热，发热者，升其阳也；羌活之苦甘温，密蒙花之甘微寒，甘草之甘平，蔓荆子之辛微寒为佐，为气薄者发泄，发泄者，清利其诸关节也；以木贼草之甘微苦，山栀子、黄芩之微苦寒为使，为厚味者泄，泄者，攻其壅滞有余也。

【临床报道】翼状胬肉：《山东中医杂志》[2005，24（9）：551-552]角膜缘干细胞移植配合栀子胜奇散治疗翼状胬肉65例（68眼），随访时间1～3年（平均2.0±0.6年）。结果：65例中，62例治愈，3例（3只眼）术后12～24月复发。

【备考】方中"蛇蜕"，《审视瑶函》作"蝉蜕"。

58055 栀子栝楼汤《痎疟论疏》

【组成】栀子五钱（去壳，取仁，用甘草水浸一宿取出，晒干，捣筛，为末）栝楼根（取大三围者，去皮，捣烂，以水澄粉晒干）七钱 香豉小半合（取如法修事者）淡竹叶（东流水洗，切）小半升 葛根（秋露润透，阴干，剉碎）一两一钱 猪苓（剉，去粗皮，切片，东流水浸一宿取出，同升麻、麻黄等分，水润拌蒸 一炷香，勿令泄气，去升麻、麻黄，晒干）九钱 滑石一两（取洁白者，以竹刀刮净，研如粉，每两用牡丹皮二两同煮三炷香，去牡丹，以东流水淘过，晒干）牡丹皮（铜刀削去骨，剉碎，同桃仁等分，酒润，蒸晒三次，去桃仁）七钱 知母（槐砧上剉碎，干木臼中捣烂）五钱 生姜（切）七钱

【用法】上以水三升五合，煮取升半，去滓，分三次温服。

【主治】瘅疟。

58056 栀子柴胡汤《症因脉治》卷三

【组成】栀子 柴胡 黄芩 竹茹 知母 甘草

【主治】少阳余热未尽而致的不得卧。睡中盗汗，小便色黄，夜多烦躁，口苦舌干，不得安睡，脉左关数者。

58057 栀子柴胡散

《保婴撮要》卷十三。为原书同卷"栀子清肝散"之异名。见该条。

58058 栀子菖蒲汤《准绳·幼科》卷五

【组成】栀子一钱三分 石菖蒲 紫草茸各一钱二分 山豆根 生犀 黄连各一钱一分 羌活 木通 白僵蚕 杏仁 韭子 鼠黏子各一钱 升麻 蝉蜕 薄荷七分

【用法】上剉散。每服五钱，水煎，食远服。

【主治】小儿痘证，因热毒生风，痦哑不语。

【备考】方中升麻、蝉蜕用量原缺。

58059 栀子黄芩汤《集验背疽方》

【异名】排脓内补散《普济方》卷二八二。

【组成】漏芦 连翘 山栀子仁 黄芩（去心）各二两半 黄耆（生用）一两 防风 石韦（如无，以桑白皮代之）生甘草 犀角 人参 苦参 白茯苓各二钱半

【用法】上为粗末。每服四钱，水一中盏，煎至六分，去滓温服。

【功用】退热。

【主治】发背疮溃后，因饮食有伤，调摄不当，发热不住。

58060 栀子黄柏汤《秋疟指南》卷二

【组成】生栀二钱 茵陈一钱半 黄柏一钱半 大黄一钱半 生甘八分 条芩一钱半 麦冬一钱半 川连一钱

【用法】上用水炖，半饥服。

【主治】伤暑，气血流溢，湿热外瘀，肌肤微肿，遍体蒸黄，溲溺短涩，甚则气粗喘逆。

【加减】若大便燥秘，倍大黄，加玄明粉。

58061 栀子清肝汤

《医学入门》卷八。为《保婴撮要》卷十三"栀子清肝散"之异名。见该条。

58062 栀子清肝汤《外科正宗》卷二

【组成】牛蒡子 柴胡 川芎 白芍 石膏 当归 山栀 牡丹皮各一钱 黄芩 黄连 甘草各五分

【用法】上用水二钟，煎八分，食后服。

【主治】少阳经虚，肝火风热上攻，遂成发疽，痛连颈项、胸乳、太阳等处，或寒热晡甚，胸满，口苦舌干。

58063 栀子清肝汤《杂病源流犀烛》卷二十三

【组成】山栀 菖蒲 柴胡 当归 黄芩 黄连 丹皮 甘草 牛蒡子

【用法】先以生猪脂、地龙、百草霜为末，和葱汁，捏如枣核大，棉包塞耳几日，待软挑出，后服此药。

【主治】耵耳。因风热搏于耳中津液，结硬成块，壅塞耳窍，气脉不通，致疼痛不止，耳聋。

58064 栀子清肝饮《辨证录》卷五

【组成】白芍一两 炒栀子 茯苓各三钱 半夏二钱 甘草一钱

【用法】水煎服。

【主治】春温过热，致春月伤风，日晡发潮热，不恶寒，独语如见鬼状者。

58065 栀子清肝散《保婴撮要》卷十三

【异名】栀子柴胡散《保婴撮要》卷十三、柴胡栀子散《保婴撮要》卷十五、柴胡栀子饮《幼科发挥》卷四、栀子

清肝汤(《医学入门》卷八)。

【组成】柴胡 栀子(炒) 牡丹皮 茯苓 川芎 芍药(炒) 当归 牛蒡子(炒)各七分 甘草二分

【用法】水煎,子母同服。

【主治】小儿三焦及足少阳经风热,耳内生疮作痒,或出水疼痛,或发热。

58066 栀子葱豉汤(《卫生鸿宝》卷五)

【组成】栀子(炒) 黄芩 升麻各二钱 生地二钱 青黛八分 豆豉四十九粒 杏仁(去皮尖)十二粒 石膏(煅)一钱半 葱白七寸

【用法】水煎服。

【主治】孕妇热病,斑出赤黑色,小便如血,气急欲绝。

58067 栀子滑石汤(《医统》卷十八)

【组成】大黄 黄柏各二两 栀子十五个 滑石四两

【用法】水六升,煮四升,去滓澄清,更取一升,顿服。

【主治】黄疸,腹满,小便不利,面赤自汗。

58068 栀子解郁汤(《医醇剩义》卷三)

【组成】黑山栀二钱 瓜蒌果一个(切) 连翘二钱 薄荷二钱 葛根二钱 苏梗一钱五分 豆豉三钱 郁金二钱

【用法】加淡竹叶二十张,白茅根五钱,煎服。

【主治】结胸。风热内郁,则胸脘烦闷,心神焦躁。

58069 栀子解毒汤(《种痘新书》卷十一)

【组成】栀子 黄芩 黄连 石膏 知母 牛子 连翘 升麻 柴胡 防风 赤芍 甘草

【主治】麻疹热毒盛壅,火热熏蒸,肌干肤燥,目赤唇紫,毛发焦竖,烦渴不宁,惊狂颠谵,二便秘结,而出不快者。

【加减】大便秘,加酒大黄;烦躁,加麦冬;嗽甚,加杏仁、桔梗、花粉;惊谵,用镇惊丸;无汗,腠理秘,加大黄,再用紫苏煎水,令热气蒸之,或用酒遍身擦之,然后以被盖片时,其麻即出。

58070 栀子薤豉汤(《伤寒总病论》卷四)

【组成】好豉半升 薤白二两 肥栀子十六个

【用法】上用水二升半,煮栀子、薤白将烂,下豉再煮十数沸,去滓,分减服。解下恶物愈。

【主治】疮痘发斑,下利赤黄,或脓血,遍身发热。

58071 栀连二陈汤(《活幼心法》卷三)

【组成】黄连(姜汁炒) 栀子(姜汁炒)各五分 白茯苓八分 制半夏四分 陈皮(去白) 炙甘草各二分

【用法】生姜一片同煎,缓缓服。吐止即勿服。

【主治】痘症起发灌脓时,毒火上腾,吐而酸苦有声,吐讫反快,痘色红紫者。

58072 栀连二陈汤(《症因脉治》卷二)

【组成】陈皮 半夏 白茯苓 甘草 葛根 山栀 川连 竹茹

【主治】外感胃热兼痰饮之呃逆,脉滑大而数;或内伤痰火上冲之呃逆。

58073 栀连平胃散(《症因脉治》卷一)

【组成】山栀 川黄连 熟苍术 厚朴 广皮 甘草 葛根 木瓜 秦艽

【主治】口眼㖞斜,右关脉弦数者。

58074 栀连平胃散(《症因脉治》卷一)

【组成】苍术 厚朴 广皮 甘草 山栀 黄连

【主治】头痛,属膏粱积热者,口渴唇焦,二便赤涩,脉洪数。

58075 栀连平胃散(《症因脉治》卷二)

【组成】山栀 川黄连 苍术 厚朴 陈皮 甘草 葛根 竹茹

【主治】内伤积热冲攻之呃逆,脉沉数者。

58076 栀连平胃散(《症因脉治》卷四)

【组成】厚朴 陈皮 甘草 山栀 葛根 熟苍术 川连 枳壳

【主治】酒热成积腹痛,脉右关滑数者。

【加减】小便赤,加木通、滑石;大便结,加大黄、芒消;胸满闷,加砂仁、白蔻仁;目黄疸色,加柴胡、胆草。

58077 栀连平胃散(《症因脉治》卷四)

【组成】平胃散加川连 山栀 枳壳 桔梗

【主治】酒积腹痛,利下白沫。

58078 栀连正气散(《症因脉治》卷二)

【组成】山栀 黄连 藿香 厚朴 广皮 半夏 甘草 苍术 竹茹 白茯苓

【主治】胃火旺之呕吐,脉洪数者。

58079 栀连戊己汤(《症因脉治》卷三)

【组成】山栀 川黄连 白芍药 甘草

【功用】清脾火,兼清肝火。

【主治】热气积于脾中之积热酸软,脉弦数者。

58080 栀连四物汤(《医林纂要》卷八)

【组成】四物汤加黄连 栀子各二钱

【主治】挟暑挟热而经阻,或因怒伤经,血少目暗,或经期伤热,及郁怒气逆,相火并作,血逆上出者。

58081 栀连泻火汤(《辨证录》卷四)

【组成】生地一两 当归 丹皮各五钱 炒栀子 天花粉各三钱 黄连二钱 吴茱萸一钱

【用法】水煎服。

【主治】妇人发癫,因肝火炽盛,郁结而成者。

【加减】热入血室,加柴胡一钱。

58082 栀连枳壳汤(《症因脉治》卷三)

【组成】枳壳 厚朴 广皮 甘草 山栀 川黄连

【主治】脾热身肿,面肿目黄,烦躁不卧,皮肤常热,小便赤,大便时泄时结,常肿不退,脉右关弦数。

58083 栀连枳桔汤(《伤寒大白》卷三)

【组成】山栀 黄连 桔梗 甘草 青皮 木通 苏梗

【主治】胸胁里热作痛,气道壅滞,寒热,咳嗽气逆,有汗,脉沉数者。

【备考】原书用本方治上症,与黄芩泻白散同用。

58084 栀连茵陈汤(《伤寒大白》卷三)

【组成】栀子 川连 茵陈

【功用】清在里湿热。

【主治】中焦湿热发黄者。

58085 栀连柴胡汤(《症因脉治》卷二)

【组成】山栀 黄连 柴胡 黄芩 半夏 广皮 甘草

【主治】肝火呕吐,脉左关洪数。

58086 栀连柴胡汤(《伤寒大白》卷三)

【组成】柴胡 黄芩 广皮 甘草 竹茹 半夏 栀

九画

栀

子　川连

　　【主治】少阳胆热不得卧,脉弦而紧。

　　【备考】原书用本方治上症加竹茹。

58087　栀连清肺饮《症因脉治》卷二）

　　【组成】山栀　川连　桔梗　甘草　杏仁　天花粉
黄芩　薄荷

　　【主治】伤热咳嗽,面赤潮热,右脉洪数。

58088　栀桃枳楂散《医学入门》卷六）

　　【组成】山栀　桃仁　枳核　山楂各等分

　　【用法】上为末。于砂钵内入姜汁,用水烫起,煎,
热服。

　　【主治】阳明湿热传入太阳,恶寒发热,小腹连毛际间
闷痛不可忍。

　　【加减】加吴萸,治食积与瘀血成痛,及冷热不调疝气。

58089　栀豉枳实汤

　　《医学入门》卷四。为《伤寒论》"枳实栀子豉汤"之异
名。见该条。

58090　栀豉枳黄汤《医学入门》卷四）

　　【组成】山栀　枳壳　柴胡各一钱　香豉五钱　大黄
三钱（人壮积坚者五钱）

　　【用法】水煎,温服。

　　【主治】食复发热。

　　【加减】如内热,加黄芩;腹胀,加厚朴;伤肉,加山楂;
伤面饭,加神曲。

58091　栀子仁涂敷方《普济方》卷二七七）

　　【组成】栀子仁　石灰　地椒　黄柏（涂蜜,炙）　铅丹
各半两

　　【用法】上为散。涂敷疮上,一日三五次。

　　【主治】灸疮,疼不可忍。

58092　栀子甘草豉汤《伤寒论》）

　　【异名】栀子豉汤（《千金》卷二十四）、栀子仁散（《医方
类聚》卷五十三引《神巧万全方》）、栀子仁汤（《普济方》卷三
六九）、栀子豉加甘草汤（《温病条辨》卷二）。

　　【组成】栀子十四个（擘）　甘草二两（炙）　香豉四合
（绵裹）

　　【用法】上以水四升,先煮栀子、甘草,取二升半,纳豉,
煮取一升半,去滓,分二服,温进一服。得吐者止后服。

　　【主治】❶《伤寒论》:发汗吐下后,虚烦不得眠,若剧
者,必反复颠倒,心中懊憹,少气者。❷《千金》:石毒,因食
宿饭、陈臭肉及羹宿等发者。

58093　栀子生姜豉汤《伤寒论》）

　　【组成】栀子十四个（擘）　生姜五两　香豉四合（绵
裹）

　　【用法】上以水四升,先煮栀子、生姜,取二升半,纳豉,
煮取一升半,去滓,分二服,温进一服。得吐者止后服。

　　【主治】发汗吐下后,虚烦不得眠,若剧者,必反复颠
倒,心中懊憹,呕者。

58094　栀子石膏香豉汤《伤寒总病论》卷三）

　　【组成】栀子十六个　石膏四两　香豉一两（绵裹）

　　【用法】上用水三升,　先煮二味至二升半,下豉,煮取
一升半,去滓,温饮一盏;一法,汤成入雄鼠矢二七枚（末）。

　　【主治】伤寒劳复如初,自汗出者,脉浮滑,烦躁甚者。

58095　栀子豆豉陷胸汤《伤寒大白》卷三）

　　【组成】栀子　豆豉　半夏　川连　瓜蒌霜

　　【主治】食滞中焦,兼有痰凝,以致懊憹者。

58096　栀子豉加甘草汤

　　《温病条辨》卷二。为《伤寒论》"栀子甘草豉汤"之异
名。见该条。

58097　栀子豉加姜汁方《温病条辨》卷二）

　　【组成】栀子豉汤加姜汁五匙

　　【主治】阳明温病,下后虚烦不得眠,心中懊憹,甚至反
复颠倒,呕吐者。

58098　栀子枳实豉大黄汤

　　《外台》卷四。即《金匮》卷中"栀子大黄汤"。见该条。

58099　栀子香豉淡竹叶汤《疟疾论疏》）

　　【组成】栀子（去壳取仁,用甘草水浸一宿取出,焙干,
捣筛为末）十三个　香豉小半合（用大黑豆三斗,六月内淘
净沥干,蒸熟取出摊席上,待微温以青蒿覆之,每三日一看,
待黄衣上遍即取,晒干,筛净,更用东流水拌润,干湿得所,
以汁指间为度,安瓮中,筑实,上以桑叶盖之,厚三四寸,
以泥密封,日中晒七日取出,摊晒一时许,又用秋粳拌入豆
内,复安瓮中,晒七日取出,摊晒一时许,复安瓮中,晒七日,
如此七遍取出,蒸之,摅令气歇,复收极净瓷瓮中,筑极实,
密封瓮口,一月后即成矣）　淡竹叶（粟米泔洗三遍,切碎）
半斤　甘草（去头尾,蜜水润透,涂酒,炙黄色,剉碎）四钱
蜀漆（连根收采者佳,临用时去根,以甘草剉细,将东流水润
透,拌入蜀漆内蒸之,勿使气漏矣,冷去甘草,取蜀漆,剉碎,
又拌甘草水,干湿得所,蒸之矣,冷晒干）一两　常山（临用
去苗,同甘草末水润拌蒸矣,冷去甘草,取常山,剉碎,再用
好酒拌润一宿取出,熬,捣）一两五钱　鳖甲（取九肋者,三
两,洗去甲外黑皮,甲里皮肉置罐中,用酽醋煮干取出,炙
燥,剉碎）一两三钱　石膏（研细,甘草水飞澄,晒,再研）二
两　乌梅十枚（汤润,去核,入米中蒸烂,焙干）

　　【用法】上以水三升五合,煮取一升半,去滓,分三次温
服,未发前令三服尽。

　　【主治】心疟。

枸

58100　枸杞丸《医心方》卷十三引《录验方》）

　　【组成】枸杞子三升　干地黄（切）一升　天门冬（切）
一升

　　【用法】上为细末,晒干,以绢罗之,炼蜜为丸,如弹子
大。每服一丸,一日二次。

　　【主治】劳伤虚损。

58101　枸杞丸《圣济总录》卷一○九）

　　【组成】枸杞子（九炊九晒）二两　巴戟天（穿心紫色
者,去心）　旋覆花（择净）　蜀椒（去目及闭口,炒出汗）各
一两

　　【用法】上为末,炼蜜为丸,如梧桐子大。每服三十丸,
腊茶清送下,不拘时候。

　　【主治】肝肾风气上攻,眼生黑花。

　　【备考】本方方名,《普济方》引作"枸杞子丸"。

58102　枸杞丸《圣济总录》卷一八五）

　　【组成】石斛（去根）一两　鹿茸（去毛,酥炙）　地骨皮

各一分。

【用法】上焙为末,以红枸杞子自然汁二合,无灰酒一合,白蜜半两,熬成膏为丸,如梧桐子大。每服三十丸,空心用温酒或生姜盐汤送下。

【功用】平补。

【备考】本方方名,《普济方》引作"平补枸杞子丸"。

58103　枸杞丸(《圣济总录》卷一八五)

【组成】枸杞子(净择)一斤　肉苁蓉(酒浸,切,焙)干枣肉　石斛(去根)各八两　远志(去心)六两　菟丝子(酒浸一宿,另捣)　续断各五两　熟干地黄十两　天雄(炮裂,去皮脐)二两

【用法】上为末,炼蜜为丸,如梧桐子大。每服三十丸,空心温酒送下。五日后,加至四十丸;十日后,加至五十丸;二十日后,加至六十丸;三十日后,却减十丸;减至三十丸止。

【功用】益气补精。

【备考】本方方名,《普济方》引作"枸杞子丸"。

58104　枸杞丸(《圣济总录》卷一八七)

【组成】枸杞子十两　甘菊花四两　桂(去粗皮)一两半　白茯苓(去黑皮)　茯神(去木)　熟干地黄各一两

【用法】上为细末,炼蜜五两,入薄荷汁半盏,同熬得所,为丸,如梧桐子大。每服二十丸,空心、食前温酒送下。

【功用】补真气,壮丹田,悦颜色,充肌肤。

58105　枸杞丸(《鸡峰》卷二十一)

【组成】苁蓉　枸杞　川椒(取红)　甘菊各等分　巴戟减半

【用法】上为细末,炼蜜为丸,如梧桐子大。每服二十丸,空心酒送下。

【功用】明目活血。

【主治】眼目昏暗。

58106　枸杞丸(《普济方》卷七十八引《卫生家宝》)

【组成】木贼一两(去节,童便浸一宿,净洗三五次)枸杞子一两(炒干)　家菊花一两(去枝叶)　削皮苍术三两(泔水浸一夕,净洗)

【用法】上为末,炼蜜为丸,如禾穗子大。每服一丸,食后用好茶嚼下。

【主治】远年近日,翳膜遮障,内外障眼。

58107　枸杞丸(《医方类聚》卷一九七引《经验秘方》)

【组成】枸杞一斤(用青盐二两,芝麻二两,小茴香二两,川椒二两同炒,候枸杞微黄,去余药不用)　熟干地黄(酒蒸,焙干)　白茯苓　白术　甘菊花各三两

【用法】上为细末,炼蜜为丸,如梧桐子大。每服四五十丸,空心温酒送下,干物压之。

【功用】活血驻颜,暖水脏。

58108　枸杞丸(《普济方》卷二一七)

【异名】枸杞子丸(《医统》卷七十)。

【组成】枸杞子(冬采者佳)　黄精各等分

【用法】上为细末,相和捣成块,捏作饼子,干复捣末,炼蜜为丸,如梧桐子大。每服五十丸,空心温酒送下。

【功用】补精气。

【主治】《医统》:肾虚精滑。

【备考】方中二药用量原缺,据《医统》补。

58109　枸杞丸

《仙拈集》卷二。为《明医指掌》卷六"枸杞子丸"之异名。见该条。

58110　枸杞汤(《医心方》卷十二引深师方)

【组成】枸杞根五升(到皮)　石膏一升　小麦(一方小豆)三升

【用法】上切。加水至没手,合煮麦熟,汤成去滓,适寒温服之。

【主治】消渴,唇干口燥。

58111　枸杞汤(《外台》卷十七引《古今录验》)

【组成】枸杞叶十斤　干姜二两　桂心一两　甘草五两(炙)　大麻子仁二升

【用法】上切碎。以河水三斗,煮取九升,去滓,每服一升,一日三次。

【主治】虚劳少气,骨节中微热,诸疼痛。

【宜忌】忌海藻,菘菜,生葱。

58112　枸杞汤(方出《千金》卷十七,名见《圣济总录》卷四十八)

【组成】枸杞根皮(切)二升　石膏八两　白前　杏仁各三两　橘皮　白术各五两　赤蜜七合

【用法】上㕮咀。以水七升,煮取二升,去滓,下蜜,煮三沸,分三服。

【功用】泄气除热。

【主治】❶《千金》:肺实热,胸满仰息。❷《圣济总录》:肺热实。凡右手寸口、气口以前脉阴实者,苦肺胀,汗出气喘逆,咽中塞,如欲呕状。

58113　枸杞汤(《千金》卷二十一)

【异名】栝楼根汤(《圣济总录》卷五十八)、栝楼汤(《普济方》卷一七八)。

【组成】枸杞枝叶一斤　栝楼根　石膏　黄连　甘草各三两

【用法】上㕮咀。以水一斗,煮取三升,分五服,日三夜二;剧者多合,渴即饮之。

【主治】消渴或痈疽。

❶《千金》:消渴。❷《圣济总录》:发背痈疽,热渴闷乱。❸《普济方》:渴而利者。

58114　枸杞汤(《千金》卷二十一)

【组成】枸杞根(白皮,切)五升　麦门冬三升　小麦二升

【用法】上以水二斗煮,麦熟药成,去滓,每服一升,一日二次。

【主治】❶《千金》:虚劳,口中苦渴,骨节烦热或寒。❷《圣济总录》:消渴,舌干体瘦。

【备考】本方方名,《普济方》引作"地骨皮散"。

58115　枸杞汤(方出《圣惠》卷三十四,名见《圣济总录》卷一二〇)

【组成】枸杞根　东引槐枝　东引柳枝各三两　黑豆半升(炒热,到皮)

【用法】上为细末,入于铜铛中,微火炒令黄,下炒了黑豆相和,以水三大盏,煎十余沸后,入酒一升,更煎一两沸,滤取汁,热含冷吐。

【主治】齿风疳,根与肉离,疼痛,吃食不得。

58116　枸杞汤(《圣济总录》卷四十一)

【组成】枸杞子　海桐皮(剉)　白芷　苦参　防风(去叉)　甘草(炙,剉)　麻黄(去根节,煎,掠去沫,焙)　牛膝(切,酒浸一宿,焙)各一两　桂(去粗皮)　酸枣仁各半两。

【用法】上为粗末。每服三钱匕,水一盏,加生姜二片,同煎至七分,去滓温服,不拘时候。

【主治】肝气攻注,遍身筋脉抽掣疼痛,四肢无力。

【备考】本方方名,《普济方》引作"枸杞子汤"。

58117　枸杞汤(《圣济总录》卷六十六)

【组成】枸杞叶(焙干)不拘多少

【用法】上切碎。每服三钱匕,水一盏,生姜三片,大枣一个(擘),煎至七分,去滓温服,每日三次。

【主治】卒短气。

58118　枸杞汤(《圣济总录》卷六十七)

【组成】枸杞

【用法】上为粗末,每服三钱匕,水一盏,生姜一枣大(切碎),煎至七分,去滓温服,一日三次。

【主治】卒短气。

58119　枸杞汤(《圣济总录》卷八十八)

【组成】枸杞根(剉)　黄耆(剉)各三分　甘草(炙,剉)　麦门冬(去心,焙)　桂(去粗皮)各半两　粳米一两。

【用法】上为粗末。每服五钱匕,水一盏半,生姜一分(拍碎),煎至一盏,去滓,空腹服,夜卧再服。

【主治】虚劳,骨肉酸疼,吸吸少气,少腹拘急,腰背强痛,心中惊悸,咽干唇燥,面无颜色,饮食减少,忧愁嗜卧。

58120　枸杞汤(《圣济总录》卷九十二)

【组成】枸杞　黄耆(剉,炒)　附子(炮裂,去皮脐)各二两　芎䓖　人参　芍药　茯神(去木)　甘草(炙,剉)　羌活(去芦头)　桂(去粗皮)各一两　防风(去叉)三分　半夏(汤洗去滑)一两半。

【用法】上剉,如麻豆大。每服五钱匕,用水一盏半,加生姜五片,煎取八分,去滓温服。

【主治】肉极虚羸,寒气所加,体重怠堕,四肢不举,肢节疼痛,饮食减少,坐卧不安。

58121　枸杞汤(《圣济总录》卷一一〇)

【组成】枸杞子(炒)半两　赤芍药　山芋　升麻各一两半　蒺藜子(炒)　茯神(去木)各二两　防风(去叉)一两

【用法】上为粗末。每服五钱匕,以水一盏半,煎取七分,加生地黄汁一合,去滓温服,临卧再服。

【主治】风邪客于睑肤,令眼睑垂缓,甚则眼闭难开。

58122　枸杞汤(《鸡峰》卷四)

【组成】枸杞　荨麻根　枸椒根　蒴藋根各等分。

【用法】上为粗末。煎汤淋洗。

【主治】脚气。

58123　枸杞汤(《医学入门》卷七)

【组成】枸杞子　肉苁蓉　茯苓各一钱　五味子七分　人参　黄耆　山栀仁　熟地石枣肉　甘草各五分　生姜一片　灯心一握

【用法】早空心温服。

【主治】肾虚精滑。

58124　枸杞饮(《养老奉亲》)

【组成】枸杞根白皮一升　小麦一升(净淘)　粳米三合(研)

【用法】上以水一斗,煮前二味,取七升汁,下米作饮,渴即渐服之。

【主治】老人烦渴口干,骨节烦热。

58125　枸杞茶(《遵生八笺》卷十三)

【组成】枸杞子(深秋摘红熟者)

【用法】同干面拌和成剂,擀作饼样,晒干,研为细末,每江茶一两,杞子末二两,同和匀,入炼化酥油三两,或香油亦可,旋添汤搅成膏子,用盐少许,入锅煎熟饮之。

【功用】明目。

58126　枸杞酒

《医心方》卷二十六引《大清经》。为《外台》卷十七引《延年秘录》"生枸杞子酒"之异名。见该条。

58127　枸杞酒(《千金》卷二十七)

【组成】枸杞根一百二十斤(切)　干地黄末二斤半　桂心　干姜　泽泻　蜀椒末各一升　商陆末二升

【用法】以东流水四石,煮杞根一日一夜,取清汁一石,渍曲一如家酿法,熟取清,贮不津器中;余药以绢袋贮,纳酒底,紧塞口,埋入地三尺,坚覆上,三七日后开之,其酒赤如金色。旦空腹服半升,恶疾人以水一升,和酒半升,分五服。

【功用】补养,灭瘢痕。

58128　枸杞酒(《外台》卷十七)

【组成】米一石(黍糯并得酿酒米,用上好曲末一斗,加五升弥佳)　枸杞三十斤(去赤皮,半寸剉之,以水一石,浸之三日,煮取五斗汁)　生地黄二十斤(洗去土,细切,共米同炊之)　秋麻子三斗(微熬细粉,蒸气出,以枸杞汤淋取汁)　豆豉二斗(以枸杞汤煮取汁)

【用法】上药地黄共米同蒸,余三物药汁,总合得五斗,分半渍米,馈半及曲和酿饭,如人肌温,总和一酘,盖瓮口,经二七日,压取封泥,复经七日。初一度酿,用麻子二斗,多即恐令人头痛。日可饮三杯。

【功用】补中逐水,破积去瘀,逐热破血,利耳目,长发,坚筋骨,强阴,利大小肠,填骨髓,长肌肉,破除结气。

【主治】五内邪气,消渴,风湿,胸胁间气,头痛,五劳七伤,胃中宿食,鼻衄吐血,内湿风疰,恶血石淋,伤寒瘴气,烦躁满闷,虚劳喘息及脚气肿痹。

【宜忌】慎芜荑、生冷、陈宿猪、犬、鸡、鱼、面、蒜、油腻、白酒、房室等。

【备考】方中用法项用量原缺,据《圣惠》补。

58129　枸杞酒(《圣惠》卷九十五)

【组成】枸杞根一石(剉,不生冢上者,净洗,去苍三寸,以水二石,煮取一石,去滓,入小麦秫末十斤,候发,即用半糯米秫共一石,净淘,炊之令熟,摊令暖得所,即下后药)桃仁三升(去皮尖,麸炒令微黄)　大麻仁二升(炒令香熟)乌麻仁二升(炒令香,三味并捣碎)　甘菊花十两　生地黄一斗(切)

【用法】上都捣熟,入上件曲米中,搅拌令匀,入于瓮中,候发定,即泥瓮头,三七日令熟,初开,先下筒取清,然后压如常法。冬温夏冷,随性饮之,不令至醉为妙。

【功用】长筋骨,留容颜。

58130　枸杞酒(《圣济总录》卷一八七)

【组成】枸杞子二斤　生地黄汁三升

【用法】上每于十月采枸杞子,先以好酒二升,于瓷瓶内浸二十一日,开封再入地黄汁,不犯生水者,同浸,勿搅之,却以纸三重封头,候至立春前三十日开瓶。空心暖饮一杯。

【功用】变白轻身,乌髭发。

【主治】精血虚损。

【宜忌】忌食芜荑、葱。

58131 枸杞酒(《韩氏医通》卷下)

【组成】枸杞子五钱 黄连(炒)三钱 绿豆一钱

【用法】上药绢袋盛之,凡米五升,造酒一樽,煎一袋,窨久乃饮。

【主治】火证。

58132 枸杞酒(《医方考》卷三)

【组成】枸杞子一斗 酒二斗

【用法】上同煎,或渍之。随量饮三五杯。

【主治】肝劳,面目青口苦,精神不守,恐畏不能独卧,目视不明者。

【方论选录】肝为劳伤,故令目视不明。经曰:味为阴,味厚为阴中之阴。枸杞味厚,故足以养厥阴之阴;煮以纯酒,取其浃治气血而已。

【备考】用法项中"或渍之"及用量,据《增补内经拾遗方论》补。

58133 枸杞散(方出《圣惠》卷五十七。名见《普济方》卷三〇六)

【组成】枸杞叶 盐各少许

【用法】上同捣熟后,敷于疮上。

【主治】犬咬伤。

58134 枸杞散(《圣济总录》卷一四一)

【组成】枸杞根 地龙(捣)

【用法】上枸杞根取新者,刮去浮赤皮,只取第二重薄白皮,晒干,捣罗为末,每称一两,别入地龙末一钱和匀。先以热畜汁洗渫患处,用药干掺,日用三次。

【主治】痔疾。

58135 枸杞散(《圣济总录》卷一九八)

【组成】枸杞根(正月采,洗去土,阴干)

【用法】上杵为末。每服三钱匕,空心、日午、夜卧各一服,水调下,或温酒亦得。连服一季。又于四月采苗,五月服,七月采叶,八月服,十月采子,十一月服,余法同前。

【功用】去风润肌,壮筋骨,进饮食。

58136 枸杞散

《普济方》卷二七三引鲍氏方。为原书同卷"牛黄丹"之异名。见该条。

58137 枸杞粥(《圣惠》卷九十七)

【异名】枸杞叶粥(《寿亲养老》卷四)。

【组成】枸杞叶半斤(切) 粳米二合

【用法】上药以豉汁相和,煮作粥,以五味末、葱白等,调和食之。

【功用】《寿世新编》:益肾气。

【主治】❶《圣惠》:五劳七伤,庶事衰弱。❷《寿世新编》:肝家火旺血衰。

58138 枸杞粥(《圣济总录》卷一八八)

【组成】枸杞苗四两(切) 葱白七茎(切) 蕹十四茎(切) 豉(炒)一合 粳米(净洗)三合

【用法】上用水三升,先煎枸杞、葱、蕹、豉等,取一升

半,去滓,下米煮作粥,空心食之。

【主治】伤寒后,虚羸劳热,背膊烦疼。

58139 枸杞粥(《长寿药粥谱》)

【组成】枸杞子30克 粳米60克

【用法】上加水适量,煮粥。供早点或晚餐服食,四季均可。

【功用】补肾益血,养阴明目。

【主治】中老年人肝肾不足,腰膝酸软,头晕目眩,久视昏暗,以及老年性糖尿病。

【宜忌】凡脾胃虚弱,经常泄泻的老人忌服。

58140 枸杞煎(《千金》卷十二)

【组成】枸杞子一升(九月采)

【用法】上以清酒六升,煮五沸,出取研之熟,滤取汁,令其子极净,晒令干,捣为末,和前汁微火煎,令可丸。每服二方寸匕,一日二次,加至三匕,酒调下。亦可丸服,每服五十丸。

【功用】补虚羸,久服轻身不老。

58141 枸杞煎(《千金》卷二十二)

【组成】枸杞三十斤(剉。叶生至未落,可用茎叶,落而未生可用根)

【用法】上以水一石,煮取五斗,去滓,将滓更入釜与水依前煮取五斗,并前为一斛,澄之去淀,釜中煎之,取二斗许,更入小铜锅子煎,令连连如饴,或器盛重汤煮更好。每日早朝服一合半,日再服。初服一合,渐渐加之。

【功用】轻身益气,令人有力;预防痈疽。

【主治】虚劳。

58142 枸杞煎(《大清经》引贺兰方,见《医心方》卷十三)

【组成】枸杞根(切)大一石 薯蓣 藕根各二大升 牛膝 茯苓 石斛 杜仲各大一斤 茅根 芦根各大一斗 枣膏大一升 地黄煎大二升 麦门冬煎大二升 蜜大一升 千岁葛汁煎大二升 冬时苏大二升

【用法】上以水大三斛,入枸杞根,煮取五斗汁,去滓,加薯蓣、藕根,煮取一大斗;次以牛膝、茯苓、石斛、杜仲,加水五斗,煮取一大斗;次以茅根、芦根,入水一斛,煮取一斗,加枣膏,煮令减半,混合三汁,煎令减三分之二;次加地黄煎大二升,麦冬煎大二升;次加蜜大一升;千岁葛汁煎大二升;冬时苏大二升,稍煎令如饴,稍冷,纳漆器,密封。始服如弹子大一丸,一日三次。(一方加生姜汁煎五合)

【功用】补虚羸,除寒热,益气力,长肌肉,止腰痛,充五脏,利小便,益精气,止泄精。久服耳目聪明,阴气长强,坚筋骨,填脑髓,养神安魄。

【主治】五内邪气,热中消渴,周痹风湿,胸腹游气,客热头痛,内伤大劳虚损,头面游风,风头眼眩,五癃,脚弱痿,四肢拘挛,膝痛不可屈伸,伤中少气,阴消脑疼,忧患惊邪恐悸,心下结痛,烦满咳逆,口焦舌干,好唾,胸中痰水,水肿,阴下湿痒,小便余沥,脚下酸痛,不欲践地,身中不足,四肢沉重,时行呕哕,折跌绝筋,积聚,五劳七伤,目暗清盲,热赤痛。

58143 枸杞煎(《圣惠》卷九十五)

【组成】枸杞根(切)三斗(净洗漉干) 生地黄汁二升 鹿髓一升 枣膏半升

【用法】上先将枸杞根,以水五斗,煎去一斗,去滓澄

清,纳铜锅中,煮取汁三升;纳地黄汁、鹿髓、枣膏,以慢火煎如稀饧。每服半匙,温酒调服,一日三次。

【功用】填骨髓,补虚劳,益颜色;久服延年,老者返少,身轻目明。

58144　枸杞煎《圣惠》卷九十五)

【组成】枸杞根(洗,刮,去苗土,细切)三斗(勿取塚墓上者。以水七斗,煮取三升)　生地黄汁三斗

【用法】上相和,入银锅内,以文火煎如稀饧,用瓷器盛,密封盖。每服半匙,空心时以酒调服,晚再服。

【功用】大补益,令人充悦,久服延年。

【主治】诸风。

58145　枸杞煎《圣惠》卷九十七)

【组成】生枸杞根(细剉)一斗(以水五斗,煮取一斗五升,澄清)　白羊脊骨一具(剉碎)

【用法】上以微火煎取五升,去滓,收瓷盒中。每取一合,与酒一小盏,合暖,食前温服。

【主治】频遭重病,虚羸不可平复。

58146　枸杞煎《博济》卷五)

【组成】枸杞子不拘多少(去蒂子)

【用法】上用清水洗净,淘出控干后,入夹布袋子内,于净砧上取自然汁,澄一宿,去其清水,入石器内,慢火煎成膏子,取出,入瓷器内收贮。每服半匙,以温酒调下。久服大有所益,如合时天暖,其榨下之汁,更不用经宿,其膏煎下,三二载并不损坏。如久远服,多煎亦无妨。

【功用】明目驻颜,行步康健,壮元气,润悦肌肤。

58147　枸杞煎《传信适用方》卷二引苏连夫方)

【组成】枸杞　白茯苓(末)　白砂蜜　黄蜡少许

【用法】生取枸杞自然汁,于银石器内熬成膏,入白茯苓末、白砂蜜、黄蜡少许。每服一匙,温酒盐汤化下。

【功用】明目。

58148　枸杞煎

《普济方》卷七十三。即《圣惠》卷三十二"点眼枸杞煎"。见该条。

58149　枸杞煎

《奇效良方》卷五十七。为方出《外台》卷二十一引崔氏方,名见《圣惠》卷三十二"枸杞汁点眼方"之异名。见该条。

58150　枸杞膏《寿世保元》卷四)

【组成】甘枸杞子一斤

【用法】上药放砂罐内,入水煎十余沸,用细绢罗滤过,将渣挤出汁净,如前再入水熬,滤取汁,三次,去渣不用,将汁再滤入砂罐内,慢火熬成膏,入瓷器内,不可泄气。不论男妇,早、晚用酒调服。

【功用】生精,补元气,益荣卫,生血,悦颜色,延年益寿。

【主治】❶《寿世保元》:诸虚百损。❷《成方制剂》2册:头目眩晕,虚损久咳等症。

58151　枸杞膏《眼科阐微》卷三)

【组成】枸杞二三斤(肥大赤色者)

【用法】上药以乳汁拌,蒸烂,捣膏,加水煎,拧出浓汁,去滓,加蜜,又熬成膏,贮瓷器内。每服四五茶匙,早上以温开水或龙眼肉汤、参汤调下。

【主治】读书劳目力,年过四十,阴气半衰,神光渐减,

两目昏花。

【加减】夏月,加辽五味子二两。

58152　枸杞羹《圣济总录》卷一八八)

【组成】枸杞叶一斤　羊肾一对(切)　羊肉(切)三两　葱白七茎(切)

【用法】上以五味汁煮作臛,空腹食之。

【主治】虚劳羸瘦。

58153　枸苓丸《普济方》卷七十二)

【组成】白茯苓八两　真枸杞子四两(酒浸蒸)　当归二两(酒洗)　青盐二两(别研)　菟丝子二两(酒蒸)

【用法】上为细末,炼蜜为丸,如梧桐子大。每服七十丸,空心白汤送下。

【主治】肾脏虚,水不上升,眼目昏暗,远视不明,渐生内障。

58154　枸橘汤《外科全生集》卷四)

【组成】枸橘全个　川楝　秦艽　陈皮　防风　泽泻　赤芍　甘草各一钱五分

【用法】水煎服。

【主治】子痈。

58155　枸杞子丸《圣惠》卷四十九)

【组成】枸杞子三两　干姜一两(炮裂,剉)　白术一两　川椒二合(去目及闭口者,微炒去汗)　吴茱萸三分(汤浸七遍,焙干微炒)　陈橘皮一两(汤浸,去白瓤,焙)

【用法】上为末,炼蜜为丸,如梧桐子大。每服三十丸,食前温酒送下。

【主治】痃癖冷气,不能饮食,四肢羸瘦少力。

58156　枸杞子丸《圣惠》卷五十三)

【组成】枸杞子一两　白茯苓一两　黄耆一两(剉)　鸡肶胵一两半(微炙)　栝楼根三分　泽泻半两　牡丹半两　山茱萸半两　麦门冬一两半(去心,焙)　牡蛎一两(烧为粉)　桑螵蛸三分(微炒)　车前子三分

【用法】上为末,炼蜜为丸,如梧桐子大。每服三十丸,食前以粥饮送下。

【主治】消肾,久渴不愈,困乏,小便滑数,心神虚烦。

58157　枸杞子丸《圣惠》卷八十一)

【组成】枸杞子二两　牛膝一两(去苗)　熟干地黄二两　漏芦三分　当归三分(剉,微炒)　酸枣仁三分(微炒)　人参一两(去芦头)　防风三分(去芦头)　羚羊角屑三分　桂心三分　白茯苓一两　黄耆一两(剉)　羌活三分　麦门冬一两(剉,去心,焙)　五加皮三分　白术三分　芎䓖三分　甘草半两(炙微赤,剉)

【用法】上为末,炼蜜为丸,如梧桐子大。每服三十丸,以温酒或荆芥汤送下,不拘时候。

【主治】产后风虚劳损,四肢疼痛,心神虚烦,不欲饮食。

58158　枸杞子丸《圣惠》卷九十八)

【组成】枸杞子二两　熟干地黄　人参(去芦头)　茯神　附子(炮裂,去皮脐)　覆盆子　五味子　薯蓣　菟丝子(酒浸三日,晒干,别捣为末)　肉苁蓉(酒浸一宿,刮去皱皮,炙干)　石斛(去苗根,剉)　山茱萸　桂心各一两。

【用法】上为末,炼蜜为丸,如梧桐子大。每日服三十丸,渐加至四十丸,空心温酒送下。

【功用】益颜色,养精气,壮筋骨,强力倍志。

【主治】虚损。

58159　枸杞子丸《圣济总录》卷一八五）

【组成】枸杞子(汤洗)　菊花(拣净)　肉苁蓉(酒浸一宿,切,焙)　桂(去粗皮)　黄耆(涂酥炙,剉)　牛膝(酒浸一宿,焙)　生干地黄(酒浸一宿,焙)　远志(去心)　山芋各二两　柏子仁(酒浸,焙炒)　人参　白茯苓(去黑皮)各一两半

【用法】上为末,以浸药酒煮面糊为丸,如梧桐子大。每服三十丸,空心用温酒或盐汤送下。

【功用】平补心肾,延年驻颜。

58160　枸杞子丸

《圣济总录》卷一八六。为原书卷一八五"延年丸"之异名。见该条。

58161　枸杞子丸《杨氏家藏方》卷二十）

【异名】老鸦丹。

【组成】枸杞子　苣胜子　菟丝子(酒浸软,别捣)　覆盆子　当归(洗,焙)　熟干地黄(洗,焙)　干山药　白茯苓(去皮)　白芍药　白术　白疾藜(炒去刺)　牛膝(酒浸一宿)　香白芷　延胡索　荜澄茄各一两　破故纸二两(炒)

【用法】上为细末,用无灰酒煮面糊为丸,如梧桐子大,候干,以苍耳叶腌一宿。每服三十丸至五十丸,空心温酒或盐汤送下。

【功用】滋补真元,通流血脉,润泽颜色,久服乌髭须,延年耐老。

58162　枸杞子丸《直指》卷十七）

【组成】枸杞　菟丝子(酒浸,研,焙)　白茯苓　黄耆(炙)　牡蛎粉　牛膝　熟地黄(洗)　麦门冬(去心)各一两　鸡内金(微炙)一两半　桑螵蛸　瓜蒌根各三分　山茱萸　牡丹皮各半两

【用法】上为末,炼蜜为丸,如梧桐子大。每服五十丸,食前粥饮送下。

【主治】消肾,久渴困乏,小便滑数。

58163　枸杞子丸

《普济方》卷八十一。即《圣济总录》卷一〇九"枸杞丸"。见该条。

58164　枸杞子丸

《普济方》卷二一八。即《圣济总录》卷一八五"枸杞丸"。见该条。

58165　枸杞子丸《摄生众妙方》卷二）

【组成】枸杞子八两　生地黄二两(酒洗)　熟地黄二两(酒洗)　天门冬(酒洗,去心)二两　麦门冬(去心)二两　当归(去芦,全用,酒洗)四两　白芍药(酒拌匀,晒干,炒)二两　锁阳(酥炙)二两　人参(去芦)一两　黄柏(酒炒,忌铁)一两

【用法】上除枸杞子、生熟地黄、天麦门冬捣膏外,余各为细末,同前药捣匀,米糊为丸,如梧桐子大。每服五七十丸,空心淡盐汤送下。

【功用】补养。

58166　枸杞子丸

《医统》卷七十。为《普济方》卷二一七"枸杞丸"之异名。见该条。

58167　枸杞子丸《明医指掌》卷六）

【异名】枸杞丸(《仙拈集》卷二)。

【组成】枸杞子四两　南星二两　半夏二两　黄柏(酒炒)四两　苍术(盐炒)三两　山楂三两(去核)　白芷二两　神曲(炒)二两　滑石(炒)三两　昆布四两　吴茱萸四两

【用法】上为末,酒糊为丸,如梧桐子大。每服七十丸,空心盐汤送下。

【主治】木肾。

58168　枸杞子汤

《普济方》卷十五。即《圣济总录》卷四十一"枸杞汤"。见该条。

58169　枸杞子酒《医心方》卷十三引《极要方》）

【异名】神仙枸杞子酒(《圣惠》卷九十五)。

【组成】枸杞子五大升(干者,碎)　生地黄三大升(切)　大麻子五大升(碎)

【用法】上于甑中蒸麻子使熟,放案上摊去热气,冷暖如人肌,纳地黄,枸杞子相和得所,入绢袋中,以无灰清酒二大斗浸之,春、夏五日,秋、冬七日,取服,任性多少,常使体中微有酒气。

【功用】《寿亲养老新书》:明目驻颜,轻身不老,坚筋骨,耐寒暑。

【主治】虚羸,黄瘦,不能食。

58170　枸杞子酒

《附广肘后方》卷四。为《外台》卷十七引《延年秘录》"生枸杞子酒"之异名。见该条。

58171　枸杞子散《外台》卷十二引《删繁方》）

【组成】枸杞子五升　干姜五两　白术五两　吴茱萸一升　蜀椒三合(汗)　橘皮五两

【用法】上六味,切,捣五味,三筛下为散,取枸杞子燥,瓷器贮,研晒如作米粉法,七日晒之,一晒一研,取前药散和之,又研。每服一方寸匕,和酒食进之。

【功用】长阳气。

【主治】百病。

58172　枸杞子散《圣惠》卷三）

【组成】枸杞子一两　薯蓣一两　牛膝一两(去苗)　天麻一两　草薢一两　茯神三分　羚羊角屑三分　芎劳三分　茵芋三分　防风三分(去芦头)　生干地黄三分

【用法】上为散。每服三钱,以水一中盏,入生姜半分,煎至六分,去滓温服,不拘时候。

【主治】肝中风,致筋脉舒缓,举脚不知高下,目多冷泪,肢节无力。

58173　枸杞子散《圣惠》卷二十九）

【组成】枸杞子一两　黄耆一两半(剉)　人参一两(去芦头)　桂心三分　当归一两　白芍药一两

【用法】上为散。每服三钱,以水一中盏,入生姜半分,大枣三个,饴半分,煎至六分,去滓,食前温服。

【主治】虚劳,下焦虚伤,微渴,小便数。

58174　枸杞子散《圣惠》卷三十）

【组成】枸杞子一两　五味子三分　覆盆子三分　白芍药三分　白龙骨一两　麦门冬一两(去心,焙)

【用法】上为细散。每服二钱,以温粥饮调下,不拘时候。

【主治】虚劳,小便精出,口干心烦。

58175 枸杞子散（《圣惠》卷四十）

【组成】枸杞子一两 白茯苓一两 杏仁一两（汤浸,去皮） 细辛一两 防风一两（去芦头） 白芷一两

【用法】上为细散。先以腻粉敷面三日,即以白蜜一合和散药,夜卧时先用浆水洗面敷之。

【主治】面皯疱。

【宜忌】不得见风日,能常用大佳。

58176 枸杞子煎（《外台》卷十七引《张文仲方》）

【异名】神丹煎。

【组成】枸杞子三升 杏仁一升（去皮尖,研） 生地黄（研取汁）三升 人参十分 茯苓十分 天门冬半斤（捣汁,干者为末亦得） 白蜜五升 牛髓一具（无亦得） 酥五升

【用法】上各别依法料理,先煎汁等如稀饴,纳诸药煎,候如神膏,入水不散即成。一服两匙,酒和服之。

【功用】安五脏,好颜色,延年长生。

【主治】万病,并妇人久无子,冷病。

【宜忌】忌鲤鱼、酢物。

58177 枸杞叶粥

《寿亲养老》卷四。为《圣惠》卷九十七"枸杞粥"之异名。见该条。

58178 枸杞叶羹（《圣惠》卷九十七）

【组成】枸杞叶三两 青蒿叶一两 葱白一握（去须,切） 豉一合

【用法】上先以水三大盏,煎豉取汁一盏五分,去豉,下枸杞叶等,煮作羹,调和食之。

【主治】骨蒸劳,肩背烦疼,头痛,不能下食。

58179 枸杞药酒（《成方制剂》2册）

【组成】百合 枸杞子 黄精 熟地黄 远志

【用法】上制成酒剂。口服,一次10～15毫升,一日2次。

【功用】滋肾益肝。

【主治】肝肾不足,虚劳羸瘦,腰膝酸软,失眠。

58180 枸杞根方（《千金》卷二十七）

【组成】枸杞根（切）一石 小麦一斗（干净,择）

【用法】水一石二斗,煮枸杞根,取六斗,澄清,煎取三升,纳小麦于汁中,渍一宿,晒二日,往返令汁尽,晒干为末。每服方寸匕,以酒调下,一日两次。一年之中,以二月、八月各合一剂。

【功用】养性,退龄,不老。

58181 枸杞根汤（《圣济总录》卷五十九）

【组成】枸杞根 栝楼根 麦门冬（去心,生） 黄连（去须）各一两半 土瓜根（干者） 知母 车前子（去土）各一两

【用法】上剉,如麻豆。每服五钱匕,水一盏半,入生地黄半分,切,同煎至八分,去滓温服,一日三次。

【主治】胃热干渴,饮水不止。

58182 枸杞根饮（《圣济总录》卷五十九）

【组成】枸杞根皮 菰根 李根白皮 葛根（四味并洗,剉）各二两 甘草（炙）一两 牡蛎（炒）二两 石膏（碎）五两

【用法】上为粗末。每服五钱匕,水一盏半,煎至八分,去滓温服,不拘时候。

【主治】消渴,饮水无度,小便旋利,心中热闷烦躁。

【临床报道】2型糖尿病周围神经病变:《中医药临床杂志》[2006,18(2):139-140]随机将63例2型糖尿病周围神经病变的病人分成治疗组和对照组,均在西药降血糖达标的同时,对照组单纯口服弥可保,治疗组采用枸杞根饮联合弥可保内服,治疗2个月。结果:患者治疗后证候积分比较,治疗组均优于对照组（$P<0.05$）;治疗后肌电图比较,治疗组优于对照组（$P<0.01$或$P<0.05$）。

58183 枸杞根散（《圣惠》卷三十四）

【组成】枸杞根 槐白皮各二两 胡桐泪 细辛各一两 川椒一分（去目及闭口者,微炒去汗）

【用法】上为散。每用半两,以水二大盏,煎至一盏,去滓,热含冷吐。

【主治】齿龈宣露,脓血口臭。

58184 枸杞根散（《圣济总录》卷一八二）

【组成】枸杞根一两

【用法】上为散。和腊月猪脂敷之。

【主治】小儿湿癣。

58185 枸杞浸酒（《圣济总录》卷八）

【异名】枸杞防风酒（《医统》卷八）。

【组成】枸杞子 晚蚕沙（炒）各半升 恶实（炒） 苍耳子（炒）各一升 防风（去叉） 大麻子（炒）各二升 茄子根二斤（洗令净,细切,蒸一复时,须是九月九日采） 牛膝（酒浸,细切） 恶实根（切,炒）各一斤 桔梗（剉,炒） 羌活（去芦头,剉） 秦艽（去苗土,焙） 石菖蒲（九节者,剉）各二两

【用法】上以夹绢袋盛,用好酒三斗浸,密封闭,勿令通气,七日方开,开时不得面对瓶口。每服一盏,空心、食前、临卧温服。常令有酒容。

【功用】悦泽颜色,滋润皮肤,退风,益气强力。

【主治】中风,身如角弓反张,及妇人一切血风,上攻下注。

58186 枸杞煎丸（《圣济总录》卷一八五）

【组成】枸杞根叶花不拘多少（木白中烂捣,水煮一复时,绞取浓汁五升,入酒五升,同熬成膏） 肉苁蓉（酒浸,切,焙） 附子（炮裂,去皮脐） 白术各二两 熟干地黄（焙） 何首乌（剉碎,用大豆蒸透,焙干,去豆） 补骨脂（炒）各三两

【用法】上为末,以煎膏和丸,如梧桐子大。每服三十丸,空心温酒送下。

【功用】补虚,益气,乌髭。

58187 枸杞煎丸（《遵生八笺》卷六）

【组成】枸杞子根三十斤（取皮,九蒸九晒）

【用法】上为粉,取根骨清水煎之,添汤煮,去渣,熬成膏,和上粉为丸,如梧桐子大。每服三五十丸。

【功用】增寿。

58188 枸杞羊肾粥（《圣济总录》卷一八九）

【组成】枸杞叶一斤 羊肾一对（细切） 米三合 葱白十四茎

【用法】上细切,加五味煮粥如常法。空腹食。

【主治】阳气衰,腰脚疼痛,五劳七伤。

58189 枸杞羊肾粥(《饮膳正要》卷二)

【组成】枸杞叶一斤 羊肾一对(细切) 葱白一茎 羊肉半斤(炒)

【用法】上四味拌匀,入五味,煮成汁,下米熬成粥,空腹食之。

【功用】《药粥疗法》:益肾阴,补肾气,壮元阳。

【主治】❶《饮膳正要》:阳气衰败,腰脚疼痛,五劳七伤。❷《药粥疗法》:肾虚劳损,阳气衰败,腰脊疼痛,腿脚痿弱,头晕脑鸣,听力减退或耳聋,阳萎,尿频或遗尿。

【宜忌】《药粥疗法》:以冬季食用为好,对阳盛发热,或性功能亢进者,不可选用。

【备考】《药粥疗法》本方用法:将新鲜羊肾剖开,洗净,去内膜,细切;再把羊肉洗净,切碎。用枸杞叶煎汁,去滓,同羊肾、羊肉、葱白、粳米一起煮粥,待粥成后,加入细盐少许,稍煮即可。

58190 枸杞防风酒

《医统》卷八。为《圣济总录》卷八"枸杞浸酒"之异名。见该条。

58191 枸杞还童丸(《普济方》卷二一八引《德生堂方》)

【组成】茅山苍术一斤(四两酒浸,四两米泔浸,四两盐水浸,四两醋浸,各浸已日,将苍术和合一处,自初伏一日为始,早晨朝东晒,日午南晒,至晚西晒,夜则露天明放,至伏尽日收起不晒,如遇天阴下雨,收藏至晴明日再晒) 西枸杞子一斤(晒干,另研细用)

【用法】上为末,和匀,酒糊为丸,如梧桐子大。每服五七十丸,空心枣盐汤或酒送下,或米饮汤下亦可。

【功用】益气延年。

【主治】肝肾俱冷,眼目昏花,饮食少进。

【临床报道】延年:古杭陈鉴,以此常服,年近九十,亲笔传神不减少年;余人服之,咸有效验。

58192 枸杞根酿酒(《外台》卷十七引《延年秘录》)

【组成】枸杞根(切)一石五斗 鹿骨一具(炙,碎)

【用法】上以水四石,煎取六斗,去滓澄清,曲一斗(须干好),糯米一石,炊,如常法造酒,酒熟,密封头,然后压取清酒服。

【功用】除风,补益,悦泽人。

【主治】风冷虚劳。

58193 枸杞益元酒(《成方制剂》13册)

【组成】补骨脂 当归 茯苓 枸杞 何首乌 红花 红曲 怀牛膝 麦冬 锁阳 栀子

【用法】制成酒剂。口服,一次 10~15 毫升,善饮酒者可酌增量。

【功用】补益肝肾,养血明目。

【主治】肝肾两虚,头昏目花,腰膝酸痛。

【宜忌】血压过高者忌服。

58194 枸杞菖蒲酒(《千金》卷七)

【组成】枸杞根一百斤 菖蒲五斤

【用法】上细剉,以水四石,煮取一石六斗,去滓,酿二斛米酒熟。稍稍饮之。

【主治】缓急风,四肢不随,行步不正,口急及四体不得屈伸。

58195 枸杞菟丝汤(《眼科全书》卷三)

【组成】枸杞子 菟丝子 覆盆子 青葙子 熟地 防风 薄荷 玄参 密蒙花 当归 石决明 龙胆草

【用法】上水煎,磨石蟹汁冲入,食后服。

【主治】枣花翳内障。

58196 枸杞石决明酒(《医心方》卷十三引杂酒方)

【组成】石决明干者一大斤(洗,炙) 枸杞根白皮小一斤

【用法】上细切,盛绢袋,以清酒四斗五升渍之,春五日,夏三日,秋七日,冬十日,去滓。始服,多少不拘。

【功用】轻身,补肾气,和百节,好颜色,延寿肥健。

【主治】腰脚疾,疝瘕,诸风痹,恶血,目翳,目赤膜痛,眈眈泪出,瞥盲。

58197 枸杞汁点眼方(方出《外台》卷二十一引崔氏方,名见《圣惠》卷三十二)

【异名】枸杞煎(《奇效良方》卷五十七)。

【组成】枸杞叶 车前子叶各等分

【用法】上于手中熟挼,使汁欲出,又别取桑叶二三重裹之,悬于阴地经宿,乃摘破桑叶取汁,细细点目中。不过三五度,翳自当烂。

【主治】❶《外台》:眼中翳少轻者。❷《圣惠》:眼涩痛,兼有翳者。

柳

58198 柳木膏

《普济方》卷二七二。为《圣惠》卷六十一"柳皮膏"之异名。见该条。

58199 柳叶汤(《圣济总录》卷一三四)

【组成】生柳叶三斤(细切,冬用皮)

【用法】以水一斗五升,煮取七升。适寒温洗之,一日三次。

【主治】漆疮。

58200 柳叶散

《保婴撮要》卷十一。为《校注妇人良方》卷二十四"柳华散"之异名。见该条。

58201 柳仙散(《囊秘喉书》卷上)

【组成】薄荷一钱 儿茶八分 青黛五分 川连四分 冰片二分五厘

【用法】先取野蔷薇根煎汤漱口,后吹此药。

【主治】口舌碎痛。

58202 柳白散(方出《圣惠》卷五十七,名见《普济方》卷三〇八)

【组成】柳白皮一两 半夏一两

【用法】上并烧为灰,细研。以水调涂之。

【主治】蜘蛛咬作疮,久不愈者。

58203 柳皮膏(《圣惠》卷六十一)

【异名】柳木膏(《普济方》卷二七二)。

【组成】柳白皮五斤 楸皮五斤 木通一斤 枳壳半斤 皂荚一斤 木香末三两

【用法】上为细末,以水八斗,煮取汁二斗,去滓,移于小锅子中,下木香,煎至七升,去滓,又移于小锅中,以慢火煎,搅勿住手,炼如饧,捻得成丸即住,以细帛裹收之。每日涂于帛上贴之,取平复为度。

【主治】诸疮愈后,疮瘢胬肉未消;瘰疬风结。

【备考】方中楸皮，《普济方》作"楸叶"。

58204　柳灰散（《洞天奥旨》卷十一）

【组成】柳枝（烧灰）五钱　荆芥（炒，末）二钱　滑石三钱　生甘草二钱

【用法】上为末。水调涂之。

【主治】天灶丹。

58205　柳光散（《玉案》卷六）

【组成】斑蝥（去翅足）　大风子各二钱　川槿皮　枯矾　轻粉各三钱　白砒五分

【用法】上为细末。醋调擦患处。

【主治】一切顽癣。

58206　柳华散（《校注妇人良方》卷二十四）

【异名】柳叶散（《保婴撮要》卷十一）。

【组成】黄柏（炒）　蒲黄　青黛　人中白（煅）各等分

【用法】上为末。敷之。

【主治】热毒口疮。

58207　柳豆散（《圣惠》卷三十四）

【组成】赤小豆二合（炒熟）　黑豆二合（炒熟）　柳枝一握（剉）　地骨皮一两　柳蠹末半分（合）

【用法】上为散。每服四钱，以水一大盏，煎至七分，去滓，热含冷吐。

【功用】去齿根下热毒。

【主治】齿龈风肿。

58208　柳花丹（《圣惠》卷九十五）

【异名】柳黄丹（《普济方》卷二六五）。

【组成】柳絮矾一两　铅霜一两

【用法】上为细末，以枣肉为丸，如梧桐子大。每服五丸，以冷金银汤送下。若路行走马，热渴不彻，即含化七丸，或常含一丸，终不患渴。

【功用】镇心神。

【主治】男子三焦壅热，烦渴不止；脚气，乳石发动，狂躁不彻。

58209　柳花散（《圣济总录》卷一一七）

【组成】黄柏一两　淀花半两

【用法】上为散。临卧干掺。误咽也不妨。

【主治】口疮。

58210　柳花散（《御药院方》卷九）

【组成】玄胡索一两　黄柏（去粗皮）　黄连各半两　青黛二钱（另研）　密陀僧（另研）三钱

【用法】上为细末。每用少许，敷贴口疮上，食后、临卧用。有津即吐。

【主治】口舌生疮。

58211　柳花散（《普济方》卷一八八引《经效良方》）

【组成】柳絮不拘多少（焙干）

【用法】上为细末。温米饮送下。

【主治】吐血。

58212　柳花散（《赤水玄珠》卷二十八）

【组成】柳花五七钱　紫草一两二钱　升麻九钱　归身七钱半

【用法】上为末。每服七钱，葡萄煎汤调下。

【主治】室女发热经行。

58213　柳花散（《外科正宗》卷四）

【组成】黄柏（净，末）一两　青黛三钱　肉桂一钱　冰片二分

【用法】上为细末，共再研，瓷罐收贮。每用少许，吹之。

【主治】思烦大甚，多醒少睡，虚火发动，口破色淡，斑白点细，甚者陷露龟纹，脉虚不渴。

58214　柳花散（《幼科指掌》卷四）

【组成】人中白　青黛　黄柏末　蒲黄各等分

【用法】上为末。冰片少许，研细敷上。

【主治】小儿走马牙疳。

58215　柳花散（《医学心悟》卷三）

【组成】真青黛　蒲黄（炒）　黄柏（炒）　人中白各一两　冰片三分　硼砂五钱

【用法】上为细末，吹喉。

【主治】喉疮，并口舌生疮，走马牙疳，咽喉肿痛。

58216　柳花散（《种痘新书》卷十）

【组成】柳花七钱　紫草一两　升麻七钱　当归八钱　赤芍六钱

【用法】上为末。每服七钱，葡萄煎汤送下。

【主治】女子出痘，火毒回炽，致血妄行，非经行之期于发热之时而经水忽至者。

58217　柳条膏（《成方制剂》4册）

【组成】没药　木鳖子　乳香　蛇蜕　生草乌　生川乌　生马钱子　蜈蚣　鲜国槐条　鲜柳条　鲜桑条

【用法】制成膏剂。将膏药加温软化，摊于布上，贴患处。

【功用】拔毒生肌。

【主治】痈疽，疔毒，疮肿，冻疮。

58218　柳青丸（《妇科玉尺》卷二）

【组成】川黄连（姜汁炒三次）三两

【用法】上为末，米糊为丸，如绿豆大。每服三五分至七八分，以陈皮、半夏汤送下。须于未交三月前十日服起。

【主治】妊娠三月，心经火甚而堕胎。

58219　柳青散（《疡科捷径》卷上）

【组成】川连二钱　川柏四钱　梅片一钱　薄荷五钱　淡芩二钱　儿茶四钱　白芷一钱　甘草五分　青黛二钱五分

【用法】上为细末。吹之。

【主治】大人口破。

58220　柳青散（《青囊秘传》）

【组成】薄荷五分　儿茶八分　黄连四分　青黛三分　冰片一分

【用法】上为细末。先用蔷薇根汤漱口，后吹之。

【主治】口舌破碎。

58221　柳枝汤（《圣惠》卷二十四）

【组成】嫩柳枝半两　茵陈三两　苦参五两　狼牙草三两　青葙叶三两　桃枝五两　槐白皮四两　蒴藋五两　麻黄三两（去根节）

【用法】上细剉和匀。每取一斤，以水五斗，煮取四斗，去滓，更入盐及朴消各二两，搅匀，看冷热，于温室中洗浴。洗罢，衣覆汗出愈。

【主治】风瘙皮肤生疮癞，搔之肿痒。

【宜忌】切慎外风。

58222 柳枝汤（《圣惠》卷三十四）

【组成】柳枝一握（切）　地骨皮　细辛　防风（去芦头）　杏仁（汤浸，去皮尖双仁）　蔓荆子各一两　盐半两　生地黄一升（切）

【用法】上细剉和匀。每用一两，以水一大盏，酒一盏，同煎至一盏，去滓，热含就于患处良久，倦即吐之，含尽为度，一日二次。

【主治】齿根出露，摇动疼痛。

58223 柳枝汤（《圣惠》卷三十四）

【组成】垂柳枝　槐白皮　桑白皮　白杨皮各一握

【用法】上细剉。每用半两，以水一大盏，煎至七分，去滓，入盐一钱，搅令匀，热含冷吐。

【主治】齿龈肿，连耳脑肿疼。

58224 柳枝汤（《圣济总录》卷八十八）

【组成】柳枝（剉）半两　柴胡（去苗）　鳖甲（去裙襕，醋炙）各二两　大黄（煨）　青橘皮（汤浸，去白，焙）　木香　甘草（炙，剉）各半两

【用法】上为粗末。每服四钱匕，水一盏半，入青蒿一握（切），小麦二百粒，同煎至一盏，去滓，食后温服。

【主治】虚劳肌热，烦躁少力，痰嗽颊赤，潮热，夜多盗汗，饮食无味，日渐羸瘦，五心烦热，骨节酸疼。

58225 柳枝汤（《圣济总录》卷一一九）

【组成】柳枝（切）　槐枝（切）　黑豆各一合　蜀椒（去目并合口，炒出汗）半两　盐　细辛（去苗叶）　羌活（去芦头）各一分

【用法】上除椒、盐外，并为粗末。先以水六盏，煎取二盏，去滓，入椒、盐，再煎取一盏，通口漱之，不拘时候，以愈为度。

【主治】齿痛，连牙颔疼。

58226 柳枝汤（《鸡峰》卷二十四）

【组成】杨柳枝（指大，长三尺）二十枝

【用法】水煮令极热，以故帛及毡掩肿处，取热柳枝更互捍之，如此取愈。

【主治】小儿水癫偏大，上下不定，疼痛不可忍。

58227 柳枝汤（《御药院方》卷九）

【组成】羌活　独活　地骨皮　防风（去芦头）　柳枝皮各一两　小椒半两（去目）　苍术八两（拣净，去粗皮）

【用法】上为细末。每用二钱，水一盏，入柳枝，黑豆少许，同煎至七分，去滓，食后热漱冷吐，一日三二次。

【主治】牙根宣露，动摇疼痛。

58228 柳枝散（《圣济总录》卷七十）

【组成】寒食杨柳枝（门傍插者）一两　人参一分

【用法】上为散。每服一钱匕，新水调下，并二服。

【主治】鼻衄不止。

58229 柳枝散（《圣济总录》卷一二一）

【组成】柳枝　桑枝　槐枝各一握（烧灰）　丹砂（研入）一分　皂荚（不蛀者，炙令赤）一分　麝香（研）一钱　小蓟根半两　凝水石（研）二两　生干地黄（焙）半两

【用法】上为细散。揩齿。

【主治】齿龈血出。

58230 柳枝散（《御药院方》卷九）

【组成】柳枝　槐枝（各长四寸）一握（切碎）　盐四两　皂角（不蛀者）七梃

【用法】上同入瓷瓶中，黄泥固济，糠火烧一宿后，冷取出，研细。擦牙。

【功用】牢牙去风。

【主治】牙齿诸疾。

58231 柳枝膏（《圣济总录》卷一一九）

【组成】柳枝（剉）一握　防风（去叉，剉）　细辛（去苗叶，剉）　盐花各一分

【用法】用水三盏，煎至一盏半，去滓更煎成膏，以瓷器收。每用薄纸，剪如柳叶，涂药贴齿上。

【主治】齿历蠹。

58232 柳枝膏（《鸡峰》卷二十二）

【组成】麻油半斤　黄丹三两　乳香一分　柳枝一握

【用法】如常法熬成，然后入乳香搅匀，贮器中。外贴。

【主治】灸疮。

58233 柳枝膏（《普济方》卷四〇七）

【组成】垂柳枝五两　苦参二两　黄芩一两（一方用黄连一两）

【用法】上为粗末。每用三匙头，以水两碗，煎至一碗，滤去滓，研入好墨半匙头，拌令匀，再熬成膏，以瓷盒盛，候冷。每用少许，涂于疮上。

【主治】漆疮，四肢壮热。

58234 柳根酒（《圣济总录》卷一二五）

【组成】柳根三斤（须水所经露出者，剉）

【用法】用水一斗，煮取五升，用米三升，酿之酒成。每服半升，空心、日午、夜卧各一服。

【主治】瘤瘿。

58235 柳黄丹

《普济方》卷二六五。为《圣惠》卷九十五"柳花丹"之异名。见该条。

58236 柳黄散（《囊秘喉书》卷下）

【组成】黄连　黄柏　蒲黄　青黛　硼砂　胡黄连　芒消各等分　冰片少许

【用法】上为细末。吹之。

【主治】喉痛，口舌生疮，破烂。

58237 柳绿散（《医方类聚》卷二五五引《新效方》）

【组成】人中白

【用法】上为末。入铜青，和令如柳色。疮湿则干掺，干则油调。

【主治】牙疳，并口、鼻、耳边疳疮。

58238 柳绿散（《普济方》卷六十七）

【组成】青黛　蒲黄　雄黄　枯白矾各等分　（一方有五倍子无雄黄）

【用法】上为细末。贴患处。

【主治】牙疳。

【加减】慢牙疳，敷此药少加信。

58239 柳絮散（《圣济总录》卷一三二）

【组成】柳絮（捣末）　腻粉各等分

【用法】上为末。灯盏中油调涂之。

【主治】面露疮，作脓窠如香瓣。

58240 柳絮散（《圣济总录》卷一八一）

【组成】柳絮　谷精草　石决明　夜明砂各等分

【用法】上为散。每服一钱匕，獭猪肝一片批开，掺药在内，以线子扎定，米泔一大盏，煮至五分取出，乘热以汤熏眼，良久服之，一日一次。

【主治】小儿斑疮入眼。

58241　柳木耳饼（《圣惠》卷六十一）

【组成】柳木耳一两　龙葵根一两（判）　黄连三分（去须）　川芒消一两　麦饭石三分（烧，醋淬三遍）　雄雀粪一分　乳香一两　杏仁一两（其疮有头作孔者，煨，去皮尖；无孔者，和皮捣用之）

【用法】上为散，用浆水和，捏作饼子，如五钱厚。贴疮头，以单帛抹之，一日二易之。

【主治】痈疽疮肿，热焮疼痛。

58242　柳木耳饼（《圣惠》卷六十二）

【组成】老柳树上木耳二两　黄连一两（去须）　龙葵根一握（净洗去土，切）　乳香一两　人粪半两　杏仁一两（汤浸，去皮尖）

【用法】上药相和，捣三五百杵，捏作饼子，厚五钱以来。一依疮大小贴之，恐药不住，以单帛勒之，病者觉痒及冷应心，则不得以手搔之，如人行三十里一换，须臾痒不可忍，四畔便皱，脓即已也，急去其药，以甘草温汤洗之，用膏药贴之，每日一换。皆须甘草汤洗之，以愈为度。

【主治】乳石气发背，疮赤黑色。

58243　柳白皮汤（《圣济总录》卷八十一）

【组成】柳白皮三升

【用法】上细判，如棋子大。以水一石，煎取六斗，取一小瓮子，可受一石者，纳汤瓮中，以两木横瓮底，脚踏其上，汤不得过三里穴，如此三度，即消。浸时，使汤常热佳。

【主治】脚气缓弱，疼痹肿满。

58244　柳枝浴汤（方出《千金》卷五，名见《普济方》卷三八四）

【组成】柳枝（细切）

【用法】煮汁，浴儿。

【主治】小儿生一月至五月，乍寒乍热。

【加减】若渴，绞冬瓜汁服之。

58245　柳根熨方（方出《肘后方》卷五，名见《千金》卷二十三）

【组成】柳根（削取上皮）

【用法】熟捣，火温，帛囊贮。熨乳肿处，冷更易之。一宿即愈。

【主治】乳痈二三百日，众疗不愈，但坚紫色青。

58246　柳蛀粪熨（《圣济总录》卷七）

【组成】柳蛀粪二升

【用法】甑上炊一饭顷；如无柳蛀粪，用大豆五斗蒸熟。摊于床上，著旧夹衣盖衬，令患人卧，蒸熨所患处。

【主治】柔风，筋骨疼痛。

58247　柳絮矾散（《圣济总录》卷一七二）

【组成】柳絮矾半两　铅白霜一两　马牙消一分　芒消一分

【用法】上为散。每服一字匕，冷水调下。

【主治】小儿疳渴不止。

58248　柳枝当归膏（《东垣试效方》卷三）

【组成】当归尾（尖细梢，水浸）一两　杏仁（浸，去皮尖）一百个　黄丹（细研，水飞）六两　肥嫩柳枝三两半（切如一寸，水洗净，令干）　肥嫩桃枝一两半（洗净，令干）　芝麻油一斤

【用法】先令油热，下桃、柳枝熬令半焦。以绵裹当归、杏仁，同熬至桃、柳枝黑焦为度，去药滓，滤油澄净，抹去桃子中滓秽净，再上火令沸，旋旋入黄丹，熬，滴水中不散为度，或只于纸上摊透为度。

【主治】一切热疮。

【备考】本方方名，《医学纲目》引作"热疮寒膏药"。

58249　柳蚄屑浴汤（《圣惠》卷二十四）

【组成】柳蚄屑一斤　菖蒲根一斤　黄栌木一斤（判）　盐二合

【用法】以水五斗，煎至三斗，去滓，暖室中看冷热洗浴。

【主治】风瘾疹。

【宜忌】洗浴后，宜避风。

58250　柳酸乌梅膏（《中医皮肤病学简编》）

【组成】乌梅30克　水杨酸2克

【用法】取食盐10克，用开水50毫升，溶化后，将乌梅放入，浸泡一日，去核，放入乳钵加食醋15毫升，捣烂，最后，加水杨酸混合即成。外用。

【主治】鸡眼。

58251　柳枝煎防风丸（《圣惠》卷二十四）

【组成】倒垂柳枝二斤　桑枝二斤　槐枝二斤　天蓼木枝二斤　仙灵脾叶二斤

【用法】上判，以水七斗，于大银锅中，煎取一斗，尽滤去滓；用晚蚕沙一升，炒令香，捣罗为末，入药汁中相和，再煎稀稠得所，取出，用瓮合盛，每用酒调下后丸药：

防风一两（去芦头）　羌活一两　五味子一两　人参一两（去芦头）　五加皮一两　白蒺藜一两（微炒，去刺）　赤茯苓一两　白鲜皮一两　甘菊花一两　松子一两（去壳）　乌蛇三两（酒浸，去皮骨，炒令黄）　露蜂房一两（微炙）

上为末，炼蜜为丸，如梧桐子大。每服三十丸，以温酒一中盏，入煎成药一茶匙调匀，食前送下。

【主治】大风疾，体生疮肿，瘙痒出脓，风毒极甚者。

柱

58252　柱灵散（《袖珍》卷二引《圣惠》）

【组成】良姜（细切，麸炒）　厚朴　五灵脂（明净者）各等分

【用法】上为细末。热醋调服一钱。立止。

【主治】心腹大痛，甚危急。

柿

58253　柿汤（《卫生家宝产科备要》卷六）

【组成】干柿一个

【用法】上切，水一大盏煮熟，热呷。温即再暖，令热呷吃。

【主治】产后呕逆，气乱心烦。

58254　柿饼（《医宗必读》卷七）

【组成】柿饼（烧存性）

【用法】每服一钱，酒送下。数服即效。

【主治】反胃噎塞。

58255 **柿皮散**(《普济方》卷二一二)

【组成】柿木皮(大柿亦可用,晒干更焙)

【用法】上为末。每服二钱,米饮调下。

【主治】脓血不止,上充下脱。

58256 **柿灰散**(《本草纲目》卷三十引《叶氏方》)

【组成】干柿三枚(烧存性)

【用法】上为末。陈米饮调服。

【主治】小便血淋。

58257 **柿灵丹**(《杂病广要》引《寿世仙丹》)

【组成】黑牵牛六钱(三钱炒,三钱生) 大黄六钱 广木香六钱 阿魏(瓦焙) 丁香 槟榔各二钱四分 香附(生用)四钱

【用法】上为极细末,每用柿饼七个,每个开孔,入药末三分半,仍以柿饼合口,放老米饭上蒸过,慢火瓦上焙干。每服一饼,早、午、晚各嚼食一枚,能饮,烧酒送下;不能饮,白滚汤下。数日即消。

【主治】十种蛊胀。

【宜忌】忌盐、醋百日。

58258 **柿饼丸**(《绛囊撮要》)

【组成】棉花核(炒黑,去壳)三两 侧柏叶(炒黑)四两 槐米(炒)一两

【用法】柿饼蒸烂,捣为丸。每服四五钱,清晨滚汤送下。

【主治】肠风下血。

58259 **柿饼饭**(《绛囊撮要》)

【组成】柿饼(切细)

【用法】杂干饭内,同蒸食。

【主治】反胃。

【宜忌】不用水,亦勿以它药杂之。

58260 **柿饼粥**(方出《证类本草》卷二十三引《食疗本草》,名见《长寿药粥谱》)

【组成】柿(研末) 粳米

【用法】先以粳米煮粥,欲熟时,下柿末,更煮二三沸。小儿与奶母同食。

【功用】《长寿药粥谱》:健脾润肺,涩肠止血。

【主治】❶《证类本草》引《食疗本草》:小儿秋痢。❷《长寿药粥谱》:老人吐血,干咳带血,久痢便血,痔漏下血等出血病证。

【宜忌】《长寿药粥谱》:有胃寒病的老人忌服;忌食螃蟹。

【备考】《长寿药粥谱》本方用柿饼二三枚。

58261 **柿根膏**(《准绳·疡医》卷三)

【组成】紫背草 柿子根皮

【用法】上砍烂,糟炒。缚之。

【主治】蜘蛛背。

58262 **柿钱散**(方出《证类本草》卷十二引《简要济众方》,名见《洁古家珍》)

【组成】丁香一两 干柿蒂一两(焙干)

【用法】上为散。每服一钱,煎人参汤下,不拘时候。

【主治】伤寒咳噫不止,及哕逆不定。

58263 **柿蒂汤**(《圣济总录》卷二十五)

【组成】干柿蒂七枚 白梅三枚

【用法】上为粗末,只作一服。用水一盏,煎至半盏,去滓温服,不拘时候。

【主治】伤寒呕哕不止。

58264 **柿蒂汤**

《济生》卷二。为原书同卷注文引《卫生家宝》"顺气汤"之异名。见该条。

58265 **柿蒂汤**(《疮疡经验全书》卷四)

【组成】丁香 柿蒂 山栀 人参 茯苓 陈皮 半夏 良姜 甘草 竹茹 黄连

【用法】加生姜七片,水煎服。

【主治】肝经之症,怒气满胸,发喊连声不绝,神思疲倦。

【加减】虚人,加知母、黄柏。

58266 **柿蒂汤**(《杂病源流犀烛》卷九)

【组成】柿蒂 黄柏 黄连 生地 侧柏叶 丹皮 白芍 木通 茯苓 泽泻

【用法】水煎服。

【主治】心与小肠实热而致血淋,血色鲜红,脉数而有力。

58267 **柿蒂饮**(《不知医必要》卷三)

【组成】柿蒂三钱

【用法】水煎服。

【主治】呃逆。

58268 **柿蒂酒**(《仙拈集》卷一)

【组成】柿蒂七个(烧存性)

【用法】上为末。黄酒冲服。

【主治】呃逆。

58269 **柿蒂散**

《袖珍》卷一。即《济生》卷二注文引《卫生家宝》"顺气汤"。见该条。

58270 **柿蒂散**(《奇效良方》卷三十五)

【组成】干柿蒂(烧存性)

【用法】上为末。每服二钱,空心米饮调下。

【主治】血淋。

58271 **柿蒂散**(《点点经》卷三)

【组成】菖蒲 枣仁 胆星 厚朴 陈皮 荸荠 杷叶(去毛,炙) 半夏 腹皮 香附 桔梗 桂心

【用法】柿蒂七个为引。

【主治】痰火上攻之喘。

58272 **柿煎散**(《活幼心书》卷下)

【组成】白菊花 绿豆壳 谷精草各一两

【用法】上咬咀。每服二钱,干柿一枚,粟米泔汁一大盏,慢火煎干,去滓,食后临睡只吃柿肉,一日三枚,倍加尤好。如婴孩小,乳母可服。或用煮过柿子去核,薄切,焙为细末,抄半钱,温米泔水调服,不拘时候。与儿服亦可。

【主治】小儿痘疮后,目生翳膜。

58273 **柿精散**(《仙拈集》卷二)

【组成】谷精草五钱 柿饼一个

【用法】每日水煎,并柿饼同食。

【主治】障翳。

58274 **柿霜丸**(《杂病源流犀烛》卷二十四)

【组成】柿霜 硼砂 天冬 麦冬各二钱 玄参一钱

乌梅肉五分

【用法】炼蜜为丸。含化。

【主治】久嗽喉痛。

58275　柿蘸散（《济阳纲目》卷二十八）

【组成】不蛀皂角一锭（去皮弦）

【用法】劈作两片，去子，每孔内入去皮巴豆一粒，以线扎定，童便浸一宿，火上炙干，为细末。每用一字，临睡用干柿蘸嚼吃下。如无干柿，以白砂糖代之。

【主治】喘嗽久不愈。

【宜忌】忌汤水诸物。

58276　柿蒂丁香饮（《一盘珠》卷三）

【组成】干姜　人参　甘草　白术　丁香　柿蒂各一钱

【主治】虚寒呃逆。

【加减】如四肢厥冷，加附子、肉桂各五分。

柽

58277　柽叶散（《准绳·幼科》卷六）

【异名】独圣散（《麻科活人》卷二）。

【组成】西河柳

【用法】青茂时采叶，晒干，为末。每服一二钱，茅根煎汤调下。

【主治】发热六七日以后，明是疹子却不见出者。

58278　柽叶煎（《圣惠》卷二十五）

【组成】柽叶半斤（细剉，如无叶，枝亦得）　荆芥半斤（细剉）

【用法】以水五升，煮取二升，滤去滓，澄清；再入白蜜五合，梨汁五合，竹沥五合相和，以新瓷瓶盛，用油单子盖紧，系于釜中，以重汤煮，勿令水入，从初五更煮至日出后即住。每服一小盏，一日三服。

【主治】一切风，不问远近。

58279　柽花散（《医方类聚》卷二十四引《烟霞圣效方》）

【组成】柽柳花（无花用叶，无叶用枝，然不及用花）　蛤粉　当归　甘草各等分

【用法】上为末。每服四钱，温水调下。略睡，良久再服。

【主治】遍身风瘙痒，重则昏迷不省。

58280　柽枝煎（《圣惠》卷二十五）

【组成】嫩柽枝三斤　牛蒡根五斤　石榴二十颗（和皮捣碎。如无，即用枝二斤代之）　生木瓜二颗（和皮细切；如无生者，即用干者倍用代之）　桑根白皮五两（如无，以桑枝细剉代之）　羚羊角屑三两　生姜三两（细切）　乌鸡粪一两　乌蛇三两（酒浸，去皮骨，炙微黄）　天麻一两　羌活一两　防风一两（去芦头）　桂心一两　白蒺藜一两　仙灵脾一两附子一两（生，去皮脐）

【用法】上药柽枝与牛蒡根剉细，以水五斗，煮待牛蒡根烂，至二斗已来，即去滓，澄滤，用煎石榴皮至乌鸡粪六味，至五升，滤去滓，将乌蛇以下八味研末，入前煎中，别入好酒二升，白蜜一升，以慢火熬，用柳木篦不住手搅令稀稠得所，以瓷器盛。每服一茶匙，空心及晚食前以温酒调下。

【主治】一切风。

【宜忌】忌毒鱼、动风物。

58281　柽叶葛根汤（《麻科活人》卷三）

【组成】西河柳　前胡　葛根　荆芥穗　贝母　元参　知母　麦冬　甘草

【用法】水煎服。

【主治】麻疹，邪热壅于肺，发热而喘者。

【备考】原书用本方治上症，去甘草。

故

58282　故纸散（《寿世保元》卷八）

【组成】破故纸

【用法】炒，为末。每服一钱，热汤调下。

【主治】小儿遗尿。

58283　故扇散（《圣济总录》卷一七九）

【组成】故扇（烧灰）一分　麻黄（取根节）三分

【用法】上为散。每服半钱匕，乳汁调下。

【主治】小儿盗汗。

58284　故锦散（《普济方》卷一六三）

【组成】故锦一寸

【用法】烧灰。茶清调服。

【主治】喘。

58285　故纸四神丸

《全国中药成药处方集》（吉林方）。为《内科摘要》卷下"四神丸"之异名。见该条。

胡

58286　胡豆汁（《圣济总录》卷一八八）

【组成】胡豆二合

【用法】上煮取汁，勿用盐，随意饮之。

【主治】消渴。

58287　胡芦丸（《普济方》卷二四一引《仁存方》）

【组成】苍耳（五月五日采，九蒸九晒）二两　左缠藤（取嫩叶，晒干）二两　胡芦巴二两（一两同海金沙炒赤色，去沙不用；一两同去壳巴豆十四粒炒巴豆色赤，去豆不用）

【用法】上为末，醋糊为丸。每服四十丸，盐汤送下。

【主治】风毒脚气。

58288　胡连丸（《博济》卷四）

【组成】胡黄连　丁香　密陀僧各半两　肉豆蔻一个

【用法】上药同研细，入麝香一分，和匀，次入绿豆末少许，同水和为丸，如麻子大。儿三岁以下一丸，三岁以上五丸。脑疳，鼻痒及赤烂，黄连汤下；脾虚羸瘦，泻痢，四肢虚肿，青州枣汤下；肝疳，眼涩生疮，甘草汤下；骨疳，冷地卧，爱吃土，紫苏茶汤调下；肺疳，上气喘急，橘皮汤下；筋疳，泻血，盐汤下；虫疳及泻无定，生姜汤下；常服，米饮下。

【主治】小儿疳积，泻痢。

58289　胡连丸

《幼幼新书》（人卫本）卷二十引《庄氏家传》。即原书同卷（古籍本）"胡黄连丸"。见该条。

58290　胡连丸（《万氏女科》卷二）

【组成】条芩（沉水者）四两　白术（无油者）二两　莲肉（去心）二两　砂仁（微炒）一两　炙草一两

【用法】上为末，用山药五两作糊为丸。米饮送下。

【功用】安胎。

【主治】胎动不安。

58291 胡连丸《良朋汇集》卷四)

【组成】柴胡　胡黄连各等分

【用法】上为细末,炼蜜为丸,如鸡头子大。每服二三丸,放银器中,黄酒化开,再入水五分,重汤煮二三十沸,温连药渣饮尽,重者再一服。

【主治】小儿盗汗。

58292 胡连汤《效验秘方》许公岩方)

【组成】胡黄连12克　当归10克　生甘草12克

【用法】水煎服,日一剂,早晚二次服。

【功用】推化湿浊。

【主治】口腔糜烂,持续不断或长期反复发作,舌苔厚腻或黄腻,大便不爽等。

【方解】本方用于因湿浊蕴结于肠胃,气机不畅所致的湿浊内阻证。凡患者素嗜茶酒,积湿较甚而致口舌生疮,大便干燥不爽,均可使用本方。胡黄连苦寒,清热燥湿力强,依消化道长期水肿之病理,取其燥湿力大之特性,用以化湿消肿,则水湿即去。又以其服后有里急腹痛感觉,故辅当归、生甘草权为缓解,则腹痛即减。大便转为正常,则说明肿消水去,疮面即行愈合。

【加减】若舌苔白厚腻,加泽泻30克,以驱除蕴积之水;若其人下唇红肿或舌质红,加公英15克;痰涎壅盛,加半夏曲15克,桔梗12克;脾湿偏重者,加苍术12克;服后腹泻不畅,胡黄连可酌情加量至15克,直至口疮愈合。

【宜忌】口疮根除后,须严加忌口,不饮茶酒,不食生冷,以防反复。

58293 胡连散《普济方》卷三〇一)

【组成】胡粉三钱　黄连末一钱　五倍子末一钱

【用法】上为散。先以甘豆汤净洗,拭令干,以药末敷于疮上,一日二次。

【主治】阴生疮肿痛。

58294 胡连散

《普济方》卷四〇七。为《幼幼新书》卷三十一引张涣方"胡黄连散"之异名。见该条。

58295 胡桃丸《三因》卷十)

【组成】白茯苓　胡桃肉(汤去薄皮,别研)　附子(大者)一枚(去皮脐,切作片,生姜汁一盏,蛤粉一分,同煮干焙)各等分

【用法】上为末,炼蜜为丸,如梧桐子大。每服三五十丸,米饮送下;或为散,以米饮调下,食前服。

【主治】肾消,亦云内消。多因快情纵欲,极意房中;年少惧不能房,多服丹石及失志伤肾,遂致唇口干焦,精溢自出,或小便赤黄,五色浮浊,大便燥实,小便大利而不甚渴。

58296 胡桃丸《御药院方》卷六)

【组成】破故纸　杜仲　草薢　胡桃仁各四两

【用法】上为细末,次入胡桃膏子拌匀,再捣千余下,丸如梧桐子大。每服三十至五十丸,空心温酒盐汤下。

【功用】益精补髓,强筋壮骨,延年益寿,悦心明目,滋润肌肤,令壮年人脏腑不燥结。

【宜忌】《普济方》:忌羊血。

58297 胡桃丸《普济方》卷二四九)

【组成】胡桃肉(浸,去皮,研焙)　破故纸　大枣(煮,

去皮核)各等分

【用法】上为末,以枣和丸,如梧桐子大。每服四五十丸,食前温酒送下。

【主治】小肠气,疝气,痛不可忍。

58298 胡桃丸《回春》卷五)

【组成】乳香　沉香　木香　母丁香　大茴香　干姜　杜仲(姜汁炒去丝)　没药　菟丝子(酒制)　破故纸(酒炒)各等分　胡桃四个(去壳)

【用法】上为细末,炼蜜为丸,如绿豆大。黄酒送下。

【主治】腰痛。

58299 胡桃汤《得效》卷五)

【组成】胡桃肉三个　生姜三片

【用法】水煎,临卧食毕,饮汤三两呷,又再嚼,如前饮汤,就枕即安。

【主治】痰喘。

58300 胡桃汤《景岳全书》卷五十四)

【组成】胡桃肉　补骨脂　杜仲各四两(一作各四钱)

【用法】上咬咀,分二贴。用水二钟,煎七分,空心服。

【主治】肾虚腰痛。

58301 胡桃饮《卫生鸿宝》卷三)

【组成】胡桃肉(连皮)三个　橄榄核三个(烧存性)雄黄(水飞)三分　甘草(浓煎汁)　生蜜数匙

【用法】上和匀,搅去滓,时时温服数匙。

【功用】解胎毒。

58302 胡桃酒《普济方》卷二八六引《神效方》)

【组成】胡桃七个

【用法】上烧过,阴干为末。酒调服,不过三服。

【主治】便痛。

58303 胡桃散《杨氏家藏方》卷十)

【组成】胡桃肉(汤浸,去皮)　破故纸(炒)　大枣(煮,去皮核)各等分

【用法】上为细末。每服二钱,食前温酒调下。

【主治】小肠气。

58304 胡桃散《杨氏家藏方》卷十六)

【组成】萹蓄子　胡桃肉(去涩皮)各等分

【用法】上为细散。每服三钱,热酒调下,不拘时候。

【功用】下奶。

58305 胡桃散《朱氏集验方》卷五引《夷坚志》)

【组成】生姜二钱　人参三寸(作四段)　胡桃二个(去壳)

【用法】上为散。入夜含于口中。

【主治】咳嗽。

58306 胡桃散《普济方》卷二四七)

【组成】胡芦巴　桃仁(去皮尖,炒)各等分

【用法】上为末。每服二钱,食前酒调下。

【主治】诸疝气。

58307 胡桃散《医统》卷四十二)

【组成】胡桃仁(去油)四两　皂角刺(炒焦)二两　故纸(微炒)一两半　槐花(炒)一两

【用法】上为末。每服二钱,米饮或汤调下。

【主治】肠风便血。

【宜忌】老人更宜服。

58308　**胡桃散**(《医学六要》卷七)

【组成】核桃仁一个(去皮,捣烂)　穿山甲(炒)一钱

【用法】上捣合一处,黄酒调服。

【主治】妇人少乳,乳汁不行。

58309　**胡桃散**(《医学心悟》卷六)

【组成】大胡桃一枚　全蝎二只

【用法】以大胡桃剖开口,将全蝎纳入,烧灰存性,研末。热酒冲服。

【主治】鱼口便毒。

58310　**胡桃粥**(《本草纲目》卷三十引《海上方》)

【组成】胡桃肉一升

【用法】细米煮浆粥一升,相和顿服。即瘥。

【功用】《长寿药粥谱》:补肾益肺润肠。

【主治】❶《本草纲目》引《海上方》:石淋痛楚,便中有石子者。❷《长寿药粥谱》:老年肾亏腰疼,腿脚软弱无力,肺虚久咳,气短喘促,慢性便秘,小便淋漓不爽,病后衰弱。

【宜忌】《长寿药粥谱》:宜作早晚餐或点心服食;大便稀薄之老人不宜食用。

58311　**胡桃膏**(《圣济总录》卷一〇一)

【异名】还春膏(《普济方》卷四十九)。

【组成】新小胡桃三个

【用法】和皮捣细,用乳汁二盏,于银石器内文武火熬,竹篦搅成膏。每用先净洗髭发,再以笔蘸点髭发。

【功用】荣养髭发。

58312　**胡荽丹**(《脉因证治》卷下)

【组成】乌鸡一只(令净)　胡荽子适量

【用法】胡荽子入鸡缝之,煮熟食之。不效,再如法服食一只乌鸡。

【主治】反胃。

58313　**胡荽汤**(《圣济总录》卷四十三)

【组成】胡荽　车前子　木通(剉)　防己　瞿麦穗　犀角(镑)　黄连(去须)各等分

【用法】上为散。每服五钱匕,水一盏半,煎至八分,去滓,食后温服,一日三次。

【主治】小肠风热,小便黄赤,涩结不通。

58314　**胡荽饮**(《圣济总录》卷一八四)

【异名】胡荽煎(《仙拈集》卷一)。

【组成】胡荽(五月五日采,预收阴干。春、夏采叶,秋、冬采根)半斤

【用法】以水七升,煮取一升半,去滓。每服一盏,一日三次,不拘时候。

【主治】乳石热气结滞,经年数发。

58315　**胡荽饼**(《圣济总录》卷一九〇)

【组成】胡饼　胡荽(净择作醢)

【用法】以胡饼裹胡荽食之。

【主治】肠风泻血。

58316　**胡荽酒**(《圣惠》卷八十四)

【异名】胡荽散(《普济方》卷四〇三)

【组成】胡荽三两

【用法】上细切。以酒二大盏,煎令沸,沃胡荽,便以物合定,不令气出,候冷去滓,微微从项以下喷背脊及两脚,胸腹令遍,勿喷于面。

【主治】小儿痘疹,欲令速出。

58317　**胡荽散**

《普济方》卷四〇三。为《圣惠》卷八十四"胡荽酒"之异名。见该条。

58318　**胡荽散**(《经验良方》)

【组成】胡荽子　小茴香各五钱　桂　肉豆蔻各二钱

【用法】上为末。每服二钱。

【主治】疝气腹胀,久泻。

58319　**胡荽煎**

《仙拈集》卷一。为《圣济总录》卷一八四"胡荽饮"之异名。见该条。

58320　**胡粉丸**(方出《千金》卷十八,名见《外台》卷七引《救急方》)

【组成】胡麻一升　胡粉一两

【用法】上为末。明旦空腹,以猪肉臛汁啖尽之。

【主治】蛔虫攻心腹痛。

【宜忌】《外台》引《救急方》:忌生冷、猪肉、鱼鸡、蒜酢滑等七日。

【备考】《外台》引《救急方》本方用生真胡麻一合,胡粉半合(熬捣)。先以猪肉脯一片,空腹啖,咽汁,勿咽肉,后取胡粉和胡麻搜作丸,以少清酒使成顿服尽,十岁以上斟酌增减。

58321　**胡粉丸**(《圣惠》卷八十一)

【组成】胡粉半两(微炒)　黄连末一分(微炒)　青黛半两(细研)　麝香一钱

【用法】上为细末,以猪胆一个,取汁和丸,如黄米粒大。每服五丸,以粥饮下,不拘时候。

【主治】小儿内痔,下痢不止,昏沉多睡。

58322　**胡粉丸**(《圣惠》卷九十二)

【组成】胡粉三分　獭猪胆三个　麝香一分　牛黄一分

【用法】上为末,用胆汁浸蒸饼和丸,如绿豆大。五岁儿每服七丸,以温水下。看儿大小以意加减。

【主治】小儿腹内有蛔虫,时时疼痛。

58323　**胡粉丸**(《圣济总录》卷三十五)

【组成】胡粉(研)　砒霜(研)　寒水石(煅研)各一两

【用法】上为细粉,滴水为丸,如鸡头大。发前新汲水吞下一丸。即大吐,至来日困睡为验。

【功用】吐痰。

【主治】一切疟疾及一切痰疾。

58324　**胡粉丸**

《圣济总录》卷七十六。为《局方》卷二"神效胡粉丸"之异名。见该条。

58325　**胡粉丸**(《圣济总录》卷一二六)

【组成】胡粉一钱　雄黄(研)一钱　雌黄(研)一钱

【用法】上研匀,用乌鸡子三个,取白调药,入净瓷盏内,于饭上炊,令硬软得所,丸如梧桐子大。每服三十丸至四十丸,温热水下。转下恶物为验。

【主治】风热气毒瘰疬。

58326　**胡粉丸**(《圣济总录》卷一七二)

【组成】胡粉(研)半两　鸡子一个

【用法】将鸡子打头上破如钱眼大,入定粉于鸡子壳

内,以纸糊定,用水一升入铫子内,慢火煮熟,取出去壳。每服与梧桐子大哺之,一日三五度。

【主治】小儿疳痢,渴不止。

58327 **胡粉丸**(《普济方》卷一九七)

【组成】豉一分(研如膏) 黄丹半两 胡粉半两 砒霜一分

【用法】上为细末,以软饭并豉膏同丸,如梧桐子大。临发前以冷醋汤送下三丸。

【主治】一切疟。

【宜忌】忌食热物。

58328 **胡粉丹**(《普济方》卷三九九引《医方妙选》)

【组成】青州大枣五十两(蒸熟取肉) 水银半两 胡粉一两 雄黄半两(水磨飞研)

【用法】上拌匀,用枣肉和如黍米大。每服一粒,苦楝根煎汤下。

【主治】小儿蛲虫发动,甚者成痔瘘瘑疥。

58329 **胡粉丹**(《医统》卷六十六)

【组成】胡粉 密陀僧 白芷 白附子 白茯苓各等分

【用法】上为末。先用萝卜煎汤,洗面净后用羊乳调药,至夜敷患处,次早洗去。

【主治】男子、妇人面生黑斑点。

58330 **胡粉散**(方出《肘后方》卷五,名见《普济方》卷三〇一)

【组成】胡粉 黄柏 黄连各等分

【用法】上为末。粉之。

【主治】❶《肘后方》:恶疮,似火自烂。❷《普济方》:阴疮。

【备考】《普济方》本方用黄柏、黄连各三分,胡粉一合。上为末,调涂,一日三次;妇人绵裹枣核大,纳之。

58331 **胡粉散**(方出《外台》卷二十九引《肘后方》,名见《圣济总录》卷一四五)

【组成】胡粉

【用法】每服一钱匕,以水服之。

【主治】卒从高堕下,瘀血胀心,面青,短气欲死。

58332 **胡粉散**(《外台》卷二十四引《深师方》)

【异名】粉散(《鬼遗》卷四)、黄连散(《圣济总录》卷一二九)。

【组成】胡粉二分(熬) 黄连三分 甘草二分(炙) 蔄茹二分

【用法】上为末,以粉敷疮上,一日三次。

【主治】瘭疽,浸淫多汁。

58333 **胡粉散**(方出《千金》卷二十五,名见《普济方》卷三〇七)

【组成】大蒜 胡粉

【用法】上捣和,敷之。

【主治】众蛇毒。

58334 **胡粉散**(方出《千金》卷二十五,名见《普济方》卷三〇八)

【组成】乌麻油 胡粉

【用法】上药合调如泥。涂于伤处,干则易之。

【主治】蜘蛛咬人。

58335 **胡粉散**(方出《医心方》卷二十五引《子母秘录》,名见《圣惠》卷九十二)

【组成】胡粉 雄黄各等分

【用法】著中。

【主治】❶《医心方》引《子母秘录》:小儿谷道虫痒。❷《圣惠》:小儿蛲虫蚀下部。

【备考】《圣惠》本方用法:上为细末。每用少许,敷于下部中。

58336 **胡粉散**(方出《圣惠》卷三十六,名见《普济方》卷二九九)

【组成】胡粉一两 牛黄一两

【用法】上药相和,安于铫子中,于暖灰上研令匀。少少含之。

【主治】口疮疱。

58337 **胡粉散**(《圣惠》卷六十一)

【组成】胡粉一两 黄连一两(去须) 水银一两(与胡粉同研令星尽) 糯米二十粒 赤小豆十四粒

【用法】上为末,以麻油和诸药,并水银调令匀。薄薄涂之。

【主治】热毒恶疮,及诸疮肿。

58338 **胡粉散**(《圣惠》卷六十五)

【组成】胡粉 黄连(去须) 蛇床子 白蔹各半两

【用法】上为末。面脂调涂,湿即干贴之。

【主治】干癣痒不止。

58339 **胡粉散**(《圣惠》卷六十八)

【组成】胡粉三分 干姜一分(炮裂,剉) 生栗子二分(阴干,去壳)

【用法】上为末。用敷疮上。

【主治】金疮,内漏血。

58340 **胡粉散**(《圣惠》卷九十)

【组成】胡粉一分 黄连一两(去须) 糯米二十一粒 赤小豆十四粒 吴茱萸半分 水银一两(点少水入胡粉研令星尽)

【用法】上为末。即以麻油和诸药,调匀涂之。

【主治】小儿头上生恶疮,及痦疮,软疖。

58341 **胡粉散**(《圣惠》卷九十)

【组成】胡粉一分(炒令黄) 黄连半两(末)

【用法】上药细研令匀。敷于疮上。

【主治】小儿燕口生疮。

58342 **胡粉散**(《圣惠》卷九十三)

【组成】胡粉二钱 白龙骨(末)二钱 胡黄连(末)二钱

【用法】上药同炒,更研令细。每服半钱,以鸡子清调下,一日三四服。

【主治】小儿无辜疳痢,鼻中干塞,眼内有白晕,黄昏不见物,体热心烦,口干,头上生疮。

58343 **胡粉散**(《圣济总录》卷一二一)

【组成】胡粉半两 麝香(研)半钱

【用法】上为细散。归卧净揩牙,漱口讫,干贴。

【功用】止血牢牙。

【主治】牙宣出血不止。

58344 **胡粉散**(《圣济总录》卷一七二)

【组成】胡粉 龙骨粉各一钱匕

【用法】上药并炒令黄。每用半钱匕,空心以鸡子清调服,一日二次。

【主治】小儿诸疳,无辜鼻中出清水,眼上有白晕,或患痢体热,口干生疮,脚肿眼涩,腹中有虫,喜饮冷水。

58345　胡粉散(《圣济总录》卷一七三)

【组成】胡粉(研)一分　枣七个(大者,去核,入胡粉在内)

【用法】上药煅赤,取出候冷,细研为散。每服半钱匕,米饮调下,空心、午后各一次。

【主治】小儿久痢,无问冷热疳痢。

58346　胡粉散(方出《幼幼新书》卷五引张涣方,名见《卫生总微》卷一)

【组成】胡粉(细研)　干姜(烧灰,细研)　白石脂(烧存性,细研)各一钱

【用法】上同再研。每用一字或半钱,敷脐中,时时用。

【主治】婴儿脐疮肿湿,经久不愈,若至百日即危急。

58347　胡粉散(《杨氏家藏方》卷十九)

【组成】龙骨　胡粉(炒黄色)　白矾(飞过)　黄连(去须)各等分

【用法】上为细末。每服半钱,乳食前温米饮调下。

【主治】小儿下痢,日夜频并。

58348　胡粉散

《儒门事亲》卷十三。为《千金》卷二十一(注文)引《古今录验》"铅丹散"之异名。见该条。

58349　胡粉散(《济生》卷八)

【组成】胡粉一分　砒半分　硫黄(别研)一分　斑蝥一个　麝香少许　蝎梢七个　雄黄(别研)一分　大草乌一个(生用)

【用法】上为细末。先用羊蹄根蘸醋擦动,次用药少许擦患处。

【主治】一切癣。

58350　胡粉散(《直指》卷二十四)

【组成】胡粉(炒微黄)　白矾(煅)　虢丹(煅)　黄连(净)　轻粉各二钱　胭脂一钱　麝香少许

【用法】上为末。先以温浆水入盐洗拭后掺药;如疮干,麻油调敷。

【主治】月蚀疮。

58351　胡粉散(《外科正宗》卷四)

【组成】杭粉一两　轻粉　石膏(煅)　蛤粉各三钱

【用法】上为极细末。将泡挑破,揸干掺之;或用丝瓜叶捣汁调搽亦好;如冬月无此,用染布青缸汁调搽。

【主治】天泡红肿发热,急胀疼痛。

58352　胡粉散(《济阳纲目》卷一〇五)

【组成】松脂　大黄　白蔹　赤小豆　胡粉各等分

【用法】上为末。以鸡子清调敷。

【主治】唇生肿核。

58353　胡粉散(《金鉴》卷五十)

【组成】胡粉　甑带灰　干姜　白石脂　棉灰各等分　麝香少许

【用法】上为细末。每用一钱,于婴儿断脐后,敷脐带间,用软绢新棉封裹之。

【功用】避尿湿,风邪。

58354　胡粉膏

《医心方》卷十七引《极要方》。为方出《肘后方》卷五,名见《鬼遗》卷五"水银膏"之异名。见该条。

58355　胡粉膏(方出《外台》卷三十引《肘后方》,名见《普济方》卷二八一)

【组成】水银　胡粉

【用法】研令匀。涂之。

【主治】❶《外台》引《肘后方》:燥癣。❷《普济方》:一切干湿癣,瘙痒。

【备考】《普济方》本方用:胡粉二两,水银一分。合研令匀,以醋调成膏。涂之,仍以纸贴,一日三五次。

58356　胡粉膏(《圣惠》卷三十六)

【组成】胡粉三分　黄连三分(去须)　甘草一钱(炙微赤,剉)　麝香一钱(细研)

【用法】上为末,用腊月猪脂,调令得所。每以少许,涂于疮上。

【主治】紧唇疮,疼痛不可忍。

58357　胡粉膏(《圣惠》卷六十三)

【组成】胡粉四两　油半斤　蜡二两半　乳香半两(细研)　麝香一钱(细研)　没药半两(细研)

【用法】上以文火煎令油熟,下胡粉,后下蜡,临成下麝香、乳香、没药,搅勿住手,待似星花上来,即住,以瓷器内盛。于故帛上涂贴,一日换二次。

【主治】一切痈疽发背,日夜发歇,疼痛不止。

58358　胡粉膏(《圣济总录》卷一一六)

【组成】胡粉(炒)　白矾(烧令汁尽)各等分

【用法】上为末,用青羊脂和成膏。以少许涂敷瘜肉上。

【主治】鼻中息肉不通。

58359　胡粉膏(《圣济总录》卷一一七)

【组成】胡粉(炒研)

【用法】上以牛酥调如膏。每含如杏仁大,咽津。

【主治】口疮。

58360　胡粉膏(《圣济总录》卷一三四)

【组成】胡粉(研)三两　水银二两　皂荚十梃(捶,以水浸,挼滤,取浓汁)一升

【用法】上先熬皂荚汁至五合,下粉、水银,以柳篦搅令匀,瓷盒内盛。先以盐水洗疮,取涂磨疮上,一日三五次。

【主治】痶疥疮有虫。

58361　胡粉膏(《圣济总录》卷一三九)

【组成】胡粉　炭灰各半两

【用法】上以猪膏,量药调和。涂疮孔上,出水便瘥。

【主治】金疮中风寒水,肿。

58362　胡粉膏(《卫生总微》卷十八)

【组成】松脂　苦参　黄连(去须)各一两半　大黄(生)　胡粉各一两　黄芩　水银各一两一分　白矾半两　蛇床子三分

【用法】上为细末,以腊月猪脂和研至不见水银星为度。敷之。

【主治】小儿头疮久不愈,经隔年岁。

58363　胡麻丸(《圣济总录》卷一〇一)

【组成】胡麻仁(炒)　杏仁(去皮尖双仁,炒研)各三两　黑豆黄二两　桂(去粗皮)一两　生地黄(捣,绞取汁)一升

【用法】上药先将地黄汁,入银锅中煎三两沸,次入杏仁膏,余药并为末,投入同煎令稠,丸如梧桐子大。每服十

丸,早食后温酒下,临卧再服。

【主治】髭发白。

58364 **胡麻丸**(《圣济总录》卷一九八)

【组成】胡麻半斤(拣去土,研碎)

【用法】上以米醋三升,瓷器中煮尽醋后,入茯苓、人参、云母粉各一两,同丸如梧桐子大。每服二十丸,甘泉水下,不拘时候。

【功用】延年返老,补填骨髓,保固三田。

58365 **胡麻丸**(《卫生总微》卷十九)

【组成】胡麻四两(炒香) 羊踯躅一两(焙)

【用法】上为末,炼蜜和丸,如麻子大。每服七丸,渐加至二十一丸,热水送下,一日二次,见效为度。已破者,更用黑母牛粪,烧灰研末敷之。

【主治】小儿瘰疬。

58366 **胡麻丸**(《御药院方》卷一)

【组成】天麻 升麻 白附子(炮) 人参 细辛 川芎 木贼 定风草 穿山甲(去土,炒黄色) 丹参 玄参 何首乌(酒浸) 紫参 蔓荆子 防风 威灵仙各一两 全蝎蛐一对

【用法】上为细末。每用二两,用胡麻一斤,炒香为末,拌匀,入蜜和丸,都分为九十丸。每服一丸,细嚼,温浆水下,日进三服,不拘时候。淡白粥服一百二十日,不再发。

【主治】大风。

58367 **胡麻丸**(《幼科发挥》卷上)

【组成】胡麻仁(炒) 苦参 甘菊花 大力子(炒) 石菖蒲 何首乌 威灵仙 蔓荆子 乌梢蛇(酒浸,去皮骨,取肉焙干)各等分

【用法】上为末,酒为丸,如麻子大。竹叶汤下。

【主治】小儿疥癣。

58368 **胡麻丸**(《解围元薮》卷三)

【组成】胡麻一斤 苦参五斤(酒浸七日) 荆芥穗四斤 豨莶草叶(净)三斤 苍耳草叶(净)三斤 紫背浮萍二斤

【用法】上药蒸透晒干,先将豨、苍二味蜜拌蒸一伏时,晒干后共为末,酒糊为丸,如梧桐子大,朱砂为衣。每服百丸,茶、酒俱下,日进三次。

【主治】大风、大疠、中风。

58369 **胡麻丸**(《片玉心书》卷五)

【组成】苦参五钱 何首乌 胡麻仁(炒) 蔓荆子(炒) 威灵仙 荆芥穗 白蒺藜(炒,去刺) 牛蒡子(炒)各三钱 石菖蒲一钱五分 干菊花三钱

【用法】上为末,酒糊为丸,如粟米大。竹叶灯心汤送下。

【主治】小儿风疮疥癣。

58370 **胡麻丸**(《外科正宗》卷四)

【组成】大胡麻四两 防风 威灵仙 石菖蒲 苦参各二两 白附子 独活各一两 甘草五钱

【用法】上为细末,新安酒浆跌成丸子。每服二钱,形瘦者一钱五分,食后、临卧,白滚汤送下。

【主治】❶《外科正宗》:癜风初起皮肤作痒,后发癜风,渐至开大者,❷《麻科活人》:风热瘾疹,及疹后搔痒生疮,日久不愈。

【宜忌】忌动风发物、海腥、煎炒、鸡、鹅、羊肉、火酒等件,愈后戒百日。

58371 **胡麻汤**(《圣惠》卷二十七)

【组成】胡麻三两 熟干地黄二两 人参一两(去芦头) 甘草一分(炙微赤,剉) 麦门冬二两(去心,焙) 藁本三分

【用法】上为散。每服四钱,以水一中盏,煎至五分,去滓,食前温服。

【主治】虚劳绝伤羸极,气少不足,四肢消瘦。

58372 **胡麻饭**(《解围元薮》卷四)

【组成】大枣二十一个(去核)

【用法】每个枣内填满宫粉,每日以三个和米半升,煮饭食之。七日枣完疮愈。

【主治】疬疮初起。

58373 **胡麻饮**(《普济方》卷二○六)

【组成】人参 胡麻仁 橘皮 枇杷叶各等分

【用法】上罗匀,以水一斗煮枇杷叶,取五升,下药煮取三升,纳麻仁,稍饮之。

【主治】呕哕。

58374 **胡麻饮**(《解围元薮》卷四)

【组成】金银花 赤茯苓 明天麻 胡麻各一两 防风 荆芥 羌活 独活 僵蚕 连翘 五加皮 地骨皮 当归 黄芩 黄连 杜仲 牛膝 黑牵牛 苡仁 角刺各五钱 土茯苓一两

【主治】疬疮初起。

58375 **胡麻油**(《圣济总录》卷一一四)

【异名】胡麻油膏(《普济方》卷五十三)。

【组成】胡麻油一合 木香(醋浸一宿,焙,杵末)半两

【用法】上药于银器内微火煎三五沸,绵滤去滓。旋滴耳中。以愈为度。

【主治】耳聋。

58376 **胡麻散**(《医心方》卷六引《古今录验》)

【组成】胡麻(熬令香)

【用法】于白内捣碎,即以纱罗筛之数,筛之若不数,筛即脂出。每服一小升,一日一次。服尽药一斗三升,永无腰脚之疼。多服即减食。

【功用】辟谷不饥。

【主治】腰脚疼,不可忍,不能立。

58377 **胡麻散**(《圣惠》卷二十七)

【组成】胡麻 桂心 甘草(炙微赤,剉) 人参(去芦头) 泽泻 黄耆(剉) 白茯苓各一两 五味子 麦门冬(去心,焙) 地骨皮 天门冬(去心)各半两 熟干地黄二两

【用法】上为散。每服四钱,以水一中盏,入薤白两茎,生姜半分,煎至六分,去滓温服,不拘时候。

【主治】虚劳不足,咳逆上气,不欲饮食,四肢乏力。

58378 **胡麻散**(《普济方》卷五十引《博济》)

【组成】胡麻子三两(轻燶) 何首乌三两 蔓荆子一两 威灵仙一两 九节菖蒲一两 苦参一两 荆芥穗 菊花 沙苑白蒺藜 鼠黏子(炒)各一两

【用法】上药洗净控干。如治大风,每服一钱,薄荷茶、酒任下,日五七服,不拘时候。如才觉便服,半月见效;如已

患年岁,须服一月,方始见功,及五十日可减一半,服及百日其须发自生;如治皮肤风疾,瘙痒疥癣之类,即入下四味,与前六味为末,以薄荷自然汁和酒调下一钱;若肾脏风攻注,亦宜服之。如吃此药至三五日,须频暖浴,贵其汗出也。

【主治】五癫,头面遍身生赤黑,麻木,鼻内闻腥秽,须发退落。

58379 胡麻散(《圣济总录》卷十一)

【组成】胡麻(炒令香熟) 枳壳(去瓤,麸炒)各二两 防风(去叉) 蔓荆实 威灵仙(去土) 苦参 何首乌(米泔浸透,去黑皮,切,麸炒干) 芎䓖 荆芥穗 甘草(炙)各一两 薄荷(用叶)半两

【用法】上为散。每服二钱匕,温酒调下;或炼蜜为丸,如梧桐子大,每服三十丸,温酒下亦得。

【主治】脾肺风毒攻注,皮肤瘙痒,手足生疮,及遍身瘖瘟,发赤黑靥,肌热疼痛。

58380 胡麻散(《圣济总录》卷十八)

【组成】胡麻一斤(去浮者,一半煮熟,一半生用) 天麻 乳香(研) 何首乌 苍耳 松花 角蒿 款冬花 克颠草 菖蒲 人参 苦参 玄参 沙参 丹参 威灵仙(去土)各二两 甘菊花三两 蔓荆实 紫参二两

【用法】上为散。每服二钱匕,温酒调下。如病深,渐加至三钱匕,服之旬余,若觉遍身疼痛是效。

【主治】恶风。

58381 胡麻散(《圣济总录》卷一九八)

【组成】胡麻子 白茯苓(去黑皮) 生干 地黄(焙) 天门冬(去心,焙)各八两

【用法】上为细散。每服方寸匕,食后温水调下。

【功用】益寿延年,去客热。

58382 胡麻散(《鸡峰》卷二十二)

【组成】苦胡麻半升 天麻二两 乳香三分

【用法】上为细末。每服三钱,荆芥腊茶下。

【主治】癫病。

【宜忌】忌盐酒房事一百二十天。

58383 胡麻散(《扁鹊心书》)

【组成】紫背浮萍(七月半采)一斤 黑芝麻(炒)四两 薄荷(苏州者佳)二两 牛蒡子(炒) 甘草(炙)各一两

【用法】上为末。每服三钱,茶、酒任下,一日三服。

【主治】疠风,浑身顽麻,或如针刺,遍身疼痛,手足瘫痪。

58384 胡麻散(《直指》卷二十四)

【组成】胡麻子十二两 苦参 荆芥穗 何首乌各八两 威灵仙 防风 石菖蒲 牛蒡子(炒) 菊花 蔓荆子 蒺藜(炒去刺) 甘草(炙)各六两

【用法】上为末。每服二钱,食后薄荷汤点服;或好茶清亦得。

【主治】❶《直指》:风气挟热,瘾疹瘙痒,❷《疮疡经验全书》:大麻风。

58385 胡麻散(《局方》卷一续添诸局经验秘方)

【组成】胡麻十二两 苦参 荆芥各八两 甘草(炙) 威灵仙各六两 何首乌(洗,焙)十两

【用法】上为细末。每服二钱,食后薄荷茶点服;或酒调、或蜜汤点亦得。服此药后,频频洗浴,贵得汗出。

【主治】脾肺风毒攻冲,遍身皮肤瘙痒,或生疮疥,或生瘾疹,用手搔时,浸淫成疮,久而不瘥,愈而复作;面上游风,或如虫行,紫癜白癜,顽麻等风;或肾脏风,攻注脚膝生疮。

58386 胡麻散(《寿世保元》卷九)

【组成】胡麻子(赤色扁者佳,另研)五两 白芷二两 何首乌二两 防风二两 蔓荆子一两五钱 甘菊花一两 升麻二两 威灵仙二两 苦参(酒炒)三两 川当归二两 川芎二两(酒炒) 牛蒡子二两(微炒,另研) 白蒺藜三两 荆芥穗二两 薄荷叶二两 片黄芩二两 白芍(酒炒)二两 黄连(酒炮一日炒)二两

【用法】上为细末。每服三钱,食远服。秋分后至春分,白酒调服;春分后至秋分,清茶调服。或用米糊细为丸,食远白汤下亦可。

【主治】紫白癜风并癣,及面上酒渣,又名粉渣面刺。

58387 胡麻散(《全国中药成药处方集》沈阳方)

【组成】薄荷叶 胡麻子各一两 甘菊花五钱 白蒺藜 威灵仙 苦参 白芷 荆芥穗 川芎 防风 黄芩 牛蒡子各一两

【用法】上研极细末。每服二钱,温酒送下。

【功用】消风止痒,清血解毒。

【主治】风热瘾疹,皮肤作痒,日轻夜重,见风尤甚,心烦腹痛,苦楚不堪。

【宜忌】忌食鱼、肉、糖、葱、蒜。

58388 胡麻粥(《普济方》卷二一八)

【组成】胡麻(其实六棱者) 巨胜(其实八棱者)各等分

【用法】上药蒸晒各九遍。每服取二合,用汤浸,布裹挼去皮,再研,水滤取汁煎饮,和粳米煮粥食之。

【功用】益气力,坚筋骨。

【主治】五脏虚损羸瘦。

【加减】虚而吸吸者,加胡麻用。

58389 胡麻粥(《医统》卷八十七)

【组成】乌油麻不以多少(去皮蒸一炊,晒干,再微炒香熟) 白粳米一升 胡麻半升

【用法】如常煮粥法,临熟加蜜糖空心食之。

【功用】壮颜色,润肌肤,润肺止嗽。

58390 胡麻膏(《圣惠》卷四十一)

【组成】胡麻油一升 腊月猪脂一升 乌鸡脂一合 丁香一两半 甘松香一两半 零陵香三两 芎䓖二两 竹叶二两 细辛二两 川椒二两(去目) 苜蓿香三两 白芷一两 泽兰一两 大麻仁一两 桑根白皮一两 辛荑一两 桑寄生一两 牡荆子一两 防风三两(去芦头) 杏仁三两(汤浸,去皮尖双仁) 莽草一两 柏叶三两

【用法】上细锉,米醋浸一宿,滤出,纳入油、猪脂、鸡脂中,以慢火煎,候白芷色焦黄,膏成,绵滤去滓,以瓷盒盛。净洗头,涂之,一日二次。三十日发生。

【功用】长发,令速生及黑润。

58391 胡麻膏(《圣惠》卷九十四)

【组成】胡麻膏一斗 韭头一斤

【用法】上药相和,慢火煎令韭焦黄,去韭。每日二合,温酒调下。服之百日,去黚黯,皮肤充盈。

【功用】益寿延年,老人复少。

58392　胡麻膏(《圣惠》卷九十四)

【组成】胡麻膏一斗　熏陆香二斤(以水五斗洗,取屑入膏中同煎)

【用法】上药相和,以慢火煎令水尽,滤去滓,盛于不津器中。每日服二合,温酒调下。

【功用】延年。

58393　胡椒丸(《外台》卷十引《古今录验》)

【组成】胡椒　荜茇　干姜各三两　白术二两　桂心高良姜　人参　款冬花　紫菀　甘草(炙)各二两

【用法】上为细末,蜜和为丸,如梧子大。每服五丸,一日二服。不知,增之,以知为度。

【主治】咳嗽上气,胸满,时复呕沫。

【宜忌】忌生冷、醋、滑、猪、鱼、肉、蒜、桃李、雀肉、生葱、海藻、菘菜。

58394　胡椒丸(《圣惠》卷七)

【组成】胡椒三分　木香三分　沉香三分　桂心三分蚺蛇二分(微炒)　阿魏一分(面裹煨,面熟为度)

【用法】上为末,炼蜜和丸,如梧桐子大。每服二十丸,以热生姜酒下,不拘时候。

【主治】肾气冷气卒攻,脐腹撮痛不可忍。

58395　胡椒丸(《圣惠》卷三十三)

【组成】胡椒末一钱　蟾酥一字(浸过)

【用法】上药同研令相得,丸如麻子大。以绵裹于痛处咬之。有涎即吐却。

【主治】牙痛。

58396　胡椒丸(《圣惠》卷四十二)

【组成】胡椒一两　荜茇一两　干姜三分(炮裂,到)白术一两　桂心三分　诃黎勒皮三分　人参三分(去芦头)款冬花半两　紫菀一两(洗,去苗土)　甘草一两(炙微赤,到)　赤茯苓一两　陈橘皮一两(汤浸,去白瓤,焙)

【用法】上为末,炼蜜和捣三二百杵,丸如梧桐子大。每服三十丸,以姜橘汤下,一日三四服。

【主治】久上气,心腹虚冷,胸满不食,时复呕沫。

58397　胡椒丸(《圣惠》卷七十一)

【组成】胡椒一两　桂心三分　芎䓖三分　当归三分(到,微炒)　高良姜一两(到)　附子一两(炮裂,去皮脐)木香半两　白术三分　草豆蔻一两(去皮)

【用法】上为末,炼蜜和捣三五百杵,丸如梧桐子大。每服三十丸,以热酒送下,不拘时候。

【主治】妇人脾胃久冷,心腹虚胀,面无颜色,四肢羸瘦,不思饮食。

58398　胡椒丸(《圣济总录》卷四十五)。

【异名】干姜丸(《鸡峰》卷十二)。

【组成】胡椒一两　乌头(炮裂,去皮脐)　干姜(炮)赤石脂各半两

【用法】上为末,面糊为丸,如梧桐子大。每服十五丸至二十丸,空心、食前米饮送下。

【主治】脾胃虚冷,大肠滑泄,饮食不化。

58399　胡椒丸(《圣济总录》卷五十五)

【组成】胡椒　高良姜　乌头(炮裂,去皮脐)各一两

【用法】上为细末。米醋三盏,熬令硬软得所,丸如皂子大。每服一丸,盐汤嚼下;妇人醋汤下。

【主治】心痛,精神闷乱。

58400　胡椒丸(《圣济总录》卷一七四)

【组成】胡椒四十九粒　槟榔一枚(到)　斑蝥七枚(去翅足)

【用法】上为细末,烧粟米饭为丸,如黄米大。一二岁儿每服三丸,三岁以上五丸,煎菖蒲汤下。

【主治】小儿心痛。

58401　胡椒丸(《圣济总录》卷一七五)

【组成】胡椒　蝎梢(炒)　甘遂(炒)各等分

【用法】上为末,用烧饭为丸,如黍米大。每服二丸,乳食前陈米饮送下。

【主治】小儿腹胀。

58402　胡椒丸(《普济方》卷三十六引《十便良方》)

【组成】胡椒三十颗　麝香一钱(细研)

【用法】上捣破胡椒,入麝香,用酒一中盏,煎至半盏,稍热服。

【主治】寒气攻胃。

58403　胡椒丸(《魏氏家藏方》卷二)

【组成】胡椒五十粒　斑蝥二十一个(去头足翅)　川楝子十个(炮,去核)　淡豆一百个　茴香(淘去沙,炒)半两　香附子(去毛)一两

【用法】上药将斑蝥同炒讫,去斑蝥为末,米醋丸,如绿豆大。每服十五丸,热酒送下。

【主治】偏坠。

58404　胡椒丸(《普济方》卷二〇六引《澹寮方》)

【异名】半夏丸。

【组成】胡椒二十一粒　丁香十四粒　半夏七粒(汤浸去滑)

【用法】上为细末,生姜自然汁为丸,如鸡头子大。每用一丸,以干枣一枚,擘破去核,入药在内,以湿纸裹煨熟,放温,以米汤烂嚼下。

【主治】呕吐。

58405　胡椒丸(《普济方》卷二十引《医方大成》)

【异名】浮石丸(《得效》卷四)。

【组成】陈茱萸二两　胡椒　蚌粉(炒赤色)各一两

【用法】上为末,醋糊为丸,如梧桐子大。每服二十丸,用温酒或盐汤下,遇发时服。甚者不过二三服即效。

【主治】脾疼不可忍,及冷气痛。

58406　胡椒丸(《普济方》卷一九一引《海上名方》)

【组成】巴豆十枚(去皮膜心,用竹纸数重,出油尽为度,频换纸)　胡椒二百粒(生用)

【用法】上为末,醋糊为丸,如绿豆大。每日一丸,淡姜汤下,食后服,实者日二服,虚者一服。如小便频数为效,服一两月大效。

【主治】十种水气,脚肿胀,上气喘满。

【宜忌】忌面食咸物,大忌湿面。

58407　胡椒丸(《普济方》卷二〇三)

【组成】胡椒末一两　木瓜汁一升　硇砂(研极细)一钱

【用法】上将木瓜汁,浸椒、砂二末,搅匀,微火熬令稠和,丸如梧桐子大。每服十丸,藿香汤送下。

【主治】霍乱转筋,诸药不除。

58408 **胡椒丸**(《济阳纲目》卷一〇一)

【组成】胡椒

【用法】上为末,黄蜡熔化为丸,如绿豆大。每服五七丸,食后茶清送下。

【主治】老人冷泪不止。

58409 **胡椒汤**(方出《圣惠》卷四十七,名见《普济方》卷二〇二)

【组成】鸡屎白半合(微炒) 胡椒三十粒 高良姜半两(剉) 桂心半两 木瓜一两(干者) 麦门冬一两(去心,焙)

【用法】上为散。每服三钱,以水一中盏,煎至五分,去滓温服,不拘时候。

【主治】霍乱烦闷欲死。

【备考】《医统》有陈皮,无鸡屎白。

58410 **胡椒汤**(《圣济总录》卷四十)

【组成】胡椒 吴茱萸(汤浸净,炒) 肉豆蔻(去壳)各半两 人参 桂(去粗皮) 干姜(炮)半两

【用法】上为末。每服五钱,以水一盏半,煎至八分,去滓温服。

【主治】霍乱转筋。

58411 **胡椒汤**(《圣济总录》卷六十三)

【组成】胡椒三七粒 木香二钱 糯米一合

【用法】上同炒,以米熟为度,粗捣筛,分作三服。每服水一盏,煎至七分,去滓温服。

【主治】胃气逆,干呕烦闷。

58412 **胡椒汤**(《圣济总录》卷一六二)

【组成】胡椒一分 干姜半两(炮) 诃黎勒皮一两(炒) 甘草三分(炙)

【用法】上为粗末。每服三钱匕,水一盏,煎至七分,去滓,空心、食前温服。

【主治】产后霍乱,吐利不止,腹痛。

58413 **胡椒汤**(《三因》卷十一)

【异名】豆椒散(《普济方》卷二〇一)、胡椒散(《医统》卷八十二)。

【组成】胡椒七粒 绿豆三七粒

【用法】上为末。煎木瓜汤调下。

【主治】霍乱吐利。

58414 **胡椒汤**(《局方》卷十宝庆新增方)

【组成】红豆 肉桂(不见火)各一两 胡椒六两 干姜(焙)三两 桔梗(焙)三十两 甘草(炙)七两

【用法】上为细末。每服一大钱,入盐少许,沸汤点服,不拘时候。

【功用】温暖脾胃,去寒顺气。

【主治】脾胃受寒,胸膈不利,心腹疼痛,呕逆恶心。

58415 **胡椒饼**(《准绳·疡医》卷六)

【组成】胡椒

【用法】上药研末,以饭捣烂,入胡椒末,和一处,贴伤处。不过一二饼,即出。

【主治】箭头及竹木刺入肉,不得出者。

58416 **胡椒散**

《医统》卷八十二。为《三因》卷十一"胡椒汤"之异名。见该条。

58417 **胡蜂酒**(《中国药典》一部)

【组成】胡蜂(鲜者)100克 白酒1000毫升

【用法】胡蜂入酒浸泡15天,滤过。每服15~25毫升,一日二次。

【功用】祛风除湿。

【主治】急性风湿病,风湿性关节炎。

【备考】服后偶有皮肤瘙痒,次日可自行消失。

58418 **胡芦巴丸**(《圣惠》卷七)

【组成】胡芦巴一两 茴香子一两 木香半两 桂心半两 当归半两(剉,微炒) 附子一两(炮裂,去皮脐) 阿魏半两(研入) 硫黄一两(细研) 青橘皮半两(汤浸,去白瓤,焙) 沉香半两 白豆蔻半两(去壳) 桃仁一两(汤浸,去皮尖双仁,别研如膏)

【用法】上为细末,入研了药令匀,好酒一升半,先熬桃仁膏令稠,拌和诸药,捣三二百杵,丸如梧桐子大。每服二十丸,以温酒送下,不拘时候。

【主治】肾脏气虚,下焦积冷,气攻腹胁胀满,脐下疼痛,面色青黑,足胫多冷。

58419 **胡芦巴丸**(《圣惠》卷九十八)

【组成】胡芦巴一两(微炒) 沉香一两 桂心一两 硫黄一两(细研,水飞过) 附子一两(炮裂,去皮脐) 茴香子一两 槟榔一两 青橘皮三分(汤浸,去白瓤,焙) 麋茸一两(涂酥,微炙) 干姜半两(炮裂,剉) 补骨脂一两(微炒) 木香一两

【用法】上为末,入硫黄研令匀,炼蜜为丸,如梧桐子大。每服三十丸,空心以温酒下。

【功用】补暖下元,祛逐冷气。

【主治】诸虚。

58420 **胡芦巴丸**(《圣济总录》卷五十一)

【组成】胡芦巴(微炒) 巴戟天(紫者,去心,炒) 肉苁蓉(酒浸,切,焙)各二两 楝实(去皮,醋浸一宿,焙) 桂(去粗皮) 补骨脂(炒) 蛇床子(酒浸一宿,焙) 牛膝(酒浸一宿,切,焙)各一两 蓬莪术(醋浸一宿,煨,剉)三分 附子(炮裂,去皮脐) 茴香子(炒)各一两半

【用法】上为末,炼蜜为丸,如小豆大。常服二十丸,空心炒盐生姜汤送下;酒下亦得。

【主治】肾气虚损,阳气痿弱。

58421 **胡芦巴丸**(《圣济总录》卷五十二)

【组成】胡芦巴(炒) 山芋 泽泻各一两 吴茱萸(汤洗,焙干) 干姜(炮) 牡蛎粉 当归(切,焙) 附子(炮裂,去皮脐)各半两

【用法】上为末,酒煮面糊为丸,如梧桐子大。每服三十丸,空心、食前温酒送下。

【主治】肾脏虚,冷气上攻,心腹疼痛,冷汗出,四肢少力,面色黧黑。

58422 **胡芦巴丸**(《圣济总录》卷五十二)

【组成】胡芦巴二两 附子(炮裂,去皮脐) 硫黄(研)各三分

【用法】上为末,酒煮面糊为丸,如梧桐子大。每服二十丸至三十丸,盐汤送下。

【主治】肾脏虚冷,腹胁胀满。

58423 **胡芦巴丸**(《圣济总录》卷七十三)

【组成】胡芦巴 补骨脂各一钱 木香 茴香子(炒)各一分 楝实(炒)半两 硇砂(研)一钱 铜绿(研)一钱

五灵脂(研) 腻粉(研)各一分 巴豆三钱(去皮心膜,不出油,研) 草乌头半两(用麸和巴豆同炒黑色)

【用法】上为末,用姜葱汁和丸,如豌豆大。每服三五丸,空心炒盐酒送下。

【主治】寒癖留滞不消。

58424 **胡芦巴丸**《圣济总录》卷八十六)

【组成】胡芦巴 补骨脂(炒) 肉苁蓉(酒浸,微炒) 巴戟天(去心) 附子(炮裂,去皮脐) 白豆蔻(去皮) 荜茇 茴香子(炒) 丁香 木香 硫黄(别研) 沉香(剉) 蓬莪术(煨) 桂(去粗皮) 当归(切,炒) 桃仁(去皮尖双仁,麸炒,别研) 阿魏(面和作饼子,炙黄)各一两 肉豆蔻(去壳) 槟榔(剉)各六个

【用法】上为末,用清米醋煮面糊为丸,如梧桐子大。每服十五丸,渐加至二十丸,空心、食前盐汤送下;小肠气,炒生姜酒送下;妇人心痛,醋汤送下。

【主治】脾劳,大便不调,呕逆腹胀,羸瘦少力,饮食无味,面色萎黄。

58425 **胡芦巴丸**《圣济总录》卷九十四)

【组成】胡芦巴 补骨脂(炒) 白豆蔻(去皮) 草薢 青橘皮(去白,焙) 茴香子(炒) 附子(炮裂,去皮脐) 肉苁蓉(酒浸,切,焙) 牛膝(酒浸,切,焙) 桂(去粗皮) 防风(去叉) 菟丝子(酒浸,捣)各一两

【用法】上为细末,酒煮面糊为丸,如绿豆大。每服二十丸,空心生姜盐汤送下。

【主治】阴疝,气攻疼痛。

58426 **胡芦巴丸**《圣济总录》卷一八五)

【组成】胡芦巴半两 茴香子(炒香)三两 王瓜 巴戟天各一两 苍术(麸炒黄,刮去皮)三两

【用法】先将王瓜、苍术二味同捣令匀,焙干后与诸药为末,酒煮面糊为丸,如梧桐子大。每服二十丸,空心、食前温酒或盐汤送下。

【功效】壮阳益气,暖元脏,补虚乏,轻腰膝,止腹痛。

58427 **胡芦巴丸**《圣济总录》卷一八七)

【组成】胡芦巴 巴戟天(去心) 天麻 桂(去粗皮) 附子(炮裂,去皮脐) 硇砂(研) 茴香子(炒) 楮实(炮,去核) 没药(研) 天雄(炮裂,去皮脐) 陈橘皮(去白,切,焙) 益智(炒) 京三棱(炮)各一两 木香半两

【用法】上为末,炼蜜为丸,如梧桐子大。每服二十丸,空心、日午、临卧温酒下。

【功用】补益。

【主治】诸虚。

58428 **胡芦巴丸**《杨氏家藏方》卷四)

【组成】胡芦巴(浸一宿)四两 破故纸四两(炒香)

【用法】上为细末,用大木瓜一个,切顶去瓤,填药在内,满为度,复用顶盖之,用竹签签定,蒸熟取出,烂研,同前末填尽药末搜和为丸,如梧桐子大。每服五十丸,空心、食前温酒送下。

【主治】一切寒温脚气,腿膝疼痛,行步无力。

58429 **胡芦巴丸**《杨氏家藏方》卷九)

【组成】胡芦巴 破故纸(炒) 川楝子(去核,炒) 茴香(炒) 川椒(取红) 青盐(别研) 山药 青橘皮(去白) 陈橘皮(去白) 附子(炮,去皮脐)各等分

【用法】上为细末,酒煮面糊为丸,如梧桐子大。每服五十丸,空心、食前温酒送下。

【主治】下焦阳衰,脐腹冷痛,小便白浊,肌肤消瘦,饮食减少,及膀胱疝气。

58430 **胡芦巴丸**《直指》卷十八)

【组成】胡芦巴(炒) 川楝子(蒸,去皮核,焙)各四两 川乌(炮,去皮脐) 大巴戟(去心)各一两半 茴香(炒)三两 吴茱萸(半酒半醋浸一宿,焙干)二两半 牵牛(炒,取末)二两

【用法】上为末,酒面稀糊为丸,如梧桐子大。每服二十丸,空心温酒送下。

【主治】肾经虚冷,膀胱气痛,或阴肿偏坠,或小腹有物如卵,上下走痛。

58431 **胡芦巴丸**《局方》卷八续添诸局经验秘方)

【组成】胡芦巴(炒)一斤 吴茱萸(汤洗十次,炒)十两 川楝子(炒)一斤二两 大巴戟(去心,炒) 川乌(炮,去皮脐)各六两 茴香(淘去土,炒)十二两

【用法】上为细末,酒煮面糊为丸,如梧桐子大。每服十五丸,空心用温酒吞下;小儿五丸,茴香汤下。

【主治】大人、小儿小肠气,蟠肠气,奔豚气,疝气,偏坠阴肿,小腹有形如卵,上下来去,痛不可忍,或绞结绕脐攻刺,呕恶闷乱。

58432 **胡芦巴丸**《普济方》卷二一七引《瑞竹堂方》)

【组成】附子(炮,去皮脐) 川乌(炮,去黑皮) 沉香 酸枣仁 当归(去芦) 川芎 柏子仁(去壳) 胡芦巴 巴戟 破故纸(微炒) 龙骨 牡蛎(煨) 天雄(炮) 赤石脂 鹿茸(酥炙) 茴香各二两 泽泻半两 生硫黄一两半(用明者佳)

【用法】上为末。酒糊为丸,如梧桐子大。每服五十丸,空心盐汤米饮下,日一二次。

【功用】关锁精气,升降阴阳。

【主治】虚损。

58433 **胡芦巴丸**(方出《丹溪心法》卷四,名见《济阳纲目》卷七十六)

【组成】茴香 破故纸 吴茱萸(盐炒)各五钱 胡芦巴七钱 木香二钱半

【用法】上为末,萝卜捣汁为丸。盐汤送下。

【主治】肾气疝。

58434 **胡芦巴丸**《普济方》卷二四七引《鲍氏方》)

【组成】胡芦巴一斤 大巴戟六两

【用法】上同炒为末,酒糊为丸,如梧桐子大。每服十五丸,空心酒盐汤送下。

【主治】大人、小儿小肠气、盘肠气,偏坠阴肿,小肠有形如卵,上下痛不可忍,或绞结绕脐,呕吐闷乱。

58435 **胡芦巴丸**

《普济方》卷二二二。为原书同卷引《博济》"补骨脂丸"之异名。见该条。

58436 **胡芦巴丸**《杏苑》卷六)

【组成】胡芦巴一两六钱 茴香一两二钱 巴戟各六钱 吴茱萸一两 川楝子肉一两八钱

【用法】上为末,酒煮面糊为丸,如梧桐子大。每服三十丸,温酒空心送下。

【主治】疝气疼痛。

58437 胡芦巴汤《圣济总录》卷一八七

【组成】胡芦巴（炒）　川芎　木香　京三棱（煨）　白术　官桂（去皮）　白蒺藜（微炒）　当归　益智　陈橘皮（去白）各一两　沉香　附子（炮，去皮脐）　舶上茴香（微炒）各一两半　干姜半两（炮）　甘草三分（炙令黄）　苦楝子三两（取肉，不用核）

【用法】上为细末。每服二钱匕，煎沸汤点服，不拘时候。

【主治】元气虚损，腹胁雷鸣，中脘胀满或发冷痛。

58438 胡芦巴汤《普济方》卷四十三

【组成】胡芦巴　沉香　芎䓖　陈橘皮（汤浸，去白，焙）　茴香子（轻炒）　人参　白茯苓（去黑皮）各半两　附子（炮裂，去皮脐）一两　木香　益智（去皮）　桂（去粗皮）　干姜（炮）　甘草（炙）各一两　白术三分

【用法】上到，如麻豆大。每服三钱匕，以水一盏，入生姜三片，大枣三个（擘），同煎七分，去滓，空心温服，一日二次。

【功用】平补三焦。

【主治】三焦俱虚。

58439 胡芦巴饮《圣济总录》卷五十二

【组成】胡芦巴　白茯苓（去黑皮）　舶上茴香各一两　肉豆蔻（去壳）　木香　附子（炮裂，去皮脐）各半两　沉香三分

【用法】上咬咀，如麻豆大。每服三钱匕，水一盏，盐一捻，煎至七分，去滓，空心、食前温服。

【主治】肾脏气冷，腹痛呕逆，腹胁胀满，四肢少力，不思饮食。

58440 胡芦巴散《医方类聚》卷十引《简要济众方》

【组成】胡芦巴一两　丁香一两　舶上茴香一两　沉香三分　肉豆蔻半两（去皮）

【用法】上为散。每服二钱，水一中盏，入盐一捻，煎至六分，和滓，空心、食前热服。

【主治】肾脏气冷，呕逆腹胀，四肢少力，不思饮食。

58441 胡芦巴散《苏沈良方》卷七

【组成】胡芦巴（微炒）　三棱（到，醋浸一宿，炒干）各一两　干姜一分（炮）

【用法】上为末。每服二钱，温生姜汤或酒调下。

【主治】气攻，头痛如破者。

【临床报道】头痛：姻家有病疟，愈后头痛，号呼十余日，百方不效，用一服如失。

58442 胡芦巴散《圣济总录》卷一八七

【组成】胡芦巴　补骨脂（炒）各二两　荜茇　荜澄茄　茴香子（炒）　木香　丁香　楝实　桂（去粗皮）　槟榔　巴戟天（去心）　京三棱（微到）　青橘皮（汤浸，去白焙）　附子（炮裂，去皮脐）　枳壳（去瓤，麸炒）各一两

【用法】上为散。每服二钱匕，水、酒共一盏，同煎三五沸，温服；如作丸，用酒煮面糊为丸，如梧桐子大。每服十五丸，空心盐汤送下。

【主治】肾脏虚惫，腰膝疼，小肠膀胱等气攻冲。

58443 胡芦巴散《鸡峰》卷十二

【组成】胡芦巴　茴香　破故纸　川楝子　巴戟各一

两　青橘皮　桂各三分　良姜　干姜各半两　斑蝥一分

【用法】上为细末。每服二钱，入盐煎服，不拘时候。

【主治】肾经膀胱虚，攻刺疼痛。

58444 胡芦巴散《鸡峰》卷二十

【组成】胡芦巴　破故纸　巴戟　荜澄茄　川楝子　沉香　茴香　桂心各一两　附子四两（炮用）　桃仁三两　乌头半两

【用法】上为细末。每服三钱，水一盏，入盐一捻，煎至七分，空心服。

【主治】脾元积冷，脐腹强急，痛引腰背，面色萎黄，手足厥冷，胁肋胀疼，小便频数，及盲肠小肠一切气痛。

58445 胡芦巴散《直指》卷十八

【组成】胡芦巴（炒）一两

【用法】上为末。每服二钱，茴香炒紫，用热酒沃，盖定，取酒调下。

【主治】小肠气攻刺。

58446 胡芦巴散《普济方》卷一五四

【组成】胡芦巴　杜仲　胡椒

【用法】上为细末。每服二钱，先嚼胡桃二个，食前酒调服。

【主治】腰痛。

58447 胡芦巴散《杂病源流犀烛》卷七

【组成】胡芦巴　益智仁　大茴　蓬术　牵牛子　山萸肉　酒牛膝　川断　川芎　防风　甘草

【用法】上为末。每服二钱，酒送下。

【主治】小肠气。小腹引睾丸连腰脊而痛。

58448 胡桐泪汤《慈幼新书》卷二

【组成】白芷　麦冬　当归　生地　花粉　石膏　细辛　升麻　干葛　胡桐泪

【主治】小儿卧时，开口当风，吸入风邪，留连不解，令齿缝酸痛。

58449 胡桐泪散《圣惠》卷三十四

【组成】胡桐泪一两（烧赤，细研）　石胆一两（细研）黄矾一两（烧灰，研）　芦荟一两（细研）　光明砂半两（细研）　麝香一分（细研）　川升麻一两　细辛三分　乱发灰一分　当归半两　牛膝半两（去苗）　芎䓖半两

【用法】上为散，入研了药，更研令匀。每用先以甘草汤洗漱令净，后用药敷之，有涎即吐却，一日三次。

【主治】❶《圣惠》：齿漏疳，龈上生疮肿痛。❷《御药院方》：足阳明胃经虚，风热所袭，传流齿牙，攻注龈肉，则至肿结妨闷，甚者与龈间津液相搏，化为脓汁。

58450 胡桐泪散《圣惠》卷三十四

【组成】胡桐泪一两　波斯盐绿一分　石胆半两　丁香一两　生干地黄二两

【用法】上为细散。每服一字，涂敷齿根下。

【功用】固齿生肌。

【主治】牙齿根宣露摇动。

58451 胡桐泪散《圣惠》卷三十四

【组成】胡桐泪一两　槐树根　白蔷薇根　垂柳梢李树根各五两

【用法】上为粗散。每用半两，以水二大盏，煎至一盏，去滓，热含冷吐。

【主治】骨槽疼痛,龈肿齿疏。

58452　胡桐泪散《圣惠》卷三十四)
【组成】胡桐泪一分　川升麻一分　白矾灰一分　细辛　独活　麝香(细研)　当归　附子(炮裂,去皮脐)　白芷各半分
【用法】上为细散。夜临卧时,先揩齿,漱口令净,用少许贴之。
【功用】牢牙定痛。
【主治】齿痛。

58453　胡桐泪散《圣济总录》卷一一九)
【组成】胡桐泪一两　丹砂半两　麝香一分
【用法】上为极细散。常用揩齿。
【主治】牙齿历蠹,齿根黯黑。

58454　胡桐泪散《圣济总录》卷一二〇)
【组成】松节一两　细辛半两　胡桐泪一两　蜀椒一分(去目及闭口者,微炒)
【用法】上为散。分五次用,每次以酒二盏,煎十余沸,去滓,热含冷吐。
【主治】骨槽风痛,龈肿齿疏。

58455　胡桐泪散《圣济总录》卷一二〇)
【组成】生地黄一斤(取汁)　白矾半两(枯,研)　麝香一分(细研)　胡桐泪半两(细研)
【用法】上为极细末,与生地黄汁相和令匀,于银器中,即以文武火慢慢煎成膏。每用一字,食后、夜卧以药于牙龈上涂之。有津即咽。
【主治】骨槽风痛,龈肿齿疏。

58456　胡桐泪散《圣济总录》卷一七二)
【组成】胡桐泪一两　铜绿一钱　麝香少许
【用法】上药同研令匀。每用药少许,以鸡翎扫之。
【主治】小儿牙疳疮。

58457　胡桐泪散
《金鉴》卷六十五。为《御药院方》卷九"胡桐律散"之异名。见该条。

58458　胡桐律散《圣惠》卷八十七)
【组成】胡桐律一分　麒麟竭一分　白矾灰一分　黄丹一分
【用法】上为细末。每用一字,贴牙齿缝,不拘时候。
【主治】小儿口齿疳,齀血。

58459　胡桐律散《御药院方》卷九)
【组成】胡桐律二钱半　生地黄　升麻各半两　川芎一两　白芷半两　细辛二钱半　烧寒水石二两(研)　青盐(研)　麝香(研)各半钱
【用法】上为细末。每用少许,擦牙痛处,吐津,误咽不妨,日用五七次。
【功用】牢牙止痛。

58460　胡桐律散《御药院方》卷九)
【异名】胡桐泪散(《金鉴》卷六十五)。
【组成】胡桐律　川芎　细辛　白芷各半两　生地黄一两　青盐二钱半(研)　寒水石(烧通赤,出火毒)二两
【用法】上为细末。每用涂贴患处,吐津,误咽不妨,无时,日用五七次。
【主治】齿龈肿闷,宣露血出。

58461　胡桃灰散
《普济方》卷七十。为《圣济总录》卷一二一"揩齿胡桃灰散"之异名。见该条。

58462　胡桃涂方《圣济总录》卷十八)
【组成】初结青胡桃一颗(取外皮用)　石硫黄一皂子许(研如粉)
【用法】上先取胡桃皮切,研如膏,入硫黄末和匀。涂之。
【主治】紫癜风并白癜风。

58463　胡荽子散《圣济总录》卷一四三)
【组成】胡荽子　补骨脂各半两
【用法】上为散。每服二钱匕,食前陈米饮调下。
【主治】肠风下血不止,变成痔疾。

58464　胡荽根汁(方出《外台》卷二十八引《必效方》,名见《圣济总录》卷一四七)
【组成】胡荽根
【用法】捣取汁半升,和酒服,不拘时候。
【主治】蛊毒。

58465　胡粉涂方《圣济总录》卷一三三)
【组成】胡粉　石灰(研,罗)各三分
【用法】上炼猪脂调如糊。涂疮上,水即出。
【主治】诸疮中水毒攻肿。

58466　胡萝卜粥《本草纲目》卷二十五)
【组成】胡萝卜　粳米
【功用】❶《本草纲目》:宽中下气。❷《长寿药粥谱》:健胃,补脾,助消化。
【主治】《长寿药粥谱》:老人食欲不振或消化不良,皮肤干燥症,夜盲,以及高血压、糖尿病等。
【备考】《长寿药粥谱》本方用胡萝卜适量,粳米半斤,将胡萝卜切碎,同粳米煮粥,作早晚餐。

58467　胡黄连丸《幼幼新书》卷二十三引《万全方》)
【组成】胡黄连　当归(剉,微炒)　诃黎勒皮　木香各半两　青橘皮(汤浸,去白瓤,焙)　紫苏子　杏仁(汤浸,去皮尖,麸炒微黄)各一分　麝香一钱(研入)
【用法】上为末,用粟米饭和丸,如绿豆大。每服三丸,以粥饮下。
【主治】小儿肺疳,不欲乳食,时复腹痛。

58468　胡黄连丸《颅囟经》卷上)
【组成】胡黄连　蟾酥各等分。
【用法】上为末,炼蜜为丸,如绿豆大。五岁儿每服二丸,熟水送下。
【主治】小儿热疳。

58469　胡黄连丸《圣惠》卷三)
【组成】胡黄连一两　青羊角屑半两　熊胆一分　蛇黄半两(捣碎,细研如粉)　青黛一分(别研)
【用法】上为末,更同研令匀,用黄牛胆汁和丸(如无黄牛胆,即用大羊胆和丸),如绿豆大。每服七丸,食后竹叶汤下。
【主治】胆实热,精神不安,起卧不定,口中多苦。
【宜忌】忌炙爆壅热物。
【备考】方中青羊角屑,《普济方》作"羚羊角屑"。

58470　胡黄连丸《圣惠》卷二十七)

【组成】胡黄连　天灵盖（涂醋，炙令微黄）　赤茯苓　川升麻　川大黄（剉碎，微炒）　地骨皮　知母　犀角屑　人参（去芦头）　麦门冬（去心，焙）各一两　鳖甲三两（涂醋，炙令黄，去裙襕）　黄芩　前胡（去芦头）　桔梗（去芦头）　赤芍药　当归（剉，微炒）　木通（剉）　防风（去芦头）各三分　甘草半两（炙微赤，剉）　柴胡二两（去苗）

【用法】上为末，炼蜜为丸，如梧桐子大。每服三十丸，温水送下，不拘时候。

【主治】虚劳骨热，四肢羸瘦少力，不思饮食。

【宜忌】忌苋菜。

58471　胡黄连丸（《圣惠》卷七十）

【组成】胡黄连半两　柴胡一两（去苗）　赤芍药三分　鳖甲二两（涂醋炙令黄，去裙襕）　知母半两　犀角屑三分　川升麻半两　玄参半两　人参半两（去芦头）　地骨皮三分　当归半两　杏仁三分（汤浸，去皮尖双仁，麸炒微黄）　茯神三分　枳壳三分（麸炒微黄，去瓤）　麦门冬一两半（去心，焙）　紫菀三分（洗去苗土）　川大黄三分（剉碎，微炒）　甘草半两（炙微赤，剉）　秦艽三分（去苗）　槟榔半两　桔梗半两（去芦头）

【用法】上为末，炼蜜为丸，如梧桐子大。每服三十丸，以粥饮下，不拘时候。

【主治】妇人热劳烦闷，四肢黄瘦疼痛，时有咳嗽，不欲饮食。

58472　胡黄连丸（《圣惠》卷八十六）

【组成】胡黄连　母丁香　黄连（去须，微炒）　芦荟（细研）　熊胆各半两　蟾头一个（涂酥炙焦黄）　麝香一分（细研）

【用法】上为末，用牛胆和丸，如绿豆大。若小儿心脏疳，煎芜荑、甘草汤下三丸；食疳泻血，或赤白者，以新汲水下三丸；吐逆不止及水泻，生姜汤下三丸；眼疳，羊子肝血和酒，看多少，微煎过，下三丸。

【主治】小儿五疳，面色黄瘦，身体壮热，虽吃乳食，不能消化，眼目涩痛，胸膈痰涎，爱食酸咸，常多泻痢。

58473　胡黄连丸（《圣惠》卷八十六）

【组成】胡黄连　芦荟（细研）　麒麟竭　地龙（微炒）　熊胆（研入）各半两　蟾酥半钱

【用法】上为末，用面糊和丸，如黄米大。每服三丸，空心以粥饮送下，晚食后再服。

【主治】小儿一切疳。

58474　胡黄连丸（《圣惠》卷八十六）

【组成】胡黄连　人参（去芦头）　地龙（微炒）　代赭（细研）　赤石脂各半两　蜗牛肉二七个　大蜣螂五个（去翅足，微炒）　猪牙皂荚二梃（去黑皮，涂酥炙焦黄，去子）　青黛（研入）　木香　蟾酥（研入）　黄连（去须）　槟榔　朱砂（细研）　麝香（细研）　天麻　当归（剉，微炒）　犀角屑　干蝎（微炒）　蝉壳（微炒）　芦荟（细研）　羌活　使君子　白芜荑　驴胎耳（炙令焦黄）　牛黄（细研）　蛤蚧（头尾全者，涂酥炙微黄）各一分

【用法】上为末，入研了药令匀，以獖猪胆汁和丸，如绿豆大。每服三丸，空心以粥饮下。

【主治】小儿风疳，剜鼻揉眼，不知痒处。

58475　胡黄连丸（《圣惠》卷八十六）

【组成】胡黄连　芦荟（细研）　天竺黄（细研）　犀角屑　胭脂（研入）　羚羊角屑各半两　麝香（细研）　干蝎（微炒）　白僵蚕（微炒）　天浆子（微炒）　牛黄（细研）　朱砂（细研）　雄黄（细研）各一分　蟾酥一钱（研入）

【用法】上为末，都研令匀，以猪胆汁浸蒸饼糊丸，如麻子大。每服三丸，以粥饮下，不拘时候。

【主治】小儿风疳，身体壮热，或时吐逆，心神烦躁。

58476　胡黄连丸（《圣惠》卷八十六）

【组成】胡黄连一分（末）　天竹黄半两　芦荟半钱　熊胆半钱　腻粉半钱　麝香　牛黄　雄黄　朱砂　龙脑各一钱

【用法】上为细末，用软饭和丸，如粟粒大。每服五丸，以粥饮下，一日三服。

【功用】退上焦热。

【主治】小儿惊疳。

58477　胡黄连丸（《圣惠》卷八十七）

【组成】胡黄连半两　虾蟆一个（涂酥炙焦黄）　蛇蜕皮灰一分　麝香一分（细研）　牛黄半分（细研）　使君子一分

【用法】上为末，以面糊和丸，如绿豆大。每服五丸，以粥饮下，一日三四服。

【主治】小儿奶疳，壮热体瘦。

58478　胡黄连丸（《圣惠》卷八十七）

【组成】胡黄连末半两　朱砂三分　麝香一分　蛇蜕皮一条（烧灰）　波斯青黛三分　蟾酥一杏仁大　芦荟三分

【用法】上为末，用猪胆一个，取清酒一盏，和药末，都于铫子内熬如膏，丸如绿豆大。五岁至七岁，每服五丸，三岁以下，每服三丸，以粥饮下，一日三服。

【主治】小儿干疳，瘦弱不能乳食，发竖脑干，肌体柴瘦。

58479　胡黄连丸（《圣惠》卷八十七）

【组成】胡黄连半两　青黛半两（细研）　木香一分　蜗牛二七个（炒令微黄）　地龙半两（微炒）　蟾酥一钱（研入）　黄连半两（去须）　槟榔一分　蛜蝌五个（微炒，去翅足）　朱砂一分（细研）　麝香一分（细研）　当归一分（微炒）　犀角屑一分　干蝎一分（微炒）　蛇蜕皮一分（烧为灰）　芦荟一分（细研）　独活一分　牛黄一分（细研）　猪牙皂荚五梃（去皮，涂酥炙焦黄）

【用法】上为末，以猪胆汁和丸，如绿豆大。每服五丸，以粥饮下，一日三服。

【主治】小儿脊疳，肌肤羸瘦，背脊骨高，身体寒热，面无颜色。

58480　胡黄连丸（《圣惠》卷八十七）

【组成】胡黄连半两（为末）　青黛一分（细研）　麝香一钱　金箔五十片（细研）　银箔五十片（细研）　雄黄一分（细研）　朱砂半两（细研，水飞过）

【用法】上研令匀，用酒煮面糊为丸，如绿豆大。每服五丸，以温茶下，一日三服。

【主治】小儿眼疳，白翳不退。

58481　胡黄连丸（《圣惠》卷八十七）

【组成】胡黄连半两　旱莲子半两　乌梅肉半两（微炒）　知母半两　龙胆半两（去芦头）　牛黄一分（细研）

青黛半两(细研)

【用法】上为末,以枣瓤和丸,如绿豆大。每服五丸,以甘草汤下,一日三服。

【主治】小儿疳渴,黄瘦壮热,不欲乳食。

58482 **胡黄连丸**(《圣惠》卷八十八)

【组成】胡黄连一分 人参一分(去芦头) 柴胡半两(去苗) 羚羊角屑一分 麦门冬半两(去心,焙) 鳖甲半两(涂醋炙令黄) 地骨皮一分 秦艽半两(去苗) 黄耆一分(剉,微炒) 木香一分 犀角屑一分 甘草一分(炙微赤,剉) 葳蕤一分

【用法】上为末,炼蜜和丸,如绿豆大。每服七丸,以温水下,一日三服。

【主治】小儿骨热,烦躁黄瘦,饮食无味。

58483 **胡黄连丸**(《圣惠》卷八十八)

【组成】胡黄连三分 干蟾三分(酒浸去骨,微炙) 麝香一分(细研)

【用法】上为末,都研令匀,炼蜜和丸,如绿豆大。每服五丸,以粥饮下,一日三四服。

【主治】小儿骨热。

58484 **胡黄连丸**(《圣惠》卷九十二)

【组成】胡黄连半两 木香一分

【用法】上为末,用糯米饭和丸,如绿豆大。每服五丸,以粥饮下,一日三四服。

【主治】小儿疳痢,腹痛不止。

58485 **胡黄连丸**(《博济》卷四)

【组成】胡黄连半两 肉豆蔻一个 槟榔一个 诃子二个(以一个煨,一个生用) 丁香半两 红雪一两 密陀僧半两

【用法】上研细末,入麝香一分和匀,次入绿豆末少许,同水和为丸,如麻子大。三岁以下一丸,三岁以上五丸。脑疳鼻痒及烂,黄连汤下;脾胃羸瘦,泄痢,四肢虚肿,青州枣汤下;肝疳,眼涩生疮,甘草汤下;骨疳,卧冷地,爱食土,紫苏茶调下;常服,米饮下;肺疳,上气喘急,橘皮汤下;筋疳,泻血,盐汤下;虫疳及泻无定,生姜汤下。

【主治】小儿疳痢,脑疳,鼻痒及烂;脾胃羸瘦,泄痢,四肢虚肿;肝疳,眼涩生疮;骨疳,卧冷地,爱食土;肺疳,上气喘急;筋疳,泻血;虫疳及泻无定。

58486 **胡黄连丸**(《医方类聚》卷十引《神巧万全方》)

【组成】胡黄连一两 熊胆一分 青黛一分(研入) 地黄一分 羚羊角屑 青葙子各半两

【用法】上为末,研匀,用牛胆汁和丸(如无牛胆,即用大羊胆和丸),如绿豆大。每服七丸,食后煎竹叶汤下。

【主治】胆实热,精神不安,起居不定,口中多苦。

58487 **胡黄连丸**(《小儿药证直诀》卷下)

【组成】川黄连五钱 胡黄连五钱 朱砂一钱(另研)(一方用虾蟆半两,不烧)

【用法】上为细末,入朱砂末,都填入猪胆内,用淡浆水煮,以杖于铫子上,用线钓之,勿着底,候一炊久取出,研入芦荟、麝香各一分,饭和为丸,如麻子大。每服五七丸至二三十丸,食后米饮送下。

【功用】《御药院方》:镇惊散热截疳。

【主治】❶《小儿药证直诀》:小儿肥热疳。❷《鸡峰》:

小儿心经积热。

58488 **胡黄连丸**(《圣济总录》卷八十七)

【组成】胡黄连 犀角(镑) 鳖甲(醋炙,去裙襕) 诃黎勒皮(半生半熟)各一两 桔梗(剉炒) 升麻(剉) 地骨皮 知母(焙) 黄芩(去黑心)各一两一分 甘草(炙,剉) 白茯苓(去黑皮) 人参各三分 栝楼一个(大者) 柴胡(去苗)一两半

【用法】上为末,用猪胆二十个,取汁及蜜四两,搅和匀,慢火煎成膏,丸如梧桐子大。每服二十丸,食后以乌梅煎童子小便送下;如腹痛,用糯米饮下。

【主治】劳热,骨节烦疼,心膈躁闷。

58489 **胡黄连丸**(《圣济总录》卷一七二)

【组成】胡黄连半两 木香 蛤蚧(酥炙)各一分 蜗牛子(去壳)二七个 人参 雄黄(研)各半两 牛黄(研) 丹砂(研)各一分 干地龙(炒)三分 青黛(研) 干蟾(烧灰) 黄连(去须) 槟榔(剉) 当归(切,焙) 天麻 犀角(镑) 干蝎(炒) 蝉蜕(炙) 芦荟(研) 羌活(去芦头) 独活(去芦头) 芜荑仁 麝香(研) 驴胎耳(炙)各一分 蛴螬(炙)五个 赤石脂(研) 代赭(捣研)各半两 猪牙皂荚二挺(炙,去皮子,别捣研)

【用法】上为末,猪胆汁和丸,如黍米大。每服二三丸,空心用温米饮下。

【主治】小儿一切疳泻,惊风天钓。

58490 **胡黄连丸**(《圣济总录》卷一七二)

【组成】胡黄连 黄连(去须)各半两 丹砂(研) 木香各一分

【用法】上为末,用獖猪胆填药在内,取线紧系,以杖子一条,横于铫子上,将药胆挂上面,勿念着铫底,用浆水煮一炊时取出,入芦荟、麝香各一分,研细和匀,米饭为丸,如黍米大。每服五丸至七丸,米泔温水下。

【主治】小儿干疳体热。

58491 **胡黄连丸**(《圣济总录》卷一七二)

【组成】胡黄连半两 黄连(去须) 白芜荑仁各一两 木香半两

【用法】上为细末,獖猪胆和于盏内,坐饭甑中蒸两度,为丸如粟米大。每服二十丸,米饮下。

【主治】小儿干疳,饮食如常,肌体羸瘦,时作寒热,皮毛枯焦,嘿嘿不慧。

58492 **胡黄连丸**(《圣济总录》卷一七三)

【组成】胡黄连半两 蛇蜕(炙)一分 虾蟆(炙)半两 青黛(研)一分 蜗牛(炒)半两 木香一分 诃黎勒皮半两 麝香一分

【用法】上为末,用饭为丸,如绿豆大。每服三五丸,米饮下。虫出为度。

【主治】小儿气疳,下痢腹胀。

58493 **胡黄连丸**(《圣济总录》卷一七三)

【组成】胡黄连一分 芎藭 蓬莪术(煨,剉) 青橘皮(去白,焙) 陈橘皮(去白,焙)各半两 干姜(炮)一钱 京三棱(煨,剉)三分

【用法】上为末,每抄一钱匕,入巴豆十粒,去皮心膜,入冷油内,慢火煎黑色,研细,煮醋面糊为丸,如黍米大。一岁一丸,薄荷汤下。

【主治】小儿疳痢,皮毛焦枯,肌体羸瘦,喜食酸咸,心腹胀,发热。

58494 **胡黄连丸**(《圣济总录》卷一七三)

【组成】胡黄连末　白芜荑仁末　芦荟(研)　麝香(研)各一分　巴豆五粒(去皮心膜,出油,研)

【用法】上合研匀细,煮面糊和丸,如粟米大。每服五丸至七丸,柳枝汤下,不拘时候。

【主治】小儿疳痢。因哺乳不节,生冷过度,下痢不止,面黄肌瘦,腹胀发热。

58495 **胡黄连丸**(《圣济总录》卷一七三)

【组成】胡黄连　蛤蚧(酥炙)　牛黄(研)　犀角屑　天麻　人参　肉豆蔻仁　大黄(研细,炒)各半两　雄黄(研如粉)一分

【用法】上为末,炼蜜为丸,如麻子大。每服五丸,空心、午后各一服,温水下。

【主治】小儿五疳。

58496 **胡黄连丸**(《圣济总录》卷一七七)

【组成】胡黄连　夜明砂　五灵脂各半两　柴胡(去苗)一两　麝香(研)半钱　鳖甲(去裙襕,醋炙)　人参各半两

【用法】上为末,用猪胆汁煮面糊为丸,如绿豆大。每服十九至十五丸,米饮下,不拘时候。

【主治】小儿骨热劳疾,面黄肌瘦,发热,夜卧有汗。

58497 **胡黄连丸**(《圣济总录》卷一七八)

【组成】胡黄连　黄连(去须)各半两　丁香　芦荟　五灵脂　干姜(炮裂)　槟榔(剉)各一分　木香　麝香(研)各一钱

【用法】上为末,用炊饼为丸,如麻子大。每服三五丸,温米饮下。

【主治】小儿血痢不止。

58498 **胡黄连丸**(《幼幼新书》卷二十九引《惠眼观证》)

【组成】胡黄连　诃子肉(炮)二钱　朱砂一钱半

【用法】上为末,烂饭为丸,如鸡头子大。每服七至十丸,甘草、姜汤送下。

【主治】小儿痢疾。

58499 **胡黄连丸**(《幼幼新书》古籍本卷二十引《庄氏家传》)

【组成】胡黄连　黄连　柴胡各一两　乌犀　赤茯苓　使君子　黄芩　鳖甲(炙)各半两

【用法】上为细末,猪胆面糊为丸,如绿豆大。每服一二十丸,熟水送下。

【功用】生肌,消疳黄。

【主治】骨蒸潮热,羸瘦。

【备考】本方方名,原书(人卫本)作"胡连丸"。

58500 **胡黄连丸**(《幼幼新书》卷二十二引《庄氏家传》)

【组成】胡黄连　牛黄　朱砂　麝香少许　芦荟　青黛　钩藤(炙)　贯众　腻粉少许　鹤虱　雷丸　天竺黄各等分

【用法】上为末,面糊为丸,如粟米大。每服三丸。如有惊食,只取下食,如无,不动。

【功用】化涎消食。

【主治】小儿惊疳。

58501 **胡黄连丸**(《幼幼新书》卷二十六)

【组成】胡连半两　没药　木香各一分

【用法】上为末,糯米饭为丸,如绿豆大。每服五丸,米饮下,一日三四次。

【主治】疳痢,腹痛不止。

58502 **胡黄连丸**(《卫生总微》卷十一)

【组成】胡黄连(炒)　芜荑(拣净,炒)　夜明砂各一分

【用法】上为末,猪胆汁和丸,如黍米大。每服十丸,陈米饮下,不拘时候。

【主治】血利下多,久而不愈,或作脏毒,下血带青黄色。

58503 **胡黄连丸**(《杨氏家藏方》卷十八)

【组成】使君子仁二两　丁香　木香　厚朴(去粗皮,姜汁浸一宿,炒紫色)　胡黄连　肉豆蔻(面裹煨熟)　没石子各一两　芦荟一分(别研)

【用法】上为细末,次入研者药和匀,煮粟米饮为丸,如黍米大。每服二十丸,乳食前橘皮汤送下。

【主治】小儿脾疳,虽能饮食,不生肌肉,或时下利,小便白浊。

58504 **胡黄连丸**(《活幼口议》卷十八)

【异名】大胡黄连丸(《袖珍小儿》卷五)。

【组成】胡黄连　芦荟　草黄连　肉豆蔻(炮)　桂　人参　朱砂　麝一字　使君子(去壳)　木香　钩藤　龙齿　白茯苓各一两

【用法】上各生用,为细末,取猯猪胆两个裂汁和末令匀,却入袋内盛之,以绳扎定,汤煮半日,取出切破袋子,更入茛菪子二两(微炒),黄丹一两,二味别研如粉,入前药和匀,捣五百杵,为丸如绿豆大。但是疳与痢,用粥饮送下五七丸,子幼者三丸,不吃粥饮,乳头令吮。

【主治】婴孩小儿一切疳候及一切虚痢,他药无功者。

58505 **胡黄连丸**(《丹溪心法》卷五)

【组成】胡黄连五分　阿魏一钱半(醋浸)　神曲二钱　麝香四粒　炒黄连二钱

【用法】上为末,猪胆汁为丸,如黍米大。每服二三十丸,白术汤送下。

【主治】疳病腹大。

【方论选录】方中胡黄连去果子积;阿魏去肉积;神曲去食积;炒黄连去热积。

58506 **胡黄连丸**(《医方类聚》卷二五五引《经验良方》)

【组成】陈皮(去白)一两　川楝肉(炒)　宣连　神曲　青皮(去白)　使君子(煨,去壳)　麦芽　龙胆草各半两　胡黄连　夜明砂　白芜荑(炒)　干姜　乌梅各二钱

【用法】上为末,曲糊为丸,如黍米大。每服三十丸,米饮下。

【主治】小儿毛发焦落,腹大气喘,肌体羸瘦,吃食炭土生米,寒热往来,下痢脱肛;亦治交奶,不长肌肉,性情不悦。

58507 **胡黄连丸**(《普济方》卷三八〇引《傅氏活婴方》)

【组成】芦荟半两　茴香(炒)半两　使君子半两　芜荑(炒)三钱　胡黄连半两　黄连半两　川楝子半两　陈皮半两　木香三钱　青黛半两　龙胆草半两　轻粉一钱　夜明砂(炒)半两　巴豆四十九粒(去油)　脑　麝少许

【用法】上为末,煮胆汁糊为丸,如麻子大。每服五十丸,空心饮汤下。

【主治】小儿瘦疳渴泻,壮热,肚大青筋,腹内虚鸣,牙宣口臭,腹内虫痛,多睡,好饮水,叫啼不止。

58508 胡黄连丸(《普济方》卷三八二)

【组成】胡黄连 芦荟各半两 金箔八片 黄连半两(去须,芦荟同为末,入备猪胆内,阴干,去皮膜,研) 银箔五片 青黛一分 丹砂一钱 牛黄半钱 麝香 真珠一钱 犀角二钱 龙脑半钱(八味同研)

【用法】上为末,面糊和丸,如黍米大。一岁儿二丸三丸,二岁儿以上加减,食前米饮下。

【主治】小儿一切惊疳积热,咬奶疳气。

58509 胡黄连丸(《普济方》卷三八二)

【组成】胡黄连 苦楝子各一两 青黛半两 芦荟一分

【用法】上为末,以糯米饮和丸,如绿豆大。每服一丸,荆芥汤下。

【主治】小儿脊疳,肌肤羸瘦,背脊骨高,身体寒热,面无颜色。

58510 胡黄连丸(《医统》卷四十六)

【组成】胡黄连 鳖甲 犀角 诃黎勒 赤茯苓 甘草(炙)各一两半 黄芩 地骨皮 知母(炒) 桔梗 升麻各一两 柴胡一两半 人参二分 栝楼一个

【用法】上为细末,用猪胆二十个,取汁,同蜜四两搅匀,慢火熬成膏,搜和为丸,如梧桐子大。每服二十丸,食后乌梅汤和童便下;如腹痛,糯米饮下。

【主治】热痨,骨节烦疼,心膈躁闷;亦治虚劳骨蒸。

【宜忌】忌苋菜。

58511 胡黄连丸(《杏苑》卷五)

【组成】胡黄连 银柴胡 人参 地骨皮 犀角 知母 秦艽各三钱二分 鳖甲五钱 牛黄一钱(另研) 当归 茯神 半夏(姜制,作曲用) 杏仁各四钱二分(另研) 紫菀一钱七分

【用法】上为末,和匀,炼蜜搜剂,捣千余下,丸如梧桐子大。每服五十丸,食前米汤送服。

【主治】一切虚劳,骨蒸潮热,吐咯嗽血,咳嗽声嘶,痰喘不宁,心神恍惚,夜梦遗精。

58512 胡黄连汤(《圣济总录》卷六十五)

【组成】胡黄连 皂荚(去皮,涂酥炙令黄) 白槟榔 郁李仁(汤浸,去皮尖双仁,炒干,研如粉)各一两

【用法】上为粗末。每服三钱匕,水一盏,煎至七分,去滓温服,一日三次,不拘时候。

【主治】呀呷咳嗽。

58513 胡黄连汤(《圣济总录》卷八十八)

【组成】胡黄连 柴胡(去苗) 鳖甲(去裙襕,醋炙) 甘草(炙,剉) 白蒺藜(炒) 黄耆 附子(炮裂,去皮脐)各半两 威灵仙(去土)一两

【用法】上剉,如麻豆大。每服三钱匕,水一盏,童子小便、酒共半盏,乌梅一个(拍碎),同煎至一盏,去滓温服,不拘时候。

【主治】虚劳,寒热心忪,骨节酸疼。

58514 胡黄连饮(《幼幼新书》卷二十六)

【组成】胡黄连 黄药子 人参 甘草(炙) 白术(炒) 秦艽 柴胡各等分

【用法】上㕮咀。每服二钱,水一盏,嫩桃柳枝各七寸,

乌梅少许,煎八分,澄清作两分,食后、卧时各一服。小便赤,验,便清止药,便成肌进食。大抵十五岁儿宜此。

【主治】疳热,泻无时,饮食进退,面黄髓黑,日渐瘦瘁。

58515 胡黄连散(《圣惠》卷二十七)

【组成】胡黄连一两 人参三分(去芦头) 赤茯苓一两半 柴胡一两半(去苗) 鳖甲一两半(涂醋炙令微黄,去裙襕) 栀子仁三分 麦门冬一两半(去心,焙) 赤芍药三分 甘草半两(炙微赤,剉) 桔梗一两(去芦头) 槟榔半两

【用法】上为粗散。每服四钱,以童子小便一中盏,入生姜半分,煎至六分,去滓温服,不拘时候。

【主治】虚劳骨热,四肢烦疼,口干心躁。

【宜忌】忌苋菜。

58516 胡黄连散(《圣惠》卷三十一)

【组成】胡黄连一两 人参一两(去芦头) 赤茯苓一两 柴胡一两(去苗) 栀子仁一两 麦门冬一两(去心) 犀角屑一两 青橘皮三分(汤浸,去白瓤,焙) 桔梗一两(去芦头) 槟榔半两 鳖甲二两(涂醋炙令黄,去裙襕)

【用法】上为散。每服四钱,以童子小便一中盏,煎至六分,去滓温服,不拘时候。

【主治】热劳,心神烦热,食少乏力。

【宜忌】忌猪肉、苋菜、醋物。

58517 胡黄连散(《圣惠》卷七十)

【组成】胡黄连三分 天灵盖一两(涂醋,炙令黄) 鳖甲一两半(涂醋,炙令黄,去裙襕) 柴胡一两(去苗) 赤芍药三分 生干地黄一两 当归三分 地骨皮一两 黄耆一两(剉) 麝香一分(细研) 大黄 木香 青蒿 黄芩 犀角各一分

【用法】上为粗散。每服四钱,以水一中盏,入生姜半分,桃、柳心各七茎,煎至六分,去滓温服,不拘时候。

【主治】妇人热劳体瘦,经脉不通,四肢疼痛,口干烦渴,不得眠卧,饮食全少。

58518 胡黄连散(《圣惠》卷八十二)

【组成】胡黄连一分 犀角屑一分 牛黄一分(细研) 龙胆一分(去芦头) 川大黄一两(剉碎,微炒) 麦门冬半两(去心,焙) 甘草一分(炙微赤,剉) 知母一分

【用法】上为细散。每服半钱,以砂糖水调下。

【主治】小儿温壮,常欲饮水。

58519 胡黄连散(《圣惠》卷八十五)

【组成】胡黄连一分 牛黄一分(细研) 麝香半分(细研) 犀角屑一分 朱砂半两(细研,水飞过)

【用法】上为细散。用乳汁调下一字,二岁以上,用温水调下半钱,不拘时候。

【主治】小儿惊热不退。

58520 胡黄连散(《圣惠》卷八十七)

【组成】胡黄连一分 犀角屑一分 生地黄汁二合 羊子肝一具(研,取汁) 麝香半钱(细研) 蜜半合

【用法】上捣胡黄连、犀角,细研为散,入麝香令匀,以羊子肝汁、地黄汁、蜜等调令匀。每服一茶匙,煎竹叶熟水调下药汁。

【主治】小儿疳热,渴,干瘦。

58521 胡黄连散(《圣惠》卷八十八)

【组成】胡黄连一分 知母一分 鳖甲半两(涂醋,炙

令黄,去裙襕) 柴胡半两(去苗) 地骨皮一分 黄芩一两 栀子仁一分 川升麻一分 犀角屑一分 甘草一分(炙微赤,剉) 杏仁一分(汤浸,去皮尖仁双,麸炒微黄)

【用法】上为粗散。每服一钱,以水一小盏,煎至五分,去滓温服,不拘时候。

【主治】小儿骨热瘦悴,心神烦躁,不得睡卧。

58522 **胡黄连散**(《圣惠》卷八十九)

【组成】胡黄连一分 珍珠末一分(研入) 栀子仁半两 甘草半两(炙微赤,剉)

【用法】上为细散,入珍珠粉,同研令匀。每服一字,浓煎竹叶汤调下,不拘时候。

【主治】小儿肝脏久积风热毒上攻,两眼赤痛。

58523 **胡黄连散**(《圣惠》卷九十三)

【组成】胡黄连末半两 白龙骨末半两 白矾半两(烧令汁尽) 胡粉一分(微炒)

【用法】上为细散。一岁儿每服一字,二岁儿每服半钱,以米饮调下。

【主治】小儿疳痢久不愈,肌肉消瘦,面黄发焦,啼叫不恒。

【备考】本方方名,《幼幼新书》引作"黄连散"。

58524 **胡黄连散**(《圣惠》卷九十三)

【组成】胡黄连一分 母丁香一分 桂心一分 木香一分 犀角屑半分 肉豆蔻一分(去壳) 当归一分(剉,微炒) 麝香一分(细研)

【用法】上为细散。每服半钱,以粥饮调下,一日三四服。

【主治】小儿冷热气不和,恶暴下痢,腹内疼痛。

58525 **胡黄连散**(《圣济总录》卷八十六)

【组成】胡黄连 獭肝(炙) 芜荑仁(焙) 秦艽(去苗土) 白术(剉)各一分 柴胡(去苗) 鳖甲(去裙襕,醋炙)各半两

【用法】上为散。每服三钱匕,取猪肾一只,小便一合,别煎酒二合沸,浸小便与肾,入药,以碗盖,候通口即服,猪肾不吃。

【主治】虚劳,嗜欲过伤,肾气衰竭,咳嗽唾涎,瘦弱不能食。

58526 **胡黄连散**(《圣济总录》卷八十七)

【组成】胡黄连 黄连(去须) 龙胆各二两 桑螵蛸 知母 秦艽(去苗土) 柴胡 枳壳(去瓤) 人参 桔梗 射干 白术各一两

【用法】上洗,剉,炒黄为散。每服三钱匕,以葱、薤白、槐柳心、乌梅肉浸童子小便调下,或只用槐枝、小麦煎亦得,空心、日午、夜卧各一次。

【主治】急劳发热,羸瘦颊赤,口干,心神烦躁。

58527 **胡黄连散**(《圣济总录》卷一〇六)

【组成】胡黄连 菊花各二两 黄芩(去黑心) 大黄(剉) 井泉石各一两

【用法】上为散。每服二钱匕,用猪子肝二两,竹刀细剉,以新汲水三合,搅和滤取汁调下。小儿每服一钱匕。

【主治】目风睑眦暴肿,日渐长大,如梅李核,或胬肉疼痛,或小儿疳障。

58528 **胡黄连散**(《圣济总录》卷一二二)

【组成】胡黄连一分 升麻半两 铅霜(研)一分

【用法】上除铅霜外,捣罗为散,再同和匀。每服半钱匕,绵裹含化咽津,一日三五度,不拘时候。

【主治】咽喉中壅塞如核,连颊肿痛。

58529 **胡黄连散**(《圣济总录》卷一七二)

【组成】胡黄连 犀角屑 白羊肝(切,焙,为末)各一分 麝香(研)一钱

【用法】上为散。每服半钱匕,空心、日午用生地黄汁小半盏调下。

【主治】小儿干疳瘦瘁。

58530 **胡黄连散**(《圣济总录》卷一七二)

【组成】胡黄连 葛根(剉) 玄参 枇杷叶(拭去毛,炙黄) 甘草(炙)各一分 麦门冬(去心,焙)半两

【用法】上为散。每服一钱匕,以水一盏,入生姜少许,煎至五分,去滓,入蜜少许,再煎一两沸,放温服。

【主治】小儿疳渴,引饮不止。

58531 **胡黄连散**(《幼幼新书》卷三十一引张涣方)

【异名】粉连散、胡连散(《普济方》卷四〇七)。

【组成】胡黄连 胡粉各半两 白矾灰一分

【用法】上为细末。生油调涂。

【主治】阴肿生疮。

58532 **胡黄连散**(《幼幼新书》卷二十引《茅先生方》)

【组成】胡黄连 麦门冬 干葛 玄参 甘草(炙) 枇杷叶(炙去毛)各等分

【用法】上为末。每服一钱,水七分,生姜一片,煎五分,入蜜三五滴,同煎至四分,温服。

【功用】解诸热。

【主治】小儿诸渴及疳渴。

58533 **胡黄连散**(《幼幼新书》卷二十六)

【组成】胡黄连 旱莲子 龙胆 青黛 乌梅肉(微炒) 知母各半两 牛黄一分

【用法】上为散,枣瓤为丸,如绿豆大。每服五丸,甘草汤下,一日三次。

【主治】小儿疳渴黄瘦,壮热不乳。

58534 **胡黄连散**(《宣明论》卷十四)

【组成】胡黄连 槟榔各半两 麝香少许(别研)

【用法】上为细末,研细点之。如口疮,每服半钱,麝香一字,和匀贴之。

【主治】一切新久赤目疼痛,不能坐卧,并大小人口疮。

【宜忌】忌食鱼、猪、油腻物。

58535 **胡黄连散**(《卫生宝鉴》卷十一引麻孝卿方)

【组成】胡黄连五分 细辛 宣黄连各三钱 藿香一钱

【用法】上为末。每用半钱,干掺口内,漱千漱吐之。

【主治】口糜。

58536 **胡黄连散**(《普济方》卷一八九)

【组成】生地黄 胡黄连各等分

【用法】上为末,用猪胆汁为丸,如梧桐子大。每服五十丸,临卧煎茅花汤下。

【主治】吐血,衄血。

【备考】本方方名,据剂型,当作"胡黄连丸"。

58537 **胡黄连散**(《普济方》卷三六九)

【组成】胡黄连　栀子仁　牛黄（细研）　甘草（炙微赤，剉）各半两　子芩一两

【用法】上为细散，研入牛黄令匀。每服半钱，以蜜水调下，不拘时候。

【主治】小儿热病，壮热心闷。

58538　胡黄连散（《婴童百问》卷十）

【组成】人参　胡黄连　草果　槟榔　甘草　柴胡各等分

【用法】上剉散。水一盏，煎之三分服。

【主治】小儿疟疾。

58539　胡黄连散（《医统》卷八十一）

【组成】胡黄连一钱　五倍子五分　孩儿茶二分　麝二厘

【用法】上为极细末。先洗，后上药。

【主治】痔疮。

58540　胡黄连煎（《圣惠》卷三十二）

【异名】点眼黄连煎（《圣济总录》卷一〇五）。

【组成】胡黄连一分（末）　黑豆一分（去皮）　黄柏一分（末）　龙脑一钱（细研）　麝香一钱（细研）　熊胆一分（细研）　牛黄一分（细研）　鹅梨汁一升

【用法】上先将前三味相和，于银器中，以水二大盏，煎至一半，滤去滓，入梨汁及研了药，以文火熬成煎，倾于瓷瓶内盛，密封，入地坑内埋四十九日，取出。每以铜箸头取少许点之。

【主治】眼风赤痛烂，怕见风日，碜痛不可忍。

58541　胡堇草方（《普济方》卷三〇二）

【组成】胡堇草

【用法】绞汁，涂金疮上。

【功用】止疼痛，散血。

【主治】五脏、荣卫、肌肉、皮肤中瘀血。

58542　胡麻油膏

《普济方》卷五十三。为《圣济总录》卷一一四"胡麻油"之异名。见该条。

58543　胡麻浸酒（《圣济总录》卷六）

【组成】胡麻（炒，捣，粗罗）一斤

【用法】上用生绢囊贮，以酒一斗五升，浸七日后，每服三合，稍稍服之，加至四五合。以愈为度。

【主治】中风，口面㖞斜。

58544　胡椒馄饨（《圣济总录》卷一八九）

【组成】胡椒　干姜（炮）各半两　诃黎勒皮四个

【用法】上为末，取精羊肉四两，细切和药，以面裹作小馄饨子，煮熟，空腹食之。以饱为度。

【主治】气痢。

58545　胡蜣螂散（《圣惠》卷八十八）

【组成】胡蜣螂两个（去翅足，微炒）　赤芍药一分　柴胡半两（去苗）　熊胆半分（细研）　鳖甲一分（涂醋，炙令黄，去裙襕）　川大黄一分（剉碎，微炒）　枳壳一分（麸炒微黄，去瓤）　赤茯苓一分　紫菀一分（洗去苗土）　甘草一分（炙微赤，剉）　人参一分（去芦头）　生姜半分（切，烧灰）　麝香一钱（细研）　蛇黄一分（细研）　牛黄一分（细研）

【用法】上为细散。每服半钱，以温水调下，一日三服。

【主治】小儿骨热，黄瘦不食，多卧。

58546　胡木星饮子（《治痘全书》卷十三）

【异名】猪尾膏。

【组成】朱砂　郁金

【用法】入片脑少许，以新汲水调匀，然后取猪尾血一二滴，入药汁服，治黑陷，随木香汤、紫草汤入酒调下。

【主治】痘疮毒尽在外，血泡欲作脓窠者；及痘疮黑陷。

【宜忌】若在正出之时，不宜用。

58547　胡氏六神丸（《成方制剂》9册）

【组成】板蓝根　冰片　薄荷　蟾酥　甘草　金银花　牛黄　麝香　雄黄　熊胆　朱砂

【用法】上制成丸剂。口服，咽喉痛口内含化，成人一次10～15丸，五岁一次5丸，婴儿一次1～2丸，一日2次。

【功用】消肿解毒，止痛退热，镇惊安神。

【主治】喉风喉痹、喉痛、双单乳蛾等咽喉诸症，小儿急热惊风及一般红肿热痛症。

58548　胡氏双金丸（《医方类聚》卷二五一引《简易方》）

【异名】双金丸（《普济方》卷三九五）。

【组成】金液丹　青州白丸子各等分

【用法】上为细末，面糊和丸，如黍米大。每服五十丸，米饮下。

【主治】小儿泄泻不止，胸膈痰喘，吐逆，欲生风证。

【临床报道】小儿慢惊风：渠家小儿，自五月患脐脐，至七月不止，遂作慢惊候，以此药投一服，徐用白粥压下即愈，再六七服遂安。

58549　胡氏夺命散

《永类钤方》卷二十二。为《理伤续断方》"至真散"之异名。见该条。

58550　胡氏牡丹散（《妇人良方》卷二十一）

【组成】白芍药　当归　五加皮　地骨皮　人参各半两　没药　桂心各二钱　牡丹皮三钱

【用法】上为细末。每服二钱，水、酒各半盏，如不饮酒，只用水一盏，开元钱一枚，麻油蘸之，同煎七分，去滓，通口服。煎不得搅，吃不得吹。

【主治】妇人产后虚羸，发热自汗，欲变蓐劳；或血气所搏，及经候不调，或发寒热，自汗羸瘦。

58551　胡氏孤凤散（《妇人良方》卷十八）

【组成】生白矾

【用法】上为末。每服一钱，以熟水调下。

【主治】产后闭目不语。

58552　胡芦巴煮散（《圣济总录》卷九十四）

【组成】胡芦巴　沉香　马蔺花　蓬莪术（煨，剉）　茴香子（炒）各一两半　楝实（取肉，麸炒）　木香　姜黄　槟榔（剉）　桂（去粗皮）各一两　附子（炮裂，去皮脐）三分　甘草（炙，剉）半两

【用法】上为散。每服三钱匕，水半盏，酒半盏，同煎至七分，空心、食前和滓温服。

【主治】阴疝攻痛。

58553　胡连芎归汤（《幼科指掌》卷四）

【组成】胡黄连　川黄柏　黄芩　当归　川芎　小生地　白芍药　胆草　人参　鳖甲　知母　陈皮　柴胡　麦冬　甘草

【用法】水煎服。

【主治】小儿疳劳,五心烦热,潮热往来,盗汗夜渴,食少骨蒸,形容枯瘦,渴泻饮水,肚硬如石,面气如银,嗽喘发热,或痰中有血丝者。

58554 胡连闭管丸

《外科传薪集》。为《外科正宗》卷三"黄连闭管丸"之异名。见该条。

58555 胡连追毒丸（《外科正宗》卷三）

【组成】胡黄连一两（切片,姜汁拌炒） 麝香二分 刺猬皮一两（炙,切片,再炒黄为末）

【用法】上为细末,软饭为丸,如麻子大。每服一钱,食前酒服。服药后,脓水反多,是药力到也,勿惧。

【功用】❶《外科正宗》:追脓毒。❷《北京市中药成方选集》:消肿解毒,清热化痔。

【主治】痔漏不拘远年近日,有漏通肠,污从孔出者。

【宜忌】《北京市中药成方选集》:忌辛辣食物。

58556 胡粉牛黄丸（《卫生总微》卷十三）

【组成】胡粉三钱 牛黄一钱 麝香一钱

【用法】上为末,用獖猪胆一个,取汁,浸蒸饼和丸,如绿豆大。五岁儿每服七丸,温水送下。

【主治】小儿蛔动,腹内时时疼痛。

58557 胡粉涂敷方（《圣济总录》卷一三八）

【组成】胡粉 赤小豆 糯米 山茱萸 黄连（去须）各一两 水银半两

【用法】上除水银外,捣罗为散,生油调如糊,后取水银于掌中,以津唾研如泥,入药内研匀。先以椒汤洗丹上,拭干,用药涂敷,一日三两遍。

【主治】风丹。

58558 胡麻延寿丹（《扶寿精方》）

【组成】春季三月用:胡麻 秋石 何首乌 生地黄粉甘草各四两

秋季三月用:前三味各四两 熟地黄四两 甘草一两

夏、冬二季用:前三味各四两 白茯苓四两 甘草一两

【用法】上为细末,每一料,用炼蜜一斤为丸,如梧桐子大。空心、午间食远、临卧各一服,好酒下。

【功用】交通心肾,水火既济,坎离交媾,祛宿病,生新血,乌须黑发,聪耳明目,健步,保生延年。

58559 胡麻枕耳方（方出《肘后方》卷六,名见《圣济总录》卷一八一）

【组成】熬胡麻

【用法】以葛囊贮,枕之。虫闻香则自出。

【主治】蚰蜒入耳。

58560 胡麻茯苓面（《医统》卷八十七引苏轼方）

【组成】胡麻（去皮,九蒸、晒） 白茯苓（去皮）

【用法】入少白蜜调食。

【功用】益气力、延年。

【主治】痔疾。

58561 胡麻将军散（《点点经》卷三）

【组成】二花二钱 当归一钱 穿山甲 牛子 山栀 黄芩 黄柏各一钱半 黄连六分 大黄二钱 芒消二钱 大胡麻一钱半 小胡麻一钱半 甘草四分

【主治】酒伤成癣成疥,虫毒入腹,通身浮肿,肚腹膨胀疼痛,大烧不退,气喘不安,肠鸣不休。

58562 胡麻续肌散（《圣济总录》卷十八）

【组成】胡麻半斤 天麻二两 乳香三分（别研）

【用法】上为细散,入乳香和匀。每服二钱匕,用荆芥腊茶调下。服药半月后,两腰眼中灸二七壮,次常服补药。

【主治】大风癞疾。

【宜忌】忌房室、盐酒一百日。

【备考】本方方名,《普济方》引作"乳香散"。

58563 胡椒半夏丸（《普济方》卷一六三）

【组成】半夏 干姜各一两 胡椒 丁香各一分

【用法】上为细末,生姜自然汁煮薄糊为丸,如梧桐子大。每服三十丸,细嚼,食后干柿汤送下。

【主治】虚寒喘嗽,冷痰不止。

58564 胡椒红丸子

《医方类聚》卷一〇二引《王氏集验方》。即《局方》卷三（绍兴续添方）"红丸子"加良姜。见该条。

58565 胡椒红丸子（《普济方》卷一九六引《如宜方》）

【组成】三棱 陈皮 青皮 莪术各一两 胡椒 干姜各二两

【用法】上为末,醋糊为丸,如梧桐子大,朱砂为衣。每服三十丸,空心生姜汤送下,或煎二陈加砂仁汤送下。

【主治】谷疸,因饥中过食伤胃,蕴热瘀滞,腹满,心郁怔忡。

58566 胡椒青盐丸（《杨氏家藏方》卷九）

【组成】附子二个（九钱重者,炮,去皮脐,切细） 青盐二两（别研） 厚朴（去粗皮,生姜汁浸,炙） 人参（去芦头） 木香 白术 沉香（剉） 丁香 茴香（炒） 破故纸（炒） 川楝子（去核取肉,杵,炒） 肉豆蔻（面裹煨香） 黄耆（蜜炙） 杜仲（去粗皮,生姜汁浸一宿,微炒,焙干） 胡椒各一两

【用法】上为细末,却入青盐酒煮面糊为丸,如梧桐子大。每服一丸,空心盐汤送下。

【主治】下焦虚弱,脚膝无力,多倦瘦怯,不美饮食。

58567 胡椒宣气丸（《普济方》卷一九二）

【组成】厚朴（姜汁制,用巴豆二八粒,轻手破,同厚朴四两炒热,去豆用） 菌头萝子一两 羌活一两 藿香半两 木香一两

【用法】上为末,用蒜磨水打糊为丸,如绿豆大。每服三十丸,用灯心、枣汤下,用木通汤下亦得,不拘时候。

【主治】浮肿。

58568 胡椒理中丸（《外台》卷九引《古今录验》）

【组成】胡椒 荜茇 干姜 款冬花 甘草（炙） 橘皮 高良姜 细辛各四两 白术五两

【用法】上为细末,炼蜜和丸,如梧桐子大。每服五丸,一日二次。

【主治】❶《外台》引《古今录验》:咳嗽逆气,不能饮食,短气。❷《局方》:肺胃虚寒,气不宣通,咳嗽喘急,逆气虚痞,胸膈噎闷,腹胁满痛,迫塞短气,不能饮食,呕吐痰水不止。

【宜忌】忌桃李、雀肉、生菜、海藻、菘菜。

58569 胡燕窠敷方

《圣济总录》卷一三三。为方出《圣惠》卷六十五,名见《普济方》卷二七六"胡燕窠涂敷方"之异名。见该条。

58570 胡氏癫痫病方（《效验秘方·续集》胡建华方）

【组成】铁落 60 克　丹参 15 克　生南星 12 克　菖蒲 9 克　炙远志 4.5 克　炙地龙 9 克　白芍 15 克　蜈蚣 1 克　全蝎 1 克

【用法】每日 1 剂,水煎 2 次,2 次分服。方中蜈蚣,全蝎等分研成粉末制成胶囊或片剂,每颗 0.3 克,成人 6～9 颗/日,小儿 3～6 颗/日,分 2 次吞服。

【功用】平肝熄风,镇惊豁痰,活血化瘀。

【主治】癫痫。

【方解】方中铁落、地龙平肝镇惊熄风。南星豁痰镇惊,与铁落相配,镇惊作用尤胜。菖蒲、远志既能化痰浊,又能开心窍而安心神,有提神醒脑作用。丹参镇静、安神、养血、活血。白芍柔肝以解痉。蜈蚣、全蝎均有熄风镇惊镇痛之功。

58571　胡尚书壮阳丹(《扶寿精方》)

【组成】莲肉(水浸,去心)八两　甘枸杞　芡实　干山药　白茯苓(去皮)　山茱萸(去核)各四两

【用法】上为细末,熟糯米一升,炒黄色为末,白糖五两,酥油五两拌匀,瓷器贮。每服五六匙,早朝沸水汤、酒任调下,干物压之。

【功用】滋补元阳,美颜益寿。

58572　胡黄连点眼方(《圣济总录》卷一〇九)

【组成】胡黄连(去须,剉如豆大)一两　密陀僧(研)半两　蜜四两(重汤煮)

【用法】上先将黄连于蜜内浸一宿,次日入密陀僧末和匀,用白瓷碗盛,却用黑豆一斗于锅内,以水煮候热,却将药碗放在豆上,勿令豆汁入内,候豆熟为度,取出用绵滤过,入龙脑半钱匕,以银石器盛。三日后点眼,不拘时候。

【主治】肝肺热盛,目赤生胬肉。

58573　胡黄连麝香丸(《小儿药证直诀》卷下)

【异名】麝香黄连丸(《卫生总微》卷十二)。

【组成】胡黄连　白芜荑(去扇)各一两　木香　黄连各半两　辰砂(另研)一分　麝香(剉,研)一钱

【用法】上为细末,面糊为丸,如绿豆大。每服五七丸至十九,米饮下;三五岁以上者,可服十五至二十丸,不拘时候。

【主治】小儿疳气羸瘦,白虫。

【备考】本方方名,《普济方》引作“麝香丸”。

58574　胡燕窠涂敷方(方出《圣惠》卷六十五,名见《普济方》卷二七六)

【异名】胡燕窠敷方(《圣济总录》卷一三三)。

【组成】胡燕窠一个(取最大宽者,用抱子处,余处不用)

【用法】上为细散。先以水煎甘草,及入盐少许,净洗,干便以窠末敷之,一日二三次便愈;若患恶疮,以醋和裹之,每日两易。

【主治】湿癣疮。

封

58575　封口药(《医统》卷七十九)

【组成】牡蛎(煅存性)　赤石脂(生研)　国丹各等分

【用法】上为细末。香油调涂疮口。待消肿散血合口,再加血竭干掺之。

【主治】肉皮损伤破裂者。

58576　封口药(《准绳·疡医》卷六)

【组成】乳香　没药　儿茶　当归　杉皮灰各一钱　麝香五厘　片脑一分　猪母竻叶一钱(如无此叶,葛叶、毛藤子叶亦可)

【用法】上各另研细末,和匀,入麝香,次入片脑,再和匀,瓷器收贮。如缺唇,先以小气针作三截针之,用绢线一条,两头搓猪毛,以唾蘸湿,抹封口药于线上,将药线三截穿定,却以麻药抹缺处,以剪刀口抹封口药,薄剪去些皮,以线即缝合,就以鸡子黄油搽患处,以金毛狗脊毛薄铺于上,却以封口药末搽于上,每日用药水轻洗去,搽油换药,每日一次,待八日剪去线,搽药。

【主治】刀斧伤,割喉断耳缺唇,伤破肚皮,跌破阴囊皮碎。

58577　封囟散(《圣济总录》卷一六七)

【组成】柏子仁(炒)　细辛(去苗叶)　防风(去叉)　白及各一两　草乌头(炮)半两

【用法】上为细散。乳汁调涂囟开处。

【主治】小儿解颅,囟门开解。

58578　封囟散(《幼幼新书》卷六引张涣方)

【组成】蛇蜕皮一两(烧灰)　防风　大黄(湿纸裹,火煨存性)　白及各半两

【用法】上为细末,入青黛半两研匀。每用半钱,以獖猪胆汁调匀,纸摊,四边各留少白纸,用淡醋生面糊贴囟上,不住以温水润,一伏时换。

【主治】小儿肾经虚热解颅,囟不合,囟填,囟陷下不平。

58579　封囟散(《幼幼新书》卷六引《王氏家传》)

【组成】柏子仁　防风　天南星各四两

【用法】上为细末。每用一钱,猪胆汁调匀,稀稠得所,摊绯帛上,随囟大小贴,一日一换,时时汤润。

【主治】囟开崎陷,咳嗽鼻塞。

58580　封囟散

《婴童百问》卷四。为《千金》卷五“三物细辛敷方”之异名。见该条。

58581　封脐丸(《良朋汇集》卷四)

【组成】肉豆蔻(面裹煨熟)一钱五分　雄黄末一钱

【用法】上为末,醋糊为丸,如黄豆大,晒干。用一丸醋泡,少时放脐内,以膏贴之。

【主治】小儿泻吐。

58582　封脐丹(《惠直堂方》卷一)

【组成】丁香七个　肉果一个　牙皂二两(去筋)　大倍子一个(炒)　麝香五厘

【用法】上为末,醋调为丸,如绿豆大。入脐,外贴膏药。

【主治】痢疾水泻,并妇人白带。

58583　封脐艾(《医方类聚》卷一五三引《瑞竹堂方》)

【组成】海艾　蛇床子各一两　木鳖子二对(生用)

【用法】上为细末,和匀。作一纸圈,于内可以容熨斗,将药用绵包裹定,安在纸圈内,放在脐上,用熨斗熨之,每日熨烙。

【主治】腰膝痛,脐腹冷痛,老人、弱人、妇人小儿泄泻。

58584 封脐散（《圣惠》卷七十六）

【组成】雄鼠粪七枚（两头尖者） 干姜枣许大 甑带如鸡子大（以上并烧作灰） 锦灰半两 绯帛灰半两 胡粉三钱（炒令黄） 麝香少许

【用法】上为细末。看脐欲落不落，取药半钱至一钱，封脐便愈；如未患脐肿湿时，先得之，永不患。

【主治】婴儿脐不落，肿湿。

【宜忌】烧药时切不得令灰入。

58585 封脐散（《圣惠》卷八十二）

【异名】神灰散（《圣济总录》卷一六七）。

【组成】胡粉一分 雄鼠粪七枚（烧为灰） 甑带一两（烧为灰） 干姜灰半分 绵帛灰半分 白石脂半分

【用法】上为细末。加麝香末一钱，看脐欲落不落，即封脐，便愈；如未患敷之，即终不患。

【主治】小儿脐肿湿久不愈，脐不落者。

【宜忌】烧药时，不得令有别灰也。

58586 封脐散（《幼幼新书》卷四引张涣方）

【组成】好川当归半两（洗去土，焙干） 天浆子三个（微炒） 乱发一钱（烧灰存性）

【用法】上为细末，入麝香一字拌匀。用药一字至半钱，敷脐中，时时用。

【主治】婴儿脐风。初生断脐之后，因乳母不慎，或洗浴水入脐中，或儿尿在襁袍之内，湿气伤于脐中，或解脱，风冷邪气所乘，令儿脐肿多啼，不能哺乳者。

58587 封脐散（《普济方》卷三六五引《卫生家宝》）

【组成】细辛不拘多少

【用法】上为末。以醋调，涂脐上。

【主治】小儿口疮。

58588 封脐散（《普济方》卷三六〇）

【组成】甑带 乱发灰 白姜灰 红绵灰（四灰不可加别灰） 南星 白敛 当归 赤小豆 五倍子各一钱（为末） 血竭 龙骨 赤石脂（煅） 海螵蛸 百草霜 胭脂各半钱（别研）

【用法】上为末。湿则干掺；干则清油涂。

【主治】因浴儿水入脐中，或尿湿襁袍，至脐中受湿，肿烂成疮；或解脱风邪所袭，入于经络则成风痫；或脐肿烂不干，久则发搐者。

【宜忌】忌生水调涂。

58589 封脐散（《万氏家抄方》卷五）

【组成】红绵（烧灰） 黄牛屎（煅） 干胭脂

【用法】上为末。疮湿，干掺；疮干，清油调敷。

【主治】小儿脐疮。

58590 封脐散（《准绳·幼科》卷一）

【组成】红绵灰 黄牛粪灰 龙骨 发灰 干胭脂各半钱

【用法】上为极细末。湿则干掺；干则清油涂脐。

【主治】小儿脐中肿湿，经久不愈。

58591 封脐散（《准绳·幼科》卷一）

【组成】当归头（去芦）一钱 绵（缚脐带烧灰）一钱

【用法】上为极细末。入麝香一小字，同研少许，干掺脐。

【主治】小儿脐内出水，汁不干。

58592 封脐散（《玉案》卷六）

【组成】生南星

【用法】上为末。封脐。不可再见风。

【主治】小儿脐风撮口。

58593 封脐散（《幼科指掌》卷三）

【组成】旧大红绒（烧灰） 南星 白敛 赤石脂 海螵蛸 五倍子 脂坯（烧）各等分

【用法】上为末。干掺。

【主治】小儿脐疮。

58594 封脐散（《种福堂方》卷四）

【组成】龙骨一钱（煅） 红棉灰一钱 归头一钱（焙）

【用法】上为细末。断脐带后，用少许干掺脐内。

【主治】小儿脐风。

58595 封脐膏（《宋氏女科》）

【组成】五倍子不拘多少

【用法】上为末。津吐调匀，填脐内，封固，用绵缚之。

【主治】产后虚汗不止。

58596 封脐膏（《证治宝鉴》卷八）

【组成】文蛤（炒存性）二两 巴霜六钱 麝香三分 乳香 没药 雄黄 儿茶各六钱 （一方有红豆、砂仁、丁香）

【用法】上为末，炼蜜为丸，如扁豆大。放脐中，不拘何等膏药封之。

【主治】泄泻。

58597 封脐膏（《良朋汇集》卷三）

【组成】穿山甲五钱 木鳖仁三钱 香油一斤

【用法】将油入锅内，炸药黑色去滓，下黄丹七两，搅，滴水成珠后，下乳香、没药各三钱半，冷温下麝香一分搅匀。任意摊贴。预先贴肚脐一张，则无肚腹泻痢等症。

【主治】夏月失其盖被，乃至肚腹不调。

58598 封脐膏（《惠直堂方》卷一）

【组成】大黄 黄芩 黄柏 枳实各一两 槟榔八钱 黑白牵牛各三钱 当归 槐花各五钱 地榆一两 木香三钱（后入） 生姜 麻油八两 黄丹四两

【用法】上药熬成膏。白多者，先用生姜三片，茶叶一钱，红糖三钱煎服；赤多者，或口噤者，用川连一钱，地榆一钱，茶叶八分煎服；后以膏药摊贴脐上。

【主治】痢疾。

【宜忌】忌油腻、酒浆、烟、面、荤腥。

58599 封髓丹（《御药院方》卷六）

【组成】黄柏三两 缩砂仁一两半 甘草二两

【用法】上为细末，水煮面糊为丸，如梧桐子大。每服五十丸，空心、食前用苁蓉半两切作片子，酒一大盏，浸一宿，次日煎三四沸，去滓服。

【功用】降心火，益肾水。

【主治】❶《御药院方》：虚损。❷《成方制剂》：阴虚火旺之梦泄遗精。

58600 封髓丹（《医方类聚》卷一五三引《经验秘方》）

【组成】商黄柏 刘寄奴 新莲蕊 破故纸（羊肠煮）一两 母丁香 蛤蚧（微炒）一对枣针各半两

【用法】上为细末，酒糊丸，如梧桐子大。每服五十丸，渐加至七八十丸，空心温酒送下。

【功用】降心火,益肾水,升阳壮气,添精补髓。

【主治】诸虚。

58601 封髓丹

《古今名医方论》卷四。为《元戎》卷十"正风髓丹"之异名。见该条。

58602 封髓丹

《杂病源流犀烛》卷十八。为原书同卷"大风髓丹"之异名。见该条。

58603 封髓丹(《北京市中药成方选集》)

【组成】黄柏三两 甘草(炙)七钱 砂仁一两 苁蓉(炙)五钱 莲须五钱 芡实(炒)五钱

【用法】共研为细粉,过罗,用冷水泛为小丸,每十六两丸药,用朱砂五钱,滑石三两为衣,闯亮。每服三钱,日服二次,温开水送下。

【功用】滋阴降火,固精封髓。

【主治】肾气虚弱,相火妄动,梦遗滑精,阳关不守。

58604 封口金疮药(《伤科大成》)

【组成】乳香 没药各四钱 木鳖仁二钱 轻粉二钱 煅龙骨一钱 血竭一钱 白及一钱 老松香一钱 蛀虫一钱 白敛一钱 五倍子二钱

【用法】上为细末。将熟猪油八两,菜油八两,同熬透,入白蜡三钱化溶,再入药末搅匀。摊贴。

【功用】生肌肉。

【主治】金疮破烂未收口者。

58605 封脐固阳膏(《良朋汇集》卷二)

【组成】大附子(姜汁制,阴干)一两 蟾酥四钱 麝香五钱 升硫一钱六分

【用法】上为末,用淫羊藿二两,白酒二碗,入羊藿熬,煎好时去藿不用,将酒熬成膏,和药末为二十四丸,瓷罐盛。每用一丸,放脐中,不拘甚膏药封之。

【主治】阳痿。

58606 封裹虎骨膏

《普济方》卷三一〇。为《圣济总录》卷一四四"虎骨膏"之异名。见该条。

58607 封脐雄鼠粪散(《圣惠》卷八十二)

【组成】雄鼠粪(微炒)七枚 胡粉半两 大枣三分(去核) 麝香一钱(细研) 绵帛灰一钱

【用法】上为散。看脐欲落不落,即用药以敷之,不令风入。

【主治】小儿初生至七日以来,脐风肿欲落。

荆

58608 荆公散(《惠直堂方》卷二)

【组成】黄耆二两 山药二两 远志一两(去心) 茯苓 茯神各一两 桔梗 炙甘草各三钱 麝香一分 木香二分五厘 砂仁二钱

【用法】上为末。每服二钱,酒送下。

【主治】梦遗失精,及惊悸郁结。

【加减】有力者,去黄耆,加人参一两。

58609 荆术散(《永类钤方》卷二十引《集验方》)

【异名】冲和散。

【组成】荆芥穗 赤芍各一两 制苍术二两 甘草半

两(炒)

【用法】上为细末。每服一二钱,伤风伤寒,壮热咳嗽,鼻塞声重,生姜、葱白汤送下;伤风潮热,或变蒸发热,薄荷汤送下;风热伤肺,鼻涕气粗,紫苏汤送下;暴卒急惊风热,宜疏风散调下;久病后急慢惊热,宜保婴大蝎散调下;发汗,去节麻黄汤调下;盗汗、自汗,牡蛎、浮麦汤调下;丹毒风热,煎四顺饮汤调下;眼暴赤热肿,煎羌活、黄芩、生地黄汤调下;口舌腮项热肿生疮,煎防风牛蒡子汤调下;咽喉肿痛,重舌,煎升麻、枳壳、大黄、防风、薄荷汤调下。

【功用】疏风顺气。

【主治】小儿一切热证,伤风伤寒,壮热咳嗽,鼻塞声重;伤风潮热,或变蒸发热;风热伤肺,鼻涕气粗;急慢惊风;自汗,盗汗;丹毒风热,眼暴赤热肿,口舌腮项热肿生疮,咽喉肿痛,重舌。

58610 荆叶蒸(《串雅外编》卷二)

【组成】荆叶不限多少。

【用法】置大瓮中,其下着火温之,病人置叶中,须臾当汗出,蒸时旋旋吃饭,稍倦即止。便以被盖避风,仍进葱豉酒,豆酒亦可。以愈为度。

【主治】脚风湿痛不止。

58611 荆兰汤(《圣济总录》卷九)

【组成】荆芥穗 贯众 甘草 蜀椒(去目) 泽兰芍药各二两

【用法】上为粗末。每用三大匙,水三碗煎沸,倾盆内,先坐熏之,覆令密,勿泄出药气,通手即淋渫。

【主治】五痔痛不可忍。

58612 荆防方(《赵炳南临床经验集》)

【组成】荆芥穗二钱 防风二钱 僵蚕二钱 金银花四钱 牛蒡子三钱 丹皮三钱 紫背浮萍二钱 干地黄三钱 薄荷一钱半 黄芩三钱 蝉蜕一钱半 生甘草二钱

【功用】疏风解表,清热止痒。

【主治】急性荨麻疹,血管神经性水肿。

【加减】恶寒重,发热轻,风团皮损偏白者,去薄荷,重用荆芥,加干姜皮;兼吐泻、腹痛者,加周氏回生丹,每次7～10粒。

【方论选录】以荆芥、防风、薄荷、蝉衣为主药。荆芥驱散气分风邪;防风散骨肉之风;薄荷清轻凉散,解风热之邪,又可疏表透疹解毒;蝉衣凉散风热,开宣肺窍;牛蒡子疏散风热,解毒透疹;浮萍开散开窍;僵蚕祛风散结;银花、黄芩解毒清肺热;丹皮、干生地理血和血;生甘草解毒,调和诸药。

58613 荆防汤(《眼科应验良方》)

【组成】荆芥八分 蔓荆子八分 赤芍八分 川芎八分 防风八分 车前子一钱 蝉蜕六分(去翅足) 菊花一钱 生地一钱五分(切片) 青葙子八分 甘草四分

【用法】加生姜一薄片为引。

【主治】眼白珠有红,微痛者。

【加减】心火旺,眼大角红肿者,加黄芩八分(酒炒),木通八分,淡竹叶九片。

58614 荆防汤(《古今医彻》卷一)

【组成】防风 荆芥 前胡 桔梗 广皮 枳壳各一钱 甘草三分

【用法】加生姜一片,水煎服。

【主治】伤风咳嗽。

58615　荆防汤《古今医彻》卷三）

【组成】防风　荆芥　生地　枳壳　葛根各一钱　细辛三分　蔓荆子七分(焙,研)　黄柏五分(酒炒黑)

【用法】水煎服。

【主治】外感风寒,齿痛寒热。

58616　荆防饮《冯氏锦囊·外科》卷十九）

【异名】荆防散(《疡医大全》卷三十)。

【组成】荆芥　防风　丹皮　天花粉　橘红　连翘　甘草　黏子(炒,杵)　元参　赤芍　羌活　金银花各等分

【用法】水煎服。

【主治】赤丹游走。

58617　荆防饮《伤寒大白》卷三）

【组成】荆芥　防风　桔梗　甘草　桑白皮　杏仁

【主治】伤风咳嗽。

【方论选录】此方用桔梗开肺窍;桑白皮、杏仁泻肺气;荆芥、防风将肺中之风轻轻泻出。

58618　荆防饮《古今医彻》卷一）

【组成】防风　荆芥　鼠黏子(焙,研)　前胡　桔梗苏薄荷　陈皮　葛根各一钱　甘草二分　山楂肉一钱五分

【用法】加生姜一片,芫荽一撮(无则用子),水煎服。

【主治】发疹,形密似针头,其色淡如桃花,咳嚏,泄泻者。

【加减】如发透,去荆防;胸膈不宽,加枳、朴;痰多,加苏子;泻甚,去鼠黏;咽痛,加射干;火毒,加玄参;腹痛,加茯苓、厚朴;二剂后去荆防,加薄荷一钱,枳壳一钱。

58619　荆防散

《疡医大全》卷三十。为《冯氏锦囊·外科》卷十九"荆防饮"之异名。见该条。

58620　荆防散《医略六书》卷三十）

【组成】荆芥一两半　防风一两半　米仁五两(炒)通草四两　川芎八钱　茯苓三两　陈皮一两半　香附一两半(醋炒)　紫苏一两半

【用法】上为散。每服三钱,生姜皮汤送下。

【主治】产后离褥太早,冒风致湿,经络不能流通,遍体浮肿,脉浮涩者。

【方论选录】荆芥理血疏风,防风疏风燥湿,米仁健脾气以渗周身之湿,紫苏理血气以泄遍体之风,川芎入血海行血滞;香附调气海行气滞;通草利湿通肺气;茯苓渗湿和脾气;陈皮利中气调胃气。为散姜皮汤下,使风邪和解,则经络清和,脾胃健运,湿无不化,何遍身浮肿有不退乎。

58621　荆防散《医医偶录》卷一）

【组成】荆芥一钱　防风　苏梗　川芎　陈皮各八分杏仁二钱　甘草　姜皮各三分

【主治】小儿外感终日发热,或拘束肢冷,鼻塞流清涕,咳嗽,头痛,脉浮而不渴者。

58622　荆防散《镐京直指》）

【组成】荆芥一钱五分　防风一钱五分　川芎八分葛根二钱　羌活一钱　桔梗一钱　甘草五分　薄荷一钱广郁金二钱　老姜三片

【主治】痢疾初起,表邪不解,发热恶寒,头痛脉浮,舌苔白滑。

58623　荆芥丸《圣济总录》卷十七）

【组成】荆芥穗四两　细辛(去苗叶)　芎䓖　白僵蚕(炒)各一两　天麻一两半　羌活(去芦头)　防风(去叉)蒺藜子(炒,去角)各二两

【用法】上为末,炼蜜为丸,如鸡头子大。每服一丸,食后细嚼,荆芥茶送下;温酒亦得。

【主治】诸风头旋,目痛眩,肢体拘急,手足少力。

58624　荆芥丸《杨氏家藏方》卷二）

【组成】荆芥穗十二两　天麻(去苗)　附子(炮,去皮脐)　白附子(炮)　乌药(洗,焙)　当归(洗,焙)　川芎各一两

【用法】上为细末,炼蜜为丸,每一两作十丸,朱砂为衣。每服一丸,食前细嚼,茶、酒任下。

【主治】一切风邪,上攻头面,眩晕多痰,咽膈不利,口目瞤动,偏正头痛;或伤风头痛,发热鼻塞声重。

58625　荆芥丸《医方类聚》卷二五八引《保童秘要》）

【组成】浮萍　荆芥子(净择洗)各等分

【用法】上为末,用水为丸,如芥子大。每服一丸。

【主治】小儿急慢惊风,出汗者。

58626　荆芥丸《普济方》卷二七二）

【组成】荆芥末

【用法】上以地黄自然汁熬成膏,和荆芥末为丸,如梧桐子大。每服三五十丸,茶、酒任下。

【主治】身上一切疮。

58627　荆芥丸《普济方》卷二八〇）

【组成】荆芥穗不拘多少

【用法】上为细末,蒸烂。入萝卜于木石器内,烂捣为丸,如梧桐子大。每服三四十丸。食后茶汤、熟水任下。

【主治】疥疮,及风热疮。

【宜忌】服荆芥药,忌食无鳞鱼。

58628　荆芥丹《幼幼新书》卷九引丁时发方）

【组成】水银　青黛(炒)各二钱　铅一钱(用水银结砂子)　天南星(炮)　荆芥各三钱　蝎一钱半　朱砂　乳香(炒,研)各半钱

【用钱】上为末,细研匀,冷水再研为丸,如梧桐子大。每服一丸,熟水化下。

【主治】小儿一切急慢惊风,夜卧多啼。

58629　荆芥汤《普济方》卷十五引《圣惠》）

【组成】荆芥穗　牡丹皮(去心)　川芎　蔓荆子　柴胡(去毛)　羌活　鳖甲(醋炙)　天灵盖(酥炙,炒黑色)沉香　甘草　当归各一钱　连翘子半两　秦艽三铢

【用法】上为细末。每服二钱,水一盏,先煎令沸后,入药末,一搅便泻出,食后、临卧时和滓服。一方,去滓温服。

【主治】一切男子肝脏壅热,血气皆滞,有所劳伤,肝家自感风劳之气,筋脉羸弱,目视昏暗,欲睡还觉,常多瞋怒,头旋目晕,面色青,浑身痿悴,口中多涎,小便黄赤。

58630　荆芥汤《圣济总录》卷十二）

【组成】荆芥穗　旋覆花各四两　前胡(去芦头)　甘草(炙)　麻黄(去根节)　芍药　芎䓖　半夏(汤洗七遍)各一两

【用法】上为粗末。每服三钱匕,水一盏,入葱白三寸,

鸡苏三叶,同煎至七分,去滓温服。

【主治】风气肌肉瞤动,头目昏眩,四肢烦疼。

58631 荆芥汤(《圣济总录》卷二十一)

【组成】荆芥穗四两 前胡(去芦头) 旋覆花各三两 甘草(炙)二两 白术 半夏(汤洗七遍,焙干) 麻黄(去根,不去节) 芍药各一两

【用法】上为粗末。再服三钱匕,水一盏,加生姜三片,大枣三枚(擘破),煎至七分,去滓热服,不拘时候。

【主治】伤寒初得一二日至三日,头痛痰逆,肢体烦躁,恶风,身热憎寒。

58632 荆芥汤(《圣济总录》卷二十二)

【组成】荆芥穗 木通各四两 羌活 芎蒡 甘草(炙) 麻黄(去根节,煎,掠去沫) 独活各一两

【用法】上为粗末。每服三钱,水煎,温服。

【主治】中风伤寒,头目昏眩,憎寒壮热,四肢烦倦。

58633 荆芥汤

《圣济总录》卷二十九。为《圣惠》卷十四"荆芥散"之异名。见该条。

58634 荆芥汤(《圣济总录》卷六十九)

【组成】荆芥穗一两

【用法】上为粗末。每服三钱匕,水一盏半,煎至一盏,去滓冷服,不拘时候。

【主治】呕血。

58635 荆芥汤(《圣济总录》卷一○八)

【组成】荆芥穗 防风(去叉) 甘菊 旋覆花 芎蒡 枳壳(去瓤,麸炒) 甘草(炙)各一两 石膏二两 黄芩(去黑心)半两

【用法】上为粗末。每服五钱匕,以水一盏半,加生姜半分(切),煎取七分,去滓,食后温服,一日二次。

【主治】风热毒气,攻冲阳经,头痛目疼,连绕眉头。

58636 荆芥汤(《圣济总录》卷一四三)

【组成】荆芥穗 臭橘 厚朴(去粗皮)各半斤

【用法】上为粗末。每用二两,水五升,煎取三升,避风处淋渫。

【主治】五痔疼痛,连阴湿痒。

58637 荆芥汤

《圣济总录》卷一四四。为《圣惠》卷六十七"荆芥散"之异名。见该条。

58638 荆芥汤(《圣济总录》卷一五○)

【组成】荆芥穗一两 人参 木香 芍药 生干地黄(焙) 秦艽(去苗土) 柴胡(去苗) 当归(切,焙) 半夏(生姜自然汁制,焙干) 乌药 芎蒡 甘草(炙)各半两

【用法】上为粗末。每服三钱匕,水一盏,加生姜三片,同煎至七分,去滓,空心、日午、临卧服。

【主治】妇人血风劳气,肢体羸瘦,饮食减少,疼痛寒热。

58639 荆芥汤(《圣济总录》卷一五八)

【组成】荆芥穗 芎蒡 细辛(去苗叶) 威灵仙(洗,剉) 甘草(炙)各一两 皂荚半两(不蚛者,去皮,涂酥炙)

【用法】上为粗末。每服二钱匕,水一盏,煎至六分,去滓,食后、临卧温服。

【主治】妊娠血气壅滞,身体生疮,心神不宁。

58640 荆芥汤(《圣济总录》卷一六二)

【组成】荆芥穗 麻黄(去根节,煎,掠去沫,焙) 干姜(炮) 五味子 石膏 甘草(炙) 人参 芍药各一两

【用法】上为粗末。每服三钱匕,水一盏,煎至七分,去滓温服,不拘时候。

【主治】产后伤寒,头目昏痛,咳嗽痰壅,肢节疼痛。

58641 荆芥汤(《鸡峰》卷十六)

【组成】荆芥(浓煎,绞汁)半升

【用法】上汁顿服;再将荆芥浓煎汤,置盆内,令病人坐在上,熏之淋之。

【主治】产后血虚,风邪入中,牙关紧急,手足瘈疭,项强目直视,脉紧大者。

58642 荆芥汤(《鸡峰》卷二十四)

【组成】薄荷叶 荆芥穗 牛蒡子 甘草各一两

【用法】上为粗末。每服五钱,水二盏,煎至一盏,去滓温服。

【主治】小儿瘙痒成瘾疹者。

58643 荆芥汤(《魏氏家藏方》卷七引《李防御五痔方》)

【组成】荆芥不拘多少(生剉)

【用法】上为粗末,用水三两碗,入瓶内。先用枯药涂,再常常水煎,洗患处。如用了,依旧入瓶内用火煨之,可用三五次。

【主治】痔疮。

58644 荆芥汤(《三因》卷十六)

【异名】甘桔汤(《易简方》)、三神汤(《医方类聚》卷七十四引《济生》)、荆芥散(《医方类聚》卷七十四引《澹寮方》)。

【组成】荆芥穗半两 桔梗二两 甘草一两

【用法】上为散。每服四钱,水一盏,加生姜三片,煎至六分,去滓温服。

【主治】风热壅肺,咽喉肿痛,语声不出,喉中如有物鲠,咽之则痛甚。

58645 荆芥汤(《杨氏家藏方》卷十二)

【组成】地骨皮三两 何首乌三两 荆芥穗 苦参 海桐皮二两 草乌头一两

【用法】上㕮咀。生绢袋盛,用水三升,煎数沸,盛在盆内,乘热熏疮口,通手淋洗。挹干以后,四蜕散贴之。

【主治】臁疮。

【备考】方中荆芥穗、海桐皮用量原缺。

58646 荆芥汤(《直指》卷二十一)

【组成】荆芥 脑荷 升麻 细辛各等分

【用法】上为末。每服二钱,以沸汤点,漱口含咽,并擦牙。

【主治】风热齿痛。

58647 荆芥汤(《得效》卷六)

【组成】荆芥 楮树皮各等分

【用法】上为散。治血崩,每服二钱,水一盏,煎至七分,去滓温服;如血痢,则为末,冷醋调,徐徐呷服;白痢,热醋调下。

【主治】白痢、血痢,或妇人血崩。

58648 荆芥汤(《医方类聚》卷一八三引《修月鲁般经》)

【组成】荆芥 好茶

【用法】上为散。水煎,洗痔。

【主治】痔疮。

58649 荆芥汤(《普济方》卷一八八引《经验良方》)

【组成】荆芥(连根)

【用法】上药洗净捣汁,半盏饮之;或以穗为末,熟水调,温服。

【主治】吐血、咯血,九窍出血。

58650 荆芥汤

《普济方》卷四十六。为《圣济总录》卷十五"除风荆芥汤"之异名。见该条。

58651 荆芥汤

《普济方》卷一〇七。为《圣济总录》卷十二"天麻丸"之异名。见该条。

58652 荆芥汤(《普济方》卷三〇一)

【组成】荆芥 黄柏

【用法】先用上药煎汤,洗患处;后用黄白真蚌粉、荆芥、青黛为末,干掺疮上。

【主治】玉茎上生疮。

58653 荆芥汤(《普济方》卷三五〇)

【异名】独活汤。

【组成】荆芥 独活 防风各等分

【用法】上细到。每服半两,水一盏半,煎至一盏,去滓温服,不拘时候。如牙关紧,用白梅蘸脑子搽便开。

【主治】产后中风不省。

58654 荆芥汤(《医方类聚》卷七十三引《御医撮要》)

【组成】荆芥十穗 川椒七粒 盐一分

【用法】先以盐于铫子中炒,以水三大盏,煎十余沸,热含冷吐。

【主治】牙齿风,疼痛不可忍。

【宜忌】忌猪、鱼、酱、蒜、面、醋。

58655 荆芥汤

《医统》卷四十六。为《直指》卷八"荆苏汤"之异名。见该条。

58656 荆芥汤(《症因脉治》卷三)

【组成】荆芥 防风 薄荷 地肤子

【功用】辛凉散表。

【主治】表有湿热,腹胀大,身热,脉浮。

58657 荆芥汤(《痧胀玉衡》卷下)

【异名】金五(《痧症全书》卷下)、五号观象方(《杂病源流犀烛》卷二十一)。

【组成】荆芥 防风各一钱 川芎三分 陈皮 青皮 连翘各八分

【用法】用水二钟,煎至七分,稍冷服。

【主治】❶《痧胀玉衡》:痧有郁气不通者。❷《痧症全书》:阳痧,手足暖,腹痛者。

【加减】食不消,加山楂、莱菔子;心烦热,去川芎,加黑山栀;有积,加槟榔;痰多,加贝母、白芥子;气壅,加乌药、香附;血壅,加桃仁、红花;郁闷不舒,加细辛;食积,加三棱、莪术;大便不通,加枳实、大黄;暑热,加香薷、紫朴;小便不通,加木通、泽泻;喉痛,去川芎,加薄荷、射干、大力子;咳嗽,加桑皮、马兜铃。

58658 荆芥汤(《治痧要略》)

【组成】荆芥 陈皮 香附 枳壳 薄荷 红花各八分 郁金二分

【用法】水煎,稍冷服。

【主治】痧因于气郁者。

【加减】食滞,加莱菔子;痰多,加白芥子;气壅,加乌药;血壅,加桃仁、红花;心烦热,加山栀;伤暑,加青蒿、银花。

58659 荆芥汤(《杂病源流犀烛》卷二十八)

【组成】荆芥 防风 朴消

【用法】先将上药煎汤,洗患处;次用木鳖子散调敷。

【主治】翻花痔,肿溃不堪者。

58660 荆芥汤(《名家方选》)

【组成】荆芥 麻黄各八分 桂枝

【用法】水煎,温服。

【主治】风疹,恶寒发热者。

【备考】方中桂枝用量原缺。

58661 荆芥汤(《治疹全书》卷下)

【组成】荆芥 防风 川芎 乌药 薄荷 藁本 桔梗 黄芩 苍耳子 石菖蒲

【主治】疹潮时被寒风吹入鼻内,热毒不散,结于肺窍,致鼻塞不闻香臭。

58662 荆芥饮(《圣济总录》卷六十九)

【组成】荆芥穗 栀子仁 黄芩(去黑心) 蒲黄各一两

【用法】上为粗末。每服三钱匕,水一盏,煎至七分,去滓冷服,不拘时候。

【主治】呕血不止。

58663 荆芥饮(《圣济总录》卷一五六)

【组成】荆芥穗 旋覆花 前胡(去苗)各三两 芍药 半夏(生姜汁制,去毒) 甘草各一两(炙) 麻黄(去节,煎,掠去沫,焙)一两半

【用法】上为粗末。每服三钱匕,水一盏,加生姜三片,煎至六分,去滓温服,不拘时候。

【主治】妊娠感风冷,咳嗽痰壅,头目昏痛。

58664 荆芥饮(《医钞类编》卷七)

【组成】荆芥 茅花各一钱 当归 生地各三钱 白芍二钱 辛夷五分 木通五分

【用法】水煎服。服后仰卧片时立止。

【主治】鼻衄不止。

58665 荆芥散(《圣惠》卷九)

【组成】荆芥一两 附子一两(炮裂,去皮脐) 前胡一两 麻黄二两(去根节) 甘草半两(炙微赤,锉) 白术一两 人参一两(去芦头) 陈橘皮一两(汤浸,去白瓤,焙)

【用法】上为末。每服四钱,以水一中盏,入生姜半分,大枣三个,煎至六分,去滓稍热服,不计时候。以衣覆出汗。

【主治】伤寒二日,头项强,四肢烦疼。

58666 荆芥散(《圣惠》卷十四)

【异名】荆芥汤(《圣济总录》卷二十九)。

【组成】荆芥三分 鸡肶胵 桑螵蛸二七个(微炒) 葱白二七茎 鼠一只(烧为灰,别细研) 薤白二七茎

【用法】上为细末,和匀。分为五服,以水一大盏,煎至五分,去滓,入鼠灰末半钱,搅令匀,温服,不拘时候。

【主治】伤寒后未平复合阴阳,为易病,气欲绝者。

58667 荆芥散《圣惠》卷二十四)

【组成】荆芥一两 牛蒡子三分(微炒) 蔓荆子半两 天麻半两 人参半两(去芦头) 黄芩三分 防风半两(去芦头) 乌蛇肉二两(酒浸,微炒) 独活半两 赤茯苓一两 苦参一两(剉) 枳壳半两(麸炒微黄,去瓤)

【用法】上为细散。每服二钱,用温酒调下,不拘时候。

【主治】风热皮肤瘙痒,生疮瘰。

58668 荆芥散《圣惠》卷四十五)

【组成】荆芥三分 细辛三分 石膏二两 前胡一两(去芦头) 枳壳二两(麸炒微黄,去瓤) 半夏半两(汤洗七遍去滑) 槟榔一两 赤茯苓一两 甘草半两(炙微赤,剉)

【用法】上为散。每服三钱,以水一中盏,入生姜半分,煎至六分,去滓温服,不拘时候。

【主治】脚气,心神烦闷,四肢无力,膈上痰壅,口干头痛,不欲饮食。

58669 荆芥散《圣惠》卷六十七)

【异名】荆芥汤(《圣济总录》卷一四四)。

【组成】荆芥一握 淡竹茹一鸡子大 当归一两(剉,微炒) 地黄汁一分

【用法】以水一大盏半,煎至七分,去滓,下地黄汁,分为二服,常于食前服之。

【主治】❶《圣惠》:伤折,瘀血在内,烦闷刺痛。❷《圣济总录》:伤损吐唾出血。

58670 荆芥散《圣惠》卷七十)

【组成】荆芥三分 芎䓖半两 人参三分(去芦头) 当归半两(剉碎,微炒) 白术三分 桂心三分(去皮) 防风半两(去芦头) 生干地黄三分 柴胡三分(去苗) 鳖甲三分(涂醋,炙令黄,去裙襕) 牡丹半两 赤芍药半两 枳壳三分(麸炒微黄,去瓤) 羚羊角屑三分 酸枣仁三分(微炒) 甘草半两(炙微赤,剉)

【用法】上为散。每服四钱,以水一中盏,入生姜半分,煎至六分,去滓,食前温服。

【主治】妇人血风劳气,经脉涩滞,四肢拘急烦疼,不能饮食,渐加羸弱。

58671 荆芥散《圣惠》卷七十二)

【组成】荆芥 黄耆(剉) 熟干地黄 当归(剉,微炒) 桑耳 地榆(剉) 樗白皮(微炙,剉) 皂荚刺(微炒) 干姜(炮裂,剉) 槐豆(微炒) 牛蒡子(微炒) 甘草(炙微赤,剉)各半两

【用法】上为细散。每服二钱,食前以粥饮调下。

【主治】妇人风虚,大便后时时下血。

58672 荆芥散《史载之方》卷上)

【组成】荆芥穗一分 防风 芍药 诃子皮 羌活 甘草各一分 白蒺藜半两 厚朴十铢(去皮) 木香三铢

【用法】上为细末。每服三钱匕,以水一盏,加大枣一个,同煎,和滓服,不拘时候。

【功用】凉肝,轻益其胃。

【主治】飧泄,肝热刑脾而泄,肠鸣,腹支满,口胶渴,溲赤,六脉轻弦。

58673 荆芥散《史载之方》卷上)

【组成】荆芥穗 连翘 羌活 牡丹皮 黄芩 杏仁

当归 芍药 山栀子 大黄(醋煮) 蔓荆子各一分

【用法】每服三钱,水一盏,加生姜一片,半夏末少许,同煎,取三四沸,食后和滓服。

【主治】肝涎与血相聚,两胁下非时气痛不安,如生积聚,腹中鼓动,摇闷不安,甚则生气块,上冲咽喉,头目俱迸,口舌胶粘,小便赤黄,冲心而痛,夜卧不安,脉洪大沉实而有骨力。

【加减】大府不甚秘,减大黄;若大府秘甚,酌量加服大黄末。

58674 荆芥散《普济方》卷九十三引《护命方》)

【组成】荆芥穗 防风(去叉) 桑寄生 羌活(去芦) 独活(去芦) 芍药 干蝎(去土皮,炒) 白花蛇(酒炙,去皮骨) 天麻 附子(炮裂,去皮脐) 半夏(汤洗七次,炒) 麻黄(去根节) 木香 蔓荆实(去白皮) 芎䓖 白僵蚕(炒)各半两 龙脑(研) 沉香(研) 麝香(研) 丹砂(研)各半钱 牡丹皮 桂(去粗皮)各三钱

【用法】上为散。然后入砂、龙脑、麝香,再同研匀。每服二钱,食后浓煎生姜、薄荷汤调下。

【主治】中风瘫痪,肢节沉重,筋骨无力,闷倒不知,大腑热者。

58675 荆芥散《伤寒总病论》卷二)

【组成】天南星 草乌头(肉白者,生用) 荆芥穗各半两 石膏一两

【用法】上为细末。每服二钱半,加陈茶一钱,生姜汁半呷,薄荷三叶,水两盏,煎至八分,温服,一日三次。

【主治】❶《伤寒总病论》:伤寒头痛。❷《局方》(续添诸局经验秘方):伤寒头痛,鼻塞流涕,声重咽干,胸膈满闷,头痛如破。

58676 荆芥散《圣济总录》卷十一)

【组成】荆芥穗 麻黄(去根节,汤煮,掠去沫,焙) 羌活(去芦头) 独活(去芦头)各等分

【用法】上为细散。每服二钱匕,食后、临卧腊茶或温酒调下。

【主治】风瘙痒,搔之成疮。

58677 荆芥散《圣济总录》卷十六)

【组成】荆芥穗半两 乌头尖一分 雄黄(研)一钱 白僵蚕(直者,炒)一分

【用法】上为散。每服一钱匕,荆芥茶调下。每服药讫,卧少时。

【主治】风邪客阳经,头目重痛,及头面虚汗,连脑疼痛。

58678 荆芥散《圣济总录》卷九十七)

【组成】荆芥穗一两 大黄二两(并生用)

【用法】上为散。每服二钱匕,温生姜蜜汤调下;未通再服。

【主治】大便不通。

58679 荆芥散《圣济总录》卷一○七)

【组成】荆芥穗 当归(切,焙) 赤芍药各一两半 黄连(去须)一两

【用法】上为散。每服二钱匕,水一盏半,煎至一盏,滤去滓,热洗泪出为度。

【主治】肝气壅滞,热毒不得宣通,目急痒痛。

58680 荆芥散《圣济总录》卷一○七)

【组成】干荆芥穗五两　干薄荷叶三两　木贼二两　蝉壳二两(洗去尘土,焙干)　蛇蜕皮一钱(炒黄,别研为细末)

【用法】上为末,次入蛇蜕皮末拌匀。每服一钱匕,腊茶或酒调下,不拘时候。

【主治】风毒上攻头目。

58681　荆芥散(《圣济总录》卷一一六)

【组成】荆芥穗　藿香叶各一两　芎䓖　莎草根(炒去毛)各二两　石膏(研如粉)一两半　龙脑(研)一钱

【用法】上为散。每服二钱匕,食后荆芥汤调下。

【主治】肺壅脑热,鼻渊不止。

58682　荆芥散(《圣济总录》卷一三七)

【组成】荆芥穗不拘多少

【用法】以瓦罐子盛,盐泥固济,只留一窍,用炭火烧,候出清烟,便拨去火,用湿泥塞了窍子,放冷取出,研为细散。每用末五钱匕,入麝香一钱匕,腻粉五钱匕,同研匀细,先以口含盐浆水抓洗令破,帛子搵了,生油调药涂患处。

【主治】多年湿癣。

58683　荆芥散(《圣济总录》卷一四二)

【组成】荆芥穗(陈者)　狗脊(去毛,剉)各一两

【用法】上为细末。每服二钱匕,浓煎木贼汤调下;若泻血甚者,加酸石榴皮等分为散,淡醋汤调下,不拘时服。

【主治】痔疾下血。

58684　荆芥散(《圣济总录》卷一四三)

【组成】荆芥(去茎)　枳壳(去瓤,麸炒)各一两

【用法】上为末,拌匀。每服二钱匕,入腊茶末一钱,以热汤点服,不拘时候。

【主治】❶《圣济总录》:肠风。❷《普济方》:脱肛。

58685　荆芥散(《圣济总录》卷一四四)

【组成】荆芥穗　当归(切焙)　续断　芎䓖(剉)各一两

【用法】上为散。每服二钱匕,温酒调下,不拘时候。

【主治】伤折风肿。

58686　荆芥散(《全生指迷方》卷二)

【组成】荆芥穗　人参　白术　当归(切细,焙)　黄耆　芍药　桂(去皮)各一两　柴胡(去苗)二两　甘草(炙)半两

【用法】上为末。每服五钱,水二盏,煎至一盏,去滓温服。

【主治】荣卫虚弱,外为风邪相乘,翕翕发热,淅淅恶寒,无有时度,肢节如解,手足酸痛,头目昏晕,久不治成劳气者。

58687　荆芥散

《中藏经·附录》。为原书同卷"古卿古败散"之异名。见该条。

58688　荆芥散(《续本事》卷二)

【组成】荆芥　石膏(煅)各等分

【用法】上为细末。每服二钱,加生姜三片,连须葱白三寸,用水一盏,同煎至七分,食后服。

【主治】头风。

58689　荆芥散(《三因》卷十五)

【组成】荆芥穗　槐花(炒焦)各一两　石菖蒲一两半

【用法】上为末。每服二钱,食前米饮调下,一日二服。

【主治】脉痔下血。

58690　荆芥散(《杨氏家藏方》卷二)

【组成】荆芥四两　防风(去芦头)　白蒺藜(炒,去刺)　白僵蚕(炒去丝嘴)　杏仁(去皮尖,炒)　甘草(炙)各一两

【用法】上为细末。每服二钱,食后茶清调下。

【主治】肺风㿀疱。

58691　荆芥散(《杨氏家藏方》卷十一)

【组成】荆芥穗　薄荷叶(去土)　细辛(去叶土)　甘草(炙)各等分

【用法】上为细末。每服二钱,茶调下;或用药五钱,水一大碗,煎三五沸,通口慢慢盥漱亦得。

【主治】风虫牙痛,牙槽浮肿。

58692　荆芥散

《卫生家宝产科备要》卷六。为《妇人良方》卷十九引华佗方"愈风散"之异名。见该条。

58693　荆芥散(《保命集》卷下)

【组成】小柴胡汤加荆芥穗五钱　枳壳五钱(麸炒,去瓤)

【用法】煎服。

【主治】产后经水适断,感于异证,手足牵搐,咬牙昏冒,服秦艽汤前证已退者。

58694　荆芥散(《保命集》卷下)

【组成】荆芥穗一两三钱　桃仁五钱(去皮尖,炒)

【用法】上为细末。每服三钱,温水调服。

【主治】产后风虚血眩,精神昏昧。

【加减】微喘,加杏仁(去皮尖,炒)、甘草(炙)各三钱。

58695　荆芥散(《百一》卷十四)

【异名】荆砂散(《仙拈集》卷二引《集简方》)。

【组成】荆芥穗　缩砂仁各等分

【用法】上为细末。每服三大钱,用糯米饮调下,不拘时候,一日三次。

【主治】❶《百一》:肠风下血。❷《仙拈集》引《集简方》:溺血。

58696　荆芥散(《妇人良方》卷一)

【组成】荆芥穗

【用法】用灯盏(多着灯芯),好麻油点灯,就上烧荆芥焦色,为细末。每服三钱,童便调下。

【主治】妇人崩中,连日不止。

58697　荆芥散(《妇人良方》卷五)

【组成】荆芥　雀脑芎各三两　当归　人参各半两　桂心　牡丹皮　羌活　防风　苦梗　大腹子　甘草　蒲黄　白茯苓　枳壳　厚朴　半夏　杏仁　款冬花各三分　附子(炮)　干地黄　鳖甲　白芍药　北柴胡　黄耆各一两　干姜　木香各半分　沉香一分

【用法】上为细末。每服二钱,加生姜三片,大枣一个,水一盏,煎至七分,温服。

【主治】血风诸般疾,产后诸疾。

58698　荆芥散(《朱氏集验方》卷十引梁国佐方)

【组成】荆芥根(瓦上焙干焦,存性)　茴香各等分

【用法】上为末。每服三钱,温酒调下。

【主治】血崩年深。

58699　荆芥散(《朱氏集验方》卷六)

【组成】荆芥 熟艾 木鳖子(去壳)各半两 寒水石(煅)三钱

【用法】上㕮咀。每用半两,入橘叶四十九片同煎,令香熟,却以有盖桶子,于盖子上开口,倾药汁在内,乘热熏;稍温,则以手浇水,略略洗之。仍留汁更可用一次。

【主治】痔疮。

58700 荆芥散(《御药院方》卷十)

【组成】荆芥穗 当归 赤芍药各一两 黄连二两

【用法】上为粗末。每用二钱,水二盏,煎三沸,滤去滓,热洗眼。

【主治】肝塞滞,热毒不可宣通,目急痒痛。

58701 荆芥散

《医方类聚》卷七十四引《澹寮方》。为《三因》卷十六"荆芥汤"之异名。见该条。

58702 荆芥散(《云岐子保命集》卷下)

【组成】陈皮(去白) 麻黄(去节) 香附子 甘草各一两 荆芥穗 厚朴各二两 草果仁三个 白芷 桂心各半两

【用法】上为粗末。每服四钱,加生姜三片,大枣二个,水煎服。

【主治】时气风温,寒热瘴疟,往来潮热。

58703 荆芥散(《医学纲目》卷三十七)

【组成】防风 天花粉 羌活 生地黄 当归 蝉蜕各等分

【用法】水煎服。

【主治】小儿赤丹。

【备考】本方名荆芥散,但方中无荆芥,疑脱。

58704 荆芥散

《普济方》卷四十。即《直指》卷十四"香荆散"。见该条。

58705 荆芥散(《奇效良方》卷六十五)

【组成】荆芥少许

【用法】烂研,用新井水以布帛滤过,入麻油一滴许打匀,令饮之,便不乱闷;麻豆已出,用黄蜡煎青胶(即牛皮胶)饮,即安。

【主治】麻痘子兼瘙痒或瘾疹,大便自通。

【方论选录】荆芥治血风;以麻油打匀,此滑窍之理;又以黄蜡煎青胶水服则安,此滋血行荣卫,荣卫既顺,麻疹出矣。

58706 荆芥散(《赤水玄珠》卷三)

【组成】防风 荆芥 升麻 甘菊 木通 黄芩(炒) 羌活 甘草 蔓荆子

【用法】水煎服。

【主治】风热上壅,耳闭塞或耳鸣及出脓。

58707 荆芥散(《赤水玄珠》卷十五)

【组成】荆芥穗一两 朴消二两

【用法】用萝卜、葱同煎汤,洗患处。

【主治】肾肿。

58708 荆芥散(《疡科选粹》卷二)

【组成】木鳖仁 当归头 甘草节 大黄各一钱 荆芥穗二钱

【用法】上为细末。酒、水各半煎成,空心饮之。即下积,以粥汤补止。

【功用】攻里。

【主治】背疽毒深者。

58709 荆芥散(《济阳纲目》卷四十四)

【组成】荆芥穗(微炒)

【用法】上为末。每服三五钱,再以大豆黄卷用热酒沃之,取汁调下。

【主治】新产血虚发痉,及汗后中风发热者。

58710 荆芥散(《济阳纲目》卷五十九)

【组成】荆芥(烧灰,置地上出火毒)

【用法】上为末。每服三钱,陈米汤调下。

【主治】酒色伤心肺,口鼻俱出血。

58711 荆芥散(《医略六书》卷二十六)

【组成】生地五钱(炒炭) 荆芥五钱(炒灰) 白芍一钱半(醋炒) 白术一钱半(炒炭) 当归三钱(醋炒) 木香一钱 茯苓一钱半 血余灰三钱 败棕灰三钱 荷叶三钱(炒黑)

【用法】水煎,去滓温服。

【主治】劳伤挟风邪而冲任不调,经血失守,崩漏腹痛,脉弦浮数者。

【加减】血热,加丹皮灰;血滞,加延胡灰;血中气滞,加香附炭(醋炒);血气虚脱,加赤石脂(醋煅);咳嗽,加桑皮;气虚,加人参;阴血虚,加阿胶珠(蒲黄灰炒);胃中寒,加炮姜炭(淡盐水炒)。

【方论选录】生地炭凉血滋血,兼去血中之湿以止血;荆芥灰和血疏风,能去经络之湿以抚血;当归身养血归经;白芍药敛阴和血;白术炭健脾燥湿;广木香调气醒脾;血余灰去瘀生新以除漏;败棕灰涩血固经以定崩;白茯苓渗湿和脾;荷叶灰升阳止血。血热加丹皮灰以凉血止血;血滞加醋炒香附炭,以调血中之气,亦兼止血;血气滑脱,加醋煅赤石脂,以涩滑脱之血,最能固下;咳嗽加桑皮以肃金气;虚加人参以扶元阳;血虚加阿胶以补任脉之阴,蒲黄灰炒以止冲脉之血;胃中寒加炮姜以缓中宫之冷,淡盐水炒以摄虚阳之动,且能坚肾以固冲任之虚脱也。

58712 荆芥散(《异授眼科》)

【组成】荆芥 蔓荆子 白菊 白芍 香附 苍术(炒) 草决明(炒) 甘草各等分

【用法】上为细末。每服一钱,黑豆汤送下。另点虎液膏。

【主治】肝经风邪,致目遇风作痒。

58713 荆芥粥(《养老奉亲》)

【组成】荆芥一把(切) 青粱米四合(淘) 薄荷叶半握(切) 豉五合(绵裹)

【用法】以水煮取荆芥汁,下米及诸味煮作粥,入少盐醋,空心食之。常服佳。

【主治】老人中风,口面㖞偏,大小便秘涩,烦热。

58714 荆苏汤(《直指》卷八)

【异名】荆苏汤(《医统》卷四十六)。

【组成】荆芥 苏叶 木通 橘红 当归桂 石菖蒲各等分

【用法】上剉。每服四钱,水煎服。

【主治】失音。

58715 荆沥方(《千金》卷八)

【异名】竹沥汤(《金匮翼》卷一)。

【组成】荆沥 竹沥 生姜汁各三合

【用法】上药相和暖之,为一服,每日旦服煮散,午后服此。平复愈后乃止。

【功用】《千金方衍义》:治风逐湿祛痰。

【主治】❶《千金》:患风,多热。❷《圣济总录》:偏风不随,心中烦闷,言语謇涩。

【备考】本方方名,《医方类聚》引作"荆沥汤"。《圣济总录》本方用法:三味相和再暖,每服三合,以酒调下。

58716 荆沥方(《千金》卷十四)

【组成】荆沥二升 白鲜皮 茯神各三两 人参二两 白银十两(以水一斗,煮取三升)

【用法】上咬咀。以荆沥入银汁中煮取一升四合,分三次服,相去如人缓行十里,进一服。

【主治】风气内动,心虚惊悸不定,羸瘦。

【方论选录】《千金方衍义》:惊悸虚羸多由风气内动,虽用人参益气,茯神安神,然必首推荆沥治风逐湿,解热消痰,佐以白鲜皮兼祛肌表风热。白银煮汤煎服以镇心肺之怯也。

【备考】本方方名,《普济方》引作"荆沥汤"。

58717 荆沥汤(《千金》卷八)

【组成】荆沥三升 麻黄 白术 芎䓖各四两 防风 桂心 升麻 茯苓 远志 人参 羌活 当归各二两 母姜一升(切,取汁) 防己 甘草各二两

【用法】上咬咀。以水一斗五升,煎麻黄两沸,去沫,次下诸药,煮取三升,去滓,下荆沥、姜汁,煎取四升,分四次服,日三夜一。

【主治】心虚寒。阴气伤寒损心,惊掣悸,语声宽急混浊,口喝,冒昧,好自笑,厉风伤心者。

【方论选录】《千金方衍义》:本方虽用荆沥清火涤痰为君,姜汁开导经络为佐,全赖参、甘维持胃气,运行药力,桂心鼓动于中,麻黄开发于外,升麻提系于上,防己引泄于下,远志通达心经,又以苓、术匡佐人参,羌、防辅弼麻黄,芎、归协济桂心,统摄荆沥、母姜,共襄涤痰祛风活血之功。所谓治风先治血,血行风自灭也。

58718 荆沥汤(《普济方》卷八十九引《指南方》)

【组成】牛黄三分(别研) 人参 麦门冬(去心)各二两 升麻 铁精各一两(别研) 龙齿 茯苓 天门冬(去心) 栀子仁各二两

【用法】上除牛黄、铁精外,余药为末。每服五钱,水二盏,入竹沥、荆沥各一合,煎一盏,去滓,入牛黄、铁精各一匙,再煎一两沸,温服。

【主治】❶《普济方》引《指南方》:中风,虚热狂言,恍惚惊悸。❷《鸡峰》:诸风疾有热者,及风痉疾。

58719 荆沥汤(《圣济总录》卷五)

【组成】荆沥 竹沥 生葛汁各一升 生姜汁三合

【用法】上药和匀去滓,瓷器中煎三五沸,每服一盏,平旦、日午、晡时、夜卧各一服。服讫觉四体有异,以次更服防风汤。

【主治】初得中风,四肢不收,心神昏愦,眼不识人,不能言语。

58720 荆沥汤(《圣济总录》卷九)

【组成】荆沥(旋入) 麦门冬(去心,生用)二两 地骨皮(刮洗,焙)二两 人参一两 白茯苓(去黑皮)一两 栀子仁一两 甘草(炙)一两半 黄芩(去黑心)一两 芎䓖一两 桂(去粗皮)一两 细辛(去苗叶)一两 杏仁(汤浸,去皮尖双仁,炒)一两 豉(炒微干)一合半 防风(去叉)一两 海桐皮一两 石膏一两半 竹沥(旋入)

【用法】上除荆、竹沥外,咬咀如麻豆大。每服十二钱匕,以水四盏,加生姜一分(切),煎取二盏,去滓,入荆、竹沥各一合,更煎五沸,分四次服,日三夜一,间食服之良。

【主治】中风半身不遂,心虚风热,发即恍惚烦闷,筋脉挛急。

58721 荆沥汤

《普济方》卷十八。即《千金》卷十四"荆沥方"。见该条。

58722 荆沥汤

《医方类聚》卷十五。即《千金》卷八"荆沥方"。见该条。

58723 荆实汤(《圣济总录》卷十五)

【组成】荆实(揉去白皮)一两半 芎䓖半两 防风(去叉)半两 酸枣仁(炒)半两 薏苡仁(炒)一两半 犀角(镑)三分 桑根白皮(剉)一两

【用法】上为粗末。每服五钱匕,水一盏半,加生姜一枣大,拍碎,煎至八分,去滓,空心、日午、临卧温服。以愈为度。

【主治】首风颈项紧急,骨节疼痛。

58724 荆枳汤(《直指》卷二十三)

【组成】荆芥穗 枳壳(炒) 槐花 香附 紫苏茎叶 甘草(炙)各等分

【用法】上为末。每服二钱,米汤调下。

【主治】气滞发痔。

58725 荆砂散

《仙拈集》卷二引《集简方》。为《百一》卷十四"荆芥散"之异名。见该条。

58726 荆神饮(《解围元薮》卷四)

【组成】荆芥穗四两

【用法】水五六碗,煎去三分之二,滤清服;又以一斤煎汤,先熏后洗。不过三四次即愈。

【主治】疬疮初起。

58727 荆荷散(《仙拈集》卷三)

【组成】荆芥 薄荷各等分

【用法】上为末。童便、酒冲服。

【主治】产后中风。

58728 荆菊酒(《元和纪用经》)

【组成】蔓荆实 甘菊 地骨皮 术

【用法】上药各以绢袋盛,纳酒中,春、秋三日,冬七日。每服温一两盏。大益人。

【主治】损心虚寒,头痛,性气反常,语声冒昧,关节不利,心手不遂,骨间寒热,目中泪出,齿发不荣。

【宜忌】忌桃、李、雀、鸽、乌头、石膏。

58729 荆菊散(《元和纪用经》)

【组成】蔓荆实(去萼) 甘菊各三两 地骨皮 术各

六两

【用法】上为末。每服方寸匕,酒调服。

【主治】损心虚寒,头痛,性气反常,语声冒昧,关节不利,心手不遂,骨间寒热,目中泪出,齿发不荣。

58730 荆黄汤(《医方大成》卷七引《局方》)

【组成】荆芥四两　大黄一两。

【用法】上㕮咀。每服三钱,水一盏,煎六分,空心服。

【主治】❶《医方大成》引《局方》:风热结滞,或生疮疖;风热上壅,脏腑实热,咽喉肿痛,大便秘结。❷《得效》:恶疮生背胁、头脑、四肢要害处。

【宜忌】非实热不可服。

58731 荆黄汤(《保命集》卷中)

【组成】荆芥穗一两　人参五钱　甘草二钱半　大黄三钱

【用法】上为粗末,都作一服。水一盏,煎至一盏,去滓,调槟榔散二钱,空心服。

【主治】❶《保命集》:上焦气热所冲,暴吐,脉洪而浮者。❷《疡科选粹》卷六:心经之火郁于肺经,干疥搔痒,皮枯屑起,便秘者。

58732 荆黄汤(《袖珍》卷二引张子和方)

【组成】大黄　荆芥穗　防风各等分

【用法】上为粗末。水煎,去滓服。以利为度。

【主治】头目眩晕。

58733 荆黄汤

《内经拾遗》卷二。为《宣明论》卷十五"倒换散"之异名。见该条。

58734 荆黄汤(《普济方》卷三九二)

【组成】枳壳　大黄　荆芥　朴消　栀子　甘草各等分

【用法】上为末。每用一钱,灯心汤调服,一日二三服。立下。

【主治】小儿气闭不通,脏腑痞结。

58735 荆黄汤(《疡科选粹》卷六)

【组成】荆芥穗五钱　人参二钱五分　大黄一钱五分　甘草一钱　槟榔一钱五分　木香七分五厘　轻粉五厘

【用法】槟榔以后三味为细末,荆芥穗等四味水煎,去滓,调末服。

【主治】心经之火郁于肺经,干疥瘙痒皮枯,屑起,便秘者。

58736 荆黄散(《杨氏家藏方》卷二)

【组成】麻黄(去根节)一分　细辛(去叶土)　全蝎(去毒,炒)　藿香叶各半两

【用法】上为细末。每服一钱,荆芥汤调下,不拘时候。

【主治】偏正头疼,及洗头伤风。

58737 荆黄散(《明医指掌》卷五)

【组成】荆芥二钱　人参一钱　甘草五分　大黄六分

【用法】上到一剂。水煎,调槟榔末一钱,磨木香五分,温服。

【主治】上焦气热所冲之暴吐。

58738 荆槐散(《圣济总录》卷一四一)

【组成】荆芥穗　槐花(炒)　枳壳(麸炒,去瓤)　黄耆(到)各等分

【用法】上为末。每服二钱匕,米饮调下,不拘时候。

【主治】鼠乳牡痔,便血,疼痛不可忍者。

58739 荆槐散(《直指》卷二十一)

【组成】槐花　荆芥穗各等分

【用法】上为末。擦牙;另煎点服。

【主治】牙宣出血,或痛。

58740 荆三棱散(《卫生总微》卷十七)

【组成】荆三棱(炮)　斑蝥(去足并翅)各等分

【用法】上为细末。每服半钱,米饮调下。

【主治】小儿疝气偏坠,一大一小。

58741 荆三棱散(《普济方》卷一七一)

【组成】荆三棱(煨,到)　蓬莪术(煨,到)各二两　益智(去皮,炒)　缩砂仁　槟榔(到)　青橘皮(汤浸,去白,焙)　丁香　姜黄各半两

【用法】上为散。每服二钱,沸汤点服,不拘时候。

【主治】积聚,心腹胀满,醋心,呕吐冷痰,不思饮食。

58742 荆三棱散(《普济方》卷一七二)

【组成】荆三棱一两(煨,到)　桂心三分　丁香半分　益智三分(去皮)　木香五钱　大腹皮一两(到)　前胡一两(去芦)　白术二分　厚朴一两(去粗皮,涂生姜汁炙令香熟)　干姜半两(炮裂,到)　蓬莪术二分　郁李仁一两(汤浸,去皮,微炒)　青橘皮一两(汤浸,去白瓤,焙)　赤茯苓一两　川大黄一两(到碎,微炒)

【用法】上为粗散。每服三钱,水一中盏,加生姜半分,大枣三个,煎至六分,去滓,食前稍热服。

【主治】积聚气,脾胃虚弱,不能化谷,及宿食不消,腹胁痛。

58743 荆三棱散(《普济方》卷三四九)

【组成】荆三棱　熟地黄　鳖甲各一两　桂心　当归　桃仁各三分　川芎　牡丹皮　刘寄奴　赤芍药各半两　大黄(炒)　牛膝三分

【用法】上为粗末。每服三钱,水一大盏,加姜黄三片,煎至七分,去滓温服。

【主治】产后积血不散,结聚成块,或时寒热,不思饮食。

58744 荆防合剂

《成方制剂》7册。即《摄生众妙方》卷八"荆防败毒散"改为合剂。见该条。

58745 荆防冲剂

《成方制剂》2册。即《摄生众妙方》卷八"荆防败毒散"改为颗粒。见该条。

58746 荆芥饮子(《圣惠》卷六十七)

【组成】荆芥一两　川大黄二两(到碎,微炒)　芎䓖一两　蒲黄一两　当归二两(到,微炒)　桂心一两　甘草半两(炙微赤,到)　䗪虫三十个(去翅足,微炒)　桃仁一两(汤浸,去皮尖双仁,麸微炒黄)

【用法】上到,分为十服。每一服以水一大盏,煎至五分,去滓,食前温服。候下尽恶血为度,后服补益丸散。

【主治】伤损后腹中疼痛,瘀血不出,令人短气,大小便不通。

58747 荆芥洗剂(《中医皮肤病学简编》)

【组成】荆芥9克　防风9克　枫子仁9克　土槿皮9克　五骨皮9克　地骨皮9克　皂角10克　陈醋500毫升

【用法】用时加温,每日或隔日泡手足二三小时,连续二三周,泡后可上西药(苯甲酸 6 克,水杨酸 12 克,凡士林加至 100 克)

【主治】手足癣。

58748 荆芥煮散《传家秘宝》卷中

【组成】荆芥 旋覆花各四两 前胡 甘草(炙) 麻黄(去根节) 芍药 川芎 半夏各一两

【用法】上为末。每服二钱,用水一大盏,加葱白、薄荷,同煎至七分,温温服之。

【主治】风痹,头目昏眩,四肢烦疼。

58749 荆芥穗汤《慈幼新书》卷一

【组成】川黄连 荆芥穗 生地黄 生甘草

【用法】与指迷七气汤(去桂,加大黄、钩藤、僵蚕)同用。

【功用】疏利郁结。

【主治】小儿胎气兼风邪入脐,致患撮口,气息喘急,啼声不出,或肚上青筋,吊疝内气引痛。

【加减】大便秘,加大黄;小便少,加木通。

58750 荆芥穗散(方出《妇人良方》卷八,名见《普济方》卷三二一)

【组成】荆芥穗 黄耆 熟地黄 当归 桑耳 地榆樗白皮 皂角刺 干姜 槐豆 牛蒡子 甘草各等分

【用法】上为细末。每服二钱,空心粥饮调下。

【主治】妇人肠风,酒痢。

58751 荆芥穗散《普济方》卷三五〇

【组成】荆芥穗 熟干地黄各二两

【用法】上为细末。每服六钱,温服,不拘时候。

【主治】产后中风,或口噤,或角弓,或狂言如见鬼,或搐搦如痫,及一切风血。

58752 荆沥饮子《圣惠》卷十九

【组成】荆沥三合 生葛根汁二合 蜜一匙 竹沥三合

【用法】上药相和令匀,温服二合,不计时候。

【主治】中风失音不语,手足转动不得。

58753 荆沥饮子《圣惠》卷七十四

【组成】荆沥三合 竹沥三合 梨汁三合

【用法】上药相合令匀,令温,分两次灌之。

【主治】妊娠中风痉,口噤。

58754 荆沥饮子《圣惠》卷八十三

【组成】荆沥二合 生葛根汁一合 蜜一匙 竹沥二合 生地黄汁一合

【用法】上药相和令匀,温服半合,不拘时候。

【主治】小儿中风,失音不语,手脚不能转动,心神烦热。

58755 荆蓬煎丸《御药院方》卷三

【组成】荆三棱二两(剉,酒浸,冬三日,夏一日) 蓬莪术二两(剉,醋浸,冬三日,夏一日,上二味用去皮巴豆二十斤,同于银石器内用文武火炒令干黄色为度,拣去巴豆不用) 木香 枳壳(麸炒,去瓤) 青皮(汤浸,去白) 川茴香(微炒) 槟榔(剉)各一两

【用法】上为细末,水煮面糊和丸,如豌豆大。每服 30 丸,食后温生姜汤送下。

【功用】破痰癖,消癥块,通利三焦,升降阴阳,顺一切气,消化宿谷。

【主治】冷热积聚,胃膈痞闷。

58756 荆三棱煎丸《普济方》卷一六八引《博济》

【组成】荆三棱(煨,剉) 蓬莪术(煨,剉) 芫花(醋炒焦) 半夏(汤洗七次,焙) 青橘皮(去白,炒)各一两 硇砂(去石,研) 附子(炮裂,去皮脐) 桂(去粗皮) 延胡索(醋炒) 大戟(腻粉调,酒炙) 干漆(炒烟出) 猪牙皂(去皮子,炙) 五灵脂各半两

【用法】上为末,分作三份。用好醋三升,入药二份,熬成膏,再入一份,和丸如绿豆大。每服五丸,食后生姜汤送下。

【主治】五积六聚,血气块,聚散不定,及一切气积不和。

58757 荆三棱煎汤

《普济方》卷一七一。即《圣济总录》卷七十二"京三棱汤"。见该条。

58758 荆防二妙丸《症因脉治》卷三

【组成】荆芥 防风 苍术 黄柏

【主治】外感痿症。阳明经下部湿热,下肢瘫痪,痿弱不能举动,关节重痛,脉沉数者。

58759 荆防五苓饮《穷乡便方》

【组成】荆芥七分 防风 泽泻各一钱 柴胡八分 木通 甘草各三分 赤茯苓 猪苓各一钱五分

【用法】加生姜三片,空心服。

【主治】夏日疫病。

【加减】虚者,加人参三分。

58760 荆防五积散《叶氏女科》卷一

【组成】苍术二钱(米泔浸透) 荆芥 防风 陈皮各一钱 厚朴(姜汁炒) 桔梗 枳壳(麸炒) 当归(酒洗) 干姜 白芍(酒炒) 茯苓各八分 白芷 川芎 半夏(剉) 肉桂各七分 甘草六分

【用法】加生姜三片,葱三茎,醋、水各半煎服。先服独行散,次服荆防五积散一二剂。

【主治】崩漏初起。

58761 荆防化疹汤《中医皮肤病学简编》

【组成】荆芥 9 克 防风 9 克 白芷 9 克 白鲜皮 15 克 炒牛蒡子 9 克 苦参 12 克 蝉蜕 9 克 地肤子 9 克 茯苓 6 克 甘草 9 克

【用法】水煎,内服。

【主治】荨麻疹。

58762 荆防牛蒡汤《金鉴》卷六十六

【组成】荆芥 防风 牛蒡子(炒,研) 金银花 陈皮 花粉 黄芩 蒲公英 连翘(去心) 皂刺各一钱 柴胡 香附子 甘草(生)各五分

【用法】上用水二钟,煎至八分,食远服。

【主治】外吹乳初起。因乳母肝胃气浊,更兼子吮乳睡熟,鼻孔凉气袭入乳房,与热乳凝结,以致乳房肿痛,寒热往来,烦躁口渴者。

58763 荆防平胃散《症因脉治》卷三

【异名】荆芥防风汤(原书卷四)。

【组成】荆芥 防风 苍术 厚朴 陈皮 甘草

【主治】外感痿症。阳明经上部风湿，上肢瘫痪，痿弱不能举动，关节重痛，热气甚，脉浮数者。及风气霍乱，内兼食滞者。

58764 荆防甘桔汤（《症因脉治》卷二）

【组成】荆芥 防风 桔梗 甘草 薄荷

【主治】风热痰嗽，脉浮数者。

58765 荆防四物汤（《张皆春眼科证治》）

【组成】荆芥6克 防风3克 酒生地15克 当归12克 酒白芍9克 川芎3克

【功用】养血活血除风。

【主治】真睛破损。伤眼剧痛，羞明难睁，流泪或流血，视物不清，重者不能见物。

【方论选录】方中四物汤养血活血，以补伤后之虚，行血脉之瘀；荆芥、防风除风以祛来乘之邪。此方久服，既有助于损伤的恢复，又能防止变生他疾。

58766 荆防生地汤（《不知医必要》卷二）

【组成】防风 荆芥各一钱 赤芍 生地 银花各八分 木通五分 甘草三分

【主治】身痒难忍者。

58767 荆防白菊散（《青囊全集》卷上）

【组成】荆芥一钱五分 防风一钱五分 白菊三钱 西羌一钱五分 姜虫一钱五分（炒） 归尾三钱 赤芍一钱五分 谷精一钱五分 粉草五分 蛇退一条（焙枯，研）

【功用】散肿除痛。

【主治】眼目外伤。

58768 荆防发表汤

《痘疹定论》卷四。为《活幼心法》卷二"防风发表汤"之异名。见该条。

58769 荆防地黄汤（《验方新编》卷十）

【组成】荆芥一钱 熟地四钱 山药二钱 丹皮 防风 云苓 山黄 生甘草各一钱

【用法】加生姜二大片为引，并加黄酒冲服三四剂。

【功用】补血散毒。

【主治】小儿痘疮初起，血虚不易灌浆者。

58770 荆防芎苏散

《方剂辞典》引《济生》。即原书"芎芷香苏散"加荆芥、防风。见该条。

58771 荆防安胎散（《胎产心法》卷上）

【组成】人参 当归（酒洗） 白术（土炒）各三钱 生地 天麻各二钱 麦冬一钱（去心） 条芩八分 荆芥 防风各三分 陈皮 甘草各四分

【用法】水煎服。

【主治】孕妇破伤失血，或吐衄血，忽患口噤、项强、背直之类中风证者。

58772 荆防灵仙散（《青囊全集》卷上）

【组成】荆芥一钱五分 防风一钱五分 灵仙三钱 川芎一钱 当归三钱 藁本二钱 薄荷八分 羌活一钱五分 陈皮一钱 白芷一钱五分 乳没一钱五分 僵虫一钱五分 粉草八分

【主治】外伤头痛顶疼。

58773 荆防败毒丸

《成方制剂》1册。即《摄生众妙方》卷八"荆防败毒散"

无茯苓，加土茯苓。改为丸剂。见该条。

58774 荆防败毒散（《医学正传》卷八）

【异名】消风败毒散（《医学六要·治法汇》卷五）。

【组成】柴胡 甘草 人参 桔梗 川芎 茯苓 枳壳 前胡 羌活 独活 荆芥穗 防风各四分

【用法】上细切，作一服。用水一盏，煎至七分，温服；或加薄荷五叶。

【功用】❶《景岳全书》：发散痘疹。❷《金鉴》：疏解寒热。

【主治】痈疽疮疡初起，发热，脉浮数，及水肿邪在表者。

❶《医学正传》：伤寒温毒发斑重者。❷《外科理例·附方》：一切疮疡时毒，肿痛发热，左手脉浮数者。❸《景岳全书》：痘疹，及时气风毒邪热。❹《法律》：风水、皮水，凡在表宜从汗解者。❺《医方集解》：肠风下血清鲜者。❻《金鉴》：脑疽、甘疽、赤白游风、疥疮初起有表证，虚者。

【临床报道】耳目赤肿：《准绳·疡医》一人耳面赤肿作痛，咽干发热，脉浮数。先以荆防败毒散二剂，势退大半，又以葛根牛蒡子汤四剂而痊。

【备考】《医学六要·治法汇》有生姜三片。

58775 荆防败毒散（《外科心法》卷七）

【组成】芎藭 茯苓 枳壳 前胡 柴胡 羌活 独活 荆芥 防风各一钱

【用法】每服一两，水煎服。

【主治】小儿黄水疮，癞疮。

【临床报道】❶黄水疮：一小儿头面患疮数枚，作痒，出水，水到处皆溃成疮，用绿豆粉、松香为末，香油调敷，饮以荆防败毒散而愈。❷癞疮：一小儿头面胸腹患水泡数枚，溃而成疮。此因风邪乘于皮肤而然。饮荆防败毒散，更以牛粪烧存性为末敷之而愈。

58776 荆防败毒散（《摄生众妙方》卷八）

【组成】羌活 独活 柴胡 前胡 枳壳 茯苓 防风 荆芥 桔梗 川芎各一钱五分 甘草五分

【用法】上用水一钟半，煎至八分，温服。

【功用】发汗解表，消疮止痛。

【主治】❶《摄生众妙方》：疮肿初起。❷《金鉴》：血风，遍身瘙痒之疹；风温汗少者；及痘夹斑，毒火郁遏，伤于阴血，血热相搏，浮游之火散布皮肤之间，与痘相类而出，片片如云头突起者。❸《方剂学》：外感风寒湿邪，以及时疫疟疾、痢疾、疮疡具有风寒湿表证者。

【临床报道】❶接触性皮炎：《吉林中医药》(1986,2：28) 李某，男，35岁。因搬运六六粉，出现头面皮肤瘙痒，灼热，搔后出现米粒或黄豆大小皮疹，一天后遍及上半身，并渗出黄水，伴恶寒发热，心烦，经治而愈。五个月后上症复发，面额、背部出现李子大脓疮，红肿焮痛，用抗生素、激素类药均无效。舌质稍红，苔厚白，脉浮。用上方加土茯苓煎汤内服，外用苍耳草、苦参、蛇床子煎汤熏洗，日二三次，十七剂后症状全愈。九年后随访未复发。❷小儿咳嗽：《邯郸医学高等专科学校学报》[2001,14(1):37]用荆防败毒散加减治疗50例，结果：24例服药3剂后咳嗽停止，体温正常，饮食睡眠良好，舌苔淡红泽润而痊愈；12例服药6剂而痊愈；14例服药9剂而痊愈。❸扁平疣：《新疆中医药》

[1998,16(3):24]:用荆防败毒散加苍术方治疗 45 例。每日 1 剂,水煎服。7 天为 1 疗程。结果:服药 1 疗程痊愈 7 人;服药 2 疗程痊愈 26 人;服药 3 疗程 12 人,痊愈 8 人,无效 4 人。痊愈率为 91.1%。

【现代研究】对小鼠免疫功能的影响:《世界中西医结合杂志》[2007,2(5):268]比较辛温解表、辛凉解表以及祛湿解表三种解表方法对小鼠免疫功能的影响。结果:荆防败毒散、银翘散以及新加香薷饮均能使小鼠吞噬指数和吞噬系数增加;荆防败毒散以及新加香薷饮能不同程度地对抗环磷酰胺所致的小鼠体液免疫抑制,提高血清溶血素抗体水平。

【备考】本方改为颗粒剂,名"荆防冲剂"(见《成方制剂》2 册);改为合剂,名"荆防合剂"(见《成方制剂》7 册)

58777 荆防败毒散《直指·附遗》卷三引《伤寒蕴要全书》)

【组成】独活 前胡 人参 茯苓 川芎 枳壳 桔梗 甘草 荆芥 牛蒡子 薄荷各一钱 防风一钱半 羌活一钱

【用法】上㕮咀。水煎服。

【主治】瘟疫。

【加减】内热,加黄芩一钱;口渴,加天花粉一钱。

【备考】《瘟疫论》有柴胡一钱。

58778 荆防败毒散《医统》卷九十一)

【组成】荆芥 防风 羌活 独活 柴胡 前胡 川芎 桔梗 枳壳 天麻 地骨皮各等分

【用法】水煎服。微汗热退为佳。

【主治】小儿痘疹始终热毒之甚者。

【加减】初出不快,加紫草、紫苏、僵蚕、葱白;泄泻,加猪苓、泽泻,去紫草;热胜谵语,烦渴,加辰砂六一散调服。

58779 荆防败毒散《疮疡经验全书》卷三)

【组成】穿山甲 甘草 红花 羌活 当归 川芎 赤芍 生地 银花 荆芥 防风 木通 枳壳 乌药 天花粉各一钱 槐米末二钱 牛胶五钱

【主治】便毒,初起之时,寒热交作,两腿牵绊肿起,不能屈伸。

58780 荆防败毒散《幼科指南》卷下)

【组成】生地 防风 荆芥 红花(酒洗) 黄芩 连翘 牛蒡子 升麻 玄参 黄柏(酒炒) 桔梗 人参 甘草

【用法】水煎服。

【功用】清热解毒。

【主治】小儿麻疹发热,面燥腮赤,目胞亦赤,呵欠烦闷,乍寒乍热,咳嗽喷嚏,手足稍冷,惊悸多睡。

58781 荆防败毒散《回春》卷八)

【组成】防风 荆芥 羌活 独活 柴胡 前胡 薄荷 连翘 桔梗 枳壳 川芎 茯苓 金银花 甘草

【用法】上到。加生姜,水煎,疮在上,食后服;在下,食前服。

【功用】散毒。

【主治】痈疽疔肿,发背乳痈,憎寒壮热,甚者头痛拘急,状以伤寒,一二日至四五日者。

【加减】大便不通,加大黄、芒消;热甚痛急,加黄芩、黄连。

58782 荆防败毒散《准绳·幼科》卷六)

【组成】人参 赤茯苓 羌活 独活 前胡 薄荷 柴胡 枳壳 川芎 桔梗各等分 甘草减半 牛蒡子 防风 荆芥 连翘 金银花

【主治】余毒痈肿。

【加减】病在头,加白芷、升麻;上身,倍加桔梗;手,加薄桂;腰,加杜仲;腿足,加牛膝、木瓜。

【备考】方中牛蒡子、防风、荆芥、连翘、金银花用量原缺。

58783 荆防败毒散《医部全录》卷四二〇引《幼科全书》)

【组成】生大黄 防风 荆芥穗 酒红花 牛蒡子 升麻 元参 人参 桔梗 酒芩 酒柏 甘草

【用法】水煎服。

【主治】小儿诸热。

58784 荆防败毒散《医略六书》卷二十一)

【组成】荆芥一两半 防风一两半 桔梗八钱 枳壳一两半(炒) 茯苓一两半 大力子三两(炒) 蝉衣一两半 橘红一两半 甘草八钱

【用法】上为散。每服三钱,水煎,去滓温服。取汗。

【功用】散风清膈。

【主治】风毒内攻,清肃之气不行,故耳窍被扰,耳内作痒,脉浮数者。

【方论选录】荆芥散血分之风;防风散气分之风;桔梗清利咽膈以清耳窍;枳壳破滞化气以平逆气;茯苓清治节,甘草和中气,大力子疏风解热,广橘红利气除痰,净蝉衣轻扬解散,善蜕皮肤,肃清耳窍,耳痒有不退者乎。

58785 荆防败毒散《幼幼集成》卷四)

【组成】荆芥穗 北防风 净连翘 陈枳壳 绿升麻 南薄荷 川羌活 川独活 川木通 金银花 片黄芩 正川芎 黑栀仁 炙甘草各一钱

【用法】上身肿,加葱三茎;下身肿,加灯芯十茎,水煎服。

【主治】小儿疮疥毒气内陷,肚腹作肿。

58786 荆防败毒散《杂病源流犀烛》卷二十三)

【组成】荆芥 粉草 连翘 川芎 羌活 独活 五加皮各七分 角刺 穿山甲(炒) 归尾 防风 苍术 酒防己 地骨皮各一钱 白鲜皮 金银花各一钱三分 土茯苓一两

【用法】水煎,加酒,食后服。

【主治】耳后忽然肿痛,兼发寒热表证者,及杨梅疮初发者。

58787 荆防败毒散《痘疹会通》卷五)

【组成】荆芥 防风 薄荷 连翘 甘草 桔梗 蝉蜕 前胡 花粉

【用法】加灯心、竹叶,水煎服。

【主治】麻疹初起。

58788 荆防败毒散《白喉全生集》)

【组成】防风三钱(去芦) 柴胡(去芦) 僵蚕(姜汁炒) 法夏(姜汁炒) 桔梗 前胡 独活各二钱 荆芥 羌活 银花各一钱五分 枳壳 粉草各一钱 生姜三片

【用法】水煎服。

【主治】白喉初起,白见于关内或关外,色必明润而平,满喉淡红微肿略痛,头痛,恶寒发热,饮食如常,舌苔白,二便和,寒邪尚在表者。

58789 荆防败毒散（《医方简义》卷四）

【组成】荆芥 防风 薄荷 桔梗各一钱五分 元参 牛蒡子(炒)各三钱 人中黄 象贝母 射干 黄芩(炒)各一钱

【用法】加竹叶二十片,青果两个,水煎服。

【主治】时毒。风邪上干肺胃,致咽喉肿痛,两颐发肿,身有寒热。

【宜忌】忌食生冷等物,恐阻肺气,变幻莫测也。

58790 荆防败毒散（《青囊全集》卷下）

【组成】荆芥一钱五分 防风二钱 羌活一钱 独活八分 前胡一钱五分 柴胡一钱 桔梗一钱 元参二钱 茯苓一钱 川芎一钱 白芷二钱 草节五分 皂刺一钱五分

【用法】野菊为引。

【主治】疔疮,憎寒壮热者。

58791 荆防败毒散（《喉科种福》卷四）

【组成】荆芥 防风 柴胡 前胡 皂角刺三个 羌活 独活 川芎 薄荷 生姜一片 桔梗 枳壳 茯苓 甘草 苏叶三分

【主治】喉闭初起。因肝肺火盛,复受风寒,寒气客于会厌,致咽喉肿痛,面赤腮肿,项外漫肿,甚则喉中有块如拳,汤水难入,猝然而哑,暴发寒热。

【备考】方中荆芥、防风、柴胡、前胡、羌活、独活、川芎、薄荷、桔梗、枳壳、茯苓、甘草用量原缺。

58792 荆防败毒散（《全国中药成药处方集》沈阳方）

【组成】犀角（剉末） 连翘 净蝉蜕 薄荷 防风 荆芥 当归 紫花地丁 双花 绿豆 赤芍

【制法】上共研为极细末。每服五分至一钱,白开水送下。

【功能】宣表疏风,透疹解毒,解肌清热。

【主治】四时感冒,头痛身热,恶心呕秽,伤风流涕,目赤流泪,干咳喷嚏,瘾疹麻疹,周身疼痛。

58793 荆防泻白汤

《杂病源流犀烛》卷七。为原书同卷"荆防泻白散"之异名。见该条。

58794 荆防泻白散（《症因脉治》卷二）

【组成】荆芥 防风 桑白皮 地骨皮 甘草

【主治】风热入肺,肺风痰喘,脉浮数者。

58795 荆防泻白散（《杂病源流犀烛》卷七）

【异名】荆防泻白汤

【组成】荆芥 防风 连翘 桔梗 金银花 元参 赤芍 甘草 生地 黄芩 桑皮 青黛 葛花

【主治】肺伤风热,鼻流浊涕。

58796 荆防除湿汤（《效验秘方·续集》张作舟方）

【组成】荆芥10克 防风10克 刺蒺藜10克 黄芩10克 白鲜皮15克 苦参10克 车前子10克 藿香10克 佩兰10克 白茅根15克

【用法】每日1剂,水煎2次,早晚分服。

【功用】透热解表,化湿消疹。

【主治】外感湿热,兼受风邪,发于皮表者。症见发病较急,病位偏上偏表,皮损为红斑、丘疹、水疱、风团等,瘙痒,舌质淡红,苔薄白,脉浮滑。常见于水痘、丘疹性荨麻疹及部分荨麻疹、脂溢性皮炎、接触性皮炎等。

【方论选录】方中用荆芥、防风、刺蒺藜、黄芩透热疏风;白鲜皮、苦参、车前子清利湿热而止痒;藿香、佩兰芳香化浊,除湿解表;白茅根一味,既可清心透热,又可凉血利湿,且甘寒而不伤正。

58797 荆防透疹汤（《医学摘粹》）

【组成】芥穗三钱 防风三钱 当归三钱 白芍三钱 川芎三钱 杏仁三钱 甘草二钱

【主治】温疫斑疹初出,应温散者。

58798 荆防消毒饮

《痘疹仁端录》卷四。为《卫生总微》卷八引《千金》"消毒散"之异名。见该条。

58799 荆防菊花散

《准绳·类方》卷七。为《圣济总录》卷一一一"菊花散"之异名。见该条。

58800 荆防排毒剂（《霉疠新书》）

【组成】荆芥 防风 茯苓 独活 桔梗 川芎 甘草 枳实 生姜 柴胡

【用法】上以水四合,煮取二合,分三次温服。

【主治】身体发杨梅及砂仁疮。

58801 荆防清表汤（《顾氏医径》卷五）

【组成】荆芥 羌活 银花 紫草 桔梗 川芎 防风 连翘 酒栀 薄荷 滑石 白芷

【主治】小儿痘证,因风闭、热郁、秽浊,致热逾三日,应见点而不见,无汗恶风者。

58802 荆防渗湿散（《痘疹会通》卷四）

【组成】人参 荆芥 防风 白芷 云茯苓 漂术 苍术(制过) 甘草

【主治】痘疹溃烂不厣。

58803 荆防葛根汤（《烂喉丹痧》）

【组成】葛根一钱半或一钱 牛蒡子三钱 桔梗一钱半 炒荆芥一钱半 枳壳一钱 白杏仁(去皮尖)三钱(便溏者勿研) 生甘草四分 土贝三钱(去心,研) 炒防风一钱半 浮萍草二钱

【主治】时令平和时之烂喉丹痧,初起发热者。

【备考】防风、荆芥不炒亦可。

58804 荆防葛根汤（《喉科家训》卷四）

【组成】荆芥穗 青防风 粉葛根 冬桑叶 鲜菖蒲 薄荷叶 大力子 大贝母 淡竹叶 净蝉衣

【用法】水煎服。

【功用】解肌散表。

【主治】烂喉痧初起,壮热烦渴,斑密肌红,宛如锦纹,咽喉疼痛肿烂。

【加减】恶心呕吐,加藿香。

58805 荆防解毒汤（《片玉痘疹》卷上）

【组成】荆芥穗 防风 黄芩 牛蒡子（炒） 酒柏 小甘草 玄参 升麻 知母 人参 石膏 连翘

【用法】加淡竹叶为引,水煎服。

【功用】解毒,消散斑疹。

【主治】痘已见形,火毒熏灼于内,夹疹而间有碎密若芥子;或夹斑,而皮肤鲜红成块者。

58806 荆防解毒汤（《治痘全书》卷十三）

【组成】荆芥 防风 黄芩(酒炒) 黄柏(酒炒) 元参 牛蒡子 升麻

【主治】❶《治痘全书》：痘已见，毒火熏灼于中，使疹挟出于外，其间有碎密若疮一样者。❷《会约》：痘夹斑、夹麻或夹丹者。

58807 荆防解毒汤(《症因脉治》卷四)

【组成】荆芥 防风 薄荷 连翘 枳壳 桔梗 木通 甘草 淡竹叶

【主治】湿热痢初起，恶寒头痛，身热，表未解，脉浮数者。

【加减】如有太阳症，加羌活；阳明症，加葛根；少阳症，加柴胡；湿气胜，腹不痛，加川芎、苍术；热气胜，腹大痛，加川连、枳壳。

58808 荆防解毒汤(《金鉴》卷五十六)

【组成】荆芥 防风 赤芍药 生地黄 甘草(生) 金银花 木通 桔梗 地骨皮 连翘(去心)

【用法】加生姜为引，水煎服。

【主治】小儿痘疹，热在肌表，痘痂宜落不落，其痂一半掀起，一半咬紧，身热干燥，肌肤红赤。

58809 荆防解毒汤(《金鉴》卷五十九)

【组成】薄荷叶 连翘(去心) 荆芥穗 防风 黄芩 黄连 牛蒡子(炒，研) 大青叶 犀角 人中黄

【用法】用灯心、芦根为引，水煎服。

【主治】麻疹见形三日之后，因调摄不谨，或为风寒所袭，或为邪秽所触，以致毒反内攻，一二日疹即收没，轻则烦渴谵狂，重则神昏闷乱者。

58810 荆防解毒散(《顾氏医径》卷五)

【组成】荆芥 薄荷 连翘 人中黄 灯芯 防风 桑叶 牛蒡 黄芩 大青 银花 芦根

【用法】内服。外用胡荽酒熏洗。

【主治】痧出突没，风寒外袭，邪秽所触，轻则烦燥谵语，重则神昏狂乱。

58811 荆芷治崩汤(《胎产心法》卷下)

【组成】川芎一钱 当归身四钱 干姜二分(炙黑) 荆芥穗六分(炒黑) 炙草四分 白芷五分

【用法】加大枣，煎服。

【主治】产后血崩，其色鲜红。

58812 荆花化斑汤(《痘疹仁端录》卷十三)

【组成】紫荆花一两 茅草根一两

【用法】上为末。每服一钱，甘草汤送下。

【主治】痧痘发斑。

58813 荆芥四物汤(《古今医鉴》卷十一)

【组成】荆芥 条芩 当归 川芎 白芍 生地 香附

【用法】上剉。水煎，温服。

【主治】崩漏初起，不问虚实。

【加减】如不止，加防风、升麻、蒲黄(炒)、白术。

【方论选录】《济阴纲目》：血藏于肝，肝气不升则热迫于下，故血不能藏而崩也。荆芥升肝气，香附理肝气，条芩除内热，四物生地、芍药养血凉血，故皆取效。

58814 荆芥四物汤(《医略六书》卷二十六)

【组成】生地五钱 荆芥一钱半(炒黑) 白芍一钱半(炒) 当归三钱(醋炒) 条芩一钱半(炒黑) 川芎一钱

香附一钱半(童便制) 地榆二钱(炒黑)

【用法】水煎，去滓温服。

【主治】风热伤于冲任经气，洋溢不能摄血，而血不归经，故经漏不止，脉浮数者。

【方论选录】方中生地滋阴凉血，当归养血归经，川芎入血海以升阳，白芍敛营阴以止血，条芩清在里风热，荆芥散血中风邪，香附调气解郁，地榆凉血涩血。水煎温服，使风热外解，则经气清而血无妄行之患，何经漏之不止哉。

58815 荆芥地黄汤(方出《圣惠》卷三十七，名见《金匮翼》卷二)

【组成】荆芥

【用法】上为细末。每服二钱，以生地黄汁调下，不拘时候。

【主治】❶《圣惠》：呕血。❷《金匮翼》：风热入络，血溢络外，吐血，乍寒乍热，咳嗽口干，烦躁者。

58816 荆芥防风汤

《症因脉治》卷四。为原书卷三"荆防平胃散"之异名。见该条。

58817 荆芥豆淋酒(《普济方》卷一一六)

【组成】荆芥穗四两 大豆半斤(炒令烟出，好酒一升沃之，去豆不用)

【用法】上用水三升，并酒同煮至一半，去滓温服。

【主治】风痉。其人本虚，风邪客于足太阳之经，忽尔摇头口噤，背强直如发痓之状，脉缓散而迟者；或蕴热搏于诸阳之经，则脉三部俱洪数。

58818 荆芥连翘汤(《回春》卷五)

【组成】荆芥 连翘 防风 当归 川芎 白芍 柴胡 枳壳 黄芩 山栀 白芷 桔梗各等分 甘草减半

【用法】上剉一剂。水煎，食后服。

【主治】肾经风热，两耳肿痛者。

58819 荆芥连翘汤(《回春》卷五)

【组成】荆芥 柴胡 川芎 当归 生地黄 芍药 白芷 防风 薄荷 山栀 黄芩 桔梗 连翘各等分 甘草减半

【用法】上剉散。水煎，食远服。

【主治】胆移热于脑之鼻渊。

58820 荆芥败毒散(《外科医镜》)

【组成】荆芥一钱半 防风一钱半 桔梗一钱半 赤芍一钱半 牛蒡子二钱 金银花二钱 浙贝母二钱 连翘二钱 薄荷一钱 生甘草八分 青果一个

【用法】水煎服。

【主治】时毒喉痛，斑疹腮肿，风痰咳嗽，头痛发热。

【加减】如病势甚者，加羚羊角一钱半，万年青一叶；腮肿，加马屁勃一钱；咳嗽，加杏仁三钱；痰多，加橘红一钱。

58821 荆芥首乌散(《杏苑》卷七)

【组成】胡麻一两二钱 荆芥 苦参各八钱 何首乌 甘草 威灵仙各六钱

【用法】上共为细末。每服二钱，食后薄荷汤或温酒调下。

【主治】风热疮疥痒疼。

58822 荆芥祛风汤(《辨证录》卷十)

【组成】荆芥二钱 甘草一钱 半夏五分 麦冬五钱 当归三钱 白芍三钱

【用法】水煎服。数剂愈。

【主治】小儿胃火郁热之赤白游风,往来不定。

58823 荆芥桔梗汤(《卫生总微》卷十九)

【组成】荆芥穗 桔梗(去芦) 甘草(生) 牛蒡子(炒)各等分

【用法】上为细末。每用一钱,水一小盏,煎至六分,去滓温服。

【主治】小儿喉中生疮。

58824 荆芥柴胡散(《鸡峰》卷十五)

【组成】鳖甲 柴胡 荆芥穗 人参 白术 绵黄耆 延胡索各一两 赤芍药 当归 熟干地黄 木香 青橘皮 黄橘皮 桑白皮 地骨皮 甘草各半两

【用法】上为细末。每服一钱,水一盏,生姜三片,煎至七分,去滓温服,日午、临卧各一服。

【主治】处女气虚,血海不调,时发寒热,目涩舌干,身体困倦,心忪气短,不思饮食,小便赤涩,大便或秘,迤逦瘦弱,面色萎黄,变为劳疾。

58825 荆芥银花汤(《痧胀玉衡》卷下)

【异名】竹二(《痧症全书》卷下)、二十六号豫象方(《杂病源流犀烛》卷二十一)。

【组成】荆芥 红花 茜草 丹皮 金银花 赤芍各一钱 香附三分 乌药五分 白蒺藜(去刺,捣末)八分

【用法】上用水二钟,煎至七分,微温服。

【主治】痧有因于血滞者。

【备考】《痧症全书》有刘寄奴。

58826 荆芥解毒汤(《种痘新书》卷十二)

【组成】防风 荆芥 炒芩 炒柏 玄参 升麻 牛蒡

【主治】痘夹疹者。

58827 荆芥解毒汤(《杂病源流犀烛》卷二)

【组成】荆芥 赤芍 牛蒡 连翘 元参 桔梗 防风 前胡 木通 归尾 甘草梢 天花粉

【主治】婴儿出疹,有夹痘出者因毒气壮盛,击动脏腑,毒趋百窍,血有余而气不足,不能密护脉络,血遂夹毒外浮,乘势而与痘齐出。

58828 荆芥解毒汤(《续名家方选》)

【组成】土茯苓五钱 当归 黄芩 川芎 地黄各三钱 荆芥二钱 芍药 甘草各五分

【用法】水煎服。

【主治】杨梅疮已发未发,兼筋骨疼痛者。

58829 荆芥蝉蜕汤(《中医皮肤病学简编》)

【组成】荆芥9克 蝉蜕9克 银花9~15克 川柏9克 茯苓9克 丹皮9克 白薇9克 赤芍9克

【用法】水煎,内服。

【主治】慢性湿疹。

【加减】多量鳞屑,加当归、生地、首乌以养血润燥;皮色鲜红,加龙胆草、山栀、黄芩、黄连以清热;便秘者,加大黄泻火。

58830 荆芥薄荷汤(《痧胀玉衡》卷下)

【异名】革一(《痧症全书》卷下),四十九号坤象方(《杂病源流犀烛》卷二十一)。

【组成】白蒺藜(捣去刺,为末) 荆芥(炒黑) 赤芍

薄荷 青皮 陈皮各等分

【用法】水煎,微冷服。

【主治】痧症气血阻塞。

58831 荆沥涂洗方(《圣济总录》卷一三四)

【组成】荆条一把

【用法】上烧,沥汁。涂敷疮上,一日三五次。即愈。

【主治】瘑疮。

58832 荆穗四物汤(《金鉴》卷四十三)

【组成】当归 川芎 白芍 熟地黄 荆芥穗

【主治】血虚头晕。

58833 荆花胃康胶丸(《新药转正》29册)

【组成】土荆芥 水团花

【用法】饮前服,一次2粒,一日3次;4周为一疗程,或遵医嘱。

【功用】理气散寒,清热化瘀。

【主治】寒热错杂、气滞血瘀所致的胃脘胀闷疼痛、嗳气、反酸、嘈杂、口苦;十二指肠溃疡见上述证候者。

【宜忌】服药后,偶见恶心,呕吐,腹泻,胃脘不适,皮疹等,多可自行缓解,严重者可停药对症处理。过敏体质及对本品过敏者,孕妇忌服。

【临床报道】十二指肠溃疡:《福建医药杂志》[2005,27(01):177]荆花胃康胶丸治疗十二指肠溃疡86例疗效观察,结果:治疗1周腹痛缓解率达60.5%(52/86)。疗程结束后胃镜复查,临床痊愈62.8%(54/86);显效20.9%(18/86);有效9.3%(8/86);无效7%(6/86);愈合率达83.7%(72/86)。2例出现轻度头晕,1例伴恶心呕吐,均未停药或采取任何处理措施而自行缓解。

【现代研究】对实验性胃溃疡及幽门螺杆菌的抑制作用:《中国新药杂志》[2001,10(3):221]实验结果表明:荆花胃康5~20毫克/千克,明显抑制大鼠应激性、幽门结扎型、利血平型和小鼠组胺型胃溃疡,对胃酸和胃蛋白酶活性有显著降低作用,使胃黏液分泌增加;并可促进乙酸型溃疡愈合;效应与剂量相关。对HP具有强烈抑制作用,MIC为0.024~0.048毫克/毫升。结论:荆花胃康对实验性胃溃疡及HP有强烈抑制作用。

58834 荆芥甘草防风汤(《医方类聚》卷二六五引《疮疹方》)

【异名】荆芥防风甘草汤(《景岳全书》卷六十三)。

【组成】荆芥半两 防风半两 甘草三钱

【用法】上为粗末。每服三钱,水一盏煎,温服。

【功用】解痘毒。

【主治】小儿疮疹,邪在太阳,疹出不快,脉浮者。

58835 荆芥甘草防风汤(《医学正传》卷八)

【组成】荆芥 薄荷 牛蒡子 防风 甘草(炙)各六分

【用法】上细切,作一服。水一盏,煎至六分,食前稍温服。

【主治】小儿痘疹,邪在太阳,恶寒身热,小便赤涩,出不快。

58836 荆芥防风甘草汤

《景岳全书》卷六十三。为《医方类聚》卷二六五引《疮疹方》"荆芥甘草防风汤"之异名。见该条。

南

58837　南斗散（《普济方》卷二〇〇）

【组成】常山　白芷　南星(煨)各等分

【用法】上为粗散。每服三钱,水一盏,酒半盏,生姜三片,煎,去滓,发日五更服。

【主治】❶《普济方》:久疟。❷《赤水玄珠》:痰疟。

58838　南朱散（《圣济总录》卷一六九）

【异名】槐花散(《普济方》卷四〇四)。

【组成】赤豆(炒)　槐花(炒)各二钱　麝香(研)少许

【用法】上为散。每服一字匕,温酒调下。

【主治】❶《圣济总录》:小儿斑毒不退。❷《普济方》:婴孩小儿斑疮余热不退。

【备考】《普济方》:上为细末,每服半钱,用蜜汤调下;三四岁一字以上,用温酒调下。

58839　南朱膏（《卫生总微》卷五）

【组成】大天南星二两

【用法】上为末,用腊月黄牛胆取汁和之,却入胆中,如胆汁少许,量可用之,窨干为细末,入朱砂末一钱,麝香少许,煎甘草膏子和剂,丸如鸡头子大,每一岁半丸,熟水化下,不拘时候;如一胆盛南星末不尽,用二胆亦得。

【主治】急慢惊风,吊眼撮口,搐搦不定,壮热困重。

58840　南华丹（《魏氏家藏方》卷二）

【组成】天南星四两(姜制)　白术(炒)　白茯苓(去皮)　枳实(去瓤,麸炒)　吴茱萸(汤泡七次,炒)　橘红各二两　木香半两(不见火)

【用法】上为细末,以半夏六两汤浸七次,为末,再用姜汁熟煮半夏作糊,丸如梧桐子大。每服三五十丸,食后生姜汤送下。

【主治】痰饮。

58841　南吕丸（《家塾方》）

【组成】黄芩四两　甘遂　青礞石各二钱　大黄八钱

【用法】上为末,糊丸如梧桐子大。每服二十丸,或至三四十丸,温水送下,一日三次。

【主治】诸痰饮咳嗽,大便不利者。

【备考】本方乃滚痰丸,以甘遂代沉香。

58842　南阳丸

《小儿药证直诀》卷下。为原书同卷"百祥丸"之异名。见该条。

58843　南极丸（《鲁府禁方》卷一）

【组成】南星(汤泡透,切片,姜汁浸炒)　半夏(同上制)　软石膏　香附子(童便浸,炒)　栀子(炒)各等分

【用法】上为细末,水打神曲糊为丸,如梧桐子大。每服五七十丸,临卧生姜汤送下。

【主治】胃中有火有痰有郁,作嗳气。

58844　南附汤（《传信适用方》卷一引叶梦锡方）

【组成】附子一两　南星半两

【用法】一料作四服。水二盏,姜二十片,煎八分,空心服;更少加木香亦妙。

【主治】痰证。

58845　南附汤（《续易简》卷五）

【组成】天南星　生附子各一钱　全蝎三个或一只(不剪)

【用法】上剉散,作一剂,水一大盏,生姜七片,煎至半盏去滓,逐旋温服,不拘时候。

【主治】❶《续易简方论》:慢脾风。小儿泄泻,虚脱生风,及服冷药过多者。❷《得效》:小儿阴证惊痫,体冷强直,手足微动,昏睡不醒,口噤涎流,或声或嘿。

58846　南金散

《奇效良方》卷六十五。为《闻人氏痘疹论》卷下"紫背荷叶僵蚕散"之异名。见该条。

58847　南荆散（《朱氏集验方》卷九引定斋霍喆夫方）

【组成】南星一个(重一两)　荆芥穗半两

【用法】上将南星切片,用生姜自然汁淹一夜,次早捣为饼,新瓦上焙干微黄,同荆芥为末。每服二钱,入修仁茶少许调服,如无修仁,建茶亦得。

【主治】头风。

58848　南荆散（《普济方》卷四十五引《经效济世方》）

【组成】天南星一个(重一两)　荆芥穗一两

【用法】上为末,生姜汁煮糊为丸,如梧桐子大。每服二十丸,食后生姜汤送下。

【主治】风痰头痛不可忍者。

【备考】本方名南荆散,据剂型,当作"南荆丸"。

58849　南星丸（《普济方》卷四十六引《海上方》）

【组成】天南星大者一个　全蝎一对　川芎二两　人参　藁本各半两　龙脑二钱　防风一两

【用法】上为末,以蒸饼一个,水浸一宿,去皮搜和药末为丸,如鹅眼大。每服三丸,食前茶清送下。入薄荷尤佳。

【主治】头风。

58850　南星丸（《普济方》卷三八七引《全婴方》）

【组成】南星(切片,皂角水浸一夕,煮干)　半夏(姜汁浸)　僵蚕(一半醋浸,一半生用)　白矾各等分

【用法】上为末,姜糊丸,如小豆大。三岁三十丸,生姜汤吞下;如惊风涎盛,皂角水化破服。

【主治】小儿咳嗽涎盛,咽膈不利。

58851　南星丸

《普济方》卷三七二。为《圣惠》卷八十五"天南星丸"之异名。见该条。

58852　南星丸（《普济方》卷三七四）

【组成】南星半钱(炮)　天麻半钱(浸酒一宿)　全蝎半钱(麸炒)　朱砂　麝香各少许

【用法】上为末,面糊为丸。每服七丸,用金钱薄荷汤送下。

【主治】小儿急惊壮热,痰潮,喉中响,咬齿牙,大便多日不便。

58853　南星丸（《普济方》卷三七五）

【组成】蛇含石一分　石燕(并火煅,酒淬三五次)　代赭石　朱砂　铁粉　雄黄(各一钱)　五灵脂　乳香　川乌(去皮,炮)　天浆子二十七粒(炒)　乌蛇肉(酒浸,炙,去骨)一钱　蛇皮(炙)　蛇头一个(酒浸,炙)　僵蚕(皂角水浸一夕,微炒)　蝉蜕　天麻　蜂房(炒)　蜈蚣(大赤足者)二钱　全蝎二钱(新薄荷自然汁浸一宿,焙,微炒)　白附子　南星(姜汁浸一夕,牛胆拌炒)　羌活　川芎　麝香各一钱　脑子半钱

【用法】上为末，糊为丸，如鸡头子大，金箔为衣。三岁一丸，薄荷汤入酒少许，磨化服；或作散亦可。灌药一服，得睡即效。

【主治】小儿急慢惊风，经久诸般痫病，累医无效，但是恶候，不问阴阳。

【加减】如吐泻后，加附子（炮，去皮，随轻重入药）。

58854　南星丸（《普济方》卷三七六）

【组成】南星一个一两（中开一穴，用辰砂半两，以好酒调末入内塞之，掘一地穴，火煨之，令通红，又南星入于好酒内，以盏覆定，不得通风，临冷取出为末）　全蝎四十九个（炒）

【用法】上为末，研匀，以生姜汁调为丸，如绿豆大。每服十丸，麝香酒调下。汗出为度。

【主治】一切痫。

58855　南星末（《朱氏集验方》卷五引许六五郎方）

【组成】大南星一两（剉成片，用生姜半斤取汁，文火炙干，却入蜜半匙直炒黄色，取出为末）

【用法】上入贝母末半两。每用放掌心，以舌尖点咽下。

【主治】痰疾咳嗽。

58856　南星汤（《卫生总微》卷五）

【组成】大天南星一枚（重四钱者）

【用法】上为细末，用浆水一碗，冬瓜子四十九粒，同煎至一盏，去滓，取清汁半盏，分三服。病愈，以四君子汤补之。一方每用南星末一钱上下，以水半盏，浆水半盏，或萹汁亦得，入生姜三片，冬瓜子数粒，煎至半盏以下，分二服，尤治慢惊，服之无时。

【主治】小儿急慢惊风，吊眼撮口，搐搦不定，壮热困重。

58857　南星汤（《百一》卷五引杨梅卿方）

【组成】南星　半夏　枳壳　桔梗　防风（去芦）　甘草（生用）各半两　赤芍药一两

【用法】上为粗末。每服五钱，水二盏，生姜七片，慢火煎至七分，去滓温服。

【主治】痰饮。

58858　南星饮（《直指》卷二十一）

【组成】大天南星

【用法】切成片，用沸汤荡两次，焙干。每服二钱，用枣七个，甘草少许同煎，食后服。三四服后，其硬物自出，脑气流转，髓涕自收，仍以大蒜、荜茇末作饼，用纱衬炙热，贴囟前，熨斗火熨透，或香附、荜茇末入鼻。

【主治】风邪入脑，宿冷不消，鼻内结硬物，窒塞，脑气不宣，遂流髓涕。

58859　南星饮（《医方类聚》卷七十五引《吴氏集验方》）

【组成】半夏七枚（每个作四片）　大皂角一寸（去黑皮）　南星半个　生姜拇指大一块　甘草三寸

【用法】上用水一碗，煎取一茶盏，候冷服。

【主治】痰涎，咽喉不通。

58860　南星饮（《得效》卷十一）

【组成】天南星三个（炒赤令熟）　冬瓜子仁　白扁豆各一两

【用法】上为末。每服一钱，用生姜二片，防风少许，煎汤调服。

【主治】小儿慢惊，宣利过多，脾困眼慢涎盛，四肢不举，不思饮食。

58861　南星饮

《普济方》卷三七四。即《直指小儿》卷二"南星散"。见该条。

58862　南星散（《圣济总录》卷一三九）

【组成】天南星三枚（切，焙）　铅丹半钱

【用法】上为散。干贴。立定。

【主治】刀刃所伤，血出不止。

58863　南星散（方出《小儿药证直诀》卷下，名见《普济方》卷三九五）

【组成】大天南星一个（重八九钱已上者良）

【用法】上用地坑子一个，深三寸许，用炭火五斤烧通赤，入好酒半盏在内，然后入天南星，却用炭火三两条，盖却坑子，候南星微裂，取出刺碎，再炒匀熟，不可稍生，候冷为细末，每服五分或一字，浓煎生姜、防风汤，食前调下，不拘时候。

【主治】小儿吐泻或误服冷药，脾虚生风，因成慢惊。

58864　南星散（《直指》卷八）

【组成】生南星一两　枳壳（制）　细辛各半两　木香　甘草（炙）各一分

【用法】上㕮咀。每服三钱，生姜七厚片，慢火煎服。

【主治】风气动痰，发嗽。

58865　南星散（《直指小儿》卷二）

【异名】南星饮（《普济方》卷三七四）、天南星散（《婴童百问》卷二）。

【组成】南星（重八九钱以上者）一个（就地上作小坑，深七八寸，火炭五斤，烧通红，以好米醋半盏，洒入坑中，即纳南星于内，次以火炭条密盖之，又用盆盖其上，一伏时取出，洗净，切，焙）

【用法】上为末，入琥珀、全蝎末各一钱。每服半钱，煎生姜、防风汤调下。如大便取下恶物，急与和胃之剂。

【功用】驱风豁痰。

【主治】慢惊发痫。

58866　南星散（《朱氏集验方》卷九）

【组成】绛矾（煅）　牙硝（飞过）　南星　薄荷

【用法】上各量多少，为细末，水湿手点药，重掺肿处，须用力掺之，至痛无害，然后服药。

【主治】❶《朱氏集验方》：咽喉肿。❷《普济方》：咽喉生疮。

58867　南星散（《永乐大典》卷一〇三六引《保婴集验名方》）

【组成】荜茇二钱半　半夏（生）二钱半　南星（生）一钱　白矾（生）二钱　雄黄二钱

【用法】上为细末。捻一捻就痛处擦之，酽醋调贴之。

【主治】蝎蜇蜈蚣所伤，痛不可忍。

58868　南星散（《普济方》卷三六三）

【组成】天南星（大者）一个（开一坑，入朱砂半两，用酒塞坑内，于慢火煨制）　白及半两

【用法】上为末，令匀。淡醋调，涂囟上，以绢片隔，用慢火炙手，频频熨之。得效自升，如此六七次方见效。

【主治】小儿解颅；百日孩儿鼻塞不乳。

58869　南星散

《普济方》卷三七二。为《圣济总录》卷一七二"天南星散"之异名。见该条。

58870　南星散

《袖珍小儿》卷三。为《直指小儿》卷二"星苏散"之异名。见该条。

58871　南星散（《幼科指南》卷上）

【组成】南星　半夏　川乌　白附子　大豆（去皮）各一两

【用法】上为末。每服三分，生姜汤调下。

【主治】小儿痫症。

58872　南星散

《准绳·女科》卷二。为《圣惠》卷六十九"天南星散"之异名。见该条。

58873　南星散

《准绳·疡医》卷五。为《圣济总录》卷一二五"天南星膏"之异名。见该条。

58874　南星散（《疡科选粹》卷五）

【组成】南星三钱　半夏　天麻各五钱　雄黄二钱五分

【用法】上为细末。每服一钱，温酒调下。

【功用】发表。

【主治】破伤风。

【加减】如欲利，加大黄。

58875　南星膏

《医方类聚》卷一八一引《济生》。为《圣济总录》卷一二五"天南星膏"之异名。见该条。

58876　南星膏（《医方类聚》卷二六〇引《吴氏集验方》）

【组成】天南星一两（腊月以黄牛胆制者）　人参半两（去芦）　防风半两（去芦）　茯神三钱（去皮木）　辰砂（别研）　乳香（去砂石，别研）　全蝎（去毒，微炒）　僵蚕（去丝嘴，炒）　酸枣仁（去壳，秤，炒）各三钱

【用法】上为细末，炼蜜为丸，如鸡头子大，用金银箔为衣。每粒灯心、枣汤送下；如欲久留，以粽子角丸，以薄荷、灯心汤磨下。

【功用】定志祛风。

【主治】小儿夜卧不宁，心神惊悸。

58877　南星膏（《松崖医径》卷下）

【组成】牛胆南星（腊月以南星为末，填入黄牛胆中，风处阴干，百日取用，宜亲手修制者佳）五钱（炒用）　人参　白术　山药（炒）　白茯苓（去皮）　白茯神（去心）　羌活　甘草（炙）　白僵蚕　全蝎（去毒，以薄荷汁浸，炙）各三钱　辰砂二钱（水飞另研）　麝香一分

【用法】上各为细末，一处和匀，炼蜜丸，如芡实大，金箔为衣。每服一丸，食后用薄荷汤调化服下。

【功用】祛风退热，消痰镇心，除百病。

【主治】小儿精神不定，恍惚不宁，恐畏多哭。

58878　南星膏（《古今医鉴》卷九）

【组成】生大南星一枚　草乌　细辛　白芷

【用法】上细研稠粘，滴好醋三七滴为膏，如无生者，以干者为末，醋调作膏。先将小针刺瘤上，令气透贴之。痒则频贴。

【主治】皮肤、手足、头面生疮瘤，大者如拳，小者如粟，或软或坚而不痛。

【备考】方中草乌、细辛、白芷用量原缺。

58879　南星膏（《疡科选粹》卷一）

【组成】五倍子一两（炒）　南星　草乌　黄柏　白及各二两

【用法】上为末，醋调如糊。随肿处渐渐围，逐至不险处。

【主治】疮疽毒发险处。

58880　南烛煎（《圣惠》卷二十五）

【组成】南烛树（春夏取枝叶，秋冬取根及皮，拣择细剉）五斤

【用法】以水五斗，慢火煎取二斗，去滓，别于净锅中，慢火煎如稀饧，即以瓷瓶盛。每服以温酒调下一茶匙，一日三次。

【功用】久服轻健，明目黑髭，驻颜。

【主治】一切风疾。

58881　南粉散（《圣济总录》卷九十九）

【组成】南粉二钱（细研）

【用法】上药五更初用生油调下。至食时虫出尽。

【主治】腹中诸虫，令人腹痛，多食泥土及油者。

58882　南藤酒（《本草纲目》卷二十五）

【组成】石南藤（煎汁）

【用法】同曲米酿酒。饮之。

【功用】治风虚，逐冷气，除痹痛，强腰脚。

58883　南天竺饮（《圣济总录》卷七十）

【组成】南天竺草（生瞿麦者是）拇指大一把（剉）　山栀子三十枚（去皮）　生姜一块（如拇指大）　大枣（去核）五枚　甘草（炙）半两　灯草如小指大一把

【用法】上剉。水一大碗，煮至半碗，去滓，通口服。

【主治】血妄行，九窍皆出。

58884　南木香丸（《袖珍》卷一引《圣惠》）

【组成】南木香（不见火）　槟榔　麻仁　枳壳各等分

【用法】先将枳壳去瓤，每个切作四片，用不蛀皂角三寸，生姜五片，巴豆三粒（略捶碎，不去壳），用水一盏，将枳壳同煮和滚，滤去生姜、巴豆、皂角不用，只将枳壳剉细，焙干为末，入前木香、槟榔、麻仁同为末，炼蜜为丸。蜜汤送下，不拘时候。

【主治】大便秘结。

58885　南木香膏（《医统》卷六十二）

【组成】南木香　川当归　川芎　通草　细辛　蕤仁（去壳）　白芷各等分

【用法】上咬咀，和羊髓熬白芷色黄，去滓为丸，如豆大。每用一粒，塞鼻内。立通。

【主治】鼻塞不利。

58886　南硼砂散（《直指》卷二十）

【组成】南鹏砂（黄色）　脑子少许（研细）

【用法】上以灯草蘸点其上；玄参、麦门冬煎汤，调洗心散服。

【主治】❶《直指》：目生翳肉瘀突。❷《准绳·类方》：痘疮入眼，生翳膜。

【备考】《准绳·类方》用南硼砂一钱，片脑一分，为细末，点眼，用玄参、麦门冬、生地黄煎汤调洗心散末服。

58887　南白胶香散(《普济方》卷二〇八引《卫生家宝》)

【组成】粟壳(去须蒂)四两(醋炒)　南白胶香　龙骨各三分　甘草(炙)七钱　干姜半两(炮)

【用法】上为粗末。每服五钱,水一盏半,煎一盏,去滓温服。

【主治】❶《普济方》引《卫生家宝》:脾虚寒,滑肠久泻,脐胀无休。❷《卫生宝鉴》:脐腹疼痛无休止时。

【宜忌】《卫生宝鉴》:忌冷物伤胃。

58888　南极延生汤

《瘟仙活人方》卷下。为《御药院方》卷七"牛黄泻心汤"之异名。见该条。

58889　南极寿星汤(《寿世保元》卷八)

【组成】胆星　防风　白附子　蝉退　薄荷　甘草

【用法】上剉。水煎服。

【主治】小儿急惊搐搦,眼翻口噤,摇头,天吊,痰嗽喘热。

58890　南岳草灵丹(《魏氏家藏方》卷一引宋谦之方)

【组成】草乌头二两(去皮尖,炒)　全蝎(去毒)　地龙(去土)　白僵蚕(直者,炒,去丝)　穿山甲(炒)　木鳖子(去壳)　乳香(别研)　没药(别研)　天仙子　五灵脂(别研)　斑蝥(去头足翅,炒)　赤脚蜈蚣各半两

【用法】上为细末,米醋糊为丸,如梧桐子大,朱砂、麝香为衣。每服五丸,空心、食前温酒送下;妇人用淡醋汤送下。

【主治】头风。

58891　南星二陈汤(《症因脉治》卷一)

【组成】胆星　熟半夏　白茯苓　橘红　甘草　海石香附

【主治】内伤腰痛,痰涎停注者。

【加减】虚寒者,加姜、桂;内热者,加栀、柏;大便结硬,加枳壳、玄明粉。

58892　南星五生丸(《幼科类萃》卷十四)

【组成】南星　半夏　川乌　白附子　大豆(去皮)各一两

【用法】上为细末,滴水为丸。每服二丸至五丸,不过七丸,生姜汤送下。

【主治】小儿风痫。

58893　南星半夏丸(《普济方》卷一六四引《经效济世方》)

【组成】天麻　半夏　天南星(炮,去火毒)各等分　人参　白附子均较前三药倍之

【用法】上各为末,半两,用生面一两,滴水为丸。每服百十丸,于沸汤中煮沸漉出,食前用生姜汤吞下,不拘时候。

【功用】治痰开胃。

58894　南星半夏散(《医学从众录》卷八)

【组成】南星　半夏　皂角(去皮弦子,炒黄)　五倍子(去窠虫,炒黄)各等分

【用法】研极细末。米醋调敷。一宿立效。

【主治】吹乳,乳痈。

58895　南星防风散(《百一》卷十引丘永兴方)

【组成】当归二钱(焙干)　天麻三钱(生用)　白僵蚕(焙干)　南星(汤洗净,捣细,姜汁制,焙干)　防风(生用,不见铁器)各半两　猪牙皂角(去黑皮,焙干)三条

【用法】上为末。每服二钱,水一盏,姜钱三片,入荆芥少许,同煎至七分,食后温服,一日三次。

【主治】风壅腮颔肿,内生结核,缠喉风等。

【宜忌】忌发风毒物。

【加减】如肿不散者,加透明雄黄三钱,同前药一道为末,煎服。

58896　南星腹皮汤

《幼科释谜》卷六。为《活幼心书》卷下"南星腹皮散"之异名。见该条。

58897　南星腹皮散(《活幼心书》卷下)

【异名】南星腹皮汤(《幼科释谜》卷六)。

【组成】南星(制)一两　大腹皮(净洗,焙干)　生姜皮　陈皮(去白)　青皮(去白)　桑白皮(剉,炒)　甘草(炙)　扁豆(制)各半两

【用法】上咬咀。每服二钱,水一盏,加生姜二片,煎七分,温服,不拘时候。

【主治】肿疾欲愈未愈之间,脾胃虚慢,气促痰喘,腹胀胸满,饮食减,精神困,小便不利,面色痿黄。

58898　南星醋糊剂

《中医皮肤病学简编》。为《圣济总录》卷一二五"天南星膏"之异名。见该条。

58899　南星醒神散(《直指小儿》卷二)

【组成】天南星(不去皮,切片)　生姜(切片)

【用法】上用竹串一条,以南星并姜相间插定,次用轻粉些少,掺于南星、生姜片间,风干为末。每服一字,薄荷、紫苏泡汤调下。大人服半钱。或吐、或汗、或下,即病气出也。

【主治】小儿惊风痰热。

58900　南烛草煎丸(《圣惠》卷四十一)

【组成】南烛草　酸石榴叶　旱莲子苗各五斤

【用法】以上三味,于五月上旬收于瓷瓶子中,泥封令密,安日中,至六月中旬取出,皆如黑饧,研之,又以生地黄五斤,绞取汁,及白蜜五合,同煎上件三味成膏,次下后诸药末:地骨皮四两,熟干地黄四两,诃黎勒皮二两,秦椒二两(去目及闭口者,微炒去汗),白芷二两,旋覆花二两,桂心二两,杏仁三两(汤浸,去皮尖双仁,麸炒微黄)。上为末,入上件膏中,用缓火煎,可丸即丸,如梧桐子大。每日空腹服三十丸,温酒送下,晚食后再服。

【主治】血气虚惫,须发秃落不生,纵生,色黄不黑。

【宜忌】忌生葱、萝卜、大蒜等。

58901　南板蓝根颗粒(《成方制剂》9册)

【组成】大青叶　南板蓝根

【用法】上制成颗粒剂。开水冲服,1次15克,一日3次;预防流感、乙脑,一日15克,连服5日。

【功用】清热解毒,凉血。

【主治】温病发热,热毒发斑,风热感冒,咽喉肿烂,流行性乙型脑炎,肝炎,腮腺炎。

58902　南星皂角白梅散(《医学入门》卷七)

【组成】南星七片　皂角十四枚(半生半煨)　白梅一个　生姜三片　茶芽一撮　葱白二寸

【用法】上用木器捣碎。水煎,温服。

【主治】风痰头痛。

58903 南岳魏夫人济阴丹

《局方》卷九(吴直阁增诸家名方)。为《三因》卷十八"济阴丹"之异名。见该条。

58904 南剑州医僧白龙丸(《普济方》卷一一六引《卫生家宝》)

【组成】白芷(生) 川芎(生到) 大甘草(生) 草乌头(用粗瓦片相拌,水底挞洗,去皮尖白净) 细辛(洗净,生) 白僵蚕(去丝嘴) 薄荷叶(生) 苍术(米泔浸一宿,焙干) 石膏(一半烧通赤,一半生用)各四两

【用法】上生用为末,蒸饼五个,泡糊为丸,如弹子大。每服一丸,食后茶酒嚼下。

【主治】诸风。

58905 南岳紫虚魏元君起死回生散(方出《圣惠》卷五十六,名见《普济方》卷二五五)

【组成】半夏(捣为末)

【用法】如豆许大,吹其鼻中。

【主治】因一时气闭不通而致卒死者。

【备考】《普济方》本方用法:以竹筒、芦筒、鹅翎管吹入两鼻,死半日,心头尚温,不过三四次,或喷嚏吐痰涎,但元气一通,即回生矣。

茸

58906 茸归丸(《普济方》卷三二八引《得效》)

【组成】嫩鹿茸(煅去毛,涂酥炙) 川芎 人参 肉苁蓉 乌梅肉 肉桂 柏子仁 牡丹皮 京芍药各一两 当归半两(洗) 黄耆二两(蜜炙) 紫石英一两(蜜炙) 大熟地黄(洗净,再以酒蒸二次,焙干)一两

【用法】上为末,米打薄糊为丸,如梧桐子大。每服五十丸至六十丸,空心淡醋汤送下。

【功用】补血。

【主治】妇人血虚,胃之水气不足,时渴烦作热,手足掌心热,四肢烦疼,或寒热,夜出盗汗,口干舌燥。

58907 茸朱丹(《医方类聚》卷一五〇引《济生续方》)

【组成】鹿茸(去毛,酒蒸)一两 朱砂半两(细研,水飞,蜜炒尤佳)

【用法】上为细末,煮枣圈肉为丸,如梧桐子大。每服四十丸,午前、临卧炒酸枣仁煎汤送下。

【主治】心虚血少,神志不宁,惊悸恍惚,夜多异梦,睡卧不安。

58908 茸朱丹

《准绳·类方》卷四。即《秘传证治要诀·类方》卷四引魏氏方"茸砂丹"。见该条。

58909 茸血酒(《效验秘方》贾水增方)

【组成】鲜茸血 500 毫升 上好米酒 2000 毫升

【用法】将鲜茸血溶混于米酒中(无米酒白酒亦可),密封 7 天后即可服用。每天早晚饭前服 10 毫升,3 个月为 1 疗程,服药期间禁忌房事。防衰老者可长期服用,加用枸杞更好。

【主治】阳痿。伴见精神萎靡、畏寒肢冷,失眠健忘;防衰老,伴腰困腿软,小便清长。

【宜忌】肝肾有疾者慎用,阴虚火旺者忌用。

【方论选录】鹿茸血甘纯阳,生精补髓,养血助阳,可使肾阳复而精液生,隐疾告愈。现代研究,茸血的功能效似鹿茸,能促进新陈代谢,增强体质,对治疗神经衰弱及各种虚损症的疗效颇佳。古代斑龙丸和斑龙宴即是以鹿茸及鹿血为主药。《本草纲目》云鹿茸"久服耐老"。茸血亦有此效。尤其对病后、产后阳虚体弱及老年体衰者颇为适用。

58910 茸角丸(《普济方》卷一五四引《千金》)

【组成】鹿角(去上皮,取白者熬令黄) 鹿茸(新者良,陈者不佳)

【用法】上为末。酒服方寸匕,一日三次。

【主治】腰痛。

【宜忌】特忌生鱼,余不忌。

58911 茸附丸(《朱氏集验方》卷八)

【组成】黄狗脊一条(去两头,截作五七段,带些肉用) 硇砂一两(研,以浆水二升调匀,方下脊骨在汁中浸三日,炭火炙干,以汁尽令黄色,捣细后入诸药) 肉桂(去皮) 附子(炮) 菟丝子(酒浸二日,蒸,焙干) 杜仲(姜制) 干姜(炮) 鹿角胶(炒) 肉苁蓉(酒浸,焙)各一两 蛇床子(炒) 葫芦巴 阳起石(酒煮一日,研)各半两 鹿茸(蜜炙)一两半 黄狗内外肾一付(酒煮,焙干)

【用法】上为细末,用枣肉五两,酥一两,相和为丸,如绿豆大,晒干。每服二十丸,盐汤送下。

【功用】补下元伤愈,驻颜悦色,壮筋力,去百病。

58912 茸附汤(《魏氏家藏方》卷四)

【组成】鹿茸一两(酒炙) 肉豆蔻(面裹,煨)一分 附子二只(炮,去皮脐) 当归(去芦,酒浸) 白术各一分(炒)

【用法】上为粗末。每服三钱,水一盏半,生姜七片,大枣一枚,煎至九分,去滓,食前温服。

【主治】脾肾俱虚,脏腑滑泻。

58913 茸附汤(《魏氏家藏方》卷四)

【组成】鹿茸(去毛,切作片,酒浸,炙) 肉苁蓉(去皱皮,酒浸) 人参(去芦) 远志(去心,炒黄)各一两 当归(去芦,酒浸) 白芍药 熟干地黄各三分(洗) 肉桂(去粗皮,不见火) 附子(炮,去皮脐)各半两

【用法】上焙燥,为粗末。每服五钱,水一盏半,生姜五片,煎至八分,取清汁,食前空心服。

【功用】补肝肾心血。

58914 茸附汤(《医方类聚》卷一五〇引《济生续方》)

【组成】鹿茸(去毛,酒蒸)一两 附子(炮,去皮脐)一两

【用法】上㕮咀,分作四服。水二盏,生姜十片,煎至八分,去滓,食前温服。

【主治】精血俱虚,荣卫耗损,潮热自汗,怔忡惊悸,肢体倦乏,但是一切虚弱之证。

58915 茸附汤

《准绳·女科》卷一。为《女科百问》卷上"茸附养真汤"之异名。见该条。

58916 茸附汤(《镐京直指》)

【组成】鹿茸一钱 制附子三钱 桂枝一钱五分 干姜一钱 杜仲三钱(炒) 胡芦巴四钱 狗脊三钱(去毛,蒸) 补骨脂三钱 川牛膝三钱 小茴一钱(炒)

【主治】寒湿久困,伤及督肾之阳,两足酸痛,不能步履。

58917 茸坤丹(《成方制剂》1 册)

【组成】阿胶　白芍　白术　沉香　川牛膝　川芎　当归　党参　地黄　茯苓　甘草　琥珀　化橘红　黄芩　鹿茸　木香　砂仁　熟地黄　乌药　香附　益母草　紫苏

【用法】上制成丸剂。口服，一次 1～2 丸，一日 1～2 次。

【功用】调经养血，理气止带。

【主治】月经不调，月经过多，赤白带下，产后腹痛。

58918　茸砂丹《秘传证治要诀·类方》卷四引魏氏方）

【组成】辰砂　草乌　瞿麦　黄药子各一两

【用法】上为粗末。瓷碗一只，以姜汁涂炙数次，入砂在内，上铺余药，复以盏盖了，掘一小坑，安碗在内，用熟炭火五斤，煅令火尽，吹去草乌药灰，取辰砂研末，或只独用辰砂末，每服一钱半，淡姜汤送下；或加鹿茸，燎去毛，切片，酒浸，为末，三两枣肉，丸如梧桐子大。每服三四十丸，人参汤送下。

【主治】❶《秘传证治要诀·类方》：肾厥头痛，因虚而致，服诸药不效，其痛愈甚。❷《张氏医通》：肾虚火炎头痛，必先眼黑头旋。

【宜忌】《准绳·类方》：熟砂有毒，更宜斟酌。

【备考】本方方名，《准绳·类方》引作"茸朱丹"。

58919　茸香丸《直指》卷十五）

【组成】鹿茸（酥炙）　肉苁蓉（酒浸，焙）　当归各半两　鸡内金各七钱半（微炙）　龙骨　牡蛎灰　赤石脂　禹余粮（煅，醋淬，碎为度，各研细）　川白姜　益智仁　巴戟　乳香各二两半

【用法】上为细末，糯米糊为丸，如梧桐子大。每服七十丸，空心盐汤送下。

【主治】下焦虚冷，尿多，或虚劳遗尿，或欲出而不禁。

58920　茸珠丸

《普济方》卷二一九。为《袖珍方》卷二引《澹寮》"茸珠丹"之异名。见该条。

58921　茸珠丹《袖珍方》卷二引《澹寮》）

【异名】斑龙丸（原书同卷引《澹寮》）、茸珠丸（《普济方》卷二一九）。

【组成】鹿角胶（炒珠子）　鹿茸（去皮毛，切片，酥炙；无酥用油酒炙）　鹿角霜　阳起石（煅，酒淬）各一两　大附子（炮，去皮脐）　当归（去芦尾）　地黄（九蒸九焙）各八钱　辰砂（别研）半钱　肉苁蓉　酸枣仁（去壳，捣膏）　柏子仁（去壳，同枣仁捣膏）　黄耆（蜜炙）各一两

【用法】上为末，酒煮面糊为丸，如梧桐子大。每服五十丸，空心温酒、盐汤任下。用干物压之为妙。

【功用】《普济方》：补精益血。

58922　茸菟丸《普济方》卷三十三引《经验方》）

【异名】茸菟丹（《医方类聚》卷一三四引《经验良方》）。

【组成】鹿茸　肉苁蓉　干地黄　草薢　杜仲　五味子　白茯苓各二两　木瓜一两　巴戟　枸杞子　川牛膝　补骨脂　青盐各二两　菟丝子　金铃各五两　莲肉四两

【用法】上为末，酒煮山药末糊为丸，如梧桐子大。每服五六十丸，空心、温酒或盐汤送下。

【主治】心肾不交，小便滑数，精神耗散，腰脚无力。

58923　茸菟丹

《医方类聚》卷一三四引《经验良方》。为《普济方》卷三十三引《经验方》"茸菟丸"之异名。见该条。

58924　茸附煎丸《朱氏集验方》卷八引吴尚书方）

【组成】鹿茸（火燎去毛，酒浸三宿，蒸熟，焙干）　苁蓉　牛膝（洗）　熟地黄　当归（洗）　巴戟（去心）　川续断各四两（以上六味拌匀，酒浸二宿，日干，一处拌）　菟丝子八两（洗去沙土，酒浸五日，焙干）　大附子（炮）　破故纸（炒）　茯神（去木）　茴香（炒）　川楝子（去核）各四两　五味子　沉香　官桂（去皮）各二两　台椒红（炒）　木香各一两　杜仲（去皮，细到，生姜汁拌和，干炒）　苍术八两（米泔水浸一宿，洗去沙土，到片，用葱白八两切片，腌五宿，日干，炒黄色）

【用法】上为细末，酒糊为丸，如梧桐子大。每服五六十丸，盐汤温酒吞下，一日二三次。常服甚妙。

【功用】生精补血，益诸虚百损。

58925　茸附养气丹《普济方》卷二二六引《澹寮》）

【组成】代赭石　紫石英　禹余粮石　赤石脂各二两（上四味，用醋淬煅七八次，以酥为度，共碾为末，入瓦瓶内，盐泥固济，炭火煅养一日一夜后，移埋别地，出火毒三昼夜，入后药）　天雄一个（炮，去皮脐）　附子一个（炮，去皮脐）　干姜（炮）　鹿茸（燎去血毛，盐酒炙）　当归（去芦，酒浸）　沉香　木香　丁香　肉桂（去粗皮）　阳起石　肉苁蓉　磁石　石燕　胡芦巴（炮炒）　破故纸（炒）　肉豆蔻（煨）　舶上茴香（炒）　胡椒　荜澄茄（去蒂）　牡蛎（煅）　乳香（别研）　安息香（别研）　血竭（别研）　朱砂（别研）　没药（别研）　钟乳粉各一两

【用法】上共为细末，糯米糊为丸，如梧桐子大。每服五粒、七粒或九粒，早晨枣汤吞下，或参汤、盐汤送下。

【功用】壮真气，敛元阳。

【主治】诸虚不足。

58926　茸附养真汤《女科百问》卷上）

【异名】茸附汤（《准绳·女科》卷一）。

【组成】干姜四两　肉桂　当归　附子（炮）各二两　鹿茸三两（酒炙）　牡蛎（煅）二两　防风二两　龙骨二两（生）

【用法】上㕮咀。每服半两，水二大盏，煎至八分，去渣温服，不拘时候。

【功用】补冲任，调血气。

【主治】妇人经水，当止而不止者。

【方论选录】《济阳纲目》：止涩之药，不难于涩，而难于温热。本方尤妙于补血中之气，举下陷之用。

58927　茸附益肾丸《医方类聚》卷一五三引《经验秘方》）

【组成】鹿茸一两（炙）　沉香二钱半　天雄半两（炮）　鹿角霜半两　家韭子半两（酒浸）　青盐半两　茴香半两（盐炒）　桑螵蛸一两（炒）　牡蛎粉半两　白石脂一两　鹿角胶一两（炒）

【用法】上为细末，酒糊为丸。每服五十丸，空心温酒送下。

【主治】易泄易衰。

58928　茸桂百补丸《饲鹤亭集方》）

【组成】鹿茸　肉桂各三两　党参　首乌　丝子　杜仲各四两　熟地八两　川断　於术　茯苓　萸肉　泽泻

牛膝　归身　白芍　楮实子　戟肉　苁蓉各三两　杞子
淡附子各二两　甘草一两五钱

【用法】蜜丸。

【功用】添精补髓,悦颜多嗣。

【主治】元阳不振,督肾虚损,脾胃虚弱,阳痿精冷,筋骨酸软,血脉不充者。

58929　茸桂百补丸《中国医学大辞典》

【组成】鹿茸二两　肉桂三两　菟丝子　枸杞子　杜仲　当归　巴戟天　白芍药　肉苁蓉各二两　熟地黄五两　山茱萸肉　冬术(炒焦)　茯神　牛膝各三两　人参四两　甘草(炙)一两

【用法】酒拌晒干,共研细末,炼蜜为丸,如梧桐子大。每服三钱,盐汤送下。

【功用】壮水培元,添精补髓,延年益寿。

【主治】气血不足,诸虚百损,五劳七伤,脾胃虚弱,神困体倦,腰膝酸软,筋骨不舒,元阳衰败。

茜

58930　茜草丸《圣济总录》卷六十九

【组成】茜草(到)　雄黑豆(去皮)　甘草(炙,到)各等分

【用法】上为细末,井华水和丸,如弹子大。每服一丸,温熟水化下,不拘时候。

【主治】吐血后,虚热躁渴。

58931　茜草汤《卫生鸿宝》卷二引《施秋崖录验方》

【组成】茜草一两　当归　银花各五钱　山甲二片　皂角刺(研末)　甘草节　白蒺藜　小木通各三钱　黄明胶二钱

【用法】水、酒各一碗,煎服。出汗为效。

【主治】横痃便毒。

【备考】原书用本方同时,外以皂皂一二枚(去核),下醋、银花同煎,捣烂敷患处。

58932　茜草饮《圣济总录》卷六十八

【组成】茜草一两(生用)

【用法】上为粗末。每服三钱匕,水一盏,煎至七分,去滓,食后放冷服。

【主治】吐血不止。

58933　茜草散《普济方》卷三○七

【组成】茜草(去根擂碎)

【用法】用井华水调服,一日三五次;渣敷伤处。

【主治】土蛇咬伤。

【备考】原书治上证,先用蓼草搽于咬伤处,后用本方。

58934　茜根丸《医方类聚》卷一三九引《济生》

【组成】茜根(洗)　川升麻　犀角(镑)　地榆(洗)　当归(去芦,洗)　黄连(去须)　枳壳(去瓤,麸炒)　白芍药各等分

【用法】上为细末,醋煮米糊为丸,如梧桐子大。每服七十丸,空心、米饮送下。

【主治】一切毒痢及蛊疰痢,血下如鸡肝,心烦腹痛。

58935　茜根丸《杂病源流犀烛》卷十五

【组成】茜根　犀角　丹皮　当归　黑地榆　黄连　枳壳　白芍各等分

【用法】上为末,醋糊丸。

【主治】蛊疰痢。

58936　茜根汁《痘治理辨》

【组成】茜根汁

【用法】煎汁,入酒,正发预服。

【主治】时行瘟毒痘疮。

58937　茜根汤(方出《肘后方》卷七,名见《圣济总录》卷一四七)

【组成】茜草根　蘘荷根各三两

【用法】上咬咀。以水四升,煮取二升,去滓,适寒温,顿服。

【主治】中蛊毒,吐血或下血皆如烂肝。

58938　茜根汤《圣济总录》卷七十六

【组成】茜草　黄连(去须)　地榆各一两　山栀子仁十四枚　犀角屑一分

【用法】上为粗末。每服五钱匕,入薤白、香豉各少许,以水一盏半,煎至六分,去滓温服,不拘时候,一日二次。

【主治】痢下鲜血。

58939　茜根汤

《圣济总录》卷一四七。为方出《千金》卷二十四,名见《千金》卷十五"八物茜根汤"之异名。见该条。

58940　茜根汤《幼幼新书》卷二十九引张涣方

【组成】茜根(到)　地榆(到)　黄连(去须)　赤石脂　阿胶(炙熟)各一两　甘草(炙)　黄柏各半两

【用法】上为细末。每服一钱,水八分,煎至五分,去滓,放温服。

【主治】血痢不愈。

58941　茜根汤《赤水玄珠》卷九

【组成】四物汤加童便浸香附一钱五分　茜草根二钱半(忌铁)

【用法】水煎服。

【主治】吐血、咯血、呕血。

58942　茜根汤

《笔花医镜》卷二。为《医方类聚》卷八十五引《济生》"茜根散"之异名。见该条。

58943　茜根汤

《治痢捷要新书》。为《圣惠》卷五十九"茜根散"之异名。见该条。

58944　茜根饮

《圣济总录》卷七十七。为方出《千金》卷二十四,名见《千金》卷十五"八物茜根汤"之异名。见该条。

58945　茜根饮

《圣济总录》卷一七八。为《圣惠》卷九十三"茜根散"之异名。见该条。

58946　茜根散《圣惠》卷十三

【组成】茜根一两　龙骨一两半　黄连一两(去须,微炒)　犀角屑一两　黄柏半两(微炙,到)　黄芩三分　赤地利一两　赤鼠尾花一两

【用法】上为细散。每服二钱,以粥饮调下,不拘时候。

【主治】伤寒热毒下脓血痢,及腹痛壮热。

58947　茜根散《圣惠》卷十八

【组成】茜根一两　黄芩三分　栀子仁一分　阿胶半两(捣碎,炒令黄燥)

【用法】上为散。每服四钱,以水一中盏,煎至六分,去滓温服,不拘时候。

【主治】热病,下痢脓血不止。

58948 **茜根散**(《圣惠》卷二十七)

【组成】茜根(剉) 羚羊角屑 柏叶 刺蓟 阿胶(捣碎,炒令黄燥) 白芍药 白术 黄耆(剉) 当归(剉,微炒) 黄芩各一两 生干地黄二两 甘草半两(炙微赤,剉) 伏龙肝二两 乱发灰半两

【用法】上为粗散。每服四钱,以水一中盏,入竹茹一分,煎至六分,去滓温服,不拘时候。

【主治】虚劳少力,吐血心闷,头旋目晕。

58949 **茜根散**(《圣惠》卷三十七)

【组成】茜根草 黄芩 侧柏叶 阿胶(杵碎,炒令黄燥) 甘草(剉,生用)各一两

【用法】上为粗散。每服三钱,以水一中盏,入生地黄半两,煎至六分,去滓,温服之。

【主治】鼻衄,终日不止,心神烦闷。

58950 **茜根散**(《圣惠》卷三十七)

【组成】茜根二两(剉) 白芍药三两 麦门冬三两(去心) 鸡苏叶四两 小蓟根三两 青竹茹四两

【用法】上为散。每服三钱,以水一中盏,煎至五分,去滓,入生地黄汁一合,搅令匀,温服,不拘时候。

【主治】吐血不止,心胸烦热。

58951 **茜根散**(方出《圣惠》卷三十七,名见《普济方》卷一八八)

【异名】茜根煎(《杂病源流犀烛》卷十七)。

【组成】茜根一两

【用法】上以淡浆水一大盏,煎取半盏,去滓温服。

【主治】❶《圣惠》:吐血不止。❷《杂病源流犀烛》:忽然吐血一二口,或心衄,或内崩者。

【备考】《普济方》本方用法:为细末,大人每服二钱,新汲水调下,食前,一日三次;小儿每服一钱,或极小,每服半钱或一字,亦一日三次。一方以淡浆水煎亦可,一方水一中盏,煎至七分,放冷食后服之。

58952 **茜根散**(《圣惠》卷四十六)

【组成】茜根三分 百合一两 桑根白皮一两(剉) 款冬花三分 贝母半两(煨微黄) 鸡苏茎叶一两 阿胶一两(捣碎,炒令黄燥) 麦门冬一两(去心) 川升麻半两 熟干地黄二两 黄芩一两 甘草半两(炙微赤,剉) 杏仁三分(汤浸,去皮尖双仁,麸炒微黄)

【用法】上为粗散。每服四钱,以水一中盏,入竹茹一分,煎至六分,去滓温服,不拘时候。

【主治】久咳嗽不愈,气喘欲绝,肺伤唾脓血。

58953 **茜根散**

《圣惠》卷五十六。为方出《千金》卷二十四,名见《千金》卷十五"八物茜根汤"之异名。见该条。

58954 **茜根散**(《圣惠》卷五十九)

【异名】茜根汤(《治痢捷要新书》)。

【组成】茜根一两 黄连二两(去须,微炒) 地榆一两(剉) 栀子仁半两 生干地黄一两 当归一两(剉,微炒) 犀角屑一两 黄芩一两

【用法】上为散。每服四钱,以水一中盏,入豉五十粒,韭白七寸,煎至六分,去滓温服,不拘时候。

【主治】血痢,心神烦热,腹中痛,不纳饮食。

58955 **茜根散**(《圣惠》卷五十九)

【组成】茜根一两(剉) 川升麻一两 犀角屑一两 地榆一两(剉) 黄芩一两 黄连一两(去须,微炒)

【用法】上为散。每服四钱,以水一中盏,煎至六分,去滓温服,不拘时候。

【主治】蛊注下血如鸡肝,体热,心腹中烦闷。

58956 **茜根散**(《圣惠》卷七十二)

【组成】茜根 当归(剉,微炒) 甘草(炙微赤,剉) 贝母(煨,微黄) 牡丹 瓜蒂 羚羊角屑 柏叶(微炙)各一两 红蓝花二两 生干地黄三两

【用法】上为粗散。每服三钱,以水一中盏,煎至五分,去滓,食前温服。

【主治】妇人小便出血,心神烦闷。

58957 **茜根散**(《圣惠》卷七十九)

【组成】茜根一两 石韦二两(去毛) 木通二两(剉) 子芩一两 滑石二两 生干地黄一两

【用法】上为散。每服三钱,以水一中盏,煎至六分,去滓,食前温服。

【主治】产后小便出血。

58958 **茜根散**(《圣惠》卷八十九)

【组成】茜根半两 犀角屑 川升麻 川大黄(剉,微炒) 黄芩 甘草(炙微赤,剉)各一分

【用法】上为粗散。每服一钱,以水一小盏,入黑豆三十粒,淡竹茹半分,煎至六分,去滓温服,不拘时候。

【主治】小儿吐血,心躁烦闷。

58959 **茜根散**(《圣惠》卷九十三)

【异名】茜根饮(《圣济总录》卷一七八)。

【组成】茜根一两(剉) 地榆三分(微炙,剉) 马蔺子三分(微炒) 黄连三分(去须,剉) 黄柏三分(微炙,剉) 黄芩三分 当归三分(剉,微炒)

【用法】上为粗散。每服一钱,以水一小盏,煎至五分,去滓温服,不拘时候。

【主治】小儿血痢不止,肌体黄瘦,腹痛,不能饮食。

【备考】《圣济总录》本方用法:入生姜二片同煎。

58960 **茜根散**(《圣济总录》卷七十六)

【组成】茜根 贯众 槐花(陈者) 椿根(剉) 甘草(炙,剉)各等分

【用法】上为散。每服一钱匕,食前米饮调下,一日二次。

【主治】血痢。

58961 **茜根散**(《圣济总录》卷一二一)

【组成】茜根 升麻 甘松(去土) 牛膝(剉) 细辛(去苗叶) 羌活(去芦头) 硫黄(研) 槐白皮 皂荚 盐花(研) 地骨皮 芎䓖各一分

【用法】上细剉,同入瓶子内烧,勿令烟尽,取出去火毒后,为散。揩齿。

【主治】齿龈宣露,口臭血出。

58962 **茜根散**(《医方类聚》卷八十五引《济生》)

【异名】茜根汤(《笔花医镜》卷二)。

【组成】茜根 黄芩 阿胶(蛤粉炒) 侧柏叶 生地黄各一两 甘草(炙)半两

【用法】上㕮咀。每服四钱,水一盏半,加生姜三片,煎至八分,去滓温服,不拘时候。

【主治】衄血不止,心神烦闷。

❶《医方类聚》引《济生》:鼻衄终日不止,心神烦闷。❷《玉案》:吐血衄血,错经妄行,并妇人月信不止。❸《证因方论集要》:阴虚衄血。

【方论选录】《证因方论集要》:肾阴虚则阳偏胜,故载血上行而致衄。是方也,阿胶能补虚,黄芩能养阴,甘草能缓急,茜根、侧柏、生地则皆去血中之热,能生阴于火亢之时者也。

【备考】《玉案》本方用法:加童便半酒杯,温服。

58963 茜根煎

《杂病源流犀烛》卷十七。为方出《圣惠》卷三十七,名见《普济方》卷一八八“茜根散”之异名。见该条。

58964 茜梅丸(《本事》卷五)

【组成】茜草根 艾叶各一两 乌梅肉(焙干)半两

【用法】上为细末,炼蜜为丸,如梧桐子大。每服三十丸,乌梅汤送下。

【功用】《古今名方》:凉血,行血,止血。

【主治】衄血无时。

【方论选录】《本事方释义》:茜草根气味苦寒平微涩,入手足厥阴;艾叶气味苦微温,入足太阴少阴厥阴;乌梅肉气味酸平,入足厥阴。血热妄行而衄血无时,乃阳胜阴也,厥阳上逆无制,以苦辛酸泄之,则阳气下行,而病自缓矣。

【临床报道】衄血:鞠运若茂之尝苦此疾,予授此方。令服后愈。

58965 茜蓟汤(《不居集》下集卷十一)

【组成】茜根 小蓟 滑石 甘草 桃仁 贝母 归尾 香附 栀子 枳壳 桑皮

【功用】消瘀行气化痰。

【主治】积瘀胸背作胀,咳嗽吐红,如烂猪肺状。

58966 茜根活血汤

《痘疹仁端录》卷十四。为《外科启玄》卷十二“活血散”之异名。见该条。

58967 茜根黄连汤(《普济方》卷二一二)

【组成】茜根 黄连 地榆 栀子 薤白 香豉 犀角各等分

【用法】上切。以水八升,煮取二升,分为三服。

【主治】下痢鲜血。

【宜忌】忌猪肉、冷水。

茂

58968 茂芝丸(方出《准绳·女科》卷四引朱丹溪方,名见《济阴纲目》卷六)

【组成】白术二两 半夏曲 川芎 香附米各一两 神曲(炒) 茯苓各半两 橘红四钱 甘草二钱

【用法】上并为末,粥为丸。每服八十丸。

【主治】❶《准绳·女科》:妇人肥盛,脂膜闭塞子宫,以致经事不行,不能孕育。❷《济阴纲目》引丹溪方:痰塞不孕。

【加减】热多者,加黄连、枳实各一两。

【备考】原书治上症,先用调理药(《济阴纲目》“植芝汤”)送服本丸,服此药后,却服蟊斯丸。

58969 茂香散(《全生指迷方》卷二)

【组成】蓬莪茂(炮)一两 人参一分 木香一钱

【用法】上为细末。每服方寸匕,醋汤调下。

【主治】气病,痛而游走,上下无常处,脉亦聚散,或促或涩。

58970 茂香散(《局方》卷九吴直阁增诸家名方)

【组成】天台乌药 三棱(煨) 蓬茂(煨) 川当归(去芦) 荆芥穗 天麻 桂心(不见火) 延胡索 厚朴(姜汁制,炒) 附子(炮,去皮脐)各一两

【用法】上为细末。每服一钱,生姜汁少许,和温酒调下。

【主治】妇人血风脏气,头目昏晕,心烦怔忪,手足热疼,经候不调,脐腹时痛,或多便利,饮食减少。

荜

58971 荜芨汤(《辨证录》卷三)

【组成】荜茇 芫花各二钱

【用法】水一碗,煎半盏。漱口。

【功用】止痛。

【主治】牙齿痛。

58972 荜良汤

《卫生总微》卷七。为方出《本草图经》(见《证类本草》卷九),名见《圣济总录》卷二十五“荜澄茄汤”之异名。见该条。

58973 荜茇丸(《圣惠》卷五)

【组成】荜茇一两 胡椒一两 槟榔一两 诃黎勒二两(煨,用皮) 白茯苓一两 肉桂一两(去皱皮) 人参一两(去芦头) 干姜一两(炮裂,剉) 陈橘皮二两(汤浸,去白瓤,焙)

【用法】上为末,炼蜜为丸,如梧桐子大。每服二十丸,以生姜汤或粥饮送下,不拘时候。

【主治】脾胃气虚弱,腑脏积冷,或时呕吐,不能饮食,心腹胀满,面色萎黄。

【宜忌】忌生冷。

58974 荜茇丸(《圣惠》卷五)

【组成】荜茇三分 木香半两 桂心半两 白茯苓三分 槟榔一两 附子一两(炮裂,去皮脐) 胡椒三分 厚朴二两(去粗皮,涂生姜汁炙,令香熟) 当归三分(剉,微炒) 干姜半两(炮裂,剉) 诃黎勒一两(煨,用皮) 人参一两(去芦头)

【用法】上为末,炼蜜为丸,如梧桐子大。每服三十丸,以粥饮送下,不拘时候。

【主治】脾脏久积冷气,攻心腹疼痛,面色青黄,四肢无力,不思饮食。

58975 荜茇丸(《圣惠》卷二十八)

【组成】荜茇一两 人参一两(去芦头) 桂心一两 干姜一两(炮裂,剉) 诃黎勒一两半(煨,用皮) 白茯苓三分 胡椒三分 陈橘皮三分(汤浸,去白瓤,焙)

【用法】上为末,炼蜜为丸,如梧桐子大。每服二十丸,食前以粥饮送下。

【主治】❶《圣惠》:虚劳,肠胃大冷,全不思食,或气胀

满。❷《普济方》:脾胃冷,心腹疗痛,肠鸣泄泻;脐下结痛,及痃癖气块;五劳七伤,肾虚脾弱,上焦烦热,下元虚冷,腹内雷鸣,胸膈气滞,羸瘦无力。

58976 荜茇丸(《圣惠》卷二十八)

【组成】荜茇半两 木香半两 诃黎勒一两半(煨,用皮) 肉豆蔻一两(去壳) 槟榔一两 白术半两 阿魏半两(面裹煨,以面熟为度) 陈橘皮半两(汤浸,去白瓤,焙) 干姜半两(炮裂,剉) 厚朴一两(去粗皮,涂生姜汁炙,令香熟) 人参半两(去芦头) 桂心半两 胡椒半两 甘草半两(炙微赤,剉)

【用法】上为末,炼蜜为丸,如梧桐子大。每服三十丸,空心及晚食前以暖酒送下。

【主治】冷劳气,四肢羸瘦,面色萎黄,腹内疼痛,不思饮食。

58977 荜茇丸(《圣惠》卷二十八)

【组成】荜茇三分 白术三分 肉豆蔻三分(去壳) 丁香半两 诃黎勒二两(煨,用皮) 附子一两(炮裂,去皮脐) 桂心三分 胡椒半两 干姜半两(炮裂,剉) 厚朴一两(去粗皮,涂生姜汁炙,令香熟) 陈橘皮三分(汤浸,去白瓤,焙) 木香半两

【用法】上为末,炼蜜为丸,如梧桐子大。每服三十丸,以粥饮送下,不拘时候。

【主治】气劳。大肠时泄,不欲饮食,四肢厥冷,面色青黄。

58978 荜茇丸(《圣惠》卷四十九)

【组成】荜茇一两 干姜三分(炮裂,剉) 胡椒三分 桂心三分 人参一两(去芦头) 陈橘皮三分(汤浸,去白瓤,焙) 诃黎勒一两(煨,用皮) 赤茯苓一两 槟榔二两

【用法】上为末,炼蜜为丸,如梧桐子大。每服二十丸,以粥饮送下,不拘时候。

【主治】久痃癖气,或时呕哕,腹痛不能饮食。

58979 荜茇丸(《圣惠》卷五十九)

【组成】荜茇一两 诃黎勒三分(煨,用皮) 桂心半两 胡椒一两 厚朴二(一)两半(去粗皮,涂生姜汁炙,令香熟) 白术三分 龙骨一两 干姜三分(烧裂,剉) 陈橘皮一两(汤浸,去白瓤,焙) 白石脂一两 缩砂三分(去皮) 当归半两(剉,微炒)

【用法】上为末,炼蜜为丸,如梧桐子大。每服二三十丸,以粥饮送下,不拘时候。

【主治】久冷痢不止,食不消化。

58980 荜茇丸(《圣惠》卷九十八)

【组成】荜茇一两 胡桃仁一两 干姜一两(炮裂,剉) 人参一两(去芦头) 白茯苓一两 诃黎勒一两(煨,用皮) 桂心一两半

【用法】上为末,炼蜜为丸,如梧桐子大。每日服二十丸,空心温酒送下,渐加至三十丸。

【主治】五劳七伤,肾虚脾弱,上焦热,下元虚冷,腹内雷鸣,胸膈气滞,羸瘦无力。

58981 荜茇丸(《圣惠》卷九十八)

【异名】沉香荜拔丸(《圣济总录》卷五十四)。

【组成】荜茇 沉香 附子(炮裂,去皮脐) 肉豆蔻(去壳) 茴香子 木香 石斛(去根,剉) 诃黎勒皮 山茱萸 桂心 干姜(炮裂,剉) 补骨脂(微炒) 巴戟 荜澄茄 槟榔各一两

【用法】上为末,炼蜜为丸,如梧桐子大。每日服三十丸,空心及晚食前以温酒送下。

【功用】逐积冷气,暖脾肾脏。

【主治】下元虚惫。

58982 荜茇丸(《圣惠》卷九十八)

【组成】荜茇 诃黎勒皮 桂心 胡椒 附子(炮裂,去皮脐) 沉香 木香 人参(去芦头) 草豆蔻(去皮) 槟榔各一两

【用法】上为末,炼蜜和丸,如梧桐子大。每服三十丸,食前以温酒送下。

【功用】补暖虚冷气,温脾饮食。

58983 荜茇丸(《圣济总录》卷四十一)

【组成】荜茇(洗,炒)三两 干姜(白者,炮)一两半 胡椒(炒) 甘草(炙)各半两 人参 桂(去粗皮) 木香 白茯苓(去黑皮)各一两

【用法】上为细末,炼蜜为丸,如梧桐子大。每服三十丸,空心、食前盐汤送下。

【功用】补顺三焦,通肝气。

【主治】肝元气虚,四肢劳倦,饮食不消,背痛头旋,或时寒热,肢节疼痛,手足无力。

58984 荜茇丸(《圣济总录》卷四十四)

【组成】荜茇 木香 附子(炮裂,去皮脐) 胡椒 桂(去粗皮) 干姜(炮) 诃黎勒皮(焙)各半两 厚朴(去粗皮,生姜汁炙)一两半

【用法】上为末,炼蜜为丸,如梧桐子大。每服十五丸,空心粥饮送下,一日三次。

【主治】脾虚呕逆,心腹常痛,面色青黄,腰胯冷疼。

58985 荜茇丸(《圣济总录》卷四十四)

【组成】荜茇 高良姜 肉豆蔻(去壳) 桂(去粗皮) 缩砂蜜(去皮) 附子(炮裂,去皮脐) 白术 胡椒 诃黎勒(炮,去核)各一两

【用法】上为末,炼蜜为丸,如梧桐子大。每服二十丸,空心、食前粟米饮送下。

【主治】脾脏虚冷,大便滑泄,及白痢脐腹多疼。

58986 荜茇丸(《圣济总录》卷四十七)

【组成】荜茇 木香 干姜(炮) 枳壳(去瓤,麸炒) 大黄(剉,炒) 槟榔(煨,剉)各半两 缩砂仁 诃黎勒(煨,去核) 白茯苓(去黑皮) 人参各三分

【用法】上为末,炼蜜为丸,如梧桐子大。每服二十丸,生姜汤送下。

【主治】胃反,吐酸水,心胸壅闷。

58987 荜茇丸(《圣济总录》卷六十四)

【组成】荜茇(炒)一两 诃黎勒(煨,去核)三分 干姜(炮)半两

【用法】上为细末,煮面糊为丸,如梧桐子大。每服二十丸,生姜汤送下,不拘时候。

【主治】冷痰,饮食不下,膈脘不快。

58988 荜茇丸(《圣济总录》卷六十七)

【组成】荜茇 昆布(洗,炒干) 吴茱萸(汤洗,焙,微炒) 葶苈(隔纸炒紫色) 杏仁(汤去皮尖双仁,炒,研细)

各一两

【用法】上为细末,与杏仁同研令匀,炼蜜为丸,如梧桐子大,空腹粥饮送下五丸,稍加至十丸。

【主治】上气倚息,不得卧。

58989 荜茇丸《圣济总录》卷七十四)

【组成】荜茇 附子(炮裂,去皮脐) 干姜(炮) 厚朴(去粗皮,生姜汁炙) 肉豆蔻仁各一两 龙骨 诃黎勒皮 缩砂仁各半两

【用法】上为末,面糊为丸,如梧桐子大。每服二十丸,食前米饮送下,一日二次。

【主治】肠胃久寒,大便鹜溏。

58990 荜茇丸《圣济总录》卷七十七)

【组成】荜茇 槟榔(剉)一两一分 干姜(炮) 附子(炮裂,去皮脐)各一两半 诃黎 勒皮 芜荑仁各二两 白术 黄连(去须)各三两 阿魏三两(以水四合,煎五六沸,同蜜和药) 枳壳(去瓤,麸炒)一两三分

【用法】上为末,炼蜜为丸,如梧桐子大。每服三十丸,空腹生姜汤送下,一日二次。渐加至四十丸。

【主治】脾胃虚冷泄泻,变成气痢。

【备考】方中荜茇用量原缺。

58991 荜茇丸《圣济总录》卷八十三)

【组成】荜茇 麻黄(去根节煎,去沫,焙) 独活(去芦头) 升麻 吴茱萸(汤浸三度,焙炒)各一两半 木香 陈橘皮(汤浸,去白,焙)各三分 射干 白茯苓(去黑皮) 干姜(炮)各一两 昆布(洗去咸味,暴干)二两 羚羊角(镑)半两 杏仁(去皮尖双仁,炒)一两一分

【用法】上为末,炼蜜为丸,如梧桐子大。每服十五丸,空心米饮送下。以利为度。若利多者,减至七丸。

【主治】脚气毒闷,呕逆吐沫,心烦气急,不下食。

【加减】若食不消化,不能食者,加白术一两一分,陈曲二两半(炒令微黄);若大便涩者,加大黄一两。

58992 荜茇丸《圣济总录》卷八十七)

【组成】荜茇 干姜(炮裂) 白茯苓(去黑皮) 胡椒(炒) 桂(去粗皮)各一两 槟榔二两(煨,剉) 人参一两一分 诃黎勒(煨,去核)一两半

【用法】上为末,炼蜜为丸,如梧桐子大。每服十丸,空腹清粥饮送下。甚者加至二十丸。

【主治】冷劳呕哕,不能下食,心腹胀满,面色萎黄。

58993 荜茇丸《圣济总录》卷一一九)

【组成】荜茇 胡椒各等分

【用法】上为末,化蜡为丸,如麻子大。每用一丸,内蛀孔中。

【主治】牙齿疼痛。

58994 荜茇丸《百一》卷二)

【异名】泼雪丹、缩水丹

【组成】荜茇 人参 白茯苓(去皮) 干姜(炮)各半两 胡椒 大附子(炮,去皮脐) 官桂(去皮) 荜澄茄 诃子(面裹煨,去核)各三分

【用法】上为细末,炼蜜为丸,如梧桐子大。每服四五十粒,食前以盐米饮送下。

【主治】脾胃病。

58995 荜茇丸《百一》卷六)

58996 荜茇丸《妇人良方》卷一)

【异名】陈氏二神丸(原书卷七)、二神丸(《普济方》卷三三五)。

【组成】荜茇(盐炒,去盐,为末) 蒲黄各一两(炒)

【用法】上为细末,炼蜜为丸,如梧桐子大。每服三、四十丸,食后用盐、米饮吞下。

【主治】妇人无时月水来,腹痛。及妇人血气不和,作痛不止。

58997 荜茇汤《圣济总录》卷八十)

【组成】荜茇 荜澄茄 红豆蔻(去皮) 莲花 甘草各等分

【用法】上为粗末。每服三钱匕,水一盏,生姜一小块(切),枣一枚(擘),煎至七分,和滓温服。

【主治】水气病,经服轻粉药,水退后,须此药补之。

58998 荜茇汤《医统》卷六十四)

【组成】荜茇 生地黄 当归尾 荆芥穗 白芷 桑白皮(炒) 蜂房(炒) 赤芍药 姜黄 细辛 藁本 甘草各等分

【用法】上为粗末。每用三钱,井水煎,漱。

【主治】齿痛。

58999 荜茇饮《圣济总录》卷六十二)

【组成】荜茇 沉香(剉) 草豆蔻(去皮) 青橘皮(去白,焙) 丁香 桃仁(炒,去皮尖) 大腹(剉) 生姜(切,炒)各一两 诃黎勒皮二两 甘草(炙,剉) 枳壳(去瓤,麸炒)各半两

【用法】上为粗末。每服三钱匕,水一盏,煎至七分,去滓温服,不拘时候。

【主治】膈气。心腹痞满,全不思食。

59000 荜茇乳

《袖珍》卷一引《仁存方》。为《千金翼》卷十二引张澹方"悖散汤"之异名。见该条。

59001 荜茇饼《医学入门》卷七)

【组成】荜茇 香附 大蒜

【用法】上杵作饼,纱衬炙热,贴囟门,上用熨斗火熨透。其涕自止。

【主治】鼻流清涕。

59002 荜茇散《圣惠》卷二十八)

【组成】荜茇三分 肉豆蔻三分(去壳) 赤石脂一两 诃黎勒一两(煨,用皮) 丁香半两 白茯苓半两 阿胶半两(捣碎,炒令黄燥) 白龙骨三分 当归半两 桂心半两 缩砂三分(去皮) 人参三分(去芦头) 厚朴三分(去粗皮,涂生姜汁炙,令香熟) 陈橘皮三分(半两)(汤浸,去白瓤,焙) 甘草一分(炙微赤,剉)

【用法】上为细散。每服二钱,空心及晚食前煎艾粥饮

调下。

【主治】虚劳,大肠久冷,泄痢不止。

59003 荜茇散《圣惠》卷四十三）

【组成】荜茇一分 胡椒一分 桂心二(一)分 桃仁半两(汤浸,去皮尖双仁,麸炒微黄) 木香半两 当归三分(剉,微炒)

【用法】上为细散。每服一钱,以热酒调下,不拘时候。

【主治】❶《圣惠》:冷气攻心腹,疼痛不可忍。❷《普济方》:小儿心疼不可忍。

【备考】《普济方》本方用法:上为细散,一二岁儿,每服半钱,温酒调下。

59004 荜茇散《圣惠》卷五十九）

【组成】荜茇三分 干姜三分(炮裂,剉) 甘草半两(炙微赤,剉) 陈橘皮一两(汤浸,去白瓤,焙) 厚朴一两(去粗皮,涂生姜汁,炙令香熟) 附子一两(炮裂,去皮脐) 当归半两(剉,微炒) 赤石脂半两 诃黎勒三分(煨,用皮) 吴茱萸半两(汤浸七遍,焙干微炒) 肉豆蔻一两(去壳)

【用法】上为细散。每服二钱,以粥饮调下,不拘时候。

【主治】冷痢,腹痛不食,四肢羸弱。

59005 荜茇散《博济》卷二）

【组成】虎头王字骨(即额骨)(酥炙) 荜茇(微焙) 人参 羚角屑各等分。

【用法】上为末。每服二钱,临卧、食后温水调下。

【主治】噎疾。

59006 荜茇散《圣济总录》卷十六）

【组成】荜茇

【用法】上为细散。每用一字,先令病人满口含温水,随病左右,搐入鼻中。

【主治】偏头疼。

59007 荜茇散《圣济总录》卷五十六）

【组成】荜茇 木香 芎䓖 桂(去粗皮) 高良姜 青橘皮(汤浸,去白,焙) 丁香各半两 半夏(汤洗七遍去滑,焙干) 芍药 人参各三分 大腹三枚

【用法】上为细散。每服二钱匕,炒生姜盐汤调下。

【主治】心痛不能食,两胁如刺,壅闷。

59008 荜茇散《圣济总录》卷六十四）

【组成】荜茇 桂(去粗皮) 麻仁 高良姜各三两 人参 白术各一两 甘草(炙,剉)半分 干地黄(焙) 厚朴(去粗皮,生姜汁炙)各一两半

【用法】上为散;如要丸,即炼蜜为丸,如小豆大。每服酒调一钱匕,一日二次;或温酒下二十丸。

【主治】胸中冷痰,上焦客热,心下停水,时发醋心,咽喉空唾,或干呕而渴。

59009 荜茇散《圣济总录》卷七十四）

【组成】荜茇半两 肉豆蔻(去壳,半生半煨)一两 干姜(炮)半两 诃黎勒(半生半煨,去核)一两 白术三分 甘草(半生半炙,剉)半两 木香(半生半炒)一两

【用法】上为散。每服二钱匕,空心米饮调下,一日二次。

【主治】飧泄气痢,腹胀满,不下食。

59010 荜茇散《圣济总录》卷一二〇）

【组成】荜茇 苦参 防风(去叉) 升麻各一两 藁本(去苗土)一分

【用法】上为散。每用三钱匕,水一盏,煎六七沸,热漱冷吐。

【主治】诸阳气虚,风攻牙齿疼痛,不任寒热,嚼物隐痛。

59011 荜茇散《鸡峰》卷二十一）

【组成】良姜(剉,炒) 草乌头(生用)各一两 荜茇一钱

【用法】上为细末。揩牙上,有涎吐了。

【主治】牙疼。

59012 荜茇散《普济方》卷六十六引《海上方》）

【组成】木鳖子 荜茇各等分

【用法】上先研木鳖子令细,入荜茇同研。搐鼻。

【功用】去痛。

【主治】牙齿痛。

59013 荜茇散《普济方》卷六十八引《海上方》）

【异名】当面可。

【组成】良姜 荜茇 白芷 细辛 蜂窠 鹤虱各三钱

【用法】上为细末。以擦之。如牙蛀,用饭一粒药含之。即效。

【主治】风蛀牙疼,不可忍者。

59014 荜茇散《普济方》卷六十八引《海上方》）

【组成】鹤虱 良姜 荜茇 草乌各等分。

【用法】上为末,用青盐碾细,逐旋拌匀。每用少许,于疼处擦之。候有涎即吐出,用温水灌漱,即愈。药汁不可咽。

【主治】风蛀牙疼。

59015 荜茇散《杨氏家藏方》卷二）

【组成】荜茇不以多少

【用法】上为细末。每服一大钱,食后茶清调下;仍搐少许鼻中。

【主治】年深头风,痰厥呕吐,恶闻人声,头不能举,目不能开。

59016 荜茇散《御药院方》卷九）

【组成】荜茇二钱 蝎梢 良姜各一钱 草乌头尖半钱(生,不去皮)

【用法】上为细末。指蘸擦牙痛处。吐津、误咽不妨。

【主治】牙齿疼痛。

59017 荜茇散《御药院方》卷九）

【组成】良姜 胡椒 荜茇 细辛各等分

【用法】上为细末。每用少许,噙温水,随痛处鼻内搐。

【主治】牙齿疼痛。

59018 荜茇散《卫生宝鉴》卷十一）

【组成】荜茇二钱 良姜一钱 草乌(去皮尖)五分

【用法】上为末。每用半字,先含水一口,应痛处鼻内搐上,吐了水,用指粘药,擦牙疼处。立定。

【主治】治风蚛牙疼,兼治偏正头疼。

59019 荜茇散《医方类聚》卷七十三引《烟霞圣效方》）

【组成】细辛一钱 荜茇一钱 良姜一钱 草乌头(生)半钱

【用法】上加胡椒一字,同为细末。如牙痛,先刷漱净,次用牙刷蘸药,疼处里外刷。漱毕不语少时。常用

【主治】风蛀牙疼。

59020 荜茇散(《普济方》卷三〇七)
【组成】荜茇 腻粉 蕤仁 木鳖子各等分
【用法】上取五月五日午时,捣为细末。螫着右边,以少许点左眼;螫着左边,点右眼。
【主治】蝎螫卒疼,药未及者。

59021 荜茇散(《医统》卷六十四)
【组成】荜茇 细辛 白芷 荆芥穗 升麻 郁金当归各等分
【用法】上为细末,瓦盒贮之,紧闭勿令泄气。每用少许,擦痛处,后以荆芥汤漱之。
【主治】牙疼。

59022 荜茇散(《外科正宗》卷四)
【组成】荜茇 真阿魏各二钱 冰片 麝香各一分
【用法】上为细末。每用半豆许,擦放牙根痛缝中。吐去热涎,温汤漱之,再擦即愈。
【主治】风湿虫牙,作肿疼痛。
【宜忌】如阳明内热作疼,勿用。

59023 荜茇散(《济阳纲目》卷一〇五)
【组成】荜茇一两 厚黄柏一两六钱
【用法】上为末。用米醋煎数沸后调上药,涂患处。涎出吐之,再用白汤漱口。即愈,重者二次。
【主治】满口白烂。

59024 荜茇散(《辨证录》卷七)
【组成】荜茇三钱 芍药五钱 当归五钱 牛乳半斤
【用法】同煎,一半空腹顿服。
【功用】利气消湿泻热。
【主治】痢疾。湿热更兼气滞,中气不顺,口中作噯,下痢不止。
【方论选录】方中荜茇最能顺气,且去积滞更神,入之于归、芍之中,更能生长阴血;佐之牛乳者,牛乳属阴,乳乃血类,无形之阴血不能遽长,用有形之阴血以滑其肠中之迫急,则血既无伤,阴又不损,转能佐气以去其结滞,故奏功甚捷,取效独奇耳。

59025 荜茇散(《金鉴》卷四十三)
【组成】荜茇
【用法】上为末。用猪胆汁拌过,搐鼻。作嚏立愈。
【主治】一切头风兼热者。

59026 荜茇散(《金鉴》卷八十八)
【组成】荜茇 良姜 细辛各一钱
【用法】水三钟,煎一钟,漱口。
【主治】两颧骨打仆损伤,青肿坚硬疼痛,牙车紧急,嚼物艰难,鼻孔出血,两唇掀翻。
【宜忌】坐、卧避冷处。
【备考】原书治上症,用本方同时,内服正骨紫金丹,外以海桐皮汤熏洗。

59027 荜茇散(《慈航集》卷下)
【组成】荜茇三钱 当归五钱 白芍五钱 车前子三钱
【用法】牛乳半斤,对水煎服。一服痢轻,三服全愈。
【主治】痢疾。气逆不舒,下痢不止,痢无红色。
【加减】腹痛,加广木香一钱五分;饱胀,加槟榔一钱五分;痢有红,加酒炒地榆炭三钱。

59028 荜茇散(《串雅补》卷五)
【组成】荜茇一钱 蟾酥三分 烧盐一钱 川椒二钱
【主治】牙痛。

59029 荜茇粥(《医方类聚》卷九十四引《食医心镜》)
【组成】荜茇 胡椒 桂心各一分(为末) 米三合
【用法】上煮作粥,下荜茇等末,搅和,空心食之。
【主治】心腹冷气刺痛,妨胀不能下食。

59030 荜茇粥(《圣惠》卷九十六)
【组成】荜茇一分 胡椒 干姜(炮裂,剉) 槟榔 桂心各一分 粟米三合
【用法】上为末。以水二大盏,水煮粥,候米熟,入药末三钱,搅令匀,每日空腹食之。
【主治】心中冷气,往往刺痛,腹胀气满。

59031 荜茇粥(《养老奉亲》卷一)
【组成】荜茇末二合 胡椒末一分 青粱米四合(淘)
【用法】上以米煮作粥熟,下二味调之,空心食。常服尤效。
【功用】《药粥疗法》:温中、散寒、止痛。
【主治】❶《养老奉亲》:老人冷气心痛,发动时遇冷气即痛。❷《药粥疗法》:胃寒呕吐,食欲不振,脘腹疼痛,肠鸣泄泻。
【宜忌】《药粥疗法》:凡一切实热症及阴虚有火者忌用。
【方论选录】《药粥疗法》:方中荜茇大辛大热而无毒,专入脾胃经,温胃散寒,下气止痛;胡椒入胃及大肠经,功同荜茇,二者一并煮粥,其温中散寒之力颇强,且与米配合,煮粥食用,还能温中补虚,健脾暖胃,同时也能使荜茇、胡椒的散寒作用缓缓发挥,以提高疗效。

59032 荜茇煎
《圣济总录》卷七十七。为《千金翼》卷十二引张澹方“悖散汤”之异名。见该条。

59033 荜茇煮散(《圣济总录》卷六十三)
【组成】荜茇 丁香 诃黎勒皮 干姜(炮) 甘草(炙) 大腹各半两 草豆蔻(去皮) 陈橘皮(汤浸,去白,焙) 白术各一两 桂(去粗皮)三分
【用法】上为粗散。每服五钱匕,以水一盏半,入生姜五片,煎取八分,去滓温服。
【主治】留饮,食癖。

59034 荜澄茄丸(方出《圣惠》卷七,名见《普济方》卷三十一)
【组成】铜绿三分(研了) 荜澄茄半两 木香三分
【用法】上为末,以醋煮面糊和丸,如绿豆大。每服十丸,以热酒送下,不拘时候。
【主治】肾脏冷气,卒攻脐腹疼痛,不可忍。

59035 荜澄茄丸(《圣惠》卷七)
【组成】荜澄茄半两 木香半两 桂心一两 茴香子三分 诃黎勒一两(煨,用皮) 沉香半两 干蝎半两(微炒) 槟榔一两 蓬莪茂三分 白术半两 青橘皮半两(汤浸,去白瓤,焙) 当归半两(剉,微炒) 高良姜三分(剉)
【用法】上为末,炼蜜为丸,如梧桐子大。每服二十丸,以热生姜酒送下。
【主治】肾脏虚冷,气攻心腹疼痛,胁肋胀满。

59036 荜澄茄丸（《圣惠》卷七）

【组成】荜澄茄一两　安息香一两　木香一两　肉桂一两半（去皱皮）　附子一两（炮裂，去皮脐）　当归半两（剉，微炒）　补骨脂一两　茴香子一两　沉香半两　槟榔半两　肉豆蔻半两（去壳）　青橘皮半两（汤浸，去白瓤，微炒）　吴茱萸半两（汤浸七遍，焙干，微炒）　桃仁半两（汤浸，去皮尖双仁，麸炒微黄）

【用法】上为细末，酒煮面糊为丸，如梧桐子大。每服二十丸，食前以温酒送下。

【主治】膀胱虚冷气攻腹胁胀满，腰脚冷疼，面色多黑，体重无力。

59037 荜澄茄丸（《圣惠》卷九十八）

【组成】荜澄茄　白豆蔻（去壳）　附子（炮裂，去皮脐）　沉香　缩砂（去壳）　当归（剉，微炒）　诃黎勒皮　吴茱萸（汤浸七遍，焙干微炒）　青橘皮（汤浸，去白瓤，焙）　白术　木香　厚朴（去粗皮，涂生姜汁，炙令香）　桂心　槟榔　芎藭　人参（去芦头）　枳实（麸炒微黄）各一两

【用法】上为末，炼蜜为丸，如梧桐子大。每服三十丸，空心以温酒送下。

【主治】脾肾脏久积虚冷气攻心腹，宿食不消，四肢无力。

59038 荜澄茄丸

《博济》卷二。为原书同卷"丁沉煎丸"之异名。见该条。

59039 荜澄茄丸（《博济》卷二）

【组成】沉香　丁香　木香　舶上茴香各半两　乌药一两　白芷一两一分　胡芦巴三分　荜澄茄一分

【用法】上为末，炼蜜为丸，如弹子大。每服一丸，姜盐汤嚼下。

【主治】丈夫元阳虚，冷气上冲，心胸满闷，肠胁雷鸣，或多攻刺，呕逆膨胀。

59040 荜澄茄丸（《圣济总录》卷二十七）

【组成】荜澄茄一两　干姜（炮）三分　陈橘皮（汤浸，去白，焙）一两　厚朴（去粗皮，生姜汁炙）一两　桂（去粗皮）三分　阿魏半两　肉豆蔻（去皮）三枚　缩砂（去皮）半两　草豆蔻（去皮）三枚　甘草（炙）三分　附子（炮裂，去皮脐）一两　荜茇一分　白术半两

【用法】上为末，炼蜜为丸，如梧桐子大。每日空心服十丸至二十丸，酒送下。以知为度。

【主治】伤寒食毒，心胸痞闷，泄痢频并。

59041 荜澄茄丸（《圣济总录》卷四十一）

【组成】荜澄茄　补骨脂（炒）　附子（炮裂，去皮脐）　羌活（去芦头）　芎藭　远志（去心）　草薢　肉苁蓉（去皱皮，酒浸一宿，切，焙）　山芋　石斛（去根）　人参各一两

【用法】上为细末，醋煮面糊为丸，如梧桐子大。每服二十丸至三十丸，空心温酒送下。

【主治】肝虚生寒，冷气上攻眼目，肢体疼痛攻注。

59042 荜澄茄丸（《圣济总录》卷五十五）

【组成】荜澄茄　白豆蔻（去皮）　肉豆蔻（去壳）　木香　草豆蔻（去皮，炒）　丁香　白术　缩砂仁　红豆蔻　桂（去粗皮）　益智（去皮）　诃黎勒（煨，去核）　人参　白茯苓（去黑皮）　附子（炮裂，去皮脐）　茴香子（舶上者，炒）　槟榔（剉）　胡椒　干姜（炮）　阿魏（面裹煨，去面）各一两

青橘皮（汤浸，去白，焙）　陈橘皮（汤浸，去白，焙）各二两　甘草（炙）四两

【用法】上为末，炼蜜为丸，如樱桃大。每服一丸，细嚼，温酒或盐汤送下，妇人醋汤送下。

【主治】胃心痛。腹胀满，口吐酸水，饮食无味，及一切气疾。

59043 荜澄茄丸（《圣济总录》卷五十七）

【组成】荜澄茄（炒）　藿香叶　茴香子（炒）　人参　槟榔（剉）各一两　丁香　木香各半两　甘草（炙，剉）　蓬莪茂（煨）各一两

【用法】上为末，入麝香一钱匕，研细，炼蜜为丸，如鸡头子大。每服一丸，细嚼，空心、食前橘皮、生姜汤送下。

【主治】气滞不匀，胁痛烦满，不思饮食。

59044 荜澄茄丸（《鸡峰》卷十二）

【组成】荜澄茄　白豆蔻　缩砂仁　青橘皮　陈橘皮各三两　莱菔子　肉豆蔻　茴香　桂各一两　丁香　木香各半两

【用法】上为细末，水煮面糊为丸，如梧桐子大。每服三十丸，橘皮汤送下，不拘时候。

【功用】助养脾胃，快气消食。

【主治】脾胃不和，饮食迟化，胸膈噎痞，噫气难通，呕逆恶心，脐腹胀痛，大便不调，或泄或秘。

59045 荜澄茄丸

《鸡峰》卷二十。为原书卷十二"木香荜澄茄丸"之异名。见该条。

59046 荜澄茄丸（《宣明论》卷十二）

【组成】荜澄茄半两　良姜二两　神曲（炒）　青皮（去白）　官桂（去皮）各一两　阿魏半两（醋面裹，煨熟）

【用法】上为末，醋面糊为丸，如梧桐子大。每服二十丸，生姜汤送下，不拘时候。

【主治】中焦痞塞，气逆上攻，心腹疠痛，吐逆不利，不思饮食。

59047 荜澄茄丸（《杨氏家藏方》卷六）

【组成】荜澄茄　藿香叶（去土）　人参（去芦头）　蓬莪茂（煨香，切）　甘草（炙）　丁香各一两　茴香二两（微炒）　木香一两半　肉豆蔻（面裹，煨熟）一分　麝香一钱（别研）　安息香一两（酒煮，研开，滤去砂石）

【用法】上药除安息香外，并为细末，次入炼熟蜜半斤和丸，每一两作十五丸。每服一丸，食前细嚼，橘皮汤或木香汤送下。

【主治】脾虚胃弱，气滞不匀，心腹疼痛，宿冷不消，腹胁虚胀，不思饮食，面色痿黄，脏腑滑泄，气不升降。

59048 荜澄茄丸（《魏氏家藏方》卷五）

【组成】五味子（去枝）　木香（不见火）　官桂（去粗皮，不见火）　丁香（不见火）　阿魏（别研）　全蝎（炒）　茴香（淘去沙，炒）　青皮（去瓤）　良姜各三分（炒）　草果子（取肉炒）　胡芦巴（炒）　白术各一两（炒）　荜澄茄二两半　神曲二两（炒）　甘草一分（炙）　沉香半两（不见火）

【用法】上为细末，酒糊为丸，如梧桐子大。每服四十丸，生姜酒送下，不拘时候。

【主治】脾气虚滞，饮食难化，痰涎壅盛。

59049 荜澄茄丸（《济生》卷一）

【组成】荜澄茄不拘多少

【用法】上为细末,姜汁打神曲末煮糊为丸,如梧桐子大。每服七十丸,食后淡姜汤送下。

【主治】❶《济生》:脾胃虚弱,胸膈不快,不进饮食。❷《奇效良方》:翻胃吐黑汁。

59050 荜澄茄丸《御药院方》卷四)

【组成】京三棱(剉碎)二两 陈皮(去白)一两半 蓬莪茂(剉碎)三两 枳实(生)一两 槟榔一两 黑牵牛(微炒)五两

【用法】上为细末,水面糊为丸,如梧桐子大。每服五六十丸,食后煎淡生姜汤送下。

【功用】宽中顺气,消积滞,化痰饮。

【主治】水谷不化,心腹满闷,大便闭涩。

【备考】本方名荜澄茄丸,但方中无荜澄茄,疑脱。

59051 荜澄茄丸《普济方》卷五十六引《御药院方》)

【异名】澄茄丸(《医学入门》卷七)。

【组成】荜澄茄半两 薄荷叶三钱 荆芥穗一钱半

【用法】上为细末,糖霜蜜和丸,如樱桃大。每服一丸,时时嚼化咽津。

【主治】鼻塞不通。

59052 荜澄茄汤《普济方》卷二二二引《博济》)

【组成】荜澄茄 石斛(去根) 附子(炮裂,去皮脐) 桂(去粗皮) 巴戟天(去心)各一两 白术(剉,炒) 五味子 芎藭各三钱(分) 人参 白茯苓(去黑皮) 木香 槟榔 白豆蔻(去皮)各半两

【用法】上剉,如麻豆大。每服三钱,水一盏,生姜二片,枣二枚(擘破),煎至七分,去滓,空心日午、近晚温服。

【主治】脾元虚冷,饮食减少,面黄腹痛。

59053 荜澄茄汤(方出《本草图经》,见《证类本草》卷九,名见《圣济总录》卷二十五)

【异名】荜良汤(《卫生总微》卷七)、荜澄茄散(《朱氏集验方》卷三)。

【组成】荜澄茄三分 高良姜三分

【用法】上为散。每服二钱,水六分,煎十余沸,入少许醋搅匀,和滓如茶热呷。

【主治】❶《证类本草》引《本草图经》:伤寒咳噫,日夜不定。❷《圣济总录》:伤寒呕哕,日夜不定。

59054 荜澄茄汤《圣济总录》卷五十七)

【组成】荜澄茄 厚朴(去粗皮,生姜汁炙) 桂(去粗皮) 桔梗(炒) 当归(切,焙) 赤芍药 赤茯苓(去黑皮) 陈橘皮(汤浸,去白,焙) 草豆蔻(去皮) 诃黎勒(煨,去核) 槟榔(剉) 白术各一两

【用法】上为粗散。每服三钱匕,以水一盏,入生姜半分(切),大枣二枚(擘破),煎取七分,去滓稍热服,不拘时候。

【主治】冷气内攻,胁肋疼痛,不入饮食。

59055 荜澄茄汤《普济方》卷二十)

【组成】荜澄茄 沉香(剉) 石斛(去根)各一两 人参 赤茯苓(去黑皮) 五味子(微炒) 巴戟天(去心) 桂(去粗皮) 白术 芎藭 木香各三分 肉豆蔻(去壳) 附子(炮裂,去皮脐) 没药各半两 陈曲(炒)一两半

【用法】上剉,如麻豆大。每服三钱匕,以水一盏,入生

姜三片,大枣二枚(擘破),煎七分,去滓,食前温服。

【主治】脾脏冷气攻心腹疠痛,闷乱烦懊,手足厥冷,呕吐痰逆,不下饮食。

59056 荜澄茄饮《普济方》卷二十)

【组成】荜澄茄 附子(生,去皮脐) 楝实(酒浸,取肉) 山茱萸(麸炒) 茴香子(炒) 青橘皮(汤浸,去白,焙) 干姜(炮) 益智(去皮)各三分 天雄(生,去皮脐)一两半 沉香半两

【用法】上剉,如麻豆大。每服三钱匕,水一盏,生姜三片,盐半钱匕,艾七叶,同煎六分,去滓,稍热空心服。

【主治】脾脏久虚,积冷不散,及阴气伤寒,喘闷坚胀,四肢厥逆。

59057 荜澄茄散《圣惠》卷五)

【组成】荜澄茄半两 木香半两 白豆蔻半两(去皮) 白术半两 槟榔半两 草豆蔻半两(去皮) 诃黎勒皮半两 肉豆蔻半两(去壳) 枳壳半两(麸炒微黄,去瓤) 白茯苓半两 干姜半两(炮裂) 桂心三分 丁香半两 陈橘皮半两(汤浸,去白瓤,炒) 甘草半两(炙微赤,剉) 厚朴一两(削去粗皮,涂生姜汁,炙令香熟)

【用法】上为末。每服三钱,以水一中盏,入生姜半分,枣三枚,煎至六分,去滓,食前稍热服。

【主治】脾胃虚冷,食即欲呕,心腹胀闷,水谷不消,四肢无力。

59058 荜澄茄散《圣惠》卷五)

【组成】荜澄茄三分 白豆蔻三分(去皮) 丁香三分 沉香半两 木香半两 高良姜半两(剉) 桂心半两 白术一两 人参二分(去芦头) 陈橘皮一两(汤浸,去白瓤,焙) 干姜半两(炮裂,剉) 半夏半两(汤洗七遍,去滑) 厚朴三分(去粗皮,涂生姜汁,炙令香熟) 诃黎勒三分(煨,用皮)

【用法】上为粗散。每服三钱,以水一中盏,入生姜半分,枣三枚,煎至六分,去滓温服,不拘时候。

【主治】脾胃气弱虚,不思饮食,胸中气满,四肢不和,食即呕吐。

59059 荜澄茄散《圣惠》卷七)

【组成】荜澄茄一两 木香一两 人参一两(去芦头) 肉桂一两(去皱皮) 肉豆蔻一两(去壳) 陈橘皮一两(汤浸,去白瓤,焙) 槟榔一两 诃黎勒皮一两 丁香三分 附子一两(半)(炮裂,去皮脐) 缩砂三分(去皮) 干姜三分(炮裂,剉) 京三棱三分(微煨,剉) 赤茯苓三分 白术三分 赤芍药半两 甘草半两(炙微赤,剉)

【用法】上为细散。每服二钱,以热酒调下,不拘时候。

【主治】肾脏虚冷气攻心腹疼痛,或时吐逆,两胁虚胀,不思饮食,四肢乏力。

59060 荜澄茄散《圣惠》卷七)

【组成】荜澄茄一两 槟榔一两 木香一两 苦楝子一两 茴香子一两 干蝎半两(微炒) 硇砂一两(细研入) 阿魏一两(面裹煨,面熟为度) 吴茱萸半两(汤浸七遍,焙干,微炒) 桃仁三分(汤浸,去皮尖双仁,麸炒微黄)

【用法】上为细散,每服二钱,以热生姜酒调下。不拘时候。

【主治】盲肠气,小腹疼痛不可忍。

59061 荜澄茄散《圣惠》卷二十八)

【组成】荜澄茄一两　附子半两（炮裂，去皮脐）　木香半两　京三棱半两（炮，剉）　白茯苓半两　肉豆蔻半两（去壳）　沉香半两　人参半两（去芦头）　白术半两　桂心半两　丁香半两　甘草一分（炙微赤，剉）　桃仁半两（汤浸，去皮尖双仁，麸炒微黄）　陈橘皮半两（汤浸，去白瓤，焙）　吴茱萸一分（汤浸七遍，焙干，微炒）　诃黎勒一两半（煨，用皮）　厚朴一两（去粗皮，涂生姜汁，炙令香熟）　鳖甲一两（涂醋炙微黄，去裙襴）

【用法】上为细散。每服二钱，食前以粥饮调下。

【主治】冷劳。脏腑虚弱，心腹气胀，不能饮食，四肢无力。

【宜忌】忌苋菜、生冷。

59062　荜澄茄散（《圣惠》卷二十八）

【组成】荜澄茄三分　白术一两　黄耆三分（剉）　附子三分（炮裂，去皮脐）　草豆蔻三分（去皮）　桂心半两　蓬莪茂三分　当归三分　木香半两　芎藭半两　柴胡一两（去苗）　牛膝三分（去苗）　吴茱萸半两（汤浸七遍，焙干，研碎）　甘草半两（炙微赤，剉）

【用法】上为粗散。每服三钱，以水一中盏，入生姜半分，枣三枚，煎至六分，去滓，稍热服，不拘时候。

【主治】气劳。心腹冷痛，吃食减少，四肢羸弱。

59063　荜澄茄散（《圣惠》卷四十三）

【组成】荜澄茄一两　白术一两　桂心一两　人参一两（去芦头）　黄耆一两　当归一两（剉，微炒）　陈橘皮一两（汤浸，去白瓤，焙）　甘草半两（炙微赤，剉）　半夏半两（汤浸七遍，去滑）　厚朴一两半（去粗皮，涂生姜汁，炙令香熟）　川椒半两（去目及闭口者，微炒去汗）　干姜半两（炮裂，剉）

【用法】上为散。每服三钱，以水一中盏，入生姜半分，枣三枚，煎至六分，去滓，稍热服，不拘时候。

【主治】心腹冷痛，全不思食，渐加羸瘦。

59064　荜澄茄散（《圣惠》卷五十）

【组成】荜澄茄一两　人参半两（去芦头）　草豆蔻半两（去皮）　细辛一两　木香半两　白术三分　大腹皮三分（剉）　京三棱半两（微煨，剉）　五味子半两　半夏半两（汤洗七遍，去滑）　高良姜半两（剉）　甘草半两（炙微赤，剉）　诃黎勒一两　青橘皮半两（汤浸，去白瓤，焙）

【用法】上为散。每服三钱，以水一中盏，入生姜半分，枣三枚，煎至六分，去滓，稍热服，不拘时候。

【主治】膈气壅滞，脾胃虚弱，宿食不消，四肢虚乏。

59065　荜澄茄散（《博济》卷二）

【异名】荜澄茄煮散（《圣济总录》卷四十六）。

【组成】荜澄茄半两（炒）　荆三棱三两（炮，趁热杵）　陈皮二两（去白）　香附子三两（炒）　甘草二两（炮）　丁香二两　舶上茴香二两　厚朴一两（去皮，姜汁炙令黄色）　蛮姜一两一分　官桂二两（去皮）　桔梗一两　白盐十二两（拣择净，炒，研细，后入）　阿魏（皂子大一块，面裹煨，面黄为度，去面，另研细，旋入诸药）

【用法】上同为末，细研和令匀。每服一钱，入生姜二片，水八分盏，煎五七沸，热吃；如作汤，入生姜一钱点之。

【主治】❶《博济》：脾元虚冷，气不和，心胸不快，肚腹膨胀，气刺气痛，不思饮食，酒色过度，面黄口淡。❷《圣济总录》：中酒。

59066　荜澄茄散（《圣济总录》卷五十三）

【组成】荜澄茄　木香　沉香　桂（去粗皮）各半两　茴香子（炒）三分　菟丝子（酒浸一宿，别捣）　白茯苓（去黑皮）各一两

【用法】上为散。每服二钱匕，温酒或盐汤调下。

【主治】膀胱经虚，小便不禁，少腹冷痛。

59067　荜澄茄散（《扁鹊心书·神方》）

【组成】荜澄茄　高良姜　肉桂　丁香　厚朴（姜汁炒）　桔梗（去芦）　陈皮　三棱（泡，醋炒）　甘草各一两五钱　香附（制）三两

【用法】上为细末。每服四钱，加生姜三片，用水一盏，煎七分，和渣服。

【主治】脾胃虚满，寒气上攻于心，心腹刺痛，两胁作胀，头昏，四肢困倦，吐逆，发热，泄泻，饱闷。

59068　荜澄茄散（《魏氏家藏方》卷二）

【组成】荜澄茄　延胡索（炒）　白茯苓（去皮）　人参（去芦）各一两　蓬莪术半两（炮）　附子一只（七钱者，炮，去皮脐）　木香一分（湿纸包，煨）

【用法】上为细末。每服三钱，水一盏，生姜三片，枣子一枚，煎至五分，去滓温服，不拘时候。

【主治】肾痹五聚积气，上冲满闷，气噎不通。

59069　荜澄茄散

《朱氏集验方》卷三。为方出《本草图经》（见《证类本草》卷九），名见《圣济总录》卷二十五"荜澄茄汤"之异名。见该条。

59070　荜澄茄散

《秘传证治要诀类方》卷三。为《博济》卷二"沉香荜澄茄散"之异名。见该条。

59071　荜澄茄煮散

《圣济总录》卷四十六。为《博济》卷二"荜澄茄散"之异名。见该条。

59072　荜澄茄煮散（《圣济总录》卷五十二）

【组成】荜澄茄　甘草（炙，剉）　人参　芍药各一两　茴香子（炒）　槟榔（剉）各三分　干姜（炮）　诃黎勒皮　桂（去粗皮）各半两

【用法】上为散。每服三钱匕，水一盏，煎至七分，温服，不拘时候。

【主治】肾脏虚冷，气攻腹胁，疼痛胀满，烦倦。

59073　荜铃胃痛颗粒（《中国药典》2010版）

【组成】荜澄茄　川楝子　醋延胡索　酒大黄　黄连　吴茱萸　醋香附　香橼　佛手　海螵蛸　煅瓦楞子

【用法】上制成颗粒剂。每袋装5克。开水冲服。一次1袋，一日3次。

【功用】行气活血，和胃止痛。

【主治】气滞血瘀所致的胃脘痛；慢性胃炎见上述证候者。

【宜忌】孕妇慎用。

草

59074　草膏（《飑后方》）

【组成】荔枝草（一名长青草，又名雪里青）

【用法】煎浓汁,去滓,再熬成膏。摊贴患处,不拘已穿未穿,俱效;若未穿,将先起的疮灸一艾,然后贴之;若已穿者,不必灸。

【主治】瘰疬。

59075 草牛散(《洞天奥旨》卷十五)

【组成】蜗牛十枚(捣烂) 生甘草末五钱

【用法】上为末,火焙干。麻油调敷头上。

【主治】癞头胎毒。

59076 草乌丸(《朱氏集验方》卷一引丁仲信方)

【组成】草乌五两(水浸二日,生,去皮,切片,入盐油炒至赤色为度) 全蝎五七枚

【用法】上为细末,煮清糊,候冷,入麝香少许为丸,如梧桐子大。每服十丸,空心温酒送下。

【主治】脚气。

59077 草乌散(《得效》卷十八)

【异名】麻药草乌散(《医统》卷七十九)。

【组成】猪牙皂角 木鳖子 紫金皮 白芷 半夏 乌药 川芎 杜当归 川乌各五两 舶上茴香 坐拿草(酒煎熟) 草乌各一两 木香三钱

【用法】上并无煅制,为末。诸骨碎、骨折出臼者,每服二钱,好红酒调下,麻倒不识痛处,或用刀割开,或用剪去骨锋者,以手整顿骨节归原,端正,用夹夹定,然后医治;或箭镞入骨不出,亦可用此麻之,或用铁钳拽出,或用凿凿开取出。后用盐汤,或盐水与服立醒。

【功用】麻倒不识痛处。

【主治】损伤骨节不归窠者。

【加减】伤重刺痛,手近不得者,更加坐拿、草乌各五钱,及曼陀罗花五钱入药。

59078 草乌散

《普济方》卷六十五。为《圣济总录》卷一二一"草乌头散"之异名。见该条。

59079 草乌散(《普济方》卷六十九)

【组成】草乌四个(紧小如鸟啄者,不去皮) 全蝎二个 胡椒三十粒

【用法】上为细末。揩牙出涎,即以荆芥汤灌漱。微觉麻,少顷即定。

【主治】牙疼牙疏,风肿牙疼。

59080 草乌散

《奇效良方》卷六十二。为《普济方》卷六十九"草乌头散"之异名。见该条。

59081 草乌散(《跌损妙方》)

【组成】川乌 草乌(生用) 骨碎补 陈皮 乳香 没药各等分 杉木节七个(酒炙)

【用法】上为末。每服一二钱,用酒调服。

【主治】跌损腰痛。

【加减】手上,加穿山甲、细辛、桂枝、威灵仙;左手,加柴胡、木香。

59082 草乌煎(《医统》卷八十三)

【组成】草乌七个(烧存性)

【用法】用小瓦罐盛,米醋淬,乘热熏,候通手洗之。

【主治】妇人阴中生虫。

59083 草乌膏(《普济方》卷一五六引《仁存方》)

【组成】草乌 甘遂各等分

【用法】上为细末。临卧用新汲水调敷脚板上下痛处。次早洗去,便可行。

【主治】行路脚板肿疼。

59084 草丹散(方出《直指》卷二十一,名见《医统》卷六十二)

【组成】黄虢丹二钱半 硇砂半钱 巴豆肉十个(纸压去油) 饼药一盏半

【用法】上同入罐子中,以慢火熬三四沸,取下,续研细石灰三钱和毕。酒渣,鹅毛蘸扫红处,每日一次;粉刺、雀斑,小竹杖挑药点,才见微肿便洗去;鼻上赘肉,敷之,半月取出,脓血自成痂落。

【主治】酒渣鼻并鼻上赘肉,面粉刺、雀斑。

59085 草节丸(《圣济总录》卷一七八)

【组成】乌头(炮裂,去皮脐) 黄连(去须) 吴茱萸(汤洗,焙炒) 干姜(焙)各一钱

【用法】上为末,醋煮面糊为丸,如黍米大。每服七丸,草节汤送下。

【主治】小儿冷痢,或下青白,或下瘀黑,或如凝脂。

59086 草节丸(《圣济总录》卷一七九)

【组成】无食子 肉豆蔻(去壳)各一枚 吴茱萸(汤洗,焙干,炒) 黄连(去须,炒) 干姜(炮) 诃黎勒(炮,去核)各一钱

【用法】上为末,汤浸蒸饼心为丸,如绿豆大。每服五丸,乳食前草节汤送下。

【主治】小儿洞泄不止。

59087 草节汤(《卫生总微》卷十)

【组成】胡黄连半两 绵姜一两(炮熟)

【用法】上为细末。每服半钱,食前草节汤调下。

【主治】小儿冷热不调下泻。

59088 草节散(《普济方》卷二五三)

【组成】赤马粪中草节不拘多少(略沉,晒干)

【用法】上为细末。每服二钱,米饮调下。

【功用】解酒毒。

59089 草仙丸(《医钞类编》卷十四)

【组成】沙苑蒺藜四两(酒炒) 枣皮 芡实 莲须 枸杞各二两 菟丝 续断 覆盆子 金樱子(去核)各一两

【用法】上为细末,炼蜜为丸。

【主治】精滑不痛。

59090 草头方(《外科集腋》卷三)

【组成】牛膝 馒头草 夏枯草 蛇莓草 马鞭草 乌鸦眼睛草 婆婆针线草

【用法】上忌铁器,用木臼捣烂取汁,和酒服,饮醉。

【主治】瘰疬。

59091 草圣丸(《杨氏家藏方》卷四)

【组成】干木瓜 白僵蚕(炒去丝嘴) 荆芥穗 草乌头(炮,去皮尖)各等分

【用法】上为细末,面糊为丸,如梧桐子大。每服十丸,加至十五丸,空心温酒、盐汤任下。

【主治】干湿脚气,及下部一切疮痒。

59092 草灰散(《梅氏验方新编》卷五)

【组成】荔枝壳(微燎存性) 草纸(烧灰存性) 多年陈茅草(晒干)

【用法】上为细末。掺于烂处，即收水结痂。

【主治】痘溃烂。

59093 草豆汤（方出《直指》卷十六，名见《普济方》卷三八八）

【异名】草豆饮（《明医指掌》卷七）。

【组成】黑豆一百二十粒　甘草一寸（生，剉）

【用法】上以新水煎，乘热入滑石末一钱调和，空腹服。

【主治】砂石淋。

59094 草豆饮

《明医指掌》卷七。为方出《直指》卷十六，名见《普济方》卷三八八"草豆汤"之异名。见该条。

59095 草豆饮（《医略六书》卷二十五）

【组成】黑豆百粒　生草梢三钱　秋石五钱

【用法】水煎，去滓，入滑石末三钱，温服。

【功用】益肾通淋。

【主治】砂淋涩痛，脉沉涩。

【方论选录】热蕴脬中，气不施化，煎熬津液而成砂石，故溲溺淋沥涩痛异常焉。黑豆解毒润燥，益肾气以通津液；生草泻火，缓中和脾胃以资气化；秋石咸寒，益阴壮水，涤热除烦；更以滑石通窍利水，务使脬中气化，则砂石自消，而小便如常，何淋沥痛急之不痊哉！此益肾通淋之剂，为砂淋痛甚之专方。

59096 草花汤（《辨证录》卷一）

【组成】甘草二钱　赤石脂二钱　糯米一撮

【用法】水煎服。一剂而腹痛除，二剂而喉痛止，三剂而利亦愈，烦自安。

【主治】冬月伤寒八九日，腹痛下利，便脓血，喉中作痛，心内时烦。

【方论选录】方用甘草以和缓之，则少阴之火不上炎；而后以赤石脂固其滑脱；况有糯米之甘以益中气，补虚则中气不下坠，而滑脱无源而自止。

59097 草花膏（《医级》卷八）

【组成】羊胆一具　蜂蜜二钱

【用法】蜜入胆内，搅匀，点两眼角，或研冰片一分加入。

【主治】目赤肿痛。

59098 草还丹（《博济》卷一）

【组成】仙茅　川羌活　防风（去头）　金毛狗脊（去毛）　紫花白术　茯苓（去皮）各一两　干姜　九节石菖蒲　白丑各一两半　威灵仙二钱　何首乌　苍术各一两

【用法】上各要新好者，洗，择尽焙干，并生用，细杵为末，以白生砂蜜为丸，如梧桐子大。每服十五丸至二十丸，冷水送下，不嚼；妇人月候不通，红花酒送下。

【功用】治风顺气，调利三焦，明耳目，益真元，壮筋骨，驻容颜，保生延寿。

59099 草还丹

《苏沈良方》卷二。为原书同卷"四神丹"之异名。见该条。

59100 草还丹（《医方类聚》卷一三九引《神巧万全方》）

【组成】干姜一斤　甘草四两　草豆蔻　连皮大腹各五个

【用法】上用水于铫内慢火煮一伏时，水尽添水，煮，切开看姜内无白，即住，候煮干，白姜薄切，焙干，次入大附子

二两（炮）、白槟榔二两，次用酒酵子一升，焙干为末，和匀，以稠粟米粥为丸，如梧桐子大。每服二十丸，米饮送下，一日三次。

【主治】泄泻无度，渐成休息痢，脏腑久冷。

59101 草还丹（《圣济总录》卷一一五）

【组成】乌头（去皮脐）　黑豆各四两　盐一两

【用法】上用瓷瓶盛，坐水中，慢火煮令乌头透，取出细切，与黑豆同焙，为末，煮面糊为丸，如梧桐子大。每服十五丸至二十丸，空心温酒送下。

【主治】失饥冒暑，及风热忧愁，使耳暴聋，或一耳塞，因咽气而开，咽已复塞，令人烦闷。

59102 草还丹（《圣济总录》卷一八七）

【组成】菊花（拣去萼）　枸杞子（拣去尘土及蒂）　巴戟天（去心）　肉苁蓉（酒浸，焙干，切）各四两

【用法】上为末，炼蜜为丸，如梧桐子大，以丹砂为衣。每服三十丸，空心温酒或盐汤送下。

【功用】补虚冷，调元气，壮筋骨，明耳目，进饮食，和脾胃，延年。

59103 草还丹（《圣济总录》卷一八七）

【组成】生干地黄（净洗）　石菖蒲（节密细者）　牛膝（酒浸，切，焙）　菟丝子（入盐少许，炒，乘热捣末）　地骨皮　肉苁蓉（酒浸一宿，细切，焙）各等分

【用法】上为末，炼蜜为丸，如梧桐子大，以丹砂为衣。空心温酒送下四十丸，日午再服二十丸。一月内百疾俱退，一年白发俱黑，身体有力，颜色如童，睡少欲薄。

【主治】气血虚悴，髭发变白。

59104 草还丹（《鸡峰》卷十二）

【组成】刮皮术一斤（米泔汁浸二日，竹刀切片）　菊花八两　青盐　椒各四两

【用法】上用好头醋一斗，于砂石银器中煮术数沸，入椒、菊、盐，煮去一半醋，取出焙干，与余醋为糊丸，如梧桐子大。每服三四十丸，空心、临卧服。

【功用】明目补肾。

59105 草还丹（《永乐大典》卷一一六二〇引《易简方》）

【组成】补骨脂　熟地黄　远志　地骨皮　牛膝　石菖蒲各等分

【用法】上为末，酒糊为丸，如梧桐子大。每服三五十丸，空心、日午温酒送下。盐汤、熟水亦可。服之百日，百病除；二百日，精髓满，视听倍常，神聪气爽，瘟疫不侵；服三百日，步骤轻健，鬓须如漆，返老还童。

【功用】延年益寿，耐寒暑。

【主治】虚劳白浊。

59106 草还丹（《瑞竹堂方》卷一引王国宝方）

【组成】苍术四两（酒浸一两，醋浸一两，泔水浸一两，盐水浸一两，各一宿）　胡芦巴一两（酒浸一宿）　破故纸一两（酒浸一宿）　覆盆子二钱（拣净）　茴香一钱（新肥者）　川楝子一两　木香半两（坚实者）　山药（坚白者）　穿山甲（酥炙者）　地龙（去净土）　茯苓（坚圆者）　枸杞子　牛膝各三钱（酒浸一宿）

【用法】上晒干为细末，无灰酒糊为丸，如梧桐子大。每服三五十丸，温酒送下，盐汤亦可，干物压之，一日二次。空心服毕，须行百步，使药力行。

【功用】❶《瑞竹堂方》：壮脾胃，进饮食，益精髓，补肾经，固元阳，轻腰脚，安五脏，通九窍，令人耳目聪明，悦颜容，乌须发，固牙齿，延年益寿。❷《杏苑》：滋补精血，调摄元神。

59107 草还丹（《医学纲目》卷五）

【异名】青蒿丸（《不居集》下集卷四）。

【组成】赤蒿一斗五升　童便三斗

【用法】文武火熬，约童便减至二斗，去蒿，再熬至一升，入猪胆七个，再熬数沸，用甘草末收和为丸，如梧桐子大。每服五十丸。

【主治】阴虚骨蒸。

59108 草还丹（《普济方》卷二二四）

【组成】川椒四两（净）　苍术（泔水浸三日）　小茴香（盐炒）各三两　白茯苓二两　川乌（炮）一两　甘草二两

【用法】上为细末，加附子一两尤佳，却不用川乌，面糊为丸，如梧桐子大。每服五七十丸，空心酒或盐汤送下。

【功用】上明眼目，中暖水脏，下补丹田，疏风顺气，乌髭发，调顺气血，肥健身体。

【主治】病愈后，气体不得复元。

59109 草还丹（《扶寿精方》）

【异名】草还益元丹（《便览》卷三）。

【组成】山茱萸（酒浸，取肉）一斤　破故纸（酒浸一日，焙干）半斤　当归四两　麝一钱

【用法】上为细末，炼蜜为丸，如梧桐子大。每服八十一丸，临卧酒、盐汤送下。

【功用】益元阳，补元气，固元精，壮元神，延年续嗣。

59110 草还丹（《良朋汇集》卷二引丁君弼方）

【组成】蒺藜（炒）三斤　黑豆（用小粒，炒，存性）三斤　菟丝饼一斤（酒蒸）　白茯苓（乳浸）八两　当归（酒洗）　黄芩（酒洗）各一斤　萝卜子八两

【用法】上为末，炼蜜为丸，重二三钱。早、晚滚水送下。

【功用】补益。

【主治】诸虚百损。

【加减】春、冬用苍术一斤，赤茯苓八两（牛乳浸），夏、秋用白术一斤。

59111 草灵丹（《御药院方》卷六）

【组成】生地黄三十二两（细切，用无灰酒一斗，夜浸昼晒，七日酒尽，焙干）　鹿茸二两（酥炙黄，焙干，为末）　肉苁蓉二两（酒浸七日，研为泥）　牛膝一两（酒浸七日，焙干）　桂心一两　蛇床子一两　菟丝子一两（酒浸七日，研为末，焙干）　远志一两（去心）　大枣一百个（煮熟，去皮核，焙干）

【用法】上为细末，炼蜜为丸，或酒、蜜、面糊为丸，如梧桐子大。每服三十丸，温酒送下。

【功用】补肾益真，滋荣养卫，填实骨髓，坚固牙齿，聪耳明目，延年不老，悦颜色，黑髭鬓。

59112 草灵丹（《普济方》卷二一九引《德生堂方》）

【组成】川乌一两　甘草三两　人参　白豆蔻一两　苍术二两　白术一两　破故纸一两　茴香三两（盐炒）　柏子仁一两（另研）　茯苓一两　熟地黄一两　沉香半两　川椒四两（净）　枸杞三两

【用法】上为细末，酒为丸，如梧桐子大。每服五十丸，空心温酒或盐汤送下。

【功用】壮元阳，补真气，和胃，明眼目。

59113 草灵丹（《医方类聚》卷一九五引《修月鲁般经》）

【组成】川椒四两（净，炒，去目）　白茯苓（去皮）三两　川乌（炮，去皮尖）一两　苍术二两（酒浸作饼，焙干）　粉草二两（去皮，炙黄）　北茴香二两（盐炒，去盐）　（一方加破故纸二两，熟地黄二两）

【用法】上为末，酒糊为丸，如梧桐子大。每服五十丸，食前温酒送下，盐白汤亦可。

【功用】滋补下元，头白再黑。

59114 草灵丹（《医统》卷八）

【组成】紫背浮萍

【用法】摊于竹筛内，下着水盆，晒干，罗细末，炼蜜为丸，如弹子大。每服一丸，黑豆煎酒送下。取汗。

【主治】风疮及瘾疹，痛风，风痹，脚打扑，浑身麻痹。

59115 草灵丹（《赤水玄珠》卷四）

【组成】五灵脂（姜汁煮透）　甘草（烧酒煮透）

【用法】上焙干为末。每服五分，置掌中，用舌舐下。

【主治】膈气、反胃呕吐、梅核气及胃脘疼痛。

59116 草灵丹（《便览》卷三）

【组成】茴香三两　川椒（去目）四两　甘草二两　熟地二两　山药二两　川乌一两　枸杞子一两半　苍术一两

【用法】上炼蜜为丸，如梧桐子大。每服五十丸，空心盐汤送下，干物压。

【主治】中年后阴痿，腰膝痿痹，不能运用。

59117 草灵丹（《遵生八笺》卷十七）

【组成】真川椒四两（去子，炒出汗）　白茯苓一两（去皮，炒）　川乌一两（去皮脐）　茴香二两（盐炒）　苍术四两（酒浸，焙干）　甘草二两（粉者，去皮，炙）　熟地三两（酒浸）　山药三两

【用法】上为细末，炼蜜为丸，如梧桐子大。每服三十丸至五十丸，空心温酒送下，以干物压之。服之一月，乃见其效。冬月服之，手足腮面如噀血，行步轻飞，七十老人，健若少年。老年人服之十日，便不夜起。

【功用】❶《遵生八笺》：延年益寿，添精补髓，乌须发，固齿牙，强筋骨，壮气血，聪耳明目，返老还童。❷《重庆堂医学随笔》：温补下元。

【主治】《重庆堂医学随笔》：老人阳气偏虚，便溺不禁，脾胃两亏，内挟寒湿。

【宜忌】忌黑羊肉、鹅、鸽、桃李果子，恐减药力；服药者，不可赖此频行房事。

59118 草灵丹（《痘疹仁端录》卷八）

【组成】丝瓜子一合　当归　生地　荆芥　木通　山甲　漏芦　僵蚕　蝉退　红花　灯心

【主治】孕妇出痘，乳后出痘，两乳红硬肿痛。

【备考】方中除丝瓜子外，余药用量原缺。

59119 草灵丹（《仙拈集》卷一）

【组成】黄牛粪（男用雄，女用雌，四五月取净者，阴干，微火焙黄）

【用法】上为末。每服一两，酒三碗，煎一碗，滤去粪滓，只饮酒。三服疼愈。

【主治】臌胀。

59120 草灵丹《集验良方》卷一）

【异名】天然透邪丹（《增广大生要旨》）。

【组成】鹅儿不食草（一名地胡椒。采取阴干,晒燥,研末收贮）

【用法】治鼻渊,鼻窍中时流黄色浊涕,用鲜草塞鼻;治鼻渊久而不愈,鼻中淋沥腥秽血水,头眩虚晕而痛者,用鲜草塞鼻数次,内服补中益气汤;鼻红,用嫩草头阴干,研细末,薄浆为丸,如梧桐子大,黑山栀极细末为衣,塞鼻;眼目生翳,取末搐鼻塞耳;头风疼痛,用鲜草塞鼻;感受风寒暑热,以致头痛胀闷,鼻窍不通,胸膈不舒,用末搐鼻。

【主治】鼻渊,鼻红,眼目生翳,头风疼痛,风寒暑热,头痛胀闷,鼻窍不通,胸膈不舒。

59121 草灵散《准绳·疡医》卷三）

【组成】薜叉草（又名薜叉秽）

【用法】上砍烂,酒炒,敷之。

【主治】蟹叉。

59122 草矾膏《外科大成》卷三）

【组成】粉草二两 皂矾五钱

【用法】水煎浓汁,滤净滓,再煎浓,加冰片。以鸡翎蘸膏频扫肿处。

【主治】眼丹。

59123 草果丸《普济方》卷三八〇引《傅氏活婴方》）

【组成】草果二钱（去瓤） 三棱（烧）一钱 砂仁二钱 槟榔二钱 黑牵牛（去白）一钱 青皮（去瓤）二钱 巴豆一钱（去油）

【用法】上为末,面糊为丸。每服十五丸,汤饮送下。

【主治】小儿疳浮,脾胃虚弱。

59124 草果汤

《普济方》卷二一一。为《传信适用方》卷二“草果饮”之异名。见该条。

59125 草果饮《局方》卷三绍兴续添方）

【异名】草果饮子（《丹溪心法》卷二）。

【组成】紫苏叶 草果仁 川芎 白芷 高良姜（炒）青橘皮（去白,炒） 甘草（炒）各等分

【用法】上为末。每服二大钱,水一盏,煎至七分,去滓热服,二滓并煎,当发日连进三服。

【功用】《丹溪心法附余》:进食理脾。

【主治】疟疾。

❶《局方》（绍兴续添方）:脾寒疟疾。❷《岭南卫生方》:瘴疟头疼身痛,脉浮弦寒热。❸《丹溪心法附余》:寒热疟疾初愈。❹《明医指掌》:产后疟疾,寒热往来,或热胜于寒。

【备考】《丹溪心法》有陈皮。

59126 草果饮《传信适用方》卷二）

【异名】草果汤（《普济方》卷二一一）。

【组成】草果子 甘草 地榆（炒） 枳壳（去瓤,麸炒）各等分

【用法】上为粗末。每服二钱,用水一盏半,煨姜一块拍碎,同煎七分,去滓服,不拘时候。

【主治】肠胃冷热不和,下痢赤白,及伏热泄泻,脏毒便血。

59127 草果饮《医学纲目》卷三十九引汤氏方）

【异名】草果散（《幼科类萃》卷七）。

【组成】厚朴（姜汁制） 青皮 草果 藿香 甘草（炙） 丁皮 神曲 良姜 半夏曲各等分

【用法】上咬咀。加生姜、大枣,水煎,空心服。

【主治】疟疾,寒多热少,手足厥冷,遍身浮肿,肚腹疼痛。

59128 草果饮《朱氏集验方》卷二）

【组成】常山 柴胡各一两 甘草 槟榔各半两 白姜七钱 乌梅（随意加减）

【用法】上咬咀。每服四钱,半水半酒,加生姜一块、乌梅一个煎,未发前服,再发再服。

【主治】实疟。

【备考】本方名草果饮,但方中无草果,疑脱。

59129 草果饮

《保命集》卷下。为《妇人良方》卷十五“草果散”之异名。见该条。

59130 草果饮《医贯》卷六）

【组成】草果 常山 知母 乌梅 槟榔 穿山甲 甘草

【主治】疟疾,脾胃有郁痰伏涎者。

【宜忌】元气强壮者可用,虚者莫用。

【方论选录】知母性寒,入足阳明药,用治阳明独盛之火热,使其退就太阴也;草果性温药,治足太阴独盛之阴寒,使其居于阳明也;二经合和,则无阴阳交错之变,是为君;常山主吐胸中痰结,是为臣;甘草和诸药,乌梅去痰,槟榔去痰癖,破滞气,是佐药;穿山甲者,以其穿山而居,遇水而入,则是出阴入阳,穿其经络于营分,以破暑结之邪,为之使也。

59131 草果饮《普济方》卷一九八）

【组成】草果 常山 槟榔 甘草少许 黑豆各等分

【用法】上咬咀,水二盏,煎一盏,去滓,露一宿,空心未发前温服。

【主治】脾寒疟。

59132 草果饮《普济方》卷三八六）

【组成】草果一两 厚朴二两 甘草 枣子各半两 生姜四两（不去皮,同杵,淹一宿,焙）

【用法】上咬咀。三岁一钱,水半盏,煎至三分,去滓。

【主治】小儿寒热,盗汗,不思饮食,面黄腹急。

59133 草果饮《普济方》卷三九〇）

【组成】草果 陈皮 知母 三棱 良姜 乌梅 莪术 苏叶 人参 川芎 白芷 甘草

【用法】上为末,加生姜一钱,水煎服。如脾胃虚弱,用平胃散加草果、乌梅煎服。

【主治】小儿痰疟,寒热往来,脾胃虚疟。

59134 草果饮《普济方》卷三九六）

【组成】厚朴（姜制） 青果（煨,去皮） 藿香（洗） 甘草（炙） 丁皮 神曲 半夏各半两

【用法】上为散。每服二钱,加大枣,水煎服。

【主治】小儿痢后浮肿,及疟疾脾虚弱。

【备考】本方名草果饮,但方中无草果,疑脱。

59135 草果饮

《校注妇人良方》卷二十一。即《妇人良方》卷二十一引《经效》“草果饮子”。见该条。

59136 草果饮（《赤水玄珠》卷八）

【组成】草果 苍术 厚朴 陈皮 半夏 甘草 乌梅（去核）

【用法】加生姜、大枣，水煎服。

【主治】内伤饮食作疟，胸腹饱闷。

【加减】寒多者，加干姜、附子；热多者，只加柴胡；瘴疟，加槟榔。

59137 草果饮（《郑氏家传女科万金方》卷四）

【组成】草果 青皮 陈皮 厚朴 半夏 白茯苓 苏叶 柴胡 槟榔 乌梅 常山 黄芩 枳实 甘草

【主治】产后脾胃虚，发肿者。

【加减】如妊娠疟疾，去青皮、厚朴、半夏、茯苓、乌梅、槟榔、枳实、常山，加川芎、白芷、良姜。

59138 草果饮（《伤寒大白》卷二）

【组成】草果仁 青皮 白芷 甘草 紫苏 白豆蔻 山楂 莱菔子

【功用】消痰积。

【主治】人冒外邪，但发寒热，不成疟症。若肠胃先有食、痰涎，后又外感风寒，则发似疟。

【加减】若发时恶寒身痛，此后感之表邪，急加羌活、柴胡、升麻，口渴唇焦，先感之积热重，加栀、连。

59139 草果饮

《经验女科方》。为《宁坤秘籍》卷上"草果散"之异名。见该条。

59140 草果散（《妇人良方》卷十五）

【异名】草果饮（《保命集》卷下）。

【组成】厚朴（去粗皮，姜汁浸，炒黄）二两 肉豆蔻一个（面煨） 草豆蔻一个（煨）

【用法】上㕮咀。每服三钱，水一盏，加生姜三片，煎至七分，去滓热服。

【主治】妊娠脏气本虚，宿夹风冷，脾胃久弱，脏腑虚滑，脐腹疠痛，日夜无度。

59141 草果散

《幼科类萃》卷七。为《医学纲目》卷三十九引汤氏方"草果饮"之异名。见该条。

59142 草果散（《宁坤秘籍》卷上）

【异名】草果饮（《经验女科方》）。

【组成】草果二钱 青皮 柴胡 黄芩各八分 甘草三分

【用法】水煎。空心服。

【主治】胎前疟疾，小腹作痛，口燥咽干。

59143 草金丹

《证类本草》卷二十三引《左慈秘诀》。为《千金》卷十二"夏姬杏仁方"之异名。见该条。

59144 草金散（《幼幼新书》卷二十七引《九籥卫生》）

【组成】烂大栀子三个 草乌头一个

【用法】上同藏于小瓶内，用泥固济烧，烟尽取出，研细。每服一字，生姜汁调下。

【主治】小儿吐逆。

59145 草香散（《惠直堂方》卷二）

【组成】夏枯草四两 香附子四两 甘草八钱

【用法】上为末。每服一钱五分，清汤送下。

【主治】目疾，至夜则甚，或点苦寒反重者，及肝虚冷泪，怕日羞明。

59146 草神丹（《扁鹊心书·神方》）

【组成】川附子（制）五两 吴茱萸（泡）二两 肉桂二两 琥珀五钱（用柏子煮过另研） 辰砂五钱（另研） 麝香二钱（另研）

【用法】先将前三味为细末，后入琥珀、辰砂、麝香三味，共研极匀，蒸饼为丸，如梧桐子大。每服五十丸，米饮送下。小儿每服十丸。

【功用】大补脾肾。

【主治】阴毒伤寒，阴疽痔漏，水肿臌胀，中风半身不遂，脾泄暴注久痢，黄黑疸，虚劳发热，咳嗽咯血，两胁连心痛，胸膈痞闷，胁中如流水声；童子骨蒸，小儿急慢惊风，痘疹变黑缩陷；气厥卒仆；双目内障；吞酸逆气，痞积血块，大小便不禁；奔豚疝气；附骨疽，两足少力，虚汗不止；男子遗精，梦泄，砂石淋，溺血；妇人血崩血淋；暑月伤食、腹痛，呕吐痰涎。

59147 草粉散（《圣惠》卷七十一）

【组成】雄雀粪半两（微炒，细研） 腻粉半两

【用法】上以搜了面一鸡子大相和，捣作饼子，煿熟候干，捣细罗为散。每服一钱，五更初以温酒调服。以利恶物为效。

【主治】妇人久积食癥，腹中结块，面身浮肿。

59148 草蔻丸（《普济方》卷三九八）

【组成】草豆蔻三枚（去皮） 乌头三枚（盐水浸少时，炒） 益智（去壳） 青橘皮（汤浸，焙，去白）各一分

【用法】上为末，生姜汁煮面糊为丸，如绿豆大。每服七丸，乳食前煎木瓜汤或生姜汤送下。

【主治】小儿洞泄不止。

59149 草蔻丸

《医学入门》卷七。为《脾胃论》卷下"草豆蔻丸"之异名。见该条。

59150 草蔻丸（《症因脉治》卷二）

【组成】草蔻 益智仁 青皮 神曲 麦芽 陈皮 苍术 厚朴 甘草

【用法】水煎服。

【主治】呕吐酸水，脉弦迟者。

59151 草蔻汤（《简明医彀》卷五）

【组成】泽泻一钱 木香三分 神曲四分 半夏（制） 枳实（麸炒） 草豆蔻 黄芪 益智仁 甘草（炙）各五分 青皮 陈皮各六分 川归 茯苓各七分

【用法】上㕮咀。加生姜三片，黑枣一个，水煎服。

【主治】脐腹虚寒疼痛。

59152 草罂饮（《普济方》卷三九六引《仁存方》）

【组成】木瓜草一两（一方用马齿苋） 罂粟壳 甘草各半两

【用法】上㕮咀。三岁每服一钱，水半盏，煎三分，去滓，食前服。

【主治】小儿久新痢疾，不食身热。

59153 草蜜汤（《直指》卷十五）

【组成】生车前草捣取自然汁半盏 蜜一匙

【用法】调服。

【主治】心肾有热,小便不通。

59154　草蜜膏《效验秘方》宋志刚方)

【组成】甘草 10 克　蜂蜜 100 毫升

【用法】上制成膏剂。用生理盐水清洗局部患者,拭干,取适量膏局部外敷。

【主治】阴茎龟头溃疡。

【方论选录】方中生甘草清热解毒,缓急止痛,促进溃疡面愈合;蜂蜜清热解毒,止痛润燥,保护溃疡面。二药相伍,既增强了清热解毒的功效,又起到了保护创面,促进愈合的目的。

59155　草霜散《青囊秘传》)

【组成】灯草　壁钱

【用法】上同入细青竹筒内,黄泥包固,麦穗火煨之一周时,去泥竹筒,将药研细,每一钱加冰片二分。

【主治】走马牙疳。

59156　草乌头丸《千金翼》卷十五)

【组成】乌头十五分(炮,去皮)　大黄　干姜　厚朴(炙)　吴茱萸　芍药　前胡　芎劳　当归　细辛　桂心各五分　蜀椒三分(去目闭口者,汗)　白薇半两　黄芩　白术　人参　紫菀　甘草(炙)各一两

【用法】上为末,炼蜜为丸,如梧桐子大。每服十丸,酒送下,每日三次。渐渐加之。

【功用】破积聚。

【主治】积结冷聚,阳道弱,大便有血,妇人产后出血不止。

59157　草乌头丸《圣惠》卷三十三)

【组成】草乌头半两(炮裂)　踯躅花二钱

【用法】上为末,以黄蜡消汁为丸,如绿豆大。绵裹一丸,于痛处咬之。有涎即吐却。

【主治】牙疼。

59158　草乌头方《圣济总录》卷一一五)

【组成】草乌头尖　矾石各等分

【用法】上为末,用醋调灌耳中。立出。

【主治】百虫入耳。

59159　草乌头汤《全生指迷方》卷三引《指南方》)

【组成】草乌头(去皮尖,生用)　细辛(去苗)　茶芽各等分

【用法】上为散。每服五钱,水二盏,煎至一盏,去滓,缓缓服尽。

【主治】气晕。但晕而不眩,发则伏地昏昏,食顷乃苏,由荣卫错乱,气血涸浊,阳气逆行,上下相隔,气复通则苏,脉虚大而涩。

【备考】本方方名,《普济方》引作“草乌头散”。

59160　草乌头散《圣济总录》卷一一九)

【组成】草乌头(米泔浸一宿,去皮,切作片,炒)一两　高良姜半两　细辛(去苗叶)半两　荜茇半两　白僵蚕半两　五灵脂半两　乳香一钱

【用法】上为散。每用一字揩牙。合口少时去涎尽,以盐汤漱口。

【主治】❶《圣济总录》:牙齿疼痛。❷《医统》:风牙疼痛。

59161　草乌头散《圣济总录》卷一二一)

【异名】草乌散(《普济方》卷六十五)。

【组成】草乌头一两(实大者,分作三份,一份烧存性,二份烧黑色为度)　青盐半两　细辛(去苗叶)半两　地龙(去土)一分

【用法】上为散。早、夜如齿药揩牙齿动摇处。

【主治】牙齿动摇疼痛,及骨槽风。

59162　草乌头散《圣济总录》卷一三〇)

【组成】草乌头末

【用法】水调,鸡羽扫肿上;有疮者,先以膏药贴定,无令药着人。初涂病人,觉冷如水,疮乃不痛。

【功用】未溃令内消,已溃令速愈。

【主治】肿毒痈疽。

【临床报道】疮肿:《普济方》昔有人病疮肿颇甚,以此涂之,坐中便见皮皱,稍稍而消。

59163　草乌头散

《御药院方》卷九。为《圣济总录》卷一二一“细辛散”之异名。见该条。

59164　草乌头散

《普济方》卷四十四。即《全生指迷方》卷三引《指南方》“草乌头汤”。见该条。

59165　草乌头散《普济方》卷六十九)

【异名】草乌散(《奇效良方》卷六十二)。

【组成】两头尖七个　草乌头七个　全蝎七个　僵蚕七个(去嘴足)

【用法】上为细末。用指点擦于痛处。涎唾勿咽,然后漱之吐出。

【主治】牙风疼痛。

59166　草乌头膏《圣济总录》卷一四四)

【异名】乌头膏(《圣济总录》卷一四五)。

【组成】草乌头　细辛(去苗叶)　蛇床子　独活(去芦头)　吴茱萸各半两　葱(切,研)二十茎　生姜(切,研)四两

【用法】上除姜、葱别研外,为末,和匀再研。量患处多少,热酒调为膏涂之,以帛裹,日再易。

【主治】伤折恶血,结滞不散,肿痛;诸骨蹉跌,脱臼疼痛。

【备考】本方方名,《普济方》引作“乌头散”。

59167　草乌洗剂《中医皮肤病学简编》)

【组成】川乌 9 克　草乌 9 克　当归 9 克　透骨草 12 克　红花 6 克

【用法】水煎洗。

【主治】冻疮。

59168　草龙胆散《袖珍》卷三引《圣惠》)

【组成】龙胆草(洗,去头)　菊花(去梗)　木贼(洗净,去节)　草决明(微炒)　甘草(炙)各二两　香附子(炒,去毛)　川芎(不见火)各四两

【用法】上为细末。每服二钱,用麦门冬熟水,入砂糖少许同调,食后服;或米泔调下亦得。

【主治】上焦受于风热,气毒攻冲眼目暴赤,磣涩羞明,肿痛多眵,迎风有泪,翳膜攀睛,胬肉隐痛。

59169　草龙胆散《局方》卷七续添诸局经验秘方)

【组成】蒺藜子(炒,去刺)　草龙胆各六两　赤芍药半

斤　甘草(炙)　羌活　防风(去叉枝)各三两　菊花(去枝)半两　茯苓(去皮)四两

【用法】上为末。每服二钱,食后、临卧温酒调下。

【主治】眼暴赤肿痛,风气热上冲,睛疼连眶,睑眦赤烂,瘀肉侵睛,时多热泪;及因叫怒,逆损肝气,久劳瞻视,役损眼力,风砂尘土,入眼涩痛,致成内外障翳,及一切眼疾。

【备考】本方方名,《普济方》引作"龙胆草散"。

59170　草龙胆散(《活幼心书》卷下)

【组成】草龙胆　木贼(去节)　荆芥　菊花　防风(去芦)　草决明(半生半炒)　甘草各半两

【用法】上㕮咀。每服二钱,水一盏,煎七分,不拘时候温服。

【主治】暴赤火眼,昼夜涩痛,作肿泪多。

【加减】痛甚,加羌活、乳香同煎。

59171　草龙胆散(《普济方》卷三六六)

【组成】草龙胆　钩藤　枳壳　升麻各等分

【用法】水煎,日日灌漱之。

【主治】牙根宣露。

59172　草四神煎

《圣济总录》卷一八五。为《普济方》卷三十三引《博济》"七珍丸"之异名。见该条。

59173　草决明汤(方出《临证指南医案》卷八,名见《杂病源流犀烛》卷二十二)

【组成】草决明　冬桑叶　夏枯草　小胡麻　谷精草　丹皮

【用法】水煎服。

【主治】肝胆气热,目痛偏左,翳膜红丝,脉左弦涩。

59174　草豆蔻丸(《圣惠》卷十八)

【组成】草豆蔻一两(去皮)　白术半两　当归一两(剉,微炒)　陈橘皮半两(汤浸,去白瓤,焙)　黄耆三分(剉)　甘草半两(炙微赤,剉)　吴茱萸一分(汤浸七遍,焙干,微炒)　高良姜半两(剉)　厚朴半两(去粗皮,涂生姜汁,炙令香熟)

【用法】上为细末,以面糊为丸,如梧桐子大。每服三十丸,食前以粥饮送下。

【主治】热病后,脾胃气冷,不思饮食。

59175　草豆蔻丸(《圣惠》卷二十八)

【组成】草豆蔻半两(去皮)　桂心半两　丁香三分　高良姜半两(剉)　附子半两(炮裂,去皮脐)　半夏半两(汤洗七遍,去滑)　人参半两(去芦头)　白茯苓三分　诃黎勒三分(煨,用皮)　厚朴一两(去粗皮,涂生姜汁,炙令香熟)　白豆蔻半两(去皮)　陈橘皮二两(汤浸,去白瓤,焙)

【用法】上为末,酒煮面糊为丸,如梧桐子大。每服二十丸,食前以姜、枣汤送下。

【主治】虚劳,脾胃气弱,痰饮不散,呕逆不下食。

59176　草豆蔻丸(《圣惠》卷二十九)

【组成】草豆蔻一两(去皮)　木瓜半两　当归三分　前胡一两(去芦头)　人参一两(去芦头)　赤茯苓一两　桂心一两　陈橘皮一两(汤浸,去白瓤,焙)　白术一两　槟榔一两　诃黎勒一两(煨,用皮)

【用法】上为末,炼蜜为丸,如梧桐子大。每服三十丸,食前以生姜汤送下。

【主治】虚劳心腹痞满,胁下妨闷,不思饮食。

59177　草豆蔻丸(《圣惠》卷四十八)

【组成】草豆蔻一两(去皮)　附子一两(炮裂,去皮脐)　茴香子一两(微炒)　厚朴一两(去粗皮,涂生姜汁,炙令香熟)　白术一两　桂心一两　干姜一两(炮裂,剉)　青橘皮一两(汤浸,去白瓤,焙)　芎䓖一两　川乌头一两(炮裂,去皮脐)　木香一两　吴茱萸一两(汤浸七遍,焙干,微炒)

【用法】上为末,炼蜜为丸,如梧桐子大。每服二十丸,食前以热酒送下。

【主治】七疝,四肢寒冷,脐下妨痛,不欲饮食。

59178　草豆蔻丸(《圣惠》卷五十)

【组成】草豆蔻(去皮)　附子(炮裂,去皮脐)　远志(去心)　桂心　细辛　干姜(炮裂,剉)　川椒(去目及闭口者,微炒,去汗)各一两

【用法】上为末,炼蜜为丸,如弹子大。不拘时候,含一丸咽津。

【主治】五膈气,饮食难下,胸膈噎闷,四肢不利。

59179　草豆蔻丸(《圣惠》卷五十)

【组成】草豆蔻一两(去皮)　附子一两(炮裂,去皮脐)　缩砂一两(去皮)　陈橘皮一两(汤浸,去白瓤,焙)　干姜半两(炮裂,剉)　枳实半两(麸炒微黄)　吴茱萸半两(汤浸七遍,焙干,微炒)　桂心半分　鸡舌香半两　槟榔半两　木香半两　当归半两(剉,微炒)

【用法】上为末,以水浸蒸饼为丸,如梧桐子大。每服三十丸,以热酒送下,不拘时候。

【主治】五膈气,脾胃久冷,呕吐酸水,脾腹疼痛,不思饮食。

59180　草豆蔻丸(《圣济总录》人卫本卷四十四)

【组成】草豆蔻(去皮)　干姜(炮)　桂(去粗皮)各一两　诃黎勒(焙)半两　甘草(炙)　白茯苓(去黑皮)　人参各三分

【用法】上为末,炼蜜为丸,如梧桐子大。每服二十丸,空心温酒或生姜汤送下。

【主治】脾久虚,不下食,痰逆恶心;脾胃久冷,气攻心腹,肠鸣胀满。

【备考】本方方名,原书文瑞楼本作"豆蔻丸"。

59181　草豆蔻丸(《圣济总录》卷一一八)

【组成】草豆蔻仁　丁香各一两　麝香一分　藿香叶　桂(去粗皮)　零陵香　莎草根(去毛)　木香　白芷　当归(切,焙)　槟榔(剉)各半两

【用法】上为末,炼蜜为丸,如鸡头子大。每含化一丸,咽津液,一日三丸。

【主治】心脾蕴热,随气上熏,发为口臭。

59182　草豆蔻丸(《内外伤辨》卷下)

【组成】草豆蔻(面裹煨,去皮,取仁)　枳实(麸炒黄色)　白术各一两　大麦芽(面炒黄色)　半夏(汤洗七次,晒干)　黄芩(刮去皮,生)　神曲(炒黄色)各五钱　干生姜　橘皮　青皮各二钱　炒盐五分

【用法】上为细末,汤浸蒸饼为丸,如绿豆大。每服五十丸,白汤送下。

【主治】秋冬伤寒冷物,胃脘当心而痛,上支两胁,膈咽不通。

【加减】如冬月用,别作一药,不用黄芩。

【备考】岁火不及,又伤冷物,加以温剂,是其治也。然有热物伤者,从权以寒药治之,随时之宜,不可不知也。

59183 草豆蔻丸(《脾胃论》卷下)

【异名】草蔻丸(《医学入门》卷七)。

【组成】泽泻一分(小便数,减半) 柴胡二分或四分(须详胁痛多少用) 神曲 姜黄各四分 当归身 生甘草 熟甘草 青皮各六分 桃仁(汤洗,去皮尖)七分 白僵蚕 吴茱萸(汤洗去苦烈味,焙干) 益智仁 黄耆 陈皮 人参各八分 半夏一钱(汤洗七次) 草豆蔻仁一钱四分(面裹烧,面熟为度,去皮用仁) 麦糵面(炒黄)一钱五分。

【用法】上为细末,桃仁另研如泥,再同细末一处研匀,汤浸蒸饼为丸,如梧桐子大。每服三五十丸,熟白汤送下,旋斟酌多少。

【主治】脾胃虚而心火乘之,不能滋荣上焦元气,遇冬,肾与膀胱寒水旺时,子能令母实,致肺金大肠相辅而来克心乘脾胃,此大复其仇也。《经》云:大胜必大复。故皮毛、血脉、分肉之间,元气已绝于外,又大寒大燥二气并乘之,则苦恶风寒,耳鸣,及腰背相引胸中而痛,鼻息不通,不闻香臭,额寒脑痛,目时眩,目不欲开,腹中为寒水反乘,痰唾沃沫,食入反出,常痛,及心胃、胁下缩急,有时而痛,腹不能努,大便多泻而少秘,下气不绝,或腹中鸣,此脾胃虚之至极也;胸中气乱,心烦不安,而为霍乱之渐,咽膈不通,噎塞,极则有声,喘喝闭塞,或日阳中,或暖房室内稍缓,口吸风寒则复作,四肢厥逆,身体沉重,不能转侧,头不可以回顾,小便溲而时躁。

59184 草豆蔻丸(《丹溪治法心要》卷三)

【组成】白豆蔻三钱 白术 三棱 草豆蔻 半夏各一两 砂仁 片姜黄 枳实 青皮 良姜(一作干姜) 陈皮 桂皮 丁香 蓬术 木香 藿香 小草各五钱

【用法】生姜汁蒸饼为丸。每服六七十丸,白汤送下。

【主治】肥人胃脘当心痛,或痞气在中脘不散。

59185 草豆蔻丸(《片玉心书》卷五)

【组成】草豆蔻(面包煨去油)一钱 陈皮六钱 泽泻 半夏各一钱 桃仁(去皮尖)七粒 麦芽(炒)二钱半 神曲(炒) 柴胡 姜黄各四钱

【用法】上为末,汤浸蒸饼为丸。白汤送下。

【主治】小儿外感风寒,内伤冷物,胃气当心而痛,啼哭闷绝,手足冷,或吐或不吐,以热手按摩则止者。

59186 草豆蔻汤(方出《证类本草》卷二十三引《千金》,名见《朱氏集验方》卷三)

【异名】豆蔻散(《仙拈集》卷一)。

【组成】草豆蔻一两(去皮)

【用法】上为末,以木瓜、生姜汤下半钱。

【功用】《成方制剂》:温中化湿,行气止痛,健胃消食。

【主治】❶方出《证类本草》,名见《朱氏集验方》,心腹胀满短气。❷《成方制剂》:食欲不振,胃脘胀痛,恶心呕逆,吞酸嘈杂。

【备考】本方改为酊剂,名"草豆蔻酊"(见《成方制剂》19册)。

59187 草豆蔻汤(《圣济总录》卷三十九)

【组成】草豆蔻(去皮)一分 黄连(去须)一两

【用法】上为粗末。每服三钱匕,水一盏,加乌豆五十粒,生姜三片,煎至七分,去滓温服,一日三次。

【主治】霍乱心烦渴,吐利不下食。

59188 草豆蔻汤(《圣济总录》人卫本卷四十四)

【组成】草豆蔻(去皮,生用) 人参 白茯苓(去黑皮) 陈橘皮(汤浸,去白,焙) 麦糵(炒) 白术各一两 肉豆蔻三枚(去皮) 附子(炮裂,去皮脐) 甘草(炙)各半两

【用法】上剉,如麻豆大。每服二钱匕,水一盏半,入蜜一匙头,煎取八分,去滓温服,不拘时候。

【主治】脾虚胀闷,喘息不匀,涕唾稠粘,不思饮食。

【备考】本方方名,原书文瑞楼本作"豆蔻汤"。

59189 草豆蔻汤(《圣济总录》卷四十六)

【组成】草豆蔻(去皮) 人参 陈橘皮(汤浸,去白,焙) 厚朴(去粗皮,生姜汁炙)各一两 甘草(炙,剉) 桂(去粗皮)各半两

【用法】上为粗末。每服三钱匕,水一盏,加生姜二片,同煎至六分,去滓,食前温服。

【功用】进食和气。

【主治】脾胃气冷热不和。

59190 草豆蔻汤(《圣济总录》卷五十五)

【组成】草豆蔻(去皮)一两半 厚朴(去粗皮,姜汁炙)二两 桂(去粗皮) 高良姜 当归(剉,焙)各一两

【用法】上为粗末。每服四钱匕,以水一盏,煎取六分,去滓,稍热服,不拘时候。

【主治】厥逆冷气,上攻心痛,不食。

59191 草豆蔻汤(《圣济总录》卷五十七)

【组成】草豆蔻(去皮) 木香 桂(去粗皮) 芎藭 赤芍药 白术 槟榔(剉) 陈橘皮(汤浸,去白,焙)各一两 当归三分(剉,炒)

【用法】上为粗末。每服三钱匕,以水一盏,煎取七分,去滓,空腹食前温服。

【主治】腹胀,肠鸣切痛,不入食。

59192 草豆蔻汤(《圣济总录》卷六十三)

【组成】草豆蔻(去皮) 藿香(用叶)各半两 丁香一分 白术半两 桂(去粗皮)一分 枳壳(去瓤,麸炒) 陈橘皮(汤浸,去白,焙) 山芋各半两

【用法】上为粗末。每服三钱匕,水一盏,加大枣二个(擘破),粟米少许,同煎至六分,去滓,食前温服。

【功用】和胃下气。

【主治】干呕。

59193 草豆蔻汤(圣济总录》卷一五一)

【组成】草豆蔻(去皮)三枚 当归(切,焙) 厚朴(去粗皮,生姜汁炙) 甘草(炙) 芍药各一两 枳壳(去瓤,麸炒) 白茯苓(去黑皮) 人参各三分

【用法】上为粗末。每服三钱匕,水一大盏,煎至七分,去滓温服,不拘时候。

【主治】室女月水不利,攻腹刺痛。

59194 草豆蔻汤(《圣济总录》卷一七九)

【组成】草豆蔻二枚(去皮) 高良姜 人参 甘草 干木瓜(剉)各一分 白茯苓(去黑皮) 桔梗(炒)各半两

【用法】上为粗末。每服一钱半,水七分,加生姜二片,同煎至四分,去滓,分三次温服,乳食前各一次。

【主治】小儿洞泄不止。

59195 草豆蔻汤《兰室秘藏》卷上）

【组成】泽泻一分 木香三分 神曲四分 半夏（制）枳实 草豆蔻仁 黄耆（春、夏去之）益智仁 甘草各五分 青皮 陈皮各六分 茯苓 当归各七分

【用法】上为粗末，都作一服。水二大盏，加生姜三片，煎至一盏，去滓，食远温服。

【主治】腹中虚寒胀痛。

❶《兰室秘藏》：腹中虚胀。❷《医统》：脐腹虚寒疼痛。❸《杏苑》：腹中寒胀，少食难消，或胃脘疼连小腹。

59196 草豆蔻汤《医方类聚》卷一六五引《御医撮要》）

【组成】草豆蔻四两 肉豆蔻二两 人参一两 甘草五两 白檀香半两 茯苓二两

【用法】上为细末。每服半钱，如茶点进。

【功用】醒酒和气。

59197 草豆蔻汤《古今医彻》卷三）

【组成】草豆蔻（煨）高良姜 广皮 陈神曲（炒）吴茱萸（汤泡）五分 茯苓 半夏各一钱 炙甘草三分

【用法】加煨姜一片，水煎服。

【主治】客寒犯胃，或过食生冷，中脘疼痛，手足厥逆，脉见弦紧。

【宜忌】非脉实症寒者，勿轻用。

59198 草豆蔻饮《圣济总录》卷三十四）

【组成】草豆蔻（去皮）高良姜 常山 青橘皮（汤浸，去白，焙）陈橘皮（汤浸，去白，焙）各一分 生姜半分 淡竹叶一握 黑豆五十枚

【用法】上咬咀。即用水三盏，煎至一盏半，去滓，未发时通口分二次温服。

【主治】寒疟。

59199 草豆蔻饮《圣济总录》卷三十七）

【组成】草豆蔻（去皮）高良姜 甘草（炙）各半两

【用法】上为粗末。每服五钱匕，煎作熟水，频饮之。

【功用】令山岚瘴气不着人。

59200 草豆蔻散《圣惠》卷五）

【组成】草豆蔻三分（去皮）赤茯苓一分 甘草半两（炙微赤，剉）人参半两（去芦头）白术半两 陈橘皮半两（汤浸，去白瓤，焙）桂心三分 枳壳三分（麸炒微黄，去瓤）半夏二分（汤浸洗七遍去滑）厚朴三分（去粗皮，涂生姜汁，炙令香熟）

【用法】上为散。每服三钱，以水一中盏，加生姜半分、大枣三个，煎至六分，去滓，稍热服，不拘时候。

【主治】脾胃冷热气不和，胸中满闷，不能下食，四肢少力。

【宜忌】忌生冷、油腻、饴糖。

59201 草豆蔻散《圣惠》卷五）

【组成】草豆蔻一两（去皮）陈橘皮二两（汤浸，去白瓤，焙）桂心一两 附子一两（炮裂，去皮脐）白术一两 干姜一两（炮裂，剉）木香半两 甘草半两（炙微赤，剉）厚朴二两（去粗皮，涂生姜汁，炙令香熟）

【用法】上为粗散。每服三钱，以水一中盏，加生姜半分、大枣三个，煎至六分，去滓，稍热服，不拘时候。

【主治】脾气虚，腹胁胀满，四肢不和，面色青黄，不纳饮食。

59202 草豆蔻散《圣惠》卷五）

【组成】草豆蔻二两（去皮）半夏半两（汤浸七遍去滑）肉桂三分（去皴皮）人参三分（去芦头）木香半两 前胡一两（去芦头）高良姜一两（剉）白茯苓一两 附子一两（炮裂，去皮脐）陈橘皮三分（汤浸，去白瓤，焙）厚朴二两（去粗皮，涂生姜汁，炙令香熟）白术一两 甘草一分（炙微赤，剉）

【用法】上为散。每服三钱，以水一中盏，加生姜半分、大枣三个，煎至六分，去滓，稍热服，不拘时候。

【主治】脾胃气虚弱，脏腑积冷，呕吐宿食，四肢少力，面无颜色。

59203 草豆蔻散《圣惠》卷五）

【组成】草豆蔻半两（去皮）青橘皮半两（汤浸，去白瓤，焙）人参一两（去芦头）桂心半两 附子三分（炮裂，去皮脐）白茯苓三分 白术半两 当归半两（剉，微炒）枳实半两（麸炒微黄）厚朴一两半（去粗皮，涂生姜汁，炙令香熟）芎䓖半两 柴胡半两（去苗）桔梗半两（去芦头）白芍药半两 黄耆半两（剉）

【用法】上为散。每服二钱，以水一中盏，加生姜半分、大枣三个，煎至六分，去滓，稍热服，不拘时候。

【主治】脾胃气久虚，四肢无力，腑脏虚损，不欲饮食，日加羸瘦，体虚颤掉。

【宜忌】忌生冷、油腻、湿面、猪犬肉。

59204 草豆蔻散《圣惠》卷六）

【组成】草豆蔻一两（去皮）高良姜三分（剉）桂心半两 丁香半两 木香半两 白术半两 当归半两（剉，微炒）白豆蔻半两（去皮）陈橘皮一两（汤浸，去白瓤，焙）肉豆蔻半两（去壳）甘草一分（炙微赤，剉）

【用法】上为散。每服一钱，食前以姜、枣汤调下。

【主治】❶《圣惠》：大肠虚冷，肠鸣腹痛，下痢，不思饮食。❷《圣济总录》：肠虚寒湿内攻，腹痛飧泄。

59205 草豆蔻散《圣惠》卷十三）

【组成】草豆蔻一两（去皮）吴茱萸半两（汤浸七遍，焙干，微炒）青橘皮三分（汤浸，去白瓤，焙）川大黄一两（剉碎，微炒）槟榔一两 当归一两（剉，微炒）

【用法】上为粗末。每服四钱，以水一中盏，煎至六分，去滓，稍热服，不拘时候。

【主治】伤寒后，冷热气不和，心腹疼痛，食不消化。

59206 草豆蔻散《圣惠》卷十四）

【组成】草豆蔻三分（去皮）藿香一两 桂心三分 白术一两 人参一两（去芦头）半夏半两（汤洗七遍去滑）黄耆一两（剉）甘草半两（炙微赤，剉）陈橘皮半两（汤浸，去白瓤，焙）

【用法】上为散。每服三钱，以水一中盏，加生姜半分，煎至六分，去滓，稍热服，不拘时候。

【主治】伤寒后，脾胃气弱，痰逆，不思饮食，四肢虚羸。

59207 草豆蔻散《圣惠》卷二十八）

【组成】草豆蔻一两（去皮）人参一两（去芦头）桂心半两 白术一两 半夏半两（汤洗七遍去滑）甘草一两（炙微赤，剉）陈橘皮一两（汤浸，去白瓤，焙）厚朴一两半（去粗皮，涂生姜汁，炙令香熟）

【用法】上为粗散。每服三钱,以水一中盏,加生姜半分,大枣三个,煎至六分,去滓,食前稍热服。

【主治】虚劳,脾胃虚冷,食不消化。

59208 草豆蔻散《《圣惠》卷三十》

【组成】草豆蔻三分(去皮) 前胡一两半(去芦头) 桔梗三分(去芦头) 木香三分 赤茯苓一两 大腹皮三分(剉) 槟榔一两 紫苏茎叶二两 陈橘皮一两(汤浸,去白瓤,焙)

【用法】上为粗散。每服三钱,以水一中盏,加生姜半分,煎至六分,去滓,稍热服,不拘时候。

【主治】虚劳上气,胸中满闷,不下饮食。

【宜忌】忌炙煿、醋物、猪肉。

59209 草豆蔻散《《圣惠》卷三十九》

【组成】草豆蔻十枚(去皮) 高良姜三分 人参一两半(去芦头) 白茯苓二两 青橘皮三分(汤浸,去白瓤,焙)

【用法】上为散。每服三钱,以水一中盏,加生姜半分,煎至六分,去滓,点少盐搅匀,不拘时候服之。

【主治】饮酒过度,呕逆不止,心腹胀满。

59210 草豆蔻散《《圣惠》卷四十二》

【组成】草豆蔻一两(去皮) 当归一两(剉,微炒) 白术一两 附子一两(炮裂,去皮脐) 桂心一两半 高良姜一两(剉) 赤茯苓一两 吴茱萸半两(汤浸七遍,焙干,微炒) 桔梗一两(去芦头) 厚朴一两半(去粗皮,涂生姜汁,炙令香熟) 甘草半两(炙微赤,剉)

【用法】上为散。每服三钱,以水一中盏,加生姜半分,煎至六分,去滓温服,不拘时候。

【主治】胸痹短气,脏腑久寒,脐腹疼痛,两胁胀满,心膈不利。

59211 草豆蔻散《《圣惠》卷四十三》

【组成】草豆蔻一两(去皮) 丁香三分 缩砂三分(去皮) 桃仁三分(汤浸,去皮尖双仁,麸炒微黄) 青橘皮三分(汤浸,去白瓤,焙) 白术三分 萝卜子三分(微炒) 桂心三分 木瓜三分 木香三分 枳壳三分(麸炒微黄,去瓤) 槟榔三分

【用法】上为散。每服三钱,以水一中盏,加生姜半分,煎至六分,去滓温服,不拘时候。

【主治】心腹气壅滞,卒胀满,不能饮食。

59212 草豆蔻散《《圣惠》卷四十五》

【组成】草豆蔻一两(去皮) 吴茱萸一分(汤浸七遍,焙干,微炒) 紫苏茎叶一两 半夏三分(汤洗七遍去滑) 枳实三分(麸炒微黄,去瓤) 赤茯苓一两 前胡一两(去芦头)木通一两(剉) 槟榔一两

【用法】上为散。每服二钱,以水一中盏,加生姜半分,煎至六分,去滓温服,不拘时候。

【主治】脚气发动,呕逆,胸中满闷,不下饮食。

59213 草豆蔻散《《圣惠》卷四十七》

【组成】草豆蔻半两(去皮) 黄连一两(去须) 丁香半两

【用法】上为散。每服三钱,以水一中盏,加黑豆五十粒,生姜半分,煎至六分,去滓温服,不拘时候。

【主治】霍乱。水利不止,吐不下食,兼烦渴。

59214 草豆蔻散《《圣惠》卷四十七》

【组成】草豆蔻一两(去皮) 木香半两 桂心半两 人参一两(去芦头) 甘草半两(炙微赤,剉) 白术半两 干姜 陈橘皮一两(汤浸,去白瓤,焙)

【用法】上为散。每服二钱,以水一中盏,煎至六分,去滓热服,不拘时候。

【主治】霍乱吐泻,脐下气筑,心悸妨闷。

59215 草豆蔻散《《圣惠》卷四十七》

【组成】草豆蔻一两(去皮) 高良姜一两(剉) 丁香一两 白术一两 人参一两(去芦头) 陈橘皮一两(汤浸,去白瓤,焙) 缩砂一两(去皮) 甘草半两(炙微赤,剉) 木瓜二两(干者)

【用法】上为散。每服二钱,以热生姜汤调下,不拘时候。

【主治】霍乱,吐泻后转筋。

59216 草豆蔻散《《圣惠》卷五十》

【组成】草豆蔻一两(去皮) 人参三分(去芦头) 陈橘皮一两(汤浸,去白瓤,焙) 白术半两 桂心半两 木通半两(剉) 槟榔半两 鸡舌香半两 赤茯苓半两 半夏半两(汤洗七遍去滑)

【用法】上为散。每服三钱,以水一中盏,加生姜半分,煎至六分,去滓,稍热服,不拘时候。

【主治】膈气,心胸不利,食即呕逆。

59217 草豆蔻散《《圣惠》卷五十》

【组成】草豆蔻三分(去皮) 青橘皮三分(汤浸,去白瓤,焙) 诃黎勒皮一两 益智子半两(去皮) 人参三分(去芦头) 细辛半两 赤茯苓半两 厚朴一两(去粗皮,涂生姜汁,炙令香熟) 半夏半两(汤洗七遍去滑) 丁香一分 甘草一分(炙微赤,剉) 槟榔三分

【用法】上为散。每服三钱,以水一中盏,加生姜半分,煎至六分,去滓,稍热服,不拘时候。

【主治】膈气壅滞,不下饮食,或宿食不消。

59218 草豆蔻散《《圣惠》卷五十一》

【组成】草豆蔻一两(去皮) 泽泻半两 人参半两(去芦头) 桂心三分 白术三分 赤茯苓半两 半夏三分(汤洗七遍去滑) 陈橘皮三分(汤浸,去白瓤,焙) 细辛半两 附子三分(炮裂,去皮脐) 厚朴一两(去粗皮,涂生姜汁,炙令香熟) 甘草三分(炙微赤,剉)

【用法】上为散。每服五钱,以水一大盏,加生姜半分,大枣三个,煎至五分,去滓温服,不拘时候。

【主治】心膈冷气痰饮,胸中滞闷,或吐清水,不纳饮食。

59219 草豆蔻散《《圣惠》卷五十九》

【组成】草豆蔻一两(去皮) 白石脂一两 当归一两(剉,微炒) 干姜一两(炮裂,剉)

【用法】上为散。每服二钱,以粥饮调下,不拘时候。

【主治】水谷痢不止,腹内疼痛。

59220 草豆蔻散《《圣惠》卷七十》

【组成】草豆蔻三分(去皮) 高良姜半两(剉) 人参一两(去芦头) 白茯苓三分 白术半两 枇杷叶三分(拭去毛,炙微黄) 缩砂二两(去皮) 桂心半两 木香半两 半夏三分(汤洗七遍去滑) 青橘皮半两(汤浸,去白瓤,焙) 甘草半两(炙微赤,剉)

【用法】上为散。每服三钱,以水一中盏,加生姜半分,煎至六分,去滓温服,不拘时候。

【主治】妇人血风,冷气攻脾胃,呕逆不纳饮食。

59221 草豆蔻散（《圣惠》卷七十）

【组成】草豆蔻一两（去壳） 沉香半两 白豆蔻半两（去皮） 诃黎勒皮半两 白术半两 桂心半两 丁香母半两 甘草一分（炙微赤,剉）

【用法】上为散。每服一钱,以生姜汤调下,不拘时候。

【主治】妇人脾胃虚冷气,胸膈不利,食即呕吐。

59222 草豆蔻散（《圣惠》卷七十一）

【组成】草豆蔻一两（去皮） 桂心三分 芎䓖半两 当归半两（剉,微炒） 厚朴三分（去粗皮,涂生姜汁,炙令香熟） 干姜半两（炮裂,剉） 桔梗三分（去芦头） 槟榔半两 诃黎勒皮一两（煨,用皮） 甘草一分（炙微赤,剉）

【用法】上为粗散。每服四钱,以水一中盏,煎至六分,去滓,每于食前稍热服。

【主治】妇人脾胃虚,气攻两胁胀痛。

59223 草豆蔻散（《圣惠》卷七十五）

【组成】草豆蔻一两（去皮） 人参一两（去芦头） 柴胡一两（去苗） 白术一两 陈橘皮一两半（汤浸,去白瓤,焙） 甘草半两（炙微赤,剉）

【用法】上为散。每服四钱,以水一中盏,加生姜半分,大枣三个,煎至六分,去滓,稍热服,不拘时候。

【主治】妊娠心腹胀满,脾胃气虚,不下食饮。

59224 草豆蔻散（《圣惠》卷七十五）

【组成】草豆蔻一两（去皮） 当归半两（剉,微炒） 陈橘皮一两（汤浸,去白瓤,焙） 桂心半两 干姜半两（炮裂,剉） 白术一两 熟干地黄一两 木香半两 芎䓖三分

【用法】上为散。每服四钱,以水一中盏,加大枣三个,煎至六分,去滓,稍热服,不拘时候。

【主治】妊娠心腹多痛,吃食减少,四肢不和。

59225 草豆蔻散（《圣惠》卷七十八）

【组成】草豆蔻（去壳） 陈橘皮（汤浸,去白瓤,焙） 当归（剉,微炒） 白术 前胡（去芦头）各三分 附子（炮裂,去皮脐） 人参（去芦头） 木香 桂心 半夏（汤浸七遍去滑） 甘草（炙微赤,剉）各半两

【用法】上为粗散。每服四钱,以水一中盏,入生姜半分,煎至六分,去滓温服,不拘时候。

【主治】产后脾胃虚寒,或时呕逆,不下饮食。

59226 草豆蔻散（《圣惠》卷七十八）

【组成】草豆蔻三分（去皮） 桃仁三分（汤浸,去皮尖双仁） 桂心半两 甘草一分（炙微赤,剉）

【用法】上为粗散。每服三钱,以水一中盏,加生姜半分,煎至五分,去滓,稍热频服。

【主治】产后气虚,心烦咳噫。

59227 草豆蔻散（《圣惠》卷八十四）

【组成】草豆蔻三枚（去皮） 槟榔一分 诃黎勒半两（煨,用皮） 人参一分（去芦头） 前胡一分（去芦头） 甘草半分（炙微赤,剉）

【用法】上为粗散。每服一钱,以水一小盏,煎至五分,去滓温服,不拘时候。

【主治】小儿胸中寒气积滞,气逆,不下乳食。

59228 草豆蔻散（《圣惠》卷八十四）

【组成】草豆蔻三枚（去皮） 甘草一分（炙微赤,剉） 人参半两（去芦头）

【用法】上为粗散。每服一钱,以水一小盏,煎至五分,去滓温服,不拘时候。

【主治】小儿哕,不纳乳食。

59229 草豆蔻散（《圣惠》卷八十五）

【组成】草豆蔻一分（去皮） 木香一分 五味子一分 人参一分（去芦头） 白茯苓一分 诃黎勒皮半两 陈橘皮一分（汤浸,去白瓤,焙） 甘草半两（炙微赤,剉）

【用法】上为粗散。每服一钱,以水一小盏,煎至五分,去滓,稍热服,不拘时候。

【主治】小儿吐利,兼胸胁胀满。

59230 草豆蔻散（《圣惠》卷九十三）

【组成】草豆蔻三分（去皮） 龙骨一两 酸石榴皮三分（剉,炒微黄） 高良姜一分（剉） 当归半两（剉,微炒） 干姜一分（炮裂,剉） 子芩三分

【用法】上为粗散。每服一钱,以水一小盏,加薤白一茎,煎至五分,去滓,不拘时候,量儿大小,分减温服。

【主治】小儿疳痢腹痛,不下乳食。

59231 草豆蔻散（《博济》卷二）

【组成】厚朴二两（去皮,用生姜三两取汁浸,炙汁尽为度） 草豆蔻（和皮）一两 干姜一两（炮） 白术一两（炮黄色） 诃子一两（炮,去瓤,细切,炒）二两

【用法】上为末。每服二钱,霍乱,冷米饮下,或酒调下;腹痛不可忍者,每服三钱,炒生姜酒下;余即如汤煎服。

【功用】和一切冷气。

【主治】脾胃气不和,霍乱不止,酒食所伤,兼患脾泄。

59232 草豆蔻散（《博济》卷三）

【组成】草豆蔻半两（每个面裹煨,候面焦黄,去面用） 甘草一两（炙） 肉桂（去皮）一两 陈皮（去白）一两 蛮姜一两

【用法】上为细末。每服一钱半,更入陈米末一钱,大枣二个,水一盏,同煎七分,温服,其滓再煎服之。

【主治】胃口冷,吃食无味;脾泄泻不止;酒后数圊如痢,心胸不快,不思饮食。

59233 草豆蔻散（《医方类聚》卷十引《简要济众方》）

【组成】草豆蔻一两（去皮） 青橘皮半两（汤浸,去瓤,焙干） 高良姜半两 诃黎勒皮半两（炮） 白术三分（微炒） 甘草一分（炙）

【用法】上为散。每服二钱,食前陈米饮调下,一日三次。

【主治】脾虚胃乏,不思饮食。

59234 草豆蔻散（《医方类聚》卷十引《简要济众方》）

【组成】草豆蔻一两半（去皮） 白术三分 高良姜三分 陈橘皮一两（汤浸,去白瓤,焙） 厚朴一两（去粗皮,涂生姜汁,炙香熟）

【用法】上为散。每服二钱,水一中盏,同煎七分,空心、食前和滓温服。

【主治】大肠虚冷,腹痛,不思饮食。

59235 草豆蔻散

《局方》卷三。为《博济》卷二"豆蔻汤"之异名。见

该条。

59236 **草豆蔻散**（《圣济总录》卷四十四）

【组成】草豆蔻（去皮）一两　高良姜三分　桂（去粗皮）丁香　木香　五味子　白豆蔻（去皮）陈橘皮（去白，焙）肉豆蔻（去壳）各半两　白术一两

【用法】上为散，研匀。每服二钱匕，煨生姜、木瓜汤下。

【主治】脾胃寒，腹中虚鸣，泄泻不止。

59237 **草豆蔻散**（《圣济总录》卷四十七）

【组成】草豆蔻（去皮，剉）八两　生姜（和皮切作片子用）一斤　甘草四两（炙，剉）陈橘皮（去白，焙）一两

【用法】上和匀，入银器内，用水过药三指许，慢火熬令水尽，取出焙干为散。每服一钱匕，沸汤点之，夏月煎作冷熟水服。

【主治】胃寒气逆，呕哕不止。

【备考】本方方名，《普济方》引作"豆蔻散"。

59238 **草豆蔻散**（《圣济总录》卷五十六）

【组成】草豆蔻（去皮）半两　甘草（炙，剉）一分

【用法】上为细散。每服二钱匕，白汤调下。

【主治】心痛不欲饮食，胁痛如刺壅闷。

59239 **草豆蔻散**（《圣济总录》卷六十二）

【组成】草豆蔻（去皮）高良姜（炮）陈曲（炒）麦蘖（炒）木香各一两　诃黎勒（炮，去核）陈橘皮（汤浸，去白，焙）桂（去粗皮）乌梅肉（炒）甘草（炙）各半两

【用法】上为散。每服二钱匕，空心、食前入盐点服。

【主治】膈气，宿食不消。

59240 **草豆蔻散**（《圣济总录》卷六十四）

【组成】草豆蔻一两一分　附子（炮裂，去皮脐）五味子　陈橘皮（汤浸，去白，焙）各三分　白术　枳实（去瓤麸炒）桂（去粗皮）干姜（炮）鳖甲（醋炙，去裙襴）芍药半两　木香各半两

【用法】上为散，炼蜜为丸，如梧桐子大。每服二十丸，木瓜盐汤送下。

【主治】留饮、宿食成癖。

【备考】本方方名，据剂型，当作"草豆蔻丸"。

59241 **草豆蔻散**（《圣济总录》卷一七二）

【组成】草豆蔻五枚（和皮用）人参　白茯苓（去黑皮）防风（去叉）藿香各半两　陈橘皮（去白，焙）一分

【用法】上为散。每服一钱匕，生姜米饮调下。

【功用】调中补虚。

【主治】小儿疳，渴不止。

59242 **草豆蔻散**（《鸡峰》卷十四）

【组成】香薷茎　木瓜各五分　干姜二分　草豆蔻　藿香各四分　陈橘皮

【用法】上为细末。每服三钱，水一盏，煎至六分，去滓温服，不拘时候。

【主治】内寒霍乱，吐泻不止，脉细而紧者。

【备考】方中陈橘皮用量原缺。

59243 **草豆蔻散**

《鸡峰》卷十四。为《医学纲目》卷六引《局方》"双解饮子"之异名。见该条。

59244 **草豆蔻散**（《鸡峰》卷十四）

【异名】常山饮子。

【组成】知母二斤　常山二斤（用川者）乌药一斤（捶碎）草果二斤　甘草二斤（炙）高良姜二十两

【用法】上为粗末。每服三钱，水一盏，加生姜五片，大枣五个，煎至七分，去滓温服。

【主治】疟疾因外邪客于风府，生冷之物内伤脾胃，或先寒后热、先热后寒，或寒热独作，或连日发，或间日一发，寒则肢体颤掉，热则举身如烧，头疼恶心，烦渴引饮，气息喘急，口苦咽干，脊膂酸疼，肠鸣腹痛，诸药不效，渐成劳疟。

59245 **草豆蔻散**（《鸡峰》卷二十）

【组成】草豆蔻仁　生姜　甘草　木香　人参各等分

【用法】上为粗末。每服二钱，水一盏，煎至七分，去滓，食后温服。

【功用】和气。

59246 **草豆蔻散**（《魏氏家藏方》卷五）

【组成】厚朴（去粗皮，用生姜三两取汁浸，炙候汁尽为度）陈皮（去白）各二两　草豆蔻（不去皮）干姜（泡洗）白术（炒）诃子（泡，去核）各一两　甘草三两（炙）五味子三分

【用法】上为细末。每服二钱，霍乱，冷饮下；若伤酒，以酒调下；肝痛不可忍者，炒生姜酒送下三钱。

【功用】和一切冷气。

【主治】肝胃气不和，霍乱不止，酒食所伤，肝泄。

59247 **草豆蔻散**（《兰室秘藏》卷中）

【组成】细辛叶　防风各二分　羊胫骨灰　熟地黄各五分　当归六分　草豆蔻仁　黄连各一钱三分　升麻二钱五分

【用法】上为细末。先用温水漱口，牙痛处擦之。

【主治】寒多热少，牙齿疼痛。

59248 **草豆蔻散**（《普济方》卷一九七引《卫生方》）

【组成】草豆蔻　当归　杏仁　厚朴　木香　麻黄　猪苓　半夏　良姜　藿香　甘草　吴茱萸各一两

【用法】上为饮子。分一半面裹炮之。每剂七钱，煨姜三片，同煎，寒时热吃，热时放冷吃。

【主治】一切疟。

59249 **草豆蔻散**（《普济方》卷二十一）

【组成】草豆蔻（面裹煨熟，去皮取肉）茴香子（炒）各一两　木香半两　陈曲（微炒）麦蘖（炒）各二两　厚朴（去粗皮，生姜汁炙）干姜（炮）陈橘皮（汤浸，去白，焙）各一两

【用法】上为散。每服二钱匕，先嚼煨生姜少许，食前沸汤调下。

【主治】脾气虚弱，腹内膨胀，不思饮食。

59250 **草豆蔻散**（《赤水玄珠》卷九）

【组成】草豆蔻　槟榔（各炒紫色）罂粟壳（烧灰）各等分

【用法】上为末。每服二钱，饮下。

【主治】丈夫肠风，妇人血崩，溃入大肠出血。

59251 **草豆蔻散**（《济阳纲目》卷十三）

【组成】草豆蔻（去皮）益智仁各一两　干柿蒂二两

【用法】上㕮咀。每服三钱，加生姜三片，水煎，热服。

【主治】寒气攻胃呃噫。

59252 草灵宝丹（《杨氏家藏方》卷一）

【组成】川芎 天麻（酒浸，去苗） 当归（洗） 白芍药 细辛（去土叶） 荆芥穗 川楝子肉（炒） 麻黄（去根节） 五加皮 白鲜皮 何首乌（酒浸） 自然铜（火烧七遍,醋浸七遍） 菊花 枳壳（炒,去瓤） 白术（炒） 薄荷叶 石斛（去根,炒） 威灵仙（去土） 枸杞子 木香 川乌头（炮,去皮脐尖） 甘草（炒） 附子（炮,去皮脐） 草乌头（炮,去皮脐尖） 香附子（炒） 车前子（酒浸） 金毛狗脊（去毛） 没药（别研） 人参（去芦头） 地骨皮（去土） 防风（去芦头） 羌活（去芦头） 香白芷 柴胡（去苗） 升麻 白牵牛（炒） 乌药 地龙（去土,炒） 乌梢蛇（酒浸,去皮骨,取肉） 槐角子（炒） 大黄（炒） 风梢蛇（酒浸,去皮骨,取肉） 白花蛇（酒浸,去皮骨,取肉）各四两 麝香一两（别研一半为衣） 乳香二两（别研） 乌鸦二只（腊月者,泥固济,炭火煅令泥红取出） 朱砂二两（研,同麝香为衣）

【用法】上除研者药外，并为细末，再入研者药末和匀，炼蜜为丸，每两作五丸，朱、麝香为衣。每服半丸或一丸,热酒化下,不拘时候。

【主治】中风，及八风五痹，瘫痪𤸷曳，口眼㖞斜，眉角牵引,项背拘强,牙关紧急,心中悸闷,神情如醉,遍身发热,骨节烦疼,肌肉麻木,腰膝沉重,皮肤瞤动,状若虫行,阳虚头痛,风寒入脑,目旋晕转,似在舟船,耳内蝉鸣,有如风雨之声应；风寒湿痹，脚气缓急,及打扑伤于筋骨,或遇天明,一身尽痛,不得睡卧。

59253 草果子汤（《卫生总微》卷十六）

【组成】草果子三个 甘草五寸 大枣七个

【用法】上剉。分三服，水一盏,煎至半盏,放温服,更量大小加减。

【主治】脾寒发疟。

59254 草果子散（《幼幼新书》卷十七引《吉氏家传方》）

【组成】草果子 半夏各半两 柴胡 厚朴 甘草（炙） 乌梅 大枣各一两 常山一分

【用法】上为末。每服二钱,水一盏,加生姜二片,煎至七分,温服。

【主治】小儿疟。

【加减】或去柴胡,加鳖甲。

59255 草果饮子（《妇人良方》卷二十一引《经效》）

【组成】半夏（泡） 赤茯苓 甘草（炙） 草果（炮,去皮） 川芎 陈皮 白芷各二钱 青皮（去白） 良姜 紫苏各一钱 干葛四钱

【用法】上咬咀。每服三钱,水一大盏,加生姜三片,大枣二个,同煎至七分,去滓,当发日侵早连进三服。

【主治】❶《妇人良方》引《经效》：妇人产后疟疾,寒热相半,或多热者。❷《证治宝鉴》：感冒后四逆,手足不遂,牙关紧急,霍乱四逆,手足搐搦,欲成风者。

【备考】本方方名,《校注妇人良方》引作"草果饮"。方中干葛,《医学纲目》作"干姜"。

59256 草果饮子（《杨氏家藏方》卷三）

【组成】草果子仁四枚 人参（去芦头）半钱 半夏十三枚（中样者,沸汤浸洗七次） 甘草（炙）半钱 大枣三枚 乌梅三枚 生姜（三寸）一块

【用法】上咬咀。用水一大碗,煎至半碗,去滓,食前温服。

【主治】疟疾。寒热往来,烦渴头痛,或但寒但热。

59257 草果饮子（《杨氏家藏方》卷六）

【组成】草果子仁 乌梅肉（焙） 紫苏叶（去土） 赤茯苓（去皮） 厚朴（去粗皮,生姜制,炒干） 陈橘皮（去白） 甘草（炙） 肉桂（去粗皮） 人参（去芦头）各等分

【用法】上咬咀。每服四钱,水一盏,加生姜三片,同煎至一盏,去滓温服,不拘时候。

【功用】温脾养胃,顺气消饮,生津液,美饮食。

59258 草果饮子（《医方类聚》卷一二二引《定斋未病方》）

【组成】草果仁 苍术（泔浸） 厚朴（姜制） 陈皮 半夏曲 甘草 乌梅各等分

【用法】上咬咀。每服半两,水盏半,加生姜五片,大枣二个,同煎七分,不拘时候。

【功用】快脾。

【主治】疟疾。

【加减】寒多者,加干姜、附子；热甚者,加柴胡；瘴疟,加槟榔。

59259 草果饮子

《永类钤方》卷十三。为《易简方》"草果平胃散"之异名。见该条。

59260 草果饮子

《丹溪心法》卷二。为《局方》卷三（绍兴续添方）"草果饮"之异名。见该条。

59261 草果熟水（《医方类聚》卷一九九引《吴氏集验方》）

【组成】乌梅三两 草果一两 干葛一两 白茯苓一两 甘草一两（炙） 干姜一两半 缩砂仁半两

【用法】上咬咀。每服半两,水二碗,煎一碗,去滓,冷、热任意服。

【功用】消暑止渴。

59262 草河车汤（《效验秘方》宋孝志方）

【组成】草河车30克 青皮12克 苏木6克

【用法】水煎服,每日1剂,分2次服。

【功用】清热活血,舒肝止痛。

【主治】肝经郁热,两胁胀痛,心烦急躁,舌红苔黄,脉象弦数等。适用于急性肝炎和慢性肝炎活动期,或单项转氨酶增高者。

【加减】热毒较甚,将草河车更为凤尾草30克；大便溏,减草河车加贯众30克；有黄疸,加茵陈15克,栀子10克；肝硬化早期,加山楂30克；腹水明显,加郁金15克,槟榔30克；伴见脾胃虚弱,加茯苓15克,白术12克,党参12克。

【方论选录】草河车清热解毒、利湿消肿,是为主药,用量亦重。青皮辛期温通,苦泄下气,入肝胆经,可疏肝破气,清泄止痛,又防草河车苦凉太过,苏木入肝经,活血祛瘀,通经止痛。《本草纲目》云："苏木乃三阴经血分药,少用则和血,多用则破血",故用量宜轻。诸药共奏清热解毒,理气活血之效。

59263 草钟乳丸（《千金翼》卷二十二引曹公方）

【异名】曹公草钟乳丸（《外台》卷三十七）、曹公钟乳丸（《圣济总录》卷八十一）。

【组成】钟乳二两（别研令细） 菟丝子一两（酒浸一

宿，别捣） 石斛一两 吴茱萸半两

【用法】上为末，炼蜜为丸，如梧桐子大。空腹服七丸，一日二次。服之讫，行数百步，温酒三合饮之。复行二三百步，口胸内热，热如定，即食干饭豆浆。过一日，食如常，须暖将息。服过半剂觉有效，即相续服三剂。

【功用】❶《千金翼》：安五脏，补肠胃，下气消食，长肌和中。❷《圣济总录》：潜补。

【主治】❶《千金翼》引曹公方：五劳七伤，损肺气急，丈夫衰老，阳气绝，手足冷，心中少气，髓虚腰疼，脚痹身烦，口干不能食。❷《圣济总录》：脚气久虚，脉来沉细。

【宜忌】不得闻见尸秽等气，亦不用食粗臭陈恶食；初服七日，不可为房事，过七日后任性，然亦不宜伤多。

【加减】多房者，加雄蛾三十枚；若失精者，加苁蓉三两。

59264 草粉丸子（《圣惠》卷七十一）

【组成】飞天白（雄雀粪是，冬月者佳，炒令极热，为末）六分 麝香半分（细研） 巴豆三分（去皮心，纸裹压去油）

【用法】上为末，以糯米饭为丸，如梧桐子大。每服二丸，空心以生姜汤送下。

【主治】妇人积聚气，久不散，心腹疼痛。

59265 草寒食散（《千金翼》卷十五）

【组成】钟乳（炼） 附子（炮，去皮） 栝楼根 茯苓 牡蛎各一分（熬） 桔梗 干姜 人参 防风各一两 细辛 桂心各五分 白术三两半

【用法】上为末。每服二方寸匕，旦未食时，以醇美酒服，不耐者减之。建日服之，至破日止，周而复始。

【主治】心腹胁下支满，邪气冲上，又心胸喘悸不得息，腹中漉漉雷鸣，吞酸噫生食臭，食不消化，时泄时闭，心腹烦闷，不欲闻人声，好独卧，常欲得热，恍惚喜忘，心中怵惕如恐怖状，短气呕逆，腹中防响，五脏不调。

【加减】有冷，加椒；有热，加黄芩。

59266 草乌揭毒散（《景岳全书》卷六十四）

【组成】草乌 贝母 天花粉 南星 芙蓉叶各等分

【用法】上为末。用醋调搽四围，中留头出毒，如干用醋润之。

【主治】痈疽肿毒。

59267 草乌敷贴药（《普济方》卷三〇九）

【组成】草乌 绿豆粉 白胶香各等分

【用法】上为末，煎牛皮胶调药摊纸上，贴痛处。

【主治】折伤。

59268 草决明合剂（《中医皮肤病学简编》）

【组成】草决明根 50 克 磨盘草（全株）50 克 马缨丹根 50 克 苦参（或丹参）5 克 川连 5 克

【用法】上药加水过药面，煎二次，浓缩为 100 毫升。内服。

【主治】麻风。

59269 草豆蔻拨刀（《圣惠》卷五）

【组成】草豆蔻二枚（去皮） 高良姜半两 生姜汁半合

【用法】上药，前二味剉细，以水一中盏，煮取二合，并生姜汁溲白面四两，为拨刀，以羊肉臛汁内煮令熟，空腹食之。

【主治】脾胃气虚弱，呕逆，不能饮食。

59270 草还益元丹

《便览》卷三。为《扶寿精方》"草还丹"之异名。见该条。

59271 草果七枣汤（《朱氏集验方》卷二）

【组成】草果 常山 贝母 鸡心槟榔 大枣 甘草 乌梅各等分 青蒿倍之

【用法】每服四钱，用水一盏半，煎至七分，通口服，滓再煎服。

【主治】瘴疟。

59272 草果平胃散（《易简方》）

【异名】定斋草果饮子（《医方类聚》卷一二二引《简易》）、草果饮子（《永类钤方》卷十三）。

【组成】厚朴三两半 苍术五两半 橘红三两半 甘草一两 草果一枚 乌梅一枚

【用法】上咬咀。每服四钱，加生姜七片，同煎。

【主治】脾寒痎疟。

59273 草果平胃散（《医方类聚》卷一〇〇引《医方大成》）

【异名】对金饮子（《医学入门》卷八）。

【组成】苍术（去皮，米汁浸二日）五两 厚朴（去皮，姜制，炒香） 陈皮（去白）各三两二钱 甘草（炒）三十两 草果

【用法】水一盏，生姜三片，大枣一个，煎，或盐汤点服亦可。

【功用】❶《医方类聚》引《医方大成》：暖胃消痰，除山岚瘴气。❷《医学入门》：调理脾胃。

【主治】❶《医方类聚》引《医方大成》：脾胃不和，不进饮食。❷《医学入门》：寒热疟疾。

【备考】方中草果用量原缺。

59274 草果平胃散（《得效》卷二）

【组成】生料平胃散四两 草果 大腹皮 槟榔 青皮各二两

【用法】上为末。每服五钱，水一盏半，加生姜三片，大枣二个，煎七分，空心多服收效。

【主治】脾虚作疟，不问寒热先后，饮食不进。

59275 草果知母汤（《温病条辨》卷二）

【组成】草果一钱五分 知母二钱 半夏三钱 厚朴二钱 黄芩一钱五分 乌梅一钱五分 花粉一钱五分 姜汁五匙（冲）

【用法】水五杯，煮取二杯，分二次温服。

【主治】背寒，胸中痞结，疟来日晏，邪渐入阴。

【方论选录】是方以草果温太阴独胜之寒，知母泻阳明独盛之热，厚朴佐草果泻中焦之湿蕴，合姜、半而开痞结，花粉佐知母而生津退热；脾胃兼病，最畏木克，乌梅、黄芩清热而和肝；疟来日晏，邪欲入阴，其所以升之使出者，全赖草果。

【现代研究】对癫痫大鼠海马神经元超微结构的影响：《中国临床康复》[2006,10(35):10-12]研究结果表明：本方能减轻癫痫大鼠海马神经元数目的减少，对海马神经元的形态结构有保护作用。

59276 草果建中汤（《普济方》卷三九〇）

【组成】人参 草果 桂各半两 白芍药一两 甘草三分

【用法】上为散。大銚水煎,日进多服。

【主治】小儿诸疳。

59277 草果茵陈汤《温病条辨》卷二)

【组成】草果一钱　茵陈三钱　茯苓皮三钱　厚朴二钱　广皮一钱五分　猪苓二钱　大腹皮二钱　泽泻一钱五分

【用法】水五杯,煮取二杯,分二次服。

【主治】足太阴寒湿,舌灰滑,中焦滞痞。

【方论选录】湿滞痞结,非温通而兼开窍不可,故以草果为君;茵陈推陈生新,生发阳气之机最速,故以之为佐;广皮、大腹、厚朴,共成泻痞之功;猪苓、泽泻,以导湿外出也。

59278 草果厚朴丸《普济方》卷二十三引《卫生家宝》)

【组成】厚朴一两五钱(削去粗皮,洗,切,水煮数十沸,晒干,杵细,以姜等分研细,拌和腌两宿,焙干,入后药)　陈皮一两(汤浸一日,干,不去白)　干姜五钱(炮)　草果子一两(纸裹水浸,炮令香熟,去皮)　白术五钱(洗,到,麸炒)　诃黎勒一两(纸裹水湿,煨干取肉)　桂半两(去粗皮,每一两取半两)　缩砂仁一两(去壳,汤泡洗,再去膜)

【用法】上为细末,水煮面糊为丸,如梧桐子大。每服五六十丸,空心、食前白汤送下。

【功用】去湿,厚肠胃,固元脏,大进饮食,充肌肤,去酒毒。

【主治】脾胃虚弱,全不思饮食,腹痛滑泄,肠胃怯薄,关节不通。

59279 草果养脾汤《魏氏家藏方》卷五)

【组成】草果仁　茯苓(白者,去皮)　缩砂仁各半两　桔梗一分　甘草一两半(炙)　生姜六两(用白面四两同拌和,腌一宿,炒黄)

【用法】上为细末。每服一钱,沸汤点下。

【功用】健脾化痰,开胃进食,久服无疟痢疾。

59280 草果柴平汤《医宗金鉴》卷四十二)

【组成】小柴胡合平胃散加草果

【主治】因食而病疟,痞闷,噫气,恶食。

59281 草蔻大顺饮《症因脉治》卷二)

【组成】草蔻　炮姜　广皮　半夏　厚朴　甘草

【主治】食积呕吐属寒者。

59282 草蝎经进方

《永类钤方》卷七。为原书同卷"军中一捻金散"之异名。见该条。

59283 草乌复方洗剂《中医皮肤病简编》)

【组成】生草乌9克　百部9克　土槿皮9克　白鲜皮9克　猪牙皂9克　威灵仙9克

【用法】醋250毫升,水250毫升,将上药煎一夜,浓煎熏洗。

【主治】手癣。

59284 草香胃康胶囊《中国药典》2010版)

【组成】鸡内金　决明子　海螵蛸　牡蛎　木香　阿魏

【用法】上制成胶囊剂。口服。一次2~4粒,一日3次。

【功用】泄肝和胃,行气止痛。

【主治】肝气犯胃所致的胃痛,症见胃脘疼痛、饥后尤甚、泛吐酸水、食欲不佳、心烦易怒;胃及十二指肠球部溃疡、慢性胃炎见上述证候者。

茧

59285 茧丝汤《直指》卷十七)

【异名】蚕茧汤《朱氏集验方》卷二)、原蚕茧汤《医学正传》卷五)、缲丝汤《本草纲目》卷三十九)、缲丝汤《回春》卷五)、茧丝饮《卫生鸿宝》卷一)。

【组成】茧搔丝

【用法】煎汤,任意饮之。

【主治】❶《直指》:消渴。❷《卫生鸿宝》:血淋,三消症及妇人血崩。

【方论选录】《医学正传》:盖此物属火,有阴之用,大能泻膀胱中相火,引阴水上潮于口而不渴也。

【临床报道】消渴:《朱氏集验方》有一人苦渴疾,日饮斗水,诸药不效,遂煎煮蚕茧搔丝汤一盏,其渴顿除,恐不及时,如无,但以乱绵煎汤服。

59286 茧丝饮

《卫生鸿宝》卷一。为《直指》卷十七"茧丝汤"之异名。见该条。

59287 茧灰散《千金珍秘方选》引徐洄溪秘方)

【组成】陈茧子炭一钱　人中白二钱五分　芦荟一分　冰片一分五厘　犀黄二分　生五倍子(将生矾五分装入五倍子内煅枯)五分　青黛三分

【用法】上为极细末。和匀掺之。

【主治】口疮并白腐。

59288 茧黄散《本草纲目》卷三十九引《圣惠》)

【组成】茧黄　蚕蜕纸(并烧存性)　晚蚕沙　白僵蚕(并炒)各等分

【用法】上为末,入麝香少许。每服二钱,用米饮送下,一日三次。

【主治】肠风,大小便血,淋沥疼痛。

59289 茧卤点眼煎《圣惠》卷三十二)

【组成】茧卤一升(青香者)　青梅二十七枚　古文钱二十一文

【用法】上以新瓷瓶盛,密封,于汤中煮一炊久,取出,经三日后,每以铜箸头取少许点目中,一日三五次。

【主治】眼风赤,热泪,虚肿赤涩痛。

茵

59290 茵芋丸《千金》卷五)

【组成】茵芋叶　铅丹　秦艽　钩藤皮　石膏　杜蘅　防葵各一两　菖蒲　黄芩各一两半　松萝半两　蜣螂十枚　甘草三两

【用法】上为末,炼蜜为丸,如小豆大。三岁以下服五丸,三岁以上服七丸,五岁以上服十丸,十岁以上可至十五丸。

【主治】少小有风痫疾,至长不除,或遇天阴节变,便发动,食饮坚强亦发,百脉挛缩,行步不正,言语不便。

59291 茵芋丸《圣惠》卷二十三)

【组成】茵芋三分　狗脊三分　麻黄三分(去根节)　丹参半两　五加皮一两　杜仲一两(去粗皮,炙微黄)　朱

砂三分(细研,水飞过)　甘草半两(炙微赤,剉)　附子一两(炮裂,去皮脐)

　　【用法】上为末,研入朱砂令匀,炼蜜为丸,如梧桐子大。每服二十丸,食前以温酒送下。

　　【主治】历节风疼痛,皮坼及血出者。

　　【宜忌】忌羊血。

59292　茵芋丸(《圣济总录》卷一七二)

　　【组成】茵芋　细辛(去苗叶)　黄芩(去黑心)　甘草(炙)　龙齿(烧灰)　石膏(碎)　松萝各三分　杜蘅半两　铅丹(别研)一分

　　【用法】上为末,炼蜜为丸,如麻子大。一二岁儿,每服三丸,三四岁儿服五七丸,米饮送下。

　　【主治】小儿干痟体热。

59293　茵芋丸(《本事》卷三)

　　【组成】茵芋(去梗,剉)　朱砂(水飞)　薏苡仁各一分　牵牛子一两半　郁李仁(去皮尖,微炒)半两

　　【用法】上为细末,炼蜜为丸,如梧桐子大,轻粉滚为衣。每服十丸至十五丸,至二十丸,五更初,温水送下。到晚未利,再一二服,快利为度,白粥将息。

　　【主治】历节肿满疼痛。

　　【方论选录】《本事方释义》:茵芋气味苦温,入手少阴;薏苡仁气味甘平淡渗,入手、足太阴;牵牛子气味苦辛微寒,入手、足阳明;郁李仁气味辛温而润,入手、足太阴、阳明;轻粉气味辛咸微寒,为衣者,取其能引药入下也。历节而致肿满,非下利不能杀其势,故渗湿行经,必使其下利也。

59294　茵芋丸(《本事》卷四)

　　【组成】茵芋叶(剉,炒)　薏苡仁各半两　郁李仁(去皮尖,微炒)一两　牵牛子三两(生取末一两半)

　　【用法】上为细末,炼蜜为丸,如梧桐子大。每服二十丸,五更服,姜枣汤送下。未利,加至三十丸,一日三次,快为度,白粥补。

　　【主治】风气积滞成脚气,常觉微肿,发则或痛。

　　【方论选录】《本事方释义》:茵芋气味苦辛温,入手、足阳明;薏苡仁气味甘平淡渗,入手、足太阴;郁李仁气味辛平,入手、足太阴、阳明;牵牛子气味苦寒,入手、足阳明、太阳,最能行水利湿,此因风气积滞既久而成,非行水下走之药,不能中病也。

59295　茵芋汤(《千金》卷十三)

　　【组成】茵芋一分　人参　甘草　苁蓉　黄耆　茯苓　秦艽　厚朴各一两　防风十两　乌喙二两　松实　山茱萸各三两

　　【用法】上㕮咀。以水一斗,煮取二升半,分三服,强人令日夜尽;劣人分五服,二日尽。

　　【主治】风虚眩,眼暗。

59296　茵芋汤(《圣惠》卷九十一)

　　【组成】茵芋　防风　附子　牡蛎　莽草各半两

　　【用法】上细剉,和匀。以水一斗,煮取六升,去滓,看冷暖洗浴。

　　【主治】小儿风瘙瘾疹,心膈烦闷。

　　【宜忌】宜避风。

59297　茵芋汤(《圣济总录》卷一八二)

　　【组成】茵芋一两　甘草(剉)　苦参各三两　细辛(去苗叶)　黄连(去须)各二两　蕤仁二十枚(去皮)

　　【用法】上为粗末,每以三两,用水五升,煮取三升,去滓浴儿,逐日用。

　　【主治】小儿恶疮。

59298　茵芋饮(《圣济总录》卷七)

　　【组成】茵芋　乌头(炮裂,去皮脐)　干姜(炮)　细辛(去苗叶)　黄芩(去黑心)　桂(去粗皮)　天雄(炮裂,去皮脐)　防己　白茯苓(去黑皮)各一两　秦艽(去苗土)　防风(去叉)　当归(焙)　甘草(炙)各二两

　　【用法】上剉,如麻豆大。每服五钱匕,水一盏半,入篁竹沥少许,煎至八分,去滓温服。

　　【主治】贼风入腹,腹中拘急,烦乱恍惚,妄语迷惑,不知人事,口噤不开,卧则惊怖,口干恶风,时时失精。

59299　茵芋酒(《外台》卷十九引《深师方》)

　　【组成】茵芋二两　狗脊二两　踯躅花二两(生用)　乌头二两(生用)　附子二两(生用)　天雄一两(生用)

　　【用法】上切,以酒一斗,绢囊盛药渍之,冬八九日,夏五六日,初服半合,不知增之,以知为度。

　　【主治】新久风,体不仁,屈曳,或拘急肿,或枯焦。

　　【宜忌】忌猪肉、冷水。

59300　茵芋酒(《千金》卷七)

　　【组成】茵芋　乌头　石南　防风　蜀椒　女萎　附子　细辛　独活　卷柏　桂心　天雄　秦艽　防己各一两　踯躅二两

　　【用法】上㕮咀。少壮人无所熬炼,虚老人薄熬之,清酒二斗渍之,冬七日,夏三日,春、秋五日,初服一合,不知,加至二合,宁从少起,一日二次。以微痹为度。

　　【主治】❶《千金》:大风头眩重,目瞀无所见,或仆地气绝,半日乃苏,口喎噤不开,半身偏死,拘急痹痛,不能动摇,历节肿痛,骨中酸疼,手不得上头,足不得屈伸,不能蹑履,行欲倾跛,皮中动淫淫如有虫啄,疹痒,搔之生疮,甚者狂走。❷《普济方》:蛊风,皮肤尽痛。

59301　茵芋酒(《圣惠》卷二十四)

　　【组成】茵芋一两　乌头一两(炮裂,去皮脐)　天雄一两(炮裂,去皮脐)　附子一两(炮裂,去皮脐)　川椒一两(去目及闭口者,微炒去汗)　踯躅花一两(醋拌,炒令干)　干姜一两(炮裂)　桂心一两　防风一两(去芦头)　石南叶一两　甘草一两(炙微赤,剉)　莽草一两(炙微黄)

　　【用法】上剉细,以生绢袋盛,以清酒一斗五升,浸三七日满后,每日空心及临卧时暖一小盏服之。

　　【主治】大风疾。

59302　茵芋酒(《圣济总录》卷十九)

　　【组成】茵芋(去粗茎)　附子(炮裂,去皮脐)　天雄(炮裂,去皮脐)　乌头(炮裂,去皮脐)　秦艽(去苗土)　女萎　防风(去叉)　羊踯躅　防己　石南　细辛(去苗叶)　桂心(去粗皮)各一两

　　【用法】上㕮咀,如麻豆,夹绢囊盛贮,以清酒五升浸之,冬七日,夏三日,春、秋五日。初服一合,一日三次,渐增之。

　　【主治】❶《圣济总录》:血痹,肌体手足痿弱,四肢拘挛。❷《普济方》:贼风,手足枯痹。

59303　茵芋散(《圣惠》卷十九)

　　【组成】茵芋一两半　枳壳一两(麸炒微黄,去瓤)　当

归一两(剉,微炒) 荆芥一两 细辛三分 桂心三分 独活一两半 天麻一两 羚羊角屑一两

【用法】上为散。每服四钱,以水一中盏,加生姜半分,煎至六分,去滓温服,不拘时候。

【主治】偏风,口眼不正,言语謇涩,四肢拘急。

59304 茵芋散(《圣惠》卷十九)

【组成】茵芋一两 川乌头半两(炮裂,去皮脐) 天雄一两(炮裂,去皮脐) 石南一两 附子一两(炮裂,去皮脐) 桂心一两 秦艽一两(去苗) 防风一两(去芦头) 踯躅花半两(醋拌匀,炒干)

【用法】上为细散。每服一钱,以温酒调下,不拘时候。

【主治】风血痹,体虚,风邪入血,肌肤顽痹。

59305 茵芋散(《圣惠》卷二十)

【组成】茵芋半两 川乌头半两(炮裂,去皮脐) 干姜半两(炮裂,剉) 细辛半两 黄芩半两 桂心半两 天雄半两(炮裂,去皮脐) 汉防己三分 秦艽一两(去苗) 赤茯苓三分 防风一两(去芦头) 当归三分(剉,炒) 甘草三分(炙微赤,剉)

【用法】上为粗散。每服三钱,以水一中盏,煎至五分,去滓,入竹沥一合,更煎一二沸,温服,不拘时候。

【主治】贼风入腹,腹中拘急,烦乱恍惚,迷惑不知人事,口噤不开,手足缓弱,卧即惊恐,口干,身体沉重。

59306 茵芋散(《圣惠》卷二十)

【异名】人参汤(《圣济总录》卷十七)。

【组成】茵芋一两 黄芩一两 附子一两半(炮裂,去皮脐) 人参一两(去芦头) 芎䓖三分 防风三分(去芦头) 麻黄一两半(去根节) 汉防己三分 甘草三分(炙微赤,剉)

【用法】上为粗散。每服三钱,以水一中盏,加生姜半分,煎至六分,去滓,稍热服,不拘时候。

【主治】风入腹,拘急疠痛。

59307 茵芋散(《圣惠》卷二十一)

【组成】茵芋三分 桂心三分 汉防己三分 附子三分(炮裂,去皮脐) 侧子三分(炮裂,去皮脐) 芎䓖三分 人参一两(去芦头) 麻黄三分(去根节) 当归三分(剉,微炒) 赤芍药三分 秦艽一两(去苗) 茯神三分 五加皮三分 防风半两(去芦头) 白术半两 黄耆半两(剉) 细辛半两 甘菊花半两 甘草半两(炙微赤,剉)

【用法】上为粗散。每服四钱,以水一中盏,加生姜半分,煎至五分,去滓,下竹沥一合,更煎一二沸,温服,不拘时候。

【主治】偏风,积年不愈,脚手枯细,口面喎斜,精神不守,言语倒错。

【宜忌】忌生冷、油腻、毒鱼、滑物。

59308 茵芋散(《圣惠》卷二十一)

【组成】茵芋一两 肉桂一两(去皱皮) 海桐皮一两 芎䓖一两 狗脊一两 防风一两(去芦头) 牛膝一两(去苗) 附子二两(炮裂,去皮脐) 松节一两(剉) 苍耳子一两(微炒) 当归一两 羌活一两 木香一两 麝香一两(分)(研入)

【用法】上为细散,入研了药令匀。每服二钱,以温酒调下,不拘时候;如不饮酒,荆芥、薄荷汤下亦得。

【主治】风,身体疼痛,肢节不利。

【宜忌】忌生冷、油腻、猪、鸡、犬肉。

59309 茵芋散

《圣济总录》卷十八。为《千金》卷二十三"岐伯神圣散"之异名。见该条。

59310 茵芋散(《圣济总录》卷十九)

【组成】茵芋(去茎) 杜仲(去粗皮,炙,剉) 石南 石龙芮 羊踯躅(微炒) 麝香(研) 狗脊(去毛) 当归(剉,炒) 干蝎(微炒) 桑螵蛸(微炒) 菖蒲各半两 赤箭 独活(去芦头) 附子(炮裂,去皮脐) 天雄(炮裂,去皮脐) 甘菊花 牛膝(去苗,酒浸,切,焙) 木香 麻黄(去根节,煮,掠去沫,焙) 芎䓖各三分 萆薢(剉)一两

【用法】上为散。每服二钱匕,食前温酒调下,一日二次。

【主治】肾脏中风湿,腰痛,脚膝偏枯,皮肤痛痹,语声謇涩,两耳虚鸣,举体乏力,面无颜色,志意不乐,骨节酸疼。

59311 茵芋散

《御药院方》卷一。为《圣惠》卷四十四"茵芋浸酒"之异名。见该条。

59312 茵芋散(《永乐大典》卷九一一〇引《风科集验方》)

【组成】茵芋 桂心 天雄(炮,去皮脐) 附子(炮,去皮脐) 菖蒲 茜根 干姜(炮) 细辛(去苗)各一两 桑寄生 白术(去芦)各三两

【用法】上为细末。每服二钱,温酒调下,一日二次,不拘时候。合药时,勿令人见。

【主治】飞尸鬼疰,及男子妇人风邪相搏,忧愁思虑,喜怒无常,或半年,或三四月之内复发。

59313 茵芋散

《普济方》卷一八五。即《圣济总录》卷二十"防己汤"。见该条。

59314 茵陈丸(《外台》卷二引《延年秘录》)

【组成】茵陈三两 大黄五两 栀子仁二两 黄芩二两 鳖甲二两(炙) 常山二两 芒消二两 巴豆一两(去皮心,熬) 升麻二两 豉三合(熬)

【用法】上为末,炼蜜为丸,如梧桐子大,每服三丸,饮送下。以得吐利则愈。

【主治】天行热病七八日,成黄,面目身体悉黄,心满喘,气粗气急者。

【宜忌】忌苋菜、生葱、生菜、野猪肉、芦笋。

59315 茵陈丸(《千金》卷十)

【异名】茵陈蒿丸(《圣济总录》卷三十七)、三山丸(《鸡峰》卷五)、茵陈栀子丸(《鸡峰》卷九)、栀子丸(《得效》卷三)。

【组成】茵陈 栀子 芒消 杏仁各三两 巴豆一两 恒山 鳖甲各二两 大黄五两 豉五合

【用法】上为末,以饧为丸,如梧桐子大。每服三丸,饮送下。以吐利为佳。不知,加一丸。初觉体气有异,急服之。

【主治】时行病,急黄,瘴疠疫气,疟疾,赤白痢,伤寒,妇人血气刺痛,小儿惊热欲发痫。

❶《千金》:时行病,急黄,瘴疠疫气,疟疾。❷《伤寒总病论》:黄病痰癖,时气伤食,小儿惊热欲发痫,赤白痢,春初

有宿热。❸《鸡峰》:伤寒五七日以后,胸膈痞闷,喘急呕逆;妇人血气刺痛。

【宜忌】《普济方》:忌苋菜、芦笋、野猪肉、生葱、生菜。

【方论选录】《医方集解》:此足太阳、阳明、厥阴药也。栀子、淡豉,栀豉汤也,合常山可以涌吐,合杏仁可以解肌;大黄、芒消,承气汤也,可以荡热去实,合茵陈可以利湿退黄,三药名茵陈汤,治黄正药;加巴豆大热以祛脏腑积寒,加鳖甲滋阴,以退血分寒热。此方备汗吐下三法,故能统治诸病。居平当预合之,以备缓急,虽云劫剂,实佳方也。

59316 茵陈丸《千金》卷十)

【组成】茵陈 栀子 天门冬各四两 大黄 桂心各三两 通草 石膏各二两 半夏半升

【用法】上药,蒸大黄、通草、天门冬、半夏、栀子,晒令干,为末,炼蜜为丸,如大豆大。每服三丸,一日三次。不知,加至十丸。

【主治】气淋膀胱胀腹大,身体面目悉黄,及酒疸短气不得息。

【宜忌】忌生鱼;以豆羹服,不得用酒。

59317 茵陈丸《千金翼》卷十八)

【组成】茵陈一两 甘遂一分 当归 蜀椒(汗)各半两(去目闭口) 杏仁(去皮尖双仁,熬) 大黄 半夏(洗)各三分 葶苈(熬) 茯苓 干姜各一两 枳实(咬咀,熬黄) 白术(熬黄)各五分

【用法】上为末,炼蜜为丸,如梧桐子大。每服三丸,空腹以饮送下,一日三次。

【主治】黑疸,身体暗黑,小便涩,体重。

59318 茵陈丸《外台》卷四引《必效方》)

【异名】茵陈蒿丸(《圣济总录》卷六十)。

【组成】茵陈四两 大黄三两 黄芩三两 栀子三两

【用法】上为末,炼蜜为丸。每服二十丸,稍加至二十五丸,饮送下。

【主治】一切黄,小便黄色及身黄者。

59319 茵陈丸《外台》卷四引《广济方》)

【组成】茵陈四两 黄芩三两 枳实二两(炙) 大黄三两

【用法】上为末,炼蜜为丸,如梧桐子大。每服二十丸,渐加至二十五丸,空腹以米饮送下,一日二次。微利为度。

【主治】黄疸,遍身面目悉黄,小便如浓栀子汁。

【宜忌】忌热面、蒜、荞麦、粘食、陈臭物。

59320 茵陈丸《圣惠》卷十六)

【组成】茵陈一两 川大黄二两(剉碎,微炒) 豉一合 栀子仁一两 鳖甲一两(涂醋炙令黄,去裙襕) 川芒消二两 杏仁一两(汤浸,去皮尖双仁,麸炒微黄)

【用法】上为末,炼蜜为丸,如梧桐子大。每服三十丸,以竹叶汤送下,以利为度,不拘时候。

【主治】时气热毒不解,心胸躁闷,变为黄。

59321 茵陈丸《圣惠》卷十八)

【组成】茵陈半两 恒山一分 栀子仁一两 鳖甲一两(涂醋炙令微黄,去裙襕) 川朴消一两 川大黄一两(剉碎,微炒) 木香一两 犀角屑一两 川升麻半两 巴豆一分(去皮心,研,纸裹压去油) 杏仁一两(汤浸,去皮尖双仁,麸炒微黄,别研如膏)

【用法】上为末,入杏仁、巴豆,同研令匀,炼蜜为丸,如梧桐子大。每服三丸,空心煎乌梅汤送下。如人行十里,或利或汗或吐为效,如未应,即再服三丸。

【主治】热病发黄病。

59322 茵陈丸《圣惠》卷五十二)

【组成】茵陈二两 大麻仁五两(研如膏) 豉五合(炒干) 恒山三两(剉) 栀子仁二两 鳖甲一两(涂醋,炙令黄,去裙襕) 川芒消二两(细研) 杏仁三两(汤浸,去皮尖双仁,麸炒微黄) 巴豆一两(去皮心,熬令黄,纸裹压去油,研)

【用法】上为末,入研了药令匀,炼蜜为丸,如梧桐子大。每服三丸,以粥饮送下。或吐、或利、或汗。如不吐利,不汗,再服之愈。更不吐利,即以热粥饮投之。老人以意加减。

【主治】山瘴疟及时气。

59323 茵陈丸《圣惠》卷五十五)

【组成】茵陈一两 黄芩一两半 枳壳一两(麸炒微黄,去瓤) 川大黄一两半(剉碎,微炒) 川升麻一两半

【用法】上为末,炼蜜为丸,如梧桐子大。每服三十丸,以清粥饮送下,一日三四次。

【主治】黄疸,身面悉黄,小便如浓栀子汁。

59324 茵陈丸《圣惠》卷五十五)

【组成】茵陈一两 枳壳一两(麸炒微黄,去瓤) 白术一两 半夏三分(汤洗七遍去滑) 赤茯苓一两 甘遂一分(煨微黄) 当归三分 杏仁三分(汤浸,去皮尖双仁,麸炒微黄) 木通一两(剉) 川椒三分(去目及闭口者,炒微黄去汗) 川大黄三分(剉碎,微炒) 甜葶苈一两(隔纸炒令紫色)

【用法】上为末,炼蜜为丸,如梧桐子大。每服十丸,食前以温水送下。

【主治】黑疸,身体间黑,小便赤涩。

59325 茵陈丸《圣惠》卷八十四)

【组成】茵陈一分 栀子仁一分 川大黄一分(剉碎,微炒) 秦艽一分(去苗) 川朴消十两 甘草一分(炙微赤,剉)

【用法】上为末,炼蜜为丸,如绿豆大。每服五丸,以温水送下,不拘时候。

【主治】小儿脾胃热毒,致肌肉变黄,小便赤少,心中烦懊。

59326 茵陈丸《圣济总录》卷三十七)

【组成】茵陈蒿一两 大黄(剉) 鳖甲(去裙襕,醋浸炙黄) 常山 杏仁(汤浸,去皮尖双仁,炒令黄) 栀子仁各半两 巴豆(去皮心膜,研出油尽) 芒消(研)各一分

【用法】上为末,以豉汁和丸,如梧桐子大。每服五丸,空心茶送下,得快利,以冷粥止之。

【主治】初得温黄瘴气,憎寒壮热。

59327 茵陈丸《圣济总录》卷六十)

【组成】茵陈蒿三分 大黄(剉,炒) 黄连(去须) 黄芩(去黑)各一两

【用法】上为末,炼蜜为丸,如梧桐子大。每服十五丸,食后、临卧温水送下。

【主治】黄疸,身体面目皆黄。

59328 茵陈丸（《圣济总录》卷六十）

【组成】茵陈蒿　常山各半两　大黄（剉,炒）三分　朴消（研）一分　豉（炒）一合

【用法】上为末,炼蜜为丸,如梧桐子大。每服二十丸,食后温竹叶汤送下。

【主治】黄疸,面目身体皆黄,口干烦躁,发热狂闷。

59329 茵陈丸（《圣济总录》卷六十）

【组成】茵陈蒿　柴胡（去苗）　栀子仁各四两　龙胆　枳壳（去瓤,麸炒）各二两　黄芩（去黑心）　升麻　大黄（剉,炒）各三两

【用法】上为末,炼蜜为丸,如梧桐子大。每服三十丸,饮送下,一日二次。以利为度。

【主治】❶《圣济总录》:身面悉黄,小便如浓栀子汁。❷《医方类聚》引《施圆端效方》:酒疸,食气,女劳疸,诸种黄疸。

59330 茵陈丸（《遵生八笺》卷六）

【组成】茵陈四两　大黄五两　豉心五合（炒令香）　恒山三两　桃核仁三两（炒）　芒消三两　杏仁三两（去皮尖）　鳖甲二两（酒醋涂炙）　巴豆一两（去皮膜,去油,炒,另研）

【用法】上为末,炼蜜为丸,如梧桐子大。初得时三日内,旦服五丸,或利或吐汗,若否,再加一丸,久不觉,即以热汤饮促之;老小以意酌服。春初一服,一年不病,收瓶以腊封口,置燥处。

【主治】时疫温疟,山岚瘴气,黄病痰癖,时气伤寒,痎疟发痫,赤白痢。

59331 茵陈汤

《外台》卷四引《范汪方》。为《伤寒论》"茵陈蒿汤"之异名。见该条。

59332 茵陈汤（崔氏引史脱方,见《外台》卷四）

【组成】茵陈三两　黄连二两　黄芩三两　栀子十四枚　大黄一两（炙）　甘草一两（炙）　人参一两

【用法】上切。以水一斗,煮取三升,分三服。

【主治】黄疸,身体面目尽黄。

59333 茵陈汤（《千金翼》卷十八）

【组成】茵陈　半夏（洗）各二两　生姜四两（切）　大黄二两半　芍药　白术各一两半　栀子（擘）　前胡各三两　枳实（炙）　厚朴（炙）　黄芩　甘草（炙）各一两

【用法】上㕮咀。以水四斗,煮取九升七合,分十服。

【主治】时行黄疸,结热,面目四肢通黄,干呕,大便不通,小便赤黄似柏汁,腹痛心烦。

59334 茵陈汤（《外台》卷四引《必效方》）

【组成】茵陈四两　大黄三两　黄芩三两　栀子三两

【用法】上切。以水五升,煮取三升,分三服,空腹服之。

【主治】一切黄。小便黄色及身黄者。

【宜忌】忌羊肉、酒、面、热物。

59335 茵陈汤（《外台》卷四引《近效方》）

【组成】茵陈四两　黄芩二两　栀子三两　升麻三两　大黄三两　龙胆草二两　枳实二两（炙）　柴胡四两

【用法】上切。以水八升,煮取二升七合,分温三服。不愈更作,以愈为度,不过三四剂愈,隔三五日一剂。

【主治】❶《外台》:发黄,身面眼悉黄如金色,小便浓如煮黄柏汁者。❷《圣济总录》:谷疸,食则头眩,心松,怫郁不安,久久发黄。

【加减】若身绝羸,加生地黄一升,栀子加至七两,去大黄。如气力不赢,依前着大黄。

59336 茵陈汤（《幼幼新书》卷十一引《婴孺方》）

【组成】茵陈　大黄　黄芩各四分　黄连　消石（无,以芒消代之）　甘草（炙）各二分

【用法】以水三升,煮取一升二合,纳消石烊尽,为三服。

【主治】少小发痫,经日不解,诸治不愈,口焦,面赤黑,胸中有热。

59337 茵陈汤（《幼幼新书》卷十五引《婴孺方》）

【组成】茵陈　升麻　黄芩　柴胡　知母　羚羊角屑各八分　大黄　石膏各一钱二分　栀子一钱　芍药六分　瓜蒂七个　蓝叶（切）一升　甘草二分（炙）

【用法】上切。以水五升,煮一升半,一二岁为八服,四五岁为四服,量儿大小与之。

【主治】小儿发黄。

59338 茵陈汤（《圣济总录》卷六十）

【组成】茵陈蒿　山栀仁各三分　炙甘草半两　木通（剉）一两　栝楼根　柴胡（去苗）各一两　麦门冬（去心,焙）一两五钱

【用法】上为粗散。每服五钱匕,水二盏,加竹叶三七片,同煎至一盏,去滓,食后温服。

【主治】黄疸,目黄,小便如血,心烦躁闷,口苦头痛。

59339 茵陈汤（《圣济总录》卷六十）

【组成】茵陈蒿　栀子仁　黄芩（去黑心）　大黄（剉,炒）　白鲜　黄连（去须）各一两　朴消（研）　贝齿（煅）各半两

【用法】上药除朴消外为粗末。每服五钱匕,水一盏半,煎至一盏,去滓,入朴消末一钱匕,再煎令沸,食后温服。

【主治】急黄,目如栀子色,小便赤,心烦闷。

59340 茵陈汤（《圣济总录》卷六十）

【组成】茵陈蒿　赤茯苓（去黑皮）　葛根（剉）各半两　栀子仁半分　栝楼根三分　秦艽（去苗土）　升麻各一两

【用法】上为粗末。每服三钱匕,水一盏,煎至七分,去滓,食后温服,一日三次。

【主治】酒疸,心中懊痛,小便黄赤。

59341 茵陈汤（《圣济总录》卷六十一）

【组成】茵陈蒿　白鲜皮各一两

【用法】上为粗散。每服三钱匕,水一盏,煎至六分,去滓,食前温服,一日三次。

【主治】病人身黄如金色,不多语言,四肢无力,好眠卧,口吐粘涎。

59342 茵陈汤

《医统》卷十八。为《直指》卷十六"山茵陈散"之异名。见该条。

59343 茵陈汤（《普济方》卷一四二引《澹寮方》）

【组成】山茵陈　山栀子各三钱　秦艽　升麻各四钱

【用法】上㕮咀。以三钱为一服,水煎去滓,食后服。五日减三分之一,十日减三分之二,二十日病悉去。

【主治】❶《普济方》引《澹寮方》：伤寒发汗有留热，身面皆黄，多热，食不减。❷《普济方》：黄疸，小便赤。

59344 茵陈汤（《普济方》卷一三〇引《鲍氏方》）

【组成】茵陈一两　淡竹叶　大黄三钱半　栀子五大个　通草二钱

【用法】上为散。以水二盏，煎茵陈，次下后药，至一盏，调三味。

【主治】伤寒七八日内，热结，身黄如橙，小便不利，腹胀，并酒伤，瘀热在内，发热，头有汗，身无汗。

59345 茵陈汤（《医学纲目》卷三十一）

【组成】茵陈　山栀　柴胡　黄柏（蜜炙）　黄芩　升麻　龙胆草各半两　大黄（炒）一两

【用法】上咬咀。水煎，空心服。以利为度。

【主治】伤寒发黄，目悉黄，小便赤。

59346 茵陈汤（《普济方》卷四十七）

【组成】茵陈一分　人参　甘草　苁蓉　黄耆　茯苓　秦艽　厚朴　乌喙各二两　防风六两　山茱萸　松实各三两

【用法】上咬咀。以水一斗，煮取二升半，分五服，强者一日夜尽，羸劣分五服，二日尽。

【主治】风头眩眼暗。

59347 茵陈汤（《普济方》卷三六九）

【组成】山茵陈　山栀子各一两　川大黄　芒消　寒水石　木通各半两

【用法】上咬咀。每服一钱，水八分，煎至五分，去滓温服。

【主治】小儿发黄，身如橘色。

59348 茵陈汤（《伤寒全生集》卷二）

【组成】茵陈　山栀　滑石　甘草　枳实　黄连

【用法】水、灯心煎服。

【主治】黄，传经热症。

【加减】渴，加天花粉、石膏；大便燥实，加大黄。

59349 茵陈汤

《医学入门》卷四。即《伤寒六书》卷三"茵陈将军汤"。见该条。

59350 茵陈汤（《医统》卷十八）

【组成】茵陈　栀子仁各二钱　赤茯苓　葶苈各一钱半　枳实　甘草各五分

【用法】水二盏，加生姜三片，煎八分，食前服。

【主治】疸证发热，大小便涩。

59351 茵陈汤（《幼科发挥·附汤方》）

【组成】茵陈　栀子　黄柏

【用法】煎汤服。

【主治】黄疸。

59352 茵陈汤（《幼科直言》卷四）

【组成】茵陈　柴胡　薄荷　当归　猪苓　陈皮　车前子　白茯苓　甘草梢

【用法】水煎。幼孩兼服抱龙丸并六一散。

【主治】黄疸初起者。

59353 茵陈汤（《医学探骊集》卷五）

【组成】茵陈八钱　栀子四钱　大青叶四钱　炙山甲二钱　延胡索三钱　煅石膏四钱　黄芩三钱　橘红三钱

甘草二钱

【用法】宜于初得二三个月内，先取上脘、中脘、下脘、太乙针之。留五点钟时乃出针，因勉拟茵陈汤服二三剂。水煎，温服。

【主治】中消。食脯饱餐，转瞬又复思食，多食而又羸瘦者。

【方论选录】此方以茵陈为君，专能清散内热；以栀子、石膏、黄芩、大青为臣，俱寒凉之品，资助茵陈清散之力；以橘红、甘草为佐，提升胃腑之正气；以山甲、延胡为使，使之引药达病所，搜其结热之根。胃热既减，自无中消之患矣。

59354 茵陈饮（《景岳全书》卷五十一）

【异名】六味回阳饮（《证治宝鉴》卷四）。

【组成】茵陈　焦栀子　泽泻　青皮各三钱　甘草一钱　甘菊花二钱

【用法】水三四钟，煎二钟，不时陆续饮之。治热泻者，一服可愈。

【主治】❶《景岳全书》：挟热泄泻，热痢，口渴喜冷，小水不利，黄疸湿热闭涩。❷《证治宝鉴》：噎膈反胃。

59355 茵陈饮（《幼幼集成》卷二）

【组成】茵陈蒿二钱　黑山栀一钱五分　赤茯苓　甜葶苈各一钱　小枳实　生甘草各五分　灯芯十茎

【用法】水煎，食前服。

【主治】中湿发黄作热，大小便涩。

59356 茵陈酒（《本草纲目》卷二十五）

【组成】茵陈蒿（炙黄）一斤　秫米一石　曲三斤

【用法】如常酿酒，饮之。

【主治】风疾，筋骨挛急。

59357 茵陈酒（《成方制剂》2册）

【组成】白酒　白术　冰糖　法半夏　茵陈

【用法】上制成酒剂。口服，一次15毫升，一日2次。

【功用】清热燥湿，舒筋活络。

【主治】湿热内蕴引起的关节酸痛，脚气渗湿，皮肤刺痒，脘腹痞闷，小便不利。

59358 茵陈菜

《绛囊撮要》。为方出《证类本草》卷七引《食医心镜》，名见《本草纲目》卷十五"茵陈羹"之异名。见该条。

59359 茵陈散（《外台》卷四引《广济方》）

【组成】茵陈四两　白鲜皮三分　栝楼四分　黄芩三分　栀子四分　芍药三分　青木香三分　柴胡三分　枳实三分（炙）　黄连三分　紫雪八分　土豆根三分　大青三分　大黄十分

【用法】上为散。每服五钱匕，平旦空腹煮茅根饮待冷送下。一服少间，当一二行微利，利后煮稀葱豉粥食之，利多以意渐减，常取微泄，利通一二行为度，愈止。

【主治】阴黄，身面眼俱黄，小便如豉汁色。

【宜忌】忌猪肉、冷水、鱼、蒜、粘腻及诸热食。

【备考】方中紫雪，《圣惠》作芒消。

59360 茵陈散（《圣惠》卷九）

【组成】茵陈一两　柴胡一两（去苗）　甘草半两（炙微赤，剉）　赤芍药二分　防风二分（去芦头）　附子一两（炮裂，去皮脐）

【用法】上为散。每服四钱，以水一中盏，加生姜半分，煎至六分,去滓温服,不拘时候。

【主治】伤寒四日,头痛,背膊急闷,骨节烦疼,心燥口干。

59361 **茵陈散**(《圣惠》卷十)

【组成】茵陈 茯神 栀子仁 赤芍药 麦门冬(去心) 黄芩各半两 犀角屑一分 生干地黄一两

【用法】上为粗散。每服五钱,以水一大盏,加生姜半分,煎至五分,去滓温服,不拘时候。

【主治】伤寒后,伏热在心,烦躁恍惚,或多惊恐,及不得眠卧。

59362 **茵陈散**(《圣惠》卷十)

【组成】茵陈 栀子仁 川大黄(剉碎,微炒) 滑石 木通(剉)各一两 甘草半两(炙微赤,剉)

【用法】上为粗散。每服五钱,以水一大盏,煎至五分,去滓温服,不拘时候,如人行十里再服。以小便快利为度。

【主治】伤寒,头项汗出,身体无汗,小便不利,渴欲饮水者,是瘀热在里,身欲发黄。

59363 **茵陈散**(《圣惠》卷十二)

【组成】茵陈三分 犀角屑半两 麦门冬一两(去心) 栀子仁三分 茯神一两 赤芍三分 生干地黄三分 甘草一分(炙微赤,剉)

【用法】上为散。每服四钱,以水一中盏,加生姜半分,青竹叶二七片,煎至六分,去滓温服,不拘时候。

【主治】伤寒后,余热在心,恍惚多惊,不得眠睡。

59364 **茵陈散**(《圣惠》卷十二)

【组成】茵陈半两 犀角屑半两 柴胡一两(去苗) 茯神一两 赤芍药半两 麦门冬半两(去心) 黄芩半两 栀子仁半两 甘草半两(炙微赤,剉)

【用法】上为散。每服四钱,以水一中盏,加生姜半分,竹叶二七片,生地黄一分,煎至六分,温服,不拘时候。

【主治】伤寒后,伏热在心中,恍惚多惊,不得睡卧。

59365 **茵陈散**(《圣惠》卷十六)

【组成】子芩一两半 秦艽二两(去苗) 知母二两 大青一两 赤芍药一两 川芒消二两 土瓜根二两 川大黄三两(剉碎,微炒) 茵陈二两 黄连一两半(去须) 栀子仁二两

【用法】上为细散。每服三钱,新汲水下,不拘时候。须臾便吃白粥饮半大盏,以次吃葱茶一碗。腹中稍觉转动,下利,额上似微润,即以衣盖取汗,汗解便愈。

【主治】时气瘴疫,头痛壮热,心如火煎,面目黄黑,四肢沉重,不得睡卧。

59366 **茵陈散**(《圣惠》卷十七)

【组成】茵陈二两 栀子仁一两 黄芩一两 柴胡一两(去苗) 木通(剉)一两 川升麻一两 赤芍药二两 栝楼根一两 川大黄二两(剉碎,微炒)

【用法】上为粗散。每服五钱,以水一中盏,煎至六分,去滓温服,不拘时候。

【主治】热病五日未解,头痛壮热,眼睛疼,心腹痛。

59367 **茵陈散**(《圣惠》卷十七)

【组成】茵陈半两 柴胡一两(去苗) 栀子仁三分 猪苓半两(去黑皮) 川大黄三分(剉碎,微炒) 秦艽三分(去苗) 桑根白皮半两(剉) 木通半两(剉) 甘草半两(炙微赤,剉)

【用法】上为散。每服五钱,以水一大盏,煎至五分,去滓温服,不拘时候。

【主治】热病汗后,余热不解,头项汗出,瘀热在内,渴欲饮水,小便不利。

59368 **茵陈散**(《圣惠》卷十八)

【组成】茵陈二两 川大黄一两(剉碎,微炒) 玄参一两 栀子仁一分 甘草半两(生用)

【用法】上为散。每服四钱,以水一中盏,煎至六分,去滓温服,不拘时候。

【主治】热病发斑。

59369 **茵陈散**(《圣惠》卷十八)

【组成】茵陈三分 木通一两(剉) 栀子仁三分 甘草半两(炙微赤,剉) 栝楼根一两 麦门冬一两半(去心) 柴胡一两(去苗) 秦艽一两(去苗)

【用法】上为散。每服五钱,以水一大盏,加竹叶三七片,煎至五分,去滓温服,不拘时候。

【主治】热病黄疸,目黄如金,小便如血,心烦躁闷,口苦头痛。

59370 **茵陈散**(《圣惠》卷十八)

【组成】茵陈二两 栝楼根二两 川升麻二两 龙胆二两(去芦头) 寒水石三两 甘草一两(炙微赤,剉)

【用法】上为粗散。每服五钱,以水一大盏,煎至五分,去滓,入生地黄汁半合,更煎一沸,温服,不拘时候。

【主治】黄疸,通身并黄。

59371 **茵陈散**(《圣惠》卷五十五)

【组成】茵陈二两 黄芩一两 栀子仁一两 川升麻二两 川大黄一两(剉碎,微炒) 龙胆一两(去芦头) 枳壳一两(麸炒微黄,去瓤) 秦艽一两(去苗)

【用法】上为散。每服四钱,以水一中盏,煎至六分,去滓温服,不拘时候。

【主治】内黄。身面眼悉黄,如黄金色,小便浓如柏汁。

59372 **茵陈散**(《圣惠》卷五十五)

【组成】茵陈一两 前胡三分(去芦头) 木通一两(剉) 赤茯苓三分 椒目一分(微炒) 赤芍药三分

【用法】上为细散。每服二钱,以粥饮调下,一日四五次。

【主治】黄病。心下横坚,小便赤黄不利,疼痛。

59373 **茵陈散**(《圣惠》卷五十五)

【组成】茵陈一两 犀角屑半两 川升麻一两 栀子仁三分 甘草三分(炙微赤,剉) 黄芩一两 川朴消一两

【用法】上为散。每服四钱,以水一中盏,煎至六分,去滓温服,不拘时候。以大小便利为度。

【主治】黄疸,心神烦躁,小便赤,大便难,不得安卧。

59374 **茵陈散**(方出《圣惠》卷五十五,名见《得效》卷三)

【异名】石膏茵陈散(《东医宝鉴·杂病篇》卷六)。

【组成】栀子仁一两 石膏三两 川大黄一两(剉碎,微炒) 栝楼(干者)一枚 甘草一两(炙微赤,剉) 木通一两(剉) 茵陈一两

【用法】上为散。每服五钱,以水一大盏,加葱白七寸,煎至五分,去滓温服,不拘时候。

【主治】酒食过度,风湿所搏,热气郁蒸而成黄疸,身目小便皆黄,或身体多赤多青,心下热闷,小便闭涩。

❶《圣惠》:黄疸,身目皆黄,皮肤如曲尘色。❷《得效》:黄疸,食已即饥,身体面目,爪甲牙齿,及小便悉黄寒热,或身体多赤、多青,皆由酒食过度,为风湿所搏,热气郁蒸而成。❸《杏苑》:黄疸,心下热闷,小便闭涩。

59375 茵陈散

《圣惠》卷五十五。即《伤寒论》"茵陈蒿汤"改为散剂。见该条。

59376 茵陈散(《圣惠》卷八十四)

【组成】茵陈一两 栀子仁半两 川大黄半两(剉碎,微炒) 黄芩半两 犀角屑半两 木通半两(剉) 寒水石半两 川芒消一两

【用法】上为散。每服一钱,以水一小盏,煎至五分,去滓温服,不拘时候。

【主治】小儿黄病,身如橘色。

59377 茵陈散(《普济方》卷一三〇引《博济》)

【组成】山茵陈二两 麻黄二两(不去节) 荆芥一两 细辛半两 川芎一两 川大黄一两 干薄荷一两 官桂二两(去皮)

【用法】上为粗末。每服三钱,以水一大盏,加生姜五片,葱白一茎,煎至六分,去滓热服,轻盖出汗。

【功效】解表发汗。

【主治】伤寒三日内。

【宜忌】新产前,不得服。

59378 茵陈散(《医方类聚》卷一〇三引《简要济众方》)

【组成】山茵陈一两(去叶) 桔梗三分 枳壳一两(麸炒,去瓤) 川大黄半两(剉,微炒) 甘草半两(炙令黄)

【用法】上为散。每服二钱,水一中盏,煎至六分,去滓温服,不拘时候。

【主治】中焦热,身重目黄。

59379 茵陈散

《圣济总录》卷六十。为《金匮》卷中"茵陈五苓散"之异名。见该条。

59380 茵陈散(《圣济总录》卷八十七)

【组成】茵陈蒿 犀角屑 石斛(去根) 紫参 人参 白术 柴胡(去苗)各三分 桂(去粗皮) 芍药 防风(去叉)各半两 吴茱萸(汤洗焙干,炒)一两 桔梗(炒)半两 白芜荑仁(炒)一分

【用法】上为散。白羊肝一具,细切,分三服,净去筋膜,每服入药末五钱匕,葱白五寸,细切,一处拌和,用湿纸裹,慢火煨熟,空心顿服。

【主治】风劳瘦疾,七种冷气,六极,脾胃虚寒,不思饮食,痔瘘休息或大小便涩,兼累年口疮,医治不愈者。

59381 茵陈散(《圣济总录》卷九十一)

【组成】茵陈蒿 当归(切,焙) 厚朴(去粗皮,姜汁炙熟) 陈橘皮(去白,焙) 牛膝(去苗,酒浸,切,焙) 紫菀(去苗土) 人参 白茯苓(去黑皮) 附子(炮裂,去皮脐) 枳壳(去瓤,麸炒) 白芷 干姜(炮) 赤芍药 芜荑 藁本(去土) 木香 柴胡(去苗) 桔梗(炒) 桂(去粗皮) 石斛(去根) 青橘皮(汤浸,去白,焙)

【用法】上为散。每用一两,以白面和作馎饦,烧熟食之,米饮送下。

【主治】丈夫、妇人虚劳瘦疾,泄痢不止,气虚羸劣。

59382 茵陈散(《卫生总微》卷七)

【组成】茵陈一两 白术半两 甘草半两

【用法】上为散,每服半钱,沸汤调下。

【主治】伤寒发黄。

【加减】小便不利,加茯苓一两。

59383 茵陈散(《得效》卷十)

【组成】香薷散加茵陈

【用法】三根葱白五寸,生姜三片,同煎,热服。

【主治】感冒,自汗面垢,脉微头痛。

59384 茵陈散(《普济方》卷四十六引《经验良方》)

【组成】北细辛三钱 茵陈穗 石膏(火煅红,候冷研入)各一两 川芎一两

【用法】上为细末。每服二钱,茶沸汤点下。

【主治】一切头风,牙关紧急,眉棱骨痛,鼻塞清涕,眼旋屋转,耳作蝉声。

59385 茵陈散(《普济方》卷六十九)

【组成】麻黄 荆芥穗 升麻 黄芩 羌活 独活 牡丹皮 薄荷 连翘 茵陈 射干 大黄 僵蚕 半夏各一分 细辛半两 牵牛一两

【用法】上为细末。每服三钱,水一盏,先煎汤热,下药末,搅一搅,急泻出,食后临卧和滓热服。

【主治】❶《普济方》:牙齿疼痛,外面疼痛不可忍,去骨槽风热。❷《药奁启秘》:牙关拘紧不利。

59386 茵陈散(《普济方》卷三二三)

【组成】茵陈蒿 犀角屑 石斛(去根) 人参 芍药 桔梗(炒) 防风(去叉) 柴胡(去苗) 细辛(去苗) 桂(去粗皮) 吴茱萸(汤洗,焙干,炒) 当归各一两 白术

【用法】上为散。每服五钱,用猪肝一具,切作五段,每服一段,薄切小片子入药末拌令匀,以湿纸裹,慢火煨熟,取出细嚼,以米饮下。

【主治】妇人气血劳,四肢疼痛,心腹胀满,吐逆,面无颜色,经脉不调。

【备考】方中白术用量原缺。

59387 茵陈散(《袖珍》卷六)

【组成】大田螺十个(连壳研泥) 茵陈四根(同研) 薤头七个(研) 山栀七个(同研)

【用法】上药研之如泥,百沸白酒一大盏,投之搅匀,滤去滓,顿服。

【功用】退黄,开豁心胸,促进饮食。

【主治】男子酒疸。

59388 茵陈散(《回春》卷三)

【组成】茵陈 栀子 赤苓 猪苓 泽泻 苍术 枳实 黄连 厚朴 滑石各等分

【用法】上剉。加灯草一团,水煎服。

【主治】湿热发黄。

【加减】身热,加柴胡;小便短赤,加黄柏;胸膈饱闷,加莱菔子、茯苓;饮酒人,加瓜蒌仁、干葛、砂仁,去滑石。

59389 茵陈散(《张氏医通》卷十五)

【组成】茵陈 连翘 荆芥 麻黄 升麻 羌活 薄荷 僵蚕各五钱 细辛二钱半 大黄 牵牛(头末)各一两

【用法】上为散。每服三钱,先以水一盏煎沸,入药搅之,急倾出,食后和滓热服。

【主治】齿龈赤肿疼痛，及骨槽风热。

59390 茵陈粥（《药粥疗法》引《粥谱》）

【组成】绵茵陈 30～60 克　粳米 50～100 克　白糖适量

【用法】先将绵茵陈洗净，煎汁去滓，入粳米后加水适量煮粥，煮熟时，加入白糖，稍煮一二沸，即可。疗程以 7～10 天为宜，每日分二至三次服食。粥宜稀薄，不宜稠厚，米只用粳米，不用糯米。

【功用】利湿热，退黄疸。

【主治】黄疸，小便不利，尿黄如浓茶色。

【宜忌】阴黄或阳黄均可食用，钩虫引起的"黄胖病"不应服用。

59391 茵陈羹（方出《证类本草》卷七引《食医心镜》，名见《本草纲目》卷十五）

【异名】茵陈菜（《绛囊撮要》）。

【组成】茵陈

【用法】细切，煮羹食之；生食亦宜。

【功用】除大热，利小便。

【主治】黄疸，伤寒头痛，风热，瘴疟。

59392 茵芋浸酒（《圣惠》卷三）

【组成】茵芋一两　白及二两　薏苡仁二两　赤芍药二两　桂心二两　牛膝二两（去苗）　酸枣仁二两（微炒）　干姜一两（炮裂）　附子二两（炮裂，去皮脐）　甘草一两（炙微赤）

【用法】上剉细，以生绢袋盛，酒二斗，浸七宿，每温服一小盏，不拘时候。

【主治】肝脏风，筋脉拘挛，不可屈伸。

59393 茵芋浸酒（《圣惠》卷二十五）

【组成】茵芋一两半　细辛半两　天雄一两（炮裂，去皮脐）　汉防己一两　川乌头一两半（炮裂，去皮脐）　石斛一两（去根）　踯躅一两（微炒）　山茱萸　柏子仁　甘草（炙微赤）　木通　桂心　秦艽（去苗）　黄耆　干姜（炮裂）　熟干地黄　莽草（微炙）　附子（炮裂，去皮脐）　杜仲（去粗皮）　芎䓖　王孙　泽泻　石南　防风（去芦头）　远志（去心）　牛膝（去苗）各三分

【用法】上剉细，用生绢袋盛，以酒三斗，浸十日。空心温服一小盏，晚食前再服。以愈为度。

【主治】八风十二痹，五缓六急，半身不遂，四肢偏枯，筋脉拘挛，肩髀疼痛，腰脊不能俯仰，胸胁膨胀，心烦，目眩耳聋，咽喉不利；或贼风所中，痛如锥刺，行人皮中，无有常处；或四肢肌体偏有冷痹，状如风吹。

【宜忌】忌生冷、油腻、动风物。

59394 茵芋浸酒（《圣惠》卷四十四）

【异名】茵芋散（《御药院方》卷一）。

【组成】茵芋一两半　萆薢一两半　狗脊一两半　桂心一两　附子一两半（炮裂，去皮脐）　牛膝三两（去苗）　石斛三两（去根）　川椒半两（去目及闭口者，微炒去汗）　生姜三分

【用法】上剉细，生绢袋盛，以酒一斗五升浸，密封七日开，每于食前温服一中盏。

【主治】肾脏风湿腰痛，不得俯仰，皮肤不仁，骨髓疼痛。

59395 茵陈蒿丸

《圣济总录》卷三十七。为《千金》卷十"茵陈丸"之异名。见该条。

59396 茵陈蒿丸

《圣济总录》卷六十。为《外台》卷四引《必效方》"茵陈丸"之异名。见该条。

59397 茵陈蒿丸（《圣济总录》卷五十四）

【组成】茵陈蒿五两　菌茹三两　威灵仙（去土）　太一余粮（煅）　柴胡（去苗）各二两　黄芩（去黑心）　蒲黄　赤茯苓（去黑皮）　枳壳（去瓤，麸炒）各一两

【用法】上为末，炼蜜为丸，如梧桐子大。每服二十丸，木香汤送下。以知为度。

【主治】下焦受病，大肠菀热，伏瘕深固。

59398 茵陈蒿丸（《圣济总录》卷六十）

【组成】茵陈蒿　赤茯苓（去黑皮）　葶苈子（微炒）各一两　枳壳（去瓤，麸炒）　白术各一两一分　半夏（汤浸七遍去滑，焙）一钱　大黄（细剉，醋炒）　杏仁（汤浸，去皮尖双仁，炒）各三分　蜀椒（去闭口及目，炒令出汗）　当归（切，焙）　干姜（炮）各半两　甘遂（炮）一分

【用法】上为末，炼蜜为丸，如绿豆大。每服十丸，空心米饮送下，一日三次。

【主治】黑疸，身体暗黑，小便涩。

59399 茵陈蒿汤（《伤寒论》）

【异名】茵陈汤（《外台》卷四引《范汪方》）、涤热汤（《圣济总录》卷六十）、大茵陈汤（《准绳·类方》卷五）、茵陈栀子大黄汤（《济阳纲目》卷三十四）、茵陈大黄汤（《症因脉治》卷三）。

【组成】茵陈六两　栀子十四枚（擘）　大黄二两（去皮）

【用法】上三味，以水一斗二升，先煎茵陈减六升，纳二味，煮取三升，去滓，分三服。小便当利，尿如皂荚汁状，色正赤，一宿腹减，黄从小便去也。

【功用】❶《准绳·伤寒》：利小便，退黄逐热。❷《伤寒大白》：去热，退渴。

【主治】湿热黄疸，面、目、一身尽黄，黄色鲜明，腹微满，口渴，小便不利，舌苔黄腻，脉沉数者。

❶《伤寒论》：阳明病，发热汗出者，此为热越，不能发黄也。但头汗出，身无汗，齐颈而还，小便不利，渴引水浆者，此为瘀热在里，身必发黄。❷《金匮》：谷疸之为病，寒热不食，食即头眩，心胸不安，久久发黄，为谷疸也。❸《肘后方》：黄汗，身体四肢微肿，胸满，不得汗，汗出如黄柏汁，由大汗出，卒入水所致。❹《医方集解》：湿热发黄，脉沉实者。

【方论选录】❶《普济方》：小热之气，凉以和之，大热之气，寒以取之。茵陈、栀子之苦寒，以逐胃燥；大黄之苦寒，以下瘀热。❷《金镜内台方议》：阳明者，为胃之土，其色黄，若发热汗出者，为热气得越，不能发黄也；但头上汗出，齐颈而还者，乃热气不能越也；小便不利，渴引水浆者，乃热甚于胃，津液内瘀，结为黄也。故用茵陈为君，能治黄；栀子为臣，栀能治黄，寒以治热也；以大黄为佐，使，以下泄瘀热，而除其黄也。❸《医方考》：大热之气，寒以取之，故用茵陈；苦入心而寒胜热，故用栀子；推除邪热，必借将军，故用大黄。又曰，茵陈、栀子能导湿热，由小便而出。❹《医方集解》：茵

陈发汗利水,以泄太阴、阳明之湿热,故为治黄之主药;茵陈、栀子,能导湿热由小便出,大黄能导湿热由大便出。❺《金鉴》:茵陈禀北方之气,经冬不凋,傲霜凌雪,偏受大寒之气,故能除热留结,率栀子以通水源,大黄以调胃实,令一身内外瘀热悉从小便而出,腹满自减,肠胃无伤,乃合引而竭之之法。此阳明利水之圣剂也。以推陈致新之茵陈佐以屈曲下行之栀子,不用枳、朴以承气与芒消之峻剂,则大黄但可以润胃,而大便之不遽行可知,故必一宿而腹始减,黄从小便去而不由大肠去。

【临床报道】❶传染性肝炎:《上海中医药杂志》[1957,8:19]用茵陈蒿汤加减治疗传染性肝炎 20 例,初步观察,对传染性肝炎的黄疸消失,速度较快。20 例中,服药后第一周末即有 12 例黄疸指数减至 50%～80%,占 60%,此与茵陈蒿汤之清热利湿——利胆、利尿等作用有关。肝功能之恢复,一般较慢,尤以麝香草酚浊度试验与絮状试验之变化较少。服茵陈蒿汤无任何副作用。❷皮肤病:《中医争鸣》(1960,12:17)本方在皮肤科领域中应用的疗效甚佳。茵陈蒿 600 克,生大黄 400 克,生山栀 400 克,水煎成 5000 毫升,一日二次,每次 100 毫升,共治 413 例,其中:过敏性皮肤病痊愈 85.7%,显效 14.3%;皮肤瘙痒痊愈 7.1%,显效 64.3%,有效 28.6%;原因不明的皮肤病痊愈 34.5%,显效 4.4%,有效 24.1%。❸急性病毒性肝炎:《伤寒论方医案选编》引韩德五近年来应用茵陈蒿汤治疗 7184 例急性病毒性肝炎,近期治愈率均在 95% 以上,有效率 100%。❹胆道蛔虫症及胆系感染:《伤寒论方医案选编》引武汉医学院附二院中医科用本方为主治疗胆道蛔虫症及胆系感染 121 例,总有效率 97.4%;治疗胆系感染 40 例,38 例有效。❺妊娠期肝内胆汁淤积症:《辽宁中医杂志》[2003,30(5):363-364]治疗妊娠期肝内胆汁淤积症 60 例,半随机分成两组,茵陈蒿汤观察组和地塞米松对照组各 30 例。结果:观察组总有效率 86.67%,对照组总有效率为 63.33%,两组比较差别有显著意义($P < 0.05$)。

【现代研究】❶对急性出血坏死性胰腺炎的防治作用:《中国中西医结合脾胃杂志》[1996,4(3):163-165]结果表明:茵陈蒿汤及其组分能改善胰腺炎动物的一般状况,降低死亡率;减轻动物胰腺组织的病理改变;提高胰腺组织线粒体琥珀酸脱氢酶活性;提高胰腺组织环磷酸腺苷/环磷酸鸟苷比值。❷对实验性急性胰腺炎时胰腺细胞膜流动性的影响:《中国中西医结合外科杂志》[1997,3(3):161]结果表明:急性胰腺炎早期,大鼠胰腺细胞总膜、线粒体膜和溶酶体膜流动性明显降低;茵陈蒿汤及其组分大黄和栀子可使其流动性接近正常。表现为大黄和栀子分别可提高总膜、溶酶体和线粒体膜的流动性;而茵陈蒿汤则主要提高溶酶体膜的流动性。❸对机体抗氧化能力影响:《时珍国医国药》[1999,10(11):806-807]研究结果表明:茵陈蒿汤醇提物 6 克/千克和 9 克/千克明显降低 D-氨基半乳糖＋脂多糖(D-Ca1N＋LPS)肝损伤小鼠血清谷转氨酶(ALT)活性,降低谷胱甘肽-S-转移酶(GST)水平,减少肝匀浆中脂质过氧化物(LPO)含量,对超氧化物歧化酶(SOD)活性无明显影响;4 克/千克,6 克/千克和 9 克/千克显著降低 BCG＋LPS(卡介苗＋脂多糖)免疫性肝损伤小鼠血清 ALT 水平,6 克/千克和 9 克/千克增加肝匀浆还原型谷胱甘肽(GSH)含量。

❹对正常和多种糖尿病模型动物血糖的影响:《中药材》[2001,24(2):128-131]研究结果表明:茵陈蒿汤能拮抗 ALX(四氧嘧啶)诱导小鼠高血糖,明显降低正常小鼠和 ALX-DM(四氧嘧啶致糖尿病)模型小鼠、大鼠的血糖;改善地塞米松致 IR(胰岛素抵抗)模型大鼠的 IGT(糖耐量减退),降低 OGTT(胰岛素释放试验)后 2 小时血糖。❺对大鼠酒精性肝损伤的保护作用:《南京中医药大学学报》[2004,20(5):303-304]研究发现:茵陈蒿汤提取物可降低酒精性肝损伤的大鼠 ALT、AST 的活性和肝脏系数。病理组织学检查显示其可改善小叶中心性纤维化、小叶中心性小灶性坏死及点状坏死,减少酒精小体、嗜酸性变和溶解性,以及中性粒细胞浸润。

59400 茵陈蒿汤(方出《圣惠》卷五十五,名见《圣济总录》卷六十一)

【组成】茵陈蒿 赤芍药 甘草(炙,剉) 木通(剉) 赤茯苓(去黑皮) 黄耆(剉)各一两 大黄(剉,炒)二两

【用法】上剉,如麻豆大。每服五钱匕,水一盏半,煎至八分,去滓温服,如人行十里再服。以大小便通利为度。

【主治】黄汗,身体热不退,大小便不利。

59401 茵陈蒿汤(《圣济总录》卷三十四)

【组成】茵陈蒿 山栀子(去皮) 柴胡(去苗) 黄芩(去黑心) 桔梗(炒) 牡丹皮 贝母(去心) 荆芥穗(去梗) 升麻 杏仁(汤浸,去皮尖双仁,炒) 半夏(汤洗七遍去滑,切,焙) 羌活(去芦头) 独活(去芦头) 麻黄(去根节,煎去沫,焙)各半两 细辛(去苗叶)一分

【用法】上为粗散。每服三钱匕,水一盏,加生姜二片,煎一沸,急泻出,临发热头痛时,去滓热服,仍须食后。但此疟只发热,并初发时先壮热者,可服。

【主治】瘴疟。发作有时,但热不寒,头痛不安,通身俱黑,大肠秘积,小便黄赤。

59402 茵陈蒿汤(《幼幼集成》卷四)

【组成】茵陈蒿一钱五分 川黄柏 黑栀仁各一钱 灯心十茎

【用法】水煎滚,热服。

【主治】头汗至颈而还,将欲发黄。

59403 茵陈蒿酒(《杂病源流犀烛》卷十六)

【组成】茵陈蒿四根 山栀七枚 大田螺一个(连壳打烂)

【用法】百沸白酒一大盏,冲汁饮之。

【主治】酒疸。

59404 茵陈蒿散(《圣济总录》卷十一)

【组成】茵陈蒿一两 荷叶半两

【用法】上为散。每服一钱匕,食后冷蜜水调下。

【主治】风瘙瘾疹,皮肤肿痒。

59405 茵陈蒿散(《圣济总录》卷二十八)

【组成】茵陈蒿 黄芩(去黑心) 栀子仁 大青各一两 大黄(剉) 朴消各五两 白鲜皮 葛根(剉) 升麻各一两半

【用法】上为散。每服二钱匕,新汲水调下。得利即愈。

【主治】时气急黄,疼痛。

59406 茵陈蒿散(《圣济总录》卷一〇六)

【组成】茵陈蒿　荆芥穗　羌活（去芦头）　木贼（剉）　旋覆花　蔓荆实　甘草（炙，剉）　芎䓖　苍术（米泔浸一宿，切，焙）　蒺藜子（微炒去角）　石决明　草决明各等分

【用法】上为散。每服一钱匕，新汲水调下，一日三次，不拘时候。

【主治】一切目风肿痛。

59407　茵陈煎丸《圣济总录》卷九十）

【组成】茵陈蒿三两（捣为末，用醋一升煎为煎）　鳖甲（去裙襕，醋浸，炙令黄色）　京三棱（煨，杵碎）各一两　干姜（炮裂）　附子（炮裂，去皮脐）　枳壳（去瓤，麸炒）　桂（去粗皮）　青橘皮（汤浸，去白，焙）各半两　柴胡（去苗）一两　白术半两　厚朴（去粗皮，生姜汁涂炙）　吴茱萸（水浸一宿，焙干，炒）各一两

【用法】上药除茵陈外，为末，用茵陈煎汤和为丸，如梧桐子大。每服三十丸，空心生姜汤送下。如和不成，更入热蜜。

【功用】健脾胃。

【主治】虚劳，下焦虚冷，心腹痞满，吃食无味，舌涩口干，四肢少力。

59408　茵山莲颗粒《中国药典》2010 版）

【组成】茵陈 556 克　半枝莲 1390 克　五味子 278 克　栀子 278 克　甘草 278 克　板蓝根 278 克

【用法】上制成颗粒剂。开水冲服。一次 3～9 克，一日 2 次；或遵医嘱。

【功用】清热解毒利湿。

【主治】湿热蕴毒所致的胁痛、口苦、尿黄、舌苔黄腻、脉弦滑数；急、慢性肝炎，胆囊炎见上述证候者。

【宜忌】忌烟酒及辛辣油腻食物。

59409　茵芋淋浸方《圣济总录》卷九）

【组成】茵芋（去粗茎）三两　独活（去芦头）六两　防己四两　蒺藜子（去角，生用）三升　椒（去目及闭口者）一升

【用法】上为粗末。以清浆水三斗，煮取二斗，去滓，纳盐二两半，适寒温用，淋浸所患手足，水不温即止。

【主治】中风，手足偏枯挛躄，不随屈伸。

59410　茵陈二苓汤《伤寒大白》卷三）

【组成】茵陈　栀子　大黄　茯苓　猪苓

【主治】发黄。

【方论选录】茵陈山栀大黄汤，仲景使黄从小便而出，后人善体仲景，故用二苓专走小便。

59411　茵陈三物汤

《医学入门》卷四。为《伤寒图歌活人指掌》卷四"茵陈栀子黄连三物汤"之异名。见该条。

59412　茵陈大黄汤

《症因脉治》卷三。为《伤寒论》"茵陈蒿汤"之异名。见该条。

59413　茵陈大黄汤

《玉机微义》卷四十五。为《圣济总录》卷二十八"茵陈蒿大黄汤"之异名。见该条。

59414　茵陈大黄汤《回春》卷三）

【组成】茵陈　大黄　枳实　山栀　厚朴　滑石各等分　甘草减半

【用法】上剉一剂。加灯草一团，水煎服。

【主治】黄疸，大便结实。

59415　茵陈大黄汤《简明医彀》卷二）

【组成】大黄　茵陈　栀子　黄芩　枳实　厚朴　甘草各等分

【用法】加灯心，水煎服。

【主治】太阴腹满，身目黄，小便不利，大便实，渴，头汗齐颈而还。

59416　茵陈五苓丸《北京市中药成方选集》）

【异名】茵陈五疸丸。

【组成】茵陈八两　黄芩四两　白术（炒）四两　甘草三两　枳实子二两　赤茯苓四两　泽泻四两　猪苓四两　橘皮二两　苍术（炒）四两　厚朴（姜制）四两　山楂四两　六神曲（炒）二两

【用法】上为细末，另用茵陈八两熬水，泛为小丸，滑石为衣，闯亮。每服二钱，温开水送下，一日二次。

【功用】清热祛湿，通利小便。

【主治】阳黄，两眼身面皆黄。

59417　茵陈五苓丸

《成方制剂》4 册。即《金匮》卷中"茵陈五苓散"改为丸剂。见该条。

59418　茵陈五苓汤《嵩崖尊生》卷十一）

【组成】苍术　赤苓　猪苓　泽泻各二钱　官桂一钱　茵陈五钱　车前　木通　柴胡各一钱五分

【用法】连服，以小便清为度。

【主治】食即饥，身黄寒热之黄疸。

【加减】若伤酒，加干葛二钱，灯草一捻。

59419　茵陈五苓汤《医宗说约》卷三）

【组成】茵陈　泽泻　猪苓　茯苓　山栀　木通　白术　山楂　枳实　甘草　陈皮　滑石　姜　枣　灯心

【用法】河水煎服。

【功用】清湿热，利小便。

【主治】脾虚胃不实，水谷湿热相郁，蒸发为黄疸，肠满溺黄，遍身黄，眼珠指甲俱金色。

【加减】消食积，加厚朴、槟榔；身热，加柴胡、干葛；腹胀，加大腹皮、莱菔子；伤酒，加白蔻、葛根；浮肿，加苍术。

59420　茵陈五苓汤

《中国医学大辞典》。为《金匮》卷中"茵陈五苓散"之异名。见该条。

59421　茵陈五苓散《金匮》卷中）

【异名】茵陈散（《圣济总录》卷六十）、五苓茵陈散（《准绳·伤寒》卷四）、五苓散（《伤寒大白》卷三）、茵陈五苓汤（《中国医学大辞典》）。

【组成】茵陈蒿末十分　五苓散五分

【用法】上药和，先食饮方寸七，一日三次。

【功用】❶《医门法律》：润气分燥热。❷《冯氏锦囊秘录》：清热祛湿。

【主治】湿热黄疸，湿重于热，小便不利，烦渴。

❶《金匮》：黄疸病。❷《医学正传》引《活人书》：伤寒或伏暑发黄，小便不利，烦渴。❸《鸡峰》：因病未除，忽然一身面目悉黄，如橘子色，由瘀血在里，或因大热，以冷水洗之，湿热相搏，熏蒸肌肉，谓之黄疸。❹《冯氏锦囊秘录》：酒积

黄疸,小便不利。❺《笔花医镜》:阴黄,小便不利。

【方论选录】❶《医方考》:茵陈,黄家神良之品也,故诸方多用之;猪苓、泽泻、茯苓、白术味淡,故可以导利小水;官桂之加,取有辛热,能引诸药直达热邪蓄积之处。❷《古今名医方论》:罗东逸曰,治酒积黄疸,盖土虚则受湿,湿热乘脾,黄色乃见。茵陈专理湿热,发黄者所必用也,佐以五苓,旺中州,利膀胱;桂为向导,直达热所,无不克矣。

【临床报道】❶黄疸:《本事》有一家病伤寒七八日,身体洞黄,鼻目皆痛,两髀及项颈腰脊强急,大便涩,小便如金。予曰:脉紧且数,脾元受湿,暑热蕴蓄于太阳之经,宿谷相搏,郁蒸而不得散,故使头面有汗,至颈以下无之;若鼻中气冷,寸口近掌,无脉则不疗。急用茵陈汤调五苓散与之,数服愈。❷传染性肝炎:《上海中医药杂志》[1959;2:22]用茵陈五苓散治疗传染性肝炎3例,肝功能均转为正常,黄疸指数迅速下降。其中一例肝功能损坏较严重,故恢复时间较长。治疗过程无副作用,肝脏肿大及消化系统症状逐步消失,精神恢复迅速。❸高脂血症:《浙江中医杂志》[2000,35(1):15]采用本方加味治疗高脂血症30例,显效17例,有效9例,无效4例,总有效率为86.67%,且与对照组比较有显著性差异。❹肝硬化腹水:《实用中医内科杂志》[2001,15(1):37]治疗组临床治愈22例,好转16例,治愈好转率90.5%。治疗组的临床治愈率及治愈好转率均显著高于对照组。

【现代研究】❶对动脉粥样硬化大鼠蛋白质组学的影响:《浙江中医学院学报》[2005,29(1):41-44]探讨茵陈五苓散对动脉粥样硬化(AS)大鼠作用的分子机制。结果发现:双向电泳图像分析茵陈五苓散组图像的平均蛋白质数为1077 ± 68,动脉粥样硬化大鼠模型组的平均蛋白质数为1106 ± 84;差异蛋白质有556个,其中有196个表达增强,有360蛋白质表达下降。❷对动脉粥样硬化大鼠血管平滑肌细胞 c-myc mRNA 表达的影响:《中国医师杂志》[2005,7(5):580-582]结果表明:本方能下调基因 c-myc mRNA 的表达。❸对动脉粥样硬化大鼠细胞凋亡的影响:《湖南中医学院学报》[2005,25(6):16-18]结果表明:本方能有效抑制细胞凋亡。❹对动脉粥样硬化大鼠肌动蛋白表达的影响:《北京中医药大学学报》[2006,29(7):457-460,插1]结果表明:本方能使细胞肌动蛋白表达趋于正常。❺对大鼠酒精性肝损伤的防治作用:《现代中西医结合杂志》[2006,15(8):1005-1006]结果表明:使用茵陈五苓散预防和治疗酒精性肝损伤,血清谷丙转氨酶、谷草转氨酶均明显降低,肝组织病理学改变也显著减轻。❻对动脉粥样硬化大鼠血小板衍生因子-AmRNA 表达的影响:《中国中医急症》[2006,15(12):1377-1379]结果表明:本方能下调基因 PDGF-AmRNA 的表达。❼对代谢综合征患者血清炎症指标的影响:《山东中医杂志》[2007,26(1):16-18]结果表明:46例代谢综合征患者采用茵陈五苓散治疗12周后,三酰甘油(TG)水平与2小时血糖(2hPG)降低,血清超敏C反应蛋白、血细胞介素-6和肿瘤坏死因子α水平明显降低。

【备考】本方方名,《外台》引作"茵陈蒿五苓散"。本方改为丸剂,名"茵陈五苓丸"(见《成方制剂》4册);本方去白术,加苍术,改为糖浆剂,名"茵陈五苓糖浆"(见《成方制剂》13册)。

59422 茵陈五苓散(《普济方》卷一三二)

【组成】生料五苓散一两加茵陈半两 车前子一钱 木通一钱 柴胡一钱半

【用法】上咬咀,分作二服。每服水一碗,加灯草五十茎,同煎八分,去滓,食前服,滓再煎,连进数服。小便清利为愈。

【主治】伤寒、湿温、热病感冒后发为黄疸,小便赤,烦渴发热,不得安宁。此盖汗下太早,服药不对证,因感湿热病,以致偏身发黄。

【加减】酒后得证,加干葛二钱。

59423 茵陈五苓散(《保婴撮要》卷十)

【异名】茵陈四苓散(《会约》卷十一)。

【组成】赤苓 猪苓 泽泻 白术 茵陈各三分

【用法】水煎服。

【主治】❶《保婴撮要》:伏暑发黄,烦渴,小便不利。❷《会约》:湿热黄疸。

59424 茵陈五苓散(《内科摘要》卷下)

【组成】茵陈 白术 猪苓各一钱 桂三分 泽泻一钱五分

【用法】水煎服。

【功用】利湿。

【主治】酒积。

59425 茵陈五苓散(《医便》卷二)

【组成】茵陈三钱 白术 赤茯苓各一钱半 猪苓一钱 桂二分 泽泻一钱 苍术 山栀 滑石各一钱二分 甘草(炙)五分

【用法】加灯心一握,水煎,食远服。

【主治】湿热黄疸。

59426 茵陈五苓散(《便览》卷二)

【组成】黄芩 黄连 山栀仁 茵陈 猪苓 泽泻 苍术 青皮 龙胆草各等分

【用法】水二盏煎服。

【主治】黄疸。

【加减】有积,加莪术、三棱、砂仁、陈皮、神曲。

59427 茵陈五苓散(《杏苑》卷三)

【组成】茵陈一钱五分 泽泻一钱二分 茯苓 猪苓 白术各一钱 官桂三分 枳实六分

【用法】水煎,食前服。

【主治】热蓄发疸。

59428 茵陈五苓散(《幼科金针》卷下)

【组成】粉猪苓 泽泻 焦白术 茯苓 川连 黑山栀 茵陈 大黄

【用法】水煎,热服。

【主治】湿热黄疸。

59429 茵陈五疸丸

《北京市中药成方选集》。为原书"茵陈五苓丸"之异名。见该条。

59430 茵陈五疸丸(《成方制剂》15册)

【组成】白术 苍术 陈皮 茯苓 甘草 厚朴 黄芩 六神曲 山楂 茵陈 泽泻 枳子 猪苓

【用法】上制成丸剂。口服,一次6克,一日1~2次。

【功用】清热利湿,通利小便。

【主治】湿热黄疸,周身浮肿,遍身发黄,小便赤黄、小水不利。

59431　茵陈分湿汤《辨证录》卷七

【组成】白术二两　茵陈　肉桂　猪苓各三钱　半夏一钱

【用法】水煎服。

【功用】健脾,温命门之气,利水。

【主治】脾疸,身黄如秋葵之色,汗沾衣服,皆成黄色,兼之涕唾亦黄,不欲闻人言,闻人言则惕惊,小便不利,为脾阴之黄。

59432　茵陈乌梅汤《松峰说疫》卷五

【组成】茵陈(九九尽日,茵陈连根采,阴干)五分　乌梅二个

【用法】上二味打碎,水二钟,煎八分,热服。汗出即愈。

【主治】瘟疫。

59433　茵陈平胃散《症因脉治》卷三

【组成】熟苍术　厚朴　广皮　山栀　茵陈　淡豆豉

【用法】水煎服。

【功用】泄阳明之阳,泄谷气之实。润燥下利。

【主治】谷疸。

【方论选录】《伤寒大白》:食滞发黄,名谷疸。平胃散散湿热,加茵陈则清热散黄。

59434　茵陈玉露饮《医醇剩义》卷三

【组成】茵陈三钱　玉竹三钱　石斛三钱　花粉二钱　葛根二钱　山栀一钱五分　广皮一钱　半夏一钱　茯苓二钱　草薢二钱　苡仁一两

【用法】煎汤代水服。

【主治】酒瘅。平日嗜酒,湿热熏蒸,面目发黄,黄甚则黑,心中嘈杂,虽食甘芳,如哕酸辣,小便赤涩。

59435　茵陈术附汤《医学心悟》卷二

【异名】茵陈姜附汤《笔花医镜》卷一。

【组成】茵陈一钱　白术二钱　附子五分　干姜五分　甘草(炙)一钱　肉桂三分(去皮)

【用法】水煎服。

【主治】阴黄。身冷,脉沉细,小便自利。

【临床报道】慢性活动性肝炎:《江苏中医》[1988,(2):8-9]用本方治疗 20 例,临床治愈 18 例,好转 2 例,有效率 100%。

59436　茵陈术附汤《医醇剩义》卷三

【组成】茵陈三钱　白术二钱　附子一钱　茯苓二钱　当归二钱　广皮一钱　半夏一钱　砂仁一钱　苡仁八钱　姜皮八分

【主治】阴黄。面目发黄,身冷不渴,小便微黄而利。

59437　茵陈石膏汤《简明医彀》卷二

【组成】石膏二钱　茵陈　赤芍药　黄耆　麦冬各一钱　豆豉一撮　甘草(炙)五分

【用法】加生姜三片,水煎服。

【主治】黄汗。

59438　茵陈四苓汤《杏苑》卷三

【组成】茵陈　泽泻　白术各一钱五分　茯苓　枳实　猪苓各一钱　山栀仁五分

【用法】水煎熟,食前温服。

【主治】发黄,渴饮水浆,小便亦少。

59439　茵陈四苓散

《会约》卷十一。为《保婴撮要》卷十"茵陈五苓散"之异名。见该条。

59440　茵陈四逆汤《伤寒微旨论》卷下

【异名】加味姜附汤《寿世保元》卷三、茵陈附子干姜甘草汤《医门法律》卷六、茵陈姜附汤《类证治裁》卷四。

【组成】甘草　茵陈蒿各二两　干姜一两半　附子一个(破八片)

【用法】上为末。水四升,煮取二升,去滓放温,作四服。

【主治】❶《伤寒微旨论》:阴黄。病人脉沉细迟,肢体逆冷,腰以上自汗出。❷《卫生宝鉴·补遗》:阴黄。皮肤凉又烦热,欲卧水中,喘呕,脉沉细迟无力,皮肤冷,心下硬,按之痛,身体重,背恶寒,目不欲开,懒言语,自汗,小便利,大便了而不了,脉紧细而发黄。

【方论选录】《医方考》:此阴证发黄也。阴寒盛于下,则戴阳于上,故上体见阳证,下体见阴证;阴盛于下,故见阴脉之沉迟,兼阴证之四逆;阳戴于上,故见阳证之发黄,上体之自汗也。茵陈,治黄之要药,故无分寒热而用之;附子、干姜、炙甘草,回阳之要品也,故有阴寒即用之。然必冷服者,恐姜、附发于上焦阳盛之区,而下部阴寒之分反不及也。

59441　茵陈白术汤《杏苑》卷五

【组成】白术一钱五分　白茯苓　泽泻　茵陈各一钱　猪苓八分　枳实五分　木通五分　木香四分　官桂二分　缩砂仁七分

【用法】上㕮咀。加生姜三片,水煎,食前温服。

【主治】黄疸,腹胀心胸不宽。

59442　茵陈白芷汤《温病条辨》卷三

【组成】绵茵陈　白芷　北秦皮　茯苓皮　黄柏　藿香

【主治】酒客久痢,饮食不减。

【方论选录】久痢无他证,而且能饮食如故,知其病之未伤脏真胃土,而在肠中也。痢久不止者,酒客湿热下注,故以风药之辛,佐以苦味入肠,芳香凉淡也。盖辛能胜湿,而升脾阳,苦能渗湿清热,芳香悦脾而燥湿,凉能清热,淡能渗湿也。俾湿热去而脾阳升,痢自止矣。

【临床报道】慢性溃疡性结肠炎:《湖南中医杂志》[1995,11(4):32]治疗慢性溃疡性结肠炎 30 例,临床治愈 7 例,显效 20 例,好转 3 例,全部有效。7 例治愈者,5 例随访,1 年无复发。

59443　茵陈地黄汤《幼幼集成》卷二

【组成】怀生地　京赤芍　正川芎　大当归　天花粉　赤茯苓　结猪苓　茵陈蒿　宣泽泻

【用法】诸药随时定分两,水煎,母子同服。

【主治】初诞小儿,面与浑身其黄如金,胎中受湿气也。

59444　茵陈防己汤《郊验秘方》朱洪文方

【组成】茯苓皮 10 克　茵陈 12 克　防己 12 克　薏苡仁 30 克　防风 10 克　白芷 10 克　地肤子 30 克　金银花 12 克　连翘 12 克　鱼腥草 30 克　焦山栀 6 克　乌梢蛇 15 克　老鹳草 20 克

【用法】水煎服,一日一剂。

【功用】祛风除湿，清热解毒止痒。

【主治】春季卡他性结膜炎及一切过敏性眼炎，眼睑湿疹等。

【加减】若痒甚者，加苦参12克；睑皮湿烂，体壮者，加石膏30克。

【方论选录】方中茯苓皮、茵陈、防己、苡仁除湿利水；防风、老鹳草、乌梢蛇等疏风除湿；连翘、焦山栀、鱼腥草清热解毒；白芷清热止痒。

59445　茵陈苏叶汤（《不知医必要》卷一）

【组成】紫苏二钱　茵陈二钱

【用法】水煎，加酒半杯，冲服。

【主治】阳黄。表无汗，而身热者。

59446　茵陈陈皮汤

《类证治裁》卷四。为《伤寒微旨论》卷下"茵陈橘皮汤"之异名。见该条。

59447　茵陈附子汤（《伤寒微旨论》卷下）

【组成】附子二个（破八片）　干姜　茵陈蒿各一两半

【用法】上为末。水二升，煮取一升半，去滓放温，分作二服。

【主治】病人服茵陈四逆汤身冷汗出不止。

59448　茵陈附子汤（《东医宝鉴·杂病篇》卷六引《活人书》）

【组成】茵陈　附子（炮）　甘草（炙）各一钱

【主治】阴黄，遍身冷。

59449　茵陈附子汤

《玉机微义》卷四十五。为《东医宝鉴·杂病篇》卷六引《活人书》"茵陈姜附汤"之异名。见该条。

59450　茵陈附子汤

《杏苑》卷五。为《卫生宝鉴》卷二十三"茵陈附子干姜汤"之异名。见该条。

59451　茵陈苓术汤（《辨证录》卷七）

【组成】茵陈三钱　茯苓　白术　薏仁各五钱　知母一钱

【用法】水煎服。

【主治】谷疸，胃中虚热，胸中易饥，食则难饱，多用饮食则发烦，头眩，小便艰涩，身如黄金色。

59452　茵陈泻黄汤（《东医宝鉴·杂病篇》卷六引节斋方）

【异名】茵陈泻黄散（《类证治裁》卷四）。

【组成】葛根一钱半　茵陈　黄连（姜汁炒）　山栀（炒）　白术　赤茯苓　白芍药　人参　木通　厚朴各一钱　木香七分

【用法】上剉，作一贴。加生姜三片，水煎服。

【主治】瘟黄。时气发热，变为黄疸。

59453　茵陈泻黄散

《类证治裁》卷四。为《东医宝鉴·杂病篇》卷六引节斋方"茵陈泻黄汤"之异名。见该条。

59454　茵陈治疸汤（《顾松园医镜》卷十）

【组成】茵陈　黄芩　黑山栀　滑石　茯苓　车前　橘红

【用法】用茅根为引。

【功用】清热除湿，化气利水。

【主治】诸黄疸，因湿得之。

【加减】热甚，加黄连；渴，加麦冬、花粉；因食伤，加山楂、麦芽；因酒伤，加煨葛根、甘蔗浆。

59455　茵陈枳壳汤（《圣济总录》卷三十四）

【组成】茵陈蒿（取叶）　枳壳（去瓤，麸炒）各一两　桔梗（剉，炒）三分　大黄（剉，微炒）　甘草（炙令黄）各半两

【用法】上为粗散。每服三钱匕，水一盏，煎至六分，去滓温服，不拘时候。

【主治】瘴疟，上焦热，身重目黄。

59456　茵陈栀子丸

《鸡峰》卷九。为《千金》卷十"茵陈丸"之异名。见该条。

59457　茵陈栀子汤（《医学纲目》卷二十一）

【组成】茵陈一钱　茯苓五分　山栀　苍术（炒）　白术（炒）各三钱　黄芩（生）六分　黄连　枳实（炒）　猪苓（去皮）　泽泻　陈皮防己各二分　青皮

【用法】上㕮咀，作一服。长流水煎，食前温服，二服可愈。

【主治】谷疸，趺阳脉紧，食谷即眩，风寒相搏，谷气不清，胃中苦浊，浊气不流，小便不通，身体尽黄。

【方论选录】山栀、茵陈能泻湿热而退黄，故以为君；枳实苦寒，泄心下痞满；肺主气，今热伤其气，故身体麻木，以黄芩苦寒泻火补气为臣；二术苦甘温，青皮苦辛温，能除胃中湿热，泄其壅滞，养其正气；防己苦寒，能去十二经滞湿；泽泻咸平，茯苓、猪苓甘平，导膀胱中湿热，利小便而去癃闭。

59458　茵陈栀子汤（《东医宝鉴·杂病篇》卷六引《医学纲目》）

【组成】茵陈三钱　大黄二钱　栀子　枳壳各一钱

【用法】上剉作一贴。水煎服。

【主治】谷疸。

59459　茵陈栀子汤（方出《明医杂著》卷二，名见《医统》卷二十五）

【组成】茵陈　黄连（姜水炒）　栀子　白茯苓　厚朴（姜水炒）　木通　白术　人参各一钱　木香七分　白芍药　干葛各一钱半

【用法】加生姜，水煎，食前服，滓再煎服。

【功用】内泻湿热。

【主治】瘟黄。时气发热变为黄病。

【备考】方中黄连，《医统》作"黄芩"。

59460　茵陈栀子汤

方出《明医杂著》卷二，名见《医统》卷二十五。为《东医宝鉴·杂病篇》卷六引节斋方"茵陈泻黄汤"之异名。见该条。

59461　茵陈茱萸汤（《伤寒微旨论》卷下）

【组成】吴茱萸　木通各一两　干姜　茵陈各一两半　当归三分　附子二个（作八片）

【用法】上为末。水四升，煮取二升，去滓放温，分作四服。

【主治】阴黄，服茵陈附子汤证未退及脉伏者。

【备考】本方方名，《准绳·伤寒》引作"茵陈吴茱萸汤"。

59462　茵陈茱萸汤（《伤寒全生集》卷三）

【组成】吴茱萸　当归　附子　木通　干姜　茵陈　人参

【用法】加灯心，水煎服。

【主治】阴黄,腹痛或脉伏不出。

59463 茵陈茯苓汤《伤寒微旨论》卷下

【组成】茯苓 桂枝各一两 猪苓三分 滑石一两半 茵陈蒿二两

【用法】上为末。水四升,煮取二升,去滓放温,分作四服。

【主治】阴黄。病人五六日,脉沉细微,身温四肢冷,小便不利,烦躁而渴。

【加减】如脉未出,加当归半两。

【方论选录】《医方考》:实热在内,其热不得泄越,故发黄;小便涩者,热之所注也;烦躁者,热犯上焦,清阳之分也;渴者,邪热蒸灼,不能生津润喉也。是方也,茵陈主黄疸佐以茯苓、猪苓则利水,佐以滑石则和热,佐以桂枝则同气相求,直达热邪之巢穴。内热既去,则津液自生,气自化,小便自利,烦渴自除,身黄自愈。

59464 茵陈茯苓汤《卫生宝鉴·补遗》

【组成】茯苓 官桂各一两 猪苓七钱半 滑石一两半 茵陈一两半 当归一两

【用法】上剉。每服五钱,水煎,温服。

【主治】❶《卫生宝鉴·补遗》:遍身冷,面如桃李枝色,腹满,小便涩,关尺脉沉迟细而发黄。❷《准绳·伤寒》:发黄,小便不利,烦躁而渴。

59465 茵陈茯苓汤《医林绳墨大全》卷一

【组成】茵陈 半夏(汤泡) 赤茯苓(去皮) 陈皮各一钱 枳实 桔梗(去芦) 甘草(炙)各五分

【用法】水一大盅,生姜七片,煎服,不拘时候。

【主治】头汗出,发黄。

59466 茵陈胃苓丸《幼科发挥》卷三

【组成】胃苓丸(末)一两 茵陈(末)五钱

【用法】上为末,神曲糊为丸,灯心煎汤送下。

【主治】小儿湿热食积。

59467 茵陈胃苓汤《感证辑要》卷四

【组成】杜苍术一钱 真川朴一钱 炒广皮一钱半 浙苓三钱 生晒术一钱半 川桂枝五分 建泽泻一钱半 猪苓一钱半 炙甘草五分

【用法】先用西茵陈八钱煎汤代水。

【主治】阴黄。黄而晦暗,如熏黄色,而无烦渴热象者。

59468 茵陈将军汤《伤寒六书》卷三

【组成】大黄 茵陈 山栀 甘草 厚朴 黄芩 枳实

【用法】水二钟,加生姜一片,灯心一握,煎之,热服。

【主治】足太阴脾经,腹满身目发黄,小水不利,大便实,发渴,或头汗至颈节还,脉来沉重。

【加减】大便自调者,去大黄、厚朴,加大腹皮,利小便清为效。

【备考】本方方名,《医学入门》引作"茵陈汤"。

59469 茵陈将军汤《鲁府禁方》卷一

【组成】茵陈 大黄 栀子 黄连 枳实 甘草梢 滑石末二钱

【用法】滚水煎,热服。

【主治】湿热发黄,太阴腹满身目黄,小便短赤,或不利,燥渴谵语,脉沉有力。

59470 茵陈姜附汤

《东医宝鉴·杂病篇》卷六引《活人书》。为《伤寒微旨论》卷下"茵陈附子汤"之异名。见该条。

59471 茵陈姜附汤

《笔花医镜》卷一。为《医学心悟》卷二"茵陈术附汤"之异名。见该条。

59472 茵陈姜附汤

《类证治裁》卷四。为《伤寒微旨论》卷下"茵陈四逆汤"之异名。见该条。

59473 茵陈退疸汤《点点经》卷三

【组成】胆草 黄芩 车前 当归 茵陈 生地 栀子 熟地 白茯苓 腹皮 杜仲 怀牛膝 木通

【用法】葱白为引。

【功用】开导降火。

【主治】酒伤疸肿,气喘发咳,小腹肿满,膨胀。

59474 茵陈退黄散

《寿世保元》卷二。为《回春》卷二"退黄散"之异名。见该条。

59475 茵陈栝楼散《医统》卷十八

【组成】茵陈二钱 木通 山栀各一钱半 大黄(炮)一钱 石膏二钱 栝楼壳一钱半

【用法】水二盏,加生姜三片,葱一茎,煎八分,食前温服。

【主治】黄疸。

59476 茵陈柴苓汤《医学传灯》卷下

【组成】柴胡 黄芩 半夏 甘草 猪苓 泽泻 赤茯苓 茵陈 麦冬 赤芍

【主治】酒疸,小便如栀汁。

【方论选录】湿少热多,固宜分利,使热从小便而去;佐以小柴胡,方有清热之功;湿蒸热郁,必先燥其肺金,所以小水不行,茵陈辛凉清理肺热,肺气一润,其气清肃下行,膀胱之壅热立通,小便利而黄退矣。

59477 茵陈理中汤《伤寒广要》卷八引《阴证略例》

【组成】理中汤加茵陈一钱

【主治】阴寒发黄,腹痛自利者。

59478 茵陈理中汤《伤寒全生集》卷三

【组成】茵陈 白术 人参 干姜

【用法】加生姜,水煎服。

【主治】阴寒发黄,腹痛自利者,及内伤寒,发黄。

【加减】小便不利,加五苓散合而用之;脉沉,寒甚冷者,必加附子半个;内伤生冷之物发黄,去人参,加枳实、青皮、草果、木香、砂仁。

59479 茵陈黄芩汤《普济方》卷一四二引《护命方》

【异名】茵陈蒿黄芩汤(《圣济总录》卷二十八)。

【组成】茵陈蒿 黄芩(去心) 栀子仁 升麻 秦艽(去苗土) 牡丹皮 荆芥穗 麻黄(去根节) 细辛(去苗叶) 石膏(碎) 知母(焙)各半两 黄连(去须) 大黄(剉,炒)各一分

【用法】上为粗末。每服三钱,水一盏,煎至七分,食后,临卧去滓温服。

【主治】伤寒热毒炽盛,熏炙三焦,攻击皮肤,通身发黄。

59480 茵陈黄芩汤《圣济总录》卷二十八

【组成】茵陈蒿　大黄（蒸过）　生麦门冬（去心）　栀子仁各四两　青黛　升麻各三分　黄芩（去黑心）二两

【用法】上咬咀，如麻豆大。每服五钱匕，水一盏半，煎至八分，去滓，下芒消末半钱匕，更煎一二沸，温服。

【主治】时气面黄，腹坚气急，言语错乱。

59481　茵陈黄连汤（《圣济总录》卷六十）

【组成】茵陈蒿　黄连（去须）　黄芩（去黑心）　大黄（剉，炒）各一两　甘草（炙，剉）　人参各半两

【用法】上为粗末。每服五钱匕，水一盏半，煎至一盏，去滓，食后温服。

【主治】天行急黄，身如金色。

59482　茵陈麻连汤（《金鉴》卷五十四）

【组成】茵陈蒿　麻黄

【用法】水煎，加黄酒少许服。

【主治】阳黄表实，无汗。

59483　茵陈麻黄散（《圣济总录》卷二十二）

【组成】山茵陈四两　麻黄（去根节，煎去沫，焙）五两　石膏（碎）一两　蜀椒（去目并闭口者，炒出汗）　苍术（水浸，去粗皮）各二两

【用法】上为细散。每服二钱匕，点茶调下；如狂言热躁，砂糖冷水调下。

【主治】时气头痛壮热，或暑毒伏心，状如疟疾。

59484　茵陈清湿汤（《玉案》卷三）

【组成】茯苓（去皮）　茵陈各一钱　麦芽　山栀（炒黑）　苍术（炒）　白术各二钱（土炒）　黄芩（酒炒）　黄连（酒炒）　枳实（炒）　猪苓　陈皮　防己各八分

【用法】加灯心三十茎，水煎，食前服。

【主治】湿热伤脾，四肢困倦，身体麻木，饮食不化，小便不利。

59485　茵陈解酲汤（《金鉴》卷四十二）

【组成】葛花解酲汤加茵陈

【主治】酒疸虚者。

59486　茵陈橘皮汤（《伤寒微旨论》卷下）

【异名】茵陈陈皮汤（《类证治裁》卷四）。

【组成】橘皮　生姜　茵陈蒿各一两　白术一分　半夏　茯苓各半两

【用法】上为末。水四升，煮取二升，放温，分作四服。

【主治】身黄，脉沉细数，身热手足寒，喘呕烦躁不渴者。

59487　茵白肝炎颗粒（《成方制剂》9册）

【组成】白茅根　甘草　滑石　蒲公英　茵陈　泽兰

【用法】制成颗粒剂。开水冲服，一次30克，一日2次。

【功用】清热解毒，利湿退黄，理气活血。

【主治】急性黄疸型肝炎，对湿热型慢性肝炎也有效。

59488　茵芪肝复颗粒（《中国药典》2010版）

【组成】茵陈　焦栀子　大黄　白花蛇舌草　猪苓　柴胡　当归　黄芪　党参　甘草

【用法】上制成颗粒剂。口服。一次18克，一日3次。

【功用】清热解毒利湿，舒肝补脾。

【主治】慢性乙型病毒性肝炎肝胆湿热兼脾虚肝郁证，症见右胁胀满，恶心厌油，纳差食少，口淡乏味。

【宜忌】孕妇禁服；少数病例可出现恶心，腹泻，一般不影响继续治疗。

59489　茵陈吴茱萸汤

《准绳·伤寒》卷四。即《伤寒微旨论》卷下"茵陈茱萸汤"。见该条。

59490　茵陈吴茱萸汤（《医统》卷十四下）

【组成】茵陈汤加吴茱萸

【用法】水煎服。

【主治】阴黄，四肢厥冷。

59491　茵陈蒿大黄汤（《圣济总录》卷二十八）

【异名】茵陈大黄汤（《玉机微义》卷四十五）。

【组成】茵陈蒿　栀子仁　柴胡（去苗）　柏皮（蜜炙）各半两　黄芩（去黑心）　升麻　大黄（剉，炒）各一两　龙胆半两

【用法】上为粗末。每服五钱匕，用水一盏半，煎至一盏，去滓，早、晚食后温服。

【主治】伤寒发黄，面目悉黄，小便赤。

59492　茵陈蒿五苓散

《外台》卷四。即《金匮》卷中"茵陈五苓散"。见该条。

59493　茵陈蒿黄芩汤

《圣济总录》卷二十八。为《普济方》卷一四二引《护命方》"茵陈黄芩汤"之异名。见该条。

59494　茵胆平肝胶囊（《成方制剂》9册）

【组成】白芍　当归　甘草　黄芩　龙胆　茵陈　栀子　猪胆膏

【用法】上药制成胶囊剂。口服，一次2粒，一日3次。

【功用】清热利湿，消黄。

【主治】急性黄疸型肝炎，亦可用于慢性肝炎。

【宜忌】胆道完全阻塞者忌服。

【临床报道】❶急慢性病毒性肝炎：《中成药》[1993,15(1):26-27]应用本胶囊治疗100例，总有效率为90%，显效率为70%。❷胆囊炎：《海峡药学》[1999,7(4):64]应用本胶囊治疗胆囊炎23例，用药组服完第一疗程痊愈9例，重复第二疗程痊愈5例，好转7例，无效2例。❸鼻腔黏膜溃疡：《海峡药学》[1999,S1:59]应用本胶囊治疗鼻腔黏膜溃疡糜烂病人40例，3～6岁9例，治愈8例；7～13岁11例，治愈10例；11～20岁12例，均治愈；53～55岁8例，治愈7例。

【现代研究】对小鼠镇静催眠的作用：《中国临床药学杂志》[1999,8(3):170-171]本胶囊能显著抑制小鼠的自发活动，延长小鼠强迫游泳的不动时间和增加苯巴比妥钠阈下剂量的催眠百分率。

【备考】《中国药典》2010版组成有用量：分别是：茵陈500克　龙胆400克　黄芩100克　猪胆粉100克　栀子150克　炒白芍100克　当归100克　甘草100克。

59495　茵陈附子干姜汤（《卫生宝鉴》卷二十三）

【异名】附子茵陈汤（《证治宝鉴》卷十二）、茵陈附子汤（《杏苑》卷五）。

【组成】附子（炮，去皮脐）三钱　干姜（炮）二钱　茵陈一钱二分　白术四分　草豆蔻（面裹煨）一钱　白茯苓（去皮）三分　枳实（麸炒）　半夏（汤泡七次）　泽泻各半钱　陈皮三分（去白）

【用法】上㕮咀。为一服,水一盏半,加生姜五片,煎至一盏,去滓凉服,不拘时候。

【主治】❶《卫生宝鉴》:因凉药过剂,变为阴证,身目俱黄,四肢皮肤冷,心下痞硬,眼涩不欲开,自利蜷卧。❷《医学纲目》:身目俱黄,肢体沉重,背恶寒,皮肤冷,心下痞硬,按之则痛,眼涩不欲开,目睛不了了,懒言语,自汗小便利,大便了而不了,脉紧细,按之空虚,寒湿相合之阴症发黄。

【方论选录】经云:寒淫于内,治以甘热,佐以苦辛;湿淫所胜,平以苦热,以淡渗之,以苦燥之。附子、干姜辛甘大热,散其中寒,故以为主;半夏、草蔻辛热,白术、陈皮苦甘温,健脾燥湿,故以为臣;生姜辛温以散之,泽泻甘平以渗之,枳实苦微寒泄其痞满,茵陈苦微寒,其气轻浮,佐以姜、附,能祛肤腠间寒湿而退其黄,故为佐、使也。

59496 茵陈苓术黄连汤(《辨证录》卷七)

【组成】茵陈三钱　茯苓　白术各五钱　黄连二钱

【用法】水煎服。

【主治】心疸,烦渴引饮,一饮水即停心下,时作水声,胸前时多汗出,皮肤尽黄,两目独白,为心中虚热。

59497 茵陈栀子三物汤

《医统》卷十四下。为《伤寒图歌活人指掌》卷四"茵陈栀子黄连三物汤"之异名。见该条。

59498 茵陈栀子大黄汤

《济阳纲目》卷三十四。为《伤寒论》"茵陈蒿汤"之异名。见该条。

59499 茵陈栀子豆豉汤(《伤寒大白》卷三)

【组成】茵陈　栀子　豆豉

【主治】阳热瘀在内,蒸发黄。

59500 茵陈栀子黄连汤

《明医杂著》卷六。为《伤寒图歌活人指掌》卷四"茵陈栀子黄连三物汤"之异名。见该条。

59501 茵陈附子干姜甘草汤

《医门法律》卷六。为《伤寒微旨论》卷下"茵陈四逆汤"之异名。见该条。

59502 茵陈栀子黄连三物汤(《伤寒图歌活人指掌》卷四)

【异名】茵陈栀子黄连汤(《明医杂著》卷六)、茵陈栀子三物汤(《医统》卷十四)、茵陈三物汤(《医学入门》卷四)。

【组成】茵陈蒿三钱　栀子　黄连各二钱

【用法】水二盏,煎至八分,去滓服。

【主治】大便自利而黄。

茴

59503 茴香丸(《圣惠》卷七)

【组成】茴香子三分　附子三分(炮裂,去皮脐)　硇砂三分　天麻三分　木香三分　白附子三分(炮裂)　白矾三分(烧令汁尽)　阿魏三分(面裹,煨面熟为度)　自然铜三分(细研)　干蝎一两(微炒)　桃仁(汤浸,去皮尖双仁,麸炒微黄)

【用法】上为末,以酒煮面糊为丸,如梧桐子大。每服二十丸,以生姜、葱白煎酒送下,不拘时候。

【主治】肾脏风冷气,脐腹虚胀疼痛。

59504 茴香丸(《圣惠》卷七)

【异名】茴香子丸(《圣济总录》卷五十二)。

【组成】茴香子三分　木香一分　萝卜子半两(微炒)　桃仁三分(汤浸,去皮尖双仁,别研如膏)　厚朴一两半(去粗皮,涂生姜汁,炙令香熟)　桂心三分　蓬莪茂三分　青橘皮半两(汤浸,去白瓤,焙)　槟榔三分

【用法】上为末,以醋煮面糊为丸,如梧桐子大。每服三十丸,以热酒送下,不拘时候。

【主治】肾脏虚冷气攻两胁胀满,腹内疼痛,四肢不和。

【备考】《圣济总录》有"附子"。

59505 茴香丸(《圣惠》卷十一)

【组成】茴香子(微炒)　附子(炮裂,去皮脐)　天南星(炮裂)　硫黄(细研)　丁香　木香　吴茱萸(汤浸七遍,焙干,微炒)　预知子　桂心各一两

【用法】上为末,入研了药令匀,以醋煮面糊为丸,如弹子大。每服一丸,研碎,以炒生姜热酒调下,良久煎葱白艾汤投之,不拘时候频服之。

【主治】阴毒伤寒,四肢逆冷,心下痛硬,气欲绝者。

59506 茴香丸(《医方类聚》卷十引《简要济众方》)

【组成】茴香一两(微炒)　附子一两(炮,去皮脐)　补骨脂一两(微炒)　胡桃仁一两

【用法】上为末,入胡桃同捣烂,煮糯米粥为丸,如梧桐子大。每服二十九至三十丸,空心、食前盐汤送下。

【主治】膀胱气痛,及虚冷气下注。

59507 茴香丸(《普济方》卷二十九引《指南方》)

【组成】茴香一两　香附半两　菟丝子二两　桑螵蛸半两　盐(炒过)二钱

【用法】上为细末,酒糊为丸,如梧桐子大。每服三十丸,温酒送下。

【主治】肾虚寒,小便数。

59508 茴香丸(《医方类聚》卷十引《神巧万全方》)

【组成】茴香(炒)　荜澄茄　槟榔　木香　苦楝子硇砂(细研)各一两　吴茱萸半两(汤浸七遍,焙,炒)　桃仁三分(汤浸去皮,麸炒黄,研)　阿魏一两半

【用法】上为末,次以酒化阿魏,同硇砂、桃仁膏入少面熬令得所,同上件药末和匀为丸,如梧桐子大。每服二十丸,煨葱酒送下,温服。

【主治】盲肠风气,小肠疼痛,不可忍。

59509 茴香丸(《脚气治法总要》卷下)

【组成】舶上茴香(炒)　地龙(去土,炒)　赤小豆(炒)　川苦楝(去皮,炒)　川乌头(炮,去皮尖)　乌药(剉)　牵牛(炒,取末)各一两

【用法】上为细末,酒煮面糊为丸,如梧桐子大,每服十五丸,空心盐汤送下,一日二次。

【主治】风毒湿气,攻疰成疮,皮肉烉热,紫破脓坏,行步无力。

59510 茴香丸(《局方》卷五)

【异名】茴香煎(《鸡峰》卷七)。

【组成】威灵仙(洗去土)　川乌头(炮,去皮脐)　陈皮(去白)　防风(去苗)　川楝子(麸炒)　草薢各三两　乌药(去土)五两　川椒(去目及闭口者,炒出汗)二两　赤小豆茴香(炒)各八两　地龙(去土,炒)七两

【用法】上为细末,酒煮面糊为丸,如梧桐子大。每服二十丸,空心及晚食前温酒送下,盐汤亦得;小肠气痛,炒生

姜、茴香酒送下；脚转筋，木瓜汤送下；妇人血脏虚冷，温醋汤送下；脐腹绞痛，滑泄冷痢，浓煎艾汤送下。

【功用】久服补虚损，除风冷，壮筋骨，明耳目。

【主治】❶《局方》：丈夫元脏久虚，冷气攻冲，脐腹绞痛，腰背拘急，面色萎黄，饮食减少，及膀胱、小肠气痛，并肾脏风毒，头面虚浮，目暗耳鸣，脚膝无力，肿痛生疮；妇人血脏虚冷，食减力少，肢体疼痛。❷《证治宝鉴》：消渴，虫食津液而渴者。

59511 茴香丸（方出《证类本草》卷九引《经验后方》，名见《普济方》卷二十二）

【组成】茴香二两　生姜四两

【用法】同捣令匀，净器内湿纸盖一宿，次以银石器中，文武火炒令黄焦，为末，酒为丸，如梧桐子大。每服十丸至十五丸，茶酒送下。

【功用】助脾胃，进食。

59512 茴香丸（《圣济总录》卷九十四）

【组成】茴香子（炒）　吴茱萸（汤洗，焙干，炒）　桂（去粗皮）　胡椒　楝实（剉碎，麸炒）　延胡索各半两　木香　虻虫（去翅足，炒）　海蛤　芫花（醋炒焦）　硇砂（研）　木通各一分

【用法】上为细末，酒煮面糊为丸，如梧桐子大。每服十丸，食前盐酒送下。

【主治】厥疝上攻，腹痛无时。

59513 茴香丸（《圣济总录》卷一八六）

【异名】茴香子丸（《普济方》卷二二〇）。

【组成】茴香二两（炒）　川乌头二两（炮裂，去皮脐）　川楝子二两　陈橘皮二两（去白瓤）　萆薢二两　地龙二两（去土，微炒）　旋覆花　蜀椒（去闭口及目，炒出汗）各二两

【用法】上为末，炼蜜为丸，如梧桐子大。每服二十丸，空心、临卧酒送下。

【功效】补虚损，除风冷，壮筋骨，明耳目。

【主治】虚损。

59514 茴香丸

《本事》卷三。为原书同卷"金锁丹"之异名。见该条。

59515 茴香丸（《宣明论》卷十三）

【组成】茴香（炒）　良姜　官桂各半两　苍术一两（汁浸）

【用法】上为末，酒煮面糊为丸，如梧桐子大。每服十丸，空心、食后生姜汤送下；止痛，温酒送下。

【功用】止痛。

【主治】❶《宣明论》：男子、妇人脐腹疼痛刺胸膈不止者。❷《普济方》：男子、妇人脐腹疼痛，下元久冷。

59516 茴香丸（《儒门事亲》卷十二）

【组成】茴香八两（炒）　川楝子（炒）　川乌（炮，去皮）　威灵仙（洗去土）　防风（去芦）　陈皮各三两　地龙一两（去土，微炒）　乌药五两　赤小豆八两

【用法】上为末，酒糊为丸。每服三五丸，茶酒送下。

【主治】湿气下行，流入脬囊，大肿，痛不可忍。

59517 茴香丸（《朱氏集验方》卷八）

【组成】苍术（水浸三日，去皮，剉，焙）　杜仲（制）　破故纸　川椒各二两　茴香一两一钱　厚朴一两

【用法】上药以青盐三分之一，入在瓶内，酌量入水，文武火煮，水尽为度，焙干为末，酒糊为丸。每服五十丸，空心酒送下。

【功用】补气血。久服明眼。

【主治】腰疼。

59518 茴香丸（《普济方》卷二一九引《经效济世方》）

【组成】茴香一斤（去枝梗）　生姜二斤

【用法】以生姜细搽，淹茴香一宿，晒，焙干为末。另研青盐末一两半拌匀，温水泡蒸饼，微炙干，研，入药末再捣千余下，为丸如梧桐子大。每服五十丸，空心盐汤送下。

【功用】壮下元。

59519 茴香丸（《普济方》卷一一三）

【组成】八角茴香半两　川楝子五个　川独活半两　甘草（以上酒炙）　谷精草半两　末茶一两（半两为衣）　苍术一两（酒炙）

【用法】上为末，酒糊为丸。每服十丸，温酒送下，不拘时候。

【主治】破伤风。

59520 茴香丸（《普济方》卷三九九）

【组成】陈皮　茱萸　三棱　莪术　丁香　枳壳（炒）　茴香（炒）　槟榔（炒，去巴）　神曲　麦芽各等分　使君子一百个

【用法】上为末，醋糊为丸，如绿豆大。空心饭饮送下；或姜汤送下亦可。

【主治】虫积气痛。

59521 茴香丸

《便览》卷三。为《扶寿精方》"同春丸"之异名。见该条。

59522 茴香丸（《疡医大全》卷二十四）

【组成】白术　白茯苓　八角（炒）　吴茱萸　荔枝核　山楂核各一两　橘核三两　枳实八钱

【用法】上为细末，炼蜜为丸，重一钱五分。每服一丸，空心细嚼，姜汤送下。

【主治】疝气偏坠。

59523 茴香丸（《杂病源流犀烛》卷十四）

【组成】胡芦巴八钱　茴香六钱　巴戟　川乌各二钱　川楝肉四钱　吴萸五钱

【用法】酒糊为丸。每服十五丸，小儿五丸，盐酒送下。

【主治】小腹冷癖，有形如卵，上下走痛不可忍。

59524 茴香丸（《名家方选》）

【组成】鹿角霜五两　茴香二两　胡椒一两

【用法】上为末，面糊为丸服。

【主治】疝瘕，腰腹痛或引囊及囊大者。

59525 茴香汤（《局方》卷十）

【组成】茴香（去土，炒）六斤　川楝子（洗，炒）　陈皮（炒）各二斤　甘草（炒）七斤　盐（炒）一斤

【用法】上为末。每服一钱，如茶点吃。

【功用】温中益气，利胸膈，进饮食。

【主治】元脏气虚冷，脐腹胀满，疗刺疼痛，不思饮食及一切冷气。

59526 茴香汤（《局方》卷十宝庆新增方）

【组成】白芷（不见火）　肉桂（不见火）各二两　桔梗（焙）三十两　茴香　甘草（并炒）各六两

【用法】上为末,每服一钱,盐少许,食前沸汤点下。

【功用】宽中,益气,温胃。

【主治】元脏气虚冷,脐腹胀满,疠刺疼痛,不思饮食及一切冷气。

59527 茴香汤

《洁古家珍》。为《保命集》卷下"茴香散"之异名。见该条。

59528 茴香汤(《活幼心书》卷下)

【组成】茴香(炒) 良姜(刿,用东壁土炒)各一两半 苍术(如前制)二两 甘草(炙)一两

【用法】上为末。每服一钱,烧盐汤,空心调服。

【功用】和脾胃,进饮食,理腹痛,散邪气。

59529 茴香饮(《朱氏集验方》卷三)

【组成】八角茴香 白牵牛(炒)各等分

【用法】上为细末。空心酒调下。

【主治】膀胱偏坠,疝气。

59530 茴香酒(《普济方》卷一五五引《圣惠》)

【异名】茴香散(《普济方》卷三一〇)。

【组成】破故纸(炒香) 茴香(炒) 辣桂各等分

【用法】上为末。每服二钱,食前热酒调下。

【主治】打坠凝瘀,腰痛。

59531 茴香酒(《朱氏集验方》卷三)

【组成】茴香(炒,研)

【用法】灯笼草根浑酒调下。

【主治】膀胱偏坠,久不愈者。

59532 茴香酒(《本草纲目》卷二十五)

【组成】茴香(舶茴尤佳)

【用法】浸酒,煮饮之。

【主治】卒肾气痛,偏坠牵引,及心腹痛。

59533 茴香酒(《接骨图说》)

【组成】茴香 樟脑 红花

【用法】上药浸火酒,纳瓷器封固三十日。

【功用】接骨。

【主治】折伤。

59534 茴香酒(《中医伤科学讲义》)

【组成】茴香 丁香 樟脑 红花 白酒

【用法】酒剂。用棉花蘸涂伤处。

【功用】温通活血。

【主治】扭伤,挫伤肿痛。

59535 茴香散(《普济方》卷三〇一引《千金》)

【组成】白蒺藜 附子 茴香子等分

【用法】上为细散。每服二钱,食前温酒调下。

【主治】阴疮,风冷所伤,疼痛。

59536 茴香散(《颅囟经》卷下)

【组成】茴香 冬青胆(阴干) 生甘草各等分

【用法】上为细末。每洗眼时,取药一分,水一盏,煎十沸后,温洗之。

【主治】孩儿赤眼,并治胎热及疳障多泪。

59537 茴香散(《幼幼新书》卷十引《形证论》)

【组成】茴香(炒) 芸薹子各半钱 田螺壳二钱 甘草三寸(炙) 川楝子一分(用肉)

【用法】上为末。每服半钱,煎沉香汤调下;木香汤亦得。

【主治】钓气。小儿生下五个月以上至七岁,有结癖在腹成块,如梅核大,来去,或似卵大,常叫疼痛不住,在脐下痛者。

59538 茴香散(《圣惠》卷七)

【异名】茴香子散(《普济方》卷二五〇)。

【组成】茴香子一两 苦楝子一两(炒微黄) 木香半两 槟榔一两 青橘皮半两(汤浸,去白瓤,焙)

【用法】上为散。每服二钱,以水一中盏,加生姜半分,煎至五分,去滓热服,不拘时候。

【主治】盲肠气,小腹连阴疼痛。

59539 茴香散(《医方类聚》卷十引《简要济众方》)

【组成】舶上茴香一两(炒) 金毛狗脊一两(刮去皮毛) 黑牵牛二两(微炒)

【用法】上为细散。每服三钱,入腻粉少许拌匀,以猪肾炒,临卧盐酒调下;盐汤亦得。

【主治】膀胱气肿硬,上下不定,腰膝气滞疼痛,行履艰难。

59540 茴香散(《医方类聚》卷一三三引《神巧万全方》)

【组成】茴香 紫苏 槟榔各一两 木通 巴戟(去心) 人参 赤茯苓各二分 当归 桃仁(去皮,麸炒黄)各半两

【用法】上为粗散。每服三钱,以水一中盏,煎至六分,去滓,食前温服。

【主治】气淋,小肠疼痛。

59541 茴香散(《本事》卷三)

【组成】茴香(炒) 蓬莪术 京三棱各一两(二味炮熟,刿) 金铃子肉一两 甘草半两(炙)

【用法】上为细末。每服二钱,热酒调下。每发痛甚连日,只二三服立定。

【主治】膀胱气痛。

【方论选录】《本事方释义》:茴香气味辛温,入足厥阴;金铃子肉气味苦微寒,入手、足厥阴;蓬莪术气味苦辛温,入足厥阴;京三棱气味苦平,入足厥阴;甘草气味甘平,入足太阴,能缓诸药之性;热酒调送,欲药性之入厥阴也。此治膀胱气痛不可忍者。刚剂屡投而效,故治以攻坚破积之药,虽有缓中之品,而苦辛泄肝之药居多,气既得泄,病自缓矣。

59542 茴香散(《医方大成》卷十引《幼幼方》)

【组成】茴香(炒) 木香 黑附子(炮) 金铃子(去核,用皮) 萝卜子(炒) 槟榔 破故纸(炒) 白豆蔻(煨)各等分

【用法】上咬咀。每服二钱,水半盏,入盐煎服。

【主治】小儿盘肠气痛。

59543 茴香散(《普济方》卷三九九引《全婴方》)

【组成】茴香(炒) 川楝子(去核) 牵牛 巴戟各等分

【用法】上为末。三岁半钱,灯心汤调下。

【主治】小儿疝疝气攻,阴核肿大。

59544 茴香散(《杨氏家藏方》卷十)

【组成】京三棱(炮,切) 蓬莪术(炮,切) 金铃子(去核,麸炒赤)各一两 茴香(炒) 青橘皮(去白) 甘草(炙)各半两 木香 当归(洗,焙)各一两

【用法】上为细末。每服二钱,水一盏,加生姜二片,煎至七分,温服;如小肠撮痛,空心食前炒生姜,酒调下,如人行五七里,再服一服。

【主治】一切气疾,脐腹满,膀胱疝气,小肠气痛。

59545 茴香散《杨氏家藏方》卷十九）

【组成】香附子（用去壳巴豆二七粒同炒焦,去巴豆不用） 茴香（炒）各一两

【用法】上为细末。每服半钱,乳食空煎紫苏叶汤调下。如是三岁以上服一钱。

【主治】小儿外肾肿大,胀闭作痛。

59546 茴香散《保命集》卷下）

【异名】茴香汤（《洁古家珍》）。

【组成】茴香（炒） 苦楝（炒）

【用法】上为末。每服二钱,食前酒下。

【主治】肾消病,下焦初证,小便如膏油。

59547 茴香散《直指小儿》卷二）

【组成】芸薹子（炒） 蓬莪术 茴香（炒） 青皮 甘草各一分 辣桂 木香各半分

【用法】上为末。每服半钱,盐汤调下。

【主治】小儿脐下气块钓痛。

59548 茴香散《朱氏集验方》卷十一）

【组成】京三棱（炮） 茴香（炒） 甘草 没药各等分

【用法】上为末。煎吊藤汤调下;葱汤亦可。

【主治】小儿吊疝,大人膀胱疝气痛。

59549 茴香散《脉因证治》卷下）

【组成】茴香 苦楝（炒） 五味

【用法】上为末。每服二钱,食前酒送下。

【主治】肾消,小便如油。

59550 茴香散《医方类聚》卷九十引《经验良方》）

【组成】茴香一两 川楝肉（炒） 破故纸（炒） 香附子 猴楂子各半两（去核）

【用法】上为末。每服二钱,空心温酒、盐汤任下,一日三次。初生小儿女皆可服。如药冷,将盏盛药,于热汤内坐热,涂母乳与吃。

【主治】男子小肠气,女子盘肠气,寒湿气入少腹疼痛,或外肾肿痛。

59551 茴香散

《普济方》卷三一〇。为《普济方》卷一五五引《圣惠》"茴香酒"之异名。见该条。

59552 茴香散《医方类聚》卷七十三引《经验秘方》）

【组成】广木香 茶各一两 八角茴香 乳香 人参各半两 川楝子二两半（去皮子） 甘草 知母 小茴香 贝母各一两半 沉香二钱 安息香二钱半

【用法】上为细末。好酒和聚,阴干为末。每服三钱,空心酒下。

【主治】牙痛。

59553 茴香粥《寿世青编》卷下）

【组成】小茴香（炒）

【用法】煎汤,去滓,入米煮粥食之。

【功用】❶《寿世青编》:和胃。❷《药粥疗法》:行气止痛,健脾开胃。

【主治】❶《寿世青编》:疝气。❷《药粥疗法》:小肠疝气,脘腹胀气,睾丸肿胀偏坠 ,胃寒呕吐,食欲减退以及鞘膜积液,阴囊象皮肿。乳汁缺乏。

【宜忌】《药粥疗法》:茴香粥属散寒止痛性药粥,对一切实热病症及阴虚火旺的患者,不可选食。

59554 茴香煎

《鸡峰》卷七。为《局方》卷五"茴香丸"之异名。见该条。

59555 茴姜汤《得效》卷四）

【组成】茴香二两半 青皮一两 良姜一两（酒浸,炒） 天台乌药（泔浸一日夜,炒黄为度）

【用法】上为散。每服三钱,水一盏,加生姜五片,大枣一枚,煎,空心服。

【主治】男子、妇人一切心腹胀满,气滞走痛。

【宜忌】忌茶。

59556 茴消散《仙拈集》卷二）

【组成】朴消五钱 茴香（炒）二钱

【用法】上为末。每服二钱,热酒下。

【主治】膀胱热而不通者。

59557 茴香子丸《圣惠》卷七）

【组成】茴香子一两 木香一两 桃仁一两（汤浸,去皮尖双仁,麸炒微黄） 附子一两（炮制,去皮脐） 桂心一两 安息香一两 胡芦巴半两 青橘皮半两（汤浸,去白瓤,微炒）

【用法】上为末,以酒煮面糊为丸,如梧桐子大。每服二十丸,热生姜酒送下,不拘时候。

【主治】膀胱虚冷气攻两胁,胀满疼痛。

59558 茴香子丸《圣惠》卷九十二）

【组成】茴香子一两（微炒,捣为末） 古文钱青一分（细研） 硇砂一分（细研） 桃仁四十九枚（酒浸,去皮尖双仁,生研）

【用法】上为末,以汤浸蒸饼为丸,如麻子大。二三岁儿每服一丸,以橘皮汤送下。

【主治】小儿偏坠,或气攻小腹疼痛。

59559 茴香子丸《圣惠》卷九十八）

【组成】茴香子一两 桂心一两 巴戟一两 附子一两（炮裂,去皮脐） 补骨脂一两（微炒） 干姜一两（炮裂,到）

【用法】上为末,用羊肾二对,切去筋膜,以酒二升,煮令酒尽,烂研,和诸药末,捣为丸,如梧桐子大。每服三十丸,空心、晚食前生姜酒送下。

【主治】下元虚冷,腰膝疼痛,肌肉消瘦,渐加无力。

59560 茴香子丸《圣济总录》卷四十三）

【组成】茴香子（炒） 桂（去粗皮）各一两 附子（炮裂,去皮脐） 当归（切,焙） 荜澄茄 木香 赤石脂各三分 蜀椒（去目及闭口者,微炒出汗）半两

【用法】上为末,炼蜜为丸,如梧桐子大。每服二十丸,空心、食前温酒送下。

【主治】小肠虚冷,小腹疼。

59561 茴香子丸《圣济总录》卷五十一）

【组成】茴香子（炒） 木香各三分 莱菔子（炒）半两 厚朴（去粗皮,半生到,半用姜汁炙）一两 桂（去粗皮） 干姜（炮） 蓬莪茂（煨,到）各三分 青橘皮（汤浸,去白,焙）

半两　桃仁(去皮尖双仁)三分(研膏)

【用法】上为末,入桃仁膏研匀,酒煮面糊为丸,如梧桐子大。每服二十丸,空心温酒送下。

【主治】肾脏虚弱中寒,攻腰腹满痛,手足微冷。

59562　茴香子丸《圣济总录》卷五十二)

【组成】茴香子(炒)　肉苁蓉(酒浸,切,焙)　附子(炮裂,去皮脐)各二两　五味子一两

【用法】上为细末,用好酒一升,并猪肾一对细切,和药都一处浸一宿,取出焙干,捣罗为末,酒煮面糊为丸,如梧桐子大。每服二十丸至三十丸,好茶或豆淋酒送下。

【主治】肾脏风气冲注,脚膝生疮。

59563　茴香子丸

《圣济总录》卷五十二。为《圣惠》卷七"茴香丸"之异名。见该条。

59564　茴香子丸《圣济总录》卷五十二)

【组成】茴香子(炒)　蓬莪茂(煨,判)　楝实(煨,去核)　白术　诃黎勒皮各一两　丁香一分　吴茱萸(汤洗,焙干,炒)半两　桃仁三分(去皮尖双仁,研如膏)

【用法】上为末,入桃仁膏研匀,炼蜜为丸,如银杏大。每服一丸,温酒或盐汤嚼下,不拘时候。

【主治】肾脏冷气攻腹胁,疼痛胀满。

59565　茴香子丸《圣济总录》卷七十一)

【组成】茴香子三两(微炒,为末,以米醋二升熬如饧)　附子(炮裂,去皮脐)一两　青橘皮(汤浸,去白,焙)　木香　狼毒(炒)　当归(切,焙)各三分　阿魏一两(研,以酒一升,煎取半)　硇砂一两半(沸汤化,澄熬取霜,入阿魏煎中同熬如饧,入茴香煎,搅匀)　自然铜(煅,醋淬,研)各一两半

【用法】上药除煎研外,为末,同入煎内和捣为丸,如梧桐子大,如硬入炼蜜少许。每服十五丸至二十丸,空心温酒送下。

【主治】肾脏久积气在膀胱,虚胀上攻,膨满疼痛。

59566　茴香子丸《圣济总录》卷八十六)

【组成】茴香子(舶上者炒)　附子(炮裂,去皮脐)　巴戟天(去心)　蜀椒(去目及闭口,炒出汗)　牛膝(酒浸一宿,焙)　肉苁蓉(酒浸令软,细切,焙)　青盐(研)各二两

【用法】上药除青盐外,为末,研拌令匀,烂煮羊肾或猪肾三二对,去筋膜细切,烂研和药,入杵臼捣令匀熟为丸,如梧桐子大。每服二十丸至三十丸,空心盐汤或酒送下。

【主治】脾劳。肌肤瘦瘁,面色黄黑,四肢无力,脚膝疼痛,大便不调;或风虚上攻,头眩目暗,肢体沉重,昏愦嗜卧。

59567　茴香子丸《圣济总录》卷九十)

【组成】茴香子(炒)　胡椒　附子(炮裂,去皮脐)　阿魏(面和作饼子,炙熟)　青橘皮(汤浸,去白,焙)　硫黄(研)　菖蒲　牛膝(酒浸,切,焙)　五味子各等分

【用法】上为末,面糊为丸,如梧桐子大。每服十五丸,空心温酒送下。

【主治】虚劳,元脏气冷,心腹疼痛。

59568　茴香子丸《圣济总录》卷一八七)

【组成】茴香子(炒)　蜀椒(去目并闭口,炒取红)　附子(炮裂,去皮脐)　巴戟天(去心)　木香　青橘皮(汤浸,去白,焙)　青盐(别研)　肉苁蓉(酒浸,切,焙)　阿魏(醋化,面和作饼,炙)　楝实(判,炒)　干蝎(去土,炒)　荜澄茄　补骨脂(炒)　葫芦巴　大戟各一两　肉豆蔻(去壳)三

枚　硫黄(舶上者,研)二两

【用法】上为末,用白羊肾四对,去筋膜,沙盆内研如面糊,将药一处入木臼中,更入炼蜜杵为丸,如梧桐子大。每服二十丸,空心、食前温酒送下;元气痛,煨葱白热酒送下三十丸。

【主治】小肠虚寒撮痛。

59569　茴香子丸

《普济方》卷二二○。为《圣济总录》卷一八六"茴香丸"之异名。见该条。

59570　茴香子丸

《普济方》卷二四九。即《圣济总录》卷九十四"茴香子散"改为丸剂。见该条。

59571　茴香子汤《圣济总录》卷九十七)

【组成】茴香子(炒)三两　草乌头(蛤粉同炒裂,去皮脐,判)一两

【用法】上为末。每服三钱匕,水一盏,加盐少许,煎至八分,去滓,露至五更冷服。

【主治】结阴下血腹痛。

59572　茴香子散《圣济总录》卷四十)

【组成】茴香子(炒)　木香　陈橘皮(汤浸,去白,焙)　人参各半两　菖蒲(切,米泔浸一日,炒)一两　甘草(炙,判)一分

【用法】上为散。每服三钱匕,以冷米饮调下,如人行三里再服。

【主治】霍乱吐泻,转筋烦闷。

59573　茴香子散《圣济总录》卷五十一)

【组成】茴香子(炒)　桃仁(炒去皮尖双仁)　干姜(炮)　甘草(炙,判)　桂(去粗皮)　熟干地黄(焙)　石斛(去根,判)　杜仲(去粗皮,切,焙)各等分

【用法】上为散。每服二钱匕,空心、食前温酒调下。

【主治】肾胀,气攻腰腹痛。

59574　茴香子散

《圣济总录》卷九十。为《博济》卷二"烧石子茴香散"之异名。见该条。

59575　茴香子散《圣济总录》卷九十四)

【组成】茴香子(炒)　京三棱(煨,判)各一两　姜黄　马蔺花(醋炒)各半两　没药(研)　干姜(炮)各一分

【用法】上为散。每服二钱匕,空心、食前热酒调下。

【主治】小肠、膀胱疝气疼痛。

59576　茴香子散

《圣济总录》卷九十四。为原书卷七十一"茴香槟榔散"之异名。见该条。

59577　茴香子散《圣济总录》卷九十四)

【组成】茴香子(炒)　荜澄茄　楝实(判)　木香各一两半　葫芦巴　青橘皮(汤浸,去白,焙)各一两　槟榔(判)半两

【用法】上为散。每服一钱匕,空心、食前温酒调下,一日二次。

【主治】小肠受邪,控睾痛引少腹。

【备考】本方改为丸剂,名"茴香子丸"(见《普济方》卷二四九)。

59578　茴香子散《圣济总录》卷九十五)

【组成】茴香子(炒)　马蔺花(炒)　荜茇(纸上炒)各

等分

【用法】上为散。每服二钱匕，食前温酒调下。以通为度。

【主治】小便不通。

59579　茴香子散

《普济方》卷二五〇。为《圣惠》卷七"茴香散"之异名。见该条。

59580　茴香角子（《圣惠》卷九十七）

【组成】茴香子　木香　巴戟　附子（炮裂，去皮脐）汉椒（去目及闭口者，微炒，去汗）　山茱萸各一两　獖猪肾一对（去脂膜，细切）

【用法】上为末。每对猪肾，用药末二钱，入盐溲面，像肝角子样修制，灰火内煨令熟，空腹薄茶送下。

【主治】五劳七伤，阴萎气乏。

59581　茴香草饮（《圣济总录》卷一三五）

【组成】生茴香草不拘多少

【用法】捣绞取汁。每服一合，用酒三合，同煎令沸，空心、晚食前温服。

【功用】解恶毒风肿。

【主治】风毒或着人阴，或偏着一边，疼痛挛急，牵引小腹，闷乱难忍。

59582　茴香草散（《外科正宗》卷四）

【组成】茴香草　高良姜（晒干）各等分

【用法】上为末。先吹鼻痔上二次，片时许，随后方行取法，其痔自然易脱。取鼻痔秘法：先用茴香草散，连吹二次，次用细铜箸二根，箸头钻一小孔，用丝线穿孔内，二箸相离五分许，以二箸头直入鼻痔根上，将箸线绞紧，向下一拔，其痔自然拔落，置水中观其大小。预用胎发烧灰同象牙末等分，吹鼻内，其血自止。戒口不发。

【主治】鼻痔。

59583　茴香雀酒（《直指》卷十八）

【组成】舶上茴香三钱　胡椒一钱　砂仁　辣桂各二钱

【用法】上为末，以生雀燎毛去肠拭净，用三个入药，于其腹中麻绳系定，湿纸数重裹，煨香熟，空心嚼食，温酒送下。

【主治】肾冷疝气，偏坠急痛。

【备考】本方方名，《普济方》引作"茴香小雀酒"。

59584　茴香煮散（《圣济总录》卷九十四）

【组成】茴香子（炒）　木香　芍药　陈曲　厚朴（去粗皮，生姜汁炙，到）　枳壳（去瓤，麸炒）　桂（去粗皮）　青橘皮（汤浸，去白，焙）　干姜（炮裂）　人参　白茯苓（去黑皮）京三棱（煨）各半两　生干地黄（焙）各三分

【用法】上为细散。每服三钱匕，水一盏，加葱白二寸，盐少许，煎至七分，热服。

【主治】卒疝，攻少腹疼痛。

59585　茴香煎丸（《百一》卷二）

【组成】川椒半两（去子及合口者）　老生姜二两（细研）　厚朴（去粗皮）　茴香　青盐（海盐亦得，以上五味入瓷罐，汤浸得所，慢火煮干）各一两　大川乌　附子（二味去皮脐尖，到骰子大，炒黄）　益智仁　川楝子　肉桂（去皮）破故纸（炒）　陈皮（去白）　苍术（米泔浸一宿）各一两

【用法】上为细末，醋糊为丸，如梧桐子大。每服三十丸，空心、食前温酒盐汤送下。

【功用】益脾胃。

【主治】脾胃弱，肾气虚，饮食不美，噫醋吞酸，脐腹筑刺，小肠气疾及中酒恶心。大病之后，气体瘦弱。

59586　茴香小雀酒

《普济方》卷二四八。即《直指》卷十八"茴香雀酒"。见该条。

59587　茴香化气散（《医略六书》卷三十）

【组成】小茴三两（炒）　白术一两半（炒）　枳壳一两半（炒）　青皮一两半（炒）　大茴三两（炒）　香附三两（酒炒）　乌药一两半　吴茱萸八钱（醋炒）　白蔻一两半（去壳，炒）　丁母香八钱

【用法】上为末。每服三钱，广橘核汤下。

【主治】六聚，脉弦沉涩者。

【方论选录】产后任劳多郁，夹寒邪而肝脾受病，气化不调，故聚散六腑，或痛或不痛，或胀或不胀，以其聚散无常也。小茴温经以化其气；大茴散气以温其经；吴茱萸降逆气以调肝；丁香散滞气以缓胃；白术健脾气，运化乎中；枳壳泻滞气，消散其聚；青皮破气平肝；白蔻宽胸快膈；乌药顺清气，疏逆气，以散浊气也。为散，橘核汤下，以疏其结，使寒散结消，则六腑之聚自平，而脾气健运有常，肝气亦为调适，安有聚散无定，或痛或胀之患乎。

59588　茴香乌药丸

《圣济总录》卷一八五。为《局方》卷五"金钗石斛丸"之异名。见该条。

59589　茴香乌药汤（《顾松园医镜》卷十三）

【组成】茴香（炒，研）钱许　乌药二钱　吴茱萸（汤泡）三五七分　破故纸（炒，研）钱许　川草薢五钱　木瓜二钱　木香　砂仁各钱许　荔枝核（炒，研）五钱

【用法】亦可浸酒服。

【主治】疝气病初感寒邪或寒湿兼感，未郁为热者。

【宜忌】郁久成热者，不宜服之。

【加减】或加猪胞（炙，研）钱许；痛引腰脊，加牛膝、杜仲；寒甚，可加肉桂五分至一钱；虚甚，可加人参。

【方论选录】茴香、乌药、吴茱萸、破故纸均为治寒湿疝之病，川草薢除下部湿邪，木瓜治筋病缓急，木香、砂仁止冷气腹痛，猪胞用为引导。

59590　茴香四逆汤（《医醇賸义》卷一）

【组成】小茴香二钱　附子三钱　干姜一钱　破故纸二钱　杜仲五钱　茯苓二钱　甘草五分　大枣三个

【用法】水二钟，煎一钟，温服。

【主治】直中少阴，肾气厥逆，腹痛下利，手足厥冷，小便清利。

59591　茴香四神散（《医统》卷六十引《医学发明》）

【组成】小茴香　南木香　川山甲（炮）　全蝎（微炒）各等分

【用法】上为粗末。每服半两，酒、水各半盏煎服。

【主治】诸疝痛。

59592　茴香安肾汤（《古今医鉴》卷十）

【组成】人参一钱　白术一钱　白茯苓（去皮）一钱泽泻七分　茴香一钱（炒）　破故纸一钱　黄柏八分　木香

五分　槟榔一钱　乌药一钱　香附一钱（童便浸经宿）　砂仁一钱　玄胡索五分　升麻三分　甘草（炙）五分　荔枝核一钱

【用法】上剉。饥时服。

59593　茴香苍术丸（《普济方》卷二四七引《德生堂方》）

【组成】苍术一斤（泔水浸，春、夏三日，秋、冬五日）　破故纸（盐炒）　八角茴香（盐炒）　巴戟（去心）　黑牵牛各二两

【用法】苍术分作四分，与四药同炒外，杜仲四两，炒去丝，只去黑牵牛不用，余为末，酒糊为丸，如梧桐子大。每服五十丸，空心盐、酒、水任下。

【主治】疝气肾核偏坠，痛不能忍者。

59594　茴香附子丸（《圣济总录》卷一八七）

【组成】附子（炮裂，去皮脐）　桂（去粗皮）　葫芦巴　马蔺花（炒）　青橘皮（汤浸，去白，焙）　茴香子（炒）　楝实（取肉，炒）　干姜（炮）　巴戟天（去心）　补骨脂（炒）各半两

【用法】上为末，酒煮面糊为丸，如绿豆大。每服二十丸，空心盐酒送下。

【主治】积年伤惫，小肠久冷，及疝气惫急。

59595　茴香金铃丸（《百一》卷十五）

【组成】金铃子（每个判作四片，用僵蚕半两去丝嘴，同煎令香熟，去僵蚕不用）　茴香（微炒）　马蔺花　吴茱萸（汤洗七次，炒令香熟）　石茱萸（酒浸，炒令香熟）　山茱萸　青皮　陈皮各一两

【用法】上为细末，酒糊为丸，如梧桐子大。每服三十至五十丸，食前温酒、盐汤送下。

【主治】奔豚气。

59596　茴香枳壳丸（《御药院方》卷四）

【组成】枳壳（麸炒，去白）　茴香（微炒香）各等分

【用法】上为细末，酒面糊为丸，如梧桐子大。每服七八十丸，空心、食前温酒送下；或米饮汤送下亦得。

【主治】中满下虚，腹胁胀满，气不宣通。

59597　茴香益元散（《医统》卷七十一）

【组成】茴香二钱（微炒黄色）　益元散三钱

【用法】上为末。水一盏半，煎八分，食前服。

【主治】气滞尿淋疼痛。

59598　茴香益智丸（《活人心统》卷下）

【组成】川乌一两　小茴香（盐炒）一两　破故纸（炒）　益智仁一两（炒）　乌药一两

【用法】上为末，用山药四两，打糊为丸，如梧桐子大。每服八十丸，盐汤送下。

【主治】老人阳虚失禁，及房劳伤气，遗沥。

59599　茴香理中丸（《普济方》卷二十三）

【组成】白术　人参（去芦）　干姜（炮）　甘草各二两半　茴香一两

【用法】上为细末，炼蜜为丸，每二分作十丸。每服一丸，食前用白汤化下，嚼服亦得；或丸如梧桐子大服亦得。

【功用】温脾胃，消痞满，顺三焦，进饮食，辟风寒邪气。

【主治】中焦不和，脾胃虚冷，心下虚痞，肠中疼痛，呕吐冷痰，饮食不下，噫气吞酸，怠惰嗜卧；霍乱吐利，肠鸣不

渴，手足不和，米谷迟化；大病、新产吐唾不止，及新产内虚。

59600　茴香楝子丸（《普济方》卷二四七）

【异名】茴香楝实丸（《医统》卷六十）。

【组成】川楝子一两三钱　小茴香一两半　吴茱萸二两　海藻一两　木香半两　泽泻半两　青盐三钱　蓬莪术七钱半（醋炙）　三棱七钱半（煨）　青皮一两　黑牵牛七钱（一半生用，一半炒用）

【用法】上为细末，醋糊为丸，如梧桐子大。每服五十丸，食前、空心酒送下。

【主治】诸疝证。

59601　茴香楝实丸（《宣明论》卷二）

【组成】茴香（炒）　楝实（麸炒，去核）　石茱萸　马蔺花（醋炒）各一两　陈皮一两　芫花半两（醋炒）

【用法】上为末，醋炒面糊为丸，如梧桐子大。每服十丸至二十丸，空心、食前温酒送下。

【主治】❶《宣明论》：小肠病结上而不下，痛冲心肺。❷《普济方》：小肠控睾证。

59602　茴香楝实丸

《医学发明》卷五。为《圣济总录》卷九十四"楝实丸"之异名。见该条。

59603　茴香楝实丸

《医统》卷六十。为《普济方》卷二四七"茴香楝子丸"之异名。见该条。

59604　茴香槟榔散（《圣济总录》卷七十一）

【异名】茴香子散（原书卷九十四）。

【组成】茴香子（炒）　槟榔（剉）　京三棱（煨，剉）　青橘皮（汤浸，去白，切，盐炒）各半两　木香一分

【用法】上为散。每服二钱匕，热汤调下，不拘时候。

【主治】奔豚气成块，上冲腹胁满痛；寒疝积聚，脐腹疼痛，两胁胀满。

59605　茴香橘皮酒（《医统》卷八十三引《秘方》）

【组成】八角茴香一两　红橘皮二两　白豆蔻半两

【用法】上为粗末。每服三钱，酒一盏，煎数十沸，滤去滓服。

【主治】血气凝寒，小腹痛；妇人室女小腹痛不可忍，内外着寒，兼治心腹痛。

59606　茴香橘核丸（《北京市中药成方选集》）

【组成】小茴香（炒）四十两　香附（炙）四十两　昆布四十两　荔枝核八十两　穿山甲（炒）二十两　肉桂（去粗皮）十六两　橘核（炒）四十两　青皮（炒）四十两　大茴香四十两　补骨脂（炒）二十两　木香二十两　桃仁（去皮）十六两　槟榔四十两　玄胡索（炙）四十两　川楝子八十两　莪术（炙）二十两　乳香（炙）二十两

【用法】上为细粉，用冷开水泛为小丸。每服三钱，生姜淡盐汤或温开水送下，每日二次。

【功用】散寒软坚，行气止痛。

【主治】各种疝气，睾丸偏坠，坚硬肿痛。

【宜忌】忌食生冷。

59607　茴香橘核丸（《全国中药成药处方集》杭州方）

【组成】橘核（盐炒）二两　厚朴（姜炙）五钱　桃仁二两　昆布二两　木通五钱　肉桂五钱　川楝子（炒）二两　玄胡索（醋炙）五钱　海藻二两　木香五钱　枳实（麸炒）五

钱　小茴香(酒炒)八钱　海带二两

【用法】桃仁单放,余药共为细末,另取精白面一两,黄酒二两,加适量清水,打成稀糊,取上药粉,泛为小丸。每服二至三钱,空腹时温酒或淡盐汤送下,一日二次。

【功用】理气散寒软坚。

【主治】因寒湿下注引起小肠疝气,睾丸肿大,坚硬疼痛。

59608　茴香鳖甲丸(《圣济总录》卷八十九)

【组成】茴香子(舶上者,炒)　鳖甲(去裙襕,醋炙)各一两　附子(大者)一枚(炮裂,去皮脐)　胡芦巴一分　柴胡(去苗)　黄连(去须)各半两　楝实十枚(炮)

【用法】上为细末,面糊为丸,如梧桐子大。每服十丸至二十丸,食前温酒送下。

【主治】虚劳腰膝疼痛。

59609　茴楝五苓散(《金鉴》卷四十二)

【组成】五苓散加茴香　川楝　葱　盐

【主治】膀胱水疝,尿不利。

茱

59610　茱芍丸

《本草纲目》卷三十二引《卫生杂兴》。为原书同卷"二色丸"内容之一。见该条。

59611　茱连丸(《杨氏家藏方》卷七)

【异名】固肠丸(《百一》卷六)。

【组成】黄连(去须)　吴茱萸(汤泡七遍)　罂粟壳(蜜炙,去顶)各等分

【用法】上为细末,醋煮面糊为丸,如梧桐子大。每食前服三十丸至五十丸,泄泻,米饮送下;赤痢,甘草汤送下;白痢,干姜汤送下;赤白痢,甘草、干姜汤送下。

【主治】泄泻及赤白痢。

59612　茱连丸(《直指》卷十四)

【组成】吴茱萸(拣净)　黄连(去须,半寸一截,同炒熟,分为二处)

【用法】上为末,醋面糊为丸,如梧桐子大。每服七十丸,陈米饮送下。赤痢专服黄连;白痢专服茱萸;赤白痢并服。或多或少,以意增减。

【主治】❶《直指》:赤白痢。❷《医统》:痞满。

【备考】《医统》本方用法:为细末,米糊为丸,如梧桐子大。每服五十丸,食后白汤送下。

59613　茱连丸(《活幼口议》卷二十)

【组成】土黄连(去须)　吴茱萸各一两　陈皮半两(去白)

【用法】上为末,水煮面糊为丸,如麻子大。每服二十丸,饮送下。

【主治】小儿夏月暴泻注下。

59614　茱连丸(《会约》卷十引丹溪方)

【组成】黄连(土炒)一两半　吴茱萸(泡,焙)一两　陈皮　苍术(米泔浸)　黄芩(土炒)　桔梗　茯苓各一两二钱

【用法】上为末,神曲糊丸,如绿豆大。每服二三十丸,少用开水送下。

【主治】呕酸,吞酸。

59615　茱连丸

《医学正传》卷三。为方出《丹溪心法》卷三,名见《医方类聚》卷一九七引《新效方》"茱萸丸"之异名。见该条。

59616　茱连丸

《万氏家抄方》卷一。为《圣惠》卷五十九"茱萸丸"之异名。见该条。

59617　茱连丸(《鲁府禁方》卷一)

【组成】苍术(米泔水浸,炒)　陈皮　白茯苓(去皮)　半夏(汤泡透,切片,姜汁炒)各一两　黄连(姜炒)一两半(夏月倍用)　吴茱萸(炒,冬月倍用)

【用法】上为细末,蒸饼水打稀糊为丸,如绿豆大。每服三十丸,食后姜汤送下。

【主治】郁积,吞酸吐酸。

【备考】方中吴茱萸用量原缺,《寿世保元》用一两。

59618　茱连丸

《医方集解》卷上。为《丹溪心法》卷一"左金丸"之异名。见该条。

59619　茱连汤(《杏苑》卷四)

【组成】橘红一钱五分　半夏一钱　神曲一钱　苍术一钱　黄连六分　萝卜子(炒)五分　茯苓一钱二分　香附子八分　山楂子八分　生姜七片　吴茱萸四分(和黄连炒)

【用法】上咬咀,水煎熟,食前服。

【主治】吞酸,胸中无奈或嗳腐臭者。

59620　茱连汤

《治痘全书》卷十三。为《痘疹世医心法》卷十一"茱连散"之异名。见该条。

59621　茱连散(《痘疹世医心法》卷十一)

【异名】茱连汤(《治痘全书》卷十三)。

【组成】黄连半两　吴茱萸二钱

【用法】上二味同炒,为细末。每服半钱,生姜汤调服。

【主治】❶《痘疹世医心法》:痘疹吐者。❷《准绳·幼科》:初发热,暴吐不止,此火气上逆也。

59622　茱连散(《痘疹心法》卷二十二)

【组成】黄连半两　吴茱萸二钱(二味同炒)　青竹茹一团

【用法】上为细末。每服二钱,生姜汤调下。

【主治】干呕。

59623　茱苓丸

《得效》卷四。为《百一》卷五"吴仙丹"之异名。见该条。

59624　茱枳丸(《魏氏家藏方》卷二)

【组成】茯苓(粉红者)四两(去皮)　枳实(去瓤,麸炒)　吴茱萸(汤泡七次,炒)各二两

【用法】上为细末,姜汁煮神曲糊为丸,如梧桐子大。每服三五十丸,生姜汤送下,食后稍空服。

【功用】降气消饮,利小便。

【主治】中焦停饮癖,胸膈不快,恶心呕逆,痰气隘盛,头目旋晕,不美饮食。

59625　茱萸丸(《医心方》卷九引《深师方》)

【组成】吴茱萸二两　椒一两半　黄芩一两　前胡一两　细辛六分　皂角二枚　人参三分　茯苓一两半　附子一两　干姜六分　半夏一两

【用法】上药治下筛,炼蜜为丸,如梧桐子大。每服三丸,一日三次,不知稍增之。

【主治】膈上冷,膈下热,宿食癖饮积聚,食不消,塞在胸中,或反胃害食消瘦。

59626 茱萸丸(《外台》卷三十三引《经心录》)

【组成】吴茱萸一升 蜀椒一升(去目汗,末)

【用法】炼蜜为丸,如弹子丸。绵裹,导子肠中,日再易。无所下,但开子脏,令阴温,即有子也。

【主治】妇人阴寒,十年无子。

59627 茱萸丸(《外台》卷七引《延年秘录》)

【组成】吴茱萸一两半 干姜一两半 桂心一两 白术二两 人参一两 橘皮一两 附子一两半(炮) 蜀椒一两(出汗) 甘草一两(炙) 黄芩一两 当归一两

【用法】上为散,炼蜜为丸,如梧桐子大。每服五丸,一日三次,稍加至十五丸,药尽更合,酒、饮无拘,食前后任意。

【主治】心痛。

【宜忌】忌猪肉、生葱、海藻、菘菜、桃、李、雀肉等。

59628 茱萸丸(《外台》卷七引《必效方》)

【组成】吴茱萸一斤 桂心二两 当归二两

【用法】上药治下筛,炼蜜为丸,如梧桐子大。每服三十丸,酒送下,一日二次。渐加至四十丸,以知为度。

【主治】❶《外台》引《必效方》:蛕心痛。❷《圣济总录》:心中寒,心背彻痛。

59629 茱萸丸(《元和纪用经》)

【组成】白附子一两 吴茱萸(炒香)三两 草乌头(去皮尖,称二两,入好净白盐中拌炒,令裂,去盐,取)一两

【用法】上为末,酒煮面糊为丸,如梧桐子大。每服七丸至十五丸,温酒或盐汤送下。

【功用】散寒湿及肠中风冷阴邪之气。

59630 茱萸丸(《圣惠》卷五十)

【组成】食茱萸三分 干姜二分(炮裂,到) 川椒三分(去目及闭口者,微炒去汗) 桂心三分 人参三分(去芦头) 细辛三分 赤茯苓半两 白术半两 附子半两(炮裂,去皮脐) 陈橘皮三分(汤浸,去白瓤,焙)

【用法】上为末,炼蜜为丸,如梧桐子大。每服三十丸,以温酒送下,不拘时候。

【主治】五噎。胸中寒,呕逆气隔,饮食不下。

59631 茱萸丸(《圣惠》卷五十九)

【异名】变通丸(《医方类聚》卷一三九引《澹寮》)、茱连丸(《万氏家抄方》卷一)。

【组成】吴茱萸二两(汤浸七遍,焙干,微炒) 黄连二两(去须,微炒)

【用法】上为末,用软饭为丸,如梧桐子大。每服三十丸,以粥饮送下,不拘时候。

【主治】❶《圣惠》:水泻不止。❷《普济方》:赤白痢,腹脐痛,日夜无度,脓血相杂,里急及肠风下血。

【备考】本方改为汤剂,名"茱萸汤"(见《圣济总录》);改为散剂,名"二宜散"(见《普济方》)。

59632 茱萸丸(《苏沈良方》卷十)

【组成】茱萸三分(瓦上出油) 胡椒 人参 当归各五钱 甘草半两(一半生,一半纸裹五七重,醋浸冷透,火内慢煨干,又浸,如此七遍) 半夏一两(用姜四两研汁,入砂罐子内用姜汁、井水煮候破,看存二分白心,取半夏研为膏子) 白矾半两(炒干存性,一分)

【用法】上为末,半夏膏为丸,如稍硬,添姜汁,如梧桐子大。每服七丸,一日三次,桑柳条各三十茎,上等银器内煎汤送下。

【主治】年深膈气翻胃,饮食之物至晚皆吐出,悉皆生存不化,膈上常有痰涎,时时呕血,胸中多酸水,吐清水,无时,夜吐则至晚,日渐羸瘦,腹中痛楚,时腹冷滑,或即闭结。

【宜忌】忌诸毒物。惟可食油、猪胰脾、软饭。

59633 茱萸丸
《圣济总录》(文瑞楼本)卷四十六。即原书人卫本"吴茱萸丸"。见该条。

59634 茱萸丸(《圣济总录》卷五十)

【组成】吴茱萸(汤洗,焙干,炒) 诃黎勒皮 草豆蔻(去皮) 芎䓖 防风(去叉)各一分 石硫黄(研)一钱

【用法】上为末,炼蜜为丸,如梧桐子大。每服三十丸,空心陈米汤送下。

【主治】大肠虚冷,饮食减少,非时飧泄。

59635 茱萸丸(《圣济总录》卷五十七)

【组成】茱萸(汤浸七遍,焙干,微炒) 麝香(研)各一两 当归(切,焙)半两

【用法】上为末,入麝香同研匀,炼蜜为丸,如小豆大。每服二十丸,热酒送下,不拘时候。

【主治】胁胸气妨闷疼痛。

59636 茱萸丸(《圣济总录》卷七十四)

【组成】吴茱萸(汤浸,焙,炒) 干姜(炮) 赤石脂 陈曲(炒) 当归(切,焙)各三分 厚朴(去粗皮,生姜汁炙,到)一两

【用法】上为末,炼蜜为丸,如梧桐子大,每服三十丸,空心、食前米饮送下,一日三次。

【主治】脾气不足,鹜溏青黑。

59637 茱萸丸(《圣惠》卷七十六)

【组成】吴茱萸(汤浸,焙干,炒) 干姜(炮) 诃梨勒皮各半两 胡粉 白矾灰各一分

【用法】上为末,醋煮面糊为丸,如梧桐子大。每服十丸,食前米饮送下。

【主治】下痢脓血不止。

59638 茱萸丸(《圣济总录》卷八十八)

【组成】食茱萸(微炒)三分 干姜(炮裂) 大黄(到,炒) 甘草(炙) 附子(炮裂,去皮脐) 麦曲(炒)各半两 厚朴(去粗皮,生姜汁炙,到) 人参 枳实(去瓤,麸炒)各一分

【用法】上为末,炼蜜为丸,如梧桐子大。每服二十丸,空心、日午、夜卧温酒送下。

【功用】温脾进食。

【主治】虚劳不思饮食,胸背支满,脏气逆,羸瘦,食不消化。

59639 茱萸丸(《圣济总录》(人卫本)卷一六五)

【组成】吴茱萸一两(黑豆汁浸,炒干) 黄连(去须)一两半

【用法】上为末,炼蜜为丸,如梧桐子大。每服二十丸,空心、食前煎芍药汤送下。

【主治】产后赤白痢日久,脐腹冷疼。

【备考】本方方名,原书文瑞楼本作"吴茱萸丸"。

59640 茱萸丸(《圣济总录》卷一八七)

【组成】吴茱萸(汤洗七遍,焙)一两半　硇砂半两(用醋浆水淹搅五七百度,用纸滤过,瓷器内慢火逼令干)　木香一两　京三棱三两(炮熟,捣)　青橘皮(汤浸,去白)一两半　干姜(炮裂)一两半　附子(炮裂,去皮脐)一两半　半夏(汤洗十遍,微炒)一两半　巴戟天(去心,酒浸一宿)一两　茴香子一两(微炒)　硫黄一两(甘草水洒研七日)

【用法】上为末,先用硫黄末,以精羊肉十五两细切,拌和令匀,淹一宿,便用好醋一升半,煎汁尽,醋刮在臼内,后将药末并硇砂同入臼内,杵一千下,为丸如梧桐子大。每服十丸,空心盐汤送下。

【功用】补虚,下气去痰。

59641 茱萸丸(《全生指迷方》卷三)

【组成】苁蓉(洗切,酒浸,焙)　五味子(炒)　山茱萸　干山药各等分

【用法】上为末,酒糊为丸,如梧桐子大。每服三十丸,空心饮送下。

【主治】消中,肾气败。其人素渴饮水,一旦不饮不渴,小便日夜数十行,气乏肉消脱。

59642 茱萸丸

《三因》卷三。即《千金》卷七引苏长史方"茱萸汤"改为丸剂。见该条。

59643 茱萸丸(《魏氏家藏方》卷十)

【组成】猪脏头一个　吴茱萸三两(汤泡七次,炒)

【用法】上将吴茱萸纳在猪脏内,两头紧紧系定,用好酒三升煮令极烂,入沙盆内研细,为丸,如绿豆大。每服二三十丸,米饮送下。

【主治】小儿脾脏虚,泄泻不止。

59644 茱萸丸(方出《丹溪心法》卷三,名见《医方类聚》卷一九七引《新效方》)

【异名】咽醋丸(《医学纲目》卷二十二)、茱连丸(《医学正传》卷三)。

【组成】吴茱萸(去枝梗,汤煮少时,浸半日,晒干)　陈皮　黄芩各半两(陈壁土炒,去土用)　黄连一两(陈壁土炒)　苍术七钱半(米泔浸)

【用法】上为末,神曲糊丸,如绿豆大。每服三五十丸,白术汤送下。

【主治】❶《医方类聚》引《新效方》:吞酸。❷《东医宝鉴·杂病篇》:郁积,吞酸吐酸。

【方论选录】《医方考》:胃中湿热,抑遏肝火,令人吞酸者,此方主之。湿郁则热,热郁则酸,故夏月饮食之类,以物覆冒之,其味必酸。曰肝火者,《洪范》曰:木曰曲直,曲直作酸,故责之肝也。是方也,连、芩治热,热去则不吐酸;苍术燥湿,湿除则不生热;陈皮理气,气行则热不郁;吴茱萸辛热而气臊,辛热可使就燥,气臊可使就肝,故能引连、芩入肝而泻肝火,此从治之义也。他如火门左金丸亦良。

59645 茱萸丸(《丹溪手镜》卷四)

【组成】六一散一料加吴茱萸一两(煮过)

【主治】湿热滞气,吞酸,自利。

【备考】本方改为散剂,名"茱萸六一散"(见《医方考》)。

59646 茱萸丸(《普济方》卷六十七)

【组成】吴茱萸(汤洗,焙干,炒)　夜明砂(炒)各一分

【用法】上为末,以蟾酥为丸,如麻子大。绵裹一丸,于痛处咬,勿咽津。

【主治】牙齿风蛀。

59647 茱萸丸(《普济方》卷三九七)

【组成】吴茱萸　黄连一两(去须)

【用法】上药同炒香熟,各分为二,加甘草同为末,各以酸醋为丸。赤白痢二药俱用,赤痢多用茱萸,并米汤送下。

【主治】冷热不调,赤白五色,诸般痢,腹痛后重。

59648 茱萸丸(《医方类聚》卷二一二引《仙传济阴方》)

【组成】吴茱萸一两(盐汤洗)　苍术一两　陈皮(去白)　麦芽　肉桂　神曲各半两

【用法】上药水煮面糊为丸,米饮送下。

【主治】妇人有积饮痰证,在脾胃间,时时酸心或吐水。

59649 茱萸汤

《金匮》卷中。为《伤寒论》"吴茱萸汤"之异名。见该条。

59650 茱萸汤(《外台》卷七引《小品方》)

【异名】当归汤(《千金》卷十三)。

【组成】吴茱萸二两　甘草(炙)　人参　桂心各一两　生姜五两　半夏一升　小麦一升　当归二两

【用法】上切。以水一斗五升,煮取三升。每次温服一升,一日三次。

【主治】❶《外台》引《小品方》:寒冷腹痛。❷《千金》:产后虚冷。

【宜忌】忌海藻、菘菜、羊肉饧、生葱。

【备考】本方方名,《千金》(注文)引作"吴茱萸汤"。

59651 茱萸汤(《医心方》卷九引《小品方》)

【异名】吴茱萸汤(《千金》卷十八)。

【组成】生姜三两　半夏三两　桂心三两　吴茱萸三两　人参一两　大枣三十个　甘草一两(炙)

【用法】以水九升,煮取三升,纳白蜜五合,分三服。

【主治】胸中积冷,心下淡水,烦满汪汪,不下饮食,心胸应背欲痛。

59652 茱萸汤(《医心方》卷十一引《深师方》)

【组成】茱萸一升　黄连二两　附子一两　甘草一两　生姜三两

【用法】以水七升,煮取三升,分三服。

【主治】霍乱呕吐,水药不下。

59653 茱萸汤(《千金》卷七引苏长史方)

【异名】木瓜茱萸汤(《普济方》卷二四四)、木茱汤(《奇正方》)。

【组成】吴茱萸六升　木瓜二颗(切)

【用法】以水一斗三升,煮取三升。分三服,相去如人行十里久进一服。或吐、或汗、或利、或大热闷。

【功用】《金匮翼》引苏长史方:下气除湿泄毒。

【主治】❶《千金》引苏长史方:脚气入腹,困闷欲死,腹胀。❷《普济方》:脚气毒气上攻心,手足脉绝;脚气入腹,困闷欲死,腹胀喘急,风湿胳膊,腰膝不能举动。

【现代研究】对猫急性实验性心肌缺血的保护作用:《贵阳中医学院学报》[1998,20(3):56-58]实验研究表明:在

猫心肌缺血后,吴茱萸及茱萸汤改善部分心电图(ECG),部分减少血中磷酸肌酸激酶(CK)及乳酸脱氢酶(LDH)的释放。明显增加血中一氧化碳(NO)的浓度,缩小心肌梗塞面积($P<0.01$),具有一定的保护心肌缺血的作用。同时表明茱萸汤比单味吴茱萸的作用强。

【备考】本方方名,《医心方》引作"木瓜汤"。改为丸剂,名"茱萸丸"(见《三因》卷三)。

59654 茱萸汤(方出《千金》卷十五,名见《圣济总录》卷九十五)

【组成】吴茱萸一升 干姜 大黄 当归 桂心 芍药 甘草 芎䓖各二两 人参 细辛各一两 桃白皮一把 真朱半两 雄黄十八铢

【用法】上㕮咀。以水一斗,煮取三升,去滓,纳雄黄、真朱末,酒一升,微火煮三沸,服一升。得下即止。

【主治】❶《千金》:胀满,闭不下。❷《圣济总录》:腹胁胀满,关格,大小便不通。

59655 茱萸汤(《千金翼》卷十九)

【组成】吴茱萸二升 小麦 半夏(洗)各一升 生姜十五两 大枣五十枚(擘) 桂心三两 人参 黄芩 甘草(炙)各二两

【用法】上㕮咀。以水一斗二升,煮取四升,分四服,每服一升,一日二次。

【主治】风冷气,腹中虚冷,急痛,饮食不消,心满,少腹里急引痛,手足逆冷,胃中响响,干噫欲吐,吐逆短气。

59656 茱萸汤(《千金翼》卷十九)

【组成】吴茱萸二升 半夏一升(洗) 生姜一斤(切) 芍药 桂心各三两 大枣二十个(擘) 人参 黄芩 甘草(炙)各二两

【用法】上㕮咀。以水一斗二升,先煮枣极沸,乃纳诸药,煮取四升,每服八合,一日三次。

【主治】男子虚热寒冷,妇人寒劳气逆,及胸腹苦满而急绕脐腹,寒心吞酸,手足逆冷,脐四边坚,悸气踊起,胃中虚冷,口中多唾,或自口干,手足烦,苦渴湿痹,风气动作,顽痹不仁,骨节尽痛,腰背如折,恶寒,大呼即惊,多梦。

59657 茱萸汤(《外台》卷六引《广济方》)

【组成】吴茱萸一升 甘草二两(炙) 干姜二两(炮) 蓼子一把 乱发一两(烧) 桂心二两

【用法】上切。以水七升,煮取二升三合,绞去滓,分三次温服。服别相去如人行六七里。

【主治】❶《外台》引《广济方》:霍乱转筋不止。❷《普济方》:霍乱转筋不止,乃疼痛欲入腹者。

【宜忌】忌生葱、海藻、菘菜、生冷粘腻。

59658 茱萸汤(《普济方》卷十四引《护命方》)

【组成】山茱萸 当归(切,焙) 五味子 山芋 黄耆(剉,焙) 芎䓖各半两 生干地黄(焙) 白术各一两 独活(去芦头) 酸枣仁(微炒)各二钱 木瓜(去皮子,焙)半两

【用法】上为粗末。每服五钱,水一盏半,大枣二个,煎至八分,去滓,空心、食前温服,一日二次。

【主治】肝脏邪气,两胁胀满,筋脉拘急,痛连小腹。

59659 茱萸汤(《圣济总录》卷五十五)

【组成】吴茱萸(汤浸,焙干,炒) 桂(去粗皮) 厚朴(去粗皮,生姜汁炙) 白术 芍药(炒) 陈橘皮(汤洗,去白,焙)各半两 五味子三分

【用法】上为粗末。每服五钱匕,水一盏半,加大枣二个,生姜三片,同煎至八分,去滓,空心、午时温服。

【主治】心痛,胸胁气满烦闷。

59660 茱萸汤(《圣济总录》卷五十五)

【组成】食茱萸(炒) 白术 干姜(炮)各一两

【用法】上为粗末。每服三钱匕,水一盏,煎至七分,去滓温服,空心、午间、临卧各一次。

【主治】脾心痛兼吐水。

59661 茱萸汤

《圣济总录》卷七十四。即《圣惠》卷五十九"茱萸丸"改为汤剂。见该条。

59662 茱萸汤(《圣济总录》卷七十六)

【组成】诃梨勒皮 当归(炒,切) 黄连(去须)各二两 干姜(炮)半两 吴茱萸(汤浸,焙,炒)一两

【用法】上为粗末。每服五钱匕,水一盏半,煎至八分,去滓,食前温服。

【主治】脓血痢。

59663 茱萸汤(《圣济总录》卷九十四)

【组成】吴茱萸(汤浸,焙,炒)三分 生姜(切,焙,微炒) 豉(微炒) 桂(去粗皮)各半两

【用法】上为粗末。每服三钱匕,水一盏,酒少许,同煎七分,去滓温服。

【主治】寒疝,来去腰腹攻痛。

59664 茱萸汤(《圣济总录》卷九十四)

【组成】吴茱萸(汤浸,焙干,炒)半两 细辛(去苗叶) 附子(炮裂,去皮脐) 人参 白茯苓(去黑皮) 桂(去粗皮) 半夏(生姜汁制,晒干) 当归(切,焙)各一两

【用法】上㕮咀,如麻豆大。每服三钱匕,水一盏,加生姜一枣大(切),大枣二个(擘破),煎至七分,去滓温服,不拘时候。

【主治】卒疝攻脐腹痛,汗出闷绝。

59665 茱萸汤(《圣济总录》卷一三三)

【组成】茱萸根 地榆根 蔷薇根各一两

【用法】上剉细。以水五升,煎至二升半,去滓,温洗疮,冷即止,一日洗二三次,敷以他药。

【主治】月蚀疮。

59666 茱萸汤(《圣济总录》卷一四九)

【组成】吴茱萸(汤洗,焙干)五两 乌梅半两 犀角屑 升麻 陈橘皮(汤浸,去白,焙)各二两

【用法】上为粗末。每服五钱匕,加生姜二枣大(拍破),水一盏半,煎至八分,去滓,空腹温服。日三次,夜一次。

【主治】中水毒,手足指至肘膝下冷。

59667 茱萸汤(《圣济总录》卷一四九)

【组成】生茱萸茎叶一握

【用法】上为细末。以水二盏,煎至一盏,去滓顿服。

【主治】射工伤人。

59668 茱萸汤(《杨氏家藏方》卷七)

【组成】当归(洗,焙)三钱 干姜(炮)三钱 肉桂(去粗皮)二两 附子(炮,去皮脐)二两 吴茱萸一两(汤洗七次)

【用法】上为粗末。每服四钱,水一盏,煎至七分,去

泽,食前温服。

【主治】肠胃虚寒,泄泻不止。

59669 茱萸汤《易简方》

【组成】槟榔二两 橘红 茱萸 木瓜 紫苏各一两半

【用法】上㕮咀。每服四钱,加生姜十片,水煎服。

【主治】脚气上攻,中满气急,更有下元虚冷,并尊年气虚之人,素有上壅之患,服补药不得者。

59670 茱萸汤《得效》卷五

【组成】吴茱萸(洗净)不拘多少

【用法】上用白水煮,去滓,入盐少许,通口服。

【主治】脾泄。老人肾虚,水土同化。

59671 茱萸汤

《普济方》卷一七一。为方出《肘后方》卷三,名见《千金》卷十七"奔气汤"之异名。见该条。

59672 茱萸汤《普济方》卷三五五

【组成】吴茱萸(汤浸,焙)三分 桂一两 细辛一两一分 当归二分 杏仁(去皮尖双仁,炒)半两

【用法】上为粗散。每服三钱,以水一盏,煎七分,去滓,不拘时候服。

【主治】产后肺寒及咳嗽不已。

59673 茱萸汤《普济方》卷三五六

【组成】椒叶 橙叶 茱萸叶

【用法】浓煎汤,可下手,则和脐腹人门处皆淋洗。即刻气温,血行遂产。

【主治】妇人数日不产,下体已冷,无药甚窘。

59674 茱萸汤《幼科金针》卷上

【组成】吴茱萸 川椒 甘草 苍术 橘核 大茴香

【用法】河水煎数沸,入罐内熏洗。出汗。连浴四五次即愈。内以五苓散加防风、丹皮治之,外以本方煎汤熏,汗出即安。

【主治】疝气有卵翼偏坠者。

59675 茱萸汤《竹林女科》卷一

【组成】熟地黄 当归 白芍 川芎 吴茱萸(滚水泡) 人参各一钱

【用法】加生姜三片,大枣二个,水煎服。

【主治】妇人五旬以后,而月经血去过多,热随血去,冲任伤损,为漏为崩,腹痛寒热者。

59676 茱萸饮《养老奉亲》

【异名】茱萸粥《医学入门》卷三。

【组成】茱萸末二分 青粱米二合(研细)

【用法】以水二升,煎茱萸末,取一升,便下米煮作饮,空心食之,一二服尤佳。

【主治】老人冷气,心痛不止,腹胁胀满,坐卧不得。

59677 茱萸饮《圣济总录》卷八十二

【组成】吴茱萸(醋炒)二两 人参 赤茯苓(去黑皮)各三分 桑根白皮(剉) 陈橘皮(汤浸,去白,焙) 大腹(连皮剉) 大黄(剉,炒) 细辛(去苗叶) 槟榔(剉) 羌活(去头芦) 杏仁(汤浸,去皮尖双仁,炒)二两 蜀椒(去目并闭口者,炒出汗)三两

【用法】上为粗末。每服五钱匕,水一盏半,加生姜五片,同煎八分,去滓,空心、食前温服,一日二次,微利为度。

【主治】脚气。腿膝肿急,腰髀痛痹,心烦气喘。

59678 茱萸饮《惠直堂方》卷二

【组成】半楂叶(即山茱萸叶)

【用法】水洗净,捣烂,滤汁一碗,同白酒各半,温服。以小便白为度。

【主治】黄疸痧。

59679 茱萸酒

《普济方》卷三五一。为《千金翼》卷六"单行茱萸酒"之异名。见该条。

59680 茱萸散《千金》卷七

【组成】吴茱萸 干姜 白蔹 牡荆 附子 天雄 狗脊 干漆 薯蓣 秦艽 防风各半两

【用法】上药治下筛。每服方寸匕,一日三次,先食服,药入肌肤中淫淫然,三日知,一月愈。

【主治】冷风脚跛偏枯,半身不遂,昼夜呻吟,医所不治。

59681 茱萸散《医方类聚》卷九十六引《千金月令》

【组成】炼成朴消一斤 茱萸末八两

【用法】上为散,以不津瓷器贮之。凡患服一匙匕。

【主治】脚气,心阿不通及干霍乱。

59682 茱萸散《圣济总录》卷四十七

【组成】吴茱萸(汤洗七遍,炒干) 干姜(炮裂)各等分

【用法】上为散。每服三钱匕,空心热酒调下。

【主治】胃气虚冷,不能饮食,食已即吐酸水。

59683 茱萸散《圣济总录》卷一五二

【组成】吴茱萸(汤洗,焙,炒)半两 乌贼鱼骨(去甲,炙) 芍药(剉,炒) 桑寄生(炙黄) 柏叶(炙)各一两 禹余粮(煅、醋淬七遍) 桑耳(炙)各一两半 生干地黄二两

【用法】上为散。每服二钱匕,空心清米饮调下。

【主治】妇人白带下。

59684 茱萸散《卫生总微》卷十

【组成】吴茱萸(拣净)半两(用盐二钱,水一盏煮之,如此换水煮十四次,各至水尽,遍数足,晒干,炒令紫黑色) 甘草一两半(炙) 陈皮(去白)二两(炒令香熟)

【用法】上为细末。每服一钱或半钱,沸汤点下,不拘时候。

【主治】脾胃弱,食不消,泄泻无度。

59685 茱萸散《朱氏集验方》卷九

【组成】茱萸(去浮者) 地龙(去土,炙)各等分(炒)

【用法】上为末。米醋入生曲调涂足心。

【主治】口疮及咽痛。

59686 茱萸散方出《得效》卷十一,名见《普济方》卷三六一

【组成】硫黄 茱萸各半两

【用法】上为末。研大蒜薄涂其腹,仍以蛇床子熏子。

【主治】儿生七日肾缩,乃初生受寒气。

59687 茱萸散《玉机微义》卷十

【组成】吴茱萸二钱半 川芎半两 木通四钱 半夏一钱

【用法】上㕮咀。每服三四钱,入葱煎服。

【主治】小肠虚热或酒后频吃冷水等物,其病脐下结块,连外肾俱肿者。

59688 茱萸散《普济方》卷九十七

【组成】山茱萸一两半　天雄（炮裂，去皮脐）一两半　麻黄（去根节）　川椒（去目及闭口者，微炒去汗）　草薢（剉）　桂心　川乌头（炮裂，去皮脐）　防风（去芦头）　甘草（炙微赤，剉）　牛膝（去苗）　狗脊　莽草（微炙）　踯躅花（酒拌，炒令干）　石南各一两

【用法】上为散。每服二钱，以温酒调下，不拘时候。

【主治】中风。偏枯不遂，筋脉拘急，肢节疼痛。

59689　茱萸散（《普济方》卷二八四）

【组成】茱萸（微炒）

【用法】上为细末。鸡子清调，涂病处。轻者宜用此方。若受重者，既消而再来。

【主治】痈疽结未成，并气凝滞，肿结成块者。

59690　茱萸散

《婴童百问》卷四。为原书同卷"吴茱萸散"之异名。见该条。

59691　茱萸粥

《医学入门》卷三。为《养老奉亲》"茱萸饮"之异名。见该条。

59692　茱萸煎（《外台》卷七引《范汪方》）

【组成】吴茱萸一升　蜀椒五升　甘草二两（炙）　干地黄一斤

【用法】上药以清酒三升渍三宿，绞取汁，铜器中煎令沸；麦门冬五升（去心），干漆一斤，纳煎中，色黄绞去之；纳石斛五两，阿胶一斤，白蜜六升，凡九味以汤煎令可丸。取如枣大含，稍稍咽之，一日三次，甚者五六次。服药五日愈，当下藏。

【主治】心下切痛引背，胸下蓄气，胃中有宿食。

【宜忌】忌海藻、菘菜、芜荑。

【加减】膝胫重痛者，加石斛；少气，加麦门冬。

59693　茱萸煎（《鸡峰》卷十一）

【组成】吴茱萸　干姜各半两　桂一两　白术二两　人参　陈皮　川椒　甘草　当归　桔梗各一两

【用法】上为细末，炼蜜为丸，如梧桐子大。每服十丸至十五丸，米饮送下。

【主治】心痛。

59694　茱萸膏（《圣济总录》卷一四九）

【组成】茱萸东行根（洗，剉）

【用法】上为末。醋调敷之。

【功用】《赤水玄珠》：引热下行。

【主治】❶《圣济总录》：蝼蛄尿疮，汁出疼痛。❷《赤水玄珠》：心脾热，唇口生疮，重舌、木舌。

59695　茱萸膏（《三因》卷八）

【组成】吴茱萸（汤洗）一两三分　白术五两一分　猪膏五两　宿姜汁八两

【用法】捣茱萸、白术二味为末，纳姜汁、猪膏中，煎成胶饴。每服一大匙，食前温酒调下。

【主治】脾劳虚寒，气胀咽满，食不下通，噎宿食臭。

59696　茱萸膏

《普济方》卷二十一。为《千金》卷十五"消食膏酒"之异名。见该条。

59697　茱萸膏

《普济方》卷二九九。为《圣济总录》卷一一七"神圣膏"之异名。见该条。

59698　茱萸子丸（《元和纪用经》）

【异名】细辛茱萸丸。

【组成】细辛　吴茱萸　干姜各半两　当归　防风各一两　芍药二两　桂心半两

【用法】上为末，炼蜜为丸，如梧桐子大。每服二十五丸，空腹熟水送下。

【主治】风入腹，切痛烦冤。

59699　茱萸根丸（《圣济总录》卷九十九）

【组成】东行吴茱萸根（去土，剉）三两　蜡三两　鸡子五枚（去壳取黄用）　粳米一盏

【用法】上味除蜡并鸡子外，各为末，先以铜锅内煎蜡熔，即下茱萸根末、米粉、鸡子黄，煎令可丸，即丸如小豆大。每服五十丸，早晨煎粟米饮送下；小儿服二十丸。虫出即愈。

【主治】肝劳，生长虫为病，恐畏不安，眼中赤。

59700　茱萸根汤

《圣济总录》卷八十六。为《千金》卷十八"茱萸根下虫方"之异名。见该条。

59701　茱萸根散（《医心方》卷十七引《令李方》）

【组成】茱萸根　蔷薇根各二两

【用法】上药治下筛。生盐作汤洗创，以散粉，一日三次。

【主治】月蚀疮。

59702　茱萸浴汤（《杨氏家藏方》卷十六）

【异名】吴茱浴汤（《医略六书》卷二十六）。

【组成】杜仲（炒去丝）　吴茱萸（汤洗七次）　蛇床子　丁香皮　五味子各一两　木香半两　丁香半两

【用法】上剉，如麻豆大。每用半两，以生绢袋盛之，水三大碗，煎数沸，乘热熏下部，通手淋洗，早、晚两次熏洗。

【主治】下焦虚冷，脐腹疼痛，带下五色，月水崩漏，淋沥不断。

【方论选录】《济阴纲目》：夫医者，意也。凡风寒由外而袭内，以至下焦生寒证者，以此方熏而散之，所谓摩之、浴之、开之、发之也。此外治法，于上热下寒，难服温补之药者宜之。

59703　茱萸煎丸

《医方类聚》卷一三八。即《圣惠》卷五十九"吴茱萸煎丸"。见该条。

59704　茱萸人参丸（《圣济总录》卷七十五）

【组成】吴茱萸（炒）　人参　芍药　桔梗（炒）　枳实（炒）　甘草（炙，剉）各一两　干姜（炮）　陈曲（炒）各四两　附子（炮裂，去皮脐）二两

【用法】上为末，炼蜜为丸，如梧桐子大。每服三十丸，空心、食前米饮送下。

【主治】冷痢久不愈，脐腹疞痛，时下白脓，食物不消。

59705　茱萸人参汤

《三因》卷十一。为《伤寒论》"吴茱萸汤"之异名。见该条。

59706　茱萸已寒丸（《杨氏家藏方》卷七）

【组成】青橘皮（去白）二两　陈橘皮（去白）二两　附子（炮，去皮脐）　川乌头（炮，去皮脐尖）　干姜（炮）　高良

姜　吴茱萸(炒黄)　肉桂(去粗皮)各一两

【用法】上为细末,醋煮曲糊为丸,如梧桐子大。每服三十丸至五十丸,食前温米饮送下。

【主治】脏腑久弱,肠胃宿寒,泄泻频并。

59707　茱萸木瓜丸(《魏氏家藏方》卷八)

【组成】大宣木瓜一个(去瓤,留顶盖,入吴茱萸填满,用竹签札定顶盖,入瓷瓯内,上甑蒸,候木瓜熟烂)

【用法】将茱萸研为末,却将木瓜搜和为丸,如绿豆大,焙干。每服四五十丸,木瓜汤送下,不拘时候。

【主治】脚气,腿膝疼痛,或肿或不肿,及脚气上冲,步履艰辛者。

59708　茱萸木瓜汤(《准绳·类方》卷四)

【组成】吴茱萸半两　干木瓜一两　槟榔二两

【用法】上㕮咀。每服八钱,以水一中盏半,加生姜五片,煎至一盏,去滓温服,不拘时候。

【主治】脚气冲心,闷乱不识人,手足脉欲绝。

59709　茱萸内消丸(《局方》卷五)

【组成】吴茱萸(汤洗七次,焙)　陈皮(去白)　山药(焙)　川楝(蒸,去皮核)　山茱萸(去核)　青皮(去白)　茴香(炒)　马蔺花(醋炙)　肉桂(去粗皮,不见火)各二两　木香(不见火)一两

【用法】上为细末,酒糊为丸,如梧桐子大。每服三十丸至五十丸,空心温酒、盐汤任下。

【功用】补虚消疝,温养肾经。

【主治】肾与膀胱经虚,为邪气所搏,结成寒疝,伏留不去,脐腹疗刺,小肠气痛,奔豚疝癖,疼不可忍,阴核偏大,肤囊痛肿,结硬牵急,重大滋长,瘙痒疼痛,时出黄水,疮疡,腿沉重,足胫肿满,行步艰难。

【备考】《保命歌括》有破故纸,无山药。

59710　茱萸内消丸(《局方》卷八续添诸局经验秘方)

【组成】山茱萸(捣,去核,取肉,微炒)　桔梗(水浸一伏时滤出,慢火炒干为度)　白蒺藜(炒去刺)　川乌(炮,去皮脐)　肉桂(去粗皮)　茴香(舶上者,淘去沙后,焙炒)　食茱萸　吴茱萸(微炒)　青皮(去白)各二两　海藻(洗,焙)　五味子(净拣)　大腹皮(酒洗,焙)　玄胡索各二两半　桃仁(去皮尖及双仁,麸炒,别研)　枳实(去瓤,麸炒)　陈皮(去白)各一两　川楝子(剉,炒)三两　木香一两半

【用法】上为末,酒糊为丸,如梧桐子大。每服三十丸,食前温酒送下。

【主治】肾经虚弱,膀胱为邪气所搏,结成寒疝阴癞,偏大上攻,脐腹疼痛,肤囊肿胀或生疮疡,时出黄水,腰脚沉重,足胫肿满,行步艰辛,服之内消,不动脏腑。

59711　茱萸内消丸(《魏氏家藏方》卷二)

【组成】川楝子八两(每个破作四块,二两用巴豆三十粒,去壳,同炒焦,候巴豆黑,去巴豆不用;二两用斑蝥五十个,去头足翅,同炒,候斑蝥焦,去斑蝥不用;二两用海金沙半两同炒,候海金沙紫色,去海金沙不用;二两用黑牵牛一两同炒,连黑牵牛用)　山茱萸(去核)　吴茱萸(汤泡七次,炒)　石茱萸　胡芦巴(炒)　破故纸(炒)　舶上茴香(炒)　乌药各一两

【用法】上为细末,水煮面糊为丸,如梧桐子大。每服三十丸,空心、食前温酒或盐汤送下。

【主治】膀胱小肠疝气,木肾偏坠。

59712　茱萸内消丸(《得效》卷九)

【组成】川楝三两(剉,炒)　大腹皮　五味子　海藻(洗)　玄胡索各二两半　茴香(炒)　桂心　川乌(炮,去皮脐)　吴茱萸　食茱萸　桃仁(麸炒,别研)各一两　木香一两半　桔梗　青皮　山茱萸各二两

【用法】上为末,酒糊为丸,如梧桐子大,每服三十丸,温酒送下。

【主治】小儿阴癞偏大,上攻脐腹,肤囊肿胀或生疮疡,时出黄水,腰腿沉重,足胫肿满,行步艰辛。

59713　茱萸内消丸(《医方类聚》卷九十引《居家必用》)

【组成】山茱萸　食茱萸　吴茱萸　茴香(炒)　川楝子(去核)　青皮(去瓤)　马蔺花各一两　黑牵牛(头末)七两

【用法】上为细末,酒糊为丸,如梧桐子大。每服三五十丸,盐汤送下。久年不愈者,五七服可除根。

【主治】一切小肠疝气。

59714　茱萸内消丸(《杏苑》卷六)

【组成】山茱萸(去核)　食茱萸　吴茱萸　橘红　马蔺花　山药　肉桂　川楝肉　青皮(去白)各一两　木香五钱　茴香　橘核各一两

【用法】上为末,酒煮面糊为丸,如梧桐子大。每服五十丸,用温酒或盐汤送下。

【主治】寒疝疼痛,阴囊冷湿或痒。

59715　茱萸内消丸(《幼幼集成》卷四)

【组成】吴茱萸(醋浸一宿,焙干,炒过)　青化桂(去皮)　净枣皮(蒸,去核,捣)　玄胡索(醋炒)　大茴香(盐炒)　化橘红(炒)　杭青皮(醋炒)各一两　桃仁(炒)　白蒺藜(炒)　南木香屑各五钱

【用法】上为细末,酒煮面糊为丸,如龙眼核大。每服一丸,淡盐汤送下。

【主治】寒湿所袭,留伏作痛,癞疝偏坠。

59716　茱萸内消丸

《杂病源流犀烛》卷十一。为原书卷二十八"吴萸内消散"之异名。见该条。

59717　茱萸内消丸(《幼科指南》卷上)

【组成】山茱萸肉五钱　川乌(捣去皮,炒)　桔梗各五钱　小茴(炒)　白蒺藜(炒去刺)　陈皮各五钱　青皮三钱　川楝(去皮)五钱　木香二钱　枳实(炒)一钱　桃仁三钱　吴茱萸(炒)　玄胡索(炒)各五钱　五味子一钱

【用法】上为细末,酒糊为丸,如粟米大。茴香汤送下;久不愈,淡盐汤送下。

【主治】小儿偏坠,膀胱疝气内吊,啼哭不止。

59718　茱萸乌头汤(《杏苑》卷六)

【组成】吴茱萸　川乌　细辛　当归　良姜各五分　官桂四分　干姜五分

【用法】上㕮咀。水煎服,空心服。

【主治】厥疝。腹中冷痛,积气上逆,致令阴冷于肢膜。

59719　茱萸六一散

《医方考》卷四。即《丹溪手镜》卷四"茱萸丸"改为散剂。见该条。

59720　茱萸六一散(《医方集解》)

【异名】吴萸六一散（《成方切用》卷七）。

【组成】六一散去甘草，加吴茱萸一两

【主治】湿热吞酸。

59721 **茱萸六一散**《麻科活人》卷三）

【组成】辰砂一钱 桂府滑石（水飞过）六两 甘草四钱 吴茱萸一两

【用法】上为细末。清水调下。

【主治】湿热吞酸，白痢。

59722 **茱萸四物汤**《医统》卷八十三）

【组成】吴茱萸（泡） 当归 川芎 芍药 生地黄（姜炒）各等分

【用法】上咬咀。每服半两，水一盏半，煎七分，温服。

【主治】血嘈吞酸，吐酸水。

59723 **茱萸四逆汤**《医心方》卷十一引《小品方》）

【组成】吴茱萸二升 当归三两 芍药二两 桂心四两 细辛二两 生姜半斤 通草二两 甘草二两

【用法】以水四升，清酒四升，合煮取三升，分四服。

【主治】霍乱多寒，手足寒厥，脉绝者。

59724 **茱萸四逆汤**《伤寒全生集》卷二）

【异名】四逆加吴茱萸汤（《中国医学大辞典》）。

【组成】茱萸（汤泡） 附子（炮） 干姜各二钱 炙甘草一钱半

【用法】水煎，入姜汁温服。

【主治】❶《伤寒全生集》：厥阴伤寒，呕吐涎沫及吐利逆冷，烦躁脉沉。❷《医统》：厥阴中寒，小腹痛甚。

【加减】胃虚寒，加丁香、人参、白术、陈皮。

59725 **茱萸生姜汤**《圣济总录》卷五十五）

【组成】吴茱萸（汤洗，焙干，微炒） 生姜（切，焙）各一两 人参三分

【用法】上为粗末。每服五钱匕，水一盏半，大枣二个（擘破），煎至一盏，去滓热服。

【主治】九种心痛。

59726 **茱萸半夏丸**《魏氏家藏方》卷二）

【组成】天南星（炮） 白术（炒） 白茯苓（去皮） 吴茱萸（汤泡七次，炒） 五味子（去枝） 诃子肉各一两 木香一分（不见火）

【用法】上为细末，用半夏末以生姜自然汁打糊为丸，如梧桐子大。每服五十丸，生姜汤送下，不拘时候。

【主治】痰饮。

59727 **茱萸半夏汤**《魏氏家藏方》卷二）

【组成】吴茱萸（汤泡七次，炒） 半夏（汤泡七次） 附子（生，去皮脐） 橘红各三两 木香三钱（不见火） 五味子半两 甘草一分（炙）

【用法】上为末。每服四钱，水一盏半，加生姜七片，煎至七分，去滓热服，不拘时候。

【主治】痰饮。

59728 **茱萸当归汤**《产科发蒙》卷二）

【组成】当归 吴茱萸 人参 川芎 茯苓 桔梗各三钱 芍药 厚朴各二钱

【用法】每服五钱，以水二合，煎取一合，温服。气下即安。

【主治】冷气忽中，心腹痛如刀刺。

59729 **茱萸如圣丸**《普济方》卷二一〇引《卫生宝鉴》）

【组成】吴茱萸一两（去梗） 黄连七钱半（微炒） 罂粟壳（去蒂瓤，净用）一两（火炙） 诃子（去核）半两 川厚朴（去皮）半两（姜制，微炒） 白芍药半两 肉豆蔻半两（用湿纸裹，火煨熟）

【用法】上为末，醋糊为丸，如梧桐子大。每服五十丸，米饮送下；如白痢，干姜汤送下；赤痢，甘草汤送下；赤白痢，甘草干姜汤送下，俱食前服。

【主治】脾寒脏寒，腹疼，肠滑下痢。

59730 **茱萸陈皮丸**《济阳纲目》卷十八）

【组成】苍术（炒）七钱半 吴茱萸（煮少时，晒） 陈皮 黄连 黄芩（二味俱用陈壁土炒）

【用法】上为末，神曲煮糊为丸，如绿豆大。每服三十五丸，生姜汤送下。

【主治】呕吐。

59731 **茱萸附桂汤**《医醇剩义》卷一）

【组成】吴萸七分 附子二钱 肉桂八分 当归三钱 白芍一钱五分 白术一钱 木香六分 乌药一钱 大枣二个 生姜三片

【主治】中寒，肝气厥逆，胁下及腹中绞痛，下利，手足厥冷，指爪皆青。

59732 **茱萸矾石丸**

《普济方》卷三十六引《卫生家宝》。为《圣济总录》卷四十七"吴茱萸丸"之异名。见该条。

59733 **茱萸虻虫汤**《千金》卷四）

【异名】吴茱萸汤（《圣济总录》卷一五一）。

【组成】吴茱萸三升 虻虫 水蛭 蟅虫 牡丹各一两 生姜一斤 小麦 半夏各一升 大枣二十个 桃仁五十枚 人参 牛膝各三两 桂心六两 甘草一两半 芍药二两

【用法】上咬咀。以酒一斗，水二斗，煮取一斗，去滓，适寒温，每服一升，一日三次。不能饮酒人，以水代之，汤欲成乃纳诸虫，不耐药者，饮七合。

【主治】久寒，月经不利，或多或少。

59734 **茱萸食盐汤**

《杏苑》卷四。为《救急选方》引《卫生家宝》"四片金"之异名。见该条。

59735 **茱萸根浸酒**

《圣惠》卷二十六。为《外台》卷十六引《删繁方》"茱萸根下虫酒"之异名。见该条。

59736 **茱萸健脾丸**《魏氏家藏方》卷五）

【组成】吴茱萸（汤泡七次，炒） 川厚朴（去粗皮，剉，姜汁制，炒）各二两 神曲（炒） 白术各一两半（炒） 干姜半两（炮洗） 麦蘖（炒） 附子（炮，去皮脐）各一两 肉豆蔻一两半（面裹煨）

【用法】上为细末，面糊为丸，如梧桐子大。每服七八十丸，食前米饮送下。

【主治】脾气不和，脏腑或泄或秘，饮食入胃，频欲便利。

59737 **茱萸消石汤**（方出《肘后方》卷四，名见《千金》卷十六）

【组成】吴茱萸八升 消石一升 生姜一斤

【用法】以酒五升，合煮取四升。每服一升，不痛者止，勿再服。下后好将养之。

【主治】腹中冷癖,水谷阴结,心下停痰,两胁痞满,按之鸣转,逆害饮食。

59738 茱萸黄耆丸(《鸡峰》卷十九)

【组成】黄耆 山茱萸 人参 五味子各三分 熟干地黄 鸡肫胵 肉苁蓉 牛膝 补骨脂 鹿茸各一两 麦门冬二两 地骨皮 白茯苓 玄参各半两

【用法】上为细末,炼蜜为丸,如梧桐子大。每服三十丸,食前以粥饮送下。

【主治】消肾。心神虚烦,小便无度,四肢羸瘦,不思饮食,唇舌干燥,脚膝乏力。

59739 茱萸猪肚丸(《圣济总录》卷九十)

【组成】吴茱萸(汤洗,焙,炒)一两半 食茱萸一两 山茱萸一两 附子(炮裂,去皮脐) 干姜(炮) 硫黄(研) 陈橘皮(汤浸,去白,焙)各半两 青橘皮(汤浸,去白,焙) 禹余粮(炭火煅赤)各一两

【用法】上为末,以生猪肚一枚,先将药末用醋拌和令匀,入猪肚内缝合,用水一斗,以文武火煮烂,沙盆内一处研令得所,为丸如梧桐子大。每服二十丸,空心、食前盐汤送下;温酒亦得。

【主治】虚劳心腹撮痛,肌体羸瘦。

59740 茱萸鹿茸丸(《百一》卷十八)

【组成】吴茱萸(汤洗三次) 附子(炮裂,去皮脐) 干姜 肉豆蔻(面裹煨) 白茯苓 黑龙骨(炭火三斤,烧通赤经宿,研细末,水飞)各半两 杜仲(剉碎,酒浸,炒断丝) 五味子 苁蓉(酒浸一宿) 鹿茸(削去皮毛,劈开,涂酥炙) 赤石脂(粘舌者)各一两 熟干地黄一两半

【用法】上为细末,煮面糊为丸,如梧桐子大。每服五十丸至七十丸,空心、食前热米饮送下。一二月血气已安,去龙骨加沉香半两,可以常服。

【功用】补气固血。

【主治】本脏因虚生寒,月经行多,或来不及期,腹痛怯风,脏腑不和。

59741 茱萸断下丸(《鸡峰》卷十四)

【组成】吴茱萸二两半(汤洗,炒) 诃子一分(去核) 赤石脂一分 缩砂仁 肉豆蔻 干姜(炮) 龙骨 人参各一分

【用法】上为细末,水煮面糊为丸,如梧桐子大。每服三五十丸,空心米饮送下,一日三次。

【主治】脾胃气虚弱,脏腑不调,下泻不止,日夜无度,全不饮食,内积久虚,腹中疼痛,羸瘦气弱。

59742 茱萸断下丸(《百一》卷六)

【组成】艾叶半两(炒) 缩砂仁 附子(炮,去皮脐) 肉豆蔻各一分 吴茱萸二两半(炒) 赤石脂 川姜各半两

【用法】上为细末,面糊为丸,如梧桐子大。每服五七十丸,食前米饮送下。

【主治】脏寒腹痛,泄泻不止。

【临床报道】久泻:❶《百一》:赵从简通判,甲辰年丁母忧,食素之久,苦泻不止,日七八行,首尾几年,每服它药不过一二日复作,得此方而愈,后数年间遇泻服之又效。❷《产科发蒙》:新石街里正某妻,年三十许,日溏泄六七行,既五阅月尚不愈。医与参苓白术散、附子理中汤、四逆汤等并不效。形肉羸脱,不能起床,既在死法中。友人橘尚贤劝

余诊之,气口脉沉细稍有神,乃以茱萸断下丸料作汤,每服四神丸五十粒,用之六七日,泻利减其半,十余日而大便始见粪。调理五十余日而平复。

59743 茱萸根下虫方(《千金》卷十八)

【异名】吴萸根汤(《慎柔五书》卷四)、茱萸根汤(《圣济总录》卷八十六)。

【组成】东引吴茱萸根(大者)一尺 大麻子八升 橘皮二两

【用法】上㕮咀。以水煎服,临时量之。

【主治】脾劳热,有白虫在脾中为病,令人好呕。

59744 茱萸根下虫酒(《外台》卷十六引《删繁方》)

【异名】茱萸根浸酒(《圣惠》卷二十六)、吴茱萸酒(《圣惠》卷五十七)。

【组成】东行茱萸根(大者)一尺 大麻子八升 橘皮二两(切)

【用法】上剉茱萸根,捣麻子,并和以酒一斗,渍一宿,微火上薄暖之,三上三下,绞去滓,平旦空腹为一服取尽,虫便下出,或死或半烂,或下黄汁。

【主治】脾劳热,有白虫在脾中为病,令人好呕。

59745 茱萸泽泻乌头桂枝汤(《医学金针》卷四)

【异名】乌头桂枝加味汤(《医学摘粹》卷二)。

【组成】吴茱萸(泡) 泽泻 乌头(泡) 桂枝 白芍 生姜各三钱 甘草二钱 大枣四个

【用法】水煎,温服。其癰肿偏坠者,用此药汤热洗之,或用药末盛带中热熨之,日作数次,令其囊消而止。

【主治】❶《医学金针》:癀疝。❷《医学摘粹》:寒疝腹中痛,逆冷,手足不仁者。

荞

59746 荞麦粉(《痘疹心法》卷二十三)

【异名】荞麦散(《景岳全书》卷六十三)。

【组成】荞麦

【用法】磨取细面。痘疮破者以此敷之,溃烂者以此遍扑之,绢袋盛扑,以此衬卧尤佳。

【主治】痘疹溃烂,脓汁淋漓痛疼者。

59747 荞麦散

《景岳全书》卷六十三。为《痘疹心法》卷二十三"荞麦粉"之异名。见该条。

59748 荞脂丸(《经验各种秘方辑要》)

【组成】荞麦五升(淘去灰,晒,磨,筛去粗皮,只取净面) 画边胭脂二两(此系苏木、茜草、红花、乌梅煎染绵茧而成)

【用法】宜将画边胭脂煎浓汁,捣荞麦为丸,如梧桐子大。每服五钱,早晨用开水送下。

【主治】逆经痛。凡闺女在室,行经并无疼痛,及出嫁后忽患经痛,服药罔效。此乃新婚不知禁忌,或经将来,或行经未净,遂再交媾,震动血海,损及冲任,以致瘀滞凝结,月逢行经,断难流畅,是以作痛。

【宜忌】忌食猪肝、羊血、糟醋等物。

【方论选录】荞麦能逐脏腑之瘀滞,兼补冲任脉络;画边胭脂,取其湿润之气,威而不猛,恐防行血逐瘀过峻,加以酸味制之。

茯

59749 **茯归煎**（《玉案》卷五）

【组成】茯苓 当归 麦门冬 黄芩各二钱 淡竹叶二十片

【用法】加灯心三十茎。水煎，不拘时候服。

【主治】妊娠心惊胆怯，终日烦闷。

59750 **茯苓丸**（《千金》卷二引《肘后方》）

【组成】茯苓 人参 桂心（熬） 甘草 枳实各二两

【用法】上为末，炼蜜为丸，如梧桐子大。每服二十丸，渐加至三十丸，一日三次。先服半夏茯苓汤二剂，后可将服此方。

【主治】妊娠阻病，患心中烦闷，头眩重，憎闻饮食气，便呕逆吐闷颠倒，四肢垂弱，不自胜持。

59751 **茯苓丸**（《医心方》卷二十二引《小品方》）

【异名】茯苓煎（《鸡峰》卷十五）。

【组成】茯苓一两 人参二两 桂肉二两 干姜二两 半夏二两 橘皮一两 白术二两 枳实二两 葛根屑一两 甘草二两

【用法】上为末，炼蜜为丸，如梧桐子大。每服二十丸，渐加至三十丸，一日三次。先服半夏茯苓汤二剂，后服本方。

【功用】《局方》：消痰水，令能食，强力养胎。

【主治】妊娠阻病，患心中烦闷，头重眩目，憎闻饭气，便呕逆吐闷颠倒，四肢委热，不能胜持。

【宜忌】《妇人良方》：忌海藻、菘菜、羊肉、饧糖、桃、李、雀肉、酢。

【方论选录】《千金方衍义》：此方合理中、六君、枳术、桂苓等汤，统以健脾运痰为务，妙用尤在葛根一味，鼓舞胃中清阳之气，生津止呕，不致潴积汪洋，七味白术散之发源本此，又须先服半夏茯苓汤者，攸赖细辛以搜邪散结，地黄、芎、芍以保护胎息也。

59752 **茯苓丸**（《外台》卷六引《删繁方》）

【组成】茯苓八分 甘草七分（炙） 杏仁五十枚 人参七分 厚朴五分（炙） 干姜七分 黄耆六分 桂心四分 当归八分 芎劳五分 干地黄八分

【用法】上为末，炼蜜为丸，如梧桐子大。初服二十丸，加至三十丸，清白饮送下，一日二次。

【主治】下焦虚寒损，腹中瘀血，令人喜忘，不欲闻人声，胸中气塞而短气。

【宜忌】忌海藻、菘菜、生葱、酢物、芜荑。

【方论选录】《千金方衍义》：下焦真阳亏损，则胸中大气不布，而致血涩不调，瘀滞腹内，故需辛温攻补兼施，方克有济。盖参、耆、甘草不得厚朴、杏仁之宣散则滞而不行；芎、归、地黄不得姜、桂之破结，则瘀而不化；茯苓一味，不独治畜血喜忘，并守五脏正气也。

59753 **茯苓丸**（《千金》卷二十一引《古今录验》）

【异名】茯苓煎（《鸡峰》卷十九）。

【组成】茯苓 白术 椒目各四分 木防己 葶苈 泽泻各五分 甘遂十一分 赤小豆 前胡 芫花 桂心各二分 芒消七分（别研）

【用法】上为末，炼蜜为丸，如梧桐子大。一日五丸，稍加，以知为度，蜜汤送下。

【主治】❶《千金》引《古今录验》：水肿。❷《鸡峰》：支饮上气，黄疸及脚气、消渴后成石水，腹胁坚胀，足胫浮肿，上气不得卧，口干，颈脉动，腹胀间冷，大小便不利。

【方论选录】《千金方衍义》：丸中芫花、甘遂、葶苈、芒消、椒目、防己兼走二便；佐以茯苓、白术、桂心、泽泻、前胡、赤小豆利水下气之味，深得峻药缓攻之妙。

59754 **茯苓丸**（《千金》卷十）

【组成】茯苓 茵陈 干姜各一两 白术（熬） 枳实各三十铢 半夏 杏仁各十八铢 甘遂六铢 蜀椒 当归各十二铢

【用法】上为末，炼蜜为丸，如梧桐子大。每服三丸，空腹服，一日三次。稍稍加，以小便利为度。

【主治】酒疸，心下纵横坚而小便赤。

【方论选录】《千金方衍义》：前凝水石散治内疸，此茯苓丸治酒疸，乃酒积溃于心下，按之纵横格指，故用蜀椒、干姜温散坚癖；枳、术、苓、半健运燥湿；杏仁、当归下气和血；甘遂、茵陈破结利水，为酒疸开辟去路也。

59755 **茯苓丸**（方出《千金》卷二十一，名见《普济方》卷一八〇）

【组成】贝母六分（一作知母） 栝楼根 茯苓各四分 铅丹一分 鸡肶胵中黄皮十四枚

【用法】上为末，每服方寸匕，一日三次。愈后常服甚佳，去铅丹，以蜜为丸，长服勿绝，以麦饮服。

【主治】渴，小便数。

59756 **茯苓丸**（《医方类聚》卷一四五引《千金月令》）

【组成】茯苓二分 菖蒲一分 远志 肉苁蓉 蛇床子 车前子各三分

【用法】上为末，炼蜜为丸，如梧桐子大。每服十丸，空腹酒送下。

【功用】补精有子，强志安心。

【宜忌】忌醋。

59757 **茯苓丸**（《幼幼新书》卷二十一引《婴孺方》）

【组成】茯苓 黄连各一两

【用法】上为末，炼蜜为丸，如大豆大。饮送下。量加。

【主治】小儿腹痛夭纠，不能哺乳。

59758 **茯苓丸**（《圣惠》卷三十）

【组成】白茯苓一两 牡荆子半两 天雄一两（炮裂，去皮脐） 黄耆一两（剉） 肉苁蓉一两（酒浸一宿，刮去皱皮，炙干） 薯蓣一两 巴戟一两 石长生三分 桂心一两 菟丝子一两（酒浸三日，晒干，别捣为末） 杜仲一两（去粗皮，炙微黄，剉） 牡蛎一两（烧为粉） 山茱萸一两 熟干地黄一两 泽泻三分 石斛一两半（去根，剉） 附子一两（炮裂，去皮脐） 天门冬一两半（去心，焙） 人参一两（去芦头） 防风半两（去芦头） 羌活三分 当归三分 甘草半两（炙微赤，剉）

【用法】上为末，炼蜜为丸，如梧桐子大。每服三十丸，食前以温酒送下。

【功用】丰盛体骨，光泽肌肤。

【主治】虚劳痿痹，手足厥冷，精气虚乏，骨节疼痛，头眩吐逆，腰脊强直。

59759 **茯苓丸**（《普济方》卷一一九引《指南方》）

【组成】赤茯苓四两 黄芩二两

九画

茯

769

(总4333)

【用法】上为细末,炼蜜为丸,如梧桐子大。每服三十丸,米饮送下。

【主治】四肢发热,逢风如炙如焚,此由阴阳气不调,阴气虚,阳气盛,以水少不能灭盛火,阳独活于外。

59760 茯苓丸(《圣济总录》卷十二)

【组成】白茯苓(去黑皮)一两半 赤芍药 柴胡(去苗) 百合 诃黎勒皮 羚羊角(镑) 陈橘皮(汤浸,去白,焙) 防风(去叉) 菊花各一两 郁李仁(去皮,炒)一两半 大麻仁(研)四两 生干地黄(焙)三两

【用法】上为末,炼蜜为丸,如梧桐子大。每服三十丸,煎麦门冬汤送下。

【主治】风热攻头面虚浮,心下满闷,烦躁热渴,腰胯酸疼,咳逆咽干,小便赤涩。

59761 茯苓丸(《圣济总录》卷十八)

【组成】白茯苓(去黑皮) 石斛各一两半 人参 蒺藜子(炒去角) 羚羊角(镑屑) 枳壳(去瓤,麸炒) 五加皮各一两 酸枣仁 五味子各一两半 菟丝子(酒浸一宿,别捣,焙)三两 云母粉二两 黄耆(细剉) 防风(去叉) 细辛(去苗叶) 独活(去芦头) 杜仲(去粗皮,炙,剉)一两 鹿角胶(炙燥)二两 槟榔(煨,剉)二两 天雄(炮裂,去皮脐)一枚 续断(剉,焙)二两 泽泻 当归(剉,焙)一两半 熟干地黄(焙)三两 甘草(炙)一两 肉苁蓉(酒浸,去皱皮)一两半

【用法】上为末,炼蜜为丸,如梧桐子大。每服三十丸,空腹煎枣汤送下,一日二次。

【主治】诸癞脓溃,体虚气热,荣卫不清,风鼓于脉。

59762 茯苓丸(《圣济总录》卷五十三)

【组成】赤茯苓(去黑皮) 防风(去叉) 细辛(去苗叶) 白术 附子(炮裂,去皮脐) 桂(去粗皮)各半两 紫菀(去苗土) 栝楼根各三分 泽泻半两 山茱萸 生干地黄(焙)各一分 芍药 牛膝(去苗,酒浸,切,焙)各三分 山芋一分 黄耆(剉)三两 甘草(炙)三分 半夏(汤洗去滑,炒) 独活(去芦头)各一分

【用法】上为末,炼蜜为丸,如梧桐子大。每服十丸,空心温酒送下。日未愈,稍加丸数。

【主治】❶《圣济总录》:胞痹,少腹内痛。❷《何氏济生论》:臂痛。

59763 茯苓丸(《圣济总录》卷六十七)

【组成】白茯苓(去黑皮) 肉豆蔻仁(炮) 人参 白术各一两 干姜(炮)一两半 桂(去粗皮) 诃黎勒(炮,去核)各半两 甘草(炙)二钱

【用法】上为末,炼蜜为丸,如梧桐子大。每服三十丸,食前生姜汤送下。

【主治】上气腹胀,脾胃不和,心胸满闷。

59764 茯苓丸(《圣济总录》卷七十五)

【组成】赤茯苓(去粗皮) 当归 黄连(去须,炒) 黄柏(去粗皮)各一两

【用法】上为末,炼蜜为丸,如梧桐子大。每服二十丸,空心米饮送下。

【主治】赤痢及赤白痢。

【加减】赤白痢,加阿胶末一两。

59765 茯苓丸(《圣济总录》卷七十七)

【组成】白茯苓(去黑皮)三分 陈曲(炒)一两 赤石脂三分 黄连(去须)一两 附子(炮裂,去皮脐)半两 黄柏(去粗皮) 干姜(炮) 当归(切,焙) 龙骨各三分 甘草(炙)半两 人参半两

【用法】上为末,炼蜜为丸,如梧桐子大。每服二十丸,米饮送下,不拘时候。

【主治】久痢不止,脾胃虚弱,食饮不消化,腹鸣疠痛。

59766 茯苓丸(《圣济总录》卷八十二)

【组成】赤茯苓(去黑皮)三分 木瓜一枚半(切) 桂(去粗皮) 木香 诃黎勒皮 吴茱萸(汤洗,焙干,炒黄) 陈橘皮(汤浸,去白,焙) 白术 干姜(炮) 高良姜各半两 人参 枳壳(去瓤,麸炒)各三分

【用法】上药除木瓜外,为末,先将木瓜饭上蒸熟,研如膏,次入诸药末和匀,炼蜜为丸,如梧桐子大。每服三十丸,空心煎人参、茯苓汤送下。

【主治】脚气,心腹胀急,不思饮食,干湿霍乱,泄泻转筋。

59767 茯苓丸(《圣济总录》卷八十六)

【组成】白茯苓(去黑皮) 远志(去心) 防风(去叉) 人参 柏子仁(微炒,研) 牡蛎(烧令赤) 甘草(炙,剉)各半两 龙骨三分

【用法】上为末,炼蜜并同枣肉同为丸,如梧桐子大。每服二十丸,空腹温酒送下。夜卧再服。

【主治】肝劳热,恐畏不安,精神闷怒,不能独卧,志气错越。

59768 茯苓丸

《圣济总录》卷八十六。为《外台》卷十六引《删繁方》"茯苓安肝定精神丸"之异名。见该条。

59769 茯苓丸(《圣济总录》卷九十二)

【组成】白茯苓(去黑皮)二两(食不消,多饮者加一倍) 附子(炮裂,去皮脐)二两(有风者三分加一倍) 山茱萸二两(腹痛者三分加一倍) 杜仲(去粗皮,酥炙,剉)二两(腹中游气者三分加一倍) 泽泻二两(有水气者三分加一倍) 山芋三两(头风者加一倍) 桂(去粗皮)六两(颜色不足者三分加一倍) 细辛(去苗叶)三两(目视眈眈者三分加一倍) 石斛二两(阴湿痒者三分加一倍) 肉苁蓉(酒浸,去皱皮,炙)三两(身痿加一倍) 黄耆(剉)四两(体疼者加一倍) 熟干地黄二两(焙,色萎黄者三分加一倍)

【用法】上为细末,炼蜜为丸,如梧桐子大。每服十五丸,空腹、温酒或米饮送下,日晚再服。

【主治】虚劳不足,小便淋沥,少腹疠痛,脐腹胀满。

59770 茯苓丸(《圣济总录》卷九十五)

【组成】赤茯苓(去黑皮) 芍药 当归(切,焙) 枳壳(去瓤,麸炒) 白术 人参各五两 大麻仁 大黄(剉)各三两

【用法】上为末,炼蜜为丸,如梧桐子大。每服十五丸至二十丸,空心煎茅根汤送下。

【主治】大小便不通。

59771 茯苓丸(《圣济总录》卷一二五)

【组成】白茯苓(去黑皮)三两 半夏(汤洗去滑)二两 生姜(切,焙)二两 昆布(洗去咸,焙) 海藻(洗去咸,焙)各五两 桂(去粗皮) 陈橘皮(去白,焙)各一两

【用法】上为末,炼蜜为丸,如杏仁大,常含化一粒,细细咽津,令药气不绝。

【主治】气结喉中,蓄聚不散成瘿。

59772 茯苓丸(《圣济总录》卷一五〇)

【组成】白茯苓(去黑皮) 当归(切,焙) 防风(去芦头) 山芋 黄耆(剉) 覆盆子各一两半 牛膝(酒浸,切,焙) 人参 独活(去芦头) 山茱萸 芎劳 蜀椒(去目并闭口,炒出汗) 芜荑(熬) 厚朴(去粗皮,生姜汁炙) 藁本(去苗土) 桂(去粗皮)各一两 泽兰一两三分 熟干地黄(焙)三两

【用法】上为末,炼蜜为丸,如梧桐子大。每服三十丸,温酒送下,不拘时候。

【主治】妇人血风劳气,四肢少力,月候不调,脐腹疼痛。

59773 茯苓丸

《圣济总录》卷一五七。为《圣惠》卷七十五"槟榔丸"之异名。见该条。

59774 茯苓丸(《圣济总录》卷一六〇)

【组成】白茯苓(去黑皮)一两半 泽泻 人参各一两 桂(去粗皮) 菖蒲各一两半 麦门冬(去心,焙)半两 当归(切,焙) 熟干地黄(焙)各一两 远志(去心)一两一分

【用法】上为末,炼蜜为丸,如梧桐子大。每服二十丸,煎人参汤送下,不拘时候。

【主治】产后血气虚,精神不安,言语错谬。

59775 茯苓丸(《圣济总录》卷一六四)

【组成】白茯苓(去黑皮) 肉苁蓉(酒浸,切,焙) 熟干地黄(焙)各一两半 羚羊角(屑) 当归(切,炒) 枳壳(去瓤,麸炒) 桑上寄生(剉,炒) 延胡索(粳米炒,米熟用)各一两

【用法】上为末,炼蜜为丸,如梧桐子大。每服二十丸,温酒或米饮下,不拘时候。

【主治】产后褥劳,寒热羸瘦,骨节酸痛。

59776 茯苓丸(《全生指迷方》卷四)

【组成】茯苓 黄芩各一两 五味子半两 半夏(汤洗七遍,切,姜汁浸,焙)三分 橘皮(洗)一两 桔梗半两

【用法】上为细末,炼蜜为丸,如梧桐子大。每服三十丸,食后米饮送下。

【主治】脾咳,大便坚,从腹上至头发热,脉疾。

59777 茯苓丸(《幼幼新书》卷二十八引《孔氏家传》)

【组成】白茯苓五分 黄连一两 阿胶(炒)三分

【用法】上为末,以烧粟饭为丸,如绿豆大。每服二十丸,粟米饮送下。

【功用】分利水道。

【主治】小儿久新泻利,不问冷热。

59778 茯苓丸(《鸡峰》卷九)

【组成】茯苓一两 吴茱萸三两

【用法】上为细末,炼蜜为丸,如梧桐子大。每服十丸,米饮送下,不拘时候。

【主治】饮湿。

59779 茯苓丸(《鸡峰》卷十一)

【组成】远志 甘草 茯苓 麦门冬 人参 当归 白术 泽泻 独活 菖蒲各三两 薯蓣 阿胶各一两 干姜四两 干地黄五两 桂三两

【用法】上为细末,炼蜜为丸,如大豆大。每服二十丸,不知稍增至五十丸,未食温酒送下。

【功用】安定心神。

【主治】虚损。

【加减】大虚,身体冷,少津液,加钟乳三两。

59780 茯苓丸(《本事》卷二)

【组成】辰砂(水飞) 石菖蒲(去须,洗) 人参(去芦) 远志(去心,洗,剉,炒令黄色) 茯神(去木) 白茯苓(去木) 真铁粉 半夏曲 南星(羊胆制)各等分

【用法】上为细末,生姜四两,取汁,和水煮糊为丸,如梧桐子大。别用朱砂为衣,干之。每服十丸,加至三十丸,夜卧生姜汤送下。

【功用】安神镇心,消风痰,止头眩。

【主治】❶《本事》:惊悸。❷《普济方》:风历年岁,或歌或笑或哭,言语无所不及。

【方论选录】《本事方释义》:辰砂气味苦温,入手少阴;石菖蒲气味辛温,入手少阴、足厥阴;人参气味甘温,入脾胃;远志气味辛微温,入心肾;茯神气味甘平,入心,茯苓气味同而淡渗,入脾胃;真铁粉气味咸平,入肝;半夏曲气味辛微温,入胃;陈胆星气味苦寒,入手少阴、足厥阴;生姜为引。即同治上心疾不用辛温峻利之品者,欲其行手少阴、足厥阴二经,使得安神定心,不使药性之胜脾胃也。

59781 茯苓丸(《杨氏家藏方》卷八)

【组成】白茯苓(去皮)三两 菟丝子(酒浸一宿,别捣,焙干)五两 龙齿 益智(去壳) 破故纸(炒) 远志(去心) 人参(去芦) 石菖蒲各二两

【用法】上为细末,炼蜜为丸,如梧桐子大。每服一百丸,空心、食前煎灯心汤送下。

【功用】滋养血气,蠲除风冷。

【主治】真元气弱,荣卫俱虚,精滑不固,神气消耗。

59782 茯苓丸(《普济方》卷三十三引《卫生家宝》)

【组成】猪苓二两 茯苓半两 半夏半两

【用法】上药,半夏汤浸八九次,剉作二片,同木猪苓一处炒令黄色,去猪苓不用,只取半夏研细,同茯苓、粟米糊为丸,如梧桐子大。每服二十丸,食前、空心热水送下。

【主治】男子小便白浊,渐成淋沥,或痛或不痛,日久觉瘠瘦,四肢乏力,不思饮食。

59783 茯苓丸(《魏氏家藏方》卷四)

【组成】白茯苓二两 木猪苓四两(剉)

【用法】水二升,同煮干,去猪苓,只用茯苓为末,以黄蜡二两熔化为丸,如弹子大。每服一丸,空心细嚼,盐汤送下。

【主治】小便白浊。

【宜忌】忌米醋。

59784 茯苓丸

《妇人良方》卷三。为《百一》卷五引《全生指迷方》"治痰茯苓丸"之异名。见该条。

59785 茯苓丸(《御药院方》卷四)

【组成】京三棱六两半 蓬莪术六两半 青皮(去白) 陈皮(去白) 白术各三两 槟榔二两半 木香一两半 枳

壳(麸炒,去瓤)二两 白茯苓(去皮)一两 半夏(汤洗七次,去滑)一两半 牵牛(头末)四两

【用法】上为细末,生姜汁面糊为丸,不以多少,食后生姜汤送下。

【功用】升降阴阳,消化滞气,祛痰逐饮,美进饮食。

【主治】中焦气涩,胸膈痞闷,饮食迟化,四肢困倦,呕逆恶心。

59786 茯苓丸《直指》卷十

【组成】白茯苓

【用法】上为末,山药作糊为丸。每服四钱,空心米汤或酒送下,临卧又服。或只为末散,熟水调下四钱亦可。

【主治】心虚梦泄。

59787 茯苓丸《直指小儿》卷一

【组成】赤茯苓(去皮) 川黄连(去须) 枳壳(炒)各等分

【用法】上为末,炼蜜为丸,如梧桐子大。每服一丸,乳汁调灌下。

【主治】婴儿初生,恶秽入腹,腹满气短,不能饮乳。

59788 茯苓丸

《此事难知》。为《圣济总录》卷三十一"茯神丸"之异名。见该条。

59789 茯苓丸《医方大成》

【组成】五倍子(去瓤)四两 莲肉一两 龙骨(煅)一两半 左顾牡蛎(煅)二两 茯苓二两

【用法】上为末,煮糊为丸,如梧桐子大。每服五十丸,空心盐汤送下。仍兼服灵砂黑锡。

【主治】三消渴疾。

59790 茯苓丸《观聚方要补》卷九引《经验良方》

【组成】牛膝 当归 白术 黄耆 肉桂 独活各等分

【用法】加生姜五片,薤白七寸,水煎服。

【主治】产后发喘,四肢浮肿;妇人产后遍体疼痛,腰背不得转侧,手脚不得动摇,身热头痛。

【备考】本方名"茯苓丸",但方中无茯苓,疑脱。

59791 茯苓丸

《医学纲目》卷二十九。为《局方》卷五(续添诸局经验秘方)"茯菟丸"之异名。见该条。

59792 茯苓丸

《普济方》卷三十三。即《三因》卷十二"张真君茯苓丸"。见该条。

59793 茯苓丸《普济方》卷二二九

【组成】白茯苓(去黑皮) 地骨皮 铁精(亦名轻铁)六两 天灵盖(浸童便二升,煮)三两

【用法】上为末,饭为丸,如梧桐子大。每服三十丸,食后煎汤送下,一日二次。

【主治】热劳咳嗽。

59794 茯苓丸《普济方》卷三八二

【组成】青黛 茯苓 芦荟 琥珀 川大黄(净) 赤茯苓二分(炒) 钩藤皮 远志肉(姜制,炮干) 虾蟆灰三钱 九节菖蒲三钱 麝少许

【用法】上为细末,粟米糊为丸,如麻子大。每服十丸,薄荷汤送下。

【主治】小儿惊疳,四肢瘦弱,腹胀壮热,头发干疏,时时烦渴,脊骨如锯。

59795 茯苓丸《普济方》卷三八六

【组成】赤茯苓 杏仁(汤浸,去皮尖双仁,麸炒微黄) 陈橘皮(汤浸,去白瓤,焙) 汉防己 紫苏子(微炒) 甜葶苈(隔纸炒令紫色)各半两

【用法】上为末,炼蜜为丸,如绿豆大。每服十丸,煎桑根白皮汤送下,一日三次。五岁以下,减丸服之。

【主治】小儿水气面目肿,小便涩,腹胀满。

59796 茯苓丸《遵生八笺》卷六

【组成】茯苓 山药 肉桂 山茱萸 巴戟 白术 牛膝 菟丝子各一两 干姜 细辛 防风 柏子仁 泽泻 牡丹皮各三钱 附子(童便煮三次,一两一个)

【用法】上为细末,炼蜜为丸,如梧桐子大。每服七丸,空心盐汤送下,一日二次。

【主治】男子五劳七伤,两目迎风泪出,头风项强,回转不得,心腹胀满,上连胸胁,下引腰背,表里彻痛,喘息不得,饮食咳逆,面黄痿瘦,小便淋沥,阴痿不起,临炉不举,足肿腹痛,五心烦热,身背浮肿,盗汗不绝,四肢拘挛,或缓或急,梦寐惊悸,呼吸气短,口干舌燥,状如消渴,急于喜怒,咽咽悲愁。

59797 茯苓丸《景岳全书》卷六十一

【组成】赤茯苓 人参 桂心 干姜(炮) 半夏(泡,洗,炒黄) 橘红各一两 白术(炒) 甘草(炒) 枳壳(麸炒)各二两

【用法】上为末,炼蜜为丸,如梧桐子大。每服五十丸,米饮送下,一日三次。

【主治】妊娠烦闷,头晕,闻食吐逆,或胸腹痞闷。

59798 茯苓丸《张氏医通》卷十四

【组成】赤茯苓一两 细辛五钱 泽泻五钱 肉桂五钱 紫菀茸一两 附子(炮)三钱 生地黄一两 牛膝(酒浸)一两 山茱萸肉五钱 干山药一两

【用法】上为末,炼蜜为丸,如梧桐子大。每服五七十丸,食前米饮、临卧温酒送下。

【主治】胞痹,小腹、膀胱按之内痛。

【方论选录】此方虽以茯苓通利为名,全赖牛膝、地黄、山茱、山药调补津液为主,更需桂、附之辛,以行牛膝、地黄之滞,深得若沃以汤,涩于小便之旨。其用紫菀者,上滋化源,下利膀胱也。妙用更在细辛一味,开发上窍,专主上为清涕而设。

59799 茯苓丸《杂病源流犀烛》卷十七

【组成】茯苓 黄连 花粉 熟地 覆盆子 萆薢 人参 玄参 石斛 蛇床子 鸡肶皮

【用法】磁石汤送下。

【主治】消中后,腿渐细,将成肾消者。

59800 茯苓丸《宁坤秘籍》卷上

【异名】茯神丸(《女科秘要》卷三)。

【组成】茯神 远志(去骨) 茯苓各八钱 朱砂三钱

【用法】猪心一个,用早米糊为丸,如梧桐子大。每服五十丸,用金银汤送下。先用麝香散宁心定志,后用本方。

【主治】经来狂言,触怒,逆血攻心,不知人事。

59801 茯苓丹《医方类聚》卷一五三引《瑞竹堂方》

【组成】白茯苓（去粗皮，为细末，淘净，阴干）四两　头面十三两　人参（末）三钱　青盐少许

【用法】上用滚水成剂，如大指，以文武火烧熟，验数分，作十日服食，一日服三料。夏加干莲子肉一两，余月加干山药一两。

【功用】延年益寿，黑髭发。

59802　茯苓汤（方出《肘后方》卷三，名见《圣济总录》卷十四）

【组成】茯苓　干地黄各四两　人参　桂各三两　甘草二两　麦门冬一升（去心）　半夏六两（洗去滑）　生姜一斤

【用法】以水一斗，又杀乌鸡取血及肝心，煮三升，分四服，日三次，夜一次。其间少食无爽，作三剂愈。

【主治】惊忧怖迫逐，或惊恐失财，或激愤惆怅，致志气错越，心行违僻，不得安定者。

59803　茯苓汤（《外台》卷十四引《深师方》）

【组成】茯苓二两　芎䓖　干姜　芍药　白术　当归　人参各一两　枳实三分（炙）　甘草（炙）一两

【用法】上细切。以水九升，煮取三升，一日服三次。若病剧者，可相去如人行五里顷一服。服一剂不愈，不过二剂。

【主治】中风入腹，心下如刺，不得卧，或在胁下，转动无常，腹满短气，慨慨欲死。

【宜忌】忌海藻、菘菜、桃、李、雀肉、大酢。

【加减】胸中有气，加人参二两。

59804　茯苓汤（《医心方》卷六引《深师方》）

【组成】饴胶八两　白术四两　茯苓四两　干姜二两　甘草二两

【用法】以水一斗，煮取三升，去滓，纳饴令烊，分四服。

【主治】肾着之为病，从腰以下冷痛而重如五千钱，腹肿。

59805　茯苓汤（《医心方》卷二十一引《深师方》）

【组成】茯苓三两　甘草二两　芍药二两　桂二两

【用法】上切。以水七升，煮取二升半，分三服。

【主治】月经至，绞痛欲死。

59806　茯苓汤

《医心方》卷九引《经心录》。为《外台》卷八引《集验方》"茯苓小泽泻汤"之异名。见该条。

59807　茯苓汤（《外台》卷十六引《删繁方》）

【组成】茯苓　黄芩　栀子仁　芒消各五两　赤石脂　升麻　紫菀各二两　生麦门冬五两（去心）　竹叶（切）一升　香豉一升（熬）　石膏八两（碎，绵裹）　生地黄（切）一升

【用法】上切。以水九升，煮取二升，去滓，下芒消，分三服。

【功用】消热，止血气，调脉理中。

【主治】脉实热极，血气伤心，使心好生赫怒，口为色变赤，言语不快。

【宜忌】忌酢物，芜荑。

59808　茯苓汤（《外台》卷八引《延年秘录》）

【组成】茯苓三两　人参　生姜　橘皮　白术各二两

【用法】上切。以水五升，煮取一升五合，去滓，分三次温服，中间任食。

【主治】风痰气发，即呕吐欠呿，烦闷不安，或吐痰水者。

59809　茯苓汤（《千金》卷三）

【组成】茯苓五两　甘草　芍药　桂心各二两　生姜六两　当归二两　麦门冬一升　大枣三十个

【用法】上㕮咀。以水一斗，煮取三升，去滓，分三服，一日三次。无当归可用芎䓖。

【主治】产后心虚，暴苦心悸不定，言语谬错，恍恍惚惚，心中愦愦。

【加减】若苦心志不定，加人参二两，亦可入远志二两；若苦烦闷短气，加生竹叶一升，先以水一斗三升，煮竹叶取一斗，纳药；若有微风，加独活三两、麻黄二两、桂心二两，用水一斗五升；若颈项苦急，背膊强者，加独活、葛根各三两，麻黄、桂心各二两、生姜八两，用水一斗半。

59810　茯苓汤

《千金》卷十三。为《金匮》卷上"茯苓杏仁甘草汤"之异名。见该条。

59811　茯苓汤（《千金》卷十五）

【组成】茯苓　黄柏　黄连　龙骨　人参　干姜　黄芩　桂心　芍药　当归　栀子仁　甘草各半两　赤石脂一两　大枣十二个

【用法】上㕮咀。以水五升，煮取二升，分二次服。不愈，满三剂。

【主治】风虚冷痢及因下空竭欲死，滞下脓血，日数十行，羸笃垂死。

【方论选录】《千金方衍义》：痢久困竭而至本虚极亢，虽用连、柏、芩、栀苦折之味，不得参、苓、归、芍护持之力，徒伤正气，虚阳愈炽。所以专赖姜、桂之热因热用，不独实脾固脱，兼取发越甘草、大枣之甘缓，宣通龙骨、石脂之涩滞，而风虚冷痢，亦藉姜、桂、参、苓可以挽回造化也。

59812　茯苓汤（《千金》卷十八）

【组成】茯苓四两　半夏一升　生姜一斤　桂心八两

【用法】上㕮咀。以水八升，煮取二升半，分四服。

【主治】胸膈痰满。

【宜忌】《普济方》：忌酢物、羊肉、生葱、猪肠。

【加减】冷极者，加大附子四两；气满者，加槟榔三七个。

【方论选录】《千金方衍义》：痰气聚于胸中，使用小半夏加茯苓汤，不得桂心之辛散，难以逞破的之功。冷极加附子，是指真阳虚者而言，气满加槟榔，是指痰气盛者而言，非谓二味可以并入一方也。

59813　茯苓汤

《千金》卷十九。为原书同卷"凝唾汤"之异名。见该条。

59814　茯苓汤

《千金翼》卷十九。为《金匮》卷中"茯苓泽泻汤"之异名。见该条。

59815　茯苓汤（《外台》卷六引《广济方》）

【组成】茯苓十二分　橘皮十二分　白术八分　人参六分　桂心六分　甘草八分（炙）　紫苏十分　生姜十二分　槟榔七枚

【用法】上切。以水九升，煮取二升半，绞去滓，分三次温服。每服如人行七八里，未好愈，三二日更服一剂。老小

取微利。

　　【主治】常吐酸水，脾胃中冷。

　　【宜忌】忌生葱、酢物、桃、李、雀肉、海藻、菘菜。

59816　茯苓汤（《外台》卷六引《广济方》）

　　【组成】茯苓四两　厚朴四两（炙）　橘皮二两　白术二两　生姜十两

　　【用法】上切。以水九升，煮取二升七合，绞去滓，分三次温服，每服相去如人行七八里。须利，加槟榔末一两半，汤欲熟时纳之，甚安稳，三日服一剂，频服五六剂，可则停。

　　【主治】心头结气，连胸背痛，及吐酸水，日夜不止。

　　【宜忌】忌酢物、桃、李、雀肉。

59817　茯苓汤（《外台》卷七引《广济方》）

　　【组成】茯苓二两　防己一两半　橘皮一两　玄参一两　黄芩一两半　泽泻一两半　杏仁二两半（去尖皮）　白术一两半　大豆一升半　郁李仁二两半　桑白皮二两半　泽漆叶（切）一升　猪苓一两半

　　【用法】上切。以水一斗，先煮桑白皮、大豆、泽漆叶，取五升，去滓，澄去下淀，纳诸药，煎取二升，绞去滓，分三服。

　　【主治】鼓胀上下肿，心腹坚强，喘息气急，连阴肿，坐不得，仍下赤黑血汁，日夜不停者。

　　【宜忌】忌酢物、桃、李、雀肉、热面、蒜、炙肉、粘食、油腻。

　　【加减】咳者，加五味子二两。停二日服一剂。

59818　茯苓汤（《外台》卷十一）

　　【组成】茯苓五两　栝楼五两　知母四两　小麦二升　麦门冬五两（去心）　大枣二十个（去核）　生地黄六两　萎蕤四两　淡竹叶三升

　　【用法】上切。以水三升，先煮小麦、竹叶，取九升，去滓，入诸药，煮取四升，分四服。不问早晚，随渴即进。

　　【功用】泄热止渴。

　　【主治】胃腑实热，引饮常渴。

　　【宜忌】忌芜荑、酢物。

　　【临床报道】糖尿病：《云南中医中药杂志》[1999,20(1):13-14]用茯苓汤治疗糖尿病80例，显效32例占40%；有效42例，占50.27%；无效6例，占9.8%；总有效率90.2%。

59819　茯苓汤（《医心方》卷二十二引《产经》）

　　【组成】茯苓一两　当归三两　甘草二两（炙）　黄芩一两　术三两　石膏（如鸡子）一枚　杏仁三十枚　芍药二两　芒消一两

　　【用法】上切。以水八升，煮取三升，纳芒消，上火令烊之，服一升，当下水或吐，便解。

　　【主治】妊身卒心腹拘急痛，胀满，气从小腹起上冲，心烦起欲死，是水、饮、食、冷气所为。

59820　茯苓汤（方出《圣惠》卷五十三，名见《普济方》卷一七九）

　　【组成】赤茯苓一两　芦根一两（剉）　黄芩一两　知母一两　栝楼根一两　瞿麦穗一两　麦门冬一两（去心）　甘草一两（炙微赤，剉）　木通一两（剉）

　　【用法】上为散。每服四钱，以水一中盏，加生姜半分，煎至六分，去滓温服，不拘时候。

　　【主治】心脾热，渴不止，小便难。

59821　茯苓汤（《医方类聚》卷五十四引《通真子伤寒括要》）

　　【组成】赤茯苓一两　桂枝一两　甘草一两

　　【用法】上为散，如桂枝汤煎服。

　　【主治】太阳病，若小便少者，津液当还入胃中故也；凡发汗太过，大小便难者；太阴病，无大热，其人烦燥，此为阳去入阴。

59822　茯苓汤（《圣济总录》卷十）

　　【组成】赤茯苓（去黑皮）　防风（去叉）　当归（焙）　白前　干姜（炮裂）　甘草（炙，剉）各二两　独活（去芦头）三两　远志（去心）　附子（炮裂，去皮脐）　人参各一两

　　【用法】上剉，如麻豆大。每服先用水三盏，黑豆半匙，大枣二个（擘破），生姜半分，煎至一盏半，去滓；入药末五钱匕，煎至一盏，去滓温服，空心、日午、夜卧各一次。

　　【主治】历节风，手足曲戾，言语错乱。

59823　茯苓汤（《圣济总录》卷十五）

　　【组成】白茯苓（去黑皮）　熟干地黄（焙）　人参　桂（去粗皮）各二两　半夏（汤洗七遍，切，焙）一两半　甘草（炙）　麦门冬（去心，焙）各半两

　　【用法】上剉细，如麻豆大。每服五钱匕，水一盏半，加生姜半分（切），煎至八分，去滓温服，一日二次，不拘时候。

　　【主治】风厥，惊骇背痛，善噫善欠。

59824　茯苓汤（《圣济总录》卷十五）

　　【组成】赤茯苓（去黑皮）一两　沉香半两　甘菊花三分　诃黎勒皮二两　藿香（去梗）一两　木香半两　槟榔（剉）一两　白术一两　枇杷叶（拭去毛，炙）十片　枳壳（去瓤，麸炒）　甘草（炙）各一两

　　【用法】上为粗末。每服三钱匕，加生姜、盐各少许，煎至七分，去滓温服，不拘时候。

　　【主治】首风，头目昏痛，痰涎不利。

59825　茯苓汤（《圣济总录》卷十九）

　　【组成】赤茯苓（去黑皮）　桑根白皮各二两　防己　桂（去粗皮）　芎䓖　芍药　麻黄（去根节）各一两半

　　【用法】上为粗末。每服五钱匕，水一盏半，加大枣一个（去核），煎取一盏，去滓温服，连三服后，以热姜粥投之，汗出为度。

　　【主治】风湿痹，四肢疼痹，拘挛浮肿。

59826　茯苓汤（《圣济总录》卷十九）

　　【组成】赤茯苓（去黑皮）　桑根白皮各二两　防己　桂（去粗皮）　芎䓖各一两半　甘草（炙）三两　芍药　当归（切，焙）　麻黄（去根节，先煮，掠去沫，焙干）各一两半

　　【用法】上为粗末。每服六钱匕，以水二盏，加大枣三个（劈破）同煎，去滓，取一盏，空心温服。临卧时，如欲出汗，服药了，以生姜热粥投之。

　　【主治】风湿痹留著不去，四肢痹麻，拘挛浮肿。

　　【宜忌】汗出慎外风。

59827　茯苓汤（《圣济总录》卷二十四）

　　【组成】赤茯苓（去黑皮）　石膏各一两半　芍药三分　半夏一两（汤浸七遍，炒令干）　细辛（去苗叶）　桂（去粗皮）　五味子各半两　麻黄（去根节，沸汤掠去沫，焙）　桑根白皮（剉）各一两

　　【用法】上剉，如麻豆大。每服五钱匕，水一盏半，加生姜一分（拍碎），同煎至八分，去滓温服。

九画

茯

【主治】伤寒,心下有水气,肺气虚胀,喘急咽燥。

59828　茯苓汤《圣济总录》卷二十五)

【组成】白茯苓(去黑皮)一两　人参一两　半夏(汤洗七遍,切,炒干)　麦门冬(去心,焙)各二两　粳米二合　甘草半两(炙,剉)

【用法】上为粗末。每服五钱匕,用水一盏半,加生姜一分(拍碎),大枣三个(劈破),竹叶三七片,同煎至八分,去滓温服,一日二次。

【主治】伤寒,脾胃有热,干呕烦满。

59829　茯苓汤《圣济总录》卷二十五)

【组成】白茯苓(去黑皮)一两　陈橘皮(汤浸,去白,炒)　枳实(去瓤,麸炒)各半两　人参　白术　五味子各三分　半夏(汤洗七遍)一分

【用法】上为粗末。每服五钱匕,水一盏半,加生姜半分(拍碎),大枣三个(劈破),煎至一盏,去滓温服。

【主治】伤寒后胸膈气满,呕哕不纳饮食。

59830　茯苓汤《圣济总录》卷二十五)

【组成】茯苓(去黑皮)　白芍药　瞿麦穗各一两　白术半两

【用法】上为粗末。每服五钱匕,水一盏半,入葱白五寸,加生姜一分(拍碎),同煎至七分,去滓,食前温服。

【主治】伤寒,心下痞满,小便不利;疸病发热身黄,小便不利。

59831　茯苓汤《圣济总录》卷二十五)

【组成】赤茯苓(去黑皮)　枳实(细剉,麸炒)　桂(去粗皮)　桑根白皮(剉)　人参　大腹皮(并子)各三分　陈橘皮(汤浸,去白,焙)　甘草(炙,剉)　木香各半两

【用法】上为粗末。每服五钱匕,水一盏半,加生姜半分(拍碎),煎至七分,去滓温服。

【主治】伤寒痞满,滞气不散,似物噎塞。

59832　茯苓汤《圣济总录》卷二十五)

【组成】赤茯苓(去黑皮)　桔梗(炒)　陈橘皮(汤浸,去白,焙干)各一两　人参半两　高良姜一两　槟榔(煨,剉)三分

【用法】上为粗末。每服三钱匕,水一盏,加生姜半分(拍碎),同煎至半盏,去滓,食前温服。

【主治】伤寒后中冷,心腹胀满,不下食。

59833　茯苓汤《圣济总录》卷二十五)

【组成】赤茯苓(去黑皮)一两　木香　桂(去粗皮)　木通(剉)各半两　甘草(炙,剉)一分

【用法】上为粗末。每服三钱匕,水一盏,煎至半盏,去滓,食前温服。

【主治】伤寒汗后,心腹及脐下满胀。

59834　茯苓汤

《圣济总录》卷二十六。为《伤寒论》"茯苓桂枝甘草大枣汤"之异名。见该条。

59835　茯苓汤《圣济总录》卷二十七)

【组成】赤茯苓(去黑皮)　陈橘皮(去白,炒)　人参　白术　厚朴(去粗皮,生姜汁炙,剉)　木香(炮)　五味子各一两　干姜(炮)半两

【用法】上为粗末。每服三钱匕,水一盏,加生姜三片,煎至六分,去滓,空心温服。

【主治】伤寒食毒,腹胀虚鸣,不能食。

59836　茯苓汤《圣济总录》卷二十八)

【组成】赤茯苓(去黑皮)　五味子(炒)　麦门冬(去心,焙)各二两　柴胡(去苗)一两半　桂(去粗皮)一两　槟榔(剉)　细辛(去苗叶)各半两

【用法】上为粗末。每服四钱匕,水一大盏,煎至六分,去滓温服。

【主治】伤寒柔痉,病经三日不愈,恐阴气攻五脏致损。

59837　茯苓汤《圣济总录》卷三十)

【组成】赤茯苓(去黑皮)半两　木通(剉)三分　升麻　羚羊角(镑)　前胡(去芦头)各半两　桑根白皮(剉)三分　大黄(剉,炒)半两　马蔺根　朴消各一两

【用法】上为粗末。每服三钱匕,水一盏,煎至六分,去滓,食后温服。

【主治】伤寒毒气上冲,喉中痛,闷塞不通。

59838　茯苓汤《圣济总录》卷三十一)

【组成】白茯苓(去黑皮)　柴胡(去苗)　桔梗(炒)　细辛(去苗叶)　芍药　大腹皮各半两　枳壳(去瓤,麸炒)　陈橘皮(汤浸,去白,焙)各一两　杏仁(汤浸,去皮尖双仁,炒)三分　甘草(炙)一分

【用法】上为粗末。每服五钱匕,水一盏半,加生姜半分(拍碎),同煎至八分,去滓,食后温服,一日二次。

【主治】伤寒后,骨节烦疼,乍起眼暗,气冲胸背,上气满急。

59839　茯苓汤《圣济总录》卷三十一)

【组成】赤茯苓(去黑皮)一两半　人参一分甘草(炙,剉)半两

【用法】上为粗末。每服三钱匕,用水一盏,煎至七分,去滓温服,不拘时候。

【主治】伤寒汗后,余热不退,心神烦躁。

59840　茯苓汤《圣济总录》卷三十一)

【组成】赤茯苓(去黑皮)　柴胡(去苗)　枳壳(去瓤,麸炒)　桑根白皮(剉)　麦门冬(去心,焙)各半两　葛根(剉)三分　甘草(炙,剉)半两　桂(去粗皮)　人参各一分

【用法】上为粗末。每服三钱匕,用水一盏,加生姜三片,大枣二个(擘),煎至七分,去滓温服。

【主治】伤寒汗后,余热不除,及四肢拘急痛,胸膈不利,呕逆不思饮食。

59841　茯苓汤《圣济总录》卷三十一)

【组成】白茯苓(去黑皮,剉)　人参　白术　麻黄根(剉)　肉苁蓉(切,焙)　五味子(炒)　甘草(炙,剉)　牡蛎(烧)各一两　芍药三分

【用法】上为粗末。每服五钱匕,水一盏半,煎至八分,去滓温服,不拘时候。

【主治】伤寒后汗出不止,渐觉虚劣。

59842　茯苓汤《圣济总录》卷三十三)

【组成】赤茯苓(去黑皮)一两　鳖甲(醋炙,去裙襕)　木通(剉)　郁李仁(微炒,去皮)各三分

【用法】上为粗末。每服三钱匕,水一盏,煎至七分,去滓,食前温服。

【主治】伤寒后,脚气攻心闷乱,腹满如石,小便赤涩。

59843　茯苓汤《圣济总录》卷三十七)

【组成】赤茯苓(去黑皮) 桂(去粗皮) 黄芩(去黑心)各一两 升麻 常山 蜀漆 甘草(炙,剉)各半两

【用法】上为粗末。每服三钱匕,水一盏,煎至七分,去滓温服,不拘时候。

【主治】疟病发热,烦躁,身面皆黄,小便不利。

59844 茯苓汤《圣济总录》卷三十八)

【组成】白茯苓(去黑皮) 人参各三两 甘草(炙) 白术各二两 干姜(炮)一两

【用法】上为粗末。每服三钱匕,水一盏,煎至七分,去滓温服,一日三次。

【主治】霍乱,心下筑悸,肾气动。

59845 茯苓汤《圣济总录》卷四十)

【组成】赤茯苓(去黑皮) 厚朴(去粗皮,生姜汁炙) 吴茱萸(汤浸,焙,炒)各一两 人参 陈橘皮(汤浸,去白,焙)各二两 白术三两

【用法】上为粗末。每服五钱匕,水一盏半,加生姜三片,煎至八分,去滓温服,不拘时候。

【主治】霍乱,心下结气连胸背痛,及吐酸水,日夜不止。

59846 茯苓汤

《圣济总录》卷四十二。为《圣惠》卷三"白茯苓散"之异名。见该条。

59847 茯苓汤《圣济总录》卷四十五)

【组成】赤茯苓(去黑皮) 厚朴(去粗皮,生姜汁炙,剉)各四两 甘草(炙,剉) 人参 黄芩(去黑心)各二两 桂(去粗皮)五两 半夏(汤洗七遍)五两

【用法】上为粗末。每服五钱匕,水一盏半,加生姜三片,煎至一盏,去滓温服,不拘时候。

【主治】脾瘅。口甘,咽干,烦渴。

59848 茯苓汤《圣济总录》卷四十七)

【组成】白茯苓(去黑皮)一两 半夏(汤洗七遍,焙干)一两 人参一两 陈橘皮(汤浸,去白,焙)一两半 丁香半两 木香半两 白术一两 草豆蔻(去皮)二两 槟榔(剉)半两 桂(去粗皮)三钱 厚朴(去粗皮,生姜汁炙)一两半 枳壳(去瓤,麸炒)半两

【用法】上剉,如麻豆大。每服三钱匕,水一盏,煎至七分,去滓温服,不拘时候。

【主治】胃冷不思食,痰逆多吐。

59849 茯苓汤《圣济总录》卷五十一)

【组成】赤茯苓(去黑皮) 当归(切,焙) 牛膝(酒浸,切,焙) 羌活(去芦头) 枳壳(去瓤,麸炒) 荆芥穗 槟榔(剉)各一分 木香三铢

【用法】上为粗末。每服三钱匕,水一盏,煎至八分,去滓,空心温服。

【主治】肾脏实热,腰胯强急,面色焦黑,小便赤涩,心胸满闷,两胁胀满。

59850 茯苓汤

《圣济总录》卷五十四。为《伤寒论》"茯苓桂枝白术甘草汤"之异名。见该条。

59851 茯苓汤《圣济总录》卷五十六)

【组成】白茯苓(去黑皮)一两 人参一分 麦门冬(去心,焙)一两一分

【用法】上为粗末。每服五钱匕,水一盏半,加生姜一分(拍碎),同煎至八分,去滓温服。良久,煮淡浆粥补之。服枳壳汤吐后,服本方。

【主治】停饮心痛。

59852 茯苓汤《圣济总录》卷五十六)

【组成】赤茯苓(去黑皮)三两 桔梗(剉,炒)二两 厚朴(去粗皮,生姜汁炙透) 白术 人参各二两 陈橘皮(白,焙)一两半

【用法】上为粗末。每服三钱匕,水一盏,加生姜一小块(拍破),煎至六分,去滓温服,一日三次。

【主治】厥逆满急,食饮妨闷。

59853 茯苓汤《圣济总录》卷五十六)

【异名】小茯苓汤《宣明论》卷二)。

【组成】赤茯苓(去黑皮)三两 人参 陈橘皮(去白,焙) 桔梗(剉,炒)各二两

【用法】上为粗末。每服三钱匕,水一盏,加生姜一小块,煎至七分,去滓温服,一日三次。

【主治】厥逆冷气冲注,刺痛胀满。

59854 茯苓汤《圣济总录》卷五十七)

【组成】白茯苓(去黑皮) 陈橘皮(汤浸,去白,焙) 人参 白术 厚朴(去粗皮,生姜汁炙) 五味子 黄耆各一两 桂(去粗皮)二两

【用法】上剉,如麻豆大。每服五钱匕,水二盏,加生姜三片,煎至一盏,去滓温服,一日三次。

【主治】腹冷膜胀,及虚气不能食。

59855 茯苓汤《圣济总录》卷五十七)

【组成】赤茯苓(去黑皮) 木通(剉)各二两 芍药一两半 吴茱萸(汤洗,焙干,炒) 郁李仁(汤浸,去皮尖)各一两 槟榔三枚(剉) 紫菀(去苗土)一两

【用法】上剉,如麻豆大。每服五钱匕,水一盏半,煎至八分,去滓,空心温服,一日二次。

【主治】鼓胀不食。

59856 茯苓汤《圣济总录》卷五十八)

【组成】白茯苓(去黑皮) 麦门冬(去心,焙)各四两 石膏五两 茅根(剉)一升

【用法】上为粗末。每服四钱匕,水一盏半,加冬瓜一片,同煎至七分,去滓温服,不拘时候。

【主治】消渴。口干唇焦,心脾脏热,唯欲饮水。

59857 茯苓汤《圣济总录》卷五十九)

【组成】赤茯苓(去黑皮) 泽泻 白术 黄连(去须) 桂(去粗皮) 甘草(炙,剉)各一两 大黄(生)半两

【用法】上为粗末。每服三钱匕,水一盏半,加小麦半匙,煎至一盏,去滓温服,不拘时候。

【主治】心脾壅滞,暴渴引饮。

59858 茯苓汤《圣济总录》卷五十九)

【组成】赤茯苓(去黑皮) 泽泻 麦门冬(去心,焙) 杜仲(去粗皮,炙)各二两 桑白皮(剉)三两 桂(去粗皮)一两 磁石(捣如麻粒大,淘去赤水)四两

【用法】上为粗末。每服六钱匕,水二盏,加大枣三个(擘破),薤白五茎(细切),煎至一盏,去滓,分二服,空腹温服,如人行十里,再服,至晚亦然。此药内消,不吐利,服一剂讫,津液未通,血脉未行,肌肤未润,更服一剂。

【主治】三焦气不宣通,膈壅停水,不下至肾,肾消肌肉化为小便。

59859 **茯苓汤**（《圣济总录》卷六十）

【异名】茯苓加减汤（《宣明论》卷一）。

【组成】赤茯苓（去黑皮） 陈橘皮（去白,焙） 泽泻 桑根白皮（剉）各三两 芍药 白术各四两 人参 桂（去粗皮）各二两 石膏八两 半夏六两（汤洗七遍）

【用法】上为粗末。每服四钱匕,水一盏半,加生姜少许,同煎至一盏,去滓温服,不拘时候。

【主治】胃中积热,食已辄饥,面黄肌瘦,胸满胁胀。

59860 **茯苓汤**（《圣济总录》卷六十二）

【组成】赤茯苓（去黑皮） 人参 麦蘗（炒） 陈橘皮（汤浸,去白,炒） 陈曲（炒） 半夏（姜汁浸二宿,切,焙干）各一两 草豆蔻（去皮）三个 青橘皮（汤浸,去白）半两（炒）

【用法】上为粗末。每服三钱匕,水一盏,加生姜三片,同煎至六分,去滓,食前温服。

【功用】去积冷,止腹痛,通中消饮。

【主治】膈气痰结。

59861 **茯苓汤**（《圣济总录》卷六十三）

【异名】茯苓散（《普济方》卷二〇六）。

【组成】茯苓（去粗皮） 知母 白术 枳壳（麸炒,去瓤） 人参（去芦头） 芦根（切） 甘草（微炙赤,剉） 半夏（汤洗,去滑）各一两

【用法】上为粗末。每服三钱匕,水一盏半,加生姜七片,薤白二寸（切）,同煎至七分,去滓温服,不拘时候。

【主治】脾胃虚弱,不思饮食,呕吐。

59862 **茯苓汤**（《圣济总录》卷六十七）

【组成】赤茯苓（去黑皮）一两 人参三两

【用法】上为粗末。以水三盏,煎取一盏半,去滓,分三次温服。

【主治】胸胁逆满胀渴,口疮。

59863 **茯苓汤**（《圣济总录》卷六十九）

【组成】赤茯苓（去黑皮） 黄连（去须） 生干地黄（焙） 栀子仁 桂（去粗皮） 栝楼根各三分 大黄（剉,炒）一两 黄芩（去黑心） 杏仁（汤浸,去皮尖双仁,麸炒）各一两

【用法】上为粗末。每服三钱匕,水一盏,煎至七分,去滓温服,不拘时候。

【主治】吐血后,身体虚热,胸中痞隔,口舌干燥。

59864 **茯苓汤**（《圣济总录》卷七十四）

【组成】赤茯苓（去黑皮） 厚朴（去粗皮,姜汁炙） 黄连（去须,炒）各一两 干姜（炮）半两

【用法】上为粗末。每服四钱匕,以水一盏半,煎至八分,去滓,空心、日午温服。

【主治】飧泄,米谷完出。

59865 **茯苓汤**（《圣济总录》卷七十八）

【组成】赤茯苓（去黑皮） 白术（剉,微炒）各一两 防己 黄芩（去黑心） 射干 泽泻各三两 桑根白皮（炙黄色,剉）三两 泽漆叶（切,微炒）一两

【用法】上为粗末。每用五钱匕,先以水三盏,煮大豆一合,取二盏,去滓入药,煎取一盏,分为二服。未愈,频服两料。

【主治】痢后遍身浮肿。

59866 **茯苓汤**

《圣济总录》卷八十。为方出《外台》卷二十引《古今录验》,名见《鸡峰》卷十七"茯苓饮子"之异名。见该条。

59867 **茯苓汤**（《圣济总录》卷八十二）

【组成】赤茯苓（去黑皮,剉） 桑根白皮（炙,剉） 白术各二两半 陈橘皮（汤浸,去白,焙） 防己各一两半 旋覆花三分 槟榔（剉） 大黄（剉,微炒） 杏仁（汤浸,去皮尖双仁,炒黄）八十枚

【用法】上为粗末。每服三钱匕,先别用麻黄一分,水一盏半,煎五七沸,掠去沫,下药并生姜一分（拍破）,同煎至六分,去滓,空腹服,日晚再服。

【主治】脚气上喘,心下妨闷,不能食。

59868 **茯苓汤**（《圣济总录》卷八十二）

【组成】赤茯苓（去黑皮） 桑根白皮（剉） 防己 陈橘皮（汤浸,去白,焙）各一两半 旋覆花半两 杏仁（汤浸,去皮尖双仁,炒） 麻黄（去根节） 白术 紫苏茎叶各一两

【用法】上为粗末。每服五钱匕,先以水煮黑豆,取汁一盏半,加生姜半分（拍碎）,同煎至八分,去滓温服,不拘时候。

【主治】脚气上攻,身体肿满,小便赤涩。

59869 **茯苓汤**（《圣济总录》卷八十二）

【组成】赤茯苓（去黑皮） 干姜（炮） 泽泻各二两 桂（去粗皮）三分

【用法】上为粗末。每服三钱匕,水一盏,煎至六分,去滓,空心、日午、近晚温服。

【主治】脚气,腰脊膝浮肿。

59870 **茯苓汤**（《圣济总录》卷八十三）

【组成】赤茯苓（去黑皮）三两 木香 半夏（汤洗七遍去滑） 独活（去芦头）各一两半 犀角（镑） 羚羊角 吴茱萸（汤浸,炒）各二两 人参 陈橘皮（汤浸,去白,焙）各一两 龙齿（捣碎）二两半 贝母（去心,炮）七枚

【用法】上咬咀。每服三钱匕,水一盏,加生姜一枣大（拍破）,同煎至七分,去滓温服,不拘时候。

【主治】脚气。风毒上冲,心忪惊悸,心下坚满。

59871 **茯苓汤**（《圣济总录》卷八十三）

【组成】白茯苓（去黑皮） 紫苏叶 杏仁（去皮尖双仁,炒） 升麻 陈橘皮（汤浸,去白,焙） 柴胡（去苗）各三两 槟榔（剉）十二枚 犀角（镑） 栀子仁各三两

【用法】上为粗末。每服三钱匕,水一盏,加生姜一枣大（拍碎）,同煎至六分,去滓,空心温服,晚食前再服。

【主治】脚气肿满,气急上气,心闷烦热,呕逆不下食。

59872 **茯苓汤**（《圣济总录》卷八十四）

【组成】赤茯苓（去皮） 桑根白皮（剉） 防己 木香 黄芩（去黑心）各三两 郁李仁（汤浸,去皮,研）二两半 木通（细剉）二两 大腹七颗（连皮子剉）

【用法】上为粗末。每服五钱匕,水一盏半,加生姜一分（拍碎）,煎取七分,去滓,早、晚食前服。

【主治】脚气盛发,两脚浮肿,小便赤涩,心腹妨满,气急,坐卧不得。

59873 **茯苓汤**（《圣济总录》卷八十四）

【组成】白茯苓（去黑皮）三两　薏苡仁（炒）四两　丹参　独活（去芦头）　防风（去叉）各二两半　牛膝（酒浸，切，焙）　防己　五加皮　黄耆　枳壳（去瓤，麸炒）　升麻各三两　麻黄（去根节）四两　羚羊角（镑）二两　桂（去粗皮）一两半　石膏（研如粉）十两

【用法】上药，除石膏外，剉如小豆大。每服五钱匕，以水一盏半，浸一宿，来晨煎取八分，去滓，空腹温服，一日二次。

【主治】江东春夏暑湿郁蒸，毒气攻击，脚气发动，两脚酸疼，或浮热肿满，或皮毛焦干，或脚疼不能久立，筋急抽痛，时冲心闷，胸膈痰积，恶心欲吐，四肢瘫痪，十指不仁，腹胀气妨，头旋目眩眼暗。

【加减】心腹气胀，加连皮大腹一颗；心胸虚热，加麦门冬（去心）一分；小腹痛，加芍药、黄芩各一两；心胸有痰，加旋覆花一分；肺气咳嗽，加杏仁（去皮尖）十四枚、桑根白皮一分；小便数，加杜仲末一分；言语謇涩，加附子一钱；小便涩，加木通一分；肾虚耳聋，加磁石末一钱匕；不睡，加酸枣仁末一钱；烦渴不止，加栝楼一分。

59874　茯苓汤（《圣济总录》卷八十六）

【组成】赤茯苓（去黑皮）　大腹皮（剉）　枳壳（去瓤，麸炒）　陈橘皮（汤浸，去白，焙）　半夏（汤洗七遍，晒干）　杏仁（汤浸，去皮尖双仁，麸炒令黄）　槟榔（剉）　诃黎勒皮　桑根白皮（剉）　甘草（炙，剉）各半两　人参一两

【用法】上为粗末。每服三钱匕，水一盏，加生姜三片，同煎至七分，去滓温服，不拘时候。

【主治】肺劳咳嗽，喘满气逆，痰唾不利，不思饮食。

59875　茯苓汤（《圣济总录》卷八十八）

【组成】赤茯苓（去黑皮）　前胡（去芦头）　人参　附子（炮裂，去皮脐）各半两　黄耆（剉）　鳖甲（去裙襕，醋浸，炙黄）　半夏（汤洗七遍去滑，炒干）各一两　陈橘皮（汤浸，去白，焙）　木香各一分

【用法】上为粗末。每服三钱匕，水一盏，加生姜半分（拍碎），大枣二个（去核），煎至六分，去滓，空腹温服，日午、临卧再服。

【主治】五劳七伤，脾胃气弱，痰饮不消，胸满气逆，呕吐减食。

59876　茯苓汤（《圣济总录》卷九十）

【组成】白茯苓（去黑皮）　人参各二两　麦门冬（去心，焙）　陈橘皮（去白，焙）　杏仁（汤浸，去皮尖双仁，炒）　紫苏（微炒）各一两　酸枣仁（炒）五两

【用法】上为粗末。每服五钱匕，水一盏半，加生姜半分（拍碎），煎至一盏，去滓，空腹温服，分二服相次服之。

【主治】虚劳烦躁不得眠。

59877　茯苓汤（《圣济总录》卷九十）

【组成】白茯苓（去黑皮）　桂（去粗皮）　干姜（炮）　甘草（炙，剉）　芍药　食茱萸各半两　熟干地黄（洗，焙）三分

【用法】上为粗末。每服五钱匕，以水一盏半，加大枣二个（去核），煎至一盏，去滓，空腹温服，一日二次。

【主治】虚劳气满不得眠，手足疼痛。

59878　茯苓汤（《圣济总录》卷九十二）

【组成】赤茯苓（去黑皮）　黄芩（去黑心）　栀子仁各

一两半　赤石脂　升麻　紫菀（去苗土）各一两　麦门冬（去心，焙）一两半　豉（炒）一合　石膏一两

【用法】上为粗末。每服五钱匕，水一盏半，加竹叶五片，煎至一盏，去滓，下芒消一钱匕，分二次温服，早食后、日午各一次。

【功用】消热气，调血脉，理中。

【主治】脉极实热，血气伤心，好生嗔怒，口唇色变，言语不快。

59879　茯苓汤（《圣济总录》卷九十三）

【组成】白茯苓（去黑皮）　麦门冬（去心，焙）　款冬花　独活（去芦头）　槟榔（剉）各六两　桂（去粗皮）　防风（去叉）　防己各五两　甘草（炙）　枳壳（去瓤，麸炒）各四两　地骨皮（去土）十两

【用法】上剉，如麻豆大。每服五钱匕，以水二盏，先煎山泽根，取水一盏半，入药并生姜半分（切），大枣三个（擘破），同煎取一盏，去滓温服，每早晨、日晚各一次。

【主治】心蒸。苦心惊悚栗，男子因读书损心气，伤思虑，过损心，吐血，心烦多忘，失精神，或身体痒瘙，风癣，或胸中气满。

59880　茯苓汤（《圣济总录》卷九十三）

【组成】白茯苓（去黑皮）　人参　麦门冬（去心，焙）　独活（去芦头）　槟榔各三分　桂（去粗皮）　防风（去叉）　防己各一两一分　桔梗（剉，炒）　甘草（炙）　防葵　枳壳（去瓤，麸炒）各四两　地骨皮十两

【用法】上剉，如麻豆大。每服五钱匕，以水一盏半，加生姜半分（切碎），大枣二个（擘破），煎取八分，去滓顿服，早晚、食后各一次。用银器煎尤妙。

【主治】骨蒸肺痿，心忪战栗，烦热善忘，精神不宁，梦寐飞飏，吐血，身体疼重或痒，多生疮癣，脚气。

59881　茯苓汤

《圣济总录》卷九十八。为《圣惠》卷五十八"赤茯苓散"之异名。见该条。

59882　茯苓汤（《圣济总录》卷一○○）

【组成】赤茯苓（去黑皮）　桂（去粗皮）各三分　芍药　当归（切，焙）　生干地黄（焙）　木香　芎䓖各半两　鬼箭羽　桃仁（去皮尖双仁，炒）各三分

【用法】上为粗末。每服三钱匕，水一盏，煎至七分，去滓温服，不拘时候。

【主治】尸注。发作无时，腹胀喘急，上冲心胸，傍攻两胁。

59883　茯苓汤（《圣济总录》卷一一七）

【组成】白茯苓（去黑皮）　大黄（剉，炒）　升麻　麦门冬（去心，焙）　远志（去心）　人参　葛根（剉）　甘草（炙，剉）各半两

【用法】上为粗末。每服三钱匕，水一盏，煎至七分，去滓温服，不拘时候。

【主治】心热，舌干烦躁。

59884　茯苓汤（《圣济总录》卷一二二）

【组成】赤茯苓（去黑皮）　前胡（去芦头）二两　生干地黄　人参　桂（去粗皮）　芍药　甘草（炙，剉）各一两　麦门冬（去心，焙）三两

【用法】上为粗末。每服三钱匕，水一盏，加大枣二个

（擘），煎至六分，去滓温服，一日三次，不拘时候。

【主治】❶《圣济总录》：喉咽闭塞不利。❷《普济方》：虚劳少气，咽喉不利，唾出稠胶。

59885 茯苓汤《圣济总录》卷一二五）

【组成】白茯苓（去黑皮）人参各一两 海藻（洗去咸，焙）二两 海蛤 半夏（为末，生姜汁和作饼，晒干）甘草（炙，剉）菴䕡子各一两

【用法】上为粗末。每服三钱匕，水一盏，煎至七分，去滓温服。

【主治】瘿气，咽喉肿塞。

59886 茯苓汤《圣济总录》卷一二八）

【组成】白茯苓（去黑皮）三分 黄耆（剉）一两半 芎劳一两 桂（去粗皮）三分 麦门冬（去心，焙）五味子各一两

【用法】上为粗末。每服五钱匕，水一盏半，加生姜半分（拍碎），大枣二个（擘破），同煎至八分，去滓，空心温服，晚再服。

【主治】痈溃脓太多，里虚热。

59887 茯苓汤《圣济总录》卷一五〇）

【组成】赤茯苓（去黑皮）芎劳 当归（切，焙）甘草（炙，剉）各一两 桂（去粗皮）二两 栀子仁十四枚 吴茱萸（汤洗，焙，炒）细辛（去苗叶）干姜（炮）生干地黄（焙）各一两半

【用法】上为粗末。每服五钱匕，水一盏半，煎取一盏，去滓温服，不拘时候。

【主治】妇人中风，角弓反张，口噤。

59888 茯苓汤《圣济总录》卷一五四）

【组成】白茯苓（去黑皮）旋覆花 生干地黄（微炒）各二两 陈橘皮（汤浸，去白，焙）细辛（去苗叶）芎劳 人参 芍药 桔梗（去芦头，炒）甘草（炙令赤色）各一两半

【用法】上为粗末。每服三钱匕，以水一盏，加生姜一片（拍碎），同煎至六分，去滓温服，一日二次。

【功用】安胎，调匀血脉。

【主治】妊娠恶阻，呕逆恶心，四肢疼，头痛，恶闻食气，心忪烦闷，多损坠。

59889 茯苓汤《圣济总录》卷一五六）

【组成】赤茯苓（去黑皮）防风（去叉）人参 白术（剉，炒）枳壳（去瓤，麸炒）甘草（炙）各一两

【用法】上为粗末。每服三钱匕，水一盏，加生姜三片，煎至七分，去滓温服，不拘时候。

【主治】妊娠虚烦懊热，心中闷乱，头运重，呕逆，四肢倦怠。

59890 茯苓汤《圣济总录》卷一六〇）

【组成】白茯苓（去黑皮）一两半 甘草（炙，剉）一两 远志（去心）半两 白薇 龙齿（研）各一两 熟干地黄（焙）一两半 人参 防风（去叉）各一两 独活（去芦头）半两

【用法】上为粗末。每服三钱匕，水一盏，煎至七分，去滓温服，不拘时候。

【主治】产后心气不足，血邪狂言，眠卧不安。

59891 茯苓汤《圣济总录》卷一六二）

【组成】白茯苓（去黑皮）羌活（去芦头）当归（切，焙）人参 附子（炮裂，去皮脐）芎劳 石膏（火煅）黄耆（剉）各一两

【用法】上剉，如麻豆大。每服三钱匕，水一盏，煎至七分，去滓温服，不拘时候。

【主治】❶《圣济总录》：产后气血虚，头痛不定。❷《普济方》：目眩呕逆。

59892 茯苓汤《圣济总录》卷一六四）

【组成】白茯苓（去黑皮）一两半 甘草（炙黄）一两 芍药（剉，炒）一两 桂（去粗皮）一两 当归（切，炒）一两 麦门冬（去心，焙）一两 黄耆一两半（剉）

【用法】上为粗末。每服五钱匕，水一盏半，加生姜半分（切），大枣二个（擘），煎至八分，去滓温服，不拘时候。

【主治】产后虚汗不止，心悸恍惚，怵惕多惊。

59893 茯苓汤《圣济总录》卷一七四）

【异名】茯苓散（《魏氏家藏方》卷十）。

【组成】白茯苓一两 乌梅肉半两（微炒）干木瓜一两

【用法】上为粗末。每服一钱匕，以水一小盏，加生姜钱子一片，煎至五分，去滓温服，不拘时候。

【主治】小儿伤寒，咳嗽喘粗，肌热烦躁作渴。

59894 茯苓汤《圣济总录》卷一七七）

【组成】赤茯苓（去黑皮）人参 黄芩（去黑心）大黄（剉，炒）各半两

【用法】上为粗末。八九岁儿，每服二钱匕，水一盏，煎至半盏，去滓温服，一日二次。

【主治】小儿痰实壮热。

59895 茯苓汤《圣济总录》卷一七九）

【组成】赤茯苓（去黑皮）冬葵子 木通（剉）车前子各半两

【用法】上为粗末。五六岁儿，每服一钱匕，以水一中盏，煎至五分，去滓温服，如人行十里以来再服。

【主治】小儿小便不通。

59896 茯苓汤《圣济总录》卷一八三）

【组成】白茯苓（去黑皮）四两 泽泻二两 白术 干姜（炮）桂（去粗皮）甘草（炙，剉）各一两半 小麦二两

【用法】上为粗末。每服三钱匕，水一盏，煎至七分，去滓温服，不拘时候。

【主治】乳石发，热甚口干。

59897 茯苓汤《圣济总录》卷一八四）

【组成】赤茯苓（去黑皮）淡竹叶一握（切碎）白术 甘草（炙）枳实（去瓤，麸炒）人参 栀子仁各一两 大黄（剉，炒）二两 黄芩（去黑心）三两

【用法】上为粗末。每服三钱匕，水一盏，煎至七分，去滓温服。

【主治】乳石热肿。

59898 茯苓汤

《圣济总录》卷一八四。为方出《圣惠》卷三十八，名见《普济方》卷二六一"前胡散"之异名。见该条。

59899 茯苓汤《全生指迷方》卷四）

【组成】茯苓 麦门冬（去心）黄芩各一两 秦艽（去土）柴胡（去苗）各半两 杏仁（去皮尖）一分

【用法】上为散。每服五钱，水二盏，煎至一盏，去滓

温服。

【主治】心咳。恶热脉疾,小便赤涩。

【备考】《鸡峰》卷十一多"五味子一两"。

59900 茯苓汤（《鸡峰》卷十）

【组成】赤茯苓 沉香各一两（一方用琥珀代沉香）

【用法】上为细末。每服二钱,白汤点,食后、临卧服。

【主治】小便白浊,不利,时有作痛。

59901 茯苓汤

《鸡峰》卷十六。为《金匮》卷下"葵子茯苓散"之异名。见该条。

59902 茯苓汤

《鸡峰》卷十九。为《金匮》卷中"防己茯苓汤"之异名。见该条。

59903 茯苓汤（《宣明论》卷二）

【组成】赤茯苓（去皮） 桑白皮各二两 防风 官桂 川芎 芍药 麻黄（去节）各一两半

【用法】上为末。每服五钱,水一盏,加大枣一个,煎至八分,去滓温服,以姜粥投之,汗泄为度。

【主治】痛痹,四肢疼痛,拘倦浮肿。

59904 茯苓汤（《三因》卷十一）

【组成】半夏三两（汤洗十次） 茯苓 熟地黄各一两八钱 橘皮 细辛 人参 芍药 川芎 旋覆花 桔梗 甘草（炙）各一两二钱

【用法】上剉散。每服四大钱,水二盏,加生姜七片,煎七分,去滓空腹服。

【主治】忧怒兼并,气攻血溢,停留胃管,嗳闻血腥,呕吐食饮,及妊娠恶阻,中脘宿冷,冷血侵脾,恶闻食气。

【加减】客热烦渴口疮者,去橘皮、细辛,加前胡、知母;肠冷下利者,去地黄,入桂心（炒）;胃中虚热,大便秘,小便涩,去地黄,加大黄一两八钱,黄芩六钱。

59905 茯苓汤（《杨氏家藏方》卷十）

【组成】白茯苓（去皮） 泽泻 香附子 橘红 大腹皮 干生姜 桑白皮（细剉,炒）各等分

【用法】上㕮咀。每服五钱,水一盏半,煎至七分,去滓温服,不拘时候。

【主治】脾气不实,手足浮肿,小便秘涩,气急喘满。

59906 茯苓汤（《保命集》卷中）

【组成】白术一两 茯苓（去皮）七钱半

【用法】上㕮咀,水煎一两,食前服。

【主治】❶《保命集》:湿泻。❷《准绳·类方》:饮食伤泻。

【加减】食入而泻,谓胃中有宿谷也,加枳实五钱;酒入而泻,湿热泻也,加黄芩五钱。

59907 茯苓汤（《兰室秘藏》卷下）

【组成】生黄芩三分 当归身四分 肉桂 炙甘草各五分 猪苓 茯苓各六分 泽泻一钱 芍药一钱五分 苍术 生姜 升麻 柴胡各二钱

【用法】上㕮咀,如麻豆大,分作二服。每服水二盏,煎至一盏,去滓,食前稍热服。

【主治】因伤冷饭水泄,一夜走十行,变作白痢,次日其痢赤白,腹中疠痛,减食,热躁,四肢沉困无力。

59908 茯苓汤（《济生》卷三）

【异名】六味茯苓汤（《景岳全书》卷五十四）。

【组成】半夏（汤泡七次） 赤茯苓（去皮） 橘红各一两 枳实（去瓤,麸炒） 桔梗（去芦） 甘草（炙）各半两

【用法】上㕮咀。每服四钱,水一盏半,加生姜七片,煎至七分,去滓温服,不拘时候。

【主治】支饮,手足麻痹,多睡眩冒。

59909 茯苓汤（《朱氏集验方》卷二）

【组成】白茯苓

【用法】上为细末。每服二钱,煎乌梅、陈艾汤调下。

【主治】虚汗,盗汗。

59910 茯苓汤（《得效》卷四）

【组成】半夏一两（汤洗七次） 茯苓 熟地黄各二两 橘皮 细辛 人参 芍药 川芎各一两二钱

【用法】上剉散。每服四大钱,水二盏,加生姜七分,煎七分,去滓空腹服。

【主治】忧怒并气攻,血溢停留胃管,嗳闻血腥,呕吐饮食及妊娠恶阻,中脘宿冷,冷血侵脾,恶闻食气。

59911 茯苓汤（《普济方》卷三十五）

【组成】茯苓 厚朴各四两 槟榔 白术各二两 生姜十两 （一方有吴茱萸 人参各二两）

【用法】上㕮咀,水九升,煮二升七合,绞去滓,分温三服,每服约去如人行七八里。须利,加槟榔末一两五钱,汤欲热时入之,三日服一剂,屡服五六剂,可则停。

【主治】心头气结,连胸脐皆痛,及吐酸水,日夜不止。

【宜忌】忌酢物、桃、李、雀肉。

59912 茯苓汤

《普济方》卷一三一。为《圣惠》卷九"赤茯苓汤"之异名。见该条。

59913 茯苓汤（《普济方》卷三四一）

【组成】赤茯苓 白术 郁李仁 杏仁 旋覆花各一两 槟榔五枚（剉）

【用法】上为粗末。每服二钱匕,水一盏,煎至七分,去滓空心服。

【主治】妊娠小便不通。

59914 茯苓汤（《普济方》卷三七八）

【组成】茯苓二分 蚱蝉三个（炙） 雀瓮二个（炙） 蛇蜕皮半分 铁精 芍药 麻黄（去节） 黄耆 柴胡 当归 人参各一分

【用法】上切。以水三升,先煮麻黄十沸,去沫,纳诸药,煮一升五合,分为四服,百日儿一日服尽。

【主治】少小滞实不去,内有热,摇头弄舌,欲作痫。

59915 茯苓汤（《普济方》卷三七八）

【组成】茯苓 黄芩 钩藤 大黄各一分

【用法】上切。以水一升,煮三合,为三服或五服。多者加黄芩一分;生七日以后者,加大黄一分。

【主治】儿生七日后,有热欲作痫。

59916 茯苓汤

《普济方》卷三九三。即《圣济总录》卷一七五"理中茯苓汤"。见该条。

59917 茯苓汤（《普济方》卷四〇三）

【组成】白茯苓（去皮） 桔梗（去芦） 天花粉（净） 半夏（汤泡） 甘草

【用法】上剉。生姜、麦门冬煎服。

【主治】痘疮痰盛。

59918 茯苓汤（《痈疽验方》）

【组成】赤茯苓 桃仁（去皮尖）各一钱 甜瓜子（研）芒消 大黄（炒）各二钱 牡丹皮二钱半

【用法】作一剂。水二钟，煎一钟，食前服。

【主治】肠痈。

59919 茯苓汤

《校注妇人良方》卷六。为《外台》卷八引《延年秘录》"茯苓饮"之异名。见该条。

59920 茯苓汤（《万氏女科》卷二）

【组成】白茯苓 白术 陈皮 香附 乌药各一钱 炙草五分 紫苏茎叶五分 木瓜三片

【用法】生姜为引，水煎，空心服。

【主治】子气。孕妇自六七个月以来，两足肿大，行步艰难，脚指间有黄水出。

59921 茯苓汤（《古今医鉴》卷十二）

【组成】当归 川芎 白芍药（炒）熟地黄 白术（土炒）茯苓 泽泻 黄芩 栀子（酒炒）甘草（炙）厚朴（姜汁炒）麦门冬（去心）

【用法】上剉一剂。水煎服。

【主治】妊娠七八个月前后，面目四肢浮肿。

59922 茯苓汤（《古今医鉴》卷十五）

【组成】薏苡仁 皂角刺 木瓜 白芷 当归尾 生地黄 川牛膝 白芍药 黄柏 防风各一两 大皂角 川椒 红花各五钱 甘草节 羌活各七钱 金银花二两

【用法】上剉作十剂。每一剂和土茯苓四两同煎，空心服。

【主治】远年久日一切杨梅天泡疮毒，甚至腐烂肌肉，流脓出汗，臭不可闻，痛不可忍。

【宜忌】忌茶。

59923 茯苓汤（《回春》卷八）

【组成】土茯苓四两（捣汁）桔梗 防风各一两 乳香 没药各五分

【用法】上剉，水五碗，煎至三碗，温服，一日服尽。

【主治】杨梅疮。

【宜忌】忌茶水、铁器。

59924 茯苓汤（《医学正印》）

【组成】茯苓 阿胶 吴茱萸 麦冬 人参 芍药 白术各一钱 甘草五分 生姜三片

【用法】上剉。每用水二钟，煎一钟，入胶再煎二沸，看胶烊，放温，空心服，滓再煎，饥时服。

【主治】妊娠卒惊与举重腰痛，腹满与胞急，卒有所下。

59925 茯苓汤

《嵩崖尊生》卷七。为《伤寒论》"茯苓甘草汤"之异名。见该条。

59926 茯苓汤（《嵩崖尊生》卷九）

【组成】麦冬 茯苓 半夏 陈皮 白术各一钱半 人参 甘草各一钱 乌梅半个

【用法】加生姜，水煎服。

【主治】霍乱烦渴，兼小便不利。

59927 茯苓汤（《冯氏锦囊秘录》卷四）

【组成】柴胡 麦门冬（去心）人参 赤茯苓 甘草 黄芩

【用法】加小麦二十粒，竹叶三片，水煎服。

【主治】婴孩温壮，伏热来去。

59928 茯苓汤（《不居集》上集卷十九）

【组成】茯苓 白术（炒）各五钱

【用法】水煎服。

【主治】欲火甚梦遗。

59929 茯苓汤（方出《临证指南医案》卷八，名见《杂病源流犀烛》卷二十二）

【组成】冬桑叶 谷精草 望月砂 苡仁 通草 绿豆皮 茯苓

【用法】水煎服。

【主治】热蒸湿郁，暑入气阻，目病。

59930 茯苓汤（《仙拈集》卷四）

【组成】土茯苓二分（用石打碎）猪胰子一个（去油）

【用法】水四升，入药熬成二升，去滓用汁，再兑入好酒二斤。再入金银花、生地、桔梗、当归各五钱，熬成二升，渣再煎减半，服之。

【主治】杨梅疮。

59931 茯苓汤（《医部全录》卷四四二）

【组成】茯苓 川芎 鳖甲（炙）枳壳（炙）芍药各二分 柴胡四分

【用法】上剉。以水一大升三合，煎至三合，空心为二服，去如人行五六里再服。

【主治】小儿闪癖，身体壮热，频服冷药，冷气漫心成癖，下焦又冷，肠结，大便难。

【宜忌】忌苋子。

59932 茯苓汤（《杂病源流犀烛》卷六）

【组成】半夏 陈皮 茯苓 甘草 香附 益智仁 人参各一钱 乌梅一个 竹沥二匙 生姜汁二匙

【用法】水煎服。

【主治】素多痰饮，心肾不交，健忘。

59933 茯苓汤

《治疫全书》卷三。为《瘟疫论》卷下"四苓汤"之异名。见该条。

59934 茯苓汤（《疝癥积聚编》）

【组成】茯苓五分 陈皮 附子 白术各二分 半夏 吴茱萸各一分

【用法】水煎，临服加姜汁一匙，温服。

【主治】诸疝，呕吐不止，饮不纳。

59935 茯苓汤（《妇科玉尺》卷四）

【组成】人参 甘草 山药 当归 茯苓 桂心 麦冬 远志 大枣 生姜

【主治】产后心虚。

59936 茯苓汤（《竹林女科》卷二）

【组成】赤茯苓 熟地黄各一铢 半夏（制，炒黄）一钱半 旋覆花 人参 白芍（炒）川芎 桔梗 甘草（炙）橘红各七分

【用法】加生姜七片，水煎服。

【主治】妊娠禀受怯弱，受胎一月，便有阻病，颜色如故，脉息和顺，但觉肢体沉重，头目昏眩，择食，或作寒热，呕

吐痰水,恍惚不能支持。

59937 茯苓汤《易简方便》卷六

【组成】茯苓 川芎 苏叶 前胡 半夏(制) 桔梗 枳壳 干姜 陈皮各八分 当归 生地 白芍各一钱 台党五分 桑白皮六分 甘草三分

【用法】生姜为引,水煎服。

【主治】经来咳嗽,喉中出血,及肺经枯燥。

59938 茯苓汤《不知医必要》卷二

【组成】白术(净)二钱 茯苓三钱 郁李仁(杵)一钱五分

【用法】加生姜汁,水煎服。

【主治】水肿。

59939 茯苓汤《顾氏医镜》卷五

【组成】茯苓 远志 菖蒲 竹黄 姜汁 竹沥

【主治】小儿喜惊易悸,痰热内盛。

59940 茯苓苏《千金》卷二十七引彭祖方

【组成】茯苓五斤(灰汁煮十遍,浆水煮十遍,清水煮十遍) 松脂五斤(煮如茯苓法,每次煮四十遍) 生天门冬五斤(去心皮,晒干作末) 牛酥三斤(炼三十遍) 白蜜三斤(煎令沫尽) 蜡三斤(炼三十遍)

【用法】上六味,各捣筛,以铜器重汤上,先纳酥,次蜡,次蜜,消讫,纳药,急搅之勿住,务令大均,纳瓷器中,蜜封之,勿泄气,先一日不食,欲不食先须吃好美食,令极饱,然后绝食,即服二两,二十日后服四两,又二十日后八两;细丸之,以咽中下为度。第二度以四两为初,二十日后八两,又二十日二两。第三度服以八两为初,二十日二两,又二十日四两,合一百八十日,药成自后服三丸将补,不服亦得,恒以酥蜜消息之,美酒服一升为佳。

【功用】养性。

59941 茯苓饮《外台》卷八引《延年秘录》

【异名】外台茯苓饮(《金匮》卷中附方)、茯苓饮子(《鸡峰》卷十八)、茯苓汤(《校注妇人良方》卷六)。

【组成】茯苓三两 人参二两 白术三两 生姜四两 枳实二两(炙) 橘皮一两半(切)

【用法】上切,以水六升,煮取一升八合,去滓,分三次温服,如人行八九里进之。

【功用】消痰气,令能食。

【主治】心胸中有停痰宿水,自吐水出后,心胸间虚气满,不能食。

【宜忌】忌酢物、桃、李、雀肉。

【方论选录】《金鉴》:上、中二焦气弱,水饮入胃,脾不能输归于肺,肺不能通调水道,以致停积为痰,为宿水。吐之则下气因而上逆,虚与气结,满不能食,当补益中气,以人参、白术为君;茯苓逐宿水,枳实破诸气为臣;开脾胃,宣扬上焦,发散凝滞,则陈皮、生姜为使也。其积饮既去,而虚气塞满其中,不能进食,此证最多。

【现代研究】抗胃黏膜损伤作用:《中国实验方剂学杂志》[1995,1(1):22-24]用茯苓饮 500,1000,2000 毫克/千克灌胃,对大鼠胃黏膜损伤有良好的保护作用,其中对盐酸和无水乙醇模型,茯苓饮高剂量优于甲氰咪胺($P<0.05$ 或 $P<0.01$)。而在阿斯匹林模型上,茯苓饮比不上甲氰咪胺。

59942 茯苓饮《外台》卷十八引《延年秘录》

【异名】茯苓饮子(《鸡峰》卷四)。

【组成】茯苓三两 紫苏叶三两 杏仁三两 橘皮三两 升麻三两 柴胡三两 生姜四两 犀角二两(屑) 槟榔十二枚(并皮子,碎)

【用法】上切。以水八升,煮取二升五合,去滓,分三次温服,如人行八里久。

【主治】脚气肿,气急上气,心闷热烦,呕逆不下食。

【宜忌】忌醋物。

59943 茯苓饮《圣济总录》卷十五

【组成】白茯苓(去黑皮) 远志(去心)各二两半 芍药 防风(去叉)各一两半 桂(去粗皮)二两 甘草(炙)一两一分

【用法】上为粗末。每服六钱匕,水二盏,加大枣一个,生姜一枣大,拍碎,煎至一盏,去滓,入铁粉一字,搅匀,食后服,日二夜一。

【主治】风痫,因虚羸气弱,惊悸多梦心神不定。

59944 茯苓饮《圣济总录》卷三十三

【组成】赤茯苓(去黑皮) 鳖甲(去裙襕,醋炙) 地骨皮各二两 柴胡(去苗) 知母(焙)各一两半 枳壳(去瓤,麸炒)一两

【用法】上到,如麻豆大。每服五钱匕,以水一盏半,煎取七分,去滓,入生地黄汁一合,食后良久温服,如人行五六里再服。

【主治】伤寒后,寒热不退,成疟时作。

59945 茯苓饮《圣济总录》卷四十七

【组成】赤茯苓(去黑皮)二两 泽泻 干姜(炮)各一两 白术 桂(去粗皮) 甘草(炙)各半两

【用法】上为粗末。每服五钱匕,水一盏半,煎至一盏,去滓空腹频呷,一日三次。

【主治】胃反吐逆,发渴饮水。

59946 茯苓饮《圣济总录》卷八十三

【组成】赤茯苓(去黑皮) 桑根白皮(炙,到) 防己 羚羊角(镑) 郁李仁(汤浸,去皮尖) 木香各二两 槟榔(碎)五枚 红雪二两半(旋入)

【用法】上药,除红雪外,为粗末。每服五钱匕,水一盏半,煎取七分,绞去滓,纳红雪二钱匕,空腹温服。当快利三二行,须隔日服。

【主治】脚气。两脚肿至膝,小腹引痛,膀胱急,宿水不宜,时复心闷,夜卧恍惚,昏热惊悸。

59947 茯苓饮

《圣济总录》(文瑞楼本)卷一三六。即原书同卷(人卫本)"茯苓散"。见该条。

59948 茯苓饮《圣济总录》卷一五一

【组成】白茯苓(去黑皮) 当归(微炙) 芍药 甘草(炙)各一两 桂(去粗皮)一两半

【用法】上为粗末。每服三钱匕,水一盏,煎七分,去滓,空心温服。

【主治】妇人月水不调,腰腹疼痛。

59949 茯苓饮《圣济总录》卷一五四

【组成】白茯苓(去黑皮) 防风(去叉) 人参 白术 枳壳(去瓤,麸炒) 生姜各半两 甘草一分(炙)

【用法】上到,如麻豆大。分为二剂。每剂以水四盏,

煎取一盏半,去滓,分二次食前温服,如人行三五里再服。

【主治】妊娠阻病,心中烦闷,头眩重,憎闻食气,闻便呕逆,四肢重不自持。

59950 茯苓饮(《圣济总录》卷一五七)

【组成】赤茯苓(去黑皮) 白术各二两 杏仁(去皮尖双仁,炒黄) 旋覆花各一两 黄芩(去黑心)一两半

【用法】上为粗末。每服五钱匕,水一盏半,煎七分,去滓,空心、食前温服,一日二次。

【主治】妊娠胎间水气,子满体肿。

59951 茯苓饮(《圣济总录》卷一七八)

【组成】白茯苓(去黑皮)一两一分 人参一两半 厚朴(去粗皮,生姜汁炙,剉)一两半 桔梗(炒)一两 椿皮(炙)一两

【用法】上为粗末。每服一钱匕,水半盏,煎至三分,分二服,去滓,食前温服,一日二次。

【主治】小儿冷痢白脓。

59952 茯苓饮(《圣济总录》卷一八四)

【组成】赤茯苓(去黑皮)二两 白术(炒令香) 甘草(炙令赤) 栝楼根(剉碎) 人参 桂(去粗皮)各一两 黄芩(去黑心)二两 枳壳(去瓤,麸炒令黄)一两半

【用法】上为粗末。每服五钱匕,水三盏,煎至一盏半,去滓,空心、晚食前温服。

【主治】乳石发动,烦热,身体微肿,不能食饮,小便不利。

59953 茯苓面(《圣惠》卷九十四)

【组成】白茯苓五斤(去黑皮,细剉) 甘草五两(细剉)

【用法】上药以水六斗,先煎甘草至三斗,去渣澄清,却入釜中,纳白蜜三升,好牛乳九升,相和,以慢火煎茯苓,令乳蜜汁尽,出之,及热,按令散,拣择去赤筋,又熟按令如面,阴令极干。初服三钱,以水调下,稍稍任性加之,每日四五次。

【功用】养性。

【宜忌】忌食米醋物。

59954 茯苓饼(《回春》卷八)

【组成】防风 人参 五加皮 白鲜皮 当归 川芎 丁皮 木瓜 皂角刺 海桐皮 乳香 没药 金银花 甘草各一钱 土茯苓半斤

【用法】上为细末,将药末四两对麦面四两,水和一处作饼,焙干熟用,不拘时候,外将细粗末煎作汤饮。以疮好为度。

【主治】远近顽疮,烂不敛口。

59955 茯苓酒(《本草纲目》卷二十五)

【组成】茯苓粉

【用法】同曲、米酿酒饮之。

【功用】暖腰膝。

【主治】头风虚眩,五劳七伤。

59956 茯苓粉(《遵生八笺》卷十一)

【组成】茯苓(切片)

【用法】上药,以水浸去赤汁,又换水浸一日,如上法取粉,拌水煮粥。

【功用】补益。

59957 茯苓酥(《千金翼》卷十二)

【组成】茯苓(取山之阳茯苓,其味甘美,山之阴茯苓,其味苦恶,拣得之,勿去皮,刀薄切,晒干,蒸令气溜,以汤淋之,其色赤味苦,淋之不已,候汁味甜便止,晒干捣筛)三斗

【用法】取好酒大斗一石,蜜一斗,和茯苓末令相得,纳一石五斗瓮中,熟搅之百遍,蜜封之,勿令泄气。冬月五十日,夏月二十一日,酥浮于酒上,接取酥,其味甘美如天甘露,可作饼,如手掌大,空屋中阴干,其色赤如枣。饮食一饼,终日不饥。

【功用】除万病,久服延年。

【宜忌】《圣惠》:忌食米醋。

59958 茯苓散(《外台》卷十七引《素女经》)

【组成】茯苓 钟乳(研) 云母粉 石斛 菖蒲 柏子仁 菟丝子 续断 杜仲 天门冬(去心) 牛膝 五味子 泽泻 远志(去心) 甘菊花 蛇床子 薯蓣 山茱萸 天雄(炮) 石韦(去毛) 干地黄 苁蓉各等分

【用法】上为散。每服方寸匕,以酒下,一日二次。二十日知,三十日病悉愈,百日以上体气康强。

【功用】长生延年,老而更壮。

【宜忌】忌酢物、羊肉、饧、鲤鱼、猪肉、芜荑。

59959 茯苓散(《圣惠》卷十一)

【异名】赤茯苓汤(《活人书》卷十八)。

【组成】赤茯苓一两 半夏半两(汤洗七遍去滑) 陈橘皮一两(汤浸,去白瓤,焙) 芎䓖半两 白术半两 人参一两(去芦头)

【用法】上为粗散。每服三钱,以水一中盏,加生姜半分,煎至六分,去滓温服,不拘时候。

【主治】伤寒后呕哕,心下痞满,胸膈间宿有停水,头眩心悸。

59960 茯苓散(《圣惠》卷二十六)

【组成】白茯苓一两 人参一两(去芦头) 白芍药一两半 甘草一两(炙微赤,剉) 羚羊角屑一两 防风一两(去芦头) 黄耆一两(剉) 桂心半两 芎䓖一两 麦门冬一两(去心) 地骨皮三分 磁石一两半(捣碎,水淘,去赤汁) 当归一两 牛膝一两(去苗) 五味子一两

【用法】上为散。每服四钱,以水一中盏,煎至六分,去滓,空腹及晚食前温服。

【主治】肾劳。虚损羸乏,咳逆短气,四肢烦疼,耳鸣,骨间热,小便赤色,腰脊疼痛无力。

59961 茯苓散(《圣惠》卷二十六)

【组成】白茯苓二两 黄耆二两(剉) 牛膝一两(去苗) 附子二两(炮裂,去皮脐) 人参一两(去芦头) 白芍药一两 白术一两 石斛一两(去根) 当归一两 沉香一两 桂心一两 芎䓖一两

【用法】上为散。每服三钱,以水一中盏,加生姜半分,煎至六分,去滓,食前温服。

【主治】肉极。坐卧不安,寒气所加,体重怠堕,四肢不举,关节疼痛,饮食无味。

59962 茯苓散(方出《圣惠》卷二十七,名见《普济方》卷二三三)

【组成】酸枣仁(微炒) 白茯苓 麦门冬(去心,焙) 白芍药 紫苏茎叶 黄耆各(剉)三两 人参(去芦头) 陈橘皮(汤浸,去白瓤,焙) 甘草(炙微赤,剉)各三分

【用法】上为散。每服三钱,以水一中盏,加生姜半分,

煎至六分,去滓温服,不拘时候。

【主治】虚劳烦热,四肢疼痛,不得睡卧。

59963 茯苓散《圣惠》卷二十九

【组成】赤茯苓一两 麦门冬一两(去心) 生干地黄一两 人参一两(去芦头) 前胡二两(去芦头) 枳实一两(麸炒微黄) 赤芍药一两 甘草半两(炙微赤,剉) 射干一两

【用法】上为散。每服三钱,以水一中盏,煎至六分,去滓温服,不拘时候。

【主治】虚劳,每唾稠粘,咽喉不利。

59964 茯苓散《圣惠》卷四十五

【组成】赤茯苓一两 半夏三分(洗七遍去滑) 枳壳三分(麸炒微黄,去瓤) 前胡一两(去芦头) 羚羊角屑三分 人参三分(去芦头) 槟榔一两 木香半两 桂心半两

【用法】上为散。每服三钱,以水一中盏,加生姜半分,煎至六分,去滓温服,不拘时候。

【主治】脚气。心胸痰壅,呕逆,不欲饮食。

59965 茯苓散《圣惠》卷四十五

【组成】赤茯苓一两 枳壳一两(麸炒微黄,去瓤) 木香半两 木通三分(剉) 大黄二两(剉碎,微炒) 诃黎勒皮一两 槟榔一两 桔梗三分(去芦头) 紫苏茎叶一两 鳖甲二两(涂醋,炙令微黄,去裙襕) 桂心半两

【用法】上为散。每服四钱,以水一中盏,加生姜半分,煎至六分,去滓温服,不拘时候。

【主治】脚气。心腹胀满,两胁妨闷,不能饮食。

59966 茯苓散《圣惠》卷五十八

【组成】赤茯苓三两 白术一两 葵子一合 赤芍药一两 木通二两(剉) 榆皮三两(剉) 白茅根一握(剉)

【用法】上为粗散。每服三钱,以水一中盏,入葱白三茎,煎至六分,去滓,食前温服。以利为度。

【主治】气淋。小腹胀闷,脐下时时切痛。

59967 茯苓散《圣惠》卷七十七

【组成】白茯苓 桔梗(去芦头) 生干地黄 人参(去芦头) 桂心 当归(剉,微炒) 钩藤 独活 桑寄生 赤芍药(炙微赤,剉) 石膏各一两

【用法】上为散。每服四钱,以水一中盏,煎至六分,去滓温服,不拘时候。

【主治】惊胎。妊娠因用力执作,觉胎动,心腹急痛,面青,汗水,头仰,气喘欲绝。

59968 茯苓散《医方类聚》卷十引《简要济众方》

【组成】白茯苓一两 栀子仁一两 黄芩一两 人参一两(去芦头) 甘草半两(炙)

【用法】上为散。每服二钱,水一中盏,加青竹茹一分,煎至八分,去滓,食后、临卧温服。

【主治】心脏实热,惊悸喜笑,神识不安。

59969 茯苓散《医方类聚》卷五十三引《神巧万全方》

【组成】赤苓一两 桂心一两 甘草半两(炙)

【用法】上为末。每服四钱,以水一中盏,加生姜半分,大枣三个,煎至五分,去滓热服,不拘时候。

【主治】伤寒太阳汗出不彻者,凡发汗太过,故令大小便难。

59970 茯苓散《苏沈良方》卷六

【组成】坚白茯苓

【用法】上为末。每服五钱,空心、食前、临卧温水调下,一日四五次。

【功用】《普济方》:大补益,缩小便。

【主治】❶《苏沈良方》:梦中遗泄。❷《普济方》:肾气不能摄精,心不能摄念,或梦而泄者,或不梦而泄者。

59971 茯苓散《圣济总录》卷十二

【组成】赤茯苓(去黑皮) 茯神(去木)各一两 人参 远志(去心) 海金沙各半两

【用法】上为细散。每服二钱匕,食后、临卧煎瞿麦汤调下。

【主治】上焦风热壅盛,头目眩运,烦躁饮水,小肠结涩。

59972 茯苓散《圣济总录》卷三十七

【组成】赤茯苓(去黑皮)三两 桂(去粗皮) 麻黄(去节) 甘草(炙,剉)各一两

【用法】上为散。每服三钱匕,新汲水调服,不拘时候。

【主治】疟病但热不寒,遍身发黄,小便涩滞。

59973 茯苓散《圣济总录》卷四十三

【组成】白茯苓(去黑皮)三分 远志(去心) 人参 麦门冬(去心,焙) 白僵蚕(炒) 羚羊角(镑) 菊花各半两 甘草(炙,剉) 牛黄(研) 铁粉(研)各一分

【用法】上为散。每服二钱匕,食后煮竹沥汤调下,或薄荷熟水下。

【主治】心虚惊悸。

59974 茯苓散

《圣济总录》卷五十九。为《圣惠》卷五十三"升麻散"之异名。见该条。

59975 茯苓散《圣济总录》卷八十二

【组成】赤茯苓(去黑皮)三两 葶苈(纸上炒)半两 人参 防风(去叉) 泽泻 甘草(炙,剉) 桂(去粗皮) 白术 狼毒(剉,醋炒) 蜀椒(去目并闭口者,炒出汗) 干姜(炮) 赤小豆(炒)各一两 大戟半两 肉苁蓉(酒浸,切,焙) 猪苓(去黑皮) 女萎各三分

【用法】上为散。每服一钱匕,温酒调下,日二次,夜一次。小便利为度。

【主治】脚气肿满。

59976 茯苓散《圣济总录》卷九十五

【组成】赤茯苓(去黑皮)三两

【用法】上为散。每服二钱匕,冷水调下。如男子小便中有余沥、漏精、梦泄,用温酒调下,空心服妙。

【主治】饮水过多,心闷着热,小便不通,男子小便中有余沥,漏精,梦泄。

59977 茯苓散《圣济总录》卷一二三

【组成】赤茯苓(去黑皮) 贯众 缩砂仁 甘草(炙)各一两

【用法】上为细散。每用一钱匕,掺喉中,以水送下。

【主治】喉中生谷贼,结肿疼痛,饮食妨闷。

59978 茯苓散《圣济总录》人卫本卷一三六

【组成】赤茯苓(去黑皮) 郁李仁(去皮) 赤芍药各一两半 大腹二个(并子) 百合 柴胡(去苗) 桑根白皮(剉) 陈橘皮(汤浸,去白,焙) 枳壳(去瓤,麸炒) 知母

（剉,焙）各一两

【用法】上为粗末。每服五钱匕,水二盏,煎至一盏,去滓,入芒消末一钱匕,更煎沸,分二次温服,空心、夜卧各一次。

【主治】风气攻头面浮肿,烦渴,心中躁闷,肚腹胀满,小便秘涩。

【备考】本方方名,原书文瑞楼本作"茯苓饮"。

59979　茯苓散《圣济总录》卷一五一）

【组成】白茯苓（去黑皮）　木香　杜仲（切,炒）　菖蒲　熟干地黄（焙）　柏子仁（研）　秦艽（去苗土）　菟丝子（酒浸,别捣,焙干）　青橘皮（汤浸,去白,焙）　诃黎勒皮（炮）　赤石脂　当归（切,焙）　五加皮（剉）　牛角䚡（烧灰）　乌贼鱼骨（去甲）　艾叶灰（烧存性）各一两

【用法】上为散。每服二钱匕,糯米饮调下,温酒亦得,空心、食前服,一日三次。

【主治】❶《圣济总录》:妇人血海不调,因虚冷成积,月水不绝,及赤白带下,面色萎黄。❷《妇人良方》引《博济》:腰脚沉重,胎气多损。

59980　茯苓散

《圣济总录》卷一五七。为《金匮》卷下"葵子茯苓散"之异名。见该条。

59981　茯苓散《圣济总录》卷一五七）

【组成】白茯苓（去黑皮）　人参　黄耆（薄切）　酸石榴皮（切,炒）　陈橘皮（去白,炒）　甘草（炙）各一两

【用法】上为细散。每服二钱匕,热酒调,温服,米饮亦得,不拘时候。

【主治】妊娠胎月未足,气血未充,辄堕胎者,其血伤动,下而不止,虚烦困倦。

59982　茯苓散《圣济总录》卷一九八）

【组成】赤茯苓（先用水煮三十沸,晒干）四两　菊花二两　钟乳（取如鹅管、蝉翼光明者,先入银器中放在五六斗釜中,乃添水于釜内九分,釜底燃火令如鱼目沸三复时,每一复时,换水净洗刷后添水,慢火煎令鱼目沸,日足取出,入乳钵内,研极细,入水少许,更研如稀糊,乃取澄晒干,更研如粉）一两　云母（取黄白光明者,簇于大方砖上,以炭火七斤,煅通赤,从旦至暮取出,去灰,为末,入绢袋于大盆中摆之按揉,令水内澄取出晒干,更研如粉）一两　菖蒲（九节者,米泔浸三复时,逐日换泔,日足,切,晒干）　栝楼根　赤石脂（研如粉,水飞过,晒干,更研）　山茱萸（微炒）　防风（去叉）　牛膝　菟丝子（酒浸三日,控干捣末）　熟干地黄（焙）　续断　杜仲（去粗皮,炙）　山芋　蛇床子（微炒）　柏子仁　天雄（炮裂,去皮脐）　桂（去粗皮）　肉苁蓉（酒浸,去皱皮,切,焙）　牡丹皮　人参　天门冬（去心,焙）　石斛（去根节）　白术　石长生（去根节,微炙）　牡蒙　附子（炮裂,去皮脐）　苦参　玄参（水洗,麸炒焦）　独活（去芦头）　牡荆子　狗脊（去毛）　紫菀（水洗,去土,晒干）　干姜（炮裂）　黄耆（炙,剉）　泽泻　甘草（水蘸,炙）　芍药　巴戟天（去心）　沙参　远志（去心,焙）　石南叶（暖水流控干,炙）　牡蛎（捣末,水和作团,转飞取晒干）各半两

【用法】上为散。每服一钱匕,温酒调下,一日三次,空心、日午、近晚各一次。二十日见效,四十五日诸疾并愈,一年可还童。

【功用】还精补脑,长生驻颜,却老延年。

59983　茯苓散《鸡峰》卷十八）

【组成】五味子　阿胶　茯苓各半两　黄耆一两

【用法】上为细末,米饮调下,不拘时候。

【主治】❶《鸡峰》:血淋。❷《普济方》引《十便良方》:血淋不可进凉药者。

【备考】《普济方》引《十便良方》本方用法:每服二钱。

59984　茯苓散《本事》卷四）

【组成】郁李仁（去皮尖,微炒）四钱　槟榔二个　赤茯苓（去皮）　白术　甘遂（切片,炒）各一钱　橘皮（去白）一钱半

【用法】上为细末。每服一钱,姜、枣汤调下。

【主治】肿满,小便不利。

【方论选录】《本事方释义》:郁李仁气味辛平而润,入手、足太阴、阳明;槟榔气味苦辛温,入足太阴、太阳,能消积气;赤茯苓气味甘平,淡渗,入阳明;白术气味甘温微苦,入足太阴;甘遂气味苦寒,入足太阳,泄水之圣药;橘皮气味苦辛微温,入手太阴。此因湿邪肿满,小溲不利,故用分消群剂,使水气下泄,惟恐土衰,水不能去,以术培土,姜、枣和营卫,则溺得通利,岂有不奏绩耶。

59985　茯苓散《宣明论》卷八）

【异名】槟榔散（《普济方》卷一九二引《医方集成》）。

【组成】芫花（醋拌,炒）　泽泻　郁李仁　甜葶苈　汉防己　藁本各三钱半　陈皮（去白）　白茯苓　白槟榔　瞿麦各半两　滑石　大戟各七钱半

【用法】上为末。每服三钱,桑白皮煎汤,空心调下,取下碧绿水如烂羊脂为度。

【主治】诸般气肿。

【宜忌】忌盐食百日。

【备考】方中茯苓原脱,据《袖珍》补。

59986　茯苓散《杨氏家藏方》卷九）

【组成】白茯苓（去皮）二两　缩砂仁一两

【用法】上为细末,入盐二钱,用精羊肉批作大片,掺药在上,炙熟。空心食之,然后饮酒一二盏。

【主治】梦中虚滑遗精。

59987　茯苓散《卫生总微》卷七）

【组成】赤茯苓一两　陈皮三分　桔梗（去芦）一两　甘草（炙）半两

【用法】上为末。每服一钱,水六分,加生姜二片,煎至四分,温服,不拘时候。

【功用】调中养胃。

【主治】伤寒数日,胸膈不利。

59988　茯苓散

《魏氏家藏方》卷十。为《圣济总录》卷一七四"茯苓汤"之异名。见该条。

59989　茯苓散《妇人良方》卷十九）

【组成】茯苓（一方使茯神）　生地黄各十二分　远志　白薇　龙齿各十分　防风　人参　独活各八分（同为末）

【用法】上以银一大斤,水一斗五升,煎取七升,下诸药,煎取三升,分三次温服。

【主治】产后狂语,志意不定,精神昏乱,心气虚,风邪所致。

【宜忌】忌菘菜、猪肉、生冷。

59990 茯苓散(方出《妇人良方》卷十九,名见《校注妇人良方》卷十九)

【组成】人参 甘草 芍药 当归 生姜各八分 远志 茯苓各十分 桂心六分 麦门冬 大枣各十二分

【用法】上为散。以水八升,煮取三升,去滓,分三次温服。

【主治】❶《妇人良方》:产后心虚,怔悸不定,乱语错误,精神恍惚不主。❷《校注妇人良方》:产后健忘少睡,或自汗盗汗。

59991 茯苓散(《直指小儿》卷四)

【组成】京三棱 蓬莪术(煨) 缩砂仁 赤茯苓各半两 青皮 陈皮 滑石 甘草(微炙)各二钱半

【用法】上为末。每服一钱,麦门冬、灯心煎汤调下。

【主治】小儿尿如白米泔状,由乳哺失节,有伤于脾,致使清浊不分而色白也,久则成疳,亦心膈伏热兼之得也。

59992 茯苓散(《御药院方》卷九)

【组成】白茯苓(去皮)一两 细辛(去苗) 香白芷各一两 寒水石(生用,研)四两

【用法】上为细末。每用少许擦牙痛处,含口良久,吐去津,然后用温水漱之,不拘时候。

【主治】牙齿疼及牙龈肿痛。

59993 茯苓散(《云岐子保命集》卷下)

【组成】赤茯苓一两 槟榔三钱 桂心 大腹皮 川茴香(炮,炒) 良姜各五钱

【用法】上为细末。每服五钱,沸汤点服。

【主治】伤寒汗下后,脐下有动气者。

59994 茯苓散(《急救仙方》卷三)

【组成】茯苓 人参 芍药 山栀子 甘草 紫苏 麦门冬 瞿麦各一两 连翘二两

【用法】上㕮咀。水煎服。

【主治】老人赤眼不退。

59995 茯苓散(《眼科龙木论》卷七)

【组成】白附子 玄参各五钱 白茯苓七钱五分 川续断 白僵蚕

【用法】上㕮咀。每服三钱,水一钟半,煎至半钟,去滓温服。

【主治】小眦赤。

59996 茯苓散(《普济方》卷三七四引《傅氏活婴方》)

【组成】茯苓 牙消 雄黄 朱砂各半两

【用法】上为末。金银薄荷汤调下。

【主治】惊风偏搐。

59997 茯苓散(《永乐大典》卷八〇二〇引《普济经验加减方》)

【组成】茯苓(去皮) 茯神 人参(去芦头) 远志(去心) 甘草各七钱半 龙骨 防风各半两 麦门冬(去心) 生地黄 犀角各一两(末)

【用法】上为末,分作三服,水一升半,煎至一升,三次服。

【主治】骨蒸热劳,多嗽喘。

59998 茯苓散

《普济方》卷三十三。为《普济方》卷二一六引《十便良方》"白茯苓散"之异名。见该条。

59999 茯苓散(《普济方》卷三十三)

【异名】锁阳丹。

【组成】茯苓 猪苓 木馒头(去皮子)各等分 (一方不用猪苓)

【用法】上为末。每服二钱,用米饮调下。

【主治】泄精,膀胱疾。

60000 茯苓散

《普济方》卷四十三。为《伤寒论》"茯苓桂枝白术甘草汤"之异名。见该条。

60001 茯苓散

《普济方》卷六十五。为《圣济总录》卷一一九"茯神散"之异名。见该条。

60002 茯苓散

《普济方》卷一六六。为《金匮》卷中"小半夏加茯苓汤"之异名。见该条。

60003 茯苓散

《普济方》卷二〇六。为《圣济总录》卷六十三"茯苓汤"之异名。见该条。

60004 茯苓散(《普济方》卷二一二)

【组成】茯苓 干姜 黄连各等分

【用法】上为细散,炼蜜为丸,如梧桐子大。每服十丸,渐增之,一日渐增至百丸,米饮送下。以愈为度。

【主治】下痢三十年者。

【加减】若痢剧者,加龙骨、附子(炮),还令等分。

【备考】本方方名,据剂型,当作"茯苓丸"。

60005 茯苓散

《普济方》卷二四四。即《圣惠》卷四十五"赤茯苓散"。见该条。

60006 茯苓散(《普济方》卷三五一)

【组成】茯苓 人参 当归 甘草各六分 生姜 陈皮各四分 厚朴八分

【用法】上㕮咀。以水二升,煎取八合,去滓温服。

【主治】产后腹痛气胀,胁下闷,不食兼微利。

60007 茯苓散(《普济方》卷三五三)

【组成】茯苓 远志 人参 麦门冬 桂心 生地黄 当归 龙齿 白芍药 羚羊角各等分

【用法】上为粗末。每服三钱,水一盏,加生姜三片,大枣一个,煎至六分,去滓温服,不拘时候。

【主治】产后脏虚,心中惊悸,志意不定,言语错乱,不自觉知。

60008 茯苓散(《普济方》卷三九四)

【组成】藿香 甘草 人参 半夏 白茯苓 丁香 陈皮各等分

【用法】上为末。每服一钱,藿香叶三寸,葱白一寸,同煎服。

【主治】胃寒呕吐。

60009 茯苓散(《医统》卷二十)

【组成】茯苓 麦门冬 通草 升麻各八分 紫菀 知母各一钱 桂心四分 赤石脂 淡竹叶十片 大枣二个

【用法】水二盏,煎八分,温服。

【主治】心经实热,口干烦渴,眠卧不安。

60010 茯苓散(《明医指掌》卷九)

【组成】人参一钱(去芦) 甘草(炙)一钱 山药一钱
当归一钱(炒) 白茯苓八分 桂心五分 麦冬一钱 远志
二钱(去心) 大枣二枚 生姜五钱

【用法】上㕮咀,水二盏,煎一盏服。

【主治】产后心虚,忪忡不定,恍惚多惊。

60011 茯苓散(《冯氏锦囊秘录》卷十八)

【组成】茯苓一两 当归 川芎 桂心 白芍 黄耆
人参 熟地各五钱

【用法】水二钟,加猪肾一双,去脂膜细研,加生姜三
片,大枣二个,同煎一钟,去肾、生姜、大枣,加没药五分,煮
取七分,去滓,食前分二次温服。

【主治】产后褥劳。生产日浅,运动用力,四肢寒痛,寒
热如疟。

60012 茯苓粥(《圣惠》卷九十六)

【组成】赤茯苓一两 麦门冬一两(去心) 粟米二合

【用法】上㕮咀细,先以水二大盏半,煎至一盏半,去滓,
下米煮作粥,温食。

【主治】心胸结气,烦闷恐悸,风热惊邪口干。

60013 茯苓粥(《圣济总录》卷一九○)

【异名】白茯苓粥(《长寿药粥谱》引《直指》)。

【组成】白茯苓(去黑皮,取末)半两 粳米二合

【用法】上药,以米淘净煮粥,米熟即下茯苓末。任意
食之,必得睡也。

【功用】《长寿药粥谱》引《直指》:健脾益胃,利水消肿。

【主治】❶《圣济总录》:产后无所苦,欲睡而不得睡。
❷《长寿药粥谱》引《直指》:老年性浮肿,肥胖症,脾虚泄泻,
小便不利,水肿。

【宜忌】《长寿药粥谱》引《直指》:老年人脱肛和小便多
者不宜服食。

60014 茯苓煎(《千金翼》卷十九)

【组成】茯苓二斤 白蜜四升

【用法】上药于铜器中重釜煎,以二茎薤白为候,黄即
煎熟。先食服如鸡子大,一日三次。

【主治】消渴。

60015 茯苓煎

《鸡峰》卷十五。为《医心方》卷二十二引《小品方》"茯
苓丸"之异名。见该条。

60016 茯苓煎

《鸡峰》卷十九。为《千金》卷二十一引《古今录验》"茯
苓丸"之异名。见该条。

60017 茯苓煎(《寿亲养老》卷四)

【组成】白茯苓五斤(去黑皮)

【用法】上药治下筛,以熟绢囊盛,于三斗米下蒸之,米
熟即止,晒干,又蒸,如此三过,乃取牛乳二斗和合,着铜器
中,微火煮如膏,收之。每食以竹刀割取,随性任饱服,则
不饥。如欲食,先煮葵菜汁饮之,任食无碍。

【功用】养老延年。

60018 茯苓膏(方出《千金》卷六,名见《普济方》卷五十一)

【组成】猪蹄二具(治如食法) 白粱米一斗(洗令净。
二味以水五斗,合煮猪蹄烂,取清汁三斗,用煮后药) 白茯
苓 商陆各五两 萎蕤一两 白芷 藁本各二两

【用法】上㕮咀,以前药汁三斗,并研桃仁一升,合煮,取

一斗五升,去滓。瓷瓶贮之,纳甘松、零陵香末各一两入膏
中,搅令匀,绵幂之。每夜用涂手面。

【功用】令皮肤悦泽白润。

【主治】面多䵟黯及手皴。

60019 茯苓膏(《千金》卷二十七)

【异名】仙方凝灵膏(《千金翼》卷十三)、凝灵膏(《圣济
总录》卷一九八)、神仙茯苓膏(《圣惠》卷九十四)、辟谷凝灵
膏(《普济方》卷二六四)。

【组成】茯苓(净,去皮) 松脂二十四斤 松子仁 柏
子仁各十二斤

【用法】上药皆依法炼之,松、柏仁不炼,捣筛,白蜜二
斗四升,纳铜器中汤上,微火煎一日一夕,次第下药,搅令相
得,微火煎七日七夜止,为丸如小枣大。每服七丸,一日
三次。

【功用】❶《千金》:轻身明目,不老。❷《圣惠》:发白更
黑,齿落重生,延年益寿。

60020 茯苓膏(《摄生众妙方》卷二)

【组成】大白茯苓不拘多少

【用法】上为细末,用水漂去浮者,漂时先令少用水,如
和面之状,全药湿方入水漂澄,取下沉者,以净布扭去水,晒
干,再为末,再漂再晒,凡三次,复为细末。每末一斤,拌好
白蜜二斤令匀,贮长瓷瓶内,箬皮封口置锅内,桑柴火悬胎
煮尽一日,抵晚连瓶坐埋五谷内,次早倒出,以旧在上者装
瓶下,旧在下者装瓶上,再煮再入五谷内,凡三日三夜,次早取
出,埋净土中七日,出火毒。每早、晚用三四匙嚼嚼,少时以
白汤下。

【主治】痰火。

60021 茯苓膏(《景岳全书》卷六十四)

【组成】当归 白蒺藜 羌活 生地 熟地 甘草(去
皮) 连翘 木通各三钱 土茯苓半斤

【用法】上为粗末,用水五六碗,熬将半,用绢滤去滓,
再熬成膏,晾冷。每服一大酒钟,一日三次。轻者五六料,
重者十料痊愈。

【主治】杨梅疮,疯毒。

【宜忌】熬药须用砂锅,忌房事、鸡、鱼、牛肉、椒醋
发物。

60022 茯苓糕(《回春》卷八)

【组成】土茯苓(去粗皮,为细末)一斤 白蜜一斤 糯
米粉一斤

【用法】上药和匀,蒸糕食之。常用茯苓煎服,当茶吃。

【主治】杨梅疮毒。

【宜忌】不可饮茶水。

60023 茯神丸(《古今录验》引陈明进方,见《外台》卷十五)

【异名】定志小丸。

【组成】菖蒲 远志(去心) 茯苓各二分 人参三两

【用法】上为末,炼蜜为丸,如梧桐子大。每服六七丸,
一日五次。

【主治】心气不定,五脏不足,甚者忧愁悲伤不乐,忽忽
喜忘,朝愈暮剧,暮愈朝发,发则狂眩。

【宜忌】忌酢物、羊肉、饧。

60024 茯神丸(方出《古今录验》引陈明方,见《外台》卷十五,名
见《圣济总录》卷十四)

【组成】茯神一两半　牛黄五铢　菖蒲　远志（去心）茯苓各二分　人参三两

【用法】先将五味为细末，然后入牛黄同研，再罗，炼蜜为丸，如梧桐子大。每服二十丸，温酒送下，食后良久及夜卧时服。

【主治】心惊恐，志意不定，五脏不足，甚者忧愁恐惧，悲伤不乐，忽忽喜忘，朝愈暮发，甚则狂眩。

【宜忌】忌醋物、羊肉、饧。

60025　茯神丸（方出《千金》卷十九，名见《鸡峰》卷十二）

【组成】人参　麦门冬　赤石脂　远志　续断　鹿茸各一两半　茯苓　龙齿　磁石　苁蓉各二两　丹参　韭子　柏子仁各一两六铢　干地黄三两

【用法】上为末，炼蜜为丸，如梧桐子大。每服二十丸，酒送下，一日二次。稍加至三十丸。

【主治】梦中泄精，尿后余沥及尿精。

【备考】《鸡峰》有茯神，无丹参、茯苓。

60026　茯神丸

《千金》卷二十一。为《千金》卷二十一（注文）引《集验方》"宣补丸"之异名。见该条。

60027　茯神丸（《圣惠》卷四）

【组成】茯神一两　人参一两（去芦头）　麦门冬一两（去心，焙）　熟干地黄一两　龙齿一两半（细研如粉）　黄芩一两　防风三分（去芦头）　黄耆三分（剉）　云母粉一两　犀角屑一两　薏苡仁一两　柏子仁一两

【用法】上为末，入研了药令匀，炼蜜为丸，如梧桐子大。每服二十丸，温粥饮调下，不拘时候。

【主治】心脏风虚，惊悸心忪，常多健忘。

60028　茯神丸（《圣惠》卷十）

【组成】茯神一两　麦门冬一两（去心，焙）　羚羊角屑　栀子仁　白鲜皮　川升麻　玄参各二分　车前子半两　铁粉半两（细研）　朱砂半两（细研）

【用法】上为末，与铁粉、朱砂，同研令匀，炼蜜为丸，如梧桐子大。每服二十丸，食后煎桑根白皮汤送下。

【主治】伤寒汗后，热不除，心神不安。

60029　茯神丸（《圣惠》卷二十）

【组成】茯神一两　牛黄一两（细研）　虎肢一对（酒浸一宿微黄）　石膏二两（细研）　川升麻一两　麦门冬一两半（去心，焙）　玄参一两　铁粉二两（细研）　生干地黄一两　龙齿二两　金箔五十片（细研）　银箔五十片（细研）

【用法】上为末，入研了药令匀，炼蜜为丸，如梧桐子大。每服二十丸，人参汤送下，不拘时候。

【主治】风惊恍惚，心神不安。

【备考】《普济方》有虎睛、樟脑，无虎肢、龙齿。

60030　茯神丸（《圣惠》卷二十二）

【组成】茯神一两　白龙骨一两　龙角一两　龙胆一两（去芦头）　铁粉二两（细研）　蔓菁子一两　人参二两（去芦头）　远志一两（去心）　黄连二两（去须）　川大黄一两（剉碎，微炒）　芎䓖三分　当归一两　黄芩三分

【用法】上为末，炼蜜为丸，如梧桐子大。每服二十丸，以温酒送下，不拘时候。

【主治】风癫，发作吐沫，引胁肋疼痛。

60031　茯神丸（《圣惠》卷五十三）

【组成】茯神一两　地骨皮半两　黄耆半两（剉）　知母半两　牡蛎一两（烧为粉）　栝楼根三分　黄连三分（去须）　麦门冬二两（去心，焙）　熟干地黄一两

【用法】上为末，炼蜜为丸，如梧桐子大。每服三十丸，以清粥饮送下，不拘时候。

【主治】消中烦热，小便数。

60032　茯神丸（方出《圣惠》卷五十三，名见《普济方》卷一七九）

【组成】知母一两　栝楼根一两　麦门冬一两（去心，焙）　黄连一两（去须）　茯神一两

【用法】上为末，炼蜜为丸，如梧桐子大。每服三十丸，以粥饮送下，不拘时候。

【主治】心脾壅热，烦渴口干。

60033　茯神丸（《圣惠》卷八十四）

【组成】茯神半两　麦门冬半两（去心，焙）　犀角屑一分　栀子仁一分　白鲜皮一分　川升麻一分　玄参一分　车前子一分　铁粉半两（细研）　朱砂半两（细研）

【用法】上为末，与铁粉、朱砂同研令匀，炼蜜为丸，如绿豆大。每服五丸，以温水送下，不拘时候。

【功用】《普济方》：安镇心神。

【主治】❶《圣惠》：小儿伤寒后，余热不除，心神不安。
❷《普济方》：小儿风热潮作，肌体烦倦，不思饮食。

60034　茯神丸（《博济》卷二）

【组成】茯神二两（去皮木）　柴胡一两半（去苗）　黄耆一两半　生干地黄二两　桔梗　鳖甲二两（醋炙黄色）　人参　白前各一两　枳壳一两半（炙，去白）　赤芍药一两半

【用法】上为细末，炼蜜为丸，如梧桐子大。每服十丸，食后生姜汤送下。临时更加减服。

【主治】心肺壅热，口苦舌干，涕唾稠粘，胸膈烦闷，不思饮食，肢体倦怠，或发烦热，状似骨蒸。

60035　茯神丸（《医方类聚》卷十引《简要济众方》）

【组成】茯神一两　远志三分（去心）　人参三分（去芦头）　白僵蚕三分（微炒）　白附子一两（微炮）　当归半两（剉，微炒）　乳香一两（研）

【用法】上为末，与乳香拌和令匀，炼蜜为丸，如梧桐子大。每服二十丸，温酒送下，不拘时候。

【主治】肝脏中风，筋脉拘挛，不得屈伸，恍惚，或多喜忘，或时恐怖。

60036　茯神丸（《医方类聚》卷一一一引《神巧万全方》）

【组成】茯神　鳖甲（醋炙黄色，去裙襕）　茂香　川大黄（剉碎，醋和炒）各一两　川乌头（炮裂，去皮脐）　芫花（醋拌，炒令干）　京三棱（剉，拌醋微炒）　桂心　远志（去心）　干漆（杵碎，炒令烟出）各一两　硇砂一两半（不夹石者，细研）　蓬莪术三分

【用法】上为细末，先以米醋三升，熬令稍稠，入少面作糊为丸，如绿豆大。每服七丸，渐加至十丸，空心酒送下。以取下积滞物为度，隔二日再服。

【主治】伏梁气结，固在心下，横大如臂，饮食渐少，肢体消瘦。

60037　茯神丸

《圣济总录》卷五。为原书同卷"羚羊角丸"之异名。见该条。

60038　茯神丸（《圣济总录》卷八）

【组成】茯神（去木）　五加皮（剉）　防风（去叉）　桂（去粗皮）　五味子　蛇床子（炒）各一两　羌活（去芦头）　鹿茸（去毛,酒炙）　牛膝（酒浸,切,焙）　菟丝子（酒浸,别捣）　酸枣仁（炒）　山茱萸　巴戟天（去心）各一两半　熟干地黄（切,焙）三两

【用法】上为末,炼蜜为丸,如梧桐子大。每服二十丸至三十丸,温酒送下,早、晚食前各一次。

【主治】风,腰脚不随,行履不得,丈夫五劳七伤六极,诸风痹。

60039　茯神丸（《圣济总录》卷十四）

【组成】茯神（去木）　人参　远志（去心）　麦门冬（去心,焙）　熟干地黄（焙）　青橘皮（汤浸,去白,焙）　甘草（炙,剉）　五味子　山芋　桔梗（去芦头,切,炒）　枳壳（去瓤,麸炒）　槟榔（生,剉）各一两　白术　桂（去粗皮）　芍药各半两

【用法】上为末,炼蜜为丸,如鸡头子大。每服一丸,含化。

【功用】化痰润肌,清神快气。

【主治】风惊邪,心中恍惚,惊悸恐怖,精神不乐。

60040　茯神丸（《圣济总录》卷十五）

【组成】茯神（去木）　龙骨　龙齿　龙角（三味去土,一处研）　龙胆（去苗土）　铁精（捣研,入前三味同研）　蔓荆实（揉去白皮）各一两　干姜（炮）　人参　远志（去心）　黄连（去须,炒）各三分　大黄（剉,醋炒）一两半　芎䓖　白芷　当归（切,焙）　黄芩（去黑心）　桂（去粗皮）各半两

【用法】先将十三味为末,入别研者四味,和令匀,炼蜜为丸,如梧桐子大。每服十五丸,渐加至二十丸,空心、日午食前枣汤送下。

【主治】风癫瘛疭,神魂不定。

60041　茯神丸（《圣济总录》卷三十一）

【异名】茯苓丸（《此事难知》卷九）。

【组成】茯神（去木）　麦门冬（去心,焙）　熟干地黄（焙）各一两　牡丹皮　人参　黄耆（剉）各三分　桂（去粗皮）　甘草（炙）　牛膝（去苗）　泽泻各半两

【用法】上为末,炼蜜为丸,如梧桐子大。每服二十丸,食前温酒送下。

【功用】补虚。

【主治】伤寒后,或用心力劳倦,四肢羸弱,心忪惊悸,吸吸短气。

60042　茯神丸（《圣济总录》卷四十三）

【组成】茯神（去木）二两　人参　麦门冬（去心,焙）　龙齿　防风（去叉）　云母粉各一两半　犀角（镑）　黄芩（去黑心）　薏苡仁各二两

【用法】上为末,炼蜜为丸,如绿豆大。每服十五丸至二十丸,食后米饮送下。

【主治】心脏虚热,惊悸心忪,虚乏气短,睡卧不安。

60043　茯神丸（《圣济总录》卷四十三）

【组成】茯神（去木）　生干地黄（洗,切,焙）各二两　鳖甲（九肋者,醋炙,去裙襕）　桔梗（去芦头,切,炒）　人参　升麻　大腹（炮）　防风（去叉）　黄芩（去黑心）　白前各一两　枳壳（去瓤,麸炒）　赤芍药　柴胡（去苗）　黄耆（薄切）各一两半

【用法】上为细末,炼蜜为丸,如梧桐子大。每服十丸,食后生姜汤送下。

【主治】心实壅热,口苦舌干,涕唾稠粘,胸膈烦闷,不思饮食,肢体倦怠,或发烦热,状似骨蒸。

60044　茯神丸（《圣济总录》卷一一八）

【组成】茯神（去木）一两　白术一两　旋覆花半两　缩砂蜜（去皮）三分　大黄（微剉）半两　芍药半两　桂（去粗皮）三分　郁李仁（汤浸,去皮）一两　大麻仁（别研）二两　人参半两　枳壳（去瓤,麸炒）三分　诃黎勒（去核）一两　厚朴（去粗皮,生姜汁炙）一两　白槟榔（剉）三分　陈橘皮（汤浸,去白,焙）一两　白鲜皮（剉）半两　地骨白皮（剉）半两

【用法】上为末,炼蜜为丸,如梧桐子大。每服二十丸,渐加至三十丸,空心粥饮送下。

【主治】积年口舌疮,诸方不愈。

60045　茯神丸（《圣济总录》卷一五三）

【组成】茯神（去木）　当归（切,焙）　白芷　桑耳（炙）　芎䓖　赤石脂　卷柏（去土）　干姜（炮）各一两　牡蛎粉　白龙骨　地榆各一两半

【用法】上为末,炼蜜为丸,如梧桐子大。每服三十丸,温酒或米饮送下,空心、日午临卧各一次。

【主治】妇人血伤兼带下,日久不止,头旋目眩,心烦身热,腰脚酸重,肢体瘦悴。

60046　茯神丸（《杨氏家藏方》卷十）

【组成】人参（去芦头）　茯神（去木）　黄耆（蜜炙）　熟干地黄（洗,焙）　当归（洗,焙）　酸枣仁（去皮,炒）　朱砂（别研,一半入药,一半为衣）各等分

【用法】上为细末,炼蜜为丸,如梧桐子大。每服三十丸,煎人参汤送下,不拘时候。

【主治】心虚血少,神不守舍,多惊恍惚,睡卧不宁。

60047　茯神丸

《卫生总微》卷十七。为《普济方》卷四〇一引《医方妙选》"茯神丹"之异名。见该条。

60048　茯神丸（《直指》卷十七）

【组成】茯神　人参　枳壳（制）　麦冬（去心,焙）　生干地黄　牡蛎粉　黄连（净）各一两　黄耆（炙）　石莲肉　知母各半两　瓜蒌根七钱五分

【用法】上为细末,炼蜜为丸,如梧桐子大。每服五十丸,清粥饮送下。

【主治】消中,烦热,消谷,小便数。

60049　茯神丸（《直指小儿》卷一）

【组成】南星　胡黄连　天麻　茯神各三钱　青黛　牙消　朱砂各二钱　麝香一字

【用法】上为末,粟米糊为丸,如梧桐子大。每服一丸,石菖蒲、荆芥煎汤调下。

【主治】壮热发惊,痰壅直视。

60050　茯神丸（《直指小儿》卷三）

【组成】茯神　芦荟　琥珀　川黄连（净）　赤茯苓各三钱　钩藤皮　远志肉（姜制,焙干）　虾蟆灰各二钱　细节石菖蒲一钱　麝香少许

【用法】上为末,粟米糊为丸,如麻子大。每服十丸,薄

荷汤送下。

【主治】心疳,惊疳。

60051 茯神丸《得效》卷八

【组成】附子(大者)一个(作窍,入块粒朱砂半两,依旧用原物塞之,以茯神和面作剂,通裹,煨)

【用法】上为末,獖猪心血为丸,参汤送下。

【主治】心虚,或癫或疼。

60052 茯神丸《得效》卷十三

【异名】獖肝丸(《普济方》卷九十七)。

【组成】茯神(去木) 白茯苓(去皮) 姜黄 白术(炒) 黄耆 羌活 五加皮 川乌(炮,去皮脐) 薏苡仁 木瓜(去皮瓤) 半夏曲 神曲(炒) 天雄(炮,去皮) 白芍药 乳香(别研) 没药(研) 防风 独活 当归 玄胡索 桑寄生 海桐皮(去粗皮) 木香 陈皮(去白) 枳壳(炮,去瓤) 南星(炮) 地龙(捶,去土) 荆芥穗各五钱 麝香一钱

【用法】上用獖肝一具,洗净,煮存性,研烂,同酒面糊为丸,如梧桐子大。每服三十丸,温酒吞下,不饮,木瓜汤送下。

【主治】四肢挛缩不伸。

【备考】本方方名,《普济方》引作"獖猪肝丸"。

60053 茯神丸《普济方》卷三七七

【组成】茯神 铁粉 人参各六分 龙齿 栀子仁 子芩 升麻各六分 门冬子三分

【用法】上为末,炼蜜为丸,如麻子大。每服二三十丸,食前浆水送下。

【主治】热风痫。

60054 茯神丸

《女科秘要》卷三。为《宁坤秘籍》卷上"茯苓丸"之异名。见该条。

60055 茯神丸《竹林女科》卷一

【组成】茯神 茯苓 远志各八钱 砂仁三钱

【用法】粳米糊为丸,如绿豆大。每服五十丸,金银汤送下。先服麝香散,后服茯神丸。

【主治】经来怒气触阻,逆血攻心,不知人事,狂言谵语,如见鬼神。

60056 茯神丹《普济方》卷四○一引《医方妙选》

【异名】茯神丸(《卫生总微》卷十七)。

【组成】茯神 当归 麦门冬(去心)各一两 人参 黄芩 草龙胆 桃仁(汤浸,去皮,炒)各半两

【用法】上为细末,拌匀,炼蜜为丸,如黍米大。每服十丸,生地黄汁少许同酒送下。

【主治】小儿打扑或落床堕地,至损血气,羸瘦痿黄,或时刺痛,游走不定。

60057 茯神丹《杨氏家藏方》卷九

【组成】朱砂半两(光明成颗块者) 獖猪心一枚

【用法】上将朱砂入在猪心内,却用麻皮缚定,汤煮一伏时取出,将朱砂细研,不用猪心,别研茯神末,糊为丸,如梧桐子大。每服五丸,空心、食前煎人参酸枣仁汤送下。

【主治】小便白浊,梦遗漏精,日久不愈。

60058 茯神汤《外台》卷十五引《古今录验》

【组成】茯神 人参 菖蒲 茯苓各三两 赤小豆四十枚

【用法】上咬咀。以水一斗,煮取二升半,分三服。

【主治】❶《外台》引《古今录验》:五邪气入人体中,见鬼妄语,有所见闻,心悸跳动,恍惚不定。❷《张氏医通》:心虚神气不宁,烦热惊悸。

【宜忌】忌羊肉、饧。

60059 茯神汤《外台》卷十五引《古今录验》

【组成】龙骨一两 干姜一两半 细辛一两半 白术一两 茯神三两 人参 远志(去心) 甘草(炙) 桂心 独活各二两 酸枣仁一两 防风二两

【用法】上切。以水九升,煮取三升,分为三服。

【功用】安神定志。

【主治】风经五脏虚,惊悸。

【宜忌】忌海藻、菘菜、桃、李、雀肉、生葱、生菜、醋物。

60060 茯神汤《千金》卷二

【异名】茯神饮子(《圣惠》卷七十六)。

【组成】茯神 丹参 龙骨各一两 阿胶 当归 甘草 人参各二两 赤小豆二十一粒 大枣二十一个

【用法】上咬咀。以酢浆一斗,煮取三升,分四服,先食服。七日后服一剂。

【主治】曾伤三月胎者。

【宜忌】《外台》:忌海藻、菘菜。

【加减】腰痛者,加桑寄生二两。

60061 茯神汤《千金》卷三

【组成】茯神四两 人参 茯苓各三两 芍药 甘草 当归 桂心各一两 生姜八两 大枣三十个

【用法】上咬咀。以水一斗,煮取三升,去滓,分三服,一日三次。

【主治】产后忽苦,心中冲悸,或志意不定,恍恍惚惚,言语错谬,心虚。

60062 茯神汤《千金》卷十三

【组成】茯神 独活各四两 黄耆 远志 防风各五两 生姜三两 甘草 人参 当归 牡蛎 白术 苁蓉 附子各二两

【用法】上咬咀。以劳水一斗二升,煮取三升,服五合,昼夜尽。

【主治】风眩倒,屋转,吐逆,恶闻人声。

60063 茯神汤《千金》卷十四

【组成】茯神 麦门冬各四两 人参 羌活 当归 甘草 紫石 五味子各一两 半夏 防风 黄耆各三两 生姜五两 酸枣三升

【用法】上咬咀。以水一斗三升煮酸枣,取一斗,去枣,纳余药,煎取三升半,一服七合,日三次,夜二次。

【主治】风虚满,颈项强,心气不定,不能食。

60064 茯神汤《千金》卷二十一

【异名】茯神饮(《圣济总录》卷四十七)。

【组成】茯神二两 栝楼根 生麦门冬各五两 生地黄六两 葳蕤四两 小麦二升 淡竹叶(切)三升 大枣二十个 知母四两

【用法】上咬咀。以水三斗,煮小麦、竹叶,取九升,去滓下药,煮取四升,分四服,服不问早晚,但渴即进。

【功用】泄热止渴。

【主治】胃腑实热,引饮常渴。

60065　**茯神汤**（方出《千金》卷二十一,名见《外台》卷十一）

【组成】竹叶(切)二升　地骨皮　生地黄(切)各一升　石膏八两　茯神　葳蕤　知母　生姜各四两　生麦门冬一升半　栝楼根八两

【用法】上㕮咀。以水一斗二升,下大枣三十个,并药煮取四升,分四服。

【功用】消热止渴。

【主治】渴利虚热,引饮不止。

60066　**茯神汤**（《圣济总录》卷九）

【组成】茯神(去木)三两　防风(去叉)　牛膝(去苗)　枳壳(去瓤,麸炒)　防己(剉)　秦艽(去土)　玄参(坚者)　芍药　黄耆(细剉)　白鲜皮(剉)　泽泻　独活(去芦头)各二两　桂(去粗皮)一两半　五味子半升　人参半两　薏苡仁(炒)半升　麦门冬(去心,焙)半两　羚羊角(镑屑)二两　石膏(碎)半斤　甘草(炙,剉)一两半　磁石十二两(烈火烧赤,醋淬十遍,淘用,别捣碎)

【用法】上药除磁石外,为粗末。每用药一两,磁石末半两,别入杏仁七枚(去皮尖,碎),以水四盏,同煎至二盏,去滓分二服,微热服之,空心并午时各一服。每自中春宜服,至季夏即住。

【主治】中风,手足一边不收,精神健忘。

60067　**茯神汤**（《圣济总录》卷十四）

【组成】茯神(去木)　人参各一两　白鲜一分　麦门冬(去心,焙)三分　枳实(麸炒)　羚羊角屑　甘草(炙,剉)　龙齿各半两　防风(去叉)三分　黄芩(去黑心)一分

【用法】上为粗末。每服三钱匕,水一盏,加竹叶十片,煎至七分,去滓,食后、临卧温服。

【功用】调心气,安神志,化痰,止烦渴。

【主治】风惊。

60068　**茯神汤**（《圣济总录》卷十四）

【组成】茯神(去木)　杏仁(汤浸,去皮尖双仁)各三两　龙齿六两　凝水石(碎)一斤　升麻二两　石膏(碎)二十两　沙参　白鲜皮各二两　生麦门冬(去心)四两

【用法】上剉,如麻豆大。每服五钱匕,水二盏,煎至一盏,去滓温服,一日三次。如病甚,煎成入竹沥半合,再煎至一盏服。

【主治】风狂失神,少卧不饥,笑乐无节,弃衣登高。

60069　**茯神汤**（《圣济总录》卷十五）

【组成】茯神(去木)　龙齿(研)　防风(去叉)　杏仁(去皮尖双仁,炒)　羌活(去芦头)　芎䓖　人参　麦门冬(去心,焙)　大黄(剉,炒)　钩藤　甘草(炙,剉)各一两

【用法】将十味为粗末,与龙齿拌匀。每服六钱匕,水二盏,煎至一盏,去滓,空心温服。得利二三行,即止之。

【主治】风痫发动,惊掣无时。

60070　**茯神汤**（《圣济总录》卷十五）

【组成】茯神(去木)　羌活(去芦头)　木通(剉)　防风(去叉)　细辛(去苗叶)　蔓荆实(去白皮)　生干地黄(焙)　白术　当归(切,焙)　芍药　陈橘皮(汤浸,去瓤,焙)　芎䓖各一两

【用法】上为粗末。每服三钱匕,水一盏,煎至七分,去滓,空心、食前温服。

【主治】首风头痛,当先风则甚。

60071　**茯神汤**（《圣济总录》卷十九）

【组成】茯神(去木)　羌活(去芦头)　龙齿　麦门冬(去心,焙)　麻黄(去根节)各一两　蔓荆实　人参　薏苡仁　防风(去叉)　远志(去心)　犀角屑各三分　赤芍药　甘草(微炙)各半两

【用法】上为粗末。每服三钱匕,水一盏,加生姜五片,同煎至七分,去滓温服,不拘时候。

【主治】心痹。神思昏塞,四肢不利,胸中烦闷,时复恐悸。

60072　**茯神汤**（《圣济总录》卷三十一）

【组成】茯神(去木)三分　犀角屑　龙齿各一两　升麻半两　麦门冬(去心,焙)一两　玄参(坚者)半两　竹茹一两　芍药三分　马牙消一两半

【用法】上为粗末。每服三钱匕,水一盏,煎至五分,去滓,下地黄汁一合,搅匀,食后温服。

【主治】伤寒后,心热烦闷,睡多惊悸。

60073　**茯神汤**（《圣济总录》卷四十一）

【组成】茯神(去木)　黄耆(剉)　麦门冬(去心)　栝楼根各一两　生干地黄(洗,切,焙)三两　酸枣仁(炒)　羌活(去芦头)　葛根(剉)　羚羊角(镑屑)各半两

【用法】上为粗末。每服五钱匕,水一盏半,煎至一盏,去滓,食后温服。

【主治】肝脏实热,风气上攻烦渴。

60074　**茯神汤**

《圣济总录》卷四十一。为《圣惠》卷三"羚羊角散"之异名。见该条。

60075　**茯神汤**

《圣济总录》卷四十三。为《千金》卷十三"茯神煮散"之异名。见该条。

60076　**茯神汤**（《圣济总录》卷六十一）

【组成】茯神(去木)　酸枣仁(炒)　人参各一两　附子(炮裂,去皮脐)半两　干姜(炮)一分

【用法】上㕮咀,如麻豆大。每服五钱匕,水一盏半,煎至七分,去滓,食前温服。先烙手心,次烙第三指间,又灸一七壮,次烙气海、上脘、人中、神庭穴,不愈,灸背心,下廉穴百壮。

【主治】奸黄。病人向明卧多,爱索鞋拟起,身体全冷,肉色苍黑,睡中啼泣,或狂言妄语。

【宜忌】无心肿脚肿,暮回窥人者宜服本方。

60077　**茯神汤**（《圣济总录》卷八十七）

【异名】茯神散(原书卷九十)。

【组成】茯神(去木)　麦门冬(去心,焙)　柴胡(去苗)　黄连(去须)　贝母(去心,焙)各一两半　秦艽(去苗土)一两　槟榔(剉)二两　甘草(炙,剉)一两

【用法】上为粗末。每服五钱匕,水一盏半,煎至一盏,去滓,食后温服,一日三次。

【主治】❶《圣济总录》:风劳咳嗽,心躁烦热,惊悸,鼻塞咽干,唇肿口疮,胸满少睡,手臂及腰脚疼。❷《普济方》:虚劳惊悸。

60078　**茯神汤**（《圣济总录》卷九十）

【组成】茯神(去木)　人参各一两　酸枣仁(炒,去皮,

别研)五两

【用法】上为粗末。每服三钱匕,以水一盏,加生姜半分(拍碎),煎至七分,去滓,空腹温服,日二次,夜一次。

【主治】虚劳烦躁,不得睡。

60079　茯神汤(《圣济总录》卷九十三)

【组成】茯神(去木)　人参　远志(去心)　甘草(炙,剉)　当归(切,焙)　陈橘皮(去白,焙)　龙齿　熟干地黄(焙)各一两　五味子　麦门冬(去心,焙)　桂(去粗皮)各一两半　黄耆(剉)二两

【用法】上为粗末。每服五钱匕,水二盏,加大枣七个(擘破),生姜五片,煎至一盏,去滓,空心温服,一日三次。先服麝香散,取虫后服本方。

【功用】补五脏。

【主治】传尸骨蒸。

60080　茯神汤(《圣济总录》卷一一○)

【组成】茯神(去木)　赤芍药　葛根(剉)各一两　升麻　地骨皮(剉)　黄芩(去黑心)各一两半　大黄(剉,炒)一两

【用法】上为粗末。每服四钱匕,水一盏半,煎至四分,去滓温服,食后、临卧各一次。

【主治】斑疮入眼。

60081　茯神汤(《圣济总录》卷一一二)

【组成】茯神(去木)　山芋　远志(去心)　肉苁蓉(酒浸,去皱皮,切,焙)　地骨皮　蔓荆实　青箱子　羚羊角(镑)　甘草(炙)各半两　人参　甘菊花各三分

【用法】上为粗末。每服三钱匕,水一盏,煎至七分,去滓,食后、临卧服,一日二次。

【主治】眼昏暗,将成青盲。

60082　茯神汤(《圣济总录》卷一五○)

【组成】茯神(去木)　蔓荆实(去白皮)　赤茯苓(去黑皮)　枳壳(去瓤,麸炒)各二两　麻黄(去根节)一两半　防风(去叉)　黄芩(去黑心)　芎藭　石膏(碎)　羌活(去芦头)　独活(去芦头)　甘草(炙)各一两

【用法】上为粗末。每服三钱匕,水一盏,加生姜五片,薄荷五叶,同煎至七分,去滓热服。

【主治】妇人血风,头目昏眩,身体疼痛,心忪烦躁,手足心热,伤寒。

60083　茯神汤(《圣济总录》卷一五○)

【组成】茯神(去木)　麦门冬(去心,焙)　人参　龙齿(去土)　升麻　石膏(捶碎)　枳壳(去瓤,麸炒)　沙参　赤芍药　甘草(炙,剉)　羌活(去芦头)　防己各一两

【用法】上为粗末。每服三钱匕,水一盏,煎至七分,去滓温服,一日二次。

【主治】妇人心气怯弱,感于风邪,惊悸不安。

60084　茯神汤(《圣济总录》卷一五一)

【组成】茯神(去木)　赤芍药　地榆　熟干地黄(焙)各一两半　地骨皮　白术　甘菊花　柴胡(去苗)各一两

【用法】上为粗末。每服三钱匕,水一盏,煎至六分,去滓温服。

【主治】妇人月水不调,头目昏眩,心腹气痛,四肢麻痹,脐下胀闷。

60085　茯神汤(《圣济总录》卷一五五)

【组成】茯神(去木)　熟干地黄(焙)一两　甘草(炙)半两　钩藤一两　桔梗(炒)　人参　当归(切,焙)　芍药(剉,炒)各一两半

【用法】上为粗散。每服三钱匕,以水一盏,煎至七分,去滓温服。

【主治】妊娠八九月或临月,因用力劳乏,便即动胎,忽然下血,心腹急痛,面目青黑,冷汗出,气息欲绝。

60086　茯神汤(《圣济总录》卷一五五)

【组成】茯神(去木)　黄耆(炙,剉)　人参　白术各半两　藿香叶　甘草(炙)各二钱

【用法】上为粗末。每服二钱匕,水一盏,加生姜三片,同煎至六分,去滓,食前温服。

【功用】升降阴阳,和调胃气。

【主治】妊娠呕逆不下食。

60087　茯神汤(《圣济总录》卷一六○)

【组成】茯神(去木)二两　人参　芍药(剉)各一两半　甘草(炙,剉)　当归(切,焙)　桂(去粗皮)各一两

【用法】上为粗末。每服二钱匕,水一盏,加生姜三片,大枣二个(擘破),同煎至七分,去滓温服,不拘时候。

【主治】产后血虚乱语,心志不宁。

60088　茯神汤(《圣济总录》卷一六○)

【组成】茯神(去木)一两　人参　龙齿　琥珀　赤芍药　黄耆(剉)　牛膝(酒浸,切,焙)各三分　生干地黄一两半　桂(去粗皮)半两

【用法】上为粗末。每服三钱匕,水一盏,煎取七分,去滓温服,不拘时候。

【主治】产后血虚受邪,语言失度,精神恍惚。

60089　茯神汤(《圣济总录》卷一六四)

【组成】茯神(去木)二两　人参　白茯苓(去黑皮)各一两半　芍药(剉)　甘草(炙,剉)　当归(剉,焙)　桂(去粗皮)各一两

【用法】上为粗末。每服二钱匕,水一盏,煎至七分,去滓温服,不拘时候。

【主治】产后虚惊,心气不安。

60090　茯神汤(《圣济总录》卷一七○)

【组成】茯神(去木)一分　龙齿半两　寒水石(研)一分　升麻三分　石膏(研)一两　麦门冬(去心,焙)三分

【用法】上为粗末。一二岁儿,每服一钱匕,水七分,加竹沥少许,煎至四分,去滓温服,日三次,夜一次。

【主治】小儿风热,惊掣,心忪,恐悸。

60091　茯神汤(《圣济总录》卷一八○)

【组成】茯神(去木)　栝楼根　麦门冬(去心)各一两　黄耆(剉)一两半　生干地黄(洗,焙)三两　酸枣仁(炒)半两　羌活(去芦头)　葛根(剉)　羚羊角(镑)各一分

【用法】上为粗末。每服一钱匕,水七分,浸药良久,煎至四分,去滓温服,一日三次,食后良久。

【主治】小儿脑热,鼻干无涕。

60092　茯神汤

《鸡峰》卷十一。为出《肘后》卷三,名见《圣济总录》卷十四"龙骨汤"之异名。见该条。

60093　茯神汤(《济生》卷一)

【组成】茯神(去木)　酸枣仁(炒,去壳)　黄耆(去芦)

白芍药半两　五味子　柏子仁(炒)各一两　桂心(不见火)　熟地黄(洗)　人参一两　甘草(炙)各半两

【用法】上㕮咀。每服四钱,水一盏半,加生姜五片,煎至七分,去滓温服,不拘时候。

【主治】❶《济生》:胆气虚冷,头痛目眩,心神恐畏,不能独处,胸中满闷。❷《景岳全书》:惊痫。

60094　茯神汤(《医方类聚》卷一五○引《济生》)

【组成】茯神(去木)　人参　远志(去心,甘草煮)　通草　麦门冬(去心)　黄耆(去芦)　桔梗(去芦,到,炒)　甘草(炙)各等分

【用法】上㕮咀。每服四钱,水一盏半,加生姜一片,煎至七分,去滓温服,不拘时候。

【主治】脉虚极,咳则心痛,喉中介介如梗状,甚则咽肿,惊悸不安。

60095　茯神汤(《女科万金方》)

【组成】人参　白茯神　石菖蒲　当归　川芎　辰砂　远志　黄连　丹皮

【用法】姜汁同煎,食前服。

【主治】产后不语。

60096　茯神汤(《得效》卷三)

【组成】人参　麦门冬(去心)　山药各二两　前胡　熟地黄(洗,酒拌炒)各一两　枳壳(去瓤,麸炒)三分　远志(甘草水煮,去心,姜汁拌炒)三分　白茯苓　茯神各一两半　半夏(汤洗七次)　黄耆(炙)各一两　甘草半两

【用法】上为散。每服四钱,流水盏半,生姜五片,秫米一撮煎,食前服。

【主治】喜怒忧思悲恐惊所感,脏气不行,郁而生涎,结为饮,随气上逆,伏留阳经,心中怔悸,四肢缓弱,翕然面热,头目眩冒,如欲摇动。

60097　茯神汤(《活幼心书》卷下)

【组成】茯神(去皮木根)一两　人参(去芦)半两　甘草(炙)二钱　当归(去芦尾,酒洗)半两

【用法】上㕮咀。每服二钱,水一盏,煎至七分,温服,不拘时候,子母同服。

【主治】❶《活幼心书》:心气不足,虚而惊悸,日常烦哭及婴孩生下,羸瘦多惊。❷《幼科折衷》:惊汗,时时冷汗微出,发根如贯珠,面额上溅溅然。

【加减】微热烦躁,加麦门冬(去心)同煎。

60098　茯神汤(《普济方》卷一○二)

【组成】茯神五两　甘草(炙)　桂心各一两　龙骨　麦门冬(去心)　防风　牡蛎(熬)　远志(去心)各三两　大枣二十个(擘)

【用法】上切。以水八升,煮取二升,分为三服,一日二次。

【主治】惊劳失志。

【宜忌】忌海藻、菘菜、生葱、酢物。

60099　茯神汤(《普济方》卷三七七)

【组成】茯神　绵黄耆　独活　羚羊角(屑)各一两　防风一两　肉桂　桔梗　甘草(微炙)　麻黄(去根节)各半两

【用法】上为细末。每服半钱,用水一小盏,加荆芥、乳香各少许,煎五分,去滓温服。

【主治】风痫,身体壮热不除,精神恍惚。

60100　茯神汤(《医学入门》卷七)

【组成】茯神一钱半　白术　当归各一钱　酸枣仁八分　人参　黄耆　黄柏各五分　甘草二分

【用法】加灯心,水煎,先用朱砂末两分点舌上,后以此汤送下。

【主治】神不守舍。

60101　茯神汤(《医统》卷二十三)

【组成】茯神(去心)　酸枣仁(炒,研)　人参　当归各一钱　麦门冬(去心)八分　五味子十五粒　芍药　生地黄　川芎　陈皮　山栀仁(炒)　甘草各六分

【用法】上药以水一钟半,加生姜三片,煎八分,温服。

【主治】劳心思虑,伤损精神,头眩目昏,心虚气短,惊悸烦热。

60102　茯神汤(《准绳·类方》卷六)

【组成】茯神(去皮)一钱半　远志(去心)　酸枣仁(炒)各一钱二分　石菖蒲　人参　白茯苓各一钱　黄连　生地黄各八分　当归一钱(酒洗)　甘草四分

【用法】水二钟,加莲子七枚,捶碎,煎八分,食前服。

【主治】欲心太炽,思想太过,梦泄不禁,夜卧不安,心惊。

60103　茯神汤(《准绳·幼科》卷四)

【组成】生地　当归　甘草　白芍药　茯神　远志　桔梗

【用法】加灯草、生姜,水煎服。

【主治】霜桥印迹。小儿未痘之前,火烙脸赤,眼睛直竖,手足撒搐,口燥谵语,惊厥屡次,不数日而痘随形焉。

【宜忌】禁用朱砂、金石。

60104　茯神汤(《金鉴》卷五十二)

【组成】茯神　当归　炙甘草　人参

【用法】龙眼肉为引,水煎服。

【主治】心疳面赤脉络赤,壮热有汗时烦惊,咬牙弄舌口燥渴,口舌生疮小便红,胸膈满闷喜伏卧,懒食干瘦吐利频。

60105　茯神汤(《会约》卷十三)

【组成】石菖蒲(炒)八分　山药一钱二分　茯神一钱五分　远志(去心)八分　枣仁一钱　茯苓一钱　生地一钱　当归一钱二分　甘草四分　莲子七粒(捶碎,去心)　黄连八分

【用法】水煎,食前服。

【主治】欲火太炽,相火甚而梦遗心悸。

60106　茯神汤(《证因方论集要》卷一)

【组成】茯神(去木)　羚羊角(镑片)　北沙参　枣仁(炒)　玉竹　五味子　远志(去心)　龙骨

【主治】煎厥。

【方论选录】目盲不可以视,肝精不交于阳也,以玉竹、羚羊角、北沙参、枣仁凉肝热,救阴精;耳闭不可以听,肾精不承于阳也,以远志通调肾经不足之气,五味子收摄肾经耗散之精,茯神、龙骨收肝肾散漫之阳,补救阴阳。

60107　茯神汤(《不知医必要》卷三)

【组成】党参(去芦)一钱五分　茯神二钱　生地　当归　菖蒲各一钱　远志(去心)五分　黄连三分　炙草四分

【用法】加去心莲子七粒,水煎服。

【主治】欲心太炽而梦遗者。

60108　茯神汤(《证治宝鉴》卷七)

【组成】茯神　远志　枣仁　石菖蒲　人参　茯苓　黄连　生地　当归　甘草　莲子

【主治】遗精。

60109　茯神汤(《温氏经验良方》)

【组成】茯神一钱半　丹参一钱　龙骨一钱(煅)　阿胶一钱　当归二钱　甘草一钱　党参一钱半　大枣三个　赤小豆一钱

【用法】上为细末。每服一钱,早、晚用黄芩五分,艾叶三分,煎水冲泡,去滓服。

【主治】曾伤三月胎者。

60110　茯神汤(《顾氏医径》卷五)

【组成】茯神　枣仁　芍药　绵耆　人参　半夏　广皮　生姜

【主治】小儿善惊易悸,触事易惊,胆虚涎冷者。

60111　茯神饮(《外台》卷十七引《延年》)

【组成】茯神四两　人参三两　橘皮二两　甘草一两半(炙)　生姜二两　酸枣仁一升

【用法】上切。以水一斗,煮取二升,去滓,分三服。

【主治】心虚不得睡,多不食。

【宜忌】忌海藻,菘菜,酢物。

60112　茯神饮

《圣济总录》卷十四。为《圣惠》卷二十"茯神散"之异名。见该条。

60113　茯神饮

《圣济总录》卷四十七。为《千金》卷二十一"茯神汤"之异名。见该条。

60114　茯神散(《经效产宝·续编》)

【组成】茯神(去木)一钱　人参　黄耆　赤芍药　牛膝　琥珀(研)　龙齿(研)各七钱半　生地黄一两半　桂心半两

【用法】上为末,每服三钱,水煎服。

【主治】❶《经效产宝·续编》:产后血邪,心神恍惚,言语失度。❷《永类钤方》:睡卧不安。

60115　茯神散(方出《幼幼新书》卷十一引《婴孺方》,名见《普济方》卷三七六)

【组成】钩藤　独活　黄芩　麻黄(去节)　桂心　石膏　甘草(炙)　防风　茯神　大黄(汤洗)各二分　蚱蝉三枚(炙)　蛇蜕皮三分(炙)

【用法】以水三升,煮取一升二合,去滓,一岁服一合,一日三次。

【主治】小儿痫疭呕吐。

60116　茯神散(《圣惠》卷三)

【异名】远志汤(《圣济总录》卷四十二)、补胆茯神散(《本事方释义》卷一)。

【组成】茯神一两　远志三分(去心)　防风三分(去芦头)　细辛三分　白术三分　前胡三分(去芦头)　人参一两(去芦头)　熟干地黄一两　桂心三分　甘菊花三分　枳壳半两(麸炒微黄,去瓤)

【用法】上为散。每服三钱,以水一中盏,加生姜半分,

煎至六分,去滓温服,不拘时候。

【主治】胆虚冷,目眩头疼,心神恐畏,不能独处,胸中满闷。

【方论选录】《本事方释义》:茯神气味甘平,入心;远志气味辛温,入心、肾;防风气味苦辛甘,入手、足太阳;细辛气味辛温,入肾;白术气味甘温,入脾;前胡气味辛微寒,入手、足太阴、阳明;人参气味甘温,入胃;桂心气味辛甘大热,入肝、肾;熟地黄气味甘寒微苦,入肾;甘菊花气味辛凉,入肝胆;枳壳气味苦寒,入脾。此因胆虚神怯致病,有不安诸恙,以补心、脾、肝、肾之药守正,佐以辛温、辛凉之品,正气既旺,外侮焉能入哉。

60117　茯神散(《圣惠》卷三)

【组成】茯神一两　柏子仁半两　酸枣仁一两(微炒)　黄耆一两(剉)　人参一两(去芦头)　熟干地黄半两　远志半两(去心)　五味子半两

【用法】上为散。每服一钱,以温酒调下,不拘时候。

【主治】❶《圣惠》:胆虚不得睡,神思不宁。❷《家庭治病新书》:心神恍惚,健忘或怔忡者。

60118　茯神散(《圣惠》卷三)

【组成】茯神一两　麦门冬一两(去心)　白鲜皮半两　地骨皮一两　黄芩一两　酸枣仁半两(生用)　沙参半两(去芦头)　羚羊角屑半两　甘草半两(炙微赤,剉)

【用法】上为粗散。每服三钱,以水一中盏,煎至六分,去滓,食后温服。

【主治】胆热,神思不爽,昏闷如睡,多睡少起。

【备考】本方加茯苓,名"茯神麦冬汤"(见《杏苑》卷五)。

60119　茯神散(《圣惠》卷四)

【异名】羚羊角汤(《圣济总录》卷四十三)。

【组成】茯神一两　木通一两(剉)　黄连一两(去须)　麦门冬一两(去心)　川升麻一两　知母一两　子芩一两　川芒消一两　羚羊角屑三分

【用法】上为粗末。每服三钱,以水一中盏,煎至六分,去滓,食后温服。

【主治】心实热,口干烦渴,眠卧不安。

60120　茯神散(《圣惠》卷四)

【组成】茯神一两　羌活一两　蔓荆子三分　龙齿一两　人参三分(去芦头)　薏苡仁三分　防风三分(去芦头)　赤芍药半两　麦门冬一两(去心)　远志三分(去心)　犀角屑三分　麻黄一两(去根节)　甘草半两(炙微赤,剉)

【用法】上为散。每服四钱,以水一中盏,加生姜半分,煎至六分,去滓温服,不拘时候。

【主治】心脏中风,语涩昏闷,四肢沉重,精神不守。

60121　茯神散(《圣惠》卷四)

【组成】茯神三分　独活三分　当归三分(剉,微炒)　桂心三分　杏仁三分(汤浸,去皮尖双仁,麸炒微黄)　沙参三分(去芦头)　羚羊角屑一分　甘草一分(炙微赤,剉)　黄芩三分　防风三分(去芦头)　赤芍药三分　秦艽三分(去苗)

【用法】上为散。每服四钱,以水一中盏,煎至五分,去滓,入竹沥半合,更煎一两沸,温服,不拘时候。

【主治】心脏中风,冒昧不知,胸背拘急,心烦语涩,翕

翕发热,时自汗出,四肢不利。

【备考】《普济方》有麝香、天南星。

60122 **茯神散**(《圣惠》卷四)

【组成】茯神一两　人参三分(去芦头)　菖蒲三分　羚羊角屑三分　赤小豆四十五粒(炒熟)　远志半两(去心)　黄连半两(去须)　沙参半两(去芦头)　甘草一分(炙微赤,到)

【用法】上为粗散。每服三钱,以水一中盏,煎至六分,去滓温服,不拘时候。

【主治】心脏风邪,见鬼妄语,有所见闻,心悸恍惚。

60123 **茯神散**(《圣惠》卷四)

【组成】茯神　杏仁(汤浸,去皮尖双仁,麸炒微黄)　川升麻　白鲜皮　沙参(去芦头)各半两　龙齿一两　石膏二两　远志一两(去心)　犀角屑一两

【用法】上为粗散。每服三钱,以水一中盏,加生姜半分,煎至六分,去滓,食后温服。

【主治】心风狂言,恍惚恐惧。

60124 **茯神散**(《圣惠》卷四)

【组成】茯神一两　人参一两(去芦头)　赤小豆半两　菖蒲三分　龙骨一两　犀角屑一两　铁粉半两(研)　金箔三十片(研)

【用法】上为细散,入研了药令匀。每服一钱,以金银汤放温调下,不拘时候。

【主治】心风,恍惚妄语,有所见闻,心悸,志意不定。

60125 **茯神散**(《圣惠》卷四)

【组成】茯神一两　龙齿二两　川升麻一两　人参三分(去芦头)　白鲜皮三分　麦门冬一两(去心)　杏仁三分(汤浸,去皮尖双仁,麸炒微黄)　防风三分(去芦头)　黄芩三分　羚羊角屑半两　甘草半两(炙微赤,到)　铁粉一两

【用法】上为粗散。每服三钱,以水一中盏,加生姜半分,大枣三个,煎至六分,去滓温服,不拘时候。

【主治】心脏风虚,四肢惊掣,心忪恐悸,或狂呼急走,如见鬼神,状似癫痫,时时发动。

60126 **茯神散**(《圣惠》卷四)

【组成】茯神三分　熟干地黄一两　人参三分(去芦头)　龙骨三分　菖蒲三分　远志半两(去心)　天门冬一两(去心)

【用法】上为粗散。每服一钱,以水一中盏,加大枣三个,煎至六分,去滓,食前温服。

【功用】补心虚,聪明益智。

【主治】健忘。

60127 **茯神散**(《圣惠》卷十三)

【组成】茯神一两　半夏三分(汤洗七遍去滑)　黄芩一两　人参一两(去芦头)　麦门冬一两(去心,焙)　黄连一两(去须)　甘草三分(炙微赤,到)　知母三分

【用法】上为粗散。每服五钱,以水一大盏,加生姜半分,大枣三个,青竹茹半斤,煎至六分,去滓温服,不拘时候。

【主治】伤寒狐惑,病脉数者,不可灸,或因火为邪,即加烦热,故血妄行于脉中,火气内盛,即心神烦闷,干呕。

60128 **茯神散**(《圣惠》卷十四)

【组成】茯神一两　白芍药半两　黄耆一两(到)　人参半两(去芦头)　远志三分(去心)　菖蒲一两

【用法】上为散。每服三钱,以水一中盏,加大枣三个,煎至六分,去滓温服,不拘时候。

【主治】伤寒后虚羸,心气乏弱,惊悸,多忘。

60129 **茯神散**(《圣惠》卷十七)

【组成】茯神三分　犀角屑半两　龙齿一两　川升麻半两　麦门冬一两(去心)　玄参半两　甜甘根一两(到)　黄芩三分　黄连一两(去须)

【用法】上为散。每服三钱,以水一中盏,煎至五分,去滓,下朴消一钱,地黄汁一合,搅令匀,不拘时候温服。

【主治】热病发狂,心热烦闷,多惊,不得卧睡。

60130 **茯神散**(《圣惠》卷二十)

【异名】茯神饮(《圣济总录》卷十四)。

【组成】茯神一两　生干地黄一两　人参一两(去芦头)　石菖蒲一两　沙参一两(去芦头)　天门冬一两半(去心,焙)　犀角屑半两　远志半两(去心)　甘草半两(炙微赤,到)

【用法】上为粗散。每服三钱,以水一中盏,加赤小豆二七粒,煎至六分,去滓温服,不拘时候。

【主治】风惊,心神不安,恒多恐怖。

60131 **茯神散**(《圣惠》卷二十)

【组成】茯神一两　人参一两(去芦头)　防风半两(去芦头)　远志半两(去心)　天麻一两　羚羊角屑三分　白鲜皮半两　龙骨一两　酸枣仁一两(微炒)　桂心一两　独活一两　甘草半两(炙微赤,到)

【用法】上为散。每服三钱,以水一中盏,加生姜半分,煎至六分,去滓温服,不拘时候。

【主治】风经五脏,恍惚惊悸,神思不安。

60132 **茯神散**(《圣惠》卷二十)

【组成】茯神一两　麦门冬一两半(去心,焙)　龙齿二两　黄耆一两(到)　甘草半两(炙微赤,到)　石菖蒲一两　人参一两(去芦头)　防风三分(去芦头)　远志半两(去心)　熟干地黄一两　石膏二两　羚羊角屑一两

【用法】上为粗散。每服四钱,以水一中盏,加生姜半分,大枣三个,煎至六分,去滓温服,不拘时候。

【主治】风恍惚,心神烦乱,志意不安,或卧惊恐。

60133 **茯神散**(《圣惠》卷二十二)

【组成】茯神一两　甘菊花一两　蔓荆子一两　白蒺藜一两(微炒,去刺)　地骨皮一两　石膏二两　防风三分(去芦头)　甘草三分(炙微赤,到)　枳壳三分(麸炒微黄,去瓤)

【用法】上为细散。每服二钱,以熟水调下,不拘时候。

【主治】头风目眩。

60134 **茯神散**(《圣惠》卷二十三)

【组成】茯神一两　防风一两(去芦头)　当归一两　天雄一两(炮裂,去皮脐)　麻黄一两(去根节)　甘草一两(炙微赤,到)　芎䓖一两　独活一两　远志一两(去心)　丹参一两　桂心一两　酸枣仁一两(微炒)

【用法】上为散。每服三钱,以水一中盏,加生姜半分,煎至六分,去滓,食前温服。

【主治】历节风,手脚曲戾疼痛,心神闷乱。

60135 **茯神散**(《圣惠》卷二十三)

【组成】茯神一两　防风一两(去芦头)　黄芩一两

葳蕤一两　人参一两(去芦头)　羚羊角屑一两　酸枣仁一两(微炒)　白鲜皮一两　甘草半两(炙微赤,剉)

【用法】上为粗散。每服五钱,以水一大盏,加葱白二茎,豉五十粒,煎至五分,去滓温服,不拘时候。

【主治】风热,恍惚烦躁,及筋脉拘急。

60136　茯神散《圣惠》卷二十六)

【组成】茯神一两　木通一两(剉)　川升麻一两　犀角屑半两　赤石脂一两　远志一两(去心)　麦门冬一两半(去心,焙)　桂心半两　甘草半两(炙微赤,剉)

【用法】上为粗散。每服四钱,以水一中盏,加竹茹一分,煎至六分,去滓,食后温服。

【主治】心劳实热,皮毛干焦,色无润泽,心神不安。

60137　茯神散《圣惠》卷二十六)

【组成】茯神二两　柴胡二两(去苗)　黄耆二两(剉)　远志一两(去心)　天门冬一两(去心)　人参一两(去芦头)　泽泻二两　生干地黄二两　甘草一两(炙微赤,剉)

【用法】上为散。每服三钱,以水一中盏,加淡竹叶二七片,煎至六分,去滓温服,不拘时候。

【主治】精极。实热勇悍,多惊壮热。

60138　茯神散《圣惠》卷二十七)

【组成】茯神　石斛(去根,剉)　栝楼根　肉苁蓉(酒浸一宿,刮去皱皮,炙令黄)　知母　人参(去芦头)　白茯苓各一两　五味子半两　黄连三分(去须)　丹参半两　当归半两　麦糵三分(微炒)　葳蕤半两　甘草半两(炙微赤,剉)

【用法】上为粗散。每服三钱,以水一中盏,煎至六分,去滓温服,不拘时候。

【主治】虚劳多渴,四肢羸乏。

60139　茯神散《圣惠》卷二十七)

【组成】茯神　人参(去芦头)　熟干地黄　牡蛎(烧为粉)　麦门冬(去心,焙)　黄耆(剉)　酸枣仁(微炒)　龙骨各一两　五味子　苍术　甘草(炙微赤,剉)各半两

【用法】上为粗散。每服四钱,以水一中盏,加生姜半分,大枣三个,煎至六分,去滓温服,不拘时候。

【主治】虚劳,起动汗出,稍热多惊悸,不得睡卧。

60140　茯神散《圣惠》卷三十)

【组成】茯神一两　黄耆一两(剉)　人参一两(去芦头)　桂心三分　牡蛎三分(为粉)　龙骨三分　甘草三分(炙微赤,剉)　麝香一钱(研)

【用法】上为粗散,入麝香令匀。每服三钱,以水一中盏,加生姜半分,大枣三个,煎至六分,去滓温服,一日三四次。

【主治】虚劳无力,梦与鬼交,神心虚烦。

60141　茯神散《圣惠》卷三十六)

【组成】茯神一两　羌活半两　蔓荆子半两　薏苡仁半两　黄耆半两(剉)　防风半两(去芦头)　菖蒲半两　麦门冬一两(去心,焙)　五味子半两　甘草一分(炙微赤,剉)

【用法】上为粗散。每服三钱,以水一中盏,加生姜半分,煎至五分,去滓,食后温服。

【主治】上焦风热,耳忽聋鸣,四肢满急,昏闷不利。

60142　茯神散《圣惠》卷五十六)

【组成】茯神一两　黄耆一两(剉)　甘草一两(炙微

赤,剉)　白芍药一两　干姜一两(炮裂,剉)　远志一两(去心)　人参一两(去芦头)　桂心一两

【用法】上为散。每服五钱,以水一大盏,煎至五分,去滓温服,不拘时候。

【主治】虚羸,心气乏弱,多魇。

60143　茯神散《圣惠》卷六十九)

【组成】茯神一两　防风三分(去芦头)　人参一两(去芦头)　远志三分(去心)　甘草半两(炙微赤,剉)　龙骨一两　桂心一分　独活三分　细辛三分　干姜半两(炮裂,剉)　白术三分　酸枣仁一两(微炒)

【用法】上为散。每服四钱,以水一中盏,煎至六分,去滓温服,不拘时候。

【功用】安神定志。

【主治】妇人血风,五脏大虚,惊悸。

60144　茯神散《圣惠》卷六十九)

【组成】茯神一两　黄耆三分(剉)　赤芍药三分　麦门冬三分(去心)　石膏一两半　蔓荆子三分　人参一两(去芦头)　防风半两(去芦头)　酸枣仁三分(微炒)　羚羊角屑三分　柴胡一两(去苗)　甘草半两(炙微赤,剉)

【用法】上为粗散。每服四钱,以水一中盏,加生姜半分,煎至六分,去滓温服,不拘时候。

【主治】妇人风眩头疼,心神烦热,恍惚不得睡卧,少思饮食。

60145　茯神散《圣惠》卷七十)

【组成】茯神一两　羚羊角屑一两　石膏二两　防风一两(去芦头)　赤芍药一两　人参一两(去芦头)　柴胡一两半(去苗)　天门冬一两(去心)　桃仁一两半(汤浸,去皮尖双仁,麸炒微黄)　独活一两　郁李仁一两(汤浸,去皮,微炒)　生干地黄一两　枳壳一两(麸炒微黄,去瓤)　甘草半两(炙微赤,剉)

【用法】上为粗散。每服四钱,以水一中盏,加生姜半分,煎至六分,去滓温服,不拘时候。

【主治】妇人血风劳气,头疼目赤,胸背气壅,四肢疼痛,心烦惊悸,少欲饮食。

60146　茯神散《圣惠》卷七十)

【组成】茯神一两半　茯苓一两　人参一两(去芦头)　菖蒲一两　赤小豆半两

【用法】上为散。每服三钱,以水一中盏,煎至六分,去滓,食前温服。

【主治】妇人风虚,与鬼交通,妄有所见闻,言语杂乱。

60147　茯神散《圣惠》卷七十四)

【组成】茯神一两　麦门冬一两(去心)　人参三分(去芦头)　独活半两　防风三两(去芦头)　龙齿一两　生干地黄三两　桑寄生七分　犀角屑半两　钩藤半两　白鲜皮半两　远志半两(去心)　石膏一两　甘草半两(炙微赤,剉)

【用法】上为散。每服四钱,以金银水一中盏,煎至六分,去滓温服,不拘时候。

【主治】妊娠中风,心神恍惚,惊悸,胎动不安,言语失次,四肢抽掣。

60148　茯神散《圣惠》卷七十六)

【组成】茯神一两　黄芩一两　麦门冬一两(去心)

栀子仁半两　石膏一两　甘草半两(炙微赤,剉)　秦艽半两(去苗)

【用法】上为散。每服四钱,以水一中盏,煎至六分,去滓,入竹沥半合,更煎三两沸,温服,不拘时候。

【主治】妊娠六七月,忽觉四肢烦疼,心闷口干,头痛。

60149　茯神散《圣惠》卷七十八)

【组成】茯神　远志　人参(去芦头)　麦门冬(去心,焙)　甘草(炙微赤,剉)　当归(剉,炒)　桂心　羚羊角屑　龙齿　熟干地黄　白芍药各一两

【用法】上为粗散。每服三钱,以水一中盏,加生姜半分,大枣三个,煎至六分,去滓温服,不拘时候。

【主治】产后脏虚,心中惊悸,志意不安,言语错乱,不自觉知。

60150　茯神散《圣惠》卷七十八)

【组成】茯神一两　远志三分(去心)　白薇三分　人参三分(去芦头)　龙头一两　防风三分(去芦头)　独活三分　熟干地黄一两　荆芥三分　甘草半两(炙微赤,剉)　银一斤(以水五升,煮取三升)

【用法】上为粗散。每服四钱,以银水一中盏,煎至六分,去滓温服,不拘时候。

【主治】产后风邪所干,心神恍惚,志意不定。

60151　茯神散《圣惠》卷七十八)

【组成】茯神　甘菊　羌活　当归(剉,微炒)　生干地黄　白芍药　前胡(去芦头)　桂心　甘草(炙微赤,剉)各半两　葛根三分(剉)　石膏二两　蔓荆子一两　麦门冬一两半(去心,焙)

【用法】上为粗散。每服四钱,以水一中盏,加生姜半分,煎至六分,去滓温服,不拘时候。

【主治】产后风虚头痛,四肢烦疼,口干微渴。

60152　茯神散《圣惠》卷八十三)

【组成】茯神三分　龙齿半两　寒水石一两　川升麻三分　石膏一两　麦门冬一两(去心,焙)　甘草半两(炙微赤,剉)

【用法】上为粗散。每服一钱,以水一小盏,煎至五分,去滓,入竹沥半合,更煎一两沸。

【主治】小儿心热,惊悸烦乱。

60153　茯神散《圣惠》卷八十三)

【组成】茯神半两　龙胆(去芦头)　犀角屑　子芩　麦门冬(去心,焙)　人参(去芦头)　甘草(炙微赤,剉)各一分

【用法】上为粗散。每服一钱,以水一小盏,煎至五分,去滓,不拘时候,量儿大小,分减温服。

【主治】小儿落床,体热惊悸。

60154　茯神散《圣惠》卷八十五)

【组成】茯神一分　木通三分(剉)　人参一分(去芦头)　川升麻一分　子芩一分　龙齿三分　犀角屑一分　铁粉三分　蚱蝉三枚(微炒,去翅足)

【用法】上为粗散。每服一钱,以水一小盏,煎至五分,去滓,入竹沥半合,量儿大小,分减温服,不拘时候。

【主治】小儿风痫,精神昏闷,遍身壮热,不得睡卧。

60155　茯神散《圣惠》卷八十五)

【组成】茯神三分　白鲜皮半两　羚羊角屑半两　钩

藤三分　甘草三分(炙微赤,剉)　川升麻三分　石膏二两　龙齿一两　犀角屑三分　蚱蝉三枚(微炒,去翅足)

【用法】上为粗散。每服一钱,以水一小盏,煎至五分,去滓温服。

【主治】小儿热痫,皮肉壮热,烦躁头痛。

60156　茯神散《圣惠》卷八十五)

【组成】茯神半两　龙齿半两(细研)　寒水石一两　川升麻半两　石膏一两(细研,水飞过)　犀角屑半两　牛黄半分(细研)

【用法】上为细散。每服半钱,以竹沥调下,不拘时候。

【主治】小儿惊热烦躁,手足抽掣,心悸。

60157　茯神散《圣惠》卷八十五)

【组成】茯神一两半　川升麻一两　玄参一两半　秦艽一两(去苗)　寒水石二两　龙胆一两(去芦头)　川芒消二两　川大黄三两(剉碎,微炒)

【用法】上为粗散。每服一钱,以水一小盏,煎至五分,去滓,分二次温服,早晨、午后各一服。

【主治】小儿心腹结实,身体壮热,四肢不利,心神多惊,欲发痫者。

60158　茯神散《传家秘宝》)

【组成】茯神　牡丹皮　地骨皮　官桂　山茵陈　人参　芍药　甘草　丹参　玄胡　黄连　石斛　柴胡　麦冬　犀角末　羚羊角末各等分

【用法】上为细末。每服二钱,水一盏,生姜三片,同煎五七沸,和滓温服。

【主治】积热劳瘦,产后血虚,潮热蓐劳,五心有热。

60159　茯神散《圣济总录》卷十九)

【组成】茯神(去木)　酸枣仁(微炒)　黄耆(剉)　人参各一两　熟干地黄(焙)　远志(去心)　五味子各半两　白茯苓(去黑皮)一两　丹砂(别研)半两

【用法】上药除丹砂外,为散,入丹砂末再研匀。每服一钱匕,以温酒调下,不拘时候。

【主治】肝痹,多惊悸,神思不安。

60160　茯神散《圣济总录》卷三十一)

【组成】茯神(去木)　柴胡(去苗)　陈橘皮(去白,炒)　甘草(炙)各一两

【用法】上为粗末。每服五钱匕,水一盏半,煎取八分,去滓温服,不拘时候。

【主治】伤寒后虚烦,心腹不快。

60161　茯神散

《圣济总录》卷九十。为原书卷八十七"茯神汤"之异名。见该条。

60162　茯神散《圣济总录》卷一一六)

【组成】茯神(去木)一两半　山芋　人参各二两　赤茯苓(去黑皮)　防风(去叉)　防己各一两半　蜀椒(去目并合口者,炒出汗)一两　山茱萸一两半　甘菊花　桂(去粗皮)　细辛(去苗叶)　芎藭　贯众　白术(米泔浸一宿,剉碎,炒)各一两一分　干姜(炮)一两　甘草(炙)一两半

【用法】上为散。每服二钱匕,空心温酒调下,一日二次。

【主治】肺气壅塞,鼻齆不闻香臭。

60163　茯神散《圣济总录》卷一一九)

【异名】茯苓散(《普济方》卷六十五)。

【组成】茯神(去木)一分　白茯苓(去黑皮)一分　松脂一分(熬)　青葙子半两(炒令焦)　白矾一两(熬令汁枯)　丹砂一分(研)　麝香半两(研)　乳香一分(研)

【用法】上为散。贴于牙齿疼痛处。

【主治】牙齿疼痛。

60164　茯神散(《圣济总录》卷一五四)

【组成】茯神(去木)　芍药(剉,炒)　桑根白皮(剉,炒)　当归(切,焙)　芎䓖各一两　人参二两

【用法】上为散。每服三钱匕,以米饮调下,不拘时候。

【功用】镇心安胎。

【主治】妊娠胎不稳。

60165　茯神散(《幼幼新书》卷十九引《万全方》)

【组成】茯神　人参　天竺黄(研)　钩藤各一分　牛黄半分(研入)　郁金　甘草(炙)各半两

【用法】上为末。每服半钱,煎竹叶汤调下。

【主治】小儿烦热多惊。

60166　茯神散(《本事》卷二)

【组成】茯神(去木)　熟干地黄(酒洒,九蒸九晒,焙干)　白芍药　川芎　当归(洗,去芦,薄切,焙干)　白茯苓(去皮)　桔梗(炒)　远志(去心,洗,剉,炒令黄色)　人参(去芦)各一两

【用法】上为细末。每服二钱,水一盏,加灯心、大枣,同煎至七分,不拘时候服。

【主治】因惊语言颠错,不能服温药。

【方论选录】《本事方释义》:茯神气味甘平,入手少阴;茯苓气味同而淡渗,入足阳明;桔梗气味苦辛平,入手太阴;远志气味辛温,入手、足少阴;人参气味甘温,入脾胃;芎、归、芍、地,乃四物汤,养血药也。此因惊致病,心主血,肝藏血,血既得养,神魂安入而惊自定,再佐以灯心之微苦以清心,枣之和缓以和荣,则高年戎马之惊,自然精神复而病却矣。

60167　茯神散(《卫生总微》卷五)

【组成】茯神(去心内木)　龙齿(研细)　牛黄(别研)　犀角屑各半两　寒水石一两　石膏(研,飞)一两　川大黄一钱

【用法】上为粗末。每服一钱,水一盏,煎至五分,去滓,入竹沥半合,更煎一两沸,量大小与服,不拘时候。

【主治】小儿烦热心悸,手足摇动,欲发惊痫。

60168　茯神散(《宣明论》卷十五)

【组成】茯神(去皮)　麦门冬　地骨皮　茯苓各一两　白鲜皮　酸枣仁　沙参　甘草(炙)各半两

【用法】上为末。每服三钱,水一盏,煎至六分,去滓,食后服。

【主治】胆热多睡,神思不安,昏闷。

60169　茯神散

《卫生宝鉴》卷八。为《袖珍》卷一引《圣惠》"正舌散"之异名。见该条。

60170　茯神散(《普济方》卷三五三)

【组成】茯神　当归　黄芩　麦门冬　甘草　人参　芍药　酸枣仁　白鲜皮各三两　大枣七个

【用法】上为粗末。以水二升,煮取七合,去滓温服。

【主治】产后心虚,惊悸,志意不定,烦躁恍惚。

60171　茯神散(《普济方》卷三八三)

【组成】茯神半两　川升麻半两　犀角屑半两　代赭(细研)　钩藤　川大黄(剉碎,微炒)各一分

【用法】上为散。每服一钱,以水一小盏,煎至四分,去滓放温,渐渐服之。

【功用】小儿疳积针后,宣腹压惊。

60172　茯神散(《普济方》卷三八五)

【组成】茯神　山药　全蝎　远志　甘草　白附子　荆芥　蝉蜕　朱砂　金箔　麝香

【用法】上为末,灯心汤调下。

【主治】风热惊悸,心虚盗汗。

60173　茯神散

《医方类聚》卷一二四。即《千金》卷二十一"茯神煮散"。见该条。

60174　茯神散(《万氏女科》卷三)

【组成】茯神　柏子仁　远志　人参　当归　生地　炙草各一钱　桂心五分　獖猪心一个

【用法】水煎,调辰砂一钱,食后服。

【主治】产后血去太多,心神恍惚,睡卧不安,言语失度,如见鬼神。

60175　茯神散(《医统》卷四十六引《青囊方》)

【组成】茯神　茯苓　人参　远志　龙骨　肉桂　甘草各一两　陈皮　当归　五味子各一两半　黄耆二两　大枣五十二个

【用法】上咬咀,分八服。每服水一盏半,加生姜二钱,煎一盏,趁下虫药后空心服。

【主治】痨虫。

60176　茯神散(《何氏济生论》卷八)

【组成】茯神一两(去木)　人参　龙脑　琥珀　赤芍　黄耆　牛膝各七钱五分　生地一两五钱　桂心五钱

【用法】上为末。每服三钱,水煎服。

【主治】产后心神恍惚,狂言乱语,睡卧不安。

60177　茯神散

《千金方衍义》卷十三。即《千金》卷十三"茯神煮散"。见该条。

60178　茯神散(《金鉴》卷四十八)

【组成】茯神(去木)一两　人参　黄耆(炙)　赤芍　牛膝　琥珀　龙齿(研)各一钱五分　生地一两五钱　桂心五钱　当归二两

【用法】上为末。每服三钱,水煎服。

【主治】产后血虚,心气弱,惊悸,恍惚不安宁。

60179　茯神散(《仙拈集》卷二)

【组成】茯神

【用法】上为末。每服或酒或白汤任下,数服愈。

【主治】头风连筋极痛者。

60180　茯神散(《女科切要》卷六)

【组成】人参一钱　茯神八分　甘草一钱　山药一钱　当归一钱　肉桂五分　远志肉一钱　生姜五钱　大枣二个

【用法】水煎服。

【主治】产后心虚,怔忡不定,神思不清。

60181　茯神粥(《圣惠》卷九十六)

【组成】茯神一两　羚羊角半两　粳米三合

【用法】上为末，与米同煮为粥食。

【主治】心胸结气，烦热，或渴，狂言惊悸。

60182　茯神膏（《幼幼新书》卷十引郑愈方）

【组成】蝎梢　茯神各半两　白僵蚕一两　朱砂一钱

【用法】上为末，炼蜜为膏。每服一皂子大，煎金银薄荷汤化下。

【主治】小儿惊风。

60183　茯莲散（《摄生众妙方》卷五）

【组成】白茯苓（去皮，切碎，用面裹，蒸熟去面，晒干为细末）一斤　莲肉（去皮心，为末）四两　干山药（为末）四两　糯米一升半（炒熟为末）

【用法】和匀，每服半合，空心或食前取滚水调入白砂糖二三茶匙服。

【主治】脾胃病。

60184　茯莲煎（《仙拈集》卷二）

【组成】莲肉　白茯苓各等分

【用法】上为末，白汤调服。

【主治】白浊，遗精。

60185　茯菟丸（《局方》卷五续添诸局经验秘方）

【异名】茯苓丸（《医学纲目》卷二十九）。

【组成】菟丝子五两　白茯苓三两　石莲子（去壳）二两

【用法】上为细末，酒煮糊为丸，如梧桐子大。每服三十丸，空心盐汤送下。

【功用】镇益心神，补虚养血，清小便。

【主治】心气不足，思虑太过，肾经虚损，真阳不固，溺有余沥，小便白浊，梦寐频泄。

60186　茯菟丸

《丹溪心法》卷三。为《三因》卷十"玄菟丹"之异名。见该条。

60187　茯菟丸（《成方制剂》4册）

【组成】茯苓　莲子　山药　菟丝子　五味子

【用法】上制成丸剂。饭前淡盐汤或温开水送服，一次6～9克，一日2次。

【功用】固肾，涩精，止带。

【主治】用于遗精尿浊，妇女白带。

60188　茯菟丹

《直指》卷十七。为《三因》卷十"玄菟丹"之异名。见该条。

60189　茯菟散（《元和纪用经》）

【组成】茯菟一两半　桂四两　蘹草半两

【用法】上为末。每服方寸匕，新水调下。

【功用】利小水，分阴阳清浊。

【主治】中暍，伤冷。

60190　茯苓术散（《外台》卷三十二引《深师方》）

【组成】白术一斤　茯苓　泽泻　猪苓各四两　桂心半斤

【用法】上为散。每服一刀圭，食后服，一日三次，三十日发黑。

【主治】发白及秃落。

60191　茯苓皮汤（《温病条辨》卷二）

【组成】茯苓皮五钱　生薏仁五钱　猪苓三钱　大腹皮三钱　白通草三钱　淡竹叶二钱

【用法】水八杯，煮取三杯，分三次服。先服安宫牛黄丸，继投茯苓皮汤。

【主治】吸受秽湿，三焦分布，热蒸头胀，身痛呕逆，小便不通，神识昏迷，舌白，渴不多饮。

60192　茯苓饮子（方出《外台》卷二十引《古今录验》，名见《鸡峰》卷十七）

【异名】茯苓汤（《圣济总录》卷八十）、茯苓杏仁煎（《普济方》卷一九四）。

【组成】茯苓四两　杏仁四两　橘皮二两

【用法】上切。以水六升，煮取二升，分作三服，每日三次。随小便下愈，饮尽更作。

【主治】气忽发，满胸急者。

【宜忌】忌酢物。

60193　茯苓饮子

《鸡峰》卷四。为《外台》卷十八引《延年秘录》"茯苓饮"之异名。见该条。

60194　茯苓饮子

《鸡峰》卷十八。为《外台》卷八引《延年秘录》"茯苓饮"之异名。见该条。

60195　茯苓饮子（《医方类聚》卷一五八引《济生》）

【组成】赤茯苓（去皮）　半夏（汤泡七次）　茯神（去木）　橘皮（去白）　麦门冬（去心）各一两　沉香（不见火）　甘草（炙）　槟榔各半两

【用法】上㕮咀。每服四钱，水一盏半，加生姜五片，煎至七分，去滓温服，不拘时候。

【主治】痰饮蓄于心胃，怔忡不已。

60196　茯苓饮子（《陈素庵妇科补解》卷二）

【组成】艾叶　参　苓　术　草　芎　归　陈皮　香附　黄芩　杜仲　大枣

【功用】清心。

【主治】妊娠三月，胎动不安。

60197　茯苓饼子（《儒门事亲》卷十五）

【组成】白茯苓四两（为末）　头白面一二两

【用法】上同调水煎饼。面稀调，以黄蜡代油，熻成煎饼，蜡可用三两。饱食一顿，便绝食。至三日觉难受，三日后，气力渐生，熟果芝麻汤、米饮、凉水微用些，小润肠胃，无令涸竭。开食时，用葵菜汤并米饮稀粥，少少服之。

【功用】辟谷绝食。

60198　茯苓浸酒

《圣济总录》卷九。为《圣惠》卷二十五"茯苓菊花浸酒"之异名。见该条。

60199　茯苓煮散（《圣济总录》卷三十二）

【组成】白茯苓（去黑皮）　柴胡（去苗）　陈橘皮（汤浸，去白，焙）　诃黎勒（去核，炮）　桔梗（炒）　人参各一两　甘草（炙）　半夏（汤洗去滑七遍，焙）各半两　枇杷叶（去毛，姜汁炙）二两　枳壳（去瓤，麸炒）三分

【用法】上为散。每服五钱匕，水一盏半，加生姜一分（拍碎），同煎至七分，去滓，食前温服。

【主治】伤寒后脾胃气虚，四肢乏力，骨节烦疼，口苦舌干，不思饮食。

60200　茯苓煮散（《圣济总录》卷五十六）

【组成】赤茯苓（去黑皮）　厚朴（去粗皮，生姜汁炙）麦糵（炒）　芎䓖　甘草（炙，剉）　人参各一两　干姜（炮）半两

【用法】上为散。每服三钱匕，水一盏，煎至七分，和滓温服，不拘时候。

【主治】心掣，胸中气少，水谷不化，泄利气逆。

60201　茯神饮子

《圣惠》卷七十六。为《千金》卷二"茯神汤"之异名。见该条。

60202　茯神煮散（《千金》卷十三）

【异名】茯神汤（《圣济总录》卷四十三）。

【组成】茯神　麦门冬各三十六铢　通草　升麻各三十铢　紫菀　桂心各十八铢　知母一两　赤石脂四十二铢　大枣二十个　淡竹茹（鸡子大）一枚

【用法】上为粗散。以帛裹方寸匕，井花水二升半，煮取九合，时动裹子，为一服，每日二次。

【主治】心实热，口干烦渴，眠卧不安。

【宜忌】《外台》：忌生葱、酢物。

【方论选录】《千金方衍义》：以肺燥不能胜热，故用麦门冬、桂心蒸发津气于上，又以升麻、通草上升下泄，辅佐清热导火之力。

【备考】本方方名，《千金方衍义》引作"茯神散"。

60203　茯神煮散（《千金》卷二十一）

【组成】茯神　苁蓉　葳蕤各四两　生石斛　黄连各八两　栝楼根　丹参各五两　甘草　五味子　知母　人参　当归各三两　麦糵三升

【用法】上药治下筛。每服三方寸匕，以绢袋盛，水三升，煮取一升服，一日二次。

【功用】补虚。

【主治】消渴，虚热四肢羸乏，渴热不止。

【宜忌】《外台》：忌猪肉、醋物、海藻、菘菜。

【方论选录】《千金方衍义》：三焦之治与肾脏之治截然两途，肾脏阴虚，而用壮水之剂，不得杂以补气之味，恐其留恋阴药于上，泥膈夺食，转增弥漫，非若益火消阴，宜兼补气，以资阳生阴长之功也。三焦本属相火，所以用苁蓉、五味、知母滋培下焦，黄连、麦糵、石斛清理中焦，茯神、葳蕤、栝楼滋养上焦，又须人参、甘草匡扶胃气，当归、丹参调和营血，则三焦之火，得以涵养，而无焱起之患矣。

【备考】本方方名，《医方类聚》引作"茯神散"。

60204　茯苓二陈汤（《婴童百问》卷二）

【组成】半夏五钱　陈皮二钱五分　白茯苓四钱　生甘草一钱半

【用法】上挫。每服三钱，加生姜三片，水煎服。

【功用】和胃气，化痰涎。

60205　茯苓人参汤（《外台》卷十引《救急方》）

【组成】茯苓二斤（去黑皮，擘破如枣大，清水渍，经一日一夜再易水，出于日中，晒干，为末）　人参七两（捣）　甘草一两（炙，切）　牛乳七升　白沙蜜一升五合

【用法】上药以水五升，纳甘草，煮取二升，除甘草，澄滤；纳茯苓，缓火煎，令汁欲尽；次纳白蜜、牛乳，次纳人参，缓火煎，令汁尽，仍搅药令调，勿许焦成，日中晒干，捣筛为

散，以纸盛之。温乳及蜜汤和吃并得，亦不限多少。夏月水和当趁。

【功用】益心力，除谬忘，能饮食，延年益寿。

【主治】上气，胸胁满闷，霍乱，积痢。

【宜忌】忌海藻、菘菜、大醋。

【临床报道】积痢：有人年四十时，因患积痢，羸惫不能起止，形状如七十老人，服此药两剂，平复如旧。

60206　茯苓大黄汤（《圣济总录》卷六十七）

【组成】赤茯苓（去黑皮）　大黄（剉，微炒）　羚羊角（镑）　黄芩（去黑心）　甘草（微炙，剉）　枳壳（去瓤，麸炒）各一两　前胡（去芦头）三分

【用法】上为粗末。每服五钱匕，水一盏半，加淡竹叶十片，同煎至八分，去滓，食后、临卧温服。

【主治】阳厥多怒，气逆发狂，胸膈躁闷。

60207　茯苓川芎汤（《宣明论》卷二）

【异名】川芎茯苓汤（《医学入门》卷七）。

【组成】赤茯苓　桑白皮　防风　官桂　川芎　麻黄　芍药　当归　甘草（炙）各等分

【用法】上为末。每服二钱，水二盏，大枣三个，同煎至一盏，去滓，空心温服。如欲出汗，以粥投之。

【主治】着痹。留注不去，四肢麻痹，拘挛浮肿。

60208　茯苓川芎汤（《准绳·类方》卷四）

【组成】赤茯苓一钱半　桑白皮　防风　苍术（米泔浸一宿，炒）　麻黄　芍药（煨）　当归（酒洗）各一钱　官桂五分　川芎一钱二分　甘草四分

【用法】水二钟，加大枣二个，煎八分，食前温服。

【主治】痹。

60209　茯苓天麻汤（《眼科菁华录》卷下）

【组成】白术　苍术　人参　黄耆　明天麻　泽泻　茯苓　生姜　半夏　橘皮　焦山楂　神曲　炮干姜　黄柏（酒制）　麦芽（炒）

【用法】水煎服。

【主治】口眼㖞斜，仪容不正，厥阴头痛，颠倒眼黑，目不敢开，如在风云中，或头痛，或身重，四肢冷；或恶心，气短语促。

60210　茯苓开胃散（《外科精要》卷下）

【组成】茯苓一两　粉草（炙）五钱　枳壳（去瓤，麸炒黄）三钱

【用法】上为末。每服一钱，盐汤调下。

【主治】胃气不开，饮食不进。

60211　茯苓木通汤（《圣济总录》卷二十六）

【组成】赤茯苓（去黑皮）　木通（剉）　车前子叶　滑石各二两

【用法】上为粗末。每服五钱匕，水一盏半，煎至八分，去滓，空心温服。

【主治】伤寒后下焦热，小便不通。

60212　茯苓五皮散（《麻症集成》卷四）

【组成】赤苓　猪苓　泽泻　腹皮　陈皮　桑姜皮

【用法】水煎服。

【主治】水肿，脾虚泻痢。

60213　茯苓五味丸（《外台》卷六引许仁则方）

【组成】茯苓五两　人参三两　麦门冬一升（去心）
生姜（屑）六两　青竹茹一升

【用法】上为末，炼蜜为丸，如梧桐子大。初服十五丸，
稍稍加至三十丸，煎芦根饮送下，一日二次。

【主治】呕逆经久，积热在胃，呕逆不下食。

【宜忌】忌醋物。

60214　**茯苓内托散**（《医部全录》卷一二七）

【组成】归身　黄耆（制）　川芎　白芍药　陈皮　白
术　山药　熟地　白茯苓　人参各一钱　熟附子　甘草
肉桂　牡丹皮　地骨皮各五分

【用法】加生姜三片，大枣二个，水二钟，煎八分，食
远服。

【主治】鬓疽已成，坚而不溃，溃而不敛，气血俱虚，身
凉脉细，饮食少思，口淡无味，及形体消瘦者。

60215　**茯苓贝母汤**（《圣济总录》卷六十六）

【组成】白茯苓（去黑皮）一两　泽泻（剉）　贝母（焙）
桑根白皮（炙，剉）各三分

【用法】上为粗末。每服三钱匕，水一盏，煎至七分，去
滓温服，不拘时候。

【主治】肺经虚气，肿满喘痞，气促咳嗽。

60216　**茯苓分气饮**（《三因》卷十四）

【组成】五味子　桔梗　茯苓　甘草（炙）　陈皮　桑
白皮　草果　大腹皮各二两半　紫苏叶

【用法】上为粗末。每服四钱，水一盏，生姜三片，盐少
许，煎七分，去滓，食前服。

【主治】脾胃不和，胸膈噎塞，腹胁疼痛，气促喘急，心
下胀满，饮食不进，呕吐不止，兼脾气横泄，四肢浮肿。

60217　**茯苓升麻汤**（《医学心悟》卷三）

【组成】茯苓（赤、白）各五钱　升麻一钱五分　当归二
钱　川芎一钱　苎根三钱

【用法】急流水煎服；或调琥珀末二钱服，更佳。

【主治】孕妇转胞，小便不通。

【方论选录】用升麻以举其胎气，用茯苓以利小便，用
归、芎以活其胎，用苎根理胞系之缭乱。此以升剂为通之
法也。

60218　**茯苓六合汤**（《元戎》）

【组成】四物汤四两　茯苓　泽泻各五分

【主治】妊娠伤寒，小便不利。

60219　**茯苓正气散**（《医方类聚》卷七十引《经验秘方》）

【组成】茯苓（白者）三两　苍术五两（米泔水浸三日，
去皮）　枸杞子二两（盐炒）　川椒二两（去子）　干熟地黄
二两

【用法】上为细末，炼蜜为丸，如弹子大。每服一丸，盐
汤送下，不拘时候。

【功用】明目，暖水脏，退云翳。

【主治】头风。

60220　**茯苓甘草汤**（《伤寒论》）

【异名】茯苓桂甘汤（《医学入门》卷四）、茯苓汤（《嵩崖
尊生》卷七）。

【组成】茯苓二两　桂枝二两（去皮）　甘草一两（炙）
生姜三两（切）

【用法】上药以水四升，煮取二升，去滓，分三次温服。

【功用】《伤寒论讲义》：温中化饮，通阳利水。

【主治】心下停饮，心悸，汗出不渴，小便不利；咳而遗溺；
奔豚。

❶《伤寒论》：伤寒汗出不渴者；伤寒厥而心下悸者。
❷《圣济总录》：伤寒发汗后，腹中气满，小便不利。❸《普济
方》引《直指》：心下停水，怔悸。❹《内科摘要》：膀胱腑发
咳，咳而遗溺。❺《疝癥积聚编》：疝作奔豚。

【方论选录】❶《普济方》：茯苓、甘草之甘，益津液而和
卫；桂枝、生姜之辛，助阳气而解表。❷《内台方议》：今此汗
出而渴者，为邪不传里，但在表而表虚也。故与茯苓为君而
益津和中；甘草为臣辅之；以桂枝为佐，生姜为使，二者之辛
而固卫气者也。❸《伤寒附翼》：此厥阴伤寒发散内邪之汗
剂，凡伤寒厥而心下悸者，宜先治水，后治其厥，不尔，水渍
入胃，必作利也。此方本欲利水，反取表药为里症用，故虽
重用姜、桂，而以里药名方耳。厥阴伤寒，先热者后必厥，先
热时必消渴。今厥而心下悸，是下利之源，斯时不热不渴可
知矣。因消渴时饮水多，心下之水气不能入心为汗，蓄而不
消，故四肢逆冷而心下悸也。肺为水母，肺气不化，则水气
不行。茯苓为化之品，故能清水之源；桂枝、生姜，则从辛
入肺，使水气通于肺，以行营卫阴阳；外走肌表而为汗矣；
佐甘草以缓之，汗出周身，而厥自止，水精四布，而悸自安。
以之治水者，即所以治厥也。伤寒心悸无汗而不渴者，津液
未亏，故也用此方大发其汗。用姜、桂与茯苓等分，而不用
芍药、大枣，是大发其汗。佐甘草者，一以协辛发汗，且恐水
渍入胃也。

【临床报道】心下停水：《伤寒论临床实验录》程某，男，
年48岁。平素脾气衰弱，常患噫气胃满，消化滞呆之证。
后在溽暑季节，贪食瓜果，而患腹泻。服健脾利水之剂，腹
泻止，而胸脘满闷异常，逆气上冲，烦躁不宁，头眩欲呕，心
下漉漉作水声，四肢逆冷，舌质淡，而苔白腻，脉象沉弦。此
为脾不健运，水湿停潴之证。故以扶阳温胃行水之茯苓甘
草汤治之。处方：桂枝15克，茯苓24克，生姜15克，甘草3
克。连服两剂，而躁烦不作，脘闷消失，冲逆平息，脉象虚
软。后以健脾行水之剂，调理而愈。

【现代研究】抑菌和利尿作用：《新疆医科大学学报》
［1999,22（4）：283-284］：采用改良的纸片琼脂扩散（K-B）
法，发现50%、100%茯苓甘草汤对宋内氏痢疾杆菌均有低
敏感度抑菌作用。采用小白鼠利尿实验法发现50%茯苓甘
草汤在服药后第2小时有类似速尿样明显的利尿作用。

60221　**茯苓甘草汤**（《会约》卷四）

【组成】半夏二钱　生姜三钱　茯苓三钱　甘草一钱
陈皮一钱　白术一钱半

【用法】水煎服。

【主治】水停心下，眩悸呕吐。

【加减】如渴而小水不利，加泽泻八分，肉桂五分。

60222　**茯苓甘露饮**（《嵩崖尊生》卷九）

【组成】白术　茯苓　猪苓　泽泻　滑石各二钱　寒
水石　炙草各一钱　肉桂五分

【主治】霍乱，夏月引饮过多。

60223　**茯苓石脂汤**（《四圣心源》卷十）

【组成】茯苓三钱　丹皮三钱　桂枝三钱　芍药四钱
干姜二钱（炒）　甘草二钱　赤石脂三钱　升麻一钱

【用法】煎大半杯，温服。

【主治】痔漏肿痛下血。

【加减】肛热，加黄连；木燥，加阿胶。

60224　茯苓四逆汤《《伤寒论》》

【组成】茯苓四两　人参一两　附子一枚（生用，去皮，破八片）　甘草二两（炙）　干姜一两半

【用法】上药以水五升，煮取三升，去滓，温服七合，一日二次。

【功用】回阳益阴。

【主治】发汗，若下之，病仍不解，烦躁者。

【方论选录】❶《内台方议》：发汗之，病当解，若不解，发汗外虚阳气；后若下之，内虚阴气，阴阳俱虚，邪独不解，故生烦躁也。与四逆汤以复阳气，加人参、茯苓以复阴气也。❷《伤寒附翼》：先汗后下，于法为顺，而表仍不解，是妄下亡阴，阴阳俱虚而烦躁也。故制茯苓四逆，固阴以收阳。茯苓感天地太和之气化，不假根而成，能补先天无形之气，安虚阳外脱之烦，故以为君。人参配茯苓，补下焦之元气；干姜配生附，回下焦之元阳。调以甘草之甘，比四逆为缓，固里宜缓也。

【临床报道】❶烦躁：《中医杂志》[1965，1：28]段某，素体衰弱，形体消瘦，患病年余，久治不愈，证见两目欲脱，烦躁欲死，以头冲墙，高声呼烦。家属诉：初起微烦头痛，屡经诊治，因其烦躁，均用寒凉清热之剂，多剂无效，病反增剧。面色青黑，精神极惫，气喘不足以息，急汗如油而凉，四肢厥逆，脉沉细欲绝。拟方如下：茯苓一两，高丽参一两，炮附子一两，炮干姜一两，甘草一两。急煎服之，服后烦躁自止，后减其量，继服十余剂而愈。❷发热：《中医杂志》[1965，1：28]患者李某某，女，35岁，农民，于1955年诊治。患者素阳不足，外感寒邪，发热恶寒，寒多热少，入夜尤甚，常增被而不暖。初用辛凉解表，继用苦寒泄下，以致病重，卧床不起已三月矣。现证：面色㿠白无华，精神恍惚，形体消瘦，凉汗大出，面颊沟汗满下流，语声低微，气息奄奄，四肢厥逆，六脉欲绝。拟方：茯苓一两，炮附子五钱，潞党参五钱，干姜五钱，甘草五钱，二日内连服七剂，汗止足温，六脉来复，继服20余剂而愈。❸疟疾：《中医杂志》[1965，1，29]患者马某，82岁，住城关旭光社，于1965年诊治。久患疟疾，触邪而发，六脉沉弦，寒热往来，发作有时。发则高热谵语，胸满闷而疼，曾用大柴胡治疗，服后下利虚脱，急请抢救。证见：虚脱，倒卧于地，面色脱落，下利黑屎满身，牙关紧急，不能言语，仅有微息，六脉沉微欲绝，四肢厥逆。拟方：茯苓一两，炮附子八钱，炮干姜五钱，人参五钱，甘草五钱，急煎服之。一剂泻止足温，能言气壮，六脉来复，继服三剂，其疟亦随之而愈。❹肺心病：《浙江中医杂志》[1981，10：422]陶某，男，60岁，1980年3月3日初诊，素有"慢支"、"肺气肿"、"肺心"等病，已历10余年，每遇天气变化即发。刻诊：面色黯滞，唇及四肢紫绀，咳嗽气急，心悸，坐卧不宁，肢冷，脉伏，舌色紫暗，苔白而灰糙。证属阴寒于里，阳脱于外。急予回阳救逆：茯苓、西党参各9克，淡附子、炙甘草各6克，干姜、黑锡丹（吞）各3克。3剂后，面唇紫绀已瘥，咳嗽气急亦减，肢端仍紫绀，便溏，尿少，舌质黯红，苔黄灰而腻。脾肾阳虚未复，仍予前方，淡附子加至9克，西党参加至15克。3剂后，面容转红润，气平，肢缓，二便正常。❺慢性头

痛：《日本医学介绍》[2005，26（2）：88-89]　治疗五例慢性头痛，均为女性，年龄31～52岁，平均37.4岁。其中偏头痛2例、混合性头痛3例。患者均有烦躁、怕冷、四肢不温、脉沉细，舌苔薄白，舌质淡胖（2例）、舌质瘀暗（3例）。均住院观察治疗，用茯苓四逆汤7天均缓解，随访中有3例在月经期因受刺激有轻度头痛，再用茯苓四逆汤仍有效。

60225　茯苓生化汤《《梅氏验方新编》卷四》

【组成】川芎一钱　当归二钱（土炒）　姜炭　炙甘草各五分　茯苓一钱　陈皮一钱　白术一钱半　人参二钱　肉果（煨）　诃子各一钱　莲子八分　糯米一撮

【用法】水煎服。

【主治】产后泄泻。

【加减】寒痛泻，加砂仁五分；热泄，加炒连三分；泻久，加升麻三分；泻水，加苍术一钱；泻出食肉如败卵及噫气，加神曲、砂仁各八分，山楂、麦芽各五分，或加豆蔻、丁香各一钱；渴，加麦冬一钱、五味六分。

60226　茯苓白术丸

《成方制剂》6册。即《局方》卷三（绍兴续添方）"参苓白术散"改为丸剂。见该条。

60227　茯苓白术汤

《伤寒总病论》卷三。为《伤寒论》"茯苓桂枝白术甘草汤"之异名。见该条。

60228　茯苓白术汤《《圣济总录》卷二十五》

【组成】赤茯苓（去黑皮）一两　白术三分　桂（去粗皮）三分　甘草（炙、剉）半两　芎劳一两

【用法】上为粗末。每服三钱匕，水一盏，煎至六分，去滓温服。

【主治】伤寒吐后，心下逆满，怵悸不定，起即头眩。

60229　茯苓白术汤《《三因》卷五》

【组成】茯苓　干姜（炮）　甘草（炙）　白术　桂心各一两

【用法】上为末，每服四钱，水一盏，煎七分，去滓，食前服。

【主治】❶《三因》：冒暑毒，加以着湿，或汗未干即浴，皆成暑湿。❷《医学入门》：湿温寒热，头目疼痛，胸满妄言，多汗，两胫逆冷者。

60230　茯苓白术汤《《易简方》》

【组成】白术　附子各一两　甘草半两　茯苓半两　官桂半两

【主治】《易简方》：冒雨湿着于肌肤，或因汗出浸渍，或因澡浴得病，腰重脚弱，身体烦痛，头眩。

【备考】《普济方》本方用法："上㕮咀，每服四钱，水二盏，生姜七片，煎至六分，去滓，食前服"。

60231　茯苓白术汤

《普济方》卷一四七引《十便良方》。为《伤寒论》"桂枝去桂加茯苓白术汤"之异名。见该条。

60232　茯苓白术汤《《直指》卷三》

【组成】茯苓　干姜（炮）　甘草（炙）　白术　辣桂　苍术（炒）各等分

【用法】上剉。每服三钱，水煎服。

【主治】中湿，身体痛重。

60233　茯苓白术汤《《医方集解》》

【组成】茯苓　白术各等分

【主治】心下支饮，常苦眩冒。

60234　**茯苓白术散**（《袖珍小儿》卷六）

【组成】茯苓三钱　白术　人参　木通各一钱　肉豆蔻（炮）　肉桂各一钱半（去皮）　诃肉二钱（煨）　枳壳（炒）　甘草各一钱

【用法】上剉散。每服三钱，灯心煎服，或加陈米一撮煎。

【主治】痢或白或清。

60235　**茯苓白术散**（《杂病源流犀烛》卷三）

【组成】滑石一两　寒水石　石膏　泽泻　甘草各五钱　白术　茯苓　人参　桂枝各二钱半

【用法】上为末。每服三钱，开水送下，姜汤亦可。

【主治】霍乱。吐泻既多，津液暴亡，烦渴引饮不止。

60236　**茯苓半夏丸**（《鸡峰》卷二十）

【组成】牵牛子四两　青橘皮　紫苏子　半夏　五灵脂各一两　木香　槟榔各半两　川芎　郁李仁各一两

【用法】上为细末，水煮面糊为丸，如梧桐子大。每服三十丸，橘皮汤送下，不拘时候。

【功用】搜风行气。

【备考】本方名茯苓半夏丸，但方中无茯苓，疑脱。

60237　**茯苓半夏汤**（《圣济总录》卷二十五）

【组成】赤茯苓（去黑皮）二两　半夏（汤洗七遍，炒干）三两　陈橘皮（汤浸，去白，焙）一两

【用法】上为粗末。每服五钱匕，水一盏半，加生姜一分（拍碎），同煎至七分，去滓温服，晚再服。

【主治】伤寒呕哕，心下悸动，胸膈有滞水，往往头眩。

60238　**茯苓半夏汤**（《全生指迷方》卷三）

【组成】茯苓四两　半夏二钱半（汤洗七遍）　旋覆花三钱　甘遂（剉末，炒）一钱

【用法】上咬咀。水二盏，煎至一盏，去滓，将甘遂末分二服，用药汁半盏调服。以利为度。

【主治】酒疸。心下懊痛，足膝胫满，小便黄，面发赤斑，由大醉当风入水，湿加于热，内蒸脾气。

60239　**茯苓半夏汤**

《宣明论》卷六。为《金匮》卷中"小半夏加茯苓汤"之异名。见该条。

60240　**茯苓半夏汤**（《宣明论》卷六）

【组成】茯苓一分（去皮）　半夏一钱　生姜一分（取汁）　黄芩一分（去腐）　甘草一分　红皮一分（去瓤）

【用法】上剉，如麻豆大。水一盏，煎至四分，空心冲生姜汁下，温服，不拘时候。

【主治】❶《宣明论》：风痰。❷《卫生宝鉴》：风热痰逆呕吐或眩运头痛。

60241　**茯苓半夏汤**

《东垣试效方》卷三。为《兰室秘藏》卷中"白术汤"之异名。见该条。

60242　**茯苓半夏汤**

《玉机微义》卷四十九。即《千金》卷二"半夏茯苓汤"。见该条。

60243　**茯苓半夏汤**（《伤寒全生集》卷三）

【组成】茯苓　半夏　枳实　桔梗　厚朴　大腹皮　木通　苍术　陈皮

【主治】水结胸，但头汗出，心下满，揉之汩汩有声者。

60244　**茯苓半夏汤**（《伤寒全生集》卷三）

【组成】茯苓　半夏　生姜　陈皮　厚朴

【用法】水煎服。

【主治】心下有水，呕吐哕者。

60245　**茯苓半夏汤**

《赤水玄珠》卷二十一。为《妇人良方》卷十二引张氏方"半夏茯苓汤"之异名。见该条。

60246　**茯苓半夏汤**（《回春》卷三）

【组成】茯苓　半夏（姜汁炒）　厚朴（姜汁炒）各一钱　干姜（炒）　丁香　官桂　砂仁各五分　陈皮一钱　藿香八分　柿蒂一钱　茴香七分　沉香　木香　甘草各三分

【用法】上剉一剂。加生姜三片，水煎，磨沉香、木香同服。

【主治】水寒停胃发呃。

60247　**茯苓半夏汤**（《寿世保元》卷三）

【组成】茯苓（去皮）　半夏（姜炒）　陈皮　苍术（米泔浸）　厚朴（姜炒）各一钱　砂仁五分　藿香八分　乌梅一个　干姜（炒）三分　甘草三分

【用法】上剉一剂。加生姜三片，水煎，徐徐服。

【主治】水寒停胃作呕吐者。

60248　**茯苓半夏汤**（《同寿录》卷三）

【组成】半夏一钱五分　白术　白茯苓各一钱　甘草五分　陈皮六分　缩砂仁八分

【用法】研，水煎服。

【主治】恶阻，呕吐不止者。

60249　**茯苓半夏汤**（《杂病源流犀烛》卷四）

【组成】赤苓　半夏　陈皮　苍术　厚朴

【主治】痰饮呕吐。

60250　**茯苓半夏汤**（《不知医必要》卷一）

【组成】制半夏（醋炒）四钱　茯苓二钱　甘草二钱

【用法】上为末。每服二钱，白汤调下。

【主治】中暑忽然昏倒。

60251　**茯苓加减汤**

《宣明论》卷一。为《圣济总录》卷六十"茯苓汤"之异名。见该条。

60252　**茯苓戎盐汤**（《金匮》卷中）

【组成】茯苓半斤　白术二两　戎盐（弹丸大）一枚

【用法】先将茯苓、白术煎成，入戎盐再煎，分三次温服。

【功用】《金匮心释》：益肾健脾利湿。

【主治】小便不利。

【方论选录】《沈注金匮要略》：夫湿热壅于膀胱则为淋，然伤腑未有不伤于脏者。故用白术健脾，茯苓渗湿，不使下流入肾为病；以戎盐养水软坚，而除阴火。

【备考】本方方名，《本草纲目》引作"戎盐汤"。

60253　**茯苓地黄汤**（《圣济总录》卷二十三）

【组成】赤茯苓（去黑皮）　生干地黄（焙）　栝楼根各一两　知母（焙）半两　麦门冬（去心，焙）一两半

【用法】上为粗末。每服五钱匕，水一盏半，加小麦一百粒，淡竹叶三五片，大枣三个（擘），同煎至八分，去滓温

服,不拘时候。

【主治】伤寒后胃热引饮,烦渴不止。

60254　茯苓安心汤（《外台》卷六引《删繁方》）

【组成】茯苓三两　人参三两　干姜三两　桂心一两　远志皮三两　甘草二两（炙）

【用法】上切。以水九升,煮取三升,去滓,分三服。

【主治】上焦虚寒,精神不守,泄下便利,语声不出。

【宜忌】忌生葱、醋物、海藻、菘菜。

60255　茯苓导水汤（《金鉴》卷四十六）

【组成】茯苓　槟榔　猪苓　缩砂　木香　陈皮　泽泻　白术　木瓜　大腹皮　桑白皮　苏梗各等分

【用法】加生姜,水煎服。

【主治】妊娠肿满与子气,喘而难卧,胀满难堪;产后浮肿,喘嗽,小便不利者。

【加减】胀,加枳壳;喘,加苦葶苈子;腿脚肿,加防己。

【临床报道】❶子满:《新中医》[1979,3:30]　李某,女,29岁。26岁结婚,婚后6个多月早产一次。现第二胎怀孕七个多月。从第四个月起,周身出现肿胀,腹部尤甚,先后延医数人,内服四十余剂中药,未见好转。现腹胀异常,四肢均有浮肿,自觉气短心悸,饮食少进,腰痛腿沉,白带甚多,行走困难来诊。处方:茯苓15克,白术15克,猪苓15克,泽泻5克,槟榔片5克,砂仁7.5克,木香3.5克,陈皮10克,腹皮15克,苏梗10克,当归10克,白芍7.5克。服药后胸脘略适,饮食稍增,尿量略多,守原方稍加减继服,十余剂后诸症基本痊愈,肿消痛减,惟体质较弱,改用当归散以善其后。❷肺心病心力衰竭:《山西中医》[2002,18(5):12-14]采用茯苓导水汤加减治疗肺心病心力衰竭40例。结果:治愈6例,显效24例,有效8例,无效2例,总有效率为95.0%。❸肝硬化腹水:《中西医结合肝病杂志》[2006,16(3):181]以茯苓导水汤为基本方治疗60例,显效19例,有效9例,无效2例,总有效率93.33%。

60256　茯苓导水汤

《金鉴》卷五十四。为《普济方》卷一九一引《德生堂方》"导水茯苓汤"之异名。见该条。

60257　茯苓苏子丸（《三因》卷十四）

【组成】茯苓　苏子　杏仁（去皮尖）各二两　橘皮　防己　葶苈（纸炒）各一两一分

【用法】上为末,炼蜜为丸,如小豆大。每服三十丸,食后桑白皮汤送下。

【主治】面肿,小便涩,心腹胀满。

60258　茯苓杏仁汤

《杏苑》卷三。为《金匮》卷上"茯苓杏仁甘草汤"之异名。见该条。

60259　茯苓杏仁煎（《外台》卷二十引《古今录验》）

【组成】茯苓四两　杏仁四两　橘皮三两　苏子一升（碎）　甘草三两（炙）　芍药四两　白前三两　五味子三两　生姜汁五合　蜜六合　竹沥二升

【用法】上切。以水九升,先煮诸药,取三升,去滓,纳竹沥、生姜汁、蜜等和搅,微火煎取四升,每服四合,日二次,夜一次。

【主治】气满胸急。

【宜忌】忌海藻、菘菜、酢物。

60260　茯苓杏仁煎

《普济方》卷一九四。为方出《外台》卷二十引《古今录验》,名见《鸡峰》卷十七"茯苓饮子"之异名。见该条。

60261　茯苓利膈汤（《普济方》卷一四七引《保生回车论》）

【组成】茯苓一两　牛蒡子二两（炒香）　荆芥穗一两　桔梗一两（微炒）　甘草半两（炙紫色）

【用法】上为粗散。每服三钱,水一盏,加生姜三片,同煎六分,去滓温服,一日二三服,不拘时候。

【主治】伤寒。

60262　茯苓佐经汤（《外科正宗》卷三）

【组成】茯苓　陈皮　半夏　白术　苍术各一钱　藿香　泽泻　甘草　葛根　柴胡　厚朴　木瓜各五分

【用法】水二钟,加生姜二片,煎八分,食前服。

【主治】足少阳经为四气所乘,以致腰腿发热疼痛,头目昏眩,呕吐不食,胸膈不利,心烦热闷。

60263　茯苓补心汤（《千金》卷十三）

【组成】茯苓四两　桂心二两　大枣二十个　紫石英一两　甘草二两　人参一两　赤小豆十四枚　麦门冬三两

【用法】上㕮咀。以水七升,煮取二升半,分三服。

【主治】心气不足,善悲愁恚怒,衄血,面黄烦闷,五心热,或独语不觉,喉咽痛,舌本强,冷涎出;善忘,恐走不定;妇人崩中,面色赤。

【方论选录】《千金方衍义》:人参、茯苓补手少阴气分;石英、桂心补手少阴血分;甘草、大枣乃参、苓之匡佐;麦门冬、赤小豆乃芩、桂之报使,并开泄心包旺气,以疗喉舌诸疾;石英兼行足厥阴,而主妇人崩中,以其能温经散结也。

60264　茯苓补心汤（《医统》卷七十引《局方》）

【组成】白茯苓　白茯神　麦门冬　生地黄　陈皮　半夏曲　当归各一钱　甘草五分

【用法】加竹叶、灯心,水煎服。

【主治】❶《医统》引《局方》:思虑过多,心神溃乱,烦躁不寐。❷《不居集》:心气为邪所伤吐血。

60265　茯苓补心汤（《三因》卷八）

【组成】白茯苓　人参　前胡　半夏（汤洗七次,去滑）　川芎各三分　橘皮　枳壳（麸炒,去瓤）　紫苏　桔梗　甘草（炙）　干姜各半两　当归一两三分　白芍药二两　熟地黄一两半

【用法】上为散。每服四大钱,水一盏半,加生姜五片,大枣一个,煎七分,去滓食前服。

【主治】心虚寒病,苦悸恐不乐,心腹痛,难以言,心寒,恍惚善悲愁恚怒,衄血,面黄,烦闷,五心热渴,独语不觉,咽喉痛,舌本强,冷汗出,善忘,恐走,及治妇人怀孕,恶阻吐呕,眩晕,四肢急惰,全不纳食。

60266　茯苓补心汤（《易简方》）

【组成】参苏饮三两　局方四物汤一两半

【用法】上㕮咀。每服四钱,水一盏半,加生姜七片,枣子一个,煎至六分,去滓,不拘时候服。

【主治】男子、妇人虚劳发热,或五心烦热,并治吐血、衄血、便血并妇人下血过多致虚损者。

【加减】感冒风寒,头目昏重,鼻流清涕,加川芎半两煎服;疝气初发,必先憎寒壮热,甚者呕逆恶心,加木香半两服之,两日寒热必退;或阴癫尚肿,牵引作楚,再于此药,每服

加灯心二十茎煎，下青木香。

60267 茯苓补心汤（《回春》卷四）

【组成】茯苓 人参 白术 当归 生地黄 酸枣仁 白芍 麦门冬 陈皮 黄连（炒）各等分 辰砂（研末，临服调入）五分 甘草三分

【用法】上剉一剂。加大枣二个，乌梅一个，浮小麦一撮，水煎，食远服。

【主治】心汗症。

60268 茯苓补心汤（《郑氏家传女科万金方》卷三）

【组成】茯苓 紫苏 当归 熟地 川芎 白芍

【用法】水煎服。

【主治】孕妇虚热。

60269 茯苓补心汤（《女科秘要》卷三）

【组成】茯苓 川芎 当归 白芍各一钱半 生地三钱 苏叶 人参 前胡 陈皮 甘葛 甘草 半夏 桑皮 桔梗各一钱 枳实八分 姜三片

【用法】空心服。

【主治】血虚，肺燥金枯，经来常咳嗽。

60270 茯苓泄湿汤

《眼科阐微》卷四。为《保婴撮要》卷四"茯苓燥湿汤"之异名。见该条。

60271 茯苓泻湿汤

《审视瑶函》卷二。为《保婴撮要》卷四"茯苓燥湿汤"之异名。见该条。

60272 茯苓泽泻汤（《金匮》卷中）

【异名】茯苓汤（《千金翼》卷十九）。

【组成】茯苓半斤 泽泻四两 甘草二两 桂枝二两 白术二两 生姜四两

【用法】以水一斗，煮取三升，纳泽泻，再煮取二升半，温服八合，一日三次。

【主治】❶《金匮》：胃反，吐而渴欲饮水者。❷《三因》：霍乱，吐利后，烦渴欲饮水。

【方论选录】❶《金匮玉函经二注》：胃反吐，津液竭而渴矣，斯欲饮水以润之，更无小便不利，而用此汤何哉？盖阳绝者，水虽入而不散于脉，何以滋润表里，解其燥郁乎？惟茯苓之淡行其上，泽泻之咸行其下，白术、甘草之甘和其中，桂枝、生姜之辛通其气，用布水精于诸经，开阳存阴，而治荣卫也。❷《沈注金匮要略》：此外风乘胃，脾虚成饮之方也。风气通肝，木盛制土，脾胃气郁而反上逆，则为胃反，然吐则痰饮去而风火炽盛，胃津枯燥，以故吐而渴欲饮水，但木旺土衰，则水寡于畏，肾水反溢为饮，治当健脾，以除伏邪宿饮。故以姜、桂、术、草健脾和营卫，而驱邪外出，茯苓、泽泻导胃肾之余饮也。

【临床报道】❶胃反：《金匮今释》成绩录云，安部候臣菊池大夫，从候在浪华，久患胃反，请治于先生曰：不佞囊在江户得此病，其初颇吐水，间交以食，吐已乃渴，诸医交疗，百端不愈，一医叫我断食，诸证果已。七日始饮，复吐如初，至今五年，未尝有宁居之日，愿先生救之。先生乃诊其腹，自胸下至脐旁硬满，乃与茯苓泽泻汤，数日而痊愈。❷糖尿病性胃轻瘫：《浙江中医杂志》[2001，36（9）：381]用茯苓泽泻汤加制半夏治疗糖尿病性胃轻瘫26例，上腹饱胀甚者加厚朴6克。临床治愈14例（53.85%），有效9例

（34.62%），无效3例（11.54%），总有效率88.47%。

60273 茯苓建中汤（《产科发蒙》卷四）

【组成】小建中汤加茯苓

【用法】烧黑鱼狗末五分点服。

【主治】产后下利不止。

60274 茯苓栀子散（《医方类聚》卷一三三引《施圆端效方》）

【组成】白茯苓 山栀子 甘草（炙） 当归（焙） 白芍药各半两

【用法】上㕮咀。每服三四钱，水一盏半，煎至七分，去滓，食前温服。

【主治】五淋，便血疼痛。

60275 茯苓茱萸丸（《普济方》卷一四七引《保生回车论》）

【组成】茯苓 吴茱萸（汤浸七次，焙干） 芍药（不问赤白皆可用） 黄连（去须）各等分

【用法】上为细末，炼蜜为丸，如梧桐子大。每服十五丸、二十丸，温熟水送下。如无蜜，即用饮丸。

【主治】伤寒。

60276 茯苓厚朴汤（《活幼心书》卷下）

【组成】白茯苓（去皮） 半夏（汤煮透，滤，剉，焙干各七钱半 甘草三钱（炙） 厚朴五钱（去粗皮，剉碎，每一斤用生姜一斤，切薄片，烂杵拌匀，酿一宿，慢火炒干）

【用法】上㕮咀。每服二钱，水一盏半，加生姜三片，煎七分，不拘时候温服。或加大枣一个，去核同煎。

【主治】❶《活幼心书》：伤寒伤风夹痰，呕逆并吐泻后，喉涎牵响，饮食减少，脾胃气虚。❷《赤水玄珠》：伤乳食停痰，咳嗽，或吐白沫，气喘。

60277 茯苓厚朴汤（《产科发蒙》卷二）

【组成】当归 川芎 茯苓 厚朴（制）各等分

【用法】每服五钱，以水三合，煮取一合，以延胡索末一钱，和调顿服。

【主治】妊娠卒心痛，气欲绝。

60278 茯苓厚朴汤（《医钞类编》卷六）

【组成】茯苓三钱 厚朴一钱五分 白术二钱 半夏 枳壳 陈皮 甘草各一钱

【用法】水一钟，加生姜三片，大枣三个，煎八分，食远服。

【主治】虚闭。浊阴之气上升，裹其痰饮，饮食不进，大便为气闭不通，小便清利。

60279 茯苓指迷丸

《不居集》上集卷十七。为《百一》卷五引《指迷方》"治痰茯苓丸"之异名。见该条。

60280 茯苓钟乳丸（《圣济总录》卷四十三）

【组成】白茯苓（去黑皮） 黄耆（剉） 枳壳（去瓤，麸炒） 蛇床子各二两 炼成钟乳粉六两 牛膝（酒浸，切，焙） 肉苁蓉（酒浸，切，焙） 人参 石斛（去根） 五味子各一两半 熟干地黄（焙） 菟丝子（酒浸，别捣）各三两

【用法】上为细末，炼蜜为丸，如梧桐子大。每服三十丸，空心酒送下。

【功用】通百节，利九窍，补下焦。

【主治】瘕病筋脉相引，下焦伤竭不足。

60281 茯苓钩藤汤（《普济方》卷三七六）

【组成】钩藤 茯苓各二分 甘草（炙） 大黄（煨）各

一分

【用法】水一升,煮去三合,分为五服。

【主治】少小七日以后患痫。

60282　茯苓前胡汤(《圣济总录》卷二十五)

【组成】赤茯苓(去黑心)一两　前胡(去芦头)三分　枳实(剉,麸炒)　木香　杏仁(汤浸,去皮尖双仁,炒)各半两　甘草(炙)一分

【用法】上为粗末。每服三钱匕,水一盏,加生姜半分(拍碎)。同煎至六分,去滓温服。

【主治】伤寒心中痞满,结气不散。

60283　茯苓前胡汤(《圣济总录》卷一六二)

【组成】白茯苓(去黑皮)　前胡(去芦头)　菊花　白术　附子(炮裂,去皮脐)　细辛(去苗叶)　芎䓖　麻黄(去根节)各一两

【用法】上剉,如麻豆大。每服二钱匕,水一盏,煎至七分,去滓温服,不拘时候。

【主治】产后伤风头痛,眩闷倒旋。

60284　茯苓除湿汤

《医学纲目》卷二十一。为《卫生宝鉴》卷十四"茯苓渗湿汤"之异名。见该条。

60285　茯苓桂甘汤

《直指》卷十八。为《伤寒论》"茯苓桂枝甘草大枣汤"之异名。见该条。

60286　茯苓桂甘汤

《医学入门》卷四。为《伤寒论》"茯苓甘草汤"之异名。见该条。

60287　茯苓桂枝汤

《伤寒总病论》卷三。为《伤寒论》"茯苓桂枝甘草大枣汤"之异名。见该条。

60288　茯苓桂枝汤(《圣济总录》卷二十五)

【组成】赤茯苓(去黑皮)　桂(去粗皮)　半夏(汤洗七遍,炒干)各一两　甘草(炙,剉)半两

【用法】上为粗末,每服三钱匕,水一盏,加生姜半分(拍碎),同煎至七分,去滓温服。

【主治】伤寒发汗后,引饮过多,心下悸动。

60289　茯苓造化糕(《东医宝鉴·杂病篇》卷四引《医方集略》)

【组成】白茯苓　莲肉　山药　芡仁各四两　白晚粳米二升(为粉)　砂糖一斤(刮为屑)

【用法】上为末,拌匀,入甑中,以竹刀划为片界,以箪蓬覆甑上,蒸熟取出,晒干。任意食之,若覆木盖则不熟矣。

【功用】补养元气。

【主治】内伤,脾胃虚弱,饮食不进。

60290　茯苓消气丸(《普济方》卷三八〇)

【组成】汉防己　茯神　茯苓　胡连各一钱　麝香一分

【用法】上为末,炼蜜为丸,如麻子大。每服五丸,米饮送下。

【主治】小儿脾疳,手足浮肿。

60291　茯苓调中散(《嵩崖尊生》卷十一)

【组成】前胡　细辛　人参　桂心　陈皮　当归　白芍　茯苓　麦冬　炙草各一钱　半夏七分半

【主治】虚弱,潮热,自汗。

60292　茯苓调血汤(《直指》卷十六)

【组成】半赤茯苓一两　赤芍药　川芎　半夏曲各半两　前胡　柴胡　青皮　枳壳　北梗　桑白皮(炒)　白茅根　灯心　甘草(炙)各二钱半

【用法】上剉细。每服三钱,加生姜五片,蜜二匙,新水煎服。

【主治】酒面过度,房劳后,小便下血。

60293　茯苓陷胸汤(《伤寒微旨论》卷下)

【组成】茯苓　黄连各一两　冬葵子　续随子各一分　大黄　杏仁各半两　半夏三分

【用法】上剉,如麻豆大,合一处。每服半两,水二盏,煎至一盏,净纽,去滓温服。如半日许未快利,更投一服,以胸中快及下利为度。

【主治】伤寒小便色黄赤及涩。

60294　茯苓理中汤(《外台》卷六引《范汪方》)

【组成】茯苓二两　甘草三两(炙)　干姜一两(炮)　人参三两　木瓜三两

【用法】上咬咀。以水六升,煮取三升,去滓,适寒温,分为四服。

【主治】霍乱,脐上筑而悸。

【宜忌】忌海藻、菘菜、酢物。

60295　茯苓菖蒲丸(《圣济总录》卷四十三)

【组成】茯苓(去黑皮)　菖蒲　远志(去心)各一两　茯神(去木)二两　赤小豆半两

【用法】上为细末,用炊饼浸稀为丸,如绿豆大。每服三十丸至五十丸,食后熟水送下。

【主治】心气不足。

60296　茯苓菟丝丸(《风痨臌膈》)

【组成】白茯苓　白术(米泔浸)　莲肉各四两　五味子(酒煎)二两　山药二两　杜仲(酒煎)三两　炙草七钱　菟丝子十一两(用洁水淘净,入陈酒浸一日,文火煮烂极,打为饼,焙干为末)

【用法】用山药末以陈酒煮,面糊为丸,如梧桐子大。每服一百余丸,空心滚白汤送下。

【主治】脾肾虚损,不能收摄,以致梦遗精滑、困倦。

60297　茯苓黄连丸(《鸡峰》卷十九)

【组成】黄连末八分　茯苓六分　木香二分　诃子皮一分

【用法】上为细末,水煮面糊为丸,如梧桐子大。每服三十丸,空心服。泻止勿服。

【主治】渴人引饮既久,夏秋之交,湿气过多,脾胃又弱,时或泄泻。

60298　茯苓黄耆汤(《圣济总录》卷一六二)

【组成】白茯苓(去黑皮)　黄耆(剉)　菊花　独活(去芦头)　枳壳(去瓤,麸炒)　当归(切,焙)　生干地黄(焙)　人参　乌头(炮裂,去皮脐)各一两

【用法】上剉,如麻豆大。每服三钱匕,水一盏,煎至七分,去滓温服,不拘时候。

【主治】产后伤风,头痛,目昏眩。

60299　茯苓猪肾汤(《圣惠》卷七十六)

【组成】白茯苓一两　桑寄生一两　干姜半两(炮裂)　熟干地黄一两　白术一两　芎䓖一两　人参一两(去芦头)

麦门冬一两(去心)

【用法】上剉细,和匀。每服用獖猪肾一对(切,去脂膜),先以水一大盏半,加黑豆半合,煎至一盏,去肾及豆,入药一两,煎至七分,去滓,分二次,食前温服。

【主治】妊娠曾伤九月胎。

60300 茯苓麻黄汤(《圣济总录》卷五十)

【组成】白茯苓(去黑皮) 麻黄(去根节)各一两半 黄蓍(剉) 大青(剉) 桂(去粗皮)各三分 细辛(去苗叶) 杏仁(汤浸,去皮尖双仁,炒)各一两一分 石膏二两(碎) 丹参半两 五味子 甘草(炙,剉) 贝母 陈橘皮(去白,焙干) 芎䓖各一两 枳实(麸炒)三枚

【用法】上为粗末。帛裹三钱匕,井花水一盏半,煎至八分,去滓温服,一日二次。

【主治】大肠实热,令人气凭满。

60301 茯苓渗湿汤(《景岳全书》卷五十七引《活人书》)

【组成】白茯苓 泽泻 茵陈 青皮 陈皮 防己各五分 栀子 黄芩各八分 黄连 枳实各七分 苍术 白术各一钱

【用法】水煎服。

【主治】黄疸湿热,呕吐而渴,身目俱黄,小便不利,食少而热。

60302 茯苓渗湿汤

《兰室秘藏》卷下。为原书同卷"塌气退黄汤"之异名。见该条。

60303 茯苓渗湿汤(《医学正传》卷二引东垣方)

【组成】黄芩 黄连 栀子 防己 白术 苍术 陈皮 青皮 枳实各四分 赤茯苓 泽泻各五分 茵陈六分 猪苓(去黑皮)一钱

【用法】上细切,作一服。水二盏,煎至一盏,去滓温服。

【主治】湿郁成黄疸,寒热呕吐而渴,身体面目俱黄,小便不利,不思饮食,莫能安卧。

60304 茯苓渗湿汤(《卫生宝鉴》卷十四)

【异名】茯苓除湿汤(《医学纲目》卷二十一)、渗湿汤(《痘疹传心录》卷十八)。

【组成】茵陈六分 白茯苓五分 木猪苓 泽泻各三分 黄连 黄芩(生) 栀子 汉防己 白术 苍术 陈皮 青皮各二分

【用法】上㕮咀,作一服。水二盏,煎至一盏,去滓,空心、食前温服。

【主治】黄疸。寒热呕吐,渴欲饮冷,身体面目俱黄,小便不利,全不食,不得卧。

60305 茯苓渗湿汤(《万氏家抄方》卷二)

【组成】白茯苓五分 泽泻五分 茵陈六分 猪苓二钱 陈皮 黄连 栀子 防己 白术 苍术 枳实各二分

【用法】上㕮咀,作一服,水二盏,煎至一盏,去滓,空心、食前温服。

【主治】黄疸。寒热呕吐,渴欲饮冷,身体面目俱黄,小便不利,全不食,不得卧。

60306 茯苓渗湿汤(《慈幼心传》卷下)

【组成】四苓散 平胃散 黄连 山栀仁 茵陈 山楂 麦芽 枳壳

【用法】水煎服。

【主治】小儿食疳。

60307 茯苓渗湿汤(《杏苑》卷三)

【组成】黄芩二分 黄连一钱五分 栀子二钱 陈皮二分 枳实八分 青皮一分半 猪苓一钱 赤茯苓八分 泽泻一钱 茵陈二钱

【用法】上㕮咀,水二钟,煎一钟,温服。

【主治】湿热内郁,致成黄疸。

【方论选录】上证治宜清热胜湿。是以黄芩、黄连、栀子以清热,陈皮、青皮、枳实以散郁,猪苓、泽泻、赤苓利小便以渗湿,茵陈驱湿热以退黄疸。

60308 茯苓渗湿汤(《寿世保元》卷三)

【组成】猪苓 泽泻 苍术(米泔浸) 白茯苓 陈皮 枳实(麸炒) 黄连(炒) 黄芩 栀子 防己 茵陈 木通

【用法】上剉。加生姜三片,水煎服。

【主治】湿热发黄,汗黄尿赤,及寒热呕吐,而渴欲饮冷水,身目俱黄,小便不利,不思饮食。

【加减】如饮食不思乃伤食,加砂仁、神曲、麦芽(炒)各三分。

60309 茯苓渗湿汤(《证治宝鉴》卷十二)

【组成】茵陈七分 白茯苓六分 木猪苓 泽泻 白术 陈皮 苍术(米泔浸一宿,炒) 黄连各五分 山栀(炒) 秦艽 防己 葛根各四分

【用法】水二钟,煎七分,食前服。

【主治】黄疸。呕吐,寒热,尿涩。

60310 茯苓渗湿汤(《治疹全书》卷下)

【组成】茯苓 泽泻 木通 防风 猪苓 银花 连翘 苍术 黄柏 川芎

【用法】水煎服。

【主治】疹后因冷水沐浴,湿留皮肤,愈后发生痛痒毒疮,常流湿水成片者。

60311 茯苓琥珀丸(《袖珍》卷三引《圣惠》)

【组成】赤茯苓(去皮) 防己各一两半 苦葶苈三两半(隔纸炒) 紫苏子(拣净)一两 琥珀一两(别研) 郁李仁一两七钱半(汤浸,去皮) 陈皮一两三钱 杏仁(汤浸,去皮尖及两仁者,麸炒)一两三钱

【用法】上为末,炼蜜为丸,如梧桐子大。每服六七十丸,人参汤送下。

【主治】水气乘肺,遍身浮肿,中焦痞隔,气不升降,咳嗽喘促,小便不利。

60312 茯苓琥珀汤(《卫生宝鉴》卷十七)

【异名】茯苓琥珀散(《东医宝鉴·内景篇》卷四)。

【组成】茯苓(去皮) 琥珀 白术各半两 泽泻一两 滑石七钱 木猪苓半两(去皮) 甘草(炙) 桂(去皮)各三钱

【用法】上为末。每服五钱,用长流甘澜水煎一盏,空心食前调下。待少时,以美膳压之。

【主治】小便数而欠,日夜约去二十余行,脐腹胀满,腰脚沉重,不得安卧,脉沉缓,时时带数。

【方论选录】《内经》曰:甘缓而淡渗。热搏津液内蓄,脐胀腹满,当须缓之泄之,必以甘淡为主,是用茯苓为君;滑石甘寒,滑以利窍,猪苓、琥珀之淡以渗泄而利水道,故用三

味为臣;脾恶湿,湿气内蓄,则脾气不治,益脾胜湿,必用甘为助,故以甘草、白术为佐;咸入肾,咸味下泄为阴,泽泻之咸以泻伏水,肾恶燥,急食辛以润之,津液不行,以辛散之,桂枝味辛,散湿润燥,此为因用,做以二物为使;煎用长流甘澜水,使不助其肾气,大作汤剂,令直达于下而急速也。

【临床报道】小便不利:中书右丞合刺合孙,病小便数而欠,日夜约去二十余行,脐腹胀满,腰脚沉重,不得安卧,脉沉缓,时时带数。遂处茯苓琥珀汤,两服减半,旬日良愈。

60313 茯苓琥珀汤(《赤水玄珠》卷十五)

【组成】川楝子(去核,炒) 甘草(生)各一钱 人参五分 茯苓四分 琥珀 当归梢 泽泻 柴胡各三分 元胡索七分

【用法】水煎服。数服效。

【主治】小便涩,茎中痛不可忍,相引胁下痛。

60314 茯苓琥珀散

《东医宝鉴·内景篇》卷四。为《卫生宝鉴》卷十七"茯苓琥珀汤"之异名。见该条。

60315 茯苓琥珀散(《医略六书》卷二十五)

【组成】人参一两半 琥珀三两 川楝三两(酒炒) 泽泻一两半 延胡一两半(醋炒黑) 丹皮一两半 归梢三两 茯苓三两 甘草一两半

【用法】上为散。长流水煎,去滓热服。

【主治】血淋。茎中涩痛,牵引胁下,脉弦涩者。

【方论选录】血滞膀胱,气不施化,故茎中痛引胁下,小便淋血不止焉。人参扶元化气以通血脉,茯苓渗湿利水以通水道,琥珀屑散瘀血通淋,延胡索活血滞止血,川楝子泻湿热除涩痛,牡丹皮凉血热退相火,归梢破宿血,泽泻利膀胱,草梢泻火缓中以除茎中之痛也。为散,长流水煎,是急方通剂,速其瘀化水行,俾膀胱之气化,则津液四布而水润木荣,小便淋血无不自止,何茎中痛引胁下之不痊哉。此扶元活血之剂,为血淋茎痛引胁之专方。

60316 茯苓椒目丸(《鸡峰》卷十八)

【组成】葶苈子七两 椒目 茯苓各三两 吴茱萸二两

【用法】上为细末,炼蜜为丸,如梧桐子大。每服十丸,米饮送下,一日三次。

【主治】身面浮肿,或是虚气,或是风冷气,或是水饮气,或肿入腹,苦满急,害饮食。

60317 茯苓燥湿汤

《东垣试效方》卷九。为《脾胃论》卷下"清燥汤"之异名。见该条。

60318 茯苓燥湿汤(《保婴撮要》卷四)

【异名】茯苓泻湿汤(《审视瑶函》卷二)、茯苓泄湿汤(《眼科阐微》卷四)。

【组成】白术 人参 甘草(炙) 枳壳(麸炒) 茯苓 蔓荆子 薄荷各二分 苍术 前胡 独活各三分 川芎 羌活各三分半 柴胡四分 泽泻一分半

【用法】每服二钱,水煎服。

【主治】疳毒眼。小儿易饥而渴,腹胀生疮,目痛生翳不开,眵泪如脓。

【方论选录】《审视瑶函》:小儿寒暑饮食不调,酿成此证。夫寒暑饮食不节,皆能伤动脾胃,脾胃者,阴阳之会元也,故清阳下而不升,浊阴上而不降。今以白术、人参,先补

脾胃为君;柴胡、甘草、枳壳,辅上药补脾胃为臣;苍术燥湿,茯苓、泽泻,导浊阴下降为佐;然后以羌活、独活、防风、蔓荆子、前胡、川芎、薄荷诸主风药以胜湿,引清阳上升为使。此正治神效之法也。

60319 茯苓蠲暑饮(《秋疟指南》卷一)

【组成】茯苓二钱 川连一钱 生甘草五分 青蒿五分 条芩二钱 麦冬一钱半 钗斛一钱半 竹茹一团 滑石一钱 泽泻一钱半 半夏一钱半 大黄二钱 陈皮一钱

【用法】生姜、大枣引,水一碗半,煎至八分服。

【主治】少阴经气疟疾。

60320 茯泽石膏汤(《医学摘粹》卷三)

【组成】茯苓三钱 泽泻三钱 栀子三钱 甘草二钱 半夏三钱 石膏三钱

【用法】水煎大半杯,热服。

【主治】湿热熏蒸,目珠黄赤者。

60321 茯神四逆汤(《医醇剩义》卷一)

【组成】茯神二钱 附子三钱 干姜一钱 人参二钱 甘草五分 木香六分 砂仁一钱

【用法】水三钟,煎至一钟,微温服。

【主治】真心痛,水来克火,寒邪直犯君主,脘痛,呕吐,身冷,手足青至节,甚则旦发夕死。

60322 茯神麦冬汤

《杏苑》卷五。即《圣惠》卷三"茯神散"加茯苓。见该条。

60323 茯神远志丸(《杂病源流犀烛》卷九)

【组成】人参 龙齿 茯神 远志 菖蒲 知母 黄柏

【主治】阴阳俱虚之遗泄。

60324 茯神补心汤(《济阳纲目》卷五十四)

【组成】茯神四两 桂心 甘草(炒)各三两 紫石英(煅) 人参各一两 大枣二十枚 麦门冬(去心)三两 赤小豆二十四粒

【用法】上剉碎。用水七升,煎至二升半,分三服。或每服一两,水煎服。

【主治】心血不足,善悲愁怒,衄血,面黄,五心烦热,或咽喉痛,舌本作强。

60325 茯神黄耆汤(《东医宝鉴·杂病篇》卷十引《医学入门》)

【组成】茯神 羌活 蔓荆子 防风 薏苡仁 黄耆 五味子 麦门冬 石菖蒲 黄芩各一钱 甘草五分

【用法】上剉,作一贴。水煎服。

【主治】寡妇师尼郁抑成病,或时独笑,或泣,脉迟伏,或如雀啄,颜色不变者。

60326 茯神镇惊汤(《疫疹一得》卷下)

【组成】人参一钱 黄耆一钱半(炙) 当归二钱 茯神三钱 远志一钱半 龙齿二钱(煅) 白芍一钱 麦冬二钱 琥珀一钱(研,冲服) 炙甘草八分 龙眼三枚 灯芯三十寸

【主治】惊悸。

60327 茯苓小泽泻汤(《外台》卷八引《集验方》)

【异名】茯苓汤(《医心方》卷九引《经心录》)。

【组成】茯苓 泽泻 半夏各四两 桂心 甘草(炙)各二两

【用法】上药以水一斗,煮取二升半。去滓,服八合,一日三次。

【主治】胃反,吐而渴者。

【宜忌】忌海藻、菘菜、羊肉、饧、生葱、酢物。

60328　茯苓五味子汤

《三因》卷十三。为《金匮》卷中"桂苓五味甘草汤"之异名。见该条。

60329　茯苓车前子饮《金鉴》卷四十二)

【组成】茯苓　车前子各等分

【用法】煎汤,时时代饮。

【功用】利水导热。

【主治】小便甚少,下利不止。

60330　茯苓菊花浸酒《圣惠》卷二十五)

【异名】茯苓浸酒(《圣济总录》卷九)。

【组成】白茯苓五两　甘菊花二两　山茱萸二两　菟丝子三两(酒浸三日,晒干,别捣为末)　肉苁蓉二两(酒浸一宿,刮去皱皮)　栝楼根二两　防风二两(去芦头)　熟干地黄二两　天雄二两(炮裂,去皮脐)　牡丹二两　人参一两(去芦头)　白术一两　牡蛎二两(为粉)　黄耆二两　紫菀一两(洗,去苗)　菖蒲二两　石斛一两(去根)　柏子仁一升　杜仲二两(去粗皮,炙微黄)　蛇床仁一两　远志二两(去心)　附子二两(炮裂,去皮脐)　干姜二两(炮裂)　赤芍药二两　牛膝二两(去苗)　萆薢二两　狗脊二两　苍耳子二两　虎胫骨一两(涂酥,炙微黄)　鼠黏子一两(微炒)　桔梗一两(去芦头)　羌活二两　牛蒡根二两　枸杞子半两　晚蚕沙三两(微炒)　续断二两

【用法】上剉细,和匀,每斤药以生绢袋盛,用酒二斗,于瓷瓮中浸,密封二七日,开封。每日平旦、午时、近晚,各温饮一盏,常令有酒容,不可过度。每取却一盏,即添一盏,如觉酒淡药力稍减,即取滓阴干,捣罗为末,炼蜜为丸,如梧桐子大。每服三十丸,空心以温酒送下。

【主治】骨节酸痛,行步艰难,肩背伛偻,言语謇涩,口喝面斜,中风失音,半身不遂。

【宜忌】忌生冷、油腻、猪鸡肉、粘滑物。

【备考】《普济方》有当归、细辛。

60331　茯神酸枣仁汤《魏氏家藏方》卷二)

【组成】酸枣仁(炒)　茯神(去木)　人参(去芦)　白术(炒)　黄耆(蜜炙)　山药各一两　朱砂(别研)　木香(不见火)　远志(去心)各半两

【用法】上为细末。每服二钱,白汤点下,不拘时候。

【功用】补心气不足。

【主治】小便涩浊。

60332　茯苓甘桂大枣汤

《医统》卷十四。为《伤寒论》"茯苓桂枝甘草大枣汤"之异名。见该条。

60333　茯苓苍术难名丹

《得效》卷七。为《直指》卷十"苍术难名丹"之异名。见该条。

60334　茯苓杏仁甘草汤《金匮》卷上)

【异名】茯苓汤(《千金》卷十三)、茯苓杏仁汤(《杏苑》卷三)。

【组成】茯苓三两　杏仁五十个　甘草一两

【用法】以水一斗,煮取五升,温服一升,一日三次。不愈,更服。

【主治】❶《金匮》:胸痹,胸中气塞,短气。❷《杏苑》:湿温,两胫逆冷,胸满头眩重疼,妄言多汗,其脉阳濡而弱,阴小而急。

【方论选录】《沈注金匮要略》:此痹胸中之气也,邪气阻塞胸膈,肺气不得往来流利,则胸中气塞短气。方用杏仁通调肺气,以茯苓渗导饮湿下行,甘草和中,俾邪去则痹开而气不短矣。

【临床报道】心痹:《湖南中医杂志》[1989,6:24-25]用本方加附子治疗心痹7例,均收到显著疗效。

60335　茯苓参甘厚朴汤《四圣悬枢》卷三)

【异名】苓桂参甘厚朴汤(《医学摘粹》卷一)。

【组成】人参一钱　甘草一钱　干姜一钱　茯苓三钱　桂枝一钱　厚朴一钱

【用法】流水煎半杯,温服。

【主治】伤寒太阴腹满者。

60336　茯苓栀子茵陈汤《卫生宝鉴》卷十四)

【异名】茯苓茵陈栀子汤(《准绳·类方》卷五)。

【组成】茵陈叶一钱　茯苓(去皮)五分　栀子仁　苍术(去皮,炒)　白术各三钱　黄芩(生)六分　黄连(去须)　枳实(麸炒)　猪苓(去皮)　泽泻　陈皮　汉防己各二分　青皮(去白)一分

【用法】上㕮咀,作一服。用长流水三盏,煎至一盏,去滓,食前温服。

【主治】谷疸。

【方论选录】《内经》云:热淫于内,治以咸寒,佐以苦甘。又:湿化于火,热反胜之,治以苦寒,以苦泄之,以淡渗之。以栀子、茵陈苦寒,能泻湿热而退其黄,故以为君;《难经》云:并主心下满。以黄连、枳实苦寒,泄心下痞满,肺主气,今热伤其气,故身体麻木,以黄芩苦寒,泻火补气,故以为臣;二术苦甘温,能除胃中湿热,泄其壅滞,养其正气,汉防己苦寒,能去十二经留湿,泽泻咸平,茯苓、猪苓甘平,导膀胱中湿热,利小便而去癃闭也。

【临床报道】谷疸:完颜正卿丙寅二月间,因官事劳役,饮食不节,心火乘脾,脾气虚弱。又以恚怒,气逆伤肝,心下痞满,四肢困倦,身体麻木,次传身目俱黄,微见青色颜黑,心神烦乱,怔忡不安,兀兀欲吐,口生恶味,饮食迟化,时下完谷,小便癃闭而赤黑,辰巳间发热,日暮则止,至四月尤盛,脉浮而缓。治以本方,一服减半,二服良愈。

60337　茯苓茵陈栀子汤

《准绳·类方》卷五。为《卫生宝鉴》卷十四"茯苓栀子茵陈汤"之异名。见该条。

60338　茯苓桂术甘草汤

《医学入门》卷四。为《伤寒论》"茯苓桂枝白术甘草汤"之异名。见该条。

60339　茯苓桂甘大枣汤

《伤寒图歌活人指掌》卷四。为《伤寒论》"茯苓桂枝甘草大枣汤"之异名。见该条。

60340　茯苓桂甘白术汤

《医统》卷十四。为《伤寒论》"茯苓桂枝白术甘草汤"之异名。见该条。

60341 茯苓桂枝甘枣汤

《内台方议》卷六。为《伤寒论》"茯苓桂枝甘草大枣汤"之异名。见该条。

60342 茯苓橘皮杏仁汤《医学摘粹》

【组成】茯苓三钱 半夏三钱 杏仁三钱 百合三钱 橘皮三钱 生姜三钱

【用法】水煎半杯,热服。

【主治】湿旺气郁,声音不亮者。

60343 茯苓四逆加石脂汤《医学摘粹》

【组成】人参三钱 甘草二钱 干姜三钱 茯苓三钱 附子三钱 石脂三钱(生研)

【用法】流水煎大半杯,温服。

【主治】寒疫太阳泄利者。

60344 茯苓四逆加半夏汤《医学摘粹》

【组成】人参三钱 茯苓五钱 甘草二钱 干姜三钱 附子三钱 半夏三钱

【用法】流水煎大半杯,温服。

【主治】寒疫,少阴厥逆吐泄者。

60345 茯苓安肝定精神丸《外台》卷十六引《删繁方》

【异名】茯苓丸(《圣济总录》卷八十六)。

【组成】茯苓 远志(去心) 防风 人参 柏子仁(熬)各五分 龙骨七分 牡蛎(熬) 大枣肉各八分 甘草四分(炙)

【用法】上为末,炼蜜为丸,如梧桐子大。初服二十丸,加至三十丸为度,暖清白饮送下,一日两次。

【主治】肝劳热,恐畏不安,精神不守,闷怒不能独卧,感激惆怅,志气错越,不得安宁。

【宜忌】忌海藻、菘菜、大酢。

60346 茯甘姜味辛夏仁黄汤

《医门法律》卷五。为《金匮》卷中"苓甘五味加姜辛半杏大黄汤"之异名。见该条。

60347 茯苓干姜白术甘草汤

《奇正方》。为《金匮》卷中"甘草干姜茯苓白术汤"之异名。见该条。

60348 茯苓甘草五味姜辛汤

《医门法律》卷五。为《金匮》卷中"苓甘五味加姜辛半夏杏仁汤"之异名。见该条。

60349 茯苓白术桂枝甘草汤

《伤寒全生集》卷四。为《伤寒论》"茯苓桂枝白术甘草汤"之异名。见该条。

60350 茯苓桂枝五味甘草汤

《金匮》卷中。为原书同卷"桂苓五味甘草汤"之异名。见该条。

60351 茯苓桂枝甘草大枣汤《伤寒论》

【异名】甘草大枣汤(《医方类聚》卷五十三引《神巧万全方》)、茯苓桂枝汤(《伤寒总病论》卷三)、茯苓汤(《圣济总录》卷二十六)、茯苓桂甘汤(《直指》卷十八)、茯苓桂甘大枣汤(《伤寒图歌活人指掌》卷四)、茯苓桂枝甘草汤(《内台方议》卷六)、茯苓甘桂大枣汤(《医统》卷十四)、苓桂枣汤(《类聚方》)、桂苓甘枣汤(《医级》卷七)。

【组成】茯苓半斤 桂枝四两(去皮) 甘草二两(炙) 大枣十五枚(擘)

【用法】以甘澜水一斗,先煮茯苓减二升,纳诸药,煮取三升,每服一升,去滓温服,一日三次。

【功用】《注解伤寒论》:降肾气。

【主治】❶《伤寒论》:发汗后,其人脐下悸,欲作奔豚。❷《圣济总录》:伤寒发汗后,腹下气满,小便不利。

【方论选录】❶《注解伤寒论》:本方用茯苓以伐肾邪,桂枝能泄奔豚,甘草、大枣之甘滋助脾土以平肾水气。煎用甘澜水者,扬之无力,取不助肾气也。❷《金鉴》:此方即苓桂术甘汤去白术加大枣倍茯苓也。彼治心下逆满,气上冲胸,此治脐下悸,欲作奔豚。盖以水停中焦,故用白术,水停下焦,故倍茯苓。脐下悸,是邪上干心主,其病由汗后而起,自不外乎桂枝之法。仍以桂枝、甘草补阳气,生心液;倍加茯苓以君之,专伐肾邪;用大枣以佐之,益培中土;以甘澜水煎,取其不助水邪也。土强自可制水,阳建则能御阴,欲作奔豚之病,自潜消而默化矣。

【临床报道】胃神经官能症:《辽宁中医杂志》[1982,12:27]顾某,男,63岁,1971年7月8日来诊。脐下动悸,其势下趋,时轻时剧,日夜不休,甚则影响入睡,如此已2月。精神疲惫,颇为叫苦。脉弦虚滑,舌苔淡黄边有齿印,此为气血流行失畅,郁而求伸,因而脐下悸动。加味苓桂甘草汤:茯苓15克,桂枝6克,炒白术10克,炙甘草5克,大枣15枚,夜交藤30克,紫丹参15克,合欢皮12克,龙牡各30克,服药3剂,病愈十分之二。改方:茯苓18克,桂枝9克,炒白术10克,炙甘草6克,大枣20枚,龙牡各30克,淮小麦30克,百合12克,生地12克,3剂脐下动悸完全消失,安然入睡已三夜矣。谁知停药后,又见小有发作,遂于7月18日再次就诊。自诉药后病情大有好转,但未见巩固。询之口不干,足见本方对证,效不变方,5剂而愈,一年后随访未复发。

60352 茯苓桂枝白术甘草汤《伤寒论》

【异名】苓桂术甘汤(《金匮》卷中)、甘草汤(《千金》卷十八)、茯苓白术汤(《伤寒总病论》卷三)、茯苓汤(《圣济总录》卷五十四)、茯苓散(《普济方》卷四十三)、茯苓白术桂枝甘草汤(《伤寒全生集》卷四)、茯苓桂甘白术汤(《医统》卷十四)、茯苓桂术甘草汤(《医学入门》卷四)、苓桂汤(《杏苑》卷四)、苓桂术甘汤(《景岳全书》卷五十四)、桂苓甘术汤(《医方集解》)。

【组成】茯苓四两 桂枝三两(去皮) 白术 甘草(炙)各二两

【用法】以水六升,煮取三升,去滓,分三次温服。

【功用】温阳健脾,利水降冲。

❶《注解伤寒论》:和经益阳。❷《医方集解》:升阳化气。❸《中医方剂学》:健脾渗湿,温化痰饮。

【主治】❶《伤寒论》:伤寒,若吐若下后,心下逆满,气上冲胸,起则头眩,脉沉紧,发汗则动经,身为振振摇者。❷《金匮》:心下有痰饮,胸胁支满,目眩;短气有微饮。

【方论选录】❶《注解伤寒论》:阳气不足者,补之以甘,茯苓、白术生津液而益阳也;里气逆者,散之以辛,桂枝、甘草,行阳散气。❷《内台方议》:此阳气外内皆虚也,故用茯苓为君,白术为臣,以益其不足之阳,经曰:阳不足者,补之以甘,是也;以桂枝为佐,以散里之逆气;以甘草为使,而行阳气,且缓中也。❸《金鉴》:此汤救麻黄之误汗,其邪尚在太阳,故主以桂枝,佐以甘草、苓、术,是扶表阳以涤饮也。

【临床报道】❶饮证:《伤寒论诠解》陈某某,女,52岁。大便秘结,五、六日一行,坚如羊屎,伴有口渴,但又不能饮,自觉有气上冲,头晕,心悸,胸满。每到夜晚上冲之势加甚,而头目昏眩则更甚。周身轻度浮肿,小便短少不利,面部虚浮,目下色青,舌胖质淡,苔则水滑。处方:茯苓30克,桂枝10克,白术10克,炙甘草6克。服两剂,头晕、心悸与气冲等证均减。二诊仍于上方加肉桂3克,泽泻12克,服两剂,口干止,大便自下,精神转佳,冲气又有进一步的减轻。三诊用苓桂术甘与真武汤合方,服三剂,诸证皆除。❷咳嗽:《湖北中医医案选集》胡某某,男,34岁,少年体弱,常患咳嗽,吐痰沫,轻则用生姜擦背即愈,重则延医治疗,至成年后,每发则背心怕冷,需热手按摩觉舒,屡发屡治,难获远效。近因伤风,旧病又发,咳唾清痰,头晕目眩,胸胁胀满,口淡食少,心下如有物跳动,背部怕冷如掌大之处尤甚。脉沉细而弦,舌嫩,苔白滑,无发热身疼证,呼吸短浅难续,尿清量少,大便自调。宜用温阳化饮之苓桂术甘汤。茯苓四钱 桂枝二钱 焦术二钱 炙草二钱 外用药饼熨其背部冷处。五剂药尽,诸证悉平,现已观察二年,竟未复发。❸咳而遗尿:《伤寒论方医案选编》姜某某,女,35岁,农民。患者于1962年6月生产一孩(第4胎),产后匝月,感受寒邪,引起咳嗽。咳嗽一月余即发现咳嗽时小便滴滴而出,夜间咳嗽尤甚,小便淋漓无多,曾经中西医治疗,未见显效。胸部X线透视正常,听诊两肺底部有稀疏湿性啰音,未见其他异常病变。就诊时病已逾16个月,咯痰不多而色白,纳食正常,舌苔薄白,脉象弦细。处方:茯苓15克,桂枝6克,白术9克,甘草3克,服药3剂症大减,服6剂咳止,尿遗亦愈。

【备考】本方方名,《准绳·类方》引作"桂苓术甘汤"。

60353 茯苓甘草五味辛夏仁汤

《方剂辞典》。为《金匮》卷中"苓甘五味加姜辛半夏杏仁汤"之异名。见该条。

60354 茯苓桂心甘草五味子汤

《千金》卷十八。为《金匮》卷中"桂苓五味甘草汤"之异名。见该条。

60355 茯苓桂枝五味子甘草汤

《医学纲目》卷二十七。为《金匮》卷中"桂苓五味甘草汤"之异名。见该条。

60356 茯苓桂枝甘草生姜浮萍汤《医学摘粹》卷一

【组成】茯苓三钱 桂枝三钱 甘草二钱 生姜三钱 浮萍三钱

【用法】上药煮取大半杯,温服。取微汗。

【主治】中风,目只口眼㖞斜。

60357 茯苓桂枝参甘耆附麻黄汤《医学金针》卷八

【组成】人参 茯苓 黄耆 紫苏各三钱 桂枝 附子各二钱 甘草 升麻各一钱

【用法】流水煎,温服。

【主治】痘疹痒塌黑陷者。

60358 茯苓五味甘草去桂加姜辛夏汤

《医门法律》卷五。为《金匮》卷中"桂苓五味甘草去桂加干姜细辛半夏汤"之异名。见该条。

60359 茯桂五味去桂加干姜细辛半夏汤

《金匮》目录。为原书卷中"桂苓五味甘草去桂加干姜

细辛半夏汤"之异名。见该条。

荐

60360 荐子桔梗丸《千金》卷二十三

【组成】荐子 龙骨各半两 附子一两 蜀椒一百粒 桂心 干姜 桔梗 矾石 独活 芎劳各一分

【用法】上为末,以大枣二十个合捣,醋浆为丸,如大豆大。每服五丸至十丸,温浆送下。

【主治】蝼蛄漏,始发于颈项,状如肿。

【方论选录】《千金方衍义》:荐子芳香遍达肺气,佐以桔梗升提胸膈,更兼椒、姜、桂、附辛温破结;独活、芎劳祛风活血;矾石涤垢,龙骨收津,使不随辛温耗散,深得散中寓敛之义。

荟

60361 荟黄二仁丸《药奁启秘》

【组成】老色芦荟三十粒 真净轻粉三钱 关西牛黄二钱 桃仁(去皮)三十粒 杏仁(去皮)三十粒 明净腰雄黄四钱

【用法】上为末,为丸如绿豆大。壮者每服一钱至二钱,弱者减之,以鲜生地、仙遗粮、银花三味煎汤送下。即以此三味常服代茶。

【主治】梅毒下疳,淋浊阴罿诸证,真阴已虚,不任攻伐者。

茶

60362 茶糕

《青囊秘传》。为原书"肥儿糕"之异名。见该条。

60363 茶牙汤《洪氏集验方》卷四

【组成】细茶牙一两 生草乌半两(去皮尖) 细辛半两

【用法】上为粗末。每服五钱,水二盏,慢火煎至六分,去滓温服。

【主治】偏正头疼,恶心呕吐不止者。

60364 茶叶方《赤水玄珠》卷二十八

【组成】茶叶(多,拣去粗梗)

【用法】上药入滚水一渫,即捞起,再拣去梗,湿铺床上,用草纸隔一层,令儿睡上一夜,则脓皆干。

【主治】痘烂,遍身无皮,脓水流出,粘粘衣被。

60365 茶叶顶《串雅补》卷一

【组成】茶叶五钱 青盐一钱 洋糖三钱 三棱三钱 雷丸三钱

【用法】上为末,将盐、糖煎好后,入三味调匀。每服三钱,白汤送下。

【主治】虫积,哮喘,虫胀。

60366 茶实丸《续名家方选》

【组成】茶实(生熟者佳) 百合根 矾石各等分

【用法】上为丸,如梧桐子大。每服一钱,空心白汤送下。

【主治】喘急塞迫欲死者。

60367 茶柏散《万氏家抄方》卷三

【组成】细茶(清明前者佳) 黄柏 薄荷叶各三钱(苏

州者）　硼砂（煅）二钱

【用法】上为极细末，取净末和匀，加冰片三分。吹入。

【主治】诸般喉症。

60368　茶积丸《赤水玄珠》卷十三）

【组成】陈仓米半升（巴豆七粒，去壳，同炒赤色，去巴豆）　青皮　陈皮各二两

【用法】上为末，醋为丸，如绿豆大。每服二十丸，食后淡姜汤送下。

【主治】茶积，饮食减少，面黄腹痛。

60369　茶调汤

《医方类聚》卷八十二引《经验良方》。为《局方》卷二（吴直阁增诸家名方）"川芎茶调散"之异名。见该条。

60370　茶调散《圣济总录》卷十五）

【异名】茶酒调散（《医统》卷五十三引《医林》）。

【组成】菊花　细辛（去苗叶）　石膏（研）　莎草根（炒去毛）各等分

【用法】上为细散。每服一钱匕，食后茶清调下。

【功用】❶《圣济总录》：定偏正头痛。❷《普济方》：清爽神志，通和关窍，消恶汗。

【主治】❶《圣济总录》：首风。❷《普济方》：诸风，痰壅目涩，昏眩头疼，心愦烦热，皮肤痛痒，风毒壅滞。

【备考】《医统》本方用法：为细末，茶、酒任调服。

60371　茶调散《圣济总录》卷二十四）

【组成】石膏（碎，研）二两　羌活（去芦头，生用）　苍术（去皮）　甘草（半生半炙）　芎䓖　茵陈蒿　荆芥穗各一两　桂（去粗皮）半两

【用法】上为散。每服一钱匕，用腊茶末一钱匕，同葱白煎汤，点热服。

【主治】伤寒头痛不止。

60372　茶调散《儒门事亲》卷十二）

【异名】二仙散。

【组成】瓜蒂不拘多少　好茶中停

【用法】上为细末。每服二钱，齑汁调下，空腹用之。

【功用】催吐，发汗。

【主治】伏梁起于脐，大如臂，上至心下，久不已，令人病烦心，先以本方吐之兼汗，以禹功导水等夺之；一切沉积水气，两胁刺痛，中满不能食，头目眩者。

60373　茶调散《魏氏家藏方》卷一）

【组成】川芎一两二钱　甘草（炙）　香白芷　香附子　防风（去芦）　细辛　砂仁各一两　薄荷叶二两

【用法】上为细末。每服一二钱，食后茶调下。

【功用】清神。

【主治】头风头痛。

60374　茶调散《朱氏集验方》卷九）

【组成】藿香　香附子各半两　甘草二钱半

【用法】上为细末。食后葱茶调下。

【主治】男女头风攻注，头目昏暗，睛疼。

60375　茶调散《普济方》卷四十五引《余居士选奇方》）

【组成】香白芷二两半（炒）　川芎一两（剉，炒）　甘草一两（剉，炒）　川乌头半两（炮，剉）

【用法】上为末。每服二钱，好茶少许，薄荷三叶，沸汤调下。

【主治】偏正头风，诸药不愈者。

【加减】暴伤风头疼，加葱白二寸（细切），和茶调下。

60376　茶调散

《得效》卷十。为《局方》卷二（吴直阁增诸家名方）"川芎茶调散"之异名。见该条。

60377　茶调散《急救仙方》卷三）

【组成】川芎　防风　羌活各一两　甘草半两　木贼　石膏（炒）　石决明（煅）　荆芥　薄荷叶　甘菊花各一两

【用法】上为细末。每服二钱，清茶调下。

【主治】男子、妇人一切风肿痒痛，翳，烂弦，风气眼泪。

60378　茶调散《仙拈集》卷二。

为《冯氏锦囊·秘录》卷六引《简要济众》"夏枯草散"之异名。见该条。

60379　茶调散《活人方》卷三）

【组成】滑石二两　石膏二两　黄芩二两　桔梗二两　甘草二两　薄荷一两　荆芥一两　防风一两　川芎一两　当归一两　麻黄一两　连翘一两　白芍一两　大黄一两　朴消一两　白术五钱　黑山栀五钱

【用法】上为细末。每服三钱，午后、临睡用浓茶或白汤调下。

【功用】疏风解表，清热消痰。

【主治】冒风初起，鼻塞喷嚏，头痛声重，外寒内热，痰嗽咽干，二便结涩，内火有余。

60380　茶调散《医学集成》卷三）

【组成】川芎　白芷　荆芥　黄芩　石膏　薄荷　茶叶　生姜

【主治】内热头痛。

【加减】便闭，加大黄。

60381　茶调散《异授眼科》）

【组成】防风　羌活　柴胡　甘草　当归　黄芩　生地　川芎　天花粉各等分

【用法】上为末。砂糖水、茶调下。

【主治】胬肉攀睛，红障壅上者。

60382　茶梅丸《准绳·类方》卷六）

【组成】腊茶不以多少

【用法】上为细末，用白梅肉为丸。每服二十丸，赤痢，甘草汤下；白痢，乌梅汤下；泄泻不止，陈米饮下。

【主治】赤痢，白痢，泄泻。

60383　茶黄丸《济阳纲目》卷三十四）

【组成】白术　苍术各三两　石膏　白芍药　黄芩　南星　陈皮各一两　薄荷七分

【用法】上为末，砂糖水煮神曲为丸，砂糖水送下。

【主治】黄病爱吃茶。

60384　茶清散《卫生总微》卷十六）

【组成】人言一两　黑豆一升　河水四升

【用法】上药同煮至水尽，炒干为末。每服一字或半字。热多者，腊茶清调下；寒多者，草茶清调下；间日者，于发夜临卧服；频日者，但临卧服。

【主治】疟疾。

【宜忌】忌热物一时辰。

60385　茶蔚散《杨氏家藏方》卷十三）

【组成】黄牛角䚡二两（捶碎）　蛇蜕　猪牙皂角（剉）

刺猬皮(剉) 棕榈皮(剉) 黄鼠狼皮 茶蓈叶(剪碎)各半两 穿山甲七十片 贯众一两(剉) 乱发一分

【用法】上拌匀,入瓷瓶内,以盐泥固济,晒干,同炭火煅,通红为度,候冷取出,研为细末。每服二钱,先嚼胡桃肉半枚,次以温酒调药同下,临卧及五更初又服一服,至辰时更服一服。如此服三日。

【主治】诸般痔漏下血,疼痛。

60386 茶煎汤《方症会要》卷二)

【组成】细茶 生姜

【用法】治赤痢,细茶四钱,生姜二钱;治白痢,细茶二钱,生姜四钱。

【主治】赤痢,白痢。

60387 茶煎散《方症会要》卷三)

【组成】川芎一钱 甘草三分 薄荷 白芷 防风 细辛 羌活 荆芥 藁本 辛夷各五分

【用法】加茶叶一撮,水煎服。

【主治】头痛。

60388 茶蜡丸《直指》卷二十二)

【组成】蜡 好茶

【用法】以熔蜡和好茶捏尖丸,塞孔中。又以牛角内粉屑,夹天花粉、真蚌粉干掺。

【功用】消毒生肌。

【主治】诸疮溃后。

60389 茶癖散《脉因证治》卷下)

【组成】石膏 黄芩 升麻

【用法】上为末。砂糖水调服。

【主治】积聚。

60390 茶末敷方(方出《证类本草》卷十三引《胜金方》,名见《圣济总录》卷一四九)

【组成】草茶或蜡茶

【用法】以生油调敷。

【主治】蠼螋尿人成疮,初如糁粟,渐大如豆,更大如火烙浆疱,疼痛至甚。

60391 茶酒调散

《医统》卷五十三引《医林》。为《圣济总录》卷十五"茶调散"之异名。见该条。

60392 茶调香附散《魏氏家藏方》卷七)

【组成】香附子不拘多少

【用法】上药于木石臼内捣去皮毛,用清水或米泔浸一宿,取出控干,入无油锅内炒香熟,紫黑色为度,取出去火毒,碾为细末。每服三钱,空心浓腊茶调下。

【主治】肠风脏毒。

60393 茶箬胭脂散《普济方》卷三十八)

【组成】茶箬一握 绵胭脂十个 白梅四十九个

【用法】上药并烧灰和匀。每服二钱,空心米饮调下。

【主治】肠风下血。

茗

60394 茗葱丸《普济方》卷一一八引《卫生家宝》)

【组成】川乌头(去皮尖,生用)三钱 盐豉三钱 黑牵牛(头末)三钱 乳香一钱 没药一钱(别研)

【用法】上为细末,用肥葱一握洗去土,用淡醋一升,不犯铜铁,文武火煮葱醋一半,漉去滓,慢火再熬成膏,滴水中不散为度,将前次末和成剂,如梧桐子大。每服十丸,或加至二十丸,温酒送下。大便微利则愈。

【主治】寒湿筋骨冷痛,不能举动。

荈

60395 荈龙汤

《证治要诀类方》卷一。即《千金》卷二十一"猪肾荈苈汤"。见该条。

60396 荈苈丸《济生》卷四)

【组成】荈苈 大豆(去皮) 茯神(去木) 磁石(煅,研极细) 玄参 栝楼根 石斛(去根) 地骨皮(去木) 熟地黄(酒蒸) 鹿角各一两 沉香(不见火) 人参各半两

【用法】上为细末,用猪肾一具,煮如食法,令烂,杵和为丸,如梧桐子大。每服七十丸,空心盐汤送下。如不可丸,入少酒糊亦可。

【主治】强中为病,茎长兴盛,不交精液自出,消渴之后,多作痈疽,多由过服丹石所致。

60397 荈苈丸《医级》卷八)

【组成】荈苈 大豆(去皮) 茯神 磁石(煅,研细) 玄参 钗斛 沉香(磨) 人参各五钱

【用法】上为末,用猪肾一具,如食法煮,杵烂,和蜜为丸。每服六七十丸,空心淡盐汤送下。

【主治】强中为病,茎长兴盛,不交精溢,此由劳欲过甚,多为消渴、痈疽,或由服食丹砂之故。

60398 荈苈汁

《圣济总录》卷一八四。为原书卷一四六"荈苈饮"之异名。见该条。

60399 荈苈汤《千金翼》卷二十二引华佗方)

【组成】荈苈四两 茯苓一两 蔓菁子一升 芍药 人参 蓝子 黄芩 甘草(炙)各一两

【用法】上㕮咀,以水一斗,煮蔓菁子,取八升,去滓,纳诸药,煮取二升五合,分三服。

【主治】石毒或年二十年三十年而发者,或慄慄如寒,或饮食,或不饮食。若服紫石英发毒者,热闷惝惝喜卧,起止无气力,或寒,皆腑气所主,藏气不和,矾石发热者,燥而战;石硫黄发热者,郁郁;如热极者,身并破裂。

【加减】虚弱者,倍人参,减黄芩;若气上,倍茯苓,加荈苈一两。

【备考】本方方名,《圣济总录》引作"芍药汤"。

60400 荈苈汤《医心方》卷十一引《小品方》)

【组成】荈苈二两 人参二两 厚朴二两 知母二两 栝楼二两 葛根二两 枳实二两 犀屑二两 蓝子二合 桔梗二两 橘皮二两 茯苓二两 黄芩二两 甘草二两

【用法】以水八升,煮取三升,分五服。

【主治】先有石热,因霍乱吐下,服诸热药,吐下得止,因空虚仍变烦,手足热,口燥,欲得水,呕逆迷闷,脉急数者;及时行病后,毒未尽,因霍乱吐下,仍发热烦闷,胸心欲破裂者。

60401 荈苈汤《千金翼》卷十五)

【组成】荈苈 麦门冬各三两(去心) 干姜三两半 麻黄(去节) 人参 黄芩 桔梗 甘草(炙)各二两

【用法】上㕮咀。以水九升,煮取三升,分三服,从旦至
晡乃尽。日日合服,以愈为度。

【主治】矾石发,亦作疮状如疖子;紫石多发于腹背,或
着四肢;诸乳石发。

60402 荠苨汤《圣济总录》卷五）

【组成】荠苨二两 防风（去叉） 人参各一两半 独
活（去芦头） 细辛（去苗叶） 赤箭 芎藭 羚羊角（镑）各
半两 麻黄（去根节）二两 桔梗（剉,炒）三分 前胡（去芦
头） 甘草（炙,剉） 石膏（碎）各一两 蔓荆子 白鲜皮各
半两

【用法】上为粗末。每服三钱匕,水一盏,煎至七分,去
滓,食后、临卧温服。

【主治】肺中风。项强鼻塞,语声不出,喘鸣肩息,胸满
短气。

60403 荠苨汤《圣济总录》卷五十九）

【组成】荠苨 大豆 人参 白茯苓（去黑皮） 磁石
（捣如米粒） 葛根（剉） 石膏（碎） 黄芩（去黑心） 栝楼
根 甘草（炙,剉） 知母（焙）各二两

【用法】上为粗末。每服五钱匕,水二盏,煎至一盏,去
滓温服,日三次,夜一次。

【主治】内消,所食物皆作小便。强中。

60404 荠苨汤《得效》卷十）

【组成】大豆 甘草

【用法】水煎,加荠苨汁服。

【主治】诸药毒,蛊毒。

60405 荠苨饮《圣济总录》卷三十八）

【组成】荠苨 厚朴（去粗皮,涂生姜汁炙,剉） 知母
（焙） 栝楼实 枳壳（去瓤,麸炒） 葛根（剉） 犀角（镑）
桔梗（炒） 陈橘皮（去白,切,焙） 白茯苓（去黑皮） 甘草
（炙） 人参 蓝实（炒） 黄芩（去黑心）各一两

【用法】上为粗末。每服三钱匕,水一盏,煎至七分,去
滓温服,不拘时候。

【主治】霍乱,心腹痛。

60406 荠苨饮《圣济总录》卷一四六）

【异名】荠苨汁（原书卷一八四）。

【组成】荠苨二两（剉碎）

【用法】以水三盏,煎至一盏半,停冷,细细饮之。

【主治】一切药毒,乳石发。

60407 荠苨散（方出《千金》卷二十四,名见《普济方》卷二五一）

【组成】荠苨一分 蓝（并花）三分

【用法】上药,七月七日取蓝。阴干捣筛,每服方寸匕,
水调下,一日三次。

【功用】解毒药。

60408 荠苨散《圣惠》卷三十八）

【组成】荠苨二两 甘草三分（生,剉） 蓝子半两 赤
茯苓一两 赤芍药一两 黄芩一两 蔓菁子二合（微炒）
石膏二两 玄参一两

【用法】上为散。每服四钱,以水一中盏半,加黑豆半
合,生姜半分,青竹叶三七片,煎至六分,去滓温服,不拘
时候。

【主治】乳石发动,热气上攻头面,眼昏,心神躁热,四
肢烦疼,口干不食。

60409 荠苨散（方出《圣惠》卷三十八,名见《普济方》卷二六一）

【组成】荠苨一两 犀角屑三分 茯神一两 地骨皮
三两 子芩三分 木通三分（剉） 玄参三分 石膏一两半
麦门冬一两半（去心,焙） 川芒消三两 枳壳一两（麸炒,
微黄,去瓤） 甘草半两（生用）

【用法】上为粗散。每服四钱,以水一中盏,加生姜半
分,煎至六分,去滓,入蜜半合,更煎一二沸,温服,不拘
时候。

【主治】乳石发动,上冲头目,烦热昏闷,口干心躁,大
小便不利,心神恍惚。

60410 荠苨散《圣惠》卷五十三）

【组成】荠苨一两 人参一两（去芦头） 茯神一两
葛根一两（剉） 石膏二两 黄芩一两 栝楼根一两 知母
一两 甘草一两（炙微赤,剉）

【用法】上为粗散。每服四钱,以水一中盏,加大豆一
百粒,煎至六分,去滓温服,不拘时候。

【主治】消中烦热,吃食旋消,四肢羸弱。

60411 荠苨散《圣济总录》卷五十）

【组成】荠苨一两半 白花蛇（酒浸,去骨皮,炙）二两
天麻 槐子（炒） 独活（去苗） 防风（去叉） 晚蚕沙（炒）
蔓荆子（去萼） 人参 威灵仙 枳壳（去瓤,麸炒） 甘草
（炙） 赤箭各一两 牡荆子半两 白鲜皮二两 沙参三分

【用法】上为散。每服二钱匕,温酒或浆水调下,不拘
时候。

【主治】肺脏风毒,遍身生疮,皮肤瘙痒。

60412 荠苨散《圣济总录》卷一四七）

【组成】荠苨二两

【用法】上为散。每服三钱匕,粥饮调下。

【主治】蛊毒。

60413 荠苨煎《圣济总录》卷一一七）

【组成】荠苨三十枚

【用法】上药以薄绵裹,酒煮二十沸许,取出。每含一
枚,良久嚼咽之,一日三五次。

【主治】口疮。

60414 荠菜粥《本草纲目》卷二十五）

【组成】鲜荠菜 粳米

【用法】煮粥服。

【功用】❶《本草纲目》:明目利肝。❷《长寿药粥谱》:
补虚健脾,明目止血。

【主治】《长寿药粥谱》:水肿,吐血,便血,尿血,目赤目
暗。现用于乳糜尿,视网膜出血,老年性浮肿,慢性肾炎。

60415 荠叶涂方《圣济总录》卷一八二）

【组成】干荠叶（末） 香薷（末） 赤小豆（末）各半两
生蒴藋叶茎一握（细剉）

【用法】上药细研蒴藋,入诸药末,和调如糊,涂丹,干
即易之。以愈为度。

【主治】小儿野灶丹,从膝起。

芫

60416 芫蔚丸《秘传眼科龙木论》卷四）

【异名】芫蔚子丸（《普济方》卷七十九）。

【组成】芫蔚子 人参 干山药各二两 茯苓 石决

明　大黄　黑参　黄芩各一两　干地黄一两半

【用法】上为末，炼蜜为丸，如梧桐子大。每服十丸，空心茶送下。

【主治】鸡冠蚬，内外障。

60417　茺蔚汤（《卫生鸿宝》卷一）

【组成】益母草

【用法】水浓煎，少投生蜜，放温，恣服取效。

【主治】番沙，干霍乱，腹痛骤发，深赤斑毒。

60418　茺蔚散（《圣惠》卷三十二）

【组成】茺蔚子　防风　羌活　蔓荆子　甘菊花　玄参　细辛　车前子　黄芩　川大黄（剉碎，微炒）各一两　甘草半两（炙微赤，剉）

【用法】上为散。每服四钱，以水一中盏，煎至六分，去滓，食后温服。

【主治】眼睑风毒所攻，下垂覆盖瞳仁。

60419　茺蔚散（《圣惠》卷三十二）

【组成】茺蔚子　防风（去芦头）　羚羊角屑　川大黄（剉碎，微炒）　黄芩　杏仁（去皮尖双仁，麸炒微黄）　车前子　赤茯苓各一两

【用法】上为散。每服四钱，以水一中盏，煎至六分，去滓，入川芒消半分，搅匀，食后温服。

【主治】眼生风粟疼痛，时有泪出。

60420　茺蔚散（《秘传眼科龙木论》卷三）

【组成】茺蔚子　防风各二两　黑参　细辛　大黄　枳壳　知母　芒消各一两　芍药一两半

【用法】上为末。每服一钱，以水一盏，煎至五分，去滓，食后温服。

【主治】冰瑕翳深外障。

60421　茺蔚散（《医方类聚》卷一七九引《新效方》）

【组成】益母草（烧存性，为末）

【用法】先以小刀十字划破疔根至痛处，令血出，次绕疔根开破，令血出，用刀尽捻去血，拭干，以稻草心蘸药，捻入疮孔中，遍敷到底，良久，当有紫血出，捻令血尽，拭干，再捻入药，见红血则止，一日夜捻药二五度，重者二日根烂出，轻者一日半日出，看疮根盘胀起，即是根将出，以针挑之即出。虽根已出，仍敷药生肌，易愈，或根消烂挑不出，亦自愈，勿忧之。内服救生夺命丹，如无丹，则服《精要》忍冬酒，昼夜连并服三二剂，急治之，不可缓也。若得证，便发寒热，半身麻木，呕吐不食，痛应心者，最急，三五日便死，须急用小刀尽去疔根，见血是根尽，未见血，再去令尽。若已有疔三四处，只去首先生者根，其余根不须去，但如前治之。若是阳证，形气壮实者，以锋针刺疮四畔，多出血以泄毒气，以针刺所属经络而泻之。

【主治】急慢疔疮。

【宜忌】忌风寒、房室、酒肉、鱼腥、五辛、油腻、粘滑、生冷、狐臭、麝香。

60422　茺蔚散（《普济方》卷三〇六）

【组成】益母草

【用法】上药细切，和醋炒，封之。效。

【主治】马咬。

60423　茺蔚粥（《卫生总微》卷十二）

【组成】茺蔚叶

【用法】煮粥食之；或取汁饮亦妙。

【主治】疳气瘦弱，下利白脓，久而不愈。

60424　茺蔚子丸（《医方类聚》卷六十五引《龙树菩萨眼论》）

【组成】茺蔚子　泽泻各六分　枸杞子　石决明　青葙子　枳壳　地黄各四分　细辛三分　宣连十二分　吴麦门冬十分

【用法】上为散，炼蜜为丸。每服四十丸，食上浆水送下。

【主治】热疾后，眼翳及疼痛。

60425　茺蔚子丸（《圣济总录》卷一〇八）

【组成】茺蔚子　泽泻各一两半　枸杞　青葙子　生干地黄（焙）　枳壳（去瓤，麸炒）各一两　石决明　细辛　麦门冬（去心，焙）　车前子各二两　黄连（去须）三两

【用法】上为末，炼蜜为丸，如梧桐子大。每服三十丸，食后浆水送下。

【主治】时气后，眼暗及有翳膜。

60426　茺蔚子丸（《永乐大典》卷一一四一二引《卫生家宝》）

【组成】茺蔚子一两　荜澄茄一两　石决明一两（煅）　青葙子一两　人参半两　白术半两　茯苓一两　甘草半两（炙）　枸杞子一两　羌活一两

【用法】上为细末，炼蜜为丸，如弹子大。每服一丸，细嚼，用茶清送下。

【功用】退翳。

【主治】气眼。

60427　茺蔚子丸

《普济方》卷七十九。为《秘传眼科龙木论》卷四"茺蔚丸"之异名。见该条。

60428　茺蔚子散（《圣济总录》卷一一二）

【异名】退热茺蔚子散（《秘传眼科龙木论》卷五）。

【组成】茺蔚子二两　防风（去叉）　芎䓖　桔梗（剉，炒）　知母（焙）各一两　藁本（去苗土）一两一分　白芷三分　人参一两

【用法】上为散。每服一钱匕，空心、食前米饮调下。

【主治】目撞刺生翳。

60429　茺蔚浴汤（《外台》卷十五引《延年秘录》）

【组成】茺蔚　蒺藜　羊桃　蒴藋根（苗亦得）　漏芦　蒿各一斤　盐三升

【用法】上切。以水三石，煮取二石五斗，去滓，纳盐令消，适寒温，先饱食，即入浴，能良久浸最好。每至夜即浴，浴讫即卧。

【主治】身痒风瘙，或生瘾疹。

【宜忌】慎风。

60430　茺蔚老姜汤（《蒲辅周医疗经验》）

【组成】茺蔚子（益母草代亦可）一两　煨老生姜一两　红糖二两

【用法】煎取三碗，分三次热服。每月行经时服之。

【功用】《古今名方》：活血调经，温经止痛。

【主治】经行腹痛。

荡

60431　荡风散

《千金》卷六。为原书同卷引《删繁方》"真珠散"之异

名。见该条。

60432 **荡石片**（《成方制剂》10册）

【组成】茼麻子125克　石韦100克　海浮石125克　蛤壳125克　茯苓240克　小蓟125克　玄明粉83克　牛膝125克　甘草50克

【用法】上制成片剂。口服，一次6片，一日3次。

【功用】清热利水，通淋排石。

【主治】肾结石，输尿管、膀胱等泌尿系统结石。

【宜忌】孕妇忌用。

60433 **荡皮丸**（《普济方》卷三八七）

【组成】参苏饮合秘传降气汤加五味子　乌梅　桑白皮　红枣

【用法】水煎服。

【主治】肺壅咳嗽，痰实久嗽。

【宜忌】不宜卒止。

60434 **荡邪丹**

《辨证录》卷十一。为《傅青主女科》卷上"荡邪散"之异名。见该条。

60435 **荡邪散**（《傅青主女科》卷上）

【异名】荡邪丹（《辨证录》卷十一）。

【组成】雷丸六钱　桃仁六十粒　当归一两　丹皮一两　甘草四钱

【用法】水煎服。一剂必下恶物半桶，再服调正汤治之。

【主治】女子有在家未嫁，月经忽断，腹大如妊，面色乍赤乍白，六脉乍大乍小。人以为血结经闭，或精神恍惚而梦里求亲，或眼目昏花而对面相狎，或假托亲属而暗处食欢。

【备考】《辨证录》有大黄。

60436 **荡疝丸**

《普济方》卷二四九。为《儒门事亲》卷十五"荡疝丹"之异名。见该条。

60437 **荡疝丹**（《儒门事亲》卷十五）

【异名】荡疝丸（《普济方》卷二四九）。

【组成】黑牵牛（取头末）　破故纸（炒）　小茴香（炒）川楝子（去核，炒）各一两　青皮三钱　陈皮三钱　莪术四钱　木香四钱

【用法】上为末，酒糊为丸，如梧桐子大。每服三十丸，空心温酒送下。

【主治】小肠疝气。

60438 **荡疝汤**（《家庭治病新书》引《神效名方》）

【组成】川楝子三钱　小茴香　木香各一钱　破故纸一钱五分　莪术一钱　黑丑　青皮各八分

【用法】水煎服。

【主治】寒疝腰痛，牵引睾丸，屈而不伸，脉沉滞者。

60439 **荡鬼汤**（《傅青主女科》卷上）

【组成】人参一两　当归一两　大黄一两　雷丸三钱　川牛膝三钱　红花三钱　丹皮三钱　枳壳一钱　厚朴一钱　小桃仁三十粒

【用法】水煎服。

【主治】妇人有腹似怀妊，终年不产，甚至二三年不生者。其人面色黄瘦，肌肤消削，腹大如斗。

【方论选录】此方用雷丸以祛痧，又得大黄之扫除，且佐以厚朴、红花、桃仁等味，皆善行善攻之品，何邪之尚能留腹中而不尽逐下也哉。尤妙在用参归以补气血，则邪去而正不伤。若单用雷丸、大黄以迅下之，必有气脱血崩之患矣。

60440 **荡胞丸**（《重庆堂随笔》卷上）

【异名】荡瘀丸（《中国医学大辞典》）。

【组成】丹皮　桂枝　赤芍　茯苓　桃仁（去皮尖）各等分

【用法】上为末，醋曲糊为丸，如梧桐子大。每服二十丸，晨用紫花益母草三钱煎汤送下。堕胎后即以此丸服七日。

【主治】堕胎后。

60441 **荡胞汤**（《千金翼》卷五）

【组成】朴消　桃仁（去皮尖双仁，熬）　茯苓　牡丹皮　大黄各三两　人参　桂心　芍药　厚朴（炙）　细辛　牛膝　当归　橘皮各二两　附子一两半（炮，去皮）　虻虫（去翅足，熬）　水蛭各六十枚（熬）

【用法】上㕮咀。以酒五升，水六合，渍一宿，煮取三升，分四服，日三次，夜一次。每服相去三时辰。少时更服如常，覆被少取汗，汗不出，冬月着火笼，必下积血及冷赤脓如赤小豆汁。本为妇人子宫内有此恶物令然，或天阴脐下痛，或月水不调，为有冷血不受胎，若斟酌下尽，气力弱，大困不堪更服，亦一日二三服即止。如大闷不堪，可食酢饭冷浆一口即止。然恐恶物不尽，不大得药力，若然，忍服尽大好，一日后仍着导药。

【主治】妇人断续二三十年及生来无子并数数失子。

60442 **荡胞散**

《圣惠》卷七十。为《千金》卷二"朴消荡胞汤"之异名。见该条。

60443 **荡胞煎**（《医略六书》卷二十七）

【组成】大黄一两　附子一两（炮）　厚朴一两（制）桂心一两　朴消一两　当归二两　赤芍一两　人参一两桃仁二个

【用法】上为末。每服六钱，水、酒各半煎，去滓温服。

【主治】久年断产，脉实者。

【方论选录】瘀热内结，天癸不通，故年久断产，不能孕子焉。消、黄荡涤热结；桃、赤破瘀通经；附子、厚朴补火散结，力能暖子宫以调气化；当归、肉桂鼓运营血，兼能养经脉以开血闭；复用人参扶助元气，且以防诸药之悍也。水、酒合煎，务使瘀化结开，则天癸自通而血室清和，即年久断产当可冀其怀孕耳。

60444 **荡涎散**（《伤寒总病论》卷五）

【组成】粉霜一钱　腻粉二匣　芫花一分

【用法】上为细末。一岁半钱，暖浆水调下。病热大者，再服。白色着底者，粉霜也，宜尽灌之。良久得睡，取下黑黄涎，裹包丹砂之类，皆成颗块，啼声便出，立安。

【主治】小儿伤寒，始因壮热不除，被汤丸下后，其项强眼翻，弄舌摇头，如发痫状，久则喑气，啼声不出，医以为惊风，屡服朱砂、水银、牛黄、汞粉、巴豆、竹沥之类，药皆无验，此由误下后，毒气结在心胸，内热生涎，涎裹诸药，不能宣行所致。

60445 **荡胸汤**（《衷中参西》上册）

【组成】蒌仁二两（新炒者，捣） 生赭石二两（研细） 苏子六钱（炒，捣） 芒消四钱（冲服）

【用法】上药，以水四钟，煎取清汁二钟，先温服一钟，结开，大便通行，停后服。若其胸中结犹未开，过二点钟，再温服一钟。若胸中之结已开，而大便犹未通下，且不觉转矢气者，仍可温服半钟。

【主治】寒温结胸，其证胸膈痰饮与外感之邪互相凝结，上塞咽喉，下滞胃口，呼吸不利，满闷短气，饮水不能下行，或转吐出。

60446 **荡涤水**（《喉科家训》卷一）

【组成】香白芷二钱三分 三奈片二钱 广藿香三钱 地骨皮三钱 二宝花四钱 北细辛三钱 荆芥穗二钱 川柏片三钱 青防风三钱 生甘草二钱 苦参片三钱

【用法】上药放吊锅内蒸水用之。

【功用】辟秽解毒。

【主治】一切咽喉腐烂，臭秽不堪。

60447 **荡涤饮**（《喉科种福》卷三）

【组成】生地五钱 麦冬三钱 知母一钱 僵蚕一钱（酒炒） 黄芩一钱 浙贝二钱 花粉二钱 天冬二钱 黄柏一钱 甘草一钱 玉竹六钱 云苓三钱

【主治】瘟疫白喉初起。

60448 **荡涤灵**（《成方制剂2册》）

【组成】车前子 赤芍 当归 地黄 地龙 甘草 虎杖 琥珀 黄连 黄芪 石韦 知母 猪苓

【用法】口服，每袋重20克，一次20克，一日3次。

【功用】清热利湿。

【主治】由湿热引起的尿频、尿急、尿痛等尿路感染症。

60449 **荡秽散**（《串雅内编》卷四）

【组成】没药（末）一两

【用法】先将绵塞阴户，即顿没药末，白滚汤调下。

【主治】妇人月事退出，作禽兽之形，欲来伤人。

60450 **荡脾汤**（《得效》卷十一）

【组成】杏仁一两（去皮尖，用蚌粉炒令黄色） 半夏一两（生姜自然汁浸一宿，次日焙） 巴豆五粒（去壳并心膜，以皮纸出油）

【用法】上为末，用大好北枣七个，入灯心水蒸，去皮核，取肉为丸。每服五丸，常服灯心、枣子煎汤送下；注颜，槟榔煎汤送下；消宿食，陈米汤送下，空心、临睡服；化痰，乌梅汤送下；治疟，蒜汤或薤水送下。

【功用】注颜，消宿食，化痰，消痞癖。

【主治】气喘，痞积，疟疾。

60451 **荡滞散**（《圣济总录》卷一五一）

【组成】斑蝥（炒，去翅足）半两 大黄（剉，炒）三分 水蛭（糯米内炒熟，去米） 虻虫（炒）各一分

【用法】上为细散。每服半钱匕，狗胆酒调下。

【主治】妇人经脉不通。

60452 **荡寒汤**（《石室秘录》卷六）

【组成】白术三两 肉桂三钱 丁香一钱 吴茱萸一钱

【用法】水煎服。一剂而阴消阳回。

【主治】伤寒直中少阴肾经，畏寒，腹痛作呕，手足厥逆，有手足俱青，甚则筋青囊缩。

【方论选录】此方妙在独用白术三两，则腰脐之气大利；又得肉桂，以温热其命门之火；丁香、吴茱萸止呕逆而反厥逆，则阴寒之邪，何处潜藏，故一剂而回春也。

60453 **荡寒汤**（《医学集成》卷二）

【组成】焦术二两 人参五钱 附子四钱 良姜三钱

【主治】寒中少阴，手足青黑。

60454 **荡瘀丸**

《中国医学大辞典》。为《重庆堂随笔》卷上"荡胞丸"之异名。见该条。

60455 **荡痰汤**（《衷中参西》上册）

【组成】生赭石二两（轧细） 大黄一两 朴消六钱 清半夏三钱 郁金三钱

【主治】癫狂失心，脉滑实者。

60456 **荡阴救命汤**（《辨证录》卷一）

【组成】人参一两 白术三两 熟地三两 肉桂一钱 附子三钱 山茱萸三钱 茯神三钱

【用法】水煎服。

【主治】阴寒中脏。严寒之时，忽感阴寒，唇青身冷，手足筋脉挛急，上吐下泻，心痛腹疼，囊缩甲青，腰不能俯仰。

【方论选录】方中以参、术为君，似乎止救心、脾二经；虽附子、肉桂与熟地、山茱同用，肾也在所救之中，而肝、肺竟置之度外。何以能斩关直入，回阳于顷刻耶？不知五脏为寒邪所犯，大约犯肾之后，即便犯脾，而后犯心也，犯肝、肺者无多也。故专顾心肾与脾经，而肝肺之药，无非收敛之剂，欲祛邪而使之出，不可留邪而使之入，倘用收敛之味以补肝肺，反掣人参、附子之手，不能迅于荡阴矣。此用药之不杂，实有秘义也。且肾中水火原不相离，用桂、附火热之药以回阳，未免肾中干燥，与其回阳之后，又补肾水以济阳，何如于用补火之时，而先为防微之为得哉。吾所以少用熟地、山茱于桂、附之中，以制火之横，且火得水而归源，水招火而入宅，故能奏既济之勋，而无亢炎之失也。

60457 **荡寇解痰汤**（《点点经》卷二）

【组成】羊藿 当归 胆星 熟地各一钱半 志肉 柏仁 白术 陈皮 茯神各一钱 干葛二钱 姜炭 甘草各八分

【用法】以生姜、大枣为引。

【主治】酒伤发痫后，人事恍惚，饮食如痴，肢体厥冷。

60458 **荡痰加甘遂汤**（《衷中参西》上册）

【组成】生赭石二两 大黄一两 朴消六钱 清半夏三钱 郁金三钱 甘遂末二钱

【用法】甘遂末调药汤中服。

【主治】癫狂失心，脉滑实，顽痰凝结之甚者。

荨

60459 **荨麻疹丸**（《成方制剂》10册）

【组成】白芷50克 防风50克 白鲜皮50克 薄荷50克 川芎50克 三棵针150克 赤芍50克 威灵仙50克 土茯苓50克 荆芥25克 亚麻子50克 黄芩50克 升麻50克 苦参100克 红花50克 何首乌50克 蒺藜（炒）50克 菊花25克 当归50克

【用法】上制成丸剂。口服，一次10克，一日2次。

【功用】清热祛风，除湿止痒。

【主治】风、湿、热而致的荨麻疹、湿疹、皮肤瘙痒等症。

【宜忌】忌食辛辣之物。

60460 荨麻疹汤(《临证医案医方》)

【组成】生地15克 丹皮9克 白茅根30克 赤芍9克 金银花15克 连翘15克 当归尾3克 山栀9克 苍耳子9克 薏苡仁15克 谷芽15克 麦芽15克 白鲜皮9克

【功用】凉血清热,活血祛风。

【主治】荨麻疹,属血燥感风者,疹块突发,疹红、热痒。

【方论选录】方中用生地、丹皮、茅根、赤芍凉血;金银花、连翘清热解毒;当归尾活血止痒;苍耳子祛风止痒;白鲜皮能清热解毒,祛风止痒;谷芽、麦芽助消化;山栀、薏苡仁引热下行。

菇

60461 菇连散(《痘疹仁端录》卷八)

【组成】黄连五钱 吴茱萸六钱 竹茹二钱

【用法】上药同炒,为末。每服五分,生姜、竹茹煎汤下。

【主治】干呕。

60462 菇橘饮(《金鉴》卷四十七)

【组成】竹茹 橘红各三钱 干柿一枚

【用法】加生姜,水煎服。

【主治】产后呃逆,发热面红,小便赤色。

荔

60463 荔奴丹(《灵药秘方》卷下)

【组成】人言三分 水银三钱 火消 皂矾 明矾各六钱 雄黄一钱 铜绿五分 食盐一两二钱

【用法】上为细末,不见星,用银罐七八个,将药分贮罐内,约有三四分深,放风炉上,文火熔化结胎。先要将各罐口磨平俱覆于铜盆上,外用水一大盆座铜盆于上,加炭火勿露罐;先文后武,一炷香即退火取药,当时饭研为丸,如黍米大。每服一丸或二丸,龙眼肉包住,外加豆腐皮裹之,盐汤送下。饿一日,药行遍身,方可饮食。

【主治】杨梅结毒,大麻风。

【宜忌】服药后,大便要在空地深坑之处,以厚土掩之,勿令毒气传人。

60464 荔奴散(《经目屡验良方》)

【组成】龙眼核不拘多少(烧存性)

【用法】上为细末,收贮。敷伤处。立愈。

【主治】一切金疮跌磕。

60465 荔壳汤(《痘疹仁端录》卷十四)

【组成】荔壳 木香 丁香 甘草 白芍 人参 当归 陈皮 茯苓 厚朴

【主治】痘疮六七日尚不灌脓。

60466 荔枝汤(《元戎》)

【组成】乌梅肉 甘草各二两 百药煎一两 白芷半两 白檀二钱

【用法】上为末。汤点服。

【功用】生津止渴。

60467 荔枝散

《保命歌括》卷十六。为《普济方》卷二四七引《德生堂方》"荔核散"之异名。见该条。

60468 荔枝散(《仙拈集》卷一)

【组成】荔枝七个(连皮烧存性)

【用法】上为末。白滚汤下。

【主治】呃逆不止。

60469 荔枝粥(方出《泉州本草》四集,名见《长寿药粥谱》)

【组成】干荔枝5枚(去壳) 粳米或糯米二两

【用法】煮粥食。连服三次愈。酌加山药或莲子同煮更佳。

【功用】《长寿药粥谱》:温阳益气,生津养血。

【主治】❶《泉州本草》:老人五更泻。❷《长寿药粥谱》:口臭。

【宜忌】《长寿药粥谱》:素体阴虚火旺者忌服。

60470 荔枝膏(《御药院方》卷二)

【组成】乌梅八两 桂十两 乳糖二十六两 生姜五两(取汁) 麝香半钱 熟蜜十四两

【用法】上用水一斗五升,熬至一半,滤去滓,下乳糖再熬,候糖熔化开,入姜汁再熬,滤去滓,俟少时,入麝香,用如常法服。

【功用】《饮膳正要》:生津止渴,去烦。

【主治】❶《御药院方》:伤寒。❷《普济方》:疟疾。

60471 荔枝膏(《普济方》卷二九一)

【组成】荔枝肉一两 轻粉 麝香 川芎 白豆蔻 砂仁各半钱 朱砂 龙骨 血竭 乳香各一钱 全蝎五个

【用法】上将荔枝肉擂碎,以软米饮和为膏。看疮大小摊贴。如有三五个者,止去贴为头者,妙。

【主治】瘰疬。

60472 荔香散(《景岳全书》卷五十一)

【异名】神香散(《医钞类编》卷五)。

【组成】荔枝核(炮微焦) 大茴香(炒)各等分

【用法】上为末。每服二三钱,用好酒调下。

【主治】疝气痛极,在气分者,小腹气痛。

60473 荔核散(《得效》卷九)

【组成】舶上茴香 青皮(全者) 荔枝核各等分

【用法】上剉散,去火毒,为末。每服二钱,酒下,一日三次。不过二剂,除根。

【主治】肾大如斗。

60474 荔核散(《普济方》卷二四七引《德生堂方》)

【异名】荔枝散(《保命歌括》卷十六)。

【组成】荔枝核十四个(新者,烧存性) 沉香 木香 青盐 食盐 八角茴(炒)各一钱 小茴香 川楝子肉各二钱

【用法】上为细末。每服三钱,空心热酒调下。

【主治】疝气。阴核肿大,痛不可忍。

【备考】本方原名荔核丸,据《准绳·类方》改。

60475 荔枝橘核汤(《杂病源流犀烛》卷十一)

【组成】荔枝 橘核 桃仁 甘草 茯苓 白术 枳壳 山楂 延胡索

【用法】清水煎服。

【主治】㿉疝。

60476 荔花鼻窦炎片(《成方制剂》14册)

【组成】薜荔　角花胡颓子

【用法】上制成片剂。口服,一次5片,一日3次,饭后服。

【功用】祛风利湿,淡炎解毒。

【主治】急、慢性鼻窦炎。

药

60477　**药针**(《良朋汇集》卷五)

【组成】官桂　干姜　丁香各一钱　虾蟆一只(去筋骨,用腿肉)

【用法】上为末,用腿肉捣烂合药,作捻如针。插管孔内,一日一次。

【主治】漏疮。

60478　**药肝**(《圣济总录》卷一八九)

【异名】药饼(《普济方》卷二五八)。

【组成】羊子肝一片(分为四块)　腻粉一钱　麝香(末)二钱

【用法】上药和面裹,烧熟,空腹食。时以冷水更换浸两手,良久即住,来日早晨转下恶物,有虫如头发相似为验。

【主治】多年肺气咳嗽。

60479　**药纸**(《灵药秘方》卷上)

【组成】杭州高白油纸一百张　生甘草八两

【用法】先以净水十五碗,入甘草煎至六七碗,去滓,再煎至三四碗浓,将纸分作四块入锅,块块见汁,煮干为度,取起晾干,收好听用。外贴。

【主治】一切肿毒出脓泡自破,出水者。

60480　**药枕**(《医部全录》卷三三一引《保生要录》)

【组成】蔓荆子　甘菊花　通草　防风　羚羊角(屑)犀角　石菖蒲各八分　细辛　白芷　芎䓖　藁本各六钱白术四分　黑豆五合(拣择净)

【用法】上为细末,相拌令匀,以生绢囊盛。欲其气全,次用碧罗袋盛之如枕样,纳药直令紧实,置于盒子中,其盒形亦如此,纳药囊,令出盒子唇一寸半,晚来欲枕时,揭去盒盖,不枕即盖之,使药气不散。枕之日久,渐低,更入药以实之,或添黑豆,令如初,三五月后,药气散则换之。

【主治】头风目眩。

60481　**药枣**(方出《外台》卷九引《必效方》,名见《圣济总录》卷一八九)

【组成】莨菪二分(以水掏去浮者,水煮,令牙出,焙干,炒令黄黑色)　酥一鸡子许　大枣七个

【用法】上药,铛中煎令酥尽,取大枣,去皮食之,一日二次。

【主治】咳嗽积年不愈者,胸膈干痛不利。

60482　**药肺**(《串雅外编》卷三)

【组成】猪肺一个　萝卜子五钱(研碎)　白芥子一两(研碎)

【用法】五味调和,饭锅蒸熟。饭食顿食之。一个即愈。

【主治】患痰病久不愈者。

60483　**药油**(《外科大成》卷二)

【组成】黄连　黄柏　连翘　当归　芍药　生地各五分

【用法】用香油一杯,文火煎枯,绢滤滓听用。

【主治】金腮、疳毒、疔腮久不合口而成漏者。

60484　**药油**(《杂病源流犀烛》卷二十二)

【组成】松香　枯矾　槐树皮

【用法】上为末,纸卷为筒,藏药在内,蘸油燃火,有油滴下收之,入轻粉少许搽。

【主治】黄水疮。

60485　**药线**(《医统》卷七十四引复斋方)

【组成】芫花入土根不拘多少

【用法】捣自然汁于铜铫内,慢火熬成膏,以生丝线入膏再熬良久,膏浓为度,线阴干,膏留后用。外痔有头者,以药线系之。候痔焦黑落下,再用绵裹猪鬃蘸药,当纳于窍中,永不发。

【主治】外痔漏,囊痈,悬痈,臀痈。

60486　**药线**(《外科大成》卷二)

【组成】鲜芫花根一钱　雷丸　蟾酥各一钱　草乌三钱

【用法】水一钟,煎一钟,去滓取汁,用生丝一钱,入药汁内,以文火煮,汁将干,存汁一小酒钟,取起晒干,复浸汁内,又晒又浸,以汁尽为度,晒干,包收听用,至六七月,取露天蜘蛛丝,做成药线。缚痔穿漏。

【主治】痔漏。

60487　**药线**(《金鉴》卷六十九)

【组成】芫花五钱　壁钱二钱

【用法】用白色细衣线三钱,同上药用水一碗盛贮小瓷罐内,慢火煮至汤干为度,取线阴干,凡遇痔疮瘿瘤,顶大蒂小之证,用线一根,患大者二根,双扣系扎患处,两头留线,日渐紧之,其患自然紫黑,冰冷不热为度。轻者七日,重者十五日后必枯落,以月白珍珠散收口,甚效。

【主治】诸痔,瘿瘤。

60488　**药线**(《外科十三方考》)

【组成】白砒三钱　明矾七钱

【用法】上为细末,先于锅中滴麻油几滴,次将砒末放入,再将明矾末盖于上面,将锅在武火上烧之,俟砒、矾干结成饼,烟将尽未尽时,取出研末,以面糊做成细条(如粗线丝)备用。

【主治】瘰疬成苗,及痈疽已久不干脓。

60489　**药茶**(《同寿录》卷尾)

【组成】乌药　枳壳　干葛　紫苏　神曲　前胡　雄黄　香附　槟榔　苍术　厚朴　桔梗　菖蒲　甘草　麦芽山楂　陈皮　藿香　砂仁各五钱

【用法】用麦酒二斤,拌一宿,于五月五日午时,用红茶二斤,同炒透,收贮。每服一二三四钱,开水冲服;煎服亦可。

【主治】风寒时感,头痛腹胀发热,以及小儿停积。

60490　**药茶**(《良方续录》卷上)

【组成】新会皮五钱(炒)　青皮五钱(炒)　柴胡五钱槟榔五钱　厚朴五钱(面炒)　麦芽五钱(炒)　葛根五钱秦艽五钱　白芷五钱　甘草五钱　甘葛五钱　枳壳五钱薄荷五钱　神曲四钱(炒)　苍术四钱(炒)　半夏曲八钱山楂一两　莱菔子七钱(炒)　紫苏七钱　独活七钱　羌活七钱　升麻二钱五分　麻黄三钱　川芎二钱

【用法】先用湘潭茶二斤,和入姜汁一碗,拌透,晒干,再入前药和炒,收贮。每用二钱,小儿减半,煎汤服;或加砂糖冰糖,以开水化服亦可。

【主治】四时感冒,风寒头疼,肚痛,胸膈不宽,咳嗽吐痰,痢泻。

60491 **药茶**(《良方合璧》卷上引叶天士方)

【组成】羌活　独活　荆芥　防风　柴胡　前胡　藿香　香茹　紫苏　葛根　苍术　白术(炒焦)　枳实　槟榔　藁本　滁菊　青皮　桔梗　甘草　半夏(制)　白芥子　大腹皮　木通　莱菔子(研)　杜苏子　车前子　泽泻　猪苓　薄荷　生姜各二两　川芎　白芷　秦艽　草果各一两　陈建曲　南楂炭　茯苓皮　麦芽各四两　杏仁　厚朴　广陈皮各三两

【用法】上药共煎浓汁,以陈松萝茶叶六斤,收之晒干。每服二三钱,小儿减半,煎服。

【主治】伤风伤寒,头痛发热,停食,肚腹膨胀,霍乱吐泻,伏暑赤白痢疾。

60492 **药饼**(《圣惠》卷九十七)

【组成】附子一两(炮裂,去皮脐)　神曲三两(微炒)　干姜一两(炮裂,到)　肉苁蓉一两半(酒浸一宿,刮去皱皮,炙干)　桂心一两　五味子一两　菟丝子一两(酒浸三日,晒干捣末)　羊髓三两　大枣二十个(煮去皮核)　汉椒半两(去目及闭口者,微炒去汗)　酥二两　蜜四两　白面一升　黄牛乳一升半

【用法】上为细散,入面与酥蜜髓乳相和,入枣瓤熟搜于盆中,盖覆勿令通气风,半日久,即将出,更搜令熟,擀作糊饼大,面上以筋子琢之,即入炉鏊中,上下以煿令熟。每日空腹食一次。入酵和面更佳。

【功用】暖腰肾,壮阳道。

【主治】五劳七伤,下焦虚冷,小便遗精。

60493 **药饼**

《普济方》卷二五八。为《圣济总录》卷一八九"药肝"之异名。见该条。

60494 **药酒**(《扶寿精方》)

【组成】冷饭团二斤　五加皮五两　当归　生地黄　赤芍药　白茯苓　白术　牛膝　杜仲　木瓜　地骨皮　荆芥　防风　大风藤　白鲜皮　金银花　威灵仙　川芎　白芷　甘草各五钱

【用法】上到片,生绢袋盛,无灰酒一坛,煮沸,入袋浸七日。每日进三四五杯。

【主治】远年杨梅风,筋骨痛疼。

60495 **药酒**(《解围元薮》卷四)

【组成】石六轴子四两　乌蛇一条　当归四两　甘草八两

【用法】先以水六碗,煮甘草汁三碗,方入烧酒一斤,并三味药,隔汤煮三炷香,埋地七日。每早饮一杯。

【主治】三十六种危恶大风。

60496 **药酒**(《墨宝斋集验方》卷上引茅鹿门方)

【组成】淫羊藿一斤(去根梗,用叶,将麻布揩去背上毛,用酥油涂炙黄透,斤半取八两)　当归八两(酒洗,去须头)　仙茅四两(米泔水浸,去赤汁,用黑豆拌,蒸烂,去豆不用)　鹿茸二两(酥炙三两五钱,取二两)

【用法】上药各咀片,共入绢袋盛,悬坛内,用陈煮老酒五六十斤,打面封头并口,煮三炷香取起,埋地下七日夜,将药晒干为末,炼蜜为丸,如梧桐子大。每服二三十丸,清晨将原酒送下。半月以后见效。或加人参一两。

【功用】固精壮阳,固筋健骨,补精髓,广嗣延年。

【主治】气血不足。

【宜忌】忌房事一个月。

60497 **药酒**(《外科大成》卷二)

【组成】松节二两　青风藤　虎胫骨　草乌(姜汁浸,炒)　威灵仙　薏苡仁　杜仲　五加皮(黄连洗)　当归　牛膝　川芎　金银花　红花各一两　木瓜八钱　白芷　川山甲　独活　没药　乳香各五钱　肥皂子仁四两　核桃仁四两(杵如泥)

【用法】烧酒二十斤,黄蜡四两,入坛内,封口,重汤煮三炷香,取出埋土内三日,空心、食前任服,核桃肉过口。

【主治】鹤膝风。

60498 **药酒**(《良朋汇集》卷三)

【组成】桑椹子(晒干)　龙眼肉各四两

【用法】烧酒十斤,昼晒夜露,十日开坛饮之。

【功用】补益。

60499 **药酒**(《奇方类编》卷上)

【组成】生地　熟地　枸杞　木通　牛膝　川芎　薏苡仁　当归　金银花各二两　五加皮　苍术各一两　川乌　草乌各五钱　甘草　黄柏各五钱　松节四两

【用法】上药以好酒十六斤,煮三炷香,埋土内,退火气,早、中、晚三服之。

【主治】半身不遂,日夜骨痛。

60500 **药酒**(《奇方类编》卷下)

【组成】紫荆皮　丹皮　五加皮　郁金　乌药各一两　官桂五钱　川芎一两　胡索一两　木香五钱　羊踯躅(去油)五钱　乳香(去油)五钱　羌活五钱

【用法】火酒十斤,绢袋盛药,入酒煮三炷香,分作十小瓶,常饮。

【主治】跌打损伤,青肿。

60501 **药酒**(《惠直堂方》卷二)

【组成】生地十两　海桐皮二两　米仁二两　川芎　骨皮　五加皮　羌活　牛膝各一两　甘草五钱

【用法】浸酒服。

【主治】风湿腰痛,血热。

60502 **药酒**(《惠直堂方》卷三)

【组成】白梅花肉(泡淡)五钱　红花二两　苍术二两　生地一两五钱　当归二两　核桃白肉一斤

【用法】入老酒一斗,浸七日,早、晚送服斑龙灵龟化痔丸,亦可独饮。

【主治】痔漏脓血淋漓。

60503 **药酒**(《疡医大全》卷十八)

【组成】摩罗藤

【用法】夏月用鲜者二斤,陈木瓜酒五斤,烧酒五斤;冬月用枯者四斤,陈木瓜酒八斤,烧酒二斤。入小口瓦坛,用湿面糊坛口,重汤煮一炷香为度。每食后随量饮之,常服除根。

【主治】瘰疬。

60504　药酒《何氏济生论》卷一）

【组成】虎胫骨五钱　苍术　薏仁各三钱　黄芩　茯苓　威灵仙　当归　牛膝　川断各二钱　萆薢一钱五分　川芎　知母　秦艽　天麻　黄柏各一钱二分

【用法】无灰酒二十五斤，绢袋盛药，浸酒内，坛口用箬叶扎紧，上放淘过黑米一撮，以水浸坛大半截，煮待米成饭为度，取出埋土中七日。

【功用】除湿气，壮筋骨。

【主治】浑身疼痛。

60505　药酒《医方易简》卷六）

【组成】虎骨一两　附块二两　牛膝八钱　五加皮　杜仲（酒炒）各一两　黄耆二两　潞党二两（酒炒）　枸杞一两　炙草五钱

【用法】米酒浸服。

【主治】鹤膝风。

60506　药酒《伤科方书》）

【组成】当归　生地　乌药　三七　肉桂　乳香　没药　牛膝　丹皮　红花　胡索　防风　独活　杜仲　加皮　落得草　川芎　虎骨　干姜　姜黄　紫荆皮　海桐皮各五钱

【用法】米酒浸煮，早、晚服。

【主治】跌打损伤。

60507　药粉《医门补要》卷中）

【组成】党参　山药　百合　茯苓　白术　生耆　玉竹　当归　莲子

【用法】将药晒脆，加炒熟粳米数斗，和药为末。每早加洋糖调食。

【主治】注痰，溃后不敛。

60508　药梅《惠直堂方》卷一）

【组成】青梅一斗　砂仁四两　甘草四两　川木通八两　紫苏四两　黄芩八两　防风八两

【用法】好烧酒一斗，将药与青梅拌匀，浸酒一月。每用青梅二三枚。

【主治】痢疾。

【备考】《串雅外编》卷三组成无"防风"，多"茯苓"。

60509　药绵《圣惠》卷三十四）

【组成】麝香一钱　砒霜少许　莽草末半钱　蛤粉一两　蟾酥一字　螺字青黛一字

【用法】上为末。别用故绵半分，剪长一寸，碎擘，以药掺在绵内，时入水少许相和，揉令匀，阴干。有患者，用盐浆水揩漱三五度，用少许药绵，塞在牙根，以针按绵子，入齿缝中。三二度即愈。

【主治】走马疳，蚀落牙齿，龈肿有脓水。

60510　药墨

《成方制剂》8 册。即《北京市中药成方选集》"八宝药墨"加熊胆。见该条。

60511　药乌鱼《仙拈集》卷一引孙伟方）

【用法】活乌鱼一条（重七八两者）。去鳞甲，将肚剖开，去肠净，入好黑矾五分，松萝茶三钱，男子用蒜八瓣，女用七瓣，共入鱼腹内，放瓷器中蒸熟，令病人吃鱼，连茶蒜俱食甚妙。此药从头吃，即从头上消起；从尾吃，即从尾上消起。

【主治】水鼓。

60512　药艾丸

《医学心悟》卷六。即原书同卷"陈艾丸"加麝香末，木香末。见该条。

60513　药艾条《中国药典》2010 版）

【组成】艾叶 20 000 克　桂枝 1250 克　高良姜 1250克　广藿香 500 克　降香 1750 克　香附 500 克　白芷1000 克　陈皮 500 克　丹参 500 克　生川乌 750 克

【用法】以上十味，艾叶碾成艾绒；其余桂枝等九味粉碎成细粉，过筛，混匀。取艾绒 20 克，均匀平铺在一张长 28厘米、宽 15 厘米的白棉纸上，再均匀散布上述粉末 8 克，将棉纸两端折叠约 6 厘米，卷紧成条，粘合封闭，低湿干燥，制成 1000 支，即得。每支重 28 克。直射灸法。一次适量，红晕为度，一日 1～2 次。或遵医嘱。

【功用】行气血，逐寒湿。

【主治】风寒湿痹，肌肉酸麻，关节四肢疼痛，脘腹冷痛。

60514　药丝线《外科传薪集》）

【组成】芫花五钱　壁钱二钱　草乌五钱　白扣线三钱

【用法】水一碗，瓷罐内慢火煮干，不晒，阴干。遇症将丝线扎系。每日收紧，其患自然枯黑。

【主治】瘰瘤，痔菌。

60515　药母鸡《仙拈集》卷二）

【组成】母鸡一只

【用法】去毛肠，入当归三钱，白芷、羌活各二钱，细辛一钱，同好酒煮食。不可入盐醋，二三服痊愈。

【主治】年久头风，妇人多有之。

60516　药肉粥《圣惠》卷九十七）

【组成】羊肉二斤　当归（刽，微炒）　白芍药　熟干地黄　黄耆各半两　生姜一分（切）　粳米三合

【用法】上以精肉留四两细切，余一斤十二两，先以水五升，并药煎取汁三升，去滓，下米煮粥，欲熟，入生肉更煮令熟，用五味调和，空心食之。

【功用】驻颜色。

【主治】虚损羸瘦，女人产后虚羸。

60517　药赤豆《梅氏验方新编》卷二）

【组成】赤小豆半斤　大蒜头三个　生姜五钱　商陆根一两

【用法】用水三大碗，同煎，俟豆熟透，去姜蒜、商陆根，以汁拌豆，空心食之。食完肿自消。

【主治】水气肿胀。

60518　药肝汤《外科证治全书》卷一）

【组成】黑羊肝七尖四两（如无羊肝，即用公猪肝亦可）　兔粪八枚　木贼（去节）　当归身各二钱　蝉蜕二十四个（去头足）

【用法】上先将兔粪、木贼、当归、蝉蜕四味，用清水二大碗，入瓷罐内，漫火熬滚，令其性味俱出后，将羊肝七尖切薄片，入于汤内，一刻即熟。先饮汤，后食肝。每日清晨用之，晚服拨翳汤。两月之久，翳膜可消一半，百日可痊愈。

【主治】外障，眼生翳膜。

60519　药鸡蛋《仙拈集》卷二）

【组成】鸡蛋一个　熟大黄末三钱

【用法】将鸡蛋顶开一孔,以熟大黄末三钱入蛋内,银簪搅匀,蒸熟,黄酒下。

【主治】血淋。

60520　药鸡蛋(《仙拈集》卷三)

【组成】鸡蛋一枚　硫黄末五六分

【用法】将鸡蛋头打一小孔,放硫黄末,用纸封好,外用湿纸重重包裹,火内煨熟,空心烧酒送下。三枚即愈。

【主治】赤白带下,虚寒诸症。

60521　药鸡蛋(《仙拈集》卷三)

【组成】鸡蛋一个　白矾末一钱五分　辰砂末五分

【用法】将蛋戳一孔,入白矾末、辰砂末,用纸重重包裹,醋湿浸,火内煨透,略带微烟存性,去纸,将蛋并壳为末,分作二服。每早热黄酒送下,重者两蛋即愈。

【主治】赤白带下,虚寒诸症。

60522　药鸡蛋(《仙拈集》卷三)

【组成】破故纸(炒,为末)八分　鸡子一枚

【用法】将鸡子开一孔,入药末八分,搅匀,用纸封固,饭上蒸熟,空心酒下。重者不过五六次愈。

【主治】赤白带下,虚寒诸症。

60523　药核桃(《仙拈集》卷二)

【组成】核桃一个　芝麻一把　马齿苋一撮

【用法】共捣烂,滚酒服。

【主治】血淋,砂淋。

60524　药荸荠(《饲鹤亭集方》)

【组成】桑椹三两(干者)　雄黄一两五钱　赤糖　白糖　砂仁各三两

【用法】上为细末,用大荸荠三斤,烧酒三斤,浸透,砂锅内煮熟。每服一枚。

【主治】赤白痢疾。

60525　药盐煎(《圣济总录》卷六十七)

【组成】木香　厚朴(去粗皮,生姜汁炙)　苍术(米泔浸,洗,切,焙)　大腹皮　枳壳(去瓤,麸炒)　芍药　诃黎勒皮　白槟榔　陈橘皮(去白,焙)各一两

【用法】上细剉,共用水一斗,煎取三升,滤去滓,入盐花二斤,文武火煎汁尽,如红雪法收之。每用半钱、一钱匕,水一盏,加生姜三片,同煎七分,温服。

【主治】冷气呼吸短乏,胁肋刺痛,皮急寒战,心腹胀满疼痛,食饮不消。

60526　药烧饼(《圣惠》卷九十七)

【组成】羊肉一斤(去脂膜,切)　肉苁蓉四两(酒浸一宿,刮去皱皮)　附子一两(炮裂,去皮脐)　干姜半两(炮裂,剉)　胡椒一分　荜茇一分　荜芨一分　诃黎勒半两(煨,用皮)　芜荑半两　白面五升

【用法】上为末,将肉并苁蓉细切,入诸药末调和,分作四剂馅,逐剂以溲了面裹着馅,后撮合,微拍匀令,以湿纸裹,煻火烧之令熟。每日空腹食一个。

【功用】暖腰肾,缩小便。

【主治】五劳七伤,大肠泄痢。

60527　药烧酒(《万氏家抄方》卷四)

【组成】胡桃肉　小红枣(去核)　白蜜各半斤　酥油四两　苍术(炒)　陈皮　厚朴(姜炒)　白术(炒)　香附(炒)　当归　砂仁　生地　乌药　赤白何首乌(竹刀去皮)各二两　白茯苓　苏子　破故纸(炒)　白芍(炒)　牛膝(去芦)　枳壳(炒)　半夏(姜制)　川芎　五加皮　杏仁(去皮)　川椒(去目)　虎骨(酥炙)各一两　甘草　小茴香　独活　羌活　防风　荆芥　木香　白芷　沉香各五钱

【用法】上剉,生绢袋盛,堆花烧酒一大坛,入药固封,浸百日。随证上下,饥饱随量服。

【主治】风气湿痹,胃脘肚腹疼痛,疝气,腰膝疼痛,膈噎泻痢,气逆积滞,痞块,感寒冒风头痛,胸腹胀闷,呃逆,疮癫风疾,妇女经闭,赤白癥瘕。

60528　药酒丸(《成方制剂》7册)

【组成】白芷　薄荷　草乌　陈皮　川乌　川芎　当归　丁香　独活　干姜　甘草　甘松　高良姜　官桂　广藿香　红豆蔻　红曲　菊花　苦杏仁　木香　羌活　青皮　砂仁　山柰　檀香　细辛　香附　栀子

【用法】上制成丸剂。口服,每丸重9克,一次1丸,一日2次;或取1丸,用白酒60毫升泡化,每次饮10~15毫升。

【功用】祛湿散寒,疏风通络。

【主治】外受风寒湿邪引起的手足麻木,下肢软弱,筋骨疼痛,气滞积聚,痞满腹痛。

60529　药兜肚(《青囊秘传》)

【组成】干姜八分　官桂一钱　白芥子一钱五分　枳实一钱　阿魏四分　半夏一钱　水仙子一钱五分　麝香五分

【用法】上为粗末,用艾绒,大红纱布作夹兜肚一个,将药置于中。

【功用】暖肚消癥。

60530　药猪肚(方出《奇方类编》卷上,名见《仙拈集》卷一)

【组成】雄猪肚一具(洗净)

【用法】入虾蟆一个,胡椒一岁一粒,加砂仁少许,以酒煮熟,去蟆、椒,只将肚酒徐徐服尽。其肿自消。

【主治】水肿。

60531　药猪肠(《仙拈集》卷四)

【组成】土茯苓四两　花椒三钱

【用法】入猪肠内,线扎两头,煮熟去药,食肠。二三次愈。

【主治】杨梅疮。

60532　药猪胞(《种福堂方》卷二)

【组成】麝香一钱　阿魏三钱　水红花子　大黄　归尾　甘遂　急性子　甘草各五钱

【用法】上为细末,用猪水胞一个,量痞块大小,用尿胞大小,装入干烧酒半胞,将前药末放入胞内,紧扎住口,用白布将胞兜扎于患处。俟块化尽即去之,不可迟也。

【主治】痞块。

60533　药馄饨(《普济方》卷一九八引《卫生方》)

【组成】良姜　吴茱萸　胡椒各一分

【用法】上为细末,猪脾一条,剉作臛,加五味炒之,一半滚药,一半不滚,并作馄饨,有药者墨点之,余者吞下,无药者嚼下。一服效。

【主治】疟发作无时。

60534　药棋子(《本事》卷四)

【异名】通经丸(《金鉴》卷四十三)。

【组成】牵牛不拘多少(用新瓦入火煅得通赤,便以牵牛顿在瓦上,自然一半生,一半熟,不得拨动,取末一两)硫黄一分(细研)

【用法】上研匀,分三份,每用白面一匙,水和撺开,切作棋子,五更初以水一盏煮熟,连汤温送下,住即已,未住,隔日再作。

【主治】腰腿痛,气滞。

60535 药磨汤(《外科百效》卷二)

【组成】川厚朴 白茯苓 大半夏 紫苏叶各四钱

【用法】加生姜七片,大枣三个,水一盏,煎至六分,将热药水倾少许入粗碗内,磨后五味,麝香一块,槟榔一个,乌药一块,沉香一块,枳壳半个,依次入药碗内,用力各顺磨五十下,仍入前药和匀,食远服之。先用逐痰丸,后用药磨汤,重者六七剂而愈。后十日,再服舌话散。

【主治】梅核气。

60536 药灵砂丹(《普济方》卷三十六引《如宜方》)

【组成】灵砂一两 丁香 木香 胡椒各半钱

【用法】上为末,枣肉杵丸,如绿豆大。每服六十丸,姜汤送下。

【主治】翻胃,脏寒停饮后吐。

60537 药制肺露(《中药成方配本》苏州方)

【组成】鲜猪肺一只 南沙参一两 麦冬一两 玉竹一两 桑皮一两 桑叶一两 款冬花一两 枇杷叶一两 前胡一两 桔梗一两 象贝一两 甘草五钱 广皮五钱 枳壳五钱 姜半夏五钱 青蒿子一两 百部一两

【用法】将猪肺洗净去膜,枇杷叶去毛,同诸药打和,放淡水十斤,用蒸气蒸馏法,每料吊成露六斤。每次温服四两,一日二次。

【功用】润肺止咳。

【主治】肺热痰多,咳嗽音哑。

60538 药酒奇方(《寿世新编》卷下)

【组成】十大功劳三两 八棱麻根五钱 淫羊藿 千年健 红花 当归 五加皮 陈皮各三钱

【用法】上为粗末,夏布袋装入缝好,用陈烧酒四斤,伏酒十斤浸之,封固坛口。一月后随量饮之。三四十日自见其功。

【主治】积受潮湿,四肢不仁;兼酒病腿疼不能行步并转筋。

60539 药髓饼子(《圣惠》卷九十七)

【组成】干姜一分(炮裂,到) 汉椒半两(去目及闭口者,微炒去汗) 桂心一分 附子一两(炮裂,去皮脐) 诃黎勒一分(煨,用皮) 缩砂半两(去皮,各为末) 蜜一合 大枣一百个(去核,细切) 羊筒骨髓三两 白面二斤 黄牛酥三两

【用法】上为细末,入诸药同和作馅,分为八分,以溲面包裹,如常作髓饼,入炉,上下着火煅,则须彻里过熟。每日空腹食一次。觉腰肾及膀胱暖则止。

【主治】五劳七伤,肾气虚冷,腰膝疼痛,小便遗沥。

60540 药制龟苓膏(《成方制剂》16册)

【组成】川木通 地黄 防风 甘草 广金钱草 龟甲 槐花 金银花 土茯苓 茵陈

【用法】上制成膏剂。口服,每瓶装150克或300克,一次100~150克,一日1~2次。

【功用】滋阴降水,清热解毒。

【主治】湿热下注引起的湿疹,皮肤瘙痒,便血,尿痛及妇女黄带。

【备考】原方组成无用量。

60541 药制柑橘饼(《本草纲目拾遗》卷七引《北砚食规》)

【组成】玄明粉 半夏 青盐 百药草 天花粉 白茯苓各五钱 诃子 甘草 乌梅(去核)各二钱 硼砂 桔梗各三钱

【用法】上药俱用雪水煎半干,去滓,澄清取汤,煮柑橘,炭鏊微火烘,日翻二次,每次轻轻细捻,使药味尽入皮内,如捻破则不妙。

【功用】清火化痰,宽中降气。

60542 药制橄榄盐(《成方制剂》9册)

【异名】青果豉。

【组成】八角茴香 薄荷 陈皮 丁香 豆蔻 甘草 甘松 厚朴 花椒 桔梗 苦杏仁 木香 排草 肉桂 砂仁 山楂 食盐 鲜青果 香薷 小茴香 枳子 紫苏叶

【用法】上制成颗粒剂,每袋装4克或15克。开水冲泡服,一次4~8克;或遵医嘱。

【功用】消积开胃,化痰降气,止吐渴。

【主治】饮食积滞,腹满噫酸,痰涎气逆,呕吐口渴。

60543 药制苍耳子虫(《中医外科学讲义》)

【组成】苍耳子虫

【用法】先将苍耳子虫浸在生油中,须浸没,约七天取虫出,再加入蓖麻油内,加朱砂少许,以色红为度。用苍耳子虫一条,放在膏药或药膏上贴患处。

【功用】提疔拔脓。

【主治】一切疔疮。

【临床报道】疔疮:《中医外治杂志》[1995,(4):42]药制苍耳子虫治疔疮87例,结果:以疔根脱出,脓泄肿消为有效。疔根不脱,肿势未退为无效。87例中,敷药一天,脓栓脱去者47例,二天脓栓脱去者29例,三天脱落者6例,5例未脱(指趾腹面疔疮)经手术切排泄出脓液。总有效82例,无效5例。

荤

60544 荤素羹(《饮膳正要》卷一)

【组成】羊肉一脚子(卸成事件) 草果五个 回回豆子半斤(捣碎,去皮)

【用法】上药同熬成汤,滤净,豆粉三斤,作片粉,精羊肉切条道乞马,山药一斤,糟姜二块,瓜齑一块,乳饼一个,胡萝卜十个,蘑菇半斤,生姜四两,各切,鸡子十个,打煎饼,切,用麻泥一斤,杏泥半斤,同炒,葱、盐、醋调和。

【功用】补中益气。

荣

60545 荣心丸(《新药转正》33册)

【组成】玉竹 炙甘草 五味子 丹参 降香 山楂 蓼大青叶 苦参

【用法】上制成丸剂。口服,1至3岁小儿一次2丸,3岁以上至6岁一次3丸,6岁以上一次4丸,一日3次,或遵医嘱。

【功用】益气养阴,活血解毒。

【主治】气阴两虚或气阴两虚兼心脉瘀阻所致的胸闷、心悸、气短、乏力、头晕、多汗、心前区不适或疼痛;轻、中型小儿病毒性心肌炎见上述证候者。

【宜忌】病情较重者应注意配合综合治疗;偶见纳差、恶心,一般不影响继续治疗。

60546 荣芝丸《御药院方》卷六)

【组成】鹿角霜五两 鹿茸(去毛,酥炙)三两 麝香(研)二两 沉香 白术 当归(去芦头) 熟干地黄 苁蓉(酒浸二宿) 牛膝(酒浸二宿) 菟丝子(酒浸,别研) 草薢(蜜炒) 川芎 五味子各一两

【用法】上为细末,用面二两,炼蜜为丸,如梧桐子大。每服三十丸,空心粥水送下;或温酒盐汤亦得。渐加至五十丸。

【功用】起阴发阳,安神定魄,补五脏,和六腑,活血脉,填骨髓,强骨生力,驻颜色,久服轻身,延年不老。

【主治】诸虚不足。

60547 荣肝汤《效验秘方》关幼波方)

【组成】党参12克 炒白术10克 炒苍术10克 木香10克 茵陈15克 当归12克 白芍12克 香附10克 佛手10克 山楂15克 泽兰15克 生牡蛎15克 王不留行12克

【用法】水煎服,1日1剂。

【功用】健脾疏肝,活血化瘀,清热利湿。

【主治】慢性肝炎、早期肝硬化,证属肝郁脾虚、气滞血瘀,湿热未清者。

【方论选录】党参、白术健脾益气,培土荣木;苍术、木香醒脾化湿,茵陈清热解毒、利湿退黄;香附、佛手舒肝理气;当归、白芍养血柔肝;山楂、泽兰、王不留行活血化瘀;牡蛎软坚散结。诸药合用,脾土得健,湿浊得化,热毒得清,瘀血得解,而收本固标去、正复邪除之效。

【临床报道】慢性乙型肝炎肝纤维化:《中西医结合肝病杂志》[2004,14(01):57]本方治疗慢性乙型肝炎肝纤维化52例,结果:治疗后,患者肝功能显著改善,表现为白蛋白含量显著提高,ALT和TBil显著下降。血清肝纤维化指标(HA)、透明质酸(PⅢP)、血清中Ⅲ型前胶原肽(LN)、层粘连蛋白、Ⅵ型胶原(Ⅳ-C)均有较大幅度下降(P<0.01),总有效率为71.3%,其中显效34.6%,有效36.7%,无效28.7%。

60548 荣顺散《圣济总录》卷一四三)

【组成】枳壳(去瓤,麸炒) 荆芥穗各一两 槐鹅半两(炒黄)

【用法】上为细散。每服二钱匕,温米饮调下,不拘时候。如未效,再服。

【主治】肠风下血,疼痛不可忍。

60549 荣润汤《嵩崖尊生》卷九)

【组成】四物汤加桃仁 红花 麻仁 枳壳

【主治】膈噎,便秘。

【加减】结甚,加熟大黄;中年人,加童便、韭汁、牛乳、羊乳、竹沥、姜汁。

60550 荣筋汤《杏苑》卷五)

【组成】人参 白茯苓 当归各七分 甘草 官桂各四分 黑附子 厚朴各五分 龙骨八分 黄耆 麦门冬 白芍药 生地黄各一钱 饴糖少许 生姜三片

【用法】上㕮咀。水煎,空心服。

【主治】筋病,筋脉相引而急;及五劳七伤,小便频数,腹痛难立。

60551 荣卫饮子《活幼口议》卷十七)

【组成】川当归 熟干地黄(净洗) 人参 白茯苓 川芎 白术 甘草(炙) 白芍药 枳壳(炒,别研) 黄耆(蜜炙) 陈皮各等分

【用法】上㕮咀。每服二钱匕,水一小盏,煎至半,去滓,通口服,不拘时候。

【主治】婴孩气血俱虚,荣卫不顺,四肢头面手足俱浮肿,以至喘急者。

60552 荣卫返魂汤《仙传外科集验方》)

【异名】通顺散、何首乌散(原书)、通气散《外科启玄》卷十一)。

【组成】何首乌(不犯铁) 当归 木通(去皮节) 赤芍药(炒) 白芷 茴香(炒) 土乌药(炒) 陈枳壳(麸炒,若恶心,姜汁炒) 甘草各等分

【用法】上药,水、酒、汤使,随证用之,水、酒相拌亦可,唯流注加独活。每服四钱,病在上,食后服;病在下,食前服。

【功用】和气匀血,扶植胃本,荡涤邪秽。

【主治】流注,痈疽,发背,伤折。

60553 荣筋拈痛洗腿方《慈禧光绪医方选议》)

【组成】宣木瓜四钱 赤芍三钱 橘络三钱 乳香三钱 全当归四钱 没药二钱 红花二钱 防风三钱 透骨草三钱

【用法】水煎,兑烧酒四两,随时洗之。

【主治】腿痛。

【方论选录】病在腿而不在手,虽荣筋拈痛之法与洗手荣筋方同,而用药则异。于洗手荣筋方去桂枝等扬上横行之药,而加重消瘀之品,使药力专一下行。洗时兑入烧酒,更促血行,则化瘀活血、荣筋定痛之力更著。

60554 荣筋活络洗药方《慈禧光绪医方选议》)

【组成】宣木瓜三钱 松节三钱 赤芍四钱 透骨草三钱 清风藤三钱 乳香各二钱 红花二钱 全当归四钱 天仙藤三钱

【用法】水煎,兑烧酒二两洗之。

【功用】荣筋活络。

【主治】筋骨病。

【方论选录】全方以养血柔肝,活血通络为治,于光绪帝病情颇适合。青风藤为治风湿痹痛常用之品,天仙藤即青木香,可行气止痛,实验表明有阻断交感神经节的作用,临床上可用以降压,并治子痫,古方有用其茎藤缓解风湿痹痛的记载,本方用此,似亦取其行气、活血、止痛的功效。

革

60555 革一

《痧症全书》卷下。为《痧胀玉衡》卷下"荆芥薄荷汤"之异名。见该条。

60556 革二（方出《痧胀玉衡》卷中，名见《痧症全书》卷下）

【异名】五十号复象方（《杂病源流犀烛》卷二十一）。

【组成】金银花　茜草　连翘　黑山栀　枳壳　丹皮　赤芍　牛膝　石斛　草决明　童便

【用法】微冷饮之。

【主治】眼目痧。

【临床报道】眼目痧：江道诚患心中烦热头眩，忽两目红肿大痛，饮热茶热酒，眼珠挂出，左目尤甚，至晚即昏沉发晕，左脉微细无根。服上药，眼珠始收，调理而愈。

60557 革七（方出《痧胀玉衡》卷中，名见《痧症全书》卷下）

【异名】五十五号需象方（《杂病源流犀烛》卷二十一）。

【组成】独活　细辛　柴胡　金银花　丹参　益母草　牛膝　石斛　乌药　山楂　陈皮

【用法】水煎，微温服。

【主治】产后痧痛。

【临床报道】产后痧痛：蒋南轩内室，产后八日恶露去血过多，忽恶寒发热，胸中胀闷垂危，脉洪大无伦。放痧毒，刺指臂出紫黑毒血，三十余针，用上药四剂，寒热胀闷俱除，调补而愈。

60558 革八（《痧症全书》卷下）

【异名】五十六号比象方（《杂病源流犀烛》卷二十一）。

【组成】山楂　银花　丹参　益母　独活　柴胡　牛膝　桃仁　艾叶　苏木　姜黄　香附

【用法】水煎服。

【主治】产后痧。

60559 革三

《痧症全书》卷下。为《救偏琐言·备用良方》"拨云散"之异名。见该条。

60560 革五（方出《痧胀玉衡》卷中，名见《痧症全书》卷下）

【异名】五十三号大壮方（《杂病源流犀烛》卷二十一）。

【组成】桃仁　红花　独活　细辛　山楂　香附　青皮

【用法】水煎，加童便饮之。

【主治】倒经痧。

【临床报道】倒经痧：沈弘先内人，经期发热，鼻血如注，昏迷沉重，肚腹作胀，脉伏。先放痧，刺腿弯二针，出紫黑毒血不愈，服上药，经行调理而愈。

60561 革六（方出《痧胀玉衡》卷中，名见《痧症全书》卷下）

【异名】五十四号夬象方（《杂病源流犀烛》卷二十一）。

【组成】桑寄生　红花　香附　益母草　荆芥　细辛　卜子　神曲

【用法】水煎，冲砂仁末，微冷服。

【主治】胎前痧。

【临床报道】胎前痧：道方亭内室，怀娠六月，寒热交作，烦闷不安，左手脉伏，面目微黑，刺腿弯青筋六针，出毒血少愈，服上药而安。后用小柴胡汤退热，又用参、苓、归、地健脾养血乃痊。

60562 革四

《痧症全书》卷下。为《救偏琐言》"消疳解毒散"之异名。见该条。

带

60563 带下丸（《摄生秘剖》卷三）

【组成】马毛二两（伏火一宿，白马毛治白带，赤马毛治赤带）　龟甲四两（醋炙）　鳖甲二两（醋炙）　牡蛎二两（火炙）

【用法】上为末，醋水为丸，如梧桐子大。每服三钱，温酒送下，一日三次。

【主治】妇人赤白带下。

【方论选录】气陷于下焦则白带，血陷于下焦则赤带。以涩药止之，则未尽之，带留而不出；以利药下之，则既损其中，又伤其下，皆非治也。马得干之刚，毛得血之余，血余可以固血，干刚可以利气，固血则赤止，利气则白愈，此用马毛之意也。龟、鳖、牡蛎，外刚而内柔，离之象也。去其柔而用其刚，故可以化癥，可以固气，化癥则赤白之成带者，无复中留，固气则营卫之行不复陷下。营不陷则无赤，卫不陷则无白矣。

60564 带下汤（《脉症正宗》卷一）

【组成】黄耆一钱　白术一钱　当归八分　升麻三分　柴胡四分　苍术一钱　半夏一钱　熟地一钱

【主治】带下。

赴

60565 赴宴散（《医方类聚》卷七十引《烟霞圣效方》）

【组成】麸仁不以多少（去心，芽儿是心也）

【用法】上药于湿乳钵内研极细，烂摊在碗底，艾烟熏之，干为度，为极细末。用头首儿孩乳汁，就和如膏子，绵子滤过，点眼。

【主治】病眼。

【加减】如赤瞎眼，麸仁艾烟熏干，末半两同炉甘石一两，童便烧蘸七遍，二味同为极细末，临卧贴之。

60566 赴宴散（《回春》卷五）

【异名】赴筵散（《外科正宗》卷四）。

【组成】黄连　黄柏　黄芩　栀子　细辛　干姜各等分

【用法】上为细末。先用米泔水漱口，后搽药于患处，或吐或咽不拘。

【功用】《北京市中药成方选集》：清胃去火，消肿止痛。

【主治】三焦实热，口舌生疮糜烂，痛不可忍者。

60567 赴宴散（《喉科秘诀》卷下）

【组成】黄连一钱　川黄柏一钱　生硼砂一钱　寒水石一钱（生用）　北细辛五分　青黛五分　胆矾五分（生用）　人中白五分（煅）　生栀子五分　五倍子五分（炒）

【用法】上为末，收贮听用。遇口热吹入含化，吞下无妨。如十分热，含有涎出再含。

【主治】舌痛，口烂，鼻烂。

60568 赴筵散（《旅舍》）

【组成】广土（即赤土）　荆芥　朴消各一两

【用法】上为细末。每服一钱，新汲水调下，小儿少与。

【主治】心脾劳热，口舌生疮，或赤或白，不下饮食。

60569 赴筵散（《鸡峰》卷二十五）

【组成】五倍子八分　黄柏二钱　蜜陀僧四分　铜青

一分

【用法】上为细末,干掺之。

【主治】口疮。

60570 **赴筵散**(《普济方》卷六十六引《海上方》)

【异名】晋矾散。

【组成】老生姜 白矾

【用法】用老生姜切片,安瓦上,用炭火,却将白矾渗姜上候焦,为末。擦疼处。

【主治】牙疼。

60571 **赴筵散**(《宣明论》卷二)

【组成】密陀僧 黄柏 青黛各等分

【用法】上为细末。每用干掺于疮上。不经三二日愈。

【主治】口疮不已者。

60572 **赴筵散**(《三因》卷十六)

【组成】五倍子一两(洗) 黄柏(蜜涂,炙紫色) 滑石各半两

【用法】上为细末。每用半钱许,掺患处。咽津不妨,便可饮食。

【主治】口疮疼痛。

60573 **赴筵散**(《杨氏家藏方》卷十一)

【组成】细辛 黄柏(去粗皮,蜜炙)各等分

【用法】上为细末,掺患处。涎出即愈。

【主治】口疮。

60574 **赴筵散**(《局方》卷七(吴直阁增诸家名方))

【组成】良姜(去芦) 草乌(去皮) 细辛(去土叶) 荆芥(去梗)各二两

【用法】上为末。每用少许,于痛处擦之。有涎吐出,不得吞咽,良久用温盐汤灌漱,其痛即止。常使揩牙,用腐炭末一半相和。

【功用】止牙宣,辟口气。

【主治】风牙、虫牙攻注疼痛,昼夜不止,痛不可忍,睡卧不安,牙龈宣露,动摇欲脱,或腮颊浮肿,龈烂血出。

60575 **赴筵散**(《儒门事亲》卷十二)

【组成】五倍子 蜜陀僧各等分

【用法】上为细末。先以浆水漱过,干贴。

【主治】口疮。

60576 **赴筵散**(《医方类聚》卷七十三引《吴氏集验方》)

【组成】北细辛半两 荜茇二钱 良姜 草乌 红椒(去目) 硼砂各二钱半 猪牙皂角 白芷各一两

【用法】上为细末。揩牙痛处。涎出便吐,盐汤漱之。

【主治】牙痛不可忍。

60577 **赴筵散**(《杂类名方》卷十九)

【组成】铜绿半两(研) 香白芷一两(末)

【用法】上拌匀,掺舌上,温醋嗽。立愈。

【主治】舌上生疮,不能食。

60578 **赴筵散**(《医方类聚》卷七十七引《居家必用》)

【组成】铜绿 枯白矾 白芷末 姜黄 芒消各等分

【用法】上为细末。于患处敷上。涎出即愈。

【主治】口疮。

60579 **赴筵散**(《普济方》卷三六五引《保婴方》)

【组成】芝麻花不以多少

【用法】上为末。干掺口内。用五七遍,立愈。

60580 **赴筵散**(《普济方》卷二九九引《德生堂方》)

【组成】黄柏半斤 青黛四两 白矾二两 朴消二两

【用法】上为细末。掺上。吐去涎,三上即愈。

【主治】口疮。

60581 **赴筵散**(《普济方》卷七十四)

【组成】朴消一钱 砂糖一弹子大 腻粉一钱 杏仁七个(去皮)

【用法】上研如膏。水半盏,调滤过,洗三五次。

【主治】暴赤眼。

60582 **赴筵散**(《普济方》卷二九九)

【组成】黄连 黄柏 细辛各等分

【用法】上为细末。搽之。涎出吐去。

【主治】口疮。

60583 **赴筵散**(《医方类聚》卷二一二引《仙传济阴方》)

【组成】细辛 荜茇 附子皮 川乌皮

【用法】上煎汤噙漱,口满吐之。

【主治】妇人牙疼颊肿,脾虚血弱,气不升降,受暴风热。

60584 **赴筵散**

《医统》卷六十三。为《痘疹全书》卷下"阴阳散"之异名。见该条。

60585 **赴筵散**(《赤水玄珠》卷二十八)

【组成】薄荷 黄柏各等分

【用法】上为末,入青黛少许。掺之。

【主治】口疮。

60586 **赴筵散**

《外科正宗》卷四。为《回春》卷五"赴晏散"之异名。见该条。

60587 **赴筵散**(《种痘新书》卷十二)

【组成】薄荷 黄柏 黄连各等分

【用法】加青黛,为细末。咽痛吹入,口疮敷之。

【主治】口疮。咽痛。

60588 **赴筵散**(《同寿录》卷末)

【组成】五倍子 青黛 枯矾 黄柏 硼砂 人中白 褐子灰各等分

【用法】上为细末。先用清米泔漱口,敷药。立效。

【主治】口疮及小儿走马牙疳。

60589 **赴筵散**(《杂病源流犀烛》卷二十三)

【组成】铜绿 白矾各一钱

【用法】上为末。掺舌上,温醋漱之。

【主治】口疮,臭腐多脓。

赵

60590 **赵府膏**(《景岳全书》卷六十四)

【组成】干虾蟆三个 全蝎 僵蚕各一两 蜈蚣四条 斑蝥四十个 商陆根一两六钱 花椒一钱 童子发六分 鸡内金二个 槐枝(三寸长者)四十根

【主治】疼痛肿毒。

60591 **赵娆方**(《千金》卷二十二)

【组成】姜石二十五两 牡蛎十两 枸杞根皮四两 茯苓三两

【用法】上药各为末,合和。先取新枸杞根(合皮切)六升,水一斗半,煎取五升,去滓,纳狗屎二升,搅令调,澄取清,和前药熟捣,捻作饼子,阴干。病者以两刃针,当头直刺疮,痛彻拔出针,刮取药末塞疮孔中,拔针出即纳药,勿令歇气,并遍封疮,头上即胀起,针挑根出,重者半日以上即出;或已消烂,挑根不出亦自愈,勿忧之。其病在内者,外当有肿相应,并皆恶寒发热;疑有疮者,以水半盏,刮取药,如梧桐子大五枚,和服之,日夜三度服,即自消也。若须根出,服药经一日,以鸡羽剔吐,即随吐根出,若不出根,亦自消烂。在外者亦日夜三次敷药,根出后常敷勿住,即生肉易愈。若犯诸忌而发动者,取枸杞根(合皮骨切)三升,以水五升,煎取二升,去滓,研药末一钱匕,和枸杞汁一盏服之,一日二三服,并单饮枸杞汁二盏弥佳。又以枸杞汁搅白狗屎,取汁服之更良。合讫即用,不必待干。所言白狗屎,是狗食骨,其屎色如石灰,直言狗白屎也。如预造,取五月五日、七月七日、九月九日、腊月腊日造者尤良。或有人忽患喉中痛,乍寒乍热者,即是其病,当急以此药疗之。无故而痛,恶寒发热者,亦是此病,但依前服之立愈。

【主治】疔肿,痈疽。

60592 赵泉黄膏《肘后方》卷二

【组成】大黄 附子 细辛 干姜 椒 桂各一两 巴豆八十枚(去心皮,捣细,苦酒渍之,宿腊月) 猪膏二斤

【用法】煎三上三下,绞去滓,密器贮之。初觉勃色便热,如梧桐子大一丸,不愈又服。亦可火炙以摩身体数百遍。

【主治】瘴气疫疠温毒,贼风走游皮肤。

60593 赵候须散《卫济宝书》卷下

【组成】赵候须(即败酱草,干者)四两 苦辣回根七寸 甘草节三寸 乳香一钱 穿山荷根(即蒲桃藤根)七寸

【用法】上药生为粗末,干者为细末,共为一剂,分三服。每服用好酒三升半,煎至七分,去滓服。敷用酒调。

【主治】痈疽。

60594 赵府小灵丹《古今医鉴》卷十五

【组成】乳香 没药 轻粉 血竭 朱砂 川乌尖 草乌尖 巴豆霜 细辛 蟾酥各等分 麝香减半

【用法】上为末,糯糊为丸,如黄米大,雄黄为衣。每服十五丸,小儿五七丸,用葱白三根劈开,入丸在内,细嚼,好酒下。被盖汗出。

【主治】一切恶毒疔疮,无名肿毒及四时伤风、伤寒,憎寒壮热,无汗初觉者。

60595 赵氏加味六子丸《准绳·女科》卷四

【组成】菟丝子(淘洗,酒蒸) 川牛膝(去芦,酒蒸) 麦门冬(去心,酒蒸) 山茱萸(取肉) 原蚕蛾 五味子各一两三钱 蛇床子(酒蒸)一两六钱 车前子(淘洗)一两七钱 大甘草(炙)一两 沙苑蒺藜(马乳浸,蒸) 覆盆子各二两二钱 破故纸二两三钱(淘洗,炒) 肉苁蓉二两五钱(酒浸,去鳞)

【用法】上药俱焙干,剉碎为末,炼蜜为丸,如梧桐子大。每服三十丸或四十丸,清盐汤送下,早、晚皆服。二三月后必孕成矣。

【功用】种子。

60596 赵府神应比天膏《惠直堂方》卷四

【异名】比天膏《膏药方集》。

【组成】当归 红花 生地 川芎 芍药 苏木各二两 羌活 独活 蓬术(煨) 防风 荆芥 野菊花 骨碎补(去皮毛) 牙皂 苦参 牛膝 三棱(煨) 白蔹 山甲(炙) 续断 蝉蜕 全蝎(汤泡三次) 山豆根 地龙(去泥) 甘松 三奈 槐枝 柳枝 桃枝 榆枝 夏枯草 露蜂房各一两 白果三个(去壳) 南星 半夏各一两五钱 男血余(皂角水洗)三两 胎发二十丸 白花蛇一条(去头尾) 桑白皮 连翘 金银花 川贝 山茨菇 木别仁 甘草 大黄 桃仁 杏仁 川连(去须) 首乌 五味 黄耆 合欢花 象皮 昆布(洗去盐味) 凤凰退各二两 川附子一个 黄芩 射干(洗) 黄柏 乌药 玄参 五加皮 天麻 人参 大力子 肉桂 豨莶草各四两(以上为粗药) 雄黄二两 银朱六钱 朱砂二两 花蕊石二两(为粗末,用硫黄末二两搅匀,入阳城罐内封固,炼一日取出) 石膏(煅)二两 赤石脂二两 自然铜二两(二味各入倾银罐内煅红,醋淬七次,埋土中一宿,去火气) 云母石一两 乳香三两(同龙骨研) 龙骨二两(照自然铜制) 阿魏一两(同自然铜研) 没药三两(炙,同赤石脂研) 血竭二两五钱(同石膏研) 儿茶二两(同云母石研) 安息香五钱 珍珠五钱(同安息香研) 丹珠一两(即人血,或用山羊血代) 牛黄三两(同雄黄研) 麝香四钱(同银朱六钱研) 冰片二钱(同朱砂研) 蚺蛇胆五钱(同雄黄研) 沉香一两五钱 檀香一两五钱 丁香五钱 木香一两五钱 降香五钱(以上不用火) 三七一两 苏合香二两五钱(以上为细末) 黄蜡三两 白蜡三两 苏合油四两 淘鹅油四两

【用法】真麻油十五斤,将粗药浸,春五、夏三、秋七、冬十日,入锅,文武火煎枯,绢滤去滓,又煎油至滴水成珠,下淘鹅油、黄白蜡、苏合油,再下炒过黄丹七斤,柳枝搅匀,试其软硬得所,离火,下细药,冷定,沉水中三日,取起摊用。五劳七伤,遍身筋骨疼痛,腰脚软弱,贴两膏肓穴,两肾俞穴,两三里穴;腰痛,贴命门穴;痰喘气急,咳嗽,贴两肺俞穴,华盖穴,膻中穴;小肠气疝气,贴膀胱穴;左瘫右痪,手足麻木,贴两肩井穴,两曲池穴;疟疾,男贴左臂,女贴右臂即止;男子遗精白浊,女人赤白带下,月经不调,血山崩漏,贴阴交穴,关元穴;心气痛,贴中脘穴;偏正头痛,贴风门穴;走气,贴章门穴;寒湿脚气,贴两三里穴;一切无名肿毒,痈疽发背,对口及瘰疬臁疮,杨梅风毒,跌打损伤,指断臂折,痞块癥瘕,皆贴本病患处。

【功用】接骨,化大毒。

【主治】五劳七伤,遍身筋骨疼痛,腰脚软弱,腰痛,痰喘气急,咳嗽,小肠气,疝气,左瘫右痪,手足麻木、疟疾,男子遗精白浊,女人赤白带下,月经不调,血山崩漏,心气痛,偏正头痛,走气,寒湿脚气,无名肿毒,痈疽发背,对口及瘰疬臁疮,杨梅风毒,跌打损伤,指断臂折,痞块癥瘕。

60597 赵氏苁蓉菟丝子丸《准绳·女科》卷四

【异名】苁蓉菟丝丸《济阴纲目》卷三、苁蓉菟丝子丸《医学正印》卷下。

【组成】肉苁蓉一两三钱 覆盆子 蛇床子 川芎 当归 菟丝子各一两二钱 白芍药一两 牡蛎(盐泥固济,煅) 乌贼鱼骨各八钱 五味子 防风各六钱 条芩五钱 艾叶三钱

【用法】上药俱焙干为末,炼蜜为丸,如梧桐子大。每服三四十丸,清盐汤送下,早、晚皆可服。

【功用】助阴生子。

甚

60598 甚应膏(《回生集》卷上)

【组成】广胶三两 葱 姜各半斤(捣汁留用)

【用法】另将好陈酒糟,取糟油二盏,或用米醋一碗,和陈糟,装细绢,滤取汁二盏,同胶、葱、姜汁熬成膏。布摊贴之。

【功用】止痛消肿。

【主治】寒湿脚气。

残

60599 残霞膏(《博济》卷四)

【组成】乌蛇四两 五倍子一两半 蛇皮半两(生,剉碎) 巴豆二十个(去壳) 雄黄牙消各一两(研碎) 麝香一钱

【用法】于铫子内入油二斤半煎,闻油香,入前药熬,候药并巴豆黑焦色,漉出诸药不用,却入黄蜡一两半,慢火熬成膏,以瓷器内盛。但有风毒疮,以小纸摊贴。

【功用】生肌化毒。

【主治】风毒流注,恶疮热疼。

砒

60600 砒石膏(《中医皮肤病学简编》)

【组成】红砒石3克 水银3克 生明矾15克 硫黄15克 花椒15克 蛇床子15克 大风子油肉15克 升药底15克 老烟膏9克 樟脑9克

【用法】上药各为极细末,用生猪油或麻油调成油剂或膏剂。外用。

【主治】银屑病。

60601 砒枣散(《外科方外奇方》卷四)

【组成】红枣三个(去核,入红砒黄豆大一粒,扎好,炭火上煅尽白烟为度,出火气,共为细末) 人中白(煅)五分 冰片五厘 芦荟三分

【用法】上为细末。擦之。

【主治】走马牙疳。

60602 砒油方(《外科证治全书》卷三)

【组成】红砒一钱(敲细如粞)

【用法】上药用麻油一两,煎至砒枯烟尽为度,去砒留油听用。凡患风之处,先以火烘皮热,以油擦之,一日三次,至愈乃止。

【主治】鹅掌风,手足掌心,燥痒起皮,坚厚枯裂。

60603 砒黄丸(《圣惠》卷七十九)

【组成】砒黄半两 芫花一两(醋拌,炒令黄) 硇砂半两(细研) 香墨一两 釜煤半两 当归半两(剉,微炒) 干漆半两(捣碎,炒令烟出)

【用法】上为末,以醋煮黑豆一两,取汁煮面糊为丸,如梧桐子大。每服七丸,空心醋汤送下。有恶血下,愈即住服。

【主治】产后血瘕,结块攻刺,心腹疼痛。

60604 砒黄丸(《圣济总录》卷九十九)

【组成】砒黄(细研)一两

【用法】上药用水浸炊饼心为丸,如小豆大。每服二丸,空心、食前用煮肉汤送下。

【主治】诸虫痛。

60605 砒霜丸(《圣惠》卷三十四)

【组成】砒霜半钱 干地龙三钱 巴豆六枚(去壳)

【用法】上为末,以猪胆汁为丸,如麻豆大。绵裹一丸,于病处咬之。有涎即吐。

【主治】牙疼。

60606 砒霜丸(方出《圣惠》卷五十二,名见《普济方》卷二〇〇)

【组成】砒霜(生,研)一两 天灵盖一两(生用,为末) 狮狲头骨一枚(烧灰) 朱砂半两(细研) 东南桃柳枝各七茎(长三寸)

【用法】上为末,取粽子角为丸,如梧桐子大,男左女右手把一丸,预先嗅之。一丸可医五七人。

【主治】疟。往来寒热,发歇无时。

60607 砒霜丸(方出《圣惠》卷五十二,名见《普济方》卷一九八)

【组成】砒霜一两 阿魏一分 雄黄三分 朱砂一分(细研)

【用法】上药于端午日用糯米饭为丸,如绿豆大。去发一时辰,绵裹三丸,男左女右塞耳中。如恶发,茶清送下三丸。当吐。

【主治】疟。发作无时,不定寒热。

60608 砒霜丸(《圣惠》卷七十二)

【组成】砒霜半两 硇砂一分 腻粉半两 巴豆三七枚(去皮心,麸炒出油) 斑蝥二七枚(糯米拌,炒令黄,去翅足) 芫花一分(醋拌,炒令干,别杵为末) 狗胆一枚

【用法】上为末,以醋一大盏,熬芫花、狗胆为膏,为丸如黄米大。每服五丸,空心以温当归酒送下。

【主治】妇人月水不通,结为癥块,腹内疼痛,面色萎黄。

60609 砒霜丸(《圣惠》卷八十四)

【组成】砒霜一分(醋熬五遍,细研) 朱砂一分(细研) 巴豆七枚(去皮心,研,纸裹压去油) 母丁香四枚 相思子七枚 阿魏半钱(面裹煨,面熟为度) 恒山一钱

【用法】上为末,入研了药令匀,炼蜜为丸,如黍米大。每于未发前服二丸,以冷水送下。每一岁加一丸。

【主治】小儿疟,累发不定。

60610 砒霜丸(《圣惠》卷九十三)

【组成】砒霜一分(细研) 白矾灰半两 干蟾(烧灰)半两 夜明砂半两(微炒) 黄丹半两(微炒) 朱砂一分(细研)

【用法】上为末,以软饭为丸,如绿豆大。每服三丸,以冷水送下。服药后,以桃、柳汤洗,衣服裹之,虫子当出。白黄即易愈,黑者难愈。

【主治】小儿疳痢。

【宜忌】忌食热物。

60611 砒霜丸(《圣惠》卷九十三)

【组成】砒霜一分 雄黄一分 朱砂一分 麝香一分 干蟾灰一分

【用法】上为末,汤浸蒸饼为丸,如粟米大。每服一丸,以冷粥饮送下,一日二次。

【主治】小儿久疳痢不愈。

【宜忌】忌热物。

60612 砒霜丸（《圣济总录》卷三十七）

【组成】砒霜半两 雄黄 丹砂（三味一处同研） 玳瑁（镑） 藜芦（炒） 椿叶（阴干者）各一两 阿魏一两半（别研）

【用法】上为末，和匀，用安息香一两，酒浸，重汤煮为糊，为丸如赤小豆大。每用三丸，男左女右，以绯绢袋盛，系于臂或衣带上。如疟不已，即用醋汤面东咽下三丸；如要吐，空心浆水下五丸。如吐甚，以冷水调绿豆末一二钱匕，服即止。

【主治】山岚瘴疟，或入山早吸毒气，令人寒热如疟，终日不已，头痛痰逆，呕吐不下食，日渐羸瘦。

【宜忌】忌热物。

60613 砒霜丸（《圣济总录》卷三十七）

【组成】砒霜一分 淀花二两 铁砧上末四两（淘净）

【用法】上为细末，用麝香少许，金银箔四十片，以糯米粽子为丸，如鸡头大。每服一丸，用酒磨下。或吐或泻为愈。

【功用】解邪毒。

【主治】岚瘴寒疟。

60614 砒霜丸（《圣济总录》卷一七三）

【组成】砒霜（研）一钱 凝水石（烧） 附子（炮裂，去皮脐）各一分 定粉（炒）半两

【用法】上为末，用粟米饮为丸，如麻子大。每服三丸五丸，米饮送下。

【主治】小儿五疳下痢。

60615 砒霜丸（《普济方》卷一九七）

【组成】砒霜一分（细研） 桃仁半两（汤浸，去皮尖双仁） 豉半两（炒干）

【用法】上为末，入砒霜，以软饭为丸，如梧桐子大。每服三丸，临发前以冷生姜汤送下。

【主治】一切疟疾。

【宜忌】忌食热物。

60616 砒霜顶（《串雅内编》卷三）

【组成】精猪肉三十两（切作骰子块） 白信一两（研细末）

【用法】将白信末拌在肉上，令匀，用纸筋黄泥包之，令干。白炭火于无人处煅，俟青烟出尽，研细，以汤浸蒸饼为丸，如绿豆大。每服大人二十粒，小儿四五粒，食前茶汤送下，量虚实服之。

【主治】哮。

【宜忌】药宜制三年后方可用。

60617 砒霜线（《外科十三方考》引《红蓼山馆经效方》）

【组成】黄芩三钱 黄连五钱 黄柏三钱 红花三钱 银花三钱 连翘三钱 肉桂一钱半 广皮三钱 川芎二钱 薄荷二钱 法夏三钱 白芷三钱 木香三钱 龟版三钱 甘草一钱 藤黄三钱 香墨一两

【用法】上药共煎浓汁，将生丝线投入片时，取出阴干，再研白砒、藤黄入浓汁，将线浸透，再阴干，再浸透，末后投入预研之好香墨汁中浸透，阴干即成。

【主治】痔瘘。

60618 砒霜散（《圣惠》卷三十四）

【组成】砒霜一钱 麝香 川升麻末 诃黎勒皮末 干虾蟆灰各半钱

【用法】上为细末。以皂荚五挺，水浸，挼取汁，熬成膏，调散子，涂于纸上，剪作片子，贴之。吐下恶涎。

【主治】牙齿风疳，骨槽风及口气。

60619 砒霜散（方出《圣惠》卷三十四，名见《普济方》卷六十七）

【组成】干胆一枚（烧灰） 胡桃十枚（烧灰） 砒霜一分 荞麦面三合（烧灰）

【用法】上为细末。每用一字，于患处掺。

【主治】牙齿风疳，脓血出，根有虫。

60620 砒霜散（《圣惠》卷六十五）

【组成】砒霜一分 硫黄三分 密陀僧三分 腻粉二分

【用法】上为细末。癣干，即以生油调涂；若癣湿，即用药末掺之。

【主治】癣。不问干湿，积年不愈。

60621 砒霜膏（《圣惠》卷六十五）

【组成】砒霜一分（细研） 附子一分（末） 苦参一分（末） 硫黄一分（细研） 黄蜡一分

【用法】用麻油二两煎，油熟下蜡，次下药末，和令匀成膏。每用先以蒴藋、柳枝煎汤洗疮，拭干涂之，一日二次。

【主治】久恶疮。

60622 砒黄熏方（《圣济总录》卷一三六）

【组成】砒黄（研） 雄黄（研） 石硫黄（研）各半两 熟艾五两

【用法】上为细末，将药铺在纸上令匀，紧卷如饼馓样，用面糊粘却，切为四段，患人早食，及大小便了，当仰卧，安药于四口瓦内，两腋下两腿下，以火烧烟出，先用旧布单盖上，以厚衣复，不令通风，候汗出，至晚药烟尽，即去药瓦，以愈为度。

【主治】诸疥。

60623 砒黄敷方（《普济方》卷二九七）

【组成】砒黄（研） 蛴虫（阴干，为末）各半两

【用法】上为末。敷疮口中，以帛裹定，一日二次。

【主治】下部漏疮。

60624 砒砂雄黄散（《青囊全集》卷下）

【组成】白砒（炼成霜） 朱砂 明雄黄 生白矾 鲜蟾酥各五分 上梅片二分 白公丁（麻雀屎笔起者，用二粒） 巴豆仁三粒 硇砂（盐硇不可用）

【用法】上为细末，用黄蜡成条，收存听用。无论诸疔，用铍针刺开疔头，用此药条纳入疔内，用膏药盖之，一日一换。

【功用】拔除疔根。

【主治】疔疮。

砂

60625 砂贝散（《经验广集》卷二）

【组成】朱砂 贝母各三钱

【用法】酒服，一日二次。

【主治】痫。

60626 砂仁汤（《赤水玄珠》卷十五）

【组成】砂仁　黄连　木贼各等分

【用法】上为末。每服二钱，米饮送下。

【主治】大肠虚，脱肛，挟热红肿者。

60627　砂仁散（《普济方》卷三九四）

【组成】砂仁一分　白豆蔻　橘红一钱　木香一分（炮）　神曲一分（炒）　麦蘗一钱（炒）　甘草一钱（炙）

【用法】上为末。每服半钱，紫苏汤泡饭饮调下。

【主治】小儿乳哺过饱，呕吐。

60628　砂仁散（《仙拈集》卷一）

【异名】萝卜砂仁散（《医学从众录》卷六）。

【组成】砂仁一两

【用法】捣萝卜子滤汁，浸一夜，炒干，浸晒七次，为末。每服一钱，米饮下。

【主治】气鼓。

60629　砂仁粥（《老老恒言》卷五）

【组成】粳米　砂仁（炒，为末）

【用法】先以粳米煮粥，待粥成后，调入砂仁细末服。

【功用】醒脾胃，通滞气，散寒饮，温肝肾。

【主治】❶《老老恒言》：呕吐，腹中虚痛，上气咳逆，胀瘀。❷《长寿药粥谱》：脾胃虚寒性腹痛泻痢，消化不良，脘腹肿满，食欲不振，气逆呕吐。

【备考】《长寿药粥谱》本方用粳米二两，砂仁末一至二钱，煮粥成，调入砂仁末，早、晚温食。

60630　砂草油（《瑞竹堂方》卷五）

【组成】硇砂四两　甘草四两

【用法】用真香油一斤，于瓷瓶内浸药。遇患，急令患人服油一小盏。浸久尤佳。

【主治】人食毒物，及患一切恶疮。

60631　砂香饮（《医林绳墨大全》卷九）

【组成】砂仁　木香　桑寄生各二钱　香附　白芍　当归　槟榔各八分

【用法】水煎服。

【主治】妊娠七八个月，心腹疼痛异常者。

60632　砂香散（《胎产指南》卷七）

【组成】人参　木香　砂仁　黄耆　山药　柏子仁　茯神　远志　枣仁

【用法】上为细末，蜜调服。

【主治】产后身热感风，痰结胸膈，心经蓄热，遍身麻痹，手足牵搐，口喝痰盛，言语无伦。

60633　砂雪丸（方出《外科全生集》卷二，名见《仙拈集》卷三）

【异名】仙传砂雪丸（《沈氏经验方》卷下）。

【组成】辰砂　轻粉各一钱　僵蚕七条　全蝎三个

【用法】上为细末，用青蒿节内虫，捣和为丸，如绿豆大。每服一丸，研细，人乳调服。

【主治】急慢惊风。

60634　砂淋丸（《衷中参西》上册）

【组成】黄色生鸡内金一两　生黄耆八钱　知母八钱　生杭芍六钱　硼砂六钱　朴消五钱　消石五钱

【用法】上为细末，炼蜜为丸，如梧桐子大。每服三钱，食前开水送服，一日二次。

【主治】砂淋，亦名石淋。

【方论选录】鸡内金为鸡之脾胃，原能消化砂石；硼砂可为金银铜焊药，其性原能柔五金，治骨鲠，故亦善消硬物；朴消《本经》谓能化七十二种石，消石《本经》不载，而《别录》载之，亦谓其能化七十二种石，想此二味，性味相近，古原不分，即包括于朴消条中，至陶隐居始别之，而化石之能则同。然诸药皆取消破之品，恐于元气有伤，故加黄耆以补气分，气分壮旺，益能运化药力。犹恐黄耆性热，与淋证不宜，故又加知母、芍药以解热滋阴，而芍药之性，又善引诸药之力以至膀胱也。

60635　砂雄丸（《盘珠集》卷下）

【组成】朱砂一钱　雄黄一钱　白茯苓三两

【用法】上为末，水为丸。姜汤送下。

【主治】崩下如牛膜，昏迷倒地，乃受惊而然。

60636　砂锅丸（《全国中药成药处方集》西安方）

【组成】野党参四两　全当归四两　川芎二两　核桃仁二两　大枣四两（去核）　皂矾四两　苦杏仁四两　桃仁二两　红花四两

【用法】取砂锅一个，黄酒二斤，同药入锅内熬干，连砂锅底研为细末，细罗筛过，炼蜜为丸，如梧桐子大。每服一钱，白开水送下，每日一次。服药后有欲呕情形时，即将药量酌为减少。

【主治】妇女青春期萎黄病，肚腹积聚，月水不调，消化不良，带下腹痛，精神萎靡。

【宜忌】忌饮茶。

60637　砂糖丸（《袖珍》卷三）

【组成】矿石灰（未化者）

【用法】上为细末，砂糖为丸，如黄米大，塞入蛀孔。

【主治】牙痛，蛀牙。

60638　砂糖丸（《东医宝鉴·杂病篇》卷四）

【组成】砂糖一两

【用法】作屑，入缩砂末一钱，炼蜜为丸，每两作三十丸。细嚼咽下，加五味子肉末半钱尤好。

【功用】调理脾胃。

60639　砂糖丸（《回春》卷七）

【组成】腻粉一钱

【用法】上药和砂糖为丸，如麻子大。米饮送下。泻出其土立愈。

【主治】小儿爱吃泥土。

60640　砂糖丸（《疡科选粹》卷七）

【组成】砂糖　白炭灰　紫苏叶　滑石各等分

【用法】上为末，为丸如芡实大。含口中，以唾津咽下。骨即下。

【主治】鱼骨鲠。

60641　砂糖方（《准绳·疡医》卷四）

【组成】琥珀糖（即砂糖熬成小毯儿者，烧存性）

【用法】上药入轻粉、麝香、麻油，敷。指甲嵌入肉者，不过一二日自烂。

【主治】嵌甲。

60642　砂糖水（《仙拈集》卷一）

【组成】小青叶（洗净泥）

【用法】上药入砂糖擂汁，急灌之。如无青叶，井花水调砂糖灌之。

【主治】中暑发昏。

60643　砂糖散(《普济方》卷三○一)

【组成】砂糖　面各五钱

【用法】上药同炒熟,加槟榔末一两,无时吞吃。

【主治】诸般疳。

60644　砂仁葱汤

《大生要旨》卷二。为《医方考》卷六"砂仁葱白汤"之异名。见该条。

60645　砂仁熟水(《遵生八笺》卷十一)

【组成】砂仁三五颗　甘草一二钱

【用法】碾碎入壶中,加滚汤泡服。

【功用】消壅隔,去胸膈郁滞。

60646　砂仁益黄散(《医方考》卷六)

【组成】陈皮　青皮各二钱　诃子一钱　丁香　木香　砂仁各五分

【主治】❶《医方考》:食伤胃寒,呕吐而泻者。❷《治痘全书》:痘疮。

【方论选录】仲景云,邪在中焦,则既吐而泻。故用陈皮、青皮理其脾,丁香、木香温其胃,诃子所以止泻,砂仁所以消食。

60647　砂仁葱白汤(《医方考》卷六)

【异名】砂仁葱汤(《大生要旨》卷二)。

【组成】砂仁一钱(捶碎)　葱白十枚

【用法】水煎服。

【主治】妊娠腹痛。

【方论选录】痛者,气血滞涩不通使然。故用砂仁顺气于下,葱白顺气于中,气行血利,而痛自止。

60648　砂半理中汤(《效验秘方》宋孝志方)

【组成】清半夏9克　制香附9克　高良姜9克　炒枳壳9克(或炒枳实)　砂仁9克(打碎)

【用法】用砂锅加水至浸没药材,水面超出药材5分。砂仁打碎后下,每剂煎二次,日服一剂,分二次温服。

【功用】理气散寒,和胃止痛。

【主治】慢性胃炎、消化性溃疡证属寒凝气滞者。症见胃脘近心窝处疼痛,泛酸嗳气,或吐涎沫,脘腹胀满,痛引胁背或拽中,舌质淡红,苔薄白或白腻,脉沉迟或弦紧。

【加减】肝胃病证,见胃痛连胁,攻撑作痛,呃逆嗳气,苔多薄白,脉弦紧,香附加至12克为主药,余四味药量仍为9克;若口苦吐酸,加生栀子6～9克;胁痛较重者,可加川楝子9克。心胃痛证,见痛引胸中,心悸气短,舌红苔薄白,脉寸尺俱微,动见于关,高良姜加至12克为主药,余四味仍用9克。若大便色黑,可加焦栀仁3克。脾胃痛证,见胃脘疼痛,脘腹胀满,神疲乏力,食少纳呆,舌苔白腻,脉缓或大,炒枳壳(或炒枳实)加至12克为主药,余四味药仍用9克。肺胃痛证,见胃脘疼痛,肩背拘急痰多咳嗽,动则气少,舌苔白腻,脉寸微关紧尺沉,清半夏加至12克为主药,余四味仍用9克。若兼大便干燥或不道,加大黄2～3克。肾胃痛证,见脘痛及腰,腰酸,少腹胀满,行则佝偻,舌苔薄白,脉沉迟或伏,砂仁加至12克为主药,余四味仍用9克;若腰酸小腹胀甚,加沉香末2克(分冲);同时有小便不利者,可加肉桂末2克(分冲);中焦痞满,上下不通,加黄连2～3克,肉桂末2克(分冲)。

【方论选录】方中半夏燥湿化痰,降逆止呕,和中健脾,

为肺胃痛之主药。该药外用能愈合创口,不留瘢痕,有促进溃疡愈合之效用。砂仁健胃理气止痛,化食积,并可入肾,因此可做为肾胃痛之主药。枳壳(或枳实)能消心下痞塞之痰,泄腹中滞塞之气,推胃中隔宿之食,消腹内连年之积,故作为脾胃痛之主药。香附舒肝理气,对肝胃不和之肝胃痛有较好的效果。

60649　砂枳二陈汤(《医方集解》)

【组成】二陈汤加砂仁　枳壳

【功用】行痰利气。

【主治】❶《医方集解》:嘈杂。❷《类证治裁》:痰痞,中脘痰气不利。

牵

60650　牵马丸(《外台》卷三引《古今录验》)

【组成】附子一枚(炮)　藜芦一两(炙)　桂心一两　巴豆一两(去心皮,熬)

【用法】上捣筛,研巴豆如膏,和散,炼蜜为丸,如梧桐子大。每服二丸,空腹服。热在膈上不下,饮半升热饮,吐之后下,下部疮自愈。

【主治】天行病四五日,下部生疮,医所不能疗者。

【宜忌】忌野猪肉、生葱、狸肉、芦笋。

60651　牵牛丸(《医心方》卷十引《小品方》)

【异名】牵牛子丸(原书卷八引《经心录》)。

【组成】大黄二两　朴消三两(炼)　牵牛子七两(熬)　桃仁二两(去心,熬)　干姜二两半　人参二两　橘皮一两半

【用法】上为末,炼蜜为丸,如梧桐子大。每服二十丸。以微利为度,肿愈即止,不必尽剂。

【主治】脚肿满,步行不能,众恶毒水肿。

【宜忌】忌冷水、猪肉。

60652　牵牛丸(《圣济总录》卷二十六)

【组成】牵牛子二两(一半生,一半炒)　半夏(汤洗七遍,炒干)　木通(剉)各一两　桑根白皮(剉)三分　青橘皮(去白,剉,炒)半两

【用法】上为末,炼蜜为丸,如梧桐子大。每服二十丸,空心生姜汤送下,临卧再服。

【主治】伤寒后风气壅滞,胸膈聚痰,大便不通。

60653　牵牛丸(《圣济总录》卷一七六)

【组成】白牵牛(末)二钱　粉霜一钱　腻粉三钱　硇砂(研)一钱半　黄鹰屎(末)一钱　白丁香(为末)一钱　延胡索大者七枚(为末)　石燕子(捣研)一枚　白滑石(末)一钱　没药(研)一钱　白面五钱

【用法】上为细末,拌和匀,滴水和作饼子,先于火上炙干,次入灰火煨熟为度,放冷细研,更入硫黄一钱,同研匀,滴水和为丸,如绿豆大。看儿大小,每服三丸至五丸,临睡煎柳枝、干柿汤送下。

【主治】小儿奶癖,腹胁紧硬,时作寒热。

60654　牵牛丸(《幼幼新书》卷十六引丁时发方)

【组成】牵牛(末)半两　螺青　白矾(飞)各一分　硼砂一钱　巴豆(灯上烧)　杏仁各七粒

【用法】上为末,糊为丸,如绿豆大。每服七丸,淡姜汤送下。

【功用】定喘。

【主治】痰鸣，咳嗽气粗，不食，涎潮。

60655 **牵牛丸**《《宣明论》卷八》

【组成】黑牵牛 黄芩 大黄 大椒 滑石各等分

【用法】上为细末，酒煮面糊为丸，如梧桐子大。每服五丸至七丸，食后生姜汤送下。

【主治】一切湿热肿满。

60656 **牵牛丸**《《杨氏家藏方》卷四》

【组成】延胡索二两 破故纸(炒)二两 黑牵牛子三两(炒)

【用法】上为细末，煨大蒜研，为丸如梧桐子大。每服三十丸，食前煎葱须盐汤送下。

【主治】冷气流注，腰疼不能俯仰。

60657 **牵牛丸**

《妇人良方》卷八。为《圣惠》卷七十二"牵牛子丸"之异名。见该条。

60658 **牵牛丸**《《养老奉亲》》

【组成】牵牛一两(饭甑蒸过) 木通一两 青橘皮一两(去瓤) 桑白皮一两 木香半两 赤芍药一两

【用法】上为末，炼蜜为丸，如梧桐子大。每服十五丸至二十丸，男人酒送下，妇人血气，醋汤送下。

【功用】搜风顺气。

【主治】老人有热，壅滞不快，大肠时秘结，诸热毒生疮。

60659 **牵牛丸**《《永类钤方》卷二十一》

【组成】黑牵牛 白牵牛(各半生半炒，取末) 青皮陈皮各等分

【用法】上为末，糊为丸。三岁每服三十丸，米汤送下。小肿常服自消。

【主治】疳气，头面浮，四肢肿。

60660 **牵牛丸**《《得效》卷九》

【组成】黑牵牛三钱 大黄二钱 白矾二钱

【用法】上用巴豆(去皮)三十粒，先入铫，炒焦干，去巴豆，入众药，炒香为末，煨大蒜研细为丸，茴香汤送下。

【主治】膀胱有热，服暖药，致成壅滞作痛。

【备考】《普济方》本方用法：每服七丸。

60661 **牵牛丸**《《得效》卷十九》

【组成】荆芥穗 僵蚕各五钱 斑蝥二十八个(去头翅足，用糯米炒) 黑牵牛五钱

【用法】上为末，皂角末熬膏为丸，如绿豆大。临睡时先用米饮调滑石末一钱服，半夜时再一服，五更初却用温酒吞二十丸。服讫，如小便无恶物行，次日再进一服，又不行，第三日五更先进白糯米稀粥汤，却再进前药一服，更以灯心汤调琥珀末一钱服之，以小便内利去恶毒，是其应也。

【主治】瘰疬。

60662 **牵牛丸**《《普济方》卷二九七》

【组成】黑牵牛(生熟各半) 猪牙皂角(去皮) 何首乌 香附子 草乌头(切破，冷水浸，秋、冬七日，夏三日)各等分

【用法】上为末，醋打面糊为丸，如梧桐子大。令患人勿食晚饭，次日五更饱食熟猪肉一顿，少时以酒送下五七丸。药行息时用冷水饭频频压之。后用熟热乌头，于疮上时时换灸之。

【主治】肠风痔漏。

【宜忌】忌热物。

60663 **牵牛丸**《《医学入门》卷七》

【组成】木香 白茯苓 厚朴各一两 大黄 泽泻各一两半 滑石 黑牵牛各六两

【用法】上为细末，水煮稀糊为丸，如梧桐子大。每服三五十丸，淡姜汤送下。

【主治】肚实热，二便不通。

60664 **牵牛丸**《《杂病源流犀烛》卷四》

【组成】牵牛 大黄 槟榔 雄黄

【主治】虫聚，噎塞，反胃。

60665 **牵牛汤**《《袖珍》卷三引《圣惠》》

【组成】牵牛头末一两 厚朴五钱(姜汁制)

【用法】上药每服二钱，姜、枣汤下。水丸亦可，姜、枣汤送下亦得。

【主治】腹中有湿热气，足胫微肿，中满气急，咳嗽喘息，小便不利。

60666 **牵牛汤**《《圣济总录》卷七十九》

【异名】牵牛五灵煮散(原书卷八十)。

【组成】牵牛子 槟榔(煨，剉) 木香 赤茯苓(去黑皮) 陈橘皮(去白，焙)各一两

【用法】上为粗末。每服二钱匕，水一盏，煎三二沸，去滓温服。

【主治】水肿，肺气、脚气、奔豚气上筑心胸不可忍。

【备考】本方方名，《方剂辞典》引作"牵牛子汤"。

60667 **牵牛汤**《《得效》卷九》

【组成】巴豆 甘遂各三钱 槟榔 大戟 当归各五钱 青皮 黑牵牛(取头末)各一两

【用法】上为末。用一大钱葶苈子煎汤调下，五更初吃。

【功用】下水。

60668 **牵牛汤**《《医方类聚》卷一二九引《御医撮要》》

【组成】牵牛子(微炒)一两半 白槟榔(微煨)一两半

【用法】上为细散。每服三钱，用水一盏半，煎至七分，温服，一日二次。

【主治】水气肿满。

【宜忌】忌牛、羊、猪肉，湿面，酱。

60669 **牵牛串**(方出《本草纲目》卷十八引《经验方》，名见《串雅内编》卷三)

【组成】黑牵牛一斤(生)

【用法】上药为末八两，余滓以新瓦炒香，再捣取四两，炼蜜为丸，和梧桐子大。至重者，每服三五十丸，陈橘皮、生姜煎汤，临卧服。半夜未动，再服三十丸，当下积聚之物。寻常行气，每服十九。

【主治】五积成聚。

【宜忌】《串雅内编》：虚者慎用。

60670 **牵牛酒**

《本草纲目》卷四十八引《积善堂经验方》。为《素问》卷十一"鸡矢醴"之异名。见该条。

60671 **牵牛酒**

《医学入门》卷八。为《直指》卷二十二"猪肾酒"之异

名。见该条。

60672 牵牛散（《圣惠》卷五十四）

【组成】牵牛子二两（微炒） 甜葶苈一两（隔纸炒令紫色） 桑根白皮二两（剉） 槟榔一两 郁李仁二两（汤浸，去皮，微炒） 汉防己一两 猪苓一两（去黑皮） 木通一两（剉）

【用法】上为粗散。每服三钱，以水一中盏，加生姜半分，煎至六分，去滓，空腹温服。如人行十里，当利三二行，如未利即再服。

【主治】水气遍身浮肿，气息喘急，小便赤涩。

60673 牵牛散（方出《圣惠》卷五十四，名见《普济方》卷一九三）

【组成】牵牛子二两（微炒）

【用法】上为末，以乌牛尿一升，浸一宿，平旦入葱白一握，煎十余沸，分二服，去滓空腹服。水从小便利下大效。

【主治】水气，遍身浮肿，气促，坐卧不得。

60674 牵牛散（《圣惠》卷五十四）

【组成】牵牛子四两（微炒） 陈橘皮半两（汤浸，去白瓤，焙） 白术半两 木香一两 桑根白皮半两（剉） 木通半两（剉） 肉桂半两（去皱皮）

【用法】上为细散。每服二钱，五更初以生姜茶调下。至平明，更吃生姜茶粥，投转三二行自定。临时相度虚实增减服。

【主治】气水。身体浮肿，腹胁妨闷，大小便涩，上气喘息。

60675 牵牛散（《伤寒总病论》卷六）

【组成】大黄 郁金 青橘皮各一两 甘草三分 牵牛子（取末）二两

【用法】上为细末。每服二钱，生姜汤调下，不拘时候。利为度。

【主治】妊娠伤寒，腹胀，大便不通，喘急。

60676 牵牛散（《圣济总录》卷九十七）

【组成】牵牛子（半生半炒） 槟榔（生，剉）各半两

【用法】上为散。每服三钱匕，生姜汤调下。未利，良久以热茶投，疏利为度。

【主治】大便涩秘。

60677 牵牛散（《圣济总录》卷一八一）

【组成】牵牛子（炒半生半熟）二两 杏仁（去皮尖双仁，炒） 甘草（炙） 吴茱萸（汤洗，焙干，炒） 陈橘皮（去白，焙）各一分

【用法】上为细散。每服半钱匕，空腹以沸汤调下。微利出恶物即愈。

【主治】小儿咽喉中鸣，咳嗽痰壅。

60678 牵牛散（《朱氏集验方》卷三）

【组成】黑牵牛不拘多少（烧热，瓦上匀铺，不可拨动，盖欲半生半熟）

【用法】上为末。酒调服。加茴香尤好。

【主治】腰痛。

60679 牵牛散（《永类钤方》卷二十一）

【组成】牵牛（生，为末）

【用法】三岁每服一钱，空心青皮汤下；结胸伤寒，白糖调下；耳聋阴肿，用猪腰子半个，薄批，掺药一大钱，重令遍，仍少盐擦之，湿纸煨熟，空心腹。风疹遍身，薄荷蜜汤下，

大便利立效；阴疝核肿，糊为丸，如小豆大。每服三十丸，茴香汤送下。

【主治】小儿膀胱实热，腹胀，小便赤涩，水气流肿，结胸伤寒，心腹硬痛，疝气攻肾耳聋，风疹，阴疝核肿。

60680 牵牛散（《回春》卷七）

【组成】黑牵牛（半生半炒）

【用法】取头细末。每服一二匙，桑白皮煎汤，磨木香汁调服。

【主治】小儿诸般肿胀。

60681 牵牛散（《证治汇补》卷三）

【组成】黑牵牛 白牵牛各一两（半生半炒） 大豆一合 白术五钱 甘遂二钱五分

【用法】上为末。每服三钱，米饮调下。以利为度。

【主治】脾湿太过，遍身浮肿，喘不得卧，腹胀如鼓，大便不溏，小便涩滞。

60682 牵牛散（《卫生鸿宝》卷一）

【组成】木通 滑石各一两 黑丑五钱

【用法】上为末。每服二钱，食前灯心、葱白汤下。

【主治】小便出血，痛不可忍。

60683 牵牛粥

《圣济总录》卷一九〇。为《圣惠》卷九十六"牵牛子粥"之异名。见该条。

60684 牵正丸

《慈禧光绪医方选议》。即《杨氏家藏方》卷一"牵正散"改为丸剂。见该条。

60685 牵正汤（《证治宝鉴》卷一）

【组成】白附 羌 防 芥 麻黄 薄 蝎 星 芩 翘 连 桔 草 乌 芍 术 归 芎

【主治】中风，口眼㖞斜。

60686 牵正散（《杨氏家藏方》卷一）

【异名】祛风散（《鲁府禁方》卷一）、三神散（《仙拈集》卷一）。

【组成】白附子 白僵蚕 全蝎（去毒）各等分（并生用）

【用法】上为细末。每服一钱，热酒调下，不拘时候。

【主治】中风，口眼㖞斜，半身不遂。

【方论选录】❶《医方考》：芜、防之属，可以驱外来之风，而内生之风，非其治也；星、夏之辈，足以治湿土之痰，而虚风之痰，非其治也。斯三物者，疗内生之风，治虚热之痰，得酒引之，能入经而正口眼。白附之辛，可使驱风；蚕、蝎之咸，可使软痰。辛中有热，可使从风；蚕、蝎有毒，可使破结。医之用药，有用其热以攻热，用其毒以攻毒者，《大易》所谓同气相求，《内经》所谓衰之以属也。❷《成方便读》：全蝎色青善走者，独入肝经，风气通于肝，为搜风之主药；白附之辛散，能治头面之风；僵蚕之清虚，能解络中之风；三者皆治风之专药，用酒调服，以行其经。

【临床报道】❶缺血性中风：《国医论坛》[2006,21(1):26]牵正散加减治疗缺血性中风53例，结果：53例中痊愈30例，显效19例，好转2例，无效2例，总有效率为96.23%。❷面瘫：《中外健康文摘（新医学学刊）》[2007,4(2):145]牵正散加减治疗面瘫150例，结果：痊愈（临床症状体征消失，生理功能恢复正常）134例，好转（病侧面肌感

觉和表情均比健侧差)12例,无效(治疗前后症状无改变)4例。疗程:一个疗程痊愈者46例,二个疗程治愈者88例,三个疗程治愈者12例,无效4例,总治愈率89.3%,好转率97.3%,无效2.7%。❸面神经炎:《实用临床医学》[2006,7(7):26]牵正散治疗面神经炎32例,结果:32例患者,由于病程不同,经过1周治疗有6例痊愈;经过2周治疗有16例治愈;经过3周治疗有1例痊愈,显效7例;经过4周治疗有1例好转,2例无效。总有效率为93.7%。❹周围性面瘫:《中国中医药科技》[2007,14(2):122]牵正散塞鼻治疗周围性面瘫32例,结果:治愈15例,显效11例,好转4例,无效2例,总有效率93.75%。疗程最短10天,最长20天。

【备考】本方改为丸剂,名"牵正丸"(见《慈禧光绪医方选议》)。

60687 牵正散(《全国中药成药处方集》吉林方)

【组成】白附子(制)四钱 天麻四钱 全蝎二钱七分 僵蚕(麸炒)二钱七分

【用法】上为细末。每服一钱五分,温开水送下,小儿酌减。

【功用】疏风镇惊。

【主治】中风初起,口眼㖞斜,半身麻木,惊痫抽搐。

【宜忌】孕妇忌服。

60688 牵正膏

《何氏济生论》卷一。为《医方考》卷一"改容膏"之异名。见该条。

60689 牵白饮(方出《本草纲目》卷十八引《郑氏家传方》,名见《治疫全书》卷五)

【组成】牵牛(头末)一钱

【用法】白糖化汤调下。

【主治】❶《本草纲目》引《郑氏家传方》:伤寒结胸,心腹硬痛。❷《治疫全书》:瘟疫心腹硬痛。

60690 牵牛子丸

《医心方》卷八引《经心录》。为原书卷十引《小品方》"牵牛丸"之异名。见该条。

60691 牵牛子丸(《圣惠》卷六)

【组成】牵牛子一分(生用) 马牙消一两(炼令汁尽) 鸡腿胫半两(生用,阴干) 甜葶苈半两(隔纸炒令黄色) 杏仁半两(汤浸,去皮尖双仁,麸炒微黄)

【用法】上为末,炼蜜为丸,如梧桐子大。每服三十丸,温酒送下,不拘时候。

【主治】肺脏气实,胸膈壅滞,大肠不利。

60692 牵牛子丸(《圣惠》卷十八)

【组成】牵牛子八两(四两生四两微炒,捣罗,取末四两) 木通一两(剉) 青橘皮半两(汤浸,去白瓤) 桑根白皮三分(剉)

【用法】上为末,入牵牛子末,研匀,炼蜜为丸,如梧桐子大。每服三十丸,温水送下,不拘时候。以得通为度。

【主治】热病后,风气壅滞,胸膈聚痰,大便不通。

60693 牵牛子丸(《圣惠》卷四十八)

【组成】牵牛子一两半(微炒) 甘遂一两(剉碎,微炒) 诃黎勒皮三分 木香三分 京三棱三分(剉碎,醋拌,炒令干) 青橘皮三分(汤浸,去白瓤,焙)

【用法】上为末,以生姜汁二两,蜜四两,煎令稠熟为丸,如梧桐子大。每服三十丸,卧时生姜汤送下。以利为度。

【功用】《普济方》:消除痞气。

【主治】❶《圣惠》:痞气结聚在胃管,心腹胀硬,脏腑壅滞。❷《普济方》:脾积痞气,大便不通,身肿少力,肢节疼痛。

60694 牵牛子丸(《圣惠》卷五十四)

【组成】牵牛子三分(微炒) 汉防己一分 椒目一分(微炒) 滑石半两 瞿麦半两 槟榔半两 甘遂一分(煨令微黄) 泽漆一分(微炒) 桑根白皮半两(剉) 甜葶苈半两(隔纸炒令紫色) 郁李仁二分(汤浸,去皮,微炒)

【用法】上为末,炼蜜为丸,如梧桐子大。每服二十丸,空腹以木通、灯心汤送下。以利为度。未得快利,即再服之。

【主治】十种水气,遍身浮肿,大小便涩,喘促不止。

【备考】方中泽漆,《普济方》作"泽泻"。

60695 牵牛子丸(方出《圣惠》卷五十四,名见《普济方》卷一九二)

【组成】牵牛子一两 陈橘皮三分(汤浸,去白瓤,焙) 京三棱一两(炮,剉) 诃黎勒皮一两 吴茱萸半两(汤浸七遍,焙干,微炒) 川大黄二两(剉碎,微炒) 鳖甲二两(涂醋炙令黄,去裙襕) 甘遂一两(煨令微黄)

【用法】上为末,炼蜜为丸,如梧桐子大。每服十丸,食前以生姜、橘皮汤送下。以利为度。

【主治】石水。腹胀坐卧不得,小便涩少。

60696 牵牛子丸(《圣惠》卷五十九)

【组成】牵牛子二两(微炒) 川朴消一两 大麻仁一两 川大黄一两(剉碎,微炒) 甘遂半两(煨令黄) 木香一两

【用法】上为末,炼蜜为丸,如梧桐子大。每服二十丸,空心以生姜汤送下。如人行十里当通,如未通,即再服。强羸人加减服之。

【主治】大便卒不通,心神烦闷,坐卧不安。

60697 牵牛子丸(《圣惠》卷七十二)

【异名】牵牛丸(《妇人良方》卷八)。

【组成】牵牛子四两(生用) 青橘皮二两(汤浸,去白瓤,焙) 木香一两

【用法】上为末,炼蜜为丸,如梧桐子大。每服二十丸,空心以温水送下。

【主治】妇人大便不通,心腹虚胀。

60698 牵牛子丸(《圣惠》卷七十九)

【组成】牵牛子一两(捣碎,微炒) 大麻仁一分 当归一两(剉,微炒) 川大黄一两(剉碎,微炒) 木通一两(剉) 桃仁一两(汤浸,去皮尖双仁,麸炒微黄)

【用法】上为末,炼蜜为丸,如梧桐子大。每服三十丸,粥饮送下,不拘时候。以利为度。

【主治】产后大小便秘涩,腹胀疼痛。

60699 牵牛子丸(《圣惠》卷九十二)

【组成】牵牛子(微炒) 川大黄(剉,微炒) 川升麻 郁李仁(汤浸,去皮,微炒,研入) 川朴消各半两 滑石一两(细研) 海蛤一两(细研)

【用法】上为末,炼蜜为丸,如绿豆大。每服七丸,温水

送下,一日三四次。

【主治】小儿诸淋涩,脐下连膀胱妨闷,大肠气壅。

60700 **牵牛子丸**(《圣惠》卷九十八)

【组成】牵牛子一斤(一半生用,一半微炒) 桂心一两 枳壳一两(麸炒微黄,去瓤) 芎䓖一两 郁李仁二两(汤浸,去皮,微炒) 木香一两 青橘皮一两(汤浸,去白瓤,焙)

【用法】上为末,炼蜜为丸,如梧桐子大。每服二十丸,食前温酒送下。

【功用】搜风化气。

【主治】❶《圣惠》:脏腑壅滞。❷《普济方》:心腹气闷,宿食不消,腰胁疼痛,大肠秘涩。

60701 **牵牛子丸**(《圣惠》卷九十八)

【组成】牵牛子十两(捣为末)六两 木香半两 槟榔半两 青橘皮半两(汤浸,去白瓤,焙)

【用法】上药木香以下为末,与牵牛子末搅和令匀,炼蜜为丸,如梧桐子大。每服二十丸,食前温酒送下。

【主治】脏腑壅滞,心腹气闷,宿食不消,腰胁疼痛,大肠秘涩。

60702 **牵牛子丸**(《普济方》卷一〇三引《博济》)

【异名】大通丸。

【组成】牵牛子不拘多少(净洗,饭上炊气才透,便出摊令微冷,捣为末) 青橘皮(去白,焙) 木通(剉) 陈橘皮(去白,焙) 桑根白皮(剉) 芍药(焙)各一两 瓜蒌根(洗,焙)二两

【用法】上六味为末,每牵牛子一斤,入余药末四两,拌和令匀,炼蜜为丸,如梧桐子大。每服二十丸,随其汤使,瘰疬,茶汤送下;产前安胎补损,芎酒送下;产后血竭肚痛,苏木酒送下;妇人血气,芍药酒送下;血风瘙痒,枳壳酒送下;五淋,榆白皮酒送下;瘫痪风,豆淋酒送下;肠风泻血,菱蕤酒送下;肺气,诃黎勒酒送下;伤寒,葱白酒送下;风秘,葱姜茶送下。

【功用】疏风顺气。

【主治】❶《普济方》引《博济》:风热气秘,瘰疬,产后血竭肚痛,妇人血气,血风瘙痒,五淋,瘫痪风,肠风泻血,肺气,伤寒,风秘。❷《圣济总录》:脚气,大小便秘涩不通。

60703 **牵牛子丸**(《圣济总录》卷五十四)

【组成】牵牛子(微炒)二两 乌柏木根皮五两 木香三两 蛰蝼 大黄(剉,炒)各二两 防己 枳实(去瓤,麸炒) 陈橘皮(汤浸,去白,焙) 羌活(去芦头)各一两

【用法】上为末,炼蜜为丸,如绿豆大。每服十丸,稍增至二十丸,日中及鸡鸣后各用温甘草汤送下。以知为度。

【主治】三焦病,胀满为水,小便不利。

60704 **牵牛子丸**(《圣济总录》卷七十三)

【组成】牵牛子(生,捣罗为末,以生姜汁一升,慢火熬如饧)二两 硇砂(汤中慢火熬,取霜)一两 槟榔(煨,剉) 木香各三分 桃仁(汤退,去皮尖双仁,炒黄,别研)一两半 附子(炮裂,去皮脐) 干姜(炮) 人参 丁香各三分

【用法】上药除煎研外,为末,入硇砂、桃仁研令匀,同入牵牛子煎中和为丸,如梧桐子大。每服十丸,渐加至二十丸,空心、食后煎生姜汤送下。以利下积滞物为度。

【主治】痃气,口吐酸水,醋心,常似有物在胸膈间。

60705 **牵牛子丸**(《圣济总录》卷八十)

【组成】牵牛子(炒)一两半 葶苈(炒熟)二两 杏仁(去皮尖双仁,麸炒)一百枚(别研) 大枣(煮,去皮核)十个(研) 芒消半两(研) 牛酥半合

【用法】上药先将前二味为末,入杏仁等研匀,次入牛酥,为丸如绿豆大。每服八丸至十丸,空心粥饮送下。

【主治】水肿,上气,大便涩。

60706 **牵牛子丸**(《圣济总录》卷九十七)

【组成】牵牛子(半生半炒)三两 槟榔(生,剉)二两 木香一两

【用法】上为末,炼蜜为丸,如梧桐子大。每服二十丸,空心温酒、米饮任下。

【主治】气胀满,大便秘涩,腹胁刺痛。

60707 **牵牛子丸**(《圣济总录》卷一三六)

【组成】牵牛子一两(一半瓦上炒,一半生用) 茴香子一两(微炒) 陈橘皮二两(水浸,去白,于瓦上焙干)

【用法】上为细末,用生姜汁煮面糊为丸,如绿豆大。每服十丸,空心、临卧用炒盐汤送下。

【主治】一切风热疥疮攻注。

60708 **牵牛子丸**(《圣济总录》卷一六五)

【组成】牵牛子(半生半熟) 枳壳(去瓤,麸炒)各一两 当归(切,焙) 生干地黄(焙) 芎䓖 桑根白皮(剉) 木香(炮) 防己 诃黎勒(炮,去核)各半两

【用法】上为末,炼蜜为丸,如梧桐子大。每服二十丸,煎桑根白皮汤送下,不拘时候。

【主治】产后偏身肿满。

60709 **牵牛子丸**

《圣济总录》卷一七六。为《圣惠》卷八十八"枳壳丸"之异名。见该条。

60710 **牵牛子汤**

《圣济总录》卷六十六。为《圣惠》卷四十六"牵牛子散"之异名。见该条。

60711 **牵牛子汤**

《方剂辞典》。即《圣济总录》卷七十九"牵牛汤"。见该条。

60712 **牵牛子散**(《圣惠》卷四十三)

【组成】牵牛子一两 木通三分(剉) 陈橘皮三分(汤浸,去白瓤,焙) 桑根白皮三分(剉) 槟榔一两 赤茯苓半两

【用法】上为细散。每服二钱,食前煎生姜、葱白汤调下。

【主治】心腹卒胀痛,肩背壅闷,大小肠气滞。

60713 **牵牛子散**(《圣惠》卷四十六)

【异名】牵牛子汤(《圣济总录》卷六十六)。

【组成】牵牛子半两(微炒) 甜葶苈半两(隔纸炒令紫色) 陈橘皮半两(汤浸,去白瓤,焙) 甘草半两(炙微赤,剉) 杏仁半两(汤浸,去皮尖双仁,麸炒微黄)

【用法】上为散。每服三钱,以水一中盏,加生姜半分,大枣三个,煎至六分,去滓温服,不拘时候。

【主治】喘嗽,肺气不顺,面目浮肿。

60714 **牵牛子散**(《圣惠》卷六十九)

【组成】牵牛子一两(微炒) 青橘皮一两(汤浸,去白

瓢,焙) 槟榔一两 汉防己半两 赤茯苓半两 木通三分(剉) 桑根白皮三分(剉)

【用法】上为细散。每服三钱,空心煎生姜、葱白汤调下,以利为效,未利再服。

【主治】妇人水气,腹胁妨闷,四肢浮肿,喘气微利,小便不利。

60715 牵牛子散《圣惠》卷七十二)

【组成】牵牛子五两(半生半炒熟) 桂心一两 枳壳(麸炒微黄,去瓢) 木香半两 郁李仁一两(汤浸,去皮,微炒) 木通一两(剉) 青橘皮一两(汤浸,去白瓢,焙)

【用法】上为散。每服二钱,空心以热水调下。如茶煎一沸,放温,搅起服之亦佳。

【主治】妇人大便不通。

60716 牵牛子散《普济方》卷二九二引《圣惠》)

【组成】牵牛子 麝香半钱(细研)

【用法】上为细末。以津唾调贴之。

【主治】瘰疬头多,经久不愈,脓血不止,极其疼痛者。

60717 牵牛子散《圣济总录》卷八十七)

【组成】牵牛子(半生半炒)三两 白术 枳壳(去瓢,麸炒) 桑根白皮(炙,剉) 陈橘皮(汤浸,去白,焙) 木通(剉,炒) 独活(去芦头)各一两 人参半两 赤茯苓(去黑皮)一两

【用法】上为细散。每服三钱匕,空腹温酒调下,一日三次。

【主治】风劳冷气,骨热羸瘦;及妇人产后诸疾,血气冲心,脚手麻痹。

60718 牵牛子散《圣济总录》卷一三○)

【组成】牵牛子二两(一半生一半炒) 木香 青橘皮(汤浸,去白,焙) 陈曲(炒)各半两

【用法】上为细散。每服三钱匕,五更初以生姜茶调下。至天明通转三二行,自止,后以薤白粥补之。

【功用】疏通脏腑。

【主治】一切痈疽疮疖,燃肿未穴。

60719 牵牛子散《圣济总录》卷一四四)

【组成】牵牛子(生,取末) 当归(切,焙)各一两 槟榔(剉) 桂(去粗皮) 木香(炮)各半两 郁李仁(汤浸,去皮,细研) 青橘皮(汤浸,去白,焙)各一两

【用法】上为散。每服一钱匕,空心温酒调下。取下瘀血为效。外以败龟膏贴。

【主治】从高坠下,伤折有瘀血不散,胁肋疼痛。

60720 牵牛子散《普济方》卷一九二)

【组成】牵牛子三两(炒) 桂心半两 羌活半两 当归半两(炒) 陈橘皮半两(浸,去白瓢,焙,炒)

【用法】上为末。每服二钱,生姜汤下,不拘时候。

【主治】水气肿满,喘急,小便涩。

60721 牵牛子散《普济方》卷二四○)

【组成】甘遂 川芎(切片,炒) 黑牵牛(青盐炒)各等分

【用法】上为末,以猪腰子去膜,竹刀批开,纳药于内,瓦瓶中煎熟。每服药末二钱匕,白酒调下,再食腰子,酒醒痛止。

【主治】脚气。

60722 牵牛子粥《圣惠》卷九十六)

【异名】牵牛粥《圣济总录》卷一九○)。

【组成】牵牛子一两(一半生,一半炒,并为细末) 粳米二合 生姜一分(细切)

【用法】上将米煮粥,候熟,抄牵牛子末三钱,散于粥上,并入生姜搅转,空腹食之。须臾通转,即效。

【功用】《药粥疗法》:泻水,消肿,通便,下气,驱虫。

【主治】❶《圣惠》:水气,面目及四肢虚肿,大便不通。❷《药粥疗法》:小儿蛔虫病。

60723 牵牛妙酒

《摄生众妙方》卷六。为《素问》卷十一"鸡矢醴"之异名。见该条。

60724 牵牛煎丸《圣惠》卷四十八)

【组成】牵牛子末三两(以生姜汁半升,酒一升慢火熬如膏) 木香一两 附子一两(炮裂,去皮脐) 鳖甲一两半(涂醋炙令黄,去裙襕) 槟榔一两 桃仁一两半(汤浸,去皮尖双仁,麸炒微黄,研入) 吴茱萸半两(汤浸七遍,焙干,微炒) 硼砂一两(不夹石者,细研入)

【用法】上为末,入牵牛子煎中和溶为丸,如梧桐子大。每服二十丸,食前生姜汤送下。

【主治】肥气,结聚不散,腹胁胀满,呕逆酸水,饮食减少。

60725 牵牛大黄丸《奇效医述》卷一)

【组成】黑牵牛四两(半炒半生,取头末一两二钱) 马蹄大黄(酒炒)一两五钱 坚槟榔六钱 陈枳实(炒)六钱 姜汁炒厚朴六钱 醋炒三棱 醋炒莪术各六钱

【用法】上为末,米饮为丸,如梧桐子大。每服三钱,饥服。未利再服。

【主治】内热腹痛,热气上冲而呕。

60726 牵牛五灵煮散

《圣济总录》卷八十。为原书卷七十九"牵牛汤"之异名。见该条。

厚

60727 厚朴丸《圣惠》卷五)

【组成】厚朴三两(去粗皮,涂生姜汁,炙令香熟) 陈橘皮二两(汤浸,去白瓢,焙) 草豆蔻一两(去皮) 白术一两 缩砂一两(去皮) 诃黎勒二两(煨,用皮) 桂心一两 干姜一两(炮裂,剉)

【用法】上为末,炼蜜为丸,如梧桐子大。每服三十丸,食前以粥饮送下。

【主治】脾胃气虚冷,水谷不化,食即腹胀,胸膈不利。

60728 厚朴丸《圣惠》卷五)

【组成】厚朴一两半(去粗皮,涂生姜汁,炙令香熟) 白术半两 干姜半两(炮裂,剉) 桔梗一两(去芦头) 当归一两(剉,微炒) 槟榔半两 陈橘皮半两(汤浸,去白瓢,焙) 甘草半两(炙微赤,剉) 诃黎勒一两(煨,用皮) 白茯苓半两

【用法】上为末,炼蜜为丸,如梧桐子大。每服三十丸,食前以粥饮送下。

【主治】脾脏冷气,腹内虚鸣,内寒外热,宿食不消,大便乍秘乍泄,腑脏不调,少思饮食。

【宜忌】忌生冷油腻。

60729 厚朴丸《圣惠》卷五）

【组成】厚朴二两（去粗皮，涂生姜汁，炙令香熟） 苍术一两 诃黎勒一分（煨，用皮） 当归三分（到，微炒） 干姜（炮裂，到） 木香半两 缩砂一两（去皮） 赤石脂一两 附子一两（炮裂，去皮脐）

【用法】上为细散。每服二钱，食前以姜枣粥饮调下。

【主治】脾脏虚冷，大肠泄痢，腹内疼痛，四肢羸瘦，少力，或渴，不思饮食。

60730 厚朴丸《圣惠》卷五）

【组成】厚朴四两（去粗皮，涂生姜汁，炙令香熟） 干姜一两（炮裂，到） 人参一两半（去芦头） 吴茱萸一两（汤浸七遍，焙干，微炒） 陈橘皮二两（汤浸，去白瓤，焙） 白术二两 半夏二两半（汤浸七遍去滑） 当归一两半（到，微炒） 桔梗一两（去芦头） 甘草半两（炙微赤，到）

【用法】上为末，以酒煮面糊为丸，如梧桐子大。每服三十丸，以姜、枣汤送下，不拘时候。

【主治】脾脏虚冷，食即呕逆，谷食不化，或多泄痢。

60731 厚朴丸《圣惠》卷十三）

【组成】厚朴一两（去粗皮，涂生姜汁，炙令香熟） 丁香三分 肉豆蔻三分（去壳） 人参三分（去芦头） 干姜三分（炮裂，到） 诃黎勒一两（煨，用皮） 木香三分 陈橘皮三分（汤浸，去白瓤，焙） 神曲三分（炒令微黄） 白术三分 枳壳半两（麸炒微黄，去瓤） 麦蘗半两（炒令微黄）

【用法】上为末，炼蜜为丸，如梧桐子大。每服三十丸，食前以粥饮送下。

【主治】伤寒后，脾胃气冷，宿食不消，腹中疗痛，肠滑，日渐羸瘦。

60732 厚朴丸《圣惠》卷十五）

【组成】厚朴一两（去粗皮，涂生姜汁，炙令香熟） 干姜一两半（炮裂，到） 白术一两半 人参一两（去芦头） 甘草半两（炙微赤，到） 枳壳一两（麸炒微黄，去瓤） 食茱萸三分 桂心三分 神曲一两（炒微黄） 大麦蘗一两（炒微黄） 杏仁一两（汤浸，去皮尖双仁，麸炒微黄）

【用法】上为散，炼蜜为丸，如梧桐子大。每服三十丸，食前以枣汤送下。

【主治】时气后，肠胃虚冷，食不消化。

60733 厚朴丸《圣惠》卷二十六）

【组成】厚朴二两（去粗皮，涂生姜汁，炙令香熟） 白茯苓三分 人参三分（去芦头） 鳖甲二两（涂醋炙令黄，去裙襴） 诃黎勒二两（煨微黄） 木香半两 陈橘皮半两（汤浸，去白瓤，焙） 附子半两（炮裂，去皮脐） 吴茱萸半两（汤浸七遍，焙干，微炒） 苍术三分 干姜一分（炙裂，到） 麦蘗三分（微炒令黄） 京三棱半两（炮裂） 益智子半两 当归三分 黄耆一两（到） 槟榔半两

【用法】上为末，炼蜜为丸，如梧桐子大。每服二十丸，空心以粥饮送下，晚食前再服。

【主治】脾劳。脏腑虚冷，不思饮食，呕逆，四肢少力，腹胁胀痛。

【宜忌】忌苋菜。

60734 厚朴丸《圣惠》卷二十六）

【组成】厚朴三两（去粗皮，涂生姜汁，炙令香熟） 神曲一两（微炒） 当归一两 枳壳一两（麸炒微黄，去瓤） 白矾一两半（烧灰） 五味子一两 缩砂一两（去皮） 黄连一两（去须，微炒） 白龙骨一两 白石脂一两 干姜一两（炮裂，到） 诃黎勒二两（煨，用皮） 白茯苓一两 人参一两（去芦头） 附子一两（炮裂，去皮脐）

【用法】上为末，以酒煮曲糊为丸，如梧桐子大。每服三十丸，空心及晚食前以粥饮送下。

【主治】脾劳。心腹气冷痛，时时下痢。

60735 厚朴丸《圣惠》卷二十八）

【组成】厚朴一两（去粗皮，涂生姜汁，炙令香熟） 五味子一两 桔梗一两（去芦头） 白术一两半 枳壳一两（麸炒微黄，去瓤） 诃黎勒一两（煨，用皮） 桂心三分 干姜半两（炮裂，到） 人参一两（去芦头） 黄柏三分（炒微黄） 益智子三分（去皮）

【用法】上为末，炼蜜为丸，如梧桐子大。每服二十丸，食前以温酒送下。

【主治】虚劳。脾胃不调，腹胁胀满，不思饮食。

60736 厚朴丸《圣惠》卷二十九）

【组成】厚朴一两（去粗皮，涂生姜汁，炙令香熟） 木香半两 桂心三分 附子三分（炮裂，去皮脐） 人参半两（去芦头） 陈橘皮一两（汤浸，去白瓤，焙） 诃黎勒一两（煨，用皮） 黄耆三分（到） 白术一两 干姜半两（炮裂，到） 草豆蔻一两（去皮） 当归半两

【用法】上为末，炼蜜为丸，如梧桐子大。每服三十丸，食前以温酒送下。

【主治】虚劳冷气，心腹痞满，四肢少力，不欲饮食。

60737 厚朴丸《圣惠》卷四十八）

【组成】厚朴一两半（去粗皮，涂生姜汁，炙令香熟） 木香一两 青橘皮一两（汤浸，去白瓤，焙） 川大黄一两半（到碎，醋拌微黄） 硫黄一两（细研，水飞过） 槟榔一两半

【用法】上为细末，入硫黄令匀，以酒煮面糊为丸，如梧桐子大。每服十丸，食前以生姜汤送下。

【主治】癖气。积年不愈，结聚在胃管，大如覆杯，心腹胀痛，食少无力。

60738 厚朴丸《圣惠》卷五十九）

【组成】厚朴一两半（去粗皮，涂生姜汁，炙令香熟） 黄连一两（去须，微炒） 干姜半两（炮裂，到） 甘草半两（炙微赤，到） 龙骨半两 赤石脂半两

【用法】上为末，炼蜜为丸，如梧桐子大。每服三十丸，以粥饮送下，不拘时候。

【主治】冷热不调，下痢不止。

60739 厚朴丸《圣惠》卷五十九）

【组成】厚朴三两（去粗皮，涂生姜汁，炙令香熟） 黄连二两（去须，微炒） 木香一两 干姜一两（炮裂，到）

【用法】上为末，用醋煮面糊为丸，如梧桐子大。每服三十丸，以粥饮送下，不拘时候。

【主治】水泻。

60740 厚朴丸《圣惠》卷七十）

【组成】厚朴三两（去粗皮，到如豆大） 附子三两（去皮脐，到如豆大） 生姜汁一升（合水五合）

【用法】以生姜汁煮前二味令汁尽，焙干，为细末，以酒煮神曲末和溲为丸，如梧桐子大。每服二十丸，以温酒送

下,不拘时候。

【主治】妇人脾胃虚冷,呕吐不下食。

60741 厚朴丸（《圣惠》卷七十五）

【组成】厚朴一两（去粗皮,涂生姜汁,炙令香熟）　白术一两　麦门冬三分（去心）　陈橘皮一两（汤浸,去白瓤,焙）　赤茯苓一两半　半夏三分（汤洗七遍去滑）　人参三分（去芦头）　前胡一两（去芦头）

【用法】上为末,炼蜜为丸,如梧桐子大。每服二十丸,以生姜粥饮送下,不拘时候。

【主治】妊娠阻病,头疼,肩背烦闷,往往气胀,不思饮食。

60742 厚朴丸（《圣惠》卷八十一）

【组成】厚朴一两（去粗皮,涂生姜汁,炙令香熟）　诃黎勒一两（煨,用皮）　赤茯苓三分　干姜三分（炮裂,剉）　桂心一两半　木香一两　赤芍药三分　当归三分（剉,微炒）　陈橘皮三分（汤浸,去白瓤,焙）　吴茱萸三分（汤浸七遍,焙干,微炒）　京三棱二两（微煨,剉）　白术三分

【用法】上为末,以醋煮面糊为丸,如梧桐子大。每服三十丸,食前以生姜汤送下。

【主治】产后两肋下及心腹胀满,宿有冷气,攻注膀胱,致使胀痛。

60743 厚朴丸（《圣惠》卷九十八）

【组成】厚朴五两（去粗皮,剉）　附子半两（生,去皮脐）　川椒红二两（生用）

【用法】上以浆水六升,青盐三两,生姜三两（切）,同于银锅中煮令水尽,晒干,为末,以水浸蒸饼为丸,如梧桐子大。每服三十丸,空心以温酒送下。

【主治】❶《圣惠》:脾肾虚冷,羸瘦无力,不思饮食。
❷《圣济总录》:下焦虚冷,便利频并。

60744 厚朴丸（《医方类聚》卷十引《简要济众方》）

【异名】厚朴干姜丸（《圣济总录》卷七十四）。

【组成】厚朴三两（去皴皮,生姜汁炙香熟）　干姜二两（炮裂）　附子一两（炮裂,去皮脐）　诃黎勒皮三分　白术一两

【用法】上为末,醋煮面糊为丸,如梧桐子大。每服二十丸至三十丸,空心、食前米饮送下,一日二三次。

【主治】脾脏虚冷,脐腹疼痛,或滑泄下利,不思饮食。

60745 厚朴丸（《传家秘宝》）

【组成】厚朴（去粗皮）半斤（细剉,用生姜一斤洗刷净,和皮细切,与厚朴同捣如泥,摊熟令三分干,以长火炒令干为度）　肉桂五两（去皮）　干姜四两（炒黑色）　川椒二两半（拣择于铛内慢火炒,瓷碗盖,时时揭起,拭去碗内汁,候紫色为度）

【用法】上为末,炼蜜为丸,如樱桃大。每服一丸,煎水送下。治脾胃,米饮送下;中酒吐逆,生姜汤送下;膀胱、小肠、肾余气,茴香酒送下;血气,当归酒送下。

【功用】暖胃消痰,利胸膈,解酒食毒。

60746 厚朴丸（《伤寒微旨论》卷下）

【组成】当归　厚朴　甘草　丁香枝　干姜各半两　细辛一分　人参三分

【用法】上为末,炼蜜为丸,如弹子大。每服一丸,水一盏,煎至七分,和滓热服。如三五服后,脉尚细及寸脉未有力,加葱白三寸同煎。

【主治】伤寒阴气盛,两手脉沉细无力,或胃膈痛,身体拘急疼痛,手足逆冷,发病在立春以后至清明以前。

【备考】本方原名厚朴汤,与剂型不符,据《阴证略例》改。

60747 厚朴丸（《圣济总录》卷三十八）

【组成】厚朴（去粗皮,生姜汁炙）三分　白术　人参　枳壳（去瓤,麸炒）　桂（去粗皮）　干木瓜各半两　干姜（炮）　甘草（炙）　胡椒各一分

【用法】上为末,炼蜜为丸,如梧桐子大。每服二十丸,煎兰香汤送下。

【主治】霍乱。脾气冷,腹胀不能食,胸膈气痞。

60748 厚朴丸（《圣济总录》卷三十九）

【组成】厚朴（去粗皮,生姜汁炙）　赤石脂各一两半　白术　干姜（炮）　麦蘖（炒）　人参　白茯苓（去黑皮）　当归（切,焙）　橘皮（汤浸,去白,焙）　甘草（炙,剉）　诃黎勒（煨,取皮）各一两

【用法】上为末,炼蜜为丸,如梧桐子大。每服二十丸至三十丸,空心米饮送下。

【主治】脐脏不调,内寒外热,脾胃虚冷,宿食不消,乍秘乍利不常,霍乱逆满。

60749 厚朴丸（《圣济总录》卷四十五）

【组成】厚朴（去粗皮,生姜汁炙）　肉豆蔻（去壳）　附子（炮裂,去皮脐）各三分　胡椒　高良姜　桂（去粗皮）　干姜（炮）　丁香　槟榔（剉）各半两　硇砂（通明者,研）一分　巴豆（去皮心膜,出油取霜,研）一分　大枣三十个（草乌头二两,实白者,杵碎,生姜自然汁慢火同煮令透软,拣出枣,剥去皮核,研,乌头不用）

【用法】上为末,合研匀,以枣肉膏和剂,如硬,量加蒸枣肉为丸,如梧桐子大。每服五丸至七丸,空心、食前煎陈橘皮、木香、生姜汤送下。如饮食消化迟,停滞胸膈,即不拘时候服。

【主治】脾脏冷气攻心腹多疼,胁肋虚胀,胸膈痞闷,痰逆恶心,呕吐酸水,肠鸣泄泻,不思饮食,虽食迟化,留滞脏腑,面色萎黄,四肢少力,气出多寒,手足逆冷,肌体羸瘦。

60750 厚朴丸

《圣济总录》卷四十七。为原书卷四十五"八味厚朴丸"之异名。见该条。

60751 厚朴丸（《圣济总录》卷四十七）

【组成】厚朴（去粗皮,姜汁炙）一两半　龙骨　诃黎勒（去核）　干姜（炮）　附子（炮裂,去皮脐）　黄连（去须）　白石脂　吴茱萸（汤洗,焙干,炒）各一两

【用法】上为末,醋浸炊饼为丸,如梧桐子大。每服三十丸,空心煎茱萸汤送下,一日三次。

【主治】胃寒肠热,腹胀泄利。

60752 厚朴丸（《圣济总录》卷五十）

【异名】麻仁丸（原书卷九十七）。

【组成】厚朴（去粗皮,涂生姜汁炙透）　大麻仁（研）　大黄（剉,炒）　枳壳（去瓤,炒）各二两

【用法】上除麻仁外,为末,再与麻仁同研匀,炼蜜和于臼内,涂酥杵令匀熟为丸,如梧桐子大。每服二十丸,空心温酒送下。溏利为度。

【主治】大肠虚瘕，秘涩不通，及一切热壅。

60753 厚朴丸（《圣济总录》卷五十五）

【组成】厚朴（去粗皮，生姜汁炙） 当归（切，焙） 附子（炮裂，去皮脐） 陈橘皮（汤浸，去白，焙）各三分 干姜（炮） 半夏（汤浸七遍，炒）各半两 草豆蔻（去皮）一两 甘草（炙，剉）一分

【用法】上为末，用陈曲煮糊为丸，如梧桐子大。每服二十丸至三十丸，炒生姜盐汤送下。

【主治】心痛如刺，不能饮食。

60754 厚朴丸（《圣济总录》卷五十七）

【组成】厚朴（去粗皮，涂生姜汁炙熟） 丁香皮 桑根白皮（剉，炒） 白术 桔梗（炒） 沉香（剉） 人参 槟榔（剉）各一两

【用法】上为细末，面糊为丸，如梧桐子大。每服三十丸，空心橘皮汤送下。

【主治】久腹胀，烦闷，食不消。

60755 厚朴丸（《圣济总录》卷六十三）

【组成】厚朴（去粗皮，姜汁炙）一斤 半夏（洗去滑，焙，切）半斤 大枣（生绢袋盛）三斤 生姜三斤（研取汁尽，更入水二碗，绞取汁）

【用法】上药于银器内用文武火煮尽姜汁，取厚朴、半夏焙干，为末，大枣去皮核，入前药于臼中，再捣为丸，如梧桐子大。每服二十丸，空心、临卧温酒送下。

【主治】脾胃虚寒，痰盛呕吐。

60756 厚朴丸（《圣济总录》卷七十）

【组成】厚朴（去粗皮） 瓦砾（并砂姜） 粪堆土瓜苗心各等分

【用法】上为末，炼蜜为丸，如鸡头子大。每服三丸，葱一握细切，面一匙，盐半钱同炒黄，沸汤点下。

【主治】鼻衄不止。

60757 厚朴丸（《圣济总录》卷七十七）

【组成】厚朴（去粗皮，生姜汁炙令紫） 干姜（炮） 陈橘皮（汤浸，去白，焙） 诃黎勒（炮，去核） 白茯苓（去黑皮） 芜荑（微炒香） 阿胶（炙令燥） 熟艾（微炒，别捣） 胡粉（炒黄） 黄石脂（赤石脂亦可） 乌梅（去核，炒干） 当归（切，焙） 蜀椒（去目并闭口，炒出汗）各一两

【用法】上除胶、艾二味外，为末，先以米醋一升半，于无风处煮艾水减约八分，绞去艾，次下阿胶，候消尽，乘热入药末和匀为丸，如梧桐子大，晒干。每服五十丸，空心用温浆水送下，日午再服。

【主治】积年冷痢，日三五行，胀闷肠鸣，食不消化，面黄渐瘦。

60758 厚朴丸（《圣济总录》卷八十六）

【组成】厚朴（去粗皮，生姜汁炙黄）二两 诃黎勒皮一两 附子（炮裂，去皮脐）半两 吴茱萸（汤浸洗七遍，焙干）半两 鳖甲（涂醋炙黄，去裙襕）一两 京三棱（炮，剉）半两

【用法】上为末，醋煮面糊为丸，如梧桐子大。每服二十丸，食前温粥饮送下。

【主治】脾劳虚冷，不思饮食，四肢无力，呕逆腹痛。

60759 厚朴丸（《圣济总录》卷八十八）

【组成】厚朴（去粗皮，姜汁炙熟） 陈橘皮（汤浸，去白，炒） 白茯苓（去黑皮） 人参 干姜（炮） 白术 薏苡仁各一两半 桂（去粗皮） 牛膝（酒浸，焙）各一两一分 枳壳（去瓤，麸炒） 细辛（去苗叶） 食茱萸 大麦蘗（炒）各三分 石斛（去根） 甘草（炙）各一两

【用法】上为末，炼蜜为丸，如梧桐子大。每服二十丸，加至三十丸，一日二次，温酒送下。

【主治】虚劳。脾胃气弱，呕吐，口干烦渴，不能饮食，四肢疼痛。

60760 厚朴丸（《圣济总录》卷九十二）

【组成】厚朴（去粗皮，姜汁炙） 胡黄连 补骨脂（微炒） 秦艽（去苗土） 防风（去叉） 桂（去粗皮） 附子（炮裂，去皮脐） 干姜（炮） 柴胡（去苗）各一两

【用法】上为末，无灰酒一升半相和，银石器内文武火煎成膏可丸，以少酥和匀为丸，如梧桐子大。每服二十丸，空腹盐汤送下，夜卧再服。

【主治】虚劳伤惫，举体无力，四肢烦疼，腰膝冷痛，夜多小便，面色青黑，寝卧盗汗。

60761 厚朴丸（《圣济总录》卷九十四）

【组成】厚朴（去粗皮，生姜汁炙） 附子（炮裂，去皮脐） 茴香子（炒） 白术（剉，炒） 桂（去粗皮） 干姜（炮） 枳壳（去瓤，麸炒） 青橘皮（汤浸，去白，焙） 芎藭 乌头（炮裂，去皮脐） 木香（炮） 当归（切，焙）各一两

【用法】上为末，炼蜜为丸，如梧桐子大。每服二十丸，温酒送下，生姜汤亦得，不拘时候。

【主治】七疝，肢体寒，脐腹坚痛满闷。

60762 厚朴丸（《圣济总录》卷一〇〇）

【组成】厚朴（去粗皮，姜汁炙）三两 桂（去粗皮） 大黄（剉碎，醋炒）各二两 桃仁（汤浸，去皮尖双仁，炒）三两

【用法】上为末，炼蜜为丸，如小豆大。每服三十丸，食后、临卧米饮送下。微利即效。

【主治】一切气注，大肠结涩，背膊刺痛，气注四肢，及食物不消，奔豚气逆。

60763 厚朴丸（《圣济总录》卷一六五）

【组成】厚朴（去粗皮，生姜汁炙透） 人参 陈橘皮（去白，焙） 大黄（剉） 郁李仁（去皮，别研如膏）各一两 当归（切，焙）一两半

【用法】上为末，入郁李仁膏，同研令匀，炼蜜为丸，如梧桐子大。每服三十丸，温水送下，不拘时候。

【主治】产后大肠虚结，秘涩不通。

60764 厚朴丸（《圣济总录》卷一七三）

【组成】厚朴（去粗皮，生姜汁炙）三分 龙骨半两 白茯苓（去黑皮） 人参各三分 白石脂半两 陈橘皮（去白，切，焙）一分 当归（切，焙）三分 肉豆蔻（去壳）一枚 乌梅肉（炒） 干木瓜各半两

【用法】上为末，炼蜜为丸，如麻子大。每服五丸七丸，食前煎生姜、枣汤送下。

【主治】小儿疳痢呕逆。

60765 厚朴丸（《圣济总录》卷一七三）

【异名】厚肠丸（《普济方》卷三八〇）。

【组成】厚朴（去粗皮，生姜汁炙）半两 陈橘皮（去白，切，焙）一分 使君子（去壳，面裹煨） 甘草（炙，剉） 诃黎勒皮（半生半炮）各半两

【用法】上为细末，炼蜜为丸，如小鸡头大。小儿三岁

以上,每服一丸,米饮化下;百日儿每服作四服,乳汁或清米饮化下。

【功用】《普济方》:进食,生胃气。

【主治】❶《圣济总录》:小儿疳痢,下痢腹胀,不思饮食。❷《普济方》:小儿疳瘦,泄泻下痢脓。

60766 厚朴丸(《圣济总录》卷一七八)

【组成】厚朴(去粗皮,生姜汁炙黄色)一两 肉豆蔻(面裹炮裂)一两 诃黎勒三枚(面裹炮,用皮) 龙骨半两 木香一两

【用法】上为细末,水浸炊饼心为丸,如麻子大。一二岁儿每服十丸,温米饮送下,一日三次。

【主治】小儿脾胃虚弱,清浊不分,因成冷痢,其色青白,甚则色黑。

60767 厚朴丸(《圣济总录》卷一八六)

【组成】厚朴(去粗皮,生姜汁炙) 枳壳(去瓤,麸炒) 茴香子(炒香) 肉豆蔻(去壳) 桂(去粗皮) 白术各一两 丁香 荜澄茄 诃黎勒皮 没药(研) 细辛(去苗叶,洗,焙) 当归(切,焙)各半两 赤石脂 独活(去芦头) 天麻 防风(去叉)各三分 芎䓖半两

【用法】上为细末,酒煮面糊为丸,如梧桐子大。每服二十丸至三十丸,空心、食前温酒送下;米饮送下亦得。如呼吸风冷气,心腹疼痛,里急后重,亦宜温酒送下,并二服。

【功用】调顺阴阳,安和脏腑,散风冷外邪,补丹田正气谷神。

【主治】真元虚弱,风寒冷气乘虚入于肠间,使心腹暴痛,背脊酸痛,肠鸣泄泻,心虚嗜卧。

60768 厚朴丸(《鸡峰》卷十二)

【组成】厚朴十两 白龙骨 诃子皮 附子 干姜 黄连 当归 石榴皮 艾叶各五两 青橘皮一两

【用法】上为细末,用蒸饼为丸,如梧桐子大。每服三十丸,空心荜黄汤送下。

【主治】脾胃气寒,经年不愈,瘦弱,下痢频并。

60769 厚朴丸(《鸡峰》卷十二)

【组成】厚朴四两 陈橘皮三两 干姜二两 附子一两

【用法】上为细末,枣肉为丸,如梧桐子大。每服三十丸,空心米饮送下。

【主治】脾胃虚积冷,腹胁刺痛,饮食进退,大便秘泄。

60770 厚朴丸(《杨氏家藏方》卷六)

【组成】厚朴(去粗皮,生姜制)一斤 生姜半斤(净洗,切片) 大枣一百枚 附子(七钱者)四枚(炮,去皮脐,每枚切作四片) 人参(去芦头) 诃子(煨,去核) 白术 白茯苓(去皮) 肉豆蔻(面裹煨香) 木香各二两

【用法】上将前四味于银、石器中,以水一斗,慢火熬干,取大枣去皮核,四物一处捣如泥;将人参等六味为细末,和匀,入少面糊同为丸,如梧桐子大。每服五十丸,食前米饮送下。

【主治】脾虚受湿,胜则濡泻,故肠鸣夜起,四肢浮肿,多困少力。

60771 厚朴丸

《保命集》卷中。为《外台》卷十二引《崔氏方》"温白丸"之异名。见该条。

60772 厚朴丸(《百一》卷十四引王嗣康方)

【组成】厚朴五两(用生姜五两同捣烂,于银石器内炒令紫色) 白术一两 大麦蘖 神曲各一两(同炒紫色)

【用法】上为细末,白水面糊为丸,如梧桐子大。疾作每服一百丸,空心米饮送下。平时每服三五十丸。

【主治】积年下血。

【方论选录】肠胃本无血,缘气虚肠薄,自荣卫渗入。今用厚朴厚肠胃,神曲、麦蘖消酒食,白术导水,血自不作也。

【备考】本方原名厚朴煎,与剂型不符,据《朱氏集验方》改。

60773 厚朴丸(《卫生总微》卷十一)

【组成】厚朴(姜制)半两 诃子半两(炮,去核) 白龙骨半两 白矾半两

【用法】上用一器盛之,盐泥固济,留一窍子,木炭火煅,烟息为度,取出为末,面糊为丸,如黍米大。每服十丸,食前米饮送下。

【主治】小儿脏寒泄泻,下痢纯白,腹中绞痛,虚气胀满,手足逆冷。

60774 厚朴丸(《卫生总微》卷十四)

【组成】厚朴(去粗皮,姜制)一两 丁香一两 木香一两 白术一两 青皮(去瓤)半两 牵牛子一钱(炒)

【用法】上为细末,炼蜜为丸,如黍米大。每服十丸,煎陈皮汤送下,不拘时候。

【主治】小儿风冷,寒邪客于脏腑,腹胀满闷,气不宣通。

60775 厚朴丸(《妇人良方》卷十五)

【组成】干姜 厚朴(去粗皮,细剉)各等分

【用法】上药先杵令烂,水拌,同炒令干,再为末,水煮面糊为丸,如梧桐子大。每服五十丸,食前米饮送下。

【主治】妊娠洞泄寒中。

60776 厚朴丸(《朱氏集验方》卷四引鲁太丞方)

【组成】厚朴四两(去浮皮,蘸生姜自然汁炙焦黄) 苍术二两(米泔水浸洗,晒干,切片略炒) 莪术二两(湿纸裹煨,去皮切片) 青皮二两(洗,去瓤,晒干,剉细,略炒) 陈皮二两(洗,去瓤,晒干,剉细,略炒) 当归二两(去芦,净洗晒干) 荆三棱二两(去芦,切片) 白芷二两(切片)

上用老醋浸七日,春夏浸五日,取出焙干,研细末,入后药中:

禹余粮(火煅醋淬凡十次,为细末,用水飞过,再入干锅内火煅通红,净称二两再研) 针砂二两(净洗,用醋浸一宿,煮干,研极细,净秤)

【用法】醋煮面糊为丸,如梧桐子大,候干。每服七八十丸至百丸,食前陈米饮送下。

【功用】宽中进食,推化积聚。

60777 厚朴丸(《御药院方》卷四)

【组成】厚朴(姜制) 百草霜各二两 干姜(炮) 京三棱(炮) 蓬莪术(炮) 半夏 槟榔各一两 甘松半两 陈皮(去白) 青皮(去白)各五两 黑牵牛(炒)八两 黑附子(不炮,去皮脐)

【用法】上为细末,面糊为丸,如豌豆大。每服二十丸,食后生姜汤送下。

【功用】宽中利膈,行导滞气,消化饮食。

【主治】胸膈噎塞,腹胁胀满,心下坚痞,肠中水声,呕哕痰逆,不思饮食。

60778　厚朴丸（《明医指掌》卷六引《元戎》）

【组成】厚朴三两（姜炒）　黄连二两半（炒）　吴茱萸（汤泡七次）二两　干姜（炮）二两　巴豆一两（另研）　人参一两（去芦）　川乌（炮）一两

【用法】上为末,入豆霜匀,炼蜜为丸,如梧桐子大。每服三丸。以利为度。

【主治】寒厥心痛,大便秘结不通者。

60779　厚朴丸（《普济方》卷二十二引《治风经验方》）

【组成】厚朴（去粗皮,涂姜汁炙香焦）一两　木香一两　陈橘皮（去瓤,焙）一两　槟榔四个　肉豆蔻仁四个

【用法】上为末,别用神曲一两,杵碎炒熟,为细末,以生姜自然汁调煎作糊为丸,如梧桐子大。每服二十九丸至三十丸,稍空服,生姜汤送下。

【主治】脾胃气弱,胸中滞闷,痰饮不思食,或大便不调。

60780　厚朴丸（《医学纲目》卷三十三）

【组成】人参　白术　厚朴　陈皮　藿香　当归　细辛

【功用】温中消阴气。

【主治】伤寒,三部脉沉,寸脉小于关尺。

60781　厚朴丸

《普济方》卷二十。为《圣济总录》卷四十四"补暖厚朴丸"之异名。见该条。

60782　厚朴丸

《普济方》卷三九三。为《兰室秘藏》卷下"厚肠丸"之异名。见该条。

60783　厚朴丸

《奇效良方》卷十四。为《百一》卷六"厚肠丸"之异名。见该条。

60784　厚朴汤（《肘后方》卷二）

【异名】厚朴散（《普济方》卷二〇一）。

【组成】厚朴四两（炙）　桂二两　枳实五枚（炙）　生姜三两

【用法】以水六升,煮取二升,分为三服。

【主治】❶《肘后方》:霍乱烦呕腹胀。❷《外台》引《深师方》:脾冷实,下痢。

【宜忌】《外台》引《深师方》:忌生葱。

60785　厚朴汤（《外台》卷七引《深师方》）

【组成】厚朴（炙）　桂心　芍药　半夏（洗）各三两　枳实三枚（炙）　甘草二两（炙）　麦门冬四两（去心）　黄芩一两　干姜二两

【用法】上切。以水一斗,煮取二升半,绞去滓,服八合,每日三次。

【主治】腹胀满膨膨,逆害饮食,热不得卧,流汗。

【宜忌】忌生葱、海藻、菘菜、羊肉、饧。

【加减】小便难,加术三两。

60786　厚朴汤（《外台》卷十引《深师方》）

【组成】厚朴一两（炙）　人参一两　半夏四两（洗）　生姜八两　茯苓　甘草（炙）　橘皮　桂心各二两　枳实二两（炙）

【用法】上切。以水八升,煮取三升,分三服。

【主治】上气,烦闷呕逆,不得饮食。

【宜忌】忌海藻、菘菜、羊肉、饧、生葱、醋物。

60787　厚朴汤（方出《证类本草》卷十三引《梅师方》,名见《医方类聚》卷一四一引《王氏集验方》）

【组成】厚朴三两　黄连三两

【用法】上剉。水三升,煎取一升,空心服。

【主治】水谷痢久不愈。

60788　厚朴汤（《外台》卷六引《删繁方》）

【组成】厚朴四两（炙）　干扁豆叶二两　茯苓三两　白术五两　人参三两

【用法】上切。以水七升,煮取二升,分三服。

【主治】霍乱后不欲食,胃弱呕吐不止。

【宜忌】忌桃、李、大醋、雀肉等。

60789　厚朴汤（《外台》卷六引《删繁方》）

【组成】厚朴四两（炙）　吴茱萸五合　人参三两　茯苓四两　桔梗三两　生姜八两　玄参三两　芎䓖四两　白术四两　附子三两　橘皮三两（去赤脉）

【用法】上切。以水九升,煮取三升,绞去滓,分三服。

【主治】上焦闭塞,干呕,呕而不出,热少冷多,好吐白沫清涎,吞酸。

【宜忌】忌猪肉、桃、李、雀肉、大醋。

【方论选录】《千金方衍义》:干呕不出,热少冷多,肝气阻逆之验,虽用厚朴、橘皮、川芎、桔梗破滞之剂,不得生姜、茱萸不能开运闭塞,不得参、苓、白术不能运行药力,玄参一味专通膈上氤氲旺气。

60790　厚朴汤（《外台》卷十六引《删繁方》）

【组成】厚朴四两（炙）　枳实（炙）　桂心　橘皮　大黄各三两　甘草二两（炙）　五加皮　生姜各五两　大枣二十个（擘）

【用法】上切。以水一斗二升,煮取三升,去滓,分三次温服。

【主治】肺虚劳寒,腹胀膨膨,气急,小便数少。

【宜忌】忌海藻、菘菜、生菜。

60791　厚朴汤（《外台》卷六引《经心录》）

【组成】厚朴二两（炙）　生姜三两　枳实三两（炙）

【用法】上切。以水六升,煮取二升,分三服。

【主治】❶《外台》引《经心录》:霍乱后烦呕。❷《圣济总录》:霍乱吐利腹胀。

60792　厚朴汤（《延年秘录》引蒋孝瑜方,见《外台》卷八）

【组成】厚朴三两（炙）　白术　人参各一两　茯苓三两　生姜五两　橘皮二两

【用法】上切。以水四升,煮取一升二合,分为三服。

【主治】脾胃弱,不能食,腹内冷气。

【宜忌】忌桃、李、雀肉、酢物。

60793　厚朴汤（《千金》卷三）

【组成】厚朴如手大长四寸（去皮,炙,削）

【用法】以酒五升煮两沸,去滓,取桂一尺为末,纳汁中调和。一宿勿食,旦顿服之。

【主治】妇人下焦劳冷,膀胱肾气损弱,白汁与小便俱出者。

60794　厚朴汤

《千金》卷九。为《伤寒论》"厚朴生姜半夏甘草人参汤"之异名。见该条。

60795　厚朴汤（《千金》卷十五）

【组成】厚朴　干姜　阿胶各二两　黄连五两　石榴皮　艾叶各三两

【用法】上㕮咀。以水七升，煮取二升，分二次服。

【主治】久痢。

【方论选录】《千金方衍义》：痢久滑脱不止，必有冷热宿滞纠结于中，所以发歇不常。故用专治休息痢之驻车丸退归进艾，并入厚朴、榴皮，通宿滞，止滑脱也。

60796　厚朴汤（《千金》卷十七）

【组成】厚朴　麻黄　桂心　黄芩　石膏　大戟　橘皮各二两　枳实　甘草　秦艽　杏仁　茯苓各三两　细辛一两　半夏一升　生姜十两　大枣十五枚

【用法】上㕮咀。以水一斗三升，煮取四升，分为五服。

【主治】肺劳。风虚冷，痰澼水气，昼夜不得卧，头不得近枕，上气胸满，喘息气绝。

【方论选录】《千金方衍义》：痰澼水气积于胸中，不能眠卧，故汇采《金匮》射干麻黄汤、泽漆汤中泄肺诸味，参入大戟与射干、泽漆，味虽变而功用不殊。其余枳、橘、茯苓、秦艽不过为麻、朴、姜、半之佐辅。苟不知《金匮》之渊源，无以推《千金》之发派。

60797　厚朴汤（《千金翼》卷六）

【组成】厚朴（炙）　干姜（炮）　桂心各四两　黄芩　芍药　干地黄　茯苓　大黄各三两　桃仁（去尖皮）　虻虫（熬，去翅足）　甘草（炙）各二两　芒消一两　枳实（炙）　白术各五两　（一方有栀子十四枚）

【用法】上㕮咀。以水一斗，清酒三升，合煮取三升，绞去滓，下芒消令烊，适寒温服一升，一日三次。

【主治】产后腹中满痛，恶露不尽。

60798　厚朴汤（《千金翼》卷六）

【组成】厚朴（炙）　枳实（炙）　生姜各三两　芍药　五味子　茯苓　前胡各一两　人参半两　大枣二十枚（擘）

【用法】上㕮咀。以水六升，煮取二升五合，分为三服，适寒温服。

【主治】产后四日之中血气，口干嘘吸。

【宜忌】禁冷物。

60799　厚朴汤（《千金翼》卷十八）

【组成】厚朴（炙）　高良姜　桂心各三两

【用法】上㕮咀。以水六升，煮取二升，分二次服。

【主治】霍乱面烦。

60800　厚朴汤

《千金翼》卷十八。为《金匮》卷上"厚朴三物汤"之异名。见该条。

60801　厚朴汤（《千金翼》卷十八）

【组成】厚朴（炙）　半夏（洗）　茯苓　白术各四两　枳实四枚（炙）　芍药　黄耆各二两　生姜八两（切）　麦门冬一升（去心）　桂心五合　人参　甘草（炙）各二两

【用法】上㕮咀。以水一斗五升，煮取五升，分四服。

【主治】久积痰冷，胸胁痞满，不受食饮，浑浑欲吐，血室空虚，客阳通之，令脉紧数，重热水蒸，汗漏如珠，四肢烦痛，唇口干燥，渴引水浆。

60802　厚朴汤（方出《医心方》卷二十三引《博济安众方》，名见《圣济总录》卷一六四）

【组成】厚朴二两（炙）　白术一两（炒）

【用法】以水二升，煎取一升，分四五次服。

【主治】❶《医心方》引《博济安众方》：产后呕逆，不能食。❷《圣济总录》：产后泄泻腹痛。

60803　厚朴汤（《医心方》卷二十二引《极要方》）

【组成】当归四两　人参三两　厚朴三两　芎䓖二两　干姜二两

【用法】以水九升，煮取二升半，分三次服，羸人分四次服。

【主治】妊娠饮食不消，成霍乱，心腹痛，大吐，胸心淡。

60804　厚朴汤（《圣惠》卷五）

【组成】厚朴四两（去粗皮，涂生姜汁，炙令香熟）　人参四两（去芦头）　陈橘皮二两（汤浸，去白瓤）　甘草一两（炙微赤，剉）

【用法】上为散。每服三钱，用煎成小麦汁一中盏，加生姜半分，煎至六分，去滓，下白豆蔻丸。

【主治】脾胃虚弱，胸膈气滞，吐逆不下食。

60805　厚朴汤（《局方》卷十）

【组成】厚朴（去粗皮）十斤（用生姜二斤制）　枣一斗六升　丁香皮八两　甘草（炒）十一斤　丁香枝杖十二两　盐（炒）十五斤

【用法】上为末。每服二钱，水一盏，加生姜三片，大枣二个（擘破），同煎至七分，热服。常服每服一钱，食前沸汤点服。

【功用】温中顺气，进饮食。

【主治】脾胃虚冷，腹痛泄泻，胸膈痞闷，胁肋胀满，呕逆恶心，不思饮食。

60806　厚朴汤（《圣济总录》卷二十五）

【组成】厚朴（去粗皮，生姜汁炙）　人参各一两　枇杷叶（炙，拭去毛）　肉豆蔻（去壳）各半两　白茯苓（去黑皮）一两半

【用法】上为粗末。每服三钱匕，水一盏，加生姜三片，煎至七分，去滓，空心、食前温服。

【主治】伤寒，呕哕不止，饮食不下。

60807　厚朴汤（《圣济总录》卷二十五）

【组成】厚朴（去粗皮，生姜汁炙令紫）三分　桂（去粗皮）　诃黎勒（炮，去核）　人参　陈橘皮（汤浸，去白，焙）　赤茯苓（去黑皮）　丁香各半两　甘草（炙，剉）一分

【用法】上为粗末。每服三钱匕，水一盏，加生姜半分（拍碎），大枣二个（擘破），同煎至六分，去滓，食前温服。

【主治】伤寒汗后，腹胁胀满，食少呕逆。

60808　厚朴汤（《圣济总录》卷二十五）

【组成】厚朴（去粗皮，生姜汁炙）一两　当归（切，焙）　木香　枳壳（去瓤，麸炒）　大腹皮（炒）各半两

【用法】上为粗末。每服三钱匕，水一盏，加生姜半分（拍碎），同煎至半盏，去滓，食前温服。

【主治】伤寒后腹痛，兼两胁胀满。

60809　厚朴汤（《圣济总录》卷二十六）

【组成】厚朴（去粗皮，生姜汁炙，剉）　干木瓜各一两

高良姜(炒)　香薷叶　陈橘皮(去白,炒)　紫苏茎各半两

【用法】上为粗末。每服三钱匕,水一盏,加生姜三片,盐少许,煎至七分,去滓温服,不拘时候。

【主治】伤寒霍乱转筋,风寒客于胃腑,吐利不止,心腹气胀,不思饮食;霍乱转筋,脉微而细,风寒客于胃,吐泻不止。

60810　厚朴汤(《圣济总录》卷二十六)

【组成】厚朴(去粗皮,姜汁炙)一两　柴胡(去苗)　大黄(剉,炒)各一两半　朴消二两　枳实(去瓤,麸炒)三分

【用法】上为粗末。每服五钱匕,水一盏,加生姜一枣大(拍碎),煎至七分,去滓,空心温服,良久再服,以通为度,未通再服。

【主治】伤寒五六日,大便不通,壮热头疼,谵语,肠中有结燥。

60811　厚朴汤(《圣济总录》卷三十六)

【组成】厚朴(去粗皮,生姜汁炙)三两　半夏(为末,姜汁作饼,焙干)一两　陈橘皮(汤浸,去白,焙)二两

【用法】上为粗末。每服三钱匕,水一盏,加姜三片,大枣一个(擘破),煎至七分,去滓,空心、日午、临卧各一服。

【主治】脾疟不思食。

60812　厚朴汤

《圣济总录》卷三十六。为《医方类聚》卷十引《简要济众方》"厚朴散"之异名。见该条。

60813　厚朴汤(《圣济总录》卷三十八)

【组成】厚朴(去粗皮,姜汁炙)二两　人参　白术各一两半　半夏(为末,生姜汁调作饼,晒干)　陈橘皮(汤浸,去白,焙)各一两

【用法】上为粗末。每服三钱匕,水一盏,生姜三片,大枣一个(去核),煎至七分,去滓温服,不拘时候。

【主治】霍乱呕吐,不思饮食。

60814　厚朴汤(《圣济总录》卷三十八)

【组成】厚朴(去粗皮,生姜汁炙,剉)　桂(去粗皮)　枳壳(去瓤,麸炒)各二两　芍药　槟榔(剉)各一两

【用法】上为粗末。每服三钱匕,水一盏,加生姜五片,煎取七分,去滓温服,不拘时候。

【主治】霍乱。心腹痛烦不止,或呕。

60815　厚朴汤(《圣济总录》卷三十八)

【组成】厚朴(去粗皮,涂生姜汁三度炙干)四两　枳壳(去瓤,麸炒微黄)一两半

【用法】上为粗末。每服三钱匕,加生姜一分(拍碎),水一盏,煎至七分,去滓温服,一日三次。

【主治】霍乱。吐利腹胀。

60816　厚朴汤(《圣济总录》卷三十九)

【组成】厚朴(去粗皮,生姜炙)三分　大黄(剉,炒)二两　槟榔(剉)　枳壳(去瓤,麸炒)　朴消　高良姜各三分

【用法】上为粗末。每服五钱匕,水一盏半,煎至一盏,去滓温服。

【主治】霍乱,胀满,咳嗽。

❶《圣济总录》:干霍乱。❷《医学入门》:胀满。❸《不居集》:寒痰咳嗽。

60817　厚朴汤(《圣济总录》卷四十五)

【组成】厚朴(去粗皮,涂生姜汁炙熟)三两　人参　陈橘皮(去白,焙)各一两

【用法】上为粗末。每服五钱匕,水一盏半,同煎至八分,去滓温服。

【主治】脾胃虚冷,气逆呕吐,不能下食。

60818　厚朴汤(《圣济总录》卷四十五)

【组成】厚朴(去粗皮,生姜汁炙)　白茯苓(去黑皮)　人参　草豆蔻(去皮)　陈橘皮(汤浸,去瓤,焙,炒)各三分　半夏(汤洗去滑,生姜汁制)　桂(去粗皮)　木香　白术(炒)　枳壳(去瓤,麸炒)各半两

【用法】上为粗末。每服四钱匕,水一盏半,加生姜三片,大枣一个(擘),煎至七分,去滓,食前温服。

【主治】脾脏虚冷,腹胀肠鸣,疠痛泄泻,饮食不化。

60819　厚朴汤(《圣济总录》卷四十六)

【组成】厚朴(去粗皮)四两(生姜二两同杵,阴一二日,晒干)　白术四两　陈橘皮(汤浸,去白,焙)三两　乌药(汤浸,剉,炒)　甘草(炙,剉)各二两

【用法】上为粗末。每服二钱匕,水一盏,加生姜三片,大枣二个(擘破),同煎至七分,去滓温服。

【功用】化癖气,调中脏。

【主治】脾胃不和,及心下急懊。

60820　厚朴汤(《圣济总录》卷四十七)

【组成】厚朴(去粗皮,涂生姜汁炙)一两　白术　桂(去粗皮)各三分　桃仁(去皮尖双仁,麸炒)　丁香各半两

【用法】上为粗末。每服三钱匕,水一盏,煎至七分,入醋数滴,去滓热呷。

【主治】胃冷呕逆。

60821　厚朴汤(《圣济总录》卷四十八)

【组成】厚朴(去粗皮,生姜汁炙)一两　人参　草豆蔻(去皮)各半两　干姜(炮)一钱半　甘草(炙,剉)一分

【用法】上为粗末。每服三钱匕,水一盏,煎至八分,去滓,空心温服。

【功用】益脾补肺。

【主治】脾气亏乏,不能生肺,而肺气不足,多感风邪。

60822　厚朴汤(《圣济总录》卷五十五)

【组成】厚朴(去粗皮,姜汁涂炙)　吴茱萸(汤洗,焙干,炒)　人参各一两

【用法】上为粗末。每服五钱匕,水一盏半,加生姜一分(拍碎)、大枣二个(擘破),同煎至七分,去滓温服,空心、日午、临卧各一次。

【主治】脾心痛。

60823　厚朴汤(《圣济总录》卷五十六)

【组成】厚朴(去粗皮,用生姜汁涂炙)　槟榔(剉)　食茱萸　芍药　柴胡(去苗)　当归(切,焙)各一两　郁李仁(汤浸,去皮,炒)三分

【用法】上为粗末。每服五钱匕,水一盏半,煎至一盏,去滓温服,空心、日午、夜卧各一服。

【主治】九种心痛。

60824　厚朴汤(《圣济总录》卷五十六)

【组成】厚朴(去粗皮,生姜汁炙)三分　人参　当归(切,焙)　陈橘皮(汤浸,去白,焙)各半两　麦蘖(微炒)一分　白槟榔(微煨,剉)一枚

【用法】上为粗末。每服五钱匕,水一盏半,加生姜一

枣大(拍破),同煎至八分,去滓温服。

【主治】冷气冲心痛。

60825 厚朴汤(《圣济总录》卷五十七)

【组成】厚朴(去粗皮,生姜汁炙)二两　吴茱萸(水浸一分,炒干一两半)

【用法】上为粗末。每服三钱匕,水一盏,煎至七分,去滓温服,一日三次。

【主治】心腹卒痛。

60826 厚朴汤(《圣济总录》卷五十七)

【组成】厚朴(去粗皮,生姜汁炙)　当归(切,焙)　桂(去粗皮)　高良姜　芎劳各一两

【用法】上为粗末。每服三钱匕,水一盏,煎至七分,去滓温服,一日三次。

【主治】心腹卒疼痛如刺,胸胁胀满。

60827 厚朴汤(《圣济总录》卷五十七)

【组成】厚朴(去粗皮,姜汁炙)二两　槟榔三枚　肉豆蔻(去壳)一两　吴茱萸(汤浸,焙干,炒)三分　陈橘皮(汤浸,去白)一两

【用法】上到,如麻豆。每服五钱匕,水一盏半,加生姜三片,煎取八分,去滓,空腹温服,良久再服。

【主治】虚冷膜胀,或反胃两胁妨满,食不化。

60828 厚朴汤(《圣济总录》卷五十九)

【组成】厚朴(去粗皮,姜汁炙)三两　牡蛎(煅)三两人参一两

【用法】上为粗末。每服五钱匕,水一盏半,煎至八分,去滓温服,不拘时候。

【主治】三消渴疾,饮水无度,小便随之,肌肉消瘦。

60829 厚朴汤(《圣济总录》卷六十二)

【组成】厚朴(去粗皮,到)一两半(生姜汁浸一宿,炒令紫)　草豆蔻(去皮)　桂(去粗皮)　高良姜　五味子各半两　青橘皮(汤浸,去白,焙)　陈橘皮(汤浸,去白,焙)　甘草(炙)　麦蘖(炒)　柴胡(去苗)　人参　麻黄(去根节,煮,掠去沫,焙)　陈曲(炒)　诃黎勒(炮,去核)各一两　益智(炒,去皮)　乌头(炮裂,去皮脐)各二两　干姜(炮)一分

【用法】上为粗末。每服三钱匕,水一盏,生姜三片,大枣二个(擘破),同煎至七分,去滓,稍热服,不拘时候。

【主治】膈气,宿食不消。

60830 厚朴汤

《圣济总录》卷六十六。为《圣惠》卷四十六"厚朴散"之异名。见该条。

60831 厚朴汤(《圣济总录》卷七十四)

【组成】厚朴(去粗皮,生姜汁炙)一两半　黄连(去须,炒)一两

【用法】上为粗末。每服五钱匕,水一盏半,大枣二个(擘破),煎至一盏,去滓,空心温服,一日二次。

【主治】伤湿,濡泻不定。

【加减】如腹痛,加当归三分。

60832 厚朴汤(《圣济总录》卷七十五)

【组成】厚朴四两(去皮,涂姜汁炙令紫)　干姜(炮)二两

【用法】上为粗末。每服三钱匕,浆水一盏,煎至六分,去滓,食前温服。

【主治】脾胃气虚,滑泄下痢白脓。

60833 厚朴汤(《圣济总录》卷八十四)

【组成】厚朴(去粗皮,生姜汁炙)　木香　槟榔各一两

【用法】上各为粗末。先以水三盏,加生姜一分,厚朴末三钱匕,煎取浓汁二盏,下槟榔末、木香末各二钱,再煎一两沸,去滓温服,不拘早、晚。当快利一两行为效。

【主治】岭南脚气攻心痛闷霍乱。

60834 厚朴汤(《圣济总录》卷八十七)

【异名】厚朴散(《普济方》卷二二九)。

【组成】厚朴(去粗皮,生姜汁炙,到)　白术　鳖甲(去裙襕,醋炙)　柴胡(去苗)　石斛(去根)　肉豆蔻(去壳)地骨皮　犀角(镑)　白茯苓(去黑皮)　人参　甘草(炙,到)各一两　青木香半两

【用法】上为粗末。每服三钱匕,水一盏,大枣二个(擘破),生姜一枣大(拍碎),煎至七分,去滓,食前温服,一日二次。

【主治】气劳。心腹胀满,吃食不得,胸膈烦闷,面色萎黄,身体无力,不能行履。

60835 厚朴汤(《圣济总录》卷九十六)

【组成】厚朴(去粗皮,姜汁炙)一两半　附子(炮裂,去皮脐)　芎劳各三分　白龙骨　当归(切,焙)各一两

【用法】上㕮咀,如麻豆。每服三钱匕,水一盏,加生姜三片,大枣二个(擘破),煎至七分,去滓,食前温服。

【主治】小肠虚冷,脐下急痛,小便滑数。

60836 厚朴汤

《圣济总录》卷一二四。为《金匮》卷下"半夏厚朴汤"之异名。见该条。

60837 厚朴汤(《圣济总录》卷一二四)

【组成】厚朴(去粗皮,生姜汁炙)　赤茯苓(去黑皮)各一两半　陈橘皮(汤浸,去白,焙)　人参各一两

【用法】上为粗末。每服五钱匕,水一盏半,加生姜半分(拍破),煎至一盏,去滓,分二次温服。

【主治】咽喉干痛,心腹满闷,不能饮食。

60838 厚朴汤(《圣济总录》卷一五五)

【组成】厚朴(去粗皮,到,生姜汁浸一宿,炒熟)　白术各四两　白芷二两　干姜(炮)一两　甘草(炙)　益智(炒,去皮)　陈橘皮(去白,切,炒)　缩砂(炒,去皮)各二两

【用法】上为粗末。每服二钱匕,水一盏,煎七分,去滓温服,不拘时候。

【主治】妊娠心脾痛,呕逆不下食。

60839 厚朴汤(《圣济总录》卷一五六)

【组成】厚朴(去粗皮,生姜汁炙)　人参　白茯苓(去黑皮)　陈橘皮(汤浸,去白,焙)　白术(炒)　竹茹　半夏(为末,生姜汁制作饼,晒干)各一两

【用法】上为粗末。每服三钱匕,水一盏,生姜三片,煎至七分,去滓,食前温服。

【主治】妊娠呕逆不下食。

60840 厚朴汤(《圣济总录》卷一六二)

【组成】厚朴(去粗皮,生姜汁炙)　陈橘皮(去白,切,焙)　当归(到,炒)　桂(去粗皮)各二两　甘草(炙)　人参　附子(炮裂,去皮脐)各一两　白术(到,炒)三两

【用法】上到,如麻豆大。每服三钱匕,水一盏,煎七

九画

厚

844

(总4408)

分,去滓,食前温服。

【主治】产后霍乱吐利,肢体逆冷。

60841 厚朴汤《圣济总录》卷一六二)

【组成】厚朴(去粗皮,生姜汁炙)一两 陈橘皮(去白,焙)半两 藿香(去枝梗) 高良姜(剉,炒) 当归(切,焙)各三分

【用法】上为粗末。每服三钱匕,水一盏,煎七分,去滓温服,不拘时候。

【主治】产后霍乱吐利。

60842 厚朴汤

《圣济总录》卷一六二。为《圣惠》卷四十七"厚朴散"之异名。见该条。

60843 厚朴汤《圣济总录》卷一六二)

【组成】厚朴(去粗皮,生姜汁炙) 干姜(炮) 当归(剉,炒) 甘草(炙)各一两

【用法】上为粗末。每服三钱匕,水一盏,煎七分,去滓温服,不拘时候。

【主治】产后霍乱,吐利不止。

60844 厚朴汤《圣济总录》卷一六二)

【组成】厚朴(去粗皮,生姜汁炙) 高良姜(剉,炒) 人参 白术(剉,炒)各二两 麦门冬(去心,炒) 赤茯苓(去黑皮) 桂(去粗皮) 甘草各一两半 紫苏茎叶(全用,细剉) 陈橘皮(去白,炒)各一两一分 吴茱萸一两(洗去滑,略炒)

【用法】上为粗末。每服三钱匕,水一盏,煎至七分,去滓,食前温服。

【主治】产后霍乱吐利,四肢逆冷,虚烦。

60845 厚朴汤《圣济总录》卷一六三)

【组成】厚朴(去粗皮,生姜汁炙) 人参 白术 白茯苓(去黑皮) 沉香(剉) 乌药(剉) 甘草(炙,剉) 藿香叶各一两

【用法】上为粗末。每服三钱匕,水一盏,煎至七分,去滓温服,不拘时候。

【主治】产后呕逆,不进饮食。

60846 厚朴汤《圣济总录》卷一六四)

【组成】厚朴(去粗皮,生姜汁炙)二两 生干地黄(焙) 苍术(切,焙)各一两 当归(切,炒)三分 酸石榴皮半两

【用法】上为粗末。每服三钱匕,水一盏,煎至七分,去滓,食前温服。

【主治】产后泄泻久不止,不思饮食。

60847 厚朴汤《圣济总录》卷一六四)

【组成】厚朴(去粗皮,生姜汁炙,剉) 干姜(炮) 白术(剉,炒)各一两 甘草(炙)半两 陈橘皮(去白,炒)三分

【用法】上为粗末。每服三钱匕,水一盏,煎七分,去滓,食前温服。

【主治】产后泄泻不止。

60848 厚朴汤《圣济总录》卷一六五)

【组成】厚朴(去粗皮,生姜汁炙) 白茯苓(去黑皮) 黄连(去须)各半两 当归(剉,焙)一分 枳壳(去瓤,麸炒)一分半

【用法】上剉,如麻豆大。每服三钱匕,水一盏,煎至七分,去滓,空腹温服。

【主治】产后水泻不止。

60849 厚朴汤《圣济总录》卷一七六)

【组成】厚朴(去粗皮,生姜汁炙) 人参各一分 粟米(炒)一合

【用法】上为粗末。每服一钱匕,水七分,加生姜二片,同煎至四分,去滓,分二次温服,早晨、日、晚各一服。

【主治】小儿呕吐不止。

60850 厚朴汤

《圣济总录》卷一七八。为《博济》卷四"厚朴散"之异名。见该条。

60851 厚朴汤

《鸡峰》卷十二。为《圣惠》卷五"厚朴散"之异名。见该条。

60852 厚朴汤《保命集》卷中)

【异名】厚朴散(《普济方》卷三十九)。

【组成】厚朴(姜制) 白术各五两 半夏二两 枳实一两(炒) 陈皮(去白)二两 甘草二两(炙)

【用法】上为粗末。每服三五钱,水一盏半,生姜五片,大枣三个,煎至一盏,去滓,空心温服。

【主治】胃虚而便秘,不能饮食,小便清利。

60853 厚朴汤《朱氏集验方》卷四)

【组成】生姜 厚朴 枣肉各一两(以上用水一碗煎干,入粟米粥半盏,同杵为饼子,贴壁上候干,取下焙干,并后药同研服) 缩砂仁(炒) 良姜 草果仁(炒) 甘草(炙) 白术 诃子(炮)各半两 肉桂二钱半

【用法】上为细末。每服三钱,入烧盐少许,空心沸汤点下。

【主治】脾胃不和,冷泻腹痛。

【加减】气实,加青皮半两;虚,加陈皮半两。

60854 厚朴汤《普济方》卷一八二)

【组成】厚朴 陈皮 半夏 茯苓 苍术 白术 草果 藿香 南星 芍药 黄耆 粉草 砂仁各等分 人参少 木香少 官桂少

【用法】每服加生姜五片,水二盏,枣子二个,煎至一盏,食前服。

【主治】气患发热,头疼气急,全不思饮食。

60855 厚朴汤《普济方》卷一九九)

【组成】厚朴四两(制) 甘草六两 干姜二两 陈皮二两

【用法】上粗剉,以井花水洗二十一度,以水五升煮干,加桂末三两、炒盐五两,为末。每服一钱,以沸汤点下,不拘时候。

【功用】健脾胃,散风湿,止恶心腹痛,辟山岚瘴气。

60856 厚朴汤《普济方》卷二○一)

【组成】厚朴四两(炙) 桂心五枚 生姜三四两

【用法】以水六升,煎取二升,分三次服。

【主治】霍乱。

60857 厚朴汤

《普济方》卷二四三。即《千金》卷七"兼补厚朴汤"。见该条。

60858 厚朴汤

《普济方》卷三五五。为《圣惠》卷七十九"厚朴散"之异

名。见该条。

60859　厚朴汤(方出《校注妇人良方》卷七,名见《赤水玄珠》卷二十)

【组成】厚朴(姜汁炒)

【用法】每服五钱,加生姜七片,水煎温服,不拘时候。间服沉香降气汤。

【主治】❶《校注妇人良方》:妇人心腹胀满。❷《赤水玄珠》:月水不通,气滞痃呕,结痰在上,寒热。

60860　厚朴汤(《医方类聚》卷一〇二引《御医撮要》)

【组成】厚朴(去粗皮,涂生姜汁炙微烟出)二两　人参一两　陈橘皮(汤浸,去白,炒)二两　白术二两

【用法】上为散。每服二钱,水一盏,加生姜一分(拍碎),同煎至六分,去滓,温温服之,不拘时候。

【主治】脾胃气,不能食,腹内冷气胀闷。

【宜忌】忌桃、李、雀肉、大蒜。

60861　厚朴汤

《医方类聚》卷一〇〇。即《内外伤辨》卷中"厚朴温中汤"。见该条。

60862　厚朴汤(《痘疹全书》卷下)

【组成】苍术　大腹皮　厚朴(姜制)　陈皮　猪苓　木香　茯苓皮

【用法】水煎服。

【主治】痘疹脾虚,湿热内蓄,腹膨如鼓,目胞微肿者。

【加减】因于水者,加泽泻、滑石、车前、葶苈;因于食者,加神曲、山楂、枳实;喘,加葶苈、杏仁。

60863　厚朴汤(《片玉痘疹》卷十二)

【组成】苍术　陈皮　厚朴(姜汁炒)　猪苓　甘草　大腹皮　茯苓皮

【用法】水煎服。

【主治】脾胃素虚,饮水太多,蓄积于内,所食过度,积热于中,痘后腹膨如鼓,眼胞微肿者。

【加减】因于食者,加神曲、山楂肉、三棱、莪术、枳实;喘者,加葶苈子、杏仁。

60864　厚朴汤(《张氏医通》卷十六)

【组成】平胃散去苍术,加茯苓、干姜

【主治】脾胃虚寒作胀,腹中时痛时止。

60865　厚朴汤(《医彻》卷一)

【组成】厚朴(姜制)　枳壳(麸炒)　广皮各一钱　山楂二钱　卜子一钱(焙,研)　甘草三分(炙)　柴胡七分　葛根一钱

【用法】加熟砂仁末七分,生姜一片,水煎服。

【主治】伤寒夹食。

60866　厚朴汤(《医彻》卷二)

【组成】厚朴一钱(姜制)　枳实一钱(麸炒)　莱菔子一钱(焙,研)　木香五分　黄芩一钱　广皮一钱　山楂一钱半　豆豉一钱　炙甘草三分　柴胡七分　槟榔一钱

【用法】加砂仁末七分,生姜一片,水煎服。

【主治】痢疾,饮食停滞下积者。

60867　厚朴汤(《医宗己任编》卷三)

【组成】厚朴　槟榔　枳实　泽泻　青皮　黄芩　甘草

【主治】痢疾,若初起但觉腹痛,水泻无度。

60868　厚朴饮

《圣济总录》卷十三。为《圣惠》卷六"厚朴散"之异名。见该条。

60869　厚朴饮(《圣济总录》卷二十五)

【组成】厚朴(去粗皮,生姜汁炙令透)　人参　芍药　枳壳(去瓤,麸炒)各一两　甘草(炙,剉)半两　槟榔(煨,剉)三分

【用法】上为粗末。每服三钱匕,水一盏,加生姜半分(拍碎),同煎至半盏,去滓,食前温服。

【主治】伤寒脾气未顺,腹胁胀满。

60870　厚朴饮(《圣济总录》卷三十一)

【组成】厚朴二两(去粗皮,姜汁炙)　甘草(炙)　半夏(姜汁炙)　人参　陈橘皮(去白,焙)各一两

【用法】上为粗末。每服五钱匕,用水一盏半,加生姜五片,同煎至七分,去滓,空心服。

【主治】伤寒发汗后,气虚心烦,腹满痰逆,不思饮食。

60871　厚朴饮(《圣济总录》卷四十七)

【组成】厚朴(去粗皮,生姜汁炙)　生姜(切,焙)各一两半　槟榔(剉)三枚　肉豆蔻(去壳,炮)一两　吴茱萸(洗,焙,微炒)三分　陈橘皮(汤浸,去白,焙)一两

【用法】上为粗末。每服三钱匕,水一盏半,煎至一盏,去滓,空腹温服,如人行五里再服。

【主治】反胃。两胁妨胀,食不消化。

60872　厚朴饮(《圣济总录》卷七十五)

【异名】厚朴豆蔻汤(原书卷九十六)。

【组成】厚朴(去粗皮,姜汁炙)一两　肉豆蔻(去壳)半两　龙骨　白术各三分

【用法】上剉,如麻豆大。每服四钱匕,水一大盏,加生姜三片,同煎至七分,去滓,空心、食前温服,一日三次。

【主治】冷痢,大便不禁。

60873　厚朴散(方出《经效产宝》卷上,名见《妇人良方》卷十五)

【组成】厚朴三两(炙)　黄连二两　豆蔻五枚(连皮)

【用法】水二升,煮取一升,顿服。

【主治】妊娠痢,黄水不绝。

【宜忌】忌生冷肥腻。

60874　厚朴散(《圣惠》卷四)

【组成】厚朴一两(去粗皮,涂生姜汁,炙令香熟)　高良姜一两(剉)　当归三分(剉,微炒)　桂心一两　芎䓖三分　白芍药三分

【用法】上为散。每服三钱,用水一中盏,煎至六分,去滓,稍热服,不拘时候。

【主治】小肠虚冷气,小腹卒痛如刺,胸胁气满,闷乱不忍。

60875　厚朴散(《圣惠》卷五)

【组成】厚朴一两(去粗皮,涂生姜汁,炙令香熟)　肉桂一两(去粗皮)　当归半两(剉,微炒)　人参半两(去芦头)　丁香半两　白术半两　白豆蔻半两(去皮)　吴茱萸一分(汤浸七遍,炒令微黄)　诃黎勒一两(煨,用皮)　高良姜半两　陈橘皮半两(汤浸,去白瓤,微炒)

【用法】上为散。每服三钱,水一中盏,加生姜半分、大枣三个,煎至六分,去滓温服,不拘时候。

【主治】脾气不足,心腹胀痛,喜噫吞酸,食则欲呕,四

肢少力。

【宜忌】忌生冷、油腻、湿面、黏食。

60876 厚朴散《圣惠》卷五

【异名】厚朴汤（《鸡峰》卷十二）。

【组成】厚朴二两（去粗皮，涂生姜汁，炙令香熟）丁香半两 木香半两 附子一两（炮裂，去皮脐）白术一两 当归一两（剉，微炒）人参一两（去芦头）诃黎勒一两（煨，用皮）干姜三分（炮裂，剉）白茯苓一两 桂心一两 甘草半两（炙微赤，剉）陈橘皮一两（汤浸，去白瓤，焙）

【用法】上为粗散。每服三钱，以水一中盏，加生姜半分、大枣三个，煎至六分，去滓，食前稍热服。

【主治】脾气虚，腹胁胀满，吃食难消，面色萎黄，四肢少力。

【宜忌】忌生冷、油腻、湿面、黏滑。

【备考】本方原名厚朴丸，与剂型不符，据《医方类聚》改。

60877 厚朴散《圣惠》卷五

【组成】厚朴一两（去粗皮，涂生姜汁，炙令香熟）人参一两（去芦头）桂心一两 白术一两 陈橘皮一两（汤浸，去白瓤，焙）甘草半两（炙微赤，剉）半夏三分（汤浸七遍去滑）丁香半两 红豆蔻半两（去皮）

【用法】上为散。每服三钱，以水一中盏，加生姜半分，大枣三个，煎至六分，去滓，稍热服，不拘时候。

【主治】脾胃气虚弱，不能吃食，或时痰逆，四肢不和。

【宜忌】忌生冷、油腻、饴糖。

60878 厚朴散《圣惠》卷五

【组成】厚朴二两（去粗皮，涂生姜汁，炙令香熟）人参半两（去芦头）当归三分（剉，微炒）干姜半两（炮裂，剉）白术半两 干木瓜三分 高良姜半两（剉）诃黎勒三分（煨，用皮）桂心三分 木香半两 陈橘皮半两（汤浸，去白瓤，焙）附子一两（炮裂，去皮脐）

【用法】上为散。每服三钱，以水一中盏，加大枣三个，煎至六分，去滓，稍热服，不拘时候。

【主治】脾脏虚冷，不思饮食，腹内疗痛，大肠泄痢，水谷不化。

【宜忌】忌生冷、油腻。

60879 厚朴散《圣惠》卷五

【组成】厚朴二两（去粗皮，涂生姜汁，炙令香熟）苍术一两 诃黎勒一分（煨，用皮）当归三分（剉，微炒）干姜半两（炮裂，剉）木香半两 缩砂一两（去皮）赤石脂一两 附子一两（炮裂，去皮脐）

【用法】上为细散。每服二钱，食前以姜枣粥饮调下。

【主治】脾脏虚冷，大肠泄痢，腹内疼痛，四肢羸瘦少力，或渴，不思饮食。

【备考】本方原名厚朴丸，与剂型不符，据《普济方》改。

60880 厚朴散《圣惠》卷五

【组成】厚朴二两（去粗皮，涂生姜汁，炙令香熟）肉豆蔻三分（去壳）木香三分 诃黎勒一两（煨，用皮）槟榔三分 陈橘皮三分（汤浸，去白瓤，焙）

【用法】上为散。每服三钱，以水一中盏，加生姜半分、大枣三个，煎至六分，去滓，食前稍热服。

【主治】胃中虚冷气攻腹胁妨闷，食久不消。

60881 厚朴散《圣惠》卷六

【异名】厚朴饮（《圣济总录》卷十三）。

【组成】厚朴一两半（去粗皮，涂生姜汁，炙令香熟）前胡一两（去芦头）桂心一两 石膏一两 赤芍药一两 贝母一两（煨令微黄）甘草一两（炙微赤，剉）杏仁三分（汤浸，去皮尖双仁，麸炒微黄）

【用法】上为散。每服三钱，以水一中盏，加生姜半分，大枣三个，煎至六分，去滓，稍热服，不拘时候。

【主治】❶《圣惠》：肺脏伤风冷，咳嗽，头痛不可忍，及多涕。❷《圣济总录》：寒中之病，目泣自出。

60882 厚朴散《圣惠》卷十一

【组成】厚朴一两（去粗皮，涂生姜汁，炙令香熟）吴茱萸半两（汤浸七遍，焙干，微炒）甘草一两（炙微赤，剉）附子一两（炮裂，去皮脐）陈橘皮一两（汤浸，去白瓤，焙）麻黄一两（去根节）干姜半两（炮裂，剉）前胡（去芦头）川大黄一两（剉碎，微炒）

【用法】上为细散。每服三钱，以水一中盏，加生姜半分，煎至六分，去生姜，和滓稍热服，不拘时候。以衣覆取汗，未汗再服。

【主治】伤寒壮热头痛，烦躁无汗。

60883 厚朴散《圣惠》卷十二

【组成】厚朴一两（去粗皮，涂生姜汁，炙令香熟）当归半两（剉，微炒）枳壳半两（麸炒微黄，去瓤）木香半两 诃黎勒一两（煨，用皮）大腹皮半两（剉）

【用法】上为散。每服四钱，以水一中盏，加生姜半分，煎至六分，去滓，稍热服，不拘时候。

【主治】伤寒因热服冷药过度，心腹胀痛。

60884 厚朴散《圣惠》卷十二

【组成】川大黄一两（剉碎，微炒）芎䓖三分 人参一两（去芦头）赤芍药三分 陈橘皮三分（汤浸，去白瓤，焙）厚朴二两（去粗皮，涂生姜汁，炙令香熟）

【用法】上为散。每服四钱，以水一中盏，加生姜半分，煎至六分，去滓，稍热服，不拘时候。

【主治】伤寒汗后，腹胀疼痛。

60885 厚朴散《圣惠》卷十七

【组成】厚朴一两（去粗皮，涂生姜汁，炙令香熟）半夏一两（汤洗七遍去滑）藿香三分 人参一两（去芦头）陈橘皮半两（汤浸，去白瓤，焙）甘草半两（炙微赤，剉）诃黎勒皮三分

【用法】上为散。每服三钱，以水一中盏，加生姜半分，大枣三个，煎至六分，去滓温服，不拘时候。

【主治】热病伤冷太过，腹胀呕逆，不纳饮食。

60886 厚朴散《圣惠》卷二十八

【组成】厚朴一两（去粗皮，涂生姜汁，炙令香熟）人参一两（去芦头）白豆蔻三分（去皮）甘草半两（炙微赤，剉）高良姜半两（剉）丁香半两 诃黎勒一两（煨，用皮）桂心三分 前胡三分（去芦头）半夏半两（汤洗七遍去滑）陈橘皮一两（汤浸，去白瓤，焙）

【用法】上为粗散。每服二钱，以水一中盏，加生姜半分，大枣三个，煎至六分，去滓，食前稍热服。

【主治】虚劳。脾胃虚冷，吃食即吐，胸中妨闷，宿食不消。

60887 厚朴散（《圣惠》卷二十八）

【组成】厚朴一两（去粗皮，涂生姜汁，炙令香熟） 人参一两（去芦头） 吴茱萸半两（汤浸七遍，焙干，微炒） 青橘皮半两（汤浸，去白瓤，焙） 白术一两 白茯苓一两 草豆蔻一两（去皮） 桂心半两 高良姜半两（剉） 附子半两（炮裂，去皮脐） 甘草二两（炙微赤，剉）

【用法】上为粗散。每服三钱，以水一中盏，加生姜半分，大枣三个，煎至六分，去滓，稍热服，不拘时候。

【主治】虚劳。脾胃气不和，心腹冷气，不思饮食。

60888 厚朴散（《圣惠》卷二十八）

【组成】厚朴五两（去粗皮，细剉，用生姜五两研取汁，和浸厚朴一宿，以生姜捏，焙干后微火炒令香熟紫色烟尽为度） 人参一两（去芦头） 陈橘皮一两（汤浸，去白瓤，焙） 白术一两 诃黎勒二两（煨，用皮） 草豆蔻一两（去皮） 甘草半两（炙微赤，剉）

【用法】上为细散。每服一钱，食前以生姜枣汤调下。

【主治】虚劳，脾胃不和，少思饮食，或时自泻。

60889 厚朴散（《圣惠》卷三十）

【组成】厚朴一两半（去粗皮，涂生姜汁，炙令香熟） 人参一两（去芦头） 附子一两（炮裂，去皮脐） 白术一两 陈橘皮一两（汤浸，去白瓤，焙） 黄耆三分（剉） 白茯苓一两 桂心一两 石斛一两（去根，剉） 甘草半两（炙微赤，剉） 白芍药三分

【用法】上为粗散。每服三钱，以水一中盏，加生姜半分，大枣三个，煎至六分，去滓，稍热服，一日三四次。

【主治】虚劳。四肢逆冷，乏力少气，不能饮食。

60890 厚朴散（《圣惠》卷四十三）

【异名】厚朴煮散（《圣济总录》卷十七）。

【组成】厚朴一两半（去粗皮，涂生姜汁，炙令香熟） 诃黎勒一两半（煨，用皮） 木香一两 苍术一两 枳壳一两（麸炒微黄，去瓤） 当归一两（剉，微炒） 桔梗一两（去芦头） 陈橘皮二两（汤浸）

【用法】上为散。每服三钱，以水一中盏，加大枣三个，煎至六分，去滓，稍热服，不拘时候。

【主治】冷气攻心腹，胀满疼痛，饮食不消，四肢羸瘦。

60891 厚朴散（《圣惠》卷四十三）

【组成】厚朴一两半（去粗皮，涂生姜汁，炙香熟） 赤茯苓一两 陈橘皮一两（汤浸，去白瓤，焙） 白术一两 人参一两（去芦头） 高良姜一两（剉）

【用法】上为散。每服四钱，以水一中盏，加生姜半分，大枣三个，煎至六分，去滓，稍热服，不拘时候。

【主治】冷热气不和，心痛腹满，不能饮食。

60892 厚朴散（《圣惠》卷四十三）

【组成】厚朴一两（去粗皮，涂生姜汁，炙令香熟） 桂心三分 赤芍药三分 半夏三分（汤洗七遍去滑） 枳壳半两（麸炒微黄，去瓤） 甘草半两（炙微赤，剉） 麦门冬三分（去心） 紫苏子三分（微炒） 桔梗半两（去芦头） 人参三两（去芦头） 大腹皮半两（剉）

【用法】上为粗散。每服三钱，以水一中盏，加生姜半分，大枣三个，煎至六分，去滓温服，不拘时候。

【主治】腹虚胀满膨膨，饮食不下，烦热不得眠卧。

60893 厚朴散（《圣惠》卷四十六）

【异名】厚朴汤（《圣济总录》卷六十六）。

【组成】厚朴二两（去粗皮，涂生姜汁，炙令香熟） 白术三分 贝母三分（煨微黄） 紫菀一两（去苗） 陈橘皮一两（汤浸，去白瓤，焙） 人参一两（去芦头） 杏仁三两（汤浸，去皮尖双仁，麸炒微黄） 甘草半两（炙微赤，剉） 半夏一两（汤洗七遍去滑）

【用法】上为散。每服四钱，以水一中盏，加生姜半分，煎至六分，去滓温服，不拘时候。

【主治】咳嗽，呕吐，寒热，不下饮食。

60894 厚朴散（《圣惠》卷四十七）

【异名】厚朴汤（《圣济总录》卷一六二）。

【组成】厚朴一两半（去粗皮，涂生姜汁，炙令香熟） 甘草半两（炙微赤，剉） 肉豆蔻三分（去壳） 黄连三分（去须）

【用法】上为散。每服三钱，以水一中盏，煎至五分，去滓，温温频服。

【主治】霍乱吐泻不止。

60895 厚朴散（方出《圣惠》卷四十七，名见《普济方》卷二○一）

【组成】厚朴一两（去粗皮，涂生姜汁，炙令香熟） 桂心半两 枳实半两（麸炒微黄） 半夏半两（汤洗七遍去滑） 人参半两（去芦头） 白术一两

【用法】上为散。每服三钱，以水一中盏，加生姜半分，大枣三个，煎至六分，去滓，温温频服。

【主治】霍乱呕吐，脾胃虚冷，气膈，不思饮食。

60896 厚朴散（《圣惠》卷四十七）

【组成】厚朴一两（去粗皮，涂生姜汁，炙令香熟） 桂心半两 枇杷叶一分（去毛，炙微黄） 枳实半两（麸炒微黄）

【用法】上为散。每服三钱，以水一中盏，加生姜半分，煎至六分，去滓温服，不拘时候。

【主治】霍乱，呕吐腹胀。

60897 厚朴散（《圣惠》卷四十七）

【组成】厚朴二两（去粗皮，涂生姜汁，炙令香熟） 吴茱萸一两（汤浸七遍，微炒） 白茯苓一两 桔梗一两（去芦头） 芎䓖一两 白术二两 附子一两（炮裂，去皮脐） 陈橘皮二两（汤浸，去白瓤，焙）

【用法】上为散。每服四钱，以水一中盏，加生姜半分，煎至五分，去滓，稍热服。

【主治】中焦虚寒，好吐白沫清涎，吞酸。

60898 厚朴散（《圣惠》卷五十）

【组成】厚朴一两半（去粗皮，涂生姜汁，炙令香熟） 人参一两（去芦头） 白术一两 吴茱萸半两（汤浸七遍，焙干，微炒） 木通三分（剉） 桂心三分 赤茯苓三分 陈橘皮二两（汤浸，去白瓤，焙） 甘草半两（炙微赤，剉）

【用法】上为散。每服三钱，以水一中盏，加生姜半分，煎至六分，去滓，稍热服，不拘时候。

【主治】膈气。不能食，腹内冷气，或吐逆。

60899 厚朴散（《圣惠》卷五十）

【组成】厚朴一两半（去粗皮，涂生姜汁，炙令香熟） 吴茱萸半两（汤浸七遍，焙干，微炒） 人参一两（去芦头） 陈橘皮一两（汤浸，去白瓤，焙） 白术一两 甘草半两（炙微赤，剉） 高良姜半两（剉） 桂心半两

【用法】上为粗散。每服三钱,以水一中盏,加生姜半分,煎至六分,去滓,稍热服,不拘时候。

【主治】五膈气。心胸久冷结滞,时多呕吐酸水,不思饮食。

60900 厚朴散（《圣惠》卷五十）

【组成】厚朴一两（去粗皮,涂生姜汁,炙令香熟） 沉香三分 青橘皮半两（汤浸,去白瓤,焙） 槟榔半两 丁香半两 诃黎勒皮一两半 桂心半两 白术三分 高良姜三分（剉） 草豆蔻一两（去皮） 木香三分 人参三分（去芦头） 甘草一分（炙微赤,剉）

【用法】上为散。每服四钱,以水一中盏,加生姜半分,大枣三个,煎至六分,去滓,稍热服,不拘时候。

【主治】膈气。脾胃久冷,宿食不消,心腹虚胀,四肢瘦弱。

60901 厚朴散（《圣惠》卷五十）

【组成】厚朴二两（去粗皮,涂生姜汁,炙令香熟） 吴茱萸半两（汤浸七遍,焙干,微炒） 桂心一两 白术一两 陈橘皮一两半（汤浸,去白瓤,焙）

【用法】上为细散。每服二钱,以热酒调下,不拘时候。

【主治】膈气。心胸中虚寒疼痛。

60902 厚朴散（《圣惠》卷五十一）

【组成】厚朴一两（去粗皮,涂生姜汁,炙令香熟） 紫苏茎叶三分 陈橘皮三分（汤浸,去白瓤,焙） 赤茯苓三分 前胡三分（去芦头） 半夏三分（汤洗七遍去滑） 槟榔三分

【用法】上为散。每服五钱,以水一大盏,加生姜半分,煎至五分,去滓温服,不拘时候。

【主治】心腹胀满,痰饮不下食。

60903 厚朴散（《圣惠》卷五十一）

【组成】厚朴一两（去粗皮,涂生姜汁,炙令香熟） 川大黄一两（剉碎,微炒） 枳壳三分（麸炒微黄,去瓤） 木香半两 桂心半两 槟榔三分

【用法】上为散。每服四钱,以水一中盏,煎至六分,去滓温服,一日三四次。

【主治】悬饮。心腹气滞,两胁多疼。

60904 厚朴散（《圣惠》卷五十一）

【组成】厚朴三分（去粗皮,涂生姜汁,炙令香熟） 高良姜半两（剉） 桂心半两 神曲一两（微炒） 陈橘皮半两（汤浸,去白瓤,焙） 诃黎勒皮三分 赤茯苓一两 干姜半两（炮裂,剉） 白术半两 大腹皮半两（剉） 人参三分（去芦头） 草豆蔻三分（去皮） 甘草一分（炙微赤,剉） 半夏半两（汤洗七遍去滑）

【用法】上为散。每服五钱,以水一大盏,加生姜半分,煎至五分,去滓热服,不拘时候。

【主治】痰冷癖饮,腹膈虚胀,常吐酸水,时复呕逆,不下饮食。

60905 厚朴散（《圣惠》卷五十九）

【组成】厚朴半两（去粗皮,涂生姜汁,炙令香熟） 木香半两 人参半两（去芦头） 诃黎勒三分（煨,用皮） 干姜半两（炮裂,剉） 陈橘皮一两（汤浸,去白瓤,焙） 当归半两（剉,微炒） 地榆三分（剉） 附子一两（炮裂,去皮脐）

【用法】上为散。每服三钱,以水一中盏,煎至五分,去滓,稍热服,不拘时候。

【主治】水谷痢。腹内疼痛,两胁虚胀,不思饮食。

60906 厚朴散（《圣惠》卷五十九）

【组成】厚朴一两（去粗皮,涂生姜汁,炙令香熟） 地榆一两（剉） 当归一两（剉,微炒） 黄连一两（去须,微炒） 赤芍药半两 赤石脂二两 干姜一两（炮裂,剉） 禹余粮二两（烧醋淬三遍） 吴茱萸半两（汤浸七遍,焙干,微炒）

【用法】上为细散。每服二钱,以粥饮调下,不拘时候。

【主治】白痢。四肢不和,腹内疼痛。

60907 厚朴散（《圣惠》卷五十九）

【组成】厚朴二两（去粗皮,涂生姜汁,炙令香熟） 木香三分 黄连一两（去须,微炒） 吴茱萸半两（汤浸七遍,焙干,微炒） 干姜半两（炮裂,剉） 当归三分（剉,微炒）

【用法】上为细散。每服二钱,以粥饮调下,不拘时候。

【主治】久赤白痢,腹内冷痛,白多赤少。

60908 厚朴散（《圣惠》卷五十九）

【组成】厚朴一两半（去粗皮,涂生姜汁,炙令香熟） 肉豆蔻一两（去壳） 当归三分（剉,微炒） 龙骨一两 木香半两 阿胶三分（捣碎,炒令黄燥）

【用法】上为散。每服三钱,以水一中盏,加生姜半分、大枣三个,煎至五分,去滓,稍热服,不拘时候。

【主治】久冷痢,食不消化,心腹疗痛,四肢少力。

60909 厚朴散（《圣惠》卷七十）

【组成】厚朴一两（去粗皮,涂生姜汁,炙令香熟） 木香半两 当归三分（剉碎,微炒） 熟干地黄一两 半夏半两（汤洗七遍去滑） 人参三两（去芦头） 白茯苓三分 白芍药半两 干姜半两（炮裂,剉） 桂心半两 牛膝三分（去苗） 陈橘皮三分（汤浸,去白瓤,焙） 白术三分 附子三分（炮裂,去皮脐） 甘草半两（炙微赤,剉）

【用法】上为粗散。每服四钱,以水一中盏,加生姜半分、大枣三个,煎至六分,去滓温服,不拘时候。

【主治】妇人冷劳气,面色萎黄,四肢羸瘦,多卧少起,不欲饮食,身体虚困。

60910 厚朴散（《圣惠》卷七十）

【组成】厚朴一两（去粗皮,涂生姜汁,炙令香熟） 白茯苓一两 桂心一分 白术一两 诃黎勒皮二两 陈橘皮二分（汤浸,去白瓤,焙） 人参一两（去芦头） 细辛半两 甘草一分（炙微赤,剉）

【用法】上为粗散。每服四钱,以水一中盏,加生姜半分,大枣三个,煎至六分,去滓温服,不拘时候。

【主治】妇人体虚,感于寒气,时有咳嗽。

60911 厚朴散（《圣惠》卷七十四）

【组成】厚朴一两（去粗皮,涂生姜汁,炙令香熟） 皂荚一两（去皮,涂酥炙令焦黄,去子） 甘草半两（炙微赤,剉）

【用法】上为细散。每服一钱,点好茶调下,不拘时候。

【主治】妊娠伤寒,头痛,身体烦热。

60912 厚朴散（《圣惠》卷七十四）

【组成】厚朴一两（去粗皮,涂生姜汁,炙令香熟） 白茯苓一两 黄连半两（去须） 干姜半两（炮裂,剉） 木香半两 诃黎勒一两（煨,用皮）

【用法】上为散。每服四钱,以水一中盏,加大枣三枚,煎至六分,去滓,稍热服,不拘时候。

【主治】妊娠水谷痢。

60913 厚朴散《圣惠》卷七十五)

【组成】厚朴一两(去粗皮,涂生姜汁,炙令香熟) 白术一两 芎䓖一两 白芍药一两 干姜半两(炮裂,剉) 当归一两(剉,微炒) 人参半两(去芦头) 甘草一分(炙微赤,剉) 熟干地黄一两 诃黎勒三分(煨,用皮)

【用法】上为散。每服四钱,以水一中盏,加大枣三个,煎至六分,去滓,稍热服,不拘时候。

【主治】妊娠胎动,时时腹痛,频频下利,渐觉羸瘦,面色萎黄,不欲饮食。

60914 厚朴散《圣惠》卷七十五)

【组成】厚朴二两(去粗皮,涂生姜汁,炙令香熟) 陈橘皮一两(汤浸,去白瓤,焙) 草豆蔻一两(去皮) 人参三分(去芦头) 芎䓖三分 白术三分 阿胶三分(捣碎,炒令黄燥) 当归三分(剉,微炒) 干姜半两(炮裂,剉) 诃黎勒一两(煨,用皮) 吴茱萸一分(汤浸七遍,晒干,微炒) 甘草一分(炙微赤,剉)

【用法】上为散。每服三钱,以水一中盏,加大枣三个,煎至六分,去滓,稍热服,不拘时候。

【主治】妊娠冷气攻心腹痛,或不纳饮食。

60915 厚朴散《圣惠》卷七十八)

【组成】厚朴(去粗皮,涂生姜汁,炙令香熟) 陈橘皮(汤浸,去白瓤,焙) 人参(去芦头)各三分 肉豆蔻(去壳) 红豆蔻 桂心 白术 干姜(炮裂,剉) 甘草(炙微赤,剉)各半两

【用法】上为粗散。每服三钱,以水一中盏,加生姜半分,煎至六分,去滓温服,不拘时候。

【主治】产后霍乱,吐泻不止。

60916 厚朴散《圣惠》卷七十八)

【组成】厚朴三分(去粗皮,涂生姜汁,炙令香熟) 丁香半两 白术三分 枳壳半两(麸炒微黄,去瓤) 草豆蔻一两(去皮) 芎䓖半两

【用法】上为细散。每服一钱,以醋汤调下,不拘时候。

【主治】产后脾胃伤冷,心胸气滞,咳噫不止。

60917 厚朴散《圣惠》卷七十九)

【异名】厚朴汤《普济方》卷三五五)。

【组成】厚朴一两半(去粗皮,涂生姜汁,炙令香熟) 干姜三分(炮裂,剉) 黄连一两半(去须,微炒) 当归一两(剉,微炒)

【用法】上为散。每服三钱,以水一中盏,煎至六分,去滓温服,一日三四次。

【主治】产后痢,下部冷疼。

60918 厚朴散《圣惠》卷八十一)

【组成】厚朴一两(去粗皮,涂生姜汁,炙令香熟) 赤茯苓三分 人参三分(去芦头) 当归三分(剉,微炒) 甘草一分(炙微赤,剉) 诃黎勒皮三分 陈橘皮三分(汤浸,去白瓤,焙)

【用法】上为粗散。每服四钱,以水一中盏,加生姜半分,大枣二个,煎至六分,去滓温服,不拘时候。

【主治】产后两胁胀满,胸腹妨闷,不下饮食。

60919 厚朴散《圣惠》卷八十四)

【组成】厚朴半两(刮去皱皮,涂生姜汁,炙令香熟) 川大黄一分(剉碎,微炒) 人参一分(去芦头) 陈橘皮一分(汤浸,去白瓤,焙) 甘草一分(炙微赤,剉) 朴消一分

【用法】上为粗散。每服一钱,以水一小盏,煎至五分,去滓温服,不拘时候。

【主治】小儿伤寒挟实,心腹胀满,不欲乳食。

60920 厚朴散《圣惠》卷九十三)

【组成】厚朴一分(去粗皮,涂生姜汁,炙令香熟) 人参一分(去芦头) 诃黎勒一分(煨,用皮) 肉豆蔻一枚(去壳) 白术一分 干姜半两(炮裂,剉) 黄连一分(去须,微炒) 地榆一分(微炙,剉) 甘草半分(炙微赤,剉)

【用法】上为细散。每服半钱,以粥饮调下,一日三四次。

【主治】小儿脾胃气不和,洞泄下痢不止,羸瘦食少。

60921 厚朴散《圣惠》卷九十三)

【组成】厚朴半两(去粗皮,涂生姜汁,炙令香熟) 黄连半两(去须,微炒) 丁香一分 肉豆蔻一分(去壳) 当归一分(剉,微炒) 木香一分 龙骨半两 白术一分

【用法】上为细散。每服半钱,以粥饮调下,一日三四次。

【主治】❶《圣惠》:小儿水谷痢,羸瘦面黄,不欲饮食。❷《圣济总录》:小儿肠胃风冷,泄痢水谷,腹胁胀满,不欲饮。

60922 厚朴散《圣惠》卷九十三)

【异名】诃黎勒散《圣济总录》卷一七九)。

【组成】厚朴一分(去粗皮,涂生姜汁,炙令香熟) 枳壳一分(麸炒微黄,去瓤) 诃黎勒一分(煨,用皮) 当归一分(剉,微炒) 赤芍药一分

【用法】上为细散。每服半钱,以米饮调下,一日三四次。

【主治】❶《圣惠》:小儿蛊痢,两胁虚胀,腹痛,不欲饮食。❷《圣济总录》:小儿冒风泄泻。

60923 厚朴散《博济》卷四)

【异名】厚朴汤《圣济总录》卷一七八)。

【组成】厚朴(去皮,以姜汁涂炙令香) 苍术 陈皮(去白)各一两 干姜三分 甘草半两

【用法】上为细末。每服一钱,水一盏,加生姜三片、大枣一个,同煎至六分,热服。

【功用】解肌。

【主治】❶《博济》:小儿外伤风冷。❷《圣济总录》:小儿冷痢,便下青白,或如凝脂,或下瘀黑。

60924 厚朴散《医方类聚》卷十引《简要济众方》)

【组成】厚朴一两半(去皱皮,涂生姜汁,炙香熟) 附子三分(炮裂,去皮脐) 白龙骨一两 芎䓖三分 当归一两(切碎,炒)

【用法】上为散。每服二钱,水一中盏,加生姜三片、大枣二个,同煎六分,去滓,食前温服。

【主治】小肠虚冷,脐下急痛,小便滑数。

60925 厚朴散《医方类聚》卷十引《简要济众方》)

【异名】厚朴汤《圣济总录》卷三十六)。

【组成】厚朴(去粗皮,用生姜自然汁炙香熟)二两 白术一两 陈橘皮(汤浸,去白瓤,焙干)一两 甘草半两(炙) 桂心半两(去粗皮)

【用法】上为散。每服三钱,水一中盏,加生姜三片、大枣二个,同煎至六分,去滓,食前温服。

【功用】温中顺气进食。

【主治】❶《医方类聚》引《简要济众方》:胃气不和。❷《圣济总录》:足阳明胃疟,寒热汗出,食则支满腹大。

60926 厚朴散(《医方类聚》卷十引《神巧万全方》)

【组成】厚朴一两半(姜汁炙) 陈橘皮(去瓤) 附子(炮) 诃黎勒皮各一两 当归(炒) 肉豆蔻各三两 吴茱萸一分(汤浸七遍,炒) 木香 桔梗各半两 甘草一分(炙)

【用法】上为末。每服三钱,以水一中盏,加生姜半分、大枣三个,煎至六分,去滓,食前热服。

【主治】大肠虚冷,肠鸣泄痢,腹胁气痛,饮食不化。

60927 厚朴散

《医方类聚》卷五十三引《神巧万全方》。为《伤寒论》"厚朴生姜人参甘草半夏汤"之异名。见该条。

60928 厚朴散(《圣济总录》卷四十三)

【组成】厚朴(去粗皮,生姜汁炙,剉) 黄连(去须,微炒) 干姜(炮) 当归(切,焙)各一两 白茯苓(去黑皮) 无食子各半两

【用法】上为细散。每服二钱匕,食前粥饮调下。

【主治】小肠受寒,腹痛下重,便利脓血。

60929 厚朴散(《圣济总录》卷四十四)

【组成】厚朴(去粗皮) 附子(炮裂,去皮脐)各四两 干姜(炮)三两(上三味,同艾滓三两杵,研为粗末,用老生姜四两擦碎,拌前四味同炒令紫色,入后药) 肉豆蔻仁 诃黎勒皮各一两半 吴茱萸(汤浸七遍去涎,焙干,炒) 草豆蔻仁 缩砂仁 陈橘皮(汤浸,去白,焙)各一两

【用法】上为散。每服二钱匕,食前粟米饮调下。

【主治】脾虚,大便滑泄,肌体羸瘦,不能饮食。

60930 厚朴散(《圣济总录》卷四十四)

【组成】厚朴(去粗皮,生姜汁浸一宿,炙,剉)二两 草豆蔻(和皮) 干姜(炮) 白术 诃黎勒(炮,去核)各一两 五味子 甘草(炙,剉)各三分 陈橘皮(汤浸,去白,焙)一两

【用法】上为散。每服三钱匕,陈米饮调下。如酒食伤,温酒调下;霍乱,用冷米饮下。

【主治】脾脏虚冷,泄痢不止,及酒食所伤。

60931 厚朴散(《圣济总录》卷六十三)

【组成】厚朴(去粗皮,剉,姜汁浸一宿,炒)四两 生姜二斤(净洗,切片,熬干,炒令紫色) 甘草(剉,炒)二两 陈橘皮(汤浸,去白,炒)六两 草豆蔻(去皮,剉细,炒)二两

【用法】上为散。每服二钱匕,沸汤入盐点下。脾气等疾,每服三钱匕,水一盏,加生姜二片、大枣二枚(擘破),煎至六分,温服。

【功用】消痰下气。

【主治】呕吐不食。

60932 厚朴散(《圣济总录》卷六十三)

【组成】厚朴(去粗皮)一斤 生姜半斤(去粗皮,切,焙) 大枣一升(去核,焙) 甘草四两

【用法】用水三斗,煮尽水为度,烂捣,拍作饼子,焙干,再捣为散。每服一钱,沸汤点下。

【功用】和胃顺气。

【主治】干呕。

60933 厚朴散(《圣济总录》卷七十四)

【组成】厚朴(去粗皮,生姜汁炙令紫,剉)一两 干姜(半生半炮裂)一两 陈橘皮(汤浸,去白,焙)三分 白术一两 甘草(半生半炙)半两

【用法】上为散。每服三钱匕,空心米饮调下。如霍乱吐泻,新汲水调下,日晚再服。

【主治】一切水泻及冷痢。

60934 厚朴散(《圣济总录》卷七十四)

【组成】厚朴(去粗皮,生姜汁炙,剉) 诃黎勒皮各一两 甘草(炙,剉) 黄连(去须,微炒) 肉豆蔻(去壳) 白术(剉,炒) 干姜(炮) 赤茯苓(去黑皮)各三分

【用法】上为散。每服二钱匕,温米饮调下。

【主治】暴水泻不止。

60935 厚朴散(《圣济总录》卷七十七)

【组成】厚朴(去粗皮,生姜汁炙令紫)三两 甘草(炮) 白芷 干姜(炮) 茴香子(略炒)各半两 陈橘皮(去白,焙干)一两 吴茱萸(汤洗,焙干,炒)三分

【用法】上为散。每服二钱匕,凡气不和,盐汤调下;霍乱吐泻,煎木瓜、紫苏汤调下;泄泻,米饮调下;赤白痢,甘豆汤调下,并食前服。

【主治】气滞泻痢,霍乱。

60936 厚朴散(《圣济总录》卷八十六)

【组成】厚朴(去粗皮,以生姜汁浸一日,炙令干)一两半 诃黎勒(麸裹煨黄,去核)三分 黄连(去须,炒令紫色)一两 木香三分 地榆 干姜(炮裂) 甘草(炙令赤色) 肉豆蔻(去壳)各半两

【用法】上为散。每服三钱匕,空心陈粟米煎饮调下,日午、夜卧再服之。

【主治】脾劳,泄泻日久,后成毒痢,或下黄脓,或赤白相杂,腹内疞痛,里急后重,所注频数。

60937 厚朴散(《圣济总录》卷一五六)

【组成】厚朴(去粗皮,生姜汁炙熟)三两 吴茱萸(水浸半日,炒)三分 茴香子(微炒) 干姜(剉,炒) 甘草(炙) 陈橘皮(去白,焙)各一两

【用法】上为散。每服二钱匕,食前煎紫苏、木瓜汤调下。

【主治】妊娠下痢,日夜频并,脐腹撮痛。

60938 厚朴散(《圣济总录》卷一七八)

【组成】厚朴(去粗皮,生姜汁炙)三分 人参 赤石脂 龙骨各一两 地榆 干姜(炮) 当归(切,焙)各半两 黄连(去须)一两

【用法】上为散。每服半钱匕,空心米饮调下,午后再服。

【主治】小儿赤白痢腹痛,日夜频数。

60939 厚朴散(《幼幼新书》卷二十八引张涣方)

【组成】厚朴(生姜汁制) 诃黎勒(炮,取皮) 肉豆蔻各一两 白术 干姜(炮)各半两

【用法】上为细末。每服一钱,水八分一盏,加生姜、粟米各少许,煎五分,去滓温服。

【主治】小儿洞泄注下。

60940 厚朴散(《鸡峰》卷十)

【组成】厚朴 牡蛎 白术各半两

【用法】上为细末。每服二钱,空心米饮调下,一日二三次。

【主治】白浊。

60941 厚朴散(《鸡峰》卷十二)

【组成】厚朴半两 天南星三分 白术 人参 干蝎各半钱

【用法】上为细末。每服一钱,水一盏,加生姜二片、大枣一个,同煎至半盏,食前温服。

【主治】胃虚呕吐,腹胀坚硬,饮食减少,因生虚风者。

60942 厚朴散(《鸡峰》卷十四)

【组成】厚朴二两 肉豆蔻一个 草豆蔻四个

【用法】上为细末。每服二钱,水一盏,盐一捻,煎至八分,去滓热呷。如不愈,再服。妇人不用盐,加生姜二片同煎。

【主治】霍乱吐泻。

60943 厚朴散(《卫生总微》卷十)

【组成】白茯苓一两半 肉豆蔻(面裹煨)半两 厚朴(去皮,生姜制)一两 枇杷叶(炙,去毛)一钱

【用法】上为细末。每服一钱,水一小盏,加生姜二片,煎至六分,去滓,空心温服,不拘时候。

【主治】小儿胃冷气逆,吐不思食。

60944 厚朴散(《宣明论》卷十四)

【组成】厚朴 诃子皮半两 使君子一个 拣丁香十个 茯苓 吴白术 青皮各二钱 甘草一钱(炒)

【用法】上为末。每服一字,一岁加减,用清米汤下。

【主治】小儿虚滑,泻痢不止。

60945 厚朴散(《百一》卷十九)

【组成】厚朴(姜汁制) 白术各一两 神曲(炒) 麦蘖(炒)各半两 藿香 甘草各一分

【用法】上为细末。每服一二钱,枣汤调下。

【主治】❶《百一》:小儿脾胃诸疾。❷《普济方》:小儿脾胃虚冷,或吐或泻。

60946 厚朴散

《普济方》卷三十九。为《保命集》卷中"厚朴汤"之异名。见该条。

60947 厚朴散

《普济方》卷一四二。为《圣济总录》卷二十九"补阴养阳厚朴散"之异名。见该条。

60948 厚朴散(《普济方》卷一九九)

【组成】好厚朴一斤半(去皮,以生姜一斤半取汁涂,炙尽为度) 半夏一斤(汤洗过,以粟米炒黄)

【用法】上为散。每服二钱,水一盏,加生姜、大枣煎,去滓,早晚各一服。

【主治】山岚气,脾胃痰毒。

60949 厚朴散

《普济方》卷二○一。为《肘后方》卷二"厚朴汤"之异名。见该条。

60950 厚朴散

《普济方》卷二二九。为《圣济总录》卷八十七"厚朴汤"之异名。见该条。

60951 厚朴散(《普济方》卷三六九)

【组成】干葛 苍术 陈橘(去瓤,用皮) 厚朴(去皮,以姜汁涂炙令香)各一两

【用法】上为末。每服一钱,水一盏,加生姜二片,大枣一个,同煎至六分,热服。

【主治】小儿外伤风冷,壮热憎寒,头痛体重,寒气逆,呕吐恶心,或手足厥冷,及脾胃不和。

60952 厚朴散(《金鉴》卷四十一)

【组成】厚朴 槟榔 木香 枳壳 青皮 陈皮 甘遂 大戟

【主治】单腹鼓胀、肠覃属气实者。

60953 厚朴煎

《鸡峰》卷十三。为《圣济总录》卷四十五"八味厚朴丸"之异名。见该条。

60954 厚朴膏(《普济方》卷三九五)

【组成】厚朴(制) 诃子(炮,去核) 白豆蔻(炮) 当归各半两 甘草(炙)一分

【用法】上为末,炼蜜为丸,如鸡头子大。三岁一丸,食前白汤化下。

【主治】小儿吐泻,不思饮食。

【备考】本方方名,据剂型,当作"厚朴丸"。

60955 厚肠丸(《扁鹊心书·神方》)

【组成】川乌(炮) 肉桂 硫黄(另研) 赤石脂(煅)各一两 干姜(炒)二两

【用法】上为末,糯米糊为丸,如梧桐子大。每服五十丸,白汤送下。

【主治】脾虚伤食,大便下赤白脓,肠鸣腹痛,泄下,米谷不化;小儿脾虚滑泄脱肛,疳瘦。

60956 厚肠丸

《卫生总微》卷十一。为《幼幼新书》卷二十九引张涣方"厚肠丹"之异名。见该条。

60957 厚肠丸(《杨氏家藏方》卷七)

【组成】钟乳粉二两 宣黄连(去须) 人参(去芦头) 白术 诃子(煨,去核) 肉豆蔻(面裹煨) 厚朴(生姜汁制) 白茯苓(去皮) 茴香(炒) 阿胶(蚌粉炒)各一两

【用法】上为细末,入钟乳粉同研匀,汤浸蒸饼为丸,如梧桐子大。每服一百丸,空心糯米送下。

【主治】脏气虚寒,下利不止,里急后重,脐腹疗痛。

60958 厚肠丸(《百一》卷六)

【异名】厚朴丸(《奇效良方》卷十四)。

【组成】白龙骨 干姜(炮) 附子(炮,去皮脐) 厚朴(姜制) 诃子(炮,去核) 肉豆蔻(面裹煨) 陈皮各等分

【用法】上为末,酒糊为丸,如梧桐子大。每服五十丸,米饮送下。

【主治】久泻。

60959 厚肠丸(《魏氏家藏方》卷七)

【组成】人参(去芦) 白术(炒) 厚朴(去粗皮,姜制,炒) 丁香(不见火) 荜茇 红豆 诃子肉(煨) 附子(炮,去皮脐) 肉豆蔻(面裹煨) 神曲(炒) 缩砂仁 麦蘖(炒) 白豆蔻 良姜(炒)各二两 槟榔 胡椒 荜澄茄 白芍药 陈皮(去白,洗) 甘草(炙) 干姜(炮)各四两 肉桂五两(去粗皮,不见火) 白茯苓(去皮) 当归(去芦)

各一两

【用法】上为细末,稀饧为丸,每二两作十丸。每服一丸或二丸,嚼细,白汤送下,不拘时候。

【主治】肠胃虚寒,不能克消水谷,大腑飧泄。

60960 厚肠丸《兰室秘藏》卷下)

【异名】厚朴丸(《普济方》卷三九三)。

【组成】厚朴 青皮各二分 橘红 半夏 苍术 人参各三分 枳实 麦蘖面 神曲末各五分

【用法】上为极细末,水煮面糊为丸,如麻子大。每服二十丸,食前温水送下。

【主治】小儿失乳,以食饲之,不能克化,或生腹胀,四肢瘦弱,或痢色无常。

【宜忌】忌饱食。

60961 厚肠丸

《普济方》卷三八〇。为《圣济总录》卷一七三"厚朴丸"之异名。见该条。

60962 厚肠丹《幼幼新书》卷二十九引张涣方)

【异名】厚肠丸(《卫生总微》卷十一)。

【组成】黄连(去须) 川楝子各一两 木香 阿胶(炙) 吴茱萸(微炒) 当归(洗,焙干)各一两

【用法】上为细末,粟米饭为丸,如黍米大。每服十丸,乳食前米饮送下。

【主治】❶《幼幼新书》引张涣方:血痢肠虚。❷《普济方》:脱肛。

60963 厚肠汤《三因》卷十二)

【组成】罂粟壳八两(剉,炒) 地榆六两 白术 紫苏叶 木瓜干各二两

【用法】上为散。每服四钱,水一盏半,加生姜七片,大枣二个,煎七分,去滓,空腹服。

【主治】下痢赤白。

60964 厚肠散《赤水玄珠》卷八)

【组成】川黄连(好酒煮一日夜,煮干炒)

【用法】上为末。每服二钱,空心米饮下。

【主治】腹疼泻黄,及痢久不止,热药不效者,及酒积泄。

60965 厚胃丸《魏氏家藏方》卷七)

【组成】诃子皮(纸裹蘸湿煨香,去核) 龙骨(煅) 肉豆蔻(面裹煨) 附子(炮,去皮脐) 赤石脂(煅) 木香(不见火) 川白姜(炮,洗)各等分

【用法】上为细末,水煮面糊为丸,如梧桐子大。每服四五十丸,食前米饮送下。

【主治】脾胃不和,泄泻不止。

60966 厚脾丸《卫生总微》卷十二)

【组成】厚朴(去粗皮,姜制)半两 肉豆蔻一个(面裹煨,去面) 龙骨半两(煅) 诃子肉(煨,去核)半两

【用法】上为细末,面糊为丸,如绿豆大。每服十丸,米饮送下,不拘时候。

【主治】小儿疳劳虚冷,白痢泄泻,手足逆冷。

60967 厚脾散《痘疹仁端录》卷八)

【组成】龙骨 枯矾 米仁 山药 扁豆 赤石脂

【主治】泄泻不止。

60968 厚腹丸《史载之方》卷下)

【组成】地榆 天麻 川芎 赤石脂各一分 诃子皮削术各三分 厚朴(去皮,姜炙)一分 木香半分

【用法】上为细末,枣肉为丸。每服三十丸,不拘时候。

【主治】小儿泄。

60969 厚朴煮散

《圣济总录》卷十七。为《圣惠》卷四十三"厚朴散"之异名。见该条。

60970 厚朴煮散《圣济总录》卷四十四)

【组成】厚朴(去粗皮,生姜汁炙) 高良姜 白术 干木瓜(剉)各一两 人参 白茯苓(去黑皮)各一两半 肉豆蔻(煨,去壳)二枚 甘草(炙,剉) 干姜(炮)各半两 草豆蔻(煨,去皮)三枚

【用法】上为散。每服三钱匕,水一盏,煎至七分,去滓,空腹温服,一日二次。

【主治】脾胃虚冷,肠滑泄利,腹多胀满,呕逆不思食,羸瘦。

60971 厚朴煮散《圣济总录》卷四十七)

【异名】调胃散(《宣明论》卷八)。

【组成】厚朴(去粗皮) 藿香叶 半夏(三味用生姜八两同为末,淹一宿,焙) 陈橘皮(去白,焙) 甘草(生)各一两

【用法】上为散。每服二钱匕,水一盏,加生姜三片,同煎至七分,去滓温服。

【主治】哕逆恶心,气不下降。

60972 厚朴煮散《圣济总录》卷一五五)

【组成】厚朴(去粗皮,生姜汁炙)一两半 白术 芎䓖 干姜(炮) 当归(切,焙) 诃黎勒(煨,去核) 陈橘皮(汤浸,去白,焙)各一两 人参 芍药各半两 甘草(炙)一分

【用法】上为粗末。每服三钱匕,以水一盏,加大枣二个(擘),煎取七分,去滓,稍热服,不拘时候。

【主治】妊娠腹胀,不欲饮食。

60973 厚朴煎丸《普济方》卷二十二引《孟氏诜诜方》)

【组成】茴香(炒黄) 川椒(炒少时)各四两 附子(炮) 益智仁各二两 梓朴半斤(去皮,剉如指面大,用生姜半斤带姜皮切作片子,用水三升,慢火煮干,去姜) 干姜四两(剉碎如骰子大,用甘草二两剉半寸长,水五升,同煮焙干,去甘草)

【用法】上为细末,用生姜煮肥枣约一斤,去皮取肉为丸,如梧桐子大。每服五十丸,空心米饮送下。

【功用】补脾胃,进饮食,滋荣卫,保固精血。温中升降气血,化痰涎。

60974 厚朴煎丸

《杨氏家藏方》卷六。为《圣济总录》卷五十四"姜朴丸"之异名。见该条。

60975 厚朴煎丸《百一》卷二)

【异名】煮朴丸(《准绳·类方》卷五)。

【组成】厚朴(极厚者,去粗皮,剉指面大) 生姜一斤(不去皮,净洗,切作片子)各一斤(二味用水五升,同煮水尽,去姜,只收厚朴焙干) 舶上茴香四两(炒) 干姜四两(剉骰子大) 甘草二两(剉半寸长,二味再用水五升,同焙干,厚朴一处煮水尽,不用甘草,只将干姜、厚朴焙干) 附子二两(炮,去皮脐)

【用法】上为细末,生姜煮枣肉为丸,如梧桐子大。每服三五十丸,空心米饮或酒送下。

【功用】温中下气,去痰进食。

60976 厚朴七枣汤《鸡峰》卷十四

【组成】厚朴一斤 川乌头 茴香 益智 缩砂各半斤 干姜四两 甘草六两

【用法】上为细末。每服二钱,水二盏,加大枣七个,煎取一盏,去滓,空心、食前稍热服。

【主治】脾胃虚弱,内变寒气,泄泻注下,水谷不分,腹胁胀满,脐腹疼痛,腹中虚鸣,呕吐恶心,胸膈痞闷,困倦少力,不思饮食。

60977 厚朴七味汤

《外台》卷七。为《金匮》卷上"厚朴七物汤"之异名。见该条。

60978 厚朴七物汤《金匮》卷上

【异名】厚朴七味汤(《外台》卷七)、七物厚朴汤(《袖珍》卷三引《圣惠》)。

【组成】厚朴半斤 甘草三两 大黄三两 大枣十枚 枳实五枚 桂枝二两 生姜五两

【用法】上药以水一斗,煮取四升。每服八合,温服,每日三次。

【主治】❶《金匮》:病腹满,发热十日,脉浮而数,饮食如故。❷《千金》:腹满气胀。

【宜忌】《外台》:忌海藻、菘菜、生葱、羊肉、饧。

【加减】呕者,加半夏五合;下利,去大黄;寒多者,加生姜至半斤。

【方论选录】❶《沈注金匮要略》:此有表证腹满也。发热十日之久,脉尚浮数,当责风邪在表。然风气内通于肝,肝盛乘胃,故表见发热,而内作腹满;风能消谷,即能食而为中风,所以饮食如故。用小承气荡涤肠胃之热,桂、甘、姜、枣调和营卫,而解在表之风耳。❷《张氏医通》:此本小承气合桂枝汤,中间裁去白芍之酸收,不致引邪入犯营血。虽同用桂枝、甘草,与桂枝汤泾渭攸分。其厚朴独倍他药,正以泄气之浊逆耳。

60979 厚朴人参汤《外台》卷六引《广济方》

【组成】厚朴四两(炙) 橘皮二两 人参二两 高良姜一两 当归一两 藿香一两

【用法】以水七升,煮取二升五合,绞去滓,分三次温服,服别相去如人行六七里。

【主治】霍乱心腹痛,烦呕不止。

【宜忌】忌生冷粘腻。

60980 厚朴人参汤

《伤寒总病论》卷三。为《伤寒论》"厚朴生姜半夏甘草人参汤"之异名。见该条。

60981 厚朴三物汤《金匮》卷上

【异名】厚朴汤(《千金翼》卷十八)、三物汤(《血证论》卷八)。

【组成】厚朴八两 大黄四两 枳实五枚

【用法】上药以水一斗二升,先煮二味,取五升,纳大黄,煮取三升,温服一升。以利为度。

【主治】腹满痛,大便闭。

❶《金匮》:痛而闭者。❷《千金翼》:腹满发热数十日。

腹中热,大便不利。❸《症因脉治》:暑湿腹痛,大便结。❹《金匮翼》:食积痛,寒饮食过伤,心腹卒痛,如锥刺之状,若伤湿热之物,不得化而闷乱便秘者。

【方论选录】❶《金匮玉函经二注》:闭者,气已滞也。《经》曰塞也,通因通用,此之谓也。于是以小承气通之。乃易其名为三物汤者,盖小承气君大黄一倍,三物汤君厚朴以一倍者,知承气之行,行在中下也;三物之行,因其闭在中上也。绎此,可启悟于无穷矣。❷《金匮要略心典》:痛而闭,六腑之气不行矣。厚朴三物汤与小承气同,但承气意在荡实,故君大黄;三物意在行气,故君厚朴。

60982 厚朴三棱丸《圣济总录》卷五十七

【组成】厚朴(去粗皮,为末,生姜汁拌和,银器内炒干)六两 京三棱(炮,剉) 半夏(汤洗七遍去滑,炒干) 槟榔(剉)各三两

【用法】上为末,煮枣肉为丸,如梧桐子大。每服二十丸,空心、食前生姜汤送下。

【主治】心腹虚胀,两胁疼痛,不欲饮食。

60983 厚朴干姜丸

《圣济总录》卷七十四。为《医方类聚》卷十引《简要济众方》"厚朴丸"之异名。见该条。

60984 厚朴大黄汤《金匮》卷中

【异名】枳朴大黄汤(《赤水玄珠》卷四)。

【组成】厚朴一尺 大黄六两 枳实四枚

【用法】上药以水五升,煮取二升,分二次温服。

【主治】❶《金匮》:支饮胸满。❷《症因脉治》:腹痛,脉数,应下之症。

【方论选录】❶《金匮玉函经衍义》:凡仲景方,多一味,减一药,与分两之更重轻,则异其名,异其主治,有如转丸者。若此三味,加芒消则谓之大承气,治内热腹实满之甚;无芒消,则谓之小承气,治内热之微甚;厚朴多,则谓之厚朴三物汤,治热痛而闭。今三味以大黄多,名厚朴大黄汤,而治是证。上三药皆治实热而用之。❷《千金方衍义》:此即小承气汤,以大黄多,遂名厚朴大黄汤;若厚朴多,即名厚朴三物汤。此支饮胸满,必缘其人素多湿热,浊饮上逆所致,故用荡涤中焦药治之。❸《金匮要略心典》:胸满疑作腹满。支饮多胸满,此何以独用下法?厚朴大黄与小承气同,设非腹中痛而闭者,未可以此轻试也。

60985 厚朴六合汤《元戎》

【组成】四物汤四两 厚朴(姜制)一两 枳实(麸炒)半两

【主治】虚劳气弱,咳嗽喘满;妊娠伤寒汗下后,虚痞胀满者。

60986 厚朴石膏汤

《圣济总录》卷六十七。为《金匮》卷上"厚朴麻黄汤"之异名。见该条。

60987 厚朴半夏汤《圣济总录》卷二十六

【组成】厚朴(去粗皮,生姜汁炙,剉) 半夏(汤洗七遍,焙)各一两 枳壳(去瓤,麸炒)半两 大黄(剉)二两

【用法】上为粗末。每服五钱匕,水一盏半,加生姜一枣大(拍碎),煎至八分,去滓,空心温服,如人行五里再服。

【主治】伤寒大便不通,呕吐。

60988 厚朴半夏汤

《易简方》。为《金匮》卷下"半夏厚朴汤"之异名。见该条。

60989 厚朴豆蔻汤

《圣济总录》卷九十六。为原书卷七十五"厚朴饮"之异名。见该条。

60990 厚朴豆蔻散（《魏氏家藏方》卷五）

【组成】厚朴（去粗皮，剉，姜制，炒） 干姜（炮，洗） 草果仁 肉豆蔻（面裹煨） 良姜（炒）各七钱半 人参（紧实者，去芦） 缩砂仁各半两 白术一两半（麸炒） 丁香三两半（不见火） 藿香叶七钱（去土） 木香三分半（湿纸裹煨）

【用法】上为细末。每服三钱，水一盏，加肥枣二个，煎至七分，温服，不拘时候。

【功用】补脾养胃。

【主治】脾胃不足，饮食生冷伤动所致。

60991 厚朴泻心汤（《伤寒微旨论》卷下）

【组成】半夏半两 黄连 厚朴各一两 干姜 白术各二两 人参三分

【用法】上剉，如豆大，分作八服。每服水二盏半，生姜二分，切作片，同煎至一盏半，去滓，分两次温服。如半日许未得利，再一服。

【主治】伤寒二三日，两脉沉数微涩，寸脉不甚浮大，胸腹满闷，按之不痛。

60992 厚朴建中汤（《鸡峰》卷十二）

【组成】厚朴 生姜 大枣各一斤 半夏（合杵，焙） 甘草各四两 人参一两半 陈皮二两 良姜 草豆蔻仁 白术 神曲 藿香各一两

【用法】上为粗末。每服三钱，水一盏，煎至七分，去滓，食后服。

【功用】调适阴阳，建中补气，辟风寒湿冷非节之气、山岚瘴疟等疾气。

【主治】脾胃虚弱，忽中湿冷，心腹暴痛，胁肋胀满，水谷化迟，肠鸣泻痢，后重里急，脐腹冷痛，胸满气逆，呕吐恶心，手足不和，体重节痛，哕噫吞酸，不思饮食，怠惰嗜卧，四肢少力。

60993 厚朴枳壳汤（《圣济总录》卷六十七）

【组成】厚朴（去粗皮，涂生姜汁炙） 枳壳（去瓤，麸炒） 甘草（炙，剉）各三分 秦艽（去苗土）一两半 陈橘皮（汤浸，去白，焙）三分 半夏（汤洗去滑，生姜汁制）一两半 桂（去粗皮） 麻黄（去根节） 杏仁（汤浸，去皮尖双仁，炒） 黄芩（去黑心） 石膏（碎） 赤茯苓（去黑皮） 细辛（去苗叶）各半两 大戟（去苗，剉）一分

【用法】上为粗末。每服三钱匕，生姜三钱，大枣二个（擘破），水一盏，煎至七分，去滓温服，每日三次。

【主治】上气胸满，喘息气绝，痰水盛溢。

60994 厚朴枳实汤（《保命集》卷中）

【异名】厚朴枳实散（《保命歌括》卷二十二）。

【组成】厚朴 枳实各一两 诃子一两（半生半熟） 木香半两 黄连二钱 甘草三钱（炙） 大黄二钱

【用法】上为末，每服三五钱，水一盏半，煎至一盏，去滓温服。

【主治】虚滑泻痢，久不愈者。

【备考】虚滑久不愈者，多传变为痢疾，太阴传于少阴，是谓贼邪，先以此汤防其传变。

60995 厚朴枳实散

《保命歌括》卷二十二。为《保命集》卷中"厚朴枳实汤"之异名。见该条。

60996 厚朴荜茇丸（《鸡峰》卷十四）

【组成】荜茇 陈橘皮 胡椒 白石脂 龙骨各一两 干姜 诃子皮 缩砂仁 白术各三分 当归 桂各半两 厚朴一两半

【用法】上为细末，炼蜜为丸，如梧桐子大。每服三十丸，米饮送下，不拘时候。

【主治】久痢不止，食不消化。

60997 厚朴草果汤（方出《临症指南医案》卷六，名见《温病条辨》卷二）

【组成】厚朴一钱半 杏仁一钱半 草果仁一钱 半夏一钱半 茯苓三钱 广皮白一钱半

【功用】《温病条辨》：苦辛通降。

【主治】湿疟。湿邪内蕴，脾阳不主宣达，舌白脘闷，寒起四末，渴喜热饮。

【方论选录】《成方便读》：夫疟之一证，多因伏暑所致。然暑必兼湿，若脾胃湿盛之人受之者，发则以上等证作矣。故虽热渴，而仍欲热饮也。治之者，当以苦辛温之法以化之，使湿化则暑无依附，而病自愈耳。草果辛温香燥，气猛而刚，能治太阴独胜之寒，可化脾部稽留之湿；助以半夏、茯苓之燥，厚朴、广皮之散以佐之；湿阻则周身气机皆滞，肺主一身之气，故以杏仁开其肺，使之清肃下行，其湿焉有不去者乎。

60998 厚朴茯苓汤（《圣济总录》卷二十五）

【组成】厚朴（去粗皮，生姜汁炙） 赤茯苓（去黑皮）各一两半 陈橘皮（汤浸，去白，焙干） 人参各一两 甘草（炙，剉）半两

【用法】上为粗末。每服三钱匕，水一盏，加生姜半分（拍碎），同煎取半盏，去滓，食前温服。

【主治】伤寒后气未和，心腹胀满，不能饮食。

60999 厚朴香连丸（《幼科类萃》卷五）

【组成】黄连（净）三钱 木香 紫厚朴（制） 缩砂仁 夜明砂（隔纸炒）各三钱 诃子肉（炒）一钱

【用法】上为末，粳米饭为丸，如麻子大。每服十五丸，食前干艾叶、生姜煎汤送下。

【主治】小儿疳痢。

61000 厚朴桂心汤（《外台》卷六引《必效方》）

【组成】厚朴四两（炙） 桂心二两

【用法】上切。以水四升，煮取一升二合，绞去滓，内分六合，细细饮之。服了其渴欲得冷水，尽意饮之。

【主治】霍乱后渴，口干，腹痛不止者。

【宜忌】忌生葱。

61001 厚朴健胃汤（《普济方》卷二十五引《十便良方》）

【组成】好厚朴二两 半夏一两 京枣二两（去核） 甘草一两半 丁香半两 生姜（切，焙干）一两半

【用法】上㕮咀，搅匀。每服二钱，加生姜一小块（擘破），大枣一个，水一盏半，煎至七分，去滓温服，不拘时候。

【功用】和脾胃，化痰涎，止逆，思饮食。

61002　厚朴麻黄汤《《金匮》卷上)

【异名】厚朴石膏汤(《圣济总录》卷六十七)。

【组成】厚朴五两　麻黄四两　石膏如鸡子大　杏仁半升　半夏半升　干姜二两　细辛二两　小麦一升　五味子半升

【用法】上药以水一斗二升,先煮小麦熟,去滓,纳诸药,煮取三升,每次温服一升,一日三次。

【主治】❶《金匮》:咳而脉浮。❷《千金》:咳而大逆,上气胸满,喉中不利,如水鸡声,其脉浮者。

【方论选录】❶《医门法律》:若咳而其脉亦浮,则外邪居多,全以外散为主,用法即于小青龙汤中去桂枝、芍药、甘草,加厚朴、石膏、小麦,仍从肺病起见。以故桂枝之热,芍药之收,甘草之缓,概示不用,而加厚朴以下气,石膏以清热,小麦引入胃中,助其升发之气,一举而表解脉和,于以置力于本病,然后破竹之势可成耳。一经裁酌,直若使小青龙载肺病腾空而去。❷《沈注金匮要略》:此以脉之浮沉而分肺之营卫受病也。咳而脉浮,风邪在卫,即肺胀之类,其病尚浅,当使邪从表出。故以厚朴、杏仁下泄胸中气实,麻黄开腠驱邪,石膏以清风化之热,辛、半、干姜兼驱客寒而涤痰饮,五味收肺之热,小麦以调脾胃也。❸《古方选注》:厚朴麻黄汤,大、小青龙之变方也。咳而上气作声,脉浮者,是属外邪鼓动下焦之水气上逆,与桂枝、芍药、甘草和营卫无涉。故加厚朴以降胃气上逆,小麦以降心气来乘,麻、杏、石膏仍从肺经泄热存阴,细辛、半夏深入阴分,祛散水寒,干姜、五味摄太阳而监制其逆,一举而泄热下气,散邪固本之功皆备,则肺经清肃之令自行,何患咳逆上气作声有不宁谧者耶?

【临床报道】❶咳嗽:《治验回忆录》朱某,病患咳嗽,恶寒头疼,胸满气急,口燥烦渴,尿短色黄,脉浮而小弱。以《金匮》厚朴麻黄汤服药三剂,喘满得平,外邪解,烦渴止。再二剂,诸恙如失。❷支气管哮喘:《中医研究》[2007,20(10):42]厚朴麻黄汤治疗支气管哮喘126例,对照组给予桂龙咳喘宁胶囊,结果:改善哮喘患者的肺通气功能,缓解临床症状,总有效率占89.68%,优于对照组(P＜0.05)。说明厚朴麻黄汤具有缓解哮喘症状,改善肺功能的作用,其作用机理值得进一步探讨。

61003　厚朴温中丸

《成方制剂》5册。即《内外伤辨》卷中"厚朴温中汤"改为丸剂。见该条。

61004　厚朴温中汤《《内外伤辨》卷中)

【组成】厚朴(姜制)　橘皮(去白)各一两　甘草(炙)　草豆蔻仁　茯苓(去皮)　木香各五钱　干姜七分

【用法】上为粗末。每服五钱匕,水二盏,加生姜三片,煎至一盏,去滓,食前温服。

【功用】《谦斋医学讲稿》:温中散寒。

【主治】❶《内外伤辨》:脾胃虚寒,心腹胀满,及秋冬客寒犯胃,时作疼痛。❷《证治汇补》:脾胃兼寒停食。

【方论选录】《成方便读》:夫寒邪之伤人也,为无形之邪,若无有形之痰、血、食积互结,则亦不过为痞满,或为呕吐,即疼痛亦不致拒按也。故以厚朴温中散满者为君;凡人之气,得寒则凝而行迟,故以木香、草蔻之芳香辛烈,入脾脏以行诸气;脾恶湿,故用干姜、陈皮以燥之;茯苓以渗之;脾欲

缓,故以甘草缓之;加生姜者,取其温中散逆除呕也。以上诸药,皆入脾胃,不特可以温中,且能散表,用之贵得其宜耳。

【临床报道】胃痛:《四川中医》[1996,14(5):31]厚朴温中汤治疗寒湿胃痛120例,结果:痊愈26例(21.67%),显效51例(42.5%),有效32例(26.67%),无效11例(9.17%)。总有效率90.83%。

【备考】本方方名,《医方类聚》引作"厚朴汤",无草豆蔻仁、木香。本方改为丸剂,名"厚朴温中丸"(见《成方制剂》5册)。

61005　厚朴温中汤《《明医指掌》卷五)

【组成】厚朴(姜炒)八分　干姜七分　甘草(炙)六分　木香五分　陈皮八分　茯苓八分

【用法】上剉一剂。加生姜三片,大枣二个,水二钟,煎八分服。

【主治】脾胃虚冷,心腹胀满疼痛。

61006　厚朴温中汤《《医学传灯》卷上)

【组成】厚朴　杏仁　半夏　枳壳　桔梗　炮姜　甘草　藿香　香茹　陈皮

【主治】中暑,脉沉细缓。

61007　厚朴温中饮《《医略六书》卷三十)

【组成】附子一钱半(炮)　厚朴一钱半(制)　白术一钱半(炒)　泽泻一钱半　吴萸一钱(醋炒)　木香一钱半　干姜一钱半(炒)　青皮一钱半(炒)　肉桂一钱半(去皮)

【用法】水煎,去滓温服。

【主治】产后腹寒胀,脉紧涩者。

【方论选录】产后火虚,寒滞腹痛,而大便溏泄,小便涩少,遂成腹胀,谓之寒胀。附子补火壮阳以生脾土,肉桂补火散寒以暖血分,干姜温中逐冷,吴萸温中降逆,白术健脾气以运化,厚朴散滞气以宽中,青皮平肝破气,木香调气醒脾,泽泻泻湿以利小便也。水煎温服。使火暖土强,则寒滞自化,而小水自快,大便亦实,安有腹胀疼痛之患乎?

61008　厚朴温肺散《《圣济总录》卷六十七)

【组成】厚朴(去粗皮,用糯米粥浸一次饭久,晒干,为末)一两半　葶苈子(微炒,捣为细末)一两　皂荚子一升(不蛀者,蒸两遍,焙干,为末)　接骨草(阴干,为末)三两　诃黎勒(煨,取皮为末)半两

【用法】上为散。每服两钱匕,空心以生姜蜜汤调下,晚饭后再服。若远行,炼蜜为丸,如弹子大,每服一丸,含化。

【主治】久患上气,胸胁支满。

61009　厚朴槟榔汤《《观聚方要补》卷二)

【组成】厚朴　槟榔　半夏　陈皮　泽泻　附子　木瓜各八分　木香四分　甘草一分　大腹皮一钱　珠参五分

【用法】加生姜,水煎服。

【主治】脾胃不和,成肿胀。

61010　厚朴橘皮丸《《圣济总录》卷一五四)

【组成】厚朴(去粗皮,生姜汁炙)一两　陈橘皮(汤浸,去白,焙)一两　木香一两　白术一两半　阿胶(炙燥)半两　当归(剉,焙)半两　干姜(炮)半两　诃黎勒皮半两　吴茱萸(洗,焙干,炒)一分

【用法】上为末,炼蜜为丸,如梧桐子大。每服二十丸,

食前米饮送下。

【主治】胎动不安,心腹痛。

61011　厚朴橘皮丸《御药院方》卷四)

【组成】厚朴(去粗皮,用生姜制)三两　枳壳(麸炒,去瓤)　干姜(火炮裂)　良姜(剉)各一两二钱　青皮(去白)　陈皮(去白)　五灵脂　干蝎　桂(去皮)各八钱　肉豆蔻　草豆蔻　川乌头(炮裂,去皮脐)各四个　大附子(炮,去皮脐)　槟榔各三个　缩砂仁　益智仁　川椒(去目,出汗)　胡椒　丁香　木香　吴茱萸(汤洗七次,焙干,炒)各四钱　木通(剉)三钱

【用法】上为细末,面糊为丸,如梧桐子大。每服三十丸至四十丸,食前煎生姜、橘皮汤送下。

【主治】伤冷溏下,腹满膜胀,其状如覆栲栳,喘鸣奔急,鼻张口呿,厥气上下,不得分泄,又不任泻下药。

61012　厚朴橘皮煎《医方大成》卷六引《澹寮方》)

【组成】厚朴(去皮,姜制)三两　枳壳(麸炒)　干姜(炮)　良姜各一两二钱　青皮　陈皮(各去白)　肉桂(去皮)　全蝎(去尾足毒)斟酌分量

【用法】上为末,醋糊为丸,如梧桐子大。每服三十丸,生姜、橘皮汤或紫苏汤送下。

【主治】伤冷溏泄,腹肚膜胀,其状如覆栲栳,喘息奔急,气不得舒。

61013　厚朴天南星丸《鸡峰》卷十八)

【组成】厚朴　天南星各等分

【用法】上为细末,姜汁煮糊,如梧桐子大。每服三十丸,生姜汤送下,不拘时候。

【主治】脾虚停饮,疟疾。

61014　厚朴去干姜汤《胎产心法》卷上)

【组成】厚朴(去皮,姜汁炒)　陈皮(泡,去浮白)　茯苓　炙草各等分

【用法】水煎服。

【主治】妊娠能食,腹痛后重,积秽稠粘之白痢。

61015　厚朴陈橘皮汤《圣济总录》卷十七)

【组成】厚朴(去粗皮,生姜汁炙)半两　陈橘皮(汤浸,去白,焙)　甘草(炙,剉)　芎䓖　肉豆蔻(去壳)　赤茯苓(去黑皮)　防风(去叉)　吴茱萸(汤洗,焙干,炒)　羌活(去芦头)各一分

【用法】上为粗末。每服三钱匕,水一盏,煎至七分,去滓,空心、食前温服。

【主治】飧泄,风邪干胃,食物不化,便利完出。

61016　厚朴半夏甘参汤

《医学入门》卷四。为《伤寒论》"厚朴生姜半夏甘草人参汤"之异名。见该条。

61017　厚朴姜夏草参汤

《内台方议》卷八。为《伤寒论》"厚朴生姜半夏甘草人参汤"之异名。见该条。

61018　厚朴半夏甘草人参汤

《医统》卷十四。为《伤寒论》"厚朴生姜半夏甘草人参汤"之异名。见该条。

61019　厚朴生姜人参甘草半夏汤

《医学纲目》卷三十一。为《伤寒论》"厚朴生姜半夏甘草人参汤"之异名。见该条。

61020　厚朴生姜半夏甘草人参汤《伤寒论》)

【异名】厚朴汤(《千金》卷九)、厚朴散(《医方类聚》卷五十三引《神巧万全方》)、厚朴人参汤(《伤寒总病论》卷三)、厚朴生姜人参甘草半夏汤(《医学纲目》卷三十一)、厚朴姜草参汤(《内台方议》卷八)、厚朴半夏甘草人参汤(《医统》卷十四)、厚朴半夏甘参汤(《医学入门》卷四)。

【组成】厚朴半斤(炙,去皮)　生姜半斤(切)　半夏半斤(洗)　甘草二两(炙)　人参一两

【用法】上药以水一斗,煮取三升,去滓,每服一升,温服,一日三次。

【功用】补中散滞,和胃降逆。

❶《注解伤寒论》:和脾胃而降气。❷《成方切用》引喻嘉言:益胃和脾,降气涤饮。❸《医方集解》:补虚散滞。❹《金鉴》:消胀散满,补中降逆。

【主治】中虚气滞,腹胀满,呕逆。

❶《伤寒论》:伤寒发汗后,腹胀满者。❷《圣济总录》:伤寒心腹胀满。❸《张氏医通》:胃虚呕逆,痞满不食。❹《胎产心法》:妊娠腹胀后重,赤白相兼之痢。

【方论选录】❶《内台方议》:此汗后腹胀满者,为津液不足,气滞不通,壅而为满,为脾胀也。故用厚朴之苦,以泄腹满为君;生姜、半夏之辛,以散滞气为臣;人参之甘,生津液,补不足;甘草之甘,以缓其中者也。❷《千金方衍义》:《伤寒论》原名厚朴生姜甘草半夏人参汤。本桂枝证误用麻黄发汗,浊阴之邪乘虚入里而致喘满,与泻心汤证似同而实小异。浊气填满,故首取厚朴以泄气滞,姜、半以破痰结,参、草以助清阳,清阳运动,而浊阴自除。本非结胸之寒热互结,故无藉于干姜、芩连,大枣也。❸《古方选注》:太阴病,当腹满,是伤中也,与吐下后邪气入里腹胀治法不同。厚朴宽胀下气,生姜散满升津,半夏利窍通阴阳,三者有升降调中之理。佐以甘草和阴、人参培阳。补之泄之,则阴结散,虚满消。❹《伤寒贯珠集》:发汗后,表邪虽解而腹胀满者,汗多伤阳,气室不行也,是不可以徒补,补之则气愈窒;亦不可以迳攻,攻之则阳益伤,故以人参、甘草、生姜助阳气,厚朴、半夏行滞气,乃补泄兼行之法也。

【临床报道】❶肝癌腹胀:《中国中医急症》[2006,15(10):1157]厚朴生姜半夏甘草人参汤加减治疗肝癌腹胀73例,结果:治愈61例,好转6例,无效6例,总有效率91.78%。❷胃痞:《江西中医药》[2004,(4):31]厚朴生姜半夏甘草人参汤治疗胃痞60例临床观察,结果:与吗丁啉对照组进行对比观察,显示治疗组总有效率为95%,对照组总有效率为90.3%,两组治疗均有效,两组之间疗效无显著性差异(P>0.05)。结论:厚朴生姜半夏甘草人参汤对胃痞有较好疗效。

威

61021　威灵丸《普济方》卷二四二)

【组成】威灵仙一两　枳壳　槟榔　木香各一两

【用法】上为末,炼蜜为丸,如梧桐子大。每服三十丸,温酒送下。

【主治】干湿脚气,浮肿过膝,行步艰难。

61022　威灵散《幼幼新书》卷十八引《惠济歌》)

【组成】威灵仙　仙灵脾　甘草(炙)　茯苓　子芩

青葙子　大青　芍药　大黄（蒸）各等分

【用法】上为细末。每服半钱或一钱，獭猪胆二枚，批开掺药末，麻缠，米泔煮熟，冷吃。

【主治】小儿斑疮雀目、眼生翳。

61023　威灵散

《妇人良方》卷七。为《圣惠》卷七十一"威灵仙散"之异名。见该条。

61024　威灵散

《普济方》卷一五六。即《圣惠》卷四十四"威灵仙方"。见该条。

61025　威喜丸（《圣济总录》卷九十二）

【异名】补虚威喜丸（《全国中药成药处方集》杭州方）。

【组成】白茯苓四两（去黑皮，到作大块，与猪苓一分，瓷器内同煮三二十沸，取茯苓再细到，猪苓不用）　黄蜡四两

【用法】上先捣茯苓为末，炼黄蜡为丸，如小弹子大。每服一丸，细嚼干咽下。小便清为度。

【功用】《成方便读》：调理阴阳，固虚降浊。

【主治】元阳虚惫，精气不固，梦遗、遗尿、白淫；妇人血海久冷，白带，白浊，不孕。❶《圣济总录》：精气不固，小便白淫，及有余沥，或梦寐遗泄，妇人血海久冷，白带白漏，日久无子。❷《三因》：两耳虚鸣，口干。❸《医学入门》：肾有邪湿，精气不固。❹《张氏医通》：溲溺如泔，涩痛梦泄，便浊属火郁者。❺《古方选注》：肺虚痰火久嗽。

【宜忌】❶《局方·续添诸局经验秘方》：忌米醋，只吃糠醋，切忌使性气。❷《普济方》：忌腥气。❸《古方选注》：尤忌怒气劳力。

【方论选录】❶《古方选注》：《抱朴子》云，茯苓千万岁，其上生小木，状似莲花，名威喜芝。今以名方者，须择云茯苓之年深质结者，制以猪苓导之，下出前阴，蜡淡归阳，不能入阴，须用黄蜡性味缓涩，有续绝补髓之功，专调斫丧之阳，分理溃乱之精，故治元阳虚惫而为遗浊带下者。若治肺虚痰火久嗽，茯苓不必结，而猪苓亦可不用矣。❷《成方便读》：诸症皆从虚而不固中来，治之者似宜纯用敛涩之剂，然淫浊带下，皆属离位之精，则又宜乎消导浊。茯苓、黄蜡二味，一通一涩，交相互用，性皆甘淡，得天地之至味，故能调理阴阳，固虚降浊，以奏全功耳。

61026　威喜丸

《兰台轨范》卷一。为《局方》卷三（绍兴续添方）"感应丸"之异名。见该条。

61027　威灵仙丸（方出《证类本草》卷十一引《海上集验方》，名见《普济方》卷一一六）

【组成】威灵仙（洗，焙）

【用法】上为末，以好酒和令微湿，入在竹筒内，牢塞口，九蒸九晒，如干，添酒重洒之，以白蜜为丸，如梧桐子大。每服二十至三十丸，汤酒下。鸦臭秽甚，气息不堪，勤服威灵仙，更用热汤尽日频洗，朝以苦唾调药涂身上内外，每日一次，涂之当得平愈。孩子无辜，令母含药灌之。

【功用】去众风，通十二经脉，宣通五脏。

【主治】中风不语，手足不随，口眼㖞斜，筋骨节风、胎风、头风、暗风、心风、风狂，伤寒头痛，鼻流涕，头旋目眩，白

癜风；大风，皮肤风痒大毒，热毒风疮；劳疾连腰骨节风，绕腕风，言语涩滞，腹内宿滞，心头痰水，膀胱宿脓，口中涎水，好吃茶滓，手足顽痹，冷热气壅，腰膝疼痛，久立不得，浮气瘴气，憎寒壮热，头痛尤甚，攻耳成脓而聋，又冲眼赤；大小肠涩；黄疸、黑疸，面无颜色，瘰疬遍项，产后秘涩，臀腰痛曾经损坠，心痛注，气膈、气冷、气攻冲肾脏，风壅腹肚胀满，头面浮肿，注毒，脾肺气痰热咳嗽，气急坐卧不安，疥、癣等疮；妇人月水不来，动经多日，血气冲心；阴汗盗汗，鸦臭秽甚，气息不堪；痔疾秘涩，气痢绞结。

61028　威灵仙丸（《圣惠》卷二十三）

【异名】芎劳丸（《圣济总录》卷十七）。

【组成】威灵仙二两　川大黄二两（到碎，微炒）　独活一两　芎劳一两　槟榔一两　牵牛子三两

【用法】上为末，炼蜜为丸，如梧桐子大。每服十五丸，食前以温水送下。

【主治】大肠风热，结涩不通。

61029　威灵仙丸（《普济方》卷三十二引《博济》）

【组成】威灵仙（去土）　藿香叶　自然铜（煅赤，醋淬）　附子（炮裂，去皮脐）　狗脊（去毛）　草薢　漏芦（去芦）　肉苁蓉（酒浸，去皱皮，焙）　骨碎补（去毛）　牛膝（去芦，酒浸一宿，焙）　木鳖子（去壳）　防风（去芦）　地龙（去土，炒）各等分

【用法】上为细末，酒浸煮面糊为丸，如梧桐子大。每服十五丸，加至二十丸，荆芥汤送下；木瓜酒亦得。

【主治】肝肾气虚，风邪攻注，筋骨拘急，机关不利，上攻口齿咽喉臭烂生疮，浮肿，头面虚肿；下疰脚膝少力，筋骨热疼。

61030　威灵仙丸（《养老奉亲》）

【组成】干薄荷（取末）一两　皂角一斤（不蛀肥者，以河水浸洗，去黑皮用，银石器内用河水软揉，去滓，绢滤去粗，熬成膏）　威灵仙（洗，择去土，焙干，为末）四两

【用法】上药入煎膏为丸，如梧桐子大。每服三十丸，临卧生姜汤吞下。

【主治】老人秋肺壅滞，涎嗽间作，胃脘痰滞，塞闷不快。

61031　威灵仙丸（《圣济总录》卷七）

【组成】威灵仙（去苗土）五两　草乌头（炒，到）七两　骨碎补（去毛）二两半　地龙（去土，炒）　天南星（炮）各三两　自然铜（烧醋淬，研）一两半　苍耳　仙灵脾　侧子（炮裂，去皮脐）　防风（去叉）各四两　羌活（去芦头）　蔓荆实（揉去皮）　泽泻　藁本（去苗土）　草薢　独活（去芦头）各一两

【用法】上为末，合自然铜末研令匀，用好酒煮面糊为丸，如梧桐子大。每服五丸，渐加至十五丸，空心温酒送下。觉唇口麻者，痹渐减也。

【主治】瘫痪风。脚膝无力，行履艰难，筋骨麻痹。

【宜忌】才服后，便忌吃热物。

61032　威灵仙丸（《圣济总录》卷十）

【组成】威灵仙（择）三两　乳香（研）一分　枫香脂（研）三分　五灵脂（研）一两　草乌头（炒黑）三分

【用法】上除研者外为细末，再和匀，炼蜜为丸，如鸡头子大。每服一丸，生木瓜一片同嚼烂，温酒下。

【主治】风身体疼痛。大风疾。

61033　威灵仙丸《圣济总录》人卫本卷十)
【组成】威灵仙(去苗土)　五灵脂各一两　乌头(炮裂,去皮脐)　木鳖子(去壳)　乳香(研)各半两　赤芍药一分
【用法】上为末,滴酒为丸,如梧桐子大。每服七丸,加至十丸,食前冷酒送下。
【主治】风气走注,疼痛无常处。
【备考】本方方名,原书文瑞楼本作"灵仙丸"。

61034　威灵仙丸《圣济总录》卷十二)
【组成】威灵仙(去土)　蔓荆实　何首乌(去黑皮)　苦参各等分
【用法】上为末,用酒煮面糊为丸,如梧桐子大。每服三十丸,温酒或温熟水送下。
【主治】风气。

61035　威灵仙丸《圣济总录》卷五十)
【组成】威灵仙(去土)　枳壳(去瓤,麸炒)　青橘皮(去白,焙)各一两　防风(去叉)　牵牛子(炒)　郁李仁(汤浸,去皮尖)　大腹皮(剉)各半两　芍药三分
【用法】上为末,炼蜜为丸,如梧桐子大。每服二十丸,加至三十丸,温水送下。以知为度。
【主治】大肠风热壅实,便秘不通,腹胁胀闷。

61036　威灵仙丸《圣济总录》卷五十二)
【组成】威灵仙(去土)一两　桂(去粗皮)　当归(去土并芦头,洗净,剉,焙干)　白附子(炮)　地龙(去土,炒)　赤小豆　羌活(去芦头)各半两
【用法】上为末,酒煮面糊为丸,如梧桐子大。每服二十丸,空心盐酒或盐汤送下。
【主治】肾经不足,风冷乘之,腰痛如折,或引背膂,俯仰不利,转侧艰难,或因役用力过多,劳伤于肾,或因寝卧冷湿地气伤于腰,或因坠堕伤损,或因风寒客搏,背冷腰痛。

61037　威灵仙丸《圣济总录》卷五十二)
【异名】神仙八味丸(原书卷一八五)。
【组成】威灵仙(去苗土)四两　牛膝(去苗,剉)一斤　天麻(剉)半斤　巴戟天(去心)四两(以上四味用好酒二斗浸两宿,焙)　肉苁蓉二斤(洗,切,以前浸药酒银石器慢火熬成膏)　何首乌一斤(米泔浸软,切片,于黑豆中蒸烂为度,焙干)　石斛(去根)四两　海桐皮(剉)半斤
【用法】上药除苁蓉外,焙干为末,用苁蓉膏为丸,如梧桐子大。每服二十丸至三十丸,空腹温酒送下,不嚼,一日三次。性温无毒。
【功用】久服辟风邪,调营卫,顺三焦,乌髭鬓,平补壮气活血,驻颜轻身健骨。
【主治】肾脏风毒流注,腰脚疼痛。

61038　威灵仙丸《圣济总录》卷九十七)
【组成】威灵仙不拘多少(洗,切)
【用法】上为末,炼蜜为丸,如梧桐子大。每服十五丸至二十丸,临卧生姜清米饮送下。
【主治】大肠冷秘。

61039　威灵仙丸《圣济总录》卷九十七)
【组成】威灵仙(去土,酒浸一昼夜,焙干)　大黄(剉,炒)　牵牛子(炒半熟)各二两　独活(去芦头,剉,焙)　芎

劳　槟榔(剉)　木通(剉,焙)各一两
【用法】上为末,炼蜜为丸,如梧桐子大。每服十丸,空心熟水送下。
【主治】大肠风热,结涩不通。

61040　威灵仙丸《圣济总录》卷一四二)
【组成】威灵仙(去土)　乳香(研)　枳壳(去瓤,麸炒)各一两
【用法】上为末,以粟米饭为丸,如梧桐子大。每服十五丸,米饮送下,一日三次。
【主治】气痔,大便涩。

61041　威灵仙丸《圣济总录》卷一四三)
【组成】威灵仙(净洗,焙干)二两　木香一两
【用法】上为细末,炼蜜为丸,如梧桐子大。每服二十丸,加至三十丸,煎荆芥汤送下,不拘时候。
【主治】肠风痔瘘,肛边鼠乳,疼痛不可忍。
【宜忌】服药后,忌茶半日。

61042　威灵仙丸《圣济总录》卷一八五)
【组成】威灵仙　肉苁蓉(酒浸,切,焙)　补骨脂(炒)　龙骨　菟丝子(酒浸一宿,别捣)　远志(去心)　人参　白茯苓(去黑皮)　熟干地黄(焙)　杜仲(去粗皮,切,炒)　续断　牛膝(酒浸,切,焙)　山芋　山茱萸　附子(先去皮脐,黑豆内煮透,切,焙)　五味子　泽泻　覆盆子　黄耆(剉)　桂(去粗皮)各等分
【用法】上为末,炼蜜为丸,如梧桐子大。每服三十丸,空心温酒或盐汤送下。服一月后,减半常服。
【功用】补虚益气。
【主治】五劳七伤。

61043　威灵仙丸《鸡峰》卷十三)
【组成】黄耆一两(蜜炙,切)　威灵仙(去土洗)半两　枳实一两
【用法】上为细末,炼蜜为丸,如梧桐子大。每服二十丸,生姜汤送下。又服紫苏、麻仁粥甚佳。
【主治】年高之人,津液枯燥,无以润养,肠间干涩,气血俱衰,艰于运化,其脉燥大。

61044　威灵仙丸《普济方》卷二四一引《海上名方》)
【组成】威灵仙一斤　木瓜半斤　牵牛半斤　白胶香半斤
【用法】上为末,薄糊为丸,如梧桐子大。每服三十丸,温酒、盐汤任下,不拘时候。
【主治】寒湿脚气。

61045　威灵仙丸《杨氏家藏方》卷四)
【组成】草乌头(炮,去皮脐)　何首乌　赤芍药　荆芥穗　细松烟墨(烧红,醋淬)　苍术(米泔浸一宿取出,去粗皮,细切,焙)各二两　威灵仙　地龙(去土)　五灵脂各一两　没药半两(别研)　白僵蚕半两(炒、去丝嘴)
【用法】上为细末,醋糊为丸,如梧桐子大。每服十丸,温酒送下。腰疼,胡桃酒送下;脚疼,木瓜酒送下;头疼,葱茶送下;手疼、肩背疼,乳香酒送下,不拘时候。
【主治】风湿攻注,腰脚肢节疼痛。

61046　威灵仙丸《御药院方》卷四)
【组成】威灵仙(洗净,焙干)四两　大黄二两(剉,炒)　槟榔　木香　陈皮(去白,麸炒)各一两

【用法】上为细末,炼蜜为丸,如梧桐子大。每服三十丸,温水送下,食后稍空服。以意斟量加减丸数,气顺为度。

【功用】疏风顺气,化痰消谷。

【主治】三焦气滞,大便秘难。

61047 威灵仙丸

《御药院方》卷八。为方出《证类本草》卷十一引《集验方》,名见《证类本草》卷十一引孙兆方"放杖丸"之异名。见该条。

61048 威灵仙丸(方出《丹溪心法》卷四,名见《医统》卷五十四)

【异名】定痛丸(《杏苑》卷七)、通用痛风丸(方出《丹溪心法》卷四,名见《医林纂要》卷五)。

【组成】南星(姜制) 苍术(泔浸) 黄柏(酒炒)各二两 川芎一两 白芷半两 神曲(炒)一两 桃仁半两 威灵仙(酒拌)三钱 羌活三钱 防己半两 桂枝三钱 红花(酒洗)一钱半 草龙胆半钱

【用法】上为末,曲糊为丸,如梧桐子大。每服一百丸,空心汤送下。

【功用】《医林纂要》:泻热行痰,祛风去湿。

【主治】痛风,上中下疼痛;行痹,痛痹,著痹,热痹,痰痹,血痹。❶《丹溪心法》:痛风,上中下疼痛。❷《医统》:湿病风痛,周身不已。❸《医林纂要》:行痹,痛痹,著痹,热痹,痰痹,血痹。

【方论选录】《医林纂要》:黄柏坚肾水以清热,苍术行肝木以燥湿,二药皆有辛味,兼能祛风;天南星辛苦温,祛风燥痰,能关透节;神曲调剂中州,兼能祛风寒热湿郁积之淫邪;川芎行血中之气,桃仁活血祛瘀,红花以佐桃仁;龙胆草苦寒,助黄柏以泻相火;防己辛苦寒,通行经络之湿;白芷祛阳明之风;羌活祛筋骨百节之风;威灵仙辛咸温,祛风行湿破结,性最快利;桂枝横行于手。全方合泻热行痰,祛风去湿之药,故可通治痹证。

61049 威灵仙丸(《普济方》卷一五四引《经验良方》)

【异名】定痛丸。

【组成】威灵仙(去土)半两 金樱子(去核,剉碎,炒焦)一两 舶上茴香半两 川乌(炮,去皮脐)一两

【用法】上为细末,酒煮面糊为丸,如梧桐子大。每服二十丸,空心、食前温酒送下。二服为效。

【主治】气滞腰痛。

61050 威灵仙丸(《幼科指掌》卷三)

【组成】灵仙

【用法】上为末,炼蜜为丸,如弹子大。红绢袋盛一丸,同精猪肉四两煮烂,去药吃肉。积癖从大便下,以知为度。

【主治】小儿癖积。

61051 威灵仙方(《圣惠》卷四十四)

【组成】威灵仙一两半 牵牛子一两(微炒) 陈橘皮半两(汤浸,去白瓤,焙) 吴茱萸一分(汤浸七遍,焙干,微炒) 槟榔一两 木香一两

【用法】上为散。每服三钱,于食前以温酒调服。服之泻下恶物为效。

【主治】腰脚疼痛,经年不愈。

【备考】本方方名,《普济方》引作"威灵散"。

61052 威灵仙汤(《圣济总录》卷一八五)

【组成】威灵仙(酒浸,去芦头) 仙灵脾(剉碎,羊脂拌

炒过) 防风(去叉) 人参 白茯苓(去黑皮) 羌活(去芦头) 独活(去芦头)各三分 附子(炮裂,去皮脐) 柴胡(去苗)一两半 秦艽(童便浸一宿,洗,焙) 槟榔 木香各三分 鳖甲(童便浸一宿,炙黄,去裙襕) 黄耆各一两 枳壳(去瓤,麸炒) 甘草(炙) 沉香 桂(去粗皮) 芎䓖各三分 苁蓉(酒浸,切,焙) 巴戟天(酒浸一宿,去心)各一两 牛膝(酒浸一宿,切,焙) 半夏(生姜汁浸一宿,焙) 当归(酒浸一宿,瓦上炒) 乌药(生,米泔浸一宿,剉,焙)各三分

【用法】上剉,如麻豆大。每服五钱匕,水一盏半,生姜五片,羊肾半枚,同煎减半,入酒半合,更煎三两沸,去滓,适口服,空心、午前各一服。

【主治】丈夫元脏风虚,气血劳伤,饮食减少,四肢疲乏,气劣心悸,上热下冷,口苦舌干。

61053 威灵仙饮

《证治要诀类方》卷二。为《圣惠》卷四十四"威灵仙散"之异名。见该条。

61054 威灵仙散(《圣惠》卷十四)

【组成】威灵仙一两半 牵牛子二两(微炒) 陈橘皮三分(汤浸,去白瓤,焙) 厚朴三分(去粗皮,涂生姜汁,炙令香熟) 吴茱萸半两(汤浸七遍,晒干,微炒)

【用法】上为散。每服二钱,空心以温酒调下。当泻下恶秽。

【主治】伤寒后,腰脚疼痛。

61055 威灵仙散(《圣惠》卷二十一)

【组成】威灵仙二两 独活一两 羚羊角屑一两 麦门冬一两(去心,焙) 桂心一两 赤茯苓一两 防风一两(去芦头) 细辛一两 麻黄一两(去根节) 五加皮一两 薏苡仁一两

【用法】上为散。每服四钱,以水一中盏,加生姜半分,煎至五分,去滓,加淡竹沥一合,更煎一两沸,温服,不拘时候。

【主治】中风。身如角弓反张,言语謇涩,心神烦乱。

61056 威灵仙散(《圣惠》卷四十四)

【组成】威灵仙一两 牵牛子一两(微炒) 陈橘皮半两(汤浸,去白瓤,焙) 羌活半两 厚朴半两(去粗皮,涂生姜汁炙令香熟) 吴茱萸一分(汤浸七遍,焙干,微炒)

【用法】上为细散。每服二钱,于食前以温酒调下。得微利即效。

【主治】久患腰疼痛不愈。

61057 威灵仙散(《圣惠》卷四十四)

【异名】威灵仙饮(《证治要诀类方》卷二)。

【组成】威灵仙五两

【用法】上为细末。每服一钱,食前以温酒调下。逐日以微利为度。

【主治】❶《圣惠》:腰脚疼痛久不愈。❷《外科大成》:癜风、囊风、紫云风、头风、历节风、破伤风、皮肤风痒、及疥癣、瘰疬、肿毒。

【宜忌】《外科大成》:忌茶、面。

61058 威灵仙散(《圣惠》卷七十一)

【组成】威灵仙二两 牵牛子二两(微炒) 木香半两 枳壳二两(麸炒微黄,去瓤)

【用法】上为细散。每服二钱,空心以茶清调下。以利

为效。

【主治】妇人腰脚疼,大肠不利。

61059　威灵仙散(《圣惠》卷七十一)

【异名】威灵散(《妇人良方》卷七)。

【组成】威灵仙一两　当归半两(剉,微炒)　没药半两　木香半两　桂心半两

【用法】上为细散。每服一钱,以热酒调下,不拘时候。

【主治】妇人久冷气滞,气血刺小腹疼痛。

【宜忌】《妇人良方》:忌茶。

61060　威灵仙散(《普济方》卷一〇六引《护命方》)

【组成】威灵仙一两(酒浸,切,焙)　芎藭　羌活(去芦)各半两

【用法】上为散。每服二钱匕,空心葱汤调下。不转,第二日再服。

【主治】老人风气壅盛,大肠秘涩,五六日方大便一次,天阴日盛,头旋目暗,发作无时。

61061　威灵仙散(《圣济总录》卷十一)

【组成】威灵仙(去土)　防风(去叉)　羌活(去芦头)　甘草(炙)各一两　紫参半两　荆芥穗一分

【用法】上为细散。每服二钱匕,蜜汤调下,不拘时候。

【主治】脾肺风毒攻皮肤瘙痒,或生疮癣。

61062　威灵仙散(《圣济总录》卷十八)

【异名】丹参散。

【组成】威灵仙(去土)二两　丹参六两　羌活(去芦头)一两　独活(去芦头)一两　苍耳四两　仙灵脾　玄参　人参　沙参各二两　紫参一两　甘草一两(生用)　黄芩(去黑心)半两

【用法】上为散。每服三钱匕,食后临卧用温熟水调下。若身体无疮,眼瞳仁不断,鼻梁不塌,服之一月可愈。

【主治】恶风;大风癞疾。

61063　威灵仙散(《圣济总录》卷五十二)

【组成】威灵仙(去苗土)　防风(去叉)　芎藭　何首乌(去黑皮)　黄耆(剉)　白附子(炮)　白花蛇(去皮骨,酒炙)　蒺藜子(炒,去角)　白僵蚕(炒)　晚蚕沙(炒)各半两

【用法】上为散。每服一钱匕,早晨、日午、临卧温酒调下。

【主治】肾脏风毒注腰脚,或疮、或肿、或痛。

【备考】《普济方》有巴戟,无芎藭。

61064　威灵仙散(《圣济总录》卷一四二)

【组成】威灵仙(去土)四两　防风(去叉)二两　枳壳(去瓤,麸炒)　黄耆(剉)各半两

【用法】上为散。每服二钱匕,麝香热米饮调下,日可二服,不拘时候。

【功用】常服祛风气,辟温疫,消肿满,除五痔等患。

【主治】肠痔下血痛肿。

61065　威灵仙散(《鸡峰》卷十七)

【组成】威灵仙四两　干漆一两　雄黄一分　真麝香二钱

【用法】上为细末,拌匀。每服一大钱,水八分,煎至六分,空心和滓温服,至午后取下臭秽恶物,并是病根;服五七日后,恶物少,即与好理劳药及和气汤散疗之。或用汤浸蒸饼为丸,如梧桐子大,每服二十丸,每日空心、午后用温米饮

送下。如传尸伏连患,取后别服桃仁散。

【主治】一切蓄热骨蒸,室女经脉不通,劳瘦。

61066　威灵仙散(《御药院方》卷八)

【异名】淋渫威灵仙散(《卫生宝鉴》卷十七)。

【组成】威灵仙　枳壳各一两

【用法】上为粗末。每用一两,以水三碗,同煎至一碗半,澄去滓,乘热熏,通手浴,不拘时候。

【主治】❶《御药院方》:大肠头痒痛或肿闷。❷《卫生宝鉴》:痔漏。

61067　威灵仙散(《普济方》卷二九〇)

【组成】威灵仙　贝母　白芷　甘草各等分

【用法】上咬咀。每服半两,酒、水煎服。

【主治】发背便毒。

61068　威灵仙散(《普济方》卷四〇四)

【组成】威灵仙　仙灵脾　甘草　赤茯苓　子芩　青葙子　大青　赤芍药　大黄各等分

【用法】上为末,羊肝掺药,箬叶、麻皮缠缚,米泔煮熟,放冷吃,量儿大小用之。

【主治】小儿斑疮雀目,眼生翳障遮睛。

61069　威灵仙散(《痈疽验方》)

【组成】威灵仙　贝母　知母各一两

【用法】上为末。每服三钱,空心酒调下。如不散,再服。

【主治】便毒。

61070　威灵仙散(《疡医大全》卷七)

【组成】贝母　威灵仙　知母(炒)各一两　蟾酥五厘

【用法】上为细末。每服三钱,空心酒调下。每日二次。以消为度。

【功用】消疮。

【主治】初起肿毒恶疮。

61071　威灵龙脑散(方出《儒门事亲》卷十五,名见《赤水玄珠》卷二十八)

【组成】铁脚威灵仙一钱(炒,末)　脑子一分

【用法】上为末。用温水调下服之,取下疮痂为效。

【主治】疮疹黑陷。

61072　威灵仙桂汤(《外科大成》卷四)

【组成】威灵仙　肉桂　木香　乳香　没药各二钱

【用法】水二钟,煎八分服。

【主治】产后经风,痛不可忍;并痢后风。

面

61073　面药(《千金翼》卷五)

【组成】朱砂(研)　雄黄(研)　水银霜各半两　胡粉二团　黄鹰屎一升

【用法】上合和。净洗面,夜涂之。以一两药和面脂令稠如泥,先于夜欲卧时,澡豆净洗面并手,干拭,以药涂面,厚薄如寻常涂面厚薄,乃以指细细熟摩之,令药与肉相入乃卧,一上经五日五夜勿洗面,只就上作妆即得,要不洗面,至第六夜洗面涂,一如前法,满三度洗,更不涂也。一如常洗面也,其色光净,与未涂时百倍也。

【功用】泽面。

61074　面药(《慈禧光绪医方选议》)

【组成】夏枯草 僵蚕 羌活 海藻 白芷各一钱

【用法】上为末,加冰片少许,蜜调成膏。摊于油布上贴之。

【主治】皮肤疮疡,风热疥疮瘙痒者。

【方论选录】此药调膏薄贴,为光绪帝皮肤疮疡而设。白芷有排脓消肿止痛之功,为外科要药,其味芳香,富含油脂,《本经》谓其"长肌肤,润泽,可作面脂",古方嫩面润肤方中辄用之。海藻除消坚散结外,其水浸剂对皮肤真菌也有一定的抑制作用。

61075　面脂《外台》卷三十二引《延年秘录》

【组成】白术 茯苓 杜蘅各六分 姜荚 藁本 芎藭 土瓜根 栝楼各五分 木兰皮 白僵蚕 蜀水花 辛夷仁 零陵香 藿香各四两 菟丝子八分 栀子花 麝香(酒浸,绵裹) 鹰屎白各三分 冬瓜仁五分 桃仁五合(并令碎) 白蜡三两 羊脂(肾边者)一升 猪脂三升(水浸七日,日别易水) 猪胰一具 白附子四分

【用法】上细切。酒二升,取猪胰、桃仁、冬瓜仁,绵裹纳酒中,挼令消,绞取汁,用渍药一宿,别煎猪脂令消,去滓,以鹅脂、羊脂、白蜡于铛中,用绵裹,纳铛微火煎,三上三下,药黄色,去滓,待澄候凝,纳鹰屎末,搅令匀。以涂面妙。

【功用】泽面。

61076　面脂《千金》卷六

【组成】丁香 零陵香 桃仁 土瓜根 白敛 防风 沉香 辛夷 栀子花 当归 麝香 藁本 商陆 芎藭各三两 姜荚(一本作白及) 藿香(一本无) 白芷 甘松香各二两半 菟丝子三两 白僵蚕 木兰皮各二两半 蜀水花 青木香各二两 冬瓜仁四两 茯苓三两 鹅脂 羊肾脂各一升半 羊髓一升 生猪脂三大升

【用法】上咬咀。先以美酒五升,挼猪胰六具取汁,渍药一宿,于猪脂中极微火煎之,三上三下,白芷色黄,以绵一大两,纳生布中绞去滓,入麝香末,以白木篦搅之,至凝乃止。任性用之良。

【主治】面上皱黑。

61077　面脂《千金》卷六

【组成】白芷 冬瓜仁各三两 姜荚 细辛 防风各一两半 商陆 芎藭各三两 当归 藁本 蘼芜 土瓜根(去皮) 桃仁各一两 木兰皮 辛荑 甘松香 麝香 白僵蚕 白附子 栀子花 零陵香各半两 猪胰三具(切,水渍六日,欲用时,以酒挼汁渍药)

【用法】上薄切,绵裹,以猪胰汁渍一宿,平旦以前,猪脂六升,微火三上三下,白芷色黄膏成,去滓,入麝,收于瓷器中。取涂面。

【功用】悦泽人面,耐老。

61078　面脂《千金翼》卷五

【组成】防风 芎藭 白芷 白僵蚕 藁本 姜荚 茯苓 白敛 细辛 土瓜根 栝楼仁 桃仁(去皮尖) 蜀水花 青木香 当归 辛夷各半两 鹅脂一升 羊肾脂一升 猪脂二升

【用法】上细切,绵裹,酒二升,渍一日一夜,纳脂中,以柳木篦熟搅。任用之。

【主治】面及皱靥黑皯。

61079　面脂《外台》卷三十二引《张文仲方》

【组成】细辛 姜荚 黄耆 白附子 薯蓣 辛夷 芎藭 白芷各一分 栝楼 木兰皮各二分 猪脂三分炼成

【用法】上切,以绵裹,用少酒渍一宿,纳脂膏煎之,七上七下,别出一斤白芷,煎色黄药成,去滓,搅凝,以敷面,任用之。

【主治】人面无光润,黑及皱;金疮出血。

61080　面脂《圣惠》卷四十

【组成】防风一两半(去芦头) 姜荚一两半 芎藭一两半 白芷一两半 藁本一两半 桃仁一两半(汤浸,去皮) 白附子一两半 白茯苓二两 细辛半两 甘松香半两 零陵香半两 当归一两 栝楼瓢一两 川椒五十枚(去目) 鸬鹚粪三分(细研) 冬瓜子仁三分 麝香一分(细研)

【用法】上捣碎,以酒一斗,浸一宿,明日滤出,以薄绵裹之,用白鹅脂三升、羊脂二升,于铜器中微火煎之令沸,看白附子色黄膏成,滤去滓,入麝香、鸬鹚粪等,搅令稠,以瓷器盛,用鹿角锤子研二日,唯多则光滑。任用涂面。

【功用】令人面色润腻,鲜白如玉。

61081　面粥《医学入门》卷三

【组成】面(炒过)

【用法】每服方寸匕,煮米粥调下。

【功用】止泻。

【主治】寒痢,色白不渴者。

61082　面膏《千金》卷六

【组成】青木香 白附子 芎藭 白蜡 零陵香 香附子 白芷各二两 茯苓 甘松各一两 羊髓一升半(炼)

【用法】上咬咀。以水、酒各半升,浸药经宿,煎三上三下,候水、酒尽膏成,去滓。敷面作妆。如有黯黮皆落。

【功用】去风寒,令面光悦,却老去皱。

61083　面膏《千金翼》卷五

【组成】杜蘅 牡蛎(熬,一云杜苦) 防风 藁本 细辛 白附子 白芷 当归 木兰皮 白术 独活 姜荚 天雄 茯苓 玉屑各一两 菟丝子 防己 商陆 栀子花 橘皮(一云橘仁) 白敛 人参各三两 甘松香 青木香 藿香 零陵香 丁香各二两 麝香半两 白犬脂 白鹅脂(无鹅脂以羊髓代之) 牛髓各一升 羊胰三具

【用法】以水浸膏髓等五日,日别再易水;又五日,日别一易水;又十日,二日一易水。凡二十日止,以酒一升,挼羊胰令消尽去脉,乃细切香,于瓷器中浸之,密封一宿,晓以诸脂等合煎,三上三下,以酒、水气尽为候,即以绵布绞去滓,研之千遍,待凝乃止,使白如雪。每夜涂面,昼则洗却,更涂新者,十日以后色等桃花。

【功用】泽面。

61084　面膏《千金翼》卷五

【组成】防风 藁本 辛夷 芍药 当归 白芷 牛膝 商陆 细辛 密佗僧 芎藭 独活 鸡舌香 零陵香 姜荚 木兰皮 麝香 丁香 未穿真珠各一两 藕仁 杏仁各二两(去皮尖) 牛髓五升 油一升 腊月猪脂三升(炼) 獐鹿脑各一具(若无,羊脑亦得)

【用法】先以水浸脑髓使白,藿香以上咬咀如麦片,乃于脑髓脂油内煎之,三上三下,即以绵裹搦去滓,乃纳麝香及真珠末,研之千遍,凝。即涂面上。甚妙。

【主治】面有黵黯,及痦瘰并皮肤皱劈。

【备考】据用法,组成中当有藿香。

61085　面膏《医方类聚》卷八十引《千金月令》

【组成】白芷　藁本　白蜡各十两　萎蕤六两　辛夷　芎劳各三两　木兰皮　当归　白术　白及　白附子各二两　白僵蚕一两半　桃仁脂三升

【用法】上细切,如豆大,暖酒浸之,两日后,入桃仁脂及蜡中煎,如鱼目沸讫,渐急火煎三五沸,直待白芷黄即成,绞去滓,以绵重滤,澄去浊恶物,以柳枝搅之,令至冷,入成炼钟乳末半两,熟调之。

【主治】面黵。

61086　面饼丸

《得效》卷七。为《杨氏家藏方》卷十"神授丸"之异名。见该条。

61087　面消散《外科集腋》卷五

【组成】面

【用法】上调匀,围住疮根,将黄蜡薄片铺平圈内,勿使渗漏,以炭火熏变青黑色,乃毒气出也。如法行三五次,俟蜡不变青色,内即消失。

【主治】上、中、下发。

61088　面粉散《霉疡新书》

【组成】面粉　白芥子(研)各八分

【用法】上药绢袋盛,浸滚汤,频频熨患处。

【主治】便毒不起胀,及不发溃者。

61089　面药捣膏《慈禧光绪医方选议》

【组成】大风子六钱(肉)　枯矾三钱　青黛三钱　雄黄二钱　樟脑二钱　蛤粉三钱

【用法】上为细末,加去皮核桃仁四钱、食盐四钱,用猪油捣膏。

【功用】清热燥湿,解毒。

【现代研究】对小芽胞癣菌的抑制作用:此方以大枫子为主药,实验证明大枫子水浸剂(1∶2)在试管内对小芽胞癣菌有抑制作用,对癣病,甚至神经性皮炎均有效。

61090　面药捣膏《慈禧光绪医方选议》

【组成】大风子六钱(肉)　雄黄二钱　樟脑二钱　风化消三钱　枯矾二钱　蛤粉三钱　密陀僧三钱　食盐二钱

【用法】上为细末,用猪油捣膏。

【主治】皮肤痒。

【现代研究】对皮肤真菌的抑制作用:实验表明,密陀僧对足跖毛癣菌、趾间毛癣菌、絮状表皮癣菌等多种皮肤真菌有不同程度的抑制作用,外用可减轻炎症。

61091　面色白瘦散《揣摩有得集》

【组成】小米锅巴四两　蔻米五钱(研)　砂仁五钱(炒)　莲肉二两(炒)　扁豆一两(炒)

【用法】上为细末,用红糖和成块。每服二钱,每天早、晚开水送下。

【主治】小儿气虚体弱,脾寒之甚,火不生土,脾肺不足,白兼青色,或慢惊。

61092　面色黄瘦散《揣摩有得集》

【组成】扁豆三钱(炒)　青皮七分(炒)　蔻仁五分(研)　鸡内金五分(研)　槟榔五分　谷芽一钱(炒)　神曲一钱　茵陈三分　木香一分

【用法】水煎服。

【主治】小儿内伤虚热,内有积聚、痞块、胀满、脾疳。

61093　面油摩风膏《兰室秘藏》卷下

【组成】麻黄　升麻(去黑皮)　防风各二钱　羌活(去皮)　当归身　白及　白檀各一钱

【用法】上用小油半斤,以银器中熬,绵包定前药,于油中熬之得所,澄净,去滓,入黄蜡一两,再熬之为度。

【主治】面有黵黯,或生疮,或生痤痱及粉刺。

61094　面粉化毒散《续名家方选》

【组成】白面八钱　大黄四钱　雄黄二钱四分　反鼻蜈蚣　血竭各一钱六分　乳香　没药各一钱(或加轻粉五分)

【用法】上为细末,炼蜜为丸,如梧桐子大。每日三钱或四钱,随症土茯苓煎汁送下。

【主治】远年近日杨梅疮结毒。

【备考】本方方名,据剂型,当作"面粉化毒丸"。

61095　面痛一号方《中医症状鉴别诊断学》

【组成】川芎　菊花　荆芥　半夏　陈皮　蝉蜕　赤芍　丹皮　丹参　地龙　当归　甘草

【功用】疏风散热,涤痰活络。

【主治】风热挟痰阻络面痛,面红目赤,喜冷,舌红苔黄,脉数,或伴有发热,微恶风寒。

61096　面痛二号方《中医症状鉴别诊断学》

【组成】川芎　白附子　桂枝　半夏　防风　白芷　羌活　细辛　当归　丹参　地龙　甘草

【功用】疏风散寒,涤痰通络。

【主治】风寒挟痰阻络面痛,面不红,喜温,舌淡苔薄白而润,脉紧,或伴有发热及较重之恶寒。

61097　面痛三号方《中医症状鉴别诊断学》

【组成】柴胡　郁金　山栀　青黛　丹参　地龙　当归　赤芍　川芎　陈皮　丹皮　甘草

【功用】清肝泻火,通经活络。

【主治】肝郁化火面痛,目赤面红,胁痛胀满,心烦易怒,口苦咽干,舌红苔黄燥,脉弦数。

61098　面痛四号方《中医症状鉴别诊断学》

【组成】黄耆　川芎　赤芍　当归　天麻　甘草　丹参　鸡血藤　牛膝　红花　茯苓　姜黄

【功用】补气活血,化瘀通络。

【主治】气虚血瘀面痛,舌淡白或有瘀斑,脉沉细而弱。

挂

61099　挂金散《青囊秘传》

【组成】鸡内金一钱　青黛三分　薄荷四分　白芷四分　蒲黄三分　冰片一分　甘草三分　鹿角炭一钱　挂金灯子二钱

【用法】上为末。吹。

【主治】口痈,舌菌,重舌,喉蛾。

持

61100　持圣散《圣惠》卷九

【组成】麻黄二两(去根节)　甘草一分(炙微赤,剉)　桂心一两　附子一两(炮裂,去皮脐)　白术半两　五味子

半两　陈橘皮半两（汤浸，去白瓤，焙）

【用法】上为粗散。每服三钱，以水一中盏，加生姜半分，大枣三个，煎至六分，去滓热服，不拘时候。汗出为度。

【功用】解肌。

【主治】伤寒。

【备考】本方方名，《普济方》引作"抵圣散"。

拱

61101　拱辰丹（《百一》卷十八引孙琳方）

【组成】鹿茸（酥炙，去皮毛用）　山茱萸（新好有肉红润者）　当归（洗去土）各四两　麝香半两（别研）

【用法】上为末，入麝香拌匀，酒煮面糊为丸，如梧桐子大。每服一百丸，或五十丸，温酒、盐汤送下。

【主治】方壮年而真气犹怯，乃禀气素弱，非虚衰而然。

61102　拱辰丹（《魏氏家藏方》卷十）

【组成】鹿茸（燖去毛，酥炙）　当归（去芦，酒浸）　山茱萸（去核）　附子（炮，去皮脐）各一两　沉香二钱（不见火）

【用法】上为细末，酒面糊为丸，如梧桐子大。每服五十丸，空心温酒、盐汤任下。

【功用】温暖子宫，久服能令有孕。

拽

61103　拽胃汤（《普济方》卷一八四引《卫生家宝》）

【组成】良姜一两（水浸软，切片，用麻油炒令深黄色取出）　甘草三两（须先到，称盐三两，与良姜及盐同炒黄色为度）　茴香（炒）

【用法】上为细末。每服二钱，沸汤调服。

【主治】一切冷气，胸膈胀闷，脾胃虚弱，不思饮食。

61104　拽脾丸（《普济方》卷一六八）

【组成】南星四两　半夏二两　舶上硫黄二两　轻粉三钱　锡胶三钱　雷丸一两　干胭脂五钱　白牵牛（炒）一两

【用法】上为末，酒糊为丸，如小豆大。每服三十丸，生姜汤送下，一日二次。

【主治】积聚。

61105　拽脾汤（《百一》卷二）

【组成】川姜（炮）　良姜（炮）　陈皮（去白）　青皮（去白）　草果（煨熟）　缩砂仁　白术　官桂各一两　甘草二两（炒）

【用法】上为细末。每服一大钱，入盐少许，沸汤点下，不拘时候。

【主治】脾胃病。

61106　拽脾汤（《局方》卷十吴直阁增诸家名方）

【组成】麻油四两　良姜十五两　茴香（炒）七两半　甘草十一两七钱半

【用法】上以炒盐一斤同药炒，为细末。每服一钱，白汤点下。

【功用】常服快气，大解丙酒，美进饮食。

【主治】脾胃不快，宿醒留滞，呕吐酸水，心腹胀痛，不思饮食，伤冷泄泻。

61107　拽脾散（《普济方》卷三九一）

【组成】石燕一对（醋蘸七次）　白丁香一两　定粉三

钱　人参二钱　诃子一对　丁香半钱　轻粉五钱　陀僧二两　舶上硫黄五钱

【用法】上为极细末。每服一钱，早晨米汤调下，食乳汁小儿，即用乳汁面汤亦可。三岁服一字，五岁服一钱，量小儿大小加减，大者每二日一次，小者三日一次。

【主治】小儿脾癖。

61108　拽癖散（《医学入门》卷六）

【组成】海蛤粉　黄丹　硫黄各等分

【用法】初伏日修合为末，用醋调成膏，摊瓦盆内晒干，再研为末。一岁儿服一分，空心米饮下。取下癖积如蓝汁为验。

【主治】小儿癖积。

挺

61109　挺子膏（《圣惠》卷六十三）

【组成】附子一两（去皮脐，生用）　赤芍药一两　当归一两　杏仁二两（汤浸，去皮尖双仁）　黄连一两　赤柳皮四两　麒麟竭一两　没药一两　黄丹三两　清油二斤

【用法】上细到，先将清油及诸药入于铛中，煎令焦黄色，待冷澄滤过，后下黄丹、麒麟竭、没药同煎，以柳木篦子不住手搅，候黑色，取少许滴水中成珠子即膏成，放冷，剂作挺子。多年冷漏恶疮，先用甘草煎水洗，然后贴之。痈肿，每服一丸如弹子大，皂角酒调下。齿龈痛肿贴之。

【主治】一切痈疽恶毒疮痛。

【备考】方中没药用量原缺，据《医方类聚》补。

61110　挺子膏（《圣惠》卷六十三）

【组成】麒麟竭半两　定粉一两　没药半两　自然铜半两　黄丹一两　无名异半两　蜡四两

【用法】上为末，先用蜡于铫内令熔，次下药末，以柳枝子搅，勿令住手，至冷剂为挺子。有患者，着漆碟子底上点生油，摩令浓，每日两上贴之。

【主治】一切恶毒疮。

61111　挺子膏（《圣惠》卷六十七）

【组成】麒麟血　没药　乱发灰　密陀僧　丁香　麝香　木香　腻粉　雄黄　雌黄　自然铜　黑狗肝胆各一两（干者）

【用法】上为细末，先于铫中熔黄蜡，热后，入药末，熬炼成膏，取小竹筒子，热灌之，待冷方可取出，于黄丹中出色。若有患者，先以热水洗病上，用生油于漆碟中磨药，涂痛处立效。

【主治】伤折。

括

61112　括痰丸（《景岳全方》卷五十一）

【组成】半夏（制）二两　白芥子二两　干姜（炒黄）一两　猪苓二两　炙甘草五钱　陈皮四两（切碎，用盐二钱，入水中浸一宿，晒干）

【用法】上为末，汤浸蒸饼为丸，如绿豆大。每服一钱许，滚白汤送下。

【主治】一切停痰积饮，吞酸呕酸，胸胁胀闷疼痛。

【加减】如胸胁疼痛者，加台乌药二两。

指

61113 指甲散（《普济方》卷七十八引《龙木论》）

【组成】左手中指甲（洗净候干）

【用法】上以刀刮其屑。用灯草蘸点眼中翳处。一二次即去。

【主治】眼翳；诸物入眼。

61114 指迷丸（《症因脉治》卷二）

【组成】半夏四两 茯苓三两 广皮三两 枳壳一两 玄明粉一两 甘草五钱

【用法】上为细末，竹沥为丸。钩藤汤送下。

【功用】消胃家上结之痰，化大肠下凝之垢。

【主治】❶《症因脉治》：痰饮攻注，四肢肩背，或为麻木，软痹肿痛。❷《伤寒大白》卷二：热痰下结大肠，谵语。

【加减】肝胆有火，加胆星；痰积不消，加海石。

61115 指迷丸

《金鉴》卷四十一。为《百一》卷五引《全生指迷方》"治痰茯苓丸"之异名。见该条。

61116 指迷汤（《辨证录》卷四）

【组成】人参五钱 白术一两 半夏 神曲各三钱 南星 甘草各一钱 陈皮 菖蒲各五分 附子三分 肉豆蔻一钱

【用法】水煎服。四剂愈。

【主治】起居失节，胃气伤而痰迷于心脘之下，以致一时而成呆病者。

61117 指迷七气汤（《便览》卷三）

【组成】莪术（醋制） 三棱（醋制） 藿香 甘草 官桂 桔梗 青皮 益智 陈皮 香附 大黄 槟榔

【用法】水二钟，煎至一钟，莫食晚饭，空心温服。先露一宿尤好。服后一二时，肚腹痛，取下如鱼冻或虫积等恶物，至午后方以温粥补之，后服退黄丸。

【主治】大人、小儿内有虫积，或好食生米，好食壁泥，好食茶炭、咸辣苦酸，以致诸般痞积，面色萎黄，肢体羸瘦，四肢无力。

61118 指迷七气汤（《杏苑》卷三）

【组成】木香五钱 槟榔八分 桔梗七分 厚朴七分 半夏七分 紫苏八分 香附一钱 橘红（去白）二钱 白术二钱 甘草（炙）五分 人参三钱 麦门冬一钱 桑白皮七分 丁香八分 草果七分 藿香四钱

【用法】上咀片。水煎，温服。

【功用】疏壅滞之气。

【主治】七情之气相干，阴阳不得升降，气道壅滞，攻冲作痛。

61119 指迷七气汤（《幼幼集成》卷二）

【组成】广陈皮 杭青皮 藿香叶 芽桔梗 蓬莪术 香附米 法半夏 上肉桂 公丁香 益智仁 炙甘草

【用法】上咀。加生姜、红枣，水二碗，煎至一碗，母子同服。

【功用】疏利脏腑。

【主治】小儿阴阳不升降，气道壅塞，腹痛寒热，多啼不乳。

61120 指迷茯苓丸

《玉机微义》卷四。为《百一》卷五引《全生指迷方》"治痰茯苓丸"之异名。见该条。

61121 指迷铁落散

《观聚方要补》卷五引《十便良方》。为《素问》卷十三"生铁落饮"之异名。见该条。

61122 指迷宽中丸

《普济方》卷二十二引《简易方》。为《鸡峰》卷十三"宽中丸"之异名。见该条。

61123 指迷温经汤（《观聚方要补》卷九引《十便良方》）

【异名】温经汤（《妇人良方》卷一）、小温经汤（《医学入门》卷八）。

【组成】当归 川芎 芍药 桂 牡丹皮 莪术各半两 人参 甘草 牛膝各一两

【用法】水煎服。

【主治】❶《观聚方要补》引《十便良方》：妇人经道不通，绕脐寒疝痛彻，其脉沉紧。❷《医学入门》：血海虚寒，或为风邪所袭，月水不利。

挑

61124 挑疔散（《医方考》卷六）

【组成】紫草 雄黄 巴豆各等分

【用法】上为细末，油胭脂调用。有痘疔、痘母者，用针挑破，以此药少许着之。

【主治】小儿痘疔、痘母。

【方论选录】紫草解毒利窍，雄黄解毒利气，巴豆化毒拔疔，乃挑疔之捷剂也。

拯

61125 拯阳汤

《证治汇补》卷二。为《医宗必读》卷六"新定拯阳理劳汤"之异名。见该条。

61126 拯阳汤（《会约》卷九）

【组成】黄耆（蜜炙）一两 白术三钱 附子二三钱 干姜（炒黄）一钱半 甘草（炙）一钱 熟地一两 当归身三钱

【用法】水煎，温服。

【功用】补气救血。益气以固生机。

【主治】血脱之盛者，气亦随之，因而昏愦者。

【宜忌】切忌凉药。

【加减】如泻泄，去当归，加乌梅二枚。此方加参更妙。

61127 拯阴汤

《证治汇补》卷二。为《医宗必读》卷六"新定拯阴理劳汤"之异名。见该条。

61128 拯阴汤（《证因方论集要》卷三引黄锦芳方）

【组成】当归 川芎 熟地 知母 红花（酒炒） 升麻

【主治】疟疾。阴虚夜发，热多寒少，口渴不呕，喃喃错语，饮食如故。

【方论选录】邪入血分，若不从阴提出，必致阴受热损而阴益竭。熟地补阴以沃血之源，当归入心以摄血之本，川芎行血中之气，知母清血分之热，红花破瘀，升麻升阳。

61129 拯肾汤（《会约》卷二）

【组成】熟地四钱　枣皮　山药　枸杞　杜仲（盐水炒）　巴戟（去心）各一钱半　茯苓一钱　五味三分　补骨脂（盐水炒）一钱

【用法】空心服。服之而效，可照分量加二十倍，再加菟丝子酒蒸四两，青盐五钱，炼蜜为丸，每服七八钱，空心淡盐汤送下。

【主治】肾阴虚，神昏身倦，或遗精白浊，玉茎隐痛。

61130　拯损膏（《准绳·疡医》卷六）

【组成】天花粉　芙蓉叶　紫金皮　赤芍药　南星　独活　当归　白芷各一两　牡丹皮三钱

【用法】上为末，姜汁调。热敷贴。

【主治】诸伤损。

【加减】疼痛甚者，加乳香、没药各少许。

61131　拯伤接命丹（《杂病源流犀烛》卷三十引杨老七方）

【组成】紫金皮　官桂　大茴香　甘草节　川乌（姜汁炒透）　草乌（姜汁炒透）各等分

【用法】上为末，年壮而又伤重者，每服三钱；老弱而伤轻者，每服一钱半，砂糖调酒服下，妇人临时酌减。一服如神，多亦不过二服。服后身上应少发麻，不得疑畏。

【主治】跌打损伤，命在危急者。

【宜忌】须避风，出汗为度。

61132　拯阳理劳汤

《金鉴》卷四十。为《医宗必读》卷六"新定拯阳理劳汤"之异名。见该条。

61133　拯阴消疳汤（《张皆春眼科证治》）

【组成】胡黄连3克　青黛0.3克　玄参6克　阿胶9克　鸡蛋一个

【功用】救阴消疳。

【主治】疳疾上目，病到晚期阴竭，症见声直音哑，手足浮肿，大便如豆腐渣，或如羊屎者。

【方论选录】方中胡黄连、青黛清肝胆，消疳积，退热除蒸；玄参滋肾水以降浮游之火；阿胶滋肾水，养肝血，大补真阴，鸡蛋黄补心血，除心热，利咽开音，二味皆血肉有情之品，前味滋肾，后味养心，心肾交泰，阴生阳和，生肌复转。

61134　拯阴理劳汤（《金鉴》卷四十）

【组成】人参　麦冬　五味　当归　白芍　生地　龟版　女贞　薏苡　橘红　丹皮　莲子　百合　炙草

【主治】虚劳，阴虚火动。

【加减】汗多不寐，加枣仁；咳而嗽痰，加桑皮、贝母；嗽而湿痰，加茯苓、半夏；咳嗽咯血，加阿胶；骨蒸热深，加地骨皮。

61135　拯阴理劳汤

《杂病源流犀烛》卷二。为《医宗必读》卷六"新定拯阴理劳汤"之异名。见该条。

61136　拯济换骨丹（《元戎》）

【组成】槐荚子（生）　人参　桑白皮　苍术　川芎　何首乌　蔓荆子　威灵仙　防风各二两　五味子　苦参　香附子各一两　白芷二两　麝香二钱　龙脑二钱（另研）

【用法】上为细末，入麝香令匀。用麻黄十斤去根节，天河水三石三斗，熬至六斗，滤去滓，再熬至二升半，入银石器内熬成膏，入前药末和匀为丸，每一两作十丸，朱砂为衣。每服一丸，先捣碎，酒一盏，自晨浸至晚，食后、临卧搅匀服

之。神清无睡是药之验，须更隔五日服之。

【主治】半身不遂，口眼㖞斜，手足不仁，言语謇涩，或痛入骨髓，或痹袭皮肤，或中急风，涎潮不言，精神昏涩，行步艰难，筋脉拘急，左瘫右痪，一切风疾。

【宜忌】如中风无汗宜服。若体虚自汗服之，是重亡津液也。若风盛之人当于密室温卧取汗。自汗者不宜服。

轻

61137　轻号散（《婴童百问》卷八）

【组成】轻粉一分　蜜少许

【用法】上以热汤调开蜜糊轻粉，点儿口。即通，与一二次，再不可与。

【主治】小儿初生大便不通。

61138　轻肌散（《卫济宝书》卷下）

【组成】慈姑一两　何首乌　甘草（炙）各三分　独行一两（去皮）　地黄半两　虾蟆唧三分

【用法】上为末。每服二钱，水一盏，薄荷七叶，煎至八分，温酒调下。

【功用】止疼化毒脓，除寒热烦躁，脚手无力、四肢倦、虚渴、气乏不匀。

【主治】《普济方》引《鲍氏方》：瘰疬肿痛。

61139　轻体丸（《普济方》卷三一一）

【组成】乳香　没药各一两　草乌　山栀子　芍药各二两

【用法】上为细末，用酒曲糊为丸，如梧桐子大。每服十丸，温酒送下。

【主治】一切闪肭，筋骨疼痛。

61140　轻身散（《圣济总录》卷一九八）

【组成】黄耆一斤（剉，生姜汁煮三十沸，焙干）

【用法】上为散，入甘草、茯苓、人参、山芋、云母粉各一钱，拌匀。每服一钱匕，入盐少许，汤点下，不拘时候。

【功用】荡谷气，延寿命。

61141　轻青丹

《普济方》卷三六八。为《幼幼新书》卷十四引汉东王先生方"七宝轻青丹"之异名。见该条。

61142　轻矾散（《仙拈集》卷四）

【组成】轻粉　生矾各等分

【用法】上为末。先将患处热汤洗净，搔破敷药。

【主治】坐板疮。

61143　轻乳散（《外科真诠》卷上）

【组成】轻粉二分　甘草五分　黄柏一钱　铜绿三分　乳香五分　黄丹五分　没药三分　冰片一分

【用法】上为细末。先用苎麻根四两，苦参三钱，煎汤洗净，再用此末掺之。

【主治】麻根疮。

61144　轻金散（《鸡峰》卷十八）

【组成】甘菊花二分　川芎　白芷　旋覆花　川乌头　藿香　天南星（并生用）各二钱

【用法】上为细末。每服一字，腊茶清调下，不拘时候。不可多服，只一两服，病愈便止。如患偏头疼，不问年深，但只闻合此药气味，其病已自半愈，服之神验。

【主治】太阳厥逆，偏正头痛，夹脑风。

61145 轻骨丹（《圣济总录》卷九）

【组成】狗脊（去毛） 木鳖子（去壳） 五灵脂 草乌头（去皮）各等分

【用法】上药并生用,为末,醋煮面糊,用东南引桃柳枝各七茎,搅候糊成为丸,如梧桐子大,阴干。每服七丸,温酒送下,不拘时候。

【主治】脾胃虚弱,气血亏耗,风邪内攻,半身不随,少气汗出。

61146 轻骨丹（《御药院方》卷一）

【组成】独活（去土） 牛膝（酒浸） 菟丝子（酒浸） 苁蓉（酒浸） 萆薢（蜜炒） 金毛狗脊（去毛） 川心巴戟（盐炒） 骨碎补（去毛） 破故纸（炒） 胡芦巴（炒） 大附子（炮,去皮脐） 熟地黄 当归（去土） 天麻 防风（去芦头） 羌活（去土） 白芥子（炒） 川芎 五味子（炒） 川乌头（炮,去皮脐） 木香各一两 木鳖子半两 甜瓜子半两（炒） 地龙半两（去土） 全蝎一两（炒） 乳香半两（别研） 没药半两（别研） 续断一两

【用法】上为细末,酒煮面糊为丸,如梧桐子大。每服三十丸、四十丸,食前温酒送下。

【功用】壮筋骨,补虚,驻颜色,强骨生力,益真气,除骨髓间风邪。

【主治】中风手足缓弱,肢节不伸,筋脉挛急,瘫痪偏风,半身不遂,口眼㖞斜,语言謇涩,肌肉不生,一切诸风。

61147 轻骨丹（《卫生宝鉴》卷八）

【组成】苦参三两半 桑白皮（土下者） 白芷 苍术 甘松（另用栀子挺者） 川芎 麻黄（到,去节,往返用河水三升,煎至一升,去滓,熬成膏）

【用法】上为末,入前麻黄膏为丸,如弹子大。每服一丸,温酒一盏,研化,温服之。卧取汗。五七日间再服,手足当即轻快。卒中涎潮,分利涎后用之。

【主治】中风瘫痪,四肢不遂,风痹。

61148 轻骨汤（《圣济总录》卷八十九）

【组成】知母（焙） 人参 天仙藤（洗,到） 白术 秦艽（去土） 柴胡（去苗,洗,焙） 鳖甲（去裙襕,醋炙）各一两 黄耆（洗,打破,手擘如丝,以盐少许和水揉,猛火焙干） 常山 当归（切,炙） 前胡（去芦头） 芎䓖 紫菀（洗,焙） 白茯苓（去黑皮） 甘草（生）各半两

【用法】上为粗末。每服三钱匕,水一盏半,加乌梅半个,同煎至八分,去滓温服。

【主治】虚劳身体倦怠,百节酸疼,羸瘦发热,神昏不爽。

61149 轻骨散（《圣济总录》卷八十七）

【组成】麻黄（去节）三两 乌头（炮裂,去皮脐）一两 附子（炮裂,去皮脐） 白附子（生用）各半两 秦艽（去苗土）一两半 柴胡（去苗） 鳖甲（去裙襕,醋炙）各一两 桂（去粗皮） 人参各半两 山茵陈一分

【用法】上到细,用童便十盏,酒三盏,入瓷器内,同熬令干,再焙,为散。每服二钱匕,温酒调下。就浴后再服,以衣被盖卧汗出为候。

【主治】风劳。四肢乏力,嗜卧多困,饮食减少,身体疼痛,三焦气涩,发热口干。

61150 轻骨散（《医学正传》卷三）

【组成】乌梅 龙胆草 胡黄连 贝母 知母 鳖甲（酥炙） 桔梗 秦艽 柴胡 甘草（炙） 栀子 人参 青蒿（酒煮） 阿胶（炒成珠子） 杏仁（去皮尖,炒）各等分

【用法】上晒干为末,用好京墨一块,以井花水磨,调前药末作饼子,如大指头大,透风处阴干二七日。每用一饼,以井花水磨化,又用没药五分,磨成一盏,更加黄柏末二钱,同煎数沸,倾入盏内,频频打转,于五更时轻轻起服,服后就睡仰卧,甚者不过三服。

【主治】❶《医学正传》:劳嗽。❷《医统》:骨蒸劳热。

61151 轻珠散（《疡科捷径》卷下）

【组成】轻粉一钱 濂珠三分 冰片三分 白蔹一钱

【用法】上为细末。麻油调敷。

【主治】透肠疔。

61152 轻桃丸（《洞天奥旨》卷十）

【组成】轻粉一钱 白薇一钱 防风一钱 苏叶一钱

【用法】上药各为细末,用油胡桃肉三钱,捣碎研绝油,同猪板油再捣,为丸如弹子大。擦疮处。一二日即愈。

【主治】疥疮。

61153 轻粉丸（《圣济总录》卷八十）

【组成】水银粉四钱 滑石二钱 凝水石三钱 海金沙一钱

【用法】上为细末,用白面裹,上用泥裹,以牛粪火烧,觉火稍炎便去之,取出药,恐粉走也。刮去泥及干面,就有湿者,烧面搜为丸,如绿豆大。每服第一日三丸,第二日六丸,一日二次;第三日十二丸,一日三次,煎浆水、灯心、生姜冷汤送下。若病势未行,第四日更服十二丸,然所服不可过多,若能不服第四服得行乃佳,恐药力太过,须慎此一服。若服第一服,牙齿便动水行,则不可治,不须与药;若得第二日、第三日小便行乃妙。服药腹中作声,背胛疼时牙欲动也,既动则用封溧牙方。

【主治】水气。

【备考】封溧牙方:青黛、枣肉各等分,和研如泥,封牙龈,更以荆芥汤溧三五度,若逐动小肠中水,往往小便淋滴,一日夜,身便瘦而愈。若水行患渴者,则调生凝水石末一钱,新汲水下,渴自减,小便定,选服后补药一月,方得平复。

61154 轻粉丸（《圣济总录》卷一二七）

【组成】乌鸡子一枚（去黄取白,盛于盏内,用腻粉一钱半 巴豆一七粒新者去皮心,同入鸡白内蒸熟,取于乳钵内研令匀细）

【用法】别用腻粉三钱匕,于手掌中以病人津唾调和,合前药为丸,如绿豆大。每服五丸,荆芥、薄荷茶送下,黄昏时服,至一更如未转,更以薄荷茶投之。若腹痛,先取下宿食一次,第二次以水盛取,见病根恶物出也。或患年深,只可三度转,出尽恶物,其项渐小;或大者,先使线记,转了其项旋小为验。不得出风,一月内将息,后用补药。

【主治】瘰疬。

【备考】先服轻粉丸,后用补药:人参、玄参、白药、苦参各半两,到细,焙干。为粗末。每服一钱匕,水一小盏,煎三五沸,去滓温服。

61155 轻粉丸（《名家方选》）

【组成】牵牛子二钱 竹茹一钱 轻粉一钱 梅肉一个

【用法】上为末,面糊为丸,茶末为衣。每服三分,白汤饮送下,一日三次,尽一剂。后服备急丸五分,秽物当下。凡施剂未必尽剂,随病人强羸可权之。

【主治】霉毒痼疾,累月积年难愈者。

61156 **轻粉串**(《串雅内编》卷三)

【组成】轻粉一分

【用法】砂糖为丸,如麻子大。每服一丸,空心米饮送下。良久泻去泥土,即愈。

【主治】小儿吃泥。

61157 **轻粉顶**(《串雅内编》卷三)

【组成】无雄鸡子一个 轻粉一分

【用法】用鸡子清入轻粉拌匀,银器盛,置汤瓶上蒸熟。三岁儿食尽,当吐痰或泄而愈。

【主治】小儿涎喘。

【宜忌】壮实者乃可用。

61158 **轻粉剂**(《霉疮证治》卷下)

【组成】轻粉二钱 大黄 赤小豆各五钱 鹦鼠霜二钱

【用法】上为末,面糊为丸,如梧桐子大,辰砂为衣。更以大黄、芎劳各一钱半,土茯苓四钱,水煎,送服此丸,七日尽。

【主治】霉毒痼疾。

61159 **轻粉散**(《圣济总录》卷一八一)

【组成】轻粉一两(用银器内炒令黑色)

【用法】上药,如患左眼用纸拈缠左耳,右耳亦如此,以填满为度,如耳根痛,其膜自落。

【主治】小儿斑疮入眼。

61160 **轻粉散**(《小儿痘疹方论》)

【组成】真轻粉 黄丹各等分

【用法】上为细末。左眼有翳,吹入右耳;右眼有翳,吹入左耳。更以绿豆皮、谷精草、白菊花各一两,为末,每服三钱;干柿一枚,米泔一盏,煎干,将柿去核食之,每日三枚,不拘时候。

【主治】小儿出痘,眼内生翳。

61161 **轻粉散**(《朱氏集验方》卷六)

【组成】大枣十个 真轻粉一匣

【用法】每一个大枣入粉少许,合住,用盏子盛,纸覆之者,汤甑上蒸熟,细咀,白汤下。

【主治】大小便秘。

【宜忌】虚者不宜用。

61162 **轻粉散**(《普济方》卷三〇一引《神效方》)

【组成】马鸣退(烧灰)三钱 轻粉少许 乳香少许

【用法】上为细末,先以温浆洗净,干掺之。

【主治】痔疮。

61163 **轻粉散**(《普济方》卷二八一)

【组成】轻粉 斑蝥(去翅足)

【用法】上为细末。用温水以鸡翎扫之周围。立效。

【主治】人面上湿癣。

61164 **轻粉散**(《普济方》卷三〇一)

【组成】轻粉 没药 乳香 密陀僧各等分

【用法】上为细末,熬浆水葱白汤洗净疮口,揾干,用药贴之。

【主治】痔疮漏。

61165 **轻粉散**(《普济方》卷三〇七)

【组成】旧墨一块(指大,烧存性) 轻粉一分许 乱毛一拳大(烧存性)

【用法】上为末。好酒调敷咬处。一过便愈。

【主治】蛇伤。

61166 **轻粉散**(《普济方》卷三八五)

【组成】天南星 半夏 滑石各一钱 巴豆霜一字

【用法】上为细末,轻粉半钱为末,面糊为丸,如粟米大。每服一岁三丸,三岁七丸,用葱汤送下。

【主治】小儿壮热惊风。

【备考】本方方名,据剂型,当作"轻粉丸"。

61167 **轻粉散**(《玉机微义》卷十五引郭氏方)

【组成】黄柏(蜜炙) 密陀僧 黄丹 高末茶 乳香各三钱 轻粉一钱半 麝少许

【用法】上为末。用葱汤洗疮后,次贴此药。

【功用】《金鉴》:化腐除湿止疼。

【主治】❶《玉机微义》引郭氏方:下注疳疮,蚀臭腐烂,疼痛不可忍者。小儿疳疮。❷《金鉴》:湿热流注臁疮证。

61168 **轻粉散**(《丹溪心法附余》卷十六)

【组成】寒水石一斤 硫黄 朴消各二两 松香五两 枯矾二两 轻粉五钱

【用法】上为末,香油调搽。

【主治】疥疮。

61169 **轻粉散**(《洞天奥旨》卷十六)

【组成】轻粉三分 萝卜子一钱 桃仁十四个(去皮尖)

【用法】上为末。擦疮上。即愈。

【主治】疮痛痒,流水流血。

61170 **轻粉散**(《梅氏验方新编》第七集)

【组成】轻粉一钱半 黄丹 黄柏 儿茶 乳香各三钱 麝香一分 冰片二分

【用法】上为极细末,先用葱汤洗,再用此撒之,或麻油调敷。

【主治】湿毒流注,脓水浸溃。

61171 **轻黄散**(《杨氏家藏方》卷十二)

【组成】龙骨二钱 黄丹一钱 轻粉五个子 白矾一分 生田螺二枚

【用法】上先将白矾为末,入在田螺壳内,炭火煅过,白色为度,取出,同龙骨、黄丹等研为细末,次入轻粉和之。如患臁疮、恶疮,皆先用口温畜汁洗净,以软帛揾干,次用药末干贴疮上。两三次必愈。

【主治】风热恶疮。

61172 **轻黄散**(《卫生宝鉴》卷十)

【组成】轻粉一钱 雄黄半两 杏仁一钱(汤浸之,去皮尖并双仁) 麝香少许

【用法】上于乳钵内先研杏仁如泥,余药同研细匀,瓷合盖定。每有患者,不问深浅,夜卧用骨箸或竹箸,点如粳米大在鼻中息肉上,隔一日,夜卧点一次。半月有效。

【主治】❶《卫生宝鉴》:鼻中息肉。❷《明医指掌》:鼻臭。

61173 **轻黄散**(《普济方》卷三〇一)

【组成】大黄三钱(烧灰存性) 黄柏二钱(烧灰存性)

轻粉少许　久年壁土(东向者)一钱

【用法】先用温热水洗净血水,以绵帛拭干,然后药干掺。

【主治】玉茎上生疮,不干见骨者。

【宜忌】切忌房室。

61174　轻黄膏《全国中药成药处方集》沈阳方)

【组成】轻粉　川黄连各等分

【用法】上为细末,用麻油或凡士林油混合成膏。洗净患处,将药膏涂布之。

【功用】杀菌,燥湿。

【主治】黄水疮、头疮,搔痒浸淫,皮肤湿疹。

61175　轻脚丸《杨氏家藏方》卷四)

【组成】川乌头(炮,去皮脐)五两　木瓜二枚　牛膝(去芦头,酒浸一宿)七钱　巴戟七钱(紫色者,酒浸一宿)　青盐　肉苁蓉(酒浸,细判,焙干)　天麻(去苗)各一两　海桐皮一两半　防风(去芦头)一两半　甘草半两(炙)　金毛狗脊半两(去毛)　草薢二两

【用法】上先将木瓜用竹刀切下盖子,剜去子,却填熟艾末令满,将盖子盖定,用竹签签住,入饭甑内蒸烂,先将乌头末同木瓜研匀,次将诸药为细末,同和为丸,如梧桐子大。每服三十丸至五十丸,空心温酒送下。

【主治】脚气,脚膝沉重,疼痛肿满。

【加减】一方加羌活、乳香、没药各一两,兼治妇人产后脚软,行履不得,筋骨疼痛。

61176　轻脚丸《魏氏家藏方》卷八)

【组成】宣州木瓜二枚(用竹刀切下盖子,剜去子,却填熟艾令满,以盖子盖好,用竹钉签定,入饭甑内蒸烂,然后以文武火焙干,入后药)　肉苁蓉(酒浸一宿)　牛膝(酒浸)　草薢各二两　金毛狗脊(去毛净)　防风(去芦,去叉股者)　海桐皮(去粗皮)　天麻　全蝎(去毒)　青盐　川续断各一两　甘草(炙)　乳香(别研)　没药(别研)各半两

【用法】上为细末,用川乌头五两,炮,去皮脐,为末,酒煮为丸,如梧桐子大。每服三十丸,渐加至四五十丸,早、晚食前温酒送下;盐汤亦得。

【功用】常服壮脚膝,补虚损,下部之疾更不再发。

【主治】风寒湿留滞肝肾二经,下部虚大,发则攻筑,脐腹俱痛,自汗恶心,呕吐涎沫,肢体酸削,不进饮食。

61177　轻脚丸《普济方》卷一一八引《余居士选奇方》)

【组成】地肤子一两　白术半两　赤茯苓半两　木猪苓半两(去皮)　舶上茴香半两(炒)　泽泻　赤芍药　紫苏叶　胡芦巴　槟榔　枳实各半两(麸炒,去瓤)　桃仁一两(去皮尖双仁,麸炒)

【用法】上药除桃仁外,为末,入桃仁捣,炼蜜为丸,如梧桐子大。每服三五十丸,加至百丸,空心紫苏汤送下。

【功用】逐风去湿,消肿,行血止痛。

【临床报道】寒湿:旧有寒湿之疾,每发时痛不可忍,呻吟之声彻于户外,几濒于死,忽遇道人授此方,才服半料,间或发时,顿觉减前时,服尽全料,厥疾遂瘳,信而服之,其验如神。

61178　轻脚丸《局方》卷一续添诸局经验秘方)

【组成】木鳖子(别研)　白胶香(别研)　白芍药各二两　草乌(去皮尖)四两　赤小豆一两(别研为末,打糊)

【用法】上为末,赤小豆糊为丸,如梧桐子大。每服七丸,旋加至十丸,温酒或木瓜汤送下。病在上,食后、临卧服;病在下,空心服。

【主治】左瘫右痪,脚弱不能行履。

【宜忌】忌热物少时。

61179　轻脚散《准绳·疡医》卷五)

【组成】天灯心　紫背草　赤牛膝　钩藤根　山苏木　酒坛根　白马骨　马蹄金　铁马鞭　穿山蜈蚣

【用法】酒、水各半煎服。

【主治】锁脚马痕。

61180　轻斑散《赤水玄珠》卷二十七)

【组成】丝瓜近蒂三寸(连皮子,烧存性,为末)　朱砂五分

【用法】上和匀,砂糖调下。痘出必稀,多者少,少者无。

【主治】痘未见点时。

61181　轻硫散《仙拈集》卷二)

【组成】硫黄一钱　轻粉三分　杏仁十四粒(去皮尖)

【用法】上为末,杏仁研膏,临卧涂鼻,早洗去。

【主治】酒渣鼻,及妇人面上粉刺。

61182　轻蛤散《解围元薮》卷四)

【组成】五倍子　车米各等分

【用法】上为末用。

【主治】麻风。

61183　轻雷丸(方出《石室秘录》卷四,名见《洞天奥旨》卷八)

【异名】轻雷丹《外科集腋》卷五)。

【组成】雷丸三钱

【用法】上为细末,加入轻粉一钱、白茯苓末一钱调匀。敷上即消。

【主治】人面疮。

【方论选录】雷丸此药,最能去毒而逐邪,加入轻粉深入骨髓,邪将何隐?用茯苓不过去其水湿之气耳。

61184　轻雷丹

《外科集腋》卷五。为方出《石室秘录》卷四,名见《洞天奥旨》卷八"轻雷丸"之异名。见该条。

61185　轻腰汤《辨证录》卷二)

【组成】白术一两　薏仁一两　茯苓五钱　防己五分

【用法】水煎服。连服二剂而腰轻矣。

【功用】利腰脐之气,以祛风利湿。

【主治】因房劳力役,又感风湿,腰脐之气未通,风湿入于肾而不得出之腰痛,两腰重如带三千文,不能俯仰者。

【备考】此方惟利湿而不治腰,又能利腰脐之气,一方而两治之也。然不可多服者,以肾宜补而不可泻,防己多用必至过泄肾邪。肾已无邪可祛,而反损正气,故宜用补肾之药(三圣汤),而前药(本方)不可再用矣。

61186　轻解散《洞天奥旨》卷十一)

【组成】防风五分　麦冬三钱　生地三钱　桑白皮二钱　黄芩一钱　柴胡八分　白芍三钱　天花粉五分

【用法】水煎,服二剂。

【主治】天火丹。

61187　轻身一号《中医杂志》1980;10:40)

【组成】黄耆　防己　白术　川芎　制首乌各15克

泽泻　生山楂　丹参　茵陈　水牛角各 30 克　仙灵脾 10 克　生大黄 9 克

【用法】上为一剂，水煎成 100 毫升。每次口服 50 毫升，一日 2 次。超重 25% 以上者可增至每日 1.5 剂，即 150 毫升。

【功用】益气健脾，温肾助阳，活血化瘀，利水消肿。

【主治】单纯性肥胖症，症见体态肥胖，疲倦乏力，胸闷气促，腹胀肢沉，腰脊酸痛，便溏浮肿，月经不调，皮肤紫纹，舌胖质淡，苔薄白或白腻，脉象细弱等。

【宜忌】每日主食一般不超过 1 斤。

【方论选录】黄耆、白术益气健脾；仙灵脾温肾助阳；制首乌滋肾填精；川芎、丹参理气活血；防己、泽泻利水消肿；生山楂、水牛角、茵陈降脂；并取茵陈配大黄增加利胆作用，促进脂肪代谢；取黄耆配防己调节水盐代谢。综观全方，具有益气健脾、温肾助阳、滋肾填精、活血调经、利水消肿和降低血脂等药理作用，使肾脾健、阴阳和、痰湿化、瘀血去，代谢过程恢复正常，从而使病情向好的方面转化。

【临床报道】单纯性肥胖症：用中药"轻身一号"治疗单纯性肥胖症 50 例，症状、体征明显好转，体重下降者 48 例，无效 2 例，总有效率 96.0%，近期疗效满意。

61188　轻粉毒膏（《疮疡经验全书》卷三）

【组成】轻粉三钱　炉甘石一两（火煅过，黄连汁浸之）牡蛎一两（盐泥裹，火煅通红）　真绿豆粉二两（焙干）

【用法】上为末，同生桐油调匀，入瓷盆中，以艾火熏熟，作隔纸膏贴之，两日一换。

【主治】轻粉毒。

61189　轻身消胖丸（《成方制剂》7 册）

【组成】白术　川芎　大黄　当归　防己　茯苓　海藻　荷梗　荷叶　滑石　黄芪　罗布麻叶　麻黄　芒硝　玫瑰花　木香　山楂　薏苡仁　泽泻

【用法】上制成丸剂，每 100 粒重 15 克。口服，一次 30 粒，一日 2 次。

【功用】益气，利湿，降脂，消胖。

【主治】单纯性肥胖症。

【宜忌】孕妇忌服。

61190　轻乳生肌散（《金鉴》卷六十二）

【组成】石膏（煅）一两　血竭五钱　乳香五钱　轻粉五钱　冰片一钱

【用法】上为末。撒之。

【功用】定痛生肌。

【主治】大毒溃烂红热，肿痛腐脱者。

【加减】有水，加龙骨、白芷各一钱；不收口，加鸡内金（炙）一钱。

61191　轻剂排石汤（《古今名方》引中医研究院广安门医院方）

【组成】车前子　泽泻　石韦　滑石　冬葵子　牛膝　枳壳　王不留行各 15 克　金钱草 30 克　莱菔子 15～30 克　大黄 3～9 克

【功用】行气通淋。

【主治】尿路结石。

【加减】若有脾气虚，加党参、黄耆，去大黄；肾虚，加熟地、何首乌、补骨脂；肾结石，加补肾药；输尿管、膀胱结石，加乌药，重用大黄、莱菔子；少腹拘急，痛及脐中，结石下移

时，重用冬葵子、牛膝。

鸦

61192　鸦片散（《赤水玄珠》卷二十八）

【组成】真鸦片一钱　莲肉（炒）一钱

【用法】每服半分或一分，米饮调下。立止。

【主治】小儿痘当起胀灌脓时，泄泻不止。

61193　鸦参丸

《医级》卷八。为原书同卷"蓉参丸"之异名。见该条。

61194　鸦胆丸（《医碥》卷七）

【组成】鸦胆（去壳，捶去皮）一钱　文蛤（醋炒）　枯矾　川连（炒）各三分

【用法】面糊为丸，如绿豆大，朱砂为衣。每服十一二丸，盐梅肉或圆眼干肉或芭蕉子肉包吞，立止。

【主治】痢初起，邪实腹痛，去积滞不愈者。

61195　鸦胆丸（《医碥》卷七）

【组成】鸦胆霜　黄丹各一钱　木香二分

【用法】面糊为丸，亦可乌梅肉为丸，如绿豆大，朱砂为衣。每服十一二丸，盐梅皮或圆眼干肉或芭蕉子肉包吞，立止。

【主治】痢初起，邪实腹痛，去积滞不愈者。

61196　鸦珠丸（《鸡鸣录》）

【组成】沉香五钱　伽南香　母丁香　真珠各一钱

【用法】上为细末，用鸦片烟膏一钱为丸，如黍米大。

【主治】痔漏。

61197　鸦啖散（《疮疡经验全书》卷一）

【组成】老鸦毛（烧灰）　大红绒（灰）各一钱　珍珠五分　冰片一分　枯矾五分　轻粉三分　黄丹一钱　麝香少许

【用法】上为细末，先用苦茶洗净，干掺。其煎剂以意加减用之。

【主治】鸦啖疮。

61198　鸦鹘散（《普济方》卷三八一）

【组成】老鸦头一枚（烧灰，研）　轻粉　黄丹　枯矾各一分　麝香少许

【用法】上为细末。先用温水洗净，掺药。良。

【主治】小儿鸦鹘痔疮。

61199　鸦胆子油（《朱仁康临床经验集》）

【组成】鸦胆子 30 克

【用法】将鸦胆子剥去壳，取仁捣碎，置瓶中，加入乙醚略高过为度，隔 2 小时后，将上层浮油倒于平底玻璃皿中，等乙醚挥发后即得鸦胆子油，装小瓶中备用。用牙扦挑取很少鸦胆子油小心点于扁平疣或寻常疣。不要碰及好皮肤。

【功用】去疣。

【主治】扁平疣、寻常疣。

【临床报道】中晚期恶性肿瘤：《中国厂矿医学》[2007, 20(4)：348]鸦胆子油乳注射液治疗中晚期恶性肿瘤 60 例，结果：鸦胆子油乳注射液治疗后肿瘤的部分缓解率 18.3%，稳定率 61.7%，总有效率 80.0%。结论：鸦胆子油乳注射液能改善中晚期恶性肿瘤患者的全身情况，具有一定的临床疗效。

【现代研究】❶对大鼠胃溃疡的影响:《中国社区医师(医学专业半月刊)》[2008,10(17):5]实验结果表明:与生理盐水对照组比较,鸦胆子油乳剂组和施胃舒组均可升高大鼠血清和胃组织中一氧化氮含量($P<0.05$),显著增强一氧化氮合酶活性($P<0.01$),但两组之间无显著性差异($P>0.05$)。结论:鸦胆子油乳剂对大鼠无水乙醇型胃溃疡具有明显的保护作用,其机制可能是通过增加大鼠血清和胃组织中 NO 含量和 NOS 活性,进而减轻胃黏膜的损伤。

❷对人膀胱癌细胞系的抑制作用:《沈阳部队医药》[2001,14(2):102]实验结果表明,鸦油乳对 BIU—87 细胞的生长有明显的抑制作用,可直接破坏膀胱癌细胞膜、线粒体膜、内质网膜及核膜等膜性系统,使膀胱癌细胞变性并坏死;鸦油乳可阻止 BIU—87 细胞由 G_0/G_1 期向 S 期进展,抑制 DNA 合成。结论:鸦油乳对膀胱癌细胞确有明显的抑制作用,为临床应用鸦油乳治疗膀胱癌提供了实验依据。

61200 鸦胆子粉《中医皮肤病学简编》

【组成】鸦胆子(剥去外皮)

【用法】用鸦胆子仁压碎,置小瓶内高压消毒。患处消毒后,用小刀刮破,以见出血为止,将此药粉敷上,用纱布、胶布固定。一周即可脱落。未脱落涂硼酸软膏类即脱落。

【主治】寻常疣。

61201 鸦片马疳散《痘疹仁端录》卷七

【组成】儿茶 雄黄 轻粉各五分 鸦片 梅脑 牛黄各一分 熊胆二分 血竭 乳香 没药各五分

【用法】上为末。外搽敷。

【主治】口疳,遍口牙齿烂落,口唇穿破者。

61202 鸦胆子仁软膏《中医皮肤病学简编》

【组成】鸦胆子仁(研碎)30 克

【用法】凡士林加至 100 克,调匀外用。用时胶布剪洞,如病灶大贴上,再敷药膏,上盖纱布,每二天换一次。

【主治】瘢痕疙瘩。

鸥

61203 鸥脂膏《鬼遗》卷五

【组成】松脂七两 芍药 当归 芎䓖 黄芩各二两 鸥脂七两 白蜡五两

【用法】上㕮咀。以腊月猪脂二升二合,微火煎一沸一下,三十过成。以摩于疮上。

【功用】止痛生肌。

【主治】痈疽。

皆

61204 皆效散《普济方》卷三〇〇

【组成】石硫黄(研) 干漆(熬) 文蛤(烧作灰)各等分

【用法】上绢筛之。每用取胡桃大,麝香枣核大,研和,先拭去恶物血等,然后敷之,每日三次。

【主治】疳虫蚀唇、鼻、齿、口及余处。

点

61205 点药《准绳·疡医》卷五

【组成】真轻粉五分 杏仁七粒(去皮) 冰片三厘

【用法】上药同捣极烂。洗净点上。

【主治】杨梅疮。

61206 点药《外科正宗》卷三

【组成】杏仁四十九粒(去皮尖) 雄黄一钱 轻粉二钱

【用法】先将杏仁捣细,加雄黄、轻粉细末,再研匀。猪胆调点。

【主治】杨梅疮。

61207 点药《简明医彀》卷八

【组成】银朱 轻粉 杏仁 雄黄各等分

【用法】上为细末。猪胆调搽;或掺膏药上贴。加冰片尤妙。

【主治】杨梅疮。

61208 点药《霉疮秘录》卷下

【组成】大杏仁二十个(针刺火上烧透存性) 胆矾四分 轻粉一钱

【用法】上药共研如膏。点患处。每日先熏后洗,点药,其效甚速。凡患疮头面及不便处者,先熏洗后,点药五日即好。

【主治】杨梅疮。

【备考】熏洗方:番打麻、雷丸各五钱,朴消、地骨皮各一两,黄芩一两半,用河水五碗煎药味出,先熏后洗。

61209 点水丹

《普济方》卷七十八。为《续本事》卷四"照水丹"之异名。见该条。

61210 点生丹《急救痧症全集》卷下

【组成】真雄黄一钱 明朱砂一钱 明矾一钱 麝香一分 冰片一分 真飞金十二件 火消一钱 荜茇五厘

【用法】先将雄黄、朱砂等研细,再将荜茇捣碎,同冰片、麝香掺研千余次,末以飞金拂下研匀。将簪蘸吐沫粘药少许,点眼角。

【主治】时疫急痧。

61211 点玄丹《外科百效》卷一

【组成】明矾一两 金脚信五钱(火煅存性)

【用法】上为极细末。

【功用】善去恶毒。

61212 点头散《百一》卷九

【组成】川芎二两(生) 香附子(去毛,炒)四两

【用法】上为细末。每服一钱,好茶清调下。常服可除根。

【主治】偏正头痛。

61213 点舌丸《成方制剂》17 册

【组成】冰片 蟾酥 沉香 穿山甲 大黄 红花 金银花 没药 牛黄 硼砂 蒲公英 乳香 麝香 葶苈子 蜈蚣 西红花 雄黄 熊胆 血竭 珍珠 朱砂

【用法】上制成丸剂,每 10 丸重 1.25 克。口服,一次 2 丸,一日 3 次;小儿酌减。

【功用】清热解毒,消肿止痛。

【主治】各种疮疡初起,无名肿毒,疔疮发背,乳痈肿痛等症。

【宜忌】孕妇忌服。

61214 点舌丹《医林绳墨大全》卷九

【组成】真蟾酥三钱(乳浸)　真麝三分　蜈蚣三条(炙,去头足)　川山甲三钱(土炒成珠)　全蝎　僵蚕(炒去丝)　蝉蜕　明雄黄　朱砂各一钱　乳香(枯)　没药(枯)各五分

【用法】上为细末,用乳浸蟾酥捣为丸,如绿豆大。每服先用二丸,置病人舌下,顷刻口舌觉麻,将葱白三寸,入病口嚼烂,吐在手心,将药三丸包于葱内,用无灰热酒送下。急煎漏芦汤服,外用神灯照之。但疔毒一症,有急疔已走,疔上有红筋一条,或上或下,即于红筋尽头,以针挑破,纳药一丸于针头上,膏药盖定,其疔自回原处。春、夏、秋急寻菊叶,冬寻菊根同葱捣烂裹吞。

【主治】疔毒。

61215　点虬丹(《辨证录》卷十四)

【组成】水银一钱　冰片一钱　硼砂一分　雄黄三分　樟脑一钱　轻粉三分　白芷一钱　薄荷叶三分

【用法】上各为极细末,以不见水银星为度。水调少许,点虫头或身上,少刻即尽化为水。不须内服煎药,至奇之方也。

【主治】小儿有粪门边拖出长虫,不肯便下,又不肯进入直肠之内,不痛不痒。

61216　点毒丹(《外科证治全书》卷四)

【组成】黄柏

【用法】上为极细末,入雄猪胆汁调如糊。用少许点疖中间即消。

【主治】热疖初起未出头。

61217　点眼丹(《玉案》卷四)

【组成】牙消二钱　麝香　朱砂　雄黄各五分

【用法】上为细末,瓷罐收贮。临病以银簪蘸药点两眼内。立时取效。

【主治】一切头痛,心腹绞痛,及绞肠痧,盘肠气痛,疝痛。

61218　点眼药(《洁古家珍》)

【异名】保命点眼药(《保婴撮要》卷四)。

【组成】当归二钱　黄连二钱　防风一钱五分　细辛五分　甘草一钱

【用法】上剉,如麻豆大,水一大碗,文武火煎,滴水中不散为度,入炼蜜少许。点眼。

【功用】除昏退翳,截赤定痛。

61219　点眼药(《济阳纲目》卷一〇一)

【组成】炉甘石一两(煅如鸭头色,以好醋少滴之,多则痛,另研筛过)　珍珠　辰砂　乳香　没药各一钱　硼砂一钱　熊胆(无则不用)　胆矾　轻粉各二分　片脑　麝香各一分

【用法】上为末,筛过,再为极细末,瓷器秘收。点眼。

【主治】赤眼风热壅痛,风眩诸般翳障。

61220　点眼药(《何氏济生论》卷六)

【组成】炉甘石三钱　新珠子七分　硼砂七分　朱砂五分　麝香二分　琥珀五分　真蟾酥(烘去油)一分　儿茶(烘去油)三分　冰片一分　磁石粉五分(人乳、黄连汁煅淬七次)

【用法】各研至无声,和匀。点之。

【功用】去翳膜。

61221　点眼砂(《张氏医通》卷十五)

【异名】人马平安散(原书同卷)、诸葛行军散(《卫生鸿宝》卷一)。

【组成】冰片　麝香　雄黄(水飞)　朱砂(水飞)各半钱　焰消一钱

【用法】上为极细末,瓷瓶收贮。男左女右,以少许点目大眦。立效。用此入时疫病家,则不沾染。

【主治】时疫毒气臭毒,痧胀腹痛。

61222　点眼散

《玉案》卷三。为《古今医鉴》卷五引黄宾江方"点眼膏"之异名。见该条。

61223　点眼煎(《圣济总录》卷一〇二)

【组成】栀子仁　葳仁(去皮)　决明子(微炒)各一两　石膏二两(研)　竹叶二握(洗)　车前叶(切)三合　秦皮(去粗皮)三分　白蜜三两(后入)

【用法】上前七味剉,以井花水五升,煎取汁一升,去滓,入蜜调匀,瓷器中重汤煮如稀饧。每点如大豆许。

【主治】肝实热,目眦热痛。

61224　点眼膏(《圣惠》卷三十二)

【组成】白蜜十二两(慢火熬,去沫,滤过)　朱砂一分(细研)　黄丹三分(细罗过)　马牙消三分(细研)　葳仁一分(汤浸,去赤皮,研)　黄连半两(去须,细剉)　黄柏半两(细剉)

【用法】上药与炼蜜搅令匀,入于青竹筒内,安于釜汤中煮,自早至夜,不得住火,水少别暖水更添,时时用槐杖子搅之,至来日早晨取之,以绵滤三两度取清者,用瓷瓶子盛之。铜箸点之。

【主治】眼热毒所攻,肿涩痛。

61225　点眼膏(《古今医鉴》卷五引黄宾江方)

【异名】点眼散(《玉案》卷三)。

【组成】初胎粪(炙干)一钱　雄黄五分　黄连四分　片脑少许

【用法】上为极细末,水调。点两眦。神效。

【主治】一切赤白痢,及噤口危急之症。

61226　点痣膏

《外科证治全书》卷一。为《金鉴》卷六十三"水晶膏"之异名。见该条。

61227　点翳散(《医统》卷六十一)

【组成】心红一钱　枯矾三分　麝香半分

【用法】乳极细无声,收密。点翳上。三次即没。

【主治】眼目翳。

61228　点翳膏

《东医宝鉴·外形篇》卷一。即《直指》卷二十"前麓点翳膏"。见该条。

61229　点点金丹(《古今医鉴》卷十五引胡前溪方)

【组成】虾豚一罐(三月清明收)

【用法】用雄黄一两,朱砂一两,为细末,入罐内晒之,至端午日取出听用。如搽疮,用药磨水,点上。立消。

【主治】疔疮发背,无名肿毒。

61230　点眼水膏(《续本事》卷四)

【组成】鹅梨(即梨肥大者)一个　鹰爪黄连半两

【用法】上用砂瓶一只,先入梨,次入黄连末,候初冬第

一次下雪时,取雪满铺入砂瓶内,油单封口,入地五寸深,候立春日交春时候过了取出。点眼,或温过洗。妙。

【主治】眼疾。

61231 点眼仙方(《寿世保元》卷六引马伏所方)

【组成】蕤仁三钱(去皮,将竹纸研去油方入药,用笔筒卷纸,将药铺纸上,重层卷研) 珍珠二分五厘(生用,绵纸包,打碎研) 琥珀二分(生用,纸包,打碎研烂) 熊胆一分五厘(生,研碎) 牛黄一分(生用) 麝香半分(生用) 片脑一分五厘(生用) 蜂蜜三钱五分(用慢火煨化,滤去滓)

【用法】上先称眼药罐,次加蜜,称后入药,搅以上药八味,调匀点眼。

【主治】远年近日烂弦风眼,翳障青盲,肿痛百病。

61232 点眼膏子(《续本事》卷四)

【组成】羊胆一个

【用法】入蜜一钱在胆内,线扎定,坩锅内满入水煮熟,冷水内浸,取出候干,顿入角罐内。竹箸点眼四角。立效。

【主治】眼目诸疾。

61233 点白还黑丹

《医学启蒙》卷三。为《墨宝斋集验方》卷上"仙方点白还黑丹"之异名。见该条。

61234 点白还黑丹(年氏《集验良方》卷五)

【组成】三汁膏一两(生地、桑椹、旱莲草各取汁,三汁共用一盂,入铁锅熬之极干,研末听用) 母丁香五钱 没石子五钱 真铅粉五钱(炒)

【用法】上为末,以瓷器盛之,勿泄气。拔去白须,即以笔点记,然后用鲜姜汁调药末少许点孔中。六七日后即变黑。

【功用】乌须。

61235 点药神效膏(《圣济总录》卷一一一)

【组成】铅丹二两 蜜半斤(以绢滤过) 硇砂一豆大(明净者) 青盐一钱 马牙消三钱 白龙脑一钱 白矾一豆大(烧过) 大猪胆二枚(新好者)

【用法】上药并入瓷瓶内和匀,用重汤于锅内煮,候紫色为度,兼不住手搅之,药成,只于瓶内盛贮封角。每遇使时,旋取些少,以井华水调,用铜箸子点,有泪下,以帛拭之,候泪住,即再点,每昼夜可三五度。

【主治】翳膜遮障,目风泪出。

【备考】本方方名,《普济方》引作"神效膏"。

61236 点烂弦风药(方出《医学入门》卷七,名见《东医宝鉴·外形篇》卷一)

【组成】薄荷 荆芥 细辛

【用法】上为末,如烧香状烧之,以碗涂蜜少许于内,覆烟上,取烟尽后,以瓷罐收之。凡眼见风热多泪者,皆可点之。

【主治】烂弦眼。

61237 点眼七宝散(《圣济总录》卷一〇五)

【组成】珊瑚(研细) 琥珀(研细) 玉屑(研细) 曾青(研细) 紫贝(研细) 朱砂(研细) 鸡子壳(去白膜)各半两

【用法】上为极细末。点时仰卧,以铜箸取如绿豆大点眼,每日三五次。

【主治】风热上冲,目赤疼,久不愈。

61238 点眼万明膏(年氏《集验良方》卷四)

【组成】炉甘石三钱(火煅,研细,入人乳浸四十九日) 川黄连五分(乳制) 辰砂三钱 硼砂五分 胆矾三分 冰片三分

【用法】上为极细末听用。雨前茶陈年者四两,甘菊花四两,二味用水二大碗,于净瓦锅中熬四五十沸,滤去茶、菊,再用重汤熬成膏子一杯,入熊胆五分,溶化,收前药和匀成锭,入瓷器中。如遇一切眼疾,收清水化膏少许,用骨簪蘸药点入两眼,闭目片刻,出泪而愈。

【主治】眼疾。

61239 点眼止泪散(《眼科龙木论》卷五)

【组成】雄黄五钱 曾青一两 龙脑 白矾灰 细辛 干姜灰各等分

【用法】上为细末如粉面。每至夜后点在眼内。立效。

【主治】冲风泪出外障。

61240 点眼贝齿散

《圣济总录》卷一〇九。为《普济方》卷八十四引《圣惠》"贝齿散"之异名。见该条。

61241 点眼丹砂散(《同寿录》卷二)

【组成】硼砂 海螵蛸(去壳) 好炉甘石(童便煅淬七次,飞过)各一两 朱砂五钱(用此则不枯)

【用法】上为细末,瓷瓶收贮。临用少加冰片研,点。极妙。

【主治】眼疾。

61242 点眼丹砂膏(《圣济总录》卷一〇四)

【组成】丹砂(研)半两 蕤仁(去皮)三分 胡粉两棋子大(火上炒) 龙脑(研)半钱

【用法】上合研,以真酥调如膏,再研匀,瓷合盛,勿令泄气。每点黍米许,每日三次。

【主治】风毒冲目赤痛。

61243 点眼丹砂膏(《圣济总录》卷一〇六)

【组成】丹砂(研) 干姜(炮,捣) 越燕屎(研)各一分

【用法】上为细末。以人乳调,点眼中,每日三次。

【主治】目珠子卒脱出,并有青翳。

61244 点眼艾熏散(方出《圣惠》卷三十二,名见《圣济总录》卷一〇九)

【组成】蕤仁一分(汤浸,去赤皮) 腻粉半钱 黄牛酥一分 熟艾如鸡子大

【用法】上药前三味于乳钵内为细末,稀稠得所,令药着在乳钵底,然后取艾烧令烟出,却将乳钵合烟上熏之,候艾烟出尽,以槐木槌细研,令烟气相入。每用时,取少许,点眼大眦头。极效。

【主治】眼中胬肉。

61245 点眼玉屑散(《医方类聚》卷七十引《经验秘方》)

【组成】好净朴消二斗

【用法】上用河水二桶,用萝卜二个切如指厚大片,同下釜内,滚七分,取出萝卜不用,将消脚盆内盛顿,冷定,将清水澄去,次日消定,另纸袋内针刺窍,装消在内,悬于通风处,至三月后化开,若白雪,细绢罗过点之。不通道路者,点两个月后明如初。修制依十一月、十二月盛寒时。

【功用】去冷泪,截赤定痛,截恶眼。

61246 点眼古钱煎

《普济方》卷七十一。为《圣济总录》卷一〇二"点眼古字钱煎"之异名。见该条。

61247 点眼石胆丸（《圣济总录》卷一〇九）

【组成】石胆（研） 铜青（研） 硇砂（去石，研） 干姜（炮） 龙脑（研） 戎盐（研）各一分 石决明（七孔者，刮，洗，焙，捣末） 乌贼鱼骨（去甲） 秦皮（去粗皮） 细辛（去苗叶） 鸡舌香各半两 决明子（炒）三分 黄连（去须）一两

【用法】上为末，合和重研，炼蜜为丸，如麻子大。临卧纳大眦头各一丸。

【主治】眼赤风泪出，痒烂久积，生翳息肉。

61248 点眼石胆散（《圣济总录》卷一一三）

【组成】石胆（研如粉）一分 黄连（去须，捣） 黄柏（去粗皮，捣）各三分 蕤仁（去皮，研） 铜青（研） 芒消各半两

【用法】上为末，更入乳钵中，重研令极细匀。每取如黍米大，点目眦头。

【主治】针眼暴肿，痛不得开。

61249 点眼龙脑煎（《圣济总录》卷一〇四）

【组成】龙脑（研）半钱 铅丹（罗）半两 白蜜（绵滤）二两

【用法】上药和匀，瓷瓶内密封，重汤煮一炊时，取出，点目眦。

【主治】风毒冲目赤痛。

61250 点眼龙脑膏（《圣济总录》卷一〇三）

【组成】山栀子（去皮）三钱 甘草七钱（生） 生干地黄二两 熟干地黄一两 黄连（去须） 青葙子各八钱 当归四钱 决明子一合（以上为粗末） 马牙消六钱 青盐四钱 密陀僧半两 朴消一两一钱 石决明一枚（米泔浸三日，刮洗） 乳香一钱 硇砂一字 蓬砂 蕤仁各二钱（以上为细末） 灯心半束（切碎） 铅丹一两三分（罗过） 大枣三十个（去核，切） 白蜜三斤（以上同拌匀，入瓷瓶子内，用箬叶叶油纸封定，勿令透气，坐在锅内，重汤煮一日，取出，绢滤去滓） 丹砂（研）二钱 龙脑（研）一钱 麝香（成颗者，研） 腻粉各一字（研）

【用法】上除前膏外，将后四味同研令匀，入前膏内，搅令相得，以干瓷器收之。用铜箸如常法点眼；其药滓更以雪水二碗，搅和入罐子，依前法煮一日，滤取清者点眼；其滓焙干后，入蔓青子、恶实各二两炒过，同捣为末。每服一钱匕，食后荆芥、腊茶调下。如患眼只见一二分者，百日见效。

【主治】肝热冲发于目，赤肿碜痛。

【备考】本方方名，《普济方》引作"龙脑膏"。

61251 点眼白矾粉（《圣济总录》卷一〇九）

【组成】白矾（色明净者）

【用法】上研如粉。每点如黍米大于翳上。即泪出，以新绵拭之，其病逐泪出。

【主治】目热，息肉淫肤，赤白膜。

61252 点眼圣仙方（《鲁府禁方》卷一）

【组成】人屎 猫屎 狗屎各一两（用黍糠二升炒黄色，入前三味制过，各净用六钱） 山慈菇五钱 白犀角（剉）七钱 羚羊角（剉）七钱 火消七钱 黄连（去毛）六钱 血竭五钱 没药五钱

【用法】上为细末，将小枣剖开去核，每一个入药末二分，合上，用针将枣刺遍眼，乌金纸包裹，入阳城罐内封固，打火线香一炷，取出冷定，去枣上皮。每枣连枣称一钱研细，入好片脑三分，为极细末。如伤寒，点男左女右大眼眦，汗出即愈；如伤寒十二日无汗者，用药吹入男左女右鼻孔，汗出即愈；如阴症瘟疫，头项俱肿者，俱如上点，汗出即愈。

【主治】伤寒大头瘟肿项，疟疾，痘疹。

61253 点眼地黄膏（《医学入门》卷七）

【组成】生地一合 黄连一两 黄柏 寒水石各五钱

【用法】用地黄捣自然汁和成饼子。用时衬纸点眼上。

【主治】被物撞打，及风热暴赤肿痛，目热泪出。

【加减】如火烧汤泼，再加黄芩、山栀、大黄各等分为末，酒调敷。

61254 点眼光明丹（《医学正传》卷五）

【异名】开明银海丹（《卫生鸿宝》卷二）。

【组成】白炉甘石一两（以黄连五钱煎浓汁，滤去滓，用炭火煅炉甘石通红，淬黄连汁内，如此者七次，研） 辰砂一钱 硼砂二钱 轻粉五分 片脑三分（多至五分） 麝香一分

【用法】上各为极细末，一处和匀，再研一二日无声，银瓶盛贮，密封口不可令泄气。点眼。极妙。

【主治】一切风热上壅，两目赤肿涩痛，风弦烂眼，及内外翳障。

【加减】如赤眼肿痛，加乳香、没药各五分；内外翳障，加珍珠五分、鸭嘴胆矾二分、熊胆二分；烂弦风眼，加铜青五分、飞丹五分。

【备考】本方方名，《医统》引作"光明丹"。

61255 点眼朱砂煎（《圣惠》卷三十三）

【组成】朱砂一分（细研） 琥珀一分（细研） 黄丹一钱 黄柏（生）一分 黄连末一分 蕤仁一分（汤浸，去赤皮，细研） 马牙消半两（细研）

【用法】上为细末，后用白蜜三两，并滤去滓，入诸药更研令匀，入一竹筒盛，纳重汤煮之半日，著柳枝子时时搅之，候色如紫，以绵再滤过。每日三四次，以铜箸取少许点之。

【主治】内障针开后，眼经年热涩痛，及眼障晕。

61256 点眼决明散

《圣济总录》卷一一一。为《圣惠》卷三十三"石决明散"之异名。见该条。

61257 点眼杏仁膏（《圣惠》卷三十二）

【异名】杏仁膏（《普济方》卷八十四）。

【组成】杏仁一分（去皮尖） 腻粉半钱

【用法】上合研如膏。每取少许点浮膜。不过四五度愈。

【主治】❶《圣惠》：丹石毒冲目赤痒，及生浮膜。❷《圣济总录》：目生胬肉，或痒或痛，息肉渐长，侵覆瞳仁。

61258 点眼杏仁膏（《圣济总录》卷一〇二）

【组成】杏仁油半鸡子壳许 食盐（末）一钱

【用法】用银石器着盐末并杏仁油相和，以柳枝一握，紧束缚一头，研三日色黑，又取熟艾如鸡子大，掘地作坑子，置瓦于坑，上安艾，烧令通气，火尽即成，更和令匀，常盖头。每以绵缠杖头，点少许在两眦头，夜卧时点。频用甚效。

【主治】眼胎赤。

61259　点眼杏仁膏

《圣济总录》卷一〇五。为《圣惠》卷八十九"杏仁膏"之异名。见该条。

61260　点眼杏仁膏（《圣济总录》卷一〇五）

【组成】杏仁（汤浸，去皮尖，研）半两　黄连（去须）一两　轻粉半钱

【用法】上药以新绵裹，水一盏，浸一复时。每日三五次点之。

【主治】肝热，飞血赤脉。

61261　点眼杏仁膏（《圣济总录》卷一〇九）

【组成】杏仁（汤浸，去皮尖双仁，研如膏）半两　黄连（去须，剉）半两　青盐半两　腻粉一钱匕

【用法】先以水一盏半，煎杏仁、黄连至半盏，滤去滓，入盐及腻粉，更煎五七沸，入盒中盛候冷。每日点三次。

【主治】目生胬肉，风翳障。

【备考】本方方名，《普济方》引作"杏仁膏"。

61262　点眼还睛膏（《圣济总录》卷一一一）

【组成】黄连（去须）　铅丹（水飞过）各一两　黄柏（去粗皮）半两　桃仁（去皮尖双仁）　杏仁（去皮尖双仁）各七粒　龙脑（研）半钱　白沙蜜四两

【用法】上除龙脑、铅丹、蜜外，各为末，用井水二盏，及蜜、铅丹搅匀，浸三日后，入银石器内，文武火熬及一半，绵滤去滓，入龙脑成膏，瓷盒子内密封，掘地埋一宿，出火毒。点眼，不拘时候。

【主治】翳障。

【备考】本方方名，《普济方》引作"还睛膏"。

61263　点眼乳汁煎

《圣济总录》卷一〇七。为《外台》卷二十一引《集验方》"乳汁煎"之异名。见该条。

61264　点眼金丝膏（《圣济总录》人卫本卷一〇四）

【组成】黄连（去须）二两　大黄　龙胆　黄柏（去粗皮）　当归　山栀子仁各一两（以上为末）　青竹叶一百片（切）　大枣二十个（去核，切）　灯心（切）　蓬砂（明者）　乳香（研）各一分

【用法】上药用水五升，不拘冬夏，浸一时辰取出，于银器内慢火熬，不令大沸，候气尽汁，下火放冷，用绢绞取汁，于无风土处澄一时辰，去滓，于银器内慢火熬令减半，入白蜜半斤，同搅不得住手，候有蜜香，以手挑起有丝即止，放冷，再以夹绢袋子滤过，以瓷合盛之。每取一茶脚许，研龙脑一字极细，入膏同研一二千遍令匀，取少许点之。

【主治】风热上攻，目赤肿痛。

【备考】本方方名，原书文瑞楼本作"金丝膏"。

61265　点眼金丝膏（《奇效良方》卷五十七）

【组成】硇砂（研）　晋矾（研）　青盐（研）各一钱　乳香（好者，细研）　片脑（研）各二钱　当归（剉，净洗）　黄丹（研）各半两　黄连一两

【用法】上用好蜜四两，除片脑外和七味，纳入青笋竹筒内，油单纸裹筒口五七重，紧系定，入汤瓶中，文武火煮一周时，取出劈破，新绵滤去药滓，方下片脑和匀，瓷瓶收贮，再用油单纸五七重封系瓶口，埋露地内去火毒，候半月取出。每用一粟米大点眼。

【主治】男子、妇人目疾远年近日，翳膜遮睛，攀睛胬肉，

拳毛倒睫，黑花烂弦，迎风羞明冷泪，及赤眼肿痛。

61266　点眼金华水（《圣济总录》卷一〇六）

【组成】黄连末一分　杏仁七枚（去皮尖双仁，细研）　硇砂一块（豌豆大，研）　乳香一块（黑豆大，研）　铜绿一字（煅过）　腻粉一钱匕（研）　青古老钱三文（与诸药同浸）　龙脑半钱匕（研）　滑石半钱匕（研）　艾灰半钱匕（研）

【用法】上除青古老钱外，为细末，与古老钱入在绵子内，用井华水浸三七日后。点目眦头。

【主治】肝脏有热，血脉壅滞，津液不荣，目中干涩磣痛。

61267　点眼枸杞煎（《圣惠》卷三十二）

【组成】枸杞叶半斤（研取汁）　杏仁七枚（去皮尖，研）　黄连一分（去须，捣罗为末）　腻粉一钱　青盐半钱

【用法】上除枸杞汁外，以新绵裹，纳净瓷盒中，将枸杞汁浸一复时后，绞捩去滓。以铜箸头取少许点目中，每日三五次。

【主治】眼赤痛，昼夜不开。

【备考】本方方名，《普济方》引作"枸杞煎"。

61268　点眼胡粉膏（《圣济总录》卷一〇二）

【组成】胡粉一两半　蕤仁（去皮）一两

【用法】先将蕤仁研令烂，次下胡粉，更研熟，又捣生麻子为烛燃着，别取猪脂肪于烛焰上烧，使脂流下，滴入蕤仁、胡粉中，更同研令匀如饧，以绵缠细杖子头，纳药中，乘温点目两眦头。药须夜用。如冷，还放烛焰上暖之。

【主治】久患胎赤眼。

61269　点眼香连膏（《圣济总录》卷一一一）

【组成】白沙蜜五两（绢滤去滓）　硇砂五钱（通明者，研）　乳香（研）一钱　青盐一钱（研）　铅丹一钱　黄连三两（去须，为细末）　以上六味除蜜外，并用新汲水三大盏于银石器内，同煎至一大盏后入蜜，更用慢火熬成膏，不住手搅，候引之如丝线，以重绵绞去滓，入瓷瓶内盛　水银半钱　轻粉一钱　龙脑一钱　麝香（研）一钱

【用法】上除前膏外，将后四味为细末，入在药膏内，用油单封三五重系定。如春、夏、秋合时，即以麻绳子坠在井底一七日取出；若冬月合时，即于背阴处封闭二七日出之。除打损眼外，并可治。

【主治】目生翳膜。

61270　点眼食盐膏（方出《千金》卷六，名见《圣济总录》卷一〇九）

【异名】石盐膏（《普济方》卷八十二）。

【组成】驴脂　石盐（末）

【用法】上和合，令调。注目两眦头，每日白天三次夜一次。愈。

【主治】目中息肉。

【备考】《圣济总录》本方用食盐一分、驴脂一两。

61271　点眼秦皮汤（《圣济总录》卷一〇五）

【组成】秦皮（剉碎）三两　青五铢钱七文　黄连（去须）一两　蕤仁（去皮）半两　淡竹叶（洗，切）三十片

【用法】上药用水一升半，煎至七合，去滓。临卧时用净渍，点眼中；或洗眼亦得。

【主治】风热上冲，目赤痛，久患不愈。

61272　点眼秦皮煎

《圣济总录》卷一〇二。为《外台》卷二引张文仲方"秦皮汤"之异名。见该条。

61273 点眼真珠散(《圣济总录》卷一〇五)

【组成】真珠(研) 水精(研) 琥珀(研) 石决明(捣末)各半两 丹砂(研)一两 龙脑(研)一分

【用法】上再研令匀细。每点如半小豆许,一日二次。

【主治】血灌瞳仁,渐生翳障。

61274 点眼真珠散(《圣济总录》卷一〇五)

【组成】真珠末 琥珀各一分 龙脑 丹砂各半分 硇砂两豆大

【用法】上为细末。每日点眼三五次。

【主治】风热,赤脉贯黑睛,及有花翳。

61275 点眼真珠煎(《圣济总录》卷一一二)

【组成】真珠(细研)一分 鲤鱼胆二枚 白蜜二两

【用法】上合和铜器中,微火煎取一半,新绵滤过,瓷瓶中盛。每以铜箸点如黍米大,著目眦。即泪出,频点取愈。

【主治】肝虚寒,茫茫不见物。

61276 点眼盐绿膏(《圣济总录》卷一〇二)

【组成】盐绿一分 蜜半两

【用法】上药于蚌蛤壳内相合。每夜临卧时于火上炙令暖,点目眦头。立愈。

【主治】目胎赤痛。

61277 点眼黄连散(《圣济总录》卷一一〇)

【组成】黄连(去须,末) 蕤仁(去皮)各一分 胡粉一钱

【用法】先将蕤仁去膜,于铜器中用槐木杵为极细末,次入黄连末、胡粉,合和更研,取细为度。每夜卧点一黍米大在目眦头,不过三两次愈。

【主治】眼赤风涩隐,肿疼生疮。

61278 点眼黄连煎(《圣惠》卷三十二)

【组成】黄连半两(去须) 马牙消一分 蜜半匙

【用法】取大梨两枚,剜作坑子,留蒂作盖子,用绵裹诸药末,纳和梨中,以盖子覆之,冬月一伏时,夏月从旦至暮即得,勿令有尘污,取其汁。每日点眼三五次。

【主治】眼赤痛。

61279 点眼黄连煎(《圣济总录》卷一〇三)

【异名】黄连煎(《普济方》卷七十四)。

【组成】甘蔗(汁)二合 黄连(捣碎)半两

【用法】上药于铜器中,以慢火养,令汁涸去半,以绵滤去滓。每日点眼两次。

【主治】眼目暴赤,碜涩疼痛。

61280 点眼黄连煎(《圣济总录》卷一〇四)

【异名】黄连煎(《普济方》卷七十五)。

【组成】黄连(去须)三分 甘竹叶一握 乌梅二七枚 古钱二七枚

【用法】上除古钱外为末,入钱,以水一碗半,渍药半日,煎取七分,绵滤密封,勿泄气。每日点眼三次。

【主治】风毒目赤痛。

61281 点眼黄连煎

《圣济总录》卷一〇五。为《圣惠》卷三十二"胡黄连煎"之异名。见该条。

61282 点眼黄连煎(《圣济总录》卷一〇六)

【组成】黄连(去须)半两

【用法】上剉,如麻豆,分作二分,一分瓷器内炒紫色,一分生用,同和;别以木炭灰二钱匕,与黄连同用沸汤半盏浸良久,以细熟绢滤过取汁,瓷器盛,就冷水内,沉令极冷。点眼中。或更细研少龙脑相和,尤佳。

【主治】肝热目赤,干涩碜痛。

61283 点眼黄连膏(《圣济总录》卷一〇五)

【组成】黄连(去须,椎碎)半两 马牙消(研)一钱

【用法】将黄连用水浸,于日内晒令色浓,以绵滤过,后下消末于黄连汁中,依前日内晒干,为细末。每以一豆许,水调,点注目眦。

【主治】积年风热毒气不散,目眦赤烂碜痛。

61284 点眼黄连膏(《圣济总录》卷一〇九)

【组成】黄连(去须) 黄柏(去粗皮,蜜炙) 升麻 蕤仁(去皮)各一两 细辛(去苗叶)三分 石胆末半钱(研极细) 龙脑(研细)一两 蜜一两

【用法】上除龙脑、石胆外,为粗末,以水二升,煎至一升,滤去滓,两遍澄清,次下白蜜一两,煎令稀稠得所,后入石胆、龙脑搅匀,纳瓷盒中蜜封。每点如黍米大。

【主治】风赤眼胬肉痒痛。

【备考】本方方名,《普济方》引作"黄连膏"。

61285 点眼雪花丸(《圣济总录》卷一〇四)

【异名】雪花丸(《普济方》卷七十五)。

【组成】杏仁(汤浸,去皮尖双仁,研)四十九粒 蕤仁(去皮,研)一百粒 青盐(皂子大)五块 砂糖弹子大

【用法】上为末,为丸如黍米大。每用一丸,入腻粉少许,生绢包,沸汤调,去滓,乘热洗,冷即止。

【主治】风毒赤眼,昏涩痒痛,翳膜瘀肉。

61286 点眼雀粪膏(《圣济总录》卷一〇九)

【异名】雀乳散(《奇效良方》卷五十七)。

【组成】雄雀粪

【用法】上取细直者,以乳汁和研细。点肤翳上。

【主治】❶《圣济总录》:息肉淫肤赤白膜。❷《奇效良方》:眼热毒,卒生翳。

61287 点眼铜绿膏(《圣惠》卷三十二)

【组成】铜绿半两 龙脑半钱 麝香半钱 乌贼鱼骨一分 马牙消一分 蕤仁一分(汤浸,去皮) 水银一两(豆大)

【用法】上为细末。每用药一字,入人乳中,调和如膏。每以铜箸头取少许点之,每日三五次。

【主治】风赤眼及痒痛。

61288 点眼猪胆膏(《圣济总录》卷一〇五)

【组成】獖猪胆不拘多少(取汁)

【用法】上入银石器中,慢火熬,以少浆水调如膏。每点少许,每日三五次。

【主治】❶《圣济总录》:飞血赤脉及疼痛。❷《梅氏验方新编》:眼生翳膜。

61289 点眼雄黄散(《圣济总录》卷一〇五)

【组成】雄黄(研)一两半 细辛(去苗叶)三分 黄连(去须)一两半 干姜(炮)三分 黄柏(去粗皮)一两半 菊花一两(三月三日日未出时收之)

【用法】上为极细末,于瓷器中盛。每取黍米许点目

眦,闭目良久。

【主治】风毒赤痛,眦烂生疮,冲风有泪。

61290　点眼雄黄膏(《圣济总录》卷一○八)

【组成】雄黄(研)　干姜(炮,捣末)　黄连(去须,捣末)　矾石(烧令汁尽,研)　丹砂(研)各一分　麝香(研)一钱

【用法】上用雪水二盏调和,入瓷瓶子内,重汤煮一日,药成候冷,用绵滤过。点少许于目眦头。

【主治】眼暗晕生翳膜,累年不愈,兼干涩痛。

61291　点眼蜗牛浆(《圣济总录》卷一○九)

【组成】生蜗牛一枚

【用法】上药去其掩,纳丹砂末于口中,火上炙沸,以绵注取汁,敷眦中。

【主治】息肉淫肤,赤白膜。

61292　点眼熊胆膏(《圣济总录》卷一○七)

【组成】古铜钱二十一文(完用)　甘菊花四两　黄连(去须)　郁金　黄柏(去粗皮,蜜炙)各二两　铅丹　太阴玄精石　井泉石　龙骨　不灰木　芜荑(去皮)　代赭各半两　滑石　乌贼鱼骨(去坚处)各一两　蕤仁(去壳)半两　硼砂　麒麟竭　没药　青盐　铜青各半两　马牙消　乳香各一分　硇砂一钱半　麝香　龙脑各一钱　熊胆一分　雄雀粪七粒　腻粉二钱

【用法】前五味,菊花揉碎,黄连以下三物细剉,用水二升,入铜钱,同于银石器中慢火熬至一升,新布滤去滓;铅丹以下十味,细研成粉,入蜜六两,并前药汁和匀,银器内重汤煮六时辰,再以新绵绞滤去滓;硼砂以下十三味,并细研罗过,再研如面,入前膏内,再用重汤煮如稀饧。如要丸,即丸如梧桐子大。每用一丸,水化,以铜箸点两眦。久患瘀睑烂诸疾,点此无不愈者;暴赤目风痒,只点三两次即愈;有人瘀肉满眼,用此亦消尽,明如未病时。

【主治】久患瘀肉,睑烂诸疾,及暴赤目风痒。

61293　点眼蕤仁煎(《圣济总录》卷一○六)

【组成】蕤仁(去皮,研)二两　黄连(去须,剉)　地骨皮(取白者用)　曾青(研如粉)各一两　青盐一分　古钱十文　蜜二盏

【用法】上以新绵裹六味,安新瓷瓶中,与蜜相和,煮一复时后,以重绵滤去滓令尽,依前安瓶子中,著露地两宿去毒。每点黍米大,每日三五次。

【主治】风毒坠睛。

61294　点眼蕤仁煎(《圣济总录》卷一一三)

【组成】蕤仁(去皮,研)　秦皮(去粗皮)　黄柏(去粗皮)　青竹茹(洗,切)各一两　栀子仁半两

【用法】上剉。以水三升,入铜器内,煎取一升,以绵滤取清汁点眼,日三五度。

【主治】热毒攻注,目眦肿结赤痛。

61295　点眼蕤仁膏(《圣惠》卷三十二)

【组成】蕤仁半两(汤浸,去皮)　腻粉二钱　驴脂一分

【用法】上先将蕤仁为细末,又下腻粉,以驴脂匀调如膏,盛于瓷盒内,勿令风土入。每夜卧时以铜箸取少许点目中。

【主治】风赤眼。

61296　点眼蕤仁膏(《圣济总录》卷一○五)

【组成】蕤仁(去皮,细研)半两　好酥一粟子大

【用法】将蕤仁与酥相和为末,摊碗内,后取艾一小团,烧令烟出,即将碗子覆烟上熏之,待艾烟尽即止,重为末。每以麻子大点两眦头,每日两次。

【主治】风热,眼飞血赤脉,仍痒痛无定。

61297　点眼蕤仁膏(《圣济总录》卷一一○)

【组成】蕤仁(去皮,研如膏)半两　青盐(末)一钱　龙脑少许

【用法】上为末,用乳汁少许调和如膏。每以麻子大点眼,每日三五次。

【主治】风热,目赤生疮。

61298　点喉神效方(《喉科紫珍集》卷上)

【组成】井华水四碗　剔牙松叶一握　人中白三钱

【用法】用井华水,入剔牙松叶,煎至三碗,用人中白研细,每碗入一钱调匀。能饮者饮之;不能饮者,取匙渐滴患处。立愈。不论喉间何毒已未成者,点之即效。

【主治】喉间肿痛,或溃烂出血,大发寒热。

61299　点药石决明散

《杂病源流犀烛》卷二十二。为《圣惠》卷三十三"石决明散"之异名。见该条。

61300　点眼小黄连膏(《圣济总录》卷一○五)

【组成】黄连(去须,捣末)　芦荟(研)各一两　龙脑(别研)半钱

【用法】先将黄连、芦荟末以新绵裹,用水二盏,于银器中以重火煮取汁,三分减二,即绵滤去药,入龙脑,以瓷瓶子内收。每日点眼三两次。

【主治】风毒赤烂,不以年月久近,发歇频并,视物泪出不止。

61301　点眼古字钱煎(《圣济总录》卷一○二)

【异名】点眼古钱煎(《普济方》卷七十一)。

【组成】古铜钱三十文　食盐末二分　醇醋一升

【用法】将钱重以食盐末填孔中令满,以五月五日午时,于石上用炭火烧令极赤,然后投醋中,候冷倾向小瓷瓶中盛,用纸三十九重封瓶口,一日去一重,去尽。每以铜箸蘸如黍米大点目眦中。

【主治】积年赤眼胎赤。

61302　点眼白蜜黄连膏(《圣济总录》卷一○九)

【组成】白蜜半合　黄连(去须)一两　大枣五枚　淡竹叶一握(洗)

【用法】用水二升,先煎竹叶取一升,去滓;下大枣及黄连、白蜜,煎取三合,去滓,重汤煎如稀饧。逐夜取少许,点眼中三两滴。盖覆勿令尘灰入。

【主治】风毒攻眼,黑花不见物。

背

61303　背疽掺药(《洪氏集验方》卷二引童县尉方)

【组成】鲫鱼一尾(剖去肠脏)

【用法】以羯羊粪实其中,烘焙焦黑,极干燥,为细末。干掺之。

【主治】背疽。

【临床报道】背疽:龙游有患背疽,已溃,如碗面大,视五脏仅隔薄膜耳,自谓必死。用此方干掺之,疮口遂收,至

今无恙。

【备考】本方方名，《景岳全书》引作"收口掺药"。

61304 **背疽照火方**《杂病源流犀烛》卷二十七

【组成】麝香二分 雄黄 朱砂 血竭 没药各一钱

【用法】上为细末，棉纸拈长尺许。每用药三分，真麻油润灼，离疮半寸许，自外而内周围徐徐照之。火头上出，药气熏入，毒疮随气解散，自不内侵脏腑。初用三条，渐加至五六七条，疮势渐消，又渐减之，熏罢，随用敷药。

【主治】背疽阴症。

临

61305 **临汝药酒**《河南省药品标准》

【组成】当归250克 高良姜250克 生草乌750克 丁香250克

【用法】取丁香制成粗粉，余药切片，混合装入袋内，加61°白酒6000毫升，密闭，水浴加热，使内温达65～70℃，保持24小时，降至室温，过滤，压榨残渣，合并滤液与压榨液。另取红糖1000克，炒至棕色味苦，加入酒内搅匀，静置5～7天，纱布过滤，至澄清液灌装，灯检，包装即得。口服，每服1毫升，每日二次，早晚空腹服。

【功用】温中散寒，活血祛风。

【主治】风湿麻木，腰背冷痛，半身不遂，口眼歪斜，产后中风。

【宜忌】服后两小时内禁热饮食；高血压、心脏病、孕妇忌服。

61306 **临河风气药酒**《疡医大全》卷二十八

【组成】当归身一两五钱 白芍药 薏苡仁 生地各一两 香附 杜仲各八钱 虎骨（酥炙） 秦艽各六钱 真川芎七钱 川续断 羌活 五加皮各五钱

【用法】上用头生酒三十斤，封固煮三炷香，放土地上退火气一七。每晚温饮一杯。

【主治】痛风。

韭

61307 **韭子丸**《外台》卷十六引《深师方》

【组成】韭子五合（熬） 大枣五个 黄耆 人参 甘草（炙） 干姜 当归 龙骨 半夏（洗） 芍药各三两

【用法】上为末，以白蜜枣膏为丸，如梧桐子大。每服十丸，每日三四次。

【主治】虚劳，梦泄精。

【宜忌】忌海藻、菘菜、羊肉、饧。

61308 **韭子丸**《千金》卷十九

【组成】韭子一升 甘草 桂心 紫石英 禹余粮 远志 山茱萸 当归 天雄 紫菀 薯蓣 天门冬 细辛 茯苓 菖蒲 僵蚕 人参 杜仲 白术 干姜 芎䓖 附子 石斛各一两半 苁蓉 黄耆 菟丝子 干地黄 蛇床子各二两 干漆四两 牛髓四两 大枣五十个

【用法】上为末，牛髓合白蜜、枣膏为丸，如梧桐子大。每服十五丸，空腹服，一日二次，可加至二十丸。

【主治】房室过度，精泄自出不禁，腰背不得屈伸，食不生肌，两脚苦弱。

【方论选录】《千金方衍义》：韭子丸中助阳益气，固精养荣，祛风涤垢利窍之品无不毕具。凡阳衰不能统御阴精者，于中采择数味便足成方，不必固守成法也。

【备考】《千金方衍义》：世本干胶作干漆，传写之误，万无峻药入于补益剂中，反倍诸味之理，观禁精汤第三方用干胶可以类推。

61309 **韭子丸**《圣惠》卷二十九

【组成】韭子三合（微炒） 鹿茸二两（劈破，涂酥炙微黄） 杜仲一两半（去粗皮，微炙） 干姜一两（炮裂，剉） 桑螵蛸二两（微炒） 白龙骨一两 菟丝子二两（酒浸一宿，晒干，别捣为末） 天雄一两（炮裂，去皮脐）

【用法】上为末，炼蜜为丸，如梧桐子大。每服三十丸，食前以温酒送下。

【主治】虚劳，小便白浊，及遗泄不知。

61310 **韭子丸**《圣惠》卷三十

【组成】韭子三合（微炒） 鹿茸二两（去毛，涂酥炙微黄） 杜仲二两（去皱皮，炙微赤，剉） 干姜二两（炮裂，剉） 桑螵蛸二两（微炒） 白龙骨三两 天雄二两（炮裂，去皮脐） 菟丝子三两（酒浸三日，晒干，别捣为末） 五味子二两 山茱萸二两

【用法】上为末，炼蜜为丸，如梧桐子大。每服三十丸，空心及晚食前以温酒送下。

【主治】虚劳羸瘦，肾虚梦泄不知。

61311 **韭子丸**《圣惠》卷三十

【组成】韭子一两（微炒） 鹿茸一两半（去毛，涂酥炙微黄） 桑螵蛸一两（微炒） 龙骨一两半 车前子一两 天雄一两（炮裂，去皮脐） 干姜一两（炮裂，剉） 菟丝子二两（酒浸三日，晒干，别研为末）

【用法】上为末，炼蜜为丸，如梧桐子大。每服三十丸，食前以温酒送下。

【主治】虚劳，小便出精。

61312 **韭子丸**《圣惠》卷三十四

【组成】韭子一两 乳香一分 臭黄一分 干蝎半两

【用法】上为末，消黄蜡成汁为丸，如弹子大。即以瓷瓶子内，先着灰，烧一丸，用纸盖，以笔管引烟出，熏牙蚛孔处。其虫尽出。或将药瓶于水碗中安着，其虫尽下，扑在水中。

【主治】牙齿有蚛虫，疼痛甚者。

61313 **韭子丸**《圣惠》卷九十八

【组成】韭子二两（酒煮十余沸，炒令干） 肉苁蓉一两（酒浸一宿，刮去皱皮，炙干） 龙骨一两 厚朴一两（去粗皮，涂生姜汁炙令香熟） 附子一两（炮裂，去皮脐） 鹿角屑一两 山茱萸一两 桂心一两 车前子一两 天雄一两（炮裂，去皮脐） 补骨脂二两（微炒） 槐子一两（黑大者，炒令香）

【用法】上为末，炼蜜为丸，如梧桐子大。每服四十丸，空心以温酒送下。

【主治】下元虚惫，小便滑数，虚损不足。

61314 **韭子丸**《圣惠》卷九十八

【组成】韭子一两（微炒令香） 鹿茸一两（去毛，涂酥炙令微黄） 石斛三分（去根，剉） 柏子仁三分 肉苁蓉一两（酒浸一宿，刮去皱皮，炙干） 桂心三分（去皮） 牛膝三分（去苗） 泽泻三分 川椒三分（去目及闭口者，微炒出

汗） 远志三分（去心） 附子一两（炮裂，去皮脐） 蛇床子半两 芎䓖半两 五味子半两 枳壳半两（麸炒微黄，去瓤） 白术三分 薯蓣三分 巴戟三分 干姜半两（炮裂，剉） 黄耆三分（剉） 楮实一两（水淘去浮者，晒干，微炒） 狗脊三分（去毛） 杜仲三分（去粗皮，炙微黄，剉） 覆盆子三分

【用法】上为末，炼蜜为丸，如梧桐子大。每日三十丸，渐加至四十丸为度，空心以温酒送下。

【主治】下元虚惫，惊悸梦泄，腰脚无力，肌体羸瘦，颜色萎弱，食欲减少。

61315 韭子丸（《圣济总录》卷九十一）

【组成】韭子二两（以醋汤煮后，炒令如油麻者） 牛膝（酒浸，切，焙） 当归（切，焙） 桂（去粗皮） 干姜（炮裂） 人参 芎䓖 大黄各半两 巴豆九十粒（去皮心，麸炒，别研出油）

【用法】将前八味为末，入巴豆旋旋调和令匀，次下熟蜜为丸，如梧桐子大。每服二丸至三丸，空心以温酒送下。取溏利为度。

【主治】虚劳积聚，满闷疼痛，及一切风劳冷气，积年不愈，攻击四肢，遍体酸疼，面无颜色，或即浮肿，脚膝虚肿，行步无力，大肠秘涩，常有结粪，膝冷腰疼，吃食无味。妇人虚冷血气，年深不愈，气攻四肢，心膈刺痛，经脉不调，面如蜡色，手足虚肿。

61316 韭子丸（《圣济总录》卷一八二）

【组成】韭子（炒）三两半 附子（炮裂，去皮脐）三分 狐阴一具（炙黄）

【用法】上为末，炼蜜为丸，如麻子大。一二岁儿每服五丸，米饮送下，早晨、夜卧各一服。量儿大小加减。

【主治】小儿阴癞。

61317 韭子丸（《圣济总录》卷一八五）

【组成】韭子（微炒） 巴戟天（去心） 桑螵蛸（剉，炒） 菟丝子（酒浸，别捣） 牛膝（酒浸，焙） 牡蛎（左顾者，火煅） 熟干地黄各一两 干姜（炮）半两

【用法】上为末，醋煮面糊为丸，如梧桐子大。每服二十丸，空心盐汤送下。

【功用】秘精，补肾元，强志，解虚烦。

61318 韭子丸（《圣济总录》卷一八五）

【组成】韭子七升（净拣）

【用法】上以醋汤煮千百沸，取出焙干，旋炒令作油麻香，为末，炼蜜为丸，如梧桐子大。每服二十丸，加至三十丸，空心温酒送下。

【主治】肾脏虚冷，腰胯酸疼，腿膝冷痹，夜多小便，梦寐遗泄，日渐羸瘦，面无颜色；女人恶露，赤白带下。

61319 韭子丸（《杨氏家藏方》卷九）

【组成】鹿茸 茴香（炒） 补骨脂（微炒）各一两半 远志（去心） 龙骨（轻紧者，淬七遍） 葫芦巴（微炒） 附子（炮，去皮脐） 韭子（炒香熟） 金铃子（去核，麸炒）各一两 麝香一钱（别研）

【用法】上为细末，将麝香同研匀，酒煮面糊为丸，如梧桐子大。每服五十丸，空心、食前煎人参、白茯苓汤送下，一日三次。

【主治】水火不足，气不升降，夜梦遗泄，精滑不禁。

61320 韭子丸（《魏氏家藏方》卷四）

【组成】家韭子（炒） 巴戟（去心） 益智子（炒） 白茯苓（去皮）各等分

【用法】上为细末，酒煮面糊为丸，如梧桐子大。每服五十丸，食前温酒或米饮送下。

【主治】白浊。

61321 韭子丸（《袖珍》卷二引《济生》）

【组成】赤石脂（煅） 韭子（炒） 川牛膝（去芦，酒浸） 牡蛎（煅） 覆盆子（酒浸） 附子（炮，去皮脐） 桑螵蛸（酒炙） 鹿茸（酒蒸，焙） 肉苁蓉（酒浸） 龙骨（生）各一两 鸡肶胵（烧灰） 沉香（镑，不见火）各半两

【用法】上为细末，酒糊为丸，如梧桐子大。每服七十丸，空心盐汤、盐酒任下。

【主治】膀胱肾冷，小便白浊滑数无度。

61322 韭子丸（《医统》卷七十）

【组成】韭子（炒） 车前子 菟丝子（酒煮另捣） 天雄（制） 龙骨各一两 鹿茸（去毛，酥炙） 桑螵蛸（炒） 干姜（炮）各三分

【用法】上为细末，炼蜜为丸，如梧桐子大。每服二十丸，空心黄耆汤送下。

【主治】虚劳寒脱漏精。

61323 韭子丸（《穷乡便方》）

【组成】鸡肶胵（烧灰） 螵蛸（酒炙） 龙骨 覆盆子（酒浸） 附子（炮） 牛膝 沉香 肉苁蓉 赤石脂 牡蛎粉（煅）各等分

【用法】炼蜜为丸。每服九十丸，空心盐汤送下。

【主治】阳不足。

【备考】本方名韭子丸，但方中无韭子，疑脱。

61324 韭子丸

《明医指掌》卷七。即《三因》卷十二"家韭子丸"。见该条。

61325 韭子汤（《医心方》卷十三引《小品方》）

【组成】韭子一升 龙骨三两 赤石脂三两

【用法】上药以水七升，煮取二升半，分三次服。

【主治】失精。

61326 韭子汤（《医统》卷六十四）

【组成】韭菜子一撮

【用法】用碗足盛之，以火烧烟，用小竹梗将下截破四开，纸糊密如喇叭样，引烟熏其蛀齿。如下牙蛀者，以韭子煎浓汤漱之。

【主治】虫牙。

61327 韭子散（《外台》卷十六引《深师方》）

【组成】韭子 菟丝子 车前子各一升 附子三枚（炮） 当归 芎䓖 矾石（烧）各三两 桂心一两

【用法】上为末。每服方寸匕，温酒送下，一日三次。亦可炼蜜为丸，如梧桐子大，每服五丸，酒送下。

【主治】虚劳尿精，小便白浊，梦泄。

61328 韭子散（《千金》卷十九）

【组成】韭子 麦门冬各一升 菟丝子 车前子各二合 芎䓖三两 白龙骨三两

【用法】上为末。每服方寸匕，酒服，一日三次，不知稍增，甚者夜一服。

【主治】小便失精及梦泄精。

【宜忌】《千金方衍义》：此惟房室过劳者为宜，火盛精伤者切禁。

【方论选录】《千金方衍义》：方中菟丝续绝伤之精，芎劳开血室之郁，天冬滋肺肾之津，车前子通气道之癃，龙骨敛浮散之火，韭子摄败伤之髓。

61329 韭子散（《圣惠》卷七）

【组成】韭子一两（微炒） 赤石脂一两 土瓜根一两 狗脊一两 牛膝一两（去苗） 牡蛎二两（烧为粉） 黄耆一两（剉） 附子一两（炮裂，去皮脐） 鹿茸一两（去毛，涂酥炙令微黄） 肉苁蓉一两（酒浸一宿，刮去皴皮，炙令干）

【用法】上为细散。每服二钱，食前以温酒调下。

【主治】膀胱虚冷，小便白浊滑数，日夜出无节度。

61330 韭子散（《圣惠》卷十四）

【组成】韭子三两（微炒） 麦门冬一两半（去心，焙） 鹿茸一两（涂酥炙，去毛） 龙骨一两 菟丝子一两（汤浸三日，晒干，别杵为末） 车前子一两

【用法】上为细散，入菟丝末和匀。每服二钱，食前温酒调下。

【主治】伤寒后肾脏虚损，夜梦失精，及尿后余沥。

61331 韭子散（《圣惠》卷十四）

【组成】韭子一两（微炒） 麦门冬一两半（去心，焙） 龙骨一两 车前子三分 菟丝子一两（酒浸三日，晒干，别杵为末） 人参一两（去芦头） 泽泻一两 石龙骨三分

【用法】上为细散，入菟丝子末和匀。每服二钱，食前以温酒下。

【主治】伤寒后虚损，夜梦精泄，或因小便亦有精出。

61332 韭子散（《圣惠》卷三十）

【组成】韭子二两（微炒）

【用法】上为细散。每服二钱，食前以温酒调下。

【主治】虚劳肾损，梦中泄精。

61333 韭子散（《圣济总录》卷五十一）

【组成】韭子（醋煮，炒香）二两 附子（炮裂，去皮脐） 桑螵蛸（剉，炒） 泽泻各三分 蜀椒（去目及合口者，炒出汗）各三分 赤石脂（研） 龙骨（捶碎）各一两 甘草（炙，剉）一分

【用法】上为散。每服三钱匕，空心温酒调下，一日二次。

【主治】肾脏虚冷遗泄。

61334 韭子煎（《杂病源流犀烛》卷十八）

【组成】家韭子 破故纸各一两

【用法】上为末。每服三钱，水煎服，一日三次，即住。

【主治】强中。茎强不痿，精流不住，常如针刺，捏之则痛。

61335 韭龙散（《仙拈集》卷二）

【组成】韭菜子（炒）二两 白龙骨四钱

【用法】上为末。每服二钱，空心黄酒下。

【主治】失精，暂睡即泄。

61336 韭叶散（《外科十法》）

【异名】韭菜散（《疡医大全》卷三十六）。

【组成】石灰 韭菜叶

【用法】上同捣饼，贴壁候干，为细末，筛下听用。掺破损处。

【功用】止血。

【主治】跌打损伤。

61337 韭叶膏（《医统》卷六十四引《经验方》）

【组成】韭叶（连根洗净）

【用法】上捣烂，同人家门限下及地板上细泥和匀。擦痛处腮上，外用纸贴。一时下有细虫在于泥上，可以除绝病根。

【主治】虫牙痛。

61338 韭汁饮（方出《肘后方》卷三，名见《普济方》卷一八三）

【组成】韭

【用法】上捣，绞汁。饮一升许。立愈。

【主治】卒上气鸣息，便欲绝。

61339 韭汁饮（《医方考》卷三）

【组成】生韭汁 醇酒各等分

【用法】每服二合，一日二次。

【主治】血噎膈。

【方论选录】血噎膈者，或因跌扑，或因大怒，血积胸膈，久久凝结，令人妨碍饮食，得热则宽，得寒则痛是也。生韭汁，能解畜血之瘀结，佐以醇酒行其势也。

61340 韭汁饮

《梅氏验方新编》卷二。为《医方考》卷五"韭汁酒"之异名。见该条。

61341 韭汁酒（《医方考》卷五）

【异名】韭汁饮（《梅氏验方新编》卷二）。

【组成】韭菜汁 清酒各等分

【用法】和服。

【功用】《士才三书》：散气行血。

【主治】(1)《医方考》：胸膈常时疼痛，得热则减，得寒则增者。(2)《寿世青编》：赤痢，心痛。

【方论选录】上件证，死血也。故用韭汁消瘀，清酒行滞。

61342 韭附丸（《魏氏家藏方》卷七）

【组成】大附子一只（炮，去皮脐，再炒令微黄色）

【用法】上为末，以韭菜根研烂，绞取汁为丸，如梧桐子大。每服三十丸，空心米饮送下。

【主治】泻痢。

【宜忌】老人尤宜服之。须是晒干服，不干恐麻。

61343 韭根丸（《本草纲目》卷十七引《经验良方》）

【组成】全蝎（糯米炒，去米） 大川乌（去皮，微炮）各等分

【用法】上为细末，用韭根取汁为丸，如绿豆大。每服十丸，茶清送下。

【主治】元阳虚，头痛如破，眼睛如锥刺。

61344 韭根汁（方出《千金》卷五，名见《卫生总微》卷十四）

【组成】韭根汁 猪脂

【用法】上煎，细细服之。

【主治】少小腹胀满。

61345 韭根汁（《圣济总录》卷一七四）

【组成】韭根汁

【用法】上药滴少许入鼻中。出黄水即愈。

【主治】小儿黄病；小儿鼻干身热。

61346 韭根汤（《圣济总录》卷一四三）

【组成】韭根(晒干) 蜀椒(去目并闭口,炒出汗) 野李根 蛇床子 续断 芫荑仁 皂荚白皮 松脂各一两 白矾半两

【用法】上剉细。每度二两,用水三碗,煎至二碗,滤去滓,乘热于盆内先熏后洗,每日三次。

【主治】诸痔瘘出脓水,疼痛不止。

61347 韭根散(方出《金匮》卷下,名见《普济方》卷四〇一)

【异名】韭根茱萸汤(《医统》卷四十九)。

【组成】韭根一把 乌梅二七个 吴茱萸半升(炒)

【用法】以水一斗煮之,煮取三升,去滓,分饮之。

【主治】卒死,客忤死。

61348 韭根散(《圣惠》卷十四)

【异名】丰本汤(《圣济总录》卷二十九)。

【组成】韭根二两 栝楼根二两 青竹茹半两 干姜半两(炮裂)

【用法】上剉细和匀,分作八服。每服以水一大盏,煎至五分,去滓,入鼠粪末一字,搅令匀,温服,不拘时候。

【主治】伤寒后,阴阳易,头重,百节解痛,翕翕气劣,着床不能起动,甚者手足拳,卵肿疼痛。

61349 韭根散(方出《圣惠》卷五十七,名见《普济方》卷三〇六)

【组成】豉一合 雄鼠粪一两 杏仁一两 韭根一两

【用法】上药相和烂研。敷被咬处。良。

【主治】猘犬咬人,疼痛不止。

61350 韭根散(方出《圣惠》卷五十七,名见《普济方》卷三〇八)

【组成】韭根一握(去土) 麝香一钱

【用法】同研,敷之。

【主治】蜘蛛咬,遍身成疮。

61351 韭菜丸(《回春》卷五)

【组成】当归 川芎 人参 牡丹皮 桃仁 大黄 黄芩 姜黄 三棱 莪术 桔梗 枳壳 半夏 防风 羌活各等分(俱要生用)

【用法】上用韭菜根共一处,酒浸晒干又浸,如此三五次,为末,水为丸,如绿豆大。每服三五十丸或百丸,茶清送下。

【主治】胸膈背后死血积滞疼痛,或吐血后,或劳后饮酒,怒气过多,俱胸背作痛。

61352 韭菜汁(《仙拈集》卷二)

【组成】韭菜(连根,洗净)

【用法】上捣烂,入童便在内,用布绞去滓,重汤煮热,澄清者饮之。立止。

【主治】诸血。

61353 韭菜散

《疡医大全》卷三十六。为《外科十法》"韭叶散"之异名。见该条。

61354 韭子一物丸(《医方考》卷四)

【组成】韭子

【用法】上为丸服。

【主治】大人遗浊,小儿遗尿。

【方论选录】《经》曰:淫气遗溺,痹聚在肾。痹聚者,湿气聚而为痹也。韭子润而辛热,辛热则能散湿,润则能就下,故孙真人每用之,令其就下而疗痹气尔。

61355 韭子鹿茸丸(《鸡峰》卷九)

【组成】鹿茸三分 韭子 柏子仁 菟丝子 黄耆 巴戟 附子各一两 泽泻 茯神 石斛 石龙芮 麝香各半两 天门冬一两半 龙骨 露蜂窠各三分

【用法】上为细末,炼蜜为丸,如梧桐子大。每服三十丸,空心及晚食前以温酒送下。

【主治】虚劳,梦与鬼交,精泄不止,四肢羸瘦少力,心神虚烦。

61356 韭汁牛乳饮(《医方考》卷三)

【组成】韭汁 牛乳各等分

【用法】时呷之。

【主治】胃脘有死血,干燥枯槁,食下作痛,翻胃便秘者。

【方论选录】❶《医方考》:韭汁味辛,消瘀行血,牛乳甘温,能养血润燥;❷《医方论》韭汁去瘀生新,又能开通胃气;牛乳补血润燥,兼通大肠。不用辛热,劫阴伤津,洵为良法。

61357 韭汁牛乳饮(《温热经解》)

【组成】韭菜汁一小杯 鲜牛乳六两 藕汁一杯 姜汁十滴 梨汁一杯 莱菔汁一杯

【主治】胃中有瘀,噎膈反胃。

【临床报道】噎膈反胃:天津钱氏妇患噎膈反胃,粒米不下,日服稀粥饮,服至一杯,必须呕吐,不吐则心中难受,必以手探之,吐而后已,复服复吐,如是者已经月余。余曰:此胃中有瘀,为拟韭汁牛乳饮,服一剂不吐,连服七剂愈。

61358 韭汁生地饮(《不知医必要》卷四)

【组成】生地二钱 当归 郁金 降香各一钱

【用法】加韭菜捣汁半酒杯,童便少许冲药服。

【主治】经逆从口鼻出。

61359 韭根茱萸汤

《医统》卷四十九。为方出《金匮》卷下,名见《普济方》卷四〇一"韭根散"之异名。见该条。

削

61360 削坚丸(《杨氏家藏方》卷五)

【组成】鳖甲(醋浸两宿,去裙襕,更蘸醋炙黄色,取末称) 京三棱(剉如小枣大,好醋浸两宿,焙干,取末称) 干漆(捣碎,炒令烟出,捣细,取末称)各二两半 沉香半两 乳香二钱半(别研) 槟榔 木香 干姜(炮) 没药(别研) 肉桂(去粗皮) 细松烟墨(烧去胶) 胡椒 萝卜子 干蝎(微炒,去毒) 硇砂(通明者,为末,重汤飞炼,别研)各半两 粉霜二钱半(别研) 轻粉二钱半

【用法】上为细末,拌匀,用好醋煮薄面糊为丸,如小绿豆大。每服二十丸,淡醋煎生姜汤送下,日二次,夜一次。如未利渐加,微利即减。

【主治】五积六聚,气结成块,食积癥瘕,心腹胀满,瘦瘁少食。

61361 削坚饮(《玉案》卷五)

【组成】山楂 玄胡索 桃仁 槟榔各一钱五分 昆布 海藻 青皮 乌药各一钱二分

【用法】加生姜三片,临服加酒一杯。

【主治】疝气时常在一处疼痛有形,内有积瘀者。

61362 削术豆蔻散(《史载之方》卷上)

【组成】草豆蔻 削术 诃子皮各一两 大芎 陈橘

皮各半两　甘草　藁本各八铢　独活　藿香各一分

【用法】上为细末。每服三钱,水一盏,加生姜二片,大枣二个,同煎,取八分,空心和滓服。

【主治】脾湿而泄,腹满溏泄,腹痛,体重食减,甚则足痿,行善瘈,脚下痛。

省

61363　省风丸

《普济方》卷三六七。为《圣惠》卷八十三"乌犀丸"之异名。见该条。

61364　省风汤《普济方》卷一六七引《卫生家宝》

【组成】半夏八两　防风四两　甘草二两

【用法】上为细末,分作四十服。每服用水一大盏半,加生姜二十片,煎至七分,去滓温服,不拘时候。

【主治】痰厥。

61365　省风汤

《女科百问》卷上。为原书同卷"百风汤"之异名。见该条。

61366　省风汤《局方》卷一宝庆新增方

【组成】防风(去芦)　南星(生用)各四两　半夏(白好者,水浸洗,生用)　黄芩(去粗皮)　甘草(生用)各二两

【用法】上㕮咀。每服四大钱,用水二大盏,生姜十片,煎至一中盏,去滓温服,不拘时候。应一切风证可预服之。

【功用】《杂病源流犀烛》:散风豁痰降火。

【主治】卒急中风,口噤全不能言,口眼㖞斜,筋脉挛急,抽挛疼痛,风盛痰实,旋晕僵仆,头目眩晕,胸膈烦满,左瘫右痪,手足麻痹,骨节烦疼,步履艰辛,恍惚不定,神志昏愦。

61367　省风汤《魏氏家藏方》卷一引姜居士方

【组成】天南星一个(七钱重者,炮,去浮皮,切片)　全蝎梢二七个

【用法】上为粗末,平分二服,水两盏,加生姜二十片,慢火煎至八分,别用麝香一钱细研,入前药内调拌,再重汤暖令热,细细呷服,若不省者灌之。

【主治】中风。

61368　省风汤《魏氏家藏方》卷一引姜居士方

【组成】天南星一枚(半两重者,生用)

【用法】上切片子,用水三大盏,加生姜三大片,同煎至一大盏,去滓,稍热服,不拘时候。

【主治】头目眩,或游风,或口眼瞤动,非痰乃风之渐。

61369　省风汤

《直指》卷三。为《易简方》"醒风汤"之异名。见该条。

61370　省风汤《医方类聚》卷二十一引《济生续方》

【异名】醒风汤(《永类钤方》卷十一)。

【组成】半夏(生用)　防风(去芦)　甘草半两(炙)　全蝎(去毒)三个　白附子(生用)　川乌(生用)　木香　天南星(生用)各半两

【用法】上㕮咀。每服半两,水二盏,加生姜十片,煎至八分,去滓温服,不拘时候。

【主治】中风痰涎壅塞,口眼㖞斜,半身不遂,不省人事。

【方论选录】《医方考》:风涌其痰,干于面部,则口眼㖞

僻;塞于胸中,则痰涎壅盛。是方也,防风、白附、全蝎、川乌,可以活经络之风而正口眼;南星、半夏、甘草、木香,可以疗胸次之风痰而开壅塞。方名曰省风者,省减其风之谓也。

61371　省风汤《丹溪心法》卷一

【组成】南星(生)八两　防风四两　独活　附子(生,去皮脐)　全蝎(炒)　甘草(生)各二两

【用法】每服四钱,水一钟半,生姜十片,煎服。

【主治】中风。

61372　省风汤《银海精微》卷上

【组成】防风　犀角　大黄　知母　玄参　黄芩　羚羊角(肝虚不用)　桔梗

【用法】上为末。每服二钱,加灯心、竹叶,水煎,食前服。

【主治】❶《银海精微》:肝热火旺,瞳仁不清或细小。

❷《眼科全书》:沉翳内障。

61373　省风汤《郑氏家传女科万金方》卷五

【组成】半夏　防风　炙甘草　生附子　全蝎各二两　川芎　木香　南星各一两半

【用法】每服五钱,加生姜三片,水煎服。

【主治】妇人中风,口眼㖞斜,语言不清,头痛瘫痪。

61374　省风汤《医学集成》卷二

【组成】防风　胆星　半夏　陈皮　赤苓　黄芩　枳壳　甘草　生姜

【主治】中风有热。

61375　省风散《朱氏集验方》卷一

【组成】羌活　防风　甘草　白茯苓各半钱　木香一分　人参　陈皮各三钱　天台乌药三钱　白术一两(面炒)　南星半两(重者一只,炮,去皮,切如豆大)　附子九钱(炮,去皮脐,切)

【用法】上㕮咀。每服四钱,加生姜十片,大枣二个,水煎服,不拘时候。

【主治】气不和,为风寒邪湿之气着于手足,麻痹,头重偏疼,起居旋运,四肢倦怠,足胫缓弱,掣痛无时,每遇阴晦风寒,神思不清,痰气相逆。

61376　省风化痰汤《何氏济生论》卷一

【组成】天麻　僵蚕　半夏　橘红　黄芩　黄连　麦冬　防风　枳实　远志　甘草　胆星　香附　茯神

【用法】加生姜汁一匙,竹沥半酒杯,食远服。

【主治】卒中风邪,语言謇涩,口眼歪斜,神智昏乱,偏废不仁。

61377　省味金花丸《银海精微》卷上

【组成】川黄柏二两　黄芩　知母　桔梗　连翘各一两　地骨皮　薄荷各五钱

【用法】上炼蜜为丸。每服五十丸,桑白皮汤送下或薄荷汤送下。

【主治】肺实热,眼白仁常泪,红壅热眵,泪出而不绝者。

61378　省味金花丸《银海精微》卷上

【组成】栀子　黄芩　黄柏　桑白皮　地骨皮　桔梗　知母　甘草

【用法】上为细末,炼蜜为丸,茶清送下。

【主治】脾胃积热,致生黄膜。

61379 省风清痰转舌汤(《回春》卷二)

【组成】陈皮二钱 半夏(姜制)一钱 枳实(去壳,麸炒)三分 黄芩(酒炒)三分 防己一钱 防风一钱 全蝎(洗去盐)七分 南星(姜制)二分 甘草五分 白茯苓八分 蝉蜕八分 天麻四分

【用法】上剉一剂。加生姜三片,竹茹一团,水煎服。为丸服亦可。舌强难治。

【主治】口眼㖞斜。

哑

61380 哑惊丹(《外科全生集》卷二)

【组成】天竺黄二钱 麝香 犀黄各四分 雄黄一钱 琥珀六分 僵蚕一钱 陈胆星四钱

【用法】上药各为末,用甘草、钩藤钩煎膏为丸,朱砂一钱为衣,外加赤金,每料匀作四十丸。每服一丸,研,用灯心炭四钱,薄荷汤送下。

【主治】❶《外科全生集》:哑惊。❷《丸散膏丹集成》:小儿哑惊风,痰壅发热喘促,及急慢惊风,搐搦痉厥。

咽

61381 咽津丹

《喉科紫珍集》卷上。为《外科正宗》卷二"嚼化丸"之异名。见该条。

61382 咽喉丹(《全国中药成药处方集》沈阳方)

【组成】生地 茵陈 黄芩各一两 生石膏 石斛 麦冬各五钱 枳壳 乌犀角 马勃 人中黄 枇杷叶各三钱

【用法】上为极细末,炼蜜为丸,一钱五分重。每服一丸,小儿减半,早、晚食后白开水送下。

【功用】清咽解热,消肿除痰。

【主治】咽喉肿痛,双单乳蛾,咽干音哑,胃热口疮。

【宜忌】忌食五辛、发物。

61383 咽醋丸

《医学纲目》卷二十二。为方出《丹溪心法》卷三,名见《医方类聚》卷一九七引《新效方》"茱萸丸"之异名。见该条。

61384 咽炎含片(《成方制剂》15册)

【组成】薄荷脑 甘草 关木通 黄芩 金银花 桔梗 菊花 麦冬 忍冬藤 射干 天冬 野菊花

【用法】上制成片剂,每片相当于原药材 2.6 克。含服,一次 1 片,一日 10~12 次。

【功用】清热解毒,消炎止痛。

【主治】急、慢性咽炎。

【临床报道】急性咽炎:《中国现代应用药学》[2007,24(8):741]咽炎含片治疗急性咽炎 300 例临床疗效观察,对照组给予双黄连颗粒,结果:治疗组与对照组的愈显率及有效率分别为 90.0%,96.7% 和 80.0%,90.0%,经统计学处理,两组的愈显率有显著性差异(P<0.05),有效率无显著性差异。结论:咽炎含片治疗急性咽炎在改善咽部症状和体征方面优于双黄连颗粒。

61385 咽喉口齿药(《北京市中药成方选集》)

【组成】人中白(煅)二两 硼砂五钱 儿茶五钱 豆根五钱 胡连一两 黄连一两 鸡内金五钱 黄柏五钱 玄明粉五钱

【用法】上为细末。用药少许抹患处。

【功用】清利咽膈,消肿止痛。

【主治】咽喉肿痛,口疮糜烂,牙疳,口臭,齿痛。

【宜忌】忌烟、酒、辛辣、油腻食物。

61386 咽喉夺命丹(《千金珍秘方选》)

【组成】珍珠二钱 金果榄二钱 真京墨(研)六分 川郁金二钱 犀角六分 飞辰砂二钱 赤金箔六分 煅中白五分 梅片五分 上血竭二钱 天竺黄二钱 上沉香二钱 苦甘草三钱 人指甲(炙脆)六分 川贝母三钱 真熊胆六分 上血珀六分 玳瑁(炙脆)七分 甜葶苈二钱 当门子三分

【用法】上为细末,用麻黄、钩藤、薄荷、陈皮各一两煎胶,用元米饮一勺,打和捣匀为丸,每丸重一钱,辰砂为衣,用蜡壳收置。极重喉症含之立效。

【主治】咽喉险症。

61387 咽喉回生丹(《梅氏验方新编》卷一)

【组成】皂矾(放新瓦上煅红,取放地下候冷去火气)

【用法】上为细末。撬开牙关,以指头蘸矾末擦其舌上即醒。

【主治】雾舌。喉痛咽哽,舌忽胀大渐至如脬,或舌伸出不能缩入。

61388 咽喉冰硼散(《梅氏验方新编》卷一)

【异名】冰硼散、金钥匙(《外科方外奇方》卷三)。

【组成】薄荷 硼砂各一钱 人中白 川连各八分 青黛 玄明粉各六分 陈胆星五分 山豆根八分 冰片五分

【用法】上为极细末。吹喉。

【主治】一切咽喉各症。

61389 咽喉异功散

《疡科纲要》卷下。为《中国医学大辞典》引《疫痧草》"异功散"之异名。见该条。

61390 咽喉备急丹(《卫生宝鉴》)

【组成】青黛三两 芒消二两 白僵蚕一两 甘草四两

【用法】上为细末,用腊月内牛胆汁儿有黄者盛药其中,荫四十九日,多时为妙。

【主治】喉闭。

61391 咽喉独圣散

《疡科纲要》卷下。为《疡医大全》卷十七"西瓜霜"之异名。见该条。

61392 咽喉通闭散(《梅氏验方新编》卷一)

【组成】青盐一钱 白矾一钱 硼砂一钱 玄明粉一钱

【用法】上为细末。吹之。吐尽痰涎即愈。

【功用】消肿止痛。

【主治】咽喉肿痛,滴水不下。

61393 咽喉碧玉散(《御药院方》卷九)

【异名】碧玉散(《卫生宝鉴》卷十一)、罗青散(《瑞竹堂方》卷五)。

【组成】青黛　盆消　蒲黄　甘草末各一两

【用法】上为细末。每用药少许干掺在咽，咽内细细咽津，绵裹噙化亦得。若作丸，砂糖为丸，每两作五十丸。每服一丸，噙化咽津亦得。

【主治】❶《御药院方》：心肺积热上攻，咽喉肿痛闭塞，水浆不下，或生喉疖、重舌、木舌肿胀。❷《瑞竹堂方》：咽喉单双乳蛾。

【备考】本方改为丸剂，名"碧玉丸"（见《医方大成》）。

61394　咽喉噙化丹（《古今名方》引易玉泉家传方）

【组成】生地　熟地　白茯苓各15克　天冬　麦冬　西瓜霜　硼砂　法夏　乌梅肉各12克　人参　冰片　食盐各6克　黄柏　知母　薄荷　诃子肉（煨）各9克

【用法】将以上植物药类先为细末，过细绢罗筛后，再下西瓜霜、硼砂、冰片、食盐，合研为极细末，将药末摊开，先喷食醋（约3份），再炼蜜（约7份）为丸，如龙眼大。用时含入口中，慢慢噙化。

【功用】滋阴润燥，降火利咽。

【主治】虚火喉痹，虚火乳蛾。

61395　咽痛甘桔汤（《简明医彀》卷二）

【组成】桔梗四钱　甘草三钱　荆芥一钱半　玄参一钱

【用法】水煎服，卧床慢咽。

【主治】喉痹，缠喉风，多感于酒腥辛辣厚味，七情痰火，发则通连颈项，头面肿胀；伤寒少阴咽痛及阴证下虚痛。

【加减】详脉证属热，渐加牛蒡、连翘、天粉、僵蚕、射干、山根、薄荷、芩、连、栀、柏、防风、升麻、生地、当归择用；大便秘，加大黄；小便涩，加木通。

61396　咽速康气雾剂（《新药转正》30册）

【组成】人工牛黄　珍珠　雄黄　蟾酥　麝香　冰片

【用法】上制成喷雾剂。用前将本品充分振摇，倒置，喷头圆口对准口腔，闭气，按阀门上端喷头，药液呈雾状喷入口腔，闭口数分钟，一次喷3下，一日3次，7日为一疗程。

【功用】解毒消肿止痛。

【主治】咽喉肿痛、单双乳蛾的肺胃实热证。

【宜忌】❶用药后均感用药部位有麻胀不适感，一般30分钟可消失，不需特殊处理。❷孕妇禁用，儿童使用，请遵医嘱。❸不宜长期使用或短时间内连续多次喷用。

【临床报道】慢性咽喉炎：《中国中西医结合耳鼻咽喉科杂志》[2003,11(04):179]咽速康气雾剂治疗慢性咽喉炎100例，结果：咽速康气雾剂治疗慢性咽炎总有效率97.0%，治愈率68.0%。咽速康气雾剂停药后半年随访，复发率6.0%。

响

61397　响骨膏（《永乐大典》卷一三八八〇引《风科集验方》）

【组成】生地黄（炒）　骨碎补（炒）　败姜各半斤（炒）　蒲黄四两（炒）

【用法】上为细末。每服用药三匙，入面半匙，米醋熬成膏。热贴患处，一二十遍讫。然后再敷上芸台子散。

【主治】风寒湿痹，筋骨肿胀，走注疼痛。

61398　响圣破笛丸

《直指附遗》卷八。为《医统》卷四十六引《医林集要》"向胜破笛丸"之异名。见该条。

61399　响声破笛丸

《回春》卷五。为《医统》卷四十六引《医林集要》"向胜破笛丸"之异名。见该条。

咬

61400　咬头膏（《外科全生集》卷四）

【组成】铜青　松香　乳香　没药　杏仁　生木鳖粉　蓖麻仁各等分　巴豆（不去油）加倍

【用法】上药捣成膏，每两膏内加入白矾一分，再捣匀。临用取绿豆大一粒放患顶，用膏掩，溃即揭下洗净，换膏贴。

【功用】《药奁启秘》：咬穿毒头。

【主治】痈疖有脓。

61401　咬头膏（《全国中药成药处方集》南京方）

【组成】巴豆仁二钱　蓖麻子仁　制乳香（研细末）　制没药（研细末）各一钱

【用法】上药共捣碎如泥状。每用少许如绿豆大，放在疮头上，用膏药贴之，破则揭去。

【主治】外疡肿胀，脓成未溃。

61402　咬药锭（《外科十三方考》引李仲美方）

【组成】白矾末　斑蝥末（去翅足）　巴豆仁各一钱（研细腻）　老山明雄三钱（研末）　硫苦五分（不研）　小麦面（量等诸药之半）

【用法】将前四味研末，合和再研，然后与不研之硫苦搅匀，称其轻重若干，用小麦面约半量，以水合和匀称，搓为锭子，长短、大小不拘，随用洋铁片一块，置炭火上焙干即成。折视中多细孔是不研硫苦之故。破口小且浅者用少；如深者则用略长，亦不必深及疮底；破口大，尽填满，或为末均可。外贴膏药须较疮形略宽大。如疔类，则用小钱一枚，按疔头上，以香火向钱孔一点，即置药粒，贴上膏药。一、二三日不可揭视。须六七日效力方著，大多数腐肉随膏离掉，不用旧法纸捻，不填新法纱布，往往一次即毒尽。

【主治】一切痈疽，无论阴阳新久。

【宜忌】必是全身症状不甚者，乃可专恃，否则须用内服药先调理，不得先施腐蚀。

【临床报道】❶环跳疽：一妇人三十余岁，患环跳疽已二年，疮口如茶碗大，无脓水，边起硬棱，底参差深浅不等，色灰黑，用外科腐蚀力最著之白降丹毫无知觉，即将此药锭碎为粗末，满填疮口，外以一厚大膏药膏之，三四日后淌流毒水，六七日揭视，腐肉完全脱离，渐渐痊愈，且不觉疼痛。❷足趾脱疽：一男子三十余岁，足趾脱疽，肿至胫，色紫黑，骨外露，亦黑，疮深约寸余，用此药锭排比填入，覆盖大膏药，六七日毒水淌尽，肿随全消，腐肉脱离，骨转白，渐愈。❸发背：一男子五十余岁，患发背，形势甚剧，填入此药锭粗末，六七日揭视，疮坑内足容一鸭卵而不满，因是贫民，后竟未用他药，但贴膏药，亦渐愈。❹疮：一男子二十余岁，尾脊骨上患疮约年余，延大如碟状，平塌灰黑，脓水稀秽不可近，已波及肛门，疮正中一小口，用药锭从疮口纳入，四面排比多锭，膏药之大约七八寸，如此屡屡洗涤敷药，脓乃渐稠，渐不臭，疮口渐大，外围渐收小，厚皮渐薄，终于从下沿开口，乃速愈。此案经过时间约两月以外，依例用药约近十次之多，后念如能早从疮之下沿割开，更当速愈。

61403 咬头提毒膏（《丁甘仁家传珍方选》）

【组成】蓖麻子肉三钱　巴豆肉（去油）五粒

【用法】先将蓖麻肉打烂如鱼冻水，后入诸药打膏，瓷罐收贮，勿令泄气。

【功用】咬头提毒。

咳

61404 咳气丸

《赤水玄珠》卷七。为《保命集》卷下"款气丸"之异名。见该条。

61405 咳血丹（《脉因证治》卷上）

【组成】青黛　瓜蒌仁　诃子　海石　杏仁　四物汤　姜汁　童便　栀

【用法】蜜调噙化。

【主治】咳血，团身热痰盛血虚。

61406 咳血方（《丹溪心法》卷二）

【异名】肺血丸（《医林纂要》卷四）。

【组成】青黛　瓜蒌仁　诃子　海粉　山栀

【用法】上为末，以炼蜜同姜汁为丸。噙化。

【功用】《古今名方》：清热化痰，敛肺止咳。

【主治】❶《丹溪心法》：咳血。❷《古今名方》：肺热咳嗽，痰中带血，咯痰不爽，心烦口渴，颊赤便秘，舌苔黄，脉弦数。

【加减】咳甚者，加杏仁（去皮尖），后以八物汤加减调理。

【方论选录】❶《医方考》：肺者，至清之脏，纤芥不容，有气有火则咳，有痰有血则嗽。青黛、山栀所以降火，瓜蒌、海粉所以行痰，诃子所以敛肺。然而无治血之药者，火去则血自止也。❷《医方集解》：此手太阴药也。肝者，将军之官。肝火上逆，能烁心肺，故咳嗽痰血也。青黛泻肝而理血，散五脏郁火；栀子凉心而清肺，使邪热下行，二者所以治火。栝楼润燥滑痰，为治嗽要药；海石软坚止嗽，清水之上源，二者降火而兼行痰。加诃子者，以能敛肺而定痰喘也。❸《医林纂要》：诃子肉苦酸涩，生用敛肺清金，降逆止咳；栀子苦酸，炒黑用，抑妄行之相火，决三焦之水道，敛肺宁心，降逆气，止妄血；海石咸涩，补心敛肺，清金降火，渗湿消痰；瓜蒌仁甘苦而能润，轻虚上浮，宁心润肺，泄逆清火，除痰去垢，开豁膻中之清气，亦治咳要药。青黛辛咸，此补肝而泻肺，然辛行肝气，使肝木自畅，则相火不至灼金，咸散肝血，则血各循经，而不至逆涌于上，且能解毒热。蜜亦润肺，能补清高之气。❹《医方论》：咳嗽痰血，固属君相之火犯肺。此方但清火而不治血，乃去所扰则自安之义。然业经失血，则肺已大伤，当置之不论不议。去诃子而加清养肺阴之药，始为得之。

【临床报道】支气管扩张咯血：《中国乡村医药》[1997,10(11):22]咳血方加减治疗支气管扩张咯血34例，结果：34例中治愈14例，占41.18%；有效18例，占52.94%；无效2例，占5.88%；总有效率为94.12%。

【备考】《医学纲目》本方用量为各等分。

61407 咳逆丸（《回春》卷三）

【组成】花椒（微炒出汗，去目）

【用法】上为末，醋糊为丸，如梧桐子大。每服十五丸，醋汤送下。

【主治】呃逆。

61408 咳哮宁（《古今名方》引天津市第三中药厂方）

【组成】旋覆花　紫菀各25公斤　杏仁　野菊花各30公斤　鹅不食草　细辛　五倍子各12.5公斤　黄芩35公斤　花椒5公斤　明矾10公斤　麦冬20公斤　猪牙皂角甘草粉各7.5公斤

【用法】上药共制成180 000片。每服2～4片，一日三次。

【功用】止咳解哮，平喘祛痰。

【主治】咳哮。

61409 咳特灵（广州白云山制药总厂方）

【组成】小叶榕

【用法】上药加水煎煮二次，合并煮液浓缩成流浸膏，在充分搅拌下加入乙醇，静置几小时，滤取上清液，浓缩成膏，干燥后加入扑尔敏，制片或装胶囊。每服片剂3片，一日二次，或胶囊1粒，一日三次。

【功用】消炎镇咳，祛痰平喘。

【主治】慢性气管炎。

【临床报道】慢性支气管炎：以本方治疗慢性支气管炎291例，年龄40～86岁，病程2～40年，其中10年以上者90例（30.9%），10天为一个疗程，一般用1～3个疗程。结果：有效率（咳痰、喘症减少30%以上者）96.5%，显效（咳痰、喘症减少60%以上者）为83.85%。

61410 咳喘丸（《内外验方秘传》卷下）

【组成】款冬花一两　桔梗一两　苏梗一两　川朴八钱　前胡八钱　叭杏二两　降香末一两　明矾二两　海螵蛸一两五钱（焙黄）　轻粉一钱　郁金一两　宋半夏一两　陈皮一两　木香六钱　沉香片四钱

【用法】上晒干为末，水泛为丸，如榧子大，二十个。每次一丸，海蜇皮一两煎汤送下。

【主治】咳哮气喘。

61411 咳喘丸（《成方制剂》2册）

【组成】甘草　荆芥　苦杏仁　麻黄　桑白皮　紫苏子

【用法】上制成丸剂，每15粒重2克。口服，一次3克，一日3次。

【功用】止咳平喘。

【主治】伤风感冒，鼻塞，流涕，咳嗽，气喘，痰多。

61412 咳喘宁（《成方制剂》2册）

【组成】百部　甘草　桔梗　苦杏仁　麻黄　石膏罂粟壳

【用法】上为片剂，每片重0.6克。口服，一次2～4片，1日2次。

【功用】宣通肺气，止咳平喘。

【主治】支气管哮喘，咳嗽，老年痰喘。

【宜忌】高血压及冠状动脉病患者忌服。

61413 咳嗽散（《揣摩有得集》）

【组成】白术一钱（土炒）　云苓一钱　法夏一钱　杏仁一钱（去皮尖，炒，研）　橘红五分　归身一钱（土炒）　制草三分　枇杷叶五分（去毛，蜜炙）　煨姜一片

【用法】水煎服。

【主治】小儿脾寒肺虚,精神短少,口舌不燥,动则嗽重,静则嗽轻。

【加减】冬日,去枇杷叶,加冬虫草五分。

61414 咳嗽散《全国中药成药处方集》重庆方

【组成】苏子二两　枇杷叶三两　杜耳风　五皮半各二两　鹿衔草　蛇衔草　瓜子草各三两　铜钱草　肺筋草　淫羊藿各二两　川黄连三两

【用法】上为细末。每服一至三钱,用姜汤水下,一日三次。

【功用】散寒止咳。

61415 咳宁颗粒《成方制剂》8册

【组成】棉花根　枇杷叶　松塔

【用法】上制成颗粒剂,每袋(块)重10克(相当于原药材17.7克)。开水冲服,一次10克,一日3次。

【功用】镇咳祛痰,平喘,扶正固本。

【主治】反复咳嗽、咳痰历年不愈,遇寒即发,咳喘胸满;慢性支气管炎,受凉引起感冒咳嗽。

【备考】本方加工为糖浆剂,名"咳宁糖浆"(见原书同册)。

61416 咳灵胶囊《成方制剂》13册

【组成】陈皮　川贝母　甘草　苦杏仁　麻黄　人参　砂仁　石膏　五叶子　玄参　罂粟壳　枳实

【用法】上制成胶囊剂,每粒装0.35克。口服,一次4粒,一日2次。

【功用】益气补肺,止咳定喘。

【主治】肺气虚弱,津液亏损,虚劳久嗽,咳嗽喘促,气短胸满,口渴咽干。

61417 咳欣康片《成方制剂》13册

【组成】甘草　黄芩　桔梗　苦杏仁　麻黄　石膏　罂粟壳

【用法】上制成片剂。口服,一次3～4片,1日3次。

【功用】降气平喘,清肺化痰。

【主治】肺热咳喘及气管炎。

【宜忌】孕妇及体虚者慎用。

【临床报道】支气管炎:《陕西中医》[2008,29(08):946]本方治疗支气管炎71例,对照组口服复方甘草片,结果:治疗组痊愈25例,显效26例,有效15例,无效5例,总有效率93.0%;对照组痊愈5例,显效8例,有效7例,无效4例,总有效率83.3%。两组间比较有显著差异(P<0.05);治疗组愈显率71.8%,对照组愈显率54.2%,两组间比较无差异(P>0.05)。全部观察对象都没有发现明显不良反应。两组用药前后血、尿、大便常规,肝、肾功能,心电图及胸透均无异常。

61418 咳喘顺丸《成方制剂》11册

【组成】半夏　陈皮　茯苓　甘草　瓜蒌仁　苦杏仁　款冬花　前胡　桑白皮　鱼腥草　紫苏子　紫菀

【用法】上制成丸剂,每1克相当于原药材1.5克,口服,一次5克。一日3次,七日为一个疗程。

【功用】健脾燥湿,宣肺平喘,化痰止咳。

【主治】慢性支气管炎、支气管哮喘、肺气肿所致的气喘胸闷、咳嗽痰多等症。

【临床报道】慢性支气管炎:《中国中医药信息杂志》[2004,11(07):628]本方治疗慢性支气管炎79例,结果:治疗组40例,痊愈17例;无效1例。总有效率97.50%。

61419 咳喘停膏《成方制剂》20册

【组成】赭石300克　蛤壳300克　瓦楞子(煅)300克　紫苏子100克　知母250克　枇杷叶100克　桑白皮(制)50克　百部(制)25克　南沙参100克　桑叶100克　紫菀(制)50克　白前50克　麻黄(制)25克　苦杏仁50克

【用法】上制成膏剂。口服,一次15克,一日2次。

【功用】止咳理气,平喘。

【主治】伤风感冒,咳嗽,气喘。

61420 咳喘舒片《成方制剂》19册

【组成】白果　白前　百合　浮海石　甘草　化橘红　麻黄　麦冬　蒲公英　罂粟壳　紫苏子　紫菀

【用法】上制成片剂,每底片重约0.25克(相当原药材1.5克)。口服,一次3～4片,一日2～3次;小儿酌减。

【功用】宣肺平喘,化痰止咳,养阴敛肺。

【主治】咳嗽气喘,阴虚痰阻证。久病咳喘,干咳痰少,慢性支气管炎及哮喘见以上证候者。

【宜忌】高血压、心脏病患者忌服。

61421 咳喘宁颗粒《成方制剂》20册

【组成】麻黄420克　紫菀315克　百部(蒸)525克　甘草150克　苦杏仁306克

【用法】上制成颗粒剂。开水冲服,一次15克,一日3次。

【功用】止咳化痰。

【主治】伤风咳嗽,急慢性支气管炎。

61422 咳喘静糖浆《成方制剂》2册

【组成】百部　赤芍　丹参　地龙　甘草　瓜蒌　黄芩　桔梗　苦杏仁　款冬花　麦冬　蒲公英　知母　紫菀

【用法】上制成糖浆剂,每瓶装40毫升。口服,一次40毫升,一日3次。

【功用】镇咳平喘,祛痰消炎。

【主治】慢性支气管炎,支气管哮喘,急性咽炎,小儿肺炎。

61423 咳嗽劳症膏《青囊秘传》

【组成】独角老鼠叶

【用法】水煎取汁,加冰糖收膏。每服一匙,开水冲下。百日乃痊。

【主治】咳嗽劳症。

【备考】方中药量是鲜老鼠叶五份,冰糖一份。

61424 咳嗽枇杷糖浆《成方制剂》9册

【组成】百部　薄荷脑　车前子　甘草　桔梗　苦杏仁　麻黄　枇杷叶

【用法】上制成糖浆剂。口服,一次15毫升,一日3～4次;小儿酌减。

【功用】宣肺化痰,止咳平喘。

【主治】感冒咳嗽,急、慢性支气管炎。

【宜忌】肺虚久咳者忌服。

昨

61425 昨叶何草丸《圣济总录》卷一〇九

【组成】昨叶何草(去土,焙)　葳蕤子(炒,去角)各一

两半　薄荷叶　羌活（去芦头）　荆芥穗　附子（黑豆一升同煮附子令软透,去皮脐,切,焙)各一两

【用法】上除黑豆外,为末,将黑豆烂研为丸,如梧桐子大。每服十丸,空心温熟水送下。服此药后,更合蕤仁散间服之。

【主治】眼见黑花,视物不明。

61426　昨叶何草散（《三因》卷十五）

【组成】昨叶何草（即瓦松,晒干）一两　枯矾一钱　雄黄半钱

【用法】上为末,以羊蹄菜根先蘸醋揩癣上,令痒破,即以药末乘湿涂敷。不过三两次即愈。

【主治】一切癣,无问风湿气血。

贴

61427　贴药（《三因》卷十五）

【组成】蜀葵子半两　蝉蜕五个　槟榔一个

【用法】上为末,用大枣三个取肉研细,搜和药末,如觉硬,滴少蜜,研成膏。量大小贴于病处。

【主治】五痔。

61428　贴药（《片玉心书》卷五）

【组成】黄芩　黄连　黄柏各二钱　大黄　蒲黄各三钱　血竭　乳香各二分　没药二分　麝香少许

【用法】上为末,取生姜自然汁和鸡子清打匀调药,贴之。内服解毒汤。

【主治】小儿生疮毒肿疖者。

61429　贴药（《幼幼集成》卷四）

【组成】大生地　大黑豆各一两

【用法】用水同浸一夜,取起捣为膏,贴眼皮上。其血自散,血泪既出,肿黑即消。并内服泻白散。

【主治】小儿久嗽之血眼,其目两眶肿黑,如物伤损,白珠红赤如血。

61430　贴凹散（《幼幼新书》古籍本卷九引《张氏家传》）

【组成】石燕二个（烧红醋淬干为度）　艾心叶七个　朱砂皂子大　蓖麻子七粒

【用法】上为末。每用一钱,薄荷汁调贴山根上凹中。睡着候鼻尖汗出安。

【主治】急慢惊风。

【备考】本方方名,原书人卫本作"神效贴凹散"。

61431　贴顶散（《圣惠》卷八十九）

【组成】地胆草半两　芒消一两　地龙粪半两　黄柏一分(剉)

【用法】上为细末。以猪胆汁和,捏作饼子两枚,更互贴于囟门上。

【主治】小儿脑热鼻干。

61432　贴顶膏（《外台》卷十五引《广济方》）

【组成】蓖麻（去皮）　杏仁（去两仁皮尖）　石盐　芎藭　松脂　防风各等分

【用法】先捣石盐以后四味为末,别捣蓖麻、杏仁,相次入讫,即腊纸裹之。有病者先灸百会三壮讫,刮去黑毛使净,作一帛贴子,裁大于灸处,涂膏以贴之,两日三日一易之。其疮于后即烂破,脓血出,及帛贴之,似烂柿蒂出者良。

【主治】头风闷乱,鼻塞,及头旋眼暗。

61433　贴顶膏（《圣济总录》卷十七）

【组成】蓖麻子（去壳,研）　杏仁（去皮,研）　食盐　芎藭（为末）　松脂（研）各等分

【用法】先捣食盐,次下四味杵匀,即涂于腊纸上。有病者先灸百会三壮讫,将腊纸药于灸处贴之,每日一易,得脓血出效。

【主治】头旋脑闷,鼻塞眼运。

61434　贴项散（方出《医方大成》卷十引汤氏方,名见《医统》卷九十）

【组成】附子（生,去皮脐）　南星（生）各等分

【用法】上为末。生姜自然汁调,摊贴患处。

【主治】❶《医方大成》引汤氏：肝胆停热,致令筋软。❷《医统》：五软。

61435　贴背膏（《圣济总录》卷七十）

【组成】京三棱（大者）一枚

【用法】上以湿纸裹,于慢火中煨熟,乘热为细末,醋煮面糊调。贴背第三椎上。

【主治】鼻衄。

61436　贴积膏（《成方制剂》3册）

【组成】阿魏　鸡内金　牵牛子

【用法】上制成膏剂,每张净重9克或12克。加温软化,贴于脐腹上。

【功用】消积化痞。

【主治】脾胃虚弱,宿食停滞引起食积、乳积,腹大青筋,面黄肌瘦,嗜食异物,二便不调。

61437　贴脐散（《杨氏家藏方》卷十一）

【异名】贴脐膏（《医统》卷六十四）。

【组成】吴茱萸（醋炒香熟）半两　干姜（炮）半两　木鳖子五枚（去壳）

【用法】上为细末。每用半钱,冷水调,以纸厣贴脐上。

【主治】元脏气虚,浮阳上攻,口舌生疮。

61438　贴脐膏（《医方类聚》卷一三六引《施圆端效方》）

【组成】甘遂

【用法】上为细末,以生白面调为糊,摊纸花上,掺末在上,涂脐中,及涂脐下硬处。别煎甘草水,温凉随意服之。以通为度。

【主治】大小便不通。

61439　贴脐膏（《扶寿精方》）

【组成】木鳖仁五个　母丁香五个　麝一分

【用法】上为末,米汤调作膏,纳脐中。外以膏药掩之。

【主治】水泻不止。

61440　贴脐膏

《医统》卷六十四。为《杨氏家藏方》卷十一"贴脐散"之异名。见该条。

61441　贴脐膏（《痘疹传心录》卷十七）

【组成】木鳖子十个　赤石脂二两　诃子肉一两　粟壳二两　干姜三分　麻油一斤二两

【用法】上同煎去滓,入黄丹八两,再熬,滴水软硬得中,离火加乳香、没药各三钱,龙骨一两,麝香五分搅匀,出火毒,每一个用膏三钱,以犬皮摊。贴脐上。

【主治】痢久不止。

61442　贴脐膏（《膏药方集》引《外科活人定本》）

【组成】大川芎　当归　白芍　地黄　人参　牡丹皮　白术　白苓　黄耆　厚桂　泽泻各二钱　大附子　知母各四钱　黄柏三钱　干姜　北细辛　胡芦巴　白芷　远志　巴戟　菟丝子　蛇床子　故纸　苁蓉　锁阳　木鳖子　蓖麻子　龙骨　石枣　山药　杏仁各四钱

【用法】水煎去滓,至大半干入油四两,桃、柳枝搅不住手,搅至水干,入密陀僧极细末一两半,成膏后入龙骨一钱五分,麝香一分,樟脑一钱五分,摊用。

【主治】男子遗精、白浊,女人赤白带、崩漏。

61443　贴敛药（《医方类聚》卷一七四引《简易方》）

【组成】麦饭石（粗麻石是也,曾作磨者尤佳,火煅七八次,煅红入米醋中淬,煅至三四次,其石定细碎,用甘锅盛煅,候通红,淬醋中,煅过七八次可用）　鹿角根（不用脑骨,不用角梢,只用角根三寸,火烧）　贝母（为末）各等分

【用法】上为末,先将旧洁净衣绢片净洗候干,约疮大小,剪绢作一轮子,中留一小口,却用一小铫子,热少米醋,约用多少,将前药投醋中,候冷,摊于绢轮子上。贴疮,一日一换。

【功用】合疮。

【主治】痈疽疮疖。

61444　贴散膏（《青囊秘传》）

【组成】升麻　甘遂　白芷　贯众　苦参　昆布　羌活　全蝎　蜂房　商陆　海藻　白及　赤芍　瞿麦　竹箬　白蔹　大蓟　蛇蜕　花粉　苍术　防风　荆芥　姜黄　细辛　泽兰　香附　远志　官桂　延胡　河车　角针　防己　川椒　归尾　紫草　僵蚕各三钱　斑蝥二十只　川草乌各三钱　三棱　莪术各三钱　蓖麻子　金星草　蒲公英　地丁草　牛蒡　夏枯草　巴豆肉　野菊花　苍耳子　血见愁　桑寄生　草大戟　白鲜皮　威灵仙　五灵脂　王不留行各三钱　水仙根七钱　生首乌五钱　野蔷薇根七钱　皂荚二块　忍冬藤七钱　芙蓉花二十朵　木鳖子一两　童子发三钱　透骨草三钱　生姜三钱

【用法】用大麻油十五斤,浸七日,下锅内,熬至药滓枯,滤去滓,再熬至滴水成珠,然后投下炒黄丹六斤收膏。

【主治】一切热毒疮疖。

【备考】《外科传薪集》有穿山甲五钱、白附子三钱。

61445　贴喉膏（《外台》卷二引《深师方》）

【组成】蜜一升　甘草四两　猪膏半斤

【用法】微火煎甘草、猪膏令数沸,去滓,乃纳蜜,温令销。相得如枣大,含化稍稍咽之。

【主治】❶《外台》引《深师方》:伤寒舌强喉痛。❷《圣济总录》:伤寒后咽喉痛,舌强,余热上攻。

【宜忌】忌海藻、菘菜。

61446　贴痞膏（《摄生众妙方》卷六）

【组成】三棱　陈皮　地骨皮　黄芩　黄连　五灵脂　苦参　玄参　赤芍药　两头尖草乌　香附子　当归　白芷　大黄各三钱　木鳖子十六个（去皮）　巴豆四十九个（去壳）　乳香　没药　轻粉　血竭　阿魏各五钱　麝香三钱　香油一斤四两　铅丹十两（去消,用水二碗,滚三四次,去水,焙干）

【用法】先将香油入铜锅内,即将十八味切碎粗药入油内,用桑柴慢火煎之,黑黄色为度,去粗滓,方入铅丹,用槐、柳条不住手搅千遍,将药滴入水内成珠,去火,才入六味细药,用绢摊。贴,每日换一次。如有痒,剥了用热鞋底烙下,再依法贴之,待药力尽自落,不要强去。

【主治】痞积。

【宜忌】忌食生冷、油腻并一切发物。

61447　贴痞膏（《医学入门》卷六）

【组成】水红花子二钱　大黄　朴消　山栀　石灰各一钱　酒醉一块（鸡子大）

【用法】上共捣成膏,用布摊开。贴痞块上,再用汤瓶熨,手帕勒之。三日后揭起,肉黑如墨,是其效也。

【主治】诸积。

61448　贴痛汤（《点点经》卷一）

【组成】生姜一块

【用法】自嚼细,贴痛处裹紧,对昼为度。

【主治】足痛,或左或右不一,或钉痛不移。

61449　贴腰膏（《串雅内编》卷一）

【组成】生姜一斤（捣汁四两）　水胶一两

【用法】上同煎成膏,厚纸摊。贴腰眼。甚效。

【主治】腰痛。

61450　贴熁膏（《圣惠》卷三十二）

【组成】田中鼢鼠土三升　木香一两　川大黄五两　白蔹三分　寒水石六两

【用法】上为细散,用酒调如稠饧,匀摊于帛上。贴熁之。

【主治】眼热毒所攻,眉骨及头疼,壮热不止。

61451　贴熁膏（《圣惠》卷三十三）

【组成】川大黄　玄参　川朴消各一两

【用法】上为细散,以生地黄汁调匀,摊于帛上。贴之下睑。

【主治】眼白睛肿胀,赤涩热痛。

61452　贴癣膏（《便览》卷四）

【组成】穿山甲五钱　木鳖仁十五个　全蝎五钱　斑蝥二钱　川乌五钱　巴豆仁一两半　胆矾二钱　阿魏三钱　蟾酥二钱　轻粉二钱　番硇二钱　芦荟二钱　血竭二钱　蜈蚣五条　古石灰三钱　糊盐一钱　真麝五分

【用法】净油半斤,飞丹四两,熬用。

【主治】小儿癣疾。

61453　贴恶核散（《普济方》卷二七七）

【组成】赤小豆　猪牙皂角　消石　黄柏　木鳖子各半两

【用法】上为末。鸡子清调涂。气体壮实者,仍服凉膈散或四顺清凉饮之类。

【主治】恶核肿。

61454　贴脐饼子（《普济方》卷一六九）

【组成】穿山甲（炮燥）　五灵脂　巴豆（去皮）　大蒜（去皮）各三钱

【用法】上为细末,同研如泥,作饼子三钱大。用绵裹一饼,安脐中,着物系定。觉热药行宜取效。

【主治】虚中积滞,腹胀痞痛,大小便不通。

61455　贴头起项膏（《幼幼新书》卷二十六引《吉氏家传》）

【组成】川乌末　肉桂末　芸薹子　天南星　蓖麻子各一钱　黄丹（炒）一钱匕

【用法】上用大蒜一头,煨熟去皮,乳钵内研,和药细,每用一钱,入米醋和匀。贴项上一日许。

【主治】小儿疳热胆冷,头项软倒。

61456 贴囟通关膏(《奇效良方》卷六十四)

【组成】荆芥一两 香附子(炒) 白僵蚕各七钱半 猪牙皂角二钱半 川芎一两七钱半 细辛五钱

【用法】上为细末,用葱白研烂,入前药末研匀,拈作饼。贴囟门上。

【主治】小儿被乳母鼻息吹着儿囟,令儿鼻塞不能吮乳。

61457 贴顶升肠散(《外科启玄》卷十二)

【组成】蓖麻三四粒 麝香三分

【用法】同捣如膏。将头顶心发去一钱大块,将此药贴之。少顷其肠即收入。如缓,再用醋一口喷患人面上,其肠即入。

【功用】内痔疮已好,此药将肠子收入如神。

61458 贴胁乌头散(《普济方》卷九十八)

【组成】乌头三分(去皮脐,生用)

【用法】上为散。以酽醋调,涂于故帛上敷之。须臾痛止。

【主治】风腰脚,冷痹疼痛。

61459 贴药乌龙角(《医统》卷七十九)

【组成】白僵蚕(炒) 赤小豆各六两 川牛膝六两 山桂(去皮) 桔梗 百草霜 白及(生,剉,阴干) 枇杷叶各一斤 骨碎补(去毛,炒)半斤 当归尾 北细辛半斤 白芷 南星(煨) 赤芍药 何首乌 白蔹各十两 知母 草乌(姜汁煮)各三两

【用法】上为细末,每用以姜汁、冷水、冷茶调摊纸上。于患处贴之,二日一洗一换。若骨碎须用夹法。

【主治】跌打损伤,筋骨寸断,差爻出臼。

【备考】方中当归尾用量原缺。

61460 贴药芫花散(方出《得效》卷三,名见《普济方》卷一五四引《经验良方》)

【组成】芫花根

【用法】上为末。米醋调,随大小敷之。立止。贴敷不住,须以纸花覆其上,用绢帛扎定。

【主治】臂腿间忽一两点痛,著痛不可忍。

61461 贴疮蜂房散(《圣济总录》卷一二六)

【组成】露蜂房(蜜涂,文火炙令青色)半两 羊屎四十九枚(烧白色) 皂荚一梃(烧烟尽)

【用法】上为末。洗干疮口,用此药贴之,后可服血竭散。

【主治】瘰疬。

【备考】本方方名,《普济方》引作"蜂房散"。

61462 贴脐截疟丸(《种福堂方》卷二)

【组成】胡椒 雄精各等分

【用法】上为末,将饭研烂为丸,如梧桐子大,外以朱砂为衣。将一丸放在脐中,外以膏药贴上。疟即止,亲验。

【主治】疟。

【备考】本方方名,《医学从众录》引作"椒雄贴脐丸"。

61463 贴痔乳香膏(《秘传外科方》引《李防御五痔方》)

【组成】茱萸 白及 白蔹 黄连 黄柏 当归各

等分

【用法】上用香油四两,入柳枝三尺四寸长,同煎,柳枝黑为度;入前药末同煎紫色,用绢滤去滓,再煎数沸;次入黄丹、乳香一二钱,熬成膏,以瓦瓶盛藏。用少许贴疮上。立效。

【功用】《外科启玄》:生肌长肉止痛。

【主治】痔。

61464 贴喉异功散

《中药成方配本》。即《中国医学大辞典》引《疫痧草》"异功散"。见该条。

61465 贴喉异功散(《北京市中药成方选集》)

【组成】斑蝥四钱 血竭六分 乳香(炙)六分 没药(炙)六分 玄参(去芦)六分 全蝎六分 牛黄三分 麝香三分 冰片三分

【用法】上为细末,瓶装。将药面撒在拔毒膏中间,贴腮下痛处,起泡掀下,将泡挑破。

【功用】消肿止痛。

【主治】咽喉肿痛,喉痹喉风,白喉乳蛾。

61466 贴痞琥珀膏

《景岳全书》卷六十四。为《丹溪心法》卷三"琥珀膏"之异名。见该条。

61467 贴熁灵龟膏(《圣惠》卷六十七)

【异名】败龟膏(《圣济总录》卷一四四)、灵龟膏(《普济方》卷三一二)。

【组成】龟甲五两 川大黄三两 木鳖子三两(去壳) 当归二两(剉,微炒) 桂心一两

【用法】上为细散。每用时,先空煎酒一升,煎去一半,停稍冷,然后入药末一两,以柳木篦不住手搅成膏,以油单子上摊。贴伤损痛处。立效。

【功用】伤折接骨。

【主治】❶《圣济总录》:从高坠下,伤损肿痛。❷《普济方》:伤折有瘀血不散,胁肋疼痛。

61468 贴熁败龟膏(《圣惠》卷六十七)

【组成】败龟三两(涂醋,炙令黄) 百草霜二两 木鳖子仁二两 当归二两(剉,微炒) 桂心二两 没药三两 芎䓖二两 川大黄三两

【用法】上为细散。每用之时,先以好酒一升,煎至半升,下火,停酒稍冷,然后入药末一两,却于火上重煎,不住搅成膏,摊于纸上。贴之。

【功用】止痛,消肿,散瘀血。

【主治】伤折。

61469 贴癣神应膏(《鲁府禁方》卷三)

【组成】皮砂 山栀子 蜂蜜 酒糟 猪脂 水萝卜皮各一两半 硇砂一钱半 鸡子清二个 大葱一根 水红花子二钱 阿魏五分

【用法】上各为细末,捣葱同鸡清,相和诸药,摊布上。贴患处,或用油纸裹住,频频润之。如今日午时贴起,至来日午时去之再贴,甚者不过三五次。

【主治】小儿癣疾。

61470 贴眼大黄饼子(《圣济总录》卷一〇三)

【组成】大黄一两三分 大麦面半合 鸡子五枚(去黄)

【用法】前二味为末，以鸡子白和作饼子。敷肿上，干即易之。

【主治】眼热毒赤肿所攻眉骨，及头痛壮热不止。

毗

61471 毗沙门丸（《鸡峰》卷七）

【组成】熟干地黄二分 阿胶一分 黄耆 五味子 天门冬 山药各二分 柏子仁 茯神 百部 丹参 远志 人参 麦门冬各一分 防风二分

【用法】上为细末，炼蜜为丸，如樱桃大。每服一丸，水八分，煎至五分，临卧和滓热服。

【主治】诸虚热，头昏眩运，耳鸣作声，口干微嗽，手足烦热，怔悸不安。

虾

61472 虾汁汤（《医统》卷八）

【组成】虾半斤

【用法】上加酱、葱、姜等料物，水煮。先吃虾，次吃汁，后以鹅翎探引吐痰。

【主治】中风。

【方论选录】用虾者，盖引其风出耳。

61473 虾米酒（《仙拈集》卷三）

【组成】鲜虾米一斤（去皮须足）

【用法】上用净肉不拘多少，捣烂，陈酒热服，少时乳至，再用猪蹄汤饮之，一日几次。其乳如泉，屡验神效。

【功用】通乳。

【主治】《本草纲目拾遗》：无乳，及乳病。

61474 虾米散（《普济方》卷二一九）

【组成】虾米一斤（去皮壳，用青盐酒炒干香熟为度） 真蛤蚧（青盐酒炙脆为度）一对 茴香（青盐酒炒）四两 净川椒四两（同上制，不可过）

【用法】上药须用浑浊煮酒二升，带浮蛆酽酒最佳，搅入青盐制用，先制蛤蚧、椒皮、茴香，干却制虾米，以酒浸为度，候已熟，取前三味同和匀，用南木香粗末同和，乘热收入瓷器内，四围封固，候冷取用。每服一勺，空心盐酒细嚼下。

【功用】起阳补肾。

61475 虾蟆丸（《圣济总录》卷一七二）

【组成】虾蟆一枚（去爪，烧作灰） 熊胆（研） 麝香（研） 猪牙皂角（去皮子，炙） 白芜荑各一分

【用法】上为末，炼蜜为丸，如绿豆大。每服五丸至七丸，米饮或温水送下，一日三次。如急疳曾退落牙齿者，以倒流水化五七丸，涂龈上。

【主治】小儿疳疮。

61476 虾蟆丸（《幼幼新书》卷二十四引丁左藏方）

【组成】干虾蟆大者一个（泔浸三宿，去肠肚头爪，净洗，酥炙令黄香） 陈皮（去白）一分 胡黄连一两 郁金 芜荑仁各半两

【用法】上为末，于陶器内用獖猪胆汁和，令稀稠得所，放饭上蒸熟为度，取出半日，为丸如绿豆大。常服五七丸，陈米饮送下。肥孩儿，常服得效。

【主治】小儿疳疾。

61477 虾蟆丸（《幼幼新书》卷二十三引《谭氏殊圣方》）

【组成】绿矾半斤（为末） 枣一升半（去核）

【用法】上先用醋五升，并矾煮枣熟，后入黄连四两，诃子（去核）二两，使君子二两，夜明砂二两，虾蟆四个，烧存性，同捣碎，入前药内搅匀，直至干焦为度；再为末，枣肉为丸，如黍米大。三四岁每服三十丸，乳食前米饮送下。

【主治】小儿五疳羸瘦，毛发稀疏，揉鼻咬甲，好食泥土，腹大颈细，痢如泔淀，乳食不消，小便白浊。

61478 虾蟆丸（《幼幼新书》卷二十引郑愈方）

【组成】虾蟆一个（紫斑者，去肠爪甲，用姜汁涂，炙黄干，别研） 芦荟（研） 鹤虱 宣连各二钱 胡黄连一钱

【用法】上为末，取獖猪胆汁为丸，如绿豆大。每服三丸，饭饮送下，一日三次。

【功用】杀虫，去骨热，进食，驻颜。

【主治】小儿骨热。

61479 虾蟆丸（《卫生总微》卷十二引王绍祖方）

【组成】芦荟（研） 黄连（去须） 谷精草 桂心 朱砂（研）各一钱 缩砂仁二钱 熊胆半钱（温水化研） 麝香半钱（研）

【用法】上除研药外，剉细，用一大虾蟆去了肚肠，入剉药在内，以线缝合。先用好醋浸少时，次慢火炙，酒醋又炙，至焦黑，放冷，杵研为末，入研药拌匀，取獖猪胆汁为丸，如绿豆大。每服五七丸，米饮送下。

【主治】小儿诸疳疳泻。

61480 虾蟆丸

《直指》卷二十四。为《圣惠》卷二十四"下虫方"之异名。见该条。

61481 虾蟆丸（《直指》卷二十五）

【异名】虾蟆杀疳虫丸（《育婴秘诀》卷四）。

【组成】大虾蟆干一个（炙令焦） 木香 鸡心槟榔 桃仁（水浸，去皮，晒） 苦楝根 酸石榴根皮 贯众各三钱 芜荑 鹤虱各二钱 巴豆肉二钱半

【用法】上为末，粳米粉糊为丸，如麻子大。每服十丸，五更石菖蒲煎汤送下。

【功用】杀虫。

【主治】《育婴秘诀》：小儿虫痛，口馋好甜，或食泥土、茶脚、火灰之类。

61482 虾蟆丸

《直指小儿》卷三。为原书同卷"蚵蚾丸"之异名。见该条。

61483 虾蟆丸（《局方》卷十续添诸局经验秘方）

【组成】虾蟆 使君子（炒） 皂角（烧）各二两 青黛二两半 龙胆草（去苗）四两 雄黄（研飞）二两

【用法】上为细末，入研药令匀，水煮面糊为丸，如粟米大。一岁儿每服七丸，二岁十丸，三岁二十丸，随乳下，饭饮送下亦得，不拘时候。

【主治】小儿五疳八痢，腹胀面黄，肌肤瘦瘁，时作寒热，不思乳食，爱吃泥土，揉鼻咬甲，头发作穗，不长肌肉，多生疮癣，大便无时，小便如泔，呃吐乳食，痢色无定，或吃交奶，渐黄渐瘦，变成疳疾。

61484 虾蟆丸

《普济方》卷三八三。为《伤寒金镜录》"蟾蜍丸"之异名。见该条。

61485　虾蟆丸（《医林纂要》卷九）

【组成】蟾蜍一个（打死，连腹脏炙干，为末）　粪蛆　黄连　胡连　神曲　麦芽　槟榔　肉果（各为末）

【用法】以猪胆汁及好酒煮面糊为丸。

【主治】小儿疳。

61486　虾蟆丸

《观聚方要补》卷二。即《圣惠》卷二十七"虾蟆散"改为丸剂。见该条。

61487　虾蟆散（方出《肘后方》卷三，名见《普济方》卷一〇一）

【组成】烧虾蟆

【用法】上为末。每服方寸匕，酒下，一日三次。

【主治】❶《肘后方》：卒发狂。❷《普济方》：卒狂言鬼语，忽仆地吐涎，遗屎不知。

61488　虾蟆散（《圣惠》卷二十七）

【组成】虾蟆一枚（干者，炙微黄，为末）　胡黄连三分（末）　麝香一钱（细研）　龙脑一钱（细研）

【用法】上为细散。每服二钱，取羊头一枚烂煮，取脑髓调散，空心用温酒调下，以皮肤滑为验。其羊头髓须逐日煮新者用之。

【主治】急劳，烦热干瘦。

【备考】本方改作丸剂，名"虾蟆丸"（见《观聚方要补》）。

61489　虾蟆散（《圣惠》卷三十四）

【组成】虾蟆一枚（端午日者，烧灰）　青黛半两（细研）　柑子皮半两（微炙）　干姜半两（末）　麝香一分（细研）　熏黄半两（细研）

【用法】上为细末。每用绵裹，可虫孔大小，纳蚛孔中。以愈为度。

【主治】牙齿蚛痛有虫。

61490　虾蟆散（《圣惠》卷三十四）

【组成】干虾蟆一枚（炙焦）　青黛一分（细研）　柑子皮半两　细辛半两　白鸡粪一分（烧灰）　麝香半钱（细研）　干姜一分（炮裂，到）　芦荟一分（细研）

【用法】上为细散，同研令匀。绵裹如黍米大，纳虫孔中；无虫孔者，以一字敷于患处。有涎即吐却。

【主治】龋齿疼痛。

61491　虾蟆散（《圣惠》卷三十六）

【组成】赤背虾蟆二分（涂酥炙微赤）　地龙三分（微炒）　麝香一钱

【用法】上为细散。每取少许含，有津勿咽之，含药取愈。虾蟆、地龙，端午日者良。

【主治】口舌久生疮，疳疮。

61492　虾蟆散（方出《圣惠》卷六十五，名见《普济方》卷三〇一）

【组成】兔粪　虾蟆

【用法】于月望夜取兔粪，纳虾蟆腹中，合烧为灰，细研敷之。

【主治】❶《圣惠》：大人、小儿卒得月蚀疮。❷《普济方》：阴蚀欲尽，疮痛甚者。

【备考】《普济方》本方用虾蟆一枚，兔粪一两。

61493　虾蟆散（《圣惠》卷六十五）

【组成】虾蟆灰半两　杏仁七枚（熬黑，研如泥）　黄连半分（末）　雄黄半钱（细研）　白矾灰半钱　腻粉半分　鹿角七寸（烧令熟，细研）　麝香半钱（细研）　蚺蛇胆半钱

【用法】上为细末，以腊月猪脂调如膏。先以甘草、蛇床、槐白皮煎汤洗疮，拭干，敷药，以油单裹，外更着绵帛裹之。三日，其剩肉剩甲皆当自落，三日一换。

【主治】甲疽，皮厚肿痛。

61494　虾蟆散（《圣惠》卷八十九）

【组成】干虾蟆一枚（烧灰）　青黛（细研）　柑子皮　细辛　白鸡粪　熏黄各一分　麝香半分（细研）　干姜半分（炮裂，到）

【用法】上为细散。以薄绵裹少许，纳龋齿孔中，每日一次。

【主治】小儿齿痛风龋，连腮微肿。

【备考】方中熏黄，《普济方》作"雄黄"。

61495　虾蟆散（《圣惠》卷九十二）

【组成】干虾蟆（涂酥炙令黄）　芜荑（微炒）　干姜（炮裂，到）　葵茎灰　莨菪子（水淘，去浮者，水煮令牙出，候干，炒令黄黑色）　白矾（烧汁尽）各半两

【用法】上为细末。三岁儿每服一字，温水调下。

【主治】小儿下部疳匿疮。

61496　虾蟆散（《普济方》卷一〇一）

【组成】虾蟆（烧灰）　朱砂各等分

【用法】每服一钱，水调下，一日三四次。

【主治】风邪不识人，不能语者。

61497　虾蟆散（《普济方》卷三〇一）

【组成】虾蟆一枚（五月五日，烧灰，研）　金银土锅人粪灰（一方云发灰）各一两　麝香（研）一分　银末小豆许

【用法】上为末。每用少许，敷疮上即愈。痢者吹下部。

【主治】疳蚀人诸处；赤血痢久不愈。

61498　虾蟆散（《痘疹会通》卷四）

【组成】癞虾蟆一个

【用法】取生白矾五钱，黑枣三个，贯入虾蟆腹内，外加盐泥包好，入火内煅存性，为末收贮。

【主治】痘毒。

61499　虾蟆散（《验方新编》卷十一）

【组成】硫黄三钱　胡椒二钱

【用法】上为细末，取癞虾蟆一个，眼红腹无八字纹者勿用，将药纳入口内，用线将口捆紧，外用黄泥包裹，入炭火中烧之，俟泥团红透取出，用碗盖住候冷去泥。取虾蟆磨为细末，忌铁器，调真小磨麻油，用净鸭翎蘸敷，候疮出毒水，数日毒尽而愈。

【主治】一切无名肿毒，恶疮久不收口，阴疽，鼠疬，杨梅结毒。

61500　虾蟆膏（《验方新编》卷十一）

【组成】真小磨麻油十两　槐树枝（青而肥嫩者）三尺三寸　铅粉四两（临用须晒极干过筛）　大癞虾蟆一个（癞多者佳，小则二个，要数月前预取，阴干，眼红腹无八字纹者勿用）

【用法】五月五日午时配合，平时亦可，先将麻油熬滚，即用虾蟆熬枯，将滓捞起，必须捞净，不然则贴之作痛，次下槐枝煎枯，亦须捞净，然后下铅粉，用大槐枝二根顺搅，微火慢熬，俟滴水成珠为度，取起用瓷器收贮。临用摊贴。一切

无名肿毒、大小疮疖或腿肿湿气,痞块,俱贴患处。大人小儿食积、痞疾、身瘦肚大,俱贴肚脐上。

【主治】一切无名肿毒,大小疮疖或腿肿湿气;大人小儿食积、痞块、疳疾、身瘦肚大。

61501 虾蟆膏(《理瀹骈文》)

【组成】干蟾皮(油熬) 黄丹

【用法】收槐枝搅。

【主治】食积、痞块、疳疾、腿肿、湿气疮毒。

61502 虾蟆灰散(《圣惠》卷三十四)

【组成】虾蟆灰(细研) 青黛(细研) 柑子皮 细辛 白鸡粪 麝香(细研) 干姜 熏陆香各一分

【用法】上为末。以绵裹如杏仁大,安于肿痛处,每日换三次。有涎,旋旋吐却。

【主治】急疳,齿龈肿痛有虫,齿根朽烂疼痛。

61503 虾蟆煎丸(《圣济总录》卷一七三)

【组成】虾蟆一枚(用头,炙黄,为末) 胡黄连 地龙(去土,炒) 木香各一分 肉豆蔻一枚(去壳) 麝香(研) 黄连(去须)各一钱半 夜明砂 白芜荑各一钱(为末) 丹砂二钱(研)

【用法】用虾蟆、芜荑末、獖猪胆二枚、法酒一盏,煎成膏,和其余药末为丸,如粟米大。每服五丸至七丸,米饮送下,一日三两次。

【主治】小儿疳气。

61504 虾蟆猪肚丸(《风痨臌膈》)

【组成】虾蟆一只(去肠肚)

【用法】以胡椒一钱入口内,猪肚包缝,煮烂,汤半碗,去虾蟆,收猪肚捣烂为丸。每用汤一杯,送下丸药。

【主治】单腹胀。

61505 虾蟆杀疳虫丸

《育婴秘诀》卷四。为《直指》卷二十五"虾蟆丸"之异名。见该条。

虻

61506 虻虫丸(《圣惠》卷七十二)

【组成】虻虫半两(炒微黄,去翅足) 桃仁二两(汤浸,去皮尖双仁,麸炒微黄) 桑螵蛸半两(微炒) 蛴螬一两(微炒) 代赭一两 水蛭半两(炒令微黄) 川大黄一两(剉,微炒)

【用法】上为末,炼蜜为丸,如梧桐子大。每服十丸,食前以温酒送下。

【主治】妇人月水久不通,洒洒往来寒热。

61507 虻虫散(方出《圣惠》卷六十七,名见《普济方》卷三一一)

【组成】虻虫一分(微炒) 牡丹一两 生干地黄一两

【用法】上为细末。每服二钱,食前暖酒调下。

【主治】被打损伤,腹中有瘀血。

61508 虻虫散(《圣惠》卷六十八)

【组成】虻虫三十枚(去翅足,微炒) 桃仁一两(汤浸,去皮尖双仁,麸炒微黄) 桂心一两半 川大黄三两(剉碎,微炒) 水蛭三十枚(炒令微黄)

【用法】上为细散。每服二钱,用童便一中盏,煎至五分,温温和滓服,日五服,夜三服。如卒无小便,用酒、水代之亦得。

【主治】金疮内漏,瘀血在腹中胀满。

61509 虻虫散(《圣惠》卷七十一)

【异名】桃仁散(《妇人良方》卷七)。

【组成】虻虫半两(炒令微黄,去翅足) 水蛭半两(炒令微黄) 桃仁三分(汤浸,去皮尖双仁,麸炒微黄) 乌贼鱼骨半两 牛膝半两(去苗) 鲤鱼鳞半两(烧灰) 桂心半两 芫花半两(醋拌炒令干) 枳壳半两(麸炒微黄,去瓤) 当归半两(剉,微炒) 赤芍药半两 硇砂半两

【用法】上为细散。每服一钱,食前以暖酒调下。

【主治】妇人脏腑宿冷,经脉不利,腹中有瘀血攻刺疼痛。

61510 虻虫散(《圣惠》卷七十二)

【组成】虻虫半两(炒令微黄,去翅足) 水蛭半分(炒令微黄) 当归半两(剉,微炒) 人参三分(去芦头) 木香一分 红蓝花半两 童子头发三分(烧灰) 井内倒悬草三分 干姜一分(炮裂,剉) 赤芍药三分 姜黄三分 荷叶一两

【用法】上为细散。每服一钱,食前以温酒调下。

【主治】妇人月水不通,血气攻刺,腹胁疼痛,四肢干瘦,不欲饮食。

61511 虻虫散(《圣惠》卷七十九)

【组成】虻虫半两(去翅足,微炒) 川大黄二分(剉,微炒) 乱发灰半两 蒲黄半两 麒麟竭半两 延胡索三分 伏龙肝半两(细研) 当归半两(剉,微炒) 赤芍药半两 狗胆二枚(干者) 䗪虫半两(微炒) 水蛭半两(炒令黄) 麝香一分(研入) 朱砂半两(细研,水飞过)

【用法】上为细散,入研了药令匀。每服二钱,食前以温酒下。

【主治】产后日久月水不通。

61512 虻虫散(《圣惠》卷八十)

【组成】虻虫一百枚 水蛭一百枚 延胡索一两 棕桐皮一两 赤鲤鱼鳞二两 干荷叶三片 干藕节一两

【用法】上为末,一同入瓷瓶子内固济,候干,烧令赤色,冷了细研为散。每服一钱,温酒调下,不拘时候。

【主治】产后恶露不下,腹中疼痛不止。

61513 虻虫散(《圣济总录》卷一四八)

【组成】虻虫(初食牛血者)二七枚

【用法】上药烧为灰。以温水调服。

【主治】蛇螫人窍出血。

61514 虻虫散(《外科集腋》卷八)

【组成】丹皮一两 牛虻虫二十个(晒干,去翅,炙)

【用法】上为末。每服七分,酒下。血化为水矣。若有宿血在骨节中,各等分为末。

【主治】跌打损伤,瘀血内攻。

【宜忌】妊娠骨折忌服。

61515 虻虎汤(方出《广笔记》卷三,名见《麻科活人》卷二)

【组成】西河柳一两许 玄参三钱 知母五钱 贝母三钱 麦门冬一两许 石膏一两半 竹叶七十片

【主治】痧疹因食肉饭而成极重者。

【临床报道】痧疹:贺知忍少子病痧疹,家人不知,尚以肉饭与之。仲淳适至,惊曰:此痧症之极重者,何易视之?遂以本方二剂而痧尽现,遍体皆赤;连进四剂,薄暮矣。知忍曰:儿今无恙乎?仲淳曰:痧虽出尽,烦躁不止,尚不可

保。再以石膏三两、知母一两、麦门冬三两,加黄芩、黄连、黄柏各五钱,西河柳一两,竹叶二百片,浓煎饮之,烦躁遂定而愈。

品

61516　品雪丹

《重楼玉钥》卷上。即原书同卷"回生丹"去麝香。见该条。

炭

61517　炭皮丸(《千金翼》卷五)

【组成】炭皮　芎劳各一分　桂心　干姜　干漆(熬)白术各一分半　蜀椒(汗)　黄芩　芍药　土瓜根　大黄(炙令烟出)　虻虫各半两(去翅足,熬)

【用法】上为末,炼蜜为丸,如梧桐子大。每服五丸,白饮送下,一日三次,不知,稍增之。

【主治】妇人忧恚,心下支满,膈气腹热,月经不利,血气上抢心,欲呕不可眠,懈怠不勤。

显

61518　显仁丸

《宣明论》卷四。为原书同卷"藏用丸"之异名。见该条。

61519　显仁丸

《宣明论》卷四。为原书同卷"妙功藏用丸"之异名。见该条。

星

61520　星乌散(《直指》卷二十二)

【组成】大南星　草乌头　辣桂各等分

【用法】上为末。用酒或醋调敷,软白纸贴,未穴再用。

【主治】痈疽已结,未作穴溃。

61521　星乌散(《奇效良方》卷二十四)

【组成】天南星　川乌(生,去皮尖)各等分

【用法】上为细末。每服二钱,入细茶一钱,薄荷七叶,盐梅一个,同煎一二沸,入生姜汁些少,温服

【主治】诸般头风,二三十年不愈者。

61522　星风散(《伤科汇纂》卷七)

【组成】南星　防风各二钱五分　蜈蚣二条　江鳔三钱

【用法】上为细末。每用二钱,黄酒调服,一日二次。

【功用】搜风发汗。

【主治】破伤风表证。

61523　星斗丸

《本草纲目》卷三十二引《如宜方》。为《局方》卷八(吴直阁增诸家名方)"夺命丹"之异名。见该条。

61524　星术丸(《医学入门》卷七)

【组成】牛胆南星　白术　石膏　黄芩　芍药　薄荷各等分

【用法】上为末,砂糖调成膏,津液化下。或为丸服亦可。

【主治】吃茶成癖。

61525　星术丸(《杂病源流犀烛》卷十四)

【组成】白术一两　南星　青皮　陈皮各三钱

【用法】面糊为丸服。

【主治】茶积。好饮茶成癖积,或喜吃干茶叶而成积,面黄、胸膈或空或胀无常。

61526　星半丸(方出《丹溪心法》卷二,名见《医部全录》卷二四○)

【组成】南星　半夏各一两　蛤粉二两

【用法】上为末,神曲糊为丸,如梧桐子大,青黛为衣。每服五十丸,生姜汤送下。

【主治】湿痰,及白浊因痰者。

【加减】湿痰,加苍术;食积痰,加神曲、麦芽、山楂;有热加青黛。

【备考】本方加苍术,名"星夏蛤粉丸"(见《明医指掌》)。

61527　星半丸(《袖珍》卷一)

【组成】南星(姜制)　半夏曲　凝水石　枯矾　僵蚕(炒)　干生姜各一两

【用法】上为末,生姜汁糊为丸,如梧桐子大。每服五十丸,食后生姜汤送下。

【主治】诸般咳嗽。

61528　星半汤

《回春》卷三。即方出《丹溪心法》卷三,名见《医学正传》卷三"软石膏丸"改为汤剂。见该条。

61529　星芎丸(《明医指掌》卷九)

【组成】南星(制)四两　苍术(泔浸)四两　川芎四两　香附(童便浸三日,炒)四两

【用法】上为细末,蒸饼糊为丸,如绿豆大。每服百丸,白汤送下。

【主治】女人脂肥痰多,占住血海,因而崩漏下多者。

61530　星朱丸(《直指小儿》卷二)

【组成】南星(湿纸炮香熟)一两　朱砂二钱

【用法】上为末,用生猪心血为丸,如梧桐子大。每服一丸,煎防风汤调下。

【功用】定痫利痰。

【备考】本方原名星朱散,与剂型不符,据《袖珍》改。

61531　星苏散(《直指小儿》卷二)

【异名】南星散(《袖珍小儿》卷三)。

【组成】天南星(略炮,刭散)

【用法】每服三字。以生姜四片,紫苏五叶,煎取其半,却入雄猪胆汁少许,温服

【主治】小儿诸风,口噤不语。

61532　星辛散(《古方汇精》卷三)

【组成】生南星　生大黄　北细辛各等分

【用法】上为末。葱汁醋卤熬稠,调敷。

【主治】一切外症初起,色淡浮肿。

61533　星附丸(《杂病源流犀烛》卷十四)

【组成】南星　香附各等分

【用法】上为末,生姜汁糊为丸。每服二三十丸,生姜汤送下。

【主治】老人、小儿疢癖,往来疼痛。

61534　星附汤(《百一》卷五)

【组成】全蝎一钱(炒) 附子(炮,去皮脐) 天南星(炮,洗去灰)各一两

【用法】上为粗末。每服三钱,以水两盏,加生姜十五片,煎至七分,去滓,澄清放冷服。

【主治】❶《百一》:中风。❷《普济方》:风痰。

61535 星附汤(《普济方》卷八十九引《济生》)

【组成】附子(生,去皮) 南星(生,去皮)各一两 木香(不见火)半两 (一方用沉香)

【用法】上㕮咀。每服四钱,以水一盏半,加生姜九片,煎至七分,去滓温服,不拘时候。痰涎壅塞,声如拽锯,服药不下,宜于关元、丹田二穴灸之。

【主治】因虚中风,痰涎壅塞,不省人事,脉来沉伏,服凉药不得者。

【备考】兼寒者,用熟附子。

61536 星附散(《本事》卷一)

【异名】大星附汤(《医方类聚》卷二十三引《澹寮》)。

【组成】天南星(大者) 半夏(二味薄切,姜汁浸透) 黑附子(炮裂,去皮脐) 白附子(炮微黄) 川乌(灰火炮制,去皮尖用) 白僵蚕(去丝嘴,炒) 没药(别研入药) 人参(去芦) 白茯苓(去皮)各等分

【用法】上为粗末。每服二钱,水、酒各一盏,同煎至八分,去滓热服。二三服,汗出愈。

【主治】中风入腑,虽能言,口不喎斜,而手足軃曳,脉虚浮而数者。

61537 星附散(《医部全录》卷四三二引《幼幼近编》)

【组成】人参 防风 全蝎 僵蚕 蕲蛇 胆星 白附子 蝉蜕 白茯苓 琥珀 朱砂各一分 麝香 冰片各半厘 牛黄半分

【用法】虾蟆胆汁调药抹口中,用蚌汁灌之。

【主治】小儿慢惊。

61538 星附膏(《保婴撮要》卷三)

【组成】天南星 附子各等分

【用法】上为末,用生姜自然汁调。敷项间,干则润之。

【主治】小儿项软。

61539 星砂丸(《百一》卷五)

【组成】南星四两(汤浸洗七次) 良姜 缩砂仁各一两

【用法】上为细末,以生姜自然汁煮面糊为丸,如梧桐子大。每服十五至二十丸,生姜汤送下,不拘时候。夏月吃生冷尤宜。服虽多至七八十丸无害,加香附子二两尤妙。

【功用】消痰积,温中顺气,利胸膈,壮脾胃。

【主治】一切风痰及内伤生冷,腹胁胀痛,酒后痰实呕吐。

61540 星星散(《普济方》卷二〇〇引《如宜方》)

【组成】半夏(制) 南星 常山 草果 陈皮(制) 厚朴(制) 槟榔 秦艽 柴胡 苍术(制) 乌梅 良姜各等分

【用法】上㕮咀。酒、水各一盏,加桃、柳枝各七寸,甘草一寸,水煎,去滓,露一宿,发日鸡鸣时服。

【主治】疟已表解,寒热不止,服秦艽散未效者。

61541 星香丸(《袖珍》卷一)

【组成】南星 半夏各三两 白矾一两(研,同水浸二味一宿) 陈皮(五两,泔浸一周时,去白)三两 香附子三两(皂角水浸一周时,晒)

【用法】上药不见火,为末,生姜汁糊为丸,如梧桐子大。每服五十丸,临卧生姜汤送下。

【主治】诸气嗽生痰。

61542 星香汤(《魏氏家藏方》卷十)

【组成】天南星(极大,半两以上者尤佳) 藿香叶 生姜各半两

【用法】用水一大碗,煎干取出,独取天南星为末,去藿香叶、生姜不用。每服一钱,入冬瓜子少许,同煎一盏至半盏服之。

【功用】止吐泻,截惊。

【主治】小儿吐或兼泻,或独泻、惊风。

61543 星香汤

《袖珍》卷一。即《易简方》"星香散"。见该条。

61544 星香饮

《直指》卷三。为《易简方》"星香散"之异名。见该条。

61545 星香散(《易简方》)

【异名】星香饮(《直指》卷三)、对星香散(《明医指掌》卷二)。

【组成】南星八钱 木香一钱 生姜十四片

【用法】水煎,分两次服。

【主治】❶《易简方》:气盛人卒中,昏不知人,口眼喎斜,半身不遂,咽喉作声,痰气上壅。❷《明医指掌》:中风体肥,痰盛,口不渴者。

【备考】本方方名,《袖珍》引作"星香汤"。方中南星,《明医指掌》作"胆星"。

61546 星香散(《直指小儿》卷二)

【组成】南星(圆白者)一钱半 木香 橘红各半钱 全蝎一枚

【用法】上剉细。加生姜四片,慢火煎熟。灌下。大便出涎即愈。

【主治】小儿急慢惊风,搐搦,窜视,涎潮。

61547 星香散(《永类钤方》卷二十)

【组成】南星(炮)二钱 木香 净陈皮各一钱 全蝎二个(焙) 甘草(炙)半钱

【用法】上剉散。每服一钱,加生姜三片,水煎服。

【主治】小儿疼痛,中风。

【加减】虚冷,可加熟附、川乌少许,添生姜一钱。

61548 星香散(《永乐大典》卷九七七六引《卫生至宝》)

【组成】南星七钱半 木香 防风 甘草各二钱半 僵蚕(去丝嘴,炒) 蝎梢各半两

【用法】上㕮咀。每服二钱,加生姜五片,水一大盏,煎服。

【主治】小儿惊风。

61549 星香散

《婴童百问》卷二。为《直指小儿》卷二"星香全蝎散"之异名。见该条。

61550 星姜汤(《直指》卷七)

【组成】圆白南星(半两者)一个 老生姜三钱半

【用法】上各切片,以水三盏,瓷器内煎取其半,逐渐温服。

【功用】治痰去风。

【主治】风痰。

【备考】本方方名,《普济方》引作"生姜汤"、"小省风汤"。

61551 星姜饮《直指》卷八）

【组成】南星（略炮)半两　生姜四钱　橘皮三钱

【用法】上判。每服三钱,加紫苏五叶,水煎服。

【主治】风邪风毒,缠喉不语。

【备考】本方方名,《医统》引作"姜橘饮"。

61552 星夏汤（《杂病源流犀烛》卷二十三）

【组成】南星　半夏　苍术　神曲　细辛　白芷　甘草　黄芩(酒炒)　黄连(酒炒)

【主治】鼻渊。鼻痛久不愈,结成息肉,如枣核塞于鼻中,气塞不通。

61553 星黄汤（《赤水玄珠》卷十四）

【组成】南星　大黄各等分

【用法】水煎服。

【功用】吐痰。

【主治】心风。

61554 星乌石膏散（《普济方》卷四十五）

【组成】南星　草乌　石膏(煅)各一两

【用法】上为细末。每服一钱,加生姜三片,薄荷七叶,盐梅一个,以水一盏,煎至半盏。如头风注眼,先将此药熏,服时再温,连白梅之。

【主治】偏正头痛,头风注眼。

61555 星石二陈汤（《伤寒大白》卷一）

【组成】二陈汤加胆星　石菖蒲

【主治】痰饮凝结中脘,上冲头额,时常作痛。

【加减】兼风者,加防风、荆芥;兼火者,加栀、连;兼寒者,加细辛、川芎;发热恶风,加羌活;头额作痛,痛连于目,加干葛、白芷、升麻;往来寒热,痛连头角,下连耳之前后,加柴胡、川芎。

61556 星石降痰丸（《万氏家抄方》卷五）

【组成】青礞石二两(焰消四两,将礞石捶碎,拌匀,装瓷瓶内,以瓦盖之,盐泥封固一寸厚,大火煅过,放地上一宿,取出研末)　南星二两(掘地坑敲实,炭火烧红,将米醋二碗泼下,随下南星,以瓦盆盖之,四旁用泥封固,次日取出,为末)　辰砂一两(水飞)　沉香一两　滑石一两(甘草水煮过)　猪牙皂角(去皮净)　瓜蒌仁　贝母各七钱　黄芩　枯矾　荆芥穗各五钱

【用法】上为末,生姜汁炼蜜为丸,如龙眼核大。白汤化下。

【主治】小儿惊风,痰壅喘急。

61557 星半瓜蒌丸（《医统》卷四十四）

【组成】南星　半夏　瓜蒌仁　香附子　橘皮　萝卜子(炒)　杏仁　皂角灰

【用法】上为末,神曲糊为丸,如梧桐子大。每服六七十丸,生姜汤送下。

【主治】痰喘。

61558 星半安中汤（《赤水玄珠》卷四）

【组成】南星　半夏各一钱半　滑石　香附　枳壳青皮　木香　山栀仁(炒黑)　苍术　砂仁　茯苓　橘红各

一钱　甘草四分　生姜四片

【用法】水煎服。

【主治】痰积作痛。

【加减】气攻作痛者,去南星、滑石,加厚朴、玄胡索各一钱;痰甚者,加白螺壳(烧灰)一钱,临卧调下。

61559 星半消核汤（《疡科选粹》卷三）

【组成】半夏　牛胆星　天花粉　桔梗　白芷　金银花　昆布　海藻　夏枯草　瓜蒌仁　陈皮　甘草　防风　川芎　当归　羌活　海粉　贝母

【用法】上用水二钟,姜三片,煎服。

【主治】大人,小儿颈内痰核瘰疬。

61560 星半蛤粉丸（《医略六书》卷十九）

【组成】南星二两(制)　苍术一两半(炒)　半夏一两半(制)　白术一两半(炒)　蛤粉三两(煅)　广皮一两半(炒)

【用法】上为末,神曲浆糊为丸。每服三钱,淡生姜汤送下。

【主治】湿痰肿胀,泄泻、白浊,脉弦细者。

61561 星附定晕汤（《魏氏家藏方》卷上）

【组成】大天南星一两(劈作两片,一半炮,一半生)　附子　天雄各一只(并生作两,一半生,一半炮)　川芎(半生,半炒)　橘红(半生,半炒)　川当归各半两(去芦)　丁香四十九粒(半生半微炒)　半夏(团大者)三十枚(一半姜汁同研为饼子,一半白矾汤煮片时)　白附子拾四枚(半生,半泡)　蝎梢二十枚(半生,半炒)　甘草十寸(半生,半炙)

【用法】上咬咀。每服三大钱,生姜十片,枣子一枚,水一盏半,煎至七分,去滓。不拘时候服。

【功效】祛风化痰和胃,定晕止呕。

【主治】风邪痰饮伏留于三阳之经,每遇将息失宜,或有感冒,饮食不调,则头晕呕吐,心胸痞闷,甚至旋晕呕逆,如屋旋倒者。

61562 星香二陈汤（《医方简义》卷三）

【组成】胆星五分　沉香(陈酒磨冲)五分　人参一钱　姜半夏一钱五分　茯苓二钱　陈皮一钱　炙甘草五分　香圆叶五片(不用亦可)

【主治】痰厥证。

61563 星香全蝎散（《直指小儿》卷二）

【异名】全蝎散（《普济方》卷三七三)、星香散（《婴童百问》卷二)。

【组成】南星(湿纸煨)二钱　木香　人参　橘红各一钱　全蝎(炙)三个　甘草(炙)半钱

【用法】上为细末。每服一钱,加紫苏、生姜、大枣,以水浓煎,旋以匙送下。

【主治】小儿慢惊风,昏迷痰搐。

【加减】有热,加防风。

61564 星香导痰丸（《湿温时疫治疗法》卷上引《丹溪心法》）

【组成】制南星三两　生香附三两　皂角(水浸一周,晒)　法半夏三两　广橘红五两

【用法】姜汁糊丸服。

【主治】痰嗽无火。

61565 星桂接骨膏（《中西医结合治疗骨与关节损伤》）

【组成】天南星二两　木鳖子　乳香　没药　肉桂各一两

【用法】上为细末，以蜂蜜或凡士林调成软膏，加酒少许调。敷患处。

【主治】骨折。疼痛难忍，气滞血瘀，肿胀较重。

61566　星夏栀子汤（《类证治裁》卷三）

【组成】半夏　南星　香附　石膏　栀子

【主治】痰火嗳气。

61567　星夏蛤粉丸

《明医指掌》卷三。即方出《丹溪心法》卷二，名见《医部全录》卷二四〇"星半丸"加苍术。见该条。

61568　星附六君子汤（《法律》卷五）

【组成】六君子汤加南星　附子

【主治】❶《法律》：痰饮。❷《一盘珠》：慢惊风。

胃

61569　胃丹（《济生》卷一）

【组成】朱砂（大块不夹石者）五十两　新罗人参　肉豆蔻（面裹煨）　缩砂仁　荜澄茄　白豆蔻仁　红豆　高良姜（到，炒）　附子（炮，去皮脐）　白术　厚朴（姜汁炒）　丁香（不见火）　藿香叶　五味子　干姜（炮，去皮）　胡椒　益智仁　麦门冬（去心）　草果仁　橘红各四两

【用法】上药各如法修制，到如豆大，用白沙蜜五斤，将药一半同蜜拌匀，入铜锅内；以夹生绢袋盛贮朱砂，悬宕锅内，以桑柴火重汤煮四日四夜，换蜜五斤，又入前药一半，和匀，再煮三日三夜，取砂淘净焙干，入乳钵，用玉槌研细，米粽为丸，如绿豆大，阴干。每服十粒，加至十五粒，空心食前用人参汤送下，大枣汤亦得；如或呕吐，用淡生姜汤送下。

【主治】真阳衰虚，心火怯弱，不养脾土，冲和失布，中州虚寒，饮食不进，胸膈痞塞，或不食而胀满，或已食而不消，痰逆恶心，翻胃吐食，脏气虚寒，米谷不化，心腹绞痛，泄利不止。一切脾胃诸疾。

【宜忌】忌食猪、羊血。

61570　胃力片（《成方制剂》17册）

【组成】半夏　大黄　龙胆　木香　枳实

【用法】上制成片剂，每片重0.6克。口服，一次2～3片，一日3次。

【功用】行气止痛，和胃利胆，消积导滞，通腑降浊。

【主治】饮食不节，痰浊中阻，痞满呕吐，胃脘胁肋疼痛，食欲不振，大便秘结；急性胃炎、胆囊炎属上述证候者。

【宜忌】脾胃虚寒者及孕妇慎用。

【临床报道】❶胆汁反流性胃炎：《中国中医药信息杂志》[2005,12(07):55]胃力片治疗胆汁反流性胃炎68例，结果：显效36例；有效21例；一般7例；无效4例。❷急、慢性胃炎：《陕西中医》[2001,22(01):1]胃力片治疗急、慢性胃炎110例，结果：治疗急性胃炎痊愈17例，显效13例，有效15例，无效5例；治疗慢性胃炎痊愈9例，显效16例，有效24例，无效11例。

61571　胃气丸（《鸡峰》卷二十）

【组成】丁香　厚朴　硫黄　附子　干姜桂　豆蔻仁　半夏曲各等分

【用法】上为细末，水煮面糊为丸，如黍米大。每服十

五至二十丸，米饮送下，不拘时候。

【功用】消进饮食。

61572　胃气丸（《三因》卷十一）

【组成】硫黄（猪脏内缚两头，以米泔、酒、童便各一碗，煮干一半，取出洗断秽气，控干）十两　半夏（汤洗去滑）五两　白茯苓　人参各一两　石膏一分（煅，一法同硫黄煮）

【用法】上为末，生姜自然汁释饮饼糊为丸，如梧桐子大。每服五十丸至百丸，空腹米汤入少许生姜汁送下。

【主治】忧思过度，脾肺气闭，聚结涎饮，留滞肠胃，气郁于阴，凝寒于阳，阴阳反戾，吐利交作，四肢厥冷，头目眩晕，或复发热。及老人胃寒，大便反秘，妊娠恶阻，全不纳食。

61573　胃风丸（《永乐大典》卷一〇三三引《大方》）

【组成】人参　白茯苓　白术　天麻　防风（去叉）各半两　干蝎一个（去毒）

【用法】上为细末，面糊为丸，如麻子大。每服三十丸，食后米汤送下。

【主治】胃风下血，不下乳食。

61574　胃风丸（《解围元薮》卷三）

【组成】荆芥二两　蒺藜　天麻　白芨各一两五钱　独活　柴胡　羌活　木瓜各三两　风藤　皂荚　厚朴　前胡　象贝母　苍耳子　金银花各一两五钱　麝香二钱　乳香　檀香各三钱　紫背浮萍四两

【用法】上为末，炼蜜为丸，甘草、大黄末为衣。

【主治】麻风病。胃风遍传五脏，外证浑身溃烂。

61575　胃风汤（《局方》卷六）

【异名】胃风煎（《医级》卷八）。

【组成】白术　芎藭　人参（去芦）　白芍药　当归（去苗）　肉桂（去粗皮）　茯苓（去皮）各等分

【用法】上为粗末。每服二钱，以水一大盏，加粟米百余粒，同煎至七分，去滓，空心稍热服。

【功用】《玉机微义》：补血活血，益胃胃气。

【主治】❶《局方》：风冷乘虚人客肠胃，水谷不化，泄泻注下，腹胁虚满，肠鸣疞痛，及肠胃湿毒，下如豆汁，或下瘀血，日夜无度。❷《儒门事亲》：小儿风水，小便涩，饮食不进，形肿如腹，四肢皆满，状若水晶。

【方论选录】《医方集解》：此足阳明、厥阴药也。胃风者，胃虚而风邪乘之也。风属肝木，能克脾土，故用参、术、茯苓以补脾气而益卫；当归、川芎以养肝血而调荣；芍药泻肝而能和脾；肉桂散风而能平木，故能住泄泻而疗风湿也。又曰白术、茯苓能壮胃而除湿，川芎、肉桂能入血而驱风。

【备考】本方方名，《张氏医通》引作"人参胃风汤"。

61576　胃风汤（《幼幼新书》卷二十八引《庄氏家传》）

【组成】人参（去芦）　官桂（去皮）　白术　川芎　天麻（肥白者）　大附子（炮裂，去皮脐）各等分

【用法】上为粗末。每服二钱，以水一盏，人粟米煎七分，去滓温服。

【主治】小儿风冷人肠胃，腹痛泄泻。

61577　胃风汤（《普济方》卷二十三引《卫生家宝》）

【组成】川芎一两　白术一两　人参五钱　白茯苓五钱　五味子一两　诃子三个（湿纸裹，煨）　诃黎勒三个（湿纸裹，煨）　槟榔二个　官桂五钱（去皮）　川干姜五钱（油

涂炙）　陈皮一两（去白）　薏苡仁一两（微炒）　神曲五钱　麦蘖五钱　甘草五钱（炙）　附子一个（去皮，炮制，去尖，切作片）

【用法】上为细末。每服二钱，以水一盏，加大枣一个，煎七分，温服。

【主治】脾胃久冷，心胁胀满，腹胀肠鸣，不思饮食。

61578　胃风汤（《脾胃论》卷下）

【异名】胃风饮（《赤水玄珠》卷十四）。

【组成】蔓荆子一分　干生姜二分　草豆蔻　黄柏　羌活　柴胡　藁本各三分　麻黄五分（不去节）　当归身　苍术　葛根各一钱　香白芷一钱二分　炙甘草一钱五分　升麻二钱　枣四枚

【用法】上剉，如麻豆大，分二服。每服以水二盏，煎至一盏，去滓，食后热服。

【主治】虚风证。能食麻木，牙关紧搐，目内蠕瞤，胃中有风，独面肿。

【加减】中风自汗，汗多不得重发汗，宜去麻黄，而用根节。

61579　胃风汤（《便览》卷二）

【组成】人参　白术　茯苓　川芎　芍药　当归　羌活　防风　黍米

【用法】上以水二钟，煎服。

【主治】风入肠胃作痢，或赤或白，或如豆汁，或痢久人弱脉虚，色如陈腐将危者。

61580　胃风饮

《赤水玄珠》卷十四。为《脾胃论》卷下"胃风汤"之异名。见该条。

61581　胃风煎（《解围元薮》卷三）

【组成】羌活　泽兰　藿香各二两　蒺藜　柴胡　防风　细辛　白芷　薄荷各三两　荆芥四两　独活　木瓜　牛膝　连翘　黄芩　生地　山楂各二两五钱　菖蒲　枳实　陈皮各一两　麻黄一两五钱

【用法】上作十剂服。

【主治】麻风病。胃风遍传五脏，外证浑身溃烂。

【加减】有痰，如象贝母、石膏各一两。

61582　胃风煎

《医级》卷八。为《局方》卷六"胃风汤"之异名。见该条。

61583　胃乐片（《中医方剂临床手册》）

【组成】乌贼骨　甘草　乳香　没药

【用法】制成片剂。每服4—6片，一日四次。

【功用】制酸，止痛。

【主治】胃痛，胃酸过多者。

61584　胃宁汤（《山东医刊》1964，(7)：27）

【组成】煅瓦楞子9克　炒乌贼骨9克　广陈皮9克　焦麦芽9克　焦神曲9克　沉香4.5克　广木香9克　制玄胡9克　砂仁6克　制香附9克　炒杭芍9克　丹参9克　甘草3克

【用法】水煎服。每日早、晚各服一次。与胃宁散配合应用。

【主治】胃溃疡病。

【加减】伴有呕吐者，加半夏、竹茹、生姜、白蔻；脾胃虚弱者，加台参、白术、云苓；肝郁气滞者，加青皮、川楝子；气血两虚者，加黄芪、当归；寒痛者，加吴茱萸；热痛者，加炒黄连；疼痛剧烈，加炒枳壳、姜川朴；有明显出血者，加藕节炭、阿胶珠（另冲服三七粉，每次服1.5至3克，每日早晚各一次）。

61585　胃宁散（《山东医刊》1964，(7)：27）

【组成】砂仁300克　酒元胡500克　广木香240克　煅瓦楞500克　炒乌贼骨500克　白及240克　沉香180克　甘草150克

【用法】上为细末。每服3克，每日中午饭后冲服。早晚服胃宁汤。

【功用】《古今名方》：制酸止痛。

【主治】溃疡病。

61586　胃关散（《医钞类编》卷十）

【组成】熟附子　炮姜　肉桂　花椒（去目）　藿香　砂仁

【用法】水煎，热服。

【主治】呕吐神倦，胃不纳食，四肢无力。

61587　胃关煎（《景岳全书》卷五十一）

【组成】熟地三五钱或一两　山药（炒）二钱　白扁豆（炒）二钱　炙甘草一二钱　焦干姜一二三钱　吴茱萸（制）五七分　白术（炒）一二三钱

【用法】上以水二钟，煎七分，食远温服。

【主治】脾胃虚寒作泻，或甚至久泻，腹痛不止，冷痢。

【加减】泻甚者，加肉豆蔻一二钱（面炒），或用破故纸亦可；气虚势甚者，加人参，随宜用；阳虚下脱不固者，加制附子一二三钱；腹痛甚者，加木香七八分，或加厚朴八分；滞痛不通者，加当归二三钱；滑脱不禁者，加乌梅二个，或北五味子二十粒；若肝邪侮脾者，加肉桂一二钱。

61588　胃约汤（《普济方》卷一四三）

【组成】枳壳一两　紫苏一两　橘皮一两　甘草　生姜各五钱

【用法】上以水三升，煮取一升半，去滓。温服五合。

【主治】伤寒腹满而喘，不大便，下重，其人虚者。

61589　胃灵丹（《青囊秘传》）

【异名】延香散。

【组成】广木香　延胡各等分

【用法】上为末。可内服，或外入大膏药内贴之。

【功用】温通气血。

【主治】❶《青囊秘传》：胃痛。❷《记恩录》：跌伤。

61590　胃苓丸（《朱氏集验方》卷四）

【组成】平胃散　五苓散

【用法】上各一帖，用大蒜蒸熟为丸。每服五十丸，煎木通汤吞下。

【主治】❶《朱氏集验方》：水肿。❷《普济方》：肿满因积而得，既取积而肿作，小便不利。

61591　胃苓丸（《幼科指南》卷上）

【组成】苍术（米泔水浸，去黑皮，焙）五钱　陈皮　白术（土炒）各五钱　厚朴（姜制）　猪苓　茯苓各三钱　甘草　草果仁各二钱　泽泻（去皮）四钱　官桂一钱

【用法】上为细末，米糊为丸，如粟米大。炒米汤送下；呕吐，煨姜汤送下；泄泻，车前子炒米汤送下；潮热，竹叶炒

米汤送下；浮肿，长流水煎灯心、五加皮汤送下；黄疸，加真茵陈五钱，灯心汤送下；白浊，盐汤下；疝气，茴香汤送下。

【功用】分阴阳，退潮热，止吐泻，消肿胀，退黄疸，调脾胃，止便浊。

61592 胃苓丸（《痘疹传心录》卷十七）

【组成】白术 厚朴 茯苓 陈皮各二两 甘草一两 泽泻三两 猪苓一两五钱 干葛一两五钱 山楂二两 麦芽二两 神曲二两 黄连一两 木香一两 砂仁一两 苍术一两

【用法】上为末，炼蜜为丸，如弹子大。清米汤化下。

【功用】消食，利水，清热。

61593 胃苓丸（《寿世保元》卷二）

【组成】苍术（米泔浸，炒）一两 陈皮一两 厚朴（姜汁炒）一两 白术（去芦，土炒）一两 白茯苓（去皮）二两 肉桂五钱 猪苓一两 泽泻一两 人参五钱 黄连（姜汁炒）一两 白芍（炒）一两 甘草（炙）五钱

【用法】上为末，炼蜜为丸，如梧桐子大。每服五六十丸，清米汤送下。

【主治】途中伤暑而作水泻，腹痛烦渴者；行人不服水土。

61594 胃苓汤（《增补内经拾遗》卷三引《局方》）

【异名】经验对金饮子（《加减灵秘十八方》）、胃苓散（《普济方》卷三二一引《大全良方》）、术苓汤（《女科万金方》）、平胃五苓散（《脉因症治》卷上）、对金饮子（《医学纲目》卷二十三）。

【组成】苍术（泔浸）八钱 陈皮 厚朴（姜制）五钱 甘草（蜜炙）三钱 泽泻二钱五分 猪苓 赤茯苓（去皮）白术各一钱半 肉桂一钱

【用法】上为粗末，每服一两，以水二钟，加生姜三片，大枣二枚，炒盐一捻，煎八分，食前温服。

【功用】❶《增补内经拾遗》引《局方》：安胃利水止泻。❷《方剂学》：祛湿和胃。

【主治】脾湿过盛，浮肿泄泻，呕吐黄疸，小便不利。❶《增补内经拾遗》引《局方》：小便癃闭，大便飧泄，濡泻。❷《普济方》引《大全良方》：夏秋之间，脾胃伤冷，水谷不分，泄泻不止。❸《普济方》引《如意方》：沉冷证小便不利，及胃虚不和，早晨心腹痛。❹《丹溪心法》：阴囊肿，状如水晶，时痛时痒出水，小腹按之作声，小便频数，脉迟缓。❺《保婴金镜录》：脾胃受湿，呕吐泄泻。❻《便览》：黄疸。❼《增补内经拾遗》引《保生备录》：阴水。❽《杏苑》：中暑挟食不消，吐泻腹痛。❾《张氏医通》：饮食停积，浮肿泄泻。

【加减】口渴者，去肉桂。

61595 胃苓汤（《得效》卷五）

【异名】胃苓散（《普济方》卷一一七引《仁存方》）。

【组成】五苓散 平胃散

【用法】上二药合和，紫苏、乌梅煎汤送下。未效，加木香、缩砂、白术、丁香煎服。

【主治】伤暑烦渴引饮，所下如水。

61596 胃苓汤（《保婴撮要》卷七）

【异名】胃苓散。

【组成】白术 茯苓 泽泻 厚朴 猪苓 陈皮 甘草（炒）各等分 桂少许

【用法】上为末。每服二钱，姜水、灯心、陈皮煎汤调下。若停食吐泻，小便短少，腹胀作痛，用此方分利之，更用六君子汤以调补脾胃。

【主治】肠胃受湿，呕吐泄泻。

【备考】本方改为膏剂，名"胃苓膏"。

61597 胃苓汤（《准绳·疡医》卷二）

【组成】苍术（米泔浸，炒）二钱 厚朴（姜制） 陈皮 甘草（炙） 白术（炒）各一钱 茯苓一钱七分 泽泻 木香 白芍药（炒）各一钱 官桂五分 淡竹叶二十片

【用法】上作一剂。以水二钟，加生姜三片，大枣二枚，煎八分，食前服。

【主治】痈疽，四肢沉重。

61598 胃苓汤（《痘疹会通》卷四）

【组成】泽泻 白术 陈皮 云茯苓 苍术（制） 川朴 甘草 肉桂 三棱 莪术

【用法】水煎服。

【主治】痘疹吐泻，灰白陷伏不起者。

61599 胃苓汤（《麻症集成》卷三）

【组成】赤苓 猪苓 厚朴 甘草 陈皮 泽泻 姜 枣

【用法】水煎服。

【主治】白痢水湿，小便短涩，虚热泻利，烦躁不眠。

61600 胃苓汤（《镐京直指》）

【组成】制茅术二钱 川朴一钱 赤苓三钱 猪苓三钱 泽泻二钱 广木香一钱 白豆蔻八分（研，冲） 陈皮一钱 浙藿香二钱

【主治】暑湿伤中，腹痛泄泻，或气闷胸满，舌白而滑，脉细而滞。

61601 胃苓散

《普济方》卷三二一引《大全良方》。为《增补内经拾遗》卷三引《局方》"胃苓汤"之异名。见该条。

61602 胃苓散

《普济方》卷一一七引《仁存方》。为《得效》卷五"胃苓汤"之异名。见该条。

61603 胃苓散

《保婴撮要》卷七。为原书同卷"胃苓汤"之异名。见该条。

61604 胃苓膏

《保婴撮要》卷七。即原书同卷"胃苓汤"改为膏剂。见该条。

61605 胃胀汤（《千金翼》卷十五）

【异名】胃服丸，补脏汤。

【组成】人参一两 茯苓 橘皮 干姜 甘草（炙）各二两

【用法】上为末，炼蜜为丸，如梧桐子大。每服二十丸，以水二升，于铜器中火上煮一沸，不能饮者，服一升，一日三次。可长服。

【主治】胃气不足，心气少，上奔胸中愦闷，寒冷，腹中绞痛，吐痢宿汁。

61606 胃服丸

《千金翼》卷十五。为原书同卷"胃胀汤"之异名。见该条。

61607　**胃爱丸**（《外科正宗》卷一）

【组成】云片白术一两（鲜白者，米泔浸去涩水，切片，晒干，同麦芽拌炒）　怀庆山药一两（肥大上白者，切片，用男儿母乳拌湿，候润干晒，微焙）　上白茯苓一两（切一分厚，咀片，用砂仁二钱，用茯苓合碗内饭上蒸熟，只用茯苓）　清河人参一两（制毕晒干，共为细末）　白豆蔻三钱　陈皮（用老陈米先炒黄色，方入同炒，微燥勿焦）六钱　小紫苏（蜜拌透，晒干，微蒸片时，连梗叶切片）五钱　莲肉（去皮心，切片）五钱　甘草（炙）三钱

【用法】上为细末，用老米二合微焙碾粉，泡荷叶汤打糊为丸，如梧桐子大。每服八十丸，清米汤送下，不拘时候。

【功用】《金鉴》：助脾气，开胃口。

【主治】痈疽溃疡，脾胃虚弱，饮食诸味不喜，用过开胃进食之药不效者。

61608　**胃爱汤**（《魏氏家藏方》卷五）

【组成】白豆蔻　丁香（不见火）　白扁豆（炒）　木香（不见火）　藿香叶（去土）　神曲（炒）　麦蘖（炒）　人参（去芦）　白术（炒）　茯苓（白者，去皮）各等分

【用法】上为细末。每服二钱，以水一中盏，加生姜七片，大枣一枚，煎至七分，去滓，食前温服。

【功用】调补脾胃。

61609　**胃爱散**（《幼幼新书》卷十八引《张氏家传》）

【组成】糯米一两　干淡木瓜三分　甘草一分　丁香二十五粒（上四味同炒焦）　藿香叶　紫苏叶各一分

【用法】上药晒干，为细末。每服一钱或半钱，煎粟米大枣汤调下。如无汗出，即用控心散发之，后服羌活散与本方。

【主治】❶《幼幼新书》引《张氏家传》：小儿脾虚吐泻。如斑疮不出，医人不识形候，便将冷药冰却疮子，致令内伏不出。❷《医统》：痘疹，脾胃不快，泄泻呕逆。

61610　**胃爱散**（《普济方》卷二十二引《十便良方》）

【组成】丁香一分　人参一两　白术　茯苓　甘草各一分　肉豆蔻三个　黄耆　干姜各五钱

【用法】上以白米二两，同为细末。每服二大钱，以水一盏，加生姜一片，同煎至七分，通口服。

【主治】❶《普济方》引《十便良方》：脾久虚，中焦气滞上壅，或有冷涎上潮呕恶，或有胸腹疼痛，不思饮食。❷《景岳全书》：脾胃久虚，泄泻不止。

61611　**胃病丸**（《成方制剂》6册）

【异名】胃病丹。

【组成】白扁豆　白术　北沙参　槟榔　薄荷　陈皮　刀豆　豆蔻　法半夏　茯苓　甘草　高良姜　谷芽　瓜蒌　厚朴　黄连　黄芩　鸡内金　九节菖蒲　桔梗　莱菔子　连翘　六神曲　麦芽　木香　砂仁　山楂　苏合香　檀香　吴茱萸　细辛　香附　薤白　郁金　泽泻　赭石　枳壳　枳实

【用法】上制成丸剂，每100粒重6克。口服，一次6克，一日2次。

【功用】健脾化滞，理气止呕。

【主治】脾胃虚弱，消化不良引起的胃脘疼痛，气逆胸满，倒饱嘈杂，嗳气吞酸，呕吐恶心，宿食停水，食欲不振，大便不调。

【宜忌】感冒期间停服。孕妇忌服。

61612　**胃病丹**

《成方制剂》。为原书同册"胃病丸"之异名。见该条。

61613　**胃病汤**（《嵩崖尊生》卷九）

【组成】白术二钱五分　木通　酒连　炙草各七分五厘　茯苓一钱　人参一钱五分　神曲　陈皮　砂仁　山药　麦芽　山楂各一钱　肉果一钱

【用法】饼丸。日二服。

【主治】脾胃病。

【备考】本方方名，据剂型，当作"胃病丸"。

61614　**胃疸汤**（《金鉴》卷四十二）

【组成】茵陈　苍术　陈皮　白术　茯苓　猪苓　泽泻　黄连　栀子　防己　葛根　秦皮

【主治】谷疸不属实热者。

61615　**胃脾汤**（《外科正宗》卷四）

【组成】白术　茯神　陈皮　远志　麦冬　沙参各六分　五味子　甘草各五分

【用法】水二钟，煎六分，食远服。

【主治】葡萄疫。多生小儿，感受四时不正之气，郁于皮肤不散，结成大小青紫斑点，色若葡萄。

【加减】虚弱自汗者，去沙参，加人参、黄耆各五分。

61616　**胃痛丸**（《成方制剂》6册）

【组成】沉香　当归　丁香　豆蔻　高良姜　红花　姜半夏　六神曲　木香　肉桂　乳香　砂仁　乌药　五灵脂　香附　延胡索　枳壳　猪牙皂

【用法】上制成丸剂，每20粒重1克。姜水、红糖水或温开水送服，一次60粒，一日两次。

【功用】舒肝和胃，理气止痛。

【主治】肝郁气滞，胃部疼痛，胸胁胀满，恶心呕吐。

【宜忌】孕妇及胃热者忌服。

61617　**胃痛片**（《吉林省中成药暂行标准》）

【组成】牡蛎9.2千克　大黄92克　龙胆92克

【用法】将牡蛎研为细粉，过120目筛；将大黄、龙胆煎煮三次，分次过滤，合并滤液，浓缩成膏；将上述药粉、浓缩膏加适量的黄糊精，混合均匀，制颗粒，干燥，整粒，应出颗粒10千克，公差±3%。加硬脂酸镁，混合均匀，压片，每片重0.5克。每次8片，温开水送服，一日三次。

【功用】制酸止痛。

【主治】胃痛胃胀，吞酸吐酸。

61618　**胃痛片**（《河南省药品标准》）

【组成】鸡蛋壳（炒）1千克　天花粉15克　川贝母（去心）5克

【用法】将上药混合，制成细粉，混匀，用5%淀粉浆适量，制粒，烘干，加硬脂酸镁0.7%，拌匀，压片，片重0.6克。口服，每次6～8片，一日三次。

【功用】止酸，止痛。

【主治】胃疼，胃溃疡，十二指肠溃疡，胃酸过多。

61619　**胃痛宁**（《古今名方》引上海中药制药一厂方）

【组成】枯矾5千克　海螵蛸3.6千克　延胡索　炼蜂蜜各1.2千克　橘皮油适量

【用法】粉碎，制片，每片含生药0.5克。每服4～6片，每日三次，饭前温开水吞服。

九画

胃

899

（总4463）

【功用】制酸缓急止痛。

【主治】胃痛，胃酸过多，胃溃疡，十二指肠溃疡。

61620　胃痛定《成方制剂》8册)

【组成】巴豆霜　白胡椒　沉香　丁香　豆蔻　高良姜　红花　木香　人参　肉桂　五灵脂　雄黄　枳壳

【用法】上制成片剂。口服，一次1片，一日2次；重症一次2片。

【功用】舒气，化瘀，逐寒止痛。

【主治】胃寒痛，胃气痛，食积疼。

【宜忌】勿食生冷及不易消化之食物，孕妇忌服。

61621　胃痛散《成方制剂》19册)

【组成】巴豆霜　白胡椒　丁香　红花　木香　五灵脂　雄黄　枳壳

【用法】上制成散剂。口服，每袋装1克，一次0.5克，一日2次，服后一小时再饮水为宜。

【功用】散寒止痛，舒气导滞。

【主治】胸膈胀满，胃寒作痛，倒饱嘈杂，呕吐酸水，不思饮食。

【宜忌】孕妇忌服。

61622　胃气痛丸《丁甘仁家传珍方选》)

【组成】黑沉香　金铃子　制於术　九香虫各一钱　制香附　延胡索　法半夏各一钱五分　当归身　炒白芍　炙鸡金　吴茱萸　川郁金各二钱　炙甘草　广木香　陈佛手各五分　杜仲三钱　广陈皮　春砂仁各八分　上安桂四分　香橼皮三钱

【用法】上为末，加三年陈米，煎汤代水泛丸。作煎方亦可。

【主治】胃气痛。

61623　胃气痛片《上海市药品标准》)

【组成】乌药15克　没药(制)5克　香附(制)15克　高良姜5克　乳香(制)5克　白芍(麸炒)30克　五灵脂(炒)20克　公丁香5克　大茴香4克　郁金15克　木香8克　青皮(麸炒)10克　肉桂10克

【用法】上将乌药、香附、郁金、青皮四味水煎2次，每次4小时。取药汁烊化乳香、没药，过80目筛，沉淀6~8小时，取上清液，浓缩成稠膏；将五灵脂等其余七味共研细粉，与上述稠膏搅匀，60~70℃干燥，研成细粉，过100目筛，每100克药粉加入淀粉7.5克，白糊精7.5克，砂糖5克，制成颗粒，60~70℃干燥，每100克干颗粒拌加润滑剂0.5~1克，压制成片，即得。每片重0.4克。口服，每次5片，每日二次。早晚服或痛时服用。

【功用】温胃散寒，理气止痛。

【主治】胃寒疼痛，心腹闷郁，吐酸水，消化不良。

61624　胃风煮散《元和纪用经》)

【组成】茅山术(去皮，净)一斤　生芍药三两(赤白各半)　甘草三两　厚朴四两(去粗皮)　姜半斤(上二味同杵烂，下甘草，又杵匀，文火炒干，入术又炒，令香黄色)

【用法】上为末。每服三匕，水一升半，加生姜、大枣(切碎)，同煎一升，取清汁温服。

【主治】脾胃风湿寒滞，泻利，不思食。

61625　胃可安片

《成方制剂》5册。为原书同册"四方胃片"之异名。见

该条。

61626　胃安胶囊《成方制剂》8册)

【组成】白芍　甘草　黄柏　黄精　南沙参　山楂　石斛　枳壳

【用法】上制成胶囊剂，每粒装0.25克。饭后2小时服用，一次8粒，一日3次。

【功用】养阴益胃，补脾消炎，行气止痛。

【主治】萎缩性胃炎，出现胃脘嘈杂、上腹隐痛、咽干口燥、舌红少津、脉细数等胃阴虚证候者。

61627　胃肠宁片《成方制剂》2册)

【组成】布渣叶　番石榴叶　功劳木　火炭母　辣蓼

【用法】上制成片剂，每片相当于原药材4.2克。口服，一次6片，一日3次；小儿酌减。

【功用】清热祛湿，健胃止泻。

【主治】急性胃肠炎，小儿消化不良。

【备考】本方改为颗粒剂，名"胃肠宁颗粒"。

61628　胃肠安丸《中国药典》2010版)

【组成】木香　沉香　枳壳(麸炒)　檀香　大黄　厚朴(姜炙)　人工麝香　巴豆霜　大枣(去核)　川芎

【用法】上制成丸剂。口服。小丸一次20丸，一日3次；小儿一岁内一次4~6丸，一日2~3次；一岁至三岁一次6~12丸，一日3次；三岁以上酌加。大丸，成人一次4丸，一日3次；小儿一岁内一次1丸，一日2~3次，一岁至三岁一次1~2丸，一日3次；三岁以上酌加。

【功用】芳香化浊，理气止痛，健胃导滞。

【主治】湿浊中阻，食滞不化所致的腹泻、纳差、恶心、呕吐、腹胀、腹痛；消化不良、肠炎、痢疾见上述证候者。

【宜忌】脾胃虚弱者慎用。

61629　胃灵冲剂《中药制剂手册》引杭州第一中药厂方)

【组成】甘草二十五两　海螵蛸二十五两　白芍二十一两　党参五两　白术十三两　元胡(醋炙)十三两

【用法】取甘草等六味，用煮提法提取两次。第一次加水10倍量，煮沸4小时；第二次加水8倍量，煮取3小时，滤取两次药液，沉淀过滤，浓缩成稠膏约30两。另取白糊精17两，与上项稠膏搅拌均匀，分成小块，晾干或低温干燥，轧为细粉，制粒。取上项细粉，喷洒适量冷开水搅拌成软材，过14~16目筛，制成颗粒，干燥后整粒，日服三次，开水冲化，摇匀服用。

【功用】健胃，镇痛，消炎，止血。

【主治】胃炎及胃与十二指肠溃疡。

【备考】本方改为口服液，名"胃灵合剂"(见《成方制剂》6册)；改为颗粒剂，名"胃灵颗粒"(见《成方制剂》6册)、"胃舒宁颗粒"(《中国药典》2010版)。

61630　胃复春片《中国药典》2010版)

【组成】红参131克　香茶菜2500克　麸炒枳壳250克

【用法】上制成片剂。口服。一次4片，一日3次。

【功用】健脾益气，活血解毒。

【主治】胃癌癌前期病变及胃癌手术后辅助治疗。

61631　胃复胶囊《新药转正》41册)

【组成】海螵蛸　三七　延胡索(醋制)　白及　砂仁　厚朴　木香　沉香　高良姜　大黄(酒炒)　浙贝母

【用法】上制成胶囊剂。每粒装 0.25 克。口服，一次 4 粒，一日 4 次，饭前 1 小时及每晚睡前服用。6～8 周为一疗程，或遵医嘱。

【功用】理气活血，和胃止痛。

【主治】脾胃不和，中焦气血阻滞所致的胃脘疼痛，腹胀、泛酸、嗳气、口苦等，以及消化道溃疡见上述症状者。

【宜忌】孕妇禁用。

【临床报道】消化性溃疡：《山东中医药大学学报》[2000,24(06):440]胃复胶囊治疗消化性溃疡 50 例，结果：治疗组 50 例，临床痊愈 30 例，显效 10 例，有效 7 例，无效 3 例。

61632　**胃活灵片**（《成方制剂》14 册）

【组成】巴豆霜　白胡椒　沉香　陈皮　丁香　莪术　厚朴　木香　青皮　肉桂　砂仁　五灵脂　香附　枳实　猪牙皂

【用法】上制成片剂。口服，一次 4 片，一日 1～2 次。

【功用】温里散寒，行气止痛。

【主治】脘腹胀满疼痛，呕吐嘈杂，不思饮食。

【宜忌】孕妇忌服。

61633　**胃药 3 号**（《常见病的中医治疗研究》）

【组成】延胡索三钱　牡蛎四钱　香附三钱　丹参三钱　枯矾　海螵蛸　乌药各四钱

【用法】上为末，炼蜜为丸。每服二钱，一日三次。

【功用】《古今名方》：行气活血，敛酸止痛。

【主治】溃疡病。

61634　**胃药胶囊**（《中国药典》2010 版）

【组成】醋延胡索 120 克　海螵蛸(漂)60 克　土木香 60 克　枯矾 90 克　鸡蛋壳(炒)120 克　煅珍珠母 120 克

【用法】上制成胶囊剂。口服，一次 2～3 粒，一日 3 次。

【功用】制酸止痛。

【主治】肝胃不和所致的胃脘疼痛、胃酸过多、嘈杂反酸；胃及十二指肠溃疡见上述证候者。

【宜忌】忌烟酒及辛辣等刺激性食物。

61635　**胃益胶囊**（《成方制剂》8 册）

【组成】川楝子　佛手　黄柏　砂仁　山楂　延胡索

【用法】上制成胶囊剂，每粒重 0.25 克。口服，一次 7 粒，一日 3 次，饭后 2 小时服用。

【功用】疏肝理气，和胃止痛，健脾消食。

【主治】肝郁气滞，脘胁胀痛，食欲不振，嗳气呃逆，及萎缩性胃炎见上述表现者。

61636　**胃虚饼子**（《幼幼新书》卷十引《刘氏家传》）

【组成】丁香五十粒　藿香叶一分　木香　韶粉　大附子(炮)各一棋子大(一云各二钱)

【用法】上为末，搅匀，生姜自然汁作饼子。用粗灯盏内煮软，化开服。或要急用，作散子，大枣一枚，煎服。

【主治】小儿吐泻后生慢脾风，或久泻者。

61637　**胃得安片**（《成方制剂》11 册）

【组成】白术　槟榔　苍术　草豆蔻　陈皮　川芎　茯苓　干姜　甘草　瓜蒌　海螵蛸　厚朴　黄柏　黄芩　姜半夏　莱菔子　绿衣枳实　马兰草　麦芽　木香　山姜子　神曲　香附　泽泻　紫河车

【用法】上制成片剂，每片重 0.46 克。口服，一次 5 片，一日 3～4 次。

【功用】和胃止痛，健脾消食。

【主治】慢性胃炎，胃溃疡，十二指肠溃疡等。

【备考】本方改为胶囊剂，名"胃得安胶囊"(见《成方制剂》)19 册。

61638　**胃康胶囊**（《中国药典》2010 版）

【组成】白及 64 克　海螵蛸 63 克　香附 64 克　黄芪 63 克　白芍 64 克　三七 64 克　鸡内金 38 克　鸡蛋壳(炒焦)1 克　乳香 63 克　没药 15 克　百草霜 13 克

【用法】上制成胶囊剂。口服，一次 2～4 粒，一日 3 次。

【功用】行气健胃，化瘀止血，制酸止痛。

【主治】气滞血瘀所致的胃脘疼痛、痛处固定、吞酸嘈杂，或见吐血、黑便；胃及十二指肠溃疡、慢性胃炎、上消化道出血见上述证候者。

【宜忌】孕妇及脾胃虚弱者慎用；忌食辛辣、油腻、生冷之品，戒烟酒。

61639　**胃溃疡片**（《山东省药品标准》）

【组成】海螵蛸 280 克　蒲公英 200 克　山药 100 克　白及 100 克　姜半夏 100 克　洋金花 10 克

【用法】❶取山药粉碎成细粉，过筛。❷白及、姜半夏、蒲公英煮提两次，每次 2 小时，将提取液澄清，滤过，蒸发至比重 1.16(90℃测)。❸将洋金花制粗粉，照渗漉法用 50% 乙醇作溶媒，浸渍 24 小时后，开始渗滤，蒸发至比重 1.16(90℃测)。❹取海螵蛸粉碎，去渣，过 120 目筛。❺取❶、❹项细粉与❷、❸项稠膏照制颗粒法制粒，压片，即得。每片重约 0.5 克(相当原药材 0.8 克)。口服或嚼碎服。每次 4～6 片，每日三次。

【功用】止痛，制酸，消炎。

【主治】胃溃疡。

61640　**胃福颗粒**（《成方制剂》18 册）

【组成】白及　蚕砂　沉香　陈皮　地榆　黄芪　马齿苋　马兜铃　没药　木香　威灵仙　延胡索

【用法】上制成颗粒剂，每袋装 10 克。开水冲服，一次 10 克，一日 3 次，饭前服用。

【功用】理气和胃，利膈开郁。

【主治】慢性胃炎，胃及十二指肠溃疡等症。

61641　**胃乃安胶囊**（《中国药典》2010 版）

【组成】黄芪　三七　红参　珍珠层粉　人工牛黄

【用法】上制成胶囊剂。口服，一次 4 粒，一日 3 次。

【功用】补气健脾，活血止痛。

【主治】脾胃气虚，瘀血阻滞所致的胃痛，症见胃脘隐痛或刺痛、纳呆食少；慢性胃炎、胃及十二指肠溃疡见上述证候者。

【宜忌】孕妇慎用；忌生冷、油腻、不易消化食物，戒烟酒。

61642　**胃力康颗粒**（《新药转正》35 册）

【组成】柴胡(醋炙)　赤芍　枳壳(麸炒)　木香　丹参　延胡索　莪术　黄连　吴茱萸　大黄(酒炙)　党参　甘草

【用法】上制成颗粒剂。口服，一次 10 克，一日 3 次，6

周为一疗程，或遵医嘱。

【功用】行气活血，泄热和胃。

【主治】胃脘痛证属气滞血瘀兼肝胃郁热证者，症见胃脘疼痛、胀闷、灼热、嗳气、返酸、烦燥易怒、口干口苦等，以及慢性浅表性胃炎及消化性溃疡见上述证候者。

【宜忌】脾虚便溏者慎服。孕妇忌服。

61643　胃太平胶囊《成方制剂》20册)

【组成】鱼鳔(制)260克　浙贝母52克　海螵蛸(去壳)91克　延胡索39克

【用法】以上四味，取浙贝母31克、延胡索21克，加水煎煮3次，第一次加水10倍量，第二次加水8倍量，第三次加水6倍量，每次煎煮2小时，滤过，滤液合并，浓缩至相对密度为1.23～1.25(80摄氏度)的清膏。将鱼鳔、海螵蛸、浙贝母21克、延胡索18克混合，粉碎成粗粉，加入上述清膏，混匀，80摄氏度以下干燥，粉碎成细粉，装入胶囊，上制成100粒。口服，一次8粒，一日3次。

【功用】健脾制酸，理气化瘀，止血止痛。

【主治】脾胃虚弱，气血瘀滞所致胃脘疼痛，嘈杂泛酸、大便潜血，倦怠乏力。胃及十二指肠溃疡见以上证候者。

61644　胃乐新颗粒《成方制剂》11册)

【组成】猴头菌

【用法】上制成颗粒剂，每袋装5克。口服，一次5克，一日3次。

【主治】慢性萎缩性胃炎，胃及二十指肠球部溃疡，结肠炎以及消化不良、大便潜血。

【临床报道】溃疡性结肠炎：《中国现代药物应用》[2008,2(19):55]胃乐新颗粒治疗溃疡性结肠炎80例疗效观察，结果：治疗组40例，治愈13例；显效15例；有效10例。

61645　胃肠宁颗粒

《成方制剂》2册。即原书同册"胃肠宁片"改为颗粒剂。见该条。

61646　胃肠灵胶囊《成方制剂》17册)

【组成】白及　白芍　党参　干姜　甘草　海螵蛸胡椒　砂仁　山楂　钻地风

【用法】上制成胶囊剂，每粒装0.3克。口服，一次5粒，一日3次。

【功用】温中祛寒，健脾止泻。

【主治】中焦虚寒，寒湿内盛，脘腹冷痛，大便稀溏或泄泻。

61647　胃肠复元膏《中国药典》2010版)

【组成】麸炒枳壳100克　太子参100克　大黄150克蒲公英300克　炒莱菔子200克　木香100克　赤芍150克　紫苏梗100克　黄芪150克　桃仁150克

【用法】上制成膏。口服，腹部手术前1～3天，一次15～30克，一日2次或遵医嘱；术中胃肠吻合完成前，经导管注入远端肠管40～60克(用水稀释2～3倍)或遵医嘱；术后6～8小时，口服，一次20～30克，一日2次或遵医嘱；老年性便秘：一次10～20克，一日2次或遵医嘱。

【功用】益气活血，理气通下。

【主治】胃肠术后腹胀、胃肠活动减弱，症见体乏气短、脘腹胀满、大便不下；亦可用于老年性便秘及虚性便秘。

【宜忌】孕妇禁用。

61648　胃苓五皮汤《幼科发挥》卷三)

【组成】胃苓丸　五皮汤

【用法】上共判，取长流水，加灯心，煎服。

【主治】小儿水肿。

61649　胃苓和中汤《片玉痘疹》卷八)

【异名】胃苓和中饮(《痘疹全书》卷上)。

【组成】猪苓　泽泻　白术　白茯苓　诃子肉　陈皮甘草(炙)　黄连(酒炒)　木香　藿香　升麻

【用法】粳米饮水煎服。

【主治】痘疹自起发之后，内热或伤饮食，忽然泄泻，所泄之物焦黄酸臭者。

61650　胃苓和中饮

《痘疹全书》卷上。为《片玉痘疹》卷八"胃苓和中汤"之异名。见该条。

61651　胃疡安胶囊《成方制剂》15册)

【组成】白及　沉香　黄连　三七　浙贝母

【用法】上制成胶囊剂，每粒装0.32克。口服，一次8粒，一日3次。

【功用】活血止痛，收敛止血。

【主治】胃热痰瘀，血瘀气滞，胃脘胀痛、胃溃疡及十二指肠溃疡，萎缩性胃炎。

【宜忌】虚寒性胃脘疼痛慎用。

61652　胃疡灵颗粒《成方制剂》13册)

【组成】白芍　大枣　甘草　桂枝　黄芪　生姜

【用法】上制成颗粒。开水冲服，每袋装或每块重20克，一次20克，一日3次。

【功用】温中益气，缓急止痛。

【主治】脘腹胀痛，喜温，喜按，食少，乏力，舌淡脉弱，也适用于慢性胃炎、十二指肠溃疡有上述症状者。

【宜忌】胃部灼热，口苦泛酸者忌用。

61653　胃炎宁颗粒《成方制剂》4册)

【组成】赤小豆　甘草　鸡内金　木香　肉桂　山楂檀香　乌梅　细辛　薏苡仁

【用法】上制成颗粒剂，每袋装15克。口服，一次15克，一日3次。

【功用】温中醒脾，和胃降逆，芳香化浊，消导化食。

【主治】萎缩性胃炎，浅表胃炎及其他性胃炎，胃窦炎及伤食湿重引起的消化不良等症。

61654　胃炎灵冲剂

《成方制剂》10册。为原书同册"参者健胃冲剂"之异名，见该条。

61655　胃炎康冲剂

《成方制剂》9册。为原书同册"参梅养胃颗粒"之异名。见该条。

61656　胃炎康胶囊《成方制剂》13册)

【组成】白芍　柴胡　甘草　高良姜　桂枝　黄连

【用法】上制成胶囊剂，每粒装0.3克。口服，一次8粒，一日3次。

【功用】舒肝和胃，缓急止痛。

【主治】胃脘疼痛，呕恶泛酸，烧灼不适；用于十二指肠溃疡、胆汁反流性胃炎、慢性胃炎等具有以上症状者。

61657 胃逆康胶囊(《新药转正》32 册)

【组成】柴胡(醋)　白芍　枳实　黄连　川楝子　半夏(制)　陈皮　吴茱萸　莪术　瓦楞子(煅)　蒲公英　甘草

【用法】上制成胶囊剂。饭前口服。一次 4 粒,一日 3 次,一个月为一疗程或遵医嘱。

【功用】疏肝泄热,和胃降逆,制酸止痛。

【主治】肝胃不和郁热证引起的胸脘胁痛,嗳气呃逆,吐酸嘈杂,脘胀纳呆,口干口苦,舌红苔黄等症及反流性食管炎,功能性消化不良见上述证候者。

【宜忌】脾虚便溏者慎用或遵医嘱。孕妇忌服。忌食辛辣、生冷、油腻等物。

61658 胃得安胶囊

《成方制剂》19 册。即"胃得安片"改为胶囊剂。见该条。

61659 胃脘舒颗粒(《中国药典》2010 版)

【组成】党参　白芍　山楂(炭)　陈皮　甘草　醋延胡索

【用法】上制成颗粒剂。开水冲服。一次 7 克,一日 2 次,或遵医嘱。

【功用】益气阴,健脾胃,消痞满。

【主治】脾虚气滞所致的胃脘痞满、嗳气纳差、时有隐痛;萎缩性胃炎见上述证候者。

【宜忌】孕妇慎用。

61660 胃苓羌活紫苏汤(《慈航集》卷下)

【组成】甜白术三钱　茅苍术一钱二分　云苓五钱　泽泻一钱二分　羌活八分　紫苏一钱　柴胡六分　青皮一钱五分　草蔻仁一钱(研)　甘草三分

【用法】加煨姜三钱,大枣三枚为引,水煎服。

【主治】湿疟。因冬月受非时之邪,伏藏骨体之中,至春夏湿热之气上升而发。此疟发时,先热后寒,或但热不寒,身体重痛,肢节烦痛。

思

61661 思仙丸(《鸡峰》卷四)

【组成】思仙木二两　干蝎半两　五加皮　防风　萆薢　天麻　薏苡仁　续断　白术　羌活　牛膝　生干地黄各一两半

【用法】上为细末,宣州木瓜(去瓤、皮、子)半斤,先蒸过,切作片子,以好酒二升化青盐三两,同盐酒煮烂为膏,为丸如梧桐子大。每服四五十丸,空心、食前温酒、盐汤任下。如膏稠,少添酒煮面糊为丸,一日三次。

【功用】久服补五脏内伤不足,调中益气,凉血,坚筋骨,轻身。

【主治】肝肾风虚弱,腿膝酸疼,不可履地,风湿毒流注脚气,行动不得,小便余沥,里急后重。

【加减】老人,加附子一两。

61662 思仙丹(《种福堂方》卷二)

【组成】莲须十两　石莲肉十两(去内青黳并外皮)　芡实十两(去壳)

【用法】上为末,再以金樱子三斤(去毛子,水淘净),入大锅内,水煎,滤过再煎,加饴糖和前药为丸,如梧桐子大。每服七八十丸。

【主治】❶《种福堂方》:阴虚火动,梦遗。❷《医级》:嗜欲太过,精血不固,多热。

61663 思仙散(《活人心统》卷下)

【组成】川木香一钱　茴香三钱　杜仲(炒去丝)三钱

【用法】上以水一钟,酒半钟,煎服,去渣再服。

【主治】腰痛。

61664 思食丸(《简易方》引蔡医博秘方,见《医方类聚》卷一〇〇)

【组成】神曲九钱(炒)　麦糵六钱(炒)　人参　干姜(炮)各二钱　乌梅(去核)五钱　甘草(炙)二钱

【用法】上为末,炼蜜为丸,如鸡头子大。每服三两丸,白汤送下。

【功用】《奇效良方》:助脾胃,消导饮食,止吐逆。

61665 思食丸(《御药院方》卷三)

【组成】乌梅肉　大麦糵　神曲(碎炒)各一两　干木瓜　桂(去粗皮)　茯苓(去皮)　人参(去芦头)各半两　干生姜二钱　甘草(炙)三钱

【用法】上为细末,炼蜜为丸,每两作十丸。每服一丸。细嚼,白汤送下,一日三次,不拘时候。或作小丸,如梧桐子大,每服三十丸亦可。

【功用】生津,大进饮食。

61666 思仙续断丸(《本事》卷四)

【组成】思仙木(即杜仲也。去皮,剉,炒令黑)五两　五加皮　防风(去叉股)　薏苡仁　羌活(洗去土)　川续断(洗,剉,焙干)　牛膝(洗,剉,焙,酒浸一宿,再焙)各三两　草薢四两　生干地黄五两

【用法】上为细末,好酒三升,化青盐三两,用大木瓜半斤(去皮),以盐酒煮大木瓜成膏,为丸如梧桐子大。每服五十丸,空心、食前温酒、盐汤任下。膏子少益以酒糊。

【功用】补五脏内伤,调中益精,凉血,坚强筋骨,益智轻身耐老。

【主治】肝肾风虚气弱,脚膝不可践地,腰脊疼痛,风毒流注下经,行止艰难,小便余沥。

【备考】本方方名,《医学纲目》引作"续断丸"。

61667 思仙续断丸(《局方》卷五宝庆新增方)

【组成】木瓜(去瓤)三两　续断　草薢各六两　牛膝(洗,去芦,酒浸一宿,焙)　薏苡仁(炒)各四两　川乌(炮,去皮脐)　防风(去芦叉)　杜仲(去皮,姜炒断丝)各二两

【用法】上为末,醋糊为丸。每服三十至五十丸,空心、食前温酒、盐汤任下。

【功用】补五脏内伤,调中益精凉血,坚强筋骨,益智轻身耐老。

【主治】❶《局方》(宝庆新增方):脾肾风虚,毒气流注,腿膝酸疼,艰于步履,小便遗沥,大便后重。❷《普济方》引《如宜方》:肝肾风虚,腰脊疼痛。

61668 思仙续断丸(《魏氏家藏方》卷八)

【组成】杜仲二两(去皮,姜制,炒断丝)　全蝎(去毒)　木瓜　五加皮　防风(去芦)　当归(去芦,酒浸)　草薢　天麻(酒浸)　薏苡仁　续断　白术(炒)　羌活　牛膝(去芦,酒浸)　生干地黄(洗)各等分

【用法】上为细末,以好酒三升化青盐三两,木瓜半斤(去皮瓤,切片),同青盐熬成膏,为丸如梧桐子大。每服三

十九至五十丸,食前温酒、盐汤任下。

【功用】去寒湿,壮筋骨。

【主治】脚气。

61669　思食大人参丸(《简易方》引石大夫方,见《医方类聚》卷一○○)

【异名】大人参丸(《普济方》卷二二二)。

【组成】白术二两半　人参　山药各二两　附子(炮,去皮脐)一两　甘草(炙)一两半　干姜(炮)半两

【用法】上为末,炼蜜为丸,如鸡头子大。每服三丸,以水一中盏,加大枣二枚,同煎至六分,空心、食前温服。

【功用】思食。

61670　思食补益人参散(《圣惠》卷五)

【组成】人参一两(去芦头)　白术一两　陈橘皮一两(汤浸,去白、瓤,焙)　五味子一两　黄耆一两(剉)　附子一两(炮裂,去皮脐)　木香半两　甘草一分(炙微赤,剉)桂心半两

【用法】上为粗散。每服三钱,以水一中盏,加生姜半分,大枣三枚,煎至六分,去滓,温服,不拘时候。

【主治】脾胃气虚弱,不思饮食,肌体羸瘦,四肢无力。

骨

61671　骨仙片(广州众胜药厂方)

【组成】骨碎补 10.2%　广防己 10.2%　熟地黄 21.7%　黑豆 13.5%　金樱子 13.5%

【用法】制成片剂。每服 4～6 片,一日三次。30～50 天为一疗程。

【功用】填精益髓,壮腰健肾,强壮筋骨,舒筋活络,养血止痛。

【主治】骨质增生症,及膝关节、腰椎、胸椎、颈椎等诸骨关节增生症。

61672　骨仙片(《成方制剂》4 册)

【组成】枸杞子　骨碎补　广防己　黑豆　牛膝　女贞子　熟地黄　菟丝子　仙茅

【用法】上制成片剂,每片含干膏 0.28 克。口服,一次 4～6 片,一日 3 次。

【功用】填精益髓,壮腰健肾,强壮筋骨,舒筋活血,养血止痛。

【主治】因骨质增生引起的疾患。

【宜忌】感冒发热勿服。

【现代研究】对小鼠骨折愈合的Ⅰ、Ⅱ型胶原基因表达的影响:《中国中医骨伤科杂志》[2003,11(06):22]实验结果表明:Ⅰ型胶原 mRNA 表达在术后 2 周明显小于 4 周,Ⅱ型胶原 mRNA 表达术后 2 周明显大于 4 周,提示Ⅰ型胶原 mRNA 表达代表骨形成及塑形的特征标志,Ⅱ型胶原 mRNA 表达代表软骨修复的特征标志。Ⅰ型胶原 mRNA 表达量,服药组>未服药组,Ⅱ型胶原 mRNA 表达量,服药组<未服药组,提示服药组骨形成迅速,由软骨修复期提早进入骨修复及塑形期。结论:从分子水平证明骨仙片能促进及加快骨修复的功能。

61673　骨补丸(《圣济总录》卷一八五)

【组成】黄狗脊骨一条(两头去两节,截为五段,取硇砂一两,研细,以浆水一升调搅,令消化作水,下脊骨,在汁中浸三宿后用炭火炙干,以汁刷之,汁尽为末)　肉苁蓉(酒浸,切,焙)　桂(去粗皮)　附子(炮裂,去皮脐)　干姜(炮)各一两　蛇床子(炒)　牛膝(酒浸,焙干)各半两　鹿茸一只(酥炙)　阳起石(火煅,研为粉)　五味子　胡椒各半两

【用法】上药为末,和前狗脊骨末,用枣肉五两,酥一两,相和为丸,如小豆大,晒干。每日盐汤下十丸。服一月,其精温暖;两月,精结实;三月精秘不泄。

【功用】驻颜悦色,暖精固精,壮筋力。

【主治】下元伤惫。

61674　骨刺丸(《中医外伤科学》)

【组成】制川乌 30 克　制草乌 30 克　细辛 30 克　白芷 30 克　当归 30 克　萆薢 60 克　红花 60 克

【用法】上为细末,炼蜜为丸,每丸重 9 克。每次服 9～18 克,一日三次。

【功用】祛风散寒,活血止痛。

【主治】损伤后期及骨刺疼痛。

61675　骨刺丸(《中国药典》2010 年版)

【组成】制川乌 500 克　制草乌 500 克　制天南星 500 克　秦艽 500 克　白芷 500 克　当归 500 克　甘草 500 克　薏苡仁(炒)500 克　穿山龙 1000 克　绵萆薢 1000 克　红花 1000 克　徐长卿 1500 克

【用法】上药粉碎成细粉,过筛,混匀,每 100 克粉末加炼蜜 35～55 克及适量的水制成水蜜丸(每 100 丸重 5 克或 20 克),干燥;或加炼蜜 100～130 克制成大蜜丸(每丸重 9 克)。口服,水蜜丸一次 6 克,大蜜丸一次 1 丸,一日 2～3 次。

【功用】祛风止痛。

【主治】骨质增生,风湿性关节炎,风湿痛。

【宜忌】肾病患者慎用。

【备考】本方改为片剂,名"骨刺消痛片"(《成方制剂》14 册);改为胶囊剂,名"骨刺消痛胶囊"(《成方制剂》20 册)。

61676　骨刺片(《成方制剂》17 册)

【组成】白芍　党参　杜仲叶　附片　骨碎补　桂枝　鸡血藤　昆布　马钱子粉　牡蛎　三七　威灵仙　延胡索　制草乌　制川乌

【用法】上制成片剂。饭后服用,一次 3 片,一日 3 次,或遵医嘱。

【功用】散风邪,祛寒湿,舒筋活血,通络止痛。

【主治】颈椎、胸椎、腰椎、跟骨等骨关节增生性疾病,以及风湿性、类风湿关节炎。

【宜忌】本品含士的宁、乌头碱,应严格在医生指导下服用,不得任意增加服量,不宜长期连续服用,严重心脏病、高血压、肝肾疾病及孕妇忌服。

【临床报道】颈椎病:《光明中医》[2007,22(10):49]本方治疗颈椎病 260 例,结果:颈型 131 例,痊愈 78 例,显效 26 例,有效 18 例,无效 9 例;神经根型 86 例,痊愈 26 例,显效 28 例,有效 17 例,无效 15 例;椎动脉型 43 例,痊愈 18 例,显效 10 例,有效 11 例,无效 4 例。

61677　骨筋丸(《成方制剂》13 册)

【异名】骨筋丸片。

【组成】白芍　独活　桂枝　红花　马钱子　没药木香　牛膝　秦艽　乳香　三七　血竭　延胡索　郁金

【用法】上制成丸剂,每丸重 10 克。口服,一次 1 丸,一日 3 次。

【功用】活血化瘀,舒筋通络,祛风止痛。

【主治】肥大性脊椎炎、颈椎病、跟骨刺、增生性关节炎、大骨节病等。

【宜忌】妊娠妇女忌服,月经期停用。

【临床报道】腰椎退变性疼痛:《医药论坛杂志》[2005,26(22):45]骨筋丸治疗中老年腰椎退变性疼痛,结果:一个疗程后,治愈率 23.21%,显效率 46.11%,有效率 28.68%,无效率 1%。

【备考】本方改为胶囊剂,名"骨筋丸胶囊"。

61678 骨痛丸《成方制剂》2 册)

【组成】贝母 当归 地枫皮 独活 杜仲 防风 甘草 桂枝 红花 豹骨 蒺藜 鹿角胶 麻黄 没药 木瓜 牛膝 千年健 羌活 乳香 三七 浙贝母

【用法】上制成丸剂,每 30 丸重 3 克,每袋装 3 克。口服,一次 3 克,一日 1 次。

【功用】追风散寒,活血止痛。

【主治】受风受寒,腰腿疼痛,四肢麻木,周身窜痛。

【宜忌】孕妇忌服。

61679 骨填煎《千金》卷二十一)

【组成】茯苓 菟丝子 山茱萸 当归 牛膝 附子 五味子 巴戟天 麦门冬 石膏各三两 石韦 人参 桂心 苁蓉各四两 大豆卷一升 天门冬五两

【用法】上为末,次取生地黄、栝楼根各十斤,取汁,于微火上煎之,减半,便作数分,纳药,并下白蜜二斤,牛髓半斤,微火煎之。令如糜。食如鸡子黄大,每日三次,亦可饮服之。

【主治】虚劳消渴。

【宜忌】《外台》:忌酢物、鲤鱼、生葱、猪肉、冷水。

【备考】本方方名,《外台》引作"填骨煎",有远志,无苁蓉。

61680 骨瘀灵《古今名方》)

【组成】白毛草 金银花 比茎藤各 12 克 五月红 18 克 臭梧桐 15 克 鸡血藤 乌麻根 苏木子各 9 克 三白草 白鱼鲌 白木槿各 6 克

【用法】水煎服,每日一剂,连服 5～6 剂后,可加猪蹄一只炖服。

【功用】通络活血,去瘀生新。

【主治】骨结核,关节结核,慢性骨髓炎。

61681 骨髓丸《古今名方》引《锦方汇集》)

【组成】牛骨髓 250 克 人参 15 克 熟地 龙骨 鹿角胶 冬虫夏草 制首乌 北沙参各 30 克

【用法】上为末,用煮熟的牛骨髓或少许蜂蜜为丸。每服 3 克,一日三次。

【功用】养肝肾,益精血。

【主治】白血病。

61682 骨龙胶囊《成方制剂》6 册)

【组成】穿山龙 狗腿骨

【用法】上制成胶囊剂,每粒装 0.5 克。口服,一次 4～5 粒,一日 3 次。

【功用】散寒镇痛,活血祛风,强筋壮骨。

【主治】慢性风湿及类风湿性关节炎。

61683 骨汁煮饼

《医统》卷八十七。为《圣惠》卷九十七"骨汁煮索饼方"之异名。见该条。

61684 骨刺平片《成方制剂》11 册)

【组成】黄精 独活 威灵仙 鸡血藤 骨碎补 熟地黄 两面针 制川乌 锁阳 狗脊 枸杞子 莱菔子

【用法】上制成片剂。口服,一次 5 片,一日 3 次,50 日为一疗程。

【功用】补精填髓,壮筋健骨,通络止痛。

【主治】骨质增生症包括肥大性腰椎炎,胸椎炎,颈椎综合征,四肢骨增生。

61685 骨刺宁酒《成方制剂》17 册)

【组成】白芷 红花 急性子 砂仁 山楂 威灵仙 乌梅

【用法】上制成酒剂。口服,一次 20～25 毫升,一日 2 次。

【功用】活血通络,消瘀定痛。

【主治】骨刺,风寒湿痹所引起的疼痛及四肢麻木等症。

【宜忌】孕妇慎用。

61686 骨炎灵片《成方制剂》5 册)

【组成】当归 90 克 黄芪 150 克 地黄 120 克 川芎 90 克 菟丝子 120 克 枸杞子 120 克 玄参 150 克 甘草 60 克 白芷 60 克 骨碎补 90 克 延胡索 90 克 川楝子 90 克 蒲公英 150 克 紫花地丁 150 克

【用法】上制成片剂。口服,一次 8 片,一日 4 次。

【功用】补益气血,清热解毒,消肿止痛。

【主治】骨髓炎,开放骨折感染及虚人痈疡。

【现代研究】抑菌作用:《中国现代药物应用》[2008,2(23):68]实验结果表明:骨炎灵片对金黄色葡萄球菌、大肠杆菌及绿脓杆菌均有抑菌作用。但三种菌对骨炎灵片的敏感度不同。骨炎灵片 5% 的浓度即可抑制大肠埃希菌、绿脓杆菌;10% 的浓度可抑制金黄色葡萄球菌。

61687 骨通贴膏《新药转正》27 册)

【组成】丁公藤 麻黄 当归 干姜 白芷 海风藤 乳香 三七 姜黄 辣椒 樟脑 肉桂油 金不换 薄荷脑

【用法】上制成薄贴膏。外用,贴于患处。贴用前,将患处皮肤洗净;贴用时,将膏布的弹力方向与关节活动方向一致;7 天为一疗程,或遵医嘱。

【功用】祛风散寒,活血通络,消肿止痛。

【主治】骨痹属寒湿阻络兼血瘀证之局部关节疼痛,肿胀,麻木重着,屈伸不利或活动受限;退行性骨性关节炎见上述证候者。

【宜忌】过敏体质、患处皮肤溃破者及孕妇慎用。每次贴用时间不宜超过 12 小时。

61688 骨筋丸片

《成方制剂》13 册。为原书同册"骨筋丸"之异名。见该条。

61689 骨痛灵酊《中国药典》2010 版)

【组成】雪上一枝蒿 80 克 干姜 110 克 龙血竭 1 克

乳香 5 克　没药 5 克　冰片 1.5 克

【用法】上制成酊剂。外用。一次 10 毫升，一日 1 次。将药液浸于敷带上贴敷患处 30～60 分钟；20 天为一疗程。

【功用】温经散寒，祛风活血，通络止痛。

【主治】腰、颈椎骨质增生，骨性关节炎，肩周炎，风湿性关节炎。

【宜忌】孕妇及皮肤破损处禁用；本品只供外用，不可内服；用药后 3 小时内不得吹风，不接触冷水。

61690　骨痛药酒（《成方制剂》5 册）

【组成】制草乌 50 克　桑寄生 50 克　七叶莲 50 克　威灵仙 25 克　虎杖 37.5 克　络石藤 25 克　菝葜 25 克　苍术（麸炒）12.5 克　油松节 37.5 克　制何首乌 25 克　红藤 37.5 克　丹参 25 克　接骨木 50 克　伸筋草 12.5 克　木瓜 25 克　川芎 12.5 克　牛膝 50 克　麻黄 12.5 克　香加皮 50 克　红花 12.5 克　续断 50 克　干姜 0.25 克

【用法】以上二十二味，粉碎成粗粉，照流浸膏剂与浸膏剂项下的渗漉法，用酒糖液作溶剂（取砂糖 430 克，溶解于白酒 4300 克中），浸渍 48 小时后，以每分钟每公斤生药 1～3 毫升的速度缓缓渗漉，收集渗漉液，静置，滤过。口服，一次 15～25 毫升，一日 2 次。

【功用】祛风定痛，舒筋活络。

【主治】筋骨酸痛，关节不利，四肢酸麻。

61691　骨碎补丸（《圣惠》卷二十一）

【组成】骨碎补一两　桂心一两　狗脊一两　木香一两　仙灵脾一两　附子三分（炮裂，去皮脐）　川乌头三分（炮裂，去皮脐）　威灵仙一两　山茄子一两　当归一两　甜瓜子三两　补骨脂一两（微炒）　麻黄三分（去根节）　白附子一两（炮裂）　虎胫骨一两（涂酥，炙令黄）　干蝎半两（微炒）　天南星半两（炮裂）　自然铜一两（研细）　芎劳三分　没药半分　赤芍药三分　朱砂半两（研细）　白花蛇肉二两（酒浸，炙令黄）　羌活三分　白芷三分　甘草半两（炙令赤，剉）

【用法】上为末，入研了药令匀，炼蜜为丸，如梧桐子大。每服二十丸，以温酒送下，不拘时候。

【主治】一切风毒走注疼痛。

61692　骨碎补丸（《博济》卷一）

【组成】威灵仙　草乌头各半两　白附子　荆芥各一两　自然铜（醋淬）半两　半夏（汤洗七遍）半两　苁蓉一两（酒浸，切）　没药一分　骨碎补半两（去毛）　牛膝一两　地龙一分（去土）　缩砂半两（去皮）

【用法】上同捣为末，酒煮，糊为丸，如梧桐子大。每服五七丸，临卧空心茶酒任下，服至十日于皮肤间觉微微行是药效。妇人以醋汤或当归酒下。

【主治】风虚攻疰，元气耗损，遍身筋骨疼痛，坐卧不能，饮食减少，行步无力。

61693　骨碎补丸（《局方》卷一）

【组成】荆芥穗　白附子（炮）　牛膝（酒浸，焙干）　肉苁蓉（酒浸一宿，切作片，焙）各一两　骨碎补（去毛，炒）　威灵仙（去苗）　缩砂仁各半两　地龙（去土，微炒）　没药各二钱半　自然铜（醋淬九遍）　草乌头（炮，去皮脐）半夏（汤洗七次）各半两

【用法】上为细末，酒煮面糊为丸，如梧桐子大。每服

五丸至七丸，温酒送下；妇人醋汤或当归酒送下。

【主治】肝肾风虚，上攻下疰，筋脉拘挛，骨节疼痛，头面浮肿，手臂少力，腰背强痛，脚膝缓弱，屈伸不利，行履艰难。

【宜忌】妊娠不宜服之。

61694　骨碎补丸（《圣济总录》卷十）

【组成】骨碎补（去毛）一两半　威灵仙（洗，焙）　草乌头（炮，去皮）各二两　天南星（炮）　地龙（去土，炒）　自然铜（煅，醋淬）　木鳖子（去壳）　枫香脂各一两　没药（研）乳香（研）各半两

【用法】上为末，醋糊为丸，如梧桐子大。每服五丸，空心温酒送下。

【主治】风毒走注疼痛。

61695　骨碎补丸（《圣济总录》卷九十二）

【组成】骨碎补（炒）　附子（炮裂，去皮脐）　肉豆蔻（去壳）各二两　蒺藜子（炒去角）　杜仲（去粗皮，剉，炒）山芋　五味子（炒）　牛膝（去根，酒浸，焙）　山茱萸　独活（去芦头）各一两　芎劳三分　黄耆（剉）一两半

【用法】上为末，炼蜜为丸，如梧桐子大。每服三十丸，空心温酒送下。

【主治】骨极。腰脊痛，不能久立，发堕齿槁，手足疼甚。

61696　骨碎补丸（《圣济总录》卷一三九）

【组成】骨碎补（炙去毛）三两　败龟（醋炙）　虎骨（酒炙）　泽兰叶　山芋　白薇各一两　自然铜（煅，醋淬七遍）山茱萸　桂（去粗皮）各一两　当归（切，焙）　熟干地黄（焙）　五味子　干姜（炮）各半两　肉苁蓉（切，焙）三分白槟榔（生，剉）　附子（炮裂，去皮脐）各一两　肉豆蔻（去壳）二枚

【用法】上为末，炼蜜为丸，如梧桐子大。每服二十丸，空心温酒送下。欲作散，每服一钱匕，温酒调下，并空心、日午、临卧服。

【主治】一切金刃伤，及筋骨风冷所中疼痛。

61697　骨碎补丸（《圣济总录》卷一五〇）

【组成】骨碎补一两　木鳖子（去壳）一两半　乳香（研）一两　青橘皮（汤浸，去白，焙）　陈橘皮（汤浸，去白，焙）各一两半　木香一两　没药（研）一两半　甜瓜子（炒）一两一分　自然铜（煅，醋淬七遍）一两　干漆（炒烟出）苍术（米泔浸，剉，炒）各一两半　芫花（醋半升浸一日，炒令焦）　干姜（炮）　血竭（研）各一两

【用法】上为末，醋糊为丸，如梧桐子大。每服七丸至十丸，空心温酒送下，醋汤亦得，一日三次。

【主治】妇人血风攻身体疼痛，手足瘫痪，筋脉拘急，或时寒热，经脉不调。

61698　骨碎补丸（《准绳·疡医》卷二）

【组成】骨碎补　补骨脂　熟地黄　川当归　续断　石楠叶　黄耆　石斛　牛膝　杜仲　草薢各二两　附子（炮）一两　白芍药　川芎　菟丝子　沙参　羌活　防风　独活　天麻各一两半

【用法】上为末，炼蜜为丸。空心盐汤送下。与大偻丸同服。

【主治】久漏疮，败坏肌肉，侵损骨髓，以致痿痹。

61699 **骨碎补散**（《圣惠》卷六十七）

【组成】骨碎补一两　蒲黄一两　木香半两　延胡索一两　当归半两（剉,微炒）　桂心半两　芎䓖半两　槟榔一两

【用法】上为细散。每服二钱,以温酒调下,不拘时候。

【主治】一切磕损,落马辗着伤折,有恶血者。

61700 **骨碎补散**（《圣惠》卷六十七）

【组成】骨碎补一两　当归一两半（剉,微炒）　牡丹一两　虎胫骨一两（涂酥,炙令黄）　白芷一两　芎䓖一两　赤芍药一两　败蒲一两（烧灰）

【用法】上为细散。每服二钱,以温酒调下,一日四五次。

【主治】马坠车辗,跕折,呼叫疼痛,声音不绝。

61701 **骨碎补散**（《圣惠》卷六十八）

【组成】骨碎补半两（去毛,麸炒微黄）　自然铜半两（研细）　虎胫骨半两（涂酥,炙令黄）　败龟半两（涂酥,炙微黄）　没药一两

【用法】上为细散。每服一钱,以胡桃仁半个,一处烂嚼,用温酒一中盏下之,一日三四次。

【主治】金疮,伤筋断骨,疼痛不可忍。

61702 **骨碎补散**（《圣惠》卷六十九）

【组成】骨碎补一两　当归三分（剉,微炒）　白蒺藜三分（微炒,去刺）　羌活三分　海桐皮一两　芎䓖一两　桂心三分　仙灵脾一两　侧子一两（炮裂,去脐）　木香三分　桃仁三分（汤浸,去皮尖双仁,微炒）　枳壳三分（麸炒微黄,去瓤）

【用法】上为细散。每服一钱,以豆淋酒调下,不拘时候。

【主治】妇人血风,身体骨节疼痛,腰脚无力。

61703 **骨碎补散**（《圣惠》卷七十一）

【组成】骨碎补一两　萆薢一两　牛膝一两（去苗）　赤芍药三分　海桐皮一两　当归一两　芎䓖三分　附子三分（炮裂,去皮脐）　桂心一两　槟榔一两　桃仁一两（汤浸,去皮尖双仁,麸炒微黄）　枳实半两（麸炒微黄）

【用法】上为散。每服四钱,以水一中盏,加生姜半分,煎至六分,去滓,食前稍热服之。

【主治】妇人血风气攻,腰脚疼痛,腹胁拘急,肢节不利。

61704 **骨碎补散**（《圣济总录》卷一二〇）

【组成】骨碎补（炒黑色）二两

【用法】上为细散。盥漱后揩齿根下,良久吐之,临卧再用,咽津不妨。

【主治】肾虚气攻,牙齿血出,牙龈痒痛。

61705 **骨碎补散**（《圣济总录》卷一四五）

【组成】骨碎补（去毛）　当归（切,焙）　芎䓖（剉）　桂（去粗皮）　蒲黄　蜀椒（去目并闭口者,炒出汗）各一两　泽兰叶　没药（研）各半两

【用法】上为散。每服二钱匕,温酒调下,不拘时候。

【主治】腕折,手足热肿疼痛。

61706 **骨碎补散**（《普济方》卷三〇九）

【组成】乳香　没药各一钱半　骨碎补一两（燎去皮）

【用法】上为细末,和匀。分作三服,用童便调下,酒亦可。

【功用】接骨。

61707 **骨碎补散**（《中医皮肤病学简编》）

【组成】骨碎补9克　萆薢9克　牛膝9克　桃仁3克　海桐皮9克　当归9克　桂心6克　槟榔3～9克　赤芍3克　附子3克　川芎3克　枳壳3克

【用法】水煎服。

【主治】足跟溃疡。

61708 **骨槽风丸**（《春脚集》卷一）

【组成】好肉桂一两　炮姜五钱　麻黄三钱

【用法】上为细末,炼蜜为丸,梧桐子大。每服二三钱,用半夏三钱、白茯苓二钱　甘草一钱、白芥子二钱、生姜三片水煎汤送服。

【主治】骨槽风。

61709 **骨槽风汤**（《春脚集》卷一）

【组成】熟地一两　鹿角胶三钱（石碎,隔水炖化,冲服）　好肉桂一钱　白芥子二钱（炒,研）　甘草一钱　炮姜五分　麻黄五分

【用法】水煎,空心服。

【主治】骨槽风。

61710 **骨友灵搽剂**（《中国药典》2010版）

【组成】红花18克　制川乌18克　制何首乌13克　续断18克　威灵仙18克　醋延胡索31克　防风18克　鸡血藤18克　蝉蜕13克

【用法】上制成搽剂。外用,涂于患处,热敷20～30分钟,一次2～5毫升,一日2～3次,十四日为一疗程,间隔一周,一般用药二疗程或遵医嘱。

【功用】活血化瘀,消肿止痛。

【主治】瘀血阻络所致的骨性关节炎、软组织损伤,症见关节肿胀、疼痛、活动受限。

【宜忌】孕妇禁用;使用过程中皮肤出现皮痒、发热及潮红时,应停用。

61711 **骨皮清膈散**（《麻科活人》卷三）

【组成】黄芩二钱五分　石膏七分　滑石七分半　地骨皮　当归　知母　桑白皮　紫菀茸（蜜炒）　白茯苓　桔梗　甘草各五分

【用法】上加生姜三片为引,水煎服。

【主治】麻后毒流于肺经,肺中伏火,金虚叶焦,气喘,咳嗽连声不住者。

61712 **骨松宝颗粒**（《成方制剂》17册）

【组成】赤芍　川芎　地黄　莪术　牡蛎　三棱　续断　淫羊藿　知母

【用法】上制成颗粒剂,每袋装5克(无糖型)或10克(含糖型)。口服,一次1袋,治疗骨折及骨关节炎,一日3次;预防骨质疏松,一日2次,30日为一疗程。

【功用】补肾活血,强筋壮骨。

【主治】骨痿(骨质疏松)引起的骨折、骨痛、骨关节炎,以及预防更年期骨质疏松。

61713 **骨刺宁胶囊**（《中国药典》2010版）

【组成】三七　土鳖虫

【用法】上制成胶囊剂。口服。一次4粒,一日3次,饭后服。

【功用】活血化瘀，通络止痛。

【主治】瘀阻脉络所致骨性关节炎，症见关节疼痛、肿胀、麻木、活动受限。

【宜忌】孕妇禁用。

61714 骨刺消痛片

《成方制剂》14 册。即《中国药典》2010 版"骨刺丸"改为片剂。见该条。

61715 骨刺消痛液（《成方制剂》18 册）

【组成】草乌 川乌 川芎 当归 独活 桂枝 红花 麻黄 木瓜 牛膝 铁丝威灵仙 乌梅

【用法】上制成口服液剂，每瓶装 300 毫升。口服，一次 10～15 毫升，一日 2 次，善饮酒者酌增。

【功用】祛风通络，活血止痛。

【主治】颈椎、腰椎、四肢关节骨质增生引起的酸胀、麻木、疼痛等。

61716 骨苓通痹丸（《新药转正》41 册）

【组成】麻黄 白土苓 淫羊藿 羌活 独活 鸡矢藤 肉苁蓉 骨碎补 黄芪 当归 鸡血藤 芥子

【用法】上制成丸剂，每 10 丸重 0.6 克。口服，一次 4 克，一日 3 次，或遵医嘱。

【功用】蠲痹通络，化痰祛湿，养肝益肾。

【主治】寒湿阻络、肝肾两虚所致的痹病（风湿性、类风湿关节炎）。症见关节疼痛、肿胀、僵硬（晨僵），屈伸不利，甚至肿大畸形，并伴腰膝酸软或畏寒肢冷等，也可用于地方性氟中毒所致的氟骨症见上述证候者。

61717 骨质宁搽剂（《成方制剂》20 册）

【组成】云母石 1000 克 黄连 10 克 枯矾 20 克

【用法】上制成搽剂，每瓶装 50 毫升或 100 毫升。外用适量，涂于患处，一日 3～5 次。

【功用】活血化瘀，消肿止痛。

【主治】骨质增生引起的功能性障碍、软组织损伤及各种肿胀、酸胀、麻木疼痛等。

【宜忌】如有擦破伤或溃疡则不宜使用。

61718 骨质增生丸（《外伤科学》）

【组成】熟地黄二两 鸡血藤一两五钱 骨碎补一两五钱 肉苁蓉一两 鹿衔草一两 淫羊藿一两 莱菔子五钱

【用法】上为细末，炼蜜为丸，每丸三钱。每服一二丸，一日二三次。

【功用】养血，舒筋，壮骨。

【主治】肥大性脊椎炎，颈椎病，关节间游离体，骨刺，足跟痛，以及筋骨受伤后未能很好修复，而致经常性酸痛者。

【现代研究】对神经根性颈椎病患者氧自由基代谢的影响：《中药新药与临床药理》[2002,13(3)：144]实验表明：颈椎病与氧自由基代谢可能存在相关性，其症状程序与 SOD 及 LPO 改善情况趋势一致但不完全平行，在一定程度上提示骨质增生丸的补肾活血原则对于骨质增生等退行性病变具有积极的意义。

61719 骨筋丸胶囊

《成方制剂》13 册。即原书同册"骨筋丸"改为胶囊剂。见该条。

61720 骨鲠千捶膏（《医方类聚》卷七十五引《经验秘方》）

【组成】寒食面四两（隔年者妙） 大乌梅四十九个 陈米醋量药用

【用法】先以乌梅净肉置器中醋浸，次取仁去皮研烂，焙干为细末，和梅肉与仁同浸一宿令透，却入寒食面一处为丸，如橄榄状，待半干，横穿一窍，以线悬透风处，勿令上白花。用时仍以米醋微浸，系患处。立愈。

【主治】骨鲠咽喉。

61721 骨汁煮索饼方（《圣惠》卷九十七）

【异名】骨汁煮饼（《医统》卷八十七）。

【组成】大羊尾骨一条（水五大盏，煮取汁二盏五分） 葱白七茎（去须，切） 陈橘皮一两（汤浸，去白瓤，焙） 荆芥一握 面三两 羊肉四两（细切）

【用法】上以骨汁煮五七沸，去滓，用汁少许，搜面作索饼，却于汁中与羊肉煮，入五味，空腹食之。

【主治】虚损羸瘦，下焦久冷，眼昏耳聋。

61722 骨折挫伤胶囊（《成方制剂》18 册）

【组成】大黄 当归 红花 黄瓜子 没药 乳香 土鳖虫 血竭 猪骨 自然铜

【用法】上制成胶囊剂，每粒装 0.29 克。温黄酒或温开水送服，一次 4～6 粒，一日 3 次；小儿酌减。

【功用】舒筋活络，接骨止痛。

【主治】跌打损伤，消肿散瘀，扭腰岔气等症。

【宜忌】孕妇忌服或遵医嘱。

61723 骨刺消痛胶囊

《成方制剂》20 册。即《中国药典》2010 版"骨刺丸"改为胶囊剂。见该条。

61724 骨科外洗一方（《外伤科学》）

【组成】宽筋藤 30 克 钩藤 30 克 金银花藤 30 克 王不留行 30 克 刘寄奴 15 克 防风 15 克 大黄 15 克 荆芥 10 克

【用法】煎水熏洗。

【功用】活血通络，舒筋止痛。

【主治】❶《外伤科学》：损伤后关节强直拘挛，酸痛麻木，或外感风湿者。❷《中医伤科学》：骨折及软组织损伤中后期，或骨科手术后已能解除外固定，作功能锻炼者。

61725 骨科外洗二方（《外伤科学》）

【组成】桂枝 15 克 威灵仙 15 克 防风 15 克 五加皮 15 克 细辛 10 克 荆芥 10 克 乳香 10 克 没药 10 克

【用法】煎水熏洗。

【功用】《中医伤科学》：活血通络，祛风止痛。

【主治】❶《外伤科学》：损伤后期肢体冷痛，关节不利。❷《中医伤科学》：风寒湿邪侵注，局部遇冷则痛增，得温稍适的痹症。